Parey

Begründet von Gustav Rosenberger als „Krankheiten des Rindes"

Innere Medizin und Chirurgie des Rindes

Herausgegeben von
Gerrit Dirksen
Hans-Dieter Gründer
Matthaeus Stöber

Mit Beiträgen von
Walter Baumgartner
Ueli Braun
Gerrit Dirksen
Klaus Doll
Manfred Fürll
Werner Giese
Hans-Dieter Gründer
Ludwig Haas
Winfried Hofmann
Wolfgang Klee
Roberto Köstlin
Harald Kümper
Christian Laiblin
Johannes Martig
Volker Moennig
Christoph Mülling
Joachim Pohlenz
Günter Rademacher
Enrique Renner
Henner Scholz
Christian Stanek
Rudolf Staufenbiel
Adrian Steiner
Matthaeus Stöber
Otto Christian Straub
Gerhard Trautwein

5. Auflage, unveränderter Nachdruck der 4. Auflage

über 1200 Abbildungen, davon etwa 220 farbig
108 Übersichten

Parey

Bibliografische Information
Der Deutschen Bibliothek

Die Deutsche Bibliothek verzeichnet diese Publikation in der Deutschen Nationalbibliographie; detaillierte bibliografische Daten sind im Internet über http://dnb.ddb.de abrufbar.

Anschriften der Herausgeber:

Prof. em. Dr. med. vet. Dr. med. vet. h.c. mult. Gerrit Dirksen
II. Medizinische Tierklinik der
Ludwig-Maximilians-Universität München
Veterinärstraße 13
80539 München

Prof. em. Dr. med. vet. Hans-Dieter Gründer
Klinik für Wiederkäuer und Schweine
(Innere Medizin und Chirurgie) der
Justus-Liebig-Universität Gießen
Frankfurter Straße 110
35392 Gießen

Prof. i.R. Dr. med. vet. Dr. med. vet. h.c. Dr. h.c. Matthaeus Stöber
Klinik für Rinderkrankheiten der
Tierärztlichen Hochschule Hannover
Bischofsholer Damm 15
30173 Hannover

Wichtiger Hinweis:
Wie jede Wissenschaft ist die Veterinärmedizin ständigen Entwicklungen unterworfen. Forschung und klinische Erfahrung erweitern unsere Kenntnisse, insbesondere was Behandlung und medikamentöse Therapie anbelangen. Soweit in diesem Werk eine Dosierung oder eine Applikation erwähnt wird, darf der Leser zwar darauf vertrauen, dass Autoren, Herausgeber und Verlag große Sorgfalt darauf verwandt haben, dass diese Angabe dem **Wissensstand bei Fertigstellung des Werkes entspricht.**
Für Angaben über Dosierungsanweisungen und Applikationsformen kann vom Verlag jedoch keine Gewähr übernommen werden. **Jeder Benutzer ist angehalten,** durch sorgfältige Prüfung der Beipackzettel der verwendeten Präparate – gegebenenfalls nach Konsultation eines Spezialisten – festzustellen, ob die dort gegebene Empfehlung für Dosierungen oder die Beachtung von Kontraindikationen gegenüber der Angabe in diesem Buch abweicht. Eine solche Prüfung ist besonders wichtig bei selten verwendeten Präparaten oder solchen, die neu auf den Markt gebracht worden sind. Vor der Anwendung bei Tieren, die der Lebensmittelgewinnung dienen, ist auf die in den einzelnen deutschsprachigen Ländern unterschiedlichen Zulassungen und Anwendungsbeschränkungen zu achten. **Jede Dosierung oder Applikation erfolgt auf eigene Gefahr des Benutzers.** Autoren und Verlag appellieren an jeden Benutzer, ihm etwa auffallende Ungenauigkeiten dem Verlag mitzuteilen.

1. u. 2. Auflage © 1970, 1978 Verlag Paul Parey, Berlin

3. u. 4. Auflage © 1994, 2002 Parey im
Blackwell Wissenschafts-Verlag, Berlin/Wien

5. Auflage © 2006 Parey in
MVS Medizinverlage Stuttgart GmbH & Co. KG
Oswald-Hesse-Str. 50, D-70469 Stuttgart

Unsere Homepage: www.parey.de

Printed in Germany

Umschlaggestaltung: Thieme Verlagsgruppe
Herstellung: NEUNPLUS1, Berlin
Satz: Dörlemann Satz, Lemförde
Druck und Bindung: Druckhaus Gera GmbH

ISBN 978-3-8304-4169-4 2 3 4 5 6

Vorwort zur vierten Auflage

Die vorliegende »Innere Medizin und Chirurgie des Rindes« ist aus den erstmals 1970 erschienenen, ins Italienische, Spanische und Japanische übersetzten »Krankheiten des Rindes« hervorgegangen, deren 2. und 3. Auflage (1978 bzw. 1994) nur wenige Änderungen erfahren hatten. Zusammen mit der 1990 in 3. Auflage erschienenen, 1998 nachgedruckten und in 7 Fremdsprachen übersetzten »Klinischen Untersuchung des Rindes« bildet das neue Werk eine didaktisch-informatorische Einheit. Es soll dem mit Rindern befaßten Tierarzt die für seine buiatrische Arbeit benötigten Kenntnisse der speziellen Pathologie und Therapie vermitteln sowie dem Studierenden der Veterinärmedizin diesen Aufgabenbereich näherbringen.

Wie ihr Vorgängerwerk umfaßt auch die »Innere Medizin und Chirurgie des Rindes« die Krankheiten aller Organe des Hausrindes, außer denen von Geschlechtsapparat und Euter; die zur Aufhebung von Sexualität und Fruchtbarkeit geeigneten operativen Eingriffe sind jedoch miteinbezogen. Um dem Leser den Gebrauch dieses Buches »am kranken Tier« zu erleichtern, ist es – im Gegensatz zu seinem ätiologisch strukturierten Vorläufer – *primär organologisch gegliedert*. So kann der buiatrisch tätige Tierarzt, der aufgrund von Untersuchungsbefunden das bei seinem Patienten erkrankte Organ(system) ermittelt hat, im entsprechenden Abschnitt des Werkes nachschlagen: Dort sind die verschiedenen, das betreffende Organ(system) befallenden Leiden zu ätiologiebezogenen Untergruppen zusammengefaßt: erbliche und anders bedingte Mißbildungen; unspezifisch bedingte Leiden; Infektionskrankheiten; Parasitosen; fütterungs-, vergiftungs-, metabolisch, mangel-, haltungs- und umweltbedingte Krankheiten; Sensibilitätsreaktionen; Tumorleiden. Die *sekundär nosologische Ordnung* soll dem Nutzer des Werkes die Suche nach der vermutlichen Ursache der vorliegenden Erkrankung erleichtern. Krankheiten, welche oft oder regelmäßig *mehrere Organapparate zugleich* betreffen (z.B. Hypokalzämische Gebärparese, Bösartiges Katarrhalfieber oder Tuberkulose), sind in einem gesonderten Hauptkapitel am Ende des Buches erfaßt worden.

In der *Einführung* werden die wichtigsten Merkmale der Krankheitsgruppen vergleichbarer Ätiologie samt einschlägiger neuerer Erkenntnisse vorgestellt. In den Abschnitten über die *Differentialdiagnostik* der einzelnen Leiden werden die bei ihrer Abgrenzung zu berücksichtigenden, da ähnlich verlaufenden Krankheiten benannt und der Leser über Kapitelverweise zu den Buchabschnitten geführt, in welchen er nähere Angaben zur Symptomatologie dieser Leiden findet. Im Gegensatz zum Vorgängerwerk enthält die »Innere Medizin und Chirurgie des Rindes« keinen therapeutischen Index. Die Bearbeiter waren aber bemüht, diejenigen *medikamentösen Behandlungsweisen, diätetischen Maßnahmen* und *operativen Eingriffe*, die bei mehr als einem Leiden angezeigt sind, geeignetenorts ausführlich zu schildern und bei allen Krankheiten, zu deren Heilung oder Vorbeuge eines dieser Verfahren ebenfalls angezeigt ist, entsprechende Verweise einzufügen. Hierzu sei betont, daß die in vorliegendem Buch enthaltenen *Medikationsvorschläge* dem Stand der Kenntnisse zum Zeitpunkt seines Erscheinens entsprechen, jeder *Therapeut* aber für die Wahl der von ihm im Einzelfall einzusetzenden Arzneimittel, deren richtige Dosierung und etwaige Nebenwirkungen stets *selbst verantwortlich* ist (Produktinformationen der Hersteller-Firmen lesen; einschränkende Bestimmungen, Kontraindikationen und Wartezeiten beachten). Bei Anwendung der im Text erwähnten, gemäß Schrifttum und/oder eigenen Erfahrungen wirksamen *Behandlungsverfahren* ist zudem stets der jeweils gültige *einschlägige Rechtsstand* zu beachten (Arznei-, Lebens- und Futtermittelgesetz, Tierschutz- und Tierseuchengesetz); einschlägige Auskünfte sind in Deutschland auch durch die jedem Tierarzt zugesandte und laufend aktualisierte *»Rosa Liste«* oder im Internet über http://www.vetidata.de oder telefonisch über 0190 55 00 44 zu erlangen. Die im Text benutzten *Abkürzungen, Maßeinheiten und Symbole* gehen aus einem gesonderten Verzeichnis (S. XLIf.) hervor. Im *Sachwortverzeichnis* (S. 1283f.) sind die wichtigsten deutschen sowie ausländischen Bezeichnungen der im Buch vorgestellten Krankheiten, therapeutischen Maßnahmen und Operationsverfahren aufgeführt. Das einschlägige Schrifttum wurde bis zum Jahre 2001 berücksichtigt, das *Literaturverzeichnis* als CD-ROM beigefügt.

Um die Basis des als *Lehr- und Nachschlagebuch* konzipierten Werkes zu verbreitern und seine Weiterführung zu sichern, sind 23 deutschsprachige Fachleute als Mitautoren gewonnen worden, deren Namen und Anschriften aus dem *Autorenverzeichnis* (S. VIIf.) hervorgehen. Andere Kollegen haben sich durch kritische Prüfung von Textentwürfen, arzneimittelrechtliche oder EDV-Beratung verdient gemacht: Dr. L. GOETZE/Ramsgate (Kent, UK), Dr. P. HEIMBERG/Hannover, Prof. Dr. J. KAMPHUES/Hannover, PD Dr. M. KASKE/Hannover, Dr. F. KAUSCHE/Mattawan (Michigan, USA), Prof. Dr. M. KIETZMANN/Hannover, Prof. Dr. J. STORZ/Baton Rouge (Louisiana, USA), Drs. I. und H. SURBORG/Wahrenholz sowie Dr. F. C. TAMMEN/Jever. Ihnen allen gilt der besondere Dank der Herausgeber für ihre selbstlose kooperative Mitarbeit.

Außerdem danken die Herausgeber allen Kollegen, die zur Bebilderung des Buches beitrugen; sie sind im *Verzeichnis der Fremdabbildungen* (S. XXXVII) aufgeführt. Besondere Hilfe gewährten Dr. J.-M. GOURREAU/Maison Alfort (Frankreich), Prof. Dr. K. HAMANA/Kagoshima (Japan), Dr. H. KÜMPER/Gießen, PD. Dr. K. NUSS/Zürich (Schweiz), Prof. Dr. Dr. h. c. Cl. PAVAUX/Toulouse (Frankreich), Prof. Dr. J. REHAGE/Hannover sowie Prof. Dr. M. STEENHAUT/Gent (Belgien).

Für wertvolle Hilfe beim Sammeln einschlägiger Literatur, dem Schreiben von Manuskripten und Anfertigen von Zeichnungen sei Frau GERDA TAFFE und Frau MARITA TEPPER (Tierärztliche Hochschule, Hannover) herzlich gedankt.

Dem Parey Buchverlag im Blackwell Verlag, vor allem Frau Dr. ANNE LÜTCKE, Frau Dr. INES GEORGE, Frau Dr. BETTINA RIEH, Frau TÄ CATRIN UNSICKER, Frau ANDREA HASTRICH und Frau ANKE WEHMEIER sei für ihre auf Herstellung und Ausstattung des Buches verwandte Mühe und Sorgfalt verbindlichst gedankt.

Nicht zuletzt danken die Herausgeber ihren Angehörigen für das diesem Werk gegenüber aufgebrachte Verständis, ihre Geduld und ihre unermüdliche Mithilfe.

München, Gießen, Hannover, im Frühjahr 2002
G. DIRKSEN, H.-D. GRÜNDER, M. STÖBER

Aus dem Vorwort der ersten Auflage

Nach Herausgabe der »Klinischen Untersuchung des Rindes« (1964) folgen nun die »Krankheiten des Rindes«. Die aufzunehmenden Krankheiten sind entsprechend ihrer Ätiologie untergliedert worden in Organkrankheiten (d. h. Leiden ohne spezifische Ursache), Infektionskrankheiten, Parasitosen, Stoffwechselstörungen und Mangelkrankheiten sowie Vergiftungen; bei letzteren wurden auch die Allergosen, Sensibilitätsreaktionen, hämorrhagischen Diathesen und Schädigungen durch physikalische Reize eingereiht. Die Bearbeitung stützte sich auf den Erfahrungsschatz der hannoverschen Rinderklinik und das bis 1968 ausgewertete Schrifttum. Unter den zur Behebung der einzelnen Krankheiten geeigneten Behandlungsverfahren finden medikamentöse und diätetische Maßnahmen, gegebenenfalls auch operative Eingriffe Erwähnung, so daß *Innere Medizin* und *Chirurgie* Hand in Hand gehen. Therapeutische Verfahren und Arzneimittelgruppen, die zur Behandlung mehrerer Leiden angezeigt sind, wurden der besseren Übersicht halber in einem therapeutischen Index zusammengefaßt. Das Fehlen eines umfassenden neuzeitlichen deutschsprachigen Werkes über die Rinderkrankheiten »im engeren Sinne« war in den letzten Jahren als immer spürbarer werdender Mangel empfunden worden. Alle Beteiligten hoffen, dazu beigetragen zu haben, daß die von praktizierenden Tierärzten und Studierenden der Veterinärmedizin gestellten Erwartungen mit diesem Buch erfüllt werden.

Hannover, im November 1969
G. ROSENBERGER

Autorenverzeichnis

Walter BAUMGARTNER, Prof. Dr. med. vet.
II. Medizinische Klinik für Klauentiere der
Veterinärmedizinischen Universität Wien
Veterinärplatz 1
1210 Wien
Österreich

Ueli BRAUN, Prof. Dr. med. vet.
Klinik für Wiederkäuer- und Pferdemedizin der
Universität Zürich
Winterthurerstr. 260
8057 Zürich
Schweiz

Gerrit DIRKSEN, Prof. em. Dr. med. vet.
Dr. med. vet. h. c. mult.
II. Medizinische Tierklinik der
Ludwig-Maximilians-Universität München
Veterinärstr. 13
80539 München
Deutschland

Klaus DOLL, Prof. Dr. med. vet.
Klinik für Wiederkäuer und Schweine
(Innere Medizin und Chirurgie) der
Justus-Liebig-Universität Gießen
Frankfurter Str. 110
35392 Gießen
Deutschland

Manfred FÜRLL, Priv.-Doz. Dr. med. vet. habil.
Medizinische Tierklinik der
Universität Leipzig
An den Tierkliniken 11
04103 Leipzig
Deutschland

Werner GIESE, Prof. i. R. Dr. med. vet., Dipl.-Phys.
Fachgebiet Medizinische Physik der
Tierärztlichen Hochschule Hannover
Bischofsholer Damm 15
30173 Hannover
Deutschland

Hans-Dieter GRÜNDER, Prof. em. Dr. med. vet.
Klinik für Wiederkäuer und Schweine
(Innere Medizin und Chirurgie)
der Justus-Liebig-Universität Gießen
Frankfurter Str. 110
35392 Gießen
Deutschland

Ludwig HAAS, apl. Prof. Dr. med. vet. habil.
Institut für Virologie der
Tierärztlichen Hochschule Hannover
Bünteweg 17
30559 Hannover
Deutschland

Winfried HOFMANN, Prof. i. R. Dr. med. vet.
Klinik für Klauentiere der
Freien Universität Berlin
Königsweg 65
14163 Berlin
Deutschland

Wolfgang KLEE, Prof. Dr. med. vet.
II. Medizinische Tierklinik der
Ludwig-Maximilians-Universität München
Veterinärstr. 13
80539 München
Deutschland

Roberto KÖSTLIN, Prof. Dr. med. vet.
Chirurgische Tierklinik der
Ludwig-Maximilians-Universität München
Veterinärstr. 13
80539 München
Deutschland

Harald KÜMPER, Dr. med. vet.
Klinik für Wiederkäuer und Schweine
(Innere Medizin und Chirurgie) der
Justus-Liebig-Universität Gießen
Frankfurter Str. 110
35392 Gießen
Deutschland

Christian LAIBLIN, Dr. med. vet.
Klinik für Klauentiere der
FreienUniversität Berlin
Königsweg 65
14163 Berlin
Deutschland

Johannes MARTIG, Prof. Dr. med. vet.
Klinik für Nutztiere und Pferde der
Universität Bern
Bremgartenstr. 109a
3012 Bern
Schweiz

Volker MOENNIG, Prof. Dr. med. vet.
Institut für Virologie der
Tierärztlichen Hochschule Hannover
Bünteweg 17
30559 Hannover
Deutschland

Christoph MÜLLING, Dr. med. vet.
Institut für Veterinär-Anatomie der
Freien Universität Berlin
Koserstr. 20
14195 Berlin
Deutschland

Joachim POHLENZ, Prof. i. R. Dr. med. vet.
Institut für Pathologie der
Tierärztlichen Hochschule Hannover
Bünteweg 17
30559 Hannover
Deutschland

Günter RADEMACHER, Dr. med. vet.
II. Medizinische Tierklinik der
Ludwig-Maximilians-Universität München
Veterinärstr. 13
80539 München
Deutschland

J. Enrique RENNER, Prof.
Medizinische und Chirurgische Klinik für
Großtiere der
Nationalen Universität La Plata
Calle 60 y 118 1900
La Plata
Argentinien

Henner SCHOLZ, Prof. Dr. med. vet.
Klinik für Rinderkrankheiten der
Tierärztlichen Hochschule Hannover
Bischofsholer Damm 15
30173 Hannover
Deutschland

Christian STANEK, Prof. Dr. med. vet.
Klinik für Orthopädie bei Huf- und Klauentieren
der Veterinärmedizinischen Universität Wien
Veterinärplatz 1
1210 Wien
Österreich

Rudolf STAUFENBIEL, Prof. Dr. med. vet.
Klinik für Klauentiere der
Freien Universität Berlin
Königsweg 65
14163 Berlin
Deutschland

Adrian STEINER, Prof. Dr. med. vet., FVH, MS
Dipl.-ECVS
Wiederkäuerklinik
Departement für klinische Veterinärmedizin
Bremgartenstr. 109a
3012 Bern
Schweiz

Matthaeus STÖBER, Prof. i. R. Dr. med. vet.
Dr. med. vet. h. c. Dr. h. c.
Klinik für Rinderkrankheiten der
Tierärztlichen Hochschule Hannover
Bischofsholer Damm 15
30173 Hannover
Deutschland

Otto Christian STRAUB, Prof. Dr. med. vet.
Dr. med. vet. h. c.
Bundesanstalt für Viruskrankheiten der Tiere
Paul Ehrlich-Str. 28
72076 Tübingen
Deutschland

Gerhard TRAUTWEIN, Prof. i. R. Dr. med. vet.
Dr. med. vet. h. c.
Institut für Pathologie der
Tierärztlichen Hochschule Hannover
Bünteweg 17
30559 Hannover
Deutschland

Inhaltsverzeichnis

Verzeichnis der Übersichten

Verzeichnis der Fremdabbildungen

AGOSTI, M., A. BELLOLI, M. MORIN & G. VACIRCA: Segnalazione di un focolaio di besnoitiosi in bovini da carne importati. Praxis Vet. 15: 1, 5–6 (1994): Abb. 2-56

AYRE-SMITH, R.A., CSJRO, Div. Animal Physiology, AUS - Parramatta/N.S.W. (1970): Abb. 2-42

ANDRESEN, H., Alcala 350/La Castellana Sur PE - LIMA 33/Peru (1968): Abb. 4-17

BALTUS, V., D - 48301 Nottuln (1990): Abb. 11-1, 11-2, unveröffentlicht

BERNER, H.: Auswirkungen der Milchaustauscherfütterung und Antibiotikaapplikationen auf Beschaffenheit und Zusammensetzung der Fäzes bei Mastkälbern. Berl. Münch. Tierärztl. Wschr. 84, 269–272 (1971): Abb. 6-91, 6-92

BOHY, A.: La glossectomie losangique chez les veaux. Point Vét. 31, 73–75 (2000): Abb. 6-18, 6-19

BOLLE, W.: Die große und die kleine Dasselfliege. Medizin & Chemie 5, 523–535 (1956): Abb. 2-91

BOUCHER, W.B., & P. CRAIG: Clinico-pathological conference (calf rickets). J. Amer. Vet. Med. Ass. 147, 396–408 (1965): Abb. 9-323, 9-324

BOWNE, J.G.: Bluetongue disease in cattle. J. Amer. Vet. Med. Ass. 153, 662–668 (1968): Abb. 6-10

BRAUN, U.: Atlas und Lehrbuch der Ultraschalldiagnostik beim Rind. Parey Buchverlag, D - Berlin (1997): Abb. 4-29, 6-238

BRAUN, U.: BSE und andere spongiforme Enzephalopathien. Parey Buchverlag, D - Berlin (1998): Abb. 10-50, 10-51, 10-52

BREUER, D.: Neue Operationsverfahren beim Klauengeschwür des Rindes. Tierärztl. Umschau 18, 646–653 (1963): Abb. 9-285, 9-286

BREUKINK, H.-J.: Kliniek vor Inwendige Ziekte der groote Huisdieren, Faculteit der Diergeneeskunde, NL - 3508 TD Utrecht/Niederlande (1978): Abb. 10-69, unveröffentlicht

BÜCHERL, W.: Gefährliche Skorpione und Spinnen. Blaue Hefte Nr. 32, 25–31 (1966): Abb. 12-48, 12-49

BUITINK: Aufblasbares therapeutisches Bad für Kühe. Firmenprospekt; Niengraaf 210, NL - 6921 RR Duiven/ Niederlande: Abb. 9-152, 9-153

CALLIS, J.J., A.H. DARDIRI, D.H. FERRIS, J.G. GAY, J. MASSON & F.W. WILDER: Illustrated manual for the recognition and diagnosis of certain animal diseases. Mexico-United States Commission for the prevention of Foot-and-Mouth Disease, USA - Plum Island Animal Disease Center (1982): Abb. 12-13, 12-14

CAPEN, C.C., C.R. COLE & J.W. HIBBS: The pathology of hypervitaminosis D in cattle. Pathol. Vet. 3, 350–378 (1966): Abb. 4-33

CHIRURGISCHE TIERKLINIK DER LUDWIG-MAXIMILIANS-UNIVERSITÄT MÜNCHEN: Abb. 6-23, 6-24, 9-218, 9-222 9-223, 9-252, 9-294 bis 297

CITTERT-EYMERS, J.G. VAN: Iets over runderpest in den 18e eeuw. Tijdschr. Diergeneesk. 89, 791–792 (1964): Abb. 1-8

CONRATHS, F.J., & G. SCHARES: Diagnostik und Epidemiologie Neospora-caninum-assoziierter Aborte beim Rind. Tierärztl. Praxis 27 (G), 145–153 (1999): Abb. 10-54

DÄMMRICH, K.: Rachitis und Osteodystrophia fibrosa generalisata. Zbl. Vet.-Med. A 14, 597–627 (1965): Abb. 9-326, 9-327

DESCOTES, J.P.: In GOURREAU, J.M.: Accidents et maladies du trayon (Fig. 89). Éditions France Agricole, F - Paris (1995): Abb. 2-39

DHENNIN, L.: In: GOURREAU, J.M.: Accidents et maladies du trayon (Fig. 125). Éditions France Agricole, Paris (1995): Abb. 12-2

DJAKOV, L., & M. SCHÄFER: Klinische und pathomorphologische Untersuchungen zum ROECKLschen Granulom des Rindes. M.-hefte Vet.-Med. 20, 161–165 (1965): Abb. 9-154

DÖBEREINER, J.: Zur Ätiologie der ›Cara inchada‹, einer parodontalen Erkrankung der Jungrinder in Brasilien. Dtsch. Tierärztl. Wschr. 97, 482–490 (1990): Abb. 6-21, 6-22

DÖBEREINER, J., Projeto Saúde Animal EMBRAPA/UFRRJ, BR - 23851-970 Seropédica (Rio de Janeiro)/ Brasilien (1986): Abb. 4-53, 9-328, 9-329, 10-56, 10-71

DOLL, K.: Altölvergiftung beim Rind. Tierärztl. Praxis 13: Suppl. 1, 41–44 (1985): Abb. 6-231

DRAWER, K.: Konkremente und Pseudokonkremente in Schlachttieren. Vet.-Med. Nachr. 1973, 149–155 (1973): Abb. 6-242

DUCHARME, N.G., M. ARIGHI, F.D. HORNEY, I. BACKER, M.A. LIVESEY, M.H. HURTIG & R.P. JOHNSON: Colonic atresia in cattle, a prospective study of 43 cases. Canad. Vet. J. 29, 818–823 (1988): Abb. 6-189

Eggert, M.J.: Pulmonary aspergillosis in a calf. J. Amer. Vet. Med. Ass. 137, 595–596 (1960): Abb. 5-53

Ehrlein, H.-J.: Vormagenmotorik bei Wiederkäuern. Publikation zum Film C 1318; Inst. wiss. Film, D-37077 Göttingen (1980): Abb. 6-48

Élevage Mahoux, B-Rosmeulen s.a.: Werbeprospekt (1995): Abb. 9-163

Fankhauser, R., & H. Luginbühl: Zentrales Nervensystem und peripheres Nervensystem. In: Dobberstein, J., G. Pallaske & H. Stünzi: Joest's Handbuch der speziellen pathologischen Anatomie der Haustiere. 3. Aufl.; Band III. Parey, D-Berlin & Hamburg (1968): Abb. 10-27, 10-114

Farbenfabriken Bayer/Leverkusen (1970): Vet.-Med. Bilderdienst: Abb. 4-49

Farbwerke Hoechst A.G.: Topographisch-anatomische Darstellung für die Injektionstechnik an Gelenken, Sehnenscheiden und Schleimbeuteln (Rind; 1959/1987): Abb. 9-242, 9-243

Faulkner, L.C., M.L. Hopwood, J.F. Masken, H.E. Kingman & H.L. Stoddard: Scrotal frostbites in bulls. J. Amer. Vet. Med. Ass. 151, 602–605 (1976): Abb. 2-61

Fischer, J.: Über den Nabel des Kalbes sowie einiger anderer Haustiere mit besonderer Berücksichtigung seines Verhaltens bei der Geburt. Z. Anat. Entwickl.-gesch. 97, 535–562 (1932): Abb. 6-281

Food and Agriculture Organization: Rinderpest. World Animal Review 12: Suppl. (1983): Abb. 12-11

Fröhner, R.: Kulturgeschichte der Tierheilkunde. Terra-Verlag, D-78467 Konstanz (1954): Abb. 1-7

Gantke, S., J. Nuss & R. Köstlin: Röntgenbefunde bei der Klauenrehe des Rindes. Tierärztl. Praxis 28 (G), 239–246 (1998): Abb. 9-227

Genz, E.: Häufung blitzbedingter Todesfälle bei Weiderindern in einer Landpraxis in Schleswig. Dtsch. Tierärztl. Wschr. 88, 285 (1981): Abb. 10-106, 10-107

Grünberg, W., & H. Makart: Knochenporphyrie in Verbindung mit Osteomyelosklerose beim Rind. Dtsch. Tierärztl. Wschr. 69, 390–394 (1965): Abb. 4-36

Grymer, J., & K.E. Sterner: A new technique for percutaneous fixation of left displaced abomassum. Proc. World Congr. Buiatrics 12: 2, 724–728 (1982): Abb. 6-112

Habermehl, N.L.: Heifer ovariectomy using the Willis spay instrument: technique, morbidity and mortality. Canad. Vet. J. 34, 664–667 (1993): Abb. 8-26

Hamana, K., J-890 Kagoshima/Japan (unveröffentlicht): Abb. 9-167 bis 170

Harder, U.-B., D-25884 Viöl (1975): Abb. 10-108

Heffner, H.E., R.S. Heffner & J.R. Georgi: Occurrence of the cattle ear mite (Raillietia auris) in Southeastern Kansas. Cornell Vet. 73, 193–199 (1983): Abb. 11-66

Henkel, J., D-87752 Schwaighausen (2000): Abb. 9-267, 9-268

Hofmeyr, C.F.B.: Hypertrophische Osteo-Arthropathie (Acropachia, Marie's disease) bei einem Bullen. Berl. Münch. Tierärztl. Wschr. 77, 319–324 (1964): Abb. 9-174

Hubbard, C.E.: Gräser. Ulmer, D-70599 Stuttgart (1973): Abb. 9-337

Huygelen, C.: Louis Willems als grondlegger van de enting tegen boviene pleuropneumonie (longziekte). Vlaams Diergeneesk. Tijdschr. 69, 154–158 (2000): Abb. 1-10

Institut für Parasitologie (Fotoarchiv), Tierärztliche Hochschule D-30559 Hannover (2000): Abb. 4-16

Institut für Tierapthologie der Ludwig-Maximilians-Universität München: Abb. 6-102

Janowitz, H.: Laparoskopische Reposition und Fixation des nach links verlagerten Labmagens beim Rind. Tierärztl. Praxis 26 (G), 308–313 (1998): Abb. 6-113 bis 6-115

Jensen, R.A., W. Deem & D. Knaus: Fescue lameness in cattle. 1. Experimental production of the disease. Amer. J. Vet. Res. 17, 196–201 (1956): Abb. 12-41

Kaufmann, W., & K. Rohr: Ergebnisse gaschromatischer Bestimmungen der flüchtigen Fettsäuren im Pansen bei unterschiedlicher Fütterung. Zschr. Tierphysiol., Tierernährg, Futtermittelkde 22, 1–8 (1967): Übersicht 6-14

Kemp, A., J.H. Geurink, R.T. Haalstra & A. Malestein: Nitraatvergiftiging bij rundvee. 1. Kleurveranderingen van het schedeslijmvlies als hulpmiddel bij de preventie van nitraatvergiftiging bij rundvee. Stikstof 7, 322–328 (1976): Abb. 4-54

Kinzl, L., & W. Fleischmann: Gelenkinfektionen; pp. 592–595 in: Jäger, M., & C.J. Wirth (Hrsg.): Praxis der Orthopädie. Thieme, D-Stuttgart (1992): Abb. 9-184

Koll, H., D-74547 Untermünkheim (1987): Abb. 2-75

Köstlin, R., & K. Nuss: Behandlung der eitrigen Klauengelenkentzündung beim Rind durch Gelenkresektion – Ergebnisse. Tierärztl. Praxis 16, 123–131 (1988): Abb. 9-287, 9-289 bis 9-293

Köstlin, R. & F.-J. Petzold: Zur Klauenbeinfraktur beim Rind. Tierärztl. Umschau 40, 864–874 (1985): Abb. 9-236

Král, F., & R.M. Schwartzman: Veterinary and comparative dermatology. Lippincott, USA-Philadelphia & CDN-Montreal (1964): Abb. 12-47

Kümper, H.: Die rechtsseitige Labmagenverlagerung des Rindes. 2. Neuere Erkenntnisse zur operativen Behandlung. Tierärztl. Praxis 23, 437–442 (1995): Abb. 6-125
Lengerken, H. von, & E. von Lengerken: Ur, Hausrind und Mensch. Deutsche Akademie für Landwirtschaftswissenschaften, D-Berlin (1955): Abb. 1-2, 1-5
Liess, B., & W. Plowright: unveröffentlicht (1962): Abb. 12-12
Lindt, S.: D-hypervitaminotische Kalzinose bei verschiedenen Tieren. Wiener Tierärztl. Mschr. 55, 148–164 (1968): Abb. 4-34
Martin, J.: Zum Problem der sogenannten Periarteriitis nodosa bei den Haustieren. Berl. Münch. Tierärztl. Wschr. 73, 404–409 (1960): Abb. 4-80
Merkel, K., D-54675 Mettendorf (1968): Abb. 12-36
Miller, R.M.: The best of RMM; the doctor is right out. 2. Aufl.; American Veterinary Publ., USA-Wheaton/Illinois (1971): Abb. 10-109
Monti, F., & F. Guarda: Aspetti attuali di clinica e patologia del sistema nervoso centrale dei bovini. Convegno Soc. Ital. Sci. Vet. 21, 47–207 (1967): Abb. 10-25, 10-26
Müller-Blatter, M., CH-4467 Rothenfluth/Schweiz (1987, unveröffentlicht): Abb. 2-99
Newman, L.E., USA-Carry/North Carolina: Abb. 6-193, 6-194
Niutta, P.P., S. Giannetto, A. Pugliese, E. Giudice, G. Galluzzo & O. Catarsini: Thelaziosi bovina in Calabria e Sicilia. Atti Soc. Ital. Buiatria 24, 239–244 (1992): Abb. 11-30
Nüske, S., Lehrgut der Ludwig-Maximilians-Universität München (2000): Abb. 9-255
Nuss, K.: Chirurgische Tierklinik der Ludwig-Maximilians-Universität München (2000): Abb. 9-288
Nuss, K., E. Schäffer & R. Köstlin: Der klinische Fall: Unterkieferaktinomykose. Tierärztl. Praxis 17, 109–111 (1989): Abb. 9-8, 9-10
Nuss, K., R. Köstlin, E. Elma & U. Matis: Unterkieferfrakturen beim Rind – Behandlung und Ergebnisse. Tierärztl. Prax. 19, 27–33 (1991): Abb. 9-4, 9-5
Nuss, K., M. Roth & E.H. Schäffer: Idiopathische Ankylose der Klauengelenke beim Jungrind. Tierärztl. Prax. 22, 312–318 (1994): Abb. 9-248, 9-249
Osmer, H., Rinderproduktion Niedersachsen, D-27283 Verden (1999): Abb. 1-17, 1-18
Palmer, A.C., & F.R. Spratling: Schwannoma of the intracranial part of the right vagus nerve in a heifer. Brit. Vet. J. 120, 105–109 (1964): Abb. 10-113
Pasquini, C.: Atlas of bovine anatomy. Sudz Publishing, USA-Eureka/California (1982): Abb. 11-39
Pavaux, C., I. Sautet & J.Y. Lignéreux: Anatomy of the bovine gastrocnemius muscle – application to the surgical correction of spastic paresis. Vlaams Diergeneesk. Tijdschr. 54, 296–312 (1985): Abb. 9-132, 9-133
Pedugsorn, C., S. Promma, P. Ratanachot & W. Rietschel: Chronische Aflatoxikose bei Rindern in einem Tierzuchtbetrieb in Nordthailand. Tierärztl. Umschau 34, 374–380 (1979): Abb. 12-42
Pellerin, J.L.: Le système immunologique des bovins. Rapport Soc. Française Buiatrie; F-Lyon, p. 11–21 (1983): Abb. 1-20
Petisca, J.L.N., J.F.C. Durão, M. Lage, J.M.M. Gonçalves, M.J.A. Ramos, R. Baptista, A. Galo, M. Monteiro, J. Caiado, E.R. da Silva, J.F. Mota & A. Afonso: Patogenia e anatomia patológica da peripneumonia contagiosa do bovinos em Portugal. Repos. Trab. Lab. Nac. Invest. Vet. No spec. p. 13–24 (1988): Abb. 5-50, bis 5-52
Pezzoli, G., & A. Leopold: Il nanismo acondro-plastico nella specie bovina – quadro radiologico. Nuova Vet. 42, 3–19 (1966): Abb. 9-166
Piguet, M., A. Steiner, R. Eicher & J. Martig: Traitement chirurgical de l'hygroma du carpe chez les bovins: 17 cas (1990-1994). Schweizer Arch. Tierheilk. 139, 210–216 (1997): Abb. 9-42 bis 9-45
Pohlenz, J.: Institut für Pathologie der Tierärztlichen Hochschule, D-30559 Hannover (1970 bzw. 2000): Abb. 9-315 bis 317, 10-19
Potes, J.A.C., P-5000 Vila Real/Portugal (1992, unveröffentlicht): Abb. 2-97
Püschner, J.: Neurofibromatose beim Rind. Dtsch. Tierärztl. Wschr. 68, 236 (1961): Abb. 10-112
Püschner, J.: Eine Kuh mit 3 Hörnern. Tierärztl. Praxis 2, 177–179 (1974): Abb. 2-109
Radeleff, R.D.: Veterinary toxicology. Lea & Febiger, USA-Philadelphia/Pennsylvania (1964): Abb. 10-72
Rasmussen, J., DK-8881 Thorsø/Dänemark: Aqua-Lift – Kammer (unveröffentlicht): Abb. 9-150, 9-151
Renner, J.E., RA 1987 Ranchos (Buenos Aires)/Argentinien (1973): Abb. 3-23
Rieck, W.: Das Veterinärinstrumentarium im Wandel der Zeit. Jubiläumskatalog der Fa. H. Hauptner, Berlin (1932): Abb. 1-6
Rinderklinik der Tierärztlichen Hochschule Hannover: Abb. 6-50, 6-51, 6-108, 6-124
Rommel, M. in: Eckert, J., E. Kutzer, M. Rommel, H.-J. Bürger & W. Körting: Veterinärmedizinische Parasiotologie (begründet von J. Boch & R. Supperer). 4. Aufl.; Parey-Buchverlag, Berlin (1992): Abb: 9-314

ROSENBERGER, E. Bayerische Landesanstalt für Tierzucht, D-85580 Grub-Poing (2000): Abb. 2-102

RÜHM, W.: Der Nachweis von Kriebelmücken (Simuliidae, Diptera) an Weidetieren und Brutstätten. Vet.-med. Nachr. 1969, 33–41 (1969): Abb. 4-13, 4-14

RUSTERHOLZ, A.: Das spezifisch-traumatische Klauensohlengeschwür des Rindes. Schweizer Arch. Tierheilk. 62, 421–446/505–525 (1920): Abb. 9-256

SCHWARZMAIER, A., Tierhygienisches Institut, D-79108 Freiburg (1998, unveröffentlicht): Abb. 4-83

SCHWARZMAIER, A., B. SCHMIDT & TH. VOLKERT: Botulismus beim Rind, ein Fallbericht. Tierärztl. Umschau 42, 567–568 (1987): Abb. 10-67, 10-70

SHUPE, J.L., W. BINNS, L.F. JAMES & R.F. KELLER: Crooked calf syndrome, a plant induced congenital deformity. Zuchthygiene 2, 145–152 (1967): Abb. 9-162

SMEDEGARD, H.H.: Foot rot and chronic foot rot in cattle. Veterinarian 2, 299–307 (1964): Abb. 9-274

SMITHCORS, J.F.: The American veterinary profession, its background and development. Iowa State Univ. Press, USA-Ames/Iowa (1963): Abb. 1-9

SPECKER, R.: D-88453 Erbolzheim (1978, unveröffentlicht): Abb. 5-59, 5-60

SONODA,M., R. NAKAMURA, K. TOO, A. MATSUHASHI, H. ISHIMOTO, R. SASAKI, K. ISHIDA & M. TAKAHASHI: Clinical studies on mercury poisoning in cattle. Jap. Vet. Res. 4, 5–16 (1956): Abb. 7-8

STEENHAUT, M.: De behandling van de congenital articulaire rigiditeit bij het calf. Vlaams Diergeneesk. Tijdschr. 61, 91–96 (1992): Abb. 9-159 bis 161

STEINER, A, C. OERTLE & B. PABST: Erste Hilfe bei Gliedmaßenfrakturen von großen und kleinen Wiederkäuern. Schweiz. Arch. Tierheilk. 131, 627–633 (1989): Abb. 9-176

STEVENS, C.E., P.B. HAMMOND & N.O. NIELSEN: Phlegmonous gastritis in cattle resulting from ruminatoric doses of tartar emetic. J. Amer. Vet. Med. Ass. 134, 323–327 (1959): Abb. 6-233

STRAUB, O.-C.: Die Rhinotracheitis und der Bläschenausschlag des Rindes. Vet.-med. Nachr. 1967, 253–263 (1967): Abb. 5-12 bis 5-15

SURBORG, H.: Elektrokardiographischer Beitrag zu den Herzrhythmusstörungen des Rindes. Dtsch. Tierärztl. Wschr. 86, 343–348 (1979): Abb. 4-12

SURBORG, H., D-29399 Wahrenholz (2000, unveröffentlicht): Abb. 1-11

SVENDSEN, P.: Geosedimentum abomasi bovis. Nord. Vet.-Med. 17, 500–515 (1965): Abb. 6-139

TAMMEN, F.C., D-26441 Jever: Aufheben einer festliegenden Kuh (unveröffentlicht): Abb. 9-147, 9-148

TAMMEN, F.C., D-26441 Jever: Einfaches Vergrittungsgeschirr (unveröffentlicht): Abb. 9-146

TAMMEN, F.C., & CH. TAMMEN, D-26441 Jever: Schlamm-Dermatitis (unveröffentlicht): Abb. 9-272, 9-273

TESTI, F., B. BIOLATTI & H.M. MOHAMUD: La nocardiosi del bovino. Praxis vet. 6: 1, 9–12 (1985): Abb. 3-14

THUMANN, E., D-25554 Wilster (1960): Abb. 10-105

TOKARNIA, C.H., Departamento da Nutrição Animal, Universidade Federal Rural do Rio de Janeiro, BR-23460 Seropédica (Rio de Janeiro)/Brasilien (1986): Abb. 12-45

UNDERWOOD, E.J.: Trace elements in human and animal nutrition. 2. Aufl., Academic Press, USA-New York & UK-London (1962): Abb. 2-92

UNMÜSSIG, K.: Epitheliogenesis imperfecta bei einem neugeborenen Vorderwälder Stierkalb. Dtsch. Tierärztl. Wschr. 79, 352 (1972): Abb. 2-20, 2-21

UNMÜSSIG, K., D-79274 St. Märgen (1986, unveröffentlicht): Abb. 1-12

VAUGHAN, L.C.: An experimental study of peripheral nerve injuries in cattle. Kongr.-Ber. Welt-Ges. Buiatrik 4, 365–375 (1966): Abb. 9-83, 9-84

VERSCHOOTEN, F. & A. DE MOOR: Infectious arthritis in cattle: a radiographic study. J. Ann. Vet. Radiol. Soc. 15, 60–69 (1974): Abb. 9-39

WALTON, P.D.: Production and management of cultivated forages. Pbl. Comp. USA-Reston/Virginia (1983): Abb. 12-40

WASS, W.M, & H.H. HOYT: Bovine congenital porphyria, studies on heredity. Amer. J. Vet. Res. 26, 654–658 (1965): Abb. 4-37 bis 4-39

WEIHE, VON K.: A. GARCKE's Illustrierte Flora – Deutschland und angrenzende Gebiete. 23. Aufl.; Parey, Berlin & Hamburg (1972): Abb. 2-70, 2-71, 4-59, 4-73, 6-224 bis 6-228, 7-9, 7-17, 10-75 bis 10-86, 12-43, 12-44

WEISS, E.: In: HASSLINGER, M.-A., & T. HÄNICHEN: Parasitologische Diagnostik (Teil III); Therapogen-Praxisdienst, Nr. 4 (1968): Abb. 6-220

WEISS, E., P. BAUR & P. PLANCK: Die chronische Kupfervergiftung des Kalbes. Vet.-med. Nachr. 1967, 35–51 (1967): Abb. 4-63 bis 4-65

WHITEHAIR, C.K.: Urea (ammonium) toxicosis in cattle: Bovine Pract. 24, 67–73 (1989): Abb. 10-73

WILKINSON, J.G.: The manners and customs of the ancient Egyptians. Murray, UK-London (1878): Abb. 1-3

WOLF, M., D - 88273 Frontreute (2000): Abb. 9-336

Verzeichnis der im Text verwendeten Abkürzungen, Maßeinheiten und Symbole

A

AB	Ausführungsbestimmungen
Abb.	Abbildung
ABC-Technik	Avidin-Biotin-Complex-Verfahren
ADI	acceptable daily intake (WHO-Toleranzgrenze [Mensch])
ad lib.	ad libitum (zur freien Verfügung)
AGIDT	Agar-Gel-Immun-Diffusions-Test
AG TierSG	Ausführungsgesetz zum Tierseuchengesetz (1987)
AK	Antikörper
ALT	(Serum-)Alanin-Amino-Transferase
a. o.	angegebenenorts
a. p.	ante partum (vor dem Kalben)
ARBO	arthropod-borne (durch Arthropoden übertragen)
Arge-Vet	Arbeitsgemeinschaft der leitenden Veterinärbeamten der Länder der Bundesrepublik Deutschland
AST	(Serum-)Aspartat-Amino-Transferase
AVMA	American Veterinary Medical Association

B

bar	Einheit des Luftdrucks (entspricht ~ 1 Atmosphäre)
BAV	Bovines Adeno-Virus
BCV	Bovines Corona-Virus
BE	Basen-Exzeß (mmol/l)
BEF	Bovines Ephemeral-Fieber
BFA	Bundesforschungsanstalt
BGBl	Bundesgesetzblatt
BgVV	Bundesinstitut für gesundheitlichen Verbraucherschutz und Veterinärmedizin
BHV	Bovines Herpes-Virus
BHV_1-VO	Verordnung zum Schutz der Rinder vor einer Infektion mit dem bovinen Herpesvirus Typ 1 vom 25. 11. 1997
BKF	Bösartiges Katarrhal-Fieber
BLAD	Bovine Leukozyten-Adhäsions-Defizienz
BLV	Bovines Leukose-Virus
BMELF	Bundesministerium für Ernährung, Landwirtschaft und Forsten
BPV	Bovines Parvo-Virus
BPV	Bovines Pox-Virus
Bq	Becquerel (Einheit der Aktivität einer radioaktiven Substanz = 1 Zerfall/Sekunde)
BRSV	Bovines respiratorisches Synzytial-Virus
BRV	Bovines Rhino-Virus
BSE	Bovine Spongiforme Enzephalopathie
BSP	Bromsulphalein
BTK	Bundestierärztekammer
BVD	Bovine Virusdiarrhoe
BVDV	Bovines Virusdiarrhoe-Virus
bzw.	beziehungsweise

C

°C	Grad Celsius (Temperatur-Einheit)
CI-ELISA	competitive inhibition enzyme-linked immunosorbent assay
CJK	Creutzfeldt-Jakob-Krankheit
CK	(Serum-)Kreatin-Kinase

D

δ-ALAD	(Erythrozyten-)Delta-Amino-Lävulinsäure-Dehydratase
DAT	direkter Agglutinationstest
DBV	Deutsches Braunvieh
DC	Dünnschicht-Chromatographie
DCAB	dietary cation-anion balance (Kationen-Anionen-Differenz der Ration)
DFV	Deutsches Fleckvieh
DIF	Direkte Immun-Fluoreszenz
d. h.	das heißt
DH	Deutsche Holsteins
DLG	Deutsche Landwirtschafts-Gesellschaft
DNA	desoxyribonucleic acid (= DNS)
DNS	Desoxyribonukleinsäure

E

EBL	Enzootische Bovine Leukose
EBP	Enzootische Bronchopneumonie
ECR	Extrazellularraum
EEG	Elektroenzephalogramm
EHEC	enterohämorrhagische E.-coli-Stämme
EIA	enzyme-immune-assay
EKG	Elektrokardiogramm
ELISA	enzyme-linked immunosorbent assay
EMG	Elektromyogramm
EPEC	enteropathogene E.-coli-Stämme
ETEC	enterotoxigene E.-coli-Stämme
EU	Europäische Union
eV	Elektronenvolt
EW	Eiweiß

F

f.	folgende Seite
FAO	Food and Agriculture Organization der Vereinten Nationen
FDA	Food and Drug Administration der USA
ff.	folgende Seiten
FFS	Freie Fettsäuren
FIT	Film-Inhibitions-Test
FlHG	Fleischhygienegesetz von 1996
FlHVO	Fleischhygieneverordnung von 1997
FM	Frischmasse
FMG	Futtermittelgesetz von 1995 (samt Verordnungen)
FMVO	Futtermittelverordnung
FS	Frischsubstanz
FTM	Futtertrockenmasse

G

γGT	(Serum-)Gamma-Glutamyl-Transferase
GALT	gut-associated lymphoid tissue
GE	Gemeinschafts-Einheiten (Tuberkulin)
ggf.	gegebenenfalls
GIEP	Gegenstrom-Immun-Elektrophorese
GLDH	(Serum-)Glutamat-Dehydrogenase
GSH Px	Glutathion-Peroxidase
GVBl	Gesetzes- und Verordnungs-Blatt

H

h	Stunde
HA	Hämagglutination
ha	Hektar
HAHT	Hämagglutinations-Hemmungs-Test
HAT	Hämagglutinations-Test
Hb	Hämoglobingehalt
HF	Holstein-Friesian
HMVO	Höchstmengenverordnung für Lebensmittel tierischer Herkunft (BGBl I, 1710–1713, 1973)
HPLC	high performance liquid chromatography (Hochleistungsflüssigkeits-chromatographie)
Ht	Hämatokrit
Hz	HERTZ (= Schwingungen pro Sekunde)

I

IBK	Infektiöse Bovine Keratokonjunktivitis
IBP	Infektiöse (pustulöse) Balano-Posthitis
IBR	Infektiöse Bovine Rhinotracheitis
ICR	Intrazellularraum
ID	Immun-Diffusion
i. d. R.	in der Regel
IDT	Immun-Diffusions-Test
IE	Internationale Einheit(en)
IELISA	indirect enzyme-linked immuno-sorbent assay
IEP	Immun-Elektrophorese
IF	Immun-Fluoreszenz
IFAT	indirekte-Fluoreszenz-Antikörper-Technik
IFNγT	Interferon-γ-Test
IFT	Immun-Fluoreszenz-Technik
IgA, IgE, IgG, IgM	Immunglobuline der Klassen A, E, G und M
IHAT	indirekter Hämagglutinations-Test
IIF	indirekte Immun-Fluoreszenz
i. m.	intramuskulär
IP	Immun-Peroxidase
IPOT	Immun-Peroxidase-Technik
IPV	Infektiöse Pustulöse Vulvovaginitis
ISTMEM	Infektiöse septikämisch-thrombosierende Meningoenzephalomyelitis
i. v.	intravenös

J

J	JOULE (= Einheit der Energie)
Jh.	Jahrhundert
Jt.	Jahrtausend

K

Kap.	Kapitel
KBR	Komplementbindungsreaktion
KE	klinische Einheiten
KFZ	Kraftfahrzeug
KHVO	Kälberhaltungsverordnung vom 1. 12. 1993
KMP	Kardiomyopathie
kPa	Kilo-Pascal (~ 10 Millibar)
kV/m	Kilo-Volt pro Meter (Einheit der elektrischen Feldstärke)

L

λ	Wellenlänge
l	Liter
LA	long acting (mit Langzeit-Wirksamkeit)
LAT	Latex-Agglutinations-Test
LD	letale Dosis
LM	Lebendmasse (früher: Körpergewicht oder -masse)
LMG	Lebensmittelgesetz
LUA	Landes-Untersuchungs-Amt
LW	Lungenwurm

M

μ	mikro (= 10^{-6})
μg	Mikrogramm (= 10^{-6} g = 10^{-3} mg)
μV	Mikrovolt (10^{-6} Volt)
m	Meter oder Milli (10^{-3})
mAK	monoklonale Antikörper
MAK	maximale Arbeitsplatz-Konzentration (mg/m³ Raumluft/8 Stunden [Mensch])
MAT	Milchaustauscher
MAT	modifizierter direkter Agglutinationstest
mA	Milli-Ampère
MD	Mucosal Disease
meq/kg	Milli-Äquivalent pro Kilogramm
meq/l	Milli-Äquivalent pro Liter
mg	Milligramm (10^{-3} g)
MHK	minimale Hemmstoff-Konzentration
min	Minute(n)
MIT	metabolischer Inhibitions-Test (Stoffwechsel-Hemmungs-Test)
MKS	Maul- und Klauen-Seuche
ml	Milliliter (10^{-3} l)
mm	Millimeter (10^{-3} m)
mmol	Milli-Grammolekül
MNT	Mikro-Neutralisations-Test
Mol	Grammolekül
m. o. w.	mehr oder weniger
MS	Massenspektrographie
Msch.	Mensch
MTK	maximale Tierplatz-Konzentration (= oberer Grenzwert für Schadgaskonzentrationen am Standort im Stall)

N

ND	Neugeborenen-Diarrhoe
n. d. Z.	nach der Zeitrechnung
NKZ	natürliche Killer-Zellen
nm	Nanometer (= 10^{-9} m)
nmol/l	Nano-Grammolekül pro Liter
NPN	non-protein-nitrogen (Nicht-Eiweiß-Stickstoff)
NSBA	Netto-Säure-Basen-Ausscheidung (mit dem Harn)
NSS	Nasen-Schlund-Sonde
NT	Neutralisations-Test

O

Ω	Ohm (Einheit des elektrischen Widerstands)
o. a.	oben angeführt
OIE	Office International des Épizooties (Internationales Tierseuchenamt) in Paris

P

PAGE	Poly-Akrylamid-Gel-Elektrophorese
PAPT	Peroxidase-Anti-Peroxidase-Technik
PAS	periodic-acid-SCHIFF (Farbreaktion)
PBB	polybromierte Biphenyle
PCB	polychlorierte Biphenyle
PCBD	polychlorierte Benzo-Dioxine (= Dioxin)
PCBF	polychlorierte Benzo-Furane
PCP	Pentachlorphenol
PCR	polymerase-chain-reaction (= Polymerase-Ketten-Reaktion)
PHA	passive Hämagglutination
p. inf.	post infectionem (nach der Infektion oder Invasion)
p. ins.	post inseminationem (nach der Besamung)
PI_3V	Para-Influenza$_3$-Virus
p. n.	post natum
pNSS	per Nasen-Schlund-Sonde
p. o.	per os
p. op.	post operationem
p. p.	post partum
ppb	parts per billion (µg/kg)
PPD-Tuberkulin	purified protein derivative tuberculin
ppm	parts per million (µg/g, mg/kg, g/t)
prion	proteinaceous infectious particle (Erreger der TSE)
PTH	Parathormon der Nebenschilddrüsen
PUFA	poly-unsaturated fatty acids (mehrfach-ungesättigte Fettsäuren)

R

RE	Restriktions-Endonuklease
REA	Restriktions-Enzym-Analyse
REO-Virus	respiratory enteric orphan-Virus
RFLP	Restriktions-Fragment-Längen-Polymorphismus
RIA	radio-immune-assay
RNA	ribonucleic acid (= RNS)
RNS	Ribonukleinsäure
RPHA	reverse passive Hämagglutination
RT-PCR	reverse transcription polymerase-chain-reaction (Umkehr-Transkriptase Polymerase-Ketten-Reaktion)
RVO	RÖNTGEN-Verordnung vom 1. 1. 1988

S

s	Sekunde
s.	siehe; seu, sive
SBDH	(Serum-)Sorbitol-Dehydrogenase
SBE	Sporadische Bovine Enzephalomyelitis
s. c.	subkutan
s. d.	siehe dort
SDH	(Serum-)Sorbit-Dehydrogenase
SDM	Spinale Dysmyelinisierung
SMA	Spinale Muskelatrophie
SNT	Serum-Neutralisations-Test
s. o.	siehe oben
sog.	sogenannt
sp.	species (eine)
spp.	species (mehrere)
StrSchVG	Strahlenschutz-Vorsorge-Gesetz vom 19. 12. 1986
s. u.	siehe unten
Sv	SIEVERT (= Einheit der Äquivalentdosis radioaktiver Strahlen[gemische])

T

T	Tesla (Einheit der magnetischen Feldstärke)
t	Tonne (1000 kg)
TBE	tick-borne encephalitis
TE	Tuberkulin-Einheiten
TFI	Temperatur-Feuchtigkeits-Index
TKBA	Tierkörperbeseitigungsanstalt
TKT	Thyreokalzitonin der Schilddrüse (C-Zellen)
TM	Trockenmasse (früher: Trockensubstanz oder TS)
TMR	totale Misch-Ration, d. h. alle Rationskomponenten des Grund- und Kraftfutters in einer Mischung umfassende, auch als Misch- oder Vollration (»Alleinfutter«) bezeichnete Fütterungsweise
ts^+	Bezeichnung für temperatursensible Virusmutanten, die sich als Impfstämme eignen
TSchG	Tierschutzgesetz (Fassung vom 25. 5. 1998)
TSE	Transmissible Spongiforme Enzephalopathie
TSeuG	Tierseuchengesetz (Fassung vom 20. 12. 1995; geändert: 22. 12. 1997, 11. 4. 2001)

U

u. a.	unten angeführt, unter anderem, und andere, unter anderen
u. a. m.	und anderes mehr, und andere mehr
u. ä. m.	und ähnliches mehr
UN	United Nations (= Vereinte Nationen)
uS	ursprüngliche Substanz
usf.	und so fort
usw.	und so weiter
u. U.	unter Umständen

V

V	Volt (Einheit der elektrischen Spannung)
v. a.	vor allem
v. d. Z.	vor der Zeitrechnung
VN	Virus-Neutralisation
VNT	Virus-Neutralisations-Test
VO	Verordnung
VOaTS	Verordnung über anzeigepflichtige Tierseuchen (Fassung vom 23. 5. 1991; geändert: 26. 7. 1993, 27. 3. 1995, 24. 11. 1995, 21. 3. 1996, 13. 3. 1997, 11. 4. 2001)
Vol.-%	Volumen-Prozent (ml/100 ml)
VOmTK	Verordnung über meldepflichtige Tierkrankheiten (Fassung vom 9. 9. 1983; geändert: 23. 5. 1991, 27. 3. 1995, 13. 3. 1997, 11. 4. 2001)
VTEC	veritoxigene E.-coli-Stämme
VUA	Veterinär-Untersuchungsamt

W

WHO	World Health Organization (Welt-Gesundheits-Organisation)

X

x (zwischen den Namen zweier Rinderrassen)	Kreuzungsprodukt

Z

z. B.	zum Beispiel
ZE	Zecken-Enzephalitis
ZEBS/BgVV	Zentrale Erfassungs- und Bewertungsstelle für Umweltchemikalien beim Bundesinstitut für gesundheitlichen Verbraucherschutz und Veterinärmedizin
z. T.	zum Teil

=	bedeutet oder heißt ...
≙	entspricht, entsprechend
→	führt zu, verursacht ...
↑	vermehrt, erhöht, zunehmend
↓	vermindert, erniedrigt, abnehmend
~	etwa ..., entspricht ...
>	größer (mehr, häufiger) als ...
≥	von ... an, mindestens ...
<	kleiner (weniger, seltener) als ...
≤	bis zu ..., höchstens ...
%	Prozent (von hundert)
‰	Promille (von tausend)

[illegible] oder heftig
[illegible] entsprechend
[illegible]
[illegible], zunehmend
[illegible], abnehmend
[illegible] parallel
[illegible], häufiger Fall
[illegible]
[illegible] weniger, seltener als
[illegible]
Prozent (vom Hundert)
Promille (vom Tausend)

1 Einführung

M. Stöber (Hrsg.)

»Krankheiten, über die man nichts weiß,
kann man nicht diagnostizieren.«
Giovanni Sali, Begründer der Societá Italiana di Buiatria

Zur optimalen Nutzung des vorliegenden Buches wird dem Leser empfohlen, sich zunächst mit dieser *Einführung* sowie mit *Inhalts-, Abkürzungs-* und *Sachwortverzeichnis* vertraut zu machen. Auch sei darauf hingewiesen, daß die »Innere Medizin und Chirurgie des Rindes« und der Band über »Die klinische Untersuchung des Rindes« eine didaktisch-informative Einheit bilden. Die in letzterem erläuterten Zwangsmaßnahmen, Beruhigungs- und Betäubungsverfahren, Untersuchungsmethoden, Befundungskriterien sowie Techniken zur Entnahme von Probenmaterial und zur Verabreichung von Arzneimitteln werden deshalb im vorliegenden Werk nicht dargestellt.

1.1 Entwicklung und Bedeutung der Buiatrik

Der aus dem Griechischen stammende Begriff *»Buiatrik«* bedeutet »Rinderheilkunde«. Hierzu gehören Innere Medizin, Chirurgie sowie Theriogenologie des Rindes. Die beiden erstgenannten Fachgebiete sind Gegenstand dieses Buches; letztere umfaßt Andrologie, künstliche Insemination, Gynäkologie einschließlich Euterkrankheiten sowie Obstetrik dieser Nutztierart. Die heutige Buiatrik stützt sich auf praktische Erfahrungen sowie auf Ergebnisse wissenschaftlicher Forschung bezüglich Zucht, Haltung, Fütterung, Nutzung und Betreuung von Milch- und Fleischrindern sowie großen Gehege- und Wildwiederkäuern, d. h. auf rinderbezogene Trophologie, Ökologie, Ethologie, Pathophysiologie, Pathologie, Tierhygiene, Mikrobiologie, Virologie, Parasitologie, Immunologie, Pharmakologie, Toxikologie und Radiologie.

In *prähistorischer Zeit* bestanden vermutlich seit Domestikation der Bovinae (*Bos primigenius forma taurus*/Hausrind, *B. indicus*/Zeburind, *B. mutus f. grunniens*/domestizierter Yak, *B. gaurus f. frontalis*/Gayal als Hausform des *B. gaurus*/Gaur sowie *B. javanicus f. domestica*/domestiziertes Balirind oder Banteng) und Bubaliden (*Bubalus arnee f. bubalis*/Wasserbüffel oder Arni) auch primitive Kenntnisse über ihre Krankheiten und deren Behandlung. Erste Darstellungen der im 8. Jt. v. d. Z. von Vorderasien ausgegangenen Nutzung tauriner Rinder durch den Menschen liegen in frühanatolischen Kultgegenständen, mesopotamischen Rollsiegeln, altägyptischen Grabreliefs, ostsaharischen Felsbildern sowie in präromanischen und frühgermanischen Steinzeichnungen vor. Wasserbüffel wurden vermutlich im 3. Jt. v. d. Z. in Westpakistan domestiziert.

Die *alten Ägypter* (3500–672 v. d. Z.) waren im Umgang mit den von ihnen verehrten großen Wiederkäuern bereits recht erfahren: Einfangen, Niederschnüren, Geburtshilfe, Kastrieren, Verabreichen von Arzneien sowie postmortale Opfertierbeschau sind in eindrucksvollen Abbildungen überliefert (Abb. 1-1, 1-2, 1-3). Der *Papyrus von Kahun* (~ 1900 v. d. Z.) berichtet über bovine Augenleiden, Kolik und Aufblähen. Die im *Alten Testament* beschriebenen großen Plagen betrafen u. a. auch Hausrinder. Der *babylonische Codex Hammurabi* (~ 2200 v. d. Z.) erwähnt den Arzt für Rinder erstmals schriftlich; zudem führt er einige Krankheiten von Nutzrindern sowie Strafen für Personen auf, die solchen Tieren Schaden zufügten. Von den *Hethitern* (2000–772 v. d. Z.) wurde das Rind als Arbeitstier, Milchquelle sowie Kultsymbol hoch geschätzt (Abb. 1-4). *Israeliten* (1500–772 v. d. Z.), *Karthager* (900–146 v. d. Z.) und *indische Veden* (1900–800 v. d. Z.) beherrschten verschiedene Verfahren zur Kastration von Bullen; auch richtete man in Indien ab 500 v. d. Z. Tierheime zur Pflege alter und gebrechlicher Rinder ein. Die *Griechen* (1200 bis 323 v. d. Z.) wußten zwar schon um Lungenseuche, Fieber, »Erbrechen«, Vormagenindigestion, Husten, Klauenleiden, Wunden, Abszesse, Räude, Läuse und Dasselbefall. Ihre Viehhirten und -ärzte (*boukolói* bzw. *bouiatrói*) hatten aber erst geringe Kenntnisse von den Ursachen dieser und anderer Rinderkrankheiten sowie deren Behandlung. Hauptarbeitstiere im *alten Rinderland Italien* (500 v. d. Z. bis 476 n. d. Z.) waren Zugochsen (*italói*; Abb. 1-5). Vom Rinderhirten (*bubulcus*) und vom Viehheiler (*medicus pecuarius*) wurden Handfertigkeit im Umgang mit dem Rind sowie Erfahrung bei dessen Pflege (*cura boum*) erwartet. Die Römer kannten die Ansteckungsgefahr einiger, als *pestilentia, maleus, coriago* oder *morbus alienatus* bezeichneter Rinderseuchen und wiesen ihre Viehhalter

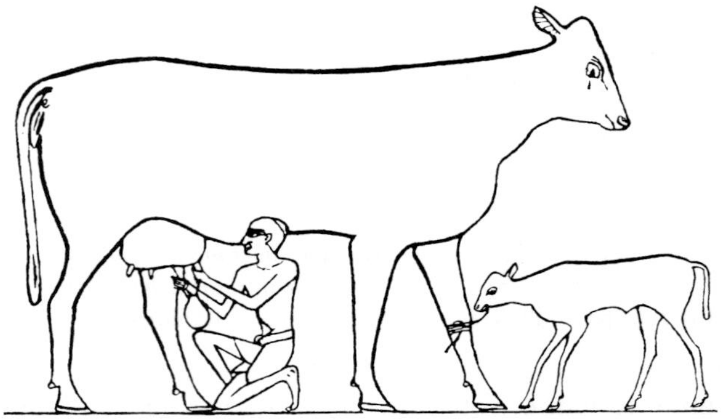

Abbildung 1-1 Altägyptische Darstellung des Melkens einer Kuh in Gegenwart ihres Kalbes, um den Milchabgabereflex auszulösen (> 4000 v. d. Z.)

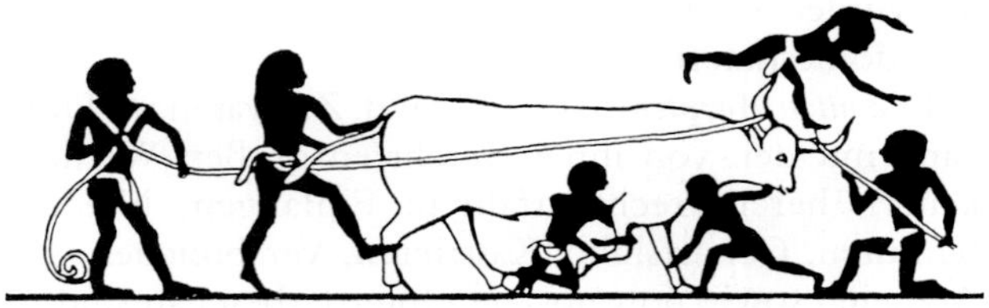

Abbildung 1-2 Niederschnüren eines Ochsen im alten Ägypten (~ 2450 v. d. Z.; LENGERKEN & LENGERKEN, 1955)

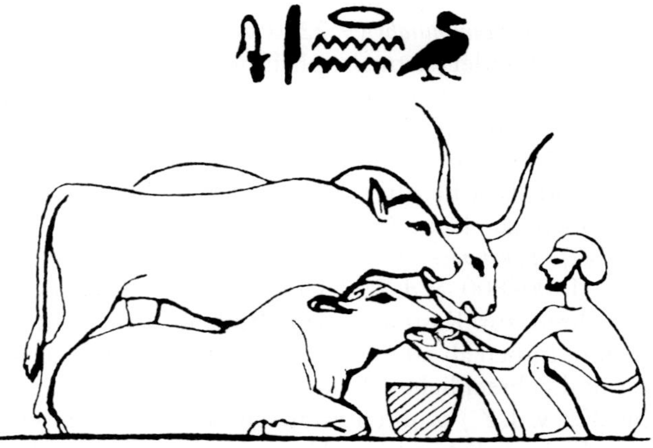

Abbildung 1-3 Altägyptischer Hirte bei Behandlung eines kranken Ochsen (~ 2000 v. d. Z.; WILKINSON, 1878)

dazu an, kranke sowie möglicherweise von diesen angesteckte Tiere von gesunden fernzuhalten. Ihre Schreiber erwähnten zudem Auszehrung, Kräfteverfall, Fieber, Euterschwellung, Herzschmerzen, Freßunlust, Indigestion, Aufblähen, Leibgrimmen, Diarrhoe, Dassel- sowie Magendarmwurmbefall als bei Nutzrindern vorkommende Leiden und empfahlen, Arzneien über Maul, Nase oder Ohr einzugeben. Ihren Berichten ist auch zu entnehmen, daß Kauterisieren, Inzidieren, Vernähen von Wunden sowie Versorgen kranker Klauen geläufige Eingriffe waren, die erforderlichenfalls in einem Zwangsstand *(machina, tormentum)* vorgenommen wurden. Die Rinderzucht stand bei den Römern in hohem Ansehen.

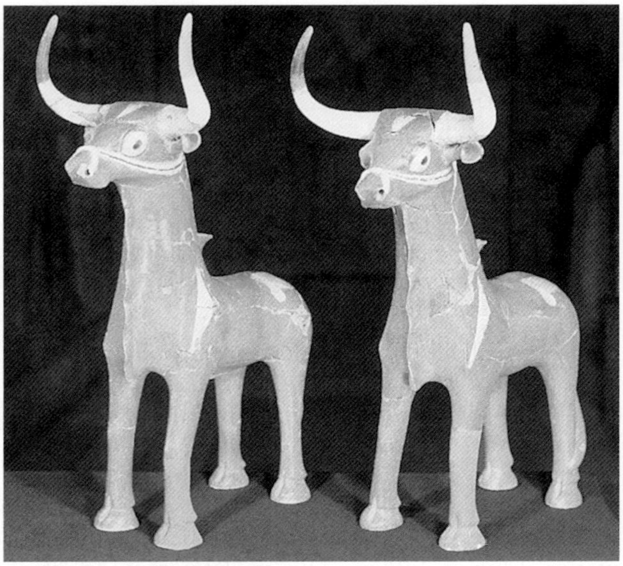

Abbildung 1-4 Hethitische Zeremonien-Weinkrüge in Stiergestalt (Boğazköy/Anatolien; 16. Jh. v. d. Z.)

Vom *Mittelalter bis ins 18. Jh.* wurden Europas Rinderbestände immer wieder durch verlustreiche Seuchenzüge (Rinderpest, Lungenseuche, Maul- und Klauenseuche, Wild- und Rinderseuche u. a.) heimgesucht, die mehrfach schwerste Hungersnot nach sich zogen. Unter anderem waren solche Epizootien dadurch bedingt, daß man Schlachtrinder – wegen des Fehlens geeigneter Möglichkeiten zum Kühlen und Transportieren von Fleisch – herdenweise entlang altüberlieferter Handelswege zu den Schlachtstätten trieb, z. B. vom Pannonischen Becken (heutiges Ungarn) bis nach Franken, Thüringen, Sachsen und Westfalen. Die Fürsorge kranken Viehs oblag damals fast ausschließlich den Angehörigen bestimmter Berufe, wie Hirten, Bauern, Abdeckern und Scharfrichtern. Die bei der Behandlung siecher Rinder erworbenen Erfahrungen wurden in »Hausbüchern« niedergeschrieben und fanden auch Eingang in die »Bauernkalender« (Abb. 1-6). Von solcher primitiven Empirie abgesehen, wurde die damalige Rinderheilkunde jedoch von Mystik und Aberglauben beherrscht; so stützte sich die Bekämpfung des als Ursache von Viehkrankheiten gefürchteten »Hexenfluches« auf Beschwörungen, Amulette, Zaubersprüche, Notfeuer und Tieropfer (Abb. 1-7). Ähnliche Gebräuche, nämlich Bittprozessionen, Viehsegen und Votivgaben, entwickelte auch die christliche Kirche. Nach dem 30jährigen Krieg sind dann – wegen unzulänglicher Befähigung der »Kuhpfuscher« – Ärzte und Pfarrer zur Belehrung des Landvolks in Prophy-

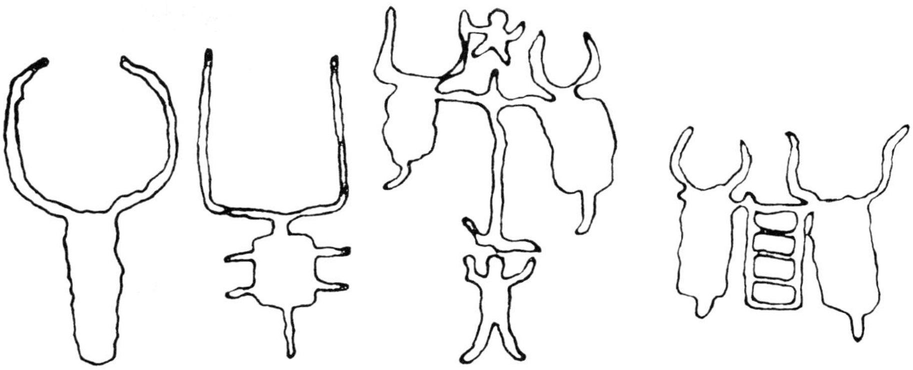

Abbildung 1-5 Langhornige Zugrinder oder -büffel vor Pflug und Egge (bronzezeitliche Felszeichnung aus Ligurien/Italien, ~ 1500 v. d. Z.; LENGERKEN & LENGERKEN, 1955)

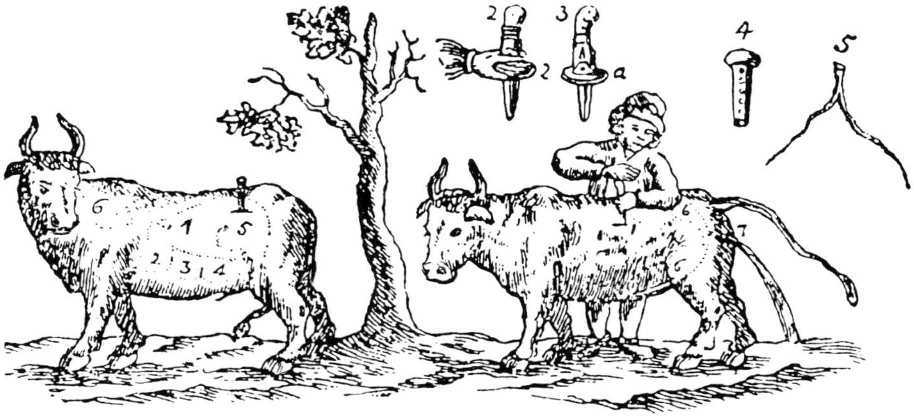

Abbildung 1-6 Anweisung zur sachgemäßen Anwendung des Trokars am »trommelsüchtigen« Rind aus dem allgemeinen Bauernkalender des Jahres 1791 (RIECK, 1932)

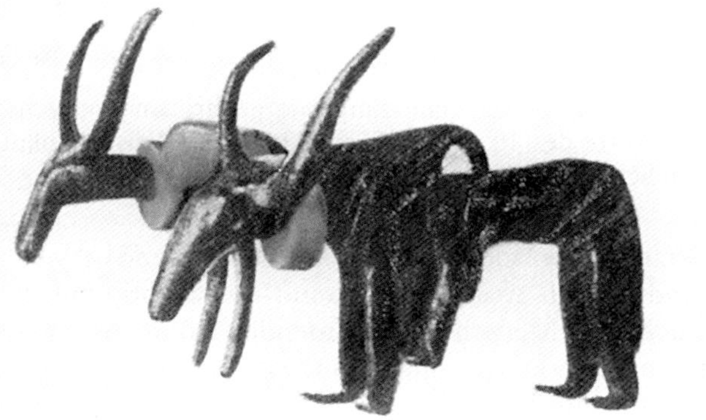

Abbildung 1-7 Eiserne Votivochsen (Mittelalter, Kärnten/Österreich; FRÖHNER, 1954)

laxe und Bekämpfung der Rinderpest eingesetzt worden (Abb. 1-8, 1-9). Neben dem Wunsch der Armee nach fähigen Roßärzten waren Rinderpest und der Mangel an Tierärzten mit gründlichen Kenntnissen über Rinderkrankheiten die wichtigsten Beweggründe zur Einrichtung veterinärmedizinischer Lehranstalten. Einige von ihnen wurden sogar eigens damit beauftragt, sich den Krankheiten des »Hornviehes« zu widmen (Toulouse, Bern, Hannover). Wegen wirtschaftlicher Bedenken, des Fehlens geeigneter Stallungen und der Transportschwierigkeiten sind kranke Rinder jedoch zunächst nur selten hospitalisiert worden; meist wurden sie von der externen oder ambulatorischen »Rindviehklinik« oder der »Buiatrischen Poliklinik« (Stuttgart bzw. Bern) betreut.

Die *zweite Hälfte des 19. Jhs.* erbrachte dank reger Aktivität der lehrenden Veterinär-Ambulatoriker und vieler am Rind praktizierender Tierärzte Fortschritte auf allen Teilgebieten der Buiatrik, deren Bedeutung und Ansehen rasch zunahmen (Abb. 1-10). Diese Entwicklung fand Niederschlag in Fachzeitschriften, Monographien und Lehrbüchern, z. B. dem von RYCHNER/Bern verfaßten »Handbuch der Buiatrik oder der äußerlichen und innerlichen Krankheiten des Rindviehes«. Als Folge der Motorisierung verlor das Pferd in der *ersten Hälfte des 20. Jhs.* seine überragende Stellung unter den Nutztieren. Zugleich nahm die Bedeutung des Rindes entsprechend zu, dessen Milch und Fleischleistung im Verlauf der vorangegangenen 200 Jahre erheblich gesteigert worden waren, während sein im Mittelalter bedeutsam gewesener Einsatz als Zugtier infolge fortschreitender Motorisie-

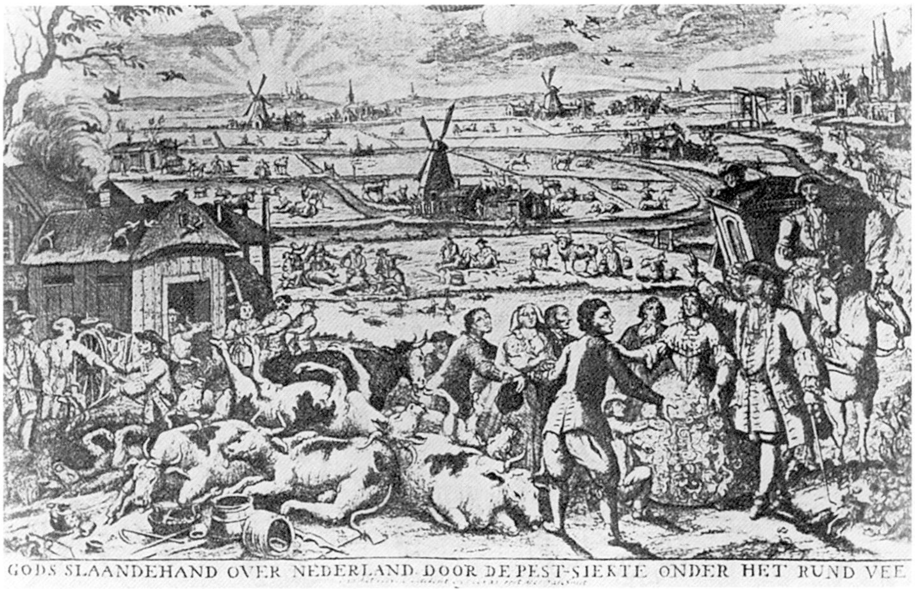
GODS SLAANDEHAND OVER NEDERLAND DOOR DE PEST-SIEKTE ONDER HET RUND VEE

Abbildung 1-8 Niederländische Bauern beklagen ihre Rinderpest-bedingten Viehverluste (1745; CITTERT-EYMERS, 1964)

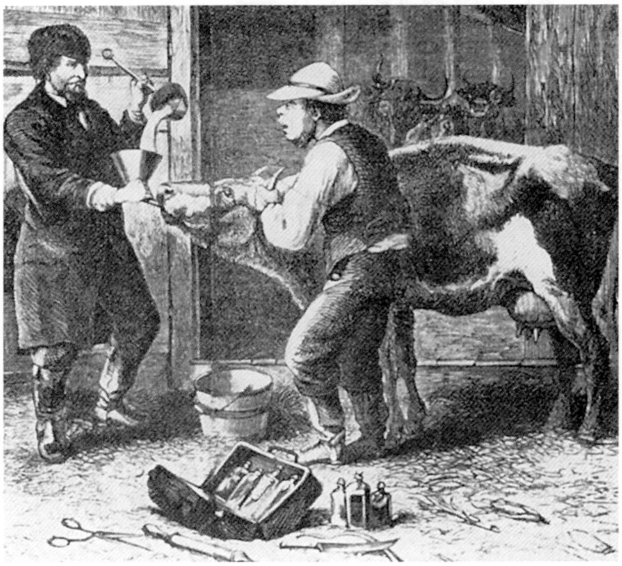

Abbildung 1-9 »Vieharzt« (cow doctor) aus der Pionierzeit Nordamerikas beim Eingeben eines Arzneitranks (~ *1850;* SMITHCORS, 1963)

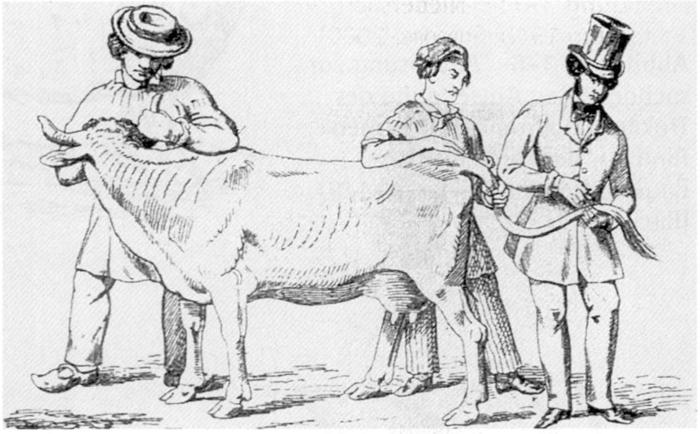

Abbildung 1-10 Schutzimpfung gegen Lungenseuche in der Mitte des 19. Jhs. in Europa üblichen Weise (subkutan am Schwanz; HUYGELEN, 2000)

rung der Landwirtschaft stark zurückging. Nun entfielen auch Transportproblematik und ökonomische Bedenken, so daß in Wien (1912), Hannover (1925) und Stockholm (1927) Lehrkrankenhäuser zur Hospitalisierung erkrankter Rinder eingerichtet werden konnten. Hierdurch erfuhren buiatrische Forschung sowie klinische Unterweisung der Studierenden entscheidende Förderung.

In der *zweiten Hälfte des 20. Jhs.* sind die Kenntnisse über Ätiologie, Pathogenese, Symptomatologie, Diagnostik, medikamentöse, chirurgische und diätetische Behandlung sowie gezielte Prophylaxe der Krankheiten des Nutzrindes zunehmend erweitert und vertieft worden. Während die wichtigsten, z. T. auch den Menschen gefährdenden bovinen Seuchen (wie Tuberkulose und Brucellose) heute weltweit in Ausrottung begriffen sind oder sich unter fortschreitender Kontrolle befinden, haben leistungs-, fütterungs- und haltungsbedingte Gesundheitsstörungen (etwa Hypokalzämische Gebärparese, Ketose und Lipomobilisationssyndrom, Labmagenverlagerung, Enzootische Bronchopneumonie, Kälberdurchfall sowie Klauenleiden) an wirtschaftlicher Bedeutung zugenommen. Manche Rinderkrankheiten sind in jüngster Zeit völlig überraschend »neu« und zudem m. o. w. massiv hinzugekommen (z. B. AKABANE-Syndrom, Bovine Spongiforme Enzephalopathie und Neosporose).

Ein für die Entwicklung des Fachgebiets der Rinderheilkunde bedeutsamer Schritt war die 1962 durch H. CHR. BENDIXEN, K. DIERNHOFER und G. ROSEN-

BERGER erfolgte Gründung der *Welt-Gesellschaft für Buiatrik*; sie hält in zweijährigem Rhythmus internationale Kongresse ab und zählt heute ~ 30 nationale buiatrische Vereinigungen zu ihren Mitgliedern. In gleiche Richtung weist auch die vom tierärztlichen Berufsstand und den veterinärmedizinischen Bildungsstätten geförderte Weiterbildung praktizierender und lehrender Kollegen zu *Fachtierärzten für Rinder*. Wichtiger Beweggrund für die zunehmende Neigung zu einer solchen Spezialisierung war die seit dem Zweiten Weltkrieg in entwickelten oder »westlichen« Ländern eingetretene Profilierung des buiatri-

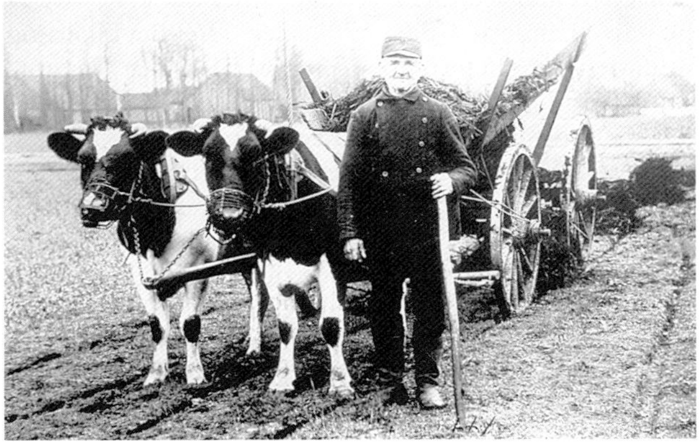

Abbildung 1-11 Niedersächsischer Landwirt mit Kuhgespann (um 1940; SURBORG, 2000)

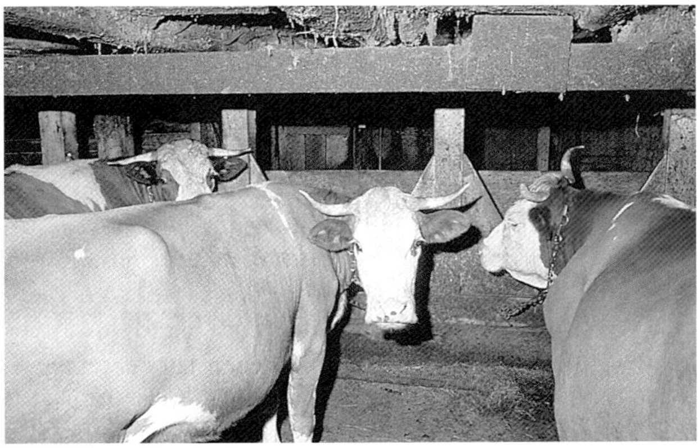

Abbildung 1-12 Überlieferte Anbindehaltung im Holzbodenstall (Hochschwarzwald; ~ 1960; UNMÜSSIG, 1986)

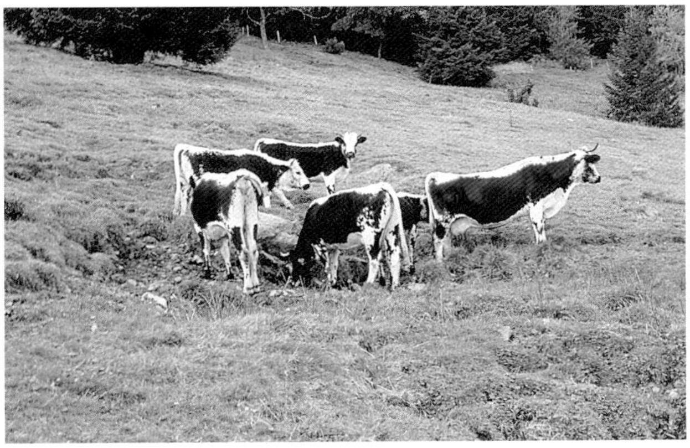

Abbildung 1-13 Extensive Gebirgsweidehaltung (Vogesen, 1987)

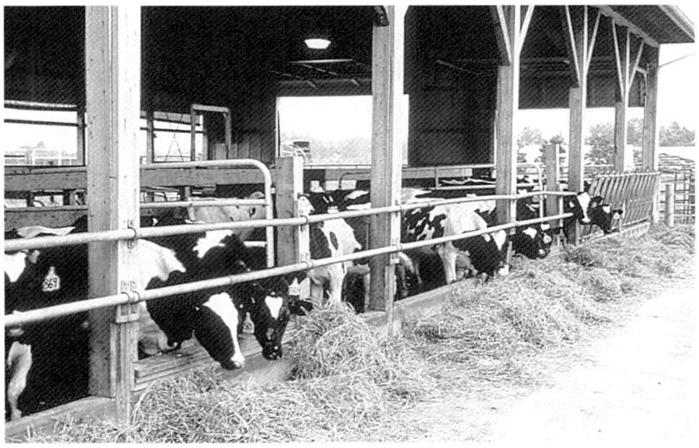

Abbildung 1-14 Milchkuh-Haltung im Offen-Laufstall (USA, 1989)

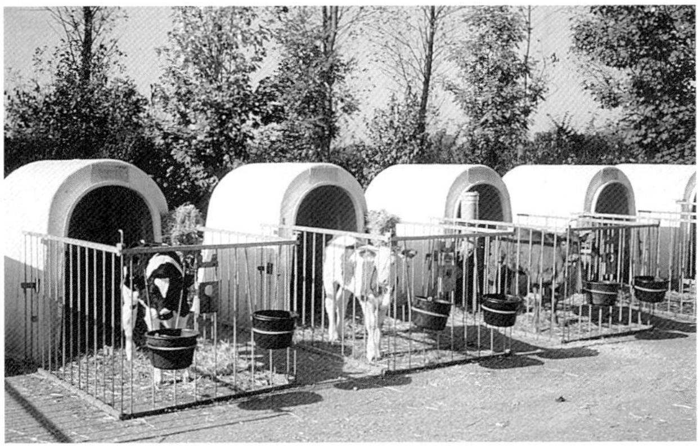

Abbildung 1-15 Aufzuchtkälber-Haltung in Einzelhütten (USA, 1989)

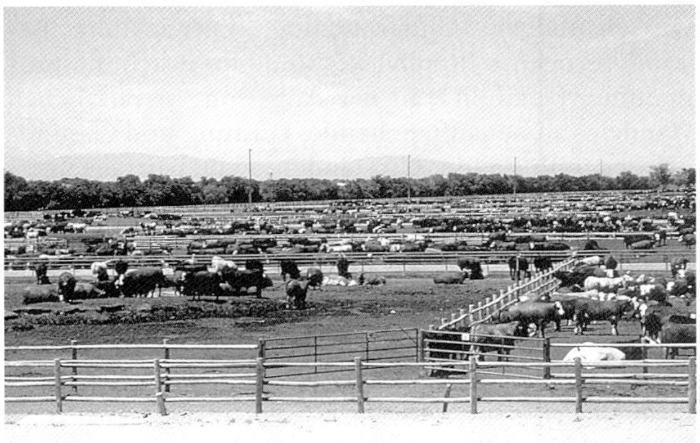

Abbildung 1-16 Mastrinder-Haltung im »feed-lot« (USA, 1989)

schen Aufgabengebiets (Abb. 1-11 bis 1-18): Die arbeits- und kostenbedingte Konzentration der Rinderhaltung auf größere Bestände sowie auf bestimmte Produktionszweige (Milcherzeugung mit moderner Melkmaschinentechnik; Kälbermast mittels Milchaustauscher; mutter- oder ammenkuhgebundene Kälber- und Jungrindermast; Jungbullen- und Färsenmast) bedingte zunehmende Rationalisierung von Haltung (großräumige Liegeboxen-Spaltenboden-Laufställe → Gülleproblematik; Freilandhaltung), Fütterung (Kraftfutterautomaten, totale Misch-Ration, Futtermischwagen und Einsatz preiswerter Überschüsse der menschlichen Ernährung; Intensiv- oder Extensivweide), Betreuung (Zunahme der pro Arbeitskraft zu versorgenden Anzahl von Tieren → Einschränkung der dem Einzeltier zukommenden Beobachtungs- und Pflegezeit) und Betriebsplanung (elektronische Verarbeitung leistungs- und gesundheitsbezogener Daten, Monitoring) sowie Verwertung (Ferntransport lebender Schlachtrinder), z. T. auch Überproduktion (→ Einkommensrückgang, Marktbereinigung durch Milchquotenregelung, Aufkauf- und Abschlachtaktionen). Als Folge dieser Umstrukturierung der traditionellen Nutzrinderhaltung verlagerte sich der Schwerpunkt buiatrischer Aufgaben im Verlauf der letzten drei Jahrzehnte von der kurativen Tätigkeit zur vorbeugend-beratenden Betreuung: Ihr Hauptziel ist die tierschutzgemäße und umweltschonende Erhaltung leistungsfähiger Rinderbestände als Grundlage für die Erzeugung qualitativ, hygienisch und gesundheitlich einwandfreier, also verbrauchergerechter Lebensmittel in Mengen, die dem Marktbedarf entsprechen. Etwa erkrankende Tiere sind samt Begleitumständen darauf zu prüfen, ob sich Hinweise für ein möglicherweise drohendes »Bestandsproblem« ergeben, um die Ursache(n) der damit verbundenen Leistungsminderung erkennen und abstellen zu können. Solcher Prophylaxe kommt ebensoviel Bedeutung zu wie der Behandlung der Patienten. Derartiges Arbeiten erfordert Kenntnisse und Erfahrung auf allen Teilgebieten wirtschaftlicher Rindernutzung, Entwicklung bestandsbezogener Prophylaxe- und Überwachungsprogramme, Flexibilität in der Anpassung tierärztlichen Handelns an neuauftauchende, Leistung und Gesundheit beeinflussende Umstände sowie partnerschaftliches Vertrauen innerhalb des zwischen Tierhalter (»Produzent«) und Tierarzt (»Bestandsbetreuer«) erforderlichen Kooperationsverhältnisses.

Dieser für Länder mit spezialisierter Rinderhaltung geltenden Situation steht die teils klimatisch, teils arbeits-, fütterungs- oder tierseuchenbedingt *niedrige Produktivität der Nutzrinder in Entwicklungsländern* gegenüber: Die 1990 ~ 6 Milliarden Menschen zählende Bevölkerung der Erde verfügt über ~ 1,3 Milliarden Rinder, ~ 15 Millionen Yaks und ~ 140 Millionen Büffel. In Nordamerika werden zudem ~ 300 000 Bisons *(Bison bison)* sowie »Beefaloes« (Fleischrind × Bison-Kreuzungstiere), in Europa einige Hundert Wisente *(Bison bonasus)* halbwild gehalten, deren Fleisch großenteils dem Verzehr zugeführt wird. Große Wiederkäuer sind damit zahlenmäßig die wichtigsten Nutztiere. Zwar befinden sich nur 24 % aller domestizierten Rinder und 22 % aller Milchkühe in »westlichen« Ländern (die 17 % der Weltbevölkerung umfassen), sie liefern aber 53 bzw. 58 % der Gesamtproduktion an Rindfleisch bzw. Kuhmilch. Asien, Afrika und Südamerika besitzen dagegen 29, 14 bzw. 20 % des Weltrinderbestandes, erzeugen aber nur 6, 7 bzw. 14 % der von ihm stammenden Fleischmenge. 23, 11 bzw. 11 % aller Milchkühe stehen in Asien, Afrika bzw. Südamerika und produzieren lediglich 9, 3 bzw. 6 % der Gesamtmenge an Kuhmilch. Das ist einer der Hauptgründe dafür, daß der Pro-Kopf-Verbrauch an tierischem Eiweiß 1990 in fortschrittlichen Ländern ~ 55 kg/Jahr, in Entwicklungsgebieten jedoch nur ~ 11 kg/Jahr betrug. Weil das Hausrind besser als andere Nutztierarten dazu befähigt ist, Futtermittel, welche für die menschliche Ernährung ohne oder nur von zweitrangiger Bedeutung sind, in wertvolles Eiweiß (Fleisch, Milch, Milchprodukte) umzuwandeln, deckt es über die Hälfte des Weltverbrauchs an tierischem Protein. Diesen hohen volkswirtschaftlichen Wert der vom Rind stammenden Erzeugnisse gilt es durch Sicherung seiner Gesundheit und Leistungsfähigkeit zu erhalten. Aus-, Fort- und Weiterbildung fähiger Buiatriker werden daher auch künftig wichtiger Auftrag der veterinärmedizinischen Fakultäten und Hochschulen sowie der Fachtierarztpraxen bleiben (Abb. 1-19). Das vorliegende Buch möchte hierzu beitragen.

1.2 Aufgliederung der Rinderkrankheiten nach deren Lokalisationen und Ursachen

Anders als ihr ätiologisch gegliederter Vorläufer, die *»Krankheiten des Rindes«* (ROSENBERGER, 1970), ist die vorliegende *»Innere Medizin und Chirurgie des Rindes«* primär organologisch unterteilt. Die mit Beteiligung mehrerer Organsysteme einhergehenden Leiden wurden in einem eigenen Kapitel zusammengefaßt. Ein gesonderter Abschnitt schildert die zur Aufhebung von Geschlechtstrieb und Fruchtbarkeit geeigneten operativen Eingriffe.

Die Krankheiten der einzelnen Organapparate werden im Rahmen dieses Buches ihrer jeweiligen Ätiologie gemäß aufgegliedert in: Erbliche und andersbedingte Mißbildungen; Leiden ohne spezifische Ursache; Infektionskrankheiten; Parasitosen; Hal-

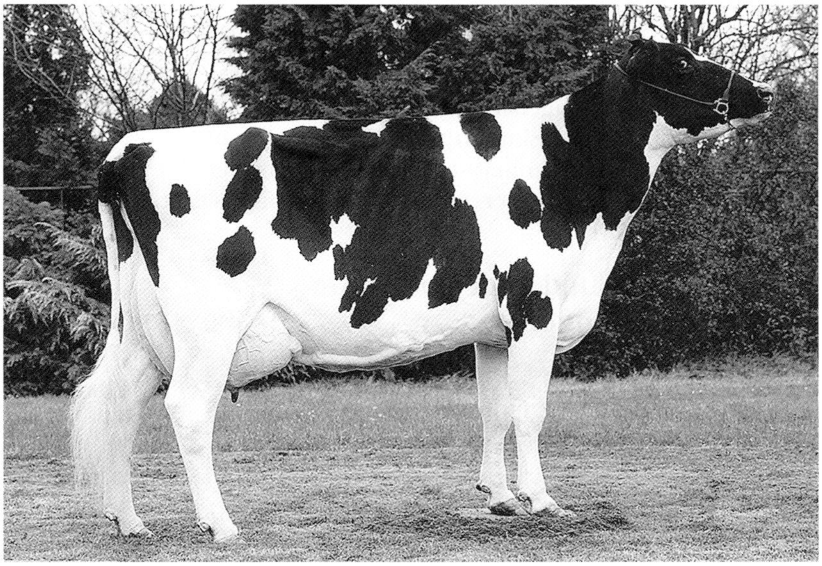

Abbildung 1-17 Holstein-Friesian-Kuh Geralda (Bonatus-Tochter), geboren 1994, nach dem zweiten Kalb; Leistung: 2/2 La 11 559 kg Milch, 4,59 % Fett, 531 kg Fett, 3,48 % Eiweiß, 402 kg Eiweiß; HL 2: 12 211 kg Milch, 4,82 % Fett, 589 kg Fett, 3,64 % Eiweiß, 445 kg Eiweiß; Züchter: Rinderzuchtbetrieb Derboven, 27333 Warpe (ZEH); Besitzer: J. Wolf (GbR), 04895 Kölsa

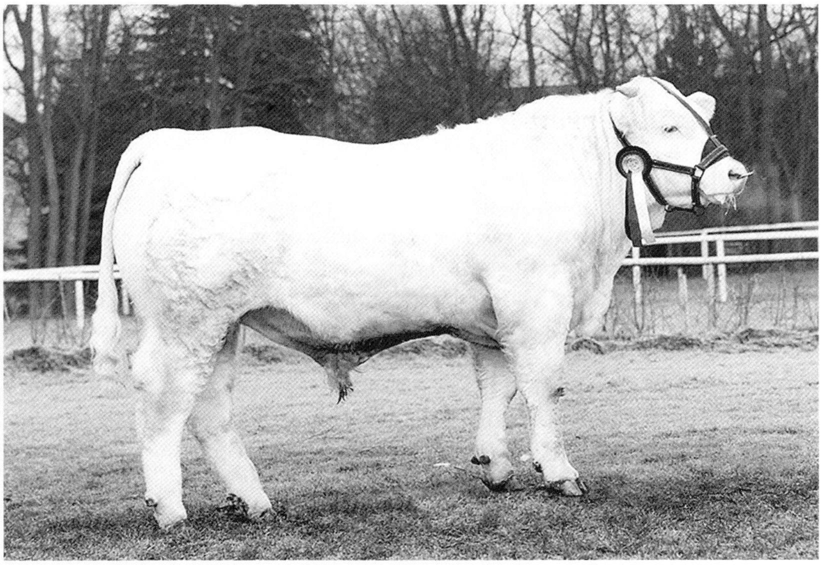

Abbildung 1-18 Charolais-Bulle Celsior, geboren 1998; Siegerbulle auf dem Niedersächsischen Fleischrindertag in Verden 1999; Züchter: M. & Chr. Beu (GbR), 27711 Osterholz-Scharmbeck; Besitzer: H. Iske, 34474 Diemelstadt

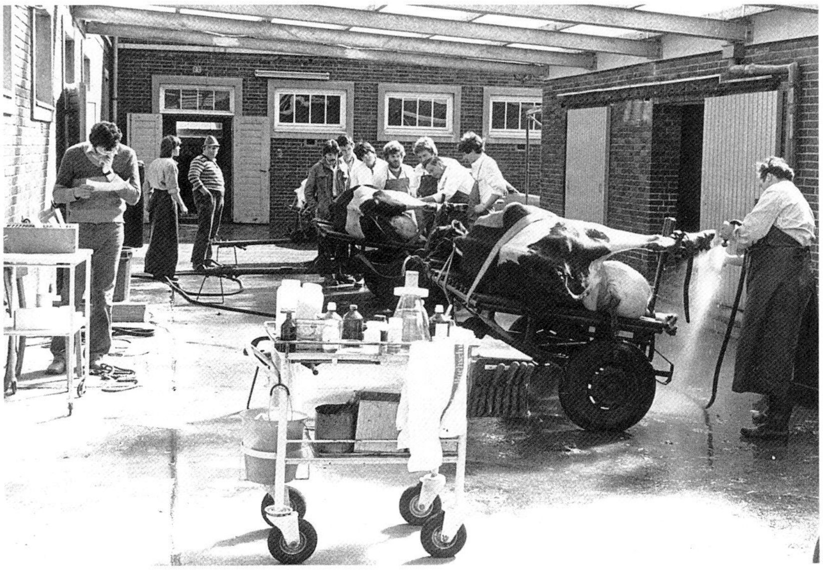

Abbildung 1-19 Veterinärmedizinischer Unterricht am kranken Rind (Klinik für Rinderkrankheiten, Tierärztliche Hochschule Hannover; 1982)

tungs- und Fütterungsfehler; Stoffwechselstörungen, Mangelkrankheiten und Vergiftungen; Sensibilitätsreaktionen; Tumorkrankheiten. Die klinischen Besonderheiten der ebengenannten Krankheitsgruppen werden im folgenden diskutiert; dabei wird auch auf die Merkmale von Gesundheitsstörungen komplexerer oder unzulänglich bekannter Ätiologie eingegangen.

1.2.1 Erbliche und andersbedingte Mißbildungen

Definition: Unter obiger Bezeichnung werden in diesem Buch die bei Geburt vorliegenden oder im späteren Verlauf des Lebens manifest werdenden morphologischen sowie funktionellen Fehlentwicklungen erfaßt, die auf erblicher Veranlagung oder teratogener Schädigung des Fetus beruhen. Bei *hereditären Defekten* ist je nach Erbgang zwischen gono- und autosomal verankerten, mono- oder polygen übertragenen sowie dominant oder rezessiv eingreifenden Erbanlagen zu unterscheiden; entsprechend ihrer Auswirkung auf die Lebensfähigkeit betroffener Kälber werden erbliche Defekte zudem als Letal-, Subletal-, Semiletal- oder Subvitalfehler eingestuft. Zeitpunkt und Grad der phänotypischen Expression mancher hereditär veranlagter Mängel werden von bislang unbekannten äußeren Faktoren mitbestimmt. Als Penetranz bezeichnet man die Häufigkeit der Manifestation eines Erbfehlers bei den aufgrund ihres Erbgutes (z. B. homozygot-rezessiv) hiermit belasteten Anlageträgern; Erbfehler mit geringer Penetranz sind nicht selten verdeckt, was die Ermittlung der damit behafteten Tiere erschwert. Manche Erbfehler des Rindes sind offenbar pleiotrop: Gesteuert durch regulierende Faktoren, können sie sich in mehr als einem bestimmten Erscheinungsbild *(Phän)* manifestieren. Bei den *auf teratogenen Noxen beruhenden Mißbildungen* ist zwischen infektiös, parasitär, toxisch und defizienzbedingter Schädigung der fetalen Entwicklung zu unterscheiden.

Bedeutung: Gehäuft auftretende erblich bedingte Entwicklungsstörungen können Rinderzucht und -handel beeinträchtigen, wofür als Beispiele nur Bovine Leukozyten-Adhäsions-Defizienz, Dilatative Kardiomyopathie, »Weaver«-Syndrom und Spinale Muskeldystrophie genannt seien. Erbfehlerforschung und konsequente Bekämpfungsprogramme sind deshalb vor allem in Zuchtrinderexport betreibenden Ländern entwickelt worden. Die auf intrauteriner Virusinfektion, Parasiteninvasion, unzulänglicher Spurenelementversorgung, Vitaminmangel, mechanischer oder toxischer Schädigung beruhenden Fehlentwicklungen und durch solche bedingten Kälberverluste sind in ihrer Gesamtheit zwar vermutlich ebenfalls erheblich, derzeit aber statistisch noch nicht erfaßt.

Vorkommen: Mißbildungen werden bei Hausrindern aller Rassen beobachtet. Einschlägige, regional 0,1–0,5 % aller Kälbergeburten als Fehlentwicklungen ausweisende Erhebungen lassen jedoch offen, wie oft es sich dabei um hereditär veranlagte Defekte oder um intrauterin erlittene exogene Schädigungen handelte.

Zunehmender Einsatz der künstlichen Besamung sowie Zuchtauslese auf hohe Milch- oder Fleischleistung zogen in den letzten Jahrzehnten eine starke Konzentration der Rinderhaltung auf einige der gebräuchlichsten Rassen mit entsprechendem Rückgang weniger hoch spezialisierter Rassen nach sich. Das führte bei starkem Zuchteinsatz der Vatertiere bestimmter Blutlinien und anfänglicher »verdeckter« Verbreitung linieneigener Schadgene in der betreffenden Population verschiedentlich zu m. o. w. explosionsartigem Auftreten zuvor unbeachteter hereditärer Defekte. Solche Vorkommnisse sind bei einfach rezessiv erblichen Leiden (z. B. Zinkmalabsorptionssyndrom oder Bovine Leukozyten-Adhäsions-Defizienz) weit eindrucksvoller als bei komplex hereditären Defekten, wie Spastische Parese (Häufung beim holländischen Friesen-Rind) oder Nabelbruch (Häufung beim nordamerikanischen Holstein-Rind). Erstere trugen daher bei Tierhaltern und Zuchtverbänden wesentlich zum Verständnis für gezielte Bekämpfungsmaßnahmen bei.

Ähnlich erblastfördernd wirkte sich aus, daß manche hereditär veranlagten morphologischen oder funktionellen Anomalien erst einige Zeit nach der Geburt manifest werden: Solche Mißbildungen (z. B. Dilatative Kardiomyopathie, Zinkmalabsorptionssyndrom, Spätform der Spastischen Nachhandparese) werden daher im Einzelfall oft nicht als Erbleiden angesehen, so daß erbhygienische Maßnahmen unterbleiben und der betreffende Defekt weiter verbreitet wird.

Konzentration der Rinderhaltung in Großbeständen und produktionsadaptierte Brunstsynchronisation bedingen zudem, daß sich immer häufiger eine größere Anzahl weiblicher Rinder in derselben Umwelt und zudem im gleichen Stadium der Trächtigkeit befindet. Solche Situationen begünstigen bestandsweise gehäuftes Auftreten infektiös, parasitär, mechanisch, toxisch oder mangelbedingter fetaler Schädigungen. Gegebenenfalls werden nacheinander mehrere, nicht miteinander verwandte Kälber geboren, die mit dem gleichen konnatalen Fehler behaftet sind; trotzdem werden derartige Mißbildungen dann mitunter fälschlicherweise als erblich bedingt angesehen.

Die angeborenen, aus Geweben aller drei Keimblätter bestehenden Mischgeschwülste oder *Teratome* sind beim Rind seltener als bei Mensch oder Pferd; ausgereifte Teratome sind meist gutartig, unausgereifte neigen zu Malignität.

Ursachen: Die normale intrauterine Entwicklung des Kalbes kann wegen erblicher Veranlagung oder infolge spezifischer Schädigung gestört sein. Bestimmte teratogene Noxen führen so zu phänotypisch ähnlichen Mißbildungen, z. B. AKABANE-Virus, pflanzengift- bzw. manganmangelbedingte Gliedmaßenverkrümmung. Von vielen konnatalen bovinen Defekten ist noch nicht bekannt, ob sie erblich veranlagt sind oder auf anderweitiger Ursache beruhen. Zudem kommen manche Fehlbildungen (z. B. Neuromyodysplastische Arthrogrypose, Hydrozephalie, Kleinhirnhypoplasie) nicht nur in hereditär bedingter, sondern auch als Folge infektions-, mechanisch, toxisch, mangel- oder parasitär bedingter Schädigungen vor, wobei letztere als *»Phänokopien«* ersterer gelten. Die seitens mancher Halter von Hochleistungsrindern geäußerte Vermutung, daß die Neigung zu bestimmten »Produktionskrankheiten« erblich veranlagt sei, wird von skandinavischen Zuchtverbänden in tierärztlich unterstützten Verlaufskontrollen geprüft.

Erscheinungen: Auf Fehlentwicklung beruhende Mißbildungen können verschiedenste Organsysteme betreffen und sind oft komplex. Sie äußern sich in morphologischen Abweichungen vom normalen Phänotyp und/oder in funktionellen Störungen (z. B. Bewegungsbehinderung, Enzymdefekt oder Speicherkrankheit). Das Symptombild variiert sowohl bei erblichen als auch bei andersbedingten Mißbildungen von Fall zu Fall innerhalb eines bestimmten Rahmens: So bewirkt z. B. eine zwischen 90. und 125. Tag der Trächtigkeit erfolgende Infektion des Fetus mit dem Bovinen Virusdiarrhoe-Virus eine unterschiedlich stark ausgeprägte Kleinhirnhypoplasie und Hydrozephalie; ihre klinische Manifestation ist – vermutlich abhängig vom Infektionszeitpunkt – mitunter kaum erkennbar, umfaßt in anderen Fällen jedoch deutliche Einschränkung der Sehkraft sowie Lokomotionsstörungen (Okulozerebelläres Syndrom).

Viele Mißbildungen sind schon bei Geburt des betreffenden Kalbes voll ausgeprägt (z. B. Hydrozephalie) oder bedingen sogar dessen intrauterinen Tod (z. B. Defizienz an Uridin-Monophosphat-Synthase). Andere manifestieren sich dagegen erst Wochen, Monate oder Jahre nach der Geburt, z. B. Zinkmalabsorptionssyndrom, »Weaver«-Syndrom, Exophthalmisch-konvergierendes Schielen bzw. Dilatative Kardiomyopathie oder Spätform der Spastischen Parese.

Diagnose: Für erbliche Veranlagung eines Defekts sprechen: Übereinstimmung des Erscheinungsbildes mit einem als hereditär bekannten »Muster« und sporadisches Auftreten, mitunter jedoch wiederholtes Vorkommen in der Nachkommenschaft eines bestimmten Vatertieres und/oder bei Verwandten der Mutter. Dagegen deutet »serienweises« Auftreten eines konnatalen Fehlers innerhalb des Bestandes und bei nicht näher miteinander verwandten Kälbern auf Vorliegen ein und derselben, nicht genetisch bedingten intrauterinen Schädigung (viraler Infekt, Parasitose, Trauma, Vergiftungs- oder Mangelfolge) hin. Die Veranlagung zu einer bestimmten erblichen Mißbildung ist von Fall zu Fall mit einem der folgenden Verfahren nachweisbar: Gezielte Anpaarung des verdächtigen Vatertieres an seine Töchter und Kontrolle der Nachkommen; Superovulation hetero- oder homozygot veranlagter weiblicher Tiere und Transfer der durch Befruchtung mit dem Samen des zu prüfenden Bullen erhaltenen Embryonen auf Spenderkühe, die zur Kontrolle ihrer Feten nach Ablauf der zur Ausprägung des fraglichen Fehlers nötigen Trächtigkeitsdauer schnittentbunden werden; Nachweis defektspezifischer genetischer »Marker« (z. B. bestimmter Metaboliten); mittels reverser Transkription und Klonierung des gentragenden DNA-Segments entwickelte »Gensonde«.

Bei bestandsweise gehäuftem, insbesondere aber »serienhaftem« Auftreten mißgebildeter, nicht miteinander verwandter Kälber ist etwaigen, ihre intrauterine Entwicklung beeinträchtigenden Noxen nachzugehen. Hierfür sind alle Besonderheiten von Interesse, welche während des ersten Drittels der Trächtigkeit auf die betreffenden Mütter einwirken konnten: Zukauf anderer Tiere, interkurrente Erkrankungen, Futtergrundlage, Medikationen, Änderungen von Umwelt, Haltungsweise oder Ernährung, Kontakt mit anderen Haus- oder Wildtierarten usf.

Differentialdiagnose: In praxi führen gründliche Überprüfung der Vorfahren des/der mißgebildeten Kalbes/Kälber und früherer Nachkommen des/der betreffenden Muttertieres/-tiere sowie eingehende Umweltkontrolle einschließlich etwaiger, im ersten Drittel der Trächtigkeit eingetretener besonderer Vorkommnisse allerdings nicht immer zu eindeutiger Klärung der Ursache oder zu sicherer Abgrenzung erblicher Defekte von andersbedingten Phänokopien. Trotzdem sollten klinische, pathologisch-anatomische und umgebungsgebundene Befunde samt Identität von Kalb und Eltern notiert werden: So kommt man dem Ziel dann bei erneutem Auftreten des gleichen Defekts eher näher. Zu solchem Vorgehen gehören auch Entnahme und Aufbewahrung von Blut- und Gewebeproben (z. B. Haare samt Bulbus), um sie bei sich ergebender Gelegenheit molekularbiologisch untersuchen lassen zu können.

Beurteilung: Den mit einem mißgebildeten Kalb konfrontierten Tierhalter interessiert zunächst dessen Lebens- und Mastfähigkeit, ggfs. aber auch seine Zuchttauglichkeit; hierauf wird in den Abschnitten über die einzelnen Entwicklungsfehler eingegangen.

Behandlung: Die Behandlung von Kälbern mit möglicherweise hereditär veranlagter Mißbildung sollte sich auf palliative Maßnahmen beschränken, die es erlauben, das betreffende Tier bis zur Schlachtreife auszumästen. Operative Eingriffe zur Nutzbarmachung von beispielsweise mit Nabelbruch, Spastischer Parese oder angeborener Gliedmaßenverkrümmung behafteten Kälbern sollten nur vorgenommen werden, wenn – nötigenfalls durch Kastration, Resektion der Nebenhodenschwänze bzw. Quetschen oder Resektion der noch unentwickelten Zitzen – sichergestellt ist, daß das betreffende Bullen- bzw. Kuhkalb später nicht zur Zucht verwendet oder zu diesem Zweck verkauft wird: »*Performance of surgical procedures for the purpose of concealing genetic defects in animals to be shown, bred, or sold as breeding animals is unethical*« (AVMA Judicial Council, 1976).

Prophylaxe und Bekämpfung stützen sich auf folgende Vorkehrungen: Zuchtbetreibende Rinderhalter und buiatrisch tätige Tierärzte sollten sich laufend über die in »gängigen« Blutlinien vorkommenden Erbfehler unterrichten. In Deutschland sind gemäß den RechtsVO der Bundesländer zum Tierzuchtgesetz vom 30.12.1989 alle Fälle möglicherweise erblich veranlagter morphologischer oder funktioneller Mißbildungen unter Mitbenennung beider Elterntiere dem *zuständigen Zuchtverband* bzw. der *zuständigen Besamungsstation* zu melden. Neu einzusetzende Vatertiere sind zuvor auf Heterozygotie bezüglich etwaiger, in ihrer Zuchtlinie oder im betreffenden Zuchtbereich bekannter Erbfehler zu prüfen. Falls erblich belastete Bullen als Vatertiere eingesetzt werden sollen, sind sie in den Katalogen der Besamungsstationen entsprechend zu kennzeichnen.

Gemäß § 11b des *Tierschutzgesetzes* ist es *»verboten, Wirbeltiere zu züchten, wenn damit gerechnet werden muß, daß bei der Nachzucht erblich bedingt Körperteile oder Organe für den artgemäßen Gebrauch fehlen oder untauglich oder umgestaltet sind und hierdurch Schmerzen, Leiden oder Schäden auftreten«*.

Für *vom Aussterben bedrohte Rinderrassen* wird das Anlegen von Genomreserven (Sperma- und Embryonenbanken) empfohlen. Bezüglich der Prophylaxe von auf Schädigungen des Fetus durch infektiöse, parasitäre, mechanische und toxische Noxen oder Mangelzustände beruhenden Defekten wird auf die einschlägigen Abschnitte dieses Buches verwiesen.

1.2.2 Unspezifisch bedingte Leiden

Unter vorstehender Bezeichnung werden diejenigen Krankheiten der einzelnen Organsysteme zusammengefaßt, die keine als spezifisch anzusprechende Ursache haben, also nicht genetisch, infektiös, parasitär, defizienz-, metabolisch, toxisch oder durch histologisch definierte Tumoren bedingt sind.

1.2.3 Infektionskrankheiten

Definition, Ursachen, Bedeutung: Zur o.a. Krankheitsgruppe gehören alle durch bestimmte *Viren, Mykoplasmen, Rickettsien, Chlamydien, Bakterien und Pilze* bedingten Leiden; die auf *Prionen* zurückzuführende Bovine Spongiforme Enzephalopathie ist ebenfalls bei den infektionsbedingten Krankheiten eingeordnet worden. Nachdem die *»großen« Rinderseuchen* (Rinderpest, Lungenseuche, Milzbrand, Hämorrhagische Septikämie, Maul- und Klauenseuche, Tuberkulose, Brucellose) in Europa ausgerottet oder weitgehend getilgt sind, hat hier und in anderen entwickelten Ländern vor allem die Bedeutung der *durch massierte Haltung geförderten bovinen Infektionskrankheiten* zugenommen. Die auf solche »Stallenzootien« zurückzuführenden Schäden setzen sich aus Tierverlusten, Produktionsausfall, Behandlungs- sowie Verhütungsaufwand zusammen. Sie können mitunter erhebliche Ausmaße erreichen und sogar die Existenz des betroffenen Betriebes bedrohen. Das gilt beispielsweise für Kälberdurchfall, Enzootische Bronchopneumonie der Mastrinder, Salmonellose, Paratuberkulose und die klinisch komplexe Bovine Virusdiarrhoe/Mucosal Disease.

Andere Infektionskrankheiten des Rindes können den internationalen Handel mit Zuchtrindern und Rinderprodukten erheblich einschränken (z.B. Brucellose, Enzootische Leukose, Infektiöse Bovine Rhinotracheitis, Spongiforme Enzephalopathie).

Für mit Rindern befaßtes Betreuungs- und Schlachthofpersonal sowie Tierärzte, aber auch für Verbraucher der vom Rind stammenden Lebensmittel, können die von dieser Tierart *auf den Menschen übertragbaren Zoonosen* folgenreich sein, von denen hier nur Brucellose, enterale Campylobakteriose, Infektion mit enterotoxischen *E.-coli*-Stämmen, Kuhpocken, Leptospirose, Maul- und Klauenseuche, Melkerknoten, Milzbrand, Q-Fieber, Salmonellose, Trichophytie und Tuberkulose genannt seien. Bei Angehörigen der o.a. drei Professionsgruppen gelten sie ggfs. als *Berufskrankheiten*.

Epidemiologie: Manche Infektionserreger sind *obligat* pathogen; sie verursachen »monofaktorielle« Krankheiten. Andere, nur *fakultativ* krankmachende Mikroorganismen bedürfen vorheriger Schwächung des tierischen Organismus, um diesen befallen zu können. Als derartige Vorschädigungen gelten:

- angeborene, lebenslang anhaltende unspezifische Abwehrschwäche (z.B. Bovine Leukozyten-Adhäsions-Defizienz);

➤ intrauterin erworbene spezifische Immuntoleranz, etwa gegenüber dem Bovines Virusdiarrhoe-Virus (→ persistierende Infektion und spätere Erkrankung an Mucosal Disease);
➤ unzulänglicher kolostrumvermittelter Infektionsschutz (Hypogammaglobulinämie);
➤ vorübergehende, durch Anwesenheit synerger Viren, wie ubiquitäre respiro- oder enterokole Virusarten (z. B. Bovines Virusdiarrhoe-Virus), bedingte immunsuppressive Hemmung zellgebundener Abwehrkräfte (→ Förderung von Misch- und Superinfektionen der Atem- und/oder Verdauungswege);
➤ Fütterungsmängel, etwa Hypovitaminose A (→ Begünstigung respiratorischer und gastrointestinaler Infekte);
➤ unzulängliche Tränkehygiene (→ Kälberdurchfall) oder Aufnahme von Umweltgiften (z. B. Mykotoxine, polychlorierte Biphenyle) oder
➤ Haltungsfehler, wie anstrengender Transport und überbesetzte, schwüle, zugig-kalte oder staubige Stallung (→ Förderung von Atemwegsinfektionen).

Die drei letztgenannten infektionsbegünstigenden Begleitumstände können regelrechte Stallenzootien sogenannter *»multifaktorieller Krankheiten«* bedingen, die dann nicht selten als saisongebundenes *»Bestandsproblem«* m. o. w. regelmäßig wiederkehren.

Manche Infektionserreger sind direkt, von Rind zu Rind, andere zudem oder nur indirekt, über lebende oder unbelebte Vektoren, darunter auch tierärztliche Instrumente, übertragbar; Näheres hierzu ist bei den betreffenden Krankheiten angegeben.

Einige infektionsbedingte Leiden des Rindes beruhen auf vorherigem *Kontakt mit Erregerausscheidern anderer Spezies*. Das gilt für Tollwut (Fuchs, andere Fleischfresser, Fledermäuse), AUJESZKYsche Krankheit (Schwein), Bösartiges Katarrhalfieber (Schaf, Gnu), Tuberkulose (Mensch, Geflügel, Dachs, Fuchskusu) sowie Pneumokokkose (Mensch).

■ **Pathogenese:** Bezüglich körpereigener Mechanismen zur Abwehr von Infektionserregern sei auf den Abschnitt über die *Reaktionen des Immunsystems* (Kap. 1.2.3.1) verwiesen.

■ **Erscheinungen:** Bei manchen Infektionskrankheiten sind Symptome und Verlauf recht charakteristisch, so daß sie relativ leicht zu erkennen und von anderen Leiden abzugrenzen sind. Bei den umweltbegünstigten respiratorischen und gastroenteralen Gruppenerkrankungen ist das klinische Bild dagegen oft wenig »erregerspezifisch«. Zudem sind die für das Auftreten solcher Leiden verantwortlichen Umweltfaktoren mitunter schwer zu ermitteln, weil sie sich zum Zeitpunkt des Beiziehens tierärztlicher Hilfe schon wieder normalisiert haben können.

■ **Diagnose:** Zwar sind für viele bovine Infektionskrankheiten brauchbare mikrobiologische, immunologische und/oder molekularbiologische Nachweisverfahren entwickelt worden, was die Kenntnisse von Entwicklung und Verbreitung mancher Leiden sehr gefördert hat. In praxi wird von diesen Methoden wegen des damit verbundenen Zeit- und Kostenaufwands aber oft kein Gebrauch gemacht. Der buiatrisch tätige Tierarzt sollte jedoch über die bei Verdacht auf Vorliegen der wichtigsten infektiösen Leiden zu entnehmenden Proben (Blut, Serum, Schleimhauttupfer, Gewebebioptate, Ausscheidungen) und deren sachgemäßen Versand informiert sein. Besondere Bedeutung kann die Ermittlung klinisch unauffälliger, aber infizierter und den betreffenden Keim (etwa *Mycobacterium avium* subsp. *paratuberculosis*, Salmonellen oder Bovines Virusdiarrhoe-Virus) ausscheidender Tiere erlangen.

■ **Behandlung:** Die Therapie von Infektionskrankheiten zielt darauf ab, den jeweiligen Erreger sowie etwaige Begleit- oder Sekundärkeime zu töten oder zu schwächen sowie die von ihnen verursachten Gewebeschädigungen und Funktionsstörungen zu beheben. Zur Erreichung des erstgenannten Zieles spielen *Antibiotika* in der buiatrischen Praxis eine wichtige Rolle. Um die Zunahme behandlungsresistenter Erregerstämme nicht zu fördern, sollten antimikrobiell wirksame Tierarzneimittel jedoch nicht als Leistungssteigerer eingesetzt werden. Am kranken Tier sind sie unter Beachtung der einschlägigen BTK/ArgeVet-Leitlinien (1999/2000) möglichst kritisch anzuwenden: vorherige exakte Diagnostik und Prüfung der Arzneimittel-Sensibilität des Erregers; Einsatz antimikrobiell wirksamer Medikamente auf notwendiges Minimum beschränken; neuere Präparate nur bei nachweislichem therapeutischen Vorteil oder in Notfällen verabreichen; etwa zur Verbesserung der hygienischen und Haltungsbedingungen erforderliche Maßnahmen nicht durch Antibiotikagaben ersetzen; Zurückhaltung beim Verschreiben antibiotisch wirksamer Substanzen zur Behandlung großer Bestände; Aufklärung der Tierhalter über die Risiken des Einsatzes antimikrobiell wirksamer Tierarzneimittel und ihre Verpflichtung, die sich hieraus ergebenden Wartezeiten einzuhalten.

■ **Prophylaxe:** Wichtige Voraussetzung einer wirksamen Vorbeuge von Infektionskrankheiten ist die Kenntnis der jeweiligen *infektionsfördernden Begleitumstände*. So bedarf es zur Verhütung bestandsweise gehäuft auftretenden Jungtier-Durchfalls oder Enzootischer Bronchopneumonien vor allem einer dauerhaften Verbesserung der für das jeweilige Krankheitsgeschehen bedeutsamen Umweltsituation und erst in zweiter Linie multivalenter Kälber- oder Einstellungs-

Impfungen und Antibiotikagaben. Hierauf wird an entsprechender Stelle näher eingegangen. Um jeden Kontakt zwischen älteren (= keimstreuenden) und jüngeren, frisch in den Bestand einzustellenden (= empfänglicheren) Tieren zu unterbinden, ist – v. a. in der Kälber- und Jungrinder-Mast – strikt am *»Alles-raus/alles-rein«-Prinzip* festzuhalten.

➤ Heute sind *Vakzinen* gegen die Erreger folgender Infektionskrankheiten des Rindes *verfügbar*: AKABANE-Krankheit, Anaplasmose, BHV-1-Infektion, BRSV-Infektion, Brucellose, Corona-Virus-Infektion, *E.-coli*-Bakteriose, Enterotoxämie, Bovines Ephemeralfieber, genitale Campylobakteriose, Hämophilose, Leptospirose, Lumpy-skin-Krankheit, Lungenseuche, Maul- und Klauenseuche, Milzbrand, Moraxellen-bedingte Keratokonjunktivitis, Fusonekrobakteriose, Parainfluenza-3, Papillomatose, Rauschbrand, pektorale Pasteurellose, Rinderpest, Rota-Virus-Infektion, Tetanus, Tollwut, Vesikuläre Stomatitis und Virusdiarrhoe/Mucosal Disease. Nutzen und Anwendung dieser Impfstoffe werden bei den erwähnten Krankheiten besprochen.

➤ Bei den zur Prophylaxe bestimmter Infektionskrankheiten geeigneten Schutzimpfungen ist zwischen *aktiver* und *passiver Impfung* zu unterscheiden: Bei aktiver Impfung (= Vakzination) braucht das geimpfte Tier 2–3 Wochen, um seine humorale und zelluläre Immunantwort zu entwickeln; der damit vermittelte Schutz ist jedoch nachhaltig, z. T. sogar lebenslang wirksam. Nach passiver Impfung (= Gabe von Immunserum) tritt der hierdurch bewirkte Schutz zwar sofort ein, ist aber nur von 2- bis 3wöchiger Dauer.

➤ Die meisten beim Rind üblichen Impfstoffe sind i.m. oder s.c. zu verabreichen und regen eine allgemeine Immunisierung an. Zur Vermittlung lokaler, zellgebundener Immunität wurden in letzter Zeit auch Vakzinen entwickelt, die – z. B. als Prophylaxe der Infektiösen Bovinen Rhinotracheitis oder der Infektiösen Pustulösen Vulvovaginitis – auf *Nasen-* oder *Scheidenschleimhaut* zu sprühen sind. Eine wertvolle Möglichkeit, den durch die Kolostralmilch vermittelten passiven Infektionsschutz neugeborener Kälber (etwa gegenüber pathogenen *E. coli*-Keimen, Rota-, Corona- und/oder Parvo-Virus) zu verstärken, besteht in der aktiven Impfung tragender Kühe 3–6 Wochen vor dem Kalben. Mit dieser, in praxi viel angewandten *Mutterkuh-Impfung* wird der Gehalt der Biestmilch an spezifischen Immunglobulinen gesteigert. Ein entscheidender Fortschritt in der Bekämpfung boviner Seuchen, z. B. der Infektiösen Bovinen Rhinotracheitis, ist die Entwicklung sogenannter *»Marker«*-Impfstoffe: Ihr Einsatz ermöglicht es, geimpfte Tiere sicher von solchen zu unterscheiden, die sich mit Feldvirus infiziert haben.

➤ Für rinderhaltende Großbetriebe empfiehlt es sich, einen zwischen Tierhalter und Tierarzt abzusprechenden *Impfkalender* zu entwickeln, in welchem die regelmäßig wiederkehrenden, an bestimmten, tier- und/oder betriebsgebundenen Terminen vorzunehmenden Impfungen sowie die beiden Vertragspartnern dabei obliegenden Pflichten festzulegen sind.

■ **Bekämpfung:** In Deutschland sieht das TSeuG mit der VOaTS für bestimmte Infektionskrankheiten des Rindes *Anzeigepflicht* vor, weil sie volkswirtschaftlich bedeutungsvoll oder gemeingefährlich sind, oder weil sie die menschliche Gesundheit gefährden; Voraussetzungen für das Verhängen der Anzeigepflicht sind des weiteren genaue Kenntnis der Entstehungsweise der betreffenden Seuche sowie Erkennbarkeit und Bekämpfbarkeit derselben mit Mitteln, die ihrer wirtschaftlichen Bedeutung angemessen sind. Der Anzeigepflicht unterliegen AUJESZKYsche Krankheit, Blauzungen-Krankheit, Bovine Spongiforme Enzephalopathie, Brucellose, Enzootische Leukose, BHV-1-Infektionen (d. h. Infektiöse Bovine Rhinotracheitis und Infektiöse Pustulöse Vulvovaginitis), Lumpy-skin-Krankheit, Lungenseuche, Maul- und Klauenseuche, Milzbrand, Rauschbrand, Rifttal-Fieber, Rinderpest, Salmonellose, Stomatitis vesicularis, Tollwut, Tuberkulose und Vibrionenseuche der Rinder. Zur Anzeige verpflichtet sind Tierärzte sowie andere, beruflich mit Rindern befaßte und über solche verfügende Personen. Gegebenenfalls haben sie nicht nur das Vorliegen der betreffenden Krankheit, sondern auch das Auftreten von Verdachtssymptomen anzuzeigen, woraufhin seitens der zuständigen Behörde die jeweiligen, laut TSeuG vorgesehenen Maßnahmen (z. B. Einfuhrverbot, Beschränkung von Tier- und Personenverkehr, Entnahme und Untersuchung von Probenmaterial, Behandlungsverbot, Schlachtung, Tötung, unschädliche Beseitigung, Schutzimpfung, Reinigung, Desinfektion u. ä. m.) angeordnet und überwacht werden. Diese Vorkehrungen werden bei den einzelnen anzeigepflichtigen Leiden benannt.

Einige *weitere bovine Infektionskrankheiten* sind gemäß VOmTK *meldepflichtig*, weil die zuständige Behörde Informationen über den Stand der Verbreitung dieser Leiden benötigt oder freiwillige Bekämpfungsprogramme gegen sie eingeführt hat: Bösartiges Katarrhalfieber, Bovine Virusdiarrhoe/Mucosal Disease, Euterpocken, Stomatis papulosa und Säugerpocken (Vakzinia- und Kuhpocken), Leptospirose, Listeriose, Paratuberkulose sowie Q-Fieber.

1.2.3.1 Normale und krankhafte Immunreaktionen

Das *bovine Immunsystem* umfaßt wie dasjenige anderer Säugetiere von B-Lymphozyten abhängige *humorale* sowie an T-Lymphozyten gebundene *zellvermittelte*

Mechanismen (Abb. 1-20), weist aber einige Besonderheiten auf:

Der immunologisch zunächst völlig *inkompetente Kalbsfetus* zeigt beginnende Abwehrkapazität gegenüber bestimmten Viren bzw. Bakterien schon um den 90. bzw. 100. Tag seiner intrauterinen Entwicklung. Das neugeborene Kalb ist zwar grundsätzlich zur *humoralen Immunreaktion* fähig, in dieser Beziehung aber »unreif«: Es besitzt nämlich mangels vorheriger »Erfahrung« mit Infektionserregern noch kein ausgeprägtes immunologisches »Gedächtnis«, keine von ihm selbst, also aktiv, gebildeten Antikörper (AK), sowie – wegen der Undurchlässigkeit der bovinen Plazenta für Immunglobuline – kaum passive AK. Letztere werden ihm erst über die an maternalen Immunglobulinen besonders reiche Kolostralmilch vermittelt. Für solche Abwehrstoffe ist die Darmschleimhaut des Neugeborenen allerdings nur während der ersten 12 (bis 24) Lebensstunden durchlässig (Übersicht 1-1). Die Anwesenheit maternaler Antikörper hemmt dann in den folgenden 3–4 Monaten die aktive Produktion eigener Immunglobuline. Schließlich verfügt das Kalb bei Geburt nur über wenige B-Lymphozyten; ihre absolute Zahl bzw. ihr Anteil an den mononukleären Blutelementen gleichen sich erst nach 1 bzw. 5 Monaten den Werten adulter Rinder an. Die durch Kolostrumverabreichung induzierte laktogene Immunisierung bietet dem Kalb nicht nur humoralen Schutz, sondern – aufgrund des Zellreichtums der Biestmilch – auch zellvermittelte Unterstützung der Abwehrkräfte der Darmschleimhaut. Das ist insofern von Bedeutung, als das während des intrauterinen Lebens noch völlig keimfreie Darmlumen nach der Geburt alsbald mikrobiell besiedelt wird. Die eigene zellgebundene Immunität des Kalbes bleibt aber – wegen der peripartalen Ausschüttung von Glukokortikoiden (→ T-Lymphopenie) – anfangs noch relativ insuffizient.

Beim *immunologisch kompetenten Rind* werden die von Stammzellen des Knochenmarks gebildeten, thymusunabhängigen *B-Lymphozyten* (= Träger der *humoralen* Immunantwort) durch makrophagenvermittelten Antigenkontakt (= Informationstransfer) zu Gedächtnis-B-Zellen aktiviert (Abb. 1-20). Diese können einmal angebotenes »Fremd«-Eiweiß bei späterer erneuter Begegnung wiedererkennen und geben die Fähigkeit hierzu auch an ihre Tochterzellen weiter. Die Unterscheidung zwischen »eigen« und »fremd« erfolgt mit Hilfe der Strukturen des Gewebeverträglichkeitskomplexes (major histocompatibility complex = MHC). Bei den ebenfalls dem Knochenmark entstammenden, thymusabhängigen *T-Lymphozyten* (= Träger der *zellvermittelten* Immunantwort) werden Effektor-, Helfer- und Suppressor-T-Zellen unterschieden. Die *Effektor-T-Zellen* differenzieren sich nach Antigenkontakt weiter in Gedächtnis-T-Zellen und Killerzellen. *Helfer-T-Zellen* unterstützen die Gedächtnis-B-Zellen bei ihrer Umwandlung in immunglobulinproduzierende Plasmazellen und tragen zur Aktivierung von Makrophagen bei; *Suppressor-T-Zellen* können diese AK-Bildung durch Abgabe von Lymphokinen bremsen. *Killerzellen* sind zur antigenvermittelten extrazellulären Zellzerstörung (Zytolyse) befähigt; sie rekrutieren sich nicht nur aus dem T-lymphozytären Pool, sondern auch aus anderen Zellpopulationen.

Bei den *Immunglobulinen* unterscheidet man folgende Klassen (Übersicht 1-1):

- IgG_1 sind die im Kolostrum dominierenden sekretorischen AK. IgG_1 und IgG_2 sind zudem von Bedeutung für die lokale Immunität der Schleimhäute von Atmungs- und Verdauungstrakt; sie werden im Rahmen der aktiven parenteralen Immunisierung gebildet und machen ~ 90% der Serum-Immunglobuline aus.
- IgM sind »frühe«, d.h. bald nach der betreffenden Infektion auftretende und zudem fast ausschließlich intravaskulär anzutreffende AK; ihr Anteil an den Serum-Immunglobulinen beträgt 10–12%.
- IgA sind »späte« AK, die nur 3% der Serum-Immunglobuline ausmachen. Sie spielen als mit sekretorischem Verbindungsstück ausgerüstete dimere Eiweiße eine entscheidende Rolle in der lokalen Infektabwehr der respiratorischen und enteralen Schleimhäute; im Serum treten sie ohne diese Komponente auf. Ihre Produktion geht auf aktive Immunisierung des darm- und/oder bronchusassoziierten lymphatischen Gewebes (GALT bzw. BALT) zurück.
- IgE ist ein zellgebundener homozytotroper AK, der bei allergischen Sofortreaktionen auftritt.

Außer den geschilderten Elementen humoraler und zellvermittelter Immunität gehören auch die *Makrophagenfunktionen* (wie Chemotaxis, Phagozytose, intrazelluläre Vernichtung, Sekretion und direkte Zytotoxizität) zu den wichtigen Aufgaben des Abwehrsystems. Die zentralen Organe des Immunsystems sind Knochenmark und Thymus; seine peripheren Organe sind Milz, Lymphknoten/Tonsillen und schleimhautassoziiertes lymphoides Gewebe, nämlich GALT (gut-associated lymphoid tissue = PEYERsche Platten und mesenteriale Lymphknoten [Bursa-Äquivalent der Säuger]) sowie BALT (bronchus-associated lymphoid tissue = lymphatische Einrichtungen der Bronchalschleimhäute und Lungenlymphknoten).

Botenstoffe des Immunsystems sind die bei Immunreaktionen abgegebenen humoralen *Zytokine* der T-Lymphozyten sowie die von Monozyten, Mastzellen und Makrophagen freigesetzten *Mediatoren*.

Bei *erneuter Exposition* des Tieres gegenüber einem ihm aufgrund voraufgegangener Begegnung bereits »bekannten« Antigen kommt es zu komplexer humo-

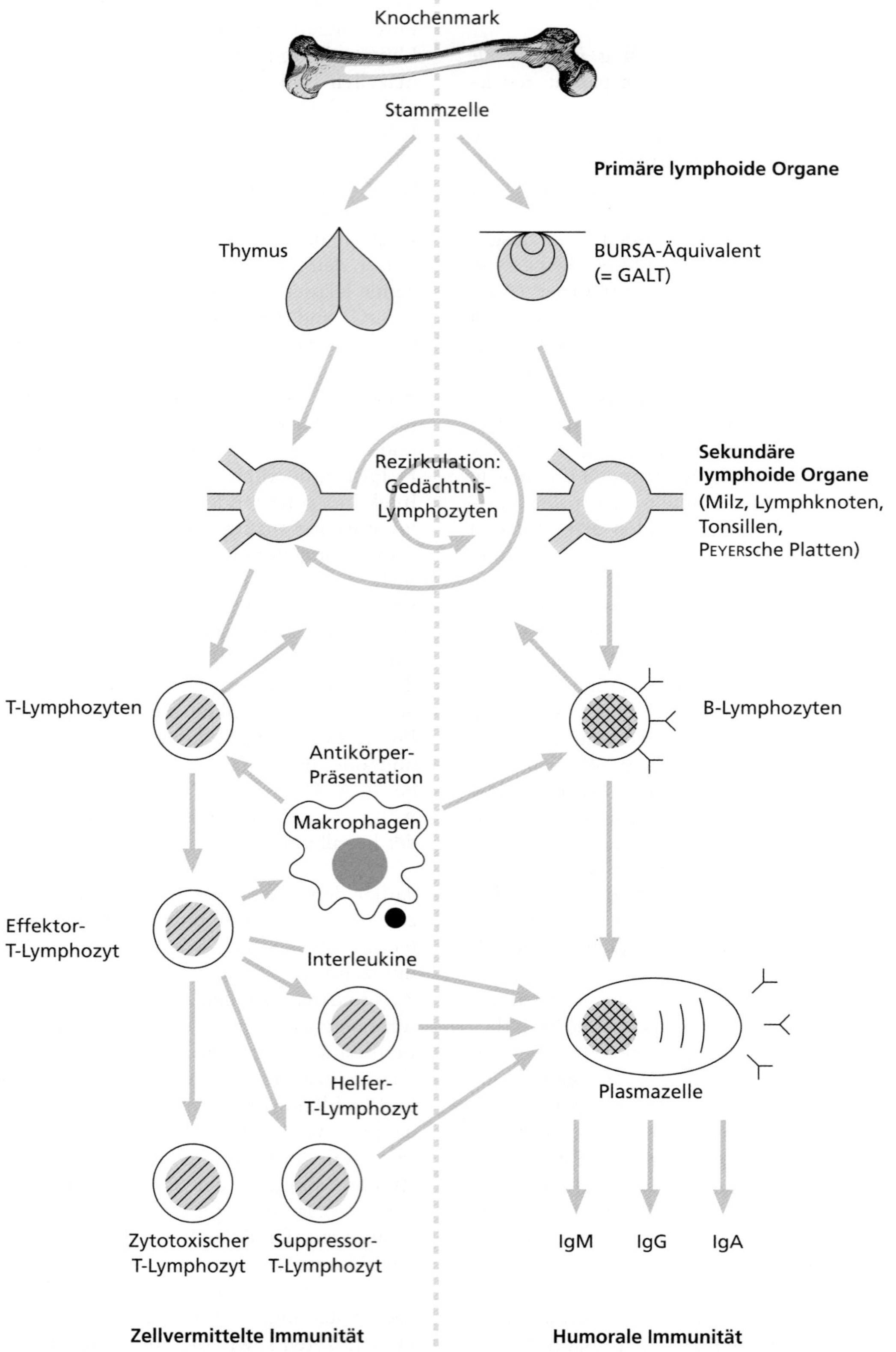

Abbildung 1-20 Herkunft und Wirkungsweise der B- und T-Lymphozyten, d. h. des humoralen und des zellvermittelten Immunsystems des Rindes (modifiziert nach PELLERIN & RAPP, 1983)

Übersicht 1-1 Normaler Immunglobulingehalt im Blutserum des erwachsenen Rindes sowie von Milch und Kolostrum (zusammengestellt nach dem Schrifttum)

Körperflüssigkeit	Immunglobulinklasse			
	IgG_1	IgG_2	IgM	IgA
Kolostrum (mg/ml)*:	30–82	2–4	3–12	2–15
Milch (mg/ml):	0,3–1,2	0,04–0,06	0,04–0,15	0,05–0,11
Blutserum (mg/ml):	6,0–15,1	5,0–13,5	0,6–4,3	0,06–1,0
Halbwertzeit im Serum (Tage):	~ 20	~ 20	~ 4	2–3,5

* Die dem neugeborenen Kalb mit der Kolostralmilch vermittelten Antikörper der Globulinklassen IgG, IgM bzw. IgA sind nach 100, 24 bzw. 14 Tagen weitgehend verbraucht.

raler und zellvermittelter Immunreaktion, die den betreffenden Organismus normalerweise vor Schädigung schützt (= *Immunität*). Eine durch ständige Anwesenheit kleiner Erreger- oder Parasitenzahlen im Tierkörper aufrechterhaltene Immunität wird als *Prämunität* bezeichnet (s. Babesiose). Zu schwache (insuffiziente), gehemmte (supprimierte), übermäßige (hyper- oder allergische) bzw. gegen eigenes, fälschlich als »fremd« angesehenes Eiweiß gerichtete (d. h. autoaggressive) Antigen-AK-Reaktionen bedingen dagegen *unzulänglichen Infektionsschutz, Überempfindlichkeit* bzw. *Autoimmunkrankheit:*

➤ *Immundefizienz:* Das *hereditäre Zinkmalabsorptionssyndrom* des Rindes geht mit fortschreitender Atrophie des Thymus und deshalb mit schwerer Hemmung der T-lymphozytär vermittelten Immunität einher; solche Kälber neigen daher zu Infektionen von Haut, Atem- und/oder Verdauungswegen, denen sie innerhalb weniger Monate erliegen, wenn sie keine Zn-Zulagen erhalten.

➤ Als *Immuntoleranz* wird ein Zustand bezeichnet, bei dem das Immunsystem ein bestimmtes Antigen (z. B. das nicht-zytopathogene Bovine Virusdiarrhoe-Virus) nicht als »fremd« erkennt und ihm gegenüber keine AK entwickelt, den betreffenden Erreger also zeitlebens beherbergt und weiterverbreitet, weil er das betreffende Tier schon während der fetalen Entwicklung, d. h. zu einem Zeitpunkt befiel, als es noch *nicht immunkompetent* war (→ persistierende Infektion).

➤ Mit *Immunsuppression* bezeichnet man die vorübergehende Hemmung humoraler und/oder zellvermittelter Abwehrvorgänge durch umweltbedingten Streß (Neugeborenenhypoxie, Absetzen vom Euter oder von der Milchtränke, Transport, Überbelegung des Stalles, klimatische Belastung, Enthornung, Kastration, chronische Giftexposition etc.), Verabreichung von Glukokortikoiden oder Antibiotika, oder infolge Auseinandersetzung mit bestimmten Viren. Als Beispiel für letztere sei die durch postuterine Infektion *immunkompetenter* Kälber oder Jungrinder mit dem Bovinen Virusdiarrhoe-Virus ausgelöste passagere Suppression ihrer zellgebundenen Immunität genannt; solche Tiere sind während der Auseinandersetzung mit diesem Erreger besonders anfällig gegenüber Begleit- und Superinfektionen mit anderen, entero- und respironoziven Mikroorganismen (→ Enzootische Kälberdiarrhoe oder Enzootische Bronchopneumonie). Die praktische Bedeutung des über einen breiten Zelltropismus verfügenden *Bovinen Immundefizienz-Virus* (BIV) für die Gesundheit des Rindes ist bislang noch ungeklärt.

➤ *Überempfindlichkeitsreaktionen:* Bei den auf überschießenden Immunmechanismen beruhenden Leiden werden, je nach Beteiligung humoraler und/oder zellgebundener Abwehrvorgänge sowie Krankheitsverlauf, 4 Typen hyper- oder allergischer Reaktionsweisen unterschieden, die sich in praxi nicht immer scharf voneinander abgrenzen lassen:

➤➤ *Hypersensibilität vom Typ I* ist durch rasch aufschießende entzündliche *»Sofort«*-Reaktionen gekennzeichnet, die an zytotrope IgE-AK gebunden und entweder *lokal begrenzt* (Atopie) oder *allgemeiner Natur* (Anaphylaxie) sind. Beim Rind zählen allergisches Nasengranulom, allergisches Luftröhrenödem, allergische Klauenrehe, enterale Sojaeiweißallergie und vermutlich auch Myositis eosinophilica zu den *atopischen Sofortreaktionen*. Die unmittelbar nach Impfung, Bluttübertragung, Arzneimittelapplikation oder subkutaner Zerquetschung von Dassellarven sowie bei »Milchallergie« auftretende Urtikaria (= Nesselfieber oder Quaddelsucht) gilt dagegen als *allgemeine anaphylaktische Sofortreaktion.*

➤➤ *Hypersensibilität vom Typ II* ist eine zytotoxische Reaktion zellschädigender IgG- und IgM-AK mit bestimmten *körpereigenen Zellen*, die spezifische Oberflächenantigene tragen. Buiatrische Beispiele hierfür sind der meist auf frühere Fremdblutbehandlung (Transfusion, antiprotozoäre Impfung) der Mutter zurückzuführende, nach Kolostrumaufnahme einsetzende isoerythrozytolytische Ikterus des neugeborenen Kalbes sowie die auf Blutübertragung folgende hämolysinbedingte Spätreaktion. Nierenamyloidose und insulinabhängiger Diabetes mellitus des Rindes scheinen ebenfalls durch *autoaggressive Immunmechanismen* ausgelöst zu werden.

»» *Hypersensibilität vom Typ III* beruht auf Entwicklung von aus Antigen und präzipitierenden AK bestehenden Immunkomplexen (ARTHUS-Phänomen). Sie entstehen bei sich wiederholender Antigenexposition und verursachen über Mediatoren Gewebeschädigungen in bestimmten Zielorganen. Zu diesen Reaktionen gehört die durch Kontakt mit *Micropolyspora faeni* bedingte Bronchulo-Alveolitis des Rindes (= Bovine »Farmerlunge«).

»» *Hypersensibilität vom Typ IV* ist auf sensibilisierte T-Lymphozyten zurückzuführen, die bei erneutem Antigenkontakt Lymphokine freisetzen. Letztere unterhalten diese zellvermittelten und erst innerhalb einiger Stunden, also *»verzögert«* eintretenden Überempfindlichkeitsreaktionen. In der Rinderpraxis sind solche vor allem nach wiederholter, mit Impfstoffen bestimmter Zusammensetzung erfolgender Reihenimpfung gegen Maul- und Klauenseuche beobachtet worden. Sie äußern sich in innerhalb von 2 Tagen bis 3 Wochen nach der Vakzination erkennbar werdenden hartnäckigen, umschriebenen, nässend-krustösen Exanthemen im Bereich von Flotzmaul, Triel, Euter oder Hodensack, Perineum und/oder Oberschenkel.

1.2.4 Parasitosen

■ **Bedeutung:** Bezüglich der parasitären Krankheiten des Rindes sind in den letzten 3 Jahrzehnten nennenswerte wissenschaftliche und praktische Fortschritte erzielt worden, die zur Erweiterung des Kenntnisstandes und zum Rückgang der durch solche Leiden bedingten Verluste beitrugen. Das betrifft u. a. die Aufdeckung der winterlichen Larvenhypobiose bei *Ostertagia ostertagi* und *Dictyocaulus viviparus* sowie des Schmarotzerkreislaufs von kleinem Leberegel, Krypto-, Sarko- und Neosporidien. Zudem erfuhren die Rolle der Prämunität in der Parasitenabwehr sowie die Abhängigkeit außerhalb des Rindes ablaufender parasitärer Entwicklungsphasen von der Witterung (d. h. der meteorologischen Beeinflussung des Invasionsdrucks) weitere Aufklärung. Trotzdem hat Parasitenbefall, selbst in subklinischer Form, nach wie vor praktische Auswirkungen auf die Produktivität der Rinderhaltung (→ Beeinträchtigung von Futterverzehr und -verwertung; Minderung der Milch-, Fleisch- und/oder Fortpflanzungsleistung; Gewebeschädigungen; immunsuppressive Effekte).

■ **Diagnostik:** Für die Diagnostik parasitärer Invasionen wurden verschiedene serologische Verfahren (IFAT, ELISA, IHAT, DAT) zum Nachweis etwaiger, gegen Babesien, Anaplasmen, Theilerien und Trypanosomen, Sarkozysten, Zystizerken oder Leberegel gerichteter AK entwickelt (Herdenüberwachung). Intrakutantests und molekularbiologische Methoden zur Erkennung boviner Endoparasitosen befinden sich in Erprobung.

■ **Behandlung:** Für Therapie und Metaphylaxe parasitär bedingter Krankheiten und Produktionsminderungen des Rindes stehen wertvolle Medikamente zur Verfügung, so die m. o. w. breit nematoden- und teilweise auch trematodenwirksamen Benzimidazole sowie die nachhaltig antiendo- und -ektoparasitär wirkenden Avermectine. Als praktisch bedeutsam erwiesen sich zudem einige, den rationellen Einsatz von Antiparasitika erleichternde, neuentwickelte Applikationstechniken, wie Aufsprüh-, Aufguß- oder Auftupfverfahren (spray on, pour on, spot on) und Zubereitungen, welche die allmähliche oder schubweise Abgabe solcher Mittel sicherstellen (Ohrclips, Langzeit-Boli, Kammer-Boli, Sandwich-Folien = slow, pulsed oder controlled release systems). Hierin zeigt sich, daß antiparasitäre Maßnahmen nicht nur nach ihrer Wirksamkeit sowie den Arzneikosten, sondern auch nach dem mit ihrer Durchführung verbundenen Arbeitsaufwand zu bewerten sind.

■ **Prophylaxe:** Zur Vorbeuge weideganggebundener Endoparasitosen (Leberegel-, Lungenwurm-, Magendarmwurmbefall) sind durch konsequente Drainage feuchter Weidegründe, Berücksichtigung der Parasitenbiologie bei der Weideführung (Reihenfolge der Beweidung durch Jung- und Alttiere; Umtriebs-, Portionsweide; Tränkehygiene) und durch Einplanung prophylaktischer Maßnahmen in den Betriebsablauf ebenfalls erhebliche Fortschritte erzielt worden. Zur Verhütung der Diktyokaulose wurden oral anzuwendende Vakzinen aus mittels RÖNTGEN-Strahlen sterilisierten Lungenwurmlarven entwickelt. Die in manchen Ländern auf amtlicher Grundlage vorgenommene *Bekämpfung* der Hypodermose hat dort zu ihrer weitgehenden Tilgung geführt. Massierte Haltung im feuchtwarmen Laufstall erwies sich dagegen wiederholt als begünstigende Voraussetzung für schweren Befall mit Ektoparasiten, insbesondere Räudemilben.

1.2.5 Fütterungsfehler, Stoffwechselstörungen, Mangelkrankheiten und Vergiftungen

■ **Definitionen, Ursachen:** Die vorgenannten, auch als Tropho-, Metabolo- und Karenzopathien sowie Intoxikationen bezeichneten nosologischen Begriffe sind nicht scharf voneinander abgegrenzt:

➤ *Fütterungsfehlerbedingt* sind Krankheiten, die auf Hunger oder Durst, einseitige Ernährung (wie akute schaumige Gärung des Vormageninhalts), übermäßige Aufnahme (Pansen-Laktazidose) oder auf verdorbene Futtermittel (etwa bei Pansenalkalose) zurückzuführen sind. In schwerwiegenden Fällen sind sie den Vergiftungen gleichzusetzen. Vorbericht und Umweltkontrolle ergeben von Fall zu Fall: Überbesetzung von Stall oder Weide (→ Futtermangel, vor allem in der kalten Jahreszeit), langfristig ungünstige Witterung (→ unzureichender Pflanzenaufwuchs → Mißernte; ungünstige Werbungs- und Lagerungsbedingungen → Verlust von Nähr- und Entwicklung von Schadstoffen) und/oder fehlende Überwachung der Tiere (ungeschultes Pflegepersonal → »Feiertagsproblem«; Unordnung im Betrieb → freier Zugang zu ungeeigneten Futtermitteln).

➤ *Stoffwechselstörungen* werden durch Überlastung bestimmter metabolischer Vorgänge ausgelöst und betreffen deshalb vor allem Kühe mit hoher Milchleistung (z. B. Ketose und Hypokalzämische Gebärparese). Bei bestandsweise gehäuftem Auftreten solcher Leiden ist ihre Ursache allerdings mehr in Ernährungsfehlern als in individueller Disposition zu suchen. Auf erworbenem Versagen hormonaler Steuerungsvorgänge beruhende und daher fütterungsunabhängige Stoffwechselentgleisungen (etwa Diabetes mellitus) sind beim Rind sehr selten. Zudem gibt es bei dieser Tierart einige auf erblichem Enzymdefekt beruhende Speicherkrankheiten, bei denen bestimmte schädliche Stoffwechselprodukte nicht mehr abgebaut oder ausgeschieden werden, sondern sich in gewissen Geweben (etwa im Gehirn) ansammeln, was entsprechende Ausfallserscheinungen bedingt.

➤ *Mangelkrankheiten* sind die Folge ungenügender Zufuhr oder Ausnutzung lebenswichtiger Vitamine, Mengen- oder Spurenelemente. Als Beispiele seien angeborene Mißbildungen sowie postuterin erworbene »Schönblindheit« infolge β-Karotinmangels, hypophosphorotische Rachitis und Osteomalazie sowie Eisen-, Kupfer- oder Kobaltmangel-bedingte Anämien genannt. Von solchen Karenzopathien werden bevorzugt in Entwicklung begriffene Jungtiere und tragende Kühe befallen. Je nachdem, ob ihr Futter ungenügende Mengen des betreffenden Stoffes enthält, oder dessen Verwertung durch die Anwesenheit von Antagonisten behindert wird, ist dabei zwischen *primärem* und *sekundärem Mangel* zu unterscheiden. Des weiteren gibt es *erblich bedingte Störungen der gastrointestinalen Verwertung* (z. B. das Zinkmalabsorptionssyndrom), die eine fütterungsbedingte Unterversorgung »vortäuschen«.

➤ *Exogene Vergiftungen* sind beim Rind meist auf orale, gelegentlich aber auf respiratorische oder perkutane Giftaufnahme zurückzuführen; *endogene Intoxikationen* beruhen dagegen auf im Tierkörper selbst entstehenden Schadstoffen. Als Musterbeispiele seien genannt: Blei-, Nitrat- und Ionophorvergiftung (= oral bedingt), Gülle- und Nitrosegasvergiftung (= inhalationsbedingt), Kriebelmückentoxikose und Giftschlangenbißfolgen (= perkutan bedingt) sowie toxische Peritonitis und hepatogene Enzephalopathie (= endogen bedingt). Beim Zustandekommen exogener Vergiftungen spielen seitens der Tierhalter unachtsamer Umgang mit toxischen Stoffen und Unkenntnis ihrer Gefährlichkeit, seitens des Rindes dagegen Kochsalz- und Spurenelementmangel sowie »Umweltneugierde« eine Rolle, die es zum Beriechen und Belecken alles in seine Reichweite gelangenden »Neuen« anregen.

■ **Vorkommen, Bedeutung:** Die den vorgenannten Gruppen zuzuordnenden Krankheiten können von Fall zu Fall als Einzelerkrankung, als Bestandsproblem, regional oder saisonal gehäuft auftreten. In praxi hat sich der Schwerpunkt dieser Leiden in den letzten drei Jahrzehnten weiter zu den Metabolopathien, insbesondere zum Lipomobilisationssyndrom und zur Hypokalzämischen Gebärparese, verschoben, die beide auch den leistungsbedingten Ergopathien zuzurechnen sind. In Europa ist der insgesamt auf Fütterungsfehler und Stoffwechselstörungen zurückzuführende volkswirtschaftliche Schaden um vieles größer als der durch Karenzopathien und Intoxikationen bedingte. Im betroffenen Einzelbestand kann eine zu spät erkannte Mangelkrankheit oder Vergiftung jedoch erhebliche Verluste nach sich ziehen.

■ **Diagnose:** Im Rahmen dieses Buches werden bei den zur o. a. nosologischen Gruppe zählenden Leiden außer deren klinischem Bild auch die zu ihrer Erkennung sowie zum forensischen Nachweis geeigneten Futter- und Organproben und die zur Beurteilung der Analysenergebnisse geeigneten Grenzwerte aufgeführt. In gerichtlich relevanten Vergiftungsfällen kommt es zur Sicherstellung etwaiger Entschädigungsansprüche darauf an, andere, ähnlich verlaufende Leiden *differentialdiagnostisch* kritisch auszuschließen.

N. B.: Neben Wildwiederkäuern gilt heute auch das Nutzrind als wertvoller Biomonitor für die Kontrolle der Verbreitung bestimmter Umweltgifte (Schwermetalle, Schädlingsbekämpfungsmittel, radioaktiver Fallout).

■ **Behandlung:** Bei fütterungs-, mangel- oder vergiftungsbedingter Herdenerkrankung sind anhand der klinischen Befunde zunächst diejenigen Tiere auszuwählen, bei denen eine Therapie aussichtsreich erscheint. Die übrigen sollten mit Rücksicht auf Tier- und Verbraucherschutz sowie Wirtschaftlichkeit ge-

schlachtet oder – wenn gemäß FlHG kein Fleischerlös zu erwarten steht – getötet werden. Im übrigen ist wie folgt vorzugehen:
➤ *Fütterungsfehler* und *Vergiftungen:* Weitere Aufnahme unverträglicher oder giftiger Futtermittel bzw. ebensolcher Tränke vermeiden und Ernährung auf unschädliches Futter umstellen. Für viele der beim Rind vorkommenden Intoxikationen ist kein spezifisches Antidot verfügbar, weshalb sich ihre Therapie oft auf symptomatisch wirksame Medikamente und situationsgerechte Pflegemaßnahmen beschränkt. Mitunter kann auch versucht werden, die Ausscheidung des Giftes zu beschleunigen. Außerdem sind die zunächst noch gesund erscheinenden Herdenmitglieder zu überwachen, um etwaige, trotz Unterbrechung der Schadstoffzufuhr noch einsetzende Erkrankungen rechtzeitig zu erkennen.
➤ *Stoffwechselstörungen* und *Mangelkrankheiten:* Versorgungslücken ermitteln sowie durch geeignete Futtermittel und/oder Zusatzstoffe schließen. Bezüglich der Karenzopathien gilt das auch für die klinisch noch nicht erkrankten Herdenmitglieder.

■ **Prophylaxe:** Aufklärung der Rinderhalter über Ursachen und Verlauf betriebsgebundener Fütterungsfehler, Stoffwechselstörungen, Mangelkrankheiten und Vergiftungen sowie deren Verhütung. Die regelmäßige Kontrolle eines »metabolischen Profils« ist sinnvoll, wenn es die für die betreffende Herde bedeutsamen Parameter umfaßt. In größeren Beständen sind laufende Aufzeichnungen über Aufenthaltsort und Ernährung der einzelnen Tiergruppen sowie etwaige Anwendung von Medikamenten, Desinfektions-, Dünge- und Schädlingsbekämpfungsmitteln sowie anderen Chemikalien nützlich für die Aufklärung von Fütterungsfehlern und Intoxikationen (s. Botulismus und Bleivergiftung). Ein wachsames »Umweltbewußtsein« ist die wirksamste Vergiftungsprophylaxe.

1.2.6 Leistungs-, haltungs- und umweltbedingte Krankheiten sowie Verhaltensstörungen

■ **Definitionen, Ursachen:** Das Wesen der o. a. Krankheitsgruppen läßt sich wie folgt umreißen:
➤ Die hochleistungsbedingten *Ergopathien* werden auch *»Produktionskrankheiten«* genannt. Sie beruhen auf dem Mißverhältnis zwischen zu erbringender Milch-, Fleisch- und/oder Reproduktionsleistung einerseits sowie Zufuhren aus Futter und körpereigenen Reserven andererseits; daher entsprechen sie den auch als Metabolopathien bezeichneten Leiden. Ihr Auftreten ist als Hinweis darauf zu werten, daß das dem Einzeltier eigene, genetisch verankerte Produktionsvermögen größer ist, als es die jeweilige Ration »erlaubt«. Als Beispiele seien Hypokalzämische Gebärparese, primäre Ketose und Weidetetanie genannt.
➤ Als *Technopathien* bezeichnet man Krankheiten, die sich infolge fehlerhafter Stalleinrichtung (Standplatz- und Gehflächenbeschaffenheit, Anbinde- und Entmistungsvorrichtung, Freßplatzbreite, Trogtiefe, Gitterrost- bzw. Betonbalkenstruktur o. ä. m.) entwickeln. Solche Leiden zeigen sich vor allem nach Erstbelegung eines neugebauten Stalles oder nach modernisierendem Umbau eines Altstalles. Mitunter werden sie sogar zum »Bestandsproblem«, welches Produktivität und Rentabilität der betreffenden Herde in Frage stellen kann. Als Beispiele sind gehäuft auftretende Schädigungen der Bewegungsorgane (Durchscheuern des Sohlenhorns oder unzulänglicher Klauenabrieb, primäre Exungulation, »Liegebeulen« und andere Dekubitalschäden) zu nennen. Den Technopathien sind des weiteren Osteoarthrose/-chondrose, Abriß der Achillessehne vom Fersenhöcker, distale Epiphysenfugenfraktur am Metatarsus/-karpus, Schwanzspitzennekrose der Mastbullen sowie Spondylarthrose der Altbullen zuzurechnen. Technopathische Auswirkungen ergeben sich schließlich mitunter auch bei Umstellung auf moderne Fütterungs- oder Melkanlagen.
➤ Als *Ökopathien* gelten Krankheiten, die auf umweltbedingten Belastungen und Schädigungen beruhen. Dabei handelt es sich meist um die Folgen der Intensivhaltung großer Tierzahlen auf engem Raum, insbesondere um die Enzootische Bronchopneumonie infolge unzulänglicher Stallklimaführung, aber auch um Dermatitis digitalis, Kälbertrichophytie, Mastbullenräude, Dermatophilose u. ä. m.
➤ *Ethopathien:* Gemäß dem Prinzip von »Bedarfsdekkung und Schadensvermeidung« müssen zur Wahrung tierschutzgemäßer Haltungsbedingungen auch die unseren Nutztieren eigenen essentiellen Verhaltensweisen berücksichtigt werden. Bezüglich des Rindes gilt das vor allem für Lokomotions-, Explorations- und Rangordnungsverhalten, aber auch für umweltbezogenes, Ingestions-, Eliminations-, Rekreations-, Reproduktions-, Sozial- sowie Körperpflegeverhalten. Heute beginnt sich die Erkenntnis durchzusetzen, daß optimale körperliche Widerstandskraft und Leistungsbereitschaft (»fitness«) bei Milch- und Fleischrindern nur zu sichern ist, wenn sie ihren wichtigsten ethologischen Bedürfnissen nachkommen können. Vernachlässigung dieses Anspruchs kann sogenannte »Untugenden«, d. h. klinisch manifeste rentabilitätsmindernde Ethopathien bedingen. Solchen vorwiegend als motorische Stereotypien zum Ausdruck kommenden bovinen Verhaltensstörungen (wie Milchaussaugen, Zungenspielen) wird ein eigenes Kapitel gewidmet.

■ **Diagnose:** Zur Erkennung und ätiologischen Klärung der o. a. Leiden bedarf es guter Zusammenarbeit von Tierhalter und Tierarzt. Sie umfaßt die laufende Überwachung der Herde sowie ihrer Einzeltiere bezüglich Leistungsfähigkeit, Gesundheit und Verhalten. Die hierzu erforderlichen Aufzeichnungen erfolgen am besten mittels elektronischer Datenverarbeitung. Beide Kooperationspartner sind auch gehalten, sich laufend Informationen über »neue« Ergo-, Techno-, Öko- und Ethopathien zu verschaffen.

■ **Beurteilung:** Bei bestandsweise gehäuftem Auftreten von Techno- und Ökopathien stellt sich i. d. R. die Frage nach deren Vermeidbarkeit und damit auch nach ihrer Tierschutzrelevanz. § 2 des Tierschutzgesetzes besagt nämlich: *»Wer ein Tier hält, betreut oder zu betreuen hat, muß es seiner Art und seinen Bedürfnissen entsprechend angemessen pflegen und verhaltensgerecht unterbringen, darf die Möglichkeiten des Tieres zu artgemäßer Bewegung nicht so einschränken, daß ihm Schmerzen oder vermeidbare Leiden oder Schäden zugefügt werden, und muß über die für eine angemessene Ernährung, Pflege und verhaltensgerechte Unterbringung des Tieres erforderlichen Kenntnisse und Fähigkeiten verfügen.«*

■ **Behandlung und Prophylaxe** von Ergo-, Techno-, Öko- und Ethopathien müssen deren Pathogenese berücksichtigen, d. h. außer den jeweils angezeigten Medikationen oder chirurgischen Eingriffen auch Maßnahmen zur Behebung der das Auftreten des betreffenden Leidens fördernden Begleitfaktoren umfassen. Hierzu gehören die Anpassung der Fütterung an das Leistungsniveau sowie das Abstellen von Einrichtungsmängeln, Stallklimafehlern oder ethopathieauslösenden Haltungsbedingungen. Näheres hierüber ist bei den einzelnen, diesen nosologischen Gruppen zuzurechnenden Krankheiten nachzulesen.

1.2.7 Multifaktoriell bedingte Krankheiten, Bestandsprobleme und neuauftretende Boonosien

Die o. a. Begriffe lassen sich wie folgt charakterisieren:

➤ Als *multifaktoriell bedingt* werden traditionsgemäß *Krankheiten* bezeichnet, in deren Pathogenese nicht nur mikrobielle Haupt- und Hilfserreger, sondern auch bestimmte, meist umweltbedingte Begleitumstände eine entscheidende Rolle spielen. Das hat zur Folge, daß solche Krankheiten beim Überhandnehmen der sie begünstigenden Kofaktoren oft bestandsweise gehäuft auftreten. Musterbeispiele hierfür sind Neugeborenendurchfall, Enzootische Bronchopneumonie und Schwanzspitzennekrose, deren vielschichtiges Zustandekommen an entsprechender Stelle dargelegt wird. Letzten Endes erweisen sich aber praktisch alle, d. h. auch die nichtinfektiösen Rinderkrankheiten bei näherer Überprüfung ihrer Entstehungsweise als m. o. w. komplex bedingt: So sind Eintritt und Verlauf der traumatischen Retikuloperitonitis von Lebensalter und Freßgeschwindigkeit, Futterhygiene, unterlassener Magnetprophylaxe, Länge, Dicke und Form des aufgenommenen metallischen Fremdkörpers, Stichrichtung und -tiefe dieses »Übeltäters«, den beteiligten Eiter- und Nekrosekeimen sowie den Abwehrkräften des betreffenden Tieres abhängig. Für jede Krankheit gibt es also bestimmte erkrankungsfördernde sowie -hemmende »Faktoren«, auf welche bei Besprechung ihrer Pathogenese eingegangen wird. Kenntnis und Beachtung dieser Schad- und Schutzfaktoren sind von praktischer Bedeutung für wirksame Behandlung, insbesondere aber für verantwortungsvolle Prophylaxe im Rahmen der Herdenbetreuung.

➤ Unter einem *»Bestandsproblem«* wird das zunächst oft unerklärlich erscheinende gehäufte Auftreten einer mit den üblichen medikamentösen Maßnahmen kaum zu beherrschenden Krankheit verstanden. Hinter diesem, scheinbar »höhere Gewalt« beinhaltenden Begriff »verbergen« sich nicht selten Unterlassungen von Tierhalter und/oder Tierarzt: Unzulängliche Umweltkontrolle (bezüglich Stall- oder Weidebeschaffenheit, -klima und -hygiene), quali- oder quantitative Mängel von Fütterung oder Tränke, unregelmäßige oder fehlende Überwachung der Tiere, Übersehen oder falsche Bewertung klinischer Befunde bei Einzeltier- und Herdenuntersuchung u. ä. m. Verständlicherweise ist bei solchen, mitunter hartnäckig anhaltenden oder m. o. w. regelmäßig wiederkehrenden »Problemkrankheiten« so lange keine dauerhafte Abhilfe zu erwarten, als ihre Ursachen nicht aufgedeckt und wirksam behoben sind. Näheres hierzu ist den bei den einzelnen Leiden darüber enthaltenen Angaben zu entnehmen.

➤ *Neu auftauchende Boonosien:* Trotz aller Bemühungen buiatrischer Praxis und Forschung sind manche Rinderkrankheiten erst unzulänglich aufgeklärt. Solche, mitunter scheinbar völlig »neu« auftretenden und zuvor unbekannt gewesenen Krankheiten können infektions- bzw. parasitär bedingt (z. B. AKABANE-Disease bzw. Neosporose), toxischer Genese (etwa »crooked calf disease« und »Hyänen«-Krankheit) oder erblicher Natur sein (wie Bovine Leukozyten-Adhäsionsdefizienz und Zinkmalabsorptionssyndrom). Sie können auch fütterungs- bzw. haltungsbedingt sein, beispielsweise die sich Ende der 50er Jahre mit der Zucht auf hohe Milchleistung sowie entsprechende Intensivierung der Fütterung durch zunehmenden Einsatz von Maissilage »ausbreitende« Labmagenverlagerung bzw. die sich seit Beginn der 90er Jahre in Zusammenhang mit der Spaltenbodenhaltung von Milchkühen mehrende Dermatitis digitalis. Bovine Spongiforme Enzephalopathie wird sogar durch eine für das Rind neue »Erreger«-Kategorie (Prionen) ausgelöst. Unter begünstigenden Begleitumständen können solche »emerging diseases« plötzlich an Bedeutung zunehmen und erheblichen volkswirtschaftlichen Schaden verursachen. Mit vorliegendem Buch wird versucht, dem Leser den aktuellen Stand des Wissens über die in den letzten 3 Jahrzehnten neu bekannt gewordenen Rinderkrankheiten zu vermitteln.

1.2.8 Geschwulstkrankheiten

■ **Definition:** Tumorosen befallen – je nach Primärlokalisation, beteiligter Gewebeart und Ausbreitungstendenz der betreffenden Geschwulst – ein oder mehrere Organsysteme. Gutartige Neoplasien können benachbarte Organe mechanisch beeinträchtigen: So behindern in oder neben dem Schlund gelegene Geschwülste mit der Zeit Abschlucken, Wiederkauen sowie Ruktus und/oder Atemtätigkeit. Bösartige Neoplasien neigen zudem zu infiltrativ-destruktivem Einwuchern in primär befallenes Gewebe sowie in sekundär, durch Abklatsch oder lymphohämatogene Metastasen mitbetroffene Organe, deren Funktionen dann ebenfalls m. o. w. deutlich gestört werden.

■ **Bedeutung:** Bei Hausrindern sind Geschwülste und dadurch bedingte Erkrankungen im Vergleich zu Mensch > Hund > Pferd > Katze selten, da sie vielfach schon als junges Masttier geschlachtet werden und selbst die mittlere Lebensdauer von Milchkühen nur ~ 5 Jahre beträgt, die meisten Nutzrinder also das zu manchen Tumoren disponierende Alter gar nicht erreichen. Dennoch sind die Geschwulstleiden des Rindes von praktischer Bedeutung: So schränkt das Vorkommen von Enzootischer Rinderleukose den Export von Zuchttieren u. U. empfindlich ein. Andere Neoplasien können im jeweils betroffenen Bestand immer wieder auftreten, wenn onkogene Umweltbedingungen nicht erkannt und abgestellt werden. Bestimmte bovine Tumorosen sind zudem von Interesse für die vergleichende Geschwulstforschung.

■ **Vorkommen:** Über die Häufigkeit der einzelnen Geschwulstkrankheiten des Rindes enthalten Tumorstatistiken je nach Untersuchungsstelle, Einzugsgebiet und Erfassungsweise unterschiedliche Angaben. Als relativ häufig gelten: Fibropapillomatose, Augenkrebs, Enzootische Rinderleukose, Nervenscheidentumoren, Hautkrebs, Gebärmutter- und Eierstocksgeschwülste, Nephroblastom sowie Hornkarzinom und -osteosarkom. Als vergleichsweise selten werden die übrigen Leukoseformen, Mesotheliose, Melanome und -sarkome, Leberkarzinome, Osteo- und Chondrosarkome, Ethmoidtumoren, Nebennierenkarzinome, Hämangiome und Hämangiosarkome sowie Lipome angesehen. Hier sei darauf hingewiesen, daß unvollständige, d. h. nicht von klinischen, Zerlegungs- und mikroskopischen Befunden sowie epidemiologischen Daten begleitete Berichte für kritische Neoplasie-Statistiken ungeeignet sind.

Manche bovinen Geschwülste zeigen infolge ihrer Bindung an bestimmte Rassen, Haltungs- oder Nutzungsweisen, wegen lokal begrenzten Vorkommens onkogener Faktoren oder als Folge gezielter Bekämpfung m. o. w. deutliche regionale Häufung bzw. Seltenheit. Das gilt z. B. für »Hornkrebs« (Zusammenhang mit der in Südostasien üblichen Jochanspannung), Harnblasen- und Schlundkrebs (Bindung an Vorkommen und Verzehr von Adlerfarn), Augen- und Vulvakrebs (Korrelation zu fehlender Pigmentation des betreffenden Hautbereichs und starker UV-Strahlung), Melanome sowie Melanosarkome (Bevorzugung schwarzpigmentierter Rassen) bzw. für Enzootische Erwachsenenleukose, die heute in einigen europäischen Ländern getilgt ist.

■ **Ursachen:** Gewisse bovine Neoplasien sind mitunter schon bei Geburt ausgeprägt (Kälberleukose, manche Mesotheliome, Melanome, Mastozytome, Granulosazelltumoren sowie die aus Anteilen aller drei Keimblätter bestehenden Teratome); einige scheinen sogar erblich veranlagt zu sein (Thymusleukose, kutane Neurofibromatose). Andere Tumorosen beruhen auf Infektion mit onkogenen Viren (Fibropapillomatose, enzootische lymphatische Erwachsenenleukose, Siebbeinkarzinom, Augen- und Vulvakrebs), auf wiederholter mechanisch-traumatischer Einwirkung (Hornkarzinom, Osteosarkome), toxischer (Harnblasen-, Schlund-, Siebbeinkarzinom, Mesotheliome) oder aktinischer Irritation (Augen- und Vulvakrebs).

■ **Erscheinungen, Verlauf, Diagnose:** Erkennung von Geschwülsten und Abschätzung ihrer *Gut-* oder *Bösartigkeit* stützen sich auf das in den einschlägigen Kapiteln dieses Buches geschilderte klinische Bild der bovinen Tumorosen. Für Benignität sprechen solitäres Auftreten, langsames Wachstum, gute Abgrenzung, fehlende Neigung zur Metastasenbildung und unbeeinträchtigtes Allgemeinbefinden. Multiples Einsetzen, rasche Größenzunahme, Einwuchern in benachbarte Gewebe, Metastasierung in regionale Lymphknoten oder andere Organsysteme sowie zunehmende Allgemeinstörung (Freßunlust, Milchrückgang, Abmagerung, u. U. auch Fieber) weisen dagegen auf Malignität hin. Klärung ist meist durch histologische Untersuchung einer im Übergangsbereich zwischen Tumor und gesundem Gewebe zu entnehmenden und in 10%iger Formaldehydlösung fixiert einzusendenden Biopsieprobe, bei schleimhautständigen Geschwülsten auch durch zytologische Prüfung eines Abstriches zu erreichen. Diagnostisch anwendbare biochemische oder immunologische Tumormarker wurden für das Rind bislang noch nicht entwickelt.

Differentialdiagnose: Hierzu sind vor allem infektiöse Granulome (Aktinobazillose, Nocardiose, Tuberkulose) sowie Ödeme, Hämatome, Phlegmonen, Abszesse und Schleimbeutelentzündungen in Betracht zu ziehen.

Beurteilung und Behandlung: Bei Vorliegen multipler Tumoren ist kein Schlachterlös zu erzielen. Gutartige, aber funktionell störende Geschwülste lassen sich auch beim Rind erfolgreich chirurgisch resezieren. Für maligne Tumoren gilt dies nur im Frühstadium, weil ihre Totalexstirpation später wegen schwieriger Abgrenzung vom gesunden Nachbargewebe sowie Nichterkennens bereits bestehender subklinischer Metastasen wenig aussichtsreich ist. Moderne Chemo- und Radiotherapie haben beim Rind aus wirtschaftlichen und fleischhygienischen Gründen keine praktische Bedeutung erlangt.

Prophylaxe: Die Vorbeuge erblich bedingter Geschwulstleiden besteht in Zuchtauslese, diejenige ansteckender Tumorosen in Ermittlung und Ausmerzung der Überträgertiere. Bei den übrigen Neoplasien ist der Tiereigner zur Vermeidung etwa in Betracht kommender onkogener Noxen (wiederholte mechanisch-traumatische, toxische oder aktinische Irritationen) anzuhalten.

1.3 Jahreszeitgebundenes Auftreten von Rinderkrankheiten

Viele Rinderkrankheiten sind aufgrund ihrer Pathogenese an bestimmte Umweltbedingungen (Aufenthalt im Stall oder auf der Weide, Witterungsverhältnisse, Vegetationsstadien von Futter- oder Giftpflanzen, Lebens- und Vermehrungsweise mikrobieller Erreger oder von Parasiten u. a. m.) gebunden und weisen daher eine m. o. w. regelmäßig wiederkehrende saisonale Häufung ihrer Inzidenz auf. Regional ergeben sich aus diesen Abhängigkeiten für jeden nutzrinderbezogenen Produktionszweig, jede Haltungsweise und deren erfahrungsgemäß bevorzugt auftretende Leiden gewisse kalendarische Maxima (Übersicht 1-2). Die Kenntnis solcher jahreszeitlichen Konzentrationen und ihrer Ursachen sind für die wirksame Zusammenarbeit zwischen buiatrisch tätigem Tierarzt, Milchproduzent, Kälber- oder Rindermäster und -züchter von praktischer Bedeutung, z. B. für die Planung diagnostischer oder Kontrollmaßnahmen, vorbeugender Impfungen oder der Arzneimittelbevorratung.

1.4 Produktionszweiggebundenes Auftreten von Rinderkrankheiten

Die Spezialisierung der Nutzrinderhaltung auf verschiedene Produktionszweige und Haltungsweisen bedingt m. o. w. enges Zusammenleben von Tieren gleichen Alters und Körpergewichts, bei weiblichen Tieren auch gleichen Reproduktionsstadiums, unter denselben Umweltbedingungen. Sie beinhaltet damit Voraussetzungen, die das Auftreten bestimmter Leiden begünstigen können. Hieraus ergeben sich je nach Nutzungsweise unterschiedliche Spektren bevorzugt zu beobachtender Krankheiten, wie folgende Beispiele zeigen:

- *Aufzucht- und Mastkälber:* Geburtsbedingte Verletzungen; Hyposphyxie; infekt-, toxisch und mangelbedingte Mißbildungen; Neugeborenendurchfall; Nabelinfektionen; rezidivierendes Aufblähen; Abomasitiden; Enzootische Bronchopneumonie und Kehlkopfdiphtheroid; Enzootische Myodystrophie; Hirnrindennekrose; Eisenmangelanämie; Kälbertetanie; Trichophytie; Weideparasitosen; Vergiftungen (Neugierde).
- *Milchkühe:* Intrauterine Schädigung der Nachkommen; puerperale Störungen; Pyelonephritis; Hypokalzämische Gebärparese; Ketose/Lipomobilisationssyndrom; Labmagenverlagerung und -drehung; Blinddarmverlagerung und -drehung; Euterentzündungen und Flexuriales Ekzem; traumatische und alimentäre Indigestionen; an Stallhaltung oder Weidegang gebundene Klauen- und Gliedmaßenleiden; Weidetetanie, Weideemphysem.
- *Mutter- und Ammenkühe:* akzidentelle Weideverletzungen; akute schaumige Gärung des Vormageninhalts; Weidekeratitis; Dassel-, Magendarmwurm- und Zeckenbefall; Hypomagnesämische Tetanie; Weideemphysem; Erkrankungen der Euterhaut; Trächtigkeitsketose.
- *Mastbullen und Mastfärsen:* Transportstreßbedingte Leberverfettung; Enzootische Bronchopneumonie; Pansen-Laktazidose und andere Fütterungsfehler; Fusonekrobakteriose der Leber; Schwanzspitzennekrose; Infektiöse septikämisch-thrombosierende Meningoenzephalomyelitis; Paralytische Myoglobinurie; fibrilläre Zerreißung des Wadenmuskels; Osteochondrose; aufsprungbedingte Nachhandparese; Abriß der Achillessehne am Fersenhöcker; Trichophytie; Fibro-Papillomatose; Räude; Ethopathien.
- *Zucht-(Ankaufs-, Deck-, Besamungs-)bullen:* Ausreißen des Nasenrings; aufsprungbedingte Verletzungen am Bewegungsapparat oder Genitale; Arthrosen der Hintergliedmaßen sowie chronisch ossifizierende Spondylarthrose; Aggressivität und Schreckreaktionen.

Die ständige Weiterentwicklung der genannten Nutzungszweige erfordert vom buiatrisch tätigen

Tierarzt Kenntnisse der mit ihnen verbundenen Besonderheiten von Fütterung, Haltung und Arbeitsvorgängen sowie ihrer potentiellen Auswirkungen auf Gesundheit und Leistungsfähigkeit der betreuten Herde oder Tiergruppe. Solche Zusammenhänge werden daher im Rahmen dieses Buches herausgestellt.

Übersicht 1-2 Zusammenstellung einiger saisonal gehäuft auftretender Krankheiten des Rindes

Jahreszeit	krankheitsfördernde Umweltfaktoren	saisongebundene Krankheiten
Frühjahr	Ende der Silageverfütterung	Listeriose, Botulismus
	Weideauftrieb	Überlastungsmyopathie, Klauenlahmheiten, Weidetetanie, Zeckenbefall/Babesiose/Zeckenfieber, Kriebelmücken-Toxikose, aufsprungbedingte After-Blasen-Schwanz-lähmung, Klauenbeinfraktur
Sommer	Weidegang	Weide-Keratokonjunktivitis, Photosensibilitätsreaktionen, Zitzenrisse, Magendarm- und Lungenwurmbefall
	Spaltenboden-Laufstall	*Mastrinder*: Schwanzspitzennekrose
Herbst	Weidegang	Weideemphysem, (Weidetetanie), Nitrat-, Eichel- und andere Pflanzenvergiftungen, Herpes-Mamillitis, Tollwut
	Aufstallung	Rübenblattüberfütterung/Laktazidose des Panseninhalts, Schlundverstopfung, Gliedmaßenlahmheiten, Enzootische Bronchopneumonie, Tollwut
Winter	Stallhaltung (Abkalbesaison, Hochlaktation, intensivere Fütterung)	*Milchkühe:* Enzootische Bronchopneumonie, Schwergeburten, Hypokalzämische Gebärparese, Zitzenquetschungen, traumatisch bedingtes Festliegen, primäre und sekundäre Ketose und Lipomobilisationssyndrom, Labmagenverlagerung und -drehung, Pansen-Laktazidose und andere fütterungsbedingte Indigestionen, traumatische Retikuloperitonitis sowie deren Folgen, Blinddarmerweiterung und -verlagerung, Hämatome, Klauenlahmheiten (RUSTERHOLZsches Sohlengeschwür), Läuse-, Haarlings- und Dassellarvenbefall
		neugeborene Kälber: Erbfehler/Mißbildungen, Nabelbruch und Nabelinfektionen, Durchfall, Bronchopneumonien, nekrotisierende Laryngitis, Trichophytie, Fibro-Papillomatose
		Mastrinder: Haarlings- und Läusebefall, Räude, mechanisch bedingte Läsionen des Bewegungsapparates, Infektiöse septikämisch-thrombosierende Meningoenzephalomyelitis

2 Krankheiten von Haarkleid, Haut, Unterhaut und Hörnern

H.-D. Gründer (Hrsg.)

Die wichtige Rolle der Rinderhaut als *Rohstoff für die Ledergewinnung* wird vielfach zu wenig beachtet; ein Teil der mit erheblichen wirtschaftlichen Verlusten einhergehenden Lederschäden ist auf Erkrankungen der Haut zurückzuführen. Im tierärztlichen Bereich konzentrieren sich die Möglichkeiten zur Verminderung solcher Schäden auf ihre Behandlung und Vorbeuge.

Der Zustand von Haarkleid und Haut stellt zudem einen *Spiegel der Gesundheit* und damit ein wichtiges Erkennungsmerkmal vieler Krankheiten dar. Für das Auftreten von Hauterkrankungen sind Behaarung, Pigmentierung und Entwicklung der Haut, aber auch Ernährung und Haltung der Tiere von besonderem Einfluß. Ursache und Entstehung zahlreicher Hautkrankheiten können nur unter Berücksichtigung des Wechselspiels zwischen innerer Reaktionslage und Umwelteinflüssen erklärt werden; der dabei in der Pathogenese des Einzelfalls überwiegende Faktor muß dann diagnostisch und therapeutisch berücksichtigt werden. Hautkrankheiten dürfen also nicht als isolierte lokale Veränderungen aufgefaßt werden. Umgekehrt kann auch die durch direkte äußere Reize (parasitärer, infektiöser, thermischer oder chemischer Art) verursachte *primäre* Hauterkrankung bei größerer Ausdehnung Auswirkungen auf den Gesamtorganismus haben. Die symptomatische oder *sekundäre* Hauterkrankung ist dagegen nur ein äußeres Symptom einer anderweitig lokalisierten inneren Primärkrankheit. In beiden Fällen können die Reaktionsformen der Haut und das klinische Bild gleich oder sehr ähnlich sein; hieraus ergeben sich die Schwierigkeiten einer ätiologischen Diagnose und die Notwendigkeit einer klinischen Allgemeinuntersuchung bei Hautkrankheiten.

2.1 Krankheiten des Haarkleides

2.1.1 Erbliche und andersbedingte Fehlentwicklungen des Haarkleides

M. Stöber

Bezüglich abnormer konnataler Haarfärbung wird auf *Albinismus* (Kap. 2.2.1.1) verwiesen.

2.1.1.1 Angeborene Minderbehaarung

Definition, Vorkommen, Ursachen: Bei mehreren Rinderrassen und -kreuzungen sind Fälle von nachweislich oder wahrscheinlich erblich bedingter, bei Geburt oder danach erkennbarer Hypotrichose (semihairlessness) bekannt geworden. Die Prüfung des einschlägigen Schrifttums läßt vermuten, daß die Varianten boviner konnataler Minderbehaarung weniger zahlreich, klinisches Bild und Zerlegungsbefunde bei den einzelnen Hypotrichoseformen aber komplexer sind, als es bislang angenommen oder beschrieben wurde.

Symptome, Verlauf: Die wichtigsten Symptome der als *letal* oder *subletal angesehenen Formen boviner Minderbehaarung* sind: Kalb bei Geburt bis auf geringfügigen Langhaarbesatz an Lippen, Augenlidern, Ohren, Fesseln, Schwanz und Vorhaut weitgehend »nackt« und körperlich schwach; mitunter auch feine Fältelung der gegenüber ihrer Unterlage leichtverschieblichen Haut, Konjunktivitis, Korneatrübung oder Panophthalmie, teilweise oder völlig fehlende Bezahnung (Hypotrichose-Inzisiven-Defekt bzw. Hypotrichose-Anodontie-Defekt; letzterer ist monosomal-rezessiv erblich und betrifft stets männliche Kälber). An mechanisch exponierten Stellen zeigt die abnorm dünne Haut starke Schuppung und Exkoriation, was bei nicht schon peripartal verendenden Merkmalsträgern zu Gelenkeinbruch und tödlicher Sepsis führen kann.

Bei den als *semiletal* oder *vital* bezeichneten Formen *boviner Hypotrichie* (Abb. 2-1, 2-2) ist die Minderbehaarung bei Geburt – vom Lanugohaar abgesehen – ähnlich oder schwächer ausgeprägt als bei den letalen und subletalen Formen derselben; u. U. wird das klinische Bild erst während der folgenden Wochen oder Monate infolge allmählichen Ausfalls oder Abbrechens der Fellhaare manifest. Es kann sich auf pigmentierte Bereiche beschränken oder mit Kräuselung und/oder Farbaufhellung der verbleibenden Haare einhergehen. Verbliebene Fellhaare lassen sich leichter ausziehen als bei gesunden Vergleichstieren. Die Haut ist auffallend dünn, auf ihrer Unterlage wenig verschieblich und neigt zur Exkoriation. Des weiteren sind von Fall zu Fall festzustellen: verminderter Umweltbezug, schmaler »Spitzmauskopf«, relativ kleine Augenlider (→ Schein-Exophthalmus, Expositionskeratitis, Linsentrübung), Vorbissigkeit des Un-

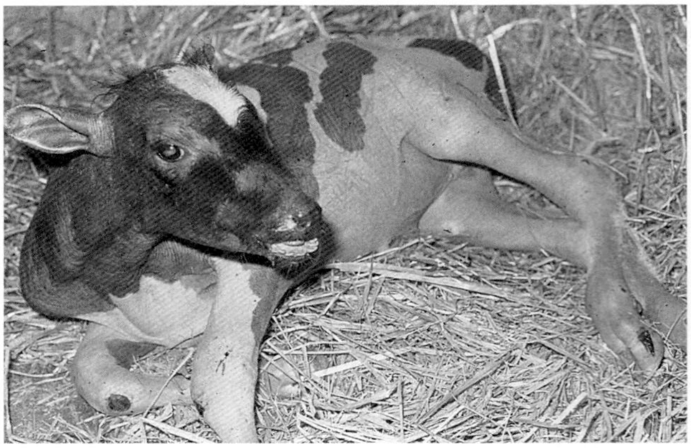

Abbildung 2-1 Angeborene semiletale Minderbehaarung beim HF-Rind: Körperoberfläche weitgehend »nackt«, horizontale Vorbissigkeit, Linsentrübung, Ohrrandnekrosen

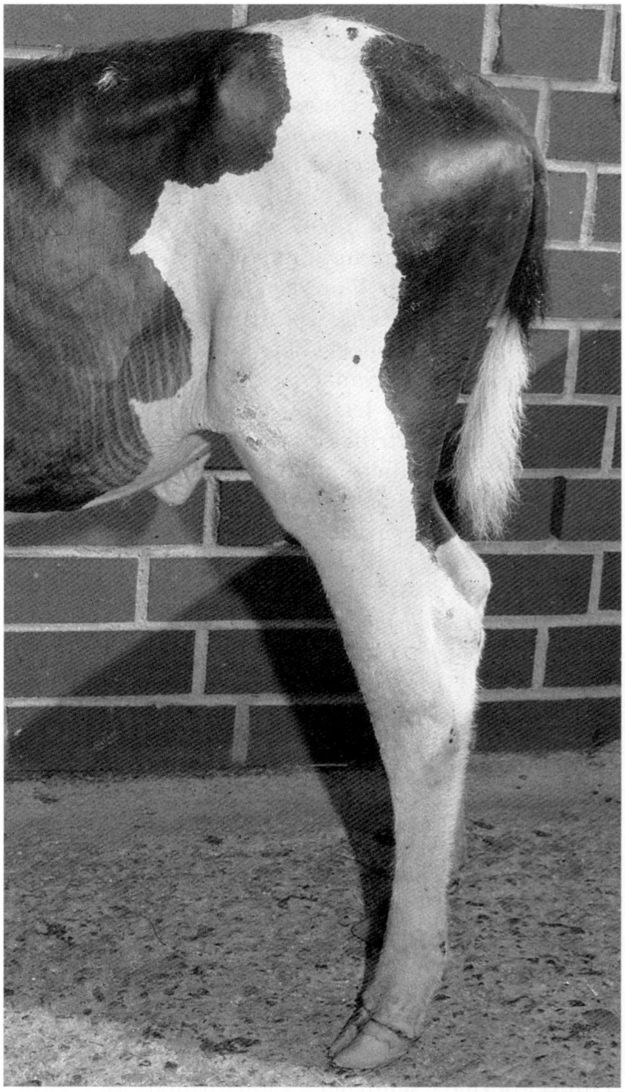

Abbildung 2-2 Dasselbe Tier wie auf Abb. 2-1: Schwanzquaste weitgehend erhalten

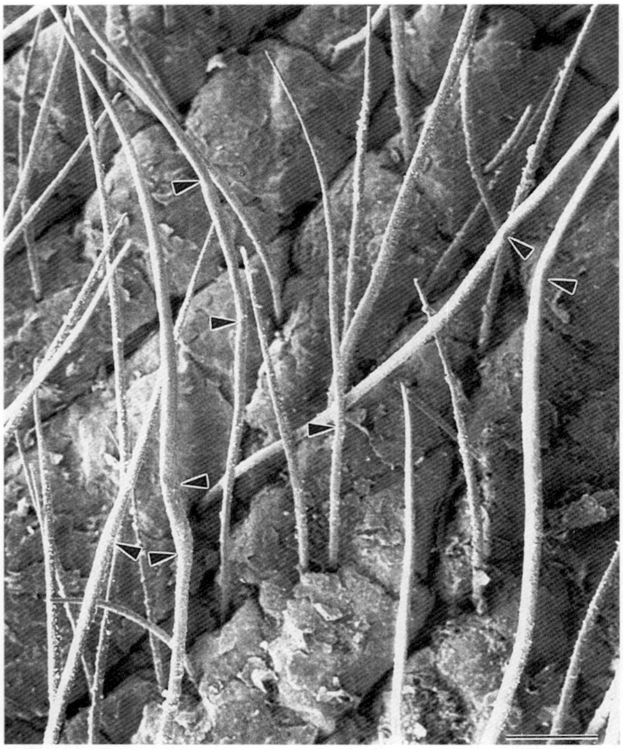

Abbildung 2-3 Rasterelektronenmikroskopisches Bild der Hautoberfläche eines mit Minderbehaarung behafteten DSB-Jungrindes: Haare spärlich, auffallend dünn und mit Knickstellen behaftet (Pfeile; Maßstrichlänge ~ 20 µm)

terkiefers, Vulva- und Scheidenenge, Klitorishyper- bzw. Nebenhoden- und Penishypoplasie.

Die *histologische Überprüfung* von Hautbioptaten ergibt u. U. weitgehendes Fehlen von Haarfollikeln und/oder Abweichungen von der normalen Haarstruktur, doch liegen mikroskopische Hautbefunde bislang erst für wenige Beobachtungen vor (Abb. 2-3).

Differentialdiagnostisch sind der bei Kälbern als Folge schwerer innerer Erkrankung (z. B. Salmonellose) eintretende symptomatische Haarausfall (Kap. 2.1.2.3) sowie die bei Kälbern mit Jodmangelkropf (Kap. 2.3.5.1) zu beobachtende Alopezie in Betracht zu ziehen.

■ **Beurteilung:** Lebensfähig erscheinende bezahnte hypotriche Kälber sind unwirtschaftlich, weil sie sich körperlich nur langsam entwickeln, besonderer Pflege (Salbenanstriche, Schutzverbände) bedürfen und zur Zucht ungeeignet sind.

2.1.1.2 Erbliche Langhaarigkeit

Hirsutismus gilt bei bestimmten Rinderrassen, z. B. beim Schottischen Hochlandrind, als Schutz vor Witterungsunbilden (Abb. 2-4). Bei Angehörigen ande-

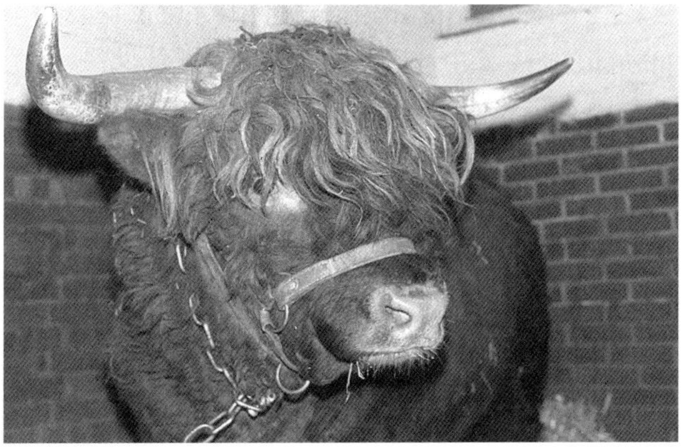

Abbildung 2-4 Angeborene Langhaarigkeit beim Schottischen Hochlandrind (Rassemerkmal)

rer Rassen (HF) gibt sich dieses vermutlich einfach-autosomal-dominant hereditäre Merkmal innerhalb der ersten 6–12 Lebensmonate in übermäßiger Behaarung (Ausbleiben des sommerlichen Haarwechsels) zu erkennen. Während der warmen Jahreszeit kann eine solche Hypertrichose hitzebedingte Polypnoe, Steigerung der Körpertemperatur und Leistungsminderung (Kap. 10.6.4) bedingen, was sich durch Scheren beheben läßt.

2.1.1.3 Angeborene Haarkräuselung

Das auch als »bouclure du poil«, »curly hair« oder »pelaje caracol« bezeichnete Merkmal wird einfach autosomal-rezessiv vererbt und geht mit Haarschaftverdünnung einher (Abb. 2-5). Dieser Faktor kommt v. a. beim Höhenfleckvieh, gelegentlich aber auch bei Angehörigen anderer Rassen vor. Für sich allein ist eine solche Lockigkeit des Haarkleids als harmlos zu beurteilen; sie tritt mitunter aber auch mit anderen konnatalen Defekten (Hypotrichie, Kap. 2.1.1.1; Albinismus, Kap. 2.2.1.1; Dilatative Kardiomyopathie, Kap. 4.1.1.7) zusammen auf.

2.1.2 Unspezifisch bedingte Veränderungen des Haarkleides

H.-D. Gründer

2.1.2.1 Posttraumatische Leukotrichie

Vollständiger Pigmentverlust des Haarkleides infolge gestörter Melaninbildung zeigt sich am Auftreten weißer Haare an eigentlich pigmentierten Hautbezirken (Achromo- oder Leukotrichosis, Abb. 2-6). Die verschieden großen und unterschiedlich lokalisierten m. o. w. scharf begrenzten weißen Flecken (Leukotri-

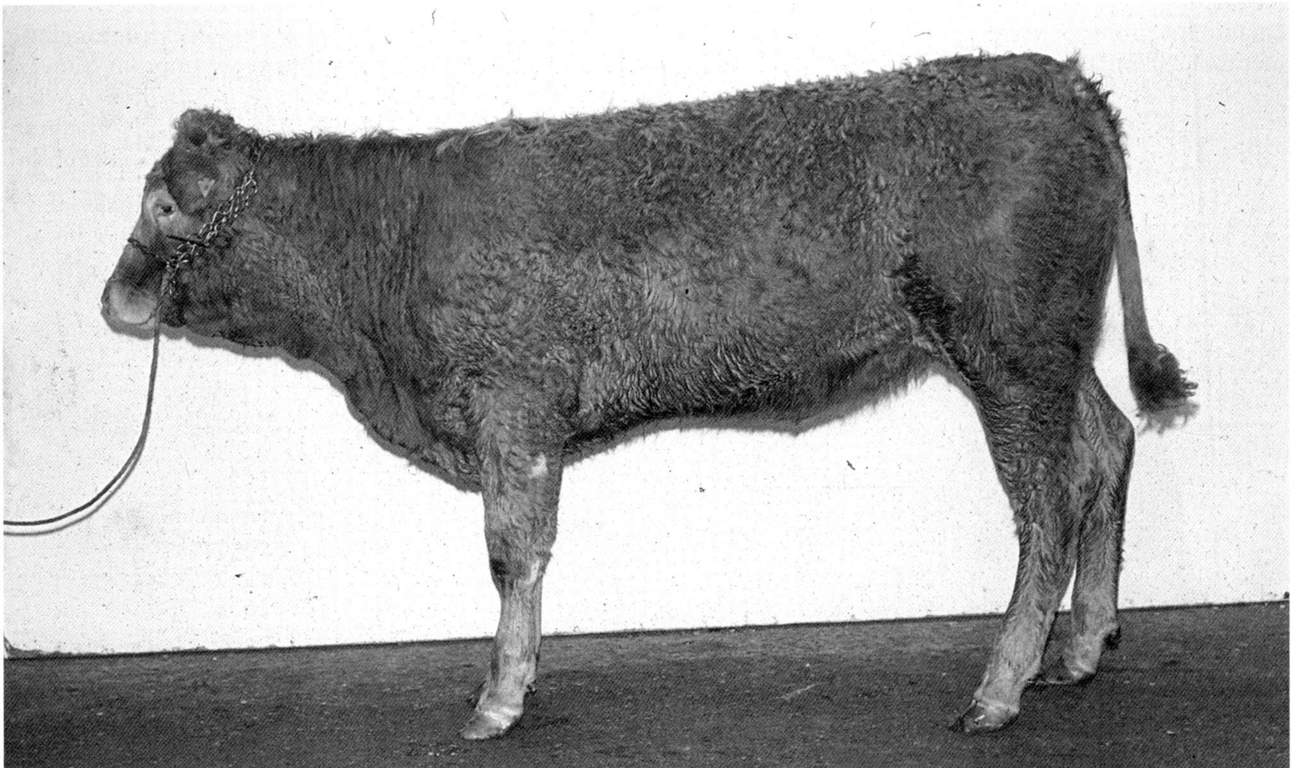

Abbildung 2-5 Angeborene Haarkräuselung bei einem Gelbvieh-Rind

chia areata) oder einzelnen weißen Haare (Stichelhaarigkeit) werden durch Zerstörung der pigmentbildenden Melanozyten infolge traumatischer Einwirkungen aller Art auf die Haut hervorgerufen (Druck, Hitze, Kälte u. a. m.). Der sogenannte Kalt- oder Gefrierbrand mit in Kohlensäureeis oder flüssigem Stickstoff gekühlten metallenen Zahlenstempeln wird beim Rind zu Kennzeichnungszwecken genutzt, da hier nachwachsende Haare dauerhaft weiß bleiben. Auch durch den Kaltbrand werden jedoch (wie durch den Heißbrand) bleibende Häuteschäden verursacht, weshalb nur an den zur Ledergewinnung nicht genutzten Körperstellen »gebrannt« werden sollte.

2.1.2.2 Erworbene mangelhafte Pigmentierung des Haarkleides

Erworbene Pigmentverluste werden häufig nach oberflächlichen oder tiefen Hautentzündungen beobachtet, während die durch Pigmentmangel hervorgerufene Aufhellung dunklerer Haare ein typisches Symptom krankhaft verzögerten Haarwechsels oder bestimmter chronischer Mangelkrankheiten (Kupfer, Kap. 12.3.11; Kobalt, Kap. 4.3.5.4; Zink, Kap. 2.2.1.4, 2.2.5.4) und Vergiftungen (Molybdänose, Kap. 12.3.12) ist. Zur ätiologischen Klärung von Pigmentierungsstörungen bedarf es genauer klinischer Untersuchung des Tieres, die u. U. durch zusätzliche chemische Untersuchung der Haare auf Spurenelementmängel ergänzt werden muß.

2.1.2.3 Erworbener Haarausfall

Idiopathische Alopezie

Der durch Funktionsstörung der Haarbälge bedingte selbständige Haarausfall wird als primäre Alopezie bezeichnet, wobei die Veränderungen nur einzelne Hautbezirke betreffen *(Alopecia areata)*. Bei den nicht symptomatischen Formen des Haarausfalls sind die Ursachen meist nur schwierig zu ermitteln. Ausmaß und Lokalisation der schlecht oder gar nicht behaarten Hautstellen können sehr unterschiedlich sein, wobei die Haut selbst keine Veränderung von Dicke oder Elastizität aufweist; trotzdem sind diese Formen des Haarausfalls i. d. R. keiner Behandlung zugänglich.

Symptomatische Alopezie

■ **Definition, Vorkommen:** Haarausfall kann infolge Funktionsstörung oder Zerstörung der Haarbälge sowie Abbrechens der Haare (Trichorrhexis) auftreten. Sekundäre Alopezie kommt weiterhin im Zusammenhang mit Haarbalg- und Hautentzündungen vor. Bei erworbenen Behaarungsstörungen (Alopecia aquisita) handelt es sich meist nur um einen teilweisen und vorübergehenden Verlust der Haare, wobei die Haarlosigkeit ein Symptom verschiedenster Krankheitszustände darstellt und ätiologisch häufig ungeklärt bleibt. Die Alopecia symptomatica areata kann als Folge von schweren Organ- und Infektionskrankheiten (Maul- und Klauenseuche, Kap. 12.2.1; Darmentzündungen, Kap. 6.10.16ff.; Salmonellose, Kap. 6.10.21) sowie als Vergiftungssymptom (Quecksilber, Kap. 7.1.6.1; Jod, Kap. 2.2.5.2; Selen, Kap. 12.3.9; Kadmium, Kap. 2.2.5.5; Thallium, Kap. 2.1.5.2) beobachtet werden. Besonderen Einfluß

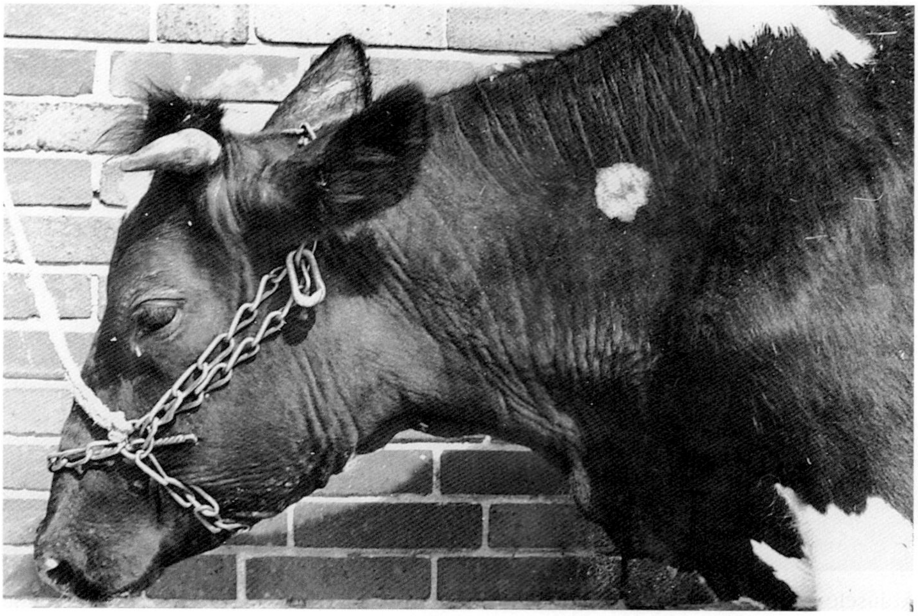

Abbildung 2-6 Münzengroßer Pigmentverlust am Hals (posttraumatische Leukotrichie)

auf die Beschaffenheit des Haarkleides, die chemische Zusammensetzung der Haare und das Auftreten von Alopezien kommt weiterhin bestimmten Ernährungsfehlern zu. Bei Kälbern führt die unzureichende Versorgung mit verschiedenen Vitaminen (B_2 oder B_3) zu partiellem Haarausfall; ein solcher kann auch bei Jod- oder Zinkmangel (Kap. 2.3.5.1, 2.2.1.4, 2.2.5.4) auftreten. Nach Verfütterung bestimmter Milchaustauscher konnte experimentell partielle Alopezie erzeugt werden; als Ursache dieses Leidens wird eine Fettstoffwechselstörung infolge ungenügender fermentativer Spaltung milchfremder Fette (Sojaöl, Walfett) und deren teilweise Ausscheidung über die Talgdrüsen der Haut angenommen (Kap. 2.1.5.1).

Symptome: Das klinische Bild der Alopezie kann sehr unterschiedlich sein. Der Haarverlust betrifft meist nur einzelne, oft symmetrisch liegende Hautgebiete (Abb. 2-7). Zuweilen werden auch nur die pigmentierten oder ausschließlich die unpigmentierten Hautstellen haarlos. Zu Beginn lassen sich die Haare der betroffenen Hautbezirke lediglich leicht ausziehen, später fallen sie büschelweise von selbst aus. Die Haut ist dabei klinisch und histologisch unverändert; zuweilen tritt aber gleichzeitig vermehrte Schuppenbildung oder Fettigkeit auf (Alopecia seborrhoica). Juckreiz fehlt vollständig. Störungen des Allgemeinbefindens können bei plötzlichem Auftreten von großflächigem Haarausfall und durch Infektionen, Parasitenbefall oder Vergiftungen verursachten Alopezien auftreten.

Beurteilung: Dauer und Verlauf der erworbenen symptomatischen Alopezien sind je nach ihrer Ursache verschieden. Während fütterungsbedingte Behaarungsstörungen nach Umstellung der Ernährung häufig verschwinden, können die nach schweren Allgemeinkrankheiten auftretenden Haarverluste monate- und jahrelang bestehen bleiben.

Diagnose, Differentialdiagnose: Da der Haarausfall mannigfaltige Ursachen haben kann, sind zu seiner ätiologischen Klärung neben der eingehenden Untersuchung von Haaren und Haut auch die Prüfung der Haltungs- und Fütterungsbedingungen sowie die Allgemeinuntersuchung des Patienten erforderlich. Im übrigen ist das Hauptaugenmerk auf parasitäre und infektiöse, v. a. aber auf mykotische und alimentäre Ursachen zu richten, wenn das Leiden in einem Bestand häufiger auftritt. Bei Einzelerkrankungen läßt sich die genaue Ursache oft nicht sicher nachweisen.

Behandlung, Prophylaxe: Voraussetzung für den Behandlungserfolg sind Ermittlung und Abstellung der Ursache des Haarverlustes. Symptomatische lokale Maßnahmen bleiben i. d. R. erfolglos. Versuchsweise können die Fütterungs- und Haltungsbedingungen geändert sowie gleichzeitig Vitamin A (bei Kälbern auch Vitamine des B-Komplexes) und Spurenelemente angewandt werden.

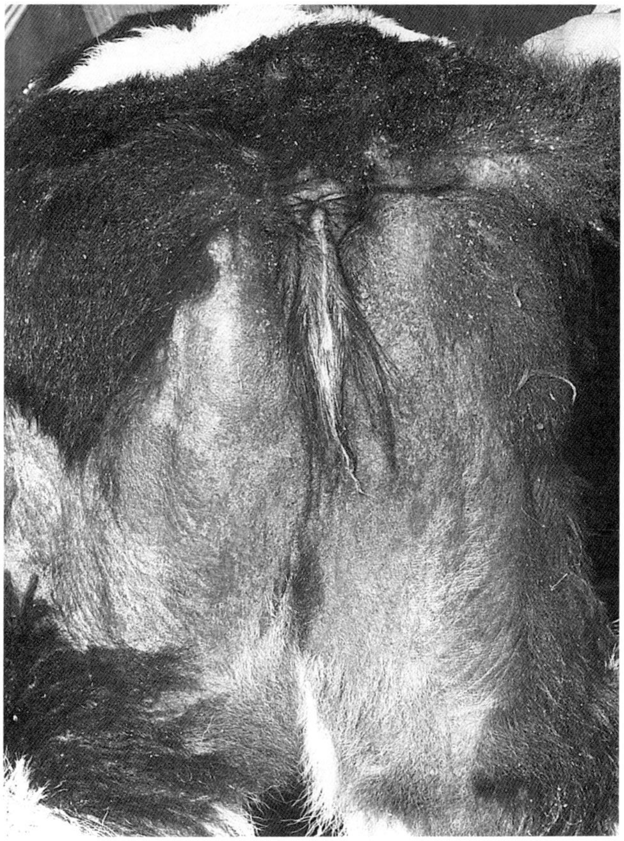

Abbildung 2-7 Haarverlust im Bereich der Oberschenkel nach längerem Durchfall

2.1.2.4 Verschmutzung

Eine m. o. w. starke Verschmutzung des Haarkleides kommt häufig unter extensiven Haltungsbedingungen, insbesondere bei ganzjähriger Freilandhaltung und niederschlagreicher Witterung sowie bei unhygienischer Stallhaltung vor. Die Folgen können großflächige Verkrustungen und Verklebungen des Haarkleides, insbesondere an den ventralen Körperteilen sein. Vor allem ausgeprägter Kotbehang an Unterbrust, Unterbauch, Oberschenkeln und distalen Gliedmaßen kann zu oberflächlichen Hautreizungen und -entzündungen (Schmutzekzem, Schlammdermatitis, Kap. 9.14.18) führen, die noch am gegerbten Leder erkennbar sind. Eine Entfernung dieser Borken ist nur durch Abscheren der Haare möglich. Derartige Haltungsbedingungen können tierschutzrelevante Fragen aufwerfen (Abb. 2-8).

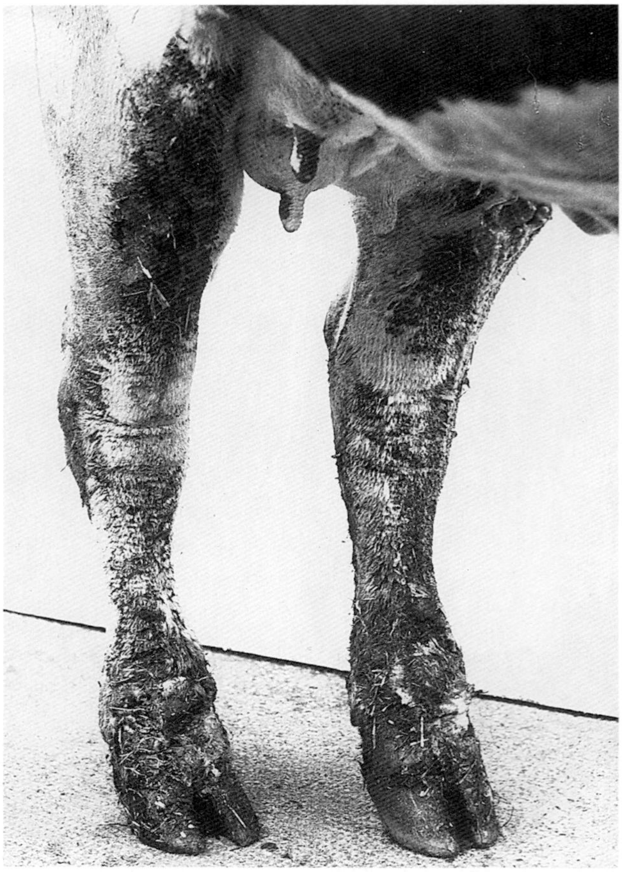

Abbildung 2-8 Starke Kotverkrustung des (geschorenen) Haarkleides an beiden Hintergliedmaßen

2.1.2.5 Durchnässung

Das Liegen in feuchter Einstreu, Jauche oder durchweichtem Erdboden führt zu den oben beschriebenen, später eintrocknenden Verschmutzungen und Verklebungen des Haarkleides. Zusätzlich ist damit eine Aufweichung der oberen Hautschichten und eine Abkühlung der betreffenden Körperteile verbunden (Neigung zu Dermatophilose, Kap. 2.2.3.6), später kann unregelmäßig begrenzter Haarausfall besonders an den Hintergliedmaßen auftreten. Waschungen, Desinfektionsmaßnahmen oder Durchfall verschlimmern das Krankheitsgeschehen. Neubehaarung tritt nach 2–4 Wochen ein.

2.1.3 Infektionsbedingte Krankheiten des Haarkleides

H.-D. Gründer

2.1.3.1 Trichophytie

Definition: Die Trichophytie (Glatzflechte, Kälberflechte, Teigmaul, Maulgrind, ring worm, teigne) ist eine vorwiegend bei Jungrindern vorkommende und meist enzootisch auftretende Hautpilzinfektion (Dermatomykose), die i. d. R. durch den zu den Dermatophyten gehörenden keratophilen Erreger *Trichophyton verrucosum* verursacht wird und auf andere Tiere sowie den Menschen übertragen werden kann.

Vorkommen: Die erste Mitteilung einer Übertragung der Rindertrichophytie auf den Menschen stammt von Tierarzt Ernst (1820). Die Pilznatur des Trichophytie-Erregers wurde 1857 von Gerlach beim Rind nachgewiesen. 1861 erkannte Hahn den Maulgrind der Kälber als Trichophytie.

Trichophytie tritt fast stets enzootisch auf, wobei Ausbreitung und Verlauf der Infektion durch die Haltungs- und Fütterungsbedingungen wesentlich beeinflußt werden. In Deutschland ist sie nach der Räude die häufigste Hautkrankheit des Rindes. Im Frühjahr 1983 waren in Baden-Württemberg rund 15 % der Rinderbestände und 3 % der Rinder mit Trichophytie infiziert. In nord- und osteuropäischen Ländern wurden bis 60 % der Rinder als Trichophytie-infiziert gefunden. In befallenen Beständen erkranken die nicht immunen Tiere, also hauptsächlich Jungrinder im ersten (65 %) und zweiten Lebensjahr (30 %), vereinzelt aber auch ältere Kühe.

Bedeutung: Die wirtschaftlichen Verluste bestehen in Minderung des Verkaufswertes erkrankter Tiere und in Lederschäden, die auch nach der klinischen Abheilung an der gegerbten Haut erkennbar bleiben. Auswirkungen auf den Gesundheits- und Leistungszustand treten nur in den seltenen generalisierten Krankheitsfällen auf. Die größte Bedeutung liegt in der Übertragbarkeit der Infektion auf den Menschen (Zooanthroponose), der unter schwereren klinischen Erscheinungen erkrankt als das Rind. Besonders gefährdet sind Melk- und Pflegepersonen, Tierärzte sowie Kinder, die mit infizierten Tieren in Berührung kommen.

Ursache, Epidemiologie: Der Erreger ist *Trichophyton verrucosum* (Bodin, 1902; Syn.: *Tr. discoides* und *Tr. album*); selten werden in gleichartigen Veränderungen auch andere vom Menschen stammende Arten dieser Pilzgattung gefunden *(Tr. mentagrophytes, Tr. rubrum)*. Die zu den Askomyzeten gehörenden Fadenpilze bilden sehr widerstandsfähige Sporen, welche die Infektion vermitteln. In trockenem Material können sie mehrere Jahre lebensfähig bleiben; in feuchter Umgebung und bei höheren Temperaturen keimen sie aus und sterben dann bald ab. In Haaren oder Borken befindliche Sporen sind auch gegenüber UV-Strahlung und Sonnenlicht sehr widerstandsfähig. Sie keimen auf der Epidermis aus und wachsen in die Haarfollikel, später in Haar und Bulbus ein, so daß das befallene Haar abbricht oder ausfällt. Die Pilze leben in den oberflächlichen verhornten Hautschichten, erzeugen durch proteo- und keratolytische Fermente sowie Ektotoxine jedoch auch Entzündungserscheinungen und Parakeratose.

Die Trichophytie-Infektion erfolgt durch direkten Kontakt von Tier zu Tier oder über infizierte Stallungen, Weideschuppen, Stallgeräte und Putzzeug. Läuse, Haarlinge und Fliegen kommen ebenfalls als Sporenüberträger in Betracht.

Trichophyton verrucosum ist fakultativ pathogen und kann saprophytär auf keratinhaltigem Material im Erdboden leben oder bei klinisch gesund erscheinenden Tieren vorkommen (Sporenträger). In kleineren Rinderbeständen tritt die Trichophytie i. d. R. als »Saisonkrankheit« während der winterlichen Stallhaltung auf, wobei die Ausbreitung im Bestand durch feuchtwarmes Stallklima, mangelhafte Hygiene und Laufstallhaltung gefördert wird. In Großbetrieben kann die Erkrankung, insbesondere bei häufigen Umgruppierungen und Zukäufen, jahrelang stationär vorkommen. So führt das Zusammenbringen von Jungrindern verschiedener Herkunft mitunter zu Massenerkrankungen. Die Ausbreitung der Trichophytie am Einzeltier wird durch Haltungs- und Fütterungsbedingungen, vor allen Dingen durch die Vitamin-A- und Spurenelementversorgung beeinflußt. Im übrigen begünstigen alle Faktoren die Infektion, welche die allgemeine und lokale Widerstandsfähigkeit herabsetzen (Unter- oder Mangelernährung, chronische Hautkrankheiten infektiöser oder parasitärer Genese). Die überstandene Infektion hinterläßt eine lokale zellständige und eine humorale Immunität, welche Reinfektionen weitgehend verhindern; mittels HA oder ELISA sind bei solchen Tieren Antikörper nachzuweisen.

Symptome, Verlauf: Trichophytie tritt als Borken- oder Schuppenflechte (Trichophytia crustosa aut squamosa) auf. Im Anfangsstadium entwickelt sich ein linsengroßer Knoten, in dessen Bereich die Haare gesträubt sind; an seiner Stelle folgt später eine centgroße Borke mit abgebrochenen Haarstummeln. Das charakteristische Krankheitsbild besteht in runden, münzen- bis handtellergroßen und teilweise konfluierenden haarlosen Stellen, die mit bis zu 0,5 cm dicken asbestartigen Borken oder glänzend grauen Schuppen bedeckt sind. Da sich die Infektion peripher ausbreitet, können ältere Herde im Zentrum wieder neues Haarwachstum aufweisen, wodurch ringförmige Veränderungen entstehen (Trichophytia circinata). Rinder erkranken vorzugsweise an Kopf (60 %) und Hals (30 %), während ventrale Körperteile und distale Gliedmaßenbezirke im allgemeinen verschont bleiben. Das Leiden kann sich auf einen oder einige lokale Herde beschränken oder größere Hautbezirke erfassen. Generalisierte Erkrankungen kommen seltener vor (Abb. 2-9, 2-10). Da Tr. verrucosum beim Rind an der Haut nur geringe Entzündungserscheinungen verursacht, fehlt Juckreiz fast völlig. Bei Saugkälbern tritt Trichophytie hauptsächlich in der Umgebung des Maules auf, wobei sich festsitzende, dicke, graue Borken bilden (Teigmaul, Maulgrind). Natürliche und künstliche Trichophytie-Infektionen nehmen am voll empfänglichen Tier einen zeitlich weitgehend konstanten Verlauf, der mit Spontanheilung endet und bei weniger empfänglichen Tieren abgekürzt ist. Die ersten klinischen Erscheinungen werden 3–4 Wochen nach der Infektion sichtbar, sind 8 Wochen p. inf. voll ausgeprägt und heilen 3–5 Monate nach dem Infekt unter Neubehaarung vollständig ab. Bakterielle Sekundärinfektionen können den Krankheitsverlauf komplizieren und zur Entwicklung einer chronischen Dermatitis führen (sog. Elefantenhaut, Kap. 2.2.2.8.).

Diagnose, Differentialdiagnose: Aufgrund der charakteristischen Veränderungen (multiple, runde, schuppende oder borkenbedeckte haarlose Hautstellen) und der Übertragbarkeit ist eine sichere Diagnose in den meisten Fällen allein durch Besichtigung möglich. In Zweifelsfällen kann der Pilzbefall durch mikroskopische Untersuchung der Haare (peripher am Krankheitsherd mit der Pinzette auszupfen und trokken in Papiertüten versenden) im Deckglaspräparat unter Zugabe von 10%iger Kalilauge gesichert wer-

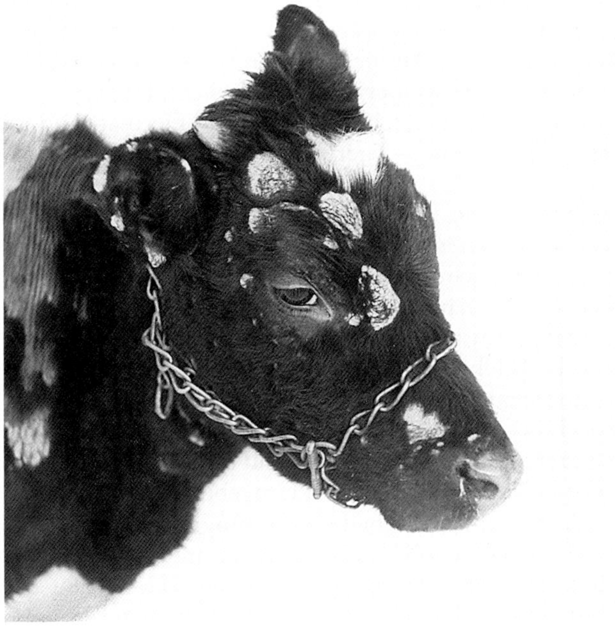

Abbildung 2-9 Tiefe krustenbildende Trichophytie mit kennzeichnenden runden bis ovalen haarlosen Stellen und asbestartigen Belägen

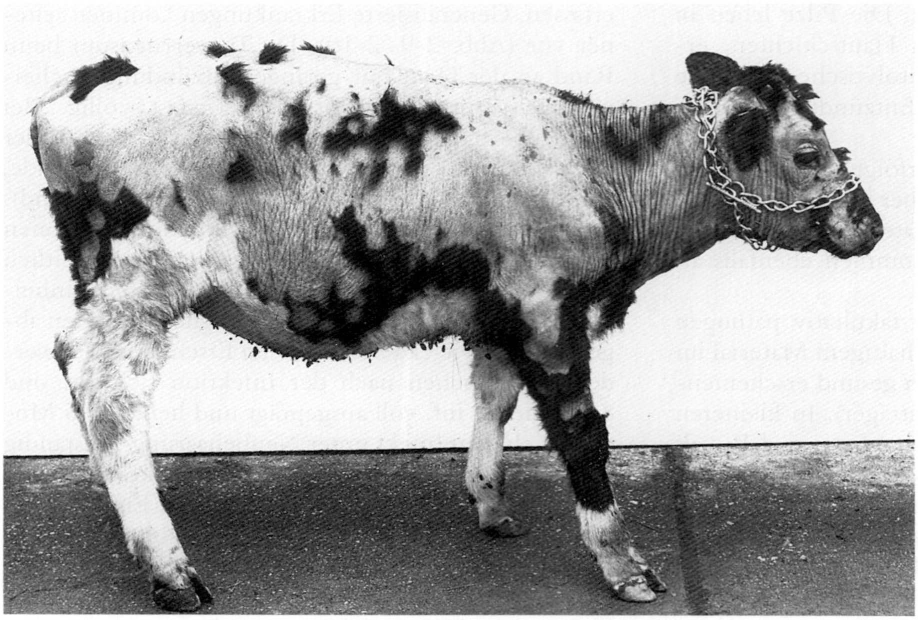

Abbildung 2-10 Stark ausgebreitete Trichophytie mit fast vollständigem Haarausfall

den. Die Bestimmung der Pilzart ist erst nach Anzüchtung des Erregers möglich, was im Schnellverfahren nach Englisch (1970) nur 3–4 Tage dauert.

Differentialdiagnostisch müssen schuppende oder krustöse Ekzeme, insbesondere solche parasitärer Genese, berücksichtigt werden; Ektoparasitosen (Läuse-, Haarling-, Räudemilbenbefall; Kap. 2.1.4.2, 2.1.4.1, 2.2.4.2) kommen jedoch nicht selten gleichzeitig mit Trichophytie vor. Die Unterscheidung gelingt dann meist aufgrund der im Gegensatz zur Trichophytie unregelmäßig begrenzten, großflächigen, haarlosen Stellen, des ausgeprägten Juckreizes und des Parasitennachweises. Ähnliche Veränderungen wie beim Maulgrind der Kälber werden durch Zinkmangel (Parakeratose, Kap. 2.2.1.4, 2.2.5.4) und Dermatophilose (Kap. 2.2.3.6) hervorgerufen.

Behandlung, Bekämpfung: Wegen der geringen wirtschaftlichen Schäden und der Tendenz zur Spontanheilung wird die Behandlung Trichophytie-kranker Rinder häufig unterlassen. Zur Verhütung einer weiteren Ausbreitung und insbesondere im Hinblick auf die Infektionsgefährdung des Menschen und bleibende Hautschäden sollte aber in jedem Fall eine Behandlung durchgeführt werden mit dem Ziel, die Krankheitsdauer abzukürzen und die Pilze an den infizierten Tieren und in deren Umgebung zu vernichten.

Wenn eine dauerhafte Sanierung einer Herde erreicht werden soll, muß die Bekämpfung unter Berücksichtigung des Befallgrades und der Größe des Bestandes gleichzeitig oder nacheinander in dreierlei Richtung erfolgen, und zwar durch Abtötung der Pilze auf der Haut, durch Stärkung der Abwehrkraft oder Vakzinierung der Tiere und durch Vernichtung des infektiösen Sporenmaterials in der Umgebung mittels gründlicher Desinfektion des Stalles und aller Gerätschaften (s. Übersicht 2-1).

Für die antimykotische Therapie kommen lokale Salben- und Waschbehandlungen, insbesondere solche mit vorherigem Aufweichen und Abkratzen der Krusten, wegen des Arbeitsaufwandes und der Infektionsgefahr für den Menschen nicht mehr in Frage, weil zahlreiche gut wirksame Antimykotika für die Ganzkörper-Sprühbehandlung oder als Fütterungsarzneimittel (s. Übersicht 2-1) im Handel sind. Der Erfolg einer Trichophytiebehandlung läßt sich frühestens nach 3–4 Wochen am Abfallen der Krusten und Borken und der zentralen Neubehaarung erkennen. In kontrollierten Versuchen mit 2- bis 3maliger antimykotischer Sprühbehandlung oder mehrtägiger Verabreichung eines antimykotisch wirkenden Fütterungsarzneimittels konnten nach 6 Wochen 60–80% und nach 8 Wochen 75–95% der infizierten Rinder vollständig geheilt werden.

Eine gleichzeitige unspezifische Behandlung zur Steigerung der Abwehrkraft der infizierten Tiere kann therapeutisch wünschenswert sein. Solche Maßnahmen betreffen v. a. die quantitative und qualitative Verbesserung der Fütterung sowie die reichliche Versorgung mit Vitamin A. Therapeutisch werden hierzu täglich 40000 IE Vitamin A oral oder wöchentlich 300000 IE parenteral gegeben.

Desinfektionsmaßnahmen: Pilzsporen werden durch die meisten Desinfektionsmittel abgetötet. Hierzu werden Decken und Wände der entleerten Stallungen gekalkt, die Holzteile mit einem Holzschutzmittel imprägniert und die Stallgeräte in 10%iges Formalin eingelegt

Übersicht 2-1 Maßnahmen zur Bekämpfung der Trichophytie beim Rind

Infektions-Ausbreitung	Antimykotische Behandlung	Unterstützende Maßnahmen	Desinfektion im Stall
Einzelne Tiere mit wenigen Trichophytieherden	Ganzkörperspray (2mal in 3 Tagen) aller in direktem Kontakt stehenden Rinder	Keine	Im Rahmen der Spraybehandlung
Einzeltiere mit generalisierter Trichophytie	Isolierung, orale Griseofulvinbehandlung (täglich 5–10 mg/kg LM über eine Woche)	Vitamin-A-Stoß	
Ausgebreitete Trichophytie bei Milchkühen	Ganzkörperspray (2mal in 3 Tagen) aller in direktem Kontakt stehenden Kühe unmittelbar nach dem Melken mit Antimykotika ohne Wartezeit für Milch	Keine	Im Rahmen der Spraybehandlung sowie nach Weideaustrieb
Ausgebreitete Trichophytie bei Jungrindern und in Bullenmastbeständen	Bei Laufstallhaltung: Ganzkörperspray (2mal in 3 Tagen) aller Tiere im infizierten Stallgebäude. Bei Anbindehaltung: wie oben, oder Fütterungsarzneimittel: Griseofulvin (Mindestdosierung: täglich 5 mg/kg LM p. o. über 5 Tage) oder Thiabendazol-Preßlinge (täglich 15–20 mg/kg LM p. o. über 5–10 Tage)	Verbesserung der Vitamin-A-Versorgung	Im Rahmen der Spraybehandlung sowie vor jeder Neubelegung des Stalles

(beachte DVG-Liste, DTBl 9/2000). Zur Stalldesinfektion sind außerdem geeignet: Chlorkalk 1%ig, Natriumhypochlorit 5%ig und alkalische Formalinlösung (2%ige Formaldehylösung mit 1%iger Natronlauge), wobei 1 l der betreffenden Lösung/m^2 anzuwenden ist.

Prophylaxe: Die Gefahr einer Einschleppung der Trichophytie in gesunde Rinderbestände ist infolge der starken Verbreitung der Infektion in vielen Ländern groß und kann nur durch vorübergehende Isolierung oder vorbeugende Behandlung neu eingestellter Rinder beseitigt werden. Eine wirksame Prophylaxe ist durch zweimalige Vakzinierung des gesamten Bestandes mit einem Trichophytie-Lebendimpfstoff (Stamm LTF 130 u. a.) möglich. Nachwachsende Kälber sollten regelmäßig im Alter von 1–4 Wochen erstmalig und 2 Wochen später nochmals geimpft werden, damit die Tiere im Alter von 6–8 Wochen eine belastungsfähige Immunität aufweisen. Zukauftiere müssen gleichfalls vakziniert werden. Die Immunität ist 28 Tage nach der 2. Impfung belastungsfähig und hält jahrelang an. Umfangreiche Impfkampagnen wurden in den letzten Jahren in mehreren europäischen Ländern erfolgreich vorgenommen und führten zu einer fast vollständigen Ausrottung der Rindertrichophytie in diesen Gebieten.

2.1.4 Parasitär bedingte Krankheiten des Haarkleides

H.-D. Gründer

2.1.4.1 Haarlingsbefall

Definition: Die auf der Haut lebenden Rinderhaarlinge (Mallophagen) der Art *Bovicola bovis* können bei starkem Befall Juckreiz und Haarausfall hervorrufen (Mallophagose).

Vorkommen: Haarlinge kommen beim Rind oft gemeinsam mit Läusen oder Räudemilben vor. In Baden-Württemberg waren 1983 1% der Bestände und 0,2% der Rinder befallen. Der Haarlingsbefall wird durch langes, dichtes Haarkleid und geringe Sonneneinstrahlung gefördert; eine Massenvermehrung des Parasiten wird deshalb vorzugsweise im Winter beobachtet, während die sommerliche Weideperiode nur von wenigen, an geschützten Hautstellen (Hornbasis, Ohrgrund, Schwanzansatz) sitzenden Parasiten überlebt werden kann. Da Rinderhaarlinge kein Blut saugen, sind Hautirritation und Beunruhigung der Tiere geringer als beim Läusebefall. Die Bedeutung der Haarlinge bleibt daher meist auf das unschöne Aussehen der befallenen Rinder beschränkt. Eine Beeinträchtigung der Leistung tritt nur ausnahmsweise auf.

Ursachen, Parasitenbiologie: Die zu den Insekten gehörenden, mit beißend-kauenden Mundwerkzeugen ausgestatteten 1,0–1,5 mm großen Haarlinge ernähren sich von Keratinsubstanzen, wie Hautepithelien, Schuppen und Haarteilen. Beim Rind kommt nur die wirtsspezifische Art *Bovicola bovis* vor (Abb. 2-11). Von jedem Weibchen werden während der etwa 60tägigen Lebensdauer nur etwa 100 Eier abgelegt und einzeln an die Haare des Wirtes geklebt. Die Haarlingsnissen sind verhältnismäßig groß, weiß und gedeckelt. Nach etwa einer Woche schlüpfen die Larven, die nach 3maliger Häutung zur reifen Imago werden. Die gesamte Entwicklung der Haarlinge dauert 4–5 Wochen, so daß während der Wintermonate mehrere Generationen aufeinanderfolgen können. Die Übertragung von Tier zu Tier erfolgt durch Kontakt. Ohne Wirtstier sterben die Parasiten nach wenigen Tagen ab.

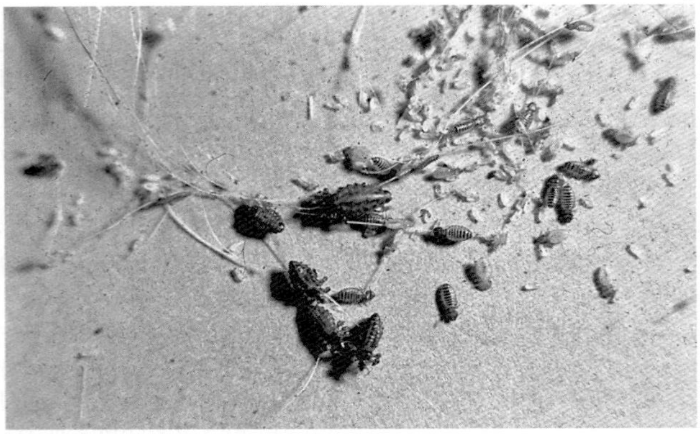

Abbildung 2-11 Haarlinge (*Bovicola bovis*), Läuse (*Haematopinus eurysternis*) und Nissen (Vergrößerung 5fach)

■ **Symptome:** Die nur bei stärkerem Befall auftretenden Veränderungen des Haarkleids geben den Rindern ein häßliches, ungepflegtes, »mottenzerfressenes« Aussehen, doch besteht häufig kein ausgeprägter Juckreiz. Die Haare sind struppig, stumpf, verklebt und mit zahlreichen Hautschuppen übersät. An den Lieblingssitzen der Haarlinge (Hals, Schulter, Rücken und Schwanzansatz) lassen sich die Haare dann leicht in großen Büscheln ausziehen, oder es bestehen hier bereits unregelmäßig begrenzte haarlose oder spärlich behaarte Hautflächen (Abb. 2-12). Am Rande derartiger Bezirke ausgezogene Haarbüschel sind gewöhnlich dicht mit den als weiße Punkte gut sichtbaren Haarlingsnissen besetzt. Die auf den Haaren lebhaft beweglichen reifen Parasiten können an ihrem großen und breiten, den Thorax überragenden stumpfen Kopf leicht erkannt werden. Zur besseren Sichtbarmachung der Haarlinge werden die zu untersuchenden Haare am besten gegen eine Lichtquelle gehalten oder auf weißer Unterlage bei guter Beleuchtung mit dem bloßen Auge, nötigenfalls auch bei Lupenvergrößerung, betrachtet.

■ **Bekämpfung:** Für die Haarlingsbekämpfung eignen sich alle in Übersicht 2-3 aufgeführten Insektizide. Wegen der geringen oviziden Wirksamkeit der Präparate muß die Behandlung durch Einpudern, Einsprühen oder Aufguß nach einer Woche wiederholt werden.

2.1.4.2 Läusebefall

■ **Definition:** Die im Haarkleid von Rindern vorkommenden blutsaugenden Läuse (Anoplura) rufen bei Massenbefall starken Juckreiz, Haarausfall und Blutarmut hervor (Phthiriose).

■ **Vorkommen:** Die in allen Erdteilen auftretenden Rinderläuse werden vorzugsweise in gemäßigten Klimazonen während der kalten Jahreszeit angetroffen. Das Fehlen des Läusebefalls in Wärmegebieten und der schnelle Rückgang der Läusebesiedlung bei Rindern während des sommerlichen Weidegangs wird darauf zurückgeführt, daß die bei Sonneneinstrahlung an der Hautoberfläche auftretenden hohen Temperaturen von den Parasiten nicht ertragen werden. Ausbreitung und Stärke des Läusebefalls werden dagegen durch ungünstige Fütterungs- und Haltungsbedingungen (mangelhafte oder einseitige Ernährung, Laufstall- und Großherdenhaltung) gefördert. Wirtschaftliche Verluste entstehen bei stärker befallenen Rindern durch geringere Gewichtszunahme und Rückgang der Milchleistung und durch Häuteschäden (stichartige Lederdefekte infolge Infiltration epidermaler papillärer Schichten).

■ **Ursachen, Parasitenbiologie:** Die zu den Insekten gehörenden, 2–4 mm großen, blutsaugenden Läuse leben als wirtsspezifische, permanent-stationäre Ektoparasiten im Haarkleid. In Europa kommen beim Rind folgende Arten vor:
Haematopinus eurysternus, die kurzköpfige Rinderlaus,
Linognathus vituli, die langköpfige Rinderlaus und
Solenopotes capillatus, die kleine Rinderlaus.

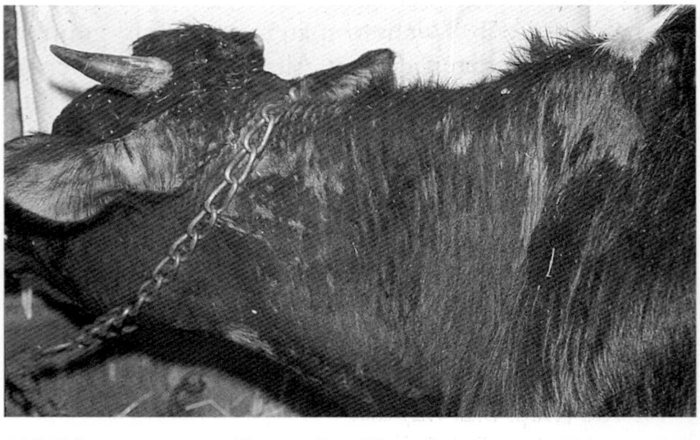

Abbildung 2-12 Unregelmäßiger begrenzter Haarausfall bei starkem Haarlingsbefall

Die tonnenförmigen, 0,5–1 mm großen gedeckelten Läuseeier (Nissen) werden einzeln an die Haare der Wirtstiere angeklebt. Die aus ihnen nach 1–2 Wochen ausschlüpfenden und gleichfalls blutsaugenden Larven ähneln in ihrer Gestalt bereits weitgehend den Imagines; sie werden nach 3 Häutungen geschlechtsreif. Die Gesamtentwicklung dauert 20–40 Tage. Ohne Wirtstier sterben die Parasiten innerhalb einer Woche ab. Die Übertragung von Rind zu Rind erfolgt durch Kontakt und nur selten durch Zwischenträger oder infizierte Stallungen.

■ **Symptome:** Schwacher Läusebefall, der an geschützten Körperstellen (Achsel, Triel, Zwischenschenkelspalt, Hornbasis) hauptsächlich bei gut genährten Tieren während des Weidegangs vorkommt, verursacht keine klinischen Symptome. Das Haarkleid stärker verlauster Rinder erscheint dagegen struppig, stumpf und verklebt, ihre Haut schuppig. Lieblingssitze der Läuse sind Nacken- und Widerristgegend. Starker Befall kann durch das Umherwandern und Blutsaugen der Parasiten auf der Haut ausgeprägten Juckreiz verursachen, der allgemeine Unruhe, häufiges Lecken, Kratzen mit Hörnern und Hintergliedmaßen oder Scheuern einzelner Körperteile zur Folge hat; hierdurch werden nicht selten Stall, Tränke und Fütterungseinrichtungen oder Einzäunungen beschädigt. Bei länger bestehendem Juckreiz treten an leicht zugänglichen Hautstellen häufig Entzündungen (Leckekzem, Scheuerdermatitis) und infolge Abbrechens oder Ausfallens der Haare kahle Hautbezirke auf. Der Massenbefall mit Läusen kann zuweilen erhebliche Blutverluste hervorrufen, so daß bei schlecht ernährten Kälbern anämische Erscheinungen, mitunter sogar Todesfälle auftreten.

■ **Diagnose, Differentialdiagnose:** Bei geringgradiger Verlausung und in Verdachtsfällen werden die bevorzugt besiedelten Hautstellen nach dem Auseinanderscheiteln der Haare bei guter Beleuchtung auf das Vorkommen der mit unbewaffnetem Auge erkennbaren Parasiten sorgfältig abgesucht. Ein Büschel der mit Parasiten und deren als weiße Pünktchen erscheinenden Eiern besetzten Haare wird ausgezogen oder abgeschnitten und auf weißer Unterlage mit dem bloßen Auge oder bei Lupenvergrößerung näher untersucht; dabei können die einige Millimeter großen, grauen bis graublauen, lebhaft auf den Haaren umherkrabbelnden Läuse leicht erkannt werden. Die Unterscheidung von den kleineren, gelbbräunlichen Haarlingen (Kap. 2.1.4.1) gelingt aufgrund der besonderen Kopfform; außerdem ist der Thorax bei allen Rinderläusen breiter als der Kopf.

Räude (Kap. 2.2.4.2) und Hautpilzinfektionen (Trichophytie, Kap. 2.1.3.1) kommen nicht selten gleichzeitig mit Läusebefall vor, lassen sich aber aufgrund der typischen Hautveränderungen klinisch abgrenzen. Außerdem sind *differentialdiagnostisch* alle mit Haarausfall einhergehenden Erkrankungen zu berücksichtigen.

■ **Bekämpfung:** Die Vernichtung der beim Rind vorkommenden Läusearten und deren Larven gelingt durch Waschen oder Einsprühen mit allen gebräuchlichen Insektiziden (s. Übersicht 2-3). Das bei niedrigen Umgebungstemperaturen angezeigte Einpudern sowie die arbeitsparende Aufgußbehandlung (»pour on«) wirken häufig ausreichend. Da die Läuseeier dabei nicht oder nicht vollständig abgetötet werden, muß die Behandlung i. d. R. nach 1–2 Wochen wiederholt werden.

Die Tilgung des Läusebefalls innerhalb betroffener Bestände kann erreicht werden, wenn alle Rinder in 1- bis 2wöchigen Abständen einer 2maligen systemischen Behandlung (Ganzkörperspray, Aufguß oder Avermectin-Injektion) mit einem wirksamen Insektizid (s. Übersicht 2-3) unterzogen werden und gleichzeitig eine Entwesung des Stalles sowie aller Gerätschaften erfolgt.

2.1.5 Fütterungs-, mangel- und vergiftungsbedingte Erkrankungen des Haarkleides

H.-D. Gründer

Einige auf Ernährungsmängeln oder Giftaufnahme beruhende Leiden des Rindes gehen zwar mit Veränderungen der äußeren Decke einher, doch sind dabei zudem noch weitere Organsysteme entscheidend mitbetroffen; deshalb werden diese Krankheiten andernorts abgehandelt: *Manganmangel* (Kap. 12.3.10), *Kupfermangel* (Kap. 12.3.11), *Molybdänose* (Kap. 12.3.12), *Kriebelmückentoxikose* (Kap. 4.1.5.4), *Solanin-/Kartoffelvergiftung* (Kap. 12.3.2) *Vergiftung durch polychlorierte Naphthaline* (Kap. 12.3.15), *Quecksilbervergiftung* (Kap. 7.1.6.1), *Rohrschwingelgrasvergiftung* (Kap. 12.3.4), *Mutterkornvergiftung* (Kap. 12.3.3), *Sporidesmintoxikose* (Kap. 2.2.7.3) sowie *mykotoxinbedingte hämorrhagische Diathesen* (Kap. 4.3.5.13).

2.1.5.1 Walfettbedingter Haarausfall

Nach Verfütterung von Milchaustauschfuttermitteln, die Walfett als Milchfettersatz enthielten, konnte bei 2–4 Wochen alten Kälbern experimentell regelmäßig partieller Haarausfall erzeugt werden, wenn die Tränke $\geq 2\%$ gehärtetes Walfett enthielt (Abb. 2-13). Nach 1- bis 2wöchiger Fütterung mit derartigen walfetthaltigen Milchaustauschern tritt vermehrte

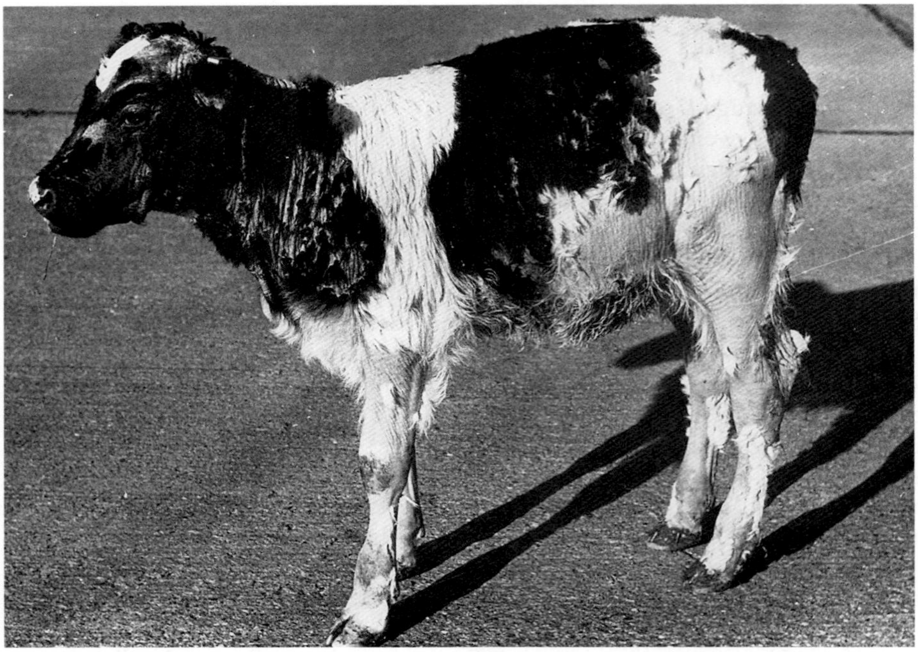

Abbildung 2-13
Ausgedehnter Haarausfall bei einem 4 Wochen alten Kalb nach Verfütterung eines walfetthaltigen Milchaustauschers

Fettigkeit und Schuppenbildung des Haarkleides auf. Einige Tage später beginnen die Haare in der Umgebung des Mauls, an den Augenbögen und am Ohrgrund sowie im Zwischenschenkelspalt büschelweise zusammen mit den oberen verhornten Epidermisschichten auszufallen (Alopecia seborrhoica). Nach einer Haarausfallperiode von 1–3 Wochen mit allgemeinen Krankheitserscheinungen (Fieber, Apathie, Steifigkeit, Nasen- und Augenausfluß) und verminderten Gewichtszunahmen kommt der Haarverlust zum Stillstand, und es setzt schnelle Neubehaarung ein. Als Ursache dieses Haarausfalls wird eine Fettstoffwechselstörung infolge ungenügender fermentativer Spaltung milchfremder Fette (Walfett) und deren teilweise Ausscheidung über die Talgdrüsen der Haut angenommen.

2.1.5.2 Thalliumvergiftung

■ **Vorkommen:** Thallium (Tl) ist nicht essentiell und kommt im Organismus nicht regelmäßig vor; es wird jedoch schnell resorbiert und kumuliert wegen verzögerter Ausscheidung. Vergiftungen durch Tl sind bei Rindern selten vorgekommen durch Aufnahme thalliumhaltiger Rodentizide und durch industrielle Immissionen (bestimmte Zementwerke). Die Tl-Aufnahme erfolgt oral mit den Futterpflanzen, die teilweise eine besondere Affinität zu diesem Element aufweisen (Raps, Kohl). Die Toleranzdosis beträgt 0,025 mg Tl/kg LM und Tag, die toxische Dosis 0,03–0,1 mg Tl/kg LM.

■ **Symptome:** Neben akuten, u. U. tödlichen Vergiftungen (LD > 0,3 mg Tl/kg LM) kommt ein wenig spezifisches chronisches Krankheitsbild vor, das durch mangelhafte Gewichtsentwicklung gekennzeichnet ist. Haarausfall (besonders an der Schwanzspitze) und neurologische Symptome treten erst bei schwererer Tl-Vergiftung auf. Weiter wurden folgende Symptome beschrieben: verminderte Atemfrequenz mit häufigem Gähnen und leerem Schlucken, sägebockartiges Strecken des steifen Körpers, Muskelzittern sowie profuser, zunächst wäßriger, später zäher Speichelfluß mit entzündlicher Rötung der Maul- und Rachenschleimhaut; dazu seröser, allmählich schleimig-eitrig werdender Nasenausfluß, Freßunlust und kolikartige Leibschmerzen mit häufigem Absatz von schleimüberzogenem bis blutigem Kot, dann Durchfall, schließlich mitunter Verstopfung (hämorrhagische bis ulzerierende Abomasoenteritis; fettige Leberdegeneration); vermehrter Durst und frequenter, unter schmerzhaftem Drängen erfolgender Harnabsatz (Nierenerweichung mit petechialen Rindenblutungen: trübe Schwellung, herzförmige Koagulationsnekrosen, fettige Degeneration und interstitielle Proliferation); Muskelinkoordination, insbesondere der Nachhand, mit rasch zunehmender Abmagerung und allgemeiner Schwäche; im Endstadium auch Tympanie.

■ **Diagnose:** Wegen der wenig spezifischen Symptomatik ist bei Verdacht auf Tl-Vergiftung eine chemische Untersuchung der Speicherorgane (Niere, Leber, Muskulatur, Haare) einzuleiten.

■ **Behandlungsversuche** sind bei schwerer akuter Vergiftung wenig aussichtsreich; meist tritt der Tod innerhalb von 4 Tagen bis 2 Wochen ein. Eine gewisse Wirkung versprechen bei rechtzeitiger Verabreichung Eisen-III-Hexazyanoferrat-II (50 mg/kg LM oral), Natriumthiosulfat oder Natriumjodid (8- bis 10%ig, 100–500 ml) intravenös.

2.2 Krankheiten der Haut

2.2.1 Erbliche und andersbedingte Mißbildungen der Haut

M. Stöber

Bestimmte, mitunter schon bei Geburt vorliegende Hautveränderungen werden andernorts besprochen: *Hautform der Nervenscheidentumorose* (Kap. 10.7.2.1), *Melanozytome/Melanome* (Kap. 2.2.9), *Mastzellenretikulose* (Kap. 4.4.4.3), *Lymphgefäßstauung/Anasarka* (Kap. 3.1.1.1), *porphyriebedingte Photosensibilität* (Kap. 4.3.1.2, 4.3.1.3); median im Hinterhaupts- bzw. Kreuzbeinbereich lokalisierte konnatale Hautdefekte sind als Hinweis auf *Kranioschisis* bzw. *Spina bifida aperta* (Kap. 10.1.2.2) zu werten.

2.2.1.1 Albinismus

Die diesem Leiden zugrundeliegende unzulängliche Pigmentierung von Haarkleid, Haut, Iris und Retina beruht auf Tyrosinasemangel-bedingter Blockierung der Melaninsynthese. *Partieller Albinismus* ist einfach autosomal-dominant (Holstein-, Guernsey-, Ayrshire-, Hereford-, Fleckvieh-Rind) oder einfach autosomal-rezessiv erblich (Angus-Rind). Er äußert sich in einer für die betreffende Rasse »zu hell« (z. B. bräunlich statt schwarz) erscheinenden Färbung des Haarkleides sowie grauer (statt dunkelbrauner) Färbung der Iris (Abb. 2-14).

Vollständiger Albinismus wird einfach autosomal-rezessiv vererbt und ist beim Holstein-Friesian-, Hereford-, Murbodner-, Guernsey-, Simmentaler, Shorthorn- und Charolais-Rind beobachtet worden. Totaler Albinismus äußert sich in schneeweißer Färbung der seidenweichen Haare, während Haut und Schleimhäute zartrosa, Hörner und Klauen farblos-hell erscheinen. Die Iris solcher Tiere ist bläulich, rosa oder mehrfarbig, ihre Retina rot. Merkmalsträger zeigen daher Lichtscheu, mitunter auch photosensibilitätsbedingte Hautveränderungen im Rückenbereich (Kap. 2.2.7.3). Ihre Lebenserwartung ist meist normal; manche Albinokälber sterben jedoch bald nach Geburt. *Histologisch* ist in den genannten Epithelien kein Melanin nachzuweisen.

Differentialdiagnostisch sind andere, mit Photophobie (Kap. 11.1.1) oder Photosensibilisierung (Kap. 2.2.7.3) einhergehende Leiden zu berücksichtigen.

Bei *unvollständigem okulokutanem Albinismus* ist die Regenbogenhaut des Auges m. o. w. pigmentlos (Heterochromasie, Kap. 11.1.1.8), während Haut und Haarkleid insgesamt oder fleckenweise aufgehellt, d. h. braun oder grau statt schwarz gefärbt erscheinen. Partieller Albinismus ist auch ein Symptom des Chédiak-Higashi-Syndroms (Kap. 4.3.1.5).

2.2.1.2 Fortschreitender Pigmentverlust der Haut

Die bei DSB x HF-Rindern im Alter von 6–24 Monaten einsetzende und auch als »*early greying*« bezeichnete örtliche Depigmentierung von Schleimhaut (Flotzmaul, Unterlippe), Haut und Haarkleid (Ohrspitzen, Rippenbogen, Außenseite der Hinterschenkel, Perineum, Schwanz) ist möglicherweise erblich bedingt, aber offensichtlich nicht mit Gesundheitsstörungen verbunden.

2.2.1.3 Ichthyosis

Dieses Leiden ist eine durch übermäßige Verhornung der Haut (»*Fischschuppenkrankheit*«, »*Panzerkalb*«, *Hyperkeratosis fetalis* oder *congenita*) gekennzeichnete erbliche Mißbildung. Nach heutigem Kenntnisstand ist zwischen einer schweren, dem »Harlekin«-Defekt des Menschen entsprechenden, zum Abort oder zu Geburtsverletzungen am Muttertier führenden fetalen Form (einfach autosomal-rezessiv erblicher Faktor A_{22}, *Ichthyosis fetalis bovis*) und der weniger stark ausgeprägten, mitunter nur bestimmte Körperteile betreffenden und das männliche Geschlecht bevorzugenden angeborenen Form des Leidens *(Ichthyosis congenita bovis)* zu unterscheiden (Holstein, Pinzgauer und Chianina bzw. Norwegisch-Hornloses Rotvieh, Holstein-Friesian und Brown Swiss). Betroffene Tiere werden abortiert bzw. nach normaler oder verlängerter Tragzeit teils tot, teils lebensschwach geboren, gehen aber spätestens nach 2 Wochen ein (Abb. 2-15). Die Haut-

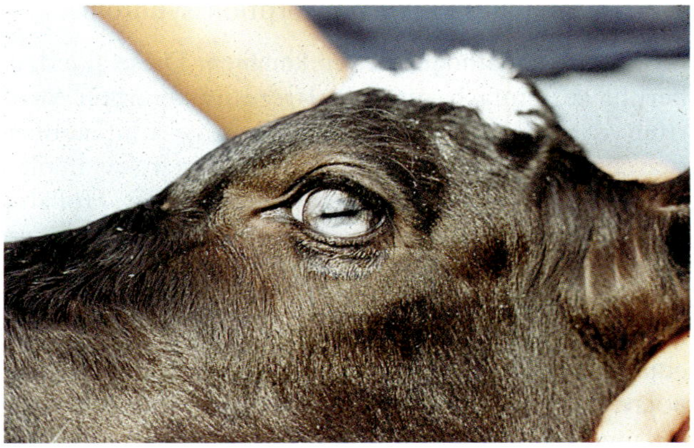

Abbildung 2-14 Partieller Albinismus bei einem neugeborenen HF-Kalb; Hypochromasie der Iris (s. Kap. 11.1.18)

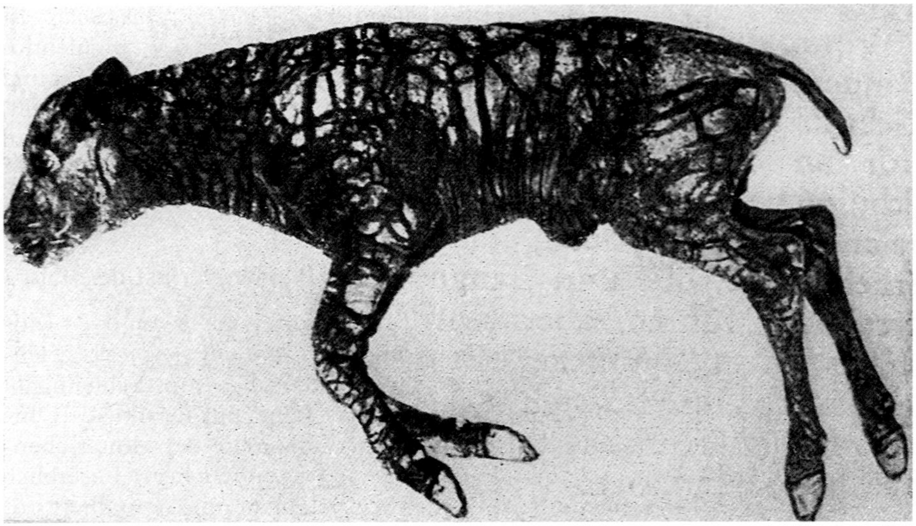

Abbildung 2-15 Bald nach der Geburt verendetes »Fischschuppen«-Kalb

veränderungen bestehen in mitunter auf einzelne Körperteile beschränkt bleibender, sonst aber diffuser, bis zu kleinfingerstarker trocken-derber Verdickung der Epidermis. Die veränderte Oberhaut ist von zahlreichen, einander kreuzenden und bis auf das hier rot durchscheinende Korium reichenden Furchen zerklüftet; sie bedingen das fischschuppenartige Aussehen der Körperoberfläche, deren Berührung Abwehr auslöst. Oft überragt die kurze Behaarung die scharfkantigen Epidermisborken kaum. Die Kopfschleimhäute sind auffallend rot, die Ohren stummelförmig verkürzt; der Haut-Schleimhaut-Übergang der natürlichen Körperöffnungen erscheint nach außen umgestülpt. Die Zerlegung ergibt keine weiteren Veränderungen. Histologisch sind starke orthokeratotische Hyperkeratose der oberen Epidermisschichten, der Haarbälge und der Hautdrüsen sowie warzenähnliche Papillarkörperstruktur festzustellen. Ichthyose läßt sich therapeutisch nicht beeinflussen; ihre Vorbeuge besteht in Zuchtauslese.

2.2.1.4 Erbliches Zinkmalabsorptionssyndrom

■ **Definition, Pathogenese, Vorkommen:** Dieses Leiden beruht auf einfach autosomal-rezessiv vererbter Störung der transintestinalen Zinkpassage und äußert sich als sekundärer Zn-Mangel. Der weltweit beobachtete semiletale Erbfehler geht auf den Holländisch-Friesen-Bullen »Adema 21« NRS 26781, dieser auf den Stammvater »Egbert« NRS 13110 zurück. *Andere Bezeichnungen:* Erbliche Parakeratose, »Adema's disease« oder letal trait A_{46}. Das bovine Leiden entspricht der Akrodermatitis enteropathica (Danboldt-Kloss-Krankheit) des Menschen und wurde bislang v. a. bei Holländisch-Friesen-, gelegentlich aber auch bei Rotbunten-, Aberdeen-Angus-, Shorthorn- und Fleckvieh-Kälbern festgestellt.

■ **Symptome, Verlauf:** Betroffene Kälber werden normal geboren, da sie während ihrer intrauterinen Entwicklung noch nicht von der eigenen enteralen Zn-Resorption abhängig sind. Sie erkranken erst im Alter von 3–8 Wochen, weshalb Eigner und Tierarzt das Vorliegen einer Erbkrankheit meist nicht in Betracht ziehen. Die typischen Hautveränderungen treten v. a. an mechanisch exponierten Stellen auf: Umgebung von Maul und Nasenlöchern, Augenlider, Ohrgrund, Nacken, Achsel-, Kniefalten- und Inguinalbereich, Karpal- und Tarsalbeuge, Fesselkopf, Kronsaum, Zwischenklauenspalt sowie Schwanzansatz. Hier zeigen sich nach anfänglicher starker Epidermisschuppung graue, borkig-schmierige und schließlich auch übelriechende, im Haarkleid verankerte Auflagerungen, die durch ins Korium reichende nässende Rhagaden mosaikartig unterteilt sind; die Haut am Fesselkopf erodiert (Abb. 2-16 bis 2-18). Alle Kopfschleimhäute erweisen sich als gerötet, das Zungenepithel als weißlich-verquollen. Im fortgeschrittenen Stadium bestehen zudem Tränen-, Nasen- und Speichelfluß, Zähneknirschen sowie Haarausfall. Die Patienten sind dann inappetent, bewegungsunlustig, niedergeschlagen und dehydratisiert; ihre körperliche Entwicklung sistiert. Die Aktivität der Zn-abhängigen alkalischen Serumphosphatase ist stark vermindert. Die ebenfalls Zn-Mangel-bedingte Thymushypotrophie zieht Verringerung der T-lymphozytär vermittelten Immunantwort (Kap. 1.2.3.1) mit Neigung zu rezidivierenden fieberhaften respiratorischen und/oder enteralen Affekten nach sich, die auf antibiotische Behandlung nicht oder nur vorübergehend ansprechen. Bleibt die Ursache unerkannt und wird die Zn-Versorgung nicht aufgebessert, so verfallen solche Kälber zusehends und verenden mit 4–6 Monaten im Marasmus, wenn sie nicht schon vorher getötet werden.

Sektionsbefunde: Abmagerung; Erosionen in Maul, Schlund und Vormägen; Hypotrophie von Thymus, Lymphknoten, PEYERschen Platten und Milz; sekundäre katarrhalische bis eitrige Bronchopneumonie und katarrhalische bis ulzerierende Enteritis. Die oben beschriebenen ≤ 5 mm dicken epikutanen Borken erweisen sich *histologisch* als von der akantholytisch veränderten Stachelzellschicht ausgehende Hyper-Parakeratose mit Keratohyalinschwund und bis in die obersten Epithelschichten reichender Persistenz der Zellkerne. Diese Veränderungen werden von sekundären entzündlichen Reaktionen des Koriums begleitet.

Die *Diagnose* erbliche Parakeratose stützt sich auf die kennzeichnenden kutanen Veränderungen, Erkrankungszeitpunkt und -verlauf, Nachweis eines verminderten Serum-Zn-Spiegels (≤ 0,5 statt ≥ 1,0 ppm) und Überprüfung der Vorfahren. *Differentialdiagnostisch* ist v. a. an Räude (Kap. 2.2.4.2), Dermatophilose (Kap. 2.2.3.6), Trichophytie (Kap. 2.1.3.1) und Bovine Leukozyten-Adhäsions-Defizienz (Kap. 4.3.1.6) zu denken; erworbener (d. h. nicht-hereditärer) Zn-Mangel (Kap. 2.2.5.4) kommt beim Rind nur unter ganz besonderen Fütterungsbedingungen vor; (s. hierzu auch Kadmiumvergiftung, Kap. 2.2.5.5).

Beurteilung, Behandlung: Klinische Erscheinungen und immunologische Funktionsstörungen der bovinen Parakeratose lassen sich durch laufende orale Verabreichung von Zn-Salzen völlig beheben und unter Kontrolle halten. Die Tagesdosis beträgt während der Milchtränkeperiode 5–10, nach dem Absetzen aber 10–15 mg $ZnCO_3$/kg LM, weil Zink aus Trockenfutter schlechter ausgenutzt wird als aus Milch; der gleiche Effekt ist auch durch entsprechende Gaben von Zn-Sulfat, -Oxid oder -Azetat zu erzielen. Unter konsequenter Behandlung heilen die Hautläsionen dann bei gleichzeitiger Besserung des Allgemeinbe-

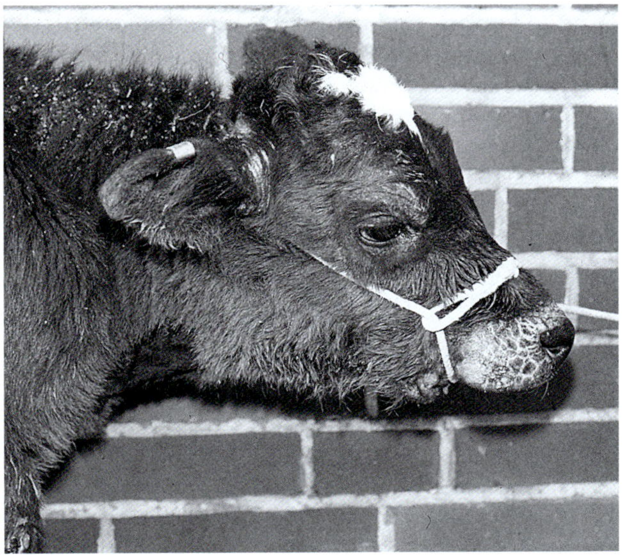

Abbildung 2-16 Zinkmalabsorptionssyndrom beim DSB-Kalb: Mosaikartige parakeratotische Krusten rings um das Flotzmaul

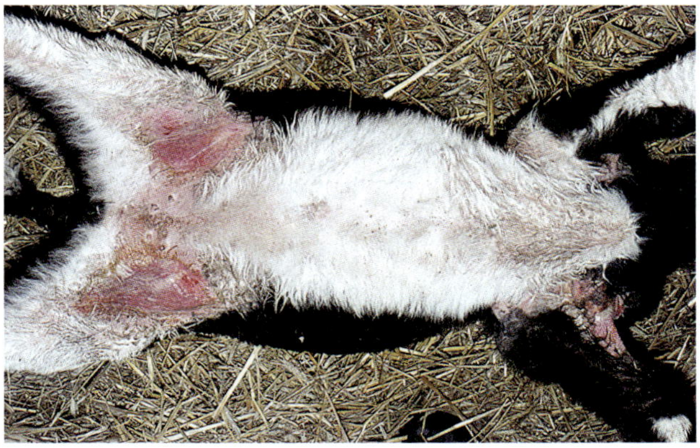

Abbildung 2-17 Kalb von Abb. 2-16: Exsudative Veränderungen im Axillar- und Inguinalbereich

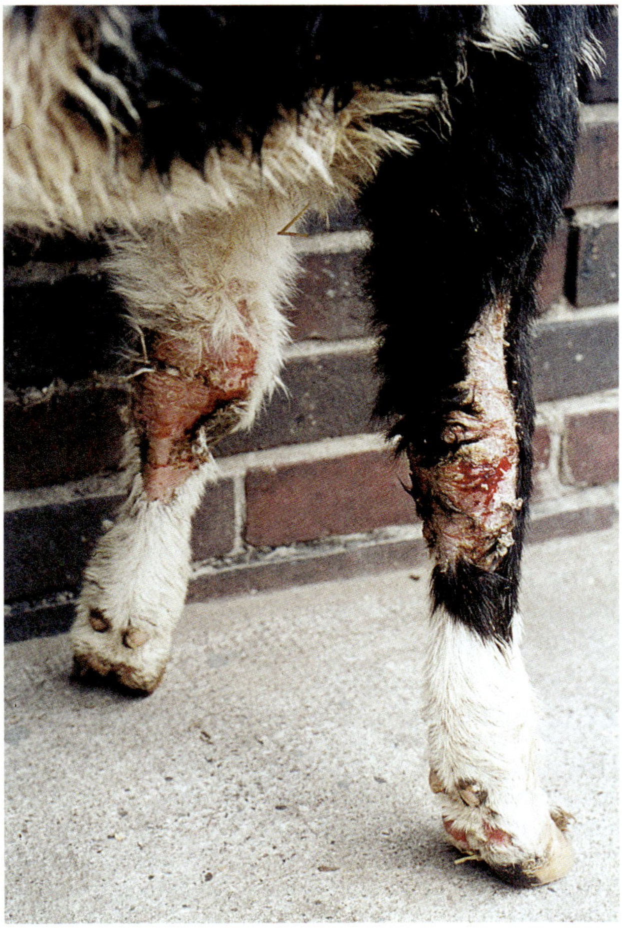

Abbildung 2-18 Kalb von Abb. 2-16: Parakeratotische bis purulente Läsionen in den Gelenkbeugen der Vordergliedmaßen

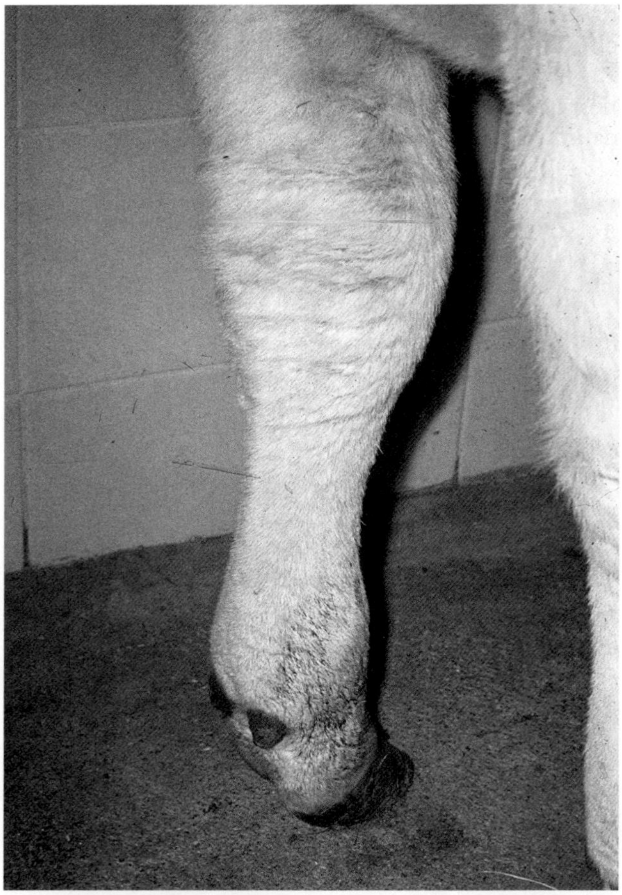

Abbildung 2-19 Abheilung der auf Abb. 2-18 gezeigten Veränderungen nach 6wöchiger Zinkzulage

findens innerhalb von 3–4 Wochen ab. Nach 6 Wochen ist an den zuvor erkrankten Stellen auch das Haarkleid wieder nachgewachsen; in pigmentierten Hautbereichen erscheint es allerdings zunächst grau (Abb. 2-19). Mit solchen Zn-Zulagen kann das betreffende Tier zur Schlachtreife ausgemästet werden. Nach Absetzen der Behandlung rezidiviert das klinische Bild jeweils innerhalb von 3–4 Wochen.

Die *Prophylaxe* besteht in Nichtanpaarung, besser aber in Ausmerzung heterozygot veranlagter A_{46}-Überträgertiere.

2.2.1.5 Epitheliogenesis imperfecta neonatorum

Hierbei handelt es sich um einen einfach autosomal-rezessiv erblichen Hautdefekt, der schon bei Geburt ausgeprägt ist: m. o. w. ausgedehntes Fehlen oder fetziges Ablösen der Epidermis am Flotzmaul und rings ums Maul, an Maul- und/oder Zungenschleimhaut, um die Augen herum, an den mitunter zudem eingerollten Ohren, den Zitzen sowie den Gliedmaßenenden; die veränderten Bereiche erscheinen feuerrot und sind mit eintrocknendem Exsudat bedeckt. Klauen und Afterklauen können mißgebildet sein oder peripartal ausschuhen (Abb. 2-20, 2-21). In seltenen Fällen liegt zudem Unterkieferverkürzung, Anotie, Arthrogrypose oder Afterverschluß vor. Die Merkmalsträger verenden teils bei der Geburt, teils innerhalb zweier Wochen danach. Histologisch fehlen an den betroffenen Stellen sämtliche Epithelschichten, Haarfollikel und Schweißdrüsen; die Lederhaut erweist sich hier als entzündet. Das auch *Perodermie, »Froschhaut«, »glatte Zunge«, Letalfaktor A_2* oder *»mechanobullous disease with sub-basilar separation«* genannte Leiden ist bei Jersey-, Ayrshire-, Vorderwälder-, Holstein-Friesian-, Schwedisch-Rotbunten-, Piemont-, Shorthorn-, Angus-, Brangus- und Brown-Swiss-Kälbern beobachtet worden. *Differentialdiagnostisch* sind die klinisch erst später erkennbare *Epidermolysis bullosa* (s. folgenden Abschnitt) sowie *Dermatosparaxie* (Kap. 2.2.1.7) zu bedenken.

2.2.1.6 Epidermolysis bullosa

Bei diesem einfach autosomal-rezessiv oder -dominant veranlagten hereditären Defekt treten Hautveränderungen erst Wochen bis Monate nach der Geburt und allmählich auf; zudem sind sie zunächst mit dem Leben des betreffenden Kalbes vereinbar. Die Läsionen äußern sich als bei normaler mechanischer Belastung einsetzende Exkoriation und Schuppung im Bereich von Maul, Augenlidern und Ohren sowie dorsal auf Karpus und Fesselkopf; die körperliche Entwicklung ist verzögert. Etwaige Beteiligung von Maulschleimhaut (Erosionen) und/oder Klauen (Ausschuhen) zwingt später zur Abschaffung (Abb. 2-22 bis 2-24). Histologisch zeigt sich genanntenorts, mitunter auch an Schlund- und Vormagenschleimhaut, eine Trennung der oberen Epidermisschichten vom Stratum basilare, und zwar im Niveau der Stachelzellschicht (Akantholyse). Diese daher auch *Keratogenesis imperfecta, Akantholysis bullosa, »erbliche Maul- und Klauenseuche«* oder *»mechanobullous disease with suprabasilar separation«* genannte Erbkrankheit ist bislang bei Maas-Rhein-Ijssel-, Angus-, Limousin x Charolais-, Belgisch-Roten-, Simmentaler und Büffelkälbern festgestellt worden. Differentialdiagnostisch sind *Epitheliogenesis imperfecta* (s. o.) und *Dermatosparaxie* (s. u.) in Betracht zu ziehen.

2.2.1.7 Dermatosparaxie

■ **Definition, Vorkommen, Ursache:** Dieser durch übermäßige Dehnbarkeit und Zerreißlichkeit der Haut charakterisierte, dem Ehlers-Danlos-Syndrom des Menschen entsprechende und auch kutane Asthenie genannte bovine Erbfehler ist bislang beim Weißblauen Belgier-, Holstein-Friesian-, Hereford-, Charolais-, Simmentaler-, Fleck- sowie Braun-Vieh beobachtet worden. Offenbar kommt das Leiden beim

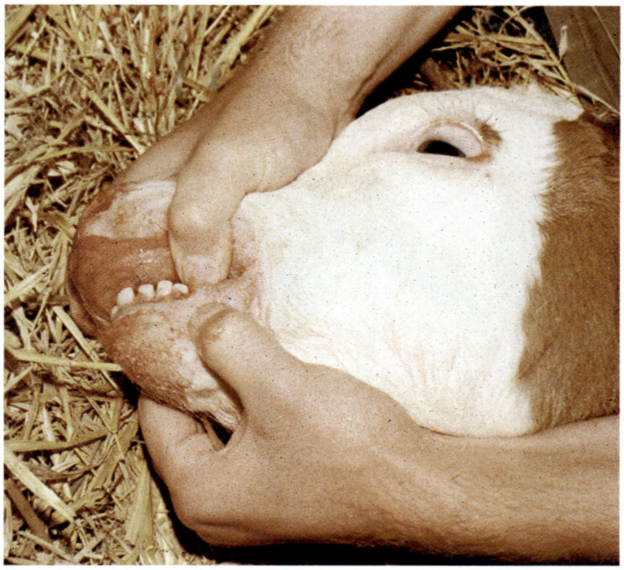

Abbildung 2-20 Epitheliogenesis imperfecta bei einem neugeborenen Vorderwälder-Kalb (UNMÜSSIG, 1972): Fehlen des Epithels im Lippenbereich

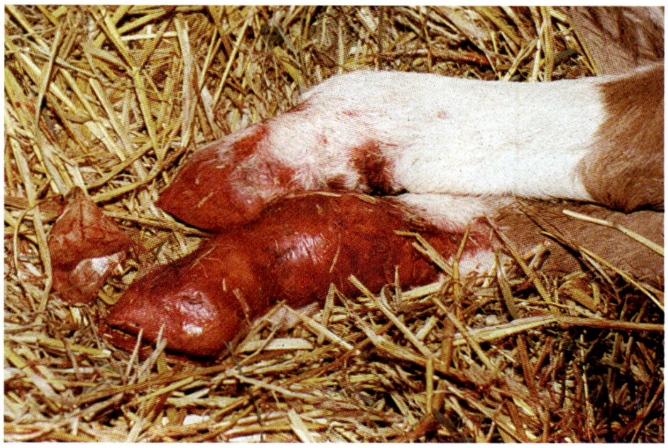

Abbildung 2-21 Fehlen des Epithels im Zehenbereich, »Ausschuhen« beim Kalb von Abb. 2-20 (UNMÜSSIG, 1972)

Rind in einfach autosomal-rezessiv und autosomal-dominant hereditärer Form vor: Bei ersterer beruht die Bindegewebsschwäche auf mangelhafter Umwandlung des Prokollagens in Kollagen und beschränkt sich auf die Haut, betrifft mitunter aber auch das Gekröse. Letzterer liegt ein anderer, Sehnen und Gelenke mitbeeinträchtigender Kollagenfaserdefekt zugrunde. Klinisch kennt man bislang 3 verschiedene Erscheinungsformen der bovinen Dermatosparaxie (BD).

■ **Symptome, Verlauf, Beurteilung:** Die *Frühform* der BD ist schon bei Geburt klinisch manifest und i. d. R. schwerwiegend/letal (Weißblaue Belgier); sonst (andere Rinderrassen) wird das Leiden erst später, u. U. erst im Jungrinderalter, erkennbar (= *subletale Spätform* ohne oder mit Gelenkbeteiligung). Von der *Frühform* der *BD* betroffene Kälber verlieren schon bei oder kurz nach Geburt und bei normaler mechanischer Belastung (Auszug, Festhalten, Aufheben) m. o. w. große Hautfetzen, so daß sie u. U. weitgehend »nackt« aussehen. Dabei löst sich die haartragende obere Schicht der Lederhaut (= Stratum reticulare) vom daruntergelegenen Stratum papillare, aus dem dann Serum/Lymphe austritt (Abb. 2-25). Solche Patienten verenden peripartal. Bei der *Spätform* der *BD* (Abb. 2-26, 2-27) ist die Haut, v. a. an Kopf, Hals und Wamme, auffallend schlaff und faltig; sie läßt sich hier sowie im Rumpf- und proximalen Gliedmaßenbereich unter leichtem Zug weit von der Unterhaut abheben. Bei stärkerem Zug kommt es zu flächenhafter Trennung des Str. reticulare vom Str. papillare des Koriums; der dabei zwischen beiden Hautschichten entstehende spaltförmige Hohlraum füllt sich in der Folge mit trübem Serum/Lymphe (→ »Wassersäcke« von bis zu Fußballgröße mit auffallend dünner Wand). Früher oder später zerreißt die obere Kutisschicht an mechanisch exponierten Körperstellen »spontan«, wobei m. o. w. große, sich mit der Zeit einrollende Lappen und mit weißlich-schmierigem Exsudat bedeckte Granulationsflächen entstehen. Solche Defekte heilen in der Folge nur äußerst zögernd unter dünnvernarbender Annäherung ihrer Ränder. Versuche, diese »Verletzungen« zu vernähen, mißlingen infolge Ausreißens der Hefte. In manchen Fällen erweisen sich zudem die Gelenke als hyperflexibel.

Differentialdiagnostisch sind Epitheliogenesis imperfecta (Kap. 2.2.1.5) und Epidermolysis bullosa (Kap. 2.2.1.6) in Betracht zu ziehen. Von BD betroffene Kälber werden ihrer immer wieder neu auftretenden Hautläsionen wegen früher oder später abgeschafft. Von Behandlungsversuchen ist abzuraten.

■ **Sektion:** Die Zerlegung ergibt bei rezessiv-erblicher BD nur Hautveränderungen, mitunter auch auffallende Zerreißlichkeit des Gekröses, bei der dominant-hereditären Form des Leidens zudem überdehnbare Gelenke. *Histologisch* und *elektronenoptisch* findet man Ödem des Stratum reticulare und auffallend locker bis irregulär spiralig angeordnete Kollagenfibrillen (rezessiv-erbliche Form) bzw. fragmentierte, locker-unregelmäßig verteilte verbreiterte oder kolbenförmig aufgetriebene Kollagenfasern in einer netzartigen feinkörnigen Grundsubstanz (dominant-erbliche Form).

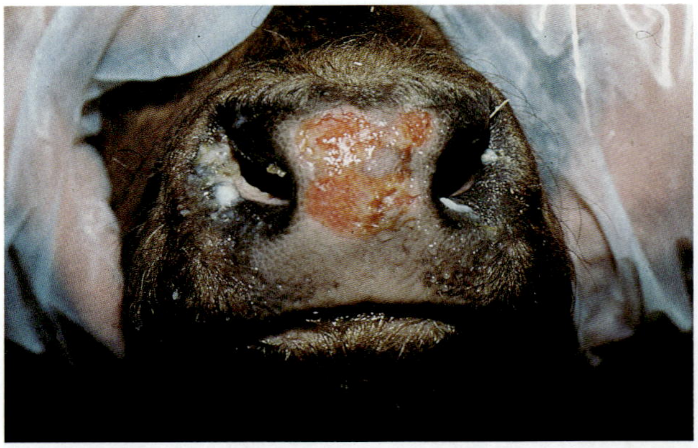

Abbildung 2-22 Epidermolysis bullosa bei einem DSB-Kalb: Geplatzte Blasen am Naseneingang

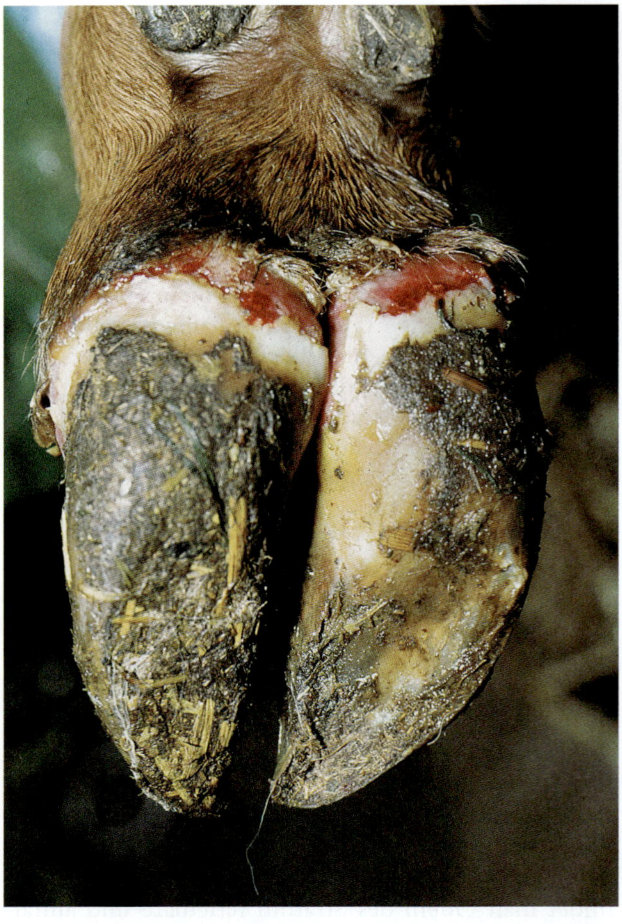

Abbildung 2-23 Epidermolysis bullosa bei dem Kalb von Abb. 2-22: Geplatzte Blasen an Kronsaum und Ballen 4 Tage p. p.

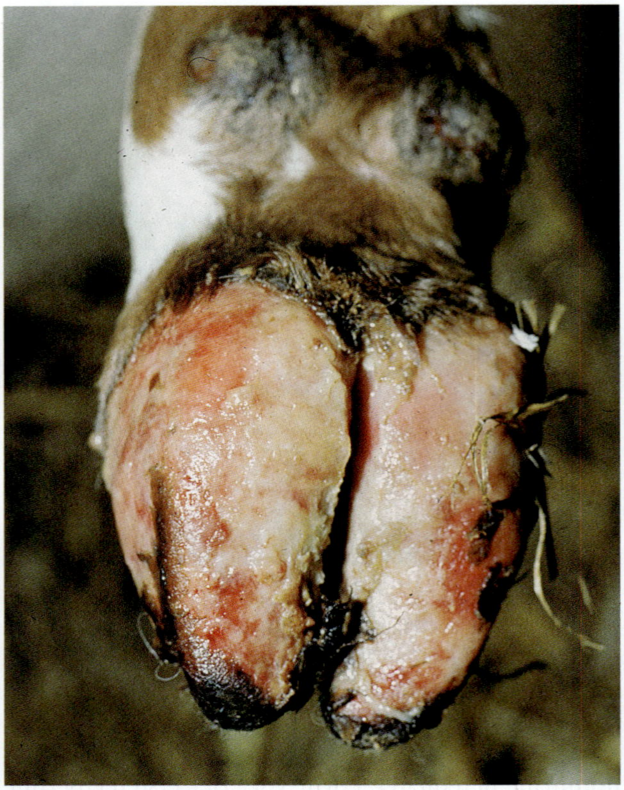

Abbildung 2-24 Epidermolysis bullosa bei dem Kalb von Abb. 2-22: Vollständiges Ausschuhen 8 Tage p. p.

2.2.2 Unspezifisch bedingte Krankheiten der Haut

H.-D. Gründer

2.2.2.1 Erworbene Störung der Verhornung

■ **Definition:** Unter *Hyperkeratose* ist die beim Rind vorkommende Verdickung des Stratum corneum durch übermäßige Verhornung zu verstehen; als *Parakeratose* wird eine gestörte Keratinisierung bezeichnet.

■ **Vorkomme, Ursachen:** Von den erworbenen *Hyperkeratosen* des Rindes haben die durch Räudemilben (Kap. 2.2.4.2) hervorgerufenen symptomatischen Formen und die durch chronische Chlornaphthalinvergiftung (Kap. 12.3.15) die größte Bedeutung. Das Vorkommen von Hyperkeratosen steht beim Rind meist im Zusammenhang mit Vitamin-A-Mangel (Kap. 11.1.5.1). Eine sekundäre Hypertrophie der Epidermis kann sich bei zahlreichen, chronischen Hauterkrankungen entwickeln. Die mechanisch bedingte Hautschwiele (Tylom) geht i. d. R. ebenfalls mit lokaler Hyperkeratose einher.

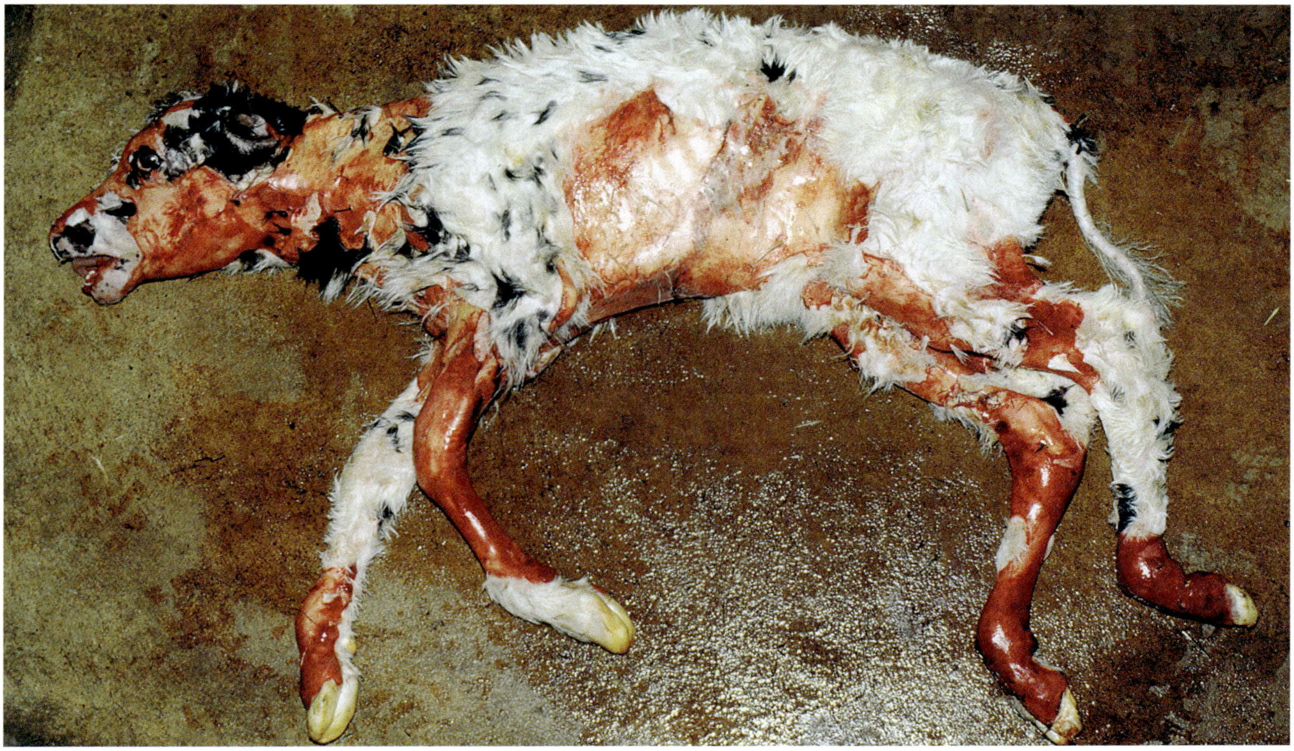

Abbildung 2-25 Dermatosparaxie: Letale Frühform bei einem Kreuzungskalb (HF x Weißblaue Belgier) mit ausgedehnter Ablösung oberflächlicher Hautschichten zum Zeitpunkt der Geburt

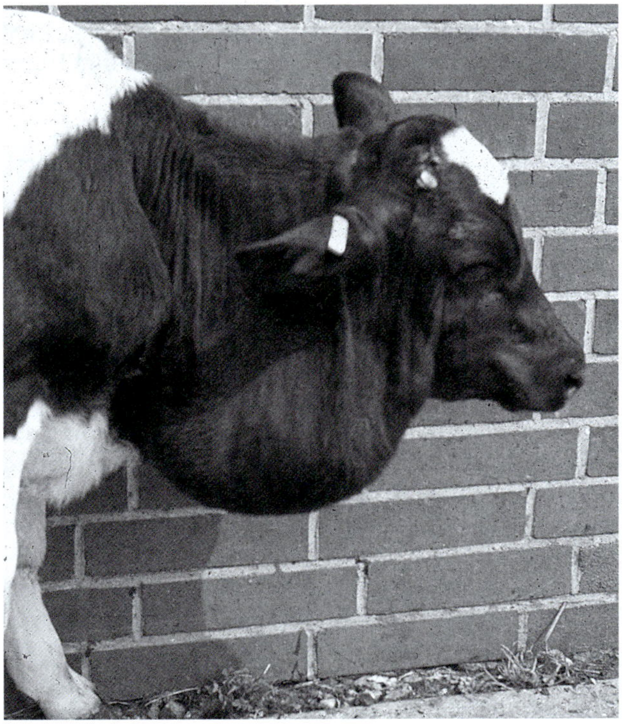

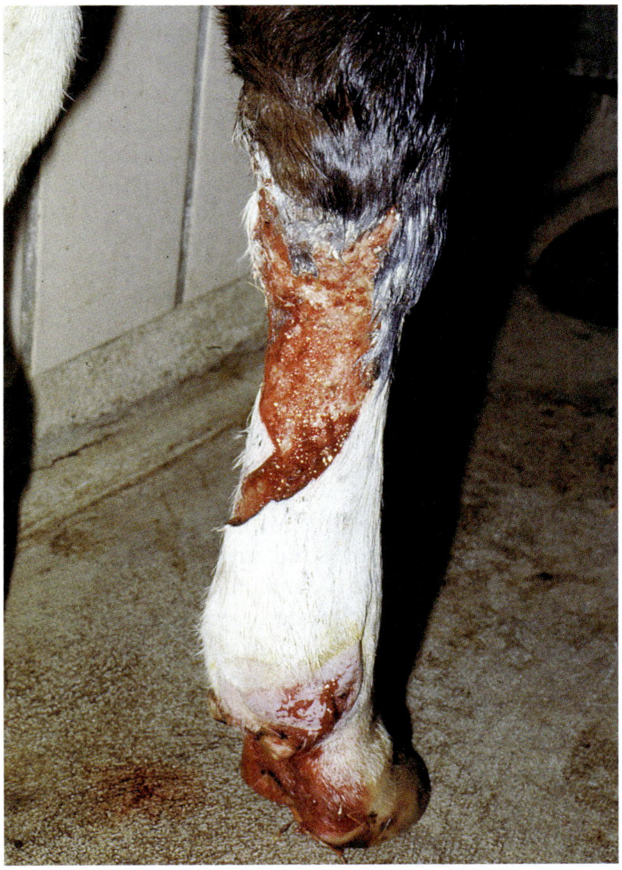

Abbildung 2-26, 2-27 Dermatosparaxie: Spätform bei einem HF-Kalb, bei dem die übermäßige Dehnbarkeit und Zerreißlichkeit der Haut immer wieder zu umschriebenen Abtrennungen des Rete reticulare vom Rete papillare der Lederhaut führten

Das Auftreten von *Parakeratose* ist als wichtiges Symptom bei erworbenem Zinkmangel (Kap. 2.2.5.4) und bei der erblichen Zink-Malabsorption (Kap. 2.2.1.4) bekannt.

■ **Symptome, Verlauf, Beurteilung:** Bei *erworbener Hyperkeratose* kommt es infolge Hypertrophie der Epidermis zur starker Verdickung der Haut mit ausgeprägter Faltenbildung. Die erkrankten Bezirke sind kahl, trocken und rissig, da Haarfollikel und Hautdrüsen weitgehend zerstört sind. Juckreiz fehlt. Entwicklung und Verlauf der Hyperkeratosen sind langsam. Das Leiden ist nur in Ausnahmefällen heilbar, ausgebreitete Formen enden i. d. R. tödlich.

Parakeratose äußert sich dagegen in schmierigen Belägen, unter welchen die Haut sekundär entzündlich verändert und infiziert sein kann (Kap. 2.2.1.4, 2.2.5.4).

■ **Diagnose, Differentialdiagnose:** Aufgrund der typischen Hautveränderungen kann die Diagnose meist leicht gestellt werden. Zur Klärung der Ursache sollte stets eine Untersuchung der Haltungs- und Fütterungsbedingungen erfolgen. Parasitäre Hauterkrankungen müssen durch Untersuchung von Hautgeschabseln ausgeschlossen werden. In Zweifelsfällen lassen sich Hyper- und Parakeratose histologisch (Hautbiopsieprobe) voneinander abgrenzen.

■ **Behandlung, Prophylaxe:** Bei erworbenen *Hyperkeratosen* stehen die Abstellung der Ursache sowie die Änderung der Haltungs- und Fütterungsbedingungen im Vordergrund. Lokale keratolytische Behandlungsmaßnahmen versprechen nur wenig Erfolg. Zinkmangelbedingte *Parakeratose* läßt sich durch Aufbesserung der Zinkversorgung beheben.

2.2.2.2 Störungen der Schweißbildung

■ **Definition:** Bei den Funktionsstörungen der Schweißdrüsen entspricht die Schweißabsonderung nicht den Erfordernissen der physiologischen Temperaturregulation, sondern ist vermindert *(Anidrosis, Hypoidrosis)* oder vermehrt *(Hyperidrosis)*.

■ **Vorkommen, Ursachen:** Störungen der Schweißsekretion werden beim Rind im allgemeinen selten beobachtet und haben dann nur symptomatische Bedeutung. Untersuchungen ergaben, daß die Schweißbildung beim Rind erhebliche individuelle Unterschiede aufweist und an dorsalen Körperteilen stets größer ist als an ventralen. Nach Beginn des Schwitzens bleibt die Schweißsekretion auch bei steigender Außentemperatur normalerweise über längere Zeit gleich groß.

Während ein Fehlen der Schweißdrüsen beim Rind als angeborene, mit Haarlosigkeit (Kap. 2.1.1.1) verbundene Mißbildung bekannt ist, wurde aus Indien und den USA über Anidrosis bei Hochleistungskühen infolge von Anpassungsstörungen an tropisches Klima berichtet (Kap. 10.6.4, 12.3.3, 12.3.4). Übermäßige Schweißabsonderung am ganzen Körper (Hyperidrosis universalis) wird öfter bei Mastkälbern infolge hoher Flüssigkeits- und Kalorienaufnahme sowie bei Rindern mit erblicher Langhaarigkeit (Kap. 2.1.1.2) beobachtet. Auch kommt eine symptomatische Hyperidrose im Zusammenhang mit schweren Allgemeinerkrankungen, Myodystrophie (Kap. 9.17.1) und schmerzhaften Lahmheiten vor. Bei der »Schwitzkrankheit« afrikanischer Rinder handelt es sich um Zeckenbißintoxikationen (Kap. 2.2.5.3). Das sogenannte »Blutschwitzen« (Haematidrosis) wird in manchen Fällen von hämorrhagischer Diathese (Kap. 4.3.5.13) beobachtet; es kommt durch Beimischung von Blut zum Sekret der Schweißdrüsen zustande.

■ **Symptome, Behandlung:** Rinder mit Hyperidrosis zeigen trotz Stallruhe und mäßiger Außentemperatur ein stark durchfeuchtetes Haarkleid. An den Haaren sind bei genauer Betrachtung feine Flüssigkeitströpfchen sichtbar; mitunter sind sie auch durch den Schweiß verklebt. Der Zustand kann durch Beseitigung der Ursache oder symptomatisch durch Verbringen der Tiere in kühle Umgebung, Scheren der Haare oder Übergießen mit kaltem Wasser gebessert werden. Fehlende oder mangelhafte Schweißsekretion läßt sich zuweilen durch Kochsalzzufütterung (Kap. 10.5.1) beeinflussen.

2.2.2.3 Störung der Talgdrüsentätigkeit

■ **Definition:** Die als Talg- oder Schmerfluß *(Seborrhoea, Pityriasis)* bezeichnete übermäßige Tätigkeit der Hauttalgdrüsen verursacht starke Schuppenbildung auf der Hautoberfläche und im Haarkleid (*Seborrhoea sicca* s. *crustosa*).

■ **Vorkommen, Ursachen:** Die Talgdrüsentätigkeit besitzt besondere Bedeutung für die Gesunderhaltung der Haardecke. Störungen ihrer Funktion sind daher häufig mit Veränderungen am Haarkleid verbunden. Seborrhoe kommt nur selten als selbständige Krankheit vor, bildet jedoch ein häufiges Symptom bei mangelernährten Rindern und bei zahlreichen Hauterkrankungen. Die auslösenden Ursachen für eine gesteigerte Talgproduktion sind unbekannt, jedoch wird eine Hautstoffwechselstörung angenommen. Bei Mangel an Vitamin A (Kap. 11.1.5.1), B_2 oder B_3 sowie beim Fehlen essentieller Fettsäuren werden insbesondere bei Kälbern ekzematöse Seborrhoen mit starker Schuppenbildung beobachtet. Seborrhoe wurde weiterhin bei Kälbern im Alter von 2–4 Wochen im Zusammenhang mit partiellem Haarausfall (Kap. 2.1.5.1) nach Verabreichung aufgefetteter Milchaustauschpräparate gesehen. Die Seborrhoea sicca ist eine häufige Nebenerscheinung bei Ektoparasitenbefall (Kap. 2.2.4ff.), im Anfangsstadium von Hautmykosen (Kap. 2.1.3.1) und bei bakteriellen Hautinfektionen (Akne, Kap. 2.2.2.4). Ein seborrhoisches Ekzem unbekannter Ursache tritt weiterhin nicht selten an der Schenkelinnenfläche und an der Euterhaut frischmilchender Kühe (sog. »flexuriale Seborrhoe«) auf (Kap. 2.2.6.2). Die Seborrhoe bildet außerdem ein Symptom des Jodismus (Kap. 2.2.5.2).

■ **Symptome, Verlauf:** Die ersten Anzeichen des Talgflusses bestehen in vermehrter Fettigkeit des Haarkleides. Später treten zwischen den Haaren zahlreiche hellgraue oder bräunliche Schuppen auf, die eine fettig-pappige Konsistenz aufweisen. Infolge der starken Schuppenbildung werden häufig Verklebungen und Krusten im Haarkleid beobachtet. In anderen Fällen können diese Erscheinungen fehlen; das Fell sieht dann eher stark verstaubt oder wie mit Kleie bestreut aus (Abb. 2-28). Der Geruch einer solchen Haut ist fett- bis talgähnlich oder ranzig. Juckreiz fehlt i. d. R. Mit der Schuppenbildung können Lockerung oder Ausfall der Haare und/oder entzündliche Hautveränderungen (Ekzem, Kap. 2.2.2.5) verbunden sein, was jedoch nicht als Folge des Talgflusses anzusehen ist. Die Seborrhoe kann sich innerhalb einiger Tage entwickeln und über größere Hautbezirke verbreiten. Krankheitsverlauf und -dauer werden hauptsächlich vom Gang des meist chronischen Primärleidens bestimmt.

■ **Beurteilung, Behandlung:** Die Prognose des Talgflusses hängt in erster Linie von der Entwicklung des Grundleidens ab. Bei den seborrhoischen Dermatosen der Kälber tritt mit Umstellung auf Rauhfutter und Ausbildung der vollen Pansenfunktion meist Heilung ein.

Eine Lokalbehandlung der Seborrhoe verspricht wenig Erfolg, wenn nicht gleichzeitig die eigentlichen Ursachen abgestellt werden. Deshalb muß zunächst das Vorliegen einer parasitären, mykotischen oder bakteriellen Infektion ausgeschlossen werden. Ernährungsmängel lassen sich im Einzelfall oft nur schwer nachweisen. Daher sollte bei Verdacht probehalber eine Futterumstellung vorgenommen werden. Bei der örtlichen Behandlung sind hautreizende Medikamente oder Waschungen zu vermeiden, da sie die Erkrankung nur verschlimmern. Erfolgversprechend sind eine lokale oder allgemeine Anwendung von Polyvitamin- und Schwefelpräparaten (Ichthyol) sowie Lebertran und zuweilen auch Glukokortikoide.

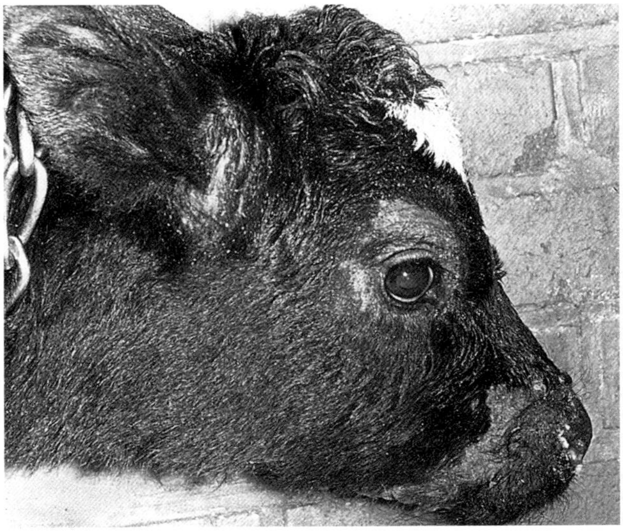

Abbildung 2-28 Seborrhoe bei fütterungsbedingtem Haarausfall an Ohrgrund und Augenbogen sowie rings um Flotzmaul und Lippenspalte

2.2.2.4 Entzündung der Haarbälge und Talgdrüsen

■ **Definition:** Durch bakterielle Infektionen verursachte multiple Entzündungen der Haarbälge *(Folliculitis, Sycosis)* und der Talgdrüsen werden als *Akne* bezeichnet. Beim Vordringen der Infektion in die tieferen Schichten der Lederhaut entsteht ein mit Gewebenekrose und eitriger Einschmelzung einhergehendes *Furunkel.*

■ **Vorkommen, Ursachen:** Selbständige bakterielle Infektionen des Haarbalges werden nur selten beobachtet und haben keine größere Bedeutung. Akne kommt beim Rind vorwiegend am Schwanz (Sterzwurm, Kap. 9.4.6) und an der Euterhaut vor. Sie kann ebenso wie die Euterfurunkulose bestandsweise gehäuft auftreten.

Als Erreger der Akne und Furunkulose kommen verschiedene Bakterien in Frage; in den meisten Fällen wird *Staphylococcus aureus* nachgewiesen. Häufig liegen auch Mischinfektionen vor. Die Bakterien werden durch Kontakt, Melkakt oder durch Stallgeräte übertragen. Eine massive Infektion kommt i. d. R. aber nur bei gleichzeitiger Verminderung der Hautabwehrkraft zustande, die auf mechanischen (Scheuern, Reiben) oder medikamentösen Einflüssen (Desinfektionsmittel, Teer, Petroleum) sowie auf unhygienischen Haltungsbedingungen beruhen kann.

■ **Symptome, Verlauf, Beurteilung:** Bei der *Akne* kommt es nach dem Eindringen von Eitererregern zu einer Sekretverhaltung in Talgdrüsen und Haarbälgen sowie zur Ausbildung eines linsen- bis bohnengroßen Knötchens (Papula). Dieses wandelt sich innerhalb weniger Tage in eine Eiterpustel um, deren weißgelber, zähschleimiger Inhalt sich schließlich nach außen entleert. Infolge Zerstörung der Haarbälge fallen in den erkrankten Bezirken die Haare aus. Beim Rind werden vorwiegend Schwanz- und Aftergegend betroffen (Abb. 9-59).

Bei *Furunkulose* entstehen multiple haselnuß- bis faustgroße, zunächst derbe, später aber fluktuierende, schmerzhafte Knoten. Nach spontaner oder operativer Entleerung des nekrotisch-eitrigen Inhaltes bleibt eine granulierende Wundhöhle zurück. Betroffene Tiere zeigen oft starken Juckreiz (Unruhe, Scheuern, Schlagen mit dem Schwanz). Die Haut der erkrankten Körperteile ist derb verdickt, schmerzempfindlich und mit Sekret- oder Eiterkrusten bedeckt. Sekundär kann es zu eitriger Dermatitis (Kap. 2.2.2.5) oder zu Abszeßbildung (Kap. 2.3.3.4) kommen. Lokale Phlegmonen oder Nekrosen (insbesondere am unteren Schwanzende, Schwanzspitzennekrose, Kap. 9.4.5, 9.4.6) sowie septische Allgemeinreaktionen treten aber nur in Ausnahmefällen auf.

Die Krankheit nimmt einen subakuten bis chronischen Verlauf und ist durch das rezidivierende Aufschießen von Aknepusteln oder Furunkeln gekennzeichnet. Infolge weitgehender Zerstörung der Haarbälge und Hautdrüsen können umschriebene Hautbezirke selbst nach Abheilung der Infektion dauernd geschädigt bleiben.

■ **Diagnose, Differentialdiagnose:** Die Diagnose der *Akne* wird aufgrund der typischen multiplen Pustelbildung, erforderlichenfalls auch mit Hilfe einer bakteriologischen Untersuchung des Pustelinhaltes (Staphylokokken) gestellt. Verlauf und Lokalisation (Schwanz, Euter) geben meist weitere Anhaltspunkte. Die histologische Untersuchung ergibt Nekrosen der Haarbälge und Talgdrüsen sowie starke Leukozyteninfiltration. Bei *Furunkulose* sind die Knoten größer und enthalten eitrig-nekrotische Massen.

Differentialdiagnostisch müssen spezifische Hautinfektionen (Trichophytie, Kap. 2.1.3.1; Dermatitis nodosa, Kap. 2.3.3.5) sowie parasitäre Krankheiten in Betracht gezogen werden, von denen die Demodikose (Kap. 2.2.4.3) mit multipler Follikulitis einhergeht.

■ **Behandlung:** Mit *Akne* behaftete Hautbezirke werden zweckmäßigerweise samt ihrer Umgebung geschoren, gründlich gereinigt und desinfiziert. Gut bewährt haben sich tägliches Waschen mit milden antiseptischen Lösungen und anschließendes Auftragen (nicht Einreiben!) gut haftender antibiotischer oder sulfonamidhaltiger Salben; am Schwanz kann die Behandlung mit antibiotischen Sprays vorteilhaft sein.

Bei *Furunkulose* tritt die chirurgische Behandlung (Hyperämisierung durch Auftragen von 20- bis 30%iger Ichthyolsalbe, Spaltung und Ausräumen von Nekrosen) in den Vordergrund. Zur Vermeidung einer Infektionsausbreitung ist eine gründliche Desinfektion des Wundgebietes notwendig. Bei stark ausgedehnter Akne oder Furunkulose kann eine parenterale antibiotische Allgemeinbehandlung angezeigt sein.

■ **Prophylaxe:** Zur Vermeidung einer enzootischen Weiterverschleppung der Infektion sollten erkrankte Tiere isoliert werden, damit andere Rinder nicht mit ihnen und ihren eitrigen Exsudaten in Berührung kommen. Darüber hinaus ist eine gründliche Desinfektion des Standplatzes sowie der Stallgeräte notwendig und eine wirksame Fliegenbekämpfung (Kap. 2.2.4.1) vorzunehmen.

2.2.2.5 Entzündungen der Haut

Das Entzündungsbild der Haut weicht ihres besonderen anatomischen Baues wegen wesentlich von dem anderer Gewebe ab. Einteilung, Benennung und Abgrenzung der Hautentzündungen stoßen daher auf gewisse Schwierigkeiten. Die Uneinheitlichkeit von Definition und Bezeichnung der einzelnen Entzündungsformen ist außerdem auf die wechselnde Berücksichtigung pathogenetischer und morphologischer Gesichtspunkte zurückzuführen. Die folgende vereinfachte Einteilung in *oberflächliche* (*Ekzem* und *Exanthem*) und *tiefe Entzündungen der Haut (Dermatitis)* berücksichtigt in erster Linie die klinisch-diagnostischen Möglichkeiten und die therapeutischen Erfordernisse.

Idiopathischer Hautausschlag

■ **Definition:** Unter *Ekzem* wird eine primäre, vorwiegend exsudative Entzündung der Haut verstanden, die sich auf die oberen (epidermalen) Kutisschichten beschränkt (idiopathischer Hautausschlag). Die Entstehung des Ekzems ist durch das Zusammenwirken einer inneren Disposition mit äußeren, auslösenden Reizen charakterisiert. Ätiologie und klinisches Bild des Ekzems sind äußerst vielfältig.

■ **Vorkommen, Ursachen:** Selbständige Hautausschläge kommen beim Rind relativ selten zur Beobachtung; sie treten an Häufigkeit und Bedeutung hinter den symptomatischen Erkrankungsformen (Exantheme, s. u.) zurück. Nach allgemeiner Auffassung gelten als Ursachen sowohl besondere innere (prädisponierende) Faktoren als auch auslösende äußere Reizeinwirkungen; über die Art der inneren Ekzembereitschaft (Allergie, Intoxikation oder Stoffwechselstörung) besteht aber nicht immer Klarheit. Sehr vielfältig sind die äußeren ekzematogenen Faktoren, zu denen mechanische, chemische, thermische und Strahlungs-Reize gerechnet werden. Zur experimentellen Auslösung eines Ekzems reichen letztere bei gesunden Tieren für sich allein jedoch nicht aus; nach genügend starker Reizeinwirkung entwickelt sich dann vielmehr eine tiefe Hautentzündung (Dermatitis, s. u.).

Beim Rind treten Ekzeme vorwiegend bei Jungtieren, und zwar meist im Zusammenhang mit allgemeinen Ernährungs- oder Haltungsschäden sowie im Gefolge chronischer Organkrankheiten und parasitärer Invasionen auf. Für die i. d. R. bestandsweise gehäuft vorkommenden *Fütterungsexantheme* (s. u.) sind dagegen bestimmte Futterstoffe verantwortlich. Die Ekzembereitschaft wird insbesondere durch Mangelernährung gefördert, wobei das Fehlen von Eiweiß, Vitamin A (bei Kälbern auch der Vitamine des B-Komplexes) und von Spurenelementen besondere Bedeutung hat. Über die Bedeutung genetischer, hormonaler und allergischer Faktoren für die Ekzementstehung fehlen beim Rind bislang noch genauere Untersuchungen.

Als äußere Ekzemursachen haben insbesondere unhygienische Haltungsbedingungen *(Schmutzmauke)* und anhaltende oder wiederholte Hautreizungen (Wundsekrete, ektoparasitär bedingter Juckreiz, Einreibungen oder Waschungen mit irritierenden Arzneimitteln) Bedeutung. Im Einzelfall läßt sich die Pathogenese des Ekzems aber nicht immer klären.

■ **Symptome:** Je nach Krankheitsdauer werden akute und chronische Ekzeme unterschieden. Aufgrund des klinischen Erscheinungsbildes erfolgt die weitere Einteilung in Ekzeme, die mit Rötung *(Eczema erythematosum)* oder Bildung von Knötchen *(E. papulosum)*, Bläschen *(E. vesiculosum)*, Blasen *(E. bullosum)*, Pusteln *(E. pustulosum)*, Exsudaten *(E. madidans)*, Krusten *(E. crustosum)* bzw. Schuppen *(E. squamosum)* einhergehen. Mitunter treten die genannten Erscheinungsformen des Ekzems auch nach- oder nebeneinander auf.

Die häufigsten Ekzemlokalisationen sind Schwanzansatz, Rücken, Hals und Kopf sowie die Gliedmaßen. Die erkrankten Hautbezirke treten durch den (sekundären) teilweisen oder völligen Haarverlust und die Bildung von Effloreszenzen (Bläschen, Pusteln, Knötchen, Schuppen, schmierige Beläge, harte Krusten) in Erscheinung. Hier verliert die Haut ihre glatte Oberfläche und elastische Beschaffenheit (s. Abb. 2-59). In frischen Fällen finden sich alle Zeichen einer akuten Entzündung, wobei ausgeprägte Schmerzhaftigkeit allerdings meist fehlt. Oft ist Juckreiz vorhanden. Beim chronischen Ekzem treten reaktive Gewebezubildungen mit deutlicher Verdickung der oberen Hautschichten (Hyperkeratose, Kap. 2.2.2.1), borkige Auflagerungen und völliger Haarverlust in den Vordergrund. Außerdem können durch dauerndes Scheuern oder Belecken der erkrankten Stellen und durch bakterielle Infektionen noch sekundäre Hautveränderungen hinzukommen.

Der Krankheitsverlauf erstreckt sich meist über mehrere Wochen oder Monate. Fortschreitende Ausbreitung oder Rezidive werden häufig beobachtet. Ein Übergreifen der Entzündung auf tiefere Schichten der Kutis oder auch der Subkutis mit anschließender Infektion (eitrige Dermatitis, s. u.; Phlegmone, Kap. 2.3.3.1 ff.) kommt dagegen nur ausnahmsweise vor. Allgemeine Krankheitserscheinungen fehlen mit Ausnahme der juckreizbedingten Unruhe und einer dadurch mitunter verursachten Abmagerung oder Leistungsminderung. Die Abheilung erfolgt unter Abstoßung der erkrankten Hautschichten. Nach weitgehender Zerstörung der Hautdrüsen und Haarbälge bleibt die Haut des erkrankten Bereichs dauernd verändert oder verdickt.

■ **Beurteilung:** Die Prognose hängt weitgehend von Dauer, Ausbreitung und Ursache des Ekzems ab. Spontanheilungen kommen nicht selten vor. Im Hinblick auf die unsicheren therapeutischen Erfolgsaussichten sind ausgedehnte und chronische Ekzeme prognostisch aber stets als fraglich zu beurteilen.

■ **Diagnose, Differentialdiagnose:** Infolge unklarer Abgrenzung gegenüber anderen Hautkrankheiten wird die Bezeichnung Ekzem häufig als Sammelbegriff für alle Hautveränderungen unbekannter Genese gebraucht; trotzdem sollte eine möglichst weitgehende Differenzierung angestrebt werden. Die Diagnose stützt sich auf die Anamnese (langsame Entwicklung und Ausbreitung), den lokalen Hautbefund (Effloreszenzen, Juckreiz), das Fehlen allgemeiner Krankheitserscheinungen (im Gegensatz zu spezifischen infektiösen Exanthemen) sowie die Prüfung der Fütterungs- und Haltungsverhältnisse (Mangelernährung, unzureichende Umwelthygiene). Die Form des Ekzems ergibt sich aus der Krankheitsdauer und den im Vordergrund stehenden örtlichen Symptomen.

Durch entsprechende Untersuchungen muß außerdem die ursächliche Beteiligung von Bakterien, Pilzen und Virusinfektionen (Hautgeschabsel, Übertragbarkeit, Allgemeinerkrankung), Parasiten (mehrmalige Entnahme von Hautgeschabseln) oder Giften (Störung des Allgemeinbefindens, weitere Vergiftungssymptome) ausgeschlossen werden. Die Abgrenzung gegenüber der Seborrhoe (Bildung fettiger Schuppen, keine Effloreszenzen, Kap. 2.2.2.3), der primären Alopezie (keine Hautveränderungen, Kap. 2.1.2.3) sowie von Akne und Furunkulose (Übertragbarkeit, Erregernachweis, Kap. 2.2.2.4) dürfte in den meisten Fällen schon klinisch möglich sein. Dagegen kann die Unterscheidung vom Exanthem (spezifische infektiöse oder toxische Ursache, s. u.) und von der eigentlichen Dermatitis (tiefgreifende Lederhautveränderungen mit ausgeprägten Entzündungssymptomen s. u.) aufgrund des klinischen Bildes allein zuweilen schwierig sein.

■ **Behandlung:** Die Schwierigkeiten der Ekzemtherapie ergeben sich aus ihrer meist unklaren Genese und der unterschiedlichen lokalen und allgemeinen Reaktionslage des Organismus. Eine erfolgssichere Standardbehandlung kann deshalb nicht angegeben werden. *Allgemeine* Maßnahmen betreffen in erster Linie die Umstellung und Verbesserung der Fütterung (zusätzliche Eiweißgaben, Mineralstoff- und Spurenelementzulagen, Vermeidung einseitiger Futterrationen, Weidewechsel) sowie Änderung der Haltungsbedingungen (Auslauf, Weidegang). Die Verbesserung der Vitaminversorgung erfolgt zweckmäßigerweise durch Stoßbehandlung mit Polyvitaminpräparaten. Daneben hat sich die unspezifische Reiztherapie mit Eigenblut und anderen eiweißhaltigen Stoffen bewährt.

Gleichzeitig sind stets auch *lokale* therapeutische Maßnahmen angezeigt. Bei Behandlungsbeginn werden die erkrankten Hautbezirke gründlich geschoren und sorgfältig von anhaftenden Schmutz- oder Sekretkrusten gereinigt; häufige Waschungen sind jedoch zu unterlassen. Beim akuten Ekzem müssen insbesondere auch hautreizende Medikamente (Desinfektionsmittel, Teer, Schmierstoffe) und unlösliche Krusten bildende Zubereitungen (Streupuder) sowie wäßrige Lösungen vermieden werden. Zur Anwendung kommen deshalb v. a. spirituöse Lösungen, ölige Emulsionen, Salben und Pasten, von denen sich besonders die vitaminhaltigen (z. B. Lebertransalbe) und leicht adstringierenden (z. B. Salizylspiritus, Tanninsalben) sowie die zink- und schwefelhaltigen Zubereitungen (Zinkoxidsalbe, Ichthyolsalbe 5- bis 10%ig) bewährt haben. Da Ekzeme stets als sekundär infiziert angesehen werden müssen, sind antibiotikahaltige Kombinationspräparate oft vorteilhaft. Eine rasche, aber wenig nachhaltige Wirkung entfalten kortikoidhaltige Salben, weshalb danach häufig Rezidive auftreten.

Symptomatischer Hautausschlag

■ **Definition:** *Exantheme* sind symptomatische oberflächliche Hautentzündungen, die durch bestimmte innere Ursachen infektiöser, toxischer oder alimentärer Natur hervorgerufen werden und meist mit allgemeinen Krankheitserscheinungen einhergehen.

■ **Vorkommen, Ursachen:** Die beim Rind häufigen und klinisch-diagnostisch bedeutungsvollen, infektionsbedingten Exantheme treten insbesondere bei einer Reihe von Viruskrankheiten (Rinderpest, Kap. 12.2.3; Maul- und Klauenseuche, Kap. 12.2.1; Bösartiges Katarrhalfieber, Kap. 12.2.2; Mucosal Disease, Kap. 6.10.20; Stomatitis vesicularis, Kap. 6.1.6; Kuhpokken, Kap. 2.2.3.1), aber auch infolge von Hautpilzinfektionen auf (Trichophytie, Kap. 2.1.3.1). Außerdem kommen toxische Exantheme nach Vergiftungen mit Arsen (Kap. 6.12.10), Quecksilber (Kap. 7.1.6.1) und Jod (Kap. 2.2.5.2) sowie allergische Exantheme (Urtikaria, Kap. 2.2.7.1) vor.

Bei den Fütterungsausschlägen handelt es sich um exanthematische Hautveränderungen, die nach anhaltender und einseitiger Verabreichung bestimmter Nahrungsstoffe als meist kennzeichnendes Symptom auftreten. Seit langem bekannt ist beim Rind die sogenannte »Schlempemauke« (Kartoffelausschlag, Kap. 2.2.5.1), die vorwiegend bei Mastrindern nach längerer Verabreichung größerer Mengen von Kartoffelschlempe vorkommt. Maukeähnliche Futtermittelexantheme wurden außerdem nach Verfütterung von Maisschlempe, Rübenpülpe, Trebern, Reiskleie, Reismehl sowie verschiedenen Ölkuchen (Sesam, Sojabohnen, Kokosnuß, Baumwollsaat, Palmkern) beschrieben. Die eigentlichen exanthemerzeugenden Substanzen (vermutlich Mykotoxine) und deren Wirkung sind bisher allerdings oft unbekannt geblieben.

■ **Symptome, Verlauf:** Bei fütterungsbedingten Exanthemen treten die Hautveränderungen i. d. R. bei einseitiger Fütterung der oben genannten Stoffe und auch dann erst nach längerer Zeit (1–4 Wochen) auf. Sie beginnen gewöhnlich mit einem vesikulären Exanthem in den Fesselbeugen der Hintergliedmaßen. Beim Platzen der Bläschen entleert sich ihr seröser Inhalt nach außen und bildet nach einigen Tagen graubraune, schmutzige Krusten, die mit den Haaren verkleben. Das Exanthem kann die Haut vom Klauensaum bis zum Fesselgelenk erfassen. In späteren Krankheitsstadien sind die Haare hier gesträubt und teilweise ausgefallen; zwischen den Krusten entstehen dann infolge der Bewegung tiefe Risse (Rhagaden), auf deren Grund die entzündlich gerötete und leicht blutende Haut zum Vorschein kommt. Das Gliedmaßenende erscheint dann verdickt, vermehrt warm und empfindlich. Das Klauenhorn kann sich entlang des Saumbandes und im Ballenbereich teilweise ablösen, was oft ausgedehnte Unterminierungen der Hornwand und -sohle mit schweren Lahmheiten und Sekundärinfektionen zur Folge hat. Eine Ausbreitung der Exantheme auf andere Körperteile (Schenkelinnenflächen, Bauchwand, Euterhaut, Hals und Kopf) wird bei der Schlempemauke nur selten, bei anderen Futtermittelausschlägen dagegen häufiger beobachtet. Ausgeprägter Juckreiz fehlt.

■ **Beurteilung:** Futtermittelexantheme heilen innerhalb einiger Wochen spontan ab, wenn die Verabreichung des ausschlagerzeugenden Futters eingestellt oder wesentlich eingeschränkt wird. Beim Hinzutreten von Folgekrankheiten (Sekundärinfektionen, Lahmheiten) richtet sich die Prognose nach deren Art und Grad. Tiere, die infolge hochgradiger Veränderungen an den Klauen (tiefe Nekrosen oder Ausschuhen) zum Festliegen kommen, können nur ausnahmsweise noch geheilt werden.

Diagnose, Differentialdiagnose: Kennzeichnend für die Futtermittelausschläge ist ihr enzootisches Auftreten nach Verabreichung bestimmter Futterstoffe. Bei infektiös und toxisch bedingten Exanthemen stehen die allgemeinen Krankheitserscheinungen im Vordergrund. Vom Ekzem unterscheidet sich das Exanthem nur durch die spezifische Krankheitsursache. In Einzelfällen kann die Abgrenzung der Futtermittelexantheme gegenüber den Dermatitiden Schwierigkeiten bereiten, zumal die Hautveränderungen, insbesondere bei der Schlempemauke, in späteren Stadien häufig auf tiefere Koriumschichten übergreifen und somit dann eine echte Dermatitis darstellen.

Behandlung, Prophylaxe: Futtermittelexantheme können nur durch Änderung der Ernährung geheilt werden. Zu ihrer Verhütung sollten ausschlagerzeugende Futterstoffe nur einen geringen Anteil der Ration ausmachen, wenn aus betrieblichen und wirtschaftlichen Gründen nicht völlig auf sie verzichtet werden kann. Zum Ausgleich ist v. a. eine Erhöhung der Rauhfuttergaben geeignet. Zur Verhütung von Sekundärinfektionen und Klauenkrankheiten ist auf größtmögliche Sauberkeit im Stall und auf reichliche Einstreu zu achten. Die symptomatische Lokalbehandlung muß sich auf das regelmäßige Auftragen von deckenden, nicht reizenden Salben (Vaseline, Lebertransalbe) beschränken. Durch Sekundärinfektionen entstandene Veränderungen (insbesondere an den Klauen) sind chirurgisch zu behandeln und zweckmäßigerweise unter Verband zu nehmen (Kap. 9.15).

Tiefe Hautentzündung

Definition: Als tiefe Hautentzündung oder *Dermatitis* wird eine alle Kutisschichten erfassende lokale inflammatorische Reaktion bezeichnet, die im allgemeinen durch äußere, die Haut direkt treffende Schädlichkeiten hervorgerufen wird. Eine Dermatitis liegt auch dann vor, wenn Infektionserreger die Haut ausnahmsweise auf dem Blut- und Lymphwege erreichen.

Vorkommen, Ursachen: Die entzündlichen Gewebereaktionen hängen vornehmlich von Art und Intensität der auslösenden Schädlichkeit ab; sie umfassen alle Entzündungsgrade von der einfachen Hyperämie *(Dermatitis erythematosa)* bis zum Gewebstod *(Dermatitis escharotica)*. Nach den Ursachen können folgende Formen der Hautentzündung unterschieden werden:

Die *traumatische Hautentzündung* (Dermatitis traumatica) ist die Folge oberflächlicher oder penetrierender Verletzungen, die durch Stoß (Hornstöße), Schlag, Quetschung, Abschürfung (harte Einstreu) oder Risse (Stacheldraht) entstehen. Besonders gefährdet ist die Haut der exponierten Körperteile (Hüfthöcker, Augenbögen, Schulter, Körperwand). Die meisten traumatischen Dermatitiden sind haltungs- und umweltbedingt (Kap. 1.2.6).

Hautentzündung infolge Einwirkung von Chemikalien (Dermatitis toxica) wird durch reizende oder gewebezerstörende Substanzen, insbesondere durch Säuren und Laugen (Kap. 2.2.6.3), verursacht. *Arzneimittel* (Dermatitis medicamentosa) können insbesondere bei falscher oder zu häufiger äußerer Anwendung ebenfalls eine Hautentzündung verursachen.

Eine durch *Strahlungsenergie* erzeugte Hautentzündung *(Dermatitis actinica)* kommt beim Rind nur selten vor. Der allein durch UV-Strahlen des Sonnenlichtes verursachte echte Sonnenbrand tritt im Gegensatz zu den auf Photosensibilisierung beruhenden entzündlichen Hautreaktionen (Kap. 2.2.7.3) beim Rind nicht auf. Angaben über Schädigungen der Haut durch RÖNTGEN-Strahlen und radioaktiven Niederschlag finden sich in den Kapiteln 12.5.1 und 12.5.2.

Thermische Hautschäden (Kap. 2.2.6.5) kommen beim Rind selten als Erfrierung (Congelatio, Kap. 2.2.6.4), häufiger aber als Verbrennung (Combustio, Kap. 2.2.6.5) vor.

Viren, Bakterien und *Pilze* können ebenfalls Hautentzündungen verursachen, die zuweilen auch auf die Unterhaut übergreifen und zur Bildung von Knoten (Lumpy skin disease, Kap. 2.2.3.7; Tuberkulose, Kap. 12.2.6), eitrigen Granulomen (Dermatitis nodosa, Kap. 2.3.3.5; Aktinobazillose, Kap. 3.1.3.3) oder Abszessen (Furunkulose, Kap. 2.2.2.4; Nekrobazillose, Kap. 9.14.16) Anlaß geben. Chronische mykotische Dermatitiden stellen die tiefe Trichophytie (Kap. 2.1.3.1) und die Dermatophilose (Kap. 2.2.3.6) dar.

Parasitäre Dermatitiden sind beim Rind besonders häufig; sie können durch bestimmte Protozoen (Besnoitiose, Kap. 2.2.4.6), Hautwürmer (Stephanofilariose, Kap. 2.2.4.5), Wurmlarven (Strongyloidose, Kap. 6.11.2) und durch verschiedene Ektoparasiten (Kap. 2.2.4ff.) hervorgerufen werden.

Außerdem verursachen von der Unterhaut her ausgehende Entzündungsprozesse wie Phlegmonen (Kap. 2.3.3.1ff.), Abszesse (Kap. 2.3.3.4) und chronische Hautindurationen (Kap. 2.3.2.4) *sekundäre Entzündungen der Kutis.* Auch am malignen Ödem (Kap. 12.2.4) und bei Rauschbrand (Kap. 12.2.5) ist stets die Haut beteiligt.

Symptome: Die *akute Dermatitis* ist durch das Auftreten ausgeprägter Entzündungssymptome gekennzeichnet. Die Haut erscheint bei der Palpation verdickt, vermehrt warm und schmerzempfindlich. An ihrer Oberfläche kann es zu Exsudation und anschließender Krustenbildung kommen. Primäre oder sekundäre bakterielle Infektionen gehen mit eitriger Sekretion, geschwürigem Gewebezerfall oder intradermaler Abszedierung einher (Dermatitis purulenta).

Chronische Dermatitis ist durch entzündliche Infiltration und Gewebezubildung unter Zurücktreten anderer Entzündungssymptome charakterisiert. Solche Haut wird hart und unelastisch; ihre Dickenzunahme kann dabei erhebliche Ausmaße annehmen (Schwielenbildung, hyperplastische Dermatitis). An der oft faltigen Oberfläche entstehen schuppige oder borkige Auflagerungen oder auch üppige Granulationen, zuweilen sogar harte, verhornte Platten (Abb. 2-29).

Allgemeine Krankheitserscheinungen treten meist nur bei großflächigen akuten Dermatitiden auf, insbesondere bei Verbrennungen (Kap. 2.2.6.5), Photosensibilitätsreaktionen (Kap. 2.2.7.3) und schwerwiegenden Infektionen (Kap. 2.2.2.4). In solchen Fällen werden meist fieberhafte Körpertemperatur, Atmungs- und Pulsbeschleunigung sowie Erscheinungen einer sekundären Indigestion oder Durchfall (Intoxikationssyndrom) beobachtet; gelegentlich kann es auch zur Pyämie oder Sepsis kommen.

■ **Verlauf:** Der Entzündungsablauf ist bei Dermatitis intensiver und schneller als beim Ekzem. Nach Beseitigung der auslösenden Ursache hängt der weitere Verlauf vorwiegend von der Ausdehnung des Prozesses und dem Grad der Gewebeschädigung ab. Bei anhaltender Reizeinwirkung sowie bei sekundären mechanischen oder infektiösen Störungen des Heilungsverlaufes entwickelt sich aus der akuten eine chronische Hautentzündung mit geringer Heilungstendenz und Bildung überschüssiger Granulation (Caro luxurians; Kap. 2.2.9). Nach chronischer, mit stärkerer Gewebezubildung verbundener Dermatitis bleibt die Hautstruktur häufig dauernd verändert.

■ **Beurteilung:** Akute Dermatitis heilt bei Ausschaltung ihrer Ursache und entsprechender Behandlung fast immer aus; mitunter bleiben aber entstellende Narben oder haarlose Hautbezirke zurück. Großflächige Verätzungen, Verbrennungen oder Nekrosen (Dekubitus) können dauerhafte Hautveränderungen verursachen und u. U. lebensgefährliche, therapeutisch nicht zu beherrschende Komplikationen (Intoxikation, Pyämie, Septikämie; Kap. 4.3.3.1) nach sich ziehen. Chronische Hautentzündungen sind langwierig und in ihrem Verlauf oft nur schwer zu beeinflussen oder sogar unheilbar.

■ **Diagnose, Differentialdiagnose:** Die Diagnose stützt sich auf die Feststellung örtlich begrenzter und nur ausnahmsweise diffuser oder multipler Hautveränderungen mit ausgeprägten akuten Entzündungssymptomen (akute Dermatitis) oder starker Gewebezubildung (chronische Dermatitis). Spezifische infektiöse und parasitäre Hautkrankheiten müssen durch entsprechende Untersuchungen ausgeschlossen werden. Sie neigen ebenso wie die Exantheme zur Ausbreitung und zur Vervielfältigung; außerdem treten sie zuweilen enzootisch auf. Ekzematöse Entzündungen bleiben auf die oberen Hautschichten beschränkt, sind weniger schmerzhaft und weisen besondere Effloreszenzen (Bläschen, Knötchen, Pusteln) auf (Kap. 2.2.2.5).

■ **Behandlung:** Entstehungsursache, Art und Ausmaß der Dermatitis müssen therapeutisch berücksichtigt werden. Bei *akuten Dermatitiden* traumatischer Genese wird man in vielen Fällen mit abdeckenden, infektionsverhütenden Mitteln auskommen (Abdeckpaste mit Zinkoxidlebertran, desinfizierende oder antibiotische Salben). Das Anlegen von Schutzverbänden ist

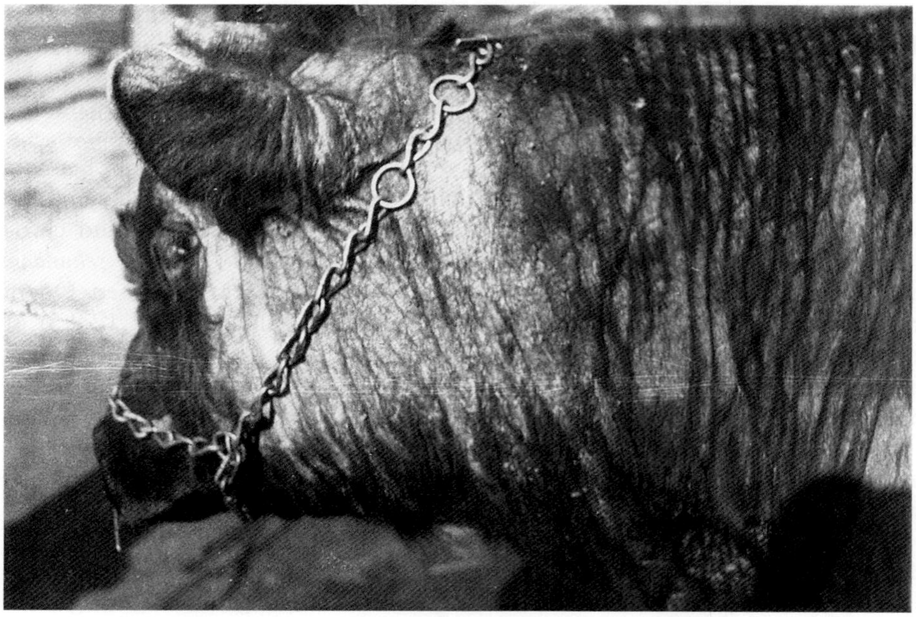

Abbildung 2-29 Deutliche Verdickung der teilweise haarlosen Haut infolge chronischer Dermatitis

i. d. R. nicht angezeigt und auch nur an manchen Körperstellen möglich. Infektiöse und parasitäre Dermatitiden erfordern eine kausale, auf den jeweiligen Erreger zu richtende Therapie.

Die Behandlung der chronischen Dermatitis bezweckt vorwiegend eine Aktivierung des Prozesses; starke Gewebezubildungen lassen sich aber meist nicht mehr beseitigen. Zur Anwendung kommen stark hyperämisierende Mittel (etwa Ichthyolsalbe 50%ig). Schönheitsfehler darstellende Hautschwielen lassen sich zuweilen operativ entfernen (Exzision).

Neben örtlichen Behandlungsmaßnahmen werden bei Störung des Allgemeinbefindens Sulfonamide oder Antibiotika zur Infektionsprophylaxe oder -behandlung gegeben.

2.2.2.6 Absterben der Haut

■ **Definition:** Das Absterben aller Hautschichten *(Hautnekrose)* kann zum vollständigen Eintrocknen der Haut *(Mumifikation)* oder zur feuchten bakteriellen Einschmelzung *(Gangrän)* führen.

■ **Vorkommen, Ursachen:** Das Absterben kleinerer oder größerer Hautbezirke kommt beim Rind am häufigsten durch traumatische Einwirkungen aller Art zustande, wobei haltungs- und umweltbedingte Ursachen (Kap. 1.2.6) an erster Stelle stehen. Andere Einwirkungen treten an Häufigkeit zurück. Alle Körperstellen können von Hautnekrosen betroffen werden, jedoch treten sie an den Extremitäten am häufigsten auf.

■ **Symptome:** Abgestorbene Hautbezirke fühlen sich kühl und fest bis hart an; die Oberfläche erscheint wellig oder faltig. Diese Hautstellen sind zudem gefühllos. Eine vollständige Eintrocknung (Mumifikation) tritt erst mit der Abstoßung vom daruntergelegenen noch durchbluteten Gewebe (Demarkation) ein. Gangränöse Hautbezirke verfallen dagegen der bakteriell bedingten schmierig-feuchten Auflösung.

■ **Verlauf:** Abgestorbene oder eingeschmolzene Hautteile werden durch Granulationsgewebe ersetzt, das vom Rande her epithelisiert, was bei größeren Hautnekrosen längere Zeit (4–6 Wochen) in Anspruch nehmen kann.

■ **Diagnose, Differentialdiagnose:** Das Absterben einzelner Hautbezirke läßt sich durch sorgfältige Betastung feststellen, da diese Hautstellen zunächst eine derbe bis harte Konsistenz annehmen, später aber faltig bis wellig werden. Nekrotische Hautstellen erscheinen beim Auflegen des Handrückens deutlich kühler als die durchblutete Haut. Sie sind zudem gefühllos (Nadelstiche). Akut entzündete Hautbezirke erscheinen demgegenüber wärmer, deutlich schmerzempfindlich, aber auch derber und dicker.

■ **Behandlung:** Abgestorbene Hautbezirke sollten zunächst gut eingefettet werden (etwa mit Vaseline), um die lederartigen Hautnekrosen zu erweichen und eine Heilung »unter Schorf« zu erzielen. Abgelöste, tote Hautfetzen werden vorsichtig mit der Schere abgetragen und die darunterliegende granulierende Wundfläche mit antibiotischen, die Epithelisierung fördernden Mitteln wiederholt bestrichen (z. B. Lebertransalbe).

2.2.2.7 Hautwunden/Wundversorgung

■ **Definition:** Die vollständige Durchtrennung aller Hautschichten wird als Wunde bezeichnet, im Gegensatz zum oberflächlichen Hautdefekt, der Hautabschürfung (Exkoriation) genannt wird.

■ **Vorkommen, Ursachen:** Hautwunden kommen in allen Körperregionen vor und können unterschiedliche Formen und Größe aufweisen. Nach den Ursachen werden Riß-, Stich-, Biß-, Schnitt- oder Operationswunden unterschieden.

■ **Symptome, Verlauf:** Frische Hautwunden sind an der hell- oder dunkelroten Farbe und der mit frischem oder bereits geronnenem Blut bedeckten Oberfläche erkennbar, die innerhalb weniger Stunden abtrocknet, wodurch ein m. o. w. fester Schorf entsteht. Bei älteren und dann i. d. R. bereits infizierten Hautwunden bildet sich ein blutiges, sero-fibrinöses, später auch eitriges oder jauchiges Wundsekret, welches teilweise oder vollständig eintrocknen kann und dann Krusten bildet.

Im weiteren Verlauf tritt nach Entfernung des Schorfes sowie der Wundsekrete die rote granulierende Wundfläche mit rosafarbenem oder violettrotem Epithelrand hervor. In Körperregionen mit ständiger Bewegung kann die Granulation übermäßig wuchern *(Caro luxurians)* und durch Behinderung der Epithelisierung die Wundheilung stören.

■ **Diagnose, Differentialdiagnose:** Die Erkennung von Hautwunden bereitet keine Schwierigkeiten, jedoch muß u. U. durch Sondierung geklärt werden, ob auch darunterliegende Gewebe, Gelenke, Organe oder Körperhöhlen beteiligt sind.

■ **Beurteilung:** Die Heilungstendenz von Hautwunden kann je nach Lokalisation und Größe sehr unterschiedlich sein. Übermäßig granulierende oder ständiger Körperbewegung ausgesetzte Hautwunden weisen schlechte Heilungstendenz auf, wobei Unterhautemphyseme (sogenannte Ansaugemphyseme, Kap. 2.3.2.2) den weiteren Verlauf komplizieren können.

Wundversorgung: Nur bei *frischen* (innerhalb von 6 h nach der Entstehung) und *sauberen* Hautwunden bietet eine Nahtversorgung Aussicht auf *Primärheilung*, wenn die Lokalisation einen spannungsfreien Verschluß der Wundränder erlaubt. Eine besondere Blutstillung (Kap. 4.2.2.2) ist nur ausnahmsweise bei spritzenden Blutungen notwendig.

Ältere verschmutzte und *infizierte* Hautwunden müssen durch Abtupfen mit Gaze gereinigt und die Wundränder durch Scheren oder Rasieren von überstehenden Haaren und nekrotischen Hautfetzen befreit werden. Danach wird *Sekundärheilung* durch offene Wundbehandlung angestrebt. Ein Verband ist nur dann anzulegen, wenn aufgrund der Lokalisation stärkere Verschmutzung zu befürchten ist (z. B. distaler Gliedmaßenbereich). Hautwunden werden mit abdeckenden, nicht reizenden und antiseptisch wirkenden Salben behandelt, welche die Epithelisierung fördern. Auch austrocknende Puderbehandlung kann angezeigt sein. Bei stark sezernierenden Wunden muß für Exsudatabfluß gesorgt werden. Überschießende Granulationen sind am sedierten, erforderlichenfalls auch abgelegten Patienten mit dem Skalpell abzutragen und nach Auftragen von leicht adstringierenden Salben unter Druckverband zu nehmen.

2.2.2.8 Vernarbungen der Haut

Hautnarben mindern die Verwendbarkeit der Haut zur Ledergewinnung, haben darüber hinaus beim Rind aber keine Bedeutung. Verschiedene Krankheiten der Unterhaut (Kap. 2.3ff.) führen nach der Abheilung nicht selten zu derben, welligen Vernarbungen der Haut.

2.2.3 Infektionsbedingte Krankheiten der Haut

M. Stöber

Im folgenden Abschnitt sollen diejenigen Infektionskrankheiten behandelt werden, welche die Haut selbst befallen. Weitere infektionsbedingte Leiden, welche – unter m. o. w. deutlicher Beteiligung der Haut – v. a. die Unterhaut bzw. die dort verlaufenden Lymphgefäße betreffen, werden andernorts besprochen, nämlich *einfache und Gas-Phlegmonen* (Kap. 2.3.3.1, 2.3.3.2, 12.2.4), *Unterhautabszesse* (Kap. 2.3.3.4) und *Dermatitis nodosa* (Kap. 2.3.3.5) bzw. *aktinobazilläre, pseudotuberkulöse* sowie *mykotische Lymphgefäß- und Lymphknotenentzündung* (Kap. 3.1.3.3, 3.1.3.5, 3.1.3.7).

2.2.3.1 Kuhpocken

Definition, Ursachen, Vorkommen: Seltenes, auf Infektion der Zitzen- oder Euterhaut mit dem *Poxvirus bovis* oder dem zur menschlichen Pockenschutzimpfung angewandten *Poxvirus officinale* (= Vakzinia-Virus) beruhendes, sporadisch bis bestandsweise gehäuft auftretendes, papulöses → vesikuläres → pustulöses → krustöses Exanthem, das nur ausnahmsweise mit schwerer Allgemeinerkrankung einhergeht. Die Zuordnung zu Kuh- bzw. Vakzinia-Pocken erfolgt danach, ob der betreffende Krankheitsausbruch vom Rind bzw. vom Menschen ausging. *Andere Bezeichnungen*: Cowpox, »echte« Kuhpocken, Variola bovina bzw. Variola vaccinia. Es wird vermutet, daß kleine Wildnager (Wühl-, Wald- und Feldmäuse) als lebendes Reservoir des Kuhpockenvirus dienen.

Pathogenese, Symptome, Verlauf: 4–8 Tage nach der von einer erkrankten Kuh oder einem frischgeimpften Menschen, i. d. R. einem Kind, ausgehenden Einschleppung des Erregers und seiner über Hände, Melkgerätschaften oder Streu erfolgenden Übertragung treten, unter leichter fieberhafter Störung des Allgemeinbefindens, an den Zitzen linsen- bis fingernagelgroße gerötete Flecken auf. Sie verwandeln sich innerhalb von 3 Tagen in druckempfindliche Papeln und am 4. Tage in rundlich-ovale Bläschen mit zitronengelbem flüssigem Inhalt. Dieser wird innerhalb von 15–20 h eitrig; dabei senkt sich das Zentrum der Pusteln ein, wird dunkel und umgibt sich mit einem entzündlich geröteten Hof. Der sahnig werdende Eiter entleert sich dann allmählich, was zur Austrocknung sowie, zwischen dem 10. und 14. Tag, zur Entwicklung einer braunen Kruste führt; sie hinterläßt schließlich eine m. o. w. deutliche »Pocken«-Narbe. Pro Zitze entwickeln sich zwischen 1 und 30 Läsionen, die oft in verschiedenen Stadien nebeneinander vorliegen; sie können teilweise konfluieren, ulzerieren oder nekrotisieren, ausnahmsweise auch auf die Haut von Euter, Innenschenkel, Perinealbereich und/oder Unterbauch übergreifen oder, von der Zitzenkuppe her, komplikative Mastitis auslösen. Im allgemeinen ist der Verlauf jedoch gutartig und beim Einzeltier innerhalb von 3 Wochen abgeschlossen. Bei männlichen Rindern können entsprechende Veränderungen am Skrotum, bei Saugkälbern ebensolche an Flotzmaul, Lippen oder Maulschleimhaut auftreten. Das Überstehen der Kuhpocken hinterläßt lebenslange solide Immunität.

Beim nicht pockenschutzgeimpften Melker kann der Kontakt mit Kuh- oder Vakzinia-Pocken zu einer der »Impfpocke« des Menschen entsprechenden Reaktion der exponierten Haut an Händen oder Mund führen. Bei nachlassender »Disziplin« für die humane Pockenschutzimpfung (Abb. 2-30) ist daher häufiger

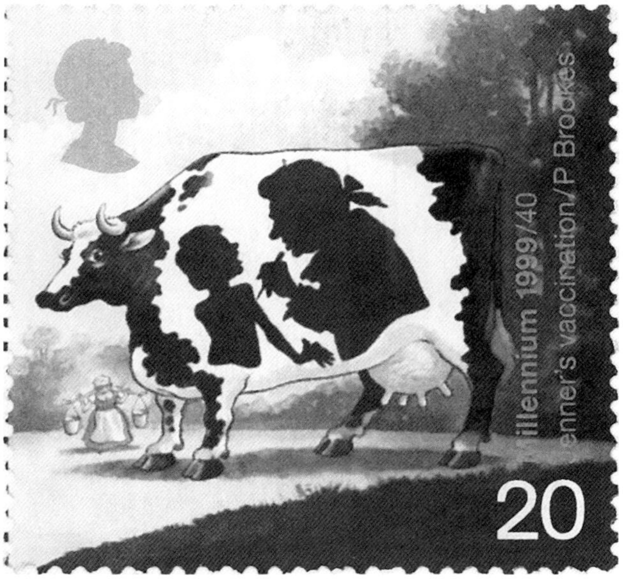

Abbildung 2-30 Kuhpocken: Zur Erinnerung an die 200 Jahre zuvor von JENNER entdeckte Pockenschutzimpfung des Menschen mit Hilfe von Kuhpockenlymphe von der britischen Post herausgegebene Millenniumsbriefmarke

als zuvor mit schwerwiegenden Kuhpockenerkrankungen bei direkt oder indirekt (z. B. über kuhpokkenkranke Katzen) exponierten *Menschen*, insbesondere bei immunschwachen Personen, zu rechnen.

■ **Diagnose:** Der aus frischen Bläschen isolierbare Erreger ist nach Anzüchtung in Zellkultur elektronenmikroskopisch als Poxvirus identifizierbar. *Differentialdiagnostisch* sind Euterpocken (Kap. 2.2.3.2) sowie die übrigen dort aufgeführten Zitzenleiden zu berücksichtigen.

■ **Behandlung, Prophylaxe:** Da sich pockenkranke Zitzen nur schwer melken lassen, der Heilverlauf aber therapeutisch kaum beschleunigt werden kann, empfehlen sich palliative Maßnahmen, mit denen pockenschutzgeimpfte Betriebsangehörige zu betrauen sind: Auftragen erweichender Salbe vor, sowie Aufpinseln eines Adstringens nach dem Melken; besonders schmerzempfindliche Zitzen zwingen u. U. zum Ablassen der Milch mittels Melkröhrchen; bei Mitbetroffensein der Strichkanalöffnung sollte das betreffende Viertel antibiotisch versorgt werden. Wichtig sind: Strikte Melkhygiene, d. h., kranke Tiere zuletzt melken, zwischenzeitlich Hände regelmäßig waschen und Melkgerätschaften desinfizieren, Zitzen in Jodophor- oder quaternäre Ammonium-Lösung tauchen. Zur Prophylaxe sollten frisch pockenschutzgeimpfte Personen grundsätzlich von der Milchviehherde ferngehalten werden.

■ **Bekämpfung:** In Deutschland ist das Auftreten von Kuh- oder Vakzinia-Pocken gemäß VOaTS zum TSeuG meldepflichtig.

2.2.3.2 Euterpocken

■ **Definition, Ursache, Vorkommen:** Weltweit verbreitete und, im Gegensatz zu den Kuhpocken, häufiger, v. a. in der kalten Jahreszeit sporadisch bis enzootisch auftretende, durch gutartige exanthematöse Veränderungen der Zitzenhaut gekennzeichnete und bei entsprechender Exposition (Melken, Tränken) leicht auf empfängliche Kühe, Kälber sowie den Menschen übergehende Infektion mit dem *Parapox-* oder *Paravaccinia-Virus bovis*; dieser Keim ist mit dem Erreger der Stomatitis papulosa verwandt (oder identisch). Zum Haften der Infektion bedarf es oberflächlicher Defekte an den Zitzen. *Andere Bezeichnungen*: »falsche Kuhpocken«, »Stein«-, »Wasser«- oder »Windpokken«, Parapox, Paravaccinia, Pseudo-cowpox, spurious cowpox.

■ **Pathogenese, Symptome, Verlauf:** 5–10 Tage nach dem Melken mit infiziertem Melkbecher erscheinen an den Zitzen, mitunter auch auf der Euterhaut, kleine gerötete Flecken, in deren Bereich sich rasch 5–8 mm große dunkelrote, halbkugelig werdende Papeln entwickeln (Abb. 2-31). Sie sind nur anfangs schmerzhaft, verwandeln sich teilweise in Bläschen und bedecken sich in der Folge mit dunkelbrauner Kruste. Die von zentral nach peripher fortschreitende, meist nur leicht proliferierende graugelbe Geweberegeneration verleiht den an ihrem Rand verbleibenden braunroten Läsionen ihr kennzeichnendes rundlich-ovales bis hufeisenähnliches Aussehen; auf oder neben ihnen schießen oft weitere Eruptionen (insgesamt 3–10 pro Zitze) auf, so daß meist solche verschiedener Stadien nebeneinander vorliegen. Läsionen in der Umgebung der Strichkanalöffnung prädisponieren zu bakterieller Infektion des betreffenden Euterviertels (→ komplikative Mastitis). Die Abheilung erfolgt ohne Eiterung, und zwar unter Austrocknung und Abstoßung der Krusten, wobei außer gelegentlicher Depigmentation keine erkennbaren Veränderungen zurückbleiben; der Vorgang dauert beim Einzeltier 1–2 Wochen, mitunter auch einen Monat, zieht sich in der betroffenen Herde aber u. U. mehrere Monate lang hin. Dabei können nach und nach sämtliche Tiere des Bestandes erkranken; u. U. kehrt das Leiden in ein- und derselben Herde in gewissen Zeitabständen, v. a. im Herbst oder Frühjahr, immer wieder. Die Möglichkeit einer Verbreitung der Infektion durch Fliegen wird diskutiert.

Von Euterpocken genesene Kühe erwerben keine dauerhafte *Immunität* gegenüber dem Parapoxvirus

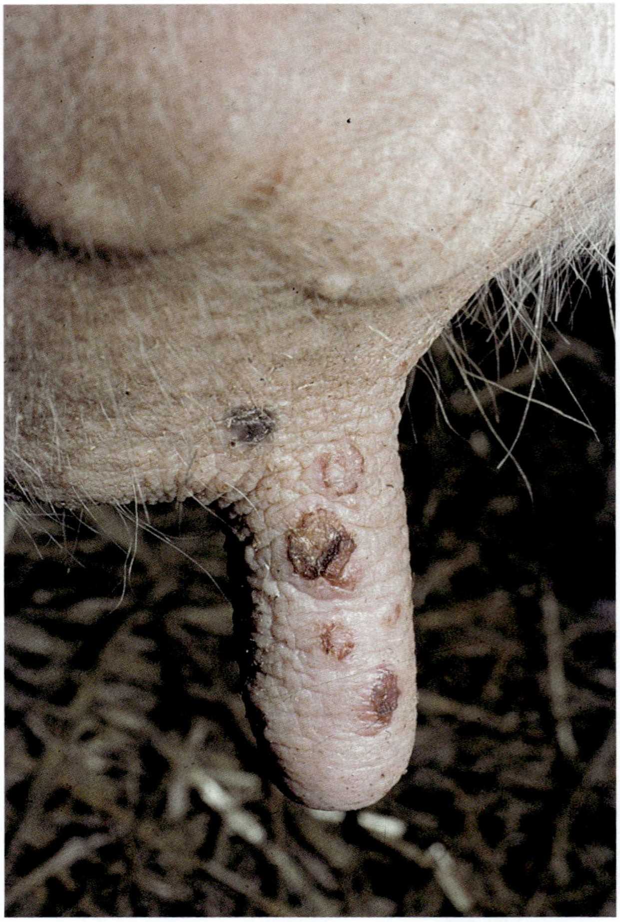

Abbildung 2-31 Euterpocken

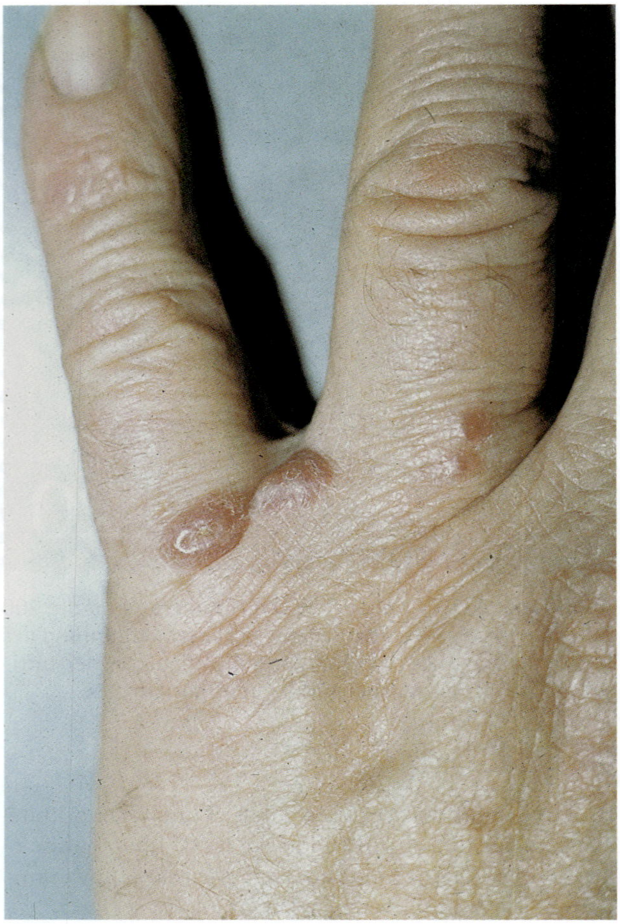

Abbildung 2-32 »Melkerknoten«

und können sich schon nach 4–6 Monaten erneut mit diesem Keim infizieren. Es gibt auch keine Kreuzimmunität zwischen Kuh- und Euterpocken.

An euterpockenkranken Zitzen saugende *Kälber* entwickeln innerhalb von 5–6 Tagen an Flotzmaul, Lippen oder Maulschleimhaut Veränderungen, die denen der Stomatitis papulosa (Kap. 6.1.5) entsprechen.

Beim *Melkpersonal* und bei *Tierärzten* können, trotz früherer Pockenschutzimpfung, eine Woche nach infizierendem Kontakt an Fingern, Händen oder Armen Läsionen auftreten, die als juckende, indurierende *»Melkerknoten«* oft wochenlang lästig bleiben (Abb. 2-32). Der Beginn einer solchen Erkrankung wird mitunter von fieberhafter Allgemeinstörung und starker Anschwellung der infizierten Hand oder des betroffenen Armes begleitet. Solche Personen tragen u. U. zur raschen Verbreitung der Euterpocken innerhalb des Bestandes bei.

Diagnose: Das klinische Bild der Euterpocken ist – v. a. bei Untersuchung mehrerer Tiere des betroffenen Bestandes – meist eindeutig. Im Zweifelsfall kann das Parapoxvirus bovis aus frischen Läsionen isoliert und elektronenoptisch identifiziert werden. *Differentialdiagnostisch* kommen v. a. Kuhpocken (Kap. 2.2.3.1), Herpes-Mamillitis (Kap. 2.2.3.3), Zitzen-»Sonnenbrand« (Kap. 2.2.7.3), Maul- und Klauenseuche (Kap. 12.2.1), »Sommerwunden« (Kap. 2.2.4.5) sowie Zitzenpapillomatose (Kap. 2.2.3.4) in Frage.

Behandlung, Prophylaxe: Die Ausbreitung der Euterpocken unter den empfänglichen Kühen eines Bestandes ist meist trotz aller Schutzmaßregeln nicht zu vermeiden. Dennoch sollten alle melkhygienischen Maßnahmen, nämlich Melken der Gesunden vor den Kranken, Desinfektion der Melkgerätschaften, Zitzen (Tauchen in Jodophor-Lösung) und Hände sowie palliatives Auftragen von hautschonender, epithelisationsfördernder Glyzerin-, Lanolin- oder Lebertransalbe, konsequent eingehalten werden, um den Heilvorgang zu fördern und Sekundärinfektionen zu verhüten. *Prophylaktische Impfungen* bewirken nur unzulängliche Immunisierung, weshalb sie sich bislang nicht durchgesetzt haben.

Bekämpfung: In Deutschland sind Euterpocken gemäß VOmTK des TSeuG meldepflichtig.

2.2.3.3 Bovine Herpes-Mamillitis

Definition, Vorkommen, Ursachen, Pathogenese: Weltweit verbreitete, aber nicht allzuhäufig beobachtete, zunächst papulös-erosive bis bläschenförmige, später ulzerativ-verkrustende Entzündung der Zitzen- und Euterhaut. Das auf Infektion mit dem *Bovinen Herpes-Virus 2* (BHV_2) beruhende, v. a. im Herbst und oft bestandsweise gehäuft, mit einer Morbidität von < 20 bis > 90% auftretende Leiden betrifft vorwiegend erstmals laktierende Kühe. Es scheint klinischer Ausdruck einer möglicherweise durch Stechfliegen übertragenen Infektion zu sein, bei welcher der latent in der Haut persistierende Erreger nur unter Miteinwirkung von Streß pathogen wird. Als derartige Belastungen sind Abkalbung, Laktationsbeginn, Kälte, UV-Einstrahlung und Gabe von Glukokortikosteroiden in Betracht zu ziehen. *Andere Bezeichnungen*: Bovine ulzerative Thelitis; bei Mitbetroffensein weiterer Hautbereiche: »Pseudo-lumpy skin disease«.

Bedeutung: Ihrer schmerzhaften Veränderungen wegen lassen sich die Patienten nur schwer oder gar nicht mehr melken; ihre Milchleistung ist während der beim Einzeltier 6–12 Wochen dauernden Erkrankung deutlich vermindert. Bei etwaiger sekundärer Mastitis kann das betroffene Viertel völlig versiegen.

Pathogenese, Symptome, Verlauf: Von Herpes-Mamillitis werden meist erstmals laktierende Milchkühe, insbesondere solche mit ausgeprägtem Aufeuterungsödem, befallen; mitunter betrifft die erste Erkrankung eines Ausbruches jedoch eine ältere, u. U. kürzlich zugekaufte Kuh: Wenige Tage nach dem Kalben und/oder anderweitigem Streß entwickeln sich auf einer oder mehreren der dabei ödematös anschwellenden Zitzen bis zu fingernagelgroße ovale Papeln, seltener auch einzelne, mit bernsteinfarbener Flüssigkeit gefüllte, am Übergang zwischen Zitzen und Euterhaut gelegene Bläschen (Abb. 2-33). Nach baldigem Platzen der Vesikeln und/oder Zerfall der an ihrer Oberfläche dunkelbraun werdenden Papeln entstehen schmerzhafte feuerrote Ulzera mit zerfranstem Rand. Solche tiefen, berührungsempfindlichen und stark exsudierenden Erosionen dehnen sich in der Folge unter blauschwärzlicher Verfärbung ihrer Umgebung auf den Zitzen aus. Mitunter ist die Oberhaut der Zitzenkuppe so umfangreich geschädigt, daß sie sich beim Betasten oder Melken als fingerhutähnliches Gebilde in toto ablöst. Bei Mitbetroffensein der Strichkanalöffnung besteht Gefahr einer sekundären bakteriellen Mastitis des betreffenden Euterviertels. Schließlich heilen die Veränderungen unter immer wiederkehrender Verkrustung langsam von peripher her ab; nach schwerer örtlicher Schädigung können deformierende Vernarbungen zurückbleiben. Nicht selten greifen die Läsionen, wenn auch weniger tiefreichend, auf die Euterhaut, mitunter sogar auf Euterspiegel und Perineum über, deren Epithel sich dann unter dunkler Verfärbung m. o. w. flächenhaft ablöst (Abb. 2-34). Bei *männlichen Tieren* kann die Haut des Hodensacks in gleicher Weise betroffen sein. Der im Exsudat der Veränderungen in hoher Konzentration enthaltene Erreger wird beim manuellen oder maschinellen Melken auf Herdenangehörige übertragen, bei denen er, soweit sie empfänglich sind, in oberflächlichen Zitzendefekten haftet. So schleppt sich das Krankheitsgeschehen in der betroffenen Herde u. U. monatelang hin. Am kranken Euter saugende *Kälber* können auf Flotzmaul, Lippen, Zungen- und/oder Backenschleimhaut erythematös-erosive bis ulzerative Veränderungen entwickeln, die den Zitzenläsionen entsprechen und teilweise mit fieberhafter Allgemeinstörung einhergehen.

In wärmeren Zonen tritt die Bovine Herpes-Mamillitis gelegentlich in generalisierter Form auf. Diese auf Infektion mit dem ALLERTON-Virus beruhende *»Pseudo-Lumpy skin disease«* ähnelt dem nach intravenöser Verabreichung des mit ihm nahe verwandten (oder identischen) BHV_2 zu beobachtenden Krankheitsbild: Dabei ist außer Zitzen- und Euterhaut auch die Haut an Kopf, Hals, Rumpf und Gliedmaßen von einigen bis hunderten bis zu münzengroßen Knoten betroffen, deren Zentrum leicht eingesunken erscheint. Sie verwandeln sich innerhalb weniger Tage in kleine, krustenbedeckte Geschwüre. Die Krusten stoßen sich nach etwa 2 Wochen ab und hinterlassen haarlose Stellen, die sich dann nur allmählich wieder behaaren.

Diagnose: Klinisches Bild, Ausbreitung innerhalb des Bestandes sowie Übergreifen der Veränderungen von den Zitzen auf die Euterhaut stützen die Diagnose, zu deren Sicherung es des mit frischem Exsudat zu führenden Erregernachweises bedarf; hierzu ist steril entnommener Bläscheninhalt für Zellkultur und Elektronenmikroskopie einzusenden. Der Nachweis einer BHV_2-Infektion kann auch mit Serum-Doppelproben geführt werden (Serokonversion).

Differentialdiagnostisch sind abzugrenzen: Euterpocken (kokarden- bis hufeisenförmige Läsionen, keine Vernarbung, Kap. 2.2.3.2), Kuhpocken (Bläschen- und Pustelstadium vor der Entwicklung von Krusten, Erregernachweis, Kap. 2.2.3.1), Vakzinia-Pocken (Auftreten nach Pockenimpfung von Betriebsangehörigen), Euter-Schenkel-Ekzem (tiefergreifende, auf den Übergang zwischen Euter- und Schenkelhaut beschränkt bleibende Ulzeration, Kap. 2.2.6.2), Euter-Papillomatose (flache oder pinselartige Wuche-

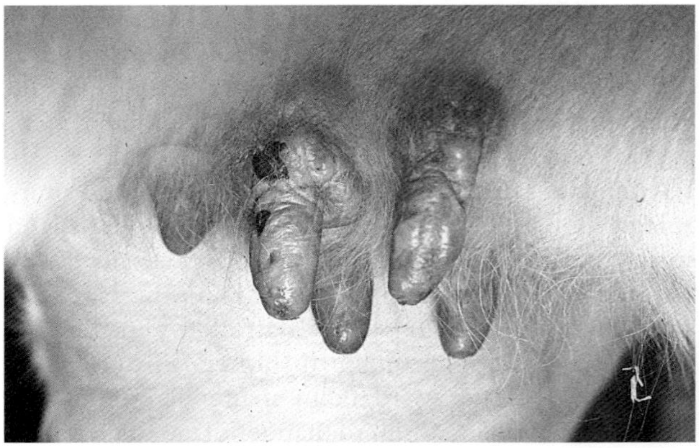

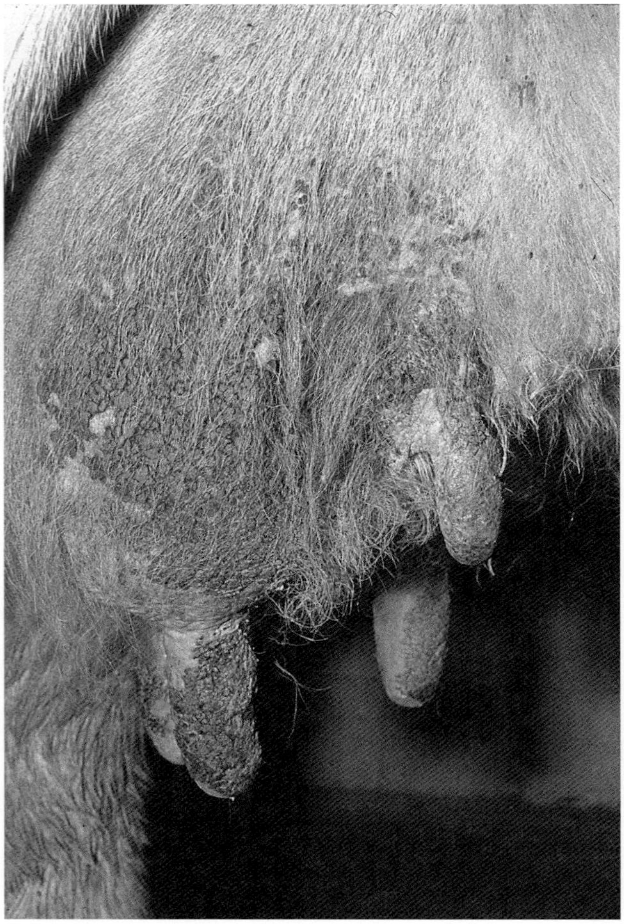

Abbildung 2-33, 2-34 Herpes-Mamillitis: Leichte, auf die Zitzen beschränkte Erkrankung (Anfangsstadium); schwerwiegende, auch die Euterhaut erfassende Veränderungen (fortgeschrittenes Stadium)

rungen ohne auffallende Schmerzhaftigkeit, Kap. 2.2.3.4), Maul- und Klauenseuche (Aphthen an Zitzen, Flotzmaul, Maulschleimhaut und im Zwischenklauenspalt, Kap. 12.2.1), Bösartiges Katarrhalfieber (schwerwiegende Veränderungen aller Kopfschleimhäute, hohes Fieber, Kap. 12.2.2) »Sommerwunden« (Stephanofilariose: Beschränkung auf eine Zitze ohne Ausbreitungstendenz, Abheilung erst nach Ende der Weideperiode, Kap. 2.2.4.5), desinfektionsbedingte Läsionen (Überprüfen der angewandten Mittel und Konzentrationen, Verschwinden nach Absetzen oder Wechsel des Desinfiziens) und Photosensibilitätsreaktionen der Zitzenhaut (nur Außenflächen der Zitzen, zudem aber auch andere, sonnenlichtexponierte unpigmentierte un- oder schwachbehaarte Hautstellen betroffen, Kap. 2.2.7.3). In Afrika tritt die Bovine Herpes-Mamillitis gelegentlich zusammen mit der Lumpy skin disease (Capri-Poxvirose mit allgemeiner Lymphknotenschwellung und Entwicklung zytoplasmatischer Einschlußkörperchen; Kap. 2.2.3.7) auf, die von der generalisierten Form der Herpes-Mamillitis unterschieden werden sollte; letzteres gilt auch für die Dermatophilose (keine Spontanheilung, Erregernachweis, Kap. 2.2.3.6).

■ **Behandlung, Prophylaxe:** Absondern der Kranken von den Gesunden; Melken der nichtbetroffenen Herdenmitglieder vor den Patienten. Bei letzteren muß die Milch u. U. mittels Röhrchen abgelassen werden. Um Virusvermehrung und -ausbreitung zu vermindern, werden regelmäßiges Eintauchen der Zitzen in Jodophor-Lösung sowie die, jeweils vor dem Ansetzen beim nächsten Tier, ebenfalls mit Jodophoren vorzunehmende Desinfektion der Melkbecher empfohlen. Erkrankte Zitzen sind mit gewebeschonender, glyzerin- oder lanolinhaltiger Salbe zu bestreichen. Zur Prophylaxe ist – neben regelmäßiger Fliegenbekämpfung – die intramuskuläre Impfung mit Lebendvirus vorgeschlagen worden; sie trägt aber zur Verbreitung des Erregers bei und sollte daher nur für bereits infizierte Herden in Betracht gezogen werden.

2.2.3.4 Papillomatose/Fibropapillomatose

■ **Definition, Ursachen, Vorkommen:** Weltweit verbreitete, v. a. bei 6 Monate bis 2 Jahre alten empfänglichen Rindern, und zwar sporadisch bis enzootisch vorkommende, auf Infektion mit dem onkogenen *Bovinen Papilloma-Virus* (BPV) beruhende multiple und meist gutartig verlaufende fibroepitheliale Neubildungen der äußeren Haut, des Haut-Schleimhaut-Überganges natürlicher Körperöffnungen, der Schleimhäute des vorderen Verdauungstraktes oder der Harnblase; vereinzelt ist das Leiden auch schon beim neugeborenen Kalb beobachtet worden. *Andere*, wegen des histologischen Charakters der tumorösen Veränderungen jedoch inkorrekte, landläufige *Bezeichnungen*: »Verrucae«, »Warzen«, »warts«, »verrues«.

■ **Pathogenese:** Es sind 6 BPV-Typen bekannt, deren antigene Unterschiede offenbar für die verschiedenen Lokalisationen und die beiden histologischen Varianten der von ihnen ausgelösten Tumoren, nämlich *Fibropapillome* mit Vorwiegen von Bindegewebe, oder *Papillome* mit größerem Anteil an Epithelgewebe, verantwortlich sind; die nach überstandener Infektion eintretende Immunität ist augenscheinlich ebenfalls typenspezifisch.

BPV_1 verursacht filiforme, fransig-zottige Fibropapillome der Zitzenhaut und mehr knollige Fibropapillome der Penis- oder Scheidenschleimhaut; BPV_2 bedingt typische blumenkohlartige bis korralliforme Fibropapillome der Haut an Vorderkörper, Unterbauch, Gliedmaßen und/oder Perineum; BPV_3 löst anderweitige Papillome der Haut aus; BPV_4 bewirkt Plattenepithel-Papillome der Maul-, Schlund-, Vormagen- und Harnblasenschleimhaut, die maligne entarten können (ausnahmsweise auch epitheliale Hautpapillome); BPV_5 bedingt reiskornähnliche Fibropapillome der Euterhaut; BPV_6 verursacht filiformfransige Papillome der Euterhaut; der Erreger der rundlich-flachen Fibropapillome scheint mit keinem der eben genannten 6 BPV-Typen identisch zu sein.

Das Haften der BPV-Infektion erfordert das *Vorhandensein des Erregers in der Umwelt* sowie das *Vorliegen oberflächlicher Beschädigungen der Haut oder Schleimhaut.* Dabei spielen subklinisch befallene, virusausscheidende Rinder sowie BPV-verschleppende unbelebte oder belebte Zwischenträger eine entscheidende Rolle. Zu letzteren gehören alle Gegenstände der Stall- oder Weideeinrichtung, nicht ordnungsgemäß desinfizierte tierärztliche Instrumente (Nasen-, Ohrmarken-, Tätowier-, Kastrationszange, Enthornungsgeräte, Tuberkulinisierungsbesteck, rektaler Handschuh, künstliche Vagina), Befall mit Lästlingen oder Ektoparasiten sowie der Deckakt. Die gelegentlich im Maul von Kälbern vorkommenden Fibropapillome beruhen vermutlich auf dem Besaugen »Warzen«-befallener Zitzen. Die v. a. bei Mastrindern zu beobachtenden Fibropapillome der Kehlkopfschleimhaut betreffen bezeichnenderweise immer die gleichen, bei ständigem Husten erodierenden und ulzerierenden Mukosabezirke (Kap. 5.2.2.5).

Die Papillomatose-Resistenz erwachsener Rinder beruht auf deren vorheriger klinischer oder subklinischer Durchseuchung. Das Überstehen einer bestimmten Form der Fibropapillomatose hinterläßt eine gegen ebendiese gerichtete, mindestens 2jährige solide Immunität.

Symptome: Nach etwa 4wöchiger Inkubation entwickeln sich im jeweils exponiert gewesenen Bereich typische Neubildungen; solche können ausnahmsweise schon beim neugeborenen Kalb vorliegen:

Auf der *Haut* von Kopf, Hals, Rumpf und/oder Gliedmaßen entstehen gestielte (fungiforme) Papillome mit deutlich zottig-zerfranster, bei stärkerer Ausbildung zudem blumenkohlähnlich (koralliform) aussehender Oberfläche. Diese extremerweise bis Kopf- oder Eimergröße erlangenden Tumoren sind zunächst rosa- bis graufarben und fleischig-weich; später indurieren sie infolge Verhornung des Epithels. Bei mechanischer Exposition neigen solche Papillome dazu zu bluten, was dann dunklere Färbung bedingt; außerdem entwickeln sie dabei infolge Zellzerfalls üblen Geruch.

Ähnliche oder mehr filiform erscheinende Papillome können im Bereich der natürlichen Körperöffnungen, und zwar am *Übergang der äußeren Haut in die jeweilige Schleimhaut* auftreten.

Die auf der *Haut von Zitzen und Euter* vorkommenden Papillome und Fibropapillome sind von Fall zu Fall *filiform* (das sind getreidekorngroße längliche Neubildungen, deren freies Ende zottig ausgefranst ist), *rundlich bis oval* (nämlich flache, erbsen- bis münzengroße, durch Randkerbe von der übrigen Haut beetartig abgesetzte Tumoren) oder *»reiskornähnliche« Gebilde* (d. h. derbe, in der Zitzenhaut liegende weißliche Einlagerungen). Vor allem erstere können beim Melken stören und, wenn sie an der Strichkanalöffnung sitzen, eine bakterielle Infektion des betreffenden Viertels begünstigen.

In *Nase, Kehlkopf* oder *Maul* (v. a. unmittelbar hinter den Schneidezähnen oder am harten Gaumen), an *Vulva* oder *Penis* befindliche Fibropapillome haben ihrer graurötlichen, höckrigen und zu Blutungen neigenden Oberfläche wegen mehr das Aussehen von Granulationsgewebe; sie sind oft gestielt und können mehr als Faustgröße erlangen. Je nach Umfang behindern sie Atmung, Futteraufnahme oder Deckakt.

Die häufig erst bei der Schlachtung, mitunter aber bei endoskopischer Schlunduntersuchung oder explorativer Ruminotomie festzustellenden *Fibropapillome des Schlundes* oder *der Vormagenschleimhaut* sind weißlich und koralliform; sie können Abschlucken, Ruktus und Wiederkauen oder die Passage des Futters durch die Vormägen beeinträchtigen.

Verlauf: Die meisten Papillome und Fibropapillome des Rindes bilden sich – nach 1- bis 3monatiger »Blütezeit« – innerhalb weiterer 1–3 Monate folgenlos zurück; ausnahmsweise können einzelne dieser Neubildungen ≤ 18 Monate lang bestehen bleiben. Gelegentlich ergeben sich aber aus Lokalisation oder Umfang der Fibropapillome, oder wegen einer auf ihre Nachbargewebe übergreifenden bakteriellen Sekundärinfektion, Komplikationen:

Beim Hinzukommen weiterer, haut- oder schleimhautschädigender Faktoren können sich aus Fibropapillomen und Papillomen *bösartige Tumoren* entwickeln. Das gilt für die aus Fibropapillomen des vorderen Verdauungstraktes und solchen der Harnblase (bei anhaltender Aufnahme von Adlerfarn; Kap. 7.2.5.2) entstehenden Karzinome, für das »Cancer eye« der Augenlider (bei dem fehlende Pigmentation, UV-Strahlenbelastung, Staub, Fliegenbefall, Vitamin-A-Mangel u. a. als Ko-Karzinogene angesehen werden, Kap. 11.1.7.1) sowie für das v. a. im unpigmentierten Perinealbereich auftretende Hautkarzinom (dessen Malignität offenbar UV-Licht-bedingt ist, Kap. 2.2.9).

Diagnose, Differentialdiagnose: Aufgrund ihrer kennzeichnenden Morphologie sind Papillome und Fibropapillome der *Haut* oder des *Haut-Schleimhautüberganges* im Regelfall leicht zu diagnostizieren. Zur Abgrenzung von anderweitigen kutanen Tumoren (Kap. 2.2.9) eignet sich die histologische Untersuchung: *Fibropapillome* besitzen ein sich m. o. w. stark verzweigendes und an der Wucherung teilnehmendes bindegewebiges Grundgerüst sowie einen bei den *Papillomen* wesentlich stärker ausgeprägten Überzug von Epithelgewebe, das hier zu Akanthose und parakeratotischer Degeneration neigt; im oberen Bereich des Stratum spinosum sowie im parakeratotisch veränderten Str. corneum finden sich basophile intranukleäre Einschlußkörperchen. Der Nachweis von BPV kann – ausgehend von Proben veränderten Gewebes – mittels ELISA, IPOT oder Elektronenmikroskopie geführt werden. Die Differenzierung der verschiedenen BPV-Typen erfolgt durch REA oder PCR.

Fortgeschrittene Augenlidpapillomatose sollte von »Augenkrebs«-bedingten Veränderungen (Kap. 11.1.7.1), Fibropapillomatose der Maulschleimhaut von Epulitiden (Kap. 6.1.12) und Strahlenpilzerkrankung (Kap. 3.1.3.3, 9.1.4), Schlund-Papillomatose von anderweitigen Passagebehinderungen des Ösophagus (Kap. 6.5ff.), Papillomatose im Bereich von Fesselbeuge und Zwischenklauenspalt von Dermatitis digitalis (Kap. 9.14.18), Dermatophilose (Kap. 2.2.3.6) und Kartoffelausschlag (Kap. 2.2.5.1) abgegrenzt werden.

Beurteilung: Beim Rind wird mäßiger »Warzen«-Besatz der *Haut* meist als bedeutungsloser Schönheitsfehler angesehen; deutlich befallene Zuchttiere verlieren jedoch an Verkaufswert. Schwere, d. h. mehrere Kilogramm Tumorgewebe umfassende kutane Fibropapillome (an Kopf, Hals oder Unterbauch) können das Wachstum des betreffenden Jungrindes erheblich mindern und lassen auf Immunitätsschwäche schließen. Am Haut-Schleimhaut-Übergang (Augenlid, Naseneingang, Lippen/Maul, Strichkanalöffnung, After, Vulva, Präputium) lokalisierte Fibropapillome behindern Lidschlag, Atmung, Futteraufnahme, Melken (→ Mastitisneigung!) bzw. Bedeckung mitunter so stark, daß sie tierärztliches Eingreifen erfordern. Von besonderer wirtschaftlicher Bedeutung sind die regionsweise gehäuft auftretenden, auf Zusammenwirken von BPV und Ko-Karzinogenen beruhenden bösartigen Tumoren der Augen-, Maul-, Schlund-, Blasenschleimhaut (s. *Pathogenese*).

Behandlung: Bei schwachem Besatz der *Haut* mit Papillomen oder Fibropapillomen kann i. d. R. von einer Behandlung abgesehen werden, doch sollte man Vorkehrungen gegen ihre Ausbreitung im Bestand treffen (s. *Pathogenese* und *Prophylaxe*). Das Auftragen ätzender Lösungen oder Pasten (s. Enthornung, Kap. 2.4.5.2) ist wegen der Dosierungsproblematik erfolgsunsicher und gefährdet zudem Patient und Personal.

Für stark »warzen«befallene Tiere und solche mit Papillomen oder Fibropapillomen, die ihrer Lokalisation wegen stören, ist die Exstirpation der Neubildungen ratsam: Sie erfolgt unter Lokalanästhesie, bei großflächigem Papillombefall dagegen nach Sedierung (Xylazin) und am niedergeschnürten Patienten. Um eine Verschleppung des BPV während des Eingriffes zu verhindern, sind die Tumoren sowie deren Umgebung dabei gründlich mit Seifenwasser zu waschen und zu spülen. Das manuelle Abdrehen der Papillome oder Fibropapillome wird durch Benutzen von Haushaltshandschuhen mit genoppter Oberfläche erleichtert. Blutungen lassen sich weitgehend vermeiden, wenn man die Stiele größerer fungiformer Papillome vor dem Abdrehen basisnah mit einer BURDIZZO-Zange quetscht; außerdem empfiehlt sich das Bereithalten eines Thermokauters. Zum Erfassen kleinerer Fibropapillome eignet sich eine kräftige gebogene Arterienklemme; mit ihrer Hilfe lassen sich auch die sonst nur schwer zu beseitigenden rundlich-flachen Fibropapillome recht einfach aus der sie umgebenden, hierzu kräftig zusammenzudrückenden Haut »herausknöpfen«. Abschließend sind die Wundflächen mit granulationsanregendem Puder zu bestäuben.

Stark mit *Zitzen-Papillomen* befallene Rinder sollten möglichst vor Einsetzen der ersten Laktation oder während des Trockenstehens von diesen befreit werden.

Die Exstirpation von Fibropapillomen der *Penisschleimhaut* erfordert Pudendal- oder große Extraduralanästhesie, Hervorlagern des Penis am liegenden Patienten, Ligatur aller im Zuge der Tumorresektion eröffneten Gefäße und sorgfältiges Vernähen des entstandenen Schleimhautdefekts (Einzelknopfhefte mit resorbierbarem Faden); nach dem Eingriff ist die Penisschleimhaut bis zur endgültigen Abheilung regelmäßig mit epithelisationsfördernder Salbe zu bestreichen und der Bulle unter Deckruhe zu halten. Fibropapillome von *Bindehaut, Nasen- oder Maulschleimhaut* lassen sich in analoger Weise entfernen. Papillomatöse Veränderungen der *Schlund-* oder *Vormagenschleimhaut* sind operativ nur schwer zugänglich; bei feststehender Diagnose ist wegen der Gefahr ihrer malignen Entartung meist die Schlachtung vorzuziehen.

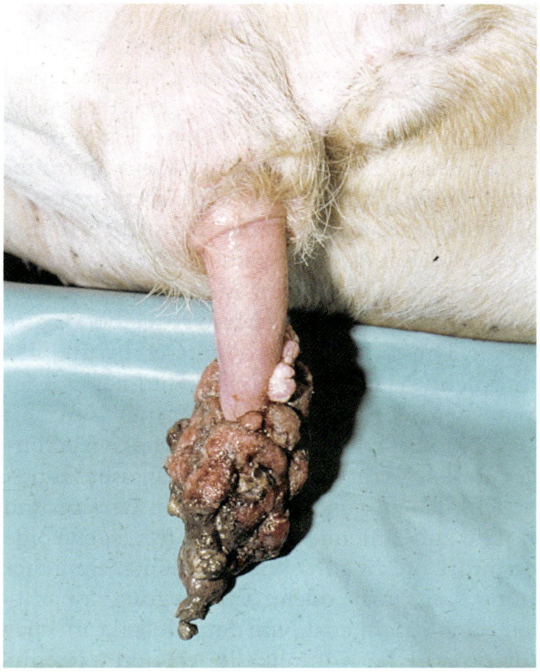

Abbildung 2-35 Multiple haselnußgroße Fibropapillome auf der Penisschleimhaut eines Jungbullen

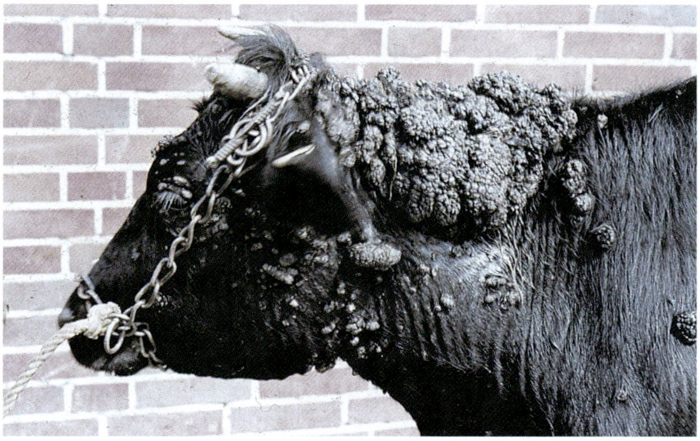

Abbildung 2-36 Zahlreiche korralliforme Papillome im Nacken-/Halsbereich, deren Ansiedlung durch das Scheuern der Halskette gefördert worden war

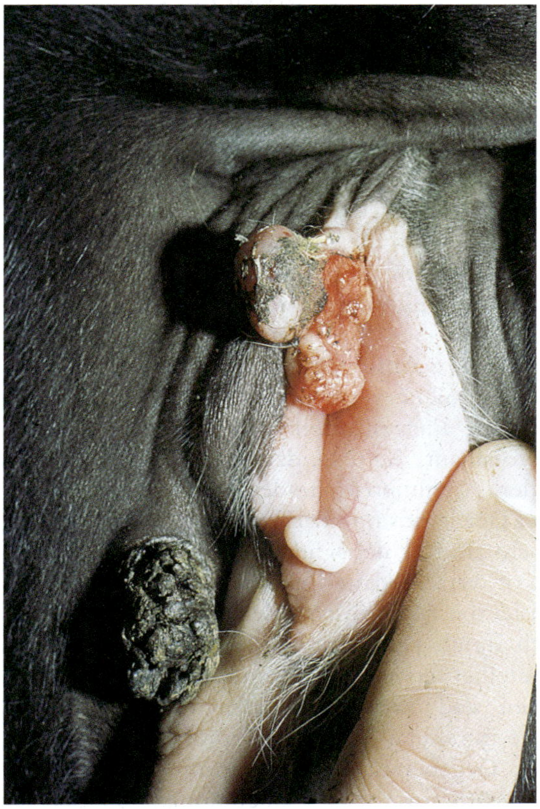

Abbildung 2-37 Mehrere kleine blumenkohlartige Papillome im Bereich der Vulva eines Jungrindes

Die wiederholte, als »Heilimpfung« vorgenommene Verabreichung von Papillomatose-Vakzine (s. *Prophylaxe*) an Fibropapillomatose-kranke Rinder kann den natürlichen Krankheitsverlauf allenfalls um 1–2 Monate verkürzen.

■ **Prophylaxe:** Möglichst keine papillom- oder fibropapillombefallenen Rinder in den gesunden Bestand einstellen; Meiden der unter *Pathogenese* aufgeführten, die Verbreitung des BPV sowie die Karzinogenese der Papillome fördernden Begleitumstände. Zur Zucht vorgesehene Jungbullen in Einzelboxen halten. In stark fibropapillombefallenen Herden empfiehlt sich die prophylaktische *Impfung* der nachwachsenden Kälber mit stallspezifischer, aus frischem, »bestandseigenem« Papillom-Gewebe herzustellender Formol-, Phenol- oder Glyzerin-Vakzine. Falls sich die Impflinge schon vor Eintritt ihrer Immunisierung mit

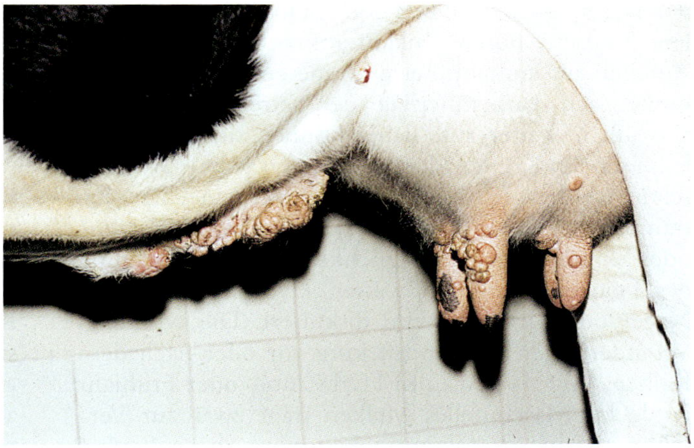

Abbildung 2-38 Knoten- bis knopfförmige Papillome der Haut an Unterbauch und Zitzen

Feld-BPV infizierten, können sie allerdings trotz Vakzination an Fibropapillomatose erkranken. Zur Desinfektion von Gerätschaften und leerstehenden Stallungen eignen sich verdünnte Natronlauge (Einlegen, Abwaschen) und Formaldehydlösung (Besprühen).

2.2.3.5 Knotig-tuberkuloide Entzündung der Zitzen- oder Hodensackhaut

■ **Definition:** Umschriebene, chronisch-indurierende Affektion von Zitzen- oder Skrotalhaut adulter Rinder, die zunächst hartnäckig ulzeriert und später allmählich vernarbt. Vermutlich stellt das Leiden eine besondere Erscheinungsform der Hautknotenkrankheit (Kap. 2.2.3.7) dar. *Andere Bezeichnungen*: Dermatitis mamillaris aut scrotalis nodularis tuberculoidea, enzootische nodulär-ulzerierende mykobakterielle Thelitis, thélite et scrotite nodulaire tuberculoïde, teat lesions.

■ **Ursachen:** Aus den knotigen Hautveränderungen wurden zwar verschiedentlich »atypische« Mykobakterien (*M. aquae, kansasii, fortuitum, terrae* oder *vaccae*) isoliert, doch konnte die Erregerrolle dieser in der Umwelt sehr resistenten Keime bislang nicht einwandfrei gesichert werden.

■ **Vorkommen, Epidemiologie, Pathogenese:** Die knotig-tuberkuloide Zitzen- und Skrotalhautentzündung ist v.a. in Frankreich, aber auch in Deutschland, Österreich, der Schweiz, Italien, Ungarn, in England, den USA, Japan und Afrika beobachtet worden; sie scheint im Zunehmen begriffen und bevorzugt in der Nähe von Flußläufen (auf regelmäßig überfluteten Grünflächen), bei Weidegang auf »lädierender« Vegetation, aber auch bei Laufstallhaltung vorzukommen. Das zunächst unerkannt auftretende Leiden betrifft v.a. 4- bis 8jährige Milch-, Mutter- und Ammenkühe, aber auch Färsen sowie 2- bis 3jährige, mit ihnen laufende Zuchtbullen oder gleichaltrige Mastbullen. Es wird durch Zukauf erkrankter Tiere oder Auftrieb auf kontaminierte Weide eingeschleppt und breitet sich dann innerhalb der betreffenden Herde allmählich weiter aus; dabei können unter erstmals laktierenden Kühen Morbiditätsraten von > 10% erreicht werden. Prädisponierend wirken mechanisch-traumatische oder virale Affektionen von Zitzen- oder Skrotalhaut; die Möglichkeit einer Übertragung des Leidens durch Flußwasser, Hydrofauna, Vögel, Nager oder Insekten wird diskutiert. Die typischen Veränderungen werden oft kurz vor oder nach dem Kalben, und zwar v.a. im Herbst und/oder Frühjahr entdeckt. Maschinelles Melken trägt zwar zur Verschlimmerung bestehender Läsionen, aber offenbar nicht nennenswert zur Transmission des Leidens auf gesunde Herdenmitglieder bei.

■ **Symptome, Verlauf:** Zunächst bilden sich (im Experiment nach 1- bis 2wöchiger Inkubation) an einer, seltener an mehreren Zitzen bzw. am Hodensack vereinzelt linsen- bis erbsengroße leicht gerötete, druckempfindliche intrakutane Knoten. Diese liegen oft in halber Höhe der Zitze, oder an deren Basis, mitunter im zitzennahen Bereich der Euterhaut, aber nur selten an der Zitzenkuppe, und betreffen meist die Hinterzitzen bzw. die Kaudalfläche des Skrotums. In der Folge erodieren und ulzerieren sie m. o. w. plötzlich, um sich danach mit braungrauer bis graugelber Kruste einzudecken. Die ≤ münzengroßen Geschwüre, deren Kruste beim Melk- oder Saugakt immer wieder beschädigt wird (→ Nachbluten), sind zunächst schmerzhaft; deshalb können sie das Melken behindern oder Bullen dazu veranlassen, ins Wasser zu treten oder sich »bäuchlings« auf kühlenden Untergrund zu legen. Die zunehmende kollaterale bindegewebige Reaktion führt oft zu m. o. w. »Bananen«- ähnlicher Verformung der Zitzen oder zur Verlegung von Zitzenlumen oder Strichkanal, was den Melkakt mechanisch stört. Mögliche Komplikationen sind Zitzenfistel, Pyogenes-Mastitis bzw. Orchitis. (Saugkälber betroffener Mütter weisen u. U. geschwürige Veränderungen der Maulschleimhaut auf.) Im weiteren Verlauf des Leidens entwickelt sich ringsum sowie unterhalb derartiger Geschwüre je ein bis zu walnußgroß werdender, unempfindlich und nicht vermehrt warm erscheinender fester Knoten, dessen exsudierende Oberfläche (v. a. nach Laktationsende) allmählich eintrocknet und sich binnen einiger Wochen wieder mit Epithel überzieht. Der verbleibende, palpatorisch derbe intrakutane »Knoten« (Abb. 2-39) verliert sich erst nach Ablauf mehrerer Monate bis 2 Jahren (bei Bullen mitunter noch später). Die Erkrankung verläuft fieberlos und ohne Beteiligung regionaler Lymphknoten.

■ **Diagnose:** Das Auftreten solcher, bis zu walnußgroßer, derber, nicht vermehrt warmer, schmerzloser und teilweise auch ulzerierender Knoten an Zitzen- oder Skrotalhaut, die u. U. deutliche Zitzendeformation oder Asymmetrie des Hodensacks bedingen, weist auf Dermatitis nodularis tuberculoidea mamillaris aut scrotalis hin; dabei liegen innerhalb betroffener Herden oft verschiedene Entwicklungsstadien der typischen Läsion zugleich vor. Die *klinische* Vermutung läßt sich durch palpatorisches Überprüfen der sich als unbeteiligt erweisenden Euter-/Hodensackhals-, Kniefalten- und inneren Darmbeinlymphknoten sowie simultane intrakutane Tuberkulinprobe (Kap. 12.2.6) erhärten: Gegebenenfalls fällt sowohl die Reaktion auf bovines, als auch diejenige auf aviäres Tuberkulin positiv aus, und zwar erstere i. d. R. schwächer als letztere. (Die Tuberkulin-Reaktivität des einzelnen Patienten setzt etwa 1 Monat nach Beginn der Er-

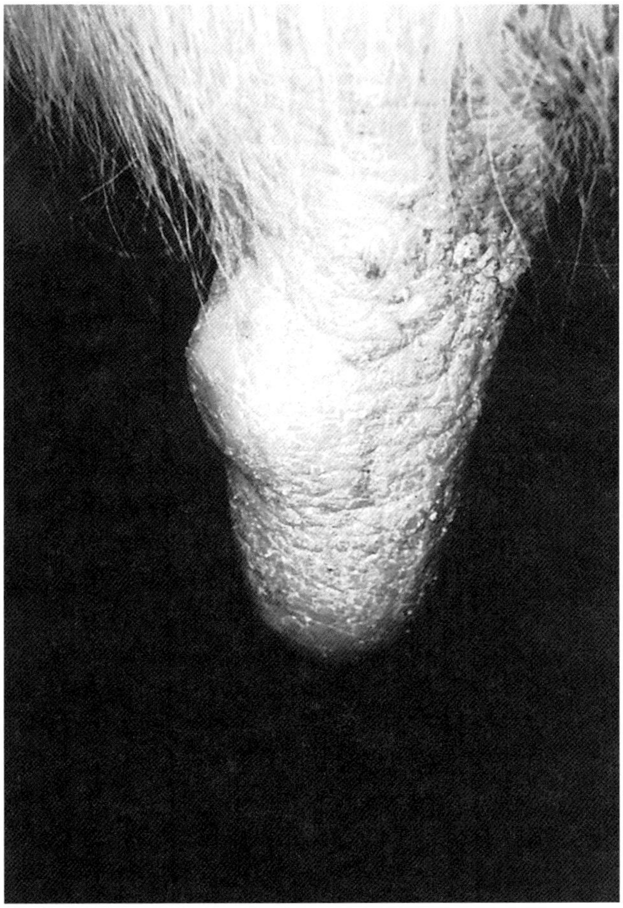

Abbildung 2-39 Knotig-tuberkuloide Entzündung der Zitzenhaut (DESCOTES in GOURREAU, 1995)

krankung ein und geht nach Abheilung der Knoten innerhalb von 2 Jahren allmählich wieder zurück.)

Am lebenden oder geschlachteten Tier entnommene Gewebeproben zeigen in der Peripherie des betreffenden »Knotens« eine kräftige bindegewebige Kapsel; sein Zentrum erscheint käsig, seltener verkalkt. *Histologisch* findet sich im Inneren des in der Lederhaut liegenden Knotens eine Zone mit entzündlicher Reaktion. Sie weist zentral mehrkernige Riesenzellen auf, deren schwammiges Zytoplasma meist alkohol- und säurefeste Stäbchen enthält; um diese LANGHANS-Zellen herum lagern epitheloide Zellen mit schuppigem Zytoplasma; noch weiter außen sind Lymphozyten und Plasmazellen anzutreffen (tuberkuloides Granulom). Das Anzüchten der atypischen Mykobakterien ist schwierig. Im Tierversuch (Maus, Meerschweinchen) erweisen sie sich allenfalls als schwach pathogen.

Differentialdiagnostisch sind banale Zitzenverletzungen, Euterpocken (Kap. 2.2.3.2), Dermatitis solaris (Kap. 2.2.7.3), Sommerwunden (Kap. 2.2.4.5), aktinobazilläre Veränderungen (Kap. 3.1.3.3), Herpes-Mamillitis (Kap. 2.2.3.3) und Besnoitiose (Kap. 2.2.4.6) zu berücksichtigen.

Beurteilung: Das Leiden ist zwar gutartig, bietet wegen seiner Auswirkungen auf Melkakt und Tuberkulinprobe sowie wegen der mit offenen Läsionen verbundenen Gefahr einer Übertragung auf Herdengenossen aber meist Anlaß, betroffene Rinder alsbald auszumerzen. Genesene Tiere können u. U. erneut erkranken. Gefährdungen des Menschen infolge Umganges mit den knotig-ulzerierenden Zitzen- oder Hodensackveränderungen sind bislang nicht bekannt geworden.

Behandlung: Einzelne Knoten lassen sich mit Aussicht auf Erfolg in toto resezieren; ein solcher Eingriff ist v. a. dann angezeigt, wenn sich infolge tiefreichender Veränderung eine Zitzenfistel entwickelt hat und das betreffende Tier weiter genutzt werden soll. Im übrigen beschränkt sich die Therapie auf palliative Maßnahmen (Auftragen salizylat- oder jodophorhaltiger Lösungen oder von entzündungshemmenden Salben), da keine spezifischen, lokal oder allgemein wirksamen Medikationen bekannt sind.

Prophylaxe: Abtrennen der Kranken vom übrigen Bestand; Weidewechsel; Melkhygiene, insbesondere regelmäßige Zitzendesinfektion nach dem Melken; rechtzeitige Behandlung banaler Affektionen der Euter- und Zitzenhaut; adspektorische und palpatorische Kontrolle von Euter- bzw. Hodensackbereich bei allen Zukauftieren.

2.2.3.6 Dermatophilose

Definition, Ursachen, Vorkommen: Dieses Leiden kommt bei verschiedenen Haus- und Wildtierarten weltweit vor; bei Rind, Büffel, Zebu und Yak tritt es in gemäßigtem Klima sporadisch bis bestandsweise, in subtropischen und tropischen Gebieten jedoch en- bis epizootisch auf. Es beruht auf dem Pathogenwerden von *Dermatophilus congolensis* in vorgeschädigter Epidermis. Das Haften des Erregers bedingt eine zu starker Krustenbildung neigende vielherdförmige entzündlich-exsudative Erkrankung der Haut, gelegentlich aber von Flotzmaul oder Maulschleimhaut. Das Leiden verursacht in seinen überseeischen Verbreitungsgebieten erhebliche wirtschaftliche Verluste. *Ältere,* möglichst zu meidende, da irreführende *Bezeichnungen* sind »kutane Streptotrichose«, »kutane Nocardiose«, »kutane Aktinomykose« oder »mykotische Dermatitis«.

Pathogenese, Symptome, Verlauf: D. congolensis ist ein im Erdreich saprophytisch vorkommender grampositiver Aktinomyzet, der in Form fädiger, aus mehrsträngig-parallel angeordneten kokkoiden Elementen bestehender Hyphen auftritt; in feuchtem Milieu entwickeln sich aus ihnen infektive ovoide flagellentragende Zoosporen. Zum krankmachenden Haften der Infektion mit D. congolensis bedarf es offensichtlich einer vorherigen Schädigung der Haut oder einer Beeinträchtigung der Immunkräfte: In den Tropen erkranken aus Europa importierte Rinder häufiger und/oder schwerer als bodenständige, Kälber und Jungrinder eher als ältere Tiere. Als offensichtlich Dermatophilose-fördernd gelten hohe Umgebungswärme und -feuchtigkeit (Regenzeit, Aufweichen der Schutzschichten der Haut?), oberflächliche Verletzungen, starker Befall mit Stechfliegen oder Zekken, dornbusch- oder scharfgrasbestandene Weiden, »moddrige« Stall-, Futter- oder Tränkeplätze und Triebwege. Auffällig ist auch das nicht selten zu beobachtende gemeinsame Auftreten von Dermatophilose mit anderen Haut- oder Schleimhaut-lädierenden Leiden, z. B. Demodikose (= SENKOBO disease), Räude, Läusebefalll, Trichophytie, Kuhpocken, persistierende BVDV-Infektion oder Aktinobazillose, wobei D. congolensis als »Nutznießer« gilt.

Bei betroffenen Rindern entwickeln sich auf der Haut von Hals, Nacken, Rücken und/oder Kruppe, mitunter auch an den Körperseiten und/oder Gliedmaßen einzelne bis zahlreiche, münzen- bis handflächengroße rundlich-ovale und teilweise landkartenähnlich zusammenlaufende, anfangs graugelblich, später graubraun erscheinende, zerklüftete nicht-juckende Krusten, in deren Bereich die Haare gesträubt sind (= »paintbrush lesions«). In schweren Fällen können solche Borken zu großflächigen »Mosaiken« konfluieren (Abb. 2-40, 2-41). Diese derben Krusten werden bis zu fingerdick; sie lassen sich samt hier noch vorhandener Haare leicht von der Haut ablösen, wodurch eine glatte, hell- bis feuerrote Stelle freigelegt wird, die zum Bluten neigt und, infolge starker Exsudation, bald erneut verkrustet. Ein Querschnitt durch die abgenommene Borke zeigt deren lamellären Aufbau aus Exsudat- und verhornten Epithelschichten; auf ihrer Unterseite befindet sich ein schmieriger, graugelber bis graugrünlicher Belag. Bei günstigem akutem Verlauf, z. B. infolge Einsetzens trockenen Wetters, heilen die Läsionen innerhalb von 2–4 Wochen spontan wieder ab. Das Überstehen der Dermatophilose hinterläßt keine dauerhafte Immunität.

Mitunter beginnen die dermatophilösen Hautveränderungen in der Fesselbeuge (v. a. der Hintergliedmaßen: »greasy heel«), von wo sie sich plantar bis zum Tarsus hin ausdehen können; in anderen Fällen ergreifen sie Zitzen, Euter bzw. Skrotum, Perineum, Schwanz und/oder Unterbauch. Vor allem bei Kälbern befinden sich die dermatophilösen Auflagerungen oft an Flotzmaul, Lippen oder Maulschleimhaut. Solche Lokalisationen und chronischer, von ständiger Reinfektion gekennzeichneter Verlauf sowie etwaige bakterielle Superinfektionen oder Fliegenmadenbefall der Läsionen können m. o. w. deutliche Beeinträchtigungen von Bewegungstrieb, Freßlust, Milch- und Fleischleistung sowie Fruchtbarkeit (infolge Behinderung des Deckakts, Verminderung der Samenqualität und der Libido, Aborte) bedingen. In klimatisch ungünstigen, endemisch verseuchten Gebieten Afrikas, der Karibik oder Südamerikas kann es so bei einer Morbidität von durchschnittlich 20 bis > 35 % auch zu Todesfällen infolge allgemeiner Entkräftung oder schwerer Sekundärinfektion kommen; dort beträgt die Letalität durchschnittlich 5–15 %. Unter üblichen europäischen Haltungsbedingungen ist dagegen kaum mit einer Übertragung der Dermatophilose von Tier zu Tier zu rechnen, obwohl ihr Erreger auch hier offensichtlich latent weit verbreitet ist.

Klinisch manifest werdende D.-congolensis-Infektionen des *Menschen* sind bislang – trotz teilweise erheblicher Exposition – nur selten erkannt worden.

Diagnose, Differentialdiagnose: Im Nativausstrich (Tupfpräparat von der exsudathaltigen Unterseite einer frischentnommenen Kruste oder einer Aufschwemmung von Borkenmaterial in Wasser) bzw. im histologischen Schnitt der Läsionen *akut* erkrankter Patienten sind D.-congolensis-Hyphen bei Methylenblau-, GIEMSA-, GRAM-, SELLER- bzw. Hämatoxylin-Eosin- oder GROCOTT-Färbung als sich verzweigende, aus parallel angeordneten kokkoiden Gebilden bestehende Stränge zu erkennen. *Histologisch*: akute Dermatitis mit Hyperkeratose, Akanthose, Mikroabszessen, neutrophiler Infiltration der subepidermalen Schicht und der epidermalen Papillen, Degeneration und purulenten Herdchen in den Haarfollikeln sowie zahlreichen typischen Myzelien in Haarbälgen und Borken. Die Krusten *verschleppter Fälle* sind weniger stark mit Myzelien durchsetzt. Zur Sicherung der Diagnose bedarf es dann der differenzierenden Anzüchtung des Erregers. Eine etwaige *latente D.-congolensis-Infektion* klinisch gesund erscheinender Rinder läßt sich serologisch (ELISA, radiale Immundiffusion) feststellen.

In Dermatophilose-verseuchten Gebieten wird das Leiden aufgrund seines bekannten klinischen Bildes meist richtig diagnostiziert; die Abgrenzung von rotzähnlicher Lymphgefäßentzündung (Kap. 3.1.3.4), Hautknotenkrankheit (Kap. 2.2.3.7) und generalisierender Herpes-Mamillitis (Kap. 2.2.3.3) kann allerdings Schwierigkeiten bereiten. Bei vereinzelt und in gemäßigtem Klima, also »überraschend« auftretender Dermatophilose sollten Trichophytie (Kap. 2.1.3.1), Räude (Kap. 2.2.4.2), Papillomatose (Kap. 2.2.3.4) sowie Hautleukose (Kap. 3.1.6.1), bei an Mauläsionen leidenden Kälbern auch Mucosal Disease (Kap. 6.10.20), bei Befall der Fesselbeuge dagegen Dermatitis digitalis (Kap. 9.14.18), Kartoffelausschlag (Kap. 2.2.5.1) und Zinkmalabsorptionssyndrom (Kap. 2.2.1.4) differentialdiagnostisch ausgeschlossen werden.

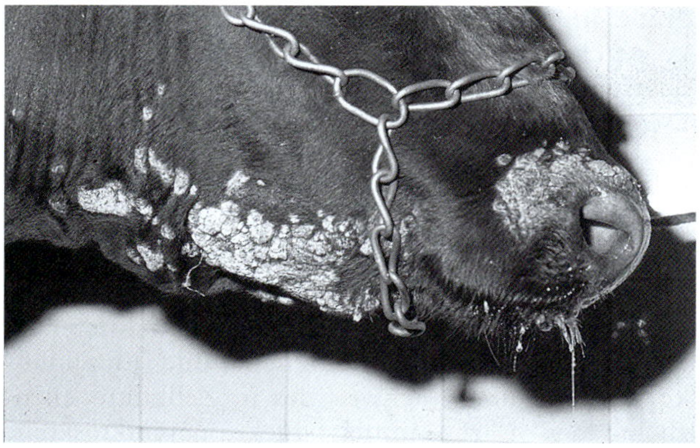

Abbildung 2-40 Dermatophilose im Bereich von Oberlippe, Backe und Kehlgang

■ **Behandlung, Prophylaxe:** Die wichtigste therapeutische (und prophylaktische) Maßnahme ist die Behebung der Dermatophilose-begünstigenden Begleitumstände (s. *Pathogenese*), was insbesondere regelmäßige Ektoparasiten-/Zeckenbekämpfung erfordert; zur Abtötung von D. congolense sollte sie möglichst unter Zusatz eines Bakterizids zum Bade-, Wasch- oder Sprühwasser erfolgen. Unter dieser Voraussetzung sind bei schwer erkrankten Patienten die Verabreichung von Antibiotika (Oxytetracyclin LA: einmal 20 mg/kg LM i.m.; Spiramycin: einmal 20 mg/kg LM i.m.; 75–150 mg Streptomycin plus 75–150 000 IE. Benzyl-Penicillin pro kg/LM an drei aufeinanderfolgenden Tagen i.m.) und das Betupfen komplizierter Läsionen mit milden Desinfizienzien (z. B. Jodophor-Lösung) aussichtsreich. Bei Dermatophilose der Extremitätenenden werden desinfizierende Fußbäder (5%ige Kupfersulfatlösung; quarternäre Ammonium-Detergenzien) sowie Trockenlegen von Futter-/Tränkeplätzen und vielbenutzten Triebwegen empfohlen. Vorbeugende Impfungen befinden sich noch im Versuchsstadium.

2.2.3.7 Hautknotenkrankheit

■ **Definition, Ursachen, Vorkommen:** Das Leiden ist zunächst nur in südlich der Sahara gelegenen Gebieten Afrikas vorgekommen, wird inzwischen aber auch in Ägypten und Israel beobachtet. *Lumpy skin disease* tritt sporadisch bis regionsweise (Flußniederungen, Seeufer) und saisongebunden (warme Jahreszeit, Regenperiode) gehäuft auf, beruht auf vermutlich insekten- (oder vogel-)übertragener Infektion mit dem *Capripox-Virus* (Typ NEETHLING) und wird über Nomadenvieh weiterverschleppt. Die bei Rindern, Zebus und domestizierten Büffeln festzustellende Erkrankung ist durch multiple Knoten der Haut und äußerlich zugänglicher Schleimhäute sowie Lymphknotenbeteiligung gekennzeichnet. Er-

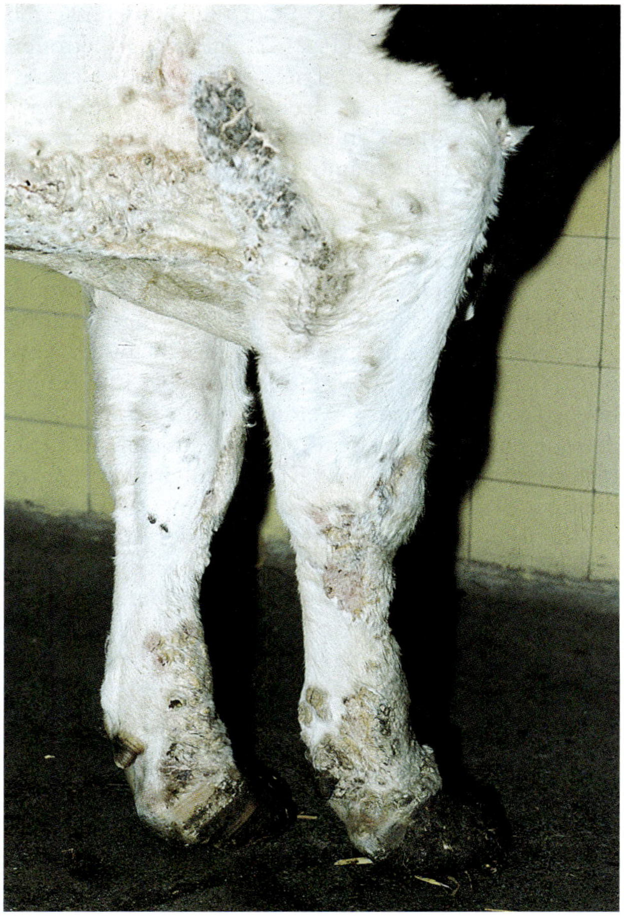

Abbildung 2-41 Dermatophilose im Achsel- und Zehenbereich

regerhaltig sind Hautläsionen, Speichel, Nasenausfluß, Milch und Sperma der Patienten sowie latent infizierter Trägertiere (Büffel, Wildwiederkäuer). Die experimentelle Übertragung gelingt mit speichelverunreinigtem Futter oder Tränke, bedarf aber offenbar des parenteralen Eindringens des Erregers, d. h. der Anwesenheit blutsaugender Insekten. Das Leiden ist für die Rinderhaltung betroffener Gebiete von erheblicher ökonomischer Bedeutung: Seine Morbidität beträgt 5–80 %, seine Letalität ~ 2 %. Die Erkrankung bedingt Verminderung von Milch- und Fleischproduktion sowie Verluste an Häuten und Nachzucht. *Andere Bezeichnungen:* Maladie nodulaire cutanée, Dermatose nodulaire contagieuse, Knopvelziekte.

■ **Pathogenese, Symptome:** Nach 4- bis 14tägiger Inkubation mit kurzer Fieberphase entwickeln sich, meist bei mehreren Tieren einer Herde und unter begleitender entzündlicher Rötung der Kopfschleimhäute, einzelne bis hunderte von bohnen- bis handtellergroßen und bis zu kleinfingerdicken, scharf abgegrenzten derben und anfangs deutlich druckempfindlichen Knoten in der Haut, über welchen die Haare gesträubt sind (Abb. 2-42). Bevorzugt betroffen sind Augenlider, Hals, Triel, Brustwand, Flanken, Schenkelinnenflächen, Zitzen/Skrotum sowie Perineum, doch können solche Veränderungen auch an anderen Körperstellen auftreten. Das gilt insbesondere für die äußerlich zugänglichen Schleimhäute von Augenlidern, Flotzmaul, Naseneingang, Maul- und Rachenhöhle, Vulva und Präputium. In Zusammenhang mit der Knotenbildung sind Tränen, Nasenausfluß, Speicheln, Freßunlust, schniefende Atmung, mitunter auch ödematöse Anschwellungen der Haut an Vorbrust, Gliedmaßen, Euter/Hodensack oder im Dammbereich sowie ödematöse Verdickung der Schleimhäute der oberen Luftwege festzustellen. In ausgeprägten Fällen erweisen sich Bug- und Kniefaltenlymphknoten als deutlich vergrößert. Im Serum kommt es zu starker γ-Globulinvermehrung. Während kleinere Knoten allmählich wieder verschwinden oder sich nach Demarkation in toto abstoßen, platzen größere oft, u. U. sogar wiederholt auf; hier entwickeln sich langwierig eiternde, seltener auch nekrotisierende Ulzera mit umgebender phlegmonöser Reaktion, die schließlich kraterförmig vernarben. Die Patienten magern dabei stark ab. Die v. a. für Kälber gefährlich werdenden Komplikationen bestehen in Einengung von Nase, Rachen oder Kehlkopf, u. U. sogar in Erstickung oder schwerwiegender sekundärer Pneumonie (bei Knotenbildung in den oberen Luftwegen), in Behinderung von Futteraufnahme und -verwertung (bei Befall der Schleimhäute des Verdauungstraktes), in hartnäckiger bakterieller Superinfektion der ulzerativ geplatzten Hautknoten (mit Eiter- und Nekroseerregern oder D. congolense) oder Befall derselben mit Fliegenmaden, im Einbrechen der Läsionen in Gelenke oder Sehnenscheiden sowie Festliegen; außerdem werden gelegentlich Aborte, bei Befall der Genitalschleimhäute auch Störungen der Fortpflanzung beobachtet.

Die Hautveränderungen können der in vielen tropischen Gebieten regelmäßig erforderlichen Zeckenbekämpfung (Kap. 2.2.4.4) im Wege stehen, was wiederum die Verbreitung zeckenübertragener Krankheiten fördert.

■ **Verlauf:** Kleinere Knötchen pflegen innerhalb von 3 Wochen abzuheilen, während größere Knoten, insbesondere bei mangelnder Pflege, monatelang bestehen bleiben können. Das Überstehen der Krankheit hinterläßt eine 3 Monate lang anhaltende solide Immunität.

■ **Sektion:** Das Zentrum der Knoten besteht aus einem derben graugelblichen Gewebekern; ihre Umgebung ist m. o. w. stark ödematisiert. *Histologisch*: Epidermis hyperplastisch, im Stratum spinosum hydropische Degeneration und Bläschenbildung sowie große intrazytoplasmatische eosinophile Einschlußkörperchen; hier und im Stratum basale zahlreiche neutrophile und eosinophile Granulozyten sowie Lymphozyten; Venenthrombosen.

■ **Diagnose:** Aufgrund ihres klinischen Bildes und der Begleitfaktoren (feucht-warme Umwelt, Fliegenbefall) wird die Lumpy skin disease in ihrem üblichen Verbreitungsgebiet meist sicher erkannt. Diagnostische Hilfsmittel sind: Nachweis neutralisierender Antikörper im Serum, histologisches Bild (Einschlußkörperchen) und Nachweis des in Zellkultur anzuzüchtenden Virus mittels Elektronenmikroskopie oder fluoreszierender Antikörper.

Differentialdiagnostisch sind zu berücksichtigen: »Pseudo-Lumpy skin disease« (leichterer Verlauf, Erregernachweis; Kap. 2.2.3.3), Dermatophilose (keine Lymphknotenbeteiligung, Ansprechen auf parenterale Antibiotikabehandlung, Erregernachweis; Kap. 2.2.3.6), kutane/lymphangitische Aktinobazillose (einzelne, relativ groß werdende, überschießend granulierende Ulzera, v. a. im Kopf-Halsbereich, histologisches Bild; Kap. 3.1.3.3), rotzähnliche Lymphgefäßentzündung (bevorzugt im Gliedmaßenbereich, Tendenz zur Miterkrankung innerer Organe, Erregernachweis; Kap. 3.1.3.4), pseudotuberkulöse Lymphangitis (v. a. an Kopf und/oder Gliedmaßen, Erregernachweis; Kap. 3.1.3.5), Dermatitis nodosa (Tuberkulinprobe positiv, Nachweis säurefester Stäbchen; Kap. 2.3.3.5), tuberkuloide noduläre Thelitis (Kap. 2.2.3.5) sowie lymphatische Hautleukose (Einzeltiererkrankung; Kap. 3.1.6.1) und anderweitige Hauttumoren (Kap. 2.2.9).

■ **Behandlung:** Im Bereich von natürlichen Körperöffnungen, Zitzen/Strichkanal oder synovialer Einrichtungen aufbrechende Lumpy-skin-Knoten bedürfen ebenso wie langwierig ulzerierende, bakteriell superinfizierte Läsionen symptomatischer lokaler Maßnahmen. Sie bestehen in regelmäßigem Säubern mit milden Desinfizienzien, Auftragen keimhemmender, granulations- und epithelisationsfördernder Salben sowie der Bekämpfung etwaiger Lästlinge und Ektoparasiten. Außerdem sind parenterale Gaben von Antibiotika oder Sulfonamiden angezeigt, um schwerwiegende Komplikationen, wie Lungenentzündung, Durchbruch in synoviale Einrichtungen, Dekubitalstellen oder Fliegenmadenbefall, möglichst zu verhüten. Bereits festliegende Patienten haben keine Nutzungsaussichten mehr.

■ **Prophylaxe:** Zur Prophylaxe eignet sich die Impfung mit attenuiertem Lumpy-skin-disease- oder Schafpocken-Virus; letzteres ist allerdings nicht ungefährlich und sollte zudem in schafpockenfreien Gebieten nicht angewandt werden.

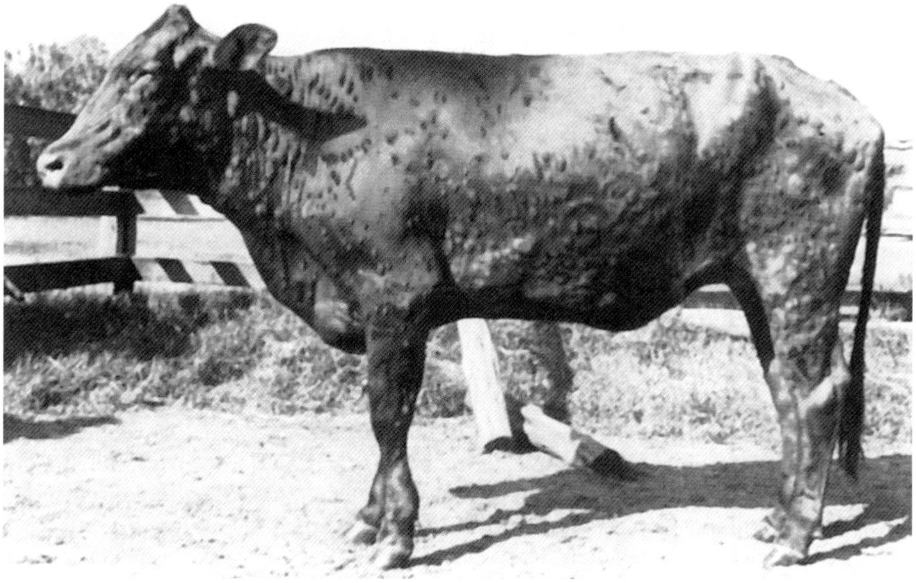

Abbildung 2-42 Lumpy skin disease (Australien; AYRE-SMITH, 1970)

■ **Bekämpfung:** Lumpy skin disease ist gemäß VOaTS zum TSeuG anzeigepflichtig. Beim Erstauftreten des Leidens sind die betroffenen Herden zu keulen. Der grenzüberschreitende Viehverkehr ist veterinärpolizeilicher Kontrolle zu unterstellen.

2.2.4 Parasitär bedingte Krankheiten der Haut

Bei Erkrankungen durch *Kriebelmückenbefall* handelt es sich um eine Toxikose. Da das Kriebelmückengift besonders starke herz- und kapillarschädigende Allgemeinwirkungen aufweist, wird diese Erkrankung bei den Leiden der Kreislauforgane (Kap. 4.1.5.4) abgehandelt.

2.2.4.1 Fliegenbefall

H.-D. GRÜNDER

■ **Definition:** Rinder werden von einer Vielzahl verschiedener Insekten aufgesucht, welche die Tiere durch häufiges Anfliegen und dauerndes Umherlaufen auf der Haut, besonders im Bereich der Körperöffnungen (Fliegen, Muscidae), oder durch Stechen und Blutsaugen (Mücken, Bremsen, Stechfliegen, Lausfliegen) im Stall und auf der Weide stark belästigen oder schädigen können und teilweise durch besondere Giftstoffe (Kriebelmücken, Kap. 4.1.5.4) krankmachend wirken. Bei anderen Insektenfamilien (Schmeiß-, Fleisch- und Dasselfliegen) parasitieren die Larven am oder im Rind und verursachen besondere Krankheiten (Fliegenmadenbefall, Kap. 2.3.4.4; Dassellarvenbefall, Kap. 2.3.4.1).

■ **Vorkommen, Ursachen, Bedeutung:** Insekten sind hauptsächlich bei warmen Umgebungstemperaturen aktiv und benötigen zur Vermehrung Wasser und feuchte organische Substanz. Das gehäufte oder massenhafte, zur Plage werdende Auftreten der Insekten beschränkt sich daher meist auf die warme Jahreszeit (Hochsommer) oder Klimazonen sowie die nähere oder weitere Umgebung geeigneter Brutstätten (Gewässer, Wasserlachen, Mist- und Müllplätze, Kothaufen).

Im *Stall* werden die Rinder hauptsächlich von Fliegen (*Musca domestica* = Stubenfliege; *Muscina stabulans* = Stallfliege; *Fannia canicularis, F. scalaris*) und Stechfliegen (*Stomoxys calcitrans*, der Wadenstecher) sowie einigen, in Gebäude einfliegende Stechmückenarten (*Anopheles maculipennis, Culex pipiens, Theobaldia annulata* und *Culicoides*-Arten) belästigt. Diese Insekten sitzen nur während der Nahrungsaufnahme am Tier und halten sich im übrigen an Stallwänden, -decken und anderen Einrichtungsgegenständen auf. Sie folgen den Rindern beim Verlassen der Stallungen nicht. Die gleichen Insektenarten treten zusammen mit typischen Freilandinsekten auch in nicht allzu zugigen Offenställen und in Rinderausläufen auf.

Auf der *Weide* kommen besondere Fliegenarten (*Musca autumnalis*, die Augenfliege; *Hydrotea*-Arten) und v. a. Stechfliegen (*Haematobia stimulans*; *Lyperosia irritans*, die Hornfliege; *Stomoxys calcitrans*, der Wadenstecher) sowie Bremsen (*Tabanus bovinus*, die Rinderbremse; *Haematopota pluvialis*, die Regenbremse; *Chrysops caecutiens*, die Blindbremse) als wichtigste Plagegeister vor. Mit Ausnahme des Wadenstechers und der Bremsen halten sich diese Fliegen dauernd an den Weiderindern auf. Mehr lokale Bedeutung haben

Gnitzen *(Culicoides nubiculosus, C. pugens)*, Freilandmücken (*Aedes communis, Mansonia-* und *Psorophora*-Arten) und Lausfliegen. Die bei Rindern durch Insekten verursachten wirtschaftlichen Verluste sind unübersehbar, weil solche Schäden sehr häufig langanhaltend und vielseitig sein können. Allein durch starke Belästigung und starke Abwehrbewegungen (Fliegen, Stechfliegen) können Milchleistung und Gewichtszunahme der Rinder um 10–50% sinken. Massenanflug von Insekten kann das Weiden zu bestimmten Jahreszeiten am Tage unmöglich machen (Dasselfliegen, Kriebelmücken, Bremsen). Weitere Schädigungen entstehen durch besondere, beim Insektenstich in das Wirtstier gelangende Toxine sowie durch das Blutsaugen und die Schaffung von Infektionspforten. Besondere Beachtung verdient die Bedeutung der Insekten für die Verbreitung von Infektionserregern, v.a. von Viren (z.B. Maul- und Klauenseuchevirus, Kap. 12.2.1), Bakterien (Milzbrandbazillen, Kap. 3.2.2.1; Salmonellen, Kap. 6.10.21; Brucellen, Moraxellen, Kap. 11.1.3.1; A. pyogenes, und sonstige Eitererreger), Pilzen (Trichophtonsporen, Kap. 2.1.3.1) und Protozoen (Trypanosomen, Kap. 4.3.4.2) sowie Anaplasmen (Kap. 4.3.3.3) und Metazoen (Gewebewürmer, Kap. 2.2.4.5, 2.3.4.2, 2.3.4.3; Augenwürmer, Kap. 11.1.4.1).

■ **Parasitenbiologie:** Fast alle vorstehend angeführten Insekten gehören zur Ordnung der Zweiflügler (Dipteren). Sie besitzen 3 Bein- sowie 2 Flügelpaare und sind mit leckenden, saugenden oder stechenden Mundwerkzeugen ausgerüstet. Bei den meisten Arten saugt nur die weibliche Imago ein- oder mehrmals Blut. Die Vermehrung erfolgt i.d.R. durch Ablegen von Eiern, ausnahmsweise auch schon von verpuppungsfähigen Larven (Lausfliegen, Zungenfliegen). Die Larvenentwicklung findet im Wasser oder im feuchten organischen Material (bei Musca autumnalis, Lyperosia und Haematobia z.B. im Rinderkot), zuweilen jedoch parasitär am oder im Rind statt (Myiasis, Kap. 2.3.4.4; Hypodermose, Kap. 2.3.4.1), wo die gliedmaßenlosen Larven (Maden) günstige Ernährungsbedingungen finden. Nach 3–5 oder mehr Larvenstadien folgt die Puppe, aus welcher die fertige Imago hervorgeht. Die Entwicklungsdauer ist stark temperaturabhängig und bei den einzelnen Arten unterschiedlich.

■ **Symptome:** Insektenplage hat bei Rindern allgemeine Unruhe und die bekannten Abwehrbewegungen (anhaltendes Schlagen mit Schwanz, Hintergliedmaßen, Kopf oder Ohren, Hautzucken) zur Folge, welche aber meist ohne nennenswerten Erfolg bleiben. Auf der Weide kann starker Insektenflug die Rinder zur Unterbrechung der Futteraufnahme und zum Aufsuchen zugiger, schattiger oder dunkler Plätze (Weideschuppen) zwingen oder plötzliche panikartige Flucht mit Durchbrechen von Umzäunungen oder Hineinspringen in Gewässer auslösen (besonders beim Anflug von Kriebelmückenschwärmen und Dasselfliegen). Vorübergehende insektenstichbedingte Hautveränderungen (Schwellungen, Blutungen) bleiben beim Rind meist unbemerkt; Augenfliegen (Musca autumnalis) können jedoch durch Reizung des Lidrandes ausgeprägten Tränenfluß verursachen.

■ **Bekämpfung:** In den letzen Jahren wurden trotz mancher Rückschläge (Resistenzbildung) die wichtigsten Voraussetzungen für eine planmäßige, erfolgreiche und wirtschaftliche Insektenbekämpfung geschaffen, die bei zweckentsprechender Anwendung eine weitgehend schadensfreie Rinderzucht und -haltung möglich machen. Von den sich hier bietenden Möglichkeiten wird auch in Deutschland zunehmend Gebrauch gemacht.

Die Bekämpfungsverfahren müssen den Lebensgewohnheiten der zu vernichtenden Insektenarten angepaßt werden. Bei der Auswahl der Insektizide (s. Übersicht 2-3) sind außerdem eine etwa bereits bestehende oder nach einigem Gebrauch zu erwartende Resistenzbildung und der Verbleib von Rückständen im Tierkörper zu berücksichtigen.

In *Rinderställen* kommen zur Fliegenbekämpfung das regelmäßige Besprühen der Wände mit möglichst langwirkenden Insektiziden (s. Übersicht 2-3) oder das Anbringen insektizidgetränkter Köderstreifen (Fliegenbänder) und Pulverköder zur Anwendung. Gleichzeitig sind auch die stallnahen Fliegenbrutstätten zu beseitigen, abzudecken oder mit Insektiziden zu behandeln.

In *Offenställen*, *Ausläufen* und auf der *Weide* kann eine wirksame Insektenbekämpfung dagegen nur durch gleichzeitige regelmäßige Insektizidbehandlung sämtlicher Rinder erfolgen. Für die Weidefliegenbekämpfung haben sich hauptsächlich Pyrethroide (Deltamethrin, Ermethrin, Cypermethrin u.a.) bewährt, die im Sprüh- oder Aufgießverfahren (pour-on oder spot-on) sowie als Ohrclips oder Plastikohrmarken eingesetzt werden. Die Wirkungsdauer beträgt ≤ 4 Monate. In stark von Insekten befallenen Gebieten hat sich die Nachtweide als einfache Bekämpfungsmethode bewährt, wobei die Rinder über Tag in möglichst dunklen Ställen verbleiben.

Die Sprühapplikation der Insektizide erfolgt als Ganz- oder Teilbesprühung (Kopf, Rücken, Euter) mit transportablen Rücken-, Karren- oder Motorspritzen; in tropischen Gebieten werden hierzu auch stationäre Sprüh- oder Badeanlagen benutzt. Der finanzielle Aufwand für die jährlich 3- bis 4mal zu wiederholende Insektizidbehandlung ist beim Rind jedoch erheblich. Für freilaufende Tiere haben sich kostensparende Selbstbehandlungsmethoden in Form von Scheuerpfählen, Scheuerketten (back rubber, face rubber, back oiler) oder Puderbeuteln gut bewährt (Abb. 2-43). Diese Einrichtungen müssen von den Rindern selbständig aufgesucht oder auf ihrem Weg zur Tränke, zur Mineralstoff- bzw. Zufutteraufnahme oder zum Melkstand zwangsläufig passiert werden, wobei jeweils automatisch kleinere Insektizidmengen in öliger Lösung oder in Pulverform an den Lieblingssitzen der Insekten (Kopf, Hals oder Rücken) appliziert werden. Rückstandsprobleme treten hierbei nicht auf.

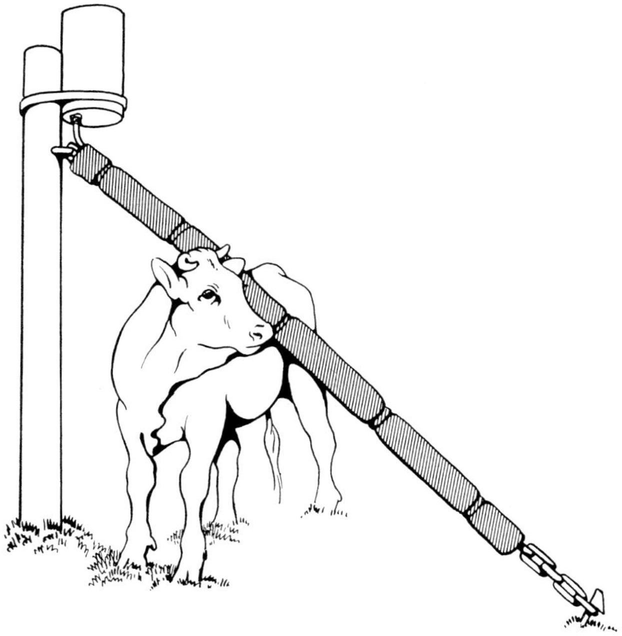

Abbildung 2-43 Mit insektizidgetränktem Tuch umwickelte Scheuerkette (Vorratsbehälter links oben) zur Selbstbehandlung von Rindern gegen Ektoparasitenbefall

2.2.4.2 Räude

H.-D. Gründer

■ **Definition:** Rinderräude stellt eine ansteckende, stark juckende, mit Haarausfall und Borkenbildung einhergehende Hauterkrankung dar, die durch dauernd auf oder in den oberen Hautschichten lebende Räudemilben (Sarcoptinae) der Gattungen *Sarcoptes, Psoroptes* und *Chorioptes* verursacht wird. Auftreten und Ausbreitung der Räude hängen wesentlich von den Haltungs- und Fütterungsbedingungen ab.

■ **Vorkommen:** Erste Beschreibungen der Räudemilben von Rindern gaben Viedebantt 1791 (Psoroptes), Gohier 1815 (Sarcoptes) und Kegelaar 1835 (Chorioptes). Genauere Kenntnisse über die Rinderräude brachten die Arbeiten von Hering (1845), Gerlach (1857) und Zürn (1877).

Obwohl die Rinderräude weltweit verbreitet ist, erlangt sie als enzootisch vorkommende Erkrankung nur zeit- und gebietsweise größere Bedeutung. In den meisten Ländern sind Chorioptes- und Sarcoptes-Räude am häufigsten, während die Psoroptes-Räude seltener vorkommt. Letztere tritt als Rumpfräude hauptsächlich bei Mastbullen auf, während die Sarcoptes-Räude als Kopfräude bei Milch- und Mastrindern vorkommt. Die durch Chorioptes bovis verursachte Schwanzräude wird meist bei Milchkühen angetroffen.

Beispielsweise waren 1983 in Baden-Württemberg 26% der Rinderbestände und 4,6% der Rinder mit Rinderräude infiziert. Da die Lebens- und Vermehrungsbedingungen der Milben durch feuchtwarmes Stallklima und verminderte Hautregeneration des Wirtes infolge Mangelernährung gefördert werden, tritt Rinderräude vorwiegend bei ganzjähriger Stallhaltung oder während des Winterhalbjahres auf. Die Weidezeit können nur einzelne, an besonders geschützten Hautstellen (Ohrmuscheln, Fesselbeuge) sitzende Räudemilben überleben. Derart schwach befallene und daher klinisch gesund erscheinende Milbenträger werden nach der Aufstallung im Herbst oder bei Einstellung in gesunde Bestände vielfach zum Ausgangspunkt neuer Räudeenzootien. Die Übertragung der Räudemilben erfolgt hauptsächlich durch direkten Kontakt von Tier zu Tier, seltener auch indirekt durch Stallgeräte, Putzzeug, Pflegepersonal oder infizierte Stallungen. *Psoroptes bovis* wird in seltenen Fällen auch von Schafen auf Rinder übertragen. Die Lebensdauer der Milben außerhalb der Wirte ist auf 2–12 Wochen begrenzt.

Mitunter wird der Rinderräude von den Tierbesitzern wenig Beachtung geschenkt, weil die hierdurch bedingten wirtschaftlichen Schäden nicht richtig eingeschätzt werden. Die auf dem Juckreiz beruhende fortwährende Beunruhigung der Tiere führt aber häufig zu erheblichen Leistungseinbußen (Verlängerung der Mastdauer, Milchrückgang); außerdem ist ihre Haut entwertet. Bei Mastbullen mit ausgeprägter Sarcoptes- oder Psoroptes-Räude muß mit einer Minderzunahme von 250–500 g pro Tier und Tag gerechnet werden. Die Gesamteinbußen durch Räude werden mit 100 kg LM je Masttier angegeben.

■ **Ursachen, Parasitenbiologie:** Die zu den Spinnentieren (Arachnoidea) gehörenden Räudemilben besitzen einen ungeteilten Rumpf mit 4 Beinpaaren und einen mit Mundwerkzeugen versehenen, nicht deutlich vom Thorax abgesetzten Kopf. Beim Rind kommen 3 verschiedene Milbengattungen vor, und zwar die nur 0,2–0,5 mm großen Grabmilben (*Sarcoptes bovis*, Abb. 2-44) mit kurzem Kopf und stummelartigen, in

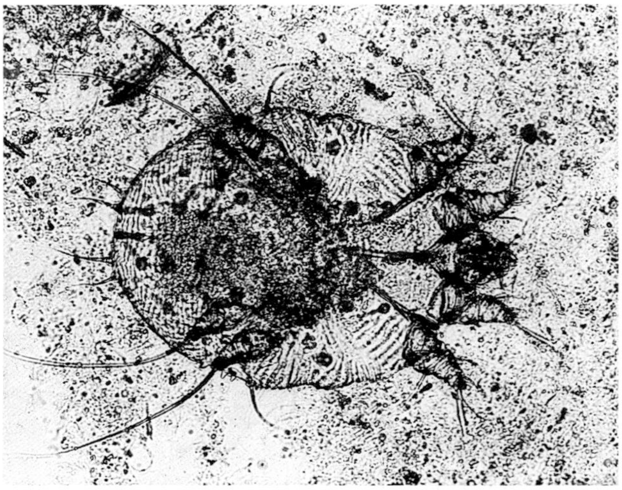

Abbildung 2-44 Sarkoptesmilben-Weibchen (Vergrößerung 130fach)

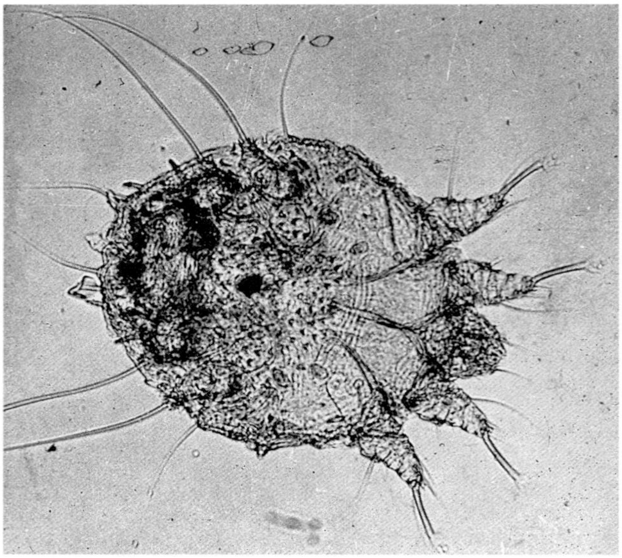

Abbildung 2-45 Chorioptesmilben-Weibchen (Vergrößerung 110fach)

napfförmigen Haftscheiben endenden Gliedmaßen; die 0,3–0,6 mm langen Fraßmilben (*Chorioptes bovis*, Abb. 2-45) mit stumpf-kegelförmigem Kopf und langen, in weinrömerartigen Haftscheiben endenden Gliedmaßen; die 0,5–0,8 mm großen Saugmilben (*Psoroptes bovis*) mit spitzem Kopf und langen, in tulpenförmigen Haftscheiben endenden Gliedmaßen. Die Räudemilben ernähren sich von Hautzellen, Gewebslymphe oder Entzündungsprodukten, die sie von im Stratum granulosum oder spinosum verlaufenden Grabgängen (Sarcoptes) oder von der Hautoberfläche aus mit ihren saugenden (Psoroptes) oder beißenden Mundwerkzeugen (Chorioptes) aufnehmen.

Die Milbenweibchen legen in Grabgängen (Sarcoptes) oder an Hautschuppen 20–100 Eier ab, aus denen sechsbeinige Larven schlüpfen, welche sich nach mehreren Häutungen zu achtbeinigen Nymphen entwickeln. Die weiblichen Nymphen werden bereits vor ihrer Entwicklung zur Imago begattet. Die gesamte Entwicklungsdauer beträgt bei Sarcoptes-Milben 2–3 Wochen, bei den beiden anderen Räudemilbenarten dagegen nur 8–11 Tage. Die Räudemilben können am Wirtstier 3–6 Wochen (im Sommer in Schlupfwinkeln auch länger) und außerhalb des Tierkörpers höchstens 2–12 Wochen überleben; Nässe, Kälte oder Sonnenbestrahlung verkürzen ihre Lebensdauer.

■ **Symptome, Verlauf:** Die krankmachende Wirkung der Räudemilben wird nur z. T. durch rein mechanische Vorgänge beim Graben, Bohren, Saugen oder Nagen verursacht, hauptsächlich jedoch durch Abwehrreaktionen der parasitierten Haut auf noch nicht genauer bekannte Milbenschadstoffe ausgelöst. Der Räudemilbenfall hat daher nur bei einem Teil der betroffenen Rinder (~ 60 %) offensichtliche Krankheitserscheinungen zur Folge. Das erste und kennzeichnende Symptom der Räude besteht in heftigem Juckreiz an den befallenen Hautstellen; er veranlaßt die Tiere zu häufigem Kratzen, Scheuern oder Belecken, was bei stärkerer Ausbreitung der Räude zu dauernder Unruhe im Stall führt (Kopf- und Schwanzschlagen, Hin- und Hertreten). Im weiteren Verlauf kommt es zu Bläschen-, Schuppen-, Krusten- und Borkenbildungen auf der Haut, die mit Haarausfall und Exsudation verbunden sind. Infolge Hyperkeratose wird die Haut dann trocken, rissig, dick und faltig. Der anhaltende Juckreiz kann zum Wundscheuern mit Blutaustritt und sogar zu Blutergüssen führen. Bei schwerem Krankheitsverlauf und großflächiger oder generalisierender Räude können die Tiere hochgradig abmagern. Bei stark ausgebreiteter Psoroptes-Räude der Mastbullen kommen einzelne Tiere sogar zum Festliegen und verenden nach einigen Tagen.

Die drei beim Rind vorkommenden Räudemilbenarten lassen sich aufgrund der klinischen Erscheinungen und des Krankheitsverlaufes nicht mit Sicherheit unterscheiden; außerdem kommen Mischinvasionen vor. Bevorzugte Lokalisation der Chorioptes-Räude sind Milchspiegel (beim männlichen Tier Zwischenschenkelspalt und Hodensack), ferner Schwanzwurzel und Kreuzbeingegend (Schwanzräude, Abb. 2-48); sie kommt jedoch auch an den Gliedmaßenenden vor (Fußräude, Abb. 2-46). Sarcoptes-Räude tritt bevorzugt an Kopf und Hals auf, kann sich bei schwerem Befall aber auf den ganzen Rumpf ausbreiten (Abb. 2-47). Auch die Psoroptes-Räude nimmt oft einen schweren generalisierenden Verlauf, wobei sich die Hautveränderungen (Dermatitis exsudativa) über

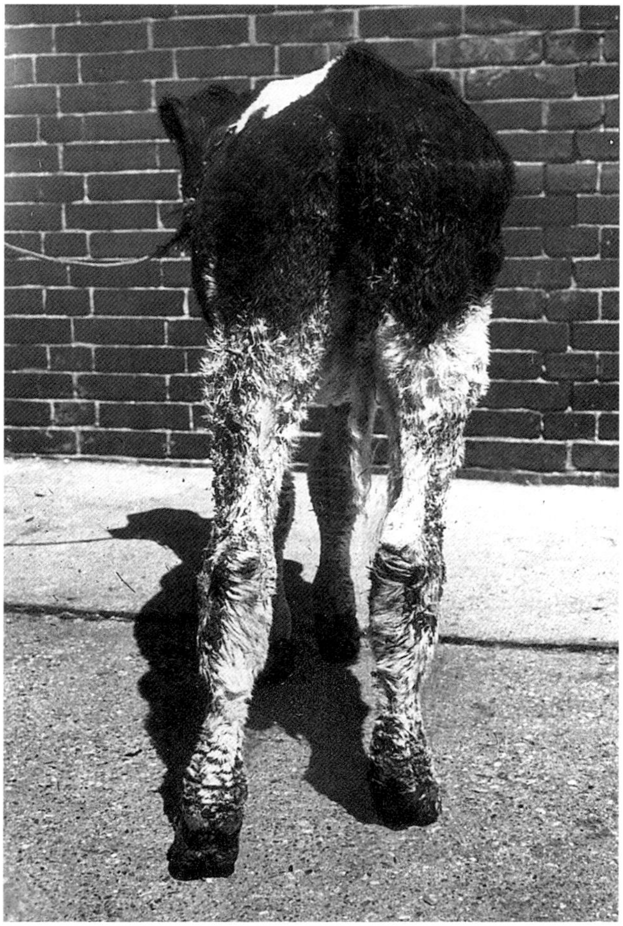

Abbildung 2-46 Jungrind mit Fußräude an den Hintergliedmaßen

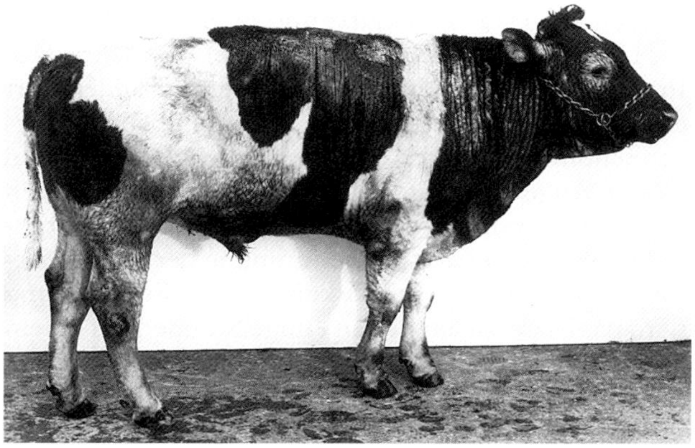

Abbildung 2-47 Ausgebreitete Sarcoptesräude an Kopf und Rumpf eines Mastbullen

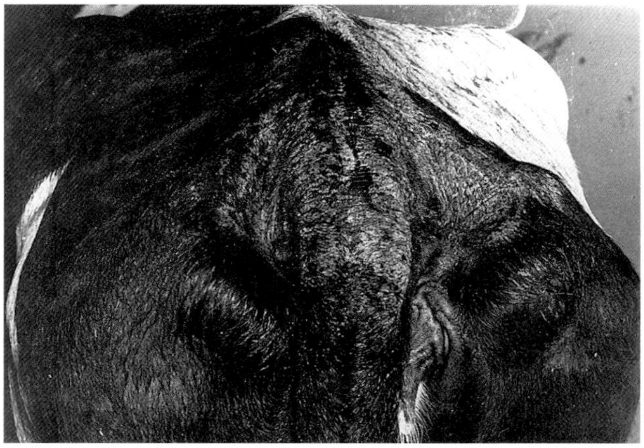

Abbildung 2-48 Schwanzräude durch Chorioptesmilbenbefall bei einer Kuh

Rumpf und Hals auf den ganzen Körper ausbreiten. Sie verursachen dann schwere allgemeine Krankheitserscheinungen mit starker Abmagerung und hochgradiger Schwäche bis zum finalen Festliegen. Die Blutveränderungen bestehen in Anämie, Leukopenie mit Eosinophilie und erhöhtem Plasmaprotein-, Fibrinogen- und ASAT- sowie GLDH-Spiegel. Der Energiebedarf der verräudeten Tiere steigt um mehr als 50%. Bakterielle Sekundärinfektionen räudebedingter Hauterkrankung können v.a. am Flotzmaul, Kronsaum und im Zwischenklauenspalt zu nekrotisierender Dermatitis führen.

■ **Prognose:** Unbehandelte Räude neigt unter günstigen Haltungs- und Fütterungsbedingungen zur Selbstbegrenzung und Spontanheilung. Unter schlechten Umweltverhältnissen werden dagegen schwere, generalisierte Hautveränderungen, langwieriger Verlauf und sogar Todesfälle infolge allgemeiner Schwäche beobachtet. Beim Einzeltier gelingt die klinische und parasitäre Heilung fast regelmäßig; die Tilgung des Leidens innerhalb eines verräudeten Rinderbestandes kann jedoch schwierig und mit erheblichen Behandlungs- und Desinfektionskosten verbunden sein. In Beständen mit häufigem Zukauf besteht außerdem die ständige Gefahr der Neuverseuchung.

■ **Diagnose:** In typischen Fällen ermöglichen die mit Juckreiz, Haarausfall und Krustenbildung einhergehenden Hautveränderungen meist eine sofortige Diagnosestellung. Bei nur geringgradig erkrankten oder ansteckungsverdächtigen Rindern müssen die bevorzugten Räudelokalisationen (Milchspiegel, Hodensack, Schwanzwurzel, Kopf, Hals) sorgfältig nach den geschilderten, oft aber leicht zu übersehenden Hautveränderungen abgesucht werden. Gleichzeitig sind in jedem Falle vom Rand der erkrankten Hautstellen und/oder aus Lieblingssitzen der Milben (Schwanzwurzel, Sprunggelenkbereich, Fesselbeuge, Ohrmuschel, Hornbasis) Hautgeschabsel zu entnehmen. Die Probenentnahme geschieht zweckmäßigerweise mit einem Rinnhufmesser oder scharfen Löffel, wobei etwa ein Fingerhut voll Material bis zum Blutrünstigwerden der Haut abgekratzt und in ein verschließbares Gefäß (Blutröhrchen, Petrischale) gebracht wird. In Glasgefäßen, die am Körper oder auf andere Art erwärmt werden, verlassen die Räudemilben die Borken schon nach kurzer Zeit; sie können dann mit dem bloßen Auge oder mit Hilfe einer Lupe als kleine, sich an der Glaswand bewegende weiße Gebilde festgestellt werden. Bei der zur Bestimmung der Milbengattung notwendigen mikroskopischen Untersuchung wird das Material am besten einige Stunden auf einem Objektträger in 2- bis 4%iger Kalilauge eingeweicht oder aber in 10- bis 20%iger Kalilauge bis zur Auflösung der Borken einige Minuten erhitzt, anschließend zentrifugiert und der Bodensatz mikroskopisch bei etwa 40facher Vergrößerung untersucht. In fortgeschrittenen Krankheitsfällen oder bei vorbehandelten Tieren gelingt der Räudemilbennachweis häufig nicht; andererseits können bei klinisch gesund erscheinenden oder nur geringgradig erkrankten Rindern zahlreiche Milben vorhanden sein.

Differentialdiagnose: Räude kann klinisch leicht mit schuppenden oder krustösen Ekzemen (Kap. 2.2.2.5) oder hyperkeratotischen Dermatitiden (Kap. 2.2.2.1) anderer Ursache, mit den Hautveränderungen bei starkem Läuse- oder Haarlingsbefall (der nicht selten auch mit Räude vergesellschaftet auftritt) sowie mit Scheuer- und Druckstellen verwechselt werden; deshalb sollte in Verdachtsfällen stets der Räudemilbennachweis geführt werden. Rindertrichophytie (Kap. 2.1.3.1) läßt sich dagegen i. d. R. schon klinisch aufgrund der typischen kreisrunden haarlosen Stellen und der meist asbestartigen Hautveränderungen sicher von der Räude unterscheiden. Gelegentlich können aber beide Leiden gleichzeitig vorliegen.

Behandlung, Bekämpfung: Die jahrzehnte- und jahrhundertelang auch beim Rind zur Räudebehandlung benutzten schwefel-, arsen-, fluor- und teerhaltigen Mittel, einschließlich des Schwefeldioxids, sowie nikotin-, derris- und pyrethrumhaltige Präparate sind völlig von hochwirksamen synthetischen Akariziden verdrängt worden. Die Entwicklung neuer Ektoparasitika hat einen gewaltigen Umfang angenommen und schreitet schnell fort. In Übersicht 2-3 konnten deshalb nur die wichtigsten der zur Räudebehandlung geeigneten Mittel aufgenommen werden. Bei Anwendung systemisch wirkender Insektizide sind stets auch die Ausscheidungs- und Rückstandsverhältnisse des Wirkstoffes sowie die Möglichkeit einer bei längerem Gebrauch eintretenden Resistenzentwicklung zu berücksichtigen.

Mit den derzeit verfügbaren Präparaten gelingt die vollständige klinische und parasitäre Heilung der Rinderräude durch eine 2- bis 4mal, in Abständen von jeweils 10–20 Tagen zu wiederholende Bade-, Wasch- oder Sprühbehandlung des ganzen Tierkörpers, wodurch die Milben an versteckten Siedlungsorten und in den verschiedensten Entwicklungsstadien vernichtet werden. Durch die systemische Wirkung der Phosphorsäureester-Präparate (s. Übersicht 2-3) und deren Anwendung im Pour-on- oder Spot-on-Verfahren sowie die Einführung der injizierbaren Avermectine (s. Übersicht 2-3) mit wochenlanger Wirkungsdauer ist die Behandlung verräuderter Rinder heute wesentlich einfacher und wirtschaftlicher geworden, jedoch müssen die unterschiedlich langen Wartezeiten für eßbare Gewebe und Milch bei der Akarizid-Anwendung beachtet werden.

Die Tilgung der Räude innerhalb eines Bestandes erfordert die Behandlung aller vorhandenen Rinder und darüber hinaus die sorgfältige Entseuchung der Stallungen, Stallgeräte sowie Putzzeuge, wofür die auch therapeutisch eingesetzten Präparate oder eine 2monatige Nichtbenutzung in Frage kommen. Neu in sanierte Bestände einzustellende Rinder sollten vorher sicherheitshalber einer Räudebehandlung unterworfen werden.

2.2.4.3 Haarbalgmilbenräude

H.-D. Gründer

Definition: Diese als besondere Räudeform aufzufassende Hauterkrankung *(Demodikose)* besteht in einer ansteckenden und chronisch verlaufenden, multiplen Haarbalgentzündung (Follikulitis), die durch wirtsspezifische Haarbalgmilben der Art *Demodex bovis* hervorgerufen wird (Abb. 2-49).

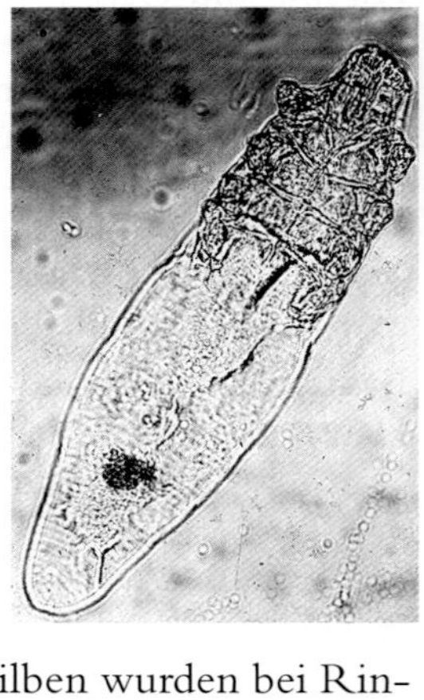

Abbildung 2-49
Demodex-Milbe vom Rind (200fache Vergrößerung)

Vorkommen: Die Haarbalgmilben wurden bei Rindern von Gros (1845) entdeckt und 1878 von Faxon in Rinderblößen festgestellt. Eine eingehendere Beschreibung der Parasiten erfolgte durch Stiles (1892).

Das in allen Erdteilen auftretende Leiden ist in subtropischen und tropischen Gebieten besonders stark verbreitet (bis 80% der Rinderbestände infiziert); auch in Nordamerika und Kanada ist ein großer Teil

Übersicht 2-2 Die wichtigsten beim Rind vorkommenden Zeckenarten

Zeckenart	durch diese Zeckenart übertragene oder verursachte Rinderkrankheiten	Vorkommen
einwirtige Schildzecken (Ixodidae):		
Boophilus microplus	Babesiosen, Anaplasmose	Afrika, Australien, Asien, Mittel- und Südamerika
B. decoloratus und B. annulatus	Babesiosen, Anaplasmose und Spirochätose	Afrika, Südamerika
B. calcaratus	Babesiosen, Theileriosen	
Dermacentor albipinctus	Anaplasmose	Asien, Südeuropa, Nordamerika
zweiwirtige Schildzecken:		
Hyalomma aegypticum und H. marginatum	Theileriosen und Rickettsiosen	Afrika, Asien und Südeuropa
H. transiens	Schwitzkrankheit	Afrika
Rhipicephalus evertsi	Babesiosen, Theileriosen	Afrika, Florida
R. bursa	Babesiosen, Anaplasmose	Afrika, Südeuropa
dreiwirtige Schildzecken:		
Amblyomma americanum und A. maculatum	Zeckenparalyse, Q-Fieber	Amerika
A. hebraeum	Rickettsiose	Afrika
Dermacentor andersoni und D. variabilis	Anaplasmose, Q-Fieber und Zeckenparalyse	Nord- und Mittelamerika
Haemaphysalis cinnabarina punctata	Babesiosen, Anaplasmose und Q-Fieber	Asien, Afrika, Europa (auch Deutschland)
Hyalomma mauritanicum	Theileriosen	Afrika
Ixodes pilosus und I. rubicundus	Zeckenparalyse	Südafrika
I. scapularis	Zeckenparalyse, Anaplasmose	Nordamerika
I. ricinus	Babesiosen, Anaplasmose, »louping ill«, Zeckenfieber	gemäßigte Zonen (auch Deutschland)
Rhipicephalus appendiculatus, Rh. capensis und Rh. sanguineus	Babesiosen, Theileriosen, Rickettsiose, »louping ill«	Afrika, Südeuropa
Lederzecken (Argasidae):		
Otobius megnini	Gehörgangs- und Mittelohrentzündungen	Afrika, Nordamerika
Ornithodorus turicata und O. savignyi	Q-Fieber, Spirochätose	Afrika, Amerika

(30–40%) der Rinder betroffen. In Europa konnte die Demodikose in der Sowjetunion, Ungarn und Schweden häufiger festgestellt werden. In der Bundesrepublik sind gegendweise sehr unterschiedliche Befallszahlen von 10–50% der Bestände nachgewiesen worden. Die Demodikose tritt hauptsächlich bei über 3 Jahre alten Rindern auf; Jungrinder erkranken seltener und Kälber nur ausnahmsweise, weil die Entwicklung erkennbarer Hautveränderungen mehrere Monate beansprucht. Vermehrtes Auftreten von Demodexknötchen wird in der warmen Jahreszeit festgestellt. Demodikose verursacht erhebliche wirtschaftliche Verluste durch Häuteschäden, die größtenteils erst während des Gerbungsprozesses erkennbar werden.

Ursachen, Parasitenbiologie: Die wirtsspezifische Haarbalgmilbe, *Demodex bovis*, parasitiert kolonieartig in Koriumknötchen, die nur zur Begattung verlassen werden. Während die männlichen Milben anschließend absterben, dringen die befruchteten Weibchen wiederum in Haarfollikel ein, deren Wurzeln und Drüsen sie zerstören, und legen hier die 40–80 µm großen ovalen Eier ab. Innerhalb der Knötchen entwickeln sich dann über Larven- und Nymphenstadien nach mehreren Häutungen die Imagines. Die Gesamtentwicklung dauert 3–4 Wochen, wird aber durch äußere Faktoren wie Temperatur, Feuchtigkeit und Sonneneinstrahlung stark beeinflußt. Die Milben dringen beim Rind weder in die Unterhaut noch in innere Organe ein. Da Demodexmilben nur eine geringe Beweglichkeit aufweisen, erfolgt die Infektion durch direkten Hautkontakt.

Symptome, Verlauf: Die Demodikose verursacht beim Rind i.d.R. keine allgemeinen Krankheitserscheinungen und keinen Juckreiz. Die Hautveränderungen bestehen zuerst aus einzelnen Papeln mit hirsekorn- bis linsengroßen Schuppen, in deren Zentrum sich ein Haar befindet. In älteren Krankheitsfällen werden stecknadelkopf- bis haselnußgroße Knötchen angetroffen, aus denen sich auf Druck oder beim Anschneiden gelblich-gelatinöser, zuweilen auch eitrig-schmieriger Inhalt entleert. Im Bereich des Demodexknötchens sind die Haare gesträubt; sie fallen aber nur vereinzelt aus, so daß nur ausnahmsweise größere haarlose Stellen entstehen. Bei bakterieller Sekundärinfektion können bis zu taubeneigroße Knoten auftreten (Haarbalgentzündung, Kap. 2.2.2.4).

Die Hautveränderungen bestehen aus einzelnen oder Hunderten bis Tausenden von Knötchen, die

Übersicht 2-3 Anwendung* und Konzentrationen der wichtigsten Ektoparasitika beim Rind

	Wirkstoff (und Handelsname)	**Räudemilben**	**Zecken**	**Läuse, Haarlinge**	**Weide- und Stallfliegen, Stechmücken, Bremsen, Lausfliegen**	**Wartezeit in Tagen** *Milch*	**Wartezeit in Tagen** *eßbares Gewebe*
Avermectine	Ivermectin (Ivomec® - MSD AG Vet)	s.c. Injektion oder pour-on oder SR-Bolus		(nur Läuse, s.c. Injektion oder pour-on		(38)**	38
	Doramectin (Dectomax® - Pfizer)	s.c. oder i.m. Injektion (1%ig)	s.c. oder i.m. Injektion (1%ig)	s.c. oder i.m. Injektion (1%ig)		(38)**	38
	Moxidectin (Cydectin® - Fort Dodge)	s.c. Injektion (1%ig) oral (0,1%ig)	s.c. Injektion (1%ig) oral (0,1%ig)	s.c. Injektion (1%ig) oral (0,1%ig)	s.c. Injektion (1%ig) oral (0,1%ig)	(14)**	14
	Eprinomectin (Eprinex® - MSD)	pour-on	pour-on	pour-on	pour-on	0	0
Pyrethroide	Permethrin (Wellcare® - Coopers) (Ridect® - Beecham)				Ohrclip Wandspritzmittel	0	0
	Cypermethrin (Flectron® - Parke Davis)				Ohrclip, pour-on	0	0
	Cyfluthrin (Bayofly® - Bayer)				pour-on	0	0
	Flumethrin (Bayticol® - Bayer)				pour on	0	0
Halogenkohlenwasserstoffe	Hexachlorzyklohexan (Chlorhexol® - WdT) (Ekparol® - Chevita)	Bad, Ganzwaschung oder Spray (0,15- bis 0,5%ig)	Bad, Ganzkörperspray (0,03- bis 0,5%ig)	Waschung oder Spray (0,15%ig)	Ganzkörperspray (0,05 %ig)	(28)**	28
	(Triplexan® - Rhone-Merieux)	wie oben	Bad, Ganzkörperspray (0,5%ig)	Puder (5%ig)			
Phosphorsäureester	Metrifonat (Neguvon® - Bayer)	Ganzwaschung oder Spray (1- bis 2%ig)	Spray (2%ig)	Waschung oder Spray (0,5%ig)	Ganzkörper- oder Wandspray (1%ig)	0	1
	Fenthion (Tiguvon® - Bayer)			Spray (0,1%ig)	Ganzkörper- oder Wandspray (0,1%ig)	5	14
	Heptenophos (Ragadan® - Hoechst)	Spray (0,1%ig)		Spray (0,01%ig)		1	2

*) Anwendungsvorschriften beachten und Wartezeiten einhalten!
**) Nicht für laktierende Tiere

den ganzen Körper bedecken können; besonders häufig wird jedoch die Haut im Bereich von Schulter, Unterbrust, Unterarm und Hals befallen. Die Krankheit verläuft ausgesprochen chronisch und kann viele Monate oder mehrere Jahre bestehen bleiben, ehe Spontanheilung einsetzt.

■ **Beurteilung:** Obwohl Demodikose Allgemeinzustand und Leistung nicht beeinträchtigt, müssen bei der Beurteilung befallener Tiere die Langwierigkeit des Leidens, der verminderte Verkaufswert, die Möglichkeit der Weiterverbreitung und die erhebliche Entwertung der Haut berücksichtigt werden.

■ **Diagnose:** Die charakteristischen Hautknötchen fallen häufig schon bei der äußeren Betrachtung des Tieres auf, da die Haare in ihrem Bereich gesträubt sind; sonst können sie beim Darüberstreichen mit der Hand oder durch Rollen der Haut zwischen zwei Fingern festgestellt werden. Der Haarbalgmilbennachweis gelingt in dem durch Ausquetschen oder Aufschneiden eines Knötchens gewonnenen Inhalt meist leicht, wobei nach Versetzen mit etwas Paraffinöl oder 10%iger Kalilauge die 200–250 µm langen zigarrenförmigen und mit 4 stummelartigen Beinpaaren versehenen Demodexmilben sowie deren Entwicklungsstadien mikroskopisch in großer Zahl festgestellt werden können.

Die *Unterscheidung* des Leidens von der ausschließlich bakteriell bedingten Haarbalgentzündung (Kap. 2.2.2.4) gelingt nur durch den Erregernachweis, während die Furunkulose (Kap. 2.2.2.4) allein schon durch die Größe der Abszesse abgetrennt werden kann. Weiterhin müssen papulöse und krustöse Ekzeme und Exantheme (Kap. 2.2.2.5 ff.) berücksichtigt werden; sie sind aber meist durch ihre rasche Entstehung, akuten Verlauf und sporadisches Auftreten gekennzeichnet.

■ **Behandlung:** Wegen des subklinischen Verlaufs wird eine Behandlung der Demodikose selten erwogen. Die Wirtschaftlichkeit ist zudem fraglich. Da die Parasiten schwer zu beeinflussen sind, ist eine mehrmalige Behandlung mit Phosphorsäureestern (s. Übersicht 2-3) oder Avermectinen notwendig.

2.2.4.4 Zeckenbefall

H.-D. GRÜNDER

■ **Definition:** Der meist auf Naturweiden erworbene Befall mit ein- oder mehrwirtigen Schildzeckenarten *(Ixodidae)* oder mit Lederzecken *(Argasidae)* kann beim Rind vielfältige, schwere oder tödliche Schädigungen zur Folge haben, die durch bißbedingte Übertragung von Krankheitserregern (Protozoen, Bakterien, Viren), durch toxische Speicheldrüsensekrete einzelner Zeckenarten (Zeckenparalyse, Kap. 10.5.42; »Schwitzkrankheit«, Kap. 2.2.5.3) oder durch das Blutsaugen der Zecken (Haut- und Lederschäden, Schaffung von Infektionspforten, Blutentzug) verursacht werden.

■ **Vorkommen:** Die Biotope der verschiedenen Zeckenarten sind streng an bestimmte klimatische (Temperatur, Feuchtigkeit) und geographische (Boden, Vegetation) Gegebenheiten gebunden, so daß in allen fünf Erdteilen begrenzte Zeckengebiete mit wechselndem Artenreichtum vorhanden sind. Die Zeckenhäufigkeit nimmt dabei von den Tropen zu den gemäßigten Zonen hin stark ab; sie ist auch in Trockengebieten gering. In Deutschland kommen nur wenige Arten vor (s. Übersicht 2-2). Zeckenbefall wird fast ausschließlich während des Weideganges erworben, wobei unkultivierte, mit Gebüsch und Bäumen bewachsene oder an Waldrändern gelegene Weiden ein für Zecken besonders günstiges Milieu darstellen. In gemäßigtem Klima treten diese Parasiten nur während derjenigen Jahreszeiten in Erscheinung, die ihnen genügend Wärme und Feuchtigkeit bieten (in Deutschland hauptsächlich im Frühjahr und Spätsommer).

In weiten Gebieten der Tropen und Subtropen stellt die Zeckenplage eine der schwersten Geißeln der Rinderzucht dar. Die großen Verluste entstehen in erster Linie durch die Übertragung von verschiedenen, häufig tödlich verlaufenden Krankheiten, wie den Babesiosen (Kap. 4.3.4.1), Theileriosen (Kap. 4.3.4.2), Anaplasmosen (Kap. 4.3.3.3) sowie Rickettsiosen (Kap. 4.1.3.1). Darüber hinaus werden auch verschiedene Bakterien (Pasteurellen, Kap. 4.2.3.1; Brucellen; Listerien, Kap. 12.2.10) und virale Infektionserreger durch Zecken übertragen. Einzelne Zeckenarten können bei starkem Befall durch ihre toxischen Speicheldrüsensekrete selbst Krankheiten (»Schwitzkrankheit«, Kap. 2.2.5.3; Zeckenparalyse, Kap. 10.5.42) verursachen. Außerdem entstehen bei Befall mit Hunderten oder Tausenden von Zecken durch deren Saugakt erhebliche Blutverluste mit entsprechenden Leistungseinbußen (Wachstumsverzögerung, Abmagerung, Milchrückgang) sowie Hautschädigungen, welche Infektionspforten für bakterielle Erreger oder Fliegenmaden (Myiasis, Kap. 2.3.4.4) darstellen und bleibende Lederdefekte zur Folge haben.

Die Empfänglichkeit der verschiedenen Rinderrassen für Zecken weist gewisse Unterschiede auf; so werden Zebus und deren Kreuzungen sowie primitive Landrassen und kurzhaarige Rinder (z. B. Jerseys) bei gleicher Exposition schwächer befallen als Rinder anderer Rassen. Bei Einzeltieren wird außerdem eine ausgeprägte angeborene vererbbare und eine auf Hypersensibilisierung beruhende erworbene Zeckenresistenz beobachtet.

Ursachen, Parasitenbiologie: Von den zahlreichen beim Rind parasitierenden Zeckenarten sind in Übersicht 2-2 nur die wichtigsten aufgeführt. Zecken sind temporäre, zu den Milben gehörende Parasiten, die sich durch besondere Größe (bis zu 25 mm) auszeichnen. Die *Schildzecken (Ixodidae)* saugen in jedem Entwicklungsstadium (Larve, Nymphe, Imago) 3–8 Tage lang, wobei eine beträchtliche Blutmenge aufgenommen werden kann (etwa 0,5–2,0 ml je Zeckenweibchen). Nach dem Abfallen vom Wirtstier werden am Boden mehrere tausend Eier abgelegt. Danach stirbt das Zeckenweibchen. Die nach einigen Wochen schlüpfenden sechsbeinigen Zeckenlarven wandern bei ihrer hauptsächlich durch Licht-, Geruchs- und Erschütterungsreize gelenkten Wirtssuche meist vertikal auf Pflanzen und erreichen so das vorbeistreifende Wirtstier. Die Larven der einwirtigen Zeckenarten befallen von vornherein Rinder, auf denen dann ihre gesamte weitere Entwicklung bis zur reifen Imago vor sich geht; die Larven der 2- und der 3wirtigen Zecken parasitieren dagegen zunächst häufig auf kleinen Wirbeltieren (Reptilien, Vögel, Mäuse) und befallen erst als Nymphen oder Imagines auch Rinder. Bei den 2wirtigen Zecken fallen die Larven, bei den 3wirtigen auch die Nymphen nach dem Saugakt zu Boden und häuten sich hier zum folgenden Entwicklungsstadium, ehe sie einen neuen Wirt aufsuchen. Die Begattung der Zeckenweibchen findet i. d. R. während des Saugens am Rind statt. Die gesamte Entwicklungsdauer ist bei einwirtigen Zecken sehr viel kürzer (10 Wochen) als bei mehrwirtigen, deren Entwicklung durch die 2- oder 3malige Wirtssuche oder, während des Aufenthaltes am Erdboden, auch durch ungünstige Witterungsverhältnisse (Trokken- oder Kälteperioden) wochen- bis monatelang unterbrochen werden kann. Die Entwicklung des einheimischen Holzbockes *(Ixodes ricinus)* dauert daher in gemäßigten Breiten meist 3 Jahre. Die Biologie der Lederzecken weist insofern einige Abweichungen auf, als die Weibchen wiederholt für 1–2 h Blut saugen, und sich ihre Eiablage über längere Zeit erstreckt.

Symptome: Bei starkem Zeckenbefall lassen sich die durch den Saugakt hervorgerufenen Schadwirkungen häufig nicht sicher von den durch Übertragung von Krankheitserregern oder durch Zeckentoxine ausgelösten Krankheitserscheinungen abgrenzen. Beim Blutsaugen gelangt das Hypostom der Zecke bis in die Subkutis, wobei das umliegende Gewebe verdaut und kleine Blutgefäße eröffnet werden. Diese am lebenden Tier als hirsekorngroße Knötchen fühlbaren Bißverletzungen werden nach dem Gerben der Haut als haarfeine Löcher im Leder sichtbar. Der Blutverlust ist bei Befall mit zahlreichen Zecken oft erheblich (mehrere 100 ml täglich) und kann Blutarmut, Entwicklungsverzögerung, Gewichtsverluste (in Zeckengebieten durchschnittlich 25–30 kg pro Rind und Jahr) sowie Milchrückgang zur Folge haben. Zecken befallen bevorzugt die Haut am Kopf (Horngrund und Ohrmuscheln), Hals und Triel sowie die dünnhäutigen Körpergegenden (Achsel, Unterbauch, Schenkelinnenflächen, Euter, Perineum; Abb. 2-50). Bei langhaarigen Rindern sind die Zecken kaum sichtbar und lassen sich deshalb nur durch sorgfältiges Abtasten der genannten Hautbezirke feststellen.

Auf Rinderweiden gelingt der Zeckennachweis mit Fangtüchern, denen nach vorherigem Auflegen auf ein Rind dessen typischer Geruch anhaftet; sie werden dann über den Erdboden des verdächtigen Geländes geschleppt, wobei sich etwa vorhandene Zecken an ihnen festsetzen.

Bekämpfung: Die regelmäßige Behandlung der Weiderinder mit zeckentötenden Mitteln (s. Übersicht 2-3) bildet in großen tropischen und subtropischen Gebieten die unabdingbare Voraussetzung für eine wirtschaftliche Rinderhaltung. Die Herdenbehandlung wird je nach den vorhandenen Zeckenarten und deren Befallstärke in 1- bis 3wöchigen Intervallen durchgeführt. Viele Länder haben beson-

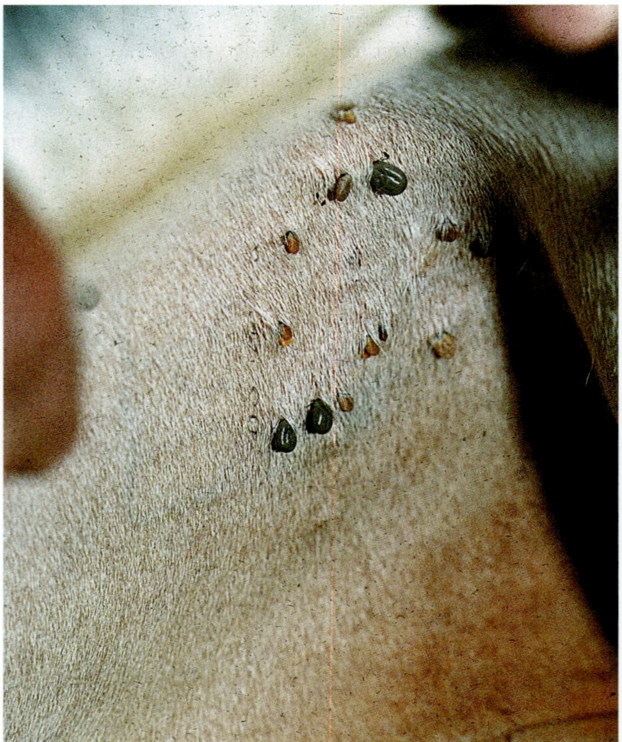

Abbildung 2-50 Zeckenbefall (*Ixodes ricinus*; natürliche Größe) im kniefaltennahen Unterbauchbereich eines Jungrindes

dere Vorschriften zum Schutz zeckenfreier Gebiete erlassen, die für einzuführende Rinder Zeckenbäder in bestimmten Zeitabständen vorsehen. Als Akarizide finden derzeit hauptsächlich Phosphorsäureester, Pyrethroide (Deltamethrin, Fluormethrin) und Avermectine Anwendung (s. Übersicht 2-3). Die Applikation kann in Form von Sprays und Bädern (Dips, Abb. 2-51) oder als Aufguß (Pour-on, Spot-on) sowie durch parenterale Injektion erfolgen.

Eine Sanierung der Zeckengebiete kann aber durch Behandlung der Rinder mit Akariziden i. d. R. nicht erreicht werden, da diese Parasiten auch andere, meist wild lebende Wirtstiere befallen und außerdem ohne Nahrungsaufnahme lange Zeit überleben können.

2.2.4.5 Stephanofilariose

H.-D. Gründer

Definition: Die im Stratum malpighii der Haut vorkommenden Parasiten und Mikrofilarien der Gattung *Stephanofilaria* verursachen hauptsächlich bei erwachsenen Rindern während der Weidezeit rezidivierende, chronische Dermatitiden, vorzugsweise im ventralen Körperbereich *(»Sommerwunden«)*.

Vorkommen: Durch Stephanofilarien hervorgerufene Hautveränderungen werden in Asien und zahlreichen Staaten der USA sowie in Europa (Deutschland, Dänemark, Bulgarien) beobachtet; die mehr sporadisch (Norddeutschland) oder gehäuft (Asien, USA) auftretende Erkrankung dürfte aber auch in anderen Ländern vorkommen. In Deutschland brechen die Sommerwunden im Mai/Juni 2–4 Wochen nach Weidebeginn auf und heilen im Oktober/November mit Eintritt kühler Witterung wieder ab. Juckreiz und starker Fliegenanflug führen zu einer dauernden Beunruhigung der befallenen Tiere mit entsprechender Leistungsminderung. Das Auftreten von Sommerwunden an den Zitzen verursacht nicht selten erhebliche Melkschwierigkeiten.

Ursachen, Parasitenbiologie: Die Sommerwunden werden durch 2–10 mm lange Gewebewürmer sowie deren 50 μm lange Entwicklungsstadien (Mikrofilarien) der in mehreren Arten auftretenden Gattung Stephanofilaria (in Asien *St. dedoesi*, Synonyme: *St. kaeli* und *assamensis*; in den USA und Rußland *St. stilesi*) hervorgerufen. Die in Europa vorkommende Parasitenart konnte noch nicht identifiziert werden; ihre Entwicklung ist auch noch unbekannt. Nach den bisherigen Kenntnissen werden von den in subepidermalen Koriumzysten mit peripheren Eosinophileninfiltraten parasitierenden ovo-vivi- paren Weibchen etwa 150 bis zu 400 μ lange Mikrofilarien abgesetzt, die direkt oder über Lymph- und Blutbahn zur Hautoberfläche wandern und hier mit dem Sommerwundensekret von als Zwischenwirt und Überträger dienenden Insekten der Gattungen Musca *(Musca conducens)* und Haematobia *(H. irritans)* aufgenommen werden.

Symptome, Verlauf: Sommerwunden treten besonders häufig an Unterbauch (sogenanntes »Voreuterekzem«), Euter (Zitzenbasis) und Kniefalte, zuweilen aber auch an der Brustwand, in der Achselgegend oder in den medialen Augenwinkeln auf (Abb. 2-52 bis 2-55). Dabei entwickelt sich aus einem zunächst nur erbsengroßen, nässenden Knötchen innerhalb einiger Tage eine bis zu mehrere Zentimeter große, runde oder ovale, leuchtend rote und 1–2 mm erhabene granulierende Wundfläche, die infolge ständiger Exsudatbildung häufig dicht mit Fliegen besetzt ist und starken Juckreiz verursacht. Diese Wunden bleiben monatelang nahezu unverändert bestehen, ehe sie im Herbst unter Krustenbildung und Eintrocknung langsam kleiner werden und abheilen; oft bleibt hier noch längere Zeit eine erhabene, narbig verdickte haarlose Hautstelle mit feinzottiger Oberfläche zurück.

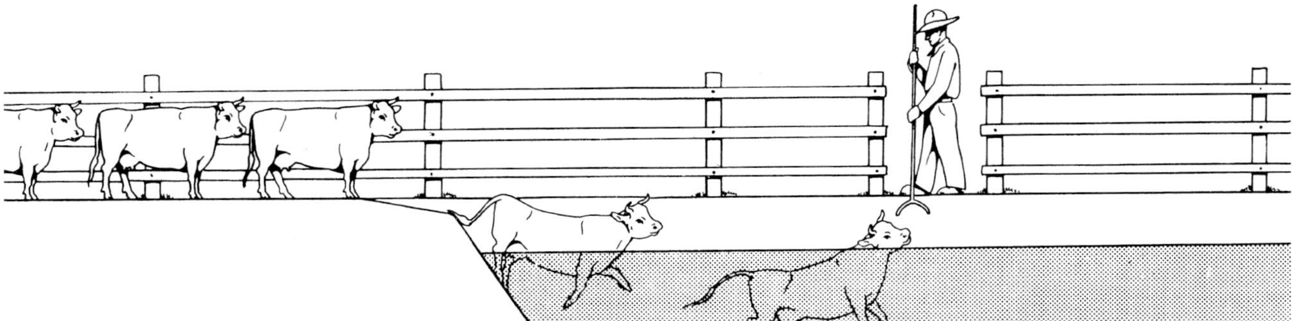

Abbildung 2-51 Durchtreiben von Rindern durch ein Zeckenbad (»Dip«)

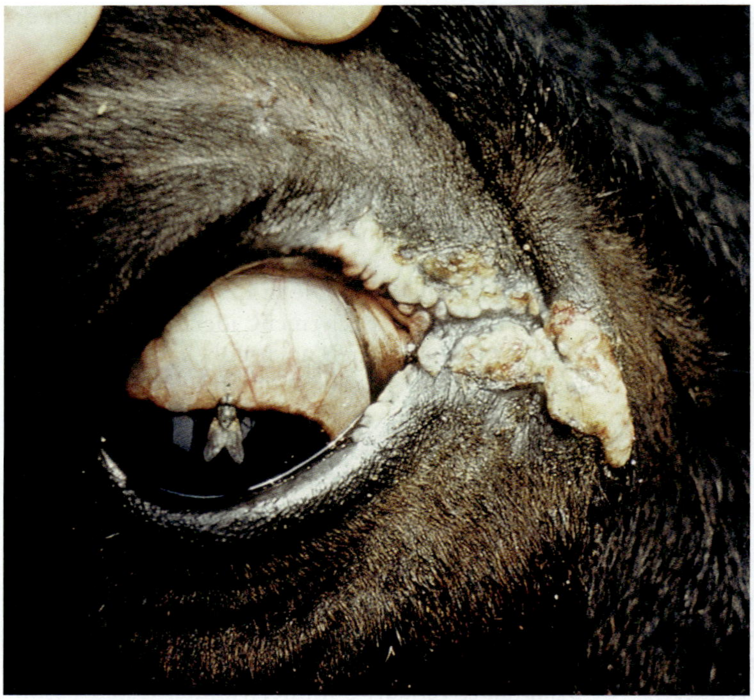

Abbildung 2-52 Dermatitis filariosa (Stephanofilariose): »Sommerwunde« am medialen Augenwinkel einer Weidekuh

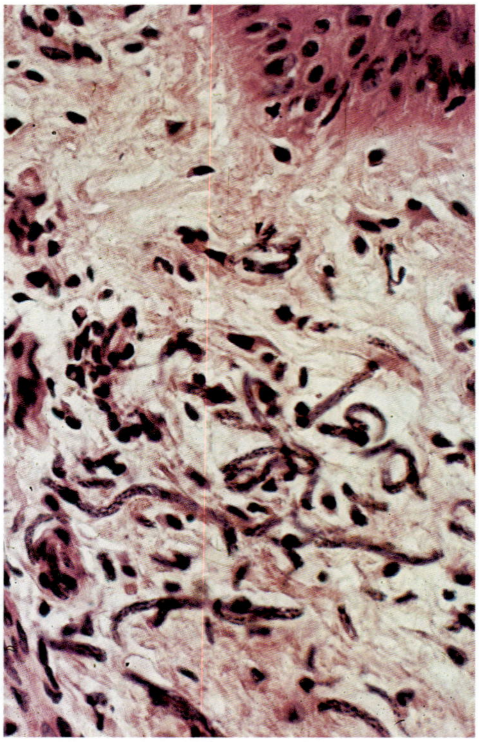

Abbildung 2-53 Dermatitis filariosa (Stephanofilariose): In der Haut eines von Stephanofilarien befallenen Rindes wandernde Mikrofilarien (Hämatoxylin-Eosin-Färbung, etwa 150fach vergrößert)

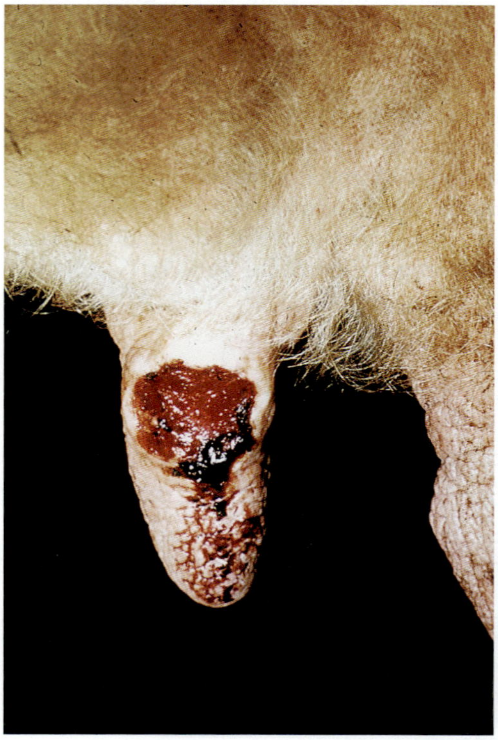

Abbildung 2-54 Dermatitis filariosa (Stephanofilariose): »Sommerwunde« an der Zitze

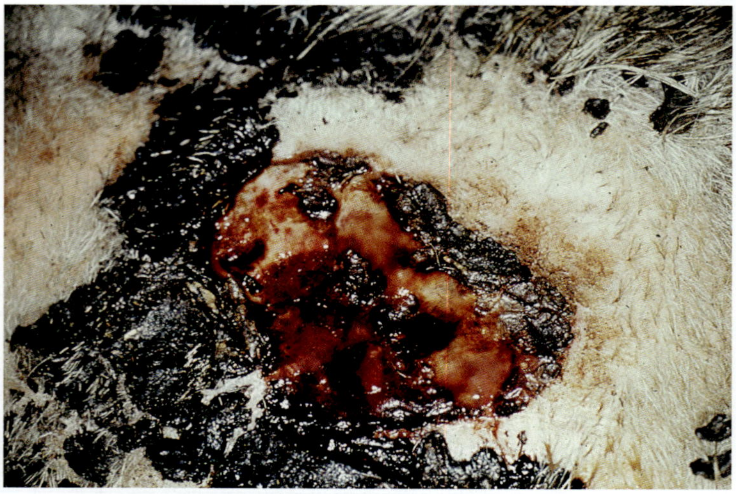

Abbildung 2-55 Dermatitis filariosa (Stephanofilariose): »Sommerwunde« im Widerristbereich

Beurteilung: Durch entsprechende Behandlung können Sommerwunden innerhalb einiger Wochen zur Abheilung gebracht werden; in den folgenden Weideperioden treten jedoch häufig Rezidive auf.

Diagnose, Differentialdiagnose: Im allgemeinen kann die Diagnose aufgrund des klinischen Bildes und Verlaufes leicht gestellt werden, wenn die Wunden bei Weidegang im Sommer an ventralen Körperregionen auftreten. Traumatisch entstandene Hautwunden (Kap. 2.2.2.7) können durch ihre Lokalisation, Form und schnelle Abheilungstendenz von der Stephanofilariose unterschieden werden. Der Nachweis von Filarien und Mikrofilarien gelingt mikroskopisch im Wundsekret frisch aufgebrochener Sommerwunden oder in tiefen Hautgeschabseln; auch geschlechtsreife Parasiten sind in älteren, ruhenden Veränderungen meist nur schwer zu finden.

Behandlung: Während unspezifische lokale Behandlungsversuche erfolglos bleiben, kann durch wiederholte örtliche Anwendung filarizider Mittel (z.B. Metrifonat in 2- bis 3%iger wäßriger Lösung, Levamisol) innerhalb von 4–6 Wochen Heilung erzielt werden; um dem Auftreten neuer Sommerwunden und späterer Rezidive vorzubeugen, sollte jedoch eine Allgemeinbehandlung mit stephanofilarienwirksamen Anthelmintika (Levamisol 7,5 mg/kg LM oral, oder Ivermectin 0,2 mg/kg LM s.c.) durchgeführt werden. Bei gehäuftem Auftreten von Sommerwunden ist eine wirksame Insektenbekämpfung (Kap. 2.2.4.1) und die sorgfältige Behandlung aller Hautwunden notwendig.

2.2.4.6 Besnoitiose

M. Stöber

Definition: Regional begrenzt auftretende, auf Befall mit *Besnoitia besnoiti* (früher: Globidium besnoiti) beruhende Erkrankung mit anfänglicher fieberhafter Allgemeinstörung und anschließender entzündlich-ödematöser, später exsudativ-sklerosierender Reaktion der sich stark verdickenden Haut; das Leiden bedingt in schweren Fällen erhebliche Leistungsminderung und verläuft zu ~ 10% tödlich. *Andere Bezeichnungen*: Globidiose, »Elefantenhautkrankheit«, anasarque des bovidés, »bösartiges Ödem«, »bösartige Räude«.

Vorkommen, Epidemiologie: Beim Rind ist Besnoitiose bislang in Südeuropa (Portugal, Spanien, Frankreich, Italien), Israel, Asien (Volksrepublik China, Mongolei, Kirgisistan, Südkorea), Afrika (Kenia, Kamerun, Mosambik, Sudan, Tschad, Uganda, Nigeria, Südafrika) und Südamerika (Venezuela) beobachtet worden.

Ursachen, Pathogenese: Der Erreger des Leidens, *Besnoitia besnoiti*, gehört zu den Kokzidien. Schizo- und Gamogonie dieses Parasiten laufen im Darm von Haus- oder Wildkatzen (= Hauptwirte) ab, die sich vermutlich durch Verzehr von rohen, zystenhaltigen Schlachtabfällen infizieren und mit ihrem Kot dann unsporulierte Oozysten ausscheiden. Letztere werden in freier Umwelt durch Sporulation invasionstüchtig: Nun enthält jede von ihnen 2 Sporozysten mit jeweils 4 Sporozoiten. Rinder infizieren sich bei oraler Aufnahme von kotverunreinigtem oozystenhaltigem Futter. Im Darmkanal des Zwischenwirts werden aus den Sporozoiten Tachyzoiten frei, die auf dem Blutweg in alle Organe gelangen, wo sie Pseudozysten bilden; sie vermehren sich endodyogenisch in den Gefäßendothelien, was zur Entwicklung ausgedehnter Ödeme führt. Die Pseudozysten können von blutsaugenden Insekten mechanisch auf andere Rinder übertragen werden, solche also unter Umgehung des Hauptwirts infizieren. Nach der Phase rapider Pseudozystenvermehrung, die dem akuten Krankheitsstadium entspricht, setzen zellgebundene Immunisierungsvorgänge ein, welche die weitere Produktion von Pseudozysten behindern; dann kommt es zur Entwicklung von Bradyzoiten, die vom Wirtsgewebe unter Zystenbildung abgekapselt werden. Sie bedingen die indurativen Haut- und Schleimhautveränderungen des chronischen Stadiums der Besnoitiose, örtliche Durchblutungsstörungen und bakterielle Sekundärinfektionen. Die bananenförmigen, 7,7 × 1,5 µm großen Bradyzoiten bleiben innerhalb solcher Zysten jahrelang invasionstüchtig und können ebenfalls von stechenden Insekten auf weitere Rinder übertragen werden; experimentell lassen sie sich auf Schafe, Kaninchen, Maus und andere kleine Versuchstiere transmittieren, die dann ihrerseits als Zwischenwirte fungieren.

Andere Haus- und Wildwiederkäuer können spontan von Besnoitien befallen werden, die sich biologisch und elektronenmikroskopisch von Besnoitia besnoiti unterscheiden.

Symptome, Verlauf: In enzootisch betroffenen Landstrichen werden v.a. 2- bis 4jährige Rinder während des sommerlichen Weidegangs betroffen. Dabei erkrankt jeweils nur ein Teil der gleichermaßen Stechfliegen-exponierten Tiere, während andere lediglich serologisch positive Reaktionen entwickeln; Jungtiere < 1 Jahr zeigen i.d.R. keine Krankheitserscheinungen (passive Immunität?).

Nach 6- bis 10tägiger Inkubation setzt plötzlich die 3–10 Tage dauernde und von Allgemeinstörungen (Niedergeschlagenheit, Tachypnoe, Tachykardie, Inappetenz, Sistieren des Wiederkauens) begleitete *hochfebrile Phase* (40,0–41,4 °C) ein. Die Kranken sondern sich von der Herde ab, um schattige Stellen aufzusuchen, sind bewegungsträge und heben auffallend häufig eine um die andere Gliedmaße an. Die Entzündung der Kopfschleimhäute bedingt Lichtscheu sowie seromukösen, später mukopurulenten Augen- und Nasenausfluß. Die Beteiligung der Haut äußert sich in schmerzhafter Schwellung, v. a. an Ohrgrund, Kehlgang, Triel, Schenkelinnenseite und im Perinealbereich (Abb. 2-56).

Während der folgenden, 6–15 Tage langen *Ödematisationsphase* geht das Fieber zurück; am Kopf sowie an den tiefergelegenen Körperpartien treten nun ausgedehnte druckempfindliche Ödeme auf. Sie bedingen einen m. o. w. nilpferdförmigen Kopf mit Einengung von Lidspalten und Nasenlöchern; an den Gliedmaßen reichen die Anschwellungen oft bis zur Fessel, was die Beweglichkeit der Zehengelenke einschränkt. Bei weiblichen Tieren ist auch die Haut an Euter und Zitzen, bei männlichen diejenige des Skrotums mitbetroffen; in den veränderten Bereichen sind die Haare gesträubt; stellenweise wird Serum ausgeschwitzt. Die erreichbaren Körperlymphknoten erweisen sich palpatorisch als geschwollen. Außerdem kann es zu Durchfall oder zum Abort kommen.

Die terminale *pachydermische Phase* dauert mehrere Wochen bis Monate: Dabei fallen die trocken und brüchig werdenden Haare aus. Die Ödeme gehen zwar zurück, doch bleibt die Haut verdickt-gefältelt und wird unelastisch (»Elefantiasis«). An mechanisch exponierten Stellen (Gliedmaßengelenke) treten serös-sanguinolent exsudierende bis eiternde und mitunter von Fliegenmaden befallene Schrunden und Risse auf, die immer wieder verkrusten. Die Verdikkung von Haut und Schleimhaut im Bereich der oberen Luftwege führt zur Erschwerung der Atmung (Stenosengeräusche). An Skleralbindehaut, Nasen- und Scheidenschleimhaut sind die Parasitenzysten mit bloßem Auge als grießkorngroße weißliche Einlagerungen erkennbar. Bullen zeigen infolge unzureichender Hodendurchblutung mangelhafte Spermabefunde mit vorübergehender oder anhaltender Unfruchtbarkeit. Hochgradig betroffenen Patienten werden Stehen und Bewegung schließlich immer beschwerlicher, so daß sie stark abmagern, m. o. w. lange festliegen, Dekubitalstellen entwickeln und im Marasmus verenden, wenn sie nicht zuvor getötet werden.

Sektion: Außer in den bereits benannten Schleimhäuten sind bradyzoitenhaltige Zysten auch in denen der Atemwege, im Lungen- und Muskelgewebe, im Endothel der Blutgefäße und des Herzens, in der Haut, in den degenerierten bis verkalkten Tubuli seminiferi der orchitischen Hoden sowie im Endometrium m. o. w. zahlreich zu finden.

Diagnose: Das Auftreten der kennzeichnenden Hautveränderungen sollte, v. a. in Besnoitiose-Gegenden, Anlaß sein, die Konjunktiven der Kranken auf Zysten zu überprüfen; gegebenenfalls ist hier bioptisches Material zur parasitologischen Untersuchung zu entnehmen. Sie erfolgt im nach Giemsa gefärbten nativen Quetsch- oder Tupfpräparat oder im histologischen Schnitt, etwa dem einer ausgestanzten Hautgewebeprobe: Die parasitenhaltigen Zysten sind 0,2–0,6 mm groß. Sie bestehen aus einer äußeren homogenen Hyalinschicht und einer inneren Schicht mit mehreren großen Zellkernen sowie den Bradyzoiten. Serologisch läßt sich Besnoitia-besnoiti-Befall durch den Nachweis spezifischer Antikörper mittels IFAT oder ELISA ermitteln. Fortgeschrittene Besnoitiose-bedingte Schädigungen der Samenkanälchen geben sich röntgenologisch als herdförmige

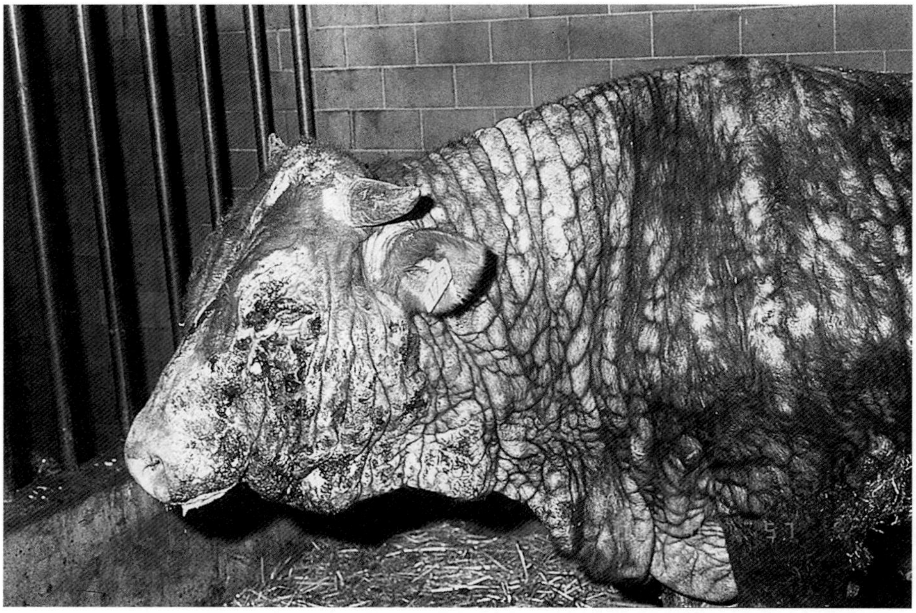

Abbildung 2-56 Besnoitiose: Ausgebreitete Verdickung und Induration der Haut (Agosti et al., 1994)

bis verzweigte intratestikuläre Verkalkungen zu erkennen.

Differentialdiagnostisch ist an Photosensibilitätsreaktionen (Kap. 2.2.7.3), Bösartiges Katarrhalfieber (Kap. 12.2.2), Hautleukose (Kap. 3.1.6.1), X-Disease-Hyperkeratose (Kap. 12.3.15), Räude (Kap. 2.2.4.2), Dermatophilose (Kap. 2.2.3.6) und andere, mit Ödematisierung oder Sklerosierung der Haut einhergehende Krankheiten (Kap. 2.3.2.1, 2.3.2.4) zu denken.

■ **Beurteilung:** Im chronischen Stadium des Leidens bestehen keine Heilungsaussichten mehr; dann ist auch kein Schlachterlös mehr zu erwarten (s. *Sektion*).

■ **Behandlung:** In der febrilen Anfangsphase ist Oxytetracyclin (10 mg/kg LM und Tag parenteral, 3 Tage lang) aussichtsreich. Im weiteren Verlauf werden Sulfonamide empfohlen (Sulfamethazin [2x im Abstand von 48 h i.v.] und Sulfathiazol [5 Tage lang tgl. p. o.]), doch sind solche Tiere weiterhin als Infektionsquelle anzusehen.

■ **Prophylaxe:** Ankauf und Einfuhr von Rindern aus Besnoitiose-Gebieten nur nach vorheriger klinischer und serologischer Kontrolle. Innerhalb solcher Regionen ist der Auftrieb klinisch Kranker (und möglichst auch serologisch positiver Reagenten) auf Sammelweiden zu untersagen. Regelmäßige Fliegenbekämpfung (Kap. 2.2.4.1). Verunreinigungen der Futtermittel durch Katzenkot vermeiden; Schlachtabfälle ordnungsgemäß beseitigen, insbesondere nicht an Katzen verfüttern. In enzootisch Besnoitiose-bedrohten Landstrichen hat sich die prophylaktische Prämunisierung mit einer aus Gnus gewonnenen und kulturell weitergezüchteten Besnoitien-Vakzine bewährt; sie verhindert das Auftreten klinischer Erkrankungen, nicht aber subklinische Infektionen und Parasitenträgertum.

2.2.5 Fütterungs-, mangel- und vergiftungsbedingte Krankheiten der Haut

Folgende auf Ernährungsfehlern oder Giftaufnahme beruhende Leiden des Rindes gehen zwar mit Veränderungen der äußeren Decke einher, doch sind dabei zudem noch weitere Organsysteme entscheidend mitbetroffen; deshalb werden diese Krankheiten andernorts abgehandelt: *Manganmangel* (Kap. 12.3.10), *Kupfermangel* (Kap. 12.3.11), *Molybdänose* (Kap. 12.3.12), *Kriebelmückentoxikose* (Kap. 4.1.5.4), *Vergiftung durch polychlorierte Naphthaline* (Kap. 12.3.15), *Quecksilbervergiftung* (Kap. 7.1.6.1), *Rohrschwingelvergiftung* (Kap. 12.3.4), *Mutterkornvergiftung* (Kap. 12.3.3), *Sporidesmintoxikose* (Kap. 2.2.7.3) sowie *mykotoxinbedingte hämorrhagische Diathesen* (Kap. 4.3.5.10).

2.2.5.1 »Schlempemauke«

H.-D. Gründer

■ **Definition:** Nach längerer Verfütterung größerer Mengen von Kartoffelschlempe können an verschiedenen Körperstellen exanthematische Hautveränderungen auftreten. Die auf Aufnahme unreifer Kartoffeln oder oberirdischer Teile der Kartoffelpflanze beruhende *Solaninvergiftung* wird in Kapitel 12.3.2 geschildert.

■ **Vorkommen, Ursachen:** Die Schlempemauke (»Kartoffelausschlag«) entsteht bei Mastrindern in Brennereibetrieben, wenn wochen- bis monatelang größere Mengen Kartoffelschlempe bei geringem Rauhfutteranteil verfüttert werden. Da der Solaningehalt reifer Kartoffeln nur gering ist (0,002–0,01% FS), werden für diesen Hautausschlag andere Faktoren (Mykotoxine, einseitige Mangelernährung, Allergosen) verantwortlich gemacht.

■ **Symptome, Verlauf:** Nach längerer einseitiger Verfütterung von Kartoffelschlempe entwickelt sich zuerst in den Fesselbeugen der Hintergliedmaßen ein vesikuläres Exanthem. Beim Platzen der Bläschen entleert sich der seröse Inhalt und trocknet zu graubraunen Krusten im Haarkleid an. Die Haare sind zunächst gesträubt und fallen im weiteren Krankheitsverlauf aus. Die Krusten werden rissig, und die entzündlich gerötete Haut tritt hervor (Abb. 2-57). An den verdickten Gliedmaßenenden kommt es zur Ablösung von Klauenhorn mit nachfolgenden Unterminierungen und schweren Lahmheiten durch bakterielle Sekundärinfektionen. Eine Ausbreitung der Exantheme auf andere Körperteile (Schwanz, Oberschenkel u. a.) ist möglich.

■ **Beurteilung:** Nach Absetzen der exanthemerzeugenden Schlempe oder wesentlicher Verminderung der Tagesmenge heilen die Hautveränderungen innerhalb mehrerer Wochen ab, soweit sie nicht durch sekundäre bakterielle Infektion kompliziert worden sind.

■ **Diagnose:** Kennzeichnend sind die charakteristischen Hautveränderungen nach längerer Verfütterung von Kartoffelschlempe und das enzootische Auftreten mit gehäuften Lahmheiten. *Differentialdiagnostisch* sind Räude (Kap. 2.2.4.2), Dermatophilose (Kap. 2.2.3.6), Zitrinin-Toxikose (Kap. 12.3.8), flexuriales Ekzem (Kap. 2.2.6.2) sowie Impfexantheme (Kap. 2.2.7.2) in Betracht zu ziehen.

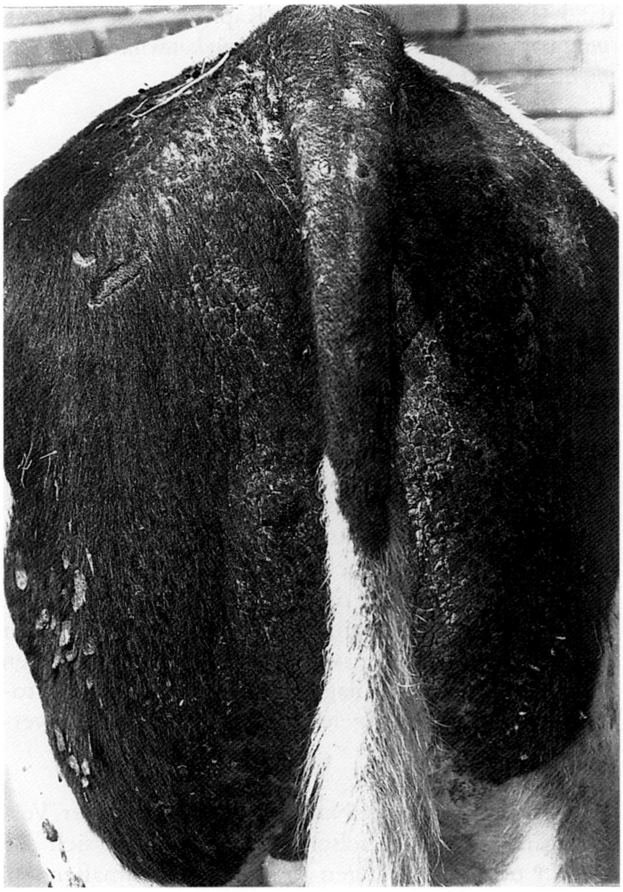

Abbildung 2-57 Subakutes Exanthem nach einseitiger Schlempefütterung bei einem Mastbullen (»Kartoffelausschlag«)

■ **Behandlung, Prophylaxe:** Die Schlempemauke kann durch Änderung der Futterration mit Ergänzung der Rauhfuttergaben geheilt werden. Zur Behandlung der Exantheme werden abdeckende und epithelisierungsfördernde Salben angewandt. Gleichzeitig ist auf reichliche Einstreu und größtmögliche Sauberkeit im Stall zu achten, um bakteriellen Sekundärinfektionen vorzubeugen.

2.2.5.2 Arzneimittelexantheme

M. Stöber

Jodismus: Vorübergehende Reaktionen auf Jod oder anorganische Jodsalze kommen in praxi nur nach i.v. oder p. o. Anwendung zur Therapie von Aktinomykose (Kap. 9.1.4) oder -bazillose (Kap. 3.1.3.3) vor. Ähnliche Folgen kann auch die in den USA, v. a. in Mastrinderbeständen, zeitweilig zur Vorbeuge bzw. Behandlung von Zwischenklauennekrose (Kap. 9.14.16) und Enzootischer Bronchopneumonie (Kap. 5.3.3.1) geübte Zufütterung von Äthylendiaminodijodid haben; dabei wurden pro Tier und Tag fortlaufend je 50 bzw. 2–3 Wochen lang je 500 mg Jod verabreicht; Nachweise für die prophylaktische Wirksamkeit solcher Jodgaben fehlen jedoch.

Der zur Vermeidung von Mangelerscheinungen (Kap. 2.3.5.1) benötigte Jodbedarf der Milchkuh beträgt 12 mg Jod/Tag und wird bei üblicher Fütterung meist voll gedeckt; die Dauerverabreichung von 10 mg Jod/kg LM und Tag ist für Kälber innerhalb von 10 Wochen tödlich. Gegenüber Joddosen von > 50 mg/Tier und Tag bzw. < 25–50 ppm TM der Ration sind Rinder individuell unterschiedlich empfindlich (Kumulation). Perkutan, aus Körper- und Wundhöhlen sowie dem Verdauungstrakt wird Jod rasch resorbiert und dann über Kot, Harn, Milch, Speichel, Schweiß wieder ausgeschieden.

Die je nach Dosierung und Dauer der Jodverabreichung früher oder später eintretenden Erscheinungen des Jodismus umfassen: Rückgang von Freßlust, Fleischzuwachs und Milchleistung, leicht bis mäßig erhöhte Körpertemperatur, seröser bis schleimiger Nasenausfluß (»Jodschnupfen«), Tränen, trockener Husten (bei weiterhin fortgesetzter Jodaufnahme auch Tracheobronchopneumonie, die u. U. tödlich endet), flächenhaftes Abschilfern der auffallend trockenen Epidermis an Kopf, Hals, Schulter, Rücken, Kruppe, Schwanzansatz, After und Euterspiegel oder Hodensack, Sträuben und z. T. auch Ausfallen der Haare, aber kein Juckreiz (Jodexanthem, Abb. 2-58); solche Tiere können nach leichter Anstrengung Herzjagen, Zittern, Schwäche, u. U. auch Schwitzen sowie starke Abmagerung zeigen. Von ihnen geborene Kälber sind vielfach lebensschwach und infektionsanfällig. Im Verlaufe des Jodismus nimmt der Jodspiegel im Serum von normaliter 5–10 µg/dl auf 20–120 µg/dl zu. Nach Absetzen der Jodgaben gehen die geschilderten Erscheinungen innerhalb von 1–3 Wochen wieder zurück. Schilddrüsen solcher Rinder zeigen histologisch vergrößerte kolloidgefüllte Follikel mit flachem Epithel; die Trachealschleimhaut ist zilienarm, ihr Epithel metaplastisch, die Propria entzündlich infiltriert.

Quecksilberhaltige »Scharfsalben« wirken örtlich stark reizend; nach ableck- oder einatmungsbedingter Hg-Resorption können an anderen Hautstellen Hg-Exantheme auftreten. Wegen der Gefahr einer Hg-Vergiftung (Kap. 7.1.6.1) sollten Hg-haltige Arzneimittel beim Rind nicht angewandt werden.

Hautreizende Lösungsvermittler können in Ekto- oder Endoparasitika enthalten sein, die zur Pour-on- oder Spot-on-Verabreichung bestimmt sind. Gegebenenfalls entzündet sich der damit benetzte Bereich der Rückenhaut unter m. o. w. stark ausgeprägter Exsudation, Schuppung sowie Haarausfall; solche offensichtlich nicht krankmachenden oder produktionsmindernden Hautveränderungen gehen mit der Zeit zurück oder vernarben.

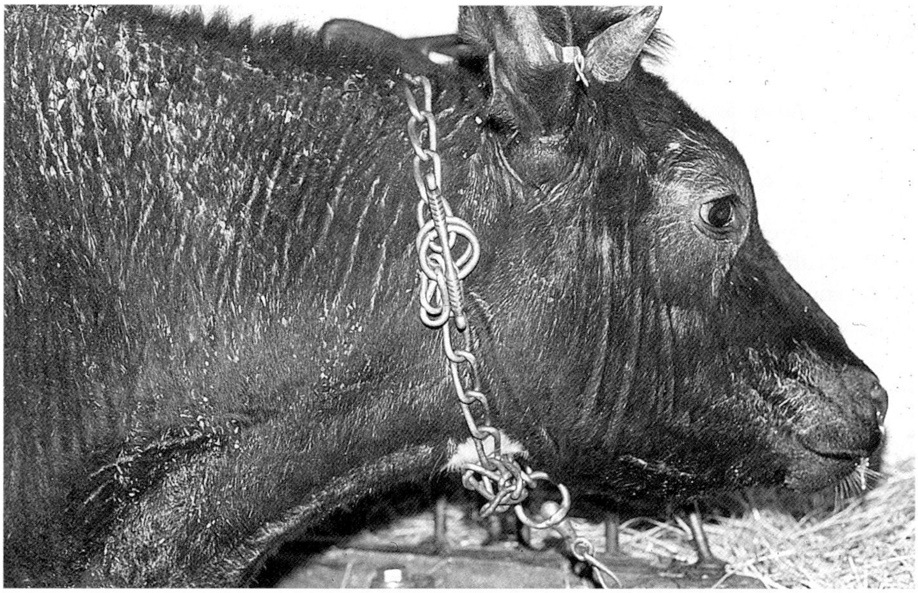

Abbildung 2-58 Jodexanthem 10 Tage nach i.v. Verabreichung von Jodsalzlösung

2.2.5.3 »Schwitzkrankheit«

M. Stöber

■ **Definition, Vorkommen, Ursache:** Sweating disease oder sweetziekte ist eine durch den Biß von Zecken bestimmter Stämme von *Hyalomma truncatum* ausgelöste, in Ost-, Mittel- und Südafrika sowie Indien bei Hauswiederkäuern und Schwein auftretende, vermutlich toxinbedingte Krankheit.

■ **Pathogenese:** Das von Zeckenweibchen gebildete epitheliotrope Agens wirkt je nach Zahl und Dauer des Verbleibs hierzu befähigter Parasiten auf ihrem Wirt entweder gar nicht, lediglich immunisierend oder aber krankmachend. Kälber sind diesem Zeckengift gegenüber wesentlich empfindlicher als erwachsene Rinder.

■ **Symptome, Verlauf:** Das ½–2 Wochen nach Beginn des Zeckenbefalls plötzlich fieberhaft einsetzende Krankheitsbild umfaßt zunächst Inappetenz, Teilnahmslosigkeit, Tränen- und Nasenausfluß, Speicheln, Schleimhautrötung, Nekrose der Maulschleimhaut, Verkleben der Lider, Bewegungsunlust, Bevorzugung schattigen Aufenthalts und Berührungsempfindlichkeit der vermehrt warmen Haut. Dann entwickelt sich ein nach und nach die gesamte Körperoberfläche ergreifendes, sauer riechendes exsudatives Exanthem. Das Haarkleid verklebt und löst sich bei geringer mechanischer Belastung samt Epidermis unter Hinterlassung roter Erosionsflächen. Schließlich wird die Haut trocken, derb-rissig und neigt zu Sekundärinfektionen oder Fliegenmadenbefall. Schwer erkrankte Tiere verenden innerhalb weniger Tage; andere können bei entsprechender Pflege langsam gesunden.

■ **Sektion, Histologie:** Tierkörper abgemagert und dehydratisiert, diphtheroide Entzündung der Schleimhäute von oberen Luft- und Verdauungswegen, Scheide bzw. Vorhaut; ausgeprägte exsudative Dermatitis mit disseminierten Mikrothromben und m. o. w. umfangreichen oberflächlichen Hautdefekten; Nephrose.

■ **Diagnose:** Die Erkennung stützt sich auf klinisches Bild, Nachweis von *H. truncatum* sowie regionales Bekanntsein des Leidens.

Differentialdiagnostisch sind bei Kälbern Dermatosparaxie (Kap. 2.2.1.7), bei älteren Tieren Bösartiges Katarrhalfieber (Kap. 12.2.2), bei Rindern aller Altersstufen auch Photosensibilitätsreaktionen (Kap. 2.2.7.3) zu bedenken.

■ **Behandlung:** Ablesen der Zecken; Flüssigkeitsersatz i.v.; abdeckende Maßnahmen lokal; nichtsteroidale Entzündungshemmer und nierenverträgliche Antibiotika parenteral; Verabreichung von Immunserum.

■ **Prophylaxe:** Zeckenbekämpfung (Kap. 2.2.4.4).

2.2.5.4 Erworbener Zinkmangel

H.-D. Gründer

■ **Definition:** Zink ist für Rinder essentiell. Außer ernährungsbedingtem primärem und sekundärem Zinkmangel gibt es beim Rind auch eine erblich bedingte Zinkverwertungsstörung (Kap. 2.2.1.4).

■ **Vorkommen:** *Primärer* Zinkmangel tritt nur unter besonderen Haltungs- und Fütterungsbedingungen (Zn-arme Weiden in den Niederlanden und Guyana) auf; über ähnliche Beobachtungen wird auch aus Frankreich, Finnland, Italien, Usbekistan, Indien, Mongolei, dem Sudan und Argentinien berichtet; seine Symptomatik ist hauptsächlich aus experimentellen Untersuchungen bekannt. *Sekundärer* Zn-Mangel wird dagegen durch vermehrte Aufnahme von Zinkantagonisten (Kalzium, Kupfer, Molybdän, Kadmium) ausgelöst. Kälber, Jungrinder und hochlaktierende Kühe sind gegenüber defizitärer Zn-Versorgung besonders empfindlich. Die gastroenterale Zinkresorption beträgt 10–20%.

■ **Symptome:** Experimentell ausgelöster Zinkmangel (0,2 mg Zn/kg LM bzw. < 50 mg Zn/kg FTM) führt bei Kälbern zunächst zu vermehrtem Speichelfluß beim Kauen. Leichter Zinkmangel äußert sich in verminderter Aufnahme und schlechterer Verwertung des Futters, was bei Kälbern zu Wachstumshemmung, bei Mastrindern zu geringerer Gewichtszunahme und bei erwachsenen Tieren zu unbefriedigender Milchleistung und Ausbleiben der Brunst führt. Schwerer erkrankte Patienten weisen neben solchen unspezifischen Symptomen auch kennzeichnende Hautveränderungen auf. Sie gleichen bei Kälbern voll und ganz den beim erblichen Zink-Malabsorptionssyndrom (Kap. 2.2.1.4) beschriebenen Läsionen, sind aber in aller Regel weit weniger ausgeprägt als diese. Bei älteren Jungrindern und erwachsenen Tieren beschränken sich die Hautveränderungen i. d. R. auf den Schwanzansatz und/oder die Kruppe. Sie sind hier meist während des Trockenstehens am deutlichsten ausgeprägt und kehren dann nach der nächsten Laktation wieder.

■ **Beurteilung:** Bei sachgemäßer Behandlung sind die zinkmangelbedingten Veränderungen voll reversibel. Nach oralen Zinkgaben verschwindet der Juckreiz schon innerhalb weniger Tage, die Hautveränderungen heilen in 2–4 Wochen ab. Die nachwachsenden Haare sind z. T. jedoch schwächer pigmentiert.

■ **Sektion:** Außer den klinisch erkennbaren Hautläsionen sind keine pathognostischen Besonderheiten festzustellen. *Histologisch* ist die Parakeratose der Haut charakterisiert durch übermäßige, mangelhaft verhornende Keratinbildung mit Kernretention im Stratum corneum, vermindertem Zellgehalt im Str. granulosum sowie Akanthose bei Verbreiterung des Netzes im Str. germinativum.

■ **Diagnose:** Die Diagnose kann durch die Untersuchung von Haaren (< 100 mg Zn/kg TM), Blutserum (< 0,5 mg/l) oder Knochen (< 40 mg Zn/kg TM) gesichert werden. Auch der Zinkgehalt der Milch (< 4 mg Zn/l) kann diagnostisch verwertet werden. Die Ergebnisse von Futteranalysen sind mit Vorbehalt zu beurteilen, weil die Verwertbarkeit des in der Nahrung in ausreichender Menge enthaltenen Zinks vom Einfluß anderer Nahrungsinhaltsstoffe abhängig ist. Entscheidend für die Diagnose ist der histologische Nachweis parakeratotischer Hautveränderungen, da auch nicht zinkmangelbedingte Hautläsionen nach örtlicher oder oraler Behandlung mit Zinksalzen eher zu heilen pflegen als ohne eine solche. *Differentialdiagnostisch* sind v. a. Hyperkeratose (Kap. 2.2.2.1), Trichophytie (Kap. 2.1.3.1), Mucosal Disease (Kap. 6.10.20) und Räude (Kap. 2.2.4.2) in Betracht zu ziehen.

■ **Prophylaxe:** Der Zinkbedarf für Rinder beträgt 30 mg Zn/kg FTM und für laktierende Tiere 40 mg Zn/kg FTM, doch können Antagonisten einen höheren Bedarf (50–100 mg Zn/kg FTM) bedingen.

■ **Behandlung:** Steigerung des Zinkgehaltes der Nahrung auf 250 mg Zn/kg TS oder tägliche orale Zulagen von 50 mg Zn (Kälber) bzw. von 250–500 mg Zn (Jungrinder, erwachsene Tiere) in Form von Zinksulfat, Zinkchlorid oder Zinkoxid; in weniger schwerwiegenden Fällen genügt Verabreichung eines Mineralsalzgemisches oder das Auslegen von Salzlecksteinen mit einem Zinkgehalt von 1–2%.

2.2.5.5 Kadmiumvergiftung

M. Stöber

■ **Definition, Vorkommen, Ursachen:** Klinisch manifeste Kadmium-Intoxikationen sind beim Rind bislang nur *experimentell*, und zwar mit Dosen ausgelöst worden, die unter Feldbedingungen nicht zu erwarten sind. Die *subklinische Cd-Exposition* von Rindern ist aber von zunehmender Bedeutung, weil die damit verbundene Steigerung des Cd-Gehalts von Nieren und Leber u. U. als gesundheitsgefährdend für den Verbraucher (→ Schädigung der Nierentubuli) anzusehen ist. Als in diesem Sinne Cd-reich gelten Grünfutter, Heu und Hackfrüchte von abrauchverunreinigten Flächen (Umgebung von Nichteisenerzhütten), von Rieselfeldern, mit Klärschlamm oder Schlick beschickten Äckern sowie aus industriell verunreinigten Überschwemmungsgebieten. Gleiches gilt für übermäßige Gründüngung mit Cd-reichem Superphosphat. Dabei gelangt Cd nur z. T. durch *Inhalation* (Flugstaub), vorwiegend aber durch *orale Aufnahme* (Futterverunreinigung) in den Tierkörper.

■ **Pathogenese, Symptome:** In toxischer Dosis aufgenommen behindert Cd den Stoffwechsel von Eisen, Zink und Kupfer und wird als Metallthionin festgehalten; die Ausscheidung von Cd erfolgt vorwiegend über den Darm. Das klinische Bild der mit einem > 500–2500 ppm TM Cd enthaltenden Futter erzielten experimentellen Cd-Vergiftung von Hauswiederkäuern umfaßt Rückgang von Freßlust und Nährzustand, parakeratotische Hautveränderungen (wie beim Zn-Mangel, Kap. 2.2.1.4, 2.2.5.4) und normozytäre, hypochrome Anämie (wie beim Fe- und Cu-Mangel, Kap. 4.3.5.1 bzw. 12.3.11); es wird auch vom Gehalt der Nahrung an diesen Spurenelementen mitbestimmt und kann in schweren Fällen zu Abort und zum Tode führen. *Sektion* und *Histologie* ergeben Glomerulonephritis, Entmineralisation des Skeletts und abnorme Verhornung der Epidermis.

■ **Diagnose:** Der Cd-Gehalt in Nieren- bzw. Lebergewebe gesunder Rinder beträgt 0,04–0,3 bzw. 0,15–1,9 mg/kg FS. Auch höhere, umweltbedingte Befunde (Leber bis 3, Niere bis 12 mg/kg FS) gehen in aller Regel nicht mit klinisch manifester Erkrankung einher; sie können aber als Hinweis auf eine Beeinträchtigung des Immunsystems angesehen werden. Bei experimentell Cd-vergifteten Kälbern wurden Cd-Werte von bis zu 13 mg/kg FS Leber bzw. bis zu 15 mg/kg FS Niere beobachtet. Bei Bewertung von Schadensfällen ist zu bedenken, daß Cd-haltige industrielle Emissionen (Flugstaub, Klärschlamm) häufig auch nennenswerte Mengen von Blei, Kupfer, Zink oder Molybdän enthalten; Wildwiederkäuer weisen aufgrund ihrer Ernährungsweise oft höhere Cd-Gehalte in den Organen auf als Hauswiederkäuer.

■ **Beurteilung, Prophylaxe:** Um eine verbrauchergefährdende Speicherung von Cd im Tierkörper zu verhindern, dürfen Alleinfuttermittel für Rinder gemäß FMG (1997) maximal 1 mg Cd/kg, Ergänzungsfuttermittel höchstens 0,5 mg Cd/kg enthalten. Von WHO und FAO werden als oberer Grenzwert für die Cd-Aufnahme des Menschen 0,4–0,5 mg Cd/Woche empfohlen. Als Richtwerte, bei deren Überschreitung um das Doppelte Fleisch gemäß FlHVO von 1986 nicht mehr als gesundheitlich unbedenklich anzusehen ist, gibt das BgVV (1995) für Rinder- und Kalbsleber bzw. -nieren 0,3 bzw. 0,5 mg Cd/kg FS an.

■ **Behandlung:** Experimentell läßt sich die Ausscheidung von gespeichertem Cd durch orale Zn-Zulagen (200–600 mg Zn/kg FTM) deutlich beschleunigen.

■ **Prophylaxe:** Meiden der einleitend genannten Ursachen für eine Cd-Anreicherung im Tier.

2.2.6 Haltungs- und umweltbedingte Krankheiten der Haut

H.-D. GRÜNDER

2.2.6.1 Durchliegen

Längeres Liegen auf harter Unterlage (Pflaster, Betonboden usw.) führt bei Rindern häufig zu Schädigungen der Haut *(Dekubitus)*. Die Ursachen sind verschiedenartig und betreffen sowohl aufstallungs- oder transportbedingte Hautschäden bei klinisch sonst gesunden Tieren als auch Rinder, die sich infolge einer schweren allgemeinen oder im Bewegungsapparat lokalisierten Erkrankung nur schwer oder überhaupt nicht mehr erheben oder bewegen können (Kap. 9.9.7).

Durch anhaltenden Druck der harten Unterlage, insbesondere auf hervortretende Körperteile, kommt es zunächst zu mangelhafter Durchblutung einzelner Hautbezirke, die bis zum Absterben der Haut (Nekrose) führen kann. Betroffen ist hauptsächlich die Haut im sternalen, karpalen und tarsalen Bereich, doch können je nach Art des Liegens auch andere Lokalisationen betroffen sein (Abb. 2-58). Bei meist erhaltener Behaarung fühlt sich die Haut im Bereich des Dekubitus zu Beginn derber und weniger schmerzempfindlich als gesunde Haut an. In späteren Stadien wird sie lederartig derb, kalt und gefühllos (Nekrose) und beginnt, sich vom serös-blutig sezernierenden Randbereich aus abzulösen. Zum Schluß bleiben granulierende Wundflächen zurück.

Durchgelegene Rinder müssen umgehend auf eine weiche und gepolsterte Unterlage (Gummimatte, Tiefstreu, Torfbox) verbracht und bei bewegungslosem Festliegen täglich mehrmals in eine andere Körperlage gebettet werden. Die geschädigten Hautstellen werden nach sorgfältiger Reinigung mit abdeckenden und leicht hyperämisierenden Salben bestrichen und nach Möglichkeit unter Verband genommen. Sich abstoßende Hautnekrosen werden mit der Schere abgetragen. Die Behandlung großflächiger und multipler Dekubitalstellen ist jedoch aufwendig und langwierig, weshalb bereits vorbeugend auf eine entsprechend weiche Lagerung längere Zeit liegender Rinder zu achten ist.

2.2.6.2 Euter-Schenkel-Ekzem

■ **Definition:** Die im Spalt zwischen Schenkelinnenfläche und Euter bei meist jungen Kühen ein- oder beidseitig auftretende oberflächliche bis tiefe Hautentzündung wird auch als *flexuriales Ekzem* oder *Euter-Schenkel-Dermatitis* bezeichnet.

■ **Vorkommen, Bedeutung:** Das Leiden betrifft überwiegend Erstkalbinnen (Inzidenz ~ 1%) im ersten Monat nach der Geburt, seltener mehrkalbige Kühe (Inzidenz 0,06%). In ausgeprägten Fällen führt die Erkrankung zu Schwierigkeiten beim Melken (Schmerzhaftigkeit und Abwehrbewegungen) und leichten Bewegungsstörungen (gespannter, breitbeiniger Gang).

■ **Ursachen:** Das Euter-Schenkel-Ekzem tritt hauptsächlich bei Färsen mit großem Euter und stark ausgeprägtem Euterödem auf. Für die Entstehung werden Reizung der aufeinander reibenden Hautflächen infolge von erhöhtem Druck und vermehrter Feuchtigkeit im Euter-Schenkel-Spalt *(Intertrigo)* mit nachfolgender unspezifischer bakterieller Hautinfektion verantwortlich gemacht.

■ **Symptome, Verlauf:** Das Leiden läuft in verschiedenen Stadien ab und tritt meist beidseitig, oft aber in unterschiedlicher Ausdehnung auf. Im Anfangsstadium werden vermehrte Feuchtigkeit durch Schweißbildung mit erhöhter Wärme sowie Hautrötung bei zunächst noch geringer Schmerzhaftigkeit bemerkt. Nach einigen Tagen wird die Haut dikker und derber, ihre Oberfläche schmierig und blaß (Abb. 2-59). Später geht von der schleimig-schmierigen Masse auf der Haut aus Haaren, Hautzellen und Schmutz übler Geruch aus, und die Schmerzempfindlichkeit nimmt zu. Die Demarkation der infizierten Haut zeigt sich am leicht erhabenenen rötlichen Saum am Rande der abgestorbenen Hautteile, die sich nach und nach ablösen und in größeren Hautfetzen abgehen. In der Heilungsphase wird der granulierende Hautbezirk vom Rande her reepithelisiert und vernarbt danach. Während des 2–3 Monate andauernden Prozesses bleibt das Allgemeinbefinden der meisten Kühe ungestört, jedoch kommen vereinzelt auch verminderte Futteraufnahme, Abmagerung und Leistungsrückgang vor. Zeitweise zeigen solche Tiere einen klammen, breitbeinigen Gang und liegen vermehrt.

■ **Beurteilung:** Euter-Schenkel-Dermatitis heilt i. d. R. aus, jedoch kann der Verlauf langwierig sein. Rezidive nach der nächsten Kalbung kommen vor.

■ **Behandlung, Prophylaxe:** Die Behandlung ist mühsam, wenig effektiv und erfolgt möglichst am niedergelegten Tier mit gespreizten Hintergliedmaßen. Nach gründlicher Reinigung und Abwaschen mit milden, desinfizierenden Lösungen werden abgestorbene Hautteile mit der Schere entfernt. Nachfolgend werden leicht adstringierende und desinfizierende Lösungen oder Gele auf die erkrankten Hautstellen aufgetragen (keine Pulver, Puder oder Salben verwenden!), was nach jedem Melken zu wiederholen ist. Eine Möglichkeit der Vorbeuge ist nicht bekannt.

2.2.6.3 Verätzungen durch Säuren oder Laugen

Nach Einwirkung stärker konzentrierter *Mineralsäuren* auf die Haut entsteht infolge verätzungsbedingter Gewebezerstörung ein trockener, fester Schorf. Schwere Hautschäden entwickeln sich gleichfalls bei Kontakt der Haut mit *Ätzalkalien* (Natron- oder Kalilauge, Ätzkalk; Abb. 2-60), dabei entstehen auf der Haut

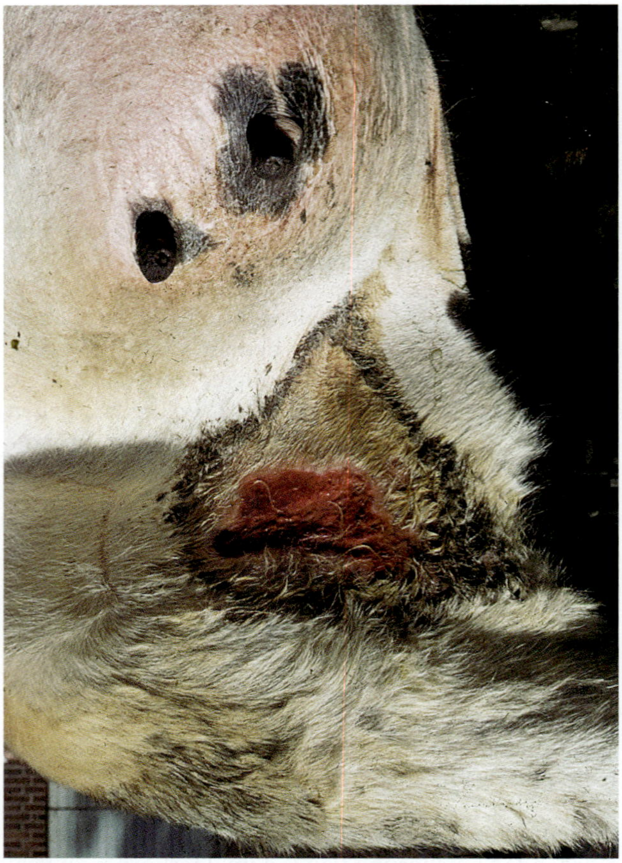

Abbildung 2-59 Euter-Schenkel-Ekzem bei kürzlich erstmals abgekalbter Kuh; Tier zur Behandlung auf die rechte Seite gelegt

wasserlösliche Alkalialbuminate und schmierige Schorfe mit tiefer Gewebezerstörung. Als Ursachen für derartige Hautverätzungen kommen hauptsächlich Reinigungs- und Desinfektionsmittel in Frage, die in zu hoher Konzentration angewendet werden (insbesondere Klauenbäder mit zu hoch konzentrierter Kupfer- oder Zinksulfat- sowie Formalinlösung).

Verätzungen sind nur anfangs schmerzhaft; bei eintretender Nekrose werden die betroffenen Hautbezirke derb, kalt und gefühllos. Sie stoßen sich nach der Demarkation ab, wobei granulierende Wundflächen zurückbleiben, die nur langsam vom Rande her epithelisieren.

Frische Hautverätzungen müssen mit viel kaltem Wasser abgewaschen und danach mit abdeckenden Salben oder Gelen bestrichen werden. Bei nekrotischen Hautbezirken muß die Demarkation abgewartet werden, bevor sie mit der Schere entfernt werden können.

2.2.6.4 Erfrierungen

In gemäßigten Klimazonen treten Erfrierungen bei Rindern nur selten und unter extremen Witterungsbedingungen bei Auslauf- oder Weidehaltung auf. Sie

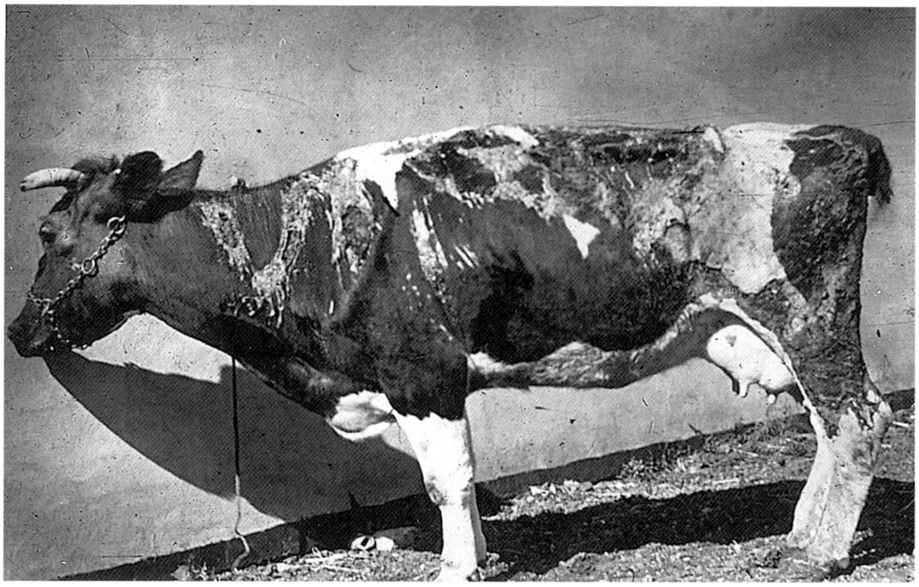

Abbildung 2-60 Hochgradige Hautverätzung nach versehentlicher Waschung mit zu stark konzentrierter Natronlauge

führen an exponierten Körperteilen zu m. o. w. tiefgreifenden Gewebezerstörungen. Betroffen werden hauptsächlich Ohrspitzen, Schwanzende, Schamlippen, Euterhaut und Zitzen sowie Skrotum, seltener auch Gliedmaßenenden (Abb. 2-61). Bei lokaler Erfrierung tritt meist keine nennenswerten Störung des Allgemeinbefindens auf. Kältebedingte Todesfälle betreffen i. d. R. nur bei großer Kälte im Freien geborene Kälber; gefährdet sind junge Kälber bei Außentemperaturen unter –18 °C. Körperinnentemperaturen von 30–32 °C werden als leichte, solche von 22–25 °C als schwere Hypothermie angesehen. Betroffen sind in erster Linie Tiere mit stark gestörtem Allgemeinbefinden (Schockzustände) oder bei weitgehend bewegungslosem Liegen (Festliegen) und tiefen Außentemperaturen. Hypotherme Zustände sind durch rektale Messung der Körperinnentemperatur leicht festzustellen, während Erfrierungen der Haut am besten durch sorgfältige Palpation (kalte, derbe, gefühllose Hautstellen) nachzuweisen sind. Nach Wiedererwärmung tritt blaurötliche Verfärbung, ödematöse Umfangsvermehrung, Schmerzempfindlichkeit und Juckreiz auf. Nekrotische Hautbezirke demarkieren sich nach einiger Zeit. Die *Prognose* örtlicher Erfrierungen richtet sich hauptsächlich nach Umfang, Tiefe und Lokalisation der eingetretenen Nekrose, wobei Erfrierungen an Klauen, Zitzen und Euter sowie am Skrotum eine ungünstige Prognose haben.

Patienten mit Erfrierungen und/oder Hypothermie müssen schnellstmöglich in warme Umgebung verbracht werden. Erfrorene Körperteile oder Hautbezirke sind durch Aufgießen von warmem Wasser und vorsichtige Massage langsam wiederaufzuwärmen. Hypotherme Tiere warm eindecken und bei Schockzuständen mit intravenösen Infusionen versorgen. Erfrorene Hautbezirke sind bis zur Demarkation mit abdeckenden Salben (Zinkoxid, Lebertran) zu bestreichen.

2.2.6.5 Verbrennungen und Verbrühungen

■ **Vorkommen:** Leichtere Verbrennungen äußern sich in angesengtem Haarkleid, intensiver hyperämisch-entzündlicher Rötung sowie in schmerzhafter ödematöser Anschwellung der betroffenen Haut und Unterhaut, wonach Epithel und oberflächliche Hautschichten abschilfern oder sich unter Blasenbildung abheben. Bei schwerer Verbrennung sterben sämtliche Schichten der Haut ab (Koagulationsnekrose); diese wird dann nach dem Abklingen des Ödems unempfindlich, lederartig hart (Mumifikation) und stößt sich schließlich unter Hinterlassung haarloser, teils

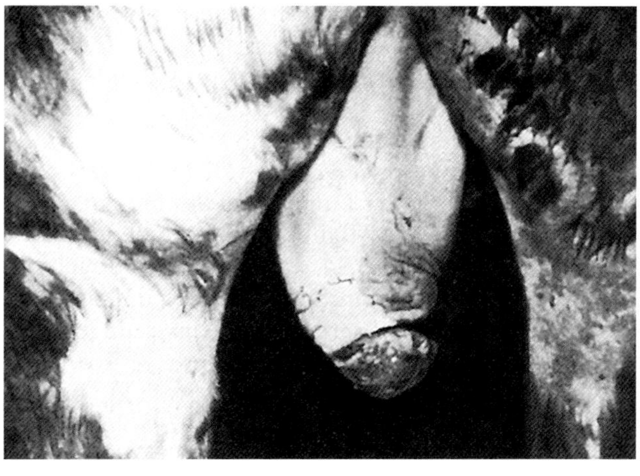

Abbildung 2-61 Schneesturmbedingte Erfrierungen am Hodensack eines Bullen (Faulkner et al., 1967)

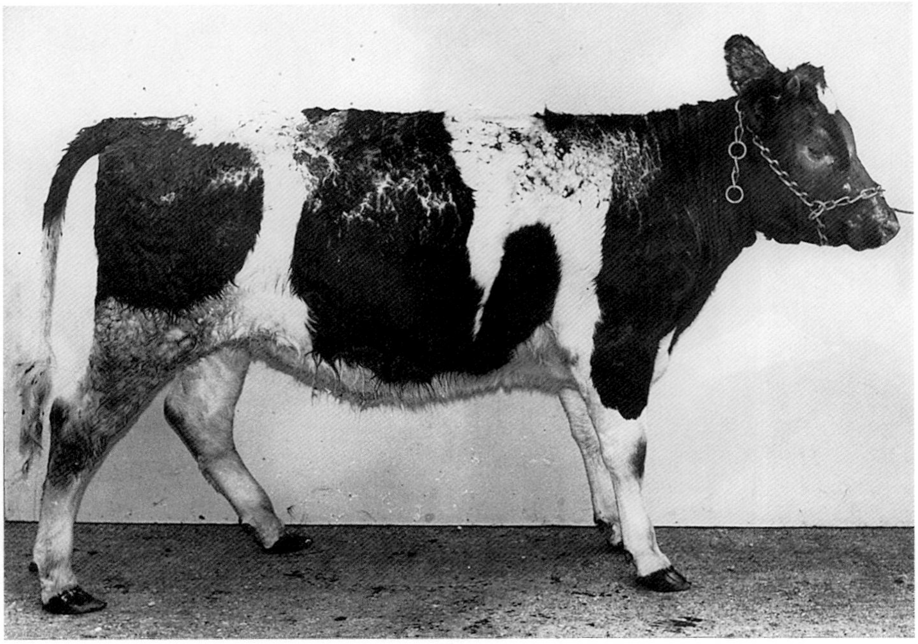

Abbildung 2-62 Verbrennungen 3. Grades durch auf den Rücken gefallenes brennendes Stroh bei Stallbrand

mit serösem Exsudat, teils mit verkrustetem Blut bedeckter Stellen in Fetzen ab; hier entwickeln sich in der Folge Brandschorfe und strahlige bis netzartige Narben, später auch derbe verhornende Platten. Schwerste Verbrennungen gehen mit Verkohlung der Haut und Nekrosen tiefer gelegener Gewebe einher; sie neigen besonders leicht zu eitrig verjauchender Sekundärinfektion (Gangrän).

■ **Ursachen, Symptome:** Stallbrände führen entweder zu Verbrennungen an der dem Feuer zugewandten Körperseite (Rumpf, Gliedmaßen, Kopf) sowie auf Rücken und Kopf (durch herunterfallende brennende Balken, Stroh, Heu; Abb. 2-62) oder an Gliedmaßenenden, Unterbrust, Unterbauch, Euter bzw. Hodensack (nach Flucht über die noch glühende Brandstätte); die letztgenannten Körperteile werden auch bei Boden- und Buschfeuern sowie bei Verbrühungen (Hineinfallen in mit frisch gedämpften Kartoffeln gefüllte Silos o.ä.) am häufigsten in Mitleidenschaft gezogen (Abb. 2-63). Nach versehentlicher Verabreichung von zu heißem Futter (Schlempe) an gierig fressende Tiere beschränken sich die Veränderungen auf die Umgebung der Lippen und des Flotzmauls.

Das Befinden von Rindern mit ausgedehnteren Verbrennungen ist i.d.R. erheblich beeinträchtigt: Infolge der starken Schmerzen und des mit umfangreichen Ödemen und serösen Ausschwitzungen verbundenen Flüssigkeits- und Eiweißverlustes sowie der Resorption toxischer Gewebszerfallsprodukte besteht während der ersten Tage Kollapsgefahr. Solche Tiere sind niedergeschlagen, außerordentlich empfindsam und bewegen sich nur zögernd; bei vermindertem oder fehlendem Appetit ist ihr Durst oft deutlich vermehrt. Atem- und Pulsfrequenz sowie die Körpertemperatur sind m.o.w. stark erhöht; Harn und Kot werden nur unter offensichtlichen Beschwerden abgesetzt; im Kehlgang treten mitunter hydrämische Ödeme auf. Der Tod kann rasch (Kreislaufversagen), aber auch noch nach 2–3 Wochen (infolge von Komplikationen: Rauchpneumonie, örtliche oder allgemeine Infektion, Autointoxikation, fortschreitende Abmagerung und Schwäche) eintreten.

■ **Diagnose, Differentialdiagnose:** Die Erkennung von Verbrennungen ist aufgrund der eindeutigen Begleitumstände meist einfach; anderenfalls sind Verätzungen durch Laugen oder Säuren (Kap. 2.2.6.3), Dermatitis solaris (Kap. 2.2.7.3) und Selenvergiftung (Kap. 12.3.9) mit in Betracht zu ziehen.

■ **Beurteilung:** Bei größeren Brandunfällen gilt es, möglichst rasch zu entscheiden, welche Patienten aus Gründen des Tierschutzes umgehend zu schlachten oder wegen offensichtlicher Ungenießbarkeit des Fleisches an Ort und Stelle zu töten sind. Die Beurteilung der Heilungsaussichten sollte sich dabei v.a. auf die Flächenausdehnung und die Lokalisation der Verbrennungen stützen und erst in zweiter Linie den wegen der dicken Haut des Rindes zunächst oft nur schwierig abzuschätzenden Grad der bereits eingetretenen oder noch zu erwartenden Gewebeschädigung berücksichtigen, der anfangs erfahrungsgemäß meist unterbewertet wird. Als praktisch aussichtslos sind schwer geschockte und komatös festliegende Fälle sowie solche mit Verbrennungen von mehr als einem Drittel der Körperoberfläche oder mit hochgradigen, auf Rauchinhalation zurückzuführenden Atembeschwerden

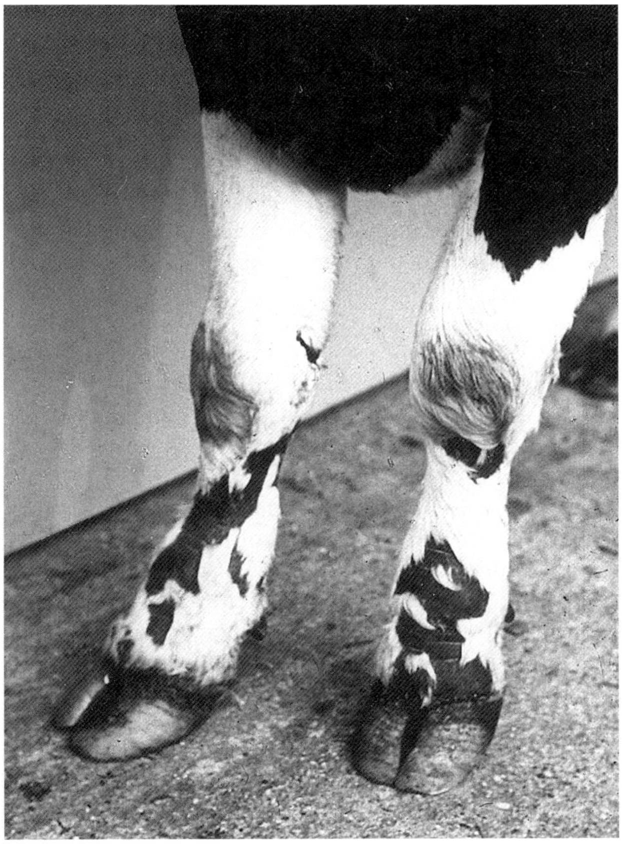

Abbildung 2-63 Ausgedehnte Hautnekrosen an beiden Vordergliedmaßen nach Sprung in heiße Schlempe

(Lungenödem) anzusehen. Auch die Behandlung von Tieren mit schwerwiegenden Verbrennungen im Bereich des Maules (Behinderung der Futteraufnahme), der Augen (Lidnekrosen), an Euter und Zitzen (Unmelkbarkeit, Neigung zu Mastitiden) bzw. am Skrotum oder an den Gliedmaßenenden (Ausschuhen mehrerer Klauen, Tendenz zu tiefgreifender Gangrän mit Freilegung von Sehnen und Gelenken) ist wegen des damit verbundenen langwierigen Risikos und Aufwandes sowie der vielfach einsetzenden starken Abmagerung und Entkräftung kaum sinnvoll. Als Unterlage für spätere Schadensersatzansprüche sollten die an den einzelnen Patienten festgestellten Veränderungen und Verluste möglichst schriftlich (mit Zeugenunterschriften) festgehalten werden.

■ **Behandlung:** Bei Verbrennungen gelten für die nach Aussondern der prognostisch aussichtslosen Fälle verbleibenden Patienten folgende Richtlinien: Tiere in ruhige, rauchfreie Umgebung (Nachbargehöft) verbringen, reichlich tränken und wegen der Gefahr plötzlicher Verschlimmerung in der Folgezeit gut überwachen lassen; möglichst weiche, häufiger zu wechselnde Einstreu; eiweißreiche Fütterung. Zur Schock- und Entzündungsprophylaxe dienen parenterale Flüssigkeitszufuhr und die Verabreichung peripher wirksamer Kreislaufmittel, Antihistaminika oder Kortikosteroide; bei ausgedehnteren Verbrennungen oder rauchbedingter Lungenentzündung sind auch Antibiotika oder Sulfonamide zu geben. An empfindlichen, dünnhäutigen Stellen (Augenlider, Lippen, Ohren, Zitzen, Euter, Hodensack, Perineum oder Schenkelinnenflächen) zunächst antihistaminika- oder kortikosteroidhaltige Salben, später abdeckende Pasten auftragen. Die im weiteren Verlauf nekrotisch werdenden Hautbezirke sollten nicht zu früh, sondern erst nach Abschluß der Demarkation entfernt werden; etwa auftretende örtliche Infektionen sind durch Spülungen und antibiotische Salben zu behandeln.

2.2.7 Sensibilitätsreaktionen der Haut

2.2.7.1 Perakuter Quaddelausschlag

M. Stöber

■ **Definition, Pathogenese:** Auf Anwesenheit spezifischer Antikörper (*Reagine* = IgE-Globuline) beruhendes und kurz nach erneuter Auseinandersetzung mit dem sensibilisierenden Antigen *(Allergen)* plötzlich einsetzendes, oft bedrohlich erscheinendes Syndrom (*allgemeine allergische Sofortreaktion vom Typ I*, Kap. 1.2.3.1). Dabei kommt es zu primärer Kontraktion der glatten Muskulatur (Bronchospasmus) und sekundärer Gefäßerweiterung (→ systemische Hypotension bei erhöhtem pulmonärem Blutdruck, Ödembildung, u. U. auch Kreislaufkollaps). Von einem derartigen Schock werden v. a. Haut und Unterhaut (Urtikaria), Umschlagstellen der Haut in die Schleimhäute der natürlichen Körperöffnungen (»Nilpferdkopf«, Perinealödem), Mukosa der oberen Luftwege (Glottisödem) sowie Lunge (pulmonales Ödem und Emphysem) betroffen. *Andere Bezeichnungen* dieser allgemeinen allergischen Sofortreaktion: »Nesselsucht«, »Blattern«, »Rosenfieber«, »Höllenfeuer«, »feu sauvage«, »Impf«-, »Serum«-, »medikamentöser« oder »Abdasselungs-Schock«. Ähnliche, schon bei Erstkontakt mit z. T. noch nicht bekannten Substanzen einsetzende Reaktionen werden *anaphylaktoide Syndrome* genannt.

■ **Ursachen:** Meist handelt es sich um die Folge einer Hypersensibilisierung gegen parenteral eindringendes körperfremdes Eiweiß, doch können – nach sich wiederholender Exposition – gelegentlich auch andere Stoffe oder Verabreichungswege allergische Sofortreaktionen auslösen. Beim Rind sind hierfür folgende Möglichkeiten in Betracht zu ziehen: Regelmäßig anzuwendende *Impfstoffe* (Seren, Vakzinen) und *Arzneimittel* (Antibiotika, Glukokortikosteroide, Anästhetika u. a.) können sensibilisierende Bestandteile (z. B.

Karboxymethylzellulose) enthalten; dabei können sich verschiedene Arzneimittel gegenseitig »vertreten«, wenn in ihnen das gleiche Allergen vorliegt; oft ist die sensibilisierende Komponente eines offensichtlich allergieauslösenden Medikamentes allerdings nachträglich nicht mehr eindeutig zu ermitteln. Ebensolche Wirkung kann auch die wiederholte *Übertragung von Blut* ein und desselben Spendertieres auf den gleichen Empfängerpatienten haben, wenn zwischen erster (= sensibilisierender, d. h. Isohämagglutinin-Bildung bewirkender) und zweiter (= schockauslösender) Transfusion ein Zeitabstand von mehr als einer Woche liegt. In ähnlicher Weise können sich laktierende Kühe infolge verspäteten Ausmelkens oder beim Trockenstellen gegen bestimmte Eiweiße ihrer eigenen Milch sensibilisieren, die vom Euter her resorbiert wurden; u. U. wird die derart »vorprogrammierte« allergische Sofortreaktion schon dadurch ausgelöst, daß ein solches Tier außerhalb der üblichen Reihenfolge gemolken wird. Bei Rindern der Kanalinsel-Rassen soll es eine familiäre Disposition für diese *»Milchallergie«* geben. Auch die wiederholte *Auseinandersetzung mit dem gleichen Infektionserreger* kann sensibilisierend wirken; das gilt insbesondere für Eiter- und Fäulniskeime sowie Toxinbildner und bestimmte Krankheitsbilder, wie Nachgeburtsverhaltung, Metritis, Euterentzündung, Thrombophlebitis, Leberfusonekrobakteriose u. ä. m., bei denen diese Bakterien – u. U. wiederholt – schubweise in die Blutbahn gelangen. Aus *absterbenden Endoparasiten* freiwerdendes Eiweiß kann ebenfalls Überempfindlichkeit auslösen: So kommt es bei dasselbefallenen Rindern nach dem Zerquetschen subkutan befindlicher Hypoderma-Larven, z. B. bei der mechanischen Abdasselung, mitunter aber auch bei der medikamentösen Dasselbekämpfung, zu m. o. w. schwerwiegendem Quaddelausschlag (= *»Dasselanaphylaxie«*). Auch die massive Reinvasion der Lunge erwachsener, bereits gegen Dictyocaulus viviparus immunisierter Rinder mit Lungenwurmlarven bewirkt ein auf den Atmungsapparat beschränkt bleibendes, *Weideemphysem-ähnliches Krankheitsbild*, das offensichtlich *allergischer Natur* ist (Kap. 5.3.4.1).

Schließlich ist noch anzumerken, daß Kälber über bestimmte, mit dem Kolostrum aufgenommene, antibakterielle oder antiparasitäre maternale Antikörper *passiv sensibilisiert* werden können, was wiederum eine Erklärung für die mitunter als »familiär«, d. h. erblich angesehene Neigung zu anaphylaktischen Reaktionen bietet.

■ **Symptome, Verlauf:** Wenige Minuten bis 2 h nach erneutem Allergenkontakt, z. B. Besamung einer einige Zeit zuvor mit antibiotikumhaltiger Maul- und Klauenseuche-Vakzine geimpften Kuh mit Sperma, dem das gleiche Antibiotikum beigemengt ist, schießen am ganzen Körper rasch multiple rundliche Ödeme der Haut auf; im Bereich dieser beetartig-flachen, linsen- bis handtellergroßen, teilweise aber landkartenähnlich konfluierenden teigigen Erhabenheiten sträubt sich das Haarkleid. Solche Quaddeln sind an Lippen, Augenlidern, Ohrgrund, Perineum, Euterspiegel, Zitzen bzw. Hodensack besonders ausgeprägt; sie können dem Kopf ein nilpferdähnliches Aussehen mit »zugequollenen« Augenlidern sowie verdicktem Kehlgang verleihen und erweisen sich an dünnhäutigen, unpigmentierten Stellen als glasig-gerötet bis zyanotisch. Beim *leichten anaphylaktischen Anfall* beschränkt sich das Krankheitsbild auf solche Hautveränderungen und klingt ohne nennenswerte Beeinträchtigung des Allgemeinbefindens innerhalb von 12–24 h wieder ab (Abb. 2-64 bis 2-67).

Bei *schwerem Verlauf* ist der klinische Gesamteindruck bedrohlich: Außer kolikähnlicher Unruhe mit Schleudern des Kopfes, Schwanzschlagen, Muskelzittern, Trippeln oder Treten nach dem Leib, Schmatzen, leerem Kauen, Speicheln (Zungenödem), Belecken und/oder Scheuern des Körpers (Juckreiz) – im Freien zudem u. U. Umherrasen – sind dann meist auch Nasenausfluß, Tränen, wiederholtes Absetzen von Harn und durchfälligem Kot, bei laktierenden Kühen auch spontaner Milchabfluß zu beobachten. Des weiteren kann Schweißausbruch einsetzen, der entweder auf den Bereich der anfallauslösenden Injektionsstelle beschränkt bleibt oder beide Halsseiten und Flanken erfaßt. Die urtikariellen Ödeme an Kopf und Kehlgang, im Dammbereich sowie am Euter bzw. Hodensack sind in solchen Fällen extrem ausgeprägt. Das sie begleitende Ödem der Rachen- und Kehlkopfschleimhaut sowie der Lunge bedingt leeres Schlucken, m. o. w. deutliche Tympanie und keuchende bis schnarchend-röchelnde Atmung mit schwerer gemischter Dyspnoe, gelegentlichen Hustenanfällen, Schaumansammlung vor Nase und Maul sowie Vorstrecken der Zunge, d. h. Maulatmen mit »Backenblasen« und exspiratorischem Stöhnen. Atem- und Herzfrequenz sind deutlich vermehrt, die Schleimhäute zyanotisch und die Drosselvenen prall gefüllt. Die Körpertemperatur kann anfangs leicht erhöht, später subnormal sein. Der Gang ist manchmal taumelnd, doch kommt es – insbesondere bei scheinbar »spontan« eingetretener Erkrankung und selbst bei ausbleibender Behandlung – nur in einem kleinen Teil der Fälle zum Niedergehen und zum Exitus durch Asphyxie. Meist erreichen die Ödeme ihr größtes Ausmaß innerhalb von 1–3 h, um im Verlauf weiterer 12–24 h wieder völlig abzuklingen.

Der Anfall geht mit starker Blutdruckverminderung, Rückgang von Leuko- und Thrombozytenzahl im zirkulierenden Blut sowie Verlängerung der Blutgerinnungszeit einher.

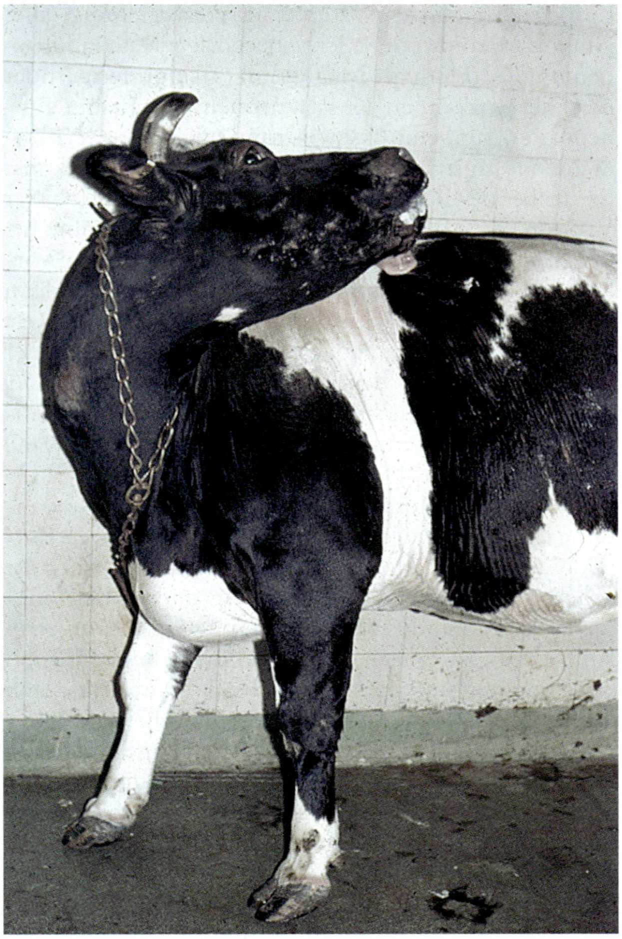

Abbildung 2-64 Allergische Sofortreaktion (Urtikaria): Während einer ohne biologische Vorprobe vorgenommenen Blutübertragung plötzlich aufgetretener hochgradiger Juckreiz

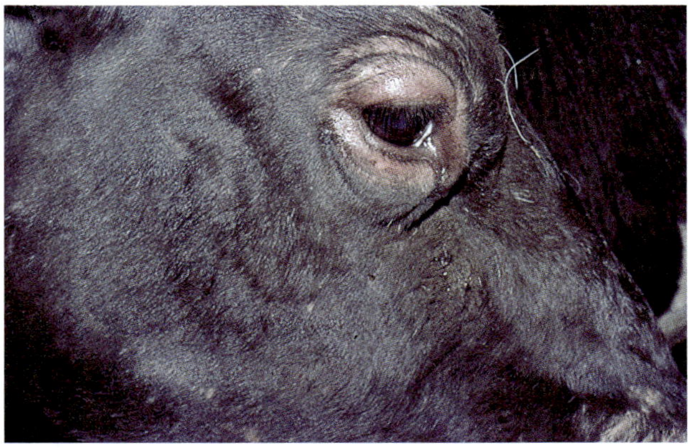

Abbildung 2-65 Urtikaria: Rasch aufgeschossenes Ödem der Augenlider

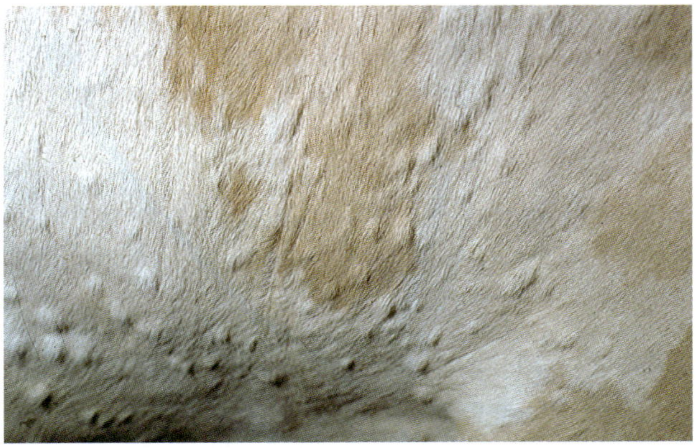

Abbildung 2-66 Urtikaria: Multiple kleinherdförmige Quaddeln der Haut

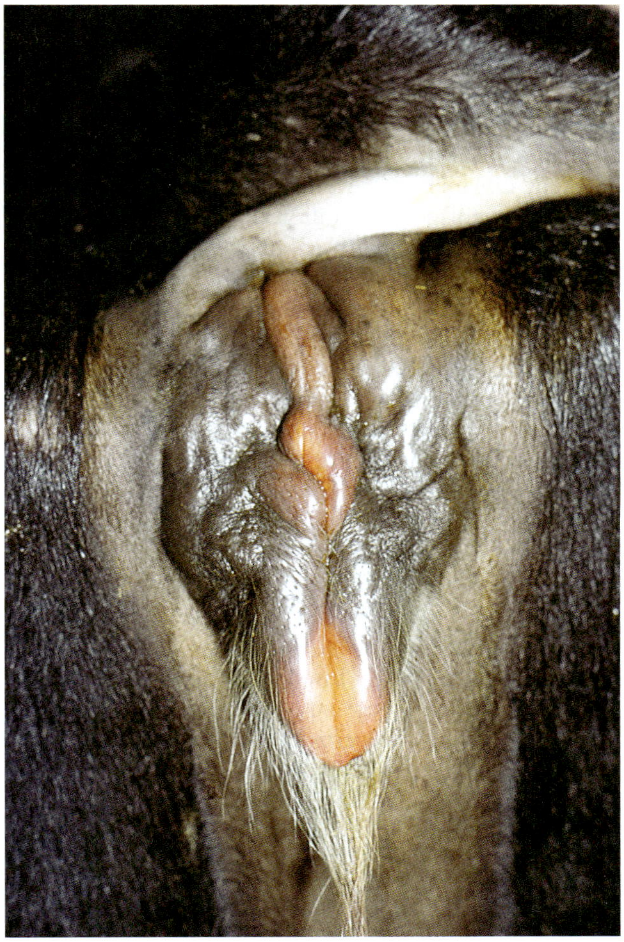

Abbildung 2-67 Urtikaria: Ausgeprägtes Perinealödem

■ **Beurteilung:** Besonders hohe Atemfrequenz (> 80/min) ist als Anzeichen nahender Erstickung zu werten. Medikamentös bedingte anaphylaktische Zwischenfälle können auch infolge Kreislaufversagens tödlich enden. Mitunter bleibt nach Überstehen des Schocks anhaltender Husten zurück; die Milchleistung ist dann einige Zeit lang niedriger als vor der Erkrankung. Trächtige Tiere können in den folgenden Tagen verkalben; dabei gilt ein Kausalkonnex mit einer etwa voraufgegegangenen Impfung für gegeben, wenn der Abort wenige Stunden bis 14 Tage danach auftritt und keine anderen Ursachen hierfür erkennbar sind.

■ **Sektion:** Außer den teilweise blutig imbibierten Ödemen der Unterhaut und der Schleimhäute (obere Luftwege, Maul, Rachen, After, Vagina bzw. Präputium) sind Lungenödem und -emphysem, subseröse Blutungen (Herz, Brust- und Bauchfell, Darm), Herzmuskeldegeneration und Milzinfarkte festzustellen. *Histologisch* erweisen sich Stratum spinosum, Papillarkörper und Subkutis der betroffenen Hautbezirke als mit eosinophilenhaltiger Flüssigkeit durchtränkt, in der sich zudem Plasma- und Mastzellen befinden.

■ **Diagnose:** Differentialdiagnostisch sind andere, mit Juckreiz, Unruhe oder Atemnot einhergehende Leiden zu berücksichtigen: Simuliotoxikose (Kap. 4.1.5.4), AUJESZKYsche Krankheit (Kap. 10.3.7), Ektoparasitenbefall (Kap. 2.2.4ff.), echte und falsche Koliken sowie alle zum akuten bovinen Atemnotsyndrom zählenden Krankheiten (s. Übersicht 5-2). Für diese Abgrenzung sind Begleitumstände (zeitlicher Zusammenhang mit einer Impfung, medikamentösen Behandlung, Blutübertragung, verspätetem oder unvollständigem Melken, Trockenstellen, Zerdrücken einer Dasselbeule, Auftrieb auf lungenwurmbefallene Weide o. ä. m.), plötzliches Auftreten der Symptome und rasches Ansprechen auf die Behandlung hilfreich. Zum Nachweis der anaphylaktischen Natur der Pathogenese eignet sich der an einer pigmentfreien, haarlosen oder geschorenen Hautstelle mit einer kleinen Menge des vermuteten, hierzu bis zu 1:10000 mit physiologischer Kochsalzlösung zu verdünnenden Allergens (0,1 ml; Tuberkulinspritze) vorzunehmende Intrakutantest; positivenfalles tritt hier innerhalb von 30–60 min eine deutliche entzündliche Rötung und Schwellung ein.

■ **Behandlung:** Patient in ruhige, kühle Umgebung verbringen, erforderlichenfalls mit kaltem Wasser abbrausen; unnötige Erregung, wie Betasten der schmerzhaften Quaddeln, und körperliche Anstrengung tunlichst vermeiden. Bei Verdacht auf »Milchallergie« Euter sofort behutsam ausmelken oder Milch ablassen, da Zitzen berührungsempfindlich. Die Medikation bei schwerer, mit Atemnot verbundener Urtikaria umfaßt die parenterale Verabreichung eines Glukokortikoids oder nicht-steroidalen Entzündungshemmers (Flunixin-Meglumin, Carprofen) oder peripher wirksamen Kreislaufmittels (Adrenalin: Epinephrin®, Sprarenin®) sowie von Diuretika. »Gefäßabdichtend« sind i.v. Gaben von Kalziumboroglukonat (in halber »Milchfieber«-Dosis; s. Kap. 12.3.1) oder Vitamin C (6–10 g in 600 ml aqua dest. gelöst); ihre Infusion sollte im Hinblick auf die in solchen Fällen vorliegende Herzbelastung besonders langsam erfolgen und der nach Beruhigung des Tieres verbleibende Rest des Mittels subkutan appliziert werden. Bei drohender Asphyxie ist ein Tracheotubus einzusetzen (Kap. 5.2.2.4). Bei offensichtlicher Reinvasion von Lungenwurmlarven ist Diäthylkarbamazin das Mittel der Wahl.

■ **Prophylaxe:** Meiden der Ursachen (s. d.); Anwendung homologer, d. h. boviner Immunseren, Entwicklung allergenfreier Vakzinen. Falls sich die erneute Verabreichung eines bekanntermaßen anaphylaxieauslösenden Medikamentes nicht umgehen läßt, empfiehlt es sich, auf seine intravenöse Infusion zu verzichten und die zu erwartende Reaktion durch vorherige Gabe von Kalziumboroglukonat zu kupieren. Bei Bluttransfusionen sind die hierfür gültigen Vorsichtsmaßregeln einzuhalten (»biologische Vorprobe«, Kap. 4.3.2.1). Kühe mit »Milchallergie« unter knapper Fütterung und laufender Überwachung allmählich trockenstellen, erforderlichenfalles aber »durchmelken«.

Bei zunächst unerklärlich erscheinender Urtikaria sollte versucht werden, das auslösende Allergen durch Überprüfen der Begleitumstände herauszufinden (s. *Ursachen*), um weitere Expositionen des Tieres oder des gesamten Bestandes vermeiden zu können. Bei Verdacht auf Sensibilisierung gegenüber einem bestimmten Stoff kann die Reaktionslage des Patienten durch Intrakutantest (s. *Diagnose*) überprüft werden. Medikamente, die anaphylaktoide Reaktionen auslösten, sind dem Hersteller und der Arzneimittelkommission der Bundestierärztekammer (D) zu melden.

2.2.7.2 Chronisch-nässendes Impfexanthem

M. STÖBER

In den 60er und 70er Jahren des 20. Jh. sind bei wiederholt mit Fremdzellkultur-Vakzinen gegen Maul- und Klauenseuche schutzgeimpften Rindern ziemlich häufig, mitunter sogar bei mehreren Tieren ein und desselben Bestandes, *allergische »Spätreaktionen«* der Haut aufgetreten (Hypersensibilität vom Typ IV; Kap. 1.2.3.1). Sie waren vermutlich eiweißbedingt (denaturiertes oder artfremdes Protein) oder auf Hilfs- und Begleitstoffe zurückzuführen, was entsprechende Verbesserungen der Verfahren zur Herstellung von MKS-Vakzinen erforderte. Betroffene Tiere erkranken erst einige Tage bis drei Wochen nach der Impfung an einem chronischen nässenden bis ulzerierend-proliferativen Exanthem, das auf bis zu tellergroße, umschriebene Haut- und Schleimhautbereiche, insbesondere in der Umgebung der Impfstelle oder an Kopf, Hals, Triel, Gliedmaßen, Euter oder Hodensack, im Perinealbereich, im Naseneingang oder am Augenlid-Bindehautübergang, beschränkt bleibt, aber nur selten generalisiert auftritt. An solchen Stellen zeigen sich bernsteinfarbene seröse Ausschwitzungen, die auf gelblich verschorfender bis geschwüriger Unterlage wochenlang anhalten oder wiederholt eintrocknen und erneut auftreten können (Abb. 2-68, 2-69). Dabei tropfen die aus ziegelrotem Grund und wallartigem Rand bestehenden Läsionen itunter ständig. Histologisch sind Degeneration des Stratum spinosum, Abhebung des Stratum corneum durch fibrinöses Exsudat mit herdförmiger Ansammlung vorwiegend eosinophiler Leukozyten und Freilegung des Papillarkörpers der Haut festzustellen. Dieses Exanthem ist in manchen Fällen mit Juckreiz verbunden und heilt – selbst bei versuchsweiser allgemeiner oder lokaler Behandlung mit Glukokortikoiden, Antihistaminika und/oder Antimykotika bzw. Puder oder Pasten – erst nach Entwicklung großflächiger Krusten binnen 2–4 Monaten allmählich ab. Seine Neigung zur Superinfektion mit Eitererregern, Hefen und Hautpilzen verzögert die Genesung mitunter erheblich. An solchem allergischen Exanthem

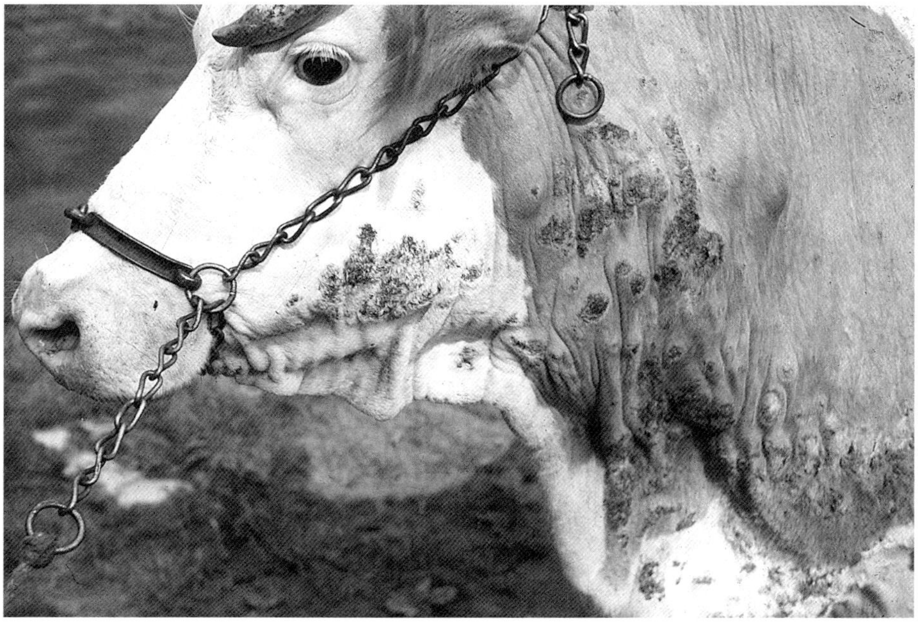

Abbildung 2-68 Allergische Spätreaktion (postvakzinatorisches Impfexanthem: exsudative Form am Triel einer DFV-Kuh

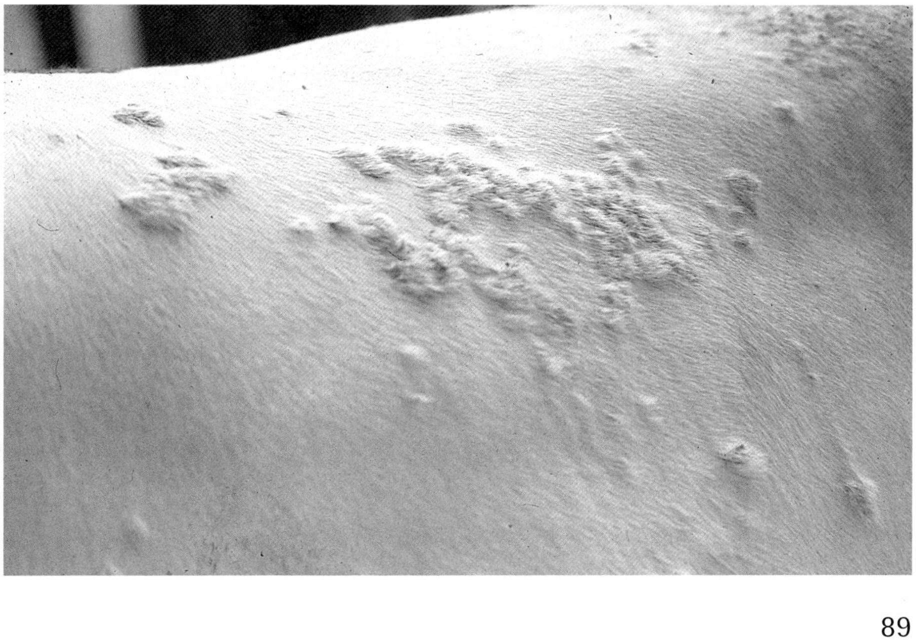

Abbildung 2-69 Krustöse Form der allergischen Spätreaktion auf dem Rücken eines Charolais-Bullen

leidende Kühe produzieren weniger Milch; betroffene Besamungsbullen zeigen verminderte Libido und schlechte Spermabefunde.

2.2.7.3 Photosensibilitätsreaktionen

H.-D. GRÜNDER

Ursachen: Die Dermatitis solaris (*»Sonnenbrand«* oder *»Lichtkrankheit«*) des Rindes ist fast immer auf die Anwesenheit eines photodynamischen Faktors im Tierkörper zurückzuführen, der die nicht pigmentierte Haut gegenüber Lichtstrahlen bestimmter Wellenlängen überempfindlich macht; diese entsprechen den Absorptionsmaxima der sensibilisierenden Substanzen (meist fluoreszierende Verbindungen) und liegen vorwiegend im sichtbaren Bereich des Spektrums (Wellenlänge 8×10^{-6} bis 4×10^{-6} mm). Fälle von sogenanntem »Sonnenbrand« beim Rind sind deshalb richtiger als *Photosensibilitätsreaktionen* zu bezeichnen. Im einzelnen werden dabei, je nach dem auslösenden Faktor sowie der Art seines Eindringens in den Blutkreislauf, folgende Formen unterschieden:

Primäre Photosensibilität: Die photodynamische Substanz ist entweder im Futter enthalten (z.B. das *Fagopyrin* des Buchweizens: Fagopyrismus, und das *Hyperizin* der Johanniskrautarten: Hyperizismus; Abb. 2-70, 2-71), oder sie wird als Medikament verabreicht.

Sekundäre (hepatogene) Photosensibilität: Als photosensibilisierender Faktor wirkt das *Phylloerythrin*, ein im Verdauungskanal der Pflanzenfresser entstehendes und normalerweise über Galle und Darm ausgeschiedenes Abbauprodukt des Chlorophylls; es reichert sich nur dann in gefährlicher Menge im Tierkörper an, wenn seine Ausscheidung durch eine schwere Leberschädigung oder eine Störung des Gallenabflusses behindert wird. Solche krankhaften Veränderungen im Bereich von Leber oder Gallenblase können die verschiedensten Ursachen haben: hämolytischer Ikterus (Kap. 6.13.2), hochgradiger Leberegelbefall (Kap. 6.13.8), Gallenstauung (Verlegung der Hauptgallengänge durch fasziolosebedingte Konkremente oder Fibrin, Kap. 6.13.5), Infektionen und entzündliche oder degenerative Wandverschwellung der Gallenwege, größere Leberabszesse (Kap. 6.13.4), Intoxikationen durch leberschädigende Pflanzen (Lupinen, Kap. 6.13.15; Kreuzkrautarten, Kap. 12.3.6; Eisenkrautgewächse, Hirsearten, Burzeldorn sowie mit Sporodesmium bakeri oder Periconia minutissima befallenes Heu) oder bestimmte Medikamente. Auch oral aufgenommene Blaugrünalgen (Kap. 10.5.27) führen zu hepatogener Photosensibilisierung, doch ist dabei außer Phylloerythrin noch Phykozyanin als sensibilisierender Faktor wirksam.

Photosensibilität infolge gestörter Pigmentsynthese: Die Lichtempfindlichkeit porphyriekranker Rinder

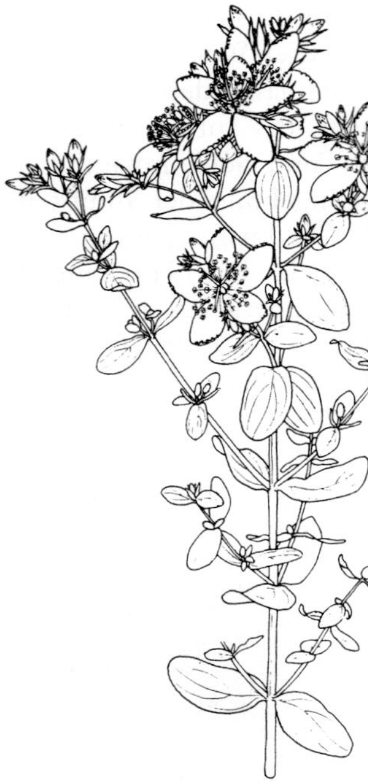

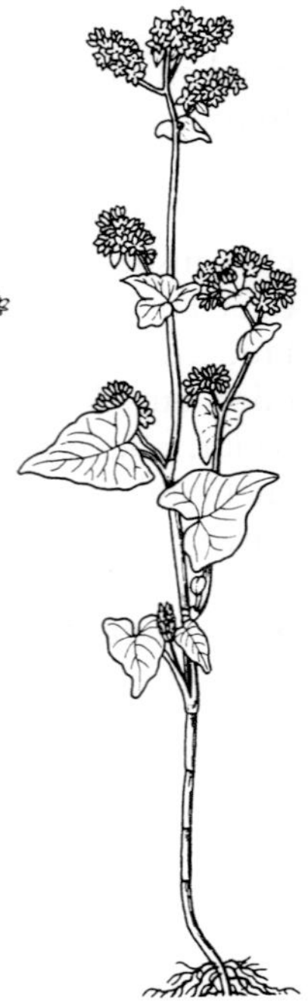

Abbildung 2-70 (links) Johanniskraut (*Hypericum perforatum*, natürliche Größe 30–60 cm; WEIHE, v., 1972)
Abbildung 2-71 (rechts) Buchweizen (*Fagopyrum esculentum*, natürliche Größe 15–60 cm; WEIHE, v., 1972)

(Kap. 4.3.1.2 und 4.3.1.3) beruht auf der Anwesenheit von Uro- und Koproporphyrinen im Körper.

Photosensibilität ungeklärter Pathogenese: Nach Verfütterung bestimmter Pflanzen tritt erfahrungsgemäß gelegentlich Dermatitis solaris auf (Luzerne, Rot- und Schwedenklee, Wicken, Raps und andere Kreuzblütler, Knöterich, Sudangras, gefleckte Wolfsmilch); bislang ist jedoch nicht bekannt, ob es sich dabei um primäre oder um sekundär-hepatogene Reaktionen handelt; möglicherweise spielen auch Befallspilze eine Rolle, da die gleichen Futtermittel normalerweise schadlos vertragen werden.

Symptome, Verlauf: Photosensibilitätsreaktionen setzen immer auf der Weide (direktes oder indirektes Sonnenlicht) ein; mitunter sind die charakteristischen Symptome zunächst aber nur wenig ausgeprägt oder durch Begleiterscheinungen (Störung des Allgemeinbefindens, Kolik oder ähnliches) so verdeckt, daß sie erst nach 1- bis 2tägiger Aufstallung der Patienten deutlich zu erkennen sind. Grad und Ausdehnung der Veränderungen werden nicht nur von der Dauer und Intensität der Sonnenbestrahlung, sondern auch von der Konzentration des photodynamischen Faktors im Blutkreislauf bestimmt. Das klinische Bild ist bei allen Photosensibilitätsreaktionen in seinen wesentlichen Punkten völlig gleich:

Im *Frühstadium* (1–2 Tage nach Krankheitsbeginn) erweist sich die nichtpigmentierte Haut als gerötet

(Erythema solare), oft auch als verdickt, vermehrt warm und schmerzhaft *(Dermatitis solaris)*; durch ihre ödematös-entzündliche Schwellung und einen schmalen Saum gesträubter Haare hebt sie sich von den unverändert bleibenden pigmentierten Bezirken ab. Diese Erscheinungen sind an Flotzmaul und Naseneingang, in der Umgebung der Augen, an den Seitenflächen der Zitzen sowie an Euterspiegel und Scham bzw. am Hodensack wegen der hier fehlenden oder weniger dichten Behaarung stets am deutlichsten ausgeprägt; an diesen Stellen sondert die Haut nicht selten auch seröse Flüssigkeit ab. Dagegen sind die nichtpigmentierten Partien der stärker behaarten Haut an der Stirn, am Rücken, an der seitlichen Brust- und Bauchwand sowie an den Gliedmaßen zunächst oft weniger schwer betroffen. Vielfach besteht zudem Konjunktivitis oder Lichtscheu.

Im *fortgeschrittenen* Stadium (3 Tage bis 2 Wochen nach der Exposition) nehmen die entzündlichen Hautveränderungen anfangs noch an Intensität zu und gehen dann in m. o. w. tiefgreifende Nekrose über *(Gangraena solaris)*. In leichteren Fällen schuppen sich lediglich die abgestorbenen oberflächlichen Schichten kleieartig ab (behaarter Bereich), oder sie lösen sich mehr flächenhaft ab wie abblätterndes bräunliches Pergament (unbehaarte Stellen). Bei schwerer geschädigten Tieren kommt es zu dunkelbraunroter Verfärbung und zunehmender Induration der weißen Haut, die dann am Körper waschbrettartig gewellt erscheint und sich auf ihrer Unterlage nicht mehr verschieben läßt; an den Zitzen treten schalenförmige derbe Krusten auf. Im weiteren Verlauf heben sich die rissig werdenden Partien allmählich in Fetzen vom Rand her ab unter Hinterlassung einer zunächst oft haarlosen, trockenen, teils blutenden oder sogar geschwürig-eiternden Oberfläche.

Die schon im fortgeschrittenen Stadium einsetzenden Reparationsvorgänge ziehen sich, v. a. bei schwereren Hautläsionen, bis in das *Endstadium* hin (Abb. 2-72): Vom Rand und von weniger stark geschädigten Inseln her beginnt die Reepithelisierung; gleichzeitig wachsen auch die Haare, mitunter allerdings weniger dicht als zuvor, wieder nach. An besonders schwer betroffenen Stellen können strahlige oder netzförmige Narben, gelegentlich sogar bleibende dicke Hornplatten (aktinische Präkanzerose, s. Abb. 2-80) auftreten.

Neben den geschilderten Hautveränderungen zeigen die Patienten, v. a. zu Beginn, auch unspezifische Allgemeinstörungen, wie Unruhe (später Niedergeschlagenheit), Fieber, Freßunlust und vermehrten Durst, herabgesetzte Vormagentätigkeit, Verstopfung oder Durchfall, Klauenrehe und Milchrückgang. Bei hepatogener Photosensibilitätsreaktion sind des weiteren m. o. w. stark ausgeprägte Symptome der zugrundeliegenden Leberfunktionsstörung zu beobachten: vergrößertes und empfindliches Leberperkussionsfeld, Ikterus, Gallenfarbstoffe in Serum und Harn, bei Verlegung des Gallenabflusses auch heftige Kolikerscheinungen (Trippeln, Schlagen, Auf- und Niedergehen, Wälzen; Kap. 6.13.5).

Sektion: Außer den schon am lebenden Patienten erkennbaren Hautläsionen, im Frühstadium mitunter mit subkutanen Ödemen verbundenen Hautläsionen sind bei hepatogen sensibilisierten Tieren die bereits unter den Ursachen aufgeführten Leberschädigungen festzustellen.

Diagnose, Differentialdiagnose: Die typischen, d. h. streng auf die unpigmentierten Hautbezirke beschränkten entzündlichen und nekrotisierenden Ver-

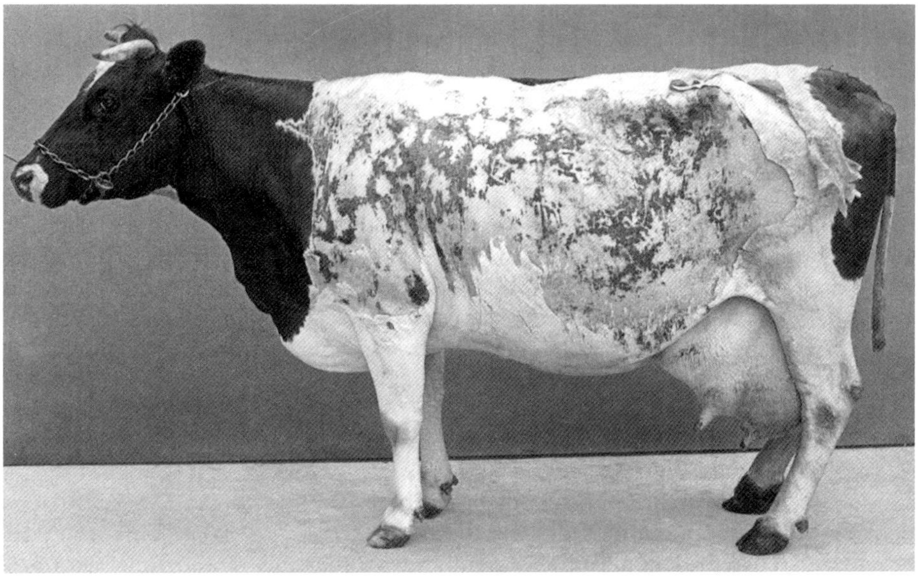

Abbildung 2-72 Ausgedehnte Dermatitis solaris infolge Photosensibilisierung durch Gallenstauung (Endstadium)

änderungen gestatten i. d. R. eine sichere differentialdiagnostische Abgrenzung von anderweitigen, mit Dermatitis oder Hautgangrän einhergehenden Intoxikationen (Schlempemauke, Kap. 2.2.5.1; gewisse Mykotoxikosen, Kap. 12.3.3, 12.3.4, 12.3.8) und von der allergiebedingten Urtikaria (Kap. 2.2.7.1). Bei Vorliegen einer Gallenkolik müssen andere Kolikformen ausgeschlossen werden (Ileus, Kap. 6.10.1; Harnstauung, Kap. 7.2.2.1, 7.2.4.1). Für die prognostische Beurteilung und die einzuschlagende Behandlung ist es wichtig, zwischen primären und sekundären Photosensibilitätsreaktionen zu unterscheiden: Zu diesem Zweck ist die Fütterung zu überprüfen (Aufnahme photodynamisch wirksamer oder leberschädigender Pflanzen?) und nachzuforschen, ob die Patienten etwa kurz zuvor mit photosensibilisierenden Medikamenten behandelt worden sind; liegt die Ursache in der Ernährung oder in verabreichten Medikamenten, so erkranken i. d. R. mehrere Rinder oder die ganze Herde zur gleichen Zeit. In Deutschland befällt die Dermatitis solaris jedoch meist nur einzelne Tiere, während die übrigen unter gleichen Bedingungen gehaltenen Rinder des Betriebes gesund bleiben; dann muß erfahrungsgemäß auf das Vorliegen einer Gallenstauung geschlossen werden. Das im Blut hepatogen photosensibilisierter Patienten kreisende Phylloerythrin läßt sich durch spektralphotometrische Untersuchung des Serums nachweisen (> 10 µg/100 ml bedeutet Retention).

■ **Beurteilung, Behandlung:** Selbst hochgradige Photosensibilitätsreaktionen sind im allgemeinen prognostisch günstig zu beurteilen, wenn die betroffenen Tiere rechtzeitig aufgestallt werden und keine schwerwiegende Leberveränderung vorliegt. Etwaige Leberschädigungen müssen deshalb bei der Behandlung der Patienten mit berücksichtigt werden (»Leberschutztherapie«, Kap. 6.13.14, Cholagoga). Die weitere Verfütterung photosensibilisierender oder leberschädigender Pflanzen ist sofort zu unterbinden. Zur Milderung der Hautentzündung sind während der ersten Tage an den besonders empfindlichen Stellen (Flotzmaul, Augenlider, Zitzen, Euterhaut bzw. Skrotum) entzündungshemmende Salben aufzutragen und auch parenteral wiederholt Kortikosteroide oder Antihistaminika zu verabreichen; im fortgeschrittenen Stadium werden die veränderten Hautpartien mit abdeckenden Pasten (Lebertran, Zinkoxid) bestrichen; nekrotische Fetzen sollen erst nach Demarkation entfernt werden. Außerdem empfiehlt es sich, die Patienten für den Rest des Sommers vom Weidegang auszuschließen.

■ **Prophylaxe:** Alle Futterpflanzen meiden, die bekanntermaßen zu Lichtempfindlichkeit führen; Vorsicht bei der Verabreichung von pilzbefallenem Heu; bei den ersten Anzeichen von »Sonnenbrand« sofortige Aufstallung der Patienten oder aber der gesamten Herde, wenn die Photosensibilisierung vom Futter ausgeht; Bekämpfung des Leberegels, da hierzulande die meisten Fälle von Dermatitis solaris auf fasziolosebedingte Leberschädigungen oder Gallenstauung zurückzuführen sind.

2.2.8 Strahlenschädigung der Haut

H.-D. Gründer

Einwirkungen von Röntgen- oder radioaktiver Strahlung betreffen nicht nur die Haut, sondern den Gesamtorganismus *(Strahlensyndrom)* und werden daher im Abschnitt der Krankheiten mit komplexer Organmanifestation (Kap. 12.5) besprochen.

2.2.9 Tumorkrankheiten der Haut

M. Stöber

Einige primär oder sekundär die Haut befallende Geschwulstleiden werden andernorts besprochen, nämlich *Fibropapillomatose* (Kap. 2.2.3.4), *lymphatische Hautleukose* (Kap. 3.1.6.1), *Mastozytom* und *Mastzellen-Leukose* (Kap. 4.4.4.3), *Horn- und Augenlidkrebs* (Kap. 2.4.4.1, 11.1.7.1), *kutane Nervenscheidentumorose* (Kap. 10.7.1) sowie *kutane Hämangiomatose* und *Hämangioendotheliose* (Kap. 4.2.6.1).

➤ Als *»wildes Fleisch« (Caro luxurians)* bzw. *Narbenkeloid* bezeichnet man flächenhaft bis knollig »überschießendes« Granulations- bzw. Bindegewebe chronisch-irritierter Hautwunden. Die Oberfläche solcher Wucherungen ist i. d. R. mit eingetrocknetem Exsudat und Verunreinigungen bedeckt. Selbst nach Resektion der Proliferationen decken sich derartige Prozesse bei Fortbestehen des auslösenden Reizes nicht epithelial ein, sondern rezidivieren. Dabei bleiben die regionalen Lymphknoten meist unbeteiligt. Beim Rind sind »wildes Fleisch« und Narbenkeloid weit seltener als beim Pferd; sie betreffen meist vernachlässigte, im Gliedmaßen- oder Schwanzbereich gelegene mechanisch exponierte und ständig verschmutzende Verletzungen (Abb. 2-73). Ihre Behandlung ist nur dann aussichtsreich, wenn die sorgfältige Wundrevision keine schwerwiegenden Begleitbefunde (wie Knochen-, Gelenk- oder Sehnenscheidenfistel) aufweist und die bei sorgfältiger Exstirpation der Wucherung entstehende Hautwunde mittels Naht verschlossen, zumindest aber unter gutsitzenden, ruhigstellenden Verband genommen werden kann. Eine etwaige, nach Resektion verbleibende Wundfläche ist mittels Höllensteinstift oder Thermo-

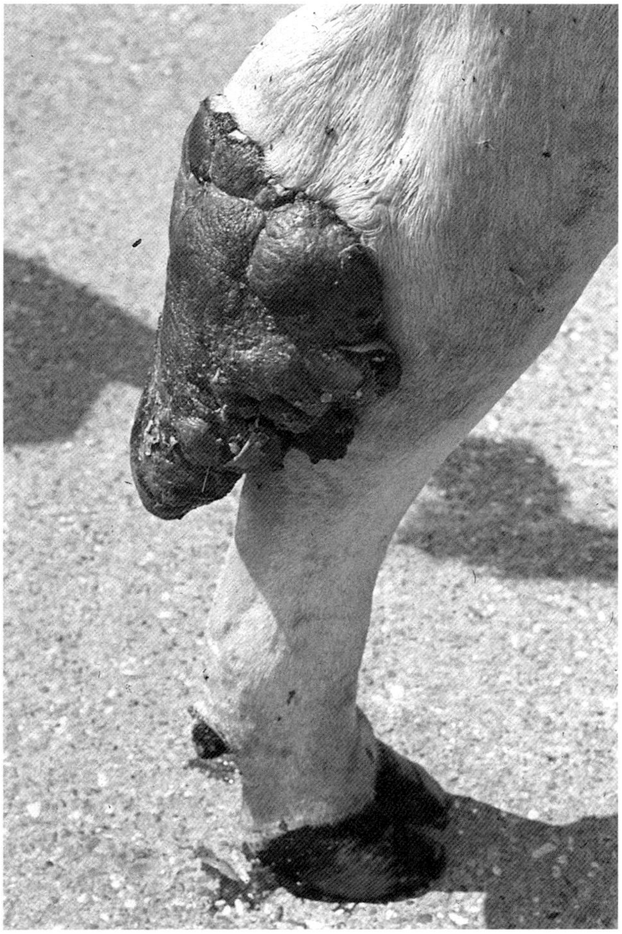

Abbildung 2-73 »Wildes Fleisch« (Caro luxurians) im Bereich einer schlecht heilenden Hautverletzung unterhalb des Fersenhöckers

kauter zu touchieren und mit antibiotischer Salbe zu bestreichen. Bis zur Ausheilung des Defekts ist der Verband alle 3–5 Tage zu wechseln. Differentialdiagnostisch sollte an Hautkarzinom (s. u.) gedacht, d. h. eine Gewebeprobe entnommen und histologisch untersucht werden.

➤ Als *»falsches«* oder *»Hauthorn«* werden kegel- bis rübenförmige, meist der Haut des Kopf- oder Halsbereichs entspringende und m. o. w. pendelnde harte Gebilde benannt, deren Außenfläche grobe Hornschuppen aufweist (Abb. 2-74, 2-75). Sie entwickeln sich vermutlich infolge örtlicher Irritation (z. B. als Folge einer im Stirnbereich vorgenommenen Impfung gegen Lungenseuche: → »bos triceros«) und bestehen vorwiegend aus übermäßig gewuchertem, aber gutartigem Plattenepithel (hyperkeratotisches Röhrchenhorn auf hyperplastischem Papillarkörper) sowie bindegewebig-knorpligem Kern. Falls solch ein u. U. kindskopfgroßes Gebilde das betreffende Tier behindert, läßt es sich unter Lokalanästhesie und Ligatur seiner Blutgefäße ohne Rezidivgefahr entfernen.

➤ *Kutane Fibrome* und *Fibrosarkome* gehören zu den selteneren Tumoren des Rindes. Sie treten i. d. R. vereinzelt, v. a. an Kopf oder Hals, aber auch an anderen Körperstellen, auf und können bis zu medizinballgroß werden; ihre Ursache ist unbekannt (einmalige oder rezidivierende Traumatisation?). *Fibrome* sind gut abgegrenzt, mitunter gestielt und von weicher bzw. derber Konsistenz (*Fibroma molle* bzw. *durum*; Abb. 2-76); ihre Oberfläche ist eben, oft haarlos und hyperkeratotisch, mitunter auch ulzeriert; histologisch: Fibrozyten und ausgereifte Bindegewebefasern, evtl. auch Schleimgewebe *(Fibromyxom)*. Die mitunter schon konnatal vorliegenden *Fibrosarkome* sind dagegen infiltrativ in Nachbargeweben verankert und können lymphogen metastasieren (Abb. 2-77); ihre Oberfläche ist knollig-zerklüftet, geschwürig-nekrotisch und mit verkrustetem Exsudat bedeckt; histologisch: Fibroblasten. Differentialdiagnostisch sind anderweitige Hauttumoren, insbesondere Nervenscheidentumoren (Kap. 10.7.1), in Betracht zu ziehen; Klärung ist durch mikroskopische Untersuchung einer Biopsieprobe herbeizuführen. Falls die Geschwulst das betreffende Tier behindert, ist die sachgemäße Exstirpation von Fibromen aussichtsreich, während bei Fibrosarkomen Rezidivgefahr besteht.

➤ *Kutane Melanome* (histologisch gutartige Melanoblasten) sind häufige Hautgeschwülste des Rindes; *maligne bovine Melanome* (histologisch bösartige anaplastische Melanoblasten) können sich auf nichtkutane Gewebe beschränken. Beide Geschwulstformen betreffen v. a. Angehörige schwarz pigmentierter Rassen, kommen aber auch bei Mitgliedern anderer Rassen vor. Solche mitunter schon bei Geburt vorhandenen, i. d. R. solitären, gelegentlich aber multiplen Tumoren von Haut und Unterhaut zeigen keine Prädilektion für einen bestimmten Körperbereich. Sie entwickeln sich nur langsam, sind rundlich, z. T. gestielt, und können über kopfgroß werden. Die Haut erscheint hier meist haarlos und ist fast immer insgesamt oder teilweise dunkelgrau bis glänzend schwarz pigmentiert, mitunter auffallend dünn oder sekundär geschwürig verändert (Abb. 2-78); die Konsistenz der Geschwulst ist weich-elastisch. Aspirierende Punktion mit weitlumiger Kanüle ergibt ein m. o. w. gelatinöses Bioptat von dunkelbraun-schwarzer Färbung. Differentialdiagnostisch sind anderweitige kutane und subkutane Tumoren (Karzinome, Fibrome, Lipome), Hautleukose und -mastozytose (Kap. 3.1.6.1 und 4.4.4.3) sowie harmlose Gewebepigmentierungen *(makulöse Melanose)* zu bedenken. Die zur histologischen Klärung erforderliche Entnahme einer Gewebeprobe ist sinnvollerweise mit der Totalexstirpation des Tumors zu verbinden, da selbst mikroskopisch als bösartig eingestufte kutane melanotische Geschwülste beim Rind kaum zu Rezidiven neigen. Die Schnittfläche des Exstirpates zeigt eine an schwarze Schuh-

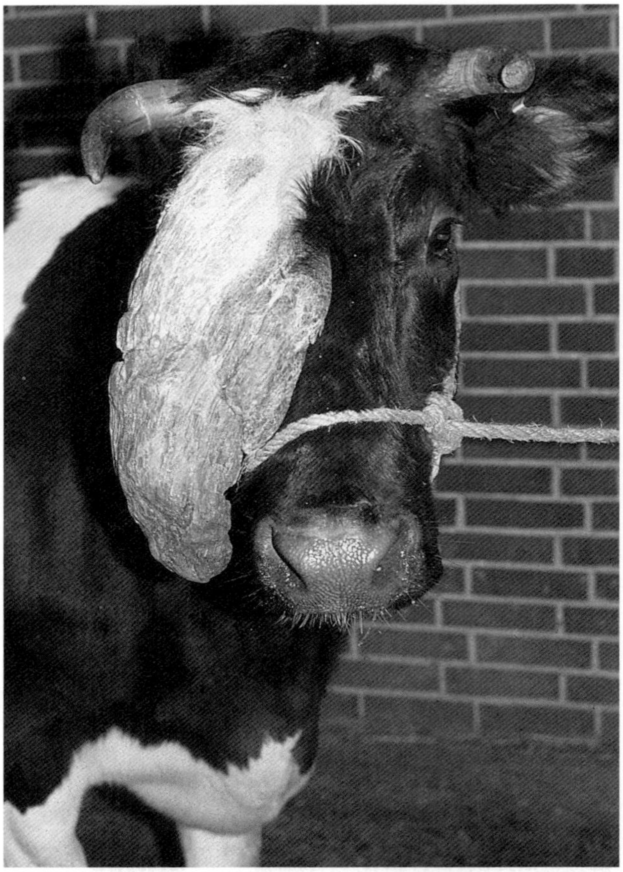

Abbildung 2-74 Hauthorn auf der Stirn einer HF-Kuh

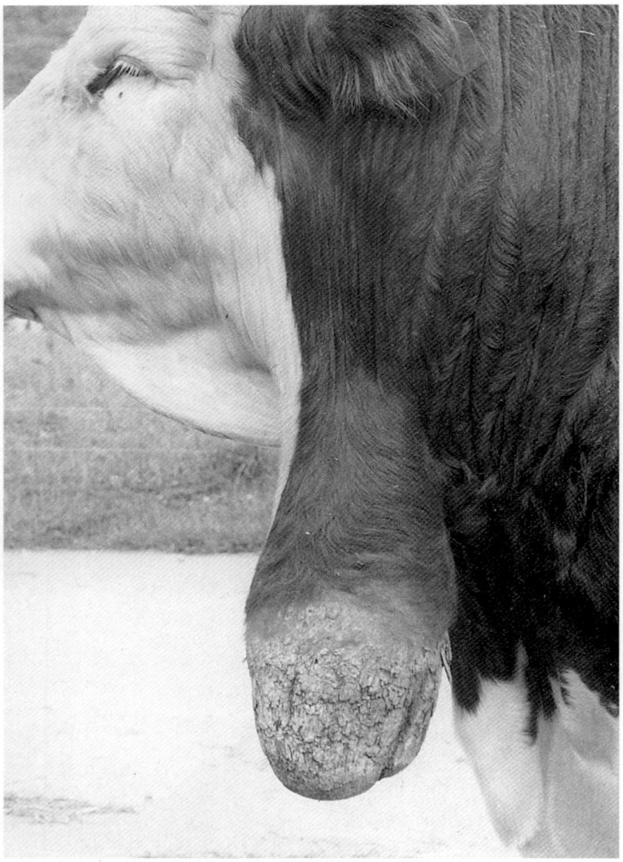

Abbildung 2-75 »Falsches Horn« am Hals eines DFV-Bullen (KOLL, 1987)

creme erinnernde glänzende speckig-gallertige Masse innerhalb des bindegewebigen Stromas (Abb. 2-79). Die Zerlegung melanombefallener Rinder ergibt mitunter Metastasen in Lymphknoten, Lunge, Leber, Nieren, Darm, Herz, Gehirn, Wirbelsäule, Muskulatur oder anderen Organen.

➤ *Kutane Plattenepithelkarzinome* betreffen beim Rind v.a. Augenlider (Kap. 11.1.7.1) oder Hornbasis (Kap. 2.4.4.1), kommen aber – insbesondere bei älteren, auf (sub)tropischen Hochweiden laufenden Rindern – auch im Rücken- sowie im Perinealbereich vor: Rückenhaut- bzw. Vulvakrebs. Ursächlich spielen fehlende Pigmentierung, starke UV-Licht-Exposition, Photosensibilisierung (Kap. 2.2.7.3), mitunter auch lokal irritierende Prozesse (eiternde Dasselbeulen, wiederholte »Behandlung« mit Holzteer oder Maschinenöl) eine Rolle (Abb. 2-80). Auf dem Rücken entwickelt sich dabei an einer dem Sonnenlicht besonders ausgesetzten unpigmentierten Stelle zunächst ein scharf umschriebener Bezirk mit akanthotisch-hyperkeratotischem Epithel, was grobe Schuppung der Epidermis und Ausbildung fingernagel- bis fingergroßer harter Horngebilde bedingt (präkanzeröse aktinische Keratose). Perineal und/oder perivulvär treten

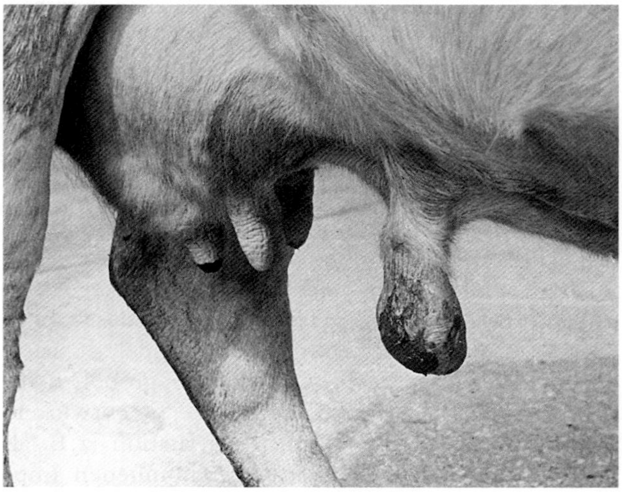

Abbildung 2-76 Hühnereigroßes gestieltes Fibroma durum im Voreuterbereich

dagegen – möglicherweise unter Mitwirkung des Papillomatose-Virus (Kap. 2.2.3.4) – in der unpigmentierten Haut rundlich-erhabene derbe Knötchen auf, die sich langsam vergrößern und oberflächlich ausfran-

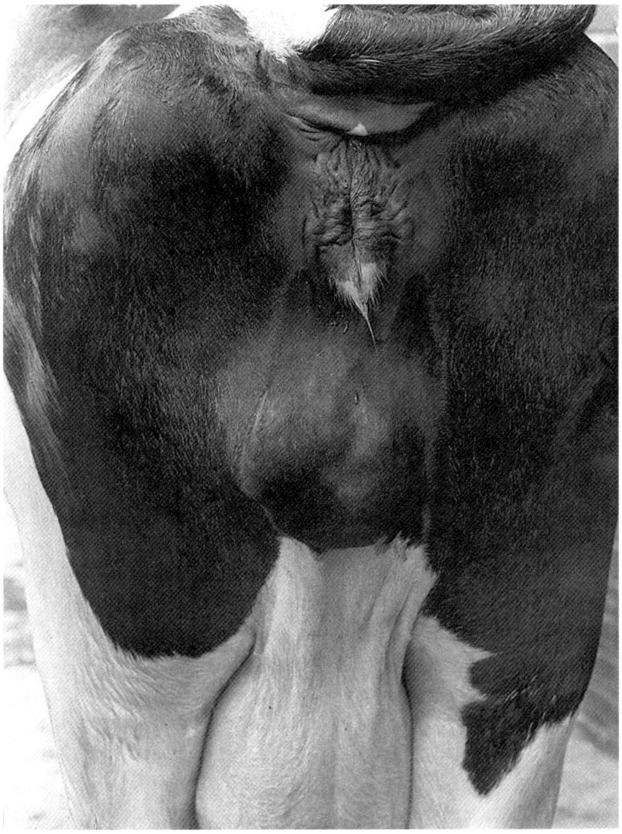

Abbildung 2-77 Faustgroßes Spindelzellfibrosarkom im Bereich des Euterspiegels

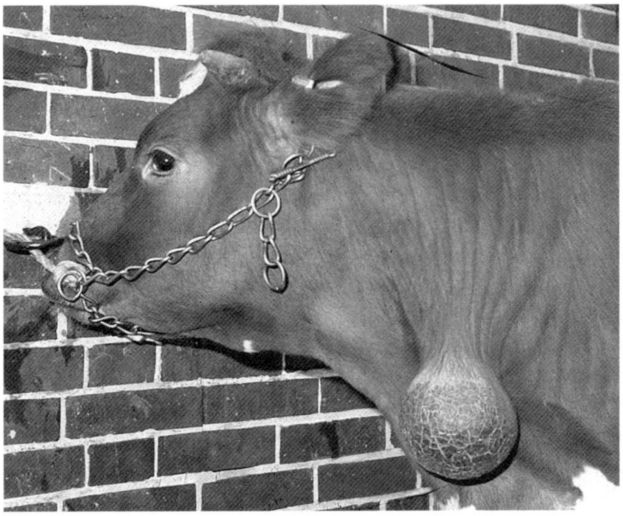

Abbildung 2-78 Gutartiges Melanom der Haut am Hals einer DRB-Kuh

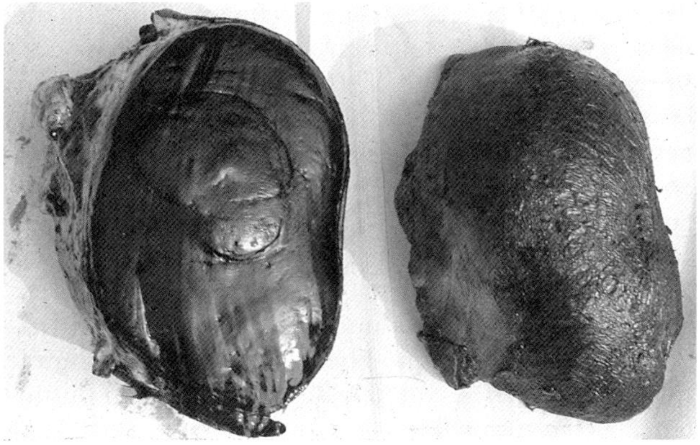

Abbildung 2-79 Der exstirpierte Tumor von Abb. 2-78 in Aufsicht und Querschnitt

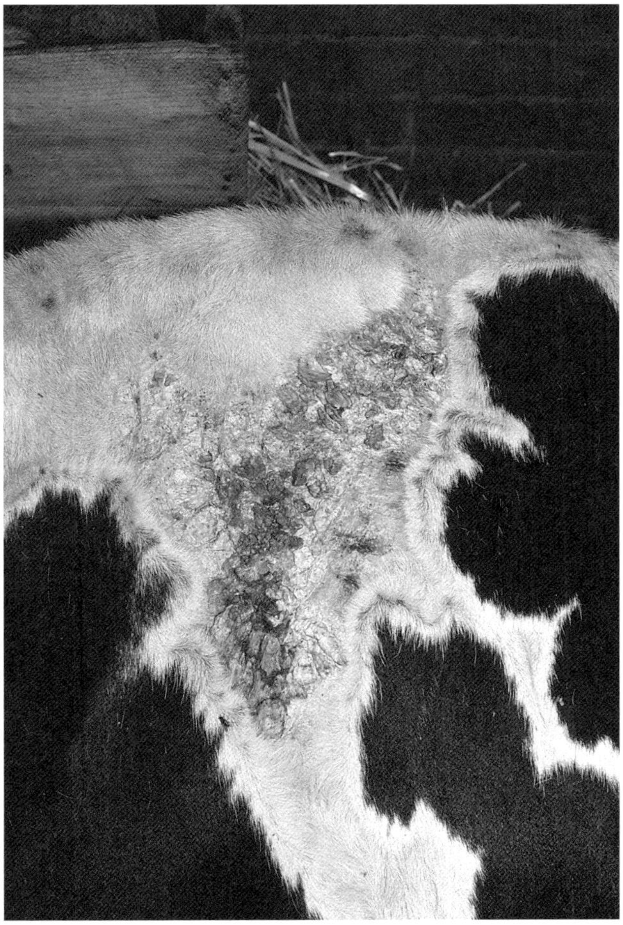

Abbildung 2-80 Aktinische Präkanzerose (Vorstadium des Plattenepithelkarzinoms) der Haut im Bereich einer schweren verschleppten Photosensibilitätsreaktion

sen. Bei anhaltender exogener Irritation (d. h. Aufenthalt im Freien) wandeln sich solche im Rücken- oder Vulvabereich gelegene Veränderungen allmählich in bis zu kopfgroße, m. o. w. blumenkohlartig zerklüftete, exsudat- oder blutverkrustete und schließlich übelriechende, u. U. auch von Fliegenmaden befallene Umfangsvermehrungen um (Kanzerisation); in fortgeschrittenen Fällen erweisen sich zudem die regionalen Lymphknoten palpatorisch als derbknotig vergrößert. Vulvakrebs kann Harn- und Kotabsatz oder den Kalbevorgang behindern. Ebensolche Hautkarzinome treten unter den genannten Begleitumständen mitunter auch an durch Heiß- oder Kaltbrandmarkierung depigmentierten und irritierten Hautstellen auf. Aufgrund ihrer kennzeichnenden Lage sind derartige Geschwülste meist eindeutig als aktinisch bedingter Hautkrebs anzusprechen. Differentialdiagnostisch sollten anderweitige kutane Tumoren sowie Vulvatuberkulose (Kap. 12.2.6) bedacht werden. Behandlungsversuche sind wegen der Malignität der beschriebenen Tumoren nicht angezeigt. Ihre Vorbeuge umfaßt Schutz vor starker Sonnenbestrahlung, Ausrotten oder Meiden photosensibilisierender Pflanzen sowie Umstellung der Viehhaltung auf Rinder anderer, dorsal und perineal pigmentierter Rassen.

➤ Bei Holstein-Friesian-Rindern sind an der Unterseite der Schwanzwurzel auch von Schweißdrüsen ausgehende *Adenokarzinome* beobachtet worden; sie sind differentialdiagnostisch von Schwanzspitzennekrose (Kap. 9.4.5) abzugrenzen; im Frühstadium läßt sich durch oberhalb des Tumors erfolgende Schwanzamputation (Kap. 9.4.5) Heilung erzielen.

2.3 Krankheiten der Unterhaut

2.3.1 Erbliche und andersbedingte Mißbildungen der Unterhaut

M. Stöber

Die *angeborene Stauung der Unterhautlymphgefäße* wird in Kapitel 3.1.1.1 besprochen.

➤ Als *Dermoidzysten* werden embryonal entstandene Hauteinstülpungen bezeichnet, die nicht erblich veranlagt zu sein scheinen. Eine solche Keimversprengung gibt sich beim Rind meist erst im Verlauf des extrauterinen Lebens als solitäre, knapp hinter dem Kinnwinkel ventrolateral am Hals gelegene, subkutan verschiebliche und druckunempfindliche walnuß- bis faustgroße rundliche Umfangsvermehrung zu erkennen, die nur sehr langsam größer wird. Palpatorisch zeigt sich eine kräftige bindegewebige Kapsel, deren Zentrum von weicherer Konsistenz ist (Abb. 2-81). Die Probepunktion ergibt m. o. w. dickflüssig-fettigkrümelige graugelbliche, orangefarbene oder bräunliche Massen ohne üblen Geruch. Falls die Entfernung gewünscht wird, ist der »Hautball« uneröffnet und unter Schonung seiner Nachbarorgane herauszuschälen. Er besteht aus »umgestülpter« Haut und enthält Haare, Hautdrüsensekret sowie abgeschuppte Epithelien (Abb. 2-82). Wesentlich seltener werden im Übergangsbereich von Unterkieferwinkel und Hals subkutane Kiemengangszysten beobachtet, die mit kutaner Schleimhaut ausgekleidet sind und wäßrig-schleimige Flüssigkeit enthalten; sie lassen sich ebenfalls durch chirurgische Exstirpation beseitigen.

2.3.2 Unspezifisch bedingte Krankheiten der Unterhaut

H.-D. Gründer

2.3.2.1 Unterhautödem

■ **Definition:** Subkutane Ödeme entstehen durch entzündlich oder nichtentzündlich bedingte Störungen der Blutzirkulation (Kap. 4.1.2.1 und 4.1.2.2) oder der Blutzusammensetzung (Kap. 4.3.2.4), welche eine Ansammlung von Gewebeflüssigkeit in der Unterhaut hervorrufen. Darüber hinaus können jedoch auch Krankheiten des Harnapparates (Kap. 7.1.5.1 und 7.1.6.3) mit Ödembildungen einhergehen. Die infektionsbedingten und mit Emphysembildung verbundenen gut- und bösartigen Gasödeme werden in den Kapiteln 2.3.3.2, 12.2.4 und 12.2.5 besprochen.

■ **Vorkommen, Ursachen:** Von den ätiologisch unterschiedlichen Ödemformen sind beim Rind die entzündlich bedingten Ödeme am häufigsten. Sie entstehen durch traumatische Einwirkungen (Schlag, Stoß) oder durch bakterielle Infektionen (kollaterales Ödem bei Phlegmonen; Abb. 2-83) sowie in Verbindung mit Allergosen (Urtikaria, Kap. 2.2.7.1). Auch nach subkutaner oder paravenöser Injektion gewebeunverträglicher Arzneimittel treten nicht selten entzündliche Ödeme auf. Ödembildung im Zusammenhang mit Verletzungen und Operationswunden kann durch entzündliche Reaktion bedingt sein (z. B. Ödem im Bereich von Kastrationswunden) oder auf Zirkulationsstörungen (Serom oder Senkungsödem nach Operation im ventralen Bauchwandbereich) beruhen. Stauungsödeme (kardiale Ödeme) treten dagegen bei schweren Herzerkrankungen (Perikarditis, Kap. 4.1.2.1; Dilatative Kardiomyopathie, Kap. 4.1.1.7; Herzleukose, Kap. 3.1.3.1; Brisket disease, Kap. 4.1.6.1) auf; sie sind an Triel, Vorbrust und Kehlgang lokalisiert. Durch Zirkulationsstörungen

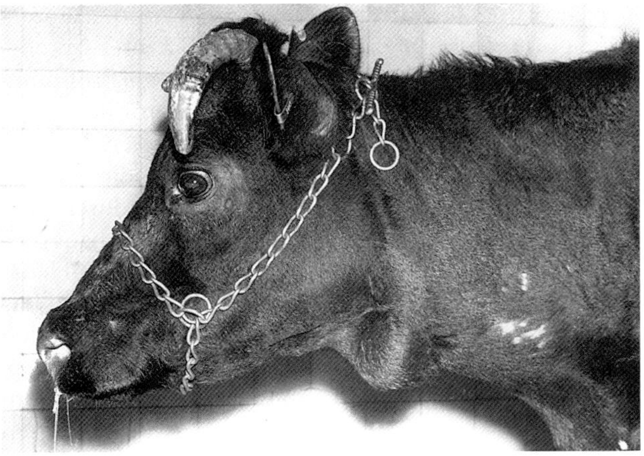

Abbildung 2-81 Hühnereigroße Dermoidzyste linkerseits im Kehlgang

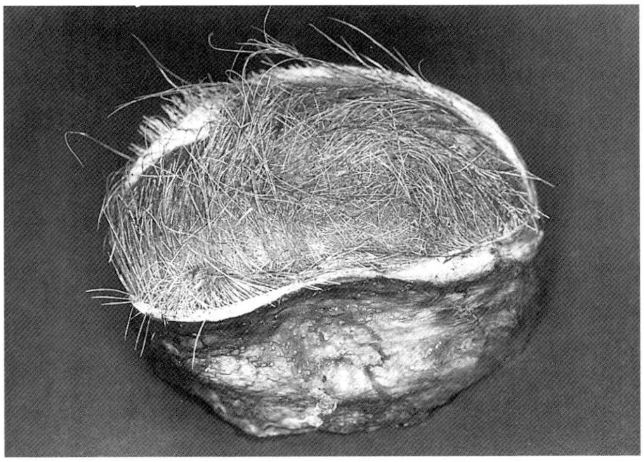

Abbildung 2-82 Die operativ entfernte Dermoidzyste von Abb. 2-81 (eröffnet)

bedingte Gliedmaßenödeme werden nicht nur nach Abschnürung (»Kettenhang«), sondern mitunter auch bei hochtragenden Kühen beobachtet; die im Bereich von Vulva, Perineum, Euter und Unterbauch häufig auftretenden physiologischen und pathologischen »Geburtsödeme« sind dagegen auf hormonelle Einflüsse (Östrogenwirkung) zurückzuführen. Andere endokrin bedingte myxödemähnliche Veränderungen infolge Störung der Schilddrüsenfunktion sind gleichfalls beschrieben worden (Kap. 2.3.5.1).

Schließlich sind beim Rind zuweilen osmotisch bedingte *hydrämische Ödeme* insbesondere im Kehlgang und am Triel festzustellen, die durch Hypalbuminämie infolge allgemeiner Kachexie (gastrointestinale Parasitosen, Kap. 6.11ff; Paratuberkulose, Kap. 6.10.22) oder Amyloidnephrose (Kap. 7.1.5.1) hervorgerufen werden.

Symptome, Verlauf: Ödematöse Umfangsvermehrungen oder Anschwellungen der Unterhaut sind von charakteristischer teigiger bis leicht schwappender Konsistenz; Fingereindrücke bleiben hier längere Zeit bestehen. Entzündliche Ödeme zeigen zusätzlich vermehrte Wärme, Rötung sowie Schmerzempfindlichkeit und fallen durch ihre rasche Entwicklung auf. Die anderen Ödeme entstehen dagegen meist langsam im Laufe mehrerer Tage und werden auch in etwa der gleichen Zeit wieder resorbiert, sobald ihre Ursache beseitigt ist. Bei längerem Bestehenbleiben (mehrere Wochen) entwickelt sich jedoch eine reaktive Bindegewebezubildung, die zu fortschreitender Verhärtung des ödematisierten Gewebes führt (Induration, Kap. 2.3.2.4).

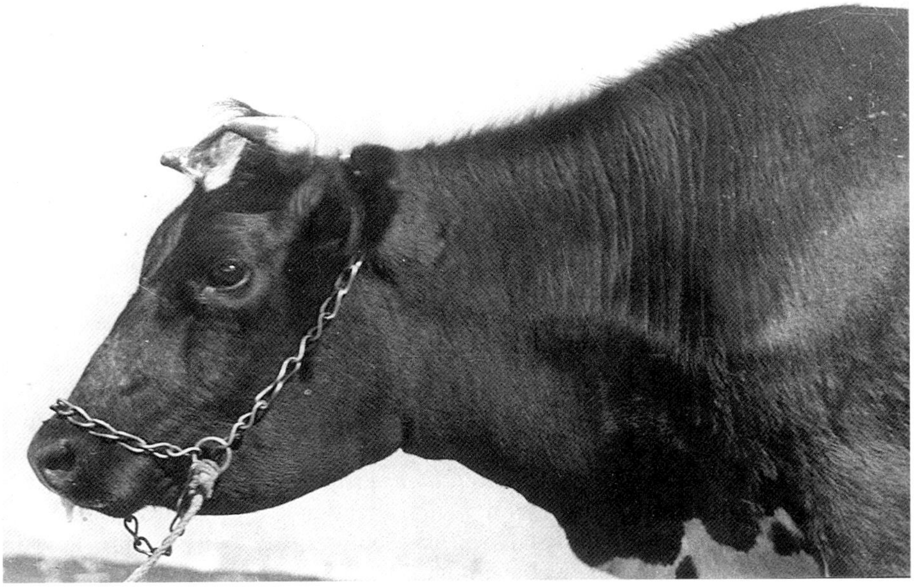

Abbildung 2-83 Ausgeprägtes kollaterales entzündliches Ödem im Kehlgang von einer perforierenden Maulschleimhautverletzung ausgehend

■ **Beurteilung:** Ödeme der vorgenannten Genese bilden sich zurück, wenn ihre Ursache innerhalb einiger Tage bis weniger Wochen beseitigt werden kann. Andernfalls entstehen daraus chronische Ödeme mit irreversibler Bindegewebsvermehrung. Postoperative Wundödeme bedingen häufig eine Störung oder Verzögerung der Heilung und verringern die Festigkeit der Nähte. Bei sekundärer bakterieller Infektion des Ödems entwickelt sich eine Phlegmone (Kap. 2.3.3.1).

■ **Diagnose, Differentialdiagnose:** Die Diagnose stützt sich auf den charakteristischen Palpationsbefund; Probepunktionen sollten wegen erhöhter Infektionsgefahr unterlassen werden. Zur Klärung der Ödemursache ist eine sorgfältige äußere und innere Untersuchung notwendig (Wunden, Injektionsstellen, Kreislauf, Geschlechtsapparat, Harnapparat).

Differentialdiagnostische Bedeutung haben Phlegmonen (ausgeprägte lokale Entzündungserscheinungen, derbere Konsistenz, Palpationsschmerz, Kap. 2.2.3.1), Gasödeme und -phlegmonen (lauter Klopfschall, Kap. 2.3.3.2 und 12.2.4), auch Hämatome (weiche Fluktuation, Kap. 4.2.2.3). Bei männlichen Rindern können nach Harnröhrenverletzungen (Kap. 7.2.2.5) ausgedehnte subkutane Harninfiltrationen am Unterbauch entstehen, die leicht mit Ödemen anderer Genese zu verwechseln sind (Abgrenzung aufgrund der Lokalisation, des gestörten Harnabsatzes und des Punktates).

■ **Behandlung:** Abstellen der Ursache ist bei nichtentzündlichen Ödemen nicht immer möglich; sonst rein symptomatische Therapie mit physikalischen Maßnahmen (Bewegung, Massage, Wärme). Die Anwendung von Diuretika (z.B. Furosemid) bleibt beim Rind oft wirkungslos. Zur Beseitigung entzündlicher Ödeme sind darüber hinaus antiphlogistische und infektionshemmende Maßnahmen erforderlich.

2.3.2.2 Unterhautemphysem

■ **Definition:** Diese Veränderung entsteht durch Ansammlung von Luft oder anderen Gasen in den Gewebemaschen der Unterhaut.

■ **Vorkommen, Ursachen:** Das Unterhautemphysem ist beim Rind ziemlich häufig zu beobachten. Die subkutane Gasansammlung kommt dadurch zustande, daß atmosphärische Luft durch Hautwunden von außen her (Ansaugemphysem) oder von innen, aus lufthaltigen Körperhöhlen oder Organen, in die Unterhaut eindringt (traumatisches Emphysem). Der erstgenannte Fall tritt insbesondere nach penetrierenden Hautverletzungen im Bereich von Vorbrust, Schulter, Ellbogen oder Kniefalte ein, wobei infolge der Körperbewegungen Luft durch die Wunde in die Unterhaut gesaugt und weitergepreßt wird. Unterhautemphyseme können außerdem nach operativer Eröffnung der Bauchhöhle (Pansenstich, Laparotomie) oder nach Anlegen eines artifiziellen Pneumoperitoneums (Kap. 6.10.11) entstehen, wenn dabei in die Bauchhöhle eingeströmte Luft (oder Pansengas) durch eine verbliebene Bauchfellöffnung in die Unterhaut gelangt, ohne durch die vernähte oder verklebte Hautwunde nach außen entweichen zu können. Auf gleiche Weise entstehen Emphyseme bei perforierenden Verletzungen der Brustwand (Pneumothorax, Kap. 5.4.2.6). Bei schwerem akutem Lungenemphysem (Kap. 5.3.2.4) kann die Luft dagegen von geplatzten Lungenalveolen aus im Interstitium subpleural über das Mediastinum in die Unterhaut der Vorbrust-, Schulter- oder Widerristgegend sowie unter das Bauchfell (subperitoneales Emphysem, Kap. 6.15.4) vordringen. Unterhautemphyseme entstehen außerdem nicht selten durch bakterielle Gasbildung im Zusammenhang mit gutartigen oder bösartigen Anaerobierinfektionen (Kap. 2.3.3.2 und 12.2.4). Sie gehen meist von kleineren verunreinigten Schleimhautverletzungen im vorderen Bereich des Verdauungskanals (Maulhöhle, Rachen; Kap. 6.4.2), gelegentlich aber auch von einer Schlundperforation (Kap. 6.5.3) aus und sind i.d.R. mit ödematösen oder phlegmonösen Veränderungen verbunden (Gasödem, Gasphlegmone).

■ **Symptome, Verlauf:** Haut und Haare bleiben im Bereich des Unterhautemphysems unverändert. Bei starker Luft- oder Gasansammlung entsteht eine subkutan verschiebliche Umfangsvermehrung, deren Betastung puffige Konsistenz und Knistergeräusche ergibt (Abb. 2-84). Bei nicht bakteriell bedingten Emphysemen fehlen Entzündungserscheinungen und Schmerzhaftigkeit. Die Perkussion der Haut über der Gasansammlung verursacht tympanischen Schall. Unterhauemphyseme können von Fall zu Fall nur eine handtellergroße Fläche oder mehr (u.U. sogar den ganzen Rumpf vom Widerrist bis zur Schwanzwurzel und an den Gliedmaßen bis hinab zu den Fesselgelenken) umfassen, so daß solche Tiere ein stark aufgedunsenes Aussehen erhalten. Selbst derart ausgebreitete Emphyseme können innerhalb weniger Stunden entstehen. Der weitere Verlauf gestaltet sich langwierig, da Gase und insbesondere Luftstickstoff nur langsam resorbiert werden; größere Emphyseme verschwinden daher erst innerhalb von 4–6 Wochen. Lokale Entzündungssymptome (Phlegmone, Kap. 2.3.3.1) und allgemeine Krankheitserscheinungen treten aber nur bei bakteriell bedingten oder sekundär infizierten Unterhautemphysemen auf.

■ **Beurteilung:** Solange Wundemphyseme steril bleiben, ist ihre Prognose günstig. Durch primäre oder sekundäre bakterielle Infektionen können jedoch

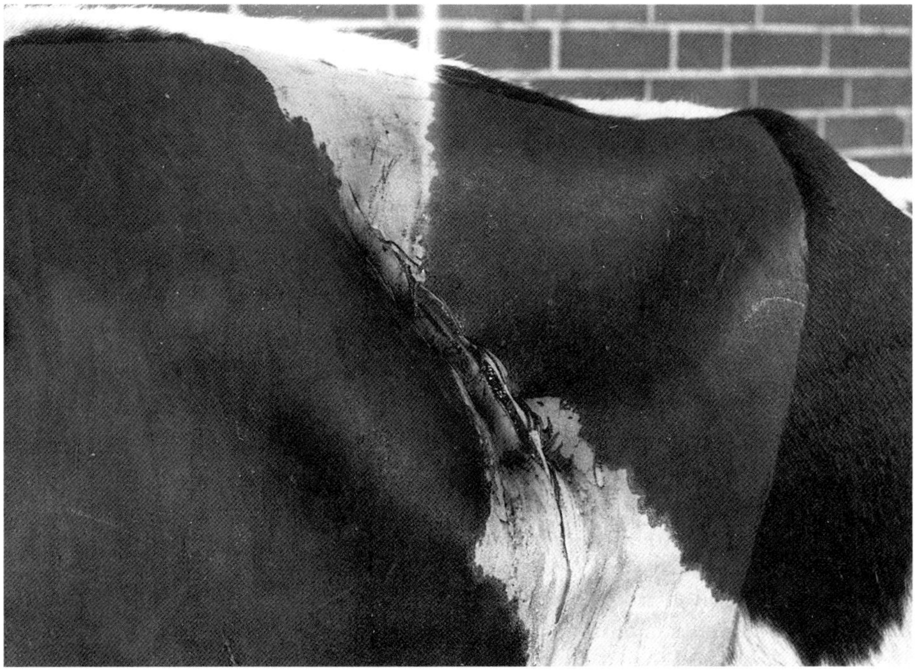

Abbildung 2-84 Umfangreiches luftkissenartig eindrückbares subkutanes Emphysem im Lendenbereich infolge Weiterleitung eines hustenanfallbedingten interstitiellen Lungenemphysems über das Mediastinum bis in die Unterhaut

Komplikationen entstehen, die im lockeren Bindegewebe meist eine größere Ausdehnung erreichen und je nach beteiligten Erregern (gut- oder bösartige Keime) und der Abwehrfähigkeit des Patienten (Demarkation, Durchbruch nach außen, Versackungsgefahr) vorsichtig bis ungünstig zu beurteilen sind.

■ **Diagnose, Differentialdiagnose:** Der charakteristische Palpations- und Perkussionsbefund ermöglicht nach Klärung der Entstehungsursache fast stets eine sofortige Diagnose. In Zweifelsfällen ist unter sterilen Kautelen zu punktieren, wobei geruchloses Gas (Luft) oder stinkendes Gas (bakterielle Infektion) entweicht. Vom einfachen Unterhautemphysem sind v. a. die gutartigen oder bösartigen Gasphlegmonen abzugrenzen, die mit ausgeprägten lokalen Entzündungserscheinungen und oft auch mit deutlicher Allgemeinreaktion einhergehen (Kap. 2.3.3.2 und 12.2.4). Die übrigen, mit Umfangsvermehrung verbundenen Krankheiten der Unterhaut (Ödeme, Kap. 2.3.2.1; Phlegmonen, Kap. 2.3.3.1; Hämatome, Kap. 4.2.2.3; Abszesse, Kap. 2.3.3.4) unterscheiden sich vom Emphysem durch den abweichenden Palpations-, Perkussions- und Punktatbefund.

■ **Behandlung, Prophylaxe:** Bei einfachen Unterhautemphysemen, die keine allgemeinen Krankheitserscheinungen verursachen, kann i. d. R. auf eine Behandlung verzichtet werden; sie verschwinden infolge Resorption der Luft nach einiger Zeit von selbst. Ein Entleerungsversuch durch manuelles Auspressen nach Anlegen eines kleinen Hautschnittes oder vorübergehender Wiedereröffnung der Hautwunde gelingt meist nur unvollständig und ist stets mit der Gefahr einer Wundinfektion verbunden; er sollte daher unterlassen werden. Die Entstehung postoperativer Unterhautemphyseme kann in den meisten Fällen durch sorgfältigen, luftdichten Bauchfellverschluß oder durch Einlegen eines trockenen Gazedrains im dorsalen Winkel der Hautwunde für etwa 24 Stunden p. op. verhindert werden. Bei den mit Infektion verbundenen Emphysemen stehen keimhemmende Maßnahmen im Vordergrund der Therapie (Spaltung aller erweichten Stellen, anschließend Spülung mit milden Desinfektionsmitteln, Drainage am tiefsten Punkt, örtliche und allgemeine Sulfonamid- oder Antibiotikagaben).

2.3.2.3 Unterhauthämatom

Das Unterhauthämatom wird im Kreislaufkapitel (Kap. 4.2.2.3) abgehandelt.

2.3.2.4 Haut- und Unterhautverhärtung

■ **Definition:** Die *Sklero-* oder *Pachydermie* besteht in einer Verdickung und Verhärtung der Haut und Unterhaut, der eine durch chronische Entzündungsreize hervorgerufene lokale Bindegewebezubildung zugrunde liegt; sie kann mitunter beträchtliche Ausmaße erreichen.

■ **Vorkommen, Ursachen:** Verhärtungen von Haut und Unterhaut kommen beim Rind verhältnismäßig häufig vor, haben aber keine große Bedeutung, da sie i. d. R. nur Schönheitsfehler darstellen. Als Ursachen der Hautinduration kommen ständig sich wiederholende Druckeinwirkungen auf exponierte Körperteile (Unterbrust, Karpus, Tarsus) in Frage; gelegentlich kann sie an den Gliedmaßen auch durch langdauernde oder rezidivierende phlegmonöse und abszedierende Prozesse (Kap. 2.3.3.1 und 2.3.3.4) ausgelöst werden. Weiterhin geben chronische Ödeme (Kap. 2.3.2.1) und unvollständig resorbierte Hämatome (Kap. 4.2.2.3) Anlaß zu derartigen Bindegewebezubildungen.

■ **Symptome, Verlauf:** Die Veränderung entwickelt sich schleichend und ist mit fortschreitender Umfangsvermehrung verbunden; der betroffene Hautbezirk erscheint derb und unempfindlich; er läßt die natürliche Elastizität und Verschiebbarkeit vermissen. Seine Haare sind gesträubt oder ausgefallen. In seltenen Fällen bildet sich die Verdickung mit der Zeit wieder geringgradig zurück; im allgemeinen bleibt die Induration jedoch jahrelang unverändert bestehen, verursacht i. d. R. aber keine nennenswerten Beschwerden oder Bewegungsstörungen.

■ **Diagnose, Differentialdiagnose:** Die Hautinduration ist durch langsame Entstehung, derbe Gewebezubildung und das Fehlen akuter Entzündungserscheinungen gekennzeichnet. Im Unterschied zur chronischen Dermatitis (Hautschwiele, Kap. 2.2.2.5) ist die Haut hier infolge gleichzeitiger Verhärtung des Unterhautgewebes nicht mehr auf der Unterlage verschiebbar.

■ **Behandlung:** Da die Haut- und Unterhautverhärtung meist keine Funktionsstörungen verursacht, wird auf ihre Behandlung im allgemeinen verzichtet, zumal sich solche Veränderungen durch äußere Einwirkungen kaum beeinflussen lassen.

2.3.3 Infektionsbedingte Krankheiten der Unterhaut

2.3.3.1 Einfache Unterhautphlegmone

H.-D. Gründer

■ **Definition:** Phlegmonen sind zellige Infiltrationen des subkutanen Bindegewebes, denen von Fall zu Fall eine akute eitrige, jauchige oder nekrotisierende Entzündung zugrunde liegt, die entweder durch Infektionserreger *(septische Phlegmone)* oder durch gewebeschädigende chemische Stoffe *(aseptische Phlegmone)* hervorgerufen wird.

■ **Vorkommen, Ursachen:** *Septische Phlegmonen* können Folgen einer lokalen oder allgemeinen bakteriellen Infektion sein, wobei Eiter- und Fäulniserreger oder spezifische Keime durch kleine, oft nicht mehr sichtbare Wunden eingedrungen sind. Derartige Prozesse kommen beim Rind besonders häufig im Kehlgang (Kehlgangsphlegmone), im ventralen Halsbereich (z. B. nach Schlundperforation, Kap. 6.5.3) und an den Gliedmaßen, hier im Zusammenhang mit Erkrankungen der Klauen, Gelenke, Sehnenscheiden und Schleimbeutel, vor (Kap. 9.14.14ff.). Außerdem sind die postoperativen Phlegmonen (z. B. Stumpfphlegmone nach Klauenamputation, Kap. 9.15.7; Hodensackphlegmone nach Kastration, Kap. 8.1.4ff.) zu erwähnen.

Multiple oder metastasierende und später meist abszedierende Phlegmonen werden zuweilen im Zusammenhang mit schweren Bewegungsstörungen und bei festliegenden Tieren *(Dekubitalphlegmonen)* sowie bei Pyämie beobachtet.

Aseptische Phlegmonen kommen hauptsächlich nach versehentlicher oder fehlerhafter subkutaner und paravenöser Injektion gewebereizender Arzneimittel (z. B. Kalziumchloridlösung) im Bereich der großen Venen (Peri- und Thrombophlebitis, Kap. 4.2.2.6) sowie an Hals, Triel und Oberschenkel vor; gelegentlich können auch Insektenstiche (Kap. 12.3.16) solche Phlegmonen hervorrufen.

■ **Symptome:** Die Palpation ergibt eine mäßig derbe, wenig eindrückbare, nicht scharf abgegrenzte Umfangsvermehrung mit ausgeprägten akuten Entzündungssymptomen (deutlich vermehrte Wärme und starke Schmerzhaftigkeit); in ihrer Peripherie besteht häufig mehr teigige Konsistenz (kollaterales Ödem, Kap. 2.3.2.1). Im Zentrum abszedierender Phlegmonen ist dagegen m. o. w. deutliche Fluktuation festzustellen. Bei putriden Phlegmonen kommt es zuweilen zu bakteriell bedingter Gasbildung (gutartige Gasphlegmone, Kap. 2.3.3.2), die aber geringer ist und sich weniger rasch ausbreitet als bei den malignen Gasphlegmonen (Kap. 12.2.4 und 12.2.5). Das Allgemeinbefinden kann je nach Lokalisation und Größe der Phlegmone gering- bis hochgradig gestört sein; in vielen Fällen ist die Körpertemperatur aber nur vorübergehend fieberhaft erhöht.

■ **Verlauf, Beurteilung:** Je nach Ursache, Grad und Ausdehnung der Gewebeschädigung kommt es etwa innerhalb einer Woche zur Resorption der Entzündungsprodukte, zur Einschmelzung (Abszedierung) oder zur Abstoßung der abgestorbenen Gewebeteile (Demarkation). In ungünstig verlaufenden Fällen kann die eitrige oder jauchige Infektion in tiefere Gewebeschichten vordringen (subfasziale Phlegmone), in Synovialräume einbrechen oder auf Körperhöhlen übergreifen. Der Übertritt der Erreger in Lymph- oder Blutbahnen führt zu Pyämie oder Sepsis (Metastasierung). Einen ungünstigen Verlauf nehmen

i. d. R. tiefgreifende jauchige Kopf- oder Halsphlegmonen, großflächig nekrotisierende Bauchwandphlegmonen, Gasbrandphlegmonen sowie die multiplen und metastasierenden phlegmonösen Prozesse. Chronische oder rezidivierende Phlegmonen haben meist starke Bindegewebezubildung zur Folge (Haut- und Unterhautverhärtung, Kap. 2.3.2.4).

Diagnose, Differentialdiagnose: Kennzeichnend für Phlegmonen sind die schnelle Entstehung, die mit erheblicher Funktionsstörung einhergehenden ausgeprägten lokalen Entzündungserscheinungen und die in schweren Fällen hiermit verbundene fieberhafte Allgemeinstörung. Gasphlegmonen (Kap. 2.3.3.2, 12.2.4 und 12.2.5) zeichnen sich außerdem bei der Palpation durch Knistergeräusche aus und verursachen meist hochgradige, oft tödlich verlaufende Allgemeinerkrankungen. Abzugrenzen sind weiterhin Ödeme (teigige Beschaffenheit, geringe Entzündungssymptome; Kap. 2.3.2.1) und fluktuierende Unterhautprozesse (Hämatome, Kap. 4.2.2.3; Abszesse, Kap. 2.3.3.4).

Behandlung: Bei septischen Phlegmonen steht die parenterale Allgemeinbehandlung mit antibiotischen und sulfonamidhaltigen Präparaten an erster Stelle; der antibiotisch wirksame Blutspiegel muß bis zur Resorption oder Abgrenzung der Phlegmone aufrechterhalten werden. In allen Fällen ist eine unterstützende Lokalbehandlung angezeigt; hierfür kommen anfangs Azetatmischung, später aber hyperämisierende Salben (Ichthyol-, Kampfer- oder Jodsalben), warmes Abbaden oder Angußverbände zur Anwendung.

Jauchige oder abszedierende Phlegmonen werden nach Probepunktion an ihrer tiefsten Stelle inzidiert, sobald deutliche Fluktuation auftritt. Bei nekrotisierenden Prozessen muß die spontane Demarkation abgewartet werden. Die Weiterbehandlung erfolgt durch tägliche antiseptische Spülungen und das Einbringen antibiotischer oder sulfonamidhaltiger Puder (Drainage). Von der Anwendung von Kälte und lokalen Injektionen sowie vorzeitiger operativer Eröffnung ist bei phlegmonösen Prozessen abzuraten.

2.3.3.2 Gutartige Gasphlegmone

H.-D. Gründer

Definition, Vorkommen: Bei den benignen Gasphlegmonen handelt es sich um im Zusammenhang mit Haut- oder Schleimhautverletzungen entstehende bakterielle Infektionen. Infolge von Verschmutzungen treten Wundinfektionen mit ödematös-phlegmonösen, z. T. auch emphysematösen Anschwellungen an verschiedenen Stellen des Körpers auf, insbesondere aber an Kopf und Hals, ausgehend von Maulhöhlenverletzungen (Stomatitis phlegmonosa et emphysematosa traumatica) oder Schlundperforationen, und im Beckenbereich (nach Schwergeburten), die mit Störung des Allgemeinbefindens einhergehen.

Ursache: Den benignen Gasödemen liegen unspezifische Mischinfektionen mit *Bacillus putrificus verrucosus* (Clostridium sporogenes), einem anaerob in der Erde und im Darmkanal von Tieren lebenden Bazillus, mit *Bacterium proteus* (Proteus vulgaris), einem aerob-saprophytären Keim, und mit verschiedenen Eitererregern (Staphylokokken, A. pyogenes) zugrunde.

Symptome, Verlauf: Nach vorangegangener Verletzung, unsauber ausgeführter Injektion oder Geburtshilfe kommt es innerhalb weniger Tage zu einer zunächst relativ derben, vermehrt warmen und schmerz- haften Schwellung, die allmählich an Umfang zunimmt und später derbteigige Konsistenz aufweist. Beim Betasten ist nur selten Gas feststellbar (Knistern); dagegen ergibt die Perkussion meist einen deutlich subtympanischen Schall. Gelegentlich werden so die oberen Teile des Halses, die Backen, der Kehlgang, ein ganzer Schenkel oder das halbe Bein erfaßt (Abb. 2-85). Das Allgemeinbefinden des betroffenen Tieres ist bei mäßiger Temperaturerhöhung i. d. R. mittelgradig gestört. Meist kommt die Ausbreitung der Umfangsvermehrung nach 5–8 Tagen von selbst zum Stillstand. Von dieser Zeit an treten an einer oder mehreren Stellen fluktuierende Erweichungsherde auf. Wenn diese nicht künstlich eröffnet werden, brechen sie später von selbst auf, wobei sich ein mit Gasbläschen durchmischtes mißfarbenes bis bräunliches, übelriechendes Exsudat entleert.

Beurteilung: Wenn die Infektion in hochgradigen Fällen von Kopf und Hals aus durch die Brustapertur in die Brusthöhle oder vom Becken her in die Bauchhöhle fortschreitet, kommt es zu jauchiger Pleuritis und Pneumonie bzw. zu Peritonitis. Das Allgemeinbefinden solcher Tiere verschlechtert sich dabei sehr schnell; der tödliche Ausgang ist dann nicht mehr aufzuhalten. Deshalb sollte die Prognose stets vorsichtig gestellt werden.

Diagnose, Differentialdiagnose: Aufgrund des langsamen und relativ gutartigen Verlaufes gelingt meist die Unterscheidung von den spezifischen malignen Gasphlegmonen (Kap. 12.2.4 und 12.2.5), bei denen das Allgemeinbefinden stets hochgradig gestört und die Gasbildung in den Umfangsvermehrungen deutlicher ist. Stauungsödeme (Kap. 2.3.2.1), dekubitusbedingte Phlegmonen (Kap. 2.3.3.1), Hämatome (Kap. 4.2.2.3) und Hernien (Kap. 6.15.8 bis 6.15.11) lassen sich stets durch den abweichenden Palpationsbefund abgrenzen.

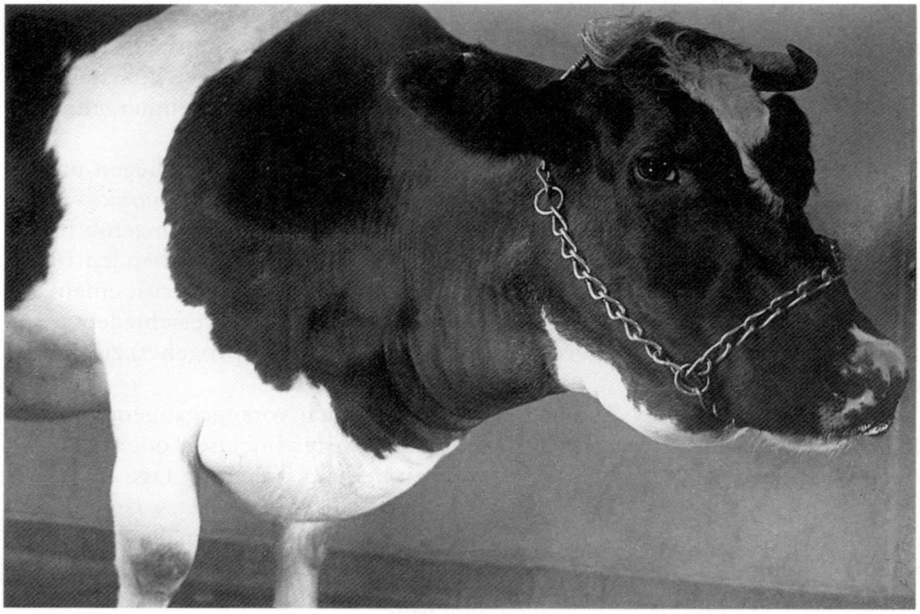

Abbildung 2-85 Ausgedehnte septische Unterhautphlegmone im Kehlgang und am Hals nach perforierender Verletzung der Rachenschleimhaut

■ **Behandlung, Prophylaxe:** Solange keine Erweichungsherde palpierbar sind, ist von einer Spaltung abzusehen. Anstriche mit hyperämisierenden Salben (z. B. Ichthyolsalbe 20- bis 50%ig) fördern die Abszedierung. Sobald Fluktuation ermittelt werden kann, wird an der betreffenden Stelle nach steriler Probepunktion eröffnet und mit desinfizierenden Lösungen (z. B. Wasserstoffperoxid 3%ig) gespült. Nach Lage des Falles erfolgt dann lockere Tamponade oder Drainage der ichorösen Entzündungsherde. Diese Behandlung ist alle 1–2 Tage zu wiederholen. Außerdem sind von Krankheitsbeginn an täglich Antibiotika oder antibakterielle Chemotherapeutika parenteral zu verabreichen. Erstere können auch direkt in das veränderte Gewebe gespritzt werden. Vorbeugend muß auf peinliche Sauberkeit bei der Geburtshilfe und bei allen Injektionen geachtet werden (Gebrauch steriler Kanülen und Spritzen, Desinfektion der Injektionsstelle). Nach allen Verletzungen sollte eine sofortige antiseptische Behandlung vorgenommen werden.

2.3.3.3 Bösartige Gasphlegmonen

H.-D. Gründer

Diese nicht kontagiösen Wundinfektionskrankheiten werden als *Rauschbrand* (Kap. 12.2.5) und *Pararauschbrand* (Kap. 12.2.4) bezeichnet und wegen Mitbeteiligung der Muskulatur bei den Krankheiten mit Beteiligung mehrerer Organsysteme abgehandelt.

2.3.3.4 Unterhautabszeß

H.-D. Gründer

■ **Definition:** Umschriebene Ansammlung von eitrigen (purulenten) oder jauchigen (putriden, ichorösen) Entzündungsprodukten, die von einer m. o. w. dicken Bindegewebskapsel umgeben ist.

■ **Vorkommen, Ursachen:** Subkutane Abszeßbildungen von Walnuß- bis Fußballgröße werden beim Rind an den verschiedensten Körperstellen häufig beobachtet; sie können einzeln oder multipel auftreten. Auch gibt es ein- und mehrkammerige Abszesse. Solche Prozesse entstehen durch eitrige, jauchige oder auch nekrotisierende Gewebeeinschmelzung infolge bakterieller Infektionen. Als Erreger kommen gewöhnliche Eiter- und Nekrosebakterien (A. pyogenes, Streptokokken, Staphylokokken, F. necrophorum), ubiquitäre Fäulniskeime oder auch spezifische Keime (Actinobacillus lignièresii, Mykobakterien) in Frage.

Vorzugslokalisationen der Abszesse sind beim Rind Kopf (Backen- und Kehlgangsabszesse, Kap. 6.1.2; Abb. 2-86), Brust- und Bauchwand (Nabel- und Voreuterabszesse) sowie die distalen Gliedmaßenabschnitte (Karpus, Tarsus, Fessel und Klauen). Impfabszesse treten vornehmlich an Hals, Triel oder Hinterschenkel auf. Abszesse entwickeln sich des weiteren häufig im Zusammenhang mit phlegmonösen Prozessen (Kap. 2.3.3.1), infizierten Hämatomen (Kap. 4.2.2.3) und Wunden aller Art (Kap. 2.2.2.7), ferner nach dem Eindringen von Fremdkörpern. Multiple und metastasierende Abszesse entstehen im Gefolge bakterieller Allgemeininfektionen (Pyämie, Kap. 4.3.3.1) und bei Dekubitus.

■ **Symptome, Verlauf:** Der lokale Befund wechselt mit dem Alter des Abszesses. Frische Prozesse zeichnen sich durch undeutliche Abgrenzung, ausgeprägte kollaterale Entzündungserscheinungen (Phlegmone) und geringe Fluktuation aus. Ältere, sogenannte kalte Abszesse haben sich von der Umgebung durch Kapselbildung deutlich abgegrenzt und ähneln palpatorisch einem prall mit Flüssigkeit gefüllten Gummiball; sie sind meist weitgehend schmerzlos und weisen keine schwerwiegenden Entzündungserscheinungen mehr auf, zeigen aber oft eine zum Durchbruch neigende lokale Verdünnung ihrer sonst dicken Kapsel. Bei der mit nicht zu englumiger Kanüle durchzuführenden Probepunktion entleert sich dünnflüssiger, mißfarbener, stinkender Inhalt oder dickflüssig-rahmartiger, zuweilen auch flockiger, häufig grünlichgelb gefärbter Eiter (»Pyogeneseiter«). Bei stark eingedicktem Abszeßinhalt findet sich nur an der Spitze der Punktionskanüle ein Eiterpfropf. Im weiteren Verlauf kann der Inhalt an der Kuppe des Abszesses spontan nach außen durchbrechen. In vielen Fällen bleiben dickwandige Abszesse aber lange Zeit unverändert bestehen. Unterhautabszesse verursachen i. d. R. keine allgemeinen Krankheitserscheinungen.

■ **Beurteilung:** Die Heilungsaussichten sind günstig, mit Ausnahme multipler oder metastasierender Abszeßbildungen sowie spezifischer, mit Abszedierung verbundener Infektionen. Komplikationen können infolge Abszeßdurchbruchs nach innen entstehen (Einbruch in seröse oder synoviale Höhlen).

■ **Diagnose, Differentialdiagnose:** Die Diagnose ist palpatorisch aufgrund der fluktuierenden, derbelastischen Umfangsvermehrung mit geringen oder fehlenden Entzündungserscheinungen nicht immer sicher zu stellen. Vor etwaigem operativen Eingriff sollte daher stets eine Probepunktion durchgeführt werden, um Überraschungen zu vermeiden. Hämatome können i. d. R. durch die schnelle Entstehung, die dünnere Wand sowie ihre weichere, mehr schwappende Fluktuation von Abszessen abgegrenzt werden und ergeben einen aus Blut oder hämolytischem Serum bestehendes Punktat (Kap. 4.2.2.3). Differentialdiagnostisch sind weiterhin andere, mit Umfangsvermehrung verbundene subkutane Veränderungen (Ödeme, Kap. 2.3.2.1; Phlegmonen, Kap. 2.3.3.1; Emphyseme, Kap. 2.3.2.2) zu berücksichtigen, die jedoch keine Fluktuation aufweisen. Im Bauchwandbereich müssen außerdem Hernien ausgeschlossen werden, die im Gegensatz zum Abszeß meist reponierbar sind (Kap. 6.15.8 bis 6.15.11). Schwieriger wird die Diagnose, wenn Abszeß und Bruch unmittelbar aneinandergrenzen, wie es gelegentlich im Nabelbereich vorkommt (Kap. 6.15.7).

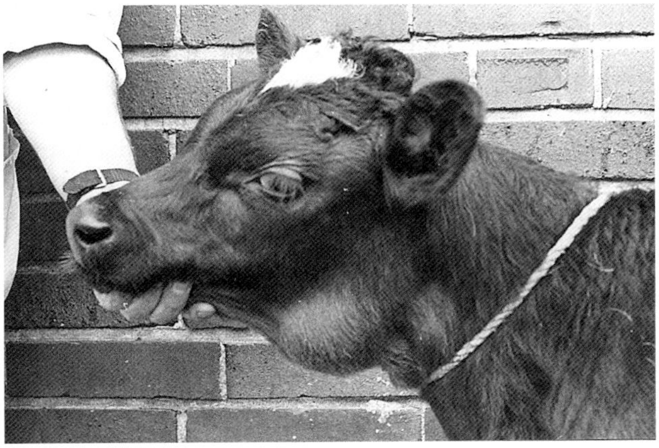

Abbildung 2-86 Apfelgroßer Backenabszeß

■ **Behandlung:** Schlecht abgegrenzte Abszesse sind zunächst durch hyperämisierende Maßnahmen zur Reifung zu bringen. Nach Abscheren der Haare und Desinfektion der Haut wird der Abszeß dann im Bereich seiner deutlichsten Fluktuation (Punktionsstelle) in vertikaler Richtung mit dosiertem Schnitt eröffnet, der bei Bedarf unter Fingerkontrolle erweitert wird. Nach Abfluß des Inhalts wird die Höhle mit einer antiseptischen Lösung gründlich ausgespült. Abschließend wird die Wundhöhle locker mit Gaze austamponiert; der Drain muß nötigenfalls durch ein Hautheft fixiert werden.

Die Nachbehandlung erfolgt je nach Größe und Lage des Abszesses durch mehrmaligen Tamponwechsel und Wiederholung der antiseptischen Spülung in Abständen von 1–3 Tagen. Zur Anregung der Granulation hat sich die Anwendung hyperämisierender Bäder oder Salben bewährt.

2.3.3.5 Dermatitis nodosa

M. Stöber

■ **Definition, Ursachen, Vorkommen:** Durch einzelne bis mehrere, in der Unterhaut von Hals/Triel und/ oder Vorderbein, seltener im Bereich von Hinterbein, Zitzen-/Euter/Hodensack oder am Rumpf gelegene, auf lokale Infektion mit *saprophytischen Mykobakterien* zurückzuführende Knoten gekennzeichnete, chronisch verlaufende lokale Unterhautreaktion erwachsener Rinder, die deswegen bei der Tuberkulinprobe positiv reagieren. In Ländern mit tuberkulosefreiem Rinderbestand ist die Dermatitis nodosa offenbar aufgrund dieses Zusammenhanges zurückgegangen (s. aber knotenförmige tuberkuloide Thelitis, Kap. 2.2.3.5). Zuvor hatte der Anteil von Rindern mit »Skin lesions« in manchen Beständen ≤ 25% betragen. *Andere*, irreführende *Bezeichnungen*: »Haut-« oder »Unterhaut-Tuberkulose«.

Symptome, Verlauf: Die meist einzeln, seltener zu mehreren auftretenden, linsen- bis walnuß-, selten auch hühnereigroßen, ovoid-rundlichen bis höckerigen Knoten liegen oft perlschnurartig aufgereiht entsprechend dem Verlauf der zum Bug-, Kniefalten- oder Euterlymphknoten ziehenden Lymphgefäße (Abb. 2-87). Sie sind derb, die größeren teilweise fluktuierend, schmerzlos und gut abgesetzt; palpatorisch erweisen sie sich als mit der darüberliegenden Haut verhaftet, d. h. nur mit dieser zusammen gegenüber der daruntergelegenen Muskulatur verschieblich; im Bereich der Knoten sind die Haare gesträubt. Solche »Skin lesions« pflegen erst nach Monaten bis Jahren zurückzugehen, können aber auch abszedierend aufbrechen und ulzerieren. Aus größeren Knoten läßt sich mittels Punktion oder Anschneiden krümelig durchsetzter graugelber, dickflüssiger Eiter gewinnen.

Sektion: Die subkutanen Knoten sind makro- und mikroskopisch nur schwer von tuberkulösen Veränderungen abzugrenzen, doch sind die regionalen Lymphknoten bei Dermatitis nodosa unbeteiligt. *Histologisch* zeigt sich ein tuberkuloides Granulom, das sekundär verkäst und verkalkt; sein nekrobiotisches Zentrum kann vernarben; peripher davon findet sich ein Bereich mit Epitheloid- und Riesenzellen, der – im Gegensatz zu echten Tuberkulomen – auch neugebildete Kapillaren enthält; weiter außen schließt sich eine lympho-histiozytär infiltrierte und bindegewebig abgegrenzte Zone an. Die in »Skin lesions« in geringer Zahl vorliegenden feinen säurefesten Stäbchen erweisen sich im Tierversuch als apathogen. Andere, von Fall zu Fall im Knoteninhalt nachzuweisende Erreger (Staphylo- und Streptokokken, A. pyogenes) werden als Begleitkeime angesehen.

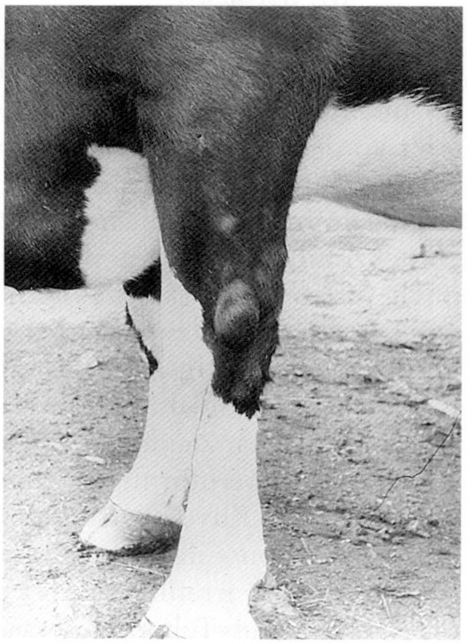

Abbildung 2-87
Dermatitis nodosa lateral am Unterarm

Diagnose: Klinisches Bild sowie positiver Ausfall der Tuberkulinprobe geben wichtige Hinweise; entscheidend ist die Identifikation der apathogenen Mykobakterien (s. auch knotenförmige tuberkuloide Thelitis, Kap. 2.2.3.5). *Differentialdiagnostisch* sind die verschiedenen Lymphangitiden des Rindes zu berücksichtigen (Kap. 3.1.3.3 bis 3.1.3.7), bei denen aber in aller Regel auch die regionalen Lymphknoten miterkranken.

Beurteilung: Für Gesundheit und Leistungsvermögen der von »Skin lesions« betroffenen Rinder sind die geschilderten Veränderungen zwar bedeutungslos. Sie wirken sich aber wegen der mit ihnen einhergehenden Beeinflussung der Tuberkulinprobe störend aus, weshalb oft die Abschaffung solcher Reagenten vorgezogen wird.

2.3.4 Parasitär bedingte Krankheiten der Unterhaut

H.-D. Gründer

2.3.4.1 Dassellarvenbefall

Definition: Die im Körper wandernden oder unter der Haut parasitierenden Larvenstadien der Dasselfliegen (kutikole Östriden der Familien Hypoderminae und Cuterebridae) verursachen Gewebezerstörungen, die bei starkem Befall mit Nutzungsverlusten (Fleisch, Milch, Leder) und in selteneren Fällen auch mit Folgekrankheiten (Nachhandlähmung, Kap. 10.4.11; Schluckbeschwerden, Anaphylaxie, Kap. 2.2.7.1 oder Hauteiterungen) verbunden sein können.

Vorkommen: Bei Weiderindern tritt Dasselbefall *(Hypodermose)* in großen Gebieten der nördlichen Erdhalbkugel auf; dabei umfaßt das Vorkommen von *Hypoderma bovis* hauptsächlich die nördlich gelegenen Länder Amerikas, Europas und Asiens, während *Hypoderma lineatum* vorzugsweise in klimatisch milden Gebieten mit zeitigem Frühjahrsbeginn (Indien, Nordafrika, Mittelmeerländer, Frankreich, England) gefunden wird; stellenweise treten auch beide Dasselfliegenarten nebeneinander auf. In Deutschland spielt Hypoderma bovis die Hauptrolle. Die Verbreitung der nicht wirtsspezifischen tropischen Dasselfliege *(Dermatobia hominis)* beschränkt sich auf Mittel- und Südamerika.

Durch Intensivierung der Dasselbekämpfung mit dem zweiten Gesetz zur Bekämpfung der Dasselfliege (28. 4. 1967; D) ist der Dasselbefall der Rinder in Deutschland und anderen europäischen Ländern stark zurückgegangen und gebietsweise ausgerottet worden.

Die Bedeutung des Dasselbefalls liegt überwiegend auf wirtschaftlichem Gebiet, wobei die durch das Anfliegen der weiblichen Dasselfliegen ausgelöste Beunruhigung der Weiderinder (»Biesen«) und die durch wandernde oder unter der Haut befindliche Dassellarven ausgelösten Gewebeschädigungen die Hauptrolle spielen. Verluste entstehen hauptsächlich durch mangelhafte Entwicklung stark dasselbefallener Jungrinder, durch verminderte Gewichtszunahme bei der Weidemast (20–40 kg pro Tier und Jahr) und durch die starke Entwertung der Häute. In den Verbreitungsgebieten der kleinen Dasselfliege soll auch der Milchertrag bei stärker befallenen Kühen deutlich (4–10 %) vermindert sein.

■ **Ursachen, Parasitenbiologie:** Die in gemäßigten Zonen beim Rind vorkommenden, zu den Dipteren gehörenden wirtsspezifischen Dassel- oder Biesfliegenarten *Hypoderma bovis* (große Dasselfliege) und *Hypoderma lineatum* (kleine Dasselfliege) weisen gewisse morphologische und biologische Unterschiede auf. Die hummelähnlichen, nahezu gleichgroßen (10–15 mm) Imagines nehmen keine Nahrung zu sich, leben während der Flugzeit im Sommer (Mai bis September) nur 2–7 Tage und besitzen einen sehr begrenzten Flugradius von nur wenigen Kilometern. Zur Eiablage suchen die befruchteten Weibchen der großen Dasselfliege an warmen, sonnigen Tagen (> 18 °C) wiederholt Weiderinder auf, die durch das laute Fluggeräusch nicht selten zu panikartiger Flucht veranlaßt werden (»Biesen«). Von den Dasselfliegenweibchen werden dann innerhalb kurzer Zeit 600–800 ovale, ~ 1 mm große Eier einzeln (H. bovis) oder zu mehreren (H. lineatum) an die Haare weichhäutiger Körperstellen geklebt (Gliedmaßen, Unterbauch, Flanken, vereinzelt aber auch am Rücken); 25–30 % der Eier entwickeln sich bis zu reifen Unterhautdassellarven. Die innerhalb einer Woche aus dem Ei schlüpfende bedornte erste Larve (Wanderlarve) bohrt sich mit Hilfe ihrer Mundwerkzeuge durch die Haut, wobei zuweilen lokale perifollikuläre Dermatitiden entstehen. Die Larven von Hypoderma bovis wandern während der nächsten 6 Monate an den peripheren Nerven entlang, durch die Zwischenwirbellöcher in das extradurale Fettgewebe der Lenden- und Kreuzbeinwirbelsäule und von hier unter die Rükkenhaut. Der Wanderweg der Larven von Hypoderma lineatum verläuft über die Halsmuskulatur und den Brusteingang zum Schlund, wo sie einige Monate nach der Eiablage unter der Schleimhaut liegend angetroffen werden, und nach 7 Monaten von hier über Mediastinum und Brustwand unter die Rückenhaut im Bereich der Brustwirbelsäule gelangen. Die Wanderlarven sind 6–16 mm lang und daher im Wirbelkanal oder unter der Schlundschleimhaut geschlachteter Tiere mit dem bloßen Auge erkennbar. Etwa 7–9 Monate nach dem Eindringen in den Körper (Januar bis Juni) haben die Larven die Rückenhaut erreicht; hier entwickeln sie eine stricknadeldicke Atemöffnung durch die Haut und häuten sich zum 3. Larvenstadium (Unterhautlarve). Mit zunehmendem Wachstum der sich von Entzündungsprodukten ernährenden Unterhautlarven wölbt sich die Rückenhaut dann kuppelartig vor und bildet so die bekannten hasel- bis walnußgroßen Dasselbeulen. Nach einer Gesamtaufenthaltsdauer unter der Haut von 8–11 bzw. 6–8 Wochen (H. bovis bzw. H. lineatum) verlassen die jetzt dunkelbraunen bis braunschwarzen, 20–30 mm langen, reifen Dassellarven die Beule durch das Atemloch, fallen zu Boden und verpuppen sich innerhalb von 12–36 Stunden in den oberen Erdschichten. Im Stall abfallende Larven gehen zugrunde. Die Puppenruhe dauert je nach Außentemperatur 20–50 Tage, im Mittel bei H. bovis 45 und bei H. lineatum 30 Tage, ehe die begattungsbereiten Imagines durch einen vorgebildeten Deckel ausschlüpfen. Der jahreszeitliche Ablauf der Dasselfliegenentwicklung unter den klimatischen Verhältnissen Europas ist aus Abbildung 2-88 und Übersicht 2-4 ersichtlich.

Die Larven der *tropischen Dasselfliege* (Dermatobia hominis) machen keine Körperwanderung durch, sondern werden durch Vermittlung stechender Insekten an den Wirt gebracht, wo sie über die Stichverletzung unter die Haut gelangen und sich hier innerhalb einer schmerzhaften, bis zu Hühnereigröße erreichenden Eiterbeule weiterentwickeln.

■ **Symptome, Verlauf:** Die Larvenstadien der Dasselfliegen verursachen beim Rind i. d. R. keine allgemeinen Krankheitserscheinungen. Die typischen Veränderungen bestehen im Auftreten der jeweils eine Unterhautlarve enthaltenden Dasselbeulen unter der Rückenhaut (Abb. 2-89), wobei die Larven der großen Dasselfliege v. a. in die Lenden- und Kreuzbeingegend wandern, während diejenigen der kleinen Dasselfliege die kraniale Rückenhälfte und die obere seitliche Brustwand bevorzugen. Die durch ein zentral gelegenes, verschorftes Atemloch gekennzeichneten Beulen treten in Deutschland vorwiegend in den Monaten Februar bis Juni auf. Bei starkem Dasselbefall liegen die Beulen nicht selten dicht nebeneinander, wodurch die Rückenhaut die Form eines Gebirgsreliefs erhält. Derart stark befallene Rinder zeigen beim Betasten der Rückengegend häufig ausgeprägte Schmerzäußerungen. Nach dem Ausschlüpfen der reifen Larven verkleinern sich die Beulen schnell und werden in kurzer Zeit mit Granulationsgewebe ausgefüllt, während die Hautöffnung erst innerhalb von 4 Wochen vollständig verheilt.

■ **Beurteilung, Folgekrankheiten:** Die durch den Dasselbefall hervorgerufenen Gewebe- und Hautver-

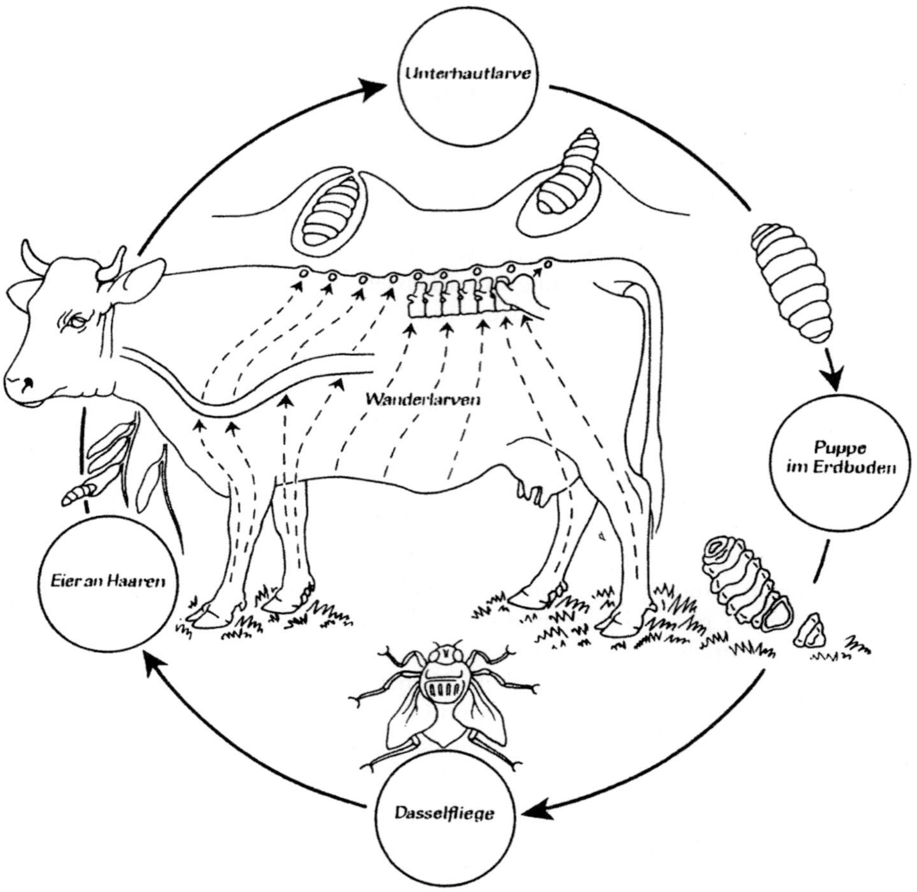

Abbildung 2-88 Entwicklungskreislauf der großen und kleinen Dasselfliege (schematisch)

änderungen klingen zwar nach dem Schlüpfen oder der Abtötung der Larven innerhalb einiger Wochen wieder ab; die betroffenen Hautpartien bleiben aber für die Lederherstellung unbrauchbar. Die durch den Dasselbefall und insbesondere durch abgestorbene Larven zuweilen verursachten Folgekrankheiten gehen außerdem nicht selten mit plötzlichen Todesfällen (Dasselanaphylaxie, Kap. 2.2.7.1) und erheblichen Entzündungsprozessen in Unterhaut (Phlegmonen, Abszesse; Kap. 2.3.3.1 und 2.3.3.4), Schlund (Oesophagitis parasitaria, Kap. 6.5.1) oder Wirbelkanal (Nachhandlähmung mit Festliegen, Abb. 2-90, Kap. 10.4.11) einher. In seltenen Fällen können verirrte Dassellarven auch in anderen Organen auftreten (Gehirn, Lunge, Milz, Niere, Magenwand) und dann Krankheitserscheinungen verursachen, die ihrer jeweiligen Lokalisation entsprechen.

■ **Diagnose:** Die klinische Feststellung des Dasselbefalls ist auf das Stadium der Unterhautlarven beschränkt, die als Dasselbeulen mit zentralem Atemloch auf der Rückenhaut gut erkennbar, bei langhaarigen Rindern mitunter aber nur tastbar sind. Während der Larvenwanderung kann der Dasselbefall durch Untersuchung der Schlundschleimhaut oder des Wirbelkanals geschlachteter Rinder sowie immunologisch (ELISA) nachgewiesen werden.

Die Unterscheidung der Dasselbeulen von anderen Haut- oder Unterhauterkrankungen (Abszesse, Hämatome) bereitet nur ausnahmsweise Schwierigkeiten. Die Klärung gelingt leicht durch Punktion oder Inzision der Hautbeule und den Nachweis der Dassellarve; das Ausquetschen von Dasselbeulen sollte wegen der damit verbundenen Anaphylaxiegefahr (Kap. 2.2.7.1, 4.2.2.1) jedoch möglichst vermieden werden.

■ **Sektion:** Die Wanderwege der jungen Dassellarven können in der Unterhaut oder im perineuralen Bindegewebe zuweilen an den sulzig-ödematösen, infolge Eosinophileninfiltration grünlich gefärbten Gewebeveränderungen erkannt werden. Im Schlund sind die submukös liegenden, weißgelben Larven von Hypoderma lineatum besonders leicht auffindbar, zumal ihre Umgebung häufig gelbgrünlich oder blutig verfärbt und die Schleimhaut sulzig serös durchtränkt ist. Ähnliche Veränderungen werden von den 10–15 mm langen, glasig durchsichtigen Larven der großen Dasselfliege im Extraduralraum hervorgerufen (s. Abb. 10-55). Die Dasselbeulen der Unterhaut bestehen aus einer mit zellig-eitrigem Exsudat gefüllten Bindegewebskapsel.

Übersicht 2-4 Jahreszeitliches Auftreten der einzelnen Entwicklungsstadien der Dasselfliegen des Rindes unter europäischen Verhältnissen (in Anlehnung an Beesley, 1966)

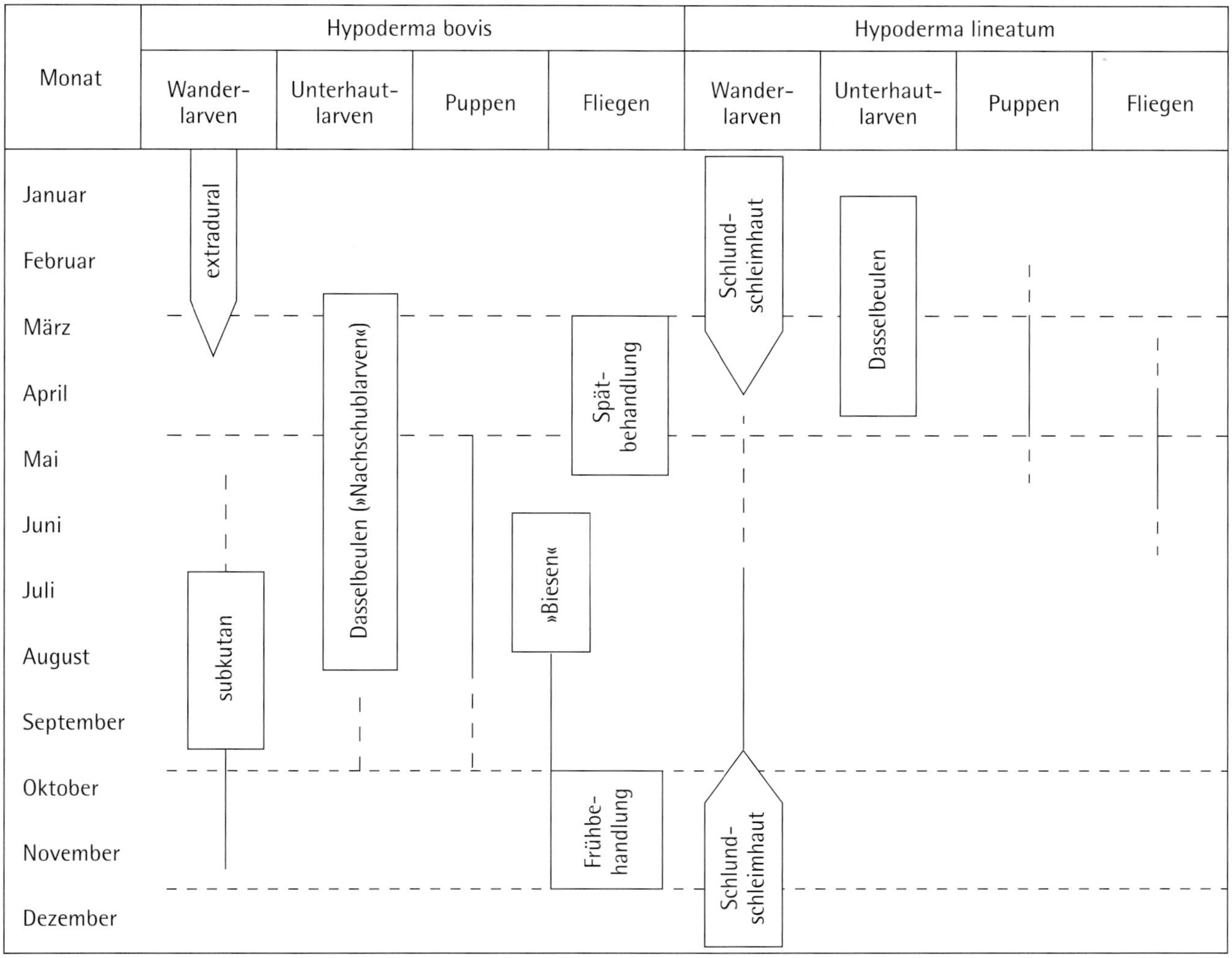

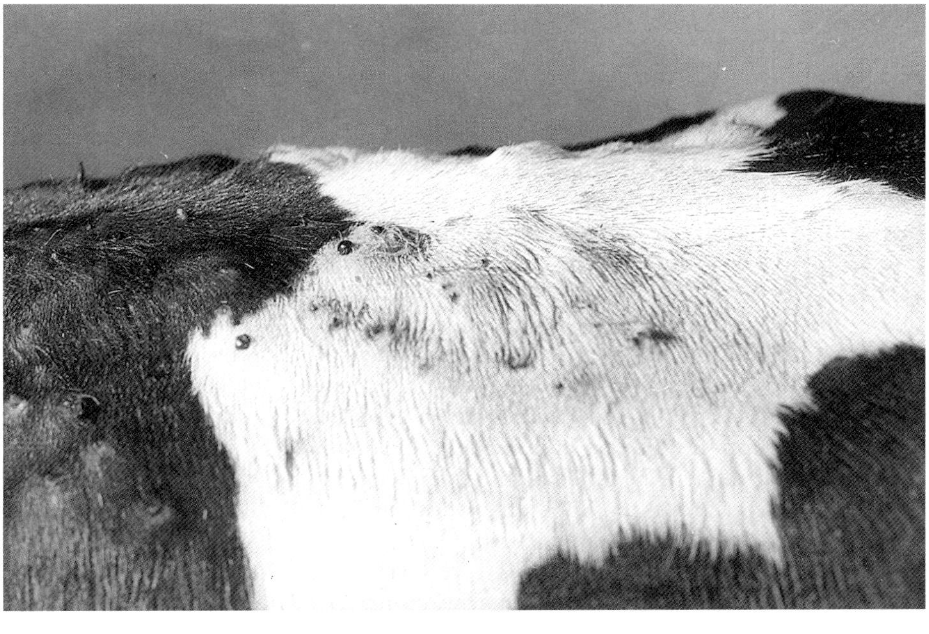

Abbildung 2-89 Starker Befall mit Unterhaut-Dassellarven im Lendenbereich eines Jungrindes

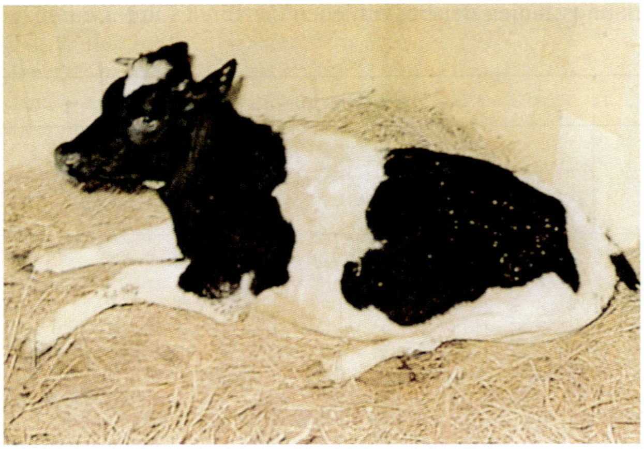

Abbildung 2-90 Festliegendes Jungrind mit Rückenmarkslähmung durch abgetötete Wanderlarven der großen Dasselfliege (Hypoderma bovis) nach Behandlung mit einem systemisch wirkenden Phosphorsäureester während des Winters

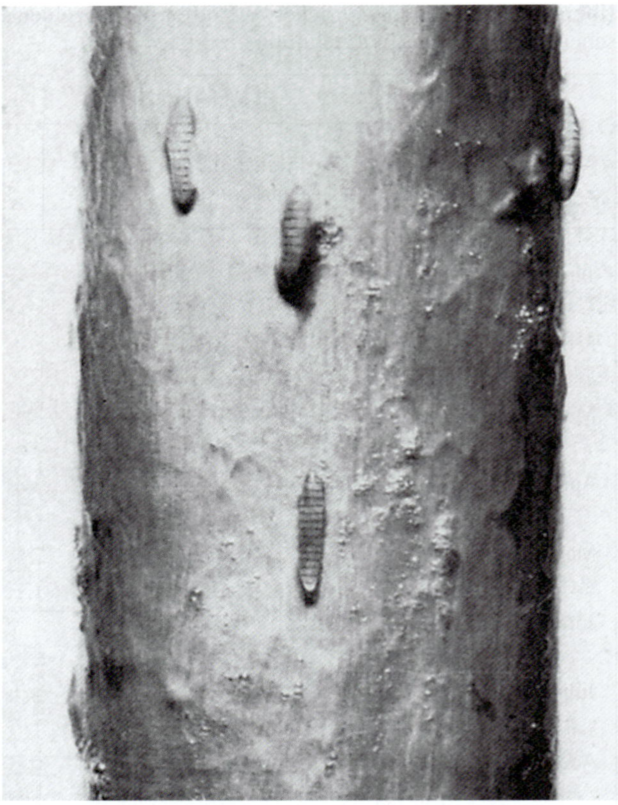

Abbildung 2-91 Larven der kleinen Dasselfliege in der Submukosa des Schlundes eines Jungrindes (Bolle, 1956)

Bekämpfung: Der Beginn der Dasselbekämpfung wurde durch Bracy Clark eingeleitet, der bereits 1797 in England das mechanische Ausquetschen der Larven empfahl. Eine planmäßige, gesetzlich geregelte Dasselbekämpfung wurde in vielen Ländern Europas (in Deutschland mit dem ersten Gesetz zur Bekämpfung der Dasselfliege vom 3.12.1933) eingeführt, nachdem 1920 die abtötende Wirkung von Extrakten der Derriswurzel (Derris elliptica; Hauptwirkstoff Rotenon) auf die Unterhautlarven erkannt worden war (Götze). Nach mehrjähriger Unterbrechung wurde die Dasselbekämpfung mit der Einführung der systemisch wirkenden Phosphorsäureester (Rosenberger) auf eine neue Grundlage gestellt.

In den meisten Ländern wird der Dasselbefall des Rindes derzeit aufgrund besonderer gesetzlicher Regelungen mit dem Ziel bekämpft, den Schädling auszurotten. In Deutschland verpflichtet ein zweites Gesetz zur Bekämpfung der Dasselfliege (29.4.1967) die Besitzer aller sicht- oder fühlbar mit Dasselbeulen behafteten Rinder zur Behandlung.

Die im Rahmen dieser amtlichen Bekämpfungsmaßnahmen auftretenden Tierverluste, nämlich Phosphorsäureester-Vergiftungen (Kap. 10.5.15.2) und allergisch-toxische oder traumatisch-toxische Schäden durch absterbende Dassellarven werden aus Landesmitteln entschädigt. Die systemisch wirksamen Präparate auf Phosphorsäureester- oder Avermectinbasis (s. Übersicht 2-5) werden in Dasselschadensgebieten am besten schon im Herbst (bis Ende November) nach Weideabtrieb (zur Frühbehandlung der Wanderlarven) eingesetzt (Pour-on, Spot-on), wodurch Dasselschäden so gut wie vollständig verhindert werden können. Wegen der Gefahr von Rückenmarkslähmungen sollte die Dasselbekämpfung während der Monate Dezember bis Anfang März ruhen. In Weidegebieten kann die Behandlung, ebenso wie bei Rindern oder Beständen, deren Dasselbefall erst an den Dasselbeulen erkannt wird, deshalb nur im Frühjahr (vor dem Weideauftrieb) durchgeführt werden (Spätbehandlung gegen Unterhaut- und Nachschublarven). Laktierende Kühe dürfen wegen der Ausscheidung von Phosphorsäureester-Rückständen mit der Milch nur der Einzelbeulenbehandlung (Betupfen) unterzogen werden; bei diesen i.d.R. nur schwach befallenen Tieren ist dann das Auftreten von Nachschublarven während der Weidezeit in den Monaten Mai bis August zu beachten.

2.3.4.2 Parafilariose

Das bei Rindern und Büffeln auftretende Leiden kommt hauptsächlich in warmen Ländern vor, jedoch sind Herde dieser Hauterkrankung in Ostfrankreich und Schweden bekannt geworden. *Parafilaria bovicola* (30–60 mm lang) kommt von März bis Juli in erbsen- bis haselnußgroßen Blasen unter der Haut vor; nach Durchbohren derselben tritt rote seröse Flüssigkeit mit den Eiern aus, die von der Gesichtsfliege *(Musca autumnalis)* als Zwischenwirt aufgenommen werden. Die Mikrofilarien gelangen bei einem nachfolgenden Saug-

Übersicht 2-5 Anwendung und Dosierung systemisch wirkender Insektizide zur Dasselbekämpfung beim Rind

Wirkstoff (und Handelsname)	Konzentration und Dosierung bei verschiedenen Applikationen						Wartezeit in Tagen	
	Ganzkörperspray %	mg/kg LM	Rückenaufguß %	mg/kg LM	innerlich %	mg/kg LM	Milch	Eßbares Gewebe
Metrifonat								
(Neguvon® - Bayer)	2	40	6	35–40			0	1
(Neguvon® - Pulver -Bayer Vital)					oral 10	50	0	1
Ivermectin			0,5	0,5	subkutan			
(Ivomec® - Merial Impfstoffwerke Dessau)					1	0,2	(38)*	38
Doramectin								
(Dectomax® - Pfizer)			0,5	0,5			(50)*	50
(Dectomax® - Pour-On)					0,5	0,2	(35)*	35
Eprinomectin (Eprinex® Pour-On - Merial)			0,5	0,5			0	30

*) Für Milchkühe nicht zugelassen

akt der Fliege unter Schleimhäute oder durch Hautläsionen in den Endwirt und wandern subkutan oder intramuskulär zum Rumpf des Rindes. Die Larvenstadien verursachen von Juli bis Oktober an Kopf und Hals subkutane Ödeme oder blutige Muskelstreifen. Von Januar bis Februar verlagern sich die Ödeme nach kaudal (Rücken, Oberschenkel), bevor zwischen März und Juli geschlechtsreife Weibchen wieder unter der Haut erscheinen. Die angestochenen Knötchen bluten, wobei sichtbare Blutbahnen am Fell herunterlaufen.

Trotz der nicht unerheblichen Gewebeschädigungen sind klinische Erscheinungen bei den befallenen Rindern kaum bekannt, doch führen die Veränderungen oft zu Beanstandungen und Verlusten am Schlachtkörper. Zur Unterbrechung der Übertragung sind relativ aufwendige Behandlungen (Levamisol, Fenbendazol, Ivermectin) notwendig.

2.3.4.3 Onchozerkose

Die mehrere Zentimeter langen, durch Stechfliegen und Mücken übertragenen Onchozerken kommen hauptsächlich in tropischen und subtropischen Gebieten vor. Bei Rindern in Mitteleuropa verläuft der Befall des Nackenbandes und von Gelenkbändern, *(Onchocerca gutturosa)* sowie des Magen-Milzbandes *(O. lienalis)* symptomlos, jedoch waren Schlachtrinder in mehreren Ländern Europas zu 40–80% befallen. Die von den Weibchen abgesetzten Mikrofilarien gelangen in die Haut, wo sie von blutsaugenden Stechmücken, Gnitzen oder Kriebelmücken als Zwischenwirt aufgenommen werden. Rinder werden beim Blutsaugen dieser Insekten durch Übertragung der 3. Larven infiziert. Eine Bekämpfung scheint wegen fehlender Schadwirkung nicht notwendig.

2.3.4.4 Wundmyiasis

Definition: Als Myiasis wird der Befall von Wunden sowie Körper- oder Organhöhlen mit Fleischfliegenlarven bezeichnet, die sich als obligate oder fakultative Parasiten von Körpersekreten sowie von totem oder lebendem Gewebe ernähren. Dieser Krankheitsbegriff umfaßt jedoch nicht die eine Körperwanderung vollziehenden Larven der Familie Hypoderminae.

Vorkommen, Bedeutung: Fliegenmadenbefall tritt bevorzugt in den warmen Klimazonen aller Erdteile auf und kann hier auch bei Rindern, v.a. durch die obligat parasitären Fliegenarten, erhebliche wirtschaftliche Bedeutung erlangen (Abmagerung bis zur Kachexie, sepsisbedingte Todesfälle). Unter den gemäßigten Klimabedingungen Europas, die den besonders pathogenen Fliegenarten kaum Entwicklungsmöglichkeiten bieten, hat der im Hochsommer auftretende sporadische, fakultativ durch parasitäre Arten hervorgerufene Fliegenmadenbefall keine größere Bedeutung.

Parasitierende Fliegenmaden können in allen oberflächlichen oder tiefen Wunden auftreten, die durch Verletzungen (Stacheldrahtrisse, Hornstöße) oder operative Eingriffe (Kastration, Sterilisierung, Enthornung mit Eröffnung der Stirnhöhlen) entstanden sind; dabei werden stärker sezernierende oder eiternde Läsionen bevorzugt befallen. Besondere Lokalisationen der Myiasis sind weiterhin alle mit blut-, schleim- oder eiterhaltigen Körpersekreten verschmutzten Hautstellen (Nabel neugeborener Kälber; Vulva und Schwanz der Kühe im Puerperium) und leicht zugängliche Organlumina (Vagina, Rektum, Nasen-Rachenraum).

Ursachen, Parasitenbiologie: Die bei Myiasis festzustellenden Larven gehören fast ausschließlich zu den Gold-, Schmeiß- und Fleischfliegen *(Caliphoridae, Sarcophagidae)*. Beim Rind werden als Erreger der bösartigen Myiasis angesehen: in Amerika *Calidroga americana*, in Afrika und Asien *Chrysomya bezziana* und die auch in Südeuropa vorkommende Fleischfliegenart *Wohlfartia magnifica*; in Südostasien tritt *Booponus intonsus* auf. Von den nur gelegentlich an Rindern parasitierenden Arten kommen einige auch in Deutschland häufig vor, wie *Muscina stabulans* (Stallfliege), *Lucilia sericata* (grüne Schmeißfliege) sowie mehrere *Sarcophaga*- und *Chrysomya*-Arten.

Von diesen Fliegen werden mehrere tausend Eier (bei Sarcophaga-Arten dagegen die Larven) regelmäßig (echte Myiasiserreger) oder gelegentlich (fakultativ parasitäre Arten, deren Larvenentwicklung üblicherweise saprophag in faulenden, organischen Substanzen erfolgt) an oder in Hautwunden von Rindern abgesetzt, wozu bereits mit Maden besiedelte, stark sezernierende Verletzungen bevorzugt angeflogen werden. Die innerhalb einiger Tage ausschlüpfenden Maden ernähren sich von eiweißhaltigem Exsudat oder verflüssigtem abgestorbenem Gewebe oder dringen sogar in lebende Gewebe vor (bösartige Myiasiserreger). Nach einer oder mehreren Wochen fallen die voll entwickelten Maden dann zu Boden und verpuppen sich.

Symptome, Diagnose: Die bevorzugt an stark verschmutzten und schlecht zugänglichen Körperteilen auftretende Wundmyiasis ist durch ausgeprägten Juckreiz oder Schmerz (Benagen und Scheuern der befallenen Körperstelle) sowie durch starke eitrig-jauchige Exsudation, üblen Geruch und mangelhafte Heilungstendenz gekennzeichnet. Der Fliegenmadenbefall wird meist erst nach Entfernung der Sekretkrusten und gründlicher Reinigung der Wunde bei genauer Betrachtung durch den Nachweis der etwa 10–15 mm langen, holzschraubenähnlich aussehenden, lebhaft beweglichen Maden (screw worms) festgestellt. Myiasis im Kopfbereich veranlaßt die Tiere zu häufigem Schütteln oder Schiefhalten des Kopfes, während bei Befall von Gliedmaßenwunden Lahmheit auftreten kann. In fortgeschrittenen oder vernachlässigten Fällen kann das Allgemeinbefinden der von Fliegenmaden befallenen Rinder infolge Resorption von Eiweißzerfallsprodukten (Toxämie) oder durch bis zur Septikämie führende bakterielle Sekundärinfektion erheblich gestört sein, wodurch nicht selten Abmagerung bis zur Kachexie sowie Todesfälle eintreten.

Bekämpfung: Die Wundmyiasen werden nach allgemein-chirurgischen Grundsätzen behandelt und gleichzeitig mit insektizidhaltigen Präparaten (s. Übersicht 2-3) betupft, eingepudert oder ausgespült; hierbei haben sich Phosphorsäureester, Pyrethroide und Avermectine besonders bewährt. In gefährdeten Gebieten wird zur Vorbeuge empfohlen, während der heißen Jahreszeit alle operativen Eingriffe (Kastration, Enthornung, Kennzeichnung durch Brand oder Ohrmarken) möglichst zu unterlassen.

2.3.5 Stoffwechsel- und mangelbedingte Krankheiten der Unterhaut

2.3.5.1 Jodmangelbedingtes Myxödem

Ch. Laiblin und M. Stöber

Definition, Ursachen, Pathogenese: Etwa die Hälfte des körpereigenen Jods ist als wesentlicher Bestandteil des Thyroxins (= Tetrajodthyronin, T_4) in der Schilddrüse gespeichert. Das biologisch wirksame Hormon Trijodthyronin (T_3) wird nur in geringer Menge in der Schilddrüse gebildet. Das im Plasma verfügbare T_3 entsteht großenteils in Leber, Nieren und Muskeln, und zwar durch Dejodierung von T_4. Extrathyreoidal ist Jod im Blutplasma, allen parenchymatösen Organen sowie der Muskulatur als zusätzlicher Jodspeicher enthalten. Die Schilddrüsenhormone steuern den Grundumsatz und beeinflussen die Sexualfunktionen; beim Wiederkäuer sind sie zudem an der intrahepatischen Umwandlung von Karotin zu Vitamin A beteiligt. Der Jodbedarf trächtiger und laktierender Kühe wird mit 0,5, derjenige für Kälber und nichttragende Rinder mit 0,25 mg/kg TM der Ration angegeben. Im Vergleich zu anderen Tierarten sind Jodaufnahme- und -ausscheidungsmechanismen des Rindes besonders jodsparend. Unzureichende Jodversorgung (= *primärer* oder *unbedingter Jodmangel*) bedingt vermehrte Ausschüttung von thyreotropem Hormon aus der Hypophyse; das führt zunächst zu kompensatorischer Hyperplasie des Schilddrüsenepithels (→ parenchymatöser Kropf); bei länger anhaltendem Jodmangel kommt es schließlich zu verminderter Thyroxinbildung (Hypothyreoidie) mit klinischen Ausfallserscheinungen, wie verminderte Fruchtbarkeit sowie Lebensschwäche der Neugeborenen. Ähnliche Folgen sind, v. a. beim Schaf, trotz normaler Jodzufuhr auch nach anhaltender einseitiger Verfütterung bestimmter Pflanzen zu beobachten, die kropfauslösende Substanzen *(Goitrogene)* enthalten (= *sekundärer* oder *bedingter Jodmangel*). Das gilt insbesondere für viele Kreuzblütler (Kohlarten, Raps, Rübsen, Kohlrüben, Senf; Kap. 6.12.1), deren Glukosinolate in den Vormägen zu strumigenen *Thiozyanaten* umgewandelt werden. Sie behindern, ebenso wie ein hoher Nitratgehalt der Nahrung (> 10 g/kg TM des Futters), die Aufnahme von Jod in die Schilddrüse sowie die Synthese der Schilddrüsenhormone. In Australien ist die Weidepflanze *Leucaena leucocephala* wegen ihres

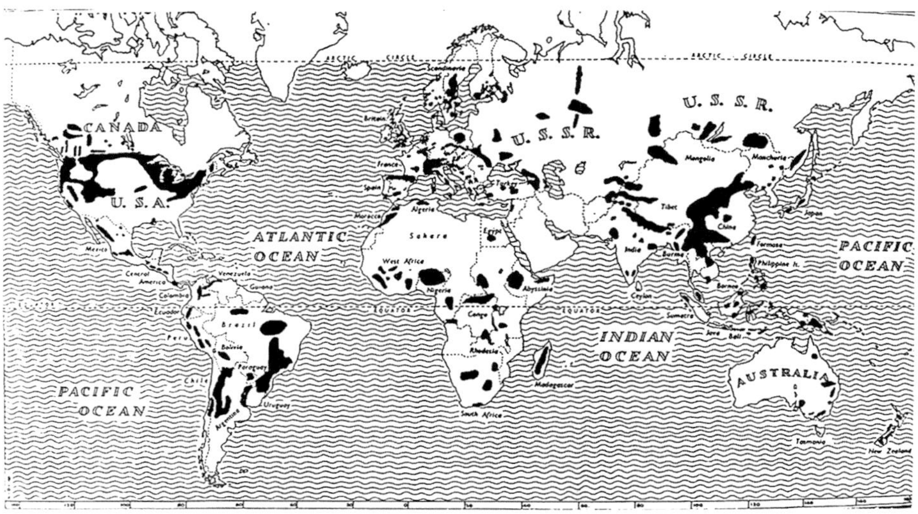

Abbildung 2-92 Jodmangelgebiete der Erde (UNDERWOOD, 1962)

Gehalts an goitrogenem *Mimosin* von Bedeutung. Die als Masthilfsmittel verbotenen *Thiourazile* hemmen die organische Bindung des Jods innerhalb der Thyreoidea und wirken damit ebenfalls strumigen.

■ **Vorkommen:** In küstennahen Regionen sind die Niederschläge (= verdunstetes Meerwasser) i. d. R. so jodreich, daß hier gewonnene pflanzliche Nahrung den Jodbedarf von Mensch und Tier voll deckt. Ausgesprochene Jodmangel- oder Kropfgebiete liegen daher vorwiegend im Festlandinneren: Allgäu, Schwarzwald, Taunus, Westerwald, Thüringen, Pyrenäen, französischer Jura, Schweizer und österreichische Alpen, Tschechien, Slowakei, Balkan, Ural; ein zwischen den großen Seen und dem Nordwesten der USA gelegener Landstreifen wird als »goiter belt« bezeichnet. Weitere Wiederkäuer-Kropfgegenden sind im Vereinigten Königreich, in Skandinavien, Israel, Australien, Neuseeland und Südamerika bekannt. Da die Ernährung intensiv genutzter Rinder heute kaum noch allein aus betriebseigenem Futter besteht, ist der enzootisch auftretende primäre Jodmangel des Kalbes selten geworden; auf Goitrogeneinfluß beruhende hypothyreoide Zustände sind jedoch – zumindest beim Schaf – überall dort weiterhin bedeutungsvoll, wo die o. a. Pflanzen überwiegend und ohne Jodzulage verfüttert werden.

■ **Symptome, Verlauf:** Werden in Jodmangelgebieten keine Jodzulagen verabreicht, so kommt es v. a. unter *neugeborenen Wiederkäuern* zu Erkrankungen und Verlusten (s. u.). In solchen Betrieben zeigen ausschließlich mit wirtschaftseigenem Futter aufgezogene *Jungrinder* verzögertes Wachstum, rauhes Haarkleid, Unruhe und verspätete Geschlechtsreife, in besonders schwerwiegenden Fällen auch Kropfentwicklung mit kompressionsbedingter Stauung der Vv. jugulares im Brusteingang (Abb. 2-93). *Erwachsene weibliche Rinder* neigen in vermehrtem Maße zu Brunstschwäche, in schweren Fällen auch zu Aborten, Früh- oder Totgeburten, zu Nachgeburtsverhaltung und verzögerter puerperaler Involution der Gebärmutter. Bei *Bullen* führt anhaltender Jodmangel zu Verminderung der Libido, verzögerter epididymaler Reifung und verringerter Motilität der Spermien, d. h. zum Rückgang des Befruchtungsvermögens. In Kropfgegenden erweist sich das durchschnittliche absolute und relative Gewicht der Schilddrüsen erwachsener Rinder zwar oft als erhöht (23–37 g/Tier bzw. 5,7–7,0 g/100 kg LM statt 17–23 g/Tier bzw. 3,7–4,3 g/100 kg LM); die Vergrößerung ihrer Thyreoidea ist aber nur selten so ausgeprägt, daß sich der Zustand am lebenden Tier adspektorisch und palpatorisch eindeutig feststellen läßt.

Die *Kälber* ausgesprochen jodarm ernährter Färsen und Kühe werden nicht selten vorzeitig tot oder unterentwickelt und lebensschwach geboren; manche sind unfähig, sich auf den Beinen zu halten. Solche Kälber weisen recht häufig eine klinisch erkennbare, bei Betastung mitunter schwirrend pulsierende Umfangsvermehrung der Schilddrüse und meist auch eine sich auf Kopf, Kehlgang, Vorbrust und Vordergliedmaßen erstreckende pralle bis schwammig-derbe Verdickung (Myxödem) von Haut und Unterhaut auf (»Dickhals«- oder »Dickkopfkälber«). In extremen Fällen wird die Atmung durch diese Anschwellung behindert. Mitunter liegen zudem örtliche oder allgemeine Haarlosigkeit, ausnahmsweise auch Kretinismus (Idiotie) vor. Die Körpertemperatur ist meist subnormal. Das Schilddrüsengewicht der kranken Kälber beträgt oft ein Mehrfaches der Norm (5,4–210 statt 2,4–6,5 g). In weniger schwerwiegenden Fällen wird die Hypertrophie der Thyreoidea jedoch erst bei der Zerlegung erkennbar. N. B.: Beim Afrikaander-Rind gibt es einen nicht auf Jodmangel beruhenden,

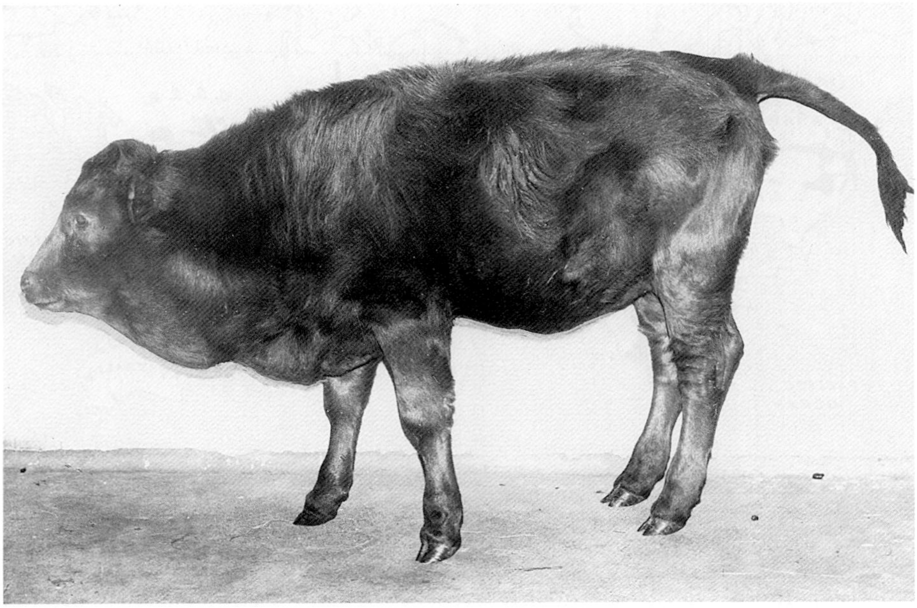

Abbildung 2-93 Jungrind mit Kropf (»Dickhals«) unbekannter Ursache und dadurch bedingter Stauung der Drosselvenen sowie Trielödem

sondern mono-autosomal-rezessiv erblichen angeborenen Kropf; solche Tiere können kein biologisch wirksames Thyroxin bilden.

■ **Sektion:** Bei Kälbern mit angeborenem Jodmangelkropf sind Haut, Unterhaut und Muskulatur im Kehlgangs- und Halsbereich sowie die Schilddrüsenkapsel gelatinös durchtränkt, mitunter auch blutig infiltriert. Die deutlich vergrößerte Thyreoidea ist matt-gelblich oder aufgrund ihres Blutreichtums dunkelrot gefärbt und feinkörnig (Abb. 2-94). *Histologisch* besteht ausgeprägte Vermehrung (Hyperplasie) und Vergrößerung (Hypertrophie) der Schilddrüsenfollikel, deren Epithel mehr zylindrisch statt kubisch erscheint, mehrreihig übereinander liegt und z. T. papilläre Proliferationen zeigt. Das Kolloid ist nur schwach angefärbt, mengenmäßig vermindert und stellenweise vakuolendurchsetzt. Erschöpfte Epithelzellen degenerieren und befinden sich als pyknotische Kerne in den Follikelhohlräumen.

■ **Diagnose:** Die Erkennung des Jodmangels und seine Abgrenzung von andersbedingten Fertilitätsstörungen oder Neugeborenenschwäche kann schwierig sein, wenn keine eindeutige Kropfbildung nachweisbar ist. In Verdachtsfällen bieten Schilddrüsengewicht sowie Ermittlung des Jodgehalts geeigneter Proben (s. Übersicht 2-6) wertvolle Hilfe. Durch Bestimmung des Plasmagehalts an Schilddrüsenhormonen (T_3 und T_4) kann die Auswirkung eines etwaigen Jodmangels ermittelt werden. Dabei ist jedoch zu berücksichtigen, daß beide Werte normaliter in Abhängigkeit von Umweltfaktoren sowie Stoffwechselbelastungen stark schwanken. Als physiologischer Richtwert ist ein T_4-Gehalt von 5 µg/dl und ein T_3-Gehalt von 0,1 µg/dl anzusetzen. Bei primärem und sekundärem Jodmangel eintretende Abnahme des T_4-Spiegels und gleichzeitige Zunahme der T_3-Konzentration im Plasma bedingt Verminderung der T_4:T_3-Relation, die bei euthyreoiden Rindern ~ 50:1 beträgt.

Differentialdiagnostisch ist an andere Formen angeborener Minderbehaarung (Kap. 2.1.1.1) sowie an erbliche Lymphgefäßhypoplasie (Kap. 3.1.1.1) zu denken.

■ **Beurteilung:** Nicht zu schwer erkrankte Kälber erholen sich beim Tränken mit jodierter Milch bald, wenn sie während des Trinkens unterstützt werden; ihr Kropf geht dabei allerdings erst innerhalb von 3 Monaten zurück. Bei erwachsenen Rindern lassen sich etwaige Jodmangelfolgen durch Jodzulagen gut beeinflussen; gleiches gilt für die prophylaktische Verhütung von Jodmangel.

N. B.: Bei Schlachtrindern eignet sich das Überprüfen des Schilddrüsengewichts als Suchtest zur Ermittlung illegaler Anwendung von Thyreostatika; für Kälber ist hierzu ein Grenzwert von 40 g/Thyreoidea anzusetzen.

■ **Behandlung, Prophylaxe:** Mit angeborenem Jodmangelkropf behaftete Kälber sollten in der Milch täglich 1,5 mg Kaliumjodid erhalten. Älteren Rindern sollte in Jodmangelgebieten Jod im Kraftfutter (5 mg Kaliumjodid/Tier und Tag) oder mit dem Tränkwasser (60 mg Jod/Tier und Tag) verabreicht, oder eine jodierte Mineralsalzmischung bzw. Salzlecksteine angeboten werden, die 0,01% Jodzusatz enthalten. Da Kaliumjodid leicht verwittert, sind

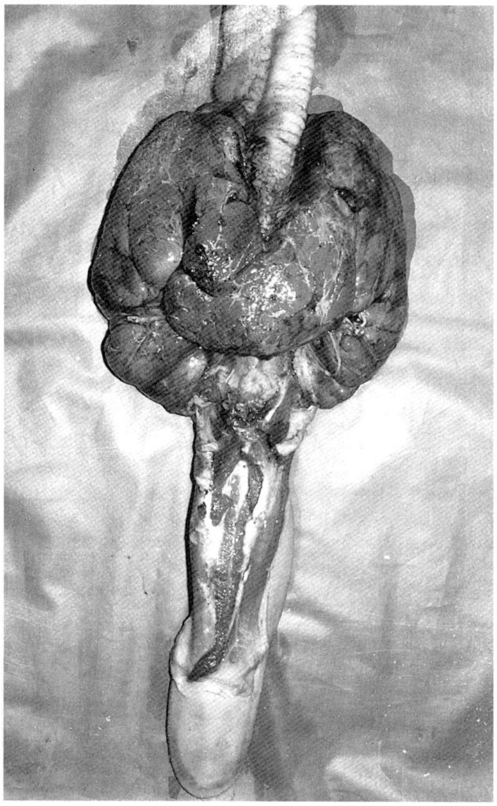

Abbildung 2-94 Kropf eines Jungrindes (Sektionsbefund; histologisch: Schilddrüsenadenom)

hierfür Kaliumjodat* oder Kaliumjodidstearat geeigneter. Wöchentlich zu wiederholendes Aufpinseln von jeweils 4 ml Jodtinktur/Tier im Flankenbereich sowie die orale Eingabe von Jod, Selen und Kobalt enthaltenden »Slow-release«-Boli, deren mittlere Jodabgabe 18 mg/Bolus und Tag beträgt, haben sich ebenfalls bewährt. Vor Überdosierung ist wegen Jodismusgefahr (Kap. 2.2.5.2) zu warnen. Jodreiche Futtermittel sind außer Fischmehl und getrocknetem Tang oder Algen auch Preßrückstände der Pflanzenölgewinnung. Zur Jodanreicherung von Wiesen und Weiden wird Chilesalpeter empfohlen; die Wirkung einer solchen jodabgebenden Düngung hält jedoch nicht lange vor.

* 1 g Jod ist in 1,3 g Kaliumjodid oder in 1,7 g Kaliumjodat enthalten.

2.3.6 Haltungs- und umweltbedingte Schädigungen der Unterhaut

H.-D. Gründer

Die durch Haltungs- und Umweltschäden bedingten Krankheiten der Unterhaut betreffen überwiegend den Bewegungsapparat. *Liegebeulen* (Hygrome) und *Gliedmaßenphlegmonen* (»Einschuß«) werden daher dort abgehandelt.

2.3.7 Tumorkrankheiten der Unterhaut

M. Stöber

➤ Subkutane *Lipome* sind beim Rind sehr selten. Solche solitären oder multiplen Geschwülste (= *Lipomatose*) treten, teils angeboren (Stirnbereich), teils wohl infolge stumpfen Traumas (als Ersatz dabei zerstörten Bindegewebes), v. a. an Triel oder Euterspiegel auf und wachsen langsam. Sie können bis zu medizinballgroß werden und die benachbarte Muskulatur infiltrieren; ihre Konsistenz ist schlaff-weich (Abb. 2-95).

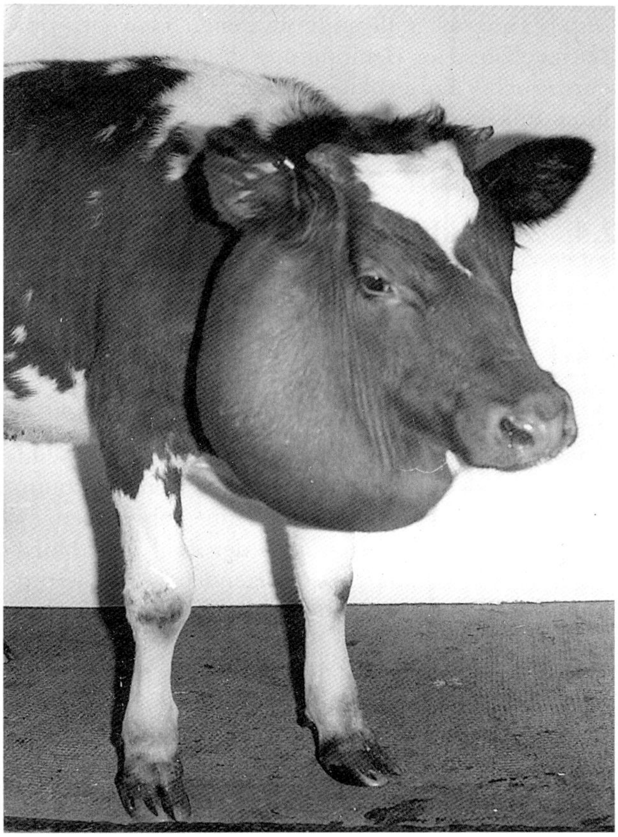

Abbildung 2-95 Fußballgroßes Lipom der Unterhaut im Halsbereich eines DRB-Rindes

Übersicht 2-6 Beurteilung des Gehalts von Schilddrüse, Körperflüssigkeiten und Futter an anorganisch und proteingebundenem Jod bei Verdacht auf Jodmangel

	Jodgehalt	
Probenmaterial	**normal**	**Jodmangel**
Schilddrüse (mg J/kg TM):	2000–5000	< 1200
Blutplasma* (µg PBJ/100 ml):	2,5–6,5	< 2,5
(µg J/l):	125–200	< 70
Milch** (µg J/l):	20–400	6–30
Kolostrum (µg J/l):	200–350	
Harn (µg J/l):	> 100	< 50
Futter*** (mg J/kg TM):	0,3–0,6	< 0,3

* Der im Blut festzustellende Gehalt an proteingebundenem Jod (PBJ) gilt als Maßstab der Schilddrüsenaktivität; während der Trächtigkeit steigt er um 40–50% an und sinkt dann im Verlauf der Laktation, etwa der Milchleistung entsprechend, wieder ab. Verfütterung von Silage führt auch ohne vermehrte Jodzufuhr zu PBJ-Steigerung. Bei Kälbern nimmt das PBJ nach Kolostrumaufnahme plötzlich zu, worauf innerhalb von 48 h ein gewisser Abfall folgt; bis zum Alter von 18 Monaten liegen die PBJ-Werte jedoch höher als bei erwachsenen Rindern. Ein ständig unter 0,3 µg/100 ml bleibender PBJ-Spiegel läßt auf Unterfunktion der Thyreoidea bzw. auf Jodmangel schließen. Der Gehalt des Plasmas an anorganischem Jod gilt als Indikator der augenblicklichen Jodzufuhr.

** Der Jodgehalt der Milch ist vom Laktationsstadium (allmählich zunehmend) und von der Fütterung abhängig (niedrigere Werte während des Weidegangs, höhere Gehalte während der Stallhaltung).

*** Falls in der Nahrung Goitrogene enthalten sind, kann schon bei normalerweise noch ausreichender Jodzufuhr Hypothyreoidismus eintreten.

Die Haut des betreffenden Bereichs ist normal behaart, nur mit der Umfangsvermehrung zusammen verschieblich und kann Narben aufweisen. Die Diagnose stützt sich auf histologische Überprüfung einer mittels Biopsiekanüle entnommenen Gewebeprobe. Bei mechanischer Behinderung des Patienten ist von chirurgischer Entfernung abzuraten, weil sich das nur dünn umkapselte Fettgewebe kaum restlos herauspräparieren läßt.

2.4 Krankheiten der Hörner

M. Stöber

2.4.1 Erbliche und andersbedingte Mißbildungen der Hörner

Während wohlgeformte kräftige Hörner großer Wild- und Zoorinder als Trophäe geschätzt werden, kommt der Behornung beim Hausrind heute – abgesehen von der bei weiblichen Tieren nach der Zahl ihrer Hornringe (~ Abkalbungen) erfolgenden Altersbestimmung – meist keine nutzungsrelevante Bedeutung mehr zu (Abb. 2-96). Als Ausnahmen hiervon sind im Stirnjoch arbeitende Zugrinder, die »Longhorn«-Rasse (Vereinigtes Königreich), Kampfstiere (Spanien, Frankreich, Südamerika) sowie die traditionell zum Zweikampf herangezogenen Kühe der Eringer-Rasse (Schweiz) zu nennen (Abb. 2-97 bis 2-100). Die Hörner der großen Hauswiederkäuer können aber erkranken, bei »rangordnenden« Auseinandersetzungen innerhalb der Herde (Kap. 10.6.10ff.) Verletzungen be-

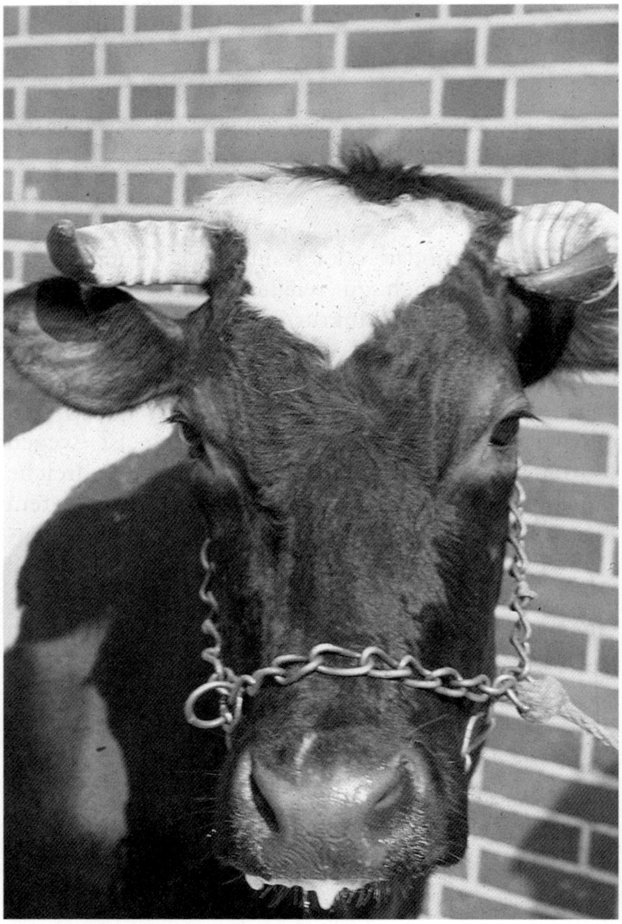

Abbildung 2-96 Altersbestimmung beim weiblichen Rind nach Zahl der Hornringe: Knapp siebenjährige Kuh (fünf Hornringe)

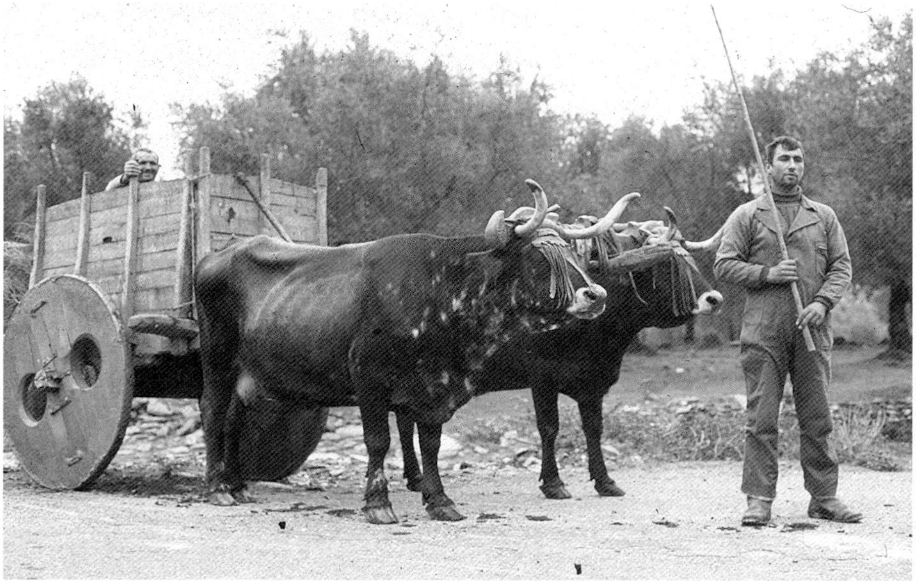

Abbildung 2-97 Im Stirn- oder Hornjoch gehendes Barrosa-Kuhgespann mit großen, lyraförmigen Hörnern (Nordportugal; POTES, 1992)

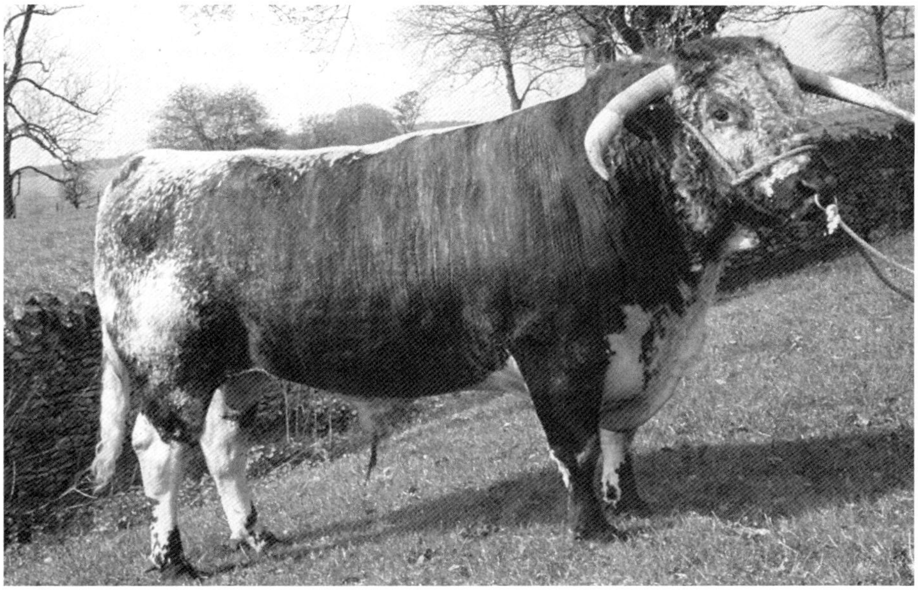

Abbildung 2-98 Bulle der englischen Longhornrasse

dingen oder das Betreuungspersonal gefährden. Deshalb wird heute vielfach die Enthornung (Kap. 2.4.5.2) oder das Einkreuzen des genetischen Merkmals »Hornlosigkeit« (englisch: polledness) angestrebt.

➤ *Hornform*: Die vermutlich erblich veranlagte Gestalt des Hornes entspricht bei den Angehörigen der meisten europäischen Rinderrassen normalerweise einem flach oder leicht spiralig verlaufendenen C oder S mit nach seitwärts-oben, oder vorn (Kampfrinderrassen), seltener dagegen nach unten oder hinten gerichteter Spitze. Zur Erzwingung einer erwünschten Hornform sind gegendweise entsprechende *»Hornrichter«, »-bügel«* oder *»-leiter«* aus Holz oder Metall in Gebrauch, die schon im Jungrinderalter angelegt und regelmäßig nachgestellt werden müssen (Abb. 2-101); das betreffende Tier sollte solange gesondert aufgestallt bleiben.

➤ *Hornlosigkeit*: Unbehornte Rinder finden sich bereits auf altägyptischen Wandbildern. Heute gibt es eine ganze Reihe hornloser Rinderrassen, z. B. Aberdeen-Angus, Red Polls, Polled Herefords, Black Galloways, Finnisches Gebirgsrind, Norwegisches Ostlandrind, Schwedisches Rödkullor- und Fjäll-Rind. Bei weiteren Rassen (darunter Charolais, Blonde d'Aquitaine, Salers, Welsh Black, British White, Polled Simmental, Polled Durham, Chianina, Gelbvieh, Braunvieh, Holstein-Friesian, Red Holstein) sind genetische Hornlosvarianten bekannt (Abb. 2-102). Dieses, die Viehhaltung erleichternde Merkmal ist

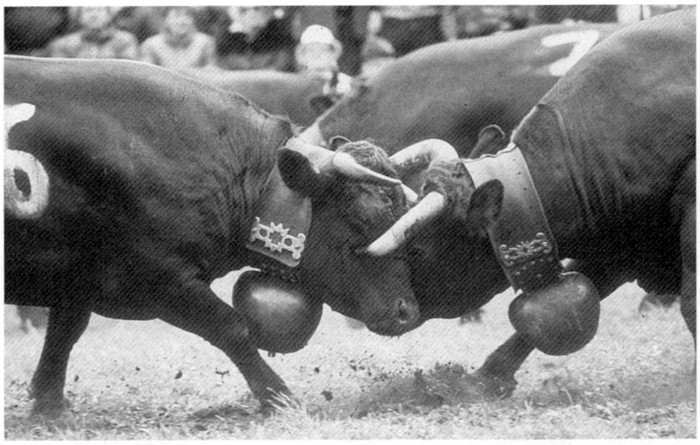

Abbildung 2-99 Eringer-Kühe bei ihrem überlieferungsgemäß anläßlich des Alpauftriebs ausgetragenen Zweikampf (Kanton Wallis/Schweiz; MÜLLER-BLATTER, 1987)

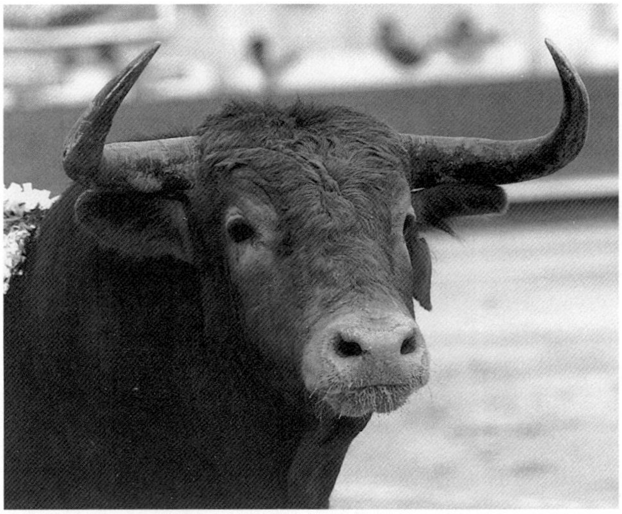

Abbildung 2-100 Spanischer Kampfstier

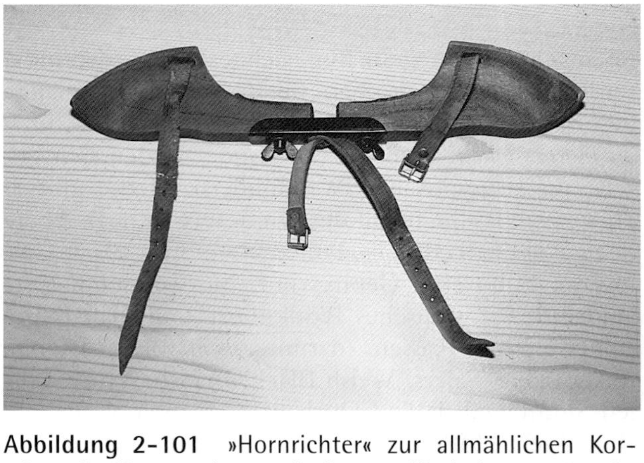

Abbildung 2-101 »Hornrichter« zur allmählichen Korrektur des Hornwachstums in der vom Tierhalter gewünschten Richtung

erblich bedingt und wird durch zwei Genorte (P [für polled = hornlos] sowie S [für scurs = Wackelhörner]) beeinflußt: Nicht normal behornte DFV-Rinder (Genotyp PP oder Pp) können ein- oder beidseitig (je nach ihrer s- oder S-Veranlagung) statt Hornlosigkeit Stirnbeule, Hornkruste oder Wackelhörner (s. u.) entwickeln; solche Zwischenformen sind bei männlichen Tieren häufiger als bei weiblichen. Die heute für verschiedene Rinderrassen (z. B. DFV, DBV, DHV) angestrebte Reinzucht auf Hornlosigkeit erfordert exakte Erfassung des Hornstatus (Phänotyp) von Eltern und Nachkommen, um den jeweiligen Genotyp erkennen zu können (DISTL, O. & E. ROSENBERGER, 2000).

➤ *»Wackelhörner«* entwickeln sich an der üblichen Stelle des Stirnbeins, sind mit ihm aber nur durch einen Hautschlauch sowie straffes Bindegewebe – also beweglich – verbunden (= *»echtes« Wackelhorn*; Abb. 2-103, 2-104). Diese bei verschiedenen Rinderrassen, und zwar insbesondere bei Kreuzungstieren beobachtete, meist beiderseits auftretende Anomalie ist erblich veranlagt und gilt genetisch als Zwischenform zur Hornlosigkeit (s. o.). Betroffene Hörner hängen gewichtsbedingt senkrecht nach unten und erhalten im Verlauf ihres Wachstums etwa die Form zweier, mit ihrem Stiel dem Kopf anhaftender Bananen *(»Bananen«-Hörner)*. Solche Tiere sollte man beim Fixieren des Kopfes (etwa im Unter- oder Nasengriff), am Grund des gegenüberliegenden Ohres packen, um den vorgenannten Hautschlauch nicht zu zerren (→ Abwehr). Differentialdiagnostisch ist das *erworbene Wackelhorn* (s. Kap. 2.4.2.4) zu bedenken.

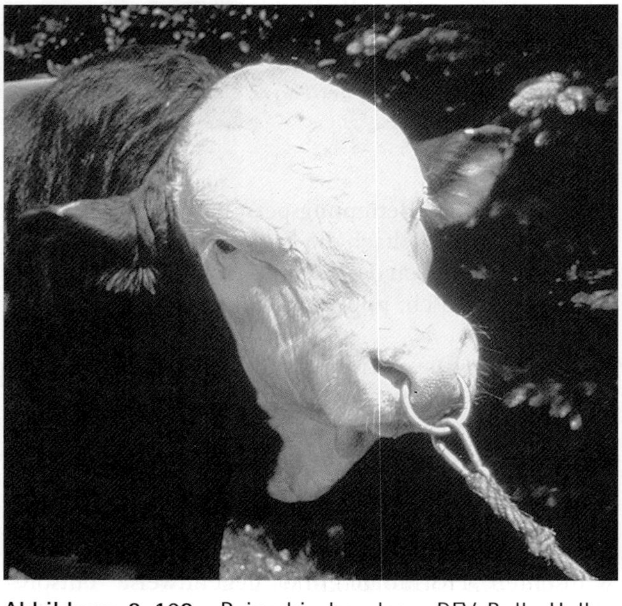

Abbildung 2-102 Reinerbig hornloser DFV-Bulle Holler, einer der Stammväter der Hornloszucht (ROSENBERGER, 2000)

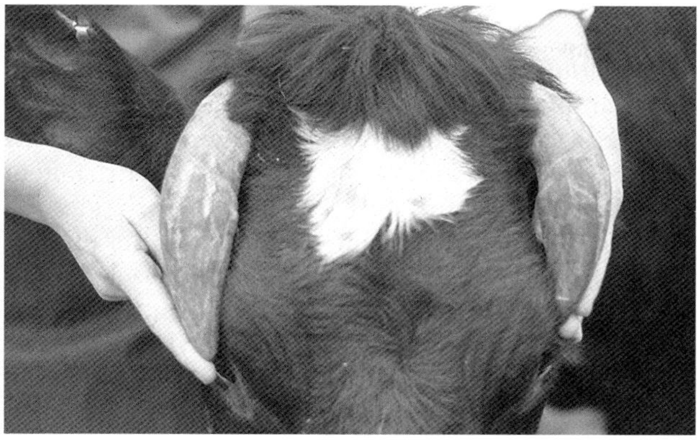

Abbildung 2-103 Angeborene »Wackelhörner« beiderseits anliegend

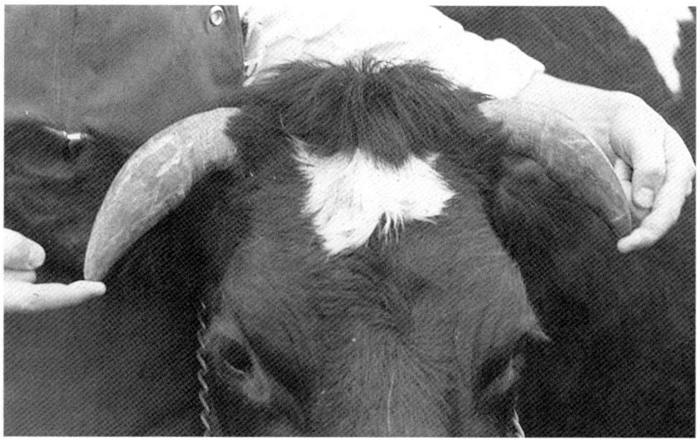

Abbildung 2-104 Angeborene »Wackelhörner« des Tieres von Abb. 2-103 abstehend

➤ *»Henkel«-* und *»Senkhörner«* sind eng-halbkreisförmig wachsende und daher früher oder später mit ihrer Spitze die Haut oder die Lider ober- oder unterhalb des Auges (»Henkel«- bzw. »Senkhorn«) berührende und schließlich drückende, *»einwachsende« Hörner* (Abb. 2-105 und 11-10). Sie sollten möglichst rechtzeitig gekürzt werden (s. Kap. 2.4.5.1).

➤ Als *»S-Hörner«* bezeichnet man »verkehrt«-symmetrisch zueinander stehende Hörner (Abb. 2-106).

➤ *Überlange Hörner*: Rassemerkmal der *Englischen Longhorn-*, der *Schottischen Hochland-* und der *Ungarischen Steppen-Rinder* sind bis über 80 cm lange, bogen- bzw. lyraförmig ausladende Hörner, die mit der extensiven Haltungsweise dieser Tiere vereinbar sind (s. Abb. 2-98). Bei den Arbeitsrindern gewisser *iberischer Rassen* dienen lange, lyraförmige Hörner zur Befestigung des Kopfpolsters für die Stirnjochanspannung (Abb. 2-97). Auch die Angehörigen vieler exotischer Rinderrassen haben Hörner von erheblicher Länge, die zudem sehr dick sein können.

➤ *Überzählige Hörner*: Die meist drei, seltener mehr Hörner umfassende *Mehrhornigkeit* ist ebenfalls erblich veranlagt. Dabei hat jedes Horn einen eigenen, mit dem Stirnbein verwachsenen knöchernen Kern (Stirnzapfen). Je nach seiner Lage ist das überzählige Horn bedeutungslos, störend oder gefährlich; im letztgenannten Falle sollte es amputiert werden (Kap. 2.4.5.2).

2.4.2 Unspezifisch bedingte Krankheiten der Hörner

2.4.2.1 Erworbene Abweichungen der Hornform

➤ Als *»Krüppel«- oder »Stummelhörner«* bezeichnet man die sich nach unvollständiger Ätz- oder Brenneisenenthornung (Kap. 2.4.5.2) entwickelnden, meist auffallend kleinen und höckrig-mißgestalteten, im Regelfall aber nicht störenden Hörner sowie das nach komplikationslosem Verlust der Hornscheide nachwachsende, etwas »schrumpelig« erscheinende *»Ersatzhorn«* (Abb. 2-107).

Gelegentlich wird versucht, durch Abraspeln oder -schmirgeln der Hornringe von Handelsrindern ein *jüngeres »Hornalter« vorzutäuschen*; eine solche Manipulation ist am fehlenden Glanz sowie der rauhen, auffasernden Oberfläche der betreffenden Hörner zu erkennen.

➤ Anderweitige Abweichungen von der normalen Gestalt des Rinderhornes, wie *»Knick-«, »Gabel-«* und *»Korkzieherhorn«*, können nach partiellem Abstoßen der Hornscheide (s. u.) oder nach ungerichtetem Verheilen eines Stirnzapfenbruchs entstehen (Abb. 2-108); sie sind nur dann von Bedeutung, wenn sie das betreffende Tier behindern oder von ihm als Angriffsmittel benutzt werden; gegebenenfalls sollten sie gekürzt oder entfernt werden (Kap. 2.4.5.1, 2.4.5.2).

➤ Die als Folge einer gedeckten Hornzapfenfraktur (Kap. 2.4.2.4) gelegentlich zu beobachtende *Pseudarthrose des knöchernen Stirnzapfens* bedingt deutlich schmerzhafte passive Beweglichkeit des betreffenden Hornes: *erworbenes Wackelhorn*. Ein solches Tier sollte auf etwaige Entwicklung von Horntumoren (Kap. 2.4.4ff.) überwacht und am betreffenden Horn nicht festgehalten werden; (s. auch oben: *erblich bedingtes Wackelhorn*).

➤ *»Riesenhörner«* sind solche, deren Dicke auffallend stark zugenommen hat; dieser Befund ist stets als Verdacht auf ein im Hornzapfen ablaufendes Tumorgeschehen (Kap. 2.4.4ff.) zu werten.

2.4.2.2 »Falsches Horn«

Ein *»falsches« Horn* (Abb. 2-109) hat im Gegensatz zu *»überzähligen«* Hörnern (s. o.) keinen knöchernen

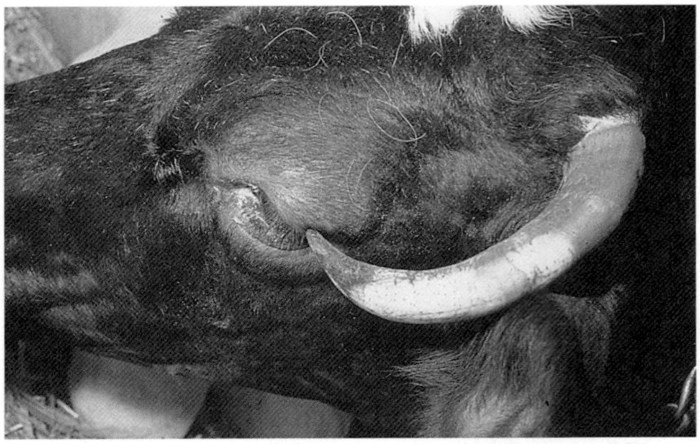

Abbildung 2-105 »Henkelhorn«, dessen Spitze das obere Augenlid irritiert (→ Kürzungsbedarf)

Hornzapfen, sondern nur einen bindegewebigen Kern, mit dem es der Kopfhaut an ungewöhnlicher Stelle, der Haut des Halsbereichs oder einer anderen Körperregion aufsitzt (= *»Hauthorn«*, Kap. 2.2.9).

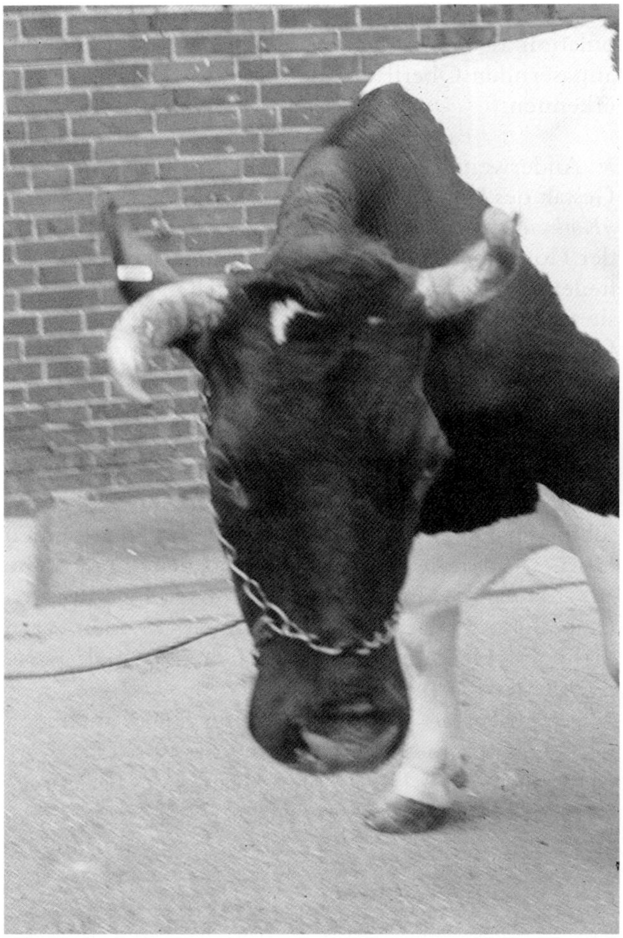

Abbildung 2-106 »S-förmige« Hörner

2.4.2.3 Verlust der Hornscheide

■ **Definition, Ursachen:** Vor allem bei Weidegang und auf Transporten kann es durch Stoß, Schlag, Anrennen gegen Hindernisse oder Sturz, sonst auch durch Verhaken in Anbindung oder Freßgatter (s. Erhängen, Kap. 5.3.5.15), zum Abreißen der Hornscheide von der Lederhaut des Stirnzapfens kommen. Bei diffuser Schädigung des Hornzapfenkoriums (etwa bei Bösartigem Katarrhalfieber, Kap. 12.2.2, oder Vergiftung durch polychlorierte Naphthaline, Kap. 12.3.15) können sich die Keratinscheiden beider Hörner auch infolge »Aushornens« lösen, was dem »Ausschuhen« des Klauenhorns bei Klauenrehe entspricht (Kap. 9.14.8).

■ **Symptome:** Beim traumatisch bedingten Verlust der Hornscheide wird die hellrote, leicht zu Blutungen neigende Lederhaut des Hornzapfens freigelegt, die sich bald mit Fibrinausschwitzungen sowie Verschmutzungen bedeckt und zu eitern beginnt. Weil das Leiden als geringfügig gilt, wird tierärztliche Hilfe oft nur für Ausstellungstiere sowie bei starker Blutung oder übelriechender Eiterung angefordert (Abb. 2-110).

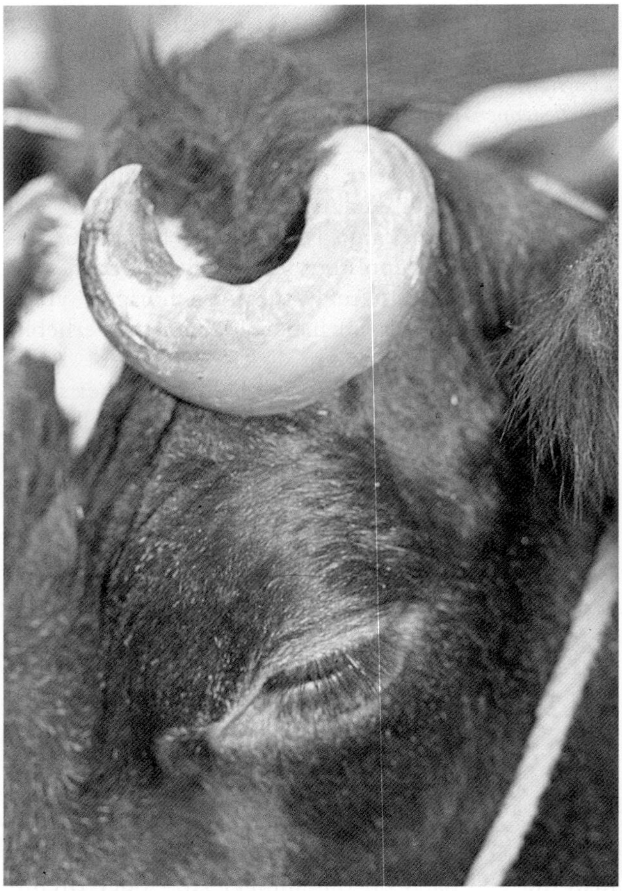

Abbildung 2-107 Korkzieherförmiges »Krüppelhorn« (= Folge unzureichender Ätzenthornung)

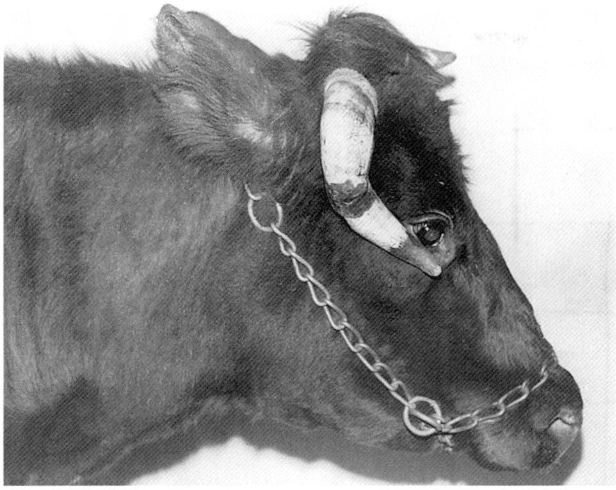

Abbildung 2-108 Unter Richtungsänderung spontan abgeheilter Hornzapfenbruch; Spitze des nunmehrigen »Knick-Senkhornes« berührt das Unterlid

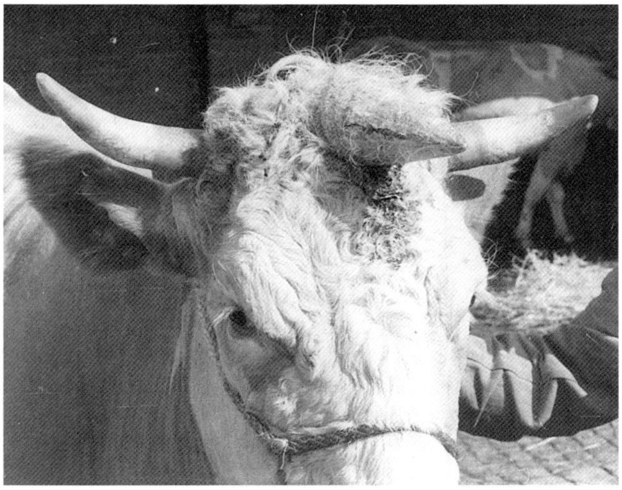

Abbildung 2-109 »Drittes« Horn (= falsches oder Hauthorn) auf der Stirn einer DHF-Kuh (Basisdurchmesser 12 cm, Länge 20 cm; Püschner, 1974)

Behandlung, Verlauf: Da jede Berührung der empfindlichen Hornzapfenlederhaut Abwehr auslöst, empfiehlt es sich, das Tier zunächst zu sedieren oder örtlich zu betäuben. Dann sind die dem Stirnzapfen anhaftenden Auflagerungen mit lauwarmer milder antiseptischer Lösung (z.B. Wasserstoffperoxid 0,3- bis 1,0%ig oder Jodophorlösung) zu erweichen und zu entfernen. Anschließend ist die abgetrocknete Oberfläche antibiotisch (Spray, Salbe, Puder) zu versorgen, sachgemäß mit abwechselnd um das gesunde Horn und den hornlosen Stirnzapfen zu führenden Achter-Bindentouren zu umwickeln und der Verband dünn mit einem Deckmittel zu bestreichen (Abb. 2-111). Von verschleppten, stark verschmutzten oder eiternden Fällen (Verbandswechsel nach einer Woche angezeigt) abgesehen, kann dieser Schutzverband bis zum Abfallen belassen werden. Innerhalb zweier Monate entwickelt sich dann eine neue, widerstandsfähige Hornscheide, die allerdings schwächer, unebener sowie matter bleibt als die ursprüngliche und zudem entsprechend weniger Hornringe aufweist (= *»Ersatzhorn«*, Abb. 2-112).

2.4.2.4 Hornzapfenbruch

Definition: Offene oder gedeckte Fraktur des knöchernen Hornzapfens, die entweder durch diesen selbst, seine Basis oder das umgebende Stirnbein verläuft, meist mit dem Verlust der zugehörigen Hornscheide verbunden ist und im Regelfall – infolge Eröffnung der gleichseitigen Stirnhöhle – eine eitrige Sinusitis frontalis (Kap. 5.1.2.4) auslöst. *Ursachen* sind die gleichen stumpfen Traumen wie beim Abreißen der Hornscheide.

Symptome, Verlauf: Hornzapfenfrakturen sind oft schon adspektorisch am Fehlen der Hornscheide, an der abweichenden Richtung des betroffenen Hornes und an Blutspuren im Bereich der Hornbasis zu erkennen. Bei noch haftendem Horn und unbeeinträchtigter Richtung desselben bedarf es vor Stellung der Diagnose einer näheren Untersuchung: Prüfung des Hornes auf Beweglichkeit und Schmerzhaftigkeit, Scheren der Haare am Horngrund, Sondieren etwaiger Verletzungen, mitunter auch Abraspeln oder Ausschneiden von Horndefekten; als wichtiger Hinweis ist einseitiges Nasenbluten (Kap. 5.1.2.2) zu werten. In verschleppten Fällen sowie bei Patienten mit gedeckter Fraktur von Hornzapfen oder Stirnbein bieten erst die schweren Allgemeinsymptome der nun fast zwangsläufig eintretenden eitrigen Stirnhöhlenentzündung (Kap. 5.1.2.4) Anlaß, tierärztliche Hilfe zu erbitten (Abb. 2-113). Diagnostisch ist dann wie folgt zu verfahren: Überprüfung des Geruchs der den Nasenlöchern entströmenden Atemluft; Schallperkussion beider Stirnhöhlen; Stirnhöhlentrepanation. Gedeckte Hornzapfenfrakturen können spontan abheilen, wobei sich mitunter ein »Knick-«, »Gabel-«, »Korkzieher-« oder »erworbenes Wackelhorn« entwickelt (Kap. 2.4.2.1). Verschleppte, im Bereich des Hornansatzes gelegene Verletzungen neigen jedoch infolge ständiger Irritation durch Eiterung, Insektenbefall oder Scheuern in besonderem Maße zur malignen Entartung der beteiligten Gewebe (Kap. 2.4.4ff.).

Beurteilung, Behandlung: Ist nur die Spitze des Hornzapfens (ab)gebrochen und die zugehörige Stirnhöhle nicht eröffnet, so genügt es, das Stumpf-

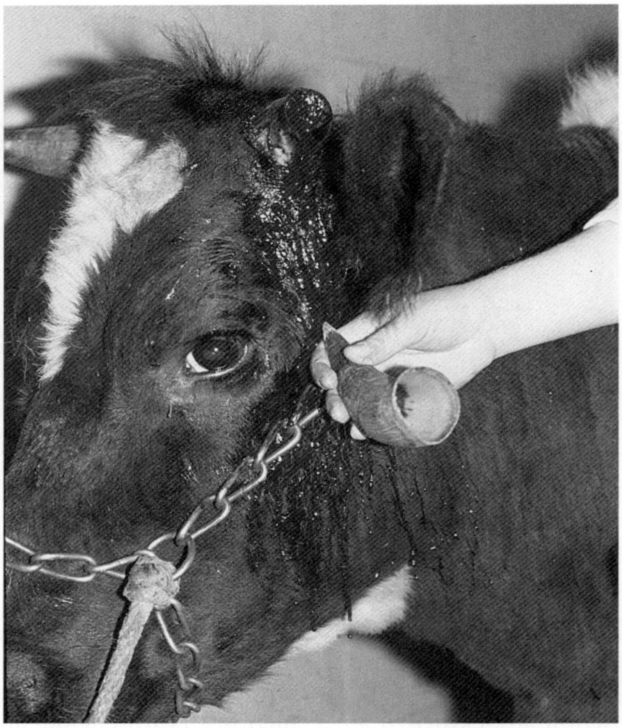

Abbildung 2-110 Stoßbedingter Verlust der Hornscheide

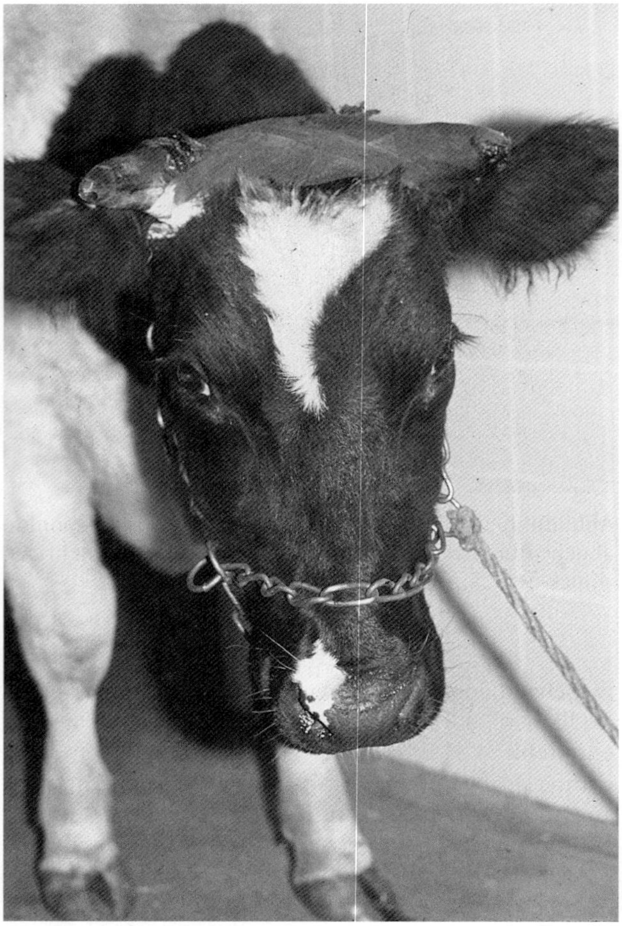

Abbildung 2-111 Achtertouren-Hornverband zum Schutz des Hornzapfen-Periosts

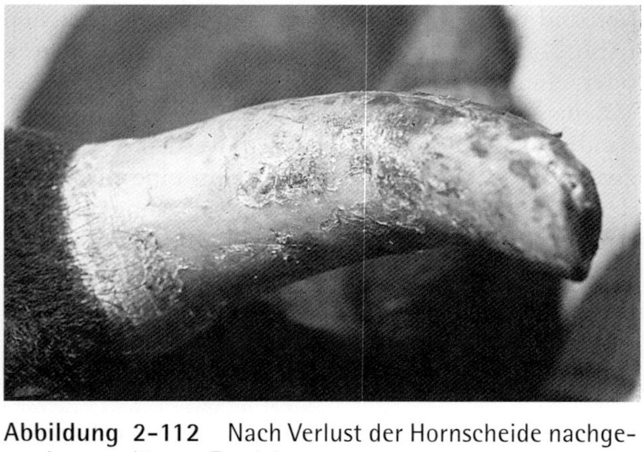

Abbildung 2-112 Nach Verlust der Hornscheide nachgewachsenes dünnes Ersatzhorn

ende – nach Sedation des Tieres oder Lokalanästhesie – mit dem scharfen Löffel oder einer Drahtsäge zu glätten und unter Verband zu nehmen (s. o.). Bei Hornzapfenfraktur mit uneröffneter Stirnhöhle und erhaltener Blutgefäßversorgung des abgebrochenen Zapfenendes (palpatorische Wärmekontrolle) kann Heilung durch sachgemäße Schienung versucht werden. Sie erfolgt mit Hilfe eines »Hornleiters«, zweier sich zwischen den beiden Hörnern kreuzender Stäbe oder Brettchen und/oder situationsgerecht angebrachter Drahtschlingen, die mit polymerisierendem Kunststoff zu stabilisieren sind; die Vorrichtung sollte keinen Druck auf die Stirnhaut ausüben (Nekrosegefahr). Während der 6- bis 8wöchigen Frakturheilung ist die Schienung laufend zu überwachen und der solange gesondert aufzustallende Patient auf etwa eintretende Stirnhöhlenvereiterung zu kontrollieren.

Bei Rindern mit offenem Hornzapfenbruch und solchen mit bereits eingetretener purulenter Sinusitis frontalis kann nicht mit dem Wiederanwachsen des abgebrochenen Stirnzapfenstücks gerechnet werden. In solchen Fällen empfiehlt es sich, das erkrankte Horn zu amputieren (Kap. 2.4.5.2) und bei dieser Gelegenheit auch etwaige, im Bereich der Operationswunde festzustellende Knochensplitter zu entfernen sowie die Stirnhöhle mit einem milden Desinfiziens zu spülen; diese Spülung ist bis zum Abheilen der Sinusitis regelmäßig zu wiederholen (Kap. 5.1.2.4).

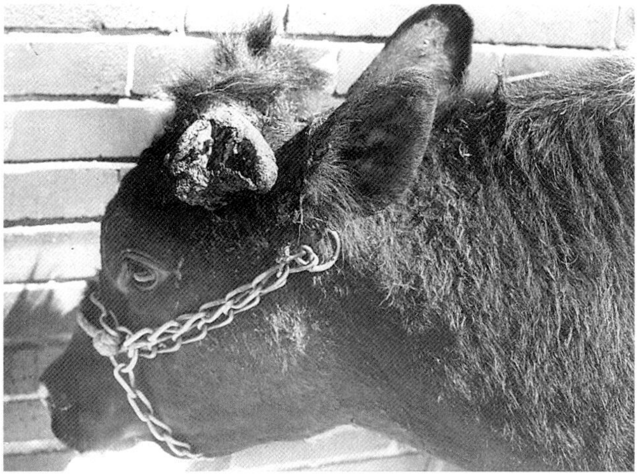

Abbildung 2-113 Verschleppter Hornzapfenbruch bei einem Jungrind

2.4.3 Infektionskrankheiten und Vergiftungen mit Auswirkung auf die Hörner

Manche *epitheliotrope Viren* wirken sich schädigend auf den Saum und die Haftung der Hörner am knöchernen Hornzapfen aus (s. Bösartiges Katarrhalfieber, Kap. 12.2.2; Maul- und Klauenseuche, Kap. 12.2.1). Die durch *chronische Selenvergiftung* bedingte »Alkali disease« gibt sich im Rissigwerden des Saumbandes von Hörnern und Klauen zu erkennen (Kap. 12.3.9). Näheres hierzu ist angegebenenorts nachzulesen.

2.4.4 Tumoren im Hornbereich

2.4.4.1 Karzinom des Hornzapfens

■ **Definition:** Im Bereich der Hornbasis gelegene bösartige Geschwulst (»Hornkrebs«, »cancer horn«). *Vorkommen:* Im allgemeinen selten; bei in Indien, Indonesien, im Sudan oder in Brasilien heimischen Rindern langhorniger Rassen, insbesondere älteren, im Joch gehenden Arbeitsochsen, dagegen relativ häufig und ≤ 2% der Schlachtochsen betreffend.

■ **Ursachen:** Wiederholte mechanische Irritationen und Traumen (Abb. 2-114), unsachgemäßes Kürzen oder »Formen« der Hörner; Öl- und Farbanstriche sowie Sonnenbestrahlung werden als Hilfsfaktoren für das Entstehen der Tumoren angesehen, welche der Schleimhaut des pneumatisierten Hornzapfens oder dem Epithelsaum am Haut-Hornübergang entstammen.

■ **Symptome:** Schütteln, Scheuern, Tief-, Schräg- und/oder Seitwärtshalten des Kopfes; Kratzen des Hornansatzes mit den Hinterklauen; blutiger Nasenausfluß; abnorme Stellung des sich an seiner Basis verdickenden, ulzerierenden, schließlich beweglich werdenden oder sogar abfallenden Hornes; blumenkohlartig-schwammige, übelriechende und mitunter Fliegenmaden-befallene graurötlich erscheinende Wucherung im Bereich des Hornansatzes (ausnahmsweise beidseitig). *Verlauf:* massive Ausbreitung in Stirn- und Nasenhöhle, Metastasierung in regionale Lymphknoten und andere Organe, wie Kopfspeicheldrüsen, Lunge oder Herz; mitunter auch zerebrale Erscheinungen; Tod im Marasmus.

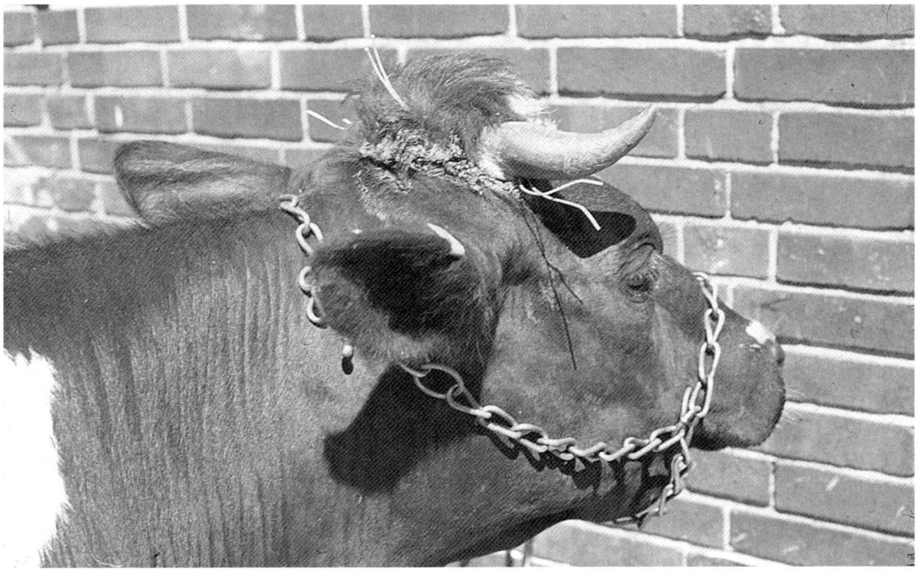

Abbildung 2-114 Um Zwischenhornkamm und Horngrund beider Hörner herum »eingewachsener« Weidedraht; solche ständigen Irritationen des Hornsaumbereichs bedingen mit der Zeit maligne Gewebeentartung

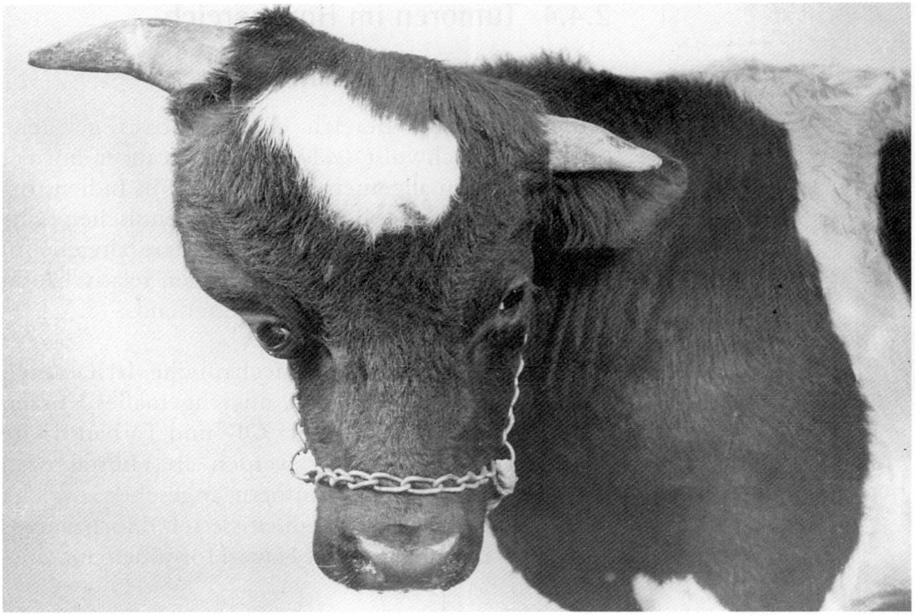

Abbildung 2-115 Vom Hornzapfen ausgehendes, auf die Orbita übergreifendes Osteosarkom bei einem DSB-Jungbullen

Sektion: Schnittfläche der Geschwülste und ihrer Metastasen grau-speckig; *histologisch*: Plattenepithelkarzinom; elektronenmikroskopisch: pleomorphe epitheliale Zellen und virusähnliche Partikel.

Diagnose: Die karzinomatöse Entartung des knöchernen Hornzapfens läßt sich röntgenologisch schon früh diagnostizieren. *Differentialdiagnostisch* ist an Stirnbeinosteosarkom (s. u.), Augenkrebs (Kap. 11.1.7.1) und Siebbeinkarzinom (Kap. 5.1.7.1) zu denken.

Die *Behandlung* hat nur bei frühzeitiger, sachgemäßer und gründlicher Resektion des Tumorgewebes (einschließlich des betreffenden Hornes, Kap. 2.4.5.2) sowie Vermeidung erneuter örtlicher Reizungen gewisse Aussichten; meist ist das Leiden jedoch infaust.

2.4.4.2 Osteosarkom des Hornzapfens

Definition: Vom knöchernen Hornzapfen ausgehende bösartige Geschwulst. *Vorkommen, Ursachen*: Sehr selten; möglicherweise Folge unerkannter Beschädigungen des Hornzapfens oder benachbarter Kopfknochen. *Symptome*: Mehr oder weniger rasch an Umfang zunehmende, von Haut bedeckt bleibende, derbe bis harte Umfangsvermehrung, welche zunächst die Hornbasis (»Riesenhorn«), später auch deren knöcherne Umgebung betrifft und zur Behinderung der Nasenatmung oder des gleichseitigen Auges führen kann (Abb. 2-115). *Histologisch*: Osteosarkom. *Differentialdiagnose*: In ähnlicher Lokalisation vorkommende Tumoren sind »cancer horn« (s. o.), »cancer eye« (Kap. 11.1.7.1) und Siebbeinkarzinom (Kap. 5.1.7.1). *Beurteilung:* Die Behandlung ist nur im Frühstadium und bei vollständiger Exstirpation des Tumors aussichtsreich.

2.4.5 Verfahren zum Kürzen oder Entfernen der Hörner

2.4.5.1 Kürzen der Hörner

Indikationen: Das Kürzen (»tipping«) der Hörner ist v. a. beim Einstellen von Zukauftieren in die großen, im Freien laufenden *Mastrinderherden* (»feed lots«) Nordamerikas üblich, um die mit dieser Haltungsweise verbundenen gegenseitigen Beschädigungen zu vermindern. Beim Schlachttiertransport lassen sich hornstoßbedingte Läsionen (»bruising«) und dadurch verursachte Fleischverluste allerdings bei Rindern mit gekürzten Hörnern – im Gegensatz zu hornlosen und enthornten Tieren – nicht nennenswert reduzieren. Gelegentlich wird das Kürzen anomal geformter Hörner (Kap. 2.4.2.1) verlangt, weil sie ihren Träger stören oder gefährden. Die Hornspitzen von *Kampfstieren* werden mitunter betrügerischerweise gekürzt, um deren Stoßlust zu verringern; gegebenenfalls ist dieser Eingriff (»afeitado«) schon äußerlich, an der Auffaserung des Hornendes, sonst histologisch nachweisbar.

Technik: Um Verletzungen der dem Periost des Stirnzapfens eng aufliegenden, sensiblen sowie zu Blutungen und langwierigen Eiterungen neigenden Lederhaut des Hornes sowie die Eröffnung der gleichseitigen Stirnhöhle zu vermeiden, sollte die

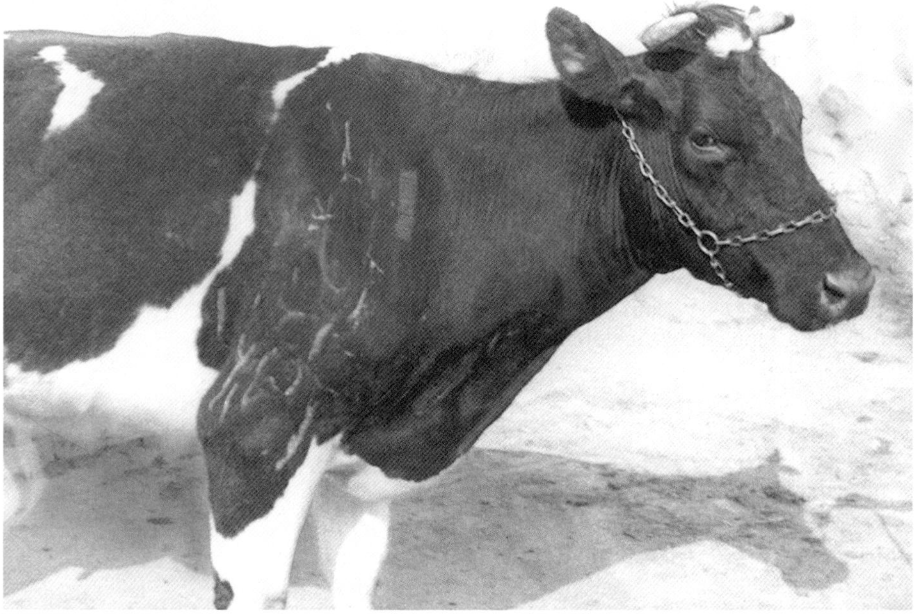

Abbildung 2-116 Multiple hornstoßbedingte Hautverletzungen nach Unterbringung nichtenthornter Kühe im Laufstall

Kürzung im »toten« (d.h. »kalten«) Bereich zwischen dem apikalen Ende des »warmen«, d.h. durchbluteten und zudem pneumatisierten Stirnzapfens und der Hornspitze erfolgen. Hierzu fühlt man – an letzterer beginnend – mit den Fingerkuppen am Horn entlang und wählt das zu resezierende Stück sicherheitshalber etwas kürzer, als es der Befund dieser Wärmepalpation »anzeigt«. Das Absetzen der Hornspitze erfordert keine Betäubung, bei bösartigen Individuen jedoch Sedierung, in jedem Falle aber gute Fixation des Tieres. Es erfolgt mit einem hierzu geeigneten Instrument, etwa der Drahtsäge nach LIESS, einer Hand- oder Eisensäge, einem Trennschleifer oder einer Hornabschneidezange (horn clipper). Am verbliebenen Hornende entstandene scharfe Kanten werden mittels Raspel oder Hufmesser abgerundet. Wenn beim Hornkürzen versehentlich die Spitze des Hornzapfens verletzt wurde (→ Schmerzäußerung und Blutaustritt), empfiehlt sich ein Schutzverband (Kap. 2.4.2.3).

2.4.5.2 Enthornung

Definition: Beim Enthornen ist zwischen Zerstörung oder Entfernung der kutanen Hornanlage beim Kalb einerseits sowie der Amputation des Hornes samt knöchernem Hornzapfen bei Jung- und erwachsenen Rindern andererseits zu unterscheiden.

Indikationen: Mittels *Herdenenthornung* sollen Schädigungen vermieden werden, die sonst – bei Haltung und Beförderung horntragender Rinder auf engem Raum (z.B. Lauf-, Offenstall, Portionsweide, Transportfahrzeug oder Treibgang) – durch das beim Unterschreiten der ethologisch bedeutsamen »Fluchtdistanz« fast zwangsläufig einsetzende gegenseitige Stoßen entstehen (Abb. 2-116), nämlich: Verletzungen an Haut oder Hörnern, Lederschäden, Blutergüsse, traumatisch bedingte Aborte sowie Gewichts- und Fleischverluste (wegen der am Schlachtkörper vorliegenden »Stoßstellen«). Auch bei *anomal geformten Hörnern* (s.o.), offenem Hornzapfenbruch sowie zur *Ruhigstellung bösartiger Vatertiere* ist die Enthornung angezeigt. Sinnvoller ist es allerdings, *zur Zucht vorgesehene Bullen schon im Kälberalter* zu enthornen; mit enthornten *Mastbullen* sollen sich bessere Gewichtszunahmen erzielen lassen als mit behornten. Nicht zuletzt stellen horntragende Rinder auch eine latente *Gefährdung des Betreuungspersonals* dar. Für verschiedene Rinderrassen sind daher heute Bestrebungen zur Reinzucht hornloser Linien im Gange (Kap. 2.4.1).

Anatomie: Zunächst ist zu bedenken, daß beim Enthornen über 6 Monate alter Rinder die *Stirnhöhle eröffnet* wird, welche sich von diesem Zeitpunkt an in den nunmehr pneumatisierten knöchernen Hornzapfen hinein ausdehnt (s. Abb. 5-9). Abgesehen von der Umstellung des Gesamtbestandes auf hornlose Haltungsweise ist daher anzustreben, den Eingriff möglichst frühzeitig, d.h. bei noch entsprechend geringer Komplikationsgefahr vorzunehmen.

Vorbereitungen: Die *Haare* im Bereich der Hornknospe (Kälber) oder des Hornansatzes (ältere Tiere)

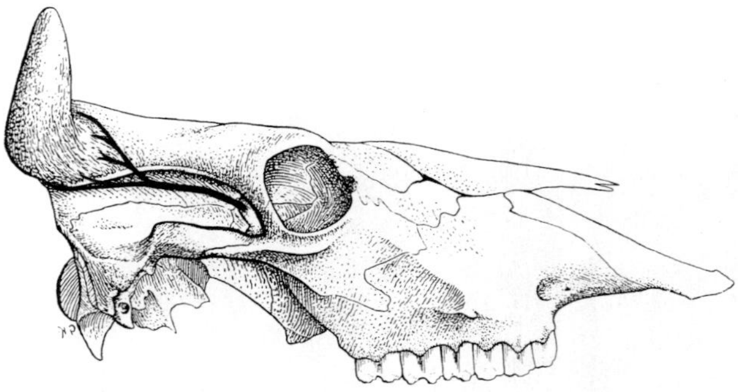

Abbildung 2-117 Verlauf des Ramus cornualis ni. zygomatici beim Rind in der Schläfengrube parallel zur Crista frontalis externa

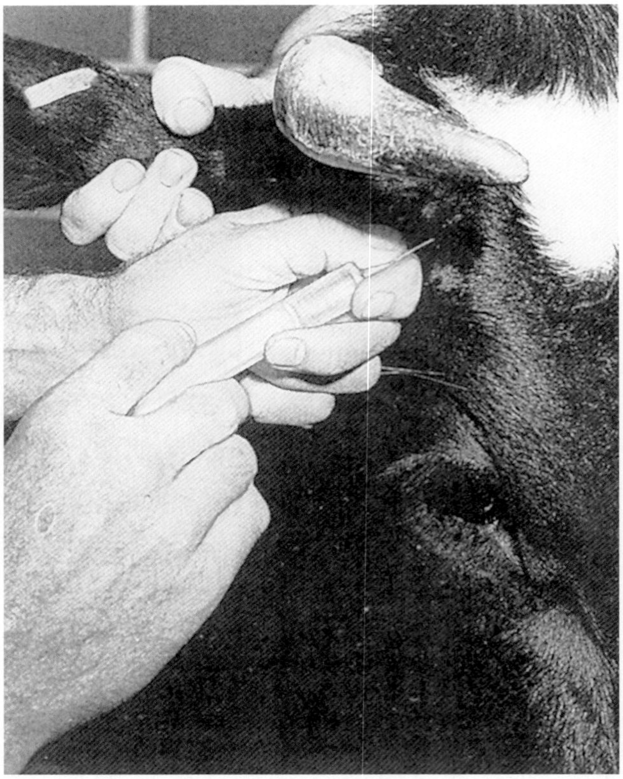

Abbildung 2-118 Leitungsanästhesie des Ramus cornualis ni. zygomatici

sollten *kurzgeschoren* und die *Haut* hier durch Abreiben mit einem Desinfiziens *entkeimt* werden. Bei den blutigen Verfahren ist das zur Reihenenthornung *benutzte Instrumentarium* zwischenzeitlich regelmäßig zu *desinfizieren*, um keine Krankheitserreger (z. B. Anaerobier, Leukose- oder Papillomatose-Virus) zu verschleppen.

Falls der Eingriff *serienweise*, an einer größeren Zahl von Tieren vorgenommen werden soll, empfiehlt es sich, diese in Gruppen von je 5 zunächst durch Anbinden, Scheren, Entkeimen und Betäuben vorzubereiten sowie anschließend zu enthornen; für Anästhesie und Operation ist *gute Fixation* jedes einzelnen Tieres unabdingbar.

■ **Anästhesie:** Das deutsche TSchG schreibt für das Verhindern des Hornwachstums sowie für das Enthornen von ≥ 6 Wochen alten Rindern eine *sachgemäße Betäubung* vor, und Tierschützer fordern eine solche auch für jüngere Kälber. Die Schmerzausschaltung erfolgt mittels Leitungsanästhesie des am lateralen Rand des Stirnbeins, auf halbem Wege zwischen temporalem Augenwinkel und Horngrund, unmittelbar unterhalb der Crista frontalis durch 2–4 cm tiefen, von oben-außen nach unten-innen gerichteten Kanüleneinstich zu erreichenden Ramus cornualis ni. zygomatici. Dazu werden jederseits, unter langsamem Zurückziehen der Kanüle, 5–10 ml Lokalanästhetikum injiziert (EMMERSON-Block; Abb. 2-117, 2-118). Die Injektionsstelle sollte vorab geschoren und desinfiziert worden sein; nach dem Einspritzen des Betäubungsmittels ist sie zur besseren Verteilung des Depots kurz zu massieren. Bedarfsweise erleichtert man sich die örtliche Schmerzausschaltung durch vorheriges Sedieren der dann gegebenenfalls problemlos im Liegen zu enthornenden Tiere mit Xylazin. Falls die Betäubung nicht »wirkt«, ist ein weiteres Anästhetikum-Depot subkutan, wenig orolateral der Hornbasis, zu setzen.

■ **Blutstillung:** Soweit bei der Intervention *Blutungen* auftreten, sind sie zu *stillen*, bevor man mit der Enthornung der nächsten Tiergruppe beginnt. Zur Hämostase eignen sich: Vorziehen des Gefäßes mittels Arterienklemme und Unterbinden mit dünnem synthetischem Faden; Umstechen der Hornarterie samt umgebender Haut mit Heftnadel und Faden (Massenligatur); bei adulten Tieren vorübergehendes Anlegen eines in Achtertour um die Basis beider Hörner verlaufenden »WECK«-Gummiringes; Einspießen eines kleinen Holzstäbchens (z. B. halber Wurst-Speil oder Käse-Stix) in das Gefäß; bei Sickerblutungen Aufdrücken eines heißen Brenneisens oder Lötkolbens. Heißluftgebläse sind zur Stillung von Gefäßblutungen nicht geeignet.

■ **Technik:** Um das spätere Nachwachsen eines »Krüppelhornes« (Kap. 2.4.2.1) sicher zu vermeiden, muß bei der Zerstörung der Hornanlage und bei der Hornamputation *ein etwa 1 cm breiter Hautstreifen rings um die Hornanlage oder Hornbasis mitbehandelt bzw. mitentfernt* werden; etwaige, nach dem Eingriff dort verbliebene Reste des Hornsaumes sind mittels Schere oder Skalpell zu resezieren. Im übrigen geht man, entsprechend dem Alter der/des zu enthornenden Tiere/s, nach einer der folgenden Methoden vor, deren jeweilige Besonderheiten und Komplikationsmöglichkeiten zu beachten sind:

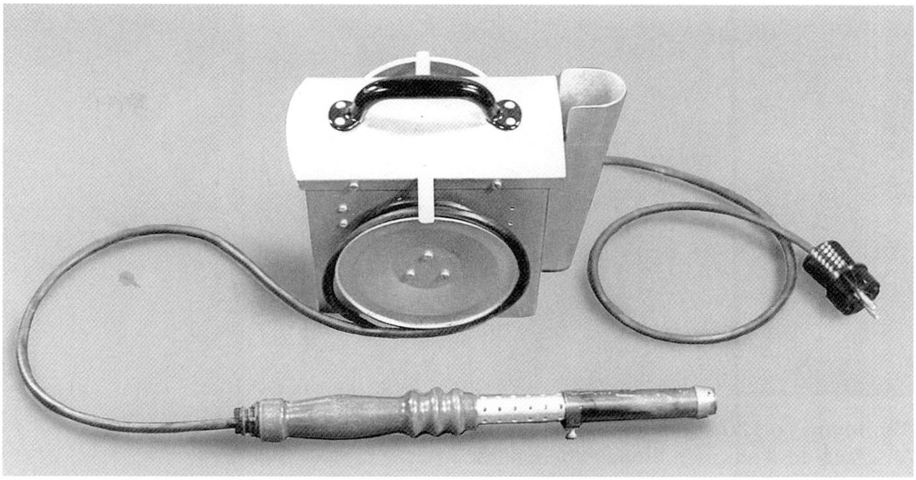

Abbildung 2-119 Elektrischer Thermokauter (Firma Utina/D-23701 Eutin) samt Schutztransformator zur Zerstörung der Hornanlage beim Kalb

➤ *Zerstörung oder Entfernung der Hornanlage beim Kalb:* Dieses Ziel läßt sich durch verschiedene Verfahren erreichen:

›› *Ausbrennen der Hornanlage*: Zu diesem, v. a. bei ≤ 6 Wochen alten Kälbern geeigneten Verfahren bedient man sich eines hierfür entwickelten, *elektrisch oder mit Gas beheizten Thermokauters*, dessen halbkuglig ausgehöhltes Arbeitsende seiner Form und Größe nach der epithelialen Hornknospe entspricht. Dieser Brennkopf wird auf feuersicherer Unterlage bis zur Rotglut erhitzt und dann unter mäßigem Druck sowie leichter Längsachsendrehung jeweils etwa 10 s lang auf die Hornanlagen des dabei gut zu fixierenden Kalbes aufgesetzt: Die betreffenden Stellen sollten nach dem Brennvorgang gelbbraun erscheinen und etwas Serum ausschwitzen; erforderlichenfalls ist der Thermokauter zur Erzielung eines solchen Befundes nochmals kurz anzusetzen (Abb. 2-119 bis 2-122). Die durch das Brennen bedingte ringförmige Kerbung der Stirnhaut sollte diese etwa bis zur halben Dicke, nicht aber bis aufs Stirnbein durchdringen; auch sollte das zentrale Hautstück beim Brennen nicht – wie etwa beim Stanzenthornen (s. u.) – »herausgestemmt« werden; andernfalls ist mit zerebralen Komplikationen (eitrige Meningoenzephalitis) zu rechnen. Nach sachgemäßer Kauterisation stoßen sich die absterbenden Hornknospen innerhalb der nächsten 3–4 Wochen unter Vernarbung der Defekte ab. Nach unzulänglichem Brennen kommt es zur Entwicklung von »Krüppelhörnern« (Kap. 2.4.2.1); hiermit ist v. a. beim thermischen Enthornen älterer Kälber zu rechnen.

N. B.: Beim Arbeiten mit dem *elektrischen Thermokauter* ist eine Kabelzuführung von oben her vorteilhaft, damit sich Mitarbeiter und Kälber nicht in der elektrischen Leitung verheddern. Bei Benutzung des *Propangas-Thermokauters* ist darauf zu achten, daß dessen Flamme nicht auf das Ohr des betreffenden Tieres, einen Helfer, Einstreu oder brennbare Gegenstände gerichtet ist. Das *Ausbrennen mittels Heißluftgerätes* geht mit erheblicher, die Tiere beunruhigender Geräuschentwicklung einher und ist bezüglich seiner Auswirkungen schlechter »dosierbar« als beim Thermokauter. Die unter Zuhilfenahme von *flüssigem Stickstoff* und einer *Kältesonde* vorzunehmende *»Gefrierenthornung«* ist bei ≤ 3 Wochen alten Kälbern zwar technisch möglich, doch ist das eine Lokalanästhesie erfordernde kryochirurgische Vorgehen apparativ aufwendig und benötigt mehr Zeit als das Enthornen mittels Thermokauters; es gilt daher noch nicht als praxisreif.

›› *Ätzen der Hornknospe* (Abb. 2-123 bis 2-127): Hierzu benutzt man *KOH- oder NaOH-haltige Ätzstifte* mit »neutralem« Griff; ihrer Hygroskopität wegen müssen sie unter Luftabschluß aufbewahrt werden. Für mit diesem Verfahren erfolgende Serienenthornungen empfiehlt es sich, *Schutzhandschuhe* zu tragen. Dabei wird die Hornanlage mit der von ihrer schützenden Wachsschicht befreiten Spitze des Ätzstiftes unter leichtem Druck so lange in kreisender Bewegung bestrichen, bis die Haut Blut ausschwitzt. In der Folge entwickelt sich hier eine rauhe Kruste, die innerhalb von 2–4 Wochen abgestoßen wird. Ein Nachteil der Methode besteht in ihrer unsicheren »Dosierbarkeit«; daher werden »Stummelhörner« (sowie Hirnhautentzündungen) nach dem Ätzen häufiger beobachtet als nach dem Brennverfahren. In der unter dem Ätzschorf befindlichen »anaeroben Kammer« können sich bei unsauberer Haltungsweise auch Clostridien entwickeln, was u. U. verjauchende Unterhautphlegmone oder »Enthornungstetanus« bedingt (Kap. 2.3.3.1 und 10.3.8).

N. B.: *Ätzpasten und -flüssigkeiten* sind wegen der mit ihrer Anwendung verbundenen Gefahren abzulehnen. Sie können wegen spontanen »Ausbreitens« oder schmerz-/juckreizbedingten »Verreibens« des

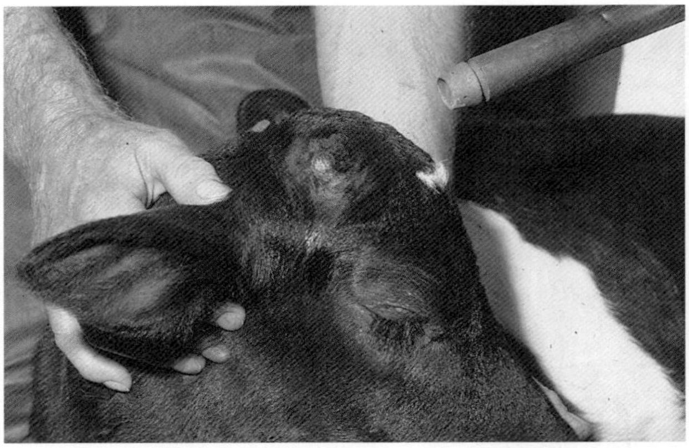

Abbildung 2-120 Darstellung der Hornknospe vor dem Ansetzen des konkaven Brennkolbenendes

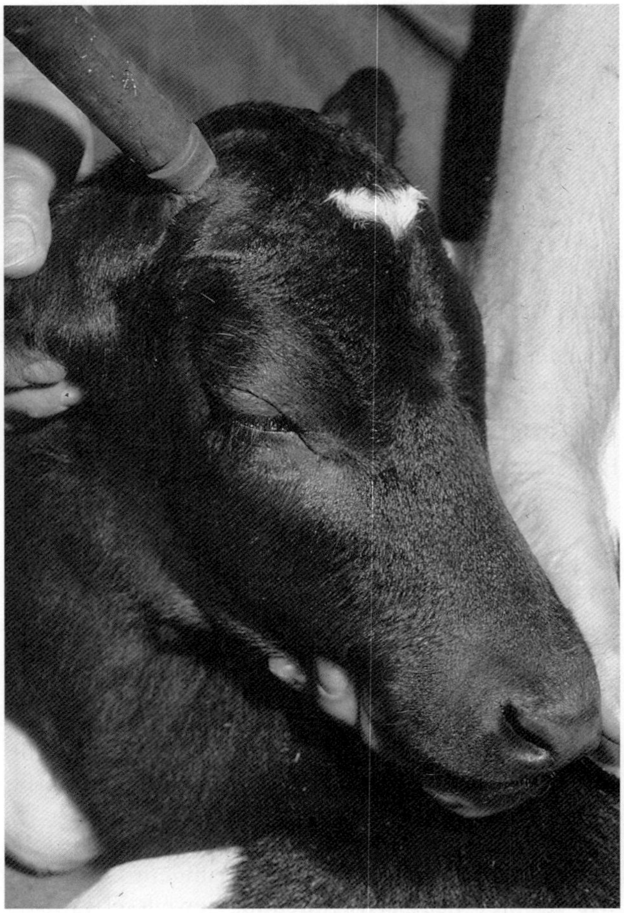

Abbildung 2-121 Andrücken des Thermokauters auf die Hornanlage

Ätzmittels zu umfangreicher Verätzung im Kopfbereich und zu Panophthalmie führen; Ablecken des Ätzmittels kann schwerwiegende Stomatitis auslösen. Ähnliches gilt für die Enthornung mittels subkutan (unter die Hornknospe) zu injizierender *Kalziumchloridlösung* (0,5–1,0 ml 50%ig), weil das Ausmaß der damit hervorgerufenen und zudem anhaltend schmerzhaften Gewebeschädigung nicht vorhersehbar ist.

›› *Ausstanzen oder Abkneifen der Hornknospe* ist ein recht einfaches und erfolgssicheres, aber blutiges Verfahren, das sich für ≤ 3 Monate alte Kälber eignet. Es wird nach üblicher Vorbereitung (s. o.) mit dem Enthorner nach Roberts, der Enthornungszange nach Barnes oder der dänischen Enthornungszange vorgenommen und ist bei sauberem Arbeiten komplikationsarm; die dabei gesetzten Defekte heilen innerhalb von 2–3 Wochen ab:

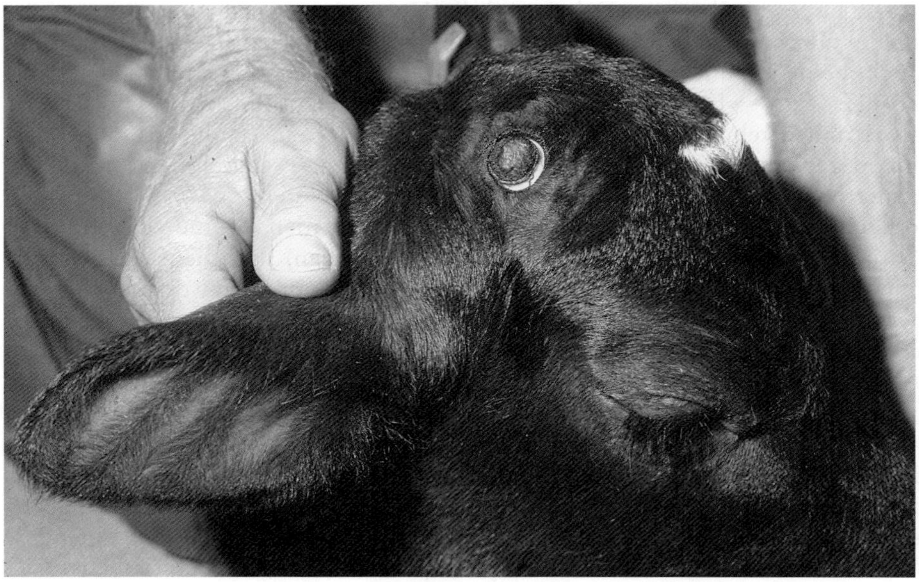

Abbildung 2-122 Veränderungen im gebrannten Bereich unmittelbar nach richtig dosierter thermischer Enthornung

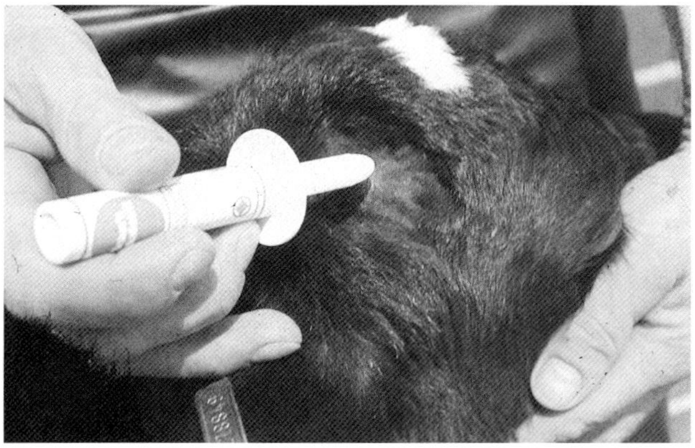

Abbildung 2-123 Kaustische Enthornung eines Kalbes mittels Ätzstift

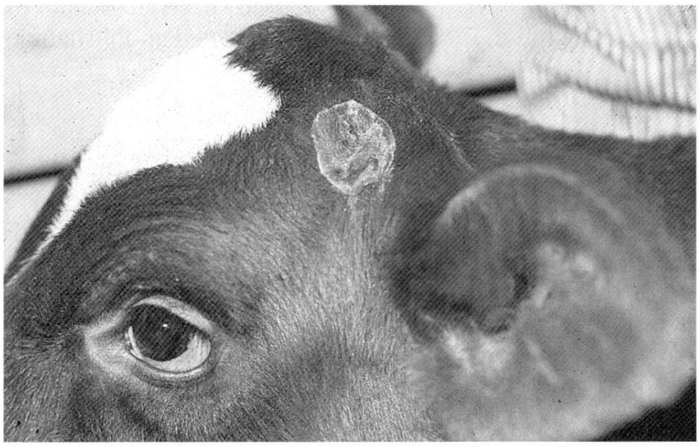

Abbildung 2-124 Umschriebene Nekrose der Hornanlage etwa 2 Wochen nach ordnungsgemäßer lokaler Ätzung

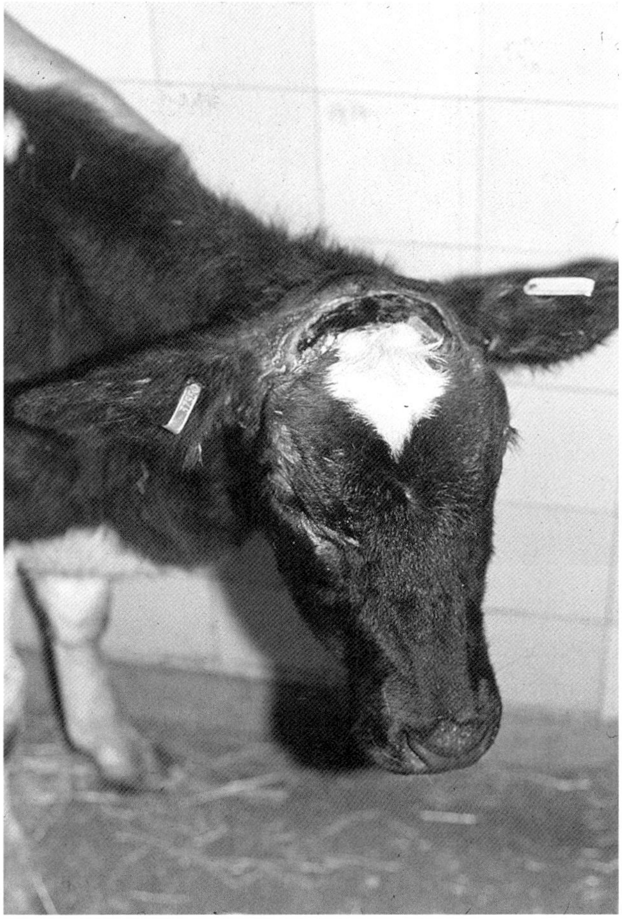

Abbildung 2-125 Langwierige Liquifikationsnekrosen im Bereich des Zwischenhornkammes nach Enthornung mittels Ätzpaste

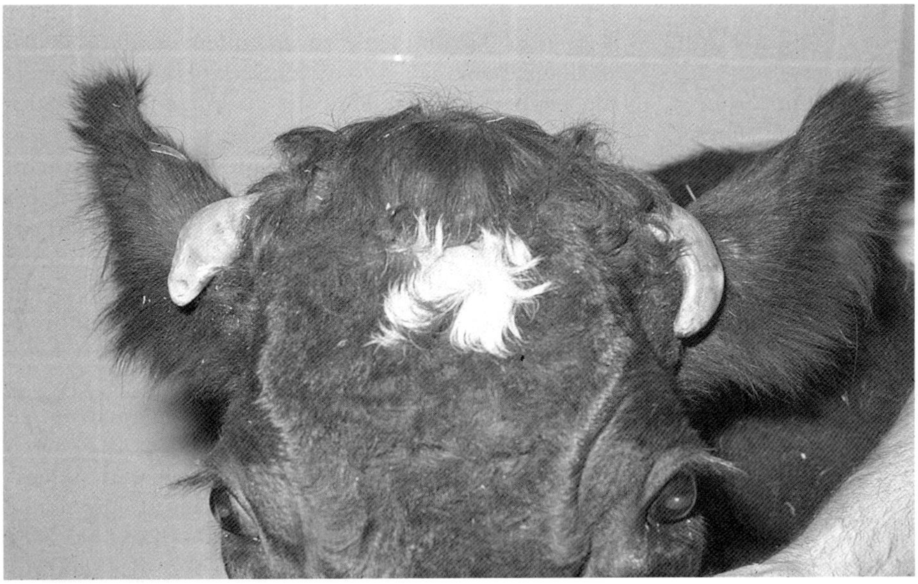

Abbildung 2-126 Stummelhornbildung bei unzulänglich ätzstiftenthorntem Jungrind

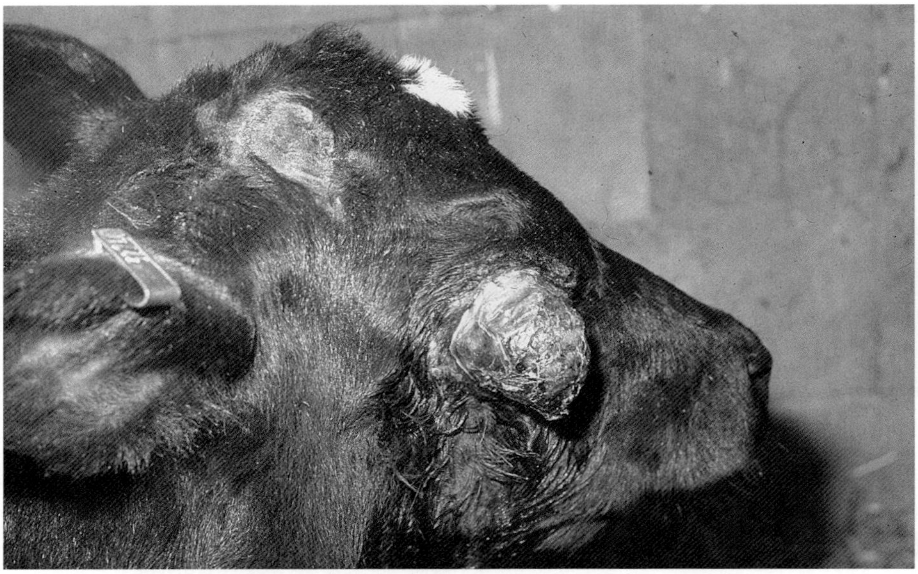

Abbildung 2-127 Infolge Abwehr bei Ätzpasten-Enthornung und späterem Scheuern entstandene Panophthalmie

▸▸ Der *Enthorner* (Roberts) wird senkrecht, und zwar so aufgesetzt, daß sich die Hornanlage innerhalb seiner kreisförmigen Schneide befindet; dann wird das Instrument unter mäßigem Druck auf seinen kugelförmigen Griff mehrmals um seine Längsachse hin- und hergedreht, schließlich um 90° »gekippt« und das zuvor umschnittene, münzengroße Hautstück nun »schiebend« herausgestanzt; falls es sich auf diese Weise nicht entfernen läßt, ist es mit Pinzette und gebogener Schere zu exzidieren (Abb. 2-128 bis 2-130).

▸▸ Die *Enthornungszangen* werden mit ihren halbkreisförmigen Schneiden ebenfalls wenig peripher des Hornsaumes angesetzt und durch rasches, kräftiges Öffnen (Instrument nach Barnes) bzw. Schließen ihrer Schenkel (dänische Zange) betätigt, wodurch die Hornanlage herausgetrennt wird. Sie eignen sich für Hörner mit einem Basisdurchmesser von ≤ 4 cm (Abb. 2-131).

In Großbeständen sind zur Reihenenthornung 1- bis 2monatiger Kälber auch tiefenanschlaggesicherte elektrische *Fräsbohrer* eingesetzt worden.

▸ *Hornamputation bei jungen und erwachsenen Rindern:* Beträgt der Durchmesser der Hornbasis mehr als 4 cm, so sind die beiden vorgenannten Enthornungszangen zu klein, weshalb es zur Amputation der Hörner solcher Tiere anderer Instrumente bedarf:

▸▸ Größere, astscherenähnliche *Hornabschneider* (horn clipper) werden in Europa bislang kaum, in Übersee dagegen viel benutzt.

▸▸ Instrumentell einfach, aber etwas zeitaufwendig ist die Hornamputation mit der *Drahtsäge nach* Liess (Abb. 2-132 bis 2-137): Ein ungefähr 2 m langes Stück neuen Fetotomie-Sägedrahts wird an beiden Enden mit Handgriffen versehen und dem in hindernisfreier Umgebung gut fixierten sowie anästhesierten Tier etwa einen Zentimeter proximal des zu entfernenden Hornes um dessen Basis gelegt; der Kopf des Tieres ist von einem geschickten, kräftigen Helfer jeweils so zu halten, daß der Sägedraht beim »Ansägen« in Richtung auf den Horngrund der Gegenseite, beim Weitersägen dann parallel zum Hornsaum verläuft (Abb. 2-132). Der Sägende stellt sich am besten so auf, daß er – mit einem rückwärts aufgesetzten Bein – leicht vornübergebeugt arbeitet, um zu vermeiden, daß er bei etwaigem Reißen der Drahtsäge rücklings hinfällt. Während des Sägens sollte der Draht abwechselnd mit der einen bzw. anderen Hand kräftig lang durchgezogen werden, während die Gegenhand ihn zugleich bedarfsgerecht gespannt hält. So wird erreicht, daß die Säge in Reibung bleibt, was an ihrer Vibration (»Brummen«) zu erkennen ist; die sich bei sachgemäßem Sägen entwickelnde Hitze koaguliert die kleineren Blutgefäße. Bei zu kurzem »Durchziehen« des Sägedrahtes wird dieser vorzeitig »verbraucht«; bei lockerem Ziehen »greift« der Draht nicht. Das amputierte Horn ist auf vollständige Mitentfernung eines ~ 1 cm breiten Hautstreifens zu überprüfen; etwa am Tier verbliebene Hornsaumreste sind zu resezieren. Bezüglich *Blutstillung* und *Nachversorgung* gelten die oben gegebenen Hinweise; in besonderen Fällen kann die Stirnhöhle mittels Hautlappenplastik verschlossen werden. Postoperativ ist auf etwaige Stirnhöhlenvereiterung zu achten, die sich durch Ausfluß von übelriechendem Exsudat aus Nasenloch oder Amputationswunde, Kopfscheuern und -schiefhalten zu erkennen gibt; gegebenenfalls ist eine solche Komplikation sofort zu behandeln (Kap. 5.1.2.4). Normalerweise erfolgt die Abheilung der enthor-

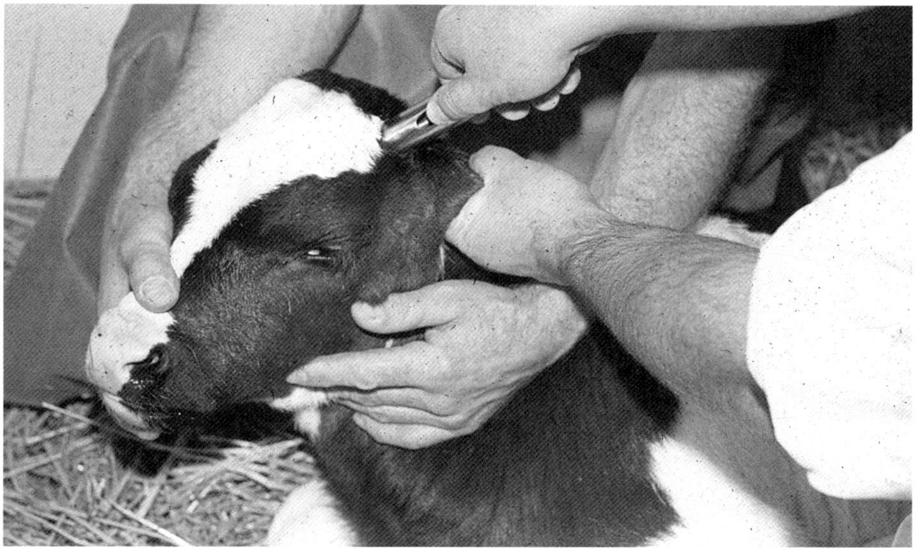

Abbildung 2-128 Enthornung eines Kalbes mit dem Instrument nach ROBERTS: Senkrechtes Aufsetzen des schneidenden Endes des Enthorners und drehend-drückendes Umschneiden der Hornanlage

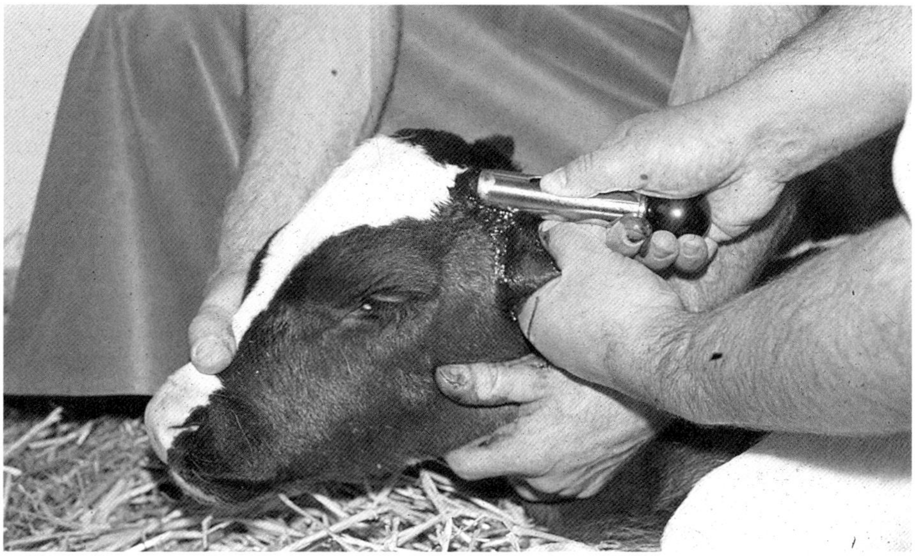

Abbildung 2-129 Ausstanzen der Hornanlage mit dem nunmehr tangential-schiebend angesetzten Instrument

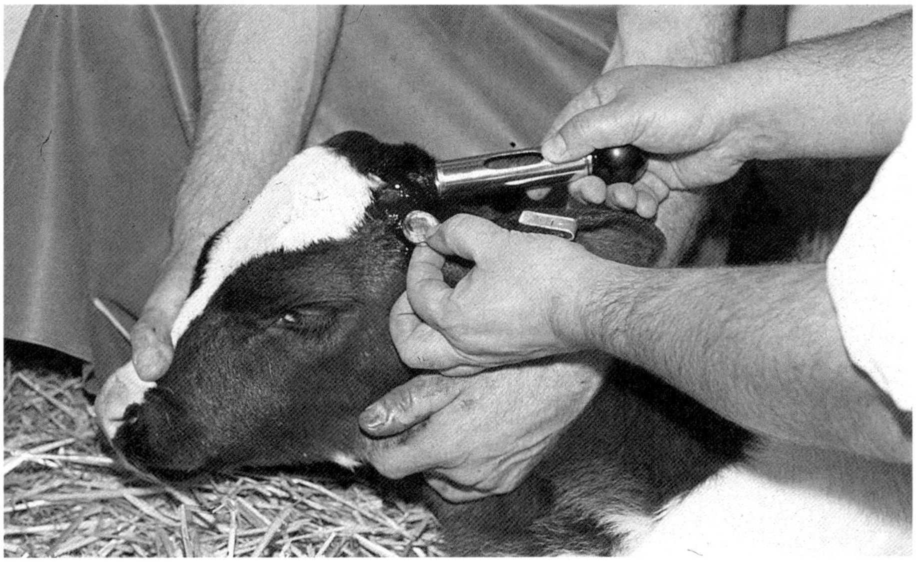

Abbildung 2-130 Die herausgelöste Hornanlage

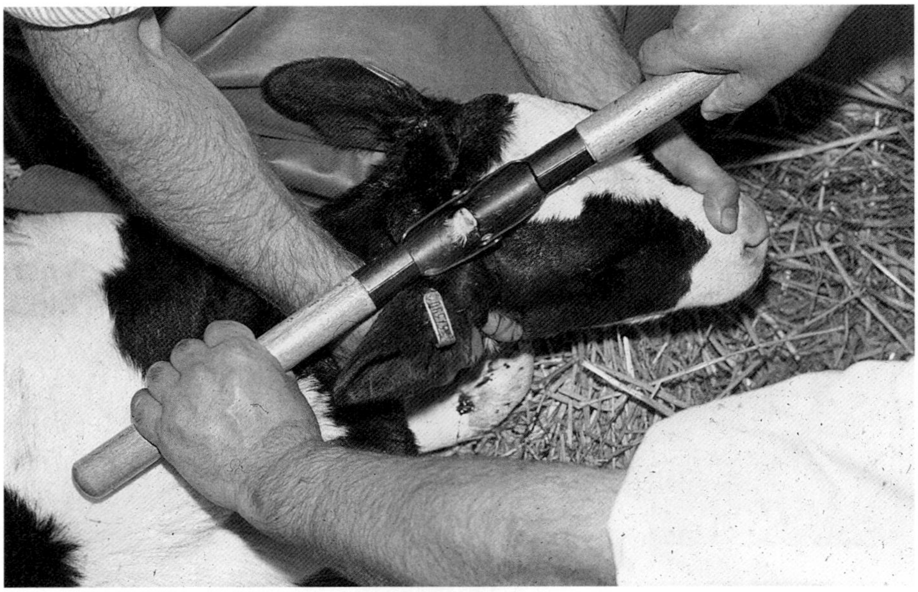

Abbildung 2-131 Enthornung eines Kalbes durch Herauskneifen der Hornanlage mit Hilfe der Zange nach Barnes

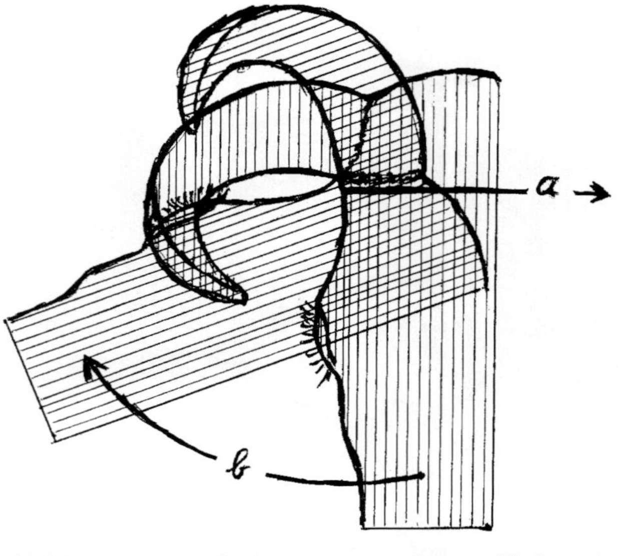

Abbildung 2-132 Enthornung erwachsener Rinder mit der Drahtsäge nach Liess: Richtung des Sägevorgangs **(a)** und die zugleich erforderliche Änderung der fixationsgesteuerten Haltung des Tierkopfes **(b)**

nungsbedingten Haut- und Stirnbeindefekte unter fortschreitender, von Unterhaut und Stirnhöhlenschleimhaut ausgehender, krustenbedeckter Granulation, Abstoßung etwa vorstehender Knochenteilchen sowie vom Wundrand her einsetzender Epithelisierung innerhalb von 1–2 Monaten. N. B.: Auch eine bereits »zugeheilte« Stirnhöhle kann ein Empyem enthalten!

›› Anstelle der Drahtsäge können *Hand-* oder *Eisensägen* benutzt werden, was entsprechende Aufmerksamkeit seitens des Sägenden und seines Helfers erfordert, um Verletzungen bei Tier und Mensch zu vermeiden. Gleiches gilt für den zeitsparenden Einsatz eines *Trennschleifers*, dessen Scheiben-Körnung derjenigen zum Zerteilen von Stein/Beton entsprechen sollte. Der von diesem Gerät ausgehende Lärm wirkt allerdings beunruhigend. Die beim Winkelschleifer-Enthornen auftretende Hitze hat eine gewisse blutstillende Wirkung. Der hierfür anzusetzende Verbrauch an Trennscheiben hält sich in wirtschaftlichen Grenzen.

›› *Elektrische Enthornungskreissägen* sind vergleichsweise teuer; sie haben auch wegen ihrer Geräuschentwicklung und der bei ihrem Einsatz erforderlichen besonderen Umsicht (Drehmoment!) keine weite Verbreitung gefunden.

›› Die früher für Jungrinder und adulte Tiere stellenweise übliche *Enthornung mittels Gummiringen* ist in Deutschland laut TSchG verboten; hierauf sollten Tierärzte nachdrücklich hinweisen, wenn Laien dieses Verfahren noch anwenden. Es ist zwar vergleichsweise einfach, bedingt aber längeranhaltende Schmerzen und hat bei unsauberem Vorgehen verschiedentlich »Enthornungstetanus« ausgelöst.

■ **Nachversorgung:** Nach blutiger Enthornung wird die *Operationswunde abschließend antibiotisch versorgt* (z. B. Spray, Puder oder Paste bei uneröffneter, Paste oder Eutersalbe bei eröffneter Stirnhöhle). Ein *Verband* ist, außer bei kosmetischen Eingriffen, *entbehrlich*. Blutig enthornte Kälber und Rinder sollten bis zum Abheilen der im Stirnbereich gesetzten Defekte *im Stall gehalten* werden, wo Staubentwicklung zu vermeiden und etwaiger Fliegenbefall (Kap. 2.2.4.1, 2.3.4.4) zu bekämpfen ist. Bei Tieren, die sich an den

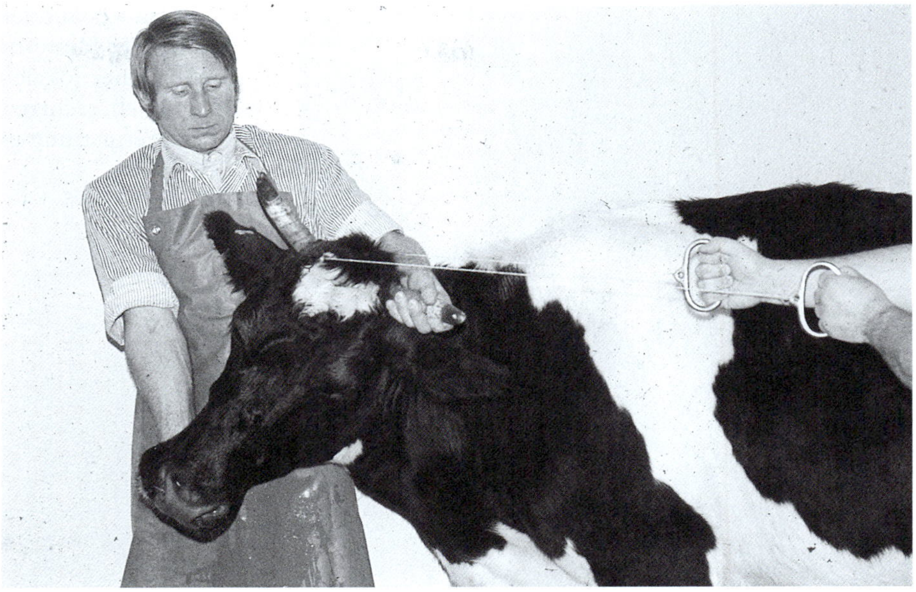

Abbildung 2-133 Enthornung mittels Drahtsäge: Sägevorgang am Tier

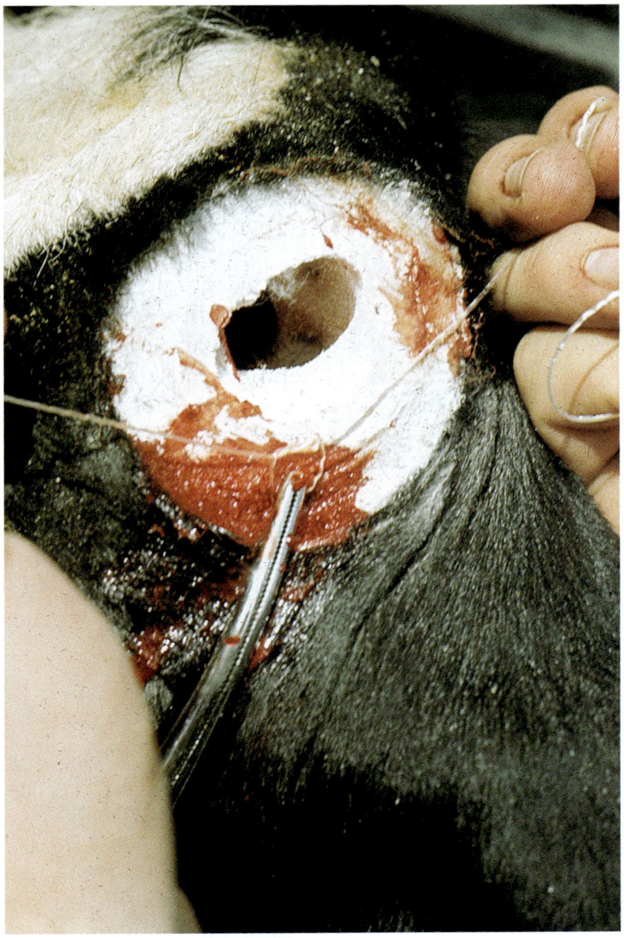

Abbildung 2-134 Unterbinden der nachblutenden A. cornualis

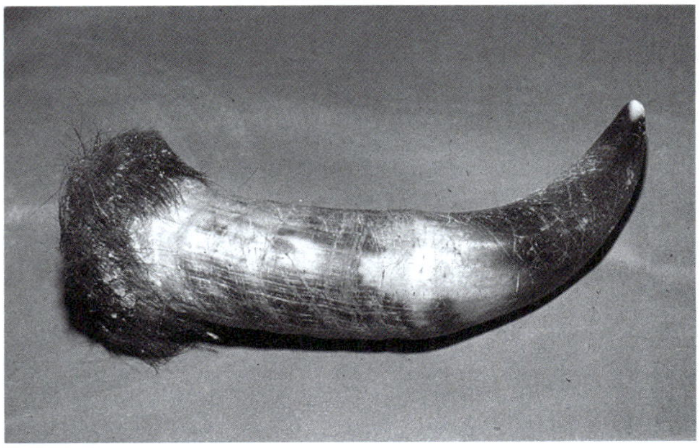

Abbildung 2-135 Samt schmalem zirkulärem Hautstreifen abgesetztes Horn

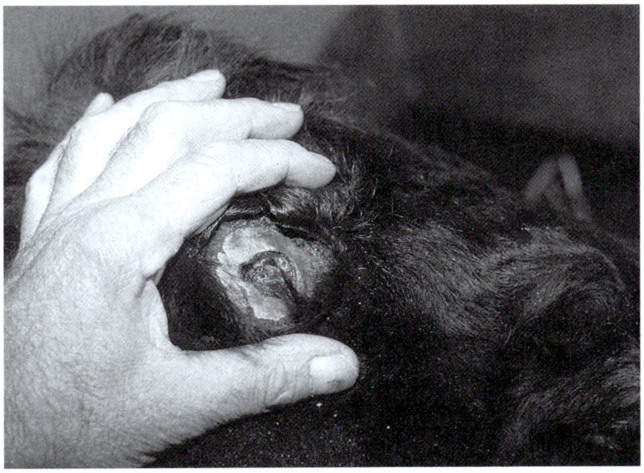

Abbildung 2-136 Enthornungswunde 3 Wochen p. op. in sauberer Granulation begriffen

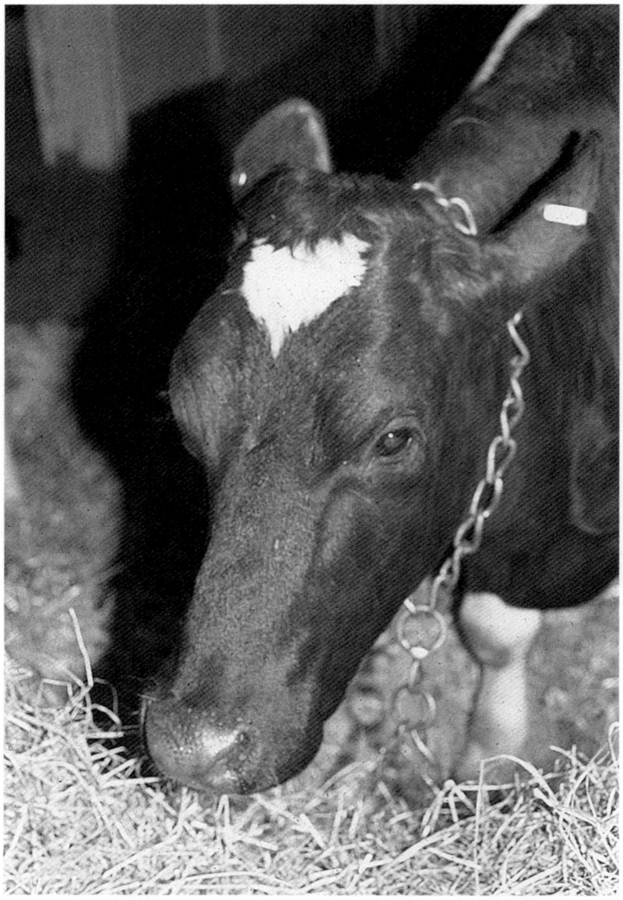

Abbildung 2-137 Ordnungsgemäß hornamputiertes erwachsenes Rind (Zustand nach Abheilung)

Enthornungswunden scheuern oder – mit den Klauen der Hinterbeine – »kratzen«, besteht erhöhte Gefahr einer lokalen Infektion; gegebenenfalls empfehlen sich rechtzeitige Wundrevision und Anlegen eines »Vergrittungsgeschirrs«.

3 Krankheiten des Lymphapparates und der Milz

M. STÖBER (Hrsg.)

3.1 Krankheiten der Lymphknoten und Lymphgefäße

Im vorliegenden Kapitel werden alle Leiden besprochen, die ausschließlich oder in erster Linie das Lymphsystem betreffen. Soweit dieses am Krankheitsgeschehen nur mitbeteiligt ist, wird das betreffende Leiden bei dem Organsystem abgehandelt, welches dabei bevorzugt befallen ist, z. B. *Pneumonomykosen* beim Atmungsapparat (Kap. 5.3.3.18), *Bovine Virusdiarrhoe* und *Paratuberkulose* beim Verdauungssystem (Kap. 6.10.20 und 6.10.22), *Nocardiose, Melioidose* und *Tuberkulose* bei den Krankheiten mit Beteiligung mehrerer Organsysteme (Kap. 12.2.6, 12.2.7 und 12.2.8).

3.1.1 Erbliche und andersbedingte Mißbildungen des Lymphapparates

Die *lymphatische Kälberleukose* scheint schon während des intrauterinen Lebens einzusetzen, also »angeboren« zu sein, während die *Jungtier-* oder *Thymusleukose* nach Beobachtungen von PARODI et al. (1989) als genetisch verankertes Leiden anzusehen ist; beide Krankheiten werden aber bei den *sporadisch auftretenden bovinen Leukosen* (Kap. 3.1.6.1) besprochen.

3.1.1.1 Angeborene Hypoplasie des Lymphsystems

Andere Bezeichnungen: Konnatale Dysplasie oder Stauung der Lymphgefäße, erbliches Lymphödem, Anasarka, Hydrops universalis congenitus, »Wasser«-, »Mops«-, »Mond«- oder »Speckkalb«. *Vorkommen:* Bislang bei Ayrshire-, Hereford-, Braunvieh- und Kreuzungskälbern beobachtet. *Ursache:* autosomal-rezessiv bzw. autosomal-dominant mit unterschiedlicher Expressivität erblich veranlagt (Ayrshire bzw. Hereford). *Erscheinungen:* Ausgeprägte, teilweise mit Eihautwassersucht einhergehende und schwergeburtbedingende, m. o. w. zystenhaltige Ödematisierung der Unterhaut an Kopf (Kehlgang), Ohren (z. T. »zusätzliche« ohrenförmige Hautlappen an der Ohrbasis) und Hals, oft auch am Rumpf, von Fall zu Fall zudem an den verkürzten Gliedmaßen und am Schwanz. Solche meist monströs gestalteten Kälber werden teils abortiert, teils tot oder lebensschwach geboren. Falls ausnahmsweise nur im Beinbereich ödematisiert, sind sie u. U. lebensfähig, doch bleiben die Lymphödeme bestehen; das bedingt Neigung zu Myiasis (Kap. 2.3.4.4). *Zerlegungsbefund:* Unterhaut bis zu 4 Finger dick sulzig durchtränkt; manche Lymphknoten und Lymphgefäße klein oder fehlend; übrige Lymphknoten und Haut mit flüssigkeitshaltigen Zysten durchsetzt; Lymphgefäße in Hilusnähe sowie subkapsuläre Lymphsinus erweitert; Brust- und Bauchhöhlenflüssigkeit mitunter etwas vermehrt. *Differentialdiagnostisch* ist v. a. an jodmangelbedingtes Myxödem (Kap. 2.3.5.1) zu denken.

3.1.2 Unspezifisch bedingte Entzündung der Lymphknoten und Lymphgefäße

Definition, Ursachen: Als Resorptions- und Abwehrzentren nehmen die Lymphknoten an allen in ihrem Einzugsgebiet ablaufenden infektiös-entzündlichen Krankheitsprozessen sowie etwaigem malignem Tumorgeschehen (Kap. 3.1.6.2) teil. So kommt es bei schwerwiegender phlegmonöser oder eitrig-abszedierender Stomatitis, Glossitis, Sialoadenitis oder Pharyngitis (Kap. 6.1.1, 6.3 und 6.4.1) zur Anschwellung der für diese Region »zuständigen« Kopflymphknoten, bei hochgradiger infizierter Entzündung im Gliedmaßenbereich zu Vergrößerung von Achsel- und Buglymphknoten bzw. von Kniekehl-, Kniefalten- und inneren Darmbeinlymphknoten, bei schwerer Mastitis zur Umfangsvermehrung der Lymphknoten der betroffenen Euterhälfte, mitunter auch der gleichseitigen Lnn. ileofemorales usf. Entsprechendes gilt für bestimmte Infektionskrankheiten, z. B. Strahlenpilzkrankheit (Kap. 3.1.3.3, 9.1.4), Tuberkulose (Kap. 12.2.6), Nocardiose (Kap. 12.2.7), Kokzidioidomykose (Kap. 5.3.3.18), Melioidose (Kap. 12.2.8), Paratuberkulose (Kap. 6.10.22), für den Ausfall der granulozytären Abwehr bei Boviner Leukozyten-Adhäsions-Defizienz (Kap. 4.3.1.6) sowie für bösartige Geschwulstleiden, wie Hornkrebs (Kap. 2.4.4.1) oder Augenkrebs (Kap. 11.1.7.1), bei denen die für das primär erkrankte Organ regional zuständigen Lymphknoten meist deutlich entzündlich bzw. tumorös vergrößert sind; vielfach erweisen sich dabei auch die vom »Primärherd« zum jeweiligen Lymphzentrum ziehenden Lymphgefäße als vermehrt gefüllt oder verdickt. Bei den infektionsbedingten Erkrankungen des Lymphapparates beschränken sich die krankhaften Veränderungen dagegen im wesentlichen auf Lymphknoten und -gefäße selbst.

Symptome: *Akut entzündete* Lymphknoten sind nicht nur m.o.w. vergrößert, sondern auch druckempfindlich und im Regelfall zudem etwas derber (d.h. prall-elastisch) als normalerweise (schlaff-elastisch). Ihre eingehende Palpation wird mitunter durch perilymphonodale Ödematisierung erschwert. In solchen Fällen sind oft auch die zuführenden Lymphgefäße in Subkutis, Submukosa oder Subserosa als leicht geschlängelte Stränge zu sehen oder zu fühlen; bei ulzerierender Lymphangitis können zudem entlang ihres Verlaufs eiternde Geschwüre auftreten. Im *chronischen Stadium* geht die Schmerzempfindlichkeit erkrankter Lymphknoten allmählich zurück, während ihre Konsistenz meist zunehmend derber wird; die dabei nach wie vor vergrößerten Lymphknoten erweisen sich dann oft als mit ihrer Umgebung verwachsen, d.h. dieser gegenüber nicht mehr verschieblich, und können zusätzliche Veränderungen, wie höckerige Knoten, fluktuierende Einschmelzungsherde, Abszedierung mit Fistel- oder Geschwürsbildung, oder zentrale Nekrosen aufweisen. Entzündungen der Lymphknoten im Kopf-Halsbereich können zu Störungen von Aufnahme, Zerkleinerung und Abschlucken des Futters bzw. zu Behinderung der Rachenatmung führen; eine starke Größenzunahme der mediastinalen Lymphknoten kann Lungenatmung und/oder Abschlingen, Rülpsen sowie Wiederkauen beeinträchtigen usf.

Diagnose: *Reaktive Lymphknotenveränderungen* lassen sich aufgrund des Palpationsschmerzes sowie des Vorliegens entzündlich-infizierter Veränderungen innerhalb des betreffenden Einzugsbereichs ziemlich sicher von *bösartigen Umfangsvermehrungen*, z.B. leukotischen Tumoren (Kap. 3.1.3.1, 3.1.6.1) und metastatischen Wucherungen in der Nachbarschaft anderweitiger maligner Geschwülste (Kap. 3.1.6.2), unterscheiden. Leukotische Lymphknoten neigen nicht zum Durchbrechen ihrer Kapsel und bleiben daher, im Gegensatz zu entzündlich veränderten Lymphknoten, gegenüber ihrer Umgebung meist frei verschieblich. Falls Überprüfung des Einzugsgebiets und Palpationsbefund zur Sicherung der Diagnose nicht ausreichen, kann die Klärung durch Punktion des betreffenden Lymphknotens (→ bakteriologische und/oder mykologische Kontrolle des Aspirates) oder durch histologische Untersuchung einer bioptisch entnommenen Gewebeprobe herbeigeführt werden. Bei Verdacht auf tumoröse Leukose ergeben sich oft wertvolle Anhaltspunkte aus der Betastung der übrigen Lymphknoten (einschließlich der rektal erreichbaren), aus dem weißen Blutbild oder einer serologischen Untersuchung auf Antikörper gegen das bovine Leukose-Virus (Kap. 3.1.3.1).

Differentialdiagnose: Einer Reihe von klinisch weitgehend inapparenten, *bakteriell* oder *mykotisch bedingten Lymphknotenveränderungen* (s.u.) kommt v.a. im Rahmen der fleischbeschaulichen Beurteilung von Schlachtrindern praktische Bedeutung zu, wobei sie von tuberkulösen Herden (Kap. 12.2.6) abzugrenzen sind; Entsprechendes gilt für auf *Septikämie* (Kap. 4.3.3.1) hinweisende Blutungen innerhalb mehrerer, bei Schlachtung oder Sektion angeschnittener Lymphknoten.

Behandlung: Falls die Lymphadenitis mit Störungen der Funktionen benachbarter Organe verbunden ist, empfiehlt sich die Totalexstirpation des betreffenden Lymphknotens; bei schwer zugänglichen Lymphknoten sowie bei bösartigen Lymphadenotumoren ist ein solches Vorgehen jedoch nicht indiziert. Bezüglich der Therapie der mit Lymphknotenbeteiligung einhergehenden örtlichen oder allgemeinen Infektionen sei auf die Abschnitte über die betreffenden Krankheiten verwiesen (Aktinomykose: Kap. 9.1.4; Tuberkulose: Kap. 12.2.6; Nocardiose: Kap. 12.2.7; Melioidose: Kap. 12.2.8; aktinobazilläre, rotzähnliche und pseudotuberkulöse Lymphangitis und -adenitis: Kap. 3.1.3.3, 3.1.3.4, 3.1.3.5).

3.1.2.1 Ascites chylosus

Äußerst seltene, auf Verlegung oder Ruptur von Lymphgefäßen beruhende Ansammlung größerer Mengen von grauweißlich erscheinender, lymphozytenreicher Flüssigkeit (Lymphe) im Bauch- oder Brustraum (*Chylaskos* bzw. *Chylothorax*). Diagnosestellung anhand des Punktates der betreffenden Körperhöhle. Erfahrungen zur Behandlung fehlen (Abb. 3-1, 3-2).

3.1.3 Infektionsbedingte Krankheiten des Lymphapparates

3.1.3.1 Enzootische lymphatische Leukose erwachsener Rinder

Definition: Die Enzootische Bovine Leukose (EBL) ist eine chronisch und tödlich verlaufende, durch lymphoretikuläre Geschwülste in Lymphknoten und/oder bestimmten Organen gekennzeichnete Krankheit erwachsener Rinder, die auf Infektion mit dem bovinen Leukosevirus (BLV) zurückzuführen ist. Meist bedingt eine solche Ansteckung allerdings nur eine 6–8 Wochen später einsetzende und lebenslang klinisch inapparent bleibende, lediglich *serologisch erkennbare Reaktion* infolge fortlaufender Bildung spezifischer, gegen das BLV gerichteter Antikörper. Etwa 30% aller BLV-infizierten Rinder zeigen zudem früher oder später eine vermutlich auf Milzbeteiligung beruhende anhaltende relative bis absolute Vermehrung der im Blut kreisenden B-Lymphozyten, d.h.

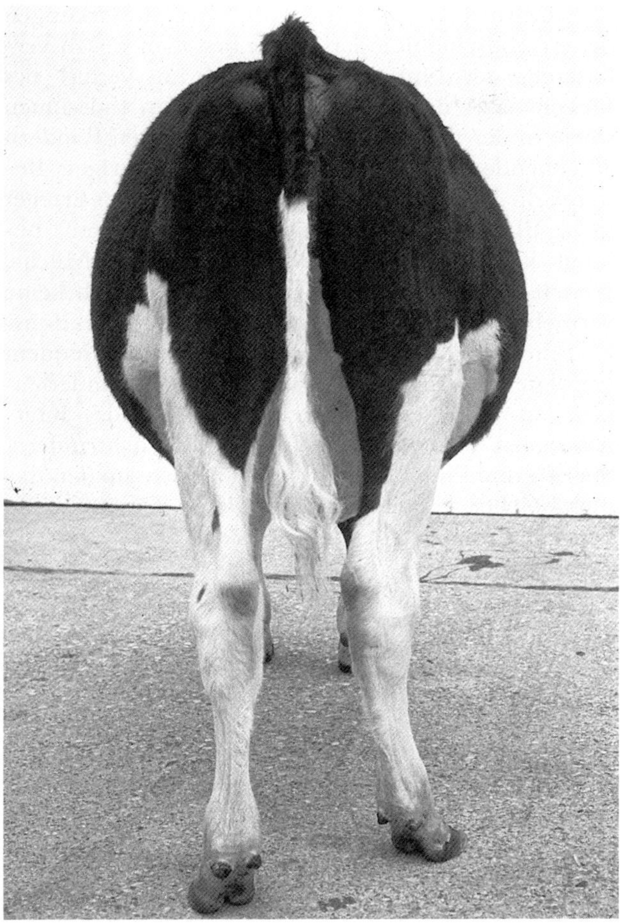

Abbildung 3-1 Ascites chylosus bei einem Jungrind: Enorme, nach ventral hin »ausbauchende« Auftreibung des Leibes

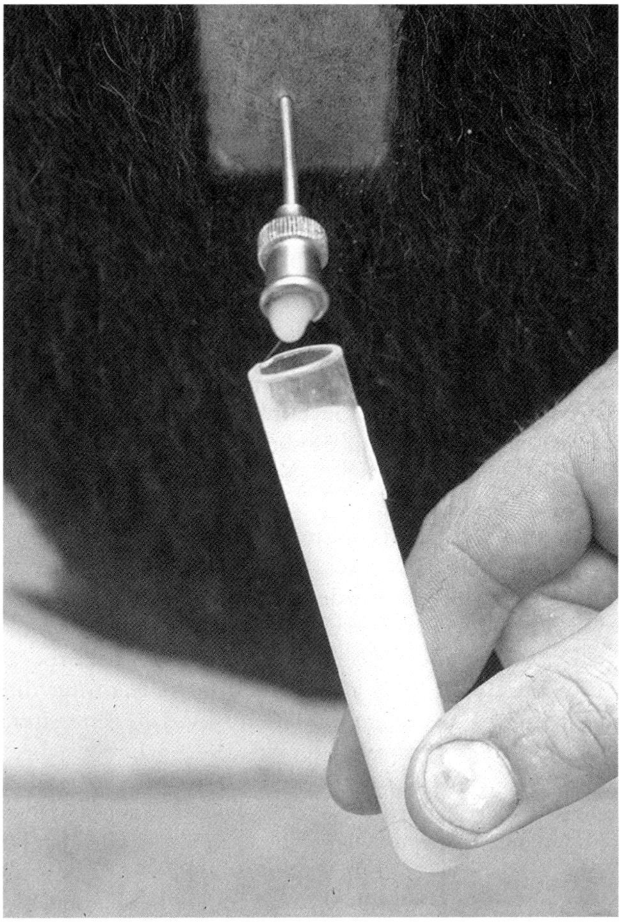

Abbildung 3-2 Bauchhöhlenpunktion bei dem Tier von Abb. 3-1: Reichlich geruchlose milchige Flüssigkeit mit 216000 Zellen/mm³, davon 99 % Lymphozyten

eine *persistierende Lymphozytose*. Nur ein geringer Teil der BLV-infizierten Individuen (nämlich jährlich ~ 0,4 %, bestandsweise jedoch ≤ 5 %) entwickelt schließlich nach monate- bis jahrelang persistierender Infektion *EBL-typische Geschwülste*; zu diesem Zeitpunkt sind 80 % von ihnen bereits 5 Jahre alt oder älter; etwa zwei Drittel der Tumorträger weisen lympholeukämische Blutbefunde auf.

■ **Ursache:** Das *bovine Leukose-Virus* (BLV) gehört zu den mit reverser Transkriptase ausgerüsteten Onco-RNA-Viren der Familie Retroviridae; sein mit Hilfe dieses Enzymes transkribiertes DNA-Provirus wird in das Genom der Wirtszellen (eine Subpopulation der B-Lymphozyten) integriert, wo es zeitlebens infektiös bleibt und den Wirtsorganismus zur Bildung spezifischer Antikörper anregt. Der Übergang vom nur serologisch erfaßbaren, klinisch symptomfreien Stadium in das manifeste Tumorstadium hängt, ebenso wie das Einsetzen oder Ausbleiben einer leukämischen Ausschüttung von Lymphozyten in die Blutbahn, von bislang nicht geklärten, vermutlich *genetisch fixierten Faktoren* ab.

Außerhalb des Rindes ist das BLV wenig resistent; zusammen mit den beherbergenden Lymphozyten wird es durch Einfrieren, Trocknen oder Erhitzen auf > 50 °C zerstört. Das BLV läßt sich experimentell auf Schafe (außerdem auf Ziege, Schimpanse, Makak, Schwein, Kaninchen, Katze, Hund, Hirsch und Ratte) übertragen, bei denen es die Bildung spezifischer Antikörper auslöst; lympholeukotische Geschwülste und/oder persistierende Lymphozytose entwickeln sich hiernach aber nur beim Schaf, das der EBL-Forschung deshalb als Versuchstier dient. Bei BLV-exponierten Menschen kommt es nicht zur Bildung spezifischer Antikörper.

■ **Vorkommen:** Die enzootische Erwachsenenleukose des Rindes tritt zwar weltweit auf, zeigt aber – im Gegensatz zu den sporadischen Leukoseformen dieser Tierart (Kap. 3.1.6.1) – in verschiedenen Ländern Mittel- und Osteuropas sowie Nordamerikas mit intensiver

Milchrinderhaltung *deutliche regionale sowie bestandsweise Häufung*. In den USA, wo die EBL nicht systematisch bekämpft wird, sind schätzungsweise 50 % der Milchviehherden und 10 % der Mastviehbestände BLV-verseucht. In Kanada werden etwa 8 ‰ der Schlachtrinder wegen Vorliegens leukotischer Geschwülste beanstandet. Aufgrund konsequent durchgeführter Maßnahmen (s. *Bekämpfung*) gelten Österreich, Belgien, Deutschland, Dänemark, Spanien, Frankreich, Finnland, Luxemburg, das Vereinigte Königreich sowie einige Provinzen Norditaliens seit 1999 als frei von EBL.

■ **Verbreitung:** Der Erreger kann vom infizierten und als persistierend lymphozytämisch befundenen Muttertier *transplazentar* auf dessen Kalb übertragen werden, das dann schon bei Geburt, also vor Kolostrumaufnahme, BLV-Antikörper aufweist; das trifft für < 15 % aller EBL-Fälle zu. Da Milch lymphozytenhaltig ist, kann BLV auch mit der Biestmilch *oral* auf Kälber übertragen werden; in praxi geschieht dies aber nur bei < 5 % aller EBL-Fälle, weil solches Kolostrum zudem meist hohe Titer an BLV-Antikörpern aufweist. Bei > 80 % aller Fälle von EBL erfolgt die Übertragung des zellgebundenen BLV dagegen später, offenbar meist während der ersten 2–3 Lebensjahre, und zwar *perkutan*, möglicherweise auch *respiratorisch, über Blut oder blutzellhaltige Körperausscheidungen*; dabei spielen *enger Kontakt mit älteren, kürzlich zugekauften oder bestandseigenen EBL-positiven Rindern*, insbesondere mit ihrem lymphozytenhaltigen Speichel, Nasen- und Luftröhrensekret, Harn oder Lochialfluß, *Befall mit blutsaugenden Insekten oder Ektoparasiten*, sowie bestimmte, *reihenweise durchzuführende Maßnahmen* – wie Festhalten mittels Nasengriff oder -zange, Blutentnahme und -transfusion, Tätowierung, Ohrmarkeneinziehen, Enthornung, Kastration oder Klauenpflege ohne zwischenzeitliche Desinfektion der blutverunreinigten Instrumente sowie Impfung mit rinderbluthaltigen Vakzinen u. ä. m. – offensichtlich eine wichtige Rolle; die bestandsweise, mit der gleichen Kanüle vorgenommene intrakutane Tuberkulinisierung und die mit demselben rektalen Handschuh seriell durchgeführte rektale Exploration sind von vergleichsweise geringerer Bedeutung, weil die dabei übertragene Zahl von Lymphozyten für ein Haften der Infektion oft zu gering ist: Hierzu sind mindestens 0,1 mm^3 Blut oder 1000 Lymphozyten erforderlich. Bei der künstlichen Besamung kann es nur dann zur BLV-Transmission kommen, wenn das verwendete Ejakulat bluthaltig war, da Spermien kein BL-Virus enthalten; der Transfer gewaschener Embryonen EBL-positiver Mütter auf EBL-negative Empfängerrinder ist ebenfalls gefahrlos. Es gibt also keine echte »vertikale« Transmission des Erregers. (Von Rindern, die lediglich serologisch, nicht aber virologisch EBL-positiv sind, geht keine Ansteckungsgefahr aus).

■ **Bedeutung:** Die wirtschaftlichen Auswirkungen der enzootischen Rinderleukose bestehen v. a. in Verkürzung der Nutzungsdauer und im Verlust des Fleischwertes der tumorös erkrankenden Individuen sowie in der von virologisch EBL-positiven Rindern ausgehenden Infektionsgefahr für den übrigen Bestand; die bloße Auseinandersetzung mit dem Erreger (d. h. BLV-Antikörperbildung ohne Tumorose) bedingt keine nennenswerten Einbußen an Milch-, Fleisch- oder Fruchtbarkeitsleistung und auch keine vermehrte Neigung zu anderweitigen Infektionskrankheiten. Die in mehreren Staaten konsequent verfolgte Bekämpfung der enzootischen Rinderleukose erfordert jedoch Einschränkungen des internationalen Handels mit Nutz- und Zuchtrindern, Sperma und Embryonen, was sich negativ auf den Export solcher Länder auswirkt, deren Gesetzgebung keine Bekämpfung der EBL vorsieht.

Gründliche Untersuchungen haben nachgewiesen, daß für den mit serologisch EBL-positiven oder an tumoröser EBL erkrankten Rindern umgehenden *Menschen*, z. B. Viehhalter, Schlachter und Tierarzt, keine Ansteckungsgefahr besteht.

■ **Symptome:** Das *serologisch nachweisbare Stadium* der auf BLV-Infektion beruhenden spezifischen Antikörper-Reaktion ist klinisch bis auf die nur bei einem Teil der betroffenen Tiere eintretende *persistierende Lymphozytose* unauffällig. Bei ≤ 6 Monate alten Kälbern EBL-positiver Mütter können die gegen das BLV gerichteten Antikörper allerdings noch maternalen Ursprungs sein; während des genannten Zeitraumes sind solche Kälber daher nur virologisch auf etwaige BLV-Infektion kontrollierbar. Der im Blutserum geschlechtsreifer weiblicher BLV-infizierter Rinder zu ermittelnde Titer BLV-spezifischer Antikörper kann – infolge Abwanderns der Antikörper in die Milch – im peripartalen Zeitraum (~ 4 Wochen vor bis ebensolange nach dem Kalben) unter die Nachweisgrenze des ELISA absinken; deshalb empfiehlt es sich, etwa während dieser Periode entnommene Blutserumproben anzureichern oder eine gleichzeitig gewonnene Einzelmilchserumprobe mit zu untersuchen.

Auch im *tumorösen Stadium* bleiben Krankheitserscheinungen zunächst aus, bis die leukotischen Geschwülste so groß geworden sind, daß sie Anlaß zu Funktionsstörungen geben. Diese sind je nach Lokalisation der Veränderungen verschieden, weshalb das klinische Bild der EBL außerordentlich mannigfaltig ist:

➤ Die *klinisch erkennbare Beteiligung der Lymphknoten am Tumorgeschehen* ist bei EBL meist asymmetrisch und betrifft nur in einem Teil der Fälle den gesamten Lymphapparat; mitunter sind Lymphknotenvergrößerungen (trotz Vorliegens lympholeukotischer Organ-

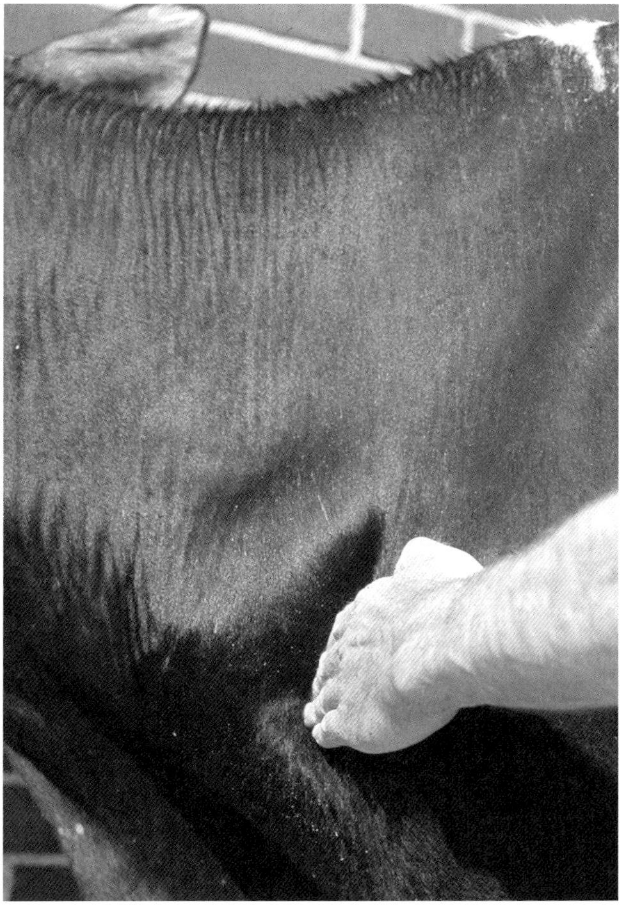

Abbildung 3-3 Enzootische lymphatische Erwachsenenleukose: Tumoröse leukotische Vergrößerung des Buglymphknotens

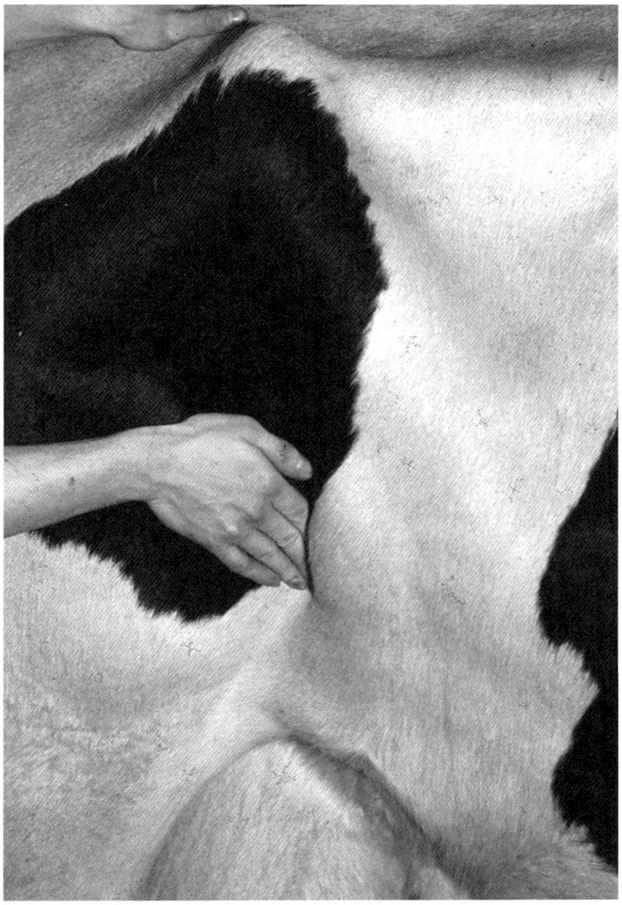

Abbildung 3-4 Tumoröse leukotische Veränderung des Kniefaltenlymphknotens

geschwülste) selbst bei der Zerlegung nicht zu erkennen. Betroffene Lymphknoten können ihre normale Größe um ein Vielfaches überschreiten und fühlen sich prallelastisch bis mäßig derb, bei intratumoraler Blutung oder Nekrose auch fluktuierend an; meist bleiben sie zudem verschieblich und schmerzlos (Abb. 3-3 bis 3-5). Praktisch bedeutsam ist die Tatsache, daß die rektal, an den Darmbeinsäulen und im Bereich der Aortenteilung zu palpierenden Lymphknoten häufiger und deutlicher am Tumorgeschehen teilzunehmen pflegen als die äußerlich erreichbaren Körperlymphknoten. Gelegentlich verursachen solche Lymphknotengeschwülste klinisch erkennbare Beschwerden, nämlich: Exophthalmus, Konjunktivalödem, Xer- und Panophthalmie (infolge Vergrößerung der retrobulbären Lymphfollikel; s. Abb. 11-35); Venenstauung (Kompression der Jugularvenen im Brusteingang); Atemnot (Tumorose der retropharyngealen und/oder mediastinalen Lymphknoten); Behinderung von Abschlingen, Rejektion oder Ruktus (Anschwellung der Kehlgangs- und/oder Mittelfellymphknoten); Störung des Geburtsablaufes (Lymphknotengeschwülste im Beckenbereich).

Unabhängig vom Vorliegen oder Fehlen erkennbarer Lymphknotentumoren können sich Symptome entwickeln, die auf *Beteiligung einzelner oder mehrerer Organe am Geschwulstgeschehen* schließen lassen:

➤ *Herz- und Herzbeutelleukose* (~ 80% aller EBL-Tumorfälle; s. Abb. 4-18) bedingt mitunter nur perkutorische Dämpfung im ventralen Thoraxbereich, oft aber zudem Herzinsuffizienz mit frequenter, pochender oder auffallend leiser Herztätigkeit (Anämie bzw. Perikardleukose), unsauber abgesetzten Herztönen (Herzmuskel- oder -klappenbeteiligung), Venenstauung oder positivem Venenpuls, später auch Trielödem.

➤ *Leukose von Lunge oder Zwerchfell* ist äußerst selten (< 5% aller EBL-Tumorfälle) und meist nicht schwerwiegend genug, um die Atemtätigkeit nennenswert zu beeinflussen; gegebenenfalls wäre die Ursache klinisch nur dann ableitbar, wenn sich auch äußerlich erreichbare Lymphknoten als vergrößert erweisen.

➤ *Leukose der Milz* (~ 25% aller EBL-Tumorfälle) kann extreme Ausmaße, d. h. eine Splenomegalie von 30 kg und mehr erreichen. Gegebenenfalls besteht im Milzbereich perkutorische Dämpfung und Klopfempfind-

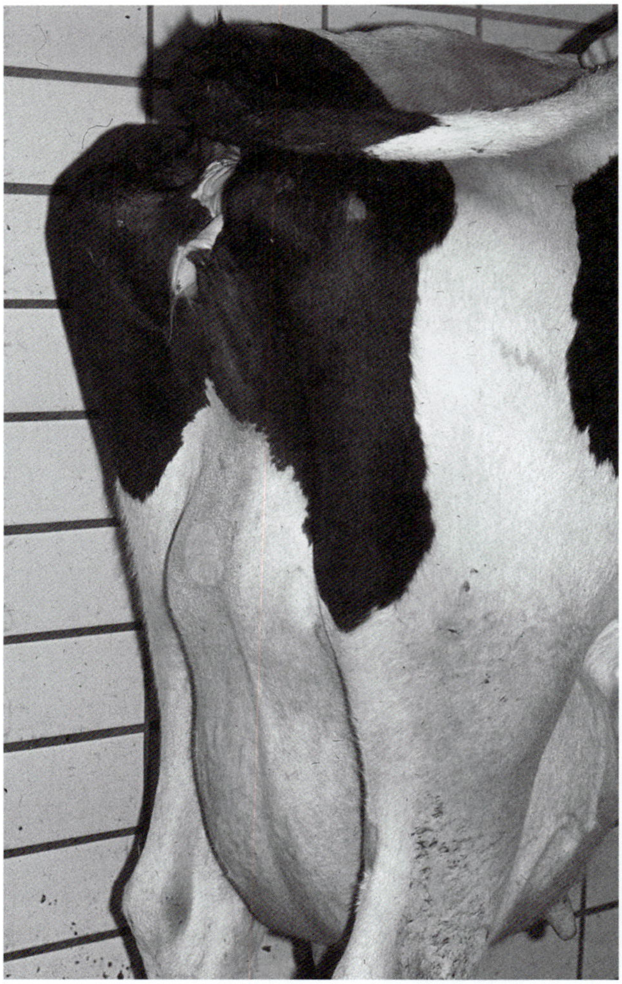

Abbildung 3-5 Tumoröse leukotische Vergrößerung beider Euterlymphknoten

und/oder das Knirschen seines Geosedimentes zu fühlen.

➤ *Leukose der Harnorgane* (< 20 % aller EBL-Tumorfälle) führt mitunter zu Rückstauung von Urin (→ Hydronephrose), manchmal auch zu aszendierender Pyelonephritis (Kap. 7.1.2.1 und 7.1.4.2).

➤ Das *weibliche Genitale* (~ 30 % aller EBL-Tumorfälle) zählt zu den bevorzugt von leukotischen Geschwülsten betroffenen Organen. Gegebenenfalls sind bei rektaler bzw. vaginoskopischer Untersuchung von Gebärmutter, Zervix oder Scheide großknotige bis unförmige derbe Massen zu fühlen bzw. als m. o. w. gestielte Gebilde zu sehen. Sie können bei nichttragenden Rindern Sterilität, Metritis oder Ulzeration der Scheidenschleimhaut bedingen. Während der Trächtigkeit einsetzende Uterustumoren führen nur selten zum Tod der Frucht; oft wird diese dabei normal ausgetragen, wenn das Muttertier nicht zuvor in-lichkeit. Schließlich kommt es zur Zerreißung der Milzkapsel; eine solche, zunächst wieder verklebende Milzruptur führt zum Verbluten in die Bauchhöhle (Abb. 3-6). EBL-bedingte Milzbeteiligung ist durch hochgradig leukämischen Blutbefund (> 30 000 Leukozyten/mm^3 Blut, darunter 80–99 % unreife, vereinzelt in Teilung begriffene lymphatische Zellen; Abb. 3-7) gekennzeichnet; das weiße Blutbild gestattet auch die Abgrenzung von anderweitiger Splenomegalie (Kap. 3.2.1.3).

➤ *Labmagenleukose* (> 80 % aller EBL-Tumorfälle) bedingt infolge Verdickung der Magenwand zunehmende Behinderung der Ingestapassage (→ Sandansammlung, Kap. 6.9.8; → Geschwürsbildung, Kap. 6.9.6; → Blutungen; → Meläna/Anämie), mitunter auch abomasalen Reflux in die Vormägen (Kap. 6.9.9) mit hypochlorämischer Alkalose (Abb. 3-8, 3-9). In fortgeschrittenen Fällen ist bei der in der rechten Unterrippengegend stoßweise vorgenommenen tiefen Palpation der Gegenstoß des tumorösen Labmagens

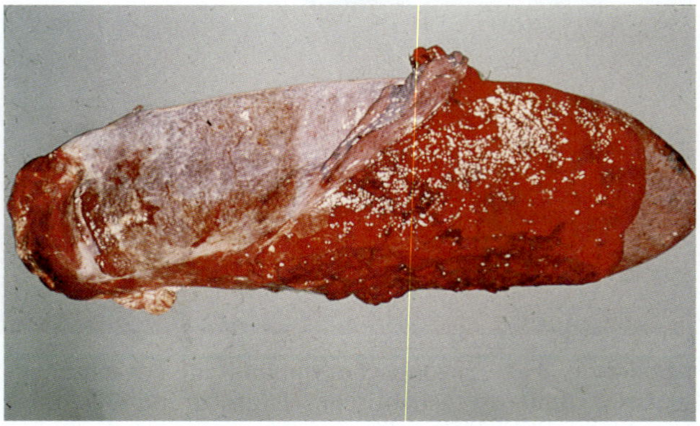

Abbildung 3-6 Splenomegaliebedingte Ruptur einer stark leukotisch veränderten Milz (Gesamtlänge 70 cm)

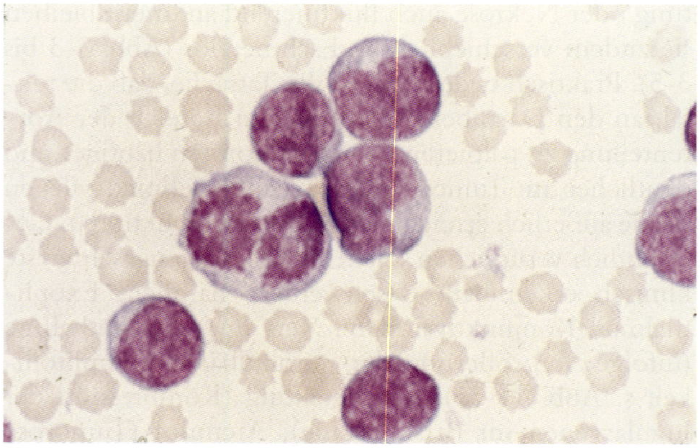

Abbildung 3-7 Blutausstrich einer an tumoröser Enzootischer Leukose mit Beteiligung der Milz erkrankten Kuh: Zahlreiche unreife und teilweise in Mitose begriffene lymphatische Zellen (leukämisches Blutbild; May-Grünwald/Giemsa-Färbung; 1000fache Vergrößerung)

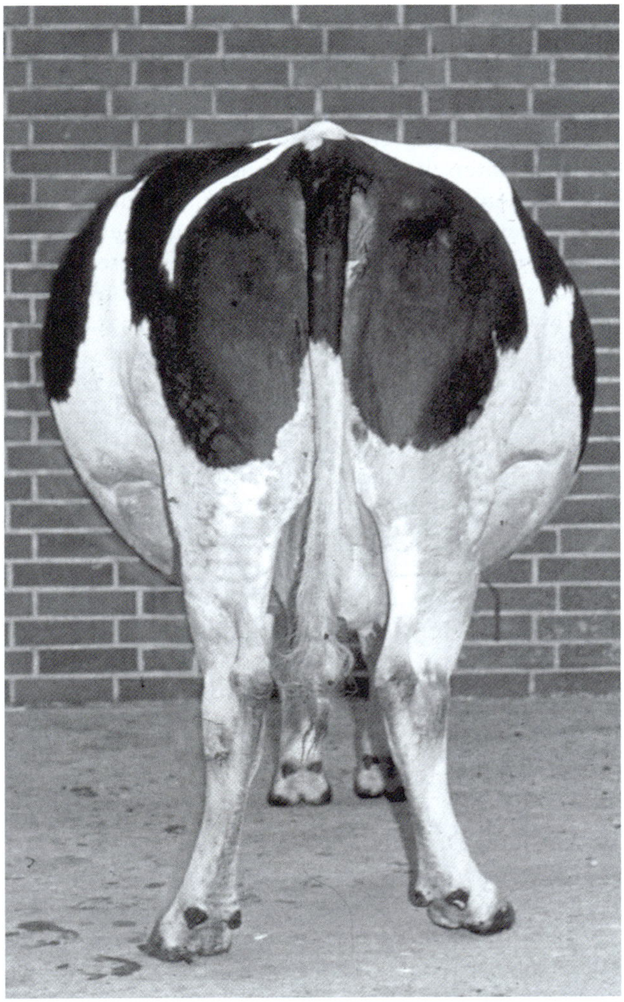

Abbildung 3-8 Enzootische lymphatische Erwachsenenleukose: Hochgradige, mit abomasalem Reflux einhergehende Behinderung der Magenpassage bei fortgeschrittener Labmagenleukose

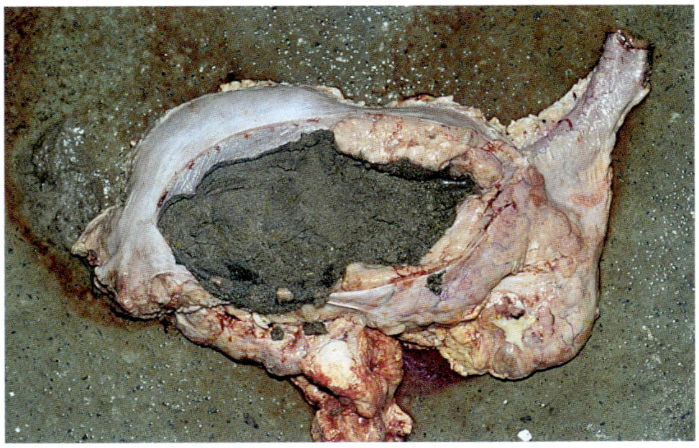

Abbildung 3-9 Lympholeukotisch tumorös veränderter und deshalb mit Sand angeschoppter Labmagen

folge Herz- oder Labmagenleukose verendet. Hochgradige Zervix- oder Scheidenleukose kann den Geburtsablauf behindern. Im Gegensatz zu den supramammären Lymphknoten wird das *Euter* nur ausnahmsweise von palpatorisch erkennbaren Tumoren befallen (→ subkutane oder im Drüsenparenchym gelegene derbelastische Knoten oder diffuse Gewebeverdichtung eines oder mehrerer Viertel). Bullen mit leukotischen Tumoren an *Hoden, Nebenhoden, Samenleiter oder Samenblasen* zeigen herabgesetzte Spermaqualität oder sind unfruchtbar.

➤ Die ziemlich häufige *Leukose der Rückenmarkshäute* (~ 40% aller EBL-Tumorfälle; Abb. 3-10) betrifft meist den lumbosakralen Bereich der Meningen. Das bewirkt infolge Kompression und Infiltration der Cauda equina eine allmählich fortschreitende symmetrische Parese der Nachhand, die innerhalb weniger Tage bis drei Wochen in vollständige Paralyse übergeht (Abb. 3-11). Das Krankheitsbild unterscheidet sich von traumatisch bedingten Lähmungen der Nachhand (Kap. 9.9.7 und 10.2.10) dadurch, daß Behinderungen der aktiven Beweglichkeit des Schwanzes erst nach denen der Gliedmaßen einsetzen; außerdem liegt dabei i. d. R. auch eine nennenswerte Vergrößerung der Darmbeinlymphknoten vor (rektale Kontrolle). Leukotische Tumoren der *zerebralen Meningen* sind demgegenüber äußerst selten; gegebenenfalls lösen sie kompressionsbedingte Ausfallerscheinungen aus, die ihrer Lokalisation innerhalb des Hirnschädels entsprechen (Kap. 10.2.5).

➤ *Muskelleukose* (< 15% aller EBL-Tumorfälle) betrifft außer dem Zwerchfell mitunter Hals, Schulter, Oberarm, Zwischenrippenmuskulatur, Kruppe, Oberschenkel oder Bauchdecken. Solche Tumoren können mit der darüberliegenden Haut verhaftet sein; sie geben nur selten Anlaß zu Bewegungsstörung und sind – im Gegensatz zu traumatisch-entzündlichen Muskelanschwellungen – nicht schmerzhaft.

■ **Verlauf:** Das Leiden führt, je nach Lokalisation und Wachstumsgeschwindigkeit der leukotischen Geschwülste, Wochen bis Monate nach dem Einsetzen klinischer Erscheinungen ausnahmslos zum Tode. Er beruht meist auf Kreislaufversagen (Anämie infolge Labmagenblutung oder Milzruptur; Insuffizienz des leukotisch veränderten Herzens; extreme hypochlorämische Alkalose infolge abomasalen Refluxes bei Labmagenleukose), mitunter auch auf Festliegen (Dekubitus bei Befall der Rückenmarkshäute). Dabei kann das klinische Bild eine aus scheinbarer Gesundheit heraus einsetzende akute Erkrankung »vortäuschen«.

■ **Sektion:** Im Stadium der *geschwulstfreien Präleukose* geschlachtete Rinder sind frei von kennzeichnenden Veränderungen. An *tumoröser Leukose* verendete Rin-

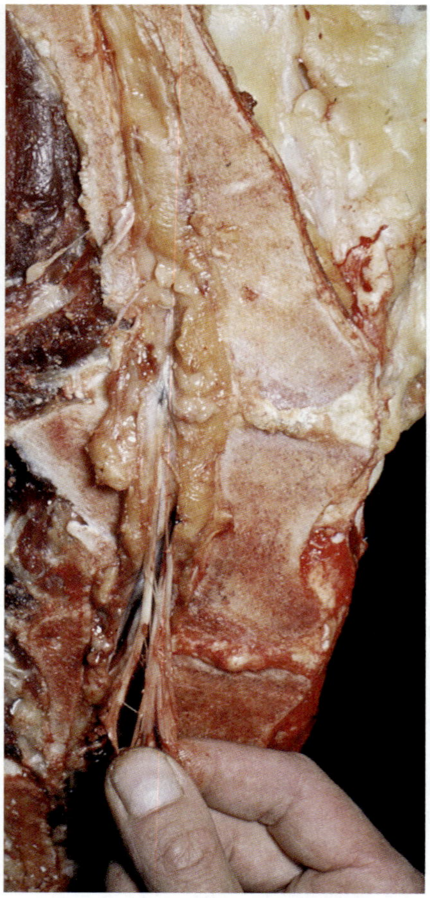

Abbildung 3-10 Lympholeukotische Geschwulstmassen (orange) im lumbosakralen Bereich des Wirbelkanals einer hierdurch allmählich zum Festliegen gekommenen Kuh (kranial = unten)

der weisen oft anämiebedingte Blässe der Muskulatur auf; bei schwerer Herzleukose ist der Tierkörper wäßrig und das Gekröse sulzig-ödematös. Leukotische Lymphknoten zeigen auf der grauweiß-speckigen, hervorquellenden Schnittfläche meist völligen Strukturverlust, gelegentlich auch unregelmäßig begrenzte gelbkäsige oder graurot-flüssige Nekrose- bzw. Erweichungsherde, oder rotbraune Verfärbungen infolge intratumoraler Blutung. Die Lymphknotenkapsel wird vom Geschwulstgewebe meist nicht durchbrochen. Die Milz kann extreme Ausmaße erreichen und subkapsulär oder im Parenchym ebenfalls Hämorrhagien sowie anämische Nekrosen enthalten; ihre Schnittfläche wölbt sich dann m. o. w. stark vor, wobei sich die mitunter bis zu Erbsen- oder Haselnußgröße angeschwollenen grauweißen Milzfollikel deutlich von der dunkelbraunroten Pulpa abheben (hyperplastischer Milztumor); neben einem etwaigen Milzkapselriß findet man intraabdominal größere Mengen frisch koagulierten Blutes. Das Knochenmark erscheint bei fortgeschrittener Anämie hellgraurot, aber nur ausnahmsweise, und zwar in Form grauweiß-speckiger Bezirke, leukotisch verändert. An den bevorzugt befallenen Organen (s. *Symptome*) sind die Geschwülste meist subserös oder submukös, als flächenhafte, grauweiße bis graugelbe, weichspeckige Massen unterschiedlicher Ausdehnung und Dicke festzustellen; an Herzbeutel, Herz, Harnblase und weiblichem Genitale kommen auch knotige bis traubenförmige Wucherungen vor. Herzleukose betrifft v. a. die rechte Herzkammer; andere Herzabteilungen sind zwar oft ebenfalls, meist aber weniger stark verändert. Bei schwerem Befall des Labmagens sind fast stets blutende Schleimhautgeschwüre mit »zernagtem« Rand festzustellen; der Labmageninhalt ist dabei dunkelbraun verfärbt. Leukotisch veränderte Nieren weisen entweder bohnen- bis faustgroße, scharf vom normalen Parenchym abgesetzte grauweiße Knoten oder eine diffus-graugelbe Verfärbung des gesamten Organs auf. Muskelleukose gibt sich als hellere Streifung oder durch umschriebene graurote bis -gelbe Herde in der Herz-, Schlund-, Zwerchfell- oder Skelettmuskulatur zu erkennen. Das *histologische Bild* der leukotischen Geschwülste wird durch dichte Ansammlungen von mitunter auch retikulär angeordneten lymphoiden Zellen unterschiedlichen Reifegrades charakterisiert.

■ **Diagnose:** Das klinisch inapparente *Vorstadium der EBL* ist nur serologisch sicher feststellbar. Bei ≤ 6 Monate alten Kälbern ist jedoch zu beachten, daß positive Befunde auf der Anwesenheit maternaler BLV-Antikörper beruhen können; gegebenenfalls empfiehlt sich eine erneute Überprüfung nach Ablauf dieser Frist. Zudem ist zu bedenken, daß das Resultat der serologischen Kontrolle BLV-infizierter Kühe im peripartalen Zeitraum vorübergehend negativ ausfallen kann. Zum Nachweis von im Blut- und Milchserum enthaltenen, gegen das BLV (insbesondere sein gp_{51}) gerichteten Antikörpern eignen sich verschiedene serologische Methoden (AGIDT, ELISA, IF, Immunoblot, RIA); für Reihenuntersuchungen im Rahmen der Leukosebekämpfung sind standardisierte Verfahren (AGIDT, ELISA) entwickelt worden. Der bloße Nachweis von BLV-Antikörpern ist allerdings kein Beweis dafür, daß etwa beobachtete Krankheitserscheinungen auf tumoröser Leukose beruhen; hierzu ist die histologische Untersuchung von bioptisch, vorzugsweise aus einem vergrößerten Lymphknoten, entnommenem Gewebe erforderlich.

Vereinzelte BLV-infizierte Rinder bleiben wegen fehlender, permanent niedriger oder transienter AK-Titer bei rein serologischer Kontrolle unerfaßt; zur Entdeckung solcher Fälle sowie zur Abgrenzung der Enzootischen Leukose von den sporadischen Leukoseformen des Rindes bietet sich der direkte Nachweis des BLV-Provirus mit Hilfe der PCR an.

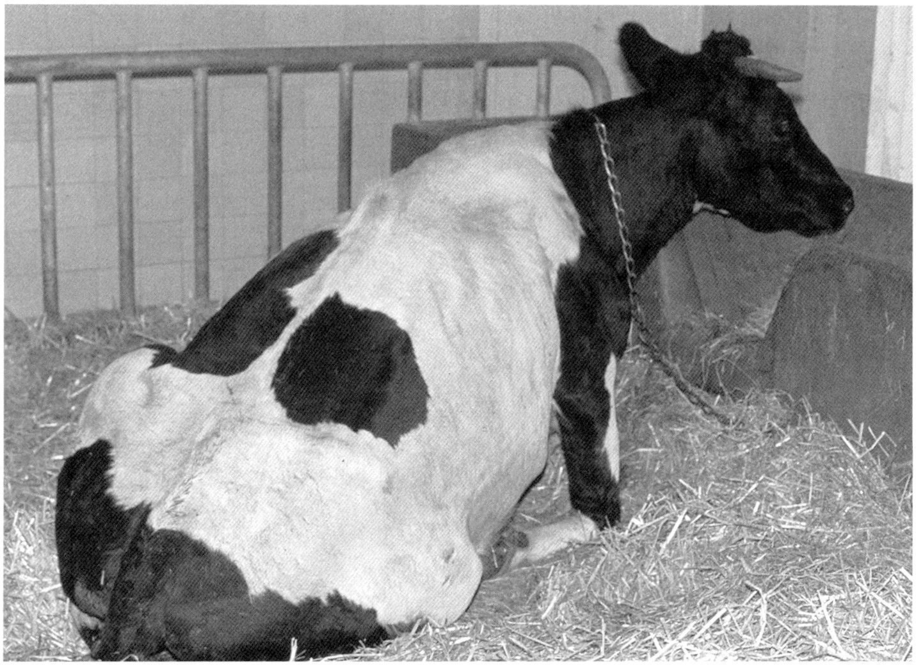

Abbildung 3-11 Zunehmende zentrale Parese der Nachhand infolge Leukose der Rückenmarkshäute im Lenden-Kreuzbereich

Das *Geschwulststadium der EBL* ist bei Überprüfung der erreichbaren Lymphknoten klinisch meist gut zu erkennen und – bei Beachtung von Lebensalter sowie Tumorlokalisation – von anderen, den Lymphapparat betreffenden Krankheiten (Kap. 3.1.3.3ff. und 3.1.6) abzugrenzen. Etwa im weißen Blutbild festzustellende Mitosen lymphatischer Elemente können ebenso wie extreme lympholeukämische Blutbefunde als Beweis für das Vorliegen von lymphatischer Leukose (mit Milzbeteiligung) gewertet werden.

Zum *Nachweis des BLV* eignen sich Lymphozyten-Kokultivation, Fibroblasten-Synzytien-Induktion, PCR sowie die Übertragung geeigneten Materials auf BLV-AK-negative Kälber oder Schafe.

Wichtigste *differentialdiagnostisch* zu bedenkende Leiden sind anderweitige Behinderungen der Vormagen-Labmagen-Passage (Kap. 6.9.7, 6.9.9), nicht-leukosebedingte Paresen und Paralysen der Nachhand (Kap. 9.9.7, 10.2.10), Anämien (Kap. 4.3.2.1) und Herzerkrankungen (Pericarditis traumatica, Kap. 4.1.2.1; Kardiomyopathie, Kap. 4.1.1.7) sowie Fettgewebsnekrose (Kap. 6.15.5).

■ **Beurteilung:** Wirksame praxisgerechte Behandlungsmaßnahmen sind nicht bekannt. Das Vorliegen leukotischer Tumoren bedingt die fleischbeschauliche Einstufung des Tierkörpers als für menschlichen Genuß untauglich.

■ **Prophylaxe, Bekämpfung:** Regelmäßige Entkeimung der bei reihenweise vorzunehmenden Zwangsmaßnahmen sowie diagnostischen oder therapeutischen Eingriffen benutzten Instrumente; Kälber mittels Thermokauter (also unblutig) enthornen; Nichtverfüttern (oder vorheriges Pasteurisieren) der Kolostralmilch EBL-positiver Kühe; getrennte Aufzucht der von solchen Müttern stammenden Kälber. Regelmäßige blutserologische Überprüfung (zunächst in 3- bis 6monatigen, später in einjährigen Abständen) aller ≥ 6 Monate alten Rinder des Bestandes und sofortige strikte Absonderung, besser aber Schlachtung der EBL-positiv reagierenden Tiere. Nach Erreichen der Leukosefreiheit Übergang zur serologischen Sammelmilch-Herdenkontrolle. Zukauf nur aus amtlich als leukosefrei anerkannten Beständen. Das weiße Blutbild eignet sich nicht als Bekämpfungsgrundlage, weil nur etwa ein Drittel aller BLV-infizierten und damit als Überträger der Ansteckung bedeutungsvollen Rinder eine persistierende Lymphozytose entwickeln, die zudem später eintritt als die bei nahezu sämtlichen Infizierten zu beobachtende Bildung spezifischer BLV-Antikörper.

Die Feststellung tumoröser Erwachsenen-Leukose oder EBL-positiver serologischer Befunde ist in Deutschland gemäß VOaTS zum TSG *anzeigepflichtig.*

Versuche zur vorbeugenden, aktiv gegen das BLV immunisierenden *Impfung* erbrachten ermutigende Resultate; da vakzinierte Tiere jedoch zwangsläufig serologisch EBL-positiv reagieren und deshalb nicht von infizierten Individuen zu unterscheiden sind, ist es in praxi sinnvoller, die Krankheit auszurotten.

3.1.3.2 Infektion mit dem bovinen Immunodefizienz-Virus

1972 ist in den USA aus BLV-negativen Rindern mit persistierender Lymphozytose sowie solchen mit BLV-negativen Lymphosarkomen (s. Mediastinalsarkomatose, Kap. 5.4.5.1) ein Lenti-Virus (Retroviridae) isoliert und aufgrund seiner strukturellen Ähnlichkeit mit dem AIDS-Erreger (HIV) *bovines Immunodefizienz-ähnliches Virus (BIV)* benannt worden. Nach in Nordamerika, Europa (auch Deutschland), Japan und Australien vorgenommenen serologischen und molekularbiologischen Untersuchungen ist dieser Keim offenbar weltweit verbreitet. Er scheint bei durchschnittlich 5% aller Rinder, in Herden mit »Kümmerer«-Problematik jedoch in auffallend höherer Frequenz, vorzuliegen. Bislang ist aber noch nicht geklärt, ob das über einen breiten Leukozytentropismus verfügende BIV eine praktisch bedeutsame, bestimmte Krankheiten (Lymphadenopathien) auslösende oder begünstigende Immunodefizienz-Ursache für das Rind darstellt: Künstlich infizierte Tiere blieben über 4 Jahre lang symptomlos, sind aber vermutlich lebenslang Virusträger, bei denen der Erreger in das Genom der infizierten Wirtszellen eingefügt ist und welche das Virus mit der Milch ausscheiden. Die Auswirkungen des BIV auf das Immunsystem des Rindes bestehen nach bisheriger Kenntnis in Beeinträchtigungen der Lymphozytenaktivität. Die Ansteckung erfolgt vermutlich spontan von Tier zu Tier oder über blutverunreinigte Instrumente. BIV kann mit dem Sperma ausgeschieden werden; Pasteurisation tötet den Erreger ab. Die BIV-Infektion ist serologisch (AK-Nachweis: Immunoblot, ELISA), virologisch (IIFT) oder mittels PCR feststellbar. Offensichtlich stellt das BIV keine Gefahr für den Menschen dar.

3.1.3.3 Aktinobazilläre Lymphgefäß- und Lymphknotenentzündung

■ **Definition, Ursachen:** Auf der Infektion von Hautläsionen mit *Actinobacillus lignièresii* beruhende, chronisch verlaufende und durch fistelnd-ulzerierende granulomatöse Wucherungen von Lymphgefäßen sowie Lymphknoten der Körperoberfläche, später auch innerer Organe gekennzeichnete, zu den strahlenpilzbedingten Leiden *(Aktinogranulomen)* zählende Krankheit, deren Häufigkeit bei massierter Haltung zunimmt (s. auch Aktinomykose, Kap. 9.1.4). *Andere Bezeichnungen:* »kutane Aktinobazillose« oder »Aktinophytose«, »atypische Aktinomykose«. Bezüglich aktinobazillärer Erkrankungen innerer Organe sei auf die einschlägigen Abschnitte verwiesen (Kap. 5.1.3.2, 5.2.2.5, 5.3.3.17, 6.1.9).

■ **Pathogenese:** Der in der Umwelt sowie auf den Kopfschleimhäuten des Rindes saprophytär verbreitete Erreger kann sich in oft nur geringfügigen Verletzungen der Haut ansiedeln und pathogen werden. Solche vorwiegend im Kopf-, Hals- oder distalen Gliedmaßenbereich lokalisierten Hautbeschädigungen sind entweder rein zufälliger Natur (Einzelerkrankungen), oder – an bestimmten Stellen des Körpers – in haltungsbedingter Häufung zu beobachten. Letzteres ist v. a. dann der Fall, wenn in der Umwelt der Tiere befindliche Vorrichtungen eine sich »wiederholende« Gelegenheit zu derartigen Traumen bieten, etwa bei Fütterung oder Tränkung aus dem gleichen Trog, beim Andrängen gegen dasselbe Freßgatter, beim wiederkehrenden Treiben durch einen Engpaß oder beim routinemäßigen Festhalten mittels Nasengriff oder -bremse; dabei wird die Verbreitung des Keimes infolge des engen Zusammenlebens bereits erkrankter mit gesunden Tieren und wegen der ständigen Verunreinigung der gemeinsam genutzten Einrichtungsteile mit dem aus »offenen« Veränderungen der Patienten austretenden Eiter begünstigt. Der Erreger kann auch bei tierärztlichen Eingriffen (z. B. reihenweiser Kastration) in die Operationswunde gelangen und entsprechende Komplikationen bedingen.

■ **Symptome:** An der Infektionspforte entwickelt sich zunächst eine unauffällige derbe Verdickung von Haut und Unterhaut. Diese abszediert dann und bricht unter ulzerierender Fistelung sowie Entwicklung eines pilzförmigen, oberflächlich eiternden sowie leicht blutenden Granuloms auf. In der Folge vergrößert sich der für den betreffenden Körperbereich zuständige und dabei derber werdende Lymphknoten (z. B. Kehlgangs-, parotidealer, retropharyngealer, zervikaler, insbesondere aber Bug- oder Kniefaltenlymphknoten) mitunter bis auf Faust- oder Kindskopfgröße, bleibt dabei jedoch »kalt« und unempfindlich. Er pflegt schließlich, wie auch die zwischen ihm und der Eintrittspforte verlaufenden, sich allmählich verdickenden Lymphgefäßstränge, durch die zunehmend mit ihnen verhaftende Haut hindurch zu abszedieren (Abb. 3-12, 3-13). Aus solchen fistelnden Ulzera entwickeln sich wiederum knollige Granulome, deren Oberfläche mit Eiter, Blut und Einstreu verkrustet ist, so daß schließlich, v. a. im Gliedmaßenbereich, eine regelrechte Kette (»Rosenkranz«) derartiger Veränderungen entsteht. Der ständig in geringer Menge abgesonderte Eiter ist zähflüssig, gelblichgrau und ohne üblen Geruch. Das Allgemeinbefinden der Patienten bleibt ungestört, solange sich der Prozeß auf äußerlich zugängliche Lymphknoten beschränkt und keine wichtigen Funktionen behindert (z. B.: Kopflymphknoten → Beschwerden bei Nahrungsaufnahme und/oder Rachenatmung; Gliedmaßenlymphknoten → Lahmheit).

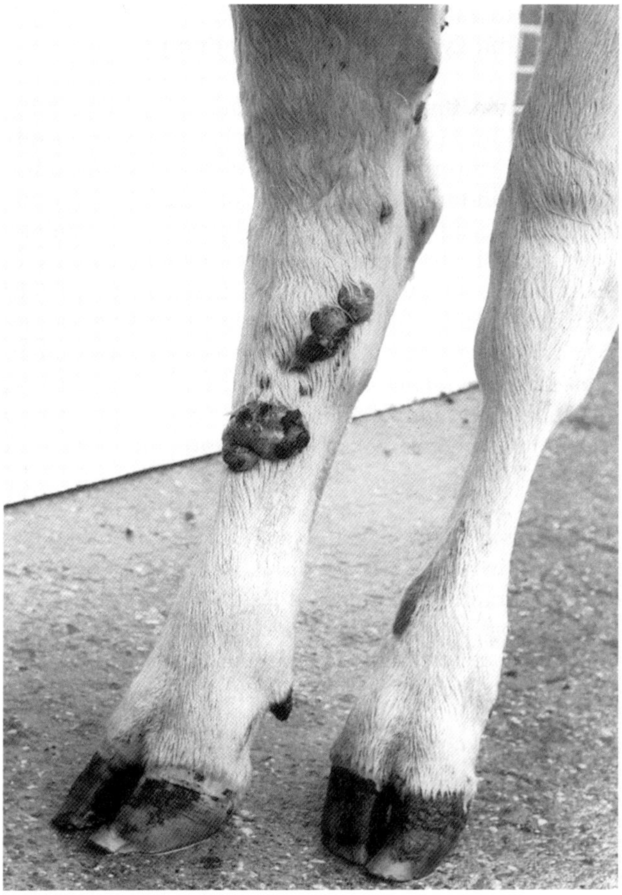

Abbildung 3-12 Abszedierende sowie granulomatös-fistelnde aktinobazilläre Lymphgefäß- und Lymphknotenentzündung: Perlschnurartig dem beteiligten Lymphgefäß entlang angeordnete Granulome der Haut im Bereich der Sprunggelenksbeuge

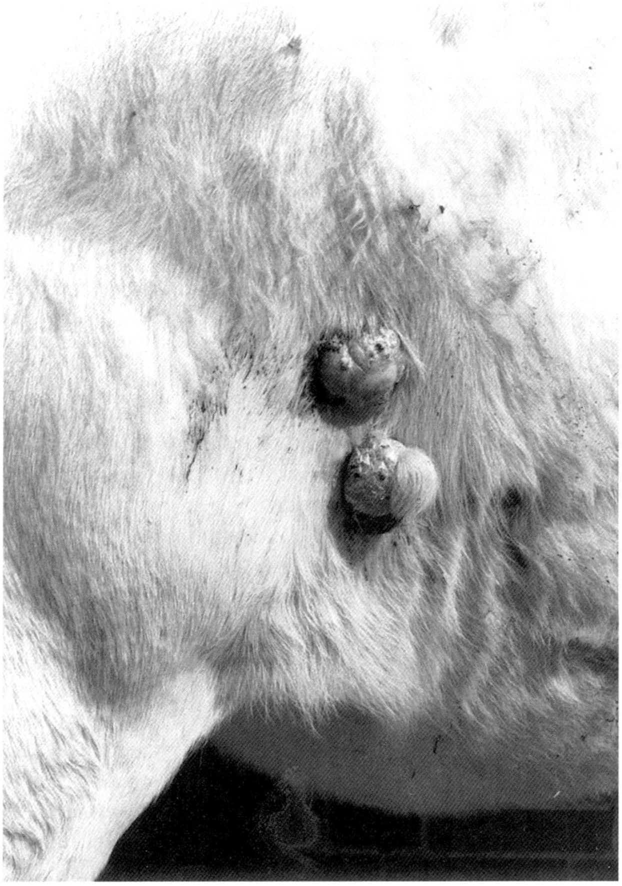

Abbildung 3-13 Lymphogene Beteiligung des rechten Kniefaltenlymphknotens des Tieres von Abb. 3-12

■ **Verlauf:** Die Infektion breitet sich von Fall zu Fall unterschiedlich rasch lympho- oder hämatogen aus, um weitere Lymphknoten an der Körperoberfläche, aber auch innere Organe (umgebende Muskeln; Zunge; mediastinale Lymphknoten, Lunge; innere Darmbeinlymphknoten, Leber; s. Kap. 5.3.3.17, 6.1.9) zu befallen; dann zwingt die sich hieraus ableitende fortschreitende Verschlechterung des Allgemeinzustandes zur Abschaffung des Tieres, wenn das Leiden nicht schon zuvor unvermutet zum Tode führt.

■ **Diagnose:** Das klinische Bild gestattet i. d. R. eine Verdachtsdiagnose, die durch histologische Überprüfung einer bioptisch entnommenen Gewebeprobe zu sichern ist: Auf der Schnittfläche aktinobazillärer Knoten sind bereits makroskopisch neben kräftigen Bindegewebssträngen zahlreiche ≤ 1 mm große gelblichgraue Knötchen zu erkennen; diese »Schwefel-Körnchen« oder »Pilzdrusen« der Aktinobazillose sind im mikroskopischen Bild – im Gegensatz zu denen der Aktinomykose (Kap. 9.1.4) – kleiner und gelappt, wobei innerhalb des aus radiär angeordneten eosinophilen »Keulen« bestehenden rosettenförmigen »Strahlen«-Kranzes kleine Haufen gramnegativer Kokkobazillen liegen. Zum bakteriologischen Nachweis von *Actinobacillus lignièresii* eignen sich unfixierte Gewebeproben oder Eiter; außer diesem Keim sind dabei häufig noch Eitererreger, v. a. *A. pyogenes*, in tropischen Gebieten auch *Mycobact. farcinogenes* (Kap. 3.1.3.4) zu finden.

Differentialdiagnostisch ist an rotzähnliche und pseudotuberkulöse Lymphgefäß- und -knotenentzündung (Kap. 3.1.3.4, 3.1.3.5) zu denken, deren Abgrenzung entsprechende bakteriologische Untersuchungen erfordert; außerdem sind Dermatitis nodosa (Kap. 2.3.3.5), Tuberkulose (Kap. 12.2.6) sowie echte Tumoren (Kap. 3.1.6) in Betracht zu ziehen (→ Tuberkulinprobe bzw. histologische Untersuchung).

■ **Beurteilung:** Geringfügige aktinobazilläre Veränderungen an der Körperoberfläche können spontan, v. a. aber bei sachgemäßer chirurgischer und medikamentöser Behandlung, vollständig ausheilen; einer solchen werden sie jedoch mangels entsprechender Aufklärung meist nicht zugeführt. Umfangreichere und schon länger bestehende lymphangitische Aktinobazillose neigt dagegen zu metastasierender Ausbreitung innerhalb des betreffenden Tieres, das dann als erregerverbreitende Gefahrenquelle für den übrigen Bestand anzusehen ist.

■ **Behandlung:** Falls die aktinobazillären Knoten (samt zugehörigen Lymphgefäßen) chirurgisch erreichbar sind, ist die im gesunden Nachbargewebe vorzunehmende *Exstirpation* zu empfehlen; oberflächlich gelegene, bis zu hühnereigroße Granulome können mit dem Thermokauter *ausgebrannt* werden (Wunde anschließend 3–5 Tage lang mit Jodsalbe oder -tampon abdecken). Zur zusätzlichen oder alleinigen systemischen Behandlung hat sich die sog. *»Jodkur«* bewährt. Sie besteht in 7–14 Tage lang fortzuführenden oralen Gaben von 5–10 bzw. 10–15 g Kaliumjodid pro Jung- bzw. erwachsenes Rind und Tag (in Kapseln), oder 2–3 Wochen lang solchen von 15–30 g Äthylen-Diamino-Dihydro-Jodid pro Tier und Tag (über das Kraftfutter). Alternativ werden zur parenteralen Jodbehandlung am 1., 5. und 15. Tag pro 100 kg LM jeweils 15 ml der GÖTZEschen »Trijodid«-Lösung (1 g J, 12 g KJ, 18 g NaJ, 100 ml aqua dest.), verdünnt mit 75 ml aqua dest., streng intravenös (!) verabreicht; ebenfalls wirksam ist die intravenöse Injektion von 4–10 ml LUGOLscher Lösung pro 100 kg LM. Hochtragende weibliche sowie der Zucht dienende männliche Tiere sollten der »Jodkur« wegen Gefährdung von Trächtigkeit bzw. Fruchtbarkeit nicht unterzogen werden. Zusätzlich zur Jodtherapie sind wiederholte parenterale Gaben von Sulfonamiden, Trimethoprim-Sulfonamidkombinationen, Penicillin oder Streptomycin (auch in Kombination), Tetracyclinen oder Breitspektrumantibiotika angezeigt; die alleinige Verabreichung dieser Mittel hat die Jodsalzmedikation bislang jedoch nicht zufriedenstellend ersetzen können.

■ **Prophylaxe:** Abschaffung oder strikte Isolierung der an »offener« aktinobazillärer Lymphgefäß- und -knotenentzündung leidenden Tiere sowie Beseitigung oder regelmäßige Desinfektion der bei etwaiger Herdenerkrankung als »Ausgangspunkt« der Erregerverschleppung anzusehenden Ausrüstungsgegenstände, samt Putzzeug, Stricken usf. Überprüfen neueinzustellender Rinder auf das Vorliegen äußerlich erkennbarer aktinobazillärer Veränderungen.

3.1.3.4 Rotzähnliche Lymphgefäß- und Lymphknotenentzündung

■ **Definition, Ursachen:** Vorwiegend im Gliedmaßen-, aber auch im Hals-, Achsel- oder Perinealbereich auftretende, chronisch-eiternde, ulzerativ-granulomatöse Entzündung subkutaner Lymphgefäße samt zugehöriger Lymphknoten infolge Infektion zeckenbiß- oder andersbedingter Hautverletzungen mit dem vermutlich saprophytär verbreiteten Erreger. Als solcher werden *Nocardia farcinica* und/oder *Mykobact. farcinogenes* (bzw. eine Chimäre beider Keime) angesehen. *Andere Bezeichnungen:* »Hautwurm«, »Rinderrotz«, Lymphangitis farcinica epizootica, bovine farcy, farcin du boeuf, »mykotische« Lymphangitis und -adenitis, Haut-Nocardiose.

■ **Vorkommen:** In Israel, Nord-, Zentral- und Ostafrika, Sumatra, Westindien, Kolumbien sowie früher auch in Frankreich auftretendes und teilweise enzootisch verbreitetes Leiden; gegebenenfalls Hauptanlaß für die fleischbeschauliche Beanstandung von Schlachtrindern.

■ **Symptome:** Die typischen Läsionen betreffen v.a. erwachsene Rinder, seltener Kälber. Sie beginnen fast immer an den Gliedmaßen, gelegentlich auch am Bauch oder, ausgehend von Jochdruckschäden, am Hals; offenbar gelangt der Erreger vom Boden her in den Tierkörper. Dem Besitzer fällt das Leiden oft erst auf, wenn bereits Lymphknoten vergrößert sind; dabei handelt es sich v.a. um Bug- oder Kniefaltenlymphknoten, mitunter aber um Kopf- oder Rachenlymphknoten, die faust- bis kindskopfgroß werden können und sich anfangs derb-knotig, später fluktuierend anfühlen (Abb. 3-14). In ihrer Umgebung finden sich oft weitere, haselnuß- bis hühnereigroße Knoten, und zwar vorwiegend entlang der bis zu fingerstark derb-verdickten Lymphgefäße, die dann typischerweise von der medialen Fläche des Metakarpus oder -tarsus bis zum jeweiligen Bug- oder Kniefaltenlymphknoten hin »rosenkranzartig« verändert erscheinen. Vom Anfangsstadium der Erkrankung abgesehen, haftet den meist nicht oder nur wenig druckempfindlichen Veränderungen die benachbarte Haut fest an. Sie kann im Bereich betroffener Lymphknoten, seltener auch im Verlauf angeschwollener Lymphgefäße, geschwürig-fistelnde Durchbrüche aufweisen, aus denen sich geruchloser, grau-gelblicher Eiter von zähflüssiger bis krümelig-käsiger Beschaffenheit entleert, der keine »Schwefelkörnchen« enthält; er trägt zur Verkeimung der Umwelt bei.

■ **Verlauf:** Die genannten Veränderungen können monatelang auf Gliedmaßen und Haut beschränkt bleiben, ohne das Allgemeinbefinden nennenswert zu

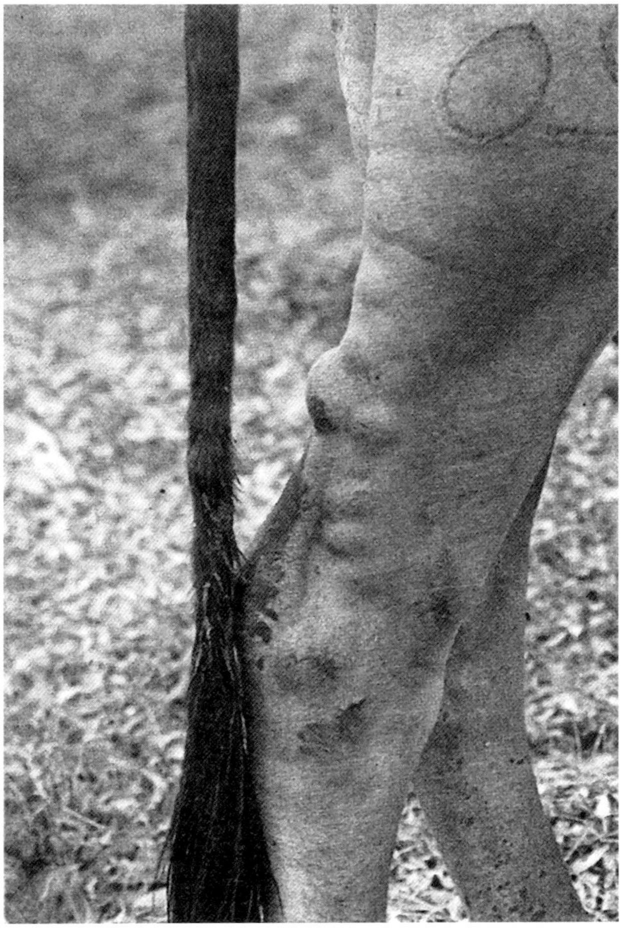

Abbildung 3-14 Durch Nocardia farcinica bedingte rotzähnliche Lymphangitis mit perlschnurartig angeordneten Knoten am Hinterbein (Testi et al., 1985)

beeinträchtigen. Die Leistungen der Patienten sind jedoch mitunter unbefriedigend; außerdem kommt es später gelegentlich zu schwerer Lahmheit infolge Übergreifen der Prozesse auf die Muskulatur. Schließlich besteht noch die Gefahr der Metastasierung in innere Organe, meist Lunge und Leber, gelegentlich aber auch Magendarmtrakt, Bauchfell, Genitale (→ Abort) und Euter (→ Mastitis). Solche Komplikationen führen dann m. o. w. rasch zur völligen Abmagerung und Entkräftung. Mit dem Leiden vertraute Tierhalter geben Rinder, die mit deutlichen äußeren Veränderungen behaftet sind, daher baldmöglichst zur Schlachtung ab.

Diagnose: Das Leiden ist am sichersten durch den in Eiterausstrichen erfolgenden Erregernachweis zu erkennen, was allerdings mikrobiologische Erfahrung erfordert; neben *N. farcinica* oder *M. farcinogenes* sind dabei von Fall zu Fall noch weitere Keime, insbesondere *Actinobacillus lignièresii*, festzustellen.

Differentialdiagnostisch sind aktinobazilläre sowie pseudotuberkulöse Lymphangitis und -adenitis (Kap. 3.1.3.3 und 3.1.3.5), Dermatitis nodosa (Kap. 2.3.3.5), N.-asteroides-bedingte Nocardiose (Kap. 12.2.7), Lumpy skin disease (Kap. 2.2.3.7) und Dermatophilose (Kap. 2.2.3.6) in Betracht zu ziehen.

Sektion: Betroffene Lymphgefäße geben sich am enthäuteten Tierkörper als dickwandige, knotige Stränge zu erkennen, die – ebenso wie die befallenen Lymphknoten – Eiter mit den zuvor beschriebenen Eigenschaften enthalten. Die Lymphknotenabszesse besitzen eine dicke, fibröse Kapsel und sind z. T. unterkammert. Rings um die Veränderungen ist die Haut derbspeckig verdickt. Mitunter liegen gleichartige Eiterungen auch an den bereits genannten inneren Organen vor.

Behandlung: Totalexstirpation befallener Bezirke ist nur im Anfangsstadium angezeigt und aussichtsreich; in fortgeschrittenen Fällen ist durch kräftiges Kauterisieren und i.v. Verabreichung von Jodsalzen (s. Kap. 3.1.3.3) oder Trimethoprim-Sulfamethazol oft vorübergehende Besserung, aber nur ausnahmsweise dauerhafte Heilung zu erzielen.

Prophylaxe: Jede Verletzung umgehend sachgemäß versorgen (Kap. 2.2.2.7) und etwa an Lymphangitis farcinica erkrankende Tiere alsbald aus der Herde entfernen.

3.1.3.5 Pseudotuberkulöse Lymphgefäß- und Lymphknotenentzündung

Das Leiden wird vorwiegend beim Schaf, gelegentlich aber auch beim Rind, Büffel oder Dromedar, und zwar bislang in Dänemark, Israel, den USA sowie in Afrika beobachtet. Es entsteht infolge Infektion oberflächlicher, meist im Gliedmaßenbereich, mitunter aber am Kopf gelegener Hautläsionen mit *Corynebact. pseudotuberculosis (ovis)* und tritt bei ungünstigen Umweltbedingungen, wie massierte Haltung, mechanisch irritierenden Einrichtungsteilen, Insekten- oder Zekkenbefall, mitunter herdenweise gehäuft auf. Die zunächst festzustellende schmerzhaft-ödematöse, später m. o. w. großflächig-ulzerierende Verdickung der Haut bedingt eine reaktive nekrotisierende Entzündung des regionalen Lymphknotens, der schließlich abszediert und ulzeriert sowie klar-gelatinösen, geruchlosen Eiter absondert, z. T. auch ulzerative Lymphangitis. Die Diagnose stützt sich auf die bakteriologische Untersuchung des Eiters. Bei leichter Erkrankung ist Spontanheilung möglich. Sonst sollte die Abszeßreifung durch Auftragen hyperämisierender Salben gefördert werden; fluktuierende Abszesse sind zu spalten und regelmäßig mit jodhaltiger Lösung zu spülen. Zur medikamentösen Unterstützung eignen sich Penicillin, Makrolide, Tetracyclin, Erythromycin und Cephalosporine. Die Prognose ist günstig. Die Vorbeuge besteht in sachgemäßer Umwelthygiene: Kranke isolieren, Verletzungen meiden, Putzzeug desinfizieren.

3.1.3.6 Rhodokokkose der Lymphknoten

Die aerogen, enterogen oder perkutan eintretende Infektion regionaler Lymphknoten des Atmungs- oder Verdauungsapparates bzw. der Unterhaut mit *Rhodococcus equi (Corynebact. equi)*, einem opportunistischen Saprophyten, erfolgt offenbar von der unbelebten Umwelt aus und verursacht i. d. R. keine Krankheitserscheinungen. Bei der Schlachtung solcher Tiere sind in den betroffenen Lymphknoten spezifische, tuberkuloseähnliche Veränderungen festzustellen, deren zentrale verkäsende Nekrosen jedoch starke Neutrophileninfiltration aufweisen. Zur sicheren Abgrenzung von boviner Tuberkulose (Kap. 12.2.6) bedarf es des Erregernachweises.

3.1.3.7 Mykotische Lymphgefäß- und Lymphknotenentzündung

Bei entsprechender Exposition (Umweltverkeimung, Hautläsionen) können verschiedene Pilzarten (*Sporotrichum, Histoplasma, Hyphomyces* u. a.), und zwar v. a. im *Gliedmaßenbereich*, gelegentlich zu Lymphangitis und -adenitis führen, deren klinisches Bild dem der drei vorgenannten Leiden ähnelt. Auch an den Lymphknoten des *Eingeweidetraktes* sind wiederholt zygomykotisch *(Absidia corymbifera, Rhizopus rhizopodiformis, R. oryzae)* bedingte granulomatöse Veränderungen beobachtet worden. Die diagnostische Klärung erfordert gezielte mykologische Untersuchungen von Exsudat- oder Gewebeproben.

3.1.3.8 Algeninfektion der Lymphknoten

Prototheca spp. und *Chlorella spp.* sind hefezellähnlich aussehende, sich durch Endosporulation vermehrende, in der Umwelt sowie im Kot des Rindes weitverbreitete Algen. Sie können chronisch verlaufende und teilweise enzootisch auftretende antibiotikaresistente Mastitiden *(Prototheca zopfii)*, gelegentlich aber klinisch inapparent bleibende Vergrößerungen der Lymphknoten bestimmter Einzugsgebiete oder des gesamten Lymphapparates (Protothekose, Chlorellose) verursachen. Die Ober- und Schnittfläche der Lymphknoten erscheint bei *Chlorella*-Befall hell-smaragdgrün. *Histologisch:* granulomatöse Lymphadenitis mit Ansammlung epitheloider Zellen; die Algen sind mittels Pilzfärbung darstellbar. Solche Mastitiden sprechen z. T. auf intrazisternale Verabreichung von Metronidazol und Nystatin an.

3.1.4 Parasitenbefall der Lymphknoten

Meist nur als fleischbeschaulicher Befund bei Schlachttieren bedeutsam sind herdförmige grünliche oder bräunliche Verfärbungen (mitunter auch Verkalkungen) in mesenterialen Lymphknoten, die auf der Einwanderung von Parasitenstadien (*Chabertia, Oesophagostomum, Stephanofilaria spp., Fasciola hepatica, Sarcocystis;* Kap. 6.11.2, 2.2.4.5, 6.13.8, 9.16.1) und dadurch bedingter eosinophiler Reaktion beruhen; differentialdiagnostisch ist auch an Grünalgenbefall (s. o.) und Mastzellen-bedingte »Chloro«-Leukose (Kap. 4.4.4.3) zu denken.

3.1.5 Vergiftungsbedingte Krankheiten des Lymphapparates

3.1.5.1 Immunsuppression durch polychlorierte und polybromierte Biphenyle

■ **Definition, Vorkommen, Bedeutung:** Polybromierte und polychlorierte Biphenyle (PBB bzw. PCB) sind Mischungen unterschiedlich stark halogenierter Kohlenwasserstoff-Kongenere, die früher industriell als Schmier- und Entflammungsschutzmittel, Kühl- und Hydraulikflüssigkeit sowie als Zusatz zu Kunst- und Baustoffen oder Insektiziden u. ä. m. viel genutzt wurden, wobei sie auf mancherlei Weise Eingang in die Umwelt landwirtschaftlicher Nutztiere fanden. Nach Erkennung der mit dem Einsatz dieser biologisch nur langsam abbaubaren Substanzen verbundenen Gefahr einer schleichenden Anreicherung in der belebten Umwelt *(Bioakkumulation)* ist ihre Produktion Ende der 70er Jahre eingestellt worden; es existieren aber noch große Mengen an PBB und PCB in m. o. w. gut kontrolliertem Zustand *(Altlast)*. Diese teilweise mit Dioxinen verunreinigten Chemikalien können oral, aerogen oder perkutan in den Körper von Tier oder Mensch und diaplazentar in deren Feten gelangen. Sie werden im Fett gespeichert und, teilweise über die Milch, nur langsam wieder ausgeschieden; sie können den Menschen daher auch über die Nahrungskette gefährden. Haustiere sind aufgrund der Verwechslung von Mineralsalzen mit Feuerschutzmitteln, Kontakt mit Baustoffen, bei Anwendung polyhalogenierter Biphenyle (in Form von Altöl, Silofarbanstrichen und -plastikabdeckungen) in Landwirtschaft oder Industrie sowie auf dem Umweg über Deponien exponiert worden. Vergleichende Studien an verschiedenen Tierarten sowie Beobachtungen bei der zur Beschlagnahme von 172 Milch- und Mastviehherden mit Tötung und unschädlicher Beseitigung von über 23000 Rindern sowie zahlreichen anderen Haustieren führenden versehentlichen Verfütterung von PBB-haltigem Kraftfutter (Michigan/USA, 1973/74) zeigten, daß diese Stoffe beim Rind in hoher Dosierung (z. B. 25 g PBB/erwachsenes Tier und Tag p. o. ~ 67 mg/kg LM und Tag p. o. oder > 50 ppm PBB im Futter) zu einem nicht beeinflußbaren zehrenden und schließlich tödlich endenden Leiden führen.

Symptome: Bei *PBB-Intoxikation*, insbesondere bei PBB-Gehalten im Körperfett von mehr als 1000 ppm, soll sich das klinische Bild wie folgt äußern: verminderte Freßlust, Milchrückgang, Abmagerung, niedrige Herz- und Atemfrequenz, Tränenfluß, Speicheln, häufigeres Urinieren, Durchfall, Dehydratation, Niedergeschlagenheit, leicht proteinhaltiger Harn von niedrigem spezifischen Gewicht, Aborte und erhöhte Kälbersterblichkeit, möglicherweise auch Störungen im Wachstum des Klauenhorns, in schweren Fällen zudem Zunahme der Serumwerte für Bilirubin und Harnstoff sowie Abnahme des Immunglobulingehaltes. Als *histologische Veränderungen* werden angegeben: Hyperplasie der intrahepatischen Gallengänge, zystische Erweiterung der Schleimdrüsen der Gallenblase; extreme Dilatation der Harnkanälchen sowie fokale Nekrosen in den Nieren; Hyperkeratose mit Keratinansammlung in den Haarfollikeln sowie schuppige Metaplasie mit Keratinzysten in den Tarsaldrüsen des Augenlids.

Bei *PCB-Intoxikation* wurden beobachtet: Freßunlust, Durst, Atembeschwerden, Durchfall und Liegen in Brustlage; Sektionsbefunde: gastrointestinale Hyperämie und Blutungen, bei Versuchstieren Atrophie lymphatischer Gewebe. Gegebenenfalls wird das mit der Aufnahme von PCB verbundene Krankheitsbild durch technische Verunreinigungen mit äußerst toxischen Dibenzofuranen (PCDF) mitbestimmt.

Diagnose: Der Nachweis einer Anreicherung von PBB oder PCB im Tierkörper erfolgt durch Analyse von Milch- oder Körperfett-, positivenfalles dann auch von Futter- und anderen, der Umwelt der Tiere zu entnehmenden Proben. Für einige PCB-Kongenere (d. s. bei PCB-Herstellung anfallende Ko-Produkte) sind Obergrenzen für den in Lebensmitteln tolerablen Gehalt festgelegt worden. Ein »positiver« Befund ist allerdings kein Beweis für einen kausalen Zusammenhang zwischen PBB- bzw. PCB-Exposition und den im betreffenden Rinderbestand beobachteten Krankheitserscheinungen: Bei der Erkrankung von Haustieren wurden z. B. im bioptisch entnommenen Körperfett 10–4000 ppm PBB oder 170–1100 ppm PCB gefunden; diese Konzentrationen liegen wesentlich höher als die dem Verbraucherschutz dienenden Grenzwerte für von Tieren stammende Lebensmittel; die Halbwertszeit beträgt je nach Kongener 2–13 Monate. Futtermittel sollten nicht mehr als 0,005 ppm PCB enthalten.

Behandlung: Erhöhter Gehalt des Körperfetts an PBB oder PCB ist nicht therapierbar; die bei PBB- bzw. PCB-freier Fütterung oder nach Verbringen in PBB- bzw. PCB-freie Umgebung erfolgende Giftausscheidung verläuft unwirtschaftlich langsam. Die Tierkörper stark PBB- oder PCB-exponiert gewesener Rinder müssen ebenso wie mit diesen Giften verunreinigte Futtermittel und Erdreich sachgemäß beseitigt werden.

Bezüglich der durch *polychlorierte Naphthaline (PCP)* verursachten *toxischen Hyperkeratose* oder *»X-Krankheit«* sei auf das einschlägige Kapitel verwiesen (Kap. 12.3.15).

3.1.5.2 Immunsuppression durch Mykotoxine

Manche Mykotoxine, insbesondere nichtmakrozyklische *Trichothezene*, wirken immunsuppressiv, indem sie T-Suppressor- und -Helfer-Zellen, B-Zellen, Makrophagen sowie deren Wechselwirkungen beeinflussen. Das von ihnen ausgelöste Krankheitsbild äußert sich in pathologischer Blutungsneigung, weshalb es bei den toxisch bedingten hämorrhagischen Diathesen (Kap. 4.3.5.10) besprochen wird.

3.1.6 Tumorkrankheiten des Lymphapparates

Bezüglich der Enzootischen Leukose erwachsener Rinder wird auf Kapitel 3.1.3.1 verwiesen.

3.1.6.1 Sporadische Formen lymphatischer Leukose

Außer der virusbedingten und daher bei den Infektionskrankheiten des Lymphapparates besprochenen enzootischen Erwachsenenleukose (Kap. 3.1.3.1) gibt es beim Rind drei weitere, ihres vereinzelten Vorkommens wegen als »sporadisch« bezeichnete Formen lymphatischer Leukose: *Kälber-*, *Jungtier-* oder *Thymus-* sowie *Hautleukose*. Patienten mit sporadischer Leukose besitzen keine Antikörper gegen das BL-Virus; auch ist das Genom ihrer Tumorzellen frei von Sequenzen, die solchen des BL-Virus gleichen. Demnach bestehen keinerlei Beziehungen zwischen den sporadischen Leukose-Formen und dem Erreger der Enzootischen Leukose des Rindes, obwohl erstere ausnahmsweise auch in Beständen beobachtet wurden, in denen sich BLV-AK-positive Tiere oder solche mit tumoröser Enzootischer Leukose befanden.

Weitere, ebenfalls sporadisch auftretende Formen boviner »Leukose« werden im Abschnitt über die vom Knochenmark ausgehenden Geschwulstleiden besprochen: *Monozyten-*, *Plasmazellen-* und *Gewebsmastzellenretikulose* (Kap. 4.4.1 bis 4.4.4.3) gehen mit »leukämischer« Ausschüttung der jeweiligen Zellart in die Blutbahn einher. Lymphknoten und Milz nehmen am Tumorgeschehen dieser Krankheiten zwar ebenfalls teil, doch stammen die sich hierbei bösartig vermehrenden Zellen primär aus anderen Geweben.

Lymphatische Kälberleukose

Definition: Bei diesem Leiden handelt es sich um eine vermutlich schon während des intrauterinen Lebens einsetzende und meist innerhalb der ersten 6 Lebensmonate, gelegentlich aber schon bei abortierten Feten und ausnahmsweise erst im Alter von 2 Jahren erkennbar werdende generalisierende lympho(blasto)zytäre Tumorose des Lymphapparates sowie anderer Organe des RHS (Leber, Milz, Knochenmark); sie führt unter simultaner Vergrößerung sämtlicher Lymphknoten, oft auch unter zunehmender Anämie und/oder hämorrhagischer Diathese, aber ohne klinisch feststellbare Beteiligung des Thymus oder der Haut zum Tode.

Vorkommen, Ursache: Das Leiden kommt, im Gegensatz zur enzootischen lymphatischen Leukose erwachsener Rinder, weltweit in gleichmäßiger Verteilung vor (in Dänemark, zusammen mit Thymus-Leukose, 0,5–1,3 Fälle/100 000 Tiere und Jahr); dabei handelt es sich, abgesehen von Zwillingskälbern, die gegebenenfalls meist beide synchron sowie unter ähnlichem klinischen Verlauf erkranken, stets um Einzelfälle. Nach sero- und virologischen Untersuchungen besteht keinerlei ursächlicher Zusammenhang zwischen der sporadischen Kälber- und der enzootischen Erwachsenenleukose des Rindes; die Frage einer etwaigen Auslösung der lymphatischen Kälberleukose des Rindes durch ein anderes Virus ist noch offen (Mammerickx, 1968; Severini et al., 1978; Oki et al., 1984; Koyama et al., 1985; Kanaya et al., 1987).

Symptome: Infolge lymphatischer Kälberleukose abortierte oder totgeborene Kälber weisen ebenso wie lebend vorgestellte Patienten eine symmetrische Vergrößerung sämtlicher Körperlymphknoten auf, die extreme Ausmaße erreichen kann (Abb. 3-15, 3-16); sie betrifft auch Lymphknoten, die normalerweise klinisch nicht erkennbar sind, z. B. solche im Achselbereich oder in der Afterschwanzfalte; inguinale oder Euterlymphknoten können dabei irrtümlicherweise als »Hoden« oder »Mastitis« angesprochen werden. Exophthalmus infolge Vergrößerung retrobulbärer Lymphknoten (s. Kap. 3.1.3.1) ist allerdings selten. Die Patienten bleiben in ihrer Entwicklung zurück, erscheinen matt-träge und inappetent. Herz- und Atemfrequenz sind vermehrt, das Leberperkussionsfeld vergrößert; die Körpertemperatur kann, insbesondere während respiratorischer oder intestinaler Infektschübe, fieberhaft erhöht sein (Immunitätslük-

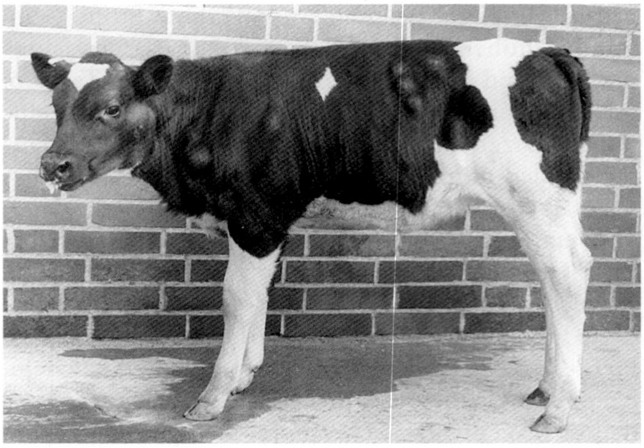

Abbildung 3-15 Lymphatische Kälberleukose: Tumoröse Vergrößerung sämtlicher Körperlymphknoten

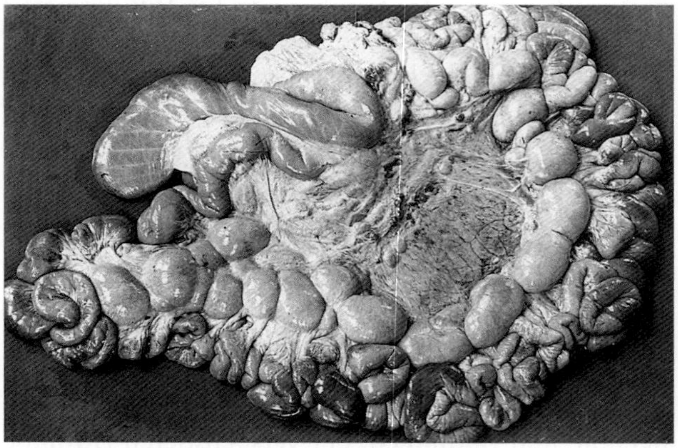

Abbildung 3-16 Lymphatische Kälberleukose: Tumoröse Vergrößerung der Mesenteriallymphknoten

ken?). Die sichtbaren Schleimhäute sind anämisch, im Endstadium mitunter auch mit petechialen Blutungen durchsetzt. Das rote Blutbild weist zunehmende aregenerative Anämie auf; das weiße Blutbild ist v. a. in fortgeschrittenen Fällen oft lympho(blasto)zytoleukämisch, die Thrombozytenzahl vielfach vermindert, was sich in Neigung zu hämorrhagischer Diathese äußert. Die Tumoren können zur Beeinträchtigung von Schlingakt, Ruktus, Wiederkauen oder Rachenatmung (Druck der Kopf-, retropharyngealen und/oder mediastinalen Lymphknoten), Bewegungsunlust (Periost- und Knochenschmerz) oder Nachhandataxie (Befall von Wirbelendost und Cauda equinae) führen.

Der innerhalb weniger Wochen unter zunehmender Entkräftung und Kreislaufversagen tödlich endende *Verlauf* der lymphatischen Kälberleukose läßt sich durch *Behandlung* mit Glukokortikoiden nicht nennenswert beeinflussen. Eine *Vorbeuge* oder *Bekämpfung* ist nach bisherigem Wissensstand unmöglich.

Sektion: Generalisierte Tumorisation sämtlicher Lymphknoten (d. h. auch derjenigen der Körperhöhlen), deren Schnittfläche strukturlos, feucht, grauweiß-gelblich bis -rötlich erscheint; oft – aber nicht immer – auch makroskopisch erkennbare Beteiligung von Leber, Milz und Knochenmark (teilweise zudem von Periost, Nieren, Herz, Lunge, Leber, Labmagen, Darmwand, Peritoneum, Pleura, Gehirn, Skelettmuskeln, Rückenmarkshäuten und Gebärmutter), nicht aber von Haut oder Thymus. *Histologisch:* jugendlich erscheinende lymphatische (seltener auch plasmazytoide oder retikulozytäre) Zellen (B- und T-Lymphozyten); in Lymphknoten, Leber und Milz mitunter erythro- und thrombozytopoetische Herde.

■ **Diagnose, Differentialdiagnose:** Klinisches Bild und Zerlegungsbefunde gestatten meist eine klare Abgrenzung von anderweitigen Tumorleiden des Lymphapparates (Kap. 3.1.3.1, 3.1.6.1, 3.1.6.2). Vereinzelte Fälle lassen sich allerdings aufgrund ihres »gemischten« Sektionsbefundes nicht eindeutig der Kälber- oder der im folgenden Abschnitt darzustellenden Thymusleukose zuordnen.

Lymphatische Jungtier- oder Thymusleukose

■ **Definition, Ursachen:** Sporadisch und unabhängig von der enzootischen Rinderleukose auftretende, vorwiegend 6 Monate bis 2 Jahre alte Jungtiere, ausnahmsweise auch 4 Monate bzw. 4 Jahre alte Individuen, befallende lympholeukotische Tumorose des Thymus sowie benachbarter Lymphknoten, die häufig mit leukämischem Blutbefund einhergeht und infolge Behinderung von Kreislauf und Atmung zum Tode führt. Nach Beobachtungen von PARODI et al. (1989) an französischen HF-Rindern ist die Thymusleukose vermutlich erblich veranlagt.

■ **Vorkommen:** Weltweit und im Gegensatz zur enzootischen Erwachsenenleukose offenbar gleichmäßig verteilt (s. auch Kälberleukose).

■ **Symptome:** Ventral am Hals subkutan gelegene, allmählich an Größe zunehmende, druckunempfindliche Umfangsvermehrung von derber Konsistenz, über welcher die Haut zunächst noch verschieblich ist, und die sich vor dem Brusteingang wie ein in diesem verankertes »Pendel« hin- und herbewegen läßt. Tierärztlicher Rat wird oft erst im fortgeschrittenen Stadium verlangt. Dann erscheint der Patient meist schon unterentwickelt und weist außer der nun bis zu brotlaibgroßen Geschwulst des Thymus auch vergrößerte Rachen-, Kehlgangs- und Buglymphknoten auf. Da sich der Thymus durch die Brustapertur hindurch in das präkardiale Mediastinum hinein erstreckt, führt seine fortschreitende Tumorisation schließlich zu folgenden Funktionsstörungen: Behinderung des Blutabflusses in den Jugularvenen infolge Kompression der V. cava cranialis (→ Drosselvenenstauung mit kollateralem Ödem, was die Palpation des Thymus dann erschwert; Abb. 3-17); Einengung und Verlagerung des Herzens nach kaudodorsal (→ Zunahme der Kreislaufinsuffizienz; → Hydrothorax); Kompression des Schlundes (→ Schling- und Wiederkaustörungen, rezidivierendes Aufblähen); Verkleinerung des zur Atmung verfügbaren Brustraumvolumens (→ zunehmende Dyspnoe und deutliche perkutorische Dämpfung im ventralen Bereich des Thorax); Rechtserweiterung des Herzens; Stauungsleber. Das weiße Blutbild fortgeschrittener Fälle kann lympholeukämisch sein; gelegentlich besteht zudem Anämie.

■ **Verlauf:** Das Leiden endet innerhalb von 1–3 Monaten infolge Versagens von Atmung (Lungenödem) und/oder Kreislauf tödlich.

■ **Sektion:** Thymus im zervikalen und thorakalen Bereich stark vergrößert und seine Nachbarorgane, insbesondere das Herz, verdrängend (Abb. 3-18); in fortgeschrittenen Fällen Vermehrung von Brust- und Herzbeutelflüssigkeit; Kopf-, Hals-, Bug- und mediastinale Lymphknoten, mitunter auch innere Darmbeinlymphknoten m. o. w. stark vergrößert; Milz und/oder Knochenmark können beteiligt sein. Der Thymustumor zeigt eine graugelb-speckige Schnittfläche; er besteht aus lymphoretikulärem Gewebe, in welchem neoplastische Elemente vom lymphoblastozytären oder retikulozytären Typ (vermutlich B-Lymphozyten) überwiegen. Aufgrund ihres »gemischten« Sektionsbefundes lassen sich manche Fälle nicht eindeutig von lymphatischer Kälberleukose abgrenzen (= »Übergangsformen«).

Differentialdiagnostisch sind zu bedenken: Thymom, Schlundperforation mit periösophagealer Phlegmone (Kap. 6.5.3), Thrombophlebitis der Drosselvene (Kap. 4.2.2.6) sowie Kälber- und enzootische Erwachsenenleukose (Kap. 3.1.3.1, 3.1.6.1).

■ **Beurteilung:** Das Leiden ist unheilbar. Zur *Vorbeuge* empfiehlt es sich, die Abstammung des Tieres auf einen etwaigen gemeinsamen, die Anlage zur Thymusleukose vermutlich übertragenden Vorfahren zu überprüfen (s. PARODI et al., 1991).

Lymphatische Hautleukose

■ **Definition:** Vorwiegend erwachsene Rinder, gelegentlich aber auch Kälber oder Feten befallende, durch Entwicklung von mitunter wieder völlig verschwindenden Hautknoten und spätere Beteiligung von Lymphknoten sowie inneren Organen gekennzeichnete, sporadisch und unabhängig von der enzootischen lymphatischen Erwachsenen-Leukose auftretende Form boviner Leukose.

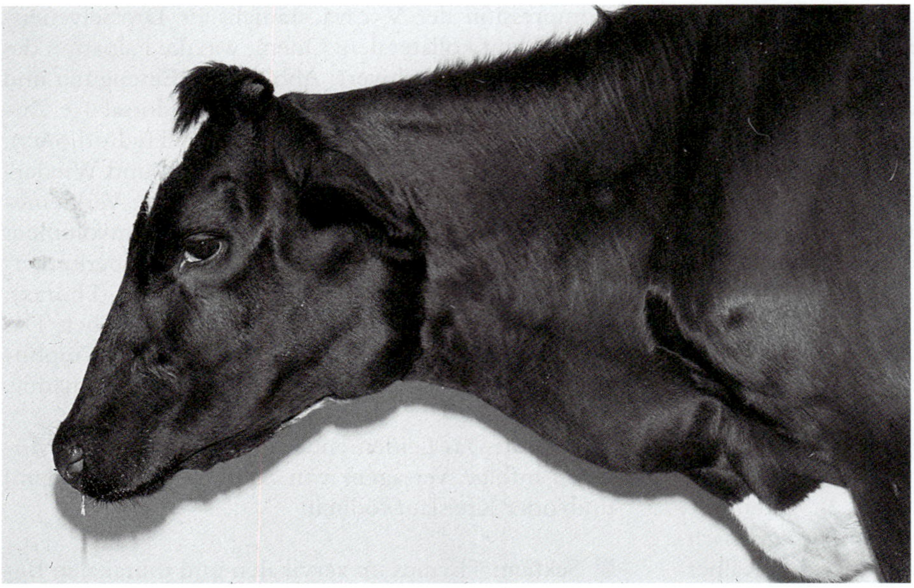

Abbildung 3-17 Lymphatische Jungtier- oder Thymusleukose: Subkutan vor dem Brusteingang gelegene kindskopfgroße Geschwulst, Jugularvenenstauung, Lymphknotenbeteiligung

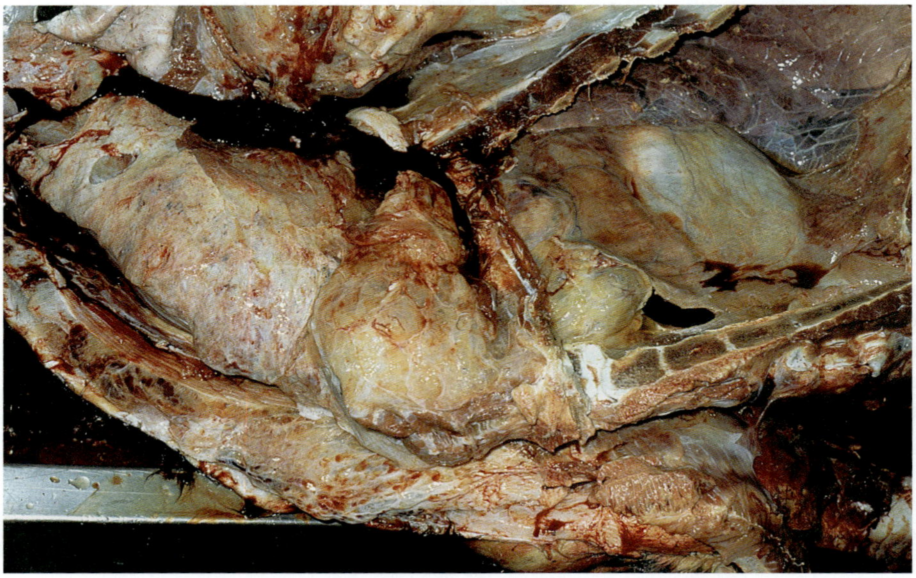

Abbildung 3-18 Lymphatische Jungtier- oder Thymusleukose (Zerlegungsbefund): Thymus vor und hinter der Brustapertur tumorös vergrößert, Herz und Lunge nach kaudodorsal verdrängt, Hydrothorax

■ **Vorkommen:** Seltenes, weltweit gleichmäßig verteilt und völlig vereinzelt auftretendes Leiden (in Dänemark 0,1–0,5/100000 Tiere und Jahr), das nur ausnahmsweise, d. h. rein zufällig, in vom BL-Virus befallenen Herden beobachtet wird.

■ **Ursache:** Möglicherweise ein viraler, nicht mit dem BL-Virus identischer Erreger (Gentile et al., 1970; Lange et al., 1983; Oki et al., 1984; Zwahlen et al. 1987).

■ **Symptome:** Von den selteneren Fällen angeborener Hautleukose abgesehen, bestehen die ersten Anzeichen in ziemlich raschem Aufschießen zahlreicher urtikarioider Hautverdickungen, v. a. im Bereich von Kopf, Hals, Schulter, Rumpf, Kruppe, proximalem Schwanzdrittel, Perineum und Euterspiegel, mitunter zudem an der seitlichen Körperwand und am Euter, aber nur ausnahmsweise auch am Unterbauch oder im distalen Bereich von Gliedmaßen und Schwanz: Die rundovalen, leicht beetartig erhabenen Knoten sind anfangs münzengroß, an unpigmentierten Hautstellen gerötet oder leicht zyanotisch, und können mit serösem Exsudat bedeckt sein. Hier erscheinen die Haare zunächst gesträubt und fallen beim weiteren Größer- und Dickerwerden, Konfluieren oder zentralen Einsinken der maximal handtellergroßen (und bis zu über 500–1000/Tier zählenden) Hautknoten aus; sie weichen nun einem grau-schuppigen, später blutig-rotbraunen, verkrustenden Belag. Am Rand der Umfangsvermehrungen und in den Furchen zwischen ihnen befinden sich dann schmierige, übelrie-

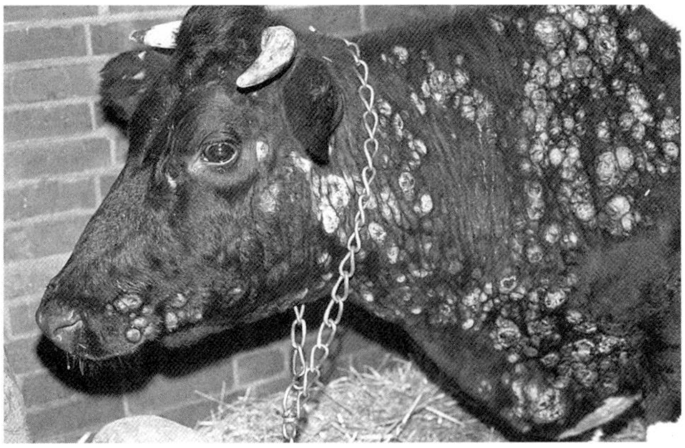

Abbildung 3-19 Lymphatische Hautleukose: Darstellung der auch über den ganzen Rumpf verbreiteten intrakutanen Geschwülste im Kopf-Halsbereich

chende Massen (Abb. 3-19, 3-20). Die Konsistenz der anfangs etwas druckempfindlichen Knoten ist prall-elastisch, später derb; beim Zusammenfalten platzt ihre Oberfläche auf, zeigt aber keine Neigung zu stärkerer Blutung oder schwerwiegender Nekrose. Zu Beginn des Leidens sind Allgemeinbefinden und Leistung der Patienten ungestört; nach einigen Wochen bis drei Monaten kommt es dann aber – nicht selten nach voraufgegangener, m. o. w. weitgehender Regression der Hauttumoren – zu Symptomen wie bei lymphatischer Erwachsenenleukose: tumoröse Vergrößerung von Körperlymphknoten und/oder Funktionsstörungen infolge leukotischer Veränderungen an Herz, Labmagen, Rückenmarkshäuten oder retrobulbären Lymphfollikeln (Kap. 3.1.3.1). Das weiße Blutbild zeigt bei etwa einem Drittel der Patienten (v. a. im Endstadium) eine leukämische Vermehrung lymphozytärer Elemente, häufiger zudem lymphoblastenähnliche Zellen, gelegentlich auch relative Eosinophilie; das rote Blutbild kann anämisch sein.

■ **Verlauf:** Eine Besonderheit der lymphatischen Hautleukose des Rindes ist es, daß sich die Hauttumoren – vermutlich aufgrund immunologischer Mechanismen (Ishino et al., 1988) – dauerhaft zurückbilden können, wonach aber früher oder später oft letal endende leukotische Wucherungen an inneren Organen einsetzen. Ausnahmsweise führt die Rückbildung der Hautknoten zu mehrere Jahre lang anhaltender Remission.

■ **Sektion:** An Lymphknoten und inneren Organen (von Fall zu Fall betroffen: Nieren, Herz, Lunge, Skelett- oder Zungenmuskulatur, Leber, Milz, Labmagen, Ovar, Rückenmarkshäute) sind Veränderungen wie bei enzootischer lymphatischer Erwachsenenleukose (Kap. 3.1.3.1) festzustellen. Die Schnittfläche der im Papillarkörper und den oberen Schichten des Koriums liegenden Hauttumoren erscheint grau. *Histologisch* zeigen die Geschwülste massive Infiltration unreifer lymphoretikulärer Rundzellen (vermutlich T-Lymphozyten), daneben teilweise auch eosinophile Granulozyten oder Plasmazellen, aber keine Gewebsmastzellen.

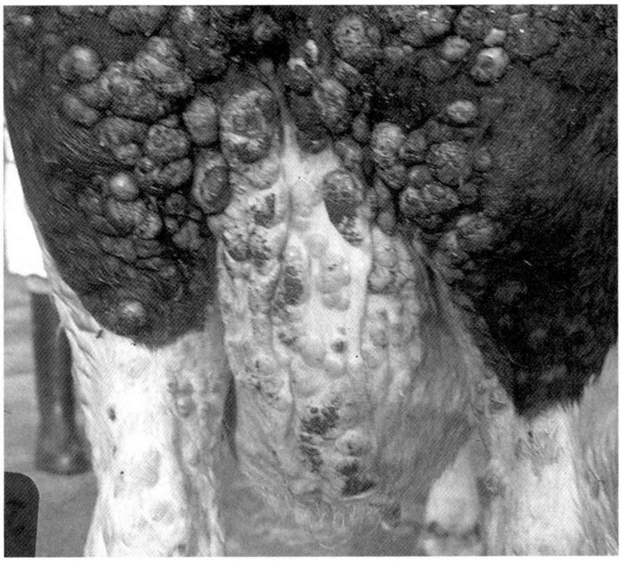

Abbildung 3-20 Euterspiegel des Tieres von Abb. 3-19 aus der Nähe

■ **Diagnose:** Klinisches Bild und Zerlegungsbefund gestatten i. d. R. die Zuordnung zum Formenkreis der bovinen Leukosen.

■ **Differentialdiagnose:** Die sichere Abgrenzung von ebenfalls mit Hautgeschwülsten einhergehenden Retikulosen, wie Monozyten-, Plasmazellen- und Mastzellen-»Leukose« (Kap. 4.4.4) bedarf der histologischen Überprüfung von Tumorgewebeproben. Außerdem kann die lymphatische Hautleukose mit Urtikaria (Kap. 2.2.7.1), Trichophytie (Kap. 2.1.3.1), Dermatophilose (Kap. 2.2.3.6), Dermatitis nodosa (Kap. 2.3.3.5) und Lumpy skin disease (Kap. 2.2.3.7) verwechselt werden.

■ **Beurteilung:** Da das Leiden erfahrungsgemäß meist letal endet, erscheint die Tötung befallener Tiere aus Gründen des Tierschutzes und der Wirtschaftlichkeit ratsam; besondere Bekämpfungsmaßnahmen erübrigen sich, weil die Krankheit offensichtlich nicht ansteckend ist.

3.1.6.2 Beteiligung des Lymphapparates bei Primärtumorosen anderer Organe

Die klinische Entscheidung über Gut- oder Bösartigkeit einer extralymphonodalen Geschwulst ist gemäß ihrer Wachstumsgeschwindigkeit sowie danach zu treffen, ob adspektorisch oder palpatorisch Tochtergeschwülste im gleichen Organsystem und/oder im regionalen Lymphknoten erkennbar sind, z. B. bei »Hornkrebs« oder »Augenkrebs«. Gegebenenfalls nimmt dieser Lymphknoten, mitunter auch das ihm nachgeschaltete Lymphzentrum, vergleichsweise rasch an Größe und Konsistenz zu; außerdem neigen die beteiligten lymphatischen Einrichtungen dann zum »Verbacken« mit ihrer Umgebung, so daß sie die normale Verschieblichkeit verlieren. Gleiches kann allerdings auch bei schwerer entzündlicher Reaktion der Lymphknoten und Lymphgefäße der Fall sein (Kap. 3.1.2). Im Zweifelsfall läßt sich durch *bioptische Entnahme von Gewebeproben* und *histologische Untersuchung* derselben Klärung erzielen. Eine solche ist vor etwaigem Entschluß zu operativem Eingreifen von Bedeutung, weil die prognostischen Aussichten bei der Exstirpation maligner Tumoren wesentlich schlechter sind als bei benignen.

3.2 Krankheiten der Milz

Als Zentrum für die Erkennung und Beseitigung pathologisch veränderter Blutzellen sowie für die Bildung von Lymphozyten und spezifischen Antikörpern nimmt die Milz an vielen *septikämisch verlaufenden Krankheiten* sowie den *Parasitosen des Blutes* durch *Hypersplenie* (Funktionssteigerung), oft auch durch *Splenomegalie* (Größenzunahme) symptomatisch teil. Im Bedarfsfalle ist sie zudem zur extramedullären Bildung von Erythro- und Granulozyten oder von Thrombozyten befähigt. Da diese Leiden aber kennzeichnende Erscheinungen an anderen Organsystemen hervorrufen, werden sie bei deren Krankheiten besprochen. *Selbständige Erkrankungen* der Milz sind beim Rind dagegen vergleichsweise selten.

3.2.1 Unspezifisch bedingte Krankheiten der Milz

3.2.1.1 Lageanomalien der Milz

Die Milz kann beim Rind angeborenerweise fehlen, gekerbt, gelappt, doppelt oder dreifach angelegt sein oder dem dorsalen Pansensack rechterseits anliegen (Dystopie). Diese Mißbildungen sind ebenso wie das gelegentlich als laparotomischer Zufallsbefund festzustellende Umknicken des freien ventralen Milzendes klinisch symptomlos.

3.2.1.2 Verletzungen der Milz

Eine rein traumatisch bedingte Zerreißung der im übrigen gesunden Milz ist beim Rind ungewöhnlich selten; sie kann zum Verbluten in die Bauchhöhle führen. Meist liegt einem solchen Ereignis eine erhebliche, eitrige, parasitär- (Babesiose durch B. major) oder tumorbedingte Splenomegalie (Leukose, Hämangiomatose) mit Überdehnung der Milzkapsel zugrunde; dann genügt ein geringfügiges stumpfes Trauma, um die Ruptur auszulösen. Gegebenenfalls ist das Krankheitsbild durch das Primärleiden sowie durch Niedergeschlagenheit, kalte Körperoberfläche, hochfrequent pochende Herztätigkeit, blasse Schleimhäute, schallperkutorisch zu ermittelnde Dämpfung im Milzbereich und raschen tödlichen Verlauf gekennzeichnet. Behandlungsversuche sind nicht angebracht.

3.2.1.3 Eitrige Milzentzündung

■ **Definition:** Die je nach den beteiligten Erregern *eitrig-abszedierende* (apostematöse) oder *putrid-jauchige* (ichoröse) Splenitis wird durch ins Milzparenchym einstechende Vormagenfremdkörper oder hämatogen eingeschleppte ubiquitäre Keime (Eiter-, Nekrose- oder Fäulniserreger) bedingt und kann rasch zum Tode durch Verbluten oder Septikämie führen. Bei etwaiger Abgrenzung des purulenten oder ichorösen Prozesses entwickelt sich dagegen ein subakuter bis chronischer Zustand mit Abmagerung, Milchrückgang, Fieberschüben und Blutarmut, der erst nach Wochen bis Monaten infolge Sepsis oder pyämisch-metastatischer Komplikationen tödlich endet.

■ **Vorkommen, Ursachen:** Die *traumatisch bedingte* eitrige bis jauchige Splenitis tritt bei 2–14 % aller an Retikuloperitonitis leidenden Patienten auf, wobei der krankmachende Fremdkörper meist von der Haube aus, gelegentlich aber vom Pansen her in die Milz sticht; von einer solchen Komplikation werden männliche Rinder wegen ihrer relativ weit nach ventral reichenden Milz bevorzugt betroffen. Im Einzelfall ist diese perforative Splenitis traumatica von Perisplenitis, d. h. lediglich die Milzkapsel betreffender Bauchfellentzündung, abzugrenzen.

Die *hämatogene* apostematöse Milzentzündung kommt im Verlauf septik- oder pyämischer Prozesse vor, wie sie durch bakterielle Nabel- oder Lungeninfektionen von Jungtieren, jauchige Gebärmutterentzündung, putride Mastitis oder Fusonekrobakteriose ausgelöst werden; in ähnlicher Weise können sich auch tuberkulöse oder aktinobazilläre Splenitiden entwickeln (Kap. 12.2.6, 3.1.3.3).

Infolge der schwammigen Beschaffenheit der blutreichen Milz können die derart in ihr Parenchym gelangten Erreger (*Strepto-* und *Staphylokokken, A. pyogenes, F. necrophorum* bzw. *Anaerobier*) meist nur unvollständig und vorübergehend abgekapselt werden, so daß die lokale Infektion früher oder später zur Sepsis oder zur pyämischen Ausbreitung in andere Organe – wie Leber, Lunge oder Nieren – führt.

Symptome, Verlauf: Das wenig kennzeichnende Krankheitsbild ist je nach Umfang und Abgrenzung der eitrigen oder jauchigen Prozesse unterschiedlich: Nach Verletzung oder Einschmelzung größerer venöser Milzgefäße mit Einbruch des erregerhaltigen Herdes in die Blutbahn (→ septische oder embolische Keimverschleppung) sowie beim Austritt größerer Eitermassen in die freie Bauchhöhle kommt es aus scheinbarer Gesundheit heraus *perakut* zu schwerwiegender Erkrankung mit Freßunlust, kalter Körperoberfläche, hohem Fieber oder Untertemperatur, ausbleibender Pansenmotorik, Kreislaufschwäche, Intoxikationserscheinungen und innerhalb weniger Stunden bis Tage zum Verenden infolge Kreislaufversagens.

Bei rechtzeitiger ausreichender Abkapselung des Infektionsherdes kann die Splenitis purulenta oder ichorosa dagegen einige Zeit symptomlos oder mit mäßiger Störung des Allgemeinbefindens ertragen werden, d. h. *subakut-chronisch* verlaufen. Dabei zeigen sich Leistungsrückgang, Abmagerung, Trägheit, schubweises Fieber (bis 40,5 °C) sowie m. o. w. deutliche Anzeichen einer Fremdkörpererkrankung; darüber hinaus sind meist struppiges Haarkleid, wechselnde Freßlust, Klopfempfindlichkeit im Milzbereich (Abb. 3-21), mäßige Anämie und ausgeprägte neutrophile Granulozytose mit deutlicher Kernlinksverschiebung sowie Zunahme des Serum-γ-Globulingehaltes festzustellen. Bei metastatisch-eitriger Miterkrankung anderer Organe (wie Leber, Lunge oder Nieren) können Atembeschwerden und Husten oder Harnveränderungen hinzukommen. Nach oft monatelangem Verlauf geht das Leiden dann i. d. R. plötzlich in akute, tödlich endende Sepsis über.

Diagnose: Bei (per)akut tödlichem Verlauf wird die purulent-putride Splenitis meist erst postmortal erkannt, weil das schwerwiegende septikämische Krankheitsbild jeden explorativ-chirurgischen Eingriff verbietet. In protrahiert verlaufenden Fällen kann aus

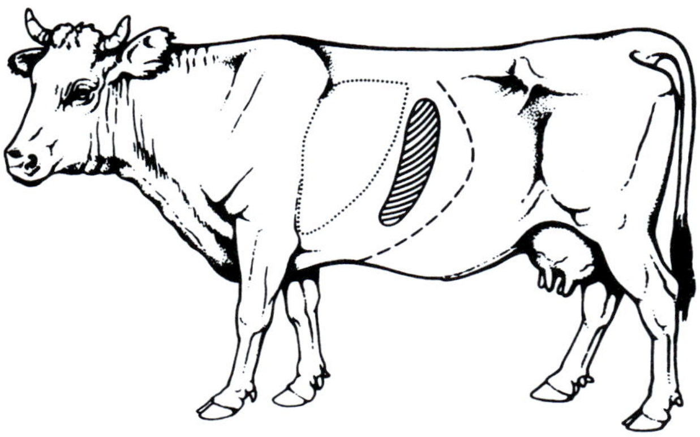

Abbildung 3-21 Perkussionsfeld der Milz zwischen Kaudalrand des thorakalen Lungenfeldes und Rippenbogen

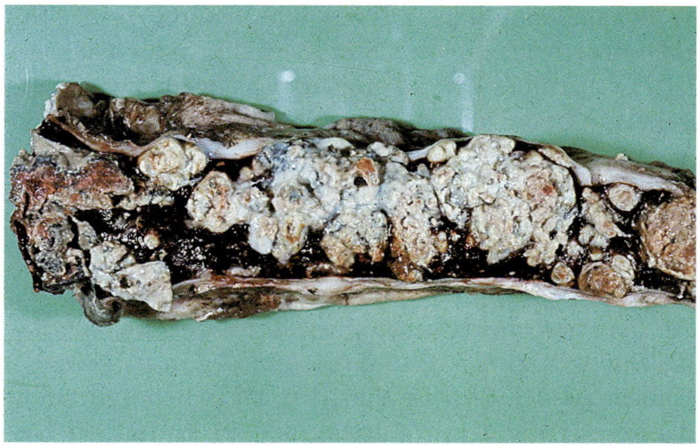

Abbildung 3-22 Eitrig-nekrotisierende Entzündung der Milz infolge Infektion durch tiefsteckenden Netzmagen-Fremdkörper (Reticulo-Lienitis traumatica apostematosa)

den klinischen Erscheinungen und dem granuloleukozytären Blutbild bestenfalls die Vermutung abgeleitet werden, daß eine apostematöse Splenitis vorliegt; die Klärung kann dann durch echographische Untersuchung oder explorative Laparotomie herbeigeführt werden. Bei abdominaler oder transruminaler Betastung der Milz lassen sich die in ihr gelegenen walnuß- bis faustgroßen fluktuierenden Eiterherde ziemlich sicher feststellen und von perilienalen peritonitischen Prozessen abgrenzen; Sitz und Stichrichtung eines etwa noch vorhandenen Vormagenfremdkörpers geben weitere Hinweise. Die Probepunktion der Milz birgt gewisse Probleme, wie Nichttreffen des infizierten Herdes oder Verschleppung von Keimen in die Bauchhöhle.

Beurteilung: Die Feststellung einer eitrigen Milzentzündung zwingt wegen der Unheilbarkeit des Leidens zur Verwertung; in Verdachtsfällen muß zwischen Schlachtung und Abklärung durch explorative Laparotomie entschieden werden.

Sektion: Bei *retikulotraumatisch bedingter* eitrig-jauchiger Splenitis werden peritonitische Veränderungen im Bereich von Haube, Zwerchfell, Milz und ventralem Pansensack gefunden (Abb. 3-22); nach Eröffnung der Vormägen ist meist ein in das Milzgewebe führender, schwärzlicher Fistelkanal festzustellen, während der ursächliche Fremdkörper nur noch selten innerhalb des zerfallenden, graugrünlich verfärbten und übelriechenden Milzgewebes liegt. Bei *hämatogener* apostematöser Splenitis sind in der m. o. w. stark vergrößerten Milz multiple haselnuß- bis faustgroße fluktuierende Herde mit gelblich-weißem, rahmigem oder bröckeligem Inhalt und dünner bindegewebiger Kapsel zu finden; sie gehen mitunter mit Arrosion und Thrombose der V. lienalis einher. Gegebenenfalls zeigen sich auch eitrige Metastasen in Leber, Herz, Lunge oder Nieren.

Behandlung: Therapieversuche haben keine Erfolgsaussicht; selbst mit Sulfonamiden oder Antibiotika ist allenfalls eine Entfieberung oder nur vorübergehende Besserung zu erzielen.

3.2.2 Infektionsbedingte Krankheiten der Milz

An den andernorts besprochenen *Infektionskrankheiten des Blutes* (Kap. 4.3.3) und *verschiedenen, sich hämatogen ausbreitenden Leiden* ist die Milz zwar beteiligt, steht dabei aber nicht im Mittelpunkt des klinischen Geschehens. Im folgenden wird daher nur der Milzbrand eingehend besprochen.

3.2.2.1 Milzbrand

Definition: Seit dem Altertum als eine der »Ägyptischen Plagen« bekannte und gefürchtete, sporadisch bis enzootisch, mitunter orts- und saisongebunden sowie in m. o. w. größeren Zeitabständen »wiederkehrend« auftretende, perakut bis akut septikämisch verlaufende und meist letal endende Zoonose, deren klinisches Bild beim Rind nicht selten »symptomlos« bleibt; in anderen Fällen ist es durch Unruhe, Dyspnoe, Fieber, oft auch durch blutige Abgänge aus den natürlichen Körperöffnungen gekennzeichnet. Bei etwaiger Zerlegung stehen serös-blutige Infiltrationen der Unterhaut, petechiale subseröse und -muköse Blutungen sowie hämorrhagischer Milztumor im Vordergrund der Veränderungen. *Andere Bezeichnungen:* Anthrax, »gelber Schelm«, »Hadernkrankheit«, splenic fever, charbon bactéridien, miltvuur, »sibirische Geißel«.

Vorkommen, Bedeutung: Milzbrand kommt bei allen Haussäugetierarten, insbesondere aber bei Wiederkäuern, weltweit vor. In endemisch milzbrandgefährdeten Gebieten Süd- und Osteuropas, Asiens sowie Süd- und Nordamerikas ist die Nutztierhaltung von regelmäßiger vorbeugender Impfung abhängig. In tierreichen Wildparks warmer Länder kann Anthrax wegen der Problematik rechtzeitigen und wirksamen Eingreifens erhebliche Verluste verursachen. Der Mensch kann sich beim Umgang mit milzbrandkranken Tieren, mit deren Ausscheidungen und Produkten, wie Blut bzw. Fleisch, Häuten und Haaren bzw. Wolle, sowie bei Notschlachtungen und Zerlegungen anstecken; er erkrankt dann, je nach Eintrittspforte des Erregers, an Haut- oder Lungenmilzbrand (Karbunkel [Pustula maligna] bzw. »Hadernkrankheit«), seltener an Darmmilzbrand.

Ursache: *Bacillus anthracis* ist ein unbewegliches, sporenbildendes stäbchenförmiges grampositives Kapselbakterium, das bestimmte Exotoxine (Ödem- und Letalfaktor, Schutz-Antigen) bildet. Das vegetative Stadium des Erregers ist wenig widerstandsfähig; im uneröffneten Tierkadaver wird es durch die Fäulnisprozesse zerstört. Die in Körperausscheidungen und Blut milzbrandkranker Individuen enthaltenen vegetativen Elemente verwandeln sich bei Luftzutritt in Sporen; diese sind Umwelteinflüssen sowie bestimmten Desinfizienzien gegenüber äußerst resistent, weshalb sie im Erdreich langfristig persistieren und so zum Ausgangspunkt »bodenständiger« Milzbrandfälle werden können.

Pathogenese: Einmal mit Milzbrandsporen verunreinigte Örtlichkeiten, das sind tiefgelegene Stellen, an denen milzbrandkranke Tiere lagen, verendeten, zerlegt oder vergraben worden sind, bleiben wegen der Widerstandsfähigkeit des versporten Erregers oft jahrzehntelang verseucht; solche »Wasenplätze« oder »Brutstellen« können immer wieder Anlaß zu sporadischen oder enzootischen Milzbrandausbrüchen geben. Dabei pflegen bestimmte Begleitfaktoren eine fördernde Rolle zu spielen. Hierzu gehören starke Niederschläge, Überschwemmungen, Umwelttemperaturen > 15 °C sowie Erdarbeiten bzw. Dürre, als deren Folge es zu Vermehrung und Hochschwemmen, Verbreiten oder Freilegen der Erreger bzw. zu futtermangelbedingtem knappem Abgrasen und zur Mitaufnahme von keimhaltiger Erde kommt. Gleiches gilt auch für Weiden, futterliefernde Flächen und Tränkestellen, die an Wasserläufen stromabwärts von Betrieben gelegen sind, welche Tierkörper, Felle, Häute, Haare oder Wolle verarbeite(te)n. Feuchtigkeit, pH-Werte > 6,0, Anwesenheit organischen Materials sowie Kalkgehalt des Erdreiches scheinen das Überleben von *Bac. anthracis* zu begünstigen. Solche Örtlichkeiten sind den dort ansässigen Rinderhaltern oft bekannt, die sie deshalb nicht zur Beweidung oder Futtergewinnung nutzen. In Phosphormangelgebieten können Lecksucht und Osteophagie (Kap. 9.17.5) zur Milzbrandverbreitung beitragen; Entsprechendes trifft für aasverschleppende Raubtiere und Vögel zu.

Rinder infizieren sich meist *oral*, und zwar entweder *während der warmen Jahreszeit* bei Weidegang auf endemisch verseuchtem Gelände oder infolge Aufnahme von Wasser aus sporenhaltiger Tränkestelle, *saisonunabhängig sowie bei Stallhaltung* dagegen durch Verzehr von solchenorts geworbenen wirtschaftseigenen Futtermitteln, oder aber von zugekauftem kontaminiertem Kraftfutter, Blut-, Knochen- oder Tierkörpermehl exotischer Herkunft. *Perkutane Ansteckung* infolge Erregerverschleppung durch verkeimte Gerätschaften, tierärztliche Instrumente oder blutsaugende Insekten sowie *respiratorische Infektion* infolge Einatmung sporenhaltigen Staubes sind wesentlich seltener.

In den Körper gelangt, keimen die Sporen von *Bac. anthracis* zu kapseltragenden vegetativen Formen aus.

Diese vermehren sich in den regionalen Lymphknoten, gelangen lymphogen in den Blutstrom (→ Septikämie), beeinträchtigen Phagozytose sowie Kapillardichtigkeit und bedingen schließlich hämorrhagische Ödeme im gesamten Organismus. Alle Körperausscheidungen sowie die Milch, selbst diejenige völlig eutergesund erscheinender Kühe (!), enthalten dann ebenso wie das Blut Milzbrandkeime, die bei Luftzutritt sofort wieder versporen. Im allgemeinen wird Milzbrand nicht unmittelbar von kranken auf gesunde Tiere übertragen, weil die Ansteckung nur beim Eindringen des in Blut oder keimhaltigen Ausscheidungen enthaltenen Erregers in Haut oder Schleimhäute zustande kommt. Bestandsweise gehäuft auftretender Milzbrand ist daher i. d. R. auf gleichzeitige orale Infektion aus einer gemeinsamen, sporenhaltigen Ansteckungsquelle zurückzuführen.

■ **Symptome, Verlauf:** Nach Ablauf der meist nur wenige Tage, maximal jedoch 1–2 Wochen dauernden Inkubationszeit verläuft Milzbrand beim Rind überwiegend perakut bis akut, aber nur ausnahmsweise subakut. *Perakute Erkrankungen* enden oft schon innerhalb von 1–2 h tödlich. Gegebenenfalls wird das betreffende Tier unvermutet tot aufgefunden (Abb. 3-23) oder wegen Nichterkennens des Leidens im Verenden notgeschlachtet. Wird solch ein Patient vom Tierarzt noch lebend angetroffen, so sind – außer hohem Fieber – starke Benommenheit, Schwäche, Zittern, Taumeln, mitunter auch Unruhe, Zähneknirschen oder Augenrollen, hyperämische Schleimhäute, schließlich plötzliches Kollabieren unter zunehmender Atemnot und Ausfluß blutig-seröser Flüssigkeit aus den Nasenlöchern zu beobachten. In vielen Fällen tritt nach dem Verenden dunkles Blut aus Maul, Nase, After oder Scheide aus.

In *akut verlaufenden Fällen* steigt die Körpertemperatur plötzlich auf 41 °C oder mehr an; außerdem zeigen sich fehlende Freßlust, Abgang von m. o. w. durchfälligem, bluthaltigem, teerfarbenem Kot, mitunter auch von blutigem Harn, Nasen- oder Scheidenausfluß, Kolikerscheinungen, manchmal zudem Drang, zur Tränke zu gehen. Herz- und Atemfrequenz sind erhöht, die Pansentätigkeit ist herabgesetzt oder ruht. Im Kehlgang, an Hals, Unterbrust, im Lenden- oder Perinealbereich können ödematöse Anschwellungen auftreten. Außerdem wird gelegentlich deutliche Erregung, wie Brüllen und Stampfen, beobachtet, die dann in Niedergeschlagenheit übergeht. Tragende Tiere können abortieren; laktierende Kühe geben deutlich weniger Milch, die ebenfalls bluthaltig sein kann. Nach einigen Stunden bis wenigen Tagen tritt infolge Versagens der Atmung, gelegentlich unter Krämpfen und Zittern, der Tod ein.

Subakut bis chronisch verlaufender Milzbrand ist beim Rind äußerst selten; gegebenenfalls sind die klinischen Erscheinungen, wie subkutane und submuköse Ödeme sowie Petechien im Bereich von Kopf, Hals und Unterbrust sowie blutig-schaumiger Speichel, weniger ausgeprägt; solche Patienten können ausnahmsweise spontan genesen.

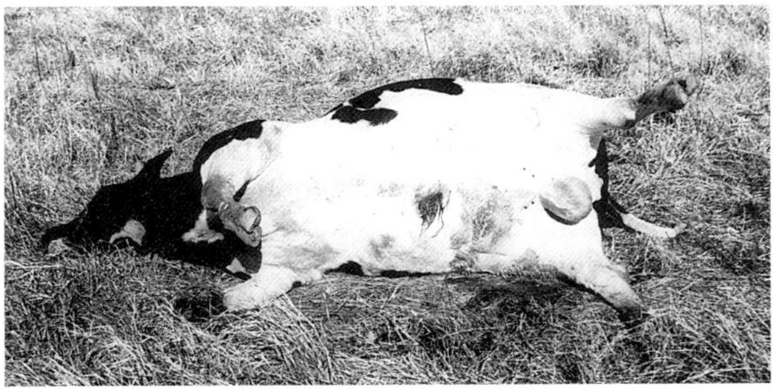

Abbildung 3-23 12 Stunden zuvor an Milzbrand verendeter Weidebulle (Renner, 1973)

■ **Beurteilung:** Klinisch manifester Milzbrand endet beim Rind fast stets tödlich; die unten beschriebenen therapeutischen Maßnahmen bieten nur bei frühzeitiger Erkennung des Leidens Aussicht auf Heilung.

■ **Sektion:** Milzbrandkranke oder -verdächtige Tiere dürfen wegen der damit verbundenen Gefahren nicht geschlachtet und nach ihrem Tode nur in den dafür vorgesehenen Einrichtungen (TKBA) seziert werden. Gegebenenfalls sind festzustellen: fehlende oder wenig ausgeprägte Totenstarre; Blutaustritt aus den natürlichen Körperöffnungen; rasch eintretende Tympanie und Zersetzung des Kadavers; septikämische Blutungen und Ödeme der Unterhaut; Ansammlung blutiger Flüssigkeit in den Körperhöhlen; petechiale Blutungen subserös an Epikard, parietalem Brust- und Bauchfell sowie submukös im Labmagendarmtrakt; Darmschleimhautgeschwür(e) im Bereich der Peyerschen Platten (»Karbunkel«); Lymphknoten befallener Organsysteme ödematös vergrößert und blutig imbibiert; Milz meist deutlich geschwollen, rote Milzpulpa weich bis halbflüssig, dunkelrot bis teerschwarz gefärbt (hämorrhagischer Milztumor; Abb. 3-24), mitunter auch Ruptur der Milzkapsel. Das Blut erscheint auffallend dunkel, ungeronnen-dickflüssig. In perakut verlaufenen oder antibiotisch vorbehandelten Fällen sowie nach frühzeitig erfolgter versehentlicher Schlachtung sind die postmortalen Veränderungen oft weniger ausgeprägt, als nach dem klinischen Bild zu erwarten stand; das gilt insbesondere für den Milztumor.

■ **Diagnose:** Nicht selten bieten Vorbericht (bekanntermaßen verseuchtes Gelände; Verabreichung von auf solchen Flächen gewonnenem Futter, einer neuen Charge importierten Kraftfutters oder ebensolcher

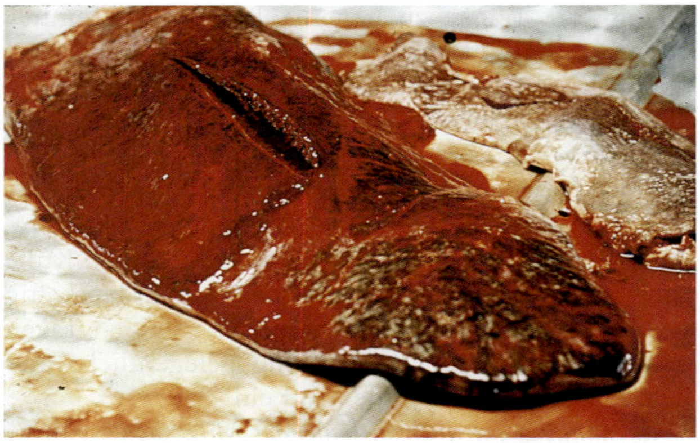

Abbildung 3-24 Milz einer an Milzbrand gefallenen Kuh; rechts dahinter die Milz einer gesunden Kuh

Mineralstoffe; plötzliche, anderweitig nicht zu erklärende Todesfälle) sowie rascher Krankheitsverlauf (mit Sepsiserscheinungen: frequent-pochender Herzschlag, verwaschene und mitunter petechienbesetzte Schleimhäute, Benommenheit und Schwäche) beachtenswerte Hinweise. Am sichersten und aussichtsreichsten ist es dann, eine durch Venenpunktion am lebenden (oder toten) Tier gewonnene, wenige Milliliter umfassende Blutprobe in der zur Entnahme benutzten und gut zu verschließenden Einmalspritze bruchsicher und dicht verpackt an das zuständige VUA einzuschicken sowie vor Ort mit einem Tropfen frisch entnommenen Kanülenbluts (oder Ödemflüssigkeit) einen Objektträgerausstrich anzufertigen und miteinzusenden; dabei ist daran zu denken, daß Blutproben zuvor antibiotisch behandelter Patienten meist keine Milzbrandkeime mehr enthalten! (Das Einsenden eines hierzu abgetrennten Ohres ist nicht zu empfehlen.) Die vegetative Form der Milzbranderreger ist an der bambussegmentähnlichen Gestalt der in kurzen Ketten angeordneten Einzelelemente und daran zu erkennen, daß sich ihre Kapsel mit bestimmten Farbstoffen, z. B. GIEMSA-Lösung, darstellen läßt. Weitere diagnostische Verfahren sind Blutkultur, Nachweis von *Bac. anthracis* mit fluoreszierenden Antikörpern, Tierversuch und Multiplex-PCR. Falls ein unter Milzbrandverdacht gefallenes Tier versehentlich zerlegt wurde, eignet sich auch Milzgewebe zum Erregernachweis; es ist unter strikter Einhaltung seuchenpolizeilicher Maßregeln zu entnehmen und einzusenden.

Differentialdiagnostisch sind andere, plötzlich zum Tode führende Krankheiten (Rauschbrand, Kap. 12.2.5; Weidetetanie, Kap. 10.5.4.1; akute Tympanie, Kap. 6.6.13; Bleivergiftung, Kap. 10.5.12; hämorrhagische Diathesen, Kap. 4.3.5.10; bazilläre und leptospirosebedingte Hämoglobinurie, Kap. 4.3.3.2, 7.1.4.3; pyogene Thrombose der hinteren Hohlvene, Kap. 4.2.2.6; Blitzschlag/Elektrokution, Kap. 10.6.3) sowie erblich, toxisch oder infektiös bedingte Blutungsübel (Kap. 4.2.3.1, 4.2.3.2, 4.3.1.7, 4.3.1.8, 4.3.3.6, 4.4.3) in Betracht zu ziehen. Das gilt auch für die als »Schlagmilz« bezeichnete akute Stauungsmilz, wie sie mitunter bei der Fleischbeschau unsachgemäß betäubter Schlachtrinder beobachtet und als Folge einer Reizung des Vasomotorenzentrums angesehen wird.

■ **Behandlung:** Weidende Rinder aus der gefährdenden Umgebung entfernen; als milzbrandverkeimt anzusehende Futtermittel sofort absetzen und – nach Bestätigung des Verdachts – unschädlich beseitigen. Falls vom Amtstierarzt nicht Tötung oder Behandlungsverbot angeordnet werden, sind milzbrandkranke sowie aufgrund ihrer täglich zu kontrollierenden Körpertemperatur milzbrandverdächtig erscheinende Rinder von der übrigen Herde zu isolieren und 5 Tage lang täglich mit jeweils 1–2 Dosen Penicillin (10000 IE/kg LM), ebenso hohen Mengen Strepto-Penicillin, oder mit Oxytetracyclin (5–10 mg/kg LM) intramuskulär zu behandeln und, bei Vorliegen einer entsprechenden Anordnung, anschließend durch den Amtstierarzt mit avirulenter Milzbrandvakzine (nach STERNE) zu impfen (s. *Bekämpfung*); die übrigen, vermutlich exponiert gewesenen Tiere sind sofort zu vakzinieren und danach eine Woche lang nicht mit Antibiotika zu behandeln, um den Immunisierungsvorgang nicht zu stören. In der Regel treten ab 8.–10. Tag nach der Impfung keine weiteren milzbrandbedingten Erkrankungsfälle mehr auf. Während des genannten Zeitraumes ist darauf zu achten, benutztes tierärztliches Instrumentarium schon vor Ort ordnungsgemäß zu entkeimen; auch sollten keine chirurgischen Eingriffe vorgenommen werden.

■ **Prophylaxe:** Bekanntermaßen milzbrandgefährdetes Gelände nicht nutzen (kein Weidegang, keine Futterwerbung); bei Untersuchung und Behandlung milzbrandverdächtiger Tiere jede unnötige Verunreinigung von Körperteilen, Gerätschaften und Umwelt mit Blut vermeiden; unter Milzbrandverdacht verendete Tiere nicht vor Ort, sondern nur in dafür ausgerüsteten Einrichtungen (Sektionshalle, TKBA) zerlegen; Transport der Kadaver nur in flüssigkeitsdichten, anschließend vorschriftsgemäß zu entseuchenden Behältern/Fahrzeugen; unschädliche Beseitigung sämtlicher Tierkadaver (TKBA oder Verbrennen). In endemisch milzbrandverseuchten Gebieten – aber nur auf amtstierärztliche Anordnung – jährliche Schutzimpfung aller vermutlich exponierten Nutztiere mit STERNE-Vakzine 2–4 Wochen vor Austrieb auf gefährdete Flächen; vakzinierte Tiere in den folgenden 8 Tagen nicht antibiotisch behandeln und nicht vor Ablauf von 2 Monaten zur Schlachtung freigeben.

Bekämpfung: Milzbrand ist in Deutschland gemäß VOaTS zum TSeuG anzeigepflichtig und unterliegt strengen veterinärpolizeilichen Vorschriften (VO zum Schutz gegen den Milzbrand und den Rauschbrand vom 23. 5. 1991): Die Schlachtung milzbrandkranker oder -verdächtiger Tiere ist untersagt. Wird Milzbrand bei einem versehentlich geschlachteten Tier bakteriologisch oder mittels Präzipitationsreaktion nach ASCOLI festgestellt, so ist es als für menschlichen Genuß untauglich zu beurteilen. Kadaver gefallener oder getöteter Tiere, die mit Milzbrand behaftet oder milzbrandverdächtig sind, dürfen nicht enthäutet werden und sind nach Anweisung des Amtstierarztes unschädlich zu beseitigen. Solche Tierkörper dürfen nur durch Tierärzte oder unter deren Leitung und in Tierkörperbeseitigungsanstalten geöffnet werden. Zudem kann Stallsperre und, je nach Seuchengefahr, die Impfung der milzbrandempfänglichen Tiere angeordnet werden; gegebenenfalls ist sie vom Amtstierarzt vorzunehmen. Ohne polizeiliche Anordnung durchgeführte Milzbrandimpfungen sind der zuständigen Behörde vom Amtstierarzt anzuzeigen. Als zur Abtötung von Milzbranderregern wirksame Desinfektionsmittel gelten Formaldehydlösung (1- bis 2%ig), Natronlauge (5- bis 10%ig), Karbolsäure (5%ig), frische Chlorkalkmilch (5%ig) und Peressigsäure (3%ig).

3.2.2.2 Milzleukose

Im Geschwulststadium der *enzootischen lymphatischen Erwachsenenleukose des Rindes* (Kap. 3.1.3.1) ist häufig auch die Milz tumorös verändert (s. Abb. 3-6). Bezüglich der Milzbeteiligung bei den *übrigen Leukoseformen* sei auf einschlägige Abschnitte verwiesen.

3.2.3 Beteiligung der Milz bei Parasitosen

Bei verschiedenen Blutparasitosen des Rindes, wie *Babesiose, Theileriose* und *Trypanosomose* (Kap. 4.3.4), ist die Milz regelmäßig beteiligt; bei *Echinokokkose* (Kap. 5.3.4.3, 6.13.12, 10.4.9) kann es zur Absiedlung von Onkosphären und Bildung von Hydatidenzysten in der Milz mit symptomatischer Behinderung der Vormagenpassage kommen.

3.2.4 Tumorkrankheiten der Milz

Die Milz ist am Geschwulstgeschehen anderer Organe des retikulohistiozytären Systems, wie Lymphapparat und Knochenmark, oft mitbeteiligt; deshalb wird hier auf die einschlägigen Abschnitte verwiesen (Kap. 3.1.3.1, 3.1.6.1, 4.4.4). Bei Hämangiomatose der Leber (Kap. 4.2.6.1) kann die Milz ebenfalls mitbetroffen sein.

4 Krankheiten der Kreislauforgane und des Blutes

H.-D. GRÜNDER (Hrsg.)

4.1 Krankheiten des Herzens und des Herzbeutels

Die frühzeitige Erkennung primärer Erkrankungen und irreparabler sekundärer Schädigungen des Herzens ist beim Rind insofern wichtig, als die meist damit verbundene bleibende Leistungsminderung sowie die Gefahr einer plötzlich eintretenden Komplikation i. d. R. zur baldigen Verwertung zwingen. Konservative Behandlungsmaßnahmen solcher Leiden treten beim Rind deshalb mit Ausnahme leichter bis mäßiger symptomatischer Funktionsstörungen des Herzens gegenüber wirtschaftlichen Erwägungen in den Hintergrund.

4.1.1 Erbliche und andersbedingte Mißbildungen des Herzens

Konnatale Anomalien des Herzens kommen bei ~ 1 % aller neugeborenen Kälber und ~ 0,1 % aller Schlachtrinder vor. Ihre Ursachen sind bislang ungeklärt. Solche Defekte werden häufig nicht erkannt, weil betroffene Kälber oft schon peripartal verenden und/oder zudem beeindruckendere *Malformationen an Schädel/Hirn* (Kap. 10.1.1), *Wirbelsäule/Rückenmark* (Kap. 9.10.1 und 10.1.2), *Körperwand* (Kap. 5.4.1 und 6.15.8) und/oder *Gliedmaßen* (Kap. 9.10.4) aufweisen (~ ein Drittel aller Fälle). Andererseits gelangen funktionell harmlose Herzmißbildungen in praxi kaum zur Vorstellung. Das relative Herzgewicht von Kälbern/Jungrindern mit kardialer Mißbildung ist meist deutlich größer als dasjenige normaler Vergleichstiere (nämlich durchschnittlich 1,5 % statt 0,9 % der LM).

4.1.1.1 Angeborene Verlagerung des Herzens

(M. STÖBER)

Hierbei befindet sich das Herz m. o. w. vollständig außerhalb der an dieser Stelle nicht normal begrenzten Brusthöhle, und zwar meist gut sicht- und fühlbar (mit kopfwärts gerichteter Spitze) subkutan im Halsbereich, seltener bedeckt oder unbedeckt unterhalb des ringförmig durchbrochenen oder gespaltenen Brustbeins oder aber in der Bauchhöhle (*Ektopia cordis cervicalis superior aut inferior, fissisternalis* bzw. *diaphragmatica*; Abb. 4-1). Diese ursächlich ungeklärte Mißbildung ist oft mit weiteren Anomalien an For. ovale, Kammerseptum und/oder großen Gefäßstämmen verbunden; solche Kälber verenden i. d. R. peripartal. In Einzelfällen ist Ektopia cordis cervicalis zwar mit dem Leben vereinbar, doch sind körperliche Entwicklung und Belastbarkeit, mitunter auch Abschlukken von Nahrung und Rejektion der Wiederkaubissen beeinträchtigt (Hustenneigung).

4.1.1.2 Persistenz des Foramen ovale

(M. STÖBER)

Das die beiden Herzvorkammern während des intrauterinen Lebens miteinander verbindende Foramen ovale schließt sich beim Rind in den ersten Wochen p. p. zunächst funktionell/ventilklappenartig durch eine sich darüberlegende Endokardfalte *(Valvula foraminis ovalis)* und erst später auch anatomisch durch Verwachsung. Funktionelles Persistieren dieser Öffnung wirkt sich klinisch kaum aus, wenn sie nicht besonders groß ist. Gegebenenfalls bedingt der Defekt Links-Rechts-Shunt der Vorkammern, d. h. systolisches Übertreten arteriellen Blutes aus dem linken in das rechte Atrium. Das führt zu pulmonalem Bluthochdruck, Dyspnoe, pochendem Herzschlag, Hypertrophie der rechten Vorkammer und schließlich zu Zyanose (Shunt-Umkehr). Auskultatorisch ist dann

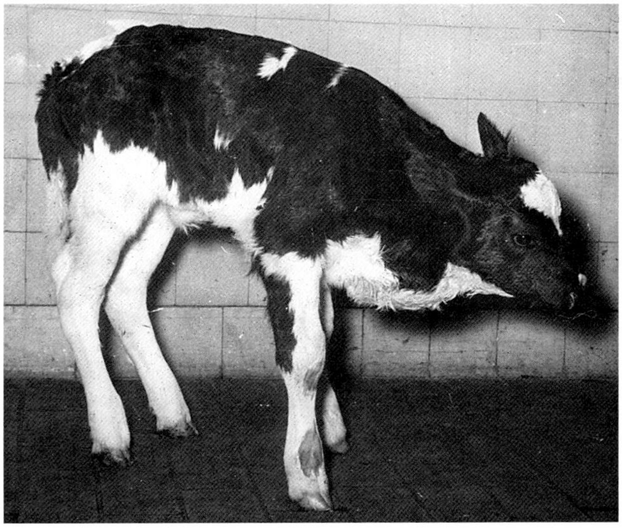

Abbildung 4-1 Angeborene Verlagerung des Herzens vor die Brustapertur *(Ektopia cordis cervicalis inferior)*

über der Herzbasis (meist beiderseits) ein kräftiges systolisches endokardiales Nebengeräusch zu vernehmen. Die Diagnose läßt sich echokardiographisch sichern. Solche Tiere sind i. d. R. unrentabel. Bei Kälbern mit postmortal ermitteltem Persistieren des For. ovale liegen oft noch anderweitige kardiale und/oder extrakardiale Anomalien vor.

4.1.1.3 Kammerscheidewand-Defekt

(M. Stöber)

Ein solcher kann je nach Größe der dadurch bedingten offenen Verbindung zwischen beiden Herzkammern und etwaigem Vorliegen weiterer Mißbildungen am Herzen sowie/oder den großen Gefäßstämmen (wie Fallotsche Tetralogie oder Eisenmenger-Komplex) mit dem Leben vereinbar sein. Während sich ein unkomplizierter kleiner Ventrikeldefekt klinisch kaum auswirkt (Abb. 4-2), führt ein größerer zunächst zu m. o. w. unauffälligem Links-Rechts-Shunt, später – nach Entwicklung pulmonalen Gefäßwiderstandes und sekundärer Rechtshypertrophie des Herzens (→ Shunt-Umkehr) – zu verminderter körperlicher Belastbarkeit, Dyspnoe, Zyanose, verzögerter Entwicklung (»Kümmern«) sowie Neigung zu sekundärer Polyzythämie und komplikativer bakterieller Endokarditis, u. U. auch zu unvermutet eintretendem Tod (Abb. 4-3). Bei solchen Patienten ist der Herzseitenstoß u. U. deutlich sichtbar. Palpatorisch ist meist kräftiges systolisches Schwirren, auskultatorisch Tachykardie, beiderseits vernehmbares (aber rechts oder links lauteres) holosystolisch-bandförmiges endokardiales Rauschen und Betonung des zweiten Herztones festzustellen. Mitunter bestehen auch Jugularvenenstauung, Trielödem, Leberzirrhose und Aszites. Die Diagnose läßt sich echokardiographisch sichern.

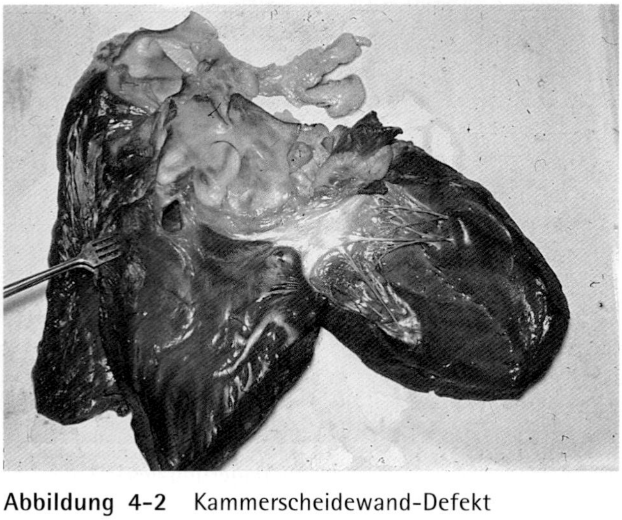

Abbildung 4-2 Kammerscheidewand-Defekt

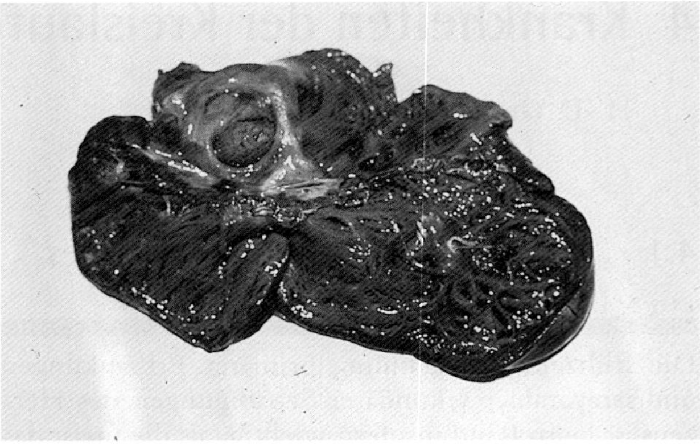

Abbildung 4-3 Völliges Fehlen der Herzkammerscheidewand *(Cor triloculare biatricum)* bei einem peripartal an Kreislaufversagen verendeten Kalb

Differentialdiagnostisch ist Endokarditis (Kap. 4.1.2.4) zu bedenken. Betroffene Tiere versprechen keinen Nutzen.

4.1.1.4 Fallotsche Tetralogie

(M. Stöber)

Diese Mißbildung umfaßt Kammerscheidewanddefekt, über diesem »reitende« (d. h. nach rechts versetzte) Aorta, Behinderung des Blutabflusses aus dem rechten Ventrikel (Stenose von Pulmonalklappen und/oder A. pulmonalis) sowie Herzrechtshypertrophie. Diese kombinierte Mißbildung bedingt Rechts-Links-Shunt sowie Abgabe von Blut beider Kammern an die Aorta. Klinisch zeigen sich Zyanose, Tachy- und Dyspnoe, die sich bei körperlicher Belastung u. U. bis zum Kollaps verschlimmern, sowie sekundäre Polyzythämie, u. U. auch Venenstauung. Palpatorisch ist beiderseits kräftiges systolisches Schwirren, perkutorisch Vergrößerung der Herzdämpfung, auskultatorisch Tachykardie und lautes endokardiales systolisches Rauschen zu ermitteln. Die Diagnose kann echokardiographisch gesichert werden; differentialdiagnostisch ist Endokarditis (Kap. 4.1.2.4) zu berücksichtigen. Betroffene Tiere sind alsbald abzuschaffen.

4.1.1.5 Eisenmenger-Komplex

(M. Stöber)

Dem Eisenmenger-Komplex liegen ähnliche Defekte wie der Fallotschen Tetralogie zugrunde, doch besteht keine Behinderung des Blutausstoßes aus der rechten Herzkammer. Die klinischen Erscheinungen beider Mißbildungen ähneln sich; die Diagnose bedarf der Echokardiographie.

4.1.1.6 Endokardiale Fibroelastose

M. Stöber

Hierbei handelt es sich um einen möglicherweise genetisch, mechanisch, hypoxisch oder viral bedingten Defekt, der in m. o. w. diffuser Verdickung der Innenauskleidung sowie Vermehrung der elastischen Fasern des Herzens besteht. Dabei ist zwischen sekundärer, mit weiteren Anomalien des Herzens oder der großen Gefäßstämme verbundener, und reiner (= primärer) Fibroelastose zu unterscheiden. Klinisch ist das u. U. zu Rechtshypertrophie und -insuffizienz führende Leiden nicht sicher von anderen Herzerkrankungen abgrenzbar.

4.1.1.7 Erblich bedingte Dilatative Kardiomyopathie

J. Martig

Definition: Als »Kardiomyopathie« (KMP) faßt man subakut bis chronisch verlaufende Erkrankungen der Herzmuskulatur unbekannter Genese zusammen. Bei primärer KMP werden dilatative, hypertrophe, restriktive sowie gemischte Formen unterschieden. Außer beim Menschen sind solche Erkrankungen bei verschiedenen Tierarten, darunter auch dem Rind, beobachtet worden.

Vorkommen: Über gehäuftes Auftreten von Boviner Dilatativer KMP wurde ab 1982 aus Japan, der Schweiz, Kanada, Deutschland und Österreich bei Red Holstein, Red Holstein-Kreuzungen oder HF berichtet. KMP-Merkmalsträger erkranken meist mit 2–3 Jahren, mitunter aber schon im Alter von wenigen Monaten oder erst mit 8 Jahren. Dabei handelt es sich stets um Einzeltiere; im Laufe der Zeit können aber mehrere Angehörige eines Bestandes betroffen werden. In Australien kommt bei hornlosen Herefords eine erblich veranlagte KMP vor, die mit starker Kräuselung des Haarkleides (Kap. 2.1.1.3) einhergeht; sie wird, ebenso wie die hereditär bedingte KMP des Japanisch-Schwarzen Rindes, schon im Kälberalter klinisch manifest.

Ursache: Die in Japan, Kanada und der Schweiz auftretende Bovine Dilatative KMP wird einfach autosomal-rezessiv vererbt; sie geht auf eine bestimmte HF-Linie zurück. Die große Schwankungsbreite des Zeitpunktes, zu welchem das Leiden beim Einzeltier einsetzt, läßt vermuten, daß die klinische Ausprägung der hereditären Anlage von äußeren Faktoren mitbeeinflußt wird, doch waren solche bislang weder nachzuweisen noch auszuschließen.

Pathogenese: Es ist noch nicht bekannt, über welche biochemischen Mechanismen der genetische Defekt zur Myokardschädigung führt. Aufgrund diesbezüglicher Untersuchungen wird angenommen, daß Insuffizienz der Muskulatur der linken Herzkammer zunächst Rückstau im Lungenkreislauf bedingt. Klinische Erscheinungen einer Herzrechtsinsuffizienz werden erst dann manifest, wenn der rechte Ventrikel trotz massiver Hypertrophie dem erhöhten Pulmonalwiderstand nicht mehr gewachsen ist.

Symptome, Verlauf: Die Ausfallssymptome entwickeln sich schleichend. So zeigen z. B. weidende Patienten zunehmende Mühe, der Herde zu folgen. Im übrigen fallen ungenügende Milchleistung, allgemeine Trägheit und verminderter Appetit auf. Etwaige subkutane Ödeme oder Stauung der großen Venen werden vom Tierhalter anfangs mitunter übersehen. Bei voll ausgeprägtem Krankheitsbild ist der Patient apathisch und m. o. w. deutlich »laffenständig« mit nach vorn gestrecktem Hals und Kopf. Auffällig sind die stauungsbedingten subkutanen Ödeme am Triel (Abb. 4-4), häufig, aber nicht in jedem Fall, auch am Unterbauch und im Kehlgang. Die Drosselvenen, vielfach auch die Eutervenen, sind beidseitig stark gestaut; zudem besteht meist gut fühlbarer ventrikulärer Venenpuls, der bei hochgradiger venöser Stase allerdings nicht immer sichtbar ist. Die Körpertemperatur liegt im Normalbereich. Die Herzschlagfrequenz ist meist auf > 100/min, oft sogar auf > 120/min erhöht; zudem besteht i. d. R. Galopprhythmus. Die Intensität der Herztöne ist zunächst pochend; nach Entwicklung von stauungsbedingtem Hydroperikard (Abb. 4-5) und/oder Hydrothorax erscheinen sie stark gedämpft. In solchen Fällen sind auskultatorisch manchmal perikardiale Nebengeräusche wahrnehmbar. Obschon Dilatative KMP nicht selten Insuffizienz der Atrioventrikularklappen bedingt, ist über der Trikuspidalklappe nur ausnahmsweise ein systolisches Nebengeräusch zu hören. Die Atemfrequenz ist anfangs normal, nach Einsetzen des Lungenödems jedoch mäßig bis stark erhöht; zudem besteht dann vermehrt abdominaler Atemtyp und spontaner feuchter Husten. In solchen Fällen sind beim Auskultieren im Bereich der Zwerchfellslappen der Lunge in- und exspiratorisch verstärkte periphere Atemgeräusche, manchmal auch Rasseln zu hören. Pansenmotorik und Wiederkautätigkeit sind infolge sekundärer Indigestion meist vermindert. Mitunter ist auch Durchfall zu beobachten. Von den Laborbefunden erweisen sich rotes und weißes Blutbild als normal. Die Serumkonzentrationen von Kalium und Phosphor sind erhöht, diejenigen von Eisen, Gesamtprotein und Albumin vermindert. Zudem nehmen die Aktivitäten leberspezifischer Enzyme sowie der Bilirubingehalt des Serums mancher Patienten infolge stauungsbedingter Leberschädigung zu. Ausgeprägte Dilatative KMP führt i. d. R. bald zu Verschlimmerung des klinischen Bildes sowie zum Tod durch Kreislaufversagen.

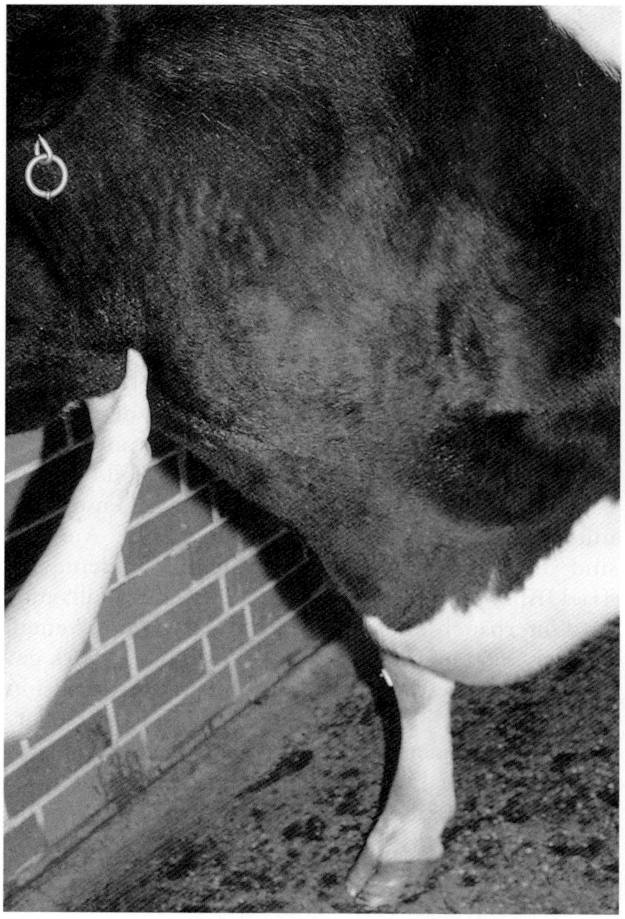

Abbildung 4-4 Dilatative Kardiomyopathie: Stauung der Drosselvenen, Trielödem, kein Perkussionsschmerz

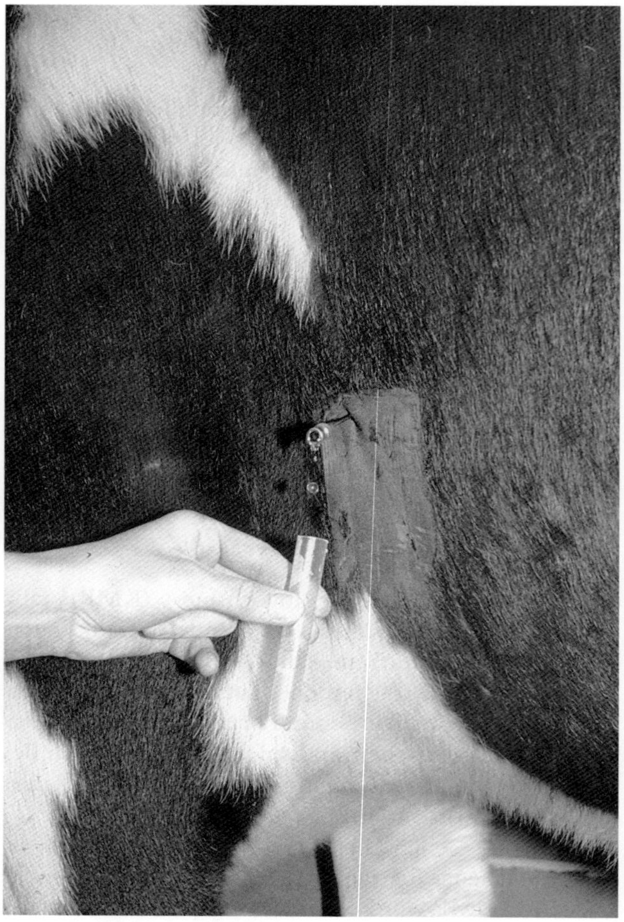

Abbildung 4-5 Die bei dem Tier von Abb. 4-4 sachgemäß vorgenommene Herzbeutelpunktion ergibt reichlich klare Flüssigkeit ohne üblen Geruch

■ **Sektion:** Außer den schon am lebenden Patienten erkennbaren subkutanen Ödemen findet man reichlich eiweißreiches Transsudat in den Körperhöhlen. Das Herz ist massiv vergrößert; beide Kammern sind erweitert, ihre Wände sowie das Septum verdickt und derb. Manchmal besteht auch Hydroperikard. Die Lunge ist vergrößert und ödematös. Zudem ist die stauungsbedingte massive Größenzunahme der Leber auffällig; in fortgeschrittenen Fällen ist ihre Kapsel deutlich verdickt. Die Nieren sind blaß-hellbraun, ihre Oberfläche ist meist höckrig.

■ **Diagnose:** Mit Galopprhythmus verbundene Herzrechtsinsuffizienz berechtigt bei jungen HF- oder Red-Holstein-Kreuzungskühen zur Verdachtsdiagnose Dilatative KMP. Mittels geeigneten Ultraschallgerätes können Dilatation und Verdickung der Ventrikelwände, insbesondere aber die im Vergleich zu gesunden Rindern deutlich verminderte Verkürzungsfraktion des Herzmuskels gesichert werden. Bei intrakardialer Messung ist im rechten Vorhof und Ventrikel sowie in der A. pulmonalis während der Systole stark erhöhter Druck festzustellen. Für die Praxis eignet sich ein diskriminanzanalytischer Test, der die Serum- und Harnkonzentrationen verschiedener Elektrolyte sowie den Serumgehalt an Kreatinin und Eisen umfaßt; bei Mitberücksichtigung der Glutaraldehydprobe läßt sich mit diesem Test Dilatative KMP mit hoher Wahrscheinlichkeit nachweisen oder ausschließen.

■ **Differentialdiagnose:** Außer erblicher Veranlagung führt auch chronische Ionophorvergiftung (Kap. 4.1.5.2) zu Dilatativer KMP. Die wichtigsten, von ihr abzugrenzenden Leiden erwachsener Rinder sind Pericarditis traumatica (Kap. 4.1.2.1), Endocarditis valvularis (Kap. 4.1.2.4) sowie Thrombose der hinteren Hohlvene (Kap. 4.2.2.7). Sie verlaufen aber i. d. R. kontinuierlich oder schubweise fieberhaft; zudem ist die Blutgerinnungszeit der Glutaraldehydprobe bei ihnen immer deutlich verkürzt. Da bei Dilatativer KMP mitunter die Herztöne stark gedämpft sind und/oder peri- oder endokardiale Nebengeräusche auftreten, kann ihre rein klinische Differenzierung von Herzinnenhautentzündung und traumatischer Herzbeutelentzündung im Einzelfall schwierig sein. Bei Jungtieren ist Dilatative KMP wegen der mit Rasselgeräuschen verbundenen Dyspnoe sowie des stark reduzierten Allgemeinzustandes leicht mit primären Krankheiten der Lunge, insbesondere Bronchopneumonie (Kap. 5.3.2.6ff.), zu verwechseln; bei Dilatativer KPM ist die Körpertemperatur jedoch meist nicht oder nur leicht erhöht; außerdem bestehen deutliche Tachykardie und Galopprhythmus. Im Hochgebirge ist differentialdiagnostisch auch Höhenkrankheit (Kap. 4.1.6.1) in Betracht zu ziehen.

Beurteilung: Die Prognose ist ungünstig. Sobald Stauungserscheinungen vorliegen, verschlechtert sich der Zustand innerhalb von 2–3 Wochen. Dann ist eine nutzbringende Verwertung des Tierkörpers wegen seiner ödematösen Durchtränkung nicht mehr möglich.

Behandlung: Dilatative KMP ist therapeutisch nicht zu beeinflussen. Versuche, das Leben hochträchtiger Tiere durch medikamentöse Stützung von Herz und Kreislauf bis zum Kalbetermin zu verlängern, sind nach Erfahrung der Berner Rinderklinik ohne Aussicht.

Prophylaxe: Das Auftreten der erblich bedingten Dilatativen KMP läßt sich nur durch Vermeiden von Inzucht mit den bekanntermaßen befallenen Linien verringern. Ein genetischer Marker zur Erkennung von Überträgertieren wurde bislang noch nicht gefunden.

4.1.2 Unspezifisch bedingte Krankheiten des Herzens

(H.-D. Gründer)

4.1.2.1 Traumatische Herzbeutelentzündung und andersbedingte Perikarditiden

Definition: Die mit der Ansammlung von serösen bis fibrinösen Exsudationsprodukten und/oder mit Gewebszubildung einhergehenden Entzündungen des Herzbeutels verursachen beim Rind eine durch vergrößerte Herzdämpfung, perikardiale Nebengeräusche und venöse Stauung gekennzeichnete zunehmende Störung der Herztätigkeit, die fast immer zu Herzschwäche (Kap. 4.1.2.2) und schließlich zu tödlichem Herzversagen führt. Der Krankheitsverlauf wird häufig durch eine gleichzeitig vorliegende, bakteriell bedingte eitrig-jauchige Infektion des Herzbeutelinhaltes (*Pyo-* oder *Ichoperikard*) sowie durch das Mitbetroffensein des Herzmuskels (Myokarditis, Kap. 4.1.2.2) kompliziert und beschleunigt. Im Vergleich zu den auf traumatischer oder hämatogener Infektion beruhenden Perikarditiden sind nichtentzündliche Vermehrungen der Herzbeutelflüssigkeit *(Hydroperikard)* beim Rind sehr selten.

Vorkommen, Ursachen: Die unter den Hauswiederkäuern nur dem Rind eigene *traumatische Herzbeutelentzündung* (Pericarditis perforativa) ist eine nicht allzu seltene Komplikation der fremdkörperbedingten Hauben-Bauchfellentzündung (Reticuloperitonitis traumatica, Kap. 6.6.2) und befällt daher ebenso wie diese vorwiegend erwachsene Tiere. Bei den zu einer solchen Perikarditis führenden Gegenständen handelt es sich meist um langgestreckte und zudem besonders dünne, spitze Metallteile (Drahtstücke, Nadeln, Nägel), welche nacheinander und oft auch ziemlich rasch die Haubenwand, das Zwerchfell und den Herzbeutel durchstechen, so daß die kardialen Symptome i. d. R. 1–6 Wochen nach dem (mitunter unbemerkt gebliebenen) Netzmagentrauma einsetzen. Der Herzbeutelinhalt wird dabei durch pyogene, aus den Vormägen stammende Keime infiziert (Pyoperikard); gelegentlich wird der Herzmuskel selbst verletzt oder ausnahmsweise sogar durchstochen (Myo- oder Endocarditis traumatica). Über die Häufigkeit der fremdkörperbedingten Perikarditiden liegen keine statistischen Erhebungen vor; das weltweit verbreitete Leiden ist aber von erheblichem wirtschaftlichem Interesse, da es ohne Frühoperation ausnahmslos zum Tode führt.

Durch *hämatogene Keimverschleppung* verursachte Herzbeutelentzündungen sind beim Rind dagegen wesentlich seltener. In akuter serofibrinöser Form treten sie insbesondere als Begleiterscheinung bestimmter Infektionskrankheiten auf und bleiben dann wegen des Vorherrschens septikämischer Symptome oft unerkannt (Kolibazillose, Kap. 6.10.19; Pasteurellose, Kap. 5.3.3.13; Salmonellose, Kap. 6.10.21; Anaerobierinfektion, Kap. 12.2.4, 12.2.5).

Die *Herzbeutelwassersucht* kommt beim Rind bei schwerwiegender Kreislaufinsuffizienz (stauungsbedingt; z. B. bei der Höhenkrankheit, Kap. 4.1.6.1), seltener bei hochgradig kachektischen Zuständen (hydrämisch bedingt) vor; als wenig spezifisches, vielfach erst anläßlich der Zerlegung festgestelltes Teilsymptom ist ein Hydroperikard ferner auch bei einigen Vergiftungen zu beobachten (chronische Intoxikation durch Kupfer, Kap. 4.3.5.9 oder Arsen, Kap. 6.12.10; Nitrate, Kap. 4.3.5.3; Baumwollsaatmehl, Kap. 4.1.5.3; Eicheln oder grünes Eichenlaub, Kap. 7.1.6.3; Kriebelmückenbefall, Kap. 4.1.5.4).

Symptome, Verlauf: Der *traumatischen Herzbeutelentzündung* gehen meist die Erscheinungen einer Fremdkörpererkrankung (Kap. 6.6.2) voraus. Am Kreislauf sind zunächst nur anhaltende Beschleunigung und Verstärkung des Herzschlags (Frequenz ~ 100/min), später dagegen zunehmende, mechanisch (Einengung, Stauung) und toxisch (zerfallene Entzündungsprodukte) bedingte Herzschwäche festzustellen. Der Patient wird apathisch, steht dabei aber viel und stellt die Vordergliedmaßen zur Ent-

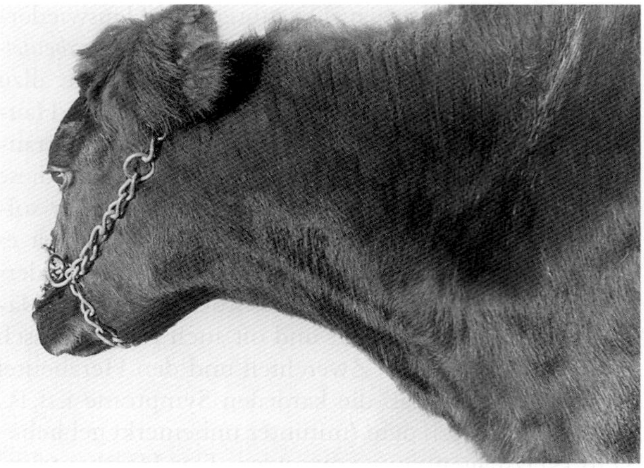

Abbildung 4-6 Stauung der Drosselvene bei frischer Pericarditis traumatica (noch kein Trielödem vorhanden)

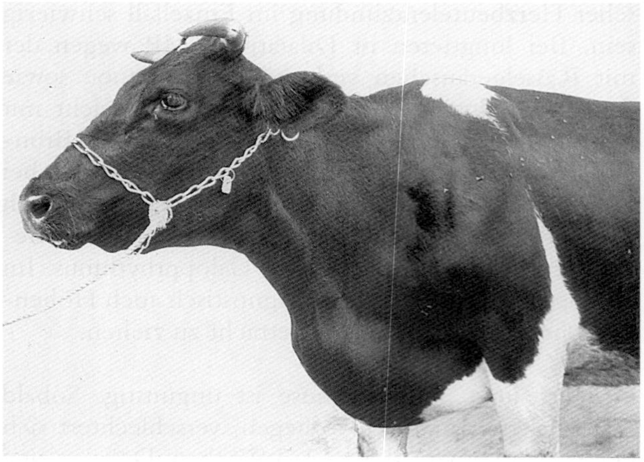

Abbildung 4-7 Hochgradige Stauung der Vena jugularis mit ausgeprägtem Vorbrust- und Trielödem infolge fortgeschrittener fremdkörperbedingter Herzbeutelentzündung

lastung der Herz- und Atemtätigkeit durch Auswärtsdrehen der Ellbogen abblattend auseinander. Die erhebliche Störung des Allgemeinbefindens äußert sich des weiteren in wechselnder, leicht- bis hochfieberhafter Körpertemperatur. Der krankhaft vermehrte Inhalt des Perikards erschwert in der Folge die Herztätigkeit immer mehr, was zu Stauungserscheinungen an den Körpervenen (positive Stauprobe an der mitunter bis kinderarmstark hervortretenden Vena jugularis, injizierte Episkleralgefäße, Zyanose der Schleimhäute, Abb. 4-6) sowie zur Entwicklung kardialer Ödeme (Triel, Kehlgang oder gesamter Vorbrust- und Unterhalsbereich) führt (Abb. 4-7). Derartige Stauungserscheinungen können fehlen, wenn der Herzbeutelinhalt über den durchgängig gebliebenen Stichkanal in die Haube abfließen kann. Schließlich wird der Herzstoß unfühlbar, während die Perkussion eine deutlich vergrößerte, absolute Dämpfung sowie Schmerzhaftigkeit in der Herzgegend ergibt. Am aufschlußreichsten ist i. d. R. der Auskultationsbefund; dabei sind die hochfrequenten Herztöne (110–140 Schläge/min) nicht mehr trennbar. Je nach der Beschaffenheit des perikarditischen Ergusses sind sie entweder nur sehr leise, wie »aus der Ferne«, zu hören (vorwiegend flüssiges Exsudat), oder es sind neben ihnen noch exokardiale Nebengeräusche mit reibendem, schabendem oder kratzendem Charakter wahrnehmbar. Sie können aber auch mehr plätschernd sein (Ansammlung von Fäulnisgasen oberhalb der eitrig-jauchigen Herzbeutelflüssigkeit; Pericarditis ichorosa, Pneumoperikard).

Zu den Begleiterscheinungen der Fremdkörperperikarditis gehören der starke Rückgang von Futteraufnahme und Verdauungsfunktionen. Im weiteren Verlauf kann der Patient infolge Herzversagens oder Verletzung eines größeren Herzgefäßes (Perikardtamponade, Kap. 4.2.2.2) plötzlich verenden; in der Mehrzahl der Fälle führt die eitrig-jauchige Infektion des Herzbeutels aber unter Anzeichen einer schweren Sepsis (hohes Fieber, Intoxikationssymptome, allgemeine Schwäche) entweder unmittelbar zum Tode oder geht in einen therapeutisch nicht zu beeinflussenden subakuten bis chronischen pyämischen Krankheitszustand über, der durch fortschreitende Abmagerung und durch die Entwicklung von Metastasen in anderen Organen (z. B. Polyarthritis, Kap. 9.9.2) gekennzeichnet ist.

■ **Diagnose, Differentialdiagnose:** Die im Anfangsstadium noch wenig ausgeprägten kennzeichnenden Symptome sind nur bei eingehender und erforderlichenfalls wiederholter Untersuchung sicher zu deuten. Neben mittel- bis hochgradig fieberhafter Störung des Allgemeinbefindens und fast regelmäßig vorliegenden Erscheinungen einer traumatischen Retikuloperitonitis können am Herzen gedämpfte oder leise frequente Herztöne, Schmerzempfindlichkeit im ventralen Bereich des Brustkorbes, absolute und vergrößerte Herzdämpfung sowie Stauungssymptome (vermehrte Füllung der Jugularvenen, die sich bei der Stauprobe nicht oder nur verzögert entleeren) nachgewiesen werden. Diese Befunde werden beim Vorliegen einer Perikarditis nach relativ geringer körperlicher Anstrengung des Tieres (Umherführen, Atemhemmung) deutlicher. Weitere wertvolle diagnostische Anhaltspunkte lassen sich durch den ferromagnetischen (Metallsuchgerät) oder röntgenologischen Nachweis eines im Herzbeutelbereich lokalisierten Fremdkörpers gewinnen. Im weiteren Krankheitsverlauf wird die Erkennung des Leidens durch das Hinzutreten der typischen perikardialen Nebengeräusche sowie das Zunehmen der venösen Stauung und der Herzschwäche (Kap. 4.1.2.2) erleichtert; auf die wegen der Gefahr einer Infektion der Brusthöhle nicht unbedenkliche diagnostische Herzbeutelpunktion (mit weitlumiger, in einem Interkostalraum am kaudoventralen Rand der Herzdämpfung nach kraniomedial einzustechender Kanüle) kann deshalb in diesem Stadium meist verzichtet werden.

Zur differentialdiagnostischen Abgrenzung von leukosebedingten Herz- und Herzbeutelerkrankungen (Kap. 3.1.3.1) ist das weiße Blutbild von Nutzen, das hierbei vielfach eine ausgeprägte Lymphozytose, bei traumatischer Perikarditis dagegen eine durch Neutrophilie und Kernlinksverschiebung gekennzeichnete Leukozytose aufweist. Die Unterscheidung der mit Pleuraerguß oder Brustfellverwachsungen einhergehenden Lungenerkrankungen (Kap. 5.4.2.1 und 5.4.2.3) und der beim Rind ziemlich häufigen Endokarditis (Kap. 4.1.2.4) stützt sich auf die bei diesen Leiden zu erhebenden besonderen Perkussions- und Auskultationsbefunde. Bezüglich der mit Hydroperikard einhergehenden Dilatativen Kardiomyopathie wird auf Kapitel 4.1.1.7 verwiesen.

Beurteilung: Während septikämisch bedingte serofibrinöse Perikarditiden nach Überstehen des ihnen zugrundeliegenden Primärleidens unter allmählicher Resorption der Entzündungsprodukte oder Schwartenbildung ausheilen können, führen traumatische Herzbeutelentzündungen beim Rind meist innerhalb von 1–3 Wochen zum Tode. Ausnahmsweise bleiben Patienten mit einer Fremdkörperperikarditis längere Zeit am Leben; ihre Produktivität ist dann aber dauerhaft beeinträchtigt.

Sektion: Bei traumatischer Perikarditis ist außer fremdkörperbedingten Bauchfellveränderungen meist ein bleistift- bis kleinfingerstarker, innen grauschwarz verfärbter eiternder bindegewebiger Perforationskanal zu finden, der von der Haube aus durch das Zwerchfell zum Herzbeutel (manchmal sogar bis in den Herzmuskel hinein) führt und oft auch noch den krankmachenden Fremdkörper enthält; in besonders rasch verlaufenden Fällen beschränkt sich die Adhäsion der genannten Organe u. U. auf einen fibrinösen Verklebungsbezirk von wenigen Zentimetern Durchmesser, wobei gelegentlich auch das Epikard mit dem Perikard verlötet ist. Der fast immer deutlich vergrößerte Herzbeutel ist prall mit Entzündungsprodukten ($\leq$ 20 l) angefüllt, die aus Serum, Fibrin oder Eiter (mitunter auch aus Blutbeimengungen) bestehen; aufgrund der Besiedlung mit Eitererregern und Fäulniskeimen weisen sie einen widerlichen, jauchig-süßlichen Geruch und ein schmutzig-gelbes bis graugrünes Aussehen auf. Am eröffneten Herzbeutel treten die auf seiner Innenfläche und auf dem Epikard haftenden und dieses bedeckenden fädig-zottigen fibrinösen Auflagerungen und/oder bindegewebig-schwartigen Wandverdickungen zutage (Abb. 4-8).

Bei der Beurteilung von Herzbeutelveränderungen ist zu berücksichtigen, daß bei ~ 75% aller Schlachtrinder geringgradige epi- und perikardiale, rötlich gefärbte Rauhigkeiten (v. a. im Bereich der Kranzfurchen und am Abgang der großen Gefäßstämme) vorliegen, die als »filamentöse Nischen-Perikarditis« bezeichnet werden und offensichtlich keine Krankheitserscheinungen verursachen.

Behandlung: Da konservative und medikamentöse Maßnahmen (Antibiotika, Herzmittel) bei traumatischer Perikarditis ohne nennenswerten Einfluß sind und auch chirurgische Eingriffe allenfalls eine vorübergehende Besserung, aber i. d. R. nicht die Wiederherstellung der vollen Nutzungsfähigkeit bewirken, kommen Therapieversuche kaum in Frage (eventuell Abwarten des Kalbetermins bei wertvollen Zuchttieren). Auch die vereinzelt angewandte *Perikardiotomie* ist meist nur als palliativer Eingriff anzusehen. Bei der linksseitigen Perikardiotomie werden am abgelegten Patienten unter Lokalanästhesie die 5. und 6. Rippe in oder unterhalb der Rippen-Knorpelverbindung reseziert. Das gespaltene Rippenperiost wird mit der Haut bzw. dem Perikard vernäht und der perforierende Fremdkörper nach Eröffnung des Herzbeutels manuell entfernt. Nach Spülung mit antibakteriellen Lösungen erfolgt eine Drainage des Perikards, wodurch wiederholte ärztliche Behandlungen zusätzlich zur hochdosierten parenteralen Antibiose möglich werden.

Prophylaxe: Bei fremdkörperkranken Rindern läßt sich das Risiko der traumatischen Perikarditis durch rechtzeitige Ruminotomie verringern. Noch wirksamer ist die prophylaktische Versorgung fremdkörpergefährdeter Bestände mit oral zu verabreichenden Dauermagneten (Kap. 6.6.2), wodurch die Gefahr einer Retikuloperitonitis samt ihren Komplikationen auf ein Minimum reduziert wird.

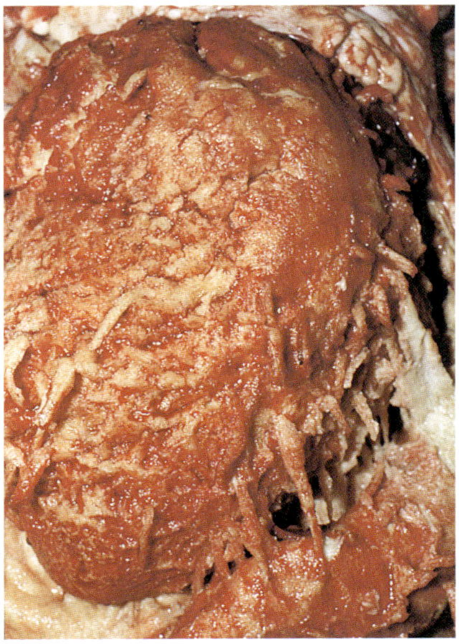

Abbildung 4-8 Frische fibrinöse Pericarditis traumatica

4.1.2.2 Herzschwäche

■ **Definition:** Der Herzinsuffizienz liegt eine Verminderung der Leistungsfähigkeit oder der Kraftreserven des Herzmuskels zugrunde, als deren Folge das zur Aufrechterhaltung der normalen Blutzirkulation erforderliche Herzminutenvolumen entweder nur durch unökonomische Mehrarbeit (kompensierte Herzschwäche) oder aber nicht mehr (dekompensierte Herzschwäche) aufrechterhalten werden kann. Das akut oder chronisch verlaufende Syndrom ist durch allgemeine Körperschwäche, verstärkte Herztätigkeit und Erhöhung des venösen Blutdrucks charakterisiert; das klinische Erscheinungsbild kann aber je nach Grad und Ursache einer solchen Funktionsstörung unterschiedlich sein.

■ **Vorkommen:** Der Herzinsuffizienz können Funktionsbeeinträchtigungen oder Erkrankungen des Blutgefäßsystems und des Blutes zugrunde liegen, wobei das Herz selbst entweder gar nicht oder erst infolge dieser Störungen sekundär geschädigt wird. Eine sichere differentialdiagnostische Trennung der *primären* (myogenen) von den *sekundären* (ergogenen) Formen der Herzschwäche gelingt aber nicht in allen Fällen. Dagegen weichen Symptombild und Verlauf der *akuten* Herzschwäche (kardiogener Schock) deutlich von der selteneren *chronischen* Form des Leidens ab.

Die praktische Bedeutung der kardialen Insuffizienz beruht auf der Tatsache, daß im Gefolge zahlreicher Infektionskrankheiten, Stoffwechselstörungen und Vergiftungen sowie von schwerwiegenden Erkrankungen des Atmungs- oder Bewegungsapparates sekundäre Herzschwäche eintreten kann, die dann oft wesentlich zur Verschlechterung des Allgemeinbefindens und zur Verringerung der Heilungsaussichten beiträgt.

■ **Ursache, Pathogenese:** Das Syndrom der Herzinsuffizienz kann durch eine Reihe verschiedenster Ursachen hervorgerufen werden, die im folgenden nach pathogenetischen Gesichtspunkten geordnet aufgeführt werden. Die wichtigste Rolle unter ihnen spielen *Herzmuskelschäden*, die zunächst eine systolische Kontraktionsschwäche (Restblutvermehrung) mit Blutüberfüllung des Herzens (tonogene Dilatation) und venöser Drucksteigerung bedingen, in höheren Graden dann aber zu pathologischer Herzerweiterung (myogene Dilatation) und Herzvergrößerung (Hypertrophie) mit deren Folgen (Klappeninsuffizienz, verminderte Kraftreserve) führen. Die Herzleistung (Minutenvolumen) kann dabei in jedem der vorgenannten Stadien durch bestimmte Regulationsmechanismen (Frequenzsteigerung, Tonuserhöhung) für kürzere oder längere Zeit den Anforderungen angepaßt werden (Kompensation), solange noch kein vollständiges Versagen der Herzfunktion (Kammerflimmern oder -flattern, Herzstillstand) eingetreten ist.

Derartige, zu Herzschwäche führende Myokardschädigungen werden durch genetisch bedingte Dilatative Kardiomyopathie (Kap. 4.1.1.7), Überanstrengung (Erschöpfung bei Schwergeburt, mühsamen Aufstehversuchen, heftigem Treiben) oder durch traumatische Einwirkungen (Herzmuskelzerreißung, Stichverletzungen von außen oder durch perforierende Haubenfremdkörper), zum anderen und weit häufiger aber durch metabolische oder infektiös-toxische Einflüsse ausgelöst. Störungen der Blutversorgung des Herzmuskels können durch die beim Rind allerdings nur äußerst selten vorkommenden Koronargefäßerkrankungen (Herzinfarkt), durch das plötzliche Eindringen von Luft, Eiter oder Thromben in das Herz (Embolie), pyogene Thrombose der Vena cava caudalis (Kap. 4.2.2.7), v. a. jedoch durch die mit Blutmangel und/oder ungenügendem venösem Blutzufluß verbundenen Zustände der peripheren Kreislaufschwäche (Kap. 4.2.2.1) verursacht werden. In der Pathogenese aller dieser Fälle kommt der *mangelhaften Sauerstoffversorgung* des Herzmuskels die größte Bedeutung zu, was auch für die im Zusammenhang mit solchen Leiden auftretende Herzschwäche gilt, weil beide die Atmung und den Gasaustausch behindern (hochgradige Bronchopneumonien, Kap. 5.3.3; Lungenödeme und -emphyseme, Kap. 5.3.2.3 und 5.3.2.4; Anämien, Kap. 4.3.2.1; Methämoglobinämien, Kap. 4.3.5.3 und 4.3.5.4). Dabei steigt der Druck im rechten Ventrikel an, und die anhaltende Hypoxie führt schließlich zur Vermehrung der zirkulierenden Blutmenge (Hypervolämie) sowie der Zahl der roten Blutkörperchen (Polyglobulie, Kap. 4.3.2.2).

Andere *metabolische Herzmuskelschädigungen* kommen weit seltener vor und werden hauptsächlich durch Störungen des Elektrolythaushaltes (Hypokalzämie, Kap. 12.3.1; Hypomagnesiämie, Kap. 10.5.4ff.) sowie Vitamin-E-/Selen- oder Kupfermangel verursacht (Muskeldystrophie, Kap. 9.17.1; Falling disease, Kap. 12.3.11).

Besondere klinische Bedeutung haben *infektiös-toxische Einwirkungen*, die Herzmuskel und Blutgefäße oft gleichzeitig schädigen. Allerdings weisen bestimmte Virusarten (Maul- und Klauenseuche, Kap. 12.2.1) und Bakterien (Pasteurellen, Kap. 5.3.3.13; Clostridien, Kap. 12.2.4, 12.2.5) eine spezifische Herzwirkung auf. Vom Epi- oder Endokard ausgehende, bakteriell infizierte Prozesse greifen gelegentlich auf die Herzmuskulatur über (eitrig-abszedierende oder nekrotisierende Myokarditis); ausnahmsweise kommen auch Tuberkulose (Kap. 12.2.6), Aktinobazillose (Kap. 3.1.3.3) oder Nocardiose (Kap. 12.2.7) des Herzmuskels vor. Während parasitäre Herzschädigungen (Sarkozystiose, Kap. 9.16.1; Zystizerkose, Kap. 9.16.2) relativ selten sind, wird der Herzmuskel bei einer Reihe von Vergiftungen direkt angegriffen (Arsen, Kap. 6.12.10; Selen, Kap. 12.3.9; gossypolhaltiges Baumwollsaatschrot, Kap. 4.1.5.3, Ionophore, Kap. 4.1.5.2; Solanin, Kap. 12.3.2; Rizinussamen, Kap. 6.12.5; Eibe, Kap. 10.5.29) und bei vielen anderen Intoxikationen allmählich sekundär in Mitleidenschaft gezogen.

Im Herzen selbst oder in seiner unmittelbaren Nachbarschaft lokalisierte *raumfordernde Prozesse* können seine diastolische Blutfüllung behindern und somit zu einer ausgeprägten und nur schwer oder nicht mehr kompensierbaren Herzschwäche führen; häufigster Anlaß hierfür sind im Herzbeutel oder in der Pleurahöhle gelegene Flüssigkeitsansammlungen entzündlicher oder nichtentzündlicher Art sowie Tumoren (Perikarditis, Kap. 4.1.2.1; Hämoperikard, Kap. 4.2.2.2; Hydroperikard, Kap. 4.1.2.2; Hydrothorax, Kap. 5.4.2.3; Hämothorax, Kap. 5.4.2.5; Pleuritis, Kap. 5.4.2.1; Geschwülste, Kap. 4.1.7, 5.3.7 und 5.4.5).

Störungen der Reizbildung und -leitung (Kap. 4.1.2.3) treten beim Rind ziemlich häufig in Zusammenhang mit Mineralstoffwechselstörungen (Hypokalzämie, Kap. 12.3.1) auf; sie beeinträchtigen die Leistungsfähigkeit des Herzens zuweilen bis zur Insuffizienz und zum Herzversagen oder bilden die Ursache von Herzmuskelschäden; ähnliches gilt für die zu rasch erfolgende oder zu hoch dosierte intravenöse Verabreichung von Kalziumsalzen (Kap. 4.1.5.1).

Symptome, Verlauf: Entsprechend ihren vielfältigen Ursachen unterliegt das Erscheinungsbild der Herzschwäche gewissen Variationen, die in erster Linie von der auslösenden Primärkrankheit sowie von Art und Grad der Schädigung abhängen (Abb. 4-9). Die nicht mehr kompensierte akute Herzinsuffizienz wird durch Anzeichen allgemeiner Körperschwäche charakterisiert; betroffene Tiere erheben und bewegen

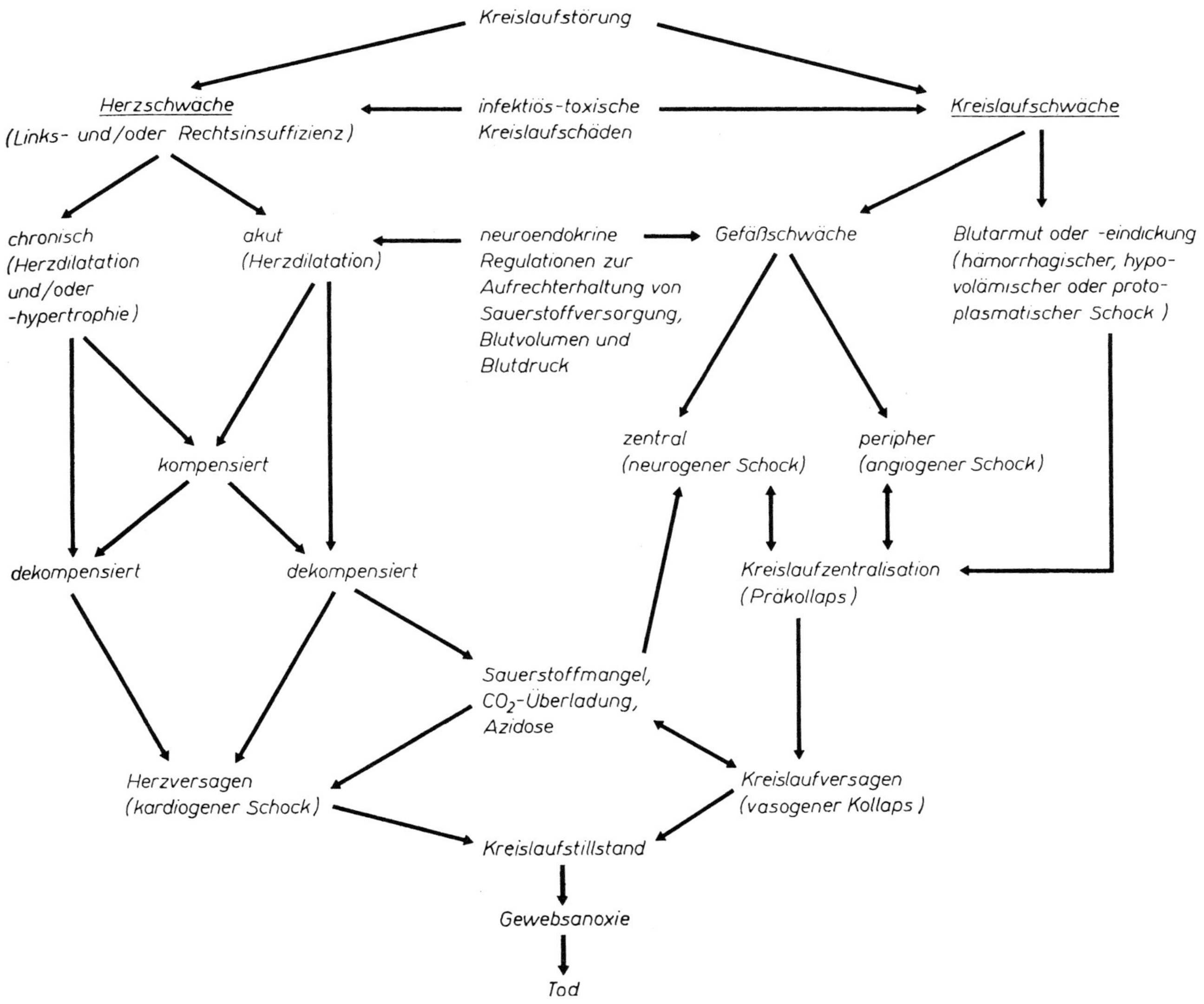

Abbildung 4-9 Wesen und Wechselbeziehungen der Kreislaufstörungen (schematisch)

sich nur ungern und langsam. Bei höhergradiger Herzschwäche werden die Schulterblätter zur Erleichterung der Herz- und Atemtätigkeit häufig nach außen abgewinkelt (»Abblatten«); später können solche Patienten zum Festliegen kommen. Charakteristisch sind die selbst im Ruhezustand ständig beschleunigte Herz- und Atemtätigkeit (Herzfrequenz 100–150/min; Atemfrequenz 40–60/min), ungleichmäßig verteilte Hauttemperatur (kühle Akren) sowie vermehrt gefüllte periphere (Skleralgefäße) und herznahe Venen; deutliche Schleimhautzyanose und Drosselvenenstauung können dagegen fehlen. Der Puls ist schwach und klein. Der Auskultationsbefund am Herzen wechselt mit dem Insuffizienzgrad. Die oft unregelmäßigen Herztöne (Arrhythmien, Kap. 4.1.2.3) können laut und pochend oder aber schlecht unterscheidbar, nur schwach zu hören und in ihrer Qualität m. o. w. stark verändert, oder von Nebengeräuschen begleitet sein (Perikarditis, Kap. 4.1.2.1; Endokarditis, Kap. 4.1.2.4). Der arterielle Blutdruck ist vermindert, der venöse erhöht.

Neben den Kreislauffunktionen wird v. a. die Atemtätigkeit beeinflußt, weil die schlechten Zirkulationsverhältnisse (insbesondere bei Verlangsamung des Blutstromes, Sauerstoffmangel und CO_2-Anreicherung im Blut) entsprechende Gegenregulationen bedingen. Ungenügende Leistung des linken Ventrikels führt außerdem zu Stauungen im Lungenkreislauf und u. U. zur Entwicklung von Lungenödem und -emphysem (Kap. 5.3.2.3 und 5.3.2.4). Bei längerem Bestehen der Herzinsuffizienz können Auswirkungen auf andere Organsysteme hinzutreten; sie äußern sich dann v. a. in stauungsbedingten Störungen der Leber- und Nierenfunktion (Stauungsleber, Kap. 6.13.6; Proteinurie, Kap. 7.1.3.2).

Eine *chronische* Herzinsuffizienz entwickelt sich beim Rind in Form der sogenannten Höhenkrankheit (Kap. 4.1.6.1), bei Herzleukose (Kap. 3.1.3.1) sowie im Zusammenhang mit Herzmißbildungen (Kap. 4.1.1), Perikarditiden (Kap. 4.1.2.1) und Endokarditiden (Kap. 4.1.2.4). Das Krankheitsbild wird dabei zusätzlich durch verminderte Futteraufnahme, allmähliche Abmagerung und durch venöse Stauungserscheinungen mit Ödembildungen an Triel, Unterhals und Kehlgang gekennzeichnet, die u. U. erhebliche Ausmaße annehmen.

Alle Formen der Herzschwäche können bei zusätzlicher Kreislaufbelastung (Transporte, Aufstehversuche) oder bei weiterer Abnahme der Herzkraft zum plötzlichen Herzversagen mit völlig ungeordneter, tumultuarischer oder krampfartiger Herztätigkeit (Herzblock, Kammerflattern oder -flimmern, Kap. 4.1.2.3) führen und mit diastolischem Herzstillstand enden. Solche Patienten beginnen erst zu schwanken und brechen dann unter krampfartig gesteigerter Atemtätigkeit sowie tetanoiden Gliedmaßenbewegungen zusammen oder legen sich flach auf die Seite. Ihre Schleimhäute sind dabei trocken und stark bläulich verfärbt; Puls und Herzschlag werden bald unfühlbar, und innerhalb kurzer Zeit tritt der Tod ein.

■ **Beurteilung:** Eine ausgeprägte akute oder chronische Herzschwäche gibt beim Rind i. d. R. Anlaß zur alsbaldigen Verwertung, da stets mit plötzlichem Herzversagen gerechnet werden muß und die Mehrzahl der zur Insuffizienz führenden Grundleiden inkurabel ist. Gewisse Heilungsaussichten bestehen dagegen, wenn die Herzinsuffizienz auf Erschöpfungszustände, peripheres Kreislaufversagen, Stoffwechselentgleisung oder eine Infektionskrankheit zurückzuführen ist.

■ **Diagnose, Differentialdiagnose:** Mit einfachen klinischen Untersuchungsmethoden lassen sich Art und Ursache einer Herzinsuffizienz nicht immer mit ausreichender Sicherheit feststellen. In erster Linie sollte, u. U. durch wiederholte Untersuchung, geklärt werden, ob eine primäre organische Herzkrankheit oder eine sekundäre symptomatisch-funktionelle Störung besteht. Geringe Insuffizienzsymptome lassen sich zuweilen durch Kreislaufbelastung (Umherführen des Tieres, Atemhemmung) verstärken. Bei Vorhandensein entsprechender Einrichtungen können sich durch Blutdruckmessung, Aufnahme des EKG oder des Phonokardiogramms sowie die Sonographie u. U. diagnostische Anhaltspunkte ergeben. Differentialdiagnostische Hinweise lassen sich aus dem Blutbild (Anämie, Neutrophilie, Lymphozytose) und aus der Bestimmung der Serummineralstoffgehalte (Kalzium, Magnesium, Natrium, Kalium) sowie verschiedener Serumfermentaktivitäten ableiten. Herzschwächezustände müssen insbesondere von der Kreislaufschwäche mit ihren verschiedenen Schock- oder Kollapsformen (Kap. 4.2.2.1) und von Lungenerkrankungen (Kap. 5.3ff.) abgegrenzt werden.

■ **Sektion:** Außer Mißbildungen (Kap. 4.1.1) werden häufig krankhafte Veränderungen des Herzbeutels (Kap. 4.1.2.1), der Herzaußen- und -innenhaut sowie der Herzklappen (Kap. 4.1.2.4) festgestellt, die gelegentlich als eitrig-nekrotisierende Prozesse auch auf den Herzmuskel übergreifen oder diesen in Form von Metastasen befallen. Herzmuskelentzündung und -entartung (Myokarditis, Myokardose) zeigen sich durch schlaffe oder mürbe Konsistenz sowie fleckige bis streifenförmige (Tigerherz) oder großflächige lehmähnliche Verfärbungen an; außerdem können die Herzwände besonders dünn (Dilatation) oder dick (Hypertrophie) sein, doch ist die sichere Feststellung solcher Veränderungen nur durch genaue Messung und Wägung unter vergleichender Berücksichtigung des Körpergewichts des Tieres möglich. Alte abgeheilte Myokardprozesse sind an der bindegewebigen Vernarbung (Herzschwielen, Myokardfibrose) zu erkennen.

Behandlung, Prophylaxe: Bei behandlungswürdig erscheinenden Formen der akuten dekompensierten Herzinsuffizienz bedürfen die Patienten v. a. völliger Ruhigstellung, was am besten durch Verbringen in einen nahe gelegenen ruhigen und kühlen Einzelstall geschieht. Festliegende Tiere sind auf eine dicke Streu- und Mistmatratze zu lagern und durch Strohballen o. ä. in Brustlage zu halten. Neben der Therapie des Grundleidens (z.B. Antibiotika bei bakterieller Infektion) werden zur Verbesserung der Herzleistung am besten Strophantinpräparate intravenös, zusammen mit 100–200 g Traubenzucker in 20- bis 50%iger Lösung, oder in Form einer handelsüblichen Bienenhonigzubereitung verabreicht. Digitalispräparate wirken langsamer und weniger zuverlässig (Dosierung: Digitoxin 3 mg/100 kg LM, Digoxin 0,88 mg/100 kg LM). Parenterale Gaben größerer Flüssigkeitsmengen (Elektrolytlösungen) sind wegen der hierdurch bedingten zusätzlichen Herzbelastung zu vermeiden.

4.1.2.3 Störungen der Herzschlagfolge

Definition: Veränderungen der Herzschlagfolge stellen entweder Anpassungsvorgänge oder Störungen der Herzfunktion dar, die durch neurovegetative Beeinflussung oder infolge Erkrankung des durch Automatie gekennzeichneten Reizbildungs- und Erregungsleitungssystems des Herzens hervorgerufen werden können. Diesen symptomatologisch verschiedenartigen und ätiologisch nicht immer sicher voneinander zu differenzierenden Zuständen kommt beim Rind nur teilweise klinische Bedeutung zu; die pathogenetischen Zusammenhänge betreffen meist Ernährungs- und Stoffwechselstörungen.

Vorkommen, Symptome: Veränderungen der Herzschlagfolge sind beim Rind relativ häufig zu beobachten; dabei ist zwischen Störungen der Reizbildung und solchen der Erregungsleitung zu unterscheiden.

➤ *Reizbildungsstörungen* betreffen die zeitliche und/oder die örtliche Impulsentstehung. Die einfache Beschleunigung der Herzschlagfolge *(Sinustachykardie)* tritt vorübergehend bei allen mit Anstrengung, Erregung, Angst oder Schmerzen verbundenen Zuständen (Sympathikuserregung) sowie im Verlauf fieberhafter Erkrankungen auf. Anhaltende und stärkere Tachykardien sind ein Symptom bestimmter Kreislaufstörungen (Kap. 4.2.2.1); sie stellen des weiteren eine häufige Begleiterscheinung von Erkrankungen des Atmungsapparates (Kap. 5.3ff.) dar. Herz- und Pulsfrequenz steigen in solchen Fällen beim erwachsenen Rind auf 100–160, seltener auch noch mehr, bei Kälbern auf > 120/min an. Bei längerdauernder hochgradiger Herzbeschleunigung kann das Minutenvolumen infolge verminderter diastolischer Füllung und ungenügender Herzmuskeldurchblutung bis zum Herzversagen absinken.

➤ Besondere klinische Bedeutung kommt der Herzverlangsamung *(Sinusbradykardie)* zu, die physiologisch gesehen im Ruhezustand eintritt und als krankhafter Befund beim Rind häufig im Zusammenhang mit vagotonen Reizzuständen beobachtet wird. Eine ausgeprägte Vagusbradykardie besteht beim HOFLUND-Syndrom (funktionelle Vormagenstenose, Kap. 6.6.5) und mitunter auch bei anderen, mit anhaltender Motilitätshemmung verbundenen Labmagen- und Darmerkrankungen (links- und rechtsseitige Labmagenverlagerung, Kap. 6.9.1, 6.9.2; Blinddarmerweiterung und -drehung, Kap. 6.10.8) sowie nach Anlegen eines Pneumoperitoneums. Außerdem kommen bradykarde Zustände bei Phosphorsäureestervergiftung (Kap. 10.5.15.2), Urämie (Kap. 7.1.3.4) und vorübergehend auch nach der Verabreichung bestimmter Arzneimittel (z.B. Kalziumsalze, Kap. 4.1.5.1 oder Tranquilizer) vor. Die Herzfrequenz sinkt dabei unter Erhaltung eines ausreichenden Minutenvolumens auf 60 und weniger Schläge/min ab. Von diesen Sinusbradykardien müssen die auf heterotoper Reizbildung und Störungen der Erregungsleitung beruhenden Verlangsamungen der Herzschlagfolge *(Extrasystolien, Herzblockaden)* unterschieden werden, was aber nur mit Hilfe eines EKG oder der Atropinprobe möglich ist. Für letztere werden 30 mg Atropin (erw. Rd.) in 1%iger Lösung subkutan am Hals injiziert, wonach bei vagotoner Bradykardie innerhalb von 15 min eine Frequenzsteigerung um mindestens 16% eintritt.

Größere Schwierigkeiten bereitet die Unterscheidung der verschiedenen Formen der *Herzarrhythmie*, die mit Ausnahme der beim Rind nur leicht ausgeprägten und klinisch bedeutungslosen respiratorischen Sinusarrhythmie durch eine örtliche Verlagerung der Reizbildung (Heterotopie) zustande kommen. *Ersatzsystolen* können bei starker Vagusbradykardie auftreten und infolgedessen ebenso wie diese auch durch Atropininjektion vorübergehend aufgehoben werden. Sie entstehen ähnlich den *Extrasystolen* durch die vorzeitige Impulsgebung nachgeordneter Reizzentren (atriale und/oder ventrikuläre Extrasystolie). Derartige Unregelmäßigkeiten der Herzschlagfolge kommen im Zusammenhang mit verschiedenen Herzmuskelerkrankungen und Arzneimittelschädigungen (insbesondere nach der Überdosierung von Narkotika sowie nach der Gabe von Kalzium- und Digitalispräparaten) vor; dabei wird der Sinusrhythmus durch eine vorzeitige Systole mit nachfolgender kompensatorischer Pause gestört und das Schlagvolumen bei Häufung der Extrasystolen u. U. bis zur Unfühlbarkeit der Pulswelle vermindert; im letzteren Falle entsteht eine Differenz zwischen der Puls- und Herzfrequenz (Pulsdefizit). Formen und Ursachen der Extrasystolie können nur im EKG unterschieden werden. Während einzelne Extrasystolen i. d. R. ohne hämodynamische Wirkung bleiben und klinisch bedeutungslos sind, können hochgradige Rhythmusstörungen mit ausgesprochener Herzschwäche einhergehen und sogar zum *Herzflattern* oder *-flimmern* führen. Dabei vollführen Herzvorkammern oder -kammern unabhängig voneinander hochfrequente Kontraktionen (Flattern) oder unkoordinierte Zuckungen (Flimmern), was im EKG durch Auftreten sogenannter F-Wellen (Flatter- oder Flimmerwellen) anstelle der P-Zacke oder des Kammerkomplexes zum Ausdruck kommen kann. Diese oft nacheinander auftretenden Veränderungen werden auf heterotope Reizbildung zurückgeführt und haben völlige Unregelmäßigkeit von Puls- und Herztätigkeit zur Folge (tumultuarische Herztätigkeit). Die Auswirkungen auf die Herzleistung sind beim häufig vorkommenden Vorhofflattern oder -flimmern entsprechend der geringen Förderleistung der Vorkammern allerdings nur gering. Kammerflattern oder -flimmern führt dagegen zum Herzversagen und in kurzer Zeit zum Tode. Kammerflimmern tritt bei schweren Myokardschädigungen, nach Überdosierung verschiedener Arzneimittel (Kalziumsalze, Narkotika) sowie in der Agonie auf und läßt sich medikamentös nicht mehr beeinflussen.

➤ Die als *Herzblock* bezeichneten *Störungen der Erregungsleitung* gehen z. T. ebenfalls mit Unregelmäßigkeiten der Herzschlagfolge einher. Je nach Lokalisation einer solchen Reizleitungsstörung sind atriale und ventrikuläre Herzblockaden zu unterscheiden, die ihrerseits wiederum unvollständig (I. und II. Grad; partieller Herzblock) oder vollständig (III. Grad; totaler Herzblock) sein können. Die verschiedenen Herzblockformen sind nur anhand des EKG voneinander zu unterscheiden. Sie gehen teilweise mit Bradykardie, bei Asynchronizität der Kammerkontraktionen auch mit Spaltung oder Verdoppelung eines Herztones einher (Galopprhythmus).

■ **Diagnose, Differentialdiagnose:** Durch Vergleich der Puls- und Herzfrequenz sowie aufgrund des auskultatorischen Herzbefundes lassen sich Störungen der Herzschlagfolge i. d. R. leicht feststellen. Die Klärung der Ursache (funktionell oder organisch bedingt) und die klinische Bedeutung dieser Veränderungen (Beeinflussung der Herzleistung) bereiten dagegen oft Schwierigkeiten. Unter Praxisverhältnissen kann eine einfache Herzbelastung (Umherführen oder Treiben des Tieres, kurzfristige Atemhemmung) gelegentlich näheren Aufschluß geben (Verstärkung leistungsmindernder Rhythmusstörungen). Eine genauere Differenzierung wird durch verschiedene herz- und hämodynamische Untersuchungsmethoden ermöglicht, welche jedoch entsprechende Spezialgeräte erfordern.

■ **Behandlung:** Soweit Störungen der Herzschlagfolge nicht rein symptomatischen Charakter aufweisen, sind sie therapeutisch (Chinin, Chinidin) oft kaum zu beeinflussen. Die Verabreichung von Herzglykosiden ist nur bei Insuffizienzsymptomen indiziert und erfolgversprechend.

4.1.2.4 Herzinnenhautentzündung und Herzklappenfehler

■ **Definition:** Herzklappenfehler treten beim Rind hauptsächlich als Folge bakteriell bedingter Entzündungen der Herzinnenhaut (Endokarditis) auf, können gelegentlich aber auch im Zusammenhang mit einer Herzdilatation (Kap. 4.1.2.2), kardialen Mißbildungen (Kap. 4.1.1) sowie mit Verkalkungsprozessen und Geschwülsten des Herzens (Kap. 4.2.5.1, 4.1.7) vorkommen. Die thrombotisch-verrukösen oder -ulzerösen Endokardveränderungen verursachen Stenose und/ oder Insuffizienz einer oder mehrerer Herzklappen, wodurch Herzschwäche mit Blutstauung in Venen, Lunge, Nieren oder Leber sowie embolisch-metastatische Infektionen anderer Organe hervorgerufen werden (Abb. 4-10). Die nach kürzerer oder längerer Dauer zum Tode führende Krankheit geht mit Abmagerung, Fieberschüben und Störungen der Herztätigkeit einher; dabei wechselt das Symptomenbild jedoch entsprechend den verschiedenen Organmanifestationen.

■ **Vorkommen:** Endokarditis ist beim Rind relativ häufig und wird in Sektionsstatistiken bei 1–4% der Tiere als Todesursache angeführt. Sie tritt unabhängig von der Jahreszeit auf und befällt fast nur über ein Jahr alte Tiere, wobei mangelhafte Infektionsabwehrbereitschaft und postinfektionale allergische Zustände eine wesentliche prädisponierende Rolle spielen.

■ **Ursache, Pathogenese:** Die Herzinnenhautentzündung wird durch verschiedene bakterielle Infektionserreger hervorgerufen, wobei es sich hauptsächlich um ubiquitäre Eiterbakterien handelt. In den meisten Fällen werden A. pyogenes oder hämolysierende Streptokokken, seltener auch Staphylokokken, E. coli und F. necrophorum gefunden, während Rotlaufbakterien und Pilze bisher nur ausnahmsweise festgestellt wurden. Außerdem sind Entzündungen der Herzinnenhaut auch bei Lungenseuche (Kap. 5.3.3.16), Rauschbrand (Kap. 12.2.5) und Tuberkulose (Kap. 12.2.6) zu beobachten.

Der primäre Infektionsherd kann in nahezu allen Organen liegen, doch geht die septikämische, pyämische oder auch embolische Keimverschleppung zum Herzen besonders häufig von infizierten Entzündun-

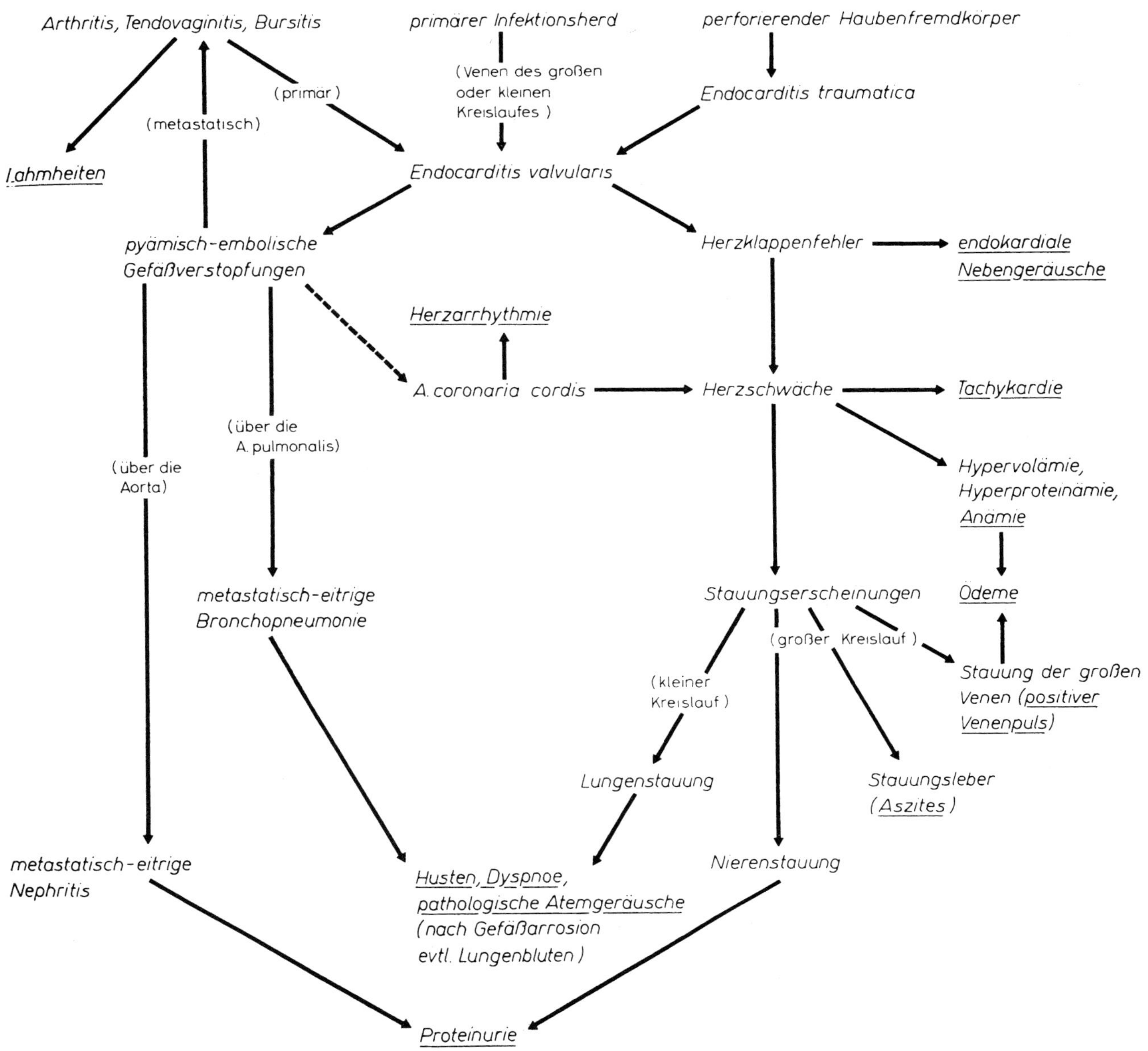

Abbildung 4-10 Übersicht über das Endokarditis-Syndrom beim Rind (schematisch)

gen der puerperalen Gebärmutter, des Euters, der Klauen, Gelenke und Sehnenscheiden, des Bauchfells oder von Leberabszessen bzw. von einer pyogenen Thrombose der hinteren Hohlvene aus. Gelegentlich wird das Leiden auch durch besonders dünne und spitze, tief perforierende Haubenfremdkörper hervorgerufen (Näh- oder Stopfnadeln, feiner Draht), welche die Herzinnenhaut selbst direkt verletzen und infizieren (Endocarditis traumatica).

Nach Entwicklung einer bakteriellen Thrombendokarditis kann sich die Infektion durch embolisch-pyämische Keimverschleppung weiter ausbreiten, wobei je nach dem Sitz (in der rechten oder linken Herzhälfte) sowie dem Umfang und der Dauer des endokarditischen Prozesses verschiedene stromabwärts gelegene Organe betroffen werden. Bei Lokalisation in der rechten Herzhälfte treten v. a. metastatisch-eitrige Lungenentzündungen und Thrombosen der A. pulmonalis oder deren Äste, bei Endokarditis des linken Herzens dagegen in erster Linie Nierenveränderungen (hämorrhagische und anämische Infarkte, metastatisch-eitrige Nephritis) auf.

Symptome, Verlauf: Die Endokarditis kann sich einer septikämisch oder metastasierend verlaufenden Infektion direkt anschließen und in plötzlicher Verschlechterung des Allgemeinbefindens zum Ausdruck kommen; häufiger beginnt sie aber schleichend. Als erste Krankheitserscheinungen werden dann verminderter Appetit, bei Kühen auch Milchrückgang sowie allgemeine Mattigkeit beobachtet. Puls- und Atemfrequenz sind erhöht; außerdem tritt meist schubweise fieberhafte Körpertemperatur bis 41 °C auf. Die Herzauskultation ergibt zunächst nur eine erhöhte Frequenz (100–120 Schläge/min) und verstärkte Intensität der Herztöne, seltener auch eine Störung der Herzschlagfolge. Sobald die Endokardwucherungen eine gewisse Größe (hasel- bis walnußgroß) erreicht und zur Verengerung oder Verschlußunfähigkeit einer oder mehrerer Herzklappen geführt haben, treten i. d. R. endokardiale Nebengeräusche und/oder Stauungserscheinungen (positiver Venenpuls, plastisches Hervortreten der V. jugularis, pralle Füllung der Eutervene, Triel- oder Kehlgangsödeme) auf. Mit zunehmender Herzschwäche verschlechtert sich der Zustand des Patienten weiter, der dann einen schwerkranken Eindruck macht. Futteraufnahme und Verdauungstätigkeit liegen jetzt fast ganz darnieder. In vielen Fällen wird das äußere Krankheitsbild von den Folgen metastatischer Organinfektionen beherrscht. So treten oft Anschwellungen an Gliedmaßen, Gelenken oder Sehnenscheiden mit entsprechender Lahmheit auf, die sich bis zum Festliegen (pyämische Polyarthritis) steigern kann. Dyspnoische Zustände entwickeln sich v. a. bei ausgebreiteter Lungenmetastasierung; sie können gelegentlich durch Hinzutreten eines Lungenödems und -emphysems bedrohliche Formen annehmen. Durch eine etwaige metastatisch-eitrige Nephritis werden dagegen weniger auffällige Symptome hervorgerufen (Harnveränderungen).

Die bakterielle Endokarditis des Rindes verläuft meist subakut bis chronisch, zuweilen aber auch schubweise. Traumatisch bedingte Entzündungen der Herzinnenauskleidung und auf Endokarditis beruhende embolische Verstopfung größerer Blutgefäße (v. a. der Lungen) nehmen dagegen i. d. R. einen perakuten bis akuten Gang; solche Patienten sterben dann nach kurzer Zeit an Herzversagen.

■ **Beurteilung:** Bakterielle Endokarditis führt beim Rind regelmäßig innerhalb einiger Wochen oder Monate unter fortschreitender Abmagerung zum Tod infolge Sepsis oder Herzversagens.

■ **Diagnose, Differentialdiagnose:** Im Frühstadium kann aus den unbestimmten Krankheitserscheinungen (Leistungsminderung, Abmagerung, Fieber, Tachykardie) und gewissen Veränderungen der Blutzusammensetzung (Anämie mit 3–5 × 10^6 Erythrozyten/mm^3, Leukozytose mit Kernlinksverschiebung, Dysproteinämie sowie positiver Glutaraldehydtest) nur eine Verdachtsdiagnose abgeleitet werden. Solche Patienten sollten deshalb in kürzeren Abständen nachuntersucht werden.

Sichere diagnostische Anhaltspunkte ergeben sich erst beim Auftreten endokardialer Nebengeräusche (d. h. in 75 % aller Fälle). Die durch Auskultation des Herzens feststellbaren zischenden oder brausenden endokardialen Herzgeräusche gestatten aufgrund ihres synchronen Auftretens mit bestimmten Phasen der Herzaktion (systolisch oder diastolisch) und der Lokalisation (punctum maximum) beim Rind zwar gewisse Rückschlüsse auf Art und Sitz des ihnen zugrundeliegenden Herzklappenfehlers, doch können sich die durch gleichzeitige Stenose und Insuffizienz einer Klappe oder des Betroffenseins mehrerer Klappen (60 % der Fälle) entstehenden Turbulenzgeräusche auch gegenseitig überlagern. Grundsätzlich deuten aber systolische endokardiale Herzgeräusche auf Verschlußunfähigkeit der Atrioventrikularklappen oder Stenose der Semilunarklappen, diastolische und präsystolische Geräusche dagegen auf Stenose ersterer oder Insuffizienz letzterer hin. Die Puncta maxima der einzelnen Klappen liegen wie folgt: *Pulmonalklappen:* links, auf halber Höhe zwischen Schulter- und Ellbogengelenkhorizontale bei möglichst weit nach kranial zwischen vorgezogener Gliedmaße und Brustkorb eingeschobener Phonendoskopkapsel; *Aortenklappen:* links, wenig unterhalb der Horizontalen durch das Buggelenk, etwas kranial der Bikuspidalis; *Bikuspidalklappen:* links, wenig unterhalb der Schultergelenkhorizontalen im 5. Interkostalraum; *Trikuspidalklappen:* rechts, auf halber Höhe zwischen Bug- und Ellbogengelenk, soweit kranial wie möglich. Die Diagnose kann durch Blutkultur (3 Proben innerhalb von 1–3 h) und Sonographie (50 % der Fälle) abgesichert werden.

Zur Erkennung der Endokarditis können weiterhin Erscheinungen der Herzschwäche oder der Blutstauung an Venen (Jugular- und Eutervenenstauung, positiver Venenpuls), Lunge, Nieren (Proteinurie) oder Leber sowie Anzeichen metastatischer Komplikationen (Bewegungsstörungen und/oder Umfangsvermehrungen an den Gliedmaßen) beitragen. Differentialdiagnostisch muß aber berücksichtigt werden, daß Schädigungen dieser Organe auch selbständig auftreten und daß den Erscheinungen der Herzschwäche und Herzstauung zahlreiche andere Ursachen zugrunde liegen können. Die Unterscheidung der endokardialen Geräusche von perikardialen (Perikarditis, Kap. 4.1.2.1) oder funktionellen Nebengeräuschen (anämische Herzgeräusche, Kap. 4.3.2.1; Geräusche bei Herzinsuffizienz, Kap. 4.1.2.2) bereitet i. d. R. keine Schwierigkeiten. Dagegen müssen angeborene Klappenfehler und insbesondere Septumdefekte (Kap. 4.1.1.3) berücksichtigt werden, die oft ausgeprägte endokardiale Nebengeräusche hervorrufen, meist aber nicht mit Erscheinungen der Herzschwäche und Störung des Allgemeinbefindens einhergehen.

Sektion: Außer allgemeiner Wäßrigkeit des Tierkörpers und Flüssigkeitsansammlungen in den Körperhöhlen werden venöse Stauungserscheinungen und/oder metastatische Infektionsherde in verschiedenen Organen (hauptsächlich in Lunge oder Nieren) gefunden. Der Herzbeutel zeigt nur bei traumatischer Endokarditis entzündliche Veränderungen an der Perforationsstelle des Fremdkörpers. Das Herz kann vergrößert (Hypertrophie) oder besonders dünnwandig (Dilatation) sein, weist aber nur selten Myokardveränderungen (Myokarditis, Herzinfarkt) auf. Nach sektionsgerechter Eröffnung des Herzens werden Klappen, Wandendokard und große Gefäßstämme auf das Vorhandensein der stecknadelkopf- bis hühnereigroßen, blumenkohlförmigen Wucherungen untersucht. Nach den Zerlegungsstatistiken sind bei 60% der endokarditiskranken Rinder mehrere Herzklappen gleichzeitig befallen, wobei die Trikuspidalis und die Mitralis am häufigsten, seltener die Pulmonal- oder die Aortenklappen betroffen werden (Abb. 4-11). Auf Verkalkung beruhende rauhe oder trübe Veränderungen der Herzinnenhaut können auf Hypervitaminose D bzw. Kalzinose beruhen (Kap. 4.2.5.1, 9.17.8). Bindegewebige Verdickungen des Endokards haben keine klinische Bedeutung. Herzklappenzysten werden bei 75% aller < 3 Wochen alten Kälber gefunden.

Behandlung, Prophylaxe: Wegen der fehlenden Vaskularisation der thromboendokarditischen Wucherungen und ihrer embolischen Metastasen verspricht eine Behandlung mit Antibiotika oder Chemotherapeutika keine Heilungsaussichten; in nicht zu weit fortgeschrittenen Fällen können auf diese Weise aber vorübergehende Entfieberung und eine gewisse Besserung des Allgemeinzustandes erreicht werden. Insgesamt bleibt eine Langzeitbehandlung mit Penicillinen (4–6 Wochen) aber unwirtschaftlich. Bei Patienten mit lokalen, zur Metastasierung neigenden Eiterungsherden (puerperale Endometritis, eitrige Klauenkrankheiten) läßt sich die Entwicklung einer Herzinnenhautentzündung selbst durch wiederholte Antibiotikagaben nicht immer sicher verhindern.

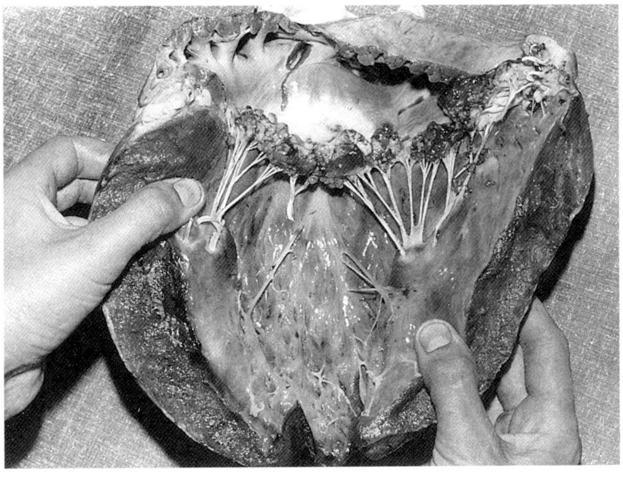

Abbildung 4-11 Endocarditis valvularis der Trikuspidalklappen

4.1.3 Infektionsbedingte Krankheiten des Herzens

H.-D. Gründer

Im Verlauf vieler Allgemeininfektionen des Rindes wird auch das Herz vom Krankheitsgeschehen m. o. w. schwer in Mitleidenschaft gezogen; hierüber wird in den einschlägigen Abschnitten dieses Buches berichtet.

4.1.3.1 Herzwasser-Krankheit

Definition: Diese auch *Cowdriose* oder *Heartwater Disease* genannte Infektionskrankheit stellt eine fieberhafte, oft mit Durchfall und zentralnervösen Erscheinungen einhergehende, akut bis chronisch verlaufende und häufig tödlich endende Erkrankung dar, welche durch *Rickettsia ruminantium* verursacht wird.

Vorkommen: Das Leiden tritt in bestimmten feuchtwarmen Gebieten Ost-, Süd- und Westafrikas sowie auf den karibischen Inseln auf, wo die Erreger übertragenden Zecken geeignete Lebensbedingungen finden. Außer beim Rind kommt die Infektion bei vielen Haus- und Wildwiederkäuern (insbesondere auch bei Schafen und Antilopen) vor, welche je nach Art, Alter und Widerstandskraft m. o. w. empfänglich sind und den Keim dann einige Wochen im Blut beherbergen. Diese Tiere bilden ein großes Erregerreservoir für die Überträger, welche die Rickettsien nicht transovariell an die nächste Zeckengeneration weitergeben. Die Herzwasser-Krankheit befällt vorwiegend 1–3 Jahre alte Rinder aller Rassen, während Kälber weniger empfänglich und ältere einheimische Tiere i. d. R. immun sind.

Ursache: Der Erreger der Herzwasser-Krankheit, *Rickettsia s. Cowdria ruminantium* ist eine 0,2–0,5 μ messende pleomorphe gramnegative unbewegliche Rickettsie, die bei Rindern im Zytoplasma der Gefäßendothelien, bei Zecken dagegen in den Darmepithelzellen nachgewiesen werden kann. Ihre Übertragung erfolgt durch Nymphen oder Imagines der Gattung Amblyomma, die sich im vorangegangenen Entwicklungsstadium durch Blutsaugen an einem erkrankten Rind infiziert haben.

Symptome: Nach einer Inkubationszeit von 1–2 Wochen tritt zuerst eine starke Fieberreaktion auf, die bei schweren Verlaufsformen von heftigem Durchfall und zentralnervösen Erscheinungen sowie progressiver Anämie und Verminderung des Serumeiweißgehaltes begleitet wird. Die Krankheit kann dann nach Schwere und Dauer sehr verschieden verlaufen und hinterläßt nach einer kurzen Keimträgerperiode eine sterile, aber häufig nur einige Monate anhaltende Immunität.

Beurteilung: Während die Letalität der Herzwasser-Krankheit bei Kälbern nur wenige Prozent beträgt, können unter voll empfänglichen älteren Tieren bis zu 60% an der Infektion sterben. Der tödliche Ausgang läßt sich – insbesondere in fortgeschrittenen Fällen – auch durch antibiotische Behandlung nicht sicher verhindern.

Diagnose: Da die klinischen Erscheinungen und auch der Zerlegungsbefund häufig wenig kennzeichnend sind, muß der Krankheitsverdacht durch den Erregernachweis bestätigt werden; dieser ist durch Übertragung von Patientenblut auf ein empfängliches Versuchstier (älteres Kalb oder Schaf) und/oder durch die mikroskopische Untersuchung der Gefäßendothelien des Gehirns (Kleinhirn, Hippocampus) oder der Nierenglomeruli zu führen; Serologie: IFAT und ELISA.

Sektion: An Herzwasser-Krankheit gestorbene Rinder weisen meist ausgeprägte Flüssigkeitsansammlungen in den Körperhöhlen und seltener auch im Herzbeutel auf; außerdem können epi- und endokardiale Blutungen, Milzschwellung, Lungenödem sowie eine hämorrhagische Gastroenteritis und degenerative Veränderungen am Leber- und Nierenparenchym vorliegen.

Behandlung, Prophylaxe: Mit der Behandlung sollte möglichst schon während der Inkubation oder in frühen Krankheitsstadien begonnen werden. Hierfür haben sich außer Sulfonamiden auch Tetracycline (z. B. Oxytetracyclin mehrere Tage lang je 5–20 mg/kg LM p. o. oder i.m.) bewährt. Eine wirksame Prophylaxe kann durch Vakzination mit erregerhaltigem Blut oder in vitro abgeschwächtem Erreger erfolgen. Kälber < 3 Wochen vertragen diese Impfung meist gut.

4.1.4 Beteiligung des Herzens bei Parasitosen

M. Stöber

Ausnahmsweise ist bei *Hydatidose* von Lunge oder Leber auch der Herzmuskel von *Echinokokken-Zysten* (Kap. 5.3.4.3) befallen, doch werden dabei keine kardialen Erscheinungen beobachtet. Dagegen hat die wesentlich häufigere Beteiligung des Herzens bei boviner *Zystizerkose* (Kap. 9.16.2) vereinzelt zu Todesfällen kardial stark parasitierter Kälber geführt.

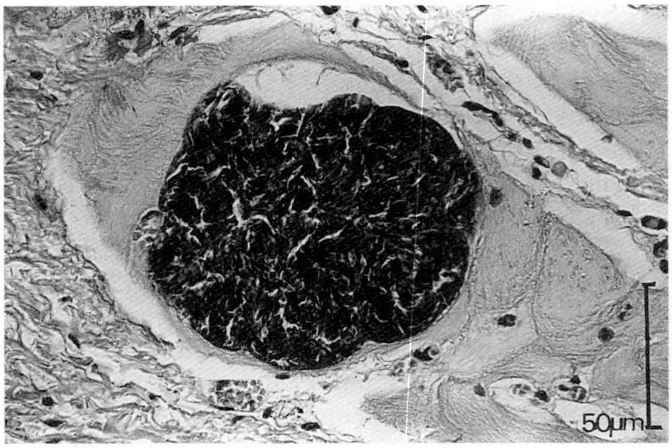

Abbildung 4-12 Sarkosporidienzyste in einer Purkinje-Faser der Herzmuskulatur des Rindes (2800fache Vergrößerung; Surborg, 1979)

Auch bei massiver spontaner, insbesondere aber bei experimentell ausgelöster *Sarkozystiose* von Kälbern (Kap. 9.16.1) sind mitunter Symptome zu beobachten, welche auf Insuffizienz des Herzens (infolge parasitär bedingter Anämie sowie Myokardschädigung, Abb. 4-12) schließen lassen: Abmagerung, allgemeine Schwäche, Atembeschwerden, Flüssigkeitsansammlung in den Körperhöhlen, Unterhautödem. Die bei klinisch inapparenten Schlachtrindern häufiger festzustellende *eosinophile Myokarditis* (Kap. 9.16.4) ist wahrscheinlich auf Befall mit *Sarcocystis spp.* zurückzuführen. Es erscheint jedoch bislang fraglich, ob Sarkozystiose des Herzens (insbesondere solche der Purkinje-Fasern) für Herzrhythmusstörungen verantwortlich zu machen ist.

4.1.5 Fütterungs-, mangel- und vergiftungsbedingte Krankheiten des Herzens

Außer den in diesem Buchabschnitt zu besprechenden Leiden pflegen auch folgende nutritiv oder toxisch bedingte Krankheiten mit m. o. w. stark ausgeprägter Herzschädigung einherzugehen: *Enzootische Myodystrophie* (Kap. 9.17.1), *Paralytische Myoglobinurie* (Kap. 9.17.2), *hypomagnesämische Tetanien* (Kap. 10.5.4ff.), *Kupfermangel* (Kap. 12.3.11), *Hypervitaminose D* (Kap. 4.2.5.1), *Eiben- und Buchsbaumvergiftung* (Kap. 10.5.29 und 10.5.30), *Hyperkaliämie* (Kap. 10.5.10), *Fluorazetat-* und *Meerzwiebelvergiftung* (Kap. 10.5.18.1 und 10.5.18.2) sowie *Giftschlangenbißfolgen* (Kap. 12.3.18). Hierüber ist angegebenenorts Näheres nachzulesen.

4.1.5.1 Kalziumbedingte Herzschädigung

H.-D. Gründer

Zur Therapie akuter hypokalzämischer Zustände werden beim Rind häufig wasserlösliche Kalziumsalze intravenös zugeführt (Kap. 12.3.1). Aufgrund seiner positiv inotropen Wirkung tritt dabei initial infolge Herabsetzung der Erregungsbildung und -leitung Bradykardie ein. Mit steigendem Serumkalziumgehalt verbessert sich die Herzleistung zunächst durch Zunahme der Kontraktionskraft. Im weiteren Verlauf steigt jedoch auch die Kontraktionsgeschwindigkeit, was zur Tachykardie mit Extrasystolie und zunehmendem Sauerstoffmangel des Myokards führt. Symptome der Hyperkalzämie sind Muskelzittern, Zähneknirschen, Unruhe und Blutdruckabfall bis zum Kollaps. Die wenigen spezifischen Symptome einer Kalziumüberdosierung machen eine ständige Auskultation des Herzens während der Infusion notwendig, die bei beginnender Tachykardie abgebrochen werden muß. Kalzium steigert die Wirksamkeit von Herzglykosiden, weshalb auf deren Anwendung im Zusammenhang mit der parenteralen Verabreichung von Kalziumsalzlösungen verzichtet werden muß.

4.1.5.2 Ionophorvergiftung

M. Stöber

Definition: Auf oraler Aufnahme kardiomyotoxischer Mengen von Ionophoren (= Polyether-Antibiotika: Monensin, Salinomycin, Lasalocid, Laidlomycin, Maduramicin, Narasin) beruhende, durch Herzrechtsinsuffizienz gekennzeichnete, vorwiegend akut bis perakut verlaufende und oft tödlich endende Vergiftung.

Ursachen, Vorkommen, Bedeutung: Mit dem Futter, in Form von Slow-release-Boli oder -Premix sowie über Mineralsalzmischungen verabreicht, findet *Monensin* weltweit Anwendung als antimikrobieller Wachstumsförderer bei Mastkälbern und -rindern; in den USA gilt gleiches für *Lasalocid* und *Laidlomycin*; zudem ist *Monensin* dort auch bei hochtragenden Milchviehfärsen eingesetzt worden. Im Rahmen der Vormagenverdauung bedingen Ionophore vermehrte Bildung von Propionsäure (auf Kosten des prozentualen Anteils von Essig-, Butter- und Milchsäure), verminderte Freisetzung von Methan und bessere Eiweißverwertung. Sachgemäßer Ionophoreinsatz wirkt sich daher in besserer Futterausnutzung (d. h. in geringerem Futterverbrauch bei energiereicher, oder in höherer Gewichtszunahme bei energiearmer Ration) sowie in vergleichsweise früher eintretender Geschlechtsreife aus. Weitere Nutzanwendungen des *Monensins* sind Vorbeuge und Behandlung von Kälberkokzidiose, Ketose, Pansenazidose, akuter schaumiger Tympanie und Weideemphysem; *Lasalocid* gilt als Mittel gegen Kryptosporidiose.

Bei unsachgemäßem Einsatz ionophorer Polyether-Antibiotika kann es infolge Fehleinmischung oder versehentlicher Verabreichung der konzentrierten Vormischung zu bestandsweiser Intoxikation kommen, die dann oft verlustreich verläuft; gleiche Folgen können bei Verabreichung »normaler« Ionophordosen eintreten, wenn das Futter zudem Makrolid-Antibiotika enthält. Beim Verfüttern von Geflügelstreu an Rinder können toxische Dosen der als Geflügel-Kokzidiostatika angewandten Ionophore *Salinomycin* oder *Maduramicin* aufgenommen werden und gehäufte Erkrankungen bedingen.

Pathogenese: Bei Umstellung auf ionophorhaltige Fütterung kommt es normalerweise vorübergehend zu Inappetenz und Rückgang des Milchfettgehalts. Solche Folgen sind auch bei geringfügiger Überdosierung von Ionophoren zu beobachten; außerdem bedingt Monensinzufütterung bei Mastrindern eine leichte Zunahme der Leberabszeßrate. Insbesondere Monensin hat eine hohe Affinität zum Na^+-Ion, was – nach passiver Zellmembranpassage – Zunahme der intrazellulären Na^+-Konzentration und sekundäre Kalziumüberladung bedingt. Letztere betrifft v. a. die stoffwechselaktiven Muskelzellen von Herz und Zwerchfell, die deshalb bei manifester Ionophorüberdosierung elektiv geschädigt werden.

Die übliche, gut verträgliche Konzentration von Monensin im Futter beträgt $\leq$ 33 ppm; gleiches gilt für Monensindosen von $\leq$ 200 bzw. $\leq$ 350 mg pro erwachsenes weidendes bzw. stallgehaltenes Rind und Tag. Die orale LD_{50} für Rinder liegt zwischen 20 und 80 mg Monensin/kg LM bzw. zwischen 60 und 100 ppm Futter FS; schon 10 mg Monensin/kg LM wirken toxisch. Außerdem ist anzumerken, daß kombinierte Gaben von Ionophoren und bestimmten Antibiotika die Schadwirkung ersterer steigert, und daß Beifüttern von Ionophoren die Toleranzschwelle des Rindes für oral aufgenommenes Nitrat (Kap. 4.3.5.3) senkt. Salinomycin wirkt in Dosen von > 12 mg/kg LM toxisch.

Symptome: Das klinische Bild ähnelt dem des Vitamin-E-/Selen-Mangels und entwickelt sich – je nach aufgenommener Ionophormenge – innerhalb von Stunden, Tagen oder wenigen Wochen. In freilaufenden Herden werden v. a. die kräftigeren, lebhafter fressenden Tiere betroffen. Mitunter sind unvermutete Todesfälle der erste Hinweis auf das Vorliegen einer Ionophorvergiftung. Sonst kommt es nach Rückgang von Freßlust und Milchleistung, mitunter auch zu braunschwarz gefärbtem Durchfall, zu Niedergeschlagenheit, Bewegungsunlust, Schwäche, Taumeln, Nachziehen der Hinterbeine sowie vermehrtem Liegen oder Festliegen mit seit- oder rückenwärts gewandtem Kopf. Weniger schwer erkrankte Patienten bleiben auf der Weide hinter der wandernden Herde zurück oder ermüden bei körperlicher Belastung rasch (→ Dyspnoe, Abliegen). Die nähere Untersuchung ergibt frequent-schwachen und später arrhythmisch werdenden Puls- sowie Herzschlag, Stauung und Pulsation der Drosselvenen, »kaltes« subkutanes Ödem an Kehlgang, Hals und Vorbrust sowie Dehydratation; der ventrale Bereich des Lungenfelds kann perkutorisch vollständige Dämpfung aufweisen. Nach dem Antreiben setzt u. U. plötzlich starke Atembeschwerde ein, die – mitunter innerhalb von Sekunden – zum Niedergehen und Verenden führen kann (»plötzlicher Herztod«). Der Harn kann rotbraun gefärbt (d. h. myoglobinhaltig) sein. Die Serum-CK-Aktivität ist stets deutlich erhöht (> 500 bis > 10000 U/l). Das Blut erscheint in manchen Fällen schokoladebraun verfärbt, was als sekundäre, ionophorgeförderte Nitratvergiftung anzusehen ist.

■ **Verlauf:** Klinisch manifeste Ionophorintoxikation führt i. d. R. zum Tode oder zu anhaltendem Siechtum infolge chronischer Herzinsuffizienz.

■ **Sektion:** Bei innerhalb von 24 h nach einmaliger Ionophoraufnahme verendeten Tieren ist der Zerlegungsbefund negativ. Sonst zeigen sich: multiple Blutungen, v. a. am Herzen; Vergrößerung des rechten Ventrikels mit m. o. w. kugelförmigem Herz; blasse bis gelbliche Streifen und Flecken auf der Schnittfläche des Herzmuskels; Kongestion, Stauungsödem und Emphysem der Lunge; Blutfülle und Ödematisation der Baucheingeweide, mitunter zudem Darmblutungen; rotbrauner, myoglobinhaltiger Urin in der Harnblase; bei chronischem Verlauf auch subkutane Ödeme, Vergrößerung und Muskatnußzeichnung der Leber sowie Vermehrung der Körperhöhlenflüssigkeiten. Von der Skelettmuskulatur erweist sich v. a. diejenige des Zwerchfells als makroskopisch mitbetroffen.

■ **Histologische Befunde:** Herdförmige Eosinophilie, Streifungs- und Kernverluste, teilweise auch ZENKERsche Degeneration und Nekrose von Herz- und Zwerchfellmuskelfasern; in späteren Stadien Infiltration veränderter Bereiche durch Makrophagen und neutrophile Granulozyten, Regeneration oder bindegewebiger Ersatz der Myozyten; alveoläres Lungenemphysem; Leber: je nach Stadium vakuoläre Degeneration bis fortgeschrittene perilobuläre Fibrose.

■ **Diagnose:** Klinisches Bild (bestandsweise gehäuft auftretende Herzrechtsinsuffizienz und Atembeschwerde, u. U. auch Bewegungsstörungen sowie Myoglobinurie) und vorberichtliche Angaben über voraufgegangene Futterumstellung lenken den Verdacht auf Ionophorvergiftung. Die Klärung stützt sich auf Überprüfung der Vitamin-E- und Selen-Versorgung sowie Ionophornachweis; letzterer ist in Proben von Futter und Vormageninhalt durch DC, im Blutplasma mittels ELISA zu führen.

Differentialdiagnostisch sind Enzootische Myodystrophie (Kap. 9.17.1), Paralytische Myoglobinurie (Kap. 9.17.2), erblich bedingte Dilatative Kardiomyopathie (Kap. 4.1.1.7), Perikarditis (Kap. 4.1.2.1), pyogene Thrombose der hinteren Hohlvene (Kap. 4.2.2.7), Weideemphysem (Kap. 5.3.5.8), primäre Nitratvergiftung (Kap. 4.3.5.3), Porphyrinurie (Kap. 4.3.1.2 und 4.3.1.3) und giftpflanzenbedingte Muskelschädigungen *(Thermopsis, Trachonanthus, Vicia, Karwinskia)*, bei Verfütterung von Geflügeleinstreu auch Botulismus (Kap. 10.5.13) und Salmonellose (Kap. 6.10.21) zu bedenken.

■ **Beurteilung:** Die Mortalität beträgt 5–15%; sie hängt von der aufgenommenen Ionophormenge sowie davon ab, wie rasch die Intoxikation als solche erkannt und die weitere Giftaufnahme abgestellt wird. Selbst dann können noch 1–3 Monate lang tödliche Verluste (Spätfolgen) auftreten.

■ **Behandlung:** Ionophoraufnahme sofort unterbinden; jedwede Beunruhigung tunlichst vermeiden. Unmittelbar nach Aufnahme einer toxischen Ionophordosis kann versuchsweise Paraffinöl oder Aktivkohle p. o. gegeben werden, um das Gift innerhalb der Vormägen zu absorbieren; beide Mittel dürfen aber nicht miteinander kombiniert werden. Zudem finden – allerdings ohne gesicherte therapeutische Wirkung – auch Vitamin-E/Selen-Präparate Anwendung. Exsikkotische Patienten sollten rehydratisiert werden (Kap. 4.3.6.1). Herzglykoside sind ihres synergistischen Effekts wegen kontraindiziert.

■ **Prophylaxe:** Plötzliche Umstellung auf ionophorhaltige Fütterung vermeiden; Ionophor-, Nitrat- sowie Selen- und Vitamin-E-Gehalt der Ration überwachen.

4.1.5.3 Vergiftung durch Baumwollsaatprodukte

M. STÖBER

■ **Definition, Vorkommen, Ursachen, Pathogenese:** Die Drüsen der erbsengroßen Baumwollsamen *(Gossypium spp.)* enthalten 0,4–6,6% eines hitzelabilen, *Gossypol* genannten gelblichen Toxins (= polyphenolisches Binaphthyldialdehyd), das bei der Ölgewinnung, und zwar vorwiegend als freies Gossypol, austritt. In handelsfertigen Baumwollsaatmehlen, -samenschalen bzw. -ölkuchen ist es je nach Herkunft und Erntejahr bzw. Extraktionsprozeß in unterschiedlicher, heute aber meist für erwachsene Rinder unschädlicher Konzentration (d. h. < 300 ppm TM) enthalten. Rinder und Schafe sind durch dieses Gift weniger gefährdet als Schweine, weil es innerhalb der Vormägen durch irreversible Bindung an Eiweiß in gewissem Umfange entgiftet wird. Nichtruminante Kälber, inbesondere solche der Holstein-Rasse, sind freiem (= azetonlöslichem) Gossypol gegenüber empfindlicher als erwachsene Rinder; sie verenden nach 3monatiger Aufnahme von 130 mg ungebundenem Gossypol pro 100 kg LM und Tag. Freies Gossypol wirkt kardiotoxisch, endothelschädigend sowie örtlich reizend und bedingt erhöhte Fragilität der Erythrozyten (→ Auswirkungen auf Herzmuskel, Leber, Nieren und Magendarmtrakt sowie Neigung zur Hämolyse).

■ **Symptome, Verlauf:** Die meist erst einige Wochen bis 3 Monate nach Beginn der Verabreichung von toxinhaltigem Schrot oder Mehl einsetzende und offenbar durch körperliche Belastung geförderte Erkrankung äußert sich in leichten Fällen lediglich durch verminderten Appetit und Wachstumshemmung oder Milchrückgang, bei Jungbullen auch durch Störung der Spermatogenese (→ Mittelstückanomalien). In schweren Fällen kommt es zudem zu Abmagerung, Dehydratation, Niedergeschlagenheit, verminderter Hitzetoleranz, birnenförmiger Auftreibung des Leibes, Zunahme von Herz- und Atemfrequenz, Kreislaufschwäche (Venenstauung, Trielödem), lungenödembedingter Atemnot, Labmagenentzündung, Durchfall, rotbrauner Verfärbung des Harns und Schwanken; der Tod tritt meist nach ≤ 2wöchiger Krankheitsdauer oder aber völlig unvermutet und von Krämpfen begleitet ein. Hämatokrit und Hämoglobingehalt des Blutes sind, ebenso wie der Serumgehalt an FFS, Triglyzeriden und Albumin, vermindert, die Aktivitäten leberspezifischer Serumenzyme (SDH, γGT, AST, ALT) und der CK dagegen leicht bis deutlich erhöht.

■ **Sektionsbefunde:** Bei Kälbern langsame Koagulation des auffallend hellroten Blutes. Bei Rindern aller Altersgruppen ausgeprägte Abmagerung; meist kein Ikterus; deutliche Vermehrung der strohfarbenen und mitunter fibrinflockenhaltigen Körperhöhlenflüssigkeiten; Ödem der Unterhaut im Hals-Brustbereich sowie von Lunge, Darmgekröse, Gallenblase, Nierenlager und Lymphknoten; subepi- und -endokardiale Blutungen; Herz groß (Erweiterung beider Ventrikel), schlaff, blaß-gefleckt oder -gestreift und feucht; m. o. w. vergrößerte und indurierte Muskatnußleber; Nieren und Milz blutreich; hämorrhagische Abomasoenteritis. *Histologisch*: Herzmuskelentartung und -fibrose; zentrolobuläre Leberdegeneration und -nekrose; herdförmige Tubulusnekrosen, mitunter auch Hämoglobinausgüsse der Sammelröhren, sowie leichte interstitielle Nephritis.

■ **Diagnose:** Die Erkennung stützt sich auf Fütterungsanamnese, klinisches Bild, Zerlegungsbefunde sowie Nachweis eines hohen Gehalts an freiem Gossypol im Futter (s. *Prophylaxe*) oder in der Leber (> 30–120 ppm FS).

Differentialdiagnostisch sind anderweitige Herzleiden, insbesondere Ionophorvergiftung (Kap. 4.1.5.2) sowie Enzootische Myodystrophie (Kap. 9.17.1), in Betracht zu ziehen.

■ **Beurteilung:** Eine wirksame Behandlung ist nicht bekannt: Ersatz des Baumwollsaatanteils der Nahrung durch Sojamehl oder -schrot. Es können aber selbst nach Futterwechsel noch bis zu 4 Wochen lang weitere Erkrankungen und Verluste auftreten. Gossypol tritt offenbar nicht in die Milch über.

■ **Prophylaxe:** Laut FMG darf der Gossypolgehalt von Baumwollsaat-Extraktionsschrot und -Kuchen höchstens 1200, derjenige von Alleinfuttermitteln für Kälber bzw. Rinder höchstens 100 bzw. 500 mg/kg betragen.

4.1.5.4 Kriebelmückentoxikose

H.-D. Gründer

■ **Definition:** Zur Bewältigung des Fortpflanzungsgeschäftes sind die Weibchen der weltweit verbreiteten Simuliiden zwar auf das Blutsaugen an Warmblütern angewiesen; Erkrankungen von Rindern treten aber nur nach massivem Befall infolge der dabei in ihren Körper gelangenden großen Mengen des aus den Speicheldrüsen der Simuliiden stammenden Giftes auf.

■ **Vorkommen:** Der seit 1783 auf dem Balkan (Golubatz) beobachtete und wegen der oft schweren Verluste gefürchtete Kriebelmückenbefall ist an die Umgebung bestimmter Flußläufe mit einer Strömungsgeschwindigkeit von ≥ 0,3 m/s und einem gewissen Gehalt an organischem Material gebunden, in denen Simuliidenlarven und Puppen der Simuliiden günstige Lebensbedingungen finden. Solche Voraussetzungen bestehen u. a. im Donauraum *(Simulium colombaschense, S. argyreatum)*, in Deutschland in den Niederungen der Leine, Aller, Fulda, Werra, Lahn, Elbe, Havel, Oder, Warthe und Priegnitz *(Boophthora erythrocephala, Odagmia ornata, Wilhelmia salopiensis)*, in Österreich im Tal des Inns, der Traun und der Trattbach *(S. reptans, Odagmia ornata)*, des weiteren stellenweise in den Niederlanden, Skandinavien, Lappland, Kanada und den USA sowie in Rußland. Da sich die Kriebelmückenmännchen nach dem Schlüpfen meist in unmittelbarer Nähe ihrer Ursprungsgewässer (Buschwerk, Sträucher) aufhalten, findet hier auch die Begattung der 2–4 mm großen

Weibchen statt; diese erheben sich dann in m. o. w. großen Schwärmen in die Luft, um nach aktivem Flug oder Treibenlassen mit dem Wind auf Haus- oder Wildtiere in der Umgebung, mitunter aber auch erst in erstaunlich weiter Entfernung, einzufallen. Sie werden nur in bestimmten Jahren gefährlich, wenn die Witterungsbedingungen (Wärme und sinkender Wasserspiegel) zu plötzlichem massenhaftem Schlüpfen der Mücken aus ihren Puppen führt; das ist meist an besonders schwülen Tagen vor aufziehendem Gewitter der Fall. Hierzulande treten größere Simuliidenschwärme v. a. zwischen Mitte April und Anfang Juni (Frühjahrsgeneration) auf; nur ausnahmsweise folgt auf eine schwächere Frühlingsgeneration eine ungewöhnlich starke 2. oder 3. Generation, die dann vereinzelte Unfälle im Sommer oder Herbst verursachen kann. Nach dem Blutsaugen legen die Weibchen wenig über oder unter der Wasseroberfläche ~ 200 dreieckige Eier an Pflanzen, Steinen oder Holzteilen ab; aus diesen entwickeln sich Larven, die sich mit ihrem Hinterende an ebensolche Substrate anheften und nach Durchlaufen von 4 Entwicklungsstadien verpuppen. Die Puppen der letzten Generation überwintern (Abb. 4-13, 4-14).

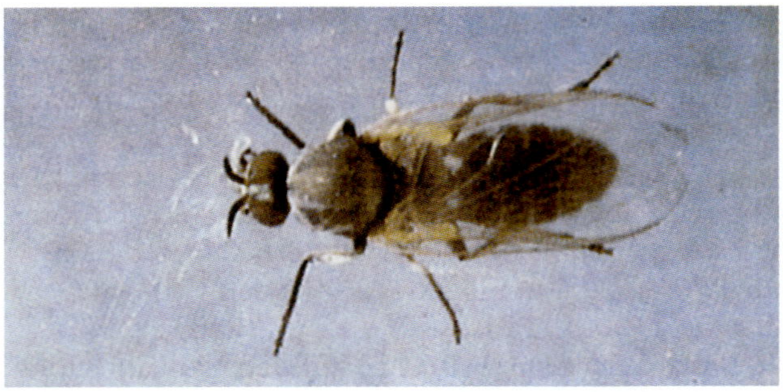

Abbildung 4-13 Kriebelmückenweibchen *(Boophthora erythrocephala)*; etwa 15fach vergrößert (Rühm, 1969)

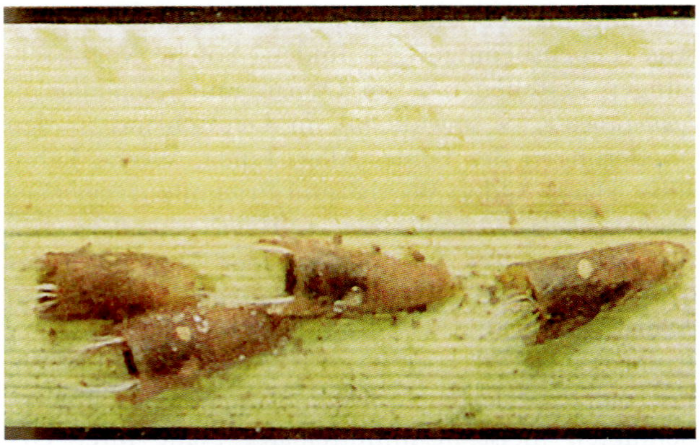

Abbildung 4-14 Kriebelmückenpuppen kurz vor dem Schlüpfen; etwa 4fach vergrößert (Rühm, 1969)

■ **Pathogenese:** Simuliotoxikosebedingte Verluste ereignen sich i. d. R. nur zu Beginn der Weidezeit und betreffen fast ausschließlich Jungtiere, die im 1. oder 2. Jahr zur Weide gehen; Erkrankungen erwachsener Rinder werden praktisch nur bei kürzlich aus simuliidenfreien Gegenden zugekauften oder zuvor ständig im Stall gehaltenen Tieren beobachtet. Deshalb erscheint die Annahme berechtigt, daß das Überstehen einer mäßigen Zahl von Stichen zur Gewöhnung oder Immunisierung gegenüber dem Simuliidentoxin führt; hierzu sollen 9 Tage Weidegang bei schwachem Kriebelmückenbefall ausreichen. Neben örtlich entzündungserregenden Eigenschaften besitzt das Kriebelmückengift auch starke herz- und kapillarschädigende Allgemeinwirkung.

■ **Symptome:** Die von den schwärmenden Kriebelmücken u. U. wie in Rauchwolken eingehüllt erscheinenden Tiere äußern das durch die unzähligen Stiche ausgelöste peinigende »Kribbeln« durch große Unruhe: panikartiges Umherrennen, Schleudern des Kopfes, Niesen, Prusten oder Husten, Aufsuchen schattiger Stellen oder Fliehen ins Wasser. Die Mükken bevorzugen die dünnere Haut der weniger stark behaarten Körperteile (Abb. 4-15, 4-16): Kopf, Hals, Unterbauch, Euter und Zitzen, Hodensack, Schenkelinnenflächen, Perineum; oft dringen sie auch in größerer Zahl in natürliche Körperöffnungen ein: Nase, Maul, Rachen, Bindehautsack, Ohren, Vorhaut, Scheide, After. Das durch starken Simuliidenbefall ausgelöste Krankheitsbild ist durch perakuten Verlauf gekennzeichnet und ähnelt einem schweren anaphylaktischen Schock (Kap. 2.2.7.1) mit Beteiligung von Kreislauf und Atmung; betroffene Tiere werden deshalb oft unerwartet tot aufgefunden. Sonst sind folgende Symptome zu beobachten: rasches entzündlich-ödematöses Anschwellen der Haut in den befallenen Bereichen, insbesondere aber an Augenlidern, Ohren, Kehlgang, Triel und Unterbauch; pro Quadratzentimeter sind mitunter ≤ 10–20 Stichstellen als punktförmige rote Flecke zu zählen, an deren Oberfläche ein Tröpfchen verkrustetes Serum oder Blut haftet. Schwer erkrankte Patienten werden bald apathisch; ihre Bewegungen sind durch die schmerzhaften Hautschwellungen erschwert, weshalb die Kranken bevorzugt liegen, wenn sie nicht sogar unter Zittern oder Schwanken niederstürzen. Freßlust und Vormagentätigkeit setzen aus; gelegentlich bläht der Pansen auf; die Milchleistung geht schlagartig zurück. Die Herztätigkeit wird hochfrequent (≥ 120/min), später tumultuarisch mit unsauber abgesetzten Herztönen, der Puls klein und hüpfend; die Episkleralgefäße erscheinen verwaschen, die Drosselvenen stark gestaut. Das Blutbild zeigt Erythro- und Leukopenie bei relativer Lymphozytose (≤ 90%). Die zunehmende Erschwerung der hechelnden, dyspnoischen

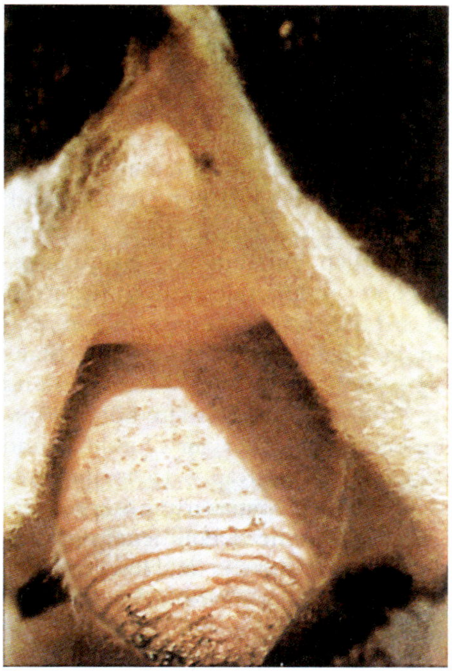

Abbildung 4-15 Petechien am Hodensack eines von Kriebelmücken gestochenen Bullen

und zeitweilig aussetzenden Atmung wird von Stöhnen und Röcheln begleitet. Die Körpertemperatur bewegt sich anfangs im normalen oder leicht fieberhaften Bereich, um dann auf hypotherme Werte (36,5 °C) abzusinken. Bei manchen Patienten ist die Sehkraft deutlich beeinträchtigt. Der entweder auf Ersticken oder Kreislaufversagen zurückzuführende Tod tritt nach 1- bis 2stündiger, höchstens aber anderthalbtägiger Krankheitsdauer am komatös festliegenden Tier ein.

■ **Sektion:** Massenhaft flohstichartige Blutpunkte in Haut und sichtbaren Schleimhäuten im Bereich der genannten Prädilektionsstellen, serös-sulzige bis hämorrhagische Infiltration der Unterhaut (v. a. im Kehlgang), Vermehrung von Pleural-, Perikardial- und Peritonealflüssigkeit, m. o. w. ausgeprägtes Lungenödem, tote Mücken sowie intramuköse Blutungen in Nase, Rachen, Kehlkopf und Luftröhre, subepi- und subendokardiale Petechien, Herzmuskeldegeneration, mäßige Schwellung der Milz.

■ **Beurteilung:** Schwächer befallene und daher nur leicht erkrankte Patienten erholen sich innerhalb von 2–3 Tagen; bei schwererer Simuliotoxikose ist der Ausgang in 50–75 % der Fälle tödlich und auch therapeutisch kaum zu beeinflussen. Tiere, welche die Vergiftung überstanden haben, sind wegen der Anschwellung ihrer Zitzen einige Tage lang schlecht zu melken; u. U. treten sogar Euterphlegmonen oder Mastitiden auf. Tragende Rinder können in der Folge verkalben.

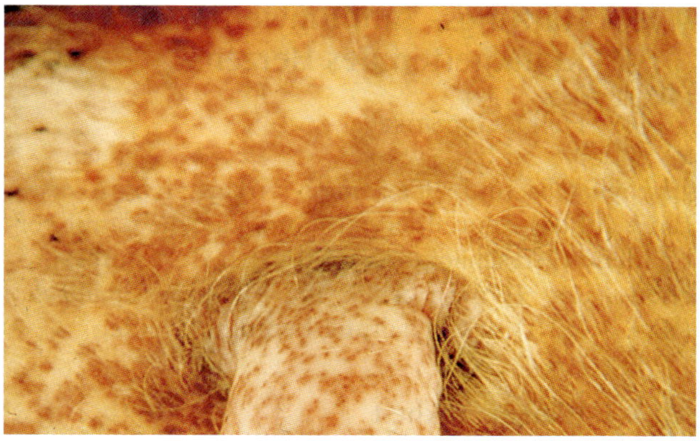

Abbildung 4-16 Von Kriebelmückenstichen übersäte Euterhaut einer an Simuliotoxikose verendeten Kuh (Institut für Parasitologie, Tierärztl. Hochschule Hannover)

■ **Behandlung:** Tiere an Ort und Stelle mit Insektiziden besprühen, um die noch saugenden Kriebelmücken zu vertreiben. Gesamte Herde aufstallen, Patienten mit Fahrzeug transportieren. Zerstochene Hautbezirke wiederholt mit Essig- oder Seifenwasser, verdünnter essigsaurer Tonerde oder Salmiakgeist abwaschen. Bei deutlicher Erkrankung außerdem auch parenterale Gaben von Kreislaufmitteln sowie Antihistaminika oder Kortikosteroiden und Flüssigkeitstherapie (Kap. 4.3.6.1).

■ **Prophylaxe:** Weidende Rinder beim ersten Auftreten größerer Kriebelmückenschwärme sofort aufstallen; in gefährdeten Gebieten empfiehlt sich in der Zeit vom 15. April bis 15. Juni Nachtweidegang (von 22–5 Uhr), da die Simuliidenweibchen erfahrungsgemäß nur tagsüber (und zwar besonders kurz nach Sonnenaufgang und vor Sonnenuntergang) stechlustig sind. Eine gewisse Hilfe bieten überdachte Weideschuppen, wo die Tiere Schutz suchen können, da die schwärmenden Mücken ihnen nicht in den Schatten folgen oder von hier wieder abfliegen (Phototaxis). Befall und Verluste können durch Aufguß oder tägliches Besprühen der Weiderinder mit geeigneten Insektiziden (Phosphorsäureester oder Pyrethroide) oder mit Repellentien (Tolinolsäureäthylamid, Dibutylphthalat), die ihrer Rückstandsbildung wegen allerdings nur für Masttiere in Frage kommen, erheblich vermindert werden. Die Bekämpfung der Kriebelmücke stützt sich auf die Förderung ihrer natürlichen Feinde (Stör, Enten, Raublibellen) und die Regulierung der Flußläufe.

4.1.6 Haltungs- und umweltbedingte Krankheiten des Herzens

H.-D. GRÜNDER

Elektrounfälle und *Blitzschläge* wirken sich in erster Linie auf das Zentralnervensystem aus; die damit verbundene Herzschädigung wird daher dort mitbesprochen (Kap. 10.6.3). Auch die *Pericarditis traumatica* (Kap. 4.1.2.1) ist ein haltungsbedingtes Leiden.

4.1.6.1 Höhenkrankheit

Definition: Die Höhenkrankheit stellt eine durch Sauerstoffmangel hervorgerufene subakute bis chronische Herzschwäche weidender Rinder im Hochgebirge dar, die mit Mattigkeit, venöser Stauung sowie Ödembildung einhergeht und häufig durch Herzversagen zum Tode führt. *Andere Bezeichnungen:* Bergkrankheit, mal de altura, high mountain disease, brisket disease.

Vorkommen: Die Höhenkrankheit tritt auf den > 2500 m hoch liegenden Gebirgsweiden der Rocky Mountains in Nordamerika sowie in den Anden Südamerikas, und zwar hauptsächlich während der Herbst- und Wintermonate auf. Dabei erkranken einheimische Rinder seltener als eingeführte Tiere, von denen das Braunvieh widerstandsfähiger ist als andere Rassen (Hereford, Angus, HF). Die Morbidität beträgt ~ 1–2%; in manchen Herden erkranken jedoch 5–10% der Tiere. Betroffen werden vorzugsweise Jungrinder im Alter von 1,5–2 Jahren sowie > 5 Jahre alte Kühe. Außerdem wirken sich latente Blut- und Lungenschädigungen krankheitsfördernd aus.

Ursache, Pathogenese: Dem in höheren Gebirgslagen bestehenden geringeren Sauerstoffgehalt der Luft paßt sich der Organismus durch Verstärkung der Atem- und Herztätigkeit, bei längerem Aufenthalt auch durch Vermehrung der Zahl der roten Blutkörperchen (Polyglobulie, Kap. 4.3.2.2) und des Hämoglobingehaltes an. Dabei entwickelt sich sekundär eine Erhöhung des Blutdrucks im kleinen Kreislauf, der beim Rind dann 50–100 mmHg (statt normalerweise ~ 25 mmHg) beträgt und zur Hypertrophie der Lungenarteriolen sowie zu einer erheblichen Mehrbelastung des rechten Ventrikels führt. Die dafür notwendige Leistungssteigerung wird durch tonogene Dilatation und Herzhypertrophie erzielt. Zusätzliche Belastungen (Weidegang, Lungen- oder Blutkrankheiten) rufen unter den genannten Voraussetzungen aber leicht eine nicht mehr zu kompensierende Rechtsinsuffizienz (Cor pulmonale chronicum) hervor, wodurch die Sauerstoffversorgung des Organismus noch weiter und u. U. bis zum Herzversagen verschlechtert wird.

Symptome, Verlauf, Beurteilung: Das klinische Bild der Höhenkrankheit ist durch chronische Herzschwäche (Kap. 4.1.2.2) gekennzeichnet. Die Kranken sondern sich von der Herde ab und zeigen große Mattigkeit mit »Abblatten« der Vordergliedmaßen. Ihre Körpertemperatur bleibt im allgemeinen normal, während Atem- und Pulsfrequenz beschleunigt sind. Im weiteren Verlauf des Leidens rufen die chronischen Kreislaufstörungen zunehmende Stauungserscheinungen an den peripheren Venen (positiver Venenpuls) und in der Lunge (Lungenödem und -emphysen, Kap. 5.3.2.3 und 5.3.2.4) sowie Stauungsödeme (Kap. 2.3.2.1) an Triel, Unterhals und Kehlgang hervor (Abb. 4-17). Außerdem können unstillbarer stauungsbedingter, wäßriger Durchfall und eine chronische Leberstauung (Kap. 6.13.6) hinzutreten. Unter fortschreitender Abmagerung sterben die Patienten schließlich nach einer Krankheitsdauer von mehreren Wochen oder Monaten an Herzversagen. Das Verbringen höhenkranker Tiere auf Lagen von 2000–1000 m ü. M. oder niedriger führt dagegen in der Hälfte der Fälle zur Spontanheilung. Im fortgeschrittenen Stadium sind die Heilungsaussichten jedoch wesentlich geringer.

Diagnose, Differentialdiagnose: Das ausschließliche Auftreten des Leidens in ausgesprochenen Hochgebirgslagen und die typischen stauungsbedingten Symptome erleichtern die klinische Diagnose; die Höhenkrankheit muß aber von anderweitigen, mit chronischer Herzschwäche einhergehenden Zuständen abgegrenzt werden (Perikarditis, Kap. 4.1.2.1; Herzgeschwülste, Kap. 4.1.7; Herzmißbildungen, Kap. 4.1.1; Lungenerkrankungen, Kap. 5.3ff.).

Sektion: Neben allgemeiner Wäßrigkeit des Tierkörpers sowie umfangreichen Stauungsödemen in der Unterhaut und im Gekröse finden sich Flüssigkeits-

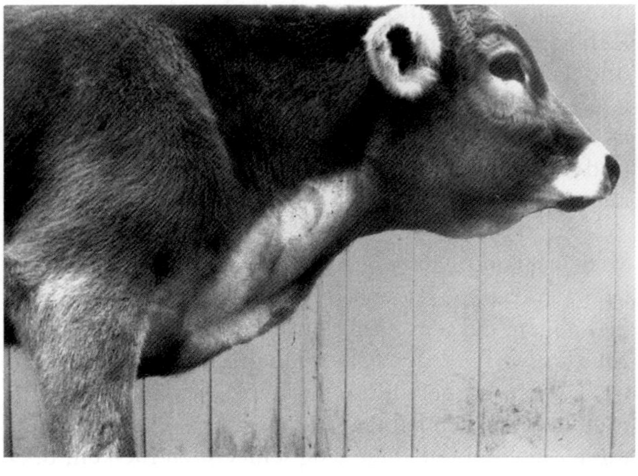

Abbildung 4-17 Höhenkrankheit bei einem Braunvieh-Rind: Kehlgangs- und Trielödem (ANDRESEN, 1968)

ansammlungen im Herzbeutel und in den großen Körperhöhlen. Infolge seiner Rechtshypertrophie weist das übermäßig große Herz eine rundovale, breit- oder doppelspitzige Form auf. Außerdem zeigen sich Stauungserscheinungen an Lunge (Blutfülle mit erweiterten Gefäßen, Ödematisierung) und Leber (Muskatnußzeichnung).

Behandlung: Heilungsaussichten bestehen nur bei Rindern, die schonend, unter Vermeidung zusätzlicher körperlicher Anstrengung in tiefere Lagen verbracht werden können; dabei wirkt sich eine vorübergehende zusätzliche Beatmung mit Sauerstoff günstig aus. Die medikamentösen Maßnahmen bestehen in der kombinierten Verabreichung von Herzmitteln (Strophantin) und Diuretika. Besonderer Wert ist auf die gleichzeitige Behandlung etwaiger parasitärer oder bakterieller Blut- und Lungenkrankheiten zu legen.

Prophylaxe: Zur Vermeidung der Höhenkrankheit dürfen nur gesunde Rinder im Alter von 2–5 Jahren auf Hochgebirgsweiden von > 2500 m ü. M. aufgetrieben werden; gegendweise ist es ratsam, solche Grünflächen durch andere Tierarten (Schafe, Lamas) zu nutzen.

4.1.7 Tumorkrankheiten von Herz und Herzbeutel

M. Stöber

Herz und/oder Herzbeutel können bei einer Reihe von Geschwulstleiden beteiligt sein. Das gilt für *lymphatische Erwachsenen-* und *Monozyten-Leukose* sowie *Plasmozytom* (Kap. 3.1.3.1, 4.4.4.1 und 4.4.4.2), *Mesotheliose* (Kap. 5.4.5.2) und *Nervenscheidentumoren* (Kap. 10.7.1), *Hämangiomatose* und *Hämangioendotheliomatose* (Kap. 4.2.6.1), aber auch für *Lipome* (Kap. 2.3.7), *Rhabdomyome* und *-sarkome*, *Myxome* sowie die im Herzbasisbereich gelegenen *Chemodektome*. Solche, meist als zufälliger Schlachtbefund erhobene Veränderungen führen erst dann zu kardio-zirkulatorischen Ausfallserscheinungen (rasche Ermüdbarkeit, Bewegungsunlust, Pulsschwäche, Venenstauung, Trielödem, absolute Herzdämpfung, Bauchwassersucht, Durchfall), wenn sie diastolische Erweiterung und/oder systolische Kontraktion des Herzens nennenswert behindern (Abb. 4-18); etwaiger Mitbefall des Knochenmarks kann m. o. w. ausgeprägte Anämie bedingen. Hinweise auf die tumoröse Ursache solcher Symptome ergeben sich allerdings nur, wenn zudem auch Geschwülste an Körperlymphknoten oder rektal erreichbaren Organen vorliegen. Gegebenenfalls kann sich die intravitale Diagnose auf histologische Untersuchung einer hiervon gewonnenen Gewebeprobe stützen.

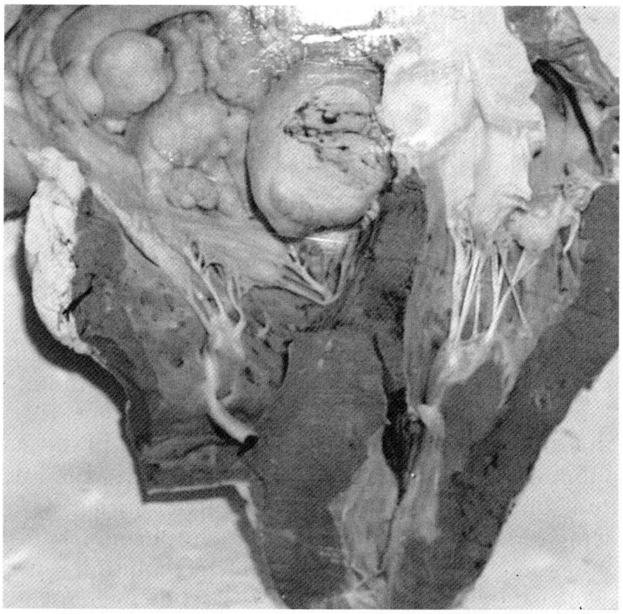

Abbildung 4-18 Endokardtumoren bei enzootischer lymphatischer Erwachsenenleukose

4.2 Krankheiten der Blutgefäße

4.2.1 Erbliche und andersbedingte Mißbildungen der Blutgefäße

M. Stöber

Außer den in diesem Abschnitt zu besprechenden konnatalen vaskulären Defekten sind beim Kalb noch weitere, ätiologisch ebenfalls ungeklärte angeborene Gefäßanomalien bekannt, wie *Transposition der großen Gefäßstämme, Abgang von Aorta und A. pulmonalis aus dem rechten Ventrikel, Truncus arteriosus communis sowie abnormer Verlauf von Koronararterien oder Pulmonalvenen.* Zu diesen Mißbildungen liegen jedoch kaum klinische Beobachtungen vor (verzögerte Entwicklung, Bewegungsunlust/rasche körperliche Ermüdung, Husten/Atembeschwerde, Zyanose, frequent-pochender Herzschlag, systolisches Nebengeräusch, teilweise auch Schwirren, sowie Polyzythämie). Die sichere differentialdiagnostische Abgrenzung solcher Anomalien am lebenden Tier bedarf spezieller apparativer Untersuchungsverfahren (Echokardiographie, Herzkatheterisation, Angiographie, intrakardiale Druckmessung). Bezüglich *Omphalophlebitis* und *-arteriitis* sowie *angeborener Hämangiome* und *-endotheliome* wird auf Kapitel 6.15.7 bzw. 4.2.6.1 verwiesen.

4.2.1.1 Persistenz des Ductus arteriosus Botalli

Die im fetalen Leben offene Verbindung zwischen A. pulmonalis und Aorta schließt sich beim Kalb normalerweise binnen einer Woche p.p. funktionell und erst wesentlich später auch anatomisch. Unvollständiger Verschluß des Duct. Botalli ist beim Kalb nicht selten und oft mit anderen konnatalen Anomalien des Herzens oder der großen Gefäßstämme verbunden. Etwaige, bei Sektion von Jungtieren ermittelte Sondierbarkeit des Duct. arteriosus ist allerdings kein Beweis dafür, daß er intra vitam funktionell durchgängig war (Abb. 4-19). Für sich allein bedingt diese Mißbildung postuterin zunächst Links-Rechts-Shunt, d.h. Übertreten arteriellen Blutes aus der Aorta in die A. pulmonalis. Dabei ist auskultatorisch beiderseits mit Punctum maximum im 3. Interkostalraum ein nach dem 1. Herzton erst an-, dann abschwellendes, während der gesamten übrigen Herzrevolution aber »bandartig« gleichbleibendes »Maschinengeräusch«, palpatorisch oft auch Schwirren festzustellen. Später kann es infolge pulmonalen Bluthochdrucks zur Rechtshypertrophie des Herzens und zur Shunt-Umkehr mit Abschwächung oder Verschwinden des Nebengeräuschs und sekundärer Polyzythämie kommen. Die sichere differentialdiagnostische Abgrenzung eines Duct. arteriosus patens von anderen Mißbildungen des Herzens (Kap. 4.1.1ff.) und der großen Gefäßstämme bedarf apparativer Überprüfung der hämodynamischen Verhältnisse (Echokardiographie, intrakardiale Druckmessung). Die Ausmästbarkeit solcher Kälber richtet sich nach dem Grad ihrer zirkulatorischen Ausfallserscheinungen, d.h. ihrer körperlichen Belastbarkeit; sie sollten nicht zur Zucht eingesetzt werden (Abb. 4-20).

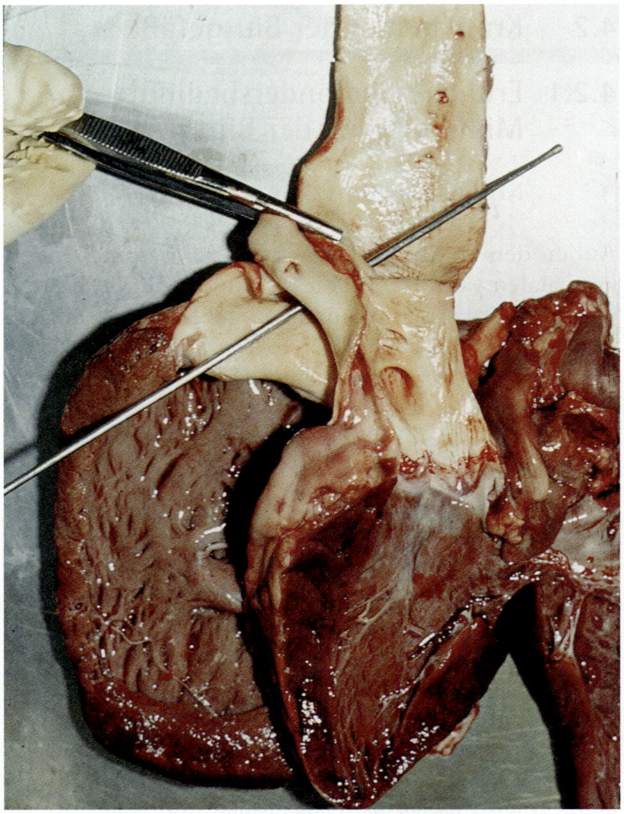

Abbildung 4-19 Persistenz des Duct. Botalli

4.2.1.2 Persistenz des Ductus venosus

Die während des fetalen Lebens durchgängige Verbindung zwischen V. portae und V. cava caudalis schließt sich beim Kalb normaliter binnen 2 Wochen p.p. Sie kann extra- oder intrahepatisch bestehen bleiben (= portosystemischer Shunt), was zu »hepatischer Enzephalopathie« (Kap. 10.5.8) führt. Solche, u.U. ≤ 6 Monate alt werdende Kälber sind »Kümmerer«, niedergeschlagen, bewegungsunlustig, reflexschwach und anfallsweise auch deutlich ataktisch auf der Nachhand. Entscheidende Laborbefunde sind Hypercholesterinämie und Hyperammoniämie. Am lebenden Tier ist diese Gefäßanomalie nur mittels intraabdominaler Angiographie nachweisbar. Bei der Zerlegung erweist sich die Leber bei extrahepatischem Shunt als auffallend klein, die Nieren u.U. als vergrößert. Histologisch erscheinen die Gallengänge innerhalb der portalen Triaden normal, die Portalvenen hypoplastisch bis fehlend, die Arteriolen proliferiert. Im Gehirn besteht ausgeprägte symmetrische spongiforme Mikrokavitation und Gliose der weißen Substanz (hepatogene Enzephalopathie).

4.2.1.3 Aneurysmaneigung der Mesenterialarterien

In den Niederlanden ist beim Roten-Holstein-Rind eine vermutlich einfach autosomal-dominant erbliche Veranlagung zur Entwicklung von Aneurysmen an A. coeliaca, A. mesenterica cranialis oder deren Ab-

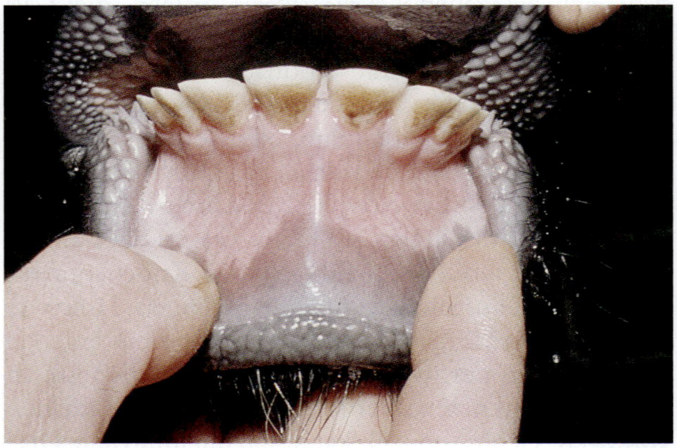

Abbildung 4-20 Zyanose der Maulschleimhaut bei einem Kalb mit persistierendem Duct. Botalli

zweigungen beobachtet worden. Betroffene Tiere pflegen innerhalb der ersten 4 Lebensjahre unter kolikähnlichen Erscheinungen zu erkranken und in die Bauchhöhle hinein zu verbluten. Die histologischen Veränderungen entsprechen denen eines Aneurysma dissecans.

4.2.2 Unspezifisch bedingte Krankheiten der Blutgefäße

Bezüglich der *Arteriosklerose* wird auf den Abschnitt über die *Hypervitaminose D* (Kap. 4.2.5.1), bezüglich der *Teleangiektasien* auf Kapitel 6.13.7 verwiesen.

4.2.2.1 Kreislaufschwäche – Schock/Kollaps

H.-D. GRÜNDER

■ **Definition:** Der Kreislaufinsuffizienz liegt eine durch akute Verminderung der nutritiven Durchblutung lebenswichtiger Gewebe verursachte, mit Verminderung des Stromminutenvolumens verbundene Störung der normalen Blutversorgung (hämodynamische Homöostase) zugrunde, wobei ein Mißverhältnis zwischen Sauerstoffangebot und -bedarf besteht. Gleichzeitig werden die im Gewebe anfallenden Stoffwechselprodukte nur ungenügend abtransportiert. Das apoplektiform oder perakut verlaufende Syndrom des Kreislaufschocks ist durch hochgradige Körperschwäche sowie ausgeprägte Zirkulationsstörungen (kühle Haut, Blässe, Zyanose der Schleimhäute, Tachykardie, mangelhafte Venenfüllung) gekennzeichnet und endet vielfach unter komatösen oder tetanoiden Erscheinungen tödlich.

■ **Vorkommen:** Beim Rind stellt Kreislaufschwäche die häufigste und wichtigste Störung der Hämodynamik dar; sie kann mit primärer oder sekundärer Herzschwäche verbunden sein. Derartige Schockzustände treten im Verlauf verschiedenster schwer oder tödlich verlaufender Krankheiten auf; sie sind nur bis zu einem gewissen Grade spontan reversibel oder therapeutisch beeinflußbar. Der nahende oder bereits eingetretene Kreislaufzusammenbruch gibt in vielen Fällen Anlaß zur sofortigen Nottötung des betroffenen Tieres, da die auch dem Laien lebensbedrohlich erscheinenden Symptome oft als unheilbar angesehen werden. Obwohl der Kreislaufinsuffizienz große praktische Bedeutung zukommt, sind die Möglichkeiten einer Unterscheidung und Behandlung solcher gefährlichen Zustände beim Rind bisher wenig geprüft worden. Die auf diesem Gebiet beim Menschen und anderen Tierarten gewonnenen Erfahrungen lassen sich aber nur teilweise auf die Verhältnisse bei den großen Hauswiederkäuern übertragen.

■ **Ursache, Pathogenese:** Trotz weitgehender symptomatologischer Übereinstimmung der im folgenden zu besprechenden Schockformen können diese bezüglich ihrer Ätiologie und Pathogenese sehr unterschiedlich sein. In den meisten Fällen sind dabei mehrere Faktoren und Regulationsmechanismen im Spiel, die sich zudem wechselseitig beeinflussen können. Beim Rind werden die Schockformen zweckmäßigerweise nach ätiologischen Gesichtspunkten eingeteilt, wobei der kardiogene (Herzinsuffizienz, Kap. 4.1.2.2), der hypovolämische, der septische und der anaphylaktische sowie der neurogene Schock unterschieden werden:

➤ Der *Volumenmangelschock* ist durch folgende Merkmale gekennzeichnet: reduziertes Herzzeitvolumen, sympathiko-adrenerge Reaktion, Antidiurese, Blutgerinnungsstörung und biochemische Blutveränderungen. Der hypovolämische Schock kann pathogenetisch in den hämorrhagischen und den Dehydratationsschock unterteilt werden. Die Ursachen des Verblutungsschocks bestehen in massiven äußeren oder inneren Blutungen (Kap. 4.2.2.2) sowie in hämorrhagischen Diathesen (Kap. 4.3.5.10). Bei dieser Schockform schädigt ein Blutverlust von 20–25 % die Gewebe funktionell und später auch morphologisch. Besondere Bedeutung kommt beim Rind dem hypovolämischen Schock zu, der auf vermehrte Durchlässigkeit von Blutgefäßen zurückzuführen ist, wodurch kombinierte Verluste von Plasma, Wasser und Elektrolyten nach außen oder in die Körperhöhlen hinein entstehen. Als Ursachen kommen Ileuszustände (Kap. 6.10.1), plötzliche Druckveränderungen im Bauchhöhlenbereich (bei Aszites, Kap. 6.15.3; Vormagen- oder Labmagentympanie, Kap. 6.6.13, 6.9.2 und 6.9.3), Bauchfellentzündungen (Kap. 6.15.1) und schwere Darmentzündungen (Kap. 6.10.16ff.) in Frage.

Die vorgenannten Schockformen treten beim Rind hauptsächlich bei schweren Blutkrankheiten (Anämie, Kap. 4.3.2.1; Hämoglobinämie, Kap. 4.3.5.5 bis 4.3.5.9; Methämoglobinämie, Kap. 4.3.5.3 und 4.3.5.4) und bei zahlreichen mit Gefäßschädigung sowie größerem Flüssigkeitsverlust verbundenen Infektionskrankheiten auf.

➤ Als *septischer Schock* (Endotoxinschock) werden Zustände bezeichnet, welche ohne Blutverlust nach außen im Verlauf eines meist bakteriellen Infektionsgeschehens auftreten. Die Ursache der akut einsetzenden hämodynamischen Insuffizienz mit Verminderung der terminalen Durchblutung, verminderter Sauerstoffversorgung und metabolischer Azidose der Gewebe ist in einer primären Störung der Mikrozirkulation zu suchen. Der Übergang einer septikämischen oder pyämisch-metastasierenden Infektion in einen septisch-toxischen Schock wird auf direkt oder indirekt gefäßwirksame bakterielle Endotoxine zurückgeführt. Die bei allen Schockarten auftretenden Blutgerinnungsstörungen sind beim septischen Schock besonders ausgeprägt.

➤ Der *anaphylaktische Schock* entsteht durch Antigen-Antikörperreaktion und tritt beim Rind im Zusammenhang mit Allergosen und anaphylaktoiden Reaktionen auf (Kap. 2.2.7.1).

➤ Der *neurogene Schock* wird durch das teilweise oder vollständige Versagen der die Blutverteilung regelnden Kreislaufzentren ausgelöst. Die nachfolgenden hämodynamischen Störungen verhindern infolge der Stromverlangsamung die metabolischen Austauschvorgänge (Sauerstoffmangel, CO_2-Überladung, Azidose). Auch bei den übrigen Formen des zirkulatorischen Schocks tritt nach anhaltender ungenügender Blutversorgung des zentralen Nervensystems oft sekundär ein zentral bedingtes Schockgeschehen hinzu. Durch Ausfall kompensierender Regulationsmechanismen, die einen Minimalkreislauf aufrechterhalten (sogenannte Kreislaufzentralisation), wird schließlich der Übergang zum irreversiblen und daher tödlichen Kreislaufversagen vollzogen (refraktärer Schock). Primär zentral bedingte Kreislaufschwäche kommt beim Rind demgegenüber relativ selten vor, und zwar im Zusammenhang mit schweren Erkrankungen des Zentralnervensystems, durch Einwirkung von Hitze oder Elektrizität (Kap. 10.6.4 und 10.6.3) oder durch Überdosierung von Narkotika.

■ **Symptome, Verlauf:** Das Krankheitsbild der Kreislaufschwäche wird hauptsächlich durch den Grad der Zirkulationsstörung, weniger durch deren Ursache bestimmt. Erste Anzeichen einer solchen Insuffizienz bestehen in verminderter Anteilnahme an der Umgebung und deutlichem Ruhebedürfnis (Somnolenz) sowie in unsicherem, schwankendem Gang; des weiteren sind ungleichmäßige Verteilung der Hauttemperatur, kühle Akren (Ohren, Hörner, Gliedmaßenenden, Schwanz) sowie beschleunigte und verstärkte Herztätigkeit zu beobachten. Die Verdauungs- und Ausscheidungsfunktionen sind eingeschränkt.

Mit zunehmender Verschlechterung der Kreislaufsituation verstärken sich die genannten Symptome rasch. Im ausgeprägten Schock werden die Tiere hochgradig apathisch, verharren in normaler Brustlage (häufig mit seitwärts an die Brustwand angelegtem oder am Boden aufgestütztem Kopf) und erheben sich nur mühsam oder gar nicht (Festliegen). Nach dem Auftreiben drängen sie nach vorn, taumeln oder brechen nach kurzer Zeit wieder zusammen. Die Körpertemperatur sinkt meist unter den Normalwert. Die Haut kollabierter Rinder fühlt sich kühl und feucht an. Ihre Pupillen sind erweitert (Mydriasis). Die Schleimhäute erscheinen trocken, blaß, schmutziggrau oder zyanotisch. Nicht selten finden sich Symptome einer ausgeprägten Exsikkose (eingesunkene Augäpfel, verminderter Hautturgor). Am Herzen können infolge schlechter Sauerstoffversorgung sekundäre Insuffizienzerscheinungen (Kap. 4.1.2.2) auftreten; meist lassen sich hochfrequente (120–140 Schläge/min), schwache und undeutlich abgesetzte Herztöne feststellen, die gelegentlich von zischenden systolischen Nebengeräuschen begleitet werden. Der Puls ist klein, und die schlecht gefüllten, kaum zu stauenden Venen lassen sich nur schwer punktieren.

Durch die eingeschränkte Blutversorgung wird die Funktionstüchtigkeit fast aller Organapparate m. o. w. stark beeinträchtigt. Die Atmung ist im komatösen Stadium vertieft und verlangsamt; im übrigen bestehen Dyspnoe und Zeichen der Lungenstauung (Kap. 5.3.2.3). Die Verdauungstätigkeit ruht weitgehend, und auch die Harnproduktion ist stark reduziert oder aufgehoben (Oligurie, Anurie, Kap. 7.1.3.1). Diese Erscheinungen verstärken sich mit zunehmender Kreislaufzentralisation und sinkendem Blutdruck. Der irreversible, tödliche Kreislaufzusammenbruch tritt entweder unauffällig im tiefen Koma ein, oder er wird von generalisierten Streckkrämpfen begleitet. Die agonale Phase endet innerhalb kurzer Zeit durch Atemlähmung und Herzstillstand.

■ **Beurteilung:** Den Kreislaufverhältnissen kommt bei allen Allgemeinerkrankungen besondere prognostische Bedeutung zu. Die Feststellung einer beginnenden oder manifesten Kreislaufschwäche zwingt den Tierarzt stets, die noch bestehenden Heilungsaussichten gegenüber einer Weiterbehandlung abzuwägen. Bei dieser Entscheidung müssen die Ursache der Kreislaufinsuffizienz, der Schlachtwert des Tieres und der Wunsch des Besitzers Berücksichtigung finden. Eine Stabilisierung des Kreislaufs gelingt am ehesten bei Jungtieren, beim Volumenmangelkollaps oder beim Schock infolge Veränderung der Blutzusammensetzung; schwere toxisch-embolische Schockzustände und der zentral bedingte Kreislaufzusammenbruch sind dagegen oft nicht mehr beeinflußbar.

■ **Diagnose, Differentialdiagnose:** Vorliegen und Grad einer Kreislaufinsuffizienz lassen sich klinisch aufgrund der typischen Symptomatik meist diagnostizieren. Die Unterscheidung der einzelnen Schockformen stützt sich zum einen auf die Feststellung der primären Krankheitsursache und zum anderen auf den Nachweis kennzeichnender Kreislaufparameter. Da alle Schockformen mit einer Erhöhung der Herzschlagfrequenz verbunden sind, bietet die Herzauskultation nur beim kardialen Schock eventuell näheren Aufschluß. Differentialdiagnostische Anhaltspunkte lassen sich dagegen aus dem Füllungszustand der episkleralen Venen und Kapillaren (präkapilläre Arteriolen und postkapilläre Venulen) ableiten. Zusätzliche Anhaltspunkte können die Hämatokritbestimmung (Anämie: < 30%, Hämokonzentration: > 40%) sowie rotes und weißes Blutbild (Kap. 4.3.2.1 und 4.3.2.3) ergeben. Weitere u. U. ebenfalls diagnostisch verwertbare Veränderungen der Blutzusammensetzung bestehen in ausgeprägter Blutazidose. Im fortgeschrittenen Schockstadium und im Zustand der Kreislaufzentralisation werden Erkennung der Primärkrankheit sowie Feststellung von Form und Ursache des Kreislaufversagens allerdings oft erschwert oder völlig unmöglich, weil dann sämtliche Organfunktionen weitgehend gestört sind.

Sektion: Da die dem Schock zugrundeliegenden Kreislaufstörungen vorwiegend funktioneller Natur sind, bietet die Zerlegung keine charakteristischen Veränderungen. I. d. R. werden einzelne Organe oder Körperregionen besonders blutleer oder blutreich befunden; oft tritt die Kongestion im Splanchnikusgebiet durch die strotzende, schwarzrote Gefäßzeichnung besonders deutlich hervor. Nach Schädigung der Gefäßwände sind vielfach auch subseröse und submuköse punktförmige oder mehr flächenhafte Blutungen, v. a. am Herzen und hier oft mit Myokardläsionen (Kap. 4.1.2.2) vergesellschaftet, festzustellen.

Behandlung: Im Schock befindliche Patienten müssen unter größtmöglicher Schonung untersucht und behandelt werden (Vorsicht bei Venenstauung vor der intravenösen Infusion); sie sollten möglichst wenig bewegt werden (Verbringen in Brustlage, Umstellen der gesunden Nachbartiere). An erster Stelle der Therapie stehen die auf die kreislaufgefährdende Primärkrankheit gerichteten Maßnahmen (z. B. Antibiotikagaben bei Infektionen); etwaige operative Eingriffe müssen allerdings u. U. bis zur erfolgten Kreislaufstabilisierung verschoben werden. Das bei den verschiedenen Formen der Kreislaufschwäche indizierte therapeutische Vorgehen weist je nach Lage des Falles Unterschiede auf. Bei der Behandlung des *hämorrhagischen Schocks* steht die Bluttransfusion an erster Stelle, ergänzt durch Kalziumpräparate in niedriger Dosierung. Bei den *übrigen Schockformen* kommt der Kreislaufauffüllung mit gepufferten und eventuell hypotonen Lösungen als Basistherapie die größte Bedeutung zu. Dafür ist beim Rind die auch unter Praxisverhältnissen leicht durchführbare Dauertropfinfusion und/oder eine kleine *Bluttransfusion* (0,5–1 l; Kap. 4.3.2.1) geeignet, die bei guter Verträglichkeit im Bedarfsfalle innerhalb einiger Stunden mehrmals wiederholt werden kann. Gleichzeitig sollten zur Gefäßabdichtung 100–200 ml Kalziumboroglukonat 24%ig intravenös verabreicht werden. Die beim reinen Volumenmangelkollaps wirksame Infusion von Blutplasma oder Blutersatzflüssigkeiten (Dextranpräparate) verbietet sich beim Rind bisher meist aus wirtschaftlichen Gründen und wegen anaphylaktoider Unverträglichkeitsreaktionen. Bei den mit Hämokonzentration einhergehenden Formen der Kreislaufschwäche werden daher hauptsächlich Elektrolytlösungen eingesetzt, insbesondere wenn bei schwerer Vormagen- oder Magen-Darm-Erkrankung nicht mit der Resorption oral zugeführter Flüssigkeiten zu rechnen ist. Solche Salzlösungen werden bei Kälbern und erwachsenen Rindern intravenös als Dauertropfinfusion in Mengen von 30–50 ml/kg LM und Tag verabreicht. Die leicht hypotonen Elektrolytlösungen sollten neben geringen Mengen Traubenzuckers hauptsächlich Natrium- sowie gefäßabdichtende Kalziumionen enthalten (s. Flüssigkeits- und Elektrolyttherapie, Kap. 4.3.6.1).

Bei jeder Form der Kreislaufinsuffizienz muß das betroffene Tier, u. U. in mehrstündigen Abständen, wiederholt nachuntersucht und nachbehandelt werden, bis sich seine Blutzirkulation wieder anhaltend stabilisiert hat. Häufig ist auch eine Verbesserung der Stoffwechselsituation durch zusätzliche parenterale Verabreichung von Kortikosteroiden oder Antihistaminika sowie die Bekämpfung der Blutazidose mit Hilfe von Natriumbikarbonat angezeigt (Kap. 4.3.6.2).

Prophylaxe: Bei zahlreichen schweren Krankheiten und vor langwierigen, im Stehen durchzuführenden Operationen (z. B. Behebung von Ileuszuständen, Vormagen- und Labmagenüberladungen, Flüssigkeitsansammlungen) ist zur Vermeidung von Schwächezuständen rechtzeitige *Kreislaufstützung* angezeigt. Beim erwachsenen Rind hat sich hierfür insbesondere die gleichzeitige intravenöse Verabreichung von Kortikosteroiden, kleinen Traubenzuckermengen (100–200 g in 10- bis 20%iger wäßriger Lösung) und Kalziumpräparaten (100–150 ml Kalziumboroglukonat) bewährt. Zusätzlich können Elektrolytlösungen oder die Transfusion kleiner Blutmengen (Kap. 4.3.2.1) nützlich sein. Schockgefährdete Rinder sollten nach Möglichkeit in einem gut eingestreuten, luftigen und kühlen Einzelstall untergebracht und entsprechend beaufsichtigt werden.

4.2.2.2 Blutung

H.-D. Gründer

Definition: Das Ausfließen von Blut durch die geschädigte oder verletzte Wand eines oder mehrerer Gefäße *(Hämorrhagie)* wird je nach deren Natur als arterielle, venöse oder kapilläre Blutung bezeichnet; die dabei der Zirkulation verlorengehende Blutmenge gelangt entweder in das benachbarte lockere Bindegewebe (*Hämatom*, Kap. 4.2.2.3), in Organ- oder Körperhöhlen *(innere Blutung)* oder aber an der Körperoberfläche nach außen *(äußere Blutung)*. Eine solche Hämorrhagie tritt entsprechend dem Ausmaß der Gefäßläsion einfach oder multipel auf; sie kann je nach Ursache und Umfang des Blutverlustes (kurzfristige oder anhaltende Sicker- oder massive Blutung) ein m. o. w. schwerwiegendes Symptom verschiedenster Krankheiten sein.

Vorkommen, Ursache: Mit Blutaustritt verbundene toxische Schädigungen der Gefäßwände sind als Begleiterscheinung bei einigen septikämischen Infektionskrankheiten zu beobachten (Rinderpest, Kap. 12.2.3; Milzbrand, Kap. 3.2.2.1; Hämorrhagische Septikämie, Kap. 4.2.3.1). Den meist durch multiple Blutungen gekennzeichneten hämorrhagischen Diathesen (Kap. 4.3.5.10) liegen teils ebenfalls Permeabilitätsstörungen der Gefäße, teils aber Beeinträchtigungen des Blutgerinnungsvorganges zugrunde. Eitrig-nekrotisierende Prozesse können zur Arrosion benachbarter Blutgefäße führen (Lungenblutung, Kap. 5.3.2.2), wenn diese den Defekt nicht durch reaktive thrombotische Zubildung verschlossen halten oder völlig durch solche obliteriert werden (Tuberkulose, Kap. 12.2.6; pyogene Thrombose der Vena cava caudalis, Kap. 4.2.2.7). Flächenhafte kapilläre Blutungen treten bei hämorrhagischen Schleimhautentzündungen auf (Kokzidiose, Kap. 6.11.5; Salmonellose, Kap. 6.10.21; Pyelonephritis, Kap. 7.1.4.2; blutig-eitrige Zystitis, Kap. 7.2.3.2; Arsen- oder Rizinusvergiftung, Kap. 6.12.10 bzw. 6.12.5; u. a. m.).

Hämorrhagien aus größeren Arterien oder Venen beruhen meist auf grob-traumatischen Einwirkungen (Gefäßverletzung) oder auf unzulänglicher Blutstillung bei chirurgischen Eingriffen (postoperative Blutung nach unterlassener Ligatur der durchtrennten Gefäße), seltener auch auf einer Spontanruptur (Aneurysma, Kap. 4.2.1.3 und 4.2.2.4). Beim Rind treten äußere Blutungen v. a. nach akzidenteller Eröffnung großer, am Unterbauch, Euter oder den Gliedmaßen gelegener Gefäße (Stacheldrahtriß), nach Enthornung (Kap. 2.4.5.2) oder nach einer Klauenamputation (Kap. 9.15.7), sowie nach Kastration männlicher Tiere (Kap. 8.1.4) auf. Über den Sitz innerer Hämorrhagien ergeben sich nur dann nähere Hinweise, wenn das Blut dabei aus bestimmten Körperöffnungen austritt. »Nasenbluten« kann sowohl aus der Nase selbst als auch aus den tieferen Abschnitten des Atmungsapparates stammen (Kap. 5.1.2.2). Im Kot enthaltenes hell- bis dunkelrotes, frisches oder geronnenes Blut läßt auf Schleimhautläsionen im kaudalen Bereich des Verdauungsapparates (etwa infolge unsachgemäßer rektaler Untersuchung) schließen, während Blutungen des Labmagens oder des Dünndarmes den Fäzes eine dunkelbraune bis schwärzliche Färbung (Meläna) und üblen Geruch verleihen (Kap. 6.9.6). Blutaustritt aus der Scheide ist meist auf eine vorangegangene Schwergeburt, gelegentlich aber auf Fehlbedeckung oder auf sadistische Verletzung zurückzuführen. Blutbeimengungen im Harn stammen entweder aus den Nieren oder aus den harnableitenden Wegen (Kap. 7.1.3.2). In die Körperhöhlen hinein erfolgende Hämorrhagien sind beim Rind sehr selten (Hämothorax, Kap. 5.4.2.5; Hämoperikard, Kap. 4.1.2.1; Hämoperitoneum, etwa infolge Ruptur der leukotischen Milz oder nach Ovariotomie; Kap. 3.2.1.2 bzw. 8.2ff.). Etwas häufiger kommt es dagegen zu umfangreichen Blutungen in die Vormägen infolge Fremdkörpertraumas (Kap. 6.6.2), wobei der stechende Gegenstand entweder ein größeres Gefäß direkt verletzt oder dieses durch die von ihm ausgelöste nekrotisierende Eiterung arrodiert wird, oder nach mangelhafter Unterbindung der anläßlich einer Ruminotomie durchschnittenen Pansenwandgefäße; auch tiefreichende Labmagengeschwüre (Kap. 6.9.6) und die oft mit ihnen vergesellschaftete Labmagenleukose (Kap. 3.1.3.1) können ebenfalls Anlaß zu schwerwiegendem Blutverlust geben.

Die durch stumpfe Gewalteinwirkung ausgelösten, innerhalb des umgebenden Gewebes abgefangenen Hämorrhagien führen zur Bildung von Hämatomen, die in Kapitel 4.2.2.3 gesondert besprochen werden.

Symptome, Verlauf: Die *örtlichen Symptome* sind je nach Ursache des Leidens unterschiedlich; sie äußern sich von Fall zu Fall in punktförmigem bis flächenhaftem Blutaustritt aus den Schleimhäuten (Maul, Nase, Augen, Scheidenvorhof oder Vorhaut), in der Entleerung bluthaltiger Sekrete oder Exkrete (»Blutschwitzen«, Kap. 4.3.5.10; Meläna, Kap. 6.9.6; Blutharnen, Kap. 7.1.3.2) oder im Auftreten einer oder mehrerer hämatombedingter Umfangsvermehrungen (Kap. 4.2.2.3), bei äußerer Blutung dagegen im Heraussickern *(kapilläre Blutung)* oder Ausfließen von dunkelrotem Blut *(venöse Blutung)* oder aber im pulssynchronen Hervorspritzen von hellrotem Blut *(arterielle Blutung).*

Innere (»okkulte«) Hämorrhagien machen sich oft erst durch das Einsetzen allgemeiner Erscheinungen bemerkbar, die – unabhängig von der Pathogenese des Blutverlustes – eintreten, sobald dieser 10–20% der Gesamtblutmenge erreicht oder überschreitet. Solche Patienten weisen eine m. o. w. ausgeprägte Anämie, in schweren Fällen auch Anzeichen eines hämorrhagischen Schocks (Kap. 4.2.2.1) auf.

In der Mehrzahl der Fälle kommt die Blutung durch den natürlichen Gerinnungsvorgang innerhalb weniger Stunden spontan zum Stehen. Nach Verletzung größerer Gefäßstämme oder von Gefäßen, deren thrombotischer Verschluß mechanisch (durch ständige Bewegung) oder chemisch (unter dem koagulationshemmenden Einfluß der Körpersäfte) behindert wird, kann sie jedoch längere Zeit anhalten; das gleiche gilt für Patienten mit krankhafter Blutungsneigung (Kap. 4.3.5.10). Unter solchen Voraussetzungen führt die Hämorrhagie u. U. zum Verbluten mit völligem Zusammenbruch des Kreislaufs (Kap. 4.2.2.1).

■ **Beurteilung:** Die Prognose hängt weitgehend von Ursache, Sitz und Ausmaß der Blutung ab. Bei Patienten mit massiver innerer Hämorrhagie wird das Wesen des Leidens oft zu spät erkannt; außerdem ist das betreffende Gefäß dann häufig nur operativ oder gar nicht zugänglich, so daß die Möglichkeiten einer Rettung beschränkt sind. Stärkeren, aus den natürlichen Körperöffnungen austretenden Blutungen liegt vielfach ein unheilbares Primärleiden zugrunde. Andererseits werden äußere Hämorrhagien, insbesondere von Laien, meist überbewertet, da die dabei verlorengegangene Blutmenge sich nur ungenau abschätzen läßt. Die Gefahr einer Verblutung besteht i. d. R. nur nach Verletzung größerer Gefäßstämme sowie bei anhaltender spritzender arterieller Blutung, wenn bereits mehr als 20–30 % der Gesamtblutmenge (das entspricht ~ 15–20 ml Blut/kg LM) verlorengegangen sind.

■ **Behandlung:** Die zur Blutstillung geeigneten Maßnahmen sind der Ursache und der Lokalisation der Gefäßschädigung anzupassen. So steht bei infektiös und toxisch bedingten Blutungen die Bekämpfung des auslösenden Primärleidens im Vordergrund. Daneben können die v. a. bei anderweitigen Störungen der Gefäßpermeabilität und des Blutgerinnungsvorganges sowie bei unzugänglichen inneren Blutungen angezeigten gefäßabdichtenden (Kalziumsalze, Vitamin C), gerinnungsfördernden (Hämostyptika) und kreislaufauffüllenden Mittel (Bluttransfusion) angewandt werden, deren Wirksamkeit aber begrenzt und für sich allein häufig ungenügend ist. Bei äußerlicher oder operativ zugänglicher Hämorrhagie bietet die gezielte Unterbindung oder Massenligatur des blutenden Gefäßes die besten Erfolgsaussichten (dabei ist zu beachten, daß verletzte Venen sowohl an ihrem herzwärtigen als auch am herzfernen Ende unterbunden werden müssen); wo sich dieses nicht bewerkstelligen läßt, ist das Gefäß nach Möglichkeit abzuklemmen, abzudrehen oder zu quetschen; weitere Möglichkeiten bestehen in der vorübergehenden Abschnürung des betroffenen Körperteiles (ESMARCHsche Blutleere), im Anlegen eines Druckverbandes oder in Wundtamponade, bei schwächerer Blutung auch in Kauterisation. Nach Stillung der Blutung ist der Kreislauf zu kontrollieren und bei Bedarf durch Blutübertragung oder Infusion von gepufferter Elektrolytlösung aufzufüllen. Der Patient ist von den übrigen Tieren abzusondern und unter Beobachtung ruhigzustellen, bis die Gefahr einer Nachblutung (nach etwa 3 Tagen) vorüber ist.

4.2.2.3 Bluterguß

H.-D. GRÜNDER

■ **Definition:** Als Bluterguß *(Hämatom)* wird die auf Gefäßläsion beruhende, m. o. w. umfangreiche extravasale Ansammlung von Blut im lockeren subkutanen, subserösen oder inter- und intramuskulären Bindegewebe bezeichnet; Blutungen in seröse oder synoviale Höhlen (Hämoperikard, Kap. 4.1.2.1; Hämothorax, Kap. 5.4.2.5; Hämoperitoneum; Hämarthros) fallen dagegen nicht unter den Begriff des Hämatoms.

■ **Ursache, Vorkommen:** In der *Unterhaut* gelegene Blutergüsse sind beim Rind meist traumatisch bedingt (Abb. 4-21). Die auslösende grobe stumpfe Gewalteinwirkung besteht von Fall zu Fall in Hornstößen (Lauf- oder Offenstallhaltung, Weidegang), im Anrennen gegen harte Gegenstände oder im Transportieren auf zu kurzer Ladefläche, gelegentlich auch in Stürzen, »Verfangen« oder Verkehrsunfällen. Das bestandsweise gehäufte Auftreten von Hämatomen aus geringfügigem oder nicht ersichtlichem Anlaß weist auf das Vorliegen einer abnormen Blutungsbereit-

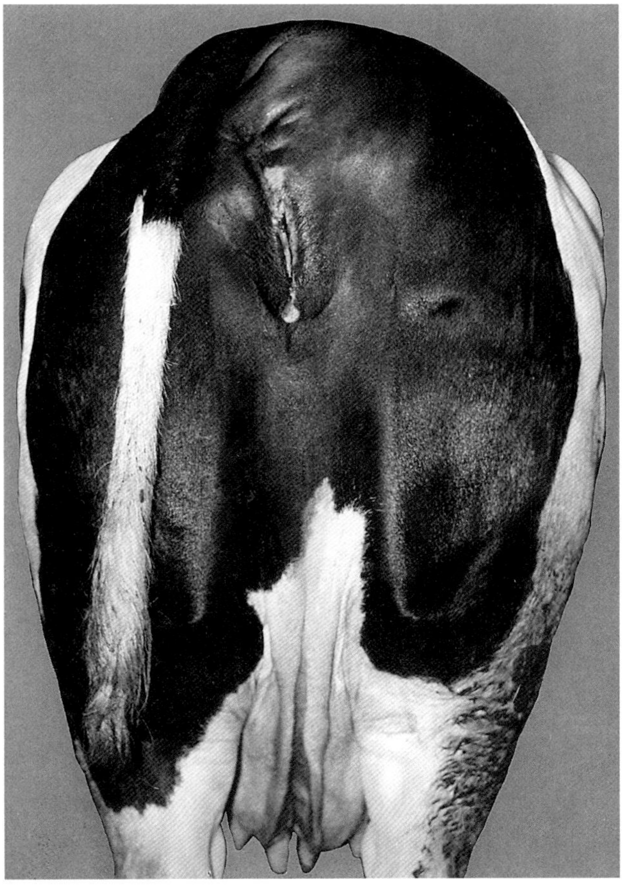

Abbildung 4-21 Umfangreicher transportbedingter Bluterguß zwischen Schwanzwurzel und rechtem Sitzbeinhöcker

schaft hin (hämorrhagische Diathese, Kap. 4.3.5.10). Bevorzugte Lokalisationen stoßbedingter subkutaner Hämatome sind die seitliche Brust- und Bauchwand sowie der Oberschenkel. Die kräftige Schmerzperkussion löst, insbesondere beim Treffen der Eutervene, mitunter sog. »Klopfhämatome« am Unterbauch aus. Lendenhämatome weisen auf wildes Bedecken, Euterspiegelhämatome auf Juckreiz (Läusebefall) hin.

Subseröse Blutansammlungen treten gelegentlich im Beckenraum nach Schwergeburten an den breiten Mutterbändern, in der Nierenkapsel (Nierenverletzungen, Kap. 7.1.3.5) oder im Gekröse (Darmquetschung, Kap. 6.10.10) auf. Blutungen in die *Muskulatur* beruhen meist auf fibrillärer Muskelzerreißung (Kap. 9.5.3, 9.5.5, 9.5.6 und 9.9.7). Postoperative Wundhämatome sind i. d. R. auf ungenügende Versorgung der während des Eingriffs durchtrennten Gefäße zurückzuführen.

■ **Symptome, Verlauf:** Der subkutane Bluterguß äußert sich als meist scharf abgegrenzte Umfangsvermehrung, die deutliche Fluktuation aufweist und bei entsprechender Größe einen sich bodenwärts verbreiternden, schwappenden Sack bildet (Abb. 4-22). Haare und Haut bleiben in diesem Bereich zunächst unverändert; auch die Erscheinungen der akuten Entzündung (vermehrte Wärme, Schmerzhaftigkeit) sind beim frischen Hämatom nur geringgradig. In der Folge stellt sich jedoch mitunter ein kollaterales Ödem ein. Bei der nur in anamnestisch und symptomatologisch unklaren Fällen erforderlichen und stets unter völlig sterilen Kautelen durchzuführenden Punktion entleert sich im vollen Strahl frisches oder leicht fade riechendes hämolysiertes Blut von dunkelroter oder rötlich-gelber Farbe oder rötliches Serum; mehrere Monate alte Hämatome enthalten eine mehr visköse, honigähnliche Flüssigkeit.

Bei Patienten mit extrem großen oder multiplen Hämatomen kann sich akute Anämie (blasse Schleimhäute, Tachykardie, Erythropenie; Kap. 4.3.2.1) einstellen; später sind mitunter apathisches Verhalten und bis zur Kachexie fortschreitende Abmagerung zu beobachten.

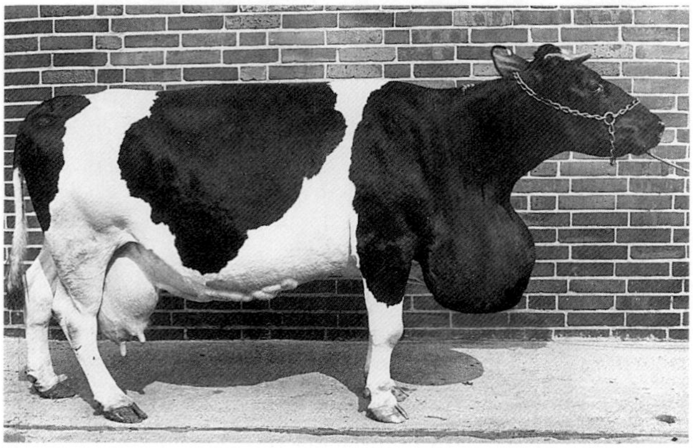

Abbildung 4-22 Medizinballgroßes Hämatom am Triel

Blutergüsse, selbst solche größeren Umfangs, können sich innerhalb weniger Stunden entwickeln. Nicht selten vergrößert sich das Hämatom auch schubweise in mehrtägigen Abständen (Nachblutungen). Der weitere Verlauf hängt vornehmlich von der Größe des Blutergusses ab. Ist dieser nur bis kindskopfgroß, so tritt innerhalb von 2–4 Wochen infolge Resorption der Blutbestandteile eine deutliche Verkleinerung und Schrumpfung bis zum völligen Verschwinden der Umfangsvermehrung ein. Größere Hämatome können dagegen wochenlang nahezu unverändert bestehen bleiben; schließlich erfolgt bindegewebige Organisation unter Ausbildung waschbrettartiger, bis zu mehrere Zentimeter hoher, derber Hautfalten (Hautinduration, Kap. 2.3.2.4).

■ **Beurteilung:** Heilungsdauer und -aussichten richten sich nach Größe und Lage (mechanische Irritation) des Blutergusses. Bei bis zu mannskopfgroßen Hämatomen ist innerhalb von 4–6 Wochen Spontanheilung zu erwarten. Bis medizinballgroße Extravasationen können unter entsprechender Behandlung im Verlauf von 2–3 Monaten abheilen, doch besteht dabei zunächst die Gefahr von Nachblutungen. Bei bereits abgemagerten oder gar kachektischen Tieren mit großen oder multiplen Hämatomen gestaltet sich die Prognose dagegen ebenso wie bei waschwannengroßen Hämatomen im ventralen Bauchwandbereich sowie bei großen infizierten Blutergüssen ungünstig. Die bakterielle Infektion der großen Blutmenge stellt stets eine schwerwiegende Komplikation dar, da Fibrin und Serum einen vorzüglichen Nährboden für die Erreger darstellen, was Anlaß zu starker Eiterung gibt. Derartige Keimbesiedlungen sind entweder die Folge unsteriler Punktion, operativer Spaltung oder eines spontanen Durchbruchs. Letzerer tritt v. a. dann ein, wenn die über dem Hämatom liegende Haut infolge seröser Durchtränkung oder der dauernden Einwirkung von Harn und Kot (besonders im Perinealbereich) erweicht und der übermäßigen mechanischen Beanspruchung nicht mehr gewachsen ist.

■ **Diagnose, Differentialdiagnose:** Die Diagnose wird aufgrund des Vorberichts (Trauma, plötzliches Auftreten), des Palpationsbefundes und erforderlichenfalls auch anhand des Ergebnisses einer streng steril durchzuführenden Probepunktion gestellt. Frische Hämatome sollten wegen der Gefahr einer Nachblutung am besten im mittleren Drittel mit einer dünnen Kanüle angestochen werden (Punktionsdefekt anschließend zukleben oder durch intrakutanes Heft verschließen, evtl. antibiotische Versorgung).

Differentialdiagnostisch können nach der Beschaffenheit des Punktats insbesondere infizierte Hämatome (übelriechende, flockige Flüssigkeit) und Abszesse (Eiterentleerung, Kap. 2.3.3.4) erkannt werden. Im ventralen Bereich der Bauchwand ist außerdem das Vorliegen eines Bruches (Bauchwandhernie, Kap. 6.15.11) auszuschließen, was bei großem Bruchsack zuweilen nur am niedergelegten Tier möglich ist.

■ **Behandlung:** Therapeutische Maßnahmen werden i. d. R. nur bei größeren Hämatomen notwendig, während bei kleineren die spontane Rückbildung abgewartet werden kann. Das Vorgehen richtet sich nach dem Alter des Extravasates, weshalb der Zeitpunkt seiner Entstehung möglichst genau zu erfragen ist. Patienten mit frischem Bluterguß müssen so untergebracht werden, daß weitere traumatische Einwirkungen ausgeschlossen sind (Aufstallen und Anbinden). Bei hämatombedingter Anämie hat sich die ein- oder mehrmalige Bluttransfusion (Kap. 4.3.2.1) bewährt, die gleichzeitig gerinnungsfördernd wirkt. Nach Ablauf von 1–2 Wochen kommen lokal hyperämisierende Behandlungsmaßnahmen (z. B. wiederholtes warmes Abbaden, Ichthyolsalbe 30%ig) zur Anwendung; dabei muß auf Schonung der Haut im Bereich der Kuppe des Blutergusses geachtet werden. Die Spaltung eines Hämatoms sollte erst 3–4 Wochen später unter sterilen Bedingungen geschehen, wobei die damit verbundenen Gefahren der Nachblutung und starker anhaltender Eiterungen nicht übersehen werden dürfen.

Bei Rindern mit besonders großen oder multiplen Hämatomen ist eine vollwertige, insbesondere aber eiweißreiche Fütterung von besonderer Bedeutung für den Heilungsprozeß.

■ **Prophylaxe:** Bei Lauf- und Offenstallhaltung läßt sich das Auftreten stoßbedingter Blutergüsse durch Enthornung der gesamten Herde (Kap. 2.4.5.2) wirksam vermeiden.

4.2.2.4 Arterienverstopfung

H.-D. GRÜNDER

■ **Definition:** Die meist auf Schädigung der Innenauskleidung des betroffenen Gefäßes, seltener auf Störung der normalen Zusammensetzung oder der Zirkulation des Blutes beruhende Entwicklung intravasaler Blutgerinnsel, welche der Wand der Arterie m. o. w. fest anhaften und ihr Lumen partiell oder vollständig obliterieren, wird als *Thrombose* bezeichnet. Die Loslösung und Abschwemmung solcher Gerinnsel führt zu deren Einkeilung in kleineren, blutstrom-abwärts gelegenen Gefäßästen *(Embolie)*. In beiden Fällen wird die Durchblutung der von der betroffenen Arterie versorgten Körperteile oder Organe beeinträchtigt, u. U. sogar völlig aufgehoben; dieser Zustand bedingt schwerwiegende Funktionsstörungen, die nicht selten tödlich enden.

■ **Vorkommen:** Die bisherigen Kenntnisse über die Häufigkeit und das klinische Bild arterieller Thrombosen und Embolien beim Rind sind mangels systematischer Untersuchungen noch gering. Meist wird das Leiden am lebenden Tier nicht diagnostiziert; auch bei der Schlachtung werden die dadurch verursachten Veränderungen vielfach nicht richtig gedeutet. Die meisten Berichte beziehen sich auf Thrombosen der Bauchaorta und deren Äste, insbesondere der Aa. iliaca, femoralis und uterina media. Gelegentlich können auch die Nierenarterien thrombosiert sein. Relativ häufig kommt es dagegen zur Verstopfung größerer oder kleinerer Lungenarterien.

■ **Ursache:** Die Ursachen der *Arterienthrombose* sind mannigfaltig. Neben traumatischen (oder thermischen) Schädigungen der Intima können auch Verlangsamung des Blutstroms (Stauung) sowie eine auf infektiös-toxischer oder allergischer Grundlage beruhende erhöhte Neigung zur Blutgerinnung (Hyperkoagulabilität) intravasale Gerinnselbildung nach sich ziehen. Ausnahmsweise kann die Thrombose auch durch ein Aneurysma oder eine Blutgefäßgeschwulst (Kap. 4.2.6) hervorgerufen werden. Beim Rind tritt die Mehrzahl der arteriellen Gefäßverstopfungen in zeitlichem und kausalem Zusammenhang mit dem Kalben, unmittelbar post partum oder während des Puerperiums auf; dabei spielen unter den auslösenden Faktoren v. a. mechanische Einflüsse (Quetschung der Becken- oder Gebärmutterarterien während erschwerter oder verschleppter Geburt) sowie bakterielle Infektionen (eitrig-jauchige Metritis oder Mastitis) die wichtigste Rolle.

Embolische Arterienverstopfungen können von den vorgenannten arteriellen Thrombosen, von Phlebitiden (Kap. 4.2.2.6), Thrombenbildungen der hinteren Hohlvene (Kap. 4.2.2.7) oder von einer Endokarditis (Kap. 4.1.2.4) ihren Ausgang nehmen. Die dabei abgeschwemmten Thromben gelangen von den großen Venen und vom rechten Herzen her in die A. pulmonalis und deren Äste (→ Lungenembolie), von den übrigen großen Arterien und von der linken Herzhälfte aus dagegen in die Aufzweigungen des großen Kreislaufs (v. a. in die Nieren oder in die Gliedmaßen). Soweit die der Thrombenbildung zugrundeliegende Gefäßschädigung nichttraumatischer Natur ist, handelt es sich beim Rind meist um eitrig-nekrotisierende, in die Blutbahn einbrechende Prozesse (unter Beteiligung von A. pyogenes und/oder F. necrophorum), die von ihrem primären Sitz in Leber, Lunge, Vormägen, Herz, Gebärmutter oder Euter aus zu einfacher oder multipler pyämisch-metastatischer Embolie in anderen Organen führen.

Die Verstopfung kleinerer Lungenarterien wird durch eine wenig kennzeichnende Atembeschwerde angezeigt, die sich bis zu zeitweiligen oder rezidivierenden Erstickungsanfällen (Unruhe, exspiratorisches Stöhnen) sowie Lungenbluten (Kap. 5.3.2.2) steigern kann. Bei Verlegung großer pulmonaler Gefäßstämme ist der Verlauf häufig apoplektiform, indem der Patient plötzlich niederstürzt und unter den Erscheinungen eines Kreislaufzusammenbruchs (Kap. 4.2.2.1) innerhalb weniger Minuten verendet.

Diagnose, Differentialdiagnose: Der Verschluß zugänglicher Arterien läßt sich durch Palpation des derben, nicht pulsierenden Gefäßstrangs (von außen, durch den Mastdarm oder von der Bauchhöhle aus) erkennen; dabei darf dieser nicht mit gefäßähnlichen Gebilden (Harnleiter, Bindegewebsstränge) verwechselt werden. Außerdem ist häufig auch die Pulslosigkeit des peripher der Verstopfung gelegenen Gefäßabschnitts und die Funktionsstörung am zugehörigen Organ nachzuweisen. Die Obliteration arterieller Lungengefäße kann klinisch nicht mit Sicherheit von anderen schweren Lungenerkrankungen (Kap. 5.3ff.) unterschieden werden.

Beurteilung: Die Verstopfung kleinerer Arterien hat die Ausbildung von thrombembolischen Infarkten (besonders häufig in Lunge oder Nieren) zur Folge, die z.T. keine nennenswerten Funktionsstörungen hervorrufen und später bindegewebig vernarben; da die verschleppten Thromben aber häufig infiziert sind, kann sich der Prozeß von hier durch erneuten Befall weiterer Gefäße früher oder später fortsetzen. Der Ausfall der Blutversorgung ganzer Organe oder Körperteile führt dagegen meist zu schwerer, therapeutisch kaum zu beeinflussender Erkrankung.

Sektion: Bei plötzlichem Tod infolge thrombotischen oder embolischen Gefäßverschlusses kann das Sektionsbild ziemlich unauffällig sein. Erst nach vollständiger Eröffnung der großen Arterien wird ein mit der Gefäßwand m. o. w. fest verbundenes und je nach Dauer der Verlegung rot-weiches oder weißgrau-derbes, manchmal auch eitrig-nekrotisch zerfallendes Blutgerinnsel gefunden (Abb. 4-23). Der Verschluß kleinerer Gefäße ist an der oft keilförmig scharf abgegrenzten, auffallend hellen oder dunklen Verfärbung des betroffenen Gewebebezirks (anämischer oder hämorrhagischer Infarkt; Abb. 4-24) erkennbar.

Behandlung, Prophylaxe: Beim Rind liegen über die Anwendung von thrombolytischen und gerinnungshemmenden Mitteln keine Erfahrungen vor.

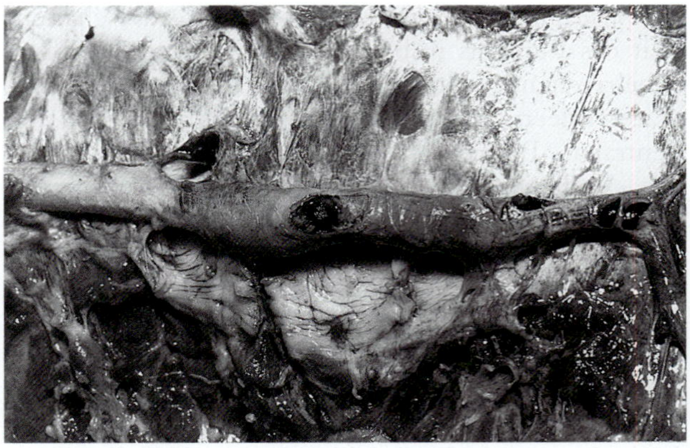

Abbildung 4-23 Embolische Verlegung einer Lungenarterie, die wenige Tage nach dem Kalben zum plötzlichen Tod des Tieres führte

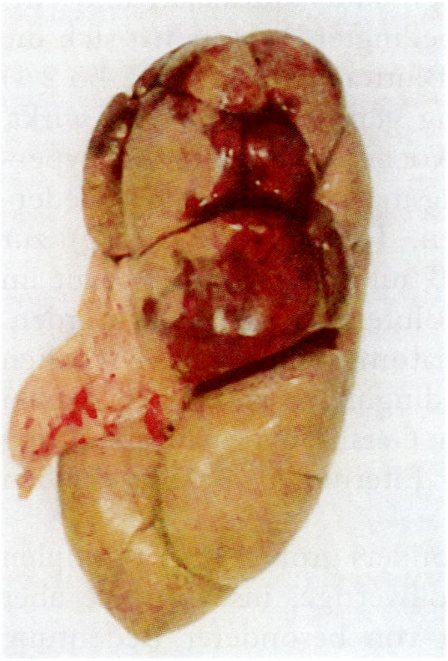

Abbildung 4-24 Ausgedehnter embolisch bedingter Niereninfarkt

4.2.2.5 Venenerweiterung

M. Stöber

Krankhafte, mit Verlängerung und auffallender Schlängelung des betreffenden Gefäßes verbundene Erweiterung *(Varix, Phlebektasie)* ist beim Rind mitunter an der *V. maxillaris externa* (einseitig), der *V. saphena* (beiderseits, Abb. 4-25) oder der *V. coccygica* zu beobachten. Solche Veränderungen sind offenbar nicht mit klinischen Ausfallserscheinungen seitens des Kreislaufs verbunden. Bei einfacher Venenerweiterung handelt es sich um eine ursächlich ungeklärte Insuffizienz der für den betreffenden Gefäßabschnitt zuständigen Klappen, beim *Varizenaneurysma* dagegen um einen i.d.R. traumatisch entstandenen arteriovenösen Shunt (z.B. an der *V. testicularis* nach Quetschung des Samenstrangs). Im letztgenannten Falle erweist sich die erweiterte Vene palpatorisch als schwirrend pulsierend; ihre Auskultation ergibt herz-

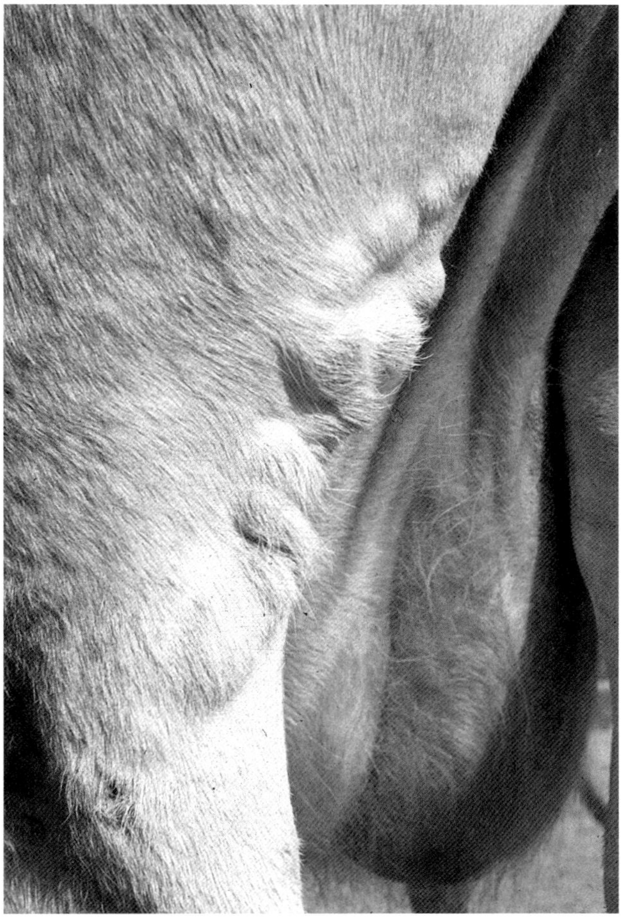

Abbildung 4-25 Varizen der Unterhautvenen kaudal am Unterschenkel

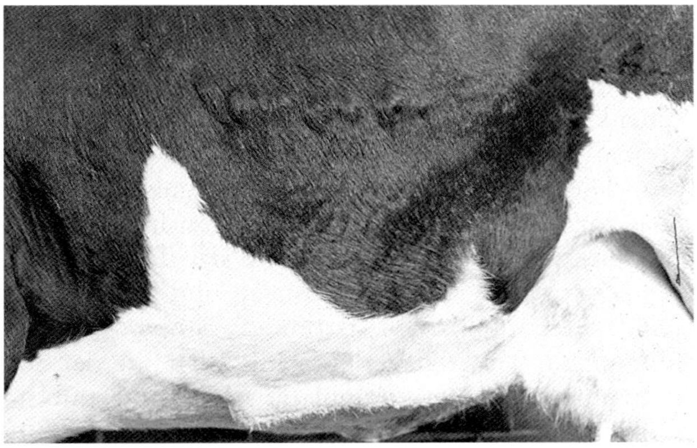

Abbildung 4-26 Stauungsbedingte Venenerweiterung an der seitlichen Brustwand einer mit obliterierender Thrombose der hinteren Hohlvene behafteten Kuh

synchrones Rauschen. Differentialdiagnostisch sind Umfangsvermehrungen der Drosselvenen infolge venöser Stauung bei Pericarditis traumatica (Kap. 4.1.2.1) oder anderweitiger Rechtsinsuffizienz des Herzens (Kap. 4.1.2.2) sowie solche der Brustwandvenen bei obliterierender Thrombose der hinteren Hohlvene (Kap. 4.2.2.7; Abb. 4-26) zu bedenken. Wegen der bei etwaiger Verletzung bestehenden Blutungsgefahr sind Varizen, insbesondere aneurysmatische, vorsichtig zu beurteilen.

4.2.2.6 Entzündung großer Venen

U. Braun

■ **Definition:** Entzündungen der großen Venen betreffen entweder nur ihre Außenwand und deren nähere Umgebung (Periphlebitis) oder auch die endotheliale Innenauskleidung des erkrankten Gefäßes (Endophlebitis); im letztgenannten Fall lösen die Intimaveränderungen i. d. R. die Entwicklung eines m. o. w. umfangreichen wandständigen Blutgerinnsels aus (Thrombophlebitis).

■ **Vorkommen:** Venenentzündungen kommen beim Rind häufig vor. Betroffen sind meist die *Drossel-* oder *Halsvene (V. jugularis externa)* bzw. die *Euter-* oder *Unterbauchvene (V. subcutanea abdominis)*, seltener auch die *Ohrvene (V. auricularis intermedia)*, beim Kalb die *Nabelvene* (*V. umbilicalis;* Kap. 6.15.7).

■ **Ursache, Pathogenese:** Venenentzündungen sind meist iatrogen bedingt. Die häufigsten Ursachen liegen in der Injektion oder Infusion stark reizender, endothelschädigender Medikamente, z. B. Kalziumchlorid- oder Jodsalzlösungen, in der versehentlichen paravenösen Injektion bzw. in der bakteriellen Kontamination durch nichtsterile Kanülen und Lösungen (Abb. 4-27, 4-28). Auch intravenöse Dauerkatheter spielen eine wichtige Ursache als Ausgangspunkt für eine Venenentzündung. Nur selten kommt es jedoch durch Übergreifen entzündlich infizierter Prozesse aus der Nachbarschaft zur Venenentzündung. Die Entzündung der Nabelvene des Kalbes ist ein Teilsymptom der Omphalitis (*Nabelentzündung,* Kap. 6.15.7).

Durch die mit einer intravenösen Injektion verbundene Verletzung der Venenwand tritt immer Blut, welches einen günstigen Nährboden für Bakterien darstellt, aus dem Blutgefäß in die Umgebung der Vene aus. Während normalerweise die geringgradige Thrombenbildung zum Verschluß der Venenwunde im Anschluß an eine Gefäßpunktion unbedeutend ist, kann die Irritation der Venenauskleidung – insbesondere durch wiederholte Einstiche an mehreren Tagen hintereinander – die Bildung größerer Thromben zur Folge haben. Als wichtigste Faktoren für die Entstehung einer Thrombophlebitis gelten Verlangsamung des Blutflusses, erhöhte Blutgerinnung und Reize an der Venenwand.

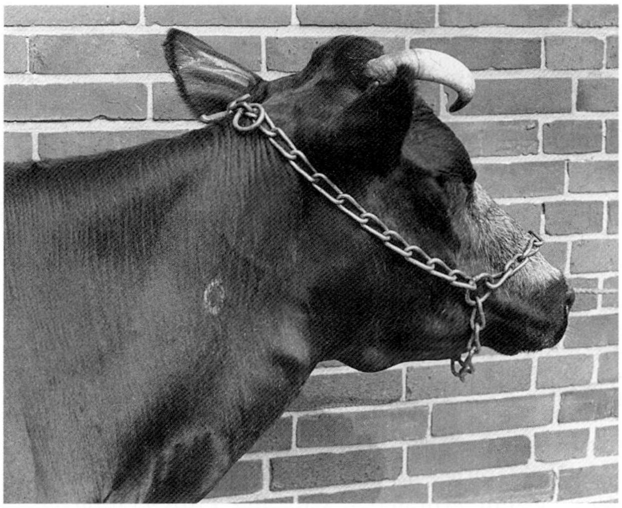

Abbildung 4-27 Knotige Thrombophlebitis der rechten Drosselvene als Folge einer paravenösen Infusion

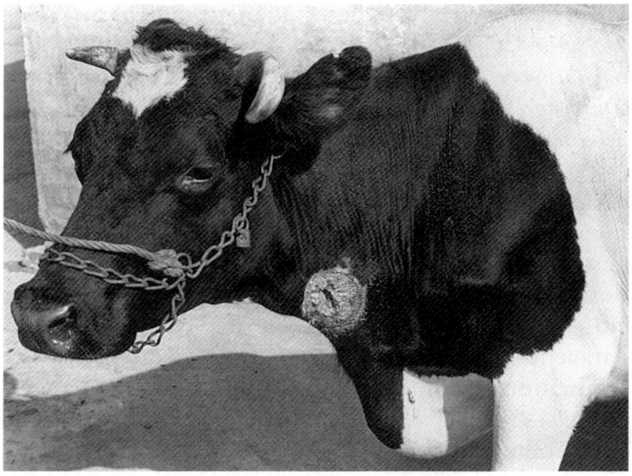

Abbildung 4-28 In gangräneszierender Abstoßung begriffene Peri- und Thrombophlebitis jugularis nach versehentlicher extravasaler Einspritzung von Kalziumchloridlösung

Bei der von einem intravenösen Dauerkatheter ausgehenden Venenentzündung kommt v. a. der unsachgemäßen Vorbereitung der Kathetereinstichstelle, ungenügender Katheterimplantationstechnik und reizendem Kathetermaterial große Bedeutung bei Auslösung der Erkrankung zu. Faktoren, die eine Thrombophlebitis-Entstehung begünstigen, sind eine sich über mehr als 3 Tage erstreckende Infusionsdauer, ein im Verhältnis zum Venendurchmesser und zur Halslänge zu langer oder zu dicker Katheter, die Verabreichung von reizenden Medikamenten und saurer oder alkalischer pH-Wert der Infusionslösung.

■ **Symptome, Verlauf:** Bei akuter Thrombophlebitis fällt eine diffuse Schwellung im Bereich der erkrankten Vene auf, welche das Gefäß und das umliegende Gewebe erfaßt. Bei der Palpation fühlt sich der erkrankte Bereich warm und teigig an, das Tier zeigt dabei Schmerz und Abwehrbewegungen. Das Allgemeinbefinden ist je nach Ausmaß der Veränderungen unterschiedlich stark gestört. Häufigstes Symptom ist Fieber, gefolgt von Freßunlust und Apathie. Bei hochgradiger Erkrankung der Jugularvene werden Kopf und Hals gestreckt gehalten.

Nach Abklingen der akuten Entzündungserscheinungen verschwindet die perivenöse Schwellung, und es bleibt eine strangförmige Verdickung der betroffenen Vene zurück, deren Ausmaß unterschiedlich groß und bei der Palpation als knotige Verhärtung zu spüren ist.

Bei der Venenstauprobe fällt auf, daß sich die Vene nur langsam oder bei kompletter Obstruktion nicht mehr füllt. Retrograde Stauungserscheinungen sind allerdings auch bei kompletter Obstruktion selten, da es schnell zur Erweiterung kleiner Kollateralvenen kommt.

Metastatisch bedingte Komplikationen wie Endokarditis und eitrige Bronchopneumonie treten nur in Ausnahmefällen auf.

Bei Infektion mit Eitererregern können fistelnde Hautdurchbrüche erfolgen. Am Unterbauch können die nach paravenöser Infusion reizender Arzneimittel in die Eutervene betroffenen Hautbezirke flächenhaft absterben und sich loslösen.

■ **Diagnose, Differentialdiagnose:** Adspektion, Palpation und Stauprobe erlauben i. d. R. eine klare Diagnose. Die Ultraschalluntersuchung gestattet eine exakte Charakterisierung der Veränderungen in der Gefäßumgebung, an der Venenwand und an den Venenklappen. Ähnliches gilt für Thromben, deren Ausmaß und Lokalisation genau erfaßt werden können. Die Ultraschalluntersuchung eignet sich v. a. auch zur Diagnose von Veränderungen im Anfangsstadium, zu einem Zeitpunkt, wo das Tier erhöhte Temperatur hat, aber adspektorisch und palpatorisch noch keine abnormen Befunde erhoben werden können. Im weiteren Verlauf kann mit Hilfe der Sonographie zwischen periphlebitischen und thrombophlebitischen Prozessen differenziert werden. Differentialdiagnostisch sind Phlegmone, Ödem oder Abszeß in Betracht zu ziehen (Kap. 2.3.3.1, 2.3.2.1 und 2.3.3.4). Bei vorangegangener Infusionstherapie kommt diesen Differentialdiagnosen allerdings kaum eine ernsthafte Bedeutung zu.

■ **Behandlung:** Nach versehentlicher paravenöser Applikation eines erfahrungsgemäß gewebsschädigenden Medikamentes sind umgehend Maßnahmen zur örtlichen Entzündungshemmung zu ergreifen. Das betroffene Gebiet ist unmittelbar danach mit bis zu einem Liter isotonischer Kochsalzlösung zu infiltrieren, um das reizende Medikament zu verdünnen. Der Elektrolytlösung sollten zur Schmerzbekämpfung 10–20 ml eines 2%igen Lokalanästhetikums zugegeben werden. Im Falle einer Thrombo- und Periphlebitis wird die Haut im Bereich der veränderten Vene geschoren. Dann wird täglich 2- bis 3mal heparinhaltige Salbe oder eine Salbe mit einem heparinähnlichen Wirkstoff aufgetragen, welche der Entstehung von Blutgerinnseln vorbeugen, die Rückbildung bereits bestehender Thromben fördern und antiphlogistisch wirken soll. Bei fieberhaftem Verlauf und gestörtem Allgemeinbefinden wird die parenterale Behandlung mit einem Breitspektrumantibiotikum und einem nichtsteroidalen Entzündungshemmer empfohlen. Ein noch liegender Venenkatheter ist unmittelbar aus dem betroffenen Gefäß zu entfernen, und die erkrankte Vene darf bis zur vollständigen Abheilung weder für Blutentnahmen noch für Injektionen oder Infusionen benutzt werden.

Bei beginnender Abszedierung wird zur Erzielung einer schnelleren Reifung 20%ige Ichthyolsalbe aufgetragen.

Prophylaxe: Die *Vena jugularis externa* ist der Unterbauchvene für Injektionen und Infusionen in jedem Falle vorzuziehen, da aus der stets prall gefüllten Unterbauchvene bei jeder Injektion oder Infusion etwas von der verabreichten Flüssigkeit durch die Punktionsstelle austritt und in das lockere paravenöse Bindegewebe gelangt. Außerdem ist am Unterbauch eher mit Verschmutzungen, abwehrbedingter Verlagerung der Kanüle oder mit unbemerktem extravenösem Abfließen des Medikamentes zu rechnen.

An der *Vena jugularis externa* lassen sich iatrogene Venenentzündungen bei sachgemäßer Injektionstechnik ziemlich sicher vermeiden. Hierbei sind die richtige Fixation des Patienten, die Verwendung einer geeigneten Kanüle (6–8 cm lang, 1,5–2,5 mm stark) und die Überprüfung des Sitzes der kopfwärts bis zum Konus in die gut gestaute Vene eingeführten Kanüle (Ausströmen von Blut) zu beachten. Weiterhin darf erst nach dem Lösen der Stauvorrichtung injiziert oder infundiert werden. Dabei muß die Kanüle samt Olivenende des Infusionsschlauches oder der Injektionsspritze gut festgehalten werden, so daß sich erstere nicht aus dem Venenlumen heraus verlagert. In Zweifelsfällen (stockender Abfluß der Infusionslösung, Abwehr des Tieres) muß der Sitz der Injektionsnadel sofort erneut kontrolliert werden. Bei Abschluß der Injektion sollte die Kanüle erst dann herausgezogen werden, wenn sie durch leichtes Stauen der Vene mit einem kräftigen Blutstrahl von den in ihr verbleibenden Arzneimittelresten freigespült wurde. Anstelle der paravenös und subkutan stets stark reizenden Kalziumchloridlösungen sollte heute grundsätzlich das örtlich ungefährliche, auch subkutan verträgliche Kalziumglukonat verwendet werden.

Die zur Blutprobenentnahme gut geeignete Schwanzvene *(V. coccygica)* darf nicht für die intravenöse Applikation von Arzneimitteln verwendet werden, weil dabei leicht ein Teil des injizierten Medikamentes in die neben diesem Gefäß verlaufende Arterie gelangt und dadurch schwerwiegende Komplikationen wie Schwanznekrose auftreten können.

Bei intravenöser Infusion per Dauerkatheter hat sich gezeigt, daß die Entstehung einer Thrombophlebitis stark von der Hautvorbereitung und der Technik der Katheterimplantation abhängt. Die enthaarte Haut wird über der Einstichstelle zuerst während 3 min mit antiseptischer (jodhaltiger) Seife gebürstet, dann mit Alkoholtupfern entfettet und schließlich mit antiseptischer (jodhaltiger) Lösung besprüht. Die vielfach übliche Vorbereitungsmethode, bei welcher die haarlose Einstichstelle lediglich mit Alkoholtupfern entfettet und dann mit jodhaltiger Lösung besprüht wird, reicht zur Thrombophlebitisprophylaxe nicht aus. Auch die tägliche Verabreichung von Heparin, welche das Auftreten von entzündlichen Venenveränderungen ebenfalls reduziert, kommt in ihrem prophylaktischen Effekt nicht an die chirurgische Hautvorbereitung heran. Weitere wichtige Punkte sind die Wahl eines Katheters von optimaler Dicke und Länge (erwachsenes Rind: 2,1 mm × 14 cm; Jungtier: 1,7 mm × 8,3 cm) sowie aus möglichst wenig thrombogenem Material, wie beispielsweise Teflon, die atraumatische Implantation des Katheters unter aseptischen Kautelen und die tägliche Katheterpflege. Darunter versteht man das Spülen vor und nach jeder Nutzung (bei der Verabreichung verschiedener Medikamente auch nach jedem Medikament) mit heparinisierter Natriumchlorid-Lösung (10 IE Heparin/ml) und die tägliche Reinigung der Kathetereinstichstelle sowie des Verschlußstopfens mit einer jodhaltigen Lösung. Zusätzlich muß die betreffende Jugularvene einmal täglich adspektorisch und palpatorisch auf etwaige Schwellung, Verhärtung und Schmerz untersucht werden. Im weiteren ist täglich Fieber zu messen, da das Ansteigen der Temperatur häufig das erste klinische Symptom der Venenentzündung darstellt. Kommt es zur Thrombophlebitis, ist der Katheter unverzüglich zu entfernen, und sofern eine weitere Infusionstherapie angezeigt ist, durch einen neuen Katheter in einer gesunden Vene zu ersetzen. Generell gilt für die Thrombophlebitisprophylaxe, daß Katheter nach 72stündiger Implantation zu wechseln sind.

Bei schwerkranken Patienten, bei welchen die Thromboseneigung größer ist, und bei länger dauernder Infusionstherapie kann das Risiko katheterbedingter Intimaveränderungen durch die subkutane Verabreichung von Heparin (120–150 IE/kg LM in 12stündigen Abständen) herabgesetzt werden. Diese niedrig dosierte Heparinprophylaxe führt innerhalb von 24 h zum Ansteigen des Heparinspiegels in den als thromboseprophylaktisch angesehenen Bereich von 0,05 bis 0,20 IE Heparin/ml Plasma. Bei dieser Dosierung besteht keine Gefahr einer erhöhten Blutungsbereitschaft.

Um die gefäßschädigende Wirkung reizender Injektionslösungen zu vermindern, wird empfohlen, diese vor Injektion möglichst zu verdünnen.

4.2.2.7 Entzündung und Verstopfung der hinteren Hohlvene

U. Braun

Definition: Unter Hohlvenenthrombose versteht man eine partielle bis komplette Obstruktion der Hohlvene durch einen »weißen« Thrombus (Abscheidungsthrombus; Abb. 4-30). Meist ist die hintere Hohlvene *(V. cava caudalis)*, seltener die vordere Hohlvene *(V. cava cranialis)* davon betroffen. Infolge Metastasierung manifestiert sich die Krankheit häufig als chronisch-eitrige, therapieresistente, sich über Wochen hinziehende Bronchopneumonie. Gelegentlich werden solche Patienten ohne vorherige Erkrankung, meist in einer Blutlache, tot aufgefunden.

Vorkommen: Hohlvenenthrombose ist eine Erkrankung vorwiegend erwachsener Rinder. Jungtiere sind nur selten davon betroffen.

Ursache: Häufigste Ursache der Hohlvenenthrombose sind Leberabszesse, die der hinteren Hohlvene benachbart sind, in diese einbrechen und, von der Intima ausgehend, einen fibrinösen Abscheidungsthrombus bilden. Dieser kann das Venenlumen m. o. w. stark ausfüllen, u. U. sogar völlig verlegen.

Die Hohlvenenthrombose kann aber auch durch hämato- oder lymphogene Keimeinschleppung aus entfernter gelegenen Entzündungsherden (Mastitis, Endometritis, Klauengeschwür, Sehnenscheidenentzündung) entstehen. Beim Jungtier sind Nabelinfektionen als Ursache anzusehen. Die wichtigste Rolle unter den beteiligten Erregern spielen *A. pyogenes* und *F. necrophorum*. Als Begleitkeime können auch Streptokokken und Staphylokokken sowie *E. coli* vorkommen. Die Thromben sind meist im Leberteil, gelegentlich auch im perirenalen, subphrenischen oder intrathorakalen Teil der *Vena cava caudalis* lokalisiert.

Die seltene Thrombose der vorderen Hohlvene hat ihre Ursache meist in einer Thrombophlebitis der Jugularvene.

Symptome, Verlauf: Je nach Fall können verschiedene Symptome im Vordergrund stehen. Allen Erkrankungsformen gemeinsam sind chronische Abmagerung, gestörtes Allgemeinbefinden, verminderter Appetit und herabgesetzte Pansenmotorik. Atem- und Herzfrequenz sind meist erhöht. Die Kranken haben intermittierend Fieber. Sie zeigen praktisch immer respiratorische Symptome. Wenn der Thrombus die hintere Hohlvene m. o. w. stark ausfüllt, sind die Kopfschleimhäute blaß, während die Scheidenschleimhaut infolge der Stauung gerötet bis zyanotisch erscheint. Gleichzeitig sind die Eutervenen stark gefüllt.

Die Hohlvenenthrombose manifestiert sich meist als metastatische Bronchopneumonie und wird mitunter von Lungenblutung begleitet. Selten steht Aszites als Leitsymptom im Vordergrund. Gelegentlich tritt plötzlich der Tod ein.

➤ *Metastatische Bronchopneumonie* (mit Lungenblutung): Die metastatische Bronchopneumonie wird durch Streuung von Emboli verursacht. Diese können in der *Arteria pulmonalis* stecken bleiben und eine Embolie, eine Endarteriitis, multiple Lungenabszesse und eine chronisch-eitrige Pneumonie verursachen. In der Pulmonalarterie kommt es zur Hypertension mit konsekutiver Bildung eines Aneurysmas, welches rupturieren und eine massive intrapulmonale oder, bei Einbruch in die Bronchien, intrabronchiale Blutung verursachen kann (Abb. 4-31, 4-32).

Der Primärabszeß und die beginnende Thrombosierung der hinteren Hohlvene verursachen oft keine eindeutigen Symptome, sondern allenfalls eine unspezifische Indigestion. Nach Entstehung von Lungenabszessen, Lungengefäßthrombosen oder Arrosion von Lungengefäßen verschlimmert sich der Krankheitsverlauf je nach Komplikation. Das klinische Bild wird durch eine therapieresistente, rezidivierende, eitrige Bronchopneumonie bestimmt. Die Symptome sind krankhafte Lungengeräusche, Tachypnoe und Husten. Im fortgeschrittenen Stadium kommt es zu exspiratorischer Dyspnoe, häufig verbunden mit Maulatmung und Stöhnen. Häufig tritt die Arrosion von Lungengefäßen mit einer Lungenblutung erst im Terminalstadium auf. Sie äußert sich in Blutung aus beiden Nasenöffnungen und Maulhöhle sowie im Aushusten von Blut (s. Abb. 5-42). Solche Lungenblutungen kommen zunächst meist rasch zum Stehen, rezidivieren aber i. d. R. In der Umgebung des Tieres vorgefundene Blutmengen geben keinen sicheren Aufschluß über das Ausmaß der Blutung, da Blut z. T. in den Pansen abgeschluckt wird, wo es dann in Form großer Koagula zu finden ist. Der Kot solcher Tiere ist infolge Abschluckens von ausgehustetem Blut gelegentlich dunkel und schmierig, der Blutnachweis in einer Kotprobe positiv. Terminal tritt meist perakutes

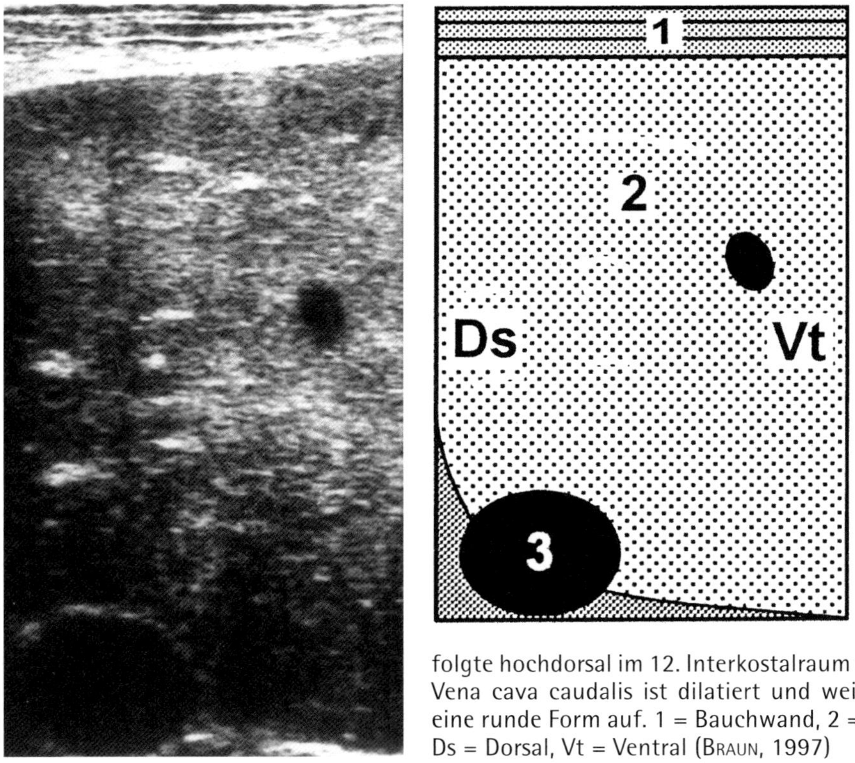

Abbildung 4-29 Sonogramm und Skizze von Leber und Vena cava caudalis bei einer Kuh mit Hohlvenenthrombose. Die sonographische Untersuchung erfolgte hochdorsal im 12. Interkostalraum rechts mit einer 3,5-MHz-Linearsonde. Die Vena cava caudalis ist dilatiert und weist auf dem sonographischen Querschnitt eine runde Form auf. 1 = Bauchwand, 2 = Leberparenchym, 3 = Vena cava caudalis, Ds = Dorsal, Vt = Ventral (Braun, 1997)

Kreislauf- und/oder Lungenversagen auf. Das Tier wird u. U. tot in einer Blutlache aufgefunden.

➤ *Leberstauung und Aszites* entwickeln sich nur dann, wenn der Thrombus kranial der Leber lokalisiert ist und mindestens die Hälfte des Hohlvenenlumens ausfüllt. Das wird damit erklärt, daß zahlreiche Kollateralrouten bestehen, welche das Blut über die Eutervenen via *Vena thoracica interna* und *Vena cava cranialis* sowie über die Azygosvenen zum Herz zurückbringen. Bei einer Kuh mit Hohlvenenthrombose konnte der hochgradige Aszites damit erklärt werden, daß beide Eutervenen als Folge intravenöser Infusionen phlegmonös verändert waren und als Abflußrouten nicht mehr zur Verfügung standen. Der Aszites ist dabei meist nicht so stark ausgeprägt, daß er äußerlich an der Vermehrung des Leibesumfanges zu erkennen ist.

➤ *Plötzliche Todesfälle:* Zu akutem bis perakutem Verlauf mit tödlichem Ausgang kommt es bei Abschwemmung eines größeren Thrombus oder bei massivem Eitereinbruch in die Hohlvene. Ähnliche, plötzlich letal endende Folgen kann auch das Abreißen kleinerer Thrombenteilchen haben, die zunächst zur Bildung kleinerer Lungenabszesse führen und bei erneuter Einschwemmung der gleichen Erreger zu einem späteren Zeitpunkt, möglicherweise infolge allergischer Sensibilisierung, zu hochgradiger Atemnot mit Hustenanfällen und zum Tod führen.

➤ *Weitere Komplikationen:* Die Hohlvenenthrombose führt in ~ 10% der Fälle zu Endokarditis. Die Lunge ist in solchen Fällen immer mitbeteiligt. Infizierte Thromben können auch in die Nieren verschleppt werden und eitrige Nephritis verursachen.

■ **Diagnose, Differentialdiagnose:** Aufgrund der klinischen Symptome allein ist die sichere Diagnose des Leidens am lebenden Tier schwierig, da die Erkrankung nicht immer mit typischen klinischen Erscheinungen einhergeht. Verdacht besteht immer dann, wenn ungewöhnliche, schwerwiegende Atemstörungen, verbunden mit Lebersymptomen sowie weiteren der geschilderten Erscheinungen vorliegen und nicht eindeutig auf andere Ursachen zurückzuführen sind. Das Hinzutreten einer Lungenblutung oder eines Aszites weist mit hoher Wahrscheinlichkeit auf eine Thrombose der hinteren Hohlvene hin.

Einen entscheidenden Fortschritt bei der Diagnose hat die Ultraschalluntersuchung der *Vena cava caudalis* im Bereich der Leber gebracht. Dabei kann allerdings der Thrombus selbst nicht dargestellt werden, da er meist kranialwärts in dem unter der Lunge gelegenen Abschnitt der hinteren Hohlvene gelegen ist. Nachgewiesen werden kann aber die stauungsbedingte Dilatation der *Vena cava caudalis*, die bei der sonographischen Untersuchung im 11. und 12. Interkostalraum rechts einen ovalen bis runden Querschnitt annimmt (s. Abb. 4-29). Unter physiologischen Verhältnissen ist ihr Querschnitt dagegen dreieckig. Zudem sind

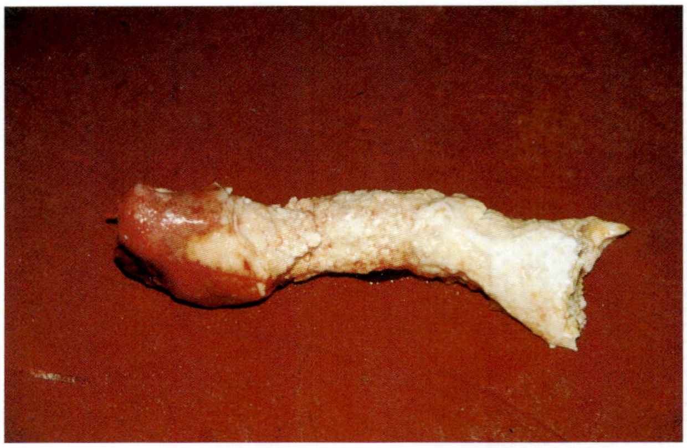

Abbildung 4-30 Aus dem subphrenischen Teil der Vena cava caudalis herausgelöster »weißer« Abscheidungsthrombus

bei Stauung der *Vena cava caudalis* auch die in sie einmündenden Lebervenen, insbesondere die *Vena hepatica dextra*, als prominente, deutlich dilatierte Gefäße ultrasonographisch zu sehen. Oft können auch ein Leberabszeß und die Aszitesflüssigkeit dargestellt werden.

Bei der Röntgen-Untersuchung der Lunge können die für eine eitrige Bronchopneumonie typischen Veränderungen, u. U. auch Kavernen und Abszesse gesehen werden. Eine Verschattung im Bereich der *Vena cava caudalis* auf Höhe des Zwerchfells spricht für einen (Leber-)Abszeß und ist bei respiratorischen Symptomen ein zuverlässiger Hinweis auf eine Hohlvenenthrombose.

Die endoskopische Untersuchung sowie die zytologische und bakteriologische Analyse des Trachealsekretes bestätigen die Diagnose einer chronisch-eitrigen Bronchopneumonie. Massenhaft Erythrozyten im Trachealsekret sprechen für Lungenblutung.

Die Laborbefunde sind unspezifisch. Hypergammaglobulinämie, erhöhter Fibrinogengehalt, verkürzter Glutaltest und geringgradige Anämie sind Ausdruck der chronischen Entzündung. Als Folge der Lungenblutung kann jedoch auch mittel- bis hochgradige Anämie bestehen. Erhöhte Leberwerte sind das Ergebnis einer chronischen Leberstauung. Das Bauchhöhlenpunktat ist gering- bis hochgradig (Aszites) vermehrt. Seine Untersuchung ergibt die für ein (modifiziertes) Transsudat typischen Befunde.

Differentialdiagnostisch müssen Krankheiten mit ähnlichen Symptomen (eitrige Bronchopneumonie, Kap. 5.3.2.9; Aspirationspneumonie, Kap. 5.3.2.10; Endokarditis, Kap. 4.1.2.4; eitrige Nephritis, Kap. 7.1.4.1; Aszites anderer Ätiologie, Kap. 6.15.3) und alle mit Nasenbluten (Kap. 5.1.2.2) einhergehenden Krankheiten in Betracht gezogen werden.

Beim sonographischen Befund einer gestauten *Vena cava caudalis* kommen auch Rechtsherzinsuffizienz (Kap. 4.1.2.2) und Kompression der *Vena cava caudalis* durch im Brustraum oder im subphrenischen Teil gelegene raumfordernde Prozesse in Frage. Bei Rechtsherzinsuffizienz sind auch die Jugularvenen gestaut. Raumfordernde Prozesse im Thorax sind u. U. röntgenologisch darstellbar.

■ **Beurteilung:** Die Prognose ist infaust. Tiere mit Hohlvenenthrombose sind umgehend zu verwerten.

■ **Sektion:** Bei der Zerlegung von Rindern mit Verdacht auf Hohlvenenthrombose ist die hintere Hohlvene möglichst schon vor Exenteration der Leber zu prüfen. Wenn erst nach der Schlachtung die Möglichkeit besteht, die inneren Organe zu untersuchen, kann der Thrombus leicht übersehen werden, da die hintere Hohlvene beim Schlachtprozeß durchtrennt und z. T. entfernt wird. Nach der Schlachtung werden Lunge, Herz und Zwerchfell i. d. R. an einem Haken

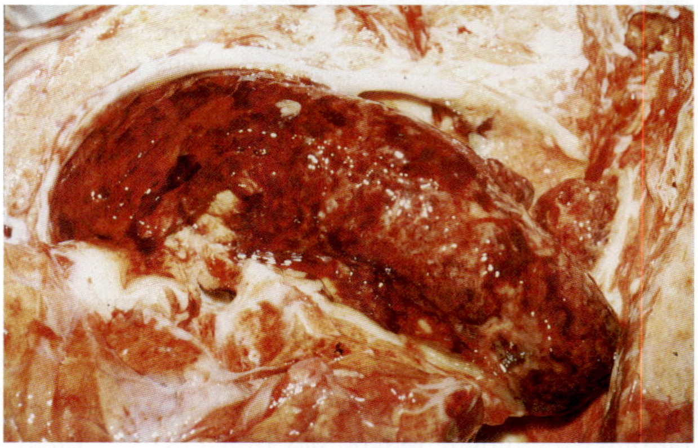

Abbildung 4-31 Thrombus in der A. pulmonalis bei einer Kuh mit Hohlvenenthrombose und Lungenbluten

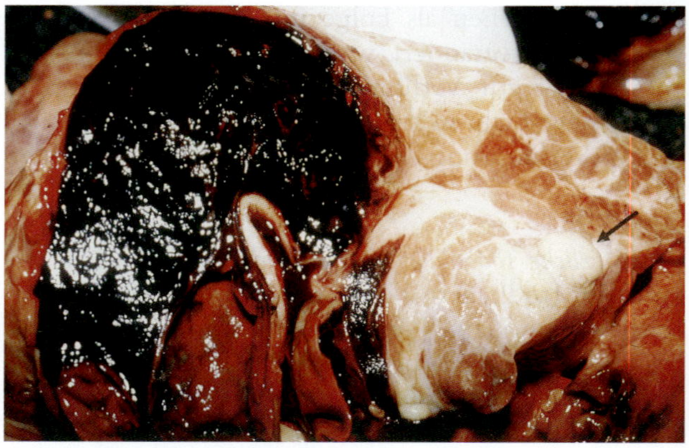

Abbildung 4-32 Lungenbluten als Folge einer Arrosion der A. pulmonalis durch einen Lungenabszeß bei einer Kuh mit Hohlvenenthrombose. Unmittelbar daneben ist der aus einem eröffneten Lungenabszeß austretende Eiter zu sehen (Pfeil)

aufgehängt. Dabei hängt das Zwerchfell herunter und verdeckt die *Vena cava caudalis*. Um eine subphrenisch gelegene Hohlvenenthrombose zu erkennen, ist es deshalb erforderlich, das Zwerchfell hochhalten zu lassen, damit die Hohlvene adspektorisch beurteilt, palpiert und eröffnet werden kann. Der Thrombus erscheint dann als längliches weißlich-gelbes Gebilde (s. Abb. 4-30). Weitere typische Befunde sind der *Vena cava caudalis* unmittelbar benachbarte Abszesse im Bereich der Leber, der Niere oder im Thorax. Die Lunge weist oft multiple Abszesse sowie eine Thrombose ihrer Gefäße (s. Abb. 4-31), mitunter auch Lungenblutung auf (s. Abb. 4-32). Im letztgenannten Fall enthalten Bronchien und Trachea geronnenes Blut. Auch der Pansen kann geronnenes Blut enthalten. Außerdem finden sich je nach Komplikation metastatische Prozesse an Herz oder Nieren, Stauungsleber, Aszites sowie Ödematisierung des Gekröses.

4.2.3 Infektionsbedingte Krankheiten der Blutgefäße

M. Stöber

4.2.3.1 Hämorrhagische Septikämie

Definition, Ursachen, Vorkommen, Bedeutung: Die früher auch in Zentraleuropa häufigere und in Deutschland als »Wild- und Rinderseuche« bezeichnete Hämorrhagische Septikämie befällt außer Hausrindern auch Wasserbüffel (sowie Wildwiederkäuer, Elefant, Kamel, Pferd und Schwein); sie kommt heute v. a. in Süd- und Ostasien, Afrika sowie einigen Ländern des mittleren Osten und Südeuropas vor; in den USA ist sie 1967 bei Bisons, in Dänemark 1992/96 beim Damwild beobachtet worden. Erreger ist Pasteurella multocida Typ B/2, in Afrika Pasteurella multocida Typ E/2 (in Ägypten und im Sudan auch Typ B/2). Das Leiden befällt bevorzugt Rinder unter 2 Jahren, zeigt eine deutliche Bindung an die Regenzeit sowie an Flußläufe und kann größere Enzootien mit erheblichem wirtschaftlichem Schaden bedingen.

Pathogenese, Symptome, Verlauf: Die aerogen, u. U. auch perkutan (durch Zecken, blutsaugende Insekten?) sowie über kontaminiertes Futter erfolgende Infektion geht vom Nasenausfluß und Speichel klinisch stummer Keimträger (mit erregerbesiedeltem Nasenrachenraum) oder bereits erkrankter Tiere aus; der Übergang vom Trägertum zur Erkrankung wird möglicherweise durch klimatische Belastung (Regenzeit) oder körperliche Anstrengung gefördert, weshalb Hämorrhagische Septikämie ausbruchsweise aufzutreten pflegt. Büffel sind, vermutlich aufgrund ihrer Lebensweise, anfälliger als Rinder. Die klinischen Erscheinungen sind Endotoxinämie-bedingt: Plötzlich einsetzende Niedergeschlagenheit, Bewegungsunlust, hohes Fieber, Nasenausfluß sowie starkes Speicheln, submuköse Blutungen (»hämorrhagische« Pasteurellose), rasch aufschießende umfangreiche »heiße« Unterhautödeme (Phlegmonen) im Kehlgang (Atemnot), Triel- und/oder Perinealbereich, gelegentlich auch blutiger Durchfall. Wegen des raschen, meist innerhalb von 24–48 h zum Tode führenden Verlaufes werden die Kranken nicht selten unverhofft tot aufgefunden. Langsamerer Verlauf oder Spontanheilung werden nur ausnahmsweise beobachtet.

Sektion: Ausgedehnte subkutane, submuköse und subseröse Blutungen sowie Ödeme; Lunge samt zugehörigen Lymphknoten ödematös, mitunter beginnende Pneumonie und/oder hämorrhagische Enteritis.

Diagnose: Die Erkennung der Hämorrhagischen Septikämie stützt sich auf klinisches Bild, Kenntnis der örtlichen Seuchenlage, Sektionsbefund sowie Erregernachweis aus Herzblut oder Milz. *Differentialdiagnostisch* sind Rinderpest (Kap. 12.2.3), Milzbrand (Kap. 3.2.2.1), Rauschbrand (Kap. 12.2.5), pektorale Pasteurellose (Kap. 5.3.3.13) sowie erblich, toxisch und infektionsbedingte hämorrhagische Diathesen (Kap. 4.2.3.1, 4.2.3.2, 4.3.1.7, 4.3.1.8, 4.3.5.10 und 4.3.3.6) zu bedenken.

Behandlung: Sulfonamide, Penicillin, Tetracycline, Norfloxacin oder Pefloxazin erweisen sich bei rechtzeitiger Gabe als wirksam, kommen in praxi aber oft zu spät. In endemisch verseuchten Gebieten sind zur *Vorbeuge* verschiedene Totvakzinen in Gebrauch; die Immunität gegenüber den in Frage kommenden P.-multocida-Typen beruht vorwiegend auf humoralen AK, aber auch auf zellvermittelter Immunität.

4.2.3.2 Epizootic Hemorrhagic Disease

Das in Nordamerika v. a. *Weißwedelhirsche*, aber auch *andere Wildwiederkäuer* befallende Orbivirus der Epizootic Hemorrhagic Disease (EHD) löst bei ersteren eine vorwiegend akut und tödlich verlaufende hämorrhagische Diathese aus; in chronischen Fällen sind Erosionen an Maul- und Pansenschleimhaut sowie am Kronsaum zu beobachten. Der durch Stechmücken übertragene Erreger bedingt bei *Rindern* eine klinisch stumm verlaufende, bis zu 4 Wochen lang anhaltende Virämie, weshalb sie möglicherweise zur Verschleppung des EHD-Virus beitragen. Die danach auftretenden Antikörper lassen sich durch AGID oder ELISA, das EHD-Virus mittels PCR nachweisen.

N. B.: Dem EHD-Komplex ist auch die Ibaraki *Disease* des Rindes (Japan/Korea) zuzurechnen.

4.2.3.3 JEMBRANA Disease

Definition, Vorkommen, Ursache: Zunächst als Rikkettsiose bzw. Ehrlichiose angesehene, schwerwiegende rinderpestähnliche Krankheit bei Balirindern *(Banteng)* in Indonesien (Bali, Java, Sumatra), die dort 1964, 1967 und 1972 epizootisch auftrat und seitdem endemisch beobachtet wird. Ihr Erreger ist ein dem bovinen Immunodefizienz-Virus (Kap. 3.1.3.2) nahe verwandtes Lentivirus. Haus- und Zeburinder sowie Büffel lassen sich mit ihm zwar experimentell infizieren, reagieren klinisch aber nur mit Fieber bzw. nur mit Antikörperbildung.

Pathogenese, Symptome, Verlauf: Nach 5- bis 12tägiger Inkubation kommt es zu akuter Erkrankung, die bei epizootischen Ausbrüchen i. d. R. heftiger verläuft als sonst. In der Manifestationsphase wird das Virus über Speichel und Milch ausgeschieden, was bei in engem Kontakt mit den Kranken stehenden Artgenossen vermutlich zu Übertragung des Leidens auf oro-nasalem oder konjunktivalem Wege führen kann; jedenfalls ist es auf diese Weise experimentell transmissibel. Möglicherweise kann sein Erreger auch durch hämatophage Arthropoden (Zecken) oder iatrogen (Reihenimpfungen) verbreitet werden. Das meist zum Tode führende klinische Bild umfaßt Fieber, Freß- und Bewegungsunlust, Vergrößerung aller zugänglichen Lymphknoten, Tränen, Nasenausfluß und Speicheln, Durchfall, Petechien, z. T. auch Erosionen an den sichtbaren Schleimhäuten oder »Blutschwitzen« sowie mäßige normozytäre, normochrome Anämie, Lympho-, Eosino- und Thrombozytopenie. Terminal liegen die Patienten fest und zeigen u. U. Opisthotonus oder Krämpfe.

Sektion: Sämtliche Lymphknoten deutlich und oft extrem vergrößert sowie ödematisiert; Splenomegalie; multiple petechiale Blutungen subserös und submukös; Körperhöhlenflüssigkeiten vermehrt. *Histologisch* ist während der akuten Phase in den Lymphknoten schwere parafollikuläre Lymphoproliferation sowie follikuläre Atrophie festzustellen. Die Lungengefäße weisen stets diffus verteilte granulomatöse Veränderungen auf (= Verlegung englumiger Arterien und Venen durch in Pinozytose begriffene Makrophagen). Retikulumzellen, Lymphoblasten und Makrophagen enthalten kennzeichnende basophile feingranuläre sowie große intravakuoläre Einschlußkörperchen.

Diagnose: Die Erkennung des Leidens stützt sich auf Erkrankungsort (Indonesien) und betroffene Rinderart (Banteng), klinisches Bild, Nachweis von Einschlußkörperchen und serologische Befunde (ELISA). *Differentialdiagnostisch* sind Bösartiges Katarrhalfieber (Kap. 12.2.2), Hämorrhagische Septikämie (Kap. 4.2.3.1), Bovine Virusdiarrhoe/Mucosal Disease (Kap. 6.10.20) und Theileriose (Kap. 4.3.4.2) in Betracht zu ziehen.

Beurteilung: Die oft sehr verlustreiche JEMBRANA disease endet nach experimenteller Infektion in ⅙ der Fälle tödlich. Bei überlebenden Patienten bewirkt sie eine auf zeitlebens persistierender Infektion beruhende Prämunität; sie scheiden den Erreger aber nur bis zum 60. Tag nach der Infektion aus. Im Serum sind etwa ab 8. Woche p. inf. spezifische Antikörper nachzuweisen (ELISA, AGID); sie erreichen in der 23.–33. Woche maximale Titer und sind auch 59 Wochen p. inf. noch nachweisbar.

Behandlung: Keine wirksamen Maßnahmen bekannt; versuchsweise Tetracycline parenteral.

Prophylaxe, Bekämpfung: Quarantäne; eine Vakzine befindet sich in Entwicklung.

4.2.4 Parasitär bedingte Krankheiten der Blutgefäße

H.-D. GRÜNDER

4.2.4.1 Schistosomatose

Definition: Die in Venen parasitierenden Egel der Familie *Schistosomatidae*, insbesondere aber deren Infektionslarven und Eier, verursachen Gewebeveränderungen, die je nach Parasitenart in Leber, Darm-, Harnblasen- oder Nasenschleimhaut lokalisiert sind und bei starkem Befall ein entsprechendes, mit Durchfall, Hämaturie oder nasalen Stenosegeräuschen verbundenes chronisches Krankheitsbild hervorrufen.

Vorkommen: Die in ihrer Entwicklung an Wasser und warme Temperaturen gebundenen, wenig wirtsspezifischen Schistosomen kommen in begrenzten Gebieten der Subtropen und Tropen auch bei Rindern häufig vor, nicht jedoch in Europa. Die Erkrankung hat aber nur geringe praktische Bedeutung und verursacht infolge des meist subklinischen Verlaufes keine größeren wirtschaftlichen Verluste. Von den zahlreichen beim Rind vorkommenden Schistosomenarten sind als wichtigste die in den Venen der Pfortader, des Darmes und der Harnblase parasitierenden Vertreter *Schistosoma bovis* in Afrika und Asien, *S. mattheei* und *curassoni* in Süd- bzw. Westafrika sowie *S. spindale, S. indicum* und *S. japonicum* in Asien zu nennen; die in Nasenschleimhautgefäßen lebende Art *S. nasale* wird nur in Indien angetroffen. Außerdem kommen bei Rindern in Asien auch Pärchenegel der Gattung *Ornithobilharzia* vor.

Ursache, Parasitenbiologie: Die Infektion mit Schistosomen erfolgt perkutan bei Aufenthalt der Rinder in infizierten Gewässern oder durch Aufnahme der im Wasser umherschwimmenden Gabelschwanzlarven (Furkozerkarien) mit dem Tränkwasser. Nach Eindringen durch Haut oder Schleimhaut gelangen die Larven über venöse Gefäße, Herz und Lunge in den großen Kreislauf und damit je nach Parasitenart in das Blutgefäßsystem von Leber, Darmwand, Harnblasenwand oder Nasenschleimhaut, in deren Venen die zu Pärchen vereinigten Egel innerhalb weniger Wochen geschlechtsreif werden. Die nach Ablauf einer Präpatentperiode von 1–2 Monaten von den Weibchen in großer Zahl abgelegten Eier embryonieren während des Durchwanderns der Schleimhaut zum Organlumen hin und gelangen mit Kot, Harn oder Nasensekret in die Außenwelt. Die Weiterentwicklung der Parasiten ist an Wasser und das Vorkommen von Zwischenwirtschnecken (Planorbiden) gebunden, in welche das Mirazidium eindringt und dann innerhalb von 5–12 Wochen zur infektionsfähigen ausschwärmenden Schwanzlarve heranreift.

Während die perkutan einwandernden Larven und die in venösen Gefäßen parasitierenden adulten Pärchenegel beim Rind nur selten klinische Krankheitserscheinungen verursachen, erzeugen die in großen Mengen durch die Schleimhaut des Dick- und Blinddarms, der Harnblase oder der Nasenhöhle wandernden und dabei teilweise absterbenden Eier Gewebeschäden, die ausgeprägte Krankheitserscheinungen auslösen können.

Symptome, Verlauf: Die Erscheinungen sind je nach Sitz der Schistosomen verschieden. Größere oder flächenhafte *Darmwand-* und *Leberschäden* verursachen ein bis zur kachektischen Abmagerung fortschreitendes, mit wechselnden blutigen Durchfällen und Anämie verbundenes chronisches Krankheitsbild, bei einzelnen Rindern tritt gleichzeitig Hämaturie (Kap. 7.1.3.2) auf.

Bei stärkerem Schistosomenbefall der *Nasenschleimhaut* entsteht ein schniefendes nasales Stenosengeräusch und starker mukopurulenter oder blutiger Nasenausfluß. Die Atmung kann dabei zeitweise so hochgradig behindert sein, daß Abmagerung und Leistungsminderung auftreten. Auf der Nasenschleimhaut werden knötchen- oder blumenkohlartige, leicht blutende Granulationen festgestellt, welche vom Flotzmaul an die orale Hälfte der Nasenhöhle bedekken. Immunologische Vorgänge führen nach 2–3 Monaten zu einer Verminderung der Eiausscheidung.

Diagnose, Sektion: Die von infizierten Tieren jahrelang in großer Zahl ausgeschiedenen Schistosomeneier lassen sich regelmäßig im Kot, seltener auch im Harn oder im Nasensekret bzw. in der Nasenspülflüssigkeit nachweisen. Sie sind 50–500 µm groß, spindel- oder bumerangförmig und mit einem Stachel versehen. Serologische Untersuchungsverfahren (ELISA u. a.) können gleichfalls zur Diagnose benutzt werden.

Bei der Zerlegung werden Schleimhaut und Wand des Dünn- und Dickdarms bindegewebig verdickt sowie mit zahlreichen grau-weißen, stecknadelkopfgroßen Knötchen übersät gefunden. Ähnliche Veränderungen können auch in Leber, Harnblasenwand und Nasenhöhle vorhanden sein. In Schleimhautgeschabseln lassen sich mikroskopisch Schistosomeneier und im histologischen Präparat auch Eigranulome nachweisen, welche abgestorbene, oft verkalkte Eier enthalten.

Behandlung, Prophylaxe: Die chemotherapeutische Behandlung chronisch erkrankter Rinder mit Praziquantel (Droncit®) 3mal 10–30 mg/kg LM p. o. ist unwirtschaftlich. In Schistosomosegebieten kommt daher der Infektionsvorbeuge durch Auszäunung oder Absperrung infizierter Gewässer und der hygienischen Tränkwasserversorgung besondere Bedeutung zu.

4.2.5 Fütterungs-, vergiftungs- und haltungsbedingte Krankheiten der Blutgefäße

M. Stöber

Weitere alimentär und toxisch bedingte Krankheiten, bei denen die Blutgefäße mitbetroffen sind, werden anderenorts abgehandelt: *Enzootische Kalzinose* (Kap. 9.17.8), *Mutterkorn-* und *Rohrschwingelgrasvergiftung* (Kap. 12.3.3, 12.3.4), *Quecksilbervergiftung* (Kap. 7.1.6.1), *Giftschlangenbißfolgen* (Kap. 12.3.18), *chronische Adlerfarnvergiftung* (Kap. 7.2.4.2) sowie *hämorrhagische Diathesen* (Kap. 4.3.5.10). Am Krankheitsgeschehen der haltungsbedingten *exogenen Hyperthermie* (Kap. 10.6.4) sind die Blutgefäße ebenfalls beteiligt (Kap. 12.3.3 und 12.3.4).

4.2.5.1 Hypervitaminose D

Definition: Auf übermäßiger oraler bzw. parenteraler Zufuhr von Vitamin D_2 bzw. D_3* oder deren Metaboliten beruhende krankhafte Verkalkung von Weichgeweben (Endokard, Herzkranzgefäße, Nieren, u. U. auch Lungen), die klinisch in Apathie, Kreislauf- und Atemschwäche sowie Polyurie zum Ausdruck

* 1 IE ~ 0,025 mg kristallisiertes Vitamin D_3.

kommt. Bezüglich der kombinierten Hypervitaminose A/D_3 wird auf die »Hyänen«-Krankheit (Kap. 9.17.7) verwiesen.

Vorkommen, Ursachen, Pathogenese: Bei Untersuchungen zur Vorbeuge der Gebärparese durch hohe Dosen von Vitamin D_3 oder dessen Metaboliten* (Kap. 12.3.1) sind die genannten Folgen bei *Milchkühen* verschiedentlich beobachtet worden; besonders anfällig für solche Auswirkungen sind trächtige Kühe einen Monat vor dem Kalben. Einmalige parenterale Injektion von $> 15 \times 10^6$ IE Vitamin D_3 (oder $\geq$ 10malige orale Verabreichung von $10–20 \times 10^6$ IE Vitamin D_2/Tag) bedingt vermehrte Resorption von Ca aus dem Darm. Das löst anhaltende Hyperkalzämie und Hyperphosphatämie sowie vorübergehende Hypomagnesiämie aus, während der Plasmaspiegel an Vitamin-D-Metaboliten stark zunimmt. In der Folge kommt es nach Umwandlung interstitieller Grundsubstanz in Proteoglykane zu m. o. w. schwerwiegenden kardio-vaskulären und renalen, u. U. auch zu pulmonären Verkalkungen. Das Krankheitsgeschehen wird durch hohen Kalzium- sowie niedrigen Phosphat- und/oder Magnesiumgehalt der Nahrung oder intravenöse Gabe von Ca-Salzlösung gefördert.

Symptome, Verlauf: Nach intravenöser oder intramuskulärer Applikation überhöhter Dosen von Vitamin D_3 sind schockartige Unverträglichkeitsreaktionen (Zittern, Ataxie, Puls- und Atembeschleunigung, häufiger Absatz von Kot und Harn) beobachtet worden, die aber meist binnen einer halben Stunde wieder abklangen. 2–3 Wochen nach Überdosierung von Vitamin D_3 oder dessen Metaboliten stellen sich Milchrückgang, Freßunlust, Niedergeschlagenheit, Gewichtsverlust, rauhes Haarkleid, exspiratorische Dyspnoe, frequent-pochende Herztätigkeit und/oder Herzrhythmusstörungen, vermehrter Durst, häufiger Harnabsatz und Koteindickung ein; die Erkrankung kann zu allgemeiner Schwäche, Festliegen mit zeitweiliger Verkrümmung des Halses, zervikothorakalem Unterhautemphysem und zum Tod führen. Im Blutserum sind die Gehalte an Ca und anorganischem P deutlich erhöht.

Auf *Kälber* wirken wiederholte Gaben von 1×10^6 IE Vitamin D_3/Tier und Tag toxisch, wobei neben den vorgenannten Erscheinungen Haarausfall, Jugularispuls, Durchfall, verzögertes Wachstum, Steifigkeit und rasches Ermüden zu beobachten sind.

* In Deutschland, Österreich und der Schweiz sind 25-Hydroxycholekalziferol und Dihydroxycholekalziferol zur Zeit (2001) nicht als Tierarzneimittel registriert.

Sektion: Subintimale Verkalkungen am Herzen (Vorkammern und linke Kammer) sowie an Koronargefäßen und herznahen großen Gefäßstämmen (Aorta samt Aufzweigungen); die im übrigen unveränderte Aortenintima ist waben- und querrinnenartig gefältelt (Abb. 4-33, 4-34). Der Querschnitt größerer Arterien ist nicht rund, sondern flach-oval; beim Durchschneiden knirschen diese Gefäße unter dem Messer. Das Nierenmark weist trübgraue radiäre Streifung auf (Kalkniederschläge in den Sammelröhrchen); die Nierenkelche enthalten oft Kalkkonkremente. In ausgeprägten Fällen ist das Bindegewebsgerüst der nicht mehr kollabierenden Lunge verhärtet und knirscht beim Betasten; dann besteht oft auch interstitielles Lungenemphysem. Wenn die Erkrankung auf intramuskulärer Verabreichung von Vitamin D_3 beruht, sind im Bereich der Injektionsstelle(n) ebenfalls Verkalkungen festzustellen. *Histologisch* lassen sich die subintimalen Kalkniederschläge der Blutgefäße bis in die Media hinein verfolgen, deren elastische Fasern z. T. degeneriert sind.

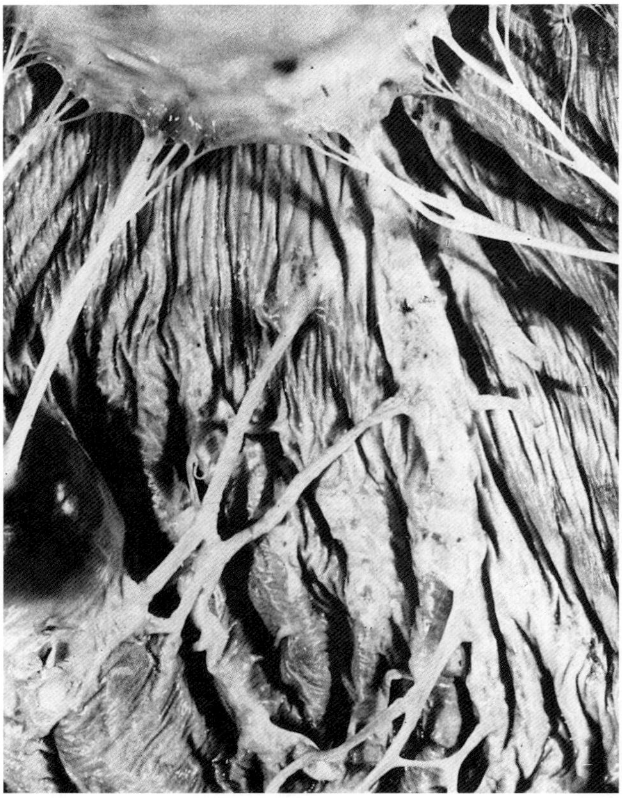

Abbildung 4-33 Hypervitaminose D: linke Herzkammer einer Kuh nach 30tägiger oraler Verabreichung von jeweils 30×10^6 IE Vitamin D_2 (zahlreiche Fältchen und kleinherdförmige, weißlich-opake Verdickungen des Endokards; CAPEN, HOLE & HIBBS, 1966)

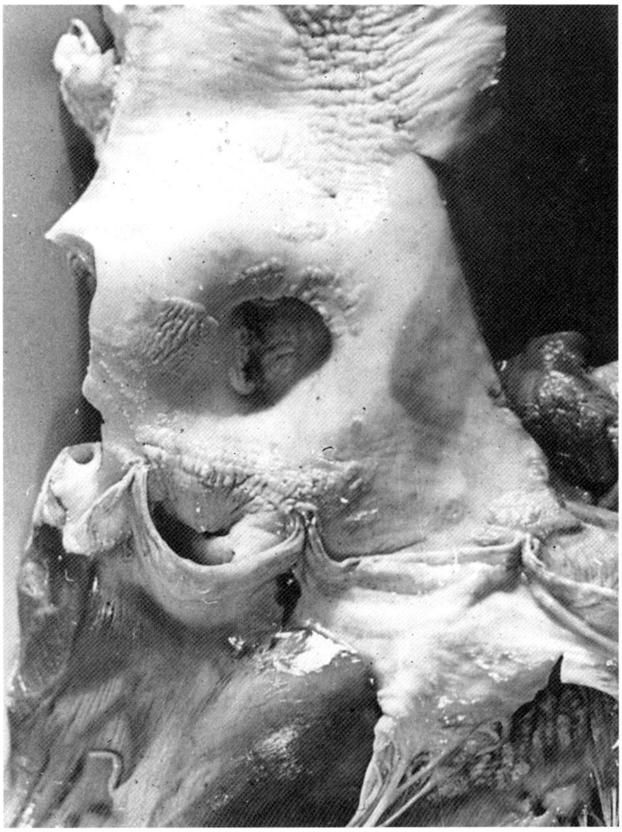

Abbildung 4-34 Subintimale Kalkeinlagerungen in der Aorta einer Kuh als Folge massiver Überdosierung von Vitamin D (LINDT, 1968)

■ **Diagnose:** Hypervitaminose D ist am lebenden Tier nur bei Kenntnis der krankmachenden Vorbehandlung zu vermuten und wird deshalb i. d. R. erst postmortal an den Weichgewebsverkalkungen erkannt. *Differentialdiagnostisch* ist v. a. Enzootische Kalzinose (Kap. 9.17.8) zu bedenken. Im *Schrifttum* wird wiederholt über anläßlich der Zerlegung von Rindern verschiedenster Altersklassen ermittelte, m. o. w. umfangreiche *Endokard-*, *Aorten-* oder *Arterienverkalkungen* berichtet, deren Ursache und klinische Auswirkungen unbekannt blieben; bemerkenswerterweise geht Paratuberkulose (Kap. 6.10.22) häufig mit arteriosklerotischen Verkalkungen einher. Verkalkte Knötchen finden sich auch in der Aortenwand bei Rindern, die von *Onchocerca armillata* befallen sind.

■ **Behandlung:** Eine wirksame Therapie ist nicht bekannt.

■ **Prophylaxe:** Einhaltung der üblichen Dosierungen für Vitamin D_3, insbesondere bei Kälberbehandlungen und bei der Prophylaxe der Hypokalzämischen Gebärparese (nämlich 50 000–250 000 IE/Kalb bzw. 10×10^6 IE/Kuh). Vor parenteraler Verabreichung von Vitamin D_3 ist eine etwaige, über das Kraftfutter erfolgende Versorgung mit diesem Vitamin zu berücksichtigen.

4.2.6 Tumorkrankheiten der Blutgefäße

M. STÖBER

Teleangiektasien sind bluthaltige Erweiterungen von Endkapillaren, also keine mit Gewebezubildung einhergehenden Geschwülste; sie werden jedoch mitunter fälschlich als Hämangiome (s. u.) bezeichnet. Beim Rind ist die Leber das bevorzugt von Teleangiektasie betroffene Organ (Kap. 6.13.7).

4.2.6.1 Hämangiome und Hämangioendotheliome

Diese Geschwülste sind gutartig-reifzellige bzw. bösartig-unreifzellige Endotheltumoren unbekannter Ätiologie mit eigenem bindegewebigem Stroma, die beim Rind teils schon angeboren vorliegen, teils erst im späteren Leben, und zwar solitär oder multipel in Erscheinung treten. Die meisten Beobachtungen betreffen äußerlich erkennbare benigne Hämangiome von Haut oder Maulschleimhaut (= bovine kutane Angiomatose). Seltener sind Serosen, Hirn, Rückenmark, Herz oder Harnblase mitbefallen (= bovine juvenile Angiomatose). Außerdem liegen Berichte über maligne Hämangioendotheliome von Haut und Muskulatur/Knochen oder inneren Organen (Lunge, Leber, Harnblase) bei chronischer Adlerfarnvergiftung (Kap. 7.2.4.2) vor. Beide Tumorarten können je nach Lokalisation und Umfang zu Funktionsstörungen oder zum Verbluten führen (Abb. 4-35).

Solche »Blutschwämmchen« oder »Blutwarzen« stellen erbsen- bis hühnereigroße, nur von dünnem, leicht lädierbarem Epithel überzogene dunkelrote,

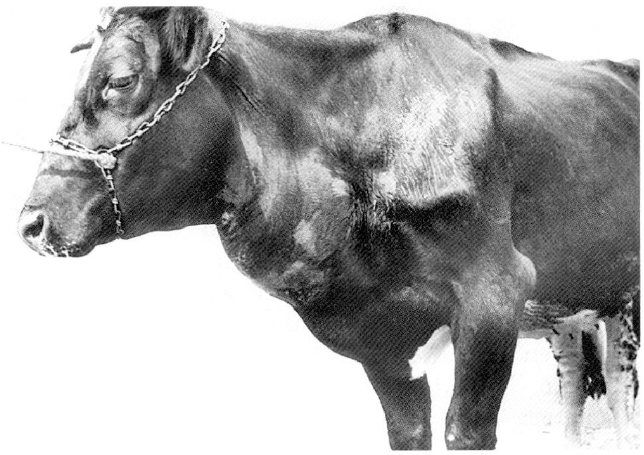

Abbildung 4-35 Umfangreiches Hämangiom am Hals

weiche und druckunempfindliche Umfangsvermehrungen dar, die der Haut oder Schleimhaut breit aufsitzen und deren Niveau m. o. w. deutlich überragen. Im Maul junger Kälber findet sich die auch als Epulis granulomatosa s. angiomatosa bezeichnete Gefäßgeschwulst meist in Nachbarschaft abnorm sitzender Schneidezähne und behindert Tränke- sowie Nahrungsaufnahme. Jede mechanische Irritation führt hier ebenso wie bei Hämangiomen und Hämangioendotheliomen der Haut zu m. o. w. lange anhaltender Blutung. Hämangioendotheliome nehmen im Gegensatz zu den gut abgegrenzten Hämangiomen bald an Größe zu und neigen zu infiltrativ-destruktivem Einwuchern in Nachbarorgane. Diagnose und prognostische Beurteilung stützen sich auf klinisches Bild und histologischen Befund einer Gewebeprobe. Differentialdiagnostisch sind hämorrhagische Diathesen (Kap. 4.2.3.1, 4.2.3.2, 4.3.1.7, 4.3.1.8, 4.3.3.6 und 4.3.5.10), Caro luxurians (Kap. 2.2.9) und generalisierte Mastozytose (Kap. 4.4.4.3) zu bedenken. Hämangiome der Maulschleimhaut und solche der Haut sprechen auf sachgemäße Exzision (bei Epulis angiomatosa zudem Extraktion der verlagerten Inzisiven), Thermo- oder Kryokauterisation gut an; bei Vorliegen multipler Hämangiome der Haut ist aber mit zusätzlichem Befall innerer Organe zu rechnen. Bei Hämangioendotheliomen (früher = »Hämangiosarkome«) ist von Behandlungsversuchen abzusehen.

4.3 Krankheiten des Blutes

4.3.1 Erbliche und andersbedingte Mißbildungen des Blutes

M. Stöber

4.3.1.1 Bovine hereditäre Polyzythämie

Einfach autosomal-rezessiv erbliche, im Laufe des 2. Lebensmonats manifest werdende Vermehrung der Erythrozytenzahl im peripheren Blut auf 15–25 × $10^6/mm^3$ (Hb-Gehalt: 19–29 %; Ht: 60–80 %), die auf beschleunigter Bildung roter Blutkörperchen beruht und bislang nur beim Jersey- und Hereford-Rind (USA) beobachtet wurde. Merkmalsträger geben sich durch verzögerte Entwicklung, Lethargie, Dyspnoe sowie auffallende Blutfülle von Haut und sichtbaren Schleimhäuten, mitunter auch durch rezidivierende Tympanie und/oder tetanoide Erscheinungen zu erkennen; etwa die Hälfte von ihnen verendet innerhalb des ersten Lebensjahres an Lungenstauung. Soweit sie (etwa durch wiederholten Aderlaß) überleben und das zweite Jahr erreichen, pflegen die Symptome allmählich zurückzugehen. *Differentialdiagnostisch* sind dehydratationsbedingte Hämokonzentration (Kap. 4.3.6.1) und sekundär, z. B. infolge angeborenen Herzfehlers, eintretende Polyzythämie (Kap. 4.3.2.2) zu bedenken.

4.3.1.2 Bovine erythropoetische Porphyrie

Ein der Güntherschen Krankheit des Menschen entsprechender einfach autosomal-rezessiv erblicher Mangel an Uroporphyrinogen-III-Kosynthase. Dieser Enzymdefekt bedingt abnormen Anfall von zur Hämoglobinbildung unbrauchbarem Uroporphyrin I im Serum. Das auch als Uroporphyrie, Koproporphyrinurie oder »pink tooth« bezeichnete Leiden ist in Australien, Bulgarien, Dänemark, Deutschland, im Vereinigten Königreich, in Österreich, Jamaika, Japan, Kanada, Spanien, Südafrika und den USA beim Shorthorn-, Hereford-, Ayrshire-, HF-, Sofioter sowie beim roten und schwarzen Jamaica-Rind beobachtet worden. Die Lebenszeit der Erythrozyten solcher sich meist nur schlecht entwickelnder Tiere ist – v. a. bei Sonneneinstrahlung – verringert, weshalb sie m. o. w. anämisch erscheinen. Bei Aufenthalt im Freien bedingt das im Serum befindliche Uroporphyrin I primäre Photosensibilität, was sich an unpigmentierten Stellen der Haut und äußerer Schleimhäute als entzündliche Reaktion zu erkennen gibt; solche Haut zeigt dann, v. a. im dorsalen Bereich, anhaltende Erosionen, hyperkeratotische Schuppung und Haarausfall. Betroffene Kälber lagern Uroporphyrin I in Nieren sowie Hartgeweben ein und scheiden es als Koproporphyrin I laufend über Kot und Harn aus. Hierauf beruhen ihre »Ebenholznieren«, die bei Weidegang einsetzende portweinähnliche Harnverfärbung sowie die schokoladenbraune Pigmentierung von Zähnen (Dentin, Zement) und Knochen; auf Querschnitten durch Röhrenknochen ist diese Pigmentierung infolge periodischen Uroporphyrin-I-Anfalls jahresringartig-konzentrisch angeordnet (Abb. 4-36). Zähne, Urin und

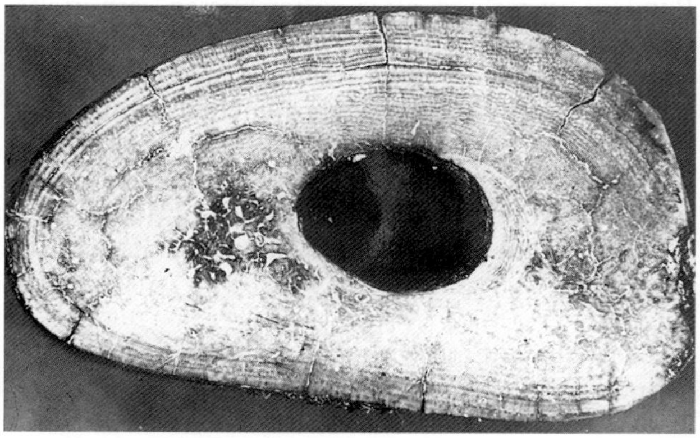

Abbildung 4-36 Unterkieferquerschnitt eines an erythropoetischer Porphyrie leidenden Rindes mit jahresringartiger Anordnung stark und schwach porphyrinhaltiger Knochenlamellen (Grünberg & Makart, 1962)

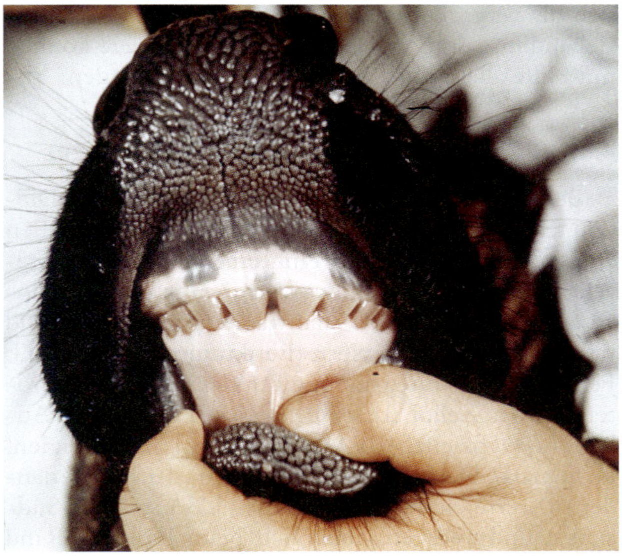

Abbildung 4-37 Bovine erythropoetische Porphyrie: Braunfärbung der Milchschneidezähne bei Tageslicht (Wass & Hoyt, 1965)

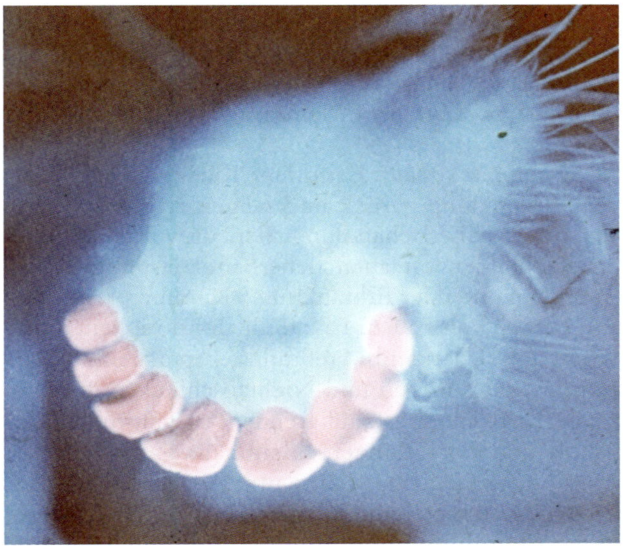

Abbildung 4-38 Rote Fluoreszenz der Inzisiven des Kalbes von Abb. 4-37 im ultravioletten Licht (Wass & Hoyt, 1965)

Knochen fluoreszieren im UV-Licht rosa-orange. Verdacht auf erythropoetische Porphyrie ergibt sich bei chronischer Photosensibilität und auffälliger Braunfärbung der Schneidezähne (Abb. 4-37 bis 4-39) Die *Diagnose* wird durch Ermittlung des Koproporphyringehalts im Harn gestellt. Er beträgt bei den Merkmalsträgern durchschnittlich 90, bei den klinisch normal erscheinenden Überträgertieren durchschnittlich 65, bei gesunden Rindern dagegen nur durchschnittlich 50 mg/100 ml. *Differentialdiagnostisch* sind Hämoglo-

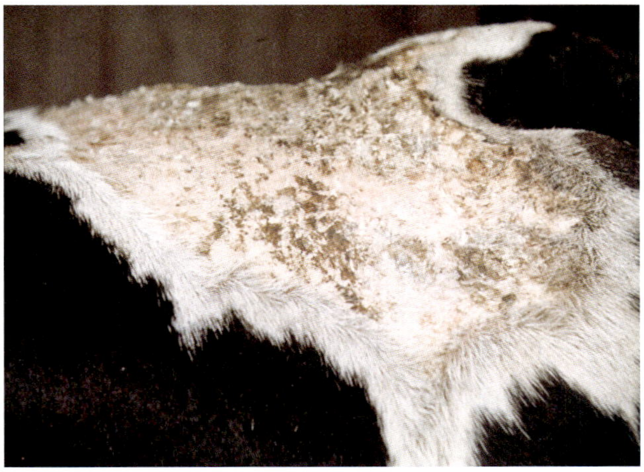

Abbildung 4-39 Lendenbereich des Tieres von Abb. 4-37 mit chronischer, photosensibilitätsbedingter Dermatitis (Wass & Hoyt, 1965)

binurien (Kap. 4.3.3.2, 4.3.4.1, 4.3.5.5 bis 4.3.5.9, 7.1.4.3, 10.5.3), Myoglobinurie (Kap. 9.17.2) sowie anderweitige Photosensibilitätsreaktionen (Kap. 2.2.7.3) zu bedenken. *Beurteilung*: Merkmalsträger eignen sich nur zur Stallhaltung. Sie sind samt Eltern von der Zucht auszuschließen.

4.3.1.3 Bovine erythropoetische Protoporphyrie

Ein bislang in Argentinien, Australien, Frankreich, Österreich und den USA beim Limousin- und Blonde d'Aquitaine-Rind festgestellter einfach autosomal-rezessiv hereditärer Mangel an Ferrochelatase, der zur Anhäufung von Protoporphyrin in den roten Blutkörperchen führt. Dieser Hämvorläufer kann infolge zugleich vorliegender verminderter Globinsynthese nicht intraerythrozytär gebunden werden. Ins Plasma gelangt, bedingt Protoporphyrin hochgradige Photosensibilität. Sie äußert sich bei Aufenthalt im Freien in Lichtscheu, Aufsuchen von Schatten sowie rasch aufschießenden Erythemen an schwächer pigmentierten Körperstellen (Flotzmaul, Lippen, Augenlider, Ohrränder, Vulva), die alsbald exsudieren und ulzerieren; deshalb zeigen weidende Merkmalsträger starke, offensichtlich »sonnenbrand«-bedingte Unruhe; mitunter wurden zudem Ataxie und epileptiforme Krämpfe beobachtet. Werden solche Kälber nicht aufgestallt, so gehen sie aufgrund sekundärer Infektion ihrer Hautläsionen bald an Pyämie ein. Im Gegensatz zur Uroporphyrie (s. o.) sind Zähne, Harn und Knochen bei Protoporphyrie nicht verfärbt. Histologisch sind Ansammlungen von goldbraunem Pigment in Leberzellen, Kupfferschen Sternzellen und Sinusendothelien festzustellen, das im polarisierten Licht doppeltbrechende »Malteserkreuze« zeigt. Die Diagnose stützt sich auf den Gehalt einer bis zur

Untersuchung im Dunklen aufzubewahrenden (!) Blutprobe an freiem Protoporphyrin; er beträgt bei gesunden, heterozygot bzw. homozygot veranlagten Rindern 46, 141 bzw. > 35875 µg/dl Erythrozyten; derart gelagertes Blut fluoresziert kurzzeitig im UV-Licht. Das Leiden läßt sich auch durch Ermitteln einer auf 5–20% der Norm verminderten Aktivität der Gewebs-Ferrochelatase nachweisen.

4.3.1.4 Bovine konnatale Erythrozytendeformationen

Das auch *Sphärozytose* genannte Leiden äußert sich in kugelförmigen roten Blutkörperchen von verminderter osmotischer Resistenz, in hämolytischer Anämie, verzögerter körperlicher Entwicklung, Ikterus, erhöhter Herzfrequenz sowie Dyspnoe. Das derzeit nur bei Japanisch-Schwarzen Kälbern bekannte Leiden beruht auf semiletaler, autosomal-unvollständig-dominant bedingter Membranschwäche (Band-3-Protein-Mangel). Ein ähnlicher, in Japan auch beim Holstein-Rind aufgetretener Defekt ist die mit leichter Anämie und vermindertem Plasma-Eisengehalt verbundene hereditäre *Poikilozytose;* sie ist vermutlich Ausdruck einer fehlerhaften Zusammensetzung des 4.2-Membran-Proteins. Die bislang nur in der Schweiz bei Simmental-Kälbern beobachtete *Akanthozytose* (mit stechapfelähnlichen Erythrozyten) geht ebenfalls mit Anämie einher; sie läßt sich durch Bluttransfusion sowie parenterale Eisengaben günstig beeinflussen.

4.3.1.5 Bovines Chédiak-Higashi-Syndrom

Das der gleichnamigen Krankheit des Menschen entsprechende Leiden beruht auf einfach autosomal-rezessiv erblicher Minderung der phagozytoselenkenden Chemotaxis neutrophiler Granulozyten sowie Monozyten und wird von melanozytärer Pigmentverdichtung begleitet. Dieser Erbfehler wurde bislang in Kanada, Japan, den Niederlanden und USA beim Hereford-, Brangus- und Japanisch-Schwarzen Rind beobachtet. Er äußert sich klinisch in Entwicklungshemmung, hellerer Färbung (unvollständiger Albinismus) von Haarkleid, Haut und Augen (Iris: grau), Lichtscheu, vermehrter Neigung zu Nabel- und subkutaner Blutung, Anämie sowie Anfälligkeit gegenüber Infektionen von Haut, Atmungs- und Verdauungsapparat (→ multiple Abszesse, Bronchopneumonie bzw. Enteritis). Die Mehrzahl der Merkmalsträger stirbt daher schon im ersten Lebensjahr. Ihre Granulozyten und Monozyten zeigen intrazytoplasmatische Riesen-Lysosomgranula; ihren Thrombozyten fehlen die dichten Körnchen. Die Sektion ergibt Ulzerationen an Ohren, Zunge und Schlund, Abszesse in Lunge, Vormägen und Leber sowie Zysten in der Harnblasenwand; sämtliche Lymphknoten erweisen sich als vergrößert und ödematisiert. Eine wirksame Behandlung ist nicht bekannt. Überträgertiere können mit Hilfe allelspezifischer PCR ermittelt werden.

4.3.1.6 Bovine Leukozyten-Adhäsions-Defizienz

Definition, Ursache, Vorkommen, Pathogenese: Diesem Defekt liegt ebenso wie dem entsprechenden Erbfehler des Menschen eine einfach autosomal-rezessiv erbliche Störung des Vermögens der Granulozyten zugrunde, sich Gefäßwänden anzulagern und ins Gewebe auszuwandern (Punktmutuation D128G: Fehlen von β_2-integrinem CD11a/CD18-Glykoprotein an der Zelloberfläche). Bovine Leukozyten-Adhäsions-Defizienz (BLAD) ist bislang in Belgien, Dänemark, Deutschland, Frankreich, den Niederlanden, Österreich, Polen, Japan, den USA sowie in Südafrika, und zwar ausschließlich beim Holstein-Rind beobachtet worden, nachdem der Anteil heterozygot BLAD-veranlagter Nachkommen des US-Holstein-Bullen »Osborndale Ivanhoe 43-189 870« in den 1980er Jahren linienzuchtbedingt stark zugenommen hatte. Das bei homozygoten Merkmalsträgern auftretende klinische Bild des Leidens wird durch Insuffizienz ihrer granulozytären Infektabwehr bestimmt. *Andere Bezeichnungen*: bovine Granulozytopathie oder Hagemoser-Takahashi-Syndrom.

Symptome, Verlauf: Betroffene Kälber bleiben in ihrer Entwicklung zurück und neigen zu rezidivierender, auf übliche Behandlung allenfalls vorübergehend ansprechender, oft auch fieberhafter respiratorischer und/oder enteraler Erkrankung (»Kümmerer«). Dabei zeigen sich von Fall zu Fall: Teilnahmslosigkeit, rauhstruppiges Haarkleid, Freßunlust, Speicheln, trägemümmelndes Kauen und Nichtabschlucken des Futters, hartnäckig granulierende Ulzerationen der Maul- und/oder Zungenschleimhaut, Zahnfleischregression, freiliegende Zahnwurzeln, Zahnausfall, perialveoläre Auftreibung des Unterkiefers, verminderte Wiederkau- und Pansentätigkeit, Durchfall, Dyspnoe, laryngealer Stridor sowie verzögerte Heilung akzidenteller Wunden (Abb. 4-40 bis 4-42). Hämatologisch besteht ausgeprägte neutrophile Granulozytose (> 30000 Leukozyten/mm^3 Blut bei nur geringem Anteil jugendlicher Zellen), Hyperproteinämie (durchschnittlich 80 g/l), Hypoalbumin- und Hyper-γ-Globulinämie sowie Hypoglykämie. Fortschreitende unterernährungsbedingte Entkräftung führt schließlich zum Festliegen und innerhalb zweier Monate bis eines Jahres zum Tode (50 bzw. fast 100% der Merkmalsträger). Experimentell erweist sich auch die vakzinationsbedingte Immunantwort der BLAD-Merkmalsträger (Proliferation peripherer mononukleärer Blutzellen, Zunahme der γ-Globuline im Serum) als deutlich vermindert.

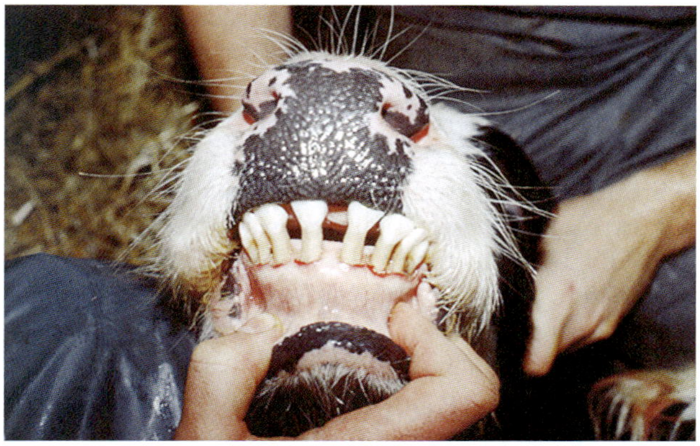

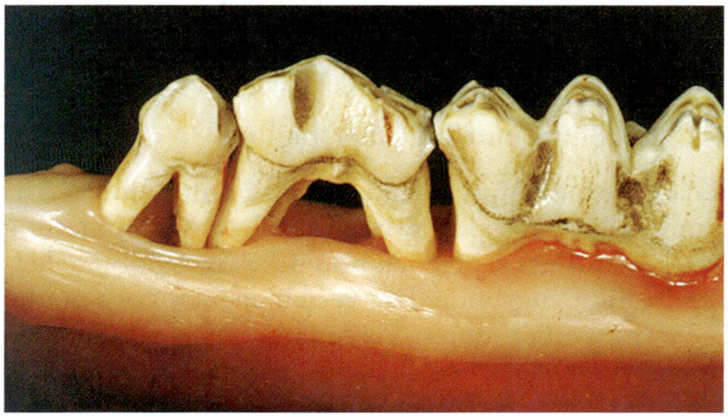

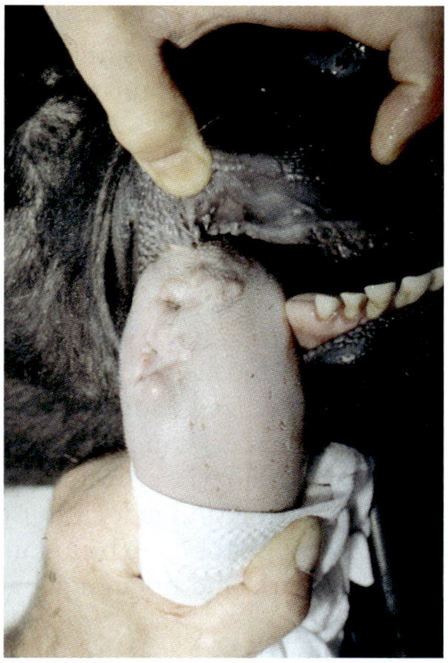

Abbildung 4-41 BLAD: schleppende Abheilung eines stark granulierenden Zungengeschwürs

Bovine Leukozyten-Adhäsions-Defizienz (BLAD):
Abbildung 4-40 (oben): chronische Zahnfleischentzündung, Schneidezahnhälse freiliegend
Abbildung 4-42 (Mitte): vorzeitiger Ausfall von Prämolaren
Abbildung 4-43 (unten): mit starker Fibrinausschwitzung verbundene Ulzeration der Kehlkopfschleimhaut

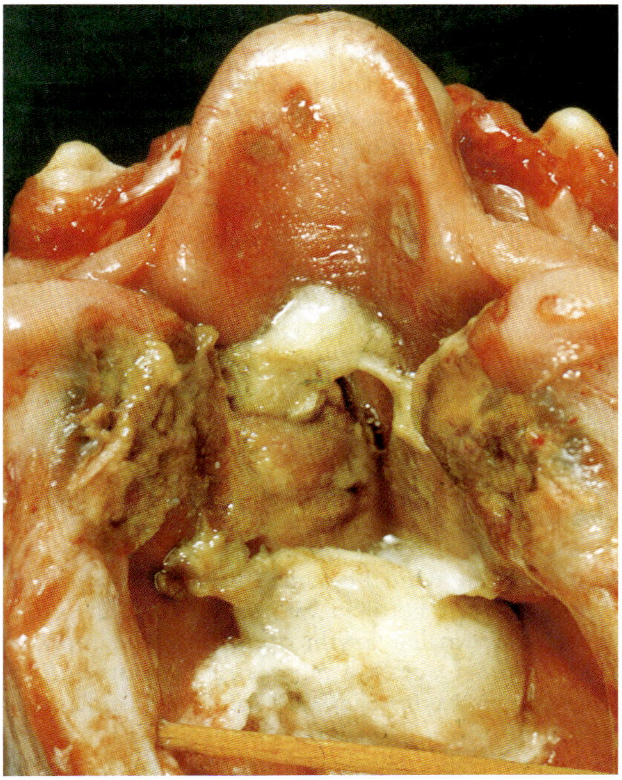

Abbildung 4-44 BLAD: multiple hartnäckige Dünndarmgeschwüre

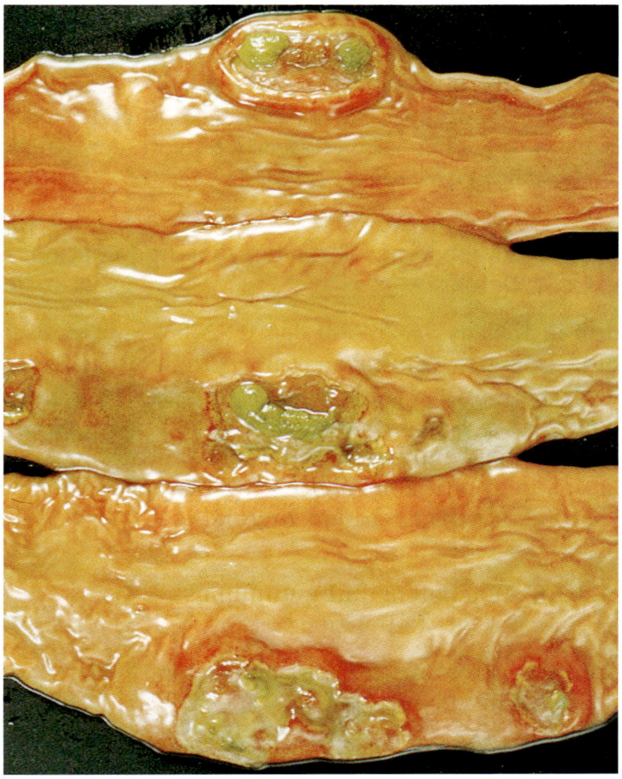

Sektionsbefunde (Abb. 4-43, 4-44): Außer den bereits geschilderten Läsionen der Maulhöhle sind m. o. w. ausgeprägte, fibrinbedeckte Ulzerationen an den Schleimhäuten des Atmungs- und/oder Verdauungsapparates sowie bronchopneumonische Veränderungen festzustellen. Die Dünndarmschleimhaut weist oft bis zu walnußgroße submuköse »Abszesse« auf, die konzentrisch geschichtet geronnenes Fibrin enthalten. Sämtliche schleimhautassoziierten lymphatischen Einrichtungen des Respirations- und Digestionstraktes sind deutlich vergrößert sowie ödematisiert; die Milz zeigt follikuläre Hyperplasie. *Histologisch* fehlt in der Umgebung der o. a. Ulzerationen jegliche granulozytäre Infiltration; benachbarte kleinere Blutgefäße sind jedoch mit neutrophilen Granulozyten »vollgestopft«. Myelo- und erythropoetisches Knochenmark sind hochgradig aktiviert.

Diagnose: Klinisches Bild und Vorfahrenanalyse lenken den Verdacht auf BLAD. Homo- und heterozygote Veranlagung zu diesem Erbleiden sind mittels Blut-, Sperma- oder Gewebeproben molekularbiologisch (DNA-PCR), erstere auch immunologisch (mittels mAK) nachweisbar. *Differentialdiagnostisch* sind zu berücksichtigen: Epitheliogenesis imperfecta (Kap. 2.2.1.5), Epulis angiomatosa (Kap. 4.2.6.1, 6.1.12), Mucosal Disease (Kap. 6.10.20) und andersbedingte Stomatitiden (Kap. 6.1.1 ff.), anderweitige Laryngitis (Kap. 5.2.2 ff), Endokarditis (Kap. 4.1.2.4), Kälberseptik- und -pyämien (Kap. 4.3.3.1) sowie CHÉDIAK-HIGASHI-Syndrom (Kap. 4.3.1.5).

Beurteilung, Prophylaxe: Der Verlauf von BLAD ist nur durch Transplantation gesunden Knochenmarks beeinflußbar. Merkmalsträger sollten abgeschafft, männliche Überträgertiere von der Zucht ausgeschlossen werden.

4.3.1.7 Angeborener Thrombozyten-Aggregations-Defekt

Ein in Kanada, Japan und den USA bei Simmentaler und Japanisch-Schwarzen Kälbern festgestellter einfach autosomal-rezessiv erblicher Fehler, der sich in krankhafter Blutungsneigung (Kap. 4.3.5.10) zu erkennen gibt. Ihm liegt eine mittels Zugabe von Adenosindiphosphat zum Blut nachweisbare Störung der Thrombozytenaggregation zugrunde.

4.3.1.8 Angeborene Blutgerinnungs-faktor-XI-Defizienz

Einfach autosomal-rezessiv hereditäres Fehlen von Plasma-Thromboplastin-Antecedent (PTA), das beim Holstein-Rind im Vereinigten Königreich, in Kanada und den USA beobachtet wurde. Der mit dem Leben der Merkmalsträger vereinbare Erbfehler äußert sich in vermehrter Blutungsneigung (Kap. 4.3.5.10). Homozygot veranlagte Tiere sind an ihrer deutlich verlängerten aktivierten partiellen Thromboplastin-Zeit (APTT) zu erkennen; ihre Prothrombin- und Thrombin-Zeit erweist sich als normal. Heterozygote Überträgertiere lassen sich wegen starker Streuung ihrer APTT-Werte nicht klar von gesunden Rindern abgrenzen.

4.3.2 Unspezifisch bedingte Krankheiten des Blutes

H.-D. GRÜNDER

4.3.2.1 Blutarmut/Blutübertragung

Definition: Akut oder chronisch auftretender Anämie liegt eine relative oder absolute Verminderung der roten Blutkörperchen und des Hämoglobingehaltes im Blut zugrunde. Die verschiedenen Formen des Leidens werden durch Veränderungen des Blutvolumens *(Blutungsanämien)* sowie durch Störungen der Bildung oder des Abbaus der roten Blutkörperchen und des Blutfarbstoffs (*Blutbildungs-* und *Blutauflösungsanämien*) hervorgerufen. Seine klinischen Erscheinungen sind durch blasse oder ikterische Verfärbung der nichtpigmentierten Haut und der Schleimhäute sowie durch Kreislaufstörungen charakterisiert.

Formen, Vorkommen, Ursache: Die krankhafte *Verminderung der roten Blutkörperchen* und/oder des Hämoglobingehaltes im strömenden Blut wird klinisch als Blutarmut (Anämie) bezeichnet. In Übersicht 4-1 sind die Ursachen der wichtigsten Anämien des Rindes aufgeführt, bei denen entsprechend ihrer Pathogenese drei Hauptformen unterschieden werden:

➤ *Hämorrhagische* oder *Blutungsanämien* entstehen durch Verminderung der Gesamtblutmenge infolge Blutverlust nach außen, in Organ- und Körperhöhlen oder in die Gewebe; als Ursachen spielen traumatische, toxische und geschwulstbedingte Gefäßschädigungen, blutsaugende Parasiten und Blutgerinnungsstörungen die Hauptrolle (s. Blutung und hämorrhagische Diathesen, Kap. 4.2.2.2 und 4.3.5.10).

➤ Den *hämolytischen* oder *Blutauflösungsanämien* kommt beim Rind besonders häufig klinische Bedeutung zu; sie beruhen auf einem krankhaft gesteigerten intravasalen Erythrozytenzerfall (Hämolyse), der entweder auf Störungen der Blutisotonie, die Einwirkung bakterieller und im Futter enthaltener Giftstoffe oder auf Befall mit Blutparasiten zurückzuführen ist. Dabei gelangt der aus den zerstörten roten

Übersicht 4-1 Wesen und Ursachen der wichtigsten Anämien beim Rind

Ursachen	Wesen		
	hypoplastische Anämien	hämolytische Anämien	hämorrhagische Anämien
mißbildungs-bedingt:	Porphyrie (Kap. 4.3.1.1, 4.3.1.2)	Sphärozytose (Kap. 4.3.1.4)	Thombozyten-Aggregationsdefekt (Kap. 4.3.1.7), Gerinnungsfaktor-XI-Defizienz (Kap. 4.3.1.8)
unspezifisch bedingt	–	–	posttraumatische und postoperative Blutungen (Kap. 4.2.2.2)
infektions-bedingt:	Endokarditis (Kap. 4.1.2.4), chronisch-pyämische Prozesse (Kap. 4.3.3.1)	bazilläre Hämoglobinurie (Kap. 4.3.3.2), Leptospirose (Kap. 7.1.4.3), Anaplasmose (Kap. 4.3.3.3)	lymphatische Leukose erwachsener Rinder (Kap. 3.1.3.1), hämorrhagische Septikämie (Kap. 4.2.3.1), Pyelonephritis (Kap. 7.1.4.2), Infektion mit dem BVD-Virus Typ II (Kap. 6.10.20)
parasitär bedingt:	Magendarmwurmkachexie (Kap. 6.11.2)	Babesiose (Kap. 4.3.4.1), Theileriose (Kap. 4.3.4.2), Trypanosomose (Kap. 4.3.4.3)	Kokzidiose (Kap. 6.11.5), Hämonchose (Kap. 6.11.2), Läuse- oder Zeckenbefall (Kap. 2.1.4.2, 2.2.4.4)
mangel-bedingt:	Eisenmangel (Kap. 4.3.5.1), Kupfermangel (Kap. 12.3.11), Kobaltmangel (Kap. 4.3.5.2)	–	–
fütterungs- und vergiftungsbedingt:	Molybdänose (Kap. 12.3.12), chronische Bleivergiftung (Kap. 10.5.12)	Rübenblatt-, Kohl-, Raps-, Zwiebel- und Bingelkrautanämie (Kap. 4.3.5.5 bis 4.3.5.8), chronische Kupfervergiftung (Kap. 4.3.5.9), Tränkehämoglobinurie (Kap. 10.5.3)	fütterungsbedingte hämorrhagische Diathesen (Kap. 4.3.5.10), Strahlensyndrom (Kap. 12.5.2)
sensibilisierungs-bedingt:	–	Isoerythrolytischer Ikterus des Kalbes (Kap. 4.3.7.2), Bluttransfusionszwischenfälle (Kap. 4.3.2.1)	–
tumor-bedingt:	Jungtierleukose (Kap. 4.4.1) und andere die Erythropoese beeinträchtigende Knochenmarkstumoren (Kap. 4.4.4)	–	Thrombozytopenie-bedingende Knochenmarkstumoren (Kap. 4.4.3)

Blutkörperchen austretende Blutfarbstoff in das Blutplasma (Hämoglobinämie) und wird teilweise auch mit dem Harn ausgeschieden (Hämoglobinurie, Kap. 7.1.3.2).

➤ *A- oder hypoplastische* und auch als *Mangel- oder Blutbildungsanämien* bezeichnete Formen der Blutarmut werden entweder durch direkte Knochenmarksschädigung (Atrophie, Toxine, radioaktive Strahlen, Malignome) oder durch angeborene oder mangelbedingte Störung der Hämoglobinbildung ausgelöst (Kap. 4.3.1.1, 4.3.5.1, 4.3.5.2 und 4.4.1). Bei solchen Schädigungen des Knochenmarks wird oft auch dessen myelo- und thrombopoetische Funktion (Kap. 4.4.2 und 4.4.3) beeinträchtigt, so daß im Blut gleichzeitig eine Verminderung der Granulozyten und Thrombozyten vorliegt (Panzytopenie).

Im Gefolge verschiedener Formen der Blutarmut werden außerdem Bildung und Abbau der roten Blutkörperchen sekundär beeinflußt, wodurch unreife oder überalterte Erythrozytenformen oder nach Größe, Form und Blutfarbstoffgehalt von der Norm abweichende rote Zellen im peripheren Blut auftreten. Entsprechend dem mittleren Volumen und der durchschnittlichen Hämoglobinkonzentration der roten Blutkörperchen sind somit mikrozytäre, normozytäre und makrozytäre sowie normochrome und hypochrome Anämien zu unterscheiden. Klinisch sind außer der Art der Blutarmut schließlich leichte ($3{,}5–4{,}5 \times 10^6$ Erythrozyten/µl), mittelgradige ($2{,}5–3{,}5 \times 10^6$ Erythrozyten/µl) und schwere Anämien ($< 2{,}5 \times 10^6$ Erythrozyten/µl) voneinander abzugrenzen.

Übersicht 4-2 Differenzierung der Anämieformen beim Rind

Anämieform	Mittleres Volumen der Erythrozyten	Mittlerer Hämoglobingehalt der Erythrozyten	Serumeisen	Totale Eisenbindungskapazität (Serum)	Freie Eisenbindungskapazität (Serum)	Serumferritin
Eisen-Mangelanämie	↓	↓	↓	↑	↑	↓
Nichteisen-Mangelanämie	↓	↓	↑	∅	∅–↓	∅–↓
Megaloblastäre Anämie	∅–↑	∅–↑	↑	∅–↓	∅–↓	∅
Hämolytische Anämie*	∅	∅	↑	∅	↓	∅–↑
Hämorrhagische Anämie*	∅	∅	∅	∅	∅	∅
Hypoplastische Anämie	∅–↑	∅–↑	↑	∅–↓	∅	↑
Anämien bei chronischen Erkrankungen (Infektionen, Tumoren)	↓	↓	↓	↓	∅–↑	∅–↑

* Frühphase der Anämie; die Parameter können sich später in Richtung Eisen-Mangelanämie verschieben

Symptome, Verlauf: Bei Blutarmut wird das klinische Bild hauptsächlich von Ursache, Ausmaß und Dauer der Erythrozytenverminderung bestimmt. Während allgemeine Symptome bei *leichter Anämie* meist fehlen, tritt nach Absinken des Erythrozyten- und Hämoglobingehaltes um > 30 % i. d. R. eine ausgeprägte Störung des Allgemeinbefindens auf. Solche Patienten sondern sich auf der Weide oder im Laufstall von der Herde ab, bewegen sich nur ungern oder langsam, liegen viel und weisen alle Zeichen der Körperschwäche auf. Bei laktierenden Kühen sinkt die Milchleistung merklich ab. Chronische Blutarmut führt außerdem zu herabgesetzter Futteraufnahme und entsprechend schlechtem Ernährungs- und Entwicklungszustand; das Haarkleid wird dann struppig-glanzlos und die Haut derb.

Ein typisches Zeichen der Blutarmut stellt die nur bei den hämolytischen Anämien auch mit Ikterus (Kap. 6.13.2) verbundene Blässe der unpigmentierten Haut (z. B. an Euterspiegel, Zitzen oder Hodensack) und der Schleimhäute dar (Abb. 4-45). Gleichzeitig sind die Episkleralgefäße nur schwach gefüllt und daher undeutlich zu erkennen. Die anämiebedingte Kreislaufschwäche kommt in einer kompensatorisch beschleunigten (> 100 Schläge/min) und verstärkten Herztätigkeit (pochende Herztöne) zum Ausdruck (Kap. 4.2.2.1). Die übrigen Krankheitserscheinungen (Fieber, Verdauungsstörungen, Hämoglobinurie u. a. m.) werden von der auslösenden Ursache bestimmt und sind deshalb bei den einzelnen Formen der Anämie unterschiedlich.

Bei *schwerer Blutarmut* (Verminderung des Erythrozyten- und Hämoglobingehaltes um > 50 %) verstärken sich die vorgenannten Symptome weiter, wobei das klinische Bild von zunehmender Insuffizienz oder beginnendem Versagen des Kreislaufs beherrscht wird. Apathie, kühle Haut, Untertemperatur, trockene, porzellanfarbene oder zitronengelbe Schleimhäute sowie hochfrequente, unregelmäßige oder auch von systolischen Nebengeräuschen begleitete Herztätigkeit kennzeichnen diesen lebensbedrohlichen Zustand. Dabei sind die sogenannten »anämischen« Nebengeräusche auf die erhöhte Turbulenz des nicht nur zellarmen, sondern auch in seiner Viskosität stark herabgesetzten Blutes im Herzen zurückzuführen.

Beurteilung: Verlauf und Entwicklung der *Blutarmut* hängen in erster Linie von deren Ursache ab. Während ernährungsbedingte Anämien meist geheilt werden können, lassen sich nicht alle durch bakterielle und parasitäre Krankheitserreger hervorgerufenen Formen therapeutisch beeinflussen. Störungen der erythropoetischen Knochenmarksfunktion sind oft unheilbar. Im Einzelfall wird die Prognose außerdem vom Grad der Blutarmut bestimmt. Die schwere Anämie (mit Erythrozytenzahlen < $2{,}5 \times 10^6/\mu l$) kann trotz intensiver therapeutischer Bemühungen schnell zum Tod durch Kreislaufversagen führen.

Diagnose, Differentialdiagnose: Eine stärkere *Verminderung oder Vermehrung der Zahl der roten Blutkörperchen* läßt sich allein aufgrund der typischen klinischen Erscheinungen erkennen, während geringgradige Abweichungen nur durch Blutuntersuchung sicher festzustellen sind. Neben den gelegentlich bereits makroskopisch auffallenden Veränderungen der Blutbeschaffenheit (wäßrig oder hellrot) geben Hämatokritwert (< 20–30 %), Erythrozytenzahl (< $5 \times 10^6/\mu l$) oder der Hämoglobingehalt (< 7 g/dl) die wichtigsten Anhaltspunkte. Die genannten Grenzwerte gelten für erwachsene Rinder (s. auch Übersicht 4-3). Bei Jung-

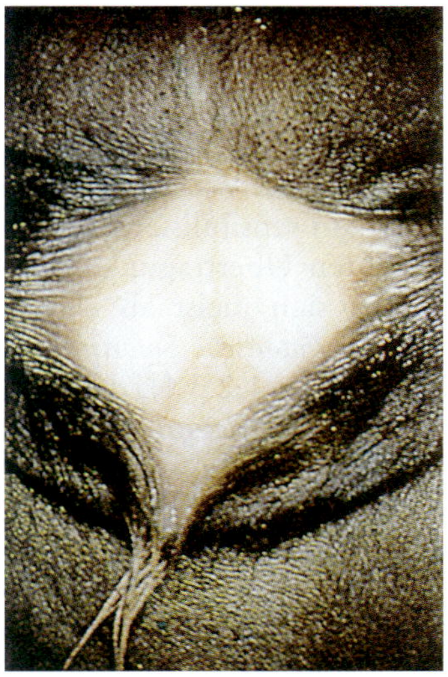

Abbildung 4-45 Ausgeprägte Blässe der Scheidenvorhof-Schleimhaut bei hochgradiger posthämorrhagischer Anämie

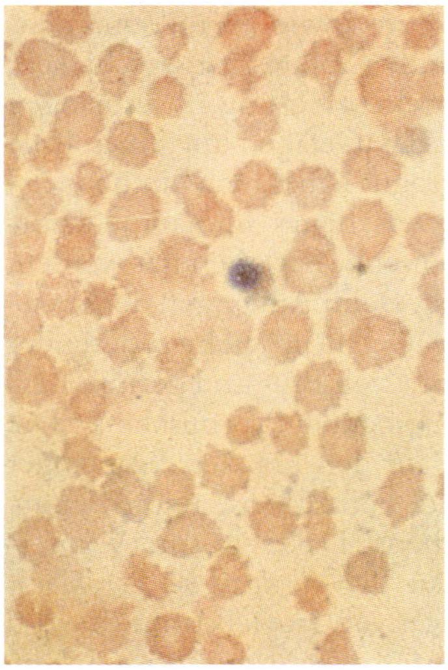

Abbildung 4-46 Blutausstrich bei schwerer blutungsbedingter Anämie: Normoblast (Mitte), Aniso- und Poikilozytose, Stechapfelformen sowie Polychromasie (MAY-GRÜNWALD/GIEMSA-Färbung, 1000fache Vergrößerung)

tieren werden in Abhängigkeit vom Alter höhere Normalwerte gefunden; sie weisen außerdem eine bessere erythropoetische Regenerationsfähigkeit auf. Darüber hinaus gibt die Blutuntersuchung Auskunft über Art und Ausmaß der morphologischen Erythrozytenveränderung (z. B. über die Zahl der Retikulozyten oder unreifen Normozyten, das Vorkommen basophil getüpfelter, polychromatischer, poikilo- oder anisozytotischer Erythrozyten oder von Normoblasten; Abb. 4-46).

Die Differentialdiagnose der verschiedenen Formen der *Blutarmut* gelingt häufig bereits aufgrund der klinischen Begleitsymptome. Hämolytische Anämien gehen mit Ikterus und vielfach auch mit Hämoglobinurie einher; bei Blutungsanämien bestehen meist klinisch erkennbare Blutungen (etwa Schleimhautpetechien, braunschwarz gefärbter Kot bei Labmagen- oder Darmblutungen, Hämaturie). Weitere Hinweise ergeben sich durch die Blutuntersuchung (Nachweis von Blutparasiten, Kap. 4.3.4ff.; Panzytopenie bei Knochenmarkschädigung, Kap. 4.4ff.).

■ **Behandlung:** Bei leichter bis mäßiger Anämie stehen *kausale* Maßnahmen im Vordergrund, worunter Blutstillung (Kap. 2.2.2.7), Verabreichung spezifischer Chemotherapeutika gegen bakterielle oder parasitäre Krankheitserreger (Kap. 4.3.3ff. und 4.3.4ff.) sowie das Absetzen etwaiger blutarmutbedingender Futtermittel zu verstehen sind. Bei ausgeprägter Anämie sind zudem *symptomatische* Maßnahmen, nämlich rascher Ersatz fehlender Blutbestandteile, Kreislaufunterstützung sowie Anregung der Blutbildung, von Bedeutung. Mangel an roten Blutkörperchen kann durch Bluttransfusion zwar nur vorübergehend ausgeglichen werden, weil die Lebensdauer übertragener Erythrozyten nur wenige Tage beträgt; bei hochgradiger Anämie (Hämatokrit < 12%) ist sachgemäße *Blutübertragung* jedoch oft lebensrettend:

➤ Zur *Vollbluttransfusion* wird das hierfür vorgesehene Blut einem gesunden Spendertier des Bestandes mittels weitlumiger Aderlaßkanüle entnommen. Zuvor ist das zu benutzende sterile Auffanggefäß mit 4 g Natrium-

Übersicht 4-3 Referenzwerte zur Beurteilung des roten Blutbildes

Hämatokrit (Hk oder PCV):	0,2–0,39 (l/l)	28–39 %
Hämoglobingehalt (Hb):	5,6–8,7 mmol/l	90–140 g/l
Erythrozytenzahl (RBC):	5,0–8,0 T/l	
Mittleres Volumen der Erythrozyten (MCV):	45–65 fl	
Mittlerer Hämoglobingehalt der Erythrozyten (MCH):	0,9–1,5 fmol	14–24 pg
Mittlere Hämoglobinkonzentration (MCHC):	16–21 mmol/l	26–34 g/100 ml
Serumeisengehalt:	13–44 µmol/l	750–2500 µg/l
Totale Eisenbindungskapazität (TEBK):	29–53 µmol/l	1620–3000 µg/l

Diese Referenzwerte gelten für adulte Rinder; neugeborene Kälber haben höhere Hk-Werte, die sich mit der Kolostrumaufnahme schnell vermindern; danach bis maximal zum 6. Lebensmonat niedrigere Werte für Hk, Hb, RBC; Kälber werden mit einem Hb um 110 g/l geboren, der Wert fällt bei Milchernährung auf 80 g/l im Zeitraum des 30.–60. Lebenstages ab und steigt dann mit der zunehmenden Aufnahme von Beifutter an; niedrigste Werte für Serumeisen und Hämoglobin bzw. die höchsten Anämiefrequenzen werden im Alter von der 3.–10. Lebenswoche erreicht.

zitrat und 2 g Askorbinsäure sowie 40 ml aqua dest. pro Liter zu entnehmenden Blutes zu beschicken, dieser Inhalt durch Schütteln in Lösung zu verbringen und die Einflußöffnung des Gefäßes mit einer Lage Gaze zu bedecken; ebensogut kann auch ein handelsübliches, mit Schlauch versehenes humanmedizinisches Vakuum-Blutkonservenbesteck benutzt werden, das solche Zusätze enthält. Beim Auffangen des Spenderbluts ist das gewählte Gefäß in leicht rotierender Bewegung zu halten, damit sich Blut und gerinnungshemmender Zusatz miteinander vermischen. Die Übertragung des Blutes auf den kranken Empfänger erfolgt unmittelbar darauf, bedarfsweise unter Benutzung eines Infusionskolbens. Dabei ist zur Vermeidung von Zwischenfällen die *»biologische Vorprobe«*, d. h. die langsame Infusion von zunächst nur 50–100 ml Blut und anschließende 5- bis 10minütige Überwachung des Patienten auf etwaige Unverträglichkeitserscheinungen, einzuhalten. Empfehlenswerterweise werden während dieser Wartezeit 50–100 ml einer handelsüblichen Kalziumboroglukonat-Lösung infundiert. Wenn keine Inkompatibilitätssymptome (Unruhe, Zittern, Schmatzen, Abgang von Harn oder dünnbreiigem Kot, spontaner Milchabfluß, Juckreiz, Aufschießen kutaner Quaddeln) auftreten, was meist der Fall ist, kann nun die Infusion der *Gesamtblutmenge* (10–20 ml/kg LM; beim erwachsenen Rind: 5–10 l/Tier) vorgenommen werden. Dabei sollte die *Verabreichungsgeschwindigkeit* – außer bei akuter Blutungsanämie – nicht über 10 ml/kg LM/h betragen. Bedarfsweise ist die Übertragung in den folgenden Tagen zu wiederholen. N. B.: Bei Bluttransfusionen können u. U. blutständige Krankheitserreger übertragen werden.

⯮⯮ *Transfusionszwischenfälle:* Bei *Erstübertragung* bovinen Blutes auf Rinder sind schwerwiegende Komplikationen äußerst selten, wenn dabei die obengeschilderte »biologische Vorprobe« eingehalten wird. Dieses Vorgehen bewirkt vermutlich in vielen Fällen eine Desensibilisierung des Empfängers. Als voraussichtlich besonders gut verträglich wird wegen der m. o. w. vollständigen Blutgruppenübereinstimmung das Blut von Mutter oder Vater des Empfängers angesehen; das gilt allerdings nur dann, wenn diese nicht selbst schon einmal eine Bluttransfusion erhalten oder mit einer aus Rinderblut gewonnenen Vakzine geimpft worden sind; gegebenenfalls muß nämlich mit Anwesenheit von empfängergefährdenden blutgruppenspezifischen Isoimmunantikörpern im Spenderblut gerechnet werden. Innerhalb der 5–8 auf eine verträgliche Erstübertragung folgenden Tage kann bei Bedarf zur *Folgetransfusion* gefahrlos wieder Blut des gleichen Spenders auf denselben Empfänger benutzt werden. 1–2 Wochen nach der Ersttransfusion haben sich im Blut des Empfängers dann aber spezifische, gegen Spenderblutgruppen gerichtete Isohämagglutinine und Isohämolysine gebildet. Sollte nach diesem Intervall erneut Blutersatz erforderlich sein, so muß hierfür daher ein anderer Spender als bei der Erstübertragung gewählt werden.

Die somit v. a. bei zu rascher Ersttransfusion oder einer am sensibilisierten Empfänger vorgenommenen erneuten Übertragung eintretende Unverträglichkeit äußert sich meist als *allergisch-anaphylaktische urtikariell-respiratorische Sofortreaktion* (Hypersensibilität vom Typ I, Kap. 1.2.3.1); dabei ist der ursächliche Zusammenhang zwischen den Erscheinungen und auslösender Bluttransfusion meist offensichtlich. Mitunter gibt sie sich aber als mehr allmählich einsetzende und nicht immer von Hämoglobinurie oder Ikterus begleitete *isoimmunhämolytisch bedingte Hämoglobinämie* (Hypersensibilität vom Typ II, Kap. 1.2.3.1) zu erkennen, die langsamer und offenbar vielfach subklinisch verläuft. Tragende Tiere können in der Folge abortieren, weshalb die Indikation zur Bluttransfusion bei trächtigen Rindern zurückhaltend zu stellen ist. Die *Behandlung* des akuten Transfusionszwischenfalls entspricht den unter Urtikaria (Kap. 2.2.7.1) nachzulesenden Angaben. Seine *Vorbeuge* besteht im Einhalten der »biologischen Vorprobe« (s. o.).

⯮ Als reine *Volumensubstitution* (Kap. 4.3.6.1) ist die nur in Fällen von leichter bis mäßiger Anämie ausreichende Dauertropfinfusion von 20–30 l glukosehaltiger physiologischer Kochsalzlösung (9 g NaCl und 50 g Traubenzucker/l) in 24 h anzusehen. Bei *Blutverlust infolge hämorrhagischer Diathese* empfehlen sich parenterale Gaben von Kalziumboroglukonat, Vitamin C und Vitamin K (Kap. 4.3.5.10). Die *Blutbildung* läßt sich v. a. durch vollwertige, eiweißreiche Ernährung fördern. Bei Jungtieren sowie anämiebedingt stark geschwächten Kühen können zusätzliche *Eisengaben* (Kap. 4.3.5.1) nützlich sein.

4.3.2.2 Erworbene (sekundäre) Polyzythämie

■ **Definition:** Ein Anstieg von Hämatokrit, Erythrozytenzahl und/oder Hämoglobingehalt des Blutes über die physiologischen Werte hinaus wird als Polyzythämie bezeichnet, wobei zwischen relativer und absoluter Erythrozytose zu unterscheiden ist.

■ **Formen, Ursache:** Eine *relative Polyzythämie* wird durch Hämokonzentration bei Wassermangel (Dehydratation, Kap. 4.3.6.1; Schock, Kap. 4.2.2.1) infolge von Schluckstörungen (Kap. 6.5.4), Schlundverstopfung, -perforation (Kap. 6.5.2, 6.5.3) oder Enteritis (Kap. 6.10.16ff.) hervorgerufen (Pseudoglobulie), während die *absoluten Formen* primär oder sekundär bedingt sind. *Primäre* absolute Polyzythämie kann beim Rind erblich bedingt sein (Kap. 4.3.1.1), *erworbene* Formen wurden bisher nicht beschrieben. *Sekundäre* Erythrozytose kommt durch chronischen Sauerstoffmangel zustande, meist im Gefolge von chronischen Herz- oder Lungenkrankheiten (Kap. 4.1 ff. und 5.3 ff.) wie bei angeborenen Herzfehlern (Kap. 4.1.1) und bei der »Höhenkrankheit« (Kap. 4.1.6.1); sie führt zu einem Anstieg des Plasma-Erythropoetinspiegels.

Symptome: Die klinischen Symptome der Polyzythämie sind wenig kennzeichnend; sie bestehen in allgemeiner Schwäche und Müdigkeit der Tiere mit Gewichtsverlust sowie schmutzig-verwaschenen, geröteten Schleimhäuten; die weitere Symptomatik bezieht sich auf die Grundkrankheit.

Diagnose, Differentialdiagnose: Die Erkennung der Polyzythämie stützt sich auf die ständig erhöhten Werte von Hämatokrit (> 40–45%), Erythrozytenzahl (> 8–10 × 10^6/µl) und Hämoglobingehalt (> 12 g/dl), wobei das Vorliegen von Schock- und Dehydratationszuständen auszuschließen ist (Flüssigkeitstherapie unwirksam). Chronische Hypoxie kann durch Bestimmung des arteriellen Sauerstoffpartialdruckes im Blut nachgewiesen werden. Das Vorliegen von chronischen Leber- und Nierenkrankheiten (Kap. 6.13 ff. und 7.1 ff.) sollte ausgeschlossen werden.

Beurteilung: Wegen der meist unheilbaren Grundkrankheiten besteht wenig Aussicht auf Wiederherstellung der Nutzungsfähigkeit des Patienten.

Behandlung: Nach Ausschluß von Wassermangelzuständen (Kap. 4.3.6.1) können wiederholte Aderlässe (2–4 l Blut) angewandt werden, um den Hämatokritwert auf < 50% zu drücken.

4.3.2.3 Verminderung oder Vermehrung der weißen Blutkörperchen

Definition: Unter Einwirkung verschiedener Noxen können die weißen Blutkörperchen im strömenden Blut zeitweise vermindert *(Leukopenie)* oder vermehrt *(Leukozytose)* sein, wovon je nach Art, Grad und Dauer der Schädigung einzelne Zellformen (eosinophile, neutrophile oder lymphatische Elemente) bevorzugt oder ausschließlich betroffen werden. Diesen rein symptomatischen Veränderungen kommt bei einigen Rinderkrankheiten diagnostische und prognostische Bedeutung zu.

Vorkommen, Ursache: Beim »lymphatischen« Blutbild des Rindes treten *leukopenische Reaktionen* besonders häufig und ausgeprägt im Gefolge von Streßeinwirkungen auf. Eine vorübergehende Leukopenie ist zu Beginn vieler schwerwiegender Infektionskrankheiten und Intoxikationen zu beobachten. Die länger anhaltende Verminderung aller weißen Blutzellformen *(Panleukopenie)* kommt v. a. bei Virusinfektionen (Rinderpest, Kap. 12.2.3; Mucosal Disease, Kap. 6.10.20; Infektiöse Bovine Rhinotracheitis, Kap. 5.1.3.1), aber auch bei Rickettsiosen (Zeckenfieber, Kap. 4.3.3.5), bakteriellen Septikämien und gelegentlich bei eitriger Splenitis (Kap. 3.2.1.3) vor. Eine auffällige Verminderung der polymorphkernigen Leukozyten *(Agranulozytose)* ist außerdem bei den hämorrhagischen Diathesen (Kap. 4.3.5.10) und Knochenmarksschädigungen (Kap. 4.4 ff.) festzustellen (s. auch hypoaplastische Anämien, Übersicht 4-1).

Eine Leukopenie hält im Mittel 4 Tage an, wobei Rinder mit Stoffwechselstörungen oder Leberschäden (insbesondere bei Azetonämie sowie linksseitiger Labmagenverlagerung) und solche mit schweren Infektionskrankheiten (Mucosal Disease, Kap. 6.10.20; Paratuberkulose, Kap. 6.10.22; Salmonellose, Kap. 6.10.21) besonders häufig betroffen sind. Dabei handelt es sich um Neutropenien und Lymphopenien. Eine Verminderung der eosinophilen Granulozyten *(Eosinopenie)* wird außerdem bei einer Reihe schwerer akuter Krankheitszustände beobachtet.

Der streßbedingten initialen Leukopenie folgt bei abwehrfähigem Organismus innerhalb einiger Stunden oder Tage ein vermehrtes Auftreten jugendlicher neutrophiler Zellen (sog. *»Kernlinksverschiebung«*), der sich eine m. o. w. starke Vermehrung der neutrophilen Granulozyten *(Neutrophilie)* anschließt. Die Ursachen dieser leukozytären Reaktion sind sehr vielfältig und können bereits in größerer körperlicher Anstrengung bestehen (Treiben, Einfangen, Transport, Brunst oder Geburt). Eine ausgeprägte Vermehrung der weißen Blutzellen tritt aber hauptsächlich bei akuten und insbesondere bei bakteriellen Infektionskrankheiten sowie bei allen mit Gewebezerstörung und Eiterung einhergehenden Krankheiten auf. Beim Rind spielen dabei puerperale Erkrankungen (Nachgeburtsverhaltung), akute bakterielle Mastitiden (insbesondere Streptokokkeninfektion), Fremdkörperperitonitiden, infizierte Klauen- und Gliedmaßenerkrankungen sowie metastasierende pyämische Prozesse die Hauptrolle. Nach Abklingen der Neutrophilie kann bei chronischen Leiden eine länger anhaltende Vermehrung der lymphatischen Zellformen einsetzen (sogenannte *reaktive Lymphozytose*). Solche gutartigen Lymphozytenzunahmen werden mitunter bei schweren Leberkrankheiten (chronische Hepatitis, Gallestauung, Leberabszeß; Kap. 6.13 ff.), ausgebreiteten chronischen Bauchfellentzündungen traumatischer Genese (Kap. 6.6.2, 6.15.1) sowie bei anderen mit Eiterung einhergehenden Prozessen (Perikarditis, Kap. 4.1.2.1; Bronchopneumonie, Kap. 5.3.2.6 ff.; eitrige Nephritis, Kap. 7.1.4.1; Abszesse, Kap. 2.3.3.4; Mastitiden) und auch bei Babesiose (Kap. 4.3.4.1) beobachtet. Diese Veränderungen haben insbesondere differentialdiagnostische Bedeutung gegenüber der *malignen persistierenden Lymphozytose* der Rinderleukose (Kap. 3.1.3.1). Eine Vermehrung einzelner Leukozytenformen tritt weiterhin als Eosinophilie bei Haut- und Schleimhauterkrankungen, Allergosen (Kap. 2.2.7.1) und verschiedenen Parasitosen (z. B. bei Fasziolose, Kap. 6.13.8) auf. Ausgeprägte *Monozytose* kommt bei chronischer Reizung des retikulo-endothelialen Systems vor, was v. a. bei puerperalen Infektionen (z. B. Brucellose) und multiplen Abszedierungen gelegentlich der Fall ist.

Das Auftreten *krankhafter Leukozytenformen* ist beim Rind als *Übersegmentierung der Granulozyten* (überalterte Zellformen bei mangelhafter Regenerationsfähigkeit) und als erworbene *Pelger-Huetsche Anomalie* bekannt. Bei letzterer handelt es sich um eine gelegentlich im Rahmen akuter Infektionen und Intoxikationen festzustellende Kernreifungsstörung der Granulozyten (eingedellter zwei- oder dreilappiger Kern), so daß diese an sich reifen Zellen leicht mit Jugendstadien verwechselt werden können.

■ **Pathogenese, Verlauf:** Die genannten, in ihrer Gesamtheit auch als Streß bezeichneten akut schädigenden Einwirkungen verursachen primär eine Reizung des neuro-endokrinen Systems, in Sonderheit aber der Hypophyse und der Nebenniere. Die vermehrte Ausschüttung von Nebennierenrindenhormonen hat einen Abfall der Zahl der eosinophilen und lymphatischen Elemente und eine Zunahme der neutrophilen Leukozyten zur Folge. Gewebeschädigungen bewirken gleichzeitig eine vermehrte Auswanderung von Granulozyten aus den Gefäßen. Innerhalb der ersten Stunden oder Tage nach dem auslösenden Ereignis entwickelt sich daher i. d. R. zunächst eine Leukopenie, welche vom abwehrbereiten Organismus aber infolge der streßbedingten Anregung seiner Granulozytopoese schon in kurzer Zeit durch das vermehrte Auftreten jugendlicher Zellformen ausgeglichen wird. Die überschießende Bildung weißer Blutzellen führt nach einigen Tagen zur reaktiven Leukozytose, deren Ausmaß von Art, Grad und Dauer der Reizeinwirkung abhängt. Bei Überwindung des akuten Krankheitszustandes (Ausheilung oder Übergang zur Chronizität) klingt die Granulozytenvermehrung ab und kann dann von einer lang anhaltenden Zunahme der Lymphozyten, Monozyten und/oder eosinophilen Granulozyten abgelöst werden.

■ **Beurteilung:** Die quantitativen und qualitativen Veränderungen des weißen Blutbildes haben in vielen Fällen klinisch-prognostische Bedeutung. Im Zusammenhang mit schweren Erkrankungen auftretende stärkere und mehrere Tage lang anhaltende leukopenische Reaktionen weisen, insbesondere bei gleichzeitigem Fehlen jugendlicher Zellformen, auf allgemeine Abwehrschwäche oder auf toxisch bedingte Knochenmarkinsuffizienz hin, die den Ausgang des Leidens zweifelhaft oder ungünstig erscheinen lassen.

Starke *Kernlinksverschiebung* und/oder *Leukozytose* weisen dagegen auf die Abwehrfähigkeit des Tieres, andererseits aber auch auf die Schwere der Reizeinwirkung hin. Mit anhaltender hochgradiger Leukozytose oder *reaktiver Lymphozytose* einhergehende Eiterungsprozesse bieten daher überwiegend ungünstige Heilungsaussichten. Ein »reaktionsloses« weißes Blutbild hat dagegen wenig prognostische Aussagefähigkeit, da beim Rind auch schwere und tödliche Krankheitszustände (z. B. generalisierte Bauchfellentzündungen, Kap. 6.15.1) nicht selten ohne wesentliche Veränderungen der zellulären Zusammensetzung des Blutes verlaufen.

■ **Diagnose, Differentialdiagnose:** Zur Erkennung leukopenischer und leukozytotischer Zustände ist eine Zellzählung, zur Unterscheidung der verschiedenen Reaktionsformen auch die Auszählung der einzelnen Zellarten im gefärbten Blutausstrich (Differentialblutbild), unumgänglich. Beides geschieht heute zunehmend mit automatisierten Zählapparaten. Bei Beurteilung des weißen Blutbildes muß bedacht werden, daß die beschriebenen Veränderungen überwiegend unspezifisch sind und beim Rind, im Gegensatz zu anderen Tierarten, nicht immer regel- oder gesetzmäßig eintreten. Die normale Zahl der weißen Blutkörperchen nimmt mit dem Alter des Rindes ab (< 2 Jahre: 8000–12000/µl; erwachsene Rinder: 5000–10000/µl); außerdem ist der normale Lymphozytenanteil beim neugeborenen Kalb niedriger und beim Jungrind höher als beim erwachsenen Tier. Die Grenzwerte für Leukopenie, Leukozytose und Lymphozytose verschieben sich daher mit dem Alter. Ein relativer Anteil der eosinophilen Granulozyten < 4%, der Neutrophilen < 25% bzw. der Lymphozyten < 40% gilt als relative Verminderung; Werte > 10%, 50% bzw. 65% sind als krankhaft erhöht zu beurteilen. Liegt dabei gleichzeitig die Gesamtleukozytenzahl unter- bzw. oberhalb der Norm, so handelt es sich um eine absolute Verminderung bzw. Vermehrung der betreffenden Zellart. Von den unreifen neutrophilen Granulozyten treten beim gesunden Rind nur Stabkernige (1 bis allenfalls 3%), beim kranken neben einem höheren Prozentsatz von Stabkernigen von Fall zu Fall aber auch Jugendformen, nämlich Metamyelozyten, ausnahmsweise sogar Myelozyten, auf *(»Kernlinksverschiebung«)*.

■ **Behandlung:** I. d. R. ist bei den vorgenannten Zuständen ohnehin eine kausale Therapie des auslösenden Grundleidens notwendig. Rein symptomatisch kann bei ausgeprägter Leukopenie eine Substitutionsbehandlung mit Hilfe von Bluttransfusionen

(Kap. 4.3.2.1) oder eine Anregung der Granulopoese durch unspezifische Eiweißtherapie versucht werden.

4.3.2.4 Hypo-, Hyper-, Dys- und Paraproteinämien

Definition: Unter den krankhaften Veränderungen der Blutplasmabeschaffenheit haben Abweichungen von der normalen quantitativen und qualitativen Zusammensetzung der Bluteiweißkörper teilweise klinische Bedeutung. Diese Veränderungen können die Blutgerinnungsfaktoren (hämorrhagische Diathesen, Kap. 4.3.5.10), den Gesamteiweißgehalt (Hypo- und Hyperproteinämie) oder die Serumeiweißfraktionen (Dysproteinämie) betreffen, oder im Auftreten blutfremder Eiweißkörper bestehen (Paraproteinämie). Die quantitativen Verschiebungen der übrigen Inhaltsstoffe des Blutplasmas werden bei denjenigen Krankheiten besprochen, für welche sie pathognostisch sind.

Vorkommen, Ursache: Stärkere Veränderungen im Gesamteiweißgehalt des Blutserums werden i. d. R. von Konzentrationsänderungen der Serumproteinfraktionen begleitet; so geht die Verminderung des Gesamteiweißgehaltes meist mit Abnahme der Albumine, seine Vermehrung dagegen oft mit Zunahme der Globuline einher. Eine Verminderung des Serumproteingehaltes *(Hypoproteinämie)* wird v. a. bei Jungtieren beobachtet, die längere Zeit quantitativ oder qualitativ mangelhaft ernährt wurden oder infolge chronischer und zehrender Krankheiten (Enteritis, Kap. 6.10.16ff.; Magen-Darm-Wurmbefall, Kap. 6.11.2) stärker an Entwicklungs- und Ernährungsstörungen leiden. Zu Hypoproteinämie führende Verluste von Bluteiweiß in den Darmkanal (protein loosing diarrhoea) kommen v. a. bei verminöser Abomasitis (Ostertagiose, Kap. 6.11.2) und Paratuberkulose (Kap. 6.10.22) vor. Darüber hinaus können Hypoproteinämien nach starkem Blutverlust (Hydrämie, Kap. 4.3.2.1; Hämatomosis, Kap. 4.2.2.3), bei mangelernährten Hochleistungskühen sowie bei schwerer Leber- oder Nierenerkrankung auftreten. Letztere bewirken Störungen der Eiweißsynthese in der Leber bzw. größere Eiweißverluste über den Harn (Proteinurie, Kap. 7.1.3.2). Die bei der Amyloidnephrose des Rindes (Kap. 7.1.5.1) fast regelmäßig zu beobachtende und oft stark ausgeprägte Hypoproteinämie muß dagegen sowohl auf anhaltenden renalen als auch auf enteralen Proteinverlust zurückgeführt werden.

Eine Vermehrung des Gesamteiweißgehaltes im Blutserum *(Hyperproteinämie)* wird beim Rind seltener und dann v. a. im Zusammenhang mit chronischen Entzündungsvorgängen festgestellt, unter denen als wichtigste langwierige Eiterungen und pyämisch-metastasierende Prozesse zu nennen sind.

Zusammen mit den aufgeführten Veränderungen im Gesamteiweißgehalt des Blutserums und auch ohne diese kommt es häufig zur Dysproteinämie, also zur Verschiebung des relativen Anteils der elektrophoretisch auftrennbaren Serumeiweißfraktionen; sie kann in Hypalbuminämie und Hyper-Gamma-Globulinämie, Hypo- oder A-Gamma-Globulinämie sowie in entsprechenden Veränderungen des Alpha- und Beta-Globulingehalts bestehen. Abweichend von den beim Menschen und anderen Tierarten gesetzmäßig auftretenden Serumkonstellationstypen zeichnen sich beim Rind lediglich einige Reaktionsweisen ab, die im Zusammenhang mit bestimmten Krankheiten zwar häufiger, aber keineswegs regelmäßig festzustellen sind. Folgende vier Verhaltenstypen sind zu unterscheiden:

- *Typ 1:* Die normale Serumeiweißverteilung kommt außer bei gesunden Rindern auch bei Patienten mit bestimmten Stoffwechselkrankheiten vor.
- *Typ 2:* Eine leichte Verminderung der Albumine und geringe Vemehrung der Alpha- und Gamma-Globuline tritt bei Tieren mit Indigestion, Hoflund-Syndrom, Labmagenverlagerung und einigen Enteritisformen sowie bei tumoröser lymphatischer Leukose auf.
- *Typ 3:* Ausgeprägte Dysproteinämie mit Hypalbuminämie sowie Vermehrung der Alpha- und/oder Gamma-Globuline wird bei traumatischer Indigestion und Peritonitis, Lungenentzündung, schwerer Fasziolose, Paratuberkulose sowie bei eitrigen Klauen- und Gliedmaßenerkrankungen gefunden.
- *Typ 4:* Eine besonders hochgradige Verminderung der Albumine mit leichter Vermehrung der Alpha-Globuline und starker Zunahme der Gamma-Globuline ist bei schwerer Mastitis, eitriger Leber- und Nierenerkrankung, insbesondere aber bei pyämisch-metastasierenden Prozessen (eitrig abszedierende Lungenentzündung, Hohlvenenthrombose, Endokarditis) festzustellen.

Beim neugeborenen Kalb besteht regelmäßig eine A-Gamma-Globulinämie, die normalerweise nach Aufnahme der die Immunlaktoglobuline enthaltenden Kolostralmilch innerhalb von 2–3 Tagen überwunden wird. Bei kolostrumfrei aufgezogenen Kälbern und solchen, deren Globulinresorptionsvermögen gestört ist, bleibt der Gamma-Globulinspiegel im Serum dagegen krankhaft erniedrigt und hat erhöhte Anfälligkeit gegenüber Infektionen (z. B. mit E. coli) zur Folge.

Über das Vorkommen blutfremder Eiweißkörper im Serum *(Paraproteinämie)* liegen beim Rind erst wenige Kenntnisse vor (Kap. 4.4.4.2). Bei der Amyloidose (Kap. 7.1.5.1) besteht neben Rückgang des Gesamteiweißgehalts im Serum und Verschiebung der Eiweißfraktionen (Albuminverminderung, relative Vermehrung der Alpha- und Beta-Globuline) auch Paraproteinämie, wobei lösliche Vorstufen des in den Geweben abgelagerten Amyloids zeitweise im Blut kreisen. Als Paramyloid bezeichnete abnorme Eiweißkörper wurden außerdem in den Gefäßwänden bei Periarteriitis nodosa (Kap. 4.3.7.1) und bei Virusdiarrhoe/Mucosal Disease (Kap. 6.10.20) festgestellt.

■ **Beurteilung:** Veränderungen von Gehalt und Zusammensetzung der Serumeiweißkörper treten als weitgehend unspezifisches und zudem nur unregelmäßig zu beobachtendes Symptom bei verschiedenen Krankheiten des Rindes auf. Die Feststellung einer Dysproteinämie erlaubt daher nur gewisse Hinweise auf den Gesundheitszustand des Tieres und bestenfalls auf das Vorliegen akuter oder subakuter bis chronischer Entzündungsvorgänge (Alpha- bzw. Gamma-Globulinvermehrung). Die diagnostische und prognostische Bedeutung dieser Veränderungen wird außerdem durch die bei älteren Rindern sehr häufigen subklinisch verlaufenden infektiösen und parasitären Entzündungsprozesse (z. B. chronische Mastitiden oder leberegelbedingte Gallengangsentzündungen) weiter eingeschränkt.

■ **Diagnose:** Die Bestimmung des Gesamtproteingehalts im Blutserum (normal 6–8 g/dl) erfolgt mit der Biuretmethode, während der Anteil der Serumeiweißfraktionen durch Mikro- oder Papierelektrophorese ermittelt wird. Die mikroelektrophoretische Auftrennung der im elektrischen Feld verschieden schnell wandernden Proteinfraktionen ergibt beim Rind jedoch weniger deutlich abgesetzte Diagrammgipfel als beim Menschen und bei anderen Tierarten, so daß nur der Anteil der Hauptfraktionen (Albumine, Alpha-, Beta- und Gamma-Globuline) mit ausreichender Genauigkeit festgestellt werden kann. Gesamteiweiß- und Gamma-Globulingehalt steigen mit dem Lebensalter an. Beim erwachsenen Rind ist ein relativer Albumingehalt von < 20 %, eine Vermehrung der Alpha- und Beta-Globulinfraktion auf > 20 % und eine solche der Gamma-Globuline auf > 45–50 % als krankhaft zu werten.

Für den Nachweis von Störungen der Serumeiweißzusammensetzung stehen neben den genannten laborgebundenen Untersuchungsverfahren auch verschiedene, als Eiweißlabilitätsproben bezeichnete Schnelltests zur Verfügung. Von diesen eignen sich beim Rind v. a. die Formolgelprobe nach Gaté und Papacostas (im positiven Fall Gelbildung des Serums nach Zusatz von 2 Tropfen neutralisierter 40 %iger Formaldehydlösung), die Lugol-Probe nach Mallen (im positiven Fall Ausflockung des Serumtropfens nach Vermischung mit einem Tropfen Lugolscher Lösung) sowie die Glutaraldehyd-Probe nach Liberg et al. (1975), deren Ausfall dem Gamma-Globulinspiegel im Serum weitgehend parallel geht. Der diagnostische Wert dieser Proben ist beim Rind jedoch begrenzt.

4.3.3 Infektionsbedingte Krankheiten des Blutes

Bei den meisten bovinen Allgemeininfektionen ist auch das Blut – sei es als Verbreitungsweg für die Erreger, sei es im Rahmen zellulärer oder humoraler Abwehrmechanismen – beteiligt. Die Mehrzahl dieser Leiden und ihre Pathogenese werden bei denjenigen Organen abgehandelt, die dabei bevorzugt befallen werden. Im folgenden werden die Grundzüge von Virämie, Bakteriämie, Septikämie und Toxämie sowie diejenigen infektiösen Leiden besprochen, die in erster Linie die roten oder weißen Blutkörperchen betreffen.

4.3.3.1 Virämie, Bakteriämie, Septikämie, Toxämie

M. Stöber

➤ *Virämie* ist die zwischen dem Eindringen eines viralen Krankheitserregers in den Tierkörper und seiner klinisch manifesten Absiedlung in dafür geeigneten Organen erfolgende massive intravasale Vermehrungsphase des Keimes. Während dieses Zeitraumes befindet er sich gemäß seinen Eigenschaften entweder frei im Blutplasma, an weiße Blutzellen angelagert, oder aber innerhalb der Leukozyten. Eine solche Virämie löst i. d. R. fieberhafte Erhöhung der Körpertemperatur sowie zellgebundene und humorale Abwehrmaßnahmen aus (Kap. 1.2.3.1). Eine etwaige, im Verlauf der Virämie eintretende Übertragung des Erregers auf Ei, Embryo bzw. Fetus kann – je nach dessen Entwicklungsstadium – Fruchtresorption, Abort oder Mißbildungen bedingen (etwa Hydrozephalus und Kleinhirnhypoplasie bei intrauteriner Infektion mit dem Bovinen Virusdiarrhoe-Virus zwischen 40. und 120. Trächtigkeitstag, Kap. 6.10.20, 10.1.1.7). Im Blutkreislauf eines immunkompetenten Tieres befindliches Virus wird dagegen i. d. R. durch die Abwehrkräfte des befallenen Organismus bald beseitigt. Gegenüber dem Bovinen Virusdiarrhoe-Virus setzt diese Fähigkeit etwa am 125. Tage der intrauterinen Entwicklung ein; eine bereits zuvor, d. h. während der immunologisch noch inkompetenten Phase der pränatalen Entwicklung eintretende virale Infektion löst bei dem betreffenden Fetus hingegen u. U. erregerspezifische Immuntoleranz mit lebenslang anhaltender Virämie aus (so die zwischen 40. und 90. Trächtigkeitstag eintretende Infektion mit dem Bovinen Virusdiarrhoe-Virus).

➤ *Bakteriämie* ist die vermehrungs- und symptomlose Anwesenheit bakterieller Krankheitserreger im Blut, *Septikämie* dagegen die von einem lokalen Infektionsherd ausgehende und unter Erkrankung des Gesamtorganismus erfolgende intravaskuläre Vermehrung solcher Keime, die zur metastatischen Absiedlung und Manifestation derselben in bestimmten Organen führt (Übersicht 4-4). Ein solches Sepsisgeschehen ist Bestandteil der Pathogenese vieler boviner Infektionskrankheiten, z. B. von Milzbrand (Kap. 3.2.2.1), bazillärer Hämoglobinurie (Kap. 4.3.3.2), Leptospirose (Kap. 7.1.4.3), Tuberkulose (Kap. 12.2.6), Wild- und Rinderseuche (Kap. 4.2.3.1) sowie von komplikativen Infektionen mit E. coli (Kap. 6.10.19), Salmonellen (Kap. 6.10.21), Eiter- und Nekroseerregern (Kap. 4.1.2.4, 4.2.2.6, 4.2.2.7, 5.3.2.9, 6.1.3, 6.6.11, 6.13.4, 9.9.1 und 9.9.2) oder H. somnus (Kap. 5.3.3.14 und 10.3.4).

➤ *Toxämie* ist das zur Pathogenese vieler bakterieller Lokal- bzw. Allgemeininfektionen gehörende Auftreten von Giftstoffen im Blutkreislauf. Dabei sind definitionsgemäß zu unterscheiden:

➤➤ *Exotoxine* werden vom Erreger in das ihn umgebende Medium abgegeben, z. B. die Enterotoxine von E. coli (Kap. 6.10.21) oder Cl. perfrigens (Kap. 6.10.23) im Darmlumen, das Spasmotoxin von Cl. tetani (Kap. 10.3.8) innerhalb der infizierten Gewebe, während die lähmenden Toxine von Cl. botulinum (Kap. 10.5.13) außerhalb des Tierkörpers gebildet und mit dem Futter oder der Tränke aufgenommen werden.

➤➤ *Endotoxine* bestehen aus Lipopolysacchariden, wie sie beim Zerfall gramnegativer Bakterien, z. B. bei der Laktazidose des Panseninhalts (Kap. 6.6.11), freiwerden. Sie können einen von Blutdruckabfall und disseminierter intravasaler Koagulopathie begleiteten kardiovaskulären Schock (Kap. 4.1.2.2 und 4.2.2.1) auslösen, dessen Geschehen durch die von Endothelien, glatter Muskulatur, polymorphkernigen Granulozyten, Thrombozyten, Monozyten und Makrophagen abgegebenen Mediatoren (Zytokine, Prostaglandine, Leukotriene, Proteinasen, Thromboxane, Sauerstoffradikale und vasoaktive Amine) gesteuert wird. Klinisch sind dabei Zunahme der Atemfrequenz, Rückgang von Freßlust und Vormagenmotorik, Meläna/Durchfall, Polyurie und Dehydratation, anfangs erhöhte, später aber erniedrigte Körpertemperatur, in schweren Fällen dagegen lungenödembedingte Dyspnoe, Krämpfe und Tod zu beobachten.

Übersicht 4-4 Beispiele für septikämisch-metastasierende Ausbreitung bakterieller Krankheitserreger beim Rind

Erreger:	Ausgangsherde:	Metastatische Organmanifestationen:
B. anthracis:	Verdauungs- oder Atemwege, Hautverletzung	Kapillaren, Milz
Cl. haemolyticum:	Verdauungswege	Leberinfarkt, Hämolyse
Chlamydien:	Verdauungswege	Polyserositis, Polysynoviitis, Enzephalomyelitis
E. coli:	Verdauungswege (Kalb)	Polysynoviitis, Meningitis
Eiter- und Nekroseerreger:	Nabelgefäße (Kalb)	Polysynoviitis
	Vormägen (Pansenlaktazidose)	Leberabszesse, pyogene Thrombose der V. cava caudalis
	puerperale Gebärmutter	Endokarditis, Polysynoviitis
	unbekannt (Nasenbereich)	parahypophysärer Abszeß
	Endokarditis	Lungenabszesse, eitrige Glomerulonephritis
H. somnus:	Atemwege	Gefäßendothelien, infektiöse septikämisch thrombosierende Meningo-Enzephalomyelitis, Polysynoviitis
L. interrogans:	Haut- oder Schleimhautdefekte	intravasale Hämolyse, Aborte
M. tuberculosis bovis:	meist Atem- oder Verdauungswege	Primärkomplex, Organtuberkulose, Früh- oder Spätgeneralisation
P. multocida (Typ B/2, E/2):	Atemwege, Hautläsionen	hämorrhagische Diathese
Salmonellen:	Verdauungswege	Polysynoviitis, Meningitis

➤ *Metabolische Toxine* sind schädliche Stoffwechselprodukte des Makroorganismus, die aufgrund bestimmter Funktionsstörungen in krankmachender Konzentration im Kreislauf auftreten, nämlich:

➤➤ bei der Verdauung anfallende Schadstoffe, welche die Darmschranke normalerweise nicht passieren, bei schwerwiegender gastroenteritisch oder obstruktiv bedingter Läsion des Darmes aber ins Blut gelangen können,

➤➤ sowie Metaboliten, die im Rahmen einer Stoffwechselstörung in krankhaft vermehrter Menge anfallen (etwa die Ketokörper bei Ketose) oder infolge Leber- bzw. Niereninsuffizienz nicht genügend rasch unschädlich gemacht und aus der Blutbahn entfernt werden (z. B. Gallenfarbstoffe bzw. Harnstoff).

➤ Toxine, welche die Bildung spezifischer Antikörper auslösen, werden als *antigene Toxine* bezeichnet.

4.3.3.2 Bazilläre Hämoglobinurie

M. Stöber

■ **Definition:** Bazilläre Hämoglobinurie ist eine an feuchte Niederungsgebiete gebundene, enzootisch auftretende, akut und meist tödlich verlaufende clostridienbedingte Infektionskrankheit, die durch hohes Fieber, Niedergeschlagenheit, Anämie, Hämoglobinurie und Gelbsucht gekennzeichnet ist. *Andere Bezeichnungen*: bovine bazilläre Ikterohämoglobinurie, bacillary redwater.

■ **Vorkommen, Bedeutung:** Das in Chile, Mittelamerika, den Weststaaten der USA, in Kanada, der Türkei, Australien sowie Neuseeland bekannte und in neuerer Zeit auch im Vereinigten Königreich und in Irland aufgetretene Leiden ist in betroffenen Regionen von wirtschaftlicher Bedeutung für die Rinderhaltung exponierter Betriebe (Morbidität 5–25 % jährlich, Letalität 95 %). Es befällt vorwiegend jüngere und erwachsene Rinder, seltener Kälber, mitunter auch Schafe und, gelegentlich, Schweine.

■ **Ursache:** Der Erreger ist *Clostridium haemolyticum* (= Cl. novyi Typ D), ein bodenständiges und auch im Verdauungstrakt von Rindern vorkommendes 4–5 µm langes und 1 µm dickes, zentrale Sporen bildendes und streng anaerob lebendes bewegliches grampositives Stäbchen, das ein stark hämolysierendes und ein nekroseauslösendes Toxin produziert. In den Knochen von Rindern, die an bazillärer Hämoglobinurie verendeten, überleben Sporen von Cl. haemolyticum > 2 Jahre lang und bei 95 °C noch bis zu 30 min; durch sauerstoffabspaltende Desinfektionsmittel oder 2- bis 3%ige Natronlauge werden sie aber rasch abgetötet.

■ **Pathogenese:** Die bazilläre Hämoglobinurie ist an bestimmte sumpfig-feuchte Gebiete gebunden, wobei Klima (ganzjähriges Auftreten in Tropen und Subtropen, andernorts nur in der warmen Jahreszeit) und Bodenbeschaffenheit (überflutete, berieselte oder schlecht drainierte Weiden mit alkalischem pH des Erdreichs) bestimmend sind. Verschleppung des Leidens in zuvor nicht betroffene Gegenden erfolgt vermutlich durch Oberflächengewässer, verkeimtes Heu oder über latent infizierte Rinder, d. h. mit deren Kot oder Kadavern; Hunde oder Vögel können möglicherweise als Vektoren dienen. Die Sporen von Cl. haemolyticum werden vom Rind mit dem Futter oder Wasser aufgenommen und gelangen über den Pfortaderkreislauf zur Leber, wo sie sich latent aufhalten. Hier vermehrt sich der Erreger vermutlich erst beim Eintreten begünstigender Umstände (wie Gewebezerfall infolge Leberegelinvasion, Nekrobazillose, Teleangiektasie, nitratreiche Fütterung oder Leberbiopsie; Kap. 6.13.8, 6.13.4, 6.13.7 und 4.3.5.3); gegebenenfalls bildet er dann erhebliche Toxinmengen. Das bedingt nicht nur den aus einem organisierten Portalvenenthrombus entstehenden lokalen Infarkt, sondern auch Toxinämie (→ intravasale Hämolyse) und Bakteriämie (→ Kapillarschädigung). Manche Rinder setzen sich dagegen mit Cl. haemolyticum auseinander, ohne erkennbar krank zu werden; sie können offenbar zu seiner Weiterverbreitung beitragen und im Laufe der Zeit immun werden.

■ **Symptome, Verlauf:** Nach einwöchiger bis mehrmonatiger Inkubationszeit pflegt die Erkrankung plötzlich einzusetzen, wobei vorwiegend gut genährte Individuen betroffen werden und u. U. rasch verenden, so daß sie unverhofft tot aufgefunden werden. Sonst sind Absondern von der Herde, Rückgang der Milchleistung, Freß- und Bewegungsunlust, steifes Stehen mit aufgekrümmtem Rücken und Stöhnen beim Antreiben, Zähneknirschen und Schäumen, vermehrte Atemtätigkeit sowie anhaltend hohes Fieber zu beobachten. Augenfälligstes Symptom ist der häufiger und in größeren Mengen als normaliter abgesetzte, leicht schäumende und portweinfarbene (hämoglobinhaltige) Harn. Der mitunter durchfällige Kot ist dunkelgefärbt. In der Folge entwickeln sich rasch zunehmende Anämie mit blaß-ikterischer Verfärbung der Schleimhäute sowie Dehydratation. Tragende Tiere können abortieren. Agonal nimmt die Atembeschwerde zu, während die Körpertemperatur auf (sub)normale Werte absinkt.

■ **Beurteilung:** Klinisch manifest betroffene Patienten verenden bei nicht rechtzeitig erfolgender Behandlung in > 95 % der Fälle innerhalb von 12 h bis 4 Tagen an Sauerstoffmangel.

Sektion: Rasch eintretende Totenstarre. Perinealbereich rötlichbraun verschmutzt. Außer Anämie und Ikterus liegen meist auch ausgeprägte, blutig durchsetzte subkutane Ödeme vor. Die Bauchhöhle, der ein süßlicher Geruch entströmt, und die übrigen Körperhöhlen enthalten voluminöse bernsteinfarbene bis bluthaltige Ergüsse. Die Serosen weisen Blutungen auf. Des weiteren finden sich von Fall zu Fall Hämorrhagien in den Schleimhäuten von Luftröhre und Dünndarm, mitunter auch im Labmagen und Dickdarm. Pathognomonisch ist ein walnuß- bis doppeltfaustgroßer anämischer Leberinfarkt. Er erscheint leicht erhaben sowie heller als das übrige Lebergewebe und setzt sich von diesem durch seinen violetten Rand ab. Die Nieren sind dunkelgefärbt, metallischglänzend und brüchig sowie meist mit Petechien durchsetzt. In Nierenbecken und Harnblase findet sich rötlicher Urin.

Diagnose: Das Leiden ist aufgrund seines klinischen Bildes und raschen Verlaufs sowie der Zerlegungsbefunde meist gut zu erkennen. Die Sicherung der Vermutung kann durch den Nachweis des Toxins im Peritonealexsudat (Mäuse-NT) oder des Erregers im Blut bzw. Lebergewebe (Kultur, IFT bzw. PAPT) erfolgen.

Differentialdiagnostisch sind Milzbrand (Kap. 3.2.2.1), Leptospirose (Kap. 7.1.4.3), Anaplasmose (Kap. 4.3.3.3), Babesiose (Kap. 4.3.4.1) sowie anderweitige Hämat- und Hämoglobinurien (Kap. 7.1.3.2) in Betracht zu ziehen.

Behandlung: Im Frühstadium der Erkrankung kann gleichzeitige parenterale Verabreichung von Penicillin oder Oxytetracyclin und spezifischem Antitoxinserum Heilung bewirken, doch kommt tierärztliche Hilfe oft zu spät. Bei ausgeprägter Anämie ist zudem eine Bluttransfusion (Kap. 4.3.2.1), bei schwerer Exsikkose parenterale Flüssigkeitszufuhr (Kap. 4.3.6.1) angezeigt. Zudem ist die Blutregeneration durch orale Gabe von Spurenelementen (Fe, Cu, Co; Kap. 4.3.5.1, 12.3.11 und 4.3.5.2) zu fördern. Nach Überstehen des Leidens sind die Tiere wegen der Gefahr spontaner Leberrupturen vor körperlicher Belastung zu schonen; Bullen sollten 3 Wochen Deckruhe bekommen.

Prophylaxe: Bekanntermaßen Cl.-haemolyticum-befallene und daher langfristig gefährdete Rinderbestände können durch halbjährlich oder jährlich zu wiederholende subkutane Impfung mit Formol-Al-Adsorbat-Vakzine geschützt werden. An bazillärer Hämoglobinurie gefallene Tiere sind unschädlich zu beseitigen; verseucht befundene Weidegründe sind auszugrenzen; alkalische Sumpfgebiete sollten trokkengelegt werden.

4.3.3.3 Anaplasmose

W. Baumgartner

Definition: Die durch Anaplasmen hervorgerufene Infektionskrankheit ist bei Rindern durch Anämie, Ikterus, Fieber, allgemeine Schwäche, Abmagerung und gelegentlich Aborte gekennzeichnet. Anaplasmose kann auch bei Schafen, Ziegen und wildlebenden Wiederkäuern auftreten. Die wichtigste Rolle in der Übertragung spielen Zecken und blutsaugende Insekten.

Vorkommen, Epidemiologie: Diese Seuche kommt weltweit besonders bei Weidehaltung vor und verursacht hohe wirtschaftliche Verluste durch verminderte Milch- und Mastleistung, Aborte sowie den Tod erkrankter Rinder. Im großen und ganzen hat die Krankheit dieselbe Verbreitung wie die Babesiose. Rinder aller Rassen sind für eine Infektion empfänglich, wobei bodenständige Rassen eine höhere Resistenz besitzen als importierte. Die Morbiditätsrate ist bei Krankheitsausbruch hoch, die Mortalitätsrate hängt von der Empfänglichkeit der betroffenen Rinder ab, kann aber $\leq 30\%$ betragen. Schafe, Ziegen und Wildwiederkäuer erkranken in milder Form, stellen aber ein bedeutendes Erregerreservoir und damit eine latente Gefahr für Rinderbestände dar. Als weitere Infektionsquelle fungieren v. a. Kälber, die sich infizieren, nur subklinisch erkranken und daher unbehandelt bleiben. Derartige Tiere bleiben für Jahre, wahrscheinlich lebenslang, latente Träger, auch wenn der Erreger im Blut lichtmikroskopisch nicht mehr nachweisbar ist. Die Übertragung von Rind zu Rind erfolgt vorwiegend durch verschiedene Zekkenarten (Ixodes, Boophilus, Dermacentor, Rhipicephalus) oder durch saugende und stechende Insekten (Tabanidae, Culicidae, Muscidae, Simuliidae) mit dem Blut infizierter Tiere. Zecken übertragen Anaplasmen auch über das Zeckenei auf die nächste Zekkengeneration; in den vorgenannten Insekten findet dagegen keine Vermehrung von Anaplasmen statt. Andere Möglichkeiten der mechanischen Übertragung bestehen in der Verwendung von nichtsterilisierten Injektionskanülen (Blutentnahme, Infusionen) und Instrumenten zum Einziehen von Ohrmarken oder Nasenringen bzw. zur Tätowierung sowie für operative Eingriffe (Enthornung, Kastration, Embryotransfer). Die intrauterine Infektion im 2. und 3. Trächtigkeitsdrittel und der orale Infektionsweg (Aufnahme von infektiösem Blut) gelten als gesichert.

Ursache, Pathogenese: *Anaplasma (A.) marginale* (bösartige Form) und *A. centrale* (gutartige Form) werden den Rickettsien zugeordnet. Die Anaplasmen gelangen als 0,3–0,4 µm große Initialkörperchen durch Endozytose in die roten Blutkörperchen. Nach Vermehrung des Erregers durch Zweiteilung erfolgt die Ausbildung eines mikroskopisch sichtbaren Einschlußkörperchens, in dem 1–7 Initialkörperchen vorhanden sind. Die Anaplasmen verlassen die Erythrozyten durch Exozytose, ohne diese zu zerstören, und befallen so lange weitere Erythrozyten, bis das Wirtstier genügend zirkulierende Antikörper aufgebaut hat. Die Befallsrate der Erythrozyten steigt dabei täglich etwa um das Doppelte an. Die Initialkörperchen scheinen das eigentliche infektiöse Agens zu sein. 1–6 Tage nach dem Gipfel der Parasitämie ist die Anämie am stärksten ausgeprägt. Das Ausbleiben einer Hämoglobinämie bzw. -urie erklärt sich dadurch, daß die Erythrozyten nicht durch Hämolyse zerstört, sondern durch extravaskuläre Phagozytose aus dem Blutkreislauf entfernt werden. Die Milz ist für die Hauptproduktion der Antikörper verantwortlich. Junge Tiere sind in der Lage, ihre gegen die Anaplasmeninfektion gerichtete Abwehr relativ bald in Gang zu setzen, während ältere Tiere hierfür einen längeren Zeitraum benötigen.

■ **Symptome, Verlauf:** Die Zeit, die zwischen Infektion und Auftreten der ersten Einschlußkörperchen im gefärbten Blutausstrich verstreicht, beträgt bei experimentellen Infektionen zwischen 15 und 45 Tage, bei natürlicher Infektion 50–100 Tage. Die Dauer der Inkubationszeit hängt von der Menge und der Anaplasmendichte des Blutes, das einem empfänglichen Tier verabreicht wird, ab. Rinder aller Altersstufen sind für eine A.-marginale-Infektion empfänglich. Kälber und Jungrinder zeigen selten klinische Erscheinungen. Ein milder Krankheitsverlauf tritt bei 12–24 Monate alten Rindern auf. Über 3 Jahre alte anaplasmosekranke Rinder verenden perakut nach hohem Fieber, Tachykardie, Tachypnoe und Speichelfluß. Bei der akuten Form der Anaplasmose fallen eine Erhöhung der inneren Körpertemperatur auf bis zu 41,5 °C, hochgradig anämische Schleimhäute, frequente Atmung, pochende Herztöne, Apathie, verminderte Freßlust und Milchrückgang auf. Das Krankheitsbild ist gekennzeichnet durch das Auftreten von Ikterus und Bilirubinurie sowie das Fehlen von Hämoglobinurie. Die Zahl der Erythrozyten sinkt auf $< 2 \times 10^6/\mu l$ Blut ab, der Hämatokritwert auf < 20%. Im Blutausstrich sind zu diesem Zeitpunkt mikroskopisch in 50–70% der Erythrozyten Einschlußkörperchen nachweisbar. Hochträchtige Rinder können abortieren, Zuchtstiere weisen für einige Monate schlechte Spermaqualität auf. Der Tod unbehandelter Rinder tritt nach 3–4 Tagen ein. Tiere, die überleben, genesen nach einigen Wochen, zeigen aber beträchtlichen Gewichtsverlust. Infektionen mit A. centrale verlaufen meistens symptomlos.

■ **Sektion:** Bei der Zerlegung werden Anämie, Ikterus, hochgradige Milz- und Leberschwellung, hochgradig gefüllte Gallenblase sowie umfangreiche sulzige Ödeme an Hals und Unterbrust festgestellt. In perakut verlaufenden Fällen sind petechiale Blutungen an Endo-, Epi- und Perikard nachweisbar.

■ **Diagnose:** Der aufgrund des Vorberichtes (Zeckenbefall, Insektenplage, örtlich begrenztes Auftreten, Weidehaltung) und der klinischen Erscheinungen (Anämie, Ikterus, fehlende Hämoglobinurie) sowie des Sektionsbefundes auszusprechende Verdacht einer Anaplasmeninfektion muß durch den Erregernachweis in nach Giemsa, Romanowski, Wright oder mit 3%iger Toluidinblaulösung gefärbten Blutausstrichen bestätigt werden. Die Einschlußkörperchen von A. *marginale* erscheinen als dichte, blaue Punkte am Rande der Erythrozyten. Bei A. *centrale* liegen die Einschlußkörperchen im Zentrum der roten Blutkörperchen. Die Blutproben für die Ausstriche sollten aus der Vena jugularis gewonnen werden, da sich die mit Anaplasmen befallenen Erythrozyten (im Gegensatz zu Babesien-haltigen roten Blutkörperchen) nicht im Kapillarkreislauf anreichern. Bei chronisch und latent infizierten Tieren, die nur einen sehr geringen Prozentsatz an befallenen Erythrozyten aufweisen, können KBR, IFT, RIA, ELISA oder PCR zur Verbesserung der Diagnostik eingesetzt werden.

■ **Differentialdiagnose:** Die Unterscheidung von Babesiose (Kap. 4.3.4.1), Theileriose (Kap. 4.3.4.2) und Eperythrozoonose (Kap. 4.3.3.4) muß sich auf den Erregernachweis im Blut oder auf serologische Nachweisverfahren stützen. Mischinfektionen mit *A. marginale* und *Babesia divergens* sind zu beachten.

■ **Beurteilung:** Für Kälber und Jungrinder ist die Prognose bis auf wenige Ausnahmefälle günstig. Die Heilungsaussichten des Leidens erwachsener Rinder sind bei rechtzeitigem Therapiebeginn i. d. R. gut. Dabei ist zu berücksichtigen, daß die Infektion jahre- bzw. lebenslang bestehen bleibt. Ohne Behandlung sterben ältere Rinder innerhalb weniger Tage.

■ **Behandlung:** Gute Resultate werden mit 2- bis 3tägiger Gabe von 20 mg Tetracyclin/kg LM parenteral erzielt. Die Behandlung sollte zu Beginn der Erkrankung erfolgen. Zusätzlich sind Leberschutzmittel, Kardiaka sowie bei hochgradiger Anämie Bluttransfusionen (Kap. 4.3.2.1) angezeigt.

■ **Prophylaxe:** Die Isolierung klinisch anaplasmosekranker Tiere von der Herde erscheint wichtig, da das Blut solcher Probanden höchst infektiös ist. Jede iatrogene Übertragung durch Instrumentarium ist zu vermeiden (Reinigung, Desinfektion, Einmalspritzen und -kanülen). Regelmäßige Vektorenbekämpfung und prophylaktische Dauerverabreichung von Tetracyclinen sind wegen der hohen Kosten und der Rückstandsproblematik nicht mehr vertretbar. In neuerer Zeit gelangten inaktivierte Vakzinen und Lebendimpfstoffe zur Bekämpfung der Anaplasmose zur Anwendung, die berechtigte Hoffnung auf ein Zurückdrängen der Krankheit aufkommen lassen. Noch sind aber alle Vakzinen mit beträchtlichen Nachteilen behaftet.

■ **Bekämpfung:** Für die Bekämpfung der Anaplasmose existieren im EU-Raum keine gesetzlichen Grundlagen.

4.3.3.4 Bovine Eperythrozoonose

M. Stöber

■ **Definition, Ursachen, Vorkommen, Pathogenese:** Von den weltweit verbreiteten, streng wirtsspezifisch auftretenden und heute den Mykoplasmen zugerechneten Eperythrozoon-Arten sind beim Rind bislang drei, nämlich *Eperythrozoon wenyonii, E. tuomii* und *E. teoganodes*, nachgewiesen worden. Die Pathogenität dieser offenbar durch blutsaugende Vektoren, vermutlich aber auch durch am Tier angewandte Geräte und Instrumente verbreiteten Erreger für gesunde Rinder ist nur gering, weshalb sich die Eperythrozoonoseforschung splenektomierter Kälber bedient. E. wenyonii haftet der Oberfläche der roten Blutkörperchen, E. tuomii derjenigen der Blutplättchen an; ersteres bedingt leichte bis mäßige, nur selten mit Hämoglobinurie einhergehende Anämie, letzteres im Tierversuch Thrombozytopenie. Von dem nur im Blutplasma zu findenden E. teoganodes sind keine krankhaften Auswirkungen bekannt.

■ **Symptome, Verlauf:** In praxi kann *E. wenyonii* nichtimmune Rinder aller Altersklassen befallen. Das geschieht v. a., aber nicht ausschließlich, während des Weidegangs. Soweit dann 1–3 Wochen nach der Infektion Erkrankungen auftreten, sind meist mehrere Herdenmitglieder zugleich betroffen: Abgeschlagenheit, Freßunlust, Milchrückgang, Fieber, Tränenfluß, Dyspnoe, Durchfall, steifer Gang, entzündlich-ödematöse Anschwellungen der Haut und Unterhaut von Zitzen/Hodensack, Füßen der Hinterbeine sowie regionaler Lymphknoten, Verminderung von Erythrozytenzahl und Hämoglobingehalt des Blutes im Sinne einer normozytären, normochromen Anämie; echte hämolytische Anämie mit Hämoglobinurie und blaßikterischen Schleimhäuten wird nur ausnahmsweise, vermutlich in Zusammenhang mit unerkannter Babesiose oder Anaplasmose, beobachtet; bei Bullen ist die Spermaqualität beeinträchtigt. Grad und Verlauf der mit Hypoglykämie, anfänglicher Leukopenie und anschließender Neutrophilie einhergehenden Erkrankung werden möglicherweise von andersbedingter Abwehrschwäche bestimmt.

Das wahrscheinlich oft übersehene Leiden heilt i. d. R. innerhalb von 1–2 Wochen unter Hinterlassung einer spezifischen, mit Trägertum verbundenen Prämunität spontan aus; u. U. kann es auch rezidivieren. Bei etwaiger *Sektion* oder Schlachtung ist mit vergrößerter und hämosiderotischer Milz zu rechnen.

■ **Diagnose:** Die Erkennung der bovinen Eperythrozoonose stützt sich auf klinisches Bild und mikroskopische Untersuchung von Blutausstrichen. Solche sind hierzu von mehreren Tieren der verdächtigen Herde, und zwar möglichst während der akuten febrilen Phase anzufertigen. Bei kräftiger Giemsa-Färbung wird E. wenyonii in Form zahlreicher 0,3–1,5 µm großer, hell- bis purpurroter rundlich-ovaler bis länglicher Gebilde erkennbar, die mehrheitlich der Oberfläche der roten Blutkörperchen anhaften. Serologisch sind ab 14. Tag nach der Infektion mittels IFAT oder ELISA auch erregerspezifische Antikörper nachzuweisen.

Differentialdiagnostisch kommen v. a. bovine Babesiose (Kap. 4.3.4.1) und Anaplasmose (Kap. 4.3.3.3) in Frage, deren Verlauf durch vorherige oder gleichzeitige Infektion mit Eperythrozoon spp. möglicherweise synergistisch oder antagonistisch beeinflußt werden kann. Außerdem sind bovine Ehrlichiose (Kap. 4.3.3.5) sowie andersbedingte, an Euter/Skrotum und/oder Hintergliedmaßen auftretende Ödeme (Kap. 2.3.2.1) abzugrenzen. In klinisch ausgeprägten Fällen läßt sich die Erkrankung zwar durch Oxytetracyclin (5–20 mg/kg LM parenteral) kupieren; dann bleibt aber die der Eperythrozoon-Infektion sonst folgende Prämunität aus (→ Reinfektionsgefahr).

4.3.3.5 Zecken- oder Weidefieber

M. Stöber

■ **Definition, Ursache, Vorkommen:** Durch Ixodes-ricinus-Zecken übertragene Infektion mit der Rickettsie *Cytoecetes (Ehrlichia) phagocytophila* (C. p.), die bei Schaf, Rind, Ziege und Hirsch bislang in mehreren europäischen Ländern (Österreich, Schweiz, Deutschland, Spanien, Irland, Frankreich, Norwegen, Niederlande, Schweden, Finnland, Vereinigtes Königreich) und Südafrika beobachtet wurde. Das oft gutartige Leiden ist vermutlich häufiger, als es erkannt wird. *Andere Bezeichnungen*: bovine Ehrlichiose, tick-borne fever (TBF) of ruminants, Zeckenbißfieber, Sommerfieber, fièvre de pâture, sjodogg, mersken-ziekte, bovine Ehrlichiose.

Pathogenese: Klinisch manifestes Zeckenfieber betrifft v. a. den bestandseigenen, erstmals weidenden Nachwuchs sowie aus zeckenfreier Gegend zugekaufte Rinder jeden Alters kurz nach Auf- oder Umtrieb auf Ixodes-ricinus-befallene Weide (Mai/Juni oder Herbst). Sein Erreger wird von Nymphen und Imagines (nicht aber von Larven) dieser Zeckenart übertragen, innerhalb derselben also transstadial (nicht aber transovarial) weitergegeben. Zeckenfieber bedingt vorübergehende Suppression der humoralen und zellulären Immunantwort; so können andere, während dieses Zeitraums eintretende virale oder bakterielle Infekte gefördert werden. Während der Trächtigkeit infizierte Kühe können E. phagocytophila auf den Fetus weitergeben; das betreffende Kalb kann p. p. an Ehrlichiose erkranken. Überstehen von Zeckenfieber kann zu Prämunität mit anhaltendem Trägertum oder zu steriler Immunität führen, deren Dauer offenbar unterschiedlich ist; bei den vermutlich häufigen Reinfektionen spielt aber auch die unterschiedliche Immunogenität der beteiligten C.-p.-Stämme eine Rolle.

Symptome, Verlauf: 3–9 Tage p. inf. oder 1–2 Wochen nach dem Frühjahrsweideauftrieb (mitunter aber nach Herbstumtrieb) zeigen sich bei einzelnen oder mehreren Tieren 2–8 Tage lang hohes Fieber (bis > 41,0 °C), u. U. auch eine kurze zweite febrile Phase, Niedergeschlagenheit, hängende Ohren, verminderte Freßlust und herabgesetzte Pansenmotorik, aufgekrümmter Rücken, trägsteifer Gang, Zurückbleiben beim Treiben der Herde, starker Milchrückgang, Abmagerung, Rötung der Kopfschleimhäute, Augen- und Nasenausfluß sowie Husten, mitunter auch Speicheln, verschärftes broncho-bronchuläres Atemgeräusch, Tachykardie, Polypnoe und/oder Durchfall; gelegentlich werden zudem Aborte (im 8./9. Trächtigkeitsmonat), Totgeburten oder Mastitis, bei Jungrindern mitunter geschwollene Beine, ausnahmsweise Todesfälle beobachtet. Bei Bullen kommt es zu mehrmonatiger Störung der Spermiogenese. Während der febrilen Phase ist C. p. im Blut nachweisbar: Im panoptisch gefärbten Blutausstrich finden sich in neutro- und eosinophilen Granulozyten, vereinzelt auch in Monozyten, pleomorphe graublaue Einschlußkörperchen, die sich elektronenmikroskopisch als intravakuolär gelegene, m. o. w. stark miteinander verklumpte Partikel (von 0,2–3,5 µm Gesamtgröße) zu erkennen geben (Abb. 4-47). Des weiteren besteht zunächst deutliche Thrombozyto- und Lymphopenie, später Neutropenie, schließlich Monozytose und/oder Neutrophilie mit vermehrtem Auftreten jugendlicher Leukozyten.

Sektion: Splenomegalie, parafollikuläre Hyperplasie in Lymphknoten und Milz, lymphoretikuläre Infiltrate in den Alveolarwänden der Lunge sowie in Leber, Nieren und Plexus chorioidei des Gehirns; mesangiale Glomerulitis.

Diagnose: Klinisches Bild und Begleitumstände (zeckenbefallene Weide) lassen Zeckenfieber vermuten; der Erregernachweis erfolgt durch Untersuchung von Blutausstrichen, FAT, PCR oder versuchsweise Übertragung von im febrilen Stadium entnommenem Heparin-Blut auf splenektomierte Mäuse, Lämmer oder Kälber. Der ab 2 Wochen p. inf. mehrere Monate lang anhaltende, mittels IFAT nachzuweisende Antikörperspiegel hat für das Einzeltier wenig Aussagekraft, eignet sich aber zur epidemiologischen Kontrolle.

Differentialdiagnostisch zu bedenken sind die manchmal mit Zeckenfieber vergesellschaftete Babesiose (Kap. 4.3.4.1) sowie Dermatitis solaris (Kap. 2.2.7.3) und Paralytische Myoglobinurie (Kap. 9.17.2).

Beurteilung: Die Prognose des Zeckenfiebers ist zwar gut, doch wird hierdurch bedingter Milchrückgang von einem Viertel der Patienten in der betreffenden Laktation nicht mehr aufgeholt.

Behandlung: Oxytetracyclin (LA) oder Sulfamethazin 3–5 Tage lang täglich parenteral verabreicht führt zu von Immunität begleiteter Heilung. Die am Inokulationstag beginnende zweitägige metaphylaktische Gabe eines dieser Medikamente verhindert den Ausbruch der Erkrankung.

Prophylaxe: Förderung der möglichst frühzeitigen Exposition bei Jungtieren oder Bekämpfung des Zeckenbefalls (Kap. 2.2.4.4).

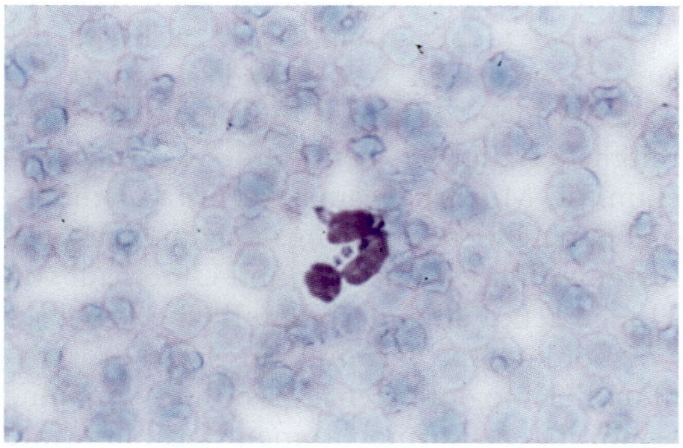

Abbildung 4-47 Blutausstrich einer an Zecken- oder Weidefieber erkrankten Kuh: *Cytoecetes (Ehrlichia) phagocytophila* in einem neutrophilen Granulozyten (Giemsa-Färbung, 1000fache Vergrößerung)

4.3.3.6 Bovines Petechialfieber

M. Stöber

Das bovine Petechialfieber (Ondiri Disease) ist eine seit 1933 bekannte, nur in Kenia vorkommende Rinderkrankheit. Sie befällt v. a. neu ins Endemiegebiet (gebirgige Busch- oder Waldweiden) verbrachte Rinder und wird vermutlich von Zecken, nicht aber durch Kontakt gesunder mit kranken Rindern übertragen. Ihr Erreger ist *Ehrlichia s. Cytoecetes ondiri*. Er ist im parasitämischen Stadium in Granulo- und Monozyten nachweisbar (Blutausstrich: Giemsa-Färbung) und wird auch von anderen Haus- sowie Wildwiederkäuern beherbergt, die dabei allerdings nicht erkranken. Die nach 5- bis 9tägiger Inkubation einsetzenden klinischen Erscheinungen sowie die Zerlegungsbefunde des Leidens sind die einer ≤ 10 Tage dauernden fieberhaften hämorrhagischen Diathese (Kap. 4.3.5.10). Differentialdiagnostisch sind zudem andere, mit Blutungsneigung einhergehende Krankheiten (Milzbrand, Kap. 3.2.2.1; Trypanosomiasis, Kap. 4.3.4.3; Hämorrhagische Septikämie, Kap. 4.2.3.1; Heart water, Kap. 4.1.3.1; Ostküstenfieber, Kap. 4.3.4.2; Rifttal-Fieber) zu bedenken. Die experimentelle Infektion empfänglicher Rinder führt etwa in der Hälfte der Fälle zum Tode infolge Blutverlusts und/oder Lungenödems. Die Dauer der Parasitämie läßt sich durch parenterale Gabe von Dithiosemikarbazon (5 mg/kg LM i.v.) abkürzen. Nach spontanem Überstehen der Erkrankung bleiben die betreffenden Rinder u. U. monatelang Keimträger und erweisen sich gegenüber erneuter Infektion mindestens 2 Jahre lang als immun.

4.3.4 Parasitär bedingte Krankheiten des Blutes

H.-D. Gründer

4.3.4.1 Babesiose

Definition: Die Weidehämoglobinurie stellt eine meist mit Blutfarbstoffharnen einhergehende, spezifische, fieberhafte hämolytische Anämie dar. Die zur Gattung *Babesia* gehörenden einzelligen Erreger parasitieren in roten Blutkörperchen und werden durch Zecken übertragen. Eine unmittelbare Übertragung von Rind zu Rind ist nur durch parenterale Injektion von infiziertem Blut möglich.

Vorkommen, Bedeutung: In Deutschland wurde die Babesiose schon 1895 von Harms, ihr Erreger (B. divergens) 1900 von Jackschath beschrieben. Babesiosen kommen bei verschiedenen Tierarten in allen Erdteilen vor und haben in tropischen und subtropischen Gebieten große wirtschaftliche Bedeutung. Während die Rinderbabesiose in Nordamerika durch jahrzehntelange, planmäßige Bekämpfungsmaßnahmen fast völlig getilgt werden konnte, sind besonders in Südamerika, Australien und Afrika große Gebiete noch immer ständig verseucht. In Europa ist die Krankheit v. a. in den Mittelmeer- und Balkanländern heimisch, kommt jedoch auch im übrigen Europa und in begrenzten Gebieten Deutschlands (Wald-, Moor- und Heidegegenden) vor. Trotz ständiger Zurückdrängung durch Weidekultivierung und intensive Rinderhaltung hat die Weidehämoglobinurie in bestimmten Gegenden noch immer erhebliche wirtschaftliche Bedeutung.

Das Auftreten der Babesiose ist zeitlich und örtlich eng an den Zeckenbefall der Rinder auf der Weide gebunden (in Deutschland besonders im Mai/Juni und September/Oktober); in seltenen Fällen können auch mit Grünfutter oder Einstreu in den Stall eingeschleppte infizierte Zecken Erkrankungen auslösen.

In Babesiose-Gebieten erkranken fast ausschließlich über 1–2 Jahre alte, nicht immune, eingeführte Rinder, da die in solchen Gegenden aufgewachsenen Tiere bereits während der ersten Weideperiode infiziert und immunisiert werden. Dabei verläuft die Infektion bei Jungtieren wegen ihrer Jugendresistenz und besseren erythropoetischen Knochenmarkfunktion meist subklinisch, während ältere, nicht immune Rinder schwer oder tödlich erkranken.

Ursache, Parasitenbiologie: Die Babesiose wird durch einzellige, amöboid bewegliche Blutparasiten hervorgerufen, deren morphologisch nur teilweise unterscheidbare Arten ein klinisch weitgehend einheitliches Krankheitsbild verursachen und auch in Form von Mischinfektionen vorkommen. Die hauptsächlich in tropischen und subtropischen Gebieten heimischen Arten *B. bigemina, B. berbera s. bovis* und *B. argentina* werden v. a. durch einwirtige Zecken der Gattung *Boophilus* übertragen. In gemäßigten Zonen und insbesondere in Deutschland wurden bisher ausschließlich *B. divergens* (Überträger *Ixodes ricinus*) und – nur auf den Nordseeinseln – *B. major* (Überträger *Haemaphysalis punctata*) festgestellt.

Die beim Zeckensaugakt in den peripheren Kreislauf gelangenden Sporozoiten befallen Erythrozyten, in denen sie sich durch Zweiteilung vermehren und diese zerstören. Die Merozoiten infizieren anschließend neue rote Blutzellen (im akuten Krankheitsstadium 10–40% aller Erythrozyten). Nach dem Überstehen der akuten Infektion bleiben i. d. R. einzelne Erythrozyten befallen. Diese latente Infektion verleiht dem Wirt eine jahrelang wirksame, babesienartspezifische Infektionsimmunität (Prämunität). Jedoch wurde auch das Vorkommen einer sterilen Immunität gegen Babesien nachgewiesen. Die Weiterübertragung des Erregers erfolgt durch Zecken, die ihn beim Blutsaugen an akut oder latent infizierten Rindern aufnehmen und, je nach der Zeckenart, beim Saugakt des folgenden Zeckenstadiums (mehrwirtige Zecken) oder der nächsten Zeckengeneration (transovarielle Übertragung) in einen neuen Wirt inokulieren (s. Zeckenbiologie, Kap. 2.2.4.4). Dabei vermehren sich die Babesien in den Speicheldrüsen der Zecken während des Blutsaugens, weshalb die Infektion bei B. divergens schon nach eintägigem Saugakt erfolgt. Da viele Zeckenarten überwintern können, bleiben verseuchte Weiden jahrelang infektiös.

Die Inkubationszeit beträgt bei natürlicher Infektion über Zecken 8–10 Tage, bei künstlicher Übertragung durch parenterale Injektion (intravenös, subkutan oder intraperitoneal) des Blutes infizierter Tiere 3–8 Tage.

■ **Symptome, Verlauf:** Die Erkrankung beginnt mit einem kontinuierlichen Fieberanstieg auf 40–41 °C, der je nach Krankheitsschwere 2–6 Tage lang anhält und bei leichtem Krankheitsverlauf (Jungtiere) als einziges Symptom auftreten kann. Hämoglobinurie wird in allen schweren Fällen vom 3.–5. Krankheitstag an beobachtet. Im weiteren Verlauf kommt es infolge einer sich schnell entwickelnden Anämie zu mittel- bis hochgradiger Störung des Allgemeinbefindens. Die Kranken sondern sich ab, liegen viel und weisen oft deutliche allgemeine Schwächesymptome (Aufstützen des Kopfes, schwankender Gang) sowie herabgesetzte Hauttemperatur (besonders an den Extremitäten und Ohren) auf. Bei sorgfältiger Abtastung lassen sich an den ventralen und dünnen Hautbezirken (Achsel- und Kniefaltengegend) Zecken oder Zeckenbiß-Stellen nachweisen (s. Abb. 2-49). Bei Milchkühen fällt das schlaffe, sehr blasse oder gelblich verfärbte Euter auf. Die sichtbaren Schleimhäute erscheinen porzellanfarben oder mehr weißgelblich (hämolytischer Ikterus), die Skleralgefäße sind schwach gezeichnet. Der typische Auskultationsbefund am Herzen zeichnet sich durch hochfrequente (120 Schläge/min oder mehr) und stark pochende Herztöne aus. Vereinzelt vernimmt man systolisches Zischen und im Endstadium sogar tumultuarische Herztätigkeit. Die Blutveränderungen bestehen neben der schon makroskopisch erkennbaren wäßrigen Beschaffenheit (niedriger Hämatokritwert) sowie der Rotfärbung von Plasma und Serum v. a. in starker Erythropenie (1–3 × $10^6/\mu l$) mit Anisozytose und basophiler Tüpfelung der roten Blutkörperchen sowie ausgeprägter Lymphozytose (≤ 80 % der Leukozyten; lympholeukämoides Blutbild!). Die Atmung ist im Fieberstadium meist frequent, bei stark anämischen Tieren aber oft auffallend ruhig oder verlangsamt. Futter- und Tränkeaufnahme sowie Verdauungstätigkeit sind stark beeinträchtigt oder liegen bei schwerkranken Patienten ganz darnieder. Der nur in geringen Mengen abgesetzte Kot ist anfangs flüssig, später fest und oft schleimüberzogen. Die Leberperkussion ergibt eine um 2–4 Fingerbreiten vergrößerte Dämpfung und geringe Schmerzhaftigkeit. Die Leberfunktionsproben fallen positiv aus. Auf dem Höhepunkt der Erkrankung stellt sich Hämoglobinurie (klarer, durchsichtiger, hell- bis kaffeebrauner Harn) ein, die 1–3 Tage oder bis zum Tod des Tieres anhält und mitunter mit Harnabsatzschwierigkeiten (stark gefüllte Harnblase, Strangurie) verbunden ist. Tragende Rinder abortieren nicht selten. Zentralnervöse Erscheinungen (Krämpfe, Inkoordination, Kap. 10.4.5) wurden bei Infektionen mit B. bigemina, argentina und berbera beobachtet. Vor dem Tod kommt es zu einem Abfall der Körpertemperatur auf subnormale Werte und häufig zum Festliegen infolge großer Schwäche. Bei Infektionen mit B. major werden mitunter plötzliche Todesfälle infolge Milzruptur (Kap. 3.2.1.2) beobachtet.

■ **Beurteilung:** Bei älteren, voll empfänglichen Rindern endet die Babesien-Infektion in 10–70 % der Fälle nach 3–4 Tagen tödlich, während < 2 Jahre alte oder teilimmune Tiere die Erkrankung i. d. R. überstehen. Durch frühzeitige Anwendung moderner Chemotherapeutika und in verschleppten Fällen durch wiederholte Bluttransfusionen (Kap. 4.3.2.1) lassen sich die Verluste auf etwa 5 % vermindern.

Die Rekonvaleszenz ist nach schwerer Babesiose nicht selten verzögert; solche Tiere leiden noch einige Wochen an Blutarmut und an den durch die Hämolyse verursachten Leber- und Nierenschäden (Hämolyse-Nekrosen der Leber, Hämoglobin-Nephrose). Während dieser Zeit besteht erhöhte Anfälligkeit gegenüber bakteriellen Infektionen.

■ **Diagnose, Differentialdiagnose:** Das jahreszeitlich und örtlich (Zecken-befallene Weiden) begrenzte Auftreten der Babesiose in Verbindung mit dem typischen klinischen Bild einer fieberhaften, hämolytischen Anämie mit Hämoglobinurie und Zeckenbefall erleichtert die Diagnose, die durch den Erregernachweis im peripheren Blut (Ohrvenenblut) gesichert werden kann. Der Nachweis gelingt in nicht zu dünnen, nach Giemsa gefärbten Blutausstrichen, in denen die Babesien innerhalb der Erythrozyten als 1,5–2 µm (kleine Babesienarten) oder 2–4 µm (große Babesienarten) große, ring- oder doppelbirnenförmige, blaugefärbte Gebilde mit rotem Kern sichtbar werden (Abb. 4-48, 4-49). Latent infizierte Rinder können durch Tierversuch (Blutübertragung auf ein gesundes

Rind) oder Milzexstirpation (→ nachfolgende schwere Erkrankung), einfacher jedoch mit serologischen Methoden (ELISA, IFAT) ermittelt werden.

Die Unterscheidung von anderen Blutprotozoenkrankheiten (Theileriose, Kap. 4.3.4.2; Trypanosomose, Kap. 4.3.4.3), die nur selten mit Hämoglobinurie einhergehen, muß sich in Gegenden, in denen diese vorkommen, v. a. auf den Erregernachweis im Blut stützen. Das gleiche gilt für Anaplasmose (Kap. 4.3.3.3), Bazilläre Hämoglobinurie (Kap. 4.3.3.2) und akute Leptospirose (Kap. 7.1.4.3). Differentialdiagnostisch kommen in Deutschland insbesondere fütterungsbedingte Hämoglobinurien (Kap. 4.3.5.5 bis 4.3.5.9) in Frage, die aber fast ausschließlich bei Stallhaltung und einseitiger Fütterung auftreten.

Die Tränkehämoglobinurie (Kap. 10.5.3) der Jungrinder verläuft ohne Fieber und stärkere Anämie. Streng abzutrennen sind ferner alle mit Hämaturie (bluthaltiger, rötlich trüber, deckfarbener Harn; Kap. 7.1.3.5, 7.2.3.2 und 7.2.4.2) verbundenen Krankheiten renalen und vesikalen Ursprungs sowie weiterhin eine Reihe von Krankheiten, die mit Anämie (Kap. 4.3.2.1) oder Ikterus (insbesondere Stauungsikterus, Kap. 6.13.2 bzw. 6.13.5) einhergehen.

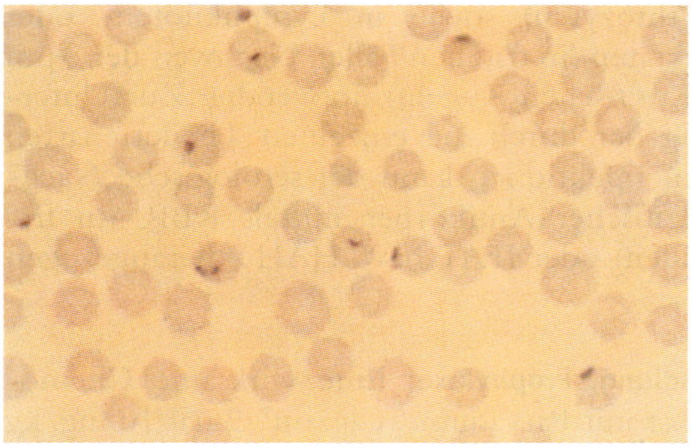

Abbildung 4-48 Babesia divergens im Blutausstrich einer Piroplasmose-kranken Kuh (May-Grünwald/Giemsa-Färbung, 1000fache Vergrößerung)

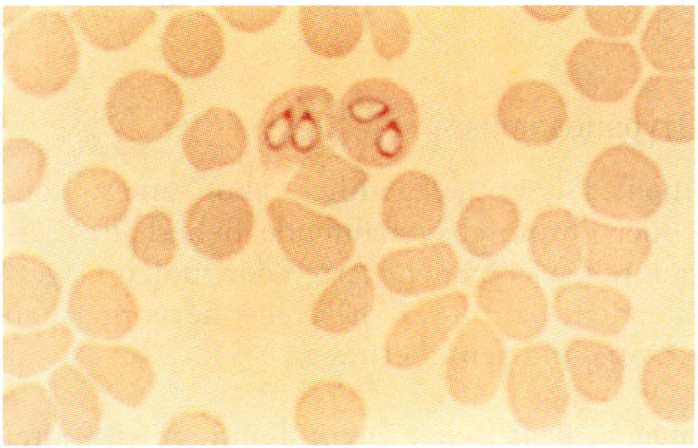

Abbildung 4-49 Babesia bigemina im Blutausstrich eines Piroplasmose-kranken Rindes (Giemsa-Färbung, 1500fache Vergrößerung; Vet.-med. Bilderdienst, Farbenfabriken Bayer)

■ **Sektion:** Neben ausgeprägter Anämie und Ikterus fallen insbesondere die starke, 3- bis 4fache Vergrößerung der Milz sowie Schwellung und degenerative Veränderungen an Leber und Nieren auf. Infolge sogenannter Hämolysenekrosen und fettiger Degeneration ist das Lebergewebe regelmäßig gelb verfärbt und mürbe; Gallengänge und Gallenblase sind stark mit dunkler eingedickter Galle gefüllt. Die leicht vergrößerten Nieren zeigen infolge Hämoglobinausfällung eine typische, gesprenkelte, dunkelrote oder schwarzrote Verfärbung (Hämoglobin-Nephrose, Kap. 7.1.3.6); die i. d. R. stark gefüllte Harnblase enthält kaffeebraunen Urin. Weniger kennzeichnende Befunde bestehen in katarrhalischen Schleimhautveränderungen an Labmagen, Darm, Gallen- und Harnblase sowie in petechialen Blutungen am Herzen. Für den postmortalen Babesiennachweis eignen sich Milz- oder Knochenmarkausstriche (bei B. argentina dagegen insbesondere Blut aus Gehirngefäßen).

■ **Behandlung:** Durch frühzeitige Anwendung spezifisch wirksamer Chemotherapeutika kann die Erkrankung in 1–2 Tagen kupiert werden, wobei die Tiere Parasitenträger bleiben, also prämun werden können. Gut wirksam ist Diminazen (Berenil®), das in einer Dosierung von 3,5–8 mg/kg LM in 7%iger Lösung tief intramuskulär angewandt wird (Wartezeit: Milch 3 Tage, Fleisch 20 Tage). Bei Bedarf kann die Injektion nach 24 h wiederholt werden. Außerdem gut wirksam, aber in Deutschland nicht registriert ist Imidokarb (Imizol®) in einer Dosierung von 1,2–3 mg/kg LM s.c.

In schweren und verschleppten Babesiose-Fällen muß die Chemotherapie durch zusätzliche Maßnahmen, insbesondere aber durch Bluttransfusionen (Kap. 4.3.2.1) ergänzt werden. Stark anämische Tiere werden zweckmäßigerweise aufgestallt, wobei unnötige körperliche Belastungen, wie Treiben, unbedingt zu vermeiden sind. In der Rekonvaleszenz kann die Blutbildung durch injizierbare Eisenpräparate (Kap. 4.3.5.1) und mineralstoffreiche Fütterung gefördert werden.

■ **Prophylaxe:** In überseeischen Gebieten wird die Babesiose in großem Umfang durch prophylaktische Maßnahmen bekämpft, da eine ausreichende Überwachung und Behandlung erkrankter Einzeltiere häufig nicht möglich ist. Besondere Bedeutung hat dabei die planmäßige Zeckenbekämpfung (Kap. 2.2.4.4).

Der Vernichtung der Überträgerzecken durch Weidekultivierung (Drainage, Beseitigung von Buschwerk) oder mit chemischen Mitteln, insbesondere durch Pyrethroide und Avermectine (Übersicht 2-3), gebührt daher der Vorrang.

4.3.4.2 Theileriose

■ **Definition:** Diese akut bis subakut verlaufende, hochfieberhafte und nur selten mit Hämoglobinurie einhergehende Invasionskrankheit wird durch Parasiten der Gattung *Theileria* hervorgerufen, die in weißen (Lymphozyten) sowie in roten Blutkörperchen parasitieren und durch Zecken übertragen werden. Ortsweise wird das Leiden auch als ostafrikanisches Küstenfieber, tropische Theileriose, benigne Theileriose oder Corridor disease bezeichnet.

■ **Vorkommen, Bedeutung:** Beim Rind müssen nach Untersuchungen von NEITZ vier durch verschiedene Erregerarten hervorgerufene Formen des Leidens unterschieden werden. Größte wirtschaftliche Bedeutung haben das in Ost- und Südafrika vorkommende *Küstenfieber* (Erreger: *Th. parva*) und die in Nordafrika, Asien, Südeuropa (Italien, Balkan) heimische sogenannte *tropische Theileriose* (Erreger: *Th. annulata*), während die in begrenzten Gebieten Afrikas vorkommende *»Corridor disease«* (Erreger: *Th. lawrencei*) und die weltweit (auch in Südeuropa, im Vereinigtem Königreich und in Norddeutschland) verbreitete, mit leichten klinischen Erscheinungen einhergehende *benigne Theileriose* (Erreger: *Th. mutans*) weniger wichtig sind.

■ **Ursache, Parasitenbiologie:** Die Theilerien werden durch Nymphen und Imagines verschiedener Zeckenarten der Gattung *Rhipicephalus* und *Hyalomma* übertragen (Zeckenbiologie, Kap. 2.2.4.4), in deren Speicheldrüsen sie sich vermehren (keine transovarielle Übertragung). Nach dem infizierenden Zeckensaugakt befallen die Theilerien Lymphknoten, Lymphoblasten oder Lymphozyten, in denen wiederholte Zweiteilungen (Schizogonie, Bildung von KOCHschen Kugeln) stattfinden; anschließend dringen die Parasiten in Erythrozyten ein, wo sie sich wiederum 1- oder 2mal teilen (Abb. 4-50). Die Inkubationszeit beträgt 8–25 (durchschnittlich 14) Tage. Das Überleben der Infektion hat eine theilerienartspezifische Infektionsimmunität (Prämunität) zur Folge; nur nach Th.-parva-Infektionen entsteht eine solide, sterile Immunität.

■ **Symptome, Verlauf:** Die Krankheit beginnt bei Kühen mit plötzlichem Milchrückgang, sonst mit apathischem Verhalten, Schwäche und hohem Fieber (41 °C). Trotz hochgradiger Störung des Allgemeinbefindens mit stark beschleunigter Herz- und Atemtätigkeit nehmen die Patienten häufig noch Futter auf. Weitere Befunde sind blasse, leicht ikterische Schleimhäute, Tränen- und Speichelfluß, Lymphknotenschwellungen und Lebervergrößerung mit starken Leberfunktionsstörungen. Im Blut treten schwere Leuko- und Thrombopenie sowie leichte Erythropenie auf. Während der Krankheitsdauer von 1–2 Wochen magern die Tiere schnell ab.

■ **Beurteilung:** Die Sterblichkeit beträgt 70–100 %, bei der benignen Theileriose liegt sie dagegen < 1 %.

■ **Sektion:** Bei der Zerlegung werden neben Schleimhautblutungen starke Schwellungen von Lymphknoten, Milz und Leber sowie nichteitrige Nierenentzündung und ein Lungenödem gefunden.

■ **Diagnose, Differentialdiagnose:** Die oft wenig kennzeichnenden klinischen Erscheinungen und häufiges gleichzeitiges Vorkommen anderer Blutzellinfektionen (Babesiose, Anaplasmose) machen zur sicheren Erkennung den Erregernachweis im Blut (1–2 µm große runde, ovale oder stäbchenförmige Gebilde in den Erythrozyten) sowie in Lymphknoten- oder Milzpunktaten (in frischen Fällen Nachweis der 8 µm großen KOCHschen Kugeln) notwendig. Zur Unterscheidung der durch die einzelnen Theilerienarten bedingten Infektionen kann der serologische Nachweis spezifischer Antikörper mittels KBR (in frischen Fällen) oder IFAT bzw. HAHT herangezogen werden.

■ **Behandlung, Prophylaxe:** Eine wirksame Chemotherapie ist mit Parvaquon (Clexon® 2mal 10 mg/kg LM i.m., Wartezeit: Fleisch: 28 Tage, Milch: 14 Tage) oder Buparvaquon (Butalex® 2,5 mg/kg LM i.m.) möglich. Symptomatisch werden Kardiaka, Bluttransfusionen und Leberschutzmaßnahmen empfohlen. Der Vorbeuge durch Zeckenbekämpfung (Kap. 2.2.4.4) und Quarantänemaßnahmen kommt besondere Bedeutung zu.

4.3.4.3 Trypanosomose

■ **Definition:** Dieses gelegentlich akut, meist aber subakut oder chronisch verlaufende fieberhafte Leiden wird durch verschiedene Arten der zu den Flagellaten zählenden Gattung *Trypanosoma* hervorgerufen und durch Stechfliegen übertragen.

■ **Vorkommen, Bedeutung:** Beim Rind müssen drei Trypanosomen-Infektionen unterschieden werden:

➤ Die *Surra* (Erreger: *T. evansi*) tritt in bestimmten Gebieten Asiens (Südrußland, Indien, Indonesien,

Philippinen) sowie in Nordafrika auf und wurde nach Australien, Amerika und Europa (Spanien) verschleppt. Sie wird mechanisch durch Stechfliegen der Gattungen Tabanus, Stomoxys und Hämatopota übertragen und kann daher auch in anderen Gegenden leicht weiterverbreitet werden.

➤ Die *Nagana*- oder *Tsetsekrankheit* (Erreger: *T. brucei, congolense* und *vivax* als Rein- oder Mischinfektion) ist dagegen in ihrem Vorkommen hauptsächlich auf die Verbreitungsgebiete der Tsetsefliegen (Glossinen) im tropischen Afrika (besonders Zentral- und Ostafrika) beschränkt, die als echte Zwischenwirte fungieren. Die Krankheit hat große wirtschaftliche Bedeutung, da sie trotz jahrzehntelanger Bemühungen in großen Gebieten noch nicht getilgt werden konnte. Das Wild stellt dort ein dauerndes Trypanosomenreservoir dar.

➤ Weiterhin kommt beim Rind *Trypanosoma theileri* in weltweiter Verbreitung und auch in Deutschland häufig vor (10–70% der Rinder sind infiziert). Diese allgemein als apathogen angesehene Trypanosomenart wird durch Bremsen (Tabaniden und Hämatopota-Arten) sowie Schildzecken übertragen.

Ursache, Parasitenbiologie: Die morphologisch nur teilweise unterscheidbaren, lebhaft beweglichen Flagellaten der Gattung Trypanososma leben frei im Blut und anderen Körperflüssigkeiten (Lymphe, Liquor) und vermehren sich durch direkte Teilung. Sie werden von blutsaugenden Fliegen aufgenommen und entweder innerhalb von 24 h bei erneutem Stechen einem anderen Tier eingeimpft (Surra) oder machen zunächst im Fliegenkörper (Darm und/oder Speicheldrüse) eine Weiterentwicklung durch (Nagana, T. theileri). Tsetsefliegen werden daher erst 12–20 Tage nach dem Aufnehmen von Trypanosomen infektiös und behalten ihre Ansteckungsfähigkeit während des ganzen Lebens (2–4 Monate). Die Inkubationszeit dauert bei natürlicher Infektion ~ 8–10 Tage. Nach Verimpfung von trypanosomenhaltigem Blut treten die Parasiten 3–12 Tage später in der Blutbahn auf. Das Überstehen der Infektion hat eine trypanosomenartspezifische Prämunität zur Folge, die jedoch leicht durchbrochen werden kann.

Symptome, Verlauf: Grad und Dauer der Krankheitserscheinungen werden in erheblichem Maße von der Pathogenität und Virulenz der jeweiligen Trypanosomenarten und -stämme sowie von der nach Rasse und Umweltbedingungen wechselnden Empfänglichkeit der exponierten Rinder bestimmt. Gegenüber T. congolense besteht eine Jugendresistenz; tödliche

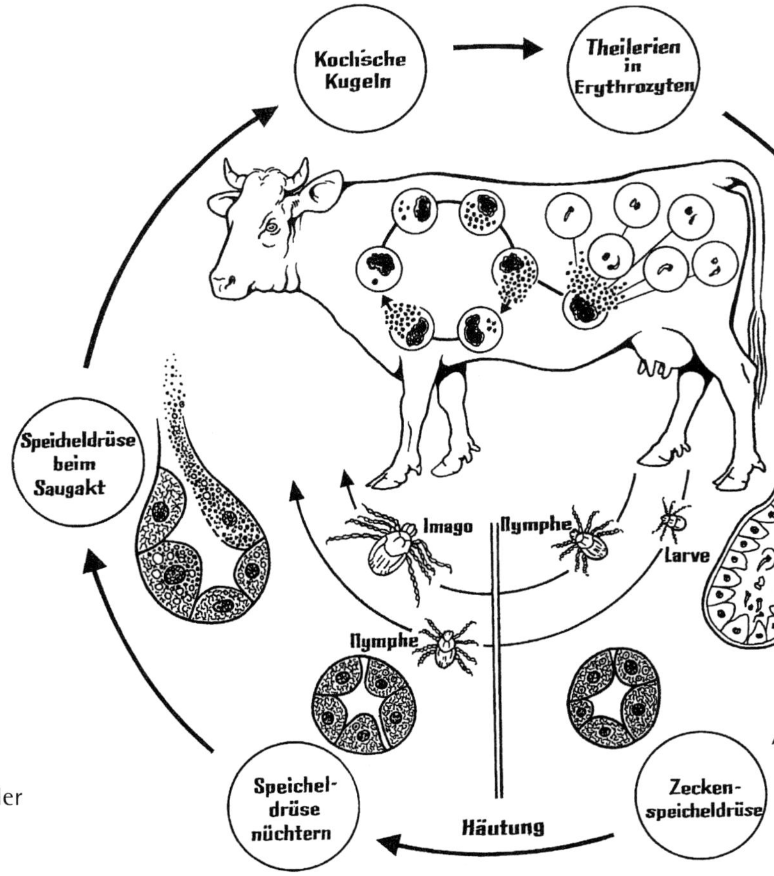

Abbildung 4-50 Entwicklungskreislauf (schematisch) der Theilerien in Wirt (Rind) und Zwischenwirt (Zecken)

Krankheitsverläufe treten erst bei > 2 Jahre alten Rindern auf. Als Hauptsymptome kommen wechselnde fieberhafte Körpertemperaturen (40–41 °C) und zunehmende Blutarmut mit Hämatokritwerten < 15% und Leukopenie infolge periodischer, intravasaler Endotoxinbildung vor. Im weiteren Krankheitsverlauf magern die Kranken stark ab, zeigen struppiges Haarkleid, Kehlgangs- und Trielödem sowie Tränen- und Nasenausfluß; schließlich gehen sie nach mehreren Wochen an allgemeiner Schwäche mit Immunsuppression und Kachexie zugrunde. Die Infektion mit T. theileri verläuft im allgemeinen symptomlos, doch sind einzelne tödliche Krankheitsfälle mit dem Bild einer akuten hämorrhagischen Diathese (schwere Allgemeinstörungen mit Schleimhautblutungen, Tachykardie und Anämie) und milzbrandähnlichem Zerlegungsbefund beschrieben worden, bei denen im Blut zahlreiche Parasiten dieser Art nachgewiesen wurden. Die pathogenetische Bedeutung von T. theileri bleibt aber fraglich.

■ **Diagnose, Differentialdiagnose:** Die klinischen Erscheinungen sind für eine sichere Diagnose nicht immer ausreichend; während des Fieberstadiums lassen sich die Trypanosomen jedoch leicht im Nativpräparat (lebhaft beweglich) oder, nach Giemsa gefärbt, im dicken Tropfen als spindelförmige, 10–70 µm lange Parasiten mit Kern, Blepharoplast, undulierender Membran und Geißel am Vorderende im Blut oder Organmaterial (Milz, Lymphknoten) nachweisen (Abb. 4-51). In chronischen Krankheitsfällen können im Blut nur wenige Erreger vorhanden sein, so daß serologische Nachweismethoden (KBR, ELISA oder IFAT) oder der Tierversuch (Blutübertragung auf Labortiere) herangezogen werden müssen.

■ **Behandlung, Prophylaxe:** Bisher konnte kein gegenüber allen Trypanosomenarten gleich gut wirksames Chemotherapeutikum gefunden werden. Die moderneren Arzneimittel besitzen jedoch eine gute therapeutische und teilweise auch prophylaktische Wirkung (Übersicht 4-5).

Die Bekämpfung der Trypanosomose erfolgt in vielen tropischen Ländern durch veterinärpolizeiliche Maßnahmen, welche Blutuntersuchungen, Verkehrsbeschränkung und Isolierung erkrankter Tiere sowie die chemotherapeutische Behandlung vorschreiben. In Afrika liegt das Schwergewicht auf der Tsetsefliegen-Bekämpfung (Kap. 2.2.4.1).

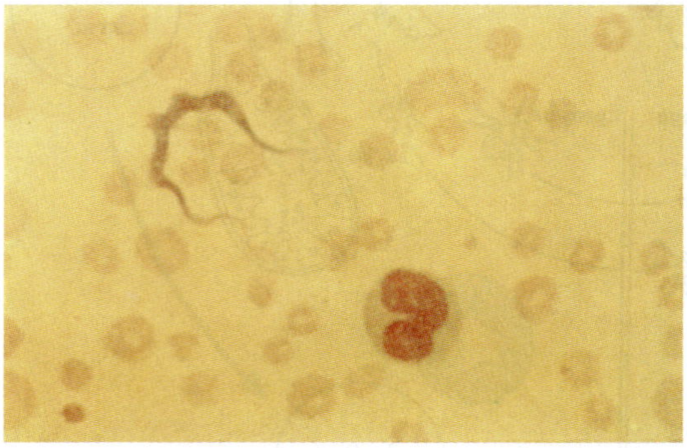

Abbildung 4-51 Trypanosoma theileri im Blutausstrich eines an Hämoglobinurie leidenden ikterischen Jungrindes (May-Grünwald/Giemsa-Färbung, 1000fache Vergrößerung)

4.3.5 Fütterungs-, mangel- oder vergiftungsbedingte Krankheiten des Blutes

Nicht in diesem Buchabschnitt enthaltene ernährungs-, defizienz- oder toxisch bedingte Leiden, bei denen u. a. auch die roten Blutkörperchen m. o. w. schwerwiegend geschädigt werden, sind *Tränkehämoglobinurie* (Kap. 10.5.3), *Kupfermangel* (Kap. 12.3.11), *Molybdänose* (Kap. 12.3.12), *chronische Bleivergiftung* (Kap. 10.5.12), *Schwefelvergiftung* (Kap. 10.5.14) und *Giftschlangenbißfolgen* (Kap. 12.3.18); sie werden angegebenenorts besprochen.

4.3.5.1 Eisenmangel

R. Staufenbiel

■ **Definition, Vorkommen:** Von *primärem Eisenmangel* werden praktisch nur mit Kuhmilch oder Fe-armem Milchaustauscher ernährte Tränkekälber, und zwar gegebenenfalls bestandsweise gehäuft betroffen. Das Futter ruminanter Rinder enthält nämlich genügend Fe. Bei Rindern aller Altersstufen kann sich aber wegen anderweitiger Erkrankung bzw. infolge Vorkommens von Fe-Antagonisten in der Nahrung eine *sekundäre Sideropenie* entwickeln, die dann meist einzelne Individuen bzw. die entsprechend gefütterte Tiergruppe betrifft. Einige, früher in bestimmten Gegenden enzootisch aufgetretene und als Fe-mangelbedingt angesehene nutritive Anämien des Rindes sind dagegen gemäß heutiger Kenntnis überwiegend auf Kobalt- oder Kupfermangel (Kap. 4.3.5.2 und 12.3.11) zurückzuführen.

■ **Bedeutung:** *Milchkälberanämie* verläuft zwar oft subklinisch (Wachstumsverzögerung), kann sich in schweren Fällen aber wegen der mit ihr verbundenen Schwächung der Widerstandskraft gegenüber Infektionskrankheiten sowie der kardio-respiratorischen Mehrbelastung folgenreich entwickeln. Die Auswirkungen *sekundären Eisenmangels* ergeben sich aus den

Übersicht 4-5 Zusammenstellung der zur Chemotherapie der Trypanosomose geeigneten Medikamente

Trypanozid	Handelsname	Anwendung			Wirksamkeit		Therapie von Rückfällen mit
		wäßrige Lösung	*Dosis mg/kg LM*	*Applikation*	*hochwirksam gegen*	*weniger wirksam gegen*	
Homidiumbromid und -chlorid	Ethidium® Novidium®	2%	1	i.m.	T. congolense T. vivax		Diminazen
Diminazenaceturat	Berenil®	7%	3,5–8,0	i.m. oder s.c.	T. congolense T. vivax	T. brucei T. evansi	Isometamidium
Quinapyraminsulfat	Antrycide®	10%	5	s.c.	T. congolense T. vivax T. brucei T. evansi		Isometamidium
Isometamidiumchlorid	Samorin® Trypamidium®	1–2%	0,5–1	i.m.	T. congolense T. vivax	T. brucei	Diminazen

mannigfaltigen Funktionen dieses Spurenelements innerhalb des Tierkörpers (s. *Pathogenese*), sind aber klinisch meist nur schwer zu erfassen.

■ **Ursache:** Die v. a. in Leber und Milz eingelagerten Fe-Vorräte *neugeborener Kälber* reichen bei ausschließlichem Verfüttern von Milch nur etwa 3–4 Wochen lang zur Aufrechterhaltung der Hämoglobinbildung aus, weil Kuhmilch ausgesprochen Fe-arm ist: Normalmilch enthält lediglich 0,3–0,5, Kolostrum 1,5–2,5 mg Fe/l (~ 3–5 bzw. 9–15 mg/kg TM); der Fe-Bedarf des *Kalbes* beträgt aber 70–100 mg/kg FTM. Der Hämoglobingehalt des Blutes beträgt beim neugeborenen Kalb ~ 110 g/l. Aufgrund der Zunahme des Plasmavolumens mit der ersten Tränkeaufnahme (→ postnatale Hydrämie), temporärer Stagnation der Knochenmarkfunktion sowie der Diskrepanz zwischen hoher Wachstumsleistung und geringem Fe-Gehalt der Nahrung sinkt der Hb-Gehalt des Blutes während der ersten 3–10 Lebenswochen bei Milchernährung auf ~ 80 g/l ab und nimmt dann mit fortschreitender Beifutteraufnahme wieder zu. Diese »larvierte Anämie« wird durch Fütterungsfehler, verzögerte Beifutteraufnahme, v. a. aber durch Erkrankungen (Inappetenz, Durchfall → Malresorption) wesentlich verschärft; bezüglich der Abgrenzung der »larvierten« Anämie von der Kälberanämie siehe *Diagnose*.

Früher wurden solche »Milchkälber« sogar an der Aufnahme anderer Nahrung gehindert, um das vom Verbraucher manchenorts bevorzugte myoglobinarme »weiße« Mastkalbfleisch zu erzielen. Heute wird »Milchanämie« beim Vertränken der über das Milchquotenkontingent hinaus produzierten »Übermilch« beobachtet. Auch *Milchaustauscher* mit einem Fe-Gehalt von < 30 mg/kg TM bedingen Eisenmangelanämie und blasses Muskelfleisch, solche mit 30–40 mg/kg TM Fe aber normalen Hämoglobinspiegel bei heller Muskulatur, und solche mit > 40–100 mg/kg TM Fe auch entsprechende Rotfärbung des Fleisches.

Der Fe-Bedarf *ruminanter Rinder* beträgt 50–100 mg/kg FTM und wird bei üblicher Ernährung praktisch immer gedeckt. Bei einem solchen Fe-Gehalt der Ration sind weder Mangel- noch Konkurrenzerscheinungen bezüglich der Resorption anderer zweiwertiger Spurenelemente zu erwarten. In folgenden Situationen kann jedoch bei Rindern jeglichen Alters *sekundärer Eisenmangel* eintreten:

- chronische Infekte und Entzündungen (→ Verminderung des Pools an rasch verfügbarem Fe sowie der Verwertung von Fe für seine verschiedenen Funktionen; Abwanderung von Fe in seine Speicherorgane, wo es in schwer lösliche Form überführt wird);
- chronische Blutung infolge Verletzung, Befalls mit hämatophagen Ekto- oder Endoparasiten, Labmagengeschwüre, gastrointestinaler Tumorose oder hämorrhagischer Diathese (→ Eisenverluste);
- chronische Enteritis, Hypoproteinämie oder Überangebot von Fe-Antagonisten im Futter, wie Phosphate und zweiwertige Kationen, z. B. Cu, Mn, Zn, Co, Se oder Ni (→ Störung der Fe-Resorption im proximalen Dünndarmbereich);
- Eiweiß- oder Cu-Mangel (→ Behinderung des Fe-Transports und der Fe-Verwertung innerhalb des Organismus).
- Auch peripartal sinkt der Fe-Gehalt des Blutes von Milchkühen aufgrund des gleichzeitigen Rückgangs der Futteraufnahme kurzfristig ab, was wegen vorhandener Fe-Reserven jedoch folgenlos bleibt. Diese

Tatsache ist bei der Interpretation des Serum-Fe-Gehalts zu beachten, um keine unnötige Fe-Substitution zu veranlassen.

Pathogenese: Der Fe-Stoffwechsel wird vom »Darmschleimhautblock« normalerweise so geregelt, daß von dem mit der Nahrung angebotenen Fe nur die jeweils erforderliche Menge resorbiert, überschüssiges Fe aber mit dem Kot ausgeschieden wird. Die Fe-Resorptionsrate bewegt sich zwischen 3–10%, variiert aber deutlich in Abhängigkeit von der jeweiligen Fe-Verbindung: Elementares Eisen und Eisenoxid (Fe_2O_3) gelten als biologisch inert und werden nicht verwertet. Zweiwertige Eisensalze (= *Ferro*verbindungen) haben die höchste intestinale Resorptionsrate; dreiwertige Eisensalze (= *Ferri*verbindungen) werden schlechter resorbiert, sind aber aus intramuskulär angelegten Depots besser mobilisierbar (s. *Behandlung, Prophylaxe*). Dem beim Transport von Fe durch Zellmembranen eintretenden Wertigkeitswechsel ($Fe^{++} \longleftrightarrow Fe^{+++}$) kommt wichtige regulative Funktion zu. Er wird durch die Ferrooxidaseaktivität des Zoeruloplasmins katalysiert und ist deshalb Cu-abhängig. Im Organismus liegt Fe fast ausschließlich proteingebunden vor, und zwar im Hämoglobin der roten Blutkörperchen (2/3 des Gesamtkörper-Fe; 1 l Erythrozyten enthält 1,1 g Fe) und im Myoglobin der Muskelzellen (als Fe^{++}), im Ferritin und Hämosiderin (Fe-Gehalt bis zu 31%) von Leber, Milz, Nieren, Herz und Skelettmuskulatur (als Fe^{+++}), im Transferrin (als Fe^{++}) sowie in Oxidoreduktasen und anderen Enzymen. Die Aufgaben dieser eisenhaltigen Verbindungen sind Sauerstofftransport (Hämoglobin), Sauerstoffspeicherung (Myoglobin), Eisenspeicherung (Ferritin und Hämosiderin, deren Fe leicht bzw. schwer mobilisierbar ist), Eisentransport (Transferrin) sowie Steuerung lebenswichtiger Stoffwechselvorgänge (Enzymeisen). Neben der Katalysefunktion in der Atmungskette (Energiegewinnung) und bei der Entgiftung toxischer Verbindungen sind Fe-abhängige Enzyme v. a. an der physiologischen Funktion des Immunsystems beteiligt (unspezifische Infektabwehr der Akute-Phase-Proteine sowie von Transferrin, Haptoglobulin und Laktoferrin; Phagozytose von Makro- und Mikrophagen; Antikörperbildung).

Im Verlauf einer Sideropenie sind 3 Stadien zu unterscheiden: *prälatenter Eisenmangel* (mit bloßer Verminderung des Ferritingehalts in Organen und Serum) → *latenter Eisenmangel* (mit zusätzlichem Absinken der Fe-Konzentration sowie Zunahme der totalen Eisenbindungskapazität im Serum) → *manifester Eisenmangel* (mit zusätzlicher Verminderung des Hämoglobingehalts im Blut → hypochrome mikrozytäre Anämie). Während der beiden erstgenannten Stadien wird der Hämoglobingehalt des Blutes durch Fe-Umverteilung innerhalb des Körpers noch aufrechterhalten. Die damit einhergehende Verarmung des Fe-Gehalts der Parenchymzellen bedingt aber bereits subklinische Folgen, insbesondere allgemeine Leistungsdepression und Einschränkung der Immunfunktion. Die verminderte Infektabwehr erhöht die Neigung zu Pneumonien und Enteritiden, was wiederum den Fe-Mangel verstärkt (Circulus vitiosus).

Symptome: Von nutritivem Fe-Mangel betroffene *Milchkälber* entwickeln sich aufgrund ihrer während des fetalen Lebens angesammelten Fe-Speicher zunächst noch gut, bleiben aber nach 5–6 Wochen im Wachstum zurück und zeigen verminderte oder wechselnde Sauflust, Trägheit, Lecksucht, u. U. auch »Zungenspielen« (Kap. 10.6.1 ff.). In schwereren Fällen erweisen sich ihre Schleimhäute als blaß. Solche Kälber ermüden bei körperlicher Anstrengung rasch unter deutlicher Zunahme von Atem- und Pulsfrequenz. Ihre Zunge kann mit einem graugelben hyperkeratotischen Belag überzogen sein, in welchem die filiformen Papillen atrophieren (»glatte Zunge«; Abb. 4-52).

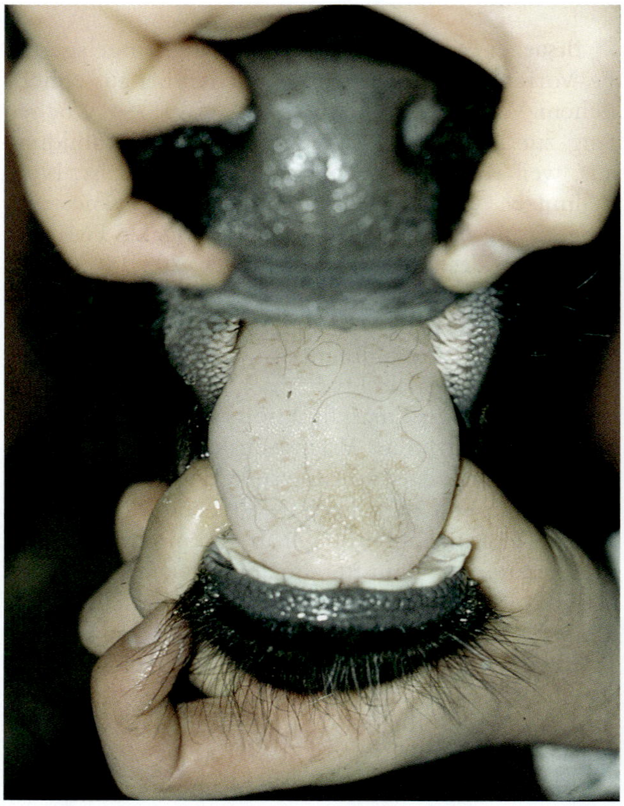

Abbildung 4-52 Auffallend blasse und zudem glatte, d. h. nur mit angedeuteten filiformen Papillen besetzte Zunge eines 4 Monate lang nur mit Kuhmilch ernährten und deshalb mit Eisenmangel-Anämie behafteten Kalbes, das seinen Faserbedarf durch Haarelecken zu befriedigen suchte

Das rote Blutbild ist dann durch mikrozytäre, normobis hypochrome Anämie mit Anisozytose, Poikilozytose und unreifen Erythrozyten (basophile Tüpfelung, HOWELL-JOLLY-Körperchen, Normoblasten) gekennzeichnet.

Die *Folgen sekundären Fe-Mangels* bleiben häufig auf den subklinischen Bereich beschränkt und heben sich deshalb oft nicht deutlich von den Erscheinungen des die Fe-Verwertung hemmenden Primärleidens ab.

Verlauf: *Milchkälberanämie* endet nur ausnahmsweise tödlich; ihre pathogenen Auswirkungen (verzögerte Zunahme, Neigung zu Durchfall oder Bronchopneumonie) können aber wirtschaftlich erheblich sein. Der Ausgang *sekundärer Sideropenien* ist vom Erfolg der Behandlung des betreffenden Primärleidens bzw. einer Umstellung der die Fe-Verwertung hemmenden Fütterung abhängig.

Sektion: Bei ausgeprägter *Milchkälberanämie* erscheint die Muskulatur blaß, u. U. wäßrig, das Blut dünnflüssig und schlecht gerinnend; das Herz ist oft dilatiert und die Leber m. o. w. vergrößert; die Körperhöhlenflüssigkeit kann vermehrt sein. Bei *sekundärer Sideropenie* ist die Anämie oft nicht sehr ausgeprägt; meist stehen die Veränderungen des Fe-mangelbedingenden Primärleidens im Vordergrund der Zerlegungsbefunde.

Diagnose: Manifeste *Milchanämie der Tränkekälber* ist aufgrund von Fütterungsanamnese und klinischem Bild meist leicht zu erkennen. In fraglichen Fällen sind sachdienliche Untersuchungen einzuleiten. Die Referenzwerte für Fe-Stoffwechsel und rotes Blutbild sind in Übersicht 4-3 aufgeführt. Sie gelten für adulte Einzeltiere; die Vergleichsbereiche für Kälber sind z. T. enger. Sideropenische Anämie ist durch hypochrome, mikrozytäre Erythrozyten, einen Hämatokritwert zwischen 0,3–0,2 l/l, einen Hämoglobingehalt des Blutes von < 90–65 g/l (< 5,6–4 mmol/l), eine < 23 µmol/l (< 1300 µg/l) betragende Fe-Konzentration sowie normale totale Fe-Bindungskapazität des Serums, aber auf 90 % erhöhte freie Fe-Bindungskapazität desselben gekennzeichnet; der Ferritingehalt des Serums beträgt < 30 µg/l. Bezüglich der Abgrenzung anderweitiger Anämien wird auf Kapitel 4.3.2.1 und Übersicht 4-1 verwiesen. Das Vorliegen eines *sekundären Fe-Mangels* ist bei schwerwiegendem Verlauf der oben unter *Ursachen* zusammengefaßten Primärleiden zu vermuten; sein Nachweis läßt sich auf gleiche Weise führen.

Differentialdiagnose: Bei Verdacht auf Fe-mangelbedingte Milchkälberanämie sind anderweitige nutritive Anämien (Tränkehämoglobinurie, Kap. 10.5.3; Cu-Mangel, Kap. 12.3.11; Co-Mangel, Kap. 4.3.5.2; Eiweißmangel) in Betracht zu ziehen. Zudem ist zu beachten, daß Kälber, deren Nahrung wochen- bis monatelang nur aus Kuhmilch besteht, auch an hypomagnesämischer Tetanie (Kap. 10.5.4.4) erkranken können.

Beurteilung: Halter von Nutztieren haben diesen gemäß TSchG angemessene Nahrung zu gewähren. Nach der KHVO vom 30. 12. 1997 müssen Aufzuchtkälber von der 2. Lebenswoche an Rauhfutter zur freien Aufnahme, Mastkälber ab 2. bzw. 8. Lebenswoche mindestens 100 bzw. 250 g Rauhfutter pro Tier und Tag erhalten. Gemäß dieser VO muß die Fütterung von Kälbern einen Hämoglobingehalt gewährleisten, dessen Gruppenmittel ≥ 6 mmol/l (≥ 100 g/l) beträgt.

Rechtzeitige Behandlung oder Absetzen der Milchnahrung und Übergang zu anderen Futtermitteln bringt die »*Milchanämie*« i. d. R. bald zum Abklingen.

Bei *sekundärer Sideropenie* hängt die Aussicht auf Heilung von der Möglichkeit ab, das ihr zugrundeliegende Primärleiden bzw. die zu Behinderung der Fe-Versorgung führende Futterkomponente zu erkennen und zu beheben bzw. zu vermeiden (s. *Ursache*).

Behandlung: Zur Behebung primären und sekundären Eisenmangels gilt *orale Medikation* mit Ferro-Salzen, z. B. 10–20 mg Fe^{++} (als Fe-II-Eisensulfat oder Fe-II-Dextran)/kg LM und Tag über 1–2 Wochen hinweg, als Therapie der Wahl. Dabei kann sich der Kot infolge Ausscheidung nicht-resorbierten Eisens dunkel färben (»Eisenkot«); vor Überdosierung ist zu warnen (s. u. *Eisenüberschuß*).

Eine etwaige *parenterale Behandlung* sollte sich auf Fälle von nachgewiesenem Eisendefizit (s. *Diagnose*) mit gleichzeitiger Darmerkrankung (d. h. mit Behinderung der Fe-Resorption) beschränken. Gegebenenfalls sind hierzu langsam verfügbare Ferri-Verbindungen, für Kälber z. B. 50 mg Fe^{+++} (als Fe-III-Dextran)/kg LM, einmalig tief intramuskulär am Hals zu verabreichen. Um die Regeneration des roten Blutbildes zu unterstützen, können zusätzlich 5–10 µg Vitamin B_{12}/kg LM parenteral injiziert werden. N. B.: Die parenterale Gabe rasch verfügbarer Ferro-Salze und die intravenöse Verabreichung von Ferri-Dextran sind wegen der Gefahr schwerwiegender *Eisenvergiftung* (s. u.) unbedingt zu vermeiden.

Prophylaxe: Bei *Tränkekälbern* ist der Hämoglobingehalt des Blutes auf einen Bestandsdurchschnitt von ≥ 100g/l zu überwachen; auch die Kontrolle des Hämatokritwertes (≥ 0,35 l/l) ist ein brauchbarer Suchtest. Bei Auftreten niedrigerer Befunde läßt sich das Vorliegen eines Fe-Mangels durch Ermittlung des

Fe-Spiegels im Serum bestätigen, der gegebenenfalls ≤ 23 μmol/l Plasma beträgt. (Die angegebenen Werte beziehen sich auf den Bestandsdurchschnitt.)

Eine gewisse *Fe-Bevorratung* ist zwar durch unmittelbar nach der Geburt sowie 4–6 Wochen danach in die Halsmuskulatur zu verabreichende, tiefe intramuskuläre Injektion von Fe-III-Dextran (50 mg Fe^{+++}/kg LM) zu erzielen; diese Medikation ist jedoch kostspielig und zudem mit gewissen Gefahren verbunden (s. u. *Eisenvergiftung*). In praxi sind deshalb i. d. R. orale Gaben von Fe^{++}-Verbindungen vorzuziehen. Es ist empfehlenswert, neugeborenen Kälbern grundsätzlich am 1. Lebenstag mit der Tränkmilch einmal 0,5–2,0 g Fe zu verabreichen. Da ihr Darm während der ersten 12 Lebensstunden für Fe^{+++}-Verbindungen passierbar ist (Pinozytose), sollte hierfür dem Fe-III-Dextran seiner guten Verträglichkeit wegen der Vorzug gegeben werden. Danach sind nur Fe^{++}-Verbindungen oral einzusetzen, wobei Fe-Sulfat und Fe-II-Dextran die gleiche Wirksamkeit haben. Kälber, die auch über die ersten 2 Lebenswochen hinaus ausschließlich oder überwiegend mit Kuhmilch getränkt werden, sollten – selbst bei Gewährung von Beifutterzulagen gemäß KHVO – vom 1. Lebenstage an bis zum Ende ihrer präruminalen Phase täglich 50–100 mg Fe^{++}/Tier in ihre Tränke eingemischt erhalten. Der Tierhalter ist über den dabei zu beobachtenden schwarzen »Eisenkot« zu unterrichten.

Bei auf Milchaustauschertränke umgestellten Kälbern wird der Fe-Bedarf i. d. R. hierüber gedeckt, so daß bei Beachtung des Fe-Gehalts des jeweiligen Produkts keine zusätzlichen Fe-Gaben erforderlich sind. Milchaustauscher für Aufzuchtkälber sollte mindestens 60, solcher für Mastkälber von ≤ 80 kg LM mindestens 40 mg Fe/kg uS enthalten (FMVO/Anl. 2 vom 11. 11. 1992).

Die Prophylaxe *sekundärer boviner Sideropenien* zielt auf Verhütung der unter ihren *Ursachen* erwähnten Primärleiden.

➤ *Eisenüberschuß:* Im allgemeinen schützt der sogenannte »Darmschleimhautblock« den Organismus vor übermäßiger Resorption von *oral* aufgenommenem Fe. Diese Barrierefunktion ist allerdings während der ersten 12 Lebensstunden noch nicht ausgeprägt. Im späteren Leben kann der Mukosablock bei hohem Fe-Gehalt der Ration (> 500 mg/kg TM) oder infolge Erdefressens durchbrochen werden. Der hieraus resultierende »iron stress« bedingt schwärzlichen Kot, Rückgang der Futteraufnahme, Wachstumsdepression, verminderte Fruchtbarkeit, Behinderung der Resorption anderer zweiwertiger Spurenelemente und von Phosphat, Störung des Zn-, Mn- und Cu-Stoffwechsels sowie vermehrte Neigung zu Infektionen. Die metabolische Bedeutung stark Fe-haltigen Wassers wird unterschiedlich beurteilt: Seine rotbraune Verfärbung beruht auf Eisenoxid (Fe_2O_3), das als biologisch inert und schadlos angesehen wird. Andererseits wird über Beeinträchtigungen von Futteraufnahme, Milchleistung und Fruchtbarkeit bei einem Fe-Gehalt des Tränkwassers von > 80 mg/l berichtet. Differentialdiagnostisch ist die seltene autosomal-rezessiv erblich bedingte Hämochromatose zu bedenken, die trotz normalen Fe-Gehalts der Nahrung übermäßige Fe-Resorption und -Speicherung bedingt.

➤ *Eisenvergiftung:* Die *versehentliche intravenöse Gabe von Ferri-Dextran* oder die *intramuskuläre Verabreichung rasch verfügbarer Ferrosalze* kann zur Präzipitation der Blutproteine mit perakut eintretendem letalem Ausgang führen. *Überdosierte und wiederholte intramuskuläre Gaben von Ferri-Dextran* können akute Intoxikation auslösen, da sein Fe – im Gegensatz zu oral aufgenommenem Fe – kaum ausgeschieden wird. Im Übermaß intramuskulär appliziertes Fe wird u. a. in der Leber als Ferritin und Hämosiderin abgelagert. In den Leberzellen akkumulierendes Fe kann diese schädigen: Nach Überschreiten eines bestimmten, durch wiederholte Fe-Gabe aufgebauten Fe-Gehalts der Leberzellen (Schwellenwert) kommt es dann, bei nochmaliger parenteraler Verabreichung von Fe, zu plötzlich einsetzender und deshalb akut erscheinender Erkrankung. Nach Überschreiten der Eisenbindungskapazität des Blutplasmas zeigen sich Zittern, Schwanken, Brüllen, Zähneknirschen, Kolik, Niederstürzen und Krämpfe. Dabei sind die Serumaktivitäten von AST, γGT, AP und LDH sowie der Gehalt des Serums an Gallensäuren und Bilirubin erhöht. Der Tod tritt ~ 24 h nach Verabreichung der letzten parenteralen Fe-Dosis ein. Der Zerlegungsbefund umfaßt: Leber geschwollen, brüchig und hell- bis rotbraun gefleckt, Lungenödem, z. T. auch Blutfülle oder Blutungen in den Schleimhäuten von Labmagen, Darm und Harnblase. Histologisch bestehen periportale und lobuläre Lebernekrose, Gallengangsproliferation sowie Siderose von Milz, Leber und Nieren. Der Fe-Gehalt des Lebergewebes ist deutlich vermehrt, sein Cu- und Zn-Gehalt dagegen vermindert.

4.3.5.2 Kobaltmangel

R. Staufenbiel

■ **Definition:** Als Kobaltmangel wird eine zur Sicherung des Bedarfs an Vitamin B_{12} unzureichende orale Versorgung mit Co bezeichnet, die in leichten Fällen nur Leistungseinbußen, in schweren aber klinisch manifeste und u. U. tödlich verlaufende Auszehrung bedingt.

Vorkommen, Verbreitung: Im Erzbergbau früher als Verunreinigung (»Kobold«) angesehen, gilt Co seit 1934 als essentielles Spurenelement. Herbivoren sind auf Zufuhr von Co angewiesen, während Karni- und Omnivoren ihren Co-Bedarf über die Vitamin B_{12}-Aufnahme decken. Der schon vor 200 Jahren beobachtete, ursächlich aber erst 1935 aufgeklärte Co-Mangel von Schaf und Rind erlangte früher bei extensiv-beifutterlosem Weidegang auf Co-armem Untergrund erhebliche wirtschaftliche Bedeutung. Solche Böden bestehen von Fall zu Fall aus Vulkanasche, verwittertem Syenit, Granit, Gneis, Grauwacken, Porphyr, diluvialem Sand, Kalkfels oder Niederungsmoor. Co-Mangelgebiete gibt es im Vereinigten Königreich und in Irland (pining), Dänemark (voskhed), Polen, Australien (enzootic marasmus, wasting disease) sowie Neuseeland (bush sickness). Außerdem kennt man auch in den Niederlanden (likzucht), Österreich (Dürrekrankheit), Estland (mossjuka), Lettland (sukhota, lizuka), Kanada (lake shore disease, wasting disease), USA/Michigan (grand traverse disease), Kenia (nakuruitis) und Japan (kuwazu) Regionen, deren Böden arm an Co sind oder es in für Pflanzen schlecht verfügbarer Form zurückhalten. Im nordwestdeutschen Küstenraum (Lecksucht) sowie im Schwarzwald (Hinsch, Semper, Darre), Norwegen (törrsot, slikkesyge), USA/Florida (salt sickness) und Australien (coast disease) sind solche Böden zudem kupfer-, stellenweise auch phosphorarm. Als Folge des stets bestandsweise oder regional gehäuft aufgetretenen Co-Mangels wurde die Viehhaltung in schweren Fällen unrentabel oder gar unmöglich; dabei erwiesen sich Schafe im Vergleich zu Rindern als deutlich empfindlicher. Nach Aufklärung der Ätiologie des am treffendsten als »enzootischer Marasmus« zu bezeichnenden, mit *klinisch manifesten Gesundheitsschädigungen einhergehenden Co-Mangelsyndroms* läßt sich dieses mit den für Wiederkäuer üblichen Mineralstoffmischungen vermeiden, denen schon seit den 50er Jahren Co zugefügt wird.

Heute beruht die Hauptschadwirkung auf den bei Fleisch- und Milchrindern durch *subklinischen Co-Mangel bedingten Leistungsminderungen*:

In der intensiven Landwirtschaft kann übermäßige K-Düngung *sekundären Co-Mangel* auslösen. Schließlich kommt *komplexem Spurenelementmangel*, nämlich unzureichender Zufuhr von Kobalt sowie Kupfer (Kap. 12.3.11), Selen (Kap. 9.17.1, 9.17.2) oder Zink (Kap. 2.2.5.4), mit der derzeitigen Zunahme extensiv oder ökologisch wirtschaftender Betriebe sowie der Hobbyhaltung von Rindern offenbar auch in Ländern mit entwickelter Rinderzucht wieder Bedeutung zu.

Ursachen: *Primärer Co-Mangel* ist die Folge ungenügender Co-Zufuhr. Als im allgemeinen für Rinder ausreichend gilt ein Co-Gehalt der Ration von 0,1 mg/kg TM. Im Wachstum befindliche Jungtiere haben einen höheren Co-Bedarf: Für Kälber werden 0,3 mg/kg TM als optimal empfohlen. Bei mit minderwertigem Grobfutter ernährten wachsenden Jungrindern lassen sich Futter- sowie NPN-Verwertung durch Erhöhung des Co-Angebots der Ration auf 0,6 mg/kg TM verbessern.

Klinische Erscheinungen des Co-Mangels sind nach längerfristiger Verabreichung von Rationen zu erwarten, deren durchschnittlicher Co-Gehalt < 0,04 mg/kg TM beträgt. Co-arm sind Gräser, Mais, Stroh und Getreideschrote, Co-reich dagegen Leguminosen, Kräuter, Extraktionsschrote, Torulahefe und Trockenschnitzel. Die Verfügbarkeit des im Boden und manchen Düngemitteln enthaltenen Co für Pflanzen wird durch Kalkdüngung, Eisen, Manganoxid sowie alkalischen Boden-pH vermindert. Deshalb gewährleistet ein für sich allein als ausreichend anzusehender Co-Gehalt des Bodens nicht unbedingt auch einen entsprechenden Co-Gehalt der auf ihm geernteten Pflanzen, deren Wachstum zudem Co-unabhängig ist.

Sekundärem Co-Mangel wurde bislang nur geringe Bedeutung zugeschrieben. Eisen, Zink und Mangan sind zwar Co-Antagonisten, doch entfaltet Co seine physiologische Wirkung schon im Pansensaft, d. h. ohne vorherige Resorption, weshalb diese Konkurrenz unwesentlich erscheint. Neuerdings wird dem hohen Kaliumgehalt des Grases intensiv genutzter Grünflächen eine Störung des Co-Stoffwechsels zugesprochen, der durch Anheben der Co-Versorgung begegnet werden soll.

Pathogenese: Die einzige bislang für Co bekannte Funktion ist diejenige als Zentralatom des komplex aufgebauten Vitamin-B_{12}-Moleküls. An leicht lösbarer Position bindet dieser Co-Kern alternativ ein Wassermolekül (→ Aquokobalamin, Vitamin B_{12}), eine Hydroxylgruppe (→ Hydroxykobalamin, Vitamin B_{12}), eine Nitritgruppe (→ Nitritokobalamin, Vitamin B_{12}), eine Zyanogruppe (→ Zyanokobalamin, Vitamin B_{12}), eine 5-Desoxyadenosylgruppe (5-Desoxyadenosylkobalamin, Koenzym der Methylmalonyl-CoA-Mutase) oder eine Methylgruppe (Methylkobalamin, Koenzym der Homozystein-Methyltransferase).

Wiederkäuer sind auf Zufuhr von Co mit dem Futter angewiesen. Bei der intraruminalen Fermentation desselben bilden die Vormagenmikroben, unter Einbeziehung des oral aufgenommenen Co, Vitamin B_{12}. Einige weitere, ebenfalls auf diesem Wege entstehende Kobalamine haben keine Vitaminwirkung. Von gesunden, normal mit Co versorgten Wiederkäuern werden durchschnittlich nur 3% des in der Ration entaltenen Co für die bakterielle Synthese von Vitamin B_{12} genutzt; 3–50% davon werden im Dünndarm resorbiert, der Rest mit dem Kot ausgeschieden.

Der Tierkörper enthält 40 µg Co/kg LM. Vom insgesamt im Körper befindlichen Co entfallen 43% auf die Muskulatur und 14% auf das Skelett; der Rest verteilt sich auf verschiedene Organe, insbesondere die Leber. Im Körper kreisendes Co wird über die Galle in den Dünndarm sezerniert, aber auch in den Pansen abgegeben, wo es bei knapper oraler Zufuhr einer Mangelsituation entgegenwirkt; allerdings erfolgt sein Übertritt in den Pansen nur langsam. Aus der Leber freigesetztes Vitamin B_{12} ergänzt dessen Verfügbarkeit im Organismus. Die Speicherkapazität der Leber für Vitamin B_{12} beträgt bei Rindern 1400 µg/kg FM. Diese Maximalreserve könnte den Bedarf an Vitamin B_{12} etwa 2,5 Monate lang decken, bevor sie zur Hälfte verbraucht wäre. Die großen Zeitabstände zwischen Beginn einer ungenügenden Co-Zufuhr, den labordiagnostisch meßbaren Änderungen der Konzentration von Co oder Vitamin B_{12} in Körperflüssigkeiten und -geweben sowie etwaigen klinischen oder subklinischen Auswirkungen erschweren die objektive Bewertung der Co-Versorgung.

Beim Wiederkäuer setzt Co-Mangel metabolisch an 3 Punkten an: *Behinderung der mikrobiellen Funktionen im Pansen* sowie *Störung der enzymatischen Reaktionen der Methylmalonyl-CoA-Mutase* und *der Homozystein-Methyltransferase*:

➤ *Pansenbakterien* benötigen zur Aufrechterhaltung ihres Stoffwechsels Co. Sinkt dessen Konzentration im Pansensaft unter 20 µg/l, so werden die mikrobiell gesteuerten intraruminalen Prozesse und damit die Fermentation des aufgenommenen Futters beeinträchtigt.

➤ *5-Desoxyadenosylkobalamin* ist das Koenzym der Methylmalonyl-CoA-Mutase; die von letzterer gesteuerte Reaktion ist obligatorisch für die Einschleusung von Propionat in den Zitronensäurezyklus oder die Glukoneogenese. Da das aus dem Pansen resorbierte Propionat nahezu vollständig zur Glukosebildung verwendet wird, besteht die wichtigste Folge eines Vitamin-B_{12}-Mangels beim Wiederkäuer in Beeinträchtigung der Glukoneogenese aus Propionat. Hieraus ergeben sich als wesentliche pathologische Auswirkungen eines solchen Mangels: Zunahme der Methylmalonylsäurekonzentration in Blut und Harn, Hemmung des Appetitzentrums, Verminderung der Futteraufnahme und allgemeine Leistungsdepression. Des weiteren ist die Verwertung des beim Abbau verzweigtkettiger Fettsäuren pflanzlichen Ursprungs anfallenden Propionyl-CoA von Vitamin B_{12} abhängig, während der Abbau der Aminosäuren Methionin, Isoleuzin sowie Valin auf die Methylmalonyl-CoA-Mutase angewiesen ist.

➤ In Form des *Methylkobalamins* ist Vitamin B_{12} als Koenzym bei der von der Homozystein-Methyltransferase gesteuerten Reaktion maßgeblich beteiligt; als weiteres obligatorisches Koenzym bei der Umwandlung von Homozystein zu Methionin ist Folsäure erforderlich. Die dadurch bewirkte Bereitstellung von Methylgruppen ist für die Umwandlung von Noradrenalin zu Adrenalin sowie für die Phosphatidglyzerinsynthese in der Leber erforderlich. Phosphatidglyzerin ist Bestandteil der Zellmembranen sowie der Phospholipide in Lipoproteinen, im Surfaktant der Neugeborenenlunge und in Struktursubstanzen des Gehirns. Bei der zur DNA-Synthese unentbehrlichen Thyminbildung hat die Methylierungsreaktion zentrale Bedeutung. Somit wirkt sich Mangel an Vitamin B_{12} oder Folsäure hemmend auf sämtliche mitoseaktiven Gewebe aus, was u.a. verminderte Aktivität der Erythropoese des Knochenmarks bedingt (→ hypoplastische Anämie).

Zudem wird bei Co-Mangel auch der *Aminosäurestoffwechsel* beeinflußt, was sich in Verschiebungen innerhalb des Aminosäuremusters des Blutes äußert.

Im Hinblick auf die hier erörterten Zusammenhänge wird Vitamin B_{12} häufig als *Begleitmedikament* oder *Roborans* bei Ketose, Erkrankungen der Leber oder des zentralen Nervensystems, Anämie, Indigestionen oder Abmagerung angewandt.

■ **Symptome, Verlauf:** Die Hauptschadwirkung unzureichender Co-Zufuhr liegt heute im *subklinischen Bereich*. Mit solchen Folgen ist, im Gegensatz zum klinischen Co-Mangel, schon nach kurzfristiger oder geringgradiger Co-Unterversorgung zu rechnen. Sie äußern sich in allgemeiner Leistungsdepression, die bei Kälbern und Jungtieren v.a. das Wachstum, bei laktierenden Kühen jedoch die Milchproduktion betrifft. Letztere zeigen dann auch vermehrte Neigung zu behandlungsresistenter Ketose sowie Rückgang ihrer körperlichen Kondition. Da Co-Mangel oft von anderweitigen Krankheiten, wie bakteriellen Infektionen, Parasitosen oder metabolischen Störungen, begleitet wird, läßt sich der Anteil der allein auf erstere m beruhenden Schädigung dabei meist kaum objektivieren.

Klinisch manifest wirkt sich unzureichende Co-Versorgung nur dann aus, wenn die Leberreserven an Vitamin B_{12} nach monatelanger (im Mittel halbjähriger) Mangelfütterung erschöpft sind. Gegebenenfalls erweisen sich Kälber und Jungrinder empfindlicher als ältere Herdengenossen sowie männliche Tiere anfälliger als weibliche, indem sie eher und schwerer als jene zu erkranken pflegen:

➤ *Jungtiere* zeigen Hemmung von Entwicklung und Fleischzuwachs (hochbeiniger, wenig bemuskelter schmaler Körper mit relativ großem Kopf) und Verzögerung der Geschlechtsreife, in schweren Fällen zudem fortschreitende Abmagerung und vermehrte Anfälligkeit gegenüber bakteriellen Infektionen sowie Parasitosen.

➤ Bei *Rindern aller Altersklassen* sind zu beobachten: geringe oder wechselnde Freßlust trotz reichlichen, oft sogar gut und schmackhaft erscheinenden Futters; Lecksucht; vorübergehende oder anhaltende, mit Durchfall verbundene Verdauungsstörung; langes struppig-rauhes und bei zusätzlichem Kupfermangel pigmentarm werdendes Haarkleid; derb-lederbündige und schuppende Haut; gelegentlich Tränenfluß.

➤ Bei *geschlechtsreifen weiblichen Tieren* können vermehrt Brunstschwäche, Aborte oder Geburten lebensschwacher Kälber auftreten. Schließlich erscheinen die Kranken lustlos-träge, ermüden schon nach kurzer körperlicher Anstrengung und magern bis zum Skelett ab (Abb. 4-53). Im Marasmus sind ihre Schleimhäute auffallend blaß. Dabei entwickelt sich eine hypoplastische normo- bis makrozytäre Anämie, in deren Verlauf Erythrozytenzahl, Hämatokrit und Hämoglobingehalt allmählich immer stärker absinken. Nach 3- bis 12monatiger Erkrankung führt die Co-mangelbedingte Auszehrung zum Tode infolge völliger Entkräftung.

■ **Sektion:** In ausgeprägten Fällen ist der Tierkörper abgemagert bis kachektisch, das Herz schlaff-mürbe und relativ klein, die Leber fahl-mürbe. *Histologisch* sind Herzmuskelfibrose, fettige Leberdegeneration, Hämosiderose von Milz und Leber sowie Knochenmarkhypoplasie festzustellen.

■ **Diagnose:** In bekanntermaßen Co-armen Regionen läßt sich Co-Mangel zwar aufgrund der damit verbundenen Leistungsminderungen, u. U. auch aufgrund klinischer Erscheinungen vermuten, doch bedarf ein solcher Verdacht stets der bestätigenden Analyse von Bodenproben, besser aber von Futter-, Blut- oder Lebergewebeproben (Übersicht 4-6). Die versuchsweise Behandlung einer Teilgruppe der betroffenen Herde mit Co oder Vitamin B_{12} führt bei Vorliegen von Co-Mangel innerhalb von 2 Wochen zu deutlicher Besserung von Freßlust und Nährzustand im Vergleich zu den unbehandelten Tieren. Auch bei anderweitig nicht erklärbarer, bestandsweise gehäuft auftretender Minderung von Milchleistung oder Fleischzuwachs ist subklinischer Co-Mangel in Betracht zu ziehen; zur Klärung sind dann sachdienliche Untersuchungen einzuleiten.

Eine dabei ermittelte normo- bis hyperchrome und normo- bis makrozytäre Anämie kann als wichtiger Hinweis auf einen mit Folsäuredefizit verbundenen Co-Mangel gewertet werden. Bei Beurteilung des Co- oder Vitamin-B_{12}-Gehalts der verschiedenen Probematerialien sind die unter der Übersicht 4-6 aufgeführten Anmerkungen zu beachten.

Differentialdiagnostisch sind v. a. bestandsweise gehäuft auftretende zehrende Leiden wie Unterernährung, Magendarmwurm- und Blutparasitenbefall (Kap. 6.11.2 und 4.3.4ff.), Kupfer- und Kochsalzmangel (Kap. 12.3.11 und 10.5.1) sowie Hypophosphorose (Kap. 9.17.4, 9.17.5) zu bedenken.

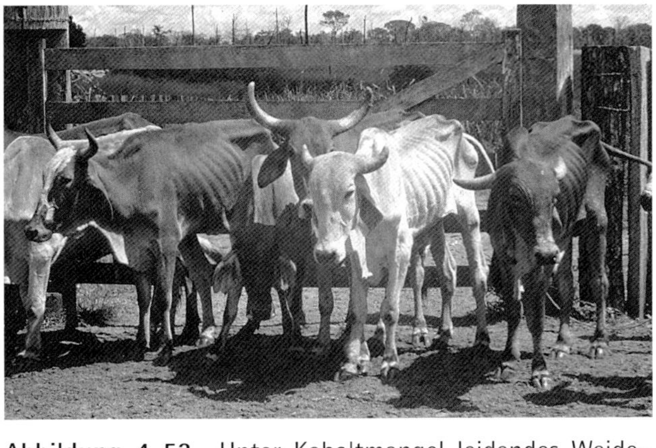

Abbildung 4-53 Unter Kobaltmangel leidendes Weidevieh (Mato Grosso/Brasilien; DÖBEREINER, 1985)

■ **Behandlung:** Am raschesten wirksam ist die parenterale Gabe von Vitamin B_{12}. Die Dosierung für Kälber beträgt 10–20 µg/kg LM, diejenige für erwachsene Rinder 5 µg/kg LM. Diese Maßnahme hält 1 Woche lang vor. Empfehlenswerterweise kombiniert man daher die Verabreichung von Vitamin B_{12} mit der Co-Supplementierung. Eine funktionstüchtige Vormagenflora und -fauna vorausgesetzt, führt die Co-Zulage innerhalb von 24 h zur Steigerung der intraruminalen Bildung von Vitamin B_{12} und seiner Verfügbarkeit im Organismus. Hierzu sind in wöchentlichem Abstand pro erwachsenes Rind 10 mg Co (als Salz* oder organisch gebunden**, nicht aber als Co-Oxid***) p. o. zu verabreichen. Die parenterale Gabe von Co ist dagegen ohne wesentliche Wirkung.

■ **Prophylaxe:** Durch subkutane oder intramuskuläre Injektion von 40–120 µg Vitamin B_{12}/kg LM kann eine Unterversorgung mit diesem Vitamin einige Wochen bis 3 Monate lang ausgeglichen werden; aus Kostengründen wird aber nur bei *präruminanten Kälbern* so verfahren. Ihr Vitamin-B_{12}-Bedarf beträgt 25–35 µg/Tag. Da sie das Vitamin vor dem Einsetzen

* $CoCl_2 \cdot 6H_2O$ enthält 25 % Co; $CoCO_3 \cdot 3H_2O$ enthält 43 % Co; $CoSO_4 \cdot 7H_2O$ enthält 20 % Co; $Co(NO_3)_2 \cdot 6H_2O$ enthält 20 % Co.

** Co-Heptoglukonat

*** CoO oder Co_2O_3

Übersicht 4-6 Zusammenstellung der zur Überprüfung des Verdachts auf Kobaltmangel geeigneten Parameter

Untersuchungsgut Inhaltsstoff	bei normaler Co-Versorgung zu erwartende Werte	bei mangelhafter Co-Versorgung zu erwartende Werte
Boden		
Gehalt an extrahierbarem Co[1] (mg/kg TM):	> 8	< 0,3
Futter		
Co-Gehalt[2] (µg/kg TM):	> 100	< 40
Pansensaft		
Co-Gehalt[3] (µg/l):	> 20	< 20
Blutserum/-plasma		
Vitamin-B_{12}-Gehalt[4] (µg/l):	> 0,2–0,8	< 0,2
(pmol/l):	> 500	< 100
Methylmalonylsäuregehalt[5] (µmol/l):	< 2	> 4
Milch		
Vitamin-B_{12}-Gehalt[6] (µg/l):	> 4	< 4
Haare		
Co-Gehalt[7] (µg/kg TM):	> 5	< 5
Leber		
Co-Gehalt (µg/kg TM):	> 100–300	< 60
(µmol/l):	> 6	< 5
Vitamin-B_{12}-Gehalt[8]		
(µg/kg FM):	> 200	< 70
(nmol/kg FM):	> 110	< 20

[1] Aus »normalem« Co-Gehalt des Bodens ist nicht unbedingt auf ausreichenden Co-Gehalt des dort aufwachsenden Pflanzenguts zu schließen, da hierfür auch die Bioverfügbarkeit des im Boden enthaltenen Co maßgeblich ist; der Aufwuchs von Böden mit einem Co-Gehalt von < 0,25 mg/kg TM ist allerdings stets Co-arm.

[2] Die Fähigkeit zur Co-Aufnahme ist bei Leguminosen meist höher als bei Gräsern und beim Getreide am geringsten; die jahreszeitlich schwankende Co-Aufnahme der Weideflora wird durch hohen Kalzium-, Eisen- oder Mangangehalt des Bodens, Kalkdüngung sowie anhaltende Niederschläge beeinträchtigt; hoher Kaliumgehalt des Grases vermindert dessen Co-Verfügbarkeit.

[3] Diagnostische Aussagekraft ungenügend gestützt.

[4] Der Vitamin-B_{12}-Gehalt des Blutserums erlaubt nur Rückschlüsse auf die augenblickliche Co-Zufuhr und ist bei < 8 Wochen alten (präruminanten) Kälbern zur Beurteilung der Co-Versorgung nicht geeignet; außerdem nimmt die Vitamin-B_{12}-Konzentration im Blut bei Hunger oder Leberschädigung mitunter bis auf > 1,0 µg/l zu, was einen etwaigen Co-Mangel verdecken kann.

[5] Der Nachweis von Methylmalonylsäure- und Formiminoglutamylsäure im Harn ist möglich, spielt aber in der Diagnostik des Co-Mangels des Rindes bislang keine Rolle.

[6] Aussagekraft entspricht derjenigen des Vitamin-B_{12}-Gehalts im Blutserum/-plasma; der Vitamin-B_{12}-Gehalt der Kolostralmilch ist wesentlich höher (bis > 100 µg/l).

[7] Aussagekraft wegen analytischer Problematik der Haaruntersuchung unsicher.

[8] Der Umfang vorhandener Vitamin-B_{12}-Reserven der Leber bietet die sicherste Aussage zur Beurteilung der Relevanz etwaigen Kobaltmangels.

ihrer mikrobiellen Pansenfermentation noch nicht selbst synthetisieren können und die Zufuhr über die Normalmilch ihren Bedarf nicht deckt, sollte der hohe Vitamin-B_{12}-Gehalt der Kolostralmilch genutzt werden; damit können in der Leber Vitamin-B_{12}-Reserven für mehrere Monate angelegt werden. Solche Depots bilden sich schon während des fetalen Lebens, weshalb der ausreichenden Co-Versorgung *hochtragender Färsen und Kühe* entsprechende Bedeutung zukommt.

Für *ruminante Rinder* ist eine Verbesserung der oralen Co-Aufnahme vorzuziehen. Ihre Ration sollte 0,1 mg Co/kg TM enthalten; für Kälber bzw. Färsen werden 0,3 bzw. 0,25 mg Co/kg FTM empfohlen. Auch wenn das Grobfutter und damit die Gesamtration einen hohen K-Gehalt aufweist, sollte die Co-Zufuhr, insbesondere für Milchrinder, auf 0,3 mg/kg FTM erhöht werden.

Dieses Ziel läßt sich durch Verwendung Co-reicher Futtermittel (Extraktionsschrote, Futterhefe, Trockenschnitzel, Leguminosen) erreichen. Der Co-Gehalt von Weidegras und Futterpflanzen kann durch Zusatz von Co-Salzen zu den Düngemitteln erhöht werden. Als Richtwerte gelten 1,5–3 kg Co-Sulfat oder 2 kg Co-Chlorid/ha mit Wiederholung nach 3–4 Jahren oder 0,3–0,6 kg der genannten Salze/ha im zweijährigen Rhythmus. Auf kalk- oder manganreichen Böden sowie sandigen Standorten ist der Effekt dieser Maßnahme allerdings unsicher.

In praxi wird der Co-Gehalt der Ration wegen des damit verbundenen analytischen Aufwandes allerdings nur selten bestimmt. Daher wird als prophylaktische Maßnahme die *kontinuierliche Co-Substitution über Mineralstoffgemische, Lecksteine oder das Trinkwasser* bevorzugt. Hierfür eignen sich die oben bereits erwähnten anorganischen und organischen Co-Verbindungen, nicht aber Co-Oxide. Am sichersten ist das Einmischen des Co-haltigen Mineralstoffgemischs in das Futter, das vorzugsweise als totale Mischration angeboten wird. Ausgehend von täglichen Gaben von 100–150 g/Kuh sollte das Mineralstoffgemisch 10 mg Co/kg TM enthalten, was aber nur ~ 50% des Bedarfs deckt. Deshalb enthalten heute viele Mineralstoffmischungen 20–50 mg Co/kg TM. In Stallungen mit in sich geschlossener Tränkwasserversorgung kann die Co-Substitution über diese erfolgen, doch wird das Verfahren nur selten genutzt.

Die Ergänzung der Co-Zufuhr bei *Weiderindern* ist problematisch: Pulverisierte oder komprimierte Mineralstoffgemische (Lecksteine, -schalen) mit einem Co-Gehalt von 10 mg/kg TM müssen ihnen, vor Verwitterung geschützt, nahe der Tränke- oder Futterstelle angeboten werden; damit wird angestrebt, daß wirklich ausreichende Mengen davon aufgenommen werden. Trotzdem schwankt die akzeptierte Dosis von Tier zu Tier erheblich. Immerhin bewirkt die Ausscheidung von Co mit dem Kot auch bei den Herdengenossen, die das Mineralstoffgemisch ablehnen, eine Verbesserung der Co-Zufuhr.

Wegen der Problematik kontinuierlicher Co-Zulagen für *extensiv weidende Rinder* geht man heute mehr und mehr zur oralen Verabreichung Co-haltiger Pellets oder zu den noch andere Spurenelemente (Selen, Zink, Kupfer, Mangan, Jod, Schwefel) und z. T. auch Vitamine enthaltenden Verweilboli über. Je nach gewähltem Produkt läßt sich die Co-Versorgung mit solchen, den ruminanten Herdenmitgliedern vor oder bei Weideauftrieb einzugebenden und i. d. R. im Netzmagen verbleibenden »slow-release-Depots« ein halbes bis anderthalb Jahre lang sichern. Derartige, Co bemerkenswerterweise meist in Form seiner Oxide enthaltende Pellets und Boli werden i. d. R. paarweise oder zusammen mit einem stumpfen metallischen Gegenstand (Schraubenmutter) eingegeben, um zu verhindern, daß sich auf ihrer Oberfläche eine resorptionsbehindernde Kalziumphosphatkruste bildet; mit dieser Komplikation ist v. a. auf kalkreichen Standorten zu rechnen. Zudem besteht ein gewisses Risiko, daß solche, in Deutschland bislang nicht verfügbaren, Pellets und Boli beim Wiederkauen ausgeworfen werden.

➤ *Kobaltvergiftung:* Hierzu kommt es nur bei extremer oraler Überdosierung (≥ 1–10 mg Co/kg LM und Tag) oder industriell bedingter Weideverunreinigung (> 10 mg Co/kg FTM). Saugkälber entwickeln dann Polyzythämie (Kap. 4.3.2.2) und Knochenmarkhyperplasie, in schweren Fällen auch Durchfall. Ältere Rinder zeigen dagegen schlechte Freß- und Sauflust, Teilnahmslosigkeit, Gewichtsrückgang, rauhes Haarkleid, unsicheren Gang, Festliegen, Tränen- und Speichelfluß, Atembeschwerden (pulmonale Hypertension) sowie Zunahme von Erythrozytenzahl, Hämatokrit und Hämoglobingehalt. Ausnahmsweise führt Co-Intoxikation (vermutlich infolge Selenverdrängung) zu plötzlichem Herztod. Die Zerlegungsbefunde solcher Tiere sind unauffällig; ihre Lebern weisen erhöhten Co-Gehalt (> 20–290 mg/kg TM) auf.

4.3.5.3 Nitrat-/Nitritvergiftung

M. Stöber

Definition: Nach Aufnahme von Futter und/oder Tränke mit hohem Gehalt an *Nitraten*, vorheriger oder anschließender Umwandlung derselben in *Nitrite* sowie rascher Resorption letzterer einsetzende, meist akut und tödlich verlaufende Intoxikation, die durch Atemnot und Kreislaufinsuffizienz gekennzeichnet ist; weniger schwerwiegende Vergiftungen können Aborte auslösen. Im Grunde ist die »Nitratvergiftung« vorwiegend eine Intoxikation durch Nitrit, weshalb für dieses Kapitel der Begriff »Nitrat-/Nitritvergiftung« gewählt wurde. *Andere Bezeichnungen*: oat hay oder cornstalk poisoning, low- oder marshland abortion.

Vorkommen: Die *akute* Nitrat-/Nitritvergiftung des hierfür besonders disponierten Rindes hat seit 1950 als Ursache plötzlicher Todesfälle sowie von Aborten erheblich an Bedeutung gewonnen; das ist v. a. auf den zunehmenden Einsatz salpeterhaltiger Düngemittel für Futterkulturen zurückzuführen. Der *»chronischen«* Nitratvergiftung, d. h. der fortgesetzten Aufnahme von Nitrat-/Nitritmengen, die keine akute Intoxikation auslösen, wird ein schädigender Einfluß auf männliche und weibliche Fertilität, Milchleistung sowie Jod- und Vitamin-A-Stoffwechsel zugeschrieben; der Kausalzusammenhang bedarf aber noch des experimentellen Beweises.

Ursachen, Pathogenese: Jungtiere sind nitrat-/nitritempfindlicher als erwachsene Rinder. Das meist als pflanzliches KNO_3, mitunter aber auch als Tränkwasser-NO_3, in Form von Kunstdünger, Sprengstoff (Dynamit) oder Pökellake aufgenommene *Nitrat* bewirkt in hoher Konzentration Reizung des Magendarmtrakts sowie – nach Resorption – Erschlaffung der Blutgefäße. Aus Nitrat entsteht z. T. schon bei dichtgepacktem Transport/Lagern grüner Futterpflanzen oder feuchten Heus infolge anaerober Erhitzung und bakterieller Einflüsse *Nitrit.* Auch bei der in den Vormägen erfolgenden mikrobiellen Reduktion aufgenommenen Nitrats (Nitrat/NO_3^- → Nitrit/NO_2^- → Stickoxid/NO → Hydroxylamin/NH_2OH → Ammoniak/NH_4^+) fällt – je nach den Begleitumständen – m. o. w. rasch und in unterschiedlicher Menge Nitrit an. Es ist 6- bis 10mal so toxisch wie Nitrat; außer lokaler Reizung der Magendarmschleimhaut bedingt es – in den Kreislauf gelangt – ebenfalls Blutdrucksenkung und zudem Umwandlung von Hämoglobin in nicht zum Sauerstofftransport befähigtes Methämoglobin; dieses wird im Tierkörper wesentlich langsamer wieder zu Hämoglobin reduziert, als es entsteht (→ Kumulationsgefahr). Bei klinisch gesunden Rindern liegt ~ 1 % des roten Blutfarbstoffs als Methämoglobin vor; wenn sein Anteil 20–30, > 40 bzw. 50–60 % des Hämoglobins erreicht, kommt es v. a. bei anderweitig belasteten Tieren (Futter- oder Witterungswechsel, Arbeit, Umtrieb oder Transport) zu Atemnot, Braunverfärbung des Blutes bzw. zum Tode infolge innerer Erstickung (Anoxie); nach Umwandlung von 60–80 % des Hämoglobins in Methämoglobin stellen sich auch bei nicht im Streß befindlichen Rindern bedrohliche Krankheitszeichen und Todesfälle ein. Nitrit passiert die Plazenta und hat eine besondere Affinität zu fetalem Hämoglobin; das kann v. a. im letzten Drittel der Trächtigkeit zum *Abort* führen, da die Sauerstoffversorgung des Fetus bei Nitrat-/Nitritintoxikation der Mutter ohnehin gestört ist.

Manche Futterpflanzen (Grüngetreide, Sonnenblumen, Mais, Markstammkohl, Ölrettich, Futterraps und -senf, Kohl- und Stoppelrüben, Zuckerrübenblatt) und Unkräuter (Fuchsschwanz, Gänsefuß, Radmelde, Mohrenhirse, Ampfer, Brennesseln, Stechapfel) sind besonders befähigt, Nitrat zu speichern; das gilt v. a. für nitratreiche oder 2–3 Wochen zuvor stark mit N-haltigem Kunstdünger* behandelte Standorte (> 400 kg N/ha) und Rieselfelder. Futtergräser sind mäßig, Knaulgras und Futterleguminosen schwach nitratspeichernd. In unreifen Pflanzen, solchen des zweiten Schnitts sowie nach Hitzetrocknung ist der Nitratgehalt am höchsten; dabei enthalten Stengel und Wurzeln meist mehr Nitrat als Blätter, Blüten und Samen. Die Nitratkonzentration im Pflanzengut ist zudem stark von der unmittelbar vor seiner Ernte herrschenden Witterung abhängig: Hitze und Trokkenheit fördern die bakterielle Nitrifikation des Erdreichs und verhindern die Auswaschung von Nitrat aus diesem; niedrige Umgebungstemperatur, Dunkelheit (kurze Tageslänge, anhaltende Bewölkung) drosseln die Photosynthese und hemmen so die Nitratreduktase der Pflanzen, was deren Nitratgehalt ebenfalls steigert, ihren Gehalt an leicht verdaulichen Kohlehydraten aber vermindert. Aus genannten Gründen ereignen sich akute Nitrat-/Nitritvergiftungen von Rindern oft, aber nicht ausschließlich, im Herbst und/oder bei/nach morgendlichem Weidegang bzw. nach Aufnahme von vormittags geworbenem Grünfutter. Auch Schwefel-, Phosphor- und Molybdänmangel sowie Kaliumüberschuß des Bodens tragen zur Anreicherung von Nitrat im Pflanzengut bei. Gleiches gilt für die Anwendung von Wuchsstoff-Herbiziden des Phenoxyessigsäuretyps (Kap. 10.5.17.2); sie hemmen die Eiweißsynthese im Unkraut, das von Weiderindern dann im Vergleich zu unbehandelten Pflanzen oft vorgezogen wird. Durch Trocknen wird der Nitratgehalt des Pflanzenguts wenig, beim Silieren dagegen erheblich vermindert; dabei kann allerdings Nitrit anfallen. Silo-Sickersaft ist besonders nitratreich (→ Gefährdung des Tränkewassers). Bezüglich *nitroser Gase* wird auf Kapitel 5.3.5.4 verwiesen.

Zur Nitrat-/Nitritaufnahme trägt des weiteren das *Tränken aus hofeigenen Brunnen* bei, die durch nitrathaltiges Oberflächenwasser verunreinigt sind: Zufluß von Jauche oder Gülle, von mit faulendem organischem Material belastetem Abwasser (Klärbecken, Vorfluter) oder von Regenwasser, das ausgewaschenen Kunstdünger mit sich führt; in solchem Wasser befindliche denitrifizierende Bakterien reduzieren zudem Nitrat zu Nitrit. Im Tränkewasser zugeführtes Nitrat ist toxischer als in gleicher Menge mit dem Futter aufgenommenes.

Für das *Zustandekommen* von Nitrat-/Nitritvergiftungen sind jedoch – außer dem Gesamtgehalt von Futter und Tränke an Nitrat und Nitrit – eine Reihe von Faktoren von Bedeutung, weshalb zwischen verträglichen und toxisch wirkenden Nitrat-/Nitritkonzentrationen in Nahrung und Wasser keine scharfe Grenze gezogen werden kann (Übersicht 4-7). So wird das Vergiftungsgeschehen begünstigt durch: rasche Aufnahme des gefährdenden Futters (z. B. Heu oder gemähtes Grün → rasches In-Lösung-Gehen der Nitrate); wiederholte Verabreichung nitratreicher Nahrung (→ Adaptation der Vormagenmikroben → schnellere Umwandlung der Nitrate zu Nitriten sowie Kumulation von Methämoglobin im Blut); eiweißreiche Nahrung mit niedrigem Gehalt an leicht verdaulichen Kohlenhydraten und neutraler bis alkalischer pH-Wert des Vormageninhalts (→ Blockierung

* Die NO_3-Akkumulation in Futterpflanzen hängt u. a. von der Art des N-haltigen Kunstdüngers ab und ist nach Gaben von Natronsalpeter > Kalisalpeter > Ammonsalpeter > Ammonsulfat > Harnstoff > Kalkstickstoff (Liebenow, 1972).

Übersicht 4-7 Bewertung des Nitrat-/Nitritgehalts von Futter (Gesamtration) und Tränkewasser

akute Nitrat-/Nitritvergiftung:	unwahrscheinlich	möglich	anzunehmen
Futterproben*			
Nitratgehalt (g/kg TM)**	< 7	7–20***	> 20
Nitrataufnahme (mg/kg LM)			> 300
Nitritgehalt (mg/kg TM)			> 170
Nitritaufnahme (mg/kg LM)			> 70
Tränkewasser*			
Nitratgehalt (mg/l)			
einmalige Aufnahme	< 4000		> 4800
laufende Aufnahme			
Rinder	< 400		> 1500
Milchkälber	< 200		
Nitritgehalt (mg/l)	< 200		

* Bei Beurteilung von Analysewerten ist zu berücksichtigen, daß die Toxizität von Nitrat/Nitrit nicht nur von der *insgesamt mit Futter und Tränke* aufgenommenen Nitrat-/Nitritmenge, sondern auch von einer Reihe weiterer, im Text erläuterter fördernder und hemmender Faktoren abhängt.
** Als maximal verträgliche Nitratgehalte gelten: Weidegras 20, Mähgras 15, Futterrüben 10, Anwelksilage und Heu 7,5 g/kg TM.
*** Bei allmählicher Umstellung der Fütterung, langsamer Futteraufnahme (Weidegang) oder kohlenhydratreicher Nahrung meist verträglich.

der Nitrat-Reduktion auf der Nitritstufe); Zufütterung von Ionophoren (Kap. 4.1.5.2) in üblicher Dosierung (→ Vermehrung nitratreduzierender Bakterien im Pansen). Gegenteilige Umstände können das Intoxikationsgeschehen hemmen: langsameres Fressen (z. B. beim Weidegang), hoher Gehalt des Futters an leicht fermentierbaren Kohlenhydraten und saurer pH-Wert des Vormageninhalts.

Symptome, Verlauf: Die i. d. R. 2–6 h nach Aufnahme nitrat-/nitritreichen Futters und/oder Tränke abrupt einsetzende *akute* Vergiftung äußert sich in z. T. kolikartiger Unruhe, frequenter, angestrengter bis keuchender Atmung (gemischte Dyspnoe, z. T. Maulatmung mit vorgestreckter Zunge), auffallend graubraun verfärbten Schleimhäuten (Abb. 4-54) sowie subnormaler Körpertemperatur; das Blut ist schokoladebraun. Außerdem zeigen die Patienten Speicheln, Stöhnen oder Zähneknirschen, hochfrequent pochenden, später aber schwächer werdenden Herzschlag mit Venenpuls, häufigeren Harnabsatz, Tympanie, Zittern, Taumeln, Niederstürzen. Manchmal werden auch Krämpfe oder Durchfall beobachtet. In der Agonie erscheinen die Kranken dann komatös; unbehandelt verenden sie ½ h bis 1 Tag nach Erkrankungsbeginn, mitunter sogar ohne vorherige Krankheitserscheinungen. Nach überstandener Nitrat-/Nitritvergiftung bleibt oft ein interstitielles Lungenemphysem (Kap. 5.3.2.4) zurück; tragende Rinder abortieren nicht selten binnen einer Woche.

Als Symptome der »*chronischen*« Nitrat-/Nitritvergiftung werden schlechter Nährzustand, rauhes Haarkleid, geringere Milchleistung und niedrigerer Milchfettgehalt, insbesondere aber hohe perinatale Kälbersterblichkeit und Konzeptionsstörungen angesehen; der Methämoglobinanteil des roten Blutfarbstoffs hiervon betroffener erwachsener Tiere ist aber meist nicht krankhaft erhöht.

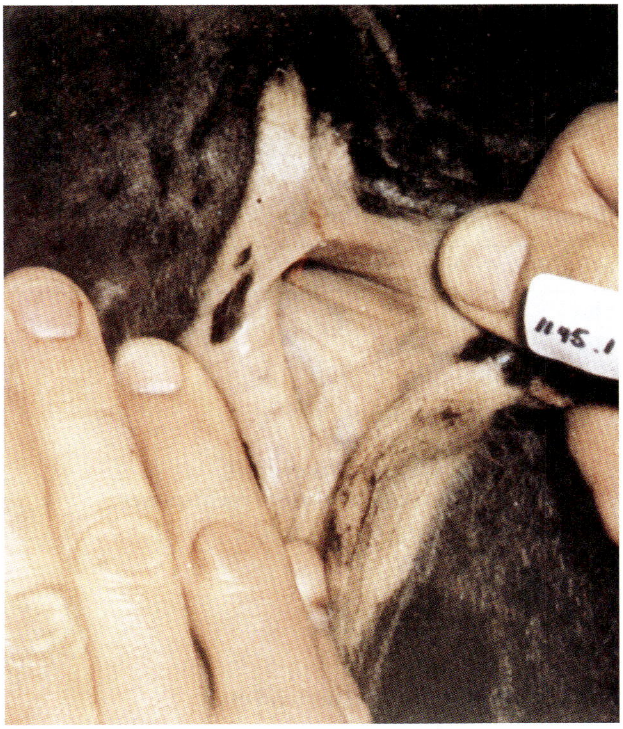

Abbildung 4-54 Durch Nitratvergiftung bedingte Graufärbung der Scheidenschleimhaut (Blutfarbstoff zu 60% methämoglobinisiert; Kemp et al., 1976)

Sektion: Blut bei akuter Intoxikation schokoladenbraun, einige Zeit nach dem Tode aber infolge Rückumwandlung von Methämoglobin zu Hämoglobin rot werdend; Fleisch dunkelgefärbt. Nach Vergiftung durch *nitrathaltigen Kunstdünger* zudem schwere hämorrhagische Entzündung der Schleimhäute von Vormägen, Labmagen und Darm, Nephritis sowie multiple subseröse und submuköse Blutungen. Nach Intoxikation durch *nitrat-/nitritreiche Futtermittel und/oder Tränke*: Vormagenüberladung; Schleimhäute des Verdauungstraktes blutreich, ebenso die Lungen, die zudem graubraune Flecken und/oder interstitielles Emphysem aufweisen; submuköse und -seröse Petechien; Herzbeutelflüssigkeit sangiolent; Leber hellbraun-geschwollen. Infolge akuter Nitrat-/Nitritvergiftung ihrer Mutter *abortierte Kälber* sind manchmal mumifiziert; sonst zeigen sie anoxiebedingte Vermehrung der Körperhöhlenflüssigkeiten, epikardiale und perirenale Blutungen, Brustfellverdickung, Degeneration und nekrotische Herde in der Leber sowie Nekrosen der Milzpulpa; an den Eihäuten finden sich zwischen den Kotyledonen umschriebene nekrotisch-verkalkte Herde.

Diagnose: Plötzlich einsetzende Atemnot, graubraune Schleimhäute und schokoladebraune Verfärbung des Blutes lenken den Verdacht auf Nitrat-/Nitritvergiftung. Diese Vermutung ist durch Kontrolle von Umgebung (Suche nach Nitratquellen) und Futter (auf Gehalt an erfahrungsgemäß nitratreichen Pflanzen) zu bestätigen.

Pathognostischer Hinweis ist prompter Erfolg der versuchsweisen intravenösen Verabreichung von Methylenblau (s. *Behandlung*). Zur semiquantitativen Vor-Ort-Bestimmung des Nitratgehalts von Futterproben und Körperflüssigkeiten sind einfache *Streifentests* verfügbar (z. B. Merckoquant 10020 Nitrat-Test/Merck 64271 Darmstadt; Scholz & Förster, 1981). Zum gleichen Zweck eignet sich auch die *Diphenylaminprobe*: 0,5 g Diphenylamin in 20 ml aqua dest. lösen; 80 ml konzentrierte Schwefelsäure zufügen, mischen und in gut verschlossener brauner Flasche aufbewahren; auf eine Glasschale mit weißer Unterlage nacheinander 1 Tropfen der zu untersuchenden Körperflüssigkeit, des Tränkewassers oder eines wäßrigen Auszugs der Futterprobe und 3 Tropfen Reagenz geben; bei Anwesenheit von Nitrat bzw. Nitrit verfärbt sich die Mischung sofort deutlich blau bzw. grünlich; andere positiv reagierende Stoffe sind dabei kaum zu erwarten. Bei positivem Ausfall des Schnelltests ist es angebracht, Laboranalysen auf den Nitrat- und Nitritgehalt einzuleiten. Hierfür kommen als Probenmaterial Pflanzengut (~ 1000 g frisches Grün oder 10–15 Händevoll von an verschiedenen Stellen entnommenem Heu in Plastiktüte, 500 ml Tränkewasser in steriler durchsichtiger Flasche), vom lebenden oder frischtoten Tier gewonnener Panseninhalt, heparinisierte Blutproben, Harn, Körperhöhlenflüssigkeit oder Kammerwasser, bei Feten Labmageninhalt und Fruchtwasser in Frage; die Einsendung sollte möglichst in gefrorenem Zustand erfolgen. Wertvoll ist auch die Ermittlung des Methämoglobinanteils des roten Blutfarbstoffs; hierzu ist eine heparinisierte Blutprobe mit der neunfachen Menge destillierten Wassers zu vermischen, um das Methämoglobin zu stabilisieren. Bezüglich der Beurteilung der Analysenwerte wird auf die Übersichten 4-7 und 4-8 verwiesen.

Übersicht 4-8 Bewertung des Nitrat-/Nitritgehalts von Körperflüssigkeiten*

akute Nitrat-/Nitritvergiftung	unwahrscheinlich	wahrscheinlich
Blut		
Methämoglobingehalt		
(g/dl Blut)	< 0,2	> 1,5
(in % des Hämoglobins)	< 1	> 20
Blutserum oder -plasma, Pansensaft, Harn, Kammerwasser/Auge oder Fruchtwasser		
Nitratgehalt (mg/l)	< 10	> 20
Nitritgehalt (mg/l)	< 0,1	> 0,5
Milch		
Nitratgehalt (mg/l)	< 2	> 10
Labmageninhalt des abortierten Fetus		
Nitratgehalt (mg/100 g)		> 100
Nitritgehalt (mg/100 g)		> 1

* Diese Flüssigkeiten können auch semiquantitativ mittels Papierstreifentest untersucht werden.

Differentialdiagnose: Bei Verdacht auf *akute* Nitrat-/Nitritintoxikation sind Vergiftungen durch Blausäure (Blut hellrot, Kap. 5.3.5.10), Harnstoff (Kap. 10.5.25), Nitrosegas (Kap. 5.3.5.4) oder Chlorate (Kap. 4.3.5.4), »Weideemphysem« (Kap. 5.3.5.8) und Weidetetanie (Kap. 10.5.4.1) auszuschließen; durch Nitrat-/Nitritvergiftung bedingte *Verkalbefälle* sind oft nur schwer sicher von solchen anderer Ätiologie abzugrenzen.

Beurteilung: Bereits im Kollaps festliegende Patienten sind meist nicht mehr zu retten; andernfalls ist durch sofortige gezielte Behandlung Heilung möglich. Das Fleisch akut nitrat-/nitritvergifteter Rinder ist aufgrund seiner organoleptischen Veränderungen genußuntauglich; das »carry-over« von Nitrat, Nitrit und Nitrosaminen in Milch und Fleisch der Patienten ist jedoch gering.

Behandlung: Patienten nicht beunruhigen. Nitrat-/nitrithaltige Futtermittel/Tränke sofort absetzen; energiereiches Kraftfutter anbieten. Um das Methämoglobin zu Hämoglobin zu reduzieren, sind pro kg LM 1–10 mg Methylenblau (1- bis 4%ig in aqua dest., physiologischer NaCl- oder 5%iger Traubenzuckerlösung gelöst) langsam intravenös zu verabreichen. Den gleichen Dienst leistet auch Toluidinblau (4–6 mg/kg LM in 1%iger Lösung i.v.), das aber bei etwaiger Überdosierung weniger gut verträglich ist (→ erneute Methämoglobinbildung). Die Besserung setzt innerhalb von 10–120 min nach Antidotgabe ein, insbesondere wenn zur Behebung der Vasodilatation zusätzlich Koffein-Na-Salizylat (5–10 mg/kg LM i.v. oder s.c.) oder ein peripher wirkendes Kreislaufmittel (z. B. Etilefrin, 0,05–0,1 mg/kg LM i.v. oder 0,2 mg/kg LM i.m.) verabreicht wird. Die weitere Umsetzung von Nitraten zu Nitriten innerhalb der Vormägen kann durch orale Gabe von 20 mg Tetracyclin/kg LM gebremst werden. Behandelte Tiere müssen zunächst unter Kontrolle bleiben, da bei fortdauernder Nitritresorption mitunter Rezidive auftreten; gegebenenfalls kann die Injektion von Methylenblau alle 6–8 h wiederholt werden. Bei experimenteller Metaphylaxe von imminenter Nitrat-/Nitritvergiftung wurde die Zufütterung von Methylenblau (300–500 mg/Kuh und Tag) oder Na-Wolframat (6,6 mg/kg LM) als nützlich befunden; außerdem wird die subkutane Gabe von Vitamin A empfohlen.

Prophylaxe: N-haltigen Kunstdünger oder Sprengstoff stets außerhalb der Reichweite von Rindern lagern und einsetzen. Anwendungsmenge N-haltiger Düngemittel bei anhaltender Trockenheit niedriger halten. Kopfgedüngte Weideflächen erst nach ausgiebigem Regen nutzen. Anbauflächen für *Futterpflanzen* nicht übermäßig mit anorganischem N-Dünger beschicken; Güllegaben für Zwischenfrüchte auf 30–35 m^3 Rinder- oder 20–25 m^3 Schweinegülle/ha beschränken. Grünfutter nicht im Haufen zwischenlagern; kein feuchtgewordenes Heu verfüttern; ausreichende Energiezufuhr sicherstellen. In fraglich erscheinendenen Fällen Nitratgehalt von Futterpflanzen und/oder Tränkewasser mittels Streifentest prüfen; falls er sich, z. B. bei Herbstzwischenfrüchten, als hoch erweist, sollten die nitratreichen Futtermittel in mehreren kleineren Portionen nacheinander verabreicht (→ Verlängerung der Aufnahmezeit) oder mit nitratarmen/kohlenhydratreichen Rationsbestandteilen verschnitten, nitratreiches Tränkwasser aber gemieden werden. Gemäß FMG dürfen Alleinfuttermittel für Nutztiere nicht mehr als 15 mg Nitrit (berechnet als $NaNO_2$) pro kg enthalten. Herbizidbehandeltes Unkraut ist vor dem Beweiden der betreffenden Fläche unschädlich zu beseitigen.

Tränkewasser sollte nur aus einwandfreien, d. h. abgedeckten und nicht in der Nähe von Gülle- oder Sickergruben, Düngerstätten, Rieselfeldern oder nitratgedüngten Flächen gelegenen Quellen bezogen und nicht in zuvor für Düngemittel verwendeten Behältern transportiert werden. Sein Nitratgehalt sollte bei Milchkälbern 200 mg/l, bei anderen Rindern 300 mg/l, sein Nitritgehalt 30 mg/l möglichst nicht überschreiten.

4.3.5.4 Chloratvergiftung

M. Stöber

Definition, Vorkommen, Ursachen, Pathogenese: Natrium- und Kaliumchlorat können bei unachtsamer Anwendung als Unkrautbekämpfungsmittel Vergiftungen bei Rindern auslösen, weil besprühte Pflanzen und herumliegende Herbizidreste ihres salzigen Geschmacks wegen meist gierig aufgenommen werden. $NaClO_3$ ist auch Bestandteil von Cheddit-Sprengstoff, der Weidetieren in der Nähe von Steinbrüchen oder Truppenübungsplätzen zugänglich werden kann. Bei einmaliger Aufnahme beträgt die LD 500–1000 mg $NaClO_3$ oder $KClO_3$ pro kg LM. Im Magendarmkanal reizen und ätzen die Chlorate die Schleimhäute. Resorbiertes Chlorat bedingt Methämoglobinbildung (→ innere Erstickung wie bei Nitratvergiftung, Kap. 4.3.5.3), in schweren Fällen auch Hämolyse (→ Hämoglobinämie und -urie). Bezüglich der Intoxikationen durch andere Herbizide wird auf Kapitel 10.5.17 ff. verwiesen.

Symptome, Verlauf: Speicheln; Freßunlust; ausgeprägter, teilweise blutiger Durchfall; Bauchschmerzen oder regelrechte Kolik; Puls- und Atemfrequenz erhöht; Schleimhäute zyanotisch-grau; Harn rotbraun verfärbt und hämoglobin-, gelegentlich auch bluthaltig; rasch zunehmende Teilnahmslosigkeit und

Schwäche (Taumeln); schließlich komatöses Festliegen mit oberflächlicher Atmung und exzitationsfreies Verenden; Körpertemperatur zunächst oft erhöht, später jedoch subnormal; in langsam verlaufenden Fällen deutlicher, hämolysebedingter Ikterus.

■ **Sektion:** Ausgeprägte Totenstarre; Blut dunkelbraun-schokoladefarben, schlecht bis gar nicht geronnen; subkutan, intramuskulär und subserös zahlreiche bräunliche Petechien; Labmagen- und Darmschleimhaut braun verfärbt, entzündlich verdickt und z. T. erodiert; Netz und Gekröse ödematös; Leber und Milz vergrößert; in der Harnblase rotbrauner Urin mit reichlich grünlichem Bodensatz.

■ **Diagnose:** Die Erkennung stützt sich auf Umweltkontrolle (voraufgegangene Unkrautvernichtung, Auffinden von Sprengstoff oder böswillig ausgelegtem Chloratpulver) und Nachweis von Chloraten im Harn oder Labmageninhalt. *Differentialdiagnostisch* ist an Milzbrand (Kap. 3.2.2.1), Nitrat-/Nitritvergiftung (Kap. 4.3.5.3) sowie an alimentär-toxisch, parasitär oder infektionsbedingte hämolytische Anämien zu denken (Kap. 4.3.3.2, 4.3.4.1, 4.3.5.5 bis 4.3.5.9).

■ **Beurteilung:** Bereits festliegende Patienten haben kaum noch Heilungsaussichten.

■ **Behandlung:** Alle exponierten Tiere unter Vermeidung von Unruhe aus der gefährdeten Weide entfernen; alle 6–8 h 10–20 ml 4%ige Methylenblaulösung/100 kg LM i.v. bis zur Besserung; parenterale Flüssigkeitszufuhr (Kap. 4.3.6.1); orale Gaben einhüllender und absorbierender Mittel; bei anämischen Patienten auch Bluttransfusion und Analeptika.

■ **Prophylaxe:** Zur Vermeidung von Schadensfällen sind Herbizide außerhalb der Reichweite von Rindern zu lagern und streng nach Vorschrift einzusetzen, wobei die an Weideflächen grenzenden Randstreifen von der Behandlung auszunehmen sind (Winddrift beachten); etwaige Reste solcher Mittel sind ordnungsgemäß zu entsorgen. Besprühtes Grünland darf erst nach Ablauf von 1–2 Wochen, besser aber erst nach ausgiebigen Regenfällen, genutzt werden.

4.3.5.5 »Puerperale« oder Rübenblattanämie

M. Stöber

■ **Definition, Ursachen, Pathogenese:** Dieses Leiden ist durch 1–6 Wochen nach dem Kalben, aber nur ausnahmsweise präpartal auftretende und oft schwerwiegende hämolytische Anämie gekennzeichnet, die auf dem Zusammentreffen von anhaltend P-armer (u. U. auch Cu-knapper und Mo-reicher) Fütterung und laktationsbedingt erhöhtem P-Bedarf beruht. Die Krankheit befällt nur gutmilchende Kühe aus Beständen, deren Ernährung – bei fehlenden oder unzulänglichen Kraftfutter- und Mineralstoffzulagen – überwiegend aus gehaltlosem Heu, Stroh, Zuckerrüben- bzw. Zuckerrohrprodukten (Blatt, Silage, Schnitzel bzw. Triebe; Pülpe, Melasse), grüner Luzerne oder ebensolchem Alexandriner Klee besteht. Bei derart gefütterten Tieren vermindert sich der Serumgehalt an anorganischem P schon gegen Ende der Trächtigkeit auf 0,54–0,81 mmol/l und fällt dann zu Beginn der Hämolyse auf abnorm niedrige Werte (0,14–0,41 mmol/l) ab. Die Hypophosphorämie zieht Reduktion des Gehalts der roten Blutkörperchen an Membranphospholipiden, Adenosintriphosphat sowie Glutathion und damit erhöhte Vulnerabilität dieser vom Glukosestoffwechsel abhängigen Zellen nach sich. Möglicherweise spielen zudem Pflanzeninhaltstoffe eine krankmachende Rolle (s. Kohlanämie, Kap. 4.3.5.6); auterythrozytäre Antikörper (Kap. 1.2.3.1) sind an diesem Vorgang jedoch nicht beteiligt. Eine gewisse Parallele zur Tränkehämoglobinurie (Kap. 10.5.3) des Kalbes besteht darin, daß der Serum-P-Spiegel auch nach Aufnahme großer Wassermengen stark abfällt. Bei der in Neuseeland und Indien auftretenden Form puerperaler Hämoglobinurie sind dagegen sekundärer Kupfermangel (Kap. 12.3.11) und hierauf beruhende verminderte Resistenz der Erythrozyten gegenüber Peroxid-Radikalen von entscheidender pathogenetischer Bedeutung. *Andere Bezeichnungen*: Milchkuhanämie, post-parturient oder nutritional haemoglobinaemia/-uria.

■ **Vorkommen, Bedeutung:** Wegen seiner Bindung an P-arme Fütterung ist das bei Milchkühen und -büffeln bekannte Leiden heute fast nur noch in tierwirtschaftlich unterentwickelten Ländern oder in Betrieben zu beobachten, in denen auch Osteomalazie (Kap. 9.17.5) und Hypokalzämische Gebärlähmung (Kap. 12.3.1) vermehrt auftreten. Besonders anfällig sind hochleistende Kühe, die zum 3. Mal oder öfter gekalbt haben. Der entscheidende Einfluß der Fütterung spiegelt sich in Häufung der Erkrankungen während der Stallhaltung (gegen Winterende), in Dürrejahren sowie bei Kraftfuttermangel wider. In betroffenen Beständen sind die wirtschaftlichen Verluste i. d. R. größer als nach der Zahl offensichtlich erkrankter Tiere zu vermuten, da nicht selten noch weitere kürzlich abgekalbte Kühe an subklinischer, aber leistungsmindernder Anämie leiden; die Letalität beträgt 10–50%.

■ **Symptome:** Die Erkrankung tritt i. d. R. nach komplikationsloser Kalbung auf. In *leichteren Fällen* sind neben plötzlich einsetzender, rotbrauner bis kaffeeähnlicher Verfärbung des stark schäumenden Harnes

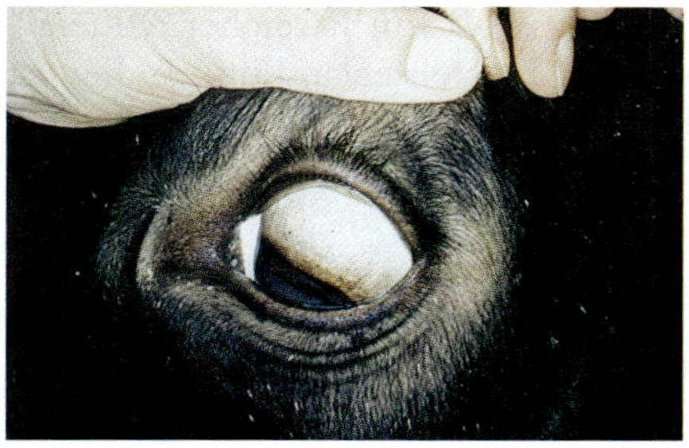
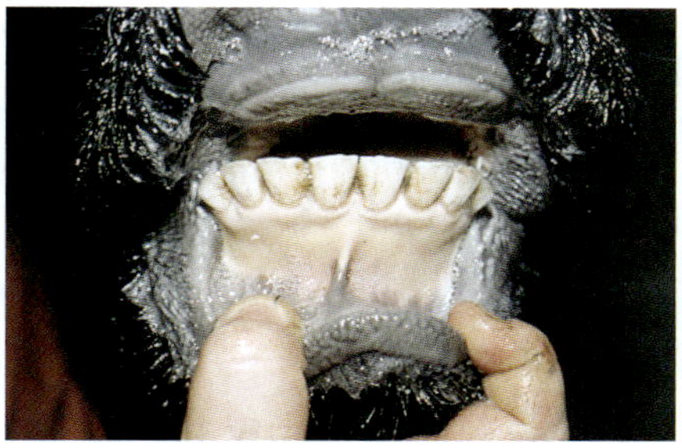
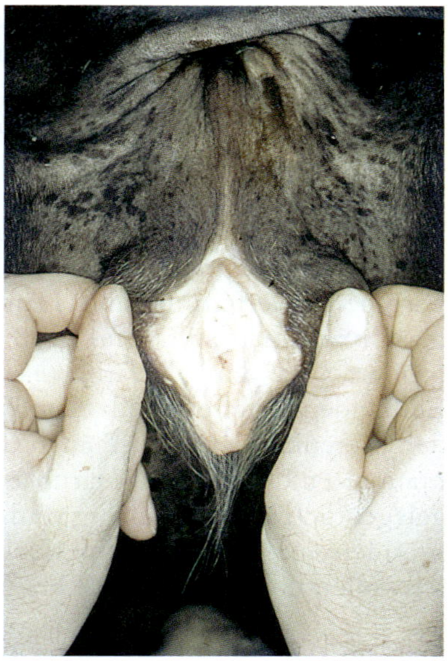

Abbildung 4-55 (links) »Puerperale« oder Rübenblattanämie: gelblich-blasse, d. h. zugleich anämische und ikterische Bindehaut
Abbildung 4-56 (Mitte) Maulschleimhaut des Tieres von Abb. 4-55
Abbildung 4-57 (rechts) Scheidenschleimhaut des Tieres von Abb. 4-55

lediglich allmählicher Rückgang von Freßlust, Wiederkauen, Vormagenmotorik und Milchleistung, allgemeine Abgeschlagenheit, leichte Zunahme von Atem- und Herzfrequenz sowie mäßige Anämie festzustellen. Bei *schwerer Erkrankung* ist die Körpertemperatur zunächst u. U. fieberhaft; bei ungünstigem Verlauf sinkt sie später bis auf subnormale Werte ab. Futteraufnahme, Rumination, Pansentätigkeit und Milchsekretion gehen dabei fast schlagartig zurück; der Kot ist meist auffallend dunkel und eingedickt/geballt, ausnahmsweise aber durchfällig. Solche Patienten erscheinen bald deutlich geschwächt (schwankender Gang, teilnahmsloses Liegen, eingefallene halbgeschlossene Augen, rauhes Haarkleid) und verlieren rasch an Körpermasse (Exsikkose). Ihre Atmung ist oberflächlich und frequent (bis 80/min), die Herztätigkeit stark pochend (bis > 120/min). Die Episkleralgefäße sind blutleer, die Pulsschläge klein-drahtförmig. Die anämisch-blassen Schleimhäute weisen oft deutliche Gelbfärbung auf (Abb. 4-55 bis 4-57), die sich in schweren Fällen auch an der Haut des schlaffen Euters und der Zitzen abzeichnet. Im fortgeschrittenen Stadium ist das Leberperkussionsfeld vergrößert, mitunter perkutorisch empfindlich und der Serumbilirubingehalt erhöht. Im Harn sind Hämoglobin, Eiweiß und Gallenfarbstoffe nachzuweisen; die Haare im ventralen Schamwinkel sind vom Urin rotbraun verfärbt und miteinander verklebt. Blutproben sind infolge der massiven Hämolyse wäßrig-dunkelbraunrot und enthalten $\leq 2{,}5 \times 10^6$ Erythrozyten/mm^3; das rote Blutbild zeigt makrozytäre hypochrome Anämie mit Anisozytose, Polychromasie, basophiler Tüpfelung, Retikulozyten und Normoblasten; elektronenoptisch erscheinen die roten Blutkörperchen stechapfelförmig. In der Folge können Leuko- und Lymphozytenzahl vorübergehend stark zunehmen. Manche Kühe leiden zugleich an sekundärer Ketose (Kap. 6.13.14) oder zeigen lecksüchtige bzw. osteomalazische Erscheinungen (Kap. 10.6.1.1 und 9.17.5); bei Frost kann es infolge mangelhafter Durchblutung der Haut zu Erfrierungen an Ohren, Schwanzspitze oder Klauen kommen (Kap. 2.2.6.4).

■ **Verlauf, Beurteilung:** Die Prognose ist um so günstiger, je später nach dem Kalben die Hämoglobinurie einsetzt. Bei Fortdauer der P-armen Ernährungsweise und ausbleibender Behandlung ist jedoch mit zunehmender Verschlimmerung zu rechnen: apathisches Festliegen mit kalter Körperoberfläche (Leberkoma, Kap. 6.13.14) und/oder mit Stöhnen verbundene exspiratorische Dyspnoe (sekundäres Lungenemphysem, Kap. 5.3.2.4) sowie tumultuarische Herztätigkeit. Wegen schwerwiegender Herz- und Leberschädigung sind solche Patienten kaum noch zu retten; sie sterben meist innerhalb von 2–5 Tagen infolge Versagens von Kreislauf oder Atmung. Andere Tiere bleiben trotz langsamer Spontanheilung unwirtschaftlich. Bei rechtzeitigem sachgemäßem Eingreifen sind die Heilungsaussichten dagegen recht gut. Dabei gilt das Verschwinden der Hämoglobinurie, d. h. das Wiedererlangen der normalen Harnfarbe, innerhalb von 1–3 Tagen als günstiges Zeichen. Das Blut erreicht seine normale Erythrozytenzahl allerdings oft erst nach 4–6 Wochen wieder. Schwer erkrankte Kühe kommen in der laufenden Laktation zudem meist nicht mehr auf ihre ursprüngliche Leistung und zeigen in der Folge nicht selten Brunstschwäche. Die versuchsweise Behandlung ist aber selbst in prognostisch unsicher erscheinenden Fällen angebracht, weil hierdurch oft wenigstens der Schlachtwert des sonst wegen ikterischer Verfärbung und Wäßrigkeit genußuntauglichen Tierkörpers gerettet werden kann.

Sektion: Blut auffallend wäßrig und dunkelbraunrot; generalisierter Ikterus, z. T. auch subkutane Ödeme sowie Vermehrung der Körperhöhlenflüssigkeiten; Herzmuskel blaß, schlaff und mürbe, mitunter subepi- und -endokardiale Blutungen aufweisend; interstitielles Lungenemphysem; Leber vergrößert, stumpfrandig, orangegelb sowie grauweiß gesprenkelt (*histologisch*: zentrolobuläre Hämolysenekrosen mit peripherer Verfettung und Hämosiderose); Gallenblase manchmal auffallend groß; Nieren leicht vergrößert und dunkelgefärbt (*histologisch*: Verfettung, Epitheldegeneration und Hämosiderose im Bereich der Nierenkanälchen, z. T. auch Glomerulonephritis); braunroter Urin in der Harnblase; Milz dunkel und gelegentlich leicht bis mäßig verdickt (*histologisch*: Hämosiderose); Lymphknoten vielfach ödematös geschwollen und m. o. w. stark bräunlich verfärbt.

Diagnose: Bei Beachtung des Zusammenhangs zwischen P- (u. U. auch Cu-)armer Fütterung und Auftreten der Erkrankung innerhalb der ersten Wochen nach dem Kalben ist puerperale Hämoglobinurie meist leicht zu erkennen. Mitunter können während des Puerperiums aber auch parasitär, infektiös oder alimentär-toxisch bedingte Hämoglobinurien (Babesiose, Kap. 4.3.4.1; Theileriose, Kap. 4.3.4.2; Leptospirose, Kap. 7.1.4.3; Bazilläre Hämoglobinurie, Kap. 4.3.3.2; Kohl-, Zwiebel-, Bingelkrautanämie, Kap. 4.3.5.6 bis 4.3.5.8; chronische Kupfervergiftung, Kap. 4.3.5.9) auftreten. Diese *differentialdiagnostisch* zu berücksichtigenden Leiden gehen jedoch nicht mit schwerwiegendem Abfall des Serumphosphorspiegels einher.

Behandlung: Umstellung der Ernährung aller tragenden und laktierenden Tiere des Bestandes: weniger Rübenprodukte, mehr Kraftfutter und gutes Heu sowie 100–150 g P-reiche Mineralstoffmischung oder Dinatriumphosphat pro Tier und Tag p. o. Die Patienten erhalten zudem beim ersten Besuch 50–60 g Dinatriumphosphat in 300 ml aqua dest. gelöst intravenös, oder 3 Tage lang je 5000 mg Natrium-Dimethylaminophenylphosphonat intravenös. (In Neuseeland und Indien ist dagegen die Gabe von Kupferglyzinat angezeigt; Kap. 12.3.11.) Bei ausgeprägter Anämie bietet die Übertragung von Frischblut eines gesunden Spendertieres (Kap. 4.3.2.1) die besten Erfolgsaussichten; sie ist in den folgenden Tagen bei Bedarf zu wiederholen. Zur Unterstützung des Herzens ist Koffein-Natriumsalizylat (5–10 mg/kg LM i.v. oder s.c.) indiziert. Schwerkranke Kühe sind bei Kälte möglichst einzudecken, um sie vor gefährlicher Auskühlung zu bewahren.

Prophylaxe: Einseitige P-arme Fütterung vermeiden; ausreichende Mengen von gutem Heu und Kraftfutter, nötigenfalls auch von P-reicher Mineralstoffmischung zuteilen. In Neuseeland und Indien ist auch die Cu-Versorgung zu überprüfen und erforderlichenfalls aufzubessern.

4.3.5.6 Kohlanämie

M. Stöber

Definition, Vorkommen: Verschiedene Kohlarten werden als Beifutter für Rinder sehr geschätzt; bei Schwankungen des Gemüsemarktangebots können u. U. große Kohlmengen für eine solche Verwertung anfallen. Im Übermaß verabreicht, bedingt Kohl jedoch hämolytische Anämie, die je nach dem Anteil dieses Nahrungsmittels an der Ration 1–6 Wochen nach Verfütterungsbeginn einsetzt (Rosenberger, 1943). Dabei erkranken hochträchtige, insbesondere aber frischmelkende Kühe i. d. R. eher und schwerer als Jung- oder Masttiere; P-arme Ernährung fördert das Auftreten von Kohlanämie ebenfalls. Schadensfälle sind nach Gabe größerer Mengen von Markstamm-, Winter- oder Palmkohl (*Brassica acephala medullosa*), Rosenkohl (*Br. oleracea gemmifera*), Blumenkohl (*Br. botrytis*), Wirsingkohl (*Br. capitata sabauda*), Rot- oder Weißkohl (*Br. capitata capitata*) beobachtet worden (Abb. 4-58).

Ursache, Pathogenese: Alle Kohlarten sowie Kohlrüben (*Br. napobrassica*) und Raps (*Br. napus*; Kap. 6.12.1) enthalten *S-Methyl-Zysteinsulfoxid*, dessen Konzentration in Kohlstrünken, Blüten und Samen höher ist als in den Blättern und mit der Reifung dieser Pflanzen sowie bei Frost zunimmt. Aus ihm wird durch Vormagenmikroben *Dimethyl-Disulfid* freigesetzt. Es führt zu Verminderung des Gehalts der Erythrozyten an reduziertem Glutathion und damit zur Überlastung ihrer Reduktionskapazität und zu Peroxidation ihrer Membranlipide, zu Denaturierung

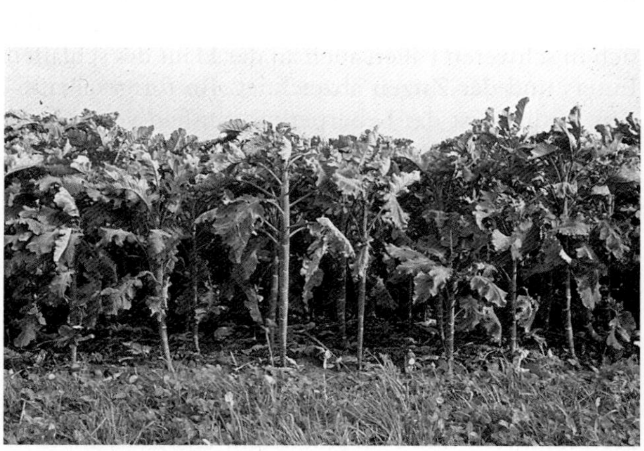

Abbildung 4-58 Grüner Markstammkohl (*Brassica oleracea, var. acephala, subvar. medullosa, f. viridis*; natürliche Größe 60–100 cm)

des Hämoglobins, Entwicklung von HEINZ-EHRLICH-Innenkörperchen, intravaskulärer Erythrozytolyse sowie zu vermehrtem intralienalen Abbau roter Blutkörperchen.

N. B.: Kruziferen, und damit auch sämtliche Kohlarten, können zudem, v. a. in ihren Samen, nennenswerte Mengen von *Glukosinolaten* enthalten, aus denen in den Vormägen unter dem Einfluß bakterieller Hydrolasen *Thio-* und *Isothiozyanate* sowie *Goitrine* entstehen, die vorwiegend gastrointestinale Störungen (Kap. 6.12.1) bzw. Neigung zu Jodmangelkropf (Kap. 2.3.5.1) bedingen; außerdem kann der *Nitratgehalt* dieser Pflanzen u. U. Nitritvergiftung (Kap. 4.3.5.3) auslösen.

■ **Symptome, Sektion:** Das Dimethyl-Disulfid-bedingte klinische und Sektionsbild der Kohlanämie ist demjenigen der auf P-Mangel beruhenden »puerperalen« Hämoglobinurie (Kap. 4.3.5.5) völlig gleich, betrifft aber auch mit Kohl gefütterte tragende Tiere und/oder Mastrinder.

■ **Verlauf, Beurteilung:** Wenn die Krankheitsursache nicht erkannt und rechtzeitig abgestellt wird, kommt es unter rascher Verschlechterung des Allgemeinbefindens und Festliegen zu Todesfällen infolge Kreislauf- oder Leberversagens; überlebende Patienten können in der Folge abortieren. Bei sachgemäßer Behandlung dauert es vom Absetzen des Kohls bis zur Normalisierung des roten Blutbildes 6–8 Wochen. Auch danach ist in betroffenen Beständen noch längere Zeit mit verminderter Fruchtbarkeit zu rechnen.

■ **Diagnose:** Durch Überprüfen der Fütterung läßt sich die Kohlanämie meist leicht von anderen alimentär-toxisch, parasitär oder infektiös bedingten Hämoglobinämien und -urien abgrenzen (Kap. 4.3.3.2, 4.3.4.1, 4.3.5.4 bis 4.3.5.9). Falls nur frischlaktierende Kühe erkrankt sind, kann das Leiden mit »puerperaler« Hämoglobinurie verwechselt werden. Raps löst zwar mitunter ebenfalls hämolytische Anämie aus; i. d. R. stehen bei dieser Vergiftung jedoch gastrointestinale Erscheinungen im Vordergrund (Kap. 6.12.1).

■ **Behandlung:** Verfütterung von Kohl sofort absetzen; gutes Heu, Kraftfutter sowie phosphathaltige Mineralsalze verabreichen; bei stark anämischen Patienten ist die Übertragung von Frischblut (Kap. 4.3.2.1) angezeigt.

■ **Prophylaxe:** Bei entsprechenden Zulagen anderer Futtermittel sollte die tägliche Kohlration für Milchkühe 10–15 kg, für Mastrinder 15–20 kg (bzw. 30% der TM der Ration) nicht überschreiten. An diese Mengen sind die Tiere durch allmähliche Steigerung der Tagesgaben zu gewöhnen. Der hämolyseauslösende toxische Faktor wird durch Einsilieren oder Heißlufttrocknung des Kohls unschädlich gemacht.

4.3.5.7 Zwiebelanämie

M. STÖBER

■ **Definition, Vorkommen, Ursache:** Übermäßiger Verzehr von Zwiebeln *(Allium cepa)* oder verwandten, teils wildlebenden Alliazeen löst hämolytische Anämie aus. Solche Vorkommnisse ereignen sich nach dem Verfüttern der Reste von Gemüsemärkten und Konservenindustrie, beim Weidegang in der Umgebung von Gemüseabfallkippen oder auf Alliazeen-bestandenen Waldwiesen. Die krankmachende Wirkung des toxischen Faktors, *n-Propyl-Disulfid,* ist die gleiche wie diejenige von Dimethyl-Disulfid (Kap. 4.3.5.6).

■ **Symptome:** Die ersten Erkrankungen treten nach ~ 1wöchiger zwiebelhaltiger Fütterung (8–15 kg Zwiebeln/Tier und Tag) oder einmaliger Aufnahme von ~ 20 kg Zwiebeln pro 500 kg LM auf; dabei sind Jungtiere offenbar widerstandsfähiger als erwachsene Rinder. Die Patienten erscheinen matt, später auch freßunlustig, und zeigen in schweren Fällen taumelnden Gang sowie erhöhte Atem- und Herzfrequenz. Nach anfänglicher Verstopfung setzt meist Durchfall ein. Atemluft, Kot und Harn weisen auffallenden Zwiebelgeruch auf. Die Schleimhäute sind blaß und ikterisch; der häufiger als normaliter, z. T. auch unter Drängen abgesetzte Harn ist braunrot und enthält Hämoglobin sowie Gallenfarbstoffe. Im Blut sind Erythrozytenzahl und Hämoglobingehalt deutlich vermindert; die roten Blutkörperchen enthalten HEINZ-EHRLICH-Körper und zeigen basophile Tüpfelung, Poly- und Hypochromasie sowie Anisozytose; zudem treten Normo- und Erythroblasten im Blut auf.

■ **Verlauf, Beurteilung:** In leichteren Fällen tritt nach Umstellung der Ernährung bald spontan Besserung ein; bei schwerer erkrankten Tieren dauert die Heilung trotz Behandlung mitunter 1–2 Monate. Patienten, die weiterhin Zwiebeln erhalten, kommen bald zum Festliegen und verenden infolge Kreislaufversagens. Als mögliche Komplikationen werden Tympanie, Erbrechen und hydrämisches Trielödem genannt; als Spätfolgen können durch Anämie und Kälte bedingte Hautnekrosen an Schwanz- und Gliedmaßenenden auftreten. Das Fleisch der Kranken ist wegen seines stechenden Zwiebelgeruchs für menschlichen Genuß ungeeignet.

■ **Sektion:** Die Zerlegung ergibt die gleichen Befunde wie bei Kohlanämie (Kap. 4.3.5.6); Tierkörper und Eingeweiden haftet jedoch deutlicher Zwiebelgeruch an. Außerdem finden sich in den entzündlich veränderten Vormägen reichlich Zwiebelreste.

■ **Diagnose:** Zwiebelvergiftung ist bei Überprüfung der Fütterung meist sicher von anderen, toxisch, parasitär oder infektionsbedingten hämolytischen Anämien (Kap. 4.3.3.2, 4.3.4.1, 4.3.5.4 bis 4.3.5.6, 4.3.5.8 und 4.3.5.9) zu unterscheiden.

■ **Behandlung:** Verfütterung von Zwiebeln sofort absetzen; bei ausgeprägter Anämie (Hämatokritwert < 0,15 l/l) Bluttransfusion (Kap. 4.3.2.1); bei Obstipation einhüllende und abführende Mittel p. o.

■ **Prophylaxe:** Die Fütterung sollte nicht mehr als 25% TM unverdorbene Zwiebeln und daneben reichlich gutes Heu sowie Kraftfutter enthalten.

4.3.5.8 Bingelkrautanämie

M. Stöber

■ **Definition, Vorkommen, Ursache:** Sowohl das auf Äckern, Rainen und Schutthalden verbreitete einjährige als auch das in Laubwäldern auftretende ausdauernde Bingelkraut (»Ruhrkraut«/*Mercurialis annua* bzw. »Kuhkraut«/*M. perennis;* Abb. 4-59) enthält, v. a. im samentragenden Stadium, ein als *Merkurialin* bezeichnetes, nach Resorption hämolysierend wirkendes Gift. Die auch in getrocknetem Zustand gefährlichen Pflanzen werden von manchen Rindern verschmäht, von anderen – oder als Bestandteil von Mischfutter – aber ohne Zögern gefressen. Das gilt insbesondere für Silage von bingelkrautverunreinigten Maiskulturen. Als toxische Mengen gelten 1–3 kg grünes Bingelkraut pro Tier und Tag über mehrere Tage hinweg oder einmalige Aufnahme von 10–20 kg/Tier.

■ **Symptome:** Erkrankungen setzen meist erst einige Tage nach Beginn der Bingelkrautaufnahme ein. Das klinische Bild umfaßt: Speicheln, Rückgang von Freßlust, Wiederkauen und Pansenbewegungen sowie der mitunter lachsfarben erscheinenden Milch; Teilnahmslosigkeit; z. T. auch Stöhnen; anfangs Fieber, später absinkende Körpertemperatur; zunehmende Anämie und Ikterus der Schleimhäute; auffallend häufiger, m. o. w. schmerzhaft erscheinender Absatz von dunkelrotbraunem bis kaffeefarbenem Harn; Verstopfung oder Durchfall; pochender Herzzschlag mit frequent-kleinem Puls.

■ **Verlauf:** Innerhalb weniger Tage kommt es zu fortschreitender Schwäche, Festliegen und Tod durch Kreislaufversagen. Überlebende Tiere zeigen noch einige Zeit lang verfärbten Harn, können in der Folge abortieren und erreichen u. U. erst nach 2 Monaten wieder ihre alte Milchleistung.

■ **Sektion:** Tierkörper ikterisch; Leber degeneriert, zentrolobuläre Nekrosen; Nieren dunkelgefärbt, vergrößert und degeneriert; Siderose der Milz; entzündlich-hämorrhagische Schwellung der Darmschleimhaut; Herzmuskel schlaff-mürbe, z. T. mit subepi- und -endokardialen Blutungen; rotbrauner Urin in der Harnblase.

■ **Diagnose:** Bingelkrautvergiftung muß von anderen hämolytischen Anämien abgegrenzt werden, die bei der »puerperalen« Hämoglobinurie (Kap. 4.3.5.5) aufgezählt sind. Das ist nur bei sofortiger gründlicher Umweltkontrolle (Nachweis von Bingelkraut im Futter oder im zugänglichen Bereich) möglich.

■ **Behandlung:** Weitere Aufnahme von Bingelkraut unterbinden; schleimig-einhüllende Mittel p. o.; bei ausgeprägter Anämie auch Bluttransfusion (Kap. 4.3.2.1); Koffein-Natriumsalizylat parenteral.

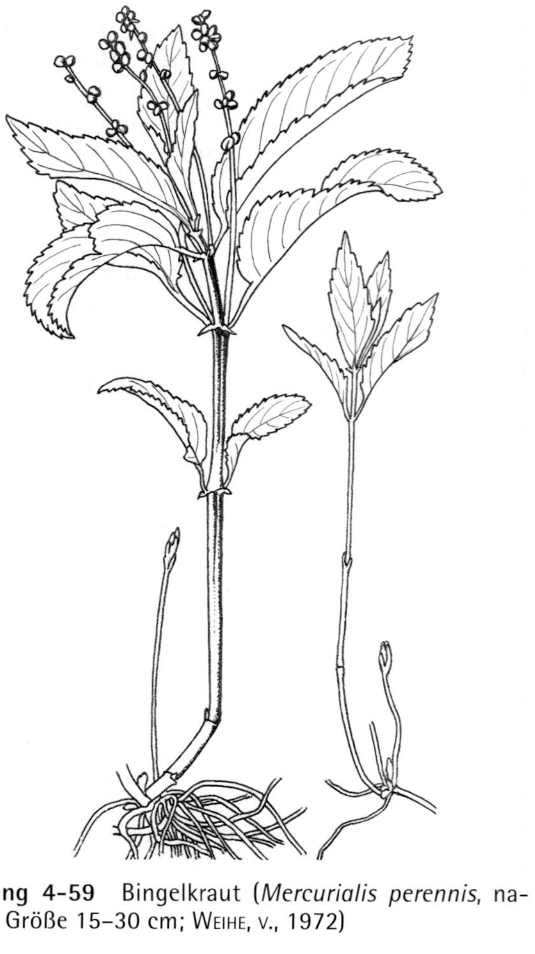

Abbildung 4-59 Bingelkraut (*Mercurialis perennis*, natürliche Größe 15–30 cm; Weihe, v., 1972)

Prophylaxe: Weiden (samt Umfeld) und Futterpflanzenkulturen auf etwaiges Auftreten von Bingelkraut überwachen; gegebenenfalls kann es durch Wuchsstoffmittel frühzeitig bekämpft werden.

4.3.5.9 Chronische Kupfervergiftung

M. Stöber

Definition: Nach fortgesetzter Aufnahme subtoxischer Kupfermengen (d. h. *chronischer* Kumulationsphase) plötzlich einsetzende und klinisch *(per)akut* verlaufende hämolytische Krise. (Die auf einmaliger Ingestion oder parenterale Administration hoher Kupferdosen beruhende und durch gastrointestinale bzw. zentralnervöse Erscheinungen gekennzeichnete *akute* Kupfervergiftung wird in Kapitel 6.12.8 besprochen.)

Vorkommen, Ursachen: »Chronische« Cu-Intoxikationen sind beim Rind nicht allzuselten, wenn auch längst nicht so häufig wie beim Schaf. Bovine Schadensfälle ereigneten sich v. a. beim Verfüttern von Cu-haltigem Milchaustauscher (Abb. 4-60) oder mittels Cu-Sulfat denaturierter Überschußmilch an Kälber (statt an Schweine), nach langfristiger Verabreichung von Cu-haltiger Mineralstoff- oder Kraftfuttermischung (übermäßige Spurenelementversorgung mit > 20 ppm TM Cu in der Ration bzw. Aufnahme von ≥ 12 mg Cu/kg LM und Tag), beim Verfüttern von Geflügelstreu, nach längerem Tränken mit >1 ppm Cu enthaltendem Wasser oder bei ständigem Aufenthalt im Emissionsgebiet von Kupfererzhütten (Cu-haltiger Abrauch). Knapper Gehalt der Nahrung an Molybdän (< 1ppm TM), Eisen (Kap. 4.3.5.1), Zink (Kap. 2.2.5.4) oder Selen (Kap. 9.17.1, 9.17.2) begünstigt die Entwicklung der chronischen Cu-Vergiftung, während hoher Sulfatgehalt des Futters sie hemmt. (Das Abweiden Cu-sammelnder Pflanzen und übermäßige Cu-Düngung des Bodens, etwa mit Schweinegülle, hat bislang offenbar nur bei Schafen zu chronischem Kuprismus geführt.)

Pathogenese: Mehrwöchige bis monatelang fortgesetzte orale Aufnahme übermäßiger Cu-Mengen (ruminante Rinder: > 10 mg $CuSO_4$/kg LM und Tag; präruminante Kälber: Milchaustauscher oder Futtermehl mit > 50 ppm TM Cu)* führt zunächst zu klinisch symptomlos bleibender Ansammlung von Cu in der Leber. Nach Überschreiten der bei 200 ppm FS (~ 1000 ppm TM) liegenden lysosomalen Cu-Speicherfähigkeit der Leberzellen gelangen plötzlich größere Cu-Mengen in die Blutbahn. Dieser Vorgang wird offenbar durch Belastungen (Aufregung, Transport, Futterwechsel, Hungern, fortgeschrittene Trächtigkeit, anderweitige Leberschädigung) begünstigt, da nicht alle gleichermaßen exponierten Tiere erkranken, andere dagegen erst mehrere Wochen nach Unterbrechung der abnormen Cu-Zufuhr krank werden. Das in den Kreislauf gelangte Cu (Serum-Cu-Spiegel dann 1,3–3,5 statt normaliter 0,7–1,2 ppm) löst innerhalb von 24 h massiven Zerfall roter Blutkörperchen aus. Dieser Vorgang ist durch Verminderung der Aktivität der Glukose-6-Phosphat-Dehydrogenase und des reduzierten Glutathions der Erythrozyten, Methämoglobinbildung, oxidative Membranschädigung der roten Blutzellen, Entwicklung von Heinz-Ehrlich-Körperchen und Echinozytose gekennzeichnet; er bedingt Hämoglobinämie, -urie sowie -nephrose und schließlich Tod durch innere Erstickung.

Symptome, Verlauf: Rasch einsetzende Inappetenz, vermehrter Durst, Apathie, allgemeine Schwäche, Vormagenstillstand, bei Kühen auch Milchrückgang; Nasenlöcher mit Sekret verklebt oder verkrustet; Schleimhäute blaß und deutlich (grünlich-)gelb verfärbt (Abb. 4-61, 4-62). Im orangefarbenen Blutserum sowie im häufiger als normal abgesetzten Harn sind freies Hämoglobin und vermehrt Gallenfarbstoffe nachzuweisen; die Aktivität der Serum-AST ist stark erhöht. Auf der Weide gehende Patienten können hepatogenen »Sonnenbrand« (Kap. 2.2.7.3) entwickeln. Das Leiden endet meist schon nach 1–3 Tagen, seltener erst binnen 1 Woche, tödlich; überlebende Patienten bleiben noch lange Zeit lebergeschädigt. Unter ihren Herdengenossen können noch Wochen nach dem Absetzen der übermäßigen Cu-Zufuhr weitere Erkrankungs- und Todesfälle auftreten.

Bei *hüttenrauchbedingter* chronischer Cu-Exposition ist das klinische Bild i. d. R. weniger eindrucksvoll: verminderte Lebensdauer, verzögerter Eintritt der ersten Trächtigkeit, Minderung von Milchleistung und Milchfettgehalt, schilfrig-faltige Hautverdickungen, Haarausfall, Fertilitätsstörungen sowie hohe Kälberverlustrate.

Sektion (Abb. 4-63 bis 4-65): Generalisierter, ins Grünliche tendierender Ikterus; Körperhöhlenflüssigkeiten vermehrt und rötlichbraun; Leber ockerfarben bis orangegelb und mürbe (*histologisch*: zentrolobuläre oder ganze Läppchen umfassende Nekrosen mit peripherer Verfettung, nach längerer Erkrankung auch Zirrhose); Nieren leicht vergrößert, Nierenrinde dun-

* Die Resorbierbarkeit der Kupferverbindungen nimmt beim Rind in der Reihenfolge $CuCO_3$, Cu_2O, CuO, $Cu(NO_3)_2$, $CuCl_2$, $CuSO_4$ ab; die Unterschiede sind jedoch gering.

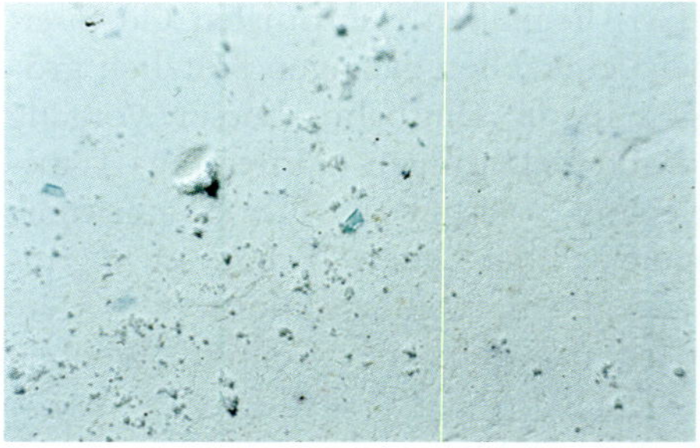

Abbildung 4-60 (links): Milchaustauscherpulver mit versehentlich eingemischtem Kupfersulfat (blaugrünliche Kristalle)

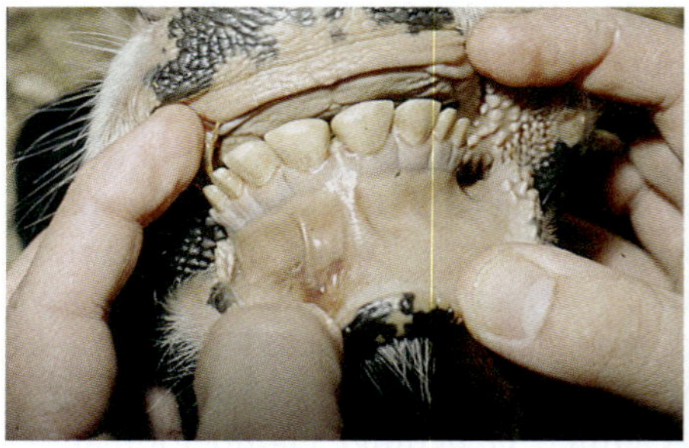

Abbildung 4-61 (links): Durch Vertränken des Milchaustauschers von Abb. 4-60 bedingter Verdoglobininkterus der Maulschleimhaut eines Kalbes

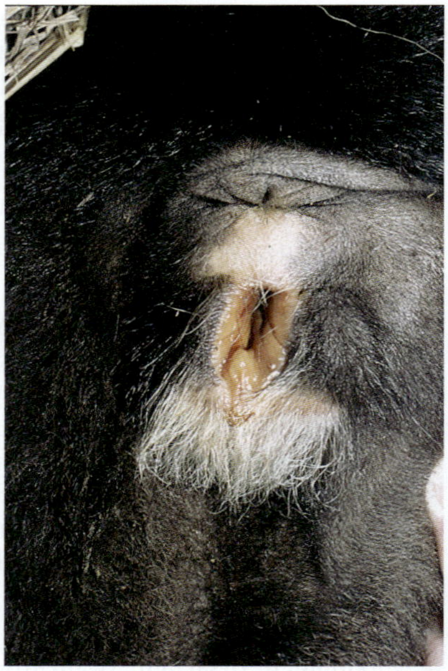

Abbildung 4-62 (rechts): Verdoglobinikterus der Scheidenschleimhaut des Kalbes von Abb. 4-61

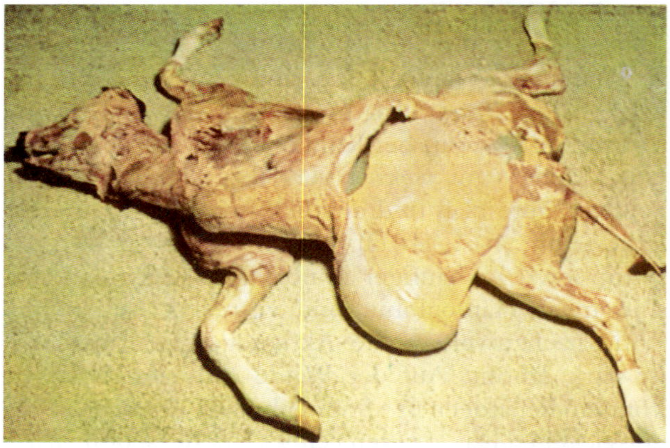

Abbildung 4-63 Zerlegungsbefund bei einem 12 Wochen alten, an chronischer Kupfervergiftung verendeten Kalb (Weiss, Baur & Plank, 1967): ausgeprägter Ikterus von Unterhaut und großem Netz

kelgefärbt (*histologisch*: Glomerulo- und Tubulonephritis mit hämoglobinhaltigen Ausgüssen in den Nierenkanälchen); Milz mitunter geschwollen (*histologisch*: Hämosiderose).

■ **Diagnose:** Klinisches Bild und Zerlegungsbefund rechtfertigen den Verdacht auf chronische Cu-Vergiftung, wenn anderweitige, alimentär-toxisch, parasitär oder infektbedingte hämolytische Anämien (Kap. 4.3.3.2, 4.3.4.1, 4.3.5.4 bis 4.3.5.8) *differentialdiagnostisch* ausgeschlossen werden können. Dazu sind Organ- und/oder Futterproben auf ihren Cu-Gehalt zu überprüfen. Die Nieren sind hierfür weniger geeignet als Lebergewebe, weil sie nicht in allen Fällen von chronischer Cu-Vergiftung pathognostische Cu-Werte aufweisen; der Cu-Gehalt der Leber beträgt dabei jedoch stets zwischen 800 und 3500 ppm FM

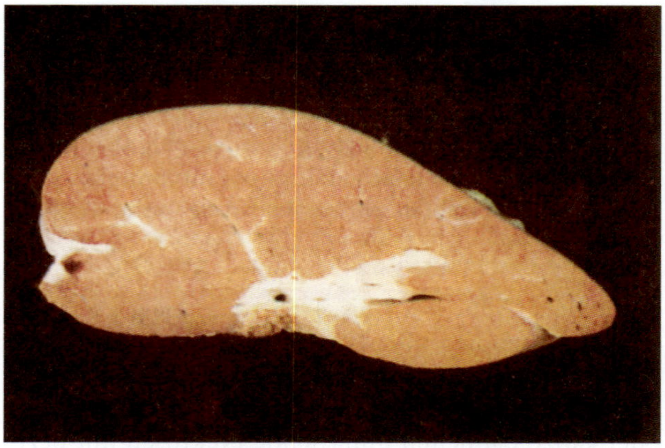

Abbildung 4-64 Subakute Dystrophie der Leber bei chronischer Kupfervergiftung (Weiss, Baur & Plank, 1967)

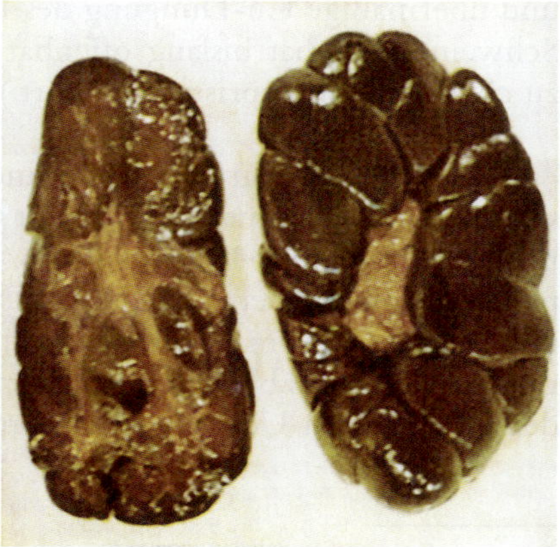

Abbildung 4-65 Dunkelbraunrote Verfärbung der Nieren (Hämoglobinnephrose) bei chronischer Kupfervergiftung (Weiss, Baur & Plank, 1967)

statt normaliter 50–350 ppm FM. Der Cu-Spiegel des Blutplasmas ist nur unmittelbar vor sowie während der hämolytischen Krise deutlich erhöht (20–110 mg/l, statt normaliter 0,8–1,7 mg/l) und kann deshalb bei den in gleicher Weise exponiert gewesenen, selbst aber noch nicht erkrankten Herdengenossen nicht als Dia- oder Prognostikum herangezogen werden; brauchbare Hinweise hierfür können sich aber aus der Serumaktivität der AST ergeben.

Bei ortsgebundenen, auf *Erzhüttenabrauch* zurückzuführenden Schadensfällen ist die Mitwirkung weiterer Schwermetalle (Blei, Kap. 10.5.12; Kadmium, Kap. 2.2.5.5; Zink, Kap. 6.12.9) sowie von Schwefeldioxid (Kap. 5.3.5.5) in Betracht zu ziehen.

■ **Beurteilung:** Schwerkranke Tiere sind oft nicht zu retten, aber als Hinweis dafür zu werten, daß die übrigen, in gleicher Weise exponiert gewesenen Tiere der Gruppe/Herde einer metaphylaktischen Behandlung zur Förderung der Cu-Ausscheidung bedürfen. Um Gesundheitsschädigungen beim Verbraucher zu verhüten, sollten Lebern von Schlachtkälbern nicht mehr als 300 ppm FM Cu enthalten.

■ **Behandlung:** Übermäßige Cu-Zufuhr unterbinden. Blutübertragung (Kap. 4.3.2.1) sowie parenterale Verabreichung eines der Mittel, welche die Cu-Ausscheidung fördern (Ammonium-Tetrathiomolybdat: 3 Tage lang je 2,7 mg/kg LM i.v. oder täglich 3 g Na-Molybdat und 5 g Na-Thiosulfat p. o.; D-Penicillamin: 5 Tage lang je 35–70 mg/kg LM p. o.; Kalzium-Versenat (EDTA) 5%ig: alle 12–24 h 50 mg/kg LM i.v. oder s.c.), kommen für manifest kranke Patienten meist zu spät und sind zudem aufwendig. Die übrigen Herdengenossen müssen vor Streß-Situationen bewahrt werden. Versuche, das in ihren Lebern gespeicherte Cu auszuschwemmen, erscheinen angebracht, sind beim Rind bislang aber erst wenig geprüft; für erwachsene Tiere werden täglich 0,5–1,0 g, für Kälber 1 Woche lang täglich 200 mg, dann 14 Tage lang je 100 mg Ammoniummolybdat p. o. empfohlen; die tägliche orale Verabreichung von 6–16 g Schwefel und 200–500 mg Zinksulfat soll ebenfalls wirksam sein.

■ **Prophylaxe:** MAT für Kälber sollte nicht mehr als 30 ppm Cu enthalten; präruminanten Kälbern sollten keine Cu-haltigen Verweilboli p. o. verabreicht werden. Bei der Prophylaxe des Cu-Mangels dürfen die dafür als brauchbar befundenen Dosen (Kap. 12.3.11) nicht überschritten werden; dabei ist stets die in der Gesamtration enthaltene Cu-Menge zu berücksichtigen. Als langfristig maximal tolerierte orale Cu-Dosis für Rinder werden 0,6 mg/kg LM und Tag angegeben. Bei Gründüngung mit Schweinegülle, Geflügelmist oder Cu-haltigem Kunstdünger sind vor der Futterwerbung ausreichende Wartefristen einzuhalten.

4.3.5.10 Hämorrhagische Diathesen

M. Stöber

Weitere, andernorts abgehandelte, mit krankhafter Blutungsneigung (Abb. 4-66 bis 4-71) einhergehende Leiden sind erblicher, infektiöser, toxischer oder aktinischer Natur: *angeborene Blutungsübel* (Kap. 4.3.1.7, 4.3.1.8); *Milzbrand* (Kap. 3.2.2.1); *Wild- und Rinderseuche* (Kap. 4.2.3.1); *Rinderpest* (Kap. 12.2.3); *Infektion mit Bovinem Virusdiarrhoe-Virus Typ II* (Kap. 6.10.20); *bovines Petechialfieber* (Kap. 4.3.3.6); *Simuliotoxikose* (Kap. 4.1.5.4); *Pruritus-Pyrexie-Hämorrhagie-Syndrom* (Kap. 12.3.8); *Strahlenkrankheit* (Kap. 12.5ff.); auch *Knochenmarkstumorosen* (Kap. 4.4.4) können hämorrhagische Diathesen bedingen. Näheres über diese Krankheiten ist angegebenenorts zu finden. Seit dem Verbot der Anwendung von *Furazolidon* bei lebensmittelliefernden Tieren ist mit dem hierdurch bedingten Blutungsübel nicht mehr zu rechnen; Entsprechendes gilt für *trichloräthylenextrahiertes Sojaschrot*.

Akute Adlerfarnvergiftung

■ **Definition:** Wochen- bis monatelang fortgesetzte oder jahreszeitlich bedingt intermittierende Aufnahme von grünem oder getrocknetem Adlerfarn *(Pteridium aquilinum)* in Tagesdosen, die ~ 1% LM entsprechen, führt beim Rind zu Schädigung der Myelo- und Thrombo-, im Endstadium des Leidens auch der Erythropoese; damit einher geht vermehrte Neigung zu Infektionen, die dann oft septikämisch verlaufen. Gleiche Wirkung haben der in Australien vorkommende Felsenfarn *(Cheilanthes sieberi)* sowie möglicherweise weitere Farne *(Dryopteris filix-mas, D. borreri, Diplazium esculentum)*. Adler- und Felsenfarn enthalten knochenmarkschädigendes *Ptaquilosid*. Das seit Ende des 19. Jh. bekannte Leiden äußert sich, je nach Intensität und Dauer der Vergiftung, in (per)akut verlaufender hämorrhagischer Diathese (Maladie de Kerdilés, acute bracken poisoning) oder als chronische vesikale Hämaturie; über letztere ist Näheres bei den Krankheiten des Harnapparates (Kap. 7.2.4.2) nachzulesen, wo auch auf Vorkommen, Pathogenese und Vorbeuge der Adlerfarnvergiftung eingegangen wird.

■ **Symptome, Verlauf:** Vorboten der *akuten* Erkrankung sind Minderung von Freßlust und Wiederkauen, zeitweilige Verstopfung und allmähliche Abmagerung. Etwa 1–3 Monate nach Beginn einer zu ≥ 30% aus Adlerfarn bestehenden Fütterung oder Verzehr von stark farnhaltiger Einstreu setzt bei einzelnen Tieren hämorrhagische Diathese ein; zu diesem Zeitpunkt haben sie i. d. R. Farnmengen aufgenommen, die ihrem Körpergewicht entsprechen. Die Erkrankungsgefahr kündet sich durch Abfall der Thrombozyten-

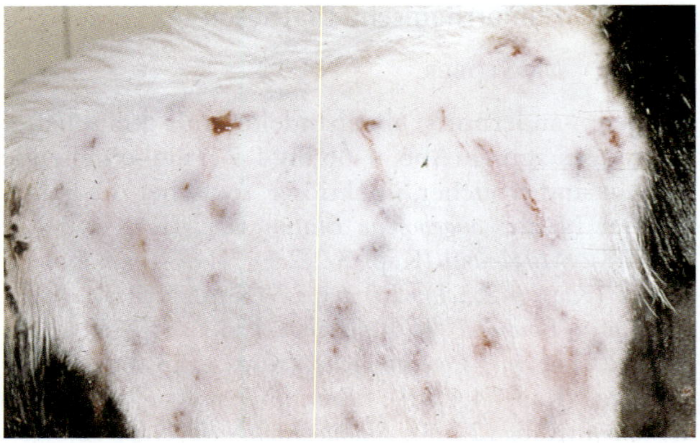

Abbildung 4-66 Durch banale Insektenstiche ausgelöstes »Blutschwitzen« bei einem Kalb mit krankhafter Blutungsneigung

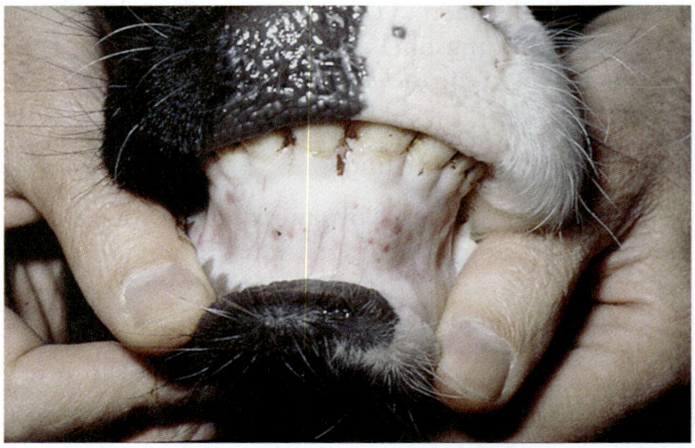

Abbildung 4-67 Infolge Knochenmarksschädigung eingetretene hämorrhagische Diathese (petechiale Blutungen in der Mundschleimhaut) bei einem Kalb

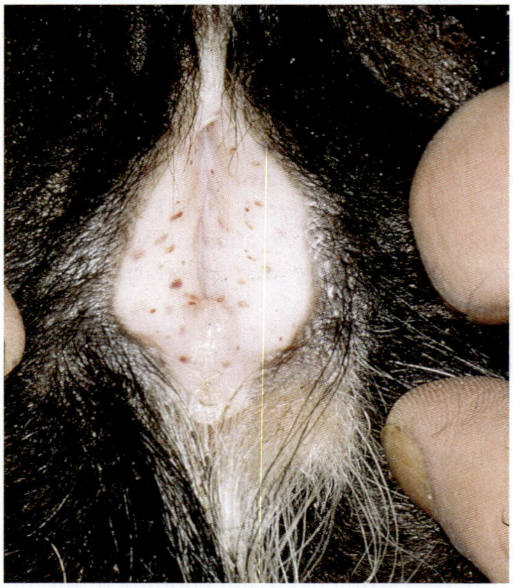

Abbildung 4-68 Scheidenschleimhaut des Kalbes von Abb. 4-67

und Leukozytenzahl (< 100000 Thrombozyten bzw. < 5000 Leukozyten/mm^3 Blut; bei letzteren handelt es sich vorwiegend um Lymphozyten) an; dabei ist der Prothrombinspiegel zunächst noch normal. Die Zahl der roten Blutkörperchen sinkt erst in der mit Blutungen einhergehenden klinisch manifesten Phase ab; dann ist zudem die Blutgerinnungszeit verlängert, die Kapillardurchlässigkeit erhöht und die Fibrinretraktion verzögert. Entsprechend den Symptomen wird zwischen einer v. a. bei Kälbern und Jungrindern zu beobachtenden *laryngealen* und einer mehr ältere Tiere befallenden *enteralen Form* des Leidens unterschieden, die beide oft mit fieberhafter Körpertemperatur einhergehen; auch bei ersterer treten aber oft intestinale Blutungen auf. Das klinische Bild umfaßt allgemeine Schwäche und Niedergeschlagenheit, Freßunlust, serös-schleimigen Nasenausfluß, intermittierende bis anhaltende Blutungen aus Nase und Vulva/Präputium bzw. in die vordere Augenkammer, mitunter auch Blutharnen sowie/oder »Blutschwitzen« aus insektenstichbedingten Hautläsionen (gegebenenfalls liegen die Patienten u. U. in einer Blutlache), Petechien an den zudem anämisch werdenden Schleimhäuten, Kehlgangs- und Rachenödem mit erschwerter, röchelnder Atmung (= »laryngeale« Form), und schwärzlicher oder rotes Blut enthaltender, häufig auch durchfälliger Kot (= »enterale« Form), subkutane Blutergüsse sowie Beschleunigung von Herz- und Atemfrequenz.

■ **Sektion:** Zahlreiche Petechien in Unterhaut, subserös an Brust-/Bauchfell und parenchymatösen Organen sowie submukös in Atmungs-, Verdauungs- und Harnapparat; blutende Geschwüre in Labmagen und Dünndarm, Hämosiderose der Milz; nach langsamerem Verlauf auch hämorrhagische Nekrosen in der Leber oder bakterielle Infarkte in Lunge, Leber oder Nieren; Knochenmark hellrot-graugelb (statt dunkelrot), mitunter von feinen Blutungen durchsetzt.

■ **Diagnose:** Akute Adlerfarnvergiftung ähnelt klinisch und pathologisch-anatomisch den anderen, erblich, toxisch oder infektbedingten hämorrhagischen Diathesen (Kap. 4.2.3.1, 4.2.3.2, 4.3.1.7, 4.3.1.8, 4.3.3.6, 4.3.5.10). *Differentialdiagnostisch* entscheidend ist der Nachweis des Vorkommens von Adler- oder Felsenfarn in Futter oder Einstreu.

■ **Beurteilung, Behandlung:** Nach Eintritt der hämorrhagischen Diathese ist die Prognose meist ungünstig. Etwa 80 % der Kranken gehen trotz Unterbindens der Farnaufnahme und Bluttransfusionen 3–8 Tage nach fieberhaftem Anstieg der Körpertemperatur unter zunehmender Anämie und Kreislaufschwäche ein; Agranulozytose und Darmläsionen fördern offenbar septikämische Sekundärinfektionen. Wenn die Thrombozytenzahl noch nicht auf < 100000/mm^3

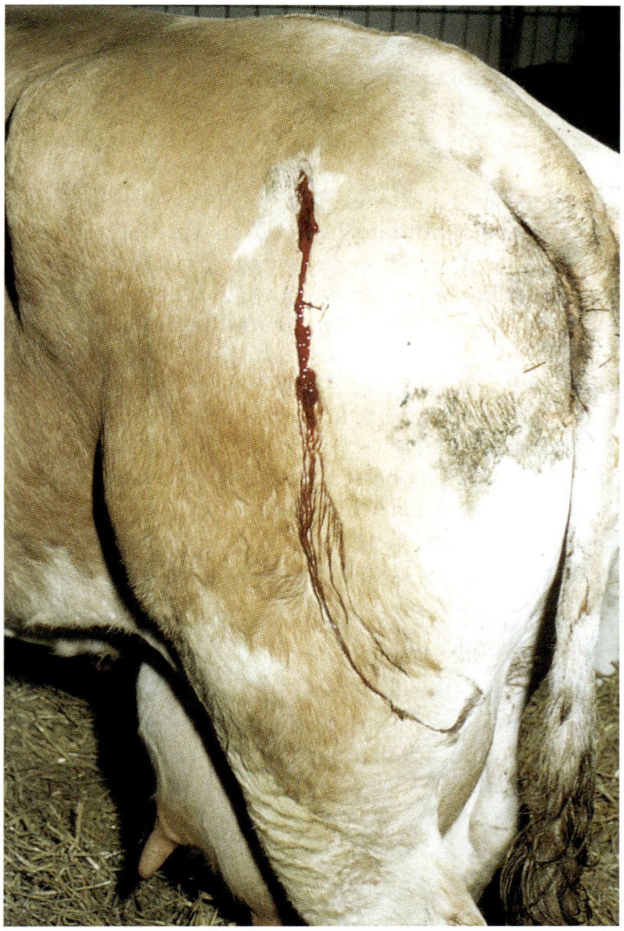

Abbildung 4-69 Nach intramuskulärer Injektion eingetretene anhaltende Nachblutung bei einer Kuh mit gestörter Blutgerinnung

Blut abgesunken ist, kann versucht werden, die Knochenmarksfunktionen durch DL-Batylalkohol (5 Tage lang je 1 ml in 10 ml Olivenöl i.m.) anzuregen; außerdem empfehlen sich parenterale Gaben von Antibiotika. Überlebende Patienten entwickeln sich in der Folge allerdings oft schlecht oder magern ab. Blutbildkontrollen bei den übrigen, gleichermaßen exponiert gewesenen Bestandsgenossen zeigen vielfach, daß sie schon subklinisch geschädigt sind. Unter ihnen können noch bis zu 6 Wochen nach Absetzen der Farnfütterung weitere Erkrankungs- und Todesfälle auftreten.

Prophylaxe: Siehe chronische Adlerfarnvergiftung (Kap. 7.2.4.2).

Kumarin- und Indandionvergiftung

Ursachen, Pathogenese: Die als Rodentizide dienenden synthetischen Kumarinabkömmlinge *Warfarin, Fumarin, Coumachlor, Coumatetralyl, Difenacoum* und *Brodifacoum* zeichnen sich durch starke Antithrombin- und kapillarschädigende Wirkung aus; den gleichen Effekt haben auch die Arylindandionvertreter *Pival, Pivalyn, Pindone, Valone, Chlorphacinon, Radione* und *Bromadiolon*. Diese Mittel sind geruch- sowie geschmacklos und – mit Ausnahme der hochgiftigen Verbindungen Brodifacoum und Bromadiolon – erst nach wiederholter Aufnahme oder einmaliger Ingestion relativ großer Mengen toxisch. Rinder vertragen wiederholte orale Dosen von 50 mg Warfarin/kg LM und werden erst nach mehrmaliger Verabreichung von 200 mg Warfarin/kg LM krank; Trächtigkeit und Fetus können aber schon nach wesentlich niedrigeren

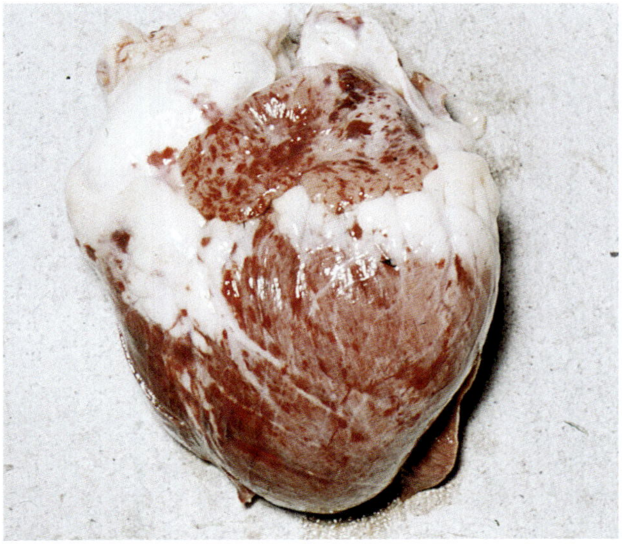

Abbildung 4-70 Multiple subepikardiale Blutungen bei einem an hämorrhagischer Diathese verendeten Kalb

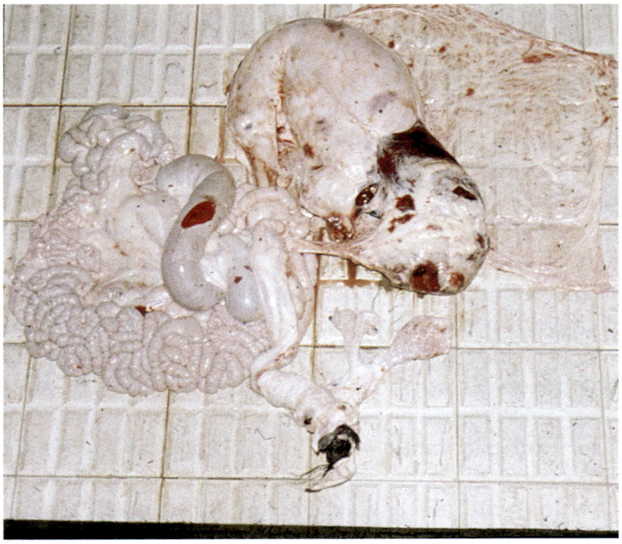

Abbildung 4-71 Subseröse Blutungen an den Baucheingeweiden des zu Abb. 4-70 gehörenden Kalbes

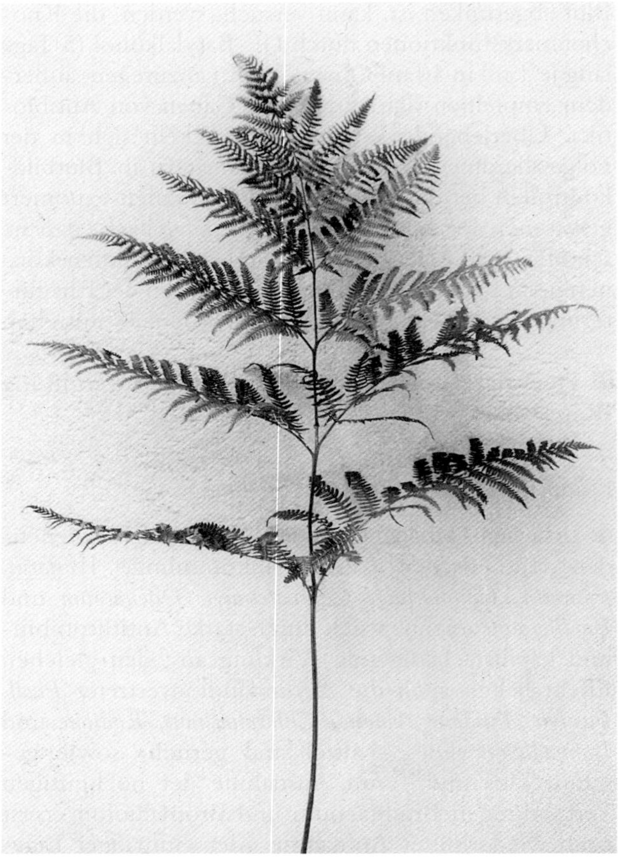

Abbildung 4-72 Wedel des Adlerfarns *(Pteridium aquilinum*; natürliche Größe 30–180 cm*)*

Gaben (10 Tage lang je 0,1–0,3 mg/kg LM) beeinträchtigt werden. Im Tierkörper hemmen die genannten Antikoagulanzien das Vitamin K.

Symptome, Verlauf: Die Erscheinungen entsprechen denen der »Süßkleevergiftung«: Aus geringfügigem Anlaß treten anhaltende Blutungen (Unterhaut, Muskulatur, Labmagendarmkanal, subserös an inneren Organen) auf, die Nasenbluten, Anämie, Zyanose, blutigen Durchfall, Blutharnen und steifen Gang (Muskelhämatome) bedingen. Subkutane Blutergüsse betreffen v. a. Körperteile über vorstehenden Knochenpunkten (Vor- und Unterbrust, seitliche Brustwand, Hüfthöcker). Die Blutgerinnungszeit ist deutlich verzögert, Thrombozytenzahl und Prothrombinspiegel sind herabgesetzt. Im roten Blutbild besteht makrozytäre, normochrome Anämie mit Retikulo- und Poikilozytose sowie vereinzelten Normoblasten. Der Tod tritt meist unter allmählich fortschreitender Entkräftung (Blutverlust), seltener plötzlich (Gehirnblutung) ein. Nach wiederholter Aufnahme kleinerer Giftmengen neigen tragende Rinder zu Aborten, Tot- und Frühgeburten; ihre Kälber sind vielfach lebensschwach und verenden bald an multiplen Blutungen.

Sektionsbefunde: Blut schlecht geronnen, auffallende Ekchymosen an vielen bis sämtlichen inneren Organen, subkutane und intramuskuläre Hämatome, z. T. auch Leber- und Nierendegeneration; Hämosiderinablagerungen in Milz, Leber, Nieren und Lunge.

Diagnose: Klinisches Bild und Umweltkontrolle (Nagetierbekämpfung) lenken den Verdacht auf Kumarin- oder Indandionvergiftung. Das Gift ist in Vormageninhalt oder Leber mittels HPLC oder MS nachweisbar. *Differentialdiagnostisch* ist an andere, erblich, toxisch oder infektionsbedingte Blutungsübel (Kap. 4.2.3.1, 4.2.3.2, 4.3.1.7, 4.3.1.8, 4.3.3.6 und 4.3.5.10) zu denken. Die *Prognose* klinisch ausgeprägter Fälle ist schlecht.

Die *Behandlung* besteht im Abstellen der Ursache, Vermeiden mechanischer Belastungen, wiederholten Bluttransfusionen (Kap. 4.3.2.1) und parenteralen Gaben von Vitamin K_1 oder K_3 (Menadion).

»Süßkleevergiftung«

Definition, Ursachen, Pathogenese: Auf Weiden wild vorkommender oder als Kulturpflanze genutzter gelber Stein- oder Honigklee und weißer Steinklee (*Melilotus officinalis, M. albus;* Abb. 4-73) enthalten Kuma-

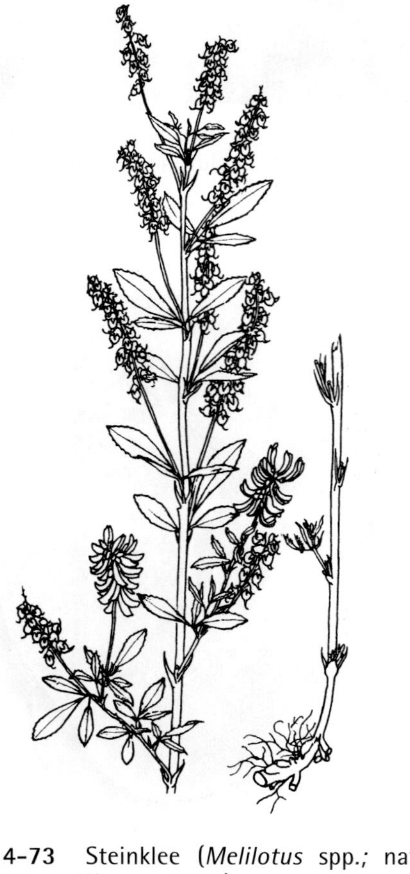

Abbildung 4-73 Steinklee (*Melilotus* spp.*;* natürliche Größe 30–125 cm; Weihe, v., 1972)

ringlykoside, die selbst ungefährlich sind. Unter dem Einfluß von Befallpilzen (*Pencillium*, *Mucor* und *Aspergillus spp.*) entwickelt sich aus ihnen aber *Dikumarin*. Dieses beeinträchtigt als Antagonist von Vitamin K den Blutgerinnungsvorgang auf der Stufe von Prothrombin, Faktor II, VII, IX und X. Deshalb ist die Verfütterung unverpilzten Grüns, einwandfrei geworbenen und gelagerten Heus oder ebensolcher (Anwelk-)Silage dieser Pflanzen für Rinder unschädlich; dagegen lösen manche, aber keineswegs alle pilzbefallenen Futterchargen (insbesondere grobfaseriges Rundballenheu und Silage) schwerwiegende hämorrhagische Diathese aus. Die in Nordamerika und Europa beobachteten Vergiftungsfälle häufen sich deshalb in der kalten Jahreszeit. Entsprechendes gilt offenbar auch für Ruchgras *(Anthoxanthum odoratum)*. *Andere Bezeichnungen*: Dikumarintoxikose, »Hämatomose«, sweet clover oder sweet vernal grass poisoning.

Bezüglich der auf Verfütterung von Klee beruhenden *Photosensibilisierung* (»Trifoliose«) wird auf Kapitel 2.2.7.3 verwiesen. Klee und Luzerne können infolge übermäßigen Gehalts an Phytöstrogenen auch *Konzeptionsstörungen* (clover disease, Östrogenismus) bedingen.

■ **Symptome, Verlauf:** Erste Erkrankungsfälle treten oft schon 2–3 Wochen, manchmal aber erst 2–3 Monate nach Beginn der Verfütterung derart geschädigten süßkleehaltigen Pflanzenguts ein, dessen Giftigkeit allerdings nicht immer dem Grad des Pilzbefalls entspricht. Jungtiere sind dikumarinempfindlicher als erwachsene Rinder. Kälber können sogar in den ersten Lebenstagen an dikumarinbedingter hämorrhagischer Diathese verenden, obwohl ihre Mütter gesund erscheinen; offenbar geht das Gift auf den Fetus und auch in die Milch über. Die Kranken zeigen zunächst verminderte Freßlust und schwerfällig-steifen Gang; einzelne Tiere haben auch blutigen Nasenausfluß, bluthaltigen roten bis teerschwarzen Kot und/oder bluthaltige lachsfarbene Milch. Bei näherer Untersuchung sind meist m. o. w. umfangreiche Anschwellungen, v. a. an mechanisch exponierten Körperstellen (Schulter, Brustkorb, Gliedmaßen) festzustellen; palpatorisch erweisen sie sich als wenig druckempfindlich, mäßig prall bis fluktuierend, nicht vermehrt warm und nicht krepitierend; solche, in allmählicher Resorption befindliche Hämatome (Kap. 4.2.2.3) liegen teils in der Unterhaut, teils zwischen den Muskeln; außerdem kann sich Blut in Gelenken ansammeln, die dann verdickt erscheinen. Weitere Befunde sind blasse, nicht ikterische Schleimhäute, erhöhte Atem- und Pulsfrequenz, mitunter auch Aborte. Blutgerinnungs- und Prothrombinzeit sind deutlich verlängert; die Körpertemperatur ist nicht erhöht; Thrombozyten- und Leukozytenzahl sind erst im Endstadium vermindert. Wenn die gifthaltige Nahrung nicht umgehend abgesetzt wird, gehen die Patienten innerhalb weniger Tage unter zunehmender Anämie und Kreislaufschwäche an innerer Verblutung ein. In anderen dikumarinbetroffenen Beständen werden Eigner und Tierarzt erst durch die beim Nasengriff, Einziehen von Ohrmarken, Blutentnahme oder nach Reihenoperationen (Enthornung, Kastration) gehäuft einsetzenden und kaum stillbaren Blutungen auf die Gerinnungsstörung aufmerksam.

■ **Sektion:** Auffallend süßlicher Geruch des Tierkörpers; ausgedehnte, z. T. schlecht oder nicht geronnene Blutungen (subkutan, intermuskulär, subserös, intrasynovial sowie im Nierenlager), wobei Lunge, Nieren und Pankreas i. d. R. nicht betroffen sind.

■ **Diagnose:** Klinisches Bild und Zerlegungsbefunde lassen die hämorrhagische Diathese erkennen, deren Ursache sich bei Überprüfung der Fütterung ergibt (durch gelbliche Verfärbung verdorben erscheinende süßkleehaltige und süßlich, wie fermentierter Tabak riechende Heu- oder Silagechargen). Zur Untersuchung auf Dikumarin eignen sich Blutplasma, Leber und eine an mehreren Stellen der Vorräte entnommene Futtermischprobe (s. Übersicht 4-9).

Differentialdiagnostisch sind andere, erblich, toxisch oder infektionsbedingte Blutungsübel (Kap. 4.2.3.1, 4.2.3.2, 4.3.1.7, 4.3.1.8, 4.3.3.6 und 4.3.5.10) in Betracht zu ziehen.

■ **Beurteilung:** Bei exponiert gewesenen Herdenmitgliedern können noch eine Woche nach Absetzen des verpilzten kleehaltigen Futters weitere Erkrankungsfälle auftreten.

■ **Behandlung:** Verfütterung von havariertem Heu oder verdorbener Silage sofort absetzen; Beunruhigungen der kranken und der noch gesund erscheinenden Tiere vermeiden; Bluttransfusionen (Kap. 4.3.2.1); als Antidot der Dikumarinvergiftung eignen sich Vitamin K_1/Phytomenadion oder Vitamin K_3/Menadion (5 Tage lang je 1–3 mg/kg LM i.m.). Etwa 8 Tage nach Absetzen des gifthaltigen Futters ist die Blutgerinnung bei den exponiert gewesenen Bestandsmitgliedern wieder normalisiert.

■ **Prophylaxe:** Neugezüchtete kumarinarme Süßkleekultivare bevorzugen; Erhitzung und Vernässung bei Werbung und Lagerung von Süßkleeheu und -silage tunlichst vermeiden. Nur Süßkleeheu oder -silage einwandfreier Qualität verabreichen; bei Futtermangel sollte das verdorbene Pflanzengut im Verhältnis 1:3 mit unschädlichen Rationsbestandteilen verschnitten und immer nur 2 Wochen lang (dann 1 Woche absetzen), nicht aber an hochtragende Tiere ver-

Übersicht 4-9 Durchschnittswerte des Dikumaringehalts von Probenmaterial bei »Süßkleevergiftung«

Lebergewebe			
Fetus (µmol/g)	0,0052		
neugeborenes Kalb (µmol/g)	0,0084		
erwachsenes Rind (µmol/g)	0,0161		
(ppm)	1		
Blutplasma (µmol/ml)	0,0039–0,0107		
Nierengewebe (µmol/g)	0,0094		
Muskelgewebe (µmol/g)	0,0175		
Futterproben (mg/kg)	(20–30)*	50–70**	(> 100)***

* Erst nach 4monatiger Verfütterung zu spontaner Blutungsneigung führend
** Nach 3- bis 4wöchiger Verabreichung krankmachend
*** Schon innerhalb einer Woche hämorrhagische Diathese und Todesfälle auslösend

abreicht werden. Während der Verfütterung von Süßklee und 3 Wochen danach ist von operativen Eingriffen vorsichtshalber Abstand zu nehmen.

Trichothezentoxikosen

■ **Definition, Ursachen:** Als Trichothezene bezeichnete Mykotoxine sind sekundäre Stoffwechselprodukte verschiedener Befallspilze (*Fusarium, Trichothecium, Myrothecium, Cephalosporium, Stachybotrys, Trichodesma* u.a.); gemäß ihrer molekularen Struktur unterscheidet man nicht-makrozyklische (z.B. *T-2, Diazetoxyszirpenol*) und makrozyklische Trichothezene (z.B. *Satratoxin, Roridin, Verrucarin, Baccharinoide*). Erstere werden als Ursache des ehemals »Fusariotoxikose«, »moldy corn poisoning« oder »red mold toxicosis« genannten Leidens angesehen, das sich in gastrointestinaler und kutaner Irritation äußert; letztere lösen die früher mit »Stachybotryotoxikose« bezeichnete hämorrhagische Diathese aus. Die Ätiopathogenese der durch die erwähnten, offenbar oft zu mehreren oder mit anderen Mykotoxinen zugleich vorliegenden und stark zytotoxischen Trichothezene bedingten Krankheiten des Rindes ist erst teilweise geklärt; offenbar ist diese Tierart für solche radiomimetischen Schädigungen der sich rasch vermehrenden Gewebe (Knochenmark, Lymphknoten) weniger empfänglich als das Schwein. Bezüglich der immunsuppressiven Wirkung der Trichothezene wird auf Kapitel 3.1.5.2 verwiesen.

■ **Vorkommen:** Ausbrüche von trichothezenbedingter Mykotoxikose treten v.a. beim Verfüttern bzw. Einstreuen von auf dem Halm oder später feuchtgewordenem, verdorbenem Pflanzengut (Getreide, Maissilage, Biertreber, Heu bzw. Stroh) auf. Sie häufen sich daher, wenn Aufwuchs, Werbung und/oder Lagerung von Futter oder Einstreu infolge Witterungsunbilden, Erdkontakt oder Nachlässigkeit beeinträchtigt waren. Über entsprechende Beobachtungen wurde in Nordamerika, der EU, der Gemeinschaft Unabhängiger Staaten und Japan berichtet.

■ **Symptome, Verlauf:** Intoxikationen infolge Aufnahme von Futter oder Streu, die von den o.a. Pilzarten befallen sind, bedingen beim Rind bestandsweise gehäuft auftretende Freßunlust oder völlige Futterverweigerung mit Speicheln, Nasenausfluß, Milchrückgang und entzündlichen bis ulzerierenden oder nekrotisierenden Veränderungen der Maulschleimhaut sowie Aborte. In ausgeprägteren Fällen sind des weiteren zu beobachten: exsudative bis nekrotisierende Kontaktdermatitis an Flotzmaul, Naseneingang, Kronsaum sowie Hodensack; mitunter zudem Petechien oder Blutungen im Bereich der sichtbaren Schleimhäute; blutiger Durchfall und allgemeine Schwäche, bei bedrohlichem Verlauf auch Zittern, Taumeln, Festliegen und Tod. Laborbefunde zeigen Leuko- und Thrombozytopenie, Verlängerung von Blutungs-, Blutgerinnungs- und Prothrombinzeit. Die pathogene Rolle der einzelnen, vermutlich synergistisch wirkenden Trichothezene in diesem Krankheitsgeschehen ist dem einschlägigen Schrifttum bislang nicht eindeutig zu entnehmen; oft wurden Futter oder Einstreu nur mykologisch oder lediglich auf bestimmte Mykotoxine untersucht.

N.B.: Trichothezene sind für mit solchem Pflanzengut umgehende Menschen nicht ungefährlich (→ Kontaktdermatitis).

■ **Sektion:** M.o.w. deutlich ausgeprägte innere Blutungen sowie ulzerativ-nekrotisierende Veränderungen der Magendarmschleimhaut.

■ **Diagnose:** Klinisches Bild, Zerlegungsbefunde (innere Blutungen) und Futterkontrolle (infolge Pilzbefalls verfärbt, nicht selten schwarz »verrußt« erscheinend) bieten Anhaltspunkte; beweisend ist nur der im Speziallabor an Futterproben zu führende Trichothezennachweis und das Ausbleiben (bzw. Wiederauftreten) von Neuerkrankungen nach Absetzen (bzw. Wiederbeginn) der Verabreichung havarierter Heu-, Stroh- oder Silagechargen.

Differentialdiagnostisch sind Milzbrand (Kap. 3.2.2.1), Wild- und Rinderseuche (Kap. 4.2.3.1) sowie andere, toxisch, parasitär oder infektionsbedingte hämorrhagische Diathesen (Kap. 4.2.3.2, 4.3.1.7, 4.3.1.8, 4.3.3.6 und 4.3.5.10) zu berücksichtigen.

Behandlung: Toxinhaltiges Futter sofort absetzen und möglichst verbrennen; symptomatische Maßnahmen; bei Blutungsneigung oder ausgeprägter Anämie auch Transfusion von Blut gesunder, einwandfrei gefütterter Spendertiere (Kap. 4.3.2.1) sowie intramuskuläre Gaben von Vitamin K.

Prophylaxe: Ordnungsgemäße Werbung der o. a. Futtermittel, die nicht auf dem Erdboden sowie trokken zu lagern sind. Schimmliges Futter nicht verfüttern; verpilztes Heu oder Stroh auch nicht einstreuen.

4.3.6 Störungen von Wasserhaushalt, Säure-Basen-Gleichgewicht und Elektrolytstatus/Fluidotherapie

M. Fürll

4.3.6.1 Störungen des Wasserhaushaltes

Definitionen: Als *Dehydratation* wird die Verminderung des Körperwassers bezeichnet; sie geht meist mit *Hypovolämie*, d.h. mit Reduktion des Blutvolumens, einher. *Hyperhydratation* bedeutet dagegen Zunahme des Körperwassers und wird häufig von *Hypervolämie* begleitet. Sowohl bei Hypo- als auch bei Hyperhydratation kann der im jeweiligen Verteilungsraum herrschende *osmotische Druck* im Vergleich zu den physiologischen Osmolaritätsverhältnissen erhalten, d. h. *isoton*, vermindert (*hypoton*) oder vermehrt (*hyperton*) sein. Physiologischerweise beträgt die Osmolarität des Blutplasmas ~ 280–310 mosmol/l; sie kann aus dessen Natrium-, Glukose- sowie Harnstoffgehalt wie folgt geschätzt werden:

$$\text{Osmolarität}_{[\text{mosmol/l}]} = 2 \times \text{Na}_{[\text{mmol/l}]} + \text{Glukose}_{[\text{mg/l}]}/180 + \text{Harnstoff}_{[\text{mg/l}]}/60$$

$$(\text{Kurzform: } 2 \times [\text{Na}^{+}_{[\text{mmol/l}]} + 2])$$

Der Anteil des Plasmaeiweiß-bedingten *kolloidosmotischen* oder *onkotischen Drucks* an der Osmolarität des ECR ist zwar gering, für den Flüssigkeitsaustausch und damit auch klinisch ist ersterer aber von erheblicher Bedeutung. Bei *Isotonie* des im Extra- und im Intrazellularraum (ECR bzw. ICR) herrschenden osmotischen Drucks bleibt der Wassergehalt beider konstant; bei Hypertonie des ECR kommt es dagegen zum Einströmen von Wasser aus dem ICR in den ECR mit begleitender *Zellschrumpfung*, bei hypotonem ECR jedoch zum Ausströmen von Wasser aus dem ECR in den ICR sowie zum *Zellödem*. Der *Anteil des Gesamt-Körperwassers am Körpergewicht* sowie seine *Verteilung auf die Flüssigkeitsräume des Organismus* sind bei Kalb und adultem Rind verschieden (s. Übersicht 4-10).

Extrazellulär-, *Interstitial-* und *Intrazellulärflüssigkeit* unterscheiden sich ihrer *chemischen Zusammensetzung* nach z. T. erheblich (s. Übersicht 4-11). An dieser orientieren sich die *Überlegungen für die bei Störungen von Isotonie und Isovolämie zu ergreifenden therapeutischen Maßnahmen*, weil dabei die aus Übersicht 4-12 hervorgehenden, bei iso-, hyper- oder hypotoner De- oder Hyperhydratation eintretenden Verschiebungen innerhalb des Wasser- und Elektrolythaushalts zu beachten sind.

Dehydratation

Definitionen, Pathogenese: Entsprechend dem im ECR herrschenden osmotischen Druck sind folgende Formen der Dehydratation zu unterscheiden (s. Übersicht 4-12):

Übersicht 4-10 Anteil des Gesamtkörperwassers an der Körpermasse sowie Verteilung desselben auf die Flüssigkeitsräume bei Kalb und erwachsenem Rind

Gesamtkörperwasser	Kalb	adultes Rind
Anteil an der Körpermasse:	80 %	60 %
davon intrazellulär:	40 %	40 %
extrazellulär:	40 %	20 %
davon interstitiell:	30 %	13 %
intravasal:	7 %	7 %
davon im Blut:	5 %	5 %
in der Lymphe:	2 %	2 %

Übersicht 4-11 Chemische Zusammensetzung der Körperflüssigkeiten

Bestandteile	Blutplasma (mval/l)	Blutplasma (mmol/l)	Blutplasma (mg/l)	interstitielle Flüssigkeit (mval/l)	intrazelluläre Flüssigkeit (mval/kg Wasser)
Kationen:					
Na^+	142	142	3265	145	10
K^+	4	4	156	4	160
Ca^{++}	5	2,5	100	5	2
Mg^{++}	2	1	24	2	26
gesamt:	153	149,5	3545	156	198
Anionen:					
Cl^-	101	101	3581	114	3
HCO_3^-	27	27	1648	31	10
HPO_4^{--}	2	1	96	2	100
SO_4^{--}	1	0,5	48	1	20
organ. Säuren:	6	6	210	7	–
Proteine:	16	2	66300	1	65
gesamt:	153	137,5	71900	156	198
Kat- und Anionen:	306			312	496

Übersicht 4-12 Störungen des Wasser- und Elektrolythaushalts sowie deren Vorkommen beim Rind

Störung	freies Wasser	Na-Gehalt, Osmolalität	Erythrozytenzahl, Gehalt an Hämoglobin und Protein	Hämatokrit	MCV	MCH MCHC	kommt vor bei
hypertone Dehydratation:	↓↓	↑↑	↑↑	↑↑	↓↓	↑↑	Wasseraufnahme ↓ Wasserverlust ↑ bei Diarrhoe, Schwitzen, Speicheln, Hyperventilation; extrazellulärer Volumenmangel bei Diarrhoe, Blutverlust
isotone Dehydratation:	∅	∅	∅/↑	∅	∅	∅	Peritonitis, Aszites, Ileus
hypotone Dehydratation:	↑	↓↓	↑↑	↑↑↑	↑↑	↓↓	Na-Mangel: Na-Zufuhr ↓ Na-Verluste ↑ (Diuretikafolge, Diarrhoe)
hypertone Hyperhydratation:	↓	↑	↓	↓↓↓	↓↓	↑↑	Na-Überschuß: Kochsalzvergiftung, fehlerhafte Elektrolyttränke, voluminöse hypertone NaCl-Infusion, Steroidzufuhr ↑
isotone Hyperhydratation:	∅	∅	↓↓	↓↓	∅	∅	allgemeines Stauungsödem; extrazellulärer Volumen- und Na-Überschuß, voluminöse isotone Infusion
hypotone Hyperhydratation:	↑↑	↓↓	↓	∅	↑↑	↓↓	Wasserintoxikation, hypotone Hyperinfusion, Hepato-, Kardio- und Nephropathien (nephrotisches Syndrom)

Zeichenerklärung: ↓ leichte Verminderung; ↑↑ deutliche Zunahme; ↓↓↓ starke Abnahme; ∅ keine Abweichung

➤ *Isotone Dehydratation*: Dieser Zustand ist durch physiologische Osmolarität des ECR, unbeeinflußtes ICR-Volumen, aber reduziertes ECR-Volumen gekennzeichnet und beruht v. a. auf Verlust isotoner Flüssigkeit über den Magen-Darmkanal oder auf Sequestrierung ebensolcher Flüssigkeit in einen »dritten Raum« (third space), z. B. bei Peritonitis, Aszites, Ileus, Labmagenverlagerung oder Verbrennung. Bei etwaiger massiver Punktion oder Abheberung derart abgeschotteter/angeschoppter Flüssigkeit verstärkt sich die isotone Dehydratation, was zum Schock führen kann.
➤ *Hypotone Dehydratation*: Hierbei ist der osmotische Druck im ECR vermindert und dieser verkleinert, während das Volumen des ICR infolge Einströmens von Flüssigkeit in die Zellen zunimmt. Infolgedessen kommt es zum Zellödem, das z. B. für zerebrale Störungen verantwortlich sein kann. Ursachen hypotoner Dehydratation sind insbesondere starker anhaltender Na-Verlust bei gleichzeitiger Zufuhr freien Wassers, z. B. Diarrhoe, wenn zur oralen Rehydratation ausschließlich Wasser verabreicht wird.
➤ *Hypertone Dehydratation*: Infolge Verlusts extrazellulärer Flüssigkeit, bei welcher mehr Wasser als Elektrolyte austreten, verringert sich zunächst der ECR, wobei seine Osmolarität zunimmt; das bedingt wiederum Einströmen von Flüssigkeit aus dem sich dabei verkleinernden ICR in den ECR, woraus sich hypertone (globale) Dehydratation ergibt. Eine solche ist für fortgeschrittene Diarrhoe sowie andere, mit massivem Wasserverlust einhergehende Störungen typisch.

Auswirkungen der Dehydratation: Die Folgen der Dehydratation betreffen alle Organsysteme und Regelkreise, insbesondere:
➤ *Herz* und *Kreislauf* durch Hypovolämie, Verschlechterung der Fließfähigkeit des Blutes, Reduzierung des Stromzeit- und Herzschlagvolumens sowie, dadurch bedingt, Verstärkung des Schockgeschehens und metabolischer Azidose.
➤ *Säure-Basen-Haushalt*: Als Ergebnis von Basenverlust, anaerober Glykolyse und gestörter Nierenfunktion kommt es zu metabolischer Azidose (Kap. 4.3.6.2).
➤ *Nierendurchblutung*: Ihre Verminderung führt zu Na-Retention, Vermehrung harnpflichtiger Stoffe im Blut sowie Rückgang der Harnausscheidung bis zur Anurie.
➤ *Intrazellularraum*: Bei hypotoner Dehydratation mit einem Körperwasserverlust von 15–20 % stellen sich Hirnzellödem-bedingte Krämpfe ein, die zu Koma und zum Tod führen können.

■ **Symptome:** Markante klinische Zeichen der Dehydratation sind Enophthalmus (Abb. 4-74), verminderte Hautelastizität (Abb. 4-75), Durst, kühle Akren, verzögertes Blutangebot sowie verlängerte Kapillarfüllungszeit. Aus dem Ausmaß dieser Abweichungen und demjenigen weiterer Symptome läßt sich der *Grad der vorliegenden Dehydratation* sowie – mit Ausnahme der Labmagenverlagerung – auch das jeweilige *Basendefizit* abschätzen (s. Übersicht 4-13).

Übersicht 4-13 Ermittlung des Grades der Dehydratation sowie des Basendefizits anhand klinischer Erscheinungen

Dehydratationsgrad:	**leicht**	**mittel**	**schwer**
Flüssigkeitsdefizit			
(in % der LM):	5–7	8–10	> 10
(in ml/kg LM):	50–70	80–100	> 100
Allgemeinbefinden:	ungestört	gestört	stark gestört
Herzfrequenz:	normal	erhöht	erhöht
Atemfrequenz:	normal	erhöht	erhöht
Verstreichen einer Hautfalte (s):	2–3	5	> 5
Lage des Augapfels:	physiologisch	enophthalmisch	enophthalmisch
Spalt zwischen Augapfel und Augenhöhle (mm):	minimal	2–4	> 4
Hornhaut:	naß	feucht	trocken
Akren:	warm	kühl	kalt
Schleimhäute:	feucht, warm, rosarot	trocken, warm, blaß	trocken, kalt, zyanotisch
Kapillarfüllungszeit (s):	2–3	3–4	> 4
Blutangebot/Venenstauprobe:	verzögert	stark verzögert	fehlend
Durst:	normal	stark	stark oder fehlend
aus obigen Befunden abgeleitetes/geschätztes Basendefizit (mmol/l pro kg LM):	< 3	3–10	> 10

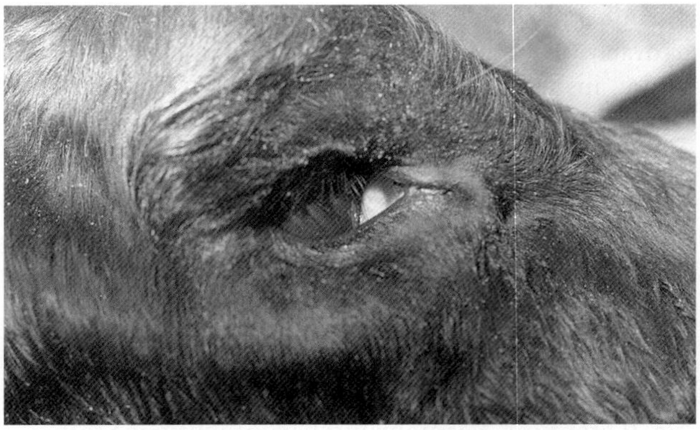

Abbildung 4-74 Ausgeprägter Enophthalmus (eingesunkener Augapfel) bei einem infolge schweren Durchfalls dehydratisierten Kalb

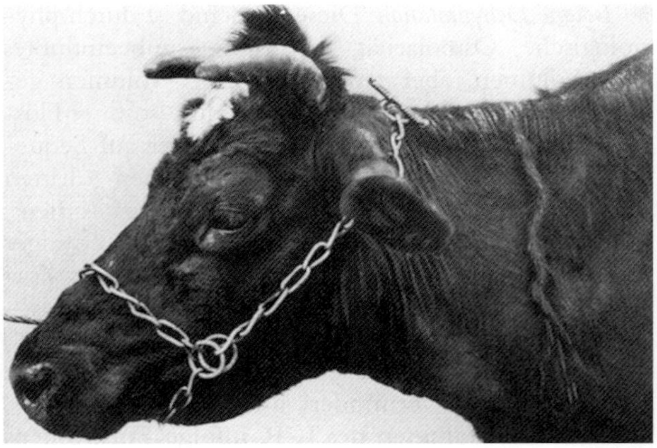

Abbildung 4-75 Deutlich verzögertes Verstreichen einer am Hals aufgezogenen Hautfalte bei einer infolge Amyloidnephrose stark dehydratisierten und daher »exsikkotisch« gewordenen Kuh

■ **Diagnose:** Dehydratation ist an den geschilderten Symptomen leicht erkennbar. Der Beurteilung ihres Schweregrades dienen Hämatokrit (HK) und Serum-Proteingehalt. Hierzu werden die physiologischen Werte dieser Parameter in Bezug zur physiologischen Flüssigkeitsmenge des ECR gesetzt, wobei ein HK von 0,36 (0,30–0,40) l/l Blut oder ein Gesamteiweißgehalt von 70 (60–80) g/l Plasma einem ECR von 0,3 x LM_{kg} entspricht. Aus anteiligen Veränderungen (ΔHK bzw. ΔGesamt-EW) beider Parameter wird auf entsprechende Veränderungen des ECR geschlossen ($HK_{soll} : ECR_{soll} = \Delta HK : \Delta ECR$). Das *ECR-Defizit* läßt sich dann nach einer der beiden folgenden Formeln berechnen:

$$\Delta ECR = ECR_{soll} \times \Delta HK / HK_{soll}$$

$$\Delta ECR = ECR_{soll} \times \Delta Gesamt\text{-}EW / Gesamt\text{-}EW_{soll}$$

Die *Osmolarität* des Blutplasmas läßt sich annäherungsweise ermitteln:

$$Osmolarität_{[mosmol/l]} = 2 \times ([Na^{+}{}_{[mmol/l]}] + 2)$$

Der *kolloidosmotische Druck* beträgt physiologischerweise ~ 7,3 kPa; Werte < 4 kPa sind pathologisch; sie entsprechen einem Gesamt-Eiweißgehalt von < 39,5 g/l.

■ **Behandlung:** Für Wahl und Zusammenstellung rehydratisierender Infusionslösungen sind eine Reihe von Faktoren (s. Übersicht 4-14) zu beachten, die bei etwaigem Energiemangel (Freßunlust, Abmagerung) die zusätzliche Verabreichung von Glukose (Kap. 6.13.14), bei Azidose oder Alkalose dagegen Elektrolytsubstitution (Kap. 4.3.6.2), und bei ausgeprägter Anämie eine Bluttransfusion (Kap. 4.3.2.1) erfordern. Dabei sind außer dem aktuellen, gemäß Hautelastizität oder Hämatokrit zu beurteilenden *Flüssigkeitsdefizit* (s. Übersicht 4-13) der tägliche Wasserbedarf, ein etwa weiterhin bestehender krankheitsbedingter Flüssigkeitsverlust, der optimale Applikationsweg und die Zusammensetzung der zu verabreichenden Flüssigkeit zu berücksichtigen:

➤ *Täglicher Flüssigkeitsbedarf*: Er beträgt für adulte Rinder bei ~ 15 °C Außentemperatur ~ 40, bei Jungtieren jedoch 70–80 ml/kg LM. Für laktierende Kühe läßt er sich wie folgt berechnen:

$$Flüssigkeitsbedarf_{[l/Tag]} = 2{,}15 \times Futteraufnahme_{[kg\ TS/Tag]} + (0{,}73 \times Milchleistung_{[kg/Tag]}) + 12{,}3$$

➤ *Laufender krankheitsbedingter Flüssigkeitsverlust*: Ist meist nur schwer abschätzbar, bei durchfälligen Patienten oder ständig speichelnden Patienten aber oft erheblich.

➤ *Applikationsweg*: Hierfür gilt, daß gering- bis mittelgradige Dehydratation am besten auf oralem Wege, hochgradige dagegen durch intravenöse Infusion auszugleichen sind; intraperitoneale und subkutane Verabreichung befriedigen klinisch oft nicht. Vor- und Nachteile der verschiedenen Applikationsweisen gehen aus Übersicht 4-15 hervor. Die intravenöse Infusion (Abb. 4-76 bis 4-79) erfolgt vorzugsweise über eine in die V. jugularis oder eine Ohrvene eingeschobene und sachgemäß fixierte Flexüle oder einen Verweilkatheter (s. »*Die klinische Untersuchung des Rindes*«).

Bei sachgerechtem Vorgehen und regelmäßiger Überwachung kann das gewählte System 2 Tage bis 1 Woche lang zu wiederholter Injektion oder zur Dauertropfinfusion benutzt werden (s. hierzu auch Thrombophlebitis, Kap. 4.2.2.6); bei schwerer Dehydratation kann die Verabreichung über zwei venöse Zugänge zugleich erfolgen. Obwohl praktisch kaum Gefahr eines Herzversagens infolge zu hoher venöser Last besteht, sollte folgende Regel für die *Geschwindigkeit der Rehydratation* beachtet werden: 50, 75 bzw.

Übersicht 4-14 Bei der Wahl rehydratisierender Infusionslösungen zu beachtende Faktoren

Faktoren	potentielle Störungen
ECR-Volumen:	Dehydratationsgrad?
Osmolarität:	hyperton, hypoton?
Säure-Basen-Zustand:	Azidose, Alkalose?
Elektrolyt-Status:	Na-, K-, Mg-, Ca-, P_{anorg}-Mangel, Na-, P_{anorg}-Überschuß?
Stoffwechsellage:	(potentielle) Hyperbilirubin- oder Ketonämie, Verfettung?
Kreislaufzustand:	wäßrige oder hochmolekulare Lösung, Reperfusionsschäden?
Fieber:	Körpertemperatur, Leukopenie?
Kompatibilität:	Unverträglichkeitsreaktionen?
Durchführbarkeit:	Venenzugang möglich?
Voraussetzungen:	technischer und personeller Art?

Übersicht 4-15 Vor- und Nachteile der zur Rehydratation möglichen Applikationswege

Applikationsweg	Vorteile	Nachteile
oral:	natürlicher Weg, leicht durchführbar; optimales Ansprechen der Flüssigkeitsregulation	Nasenschlundsonde erforderlich, falls Tier nicht säuft; nur freies Wasservolumen wirksam; Gefahr der Aspirationspneumonie
intravenös:	rascher Flüssigkeitsersatz im ECR; Verbesserung der Perfusion	relativ intensive Betreuung erforderlich; Dauerkatheter → Thrombose- und Infektionsgefahr
subkutan:	wenig Betreuungsaufwand; verzögerte Resorption schützt vor rascher renaler Elimination	Resorption bei mehr als zweimaliger subkutaner Gabe reduziert, bei Kreislaufinsuffizienz ungenügend

100% des Flüssigkeitsdefizits sind innerhalb von 6, 12 bzw. 24 h zu ersetzen. Für dieses Defizit können als *Infusionsmenge* bei schwerer bzw. mäßiger Dehydratation ≤ 50 bzw. ≤ 20 ml/kg LM innerhalb von 24 h angesetzt werden. Die am Tropfenzähler einzustellende und regelmäßig zu überwachende Tropfgeschwindigkeit richtet sich nach dem vorgesehenen Infusionsvolumen pro Zeiteinheit (in ml); letzteres wiederum ergibt sich aus der für die gewählte Infusionslösung leicht zu ermittelnden Tropfenzahl pro ml (Messung mittels Spritzenzylinders) und der Tropfenzahl/min.

Nach Wiederherstellung der Vitalfunktionen kann die noch zur Verabreichnug anstehende Flüssigkeitsmenge auf orale und intravenöse Gaben verteilt werden oder auf oralem Wege allein erfolgen, wenn der Patient Tränke aufnimmt.

➤ *Zusammensetzung der Rehydratationslösung*: Für die Wahl der zur Rehydratation einzusetzenden Flüssigkeit gilt zwar grundsätzlich, daß hypertone Zustände mit hypotoner, hypotone dagegen mit hypertoner Lösung zu korrigieren sind; bei dehydratisierten Patienten kommt jedoch der *Korrektur des Blutvolumens* Vorrang vor derjenigen des jeweiligen Säure-Basen-Zustandes und der Osmolarität zu. So kann die Verabreichung hypertoner NaCl-Lösung (7,5%ig; je nach klinischem Befund ≤ 4 ml/kg LM innerhalb von 5 min i.v.) bei mit schwerem Schock verbundener hypertoner Dehydratation lebensrettend wirken, weil der intravasale Raum dabei mit Hilfe hypotoner Lösungen nicht rasch genug aufgefüllt werden kann (Constable, 1999); hiernach erholen sich solche Patienten meist rasch, um dann selbst Wasser aufzunehmen; anderenfalls ist die Infusion mit physiologischer NaCl-Lösung fortzusetzen. Damit relativiert sich die Frage nach Regulierung der Osmolarität. Meist ist bei Korrektur der Dehydratation mit 0,9%iger NaCl-Lösung klinisch eine gute Wirkung zu erzielen. Bei schwerer Dehydratation und geschocktem Patienten ist die Gabe von Dextranen mit längerer intravasaler Verweildauer angezeigt.

➤ *Korrektur der Osmolarität*: Für einen exakten Ausgleich bedarf es der Bestimmung des Plasma-Na-Gehalts. Nach mehrtägiger Anorexie ist aber stets von einer Abnahme der K- und Mg-, sowie – bedingt – auch der Na-Konzentration im ECR auszugehen. Den häufiger zu erwartenden Veränderungen des Plasmagehalts an Elektrolyten entspricht das pharmazeutische Angebot verschiedener polyionischer Infusionslösungen, z.B. Ringer- und Tyrode-Lösung. Weitere zur intravenösen Verabreichung geeignete Lösungen samt ihren therapeutischen Schwerpunkten sind im Abschnitt über die Störungen des Säure-

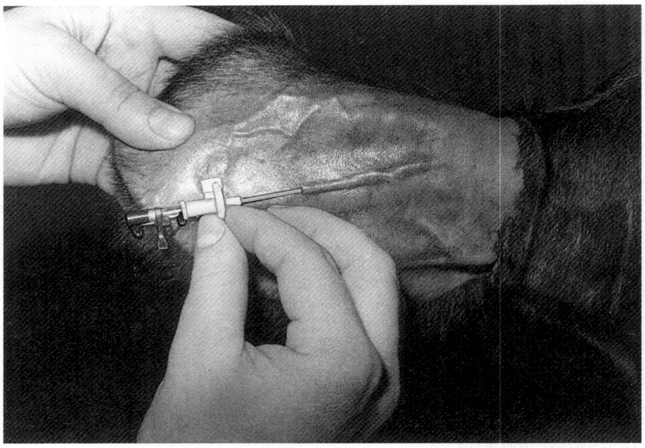

Abbildung 4-76 Intravenöse Dauertropfinfusion: Einführen des kanülenverstärkten Verweilkatheters in die mittels elastischer Ligatur gestaute V. auricularis intermedia

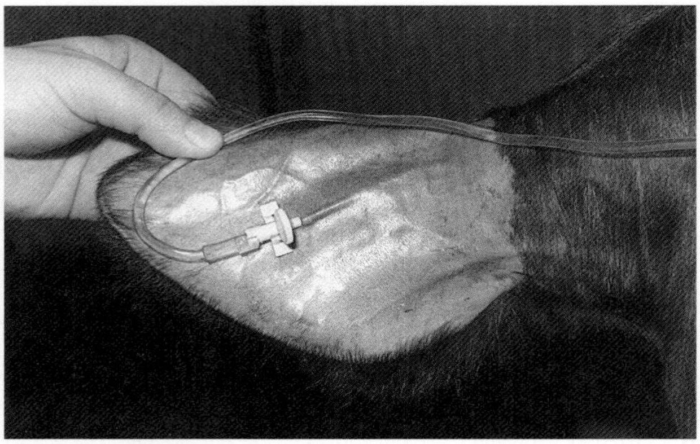

Abbildung 4-77 Intravenöse Dauertropfinfusion: Anschließen des Infusionsschlauchs an den von seiner Einführungskanüle befreiten intravenösen Verweilkatheter

Basen-Haushalts (Kap. 4.3.6.2) aufgeführt. Die Infusion der unter Beachtung dieser Gesichtspunkte gewählten polyionischen Lösung sollte unter regelmäßiger Kontrolle des Patienten (Allgemeinbefinden, Freßlust, Venenbefund, Verlauf des Grundleidens) sowie des Infusionssystems (Sitz, Zustand, Füllung und Tropfgeschwindigkeit) erfolgen; dabei ist auch auf etwaige Nebenwirkungen zu achten. Erforderlichenfalls sind zudem labordiagnostische Überprüfungen der jeweils im Vordergrund des Krankheitsgeschehens stehenden Blutparameter vorzunehmen.

Hyperhydratation

■ **Definitionen, Ursachen:** Entsprechend dem im Extrazellularraum herrschenden osmotischen Druck sind folgende Formen der Hyperhydratation zu unterscheiden (s. Übersicht 4-12):

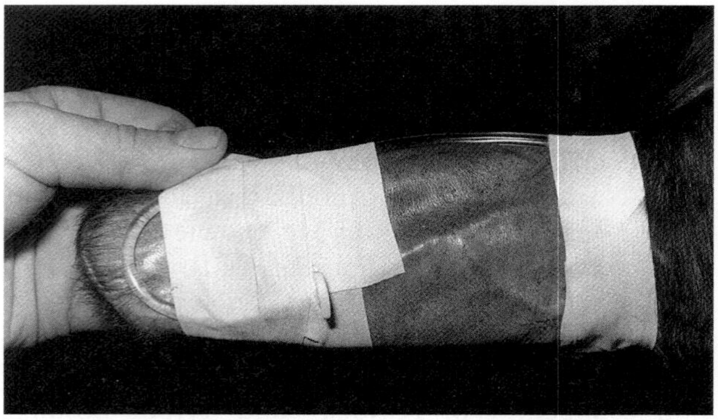

Abbildung 4-78 Intravenöse Dauertropfinfusion: Fixation von Verweilkatheter und Infusionsschlauch am Ohr mittels Klebeband

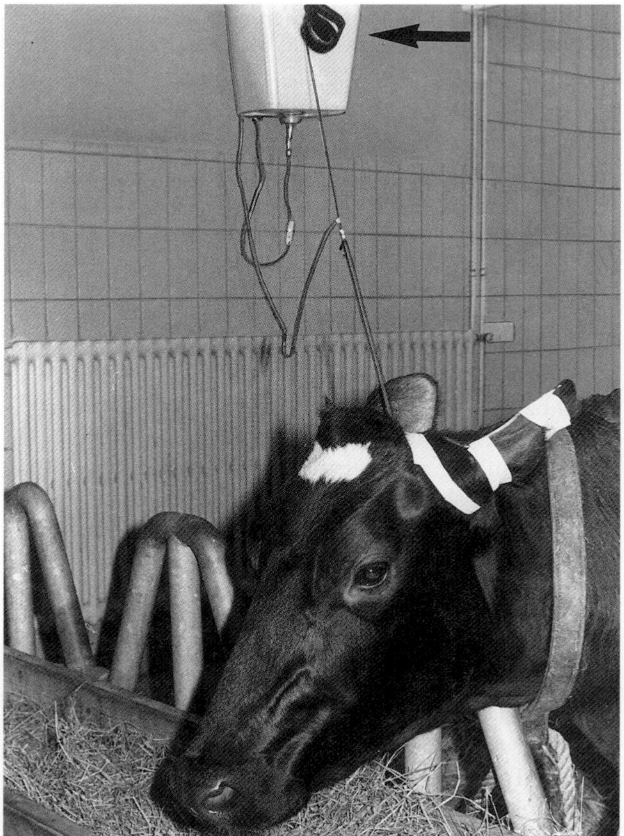

Abbildung 4-79 Intravenöse Dauertropfinfusion: Darstellung der die Bewegungsfreiheit des angebundenen Patienten berücksichtigenden Infusionsschlauchführung: Beachte die sich selbst aufrollende Hundeleine (Pfeil); die Infusionslösung befindet sich in einem nur einmal zu verwendenden Weichplastikbeutel; dieser ist in dem etwa einen Meter oberhalb des Tieres aufgehängten Schutzeimer untergebracht

➤ *Isotone Hyperhydratation*: Hierbei sind Osmolarität und Größe des ECR unverändert, während sein Flüssigkeitsgehalt zunimmt; derartige Veränderungen liegen beim Stauungsödem vor.
➤ *Hypertone Hyperhydratation*: Dieser Zustand zeichnet sich durch Zunahme der Osmolarität im ECR, Volumenvergrößerung desselben sowie Volumenverringerung des ICR aus. Klinische Beispiele hierfür sind Intoxikation durch konzentrierte Elektrolyttränke, Hyperinfusion hypertoner Lösungen, Kochsalzvergiftung und Veränderungen der Blutzusammensetzung bei Nephropathie.
➤ *Hypotone Hyperhydratation*: Hierbei strömt infolge Vergrößerung des ECR durch Flüssigkeit verminderter Osmolarität auch Wasser in den ICR ein, wodurch dieser ebenfalls vergrößert wird (Zellödem). Wichtigstes klinisches Beispiel ist die auch »Wasserintoxikation« genannte Tränkehämoglobinurie des Kalbes (Kap. 10.5.3); ähnliche Folgen haben die mit Nieren-, Leber- oder Herzkrankheiten verbundenen Störungen des Elektrolyt- und Eiweißstoffwechsels.

Diagnose und *Behandlung* unterscheiden sich je nach Osmolarität der Hyperhydratation wie folgt:
➤ *Isotone Hyperhydratation* erfordert in erster Linie Ermittlung und Behebung der Stauungsursache; zusätzlich können Osmo- und Schleifendiuretika verabreicht werden.
➤ *Hypotone Hyperhydratation*: Die ~ 30 min nach übermäßiger Wasseraufnahme einsetzenden klinischen Folgen äußern sich als hirndruckbedingte Störungen von Sensorium und Bewegungsfähigkeit, Bradykardie, intravasale Hämolyse (Hämoglobinurie), oligozytämische Hypervolämie, Diarrhoe, Dyspnoe sowie Kreislaufinsuffizienz. In schweren Fällen erfolgt die therapeutische Korrektur der hypotonen Osmolarität und der Hypervolämie mittels einer 1:1-Mischung von 5,8%iger NaCl- und Voll-Elektrolytlösung (2–3 ml/kg LM i.v.).
➤ *Hypertone Hyperhydratation*: Wichtigster Punkt der Vorbeuge der Kochsalzvergiftung ist die Bereitstellung ausreichender Mengen von Tränkwasser.

4.3.6.2 Störungen des Säure-Basen-Haushaltes

■ **Definitionen:** Ihrer Verdauungsphysiologie wegen sind Rinder für Störungen des Säure-Basen-Haushalts (SBH) prädisponiert. Bei Entgleisungen des in der extrazellulären Flüssigkeit normalerweise herrschenden Säure-Basen-Gleichgewichts ist zwischen *metabolischer* und *respiratorischer Azidose* oder *Alkalose* zu unterscheiden. Solange der Blut-pH dabei noch im physiologischen Bereich (7,36–7,44) bleibt, d.h. nur Standardbikarbonat-Konzentration (HCO_3^-) und/oder Kohlendioxid-Partialdruck (pCO_2) verändert sind, handelt es sich um *kompensierte Alkalose* oder *Azidose*; anderenfalls (d.h. bei einem Blut-pH $\geq$ 7,44 bzw. $\leq$ 7,36) liegt *dekompensierte Alkalose* bzw. *Azidose* vor (s. Übersicht 4-16, 4-20). Als *primäre Azidose* oder *Alkalose* werden solche Störungen des SBH bezeichnet, bei denen dieser direkt mitbetroffen ist (z.B. bei Pansenazidose). Bei *sekundärer Azidose* bzw. *Alkalose* (etwa infolge Lungen- bzw. Nierenerkrankung) wird der SBH dagegen symptomatisch in Mitleidenschaft gezogen.

Der zur Aufrechterhaltung des normalen Blut-pH von 7,4 wichtigste Puffer ist das *Kohlensäure-Bikarbonat-System* (Übersicht 4-17). In ihm bewirkt das Hinzukommen einer stärkeren Säure die Bildung von Kohlensäure ($H^+ + HCO_3^- \rightarrow H_2CO_3$), das Hinzukommen einer Base die Bildung von Bikarbonat und Wasser ($OH^- + H_2CO_3 \rightarrow H_2O + HCO_3^-$), wodurch die tatsächlich eintretenden pH-Änderungen niedrig gehalten werden. Die beiden Komponenten des Bikarbonat-Kohlensäure-Systems liegen im Blutplasma normalerweise in einem Konzentrationsverhältnis von 25 mmol/l HCO_3^- : 0,62 mmol/l H_2CO_3 vor. Hieraus gibt sich unter Zugrundlegung der HENDERSON-HASSELBALCH-Gleichung pH = 6,1* + log ($HCO_{3\,[mmol/l]}^-$) / ($H_2CO_{3[mmol/l]}$) ein normaler Blut-pH von 7,4. Der Gehalt des Plasmas an Kohlensäure wird respiratorisch, derjenige an Bikarbonat renal geregelt, solange Atmung und Nieren funktionstüchtig sind. So nimmt die Atemfrequenz bei starkem H_2CO_3-Anfall zu, wodurch dann vermehrt CO_2 abgeatmet wird, bei etwaigem Rückgang des H_2CO_3-Gehalts im Plasma dagegen ab. In den Nieren werden dem Blut HCO_3^--Ionen in einer der jeweiligen tubulären Sekretion von H^+-Ionen entsprechenden Menge zugeführt, was ebenfalls zur Konstanz des Plasma-pH beiträgt.

Bikarbonat und Kohlensäure enthalten das gesamte Kohlendioxid des Plasmas; als *Kohlendioxid-Partialdruck* (pCO_2) wird derjenige Anteil des Blutgasdrucks bezeichnet, der auf das im Plasma gelöste CO_2 entfällt. Aus diesem mit Hilfe eines Blutgas-Meßgeräts bestimmbaren Wert läßt sich der Kohlensäuregehalt des Plasmas nach folgender Formel berechnen:

$$H_2CO_{3[mmol/l]} = 0{,}03 \times pCO_{2[kPa]}.$$

■ **Ursachen, Pathogenese:** Störungen des SBH gehen von Fall zu Fall auf *Addition, Subtraktion oder Retention von Säuren oder Basen* zurück, wie sie infolge metabolischer oder respiratorischer Dysfunktion auftreten (s. Übersicht 4-18). Dabei kann die im Einzelfall vorliegende SBH-Störung auf einem oder mehreren der genannten Vorgänge zugleich beruhen (einfache bzw. gemischte Störung); zudem kann ihr Einfluß während des Krankheitsverlaufs variieren:

* 6,1 = pK = negativer Logarithmus der Dissoziationskonstante der Kohlensäure.

Übersicht 4-16 Zusammenstellung der wichtigsten, bei metabolischer und respiratorischer Azidose bzw. Alkalose im Blut eintretenden Veränderungen

Zustand des Blutes	Blut-pH	Standardbikarbonat* (HCO_3^- [mmol/l])	Kohlendioxidpartialdruck ($pCO_{2[kPa]}$)	Basenexzeß (mmol/l)
normal	7,36–7,44	22–28	4,8–6,4	–2 bis +4
metabolische Azidose				
kompensiert:	n	↓	(↓)	–
dekompensiert:	↓	↓	n	–
respiratorische Azidose				
kompensiert:	n	(↑)	↑	+
dekompensiert:	↓	n	↑	n
metabolische Alkalose				
kompensiert:	n	↑	(↑)	**+**
dekompensiert:	↑	↑	n	**+**
respiratorische Alkalose				
kompensiert:	n	(↓)	↓	–
dekompensiert:	↑	n	↓	n

n = im Normalbereich; ↓ = niedriger als normal; ↑ = höher als normal; + = positiver Basenüberschuß; – = negativer Basenüberschuß; fett gedruckte Symbole = maßgebend für die Bewertung; eingeklammerte Symbole = kompensatorische Reaktion; * = der auf einen pCO_2 von 5,3 kPa bezogene HCO_3^--Gehalt des Blutes

➤ *Metabolische Azidose* beruht auf Zunahme »fixer«, durch die Nieren auszuscheidender Säuren, oder Verlust von Bikarbonat. Die wichtigsten Beispiele hierfür gehen aus Übersicht 4-18 hervor. Hier sei darauf hingewiesen, daß fehlende Nahrungsaufnahme ebenso wie Verabreichung mineralsäurestabilisierter Silage oder anionenreichen Futters (etwa zur Vorbeuge der Gebärparese) kompensierte metabolische Azidose bedingen (Übersicht 4-19). Sie läßt sich an der dabei im Harn eintretenden Änderung der *NSBA* ermitteln (s. *Diagnose*).

➤ *Metabolische Alkalose* wird durch Abnahme der »fixen« Säuren charakterisiert (z. B. infolge direkten Säureverlusts, etwa beim abomasalen Reflux), oder sie ist die Folge vermehrter Aufnahme alkalischer Salze, z. B. bei überreichlichem K-Angebot in der Nahrung (s. Übersicht 4-18).

➤ *Respiratorische Azidose* entsteht durch Hypoventilation, *respiratorische Alkalose* dagegen durch Hyperventilation, was verminderte bzw. vermehrte CO_2-Abgabe bedingt.

■ **Symptome:** Störungen des SBH kommen bei zahlreichen Fütterungsfehlern und Krankheiten vor (s. Übersicht 4-18). Sie verlaufen daher klinisch recht unterschiedlich. Bei gesundem Atmungsapparat läßt sich aus Tachy- und Polypnoe auf Vorliegen von Azidose, bei Brady- und Oligopnoe dagegen auf Bestehen einer Alkalose schließen. Polyurie deutet beim nierengesunden Rind auf renale Azidose-Kompensation hin; das gilt v. a. für die Pansenazidose. Schockreaktionen und schwere Diarrhoe gehen meist mit Azidose einher. Rechtsseitige Labmagenverlagerung läßt i. d. R. am 1.–2. Krankheitstag ausgeprägte Alkalose, später jedoch, unter Abkühlung der Akren und Einsinken der Augäpfel, Azidose erwarten.

■ **Diagnose:** Bei funktionstüchtigem Atmungsapparat weisen beschleunigte und intensivierte Atemtätigkeit auf metabolische Azidose, verlangsamte und abgeschwächte Respirationsbewegungen dagegen auf metabolische Alkalose hin. Die sichere Erkennung von Störungen des Säure-Basen-Haushalts erfordert jedoch bestimmte Laboruntersuchungen:

➤ *Akute Belastungen des Säure-Basen-Haushalts:* Bei (per)akut einsetzender SBH-Störung, insbesondere bei Beteiligung von Kreislauf (Schock, Kap. 4.2.2.1) und Atmung (Hyper-, Poly- oder Dyspnoe), empfiehlt sich eine Blutgasanalyse; dabei werden die in Übersicht 4-16 aufgeführten Parameter sowie der Sau-

Übersicht 4-17 Wirkungsweise des Kohlensäure-Bikarbonat-Puffersystems des Blutes

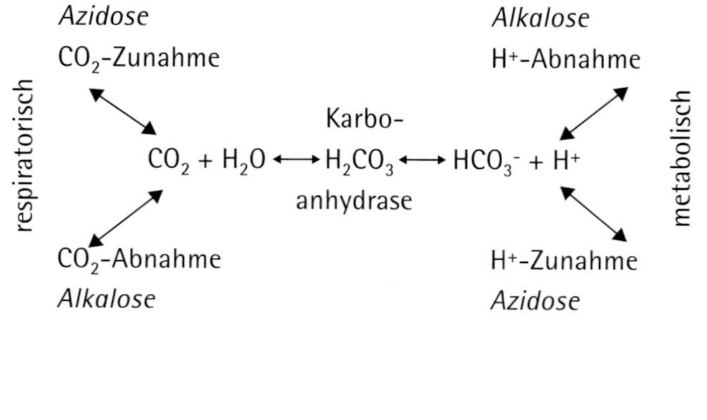

Übersicht 4-18 Zusammenstellung der beim Rind zu Störungen des Säure-Basen-Haushalts führenden Krankheiten, Fütterungs- und Behandlungsfehler

Definition	Verlauf	Grundvorgang		
		Addition	Retention	Subtraktion
metabolische Azidose	akut	leichtverdauliche Kohlenhydrate ↑ (und Rohfasermangel), Pansenazidose, Hyp-/Anoxie,	tubuläre Niereninsuffizienz/ Urämie	Ileuszustände mit Sequestrierung alkalihaltiger Flüssigkeit und Hypoxie
	→		K-Überversorgung mit H^+-Retention	Diarrhoe mit Alkaliverlust Speichelverlust, Schluckstörungen
	chronisch	Kreislaufinsuffizienz, Anoraxie, Rohfasermaterial, Futter-BE ↓ (NaCl ↑), mineralsäurestabilisiertes Futter		Anorexie
respiratorische Azidose	akut	CO_2 in der Atemluft ↑	Hypoventilation, Diffusions- und Perfusionsstörungen bei Bronchopneumonie	
	→			
	chronisch	(Pendelatmung)		
metabolische Alkalose	akut	NPN-Verbindungen im Futter ↑ (Harnstoffvergiftung), HCO_3^--Hyperinfusion,	Leberinsuffizienz mit NH_4 ↑, HCO_3^--Retention	abomasaler Reflux, Labmagenverlagerung
	→			
	chronisch	Futter-BE ↑ (Gebärparese), Proteinüberschuß/Energiemangel, NaOH-behandeltes Stroh		Glukokortikoidgabe mit K-Ausscheidung und Na-Retention; Hypokaliämie mit H^+-Ausscheidung ↑
respiratorische Alkalose	akut			Hyperventilation, z. B. bei körperlicher Belastung (Schwergeburt)
	→			
	chronisch			Anämie, Fieber

Übersicht 4-19 Durch 5tägiges Fasten bedingte Veränderungen der Kat- und Anionenkonzentrationen (mmol/l) im Harn des Rindes (im Vergleich zu den Ausgangswerten)

Kationenkonzentrationen		Anionenkonzentrationen		
Na^+	−30	Cl^-	−40	
K^+	−120	P_i^-	+12	
Ca^{++}	+0,4	$Laktat^-$	+ 0,4	
Mg^{++}	−6			
NH_4^+	0			
Σ:	−155,6	Σ:	−27,6:	~ −120 mmol/l

erstoffpartialdruck (pO_2) erfaßt und wie dort angegeben beurteilt. Wird hierzu arterielles Blut verwendet, so läßt sich aus dem Ergebnis die jeweils vorliegende Störung einschließlich der Atemfunktionstüchtigkeit ablesen. Regel- bzw. Kompensationsaufwand von Nieren und Lunge sind hieraus allerdings nicht erkennbar; sie lassen sich für die Nieren durch NSBA-Messung (s. folgenden Abschnitt) ermitteln.

➤ *Chronische Belastungen des Säure-Basen-Haushalts:* Das Auftreten fütterungsbedingter schleichender Störungen des SBH ist durch Überwachung des Harns bezüglich der NSBA frühzeitig feststellbar (Übersicht 4-20). Hierzu sind zunächst Titrationsalkalität und -azidität des Urins zu ermitteln:

Titrationsalkalität = Basen(-zahl) = $\Sigma(Na^+ + K^+ + Mg^{++} + Ca^{++} + HCO_3^-)_{[mmol/l]}$

Titrationsazidität = Säuren(-zahl) = $\Sigma(Cl^- + SO_4^{--} + HPO_4^{--} + NH_4^- +$ organische Säureanionen$)_{[mmol/l]}$

Die *NSBA* ergibt sich dann aus Subtraktion letzterer von ersterer:

$NSBA_{[mmol/l]}$ = Titrationsalkalität (Basen/Kationen) minus Titrationsazidität (Säuren/Anionen)

Diuresebedingte Einflüsse (wechselnde Tages-Harnmengen) lassen sich durch Bildung des *Basen-Säuren-Quotienten* ($Basen_{[mmol/l]}/Säuren_{[mmol/l]}$) ausschalten. Die dabei physiologischerweise zu ermittelnden Werte gehen aus Übersicht 4-20 hervor. Die auch als Stalltest durchführbare NSBA-Kontrolle kann nicht durch Messung des Harn-pH ersetzt werden, weil dabei nur ungepufferte H^+-Ionen erfaßt werden.

Der fraktionierten Bestimmung der NSBA im Harn kommt bei Mitberücksichtigung von Lebensalter und Fütterung die aus Übersicht 4-21 hervorgehende diagnostische Bedeutung zu. So ist das Risiko, an Hypokalzämischer Gebärparese zu erkranken, gering, wenn die Fütterung während der letzten 14–7 Tage a. p. folgende Harnbefunde gewährleistet:

pH (mmol/l)	NSBA (mmol/l)	Basen (mmol/l)	Basen-Säuren-Quotient	K (mmol/l)
< 8,4	< 250	< 300	< 4,2 (2,5)	< 300

Bei Störungen des Säure-Basen-Gleichgewichts, insbesondere bei metabolischer Azidose bzw. Alkalose, läßt sich die zum momentanen Ausgleich erforder-

Übersicht 4-20 Zur Beurteilung des Säure-Basen-Haushalts beim Rind geeignete Blut- und Harnparameter samt ihrer physiologischen Bereiche

Blut:	pH-Wert	Basenüberschuß (mmol/l)	Standardbikarbonat (mmol/l)	pCO_2 (kpa)	pO_2 (kpa)	Laktat (mmol/l)
	7,36–7,44	–2 bis +4	22–28	4,8–6,4	4,9–6,2	0,5–2,0
Harn:	pH-Wert	Netto-Säure-Basen-Ausscheidung (mmol/l)	Basen (mmol/l)	Säuren (mmol/l)	NH_4 (mmol/l)	Basen-Säuren-Quotient
Jungrind:	6,0–8,4	50–200	50–250	20–70	< 20	2,0–4,0
Milchrind:	7,0–8,4	80–220	150–250	50–100	< 10	2,5–4,8
Milchrind*:	7,0–8,4	0–60	20–250	20–120	< 25	1,5–2,4

* Hochleistungskühe mit konzentratreicher Fütterung

Übersicht 4-21 Diagnostische Bedeutung der fraktionierten NSBA-Messung im Rinderharn

pH	Netto-Säure-Basen-Ausscheidung (mmol/l)	Basen (mmol/l)	Säuren (mmol/l)	NH4 (mmol/l)	Basen-Säure-Quotient	diagnostische Bedeutung
< 6,0	< –100	25–75	> 80	> 50	< 0,5	akute Azidose
6,0–8,0	0–50	25–125	25–125	10–30	< 1,0	chronische Azidose
6,0–8,0	0–50	25–125	25–125	25–50	< 1,0	azidotische Belastung
5,5–7,0	50 bis –100	25–75	20–80	< 10	< 1,0	Anorexie
> 8,0	200–250	250–300	50–100	< 10	> 4,2	alkalotische Belastung
≥ 8,5	> 250	> 300	50–100	< 10	> 4,8	akute/chronische Alkalose

liche Substanzmenge (an $NaHCO_3$ bzw. NH_4Cl) anhand des Basenüberschusses bzw. -defizits errechnen. Als *Basenüberschuß* (BE) bzw. -defizit (negativer BE) wird diejenige Menge einer starken Säure bzw. Base (in mmol/l) bezeichnet, welche – bei normalem pCO_2 und normaler Körpertemperatur – zur Titration des betreffenden Blutes auf normalen pH nötig ist. Dieser Wert liegt normalerweise nahe bei 0 (–2 bis +4). Bei nennenswerter Abweichung des BE von 0 dient folgende Formel zur Abschätzung des zur Korrektur des Zustandes erforderlichen Bedarfs:

Korrekturbedarf$_{[mmol]}$ = $LM_{[kg]} \times BE_{[mmol/l]} \times$ Verteilungsraum-Faktor$_{[l/kg\ LM]}$

Der *Verteilungsraum-Faktor* ist bei Kälbern mit 0,5, bei erwachsenen Rindern mit 0,2 anzusetzen. Bei einem Basendefizit von 10 mmol/l errechnet sich somit für ein 50 kg schweres Kalb ein augenblicklicher Ausgleichsbedarf von 50 × 10 × 0,5 = 250 mmol; seinem Molekulargewicht von 84 nach sind das 0,25 × 84 = 21 g $NaHCO_3$, was 250 ml einer 8,4%igen Natriumbikarbonat-Lösung entspricht.

Behandlung: Die Therapie krankhafter Abweichungen des Säure-Basen-Gleichgewichts bedient sich der Pufferung. Diese muß im Notfall nach klinischer Einschätzung erfolgen. Bei mittel- bis hochgradiger durchfallbedingter Dehydratation beträgt das Basendefizit beispielsweise etwa –10 mmol/l. Die jeweils vorliegende Grundkrankheit muß dabei aber stets beachtet werden; so entwickelt sich bei Labmagenverlagerung aufgrund abomasalen Refluxes trotz zunehmender Dehydratation eine metabolische Alkalose. Für eine korrekte Bewertung des Ausmaßes der jeweils vorliegenden Störung des Säure-Basen-Haushalts ist daher die Ermittlung von Blut-pH und Basenüberschuß erforderlich (s. *Diagnose*).

Je nachdem, welche Störung des SBH im Einzelfall vorliegt, sind bei ihrer Behandlung zudem zu beachten:

➤ *Akute metabolische Azidose*: Spätestens beim Unterschreiten eines Blut-pH von 7,36 (= dekompensierte Azidose) wird eine Korrektur des SBH notwendig. Hierzu wird meist 8,4%ige (d. h. 1 mmol $NaHCO_3$/l enthaltende) Natriumbikarbonat-Lösung in geeigneter Verdünnung verwendet. Beträgt bei einer Kuh mit einer LM von 600 kg das Basendefizit 20 mmol/l, so sind zum Ausgleich 20 × 0,2 × 600 = 2400 ml 8,4%ige $NaHCO_3$-Lösung erforderlich. Exakte Berechnung und sachgemäße Verabreichung vorausgesetzt, sind Zwischenfälle hierbei außerordentlich selten. Es empfiehlt sich jedoch, innerhalb von 3–6 h nur die Hälfte der errechneten Menge zu infundieren oder 0,5 molare $NaHCO_3$-Lösung (in doppelter Menge) zu verwenden. Zu rasche Infusion kann nämlich Hypernatriämie, Hypervolämie, Hypertonie, Alkalose, verminderte Ca^{++}-Dissoziation (!), paradoxe Azidose im ICR, Verschlechterung der inneren Atmung und Hypokaliämie verursachen. Weiterer Nachteil der Natriumbikarbonat-Lösung ist die unmittelbar bei Infusion eintretende Bildung von Kohlendioxid ($NaHCO_3 + H^+ \rightarrow H_2CO_3 + Na^+ \rightarrow H_2O + Na^+ + CO_2$), das abgeatmet werden muß; bei gestörter Atemfunktion belastet es den Körper also weiterhin azidotisch.

Andere gebräuchliche Puffersubstanzen, wie Laktat (z. B. in RINGER-Laktat-Lösung), Azetat, Zitrat und Glukonat führen infolge intermediärer Metabolisierung ebenfalls zur Entwicklung von Kohlendioxid, weshalb sie – ebenso wie Natriumbikarbonat – zur Behandlung der respiratorischen Azidose ungeeignet sind.

➤ *Akute respiratorische Azidose*: Ein hierzu brauchbarer Puffer ist *Tris* oder *Trometanol*; es dringt rasch in den ICR ein, bindet H^+-Ionen und eliminiert sie auf renalem Wege. Die im Einzelfall zu verabreichende Menge der 3,6%igen Lösung errechnet sich aus dem im ECR herrschenden Basendefizit (s. o.). Tris mit 300 mmol/l ist neben Azetat (200 mmol/l), HCO_3^- (160 mmol/l) und $Na_2PO_4^-$ auch in *Tribunat*®-Puffer enthalten. Ein Puffer mit geringer CO_2-Bildung ist *Carbicarb*®; er enthält äquimolare Mengen von $NaHCO_3$ (330 mmol/l) und Na_2CO_3 (333 mmol/l) und hat gegenüber reinem Natriumbikarbonat folgende Vorteile: geringere CO_2-Bildung, bessere Neutralisationswirkung ohne paradoxe Azidose, keine Laktat-Zunahme, kein Abfall von Blutdruck und Herzminutenvolumen sowie bessere Sauerstoffaufnahme durch die Muskulatur. Auch Phosphatpuffer (bestehend aus NaH_2PO_4 und Na_2HPO_4) ist ohne CO_2-Freisetzung wirksam; er findet in Kombinationspuffern wie *Tribonate*® Anwendung.

➤ *Akute metabolische Alkalose*: Ihre Korrektur erfolgt meist mit 0,9%iger (d. h. »physiologischer«) Kochsalzlösung. NaCl ist zwar ein Neutralsalz; es wirkt aber durch seinen im Vergleich zum ICR bestehenden Chloridüberschuß azidotisch. Das gilt auch für die orale Anwendung von Kochsalz, z. B. über Lecksteine. Der Korrekturbedarf errechnet sich wie folgt:

0,9% $NaCl_{[ml]}$ = Chlorid-Defizit*$_{[mmol/l]} \times LM_{[kg]} \times$ Verteilungsraum-Faktor

Bei Beachtung arzneimittelrechtlicher Regelungen bieten sich zur Korrektur metabolischer Alkalosen auch 0,1 n HCl-, 7,45%ige KCl- oder 21,06%ige L-Arginin-Hydrochlorid-Lösung an. RINGER-Laktat-Lösung wirkt ebenfalls alkalisierend.

* Chlorid-Defizit = Differenz zwischen physiologischer und aktueller Chlorid-Konzentration.

Übersicht 4-22 Maßnahmen zur Korrektur chronischer Störungen des Säure-Basen-Haushalts über das Futter

Therapeutischer Ansatz:	Futterkorrektur (Zusammensetzung, Menge, Frequenz, Sequenz)	orale Substitution (Elektrolyte, Puffer)
chronische metabolische Azidose:	≥ 18 % TS pansenmotorisch wirksame Rohfaser, ≥ 46 % TS Grobfutter, größere Tagesmengen an Kraftfutter auf mehrere Einzelgaben verteilen oder in totale Mischration einbringen	≤ 200 g $NaHCO_3$/500 kg LM/Tag oder ≤ 200 g Na_2HPO_4/500 kg LM/Tag oder ≤ 300 g Bentonit/500 kg LM/Tag oder ≤ 150 g MgO/500 kg LM/Tag
chronische metabolische Alkalose:	bedarfsgerechte Eiweiß- und Energieversorgung (ausreichend leichtverdauliche Kohlenhydrate), höchstens 16 % TM Rohprotein	50–100 g NaCl/500 kg LM/Tag oder 50 g NH_4Cl/500 kg LM/Tag oder Einzelgaben von $CaCl_2$ (s. Kap. 12.3.1) bzw. von KCl (s. Kap. 9.17.3)

➤ *Chronische Störungen des Säure-Basen-Haushaltes*: Solche beruhen beim Rind oft auf Ernährungsfehlern, wie zu hohem Angebot leichtverdaulicher Kohlenhydrate und/oder Rohfasermangel (→ chronische metabolische Azidose) oder Überschuß von Kationen (insbesondere K^+) in Futtermitteln und/oder Mineralstoffmischungen (→ chronische metabolische Alkalose). Die Korrektur dieser Imbalanzen erfolgt deshalb vorzugsweise über die Ernährung, d. h. oral (s. Übersicht 4-22).

■ **Prophylaxe:** Die Prophylaxe von Störungen des Säure-Basen-Haushalts besteht in Vermeidung der auf Übersicht 4-18 zusammengestellten Fütterungs- und Behandlungsfehler bzw. in Verhütung der dort erwähnten Krankheiten. Durch Berechnung der *diätären Kationen-Anionen-Differenz* (DCAD), die sich auf den Gehalt$_{[mequ/kg\ TM]}$ des Futters an Na^+, K^+, Cl^- und SO_4^{--} stützt, kann dessen chemische Reaktion überprüft werden. Gegen Ende der Trockenstehzeit sollte die DCAD zwischen −100 und −200 mequ/kg FTM liegen; dieser Wert kann durch Zusammenstellung einer »anionenbetonten« Mineralstoffmischung (NH_4Cl, $CaCl_2$, Na_2SO_4, $MgCl_2$) sichergestellt werden, was bei der Prophylaxe der Gebärparese (Kap. 12.3.1) eine Rolle spielt.

4.3.6.3 Störungen des Elektrolythaushaltes

■ **Definitionen, Ursachen:** Idiopathische bzw. symptomatische Störungen des im Extrazellularraum herrschenden Elektrolytgleichgewichts kommen bei vielen Krankheiten des Rindes vor; das gilt z. B. für Hypokalzämische Gebärparese ($Ca^{++}\downarrow$) und hypomagnesämischen Tetanien ($Mg^{++}\downarrow$) bzw. für die bei verminderter Futteraufnahme rasch eintretende Verminderung des Plasmagehalts an Mg^{++} und K^+. Weitere Beispiele gehen aus Übersicht 4-23 hervor. Zudem bedingen Abweichungen des Säure-Basen-Haushalts (Kap. 4.3.6.2) Änderungen des Ionisationsgrads der Elektrolyte. So nimmt der Ca^{++}-Gehalt des Plasmas bei Alkalose bis zum Auftreten klinischer Symptome (Festliegen) ab; dagegen wird Azidose immer von Hyperphosphatämie, bei starker Ausprägung auch von Hyperkalzämie begleitet.

Pathogenese, Symptome, Diagnose sowie *Behandlung* und *Prophylaxe* der in Übersicht 4-23 aufgeführten Störungen des Elektrolythaushalts werden bei den dort genannten Leiden abgehandelt. Die Ermittlung der zum Ausgleich solcher Elektrolytimbalanzen erforderlichen Korrekturmaßnahmen erfolgt nach derselben Formel wie diejenige zur Behebung des Basendefizits (Kap. 4.3.6.2).

4.3.7 Sensibilitätsreaktionen der Blutgefäße und des Blutes

M. Stöber

Bezüglich der zu solchen Reaktionen gehörenden *Bluttransfusionszwischenfälle* sei auf die im Kapitel über die Anämien (Kap. 4.3.2.1) näher geschilderte Blutübertragung verwiesen. Der *allergisch-anaphylaktische Schock* wird bei den Krankheiten der Unterhaut besprochen (s. Urtikaria, Kap. 2.2.7.1).

4.3.7.1 Periarteriitis nodosa

Beim Rind ist diese auch *knotige Peri-* oder *Polyarteriitis* benannte histologische Veränderung im Vergleich zum Menschen selten und geht i. d. R. auch nicht mit auffälligen klinischen Symptomen einher. Gelegentlich werden dabei aber Abmagerung, Schwäche, An-

Übersicht 4-23 Aufstellung der mit bestimmten Veränderungen des Elektrolytstatus verbundenen Krankheiten des Rindes

Abweichung	hiermit verbundene Krankheiten oder Ursachen/Auslöser
Hypokalzämie:	Gebärparese, Alkalose, Endotoxämie, Glukokortikoidgabe, Lipolyse
Hyperkalzämie:	Vitamin-D_3-Intoxikation, Kalzinose, Nephropathien
Hypophosphatämie:	atypische Gebärparese, Osteomalazie, Rachitis, chronische Azidose, puerperale Hämoglobinurie
Hyperphosphatämie:	akute Azidose, Urämie, schwere Diarrhoe, hämolytische Anämie
Hypomagnesiämie:	Weide-, Stall-, Transport- und Milchkälbertetanie, Mg-Unterversorgung, Anorexie
Hypermagnesiämie:	orale oder parenterale Gabe von Mg-Salzen
Hyponatriämie:	Diarrhoe, Urämie, Diuretikagaben, Na-Unterversorgung
Hypernatriämie:	Dehydratation, Kochsalzvergiftung, Wassermangel, Diarrhoe, starkes Schwitzen
Hypochlorämie:	beschleunigte oder verlangsamte intestinale Ingestapassage, Labmagenerkrankungen, abomasaler Reflux, Diarrhoe, starkes Schwitzen, Blutverlust
Hyperchlorämie:	Kochsalzvergiftung, Tränkefehler, Diarrhoe, tubuläre Azidose
Hypokaliämie:	Diarrhoe, Ileus, Inanition, metabolische Alkalose
Hyperkaliämie:	akute Azidose, Diarrhoe, Hämolyse, Urämie, Muskelerkrankungen, kataboler Stoffwechsel

ämie und/oder subkutane Ödeme am Rumpf sowie an den Gliedmaßen beobachtet. Die kennzeichnenden Läsionen betreffen v. a. die kleineren und mittleren Arterien, an denen sich – meist erst bei der Schlachtung – stecknadelkopf- bis erbsengroße, teilweise perlschnurartig aneinandergereihte grauweiße bis graugelbe, speckige Knötchen finden. In ihrem Zentrum ist das Gefäßlumen oft noch zu erkennen; es kann aber völlig verlegt sein. Stellenweise erscheinen die Arterienwandungen über längere Strecken hinweg verdickt. Die *histologischen Merkmale* der Periarteriitis nodosa (Abb. 4-80) bestehen in einer teils von der Adventitia, teils von der Media ausgehenden und

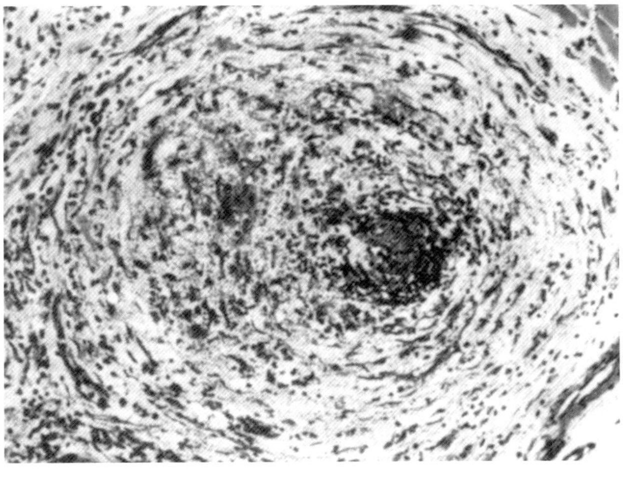

Abbildung 4-80 Periarteriitis nodosa: Wand eines frischentzündeten arteriellen Gefäßes (Durchsetzung mit Erythrozyten, Media stark aufgelockert, beginnende zellige Reaktion in der Subintima; MARTIN, 1960)

auf die übrigen Wandschichten übergreifenden, bis zur Nekrose reichenden fibrinoiden Verquellung mit reaktiver entzündlicher Infiltration, die manchenorts Endothelruptur (→ intramurale Hämorrhagien, bräunliche Pigmenteinlagerungen), aneurysmatische Aussackungen (→ Gefäßschlängelungen) oder erhebliche Intimaverdickungen (→ Endangitis obliterans) und im Endstadium Narbengewebsbildung auslöst. Am häufigsten befallen werden arterielle Gefäße von Unterhaut, Skelett-, Zungen-, Schlund-, Zwerchfell- und Herzmuskulatur, Herzbeutel, Luftröhre, Lunge, Leber, Gallenblase, Milz, Nieren, Harnblase, Darm, Netz und/oder Euter. An betroffenen Organen können in der Folge ischämische Veränderungen eintreten. Als *Ursache* wurden, in Analogie zum entsprechenden Leiden des Menschen, intermittierende Sensibilisierungsvorgänge gegenüber bestimmten bakteriellen Erregern angenommen; nach heutiger Kenntnis ist die Periarteriitis nodosa des Rindes vermutlich eine Folge der *Sarkozystiose* (Kap. 9.16.1).

4.3.7.2 Isoimmunhämolytischer Ikterus des neugeborenen Kalbes

Definition, Vorkommen, Ursache, Pathogenese: Das ätiopathogenetisch seit 1970 aufgeklärte und auch als *bovine Neugeborenen-Isoerythrolyse* bezeichnete Leiden betrifft ausschließlich Kälber von Kühen, die m. o. w. lange vor dem betreffenden Partus parenteral mit rinderbluthaltiger antiprotozoärer Vakzine oder mittels Bluttransfusion behandelt worden waren; diese Mütter bilden dann gegen die dabei empfangenen, ihnen selbst aber nicht eigenen und daher immunogenen

Blutgruppen-Faktoren isohämolysierende und – in geringerem Umfange – auch isohämagglutinierende Antikörper (insbesondere solche der anti-A-, anti-F- und anti-V-Klasse). Trägt eine solche Kuh einen Fetus, der von seinem Vater her einen oder mehrere der im Impfstoff enthaltenen Blutgruppen-Faktoren geerbt hat, so verläuft die intrauterine Entwicklung des Kalbes normal, weil die epitheliochoriale Plazenta des Rindes für Antikörper undurchlässig ist. Erst die Aufnahme der isohämolysinhaltigen Milch der Mutter löst bei ihm dann eine rasch einsetzende und meist von Ikterus begleitete hämolytische Krise und Ikterus aus (Sensibilitätsreaktion vom Typ II, Kap. 1.2.3.1). Das Leiden ist in Nordamerika und Australien v. a. in den 1960er und 1970er Jahren, und zwar nach regelmäßig wiederholter Reihenvakzination mit Babesiose- oder Anaplasmose-Impfstoffen aufgetreten, die aus dem Blut parasitenbefallener Rinder gewonnen worden waren; dabei wird üblicherweise jährlich mit der gleichen Vakzine nachgeimpft, was dann entprechend hohe und anhaltende Antikörpertiter bedingt. Das Krankheitsgeschehen ist auch experimentell auslösbar, indem Kühe gegen das Blut bestimmter Vatertiere immunisiert und mit deren Sperma besamt werden.

■ **Symptome, Verlauf:** Betroffene Kälber erkranken 12 h bis 5 Tage p. p. an schwerer hämolytischer Anämie mit Ikterus, Leuko- und Thrombozytopenie sowie Verminderung plasmatischer Gerinnungsfaktoren, z. T. auch Hämoglobinurie und Dyspnoe. Mit letzteren behaftete Patienten verenden rasch an Sauerstoffmangel, während die übrigen entweder innerhalb 1 Woche unter zunehmender Schwäche eingehen oder den Anfall binnen 2–3 Wochen überstehen. Manche der genesenen Kälber entwickeln sich in der Folge nicht zufriedenstellend; ihre Milz ist hypotroph, woraus sich eine besondere Anfälligkeit für Blutparasitosen ergibt.

■ **Sektion:** Tierkörper anämisch/ikterisch; Milz vergrößert, dunkelbraun (Hämosiderose); mitunter auch Lungenödem und Vermehrung der Körperhöhlenflüssigkeiten; in Einzelfällen zudem multiple Hämorrhagien.

■ **Diagnose:** Klinisches Bild und Vorbericht (perakute Hämoglobinurie nach Aufnahme der Kolostralmilch einer mit bluthaltiger Vakzine geimpften oder mittels Bluttransfusion behandelten Mutter) lenken den Verdacht auf isohämolytischen Neugeborenenikterus. Zur Bestätigung eignet sich außer aufwendiger serologischer Untersuchung auf Blutgruppen und Antikörper (Blutgruppenlabor der Universität Göttingen oder München) eine einfache Agglutinationsprobe: 2 Tropfen mütterlichen Blut- oder Kolostrumserums und 1 Tropfen einer 3%igen Aufschwemmung der Erythrozyten des Kalbes oder seines Vaters (in physiologischer NaCl-Lösung) werden auf einem Objektträger vermischt; falls dabei Verklumpung roter Blutkörperchen erkennbar wird, Serum mit physiologischer NaCl-Lösung verdünnen und Reaktion erneut ansetzen; Agglutinationstiter von ≥ 1:16 gelten als positiv.

Differentialdiagnostisch kommt nur die seltene konnatale Erythrozytendeformation (Kap. 4.3.1.4) in Frage.

■ **Behandlung:** Patient nicht beunruhigen; am 1. und 2. Lebenstag kein Kolostrum der Mutter mehr verabreichen; bei schwerer Anämie vorsichtige Übertragung (Kap. 4.3.2.1) von Blut eines selbst noch nicht mit Fremdblut (Transfusion, Vakzination) behandelten Spendertiers (nicht aber des Vaters!) nach vorheriger intravenöser Gabe von 1–2 mg Dexamethason. (Elterntiere des Kalbes nicht erneut anpaaren.)

■ **Prophylaxe:** Zur Zucht dienende weibliche Rinder nicht, zumindest aber nicht während der Trächtigkeit mit den o. a. Vakzinen impfen. Der bei weiblichen Zuchtrindern zu ermittelnde Agglutinationstiter der gegen Blutgruppen des vorgesehenen Vatertieres gerichteten Antikörper sollte ≤ 1:8 betragen. Ergibt die Überprüfung des Blutserums einer bereits tragenden Kuh, daß ihr Kalb gefährdet ist, so muß dem Neugeborenen die Kolostralmilch seiner Mutter vorenthalten und durch solche einer anderen, zuvor nicht mit derartigen Vakzinen (oder Bluttransfusionen) behandelten Kuh ersetzt werden; vom 3. Lebenstag an kann es dann gefahrlos Muttermilch aufnehmen.

Blut von wiederholt mit o. a. Impfstoffen vakzinierten Rindern sollte wegen seines Gehalts an Iso-Hämolysinen (und -Agglutininen) nicht zur Bluttransfusion verwendet werden (→ Gefahr der Unverträglichkeit; s. Kap. 4.3.2.1).

4.4 Krankheiten des Knochenmarks

M. STÖBER

4.4.1 Störungen der Erythropoese

Folgende Rinderkrankheiten gehen mit m. o. w. stark ausgeprägter Hemmung der im Knochenmark ablaufenden Produktion roter Blutkörperchen einher: *Eisenmangel* (Kap. 4.3.5.1), *Kobaltmangel* (Kap. 4.3.5.2), *Kupfermangel* (Kap. 12.3.11), *Vergiftung durch Blei* (Kap. 10.5.12), *Molybdän* (Kap. 12.3.12) sowie *Knochenmarktumorosen* (Kap. 4.4.4ff.).

4.4.2 Störungen der Myelopoese

Bildung und/oder Verbrauch von Granulo- und Monozyten werden bei vielen viralen und bakteriellen

Allgemeininfektionen beeinflußt, ohne daß hierzu für das Rind klinisch Relevantes über die pathogenetischen Zusammenhänge bekannt ist. Beim CHÉDIAK-HIGASHI-*Syndrom* sowie bei der *Bovinen Leukozyten-Adhäsions-Defizienz* (Kap. 4.3.1.5 und 4.3.1.6) bildet das Knochenmark Leukozyten von eingeschränkter Funktionstüchtigkeit. Zu lebensgefährlicher Hemmung der Myelopoese kann es bei der *Strahlenkrankheit* (Kap. 12.5 ff.) kommen.

4.4.3 Störungen der Thrombozytopoese

Behinderungen der im Knochenmark erfolgenden Bildung von Blutplättchen führen beim Unterschreiten einer Thrombozytenzahl von ~ 100000/mm^3 Blut zu krankhafter Blutungsneigung. Wie weit die einzelnen, beim Rind vorkommenden hämorrhagischen Diathesen auf Verminderung der Zahl oder Hemmung der Funktion der Blutplättchen (Thrombozytopenie bzw. Thrombozytopathie), auf der Hemmung des Blutgerinnungsvorganges (Koagulopathie) und/oder übermäßiger Kapillarpermeabilität (Angiolopathie) beruhen, ist allerdings erst teilweise bekannt. Bezüglich des klinischen Bildes und der Unterscheidung der mit Blutungsneigung verbundenen Krankheiten sei auf folgende Abschnitte verwiesen: *Angeborener Thrombozyten-Aggregationsdefekt* (Kap. 4.3.1.7), *angeborene Faktor-XI-Defizienz* (Kap. 4.3.1.8), *Infektion mit dem Bovinen Virusdiarrhoe-Virustyp II* (Kap. 6.10.20), *Hämorrhagische Septikämie* (Kap. 4.2.3.1), *Bovines Petechialfieber* (Kap. 4.3.3.6), JEMBRANA *disease* (Kap. 4.2.3.3), *akute Adlerfarnvergiftung* (Kap. 4.3.5.10), *Kumarin- und Indandionvergiftung* (Kap. 4.3.5.10), *Süßkleevergiftung* (Kap. 4.3.5.10), *Trichothezentoxikose* (Kap. 4.3.5.10), *Simuliotoxikose* (Kap. 4.1.5.4), *Knochenmarktumorosen* (s. u.) sowie *Strahlenkrankheit* (Kap. 12.5 ff.).

4.4.4 Tumorleiden des Knochenmarks

Alle primär oder sekundär im Knochenmark angesiedelten malignen Leiden führen über kurz oder lang zu schwerwiegender Beeinträchtigung von Myelo-, Erythro- und/oder Thrombopoese mit vermehrter Neigung zu Infekten im Bereich von Haut, Atmungs- und Verdauungstrakt infolge Verminderung der zellgebundenen Abwehrfähigkeit sowie zu hypoplastischer Anämie bzw. hämorrhagischer Diathese (thrombozytopenische Purpurea; Abb. 4-81). Das trifft u. a. für die *sporadisch auftretenden Formen der bovinen Leukose* zu (Kap. 3.1.6.1 ff.), während die Beteiligung des Knochenmarks bei der *enzootischen lymphatischen Erwachsenen-Leukose* des Rindes (Kap. 3.1.3.1) allenfalls histologisch erkennbar ist.

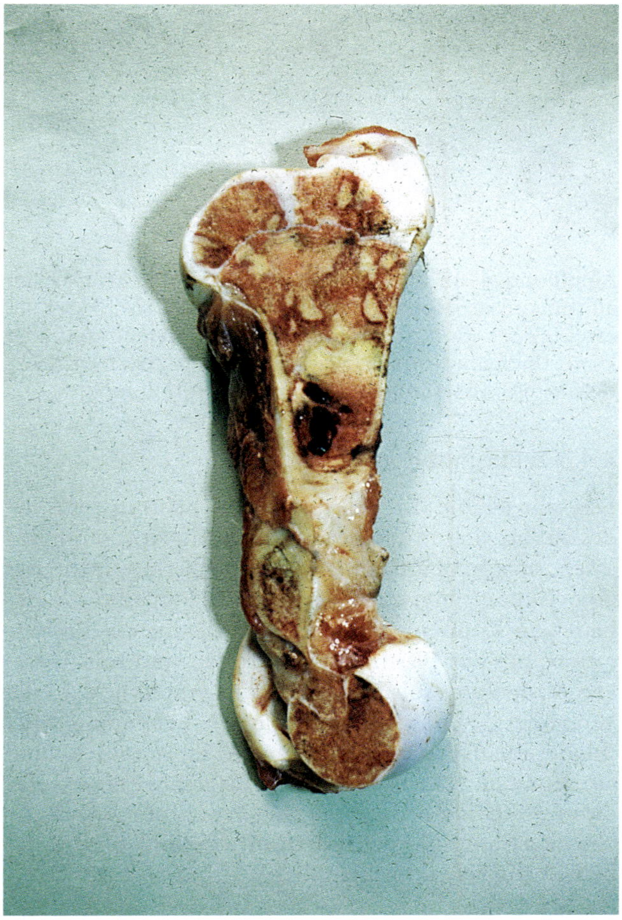

Abbildung 4-81 Verdrängung des blutbildenden Knochenmarks durch wuchernde Tumormassen bei einem an lymphatischer Kälberleukose mit finaler thrombozytopenischer hämorrhagischer Diathese verendeten Kalb

4.4.4.1 Monozyten-Leukose

Sehr seltenes, sporadisch und ohne Zusammenhang mit der enzootischen lymphatischen Leukose des Rindes auftretendes Leiden. Bisher beobachtete Fälle: 3–12 Jahre alt; grauweiße, speckige Tumoren in Haut, Lymphknoten, Herz, Labmagen, Darm, großem und kleinem Netz, Nieren oder Rückenmarkshäuten sowie mitunter erhebliche Zunahme der roten Milzpulpa. Histologisch: Knochenmark, Milz und Leber stets beteiligt. Rotes Blutbild m. o. w. anämisch mit Erythrozytenvorläufern; u. U. auch hämorrhagische Diathese. Blutleukozyten stets stark vermehrt (40000–400000/mm^3) und Anteil monozytoider Elemente sehr hoch (45–99 %); diese sind im fortgeschrittenen Stadium des Leidens groß und zeigen nieren- bis schmetterlingsförmig gelappte, vielfach auch nukleolenhaltige Kerne, d. h. Monoblastencharakter; im Blutbild sind keine Übergangsformen zwischen diesen monozytären und den lymphatischen Elementen feststellbar (Abb. 4-82).

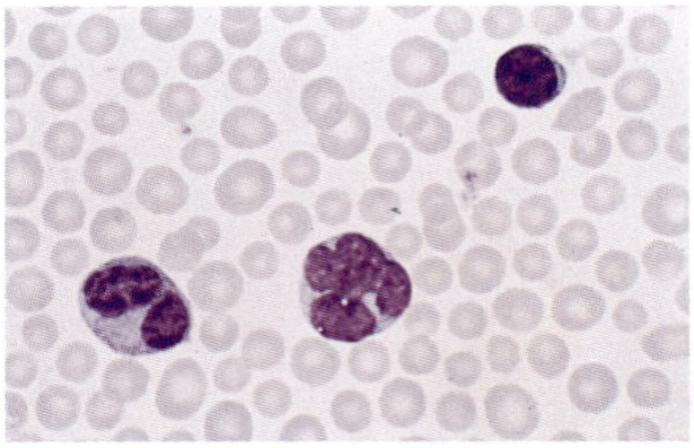

Abbildung 4-82 Monozyten-Leukose: Blutausstrich einer an tumoröser Monozyten-Leukose erkrankten DSB-Kuh: Zwei unreife Monozyten und ein reiferer Lymphozyt, aber keine Übergangsformen zwischen beiden Zellarten (May-Grünwald/Giemsa-Färbung; 1000fache Vergrößerung)

4.4.4.2 Plasmozytom

Das sehr seltene Plasmozytom oder -blastom des Rindes äußert sich in rascher Entwicklung von schmerzlosen, später oberflächlich erosiv-ulzerierenden und zum Bluten neigenden Knoten in Haut und Unterhaut von Kopf- und Rückenbereich, die auf Proliferation unreifer Plasmazellen beruhen und mit massiver Absiedlung solcher Zellen in Lymphknoten (alle vergrößert; Schnittfläche graurosa), Leber und Milz (beide ebenfalls vergrößert) sowie Herz und Nieren einhergehen. Im Harn ist im fortgeschrittenen Stadium des Leidens Bence-Jones-Protein (= hitzelösliches Paraprotein) vorhanden; im Blutbild sind reichlich Plasmazellen nachweisbar.

4.4.4.3 Mastzellen-Retikulose

■ **Definition:** Lokalisierte oder generalisierende Neoplasie von Haut, Lymphknoten und/oder bestimmten Organen, wie Muskulatur, Serosen, Milz, Leber, Labmagen, Darm, Nieren, weibliches Genitale und Euter; die Tumoren zeichnen sich durch gelbgrüne Färbung aus. Histologisch weisen sie *Gewebsmastzellen* (= *Gewebsbasophile*) auf, die meist im retikulären Verband liegen. Nach bisherigen, m. o. w. unvollständigen Berichten ist noch offen, ob solitäre Mastzellgeschwülste *(Mastozytome)* beim Rind wirklich gutartiger Natur sind oder das Vorstadium der multipel-metastasierenden und daher eindeutig bösartigen *Mastzellenretikulose (Mastozytosarkomatose)* darstellen. Bei ausgebreitetem Befall mit solchen Geschwülsten kommt es auch zur Ausschwemmung von Gewebsmastzellen in die Blutbahn (*Mastzellen-Leukose,* Abb. 4-86). Im Gewebe finden sich neben den Mastzellansammlungen, wohl infolge deren Histamin-Ausschüttung, zahlreiche eosinophile Granulozyten, was histologisch – außer bei metachromatischer Färbung – den Eindruck von »eosinophiler« oder »Chloro«-Leukose erwecken kann. Offenbar hat es sich bei den so bezeichneten Fällen aber stets um Mastzellenretikulose gehandelt.

■ **Vorkommen:** Die Mastzellenretikulose des Rindes ist wesentlich seltener als diejenige des Hundes, die zudem übertragbar ist. Sie wurde vorwiegend bei erwachsenen weiblichen Tieren, vereinzelt auch bei Feten oder neugeborenen Kälbern beobachtet. Das Leiden tritt völlig sporadisch und offensichtlich unabhängig von den lymphatischen Leukose-Formen des Rindes auf; seine *Ursachen* sind unbekannt.

■ **Symptome:** In der bevorzugt, aber nicht immer befallenen Haut zeigen sich einzelne bis multiple erbsen- bis hühnereigroße, halbkuglig-erhabene bis pilzähnlich-gestielte Umfangsvermehrungen von elastischer bis mäßig derber Konsistenz und geringer Druckempfindlichkeit (Abb. 4-83, 4-84). Ihre Kuppe ist haarlos, bei mechanischer Exposition auch blutig ulzeriert. Unabhängig von etwaiger Hautbeteiligung sind von Fall zu Fall Knoten in der Unterhaut und/oder in der Skelettmuskulatur zu ertasten; außerdem können sich einzelne oder mehrere der äußerlich erreichbaren Lymphknoten als vergrößert erweisen. Gelegentlich finden sich auch im Euterparenchym oder in der Zunge knotige Veränderungen. Bei generalisierter Mastzellenretikulose kann die Milz perkutorisch stark vergrößert sein. Patienten mit multiplen Mastzellgeschwülsten an inneren Organen zeigen zunehmende Verschlechterung des Allgemeinbefindens mit wechselnder Freßlust, Indigestion, Durchfall (mitunter Meläna), Kreislaufinsuffizienz (unsauber abgesetzte Herztöne, positiver Venenpuls oder Venenstauung) und/oder Anämie (Blutverlust über ulzerierende Hauttumoren oder Labmagengeschwülste; Verdrängung der Erythropoese im Knochenmark).

■ **Beurteilung, Verlauf:** Tiere mit einzelnen Mastozytomen der Haut können möglicherweise längere Zeit voll genutzt werden; bei metastasierender Mastozyto-

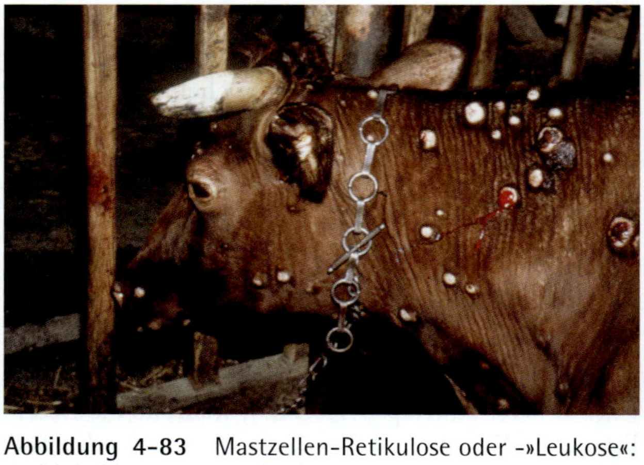

Abbildung 4-83 Mastzellen-Retikulose oder -»Leukose«: multiple Mastozytome der Haut im Halsbereich einer DRB-Kuh (Schwarzmaier, 1991)

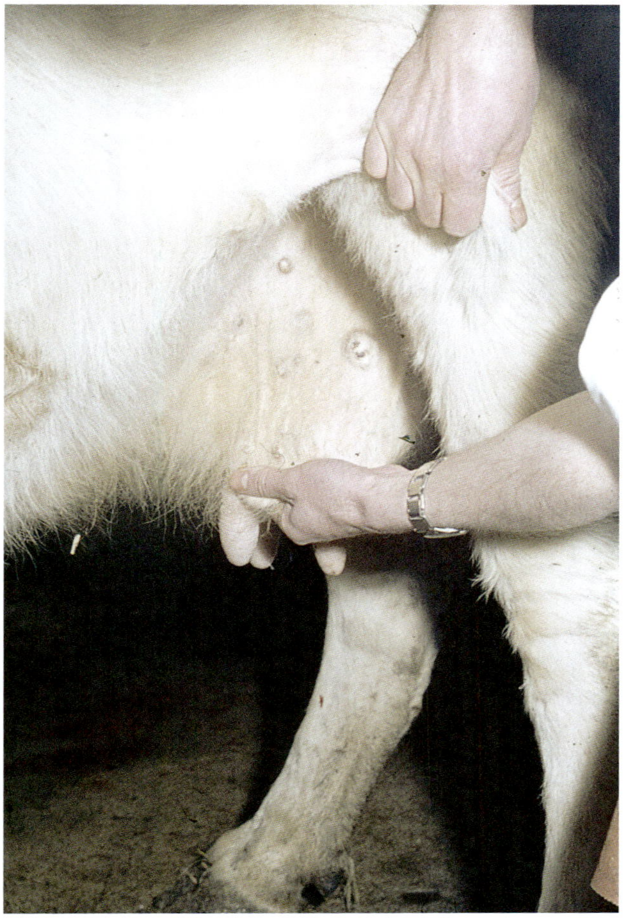

Abbildung 4-84 Mastozytome in der Euterhaut einer DRB-Kuh

matose mit klinisch erkennbaren Funktionsstörungen verfällt der Patient dagegen der Entkräftung und verendet über kurz oder lang.

■ **Sektionsbefund:** Einzelne *Mastozytome* werden mitunter als Zufallsbefund bei der Schlachtung gesund erscheinender Rinder festgestellt. Bei generalisierter *Mastzellenretikulose* (mit oder ohne Hautbeteiligung) sind mehrere Organe (Unterhaut, Skelettmuskulatur/Zunge, Lunge, Milz, Leber, Nieren, Nebennieren, Herz), Lymphknoten und Knochenmark beteiligt. Die Tumoren fallen durch ihre grau- bis gelbgrüne Färbung auf. Die Schnittfläche veränderter Lymphknoten fühlt sich seifig an und zeigt – neben Verlust der normalen Struktur – landkartenähnlich gelbgrüne Bezirke neben grauroten speckigen Herden und nekrotischen, durch hyperämische Demarkationsstreifen abgesetzten Zonen (Abb. 4-85). Bei Befall der Milz erweist sich diese als vergrößert und hellorangebraun; ihre stark vorquellende Schnittfläche ist dann ohne erkennbare Struktur.

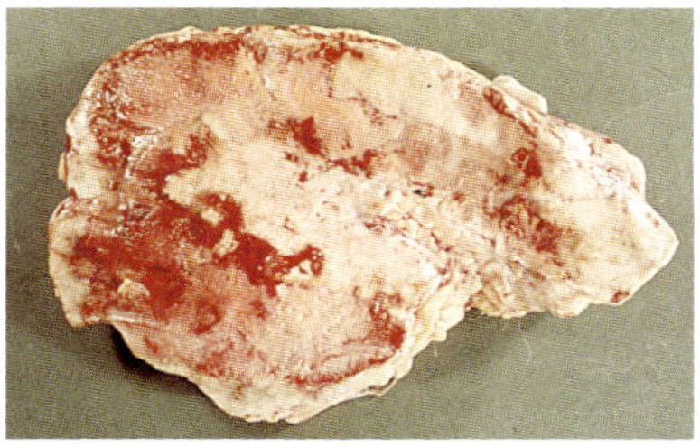

Abbildung 4-85 Grünlich-gelbe Färbung der Schnittfläche des zudem tumorös veränderten Euterlymphknotens der Kuh von Abb. 4-84

■ **Diagnose:** Wichtige Merkmale sind die auffallende Färbung der Geschwülste sowie deren bevorzugtes Auftreten in Haut, Unterhaut, Muskulatur und Lunge. *Differentialdiagnostisch* sollten lymphatische Hautleukose (Kap. 3.1.6.1), Monozyten- und Plasmazellen-Leukose (Kap. 4.4.4.1, 4.4.4.2), die verschiedenen Lymphgefäß- und -knotenentzündungen des Rindes (Kap. 3.1.3.3 bis 3.1.3.7), Algen- und Parasitenbefall der Lymphknoten (Kap. 3.1.3.8 und 3.1.4), Myositis eosinophilica (Kap. 9.16.4) sowie nichtleukotische Tumoren der Haut (Kap. 2.2.9) bedacht werden. Die Klärung ist durch histologische Untersuchung bioptisch entnommenen Tumorgewebes herbeizuführen; dabei sind metachromatische Färbungen (GIEMSA, Toluidinblau, Kresylviolett) anzuwenden, weil die kennzeichnenden Granula der Gewebsmastzellen bei üblicher Hämalaun-Eosinfärbung nicht erkennbar sind.

■ **Behandlung:** Einzeln aufgetretene *Mastozytome* können exstirpiert werden, neigen aber teilweise zu Rezidivbildung. Eine *Vorbeuge* ist nicht bekannt.

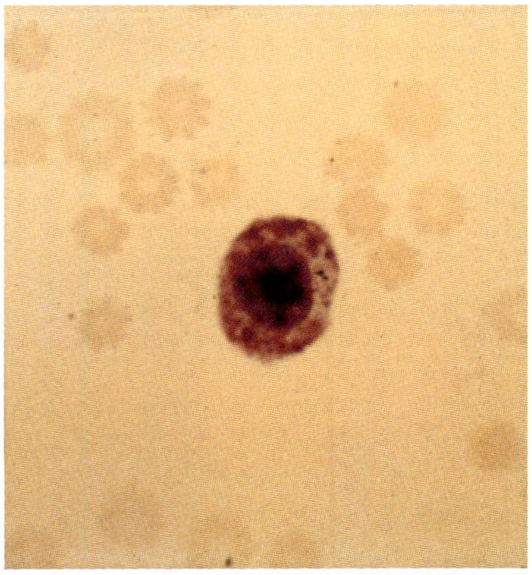

Abbildung 4-86 Gewebsmastzelle im »leukämischen« Blutausstrich der Kuh von Abb. 4-61 (MAY-GRÜNWALD/GIEMSA-Färbung; 1000fache Vergrößerung)

5 Krankheiten der Atmungsorgane, des Zwerchfells und der Brustwand

M. Stöber (Hrsg.)

In diesem Kapitel werden – nach Ursachen geordnet – alle Leiden besprochen, deren klinische Erscheinungen ausschließlich oder vorwiegend den Atmungsapparat betreffen. Krankheiten, bei welchen die Atmungsorgane nur m. o. w. symptomatisch mitbetroffen sind, werden bei demjenigen Organsystem abgehandelt, welches dabei klinisch in erster Linie erkrankt. Leiden, bei denen neben dem Respirationssystem oft oder regelmäßig auch andere Organapparate beteiligt sind, z. B. die Tuberkulose (Kap. 12.2.6), finden sich in einem gesonderten Kapitel.

5.1 Krankheiten von Flotzmaul, Nase und Nasennebenhöhlen

5.1.1 Erbliche und andersbedingte Mißbildungen im Nasenbereich

Eine auffällige angeborene Einsenkung der Nasenwurzel im Sinne einer *»Senknase«*, d. h. eines *»Mops-«*, *»Affen-«* oder *»Vogelkopfes«*, ist meist mit m. o. w. ausgeprägter Unterentwicklung von Nasenlöchern, -höhlen, -muscheln und -nebenhöhlen sowie Riechhirn verbunden und führt i. d. R. zu perinatalem Tod.

Die angeborene seitliche *Verkrümmung der Kopfknochen im Bereich der Nase (»Schiefnase« oder Kampylorrhinie)* kommt mitunter ohne nennenswerte Behinderung der Atmung selbständig oder zusammen mit Oberkieferverformung *(Kampylognathie)* vor; über die Ursache dieser offenbar bevorzugt HF-Tiere betreffenden Mißbildung ist nichts bekannt (Abb. 5-1).

Die als *»Ramsnase-«* oder *»Hammelköpfigkeit«* (*Probatorrhinie* oder *-kephalie*) bezeichnete Aufwölbung der Gesichtsknochen im Nasen-Stirnbereich ist Teilerscheinung des mit Unterkieferverkürzung, oft auch weiteren konnatalen Defekten von Flotzmaul, Maulhöhle, Zunge oder Herz, oder mit Hydrocephalus internus, Aszites, Zwergwuchs und Arthrogrypose verbundenen, autosomal rezessiv erblichen *Trisomie-22-Brachygnathie-* oder *»Hammelkopf«-Syndromes* (Semiletalfaktor A_{40}). Lebens- und Nutzungsfähigkeit solcher Kälber sind stark eingeschränkt.

Unvollständiger Schluß der Oberlippen-Kieferspalte (Cheilognathoschisis) und der Gaumenspalte (Palatoschisis) werden beim Verdauungsapparat (Kap. 6.2.4.3) besprochen.

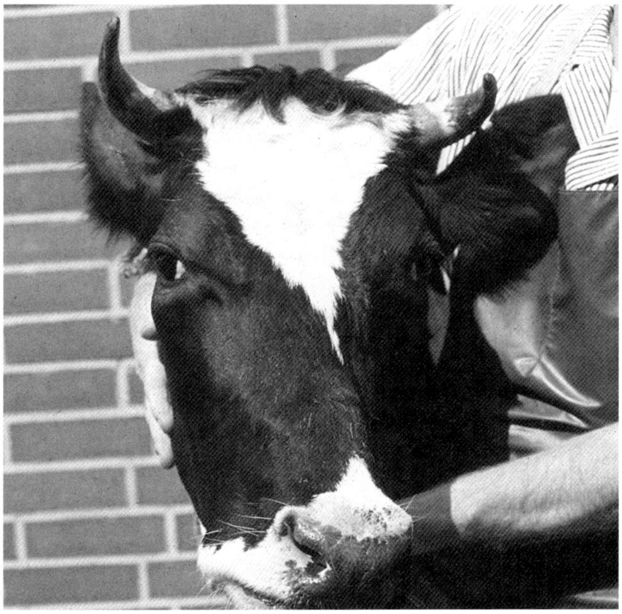

Abbildung 5-1 Angeborene Schiefnase *(Kampylorrhinie)*

Nasenmuschelzysten führen nicht nur zur Verformung der ventralen Konchen beider Nasenhälften, sondern auch zu m. o. w. schwerwiegender Behinderung der Nasenatmung: Schniefen, Prusten, bei körperlicher Belastung Maulatmung. Diese vermutlich angeborene Veränderung wird mitunter erst einige Monate nach der Geburt klinisch apparent und kann durch Resektion der röntgenologisch als betroffen befundenen Muschel(n) behoben werden: Zugang von dorsolateral her; Blutungsneigung beachten; Tamponade erforderlich. Histologisch handelt es sich um chronische nichteitrige polypoide Rhinitis mit zystischer Auftreibung der Nasenmuscheln; die Zysten enthalten weißliche, nicht-riechende Flüssigkeit.

5.1.2 Unspezifisch bedingte Krankheiten der Nase und der Nasennebenhöhlen

5.1.2.1 Verletzung des Flotzmaules/Ausreißen des Nasenringes

Definition, Ursachen: Flotzmaul- und/oder Nasenflügelverletzungen sind beim »umgänglichen« Rind weit seltener als bei anderen Haustieren. Ggf. handelt es sich meist um Riß- oder Schnittwunden infolge Anrennens gegen scharfkantiges Hindernis oder Hängenbleibens an vorspringendem Gegenstand. Fahrlässiges Anbinden am Nasenring (statt am Halfter) und unüberwachtes Wartenlassen oder Tüdern derart fixierter jüngerer Bullen führt leicht zum Ausreißen des Ringes und damit zur Querruptur des Flotzmaules, wenn sich das Tier erschreckt.

■ **Symptome, Verlauf, Beurteilung:** Im Nasenbereich gelegene Wunden bluten anfangs kräftig und neigen zur raschen Verschmutzung durch Nasensekret und Futterbestandteile. Die Form solcher Läsionen ist oft unregelmäßig mit unterschiedlich tief zerfransten Wundrandzacken und -nischen. Schon nach 12–24 h setzt kräftige Wundschwellung ein. In unbehandelten Fällen kommt es dann unter anhaltender Eiterung zur allmählichen nekrotisierenden Demarkation der unzulänglich durchbluteten Vorsprünge und zum Ausgranulieren kleinerer Taschen, schließlich zur Vernarbung und Eindeckung mit neuem Epithel. Ursprüngliche Form und Funktion von Nase und Flotzmaul werden aber nur beim Abheilen oberflächlicher Wunden wieder erreicht. Bei tiefer, bis zum Nasenseptum reichender Verletzung klaffen »oberer« und »unterer« Teil der Nase danach ständig auseinander, weshalb gegebenenfalls – v. a. bei wertvolleren Zuchttieren – eine sachgemäße Operation angezeigt ist (Abb. 5-2 bis 5-4).

■ **Behandlung:** Der chirurgische Eingriff ist nur aussichtsreich, wenn er »frisch«, d. h. vor Ablauf von 6 h, oder erst an der in sauberer Granulation befindlichen, nicht mehr nennenswert sezernierenden Wunde vorgenommen wird. Anderenfalls bedingt die phlegmonöse Schwellung der lazerierten Wundlippen starken Gewebedruck, was zu Nekrose der sich berührenden Oberflächen und zum Ausreißen der Hefte führt. Wird der Tierarzt erst 12–24 h nach dem Unfall oder noch später zugezogen, so empfiehlt es sich deshalb, zunächst die Granulation zu fördern, d. h. den Wundbereich täglich mit einem milden Desinfiziens saubertupfen und mit antibiotischer Salbe bestreichen zu lassen. Der Patient ist während dieses etwa zwei Wochen beanspruchenden Vorganges aufzustallen und aus dem Eimer (nicht aus der Selbsttränke) zu tränken; sein Kraftfutter ist anzufeuchten.

Die Operation erfolgt vorzugsweise am niedergelegten Tier; Bullen sind zuvor zu sedieren. Der Wundbereich ist gründlich zu reinigen; falls er auch behaarte Haut betrifft, ist diese zu rasieren. Die örtliche Betäubung erfolgt durch Leitungsanästhesie des am Foramen infraorbitale austretenden N. infraorbitalis. Die hierfür geeignete Einstichstelle liegt wenig rostral der Mitte einer Verbindungslinie von der Vorderkante des ersten Oberkieferbackzahnes zum Hinterende der von Nasenbein (oben) und Oberkiefer (unten) begrenzten »weichen«, d. h. nicht knöchern gestützten Nasenwand. Hier sind jederseits 20–30 ml Lokalanästhetikum so einzuspritzen, daß alle zwischen Haut und Knochen befindlichen Gewebeschichten infiltriert werden. Nun wird das obenliegende Nasenloch für die Dauer des Eingriffes tamponiert, um Verunreinigungen des Operationsfeldes mit Nasensekret zu vermeiden, und die Umgebung der Verletzung abgedeckt. In frischen Fällen werden die Wundlippen begradigt, in verschleppten Fällen wird das Granulationsgewebe vorsichtig reseziert. Durch versuchsweises Aneinanderlegen der aufgefrischten Flächen ist zu prüfen, ob diese sich gut, d. h. ohne Lücken oder übermäßigen örtlichen Druck, aneinander adaptieren lassen. Das Vernähen des bereinigten Defekts erfolgt mit Einzelheften (synthetischer Faden mittlerer Stärke) und so situationsgerecht wie möglich (Nasolabioplastik). Bei großen, tiefreichenden Verletzungen, z. B. einer Querruptur

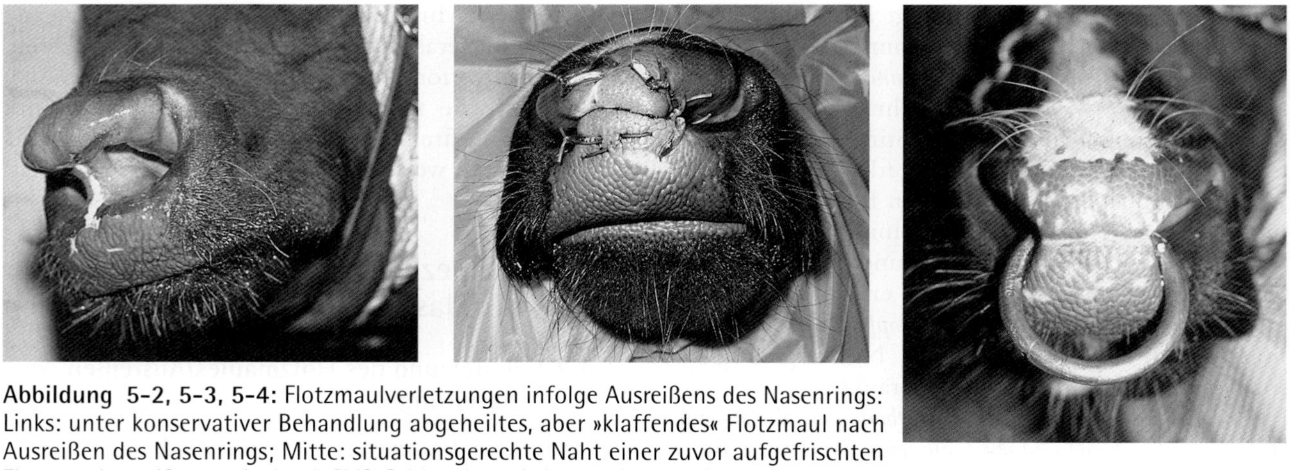

Abbildung 5-2, 5-3, 5-4: Flotzmaulverletzungen infolge Ausreißens des Nasenrings: Links: unter konservativer Behandlung abgeheiltes, aber »klaffendes« Flotzmaul nach Ausreißen des Nasenrings; Mitte: situationsgerechte Naht einer zuvor aufgefrischten Flotzmaulzerreißung mit durch PVC-Schlauchstückchen geführten Doppel-U-Heften; rechts: Zustand 6 Wochen p. op. beim Tier von Abb. 5-3 (Wunde abgeheilt, neuer Nasenring eingezogen)

des Flotzmaules, empfiehlt es sich, U-Hefte zu setzen und jeweils den auf der Schleimhaut und parallel zum Wundrand verlaufenden »Bogen des U« durch ein Stückchen elastischen Kunststoffschlauchs entsprechender Länge zu führen (→ Druckentlastung). Der Patient ist dann bis zum nach 10–14 Tagen erfolgenden Ziehen der Fäden aufgestallt zu halten, mit Heu zu füttern und aus dem Eimer zu tränken. Während dieses Zeitraumes sollte der Nahtbereich täglich behutsam saubergetupft und auf etwaige Exsudation oder Nekrosen überprüft werden. Ein neuer Nasenring sollte erst nach Ablauf von 6–8 Wochen eingezogen werden.

Bei Mißlingen der Operation ist das verbleibende Gewebe nach erneutem Abgranulieren mitunter zu knapp für eine Wiederholung des geschilderten Eingriffs. Dann kann die von Köstlin et al. (1988) beschriebene Stiellappenplastik versucht werden. Sonst ist es auch möglich, den – für über 12 Monate alte Bullen gemäß Tierzuchtgesetz und landwirtschaftlicher Berufsgenossenschaft vorgeschriebenen – Nasenring m. o. w. senkrecht in den rüsselähnlichen »oberen Teil« des Flotzmaules einzuziehen. Hierzu schafft man – nach örtlicher Betäubung – mit Hilfe eines Stiletts einen mitten durch den verbliebenen Geweberest verlaufenden Führungskanal, der das knorplige Nasenseptum nicht verletzen sollte.

5.1.2.2 Nasenbluten/Epistaxis, Rhinorrhagie

Definition: Als *echtes Nasenbluten* werden geringfügige bzw. stärkere Blutungen bezeichnet, deren Ursprung in der Nase oder ihren Nebenhöhlen liegt (*Epistaxis* bzw. *Rhinorrhagie*). Stammt das aus der Nase abfließende Blut dagegen aus anderen Abschnitten des Atmungsapparates, so handelt es sich um *»falsches Nasenbluten«*.

Ursachen: Echtes Nasenbluten ist von Fall zu Fall auf Traumen, wie grober Nasengriff, unsachgemäßes Einführen der NSS, Hornstoß, Schlag, Gabelstich, Anrennen gegen Frontlader, Nasenbein- oder Hornzapfenbruch, auf proliferative bis ulzerative Rhinitis (Kap. 5.1.2.3), intranasale Granulome (Kap. 5.1.3.3, 5.1.4 und 5.1.6.1) oder Tumoren (Kap. 5.1.7) zurückzuführen. Auch als Begleiterscheinung bestimmter Infektionskrankheiten (Bösartiges Katarrhalfieber, Kap. 12.2.2; Milzbrand, Kap. 3.2.2.1) und bei hämorrhagischer Diathese (Kap. 4.3.5.10) kann es zu Blutungen aus der Nase kommen. Falsches Nasenbluten beruht beim Rind meist auf Hämoptoe (Kap. 5.3.2.2).

Symptome: Das je nach Abflußgeschwindigkeit hell- oder dunkelrot aussehende Blut ergießt sich bei Vorliegen einer intranasalen Läsion meist, aber nicht immer, nur aus dem Nasenloch der erkrankten Seite. Beiderseitiges Nasenbluten läßt den Sitz der blutenden Veränderungen in Rachen, Kehlkopf, Luftröhre, Bronchen oder Lunge vermuten, doch kann es sich dabei auch um eine Schädigung handeln, die beide Nasenhälften betrifft. Bei leichter Blutung erweist sich das Nasensekret als gerötet, oder es geht tropfenweise Blut ab (Epistaxis); bei ausgeprägter Rhinorrhagie entleert sich dagegen Blut in m. o. w. breitem Rinnsal (Abb. 5-5). Das Nasenbluten kann schon nach kurzer Zeit zum Stehen kommen, mehrmals wiederkehren oder einige Zeit anhalten. Letzteres führt zu anämiebedingter Beeinträchtigung des Allgemeinbefindens mit Mattigkeit, Freßunlust, Zunahme von Atem- und Pulsfrequenz sowie blassen Schleimhäuten, falls der Patient nicht schon zuvor aufgrund eines blutungsauslösenden Primärleidens allgemeingestört war.

Diagnose, Differentialdiagnose: Wenn Vorbericht, Begleitumstände und äußere örtliche Befunde keine eindeutigen Hinweise auf eine Verletzung oder anderweitige Erkrankung im Nasenbereich ergeben, kann die Klärung von Sitz und Ursache des »Nasenblutens« schwierig sein. Hilfreich ist dann die Sondierung mit weicher NSS, die bei Vorliegen eines intranasalen Fremdkörpers, Granuloms oder Tumors auf Widerstand (und Abwehr) stößt. Falls die Blutung in der Nase lokalisiert ist, haften dem zurückgezogenen Sondenende oft festere Blutkoagula, Eiter, nekrotische Gewebsfetzen oder übler Geruch an. Klaren

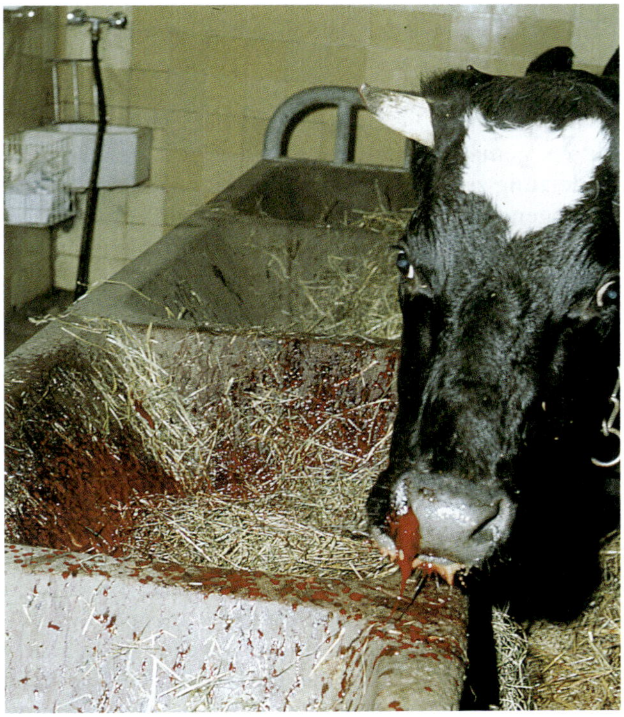

Abbildung 5-5 Traumatisch bedingtes echtes Nasenbluten (Rhinorrhagie)

Aufschluß ergibt die innere Betrachtung der Nase mit flexiblem Endoskop, das erforderlichenfalls bis in die Luftröhre vorzuschieben ist.

Bei weiter lungenwärts entspringender Blutung kann das aus der Nase, u. U. auch aus dem Maul austretende Blut größere Luftblasen enthalten. Auffallendes Leerschlucken spricht für eine Verletzung im Rachenbereich. Lungenbluten geht meist mit deutlicher Dyspnoe, emphysembedingter Vergrößerung des Lungenperkussionsfeldes, auskultierbarem Knattern oder Pfeifen sowie anfallsweisem Husten einher, bei welchem dann stoßweise flüssiges und koaguliertes Blut expektoriert wird. Mitunter bedingt eine solche Atembeschwerde auch exspiratorisches Stöhnen. Hämoptoe ist beim Rind fast immer auf Arrosion pulmonaler Blutgefäße als Folge abszedierender Absiedlungen eines blutstromaufwärts gelegenen pyämisch streuenden Eiterherdes, d. h. auf Endokarditis dextra (Kap. 4.1.2.4) oder pyogene Thrombose der hinteren Hohlvene (Kap. 4.2.2.7), zurückzuführen, weshalb diesen Möglichkeiten bei zunächst unerklärlich erscheinendem »Nasenbluten« stets nachgegangen werden sollte. Das Vorliegen einer hämorrhagischen Diathese (Kap. 4.3.5.10) gibt sich dadurch zu erkennen, daß auch an anderen Körperöffnungen Blutaustritt oder Petechien festzustellen sind und nicht selten mehrere, in gleicher Weise gehaltene und gefütterte Tiere des Bestandes nacheinander erkranken. Etwaiges Lungenödem (Kap. 5.3.2.3) führt zum Austreten von weißlichem oder leicht rötlich gefärbtem Schaum aus den Nasenlöchern, u. U. auch aus dem Maul, der in der Außenwelt – im Gegensatz zu Speichel – gerinnt.

■ **Beurteilung:** Die Prognose ist bei echtem Nasenbluten gemäß der im Einzelfall zugrundeliegenden Verletzung zu stellen, richtet sich also nach der jeweils vorliegenden Beteiligung von Schleimhaut, Knochen oder Nasennebenhöhlen. Bei Rhinorrhagie unbekannter Herkunft sind die Heilungsaussichten fraglich, bei Hämoptoe und hämorrhagischer Diathese schlecht bis infaust.

■ **Behandlung:** Nach Ruhigstellung (Aufstallen, Anbinden) des Patienten werden etwaige äußere Verletzungen der Nase sachgemäß versorgt (Kap. 2.2.2.7, 5.1.2.1). Lose Knochensplitter und Fremdkörper sind zu entfernen, blutende Gefäße zu unterbinden, die Wundränder in frischen Fällen zu begradigen sowie mittels Naht zu verschließen; nötigenfalls ist sachgemäße Drainage vorzusehen. Bei verschleppter Verletzung ist das Ausgranulieren des Gewebedefekts abzuwarten. Falls das blutende intranasale Gefäß nicht ligiert werden kann, muß die betreffende Nasenhälfte, möglichst nach vorheriger Betäubung ihrer Schleimhaut, tamponiert werden. Der Tampon, z. B. ein Gazeknäuel, Hemizellulose- oder Algenderivat-Schwamm passender Größe, sollte im Hinblick auf seine spätere Entfernung mit einem Faden versehen werden; zudem sollte er nicht nur mit einem Adstringens (Tanninlösung 1- bis 2‰ig, Adrenalin 1‰ig), sondern auch mit einem Anästhetikum getränkt werden; sonst beunruhigt er das Tier und wird über kurz oder lang unter Verstärkung der Blutung herausgeprustet. In anderweitig nicht zu beherrschenden Fällen kann das tamponierte Nasenloch zugenäht und dem Patienten ein Tracheotubus eingesetzt werden (Kap. 5.2.2.4). Als symptomatische Medikation empfiehlt sich die parenterale Gabe gerinnungsfördernder Mittel, insbesondere aber eine Bluttransfusion (Kap. 4.3.2.1).

5.1.2.3 Entzündung der Nasenschleimhaut

■ **Definition:** Entzündungen der Nasenschleimhaut treten entweder selbständig oder als Teilerscheinung verschiedener, noch weitere Abschnitte des Atmungsapparates miterfassender Krankheiten auf (idiopathische bzw. symptomatische Rhinitis). Dabei ist je nach örtlichem und Sekret-Befund zwischen katarrhalischer, follikulärer, fibrinös-krupöser, eitriger, erosiver, ulzerativer und nekrotisierender Rhinitis zu unterscheiden.

■ **Vorkommen, Ursachen:** Primäre Entzündungen der Nasenschleimhaut beruhen meist auf Einatmung von örtlich reizendem Gas (Ammoniak, nitrose Gase, Chlor, Kap. 5.3.5.2, 5.3.5.4 und 5.3.5.6), Rauch (Brandort) oder Dampf (heiße Schlempe), während Stäube vorwiegend sensibilisierend wirken (allergische Rhinitis, Kap. 5.1.6.1; bovine »Farmerlunge«, Kap. 5.3.6.1); gegebenenfalls pflegen solche Erkrankungen bestandsweise gehäuft aufzutreten. Idiopathische Rhinitis kann auch viral, mykotisch oder parasitär bedingt sein (Kap. 5.1.3.1, 5.1.3.3 und 5.1.4). Eine symptomatische Entzündung der Nasenschleimhaut ist die Regel bei Bösartigem Katarrhalfieber (Kap. 12.2.2), Mucosal Disease (Kap. 6.10.20), Rinderpest (Kap. 12.2.3) sowie bei Atemwegserkran-kung infolge Infektion mit Adenoviren (Kap. 5.3.3.4), dem Parainfluenza-3-Virus (Kap. 5.3.3.2) oder dem Bovinen Respiratorischen Synzytial-Virus (Kap. 5.3.3.3).

■ **Symptome:** Unkomplizierte nichtinfektiöse katarrhalische Rhinitis äußert sich in serösem bis schleimigem Ausfluß aus beiden Nasenlöchern; ihre Umgebung erscheint dadurch verschmiert oder verkrustet, ihre nichtpigmentierte Schleimhaut gerötet. Eitrige, krupöse oder nekrotisierende Entzündung der Nasenschleimhaut kann mit Abgeschlagenheit, mangelnder Freßlust sowie Fieber einhergehen (Lunge überprüfen!); aus der Nase solcher Patienten entleert sich schleimig-eitriges Sekret oder fibrinös-bröckliges bis jauchiges Exsudat, das meist auch purulenten bzw. ichorösen Geruch aufweist. Je nach dem Grad der damit verbundenen Verlegung der Nasengänge sind zudem Schniefen, Prusten, Niesen, mitunter auch örtlicher Juckreiz, d. h. Scheuern der Nasenflügel, zu beobachten.

Der *Verlauf* kann bei jeder der erwähnten Rhinitis-Formen akut, subakut oder chronisch sein. Katarrhalische Rhinitis heilt meist komplikationslos ab. Schwerwiegendere, eitrige, krupöse oder nekrotisierende Entzündungen der Nasenschleimhaut können auf Nachbarorgane (Nasennebenhöhlen, Rachen, Kehlkopf, Luftröhre, Bronchen und Lunge) übergreifen, die daher stets überprüft werden sollten.

■ **Diagnose:** Symptomatologisch ist Nasenschleimhautentzündung i. d. R. leicht zu erkennen; beim Fehlen brauchbarer anamnestischer Hinweise kann die Klärung der Ätiologie des Leidens aber schwierig sein. *Differentialdiagnostisch* ist v. a. die Abgrenzung einfacher Rhinitiden von solchen Erkrankungen wichtig, bei denen noch andere Abschnitte des Atmungsapparates mitbeteiligt sind (s. *Ursachen*). Bei bestandsweise gehäuft auftretender und offensichtlich ansteckender Nasenschleimhautentzündung sind Nasentupferproben frisch erkrankter Patienten zur viro-, bakterio- und mykologischen Untersuchung einzusenden.

■ **Behandlung:** Schaffung eines gutbelüfteten, aber zugluftfreien und angemessen temperierten Stallklimas; Verhütung von Staubentwicklung beim Einstreuen und Füttern (Schrote und Mehle anfeuchten). Bei stenosierender Anschwellung der Nasenschleimhaut oder starker, übelriechender Exsudation sind wiederholte Nasenspülungen mit Spülkanne oder JANET-Spritze sowie angeschlossenem Schlauch angezeigt; dabei ist der Kopf des Patienten tief zu halten. Hierzu eignen sich milde Desinfizienzien, wie Kochsalz in 1- bis 2%iger, Alaun oder Kaliumpermanganat in 0,5- bis 1‰iger Lösung oder Jodophor-Lösung. In hartnäckigen, bakteriell besiedelten oder fieberhaft erkrankten Fällen können auch Antibiotika lokal (Spray) oder parenteral verabreicht werden, doch sollte zuvor stets erneut auf etwaige Komplikationen der Rhinitis (Beteiligung von Nasennebenhöhlen oder Lunge, Kap. 5.1.2.4, 5.1.2.5 bzw. 5.3), bei Einzelerkrankung eines älteren Tieres dagegen auf Siebbeinkarzinom (Kap. 5.1.7.1) untersucht werden.

■ **Prophylaxe:** Vermeiden der Ursachen.

5.1.2.4 Entzündung der Stirnhöhle

■ **Definition, Vorkommen:** Beim Rind treten Entzündungen der Stirnhöhle zwar nur sporadisch auf; katarrhalische und eitrige Sinusitis frontalis sind aber weit häufiger als entsprechende Erkrankungen der Kieferhöhle (Kap. 5.1.2.5) und die praktisch bedeutungslosen Entzündungen von Gaumen-, Tränen- oder Keilbeinhöhle.

■ **Ursachen:** Sinusitis frontalis beruht meist auf Bruch des vom 7. Lebensmonat an pneumatisierten, also mit der Stirnhöhle in offener Verbindung stehenden knöchernen Hornzapfens (Kap. 2.4.2.4), oder einer nach diesem Zeitpunkt vorgenommenen Enthornung (Kap. 2.4.5.2), d. h. auf Eröffnung und anschließender Infektion der Stirnhöhle; ausnahmsweise kommt das Leiden durch Übergreifen einer Erkrankung der ebenfalls mit ihr kommunizierenden Nasenhöhle (Kap. 5.1.2.3) zustande. Bakteriologisch wird meist A. pyogenes und/oder Pasteurella multocida ermittelt.

■ **Symptome, Verlauf:** Im Regelfall ist nur eine Seite der von einer medianen Knochenlamelle in zwei Hälften geteilten Stirnhöhle betroffen. Dabei ist – je nach Erkrankungsdauer und Exsudatbeschaffenheit – zwischen akuter katarrhalischer bis eitrig-jauchiger und chronisch-purulenter Sinusitis zu unterscheiden. Bei katarrhalischer Reizung der Stirnhöhle ist das Allgemeinbefinden nicht nennenswert gestört, und die Erscheinungen beschränken sich auf vermehrten bis schubweise erfolgenden, einseitigen dünn- bis dickschleimigen Nasenausfluß sowie ebensolchen Ausfluß aus einer etwaigen Hornzapfenfrakturstelle oder Enthornungswunde (Abb. 5-6). Bei akuter purulenter oder putrider Stirnhöhlenentzündung bestehen mißfarbener übelriechender Ausfluß, Freßunlust, mitunter auch leichtes Fieber sowie m. o. w. stark ausgeprägte Benommenheit. Die chronisch-eitrige Form des Leidens ist meist darauf zurückzuführen, daß die in der Stirnhöhle befindliche Eiteransammlung infolge Anschwellung der Schleimhaut im Bereich der Verbindungsöffnung zur Nasenhöhle oder Verlegung des Meatus nasofrontalis durch Fibrin nicht nach dort und auch nicht über den beschädigten oder operativ gekürzten Hornzapfen abfließen kann (= Stirnhöhlen-Empyem; Abb. 5-7). Solche Patienten zeigen wechselnde Freßlust und Anteilnahme an der Umgebung sowie von Fall zu Fall eine mäßig derbe, beulige Auftreibung im Stirnbereich, Scheuern dieser Stelle an umgebenden Gegenständen oder Kratzen derselben mit den Klauen der Hinterbeine, Schiefhalten des Kopfes, Exophthalmus mit Lichtscheu, Tränenfluß und Lidödem sowie einseitiges Schielen oder »Hängeohr«, auf der kranken Seite zudem üblen Geruch des Nasenausflusses oder der Atemluft.

■ **Diagnose:** Die klinische Symptomatik lenkt den Verdacht auf eine Erkrankung der Stirnhöhle, was sich durch eingehende Untersuchung des Hornes oder der Enthornungswunde sowie der Stirnhöhle

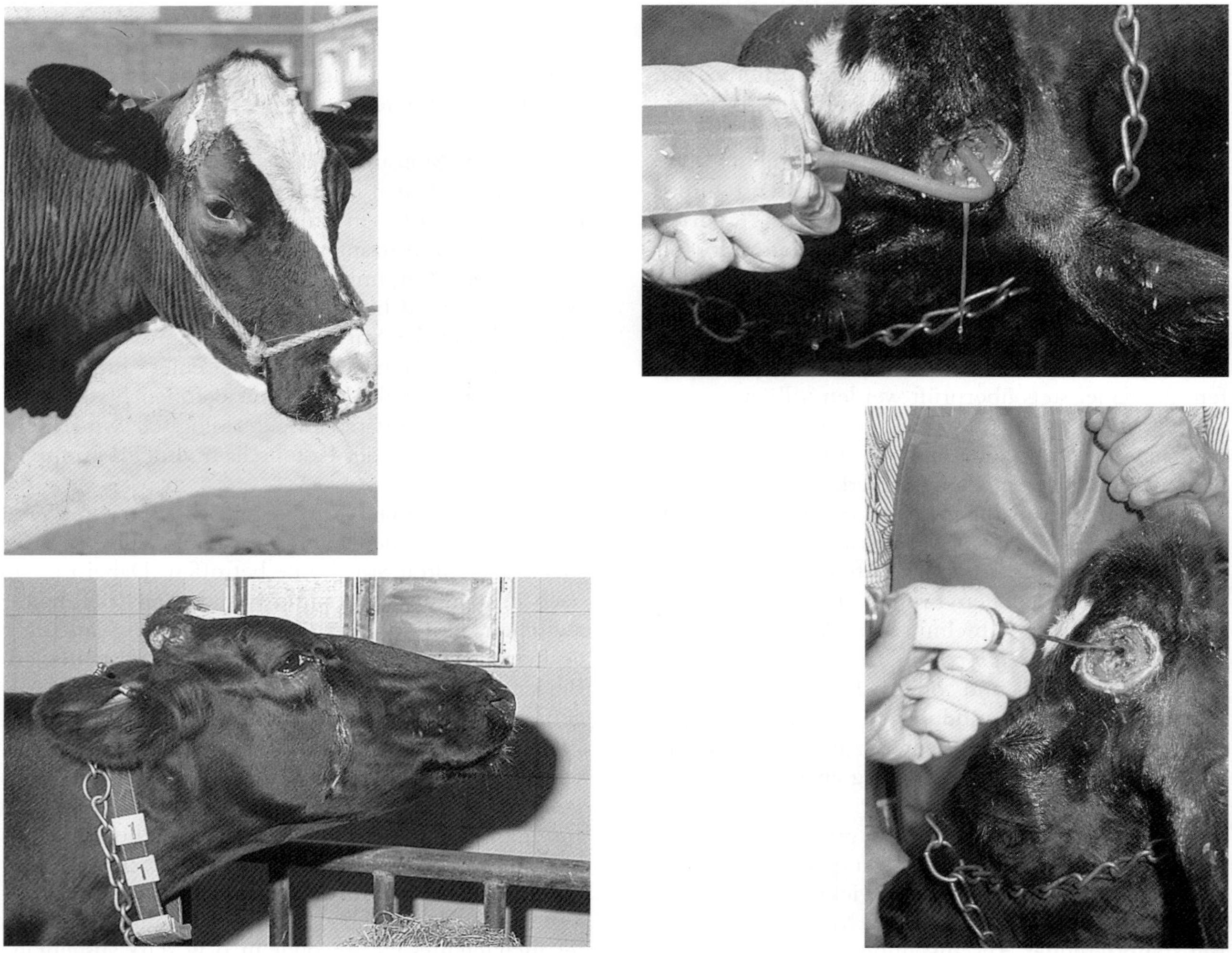

Abbildung 5-6 bis 5-9: *Stirnhöhlenentzündung*: Links oben: enthornungsbedingte offen eiternde Sinusitis frontalis; links unten: geschlossenes Stirnhöhlenempyem nach länger zurückliegender »Stumpen«-Enthornung (Kopfscheu, Tränenfluß, Stirnauftreibung, perkutorische Dämpfung); rechts oben: desinfizierende Spülung des hierzu im Enthornungsbereich trepanierten Sinus frontalis; rechts unten: antibiotische Versorgung der Stirnhöhle des Tieres von Abb. 5-8

der betreffenden Seite – im Vergleich zu derjenigen der gesunden Seite – bestätigen (oder entkräften) läßt: Nachweis einer Hornzapfenverletzung, Austritt von infiziertem Exsudat aus dem Amputationsdefekt, perkutorische Dämpfung im Bereich des Sinus frontalis. Fraglichenfalls bringt die Eröffnung der Stirnhöhle Klarheit (s. *Behandlung*).

Differentialdiagnostisch sind v.a. Hornzapfenkrebs (Kap. 2.4.4.1) und Siebbein-Karzinom (Kap. 5.1.7.1), aber auch Augen-Krebs (Kap. 11.1.7.1), Orbital-Leukose (Kap. 3.1.3.1) und Hirnnervenscheidentumorose (Kap. 10.7.1) in Betracht zu ziehen.

Beurteilung: Die akute jauchige Stirnhöhlenentzündung neigt bei Beteiligung von anaeroben Keimen gelegentlich trotz Behandlung zu Verschlimmerung; bei den anderen Formen des Leidens ist die Prognose günstig.

Behandlung: Der Patient sollte von Herdengenossen unbelästigt im abgedunkelten, staub- und fliegenfreien Stall angebunden bleiben; falls das Tier im Stirnbereich Juckreiz zeigt, sollte der Zeitabstand zwischen den einzelnen Spülungen (s. u.) verringert und ein »Vergrittungsgeschirr« angelegt werden.

Zunächst ist ein *Zugang zur Stirnhöhle* zu schaffen: Bei infolge Hornzapfenbruchs oder nach Enthornung eingetretener Sinusitis frontalis empfiehlt es sich, das betreffende Horn an seiner Basis abzusetzen (Kap. 2.4.5.2) bzw. die bei der vorausgegangenen Hornamputation entstandene und seitdem bereits m. o. w. weit zugeheilte Öffnung zwischen Außenwelt und Stirnhöhle mit Hilfe des Trepans oder eines scharfen Löffels wieder durchgängig zu machen. Bei andersbedingter Stirnhöhlenvereiterung ist zwischen Hornamputation und Stirnhöhlentrepanation zu entscheiden; letztere ist vorzuziehen, wenn der Patient

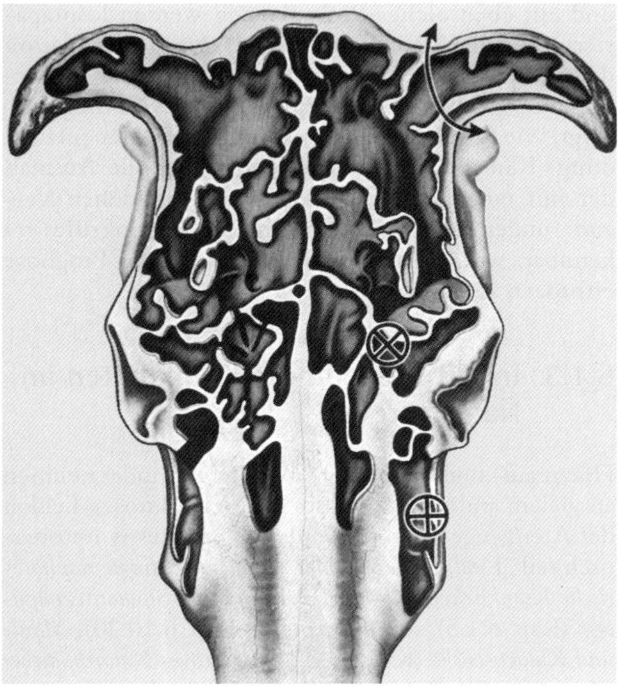

Abbildung 5-10 Trepanationsstellen der Nasennebenhöhlen des Rindes: ↔ Eröffnung der Stirnhöhle durch Absetzen des Hornes der betreffenden Seite; ⊗ Trepanationsstelle des Sinus frontalis wenig oral einer Verbindungslinie zwischen beiden temporalen Augenwinkeln, auf halbem Wege zwischen Schädelmitte und -rand; ⊕ Trepanationsstelle des Sinus maxillaris inmitten der Verbindungslinie von nasalem Augenwinkel und Tuber malare

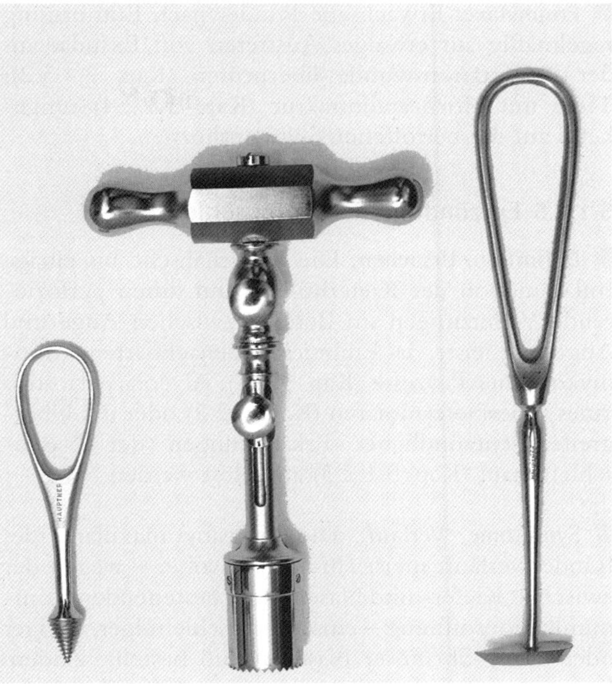

Abbildung 5-11 Stirnhöhlentrepanation: Trepanationsbesteck (Knochenschraube/links, Trepan/Mitte, Knochenhautlöser/rechts)

aus ästhetischen Gründen beide Hörner behalten soll:

Für diesen *Eingriff* wird die Haut im Stirnbereich gründlich gereinigt, rasiert und desinfiziert. Dann wird die knapp zwei Fingerbreiten neben der Medianen und unmittelbar rostral einer Verbindungslinie durch beide lateralen Augenwinkel gelegene Trepanationsstelle (Abb. 5-10) mittels fingerlanger Infiltrationsanästhesie betäubt (20 ml Lokalanästhetikum s.c.). Hier wird die Haut (wiederum paramedian) auf ebensolanger Strecke gespalten, beiderseits fingerbreit abpräpariert und die Wunde mittels eingesetzter Haltezügel gespreizt. Darauf wird das Periost in gleicher Weise gespalten, mit dem Schaber vom Knochen gelöst und ebenfalls zur Seite gezogen. Schließlich wird der Trepan (Abb. 5-11) – zunächst mit, nach dem Vorbohren dann ohne vorragende Spitze – angesetzt, ein etwa münzengroßes Stück der nur 3–5 mm starken äußeren Stirnbeinlamelle drehend ausgesägt und mit Hilfe der Knochenschraube entfernt. Hierbei wird i. d. R. die Grenze zwischen oraler und aboraler Stirnhöhlenabteilung getroffen, welche so – nötigenfalls nach Herausbrechen etwa störender Querleisten – beide Abfluß erhalten. Nach dem Spülen werden Periost- und Hautlappen jeweils wieder mittels ihrer Haltehefte verschlossen.

Die *Spülbehandlung* (Abb. 5-8) erfolgt über die hierzu geschaffene Öffnung und sollte alle 2–3 Tage so lange wiederholt werden, bis die benutzte Flüssigkeit unbehindert über den Meatus nasofrontalis abfließt, d. h. aus dem Nasenloch der betreffenden Seite austritt und keinen üblen Geruch mehr aufweist. Als Spülmittel eignen sich milde Desinfizienzien (z. B. Jodophor-Lösung), die mittels Spülkanne oder Janet-Spritze und Schlauch appliziert werden. Die Zugangsöffnung muß vor jedem Spülen behutsam, aber gründlich gereinigt, insbesondere von verkrustetem Exsudat befreit werden; sonst gelangt dieses leicht in die Stirnhöhle und verlegt deren Verbindung zur Nasenhöhle aufs neue. Das Spülen sollte möglichst so erfolgen, daß es dabei nicht zu Drucksteigerung in der Stirnhöhle kommt. Nach Einbringen von 200 ml Spülflüssigkeit ist der Kopf des Patienten jeweils mehrmals kräftig zu drehen und zu wenden, um alle Nischen des Hohlraumes zu erreichen, und dann so zu halten, daß die Zugangsöffnung nach unten zeigt; dabei ist auf restlosen Abfluß des benutzten Mittels zu achten. Zum Abschluß jeder Spülbehandlung sind dann 0,5–1,0 g eines Breitbandantibiotikums zu instillieren (Abb. 5-9). Eine zusätzliche parenterale antibiotische Behandlung erübrigt sich meist; bei akuter jauchiger Sinusitis frontalis erscheint sie jedoch angebracht.

Prophylaxe: Erwachsene Rinder nach Enthornung regelmäßig auf etwaiges Austreten von Exsudat aus der Amputationswunde überprüfen (Kap. 2.4.5.2); Tiere mit Hornzapfenfraktur (Kap. 2.4.2.4) umgehend auf der betroffenen Seite enthornen.

5.1.2.5 Entzündung der Kieferhöhle

Definition, Ursachen: Die katarrhalische bis eitrige Inflammation der Kieferhöhle kann durch perforierende Verletzungen im Bereich zwischen Auge und Angesichtsleiste, das Einbrechen benachbarter aktinomykotischer Prozesse (Kap. 9.1.4), Alveolarperiostitis eines Oberkiefermolaren (Kap. 6.2.2) oder das Übergreifen entzündlicher Erkrankungen der Nasenschleimhaut (Kap. 5.1.2.3) ausgelöst werden.

Symptome, Verlauf: Die Sinusitis maxillaris des Rindes verläuft meist chronisch, wobei – wegen der zwischen Kiefer- und Nasenhöhle bestehenden Kommunikationsöffnung – einseitiger, schleimiger, eitriger oder blutig-fibrinöser Nasenausfluß besteht. Zudem liegen von Fall zu Fall gleichseitige Auftreibung des Oberkiefers oder des harten Gaumens, Deviation der Oberkieferbackzahnreihe, Einengung des Nasenganges, Schniefen, Tränenfluß oder Lidödem sowie Exophthalmus vor. Die Schallperkussion des betroffenen Sinus ergibt – bei Vergleich mit dem auf der gesunden Seite erhobenen Befund – eine seiner Anschoppung mit Exsudat entsprechende Dämpfung, oft auch deutliche Klopfempfindlichkeit. In fortgeschrittenen Fällen kann das Kaugeschäft beeinträchtigt sein.

Diagnose: Die Erscheinungen gestatten meist die Verdachtsdiagnose einer Kieferhöhlenentzündung. Klärung läßt sich durch Trepanation herbeiführen, welche zugleich die entscheidende therapeutische Maßnahme darstellt. *Differentialdiagnostisch* ist an die eingangs erwähnten, zu Sinusitis maxillaris führenden Grundleiden sowie an Invasion der Kieferhöhle durch ein Siebbeinkarzinom (Kap. 5.1.7.1) zu denken.

Beurteilung: Die Prognose wird vom Ausmaß der begleitenden Veränderungen und Funktionsstörungen, wie Behinderung von Nasenatmung, Futteraufnahme und Wiederkauen, bestimmt; in verschleppten Fällen ist sie oft schlecht bis aussichtslos.

Behandlung: Die Trepanation der Kieferhöhle erfolgt etwa in der Mitte zwischen medialem Augenwinkel und Tuber malare (s. Abb. 5-9). Nach üblicher Vorbereitung und örtlicher Betäubung des Operationsfeldes (10–20 ml Lokalanästhetikum s.c. infiltriert) wird die Haut an dieser Stelle durch zwei etwa 3 cm lange, rechtwinklig aufeinanderstoßende Schnitte gespalten; der damit begrenzte dreieckige Hautlappen und ein ebensolcher Periostlappen werden lospräpariert und aufgeklappt (Haltezügel). Nach Trepanation der Außenlamelle des Oberkiefers wird die Kieferhöhle in gleicher Weise gespült und antibiotisch versorgt, wie für die Behandlung der Stirnhöhlenentzündung (Kap. 5.1.2.4) beschrieben. Das volle Ausmaß der mit einer Sinusitis maxillaris verbundenen Veränderungen wird u. U. erst während des Eingriffes erkennbar, was entsprechende Korrektur der Prognose erfordern kann.

5.1.3 Infektionsbedingte Krankheiten im Nasenbereich

Flotzmaul- und Nasenschleimhaut des Rindes nehmen an vielen, andernorts besprochenen infektiösen Leiden der Atemwege oder des Verdauungstraktes symptomatisch teil: *Viral, bakteriell oder mykotisch bedingte respiratorische Krankheiten* (Kap. 5.1.3.1 ff.) bzw. *Stomatitis papulosa* (Kap. 6.1.5), *Mucosal Disease* (Kap. 6.10.20), *Maul- und Klauenseuche* (Kap. 12.2.1), *Bösartiges Katarrhalfieber* (Kap. 12.2.2), *Rinderpest* (Kap. 12.2.3). Im folgenden sollen die idiopathischen Infektionskrankheiten der Nasenschleimhaut dargestellt werden.

5.1.3.1 Infektiöse Bovine Rhinotracheitis

Definition, Vorkommen, Verbreitung: Die auf Infektion mit dem *Bovinen Herpes-Virus-1* (BHV_1) beruhende und oft bestandsweise gehäuft auftretende, ansteckende, akut und fieberhaft verlaufende Infektiöse Bovine Rhinotracheitis (IBR) ist von erheblicher praktischer Bedeutung. Bei Beteiligung bakterieller Sekundärkeime oder Befall neugeborener Kälber verläuft sie schwerwiegend, sonst meist gutartig, und führt zu lebenslanger Latenz des Erregers im infizierten Rind. *Andere Bezeichnungen*: ansteckende Nasen-Luftröhrenentzündung, »red nose«, necrotic rhinitis, »grippe canadienne«. Außer in Dänemark, Österreich und der Schweiz, wo die BHV_1-Infektion getilgt ist, kommt IBR weltweit vor; zuvor BHV_1-freie Bestände infizieren sich v. a. durch Zukauf oder vorübergehende gemeinsame Unterbringung mit BHV_1-Ausscheidern (Transport, Ausstellung), keimhaltiges Sperma (k. B.), u. U. auch indirekt (Personenverkehr, Gerätschaften).

Ursache: Das IBR-auslösende $BHV_{1.1}$ unterscheidet sich genotypisch von dem die Genitalschleimhäute schädigenden, fakultativ aber offenbar ebenfalls respiropathogenen $BHV_{1.2}$, welches die infektiöse pustulöse Vulvovaginitis und Balanoposthitis (IPV/IBP, »Bläschenausschlag« oder Koitalexanthem) des Rindes verursacht. In Europa wurde bis in die 1960er Jahre vorwiegend IPV/IBP, seit 1977 – vermutlich nach Einschleppung aus Nordamerika – in erster Linie IBR beobachtet. Das BHV_1 bedingt auch die Herpes-Konjunktivitis des Kalbes (Kap. 11.1.3.4), während Bovine Herpes-Mamillitis (Kap. 2.2.3.3) sowie Pseudo-Lumpy-skin-Disease vom BHV_2 verursacht werden; BHV_3 gilt als Erreger des Bösartigen Katarrhalfiebers (Kap. 12.2.2) und wird auch als Alkelaphines Herpesvirus-1 (AHV_1) oder Ovines Herpesvirus-2 (OHV_2) bezeichnet. Die Pathogenität von BHV_4 gilt als fraglich. BHV_5 ist der Erreger der Herpes-Enzephalitis des Kalbes (Kap. 10.3.5).

Pathogenese: Die Infektion mit dem BHV_1 erfolgt *aerogen* über keimhaltige Tröpfchen (IBR) bzw. beim *Deckakt* oder der *Besamung* (IPV/IBP). Als erregerhaltig sind Tränen- und Nasensekret sowie Speichel bzw. Genitalsekret und Sperma von $BHV_{1.1}$- bzw. $BHV_{1.2}$-Ausscheidern anzusehen. IBR-Bestandserkrankungen gehen entweder von neu hinzugekommenen, *klinisch IBR-kranken Rindern* oder von gesund erscheinenden, aber *latent mit* BHV_1 infizierten (oder mit Lebendvakzine geimpften) Herdengenossen aus, bei denen es infolge besonderer Belastung zur *Re-Aktivierung und erneuten Ausscheidung des Erregers* gekommen ist; als derartige »Auslöser« gelten Abkalbung, Transport, Zusammenbringen vieler Tiere unterschiedlicher Herkunft auf engem Raum, Kälte, anderweitige Primärerkrankung, Lungenwurmbefall, gastrointestinale Resorption von 3-Methylindol, Verabreichung von Glukokortikoiden, Impfungen u. ä. m. Das latent befallene, erneut BHV_1-verbreitende Tier bleibt dabei selbst meist frei von IBR-Symptomen. (Unter besonderen meteorologischen Bedingungen sind offenbar vereinzelt auch aerogene Infektionen über größere Entfernungen hinweg möglich.)

Bei Erstinfektion mit dem BHV_1 kommt es, nach 2- bis 4tägiger Inkubation, zunächst zu *massiver Vermehrung* des Erregers in den Epithelzellen der befallenen Atem-(oder Genital-)schleimhäute sowie zu dessen 2–3 Wochen lang anhaltender Ausscheidung mit Tränen-, Nasensekret und Speichel (oder Genitalsekret). Von der primär besiedelten und dabei geschädigten Schleimhaut aus breitet sich das Virus dann hämatogen, nerval sowie von Zelle zu Zelle aus. Die *hämatogene Streuung* bedingt vorübergehende Virämie, die bei erwachsenen Rindern zur sekundären Absiedlung des Erregers in bestimmten Organen führen kann. Dabei gelten Uterus/Embryo, Plazenta/Fetus, Ovarien/Eileiter sowie Euter als Zielorgane, was Umrindern, Abort oder Totgeburt, Zyklusstörungen bzw. Mastitis bedingen kann. Bei nicht durch kolostrale Antikörper geschützten Kälbern kann die BHV_1-Virämie dagegen schwerwiegende Erkrankung auslösen (s. u.). Im Zuge der *nervalen Ausbreitung* wandert das BHV_1 neuroaxonal zum regionalen Ganglion, d. h. bei respiratorischer Infektion zum Trigeminalganglion, bei genitaler Infektion dagegen zu einem Sakralganglion, um sich in dessen Nervenzellen latent anzusiedeln. Außerdem ist das BHV_1 befähigt, sich – ohne extrazellulären Aufenthalt – *von Zelle zu Zelle auszubreiten*; diesem Vorgang kommt v. a. für die Reaktivierung und Reexkretion von zuvor latent gewesenem BHV_1 Bedeutung zu: Dabei wird der Erreger vom gleichen Gewebe ausgeschieden, in dem er sich schon bei der Primärinfektion vermehrt hatte.

Das Überstehen der BHV_1-Infektion führt zu *Immunität*, die auf Entwicklung humoraler Antikörper, v. a. aber auf lokalen, zellvermittelten Abwehrkräften beruht und mit latenter Anwesenheit des Erregers in einem der ebengenannten Ganglien einhergeht. Dieser äußerlich unauffällige Zustand der *Viruslatenz* ist nur serologisch erkennbar; er schützt lediglich vor erneuter IBR-Erkrankung, nicht aber vor Superinfektion mit dem BHV_1. Ausnahmsweise reagieren latent BHV_1-infizierte Rinder allerdings serologisch negativ (= *»fälschlich«* BHV_1-negative Reagenten), weshalb dem serologischen Befund des Einzeltieres weniger Bedeutung beizumessen ist als den Ergebnissen wiederholter Bestandskontrollen.

Auch die *prophylaktische Impfung* mit modifizierter Lebend- oder inaktivierter BHV_1-Vakzine verhindert zwar das Erkranken der Impflinge an IBR; sie schützt die vakzinierten Tiere aber nicht sicher vor Infektion mit BHV_1-Feldstämmen und daraus resultierender latenter Ansiedlung solcher Erreger. Das latente BHV_1 kann dann – bei entsprechender Belastung seines Trägertieres, und zwar trotz Vakzination – wieder aktiviert, vermehrt und – je nach Immunitätslage – auch ausgeschieden werden, also IBR-Erkrankungen exponierter empfänglicher bzw. ungeimpfter Herdenangehöriger bedingen. Die Gefahr einer solchen Reaktivierung und Reexkretion besteht v. a. bei Trägern, deren Titer BHV_1-neutralisierender Antikörper abgesunken ist. Sie wird bei den auf regelmäßiger Impfung basierenden Bekämpfungsprogrammen zwar bewußt in Kauf genommen, doch führen derartige Vorkommnisse naturgemäß zu Enttäuschung bei Eigner und Tierarzt. Das Einstellen eines »fälschlich« IBR-negativ reagierenden, latent BHV_1-infizierten Rindes in einen BHV_1-freien Bestand kann ganz erhebliche klinische und wirtschaftliche Auswirkungen nach sich ziehen (s. *Bedeutung*).

Ein bereits mit latenter BHV_1-Infektion behaftetes Rind kann also spontan oder experimentell mit Feld- oder Impf-BHV_1 superinfiziert werden; bei etwaiger Belastung können dann beide Erregerstämme reaktiviert und reexkretiert werden.

Nicht durch kolostral-vermittelte Antikörper vor dem BHV_1 geschützte *neugeborene Kälber* sind diesem Keim gegenüber besonders empfindlich. Andererseits schützen ihre maternalen Antikörper zwar 1–6 Monate lang vor BHV_1-bedingter Erkrankung, nicht aber vor stummer, zu Viruslatenz führender Infektion; derart infizierte Jungtiere pflegen auch in der Folge keine eigenen BHV_1-Antikörper zu entwickeln, bleiben also nach dem Verschwinden ihrer maternalen Antikörper »fälschlich« seronegative Reagenten.

Schafe, Ziegen, Wildwiederkäuer und *Schweine* können serologisch BHV_1-positiv reagieren, doch sind von ihnen in Europa keine praxisrelevanten Auswirkungen auf Rinder zu befürchten; dagegen können Büffel offenbar ein für Hausrinder gefährliches BHV_1-Reservoir darstellen.

■ **Symptome:** Der Befall der oberen Luftwege mit dem BHV_1 vermindert – infolge Zilienverlusts sowie Beeinträchtigung der zellvermittelten Abwehr und der Lungenfunktionstüchtigkeit – die Widerstandskraft dieser Schleimhäute gegenüber Begleit- und Sekundärinfektionen, insbesondere solchen mit Pasteurellen (Kap. 5.3.3.13), Mykoplasmen, Parainfluenza-3- oder Bovinem Virus-Diarrhoe-Virus, was gegebenenfalls besonders schwerwiegende Erkrankungen bedingt. Die Ansiedlung von BHV_1 auf den Bindehäuten fördert bereits vorliegende oder nachträglich eintretende Infektionen mit Moraxella bovis (Kap. 11.1.3.1). Hieraus sowie aus der individuell unterschiedlichen Abwehrfähigkeit erklärt sich die von Bestand zu Bestand, mitunter aber auch innerhalb ein und derselben Herde, zu beobachtende *Variabilität des klinischen Bildes* der IBR, die zudem in Milchviehbeständen oft milder zu verlaufen pflegt als in engbesetzten Mastrinderanlagen:

➤ *IBR-typisch* sind plötzlich einsetzende Inappetenz, Milchrückgang, hohes Fieber (bis zu 42 °C) sowie seröser, später muköser bis muko-fibrinöser Nasenausfluß und Tränenfluß, starkes Speicheln, mitunter vermehrte Erregbarkeit, meist aber Niedergeschlagenheit. Die nähere Untersuchung ergibt Lichtscheu, starke Rötung und Schwellung der Konjunktiven sowie der Schleimhaut von Flotzmaul und Naseneingang, auf welcher häufig kleine grauweißliche Flekken zu erkennen sind (Abb. 5-12). Mitunter liegt auch mäßiger bis kräftiger Husten vor. Die Atembewegungen sind oberflächlich, ihre Frequenz ist erhöht; Perkussions- und Auskultationsbefund der Lunge sind – abgesehen von fortgeleiteten Stenosegeräuschen der oberen Luftwege – unauffällig. Während etwaigen Treibens kann sich Atemnot einstellen. Bei *leichter Erkrankung* pflegt das Fieber nach 1–2 Tagen zurückzugehen und das Leiden innerhalb von 1–2 Wochen auszuheilen. Bei *schwerer erkrankten* Tieren ist das klinische Bild ausgeprägter und langwieriger: Sie zeigen anhaltendes Fieber, übelriechenden muko-purulenten Nasenausfluß, Schleimhautulzerationen, inspiratorische Dyspnoe und deutlichen Stridor (Abb. 5-13 bis 5-15). Nach Eintritt bronchopneumonischer Komplikationen kommen gemischte Dyspnoe sowie auskultatorisch Knatter- und Pfeifgeräusche hinzu; der Gesamteindruck wird dann bedrohlich. Solche Patienten können mehrere Wochen bis Monate lang kränkeln, unwirtschaftlich werden oder sogar plötzlich verenden.

➤ *BHV_1*-bedingte Aborte ereignen sich meist im 6.–8. Trächtigkeitsmonat, und zwar oft erst einige Wochen bis 3 Monate nach klinischer IBR-Erkrankung oder Impfung der nicht-immunen Mutter mit bestimmten, attenuierten BHV_1-Lebend-Vakzinen.

➤ Die *BHV_1*-Infektion neugeborener Kälber kann bereits intrauterin eintreten, erfolgt aber i. d. R. perinatal; sie geht meist vom Muttertier aus und erfolgt entweder durch transplazentare Übertragung oder infolge postpartaler Exkretion von primärvermehrtem oder reaktiviertem Virus. Das während der ersten Lebenswoche einsetzende klinische Bild entspricht von Fall zu Fall mehr einer respiratorischen, einer digestiven oder einer generalisierten Erkrankung:

➤➤ Bei der *respiratorischen Form* sind Nasen-, Konjunktival- und Rachenschleimhaut, mitunter auch Bronchen und Lunge, beteiligt: mukopurulenter Nasenausfluß, Tränen, Husten und Stridorgeräusche sowie erschwertes Abschlucken; Fieber; Tod innerhalb weniger Tage. Die Zerlegung ergibt entzündliche Rötung, Erosionen/Ulzerationen und fibrinöse Auflagerungen in den oberen Luftwegen, Blutfülle der Lunge, mitunter auch Aspirationspneumonie.

➤➤ Die *digestive Form* ist durch auffallendes Speicheln, Ulzera der Zungenschleimhaut, hohes Fieber und profuse katarrhalische Diarrhoe gekennzeichnet; oft ist auch das zugehörige Muttertier durchfällig. Bei der Sektion finden sich Erosionen und nekrotisierende Herde mit fibrinoiden Belägen auf den Schleimhäuten von Schlund, Vormägen und Darm.

➤➤ Die *generalisierte Form* ist besonders schwerwiegend. Sie umfaßt Symptome sowohl der respiratorischen als auch der digestiven Form, einschließlich Bronchopneumonie, und verläuft rasch tödlich. Die Sektion zeigt nekrotische Herde in Leber, Milz, Nieren und Hoden, aus welchen sich das Virus leicht isolieren läßt.

➤➤ *BHV_1*-Konjunktivitis und *BHV_5-Enzephalitis* werden anderenorts (Kap. 11.1.3.4 bzw. 10.3.5) besprochen.

■ **Verlauf:** Morbidität und Letalität des einzelnen *IBR-Ausbruches* hängen von der immunologischen Ausgangssituation des betroffenen Rinderbestandes, etwaiger zusätzlicher viraler, bakterieller oder parasitärer Erkrankung des Atmungsapparates sowie den jeweiligen Begleitbelastungen ab. In nichtgeimpften Milchviehherden beträgt die mittlere Morbidität 10–30 %, mitunter aber wesentlich mehr, die Letalität < 3 %; bei ungeimpften Mastrindern kann die Mor-

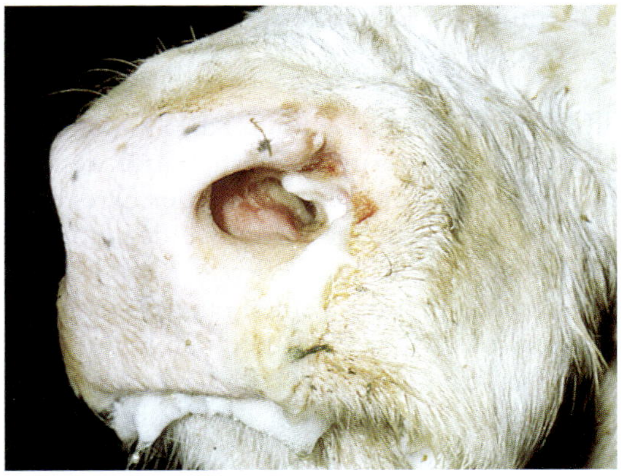
Abb. 5-12

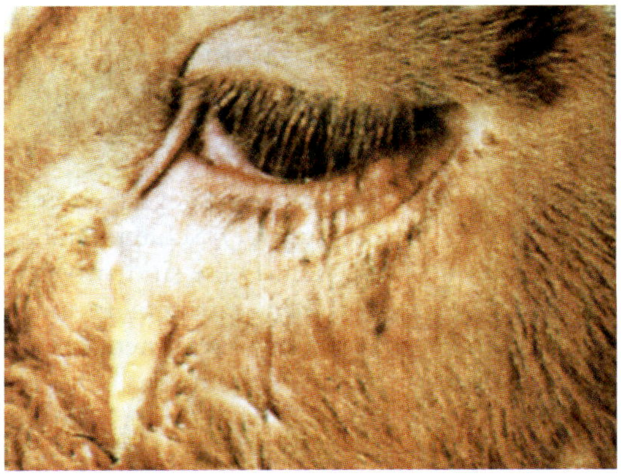
Abb. 5-13

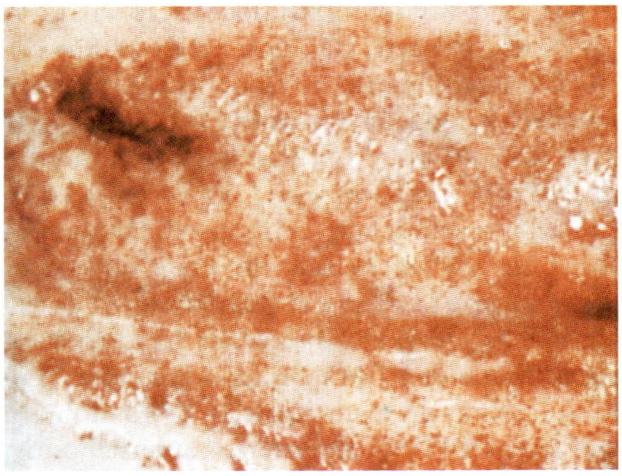
Abb. 5-14

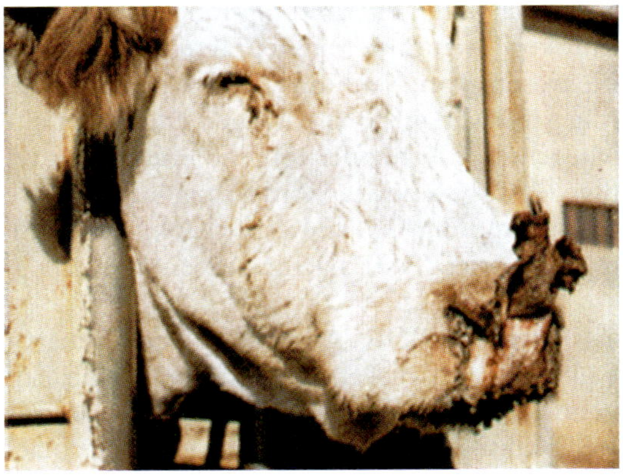
Abb. 5-15

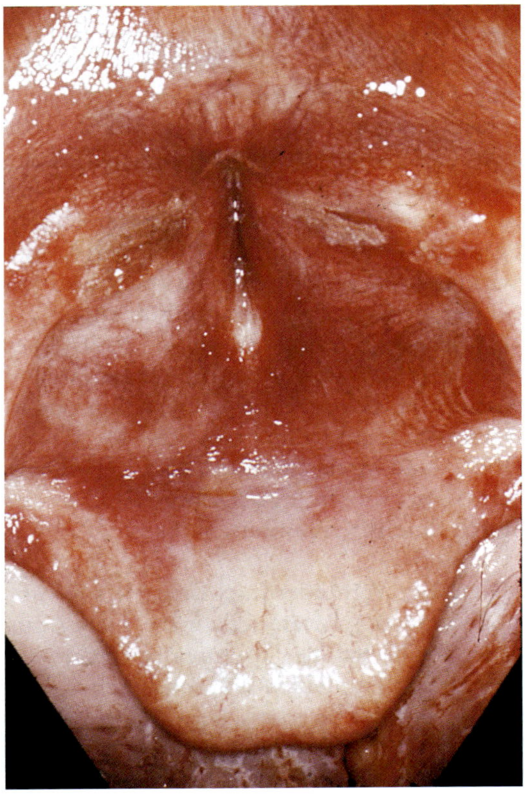
Abb. 5-16

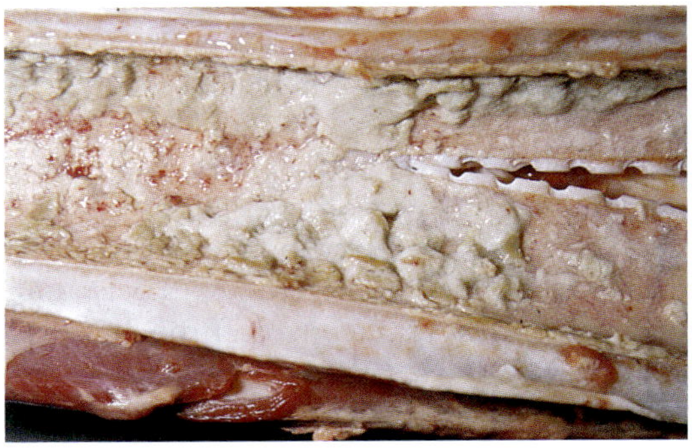
Abb. 5-17

Infektiöse Bovine Rhinotracheitis:
Abbildung 5-12 Entzündliche Rötung des Naseneingangs, dickschleimiger Nasenausfluß (STRAUB, 1967)
Abbildung 5-13 Begleitende katarrhalische Konjunktivitis (STRAUB, 1967)
Abbildung 5-14 Hyperämie und Erosionen der Nasenschleimhaut (STRAUB, 1967)
Abbildung 5-15 Ablösung des abgestorbenen Flotzmaulepithels (STRAUB, 1967)
Abbildung 5-16 Rötung und entzündliches Ödem der Kehlkopfschleimhaut
Abbildung 5-17 Krupöse Beläge auf der Luftröhrenmukosa bei schwerem, durch bakterielle Sekundärinfektion kompliziertem Verlauf

bidität 100%, die Letalität 10% erreichen. BHV_1-bedingte *Erkrankungen neugeborener Kälber* verlaufen wegen unzureichender kolostralvermittelter Immunität oft tödlich.

■ **Sektion:** M. o. w. stark ausgeprägte entzündliche Rötung und Verquellung der Schleimhäute zwischen Flotzmaul und Bronchen. Diese sind von schleimigem bis fibrinösem, u. U. sogar eitrigem Exsudat bedeckt und weisen Petechien sowie Erosionen, bei bakterieller Sekundärinfektion auch Nekrosen auf (Abb. 5-16, 5-17). Im letztgenannten Falle finden sich auch bronchopneumonische Veränderungen. Die Rachenlymphknoten sind ödematisiert. Bei infolge BHV_1-Infektion verendeten neugeborenen Kälbern finden sich – außer schwerer Entzündung der Mukosen der oberen Luftwege – mitunter ausgeprägte, krümelig-grauweiße Nekrosen von Schlund- und Vormagenschleimhaut (digestive Verlaufsform). Wegen BHV_1- Infektion ihrer Mutter abortierte oder totgeborene Kälber zeigen mäßige Autolyse sowie herdförmig-nekrotisierende Leberentzündung. *Immunhistologisch* kann das BHV_1 mittels IFT oder IPOT nachgewiesen werden.

■ **Bedeutung:** IBR-Ausbrüche bedingen von Fall zu Fall nicht nur die an die respiratorische Erkrankung gebundenen Verluste, wie Produktionsminderung, Behandlungskosten und etwaige Notschlachtungen, sondern auch Fertilitätsstörungen, Aborte, Totgeburten und/oder tödliche Erkrankungen von Neugeborenen. Zudem mindert der infekt- oder impfbedingte Status eines positiven BHV_1-Reagenten den Handelswert von Zuchttieren erheblich.

■ **Diagnose, Differentialdiagnose:** Aufgrund ihrer Beschränkung auf die vorderen Luftwege ist IBR klinisch meist gut von bestandsweise gehäuft auftretender Bronchopneumonie (Kap. 5.3.3.1) und anderen infektiösen Affektionen von Bronchen und Lunge (Kap. 5.3.3.2ff.) zu unterscheiden, selbst wenn einzelne Herdenmitglieder pneumonische Komplikationen entwickeln. Die Abgrenzung von allergischer Rhinitis (Kap. 5.1.6.1) stützt sich auf den unterschiedlichen Verlauf sowie die Begleitumstände letzterer. Zur Sicherung der Diagnose empfiehlt sich der Erregernachweis. Hierzu sind von frischerkrankten Patienten entnommene Gaze-Nasentupfer, Nasenspül-, Sperma- oder Gewebeproben (Rachenlymphknoten, bei Kälbern Lebergewebe) einzusenden; ihre Untersuchung erfolgt mittels ELISA, IF oder PCR. In Nervenganglien ist latentes BHV_1-Virus immunhistochemisch nachweisbar. Pathognostisch ist auch der Nachweis einer spezifischen Serokonversion, d. h. eine deutliche Zunahme des BHV_1-Antikörpertiters in mittels NT, ELISA, IIF, PHA oder GIEP untersuchten Serumproben-Vergleichspaaren (Entnahme zu Beginn der Erkrankung und 2–3 Wochen danach).

➤ Bei infolge primärinfektbedingter BHV_1-Virämie des Muttertieres intrauterin infizierten und deshalb *abortierten oder totgeborenen Kälbern* kann der Erreger in Plazenta-Kotyledonen nachgewiesen werden.

➤ Die bei IBR zu beobachtende *Begleit-Konjunktivitis* unterscheidet sich durch das Fehlen einer Hornhautbeteiligung von der Moraxellen-bedingten infektiösen Keratokonjunktivitis (Kap. 11.1.3.1).

➤ *BHV_1-bedingte* Erkrankungen von Kälbern müssen von Neugeborenen-Diarrhoe (Kap. 6.10.19), Mucosal Disease (Kap. 6.10.20) sowie septisch verlaufenden bakteriellen Infektionen (E. coli; Salmonellose, Kap. 6.10.21) und Kälberdiphtheroid (Kap. 5.2.2.4, 6.1.3) abgegrenzt werden, was mitunter nur mit erheblichem diagnostischem Aufwand, wie Zerlegung und Erregernachweis, möglich ist.

➤ Die klinisch inapparente *BHV_1-Latenz* geht meist – aber nicht immer – mit positivem Titer an serologisch erfaßbaren BHV_1-spezifischen Antikörpern einher. Bei Kälbern wirft ein solcher Befund die Frage auf, ob es sich dabei um passive (maternale) oder aktive (d. h. infolge Infektion erworbene) Antikörper handelt; Klärung läßt sich durch den BHV_1-Intrakutantest (Überempfindlichkeitsreaktion vom Spättyp) herbeiführen, der nur bei latent BHV_1-infizierten Rindern positiv, bei nicht-infizierten Individuen – darunter auch mit maternalen Antikörpern ausgerüstete Kälber – dagegen negativ ausfällt. Bei positivem Ausfall der Intradermalprobe bleibt allerdings offen, ob die Reaktion auf der latenten Anwesenheit von BHV_1-Feld- oder -Impfvirus beruht. Das Ausmaß der bei diesem Test festzustellenden Hautreaktion ist ein Gradmesser für die vom betreffenden Tier gegenüber dem BHV_1 entwickelte zellgebundene Immunität. N. B.: Nach wiederholter Anwendung kann der Hauttest bei zuvor serologisch BHV_1-negativen Tieren, zumindest vorübergehend, zur Entwicklung spezifischer Antikörper, also zu BHV_1-positiver serologischer Reaktion führen.

➤ Die *Differenzierung der einzelnen BHV-Typen und -Subtypen* erfolgt mittels Restriktionsanalyse und Polyakrylamidgel-Elektrophorese, was bislang nur in besonders ausgestatteten Labors möglich ist.

➤ Feld-BHV_1- und Markerimpfstoff-BHV_1-bedingte Infektionen lassen sich serologisch durch ELISA oder hämatologisch durch PCR unterscheiden.

■ **Behandlung:** Zur Verhinderung bakterieller Sekundärinfektionen sollten schwerer erkrankte Tiere Antibiotika oder Sulfonamide parenteral verabreicht bekommen. Hierzu empfehlen sich die gleichen Medikamente wie bei der Enzootischen Bronchopneumonie (Kap. 5.3.3.1). Hohe Dosen und wiederholte Gaben entzündungshemmender Mittel, insbesondere

Glukokortikosteroide, sind wegen der hiermit verbundenen Gefahr einer Reaktivierung latenter BHV_1-Infektionen zu meiden. Vom »Hinein-Impfen« in einen IBR-Ausbruch ist abzuraten.

Prophylaxe: Zukauf nur aus amtlich anerkannt IBR-freien Beständen. Verhüten von Streß-Situationen. Aufrechterhaltung optimaler Umweltbedingungen. IBR-positiven Reagenten keine Glukokortikosteroide verabreichen. Regelmäßige Impfung mit amtlich zugelassener BHV_1-Vakzine (entsprechend den Hinweisen des Herstellers), um hohe Titer spezifischer Antikörper zu erzielen und damit die Gefahr einer Reexkretion des Erregers durch latent infizierte, eine BHV_1-Reaktivation durchlaufende Rinder möglichst gering zu halten. Dabei haben sogenannte »Marker«-Vakzinen den Vorteil, daß sich die von ihnen bewirkten Antikörper serologisch von solchen unterscheiden lassen, die auf Infektion mit dem BHV_1-Feldvirus beruhen. Die mittels BHV_1-Lebendvakzine erzielte Immunität scheint der nach Impfung mit inaktivierter BHV_1-Vakzine erhaltenen überlegen zu sein.

Um die Übertragung der IBR von kranken auf gesunde Rinder zu verhüten, müssen letztere luftraummäßig völlig getrennt von ersteren aufgestallt und auch bezüglich Futter- und Tränkeversorgung, Melken, Pflege (samt Gerätschaften) isoliert bleiben; jeglicher unnötige Personen- und Tierverkehr ist zu vermeiden.

Bekämpfung: In Deutschland ist IBR/IPV-IBP gemäß VOaTS zum TSeuG *anzeigepflichtig*. Nach der BHV_1-VO vom 29. 11. 2001 gilt eine BHV_1-Infektion als vorliegend, wenn sie virologisch oder klinisch und serologisch festgestellt worden ist. Als Ausnahme hiervon gelten u. a. > 15 Monate alte, mindestens dreimal (im Abstand von jeweils 6 Monaten) mit Marker-Impfstoff vakzinierte Rinder, bei denen durch längstens alle 12 Monate erfolgende blut- oder milchserologische Kontrollen keine Antikörper gegen das gE-Glykoprotein des BHV_1 nachweisbar sind. Im Rahmen des am 8. 12. 2001 obligatorisch gewordenen IBR-Bekämpfungsverfahrens sind alle Nutz- und Zuchtrinder im Alter von > 9 Monaten mindestens einmal jährlich serologisch auf BHV_1-AK zu untersuchen. Als BHV_1-betroffen befundene Bestände sind zu sperren; zudem sind epizootiologische Nachforschungen anzustellen. Die Rinder solcher Bestände sind unverzüglich mit amtlich zugelassener gE-negativer Marker-Vakzine (mit lebendem oder inaktiviertem Virus) zu impfen; diesen gE-negativen oder gE-deletierten Impfstoffen fehlt ein Glykoprotein-E-Gen. Aus solch einem Bestand dürfen Rinder nur zur Schlachtung, zur Ausmästung oder sonstigen Nutzung in einen nicht-BHV_1-freien Bestand verbracht werden. Die zuständige Behörde kann die Tötung der betroffenen Tiere anordnen. Außerdem sind bestimmte Desinfektionspflichten und Einschränkungen des Personenverkehrs einzuhalten. In BHV_1-freie Bestände dürfen nur BHV_1-freie Rinder eingestellt werden.

Die Schutzmaßregeln sind aufzuheben,

- wenn alle Rinder des Bestandes verendet oder getötet oder entfernt worden sind sowie Desinfektion und Schadnagerbekämpfung gemäß Anordnung des beamteten Tierarztes durchgeführt worden ist,
- oder die infizierten Rinder verendet oder entfernt worden sind, die übrigen Rinder des Bestandes keine auf BHV_1-Infektion hinweisenden klinischen Erscheinungen zeigen und frühestens 30 Tage nach Entfernen des letzten infizierten Rindes zwei im Abstand von mindestens vier Wochen bei allen über neun Monate alten Rindern entnommene Blutproben mit negativem Ergebnis auf Antikörper gegen das gE-Glykoprotein des BHV_1 untersucht worden sind,
- oder die infizierten Rinder verendet oder entfernt worden sind oder keine auf BHV_1-Infektion hinweisenden klinischen Erscheinungen mehr zeigen und alle Rinder des Bestandes mindestens zweimal gegen BHV_1-Infektion geimpft sind und innerhalb von 30 Tagen nach der Impfung keine auf BHV_1 hinweisenden klinischen Erscheinungen zeigen.
- Gegebenenfalls gilt die BHV_1-Infektion als erloschen.

5.1.3.2 Papillomatose, Aktinobazillose und Tuberkulose der Nasenschleimhaut

Auf der Nasenschleimhaut des Rindes kann es nach mechanischer Vorschädigung des Gewebes mit anschließender akzidenteller Infektion, d. h. vor allem in Zusammenhang mit der Futteraufnahme, zur Entwicklung intranasaler Fibropapillome, Aktinobazillome oder Tuberkulome kommen. Diese meist knotenförmigen und mitunter gestielten Umfangsvermehrungen der Schleimhaut bedingen – je nach Größe – meist einseitige Behinderung der Nasenatmung (Schniefen, Prusten) sowie serösen bis mukösen, seltener auch blutig tingierten Nasenausfluß. Oft sind sie im Naseneingang gelegen und mit bloßem Auge zu erkennen, sonst endoskopisch sichtbar (Abb. 5-18). Ihre gewebliche Struktur läßt sich bei Fehlen brauchbarer Hilfssymptome nur durch histologische Untersuchung einer Biopsieprobe klären. Solche Verdachtsmomente sind Vorhandensein weiterer Fibropapillome auf der den Nasenöffnungen benachbarten Haut (= Hinweis auf Papillom), ulzerativ-fistelnde Beteiligung regionaler Lymphknoten (= Hinweis auf Aktinobazillom) oder positiver Ausfall der Tuberkulinprobe (= Hinweis auf Tuberkulom). Differentialdiagnostisch sind allergisch, mykotisch und parasitär bedingte Nasengranulome zu bedenken

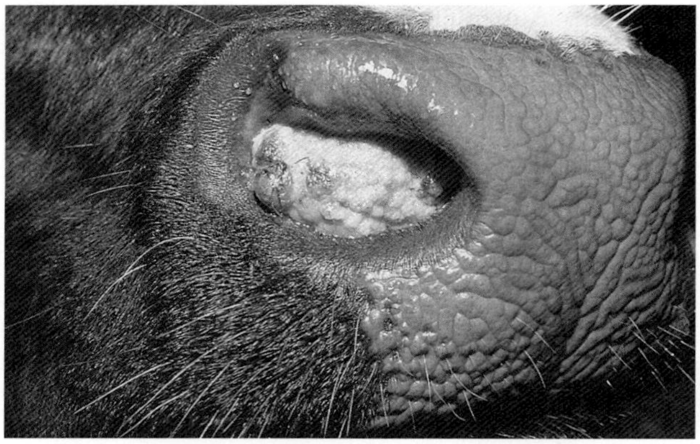

Abbildung 5-18 Pilzförmiges Aktinobazillom im Naseneingang

(Kap. 5.1.6.1, 5.1.3.3 bzw. 5.1.4). Bei nasalem Papillom und Aktinobazillom erfolgt die Behandlung durch Exzision. Bei Aktinobazillom sind zudem die in Kapitel 3.1.3.3 aufgeführten Medikationen angezeigt. Bei Vorliegen eines Tuberkulomes ist das betreffende Tier zu töten. Näheres über Fibropapillomatose (Kap. 2.2.3.4), Aktinobazillose (Kap. 3.1.3.3) und Tuberkulose (Kap. 12.2.6) ist anderenorts nachzulesen.

5.1.3.3 Mykotisches Nasengranulom

Das auch als *Rhinosporidiose* oder *Maduromykose* bezeichnete Leiden ist eine weltweit verbreitete, v. a. aber in Indien, Afrika und Südamerika vorkommende, nach mechanischer Mukosa-Irritation »angehende« nicht-ansteckende chronische Infektion der Nasenschleimhaut (gelegentlich auch der Konjunktiven) mit *Rhinosporidium seeberi.* Betroffene Rinder zeigen bis zu kastaniengroße, im vorderen Nasendrittel gelegene und die Nasenatmung m. o. w. stark behindernde, teils flächenhafte bis knotige, teils gestielte weiche, rosafarbene polypoide Wucherungen mit rauher Oberfläche; außerdem bestehen schleimig-eitriger, zeitweilig blutiger Nasenausfluß, später auch Schniefen und inspiratorische Dyspnoe, in schweren Fällen sogar Maulatmung. Differentialdiagnostisch sind anderweitige Rhinitiden (Kap. 5.1.2.3), allergisches und parasitär bedingtes Nasengranulom (Kap. 5.1.6.1 bzw. 5.1.4) abzugrenzen. Hierzu dient der histologische Nachweis der großen, bläschenförmigen Sporangien in bioptisch entnommenem Gewebe (Pilzfärbung). Die Behandlung besteht in chirurgischer Exstirpation der veränderten Schleimhaut; postoperativ blutende Gefäße sind zu kauterisieren. Ähnliche, aber juckende Veränderungen in Form submuköser eosinophiler Granulome werden auch durch andere Pilzarten, wie *Helminthosporium speciferum* (Maduromykose) und *Drechslera rostrata,* verursacht.

5.1.4 Parasitär bedingte Krankheiten der Nase

Bei starkem Befall mit *Kriebelmücken* sind diese Lästlinge oder die von ihnen bedingten blutunterlaufenen Stichstellen auch auf der Schleimhaut von Flotzmaul und Nase zu finden; wegen ihrer Auswirkungen auf den Kreislauf wird die *Simuliotoxikose* aber bei den Vergiftungen des Zirkulationsapparates (Kap. 4.1.5.4) besprochen. Das in (sub)tropischen Feuchtgebieten Indiens, Malaysias sowie der Karibik vorkommende *parasitär bedingte Nasengranulom*, eine Folge des Befalls der Venen der Nasenschleimhaut von Rindern und Büffeln mit Nasenegeln *(Schistosoma nasale)*, wird bei den Krankheiten der Blutgefäße geschildert (Kap. 4.2.4.1).

5.1.5 Fütterungs- und vergiftungsbedingte Krankheiten im Nasenbereich

Die zum *allergischen Nasengranulom* (Kap. 5.1.6.1) führende Sensibilisierung hängt mit dem Weidegang zusammen. Das *Siebbeinkarzinom* (Kap. 5.1.7.1) wird möglicherweise durch im Futter enthaltene Mykotoxine bedingt. Außerdem nehmen Flotzmaul- und Nasenschleimhaut an den *hämorrhagischen Diathesen* (Kap. 4.3.5.10) teil, die im Kreislauf-Kapitel abgehandelt werden. Die Auswirkungen der mitunter ins Flotzmaul erfolgenden *Giftschlangenbisse* (Kap. 12.3.18) werden ebenfalls anderenorts besprochen.

5.1.5.1 »Jodschnupfen«

Bei Überdosierung von Jod (Kap. 3.1.3.3) kommt es schon vor dem Einsetzen des hierdurch bedingten Jod-Exanthems zu anhaltendem serösem bis schleimigem Nasenausfluß oder »Jodschnupfen«, der oft von Tränenfluß, mitunter auch von trockenem Husten begleitet wird; die charakteristischen Veränderungen des Jodismus (Kap. 2.2.5.2) betreffen jedoch die Haut.

5.1.6 Sensibilitätsreaktionen im Bereich der Nase

Bei schwerer allgemeiner anaphylaktischer Sofortreaktion (*Nesselfieber/Urtikaria*, Kap. 2.2.7.1) kommt es u. a. zu erheblicher ödematöser Anschwellung der Kopfschleimhäute einschließlich des Flotzmaules, zum sogenannten »Nilpferdkopf«. Im Rahmen von *Photosensibilitätsreaktionen* (Kap. 2.2.7.3) wird die Schleimhaut des Flotzmaules (soweit sie unpigmentiert ist) stets besonders stark in Mitleidenschaft gezogen.

5.1.6.1 Allergisch bedingtes Nasengranulom

Bislang v. a. in Australien und Neuseeland, aber auch im Vereinigten Königreich, in Rußland und den USA beobachtete, auf Sensibilisierung (vom Typ I, Kap. 1.2.3.1) der Nasenschleimhaut gegenüber Umwelt-Allergenen beruhende und an Weidegang während der warmen Jahreszeit sowie vorherige Regenfälle gebundene, chronisch-rezidivierend-progressive (bei Stallhaltung nachlassende, bei erneuter Exposition wieder aufflammende) kleinknötchenförmige Entzündung der Schleimhaut im vorderen bis mittleren Bereich der Nase. *Andere Bezeichnungen*: »Heuschnupfen«, atopische Rhinitis, »summer snuffles«, »snoring disease«, »hay fever«. Betroffen werden Tiere im Alter von mindestens 2 Jahren (insbesondere solche der Kanalinsel-Rassen), bei denen sich das Leiden in den Folgejahren deutlich verschlimmern kann: Rötung von Nasenschleimhaut und Konjunktiven; seröser, später muköser Nasenausfluß, Tränen, Schniefen, Prusten, starker örtlicher Juckreiz: Reiben der Nase auf dem Boden, an Bäumen u. ä. m., Kratzen des Nasenbereichs mit den Hinterklauen; u. U. »Einscheuern« von pflanzlichen Fremdkörpern in den ventralen Nasengang und dann auch blutiger bis eitriger Nasenausfluß; atmungsgebundene nasale Stenosengeräusche, in schweren Fällen oder nach körperlicher Anstrengung zudem Maulatmung bei gestrecktem Kopf und Hals. Der Handelswert solcher Rinder ist stark gemindert. Die stets völlig symmetrischen örtlichen Veränderungen bestehen in dichtgepackten, m. o. w. reihenweise angeordneten miliaren polypoiden Knötchen der Nasenschleimhaut, die histologisch durch Plattenepithelmetaplasie, eosinophile Infiltration sowie Auftreten von Mastzellen, immunreaktiven »Schollen«-Leukozyten und Plasmazellen gekennzeichnet sind; auch metaplasiert das Epithel der Drüsenausführungsgänge zu schleimbildendem, mehrreihigem Zylinderepithel. In schweren Fällen finden sich zudem Pflanzenteile und eitrig-ulzerierende Läsionen; extremerweise sind Nasenmuscheln und/oder -scheidewand verformt. Das ohne Umweltwechsel therapeutisch, z. B. durch antiseptische Nasenspülungen, parenterale Gaben von Kortikosteroiden, Antibiotika oder Jodsalzen, kaum dauerhaft zu beeinflussende Leiden ist nicht übertragbar. Es läßt sich durch Sensibilisierung der Nasenschleimhaut gesunder Rinder experimentell auslösen. Als Feld-Allergene werden aufgrund positiv verlaufener Hauttests Gräser- und Baumpollen, möglicherweise auch Sporen von Befallspilzen angesehen. Ein Teil der Patienten war miteinander verwandt (familiäre Disposition?). Differentialdiagnostisch sind anderweitige Rhinitiden (Kap. 5.1.2.3), mykotisch bzw. parasitär bedingtes Nasengranulom (Kap. 5.1.3.3, 5.1.4), Bösartiges Katarrhalfieber (Kap. 12.2.2), Stirn- oder Kieferhöhlenentzündung (Kap. 5.1.2.4, 5.1.2.5) und in der Nase gelegene Geschwülste (Kap. 5.1.7) zu bedenken. Zur Vorbeuge läßt sich bislang nur empfehlen, das im jeweiligen Fall verantwortliche Allergen durch Testung ausfindig zu machen und zu meiden; wenn Anhaltspunkte für eine familiäre Häufung dieser Allergie vorliegen, sollten sie bei der Zuchtwahl berücksichtigt werden.

5.1.7 Tumorkrankheiten im Nasenbereich

Bezüglich auf der Nasenschleimhaut vorkommender *Papillome* wird auf Kapitel 2.2.3.4, 5.1.3.2, bezüglich der verschiedenen *Granulome* auf die ihnen gewidmeten, ursachengemäß eingeordneten Abschnitte verwiesen: *Aktinobazillose* (Kap. 3.1.3.3); *Tuberkulose* (Kap. 12.2.6); *mykotisch bedingtes Nasengranulom* (Kap. 5.1.3.3); *parasitär bedingtes Nasengranulom* (Kap. 5.1.4); *allergisch bedingtes Nasengranulom* (Kap. 5.1.6.1). *Nasenmuschelzysten* (Kap. 5.1.1) werden unter den angeborenen Mißbildungen abgehandelt.

5.1.7.1 Siebbeinkarzinom

■ **Definition:** Ein erstmals in Skandinavien 1915 bei Rind und Pferd endemisch aufgetretener, später auch in Indien und Südamerika örtlich gehäuft beobachteter, im nichtskandinavischen Europa dagegen nur sporadisch vorkommender bösartiger Tumor. Solche Geschwülste befallen v. a. über 5 Jahre alte Rinder. Sie gehen von der Riechschleimhaut des Siebbeins aus und wuchern in Nasen- und Nasennebenhöhlen sowie nicht selten auch in die Schädelhöhle oder den Rachen vor. Das Leiden führt mit der Zeit zu Behinderung von Atmung, Futteraufnahme und Sehvermögen sowie zu zentralnervösen Ausfallserscheinungen.

Ursächlich werden Aflatoxinwirkung (Kap. 12.3.5) oder lokaler onkoviraler Infekt in Betracht gezogen; ein mit diesem Tumor assoziiertes Antigen wurde nachgewiesen. Experimentell ließ sich diese Geschwulst bislang allerdings weder auslösen noch übertragen. Bemerkenswerterweise kommen endemische Siebbeintumoren auch bei Schaf und Ziege, zoogehaltenen Wildwiederkäuern sowie Schweinen vor; ihr neuerdings beobachtetes Auftreten beim Elch gibt zu der Vermutung Anlaß, sie könnten von dieser Tierart ausgehen (Übertragung durch Vögel?).

■ **Symptome:** Zunehmende, ein-, später auch beidseitige Behinderung der Nasenatmung mit Abschwächung des Exspirationsluftstroms, schniefendes Stenosengeräusch, schleimig-blutiger bis schleimig-eitriger, übelriechender Nasenausfluß, schließlich – insbeson-

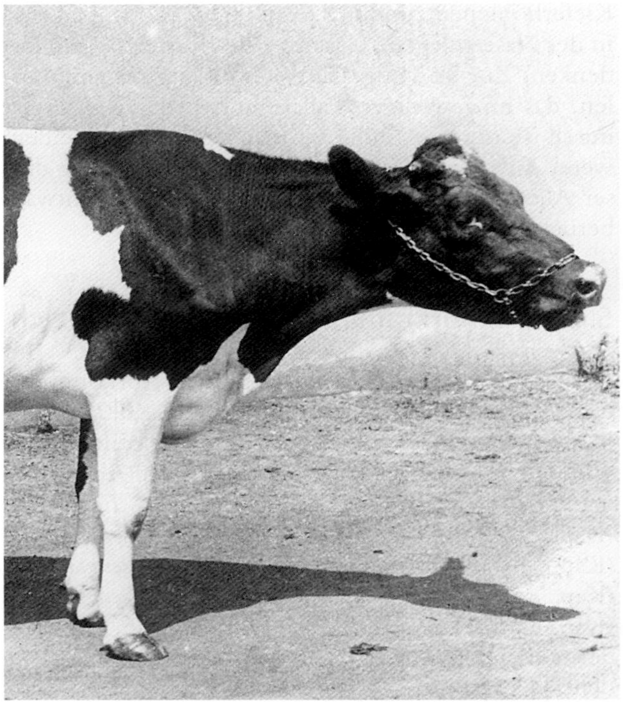

Abbildung 5-19 Siebbeinkarzinom: hochgradige Atemnot und nasaler Stridor, Abblatten der Vordergliedmaßen

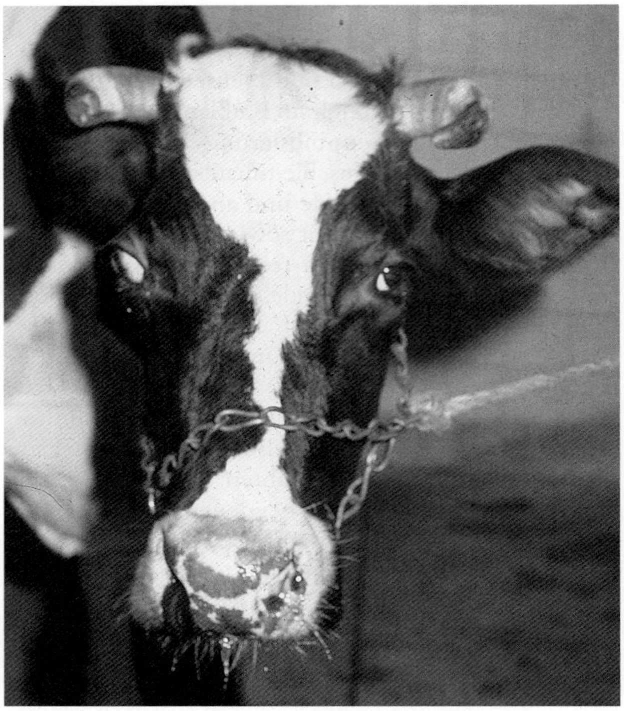

Abbildung 5-20 Siebbeinkarzinom: übelriechender Nasenausfluß, Knochenauftreibung im interorbitalen Stirnbereich, sekundärer Exophthalmus beiderseits

dere nach körperlicher Anstrengung – Maulatmung, Rückgang von Milchleistung und Freßlust, teilweise auch Behinderung des Abschluckens, Abmagerung, Auftreibung des Schädels im Bereich von Stirn, Orbita und/oder Kieferhöhle, einseitige Photophobie, Tränenfluß, Expositionskeratitis, Ex- und Xerophthalmus, Panophthalmie, Kopfschiefhaltung, Im-Kreis-Gehen (Abb. 5-19, 5-20); Tod unter allgemeiner Entkräftung innerhalb von 3–4 Monaten nach Auftreten erster Symptome.

■ **Sektion:** Die grauweißen bis dunkelgrauen, weichlockeren bis derb-festen Tumormassen sitzen den Ethmoturbinalien m. o. w. gestielt auf und sind – unter Rarefaktion benachbarter Knochen – oft schon in Nasen-, Stirn-, Kiefer-, Schädel- und/oder Rachenhöhle eingedrungen; retropharyngeale, parotideale und mandibulare Lymphknoten, seltener auch intrathorakale Lymphknoten und Lunge, können Metastasen aufweisen. *Histologisch*: Adeno-, Plattenepithel- oder undifferenziertes Karzinom, mitunter aber Myxo-, Fibro-, Chondro- und/oder Osteosarkom.

■ **Diagnose:** Klinisches Bild, Schallperkussion der Nasen- und Nasennebenhöhlen, Inspektion und manuelle Exploration von Maul- und Rachenhöhle sowie Sondierung der Nasengänge gestatten meist eine Verdachtsdiagnose. Sie kann durch Endoskopie, Röntgen-Untersuchung sowie bioptische Entnahme und histologische Überprüfung von Tumorgewebe bestätigt werden. Schon im Frühstadium läßt sich die Klärung durch Nasenspülung, Zentrifugieren der zurückgewonnenen Spülflüssigkeit und histologische Aufarbeitung des dabei gewonnenen Sedimentes herbeiführen (= Exfoliativ-Zytologie mit Papanicolaou- oder Akridinorange-Färbung oder IFT).

Differentialdiagnostisch kommen anderweitige raumfordernde Veränderungen im Nasenbereich (Kap. 5.1.3.2, 5.1.3.3, 5.1.4), Hornzapfenkarzinom (Kap. 2.4.4.1), Augenkrebs (Kap. 11.1.7.1) und enzootische Erwachsenenleukose (Kap. 3.1.3.1) in Frage.

■ **Beurteilung:** Das Siebbeinkarzinom ist medikamentös nicht beeinflußbar und auch chirurgisch nicht zu beheben. Im Hinblick auf die ursächlich in Betracht gezogenen Faktoren sollte – v. a. bei endemischem Auftreten dieser Geschwulst – gründlich nach etwaiger Verpilzung des in den vergangenen Jahren verabreichten Futters geforscht und auf alsbaldige Schlachtung aller betroffenen Mitglieder der Herde gedrungen werden.

5.2 Krankheiten des Kehlkopfes und der Luftröhre

5.2.1 Erbliche und andersbedingte Mißbildungen der Luftröhre

Bei respiratorisch schwer erkrankten Kälbern ist palpatorisch mitunter eine während der von starkem Stenosengeräusch begleiteten Inspiration enger werdende, »*kollabierende*« *Luftröhre* festzustellen. Dabei scheint es sich aber i. d. R. nicht um angeborene Veränderungen zu handeln, weshalb das Leiden bei den erworbenen Krankheiten (Kap. 5.2.2.6) besprochen wird.

5.2.2 Unspezifisch und infektionsbedingte Krankheiten des Kehlkopfes und der Luftröhre

Der Kehlkopf des Rindes ist bei einer Reihe andernorts geschilderter Infektionskrankheiten symptomatisch beteiligt: Das gilt insbesondere für *Infektiöse Bovine Rhinotracheitis* (Kap. 5.1.3.1), *Bösartiges Katarrhalfieber* (Kap. 12.2.2) und *Rinderpest* (Kap. 12.2.3). Im folgenden sollen einige idiopathische Leiden des Kehlkopfes besprochen werden:

5.2.2.1 Fremdkörper in Kehlkopf oder Luftröhre

Definition, Ursachen, Symptome: Vom Fehlschlukken infolge unsachgemäßer oder gewaltsamer Verabreichung (»Einschütten«) von Tränke oder Arzneien (s. Aspirationspneumonie, Kap. 5.3.2.10) abgesehen, gelangen Fremdkörper beim Rind nur selten in Larynx oder Trachea. Dabei handelt es sich von Fall zu Fall um Pillen, Boli, Verweilmagneten oder um aus dem Futter stammende Schnurstücke, Drahtenden, Zweige o. ä. m. Sie finden sich meist unmittelbar vor dem Kehlkopfeingang oder in diesem selbst festgekeilt, wo sie mitunter Schleimhautverletzungen (Kap. 5.2.2.4) verursachen; sie geraten aber nur ausnahmsweise in die Luftröhre. Das betroffene Tier wird unmittelbar nach dem auslösenden Ereignis auffallend unruhig (Hin- und Hertreten, Auf- und Niedergehen) und zeigt m. o. w. stark ausgeprägte Atemnot mit Würgen, Speicheln, heftigen Hustenanfällen, mitunter auch inspiratorischen laryngealen Stridor.

Diagnose: Oft vermitteln Vorbericht und klinisches Bild entscheidende Hinweise. Im Kehlkopf sitzende Fremdkörper geben sich am gut fixierten Tier bei endoskopischer Betrachtung (Röhrenspekulum/Taschenlampe) oder manuell-digitaler Exploration zu erkennen, während das Vorliegen eines in der Luftröhre befindlichen Objekts aufgrund auskultatorischer Befunde (trachealer Stridor wechselnder Lokalisation) nur vermutet und fiberendoskopisch nachgewiesen werden kann. *Differentialdiagnostisch* sind anderweitige Larynx- und Trachealstenosen zu bedenken.

Beurteilung, Behandlung: Im Kehlkopf lokalisierte Fremdkörper lassen sich manuell oder instrumentell (Kornzange, lange Arterienklemme, zurechtgebogene Drahtschlinge oder -haken) entfernen, wozu der Patient erforderlichenfalls zu sedieren ist. Die Prognose wird von den nunmehr zu überprüfenden örtlichen Läsionen bestimmt, die nach üblichen Regeln zu behandeln sind. Läßt sich das im Larynx steckende Objekt auf diesem Wege nicht entfernen, so ist – ebenso wie bei Patienten mit intratrachealem Fremdkörper – zwischen Tracheotomie (Kap. 5.2.2.4) und Schlachtung zu entscheiden.

Prophylaxe: Sachgemäße Eingabe oral zu verabreichender Medikamente und Verweilmagneten; fremdkörperfreie Werbung, Transport und Lagerung der Futtermittel.

5.2.2.2 Halbseitige Kehlkopflähmung

Definition, Ursachen: Auch beim Rind kommen, allerdings wesentlich seltener als beim Pferd, einseitige Lähmungen des M. cricoarytenoideus dorsalis (laryngeale Hemiplegie) vor, die auf Schädigung des zugehörigen N. laryngeus recurrens durch raumfordernde entzündliche oder tumoröse Veränderungen beruhen.

Symptome, Verlauf: Das klinische Bild entspricht einer durch röchelnde Atmung und inspiratorische Dyspnoe gekennzeichneten Kehlkopfstenose. Beim Fressen und Wiederkauen kann anfallsweiser Husten einsetzen (gestreckte Kopf-Hals-Haltung, Stöhnen), mitunter sogar Futter aus Maul oder Nase ausgeworfen oder aspiriert werden.

Diagnose, Differentialdiagnose: Von außen her oder durch Exploration von Maul- und Rachenhöhle ist die zu Rekurrenslähmung führende Primärveränderung mitunter tastbar. Entscheidend sind die bei endoskopischer Betrachtung des Larynx zu erhebenden Befunde: Dabei läßt sich die charakteristische Asymmetrie des Kehlkopfeinganges (Gießkannenknorpel der gelähmten Seite sitzt tiefer als derjenige der gesunden) erkennen und zugleich von Schwellungen der Rachenschleimhaut (Kap. 6.4.1), Kehlkopfödem und -entzündung (s. u.) oder intralaryngealen Zubildungen (Kap. 5.2.2.5, 5.2.4) unterscheiden, während vergrößerte Rachenlymphknoten (Kap. 3.1.2) oder Kehlgangsphlegmone (Kap. 2.3.3.1) palpatorisch abgrenzbar sind.

Beurteilung, Behandlung: Bei feststehender Diagnose wird i. d. R. die Verwertung vorzuziehen sein, obwohl das Leiden unter entsprechendem Aufwand auch beim Rind chirurgisch angegangen werden kann. Gegebenenfalls ist operativ wie beim Kehlkopfdiphtheroid vorzugehen (Kap. 5.2.2.4), nach partieller Eröffnung des Kehlkopfes aber das Stimmband der gelähmten Seite zu resezieren oder eine Schleimhautexzision und -raffung vorzunehmen.

5.2.2.3 Katarrhalische Entzündung von Kehlkopf und Luftröhre

Definition, Ursachen: Idiopathische katarrhalische Entzündungen der Larynx- und Trachealschleimhaut sind beim Rind – im Gegensatz zur diphtheroid-ulzerativen Entzündung der Kehlkopfmukosa – sehr selten; die genannten Schleimhäute erweisen sich jedoch bei sporadischer Inflammation von Rachen und/oder Lunge, bei Kehlgangsphlegmone sowie bei bestimmten, größere Abschnitte des Respirationsapparates schädigenden Infektionskrankheiten häufig als symptomatisch beteiligt (s. Enzootische Bronchopneumonie, Kap. 5.3.3.1; Infektiöse Bovine Rhinotracheitis, Kap. 5.1.3.1; Bösartiges Katarrhalfieber, Kap. 12.2.2).

Symptome, Verlauf: Bei meist wenig gestörtem Allgemeinbefinden ist fast immer Husten, nicht selten auch Freßunlust infolge Schluckbeschwerden zu beobachten. Die äußere Betastung von Rachen, Kehlkopf und/oder Luftröhre kann Husten und inspiratorischen Stridor (Röcheln), Unruhe (Atemnot) oder Abwehr (Druckempfindlichkeit) auslösen; Kehlgangs- oder Rachenlymphknoten sind mitunter leicht bis mäßig geschwollen. Bei Schallperkussion und Auskultation der Lunge sind – abgesehen von fortgeleiteten laryngealen Stenosegeräuschen – keine krankhaften Befunde zu erheben. Der idiopathische Katarrh von Kehlkopf und Luftröhre pflegt bei sachgemäßer Unterbringung und Behandlung rasch abzuheilen, kann aber gelegentlich chronisch werden.

Diagnose, Differentialdiagnose: Zur Sicherung der Diagnose bedürfen die ebengenannten Befunde der endoskopischen Bestätigung; dabei zeigen sich diffuse Rötung und Anschwellung der Schleimhaut, oft auch seromuköses Exsudat. Bei aus der Umgebung auf den Larynx übergreifender Schleimhautreizung sind ebensolche Veränderungen zudem an der Rachenmukosa sichtbar. Bei ulzerativer, diphtheroider, aktinobazillärer, papillomatöser oder tuberkulöser Laryngitis (oder Tracheitis, Kap. 5.2.2.4, 5.2.2.5, 12.2.6) weist die Schleimhaut zusätzliche Veränderungen auf, die für diese Leiden kennzeichnend sind (Abb. 5-21 bis 5-24). Im Falle einer symptomatischen Kehlkopf- und/oder Luftröhrenentzündung liegen meist krankhafte Lungenbefunde und oft auch merkliche Störung des Allgemeinbefindens vor. Im Rahmen der systemischen allergischen Sofortreaktion (Kap. 2.2.7.1) entwickelt sich stets ein nichtentzündliches Ödem, d. h. eine »glasig«-transparente Schwellung der Kehlkopfschleimhaut. Die dabei mitunter im Vordergrund des klinischen Bildes stehenden Erscheinungen ähneln zwar denen der Kehlkopfentzündung; das allergisch bedingte Kehlkopfödem läßt sich aber anhand der übrigen Symptome dieses Leidens (Urtikaria) von einfacher katarrhalischer Laryngitis abgrenzen.

Beurteilung, Behandlung: Die Prognose der katarrhalischen Kehlkopf- und Luftröhrenentzündung ist i. d. R. günstig. Zunächst ist für gute, zugluftfreie Belüftung des Stalles zu sorgen. In leichteren Fällen genügt die u. U. zu wiederholende Gabe von Antihistaminika (Tripelennamin) und/oder Mukolytika (Bromhexin). Bei hartnäckigem, insbesondere aber fieberhaftem Verlauf sind zudem die bei der Enzootischen Bronchopneumonie (Kap. 5.3.3.1) genannten Antibiotika und Sulfonamide angezeigt.

5.2.2.4 Diphtheroid-nekrotisierende Entzündung des Kehlkopfes

Definition, Ursachen, Pathogenese: Diese Inflammation der Larynxschleimhaut gehört mit der Stomatitis diphtheroidea zu dem durch *Fusobacterium necrophorum* bedingten *»Kälberdiphtheroid«* (früher: Nekrobazillose). Jede der beiden Ausdrucksformen des Leidens kann sich selbständig oder aus der anderen entwickeln. Je nach den Begleitumständen tritt das Kehlkopf-Diphtheroid sporadisch bis bestandsweise gehäuft auf. Die Ansiedlung des Erregers wird durch vorherige Schädigung der Larynxmukosa (viraler Infekt, Staub, mechanische Irritation, Besiedlung mit H. somnus) ermöglicht; von entscheidender ätiopathogenetischer Bedeutung sind offensichtlich die bei hierdurch bedingtem schwerem Husten auftretenden, auf dem sich ständig wiederholenden Gegeneinanderdrücken der Schleimhaut beider Kehlkopfhälften beruhenden Reizungen; sie betreffen als sogenannte »Kontakterosionen und -ulzera« v. a. die Mukosa im Bereich des Stimmbandfortsatzes der Stellknorpel sowie der seitlichen Kehlkopfmulden (s. Abb. 5-21). Fibrinoide Auflagerungen und Schleimhautschwellung bedingen dann fortschreitende Einengung des Kehlkopflumens und Hustenreiz, also erneute mechanische Irritationen und folglich einen mit zunehmender Atemnot sowie Gefahr des Aspirierens von Fibrinmembranen verbundenen Circulus vitiosus.

Vorkommen: Das Leiden betrifft meist stallgehaltene Tränkekälber im Alter zwischen 2 Wochen und

3 Monaten, doch kommen – v.a. unter den Bedingungen der »feedlot«-Haltung im Freien – mitunter auch bei Mastrindern gehäufte Erkrankungen vor. Die Morbidität pflegt bei massierter unhygienischer Unterbringung wesentlich höher zu sein als in besser geführten Betrieben. Angehörige frohwüchsiger Mastrassen, insbesondere aber »Doppellender« (Kap. 9.10.6), erkranken offenbar deshalb bevorzugt, weil ihr Kehlkopflumen im Verhältnis zum Körpergewicht relativ eng ist.

■ **Bedeutung:** In den USA sind ≤ 6% der unter einjährigen Mastrindern eintretenden Todesfälle auf Kehlkopfdiphtheroid zurückzuführen.

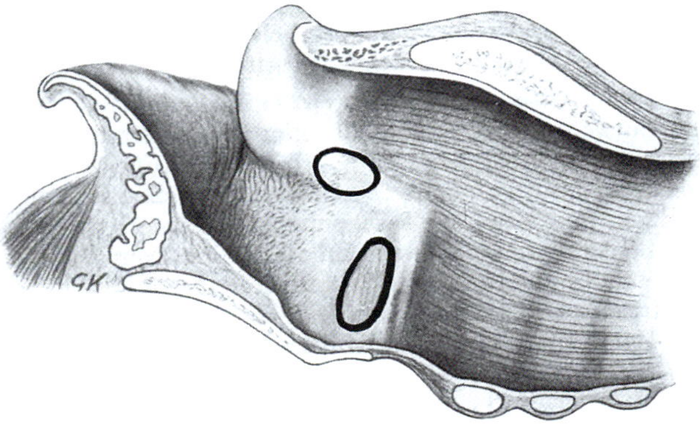

Abbildung 5-21 Kehlkopfentzündung/laryngealer Stridor: Medialansicht der rechten Kehlkopfhälfte des Rindes mit Prädilektionsstellen für ulzerativ-nekrotisierende Schleimhautveränderungen: ○ Stimmbandfortsatz des Stellknorpels; 0 seitliche Kehlkopfmulde

■ **Symptome, Verlauf:** Der Vorbericht enthält oft Angaben über eine vorangegangene, mit Husten verbundene Erkrankung des Atmungsapparates unter den Transport- oder Stallgenossen des/der Patienten. Betroffene Tiere erscheinen niedergeschlagen, inappetent, fiebern und zeigen inspiratorische Dyspnoe, u.U. sogar gestreckte Kopf-Hals-Haltung und Maulatmung mit laryngealem Stenosegeräusch, d.h. in- und mitunter auch exspiratorisches Röcheln, Brummen oder Pfeifen, das sich bei Futter- oder Tränkeaufnahme verstärkt; außerdem sind gelegentlicher bis anfallsartiger Husten, Speicheln, »leere« Schluckbewegungen sowie übler Geruch der Atemluft festzustellen. Nach Eintreten eines durch übermäßigen Husten bedingten Lungenemphysems äußert sich die Atemnot in gemischter Dyspnoe. Bei äußerer Betastung des inspiratorisch deutlich vibrierenden Kehlkopfes nehmen Stridor und Lufthunger zu, oder die Atmung wird sogar völlig unterbrochen; zudem gibt der Patient dabei Druckschmerz und reflektorische Schluckbewegungen zu erkennen. Die Betrachtung mittels Röhrenspekulum und Taschenlampe zeigt – während der Inspiration – einen m.o.w. deutlich geröteten, entzündlich verquollenen Kehlkopfeingang, in welchem von Fall zu Fall auch graugelbliche Fibrinauflagerungen zu erkennen sind (s. Abb. 5-23). Das Kehlkopfinnere läßt sich nur endoskopisch, und zwar dann besichtigen, wenn sich das Instrument trotz der raumfordernden Veränderungen noch in den Larynx einführen läßt; deshalb sind hierzu Fiberendoskope mit kleinem Kopf und prograder Optik vorzuziehen. Gegebenenfalls ist dabei der unter *Sektion* geschilderte Befund zu erheben.

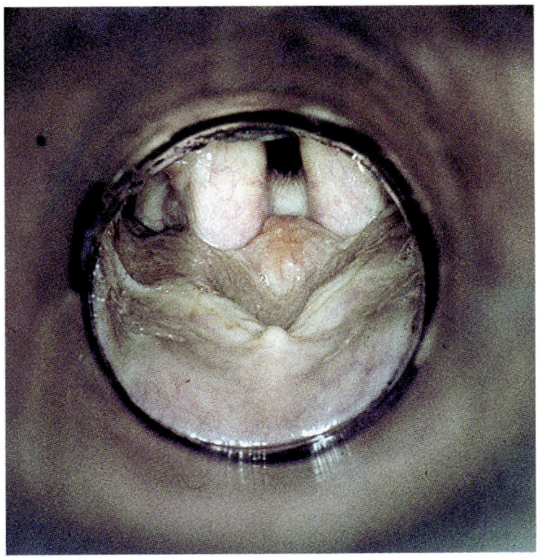

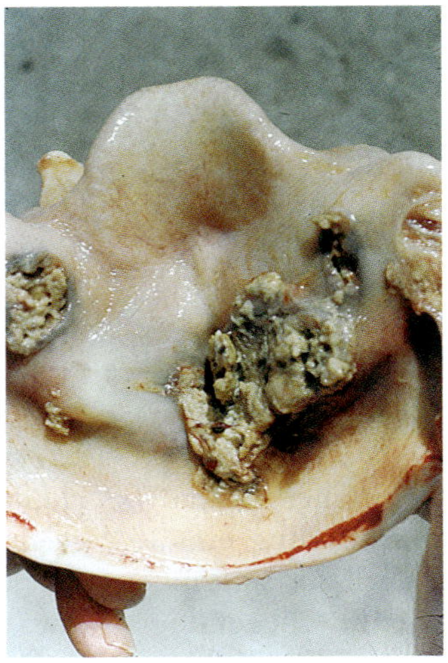

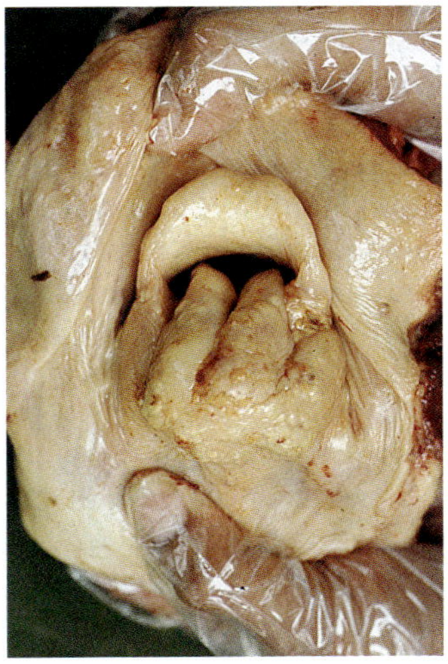

Abbildung 5-22 bis 5-24 *Kehlkopfentzündung*: Links: endoskopisches Bild eines hochgradig ödematös verquollenen Kehlkopfeingangs; Mitte: tiefreichende ulzerativ-nekrotisierende Läsionen der Larynxschleimhaut im Kehlkopfinneren des Falles von Abb. 5-22; rechts: Aktinobazillom der Mukosa im Kehlkopfeingang

Komplikationen: Die infolge Einengung des Kehlkopflumens stark forcierte Einatmung kann zu partiellem inspiratorischem Kollaps des Halsteiles der Luftröhre und damit zur weiteren *Vermehrung der Atemarbeit* und zur Abmagerung des Tieres führen. Das *Aspirieren erregerhaltiger Fibrinbeläge* in die Lunge löst schwere eitrig-abszedierende bis gangränöse Bronchopneumonie (Kap. 5.3.2.9, 5.3.2.10) aus, eine Komplikation, die therapeutisch kaum beeinflußbar ist. Das *Eindringen* von F. necrophorum *in die Blutbahn* bedingt lebensgefährliche Sepsis. Eine nach überstandenem Diphtheroid verbleibende *Narbenstriktur der Larynxschleimhaut* kann lebenslanges »Kehlkopfpfeifen« verursachen.

Sektion: Das nekrotisierende Kehlkopfulkus befindet sich in der überwiegenden Mehrzahl der Fälle an einer der obenerwähnten Prädilektionsstellen; die ihm gegenüberliegende Seite weist oft einen »symmetrischen« Kontaktdefekt auf. Die fibrinbedeckte Oberfläche sowie die Ränder solcher Geschwüre erscheinen meist fransig-graugelblich, ihr mitunter granulierender Grund rötlich. Die benachbarten Schleimhautbezirke sind deutlich geschwollen. In fortgeschrittenen Fällen kann die Nekrose auch den darunterliegenden Knorpel erfaßt haben. Abgeheilte Kehlkopfulzera können in paralaryngeale Abszesse oder in Fisteln umgewandelt sein, die zum Schlund oder nach außen hin ziehen. Mikrobiologisch sind in ihnen neben F. necrophorum, A. pyogenes und Kokken häufig auch Pasteurellen, Haemophilus somnus, Mykoplasmen, Bacteroides spp. und/oder respiropathogene Viren nachzuweisen.

Diagnose, Differentialdiagnose: Bei gründlicher Untersuchung ist das Krankheitsbild recht sicher zu erkennen und von ähnlich verlaufenden Leiden abzugrenzen. Als solche sind v. a. Stomatitis diphtheroidea (Kap. 6.1.3), Mucosal Disease (Kap. 6.10.20), Pharyngitiden (Kap. 6.4.1), katarrhalische Laryngotracheitis (Kap. 5.2.2.3) und Neubildungen der Kehlkopfschleimhaut (Kap. 5.2.2.5), Infektiöse Bovine Rhinotracheitis (Kap. 5.1.3.1) sowie Bovine Leukozyten-Adhäsions-Defizienz (Kap. 4.3.1.6) und Trachealkollaps (Kap. 5.2.2.6) in Betracht zu ziehen.

Beurteilung: Die Prognose ist stets vorsichtig zu stellen, da selbst in zunächst günstig erscheinenden Fällen rasch schwerwiegende Verschlimmerung eintreten kann; dabei handelt es sich von Fall zu Fall um Übergreifen des Prozesses auf die gegenüberliegende Seite, Ersticken infolge völliger Verlegung des Kehlkopfes, lebensgefährliche Pneumonie nach Aspiration von Fibrinbelägen oder Sepsis infolge Eindringens der Keime in die Blutbahn.

Behandlung: In leichten Fällen genügen meist hygienische und medikamentöse Maßnahmen; bei ausgeprägter Atemnot ist der Patient dagegen oft nur durch aufwendiges chirurgisches Eingreifen zu retten:

➤ *Hygienische Maßnahmen*: Abtrennen der Kranken von den Gesunden; Desinfektion der Tränkegerätschaften, Futtertröge, Freßstellen und Stallboxen mit Detergenzien, Überwachen sämtlicher Jungtiere auf etwaige weitere Erkrankungsfälle.

➤ *Medikation*: Mehrmalige parenterale Verabreichung von Penicillin, Tetracyclin, Tylosin, Sulfamethazin, Sulfamerazin oder einer Trimethoprim-Sulfonamid-Kombination; bei gehäuft auftretendem Kehlkopfdiphtheroid empfiehlt es sich, die gesund erscheinenden Gruppengenossen durch orale Sulfonamid- oder Antibiotikumgaben metaphylaktisch zu schützen. Bei bedrohlichem Krankheitsbild sind zudem nichtsteroidale Entzündunghshemmer oder Antihistaminika zu verabreichen (Vorsicht mit Glukokortikosteroiden → Komplikationsgefahr!). Die fibrinoiden Beläge sollten unter Zuhilfenahme von Röhrenspekulum und Kornzange oder langer Arterienklemme möglichst täglich entfernt und der Kehlkopfeingang danach mit einem Jodophorgetränkten Stieltupfer touchiert werden.

➤ *Chirurgisches Vorgehen*: Nach Rückenlagerung des erforderlichenfalls zu sedierenden, in der Operationswanne gut zu fixierenden Patienten erfolgen Rasur, Reinigung und Desinfektion der Halsunterseite sowie Infiltrationsanästhesie der Schnittlinien. Der Eingriff selbst wird in zwei Phasen durchgeführt.

➤➤ *Einsetzen eines Tracheotubus*: Ventromedianes Durchtrennen (scharf) von Haut und Unterhaut sowie (stumpf) der Muskeln auf fingerlanger Strecke in halber Höhe des Halses; Freipräparieren der Luftröhre; Eröffnen der Trachea, entweder in deren Längsrichtung unter Durchtrennung von 2–3 Knorpelspangen oder durch queres Einschneiden zwischen zwei Trachealringen; Einsetzen eines gebogenen Kunststoff-Trachealkatheters oder eines zähelastischen, an seinem einzuführenden Ende schräg anzuschneidenden Plastikschlauches passenden Durchmessers und Fixieren desselben mit den Verschlußheften der antibiotisch zu versorgenden Hautmuskelwunde. Hiernach sollte sich die Atmung des Tieres beruhigen und der laryngeale Stridor verschwinden.

➤➤ *Laryngotomie* (Abb. 5-25 bis 5-27): Nun wird am Übergang zwischen Kehlkopf und Luftröhre ein zweiter, knapp fingerlanger Medianschnitt durch Haut und Unterhaut (scharf) sowie Muskeln (stumpf) gelegt, um bis zum Knorpelgerüst von Larynx und Trachea vorzudringen; falls störend, ist hier dann der etwa in Höhe des zweiten Luftröhrenringes querverlaufende Isthmus der bräunlichen Schilddrüse jederseits der Mittellinie zu unterbinden und zwischen diesen Ligaturen zu durchtrennen; danach werden die ersten 2–3 Knorpelspangen der Trachea sowie der

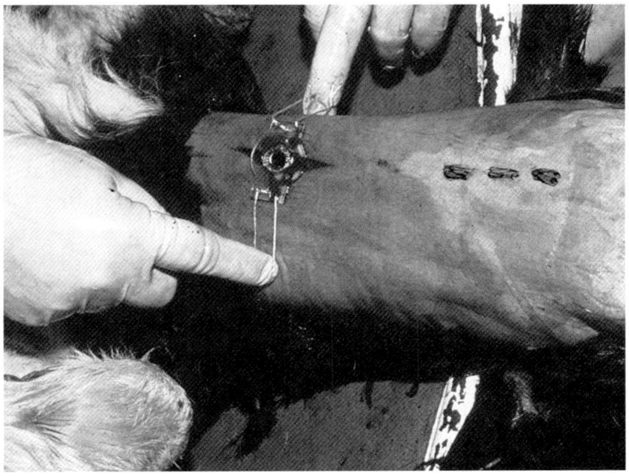

Abbildung 5-25 Laryngotomie beim rückengelagerten Kalb (Kopf rechts): Tracheotubus eingesetzt; die gestrichelte Linie zeigt die Inzisionsstelle für die anschließende Laryngotomie an

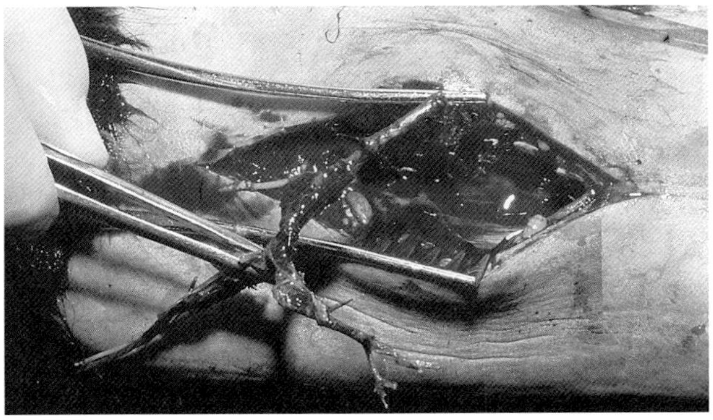

Abbildung 5-26 Entfernung eines fest eingespießten Fremdkörpers (Ästchen) aus dem eröffneten Larynx bei dem Fall von Abb. 5-25

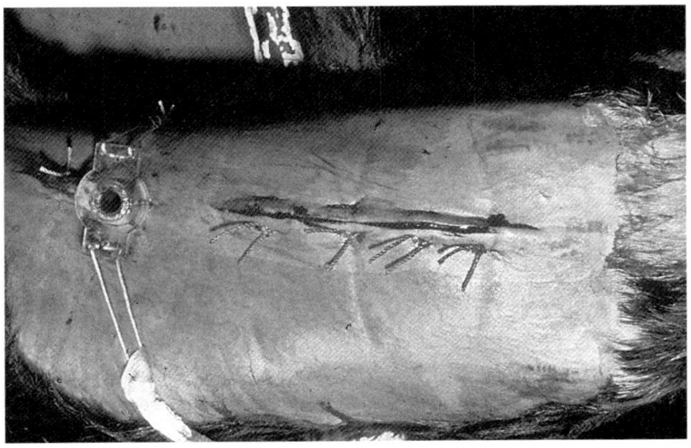

Abbildung 5-27 Kehlkopfwunde verschlossen (gleicher Fall wie Abb. 5-25)

Ringknorpel des Kehlkopfes in der Medianen gespalten und anschließend (mittels kräftiger Knieschere) auch der besonders derbe Schildknorpel auf etwa drei Viertel seiner Länge aufgeschnitten; nun ist ein Wundspreizer einzusetzen und die Luftröhre kaudal dieser Öffnung, aber kranial des Tracheotubus, durch Tupfer abzudichten, um der Aspiration von Blut und Exsudat vorzubeugen; jetzt kann das Kehlkopfinnere betrachtet, erforderlichenfalls auch digital ausgetastet werden: Alle Auflagerungen sind zu entfernen und offensichtlich veränderte Schleimhautbezirke ebenso wie etwa nekrotisch befundene Teile des Stellknorpels zu exzidieren; die dabei gesetzten Mukosadefekte sind für eine situationsgerechte Naht oft zu groß, weshalb auf eine solche meist verzichtet wird; nach antibiotischer Versorgung des Wundbereiches und Entnahme der Tupfer werden abschließend i. d. R. nur Halsmuskeln und Haut mittels Einzelknopfheften vereinigt.

›› Der *postoperativen Betreuung*, die mehrtägige parenterale Antibiose und Gaben von Mukolytika einschließt, kommt besondere Bedeutung zu: Die dem Rind eigene starke Ausschwitzung von Wundexsudat bedingt, daß sich Tracheotubus oder -schlauch und Luftröhre in der Folge bald mit Entzündungsprodukten vollsetzen; das hebt zum einen die durch den Eingriff bezweckte Ruhigstellung des Kehlkopfes auf und erhöht zum anderen die Gefahr, daß solche keimhaltigen Schleim- und Fibrinmassen aspiriert werden. Deshalb sollte der Tracheotubus täglich – nach gründlichem Säubern des Wundbereichs – vorsichtig entfernt, gereinigt, desinfiziert und wieder eingesetzt, oder aber ausgetauscht werden; zum gleichen Zeitpunkt sind auch die im Kehlkopf verbliebenen Läsionen von oral oder tracheal her mittels Jodophorlösung-getränkten Drahttupfers zu touchieren und das Luftröhrenlumen zu überprüfen. Schon nach wenigen Tagen sollte dann soweit Besserung eingetreten sein, daß der Tracheotubus oder -schlauch entfernt werden kann, ohne daß laryngealer Stridor auftritt: Atemtätigkeit überwachen! Tracheotomie- und Laryngotomiewunde bedürfen aber noch bis zum endgültigen Abheilen regelmäßiger Nachversorgung. Oft verliert der Patient nach dieser Operation seine Stimme für immer. Sollte sich die angestrebte Besserung dagegen innerhalb von 8–10 Tagen nicht eingestellt haben, ist der Fall als aussichtslos anzusehen.

■ **Prophylaxe:** Vermeiden zu hoher Stallbelegungsdichte; Tränke- und Futtertroghygiene; an junge Kälber kein Stroh oder grobstrukturiertes Heu verfüttern; Verhütung sowie rechtzeitige sachgemäße Behandlung etwaiger Atemwegs- und Maulhöhlenerkrankungen sowie Sicherung kälbergerechter Umweltbedingungen (s. Übersicht 5-3) zur Verminderung des Hustenreizes als wichtigstem Hilfsfaktor für die Entstehung nicht nur des Diphtheroids, sondern auch von Papillomen und aktinobazillären Granulomen der Kehlkopfschleimhaut.

5.2.2.5 Aktinobazillose, Tuberkulose und Papillomatose des Kehlkopfes oder der Luftröhre

■ **Definition, Ursachen:** Schädigungen der Schleimhaut von Kehlkopf oder Luftröhre durch anhaltenden Husten und andere mechanische Einwirkungen begünstigen die Ansiedlung von Erregern infektiöser Granulome *(Actinobacillus lignièresii, M. tuberculosis bovis)* und Papillomen *(Bovines Papillomatose-Virus)*, was zur Entwicklung entsprechender Zubildungen der Schleimhaut und m. o. w. stark ausgeprägter Behinderung der Atmung führt.

■ **Symptome, Verlauf:** Laryngeale bzw. tracheale Schleimhautwucherungen von mehr als Bohnen- bzw. Haselnußgröße engen das Lumen des betreffenden Abschnittes der oberen Luftwege so ein, daß sie inspiratorische Dyspnoe und Stridor verursachen, die sich bei Aufregung, körperlicher Arbeit und Futteraufnahme zu verstärken pflegen; letztere bedingt oft auch Husten und Unruhe, so daß solche Patienten mitunter rasch abmagern. Außerdem kann ihre Stimme heiser werden oder verlorengehen. Die zugrundeliegende Stenose läßt sich mittels behutsam komprimierender Palpation sowie Auskultation (entlang von Kehlkopf und Luftröhre) recht gut lokalisieren, wenn sie nicht im Brustabschnitt der Trachea gelegen ist.

■ **Diagnose, Differentialdiagnose:** Zur eindeutigen Befundung bedarf es der Besichtigung (Röhrenspekulum, Taschenlampe) und der manuell-digitalen Exploration des Kehlkopfeinganges, besser aber der fiberendoskopischen Betrachtung des Inneren von Larynx und Trachea. Granulome und Papillome sind dabei als m. o. w. rundliche, mitunter gestielt der Schleimhaut aufsitzende, graurötliche Gebilde zu sehen, von denen erstere eine feingekörnte, letztere eine zerfranste Oberfläche, erstere zudem Blutungsneigung zeigen (Abb. 5-28, 5-29). Mit geeignetem Zusatzinstrumentar kann unter Sicht Gewebe zur histologischen Untersuchung entnommen werden; diese gibt klare Auskunft über die Natur der Zubildung und gestattet deren Beurteilung. (Etwaiger Tuberkuloseverdacht könnte mittels Tuberkulinprobe abgeklärt werden; positivenfalls muß aber mit erheblicher fokaler Reaktion gerechnet werden → Erstickungsgefahr.)

■ **Beurteilung, Behandlung:** Die Prognose wird von Art, Sitz und Größe der Zubildung sowie von der mit ihr verbundenen Funktionsbehinderung bestimmt. An Patienten mit tuberkulösen oder multiplen (metastasierenden) aktinobazillären Granulomen sollten keine Heilversuche vorgenommen werden. Einzelne im Kehlkopf oder im Halsteil der Luftröhre lokalisierte benigne Gewebszubildungen lassen sich operativ entfernen. Dazu ist in gleicher Weise wie zur chirurgischen Behebung des Kehlkopfdiphtheroids vorzugehen (Kap. 5.2.2.4). Nach Exstirpation eines aktinobazillären Granuloms wäre die in Kapitel 3.1.3.3 aufgeführte Medikation angezeigt.

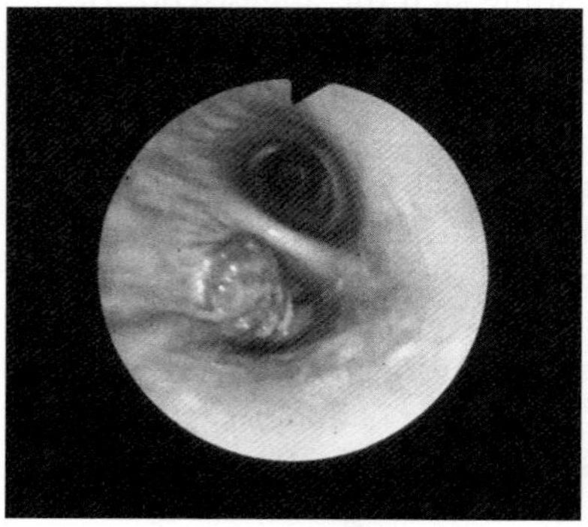

Abbildung 5-28 Aktinobazillom der Luftröhrenschleimhaut: Im endoskopischen Bild der Trachea zeigt sich ein bronchusobliterierendes Granulom

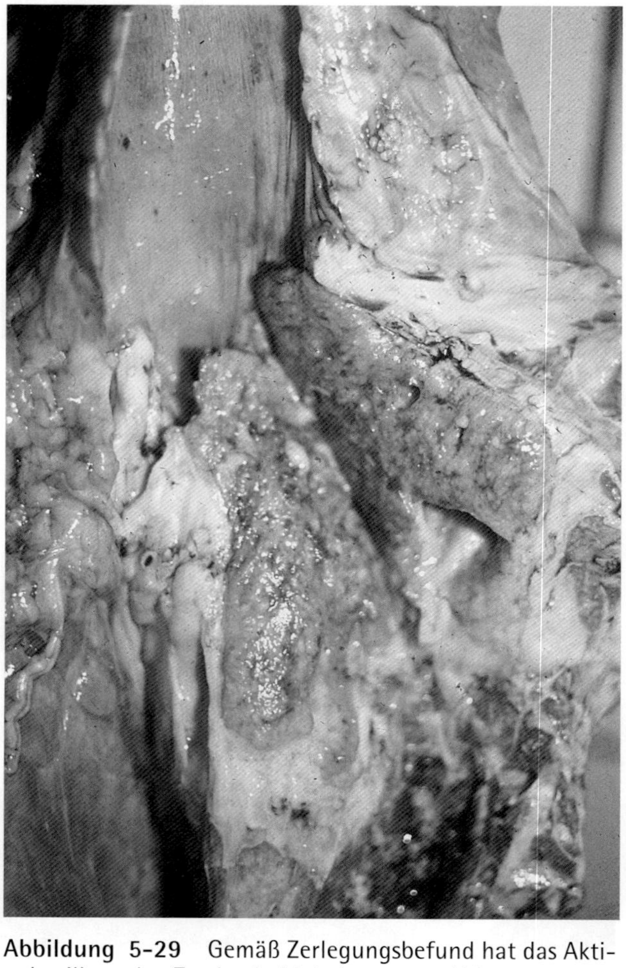

Abbildung 5-29 Gemäß Zerlegungsbefund hat das Aktinobazillom der Trachealschleimhaut von Abb. 5-28 auch auf das Lungengewebe übergegriffen

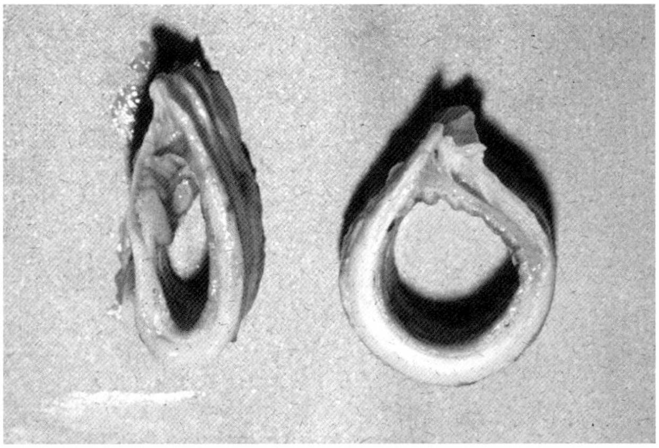

Abbildung 5-30 Querschnitt durch die »Säbelscheiden«-Trachea eines stridorbehafteten Kalbes (links) und die Luftröhre eines atmungsgesunden Vergleichskalbes (rechts)

5.2.2.6 Stenose und Kollaps der Luftröhre

Verengungen der Trachea kommen v. a. bei Neugeborenen und Tränkekälbern vor; sie sind i. d. R. erworben (Abb. 5-30). Als *Ursache* sind von Fall zu Fall in Betracht zu ziehen: Schwergeburtsbedingte *Quetschung/Fraktur knorpliger Trachealspangen* unmittelbar vor dem Brusteingang und dadurch bedingtes, inspiratorionsgebundenes Engerwerden (Kollabieren) dieses Luftröhrenabschnittes; intrapartal eingetretene *Rippen(serien)fraktur,* die unter starker *Kallusbildung* abgeheilt ist und die Trachea nun innerhalb des Brusteinganges (oder unmittelbar dahinter) *komprimiert.* Außerdem kann eine voraufgegangene Kehlkopferkrankung anhaltende inspiratorische Dyspnoe mit hieraus resultierender *Überdehnung/Erschlaffung des Trachealmuskels* bewirkt haben; dann verringert sich der Höhendurchmesser des betroffenen Luftröhrenabschnittes (jeweils während der Einatmung) erheblich (s. z. B. u.: allergisches Trachealödem). Ausnahmsweise kommt es auch bei älteren Rindern infolge groben Traumas zu Stenosierung der Luftröhre.

Das *Krankheitsbild* ist durch inspiratorische Dyspnoe charakterisiert, die entweder schon im Ruhezustand oder erst nach körperlicher Belastung (Futter-/Tränkeaufnahme, Einfangen) erkennbar wird und meist mit deutlichem, einatmungssynchronem Stridor sowie wiederkehrendem Husten, oft auch mit Zyanose (oder rezidivierender Unruhe) einhergeht. Länger erkrankte Kälber sind meist deutlich unterentwickelt. Im Halsteil der Trachea gelegene Verengungen lassen sich auskultatorisch lokalisieren; solche Verformungen des Luftröhrenquerschnitts sind mitunter auch palpatorisch zu ermitteln (Vergleich mit den an gleichaltrigem gesunden Tier zu erhebenden Befunden). Kehlkopf und Brustwand sollten auf etwaige Larynxstenose (Kap. 5.2.2.1, 5.2.2.2, 5.2.2.4, 5.2.2.5) bzw. Rippenfrakturen (Kap. 5.4.2.8) abgetastet werden. Besonders aufschlußreich ist die fiberendoskopische Kontrolle der Trachea.

Die versuchsweise konservative *Behandlung* (Ruhe, parenterale Gaben von antibiotischen und entzündungshemmenden Mitteln, Vitamin E und Selen) ist wegen der dem Leiden zugrundeliegenden anatomischen Veränderungen nicht erfolgversprechend. Bei nicht auf Rippenfraktur beruhender Luftröhreneinengung kann das Einsetzen eines Tracheotubus oder eines flexiblen Schlauches angemessener Größe und Länge in die Trachea vorübergehende Besserung bringen (Abb. 5-31 bis 5-33); diese Maßnahme bedingt aber starke Fibrinausschwitzung innerhalb der Luftröhre (Pneumoniegefahr) und ist deshalb keine Dauerlösung. Eine nur für wertvolle Patienten und versuchsweise in Frage kommende Möglichkeit besteht in der Ummantelung der hierzu operativ freizulegenden Trachea mit einer biegsamen röhrenförmigen Prothese geeigneten Durchmessers; in der Wand dieser Mantelröhre sollten sich Löcher zum Anheften der Knorpelspangen befinden; dabei sollten die als beschädigt oder verformt befundenen Trachealringe »nach außen hin« fixiert oder aber exzidiert werden; im letztgenannten Falle ist eine End-zu-End-Anastomose anzulegen. Wegen Trachealstenose operierte Patienten bedürfen in der Folge laufender Überwachung; bei Jungtieren muß die derart eingesetzte Prothese nach 4–6 Wochen wieder entfernt werden, um das Wachstum der Luftröhre nicht zu behindern.

5.2.3 Haltungs-, umwelt- und sensibilisierungsbedingte Krankheiten von Kehlkopf und Luftröhre

An der *allgemeinen anaphylaktischen Sofortreaktion* nehmen Larynx und Trachea durch ödematöse Verquellung ihrer Schleimhaut teil (s. Urtikaria, Kap. 2.2.7.1).

5.2.3.1 Allergisches Luftröhrenödem

Bei im Freien gehaltenen Mastrindern (»feedlots« der USA) während der letzten zwei Drittel der Mastperiode, v. a. im Sommer, bei reichlichem *Staubanfall* sowie nach vorheriger körperlicher Anstrengung auftretendes, jeweils nur einzelne Tiere betreffendes und durch Atemnot sowie inspiratorisches Stenosegeräusch, teilweise auch Durchfall charakterisiertes Krankheitsbild: Patienten mit diesem einer Autohupe ähnelnden Stridor (= »honker« calves, »hupende« Kälber) sind – v. a. nach Bewegung – deutlich dyspnoisch, zudem oft unruhig, mitunter sogar aggressiv. Unbehandelt kommt es (insbesondere nach erzwungener

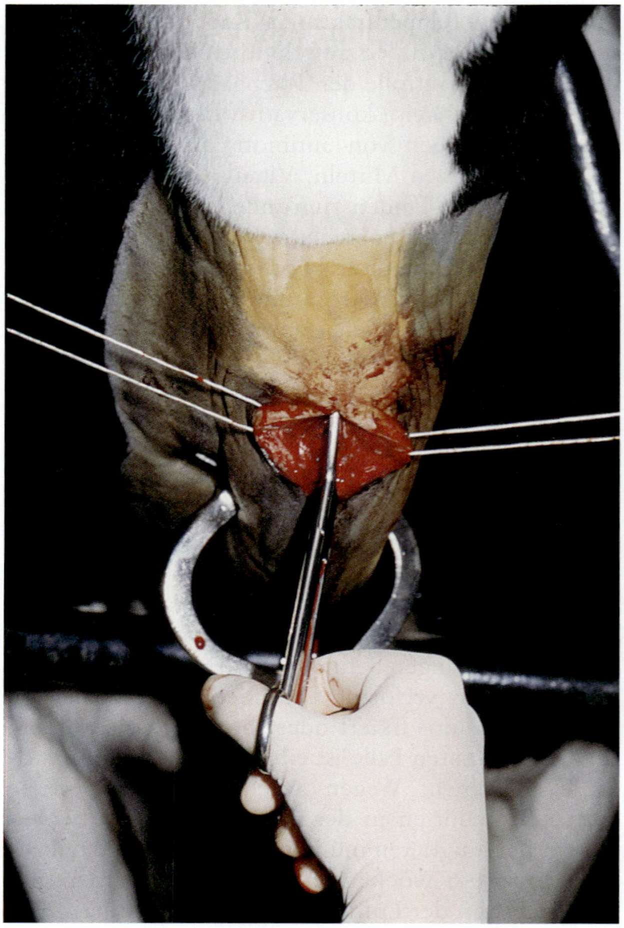

Abbildung 5-31 Einsetzen eines starren Tracheotubus am sediert-stehenden Tier: Durchtrennung von 2 bis 3 Trachealringen in der durch Fadenzügel zugänglich erhaltenen Operationswunde (Luftröhre mittels Stauzange nach SCHEKKER fixiert)

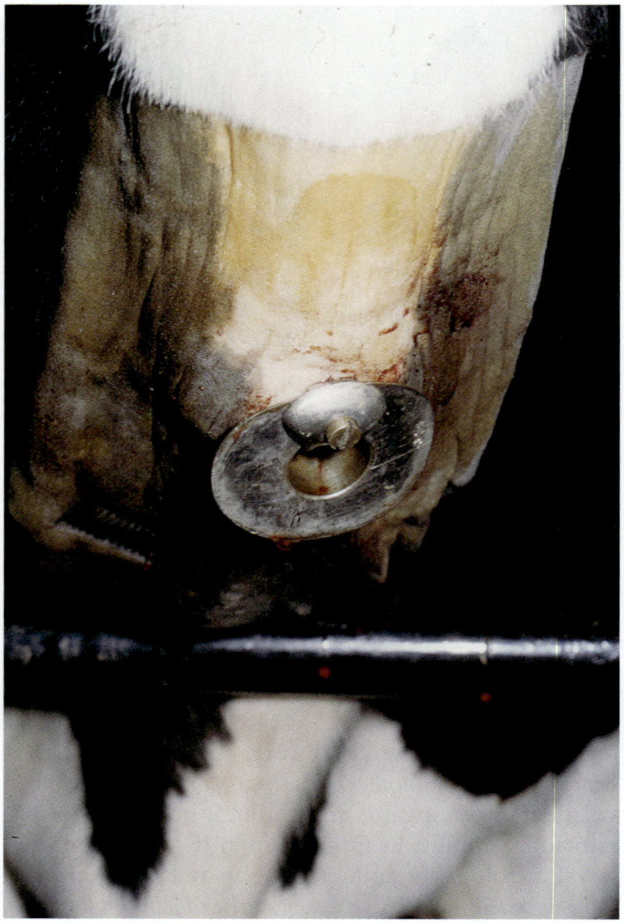

Abbildung 5-32 Tracheotubus in situ fixiert

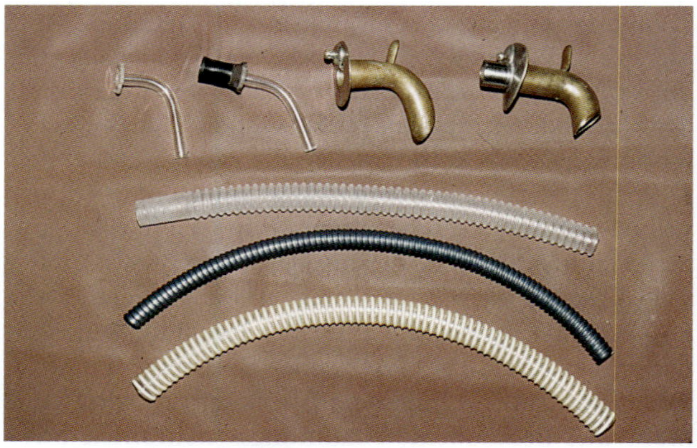

Abbildung 5-33 Starre und flexible Tracheotuben verschiedener Größe

Bewegung) innerhalb kurzer Zeit (und daher u. U. unbemerkt) zu schwerer Zyanose, was bis zum Niedergehen und zum Tode führen kann. Bei Zerlegung erweist sich die Schleimhaut der unteren Hälfte der Luftröhre (v. a. dorsal) als deutlich ödematisiert und – ebenso wie der Trachealmuskel (teilweise auch die umgebenden Halsmuskeln) – als blutig durchtränkt, wodurch das Lumen der Luftröhre stark eingeengt ist; die Schleimhautoberfläche zeigt herdförmige Erosionen, Zilienverlust sowie schuppenzellige Metaplasie des Epithels. Differentialdiagnostisch ist v. a. an Tracheal-Kollaps (Kap. 5.2.2.6), Kehlkopfpapillomatose (Kap. 5.2.2.5) und die zum akuten bovinen Atemnotsyndrom zählenden Leiden (s. Übersicht 5-2) zu denken. Zur Behandlung werden Ruhigstellung, Schatten/Abkühlung, Staubvermeidung sowie parenterale Verabreichung von Glukokortikosteroiden empfohlen.

5.2.4 Tumorkrankheiten von Kehlkopf und Luftröhre

Die auf Kehlkopf- und/oder Luftröhrenschleimhaut vorkommenden *Granulome* und *Papillome* werden bei den Infektionskrankheiten dieser Organe besprochen

(Kap. 5.2.2.5). *Anderweitige Tumoren* sind in Kehlkopf und Luftröhre des Rindes äußerst selten; vorkommendenfalls wären sie gemäß dem histologischen Befund einer bioptisch entnommenen Gewebeprobe (gut- bzw. bösartige Geschwulst) sowie der durch die betreffende Geschwulst verursachten Behinderung der Atmung zu beurteilen.

5.3 Krankheiten von Bronchen und Lunge

Bei manchen außerhalb des Respirationsapparates gelegenen oder nur die oberen Luftwege betreffenden Krankheiten wird die Atemtätigkeit des/der Patienten (im Sinne einer Tachy-, Poly-, Hyper- oder Dyspnoe) beeinflußt, wodurch eine Lungenerkrankung vorgetäuscht werden kann. Das gilt v. a. für bestandsweise gehäuft einsetzende Störungen, wie *transport-* oder *hitzebedingtes »Hecheln«, unkomplizierte Infektiöse Bovine Rhinotracheitis* (Kap. 5.1.3.1) sowie *Enzootische Myodystrophie* (mit Degeneration der Atemmuskeln, Kap. 9.17.1), aber auch für gewisse sporadisch auftretende Leiden, z. B. frequentere Atmung bei *akuter Anämie* (Kap. 4.3.2.1), *Azidose* (Kap. 4.3.6.2), *Milzbrand* (Kap. 3.2.2.1), AUJESZKY*scher Krankheit* (Kap. 10.3.7) oder inspiratorische Dyspnoe infolge Zwerchfellslähmung bei *Botulismus* (Kap. 10.5.13). Vor Stellung der Diagnose einer Affektion von Bronchen und Lunge ist daher stets nach weiteren, diese Vermutung bestätigenden oder entkräftenden Symptomen und Begleitumständen zu suchen.

5.3.1 Erbliche und andersbedingte Mißbildungen der Lunge

Vereinzelt ist als Schlachtbefund klinisch gesunder Kälber eine seitenverkehrte Lage der Brust- und Baucheingeweide *(Situs inversus completus)* beobachtet worden. Meist nicht in Zusammenhang mit der eigentlichen Lunge stehende und bis zu fußballgroße *Nebenlungen* wurden verschiedentlich bei neugeborenen Kälbern subkutan (an Kopf, Nacken, Brust, Lende/Kruppe oder perineal), intraabdominal (mit Verbindung zum Zwerchfell) oder intrathorakal festgestellt. Über die Ursache dieser Organmißbildung ist nichts bekannt. Soweit solche Hamartome den Geburtsablauf behindern, verendet das betreffende Kalb i. d. R. peripartal; kleinere Nebenlungen sind gelegentlich mit dem Leben vereinbar und können – falls sie subkutan liegen – chirurgisch entfernt werden: Blutgefäßversorgung beachten; die an der Basis wirbelsäulennah gelegener Nebenlungen befindliche Knorpelplatte nicht resezieren. Die Schnittfläche derartiger Nebenlungen ist rosa, deutlich gelappt und von gummiartiger Konsistenz; histologisch erscheinen ihre Bronchen unterentwickelt, die Bronchulen erweitert.

5.3.1.1 Atemschwäche des neugeborenen Kalbes

■ **Definition, Ursachen:** Unter Atemschwäche des neugeborenen Kalbes *(Hypoxia neonatorum)* ist das verzögerte Einsetzen der Atmung unmittelbar nach der Geburt (= »Frühhypoxie«) sowie die erst einige Zeit danach, aber innerhalb der ersten Lebensstunde auftretende Beeinträchtigung der Atemtätigkeit (= »Späthypoxie«) zu verstehen. Die *Frühhypoxie* ausgetragener (= eutropher) Kälber beruht auf Störungen bei der Umstellung des fetalen zum postnatalen Kreislauf (verschleppter und/oder komplizierter Geburtsverlauf, Aspiration von Fruchtwasser, Absetzen und Aspiration von Mekonium in utero, vorzeitige Lösung der Plazenta, Einklemmen der Nabelschnur intra partu), beginnt also bereits intrauterin. Von *Späthypoxie* werden dagegen Kälber betroffen, die vor Ablauf der normalen Tragezeit und daher »lungenunreif« geboren wurden; ihre Lungenalveolen können sich nicht ordnungsgemäß entfalten, weil das hierzu erforderliche Surfaktant seiner Zusammensetzung nach noch nicht voll funktionstüchtig (oberflächenaktiv) ist. Beide Syndrome bedingen Sauerstoffmangel (Hypoxie) und Kohlendioxidanreicherung (Hyperkapnie) im Blut; diese *respiratorische Azidose* wird noch *metabolisch* (infolge anaerober Glykolyse mit vermehrtem Anfall von Milchsäure) verstärkt. *Andere Bezeichnungen*: Atemdepression, Atemstillstand, A- oder Hyposphyxie, Geburtsazidose, Anoxie, Fruchtwasser- oder Mekoniumaspiration und Scheintod des Neugeborenen für die bereits intrauterin einsetzende *Frühhypoxie*; Atemnotsyndrom, Surfaktantmangel, Membransyndrom und respiratory distress syndrome für die erst postuterin auftretende *Späthypoxie.*

■ **Vorkommen, Bedeutung:** M. o. w. stark ausgeprägte *Frühhypoxie* ist die häufigste Erkrankung reifgeborener Kälber und ihrer Komplikationsträchtigkeit wegen von erheblicher praktischer Bedeutung (s. *Pathogenese*): Die meisten während der Neugeborenenphase eintretenden Kälberverluste sind direkt oder indirekt hierauf zurückzuführen. Mit *Späthypoxie* ist bei Rindergeburten zu rechnen, die vor dem 270. Trächtigkeitstag eintreten oder eingeleitet werden.

■ **Pathogenese:** Der Sauerstoffmangel zieht (infolge »Sparschaltung« des Kreislaufs) Schädigungen der Lunge (Ödem) und des Darmes (Zottenatrophie) sowie der Muskulatur nach sich; letztere bedingt auch die kennzeichnende Schlappheit und Hypothermie solcher Kälber. Eine etwaige Aspiration von Fruchtwasser (u. U. zudem von Mekonium oder von Keimen, die bei obstetrischen Maßnahmen in den Geburtsweg eingeschleppt wurden) trägt ebenso wie die als Folge der Trinkschwäche zwangsläufig eintretende unzureichende Versorgung mit kolostralen Immunglobulinen entscheidend zu der solchen Kälbern eigenen Anfälligkeit gegenüber respiratorischen und enteralen Infekten bei.

■ **Symptome, Verlauf:** Hypoxische neugeborene Kälber zeigen wenig oder keine »Lebenslust«: Nichterheben des Kopfes, verzögert einsetzende oder schwache bis ausbleibende Reflexreaktionen (Zwischenklauen-, Lid-, Saug- und Schluckreflex überprüfen), Nichtaufstehen, verminderter oder fehlender Muskeltonus, Nichteinsetzen *(Frühhypoxie)* oder Wiederaussetzen *(Späthypoxie)* der Atemtätigkeit oder dyspnoische Atmung unterschiedlicher Frequenz und Intensität, m. o. w. deutliches respiratorisches Röcheln, u. U. nur »Schnappatmung«, zyanotische Schleimhäute, kühle Körperoberfläche, Abfall der Rektaltemperatur.

■ **Sektion:** Bei an *Frühhypoxie* verendeten Kälbern enthalten die Luftwege als Folge der Aspiration von Fruchtwasser Plattenepithelzellen, Haare und/oder Mekonium; außerdem entwickeln sich schon bald nach der Geburt pneumonische Veränderungen. *Spätasphyxie* gibt sich bei der Sektion durch herdförmige Atelektasen (v. a. in Spitzen- und Herzlappen der Lunge), vikariierendes Emphysem sowie ein fibrinreiches alveolär-interstitielles Ödem zu erkennen; histologisch finden sich PAS-positive Hyalinmembranen in den Alveolen und respiratorischen Bronchuli, Ablösung des Darmzottenepithels, zerebrale Blutungen sowie hypoxische Enzephalomalazie.

■ **Diagnose, Differentialdiagnose:** Mekoniumverunreinigtes Fruchtwasser läßt ein atemschwaches, *geburtsazidotisches* Kalb erwarten. Gegebenenfalls liegt der Blut-pH unter 7,2 und das Basendefizit beträgt mehr als 10 mmol/l. *Surfaktantmangel* läßt sich durch (laborgebundene) prä- oder intrapräpartale Bestimmung des Lezithin/Sphyngomyelin-Quotienten der Amnionflüssigkeit nachweisen, der normalerweise > 2, bei unreifer Lunge dagegen < 2 beträgt. Das klinische Bild der Atemschwäche des neugeborenen Kalbes hat zwar gewisse Ähnlichkeit mit dem Verhalten bei Kleinhirnhypoplasie (Kap. 10.1.3.2), doch zeigen zerebellär gestörte Kälber zwar unbeholfene Bewegungen, aber keine Behinderung ihrer Atemtätigkeit.

■ **Beurteilung:** Ein Blut-pH von 7,4–7,2 gilt als physiologische, ein solcher < 7,2 als klinisch relevante Neugeborenen-Azidose; bei einem Blut-pH von < 7,0 ist die Prognose als aussichtslos anzusehen. Die Heilungsaussichten der *Früh-Anoxie* lassen sich nach dem Schweregrad des klinischen Bildes (s. Übersicht 5-1) abschätzen; *Spät-Anoxie* ist prognostisch immer als ungünstig anzusehen, weil solche Kälber aufgrund ihrer therapeutisch nicht zu beinflussenden Lungenunreife besonders krankheitsanfällig sind (Letalität: 25–50 %).

■ **Behandlung:** Sofortiges Entfernen aspirierten Fruchtwassers aus den oberen Luftwegen: Kalb an den Hinterbeinen hochheben lassen; Brustkorb, Hals und Kopf des Tieres nacheinander mit sauberen Händen umgreifen und diese dann unter kräftigem Andrücken zügig Richtung Nase bewegen → Ausstreifen etwaigen Lungen-, Rachen-, Nasen- und Maulinhaltes nach vorn; Zunge vorziehen; Thorax des Kalbes mit einem halben Eimer kalten Wassers angießen, einige Male mit flacher Hand beklopfen und Tier anschließend trockenreiben (sauberes Stroh/Tuch); Atemstimulans, erforderlichenfalls auch Pufferlösung verabreichen; Atemtätigkeit am strohgepolstert seitengelagerten Kalb durch abwechselndes kräftiges Anheben und Wieder-an-den-Brustkorb-Drücken des Oberarmes der oben liegenden Vordergliedmaße in Gang zu bringen versuchen und diese Bemühungen 5–15 min lang fortsetzen; zusätzlich kann mittels dünnen Schlauches Sauerstoff in ein Nasenloch eingeleitet werden, doch besteht dabei Gefahr, daß die hyperkapniebedingte Stimulierung der Spontanatmung ausbleibt. Kalb in der Folge, v. a. in der kalten Jahreszeit, warmhalten (Stroh, Rumpfdecke oder Infrarotlampe) und während der ersten 6 Lebensstunden wiederholt aus der Saugflasche, nicht aber mittels Sonde, mit körperwarmem Kolostrum tränken. Zur Verminderung der bei

Übersicht 5-1 Kriterien zur Beurteilung des Grades einer etwaigen Atemschwäche beim neugeborenen Kalb

Bewertungsnote:	0	1	2
Muskeltonus (Kopfanheben, Bewegungsaktivität):	fehlt	schwach	lebhaft
Reflexprüfung:	keine Reaktion	schwache Reaktion	lebhafte Reaktion
Atemtätigkeit:	fehlt	unregelmäßig	normale Intensität und Frequenz
Schleimhäute:	porzellan-farben	zyanotisch	rosa

Bewertung der Gesamtpunktzahl: 7–8 = Kalb lebenskräftig; 4–6 = Kalb deutlich erkrankt; 1–3 = Kalb lebensschwach; 0 = Kalb im Verenden begriffen solchen Patienten stets gegebenen besonderen Gefahr respiratorischer und/oder enteraler Infektionen ist mehrtägige parenterale Antibiose ratsam.

Als *Atemstimulanzien* werden Dimethylbutyramid (1- bis 3mal ≤ 750 mg bukkal oder nasal einträufeln) oder Doxapram (40–100 mg bukkal, s.c., i.m. oder i.v.) empfohlen. Etamiphyllin (0,7–1,0 g s.c. oder i.m.) wird *bronchodilatorische Wirkung* zugeschrieben. Zur *Abpufferung der Azidose* eignet sich 3,6%ige Tris(= Trihydroxymethylaminomethan)-Puffer-Lösung (10 ml/kg LM langsam i.v.). Die Nützlichkeit dieser Maßnahme wird allerdings unterschiedlich beurteilt. Die zum Ausgleich der Azidose erforderliche Puffermenge (in mmol) läßt sich anhand des labormäßig ermittelten Basendefizits errechnen (s. Kap. 4.3.6.2). Zur Verbesserung der *Energieversorgung* kann 5%ige Traubenzuckerlösung (8 ml/kg LM) subkutan oder intravenös gegeben werden. Bei Kälbern, die hypoxiebedingt bereits zerebral oder pulmonal stark geschädigt sind, bleiben diese Medikationen jedoch zwangsläufig erfolglos.

Prophylaxe: Das Verhindern der komplikationsreichen *Frühhypoxie* ist ein wichtiges Ziel der Geburtshilfe; hierzu gehören: Aufklärung der Rinderhalter (Zuchtauslese im Hinblick auf leichte Geburten, weil übergroße Kälber besonders gefährdet sind); rechtzeitiges Hinzuziehen des Tierarztes bei Schwergeburten sowie klare Entscheidungen bezüglich der im Einzelfall geeigneten, den Geburtsablauf zügig vorantreibenden und das Kalb möglichst wenig belastenden Maßnahmen. Bei weiblichen Rindern, deren Trächtigkeit vorzeitig beendet werden muß, kann die Lungenreifung des Kalbes vom 260. Tage des intrauterinen Lebens an durch eine etwa 30 h vor der hormonell provozierten oder durch Kaiserschnitt erfolgenden Entbindung zu verabreichende intramuskuläre Gabe von Glukokortikoiden (20 mg Dexamethason) oder von Prostaglandin $F_{2\alpha}$ (25 mg) an das Muttertier gefördert und die Gefahr einer *Späthypoxie* damit vermindert werden.

5.3.2 Unspezifisch bedingte Krankheiten von Bronchen und Lunge

Nichtentzündliche Erkrankungen von Bronchen und Lunge

Im Abschnitt über die nichtentzündlichen Krankheiten von Bronchen und Lunge werden bestimmte, diese Organe betreffende *Befunde* erläutert, die bei *verschiedenen respiratorischen Leiden unterschiedlicher Ursache* vorkommen. Diese Ausführungen sollen dem Leser das Verständnis aller Krankheiten von Bronchen und Lunge erleichtern, die mit solchen Veränderungen einherzugehen pflegen.

5.3.2.1 Luftleere der Lunge

Die funktionell unzulängliche Atmung zu früh (d. h. unreif) geborener Kälber beruht auf Mangel an oberflächenaktivem Surfaktant (Kap. 5.3.1.1); bei solchen Neugeborenen entfalten sich m. o. w. große Abschnitte der Lunge nur unvollständig oder gar nicht *(angeborene Atelektase)*.

Von *erworbener Atelektase* betroffene Lungenbezirke sind im postuterinen Leben, und zwar entweder durch Obstruktion ihrer zuführenden Luftwege (und anschließende Resorption der zunächst noch in den Alveolen befindlichen Luft) oder durch länger anhaltende Kompression von Lungengewebe luftleer geworden. Ersteres kann bei stauungs- oder entzündlich bedingter, lumenverlegender Erkrankung kleinerer Bronchen und Bronchulen vorkommen. Letzteres ist i. d. R. Folge eines schwerwiegenden pleuralen Ergusses (Hydro-, Hämo-, Pyo-, Ichothorax, Kap. 5.4.2.3, 5.4.2.5, 5.4.3.1), eines umfangreichen intrathorakalen Tumors (Kap. 5.3.7.1, 5.4.5) oder eines Pneumothorax (Kap. 5.4.2.6). Im Vordergrund des klinischen Bildes stehen dabei zwar meist die Erscheinungen des Primärleidens, doch ist das Ausmaß der im Einzelfall vorliegenden Atelektase mitbestimmend für den Grad der Atembeschwerde des Patienten. Etwaige Behandlungsmaßnahmen richten sich nach der Grundkrankheit (s. d.); dabei ist zu bedenken, daß atelektatisches Lungengewebe bald fibrotisch vernarbt. Solche Veränderungen sind dann nicht mehr reversibel.

5.3.2.2 Lungenblutung

Definition, Ursachen, Pathogenese: Blutungen in das Bronchallumen und von hier über Luftröhre, Kehlkopf, Rachen und Nase oder Maul nach außen *(Hämoptoe, Hämoptysis)* sind beim Rind recht selten. Vorkommendenfalls beruhen sie meist auf pyämischer Einschleppung von Keimen aus einem blutstromaufwärts gelegenen streuenden Herd (Endocarditis dextra, Kap. 4.1.2.4; Leberabszeß, Kap. 6.13.4; pyogene Thrombose der hinteren Hohlvene, Kap. 4.2.2.7) in die Lunge mit anschließender eitrig-nekrotisierender Einschmelzung pulmonalen Gewebes samt Arrosion von Lungenarterien. Ausnahmsweise handelt es sich um die Folgen schwerwiegender thorakaler Verletzungen (Stoß, Stich- oder Schußwunde, Verkehrsunfall/Rippenfraktur, Kap. 5.4.2.8) oder um eine Begleiterscheinung bei Lungenödem (Kap. 5.3.2.3), schwerem Hustenanfall oder hämorrhagischer Diathese (Kap. 4.3.5.10). Beim Rind kommt es, im Gegensatz zum Menschen, nicht zum »Blutsturz« infolge Lungentuberkulose.

Symptome: Das aus Lungengefäßen stammende Blut gelangt nur z. T. nach außen (Abfließen aus Nase und/oder Maul, Aushusten/Ausprusten), im übrigen aber – durch Abschlucken – in die Vormägen, bei traumatisch bedingter Hämoptoe auch in die Brusthöhle (Hämothorax, Kap. 5.4.2.5). Die in der Umgebung des Patienten, insbesondere in der Krippe sowie an der Wand vor dem Tier, vorgefundene Blutmenge erlaubt somit keinen sicheren Rückschluß auf das Ausmaß des jeweiligen Blutverlustes (Abb. 5-34).

Außer ein- oder beiderseitigem, u. U. blasigem Nasenbluten besteht bei pulmonaler Hämorrhagie m. o. w. deutliche, zunächst inspiratorische, später gemischte Dyspnoe mit auskultatorisch feststellbaren Knatter- und/oder Pfeifgeräuschen (marginales Knistern) sowie Hustenanfällen; bei letzteren wird mitunter »schrotschußartig« flüssiges und geronnenes Blut ausgehustet. Je nach Umfang und intrathorakaler Lage der bluthaltigen Lungenbezirke bzw. dem Ausmaß eines etwaigen begleitenden Lungenemphysems sind perkutorisch Areale mit gedämpftem bzw. überlautem Schall sowie eine Vergrößerung des Lungenfeldes nach kaudal zu ermitteln, auch zeigt der Patient mitunter exspirationsgebundenes Stöhnen. Allgemeinbefinden und Kreislaufbefunde entsprechen dem jeweiligen Blutverlust: In schweren Fällen zeigen sich Inappetenz, Unruhe, Zittern, zunehmende Schwäche bzw. hochfrequent pochende bis tumultuarische Herztätigkeit, kleiner harter Puls, Blutleere der Episkleralgefäße und bläulich-porzellanfarbene Schleimhäute sowie agonales Festliegen.

■ **Sektion:** Entsprechend der seit Beginn der Hämorrhagie vergangenen Zeit sind die bluthaltigen Lungenläppchen oder -lappen dunkelrot bis schwarz gefärbt (Abb. 5-35). Bei Lungenblutung infolge Einschmelzung pulmonalen Gewebes und Arrosion von Arterien finden sich zudem multiple nekrotisierende oder abszedierende Eiterherde von Erbsen- bis Walnußgröße im Lungenparenchym verteilt; die Nachkontrolle der bluthaltigen Luftwege leitet den Untersucher zum Ursprung der Hämoptoe (aneurysmatische Lungenarterie); blutstromaufwärts ist dann meist auch der pyämisch streuende Primärherd festzustellen.

■ **Verlauf, Beurteilung:** Selbst bei weniger beeindrukkendem Krankheitsbild und Aufhören der Blutung ist – im Hinblick auf die Unheilbarkeit des einer Lungenblutung meist zugrundeliegenden Primärleidens (s. o.) – immer mit lebensgefährlichen Komplikationen, wie Rezidiv der Hämorrhagie, plötzlicher Tod infolge Verblutens oder Erstickens, schwere eitrige Bronchopneumonie, oder mit bleibender Unwirtschaftlichkeit zu rechnen. Behandlungsversuche sollten deshalb nur auf besonderen Wunsch des Tierhalters oder dann vorgenommen werden, wenn die Begleitumstände für eine günstig zu beurteilende, rein traumatisch bedingte pulmonale Hämorrhagie sprechen.

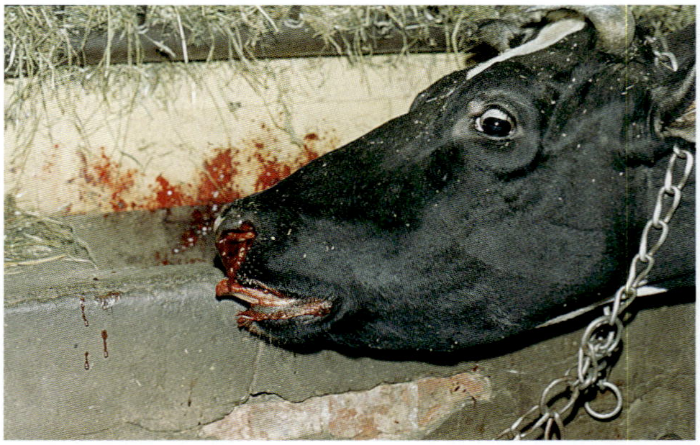

Abbildung 5-34 Lungenbluten nach eitrig-nekrotisierender Arrosion einer Lungenarterie als Folge pulmonaler Metastasen einer pyogenen Thrombose im lebernahen Abschnitt der hinteren Hohlvene (s. Kap. 4.2.2.6): Bluthusten, Atemnot

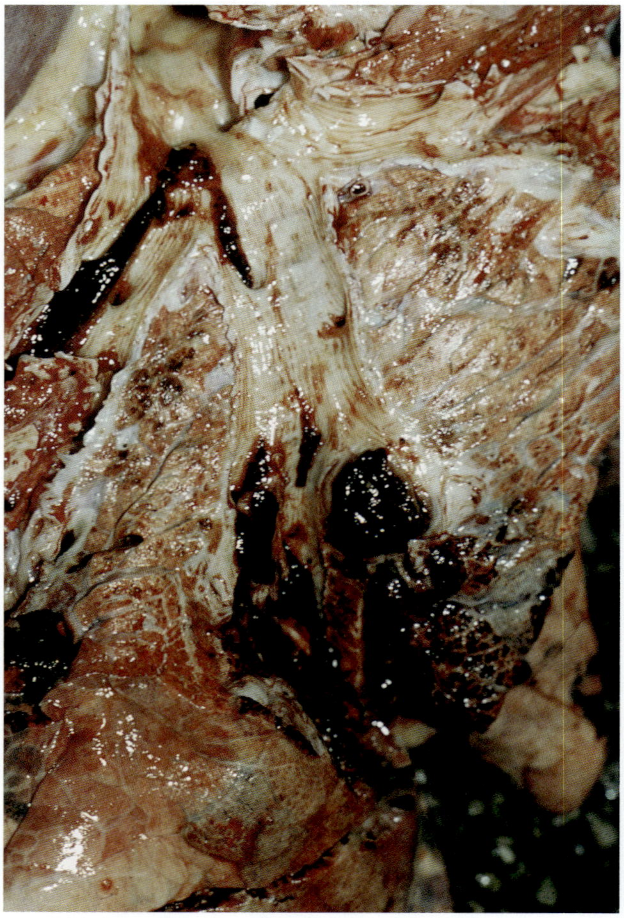

Abbildung 5-35 Zerlegungsbefund: Lunge der Kuh von Abb. 5-34

■ **Diagnose, Differentialdiagnose:** Eine Lungenblutung unterscheidet sich durch die auf Lungenbeteiligung hinweisenden Befunde vom »echten« Nasenbluten (Kap. 5.1.2.2). Klarheit über den Sitz der

Hämorrhagie ergibt die endoskopische Betrachtung des Kehlkopfes und der Luftröhre. Der bei Patienten mit Lungenödem (Kap. 5.3.2.3) aus Nasenlöchern und/oder Maul austretende, mitunter rötlich gefärbte Schaum ist feinblasig; solche Tiere erscheinen i. d. R. nicht anämisch. Bei hämorrhagischer Diathese (Kap. 4.3.5.10) sind Petechien auf den sichtbaren Schleimhäuten festzustellen.

Behandlung: Ruhigstellung; Blutübertragung (Kap. 4.3.2.1); mehrtägige parenterale Antibiose; situationsgerechte Versorgung etwaiger Brustkorbverletzungen (Kap. 5.4.2.8).

5.3.2.3 Lungenkongestion, Lungenödem

Definition: Übermäßige Blutfülle (Kongestion) der Lunge führt bei gleichzeitiger Schwäche oder Überlastung ihrer Gefäße zum Übertreten zellfreier seröser Flüssigkeit in die interalveolären Gewebspalten, u. U. auch in das Lumen der Alveolen und von hier in die Bronchen (*interstitielles, alveoläres* bzw. *bronchales Lungenödem*).

Ursachen, Krankeitsgeschehen: Pathogenetisch ist zwischen stauungsbedingtem, entzündlichem, allergischem und toxischem Lungenödem zu unterscheiden. Das *pulmonale Stauungsödem* beruht i. d. R. auf Linksinsuffizienz des Herzens (Kap. 4.1.2.2); sie bedingt Stase in den Lungenvenen sowie Transsudation, welche sich bei körperlicher Anstrengung oder längerem Liegen auf einer Seite verstärkt. Das *entzündliche Lungenödem* kann Folge der Inhalation von reizendem Rauch (Brandfolge, Kap. 5.3.5.1), Gas (nitrose Gase, Kap. 5.3.5.4; Schwefelwasserstoff, Kap. 5.3.5.3; Ammoniak, Kap. 5.3.5.2; Chlorgas, Kap. 5.3.5.6) oder Staub (Kap. 5.2.3.1), oder aber Begleiterscheinung akuter Bronchopneumonien (Kap. 5.3.2.6 und 5.3.3.1) sowie verschiedener, septik- oder endotoxinämisch verlaufender Infektionskrankheiten, wie Milzbrand (Kap. 3.2.2.1), Rauschbrand (Kap. 12.2.5), Salmonellose (Kap. 6.10.21), E.-coli-Toxämie (Kap. 6.10.19), Enterotoxämie (Kap. 6.10.23) u. ä. m., sein. Die Ätiologie des *allergischen Lungenödems* ist bei der allergisch-anaphylaktischen Sofortreaktion (Kap. 2.2.7.1) nachzulesen. Als Beispiele für das *toxische Lungenödem* seien das »Weideemphysem« (Kap. 5.3.5.8) und die Vergiftung durch organische Phosphorsäureester (Kap. 10.5.15.2) angeführt.

Verlauf, Symptome: Allergisches und toxisches Lungenödem pflegen perakut bis akut, entzündlich bedingte Lungenödeme akut bis subakut, das kardial bedingte Lungenödem dagegen chronisch aufzutreten. Dabei sind von Fall zu Fall – entsprechend dem Ausmaß der serösen Flüssigkeitsanschoppung, etwaiger primärer Organschädigungen und sekundärer Komplikationen – zu beobachten: breitbeinige Stellung der Vordergliedmaßen; frequent-pochende Herztätigkeit; zunehmende – anfangs inspiratorische, später gemischte – mit Tachypnoe und Keuchen, in hochgradigen Fällen auch mit Maulatmung verbundene Dyspnoe; Zyanose; ventrale Dämpfung des Lungenperkussionsfeldes; auskultatorisch verschärftes Tracheobronchalatmen, spätinspiratorisches Knattern und exspiratorisches Pfeifen. Bei hochgradigem Lungenödem entleert sich aus Nasenlöchern und/oder Maul weißlicher bis leicht rötlicher Schaum, der wie geschlagenes Eiweiß gerinnt (Abb. 5-36). Die Körpertemperatur ist bei entzündlich bedingtem Lungenödem mitunter fieberhaft (Bronchopneumonie), sonst i. d. R. normal, im Schockzustand aber hypotherm.

Neben- und Folgekrankheiten: Ausgeprägtes Lungenödem wird meist von sekundärem Lungenemphysem begleitet, das durch lufthunger- oder hustenbedingte Überdehnung des nicht angeschoppten Lungengewebes sowie zeitweilige Verlegung der terminalen Luftwege zustande kommt und seinerseits zur Verschlimmerung der Atemnot beiträgt (s. u.). Infolge bakterieller Besiedlung kann sich aus dem Lungenödem leicht eine m. o. w. schwerwiegende Bronchopneumonie entwickeln.

Sektion: Auffallend große, bei Eröffnung der Brusthöhle kaum kollabierende, blasse »schwere« Lunge von teigiger, d. h. fingerdruckabzeichnender Konsistenz mit gelblich-gelatinöser Infiltration des zudem oft auch emphysemdurchsetzten Interstitiums (Abb. 5-39). Bronchen und Luftröhre enthalten reichlich feinblasigen Schaum (Abb. 5-37); aus angeschnittenem Lungengewebe entleert sich seröse Flüssigkeit. *Histologisch*: Alveolen und Interstitium ödemhaltig.

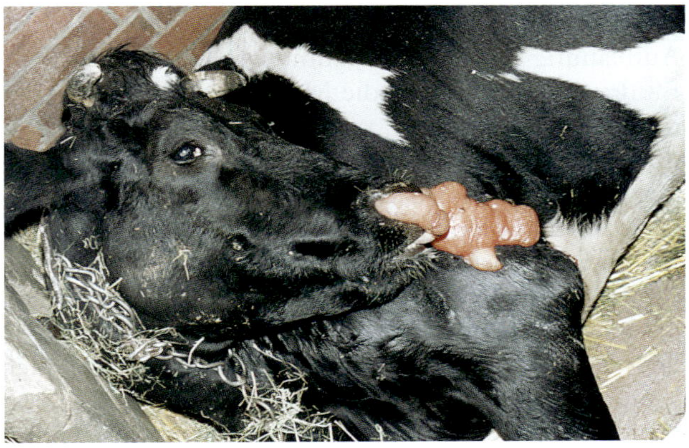

Abbildung 5-36 Lungenödem: agonaler Austritt von rosafarbenem Schaum aus der Nase einer Kuh mit pyämisch streuendem Herd (pyogene Thrombose der hinteren Hohlvene, s. Kap. 4.2.2.6)

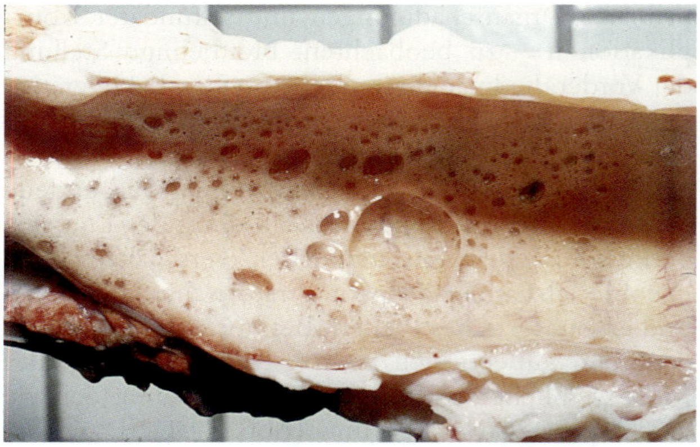

Abbildung 5-37 Rosafarbener geronnener Schaum in der Luftröhre des Tieres von Abb. 5-36

■ **Beurteilung, Behandlung:** Die Entscheidung für oder gegen therapeutische Maßnahmen richtet sich nicht nur nach dem Schweregrad des klinischen Erscheinungsbildes, sondern – in erster Linie – auch nach der Heilbarkeit des Primärleidens (s. d.). Falls letztere zu erwarten steht, ist bezüglich der Behandlung des Lungenödems so zu verfahren, wie bei der allergischen Sofortreaktion (Kap. 2.2.7.1) angegeben: Aderlaß; Diuretika, Glukokortikoide parenteral; Kalziumsalzlösung intravenös; Bronchospasmolytika. Zur Verhütung einer komplikativen Bronchopneumonie sind zudem Antibiotika oder Sulfonamide parenteral zu verabreichen (Übersicht 5-5).

5.3.2.4 Lungenblähung, Lungenemphysem

■ **Definition, Ursachen, Pathogenese:** Die stark in funktionell selbständige Läppchen kompartimentalisierte Lunge des Rindes neigt – im Gegensatz zu der über mehr kollaterale Luftwegverbindungen verfügenden Lunge des Pferdes – schon bei vergleichsweise geringfügiger mechanischer Belastung zu krankhafter Überdehnung; dabei kommt es meist nicht nur zur Aufblähung des Alveolarbaumes, sondern auch zum Eindringen von Luft in die Maschen des interalveolären Bindegewebes, d. h. zu *alveolärem* und *interstitiellem Lungenemphysem*. Die Voraussetzungen hierfür ergeben sich i. d. R. aus dem Zusammentreffen multipler, sich wiederholender Verlegungen (Spasmen, Ansammlung von Ödemflüssigkeit oder entzündlichem Exsudat) in den Bronchuli (→ Sequestration von Luft in den zugehörigen Alveolen), hochgradiger Atemnot (→ extreme inspiratorische Erweiterung der Lunge) und Hustenanfällen (→ starke intrapulmonale Drucksteigerung während der Exspiration). Dabei sind, je nach Ursache, zu unterscheiden: *mechanisch ausgelöstes Lungenemphysem* (etwa infolge Hetzens durch wildernde Hunde, Schwergeburt oder Kettenhangs), *infektionsbedingtes Lungenemphysem* (als häufige Begleiterscheinung einer schweren, beispielsweise durch das Bovine Respiratorische Synzytial-Virus oder Lungenwurmbefall ausgelösten Bronchopneumonie, Kap. 5.3.3.3 und 5.3.4.1), *toxisches Lungenemphysem* (z. B. »Weide«- und »Zink«-Emphysem, Kap. 5.3.5.8, 5.3.5.7) und *allergisches Lungenemphysem* (etwa bei allgemeiner allergisch-anaphylaktischer Sofortreaktion oder Urtikaria, Kap. 2.2.7.1). Des weiteren ist zwischen dem unmittelbar entstehenden, *primären Lungenemphysem* und demjenigen zu unterscheiden, dem ein Lungenödem voraufgeht (*sekundäres Lungenemphysem*, Kap. 5.3.2.3). Entsprechend der Ausdehnung der emphysematösen Veränderungen ist schließlich zwischen *örtlich-umschriebenem* (d. h. nur einen bestimmten Lungenlappen betreffenden) und *generalisiertem Lungenemphysem* zu unterscheiden; die nicht selten zu beobachtende Überdehnung von Lungengewebe in der Nachbarschaft funktionsuntüchtig gewordener Lungenbezirke wird als *»vikariierendes«* oder *kompensatorisches Emphysem* bezeichnet.

■ **Symptome, Verlauf:** Beim Rind tritt das Lungenemphysem meist plötzlich, in unmittelbarem zeitlichem Zusammenhang mit der auslösenden Ursache, und zwar sporadisch, bei fütterungs-, umwelt-, parasitär- oder infektionsbedingter Erkrankung dagegen auch bestandsweise gehäuft auf; es pflegt unter mäßiger bis deutlicher afebriler Störung des Allgemeinbefindens perakut bis akut, aber nur selten chronisch zu verlaufen. Dabei zeigen sich breitbeiniges Stehen mit gestrecktem Kopf und Hals, vorwiegend exspiratorische Dyspnoe mit »doppelschlägiger«, von Stöhnen begleiteter Ausatmung, in schweren Fällen zudem Maulatmung mit Backenblasen und in- (bzw. ex-)spiratorischem Einfallen (bzw. Vorwölben) des Afterkegels, mitunter auch etwas matter Husten. Perkutorisch erweist sich das Lungenfeld als nach kaudal erweitert; anstelle der Herzdämpfung ist u. U. überlauter Klopfschall zu ermitteln. Auskultatorisch sind – v. a. marginal – Knistergeräusche festzustellen. Die Herztätigkeit ist infolge Vermehrung des Gefäßwiderstandes im kleinen Kreislauf beschleunigt und pochend, bei ausgeprägtem Lungenemphysem allerdings oft nicht gut zu hören; die sichtbaren Schleimhäute sind m. o. w. zyanotisch. Ein interstitielles Lungenemphysem kann sich – über die Lungenwurzeln und den Mittelfellspalt – rasch bis in die Unterhaut an Hals, Widerrist, Brustwand und/oder Lendenbereich ausdehnen und die Haut hier um mehrere Fingerbreiten von ihrer Unterlage abheben (Abb. 5-38); gegebenenfalls ist ein solches »wanderndes« Emphysem oft auch bei rektaler Exploration des Patienten als retroperitoneal, im Bereich des Nierenlagers oder im Beckenraum gelegenes »knisterndes« Luftpolster zu fühlen.

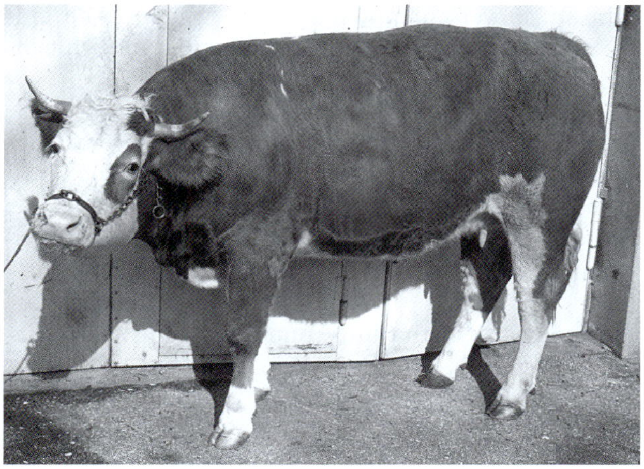

Abbildung 5-38 Ausgedehntes Unterhautemphysem (Kehlgang, Hals, Rumpf) infolge schwerer Hustenanfälle bei BRSV-bedingter Bronchopneumonie mit sekundärem interstitiellem Lungenemphysem

■ **Sektion** (Abb. 5-39): Emphysematöse Lungenbezirke kollabieren beim Eröffnen der Brusthöhle nicht, weshalb sie über die Oberfläche gesunder Nachbarbereiche hervortreten; beim Betasten fühlen sie sich »puffig« an und knistern. Lungenläppchen mit *alveolärem Emphysem* erscheinen gelblich-rosa; ihre Schnittfläche ist trocken und gibt bei Lupenbetrachtung die geblähten (vergrößerten) Alveolen zu erkennen. Das *interstitielle Lungenemphysem* ist durch zahlreiche glasig-transparente Luftblasen gekennzeichnet, die – streifenartig aufgereiht – nicht nur die Lungenläppchen auseinanderdrängen, sondern auch die Pleura vom Lungenparenchym abheben; mitunter sind einzelne solcher Blasen hühnerei- bis faustgroß (bullöses Emphysem); gelegentlich setzt sich das Emphysem in das Mediastinum hinein und von hier m. o. w. weit bis in die Unterhaut sowie, retroperitoneal, in den Beckenraum hin fort. Entsprechend der dem Lungenemphysem im Einzelfall zugrundeliegenden Pathogenese finden sich außerdem auch Veränderungen des Primärleidens, wie Lungenödem, -entzündung, -abszesse, -wurmbefall, aspiriertes Material u. ä. m. *Histologisch*: Bronchulitis.

■ **Diagnose, Differentialdiagnose:** Das Vorliegen eines Lungenemphysems ist anhand der geschilderten klinischen Symptome leicht zu erkennen; es ist jedoch oft schwierig, seine Ursache herauszufinden. Hierzu ist neben eingehender Untersuchung des oder der Patienten auch eine Überprüfung der Begleitumstände und Umweltverhältnisse erforderlich (s. Übersicht 5-2).

■ **Beurteilung:** Die Heilungsaussichten des Lungenemphysems sind vom Ausmaß desselben sowie von Art und Schweregrad des Grundleidens abhängig. Ein auf Erregung und körperlicher Anstrengung beruhendes primäres Emphysem pflegt nach Abstellen seiner Ursache und sachgemäßer Behandlung bald abzuklingen. Ähnliches gilt für vikariierende Emphyseme, wenn sich die auslösende Bronchopneumonie beheben läßt. Bezüglich des toxisch bedingten »Weideemphysems« (Kap. 5.3.5.8) und der allergischen bovinen »Farmerlunge« (Kap. 5.3.6.1) sei auf deren Abschnitte verwiesen. Ein durch Verschlucken bedingtes Lungenemphysem geht i. d. R. bald in gangränöse Pneumonie (Kap. 5.3.2.10) über und hat deshalb eine schlechte Prognose.

■ **Behandlung:** Absolute Ruhigstellung, möglichst an einem kühlen, luftigen staubfreien Ort; Antihistaminika (Tripelennamin), nichtsteroidale Entzündungshemmer oder Glukokortikosteroide (letztere nur unter antibiotischem Schutz!); Bronchomukolytika (Bromhexin: 0,15 mg/kg LM i.m.) oder Atropinsulfat (bis 0,05 mg/kg LM s.c.), sowie – zur Verhütung einer sekundären bakteriellen Infektion – auch Antibiotika oder Sulfonamide (s. Übersicht 5-5).

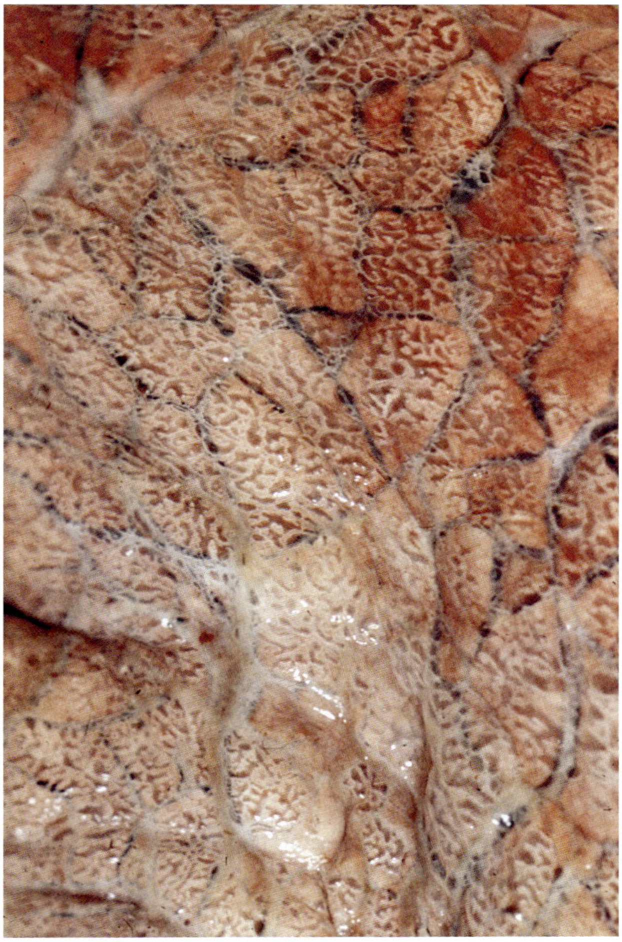

Abbildung 5-39 Hochgradiges Ödem und interstitielles Emphysem der Lunge bei akutem »Weideemphysem« (Schlachtbefund)

■ **Prophylaxe:** Vermeiden der die vorgenannten Primärleiden auslösenden Ursachen.

Entzündliche Erkrankungen von Bronchen und Lunge

Folgende Kapitel sollen *Hinweise zur pathologisch-anatomischen und funktionellen Untergliederung entzündlicher Veränderungen der Bronchen und Lunge* geben; sie spiegeln zudem die praktische Erfahrung wider, daß eine *vergleichbare klinische Aufteilung dieser Läsionen, d. h. deren Zuordnung zu den am Patienten zu beobachtenden Krankheitsbildern äußerst schwierig* ist. Bezüglich der *Enzootischen Bronchopneumonie* sei auf Kapitel 5.3.3.1 verwiesen.

5.3.2.5 Bronchalkatarrh

■ **Definition:** Entzündung der Schleimhaut von Luftröhre und Bronchen mit vermehrter, seröser bis schleimiger Sekretion bzw. Exsudation, aber ohne Beteiligung des Lungengewebes.

■ **Vorkommen, Ursachen:** *Idiopathischer* Bronchalkatarrh ist die Folge von Reizungen der oberen Luftwege; dabei kommt es allerdings meist bald zur Vermehrung ubiquitärer, fakultativ respiropathogener Keime und damit zu bestandsweise gehäuft auftretender »Infektion«, d. h. zum Anfangsstadium einer Enzootischen Bronchopneumonie (Kap. 5.3.3.1). *Symptomatischer* Bronchalkatarrh ist daher bei vielen, scheinbar »spezifisch« bedingten respiratorischen Erkrankungen, insbesondere bei viralen Infekten, zu beobachten (Kap. 5.3.3.2 bis 5.3.3.9).

■ **Symptome, Verlauf:** Bei reinem Bronchalkatarrh ist das Allgemeinbefinden i. d. R. nur wenig gestört. Außer serösem bis leicht getrübtem Nasenausfluß zeigen sich erhöhte Atemfrequenz, gering- bis mittelgradige inspiratorische Dyspnoe, gelegentliches Husten und Fieber; die Schallperkussion der Brustwand ergibt normale Befunde, die Auskultation verschärftes tracheobronchales Atmen.

■ **Sektion:** Die krankhaften Veränderungen beschränken sich auf exsudative Inflammation von Luftröhren- und Bronchalschleimhaut.

■ **Diagnose:** Die Erkennung stützt sich auf Vorbericht und Umweltbefunde sowie den *differentialdiagnostischen* Ausschluß von perkutorischen und auskultatorischen Befunden, die auf katarrhalische Bronchopneumonie (s. u.), Infektiöse Bovine Rhinotracheitis (Kap. 5.1.3.1) oder bovine »Farmerlunge« (Kap. 5.3.6.1) schließen lassen.

■ **Beurteilung:** Die Prognose des idiopathischen Bronchalkatarrhs ist bei rechtzeitiger Behandlung günstig, in verschleppten Fällen – wegen rasch eintretender pneumonischer Komplikationen – schlechter.

■ **Behandlung:** Ruhigstellen in gut belüftetem (zugluftfreiem), temperiertem Stall; nichtsteroidale Antiinflammatoria; Antipyretika, Bronchomukolytika; bei Fortdauer der krankmachenden Belastung auch Antibiotika oder Sulfonamide (Übersicht 5-5).

■ **Prophylaxe:** Ermittlung und Behebung der Ursachen.

5.3.2.6 Katarrhalische Bronchopneumonie

■ **Definition:** Leichte Reizung der Bronchalaufzweigungen und Alveolen, die infolgedessen vorwiegend serös-zelliges, nichtgerinnendes Exsudat enthalten.

■ **Vorkommen, Ursachen:** *Idiopathischer* Lungenkatarrh ist selten; meist handelt es sich um *symptomatische* katarrhalische Bronchopneumonie infolge eines umweltgeförderten enzootischen viralen Infekts (Kap. 5.3.3.2 bis 5.3.3.9).

■ **Symptome, Verlauf:** Vorberichtlich werden v. a. Husten, Freßunlust sowie Leistungsrückgang erwähnt. Die Körpertemperatur ist oft mäßig bis deutlich erhöht. Außerdem sind seröser bis schleimig-getrübter Nasenausfluß, Tachy- und Polypnoe, zunächst inspiratorische bis gemischte, nach etwaiger Entwicklung eines vikariierenden Lungenemphysems dagegen gemischte bis exspiratorische Dyspnoe zu beobachten; dementsprechend sind anfangs Bezirke mit gedämpftem Klopfschall – und zwar v. a. im kranioventralen Bereich des Lungenfeldes –, später u. U. zudem solche mit überlautem Schall und/oder eine Erweiterung des Perkussionsfeldes nach kaudal festzustellen. Auskultatorisch erweisen sich tracheobronchales und bronchobronchuläres Atmen als deutlich verstärkt; zudem sind von Fall zu Fall – je nach exsudatbedingter Obstruktion oder Restriktion der Luftwege – früh-inspiratorisches und früh-exspiratorisches Knattern, spätinspiratorisches und/oder exspiratorisches Pfeifen, über emphysemhaltigen Bereichen auch Knistern zu vernehmen. Der Kreislauf ist dem Schweregrad der Lungenerkrankung entsprechend in Mitleidenschaft gezogen: frequenter, pochender Herzschlag mit Verstärkung des zweiten Herztones.

■ **Sektion:** Erkrankte Lungenbezirke erscheinen gelblich- bis bräunlichrot und weisen in fortgeschrittenem Stadium fleischige Konsistenz auf; in den befallenen Lungenläppchen oder -lappen enthalten die Aufzweigungen des Bronchalbaumes sowie die Alveolen seröses bis schleimiges Exsudat.

Diagnose: Das klinische Bild gestattet oft keine sichere *differentialdiagnostische* Abgrenzung von der meist schwerwiegender verlaufenden fibrinösen oder eitrigen Pneumonie (s. d.). Bei bestandsweise gehäuft auftretender Erkrankung empfiehlt es sich, vor etwaiger Behandlung Tracheobronchalspülproben zur Ermittlung der Erreger sowie ihrer Empfindlichkeit gegenüber keimhemmenden Mitteln zu entnehmen; weniger aufwendig ist die Untersuchung einiger, jeweils zu Beginn der Erkrankung und 2–3 Wochen später zu entnehmender »Serum-Doppelproben« auf ihren Gehalt (Titer) an erregerspezifischen AK; ihr Ergebnis liegt dann aber erst wesentlich später vor.

Beurteilung: Die Prognose der katarrhalischen Bronchopneumonie ist wegen der Gefahr ihrer Verschlimmerung zu eitriger Pneumonie stets vorsichtig zu stellen; das gilt v. a. für verschleppte Fälle und solche, bei denen sich die krankmachenden Umweltbedingungen (Kap. 5.3.3.1) nicht aufbessern lassen.

Behandlung: Unterbringung in wohltemperiertem, zugluftfreiem, aber gut belüftetem Stall, bei Temperaturen unter 18 °C: Umhüllen des Brustkorbes mittels Wolldecke; Bronchomukolytika (Bromhexin), nichtsteroidale Antiinflammatoria und mehrtägige parenterale Antibiose (s. Übersicht 5-5), bei Kreislaufbeteiligung auch Etamiphyllin.

Prophylaxe: Sicherung eines ordnungsgemäßen Stallklimas (Übersicht 5-3).

5.3.2.7 Interstitielle Pneumonie

Definition, Ursachen: Durch zellige Infiltration und Proliferation gekennzeichnete, innerhalb des die Alveolen, Bronchuli und Blutgefäße der Lunge einhüllenden Bindegewebes ablaufende Entzündung, die von m. o. w. stark ausgeprägter Vermehrung und Ablösung der Alveolarepithelien begleitet wird. Die interstitielle Pneumonie ist die initiale Reaktionsform der Rinderlunge bei der ätiopathogenetisch äußerst komplexen Enzootischen Bronchopneumonie (Kap. 5.3.3.1) und bei Lungenwurmbefall (Kap. 5.3.4.1). *Andere Bezeichnung*: proliferative Pneumonie (= akutes bovines Lungenödem und -emphysem). Als *atypische interstitielle Pneumonie* werden die extrinsisch-allergisch bedingte bovine »Farmerlunge« (Kap. 5.3.6.1) und das »Weideemphysem« (Kap. 5.3.5.8) bezeichnet, deren mikroskopische Veränderungen gewisse Besonderheiten aufweisen (Bronchulitis obliterans, Hyalinmembranen, epitheloide Granulome). Ähnliche Veränderungen werden auch bei der durch das Bovine Respiratorische Synzytial-Virus hervorgerufenen Erkrankung (Kap. 5.3.3.3) festgestellt.

Pathogenese, Erscheinungen und Verlauf werden im Abschnitt über die Enzootische Bronchopneumonie (Kap. 5.3.3.1) eingehend beschrieben.

Sektion: Betroffene Lungenbereiche erscheinen dunkelrot, unzulänglich kollabiert und – je nach Krankheitsstadium – von fleischiger bis fester Konsistenz; das Interstitium ist ödematisiert (verbreitert). Die *histologisch* im pulmonalen Bindegewebe zu findenden Infiltrate enthalten Lymphozyten, Plasmazellen und Histiozyten, aber nur wenige neutrophile Granulozyten; außerdem erweisen sich die Alveolarepithelien als vermehrt und abgeschilfert.

Beurteilung: Auch die interstitielle Pneumonie des Rindes neigt bei Fortbestehen der ihr zugrundeliegenden respiropathogenen Umweltverhältnisse und ausbleibender Behandlung zur Verschlimmerung infolge Entwicklung m. o. w. umfangreicher »vikariierender« Emphyseme und bakterieller Sekundärinfektionen (→ fibrinöse, u. U. sogar eitrige Pneumonie). Schwer oder länger erkrankte Tiere bleiben in ihrer weiteren Entwicklung und Leistung mitunter deutlich zurück.

Behandlung, Prophylaxe: Versuchsweise symptomatisch (Kortikosteroide, nichtsteroidale Antiphlogistika, Antihistaminika, Adrenalin/Epinephrin, Atropinsulfat, Diuretika und/oder Antibiotika); wichtiger ist die sofortige Abstellung und künftige Vermeidung der zu interstitieller Pneumonie führenden Ursachen (s. Enzootische Bronchopneumonie, Kap. 5.3.3.1).

5.3.2.8 Fibrinöse oder krupöse Pneumonie

Definition, Pathogenese: I. d. R. infektionsbedingte und akut verlaufende, durch Eindringen fibrinreichen zellhaltigen Exsudats in Alveolen und Bindegewebsspalten der Lunge gekennzeichnete Pneumonie, bei der innerhalb von 7–10 Tagen nachstehende Stadien aufeinander folgen: *Anschoppung* = hochgradige, entzündlich bedingte Hyperämie der Lunge; *rote Hepatisation* = Ausschwitzung des erwähnten Entzündungsproduktes; *graue Hepatisation* = Einwandern von Leukozyten in das Exsudat; *Lysis* = Auflösung des Fibrins durch proteolytische Enzyme der weißen Blutkörperchen (→ Beseitigung durch Phagozytose, Resorption oder Expektoration); *Organisation* = Endstadium mit Karnifikation und Sklerosierung von Lungengewebe.

Vorkommen, Ursachen: Die fibrinöse oder krupöse Pneumonie gilt als kennzeichnende (möglicherweise sensibilisierungsbedingte) Reaktionsweise der Rinderlunge bei Infektion mit Pasteurellen (Kap. 5.3.3.13) und bei Lungenseuche (Kap. 5.3.3.16).

Symptome, Verlauf: Das Leiden entwickelt sich rasch mit erheblicher, fieberhafter Störung des Allgemeinbefindens (Teilnahmslosigkeit, Futterverweigerung, starker Leistungsrückgang); die mitunter auf > 41 °C erhöhte Körpertemperatur pflegt erst im lytischen Stadium des Leidens zur Norm zurückzukehren und kann dabei sogar auf hypotherme Werte absinken. Der Nasenausfluß erscheint zunächst serös, später – je nach Krankheitsstadium – bluthaltig, rotbraun bzw. graugelblich. Zudem zeigen sich gemischte, u. U. mit Maulatmung und Backenblasen verbundene Dyspnoe, matter Husten, gelegentlich auch Stöhnen (Abb. 5-40). Schallperkutorisch geben sich größere angeschoppte und hepatisierte Herde als meist im kranioventralen Bereich des Lungenfeldes gelegene Dämpfungsbezirke zu erkennen; bei Miterkrankung der Pleura kann das Beklopfen der Brustwand Schmerz und Husten auslösen. Auskultatorisch ist das tracheobronchale Atemgeräusch auffallend verstärkt; im Bereich des bronchobronchulären Atmens sind von Fall zu Fall – infolge Obstruktion kleinlumiger Atemwege – frühinspiratorische/frühexspiratorische Knattergeräusche und exspiratorisches Pfeifen sowie – infolge Kompression solcher Bronchen – spätinspiratorische Pfeifgeräusche zu vernehmen. Dabei erweist sich der Kreislauf mit hochfrequent-pochendem Herzschlag, Injektion der u. U. »verwaschen« erscheinenden Episkleralgefäße und Rötung bis Zyanose der Schleimhäute meist als deutlich beteiligt; das ist auf Hypoxie, Toxinämie, hohen Gefäßwiderstand im Lungenkreislauf sowie vermehrte Atemarbeit zurückzuführen. Bei rechtzeitiger, auch die Umweltverhältnisse berücksichtigender Behandlung tritt innerhalb von 10 Tagen Besserung ein, die allmählich zur Heilung führt. Entsprechend dem Ausmaß der im Einzelfall eingetretenen pathologisch-anatomischen Veränderungen (s. *Sektion*) sowie der Resistenz der beteiligten Keime kann sich das Leiden aber infolge Versagens von Kreislauf oder Atmung, oder durch Übergang in eitrige Pneumonie entscheidend verschlimmern.

Sektion: Die wegen der lobulären Ausbreitung der fibrinösen Pneumonie meist nebeneinander vorliegenden, unterschiedlich gefärbten Veränderungen der einzelnen Entwicklungsstadien des Leidens (s. *Pathogenese)* verleihen v. a. den kranioventralen Lungenbezirken ein kennzeichnendes »marmoriertes« Aussehen sowie fleischige bis feste Konsistenz; der schachbrettartige Eindruck der verschiedenfarbigen Läppchen wird durch die gelblich-sulzige Verbreiterung des interlobulären Bindegewebes noch verstärkt (Abb. 5-41). Das Brustfell erweist sich meist als im Sinne einer fibrinösen Pleuritis beteiligt. *Histologisch* sind festzustellen: kapilläre Blutfülle, zellhaltiges alveoläres Ödem *(Anschoppung)*; kapilläre Hyperämie, alveoläre und perialveoläre Fibrinnetze *(rote Hepatisation)*; massenhaft neutrophile Granulozyten in Kapillaren und Alveolen *(graue Hepatisation)*; Verminderung der Menge des sich verflüssigenden Exsudats, alveoläre Regeneration *(Lysis)*; Entwicklung von Granulations- und Bindegewebe *(Organisation)*.

Diagnose: Das Vorliegen einer fibrinösen Pneumonie ist aufgrund der wechselnden Färbung des Nasenausflusses sowie des lytischen Krankheitsverlaufs zwar zu vermuten, doch ist sie klinisch oft nicht sicher von anderen bronchopneumonischen Leiden abzugrenzen. Gewisse Hinweise können sich aus der mikrobiologischen Untersuchung von Tracheobronchalspülproben (Nachweis von Pasteurellen) sowie dem Ausfall der Glutaraldehydprobe (stark beschleunigt) ergeben. *Differentialdiagnostisch* ist an die zum akuten bovinen Atemnotsyndrom zählenden Krankheiten (s. Übersicht 5-2) zu denken.

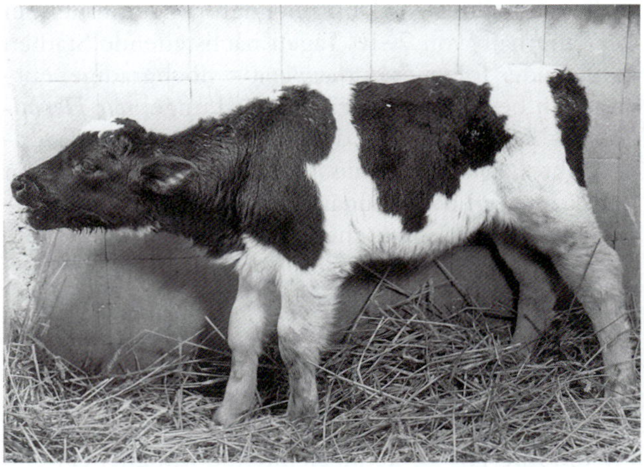

Abbildung 5-40 Hochgradige Atemnot bei einem Tränkekalb mit krupöser Bronchopneumonie (viraler Grundinfekt mit sekundärer Überwucherung durch Pasteurellen)

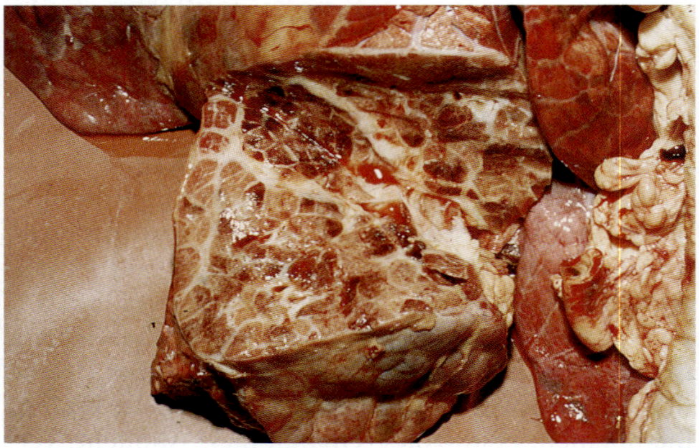

Abbildung 5-41 Zerlegungsbefund bei krupöser Bronchopneumonie: »marmorierte« Lunge mit frischen und älteren pneumonischen Herden nebeneinander

■ **Beurteilung:** Die Prognose der krupösen Pneumonie ist im Hinblick auf ihre Komplikationsträchtigkeit zunächst fraglich, nach »termingerechtem« Rückgang des Fiebers dagegen günstiger.

■ **Behandlung:** Therapeutisch ist wie bei katarrhalischer Bronchopneumonie (Kap. 5.3.3.1) vorzugehen; dabei verdienen die Maßnahmen zur Umweltverbesserung sowie die konsequente keimhemmende Medikation (Übersicht 5-5) besondere Beachtung.

■ **Prophylaxe:** Siehe Vorbeuge der Enzootischen Bronchopneumonie (Kap. 5.3.3.1) und der Pasteurellose (Kap. 5.3.3.13).

5.3.2.9 Eitrige, nekrotisierende und abszedierende Bronchopneumonie

■ **Definition:** Infolge bronchogener oder hämatogener Einschleppung sowie intrapulmonal-lymphogener Weiterverbreitung von Eiter- und Nekrose-Erregern eintretende purulente Inflammation der Bronchalschleimhäute und/oder suppurative, nekrotisierende sowie abszedierende Einschmelzung von Lungengewebe, u. U. auch von Blutgefäßen.

■ **Ursachen, Pathogenese:** Die *aerogene* eitrige Bronchopneumonie entwickelt sich oft *sekundär*, infolge Superinfektion einer primär Umwelt- oder viral bedingten katarrhalischen oder interstitiellen Bronchopneumonie mit schon zuvor in den Luftwegen vorhandenen oder mit der Atemluft eingedrungenen Eiter- und Nekroseerregern *(Strepto-, Staphylokokken, A. pyogenes, Fusobact. necrophorum)*. Diese Gefahr ergibt sich v. a. dann, wenn das Grundleiden nicht rechtzeitig und konsequent behandelt wird oder respiropathogene Umwelteinflüsse nicht behoben werden. Andere Keime sind so virulent, daß sie beim aerogenen Eindringen in die nicht vorgeschädigte Lunge zwangsläufig zu *primär* eitriger Bronchopneumonie führen (s. Aktinobazillose, Nocardiose, Tuberkulose und Mykosen der Lungen, Kap. 5.3.3.17, 12.2.7, 12.2.6 bzw. 5.3.3.18).

Die obengenannten Eiter- und Nekroseerreger gelangen beim Rind zudem relativ häufig von einem andernorts, blutgefäßnah gelegenen purulenten Herd aus *hämatogen* in die Lunge, um dort thrombembolisch-metastasierende Eiterungen, Nekrosen und Abszesse auszulösen; das gilt insbesondere für Endokarditis der rechten Herzhälfte (Kap. 4.1.2.4), pyämisch »streuende« Thrombosen großer Venen (Kap. 4.2.2.6), Omphalophlebitiden (Kap. 6.15.7), Leberabszesse (Kap. 6.13.4), jauchige Metritiden, purulente Mastitiden, verschleppte Klauenleiden sowie Jungtierseptikämien. Bei Beteiligung von *F. necrophorum* besteht zudem Gefahr, daß der eitrig-nekrotisierende Prozeß in pulmonale Blutgefäße einbricht (→ Lungenblutung, Kap. 5.3.2.2).

Gelegentlich dringen pyogene Keime auch über äußere oder innere Verletzungen in die Lunge vor (s. Brustwandtraumen, Kap. 5.4.2.8; Retikulopleuritis traumatica, Kap. 6.6.2). Ausnahmsweise können sich zwerchfellsnah gelegene eitrig-nekrotisierende Leberherde zu transdiaphragmatischen *biliobronchalen Fisteln* entwickeln, was gegebenenfalls m. o. w. ausgeprägte Atembeschwerden sowie grünlichen, gallehaltigen Nasenausfluß bedingt.

■ **Symptome, Verlauf:** Das klinische Bild wird nicht nur vom Ausmaß der eitrigen oder abszedierenden Lungenveränderungen, sondern auch vom etwaigen Vorliegen purulenter Primärherde in anderen Organen sowie möglicherweise eintretenden Komplikationen bestimmt (Einbruch in eine Lungenvene → thrombembolische Absiedlung in linker Herzhälfte oder Nieren; aneurysmatisierende Arrosion pulmonaler Arterien → Lungenblutung). *Kleinere*, intrapulmonal gut abgekapselte Eiterherde können über längere Zeit hinweg symptomlos bleiben. Die *bronchogene* Vereiterung größerer Lungenbezirke bedingt meist schwerwiegende Erkrankung mit erheblicher Störung des Allgemeinbefindens, wie Niedergeschlagenheit und Freßunlust mit Tachykardie, gemischter Dyspnoe sowie fieberhafter, bei chronisch-rezidivierendem Verlauf aber nur zeitweilig hyperthermer Körpertemperatur. Die Lungenperkussion ergibt m. o. w. ausgedehnte Dämpfungsbezirke, über denen auskultatorisch sehr lautes Tracheobronchalatmen (oder völlig fehlende Beatmung), andernorts dagegen von Fall zu Fall Knatter- und Pfeifgeräusche festzustellen sind. Wenn Bronchen von der Eiterung mitbetroffen sind oder mit dem purulenten Herd in offener Verbindung stehen, kann schleimig-eitriger, übelriechender Nasenausfluß und – bei mattem Husten – ebensolcher Auswurf auftreten. Der *Einbruch eines größeren Abszesses* in den Bronchalbaum führt zu plötzlicher lebensbedrohlicher Verschlimmerung mit hochgradiger Atemnot sowie Entleerung schleimig-eitriger Massen aus Nase und Maul. Größere, nur teilweise mit purulentem Exsudat gefüllte, sonst aber lufthaltige Kavernen verleihen dem Perkussionsschall sowie dem auskultatorisch festzustellenden, als »Krugatmen« bezeichneten Atemgeräusch metallischen Beiklang. Bei *hämatogener Absiedlung* von Eiter- und Nekroseerregern führt die plötzliche massive Invasion der Lunge – v. a. im Wiederholungsfalle – zu perakut und aus scheinbarer Gesundheit heraus einsetzender, schwerer gemischter bis exspiratorischer Dyspnoe, die mit vermutlich sensibilisierungsbedingtem Ödem und interstitiellem Emphysem der Lunge (Kap. 5.3.2.3) einhergeht; dabei kommt es zu Schaumaustritt aus Nase und Maul, Erweiterung des Lungenperkussionsfeldes sowie Kreislaufbeteiligung.

Das *Vorliegen nekrotisierender Lungenherde* führt über kurz oder lang zur Arrosion pulmonaler Blutgefäße, d. h. entweder zu aneurysmatischer Erweiterung und Ruptur einer Arterie mit Lungenblutung (Kap. 5.3.2.2) oder zum Einbruch in eine Lungenvene mit Endokarditis in der linken Herzhälfte und/oder eitrige Glomerulonephritis (Kap. 4.1.2.4, 7.1.4.1).

■ **Sektion:** Bei *aerogener* Infektion erweisen sich v. a. die kranioventralen Lungenbereiche als befallen. Nach *metastatischer* Keimeinschleppung finden sich dagegen meist multiple, ziemlich gleichmäßig über das Lungengewebe verteilte, abszedierende oder nekrotisierende Herde (Abb. 5-42); *rezidivierend* erfolgte *hämatogene Erregeraussaat*en sind daran zu erkennen, daß diese Herde – ihrer Größe und Kapseldicke nach – offensichtlich verschiedenen pyämischen Schüben angehören; außerdem ist bei hämatogen entstandener apostematöser Pneumonie i. d. R. ein blutstromaufwärts gelegener, »pyämisch streuender« Primärherd (z. B. Endokarditis dextra, Thrombose der hinteren oder vorderen Hohlvene, Leberabszeß) festzustellen. Je nach der von den eitrig-nekrotisierenden Lungenherden aus erfolgten *sekundären Erregerabsiedlung* finden sich zudem Endocarditis sinistra, eitrige Glomerulonephritis oder intrapulmonale Blutungen.

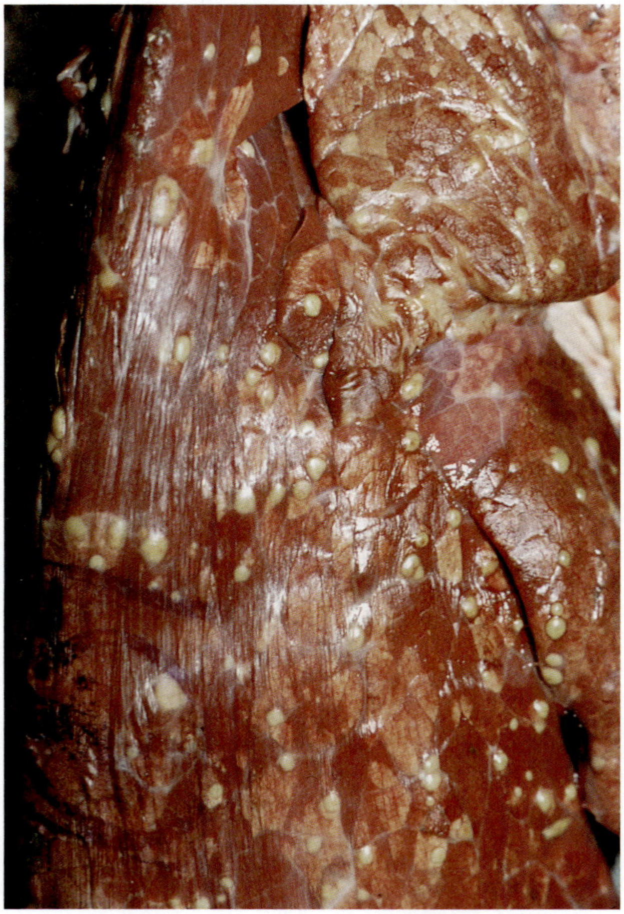

Abbildung 5-42 Zerlegungsbefund bei metastatisch-eitriger Pneumonie: multiple linsen- bis erbsengroße, in Abszedierung begriffene purulente Herde, die von einer fremdkörperbedingten apostematösen Milzentzündung (simultane hämatogene Aussaat) ausgingen

■ **Diagnose:** Die Mannigfaltigkeit des klinischen Bildes der eitrigen, nekrotisierenden oder abszedierenden Bronchopneumonie erschwert deren Abgrenzung von nichtpurulenten Lungenaffektionen erheblich. Die auf bestimmte Stellen innerhalb des Lungenfeldes lokalisiert und auch ihrer Klangqualität nach einige Zeit lang gleich bleibenden krankhaften Auskultationsbefunde geben gewisse Anhaltspunkte; sie können aber nur bei zusätzlichem Vorliegen eitrigen Nasenausflusses oder bei Nachweis des keimstreuenden Primärherdes als pathognostisch angesehen werden. Auch eine trotz massiver keimhemmender Behandlung ausbleibende Besserung der respiratorischen Beschwerden läßt auf eitrige Bronchopneumonie schließen. Das weiße Blutbild zeigt, v. a. bei Exazerbation der Symptome, neutrophile Leukozytose mit »Kernlinksverschiebung«; die Glutaraldehydprobe fällt stark beschleunigt aus. Tracheobronchalspülproben können, insbesondere bei offener Verbindung von Eiterherd und Luftwegen, einen starken Gehalt an den oben genannten Keimen ergeben, die u. U. sogar in Reinkultur vorliegen. Weiterer Aufschluß läßt sich durch radio- oder sonographische Thoraxuntersuchung erlangen.

Differentialdiagnostisch ist zu beachten, daß manche Fälle von bestandsweise gehäuft vorkommender katarrhalischer oder fibrinöser Lungenentzündung in eitrige Bronchopneumonie übergehen können; bei ausbleibendem Therapieerfolg ist daher auf eine solche Verschlimmerung zu schließen. Im Gegensatz hierzu pflegt die hämatogen-metastatisch bedingte nekrotisierende und/oder abszedierende Pneumonie in sporadischen Einzelfällen aufzutreten.

■ **Beurteilung:** Falls die umgehende Tötung nicht schon durch ein lebensbedrohliches Krankheitsbild erzwungen wird, ist selbst bei kostspieliger und langwieriger Behandlung meist kein klinisch und ökonomisch befriedigender Ausgang zu erwarten. Die überwiegende Mehrzahl der an manifester eitriger, nekrotisierender oder abszedierender Pneumonie leidenden Patienten bleibt in ihrer weiteren Entwicklung und Leistung zwangsläufig deutlich hinter den gesunden Herdenmitgliedern zurück und magert zudem m. o. w. rasch ab (»Kümmerer«); außerdem ist stets mit plötzlicher, u. U. tödlich endender Komplikation, wie erneuter, massiver Keimstreuung, Lungenblutung u. ä. m., zu rechnen.

Behandlung: Therapieversuche kommen nur bei besonders wertvollen Tieren und zudem nur dann in Betracht, wenn trotz gründlicher Untersuchung keine Anzeichen für einen Primärherd oder sekundär bedingte Organschäden zu ermitteln sind. Gegebenenfalls sind 1–2 Wochen lang hohe Dosen keimhemmender Mittel (s. Übersicht 5-5) zu verabreichen. Dabei ist allerdings zu bedenken, daß oft besonders resistente Erreger (A. pyogenes, F. necrophorum) beteiligt sind.

Prophylaxe: Vermeiden von Erkrankungen, welche zur metastatischen Einschleppung von Eiter- und Nekroseerregern in die Lunge führen können, d.h. Nabelpflege, sachgemäße intravenöse Arzneimittelverabreichung, Verhütung von Pansenazidose, Gebärmutter- und Euterentzündungen sowie von Klauenerkrankungen.

5.3.2.10 Gangränöse Bronchopneumonie

Definition, Pathogenese: Nach Fehlschlucken und Aspiration verschiedenster, für den Verdauungskanal bestimmter flüssiger, breiiger oder fester Stoffe, wie Tränke, Futter- oder Arzneimittel, in Luftröhre und Bronchen reagiert der betroffene Lungenbereich zunächst mit Entzündung und fällt dann der faulig-jauchigen Zersetzung durch miteingebrachte, sich hier rasch vermehrende anaerobe Schmutz- und Fäulniskeime anheim, die eine Abgrenzung des Krankheitsherdes vom gesunden Nachbargewebe behindern. *Andere Bezeichnungen*: Eingußs-, Verschluck-, Aspirations-, Fremdkörperpneumonie, Lungenbrand, Gangraena pulmonum, Pneumonia ichorosa.

Vorkommen, Ursachen: Obwohl die Gefahren unsachgemäßen Eingebens von Tränke und Medikamenten sowohl Tierärzten als Tierhaltern allgemein bekannt sind, wird bei Handhabung von Eingabegefäßen, Pilleneingeber oder NSS, sowie beim Festhalten des betreffenden Tieres gelegentlich falsch vorgegangen, was leicht zum Fehlschlucken und zur Aspiration der betreffenden Substanz führen kann: Applikation unter Zwang, bei zu hoch angehobenem Kopf, in zu großen Portionen – statt schluckweise –, ohne den Sitz der NSS zu überprüfen usf. Andere Ursachen von Lungengangrän sind: hastig-gierige Aufnahme der nur zweimal täglich oder ohne Nuckel angebotenen Milch bei Tränkekälbern; Behinderungen des Schlingaktes bei Verletzung oder Lähmung des Schlundkopfes (Kap. 6.4.2, 6.4.3), bei Verstopfung, Stenose oder Erweiterung des Schlundes (Kap. 6.5.2, 6.5.4) oder während einer Allgemeinnarkose. Schließlich kann auch etwaiges, über perforierende Verletzungen der Brustwand oder des Zwerchfells (Kap. 5.4.2.8, 5.4.2.7) eindringendes Fremdmaterial, wie Einstreu oder Vormageninhalt, gelegentlich zu ichoröser Pneumonie führen.

Symptome, Verlauf: Das klinische Bild wird durch Art und Menge der in die Lunge eingebrachten Substanz, das Ausmaß des davon betroffenen Gewebbezirks sowie die beteiligten Erreger und deren Toxine bestimmt. Meist ist die gangränöse Bronchopneumonie schon wenige Tage nach dem auslösenden Ereignis voll ausgeprägt: Allgemeinbefinden, Freßlust, Leistung und Nährzustand verschlechtern sich rasch; der Patient ist teilnahmslos bis hinfällig, seine Körpertemperatur anfangs fieberhaft, später u. U. normal. Beeindruckend ist i. d. R. die hochgradige Atemnot mit gemischter, nach Hinzutreten eines Lungenemphysems aber vorwiegend exspiratorischer, von Stöhnen, teilweise auch von Maulatmung, begleiteter Dyspnoe (Abb. 5-43). Die Kreislaufbeteiligung äußert sich in frequent-pochender Herztätigkeit sowie injizierten, »verwaschen« erscheinenden Episkleralgefäßen. Kennzeichnend ist der beim Zerfall des Lungengewebes einsetzende faulig-jauchige bis aashafte Geruch der Atemluft; außerdem kann graubräunlicher, dünnflüssiger Nasenausfluß ebensolchen Geruchs vorliegen (Abb. 5-44). Die Schallperkussion ergibt im kranioventralen Bereich des Lungenfeldes – teils einer, teils beider Brustseiten – ausgeprägte Dämpfung, nach Entwicklung eines sekundären Lungenemphysems weiter dorsal sowie marginal auch überlauten Klopfschall sowie Erweiterung des Perkussionsfeldes nach kaudal. Auskultatorisch sind verschärftes Tracheobronchalatmen, mitunter zudem Knatter- und/oder Pfeifgeräusche, Knistern, im Bereich größerer, lufthaltiger Gewebseinschmelzungen auch amphorisches Atmen zu vernehmen (= Hinweis auf Kavernenbildung). Etwaige septikämische Komplikationen bedingen von Fall zu Fall Diarrhoe, Leber- oder Nierenschädigung oder metastatische Polyarthritis; bei Arrosion pulmonaler Blutgefäße kann es zu Hämoptoe (Kap. 5.3.2.2) kommen.

Sektion: Der betroffene Lungenbereich erweist sich als dunkelgraugrün bis schwärzlich verfärbt, zunächst nur undeutlich vom gesunden Nachbargewebe abgegrenzt und zerfließlich, sowie von mißfarbener Flüssigkeit durchsetzt (Abb. 5-45); in dieser sind mitunter Bestandteile des fehlgeschluckten Futters oder des aspirierten Medikamentes zu erkennen; eine bindegewebige Kapsel entwickelt sich vergleichsweise langsam. Der Geruch der Veränderungen ist penetrant putride-ichorös. Fast immer liegt auch ausgeprägtes kollaterales interstitielles Lungenemphysem vor. Wenn Lungengangrän auf perforativer Verletzung von Brustwand oder Zwerchfell beruht, ist meist auch der vom ichorösen Bezirk nach außen oder zum Netzmagen hin führende Stichkanal zu finden.

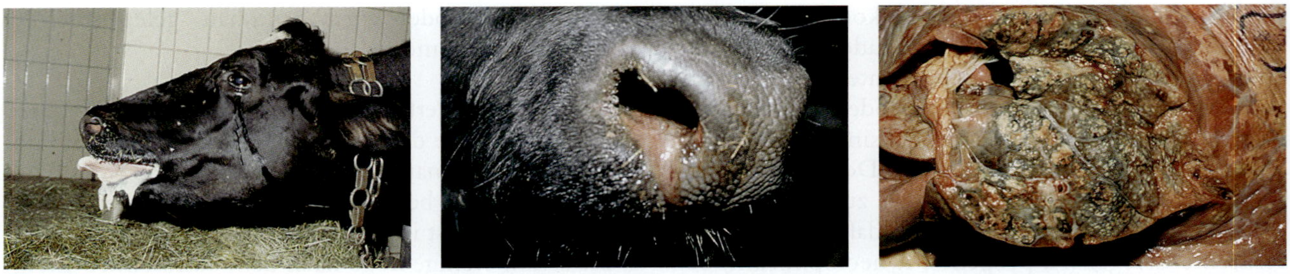

Abbildung 5-43 bis 5-45 *Lungengangrän*: Links: frische Eingußpneumonie mit hochgradiger Atemnot, gemischter Dyspnoe und Schaum vorm Maul; Mitte: graubräunlicher schleimig-jauchiger Nasenausfluß bei manifestem Zerfall von Lungengewebe; rechts: Zerlegungsbefund mit gangräneszierenden Lungenbezirken, die histologisch Futter- oder Medikamentenreste enthalten

Die *Diagnose* stützt sich auf hinweisende Angaben des Vorberichts (wie: Schwierigkeiten, Abwehr oder Husten beim Eingeben von Tränke oder Arznei), etwaige Schlingbeschwerden, die ausgeprägten respiratorischen Erscheinungen und den kennzeichnenden Zersetzungsgeruch der Atemluft. Weiterer Aufschluß kann mittels radio- oder sonographischer Thoraxkontrolle erlangt werden.

Differentialdiagnostisch sind anderweitige, mit üblem Geruch des Exspiriums sowie Atemnot einhergehende Leiden durch gründliche Untersuchung von Maul, Rachen, Speiseröhre und Lunge auszuschließen, z. B. Nekrose der Nasenschleimhaut (Kap. 5.1.2.3), Siebbeinkarzinom (Kap. 5.1.7.1), eitrige Zahnfachentzündung (Kap. 6.2.2) oder Schlundperforation (Kap. 6.5.3); des weiteren sind die zum akuten Atemnotsyndrom zählenden Krankheiten (s. Übersicht 5-2) abzugrenzen.

■ **Beurteilung:** Die gangränöse Pneumonie ist prognostisch als aussichtslos anzusehen, weil sie sich therapeutisch kaum beeinflussen läßt und komplikationsträchtig ist (s. *Pathogenese*). Zudem bleiben etwa geheilte Patienten mit hoher Wahrscheinlichkeit zeitlebens unwirtschaftlich. Therapieversuche sollten daher nur auf ausdrückliches Verlangen des Tiereigners vorgenommen werden.

■ **Behandlung:** Konsequente, 1–2 Wochen lang fortzusetzende hochdosierte parenterale Antibiose (s. Übersicht 5-5), u. U. auch intratracheale Injektion wasserlöslicher Antibiotika. Falls Erkrankungsdauer, Perkussions- und Auskultationsbefunde vermuten lassen, daß sich eine exsudathaltige Kaverne gebildet hat, kann versucht werden, diese durch sachgemäße, transthorakal-aspirierende Punktion zu lokalisieren und mittels weitlumiger Hohlnadel zu entleeren, eventuell auch mit physiologischer Kochsalzlösung zu spülen und danach ebenfalls antibiotisch zu versorgen.

■ **Prophylaxe:** Das Eingeben von Flüssigkeiten, Pillen und Boli sollte stets nach den hierfür gültigen Regeln erfolgen; sie werden im Werk über *»Die klinische Untersuchung des Rindes«* erläutert.

5.3.3 Infektionsbedingte Krankheiten von Bronchen und Lunge

Von den Atmungsorganen des Rindes weisen v. a. Bronchen und Lunge bestimmte morphologische und funktionelle Besonderheiten auf, deretwegen sie eher zu *bestandsweise gehäuft auftretender umwelt- und infektbedingter Erkrankung* neigen als diejenigen anderer Haustiere:

➤ Weites Verhältnis von Atemzugsvolumen zu Körpermasse, hohe Grundventilations-Aktivität und geringe Gasaustausch-Reserve bedingen schon bei relativ leichter körperlicher oder metabolischer Belastung entsprechend intensivere Atemtätigkeit und damit stärkere Exposition der Bronchen und Lunge gegenüber allen mit der Atemluft eingebrachten klimatischen und mechanischen Irritationen sowie mikrobiellen Noxen. Diese Problematik wird durch die übliche, auf Verdauungskapazität und Körpermasse (d. h. auf Milch- oder Fleischleistung [»Doppellender!«]) gerichtete Zuchtauslese noch gesteigert.

➤ Die ausgeprägte Unterteilung der Rinderlunge in respiratorisch eigenständige, nicht durch kollaterale Luftwegverbindungen miteinander verbundene Läppchen (= »Kompartimentalisierung«) bedingt sofortigen funktionellen Ausfall aller, bei obstruktiver Verlegung ihres zuführenden Atemweges von der Ventilation »abgeschnittenen« Lungenbezirke, was zwar der Abgrenzung infizierter Prozesse dienlich ist, aber auch eine besondere Neigung zur Entwicklung interstitieller Emphyseme (Kap. 5.3.2.4) einerseits und von Atelektasen (Kap. 5.3.2.1) andererseits mit sich bringt.

Übersicht 5-2 Unterscheidungsmerkmale der zum akuten Atemnotsyndrom des Rindes zählenden Krankheiten

Krankheit*	**Begleitumstände und differentialdiagnostisch bedeutsame Befunde**
Eingußpneumonie (Kap. 5.3.2.10):	Einzelerkrankung nach unsachgemäßer oraler Verabreichung von Arzneimitteln (oder Zwangstränkung), mitunter auch bei Patienten mit Schlingbeschwerden; später: übler Geruch der Atemluft
Respiratorisches Syndrom bei massiver hämatogener Erregerausschwemmung (Endokarditis dextra, Kap. 4.1.2.4; pyogene Thrombose der hinteren Hohlvene, Kap. 4.2.2.7; Leberfusonekrobakteriose, Kap. 6.13.4 u. ä. m.):	Einzelerkrankung; von Fall zu Fall Erscheinungen des Primärleidens (Herznebengeräusch, Venenstauung, Trielödem; Vergrößerung der Leberdämpfung, Aszites, Durchfall), Leukozytose, Kernlinksverschiebung, Vermehrung der γ-Globuline im Serum
Lungenwurmreinvasion bei Dictyocaulus-immunen adulten Rindern (Kap. 5.3.4.1):	Erkrankung einzelner bis aller erwachsenen Herdenmitglieder 2–3 Wochen nach Beginn der Beweidung einer zuvor von lungenwurmbefallenen Jungrindern begangenen Grünfläche; keine Lungenwurmlarven im Kot (histologisch: von eosinophilen und lymphoretikulären Zellen umgebene Larvenreste in den kleinen Bronchen)
Schwere Urtikaria (allgemeine allergische Sofortreaktion, Kap. 2.2.7.1):	Einzeltiererkrankung, deren auslösender Anlaß (Verabreichung von Arzneimitteln, Impfung, Blutübertragung, Nachgeburtsverhaltung, verzögertes Ausmelken, Trockenstellen u. a. m.) mitunter nicht erkennbar ist; Anschwellen von Haut und Schleimhäuten im Bereich der natürlichen Körperöffnungen, Aufschießen von Quaddeln am Rumpf
Bovine »Farmerlunge« (Kap. 5.3.6.1):	Erkrankung einzelner bis mehrerer, meist adulter Tiere während der Stallhaltung bei Verfütterung von schimmligem Heu oder Vorlage schimmliger Einstreu; ausgeprägter Husten; Nachweis von Präzipitinen gegen M. faeni; ähnliches klinisches Bild auch bei Verabreichung stark staubenden Kraftfutters
»Weideemphysem« (Kap. 5.3.5.8):	Erkrankung eines m. o. w. großen Teiles der Herde (Milch-, Mutter-, Ammenkühe) innerhalb von 1–2 Wochen nach Umtrieb von magerer auf fette Herbst-(ausnahmsweise auch Frühjahrs-)weide; schwere Atemnot, wenig schwacher Husten, regelmäßiges exspiratorisches Stöhnen
Nitratvergiftung (Kap. 4.3.5.3):	Erkrankung einzelner oder mehrerer Herdenmitglieder nach Verfüttern nitratreicher Pflanzen im Stall oder Auftrieb auf mit solchen bestandene Weide; schwere Atemnot neben Speicheln, Durchfall, u. U. auch Erbrechen, häufigem Urinieren und agonalen klonischen Krämpfen
Akute Güllegasvergiftung (Kap. 5.3.5.3):	Erkrankung einzelner oder mehrerer in Nähe des Gülleabzugkanals (u. U. vergleichsweise tief) aufgestallter Rinder unmittelbar nach Ingangsetzen des Güllerührwerks; respiratorische und nervöse Symptome
Vergiftung durch nitrose Gase (Kap. 5.3.5.4):	Erkrankung einzelner oder mehrerer, in der Nähe eines frisch mit nitratreichem Grün gefüllten Silos stehender Tiere; anfallsweiser trockener Husten, zunehmende Dyspnoe, Verweigern der Silage, Fieber
Respiratorische Form der Rapsvergiftung (Kap. 6.12.1):	Zeitliche und ursächliche Bindung des Atemnotsyndromes an den Auftrieb auf Rapsweide
Myodystrophie der Atemmuskulatur (Kap. 9.17.1, 9.17.2):	Erkrankung einzelner oder mehrerer Kälber oder Jungrinder, wobei die Erscheinungen der Atemnot i. d. R. hinter denen der gleichzeitigen Schädigung der Muskulatur des Bewegungsapparates und/oder des Herzens zurückstehen
Zwerchfellsruptur (Kap. 5.4.2.7):	Einzelerkrankung; nach grobem Trauma (Sturz, Verkehrsunfall, Stoß) plötzlich einsetzende Atemnot und Unruhe

* Siehe auch Infektiöse Bovine Rhinotracheitis (IBR/schwerer Verlauf, Kap. 5.1.3.1), schwerer Verlauf der Infektion mit dem Bovinen Respiratorischen Synzytial-Virus (BRSV, Kap. 5.3.3.3), Pasteurellose (Kap. 5.3.3.13), Schwefeldioxid-Vergiftung (Kap. 5.3.5.5), Chlorgas-Vergiftung (Kap. 5.3.5.6), aerogene Zinkoxid-Vergiftung (Kap. 5.3.5.7), Pflanzentoxin-bedingtes Lungenödem und -emphysem (Kap. 5.3.5.9), Blausäure-Vergiftung (Kap. 5.3.5.10), Dinitrokresol-/Dinitrophenol-Vergiftung (Kap. 5.3.5.11), α-Naphthylthioharnstoff-(ANTU-)Vergiftung (Kap. 5.3.5.13) und Zinkphosphid-Vergiftung (Kap. 5.3.5.14)

➤ Jede abnorme Füllung der voluminösen Vormägen (infolge Überfressens, Tympanie oder bei Behinderung der Ingestapassage) beeinträchtigt – durch Druck auf das Zwerchfell und Einengen der Lunge – die Atemtätigkeit und den pulmonalen Gasaustausch.

➤ Niedrige Makrophagendichte in den Alveolen und geringer Gehalt des Bronchotrachealschleims an Lysozym sind Anzeichen einer relativ schwachen Befähigung der Rinderlunge zur Keimabwehr.

Diese speziesgebundene »Benachteiligung« der Atemgesundheit des Rindes bedingt schließlich auch die im Vergleich zu anderen Tierarten ungünstigeren Heilungsaussichten bei verschleppter respiratorischer Erkrankung. Daraus ergibt sich die Notwendigkeit rechtzeitigen, die Begleitumstände des Leidens, also die respironozive Umweltsituation, mitberücksichtigenden therapeutischen Eingreifens und die Bedeutung entsprechender prophylaktischer Vorkehrungen.

5.3.3.1 Enzootische Bronchopneumonie

Definition, Vorkommen, Bedeutung: Unter respiropathogenen Umweltbedingungen bestandsweise gehäuft als katarrhalische Bronchopneumonie bis interstitielle oder fibrinöse, mitunter schließlich eitrige Pneumonie auftretende Erkrankung stallgehaltener Mastkälber oder -rinder, seltener auch von Milchkühen. *Andere Bezeichnungen* der Enzootischen Bronchopneumonie (EBP) sind »Rindergrippe«, »bovine Influenza«, »Stallpneumonie«, »Händler-Husten«, »Transportpneumonie« oder »Shipping fever«; sie weisen auf die besondere Bedeutung respironoziver Umweltbelastungen für das Zustandekommen solcher Erkrankungen hin. Ätiopathogenetisch ist die EBP in der Tat eher als haltungsbedingte Ökopathie denn als infektionsbedingte Krankheit anzusehen:

Die auf *transport- und/oder umgruppierungsgebundenen Streß* zurückzuführende EBP betrifft meist *Mastkälber und -jungrinder*, deren Erkrankung 1–3 Wochen nach dem Absetzen oder Einstellen einzusetzen pflegt. Bei *stallgehaltenen Rindern aller Produktionszweige und Altersklassen* können *saisonal bedingte Unzuträglichkeiten des Mikroklimas*, wie sie infolge Witterungsumschwunges v. a. zu Beginn, aber auch während der kalten Jahreszeit vorkommen, ebenso zu EBP führen, die dann 1–2 Wochen nach der auslösenden respironoziven Belastung klinisch erkennbar wird. Die Morbidität solcher sich mitunter mehrere Wochen lang hinziehender bronchopneumonischer »Stalldurchseuchungen« kann über 80% betragen; ihre Letalität liegt je nach Begleitumständen und Behandlungsweise zwischen < 5 und > 20%.

Wirtschaftlich ist die EBP, v. a. in kälber- und jungrinderhaltenden Betrieben, von größter Bedeutung, weil der therapeutische Erfolg bei zu spät einsetzender oder krankmachende Begleitumstände außer acht lassender Behandlung oft ausbleibt und Komplikationssowie Rezidivgefahr hoch sind; schwerer betroffene Patienten bleiben zudem selbst nach Ausheilung leistungsmäßig unbefriedigend. Wegen seiner engen Bindung an intensive Haltung und Nutzung ist der Verlustfaktor EBP in Mast- und Aufzuchtbetrieben schwer »steuerbar«; EBP-bedingte Einbußen sind nicht selten Anlaß für illegalen Erwerb und Einsatz von Tierarzneimitteln durch Laien. In den USA ist der Respiratory Disease Complex das wichtigste, Gesundheit und Masterfolg beeinträchtigende Problem der »feedlot cattle«-Industrie.

Ursachen, Pathogenese: Die EBP ist ein *polyfaktoriell bedingtes Leiden*, zu dessen Entwicklung bestimmte *Umwelteinflüsse* (s. Übersicht 5-3) sowie *Reife und Abwehrbereitschaft* des Atmungsapparates entscheidender beitragen als die in den Luftwegen solcher Patienten meist nachzuweisenden *Keime* (s. Übersicht 5-4); hier ist v. a. auf die *morphologisch und funktionell bedingte Disposition* von Bronchen und Lunge des Rindes zu solchen Erkrankungen hinzuweisen. Gemäß praktischen Erfahrungen und experimentellen Beobachtungen sind beim Zustandekommen eines EBP-Ausbruches oft mehrere *respironozive Faktoren zugleich oder nacheinander* beteiligt:

➤ Der Atmungsapparat des Rindes erreicht seine *volle Funktionstüchtigkeit* erst im Alter von etwa einem Jahr; in unreifem Zustand ist er besonders anfällig.

➤ Der lebhafte *Stoffwechsel frohwüchsiger Masttiere* mit ihrer im Vergleich zur Lungenkapazität relativ großen Körpermasse bedingt entsprechend höheren Sauerstoffbedarf. Im Rahmen der homoiothermen Regulation ihrer Körperwärme wird die Atemtätigkeit solcher Tiere daher wesentlich mehr beansprucht als diejenige »schlankerer« Zuchtkälber und -rinder. Außerdem hat die Atemmuskulatur von Masttieren eine stärkere Neigung zur Ermüdung (Degeneration), was, insbesondere bei unzulänglicher Versorgung mit Vitamin E und/oder Selen (Kap. 9.17.1 und 9.17.2), einen schwerwiegenden, respironoziven »Teufelskreis« auslösen kann.

➤ *Hohe Luftfeuchtigkeit* im Stall fördert die Verkeimung der Atemluft, verringert die Aktivität der pulmonalen Alveolarmakrophagen sowie den Gehalt des Bronchotrachealschleims an Immunglobulin und steigert zudem die bei hoher Umgebungstemperatur zur Thermoregulation nötige Atemarbeit erheblich.

➤ *Zugluft und übermäßige Abkühlung* schädigen, wie bei der »Erkältung« des Menschen, den Zilienbesatz der Atemwegsepithelien und beeinträchtigen dadurch den bronchotrachealen Abtransport von Keimen sowie Verunreinigungen; außerdem begünstigen sie Ansiedlung und Vermehrung fakultativ respiropathogener Viren, letzteres auch durch Verminderung der Aktivität der pulmonalen Alveolarmakrophagen.

Übersicht 5-3 Zusammenstellung der im Hinblick auf bestandsweise gehäuft auftretende respiratorische Erkrankungen (EBP) zu beachtenden Faktoren des Stallklimas

Klimafaktor	**Richtwerte** für Aufzuchtkälber (bis 150 kg LM) für Mastkälber (bis 220 kg LM)	für Jungrinder und erwachsene Rinder
Tierbesatz		
Belegungsdichte+:	≥ 0,8–1,4 m²/Kalb	2–3 m²/GVE
Raumbedarf:	≥ 4 m³/100 kg LM	15–20 m³/GVE
Stalluft		
Lufttemperatur++,+++:	Aufzuchtkälber optimal 10–18 °C; Mastkälber optimal 15–20 °C; minimal 0 °C bei Haltung auf Einstreu ohne Anbindung, oder 8 °C ohne Einstreu mit Anbindung; maximal 30 °C	Milchkühe optimal 5–18 °C Masttiere optimal 0–18 °C
Luftfeuchtigkeit++,+++		
optimal:	60–80 rel. %	60–80 rel. %
bei maximaler Lufttemperatur:	30–60 rel. %	
Luftverunreinigungen, Schadgase++,+++,x:		
Ammoniak:	< 15 ppm	< 15 ppm
Schwefelwasserstoff:	< 10 ppm	< 10 ppm
Staubxx:	≤ 10–25 mg/m³	≤ 10–25 mg/m³
Lufterneuerungsratexxx:	20–150 m³ pro Tier und h	130–320 m³ pro GVE und h
Luftbewegung++,+++:	bei minimaler Lufttemperatur ≤ 0,2 m/s; bei maximaler Lufttemperatur und -feuchtigkeit ≤ 0,4 m/s	in Tiernähe: ≤ 0,2 m/s

Zeichenerklärung: GVE = Großvieheinheit (~ 500 kg LM); LM = Lebendmasse (Körpergewicht); + = Standfläche der Tiere ohne Verkehrsflächen des Stalles; ++ = 0,5 m über der Liegefläche der Tiere an mehreren Stellen des Stalles zu messen; in Spaltenbodenstallungen auch auf Zugluft von unten achten! (Wichtig sind die Differenzen zwischen wärmster und kältester Stallabteilung sowie die Temperaturmaxima im Sommer und die -minima im Winter.); +++ = Mindestwerte der Tierschutzgesetzgebung (DVG-Gutachten); x = bei Spaltenbodenhaltung (Güllestallungen) ist es wichtig, die Stalluft unterhalb des Stallbodens nach außen abzuführen; xx = wegen der unterschiedlichen Zusammensetzung von »Staub« sind keine verbindlichen Richtzahlen verfügbar; xxx = Bedarf richtet sich im Winter nach der relativen Feuchtigkeit der Stalluft (»Wasserdampfmaßstab«; cave: Steigerung der Schadgaskonzentration!), im Sommer nach ihrer Temperatur (»Wärmemaßstab«)

➤ *Intensivierung der Atemtätigkeit* infolge zu hoher Lufttemperatur und/oder -feuchtigkeit, zu starker Belegungsdichte, relativ hohen Körpergewichts (Masttiere), physischer oder psychischer Belastung erhöht die Zahl der pro Zeiteinheit eingeatmeten Keime sowie Verunreinigungen und behindert oder schädigt zudem die alveolo-broncho-tracheale »Clearance« der Atemwege. Als respironoziv wirkender Streß gelten: anstrengender Transport (= »shipping«), Einfangen und Festhalten (= »handling«) sowie Zusammenbringen von Tieren unterschiedlicher Herkunft (= »comingling«) auf engem Raum mit aktiver oder passiver Anpassung an die neue soziale Rangordnung (= »crowding«), Absetzen von der Milchnahrung (= »weaning«), Umstellung oder vorübergehender Ausfall der Futter- oder Tränkeversorgung.

➤ *Hypoxie* sowie *metabolische und respiratorische Azidose* (Kap. 4.3.6.2) beeinträchtigen die Funktionstüchtigkeit der pulmonalen Alveolarmakrophagen; in ähnlicher, die Sauerstoffversorgung der Gewebe einschränkender Weise kann sich auch jedwede Blutarmut (bei Tränkekälbern z.B. die Anämie infolge unzureichender Eisenversorgung, Kap. 4.3.5.1) nachteilig auf die Atemgesundheit auswirken.

➤ *Hoher Gehalt der Stalluft an Schadgasen, wie Ammoniak* (Kap. 5.3.5.2) *und Schwefelwasserstoff* (Kap. 5.3.5.3), hemmt die mukoziliäre Atemwegsreinigung und kann Bronchospasmen sowie bronchoalveoläres Ödem auslösen.

➤ *Verunreinigung der Atemluft*: Der während des Fütterns, Ausmistens und Einstreuens besonders starke *Staubgehalt der Stalluft* fördert die Luftverkeimung und irritiert die Schleimhäute der Atemwege; außerdem kann Stallstaub allergen wirken (Kap. 5.2.3.1).

➤ Die beiden vorgenannten Faktoren sind wiederum von der Ventilation der Stalluft abhängig, welcher daher – v. a. für die Enzootische Bronchopneumonie des Kalbes – besondere Bedeutung zukommt.

Zu den genannten *respironoziven Umwelteinflüssen* kommen von Fall zu Fall noch *anderweitige Minderungen der körpereigenen Abwehrkräfte* als EBP-fördernde Faktoren hinzu. Das gilt z. B. für den altersbedingten Rückgang der kolostralvermittelten Immunität bei Kälbern (Kap. 1.2.3.1), Immunsuppression infolge Auseinandersetzung mit dem Bovinen Virus-Diarrhoe-Virus (Kap. 5.3.3.7), unbedachte Verabreichung von Glukokortikoiden und jegliche Belastung des Organismus durch Stressoren. Ein solches »Zusammenwirken« ermöglicht es den auf der Schleimhaut der oberen Luftwege anzutreffenden *fakultativ respiropathogenen Keimen*, in die feineren Aufzweigungen der Bronchen vorzudringen, sich dort einzunisten, zu vermehren und krankmachende Wirkung zu entfalten. Für diese *Virulenzsteigerung* sind offenbar Synergismen verschiedener Virusarten miteinander und/oder mit Bakterien, Mykoplasmen, Chlamydien oder Pilzen sowie die rasche Passage solcher »Erreger-Kombinationen« durch mehrere, umweltbedingt »empfänglicher« gewordene Tiere von Bedeutung; ihrer Komplexität wegen sind diese Wechselbeziehungen bislang aber erst teilweise geklärt.

Der *gegenseitige Austausch respirokoler Keime* (s. Übersicht 5-4) wird durch Umgruppierungen, Laufstallhaltung sowie gemeinsames Füttern oder Tränken aus dem gleichen Trog gefördert. Als relativ respironoziv gelten PI_3-Virus (Kap. 5.3.3.2), bovine Adenoviren (Kap. 5.3.3.4), bovines Coronavirus (Kap. 5.3.3.6) und BRS-Virus (Kap. 5.3.3.3), insbesondere aber ihr Zusammenwirken mit Pasteurellen (Kap. 5.3.3.13), Mykoplasmen (Kap. 5.3.3.12) oder Eitererregern.

■ **Symptome, Verlauf:** Je nach Resistenz- und Immunitätslage der exponierten Tiere, dem Ausmaß umweltbedingter Vorschädigungen ihrer Atemwege, nach Art und Virulenz beteiligter Keimkombinationen sowie Erkrankungsdauer ist das klinische Bild der EBP unterschiedlich schwerwiegend; deshalb sind auch innerhalb ein und desselben EBP-»Ausbruches« meist nicht alle Bestandsmitglieder gleichzeitig, gleichartig und gleichstark erkrankt:

➤ *Anfangssymptome und leichterer Verlauf der EBP* entsprechen einer *katarrhalischen oder interstitiellen »Virus-Bronchopneumonie«* (Kap. 5.3.2.6, 5.3.2.7) mit wenig beeinträchtigtem Verhalten, aber erhöhter Atemfrequenz, mäßigem bis deutlichem Fieber, mitunter auch Nachlassen des Appetits sowie leichtem Durchfall; zudem zeigen die Patienten serösen bis schleimigen Nasenausfluß, Tränen und Speicheln, leicht gerötete, geschwollene Konjunktiven und/oder Husten (Abb. 5-46). Auskultations- sowie Perkussionsbefunde der Lunge sind weitgehend normal. Bei rascher Besserung der Umweltsituation kann Spontanheilung eintreten.

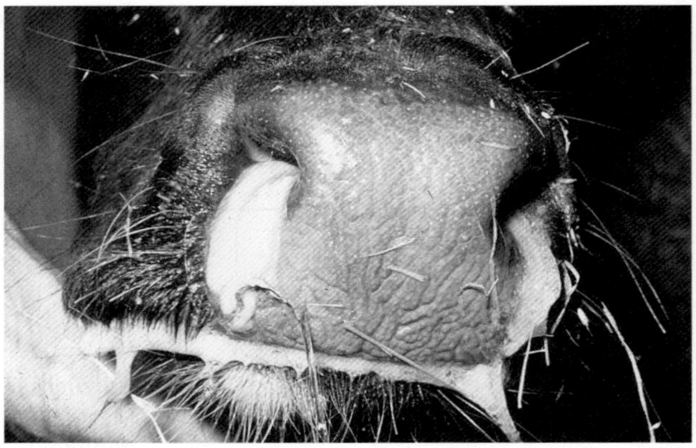

Abbildung 5-46 Enzootische Bronchopneumonie: schleimig-eitriger Nasenausfluß

➤ In *ausgeprägteren und fortgeschrittenen Fällen* gleicht das klinische Bild, offensichtlich infolge Superinfektion mit Bakterien (Pasteurellen, H. somnus) oder Mykoplasmen, dem einer *fibrinösen Pneumonie* (Kap. 5.3.2.8): verwaschene Kapillaren; vermehrte, pochende Herztätigkeit; deutliche bis schwere, oft mit starkem Husten einhergehende inspiratorische, später gemischte Dyspnoe: breitbeiniges Stehen mit gestrecktem Kopf und Hals sowie weit geöffneten Nasenlöchern, u. U. auch Zyanose der Schleimhäute (Abb. 5-47, 5-48). Solche Patienten sind freßunlustig und träge; ihr Nasenausfluß ist zähschleimig bis eitrig, die Körpertemperatur fieberhaft. Die Auskultation der Lunge ergibt kranioventral Röhrenatmen und meist auch Knatter- oder Pfeifgeräusche (u. U. zudem Reibegeräusche), dorsal gelegentlich Knistern (vikariierendes Emphysem); schallperkutorisch sind dann ventral m. o. w. ausgeprägte Dämpfungsbezirke, dorsokaudal überlauter Schall zu ermitteln. Bei sofortiger Abstellung etwa noch vorliegender Umweltmängel und massiver Therapie ist die Mehrzahl dieser Kranken noch zu retten.

➤ *Im verschleppten Stadium sowie bei komplizierten oder rezidivierenden Fällen* treten, als Ausdruck der umfangreichen, inzwischen häufig eitrig gewordenen Lungenveränderungen (Kap. 5.3.2.9), folgende Symptome hinzu: Niedergeschlagenheit, vieles Liegen mit ausgestrecktem Hals, völlige Inappetenz, deutliche Abmagerung, mitunter auch übelriechender Nasenausfluß, struppiges Haarkleid und/oder Anschwellung von Gelenken und Sehnenscheiden (Abb. 5-49); der Sauerstoffpartialdruck im arteriellen Blut solcher keine wirtschaftlichen Behandlungsaussichten mehr bietenden Patienten liegt dauerhaft unter 9,31 kPa.

Übersicht 5-4 Zusammenstellung der beim Rind vorkommenden, fakultativ oder obligat respiropathogenen Keime sowie ihrer Infektionswege

Keimart	Pathogenität		Infektionsweg	
	obligat*	fakultativ**	aerogen	hämatogen
*Viren****				
Virus der Infektiösen Bovinen Rhinotracheitis (BHV_1V)°:	+		+	
Myxovirus parainfluenzae 3 (PI_3V):		+	+	
Bovines Respiratorisches Synzytial-Virus (BRSV):	(+)		+	
Bovine Adenoviren (BAV, 9 Typen):		+	+	
Bovines Rhinovirus (BRV):		+	+	
Bovine Coronaviren (BCV):		+	+	
Bovines REO-Virus:		+	+	
Bovines Parvo-Virus:		+	+	
Mykoplasmen				
M. bovis, M. dispar, Ureaplasma:	(+)		+	
M. mycoides (pleuropneumoniae):	+		+	
andere Mykoplasmen:		(+)	(+)	
Bakterien				
Mycobact. tuberculosis var. bovis:	+		+	+
Pasteurella multocida:		+	+	
Pasteurella haemolytica:	(+)		+	
Chlamydien:	(+)		+	
Klebsiella pneumoniae:	(+)		+	(+)
Neisserien, Pneumokokken:	(+)		+	
Eiter- und Nekroseerreger°° (Strepto-, Staphylokokken, A. pyogenes, F. necrophorum, Bacteroides-Arten):	+		+	+°°
Haemophilus somnus:		+	+	
Pilze				
Aspergillus-, Mucor-, Candida-Arten:		(+)	+	
Mikropolyspora faeni°°°:		+°°°	+	

Erläuterungen: + gesichert; (+) vermutlich; * auch ohne Vorschädigung der Atemwege und ihrer Schutzmechanismen pathogen; ** erst nach Schädigung der Atemwege krankmachend; *** das BVD-Virus behindert unter anderem die zellgebundene Infektabwehr der Atemwege, was dem Virulentwerden anderer, fakultativ respiropathogener Keime Vorschub leistet (Kap. 5.3.3.7); ° das BHV_1-Virus (Kap. 5.1.3.1) gehört nicht zu den üblicherweise bei EBP festzustellenden Keimen; °° Eiter- und Nekrose-Erreger bestimmen v. a. die fortgeschrittenen Stadien der EBP und können zudem sporadisch-pyämisch von extrarespiratorischen Primärherden aus in die Lunge eingeschleppt werden (Kap. 5.3.3.15; Entsprechendes gilt für die E.-coli- oder Salmonellen-Sepsis beim Kalb); °°° siehe »Farmerlunge« (Kap. 5.3.6.1)

■ **Sektion:** Die krankhaften Veränderungen der EBP beginnen im kranioventralen Bereich der Lunge und können in schwerwiegenden Fällen mehr als die Hälfte ihres Parenchyms betreffen: Katarrhalische (reiner Virusinfekt) bis fibrinöse oder interstitielle (Pasteurellen- bzw. Kokken-infizierte) Bronchopneumonie (Kap. 5.3.2.6, 5.3.2.7, 5.3.2.8), nach verschleppter und komplizierter Erkrankung auch eitrige bis abszedierende Bronchopneumonie (Kap. 5.3.2.9); bei Beteiligung von Pasteurellen zudem fibrinöse Pleuritis; häufig liegt zusätzlich ein vikariierendes Emphysem (Kap. 5.3.2.4) vor.

■ **Diagnose, Differentialdiagnose:** Die klinische Abgrenzung der EBP von der sich in aller Regel auf die oberen Luftwege beschränkenden Infektiösen Bovinen Rhinotracheitis (IBR, Kap. 5.1.3.1) ist meist einfach. Ihre Unterscheidung von einigen, zum akuten Atemnotsyndrom gehörenden und ebenfalls bestandsweise gehäuft auftretenden Leiden (s. Übersicht 5-2) kann gewisse Schwierigkeiten bereiten, was gründliche Untersuchung der Patienten und kritische Mitberücksichtigung aller Begleitumstände erfordert. Sporadisch auftretende Krankheiten des Atmungsapparates bieten dagegen kaum Anlaß zur Verwechslung mit der EBP.

Zur Ermittlung des Spektrums der am jeweiligen EBP-Ausbruch beteiligten viralen und bakteriellen Erreger (s. Übersicht 5-4) sowie der Empfindlichkeit letzterer gegenüber Antibiotika sind sachgemäß entnommene Trachealschleim- oder Bronchotracheal-Spülproben i. d. R. besser geeignet als Nasentupfer

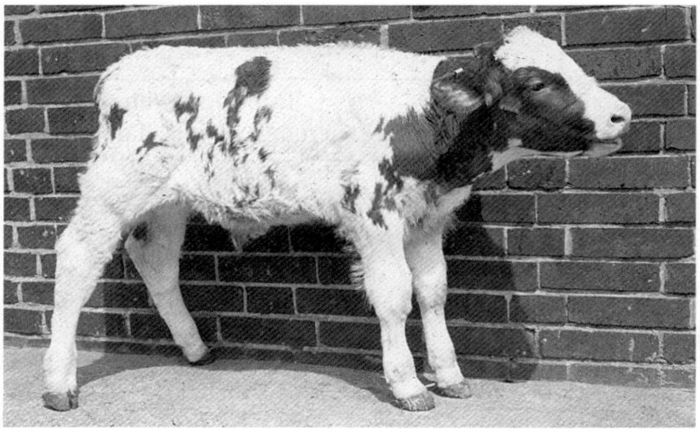

Abbildung 5-47 Enzootische Bronchopneumonie bei Tränkemastkälbern: hochgradige Atemnot, Maulatmung bei gestrecktem Kopf und Hals, Husten, Bewegungsunlust und breitbeiniges Stehen

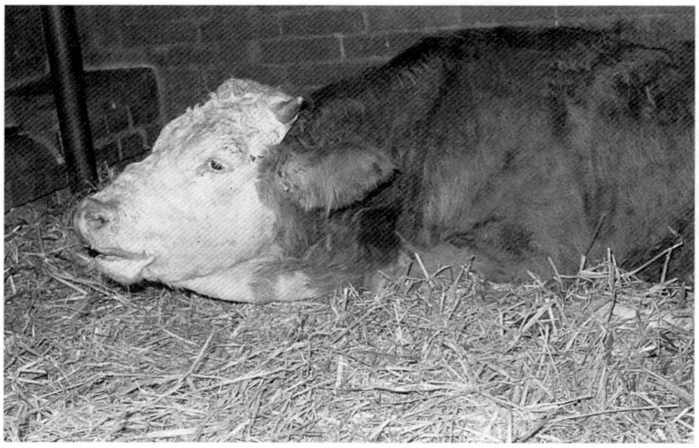

Abbildung 5-48 Enzootische Bronchopneumonie bei DFV-Mastbullen infolge Infektion mit dem Bovinen Respiratorischen Synzytial-Virus: »Backenblasen«

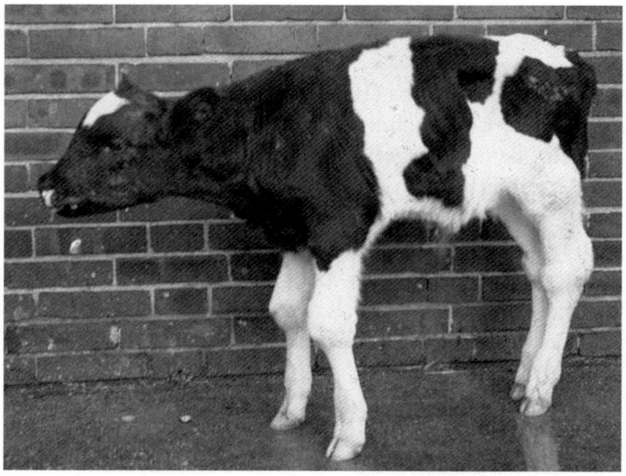

Abbildung 5-49 Von purulent gewordener Bronchopneumonie ausgehende, prognostisch infauste metastatische Polyarthritis

(Entnahmetechnik s. »*Die Klinische Untersuchung des Rindes*«). Welche Keime dabei von Fall zu Fall pathogen waren, läßt sich mittels Serum-Doppelproben feststellen: Hierzu ist zu Beginn der Erkrankung und 3 Wochen darauf von mehreren, nach ihren Ohrmarken identifizierten Patienten Blutserum zu gewinnen und serologisch auf Antikörper gegen die in Frage kommenden Erreger zu prüfen; die Titer sind auf etwaige, innerhalb dieses Zeitraums eingetretene »Serokonversionen« und deren Ausmaß zu prüfen. Dabei muß bedacht werden, daß im Verlauf eines EBP-Ausbruches nicht selten Serokonversionen gegenüber mehreren, am Krankheitsgeschehen beteiligten Keimen eintreten.

Unter Praxisbedingungen wird allerdings meist kein Erregernachweis geführt. Andererseits wird der retrospektive Aussagewert viro- und bakteriologischer Befunde oft überschätzt; die gleichen respirokolen Keime sind nämlich – wie oben dargelegt – vielfach auch bei gesunden Tieren zu finden. Außerdem wird die entscheidende Vorschädigung der Atemwege durch respironozive Umwelteinflüsse (s. *Ursachen* und *Pathogenese*) in praxi nicht selten »übersehen« oder unterbewertet. Schließlich sind ebendiese krankmachenden Begleitumstände nach klinischem Manifestwerden der EBP »vor Ort« oft nicht mehr überzeugend nachzuweisen und bezüglich der Bedeutung ihrer Einzelkomponenten schwierig zu beurteilen.

■ **Beurteilung:** Während der Anfangsphase der EBP wird die Atemfunktion der Patienten v. a. durch Obstruktion der oberen Luftwege behindert; die hieraus resultierende Hypoxie beruht auf unausgeglichenem Ventilations-/Perfusionsverhältnis. Die Wirksamkeit der Behandlungsmaßnahmen hängt davon ab, ob sie früh genug einsetzen und ob sie schwerwiegende, schließlich irreversibel werdende Veränderungen verhindern können.

Alle wenig Heilungsaussichten bietenden Fälle (längere Erkrankung, anhaltendes Fieber, deutliche Abmagerung; Plasma-Fibrinogenspiegel bei Kälbern bzw. erwachsenen Rindern höher als 8 bzw. 10 g/l) sind ihrer Unrentabilität sowie der hohen Rezidiv- und Komplikationsneigung der EBP wegen unbehandelt zur Schlachtung oder Tötung auszusondern. Falls der Tierhalter auf Behandlung solcher Patienten besteht, ist zur Abtrennung derselben in Stallungen mit gesonderter Luftführung zu raten, obwohl die nunmehr noch von ihnen ausgehende, auf Keimstreuung beruhende Gefährdung ihrer Stallgenossen als gering angesehen wird.

■ **Behandlung:** Für den Therapieerfolg sind die *Beseitigung von atmungsbelastendem Streß* und die *Sicherstellung eines atmungsgerechten Stallklimas* (s. Übersicht 5-3)

mindestens ebensowichtig wie die Verabreichung von Arzneimitteln. Unter letzteren sind im Hinblick auf die der EBP zugrundeliegenden pathogenetischen Mechanismen von Bedeutung: *antibakteriell wirksame Medikamente* zur Reduktion der sonst einen schwereren Krankheitsverlauf bedingenden Keime, *nichtsteroidale Entzündungshemmer* zur Bremsung der mitunter überschießenden entzündlichen Reaktion der Lunge und *Mittel zur Korrektur entgleister homöostatischer Mechanismen*, d. h. zur Behebung von Bronchospasmen und zur Förderung des mukoziliären Abtransports:

➤ Die Verabreichung *bakteriostatischer und -zider Präparate* ist zwar wirkungslos gegenüber dem initialen viralen Infekt, hemmt oder beseitigt aber die bei EBP meist vorliegende bakterielle Superinfektion. Die Wahl des antibakteriellen Medikamentes (s. Übersicht 5-5) ist von dessen Wirkungsspektrum und -dauer, der Praktikabilität seiner, u. U. dem Tierhalter zu übertragenden Verabreichung, den beim jeweiligen EBP-Ausbruch vorherrschenden Erregern, der nach Anwendung des betreffenden Mittels einzuhaltenden Wartezeit, von der in der betreffenden Praxis damit gesammelten Erfahrung sowie vom Arzneimittelpreis abhängig. Das betreffende Präparat muß rechtzeitig, d. h. beim Auftreten der Erkrankung, und entsprechend der Körpermasse der Patienten voll ausdosiert, konsequent sowie unter Kontrolle seiner Wirksamkeit eingesetzt werden: Falls nach 2tägiger Behandlung keine Besserung (wie Rückgang von Fieber, Atemfrequenz und Freßunlust) erkennbar wird, ist das Arzneimittel, gegebenenfalls unter Berücksichtigung des inzwischen erstellten Antibiogrammes, zu wechseln. Die als wirksam erkannte Medikation sollte mindestens 3–4 Tage lang, besser aber nach Erlangung von Fieberfreiheit und Freßlust noch weitere 2 Tage fortgesetzt werden, um Rezidive zu vermeiden.

➤ Als *unterstützende medikamentöse Maßnahmen* sind im Anfangsstadium der EBP *sekretomotorisch wirksame Bronchospasmolytika* zwar medizinisch angezeigt, aber entweder wegen anaboler Nebenwirkung verboten (Clenbuterol) oder als Tierarzneimittel nicht mehr im Handel (Theophyllin). Später eignen sich *Sekretolytika* (Ammoniumchlorid, pflanzliche Expektoranzien, Bromhexin). Bei Jungtieren, insbesondere aber bei Mastkälbern und -jungrindern mit offensichtlicher Überlastung ihrer Atemmuskulatur (anhaltende Dyspnoe, vieles Liegen; erhöhte Aktivität der Serum-Kreatinkinase) sind Vitamin E/Selen-Kombinationspräparate angezeigt. Bei Anwendung *nichtsteroidaler Entzündungshemmer* (Flunixin-Meglumin, Carprofen, Ketoprofen, Meloxicam u. a.) ist kritische Überwachung des klinischen Bildes geboten (→ Prostaglandinhemmung; Rückstandsproblematik). Vor Verabreichung von Glukosteroiden (auch in Kombination mit Antibiotika) ist insbesondere dann zu warnen, wenn die Wirkungsdauer ersterer diejenige letzterer übertrifft. N. B.: Im EBP-kranken Bestand sollte nicht geimpft werden!

■ **Prophylaxe:** Sicherung einer atmungsgerechten Umwelt durch Kontrolle der in Übersicht 5-3 zusammengefaßten Faktoren des Stallklimas, v. a. bei Umschwung der Wetterlage sowie vor und nach Neu- oder Mehrbelegung des Stalles. Überbesetzungen vermeiden. Umgebungsverhältnisse bei ersten Anzeichen einer respiratorischen Bestandserkrankung sofort erneut überprüfen; etwaige respironozive Situationen abstellen. Laufende Überwachung der Atemgesundheit des Bestandes (Einstellungsuntersuchung und Kontrolle der Körpertemperatur zugekaufter Tiere), umgehende Isolation und Behandlung krankwerdender Tiere:

➤ In *Mastbetrieben* ist die »Alles-raus/Alles-rein«-Methode mit zwischenzeitlicher gründlicher Reinigung, Desinfektion und einwöchiger Belüftung der Stallung dem laufenden Zukauf vorzuziehen. Andernfalls ist es ratsam, die jeweils neu hinzuerworbenen Tiere einer 2- bis 4wöchigen Einstellungsquarantäne zu unterziehen. Beim Einkauf ist darauf zu achten, gesunde Tiere aus möglichst wenig Herkunftsbetrieben zu erwerben, deren Bestandshygiene sowie -gesundheit bekannt sind und die keinem schwerwiegenden Transportstreß unterlagen:

➤➤ *Mastrinder*: Aktive multivalente Schutzimpfung 3–4 Wochen vor Transport, Verkauf, Umstellung oder der saisongemäß zu erwartenden respironoziven Belastung; Einstellungsuntersuchung und -antibiose (parenteral); nasale »Interferonisierung« (bietet nur kurzfristigen »antiviralen« Schutz).

➤➤ *Mastkälber*: Muttertierimpfung, Geburtshygiene und Sicherstellung der Kolostrumversorgung zur Steigerung der passiven Immunität; Einstellungsuntersuchung und erforderlichenfalls -antibiose, nasale »Interferonisierung«.

➤➤ Der *Nutzen prophylaktischer EBP-Impfungen* hängt allerdings davon ab, ob das »Spektrum« der jeweils beteiligten Erreger (s. Übersicht 5-4), das – einschließlich etwaiger Begünstigung des Krankheitsgeschehens durch gleichzeitige BVD-Virus-Infektion – von einem EBP-Ausbruch zum nächsten naturgemäß wechseln kann, durch die gewählte Vakzine »abgedeckt« wird; auch darf der Tierhalter seine Sorgfalt bezüglich Vermeidung der im Abschnitt über das *Krankheitsgeschehen* besprochenen übrigen respironoziven Faktoren nicht etwa im »blinden« Vertrauen auf den Impfschutz vernachlässigen.

➤➤ Die Effektivität *unspezifischer Paramunisierungen* zur Verhütung der EBP bleibt nachzuweisen.

➤ *Zuchtbetriebe*: Für wertvolle *Aufzuchtkälber* ist, soweit realisierbar, Einzel-Hüttenhaltung im Freien anzustreben.

Übersicht 5-5 Zusammenstellung der zur antibakteriellen Behandlung der Enzootischen Bronchopneumonie geeigneten Medikamente

Amoxycillin (Langzeitpräparat):	15 mg/kg LM i.m., 2× mit 48 Std Abstand; WZ: eG 14 bzw. 35 Tg, M 72 Std
Ceftiofur:	1 mg/kg LM s.c., tgl 5 Tg lang; WZ: eG 5 Tg, M 0 Tg
Cefquinom:	1 mg/kg LM i.m., tgl 3–5 Tg lang; WZ: eG 5 Tg*
Chlortetracyclin:	insgesamt 20 (initial bis 50) mg/kg LM p.o. pro Tg beim Kalb über mehrere Tg; WZ: eG 14 Tg
Danofloxacin:	1,25 mg/kg LM i.m., tgl, 3 Tg lang beim Kalb; Wz: eG 5 Tg
Enrofloxacin:	2,5 mg/kg LM s.c., tgl, 3–5 Tg lang beim Kalb; Mastrinder: 7,5–12,5 mg/kg LM 1× s.c.; WZ: eG 7 Tg
Erythromycin:	2× tgl 5 mg/kg LM i.v. oder i.m.; WZ: eG 5 bzw. 7 Tg, M 3 Tg
Florfenicol:	20 mg/kg LM i.m., 2× mit 48 Std Abstand oder 1× 40 mg/kg LM s.c.; WZ: eG 30 Tg*
Gentamicin:	4 mg/kg LM s.c., i.m. oder langsam i.v., alle 12 (bis 24) Std, 3–5 Tg lang; WZ: eG 45 Tg, Milch 3 Tg
Marbofloxazin:	2 mg/kg LM und Tag, am 1. Tg i.v. und an den folgenden 3 Tg s.c., oder 3–5 Tage lang i.m.; WZ: Milch 36 Std, eG 6 Tg
Oxytetracyclin (Langzeitpräparat):	20 mg/kg LM i.m. (1×; erforderlichenfalls am 3. und 6. Tg wiederholen); WZ: eG 14–21 Tg, M 14 Mzt; N. B. Langzeit-Oxytetracyclin verursacht stärkere Reizungen der Injektionsstelle als andere Oxytetracyclin-Zubereitungen
Spectinomycin:	20 mg/kg LM p.e. 3- bis 5× mit je 12 Std Abstand; WZ: eG 30 Tg, M 6 Mzt
Spiramycin:	10–25 mg/kg LM p.e. tgl., 2–7 Tg lang; WZ: eG 20 Tg, M 5 Tg (örtlich stark reizend)
Tilmicosin:	10 mg/kg LM 1× s.c. beim Kalb und Jungrind; WZ: eG 28 Tg*
Tylosin:	10 mg/kg LM i.m. (6- bis 10× mit je 12 Std Abstand); WZ: eG und M 5 Tg
Sulfonamide	
Sulfadimethoxin:	20–40 mg/kg LM i.v. oder i.m., 1× tgl 3–5 Tg lang; WZ: eG 10 Tg, M 5 Tg
Sulfamethoxypyridazin:	50–75 mg/kg LM p.e., tgl 3–5 Tg lang; WZ: eG 10 Tg, M 5 Tg
Trimethoprim-Sulfonamid-Kombinationen	
Trimethoprim/Sulfadoxin oder *Trimethoprim/Sulfadimethoxin:*	in der höchsten für das jeweilige Sulfonamid empfohlenen Dosis 1× tgl i.v.; 3–5 Tg lang; WZ: s. das jeweilige Sulfonamid

Erläuterungen: eG = eßbare Gewebe; i.m. = intramuskulär; LM = Lebendmasse (Körpergewicht); i.v. = intravenös; M = Milch; Mzt = Melkzeiten; p.e. = parenteral; s.c. = subkutan; Std = Stunden; Tg = Tage; tgl = täglich; WZ = Wartezeit; * Produktinformationen beachten!

Besonderheiten der am Zustandekommen Enzootischer Bronchopneumonien beteiligten Infektionserreger

Im folgenden sollen die Merkmale der m. o. w. regelmäßig und entscheidend am Krankheitsgeschehen der Enzootischen Bronchopneumonie des Rindes beteiligten Viren, Bakterien und Mykoplasmen geschildert sowie Hinweise zur spezifischen Vorbeuge der von ihnen ausgehenden respiropathogenen Auswirkungen gegeben werden:

5.3.3.2 Parainfluenza-3-Virus (PI_3V)

Dieses Paramyxovirus ist gemäß Antikörpernachweis v. a. beim Rind, anderen Haus- sowie verschiedenen Wildwiederkäuern verbreitet und kommt in antigener Variante auch beim Menschen vor. Ausgehend von streßbedingt erregerausscheidenden Trägertieren bewirkt das bovine PI_3-Virus unter günstigen Umweltverhältnissen »stumme Feiung« der Infizierten. Es ist v. a. für nicht oder nicht mehr durch kolostrale Antikörper geschützte Kälber, u. U. aber auch für Jung- oder erwachsene Rinder, und zwar selbst für solche mit erworbenen PI_3V-Antikörpern pathogen; das gilt insbesondere bei zusätzlicher, umweltbedingter Belastung (Übersicht 5-3). Gegebenenfalls wird das PI_3V zum wichtigsten infektiösen Agens der leichteren, »viral«-katarrhalischen Form der Enzootischen Bronchopneumonie oder »Rindergrippe«. Sie gibt sich histologisch als Bronchitis, Bronchulitis und Pneumonie (mit Neutrophileninfiltration und -emigration, Proliferation der Alveolarepithelien vom Typ II sowie

Vermehrung der CLARA-Zellen) zu erkennen. Außerdem bedingt das PI_3V Zilienschädigung und Beeinträchtigung der Alveolarmakrophagen, wodurch es zum entscheidenden Wegbereiter schwerwiegender Superinfektionen (mit BRS-Virus, Mykoplasmen, Pasteurellen, Eiter- und Nekroseerregern), d. h. der schweren, fibrinös-emphysematösen bis eitrigen Form der Enzootischen Bronchopneumonie (Kap. 5.3.3.1) werden kann; auch spielt es, gemeinsam mit anderen Viren, möglicherweise eine gewisse, untergeordnete Rolle bei der Auslösung von Aborten. Die in Serum oder Nasenschleim mittels HAH, AGID oder ELISA nachweisbaren, gegen das PI_3V gerichteten IgG- bzw. IgA-Antikörper erreichen etwa 4 Wochen p. inf. ihren höchsten Titer. Die Abwehrbereitschaft des Tierkörpers gegenüber diesem Erreger beruht v. a. auf Gewebs- und sekretorischer Immunität der Atemschleimhäute. In der Frühphase der Infektion ist das PI_3V bzw. sein Antigen aus Nasentupfern, Trachealschleim sowie im erkrankten Gewebe mittels Zellkultur (→ zytopathogenen Effekt) bzw. IIFT oder IPOT nachweisbar. Zur Vorbeuge der PI_3V-Infektion, und damit einer etwaigen, von ihm ausgehenden Enzootischen Bronchopneumonie, sind verschiedene, parenteral bzw. intranasal anzuwendende und inaktiviertes bzw. lebendes PI_3V (z. B. seine ts^+-Variante) enthaltende Impfstoffe entwickelt worden, die z. T. noch weitere, gegen andere Erreger respiratorischer Infektionen (Adeno-Viren, REO-Virus, BHV_1, Pasteurellen, Haemophilus somnus) oder das Bovine Virus-Diarrhoe-Virus gerichtete Komponenten umfassen. Die von solchen Impfungen unter Praxisbedingungen zu erwartende Schutzwirkung ist allerdings wegen der komplexen Ätiopathogenese der Enzootischen Bronchopneumonie (Kap. 5.3.3.1) schwer abschätzbar; im Vergleich zur Vakzination kommt der Sicherstellung atmungsgerechter Umweltverhältnisse offensichtlich Vorrang zu. Als Metaphylaxe wird die intranasale Gabe von Interferon-Inducern zum Zeitpunkt der Einstellung zugekaufter Mastkälber oder -rinder empfohlen.

5.3.3.3 Bovines Respiratorisches Synzytial-Virus (BRSV)

Das zu den Pneumoviren der Paramyxoviridae zählende BRSV ist bei Rindern sowie anderen Wiederkäuern weit verbreitet; aufgrund seines Tropismus für die unteren Atemwege gehört es zu den wichtigsten »Mit«-Erregern der Enzootischen Bronchopneumonie. Neben klinisch inapparenten BRSV-Infektionen, möglicherweise auch BRSV-Trägertum mit ständiger oder zeitweiliger Keimausscheidung, kommen, u. U. alljährlich wiederkehrend, BRSV-bedingte Bestandserkrankungen vor. Ihre *Pathogenese* wird durch Belastungen, wie kalte Jahreszeit/Stallhaltung, Transport, Neueinstellungen, Belegungsdichte, metabolische Azidose sowie Zusammenwirken mit anderen, respirokolen Keimen oder dem Bovinen Virus-Diarrhoe-Virus gefördert: Solche Begleitumstände erlauben es dem BRSV, die zilientragenden Atemwegsepithelien zu schädigen und sich hier zu vermehren. Das bedingt Neigung zur Entwicklung von Lungenemphysemen sowie verlustreichen Verlauf. Die meisten erwachsenen Rinder besitzen aktiv, d. h. durch »stumme Feiung« erworbene Serum-Antikörper gegen das BRSV; dadurch sind sie zwar weitgehend vor Erkrankung, nicht aber vor erneuter, mit Vermehrung und Ausscheidung des Erregers einhergehender Infektion geschützt. Die Abwehrbereitschaft des Tierkörpers gegenüber dem BRSV beruht nämlich in erster Linie auf lokal, von den Atemschleimhäuten sezerniertem IgA. Maternale AK werden über das Kolostrum BRSV-immuner Kühe an deren Kälber vermittelt, die bei Geburt i. d. R. keine intrauterin erworbenen AK besitzen. Aufzucht- und Mastkälber sind im Alter von 2–5 Monaten, d. h. bei noch vorhandenen maternalen Antikörpern, mitunter sogar schon wesentlich früher, besonders anfällig gegen eine über die Atemluft erfolgende, krankmachende Tröpfchen-Infektion mit BRSV; diese kann aber auch Jungrinder (»pinkengriep«), gelegentlich sogar erwachsene Tiere befallen. Die dabei ausgelösten Störungen der respiratorischen Funktionen sind zunächst stark obstruktiv, später mäßig restriktiv; zudem bestehen Rechts-links-Shunt des Blutflusses und deutliches Ventilations-/Perfusions-Mißverhältnis.

Klinische Symptome der sich i. d. R. rasch ausbreitenden Erkrankung treten 6–12 Tage später, oft erst nach Entwicklung oder Vermehrung eigener Serumantikörper, auf. Dabei zeigen sich zunächst verminderte Futter- und Tränkeaufnahme, trockener Husten, leichte Abgeschlagenheit, etwas seröser Tränen- und Nasenausfluß, mäßige Tachypnoe und Tachykardie sowie Fieber (40,0–42,5 °C), mitunter auch Lid- und Kopfhautödem. Diese vermutlich rein BRSV-bedingte erste oder »Grippe«-Phase pflegt günstigenfalls bald abzuklingen. Sonst kommt es in der zweiten, offenbar durch Ko- oder Superinfektion mit weiteren Keimen (z. B. BPI_3V, BAV, Bovines Virus-Diarrhoe-Virus, insbesondere aber P. haemolytica) oder durch hyperergische Immunreaktion ausgelösten »Emphysem«-Phase zu schwerwiegenden Symptomen. Solche Patienten zeigen schaumiges Speicheln sowie ausgeprägte gemischte, mitunter sogar rein exspiratorische Dyspnoe; sie ist durch gestreckten Hals, teilweise auch Maulatmen und Backenblasen (s. Abb. 5-48), exspiratorisches Stöhnen sowie Kreislaufbeteiligung gekennzeichnet. Dabei sind Knatter- und Pfeifgeräusche (kranioventral) sowie Knistern (kaudodorsal) auskultierbar; perkutorisch sind Dämpfungsbezirke (ventral) und überlauter Klopfschall (dorsokaudal) festzustellen. Die Schleimhäute sind zyanotisch. Nahrung und Wasser werden verweigert, was zunehmende Dehydratation bedingt. In einem Teil der Fälle entwickelt sich ein Unterhautemphysem an Vorbrust, Rücken und/oder Brustwand. Schwererer, nicht selten trotz Behandlung zum Tode führender Verlauf betrifft oft die anfangs besonders gut genährt erscheinenden Tiere; die Mortalitätsrate beträgt ≤ 30%. Der Husten kann nach Überstehen der übrigen Erscheinungen noch wochenlang anhalten.

Bei *Zerlegung* findet man eine »schwere« Lunge mit großen fleischigen Verdichtungsbezirken (Spitzen-, Neben- und Herzlappen), subserösen und submukösen Blutungen sowie interlobulärem und subpleuralem Emphysem (Zwerchfellslappen). *Histologisch* zeigen sich exsudative und/oder nekrotisierende Bronchulitis mit mehrkernigen synzytialen Riesenepithelzellen und eosinophilen intrazytoplasmatischen Einschlußkörperchen sowie leichte interstitielle Pneumonie, bei bakterieller Superinfektion auch ausgeprägtes interstitielles Ödem und Emphysem sowie katarrhalische bis fibrinöse Pneumonie.

Die *Vermutungsdiagnose* »BRSV-bedingte Enzootische Bronchopneumonie« stützt sich auf Begleitumstände, bevorzugt erkrankende Altersgruppe und klinisches Bild; sie bedarf der Bestätigung durch den Nachweis erregerspezifischer Serokonversionen (IFT, ELISA, IHAT, NT) oder des BRSV-Antigens in Nasen- oder Trachealtupfern (IIF, Enzym-Immun-Test, RT-PCR). Um etwaige Serokonversionen zu erfassen, ist es wichtig, die erste Blutprobe möglichst frühzeitig zu entnehmen; die zweite kann dann schon 4–6 Tage später gezogen werden. Der zur Bestandsüberwachung geeignete Nachweis von BRSV-AK in der Tankmilch basiert auf IELISA, derjenige von BRSV-Antigen in Nasentupferabstrichen, Trachealspülproben oder Lungengewebe auf IFT, IPOR oder PCR. Solche Tupferproben sollten möglichst weit hinten aus der Nase entnommen werden und leicht blutig erscheinen, um sicher zu sein, daß sie Epithelzellen enthalten. *Differentialdiagnostisch* sind die zum Komplex des akuten Atemnot-Syndromes gehörenden Leiden zu berücksichtigen (s. Übersicht 5-2).

Die *Behandlung* sollte möglichst frühzeitig einsetzen: Abtrennung der Gesunden von den kranken Tieren, Aufbesserung der Umweltverhältnisse, konsequent fortzuführende Antibiose (s. Übersicht 5-5) sowie, zunächst, auch Antihistamine (Diphenylhydramin, Pyrilaminmaleat) oder nichtsteroidale Entzündungshemmer (Flunixin-Meglumin, Azetylsalizylsäure) parenteral. Kortikosteroide sollten nur bei schwerem Lungenödem und als Ultima ratio verabreicht werden. Bei Masttieren empfiehlt sich, den Anteil der Ration an leicht verdaulichen Kohlenhydraten 2 Tage lang zu reduzieren. Deutliche Austrocknung erfordert Rehydratation mittels intravenöser Dauertropfinfusion (Kap. 4.3.6.1).

Die *Vorbeuge* der BRSV-bedingten Enzootischen Bronchopneumonie besteht in getrennter Haltung der jüngeren Tiere von erwachsenen Rindern und Vermeidung von Zukäufen. In größeren Beständen sollten Kälber und Jungrinder auf 3, getrennt voneinander unterzubringende Altersgruppen (< 2, 2–6 bzw. > 6 Monate) aufgeteilt und eine Belegungsdichte von 10 Tieren pro Box nicht überschritten werden. Die Prophylaxe mittels intramuskulärer, bei behördlicher Genehmigung auch intranasal anzuwendender modifizierter Lebend-Vakzinen wird aufgrund experimenteller und praktischer Erfahrungen vorwiegend positiv beurteilt; das unterstreicht wiederum die besondere Rolle des BRSV im Krankheitsgeschehen der Enzootischen Bronchopneumonie. Es sollten nur gesunde Tiere, und zwar nach Ablauf der 3monatigen Kolostralschutzperiode, vor dem Verkauf/Transport oder bei Einstellung bzw. Herbstaufstallung geimpft werden. Vakzinieren »im kranken Bestand« kann erhebliche Verschlimmerung des Krankheitsverlaufs bedingen! Die Impfung schützt zwar nicht vor BRSV-Infektion, mildert aber die damit verbundene Erkrankung. Zudem ist der Vakzinationseffekt vom etwaigen Auftreten anderer respironoziver Faktoren abhängig. Von den im Handel befindlichen BRSV-Vakzinen enthalten einige noch Komponenten gegen weitere, am Krankheitsgeschehen der Enzootischen Bronchopneumonie beteiligte Erreger.

5.3.3.4 Bovine Adeno-Viren (BAV_{1-9})

Die neun antigen-verschiedenen und zwei serologischen Subgruppen angehörenden bovinen Adeno-Viren (Serogruppe I: $BAV_{1,2,3,9}$; Serogruppe II: $BAV_{4,5,6,7,8}$) gelten als *Verursacher* einer von BAV-Trägern ausgehenden und v.a. bei Kälbern sowie Jungrindern bestandsweise gehäuft auftretenden Bronchopneumonie; auch dieses Leiden wird durch unzulängliche kolostral-vermittelte Immunität, Umweltbelastungen und Ko-Infektion mit anderen, abwehrschwächenden Keimen gefördert. Sein *klinisches Bild* ist durch deutliche Erscheinungen seitens des Atmungsapparates, wie zweigipflige Fieberzacke, Nasenausfluß, Tränenfluß, Tachy- und Dyspnoe, sowie durch Inappetenz und Abmagerung gekennzeichnet. Es pflegt v.a. bei Mitbetroffensein des Darmes, d.h. bei adenoviraler »Pneumo-Enteritis«, verlustreich zu verlaufen. Außerdem kommen weitverbreitet klinisch inapparente Infektionen mit BA-Viren (= »stumme Feiung«) vor. Ihnen werden des weiteren polyarthritische (»weak calf syndrome«), abortive und fruchtbarkeitsstörende Wirkungen zugeschrieben. Die *Zerlegung* ergibt herdförmigen Kollaps und Verdichtung des Lungengewebes, vikariierende Emphyseme sowie, bei Mitbeteiligung von Pasteurellen, fibrinopurulente Komplikationen. *Histologisch* sind proliferative

Alveolitis, proliferativ-obstruktive Bronchulitis, interstitielle Pneumonie und, in den Epithelzellen, typische adenoviral bedingte intranukleäre Einschlußkörperchen festzustellen. BA-Viren lassen sich im Nasensekret, im Kot oder im Gelenkspunktat der Patienten, postmortal zudem in der Lunge nachweisen (IIFT). Sie sind als pathogen anzusehen, wenn solche Erkrankungen mit spezifischer Serokonversion einhergehen (SNT, ELISA, AGIDT). Im Hinblick auf die weite Verbreitung und offensichtliche Pathogenität der BA-Viren enthalten manche der zur *Vorbeuge* der Enzootischen Bronchopneumonie entwickelten Impfstoffe auch Komponenten gegen BAV-Infektionen. Die gegen BA-Viren gerichtete körpereigene Abwehr stützt sich jedoch offenbar mehr auf sekretorische Antikörper der Atemschleimhäute als auf Serumantikörper. Die *metaphylaktische* nasale Interferonisierung bietet nur vorübergehenden Schutz vor einer BAV-Infektion.

5.3.3.5 Bovine Rhino-Viren (BRV_{1-3})

Die auf Schleimhäuten der oberen Luftwege gesunder und respiratorisch kranker Kälber allein oder in Gemeinschaft mit anderen respirokolen Erregern zu findenden Rhino-Viren gehören zu den Picorna-Viren; bislang sind drei bovine Typen bekannt. Der Verbreitung von Serum-Antikörpern nach sind Infektionen mit diesen Keimen beim Rind zwar ziemlich häufig; die ihnen, allein oder in »Kooperation« mit anderen, fakultativ oder obligat respironoziven Keimen, zukommende Pathogenität scheint jedoch gering zu sein. Solche Infektionen verlaufen daher oft subklinisch. Immerhin sind bei experimenteller Übertragung von BR-Viren auf empfängliche Kälber vereinzelt Erkrankungen ausgelöst worden. Sie zeichneten sich *klinisch* durch Nasenausfluß, Husten, Fieber sowie Abgeschlagenheit aus und gingen mit spezifischer Serokonversion einher. Bei der Zerlegung fanden sich multiple kleinherdförmige Nekrosen des Nasen- und Luftröhrenepithels sowie kleinere interstitiell-pneumonische Lungenherde; letztere waren *histologisch* durch intraalveoläre Ansammlung von Zelldetritus und eosinophilem Exsudat, monozytär infiltrierte und dadurch verdickte Alveolarwände, peribronchuläre lymphoide Infiltrate und relativ wenig bronchales Exsudat sowie größere atelektatische oder emphysematöse Bezirke gekennzeichnet. Kolostral vermittelte Antikörper bieten keinen sicheren *vorbeugenden Schutz* vor BRV-Infektion. Der Antigennachweis im Gewebe erfolgt mittels IFT.

5.3.3.6 Bovines Corona-Virus (BCV)

Gemäß praktischen und experimentellen Beobachtungen können Bovine Corona-Viren außer Durchfall (Neugeborenen-Diarrhoe, Kap. 6.10.19; Winter-Dysenterie, Kap. 6.10.25) bei Kälbern und Jungrindern auch *klinisch manifeste respiratorische Störungen* auslösen; das beruht offenbar auf dem Vorkommen spezifisch respiropathogener BCV-Stämme, die sich bezüglich der Temperatursensitivität ihrer Enzymausrüstung von enteropathogenen BCV-Stämmen unterscheiden, und betrifft insbesondere Masttiere. Solche Erkrankungen sind dem Komplex der Enzootischen Bronchopneumonie (Kap. 5.3.3.1) zuzurechnen, weil dabei nicht selten auch Umweltbelastungen (»shipping«) oder Begleitinfektionen mit anderen respirotropen Keimen eine krankmachende Rolle spielen. Die *Zerlegung* solcher Patienten ergibt neben katarrhalischer Abomasitis und Enteritis (mit atonischer Dilatation von Labmagen und/oder Darm) Bronchopneumonie (mit Beteiligung von Spitzen-, Herz-, Anhangs- sowie Teilen der Zwerchfellslappen der Lunge). *Histologisch* zeigt sich eitrige oder fibrinöse, teilweise auch herdförmig nekrotisierende Bronchopneumonie mit Verdickung der interalveolären Septen infolge mononukleärer Infiltration; in Bronchulen und Alveolen finden sich geringe Mengen proteinhaltigen Materials und desquamierte Epithelzellen. Der zur Ermittlung spezifischer Serokonversionen *diagnostisch* bedeutsame Nachweis von Serum-Antikörpern erfolgt mittels HAHT oder ELISA. Zum ELISA-gebundenen sowie immunelektronen- oder immunfluoreszenzmikroskopischen Nachweis von BCV sind gekühlt einzusendende Nasentupfer, Trachealschleimproben sowie Lungengewebe geeignet. Zur *Vorbeuge* ist die gegen BCV-bedingten Neugeborenendurchfall übliche Muttertierimpfung in Betracht zu ziehen.

5.3.3.7 Bovines Virus-Diarrhoe-Virus (BVDV)

Dieser andernorts (Kap. 6.10.20) näher beschriebene Erreger ist nach heutigem Kenntnisstand selbst nicht oder nur schwach respiropathogen (Ausnahme: $BVD\text{-}V_{1d}$). Aufgrund seiner die zellgebundenen Abwehrkräfte beeinträchtigenden immunsuppressiven Wirkung gehört er aber offenbar zu den Faktoren, welche Zustandekommen und Verlaufsstärke der Enzootischen Bronchopneumonie ganz entscheidend beeinflussen können. Das gilt insbesondere für sein Zusammenwirken mit BHV_1, BRSV, Mykoplasmen und/oder Pasteurellen. Der Anteil der im Verlauf eines Enzootischen-Bronchopneumonie-Ausbruchs dem BVDV gegenüber serokonvertierenden Patienten kann 10–57% erreichen. Deshalb ist einigen zur Vorbeuge der Enzootischen Bronchopneumonie entwickelten multivalenten Vakzinen auch eine gegen BVDV-Infektionen gerichtete Komponente beigefügt worden.

5.3.3.8 REO-Virus

Die Bedeutung der drei beim Rind sowie beim Menschen und anderen Säugern vorkommenden REO-Virus-Serotypen im Krankheitsgeschehen der bovinen Enzootischen Bronchopneumonie scheint gering zu sein. Gemäß sero- und virologischen Untersuchungen ist das REO-Virus beim Rind jedoch weit verbreitet. Maternale Antikörper sind mit 5 Lebensmonaten eliminiert; erworbene Antikörper (HAH, NT) schützen nicht vor Reinfektion. Spontane und experimentelle Infektion verlaufen meist stumm; hierauf gründet sich die Benennung des Keims als »*Respiratory Enteric Orphan*«-Virus, d. h. als Erreger ohne zugehörige Krankheit. Solche Infekte gehen aber mit Virusausscheidung einher, was zur Übertragung des Keimes auf Stallgenossen führen kann. Bei gleichzeitiger Verabreichung von REO-Virus und Pasteurellen ist jedoch mit *klinischen Erscheinungen seitens des Atmungsapparates* zu rechnen. Wegen des hohen Anteiles REOV-AK-positiver Reagenten in Enzootischen-Bronchopneumonie-Beständen sowie der in solchem Zusammenhang beobachteten Serokonversionen, ist das REO-Virus in Kombinations-Impfstoffe zur *Vorbeuge* der »Rindergrippe« aufgenommen worden; die Wirksamkeit dieser Komponente läßt sich in praxi allerdings nur schwer beurteilen.

5.3.3.9 Bovines Parvo-Virus (BPV)

Das BPV hat, neben abortiver und enteropathogener (Kap. 6.10.19) Wirkung, gemäß den bei Absetz-Kälbern ermittelten Erreger- und Antikörpernachweisen offenbar auch fakultativ-respiropathogene Eigenschaften; sie sind bislang noch nicht näher aufgeklärt.

5.3.3.10 Chlamydien (Bedsonien, Miyagawanellen)

Abgesehen von Enteritis (Kap. 6.10.28), Polyserositis/-synoviitis (Kap. 9.9.4) und Sporadischer Boviner Enzephalomyelitis (SBE, Kap. 10.3.10) kann *Chlamydia pecorum* (= Serovar 2) beim Rind gelegentlich respiratorische Erkrankungen auslösen, die bei massierter Tierhaltung als »Bestandsproblem«, d. h. als Enzootische Bronchopneumonie, aufzutreten pflegen. Hiervon werden in erster Linie Neugeborene, nicht selten auch 4–6 Monate alte Kälber sowie Jungrinder, aber nur ausnahmsweise erwachsene Tiere betroffen. Gegen Chlamydien gerichtete erworbene Antikörper sind beim Rind zwar weit verbreitet nachzuweisen und werden mit der Kolostralmilch auch an die Nachzucht weitergegeben; die maternalen Antikörper schützen aber nicht vor Infektion und, im Gegensatz zu aktiv erworbenen AK, nur wenig vor Erkrankung. Die Infektion erfolgt offenbar aerogen, ausgehend von klinisch kranken oder unauffälligen Herdengenossen, die mit ihrem Kot oder Nasensekret Chlamydien ausscheiden. Sie befallen die Zylinderepithelien der Atemwege und bedingen bei Monoinfektion eine inapparent oder leicht verlaufende Pneumonie, bei Beteiligung viraler Keime, insbesondere aber von Pasteurellen (Kap. 5.3.3.13) oder von respironoziven Umweltbedingungen (Übersicht 5-3), jedoch eine ausgeprägte, mitunter verlustreich verlaufende Enzootische Bronchopneumonie.

Das *klinische Bild* umfaßt serösen bis schleimig-eitrigen Nasenausfluß, Speicheln, Tränen, Konjunktivitis (Kap. 11.1.3.3), trockenen Husten, Fieber, Tachypnoe und Inappetenz, bei jungen Kälbern teilweise auch Durchfall (Kap. 6.10.28), in schweren Fällen dagegen Dyspnoe mit auskultierbaren Knatter- und Pfeifgeräuschen, Niedergeschlagenheit, Festliegen, Tod oder chronisches Siechtum (Polyarthritis).

Die *Zerlegung* ergibt pflaumenfarbene lobuläre Verdichtungsherde im kranioventralen Bereich der Lunge sowie ödematöse Interlobulärsepten; bei schwerer Erkrankung sind ausgedehntere Verdichtungen, ausgeprägtes interstitielles Ödem, u. U. auch Lungenemphysem festzustellen. *Histologisch* finden sich transiente exsudativ-proliferative Bronchulitis mit eiweiß-, später auch neutrophilenhaltigem Exsudat und Verdickung der Alveolarsepten, in komplizierten Fällen zudem fibrinös-eitrige Pneumonie. In den Atemepithelien sind mittels GIEMSA-, GIMENEZ- oder STAMP-Färbung spezifische Elementarkörperchen feststellbar.

Der *Nachweis* der krankmachenden (Mit-)Wirkung von Chlamydien am Geschehen der Enzootischen Bronchopneumonie erfolgt über deren spezifische AK (IgG_2) mittels Serum-Doppelproben im SNT oder durch ELISA (→ Serokonversion), der Antigen- oder Erregernachweis in Nasen-, Trachealschleim oder Lungengewebe durch IFT, PCR, Anfärbung der Elementarkörperchen bzw. Erregeranzüchtung.

Behandlung: Tetracyclin (Tylosin oder Erythromycin) parenteral 5 Tage lang. *Vorbeuge*: Stallhygiene mit besonderer Berücksichtigung durchfälliger Kälber und abortierender oder genitalkranker Kühe; für Rinder ist bislang noch keine Chlamydien-Vakzine verfügbar. N. B.: Vereinzelt sind beim Betreuungspersonal Chlamydiose-kranker Kälber chlamydienbedingte Erkrankungen vorgekommen.

5.3.3.11 Klebsiellen

Die zu den Kapselbakterien zählenden, vorwiegend im Verdauungskanal zu findenden Klebsiellen sind beim Rind möglicherweise auch respiropathogen; das scheint insbesondere für intensiv antibiotisch behandelte oder septikämisch erkrankte Kälber zu gelten. In vitro haben sich Gentamycin, Kanamycin, Colistin und Tetracycline als Klebsiellen-wirksam erwiesen.

5.3.3.12 Mykoplasmen

Mykoplasmen sind sehr kleine, zellwandlose Bakterien, die – über Nasenschleim, Harn, Sperma oder Milch klinisch inapparenter oder kranker Ausscheider – Schleimhäute von Atemwegen, Genitale, Euter oder Augen (Kap. 11.1.3.2) besiedeln und Erkrankungen derselben sowie Aborte auslösen können. Von den 13 verschiedenen, beim Rind weit verbreitet vorkommenden Mykoplasmen-Arten sind *M. mycoides* als Ursache der gesondert zu besprechenden Lungenseuche (Kap. 5.3.3.16) und offenbar auch *M. bovis* obligat respiropathogen, während die hier zu berücksichtigenden, mittels PCR abgrenzbaren *M. dispar, M. bovirhinis, M. arginini, Acholeplasma laidlawii* und *Ureaplasmen* vermutlich nur fakultativ respironoziv sind: In den Atemwegen gesunder, v. a. aber pneumoniekranker Kälber und Jungrinder werden sie oft festgestellt; bei den Patienten finden sie sich – als immunsupprimierende Wegbereiter oder krankmachende Nutznießer? – vielfach gemeinsam mit Pasteurellen, respirokolen Viren oder H. somnus. Nach aerogener Infektion kommt es, möglicherweise infolge gleichzeitiger anderweitiger Beeinträchtigung der Abwehrfähigkeit der Atemwege, v. a. bei jungen Kälbern zu m. o. w. ausgeprägten *respiratorischen Erscheinungen*. Sie bestehen in Fieber, Inappetenz, Tachy- und Dyspnoe, Husten sowie Apathie. Bei ausbleibender Beteiligung von Pasteurellen verläuft die Erkrankung meist gutartig und löst die Bildung von mittels IHAT nachweisbaren Antikörpern aus. Das Leiden kann aber auch mit Polyarthritis und -synovitis (Kap. 9.9.3) einhergehen und tödlich enden. Im Lungengewebe zeigen sich bei reiner, subklinischer Mykoplasmeninfektion katarrhalisch-obstruktive Bronchulitis, peribronchuläre und perivaskuläre Lymphozyteninfiltrate sowie interstitielle Alveolitis (M. dispar) bzw. herdförmige Nekrosen mit Leukozytensaum (M. bovis mit H. somnus), bei Mitbeteiligung von Pasteurellen dagegen exsudativ-fibrinöse Pneumonie. Anzüchtung und PCR-Differenzierung der Mykoplasmen sind labortechnisch aufwendig; zudem ist ihr Nachweis nicht beweisend für eine entscheidende Mitwirkung am Krankheitsgeschehen. Im Lungengewebe ist Mykoplasmen-Antigen durch IPOT oder IFT nachweisbar. Mittels ELISA, MIT, DIF oder LAT erhobene serologische Untersuchungsergebnisse einzelner Tiere sind bezüglich rezenter, pathogener Infektionen vorsichtig zu interpretieren; aussagekräftiger ist das Herdenresultat. In vitro zeigen die wichtigsten Mykoplasmen Empfindlichkeit gegenüber Danofloxazin, Tiamulin, Enrofloxazin, Pefloxazin, Spectinomycin, Erythromycin, Tylosin, Kanamycin, Tilmicosin, Oxytetracyclin und Lincospectin. Vorbeugend ist für respiroprotektive Umwelt (Kap. 5.3.3.1) sowie isolierte Aufzucht der Nachwuchskälber zu sorgen; mittels serologischer Gruppen- und Tank-Milchkontrolle gelingt es, geschlossene Milchrinderbestände mykoplasmenfrei zu bekommen. In angloamerikanischen Ländern wurde gegen M. bovis versuchsweise mit Totvakzine intramuskulär und intratracheal erfolgreich geimpft.

5.3.3.13 Pasteurellen

Im *Krankheitsgeschehen* Enzootischer Bronchopneumonien spielen Pasteurellen (neue Nomenklatur: *Mannheimia*) oft eine entscheidende Rolle, indem sie die anfängliche, vorwiegend durch Umweltnoxen sowie Virusinfekte bedingte und m. o. w. auf die oberen Luftwege beschränkte leichtere, katarrhalische Erkrankung zu schwerer, fibrinös-eitriger Bronchopneumonie verschlimmern. Sie wurden früher sogar als alleinige Ursache des »shipping fever« (Kap. 5.3.3.1) angesehen. An solchen nach heutiger Kenntnis jedoch meist »gemeinsam« mit anderen Erregern »geprägten« respiratorischen Erkrankungen sind i. d. R. *P. haemolytica Typ A* oder *P. multocida Typ A* beteiligt, die auch als Besiedler der gesunden oberen Atemwege angetroffen werden. Gemäß neueren Untersuchungen kann *P. haemolytica Typ A/1* allerdings primäre Bronchopneumonie (= »pektorale« Pasteurellose) bedingen, also respiropathogen sein, ohne hierzu der »Mithilfe« anderer Faktoren zu bedürfen. *P. multocida Typ B, D oder E* verursacht die gesondert zu besprechende Hämorrhagische Septikämie (= »septikämische« Pasteurellose, Kap. 4.2.3.1).

Die *Schadwirkung* der im Atmungsapparat eingenisteten Pasteurellen beruht auf Freisetzung von Leukotoxin und Endotoxin: Ersteres bewirkt die Lysis von Alveolarmakrophagen sowie Thrombozyten und mobilisiert Histamin, letzteres bedingt Gefäßthrombosen, Fibrinexsudation und herdförmige Nekrosen. Außerdem löst die Infektion der Atemwege mit P. haemolytica auch kardiovaskuläre Störungen aus.

Das *klinische Bild* entspricht der für ausgeprägte Fälle von Enzootischer Bronchopneumonie beschriebenen Symptomatik (Kap. 5.3.3.1).

Der *Zerlegungsbefund* zeigt fibrinöse Pleuritis und eine deutlich »marmorierte« Lunge, d. h. frische, rotangeschoppte und schwarz-hämorrhagische sowie ältere, braun- oder grau-hepatisierte, oder gelblich-grau-nekrotisierende lobuläre Herde nebeneinander, deutliche Abgrenzung der Lungenläppchen voneinander durch ödematös-fibrinös verbreiterte Interlobulärsepten, z. T. auch vikariierendes Emphysem. Im Gegensatz zur Lungenseuche (Kap. 5.3.3.16) sind dabei die kranioventralen Lungenbereiche und diese zudem weitgehend symmetrisch betroffen. Die zugehörigen Lymphknoten erscheinen vergrößert, ihre Schnittflächen infolge Lymphstauung feucht. Als kennzeichnende *histologische Veränderung* löst die Infektion mit P. multocida A plötzlich einsetzende fibrinöse Lobärpneumonie aus, während P. haemolytica A fibrinopurulente Bronchopneumonie mit multifokalen, scharf durch Leukozyten abgesetzte Koagulationsnekrosen verursacht. Erregernachweis, -differenzierung und Resistenzbestimmung werden ausgehend von ungekühlt einzusendendem Probenmaterial geführt; hierzu eignen sich Nasentupfer, Trachealschleim oder Lungengewebe (IPOT). Serologische Untersuchungen sind demgegenüber wegen der weiten Verbreitung der Pasteurellen beim Rind von untergeordneter Bedeutung.

Bezüglich *Behandlung* und *Vorbeuge* wird auf die Enzootische Bronchopneumonie (Kap. 5.3.3.1 u. Übersicht 5-5) verwiesen. Die rechtzeitige, parenteral oder als Aerosol vorzunehmende Vakzination mit geeignetem Tot-, attenuiertem Lebend-, besser aber Extraktimpfstoff kann nützlich sein. Sie sollte vor dem erfahrungsgemäß gefährdenden Ereignis, wie Transport, Einbruch der nassen oder kalten Jahreszeit, spätestens aber am Tage der Einstellung, bei Kälbern sinngemäß durch Muttertierimpfung, erfolgen; dabei sind Umweltbelastungen tunlichst zu vermeiden. Auch ist zu bedenken, daß die mittels Impfung erzielte Immunität Serotyp-spezifisch ist.

5.3.3.14 Haemophilus somnus

Auf den Schleimhäuten der Atemwege und des Urogenitalapparates klinisch unauffälliger, mitunter allerdings spezifische Serum-AK aufweisender Rinder ist H. somnus (Kap. 10.3.4) häufig festzustellen und wird von hier auch ausgeschieden; er ist ein kleiner, pleomorpher, nichtversporender, unbeweglicher gramnegativer Kokkobazillus. *Pathogenese*: Begünstigt durch respironozive Umweltbedingungen (Kap. 5.3.3.1), das Fehlen von Antikörpern gegenüber H. somnus und das Zusammenwirken mit anderen, respirokolen Keimen – meist Pasteurellen, aber auch BRSV, PI_3V, A. pyogenes oder F. necrophorum – kann H. somnus, v. a. bei 6–8 Monate alten Mastrindern pathogen werden. Das ist i. d. R. knapp zwei Wochen nach Einstellung der Fall und bedingt dann gehäuft auftretende Erkrankungen innerhalb des betroffenen Bestandes. Das *Krankheitsbild* ist durch m. o. w. ausgeprägte Entzündung der oberen Luftwege oder schwerwiegende, mit Pleuritis einhergehende fibrinöse Bronchopneumonie gekennzeichnet und unterscheidet sich klinisch zunächst nicht von andersbedingter Enzootischer Bronchopneumonie: Nasenausfluß, Tränen, Speicheln, Husten, Fieber, z. T. Tachy- oder Dyspnoe. In etwa 10 % dieser Fälle gelingt es H. somnus jedoch, in Blutgefäße einzubrechen: Dann entwickelt sich nach einem solchen respiratorischem Prodromalstadium eine meist rasch tödlich verlaufende Sepsis; sie ist durch zentralnervöse und polyarthritische Symptome gekennzeichnet und wird daher gesondert besprochen (Kap. 10.3.4). Die bei lediglich respiratorisch erkrankten Patienten festzustellenden *Zerlegungsbefunde* umfassen Pharyngitis, Laryngitis, Tracheitis sowie Pneumonie, gelegentlich auch fibrinöse Pleuritis und/oder Myokardinfarkte der linken Herzkammerwand. *Histologisch* finden sich fibrinöse bis eitrige Vaskulitis; Füllung der Alveolen mit Fibrin, Neutrophilen und Makrophagen; fibrinopurulente bis nekrotisierende Bronchulitis obliterans; peribronchuläre Fibrose; lobuläre Nekrosen; Thrombose und Erweiterung pulmonaler Lymphgefäße. Der *Nachweis einer Beteiligung von H. somnus am Krankheitsgeschehen* erfolgt mit Serum-Doppelproben im ELISA (→ Serokonversion), im Lungengewebe mittels PAPT, IPOT oder PCR. Zum kulturellen Erregernachweis sind sachgemäß entnommene Nasenrachen-Tupfer oder Lungengewebsproben nicht antibiotisch vorbehandelter Patienten gekühlt einzusenden; in solchem Material ist H. somnus allerdings oft von Pasteurellen überwuchert. Rechtzeitige *Behandlung* mit Ampicillin, Oxytetracyclin oder Erythromycin kann sich als wirksam erweisen. Termingerechte, d. h. beim Absetzen bzw. vor oder bei Einstellung erfolgende *prophylaktische Impfung* mit Totvakzine (Bakterin) oder vorbeugende orale Antibiotikamedikation scheinen Erkrankungsrate und Behandlungsaufwand zu mindern.

5.3.3.15 Eiter- und Nekroseerreger

Das durch aero- oder hämatogene Einschwemmung solcher Keime ausgelöste Krankheitsbild der eitrig-abszedierenden oder nekrotisierenden Bronchopneumonie ist weiter oben bereits ausführlich besprochen worden (Kap. 5.3.2.9).

Spezifische Infektionskrankheiten von Bronchen und Lunge

Nach Schilderung der polyfaktoriell, d. h. durch Zusammenwirken von respironoziven Umweltfaktoren mit verschiedenen, anderenfalls meist apathogen bleibenden »Erregern«, zustandekommenden Enzootischen Bronchpneumonie sollen im folgenden die spezifischen Infektionskrankheiten der Lunge des Rindes betrachtet werden. Dagegen werden *Tuberkulose* (Kap. 12.2.6), *Nocardiose* (Kap. 12.2.7) und *Melioidose der Lunge* (Kap. 12.2.8) anderenorts besprochen, weil ihre Erreger zu hämato- oder lymphogener Streuung und damit zur Absiedlung in mehr als einem Organ neigen.

5.3.3.16 Lungenseuche

Definition, Vorkommen, Bedeutung, Ursache: Die ihrer Ansteckungsgefahr und pathologisch-anatomischen Veränderungen wegen auch kontagiöse bovine Pleuro- oder Peripneumonie (CBPP) genannte Lungenseuche ist eine verlustreiche Rinderkrankheit, die noch bis Ende des 19. Jh. auch in Europa vorkam. Dank strikter veterinärpolizeilicher Maßnahmen ist sie hier derzeit, abgesehen von sporadischen, lokal begrenzt gebliebenen Ausbrüchen (Deutschland: 1926; Portugal: 1983, 1991–1995; Spanien: 1980, 1991–1995; Frankreich 1967, 1980–1982; Italien 1990–1993) getilgt. In Afrika südlich der Sahara/nördlich des Äquators sowie in Vorderasien bis China ist die Lungenseuche dagegen nach wie vor endemisch und gebietsweise von erheblicher, z. T. sogar zunehmender Bedeutung für die Viehwirtschaft. Ihr Erreger ist *Mycoplasma mycoides subsp. mycoides SC*.

■ **Pathogenese:** Die Übertragung von *M. mycoides* erfolgt aerogen, ausgehend von expektoriertem Lungenexsudat infizierter, dabei aber nicht immer auch offensichtlich erkrankter Tiere (Tröpfcheninfektion); Urin, Nachgeburtsteile, Sperma und Präputialsekret können ebenfalls erregerhaltig sein. Empfänglich sind außer Rind auch Büffel, Yak, Bison, Ren und Antilopen. Das klinische Bild setzt erst nach 1wöchiger bis 3monatiger Inkubation ein, während welcher sich »schleichende« Lungenveränderungen entwickeln und der Erreger bereits ausgeschieden wird. Die Morbidität beträgt je nach Begleitumständen 10–100%, die Letalität ~ 50%. Überlebende Tiere bleiben oft Keimträger, die bei körperlicher, klimatischer oder metabolischer Belastung erneut M. mycoides ausscheiden können.

■ **Symptome, Verlauf:** Die *akute Form* der Lungenseuche beginnt mit Niedergeschlagenheit, Freßunlust, Leistungsrückgang und mäßigem Fieber. Während der anfänglichen mehrtägigen Lungenkongestion weisen Absonderung von der Herde, steife Haltung, aufgekrümmter Rücken, »Abblatten«, Polypnoe, gelegentliches Stöhnen sowie spontaner oder durch Perkussion der Brustwand auslösbarer Husten schon auf Beteiligung der Atmungsorgane hin. Die anschließende Hepatisation und Pleuritisation sind durch hohes Fieber, völlige Inappetenz, Vormagenstillstand, kurzatmige Tachypnoe, matt-feuchten Husten, deutlich schmerzempfindlichen Thorax sowie zunehmende Schwäche gekennzeichnet. Die Auskultation kann Reibe-, später Knatter-, Pfeif- und Plätschergeräusche, die Schallperkussion Dämpfungsherde ergeben. Nach 10- bis 15tägiger Erkrankung sind die Patienten meist völlig entkräftet (Festliegen, exspiratorisches Stöhnen, Tod). Wird die akute Phase überstanden, so behält das betreffende Tier trotz äußerlich fortschreitender Heilung seine inzwischen m. o. w. gut abgekapselten, erregerhaltigen Lungenherde (Sequester).

Die *subakute bis chronische Form* der Lungenseuche ist klinisch weniger ausgeprägt, wobei v. a. Husten sowie rezidivierende fieberhafte Atemstörungen, mitunter auch »Kümmern« auffallen; nicht selten werden typische pleuropneumonische Veränderungen sogar bei Schlachtung klinisch zuvor gesund erschienener Rinder festgestellt.

■ **Sektion:** (Abb. 5-50 bis 5-52): Die Brusthöhlenflüssigkeit ist deutlich bis stark vermehrt, gelblich-klar und mit Fibrinfäden durchsetzt; auf pulmonaler und parietaler Pleura befinden sich dicke Fibrinauflagerungen. Rechter und linker Lungenflügel sind, im Gegensatz zu anderweitigen aerogenen pulmonalen Affektionen, unterschiedlich stark betroffen. Die v. a. in den Zwerchfellslappen lokalisierten asymmetrischen Veränderungen erscheinen in den akut bis subakut erkrankten Lobuli erhaben und fest; ihre Schnittfläche zeigt nebeneinander frischere, rot-braune, und ältere, grau-gelbe, pneumonische Herde, die durch deutlich verbreiterte Interlobulärsepten voneinander abgegrenzt sind. Diese »Marmorierung« (»Schachbrett«- oder »Kopfsülze«-Struktur) ähnelt, abgesehen von ihrer Lokalisation in den Zwerchfellslappen, derjenigen bei Pasteurellen-bedingter Bronchopneumonie (Kap. 5.3.3.13). In chronischen Fällen sind fibrinöse bis fibröse Adhäsionen der Lunge an der Brustwand sowie m. o. w. dick eingekapselte pulmonale Herde mit sequestriertem Gewebe oder verkäsendem bis flüssigem Inhalt festzustellen. *Histologisch* findet man anfangs eine desquamative Bronchuloalveolitis, später schwere fibrinöse, vorwiegend lymphoplasmo-histiozytäre Pleuropneumonie mit Thrombose pulmonaler Blutgefäße, herdförmigen Lungengewebsnekrosen, starker Erweiterung der interstitiellen Räume durch fibrinhaltige Ödemflüssigkeit sowie Beteiligung thorakaler Lymphknoten.

■ **Diagnose:** Die Erkennung der Lungenseuche stützt sich auf örtliche Seuchenlage, klinisches Bild, serologische Kontrolle (KBR), Zerlegungsbefund und Erregernachweis (Kultur, PCR, IPOT, Western blot, kompetitiver ELISA). Bei Einsendung pleuropneumonieverdächtiger Blut-, Serum- oder Gewebeproben sind die einschlägigen Vorsichtsmaßnahmen einzuhalten! *Differentialdiagnostisch* sind anderweitige Lungenerkrankungen, wie Enzootische Bronchopneumonie mit Beteiligung von Pasteurellen (Kap. 5.3.3.13), Hämorrhagische Septikämie (Kap. 4.2.3.1), Tuberkulose (Kap. 12.2.6) und Lungenwurmbefall (Kap. 5.3.4.1) sowie Rinderpest (Kap. 12.2.3), zu bedenken.

■ **Bekämpfung:** Lungenseuche ist in Deutschland gemäß VOaTS zum TSeuG anzeigepflichtig. Ausschlaggebend sind Unterbindung unkontrollierter Viehwanderungen nomadisierender Stämme, Ermittlung (KBR) und unschädliche Ausmerzung aller kranken sowie chronisch infizierten und klinisch oft unauffäl-

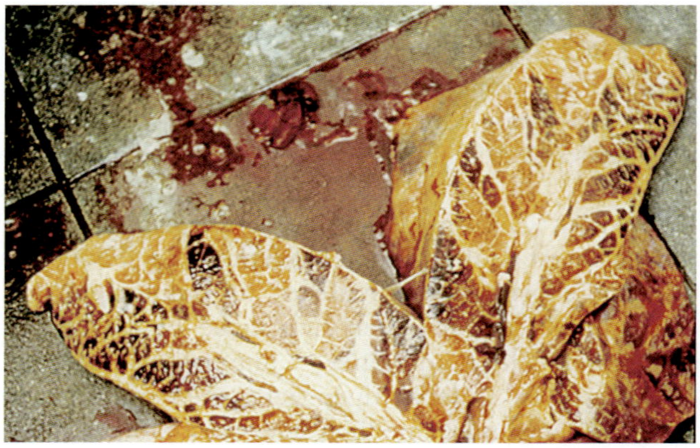

Abbildung 5-50 Lungenseuche: durch auffallend breite Interlobulärsepten voneinander abgegrenzte frischere rotbraune und ältere graugelbe pneumonische Herde (»Marmorierung«; PETISCA et al., 1988)

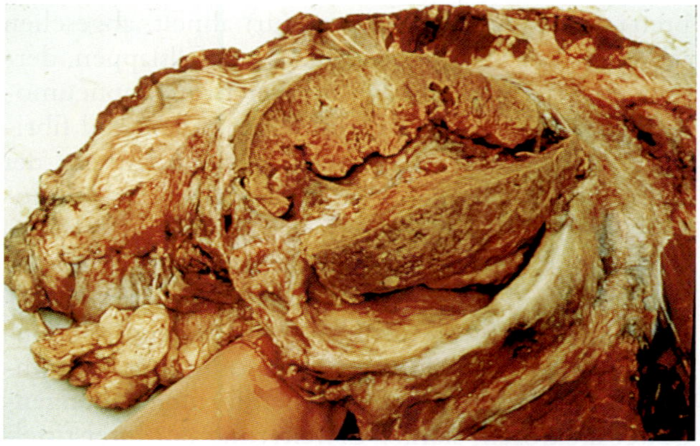

Abbildung 5-51 Lungenseuche: abgekapselter pulmonaler Gewebesequester (PETISCA et al., 1988)

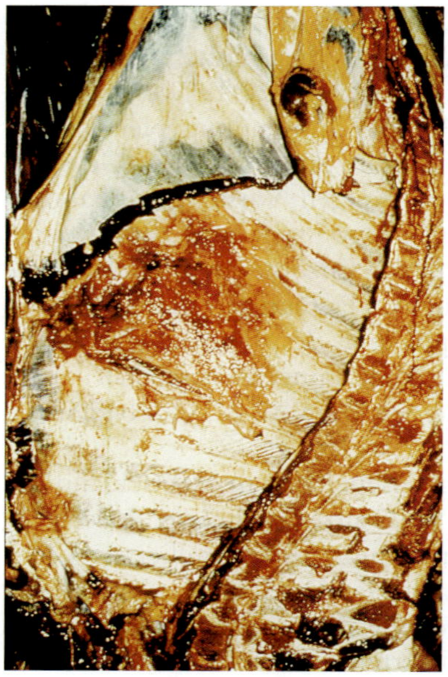

Abbildung 5-52 Lungenseuche: schwere fibrinöse Pleuritis (PETISCA et al., 1988)

ligen Keimträger. Unter unsicheren politischen Bedingungen lassen sich diese Maßnahmen allerdings nur unzulänglich verwirklichen. Behandlungen mit Antibiotika sind kontraindiziert, weil sie bestenfalls zu gefährlichem Trägertum und damit zu potentiellem Ausscheidertum führen. In Gebieten, wo die Lungenseuche aus ökologischen Gründen nicht radikal bekämpft werden kann, werden großflächige prophylaktische Impfungen mit attenuierter Lebendvakzine vorgenommen; dort wird das Leiden gelegentlich auch mit Tylosin, Enrofloxacin oder Spiramycin behandelt. Der Import von Boviden aus Lungenseuchebefallenen Gebieten unterliegt strengen Quarantänebestimmungen.

5.3.3.17 Aktinobazillose der Lunge

■ **Vorkommen, Definition, Ursache, Pathogenese:** Gelegentlich kann *Actinobacillus lignièresii*, ausgehend von im Bereich der vorderen Luftwege, oder aber in Haut, Unterhaut oder oberflächlichen Lymphknoten gelegenen Strahlenpilzgranulomen (Kap. 5.1.3.2, 5.2.2.5, 3.1.3.3), auf aerogenem bzw. lympho-hämatogenem Wege in die Lunge gelangen und hier ebensolche, m. o. w. umfangreiche Gewebereaktionen auslösen. Bei möglicherweise respiratorisch vorgeschädigten Kälbern sowie bei Mastbullen ist auch enzootisch auftretende Lungenaktinobazillose beobachtet worden.

■ **Symptome, Verlauf:** Das klinische Bild ist, abgesehen von etwa erkennbaren, zu Verdacht auf Lungenbeteiligung berechtigenden Primärläsionen an Nase, Rachen, Kehlkopf, Luftröhre bzw. Körperoberfläche und -lymphknoten, oft unauffällig, weil kleinere aktinobazilläre Herde die Funktionstüchtigkeit der Lunge nicht nennenswert beeinträchtigen. Bei starkem Befall der Lunge äußert sich die Erkrankung in Abmagerung, zunehmender inspiratorischer oder gemischter Dyspnoe, gelegentlichem Husten, u. U. auch Auswurf von Schleim und Eiter, schließlich Entkräftung und Tod. Bei erneuter hämatogener Keimstreuung kann es zu septischen Schüben, mitunter auch zum Abort kommen.

■ **Sektion:** Nach hämatogener Keimeinschleppung sind die typischen erbsen- bis kopfgroßen, bindegewebsreichen und mit vielen kleinen graugelblichen, »drusen«-haltigen Eiterherden durchsetzten pulmonalen Strahlenpilzknoten ziemlich gleichmäßig über das Parenchym beider Lungenflügel verteilt; nach der häufigeren aerogenen Invasion finden sie sich dagegen vorwiegend bis ausschließlich in Spitzen-, Herz- und vorderen Abschnitten der Zwerchfellslappen. Veränderte Lungenbezirke sind vielfach fest mit der Brustwand verschwartet.

Diagnose: Bei alleinigem Befall der Lunge ist das Krankheitsbild klinisch kaum als aktinobazillär bedingt zu diagnostizieren; meist werden die Veränderungen daher erst bei der Zerlegung als solche erkannt. Bezüglich der histologischen Merkmale von Aktinobazillose wird auf Kapitel 3.1.3.3, bezüglich der *Differentialdiagnose* der Lungenaktinobazillose auf Pneumonomykosen (Kap. 5.3.3.18), Nocardiose (Kap. 12.2.7) und Melioidose (Kap. 12.2.8) verwiesen. Zur Abgrenzung von Lungentuberkulose dient die intrakutane Tuberkulinprobe (Kap. 12.2.6).

Behandlung: Gezielte Therapie durch parenterale Gaben von Antibiotika und Jodsalzen (Kap. 3.1.3.3) hätte allenfalls im klinisch inapparenten Frühstadium der Lungenaktinobazillose Aussicht auf Erfolg; in praxi kommt sie erfahrungsgemäß zu spät.

Prophylaxe: Umgehende Behandlung, wegen damit verbundener Gefahr einer Verschleppung des Leidens innerhalb des Bestandes besser aber Abschaffung aller mit Aktinobazillose behafteten Herdenmitglieder.

5.3.3.18 Pneumonomykosen/Aspergillo-, Histoplasmo-, Kandida-, Mukor- und Kokzidioidomykose der Lunge

Pathogenese: Bestimmte, Haftung und Vermehrung von Myzeten in der Umwelt bzw. im Tier begünstigende Bedingungen – wie Klima, Erdreich/Staub, Dung/Einstreu/Rauhfutter, Haare/Federn bzw. Immunschwäche, anderweitige Primärleiden (Puerperalstörungen), Jahreszeit (Wintermonate: Heu-, Strohfütterung), intensive Behandlung mit Antibiotika und/oder Kortikosteroiden – können auch beim Rind zu aerogener (oder enterogener) Infektion der Lunge, u. U. zudem der broncho-mediastinalen Lymphknoten durch bestimmte Pilze führen. Diese pflegen sich meist nur örtlich, ausnahmsweise aber im ganzen Körper lymphohämatogen auszubreiten. Das führt dann zu *Aspergillo-, Histoplasmo-, Mukor- oder Kokzidioidomykose der Lunge.*

Symptome, Verlauf: Solche Infekte verlaufen in der Mehrzahl der Fälle subklinisch und werden meist erst bei der Schlachtung als Zufallsbefund erhoben. Gelegentlich führen sie aber – insbesondere bei Kälbern und Mastrindern (u. U. bestandsweise gehäuft), oder einzelnen geschwächten erwachsenen Tieren – zu respiratorischen Symptomen, wie Nasenausfluß, Husten, m. o. w. ausgeprägter Dyspnoe, Fieber und Abgeschlagenheit. Bei etwaiger Generalisation der Mykose kommt es zum »Niederbruch« mit Abmagerung, gelegentlichem Durchfall, Erschöpfung, röchelnder Atmung, Festliegen und Tod (mitunter auch zum Abort). In solchen Fällen sind die pneumonomykotischen Veränderungen radiologisch und echographisch darstellbar.

Sektion: Die Zerlegung ergibt meist einzelne bis zahlreiche, miliare bis hühnereigroße abgekapselte, teilweise verkalkende Herde mit grau-weißlichem bis -gelblichem, käsig-nekrotisierendem Inhalt, die mitunter von Blutungen umgeben sind und wegen ihrer Ähnlichkeit mit tuberkulösen Granulomen Beachtung verdienen (Abb. 5-53). Die in solchen Herden enthaltenen, bei A. fumigatus oft »asteroid« angeordneten Pilzhyphen sind *histologisch* mittels GRIDLEY-, GOMORI-, GROCOTT-, PAS-Färbung oder Silberimprägnation erkennbar. Zur sicheren, nach Verzweigungs- und Fruktifikationsweise der Pilze erfolgenden *Differenzierung* bedarf es ihrer Anzüchtung auf Spezialnährböden (z. B. SABOURAUD-Agar). Dabei werden von Fall zu Fall *Aspergillus fumigatus, Mortierella spp., Histoplasma capsulatum* oder *Candida albicans*, in ariden Gebieten Amerikas und Japans v. a. *Coccidioides immitis* festgestellt. Der letztgenannte Pilz ist besonders menschenpathogen.

Diagnose: In bekanntermaßen endemisch verseuchten Gebieten werden Intrakutantests (Histoplasmin, Kokzidioidin) angewandt; zum serologischen Nachweis spezifischer Antikörper eignen sich ELISA und Immunoblot. *Differentialdiagnostisch* sind Tuberkulose (Kap. 12.2.6), Aktinobazillose (Kap. 5.3.3.17), Nocardiose (Kap. 12.2.7) und Melioidose (Kap. 12.2.8) zu bedenken.

Behandlung: Versuche mit üblichen keimhemmenden Mitteln (Antibiotika, Sulfonamide) sind wirkungslos; Erfahrungen mit Antimykotika liegen beim Rind bislang nicht vor. Die *Vorbeuge* besteht im Vermeiden

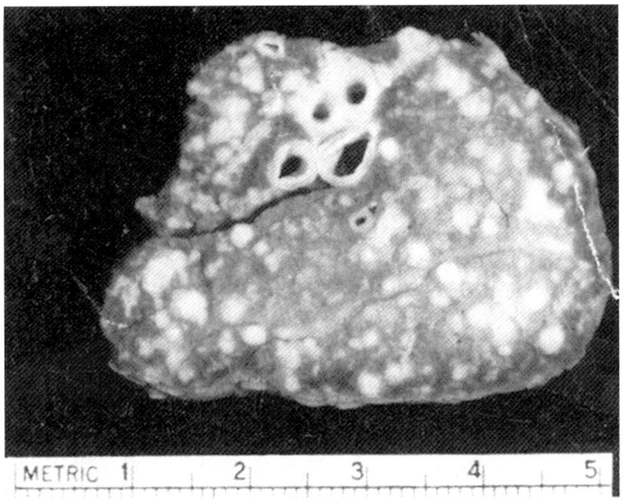

Abbildung 5-53 Lungenaspergillose beim Kalb (EGGERT)

der Ursachen (s. *Pathogenese*), v. a. in trockener Einstreu, einwandfreiem Futter und guter Ventilation.

Die durch hyperergische Reaktion auf eingeatmete Sporen von *Mikropolyspora faeni* bedingte *bovine »Farmerlunge«* wird andernorts besprochen (Kap. 5.3.6.1).

5.3.3.19 Pneumokokkose

Definition, Ursache, Vorkommen, Verlauf: Die Pneumokokkose des Kalbes ist eine in Süddeutschland und der Schweiz, aber auch in Dänemark, Frankreich, Polen und Rußland beobachtete Anthropozoonose. Die auf aerogener, meist vom Pflegepersonal ausgehender Infektion mit Pneumokokken *(Diplococcus pneumoniae)* der Gruppen 6, 8, 18 und 19 beruhende Erkrankung befällt v. a. jüngere Kälber und verläuft vielfach als perakute Sepsis, seltener als akute Bronchopneumonie.

Pathogenese: Das Leiden tritt bevorzugt im Winter/Frühjahr, und zwar bei ≤ 6 Wochen, aber nur ausnahmsweise bei ≥ 3 Monate alten Kälbern auf. Außer von klinisch i. d. R. unauffälligen menschlichen Dauerausscheidern kann die Ansteckung möglicherweise auch vom Diplokokken-besiedelten Genitale oder Euter (Metritis, Mastitis) adulter Stallgenossen ausgehen.

Symptome, Verlauf: Der Gang der Pneumokokkose ist meist *perakut* mit hochgradiger Atemnot, Kreislaufbeteiligung, meningitischen Symptomen oder Hinfälligkeit und Tod innerhalb weniger Stunden infolge Septikotoxämie. In manchen Fällen ist der Verlauf dagegen *akut-septisch* mit Apathie, Nasen- und Augenausfluß, hochfrequenter Herztätigkeit, auskultatorisch nicht sauber voneinander abgesetzten Herztönen, Dyspnoe, Zyanose, dunkelgefärbtem Blut, teilweise auch Durchfall, sowie Erregung oder leptomeningitisbedingten Krämpfen und Exitus binnen 1–2 Tagen. Die seltenere *respiratorische Form* der Pneumokokkose ist durch *subakut-chronischen* Verlauf, Bronchopneumonie mit Husten, Dyspnoe, auskultatorisch feststellbare Knatter- und Pfeifgeräusche, mitunter auch durch metastatisch bedingte Polyarthritis und/oder Diarrhoe gekennzeichnet; sie führt ebenfalls fast immer zum Tode.

Sektion: Nach raschem Krankheitsverlauf sind oft keine schwerwiegenden Lungenveränderungen festzustellen. Als kennzeichned gilt die bei mehr als der Hälfte aller pneumokokkosekranken Kälber vorliegende »Gummimilz«; sie äußert sich in deutlicher Vergrößerung, derbelastischer Konsistenz und schwarzroter, auf der Schnittfläche nicht vorquellender Pulpa. Weitere, von Fall zu Fall zu ermittelnde krankhafte Befunde entsprechen denen einer Septikämie.

Diagnose: Die klinischen Erscheinungen lassen allenfalls eine Sepsis vermuten; ihre Bestätigung bedarf des im Blut zu führenden Erregernachweises. Sonst sind Zerlegungs- und bakteriologische Befunde *differentialdiagnostisch* entscheidend.

Behandlung, Prophylaxe: Wegen des raschen Krankheitsverlaufs kommen Heilversuche mit Antibiotika oder Sulfonamiden (s. Übersicht 5-5) meist zu spät. Die Prophylaxe besteht in aktiver Immunisierung der hochtragenden Muttertiere, um den Gehalt ihrer Kolostralmilch an spezifischen Antikörpern zu erhöhen; sie erfolgt parenteral mit Formolvakzine oder intrazisternal mit spezifischen Pneumokokken-Polysacchariden. Die passive Immunisierung neugeborener Kälber gegen Pneumokokken läßt sich auch durch gleich nach der Geburt vorzunehmende parenterale Gabe von Immunserum erreichen. Pneumokokken-ausscheidende Betriebsangehörige sollten behandelt werden und den Kälberstall solange meiden.

5.3.3.20 Legionella-pneumophila-Infektion der Lunge

Legionellen (= Erreger der nach der US-amerikanischen Veteranen-Vereinigung »American League« benannten *»Legionärskrankheit«*) sind in Israel und Italien aus Lungen pneumoniekranker und gesunder Kälber angezüchtet oder in solchen als Antigen nachgewiesen worden (17 bzw. 4%). Außerdem sind in Frankreich, der Slowakei, den USA, in Israel und Italien bei serologischen Reihenuntersuchungen Antikörper gegen Legionella pneumophila bei 4–10% der geprüften Rinder (sowie bei Büffeln, Schafen, Antilopen, Schweinen, Pferden, Hunden und klinisch gesunden Menschen) festgestellt worden. Nach bisherigem Stand der Kenntnisse scheint L. pneumophila beim Rind keine wichtige Rolle als respiropathogener Keim zu spielen und gegebenenfalls aus der Wasserversorgung zu stammen. Außerdem kommt dem Rind offenbar keine Bedeutung als Quelle solcher Infektionen beim Menschen zu; letztere sind vielmehr an Klima-, Trinkwasser- oder Duschanlagen gebunden.

5.3.4 Parasitär bedingte Krankheiten von Bronchen und Lunge

5.3.4.1 Lungenwurmbefall/Diktyokaulose

Definition, Vorkommen: In Gebieten mit gemäßigtem, feuchtem Klima (Westeuropa, Polen, Rußland, Japan, Nordamerika) sind bestandsweise auftretende bronchopneumonische Erkrankungen erstmals weidender Jungrinder durch starken Befall mit dem Rinderlungenwurm *(Dictyocaulus viviparus)* häufig und von erheblicher wirtschaftlicher Bedeutung: Sie bedingen Entwicklungsverzögerung, Todesfälle sowie »Kümmern« infolge sekundär-bakterieller Pneumonie. Wesentlich seltener, aber ebenfalls verlustreich, sind hyperergische Reaktionen erwachsener, dem Lungenwurm (LW) gegenüber bereits immun gewordener Rinder infolge massiver LW-Reinvasion. *Andere Bezeichnungen* des Primärleidens sind Diktyokaulose, verminöse oder parasitäre Bronchopneumonie, Lungenwurm-Husten oder -Seuche, »husk« und »hoose«. Der heute auf das fütterungsbedingte »Weideemphysem« (Kap. 5.3.5.8) beschränkte englische Begriff »fog fever« (niederländisch »longjacht«) umfaßte wegen klinisch ähnlichen Verlaufs ursprünglich auch die hyperergische Reaktion auf massive Lungenwurm-Reinvasion. Außer großen Hauswiederkäuern kann *D. viviparus* auch Schalenwild befallen, das möglicherweise zu seiner Verbreitung beiträgt.

Ursache, Parasitenbiologie: Die in luftröhrennahen Bronchen der Zwerchfellslappen der Lunge parasitierenden geschlechtsreifen adulten LW sind weiß, 3,5–8 cm lang und fadendick. Die LW-Weibchen legen embryonierte Eier, die schon während ihres Aufenthalts in den Luftwegen zu 0,4 mm langen I. Larven heranreifen (Abb. 5-54). Ein Teil von ihnen wird ausgehustet, die überwiegende Mehrzahl aber vom Rachen her abgeschluckt und mit dem Kot ausgeschieden; pro g Kot können ≤ 50, mitunter sogar Hunderte solcher I. Larven enthalten sein. Während ihrer exogenen Entwicklung durchlaufen sie, je nach Umwelttemperatur, innerhalb von 1–2 Wochen zwei Häutungen, wodurch sie zu »bescheidet« bleibenden invasionstüchtigen III. Larven heranreifen. Dabei sind sie bewegungsträge und entfernen sich aus eigener Kraft nur wenige Zentimeter weit vom jeweiligen Kothaufen weg ins benachbarte Gras; Durchfall fördert ihre Verbreitung. Diese erfolgt jedoch v. a. durch Zertreten und Zerregnen der Kotfladen, d. h. durch Mitgeschleppt- oder Abgeschwemmtwerden (Niederschlag, Weidegräben, Überflutung, unhygienische Tränkestelle), sowie, nicht zuletzt, über Pilobolus-Pilze: Die explosionsartige Entleerung der Sporenkapseln dieses auf Rinderfäzes lebenden Pilzes (Abb. 5-55) schleudert anhaftende LW-Larven bis zu 3 m weit fort. Je nach Feuchtigkeit können sie in freier Umwelt wochen- bis monatelang überleben. Trockenheit und Sonnenbestrahlung töten sie dagegen bald ab. Vor allem die im Herbst, u. U. in größerer Zahl ausgeschiedenen LW-Larven dringen mit Hilfe

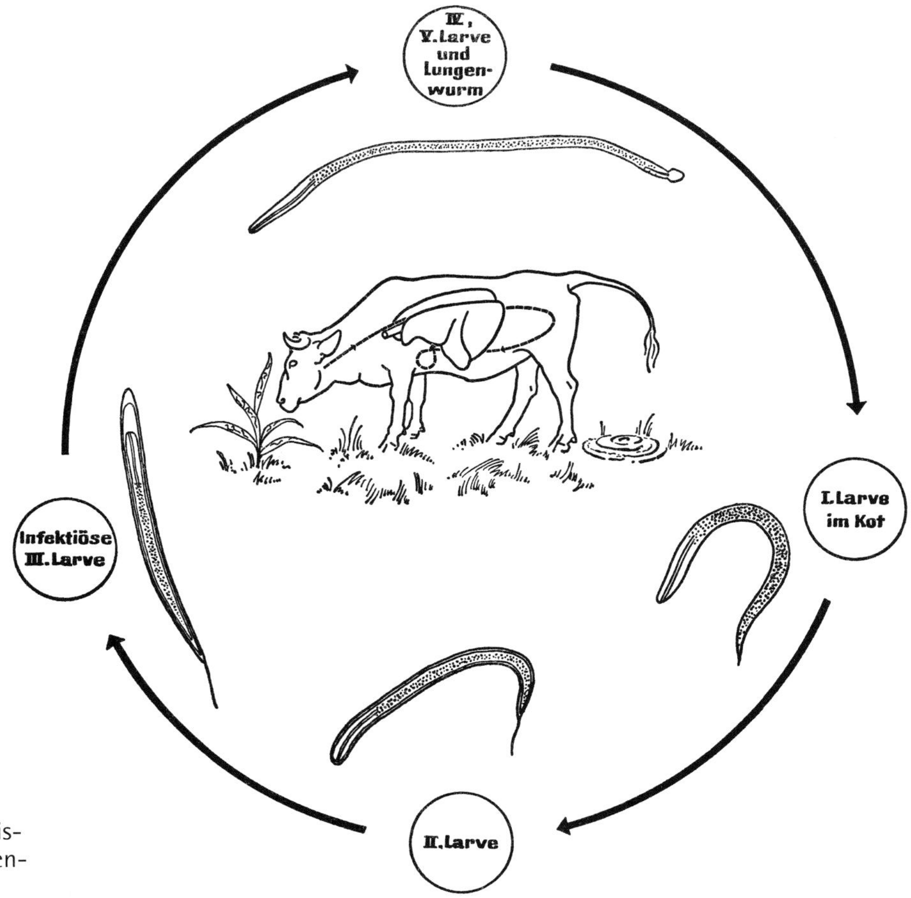

Abbildung 5-54 Entwicklungskreislauf (schematisch) des großen Lungenwurms *(Dictyocaulus viviparus)*

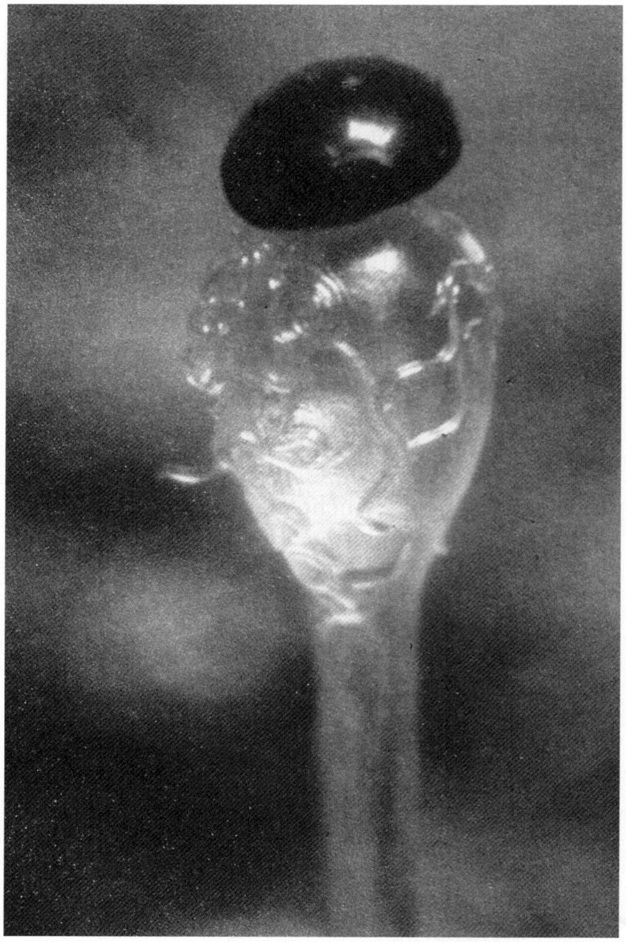

Abbildung 5-55 Lungenwurmbefall: am Stamm eines Pilobolus-Pilzes sporangiumwärts hochwandernde Lungenwurmlarven (Vergößerung 1:10)

von Regenwürmern in den Erdboden ein; hier überwintern sie sogar, um im Folgejahr, u. U. erst einige Zeit nach Weideauftrieb und dann m. o. w. gleichzeitig, wieder in der Vegetation zu erscheinen. Epidemiologisch bedeutungsvoller ist jedoch die in LW-Gebieten alljährlich erneut eintretende LW-Verseuchung der Weiden durch »Träger«-Tiere; das sind junge und adulte Rinder, die schon im Vorjahr weideten und sich dabei mit diesem Parasiten infizierten. In solchen inzwischen klinisch meist unauffällig gewordenen LW-Trägern entwickeln sich die letzten, im Herbst aufgenommenen III. LW-Larven zunächst nur bis zu präadulten V. Larven (winterliche Hypobiose), um erst im darauffolgenden Frühjahr (oder Sommer), u. U. zugleich, geschlechtsreif zu werden und dann zur Verseuchung der Weiden mit I. Larven beizutragen; Umfang und Dauer dieser klinisch stummen »Winter-Diktyokaulose« sowie Entwicklungstempo der folgenden LW-Generation sind offenbar dem regionalen Großklima angepaßt. Das alljährliche Beweiden ein- und derselben Grünfläche durch solche erwachsenen Lungenwurm-»Träger« reicht aus, um den Befall des Areals mit Larven von D. viviparus aufrecht zu erhalten. Die massive Verseuchung der Weiden mit LW-Larven setzt schließlich 3–6 Wochen nach Bestoßen derselben durch erstmals grasende Kälber und Jungrinder ein, die inzwischen selbst an Diktyokaulose erkrankten und nun als »Multiplikator«-Tiere den Befall der Vegetation mit III. Larven erheblich steigern. Eine Infestation des Weidegrases mit 5–10 LW-Larven pro kg TM gilt als krankmachend.

Folgende *Faktoren* begünstigen somit den LW-Befall beim Rind: später Weideabtrieb; milder Winter oder dicke Schneedecke; früher Weideaustrieb der erstmals grasenden Jungtiere; vorheriger oder gleichzeitiger Auftrieb von LW-Larven-ausscheidenden Kühen oder Jährlingen; feuchte und zugleich nur mäßig warme Witterungsphasen im Verlauf der Weideperiode; Naßstellen im Tränkebereich; unzulängliche Überwachung der weidenden Jungtiere; Fehlen von Kraftfutterzulagen; simultaner Befall mit Magendarmwürmern.

Von *LW-Bronchopneumonie* werden v. a. erstmals weidende Kälber und Jungrinder, gelegentlich aber auch Jährlinge oder erwachsene Rinder betroffen, die sich in ihrer Jugend nicht mit D. viviparus auseinandergesetzt haben (Ortswechsel) oder infolge frühzeitiger anthelmintischer Behandlung keine Immunität entwickelten. Gemäß der Entwicklung der Parasiten im Wirt werden folgende Phasen unterschieden, wobei zu beachten ist, daß Weideauftrieb und Infektionsbeginn voneinander differieren können, so daß letzterer u. U. erst in den Sommer oder gar in den Herbst fällt:

- *Penetrationsphase* (erste Woche p. inf.): Die invasionsfähigen III. Larven werden mit dem Gras (oder verseuchter Tränke) aufgenommen; 3000–5000 Larven reichen aus, um ein Kalb schwer LW-krank zu machen; in praxi werden oft ≤ 15000 III. Larven/Jungtier aufgenommen. Sie verlieren im Magendarmtrakt des Wirts ihre Scheide, durchdringen die Dünndarmschleimhaut und wandern lymphogen in die Gekröslymphknoten. Hier häuten sie sich zu IV. Larven, die nun über den Milchbrustgang zur rechten Herzkammer und dann hämatogen in die Lungenkapillaren gelangen. Aus diesen brechen sie etwa 7 Tage p. inf. in die Alveolen ein, wo etwa ein Viertel der oral aufgenommenen Larven ankommt.
- *Präpatent-Phase* (2.–4. Woche p. inf.): Bald darauf häuten sich die Larven in den kleineren Bronchen zu V. Stadien. Sie wandern dann im Bronchalbaum luftröhrenwärts, werden 3–4 Wochen p. inf. geschlechtsreif und beginnen mit der Eiablage. Je nach Befallsstärke setzt schon während der 2. Woche p. inf. eine gewisse Immunisierung des Wirts ein, die das weitere Eindringen von LW-Larven in die Lunge bremst; so kann sich die Präpatent-Periode verlängern.

➤ Während der *Patentphase* (5.–8. Woche p. inf.) befinden sich in den Bronchen des Wirts Hunderte bis Tausende adulter, in Eiablage begriffener LW. Zusammen mit Exsudatmassen verlegen und reizen sie die unteren Atemwege m. o. w. stark. Im Kot werden nun reichlich I. Larven ausgeschieden. Die Auseinandersetzung des Wirts mit dem Parasiten bewirkt zunehmende, serologisch nachweisbare Immunisierung. Während dieser Phase ist der Energiebedarf der Patienten vermehrt, ihre Fähigkeit zur Futterverwertung jedoch vermindert.
➤ *Postpatentphase* (9.–12. Woche p. inf.): Die nunmehr voll entwickelte Immunität bedingt den Abgang der adulten LW und das Sistieren der Larvenausscheidung. Etwa noch aufgenommene LW-Larven werden nun in den Mesenteriallymphknoten abgefangen. Zugleich zeigen die Wirtstiere m. o. w. deutliche Besserung und schließlich Heilung. Danach geht ihre Immunität allmählich zurück, wird aber meist durch wiederkehrende Aufnahme kleiner, nicht bis zur Lunge vordringender und deshalb nicht krankmachender LW-Larvenmengen aufrecht erhalten.
➤ *LW-Allergose*: Die LW-spezifische Immunität bedingt bei späterem massivem und daher trotz dieser Abwehrlage bis in die Lunge gelangenden Einbruch von LW-Larven (= Reinvasion), vermutlich aber auch schon während der Primärerkrankung (infolge schubweiser Superinvasion mit LW-Larven) *hyperergische Reaktionen*. Dabei entwickelt sich ein m. o. w. schwerwiegendes Lungenödem (Kap. 5.3.2.3), welches das *primäre,* parasitär bedingte bronchopneumonische *Leiden verschlimmert* bzw. das *Reinvasionssyndrom* bedingt.

Symptome, Verlauf: Das hierzulande meist zwischen Juli und September einsetzende klinische Bild der LW-Krankheit ist von Larvenverseuchung und Tierbesatz der betreffenden Weide, von LW-Befallsstärke und -Immunitätslage der einzelnen Herdenmitglieder sowie von etwaigen anderweitigen Belastungen (Futtermangel, Magendarmwurmbefall, Witterungsunbilden) abhängig. Die Symptome der Diktyokaulose sind deshalb innerhalb eines Bestandes nicht selten von Tier zu Tier unterschiedlich weit fortgeschritten und schwer:
➤ Die *Penetrationsphase* bleibt klinisch unauffällig. Während der *Präpatentphase* zeigen sich als Folge exsudatbedingter Verlegung kleinerer Bronchen: Husten, Tachypnoe sowie auskultatorisch verschärftes bronchales Atemgeräusch, mitunter auch Durchfall; etwa schon jetzt eintretende Todesfälle sind auf Komplikationen (Lungenödem, -emphysem) zurückzuführen.
➤ In der *Patentperiode* können die genannten Symptome bei schwachem Lungenwurmbefall bereits wieder zurückgehen. Sonst kommt es zu m. o. w. ausgeprägter Störung des Allgemeinbefindens mit verminderter Freßlust, Entwicklungshemmung, Rückgang des Ernährungszustandes, Nasenausfluß, Zunahme der Atemfrequenz, dauerndem Stehen mit gestrecktem Kopf und Hals sowie, v. a. beim Antreiben der Tiergruppe, zu feuchtem Husten; tracheobronchales und bronchobronchuläres Atemgeräusch erweisen sich auskultatorisch als deutlich verstärkt. Die Mehrzahl dieser Kranken ist bei sofortiger Behandlung noch zu heilen. Es ist jedoch anzumerken, daß LW-Befall den Verlauf viraler respiratorischer Infekte (BRSV, PI_3V) verschlimmern und latente BHV_1-Infektionen reaktivieren kann.

Bei besonders schwerem, nicht selten tödlich endenden Verlauf der *Patentperiode* zeigen sich dagegen völlige Inappetenz, Niedergeschlagenheit, zeitweiliges oder anhaltendes Fieber, erhebliche, meist gemischte, in extremen Fällen aber vorwiegend exspiratorische Dyspnoe mit pumpender Atemtätigkeit, »Maul-« und »Afteratmen«, exspiratorischem Stöhnen, anfallsartigem Husten und Zyanose der Schleimhäute (Abb. 5-56); auskultatorisch sind grobe Knatter- und Pfeifgeräusche, bei ausgeprägtem Lungenemphysem zudem Knistern festzustellen; die Perkussion ergibt von Fall zu Fall m. o. w. ausgeprägte Dämpfung kranioventral und überlauten Klopfschall dorsokaudal. Todesfälle und »Kümmerer« rekrutieren sich v. a., aber nicht ausschließlich, aus der Gruppe dieser Patienten.
➤ In der *Postpatentphase* kommt es zu m. o. w. rasch fortschreitender Besserung, mitunter allerdings, und zwar infolge dauerhaften Ausfalls von Lungengewebe oder anhaltender purulent-pneumonischer Komplikationen, zu ständigem Kümmern. Inhibierte Larven beherbergende *LW-Trägertiere* sind klinisch unauffällig.
➤ Das meist im Herbst zu beobachtende *Reinvasionssyndrom* betrifft erwachsene, schon lungenwurmbefallen gewesene und dadurch immunisierte Kühe, bei denen LW-Larven anläßlich einer massiven erneuten Exposition bis ins Lungengewebe vordringen konnten. Das 1–2 Wochen nach Auftrieb auf (nicht selten bekanntermaßen) LW-verseuchte Weide zu beobachtende Krankheitsbild ähnelt demjenigen des »Weideemphysems« und wird deshalb leicht mit ihm verwechselt: plötzlicher Milchrückgang; ausgeprägte bis hochgradige Atembeschwerden mit gemischter oder vorwiegend exspiratorischer Dyspnoe und Husten; auskultatorisch Knattern und Knistern; deutliche ventrale Dämpfung und kaudale Vergrößerung des Lungenperkussionsfeldes sowie Kreislaufbeteiligung.

Sektion: Ernährungszustand außer bei Fällen von Reinvasionssyndrom meist schlecht. Die weitgehend symmetrischen Lungenveränderungen betreffen v. a. die ventralen Partien beider Zwerchfellslappen. Sie äußern sich in der *Präpatentperiode* als von Alveolarkollaps begleitete obstruierende eosinophile Bronchulitis und Bronchitis; mikroskopisch sind dann im

Quetschsaft angeschnittenen Lungengewebes bereits Lungenwurmlarven zu erkennen. In der *Patentphase* kommt es zu parasitärer Pneumonie mit Atelektase und Verdichtung von Lungenläppchen sowie Schwellung regionaler Lymphknoten; nun enthalten die Bronchen zahlreiche adulte Lungenwürmer sowie aspirierte Larven und embryonierte Eier (Abb. 5-57). Die *Postpatentperiode* ist durch allmähliche Auflösung der entzündlichen Reaktionen gekennzeichnet; jetzt sind in den Luftwegen allenfalls noch einzelne erwachsene D.-viviparus-Exemplare feststellbar. Bei im *Reinvasionssyndrom* verendeten erwachsenen Patienten findet man unter der Lungenserosa einzelne ≤ 5 mm große grünlichgraue Knötchen, eine grünliche Verfärbung der übrigen Pleura pulmonalis und der interlobulären Septen sowie graugrünen Schleim in den Luftwegen. Diese Veränderungen enthalten keine vollentwickelten, mitunter aber mißgebildete LW; histologisch sind neben ausgedehnter eosinophiler Bronchitis mitunter auch abgestorbene LW-Larven erkennbar.

Als *Komplikationen* können in jedem Krankheitsstadium hinzukommen: Lungenödem, -emphysem und/oder Hyperplasie der Alveolarepithelien, seltener auch bakteriell bedingte eitrig-pneumonische Läsionen. Nach schwerer Erkrankung bleiben obliterierende Bronchulitis, Bronchektasien, mitunter auch chronisch-purulente Bronchopneumonie als Dauerschäden zurück.

Diagnose: Klinische Erscheinungen (gleichzeitige, mit Husten verbundene respiratorische Erkrankung mehrerer oder aller, zur selben Gruppe gehörenden, erstmals weidenden Kälber und/oder Jungrinder 2 Wochen bis 4 Monate nach Weideauf- oder -umtrieb) und Begleitumstände (feuchte Witterung, Vor- oder Mitbeweidung durch LW-kranke oder -krankgewesene ältere Rinder) sollten den Verdacht auf verminöse Bronchopneumonie lenken; seine Bestätigung bedarf des Nachweises von LW-Larven im Kot (Abb. 5-58). Hierzu sind bei mehreren Patienten Kotproben rektal (!) zu entnehmen und im Auswanderverfahren nach Baermann zu untersuchen. Besser geeignet sind Trachealschleimproben, in denen u. U. schon während der Präpatentperiode präadulte V. Stadien zu finden sind. Diagnostisch wertvoll ist auch die Zerlegung umgestandener, not- oder probegeschlachteter Weidegenossen. Dabei sind sämtliche Bronchen längs aufzuschneiden und gründlich auf adulte LW zu überprüfen. Diese Untersuchung fällt allerdings in der Prä- und Postpatentphase, beim Reinvasionssyndrom sowie bei klinisch inapparenten »Trägern« gehemmter Entwicklungsstadien von D. viviparus negativ aus. In der Präpatentzeit sind aber im Preßsaft angeschnittenen Lungengewebes mikroskopisch LW-Larven zu finden. Stumme LW-»Träger« lassen sich dagegen nur serologisch, mittels ELISA oder Immunoblot-Teststreifen, erkennen; die dabei nachzuweisenden spezifischen Antikörper treten etwa 5 Wochen nach Erstinfektion auf.

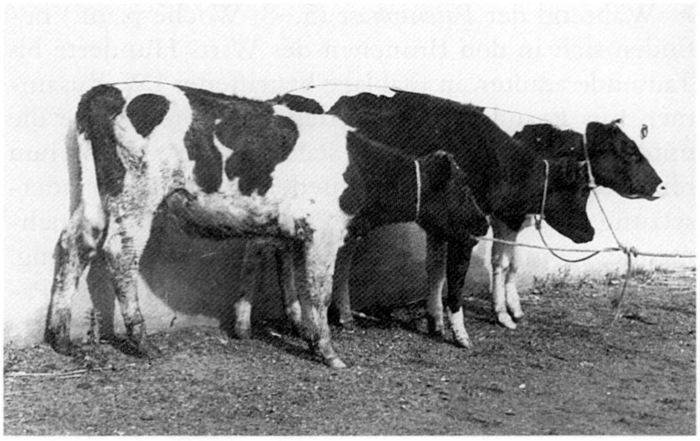

Abbildung 5-56 Von ständigem Husten begleitete Atemnot bei Jungrindern mit Lungenwurmbefall

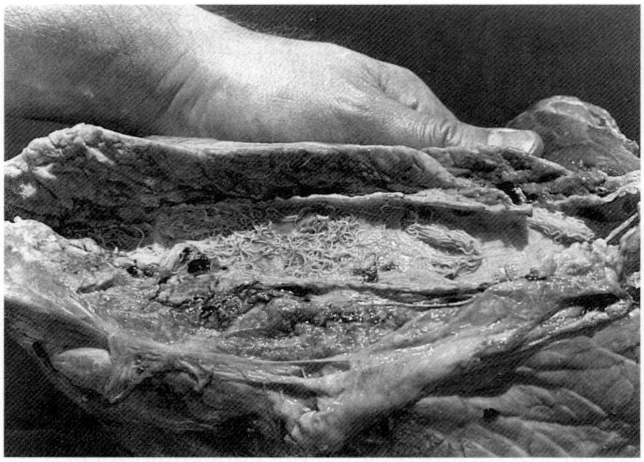

Abbildung 5-57 Eröffneter Bronchus der stark lungenwurmbefallenen Lunge eines »Fressers«

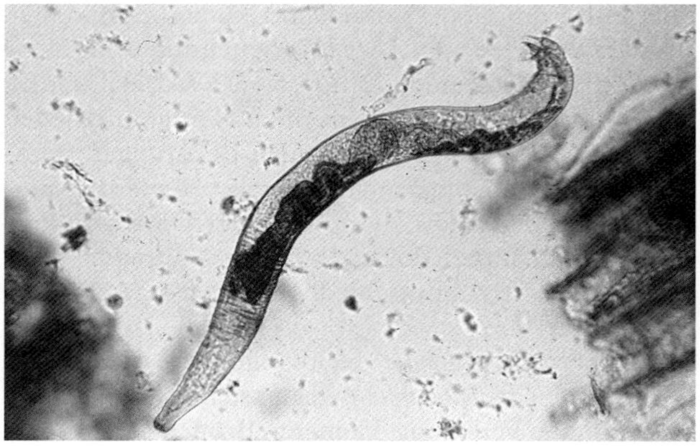

Abbildung 5-58 Lungenwurmlarve aus der Kotprobe eines diktyokaulosekranken Jungrindes (Vergrößerung 1:150)

Die von vorjährigen (überwinterten) oder neu (durch Trägertiere) eingeschleppten LW-Larven ausgehende *Invasionsgefahr einer Weide* läßt sich durch Untersuchung von Grasproben ermitteln; solche sind an mehreren Stellen der betreffenden Grünfläche zu entnehmen und dem Auswanderverfahren zu unterziehen.

Differentialdiagnostisch sind andersbedingte, bestandsweise gehäuft auftretende Bronchopneumonien (Kap. 5.3.3.1) sowie die zum akuten Atemnotsyndrom zählenden Leiden (s. Übersicht 5-2) zu berücksichtigen.

Behandlung: Unheilbar und unwirtschaftlich erscheinende Patienten töten oder schlachten lassen. Übrige Tiere der erkrankten Gruppe zugluftfrei aufstallen, sauber einstreuen, Heu- oder Silage (aber kein frisches Gras) verfüttern, Kraftfutterzulagen gewähren. Bei fieberhafter Erkrankung: dreitägige parenterale Keimhemmung (s. Übersicht 5-5); bei schwerer Atemnot: nicht-steroidale Entzündungshemmer sowie Bronchospasmolytika parenteral. Zur Behebung des LW-Befalls eignen sich die $\leq$ 3 Wochen lang wirkenden Avermectine (Ivermectin, Abamectin, Doramectin oder Moxidectin: 0,2 mg/kg LM s.c. oder 0,5 mg/kg LM pour-on); nur kurzfristig wirksam sind Levamisol (5,0 mg/kg LM s.c. oder i.m.; 7,5 mg/kg LM p. o.; 10,0 mg/kg LM pour-on) und die Benzimidazole (Albendazol, Fenbendazol, Febantel oder Netobimin: 7,5 mg/kg LM p. o.; Cambendazol: 20 mg/kg LM p. o.; Oxfendazol: 5,0 mg/kg LM p. o.). Alle genannten Anthelmintika sind gegen adulte und heranwachsende Lungenwürmer effektiv; ihre Wirksamkeit gegenüber entwicklungsgehemmten Larven ist allerdings nur teilweise geprüft. Der Aufbau einer gegen erneuten LW-Befall gerichteten belastbaren Immunität wird durch die medikamentöse Behandlung nicht beeinträchtigt. Beim Reinvasionssyndrom hat sich zur Abtötung der Parasiten v. a. Levamisol (8 mg/kg LM s.c.) bewährt; oft sind zudem noch symptomatische Medikationen angezeigt (s. »Weideemphysem«, Kap. 5.3.5.8). Manche Benzimidazole können teratogene Nebenwirkung haben (Kap. 10.5.20.2).

N. B.: Jede anthelmintische Behandlung LW-kranker Rinder kann zu unerwarteter, u. U. sogar lebensbedrohlicher Verschlimmerung des Krankheitsbildes (hyperergische Reaktion auf absterbende Parasitenstadien?) führen.

Prophylaxe: Weideauftrieb erstmals grasender Jungtiere möglichst verzögern und diese nicht zusammen mit erwachsenen Rindern oder vorjährigen Jungrindern (oder in deren unmittelbaren Nähe) sowie nicht auf Flächen weiden, die im gleichen oder vorigen Jahr von LW-befallenen Rindern begangen wurden. Falls dies nicht möglich: Umtriebsweide auf 6–8 Parzellen mit regelmäßigem, spätestens alle 5 Tage erfolgendem Weidewechsel (s. hierzu auch Magendarmwurmbefall, Kap. 6.11.2); hohen Viehbesatz der Weiden und starkes Abgrasen der Vegetation meiden. Alle schon im Vorjahre geweideten Jungtiere kurz vor erneutem Austrieb entwurmen. Gleiches empfiehlt sich auch für ältere LW-Trägertiere; sie sind allerdings während des Winters und Frühjahrs koprologisch großenteils negativ, also nur serologisch zu ermitteln. Erstmals weidende Jungtiere sind auf etwaiges Einsetzen respiratorischer Erscheinungen zu überwachen, um gegebenenfalls frühzeitig und damit aussichtsreich behandeln zu können. Besondere Bedeutung kommt dem Trockenlegen nasser Weidepartien und dem Einrichten hygienischer Weidetränken (Pump- oder Wagentränke) zu.

Wo LW-verseuchte Flächen genutzt werden müssen, können alle erstmals auszutreibenden Kälber vor dem Weidegang zweimal mit *Lungenwurmvakzine* (= durch RÖNTGEN-Bestrahlung sterilisierte LW-Larven) p. o. »geimpft« werden. Hierbei ist darauf zu achten, daß sie zum Zeitpunkt der ersten Vakzination mindestens 8 Wochen alt sind und ihre zweite Impfung 4 Wochen nach der ersten, aber 2–3 Wochen vor dem Austrieb erfolgt. Der betreffenden Gruppe dürfen auch nachträglich keine ungeimpften Tiere zugesellt werden. Es ist auch zu bedenken, daß die Vakzination bei besonders starker Verseuchung der Weide mit LW-Larven oder schwerem Magendarmwurmbefall der Geimpften keinen absolut sicheren Schutz vor lungenwurmbedingter Erkrankung bietet; außerdem kann sie die Ausscheidung von LW-Larven nicht völlig verhindern, weshalb sich der LW-Befall eines Rinderbestandes auf diesem Wege nicht tilgen läßt.

Aussichtsreich ist auch die *metaphylaktische Medikation* LW-gefährdeter Jungtiere durch wiederholte Verabreichung eines Avermectins (3, 8 und u. U. auch 13 Wochen nach Weideauftrieb) oder die einmalige Eingabe sogenannter »slow-release«- bzw. »pulsed-release«-Boli, die innerhalb der Vormägen ständig kleine Dosen bzw. in vorbestimmten Abständen jeweils die volle Dosis eines LW-wirksamen Anthelmintikums (Avermectin oder Benzimidazol) freisetzen und damit eine 3- bis 4monatige Weidesaison »abdekken«. Eine solche Prophylaxe hemmt die durch oral aufgenommene Lungenwurmlarven bedingte immunisierende Wirkung nicht.

LW-infizierte und -freie Jungtiere sollten auch im Stall gut voneinander getrennt, insbesondere nicht gemeinsam auf Tiefstreu gehalten werden. Das Verfüttern LW-verseuchten Grases an stallgehaltene Rinder ist ebenso krankmachend wie der Weidegang auf solchen Flächen und deshalb zu meiden. Derartiges Grün wird durch Trocknen (Heuwerbung) oder Ensilieren innerhalb von 2 Wochen unschädlich. D.-viviparus-befallenes Grünland kann durch Umbrechen LW-frei gemacht werden. Für Kälber und Jungrinder vorgesehene Weiden sollten nicht mit frischem Stallmist älterer Tiere gedüngt werden. In ordnungsgemäß gepacktem Mist sowie in Gülle geht die Invasionsfähigkeit etwa darin enthaltener LW-Larven innerhalb von 5 bzw. 3 Wochen verloren.

5.3.4.2 Leberegelbefall der Lunge

Auf ihrer Leberwanderung in die Blutbahn eindringende junge Leberegel (*Fasciola hepatica, F. gigantica*, Kap. 6.13.8, 6.13.10) können gelegentlich hämatogen als »Irrläufer« in die Lunge verschleppt werden *(pulmonale Fasziolose)*. Über hierdurch verursachte klinische Erscheinungen ist nichts bekannt. Bei der Zerlegung finden sich (außer Egelbefall der Leber) im Lungengewebe – und zwar meist am Kaudalrand des Hauptlappens – einzelne, haselnuß- bis faustgroße, bindegewebig abgekapselte Knoten mit halbflüssigem grünlichbraunen Inhalt, deren Wand verkalkt sein kann.

5.3.4.3 Echinokokkose der Lunge

In Ländern mit fortschrittlicher Fleischhygiene ist der Befall des Rindes (Zwischenwirt) mit Finnen oder Hülsenwürmern *(Echinococcus hydatidosus s. cysticus)* des dreigliedrigen Bandwurmes *(Echinococcus granulosus)* der Kaniden (Endwirt) selten geworden; im Gegensatz hierzu spielt diese weltweit verbreitete Parasitose in weniger entwickelten Gebieten noch eine erhebliche hygienische und wirtschaftliche Rolle (Zoonose, Fleischverluste). Nach oraler Aufnahme der Proglottiden von E. granulosus oder seiner Eier gelangen deren Onkosphären über die Darmwand in die Pfortadervenen. Beim Rind nisten sich die E.-Larven dann z. T. in der Leber (Kap. 6.13.12), meist aber in der Lunge *(pulmonale Hydatidose)*, seltener auch auf dem Bauch- oder Brustfell, in Milz, Herz, Niere oder im Gehirn, ein, wo sie einzelne bis zu hundert erbsen- bis faustgroße Blasen bilden. Gegebenenfalls verursachen diese, je nach Befallsstärke und Größe, überhaupt keine Symptome (→ Zufallsbefund bei der Schlachtung) oder Abmagerung und allmählich zunehmende Atembeschwerden, beim etwaigen plötzlichen Platzen einer solchen Blase dagegen schwerste, perakut verlaufende hyperergische Reaktion (Kap. 1.2.3.1). *Erkennung* (Intradermal-Probe nach Casoni, ELISA-, IHA- oder LA-Test, Röntgen-Untersuchung der Lunge) und *Behandlung* der Hydatidose am lebenden Rinde (mit Benzimidazolen) sind von untergeordneter Bedeutung. Im Hinblick auf die Möglichkeit einer Übertragung dieses Parasiten auf Hunde sowie die von solchen Bandwurmträgern ausgehende Gefährdung des Menschen ist die vorbeugende fleischbeschauliche Kontrolle und unschädliche Beseitigung der als E.-hydatosus-befallen befundenen Organe von Schaf, Ziege und Rind (sowie Büffel, Rentier, Kamel, Schwein und Pferd), d. h. die Unterbrechung des Entwicklungskreislaufs des Parasiten, wesentlich wichtiger.

5.3.3.4 Spulwurmbefall der Lunge

Kälber und Jungrinder, die in ehemaligen Schweineausläufen oder auf Schweineeinstreu gehalten oder mit solcher gefüttert werden, können innerhalb von 8–10 Tagen an hochgradiger, mitunter sogar tödlich verlaufender Pneumonie erkranken, die durch wandernde *Ascaris-suum*-Larven bedingt ist *(pulmonale Askaridose)*. Sie äußert sich in fieberhaftem Verlauf, erhöhter Atemfrequenz, vorwiegend exspiratorischer Dyspnoe, häufigem feuchtem Husten sowie exspirationssynchronem Stöhnen. Bei der Zerlegung sind interstitielle Pneumonie mit Lungenödem und -emphysem festzustellen. Histologisch finden sich in Bronchen und Lungenparenchym zahlreiche eosinophile Infiltrate mit dritten Larvenstadien von A. suum, außerdem Emphysem sowie Fibrin und/oder Blut in den Alveolen. Zur Behandlung werden Anthelminthika (Tetramisol), Azetylsalizylsäure p. o., in schweren Fällen zudem Glukokortikosteroide empfohlen. Die Vorbeuge besteht im Vermeiden der erwähnten Exposition.

5.3.4.5 Linguatulabefall der Lunge

Bei der Schlachtung von Rindern, deren Mesenteriallymphknoten Linguatulabefall (Kap. 3.1.4) aufweisen, werden unter der Pleura und im Parenchym der Lunge gelegentlich auch miliare graugelbliche Knötchen gefunden, welche Nymphen dieses Parasiten enthalten. Klinisch sind solche Veränderungen stumm. Das als »Zungenwurm« bezeichnete adulte Stadium des Schmarotzers lebt in der Nase des Hundes.

5.3.5 Fütterungs-, vergiftungs- sowie haltungsbedingte Krankheiten von Bronchen und Lunge

Die zu diesem Abschnitt gehörenden Leiden werden in der Reihenfolge aerogene und orale Vergiftungen sowie physikalische Schädigungen dargestellt. Auch im Rahmen einiger andernorts besprochener Intoxikationen kommt es zu m. o. w. deutlich ausgeprägter Atembeschwerde, nämlich bei *Solanin-* (Kap. 12.3.2), *Eiben-* (Kap. 10.5.29), *Fleckschierling-* (Kap. 10.5.32), *Blaugrünalgen-* (Kap. 10.5.27) und *Raps-Vergiftung* (Kap. 6.12.1), bei *Hypervitaminose D* (Kap. 4.2.5.1) sowie bei *Enzootischer Kalzinose* (Kap. 9.17.8).

5.3.5.1 Rauchvergiftung

Bei *Stall-* und *Gehöftbränden* entstehender Rauch enthält Rußpartikel und ätzende Säureanhydride. Er wirkt deshalb stark reizend auf die Luftwege der solche Brandgase einatmenden Haustiere. Die hierdurch bedingte Neigung zu Lungenödem, -emphysem und zu Pneumonie (Kap. 5.3.2.3, 5.3.2.4, 5.3.2.8) ist bei Vorstellung und Behandlung von Rindern zu berücksichtigen, die aus einem brennenden Gebäude, Busch- oder Waldbrand gerettet wurden (Kap. 2.2.6.5). Forensisch entscheidend für den Nachweis einer intravital eingetretenen, brandbedingten Gesundheitsschädigung ist postmortal festzustellender, deutlich versengter Geruch der Atmungsorgane, insbesondere aber das Auffinden intraalveolär liegender Rußpartikel in mehreren Lokalisationen der Lunge.

Bestimmte, in *industriellen Abgasen und Abrauchen* enthaltene Umweltgifte schädigen, und zwar v. a. nach oraler Aufnahme, nicht in erster Linie die Organe des Atmungsapparates, sondern diejenigen anderer Systeme; die Intoxikationen durch diese Verbindungen werden daher in Abschnitten besprochen, die den jeweils betroffenen Organen gewidmet sind: *Blei* (Kap. 10.5.12), *Kadmium* (Kap. 2.2.5.5), *Kupfer* (Kap. 4.3.5.9), *Molydän* (Kap. 12.3.12), *Zink* (Kap. 6.12.9), *Arsen* (Kap. 6.12.10), *Fluor* (Kap. 9.17.9).

5.3.5.2 Aerogene Ammoniakvergiftung

Ammoniak (NH_3) ist ein farbloses Gas von »stechendem« Geruch, das leichter ist als Luft. In Tierstallungen entsteht es infolge bakterieller und enzymatischer Zersetzung des mit dem *Urin* ausgeschiedenen Harnstoffs. Hoher Gehalt der Stalluft an NH_3 ist ein wichtiger *respironoziver Umweltfaktor* (Kap. 5.3.3.1). Liegt NH_3 ständig in Konzentrationen vor, die auch vom Stallpersonal als deutlich augen- und nasenreizend empfunden werden, so kann es die Atemwegsepithelien der Tag und Nacht in solch einem Stall untergebrachten Rinder derart schädigen, daß die auf ihren Schleimhäuten befindlichen Keime pathogen werden. (Möglicherweise spielen dabei auch die beim Abbau von Cholin anfallenden, fischartig riechenden Methylamine eine Rolle.) Als Toleranzwert gelten 50 ppm NH_3 (MAK-Wert: 35 mg/m^3), doch werden – je nach Stallentmistung und -lüftung, insbesondere bei Intensivhaltung auf knapper Einstreu – nicht selten wesentlich höhere Konzentrationen (200–2000 ppm) ermittelt und kurzfristig auch vertragen; kombiniertes Auftreten von NH_3 und Staub in der Stalluft gilt als besonders respironoziv. Das übliche NH_3-Vergiftungsbild ist gekennzeichnet durch anhaltenden Tränenfluß, schleimigen bis eitrigen Nasenausfluß, frequente oberflächliche Atmung, Teilnahmslosigkeit, bei ständig hohem NH_3-Gehalt der Stalluft auch verminderte Freßlust und niedrigere Gewichtszunahme. In Betrieben mit dauerhaft oder regelmäßig wiederkehrend hohem Ammoniakanfall kann sich jede noch so aufwendige Behandlung stallenzootisch auftretender Bronchopneumonien als wirkungslos erweisen; Entsprechendes gilt gegebenenfalls auch für vorbeugende Impfungen. *Prophylaxe*: häufigeres Ausmisten oder Spaltenbodenhaltung (Gülle- oder Flüssigmistsystem) mit sachgemäßer Entlüftung.

Nach versehentlichem Eindringen von zum Strohaufschluß angewandtem *konzentriertem Ammoniak* in den Stall sind bei Mastbullen perakut auftretende schwerwiegende Erkrankungen mit hochgradiger Atemnot (Lungenödem), Speicheln und schaumigblutigem, später schleimig-eitrig werdendem Nasenausfluß beobachtet worden, die massive Behandlung mit Antibiotika und Kortikosteroiden erforderten.

Die nach dem Verfüttern *übermäßig ammonisierten und nicht vorgelüfteten Rauhfutters* zu beobachtenden zentralnervösen Erscheinungen sind nicht auf das Einatmen von NH_3, sondern auf ruminale NH_3-Resorption zurückzuführen (s. Harnstoff-Vergiftung, Kap. 10.5.25).

5.3.5.3 Güllegasvergiftung

Definition, Ursache, Pathogenese: Hauptgefahrenquelle für die Einatmung des farblosen, intensiv nach faulen Eiern riechenden *Schwefelwasserstoffgases* (H_2S) ist das bei *Flüssigmist-Entsorgung* (= einstreulose Güllewirtschaft) mitunter in großer Menge anfallende Güllegas; die H_2S-Freisetzung in stark verjauchten Tiefstreu- und Laufställen erreicht nur selten krankmachende Intensität. Güllegas ist die häufigste Ursache für im Stall auftretende, Mensch und Haustiere betreffende aerogene Intoxikationen (pit gas poisoning). Es setzt sich aus etwa 99 Vol.-% CO_2, 0,97 Vol.-% H_2S und 0,03 Vol.-% NH_3 zusammen. Sein wichtigster toxischer Bestandteil ist H_2S; bezüglich aerogener Ammoniakvergiftung wird auf den voraufgegangenen Abschnitt verwiesen; möglicherweise kommt auch gewissen, im Güllegas enthaltenen Geruchsstoffen, wie Methylmerkaptanen und Methylaminen, krankmachende Wirkung zu. Aus industriellen Anlagen freigesetztes H_2S hat dagegen nur selten Haustierverluste verursacht. Ein H_2S-Gehalt der Stallluft von ~100 ppm wirkt infolge Schleimhautreizung gesundheitsschädlich (MAK-Wert: 10 $ppm_{[10\,min]}$); ein solcher von $\geq$ 150 ppm bedingt infolge pulmonaler Resorption und Blockierung respiratorischer Enzyme Tod innerhalb kurzer Zeit, ein solcher von > 500 ppm sofortigen Tod durch Lähmung der Zellatmung; H_2S-Konzentrationen von $\geq$ 200 ppm verhindern die geruchliche Wahrnehmung dieses Schadgases. In schlecht ventilierten Güllestallungen können die genannten Werte erreicht und mitunter noch weit überschritten werden (> 1000–10000 ppm): Im Flüssigmist (= Mischung von Harn und Kot) wird die Freisetzung von H_2S durch Witterungsumschwung, insbesondere aber beim Ingangsetzen des Rührwerkes, plötzlich stark gefördert; für das Zustandekommen inhalatorischer H_2S-Vergiftungen ist zudem bedeutsam, daß dieses Gas schwerer als Luft ist, sich also in tiefergelegenen Stallabteilungen anreichern und aus oben angeordneten Fenstern nur langsam entweichen kann: Die sich über der Güllegrube oder in Nähe eines undichten Abzugskanals aufhaltenden sowie die liegenden Tiere erkranken deshalb jeweils zuerst oder am schwersten. In 2–6% aller gemeldeten H_2S-bedingten Schadensfälle waren neben Haustieren auch Betriebsangehörige erkrankt oder umgekommen.

Symptome, Verlauf: *Perakut* H_2S-vergiftete Rinder werden entweder unvermutet tot aufgefunden (Abb. 5-58) oder zeigen folgende respiratorische und/oder zentralnervöse Symptome: Atemnot, zyanotische Schleimhäute, Tränen-, Nasen- und Speichelfluß, Schaum vor den Nasenlöchern, Zittern, Krämpfe, Taumeln, komatöses Festliegen und Tod durch Ersticken.

Bei *langsamerem Verlauf* oder *nach Überstehen einer leichteren H_2S-Vergiftung* kommt es dagegen zu neurologischen Ausfallserscheinungen (Abb. 5-60): Speicheln, Leerkauen, Gegen-die-Wand-Drängen, Inkoordination, Apathie, u. U. aber Exzitation mit tonisch-klonischen Krämpfen sowie Lähmung des Afters. Rinder, die sich *ständig in mäßiger Güllegasexposition* befinden, zeigen Freßlustverminderung, rauhes Haarkleid, unelastische Haut, Abmagerung und mangelhafte Milchleistung sowie erhöhte Neigung zu Atemwegserkrankungen. Von manchen Beobachtern werden auch Anämie, gehäuft auftretende subkutane Hämatome und schlechte Beschaffenheit des Klauenhorns als Auswirkungen chronischer H_2S-Exposition angesehen.

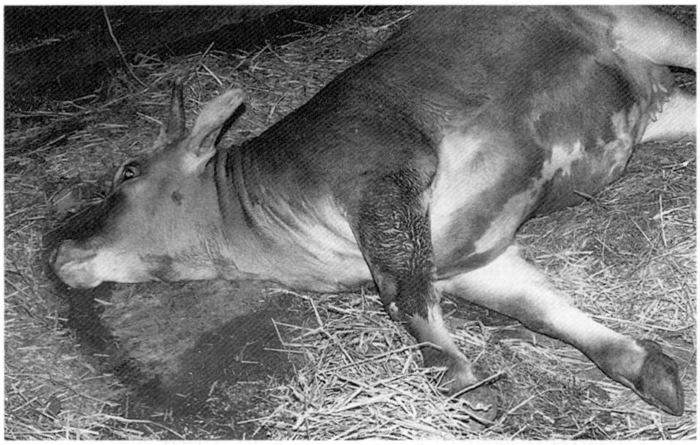

Abbildung 5-59 Güllegasvergiftung: perakut eingetretener Erstickungstod (SPECKER, 1978)

Sektion: Nach *akutem Verlauf* findet man schlecht gerinnendes, auffallend dunkel gefärbtes Blut, Geruch der Organe »nach faulen Eiern«, ausgeprägtes Lungenödem sowie Hyperämie oder katarrhalische Entzündung der oberen Luftwege und multiple Blutungen. In *protrahierten Fällen* sind histologisch fortschreitende Poliomalazie von Hirnrinde, Ammonshorn, seitlichem Kniehöcker, Globus pallidus, Schwanzkern sowie in der PURKINJE-Zellschicht des Kleinhirns festzustellen.

Diagnose: Der Kausalzusammenhang mit dem Inbetriebsetzen des Güllerührwerks sowie unzureichender Lüftung des Stalles ist in perakut verlaufenden Fällen meist offensichtlich. Der Nachweis von H_2S kann mit feuchtem Bleiazetatpapier geführt werden, das sich positivenfalls schwarz färbt. Bei langsamerem Verlauf und Überwiegen zentralnervöser Symptome sind *differentialdiagnostisch* thiaminmangelbedingte Hirnrindennekrose (Kap. 10.5.5) und Infektiöse septikämisch-thrombosierende Meningoenzephalomyelitis (Kap. 10.3.4) in Betracht zu ziehen. (Der normale Sulfidgehalt des Rindergehirns beträgt 166 ± 31 nmol/g).

Behandlung: Abstellen des Rührwerks, Verschluß des Güllekanals; Vorsicht vor ungeschütztem Betreten des Stalles! Dieser ist sofort gründlich zu lüften (Durchzug, Einblasen von Frischluft mittels Futtergebläse); kranke Tiere dann ins Freie bringen, ohne sie zu beunruhigen; versuchsweise Aderlaß; falls möglich: künstliche Beatmung mit O_2/CO_2-Gemisch im Volumenverhältnis 9:1; Kreislaufanaleptika; Vorbeuge sekundärer Pneumonien mit Antibiotika oder Sulfonamiden (s. Übersicht 5-5). Patienten mit anhaltenden sensorischen Ausfallserscheinungen lassen keine dauerhafte Besserung erwarten.

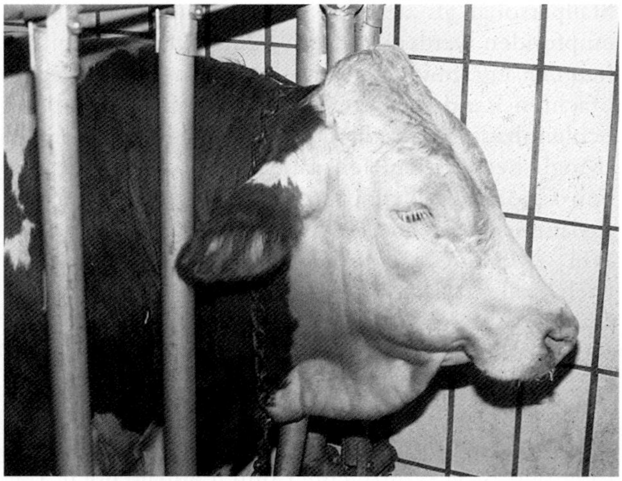

Abbildung 5-60 Auf Einatmung von Güllegasen beruhende Apathie (SPECKER, 1978)

Prophylaxe: Güllevorratsbehälter in einiger Entfernung vom Stall anlegen; Verbindungen zwischen Flüssigmist-Abzugskanälen und Stall vor Ingangsetzen des Rührwerks schließen; Fehlbedienungen sowie Rückstauungen der Schwemm- bzw. Treibmistanlage vermeiden (s. Unfall-Verhütungs-Vorschriften 2.8 der landwirtschaftlichen Berufsgenossenschaft); Sicherstellung einer zuverlässigen Stallventilation (Spaltenbodenstall: Unterflurentlüftung).

5.3.5.4 Vergiftung durch nitrose Gase

Ursache, Pathogenese: Bei Ensilierung nitratreicher Pflanzen (Kap. 4.3.5.3) kann im Zuge der v. a. in der ersten Woche und bei warmem Wetter ablaufenden Denitrifizierung eine starke Entwicklung *nitroser Gase* einsetzen, die vorwiegend aus NO und NO_2 bestehen. Schwerer als Luft, sammeln sie sich dabei als gelb- bis rotbraune, stechend-stickige Dämpfe in und über der Silage an, oder sie entweichen aus den Abzugsröhren sowie mit dem Sickersaft des Silos. Mitunter verursachen die Stickstoffoxide sogar Siloexplosionen. Der MAK-Wert für Stickoxide beträgt 1,0 mg/m^3 Luft$_{[30\ min]}$. NO_2-Konzentrationen in der Atemluft von mehr als 25 ppm sind für Mensch und Tier gesundheitsschädlich (→ Augen-, Rachen-, Hustenreiz), solche über 100–150 ppm lebensgefährlich. Gelegentlich liegt der Gehalt innerhalb des Silos und in dessen Umgebung noch wesentlich höher (mehrere 100 ppm bis zu 10 Vol.-%). Die in der Nähe solcher Silos gehaltenen oder mit ihrer Silage gefütterten Rinder erkranken nach Einatmen der nitrosen Gase an nicht selten bedrohlich werdenden Atembeschwerden, welche der »Silofüllerkrankheit« (Bronchulitis fibrosa obliterans) des in gleicher Weise exponierten Menschen ähneln. Industriell bedingte Stickoxid-Schädigungen von Haustieren sind demgegenüber äußerst selten.

Symptome, Verlauf: Die oft mehrere Tiere zugleich befallende Erkrankung äußert sich in plötzlich auftretenden, zunächst aber oft unerklärlichen Anfällen von trockenem Husten mit gesteigerter Puls- und Atemfrequenz, dyspnoischer Atmung (z. T. Maulatmen mit vorgestreckter Zunge), Freßunlust (insbesondere Verweigern der Silage) und mäßiger Erhöhung der Körpertemperatur. In leichten Fällen klingen die Symptome bald ab. Sonst können Unruhe, Speicheln, Tränen- und Nasenausfluß, auskultierbare Knattergeräusche sowie Schwäche und Taumeln oder Festliegen hinzukommen; dann ist auch ein Teil des Hämoglobins in Methämoglobin umgewandelt (Kap. 4.3.5.3).

Sektion: Die Zerlegung umgestandener Tiere ergibt ausgeprägte Hyperämie, Ödem und Emphysem der Lunge, Fibrinablagerungen in den kleinen Bronchen und Hyperplasie des respiratorischen Epithels (Bronchulitis obliterans), dunkelrote Nieren mit Koagulationsnekrosen in den proximalen Tubuli.

Diagnose: Die Erkennung des Leidens ist bei noch erkennbarer Entwicklung nitroser Gase einfacher als später; Hinweise ergeben sich aus dem Zusammenhang zwischen Verabreichung frischer Silage und dem Einsetzen von Husten, der sich nach Futterumstellung bessert. *Differentialdiagnostisch* sind die zum akuten Atemnotsyndrom zählenden Leiden zu berücksichtigen (s. Übersicht 5-2).

Behandlung: Ruhigstellung; weiteren Kontakt mit nitrosen Gasen unterbinden und/oder Verfütterung der betreffenden Silage bis nach Ablauf der Denitrifizierung einstellen; symptomatische Maßnahmen (Aderlaß; Antihistaminika oder nichtsteroidale Entzündungshemmer parenteral, aber unter antibiotischem Schutz; Kalziumboroglukonat s.c.).

Prophylaxe: Silos, die der Einlagerung nitratreicher Pflanzen (Kap. 4.3.5.3) dienen, nicht in Stallnähe errichten und zu Beginn des Silierungsprozesses gut überwachen; Vorsicht beim Betreten: Lebensgefahr! In fraglicher Situation vor dem Verabreichen neuer Silage an alle Rinder des Bestandes zunächst Probefütterung an einem Tier vornehmen.

5.3.5.5 Schwefeldioxidvergiftung

Dem *Schwefeldioxid* (SO_2), einem farblosen Gas von erstickendem Geruch, sowie der in Gegenwart von Feuchtigkeit (z. B. auf der Haut und auf Schleimhäuten) aus ihm entstehenden *schwefligen Säure* (H_2SO_3) kommt v. a. in der Umgebung von Erzhütten und Kokereien praktische Bedeutung als Haustiere chronisch schädigende Luftverunreinigung zu; akut verlaufende SO_2-Smog-Unfälle sind dagegen selten. Die bei militärischen Übungen abgeblasenen Tarnnebel (Nebelkerzen, -munition) enthalten z. T. ebenfalls SO_2. Früher bot auch die zur Räudebehandlung übliche SO_2-Begasung häufig Anlaß zu Vergiftungen. Heute wird SO_2 als wichtiger Schadfaktor des »Waldsterbens« angesehen. SO_2 ist schwerer als Luft und nicht brennbar. Ein Gehalt der Atemluft von 0,01–0,05 Vol.-% SO_2 wirkt schon innerhalb kurzer Zeit, ein solcher von 0,001–0,01 Vol.-% nach längerer Einatmung toxisch; MAK-Wert: 0,4 mg/m^3 Luft$_{[30\ min]}$. Je nach Grad und Dauer der Exposition entwickelt sich entweder ein schweres akutes, oder aber ein mehr schleichend verlaufendes Krankheitsbild: Unruhe, Inappetenz, anfallsweiser Husten, Tränen- und Speichelfluß, schleimig-eitriger Nasenausfluß, m. o. w. stark ausgeprägte Entzündung der oberen Luftwege,

Lungenödem, -emphysem und Bronchopneumonie mit dyspnoischer Atmung, Reizung der Zitzenhaut, gelegentlich auch Durchfall (infolge ruminaler Umwandlung oral aufgenommenen Sulfits in Na_2SO_4). Chronisch-subklinische SO_2-Exposition bedingt Minderungen der Fleisch- und Milchleistung, vermehrte Anfälligkeit gegenüber anderweitigen Krankheiten und behindert die Kupferverwertung (Kap. 12.3.11). Entgegen früherer Vermutung besteht kein Kausalkonnex zwischen Einatmung SO_2-haltigen Herbstnebels und dem »Weideemphysem« (Kap. 5.3.5.8). Bei Zerlegung tödlich SO_2-vergifteter Tiere findet man starke Hyperämie und Entzündung (vielfach auch Blutungen) der oberen Luftwege, Lungenödem und -emphysem, Blutungen in der Lunge sowie subendokardial, mitunter zudem Verfettung der Leber. Die Behandlung besteht in Beseitigung der Ursache, Verbringen der Patienten an die frische Luft sowie Maßnahmen wie bei Lungenödem und -emphysem (Kap. 5.3.2.3, 5.3.2.4). Zur Vorbeuge sind die betreffenden Industrieabrauche sachgemäß zu filtern (Umweltschutz).

Bezüglich weiterer, von den Rauch-Emissionen der erzverabeitenden Industrie ausgehenden Gefahren für Rinder wird auf die Ausführungen über die peroralen Vergiftungen durch *Blei* (Kap. 10.5.12), *Kupfer* (Kap. 4.3.5.9), *Zink* (Kap. 6.12.9) und *Kadmium* (Kap. 2.2.5.5) verwiesen.

5.3.5.6 Chlorgasvergiftung

Vergiftungen von Haustieren durch *Chlorgas* ereignen sich nur selten, etwa bei Industrieunfällen (Undichtwerden von Behältern und Leitungen: → Stehenbleiben oder langsames Verdriften einer Chlorgaswolke), oder infolge unachtsamer Anwendung von *Chlorkalk* zur Desinfektion. Ein Chlorgehalt der Atemluft von 0,2 mg/l ist gefährlich; ein solcher von 2 mg/l wirkt in kurzer Zeit tödlich (MAK-Wert: 0,3 mg/m³ $Luft_{[30\ min]}$). Das gelbgrüne, stechend riechende molekulare Chlor verursacht heftig-ätzende Reizungen der Schleimhäute der Augen und der Luftwege. Das bedingt Binde- und Hornhautentzündung bzw. Lungenödem und -emphysem mit folgenden *Erscheinungen*: Tränenfluß, Husten, m. o. w. stark ausgeprägte Dyspnoe (mit auskultierbarem Knistern und verstärktem bronchalen Atemgeräusch), mitunter auch schleimiger bis schaumiger Nasenausfluß, Beschleunigung der Herztätigkeit sowie Unruhe und Zittern, in schweren Fällen auch Niedergeschlagenheit, Schwanken, Festliegen und Tod durch Ersticken; nach überstandener Intoxikation bleiben die betroffenen Tiere pneumonieanfällig. *Sektionsbefunde*: Blut dunkelgefärbt; Luftröhre stark gerötet und schaum- bis schleimhaltig; Lunge vergrößert, glänzend-rot, ödematisiert und knisternd; Leber und Milz blutreich. Bei Berücksichtigung der Begleitumstände (Vorbericht: Freisetzung von Chlorgas; Dunkelfärbung von Vegetation und Koniferennadeln im exponierten Umweltbereich) ist die *Diagnose* einfach. Forensisch entscheidend ist der im Lungengewebe zu führende Nachweis von Hypochlorit. *Behandlung*: gefährdete Tiere nur unter Benutzung von Atemschutzgerät aus chlorverunreinigter Umgebung entfernen (!); Analeptika parenteral; weitere therapeutische Maßnahmen entsprechen denen, die bei Lungenödem und -emphysem angezeigt sind (Kap. 5.3.2.3, 5.3.2.4).

Chlorkalk setzt in feuchter Umgebung gasförmiges Chlor frei, weshalb er in luftdichten Behältern zu lagern ist und nur in unbesetzter Stallung angewandt werden sollte; diese ist dabei und danach (bis zum deutlichen Nachlassen des stechenden Chlorgeruchs) gründlich zu lüften. Verunreinigungen von Futter oder Tränke mit Chlorkalk führen nach deren Aufnahme zu Entzündung der Schleimhäute des Magendarmkanals.

5.3.5.7 Aerogene Zinkoxidvergiftung

Einatmen des im Stall beim Schweißen oder Durchtrennen galvanisierter Eisenteile mittels Autogen- oder Lichtbogen-Brenners freiwerdenden weißen Zinkoxidrauchs führt zu plötzlicher Allgemeinstörung mit Zunahme der Körpertemperatur auf Werte um 40 °C (*»Zinkfieber«*) sowie Steigerung von Puls- und Atemfrequenz auf 90–120 bzw. 80–90/min. Gleichzeitig entwickelt sich eine ausgeprägte exspiratorische Dyspnoe mit gestrecktem Kopf und Hals (u. U. Maulatmung), Husten und Stöhnen sowie Lungen- und subkutanes Emphysem (an Hals, Triel und Unterbrust). Schwer erkrankte Patienten sind i. d. R. verloren; die übrigen Tiere pflegen sich in der Folge rasch zu erholen. Die Zerlegung ergibt interstitielles Lungenemphysem, das sich retroperitoneal bis in das Nierenlager sowie subkutan bis an Hals, Rücken und Seitenbrust fortsetzen kann, außerdem Rötung der Nasen- und Blutungen in der Luftröhrenschleimhaut. Eine spezifische Behandlung ist nicht bekannt; symptomatisch sind Verbringen an die frische Luft sowie die bei Lungenödem und -emphysem üblichen Maßnahmen zu versuchen (Kap. 5.3.2.3, 5.3.2.4). Die Vorbeuge besteht im Vermeiden der Exposition.

5.3.5.8 »Weideemphysem«

Definition, Pathogenese: Das seit 1830 bekannte Leiden wurde – wegen seiner offensichtlichen Bindung an den Auftrieb auf saftige Herbstweiden – schon früh als fütterungsbedingte Schädigung des Atmungsapparates angesehen, weshalb es »Öhmd-« oder »Nachmahdkrankheit« (fog fever, aftermath disease, longjacht, maladie des regains, enfisema del pascolo) benannt worden ist. In den 50er bis 60er Jahren des 20. Jh. vermutete man in diesem meist plötzlich einsetzenden und oft schwerwiegenden Krankheitsbild eine allergische Reaktion vom Soforttyp. Als Auslösefaktor nahm man damals u. a. – nicht zuletzt infolge Verwechslung des schottischen Begriffes »fog, foggage« (= zweiter Graswuchs einer Vegetationsperiode) mit dem englischen »fog« (= Nebel) – die Einatmung von Herbstnebeln an, welche Industriestaub, -rauch, -gase oder Spinnweben des »Altweibersommers« enthielten. In den 1970er Jahren wurde erkannt, daß das im üppig nachgewachsenen Grün solcher Weiden enthaltene L-Tryptophan innerhalb der Vormägen zu 3-Methylindol abgebaut wird; dieses wird vom Pansen aus rasch resorbiert und in der Lunge – unter dem Einfluß eines gemischt funktionierenden Oxidase-Systems – zu einem krankmachenden Intermediärprodukt umgewandelt. Letzteres schädigt im Sinne einer Lungentoxikose die Endothelien pulmonaler Gefäße sowie die Alveolarepithelien, was wiederum Veränderungen des Surfaktants bedingt. Außerdem führt 3-Methylindol entweder zur Freisetzung von Serotonin aus den Blutplättchen oder wirkt unmittelbar auf Serotoninrezeptoren. So bedingt diese Intoxikation bestandsweise gehäuft auftretendes akut verlaufendes Lungenödem und -emphysem.

■ **Vorkommen:** Das »Weideemphysem« ist v. a. in Europa und Nordamerika bekannt; es betrifft vorwiegend Kühe der Mastrassen mit Kalb bei Fuß, aber auch Milchkühe, die von (Berg-)Weiden mäßiger Qualität auf gedüngte (Tal-)Weiden oder Rieselfeldwiesen mit üppig nachgewachsenem Grün umgetrieben wurden; die botanische Zusammensetzung solcher Weiden aus Gramineen und Leguminosen ist dabei offenbar ohne Belang. Die Erkrankungen treten meist im Herbst, ausnahmsweise auch im Frühjahr, und zwar innerhalb der ersten 10 Tage nach Umtrieb auf, wobei die schwereren, hastiger fressenden älteren Tiere zuerst oder am heftigsten betroffen werden. Die Morbiditätsrate kann 50% und mehr erreichen; der Anteil hochgradiger Fälle liegt aber meist unter 10%. Beunruhigung und körperliche Anstrengung wirken deutlich krankheitsfördernd. Die von solchen Grünflächen ausgehende Weideemphysem-Gefährdung verliert sich nach Frost.

■ **Symptome, Verlauf:** Tiere, die am Vortage noch völlig gesund erschienen, werden bereits verendet oder mit m. o. w. lebensbedrohlich erscheinender Atemnot vorgefunden: Futteraufnahme, Wiederkauen, Vormagenmotorik und Kotabsatz der träge wirkenden Patienten sind vermindert oder aufgehoben. Außerdem besteht hochgradige, zunächst gemischte, dann aber vorwiegend exspiratorische Dyspnoe mit Tachy- und Polypnoe, doppelschlägiger Ausatmung, gesenkt-gestrecktem Kopf und Hals, Maulatmung und vorstehender Zunge, breitbeiniger Haltung sowie kennzeichnendem, regelmäßigem langgezogen-keuchendem exspiratorischem Stöhnen (Abb. 5-61); nur selten zeigt sich kurzer, matter Husten – wonach der Lufthunger jeweils zunimmt –, oft auch feinschaumiger weißlich bis rosa gefärbter Nasen- und Maulausfluß. Die i. d. R. abgesondert stehenden Patienten sind bewegungsunlustig und vermeiden es, sich hinzulegen, weil ihre Atmung dabei noch mehr behindert wäre. In manchen Fällen besteht leichte Tympanie. Die Perkussion des Lungenfeldes ergibt überlauten Klopfschall und eine deutliche Erweiterung nach kaudal; ventral ist entweder auffallende Dämpfung (Lungenödem) oder ebenfalls überlauter Schall (Lungenemphysem) festzustellen. Auskultatorisch sind kranioventral Tracheobronchalatmen, kräftiges Knattern, später auch Pfeifgeräusche, dorsal dagegen Knistern zu vernehmen. Das Lungenemphysem kann sich über den Mittelfellspalt bis in die Unterhaut des Rücken- und Brustbereichs ausdehnen. Die Kreislaufbeteiligung äußert sich in frequentpochender bis tumultuarischer Herztätigkeit, injizierten Episkleralgefäßen, zyanotischen Schleimhäuten und m. o. w. ausgeprägter venöser Stauung. Die Körpertemperatur kann anfangs leicht erhöht sein, ist dann aber meist normal; hypotherme Werte künden den letalen Ausgang an. Während des terminalen Festliegens bleiben Ruderbewegungen der Gliedmaßen – im Gegensatz zur Weidetetanie (Kap. 10.5.4.1) – aus.

Neben solchen hochgradig erkrankten Tieren finden sich bei eingehenderer Überprüfung meist noch Herdengenossen mit weniger stark ausgeprägten Erscheinungen.

■ **Sektion:** Die Zerlegung ergibt submuköse Blutungen an Kehlkopf und Luftröhre, schaumhaltige Luftwege, ausgeprägtes Ödem und interstitielles Emphysem der auffallend großen, schweren und blutreichen Lun-

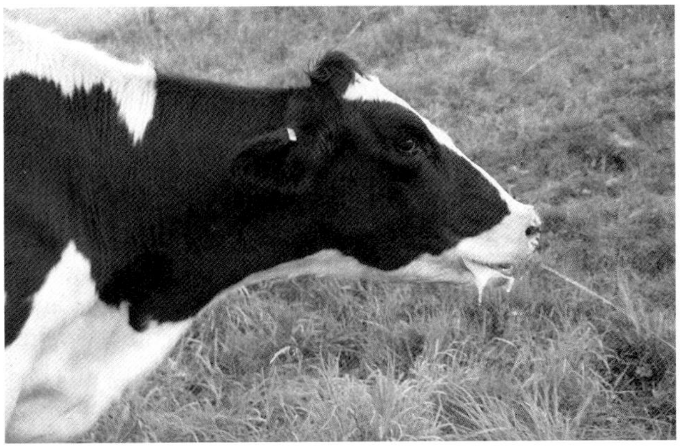

Abbildung 5-61 »Weideemphysem« auf frisch bestoßener Herbstweide: Maulatmung, Backenblasen, exspiratorische Dyspnoe, Schaum vorm Maul

ge, die beim Öffnen des Brustkorbes nicht kollabiert (s. Abb. 5-36, 5-38). *Histologisch* zeigen frische Fälle »atypische interstitielle Pneumonie« mit Blutfülle, interstitiellem Emphysem, alveolärem Ödem, Hyalinmembranen und beginnender Hyperplasie des Alveolarepithels infolge Proliferation der Pneumozyten vom Typ 2; bei nach mehrtägiger Krankheit verendeten oder getöteten Tieren finden sich ausgedehnte Bereiche proliferativer Alveolitis.

Diagnose: *Differentialdiagnostisch* sind alle zum akuten Atemnot-Syndrom zählenden Leiden zu berücksichtigen (s. Übersicht 5-2). Das gilt insbesondere für das durch massive Lungenwurm-Reinvasion bei erwachsenen, durch früheren Lungenwurmbefall immunisierten Rindern ausgelöste hyperergische Krankheitsbild (Kap. 5.3.4.1), die respiratorische Form der Rapsvergiftung (Kap. 6.12.1) sowie anderweitige, pflanzentoxinbedingte ödem- und emphysemauslösende Lungenschädigungen (Kap. 5.3.5.9).

Beurteilung: Nach Entfernung von der gefährdenden Weide tritt oft, selbst bei zuvor schwer erkrankten Tieren, rasche Besserung ein. Es kann aber selbst dann unter den bislang nur leichtkrank oder gesund erscheinenden Herdengenossen noch zu plötzlichen Todesfällen kommen. Daher ist stets eine zurückhaltende Prognose zu stellen. Oral verabreichtes 3-Methylindol kann eine latente BHV_1-Infektion (Kap. 5.1.3.1) reaktivieren.

Behandlung: Gesamte Herde sofort und unter Vermeidung von Beunruhigung und Anstrengung von der betreffenden Weide entfernen (Tiere nicht treiben, sondern auf Viehwagen transportiern; Kälber bei ihren Müttern belassen)! Wenn Aufstallung nicht möglich, behutsamer Umtrieb auf weniger saftige Nachbarweide. Herde während der folgenden Tage laufend bezüglich etwaiger Neuerkrankungen überwachen. Im Vergleich zu diesen betrieblichen Maßnahmen ist die medikamentöse Behandlung der Kranken zweitrangig und bislang nicht als sicher wirksam befunden worden. Sie kann mit Flunixin-Meglumid (2,2 mg/kg LM i.v.) und/oder einem der nachstehenden Mittel versucht sowie bei Bedarf nach 12 und 24 h wiederholt werden: Dexamethason (50–100 mg/erwachsenes Rind parenteral); Antihistaminikum (z. B. Tripelennamin); Atropinsulfat (bis 0,05 mg/kg LM s.c.); Vitamin C (6–10 g Askorbinsäure in 600 ml aqua dest. langsam i.v., bis die Atemtätigkeit ruhiger wird, Rest der Lösung s.c.); Adrenalin oder Doxapram; Furosemid (2 mg/kg LM i.v., Tränke einschränken). Bei längerer Erkrankung empfiehlt es sich, vorsorglich Antibiotika (Oxytetracyclin) zu verabreichen, um Sekundärinfektionen der Lunge zu verhüten.

Prophylaxe: Der Umtrieb von magerer auf »fette« Weide sollte – v. a. im Herbst – allmählich erfolgen: Zunächst nur halbtags Weidezugang gewähren und/oder Heu, Stroh oder Anwelksilage zufüttern. Zugeteilte Weidefläche knapp bemessen und langsam vergrößern, oder die beweidete Parzelle auf dem verfügbaren Terrain »weiterschieben« (Elektrozaun). Falls möglich, allen erwachsenen Herdenmitgliedern einen Tag vor bis 8 oder 10 Tage nach dem Umtrieb Monensin verabreichen (100–200 mg pro Tier und Tag ins Kraftfutter eingemischt; → Wartezeitproblematik und Gefahr der Überdosierung: Kap. 4.1.5.2). Übermäßige Düngung der Grünflächen, v. a. solche mit ammoniumhaltigen Kunstdüngern, meiden.

5.3.5.9 Pflanzentoxinbedingtes Lungenödem und -emphysem

Bestimmte, durch oral aufgenommene Pflanzentoxine ausgelöste respiratorische Leiden sind klinisch nicht vom »Weideemphysem« zu unterscheiden: Das in der *Purpurminze (Perilla frutescens)* enthaltene flüchtige Keton (ein aromatisches 3-substituiertes Furan) sowie das ihm ähnelnde, von *Fusarium-solani-befallenen Süßkartoffeln (Ipomoea batatas)* gebildete Furanoterpenoid (4-ipomeanol) wirken im Sinne einer atypischen interstitiellen Pneumonie lungenschädigend und prädisponieren auch zu viralen Infekten der Luftwege.

5.3.5.10 Blausäurevergiftung

Definition, Ursachen, Vorkommen: Vergiftungen durch Blausäure (HCN), d. h. durch deren *wasserlösliche Salze* (= *Zyanide* der Alkali- und Erdalkalimetalle sowie des Quecksilbers) oder *blausäureabspaltende Glykoside*, sind beim Rind zwar ziemlich selten; gegebenenfalls führen sie aber i. d. R. rasch zu erheblichen Verlusten innerhalb der exponierten Herde. Solche Schadensereignisse beruhen meist auf der Aufnahme *zyanoglykosidhaltiger Pflanzen*, die v. a. in den Weidegebieten Osteuropas, Nord-, Mittel- und Südamerikas, in Südafrika, Australien und Neuseeland eine Rolle spielen. Einen nennenswerten Gehalt an zyanogenen Glykosiden besitzen Kerne und Blätter mancher *Pruneen* und *Rosazeen* (Bittermandel, Kirschlorbeer, Pfirsich, Pflaume, Kirsche: Amygdalin, Prulaurasin, Prunasin), des Holzapfelbaums *(Malus silvestris)* und der Eibe (*Taxus spp.*: Taxiphyllin), Früchte und Kraut der indischen Mondbohne (*Phaseolus lunatus*: Phaseolunatin), Samen der wilden Futterwicke (*Vicia angustifolia*: Vizyanin), Rinde, Blätter sowie unreife Früchte von schwarzem Holunder und rotem Traubenholunder *(Sambucus nigra, S. racemosa)*; dagegen erreicht die Konzentration zyanogener Glykoside in Sudangras, Aleppo- und Mohrenhirse (*Andropegon sudanense, A. vulgare, A. halepense*: Dhurrin), Pfeilgras (*Triglochin maritima, T. palustris*: Triglochinin), wolligem Honiggras *(Holcus lanatus)*, Bermudagras *(Cynodon dactylon)*, Schwadengräsern *(Glyceria aquatica, G. plicata)*, Perlgras *(Melica uniflora)* sowie Flachs/Lein (*Linum spp.*: Linamarin) nur unter bestimmten, unten erläuterten Begleitumständen toxische Werte; gelegentlich soll das auch für gewisse Stämme des Weißklees (*Trifolium repens*: Lotaustralin) zutreffen. Nur ausnahmsweise werden Blausäure-Vergiftungen von Haustieren durch *zyanidverunreinigte Tränke*, z. B. Abwässer metallurgischer, galvanisierender oder photochemischer Betriebe, verursacht.

Pathogenese: Aus den genannten Zyanoglykosiden wird teilweise schon in den betreffenden Pflanzen, v. a. aber nach Verzehr derselben, und zwar unter dem Einfluß hydrolysierender Enzyme (wie Emulsin, Linamarase u. a.), Blausäure freigesetzt. Diese Enzyme sind entweder in den erwähnten Pflanzen selbst oder in anderen, gleichzeitig verzehrten Pflanzen enthalten; auch Pansenmikroben können β-Glukosidase bilden. Enzymatische Abspaltung der Blausäure und Resorption der Zyanidionen vollziehen sich im Tierkörper innerhalb von 5–15 min nach Aufnahme des gifthaltigen Futters. Blut und Leber verfügen über eine gewisse Kapazität, resorbierte Zyanide in Thiozyanate umzuwandeln; letztere sind kaum toxisch und werden über die Nieren ausgeschieden. Blausäure-Vergiftungen kommen deshalb nur dann zustande, wenn toxische Zyanid- oder Zyanoglykosid-Mengen innerhalb kurzer Zeit oral aufgenommen werden (nämlich: 1 mg HCN als wasserlösliches Zyanid oder 4 mg HCN in Form von Zyanoglykosiden pro kg LM). Solche Werte werden v. a. von ausgehungerten oder besonders gierig fressenden Tieren erreicht. Dosen von 15–50 mg HCN pro kg LM werden dagegen schadlos vertragen, wenn sich ihre Aufnahme über den ganzen Tag verteilt. Außer der Freßgeschwindigkeit und dem zuvor oder zusammen mit den HCN-glykosidhaltigen Pflanzen aufgenommenen übrigen Futter spielen beim Zustandekommen von HCN-Vergiftungen erfahrungsgemäß noch bestimmte Begleitumstände eine Rolle: Voraufgegangener Verbiß, Zertrampeln, Dürre, Frost, starker Befall mit Heuschrecken oder Raupen, oder Anwendung von Herbiziden fördern durch Wachstumsbehinderung und Welken den Gehalt der betreffenden Pflanzen an Zyanoglykosiden. Entsprechendes gilt für das nach solchen Ereignissen folgende rasche Nachwachsen junger Triebe, weil sie sich i. d. R. als besonders reich an HCN und ihren Glykosiden erweisen, sowie für nitratreiche Düngung oder phosphorarme Böden. Unter den genannten Voraussetzungen werden HCN-Vergiftungen von Rindern meist während der ersten 2–3 h nach Auftrieb oder Ausbrechen auf Flächen beobachtet, die mit zyanoglykosidhaltigen Pflanzen bestanden sind. Die dabei im Übermaß resorbierten Zyanidionen blockieren die Zytochromoxidasen der Zellatmung, was zu Sauerstoffmangel und damit zur Lähmung medullärer Zentren führt (= innere Erstickung).

Symptome, Verlauf, Beurteilung: Betroffene Rinder erkranken plötzlich und in rascher Folge. Mitunter werden einzelne Tiere völlig unerwartet tot aufgefunden. Sonst zeigen sich Freßunlust, unruhiges Umherlaufen, Muskelzittern, Kopfschlagen, Schwanken, Taumeln und zunehmende Atembeschwerde. Letztere äußert sich in frequent-dyspnoischer Atmung (mit gestrecktem Kopf und Hals, teilweise auch mit offenem Maul), Speicheln (Maul), Schäumen (Nasenlöcher), Tränenfluß, Augenrollen und erhöhter Pulsfrequenz. Neben vermehrter Erregbarkeit zeigen die Patienten zeitweilig Muskelzuckungen oder tonisch-klonische Krämpfe sowie unwillkürlichen Abgang von Kot und Harn. In der Folge kommen sie unter rasch zunehmender Inkoordination zum Festliegen, zunächst meist in Brustlage mit gestreckten Vorderbeinen. Gleichzeitig nimmt die Atemnot weiter zu: Keuchen/Luftschnappen, Stöhnen, leuchtend-rote Schleimhäute (die in der Agonie zyanotisch werden), Zähneknirschen, Schwitzen, mitunter auch Aufblähen. Nicht immer weist die Atemluft einen deutlichen Geruch nach bitteren Mandeln auf. Bei absinkender Körperoberflächentemperatur, schwindendem Bewußtsein und Pupillenerweiterung verlangsamt sich schließlich die immer unregelmäßiger und oberflächlicher werdende Atmung mehr und mehr, bis unter Strecken der Gliedmaßen und einem als kennzeichnend angesehenen Aufbrüllen der Tod eintritt; dabei schlägt das Herz noch einige Zeit nach dem Aussetzen der Atmung weiter. Dieser *perakute Krankheitsverlauf* dauert meist nur wenige Minuten bis eine halbe Stunde; nur selten zieht er sich einige Stunden lang hin. Selbst nach sofortigem Abtrieb von der gefährlichen Weide (oder Absetzen der HCN-haltigen Fütterung) sind Spontanheilungen sichtlich vergifteter Tiere selten; oft verenden die Patienten schon vor dem Eintreffen tierärztlicher Hilfe. Bei näherem Zusehen fällt auf, daß die an den Nasenlöchern des Kadavers sitzenden Fliegen absterben oder tot sind. (Beruht die HCN-Vergiftung dagegen auf Aufnahme industriell verunreinigter Tränke, so werden die betreffenden Rinder u. U. unmittelbar am Ufer liegend tot aufgefunden; gleichzeitiges Fischsterben ist als wertvoller Hinweis zu werten.)

Nach *längerfristiger Aufnahme kleinerer Zyanoglykosidmengen* ist in Australien bei Rindern (in den USA bei Pferden) ein Krankheitsbild beobachtet worden, das durch chronische Bewegungsstörung, nämlich aufgekrümmten Rücken, steifen Gang mit Überköten oder Nachziehen der Hinterbeine, u. U. auch Schwanken der Nachhand, sowie dauerndes Harnträufeln (Blasenlähmung), in einem Teil der Fälle auch durch eitrigen Scheidenausfluß (infolge Zystitis) gekennzeichnet ist. Nach Entfernen der Kranken von der betreffenden Weide trat allmähliche Besserung ein.

Sektion: Nach *perakutem Verlauf* zeigt der frischeröffnete Tierkörper auffallend hellrotes (später nachdunkelndes) nicht- oder schlechtgeronnenes Blut sowie oft auch typischen Bittermandelgeruch. Die Muskulatur erscheint dunkelgefärbt, die Lunge blutreich. Die Luftröhre weist Schaum und Petechien, mitunter auch fehlgeschluckten (ruminierten/regurgitierten?) Panseninhalt auf. Am Herzen finden sich subepi- und -endokardiale Blutungen. In den Vormägen sind oft noch Reste der kurz zuvor aufgenommenen, zyanoglykosidhaltigen Pflanzen erkennbar; Pansen- und Labmagenschleimhaut sind leicht gerötet.

Bei Tieren mit HCN-bedingter Lokomotionsstörung sind Blasenentzündung und folgende *histologische Befunde* festgestellt worden: WALLERsche Degeneration der Nervenfasern der weißen Substanz der Seiten- und Ventralstränge des Hals-, Brust- und Lendenmarks, an den Kleinhirnstielen sowie am Kleinhirn; Myelinscheiden geschwollen und z. T. mikrogliale Phagozyten enthaltend.

Diagnose: Vorbericht, Umweltkontrolle und klinische Befunde ergeben oft wertvolle Hinweise. In Verdachtsfällen können Zyanide mit Hilfe des Pikrattests qualitativ nachgewiesen werden. Hierzu werden auf Filterpapier je ein Tropfen Reagenz (5 g Natriumbikarbonat, 0,5 g Pikrinsäure, 100 ml aqua dest.) und Pansensaft oder frischer, aus den betreffenden Futterpflanzen angefertigter Mazeratsaft miteinander in Berührung gebracht: Eine innerhalb von 10 min eintretende deutliche Verfärbung von Gelb nach Rot spricht für HCN-Vergiftung. Gegebenenfalls empfiehlt es sich, zur forensischen Bestätigung weiteres Material für die quantitative Analyse einzusenden. Dafür eignen sich Futter, Panseninhalt und Muskelfleisch; Proben der beiden letztgenannten Materialien müssen jedoch spätestens 12 bzw. 20 h post mortem entnommen werden, weil ihr HCN-Gehalt rasch absinkt. Aus dem gleichen Grunde müssen die Proben sofort nach Gewinnung für den Versand eingefroren werden; anderenfalls sind sie mit 1- bis 3%iger Quecksilberchloridlösung (und zwar 150–300 ml für 100–200 g Probe) zu versetzen und das Fleisch zudem unmittelbar vor dieser Konservierung in haselnußgroße Stücke zu zerkleinern. Als beweisend für eine HCN-Intoxikation werden folgende HCN-Grenzwerte angesehen: Futter > 200 ppm; Vormageninhalt > 10 ppm; Muskulatur > 0,6 ppm.

Differentialdiagnostisch kommen bei *perakutem Verlauf* v. a. Harnstoff-Vergiftung (Kap. 10.5.25), Nitrat-Vergiftung (Kap. 4.3.5.3), Algenintoxikation (Kap. 10.5.27), Taxus-Vergiftung (Kap. 10.5.29), Schierling-Vergiftung (Kap. 10.5.32 bis 10.5.34), Milzbrand (Kap. 3.2.2.1), Weidetetanie (Kap. 10.5.4.1) und »Weideemphysem« (Kap. 5.3.5.8) sowie weitere Leiden des akuten Atemnot-Syndromes (s. Übersicht 5-2), bei *chronischem Verlauf* dagegen anderweitige Paresen der Nachhand, insbesondere die traumatisch bedingte After-Blasen-Schwanzlähmung (Kap. 10.2.10), in Frage. Der Abgrenzung von der Nitrat-Vergiftung kommt praktische Bedeutung zu, weil das als Antidot der HCN-Vergiftung geeignete Natriumnitrit bei ersterer kontraindiziert ist: Am lebenden Tier entnommenes venöses Blut ist bei HCN-Vergiftung hellrot, bei Nitratvergiftung dagegen dunkel- bis braunrot.

Behandlung: Weitere Aufnahme zyanogener Pflanzen oder zyanidhaltiger Tränke sofort unterbinden. Die unverzügliche langsame intravenöse Infusion einer Lösung von 3 g Natriumnitrit und 15 g Natriumthiosulfat in 200 ml aqua dest. (auf 500 kg LM) führt selbst bei bereits festliegenden Patienten i. d. R. zu baldiger Besserung. Zur Entgiftung der in den Vormägen möglicherweise noch enthaltenen Blausäure sind weitere 30 g Natriumthiosulfat (in Wasser gelöst) p. o. oder intraruminal zu verabreichen (bei Bedarf stündlich wiederholen). Die intravenöse Gabe von 500 mg Natriumthiosulfat/kg LM soll, für sich allein (oder in Kombination mit 1,5 mg p-Aminopropiophenon/kg LM) infundiert, ebenfalls aussichtsreich sein. Von HCN-Vergiftung genesene Rinder zeigen i. d. R. keine Spätschäden.

Prophylaxe: Das Gras bekanntermaßen als HCN-gefährdet anzusehender Weiden sollte vor Nutzung als Grünfutter oder zur Heuwerbung mindestens 50 cm hoch gewachsen oder älter als 2 Monate sein. In Verdachtsfällen sind zunächst Futterproben auf ihren HCN-Gehalt zu untersuchen oder einzelne Tiere unter Kontrolle weiden zu lassen. Etwaiger »Heißhunger« kann auch durch Anbieten von Rauhfutter gestillt werden, bevor der Zugang zur Weide freigegeben wird. Beim Ensilieren wird die in den betreffenden Pflanzen glykosidisch gebundene Blausäure innerhalb von 4 Monaten größtenteils freigesetzt; sie entweicht dann beim Ausbreiten solcher Silage rasch. Leinsamenschleim sollte vor Verabreichung gründlich aufgekocht werden.

5.3.5.11 Dinitrophenol- und Dinitrokresolvergiftung

Ursachen, Pathogenese: Zu den als Herbi-, Fungi- und Molluskiziden eingesetzten *Dinitrophenolen* und *Dinitrokresolen* gehören DNP *(2,4-Dinitrophenol)*, DNBP *(2-Butyl-4,6-Dinitrophenol)*, DNHP *(2-Zyklohexyl-4,6-Dinitrophenol)*, DNOC *(2,4-Dinitroorthokre-*

sol) und deren Abkömmlinge *(Binapacril, Dinobuton, Dinocap, Dinoprop, Dinosam, Dinoseb, Dinoterb, Etinofen)*. Diese »Gelbspritzmittel« werden sowohl nach oraler Aufnahme (als Ausgangssubstanz, Gebrauchslösung, mit dem Futter oder der Tränke) und Inhalation (Spray) als auch perkutan resorbiert; letzteres gilt v. a. für ölige oder höherkonzentrierte Zubereitungen. Die für Rinder toxische Dosis beträgt bei einmaliger oraler Gabe etwa 50 mg/kg LM; die doppelte Menge kann tödlich sein; perkutan führen 200 mg/kg LM zum Exitus. Tagesmengen von 3–6 mg DNOC/kg LM p. o. bedingen binnen einiger Wochen lediglich verminderte Gewichtszunahme. Tägliche Dosen von 12 mg/kg LM p. o. lösen nach 6–7 Wochen mäßige, solche von 18–25 mg/kg LM dagegen schon innerhalb einer Woche deutliche Intoxikationssymptome aus. Resorbierte Dinitroverbindungen befinden sich fast ausschließlich im Blutserum und anderen Körperflüssigkeiten. Sie werden nur langsam über den Harn ausgeschieden, weshalb kumulative Vergiftungen möglich sind. Gelbspritzmittel hemmen die Phosphorylierungsvorgänge und steigern den Grundumsatz, was erhöhten Sauerstoffbedarf und Verminderung der Glykogenreserven bedingt. Sie wirken deshalb bei schwüler Witterung toxischer als in kühler Umgebung. Die Intoxikation setzt wenige Stunden bis 2 Tage nach Giftaufnahme ein und führt innerhalb von 1–4 Tagen entweder zum Tode oder zur Erholung.

■ **Symptome:** Unruhe, mitunter Speicheln, Inappetenz, Durst, beschleunigte dyspnoische Atmung, schwacher frequenter Puls, fieberhafte Erhöhung der Körpertemperatur ($\geq$ 41 °C), metabolische Azidose, Methämoglobinämie, Hämolyse, Oligurie und auffallende Gelbfärbung des eiweiß- und mitunter auch hämoglobinhaltigen Harnes, Schweißausbruch, Muskelschwäche, Tremor und/oder asphyktische Krämpfe, schließlich Tod im Koma infolge Erschöpfung und Lähmung der Atemmuskulatur sowie auffallend rasch einsetzende Totenstarre. Die Ursache ist meist an der anhaltenden intensiven Gelbfärbung der Skleren sowie von Haut und Haarkleid rings ums Maul, im Perienalbereich, an den Gliedmaßenenden und anderen Körperteilen leicht zu erkennen; Harn und Kot werden an der Luft rasch schwärzlich.

■ **Sektion:** Bei der Zerlegung erweisen sich auch die Schleimhäute des Verdauungskanales und die helleren Gewebe als gelb verfärbt; außerdem sind allgemeine Blutfülle, diastolischer Herzstillstand, Lungenödem, subpleurale Ekchymosen, Leberdegeneration sowie Hirnödem festzustellen.

■ **Diagnose:** Dinitrokörper lassen sich in Vormageninhalt, Harn und Blut chemisch nachweisen; der Einsendung sind auch besprühte Pflanzen beizufügen.

■ **Behandlung:** Eine spezifische Therapie ist nicht bekannt: Patienten in schattige Umgebung verbringen und zur Abkühlung mit kaltem Wasser übergießen; Gelbspritzmittel mit Seifenwasser abwaschen (Handschuhe!). Unterstützend wirken: intravenöse Infusion von Traubenzucker- und physiologischer Kochsalzlösung sowie von Methylenblau (50 ml 4%ige Lösung); nötigenfalls sind auch Barbiturate (keine Tranquilizer!) parenteral sowie salinische Abführmittel oder Paraffinum liquidum (keine fetthaltigen Mittel!) p. o. zu verabreichen.

5.3.5.12 Dipyridylvergiftung

■ **Ursachen, Pathogenese:** Zur Gruppe der Dipyridyl-Herbizide gehören *Diquat, Morfamquat* und *Paraquat*, deren Geschmack für Rinder möglicherweise attraktiv ist und die bei entsprechender Exposition perkutan sowie enteral resorbiert werden. Bei oraler Aufnahme beträgt die DL_{50} 30 mg/kg LM für Diquat, 60 mg/kg LM für Morfamquat und 50–75 mg/kg LM für Paraquat; Grünfutter mit 700 ppm Paraquat TM ist für Rinder tödlich; perkutan beträgt seine DL 500 mg/kg LM. Die Dipyridyle akkumulieren in Lunge und Nieren, deren Gewebe sie durch Bildung freier Radikale schädigen.

■ **Symptome:** Orale Aufnahme oder Inhalation der Gebrauchslösung bedingt *akut* verlaufende Intoxikation: entzündliche Reizung von Haut (Zitzen) und Schleimhäuten (Maul, Nase, Hornhauttrübung), Freßunlust, vermehrter Durst, Verminderung der Pansenmotorik, Kolik, Absatz von durchfälligem bis bluthaltigem Kot, Tachykardie mit fadenförmigem Puls und Tracheobronchitis mit Husten, erschwerter, immer tiefer sowie unregelmäßig werdender Atemtätigkeit und Austritt von Schaum aus der Nase, z. T. auch zentralnervöse Erregung (Muskelzuckungen/Krämpfe). Nach *längerdauernder* Aufnahme von Futter oder Wasser mit subtoxischem Dipyridylgehalt kommt es zu Niedergeschlagenheit, Freßunlust, Ataxie, Tachykardie, Tachypnoe, ikterischer Verfärbung der Schleimhäute, Koma und Tod.

■ **Sektion:** Die Zerlegung ergibt Entzündung der oberen Luft- und Verdauungswege, Lungenödem und -emphysem, subendokardiale Blutungen, Abomasoenteritis, Leber- und Nierendegeneration.

■ **Behandlung:** Orale Gabe von Bentonit oder Aktivkohle und Laxanzien sowie parenterale Verabreichung von Vitamin E und Kortikosteroiden.

5.3.5.13 α-Naphthyl-Thioharnstoffvergiftung

α-Naphthyl-Thioharnstoff (ANTU) ist ein auch für Rinder giftiges, geschmack- und geruchloses *Rodentizid.* Seine toxische orale Dosis beträgt 20–40 mg/kg LM und ist für Kälber höher als für erwachsene Tiere. ANTU verursacht eine erhebliche Steigerung des intrathorakalen Lymphstromes und schädigt die Lungenkapillaren. Das klinische Bild der Vergiftung ist gekennzeichnet durch schwere gemischte Dyspnoe mit Zyanose, Stöhnen, Husten, u. U. auch Vorstrekken der Zunge (auskultatorisch Knattergeräusche, perkutorisch Dämpfung im ventralen Bereich des Lungenfeldes); Herzfrequenz erhöht, Herztöne nur schwach hörbar; unter fortschreitender Erschöpfung (Schwanken, Festliegen) tritt bei absinkender Körpertemperatur, meist innerhalb weniger Stunden, der Tod durch Ersticken ein. Bei der Zerlegung erweisen sich Brusthöhlen- und Herzbeutelflüssigkeit als stark vermehrt, die Lunge als blutreich und hochgradig ödemhaltig; die oberen Luftwege enthalten Schaum; die Schleimhäute von Luftröhre, Bronchen und Darm sind gerötet. Im Vormageninhalt ist das Gift $\leq$ 24 h nach Aufnahme chemisch nachweisbar. Die Behandlung ist symptomatisch: Ruhigstellung, evtl. Aderlaß, subkutane Gaben von Kalziumboroglukonat; intravenöse Infusionen sind tunlichst zu meiden, auch sollten die Patienten nur knapp getränkt werden.

5.3.5.14 Zinkphosphidvergiftung

Zinkphosphid (P_2Zn_3) ist heute stellenweise noch in Form von Giftweizen als *Rodentizid* in Gebrauch. Seine toxische Wirkung beruht auf dem in feuchter Umgebung (z. B. im Magendarmkanal) frei werdenden Phosphorwasserstoff oder Phosphin (PH_3); der Geruch dieses Gases gleicht dem von Karbid. Nach Aufnahme der i. d. R. intensiv gefärbten P_2Zn_3-Körner erkranken Rinder innerhalb weniger Stunden unter folgenden Erscheinungen: Freßunlust, u. U. Aufblähen, Bauchschmerzen/Umherlaufen, allmähliche Zunahme von Puls- und Atemfrequenz, später keuchendes Atmen, Muskelzittern und Apathie, die sich schließlich zum Koma steigert (keine Krämpfe); innerhalb von 2–3 Tagen tritt infolge Atemlähmung der Tod ein. Für Rinder liegt die toxische Dosis von P_2Zn_3 bei 20–40 mg, die letale bei 40–60 mg pro kg LM p. o. Bei der Zerlegung ist nicht immer der charakteristische, knoblauchartige Geruch von PH_3 festzustellen; die Lunge ist blutreich und ödemhaltig; die Schleimhäute des Magendarmkanals erweisen sich als gerötet; außerdem finden sich subseröse Blutungen. Falls die Begleitumstände (Auslegen von Ködern in der Umgebung, Geruch der eröffneten Mägen, Auffinden gefärbter Köderreste im Magendarminhalt), für P_2Zn_3-Vergiftung sprechen, ist eine frischentnommene Probe Panseninhalts (möglichst samt gefärbten Körnern) in luftdicht verschlossenem Behälter zur toxikologischen Untersuchung auf PH_3einzusenden. Erfolgversprechende Behandlungsmaßnahmen sind nicht bekannt.

5.3.5.15 Erdrosselung

Definition: M. o. w. plötzlich einsetzende Abschnürung des Halses *(Strangulation)* mit hierdurch bedingter Behinderung oder völliger Unterbrechung der Atmung und Tod durch Ersticken *(Suffokation).*

Ursachen, Pathogenese: Die häufigsten, zur Strangulation von Rindern führenden Begleitumstände sind: Fahrlässiges Festbinden mittels zulaufender Halsschlinge, was beim Rückwärtsdrängen oder ungeschickten Wenden zum »Verhängen« führt; »Übertreten« eines mit zu langer Halskette angebundenen Rindes über das liegende Nachbartier hinweg, das dann aufsteht und somit den Würgevorgang auslöst; Erschrecken, Auf- oder Hochspringen und Seitwärtsstürzen oder Rückwärtsüberschlagen eines angeketteten Tieres; Eindringen des Vorder- oder Hinterbeines eines Nachbartieres in die Halskette und anschließendes zusammenschnürendes Strampeln; »Einspießen« eines Hornes in einen Gleitring der GRABNER-Kette, was zum Blockieren derselben führt. Gegebenenfalls handelt es sich oft um scheu-ängstliche oder jüngere Tiere, um Anbindevorrichtungen, deren Einstellung vergleichsweise viel Bewegungsfreiheit läßt, oder um Standplätze ohne seitliche Begrenzung.

Mitunter ist die Erdrosselung Folge einer anderweitigen Primärkrankheit, z. B. Bleivergiftung (blindes Vorwärtsdrängen: Kap. 10.5.12), Stalltetanie (Unruhe, Krämpfe: Kap. 10.5.4.2), Kontakt mit elektrizitätsführenden Teilen der Stalleinrichtung (Erschrecken, Lähmung: Kap. 10.6.3); sie kann auch durch außergewöhnliche, Unruhe bis regelrechte Panik auslösende Ereignisse, wie Loskommen von Stallgenossen, Rauch, Brand, Manöverlärm, Kriegshandlungen u. ä. m. bedingt sein. In unterentwickelten Gebieten Afrikas wird unbeaufsichtigtes Weidevieh gelegentlich von Wilderern vorsätzlich stranguliert, um dann das Fleisch stehlen zu können.

Das Zusammenschnüren des Halses führt zu Störungen der Blutversorgung des Gehirns, zu Behinderung der Atmung durch Hochdrücken des Zungenwulstes gegen das Rachendach, zu Einengung – seltener auch zu Beschädigung – der Luftröhre sowie zu Zerrung des Halsvagus. Das äußert sich klinisch zunächst in erheblicher Unruhe, dann in komatösem Festliegen oder -hängen, schließlich in generalisierten Konvulsionen, Herzlähmung und Tod.

Sektion: Auffinden des/der toten Tieres/Tiere in kennzeichnender Lage und Stellung mit m. o. w. kräftig zusammengeschnürtem Hals, evtl. auch deutlich abgeknicktem Kopf; verzögerter Eintritt und auffallend langes Anhalten der Totenstarre; Abschürfungen an vorspringenden Körperteilen, insbesondere an Kopf, Brust oder Vordergliedmaßen; Abdruck von Strick, Kette oder Drahtschlinge als rings um den Hals laufende Schnürfurche, in welcher die Haare der Haut wie »angebügelt« eng anliegen und wo u. U. auch kleine Blutkrusten als »Würgemal« zu erkennen sind; Kopf »geschwollen«, Augäpfel hervortretend, Zungenspitze vorstehend, Schleimhäute zyanotisch, konjunktivale Ekchymosen, Kehlgangsödem. Die Venen enthalten flüssiges Blut; außerdem bestehen zahlreiche punktförmige Blutungen in Unterhaut, Halsmuskeln, Lunge und Herz, insbesondere aber unter der Pleura pulmonalis. Hirn und Leber sind auffallend blutreich. Die linke Herzkammer ist leer, die rechte blutgefüllt. Die Lunge ist ödematisiert und emphysematös, die Luftröhrenschleimhaut stark gerötet.

■ **Differentialdiagnose:** Aspirationspneumonie (Kap. 5.3.2.10); Güllegasvergiftung (Kap. 5.3.5.3), Rauchvergiftung (Kap. 5.3.5.1), Nitritvergiftung (Kap. 4.3.5.3), Blausäurevergiftung (Kap. 5.3.5.10), Myodystrophie der Atemmuskulatur (Kap. 9.17.1), Kehlkopfdiphtheroid (Kap. 5.2.2.4), Milzbrand (Kap. 3.2.2.1). Bezüglich der Abschnürung von Gliedmaßenteilen (»Kettenhang«) und der in einem Anbindering »feststeckenden« Zungenspitze wird auf Kapitel 9.7 bzw. 6.1.10 verwiesen.

■ **Behandlung:** Falls ein in Strangulation betroffenes Tier noch lebt, sollte es sofort losgebunden werden. Hierzu muß die stramm gespannte Halskette i. d. R. mittels Eisensäge, Trennscheibe oder Bolzenschneider zerlegt werden. Weitere, je nach Lage des Falles angezeigte symptomatische Maßnahmen sind: Ruhigstellung, Abkühlung sowie Medikationen wie beim Lungenödem und -emphysem (Kap. 5.3.2.3 und 5.3.2.4).

■ **Prophylaxe:** Sachgemäße Anbindung und Aufstallung.

5.3.5.16 Ertrinken

Dieses beim Rind recht seltene Ereignis ist meist Folge eines Sturzes oder des Hineintreibens in fließende oder ruhende Gewässer *(Submersion)*. Dabei tritt der Erstikkungstod je nach der im Einzelfall damit verbundenen Beunruhigung (reflektorischer Laryngospasmus) und aspirierten Wassermenge m. o. w. rasch ein. Der Kadaver pflegt zunächst unterzugehen, etwa drei Tage später – infolge der unter Gasentwicklung ablaufenden Zersetzung – aber wieder aufzutauchen. Anfangs erscheint seine Haut wie »zusammengeschnürt«, später locker-gedehnt; schließlich fallen Haare aus, und die äußere Decke löst sich in Fetzen ab. Nach dem Anlandbringen frisch ertrunkener Tiere pflegt sich rötlicher Schaum aus Maul und Nasenlöchern zu entleeren. Beim Öffnen des Brustkorbes ergibt sich ein enormes »Ertrinkungsemphysem« der Lunge, die nicht kollabiert und deren Oberfläche deutliche Rippenabdrücke zeigt; die Pleura weist petechiale Blutungen auf. Die linke Herzhälfte ist leer, die rechte ebenso wie die großen Körpervenen und die Leber stark mit weitgehend flüssigem Blut gefüllt. In Luftröhre, Bronchen und Lunge finden sich – außer schaumiger Ödemflüssigkeit und Wasser – auch Bestandteile des betreffenden Gewässers, wie Algen, Diatomeen oder Sand.

N. B.: Bleivergiftete Weiderinder geraten infolge ihres krankheitsbedingten blinden Vorwärtsdranges (Kap. 10.5.12) leicht in wasserführende Geländevertiefungen; dabei können sie abgetrieben werden oder ertrinken. In Verdachtsfällen sollte daher eine Untersuchung von Nieren- oder Lebergewebe auf Bleigehalt eingeleitet werden.

Rinder, die beim Durchtreiben durch ein *»Zeckenbad«* (Kap. 2.2.4.4) etwas von der darin enthaltenen Behandlungsflüssigkeit fehlgeschluckt haben, bekommen nicht nur eine Aspirationspneumonie (Kap. 5.3.2.10), sondern vergiften sich u. U. auch mit dem betreffenden Akarizid (Kap. 10.5.15).

5.3.6 Sensibilitätsreaktionen von Bronchen und Lunge

Die Lunge des Rindes ist bei *systemischer allergischer Sofortreaktion* stets beteiligt; in schweren Fällen steht sie sogar im Mittelpunkt der ihrer kutanen Manifestationen wegen anderenorts besprochenen *Urtikaria* (»Nesselfieber«; Kap. 2.2.7.1). Einige andere Krankheiten der Bronchen und Lunge, die klinisch ähnlich bedrohlich verlaufen, werden aus praktischen Erwägungen unter dem klinischen Begriff *»akutes Atemnotsyndrom«* (s. Übersicht 5-2) zusammengefaßt. Von ihnen beruht aber nur die *bovine »Farmerlunge«* (s. u.) sicher auf Hypersensibilisierung; alle übrigen sind vermutlich oder nachweislich auf andere pathogenetische Mechanismen zurückzuführen.

5.3.6.1 Bovine »Farmerlunge«

■ **Definition, Ursachen, Vorkommen:** Durch wiederholte Einatmung des Staubes von schimmligem Heu ausgelöste, der »Farmerlunge« des Menschen entsprechende und nicht selten bestandsweise gehäuft auftretende, akut oder chronisch verlaufende Lungenerkrankung *(extrinsisch-allergische Bronchulo-Alveolitis)* stallgehaltener Rinder. Dabei kommt es infolge Hypersensibilisierung (vom Typ III; Kap. 1.2.3.1) durch

Sporen von *Mikropolyspora faeni*, mitunter auch durch andere, aus Heu oder Einstreu stammende Befallspilze, zur Ablagerung von Immunkomplexen in den Alveolen. Gegebenenfalls treten jeweils 4–6 h nach erneuter Exposition respiratorische Erscheinungen auf, wobei ältere, schon länger im Bestand befindliche oder in Nähe des Heu- bzw. Strohabwurfschachts stehende Kühe i. d. R. zuerst oder am stärksten betroffen werden. Die Erkrankungsfälle häufen sich während der zweiten Hälfte der winterlichen Stallhaltungsperiode nach regenreichem, die Heuwerbung beeinträchtigendem Sommer.

■ **Symptome:** Bei *akutem*, meist in Form von Einzelfällen auftretendem und u. U. tödlich endendem Verlauf werden Freßunlust, schwere Atemnot sowie Milchrückgang beobachtet; die Körpertemperatur ist i. d. R. nicht erhöht. Bei klinisch zunächst inapparentem *chronischem* Verlauf ist die Morbidität oft höher; dabei sind Gewichtsrückgang, geringe Milchleistung, frequente, angestrengt-abdominale Atemtätigkeit und trockener Husten festzustellen; auskultatorisch sind im vorderen Bereich des Lungenfeldes Knatter-, weiter kaudal Knatter- und/oder Pfeifgeräusche zu vernehmen. Solche Tiere ermüden rasch und können bei ausgedehnter Lungenfibrose schließlich Anzeichen stauungsbedingten Herzversagens zeigen. Im Serum derart exponierter Rinder sind spezifische Präzipitine gegen die thermolabilen Antigene der betreffenden Befallspilze nachzuweisen; der Gehalt des Serums an IgE erweist sich als erhöht.

■ **Sektionsbefunde:** In *akuten* Fällen finden sich geringfügige, periphere lobuläre Überdehnung des Lungengewebes sowie diffus verstreut kleine, graue subpleurale Flecken, nach schwerem Verlauf auch Lungenödem und petechiale subseröse Blutungen. *Histologisch* sind interalveoläre Infiltration mit Plasmazellen, Lymphozyten und Makrophagen, Bronchulitis obliterans, Hyalinmembranen sowie epitheloide Granulome – im Sinne einer »atypischen« interstitiellen Pneumonie – festzustellen. In *chronischen* Fällen werden kleine Herde mit alveolärer epithelialer Hyper- und Metaplasie sowie interstitieller Fibrose beobachtet; solche Veränderungen können die Lunge schließlich als diffus-fibrosierende Alveolitis weitgehend durchsetzen.

■ **Differentialdiagnose:** Andere Krankheitsbilder des akuten Atemnotsyndromes (s. Übersicht 5-2) lassen sich bei kritischer Überprüfung der Begleitumstände, einschließlich Kontrolle der Heu- und Strohlagerstätten, meist ausschließen. In Problembeständen kann ein Intrakutantest mit M.-faeni-Antigen vorgenommen werden. Erscheinungen einer staubinhalationsbedingten Pneumokoniose (»dust pneumonia«) werden gelegentlich auch beim Verabreichen besonders fein zermahlenen Kraftfutters beobachtet, ohne daß dieses verpilzt ist; gegebenenfalls ist die Verfütterung probeweise einzustellen oder das Mehl zuvor anzufeuchten, um Entwicklung und Einatmung von Staub zu verhüten. Schließlich sei noch auf das allergische Luftröhrenödem (Kap. 5.2.3.1) verwiesen.

■ **Behandlung:** Dexamethason (50–100 mg parenteral) bewirkt zwar Linderung, doch sollten weitere Expositionen vermieden, pilzbefallenes Heu oder Stroh also nicht mehr verfüttert oder eingestreut werden. Zusätzlich werden in praxi auch Antihistaminika verabreicht, doch tritt deutliche und anhaltende Besserung oft erst während des folgenden Weideganges ein.

■ **Prophylaxe:** Werbung einwandfreien Heus und Strohs; Überwachung der Lagerstätten auf etwa eindringende Nässe, um die Entwicklung »multriger« Nester zu verhüten.

N. B.: Das Betriebspersonal ist auf die mit pilzbefallenem Heu oder Stroh verbundene Gefährdung der eigenen Gesundheit hinzuweisen; beim Arbeiten im exponierten Betriebsbereich sollten Nasen-Mund-Schutzmasken getragen werden.

5.3.7 Tumorkrankheiten von Bronchen und Lunge

Bezüglich der in Bronchen und Lunge vorkommenden *Granulome* sei auf die betreffenden, infektbedingten Krankheiten derselben (Kap. 5.3.3.17, 12.2.6, 12.2.7), bezüglich der *Verkalkung von Lungengewebe* auf die Intoxikation durch kalzinosogene Pflanzen (Kap. 9.17.8) verwiesen.

5.3.7.1 Lungenkarzinomatose

Außer anderen, im Lungengewebe des Rindes gelegentlich anzutreffenden Geschwülsten (*Mastozytome*, Kap. 4.4.4.3; *Lipome*) kommen dort nicht allzuselten auch solche epithelialer Natur vor. Bei diesen ist zwischen primären, d. h. dem Epithel der Bronchaldrüsen bzw. demjenigen der Bronchen entstammenden *Adenomen, Adenokarzinomen* bzw. *Plattenepithel-* sowie *anaplastischen Karzinomen* einerseits und *Metastasen primär extrapulmonal*, z. B. in Gebärmutter, Siebbein oder Hornzapfen, *lokalisierter Karzinome* andererseits zu unterscheiden. Die genannten Organe sind deshalb bei etwaigem Verdacht klinisch sowie bei der Zerlegung mit zu überprüfen.

Von *primärem Lungenkarzinom* werden vorwiegend ältere Tiere, mitunter aber auch Kälber betroffen. Meist wird das Leiden intra vitam nicht als solches erkannt: Einzeltiererkrankung, zunehmende Abmagerung, Niedergeschlagenheit und Entkräftung, im fortgeschrittenen Stadium zudem stimmloser Husten, Dyspnoe mit Maulatmung, rezidivierendes »Nasenbluten«, perkutorische Dämpfung und fehlendes Atemgeräusch im ventralen Bereich des Lungenfeldes, sekundäres Lungenemphysem, Tachykardie, evtl. auch übler Geruch der Atemluft, Beschwerden beim Abschlingen, Wiederkauen und/oder Ruktus, wiederkehrende Tympanie und/oder Anämie. Bronchoskopie, Trachealschleimzytologie sowie thorakale Radio- oder Sonographie können diagnostisch hilfreich sein. Das Leiden ist therapeutisch aussichtslos; auch sind keine Maßnahmen zur Vorbeuge bekannt. Post mortem stellen sich die Karzinome als multiple, grauweißlich-speckige Knoten dar; mediastinale Lymphknoten, u. U. auch Abdominalorgane, enthalten Tumormetastasen.

5.4 Krankheiten von Brustfell, Brusthöhle, Zwerchfell und Brustwand

5.4.1 Erbliche und andersbedingte Mißbildungen von Zwerchfell und Brustwand

➤ *Angeborene Zwerchfellsdefekte* (Abb. 5-62) sind wesentlich seltener und meist größer als postuterin erworbene Diaphragmalücken (Kap. 5.4.2.7). Sie entstehen teils als Hemmungsmißbildung, teils infolge schwergeburtsbedingter Steigerung des intraabdominalen Drucks, und führen – wegen massiven Vorfalles von Leber und/oder Labmagen und Dünndarm – eher zu bedrohlichen respiratorischen Krankheitserscheinungen als die im späteren Leben erworbenen Zwerchfellsverletzungen, gelegentlich aber auch zu Schluckbeschwerden/Regurgitation (Hernie im Bereich des Hiatus oesophagicus). Das klinische Bild umfaßt anhaltendes Liegen oder Stehunfähigkeit sowie inspiratorische oder gemischte Dyspnoe, die beim Anheben des Hinterkörpers deutlich zunimmt; die Atemtätigkeit ist betont abdominal; in manchen Fällen verkleinert sich der Brustkorb bei der Inspiration, um sich bei der Exspiration zu vergrößern. Im ventralen Bereich des Lungenfeldes ist perkutorisch ein- oder beidseitig absolute Dämpfung, auskultatorisch mitunter – spontan oder bei »Schwingpalpation« – Magentätigkeit oder deutliches Plätschern feststellbar. Bei linksseitigem Eingeweidevorfall ist das Herz rechts besser fühl- und hörbar als links. Die Klärung erfolgt durch vorsichtige Probepunktion im Bereich der perkutorischen Dämpfung, wobei man positivenfalls Labmagen- oder Darminhalt erhält. Diagnostisch aufschlußreich sind Kontrast-Röntgen-Aufnahme oder Echoskopie. Ohne chirurgische Behebung des

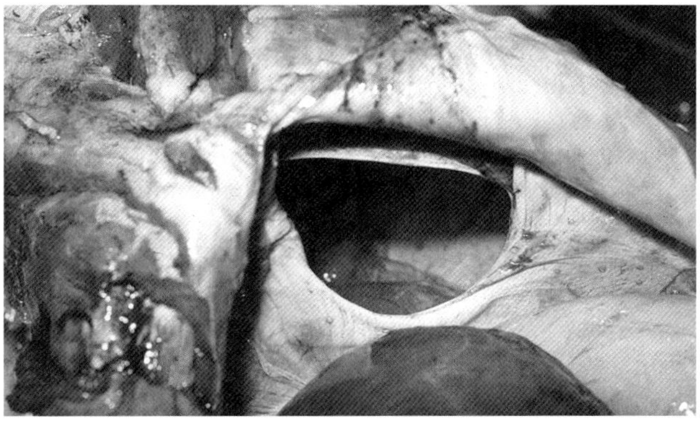

Abbildung 5-62 Handflächengroße angeborene Lücke im linken ventralen Zwerchfellsquadranten eines am 3. Lebenstag an schwerer Atemnot verendeten Kalbes (Sektionsbefund; rechte Seitenlage)

Defektes ist der Verlauf i. d. R. infaust. Eine etwaige, von ventromedian – zwischen Schaufelknorpel und Nabel – aus vorzunehmende operative Reposition erfordert allgemeine Betäubung und künstliche Beatmung des Patienten; sie ist zudem wegen des dabei zu schließenden großen Zwerchfelldefekts prognostisch fraglich.

➤ In den Niederlanden wurde bei MRIY-Rindern, in Japan bei HF-Rindern wiederholt eine als einfach autosomal-rezessiv erblich angesehene, aber erst im Alter von 2–10 Jahren klinisch manifest werdende *Dystrophie der Zwerchfellsmuskulatur* beobachtet. Solche Patienten zeigen Verminderung von Freßlust und Wiederkauen, selteneren und auffallend lauten Ruktus, rezidivierendes Aufblähen, starke Füllung des Pansens mit festem Inhalt, Milchrückgang sowie leicht erhöhte Atemfrequenz; ihre Atemtätigkeit wird zunehmend abdominal (gestreckter Kopf und Hals, weit geöffnete Nasenlöcher). 2–10 Wochen nach Erkrankungsbeginn tritt Erstickungstod ein, falls das betreffende Tier nicht zuvor geschlachtet wird. Der muskulöse Teil des Zwerchfells erscheint blaß, geschwollen und palpatorisch »steif«. Histologisch erweisen sich Muskelfasern von Typ I und II als betroffen: Ihre Faserstärke ist auffallend variabel; außerdem findet man Aufsplitterung in Tochterfasern, trübe Schwellung und Zenkersche Degeneration, vermehrt zentral gelegene Zellkerne (d. h. »Schießscheiben«-Zellen) sowie Ersatz von Muskel- durch Fettgewebe. Immunhistochemisch erweist sich das Leiden als myofibrilläre Myopathie.

➤ *Angeborene Brustwanddefekte* sind entweder klinisch symptomlos – wie teilweises Fehlen von Rippen mit straffem Verschluß der Lücke durch Haut, Interkostalmuskulatur und Brustfell – oder mit Vortreten von Baucheingeweiden verbunden, wenn mehr als eine ganze abdominale Rippe fehlt. Ein solcher Rippenflankenbruch (Hernia hypochondriaca) kann über eimergroß werden, ohne die Entwicklung des betreffenden Kalbes zu behindern, so daß sich eine Behandlung meist erübrigt. Obwohl keine Untersuchungen über die Erblichkeit dieser Mißbildung vorliegen, sollten betroffene Tiere nicht zur Zucht benutzt werden.

➤ Als *»Schnürbrust«* wird eine angeborene zirkuläre Einengung des Brustkorbes unmittelbar hinter der Schultergliedmaße bezeichnet; solche Tiere sind lebens-, aber anscheinend nicht besonders leistungsfähig; die Ursache ist nicht bekannt. Die ebenfalls als »Schnürbrust« bezeichnete waagrechtverlaufende Einkerbung des Brustkorbes in Höhe der Rippen-Rippenknorpelfugen ist Folge schwergeburtsbedingter Rupturen dieser Fugen und/oder knorpelnaher Rippenfrakturen.

5.4.2 Unspezifisch bedingte Krankheiten von Brustfell, Brusthöhle, Zwerchfell und Brustwand

Idiopathische sporadische Erkrankungen der vorgenannten Organe des Atmungsapparates sind im Vergleich zu ihrer klinisch m. o. w. unauffälligen symptomatischen Beteiligung bei den *Enzootischen Bronchopneumonien* (Kap. 5.3.3.1) sowie bei *spezifisch bedingten Pneumonien* (Kap. 5.3.3.16ff.) selten.

5.4.2.1 Entzündung des Brustfells

■ **Definition, Ursachen:** Inflammationen des pulmonalen und – zugleich – des parietalen Brustfells *(Pleuritis)* sind beim Rind meist fibrinöser Natur; sie treten i. d. R. als Begleiterscheinung der Enzootischen Bronchopneumonie (Kap. 5.3.3.1), einer spezifisch bedingten Pneumonie (Pasteurellen-Bronchopneumonie, Kap. 5.3.3.13; Lungenseuche, Kap. 5.3.3.16; Haemophilus-somnus-Syndrom, Kap. 10.3.4; E.-coli-Sepsis; Lungentuberkulose mit »Perlsucht«, Kap. 12.2.6) oder eines pulmonalen Abszesses (Kap. 5.3.2.9) auf. Beim vorwiegend traumatisch bedingten Pyo- und Ichothorax (Kap. 5.4.3.1) ist das Brustfell im Sinne einer eitrig-jauchigen Entzündung betroffen.

Die beim Zerlegen von Rindern auffallend häufig zu beobachtende »Nischenpleuritis« wird als chronischer Ausdruck eines angeborenen, der intrathorakalen Säuberung durch Absorption und Phagozytose dienenden Regulationsmechanismus angesehen.

■ **Symptome, Verlauf:** Bei *akuter isolierter Pleuritis* ist die Atemtätigkeit infolge des mit ihr verbundenen Bewegungsschmerzes oberflächlich-frequent; außerdem kann – v. a. im kaudalen Bereich des Lungenperkussionsfeldes – Druck- und Klopfempfindlichkeit vorliegen. Auskultatorisch sind nur bei beginnender fibrinöser Brustfellentzündung atmungssynchrone Reibegeräusche zu vernehmen, die unmittelbar unter der Phonendoskopkapsel »entstehen«; sie werden bei der mittels Gummibeutel erzielten »Atemhemmung« deutlicher und bleiben nach etwaigem (schmerzhaftem!) Husten unverändert. Bei Mitbeteiligung des serösen Überzuges des Herzbeutels kann ein an die Systole gebundenes »kardiopleuritisches« Friktionsgeräusch auftreten. Nach Entwicklung eines serösen oder ichorösen pleuralen Ergusses lassen diese Symptome nach, während sich zugleich eine dem Ausmaß der Lungeneinengung entsprechende Dyspnoe einstellt; dann ist ventral im Lungenperkussionsfeld meist ein Bereich mit absoluter Dämpfung des Klopfschalles zu ermitteln.

Bei *mit Bronchopneumonie verbundener Brustfellentzündung* werden die Krankheitserscheinungen von ersterer bestimmt: fieberhafte Allgemeinstörung, ausgeprägte Dyspnoe (Kap. 5.3.2.8).

Die *chronisch verlaufende »Nischenpleuritis«* ist klinisch »stumm«; sie scheint sich auch nicht nachteilig auf das Leistungsvermögen der betreffenden Tiere auszuwirken.

■ **Sektion:** Die *fibrinöse Pleuritis* ist durch m. o. w. ausgedehnte graugelbliche, fädige bis fetzige, nicht-übelriechende elastische Auflagerungen von Fibrin auf dem Brustfell gekennzeichnet; nach Entfernung der Auflagerungen erscheint die betreffende Serosa trübrauh. Meist liegen zudem auch bronchopneumonische Veränderungen vor. In fortgeschrittenen Fällen führen die zunächst noch lösbaren fibrinösen Verklebungen schließlich zu nicht mehr trennbaren fibrösen Verwachsungen beider Pleurablätter miteinander.

»Nischenpleuritis« gibt sich durch multiple, reiskorn- bis fingernagelgroße fransig-zottige, gräuliche, von glatter Serosa überzogene Anhängsel des pulmonalen Brustfells zu erkennen, die vorwiegend den kaudalen Lungenrand betreffen, oft aber auch an der parietalen Pleura sowie auf dem Epikard und der Innenauskleidung des Herzbeutels festzustellen sind. *Histologisch* erweisen sie sich als von kuboidalem Mesothel bedeckt und beherbergen Infiltrate mononukleärer Elemente, und zwar vorwiegend Plasmazellen.

■ **Diagnose:** Die klinische Absicherung einer fibrinösen Brustfellentzündung ist schwierig: Sie bedarf der nötigenfalls beiderseits vorzunehmenden Brusthöhlenpunktion, wobei aber wegen der »abschottenden« Funktion des fibrinhaltigen Exsudats mitunter, trotz Vorliegens einer Pleuritis, kein Punktat zu gewinnen ist. Positivenfalles ist das Aspirat gelblich-trübe, flokkig und leukozytenreich, aber nicht übelriechend. Weitere Hilfe bietet die Sonographie.

Differentialdiagnostisch sind traumatische Retikuloperitonitis und Perikarditis (Kap. 6.6.2, 4.1.2.1), Pyo-/Icho-, Hydro-, Pneumo- und Hämothorax (Kap. 5.4.3.1, 5.4.2.3, 5.4.2.6, 5.4.2.5) sowie einfache Bronchopneumonien (Kap. 5.3.2.8) zu berücksichtigen.

■ **Beurteilung:** Die Prognose ist im Hinblick auf die Unsicherheit der Diagnose, d. h. die Möglichkeit des Vorliegens von Komplikationen (s. *Pathogenese*), fraglich. Sie verschlechtert sich bei Vorliegen eines hohen Fibrinogengehaltes im Blut, d. h. bei stark positivem Ausfall der Glutaraldehydprobe. Erweist sich das Pleurapunktat als voluminös und/oder übelriechend, so bestehen praktisch keine Heilungsaussichten mehr.

Etwaige *Behandlung und Vorbeuge* gleichen im wesentlichen denen der Enzootischen Bronchopneumonie (Kap. 5.3.3.1), weil die meisten Fälle von Pleuritis in Zusammenhang mit einer solchen Erkrankung auftreten.

5.4.2.2 Mediastinalemphysem und -phlegmone

■ **Definition, Ursachen, Pathogenese:** Dieses Leiden ist meist auf Perforation des Schlundes (Kap. 6.5.3) innerhalb des Mittelfellspalts, seltener auf Lungenruptur oder tiefpenetrierende Brustwandverletzung (Kap. 5.4.2.8) zurückzuführen. Dabei kommt es zur Verunreinigung des Defektes mit Speichel, Futterbestandteilen sowie eingeschleppten Fäulnis- und Eitererregern, außerdem zum Eindringen von Pansengas – oder von Luft aus der beschädigten Lunge – in den Mediastinalraum. Das bedingt i. d. R. lebensbedrohliche Erkrankung mit Behinderung von Atmung, Abschlingen, Wiederkauen und Ruktus sowie sekundärer Kreislaufbeteiligung.

■ **Symptome:** Je nach Größe und Tiefe des auslösenden Schlund- oder Brustwanddefekts, dem Ausmaß der emphysematösen Aufblähung des Mittelfellspaltes und benachbarter Bezirke lockeren Bindegewebes sowie der Virulenz der beteiligten Erreger sind folgende, meist schon bald nach dem krankmachenden Ereignis einsetzende Symptome m. o. w. deutlich ausgeprägt: fehlende Neigung zum Abliegen, Verweigern von Futter und Tränke, Leerschlucken, Tympanie der Vormägen mit dorsaler Gasblase und inspiratorische bis gemischte, oft von regelmäßigem exspiratorischem Stöhnen begleitete Dyspnoe. Nicht selten ist die Haut an Brusteingang, Rücken und/oder seitlicher Brustwand infolge subkutanen Emphysems (Kap. 2.3.2.2) von ihrer Unterlage abgehoben (palpatorisch: Knistern). Die Schallperkussion des Lungenfeldes (im nicht von Unterhautemphysem betroffenen Bereich) kann Klopfschmerz sowie – meist einseitig – überlaute Resonanz (Lungenemphysem, Kap. 5.3.2.4, Pneumothorax, Kap. 5.4.2.6), ventrale Dämpfung (Hämo- oder Ichothorax, Kap. 5.4.2.5, 5.4.3.1), die Auskultation dieser Bezirke weitgehendes bis völliges Fehlen normaler Atemgeräusche, gelegentlich aber Knistern und/oder Krugatmen ergeben.

■ **Diagnose:** Der Kausalkonnex zwischen vorberichtlicher, zudem oft erfolglos behandelter Schlundverstopfung und (per)akutem Krankheitsbild ist meist offensichtlich; die Klärung kann durch vorsichtige Sondierung des Schlundes mit einer zuvor an ihrem vormagenwärtigen Ende mit Gaze zu umwickelnden elastischen Sonde herbeigeführt werden: Zutreffendenfalls zeigt der Patient beim Erreichen der Perforationsstelle Unruhe und Abwehr; außerdem ist das zurückgezogene Sondenende dann mit Exsudat verunreinigt. Weitere Untersuchungsmöglichkeiten: fiberendoskopische Besichtigung des Schlundinneren oder Kontrast-Röntgen-Aufnahme des Brustkorbes. *Differentialdiagnostisch* sind Eingußpneumonie (Kap. 5.3.2.10), Lungenemphysem (Kap. 5.3.2.4), andersbedingter Pneumo- und Ichothorax (Kap. 5.4.2.6, 5.4.3.1) sowie Pararauschbrand (Kap. 12.2.4) zu berücksichtigen.

■ **Beurteilung:** Nach Sicherung der Diagnose ist wegen Aussichtslosigkeit von Behandlungsversuchen, oft rasch tödlich endenden Krankheitsverlaufs und im Hinblick auf den Tierschutz die sofortige Schlachtung oder Tötung anzuordnen.

5.4.2.3 Hydrothorax

■ **Definition, Ursachen, Pathogenese:** Übermäßige Ansammlung von Pleuralflüssigkeit in der Brusthöhle ohne begleitende Entzündung des Brustfells *(Brustwassersucht)*. Beim Rind tritt ein solcher Erguß bei primärer und sekundärer Herzrechtsinsuffizienz (Kap. 4.1.2.2), bei enteral oder renal bedingter Hypoproteinämie (Kap. 4.3.2.4) sowie bei Tumorosen der Pleura (Kap. 5.4.5) auf und betrifft i. d. R. beide Thoraxhälften. Die im Brustraum befindliche Flüssigkeit bedingt – je nach Menge – eine m. o. w. ausgeprägte Behinderung der Atmung; sie kann zur Verschlimmerung des Primärleidens beitragen oder durch dieses »verschleiert« werden.

■ **Symptome, Verlauf:** Fieberlose, allmählich zunehmende inspiratorische bis gemischte Dyspnoe; in ausgeprägten Fällen sinken die Zwischenrippenräume des Lungenfeldes nur oberhalb der nachstehend erwähnten Dämpfungszone inspiratorisch ein. Perkutorisch ist ventral im Lungenfeld beider Seiten ein gleichgroßer Bereich mit vollständiger Dämpfung des Klopfschalls festzustellen, dessen dorsale Grenze – unabhängig von etwaigem Höher- oder Tieferstellen des Vorderkörpers – stets waagrecht verläuft. Auskultatorisch sind hier keine Atemgeräusche zu vernehmen. Die Herztöne erscheinen mitunter schwächer als normalerweise. Neben diesen Symptomen sind oft auch solche zu ermitteln, die auf das Hydrothorax-bedingende Grundleiden hinweisen, z. B. Venenstauung, Trielödem und Bauchwassersucht bei kardialer Genese (Herzrechtsinsuffizienz, Kap. 4.1.2.2), Abmagerung, Proteinurie und Hypoalbuminämie bei Brustwassersucht renalen Ursprungs (Niereninsuffizienz, Kap. 7.1.3.3), anhaltender Durchfall (bei enteral bedingter Hypoproteinämie, Kap. 4.3.2.4), rektal tastbare knotige Bauchfellveränderungen (Mesotheliose, Kap. 5.4.5.2) oder Vergrößerung äußerlich und/oder rektal zugänglicher Lymphknoten (Leukose, Kap. 3.1.3.1). Die möglichst weit ventral, in einem Zwischenrippenraum des Dämpfungsfeldes (mit Kanüle und aufgesetzter Spritze oder einer mit Dreiwegehahn versehenen Hohlnadel) in kaudodorsaler Richtung tangential vorzunehmende Thoraxpunktion ergibt reichlich klares bis leicht getrübtes, bernsteinfarbenes geruchloses Punktat von niedrigem bis normalem spezifischem Gewicht, das nur wenige Zellen enthält und sich bakteriologisch als steril erweist (Transsudat).

Sektion (Abb. 5-63): Lunge kleiner als normal und im ventralen Bereich mitunter atelektatisch; Brusthöhle sowie meist auch Herzbeutel und Bauchhöhle enthalten reichliche Mengen einer die vorgenannten Merkmale aufweisenden Flüssigkeit; parietales und viszerales Brustfell sind jedoch, außer bei Mesotheliose und anderen Pleuratumorosen, frei von krankhaften Veränderungen. Die übrigen Zerlegungsbefunde werden von der jeweiligen Grundkrankheit bestimmt.

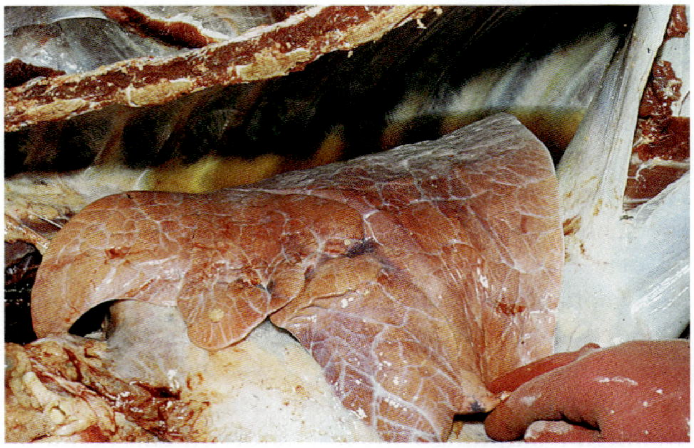

Abbildung 5-63 Hydrothorax als Folge schwerer Hypoproteinämie (eichelvergiftungsbedingte Nephrose; s. Kap. 7.1.6.3)

Diagnose: Das Leiden ist aufgrund der geschilderten Befunde, insbesondere dem Ergebnis der Thorakozentese, sowie der Erscheinungen der Primärkrankheit zu erkennen, die zudem – außer Hydrothorax – vielfach auch Hydroperikard (Kap. 4.1.2.1) und Hydrops ascites (Kap. 6.15.3) bedingt; weitere Hilfe bietet die Sonographie. *Differentialdiagnostisch* sind »feuchte Pleuritis« (Kap. 5.4.2.1) und Ichothorax (Kap. 5.4.3.1) auszuschließen; bei beiden Leiden zeigt das Brusthöhlenpunktat hohes spezifisches Gewicht sowie starken Zellgehalt, beim Ichothorax außerdem üblen Geruch.

Beurteilung, Behandlung: Im Hinblick auf das den Hydrothorax im Einzelfall bedingende, meist unheilbare Grundleiden sind therapeutische Maßnahmen in aller Regel kontraindiziert. Da solche Patienten wegen allgemeiner Wäßrigkeit des Fleisches keinen Schlachterlös versprechen, kann lediglich versucht werden, den ödematösen Zustand des Tierkörpers mit dem Ziel seiner baldigen Verwertung zu verbessern: wiederholte Punktion der Brusthöhle und möglichst vollständiges Absaugen der Flüssigkeit oder mehrtägige Thoraxdrainage über dünnlumigen Schlauch (Infektionsgefahr!). Es ist allerdings möglich, daß sich der Erguß ebenso rasch wieder erneuert.

5.4.2.4 Chylothorax

Ansammlung von Lymphflüssigkeit im Brustraum nach Zerreißung des Duct. thoracicus. Das klinische Bild des beim Rind sehr seltenen Leidens entspricht im wesentlichen demjenigen des Hydrothorax (s. o.); die Thorakozentese ergibt jedoch reichlich milchiggrauweißes, nicht-übelriechendes flüssiges Punktat, auf dem »Fettaugen« zu erkennen sind und dessen Sediment vorwiegend aus Lymphozyten besteht (s. auch: Ascites chylosus/Chylaskos, Kap. 3.1.2.1). Zur Behandlung kann versucht werden, den Erguß über einen Dreiwegehahn abzusaugen, doch ist mit erneuter Ansammlung zu rechnen. Vorsicht: Gefahr einer Infektion der Brusthöhle!

5.4.2.5 Hämothorax

Definition, Ursachen, Pathogenese: Blutansammlung in der Pleuralhöhle infolge traumatischer, manchmal mit Rippenfraktur (Kap. 5.4.2.8) einhergehender Ruptur von Lungen- oder Brustwandgefäßen (Stoß, Sturz, Verkehrsunfall), seltener als Begleiterscheinung bei traumatischer Retikuloperitonitis oder allgemeiner Blutungsneigung (Kap. 4.3.5.10). Der meist einseitige hämorrhagische Erguß behindert, je nach Menge, die Atmung der betreffenden Lungenhälfte und kann nach penetrierender Brustwandverletzung mit Pneumo- und/oder Ichothorax (Kap. 5.4.2.6, 5.4.3.1) verbunden sein.

Symptome, Verlauf: Etwaige vorberichtliche Angaben über das auslösende Ereignis sind hilfreich. Der Patient zeigt m. o. w. ausgeprägte, afebrile inspiratorische, nach Eintritt eines vikariierenden Lungenemphysems aber gemischte Dyspnoe; perkutorisch ist vollständige Dämpfung, auskultatorisch Fehlen von Atemgeräuschen im ventralen Bereich der erkrankten Brustseite festzustellen. Die sichtbaren Schleimhäute sind u. U. anämisch und/oder zyanotisch; die Herztätigkeit ist normal bis pochend-frequent, je nach Lokalisation der Blutung zudem rechts besser hörbar als links; von Fall zu Fall finden sich auch Spuren eines Brustwandtraumas oder Hinweise auf Vorliegen einer hämorrhagischen Diathese, d. h. petechiale Blutungen an sichtbaren Schleimhäuten.

Diagnose: Die innerhalb des perkutorisch ermittelten Dämpfungsbereiches mit mandrinversehener Kanüle vorzunehmende Punktion der Brusthöhle ergibt in frischen Fällen Blut, später Serum. *Differentialdiagnostisch* sind Hydro-, Chylo-, Pyo- und Ichothorax (Kap. 5.4.2.3, 5.4.2.4, 5.4.3.1) zu berücksichtigen.

Beurteilung, Behandlung: Bei geschlossenem Hämothorax ist die Prognose vom Grad der bereits eingetretenen Dyspnoe und davon abhängig, ob die Blutung steht; sonst kommt es zu rascher Verschlechterung des Allgemeinbefindens. Günstigenfalls kann sich die abwartende Therapie auf Ruhigstellung, Bluttransfusion sowie intravenöse Gaben gefäßabdichtender und hämostatischer Mittel (Kap. 4.3.2.1) beschränken. Für Fälle mit penetrierendem Brustwandtrauma (Kap. 5.4.2.8) gilt das dort Gesagte. Bei etwaiger allgemeiner Blutungsneigung (Kap. 4.3.5.10) sind Heilversuche meist aussichtslos.

5.4.2.6 Pneumothorax

Definition: Vorhandensein von Luft oder Gas im Pleuralraum, d. h. zwischen Lunge und Brustwand, mit dadurch bedingter Atembeschwerde.

Ursachen, Pathogenese: Luft kann über penetrierende Verletzungen der Brustwand (Rippenfraktur, Kap. 5.4.2.8) bzw. über Lungenläsionen in die Pleuralhöhle eindringen (offener bzw. geschlossener Pneumothorax). Hierzu führende Beschädigungen des Pleuraüberzuges der Lunge sind meist Folge eines rupturierenden bullösen Emphysems (Kap. 5.3.2.4; etwa bei BRSV-bedingter Bronchopneumonie, Kap. 5.3.3.3), platzender Echinokokkenblasen (Kap. 5.3.4.3), von Abszessen (Kap. 5.3.2.9) oder tuberkulösen Herden (Kap. 12.2.6). Auch nach Durchstoßen des Schlundes (samt Mediastinum) oder bei Besiedlung des Brustraumes mit Anaerobiern (Ichothorax, Kap. 5.4.3.1) gelangt mitunter Luft bzw. Gas in den Pleuralspalt. Weitere Möglichkeiten hierfür sind: unsachgemäße Brusthöhlenpunktion; Laparotomie bei einem mit Zwerchfellsdefekt (Kap. 5.4.2.7) behafteten Patienten.

Der Pneumothorax beschränkt sich beim Rind i. d. R. auf eine Brusthälfte. Dabei kollabiert der betreffende Lungenflügel m. o. w. weitgehend. Wenn der Luftzutritt über einen sich bei der Inspiration ventilartig öffnenden, bei Exspiration aber schließenden Brustwand- oder Lungendefekt erfolgt, kann in der betroffenen Brusthöhlenhälfte nicht nur Druckausgleich mit der atmosphärischen Luft, sondern sogar Überdruck eintreten (»Spannungspneumothorax«).

Symptome, Verlauf: Das etwaige Vorliegen einer Brustwandverletzung legt den Verdacht eines hierdurch bedingten offenen Pneumothorax nahe, weshalb solche Wunden stets entsprechend zu überprüfen sind (Kap. 5.4.2.8). Die pneumothoraxbedingte Behinderung der Atmung ist je nach der in der betroffenen Brusthälfte befindlichen Luft- oder Gasmenge m. o. w. deutlich ausgeprägt: Ängstlichkeit, inspiratorische bis gemischte Dyspnoe mit stärkerem inspiratorischem Einsinken der Zwischenrippenräume und deutlicherem Vorwölben der Flanke sowohl auf der gesunden als auch auf der kranken Seite; kurze Pause zwischen In- und Exspiration; in manchen (emphysembedingten oder -komplizierten) Fällen auch regelmäßiges Stöhnen während der unter Einsatz der Bauchpresse erfolgenden Exspiration. Perkutorisch ist auf der erkrankten Seite, insbesondere dorsal, lauter bis subtympanischer Klopfschall, auskultatorisch das weitgehende bis völlige Fehlen von Atemgeräuschen, in ausgeprägten Fällen auch Abschwächung oder Fehlen der Herztöne festzustellen. Auf der gesunden Seite sind Atmung und Herzarbeit dagegen um so deutlicher zu vernehmen; der Herzspitzenstoß ist hier u. U. pochend zu fühlen, der Bereich der perkutorischen Herzdämpfung vergrößert. Bei Spannungspneumothorax ergibt die Perkussionsauskultation der betroffenen Brustseite metallisches Klingen gleichbleibender Tonhöhe. Liegt dem Pneumothorax die Kombination eines Zwerchfellsdefekts mit einem laparotomiebedingten Pneumoperitoneum zugrunde, so ist auf der betroffenen Thoraxhälfte auskultatorisch ein respirationsgebundenes schlürfendes bis flatulenzartiges Geräusch zu vernehmen, das auf dem abwechselnden Durchströmen von Luft durch den dabei »flatternden« Zwerchfellsriß, d. h. aus dem Brust- in den Bauchraum und umgekehrt, beruht.

Diagnose: Die Vermutungsdiagnose stützt sich auf die geschilderten klinischen Erscheinungen, insbesondere die »Asymmetrie« der Dyspnoe, das Fehlen von Vormagengeräuschen bei der Thoraxauskultation

(s. erworbene Zwerchfellsdefekte, Kap. 5.4.2.7) und die bei versuchsweiser Behandlung eintretende deutliche Besserung. In noch nicht Tuberkulose-sanierten Beständen empfiehlt es sich, den Patienten einer Tuberkulinprobe zu unterziehen.

■ **Sektion:** Bei gründlicher Überprüfung der hierzu erforderlichenfalls zu scherenden Brustwand läßt sich das Vorliegen eines offenen Pneumothorax meist leicht feststellen. Zum Nachweis eines geschlossenen Pneumothorax ist die Brusthöhle der betreffenden Seite unter Wasser zu öffnen, wobei positivenfalls Luft austritt; die zugrundeliegende Beschädigung der Lunge kann in analoger Weise durch Einblasen von Luft in den Hauptbronchus der betreffenden dabei wiederum unter Wasser zu haltenden Lungenhälfte ermittelt werden.

■ **Beurteilung:** Die in den Brustraum eingedrungene Luft wird allmählich resorbiert, wenn sich der zutrittgewährende Defekt geschlossen hat, was dann zur Besserung des klinischen Bildes führt. Verschlimmerung der Atembeschwerde läßt dagegen auf Vorliegen eines überdruckaufbauenden Ventileffektes schließen; gegebenenfalls sind Therapieversuche weniger aussichtsreich.

■ **Behandlung:** Etwaige Brustwandverletzungen sachgemäß versorgen (Kap. 5.4.2.8). Dann wird die betroffene Brusthöhlenhälfte im kaudodorsalen Fünftel des Lungenperkussionsfeldes mit nach kranioventral gerichteter, »tangential« einstechender Kanüle punktiert; diese ist mittels Dreiwegehahn und Schlauchverbindung an eine mindestens 200 ml fassende Spritze anzuschließen. Das unter abwechselndem Öffnen und Schließen des Hahnes erfolgende Absaugen von Luft bzw. Wiederentleeren der Spritze ist so lange fortzusetzen, bis sich die Befunde normalisieren, d. h. bis sich die Atemtätigkeit beruhigt und Atem- sowie Herzgeräusche auf der betroffenen Thoraxseite wieder hörbar werden; statt mittels Spritze kann die in der Brusthöhle angesammelte Luft auch mit Hilfe einer großen, oben und unten mit je einer Ansaug- bzw. Ablauföffnung versehenen Wasserflasche, oder mit dem Vakuum der Melkmaschine abgesaugt werden. Abschließend ist die Pleuralhöhle antibiotisch zu versorgen. Zur Vorbeuge eines Rezidivs sollte der Patient während der nächsten Tage ruhiggehalten werden.

5.4.2.7 Erworbene Zwerchfellsdefekte

■ **Definition:** Zwerchfellsrupturen führen wegen des intrathorakalen Unterdrucks zum Vorfall von Bauchorganen in die Brusthöhle. Beim erwachsenen Rind betrifft dies meist den Netzmagen, beim Kalb Labmagen und Dünndarm; im Leberbereich befindliche kleine Zwerchfellslücken werden von vorwucherndem Lebergewebe ausgefüllt. Bei umfangreicher Diaphragmaruptur können gelegentlich mit der Haube zusammen auch Milz, Dünndarm oder Psalter in den Brustraum vordringen. Da bei solchen Vorkommnissen stets auch peritonealer und pleuraler Überzug des Zwerchfells mitzerreißen, ist eine solche Organverlagerung als *Eventratio diaphragmatica*, nicht aber als innerer Bruch oder Hernie zu bezeichnen.

Bei Rind und Büffel befindet sich die Mehrzahl der erworbenen Zwerchfellsrisse im rechten ventralen Quadranten, also in Nachbarschaft des Speiserinnenabschnitts des Netzmagens. Entsprechend der Größe des dabei verlagerten Haubensegments (faust-, kindskopfgroß, gesamter Netzmagen bzw. Haube einschließlich weiterer Organe) ist zwischen kleiner, mittelgroßer, großer bzw. übergroßer Eventratio diaphragmatica reticuli (EDR) zu unterscheiden. Je nach Lage und Ausmaß der meist senkrechtovalen Zwerchfellslücke sowie Umfang der Organdislokation tritt mitunter überhaupt keine Gesundheitsstörungen ein, z. B. bei links oder dorsal gelegener kleiner EDR. Eine rechts ventral lokalisierte EDR bedingt meist chronische Indigestion infolge mechanischer Behinderung der Futterpassage durch die Vormägen. Bei übergroßer EDR setzen perakut suffokatorische und/ oder kolikartige Erscheinungen ein.

■ **Vorkommen:** Die beim Hausrind seltene EDR ist bei Tieren beiderlei Geschlechts und aller Altersstufen beobachtet worden; in praxi wird sie oft nicht als solche erkannt, sondern den nicht-fütterungsbedingten Indigestionen zugerechnet (»Fremdkörper-Verdacht«, HOFLUND-Syndrom). Beim indischen Wasserbüffel ist das Leiden auffallend häufig und betrifft, wie beim Rind, bevorzugt ältere weibliche Tiere.

■ **Ursachen:** Der EDR-auslösende Zwerchfellsdefekt des Rindes oder Büffels ist nur ausnahmsweise angeboren (Kap. 5.4.1). Meist weisen umfangreiche peritonitische und pleuritische Adhäsionen, starke Vaskularisation der Zwerchfellslückenränder oder eitrige Prozesse auf eine postuterin eingetretene Verletzung hin. Sie beruht bei Jungrindern i. d. R. auf Gewalteinwirkung von außen (Stoß, Sturz, Hängenbleiben auf Hindernis, Überranntwerden, Rippenfraktur u. ä. m.); bei älteren Tieren sind hierfür v. a. intraabdominale Drucksteigerungen (Hochträchtigkeit, Wehentätigkeit, Vormagentympanie) und Netzmagenfremdkörper verantwortlich zu machen.

■ **Symptome:** Bei frischem großem Zwerchfellsriß setzt unmittelbar nach dem auslösenden Trauma schwere inspiratorische oder gemischte Dyspnoe ein: Stöhnen, »Abblatten« der Schulter und abdominale

Atemtätigkeit; u. U. Verkleinerung des Brustkorbes bei In- und Vergrößerung desselben bei Exspiration; zyanotische Schleimhäute, Tachykardie, m. o. w. ausgeprägte Venenstauung; ausgedehnte perkutorische Dämpfung, teilweise auch (schwing-)auskultatorisches Plätschern im ventralen Brustbereich; diese Erscheinungen können mit kolikartiger Unruhe oder Festliegen einhergehen und ihrer Bedrohlichkeit wegen schon vor näherer Untersuchung des Tieres zur Notschlachtung zwingen. Ein kleinerer, klinisch zuvor »stummer« Zwerchfellsdefekt kann bei zufälliger laparotomischer Eröffnung der Bauchhöhle unerwartet und unter schlürfend-pfeifendem Eindringen von Luft in die Brusthöhle manifest werden (s. Pneumothorax, Kap. 5.4.2.6).

Die frische kleinere EDR verläuft klinisch – ebenso wie eine mittelgroße verschleppte linksseitige EDR – entweder inapparent oder geht mit Erscheinungen einer in der Tat oft damit verbundenen traumatischen Retikuloperitonitis einher (Kap. 6.6.2).

Eine ältere, meist rechts ventral gelegene EDR führt dagegen infolge peritonitischer »Verankerung« größerer, funktionell wichtiger Netzmagenabschnitte und/oder der Speiserinne zu fortschreitender mechanischer Behinderung der Ingestapassage via Haubenpsalteröffnung (im Sinne des HOFLUND-Syndromes, Kap. 6.6.5). Das bedingt allmählich zunehmende Überladung der Vormägen mit durchmischtem und schließlich schaumig erscheinendem Futter, palpierbare Hypermotorik des Pansens, teilweise auch Bradykardie. Zudem sind bei mittelgroßer bis großer EDR im ventralen Bereich des Lungenfeldes ein- oder beiderseits perkutorische Dämpfung sowie auskultatorisch Vormagengeräusche feststellbar; letzteren kommt aber nur dann diagnostische Bedeutung zu, wenn sie in unmittelbarer Nähe des Herzens zu hören sind. Dieses kann, je nach Lage und Umfang der EDR m. o. w. weit nach vorn, oben oder rechts verdrängt, also andernorts als normaliter zu fühlen und zu auskultieren sein. Mitunter ist hier dann auch »klatschendes« Anschlagen des Herzens an die EDR oder ein die Pansenkontraktionen begleitendes Reibegeräusch zu vernehmen. Weitere, m. o. w. unspezifische Symptome sind: »Abblatten«, Beschwerden bei Ruktus und Rejektion des Wiederkaubissens, auffallende Unruhe bei Vornahme der »Stabprobe«, Husten bei Schmerzperkussion, ausnahmsweise auch Regurgitieren von Futter.

■ **Diagnose:** Meist ergibt die klinische Untersuchung nur Verdachtsmomente für das Vorliegen einer EDR. Sofern nicht wegen lebensbedrohlicher Erscheinungen, fortgeschrittener Abmagerung oder aus wirtschaftlicher Erwägung die Schlachtung vorzuziehen ist, kann die Klärung durch Probepunktion im Bereich der thorakalen Dämpfung (→ Pansensaft), RÖNTGEN-Untersuchung, Echographie und/oder explorative Ruminotomie herbeigeführt werden. Gegebenenfalls erscheint die Haube beim Austasten der Vormägen durch eine sanduhrförmige Einschnürung in zwei hintereinanderliegende Abteilungen untergliedert. Der in die Brusthöhle vorgefallene Abschnitt des Netzmagens ist meist mit dem Zwerchfell und intrathorakal benachbarten Organen fest verwachsen; er enthält oft Fremdkörper und gestattet die Palpation des Herzens. Die von den Vormägen her erfolgende Exploration gibt zudem Auskunft über Lage und Größe des Zwerchfellsdefekts sowie etwaige Komplikationen; sie erlaubt es auch, den Fall prognostisch klar zu beurteilen und die Vormägen vor etwaiger chirurgischer Reposition der EDR zu entleeren.

■ **Differentialdiagnose:** Bei plötzlich einsetzenden suffokatorischen Erscheinungen lassen sich akutes interstitielles Lungenemphysem (Kap. 5.3.2.4) anhand des nach kaudal erweiterten Lungenperkussionsfeldes, Lungenödem (Kap. 5.3.2.3) oder Lungenriß (Kap. 5.3.2.2) aufgrund des dabei aus Nase oder Maul austretenden m. o. w. blutigen Schaumes abgrenzen. Pneumothorax (Kap. 5.4.2.6) gibt sich durch »asymmetrische« Dyspnoe zu erkennen. Mit Kolik einhergehende frische Zwerchfellsrupturen können bei Vorliegen entsprechender Rektalbefunde von symptomatologisch ähnlichen Erkrankungen des Digestions- oder Harnapparates unterschieden werden, z. B. rechtsseitige Verlagerung und Drehung des Labmagens (Kap. 6.9.2), Dünndarminvagination (Kap. 6.10.2), Blinddarmdrehung (Kap. 6.10.8), Gallenkolik (Kap. 6.13.5), Urolithiasis (Kap. 7.2.4.1) und Torsion der hochtragenden Gebärmutter. Mit chronischer Behinderung der Vormagenpassage verbundene EDR ist von andersbedingter Störung des prästomachalen Futterdurchganges nur durch aufwendige Untersuchung (Thoraxpunktion, RÖNTGEN-Aufnahme, Ultraschall, Ruminotomie) sicher zu differenzieren.

■ **Verlauf, Beurteilung:** Patienten mit großer frischer Zwerchfellsruptur kommen i. d. R. unter rascher Zunahme von Atemnot und Kreislaufversagen binnen weniger Stunden zum Exitus; sie bieten keine brauchbaren Voraussetzungen für einen operativen Eingriff. Eine zufällig, etwa anläßlich einer Laparo- oder Ruminotomie entdeckte kleinere bis mittelgroße links gelegene oder eine kleine dorsal lokalisierte EDR kann zeitlebens ohne nachteilige Folgen bestehen bleiben. Eine rechts liegende EDR führt dagegen erfahrungsgemäß über kurz oder lang zu klinisch manifester mechanischer Behinderung der Vormagenpassage und damit zur Unwirtschaftlichkeit, wenn nicht wegen besonders hohen Nutz- und Zuchtwertes ein aufwendiger Operationsversuch vorgenommen werden soll.

Behandlung: Die chirurgische Behebung frischer oder verschleppter Zwerchfellsdefekte erfordert genaue Kenntnis von Lage und Größe der Diaphragmalücke, vorherige Entleerung der Vormägen am stehenden Tier, sachgemäße Lagerung (u. U. ist der Eingriff aber auch im Stehen möglich), gute örtliche oder allgemeine Betäubung sowie i. d. R. auch Überdruckbeatmung. Der Zugang erfolgt entweder von der Schaufelknorpelgegend aus (Rückenlagerung) oder durch Teilresektion der 6., 7. oder 8. Rippe (Seitenlagerung; kostales Periost erhalten). Nach vorsichtigem, möglichst stumpf erfolgendem Lösen etwaiger, mit Brusteingeweiden bestehender Verwachsungen ist der vorgefallene Netzmagenabschnitt unter Schonung des diaphragmatischen Randwulstes aus dem Zwerchfell herauszuschälen und unter gleichzeitigem Verschluß der Diaphragmalücke zu reponieren. Deren Ränder sind dabei mit kräftigem synthetischem Faden durch »überlappende« Einzelhefte oder Matratzennaht zu vereinigen; erforderlichenfalls ist der Defekt mit Hilfe eines sachgemäß zu verankernden Kunststoffnetzes zu überbrücken. Lokale und/oder allgemeine Antibiose. Verschluß der Bauch- bzw. Brustwandwunde in üblicher Weise, möglichst unter Absaugen etwa eingedrungener Luft aus der Brusthöhle. Der Eingriff ist gelungen, wenn die normale Ingestapassage durch die Vormägen danach wieder einsetzt.

Prophylaxe: Verhüten von Fremdkörpererkrankungen durch orale Eingabe bewährter Dauermagnete; Vermeiden der unter den *Ursachen* erwähnten anderweitigen Traumen.

5.4.2.8 Verletzungen der Brustwand

Definition, Ursachen, Pathogenese: Seltene, meist auf grobem stumpfem oder scharfem Trauma beruhende und mitunter durchdringende Beschädigung der Weichteile des Brustkorbes und/oder der Rippen. Solche Läsionen kommen beim neugeborenen Kalb durch übermäßige intrapartale Thoraxkompression (gegebenenfalls v. a. am Rippen-Knorpelübergang), sonst durch Hornstoß, Gegenrennen, Sturz, Transportunfall, Einspießen landwirtschaftlicher Geräte, Aufspringen und Hängenbleiben auf Hindernissen u. ä. m. zustande. Dabei handelt es sich von Fall zu Fall um Wunden von Haut, Unterhaut, Interkostalmuskeln, Blutgefäßen, parietalem Brustfell, mitunter auch des Zwerchfells bzw. um den Bruch einer oder mehrerer Rippen. In Phosphormangelgebieten mit extensiver Weidehaltung kommen auch scheinbar »spontane«, d. h. osteomalaziebedingte Rippen-Frakturen vor (Kap. 9.17.5); Entsprechendes gilt für die Fluorose (Kap. 9.17.9). Bezüglich der vergleichsweise häufigeren Brustwandhämatome siehe Kapitel 2.3.2.3.

Im Achselbereich gelegene Hautmuskelwunden können Anlaß zu umfangreichem subkutanen Ansaugemphysem (Kap. 2.3.2.2) geben. Bei Rippenfrakturen, v. a. bei Schräg- oder Splitterbruch, bestehen folgende Komplikationsmöglichkeiten: Zerreißung intrathorakaler Blutgefäße (→ Hämothorax, Kap. 5.4.2.5), »einspießende« Mitverletzung der Lunge (→ geschlossener Pneumothorax, Kap. 5.4.2.6) oder des Zwerchfells (→ u. U. Eventration von Baucheingeweiden in die Brusthöhle, Kap. 5.4.2.7), Perforation der Brustwand (→ offener Pneumo- und/oder Ichothorax, Kap. 5.4.2.6, 5.4.3.1), übermäßige Kallusbildung (→ Stenose der Luftröhre im Brusteingang, insbesondere nach schwergeburtsbedingter Serienfraktur mehrerer Rippen beider Brustseiten, Kap. 5.2.2.6). Angeborene Brustwanddefekte werden anderenorts (Kap. 5.4.1) besprochen.

Symptome, Diagnose: Vorberichtliche Hinweise auf ein möglicherweise zu Brustkorbtrauma führendes Vorkommnis sind hilfreich. Frische, gedeckte Rippenfrakturen sind an der deutlichen örtlichen Druck- und Klopfempfindlichkeit zu erkennen, die mitunter mit einer gewissen passiven Beweglichkeit der Bruchenden einhergeht; *differentialdiagnostisch* ist an traumatische Retikuloperitonitis (Kap. 6.6.2) zu denken. Ältere Rippenfrakturen sind durch knotige, kallusbedingte Auftreibungen charakterisiert (Abb. 5-64), die bei osteomalazischen und fluorosekranken Patienten bis zu hühnereigroß werden können. Bei frischer, offener Verletzung der Brustwand liegt eine m. o. w. tiefreichende, u. U. noch blutende Wunde vor (Abb. 5-65), die bei Miteröffnung des Thorax Luftbläschen enthält. Nach Verschleppung des Vorganges treten hier Eiterungen und Nekrosen auf. Das etwaige Vorliegen einer oder mehrerer der obengenannten Komplikationen bedingt meist deutliche Atembeschwerde sowie weitere, in den Abschnitten über die betreffenden Leiden erwähnte Symptome. Vor Beurteilung des einzelnen Falles bedarf es daher gründlicher perkutorischer und auskultatorischer Untersuchung sowie kritischer Wundrevision einschließlich sachgemäßer Sondierung und versuchsweiser, aspirierender Thoraxpunktion.

Beurteilung, Behandlung: Komplikationsfreie gedeckte Rippenfrakturen bleiben oft unerkannt und pflegen ohne besondere Maßnahmen gut abzuheilen. Offene, mit oder ohne Rippenfraktur einhergehende Verletzungen bedürfen sachgemäßer Wundversorgung. Hierzu gehören Rasur und Desinfektion der umgebenden Haut, Entfernung abgestorbener Gewebsfetzen und Knochensplitter, Resektion spitzer Frakturenden, Absaugen etwaigen Exsudates aus der Brusthöhle (Kap. 5.4.3.1) und schichtweiser Verschluß der samt Pleuralhöhle antibiotisch zu versor-

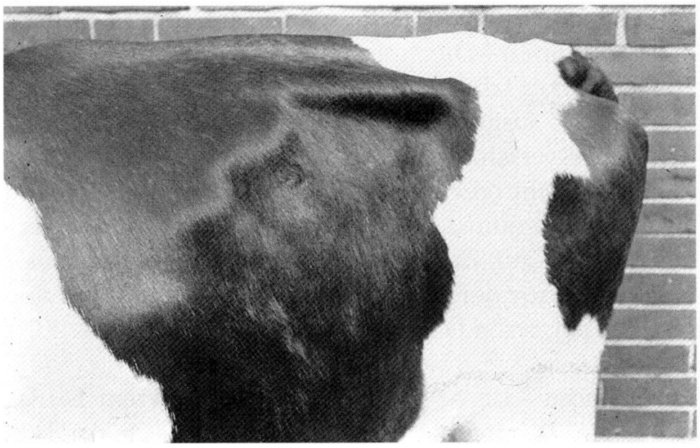

Abbildung 5-64 Brustwandverletzungen: unter mäßiger Kallusbildung komplikationslos abgeheilte Rippen-Serienfraktur

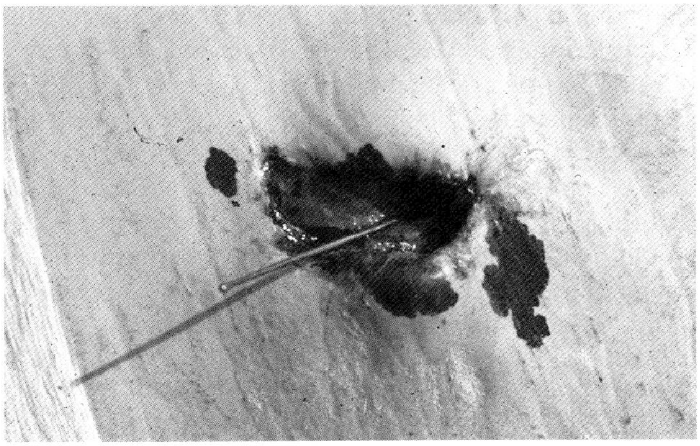

Abbildung 5-65 Frische perforierende Thoraxwunde (umgebende Haut rasiert)

genden Wunde. In verschleppten Fällen empfiehlt es sich, einen Schlauchdrain einzulegen und zu fixieren, um eine Möglichkeit zur regelmäßigen Spülung, Exsudatentfernung und lokalen Medikation zu schaffen. Trotz fachgerechten Vorgehens muß allerdings mit Einbrechen des Prozesses in die Brusthöhle und hartnäckiger Knochenfistelung gerechnet werden.

Das Vorliegen einer der obengenannten Komplikationen (s. *Pathogenese*) schließt Behandlungsversuche i. d. R. aus.

5.4.2.9 Brustbeinfraktur/Brustbeinfistel

Definition, Vorkommen, Ursachen: Seltenes, meist auf grobes äußeres Trauma zurückzuführendes Ereignis. Dabei kommt es durch Niederstürzen auf hartem Untergrund oder Aufprall beim Überspringen fester Hindernisse zum gedeckten oder offenen Bruch des Sternums. Im letztgenannten Falle kann sich in der Folge eine Sternalfistel entwickeln. Gleiches gilt für Brustbeineiterungen infolge tiefstechenden Netzmagenfremdkörpers (Kap. 6.6.2) oder pyämisch-metastatischer Keimabsiedlung (Kap. 4.3.3.1).

Symptome, Verlauf: Das klinische Bild einer frischen *Brustbeinfraktur* ähnelt mit Stöhnen beim Niederlegen und Aufstehen sowie örtlicher Druck- und Klopfempfindlichkeit weitgehend dem der traumatischen Retikuloperitonitis; außerdem kann im Unterbrustbereich ein entzündliches Ödem vorliegen.

Sternalfisteln befinden sich meist im Zentrum einer kollateralen Unterbrustphlegmone. Aus dem trichterförmig eingezogenen Fistelmund entleert sich kontinuierlich oder schubweise übelriechender Knocheneiter, der »Schwefelkörnchen« enthalten kann, was für Aktinomykose (Kap. 9.1.4) spricht. Die Sondierung ergibt einen Hohlraum, dessen Oberfläche infolge Knochennekrose rauh erscheint und der u. U. Sequester beherbergt. Bei etwaiger Kommunikation mit der Pleural- bzw. Peritonealhöhle bestehen zudem Anzeichen für einen Icho- oder Pneumothorax (Kap. 5.4.3.1, 5.4.2.6) bzw. für eine Peritonitis mit oder ohne Beteiligung des Netzmagens (Kap. 6.6.2, 6.15.1). Wie alle verschleppten offenen Knochenbrüche des Rindes neigt auch die Brustbeinfistel zur komplikativen Entwicklung »blasig« strukturierter, palpatorisch »federnder« aktinomykotischer Auftreibungen.

Diagnose: Eine gedeckte *Sternalfraktur* ist nur röntgenologisch sicher zu diagnostizieren. Parasternale Hämatome oder Abszesse sind durch Probepunktion, hier lokalisierte Phlegmonen erst nach Reifung abzugrenzen. Eine *Brustbeinfistel* läßt sich zwar durch sorgfältiges Sondieren erkennen; die RÖNTGEN-Untersuchung gibt jedoch klarere Auskunft über die Ausdehnung des Prozesses sowie etwaige aktinomykotische Veränderungen. Im Hinblick auf diese Komplikationsmöglichkeit empfiehlt es sich, eine Eiterprobe auf Strahlenpilzerreger untersuchen zu lassen.

Behandlung, Beurteilung: Die gedeckte *Brustbeinfraktur* bedarf außer Ruhigstellung und weichem Lager mit reichlich Einstreu allenfalls einer kallusfördernden Gabe von Vitamin D_3. Eine *Brustbeinfistel* ist durch regelmäßig zu wiederholendes Ausschaben des Fistelgrundes mit scharfem Löffel, lokale Antibiose sowie Drainage und saugfähigen Polsterverband anzugehen, doch bleibt der Erfolg – selbst bei zusätzlicher Verabreichung von Jodsalzen (Kap. 3.1.3.3) – oft aus.

5.4.3 Infektionsbedingte Krankheiten des Brustfells

Die Pleura des Rindes ist bei verschiedenen infektionsbedingten Leiden des Atmungsapparates im Sinne einer m. o. w. stark ausgeprägten Entzündung (Pleuritis, Kap. 5.4.2.1) beteiligt. Das gilt insbesondere für *Lungenseuche, Haemophilus-Pneumonie* und *Pasteurellenbedingte Bronchopneumonie* (fibrinöse Pleuritis, Kap. 5.3.3.16, 5.3.3.14, 5.3.3.13) sowie *Tuberkulose* (spezifische Granulome, Kap. 12.2.6). Näheres hierüber ist angegebenenorts nachzulesen. Im folgenden wird daher nur die eitrig-jauchige Brustfellentzündung besprochen.

5.4.3.1 Ichothorax/Pyothorax

■ **Definition, Ursachen, Pathogenese:** Ansammlung von Eiter oder jauchigem Exsudat in der Brusthöhle, die i. d. R. nur eine Thoraxhälfte betrifft und von Fall zu Fall auf das Platzen eines oberflächlich gelegenen Lungenabszesses, einen tief steckenden Netzmagenfremdkörper oder ein penetrierendes Brustwandtrauma, wie Rippenfraktur, Gabelstich, Hornstoß oder Thoraxpunktion, zurückzuführen ist. Dabei zeigen die von Eitererregern bedingten Prozesse Neigung, sich abzukapseln, während sich die durch anaerobe Fäulnis- und Schmutzkeime verursachten Veränderungen rasch auszudehnen pflegen sowie mit Gasbildung einhergehen.

■ **Symptome, Verlauf:** Mit Icho- oder Pyothorax behaftete Patienten werden meist wegen Atembeschwerde und/oder Brustkorbverletzung vorgestellt. Gelegentlich wird das klinische Bild aber von der zugrundeliegenden traumatischen Retikuloperitonitis oder einer fremdkörperbedingten Behinderung der Vormagenpassage bestimmt. In ausgeprägten Fällen besteht inspiratorische oder gemischte Dyspnoe, bei Vorliegen eines sekundären Lungenemphysems oder respirationsgebundener Schmerzen auch regelmäßiges exspiratorisches Stöhnen. Perkutorisch erweist sich das Lungenfeld der gesunden Seite als normal oder leicht erweitert; auf der kranken Seite ist im Bereich des Abszesses oder ichorösen Ergusses absolute Dämpfung zu ermitteln, deren dorsale Grenze im letztgenannten Falle – unabhängig von der Stellung des Tieres – waagrecht verläuft. Wenn sich oberhalb des eitrigen oder jauchigen Prozesses Gas in der Brusthöhle angesammelt hat, ist hier überlauter Klopfschall und bei der Perkussionsauskultation metallisches Klingen weitgehend gleichbleibender Tonhöhe festzustellen. Bei der Auskultation ist über dem Dämpfungsbereich kein Atemgeräusch, über dem (sub)tympanischen Bezirk mitunter »Krugatmen«, ein herzsynchroner »Klick« oder – synchron zur Systole oder bei Schwingauskultation – regelrechtes Plätschern zu vernehmen. Die Schmerzperkussion des Dämpfungsbezirkes fällt oft deutlich positiv aus. Zudem besteht meist ausgeprägte neutrophile Leukozytose mit »Kernlinksverschiebung« und Hyper-γ-Globulinämie. Weitere, nicht regelmäßig zu erhebende Befunde sind Fieber, Freßunlust, Tachykardie, pochender Herzspitzenstoß auf der gesunden Seite, Venenstauung, »Asymmetrie« der Dyspnoe sowie äußerlich erkennbare, penetrierende Thoraxverletzung (Kap. 5.4.2.8).

■ **Diagnose:** Die bei Tieren mit unverletztem Brustkorb im Zentrum der perkutorisch ermittelten Dämpfungszone vorzunehmende Thoraxpunktion ergibt beim Pyothorax (Abb. 5-66) zähflüssigen Eiter, beim Ichothorax (Abb. 5-67) dagegen jauchiges Exsudat mit hohem Eiweiß- und Leukozytengehalt. Bei Patienten mit einer in die Brusthöhle führenden Thoraxperforation entleeren sich hier ebensolche Entzündungsprodukte spontan oder im Verlauf der Wundrevision; gelegentlich tritt dabei auch der krankmachende Netzmagenfremdkörper oder ein von außen in den Brustkorb gelangter traumatisierender Gegenstand zutage. Der intrapleurale Erguß ist echographisch darstellbar.

Differentialdiagnostisch ist an einen größeren pulmonalen Abszeß (Kap. 5.3.2.9), Brustwassersucht (Kap. 5.4.2.3) und Pneumothorax (Kap. 5.4.2.6) zu denken.

■ **Beurteilung:** Ein Behandlungsversuch kommt wegen des damit verbundenen Aufwands und fraglicher Erfolgsaussichten nur bei wertvollen Patienten und zudem nur dann infrage, wenn keine manifeste Störung der Vormagenpassage im Sinne des Hoflund-Syndroms vorliegt sowie Perkussions- und Auskultationsbefunde erwarten lassen, daß auf der erkrankten Seite noch gesundes Lungengewebe vorhanden ist. Für Tiere mit perforierender Brustwandverletzung gilt die im einschlägigen Abschnitt (Kap. 5.4.2.8) erläuterte Prognose.

■ **Behandlung:** Purulenten oder putriden Herd mit weitlumiger Kanüle punktieren; Inhalt möglichst vollständig absaugen; Patient lokal und parenteral antibiotisch versorgen. Diese Maßnahmen sind regelmäßig zu wiederholen; u. U. ist der betreffende Hohlraum auch mehrmals vorsichtig mit steriler physiologischer Kochsalzlösung zu spülen, bis kein Exsudat mehr zu gewinnen ist. Zur Erleichterung der Spülbehandlung kann, insbesondere bei Tieren mit penetrierender Brustwandverletzung, versuchsweise ein etwa bleistiftstarker elastischer Plastikschlauch in den erkrankten Pleuralspalt eingeschoben werden. Als Zugang hierfür wählt man die vorhandene Wunde oder legt einen kurzen Vertikalschnitt an. Humanme-

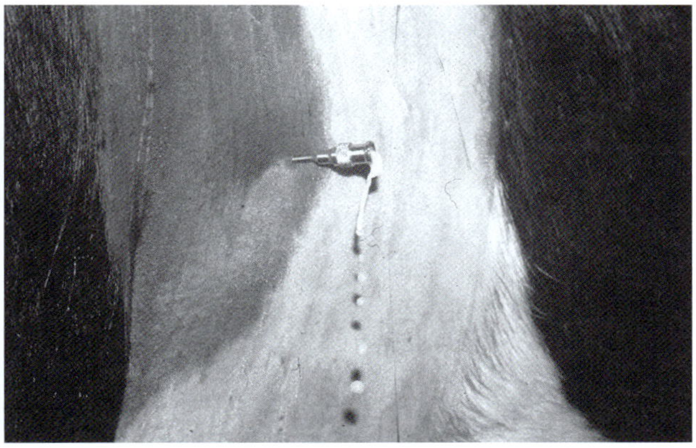

Abbildung 5-66 Pyothorax: Punktion der Brusthöhle ergibt eitriges Exsudat

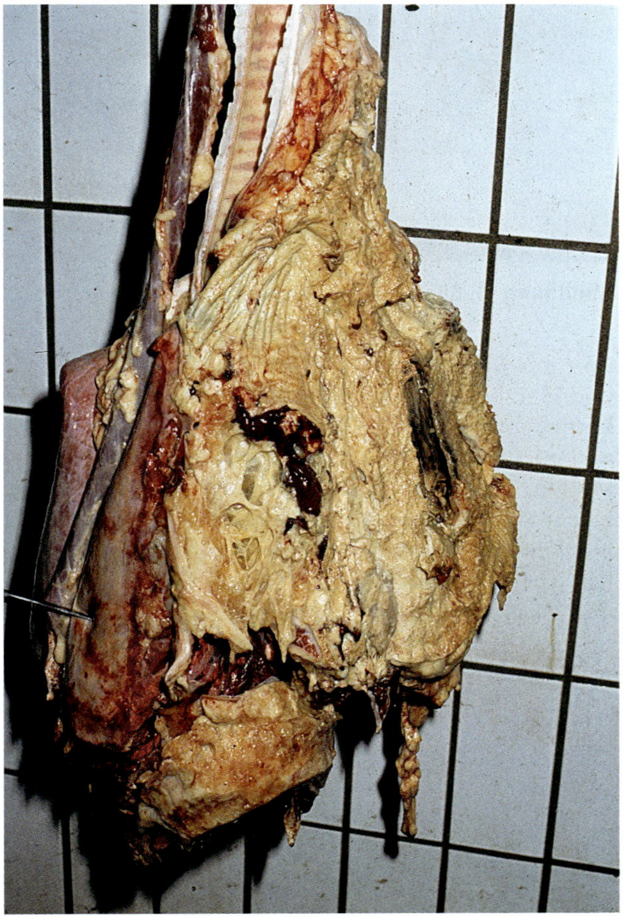

Abbildung 5-67 Ichothorax: jauchige Entzündung des pulmonalen und parietalen Brustfells infolge Zwerchfellspenetration durch tiefstechenden Netzmagenfremdkörper

dizinische Drainageschläuche mit endständigem Ventil und Sammelbeutel bieten dabei zwar praktische Vorteile, doch erschwert die dem Rind eigene starke Fibrinausschwitzung die Behandlung und gestaltet sie langwierig (→ Abmagerung!).

5.4.4 Fütterungs-, vergiftungs-, stoffwechsel-, mangel- sowie haltungs- oder umweltbedingte Krankheiten des Zwerchfells und der Brustwand

Die Muskeln von Brustwand und Zwerchfell werden von den gleichen myotropen Leiden betroffen wie die übrige Skelettmuskulatur, was sich auf ihre Fähigkeit zur Bewältigung der Atemarbeit negativ auswirken kann. Das gilt für die Beteiligung der Interkostal- und Diaphragma-Muskulatur bei der straffen bzw. schlaffen, durch *Tetanus*- bzw. *Botulinus*-Toxin bedingten Lähmung (Kap. 10.3.8, 10.5.13), bei der auf unzulänglicher Versorgung mit Vitamin E und/oder Selen und weiteren Schadeinflüssen beruhenden *Myodystrophie* oder *»Weißfleischigkeit« der Skelettmuskulatur* (Kap. 9.17.1) sowie mitunter auch für die auf übermäßige körperliche Anstrengung zurückzuführende *exerzitionale Rhabdomyolyse* oder *Paralytische Myoglobinurie* (Kap. 9.17.2). Dabei kommt der Tatsache Bedeutung zu, daß domestizierte Rinder (insbesondere Masttiere) sowohl bei Stall- als auch bei Weidehaltung i. d. R. kein »Atemtraining« erhalten und deshalb über wenig respiratorische Ausdauer verfügen. Diese im Vergleich zu »sportlicheren« Haustierarten geringere Belastbarkeit der Atemmuskulatur des Rindes ist von pathogenetischer Bedeutung: Sie wirkt sich bei schwerer respiratorischer Erkrankung, die eine anhaltende Vermehrung der Atemarbeit (Steigerung von Frequenz, Tiefe und Kraft der Atembewegungen) erfordert, in vorzeitiger *Ermüdung der Atemmuskulatur* aus; das bedingt wiederum zunehmende Verschlechterung der Sauerstoffversorgung des Patienten (Circulus vitiosus). Daher sollte bei der Behandlung atemkranker Mastrinder immer auch darauf geachtet werden, ihre respiratorische Belastung zu vermindern (staub- und zugluftfreie Aufstallung, Vermeiden von Beunruhigung), ihre Versorgung mit Vitamin E sowie Selen zu überprüfen und erforderlichenfalls aufzubessern (s. Kap. 9.17.1, 9.17.2).

5.4.5 Tumorkrankheiten von Brustfell, Brustraum und Brustwand

Die ziemlich regelmäßig auch den kranialen Mittelfellspalt betreffende *Thymusleukose* (Kap. 3.1.6.1) wird bei den Krankheiten des Lymphapparates besprochen. Gleiches gilt für *andere*, gelegentlich die Mediastinallymphknoten mitbefallende *Leukoseformen* (Kap. 3.1.3.1, 3.1.6.1, 4.4.4).

5.4.5.1 Mediastinale Sarkomatose

Vom Binde-, Knorpel- oder Knochengewebe ausgehende Sarkome unterschiedlicher histologischer Struktur, die lymphogen auch ins Lungengewebe oder in die Bauchhöhle hinein metastasieren können, sind beim Rind sehr selten. Sie betreffen vorwiegend die mediastinalen Lymphknoten, deren fortschreitende Vergrößerung ein schleichendes Krankheitsbild mit zunehmender Beeinträchtigung von Kreislauf und Atmung bedingt. Dabei zeigen sich Venenstauung, Vorbrustödem, u. U. Vergrößerung der Buglymphknoten, perkutorische Dämpfung und Fehlen der Atemgeräusche im ventralen Thoraxbereich, Atembeschwerde, schließlich Maulatmung mit exspiratorischem Stöhnen, Tympanie sowie Regurgitieren von abgeschlucktem Futter. Differentialdiagnostisch sind Verstopfung und Geschwülste des Schlundes (Kap. 6.5.2, 6.5.6), Thymusleukose (Kap. 3.1.6.1) sowie primäre Lungentumoren (Kap. 5.3.7) zu bedenken. Der intravitale Nachweis der Brusthöhlensarkomatose ist nur möglich, wenn im Vorbrust-, Brustbein- oder Rippenbereich Geschwülste vorliegen, aus denen eine Biopsieprobe zur histologischen Kontrolle entnommen werden kann. Postmortal erweisen sich die betroffenen Lymphknoten als erheblich vergrößert, ihre Schnittfläche als speckig und von Bindegewebssträngen durchzogen; Pleural- und oft auch Perikardialflüssigkeit sind vermehrt.

5.4.5.2 Mesotheliose des Brustfells

Primäre Mesotheliose der Pleura (Abb. 5-68) ist beim Rind wesentlich seltener als diejenige des Peritoneums (Kap. 6.15.6). Gegebenenfalls führt sie, ebenso wie von der Bauchhöhle her eingedrungene Mesotheliose, zur Behinderung von Herz- und Atemfunktion mit Venenstauung, Zunahme von Brusthöhlen- und Herzbeutelflüssigkeit, Atembeschwerde und perkutorischer Dämpfung im ventralen Bereich des Thorax, nicht aber zur Beteiligung regionaler Lymphknoten. Das Pleuralpunktat erscheint rötlich-orange, trübe; sein Sediment enthält reichlich Serosazellen. Das Leiden ist infaust. Bei der Zerlegung sind massenhaft »perlsuchtähnliche« Knötchen auf pulmonalem und parietalem Brustfell festzustellen.

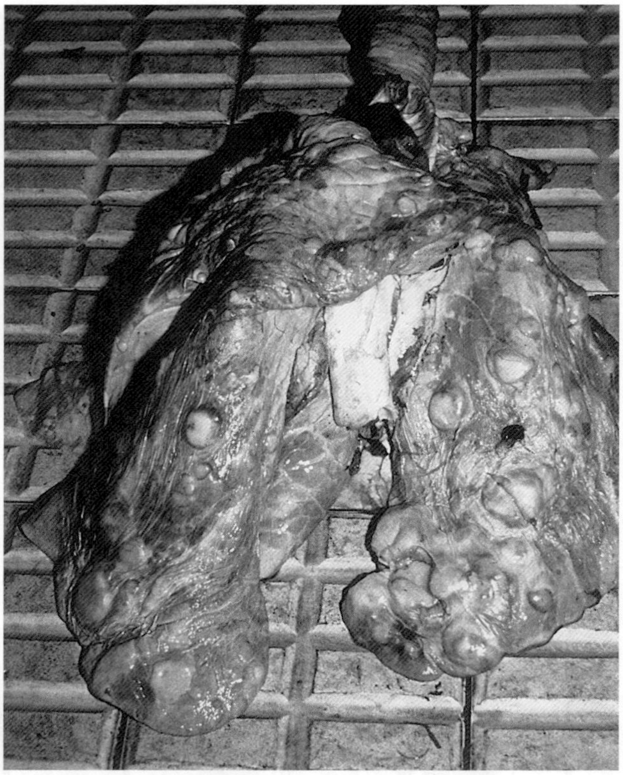

Abbildung 5-68 Multiple pleurale Mesotheliome

6 Krankheiten der Verdauungsorgane und der Bauchwand

G. Dirksen (Hrsg.)

Wiederkäuer unterscheiden sich von den anderen Haustierarten v. a. durch die anatomischen und physiologischen Eigenheiten ihrer Digestionsorgane, unter denen dem hochspezialisierten Vormagen-Labmagen-System eine besondere Rolle zukommt. Diese Tatsache spiegelt sich in der erheblichen praktischen Bedeutung der primär am Verdauungsapparat angreifenden Krankheiten wider; darüber hinaus werden Freßlust, Wiederkauen und Vormagenmotorik sowie die gastrointestinale Nährstoffresorption auch bei anderweitig lokalisierten Leiden fast immer m. o. w. stark in Mitleidenschaft gezogen. Da optimale Milch- und Masterträge aber in erster Linie von der Funktionstüchtigkeit des Digestionstraktes abhängen, gehören die sichere Erkennung der mannigfaltigen Verdauungsstörungen des Rindes sowie ihre Behandlung und Vorbeuge zu den interessantesten und dankbarsten Aufgaben des praktizierenden Tierarztes. Darin eingeschlossen ist u. a. die Beratung des Tierhalters über eine wiederkäuergemäße und leistungsgerechte Fütterung.

Die Kenntnisse von den nachfolgend besprochenen Leiden sind während der letzten 3 Jahrzehnte durch eine Fülle grundlegender Arbeiten auf dem Gebiet der Ernährungsphysiologie, insbesondere auf dem der Vormagendigestion, sowie durch eine Reihe wertvoller klinisch-diagnostischer und -therapeutischer Beiträge wesentlich bereichert worden. Sie haben zur Klärung und Differenzierung von bis dahin noch nicht erkannten motorischen und fütterungsbedingten Funktionsstörungen von Haube, Pansen und Blättermagen geführt und des weiteren zum besseren Verständnis und zur wirksameren Vorbeuge der bei Hochleistungskühen immer häufiger zu beobachtenden Verlagerungszustände von Labmagen und Darm beigetragen. Wesentliche Fortschritte wurden ferner auf dem Gebiet der Magen-Darmkrankheiten bei Kalb und Jungrind erzielt. In diesem Abschnitt des Buches werden des weiteren die durch Parasiten oder durch Vergiftungen bedingten Gesundheitsstörungen von Magen und Darm sowie die Krankheiten von Bauchspeicheldrüse, Leber und Gallenblase besprochen. Von letzteren haben besonders die Leberleiden große Bedeutung erlangt.

6.1 Krankheiten von Maulschleimhaut und Zunge

6.1.1 Unspezifische Entzündungen der Maulschleimhaut

Definition: Entzündungen der Maulschleimhaut schließen oft Zahnfleisch (Gingivitis) und Zunge (Glossitis) ein. Es sind selbständige, allein die Maulhöhle erfassende Affektionen von den als Symptom verschiedener Allgemeinerkrankungen zu beobachtenden Stomatitiden zu unterscheiden. Einen Überblick über die Stomatitisformen beim Rind und deren ätiologische Zuordnung gibt Übersicht 6-1. Zu den *unspezifischen Stomatitiden* werden die auf mechanische, thermische oder chemische Ursachen zurückgehenden Entzündungen der Maulschleimhaut gerechnet *(Stomatitis nonspecifica s. simplex)*. Örtlich zeigen sich meist katarrhalische oder erosive, seltener pustulöse bis vesikulöse Veränderungen, ausnahmsweise tiefe Defekte, auf denen sich bakterielle Sekundärinfektionen ansiedeln können.

Ursache: Derartige Stomatitiden entstehen oft aus mechanischen Einwirkungen durch Instrumente (Maulring, -keil, -gatter, Pilleneingeber, Schlundrohr), durch spitze Zähne oder scharfkantige Fremdkörper, durch schleimhautreizende Futtermittel wie sperriges, mit spitzen Grannen und Spelzen durchsetztes Trokkenfutter (verschiedene Hirsearten, insbesondere Gelbe Borstenhirse *[Setaria lutescens aut pumila]*, Borstgras, Riedgras, Binsen, in Samenreife geworbenes und gehäckseltes Tritikale-Heu) sowie durch verschimmelte oder von Raupen befallene Futtermittel etc. Thermische oder chemische Reizungen können verursacht werden durch Aufnahme heißer Schlempe, durch NaOH-Rückstände in aufgeschlossenem Stroh, nach versehentlicher oraler Verabreichung oder dem Verzehr ätzender Medikamente bzw. Chemikalien (Formalin, Salzsäure, konzentrierte Essigsäure, Chloralhydrat, Natronlauge, Silbernitrat, Schwefelkohlenstoff, Düngemittel, gebrannter oder gelöschter Kalk etc.), nach dem Ablecken von Scharfsalben oder Wandanstrichen sowie durch schleimhautreizende Pflanzen (Wolfsmilchgewächse [*Euphorbia* spp.], »Herkulesstaude« *[Heracleum montegazzianum]*, evtl. auch Rapsrückstände, Brennesseln, Schwedenklee und weitere). Möglicherweise können Mangelkrankeiten (insbesondere Karotin-/Vitamin-A-Mangel) prädisponierend wirken.

Übersicht 6-1 Wichtige Stomatitisformen des Rindes und ihre ätiologische Zuordnung

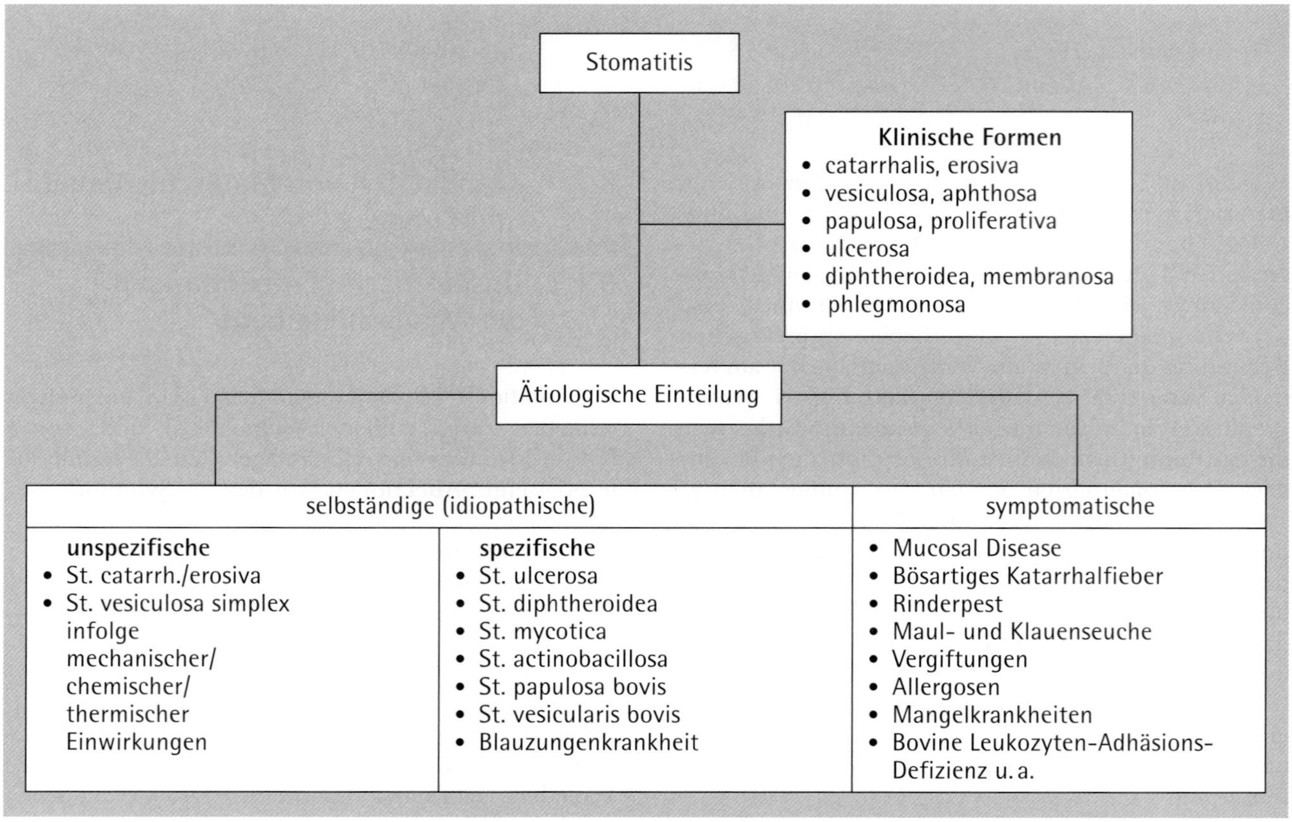
Stomatitis
Klinische Formen
• catarrhalis, erosiva
• vesiculosa, aphthosa
• papulosa, proliferativa
• ulcerosa
• diphtheroidea, membranosa
• phlegmonosa
Ätiologische Einteilung
selbständige (idiopathische)
symptomatische
unspezifische
• St. catarrh./erosiva
• St. vesiculosa simplex infolge mechanischer/ chemischer/ thermischer Einwirkungen
spezifische
• St. ulcerosa
• St. diphtheroidea
• St. mycotica
• St. actinobacillosa
• St. papulosa bovis
• St. vesicularis bovis
• Blauzungenkrankheit
• Mucosal Disease
• Bösartiges Katarrhalfieber
• Rinderpest
• Maul- und Klauenseuche
• Vergiftungen
• Allergosen
• Mangelkrankheiten
• Bovine Leukozyten-Adhäsions-Defizienz u. a.

Symptome, Verlauf, Beurteilung: Die äußeren Erscheinungen sind bei den verschiedenen Stomatitiden weitgehend ähnlich, sie variieren jedoch graduell, je nach Form und Ausdehnung der Entzündung. Trotz noch erhaltenen Appetits wird Rauhfutter nur zögernd aufgenommen und behutsam gekaut, oder die Futter- und Tränkeaufnahme wird nach den ersten lebhaften Bissen oder Schlucken wieder eingestellt. Während des zeitweisen »Leerkauens« zeigen die Tiere unphysiologische, kurze hackende oder rollende Kieferbewegungen bei leicht geöffneter Lippenspalte (»als hätten sie eine heiße Kartoffel im Maul«) sowie auffälliges Vorstrecken und Einrollen der Zungenspitze. Diese Symptome sind Zeichen der erhöhten Empfindlichkeit und Schmerzhaftigkeit der Maulhöhlenschleimhaut, die sich auch in der Widersetzlichkeit gegen die Maulhöhlenuntersuchung zu erkennen gibt. Aus der Lippenspalte fließt ständig dünner fadenziehender Speichel, oder er sammelt sich als blasiger Schaum an Lippenrändern und -winkeln an, so daß beim Öffnen der Kiefer ein typisch schmatzendes Geräusch entsteht. Im fortgeschrittenen Stadium verbreiten die Tiere mitunter über die Ausatmungsluft einen üblen, faden bis fauligen Geruch (Foetor ex ore), der auf bakterielle Kontamination der Schleimhautveränderungen schließen läßt.

Die örtliche Untersuchung ergibt bei katarrhalischer oder erosiver Stomatitis umschriebene oder diffuse Rötung und Schwellung, vermehrte Wärme, erhöhte Empfindlichkeit und Durchsaftung sowie Glanzlosigkeit der Schleimhaut. Eventuell zeigen sich Erosionen an Lippen und hartem Gaumen oder tiefergehende, teils mit Belägen behaftete Verletzungen, mitunter auch Aufrauhungen und Wucherungen am Zungenepithel (»Bürstenzunge«) sowie eingespießte Grannen bzw. Futterpartikel (s. Kap. 6.1.8); nicht selten bestehen entzündliche Schwellungen der Speicheldrüsen und/oder der Kopflymphknoten.

Infolge der reduzierten Tränkeaufnahme und hohen Speichelverlusts trocknen die Patienten zunehmend aus und verlieren bei längerem Anhalten der Futterverweigerung an Gewicht. Einfache Stomatitiden heilen nach Abstellen der Ursache meist binnen 3–4 Tagen von selbst wieder ab; es können sich daraus aber auch geschwürige oder diphtheroide Komplikationen mit deren Folgen (Übergreifen auf Rachen und Kehlkopf, Phlegmone, Abszeß, Aspirationspneumonie) entwickeln.

Diagnose, Differentialdiagnose: Die Erkennung basiert auf den äußeren Symptomen, dem Maulhöhlenbefund und dem Ausschluß anderer selbständiger oder symptomatischer Stomatitiden. Hierzu dienen

Anamnese, Überprüfung von Futter, Fütterungstechnik und Stall, gründliche Allgemeinuntersuchung, Verlauf im Bestand sowie im Zweifel einzuleitende weiterführende diagnostische Verfahren hinsichtlich der in Übersicht 6-1 genannten Leiden. Zur Klärung von Futterschädlichkeiten sind auch botanische und chemische Untersuchungen heranzuziehen.

Behandlung: Zunächst ist die Ursache, sofern bekannt und möglich, abzustellen und dem Tier neben frischem Wasser schleimhautschonende Nahrung zu reichen, z. B. mit Getreideschrot vermengte Kleietränke, Leinsamenschleim, Grünfutter, Grummet, fein geschnitzelte Rüben oder Treber. Notfalls muß mehrmals Flüssignahrung per Magensonde verabreicht werden. Zur *örtlichen Behandlung* eignen sich Maulhöhlenspülungen mit lauwarmen mild-antiseptischen, leicht adstringierenden und desodorierenden Lösungen: Bei gesenkt gehaltenem Kopf läßt man die Flüssigkeit mittels eines weichen Gummischlauches aus der Spülkanne in die Backentasche rieseln; die Verteilung in der Maulhöhle besorgt das Tier selbst. Je nach Befund und beabsichtigter Wirkung kommen folgende Spülflüssigkeiten in Betracht: Salbei- oder Kamillenabkochung/Kamillenextrakt-Lösung, Wasserstoffperoxid (0,5–3%), Kaliumpermanganat (0,1–2%), Natriumbikarbonat-Lösung (5%) sowie verschiedene Handelspräparate. Einspießende Fremdkörper oder nekrotische Beläge werden mit langer anatomischer Pinzette oder Arterienklemme vorsichtig entfernt, die Wundflächen leicht kürettiert und mit einem der folgenden Mittel betupft: PVP-Jod-Präparat, verdünnte Jodtinktur (1 : 3), Jod-Glyzerin (1 : 10), LUGOLsche Lösung, Kupfersulfat (5–10%) sowie Präparate auf Basis von Kresolsulfonsäure-Formaldehyd-Polykondensat. Zur unterstützenden Behandlung kommen nichtsteroidale Antiphlogistika, die Vitamine A und C sowie unspezifische Reiztherapeutika in Frage. Bei Austrocknung der Patienten ist orale oder/und parenterale Flüssigkeits- und Elektrolytzufuhr erforderlich. Hinsichtlich Behandlung von Komplikationen siehe folgende Kapitel. Die *Prophylaxe* besteht im Vermeiden der Ursachen.

6.1.2 Geschwürige Entzündung der Maulschleimhaut

Definition, Ursache: Mit dieser Bezeichnung *(Stomatitis ulcerosa)* wurde ursprünglich eine in den USA beobachtete eigenständige Stomatitis belegt, als deren Ursache ein relativ großes, nicht näher klassifiziertes Virus verantwortlich gemacht wurde. Eine weitergehende Klärung scheint nicht erfolgt zu sein. Nach heutiger Vorstellung sind hier ulzerierende Entzündungen einzuordnen, die durch bakterielle Infektion kleinster, makroskopisch nicht oder kaum erkennbarer Schleimhautläsionen entstehen. Hauptverursacher ist *Arcanobacterium (Actinomyces) pyogenes*, oft in Gesellschaft mit anderen Eitererregern.

Vorkommen, Symptome, Verlauf: Von derartigen Stomatitiden werden vornehmlich Kälber betroffen. Meist werden die Geschwüre erst entdeckt, wenn sich bereits ein umschriebener, m. o. w. tiefreichender, von bläulichrotem Granulationsgewebe ausgekleideter eiternder Schleimhautdefekt gebildet hat und vermehrtes Speicheln und zögerndes Trinken zu beobachten sind (Abb. 6-1). Ränder und nähere Umgebung der häufig an der Backenschleimhaut lokalisierten Ulzera sind blaurot verfärbt und geschwollen. Die Infektion kann auf die Speicheldrüsen übergreifen oder in die Tiefe des Backengewebes fortschreiten und nach phlegmonöser Anschwellung zur Abszedierung führen. Dann zeigt sich an der Backe, am Unterkiefer oder im Kehlgang eine kuppelförmige, auf Druck schmerzhafte und m. o. w. fluktuierende Umfangsvermehrung (Abb. 6-2). Kleinere Abszesse mit dicker Kapsel können sich gummiartig derb anfühlen und daher den Eindruck eines Tumors erwecken. Infolge mangelhafter Tränkehygiene oder gemeinsamer Tränkeautomaten werden andere Tiere einer hohen Keimexposition ausgesetzt, und da Eintrittspforten in der Mundhöhle keineswegs selten sind, kann die ulzeröse Stomatitis zu einem Gruppen- oder Bestandsproblem werden.

Diagnose, Differentialdiagnose: Der Verdacht auf Backenabszeß läßt sich meist durch Probepunktion klären; allerdings muß man dazu eine weitlumige Nadel wählen, da der Eiter dickrahmig oder gar bröckelig sein kann. Eventuell auch Sonographie. Differentialdiagnostisch ist durch Maulhöhleninspektion in der Gruppe zu klären, ob die ulzeröse Stomatitis möglicherweise durch Sekundärinfektion einer unspezifischen oder papulösen Entzündung entstanden ist; ferner sind diphtheroide und mykotische Stomatitis sowie Aktinomykose und Entzündungen von Speicheldrüsen oder Kopflymphknoten zu berücksichtigen. Von den symptomatischen Stomatitiden verläuft v. a. die durch Bovine Leukozyten-Adhäsions-Defizienz bedingte (s. Kap. 4.3.1.6) unter ulzerösen und granulomatösen Veränderungen der Maulhöhlenmukosa.

Behandlung, Prophylaxe: Die Behandlung geschieht im Prinzip nach den in Kapitel 6.1.1 genannten Richtlinien, erforderlichenfalls unterstützt durch systemische antibakterielle Therapie. Die geschwürigen Veränderungen werden leicht kürettiert und, ggf. nach Maulhöhlenspülung, mit einem der genannten Mittel betupft. Im Falle einer Backenphlegmone wird

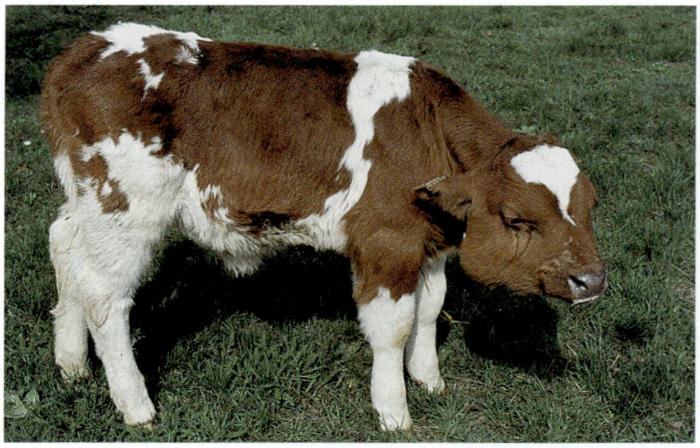

Abbildung 6-1 Stomatitis ulcerosa et phlegmonosa bei einem Kalb nach Erosion der Backenschleimhaut durch spitze Backenzähne und nachfolgende Infektion

zunächst hyperämisiert (z. B. mit 20- bis 30%iger Ichthyolsalbe) und nach Abszedierung gespalten, gespült sowie ein antiseptischer Drain eingelegt, bis die Höhle ausgranuliert ist. Erkrankte Tiere sollten getrennt aufgestallt und getränkt werden.

6.1.3 Diphtheroide Entzündung der Maulschleimhaut

Definition: Eine auf Maulhöhle und Rachen beschränkte, herdförmige diphtheroide Schleimhautentzündung infolge örtlicher Infektion mit *Fusobacterium necrophorum*. Die vornehmlich Kälber befallende Stomatitis führt oft zu komplikativer Infektion anderer Organe (insbesondere Kehlkopf, Lunge, Magen, Darm) sowie zu tödlich verlaufender Toxin- und Bakteriämie. *Andere Bezeichnungen:* Stomatitis diphtheroidea, Kälberdiphtheroid, Nekrobazillose, calf diphtheria, necrotic stomatitis.

Vorkommen: Infektionen mit dem Nekrosebakterium sind weltweit verbreitet und kommen in verschiedenen Formen vor. An Stomatitis diphtheroidea erkranken hauptsächlich Kälber im Alter von 2 Wochen bis zu 3 Monaten, seltener ältere Rinder, v. a. Mastrinder, bis zu 2 Jahren. Die Morbidität hängt wesentlich von örtlichen haltungs- und fütterungsgebundenen Einflüssen ab und kann im ungünstigen Fall hoch sein (≤ 50 % einer Gruppe).

Ursache, Pathogenese: *Fusobacterium necrophorum* ist ein ubiquitärer gramnegativer nicht-sporenbildender anaerober Keim, von dem 2 Subspezies, nämlich Biotyp A/*necrophorum* und Biotyp B/*funduliforme* bekannt sind, die beide beim Kälberdiphtheroid vorkommen. Der Erreger gilt als normaler Bewohner des Magen-Darmtraktes gesunder Rinder, der nur unter begünstigenden Umständen in die Schleimhaut des Wirtes einzudringen vermag (»opportunistischer Krankheitserreger«). Welche Mechanismen dabei im Spiele sind, ist bislang nicht schlüssig geklärt. Es wird von einer komplexen Pathogenese ausgegangen, an der folgende Faktoren beteiligt sind: von F. necrophorum gebildete Toxine (Endotoxin, Leukotoxin, Hämolysin, Hämagglutinin), Adhäsine und proteolytische Enzyme, Synergismus mit anderen Bakterien oder/und Virusinfektionen, insbesondere mit A. pyogenes (verminderte Sauerstoffspannung), herabgesetzte Infektabwehr im Wirtsgewebe (z. B. Vitamin-A-Mangel, Zahnwechsel, viraler Infekt). Die Infektion und ihre Ausbreitung im Bestand wird durch unhygienische Tränke- und Haltungsbedingungen (feuchtwarmes Klima, feuchte Böden und Wände, Schimmel an Futter und Einstreu, Kontamination durch klauenkranke Rinder) begünstigt. Die infizierte Schleimhaut wird in einer Ausdehnung von mehreren Zentimetern (bis Handtellergröße) und in die Tiefe fortschreitend eingeschmolzen, von wo aus dann Toxine und Erreger ins Blut gelangen oder per contiguitatem gestreut werden. Das umgebende Gewebe reagiert darauf mit Entzündung und Granulation. Toxinämie und Bakteriämie lösen eine fieberhafte Allgemeinerkrankung aus.

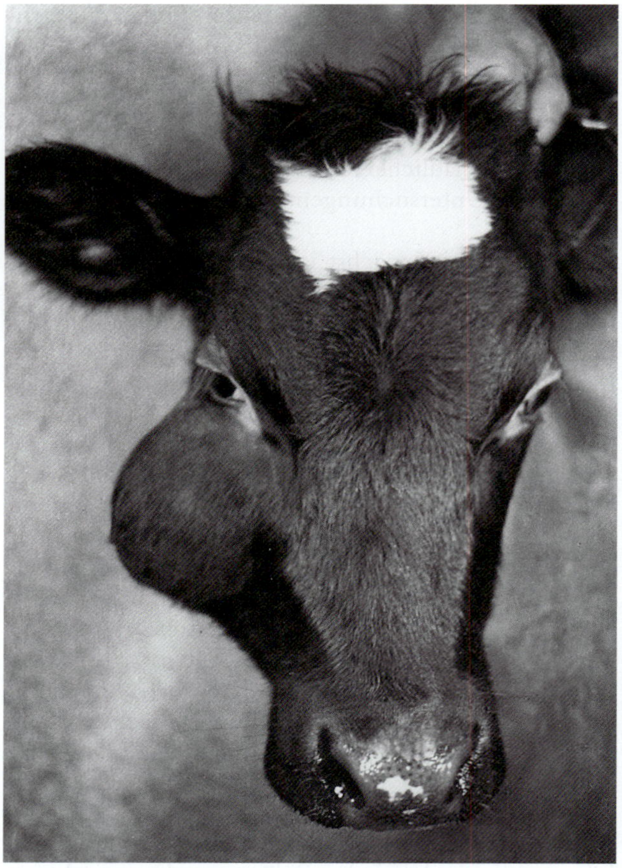

Abbildung 6-2 Faustgroßer Backenabszeß bei einem Jungrind

Symptome, Verlauf: Am Zahnfleisch, an den Zungenrändern und am Zungengrund, an Gaumen, Backen und Rachen sowie in den Nischen seitlich des Kehlkopfes zeigen sich die charakteristischen nekrobazillären Veränderungen. Sie bestehen in umschriebenen, von einem roten Rand begrenzten und mit einem graugrünlichen bis bräunlichen käsigen Belag bedeckten, leicht vorgewölbten Herden (Abb. 6-3 bis 6-5). Im weiteren Verlauf können in die Einschmelzung auch benachbarte Gewebe einbezogen werden. Oft entströmt der Maulhöhle ein stechend fötider Geruch. Versucht man den Belag abzulösen, entstehen Blutungen. Das Allgemeinbefinden der Patienten ist oft stark beeinträchtigt, ihre Körpertemperatur fieberhaft erhöht, und es besteht vermehrte Salivation; angebotene Tränke wird nur zögernd oder gar nicht aufgenommen. Manche Kälber verenden bereits nach 4–5 Tagen an Intoxikation und Sepsis, andere erst nach einer Krankheitsdauer von 2–3 Wochen. Nicht selten wird der Erreger direkt oder hämatogen zu anderen Organen (Kehlkopf, Lunge, Magen, Darm, Leber, Nieren) verschleppt und ruft dort ebenfalls eine nekrobazilläre Entzündung hervor.

Diagnose, Differentialdiagnose: Die typischen Schleimhautveränderungen, oft verbunden mit schwer gestörtem Allgemeinbefinden, erlauben im allgemeinen eine ätiologische Diagnose. Andernfalls sind ulzeröse und mykotische Stomatitis in Betracht zu ziehen (Kap. 6.1.2, 6.1.4).

Sektionsbefund: In tödlich verlaufenden Fällen können außer im Maulhöhlenbereich auch an anderen Organen eitrig-nekrotisierende Veränderungen vorliegen: Laryngitis mit Knorpelnekrose (Kap. 5.2.2.4), abszedierende Bronchopneumonie, fokale Ruminitis und Enteritis (Peyersche Platten), multiple Abszesse in Leber und Milz, ausnahmsweise in Herz, Nieren, Knochenmark und Gehirn.

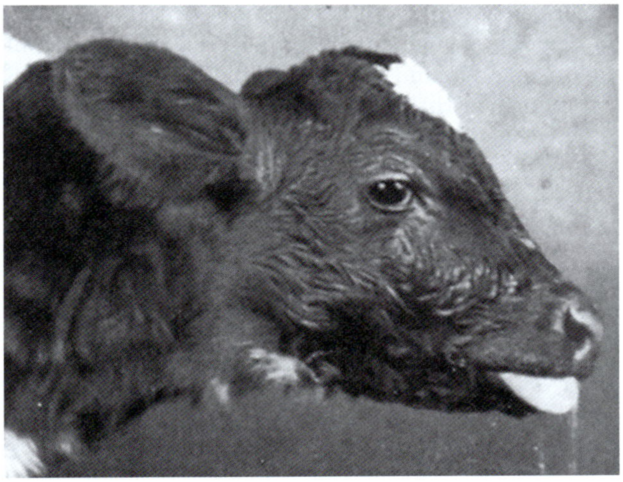

Abbildung 6-3 Äußere klinische Erscheinungen bei Stomatitis diphtheroidea s. necrobacillosa beim Kalb

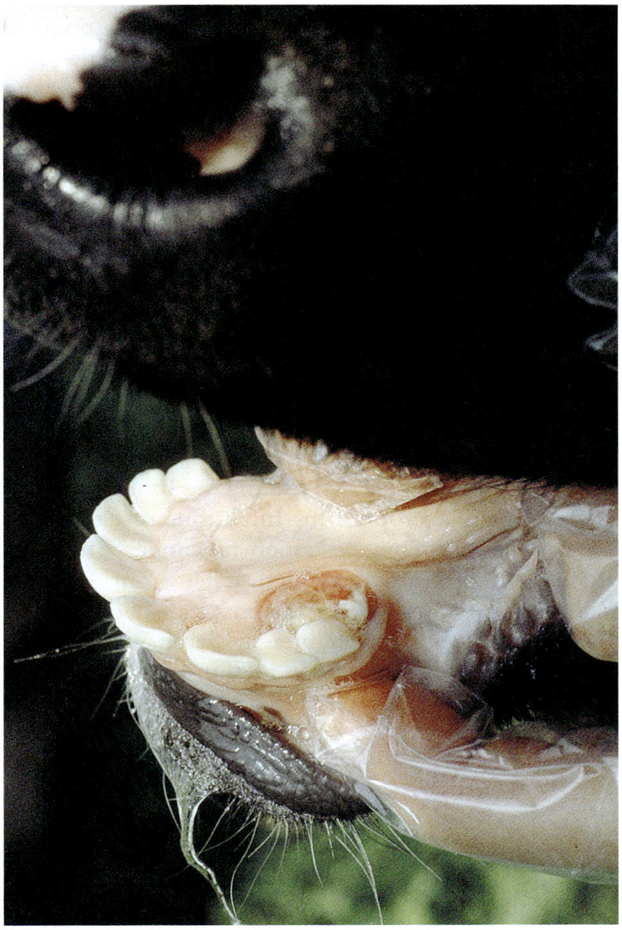

Abbildung 6-4 Stomatitis diphtheroidea beim Kalb: umschriebene Schleimhautnekrose hinter den äußeren Inzisiven links

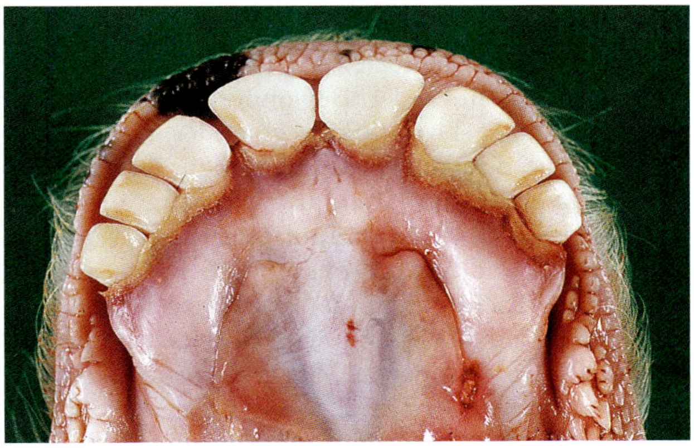

Abbildung 6-5 Nekrobazilläre Entzündung des Zahnfleisches aller Schneidezähne bei einem Kalb

Behandlung, Prophylaxe, Beurteilung: In fortgeschrittenen Fällen bestehen i. d. R. keine Heilungsaussichten. Im Frühstadium werden die Beläge gründlich kürettiert, die Wunden anschließend mit einem antiseptischen Mittel betupft und über mehrere Tage reinigende und desinfizierende Maulhöhlenspülungen durchgeführt; tiefere Höhlen werden tamponiert. In jedem Falle ist eine mehrtägige parenterale antibakterielle Allgemeinbehandlung in hoher Dosierung unter Berücksichtigung der Erregersensitivität angezeigt; F. necrophorum (meist aus Leberabszessen) erwies sich als empfindlich gegenüber Betalactam-Antibiotika (Penicilline), Makroliden, Cephalosporinen, Tetracyclinen. Die Therapie kann evtl. auf oralem Wege fortgesetzt werden (Sulfonamide, Sulfonamid-Trimethoprim-Kombinationen, Antibiotika). *Vorbeuge:* Beachten der Tränkehygiene, Stalldesinfektion, Abtrennen der erkrankten und Isolieren der neugeborenen Kälber, kein sperriges Kälberheu, saubere trokkene Einstreu, Regulierung des Stallklimas, Frühbehandlung von Klauenkrankheiten. Trotz intensiver Bemühungen um die Entwicklung der Immunprophylaxe gegen F.-necrophorum-Infektionen ist es bisher noch nicht gelungen, Vakzinen für einen zufriedenstellenden Immunschutz herzustellen. Zur Prophylaxe von Leberabszessen wurden (v. a. in den USA) Fütterungsantibiotika verabreicht, deren Wirkung gegen das Kälberdiphtheroid jedoch in Frage steht.

6.1.4 Mykotische Entzündung der Maulschleimhaut

Definition, Vorkommen, Ursache: Seltene, durch intensive Besiedelung mit *Candida albicans* bedingte Maulhöhlenerkrankung von Milchkälbern (*Stomatitis mycotica*, Candidiasis, »Soor«). *Candida* (s. *Syringospora*) *albicans* ist ein fakultativ pathogener, den Hefen zugeordneter, myzelbildender Sproßpilz. Entsprechende Erkrankungen kommen auch bei Mensch (»Soor« des Kleinkindes, Abb. 6-6), Hund und Katze vor.

Pathogenese, Symptome, Verlauf: C. albicans ist in geringer Zahl normaler Bewohner der Maulhöhle und des Magen-Darmtraktes gesunder Kälber. Bei Schwächung der Abwehrmechanismen, z. B. bei Erschöpfungszuständen, Immunsuppression, intensiver Antibiotika- oder/und Steroidanwendung vermehrt sich der Pilz und bildet Pseudomyzelien, die sich der Zungenoberfläche und anderen Bezirken der Maulschleimhaut anheften und hier grauweiße schmierige, leicht lösbare Beläge bilden (Pseudomembranen). Darunter und in der Umgebung ist die Mukosa entzündlich gerötet. Die Veränderungen können mit vermehrtem Speichelfluß, Trinkbeschwerden und einem fade-stickigen Mundgeruch verbunden sein.

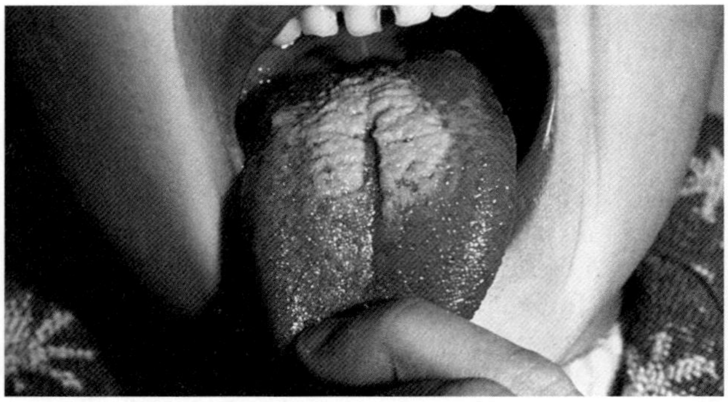

Abbildung 6-6 »Soor« (sog. Schwämmchen) auf der Zunge eines Kindes nach 14tägiger oraler Verabreichung eines Tetracyclins

Von der Maulhöhle aus kann der Erreger zu Rachen und Lunge fortgeleitet werden oder über den Blutweg eine systemische Mykose mit Absiedelung in Leber, Lunge, Nieren und Gehirn auslösen.

Diagnose, Differentialdiagnose: Die typischen Beläge bei vergleichsweise geringgradigen Schleimhautveränderungen und ungestörtem Allgemeinbefinden geben hinreichenden Anhalt für das Vorliegen einer Candidiasis. Der Pilz kann im abgelösten Material mikroskopisch und kulturell leicht nachgewiesen werden; für die Einschätzung seiner Pathogenität ist eine quantitative Beurteilung sowie der Nachweis von Pseudomyzel von Bedeutung. Bei Verdacht auf systemische Infektion können serologische Untersuchungsverfahren herangezogen werden.

Behandlung, Prophylaxe: Absetzen auslösender Medikamente (s. o.), Behandlung eines etwaigen Grundleidens, Entfernen der Beläge und lokale Therapie mit Antimykotika wie Nystatin (Stoffwechselprodukt aus Streptomyces noursei) oder Imidazolderivaten. Bei Verdacht auf systemische Mykose käme Amphothericin B in Frage. Vorbeuge durch Vermeiden überzogener Antibiotika- oder/und Glukokortikoidbehandlungen, bedarfsgemäße Ernährung, Tränke- und Stallhygiene.

6.1.5 Papelförmige Entzündung der Maulschleimhaut

Definition: I. d. R. multiple papelförmige Entzündung der Maulschleimhaut *(Stomatitis papulosa bovis)* junger Rinder als klinische Manifestation einer meist mild verlaufenden zyklischen Allgemeininfektion mit *Parapoxvirus bovis 1.* Bei der (seltenen) Erkrankung von Kühen können auch knotenförmige Effloreszenzen mit zentraler Pustel an Zitzen- und Euterhaut auftreten (s. Abb. 2-32). *Andere Bezeichnungen:* bovine papular stomatitis, stomatite papuleuse du boeuf.

Vorkommen: Die Stomatitis papulosa bovis ist weltweit verbreitet und befällt bevorzugt Jungtiere im Alter von 2 Wochen bis zu 2 Jahren. In einer regionalen Erhebung (Kanton Bern) waren etwa 2% der Aufzuchtkälber und 4% der Mastkälber betroffen, in der Gruppe können bis zu 100% erkranken. Durch Kontakt mit erkrankten Rindern kann der Erreger auch auf den Menschen übertragen werden und lokale (papulöse bis pustulöse) Hautveränderungen (»Melkerknoten«) an Händen, Armen und Beinen hervorrufen (s. Abb. 2-33). Stomatitis papulosa wurde auch bei Wildwiederkäuern beobachtet, doch ist bislang nicht eindeutig geklärt, ob dafür derselbe Erreger verantwortlich ist. Ein beim Rothirsch nachgewiesenes Parapoxvirus unterschied sich im Genom.

Ursache, Pathogenese: Das ursächliche *Parapoxvirus* (Familie Poxviridae, Subfamilie Chordopoxvirinae) ist eng verwandt mit den Erregern des Ecthyma contagiosum der Schafe (Parapoxvirus ovis/Orf virus) und der Euterpocken beim Rind (Parapoxvirus bovis 2/Pseudocowpox virus). Kälber können sich schon bei der Geburt an der latent infizierten Mutter anstecken, die das Virus mit dem Speichel oder mit Nasensekret und Atemluft ausscheidet, später durch Kontakt mit anderen – auch unbelebten – Keimträgern. Es entwickelt sich eine zyklische Allgemeininfektion, die klinisch inapparent verlaufen oder zu lokalen entzündlichen Veränderungen an der Maulschleimhaut, mitunter auch an Schlund- und Pansenmukosa sowie (selten) an Zitzen- und Euterhaut führen kann. Dabei spielen offenbar immunsuppressive Streß-Situationen (Transport, Umstallung, hohe Belegungsdichte, interkurrente Krankheiten, Ernährungsmängel etc.), möglicherweise auch eine Vorschädigung der Schleimhaut (z.B. Chlornaphthalinvergiftung) eine auslösende Rolle. Die Infektion hinterläßt eine schwache, zeitlich begrenzte (zellgebundene) Immunität. Nach etwa einem halben Jahr können Reinfektionen auftreten, die dann aber milder verlaufen.

Die umschriebene Entzündung der Maulschleimhaut beginnt mit Hyperämie und Virusvermehrung im Stratum spinosum, worauf die darüber liegenden Zellschichten degenerieren und ein leicht erhabenes graugelbes Areal bilden; es wird peripher durch einen roten Rand zur unversehrten Schleimhaut abgegrenzt, wodurch die Papel ein kokardenähnliches Aussehen erhält.

Symptome, Verlauf: Nach einer Inkubationszeit von 2–5 Tagen zeigen sich an der Maulschleimhaut zunächst kleine umschriebene hyperämische Herde mit unregelmäßigem Rand. In ihrem Zentrum bildet sich alsbald eine etwa 1 mm hohe, graugelbe, höckerige Zone abgestorbenen Epithels, während sich die Papel peripher weiter ausdehnt und nicht selten eine längsovale Form annimmt (Durchmesser bis zu 5 cm). Teils beschränken sich die Veränderungen allein auf die Maulhöhle (Ober-/Unterlippe, Seiten- und Unterfläche der Zunge, Backen, Gaumen; Abb. 6-7 bis 6-9), teils siedeln sie sich auch an Flotzmaul und Naseneingang an. Darauf folgen Abstoßung der degenerierten und abgestorbenen Zellschichten und epidermale Regeneration. Der Prozeß dauert bis zur Abheilung 1–2 Wochen oder auch länger; mitunter nimmt die Krankheit einen protrahierten Verlauf, wobei immer wieder akute Schübe auftreten.

Das Allgemeinbefinden ist i. d. R. nicht beeinträchtigt; bei Kälbern mit ausgebreiteten Schleimhautveränderungen kann jedoch die Trinklust vermindert sein und sich vermehrtes Speicheln zeigen; auch soll mitunter leichtes Fieber vorkommen.

Vereinzelt wurden schwere Erkrankungen mit massiven erosiven Schleimhautveränderungen beschrieben. Bei einem Teil dieser Fälle ließen sich außer Parapoxvirus die Erreger von Boviner Virusdiarrhoe/Mucosal Disease oder Infektiöser Boviner Rhinotracheitis/IPV isolieren oder entsprechende pathologisch-anatomische Veränderungen nachweisen. Ferner wurde über eine chronisch-proliferative, auf die äußere Haut übergreifende Verlaufsform mit tödlichem Ausgang berichtet; es steht jedoch in Frage, ob es sich dabei um solitäre Parapoxvirus-Infektionen gehandelt hat (Yeruham et al., 1994). Im allgemeinen sind vereinzelt auftretende papulös-nekrotisierende Hautveränderungen auf vorangehende feine Verletzungen (als Eintrittspforten) zurückzuführen. Unter ungünstigen Bedingungen können die papulösen Veränderungen sekundär mit bakteriellen Eiter- bzw. Nekroseerregern (auch Dermatophilus spp.) besiedelt werden.

Diagnose, Differentialdiagnose: Gewöhnlich läßt sich bereits anhand der typischen Schleimhautveränderungen eine sichere ätiologische Diagnose stellen. Andernfalls sind weiterführende virologische/serologische/zytologische Untersuchungen einzuleiten: Virusnachweis in Schabsel oder Speichel (Elektronenmikroskopie, Zellkultur- und Immunofluoreszenz), indirekter Antigen-/Antikörpernachweis (Agargelpräzipitation, Serumneutralisationstest, Tierversuch), Hautsensibilitätsreaktion; Nachweis von azidophilen intrazytoplasmatischen Einschlußkörperchen. Positiver Ausfall des Serumneutralisationstests bei mehreren Tieren einer Herde beweist die Anwesenheit des Virus im Bestand. Nur in atypischen Fällen müssen *differentialdiagnostisch* Bovine Virusdiarrhoe/Mucosal Disease, Infektiöse Bovine Rhinotracheitis/IPV, andere selbständige Stomatitiden sowie Bösartiges Katarrhalfieber und Maul- und Klauenseuche in Betracht gezogen werden.

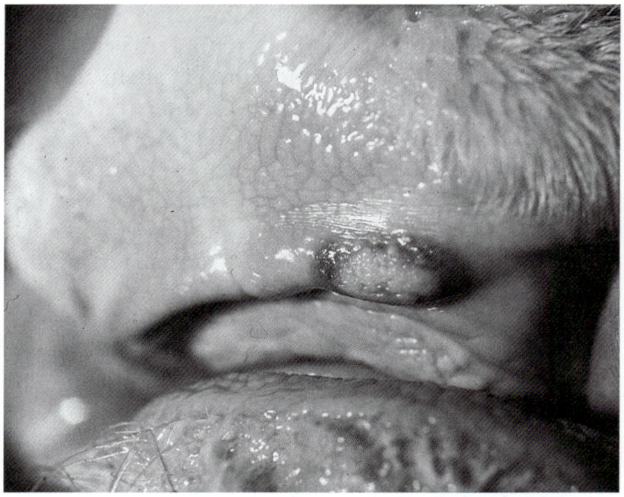

Abbildung 6-7 Stomatitis papulosa an der Oberlippe eines Kalbes: typische kokardenförmige Erhabenheit mit peripherer Rötung und zentraler Epithelnekrose

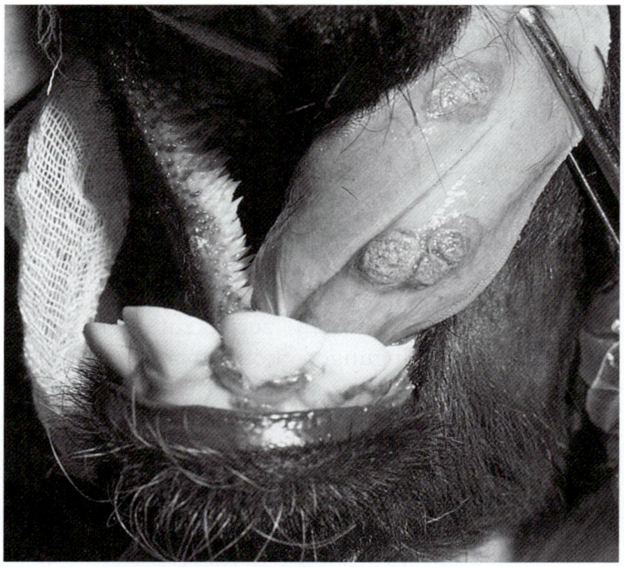

Abbildung 6-8 Papelförmige Stomatitis an der Unterseite der Zunge

Sektionsbefund: Neben den beschriebenen papulösen Alterationen der Maulschleimhaut können bei Kälbern auch Effloreszenzen an Schlund- und Pansenschleimhaut vorliegen.

Behandlung, Prophylaxe: Häufig heilen die Schleimhautläsionen von selbst wieder ab, oft ohne daß sie bemerkt werden. Zur Behandlung eignet sich z. B. das Betupfen der papulösen Herde mit Jod-Glycerin-Lösung (1:10), 1- bis 2mal/d über mehrere Tage; weitere mögliche Therapie- und Vorbeugemaßnahmen siehe Euterpocken. Tiere, die neutralisierende Antikörper besitzen, erwiesen sich als ge-

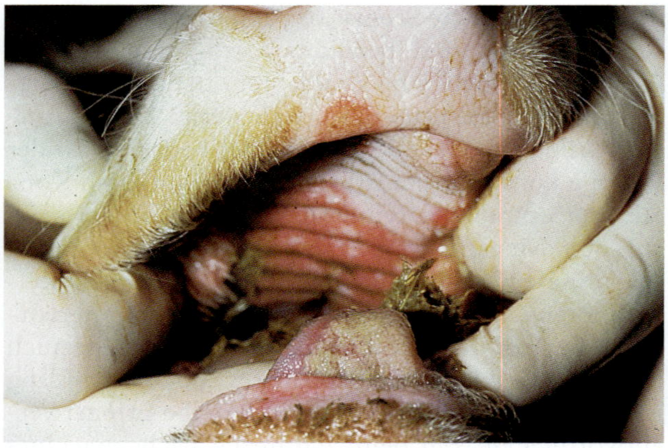

Abbildung 6-9 Typische Stomatitis papulosa an Lippen, Gingiva, Zunge und hartem Gaumen

schützt gegen die Allgemeininfektion. Impfung mit einer auf der Basis einer attenuierten ovinen Parapoxvirus (Orf virus) entwickelten Vakzine bot sowohl befristeten Schutz gegen die experimentelle als auch gegen die natürliche Infektion (Mayr et al., 1980, 1990).

Bekämpfung: Die Stomatitis papulosa (Parapoxinfektion) ist zur Zeit (2001) in Deutschland meldepflichtig.

6.1.6 Bläschenförmige Entzündung der Maulschleimhaut

Definition: Unter rasch abklingendem Fieber verlaufende kontagiöse Virusinfektion, die mit Blasenbildung in der Maulschleimhaut *(Stomatitis vesicularis bovis)* und nicht selten auch in der Haut von Zitzen und Klauenkrone einhergeht. Das Erscheinungsbild der Stomatitis vesicularis (SV) entspricht weitgehend dem der Maul- und Klauenseuche! *Andere Bezeichnungen:* vesicular stomatitis, stomatite vésiculeuse.

Vorkommen: Die Krankheit ist offenbar zuerst bei Pferden in Südafrika beobachtet worden, später auch in Nordamerika, von wo sie während des Ersten Weltkrieges in das Vereinigte Königreich sowie nach Frankreich und Italien verschleppt wurde. Zur Zeit (2000) beschränkt sich ihr Vorkommen auf den amerikanischen Kontinent. Dort ist SV in den warmen Zonen endemisch verbreitet, mit Zunahme am Ende der Regenzeit (feuchtwarmes Klima), während sie in den gemäßigten Regionen epidemisch (bestandsweise, regional, in Schüben) auftritt. Nachdem früher in erster Linie Pferde betroffen wurden, befällt sie heute hauptsächlich Rind und Schwein; vornehmlich erkranken über 9 Monate alte Rinder. Natürliche Infektionen scheinen auch bei Hirsch, Wildschwein und Waschbär vorzukommen; im Experiment ließen sich ferner Schaf, Ziege, Kaninchen, Meerschweinchen und weitere Säuger sowie Kaltblüter infizieren. Beim Menschen ruft die Infektion eine grippeähnliche Erkrankung hervor.

Ursache, Pathogenese: Der Erreger wird als *Vesiculovirus* den Rhabdoviridae zugeordnet. Es lassen sich zwei Serotypen, New Jersey und Indiana, und von letzterem wiederum drei Subtypen unterscheiden; zwischen den beiden Serotypen des SV-Virus besteht keine Kreuzimmunität, auch nicht zum Erreger der Maul- und Klauenseuche. Das Virus ist gegenüber Umwelteinflüssen wesentlich empfindlicher als der Erreger der Maul- und Klauenseuche und wird durch Sonnenlicht sowie durch gängige Desinfizienzien schnell inaktiviert. Als Reservoire dienen vermutlich wildlebende Tiere (Hirsch, Waschbär, Luchs, Nager, Ungulaten), möglicherweise auch Arthropoden, in denen sich das Virus vermehren und transovariell auf die Nachkommen übergehen kann. Offenbar werden Rinder in warmen Zonen hauptsächlich durch Insekten (Sandfliegen [*Phlebotomus* spp.], Moskitos [*Aedes* spp.], Mücken [*Simulium* spp., *Culex* spp.]) infiziert; es wird vermutet, daß infizierte Insekten auch in kälteren Regionen als Überträger dienen können, wenn sie mit der Winddrift dorthin gelangen. Sonst geschieht die Ansteckung durch Kontakt oder über kontaminiertes Futter und Wasser. Blasenflüssigkeit und Speichel frisch erkrankter Tiere sind reich an Virus und entsprechend kontagiös; die Übertragungsgefahr nimmt jedoch innerhalb von 5–6 Tagen nach Krankheitsbeginn deutlich ab. Sperriges hartes Futter, mangelhafte Fütterungs-, Tränke- oder Melkhygiene sowie Streß fördern das Haften der Infektion beim Einzeltier und ihre Ausbreitung im Bestand.

Nach Eindringen des Erregers in die (vorgeschädigte?) Mukosa oder Haut vermehrt er sich in der epithelialen Stachelzellschicht, womit eine kurze virämische Phase verbunden sein kann. Örtlich kommt es nach Akantholyse und interzellulärem Ödem zur Bildung verschieden großer Vesikel; teilweise tritt jedoch vor der Blasenbildung trockene Nekrose der oberen Zellschichten ein, so daß Erosionen entstehen. Hinsichtlich der Erregerreservoire, des Übertragungsmodus und der Infektionswege bestehen noch Unklarheiten.

Symptome, Verlauf: Nach einer Inkubationszeit von 2–5 (1–9) Tagen beginnt die Krankheit mit einer nur wenige Stunden anhaltenden Temperaturerhöhung bis auf 41–42 °C und Abgeschlagenheit, worauf sich dann bald die Erscheinungen einer mit Futter- und Tränkeverweigerung sowie starkem Speicheln und Schmatzen verbundenen schmerzhaften Stomatitis zeigen. An Zungenrücken und Zahnfleisch, seltener an der Innenfläche der Lippen und den Lippenwinkeln, dem harten Gaumen und der Schleimhaut der Backen, ausnahmsweise auch an Flotzmaul, Nasenöffnungen und benachbarter Haut, bilden sich einzelne oder auch zahlreiche Blasen unterschiedlicher Größe. Sie können nur wenige Millimeter groß sein oder sich über den ganzen Zungenrücken ausdehnen. Innerhalb von 24 h platzen sie und hinterlassen schmerzhafte rote Epitheldefekte oder Erosionen mit rauher Oberfläche. Da bei der Blasenbildung (analog zur Maul- und Klauenseuche) das Stratum germinativum erhalten bleibt, setzt bald Reepithelisierung ein, die günstigenfalls binnen 3–5 Tagen abgeschlossen sein kann, sich bei tiefergehenden Läsionen oder Komplikationen aber länger hinzieht. Die bei einem Teil der betroffenen Kühe an den Zitzen auftretenden Blasen mit nachfolgenden Defekten und Verkrustung können manchmal bis zu einem Drittel der Zitzenoberfläche bedecken, wodurch das Melken sehr erschwert wird. Ziemlich oft ziehen sie Mastitiden nach sich, so daß gelegentlich erhebliche wirtschaftliche Schäden verursacht werden. Am Kronsaum und mitunter auch im Zwischenklauenspalt auftretende Läsionen gleichen denen an den Zitzen und sind mit m. o. w. deutlicher Lahmheit verbunden, insbesondere wenn sich in den Epitheldefekten Eiter- und Nekroseerreger ansiedeln.

Morbidität, Schwere der Erkrankung und die Häufigkeit von Läsionen an den drei Prädilektionsstellen sind im Laufe eines Seuchenzuges von Bestand zu Bestand verschieden. In befallenen Herden zeigen im allgemeinen 30–70% (max. 100%) der Rinder klinische Erscheinungen; in 3 systematisch kontrollierten Beständen waren z. B. bei 77–94% der erkrankten Tiere die Maulhöhle, bei 3–23% die Klauen und bei 0–16% die Zitzen betroffen; die Enzootie zog sich über 6 Wochen hin, mit Gipfel in der 2./3. Woche. Die Infektion kann auch subklinisch verlaufen und führt dann ebenso wie bei den genesenen Rindern zur Bildung neutralisierender Antikörper, die für etwa 1 Jahr Immunschutz bieten. Aufgrund des mitunter sehr lange anhaltenden Antikörperspiegels wird vermutet, daß das Virus auch im Tierkörper persistieren kann. Diese Annahme wird durch Ergebnisse neuerer experimenteller Untersuchungen gestützt. Die Mortalität (meist infolge von Komplikationen) ist gering, jedoch können durch verminderte Milchleistung, Gewichtsrückgang, größeren Arbeitsaufwand und erhöhte Kälbersterblichkeit erhebliche wirtschaftliche Einbußen entstehen.

Diagnose, Differentialdiagnose: Um sicherzustellen, daß es sich um eine bläschenbildende (und nicht um eine primär erosive) Entzündung handelt, sollte die Maulhöhle von mehreren frisch erkrankten und von noch gesund erscheinenden Tieren untersucht werden. Durch Temperaturmessung lassen sich die im Anfangsstadium befindlichen Rinder erkennen. Bei bestehendem Verdacht sollte man zweckmäßigerweise schon vor der Maulhöhlenuntersuchung Vorbereitungen für die Entnahme von Blasenmaterial (wie bei Maul- und Klauenseuche) treffen. Zwar nimmt SV im Vergleich zu Maul- und Klauenseuche beim Einzeltier z. T. einen leichteren Verlauf und breitet sich im Bestand (aufgrund der geringeren Kontagiosität) oft langsamer aus; auch erfaßt sie oft nur einen Teil der Herde; berücksichtigt man jedoch die beiden Virusinfektionen eigene Variabilität, so ist davon auszugehen, daß sich die beiden Krankheiten klinisch nicht sicher unterscheiden lassen. Da Pferde für das Maul- und Klauenseuche-Virus nicht empfänglich sind, würde die gleichzeitige Erkrankung bestandseigener Pferde zwar für das Vorliegen von SV sprechen; sie kann jedoch nicht als sicheres Unterscheidungskriterium dienen. Für die labordiagnostische Untersuchung steht eine Reihe von Verfahren zur Verfügung: KBR, SNT, AHT, ELISA, Elektronenmikroskopie, Viruskultur, Tierversuch etc.

Ansonsten sind differentialdiagnostisch Blauzungenkrankheit, St. papulosa und St. vesicularis simplex zu berücksichtigen (Kap. 6.1.7, 6.1.5 bzw. 6.1.1).

■ **Sektionsbefund:** Bei aus wirtschaftlichen oder anderen Gründen gekeulten Tieren sind die oben beschriebenen Veränderungen an den Prädilektionsstellen zu beobachten; mitunter ist auch Leberkongestion festgestellt worden. In den seltenen tödlich verlaufenen Fällen wird das Sektionsbild wesentlich durch die Komplikationen bestimmt. Im Vergleich zu Maul- und Klauenseuche scheinen bei SV keine Läsionen an den Pansenpfeilern sowie im Herzmuskel und in der Skelettmuskulatur aufzutreten.

■ **Behandlung, Prophylaxe:** Die Behandlung erfolgt wie bei unspezifischen Stomatitiden (Kap. 6.1.1) bzw. wie bei Maul- und Klauenseuche. In Ländern mit endemischem Vorkommen der SV werden zur Vorbeuge Impfungen mit Vakzinen auf der Basis von (lebendem oder Formalin-inaktiviertem) New Jersey-Virus durchgeführt. Ferner wurde eine Rekombinations-Vakzine entwickelt, indem das Gen für das Glykoprotein des SV-Virus in das Genom des Vaccinia-Virus übertragen wurde.

■ **Bekämpfung:** Für Stomatitis vesicularis besteht in Deutschland zur Zeit (2001) Anzeigepflicht. Grundsätzlich sind die gleichen Maßnahmen wie bei Maul- und Klauenseuche einzuleiten. Auch für die Einfuhr von Tieren, Sperma oder Embryonen aus Gebieten mit endemischem Vorkommen der SV sind die aktuellen Vorschriften zu berücksichtigen.

6.1.7 Blauzungenkrankheit

■ **Definition:** Überwiegend subklinisch verlaufende, durch Insekten übertragene zyklische Virusinfektion der Haus- und Wildwiederkäuer. Die Krankheitsbezeichnung *(Bluetongue Disease)* leitet sich von dem Leitsymptom bei klinisch manifester Erkrankung ab, nämlich der zyanotisch-blauen Farbe und ödematösen Schwellung von Zunge und Lippen mit nachfolgenden erosiven und ulzerösen Läsionen. Ähnliche Veränderungen zeigen sich auch an den anderen Kopfschleimhäuten sowie an der Haut von Rücken, Kronsaum und Zitzen. Hauptsächlich werden davon Schafe, mitunter aber auch Rinder betroffen. Subklinisch verlaufende Infektionen können die Fruchtbarkeit beeinträchtigen und zu Mißbildungen bei diaplazentar infizierten Feten führen.

■ **Vorkommen:** Das derzeitige Verbreitungsgebiet der Blauzungenkrankheit liegt etwa zwischen 40 Grad nördlicher und 35 Grad südlicher Breite, d. h. in warmen, insbesondere feuchtwarmen Regionen, in denen sich ein ständiger Zyklus zwischen den übertragenden Stechmücken und infizierten Ruminantiern entwickeln kann. Aus Ergebnissen experimenteller Untersuchungen ist zu schließen, daß in gemäßigten Klimaten beheimatete Insekten (*Culex* spp.) ebenfalls in der Lage sind, das Virus zu übertragen. Als Virusreservoire dienen Schaf, Ziege, viele wildlebende Wiederkäuer und auch das Rind. Erkrankungen bei Rindern wurden in den USA, Südafrika, Israel sowie Ende der fünfziger Jahre in Portugal beobachtet; in jüngster Zeit ist die Seuche in Südosteuropa aufgetreten. Es wird geschätzt, daß in den USA insgesamt etwa 1–10 % der infizierten Rinder klinische Erscheinungen zeigen; pro Herde können jedoch bis zu 40 % erkranken. Durch mit Bluetongue-Virus (BTV) kontaminierte Vakzinen wurden in den USA auch Hunde infiziert; ferner sind BTV-Antikörper bei wildlebenden Karnivoren nachgewiesen worden.

■ **Ursache:** Der Erreger gehört zum Genus *Orbivirus*, Familie *Reoviridae*; mittels Virusneutralisationstest ließen sich bislang 24 immunologisch verschiedene Serotypen identifizieren; anhand weiterer Kriterien ergab sich eine Unterteilung in 3 Gruppen, nämlich in amerikanische, afrikanische und australische Typen. Offensichtlich unterscheiden sich die einzelnen Typen des BTV auch in ihrer Pathogenität. Sie werden gewöhnlich durch Mücken der Gattung Culex, von denen mehrere Spezies als Vektoren in Frage kommen, übertragen. Beim Saugen an latent infizierten oder erkrankten Tieren gelangt das Virus in die Speicheldrüse der Insekten, vermehrt sich dort und erreicht nach 6–8 Tagen die maximale Konzentration. Die Mücken bleiben für die ganze, im allgemeinen wohl auf etwa 10 Tage zu bemessende Lebenszeit (maximal 70 Tage) Virusträger und können bei einem der folgenden Saugakte dann ein gesundes Tier infizieren. Die mit den Sekreten und Exkreten infizierter Tiere ausgeschiedene Virusmenge ist nach derzeitigem Kenntnisstand zu gering, um eine orale Kontaktinfektion auszulösen. Allerdings ließ sich das Virus mit Samen infizierter Bullen, der während der virämischen Phase gewonnen wurde, auf damit inseminierte Kühe übertragen.

Pathogenese: Die Krankheitsentwicklung ist beim Rind bislang nicht so intensiv und detailliert untersucht worden wie beim Schaf, jedoch bestehen hinsichtlich der Pathogenese offenbar keine grundsätzlichen, sondern nur quantitative Unterschiede (was auch im unterschiedlichen Schweregrad der an sich gleichartigen Krankheitsbilder zum Ausdruck kommt). Für das Verständnis der im Tier ablaufenden Krankheitsprozesse ist es von Bedeutung, daß es sich im wesentlichen um eine vasotrope Virusinfektion handelt, die sich (selektiv?) in bestimmten Bereichen der Endstrombahn abspielt. Nach natürlicher Infektion kommt es zunächst zur Virusvermehrung in den regionalen Lymphknoten, bevor sich der Erreger im Körper ausbreitet und dabei auch die Endothelien der Kapillaren befällt und sich darin vermehrt. Der Zelluntergang löst eine komplexe Reizantwort aus, in deren Verlauf die Kapillaren verengt und verschlossen werden. In betroffenen Bereichen (Kopfschleimhäute, Zunge, Kronsaum, evtl. Zitzen) zeigen sich daher Stauungserscheinungen (Zyanose, Ödem), und die damit verbundene Gewebehypoxie führt zu kapillären Blutungen, Epithelnekrose und ulzerativen Läsionen. Parallel dazu entwickelt sich bei Schaf und Rind eine offenbar durch die Virusinfektion induzierte und von einem deutlichen Anstieg der IgE-Fraktion im Blutserum begleitete Überempfindlichkeit gegenüber Sonnenlicht. Bei entsprechender Exposition werden daher die Erscheinungen der Blauzungenkrankheit durch die der Photosensibilitätsreaktion (mit Freisetzung der Mediatoren Histamin, Prostaglandine, Thromboxane A) verstärkt. In den entzündlichen (hyperergischen) Krankheitsprozeß werden auch äußere Haut, insbesondere an Kronsaum und Zitzen, und Skelettmuskulatur einbezogen. Etwa 3 Tage p. inf. läßt sich das Virus im Blut nachweisen, v. a. in den roten und weißen Blutkörperchen, und erreicht hier nach 7–8 Tagen die höchste Konzentration. Gewöhnlich klingt die Virämie dann wieder ab, kann beim Rind aber auch über lange Zeit persistieren und zu Fruchtbarkeitsstörungen führen. Ähnlich wie bei Boviner Virusdiarrhoe/Mucosal Disease kann der Erreger während der virämischen Phase diaplazentar in den Uterus gelangen, Embryo bzw. Fetus infizieren und dadurch Abort, Mißbildungen oder Immunsuppression verursachen.

Symptome, Verlauf: Erscheinungen und Verlauf sind beim Rind unter natürlichen Bedingungen sehr verschieden und hängen zum einen vom betreffenden Virustyp, zum anderen von der Exposition im Sonnenlicht ab. In den Gebieten der USA mit endemischer Verbreitung der Blauzungenkrankheit beim Schaf ist auch ein hoher Anteil der Rinder infiziert, ohne jedoch sichtbar zu erkranken. Offenbar können damit aber Konzeptionsstörungen, Aborte sowie fetale Mißbildungen und erhöhte Kälbersterblichkeit verbunden sein.

Bei nur leichter klinischer Manifestation haben die Patienten vorübergehend erhöhte Körpertemperatur, verminderten Appetit, verhalten sich träge, speicheln vermehrt und zeigen gespannten Gang. In schweren Fällen beginnt die Erkrankung mit Temperaturanstieg auf 41–42 °C, Absonderung von der Herde, Abgeschlagenheit, schneller flacher Atmung, Rötung der Kopfschleimhäute und vermehrtem Speicheln. Maulschleimhaut, Lippen und insbesondere die Zunge schwellen an, verfärben sich blaurot, und es entwickeln sich umschriebene, verschieden große Epithelerosionen und ulzerative Nekrosen (Abb. 6-10). Die

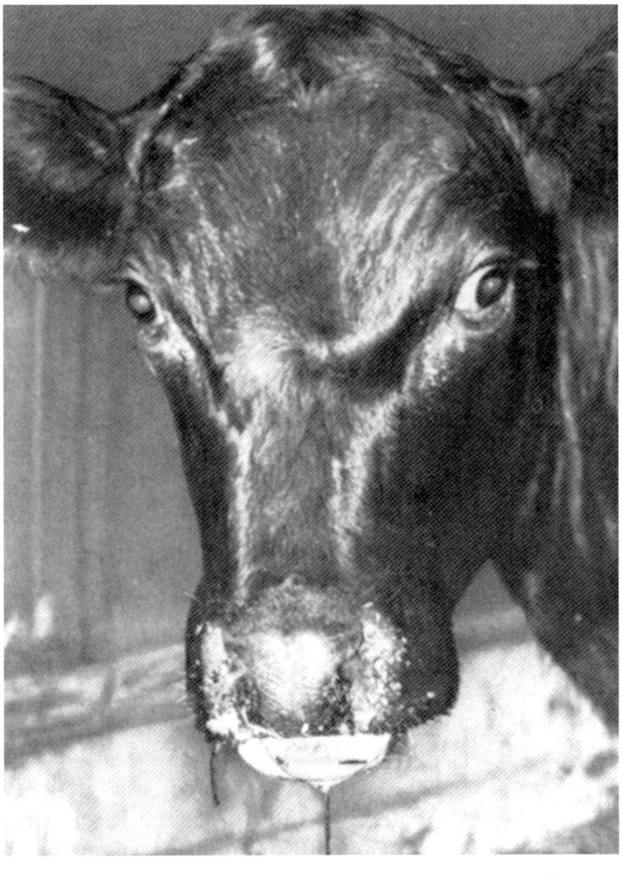

Abbildung 6-10 Vorstehen der geschwollenen Zunge, schleimig-eitriger Nasenausfluß und Tränensekretion bei Blauzungenkrankheit (Bowne, 1968)

Haut des Flotzmauls wird braunrot und »ledert« ab wie bei »Sonnenbrand«; um die Nasenöffnungen bilden sich schleimig-eitrige Krusten, ebenso an den medialen Augenwinkeln. Entzündliche (photoallergische) Veränderungen der äußeren Haut zeigen sich an Kronsaum und Zitzen sowie an Hals, Rücken und Flanken, wobei bevorzugt unpigmentierte Partien betroffen werden. Muskel- und Klauenläsionen führen zu Bewegungsunlust und Lahmheit. Während sich nur leicht befallene Patienten nach Abklingen der akuten Phase schnell erholen, können sich bei stark betroffenen schwerwiegende Krankheitsfolgen oder Komplikationen einstellen: anhaltende Abmagerung infolge Muskelläsionen, Pododermatitis und Ausschuhen, Aspirationspneumonie, örtliche Sekundärinfektionen, Haarausfall, Aborte.

Diagnose, Differentialdiagnose: Da Erkrankungen bei Rindern gewöhnlich im Gefolge der Blauzungenkrankheit bei Schafen vorkommen, dürfte sich daraus im Verein mit dem klinischen Befund eine erste Verdachtsdiagnose ergeben. Sie ist durch umgehend einzuleitende Laboruntersuchungen zu sichern: VNT (AK-Titeranstieg in Serumpaaren), KBR, Agargel-Präzipitationstest, ELISA, Kultur in Hühnerembryonen, Tierversuch etc. *Differentialdiagnostisch* kommen Maul- und Klauenseuche, Stomatitis vesicularis, Bovine Virusdiarrhoe/Mucosal Disease, Bösartiges Katarrhalfieber sowie Photosensibilitätsreaktionen aus anderer Ursache in Frage, ausnahmsweise ein allergisch bedingtes Zungenödem (s. Kap. 12.2.1, 6.1.6, 6.10.20, 12.2.2 bzw. 2.2.7.3).

Sektionsbefund: In den seltenen Fällen, in denen Rinder an akuter Blauzungenkrankheit verenden, dürften im Sektionsbild neben den beschriebenen Veränderungen Folgen der Respirations- und Kreislaufinsuffizienz (Lungenemphysem und -ödem, Hydrothorax, Hydroperikard und Herzmuskeldegeneration, Hydroperitoneum) sowie Skelettmuskelentzündung und -degeneration vorhanden sein. Bei Schafen zeigen sich auch ulzerative Ösophagitis, Ruminitis und katarrhalische Enteritis. Ansonsten sind Aspirationspneumonie und andere Komplikationen zu beobachten.

Behandlung, Prophylaxe: Erkrankte Tiere sind aufzustallen und symptomatisch zu behandeln. Neben Insektenbekämpfung kommt Vakzination mit Impfstoffen gegen den ursächlichen Serotyp in Frage.

Bekämpfung: Für Blauzungenkrankheit besteht in Deutschland Anzeigepflicht. Bei Seuchenverdacht sind umgehend Quarantänemaßnahmen einzuleiten. Der Import von Tieren, Samen oder Embryonen aus Ländern mit endemischem Vorkommen der Blauzungenkrankheit unterliegt gesetzlichen Einschränkungen.

6.1.8 Zungenrückengeschwür

Definition, Ursache, Pathogenese: Das auch als traumatisches Zungenrückengeschwür *(Ulcus linguae s. Glossitis ulcerosa)* bezeichnete Leiden wird durch einspießende Futterteile im Bereich der unmittelbar vor dem Zungenwulst gelegenen Einziehung (»Futterloch«) ausgelöst, worauf sich gewöhnlich eine m. o. w. tiefreichende geschwürige Gewebeeinschmelzung entwickelt (Abb. 6-11). Es erkranken bevorzugt ältere Kühe während der Stallhaltung oder beim herbstlichen Weidegang; in bestimmten Gegenden können bis zu 10%, bestandsweise bis zu > 80% der erwachsenen Rinder befallen sein. *Prädisponierende Umstände* sind der anatomische Bau der Zunge (die grubenartige Vertiefung) sowie das ständige Öffnen und Schließen der Grube beim Vorstrecken und Zurückziehen der Zunge während der Nahrungsaufnahme. *Auslösende Ursachen* sind harte spitze oder scharfe sowie mit Widerhaken besetzte Futterteile: Stroh, Spreu, Grannen, Pflanzenhaare, trockene Maisstengel, trockene Hartgräser (Hirse, Borstgras, Riedgras, Binsen), Holzsplitter und dergleichen. Hinsichtlich der inkriminierten Pflanzen ist zu beachten, daß z. B. Borstenhirse erst dann ihre Schadwirkung entfaltet, wenn das Gras in der Blüte geschnitten, getrocknet und dann als Heubestandteil verfüttert wird. In Silage oder in vor der Blüte gewonnenem Heu erwies sich die Pflanze als ungefährlich.

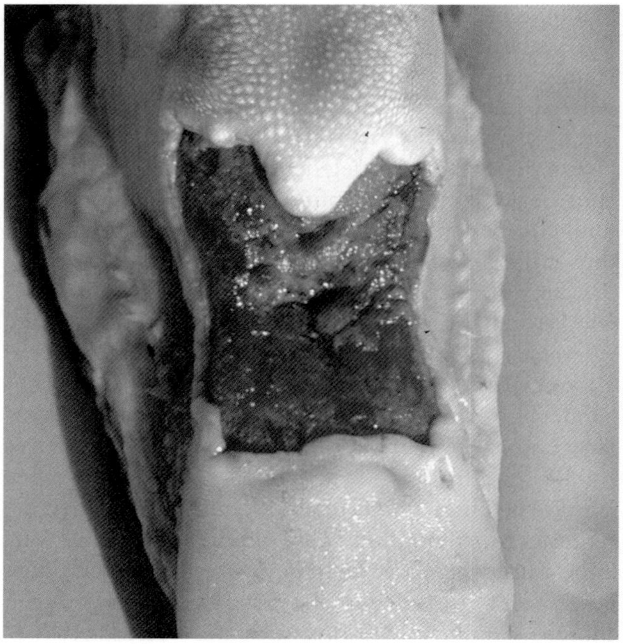

Abbildung 6-11 Zungenrückengeschwür bei einer Kuh infolge Aufnahme von Heu, das Rispen von Borstenhirse enthielt (Bestandserkrankung): Fortgeschrittene Veränderungen nach Entfernen des nekrotischen Belags

Mit dem Vordringen der Grannen oder ähnlicher Fremdkörper in das Zungengewebe wandern auch Eiter- und Nekroseerreger ein und induzieren die Geschwürsbildung. In komplizierten Fällen kann es zu fistulierenden oder disseminierten Abszessen im Zungenkörper, zur Induration oder auch zur Ansiedlung spezifischer Keime (z.B. Actinobacillus lignieresii) kommen. Aus ulzerös verändertem Zungengewebe wurde wiederholt Bovines-Herpes-Virus 4 isoliert; das Leiden ließ sich jedoch durch intradermale Applikation des Virus in den Zungenrücken gesunder Probanden nicht reproduzieren. BHV4 wird heute daher eher als apathogener Keim angesehen. Ulzerierende und nekrotisierende Glossitis ist ferner als Symptom verschiedener Vergiftungen beobachtet worden.

Symptome: An Erscheinungen zeigen sich wählerischer Appetit bis zur Futterverweigerung, unphysiologische Futteraufnahme und abnorme Kaubewegungen, vermehrtes Speicheln, allmähliche Abmagerung, Rückgang der Milchleistung sowie Widersetzlichkeit gegen die Maulhöhlenuntersuchung. Die geschwollene und verhärtete Zunge weist im Bereich des »Futterloches« einen meist querovalen, bis zu handtellergroßen, von Gewebedetritus bedeckten Schleimhautdefekt mit gezacktem Rand und feuerrotem Grund auf (Abb. 6-11). Bei näherer Betrachtung können feine eingespießte Pflanzenteile erkennbar sein, die dem Futterlochbereich ein m. o. w. »igelartiges« Aussehen verleihen. Ggf. empfiehlt es sich, solche Pflanzenpartikel mittels Pinzette auszuzupfen und zur weiteren Ursachenklärung botanisch untersuchen zu lassen. In Gewebeproben aus dem Geschwürsbereich war histologisch tiefreichende Entzündung der Zungenmuskulatur in der Umgebung zentral gelegener, eingewanderter Grannenpartikel festzustellen.

Behandlung: Da das Zungenrückengeschwür meist bestandsweise gehäuft auftritt, kommt Einzelbehandlung nur ausnahmsweise in Frage. Sie besteht in vorsichtigem Entfernen der einspießenden Fremdkörper einschließlich des nekrotischen Gewebes und lokaler Antisepsis am sedierten Patienten. Bei Verlaufskontrolle in einem schwer betroffenen Milchkuhbestand zeigte sich, daß die Zungenveränderungen nach Absetzen des mit Borstenhirse (vorwiegend *Setaria glauca (L.)* BEAUV. = *S. pumila* POIRET) im Rispenstadium durchsetzten Heues innerhalb von 6–8 Wochen ohne Lokalbehandlung weitgehend bis vollständig abheilten (FAVA et al., 2001). In schweren Fällen, insbesondere bei Verdacht auf komplikative Infektion mit A. lignieresii, empfiehlt sich eine systemische antibakterielle Therapie wie bei Aktinobazillose (Kap. 3.1.3.3).

6.1.9 Zungenaktinobazillose

Definition, Ursache, Pathogenese: *Glossitis actinobacillosa* (Erreger: *A. lignièresii* u. Begleitkeime; Kap. 3.1.3.3) stellt eine ausgebreitete spezifische Entzündung größerer Teile oder der gesamten Zunge dar, bei welcher sich das Organ nach einem durch diffuse Schwellung gekennzeichneten Anfangsstadium entweder in toto verhärtet oder von multiplen, teilweise konfluierenden und abszedierenden derben Herden durchsetzt wird (»Holzzunge«). Oft entwickelt sich das Leiden aus einem Zungenrückengeschwür.

Symptome: Die Erscheinungen bestehen während der akuten Phase in raschem oder plötzlichem Rückgang der Futteraufnahme, Speicheln, Kaubeschwerden (»Priem« in der Backentasche) und zeitweiligem bis ständigem Vorstrecken der deutlich vergrößerten Zunge, die besonders im Bereich ihres Körpers vermehrt warm, schmerzhaft und von prallgespannter Konsistenz erscheint *(Glossitis indurativa diffusa)*. Die Schleimhaut des Maulhöhlenbodens, des Zungengrundes und das lockere perilaryngeale Gewebe sind dabei meist ebenfalls ödematös geschwollen (Atembeschwerde!, Abb. 6-12), die retropharyngealen und mandibulären Lymphknoten mäßig verdickt. Schwer erkrankte Patienten werden oft schon binnen kurzer Zeit exsikkotisch. Im weiteren Verlauf geht die akute Schwellung dann in m. o. w. diffuse fibröse Verhärtung über, wobei die Zunge ihre normale Beweglichkeit verliert und i. d. R. auch die für die Aktinobazillose typischen Knotenbildungen, Abszeßdurchbrüche und pilzförmigen Wucherungen auftreten. In diesem Stadium ist das Leiden aufgrund der eindeutigen adspektorischen und palpatorischen Befunde meist ohne besondere Schwierigkeiten zu erkennen.

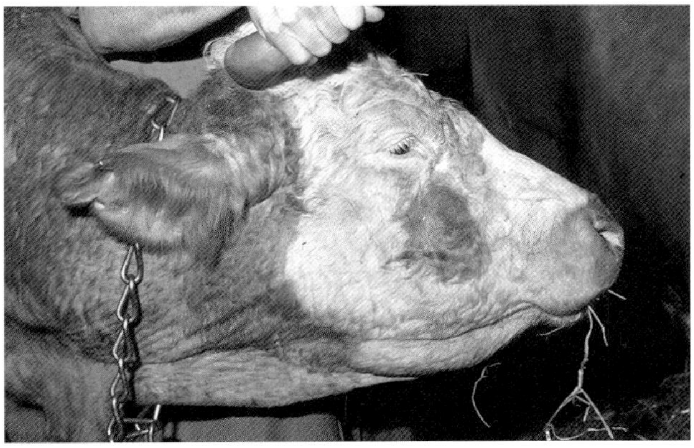

Abbildung 6-12 Zylindrische Schwellung im Kehlgang bei Zungenaktinobazillose

Diagnose: Differentialdiagnostisch sind akute Zungenentzündungen allergischen Ursprungs, traumatisch bedingte Zungenphlegmone, die seltene Sarkozystiose der Zunge, Speicheldrüsenentzündung sowie Gasphlegmonen im Kehlgang zu berücksichtigen.

Beurteilung: Die Prognose richtet sich nach dem Ausmaß der aktinobazillären Veränderungen und der hierdurch hervorgerufenen Funktionsstörung. Im allgemeinen sind die Heilungsmöglichkeiten im akuten Stadium und bei abgegrenzter, die aktive Beweglichkeit der Zunge nicht nennenswert einschränkender chronischer Induration günstig, sonst fraglich, bei bereits eingetretener vollständiger Verhärtung dagegen aussichtslos. In verschleppten Fällen können die Prozesse auf Speicheldrüsen, Lymphknoten sowie andere benachbarte Gewebe übergreifen und zu fortschreitender, bis zur Kachexie reichender Abmagerung führen (Behinderung der Nahrungsaufnahme). Einzelheiten der Behandlung sind unter Zungenrückengeschwür sowie in Kapitel 3.1.3.3 nachzulesen.

6.1.10 Allergisches Zungenödem und Zungenverletzungen

Allergisches Zungenödem: Es wurde vereinzelt beobachtet, wenn Rinder nach überstandener Maul- und Klauenseuche oder nach Maul- und Klauenseuche-Vakzination später mit einem anderen Typ dieses Virus infiziert oder geimpft wurden. In solchen Fällen beginnt die Zunge schon wenige Stunden nach der auslösenden Infektion oder Vakzination steif zu werden und zentimeterweise aus der Maulspalte hervorzuschwellen, bis sie mitunter das Doppelte ihrer normalen Größe erreicht und die Maulhöhle völlig verlegt (Abb. 6-13). Infolgedessen können Futter und Tränke nicht mehr aufgenommen werden; auch ist die Atmung oft deutlich behindert. Zuweilen sind bei dieser *Glossitis allergica* gleichzeitig ödematöse Schwellungen der Augenlider und der Vulva festzustellen. Solche allergischen Reaktionen ähneln somit der Urtikaria und sind auch ebenso zu behandeln (s. Kap. 2.2.7.1). In manchen Ländern ist *differentialdiagnostisch* an die Blauzungenkrankheit (s. Kap. 6.1.7) zu denken.

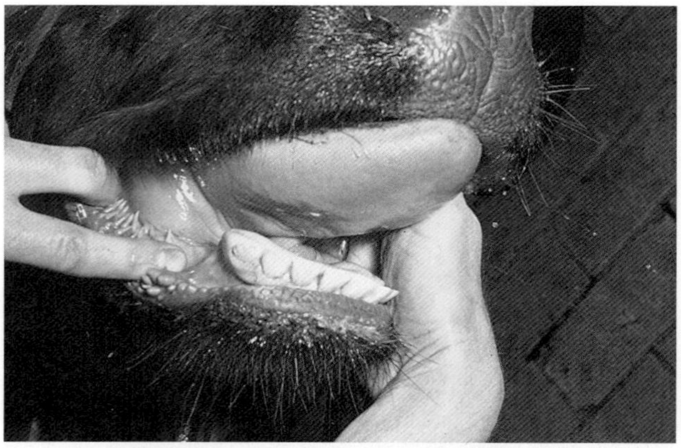

Abbildung 6-13 Unmittelbar nach einer MKS-Vakzination aufgetretenes Zungenödem

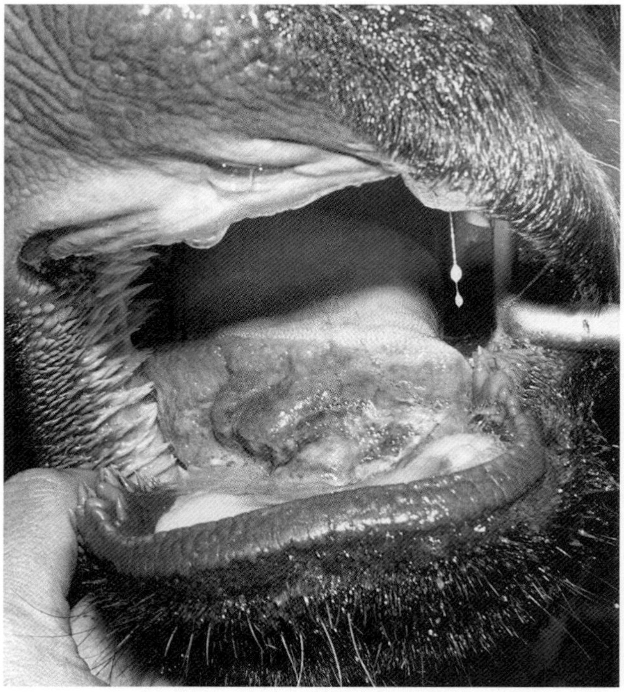

Abbildung 6-14 Verlust der Zungenspitze nach Aufnahme einer scharfkantigen Flaschenscherbe

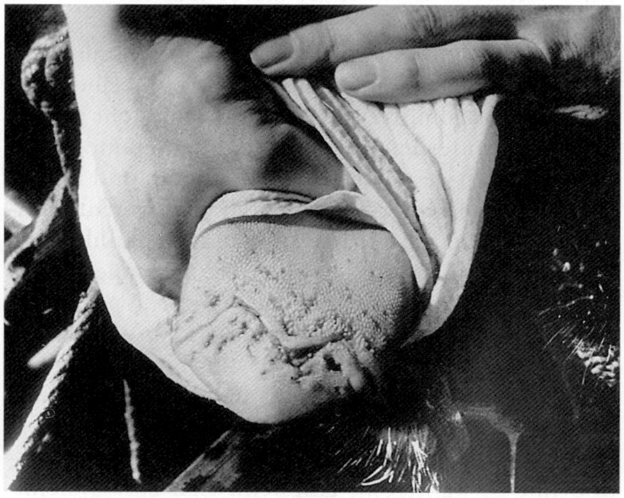

Abbildung 6-15 Situationsgerechte Naht einer durch Konservendosenblech verursachten tiefen Schnittverletzung der Zungenspitze (Heilung per primam)

■ **Zungenverletzungen**: Sie entstehen durch einstechende oder schneidende Fremdkörper (Futtergrannen, Holzsplitter, dornige Zweige, Nadeln, Drahtstücke, Blechteile, Glasscherben), durch Einbeißen (Automutilation durch scharfkantige Backenzähne, Niederstürzen auf den Unterkiefer, Zungenlähmung), ausnahmsweise auch durch gewaltsames Hervorziehen der Zunge über die Kante der Schneidezähne sowie durch Hunde- oder Pferdebiß. Die Patienten zeigen plötzlich vermehrten und vielfach auch mit Blut vermischten Speichelfluß, Unruhe und Beschwerden bei der Futteraufnahme sowie verschieden gestaltete Zusammenhangstrennungen des Zungengewebes (frische, mit ödematöser Schwellung verbundene Schleimhautdefekte oder bis in den Muskel hineinreichende Wunden; Verlust der Zungenspitze (Abb. 6-14); in verschleppten Fällen aber eitrige und nekrotisierende Läsionen (Abb. 6-17). Die relativ seltenen stumpfen Traumen, z.B. durch Strangulation in einem Ring der Halskette, Quetschungen durch Instrumente oder dergleichen, können ebenfalls entzündliche Schwellung mit Funktionsbehinderung bedingen oder infolge Läsion von Zungenmuskeln, -gefäßen, -nerven zu irreversiblen Schäden führen (Abb. 6-16).

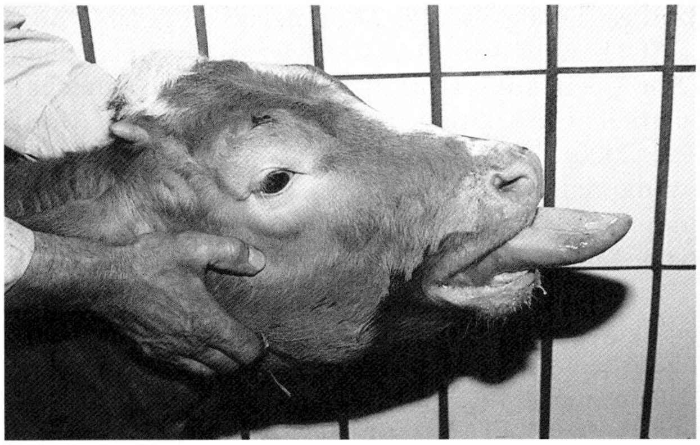

Abbildung 6-16 Irreversibles Zungenödem nach vorübergehender Strangulation des Organes

➤ Die *Prognose* der Zungenverletzungen ist bei rechtzeitiger Behandlung meist günstig; bei erwachsenen Rindern kann selbst der Verlust von 8 cm der Zungenspitze (beim Kalb bis zu 4 cm) ohne nennenswerte bleibende Funktionsstörung abheilen.

➤ Die *Behandlung* stützt sich bei oberflächlichen und verschleppten Wunden auf konservative Maßnahmen: mehrtägige parenterale Antibiose, wiederholte Maulspülungen mit milden Desinfizienzien, Verabreichung von Weichfutter, erforderlichenfalls auch vorübergehende künstliche Ernährung (s. Kap. 6.6.1, 6.5.3, 6.6.8); einstechende Fremdkörper werden vorsichtig entfernt und die Wundfläche mit einem Antiseptikum betupft. Die gelegentlich zu beobachtende starke ödematöse Wundschwellung soll sich durch Leitungsanästhesie der Nervi sublinguales verringern lassen. Tiefreichende Verletzungen der Zungenspitze sind in frischem Zustand durch Naht zu vereinigen. Hierfür wird nach allgemeiner Sedierung des Patienten proximal der Wunde ein vierkantiges Gummiband als Esmarch-Ligatur (Blutstillung) um die vorgezogene Zunge gelegt und diese distal davon durch Infiltration anästhesiert; dann werden die mitunter zackigen Ränder des Defektes mit dem Skalpell begradigt und mittels resorbierbaren Fadens, bei größeren Verletzungen in zwei Etagen, vernäht. Abschließend wird etwas antibiotische Salbe in und um die Stichkanäle appliziert (Abb. 6-15).

6.1.11 Zungenlähmung

Selbständige Lähmungen der Zunge *(Glossoplegia, Paralysis linguae)* kommen beim Rind nur selten vor; sie beruhen dann auf einer peripher oder mehr zentral gelegenen Schädigung motorischer Nerven, insbesondere des Nervus hypoglossus. Auslösende Anlässe können heftige Zerrungen oder Quetschungen oder entzündliche/tumoröse Prozesse im Nervenverlauf sein. Gelegentlich ist die Glossoplegie als Herdsymptom bei lokalen zentralen Läsionen (Hämatom,

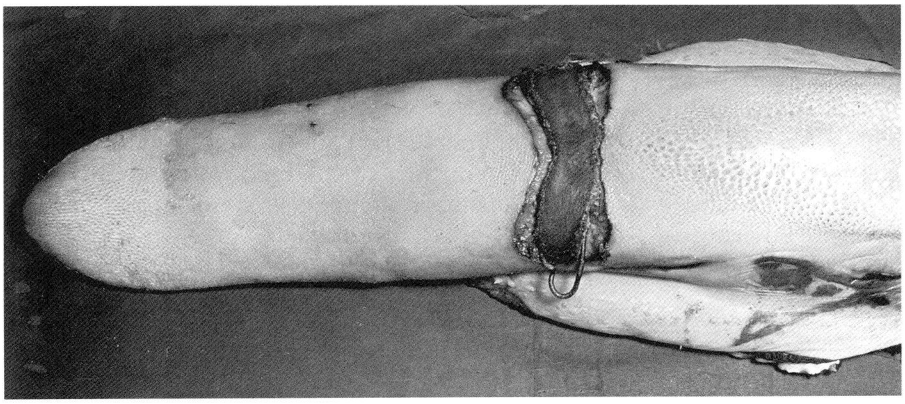

Abbildung 6-17 Tiefe Nekrose des Zungenrückens in Höhe des »Futterlochs« durch ein quer eingespießtes Drahtstück

Fraktur nach Schädeltrauma, Otitis media et interna), insbesondere bei perihypophysärem Abszeß oder Tumor (Hirnbasissyndrom, s. Kap. 10.3.3) zu beobachten. Als Begleitsymptom tritt Zungenlähmung v. a. bei Botulismus, Listeriose, AUJESZKYscher Krankheit, Tollwut, Septikämisch-thrombosierender Meningoenzephalomyelitis und anderen infektiös, toxisch oder metabolisch bedingten Erkrankungen auf.

Symptome: Bei vollständiger Lähmung hängt die Zungenspitze unbeweglich-schlaff aus der Maulspalte heraus und läßt beim weiteren Hervorziehen sowie beim Betasten keinerlei Muskelkontraktion erkennen. Bei partieller Glossoplegie weist sie dagegen noch eine gewisse Eigenspannung und aktive Motilität auf; die einseitige Lähmung führt zur Abweichung der Zungenspitze nach der gesunden Seite hin. Da das mit den Lippen aufgenommene Futter im Maul nicht oder nur schlecht bewegt werden kann, sammeln sich hier unzerkaute Bissen (»Priem«) an; mitunter ragen auch Heu- oder Strohbüschel aus der Maulspalte hervor. Bei erhaltenem Kauvermögen kommt es zudem leicht zu Selbstverletzungen durch Einbiß vorn oder seitlich an der Zunge.

Beurteilung: Heilungsaussichten bestehen bei den selbständigen Glossoplegien im allgemeinen nur dann, wenn sich deren Ursache (Entzündung, Trauma, Intoxikation) rasch beseitigen läßt. Zur Unterstützung können systemisch wirksame Antiphlogistika, Vitamin-B-Komplex-Präparate, evtl. auch Analgetika verabreicht werden. Falls selbst Schlappfutter nicht mehr aufgenommen wird, kann der Patient einige Tage per Sonde oder in Ausnahmefällen via Pansenfistel ernährt werden, sofern nicht die Verwertung vorzuziehen ist.

N. B.: Bezüglich des »Zungenspielens« wird auf Kapitel 10.6.1.7 verwiesen.

6.1.12 Neu- und Mißbildungen von Maulschleimhaut und Zunge

Neubildungen: Tumoröse Neubildungen im Bereich des Maules sind beim Rind ziemlich selten. Meist handelt es sich um Fibrome oder Sarkome (Fibro-, Spindelzell-, Rundzell- oder Chondrosarkome); ferner sind Lipome, Leiomyome, Papillome und Plattenepithelkarzinome nachgewiesen worden, letztere können sich aus Papillomen entwickeln. Prozentual verteilen sich diese Geschwülste auf die einzelnen Regionen der Maulhöhle wie folgt: Zunge 34,8%, Zahnfleisch 26,1%, Gaumen 17,4%, Backen 15,2%, Lippen 6,5% (LINDNER, 1960). Sie verursachen i. d. R. allmählich zunehmende Kaustörungen, Speicheln, Gewichtsverlust und Milchrückgang, gelegentlich auch Atembehinderung und intermittierende Hämorrhagien, ausnahmsweise sogar unstillbare Blutung mit schwerer Anämie. Ihre *Diagnose* ist durch visuelle und manuelle Maulhöhlenuntersuchung, in ätiologischer Hinsicht aber nur aufgrund der histopathologischen Befunde von Gewebeproben zu stellen. *Therapeutisch* kommt bei gestielten sowie bei gut abgegrenzten Tumoren die Exstirpation in Frage; wenn Aufnahme und Zerkleinerung der Nahrung bereits gestört sind, ist die Verwertung des Tieres anzuraten.

Mißbildungen: Bei neugeborenen stark bemuskelten Kälbern von Fleischrassen (Charolais, Weiß-Blaue-Belgier und andere, s. »Doppellendigkeit«, Kap. 9.10.6) wird mitunter eine *angeborene Hypertrophie der Zunge (»Makroglossie«)* beobachtet. Ihre Häufigkeit (in den betroffenen Rassen) wird auf etwa 1 : 1000 Neugeborene geschätzt. Ausgeprägte Makroglossie bedingt Schwierigkeiten beim Saugen bzw. Trinken und bei der Aufnahme von Trockenfutter, so daß die Probanden in der Entwicklung zurückbleiben (Abb. 6-18); auch kann sie Zungenverletzungen oder/und -lähmung zur Folge haben. In schweren Fällen, d. h. bei teilweiser oder vollständiger Unfähigkeit, den Saugakt auszuführen, und/oder wenn die Zunge ständig aus dem Maul heraushängt (aber noch aktiv bewegt werden kann), wird zur Behandlung eine – dem humanchirurgischen Verfahren ähnliche – partielle Glossektomie in Keilform empfohlen (BOHY, A., 2000). Zu operierende Patienten sollten jedoch wenigstens 2 Wochen alt sein. Operationsgang: Fixation in Seitenlage, Allgemeinanästhesie mit Zusatz von Xylazin; Hervorziehen der Zunge, die an der Basis mit einer Stauschlinge abgebunden wird; keilförmige schräge Exzision der Spitze gemäß Abbildung 6-19; Nähte mit resorbierbarem synthetischem Faden, und zwar Muskulatur in U-Heften, Schleimhaut mit Knopf- oder (besser) U-Nähten; 3–5 Tage allgemeine Antibiose, evtl. Ödemprophylaxe. Die Patienten sollten nach 12 h beginnen, wieder Tränke aufzunehmen, und binnen 3 Tagen die volle Ration verzehren.

6.2 Krankheiten der Zähne

Obgleich Zahnerkrankungen und Gebißanomalien bei der systematischen Kontrolle von Schlachtrindern verhältnismäßig oft festgestellt werden, sind dadurch bedingte Funktionsstörungen und Krankheitsfälle beim Rind ziemlich selten; diese Tatsache erklärt sich wohl aus dem derzeitig geringen Durchschnittsalter der großen Hauswiederkäuer sowie aus ihrer besonderen Verdauungsphysiologie. Eine Ausnahme hiervon bilden lediglich die auf *chronischer Fluorose* beru-

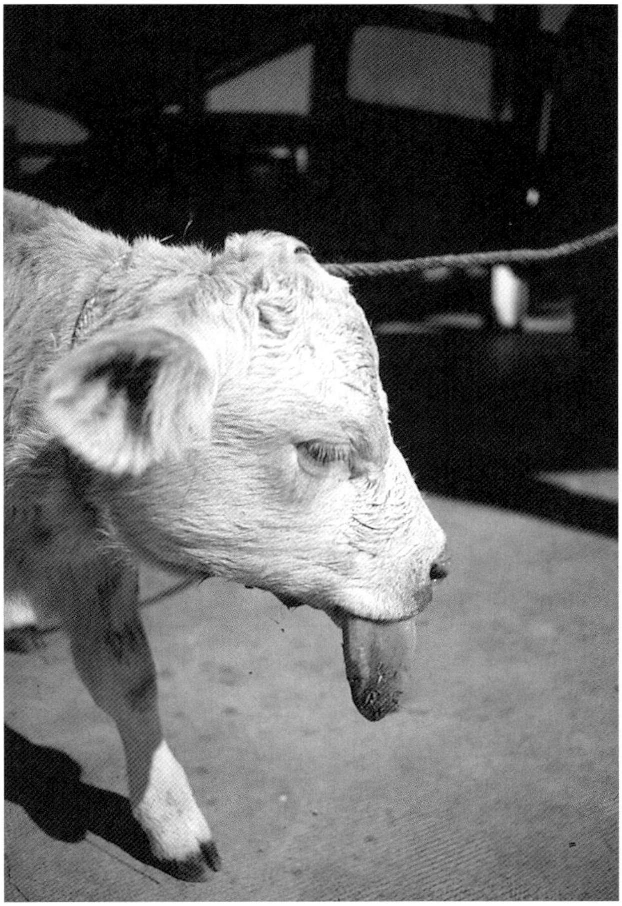

Abbildung 6-18 Charolais-Kalb (»Doppellender«) mit Makroglossie: Trotz erhaltener Beweglichkeit der Zunge ist das Kalb nicht in der Lage, den Saugakt auszuführen (Bohy, 2000)

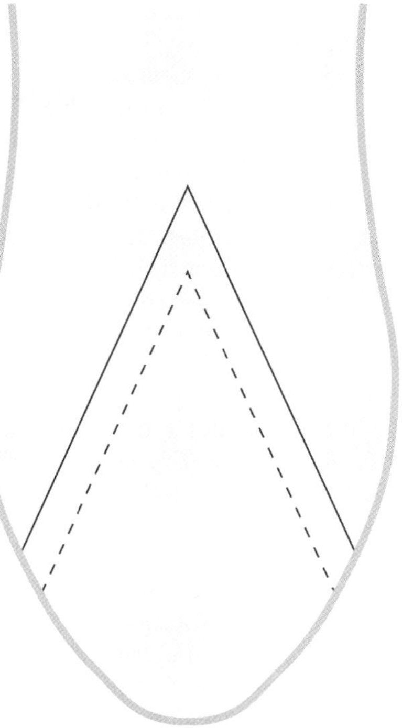

Abbildung 6-19 Schnittführung zur keilförmigen Exzision der Zungenspitze bei Makroglossie, wodurch das Tier zur normalen Aufnahme von flüssiger und fester Nahrung befähigt wird; ausgezogene Linie = Oberkante des exzidierten Keils, gestrichelte Linie = dessen Unterkante (Bohy, 2000)

henden Schmelzdefekte, die bei starker Fluorexposition herden- oder gebietsweise gehäuft auftreten und dann zu übermäßiger oder unregelmäßiger Abnutzung des Gebisses (gelegentlich auch zu Kaubeschwerden) führen (Kap. 9.17.9). Aus der großen Zahl der sporadisch zu beobachtenden Zahnleiden sollen im folgenden die wichtigsten besprochen werden.

6.2.1 Störungen des Zahnwechsels, eingekeilte Fremdkörper, unregelmäßiges Gebiß

Störungen des Zahnwechsels begegnet man in der buiatrischen Praxis ab und zu in Form des *»reitenden Backenzahns«* bei zwei- bis vierjährigen Rindern, wenn beim Zahnwechsel ein Prämolar des Milchgebisses vom nachschiebenden Ersatzzahn nicht ausgestoßen wird, sondern mit seinen Wurzeln auf ihm verkeilt sitzen bleibt (scheinbare Polyodontie). Solche Tiere erscheinen unruhig und machen eigentümliche Zungenbewegungen, um den Störenfried zu entfernen; später zeigen sie Kaubeschwerden, Rückgang im Nährzustand und in der Leistung, Beeinträchtigung des Wiederkauens, mitunter auch Verletzungen der Backenschleimhaut. Nach Ermittlung der Ursache durch Besichtigung oder Austastung der Maulhöhle läßt sich der reitende Zahn manuell, erforderlichenfalls aber mit einer kräftigen Péan-Klemme oder der Albrechtsenschen Zange leicht entfernen. Verzögerungen im Wechsel der Schneidezähne haben dagegen i. d. R. keine nennenswerten Funktionsstörungen zur Folge (Abb. 6-20).

Zwischen den Zähnen, insbesondere aber in Zahnlücken, *Diastasen,* können *eingekeilte Fremdkörper* nicht nur zu den gleichen Symptomen führen wie der »reitende Backenzahn« (s. o.), sondern u. U. auch *Parodontitis* verursachen. Daher ist nach ihrer Entfernung stets zu prüfen, ob noch weitere therapeutische Maßnahmen (Wundversorgung, Zahnextraktion; vorbeugende Maßnahmen gegen Kieferaktinomykose) notwendig sind. Vorzeitige Regression von Zahnfleisch und Zahnfach sowie dadurch bedingter Ausfall von

Schneide- und Backenzähnen ist ein Symptom bei BLAD (Kap. 4.3.1.6)

Unregelmäßigkeiten des Gebisses können auf ungleichmäßiger Abnutzung, unterschiedlicher Härte oder Stellung der Zähne, gelegentlich auch auf Einschränkung der Kieferbewegungen beim Kauen beruhen. Beim Rind sind sie (mit Ausnahme von Fluorgebieten) zwar weit seltener als beim Pferd, die zu beobachtenden Anomalien sind bei beiden Tierarten jedoch im Prinzip die gleichen: *Wellen-, Treppen-, Scherengebiß, überlange Zähne (Exsuperantia dentis)* bei fehlendem, zu klein gebliebenem, abgebrochenem oder übermäßig rasch abgenutztem Antagonisten, *glattes Gebiß* infolge seniler Exkavation (vom 14. Lebensjahr an), *Zahnlücken (Diastasen)* oder *seitlich verschobene Zähne* (nach Zahnfraktur, Parodontitis oder Kieferaktinomykose), *abnorme Abreibung* (mit Untugenden behaftete oder lecksüchtige Tiere), *scharfkantiges Gebiß*. Die Folgen solcher Veränderungen können Kau- und Verdauungsstörungen, manchmal aber auch Verletzungen und Infektionen des Zahnfleisches, der Backen- oder Zungenschleimhaut sowie der Kiefer sein. Ihre *Behandlung* erfolgt nach chirurgischen Grundsätzen mit dem Ziel, die Kauflächen in ihrer Gesamtheit zu normalisieren, was sich bei schwerwiegenden Veränderungen oder Zahnverlust aber oft nur teilweise erreichen läßt. Dabei ist stets auch das etwaige Grundleiden (Fluorose, Aktinomykose, Mineralstoff- oder Spurenelementmangel) prognostisch und therapeutisch mit zu berücksichtigen und die Frage der Wirtschaftlichkeit zu bedenken. In sandreichen Gebieten der USA ist zur Verbesserung der Futteraufnahme empfohlen worden, die Schneidezähne bei vorzeitiger Abnutzung mit entsprechend geformten Kappen aus nichtrostendem Stahl zu überkronen.

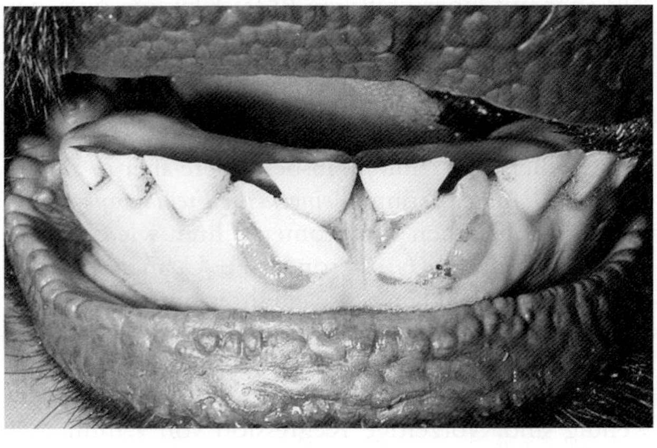

Abbildung 6-20 Verzögertes Ausfallen der Milchzangen

6.2.2 Zahnfraktur, Zahnkaries, Zahnfachentzündung, »Cara inchada«

Zahnfrakturen sind zwar z. T. auf zu schwache Struktur oder Erkrankungen der Zähne zurückzuführen, meist aber auf heftige Traumen (Aufschlagen des Unterkiefers → Schneidezahnbruch; Kieferfraktur → Zersplitterung der beteiligten Backenzähne). *Gebrochene Schneidezähne* sollten zur Verhütung einer sonst leicht in Aktinomykose oder sogar in maligne Entartung übergehenden Zahnfachentzündung gezogen und die dabei entstandene Höhle bis zur Ausgranulation wiederholt jodiert oder mit einem kleinen antiseptischen Gazedrain tamponiert werden. Das gleiche gilt für *zersplitterte Backenzähne,* wenn dabei nicht gleichzeitig ein Kieferbruch vorliegt (mögliche spätere Kaustörung beachten).

Zahnkaries ist beim Rind relativ selten; hierunter ist eine fortschreitende, chemisch und/oder bakteriell bedingte Zerstörung des Zahnbeins nach vorausgegangener Entmineralisierung des Schmelzes zu verstehen. Die sich dabei bildenden, mit Futterresten gefüllten kariösen Höhlen erweitern sich bis in die Pulpa, von wo der Infekt dann auf die Zahnwurzel übergreift und zur *abszedierenden Parodontitis,* in manchen Fällen sogar zu geschwürigem Durchbruch am Zahnfleisch oder zu einem Kieferhöhlenempyem führt. Das Leiden löst meist erst in fortgeschrittenen Stadien klinische Erscheinungen aus, die in vorsichtiger Aufnahme von Futter und Tränke (kaltes Wasser!), zögerndem oder leerem Kauen, Speicheln, üblem Maulgeruch, Zahndefekten, entzündlicher Schwellung des Zahnfleisches, bei schwerwiegendem Wurzelabszeß auch in Lockerung des betreffenden Zahnes bestehen. Dieser ist bei der versuchsweisen *Behandlung* zu ziehen; seine Wurzelhöhle wird in der Folgezeit wie bei Zahnfraktur versorgt.

Zahnfachentzündung: Den beim Rind verhältnismäßig oft vorkommenden Entzündungen des Zahnhalteapparates *(Parodontitis)* liegt meist ein Trauma mit anschließender aktinomykotischer Infektion, nur selten eine unspezifische Eiterung oder Nekrose zugrunde. Die Heilungsaussichten dieses Leidens sind – nach Entfernen des betroffenen Zahnes – nur im Bereich der Inzisiven günstig; bei Befall von Molaren liegen dagegen häufig schon schwerwiegende Knochenveränderungen vor, die ebenso wie die möglichen Folgen der Zahnextraktion (Einwachsen des Antagonisten) eine vorsichtige bis ungünstige *Prognose* bedingen. Falls eine *Behandlung* versucht werden soll, ist hierzu wie bei Aktinomykose (Kap. 9.1.4) zu verfahren.

»Cara inchada«: Eine spezifische Parodontitis bei Kälbern ist herdenweise gehäuft in bestimmten Gebieten Brasiliens beobachtet worden und wird dort landläufig nach den äußerlich sichtbaren Veränderun-

gen »*Cara inchada*« (»aufgetriebenes Gesicht«) genannt (DÖBEREINER, 1990). Das Leiden kann bereits mit Schieben der Milchbackenzähne in der 4. Lebenswoche beginnen, indem sich an der Gingiva zwischen P_2 und P_3 des Oberkiefers eine Tasche bildet, in der sich Futterpartikel anschoppen (Abb. 6-21, 6-22). Daraus entwickelt sich eine eitrige Zahnfachentzündung, die einen charakteristisch fauligen Geruch ausströmt. Sie erfaßt – jeweils während des Durchbruchs – auch andere Backenzähne, auch die des Unterkiefers, jedoch nicht die Inzisiven, und führt zum osteoklastischen Knochenabbau um die Wurzeln (»mangrovenartig«) und damit zur Lockerung und zum Verlust der Zähne. Zugleich bilden sich am Oberkiefer ein- oder beidseitig reaktive Knochenauftreibungen; ferner zeigen die Tiere Kümmern, Leerkauen und Durchfall. Aus den parodontalen Läsionen ließen sich regelmäßig in großer Menge *Prevotella melaninogenica (Bacteroides melaninogenicus)* und stets auch *A. pyogenes*, in geringerem Maße *Bacteroides bivius*, *F. nucleatum* und *A. israelii* isolieren. Die Krankheit zeigte sich nur auf Weiden, die auf jungfräulichen Böden frisch mit *Panicum maximum* oder *Brachiara decumbens* angesät worden waren, und klang nach dem Wechsel auf konventionelle Weiden wieder ab. Die prophylaktische Verabreichung von Spiramycin (50 g je 50 kg Mineralsalzmischung als Salzlecke im Trog) schien das Auftreten von »Cara inchada« zu verhindern. Es wird daher angenommen, daß bestimmte Faktoren in Boden (Zunahme von Streptomycin- oder/und Actinomycin-produzierenden Mikroorganismen) oder Pflanzen eine Verschiebung der Maulhöhlenflora zugunsten der pathogenen Mikroflora bedingen. *Differentialdiagnostisch* ist Bovine Leukozyten-Adhäsions-Defizienz (BLAD, Kap. 4.3.1.6) zu berücksichtigen.

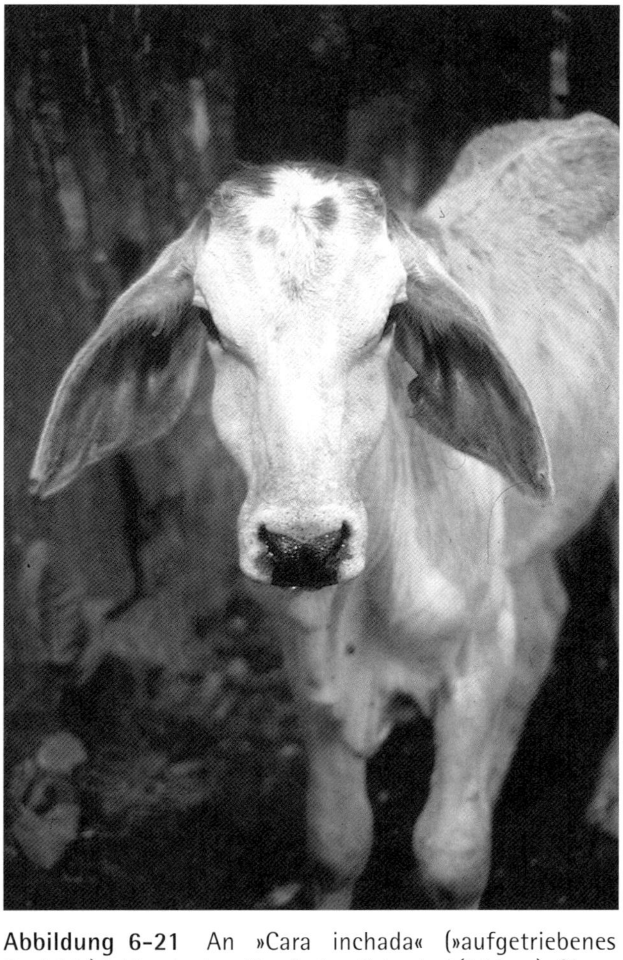

Abbildung 6-21 An »Cara inchada« (»aufgetriebenes Gesicht«) leidendes brasilianisches Zeburind (3 Mon.): Oberkiefer infolge Parodontitis beidseits aufgetrieben (DÖBEREINER, 1990)

6.2.3 Geschwülste der Zähne und Zahnanlagen sowie des Zahnfleisches

Echte *Neoplasien der zahnbildenden Gewebe* kommen beim Rind nur selten vor und betreffen meist den Bereich der Schneidezähne, nur ausnahmsweise den der Molaren. Sie beziehen gewöhnlich – mittelbar oder invasiv – die Kieferknochen mit ein, wie z. B. die (auch mesenchymale und epitheliale Komponenten enthaltenden) *Odontome.* Bei den wiederholt beschriebenen *Adamantinomen* dürfte es sich seltener um solitäre *Ameloblastome* (Zahnschmelztumoren) als um *nichtodontogene Tumoren der Unterkiefersymphyse* handeln (auch Osteofibrome, Osteosarkome; Abb. 6-23, 6-24). In einem solchen, von BECKER 1974 beschriebenen Fall bei einer zweieinhalbjährigen tragenden Kuh gelang es, durch Teilexzision, gefolgt von mehrmaliger Infiltration mit einem Zytostatikum und anschließender Ausräumung des demarkierten Gewe-

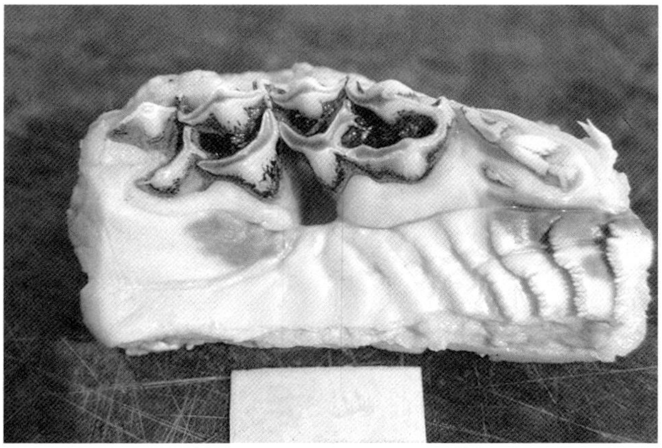

Abbildung 6-22 Parodontitis an den rechten Backenzähnen eines an »Cara inchada« erkrankten Zebukalbes (2 Mon.; DÖBEREINER, 1990)

bes, Dauerheilung zu erzielen. Chirurgische Behandlungsversuche mit dem Ziel, die Knochengeschwulst im Gesunden abzusetzen, sollten nur unternommen werden, wenn radiologischer und palpatorischer Befund erwarten lassen, daß die Unterkiefersymphyse danach noch hinreichend stabil für die Kaufunktion ist: Sedation, Leitungs-/Infiltrationsanästhesie, sichelförmiges Abpräparieren des im Halbrund um die Geschwulst herum inzidierten Zahnfleisches und der Mundschleimhaut bis auf das Periost, Freilegen und Absetzen des befallenen Knochens (einschließlich der Schneidezähne) mittels Drahtsäge oder oszillierender Knochensäge, Blutstillung, situationsgerechte Naht des Schleimhautdefektes (U-Knopfhefte), parenterale Antibiose; Patienten allein aufstallen, Eimertränke, Schlappfutter.

Geschwülste des Zahnfleisches: Die meist angeborenen »Blutschwämmchen« (Epulis hämangiomatosa) im Bereich der Inzisiven sind oft gutartig. Sie haben eine dunkelrote, höckerige (blumenkohlartige) Oberfläche und neigen schon bei geringen Traumen zu Blutungen. Breit aufsitzende und in die Tiefe reichende Epuliden können Tränkeaufnahme und Kieferschluß behindern und die Schneidezähne auseinander drängen (Abb. 6-25). *Differentialdiagnostisch* kommen odontogene und nichtodontogene Tumoren sowie Plattenepithelkarzinome in Frage. Im günstigen Fall können sich derartige Epuliden innerhalb von 5–7 Monaten von selbst zurückbilden. Sonst kommt *therapeutisch* Kauterisation oder Exstirpation in Frage.

6.2.4 Mißbildungen des Gebisses und der Kieferknochen

6.2.4.1 Angeborene Zahnanomalien

Angeborene Anomalien der Stellung einzelner Backenzähne *(Rotation, Deviation, Dislokation, Diastasen)* oder ganzer Backenzahnreihen sowie Anomalien von

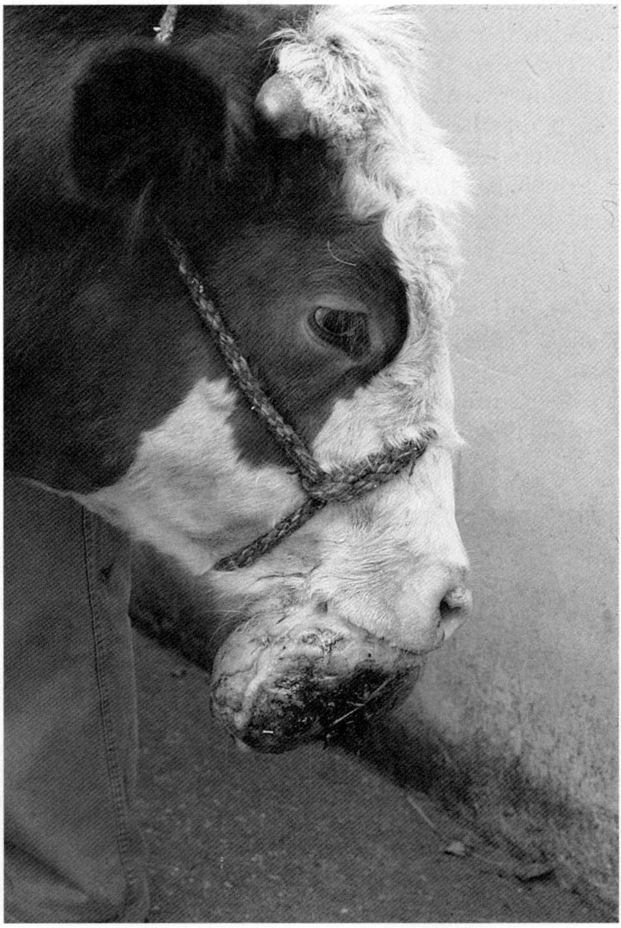

Abbildung 6-23 Osteofibrom im Schneidezahnbereich des Unterkiefers bei einem Fleckviehstier (1 Jahr) (Chirurgische Tierklinik, Universität München)

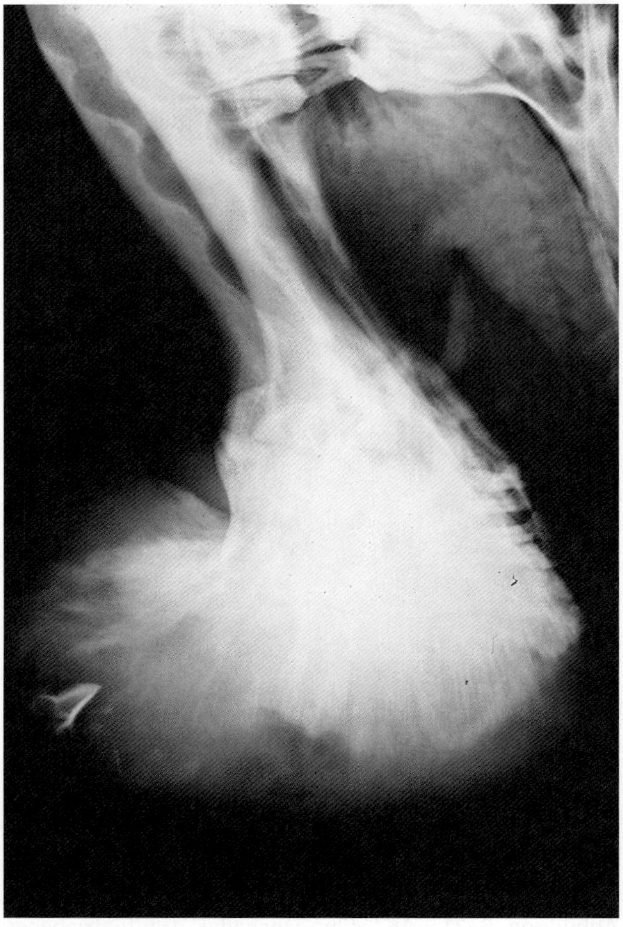

Abbildung 6-24 Transversale RÖNTGEN-Aufnahme des Tumors des Patienten von Abb. 6-23 (Chirurgische Tierklinik, Universität München)

Zahnzahl *(Anodontie, Oligodontie, Polyodontie)* und -größe können Kaustörungen verursachen und zur Abschaffung des Tieres zwingen. Echte *Polyodontie* ist durch Auftreten überzähliger Zähne gekennzeichnet und beruht auf einer atavistischen Vermehrung der Zahnanlagen oder aber auf zusätzlichen, durch Abspaltung entstandenen Zahnkeimen. Als echte *Oligo-* oder *Anodontie* wird die Unterdrückung der Zahnentwicklung, als *Pseudoligodontie* dagegen das Zurückhalten der Zähne im Kiefer bezeichnet. Anomalien der Schneidezähne stören die Nahrungsaufnahme und -zerkleinerung meist nicht; sind nur einzelne Zähne betroffen, kommt Extraktion in Frage. Tiere mit echten Zahnmißbildungen sollten nicht zur Zucht verwendet werden. Die rezessiv-erbliche *Porphyrie* (Kap. 4.3.1.2) führt zu braun-roter Verfärbung der sonst funktionstüchtigen Zähne.

6.2.4.2 Verkürzung von Unter- oder Oberkiefer

Solitäre Verkürzungen des Unter- oder Oberkiefers *(Brachy-/Prognathia inferior aut superior)* führen in ausgeprägten Fällen dazu, daß die Schneidezähne bei geschlossenen Kiefern hinter der Dentalplatte auf den harten Gaumen bzw. davor auf die Oberlippe treffen oder sogar frei hervorragen (»Hecht-« bzw. »Karpfengebiß«; Abb. 6-26, 6-27). Auch Verkrümmungen der

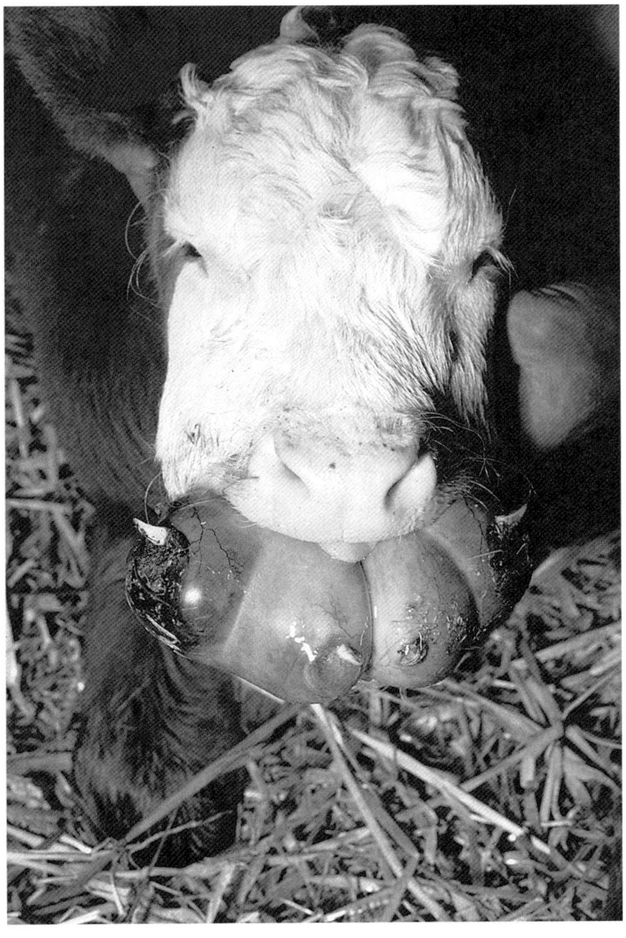

Abbildung 6-25 Angeborene hochgradige Epulis haemangiomatosa bei einem Fleckviehkalb (Euthanasie)

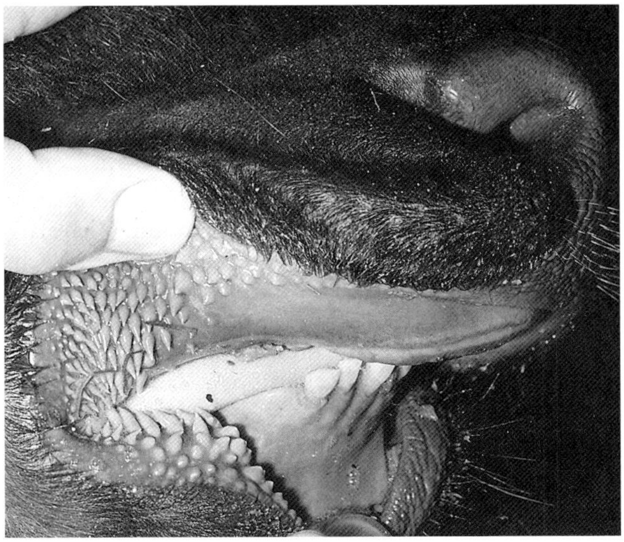

Abbildung 6-26 Brachygnathia inferior (»Karpfengebiß«) bei einem Jungrind

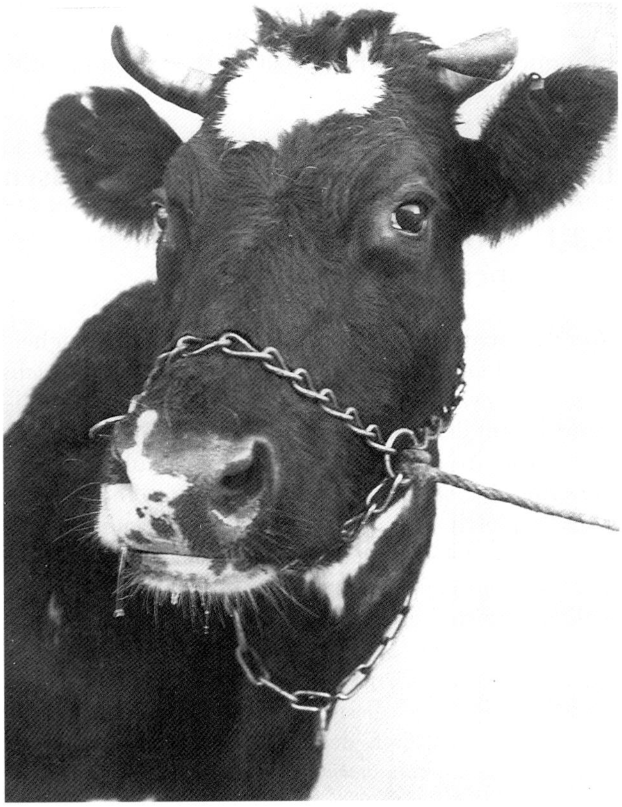

Abbildung 6-27 Brachygnathia superior (»Hechtgebiß«) bei einer DSB-Kuh alten Typs

Kiefer *(Kampylognathie)* kommen vor. Letztere können ebenso wie erstere mit weiteren Mißbildungen vergesellschaftet sein (s. Kap. 5.1.1). Sofern die Nahrungsaufnahme nicht wesentlich beeinträchtigt ist, lassen sich mit Kiefermißbildungen behaftete Tiere ausmästen; sie sollten jedoch wegen des Verdachts auf erbliche Veranlagung von der Zucht ausgeschlossen werden.

6.2.4.3 Lippen-, Kiefer- und Gaumenspalten

Derartige Anomalien *(Cheilo-, Gnatho-, Palatoschisis)* sind oft Teilerscheinung komplexer Mißbildungen, so z.B. bei tetrameler Arthrogrypose beim Charolais-Rind, seltener bei anderen Arthrogryposen (Kap. 9.10.4). Man unterscheidet mittelständige sowie ein- oder beidseitige Oberlippenspalten (»Hasenscharte«, »Spaltnase«), Gaumenspalten (»Wolfsrachen«) und Kombinationen von Oberlippen-Kiefer-Gaumenspalten sowie Unterlippen-Kieferspalten. Die Defekte sind offenbar teils erblich veranlagt, teils durch teratogene Einwirkungen bedingt (z.B. beim »crooked calf syndrome«, Kap. 9.10.5). Kälber mit Oberlippen- oder Oberlippen-Kieferspalte sind meist zur Tränkeaufnahme aus dem Eimer befähigt, so daß sie, sofern keine weiteren Anomalien vorliegen, noch ausgemästet werden können. Dagegen tritt bei Kälbern mit Gaumenspalten oft Regurgitieren der Milch über die Nase und »Verschlucken« ein, was meist Aspirationspneumonie zur Folge hat (Rat zur Euthanasie; Abb. 6-28, 6-29).

6.3 Krankheiten der Kopfspeicheldrüsen

6.3.1 Entzündung der Unterzungenspeicheldrüse

Von den beiden unter der Zunge gelegenen Speicheldrüsen erkrankt bevorzugt die *Glandula sublingualis major (= monostomatica)*, deren Ausführungsgang zusammen mit dem der *Gl. mandibularis* an der *Caruncula sublingualis* im apikalen Bereich des Maulhöhlenbodens mündet, so daß diese beiden Drüsen nicht selten sogar zugleich betroffen werden *(Sialoadenitis sublingualis;* Abb. 6-30). Dagegen sind Entzündungen der in zahlreiche Läppchen mit getrennten Ausführungsgängen unterteilten *Gl. sublingualis minor (= polystomatica)* seltener. Die *Symptome* bestehen in einer meist einseitigen strangförmigen, teils mehr oral, teils mehr aboral gelegenen glasig-ödematösen Umfangsvermehrung im Bereich des seitlichen Maulhöhlenbodens *(Ranula inflammatoria)* sowie in Speicheln, üblem Mundgeruch, Kehlgangsödem und Appetitstörung. Im fortgeschrittenen Stadium bilden sich hier dann mitunter bis zu hühnereigroße fluktuierende Einschmelzungsherde, die sich z. T. von selbst zur Maulhöhle hin öffnen, andernfalls aber mit dem Fingermesser gespalten werden müssen (Abb. 6-31, 6-32). Danach klafft gewöhnlich seitlich der Zunge ein be-

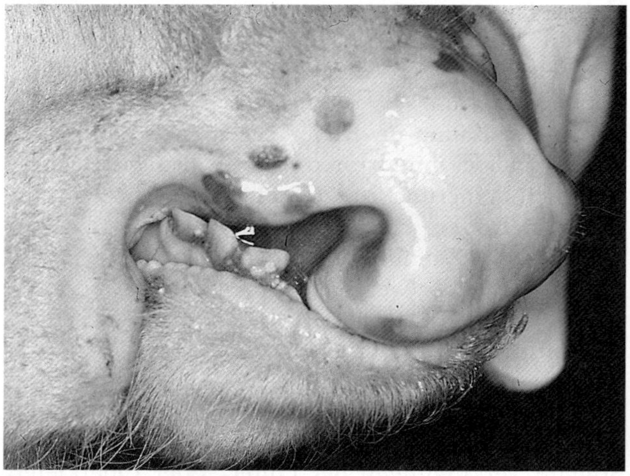

Abbildung 6-28 Nasen-Oberlippenspalten (Rhinognatholabioschisis) beidseits sowie Agenesie des apikalen harten Gaumens bei einem Fleckviehkalb

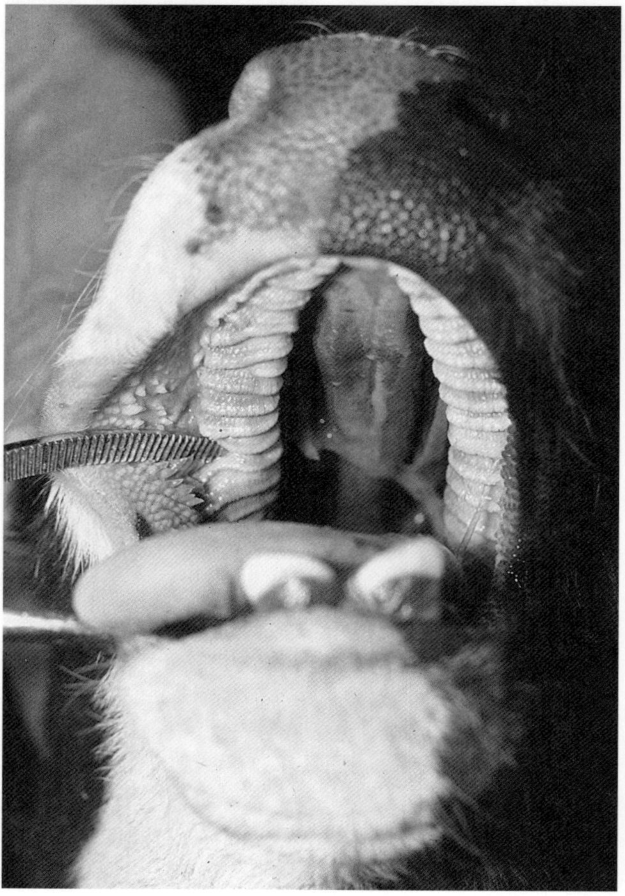

Abbildung 6-29 Hochgradige Gaumenspalte (Palatoschisis) bei einem DSB-Kalb

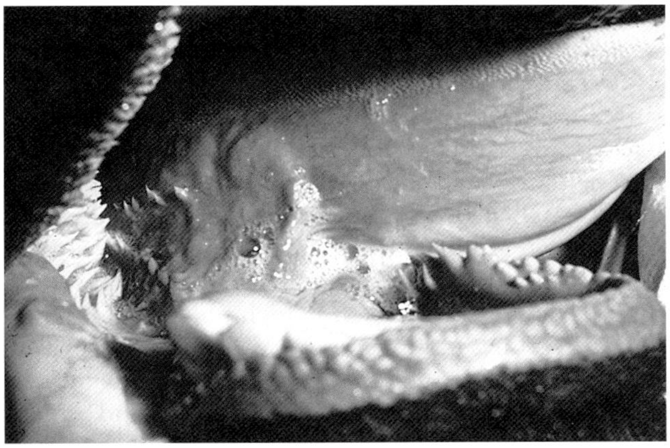

Abbildung 6-30 Entzündung der Gl. sublingualis monostomatica (major), erkennbar an den knotigen Erhabenheiten neben und hinter dem Zungenbändchen (»Ranula inflammatoria«)

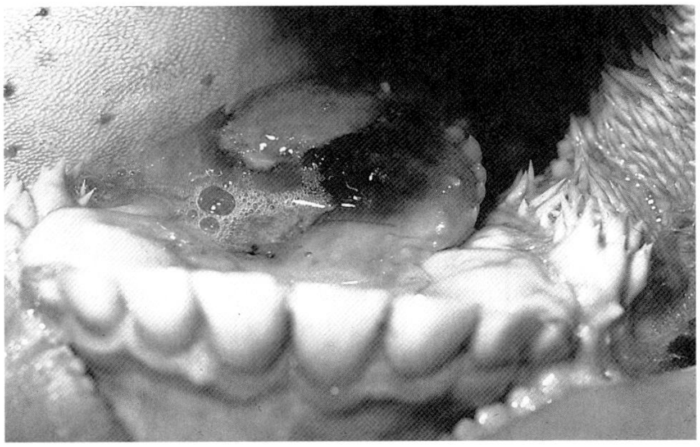

Abbildung 6-31 Abszedierende Gl. sublingualis monostomatica: Kinderfaustgroße, mit übelriechender Flüssigkeit gefüllte Blase im Winkel zwischen Zungenbändchen und Maulhöhlenboden

sorgniserregendes trichterförmiges »Loch«. Unter täglichem Spülen mit antiseptischer Lösung und Versorgen mit PV-Jod-Salbe, Kresolsulfonsäure-Formaldehyd-Polykondensat in Gelform oder dergleichen heilt der Defekt jedoch meist komplikationslos ab. Im übrigen gelten für die *Therapie* die gleichen Regeln wie bei Parotitis.

6.3.2 Entzündung der Unterkieferspeicheldrüse

Die *Sialoadenitis mandibularis* wird gewöhnlich durch sialogene, über den Ausführungsgang der Drüse aufsteigende Infektionen mit Eitererregern, seltener durch das Übergreifen benachbarter Entzündungsprozesse (Stomatitis, Glossitis) oder aktinobazillärer Herde ausgelöst. *Symptome:* In Höhe der Kieferwinkel ist in der Tiefe des Kehlgangs (einseitig oder symmetrisch) neben den meist ebenfalls geschwollenen Mandibularlymphknoten eine längliche schmerzhafte Umfangsvermehrung festzustellen; außerdem zeigen die Patienten verminderten Appetit, Kaubeschwerden, Speicheln, Foetor ex ore, mitunter sogar eine abnorme Haltung des Kopfes. Wenn man mit dem Zeigefinger vom Zungengrund aus apikalwärts über den Maulhöhlenboden streicht, läßt sich manchmal aus der Caruncula sublingualis ein kleiner Eiterpfropf herausmassieren. Dagegen dürfte die zuweilen zu beobachtende längliche glasig-ödematöse Schwellung seitlich des Zungenkörpers (Ranula inflammatoria) eher auf Mitbeteiligung der Unterzungendrüsen beruhen. Der *Verlauf* der Sialoadenitis mandibularis ist meist gutartig. *Diagnose:* Verwechslungen mit Erkrankungen der Mandibularlymphknoten (Leukose, Tuberkulose, Aktinobazillose) sind durch eingehende palpatorische Untersuchung möglichst auszuschließen. Die *Therapie* entspricht derjenigen der Parotitis. Abszeßbildungen werden von der Maulhöhle aus (am gesenkten Kopf mit dem Fingermesser) oder von außen her gespalten und wie üblich versorgt. Bei Aktinobazillose (s. Kap. 3.1.3.3, 6.1.9) der Glandula man-

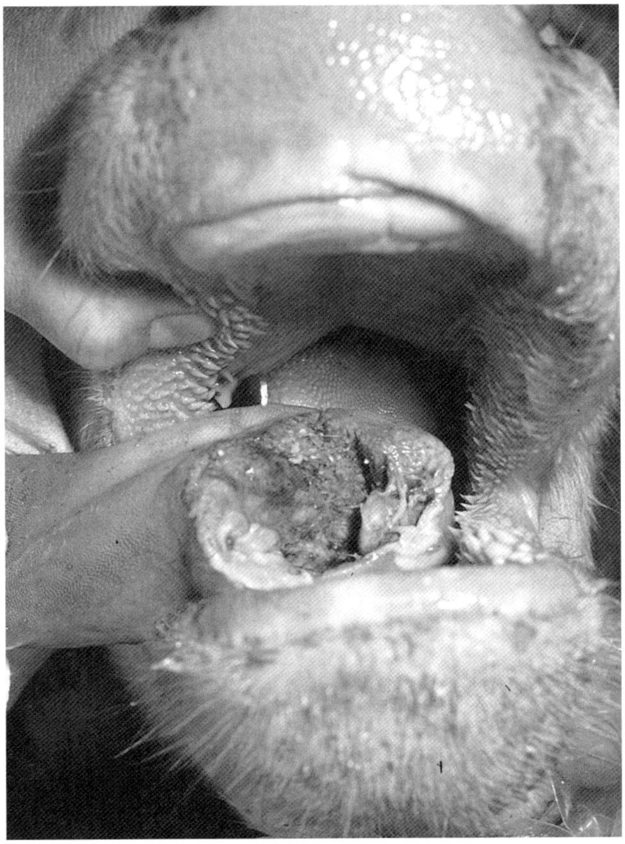

Abbildung 6-32 Am folgenden Tag ist der Abszeß spontan aufgebrochen; Innenauskleidung mit Futterpartikeln bedeckt; i. d. R. günstige Prognose

dibularis wurden vereinzelt Erfolge mit lokalen Strepto-Penicillin-Injektionen sowie durch totale Exstirpation der Drüse (Blutung!) erzielt.

6.3.3 Entzündung der Ohrspeicheldrüse

Es sind primäre und sekundäre, spezifische und unspezifische, diffus-parenchymatöse und eitrig-abszedierende sowie akute und chronische Entzündungen zu unterscheiden. *Primäre unspezifische Parotitiden* entstehen gewöhnlich durch das Einwandern von Eitererregern über den Speichelgang; sie werden oft durch hier eindringende Grannen oder andere kleine Fremdkörper ausgelöst. *Spezifische Infektionen* (Aktinobazillose, Tuberkulose, virale Infekte) kommen auch auf dem Lymph- oder Blutweg zustande. Das Leiden ist zwar im allgemeinen selten; seine *selbständige spezifische*, vermutlich dem »Mumps« des Menschen entsprechende Form (Virusinfektion) kann jedoch ausnahmsweise bestandsweise gehäuft auftreten. *Sekundäre Erkrankungen* der Parotis werden durch das Übergreifen benachbarter Entzündungsprozesse (Abszesse, Phlegmonen, Aktinomykose oder Aktinobazillose) auf das Drüsengewebe bedingt. *Symptome, Verlauf:* Die *akute* Parotitis äußert sich in einer meist einseitigen, seltener beidseitigen, umschriebenen oder diffusen, vermehrt warmen und schmerzhaften Schwellung im Bereich der Ohrspeicheldrüse (Abb. 6-33), in Umfangsvermehrung der zugehörigen Lymphknoten, m. o. w. gestreckter Kopfhaltung, vermindertem Appetit sowie Speicheln und Fieber (v. a. bei Virusinfektionen), bei Mitbeteiligung der Nachbargewebe auch in Schluck- und Atembeschwerden (Einengung des Rachenraumes). Eitrige Einschmelzungen (Fluktuation) oder zur Bildung von Speichelfisteln führende Durchbrüche werden ebenso wie daraus resultierende Lähmungen des N. facialis oder andere Komplikationen im Gefolge der akuten Ohrspeicheldrüsenentzündung des Rindes nur selten gesehen. Bei *chronischer* Parotitis findet man eine derbe und oft unebenhöckrige, m. o. w. schmerzhafte Umfangsvermehrung, die sich mitunter durch multiple Abszeßdurchbrüche als Drüsenaktinobazillose zu erkennen gibt; weit seltener wird sie durch Speichelsteine oder andere Ursachen hervorgerufen. Die *Diagnose* des Leidens bereitet aufgrund der örtlichen Veränderungen meist keine Schwierigkeiten; bei schlecht abgesetzter diffuser Schwellung sollten jedoch phlegmonöse Stomatitiden, Entzündungen oder Verletzungen des Rachens sowie Erkrankungen der retropharyngealen Lymphknoten durch gründliche äußere und innere Untersuchung ausgeschlossen werden. In Kliniken kann zur Klärung der Diagnose die Sialographie herangezogen werden. *Behandlung:* In jedem Falle empfiehlt sich mehrtägige parenterale antibakterielle Therapie, unterstützt durch ein nichtsteroidales Antiphlogistikum. Je nach Befund kommt auch ein örtlich hyperämisierender Salbenanstrich (z. B. Ichthyol 30 %) in Frage; Abszesse werden ggf. gespalten, gespült und antiseptisch tamponiert; Teilexstirpation chronisch veränderter Drüsenteile ist möglich (cave Blutung!); hinsichtlich aktinobazillärer Parotitis siehe Kapitel 3.1.3.3.

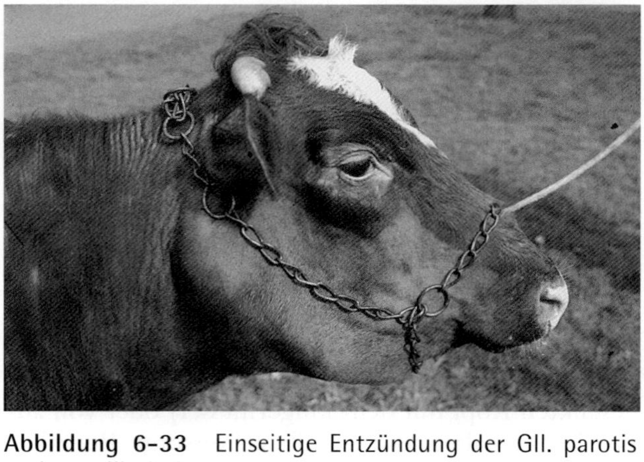

Abbildung 6-33 Einseitige Entzündung der Gll. parotis und mandibularis

6.3.4 Verletzungen der Kopfspeicheldrüsen, übermäßiger Speichelfluß

Verletzungen: Bei Traumen im Bereich des Kopfes kann gelegentlich auch der Körper oder der Ausführungsgang einer Speicheldrüse mitbetroffen werden. Solche Verletzungen ereignen sich z. T. durch äußere Gewalteinwirkung (Stoß, Schlag, Sturz, Riß), teils aber beim Durchbrechen oder bei der Spaltung benachbarter Abszesse; sie haben dann nicht selten eine permanente Speichelfistel, manchmal sogar Sialoadenitis zur Folge. Wenn die Wunde nicht spontan verheilt, kann nach dem Abklingen der akuten entzündlichen Reaktion versucht werden, den Verschluß des Defekts durch Brennen, Ätzen oder, nach Auffrischen der Wundränder, durch Vernähen herbeizuführen. Bei frischer Durchtrennung des Ductus parotidicus hat auch die Primärnaht des umgebenden Gewebes oder des Speichelganges selbst Erfolg gebracht. Als letzte Möglichkeit bleibt sonst die Verödung der betroffenen Drüse durch Instillation reizender Mittel (20–30 ml Lugolsche Lösung, 1 : 3 verdünnte Jodtinktur, Alkohol oder 15%ige Kupfersulfatlösung) oder durch Druckeinwirkung (Injektion von auf 40 °C erhitztem Paraffin oder von Vaseline) in den anschließend zu unterbindenden Ausführungsgang.

Unter *Ptyalismus* wird nicht nur die (äußerlich oft nicht sichtbare) erhöhte Sekretion, sondern v. a. das vermehrte Abfließen von Speichel aus der Maulhöhle verstanden. Sialorrhoe tritt i. d. R. nicht selbständig, sondern meist als Begleiterscheinung verschiedener Krankheiten auf. An *örtlichen Ursachen* kommen in Frage: Maulhöhlen-, Zungen-, Rachen- oder Speicheldrüsenentzündungen, Zahnerkrankungen, eingekeilte Fremdkörper, Schlundkopflähmung sowie Schlundverstopfung (Unvermögen, den Speichel abzuschlucken). Unter den mit vermehrtem Speichelfluß (infolge Nervenreizung oder Schluckstörung) einhergehenden *Allgemeinkrankheiten* sind v. a. Tollwut, AUJESZKYsche Krankheit, Botulismus, Listeriose, verschiedene Vergiftungen (Quecksilber, Blei, Arsen, Phosphorsäureester, Mykotoxine, insbesondere das von *Rhizotonia leguminicola* gebildete Alkaloid Slaframin) sowie die mit Stomatitis verbundenen Allgemeininfektionen (Maul- und Klauenseuche, Bösartiges Katarrhalfieber, Bovine Virusdiarrhoe/Mucosal Disease) zu nennen. Ferner soll auch die Aufnahme bestimmter Futtermittel (bitterstoffhaltige Pflanzen, verunreinigte saure Silage u. ä. m.) zur Steigerung des Speichelflusses führen. Künstlich läßt sich Salivation durch Injektion von Karbamincholin, Pilokarpin, Azetylcholin und anderen parasympathikuserregenden Mitteln auslösen. Die *Therapie* besteht im Abstellen der auslösenden Ursache bzw. in der Behandlung des zu Salivation führenden Grundleidens; zur vorübergehenden (symptomatischen) Sekretionshemmung kann Atropinsulfat (0,05–0,1 mg/kg LM s.c.) injiziert werden.

6.4 Krankheiten im Rachenbereich

6.4.1 Rachenentzündung

Formen, Ursache: Nach ihrer Ursache sind selbständige und symptomatische, nach den örtlichen Veränderungen katarrhalische, erosive, diphtheroide, ulzeröse sowie phlegmonöse und proliferative Entzündungen des Rachens zu unterscheiden. Selbständige *Pharyngitiden* entstehen nicht selten durch mechanische Insulte, z. B. durch Fremdkörper (Tannen-/Rosenzweige, Holz-/Glassplitter, Blechstücke, Nadeln, Zahnteile etc.), zu harte Schlundsonden, Pilleneingeber oder Schlundrohre mit scharfen Graten, ferner durch thermische (heiße Schlempe) oder chemische Reize (zerkaute Pillen mit reizenden Medikamenten, mit Düngemitteln oder fehlerhaft mit Natriumhydroxid/Natronlauge versetztes Futter, Formalindämpfe, Chlorgas) und ähnlichem mehr. Von den möglichen bakteriellen Infektionen kommt v. a. das Kälberdiphtheroid in Frage, relativ selten Aktinobazillose, früher auch Tuberkulose; an Parasiten können sich Kriebelmücken hier ansiedeln. Symptomatisch wird der Pharynx bei Bösartigem Katarrhalfieber, Boviner Virusdiarrhoe/Mucosal Disease und einer Reihe weiterer Allgemeininfektionen in Mitleidenschaft gezogen.

Symptome: An *akuter* Pharyngitis leidende Tiere zeigen Verminderung oder völliges Sistieren der Futter- und z. T. auch der Tränkeaufnahme, gestreckte Haltung von Kopf und Hals, Druckempfindlichkeit bei tiefer Palpation vor den Atlasflügeln bzw. im Parotisbereich, Schwellung der Kopflymphknoten, Speicheln, Schluckbeschwerden, seltener auch Leerkauen, Husten und beeinträchtigte Atmung mit Stenosegeräuschen, teilweise Fieber sowie m. o. w. gestörtes Allgemeinbefinden. Bei der manuellen Rachenexploration sind je nach Ursache und Art der Entzündung Schleimhautschwellung und erhöhte Empfindlichkeit, leicht blutende Erosionen, Auflagerungen, tiefgehende Defekte, Neubildungen und evtl. auch ein Fremdkörper festzustellen. Mit oral eingeschobenem Röhrenspekulum, speziellem Maulgatter oder mittels nasal eingeführtem Endoskop lassen sich die Schleimhautveränderungen auch besichtigen. Bei chronischer Rachenentzündung treten vornehmlich Schluck- und Atembeschwerden in Erscheinung. Entsprechend dem breiten Spektrum an Ursachen und Formen von akuten und chronischen Rachenentzündungen ist deren *Verlauf* sehr verschieden.

Diagnose, Differentialdiagnose: Für die Erkennung von Veränderungen der Pharynxschleimhaut ist die manuelle Rachenexploration (nicht bei Tollwutverdacht!) beim erwachsenen Rind oft am ergiebigsten. Hierzu wird der Patient nötigenfalls sediert und anschließend mit gestrecktem Kopf gut fixiert. Unter Zuhilfenahme eines geeigneten Maulöffners, bei seitlich hervorgezogener Zunge, führt der Untersucher seine Hand in »Geburtshelferstellung« (Handrücken vertikal, Finger gestreckt, kleiner Finger und Daumen untergeschoben) an den scharfen Backenzähnen vorbei in den Rachen ein und tastet dessen Wand ab: Kehlkopfeingang mit Umgebung, Schlundöffnung (Spannung!), Seitenwände mit Zungenbeinästen und Tonsillen, Dorsalwand mit retropharyngealen Lymphknoten und führt nach Drehen der Hand Zeige- und Mittelfinger um den freien Rand des Gaumensegels herum in den Nasenrachen ein. Dabei ist zu berücksichtigen, daß beim Einführen der Hand in den Rachenraum der Kehldeckel nach hinten gedrückt wird und das Tier daher nicht mehr atmen kann. Man muß daher die Hand während der Exploration in kurzen Intervallen zurückziehen, um den Patienten Luft holen zu lassen, sonst stürzt er nieder.

Die orale Endoskopie mittels Röhrenspekulum erlaubt die Besichtigung des Kehlkopfeinganges mit näherer Umgebung; mit dem Faserendoskop läßt sich ein etwas größerer Bereich inspizieren. Die röntgenologische Untersuchung kommt eher zur Diagnostik metallischer Fremdkörper und zur Prüfung der Schluckfunktion in Betracht. Zum Lokalisieren ausgewanderter metallischer Fremdkörper kann auch das Metallsuchgerät hilfreich sein. Im allgemeinen führen aber bereits die erstgenannten Verfahren zu einer klinischen Diagnose.

Differentialdiagnostisch kommen v. a. Parotitis, Entzündung der medialen Rachenlymphknoten oder Schlundkopflähmung in Betracht. Für symptomatische Pharyngitis sprechen gleichzeitig bestehende Entzündungen an anderen Schleimhäuten, der Verlauf sowie die weiteren klinischen Befunde.

Beurteilung: Sie hängt weitgehend von Ursache und Grad der Rachenentzündung ab und ist bei eigenständigen katarrhalischen oder erosiven Rachenentzündungen meist günstig, sonst aber fraglich bis ungünstig. Als Komplikationen können sich Pansentympanie, Glottisödem, Schluckpneumonie, peripharyngeale Phlegmone und in deren Gefolge auch Sepsis und Erstickung einstellen. Da in allen schweren Fällen eine relativ arbeits- und kostenaufwendige Therapie erforderlich ist, muß vorher mit dem Tierhalter geklärt werden, ob eine Behandlung in Frage kommt oder die Verwertung des Tieres vorzuziehen ist.

Behandlung: Neben Umstellung auf Weichfutter (Kleietrank, geschnitzelte Rüben, Gras, Grummet) oder Ernährung per Magensonde kommt die parenterale oder orale Verabreichung von nichtsteroidalen Antiphlogistika (z. B. Flunixin-Meglumin, Salizylate) in Betracht. Bei Verdacht auf bakterielle Infektion sowie bei allen tiefgehenden entzündlichen Läsionen darf nicht gezögert werden, eine hochdosierte parenterale antibakterielle Therapie einzuleiten, die über mehrere Tage aufrechtzuerhalten ist. Bei Tränkeverweigerung ist laufend Flüssigkeit zuzuführen.

6.4.2 Perforierende Verletzungen der Rachenwand

Definition, Vorkommen: Perforationen der aus vier Schichten bestehenden Rachenwand (Schleimhaut, innere Rachenfaszie, quergestreifte Muskulatur, äußere Faszie mit lockerem Bindegewebe) ereignen sich am häufigsten am Rachendach mit seinen dorsolateralen Ausbuchtungen (Recc. pharyngici); seltener werden die Seitenwände und die seitlich des Kehlkopfeinganges gelegenen Taschen (Recc. piriformes) betroffen. Seit es gängige Praxis geworden ist, daß Pillen, Magnete oder flüssige Medikamente per Pilleneingeber oder Schlundsonde (-rohr) von Laienhand appliziert werden, haben Rachenverletzungen deutlich zugenommen.

Ursache, Pathogenese: Früher ereigneten sich Pharynxperforationen hauptsächlich beim Einführen von Schlundsonden oder -rohren, sei es, daß dabei zu forsch oder unsachgemäß vorgegangen wurde, sei es, daß die Sonden zu hart (geworden) und daher unflexibel waren oder scharfe Kanten (vom Einbeißen) aufwiesen. In neuerer Zeit entstehen die Verletzungen vornehmlich mit dem Pilleneingeber, und zwar infolge von Konstruktionsmängeln der Instrumente (absolut zu langes Rohr, kein flexibles oder dem Verlauf des Nahrungsweges angepaßtes Kopfteil, absolut oder relativ zu großer Kopf), infolge von Handhabungsfehlern (gewaltsames weites Einschieben in den Rachen, ruckartiges Vordrücken des Kolbens = »Hineinkatapultieren« der Pillen/Magnete) oder unzureichender Fixation des Tieres. Auch bei der Applikation flüssiger Medikamente per »Drencher« wurden derartige Läsionen gesetzt. Ausnahmsweise kann das Trauma auch auf einem stechenden oder schneidenden Fremdkörper beruhen (Draht, Blechstück, Glasscherbe).

Die Durchbohrung der Rachenwand, insbesondere die mit dem Auswandern eines Fremdkörpers verbundene Gewebeläsion und Keimverschleppung, löst örtliche Entzündung aus (Abb. 6-34). Je nach Lage und Größe des Defektes wird Luft, möglicherweise auch eruktiertes Pansengas, in das peripharyngeale Bindegewebe gesaugt, engt den Rachen ein und brei-

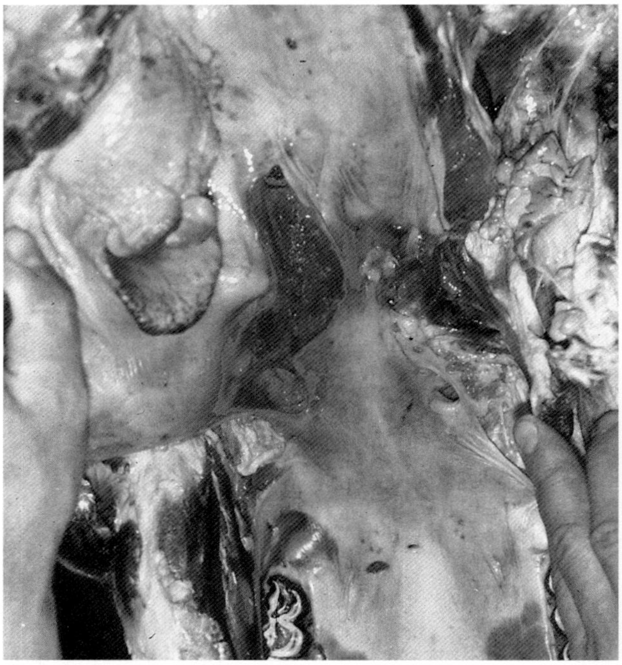

Abbildung 6-34 Perforation des Rachendaches beim Eingeben eines nackten Fremdkörpermagneten mit einem starren geraden Instrument. Retropharyngeal befand sich eine mit Futter gefüllte faustgroße Höhle

tet sich über die intermuskulären Septen bis in die Subkutis des Halses aus. Mitunter scheinen daran auch gasbildende Bakterien beteiligt zu sein, so daß sich eine ausgebreitete Gasphlegmone entwickelt. Damit ist eine erhebliche Beeinträchtigung der Atmung und evtl. auch der Schluckfunktion verbunden, was teils auf der schwellungsbedingten Einengung des Pharynx, teils auf Einbeziehung der den Schlundkopf innervierenden Vagusäste in den Entzündungsprozeß beruhen dürfte. Später kann die emphysematös-phlegmonöse Entzündung in Verjauchung übergehen und zum Tod des Tieres führen. Im günstigen Fall bleibt sie auf den Perforationsherd beschränkt und heilt ab oder abszediert.

■ **Symptome:** Je nach Ursache, Lokalisation und Umfang der Perforation und ihrer Sequelae variiert die Schwere der Erscheinungen. Gemeinsame Merkmale sind Inappetenz, oft auch Verweigerung der Tränke, Stehen mit gestrecktem Kopf und Hals, ängstlicher Blick, Speicheln sowie sichtbare und bei der Palpation mitunter puffig knisternde Umfangsvermehrung im Kehlgangs- und Rachenbereich. Hohler Klopfschall zeigt die Ausdehnung des Emphysems an. Meist sistiert die Pansentätigkeit, und es besteht mäßige Tympanie bei fieberhaft erhöhter Körpertemperatur, so daß der Verdacht auf Reticuloperitonitis traumatica gelenkt werden könnte. In schwereren Fällen zeigen sich jedoch auffällige, teils mit schnarchenden Stenosegeräuschen verbundene Dyspnoe, fauliger Geruch aus Maul und Nase, gestörtes Schluckvermögen, ausgetrockneter Panseninhalt, allgemeine Exsikkose sowie mitunter Bradykardie. Bei der vorsichtigen manuellen Exploration der Rachenhöhle lassen sich Lage, Größe und Tiefe der Perforationswunde feststellen und durch Eingehen mit der Hand in die Speiseröhre die Schluckfunktion (Spannung und Kontraktilität) prüfen. Zugleich werden damit wesentliche Anhaltspunkte für die Beurteilung der Heilungsaussichten gewonnen.

■ **Verlauf, Beurteilung:** Beides hängt von den jeweiligen Befunden ab. Kleine perforative Verletzungen ohne wesentliche Verunreinigung können (mitunter sogar unerkannt) von selbst abheilen. In den anderen Fällen werden Verlauf und Prognose dadurch bestimmt, ob sich ein ausgewanderter Fremdkörper entfernen läßt, die retropharyngeale Höhle Abfluß zum Rachen hat oder schon mit gekautem Futter angeschoppt ist, wie weit emphysematöse und phlegmonöse Schwellung die Atmung behindern, ferner vom Grad der Austrocknung sowie von etwaigen Komplikationen (Aspirationspneumonie, Glottisschwellung, Schlucklähmung). In mehreren Fällen trat nach Entfernen des dorsal ausgetretenen nackten Verweilmagneten oder kleiner Arzneiboli und systemischer Antibiose komplikationslose Heilung ein. Es wird auch berichtet, daß schwer erkrankte Kühe bei intensiver Therapie genesen sind, allerdings bei einem hohen, in praxi kaum zu vertretenden Kosten- und Arbeitsaufwand. Je nach vorliegender Situation muß daher zwischen schnellstmöglicher Verwertung, Einleiten einer intensiven Therapie oder Euthanasie entschieden werden.

■ **Diagnose, Differentialdiagnose:** Als am aufschlußreichsten hat sich in den meisten Fällen die in Kapitel 6.4.1 beschriebene Rachenexploration erwiesen. Fehlgeleitete Magnete lassen sich bereits mit einem kleinen Kompaß, andere metallische Fremdkörper (FK) mit einem Metallsuchgerät lokalisieren. Die Endoskopie via Spekulum oder Faserendoskop kann hilfreich sein, erlaubt jedoch wegen der schwellungsbedingten Einengung des Gesichtsfeldes und der Abwehr des Tieres oft keine sichere Diagnose. Auf röntgenologischem Wege lassen sich kleine ausgewanderte FK (z.B. Drahtstücke, Nadeln) nachweisen; sonst geben Gewebeverdichtungen und Gasansammlungen im oberen (dilatierten) Ösophagusteil und peripharyngealen Bereich Hinweise auf eine Rachenperforation. Auch mittels sonographischer Untersuchung könnten diagnostisch verwertbare Anhaltspunkte zu gewinnen sein; fluktuierende Umfangsvermehrungen werden, je nach Lage, von innen oder außen punktiert. Die Lokalisierung von respiratorischen Stenosegeräuschen erfordert systematisches Vorgehen: Luftstrom aus den Nasenöffnungen, Zu- oder Abnehmen der Geräusche bei Kompression von Pharynx oder Larynx. *Differentialdiagnostisch* kommen in Frage: Pharyngitis, Erkrankungen der retropharyngealen Lymphknoten, Laryngitis, primäres Lungenemphysem und -ödem, nicht vom Rachen ausgehende Gasphlegmone im Kopfbereich.

■ **Behandlung:** Ist ein nackter Magnet oder Arzneibolus ins peripharyngeale Gewebe gelangt, so wird – evtl. unter Erweiterung der Wunde – versucht, ihn vom Rachen aus herauszumassieren oder mit einer Faßzange zu entfernen. Falls ein spitzer FK bereits halsabwärts gewandert ist, kann die Extraktion von außen angegangen werden. Die Bekämpfung der peripharyngealen Infektion erfordert mindestens 5tägige, meistens jedoch über 7–10 Tage (und länger) fortzuführende hochdosierte systemische antibakterielle Therapie mit Breitbandantibiotika, evtl. in Kombination mit Sulfonamid-Trimethoprim-Präparaten. Da eine Resistenzprüfung nur selten durchführbar ist, müssen Auswahl, Dosierung und ggf. Wechsel der Medikamente nach Wirkung erfolgen. Unterstützend werden wiederholt nichtsteroidale Antiphlogistika appliziert (meist wurde Flunixin-Meglumin benutzt). Weiterhin können parenterale Rehydratationstherapie und Bikarbonatzufuhr notwendig werden (Speichelverlust, fehlende Tränke). Sofern vertretbar, sollte man für 2–3 Tage eine weiche NSS einlegen (deren äußeres Ende an einem Halfter fixiert wird) und darüber mehrmals täglich mit Propionat versetztes Wasser und dünnen Leinsamenschleim applizieren. Auf diese Weise wird auch der eingetrocknete Vormageninhalt aufgeweicht (Fütterungsmaßnahmen s. Kap. 6.5.3, 6.6.1, 6.6.8). Bei hochgradiger Atemnot ist ein Tracheotubus einzusetzen. Kommt es zur Entwicklung von periösophagealen Abszessen, wie z. B. bei Rindern, die per »Drencher« mit einem flüssigen Leberegelmittel behandelt worden waren, so lassen sich manche Tiere durch Spalten und Spülen der Eiteransammlungen von außen retten.

Die *Prophylaxe* besteht im Vermeiden der oben genannten Fehler. Um Haftungsforderungen zu entgehen, ist darauf zu achten, daß mit einem bewährten intakten Instrument, nur mit erlaubter Kraft und nur am hinreichend fixierten Tier gearbeitet wird.

6.4.3 Schlundkopflähmung, Schlundkopfspasmus

■ **Definition:** Parese oder Paralyse der am Schluckakt beteiligten Pharynxmuskeln aus neurogener (zentraler oder peripherer) oder myogener Ursache. Die Schlucklähmung ist beim Rind meist Begleiterscheinung einer Allgemeinerkrankung und kommt nur selten als selbständiges Leiden vor.

■ **Ursache:** Der Schlundkopf wird vom N. glossopharyngeus und dem Ramus pharyngeus des N. vagus innerviert, die zusammen mit weiteren Nervenanteilen den Plexus pharyngeus bilden. Der Vaguszweig gilt als wichtigster motorischer Nerv für die Pharynxmuskulatur. *Selbständige Schlundkopflähmungen* können dadurch entstehen, daß der Nerv oder das Nervengeflecht durch lokale Noxen, z. B. perforierende Rachenverletzungen, peripharyngeale Tumoren oder Abszesse geschädigt werden. Myogene Funktionsstörungen können im Verlauf der Enzootischen Myodystrophie auftreten und sind daher eigentlich eher den Systemkrankheiten zuzuordnen. *Symptomatische Paresen oder Paralysen* sind regelmäßige Begleiter von Botulismus, Tollwut, Listeriose, AUJESZKYscher Krankheit, häufig Folge von unspezifischen Meningoenzephalitiden und Herdsymptom bei im Hirnbereich gelegenen Tumoren, Abszessen, Parasitosen oder Schädeltraumen; sie kommen ferner vor bei bestimmten Vergiftungen (Mykotoxikosen, Blei) sowie vorübergehend bei Stoffwechselstörungen (nervöse Ketose, Hypokalzämische Gebärlähmung).

■ **Symptome, Verlauf:** Die *idiopathische Schlundkopflähmung* entwickelt sich mitunter allmählich, so daß zunächst nur das Rauhfutter und erst später auch Kurzfutter und Flüssigkeiten (Wasser, Speichel, Schlempe) nicht mehr abgeschluckt werden können (Parese → Paralyse). Der Kauakt ist meist ebenfalls m. o. w. gestört, da die Zunge fast regelmäßig in Mitleidenschaft gezogen wird und zuweilen auch die Kaumuskeln beteiligt sind. Deshalb fällt die aufgenommene Nahrung oder der Wiederkaubissen aus dem Maul heraus, erfaßte Heubüschel werden nur träge bewegt und stehen aus der Lippenspalte hervor; mühsam aufgesaugtes Wasser fließt entweder sofort zurück oder ergießt sich alsbald aus Maul und Nase. Manchmal sind auch Würgen oder schnarchende Atmung festzustellen. Ständiger Speichelfluß führt schnell zur Exsikkose. Das Allgemeinbefinden des Patienten ist bei selbständiger Pharynxparalyse anfangs nur wenig beeinträchtigt; bald machen sich aber zunehmende Austrocknung, Versiegen der Milchsekretion, Pansenleere, Abmagerung und schließlich allgemeine Schwäche bemerkbar.

Bei den *symptomatischen Schlucklähmungen* fügen sich die eben erwähnten Erscheinungen in das Krankheitsbild des jeweiligen Grundleidens ein.

■ **Diagnose, Differentialdiagnose:** Die adspektorisch wahrzunehmende Funktionsstörung, die besonders hervortritt, wenn das Tier versucht, Futter und Tränke aufzunehmen, gibt im allgemeinen genügend Anhalt für den Verdacht auf Schlundkopflähmung. Zeigen sich des weiteren Erscheinungen einer der genannten Allgemeinkrankheiten, so läßt sie sich entsprechend zuordnen. Andernfalls ist – sofern man Tollwut ausschließen kann – durch adspektorische und palpatorische Untersuchung des Rachens zu klären, ob sich möglicherweise ein Fremdkörper eingekeilt hat (z. B. ein metallischer Topfschwamm, wie in einem eigenen Fall) und sein Kontraktionsvermögen zu prüfen; ansonsten sind Stomatitis, Pharyngitis, Zahnerkrankungen, Unterkieferfraktur und Schlundverstopfung differentialdiagnostisch zu berücksichtigen.

■ **Behandlung, Beurteilung:** Heilungsaussichten bestehen im allgemeinen nur, wenn sich das Grundleiden beseitigen läßt und das Tier bis zur Wiederkehr der Schluckfunktion hinreichend mit Flüssigkeit, Elektrolyten und Nährstoffen versorgt werden kann (Hinweise dazu in Kap. 6.5.3, 6.6.1, 6.6.8). Bei starkem Speichelverlust ist damit zu rechnen, daß sich neben Dehydratation eine metabolische Azidose entwickelt (Kap. 4.3.6.2). Ob unterstützende Medikationen (Antiphlogistika, Vitamin-B-Komplex, Ca-Glukonat) in Frage kommen, hängt von der jeweils vorliegenden Situation ab. Als Komplikation kann sich eine Aspirationspneumonie einstellen.

Pharyngospasmus, Krampf der von den oben genannten Nerven versorgten Schlundkopfmuskeln, kommt beim Rind als Symptom bei Tetanus vor. Ferner kann Pharyngospasmus bei Schlund- oder Schlundkopfverstopfung und wahrscheinlich auch bei hypomagnesiämischer Tetanie auftreten. *Therapie* gemäß Ursache.

6.4.4 Schlundkopfstenose

Das Schlundkopflumen kann durch raumbeanspruchende peripharyngeale Prozesse oder durch intraluminale Neubildungen eingeengt werden *(Stenosis pharyngis)*. An äußeren Ursachen sind v. a. entzündliche, granulomatöse oder tumoröse Vergrößerungen der Lnn. retropharyngeales mediales, mitunter auch anderer Kopflymphknoten, sowie der Speicheldrüsen zu nennen. Intrapharyngeale Verengungen können durch infektionsbedingte Granulome der Mukosa oder durch echte Geschwülste verursacht werden (Abb. 6-35). Als Entzündungserreger kommen über kleine Schleimhautverletzungen eingedrungene oder aus dem lymphatischen Rachenring zugeführte unspezifische (Staphylokokken, Streptokokken, A. pyogenes) oder spezifische Keime (Aktinobazillose, Tuberkulose) in Betracht; an Geschwülsten wurden Lymphadenome, Papillome, Fibrome, Sarkome und Plattenepithelkarzinome, an Mißbildungen Zungengrundzysten beobachtet.

Symptome: Teils überwiegen respiratorische Erscheinungen (Stenosengeräusche, Husten während der Futteraufnahme, Dyspnoe), teils Schluckbeschwerden

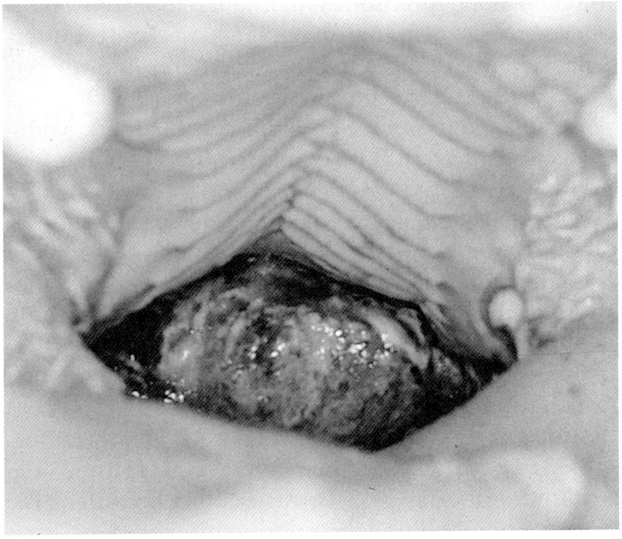

Abbildung 6-35 Kinderfaustgroßes, vermutlich aktinobazilläres Granulom am Rachendach als Ursache einer Schluckstörung

(Würgen, Regurgitieren). Bei externer Ursache sind Umfangsvermehrungen an den genannten Lokalisationen, bei entzündlicher Genese auch vermehrte Wärme und Druckschmerz festzustellen.

Diagnose, Differentialdiagnose: Die Erkennung eines externen oder internen raumbeengenden Prozesses ist im allgemeinen mit den üblichen klinischen Untersuchungsverfahren, evtl. unterstützt durch Sonographie, möglich (s. Kap. 6.4.1/2) Zur Differenzierung sind dann je nach Befund und Zugänglichkeit weiterführende Untersuchungen einzuleiten (Punktion, Biopsie, Tuberkulinisierung usw.).

Behandlung: Sie richtet sich nach Befund und Diagnose. Abzesse werden je nach Lage entweder von außen oder (am gesenkten Kopf) von der Rachenhöhle aus mit dem Fingermesser geöffnet, gespült und nötigenfalls tamponiert (z. B. in 5%iger Kupfersulfatlösung getränkter Gazestreifen); etwa vorhandenes lockeres Granulationsgewebe wird zuvor mit dem Finger herausgelöst. Wegen der postoperativ einsetzenden, gewöhnlich aber innerhalb von 30 min abklingenden Blutung und der nachfolgenden Wundschwellung muß der Patient anschließend unter Beobachtung bleiben und für den Notfall eine Tracheotomie oder/ und eine Blutübertragung vorgesehen werden. In das Pharynxlumen hineinragende gestielte Neubildungen können mit einer oral einzuführenden Drahtsägenschlinge (oder dicker Seide), deren freie Enden durch ein dünnes Metallrohr oder einen Kunststoffschlauch nach außen laufen, abgesetzt werden. Schonender läßt sich die Exstirpation mit einem unter endoskopischer Kontrolle eingeführten Thermokauter vornehmen. Näheres über Beurteilung und Behandlung der Aktinomykose/-bazillose ist in den Kapiteln 3.1.3.3, 9.1.4 nachzulesen.

6.5 Krankheiten des Schlundes

6.5.1 Entzündung des Schlundes

Definition, Ursache: Die teils umschriebenen, teils diffusen Ösophagitiden können sich allein auf die Schleimhaut beschränken, zugleich auch Muskularis und Adventitia erfassen oder aber hier ihren primären Sitz haben. Es kommen folgende Ursachen in Frage: Aufnahme reizender Futter-, Arznei- oder Giftstoffe (heiße Schlempe, Formalin, Salzsäure, konzentrierte Essigsäure, Natronlauge, ätzende Salben, Desinfektions- oder Düngemittel), lokale Infektionen (banale Eiterungen, Nekrobazillose, Aktinobazillose, Tuberkulose, Parapoxvirus bovis 1), Parasitenbefall (Hypodermose, Sarkozystiose, Zystizerkose, Gongylonemose) sowie Traumen (schadhaftes Schlundrohr, scharfe oder längere Zeit eingekeilte stumpfe Fremdkörper) (Abb. 6-36). Als Begleiterscheinung tritt Schlundentzündung auf bei Boviner Virusdiarrhoe/ Mucosal Disease, Bösartigem Katarrhalfieber, Rinderpest, Maul- und Klauenseuche und weiteren Allgemeininfektionen, bei Übergreifen benachbarter Entzündungsherde (periösophageale Abszesse, Phlegmonen, Lymphadenitiden) sowie bei Urämie, z. B. infolge Eichelvergiftung. Häufig sind gleichzeitig auch Maulhöhle und Rachen, gelegentlich zudem Magen und Darm betroffen. Ösophagitis und Periösophagitis sind ferner im Verlauf von allergischen Reaktionen beobachtet worden, die 24–48 h nach der systemischen Dasselbekämpfung (Larven von Hypoderma lineatum) mit verschiedenen Präparaten auftraten.

Symptome: Während sich die oberflächliche Ösophagitis mitunter nur in Verminderung der Freßlust äußert, zeigen Patienten mit tiefreichender Entzündung Speicheln, Würgen, Schmerzäußerungen und Beschwerden beim Abschlucken, beim Rülpsen sowie beim Rejizieren des Wiederkaubissens, nicht selten auch rezidivierende Pansentympanie und leichte Kolik. Ferner können Regurgitation oder sogar echtes Erbrechen mit schleimig-blutigem oder eitrigem Auswurf, gelegentlich Stenoseerscheinungen mit wiederkehrender Schlundverstopfung auftreten.

Verlauf: Leichte Ösophagitiden klingen innerhalb von 1–2 Wochen wieder ab; schwere Entzündungen können zur Perforation oder, nach Abheilen mit Vernarbung, zur Verengung des Schlundes führen. Die beim Einwandern der Larven der kleinen Dasselfliege in das periösophageale Gewebe (mitunter bestandsweise gehäuft) ausgelösten entzündlichen Verschwellungen fallen in Europa vorzugsweise in die Monate Juli bis November und verlaufen i. d. R. chronisch (Kap. 2.3.4.1).

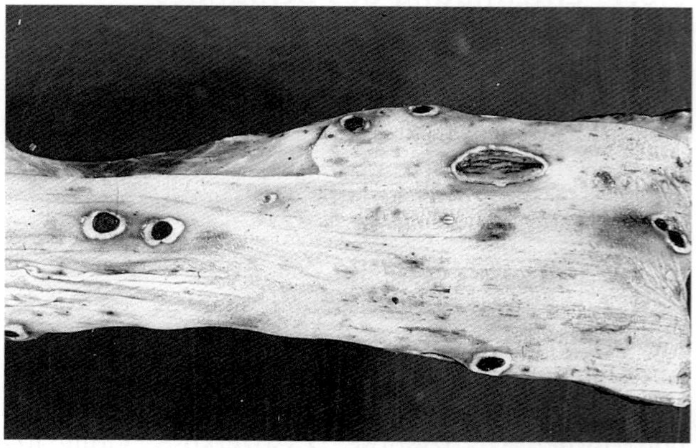

Abbildung 6-36 Oesophagitis necrobacillosa

Diagnose, Differentialdiagnose, Beurteilung: Die Erkennung des Leidens stützt sich auf den Vorbericht, das Auftreten von Schling- und Wiederkaubeschwerden bei oft gleichzeitig vorliegender Stomatitis, im Verbreitungsgebiet von Hypoderma lineatum auch auf das jahreszeitlich gebundene Einsetzen der Erscheinungen sowie auf den Befund der Schlundsondierung: Empfindlichkeit und Unruhe beim Einführen der Magensonde, deren Kopf man zur Prüfung auf Blutaustritt und Gewebedetritus evtl. mit Gaze umwickelt. Auch Endoskopie und Radiologie können Aufschluß geben. *Differentialdiagnostisch* ist an partielle Obstruktion, Verengung, Erweiterung oder Verletzung der Speiseröhre und weitere mit Würge- und Brechreiz (s. Kap. 6.6.7) einhergehende Krankheiten zu denken. Wegen der möglichen Komplikationen und Spätschäden ist eine vorsichtige Prognose angezeigt.

Behandlung: Die auslösende Ursache, sofern sie noch fortbesteht, ist umgehend zu beseitigen und der Patient auf Schlappfutter umzustellen (Schrot-Kleietrank, Leinsamenschleim mit Pansensaft und Propionat, Gras, Grummet). Um die weitmöglichste Wiederherstellung zu erzielen, muß das Tier für mehrere Tage unter hohen antibiotischen Schutz gestellt werden und entzündungshemmende sowie schmerzlindernde und zugleich spasmolytisch wirkende Mittel erhalten. Weiterhin sind erforderlichenfalls Flüssigkeits- und Elektrolytstatus zu korrigieren (s. Kap. 4.3.6).

6.5.2 Schlundverstopfung

Definition: Partielle oder vollständige Obstruktion des Schlundes *(Obstructio oesophagi)* an seinen anatomischen oder funktionellen Engpässen durch relativ oder absolut zu große ungenügend zerkaute Futterteile, seltener infolge multipler kleinerer Nahrungs-/ Faserpartikel oder echter Fremdkörper. (Durch Kompression oder innere Neubildungen bedingte Verlegungen werden im Kap. 6.5.4, 6.5.6 besprochen.)

Vorkommen: Wegen der ernährungsphysiologischen Besonderheiten des Hausrindes (nur grobes Kauen des gierig aufgenommenen Futters, Zerkleinerung beim Wiederkauen) kommen bei den Adulti Schlundverstopfungen relativ häufig vor. Ihre Frequenz ist jedoch in Abhängigkeit von Futterart und -zubereitung, Jahreszeit (Anbau, Werbung, Angebot bestimmter Futtermittel) und Rasse (?) regional verschieden. Im allgemeinen wird der Halsteil des Schlundes öfter als sein Brustabschnitt betroffen. Bei Kälbern sind Schlundobstruktionen selten.

Topographie: Der anfangs oberhalb von Kehlkopf und Luftröhre verlaufende Ösophagus senkt sich in der Halsmitte auf die linke Seite der Trachea, steigt aber zur Brustapertur hin wieder nach dorsal an und zieht in dieser Lage durch Brustraum und Zwerchfellschlitz zur Kardia. In seinem Verlauf weist der Schlund je eine durch Streckung von Kopf und Hals zu beeinflussende Kopf-Hals- und Hals-Brustkrümmung sowie eine auf diese Weise nicht beeinflußbare Biegung dorsal der Lungenwurzel auf. Seine drei *anatomischen Engpässe* befinden sich unmittelbar hinter dem Schlundkopf, vor der Brustapertur und vor dem Durchtritt durch das Zwerchfell. Der von kutaner Schleimhaut ausgekleidete Ösophagus des Rindes besitzt in ganzer Länge (110–125 cm) quergestreifte Muskulatur; sie wird durch die von Hals- und Brustteil des N. vagus abzweigenden Rami oesophagei bzw. den Plexus oesophageus innerviert.

Ursache, Pathogenese: Schlundobstruktionen an den genannten Engpässen können durch verschiedenste kompakte Futterstücke hervorgerufen werden, so durch Kartoffeln, Äpfel, Rübenstücke oder -köpfe, Kohlstrünke, Brotreste, Maiskolben, Früchte des Osagedornes und dergleichen, ferner durch in Bolusform verabreichte Arzneimittel (Ca-Präparate, Anthelmintika), rejizierte Bezoare oder zufällig ins Futter gelangte echte Fremdkörper (Holzstücke, Knochen, Blechteile, Steine, Golf- oder Tennisbälle). Aus verschiedenen Beobachtungen (Verstopfung in Halsmitte, Spontanheilungen, Abgleiten des obstruierenden Futterteiles nach Spasmolyse oder nach Trokarieren des geblähten Pansens; mehrfach rezidivierende Schlundverstopfungen beim selben Tier) ist zu schließen, daß die Einkeilung nicht nur von Art, Form und Größe des verzehrten Futterstückes oder Fremdkörpers, sondern auch vom Einsetzen eines Schlundkrampfes abhängt *(funktioneller Engpaß)*. Bei mehrmals in kurzen Intervallen erkrankenden Patienten scheint eine erhöhte Krampfbereitschaft zu bestehen. Mitunter können aber auch andersartige Funktionsstörungen (Lähmung, Entzündung, Verengung oder Erweiterung) die Ursache sein, insbesondere bei Anschoppung von Rauh- oder Kraftfutter.

Bei Kälbern liegt die Verstopfung meist im thorakalen Abschnitt unmittelbar vor der Kardia (epiphrenisch) und besteht häufig aus bezoarähnlich verfilzten Pflanzenfasern (s. Abb. 6-44, 6-45). Ursächlich werden u. a. angeborene oder erworbene (myodystrophische) Schwäche der Tunica muscularis, unzureichend entwikkelte oder neurogen gestörte Peristaltik sowie Kardiaenge diskutiert. Pharyngoösophageale Obstruktionen wurden wiederholt durch echte Fremdkörper (Gummisauger, Topfschwamm, Holzstücke) hervorgerufen.

Mit vollständiger Obstruktion des Schlundes wird nicht nur die Nahrungspassage, sondern auch der Abgang der Pansengase unterbrochen, so daß sich alsbald eine akute Pansentympanie entwickelt, die ihrerseits wiederum zum Anhalten des Schlundspasmus beiträgt. Der durch das eingekeilte Futterstück auf die Schlundwandung ausgeübte Druck zieht Schmerzen, lokale Anämie, Entzündung, örtliche Schleimhautnekrose und weitere komplikative Folgen nach sich.

Symptome: Bei vollständiger Verlegung des Ösophagus unterbricht der Patient plötzlich Futter- und Tränkeaufnahme, tritt mit gestrecktem Kopf und Hals von der Krippe zurück, zeigt Würgen, Brechreiz und leeres Kauen, Vorstrecken der Zunge sowie starken Speichelfluß, der sich, insbesondere bei Hustenstößen, mitunter schwallartig aus Maul und Nase ergießt (Abb. 6-37). Oft steigert sich der Husten anfallsweise bis zu Erstickungserscheinungen; auffällig sind auch der ängstliche Blick und das zeitweilige Stöhnen oder Brüllen. Seltener kommt es zu abrupter Regurgitation von nachträglich noch aufgenommenem Futter und Wasser oder zu kolikartiger Unruhe. Bei aktiver Gärung des Vormageninhalts entwickelt sich eine rasch zunehmende Tympanie mit dorsaler Gasblase, die zu starkem Druck auf das Zwerchfell und damit verbundener Atem- und Kreislaufstörung führt.

Das klinische Bild der *partiellen Schlundverstopfung* ist weniger eindrucksvoll und bedrohlich, da Flüssigkeiten (Speichel, Wasser) und Vormagengase den Ösophagus dabei meist noch passieren können, so daß Salivation, Regurgitieren sowie Tympanie schwächer ausgeprägt sind oder sogar fehlen; in manchen Fällen bemerkt der Tierhalter daher lediglich die anhaltende Inappetenz. Die *lokalen Befunde* bestehen bei im Halsteil lokalisierter Obstruktion in einer m. o. w. deutlichen, anfangs derben, später aber leicht ödematösen und dann auch schmerzhaften Umfangsvermehrung im Bereich der Drosselrinne. Im Brustabschnitt des Schlundes gelegene Verstopfungen lassen sich dagegen nur durch Prüfen seiner Durchgängigkeit mit einer Sonde oder Einsatz weiterführender Verfahren ermitteln.

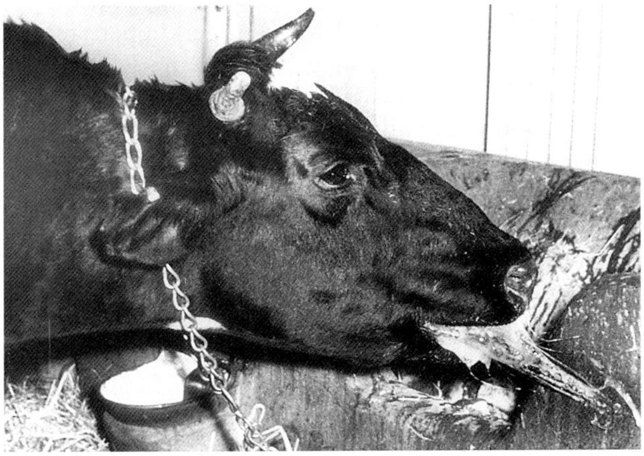

Abbildung 6-37 Frische Schlundverstopfung: Speicheln, Würgen, Husten, gestreckter Kopf und Hals

Verlauf: Folgen und Ausgang der Schlundverstopfung sind je nach Art des festsitzenden Futterstückes, der Stärke und Dauer des Schlundkrampfes, dem Grad einer etwaigen Pansentympanie und sonstigen Begleitumständen sehr verschieden:

➤ Durch die in der Anfangsphase besonders heftigen Würge- und Schluckbewegungen, gelegentlich auch im Zusammenhang mit Stellungsänderungen, Transport oder Ablenkung des Tieres, kann durch Abschlucken, Abgleiten, Auswürgen oder »Aushusten« des Schlundfremdkörpers Spontanheilung eintreten.

➤ Nach Übergang in die Phase der Beruhigung und Ermattung des Patienten kann es durch allmähliches Erweichen des eingekeilten Futterteils (silierter Rübenkopf, harter Brotknust) und/oder Nachlassen des Schlundspasmus zu selbständiger Lösung der Obstruktion kommen.

➤ Hochgradige Pansenblähung → schnelles Verenden unter Erstickungserscheinungen und Kreislaufversagen.

➤ Protrahierter Verlauf → langsam fortschreitende Drucknekrose der Schlundwand, Hals- oder Mediastinalphlegmone, Exsikkose und zunehmender Verfall des Patienten.

➤ Rechtzeitiges Entfernen des Schlundfremdkörpers → alsbaldige Erholung, sofern keine komplikativen Folgen eintreten (Verletzung, Aspirationspneumonie, Trokarierungsperitonitis, Narbenstriktur, Divertikelbildung).

Diagnose: Im typischen Fall bereitet die Erkennung der Schlundverstopfung aufgrund der aus voller Gesundheit heraus plötzlich einsetzenden Schluckstörung keine Schwierigkeiten; der Sitz der Obstruktion und etwa schon eingetretene Schäden sind aber erst durch nähere Untersuchung zu klären:

- Bimanuelle Palpation des Schlundes entlang der Jugularrinne oberhalb der Trachea auf derbe bis derb-ödematöse, evtl. auch puffig knisternde, d. h. emphysematöse Umfangsvermehrung sowie Perkussion des Halses mit den Fingerkuppen auf etwaiges Vorhandensein von »hohlem« Klopfschall, der dann für subkutane und intermuskuläre Emphysembildung infolge Schlundperforation spricht.
- Manuelle Exploration des Anfangsteiles der Speiseröhre vom Rachen aus bei Verdacht auf Verstopfung im oberen Halsdrittel oder auf Blutaustritt im Rachen-Schlundbereich.
- Schlundsondierung mit Gummi-/Plastiksonde oder flexiblem Spiralrohr. Dabei ist auf außergewöhnliche Abwehrreaktionen beim Einführen sowie auf anhaftende Blutspuren oder Schleimhautpartikel beim Herausziehen des Instrumentes zu achten. Zu ihrer besseren Erkennung ist das Sondenende mit Gaze zu umwickeln. Ferner ist zu berücksichtigen, daß dünne Sonden bei partieller Verlegung oder bei einer Zusammenhangstrennung der Schlundwand an dem Fremdkörper vorbeigleiten können, so daß der Eindruck entstehen kann, die Passage sei frei.
- Auskultation von Herz und Lunge, um die Mitbeteiligung von Kreislauf und Atmungsapparat beurteilen zu können.
- Sonographie kommt ebenso wie
- röntgenologische Untersuchung des mit Hilfe von Kontrastmitteln darstellbaren Schlundes nur in Sonderfällen in Frage, da eine akute Obstruktion zu schnellem Handeln zwingt (Abb. 6-38).

Differentialdiagnose: Mit starkem Speichelfluß einhergehende Leiden wie Tollwut, Bleivergiftung, Listeriose oder Botulismus lassen sich gewöhnlich anhand der gleichzeitig auftretenden zentralnervösen Symptome und der anamnestischen Angaben über den bisherigen Verlauf der Erkrankung abgrenzen. Sofern sich Tollwut nicht sicher ausschließen läßt, ist auf die manuelle Rachenexploration zu verzichten und zunächst unter Benutzung von Gummihandschuhen eine Schlundsondierung vorzunehmen. Andere Erkrankungen mit Beeinträchtigung der Nahrungspassage (Erweiterung, Verengung, Kompression, Lähmung des Schlundes) sowie Regurgitieren anderer Genese (Kap. 6.6.7) unterscheiden sich meist durch ihre langsamere Entwicklung, den wechselhaften Verlauf und das Fehlen bedrohlicher Allgemeinerscheinungen. Bei Ösophagitis löst das Einführen der Sonde zwar ebenfalls Abwehrreaktionen und gelegentlich sogar Regurgitation oder Erbrechen aus, die Speiseröhre ist dabei jedoch passierbar; außerdem liegen dann oft auch Schleimhautveränderungen in der

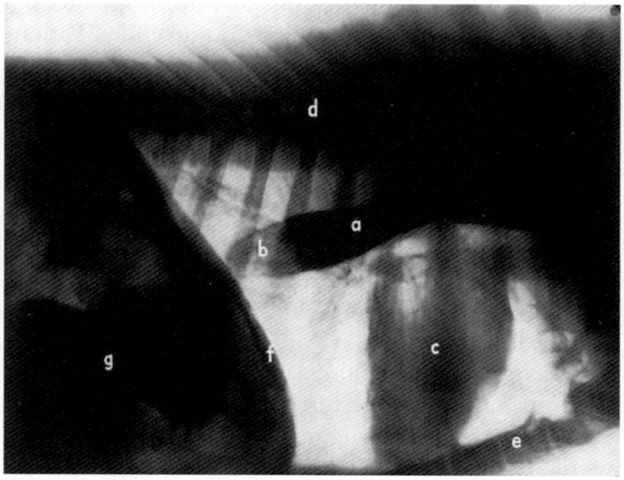

Abbildung 6-38 RÖNTGEN-Aufnahme einer Schlundverstopfung beim Kalb von rechts: a = passierbarer Teil des Schlundes; b = Obstruktion durch verfilzte Pflanzenfasern; c = Herz; d = Wirbelsäule; e = Brustbein; f = Zwerchfell; g = Vormagen-Labmagenkonvolut (s. auch Abb. 6-44, 6-45)

Maulhöhle vor. Bei primärer Vormagentympanie mit dorsaler Gasblase läßt sich die Sonde bis in den Pansen einführen und das Gas entfernen.

Beurteilung: Sie hängt im Einzelfall davon ab, ob eine frische (bis zu 6 h) oder verschleppte (über 12 h), partielle oder vollständige Verstopfung vorliegt, wo sie lokalisiert ist und wie schnell sich Tympanie und Kreislaufbeteiligung entwickeln. Im allgemeinen verschlechtert sich die Prognose mit der Dauer der Obstruktion und dem Fortschreiten der Tympanie; solange noch keine schwerwiegende Verletzung oder Nekrose des Schlundes eingetreten ist, sind jedoch verschleppte oder erfolglos vorbehandelte Fälle nicht von vornherein als aussichtslos einzustufen. Selbst bei frühzeitiger sachgemäßer Behandlung ist mit einem gewissen Prozentsatz (etwa 5–10 %) von Komplikationen und dadurch bedingten Verlusten zu rechnen.

Behandlung: Für die Behandlung der akuten Schlundverstopfung (auch wenn noch keine Pansentympanie vorliegt) gilt der Grundsatz, daß unverzüglich versucht werden muß, den obstruierenden Gegenstand so rasch und so schonend wie möglich zu entfernen. Das Vorgehen richtet sich nach dem jeweiligen Befund. Sofern die Situation es zuläßt, wird gewöhnlich mit einer kombinierten medikamentös-instrumentellen/manuellen Behandlung begonnen. Das gilt auch für die Fälle, bei denen – um tympaniebedingtes Verenden abzuwenden – zunächst der Pansen trokariert werden mußte. Wenngleich es vorkommt, daß sich der Schlundkrampf nach dem Gasablassen löst und der Schlundfremdkörper dann abgleitet, kann die Pansentrokarierung wegen des relativ hohen Komplikationsrisikos nicht als gängiges Verfahren zur Behebung einer Schlundverstopfung angesehen werden.

Manchmal ist es zwar möglich und auch vertretbar, die Schlundobstruktion durch schnelles Eingreifen ohne vorangehende Medikation zu beheben. Im Laufe der Zeit ist es jedoch zur Regel geworden, dem Patienten vor einem manuellen oder instrumentellen Eingriff ein krampflösendes, analgesierendes und leicht sedierendes Mittel zu verabreichen, und zwar auch zum Schutz des Hilfspersonals und des Operateurs. Bei der Untersuchung wie auch bei der Behandlung muß das an Schlundverstopfung erkrankte Rind mit aller gebotenen Sorgfalt fixiert werden. Dabei kommt es darauf an, sowohl das seitliche Ausweichen als auch die Bewegung nach vorn (das »Hineinspringen in die Sonde«) wirksam einzuschränken und Kopf und Hals in mäßige Streckstellung zu bringen (Abb. 6-39).

➤ *Verstopfung im oberen Drittel des Halsteiles:* Im Schlundkopf oder im oberen Drittel des Halsteiles des Ösophagus eingeklemmte Futterstücke lassen sich mitunter schnell und einfach mit den beidseits von außen angesetzten flachen Händen oder den geballten Fäusten (früher auch mit speziellen Zangen, z. B. Rollenzange nach Becker) in den Rachen schieben und von dort erforderlichenfalls manuell entfernen. Falls die Massage nicht auf Anhieb zum Erfolg führt, sollte ein weiterer Versuch erst nach Injektion eines krampflösenden Medikamentes unternommen werden, da sonst Druckschäden auftreten können. Gute Sedierung und Fixation sind v. a. vonnöten, wenn ein im vorderen Schlundabschnitt sitzender Fremdkörper vom Rachen aus manuell extrahiert werden soll. Hierbei versucht der Tierarzt, nach Einsetzen eines Maulöffners, das gleichzeitig von einem Gehilfen von außen oralwärts gedrückte Hindernis vom Pharynx aus zu erfassen und, nötigenfalls unter drehender Bewegung, hervorzuziehen (Abb. 6-40). Da die Finger in der Enge an dem schleimüberzogenen Fremdkörper wenig festen Ansatz finden, sind zur Erleichterung der Extraktion verschiedene Instrumente entwickelt worden; davon sind alle korkenzieher-, haken- und

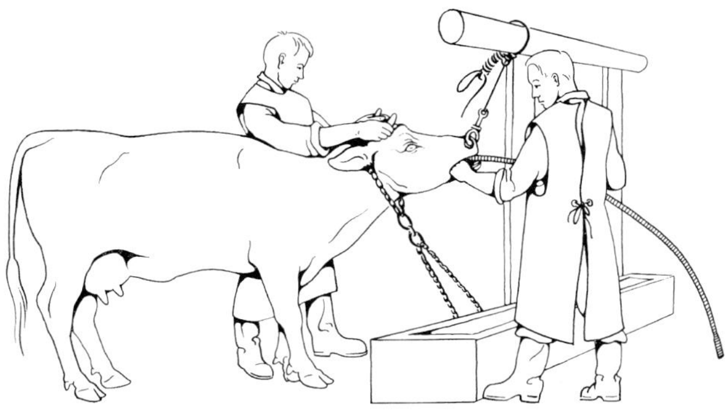

Abbildung 6-39 Fixationsmaßnahmen für die Behandlung einer Schlundverstopfung beim erwachsenen Rind

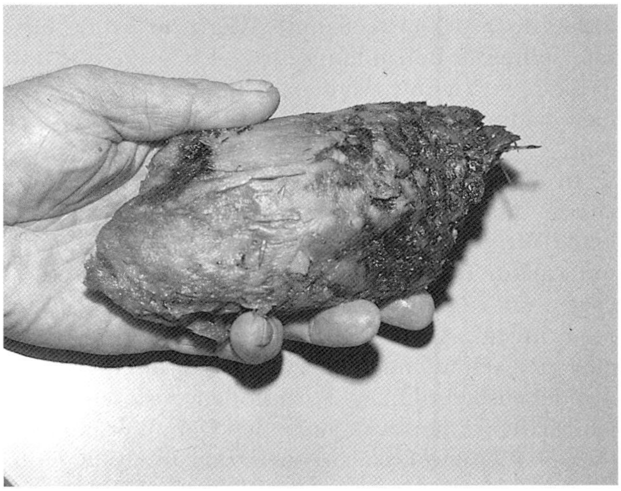

Abbildung 6-40 Aus dem Anfangsteil des Schlundes manuell entfernter Zuckerrübenkopf

trepanartigen Geräte wegen der damit verbundenen Gefahr der Schlundverletzung abzulehnen, während sich Zangen aus räumlichen Gründen kaum sicher ansetzen lassen; schlingenförmige Instrumente sind dagegen von außen her einfacher und risikoloser anzuwenden. Bei der manuellen Extraktion ist zu bedenken, daß die eingeführte Hand die Atmung des Patienten behindert und man daher in kurzen Intervallen den Kehlkopf freigeben muß. Versuche, das im oberen Schlundbereich festsitzende Futterstück durch Auslösen von Hustenreiz oder Applikation von Brechmitteln herauszubefördern, sind aus medizinischen Gründen sowie im Interesse des Tierschutzes nicht zu vertreten.

➤ *Verstopfung im unteren Bereich des Halsteiles:* Nach der krampflösenden und sedierenden Medikation wird mit einem geeigneten Schlundrohr geprüft, ob sich der Schlundfremdkörper bewegen läßt und ggf. versucht, ihn in den Pansen zu schieben. Um das Abgleiten zu erreichen, genügt mitunter schon leichter bis mäßiger Druck; gelegentlich ist jedoch festzustellen, daß sich das eingeklemmte Futterstück erst nach kontinuierlichem, bis zu einer Minute langem mäßigen Andrücken in Bewegung bringen läßt. Um zu verhindern, daß sich der Gegenstand vor dem Passieren der Kardia erneut festsetzt, muß die Sonde gleichmäßig nachgeschoben werden.

Soll ein Extraktionsversuch unternommen werden, wird das Schlingeninstrument unter langsamem Drehen um seine Längsachse so weit eingeführt, daß sein Bügel an dem obstruierenden Nahrungsteil vorbeigleitet; bei dem dann unter erneutem leichten Drehen erfolgenden Zurückziehen des Extraktors ist an dem Widerstand und der damit ausgelösten Unruhe des Patienten zu erkennen, ob die Schleife gefaßt hat; das Instrument sollte dann gleichmäßig vorgezogen werden, damit der eingefangene Fremdkörper nicht wieder verloren geht. Falls weder dieser noch der erstgenannte Weg zum Erfolg führen, sollte die Behandlung für 2–4 h ausgesetzt und danach wiederholt werden. Allerdings dürfte man dann kaum umhinkommen, den Pansen zu trokarieren.

➤➤ In Fällen, in denen die systemische Verabreichung eines Spasmolytikums keine zufriedenstellende Wirkung hatte, wurde versucht, die Schlundmuskulatur durch vorsichtiges *Umspritzen des Ösophagus mit einem Lokalanästhetikum* zur Erschlaffung zu bringen. Allerdings besteht dabei die Gefahr, den hier verlaufenden Nervus vagus auszuschalten, was lebensbedrohliche Reaktionen auslösen kann. Alternativ käme zwar auch die Deponierung von 80–120 ml eines Lokalanästhetikums in Höhe des 5. bis 6. Halswirbels in Frage, jedoch dürfte der eine wie der andere Weg heute als überholt anzusehen sein.

➤➤ *Direkte Schlundmassage, Schlundschnitt:* Hierzu wird die linke Halsseite des sedierten und abgelegten (ausnahmsweise stehenden) Patienten im Bereich der Obstruktion für den Eingriff vorbereitet und durch subkutane Infiltration anästhesiert. Nach einem etwa fingerbreit oberhalb und parallel zur Drosselvene verlaufenden Hautschnitt arbeitet man sich möglichst stumpf, unter Schonung der Gefäße und Nerven, zum Ösophagus vor. Nun kann zunächst versucht werden, das Futterstück durch Umfassen des freipräparierten Schlundes behutsam oralwärts zu massieren oder es von einer kleinen Öffnung aus mit einem geknöpften Tenotom vorsichtig zu zerkleinern und die Teile schlundabwärts gleiten zu lassen. Wenn das nicht gelingt oder nicht ratsam erscheint, wird dicht unter- oder oberhalb der Obturation ein Längsschnitt durch die Ösophaguswand gelegt und der Fremdkörper nach Abdeckung der Umgebung mit einer Zange behutsam herausgezogen. Sodann wird zunächst die Schleimhaut durch submuköse resorbierbare Knopfhefte mit leichter Kammbildung nach innen vernäht, anschließend Muskularis und Adventitia unter antibiotischer Versorgung mit Einzelheften vereinigt; Seidennaht der Hautwunde. Während der ersten Tage p. op. erhält das Tier flüssige Nahrung und aktiven Pansensaft, später allmählich Schlappfutter, zartes Gras und weiches Heu.

➤ *Verstopfung im Brustabschnitt:* In diesem Fall kommt es besonders darauf an, vor dem Einführen eines Schlundrohres ein Spasmolytikum zu applizieren, da mitunter selbst beim gesunden Tier Spasmen auftreten, wenn der Kopf einer Sonde in den präkardialen Bereich vorgeschoben wird. (Beim gesunden Rind muß man dann warten, bis sich der Krampf von selbst löst!) Je nach vorliegender Situation (Entwicklung und Dauer der Obstruktion, Art des Fremdkörpers, eigene Erfahrung) ist dann zu entscheiden, ob man zunächst versucht, den Fremdkörper zu extrahieren und, erst wenn das nicht gelingt, ihn in den Pansen zu schieben, oder ob in umgekehrter Reihenfolge vorzugehen ist. Bei hartnäckiger, anders nicht zu beseitigender Obstruktion im Brustabschnitt bietet sich mit der *Ruminotomie* eine Möglichkeit, den Fremdkörper von der Kardia aus zu entfernen. Mitunter läßt er sich mit der Hand erfassen und in den Pansen ziehen, oder er kann mit einem scharfen Löffel, bei gleichzeitigem Gegendruck mit der oral eingeführten Sonde, zerkleinert werden. Auch kann man versuchen, ihn mit einem über den Pansen eingeführten Instrument ab- oder aufwärts zu bewegen. In einzelnen Fällen ist es gelungen, den im Brustraum festsitzenden Fremdkörper nach *Thorakotomie* am intubierten Patienten in den Pansen zu massieren (Dietz und Nagel, 1986). Die epiphrenische Obstruktion beim jungen Kalb läßt sich mitunter durch Extraktion des Fremdkörpers mittels gebogener Zange vom Pansen aus – nach Laparoretikulotomie zwischen linkem Rippenbogen und Brustbeinknorpel – beheben.

Prophylaxe: Regelmäßiges gründliches Zerkleinern der erfahrungsgemäß leicht zu Schlundverstopfung führenden Futtermittel vermag die Erkrankungsrate zwar wesentlich zu verringern, schließt das Leiden jedoch nicht sicher aus. So ist zu beobachten, daß Obstruktionen seltener auftreten, wenn Rüben unzerhackt vorgelegt werden, weil die Tiere dann gezwungen sind, das Futter durch Benagen und Zerbeißen zu zerkleinern. Um Rezidiven vorzubeugen, sollten Rinder, die an Schlundverstopfung erkrankt waren, zunächst für einige Tage kein »Risikofutter« mehr erhalten. Bei Probanden, die zu wiederkehrendem Schlundkrampf (Ösophagismus) neigen, sind derartige Futtermittel gänzlich zu meiden, sofern man sich nicht zur Abschaffung des Tieres entschließen will.

Forensik: Die beim Beheben von Schlundverstopfungen auftretenden Verletzungen und Perforationen des Ösophagus sind zwar überwiegend auf Nichtbeachten der Behandlungsgrundsätze zurückzuführen, sie lassen sich jedoch selbst bei kunstgerechtem Vorgehen nicht völlig vermeiden. Die Beurteilung der Schuldfrage hängt daher stets von den im Einzelfall vorliegenden Befunden und Begleitumständen ab (ungewöhnlich heftige und nicht vorhersehbare Abwehrreaktionen, extrem starker Schlundkrampf, verminderte Widerstandsfähigkeit der Ösophaguswand u. a. m.). Der behandelnde Tierarzt muß auch darauf bedacht sein, daß ihm nicht Schäden angelastet werden, die zuvor von Laienhand gesetzt wurden.

6.5.3 Verletzung und Perforation des Schlundes

Definition: Es ist zwischen Läsionen, die nur die Mukosa oder allein die Muskularis betreffen, und den perforierenden Verletzungen beider oder aller drei Wandschichten, d. h. mit Adventitia, zu unterscheiden. Oberflächliche wie tiefe Zusammenhangstrennungen ziehen stets eine Infektion nach sich, die je nach Tiefe des Defektes örtlich begrenzt bleibt oder rasch auf die benachbarten Gewebe übergreift.

Ursache, Pathogenese: Derartige Verletzungen ereignen sich meist im Zusammenhang mit Schlundverstopfungen; sie können durch gewaltsames Vorgehen bei Beseitigung des Hindernisses, schadhafte oder ungeeignete Instrumente, plötzliche Abwehrreaktionen des Tieres oder als Folge von Drucknekrosen entstehen. Seltener sind sie auf zufällige Aufnahme spitzer oder scharfer Fremdkörper mit dem Futter zurückzuführen (Blechstücke, Nägel, Drähte, Glasscherben, Holzsplitter oder dergleichen). Zugleich dringen ubiquitäre Fäulnis- und Nekroseerreger in die Wunde ein und rufen eine eitrige, mitunter emphysematös-phlegmonöse Entzündung hervor. Gedeckte Zusammenhangstrennungen der Schlundmuskulatur bedingen dagegen lediglich eine umschriebene aseptisch-entzündliche Reaktion, auf die allerdings nicht selten eine lokale Ausweitung der Schlundwand folgt.

Symptome, Verlauf: Nicht allzu umfangreiche Schäden der Mukosa können manchmal abheilen, ohne auffällige Symptome auszulösen. Ausgedehnte Schleimhautdefekte führen dagegen innerhalb von 4–8 Tagen zu Freßunlust, Speicheln, Schlingbeschwerden, Regurgitieren, eitrigem Auswurf, rezidivierender Tympanie und weiteren Digestionsstörungen. Solitäre Schäden der Muscularis oesophagi machen sich erst später klinisch bemerkbar.

Bei penetrierender Verletzung sind Appetit und Allgemeinbefinden meist schon binnen kurzem erheblich gestört. Liegt die Perforation im Halsbereich, so stellt sich hier eine schmerzhafte ödematöse Schwellung ein, die gewöhnlich bald puffig-phlegmonösen Charakter annimmt. Das vermutlich teils aus dem Pansen stammende, teils von Fäulnisbakterien produzierte Gas wandert in den bindegewebigen Septen bis in die Unterhaut, so daß sich hier oft ein ausgebreitetes Emphysem entwickelt (Abb. 6-41). Perforierende Verletzungen des intrathorakalen Schlundabschnittes bedingen ausgeprägte Atemnot infolge Einengung der Lunge (Mediastinalemphysem und -phlegmone, Pleuritis, Pneumothorax), langgezogenes exspiratorisches Stöhnen, überlauten Perkussionsschall im Lungenfeld und dessen Erweiterung sowie schwere Kreislaufstörung mit tödlichem Ausgang. Falls sich der zur Verletzung führende Fremdkörper ausnahmsweise in die perforierende Schlundwunde eingekeilt hat oder wenn die traumatisierende Sonde im intramediastinalen Fettgewebe nach dorsal abgebogen ist, können sich die Krankheitserscheinungen langsamer entwickeln und deshalb zunächst weniger eindrucksvoll sein. Nach Schlundperforationen im Halsteil kann es zu paraösophagealer fistulierender Abszeßbildung kommen und die Erkrankung dann protrahiert verlaufen (Abb. 6-42, 6-43). Ferner können sich Zeichen einer Vagusläsion zeigen.

Diagnose, Differentialdiagnose: Eine schwere Allgemeinstörung nach einer Schlundverstopfung lenkt den Verdacht auf eine perforierende Verletzung; leichtere Erscheinungen lassen Schleimhautläsionen vermuten; weitere Hinweise ergeben sich aus den palpatorischen Veränderungen und dem Ergebnis der

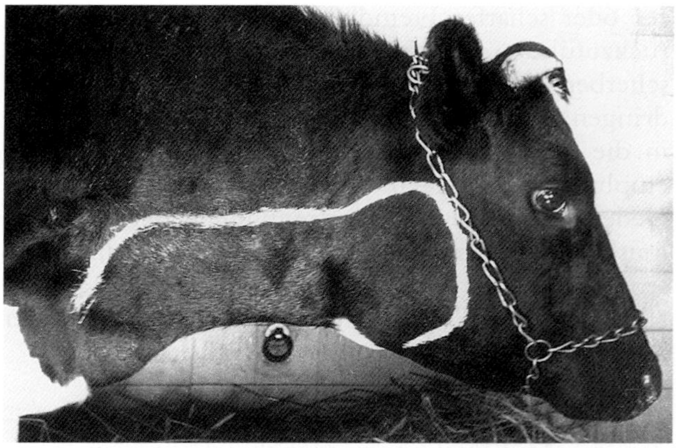

Abbildung 6-41 Kuh mit periösophagealer Gasphlegmone nach Schlundperforation; die weiße Linie begrenzt den palpatorisch und perkutorisch als emphysematös ermittelten Bereich

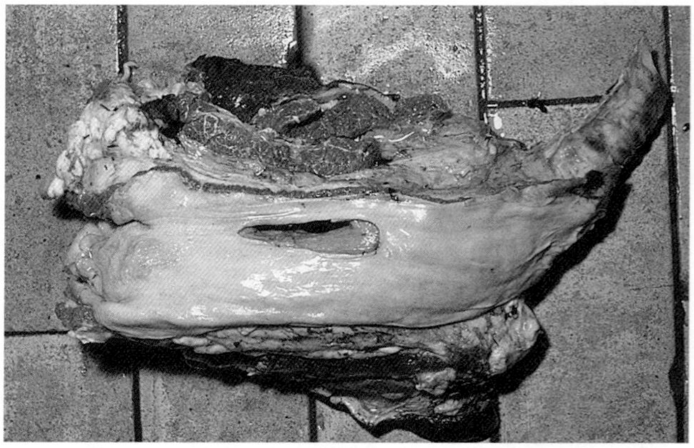

Abbildung 6-42 Bei Behandlung einer Schlundverstopfung mittels Schlundrohr eingetretene Perforation des Ösophagus

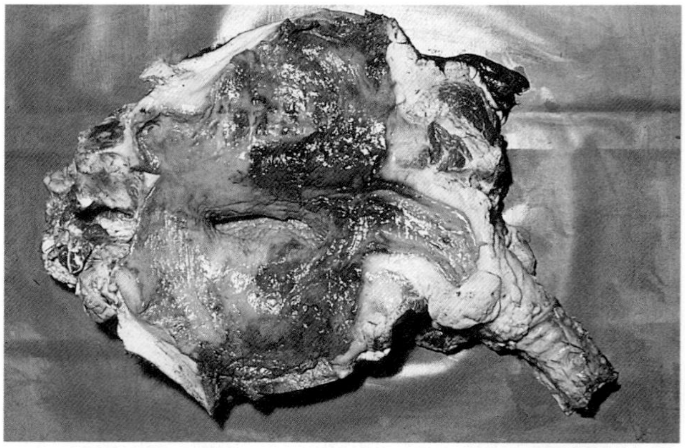

Abbildung 6-43 Danach entstandener periösophagealer Abszeß (Blick von hinten auf das Präparat in Abb. 6-42)

Schlundsondierung (Schmerzreaktion, Passagebehinderung, Blutspuren und Gewebedetritus am Sondenkopf, übler Geruch) sowie aus dem sonographischen und radiologischen Befund. Ausgewanderte metallische Fremdkörper lassen sich z. T. mit dem Metallsuchgerät nachweisen. *Differentialdiagnostisch* ist das interstitielle Lungenemphysem auszuschließen.

■ **Beurteilung, Behandlung:** Kleinere Schleimhautläsionen können, wie schon erwähnt, von selbst abheilen, doch sollte der Patient etwa eine Woche lang kein sperriges Futter erhalten. Um die Reepithelisierung großflächiger Mukosaschäden zu erzielen, empfiehlt sich mehrtägige keimhemmende Therapie (parenteral), die durch diätetische Maßnahmen (Schlappfutter, Pansensaft) und Flüssigkeitszufuhr zu ergänzen ist. In diesen Fällen, insbesondere aber bei tiefen Defekten, erleichtert das Einlegen einer NSS, die über mehrere Tage in situ verbleibt (orales Ende an einem Halfter fixiert), die Versorgung mit Flüssigkeit und Nährstoffen und wirkt sich offenbar auch positiv auf die Heilung aus. Die Heilung perforierender Verletzungen gelingt nur in Ausnahmefällen, z. B. wenn sich der kurz zuvor im Halsbereich in die Ösophaguswand eingedrungene Fremdkörper durch Schlundschnitt (s. Kap. 6.5.2) entfernen und die Wunde unter antibiotischer Versorgung vernähen läßt. Im allgemeinen ist jedoch bei Schlundperforationen die schnelle Verwertung des Tieres angezeigt. Nach verschleppter Schlundverletzung im Halsbereich auftretende Abszesse sind zu spalten und offen zu behandeln. Sie stehen mitunter in offener Verbindung zum Lumen des Ösophagus und führen dann zu einer langsam abheilenden Futter-/Speichelfistel.

6.5.4 Schlundverengung, Schlunderweiterung

➤ *Schlundverengung* (Stenosis oesophagi): Einengung des Schlundlumens infolge einer narbigen Einziehung (Striktur), einer Umfangsvermehrung in/an der Wand (Obturationsstenose) oder eines periösophagealen raumfordernden Prozesses (Kompressionsstenose).

■ **Ursache:** *Narbige Kontrakturen* der Schlundwand können im Gefolge von Druckschäden (Schlundverstopfung), Verletzungen, Verätzung oder operativen Eingriffen (Ösophagotomie) auftreten; als Ursache von *Obturationsstenosen* kommen eitrige/abszedierende, nekrobazilläre, parasitäre, ausnahmsweise tuberkulöse Ösophagitiden sowie Neoplasmen (Papillome, Polypen, Leukose etc.) in Frage. Eine *Kompressionsstenose* kann durch verschiedenartige raumfordernde Prozesse in der Nachbarschaft der Speiseröhre hervorgerufen werden, so durch entzündliche oder tumoröse Vergrößerung der mediastinalen und bronchialen Lymphknoten, Abszesse, Geschwülste (insbesondere Thymusleukose), Veränderungen im Zwerchfellbereich (Phrenitis, Perihepatitis etc.), ausnahmsweise durch das Ligamentum arteriosum. Derartige Verengungen führen zu meist allmählich, seltener rasch zunehmender Behinderung der Nahrungspassage, des Ruktus, und der Rejektion des Wiederkaubissens.

■ **Symptome, Verlauf:** Die Erscheinungen variieren je nach Grad und Ursache der Ösophagusstenose, jedoch ist allen Formen gemeinsam, daß die Tränkeaufnahme dadurch nicht oder nur wenig beeinträchtigt wird, während den Tieren das Abschlucken von festem Futter zunehmend Schwierigkeiten bereitet. Neben Schmerzäußerungen (Unruhe, Stöhnen) zeigen sich rezidivierendes Speicheln und Würgen, Schlundverstopfung und Auswerfen des im Ösophagus angestauten Futters (Regurgitieren, selten echtes Erbrechen, Kap. 6.6.7) sowie periodisches Aufblähen. Bei Kompressionsstenose ist die Futteraufnahme oft weniger, der Ruktus dagegen stärker gestört, weshalb dann die rezidivierende Pansentympanie in den Vordergrund tritt. Das Aufblähen beruht bei diesen Patienten allerdings nicht immer allein auf der Einengung des Schlundes, es kann dabei auch eine durch Druck auf den N. vagus ausgelöste Störung der Motorik im Spiele sein. Später kann sich kranial der Einengung eine (anschoppungsbedingte) Ausweitung des Ösophagus entwickeln. Infolge eingeschränkter Nahrungsaufnahme magern die Tiere ab.

■ **Diagnose, Differentialdiagnose:** Diagnostische Hinweise ergeben sich aus der Anamnese (vorangegangene Schlundverstopfung), etwa vorliegenden palpierbaren Veränderungen sowie aus der Sondierung des Schlundes mit verschieden starken Sonden: Beim Einführen einer relativ dicken Sonde ist ein deutlicher Engpaß zu spüren, während eine dünne auf keinen oder nur geringen Widerstand trifft; durch Anlegen der Sonde von außen läßt sich der Sitz der Einengung ermitteln. Genauerer Aufschluß ist durch folgende Untersuchungen zu gewinnen: Endoskopie, Sonographie und/oder Röntgen des Ösophagus, gezielte Laboruntersuchungen (Blutbild, Leukosediagnostik etc.), Tuberkulinprobe bei Tuberkulose-Verdacht (dabei auch auf Verschlimmerung des Zustandes achten); Punktion von fluktuierenden (Abszeß, Hämatom, Divertikel) oder Gewebebiopsie aus soliden Umfangsvermehrungen im Halsbereich; manuelle Exploration von kardianahen Stenosen via Ruminotomie. Allmählich zunehmende Schlingbeschwerden und rezidivierende Tympanie bei (überwiegend) jüngeren Rindern lenken im Verbreitungsgebiet von Hypoderma lineatum den Verdacht auf einwandernde Dassellarven (Wanderungszeit beachten; Kap. 2.3.4.1). Ein eindeutiger Anhalt ergibt sich, wenn derartige Erscheinungen unmittelbar nach systemischer Dasselbekämpfung auftreten.

■ **Beurteilung, Behandlung:** Erreichbare periösophageale Abszesse werden gespalten, vorsichtig gespült (unter Schonung von Schlundwand und Gefäßen) und tamponiert/drainiert. Gestielte Papillome/Polypen lassen sich auf dem Wege der minimalinvasiven Chirurgie oder im kardianahen Bereich vom Pansen aus operativ entfernen. Inwieweit sonst noch Behandlungsmöglichkeiten bestehen (Hypodermose, Ösophagitis etc.) richtet sich nach der jeweiligen Ursache und ist in den Kapiteln 2.3.4.1, 6.5.1 ff. nachzulesen.

➤ *Schlunderweiterung* (Dilatatio/Diverticulum oesophagi, Megaösophagus): Eine zirkuläre Ausweitung des Schlundes wird als *Dilatation*, eine umschriebene einseitige Ausbuchtung als *Divertikel* bezeichnet. Unter *Megaösophagus* ist eine hochgradige dauerhafte, einen großen Teil oder die ganze Speiseröhre einbeziehende Erweiterung zu verstehen.

■ **Ursache, Pathogenese:** Dilatationen entstehen entweder (sekundär) durch wiederholte Anschoppung des abgeschluckten Futters vor einer Stenose oder (primär) infolge Störung der Innervation (z. B. funktionelle Kardiastenose, Schlundlähmung). Der Divertikelbildung geht meist eine Überdehnung des Ösophagus und Ruptur seiner Muskelschicht im Zusammenhang mit einer Verstopfung voraus; dabei stülpt sich die Schleimhaut durch einen schlitzförmigen Muskelriß als ballonartiges futtergefülltes Gebilde nach außen (»falsches« *Pulsionsdivertikel*), oder es entwickelt sich infolge einer flächenhaften Auffaserung der Tunica muscularis eine mehr spindelförmige Ausweitung der Mukosa (Abb. 6-44, 6-45); Vitamin-E-/Selen-Mangel kann dafür prädisponieren. *Traktionsdivertikel*, die auf einseitigen, auf alle drei Wandschichten ausgeübten Zug (z. B. bei Vernarbung oder periösophagealem Abszeß) zurückzuführen sind, finden sich beim Rind äußerst selten. Ebenfalls selten ist der *Megaösophagus*, als dessen Ursache Nervenschäden vermutet werden.

■ **Symptome, Verlauf:** Da zirkuläre Ausweitungen meist als Folge einer weiter magenwärts lokalisierten Einengung auftreten, dominiert gewöhnlich das bei Stenosen beschriebene Krankheitsbild (s. o.). Kennzeichnend für Schlunddivertikel ist das Regurgitieren, wobei das Tier nach lebhafter Futteraufnahme plötzlich innehält und den eben gekauten, mit Speichel vermischten Futterbrei nach mehrmaligen oral gerichteten Kontraktionswellen des Schlundes wieder auswirft (»scheinbares Erbrechen«); außerdem ist mitunter auch der Wiederkauakt behindert. In anderen

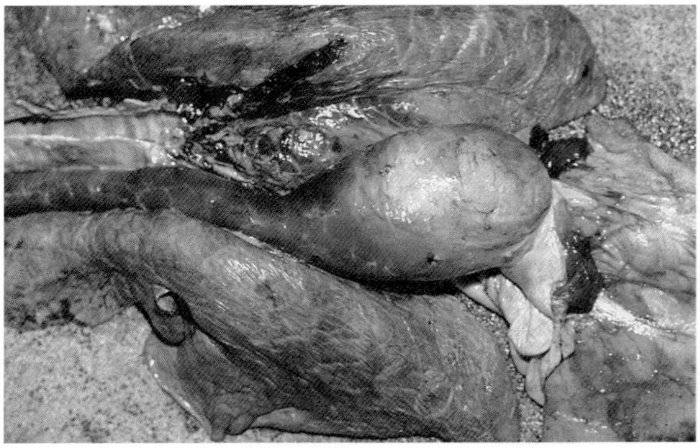

Abbildung 6-44 Schlunddivertikel in Verbindung mit Rauhfutteranschoppung bei einem Kalb; die überdehnte Muskularis ist aufgefasert

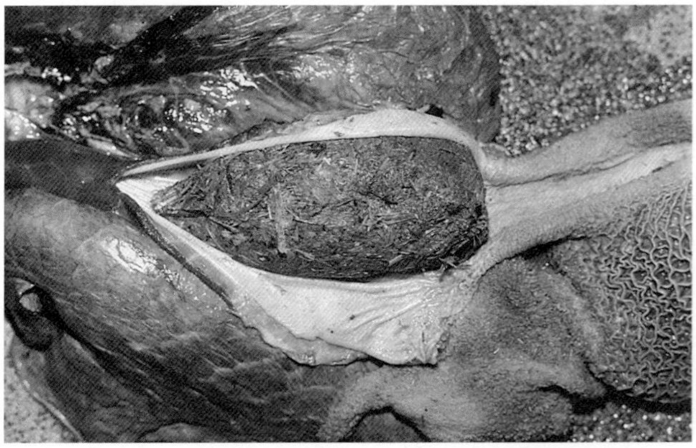

Abbildung 6-45 Geöffnetes Divertikel aus Abb. 6-44 mit dem obstruierenden Faserfutter

Fällen sind lediglich langsamere Futteraufnahme, Abmagerung, vereinzelt rezidivierende Pansentympanie, bei Ausweitung des thorakalen Ösophagusabschnittes auch Herz- und Atemstörungen und manchmal Symptome einer Vagusschädigung (Kap. 6.6.5) zu beobachten. Sitzt die Erweiterung im Halsbereich, so läßt sich gewöhnlich vor der Brustapertur, meist in der linken Drosselrinne, eine umschriebene knetbare oder fluktuierende Umfangsvermehrung palpieren. Sobald ihr Inhalt durch antiperistaltische Kontraktionen des Schlundes aufwärts transportiert worden ist, verschwindet sie, stellt sich jedoch nach erneuter Futteransammlung wieder ein. Im allgemeinen ist das Leiden progressiv und führt zu häufiger und stärker werdender Schluckstörung und fortschreitender Abmagerung. Als Komplikationen können sich Aspirationspneumonie sowie Schleimhautnekrose mit anschließender Perforation einstellen.

Diagnose, Differentialdiagnose: Das wiederholte Regurgitieren gibt einen wichtigen Hinweis, der bei Vorliegen einer zervikalen Schlunderweiterung palpatorisch, sonst durch Sondierung zu bestätigen ist. Dabei trifft die weiche Gummisonde oft zunächst auf ein elastisches, nicht passierbar erscheinendes Hindernis (und das Tier wird unruhig), nach leichtem Zurückziehen und erneutem Vorschieben unter gleichzeitigem Drehen gleitet sie dann (überraschenderweise) ohne besondere Schwierigkeiten in den Pansen. Ein klares Bild von Lage, Art und Umfang der Ösophaguserweiterung bietet gewöhnlich die RÖNTGEN-Aufnahme der mit Kontrastbrei gefüllten Speiseröhre (Abb. 6-46). In Kardianähe lokalisierte Erweiterungen lassen sich evtl. via Ruminotomie vom Pansen aus ertasten. *Differentialdiagnostisch* zur primären Schlunderweiterung kommen anatomisch-mechanische sowie funktionelle Stenosen in Frage.

Beurteilung, Behandlung: Bei den mit Festfutter ernährten Rindern läßt sich der Zustand zwar durch Diätmaßnahmen, z. B. Umstellen auf Gras, gelegentlich lindern, der progrediente Verlauf ist aber meist nicht wesentlich zu beeinflussen, weshalb derartige Maßnahmen nur in bestimmten Fällen in Frage kommen (z. B. naher Kalbetermin). An einem Ösophagusdivertikel leidende Kälber können manchmal noch ausgemästet werden, wenn man sie allein mit Milch ernährt und einstreulos aufstallt. Sie müssen so lange in kleinen Fraktionen getränkt werden, bis sich das im Divertikel angeschoppte Halmfutter zersetzt und entleert hat. Eine Dauerheilung ist nur auf chirurgischem Wege zu erzielen.

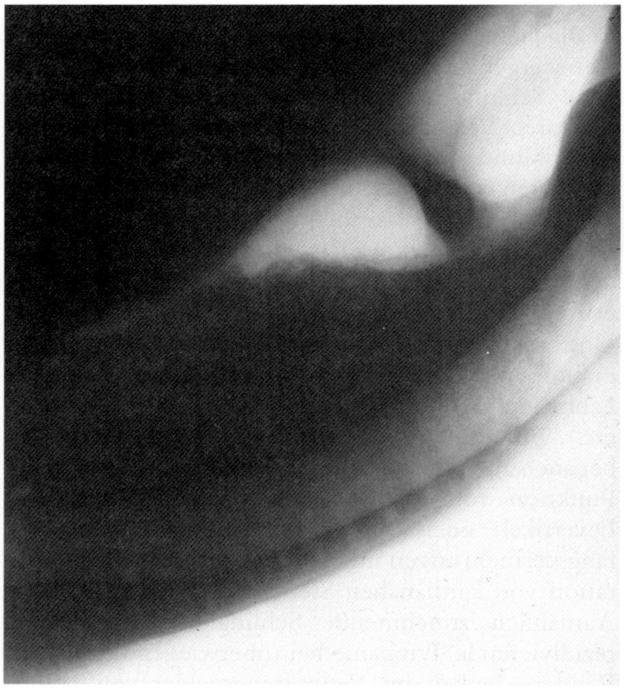

Abbildung 6-46 RÖNTGEN-Aufnahme eines Schlunddivertikels mit einem gestielten Aktinobazillom

Zur *Operation* eines (meist) epiphrenischen Divertikels wird das sedierte, besser narkotisierte, Kalb in linker Seitenlage fixiert und der Brustraum im 8. Interkostalraum zwischen oberem und mittlerem Drittel geöffnet, wobei ein halbseitiger Pneumothorax eintritt; dann wird die Pleura mediastinalis stumpf durchtrennt und das Divertikel freigelegt. Nach vorsichtigem Abdichten des Schlundes mittels Gazeschlingen folgt das Öffnen der Aussackung und Entfernen des Faserknäuels; anschließend raffende LEMBERT-Naht der Wand und Knopfnaht der Pleura mediastinalis mit resorbierbarem Faden, Drahtnaht der Rippen, Verschluß der Haut-Muskelwunde. Zuvor Lunge kräftig insufflieren und über eingelegte Kanüle den Pleuralraum weitmöglichst evakuieren. Acht Tage Milchdiät, dann kleine Mengen Pellets anbieten (REHAGE et al., 1992). In ähnlicher Weise können Ösophagusdivertikel auch beim erwachsenen Rind angegangen werden, auch zervikale. In Kardianähe lokalisierte, auf Einengung (Neoplasie, Striktur) zurückgehende (sekundäre) Ösophaguserweiterungen lassen sich mitunter durch Beseitigung des Hindernisses vom Pansen aus heilen.

6.5.5 Schlundkrampf, Schlundlähmung

➤ *Schlundkrampf* (Spasmus oesophagi, Ösophagismus) tritt als segmentaler Spasmus fast regelmäßig in Verbindung mit dem Dehnungsreiz bei Schlundverstopfungen auf, vereinzelt auch als deren primäre Ursache. Anfallsweiser Ösophagospasmus kommt nach oraler Applikation großer Arzneiboli vor: Unruhe, Angst, leere Schlingversuche, gestreckter Kopf, Herzrhythmusstörung, Polypnoe, Niederstürzen, langsame Erholung. Schlundkrampf ist ferner Begleiterscheinung von Tetanus, Tollwut, Ösophagitis und Schlundstenosen sowie von bestimmten Vergiftungen. Als *Kardiaachalasie* wird eine Öffnungshemmung des Speiseröhrenendes bezeichnet, die zu unvollständiger oder ausbleibender Erschlaffung *(Kardiospasmus)* des kaudalen Ösophagussphinkters beim Schluckakt führt. *Therapeutisch* kommen beim idiopathischen Ösophagospasmus krampflösende Medikamente, darunter bei rezidivierendem Auftreten auch Atropinum sulfuricum, in Frage.

➤ *Schlundlähmung* (Paralysis oesophagi, Megaösophagus) kommt oft zusammen mit Pharynxparalyse aus den dort genannten Ursachen vor (s. Kap. 6.4.3). In Berichten über Einzelfälle wurden Hirnstammenzephalitis oder eosinophile, vermutlich parasitäre Ösophagitis als Ursachen genannt; segmentaler, d. h. auf den Endabschnitt beschränkter Megaösophagus ist in Verbindung mit einem überweiten Hiatus oesophageus (»Hiatushernie«) und sehr lockerer Aufhängung des Schlundes beobachtet worden; darüber hinaus wurden weitere aus lokalem Anlaß entstandene umschriebene Lähmungen beschrieben. Schlundparalysen können sich in abschnittsweiser oder in ganzer Länge auftretender Futteranschoppung äußern und sind dann an der wurstförmigen knetbaren Umfangsvermehrung im Bereich der linken Drosselrinne erkennbar. Im allgemeinen bestehen keine Behandlungsmöglichkeiten bzw. Heilungsaussichten.

6.5.6 Geschwülste und Mißbildungen des Schlundes

➤ *Geschwülste* (Tumores oesophagi): Es sind v. a. Papillome und daraus hervorgehende Plattenepithelkarzinome, ferner Fibrome (besonders in der Submukosa), Spindelzellsarkome, Myxome, Lipome, Leiomyome, Aktinobazillome, Endotheliome, nur ausnahmsweise leukotische Wucherungen beobachtet worden; sie verursachen i. d. R. Stenoseerscheinungen (Abb. 6-47).

➤ *Mißbildungen:* Konnatale *Ösophagotrachealfisteln* führen, sofern sie nicht durchtrennt und verschlossen werden, zur tödlichen Aspirationspneumonie. *Partielles Fehlen der Tunica muscularis oesophagi* im kardianahen Bereich hat rezidivierende Futteranschoppung zur Folge, die letztendlich zur Einschläferung des Kalbes zwingt.

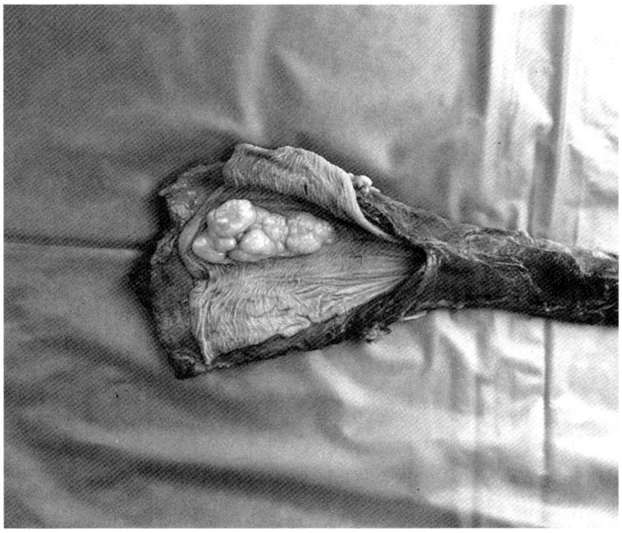

Abbildung 6-47 Fibrom an der Ösophagusschleimhaut vor der Kardia: Ursache von Regurgitieren

6.6 Krankheiten von Haube und Pansen beim ruminanten Rind

6.6.1 Verminderte Motorik von Haube und Pansen

Definition: Abnahme von Frequenz und/oder Intensität der primären und/oder sekundären Kontraktionen von Haube und Pansen oder vollständiger Hauben-Pansenstillstand *(Insufficientia motorica reticuli et ruminis, Hauben-Pansenatonie).*

Vorkommen: Das Nachlassen oder Sistieren der Hauben-Pansenbewegungen ist gewöhnlich keine selbständige Krankheit, sondern Begleiterscheinung vieler Organ- oder Allgemeinkrankheiten; insbesondere sind die andersartigen Erkrankungen der Vormägen meist auch mit Beeinträchtigung der Motorik verbunden. Als eigenständiges Leiden ist die Insuffizienz der Hauben-Pansenmotorik nur dann anzusprechen, wenn sie im Vordergrund des Erscheinungsbildes steht und sich Primärkrankheiten weitgehend ausschließen lassen.

Physiologie (Abb. 6-48): Die Hauben-Pansenbewegungen unterliegen einer fein abgestimmten neurohormonalen Regulation. Der Bewegungszyklus beginnt mit der biphasischen Haubenkontraktion und setzt sich fort mit der kraniokaudalen Zusammenziehung von Vorhof und dorsalem Pansensack und der gegenläufigen Kontraktion des ventralen Pansensackes (Primärzyklus). Darauf folgen gewöhnlich, aber nicht immer, Kontraktionen des dorsalen und ventralen Pansensackes, womit i. d. R. der Ruktus verbunden ist (Sekundärkontraktionen). Zur Gasentleerung können zusätzlich Einzelkontraktionen des dorsalen Pansensackes und zur Rejektion μdes Wiederkaubissens solche der Haube auftreten. Die in der Medulla oblongata gelegenen, übergeordneten gastrischen Zentren empfangen die erregenden Reize auf afferenten Nervenbahnen von den peripheren Mechano- und Chemorezeptoren in Maulhöhle, Rachen, Schlund und Magen-Darmwand, von anderen Teilen des zentralen Nervensystems sowie über das Blut. Die autonome (intrinsische) Regulation geschieht über das intramurale (enterische) Nervensystem.

Ursache, Pathogenese: Allgemein ausgedrückt kommt es dann zur Herabsetzung der Hauben-Pansenbewegungen (Frequenz und/oder Intensität), wenn die Voraussetzungen für ihren physiologischen Ablauf nicht mehr gegeben sind. Diese Voraussetzungen sind: 1) ungestörtes Allgemeinbefinden, insbesondere unbeeinträchtigte Funktion des Nervensystems, 2) physiologische Blutzusammensetzung hinsichtlich An- oder Abwesenheit von bestimmten Wirkstoffen, 3) physiologische Bedingungen im Panseninhalt hinsichtlich Volumen (Füllung), physikalischer Struktur, Wassergehalt, chemischer Beschaffenheit (mikrobiell-biochemische Digestionsprozesse), Gasbildung und -entfernung.

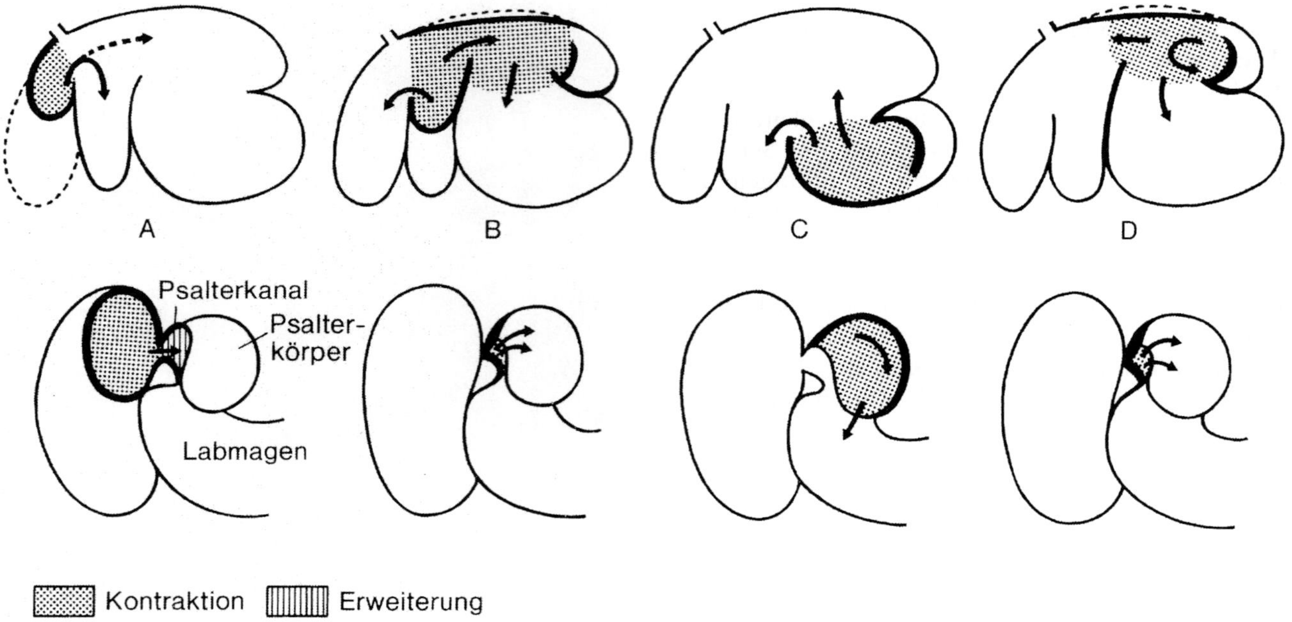

Abbildung 6-48 Schematische Darstellung der Vormagenmotorik (nach Ehrlein, 1980; oben: Ansicht von links; unten: Ansicht von hinten): A = Kontraktion von Haube und Hauben-Pansenfalte, Erweiterung des Psalterkanals; B = Kontraktion von Pansenvorhof, dorsalem Pansensack, Pansenpfeilern und Psalterkanal; C = Kontraktion des ventralen Pansensackes und des Psalterkörpers; D = Kontraktion des dorsalen Pansensackes, der Pansenpfeiler und des Psalterkanals

Welche Einflüsse dabei möglicherweise im Spiele sein können, geht aus Übersicht 6-2 hervor. Hierzu ist zu bemerken, daß manche Stoffe, je nach Konzentration am Wirkungsort, sowohl hemmend als auch anregend wirken können. Die Wirkungen richten sich nicht immer auf die gesamte Motorik, sondern können nur den Primärzyklus, nur die sekundären Kontraktionen oder auch nur die Kontraktionsintensität (Amplitude) betreffen. So hemmen Xylazin-Dosen von 0,05 mg/kg LM i.m. vornehmlich die Primärzyklen, und erst ab Dosen von 0,1 mg/kg LM werden auch die für den Ruktus verantwortlichen Sekundärkontraktionen reduziert, wodurch Pansentympanie entstehen kann. Im Zuge der Herabsetzung der Pansenmotilität im Zeitraum um die Kalbung nimmt zunächst – etwa ab zwei Wochen a. p. – ihre Kontraktionsstärke ab, und erst am Tage des Partus vermindert sich (vermutlich infolge Hypokalzämie) auch ihre Frequenz (Übersicht 6-3). Von praktischer Bedeutung sind unzureichende physikalische Struktur der Futterration, Austrocknung des Panseninhaltes infolge Wassermangel, ruminoparalytische Pflanzeninhaltsstoffe (Saponine, Opiate, Atropin, Blausäure u. a.), Magen-Darmversandung, Toxinämie (Endotoxine, Histamin), Hypokalzämie und weitere.

Die z. T. aus experimentellen Untersuchungen – vornehmlich am Schaf – abgeleiteten Wirkungsorte und -mechanismen sind ebenfalls in Übersicht 6-2 genannt. Über das zentrale Nervensystem ausgelöste Effekte werden, soweit sie nicht rein reflektorisch sind, aus der Beeinflussung eines (postulierten) zentralen inhibitorischen Opioidsystems erklärt. In experimentellen Untersuchungen, die hauptsächlich der Klärung der Regulationsmechanismen der Vormagenmotorik dienten, konnten mit zahlreichen Substanzen hemmende oder erregende Wirkungen ausgelöst werden; die klinische Bedeutung dieser Beobachtungen scheint jedoch relativ gering zu sein.

Symptome, Verlauf: Schon bei der Pansenpalpation mit der flachen Hand in der linken Hungergrube ist festzustellen, daß das normalerweise durch die Pansenbewegungen bewirkte und auch sichtbare Heben und Senken der Bauchwand nur noch schwach oder nicht mehr wahrnehmbar ist. Die Pansenfüllung ist meist vermindert, der Inhalt kann aber auch vermehrt und verhärtet sein. Pansengeräusche lassen sich nur mit längeren Unterbrechungen und nur als leises Knistern, Brodeln oder Rauschen auskultieren, oder es herrscht Stille. Bei der Perkussionsauskultation können metal-

Übersicht 6-2 Faktoren, welche die Hauben-Pansenmotorik anregen oder hemmen sowie deren mögliche Vermittlung über das zentrale/periphere Nervensystem

Zentral anregend

Opiat-Antagonisten:
Tolazolin, Yohimbin,
Naloxon, Chlorpromazin (?)
Serotonin
Kälte

Zentral hemmend

Xylazin (α2-Rezeptoragonist)
Narkotika
Pyrogene
Endotoxine
Pflanzeninhaltsstoffe
(z. B. in Papaver somniferum)
Hypokalzämie (?)

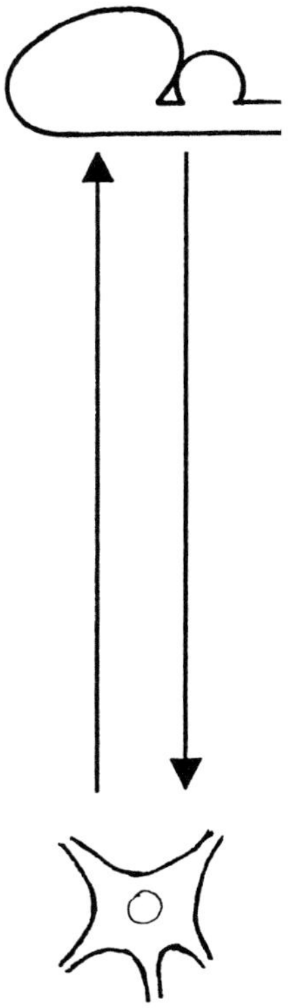

Mangel an hemmenden/ Zunahme an anregenden Signalen

Mangel an anregenden/ Zunahme an hemmenden Signalen

Peripher anregend

Pansendehnung
Pansenfüllung
Taktile Reize durch
Rauhfutter
Flüchtige Fettsäuren in
physiol. Konzentrationen
Parasympathikomimetika

Peripher hemmend

Pansenüberdehnung
Flüchtige Fettsäuren,
insbes. Buttersäure, sowie
Milchsäure, Ammoniak in hoher
ruminaler Konzentration
Übersäuerung im Duodenum
Pflanzeninhaltsstoffe wie Atropin,
Saponine, Opiate, Blausäure u. a.
Histamin, Gastrin, Somatostatin
Anticholinergika (Atropin)
Spasmogene
Hypokalzämie (?)

lische Töne hörbar sein, die entweder aus dem leeren Pansen (»Pansenkollaps«) oder aus der Bauchhöhle stammen. Das Wiederkauen ist i. d. R. in Häufigkeit, Dauer und Intensität herabgesetzt, während der Ruktus meist noch relativ lange erhalten bleibt; andernfalls kommt es zu m. o. w. ausgeprägter Tympanie. Weitere Symptome hängen wesentlich von der Ursache ab. So nimmt die Futteraufnahme in Verbindung mit der zur Kalbungszeit auftretenden Hauben-Pansenhypotonie, etwa ab dem vierten Tag a. p., fortschreitend ab, und zwar der Verzehr von Kraftfutter stärker als der von Heu, und erreicht am Kalbetag das Minimum (z. B. 53% des täglichen Gesamtfutterverzehrs vor der Reduktion). Während der dem Partus folgenden Woche, etwa parallel zur Rückkehr der vollen Kontraktionsintensität, steigt der Futterverzehr wieder an, wobei die Tiere jedoch bevorzugt Kraftfutter aufnehmen (Azidosegefahr!; Übersicht 6-3, 6-4).

Nach Verabreichung von Futter mit relativ hohem Anteil an Zellulose und Lignin, aber geringer Struktur, wie z. B. Pellets, fein gehäckselte Silage, gemahlenes Heu etc., gehen Verzehr und Pansentätigkeit ebenfalls zurück, und die Patienten zeigen zugleich Tendenz, erreichbares Holz zu benagen, mitunter auch Tympanie. Nach Beweiden von Herbstgras ist neben periodischer Inappetenz, Durchfall, Abnahme des prozentualen Milchfettgehaltes sowie Verfilzung des faserigen Panseninhaltes zu beobachten. Bei Austrocknung des Hauben-Panseninhalts infolge von Wassermangel (z. B. bei Ausfall der Selbsttränke oder in Dürrezeiten in warmen Ländern) sind Vormagenmotorik und Wiederkauen stark beeinträchtigt; die Hungergrube ist eingesunken, und der Paseninhalt läßt sich von außen oder vom Rektum aus als harter, zusammengeballter Klumpen im ventralen Pansensack palpieren. Koprostase, selten Diarrhoe, Ruminitis, verminderte Tagesmilchleistung sowie Aborte sind weitere Befunde bei derartigen Indigestionen.

Die Symptome bei Magen-Darmversandung werden gesondert beschrieben (Kap. 6.9.8).

Diagnose, Differentialdiagnose: Für die Erkennung ist es wesentlich, einen ausführlichen, mögliche Ernährungsfehler und vorausgehende Medikationen berücksichtigenden Vorbericht aufzunehmen und das Tier dann eingehend klinisch zu untersuchen. Die Allgemeinuntersuchung muß sich v. a. darauf richten, etwaige extraretikuloruminale Ursachen zu ermitteln oder solche auszuschließen. Im Rahmen der speziellen Untersuchung der einzelnen Teile des Verdauungsapparates darf die rektale Exploration der Bauchhöhlenorgane (dorsaler Pansensack leer, weit ventral) und die grobsinnliche Prüfung der Kotbeschaffenheit (Austrocknung, unverdaute, lange Faserteile, schmierige Konsistenz u. a.) keinesfalls unterlassen werden. Schwierigkeiten beim Absaugen von Pansensaft können bereits auf zu geringen Wassergehalt in den Vormägen hinweisen, ansonsten kann die entnommene Probe Aufschluß geben über die Dauer der Inappetenz (herabgesetzte Aktivität/Methylenblaureduktion), das verzehrte Futter (schwarzgrüne Verfärbung und am Saugkopf anhaftende Grasfasern bei Herbstweide), möglicherweise motorikhemmende Inhaltsstoffe (Ammoniak, Salzsäure u. a.). Bei physiologischem Befund können dagegen vom Vormageninhalt ausgehende Einflüsse weitgehend ausgeschlossen werden. *Differentialdiagnostisch* ist zu berücksichtigen, daß der Untersucher fälschlicherweise den Eindruck gewinnen kann, die Pansenmotorik sei vermindert, wenn das Organ durch einen zur linken Seite verlagerten Labmagen, einen peritonealen Abszeß oder den Uterus der hochträchtigen Kuh von der Bauchwand abgedrängt wird oder sich infolge eines Pneumoperitoneums davon entfernt hat. In Zweifelsfällen kann die sonographische Untersuchung der linkerseits gelegenen Bauchhöhlenorgane, einschließlich der Kontrolle der Hauben-Pansenmotorik, weiteren Aufschluß geben.

Behandlung, Prophylaxe: Sofern die Hauben-Pansenparese durch eine extraretikuloruminale Ursache hervorgerufen wurde (z. B. fieberhafte Erkrankung), muß sich die Therapie vorrangig auf die Beseitigung des Primärleidens richten. Sobald das gelungen ist und das Tier wieder Futter aufnimmt, setzen die Vormagenbewegungen von selbst wieder ein. Im übrigen zielt die Behandlung darauf ab, im Hauben-Pansenraum wieder das physiologische Milieu (s. *Ätiologie*) herzustellen, um die Rezeptoren in der Magenwand in adäquater Weise zu stimulieren. Zur Förderung der mikrobiell-biochemischen Verdauungsprozesse dient die Übertragung von mindestens 3–5 l Vormagenflüssigkeit gesunder Rinder. Zweckmäßigerweise werden dem Pansensaft 50–150 g Natrium- oder Kalziumpropionat und pflanzliche Stomachika, wie Radix Gentianae (10–20 g) oder Herba Absinthii (30–50 g), sowie ein Spurenelementgemisch beigefügt. Zur besseren Verteilung im Vormageninhalt verdünnt man den Pansensaft mit mehreren Litern lauwarmen Wassers oder dünnem Leinsamenschleim. Weiterhin sollte dem Tier eine gemischte Ration aus schmackhaften leichtverdaulichen Futtermitteln mit einem hinreichenden Anteil an gut strukturiertem Rauhfutter angeboten werden. Appetitanregend wirken oftmals Melasse (200–300 g), Getreideschrote (1–2 kg) oder auch kleine Mengen geschnitzelter Zucker- oder Futterrüben. Da die Pansenatonie oft mit Stase des Darmes einhergeht, empfiehlt es sich, bei trockener Beschaffenheit des Mastdarminhaltes zugleich Abführmittel, z. B. Natrium- oder/und Magnesiumsulfat (insgesamt 300–500 g für ein erwachsenes Rind), zu applizieren, und zwar am besten p. o., um evtl. den Schlundrinnenreflex auszulösen. Hat Wasser-

Übersicht 6-3 Verlauf der Kontraktionsfrequenz pro 30 min und des Panseninnendrucks (Kontraktionsmaxima in cm Wassersäule) im Zeitraum um die Kalbung bei einer Versuchskuh mit Pansenfistel (Dirksen und Kaufmann, 1978)

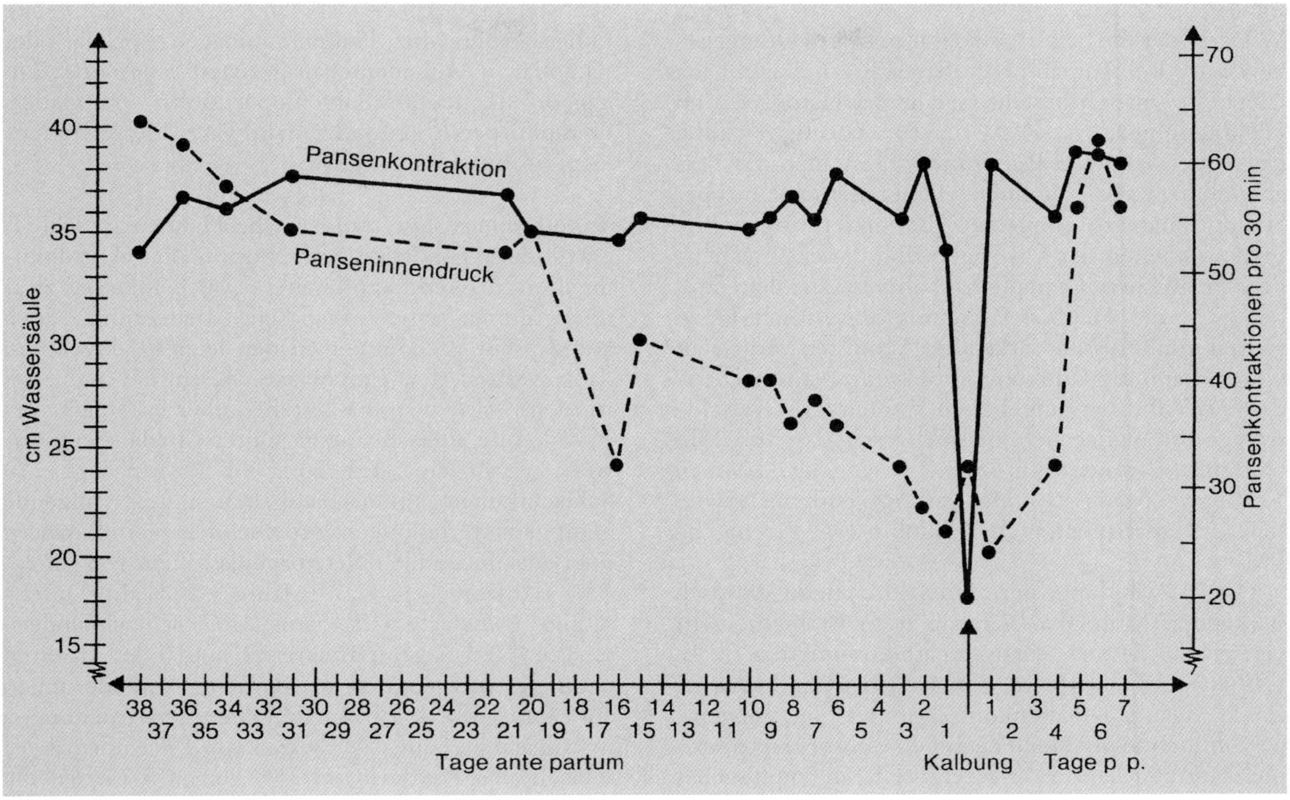

Übersicht 6-4 Verlauf der durchschnittlichen Heu- und Kraftfutteraufnahme im Zeitraum um die Kalbung bei fünf Versuchskühen (Dirksen und Kaufmann, 1978)

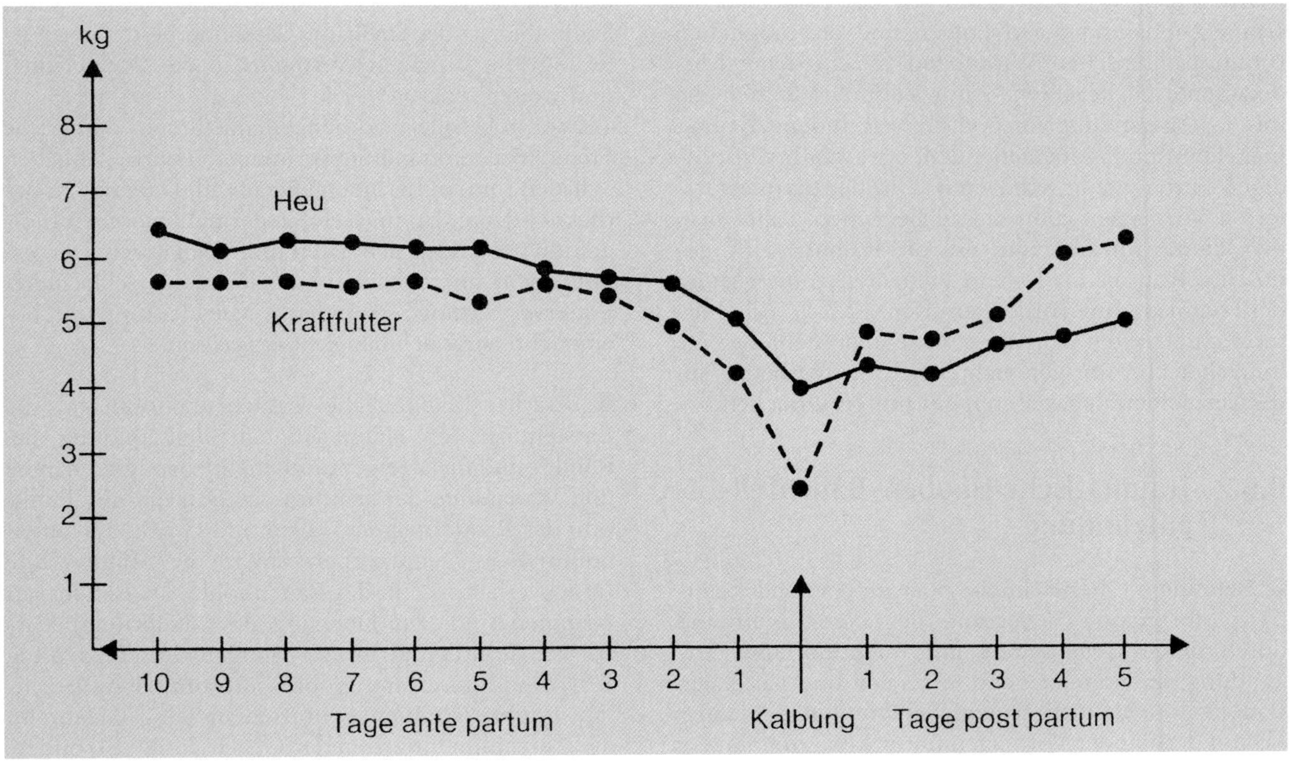

mangel vorgelegen, so ist darauf zu achten, daß der Patient zunächst fraktioniert aus einem Eimer getränkt (mit Zusatz von etwa 9 g Kochsalz pro Liter Wasser) oder die Selbsttränke nur periodisch freigegeben wird. Bei Aufnahme großer Wassermengen nach längerem Dursten besteht Gefahr der Hämolyse und Hämoglobinurie (s. Kap. 10.5.3). Zur Erweichung des ausgetrockneten Panseninhaltes ist auch die Verabreichung von dünnem Leinsamenschleim per Schlundsonde zu empfehlen. Bei andersartigen Primärkrankheiten der Vormägen sind die entsprechenden spezifischen Therapiemaßnahmen einzuleiten.

Sofern die Hauben-Pansenmotorik durch einen zentral inhibitorisch wirkenden Agonisten verursacht wurde, kann die Lähmung mittels eines entsprechenden Antagonisten aufgehoben werden. Als Xylazin-Antagonist eignet sich beispielsweise das Tolazolin (2-Benzyl-2-imidazolin; 0,5–1,5 mg/kg LM in 1,5%iger Lösung i.v.). Als (mäßig) wirksam erwies sich im Experiment auch Yohimbin (0,2–0,3 mg/kg LM i.v.).

Die Anwendung der althergebrachten drastisch wirkenden Motorika (Veratrin u.a.) ist nicht mehr vertretbar. Mittels Parasympathikomimetika (z.B. Carbachol, Neostigmin) lassen sich zwar kurzdauernde Hauben-Pansenkontraktionen »erzwingen«, gewöhnlich folgt jedoch darauf eine ausgeprägte Atonie. Mitunter kann es angezeigt sein, als Impulsgeber zur Anregung des Appetits den orexigenen Benzodiazepin-Abkömmling Brotizolam (0,02 mg/10 kg LM i.v.) zu applizieren.

Zur *Prophylaxe* von Störungen der Hauben-Pansenmechanik und deren Folgen sind die möglichen ruminoparalytischen Wirkungen verschiedener Medikamente zu beachten. Zum Beispiel läßt sich die mit der Anwendung von Xylazin verbundene Tympaniegefahr durch vorangehenden, etwa 12- bis 24stündigen Futterentzug reduzieren. Um der partusassoziierten Vormagenhypotonie zu begegnen, sollte man den Tieren im Zeitraum um die Kalbung eine gemischte Ration mit hohem Heuanteil anbieten und der Hypokalzämie vorbeugen (Kap. 12.3.1). Alle Futterwechsel sollten sich schrittweise über mehrere Tage hinziehen. Im übrigen richtet sich die Vorbeuge auf das Vermeiden der weiteren genannten Ursachen.

6.6.2 Traumatische Hauben-Bauchfellentzündung

Definition: Oberflächliche oder tiefreichende, häufig perforierende Verletzung der Netzmagenwand durch spitze Gegenstände mit Infektion und Entzündung des angrenzenden viszeralen und parietalen Bauchfells. Hauben-Bauchfellentzündung bedingt Verminderung der Vormagenmotorik bis zu völligem Stillstand und ist mit unterschiedlich ausgeprägter Störung des Allgemeinbefindens verbunden. Oft werden weitere Organe – insbesondere Zwerchfell, Herz, Lunge, Leber, Milz, Psalter, Labmagen – primär oder sekundär in Mitleidenschaft gezogen. *Andere Bezeichnungen:* Reticulitis/Reticuloperitonitis traumatica, Fremdkörper-Erkrankung, hardware disease, réticulo-péritonite traumatique.

Vorkommen: Die traumatische Hauben-Bauchfellentzündung gehört zu den schon in alter Zeit dokumentierten Rinderkrankheiten. Das Leiden hat zwar noch immer eine beachtliche Bedeutung, doch konnte sein Vorkommen in den letzten Jahrzehnten dank verbesserter Prophylaxe wesentlich reduziert werden. Nach wie vor bestehen aber erhebliche regionale und altersabhängige Unterschiede. Beispielsweise ergab eine Erhebung in Bayern an 1718 Schlachtkühen unterschiedlichen Alters folgende Häufigkeitsverteilung von stechenden Fremdkörpern oder entsprechenden Netzmagenläsionen: 1–3 Jahre – 7%, 4–6 Jahre – 12%, 7–9 Jahre – 26%. Im Durchschnitt wiesen ca. 12% von 2237 Schlachtrindern scharfe Netzmagenfremdkörper und/oder dadurch bedingte pathologisch-anatomische Veränderungen auf (Neumann, 1979). In ähnlichen Untersuchungen in Ungarn im Jahre 1988 waren von 1971 normal geschlachteten Rindern nur 1%, von 405 Tieren, die der Notschlachtung zugeführt wurden, dagegen 8,4% mit einer Reticuloperitonitis traumatica behaftet (Nador, 1989). Ansonsten wird das Vorkommen des Leidens beeinflußt durch die Haltungsweise (Weide, Stall), die Art des Stallbaues, Besonderheiten der Fütterung, die Jahreszeit (vermehrt in der Stallperiode) und weitere Faktoren.

Die trotz aller Vorbeugemaßnahmen durch die Fremdkörpererkrankung verursachten wirtschaftlichen Schäden sind immer noch bedeutend. Dabei ist zu berücksichtigen, daß im Gefolge der traumatischen Indigestion neben den sichtbaren Einbußen durch Tierverluste nicht unerhebliche Ausfälle infolge schlechterer Futterverwertung, geminderter Milchleistung und beeinträchtigter Zuchtfähigkeit erwachsen.

Ursache: Maßgebliche Ursachenfaktoren für die Entstehung der Hauben-Bauchfellentzündung des Rindes sind die arteigentümliche Nahrungsaufnahme und Verdauung, der anatomische Bau und die Funktion des Rindermagens, Form und Größe des aufgenommenen Fremdkörpers sowie die Raum- und Druckverhältnisse in der Bauchhöhle. Da Rinder gezwungen sind, zur Deckung ihres Nahrungsbedarfes verhältnismäßig große Mengen verschiedenster, z.T. voluminöser und grober Futtermittel zu verzehren, ergibt sich allein schon daraus eine Gefahr für die Aufnahme futterfremder Gegenstände. Besondere

Umstände wie die Verfütterung von unreinem Kraftfutter, schadhafte Weidezäune, Verlegen von elektrischen Leitungen, Umbauten im Stall u. a. m. können die Exposition erhöhen. Das Abschlucken von Fremdkörpern wird offensichtlich dadurch begünstigt, daß das Rind sein Futter relativ schnell aufnimmt und zunächst nur grob zerkaut, da die weitere Zerkleinerung erst während des Wiederkauaktes erfolgt. Ausschlaggebend für das Entstehen von Netzmagenläsionen sind die Beschaffenheit der in die Haube gelangenden Fremdkörper, die wabenförmige Struktur ihrer Schleimhaut sowie die heftigen, das Lumen stark verkleinernden Kontraktionen.

Die Bedeutung von Form und Größe der Netzmagenfremdkörper geht aus Übersicht 6-5 hervor. Erwartungsgemäß führen Fremdkörper, die lang, dünn und spitz sind, eher zu Haubenverletzungen als relativ kurze und stark gekrümmte sowie Gegenstände mit stumpfen Enden oder Kanten. Gar nicht so selten werden im Netzmagen erwachsener Rinder aber auch scharfe Fremdkörper gefunden, ohne daß bis zum Zeitpunkt der Untersuchung eine innere Verletzung eingetreten ist. Derartige Befunde lassen vermuten, daß außer den zuvor genannten Voraussetzungen noch weitere prädisponierende Umstände bei der Krankheitsentwicklung im Spiele sein könnten, so z. B. die Aufenthaltsdauer.

Pathogenese: Abgeschluckte Fremdkörper fallen nach dem Passieren der Kardia meistens in die Haube und sinken aufgrund ihres Gewichtes auf deren Boden. Nur selten werden sie in den Schleudermagen oder Pansen befördert, sei es, daß sie mit dem Futterstrom mitgerissen werden oder daß sie zufolge ihrer Form und Größe oder der in dem Moment vorliegenden Lagebeziehungen der Magenabteilungen diesen Weg nehmen. Die wabenförmigen Schleimhautfalten und die kräftigen ruckartigen Kontraktionen des Netzmagens bedingen, daß sich spitze oder scharfkantige Gegenstände (Übersicht 6-5) in den Haubenleisten verhaken und mit jeder folgenden Zusammenziehung weiter in die Tiefe der Magenwand getrieben werden. Offenbar kann das fortschreitende Einbohren durch die bestehenden Druck- und Raumverhältnisse, etwa während der Zwerchfellbewegungen, der Hochträchtigkeit oder des Kalbens sowie bei abnormer Füllung der Eingeweide, bei Tympanie, Transporten oder beim Niederlegen, begünstigt werden. Scharfe Fremdkörper traumatisieren vornehmlich die kranioventrale Haubenwand, insbesondere deren rechte Hälfte, seltener spießen sie kaudal, zur linken Seite oder im dorsalen Bereich (Holzsplitter, Borsten) ein.

Im leichtesten Fall verletzt der Fremdkörper nur die Schleimhaut und Muskularis der Haube, d. h., ihre Wand wird nicht vollständig perforiert. Es entwickelt sich eine lokale, bis an die Serosa heranreichende Entzündung der Magenwand, die mit nur schwachem örtlichen Schmerz einhergeht und palpatorisch an der Verdickung und dem schleimigen Überzug der Haubenleisten erkennbar ist: *Reticulitis traumatica simplex*. Gleitet der nur oberflächlich steckende Fremdkörper wieder in das Magenlumen zurück, so heilt die Verletzung binnen kurzer Zeit ab. Der freigewordene Fremdkörper kann dort liegen bleiben und allmählich zerfallen, per vias naturales (über den Darm oder mit dem Wiederkaubissen) abgehen oder die Netzmagenwand an anderer Stelle erneut lädieren.

Meistens werden bei der Fremdkörpererkrankung jedoch alle Schichten der Magenwand vorübergehend oder dauerhaft durchstochen. Die Entzündung er-

Übersicht 6-5 Art, Form, Größe und sonstige Beschaffenheit von 430 Netzmagen-Fremdkörpern bei Schlachtrindern in Bayern (NEUMANN, 1979)

Fremdkörper+ (n = 422)	steckend (n = 210)	lose (n = 212)
Drahtstücke und Nägel	90,0 %	49 %
Nadeln	4,0 %	1 %
Blechstücke und Schrauben	1,5 %	20 %
Sonstige	4,5 %	30 %
gerade/nur leicht oder wellenförmig gebogen	90,0 %	68 %
stark gekrümmt	10,0 %	23 %
rund	-	9 %
ein/mehrere Enden spitz	100,0 %	48 %
alle Enden stumpf	-	52 %
Länge+	$\bar{x}$ 47,3 %	$\bar{x}$ 32,1 mm
Dicke+	$\bar{x}$ 2,3 %	$\bar{x}$ 3,3 mm
ferromagnetisch (n = 422)	210	212
nichtmagnetisch (n = 8)	2	6

+ nur ferromagnetische Fremdkörper

greift dann – teils durch die mechanische Reizung, teils infolge Verschleppung von Vormagenmikroben – auch das viszerale und parietale Bauchfell, so daß die beiden Blätter, infolge der dem Rind eigenen starken reaktiven Fibrinausschwitzung, alsbald um die Perforationsstelle herum miteinander verkleben: *Reticuloperitonitis traumatica adhaesiva circumscripta.* Sofern der Fremdkörper nicht weiter vordringt und rechtzeitig entfernt wird oder allmählich von selbst zurückgleitet, können auch solche Verwundungen noch verhältnismäßig gutartig verlaufen. Die fibrinöse Adhäsion wird zunächst bindegewebig organisiert und die Verwachsung später zu fibrösen Strängen ausgezogen, so daß die Haube schließlich ihre volle Bewegungsfreiheit wiedererlangt. Allerdings zieht sich dieser Lösungsprozeß über Wochen bis Monate hin. Es kann aber auch eine dauerhafte Motilitätsbehinderung zurückbleiben, welche sich in einer Störung der Haubenfunktion bei der Sortierung der Faserpartikel auswirkt (Hoflund, 1955). Sie dürfte in erster Linie mechanisch bedingt sein, nur in seltenen Fällen nerval, d. h. durch Einbeziehung des intramuralen Nervengeflechtes oder von Endzweigen des Nervus vagus.

Bei ungünstiger Entwicklung dehnt sich die Entzündung kaudomedial in das lockere Bindegewebe zwischen Haube, Psalter, Schleudermagen, Labmagen und den vom großen Netz umkleideten Pansenblindsack aus. Es bildet sich ein mit übelriechender gelblich-seröser Flüssigkeit und schwammartigen Fibrinmassen gefüllter periretikulärer Abszeß. Noch schwerwiegendere Komplikationen stellen sich ein, wenn der Haubenfremdkörper, je nach Ort und Richtung der Perforation, schon in der ersten Phase oder später in die Milz, den Herzbeutel und das Herz, die Lunge oder in andere benachbarte Organe eindringt: *Reticulophrenitis, -hepatitis, -lienitis, -pericarditis et myocarditis, -pleuropneumonia traumatica.*

Fremdkörper, die schlank, glatt und beiderseits spitz sind, nehmen mitunter ihren Weg in die freie Bauchhöhle, wo sie oft auf dem Bauchhöhlenboden in kaudaler Richtung wandern und diffus-adhäsive oder, je nach Art der verschleppten Erreger, auch *generalisierende serös-jauchige Peritonitiden oder Bursitis omentalis* verursachen. Während Organverletzungen (abgesehen von Ausnahmen, in denen metallische Gegenstände selbst in der Lunge unschädlich abgekapselt werden) i. d. R. über kurz oder lang zum Tode führen, können Bauchhöhlenfremdkörper (nach Abszeßbildung) durch die Bauchwand nach außen wandern (chronisch-abszedierende Peritonitis). Im Nachbarschaftsbereich des Netzmagens gelegene peritoneale Abszesse führen dagegen oft zu mechanisch oder funktionell (Lähmung von Vaguszweigen) bedingten Störungen der Ingestapassage durch Haube, Psalter und Labmagen (Kap. 6.6.5).

In das Blut übertretende Entzündungsprodukte, Infektionserreger und Toxine rufen im Verein mit dem abdominalen Schmerz eine akute fieberhafte Allgemeinerkrankung hervor. Chronisch-abszedierende Retikuloperitonitiden nehmen mitunter einen schleichend-pyämischen oder metastasierenden Verlauf (→ Endocarditis valvularis, Glomerulonephritis). In seltenen Fällen sind Fremdkörperpatienten nach Arrosion größerer Gefäße ins Körperinnere verblutet oder infolge Herztamponade apoplektiform verendet.

■ **Symptome:** Das Krankheitsbild der traumatischen Indigestion kann sehr variieren, je nach Form, Umfang, Stadium und Lokalisation der Entzündung, dem schnellen oder langsamen Vordringen des Fremdkörpers, etwa eintretenden Komplikationen (z. B. Kreislaufbeteiligung) und anderen Begleitumständen. Im typischen Fall besagt der *Vorbericht,* das Tier habe plötzlich das Futter verweigert, der Pansen sei leicht gebläht, der Kotabsatz vermindert, die Milchleistung reduziert. Oft bessern sich die Erscheinungen bis zum nächsten Tag, kehren jedoch nach Futteraufnahme in voller Stärke zurück; dieser Wechsel setzt sich mitunter über mehrere Tage fort. In anderen Fällen, v. a. bei *Reticulitis traumatica simplex,* beginnt das Leiden mit allmählich zurückgehendem Appetit und sinkender Tagesmilchleistung.

➤ Akut an *Reticuloperitonitis traumatica circumscripta* erkrankte Tiere stehen mit gestrecktem Kopf und Hals, aufgekrümmtem Rücken, aufgeschürzten Bauchdekken und leicht abgewinkelten Ellenbogen. Ihr Blick ist klagend (Abb. 6-49). Oft ist Muskelzittern an den Ankonäen, dem Quadriceps und im Bereich der Kniefalte zu beobachten; Zähneknirschen, kolikartige Unruhe oder gar Festliegen sind dagegen seltene

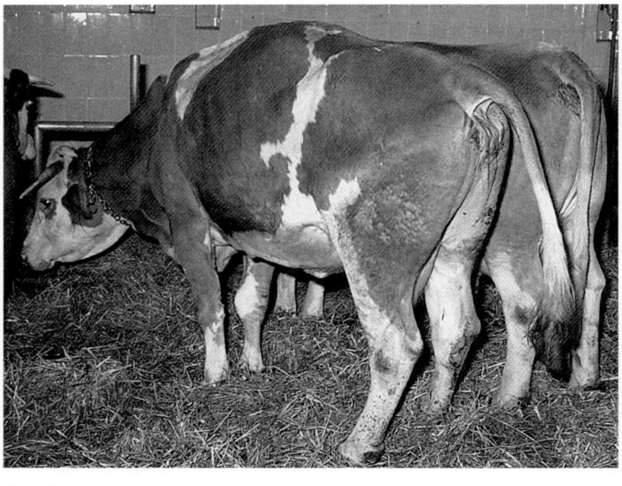

Abbildung 6-49 Kuh mit akuter traumatischer Retikuloperitonitis: aufgekrümmter Rücken, gesenkter Kopf, ängstlicher Blick, gespannte Bauchdecken, untergestellte Gliedmaßen, Bewegungsunlust

Erscheinungen. Die Atmung ist im akuten Anfall oftmals vermehrt, oberflächlich und überwiegend kostal, auch zeigt sich hin und wieder trockener Husten. Ebenso kann der Kreislauf schon von Anfang an sekundär in Mitleidenschaft gezogen sein: die Herztätigkeit ist dann beschleunigt, manchmal auch unregelmäßig, die Herztöne sind pochend, die Episkleralgefäße vermehrt gefüllt, die Schleimhäute verwaschen rot. Die Körpertemperatur wechselt zwischen fieberhaften (bis 41 °C) und normalen Werten.

Vormagenbewegungen, Wiederkauen und Ruktus sind herabgesetzt oder zeitweise ganz aufgehoben, so daß sich eine leichte bis mittelgradige Pansentympanie einstellen kann. Sofern der Pansen noch arbeitet, sind Frequenz und Intensität seiner Kontraktionen reduziert und die auskultierbaren Geräusche pathologisch verändert. Die rektale Bauchhöhlenexploration ergibt bei unkomplizierter Hauben-Bauchfellentzündung gewöhnlich keine krankhaften Befunde; mitunter kann eine deutliche Vergrößerung des Ln. ruminalis dexter caudalis einen Hinweis auf peritonitische Veränderungen im vorderen Bauchhöhlenbereich geben. Der Kot ist meist trocken, geformt, dunkel gefärbt und von Schleim überzogen und enthält einen hohen Anteil mangelhaft zerkleinerter Faserpartikel. Kot und Harn werden nur in kleinen Mengen und nicht selten unter Schmerzäußerungen abgesetzt.

Die Patienten bewegen sich langsam und vorsichtig, mit kurzen, gespannten Schritten; sie legen sich ungern nieder und stehen nur widerwillig auf. Alle Bewegungen, auch das Fressen, können von Klagelauten begleitet sein. Charakteristisch für die Fremdkörpererkrankung ist ein kurzes stimmhaftes (ächzendes) Stöhnen. Es entsteht, indem das Tier nach der Inspiration kurz mit geschlossener Stimmritze verharrt und die Luft dann stoßartig ausatmet. Vorausgesetzt, daß die Vormägen noch tätig sind, ist der Schmerzlaut mitunter auch synchron mit der zweiten Phase der Haubenkontraktion zu vernehmen sowie in Verbindung mit der Zusammenziehung des Netzmagens kurz vor Rejektion des Wiederkaubissens (Lagerlöf, Götze, Williams).

Das charakteristische Stöhnen läßt sich auf verschiedene Weise, insbesondere aber mittels der *Fremdkörper-Schmerzproben* provozieren. Es ist am besten wahrzunehmen, indem man gleichzeitig mit dem Stethoskop am Kehlkopf auskultiert (Liess, 1937) oder mit der flach angelegten Hand die beim Ächzlaut auftretende Kehlkopfvibration palpiert (Stöber, 1961).

» Rückengriff: Beim kräftigen Aufziehen der Haut über dem Widerrist – am Ende der Inspiration – biegt das Tier den Rücken nach unten, wodurch Schmerzen an etwa vorhandenen periretikulären Bauchfellverklebungen ausgelöst werden.

» Stabprobe: Mit einem etwa armdicken Rundstab wird die Bauchwand des Patienten, am Schaufelknorpel beginnend, schrittweise von vorn nach hinten angehoben und schnell gesenkt; dabei achtet man darauf, ob und in welchem Bereich das Tier Schmerz äußert.

» Schmerzperkussion: Brust- und Bauchwand werden mit einem gummigepufferten Hammer systematisch entlang sagittaler und transversaler Linien auf örtlich erhöhte Empfindlichkeit perkutiert (cave Eutervenen!). Dabei kann in frischen Fällen von traumatischer Retikuloperitonitis im Hauben-Nabelbereich auch ein auffallend überlauter Perkussionsschall (»Schachtelton«) auftreten, der im weiteren Verlauf nach kaudal fortschreitet und später wieder verschwindet (Ekelund, Stalfors, Nikow).

Ebenfalls auf Feststellung eines »Fremdkörperschmerzes« richten sich noch folgende Maßnahmen: Probefütterung, Bergauf- und -abführen, Schmerzpalpation, Zonenprobe nach Kalchschmidt, Auskultation auf »Netzmagenstöhnen« (Williams-Test). Einzelheiten zur Durchführung aller hier genannten Proben finden sich in den einschlägigen Lehrbüchern der klinischen Untersuchung des Rindes.

In der Anfangsphase der Erkrankung weist der *Harn* der Patienten nicht selten vermehrten Eiweißgehalt auf und bei Kühen in Hochlaktation oftmals auch erhöhte Ketonkörperkonzentrationen, desgleichen auch die Milch. Der per Sonde entnommene *Pansensaft* ist i. d. R. nicht augenscheinlich verändert, jedoch ist die Aktivität der Mikroflora, je nach Dauer der Inappetenz, m. o. w. stark reduziert (Methylenblauprobe); mitunter zeigt erhöhter Chloridgehalt (> 30 mmol/l) abomasoruminalen Reflux von Labmagensaft an (Kap. 6.9.9).

➤ Bei der *Reticuloperitonitis traumatica circumscripta chronica*, die sich dann entwickelt, wenn der verletzende Fremdkörper nur langsam vordringt oder kurze Nägel, Drähte oder Krampen über längere Zeit stekken bleiben, sind die zuvor beschriebenen Symptome weniger ausgeprägt. Spontane Schmerzäußerungen fehlen meist, und mit den gezielten Fremdkörperproben sind positive Reaktionen nur mit verhältnismäßig hohem Kraftaufwand, u. U. erst nach vorangehender Sensibilisierung durch Atemhemmung, mehrmaligem Rückengriff oder/und Probefütterung auslösbar. Allerdings kann der Entzündungsprozeß durch Erschütterungen (Transporte, Niederstürzen) oder erhöhten Druck (Hochträchtigkeit, Kalbung, Niederschnüren) aktiviert werden und die Schmerzreaktion dann deutlicher ausfallen. Im allgemeinen zeigt sich längeres Kränkeln, wobei auf scheinbare Besserungen »akute Schübe« folgen; Nährzustand und Milchleistung sind rückläufig.

Komplikationen: Im Falle von Organ- oder Bauchhöhlenkomplikationen ändert sich das Erscheinungsbild in verschiedener Weise, nicht selten sogar derart, daß die Symptome des betreffenden Organleidens in den Vordergrund treten: Gemeinsam ist diesen Verlaufsformen der Fremdkörpererkrankung jedoch das verhältnismäßig stark gestörte Allgemeinbefinden und die (sekundäre) Mitbeteiligung des Kreislaufs: Herzfrequenz > 80/min, Herztöne pochend, Pulsschlag hart, Episkleralgefäße vermehrt gefüllt und unscharf konturiert, Venen leicht gestaut. Die Körpertemperatur ist oft kontinuierlich oder intermittierend in den Bereich 39,0–40,0 °C erhöht. Eine Synopsis der häufigsten Komplikationen, ihrer Symptome sowie der evtl. einzuleitenden weiterführenden Untersuchungen enthalten die Übersichten 6-6 und 6-7.

■ **Verlauf:** Bei unkomplizierten zirkumskripten Retikuloperitonitiden tritt oft schon nach 2–3 Tagen spontane Entfieberung und deutliche Besserung des Allgemeinzustandes ein, und binnen 5–8 Tagen kann die Krankheit ausheilen. Echte Rezidive scheinen – vielleicht wegen Immobilisierung der Netzmagenwand – selten zu sein, doch fällt an diesbezüglichen Kasuistiken auf, daß ein Teil der Fremdkörperpatienten innerhalb der folgenden Monate aus anderen Gründen (mangelhafte Leistung, Unfruchtbarkeit) gemerzt wurde. Komplikationen führen, wenn sie nicht behandelt werden, gewöhnlich zu chronischem Siechtum, so daß solche Tiere über kurz oder lang abgeschafft werden müssen. Ausnahmsweise können kleinere peritoneale Abszesse sowie ausgewanderte Fremdkörper dauerhaft unschädlich abgekapselt werden (s. auch *Pathogenese*).

■ **Diagnose:** Die Schwierigkeiten der Erkennung des inneren Traumas bestehen zum einen darin, daß verschiedene Allgemein- und Organerkrankungen ähnliche Erscheinungen hervorrufen können und zum anderen die Krankheitszeichen bei oberflächlicher oder verschleppter Entzündung undeutlich sind. Bei in typischer Form erkrankten Tieren läßt sich die Reticuloperitonitis traumatica gewöhnlich schon anhand des klinischen Befundes mit hoher Wahrscheinlichkeit diagnostizieren. Unterstützend und in Zweifelsfällen können die in Übersicht 6-7 genannten weiterführenden Untersuchungen herangezogen werden (Abb. 6-50, 6-51). Hierzu ist folgendes zu ergänzen:

➤ *Ferroskopie:* Nur wenige Geräte zeigen auch nichtferromagnetische Metalle an; die Anzeige versagt mitunter bei kleinen und bei hoch sitzenden Fremdkörpern; auch eisenhaltiger Sand kann eine positive Anzeige bedingen.

➤ RÖNTGEN-*Untersuchung:* Eine systematische Auswertung von RÖNTGEN-Aufnahmen (laterolateral) von 151 Rindern mit Verdacht auf traumatische Retikuloperitonitis ergab bei einer Prävalenz von 50% einen prädiktiven Wert des positiven Tests von 92% und einen solchen des negativen Tests von 80% (BRAUN et al., 1993) (Abb. 6-52).

➤ *Blutuntersuchung:* Veränderungen der genannten Parameter sind unspezifisch und lassen nur bei Ausschluß anderer Ursachen auf eine innere Entzündung schließen. Mitunter besteht Tendenz zu metabolischer Alkalose mit vermindertem Chloridgehalt im Plasma (Kap. 6.9.9).

Die Diagnose der Reticuloperitonitis traumatica muß sich daher immer auf die Gesamtheit der Befunde einschließlich der Anamnese stützen.

■ **Differentialdiagnose:** Verschiedene Schmerzzustände im vorderen Abdomen und im thorakalen Bereich können zu ähnlichen Symptomen führen und entsprechende Reaktionen auf die »Fremdkörperschmerzproben« auslösen; ferner können verschiedenartige Erkrankungen der Bewegungsorgane eine vergleichbare Körperhaltung bedingen.

Lungenentzündung: in der Anfangsphase verwechselbar; Klärung durch Nachuntersuchung (Lungenauskultation) nach 24 h (s. Übersicht 6-6).

Lebererkrankungen, Ketose: erhöhte Perkussionsempfindlichkeit entlang des rechten Rippenbogens, Ketonurie/-laktie (möglicherweise sekundär!), Leberdiagnostik (s. Übersicht 6-6).

Ruminitis: Anamnese, Perkussionsempfindlichkeit in der linken Unterbauchgegend, diagnostische Laparoruminotomie (Kap. 6.6.3).

Psalterparese: verminderter Absatz eingedickten Kotes, Perkussionsfeld vergrößert; diagnostische Laparotomie oder Laparoruminotomie (Kap. 6.8.1).

Abomasitis ulcerosa: erhöhte Perkussionsempfindlichkeit in der rechten und mittleren Unterbauchgegend, evtl. Anämie, Meläna (Kap. 6.9.6).

Dislocatio abomasi: Perkussions- und Schwingauskultation, rektale Bauchhöhlenexploration; Sonographie (Kap. 6.9.1/2).

Zystitis, Pyelonephritis: Harnuntersuchung, rektale Palpation (Kap. 7.2.3.2, 7.1.4.2).

Osteomalazie, Fluorose: Rippen perkussionsempfindlich, gespannter Gang, Ca-/P-Gehalt im Plasma (Kap. 9.17.5, 9.17.9).

Latente Tetanie: erhöhte Erregbarkeit, verminderte Magnesiumkonzentration im Plasma (Kap. 10.5.4).

■ **Behandlung, Beurteilung:** Die Entscheidung, ob eine Behandlung angezeigt ist und in welcher Weise, hängt von der im Einzelfall vorliegenden Situation ab: Nutz- und Zuchtwert des Tieres, Heilungsaussichten, Kosten-Nutzen-Relation, Bestandssituation, Einstellung des Tierhalters. Eine Behandlung wird im allgemeinen in Frage kommen, wenn zu erwarten ist, daß dadurch die volle Nutz- und Zuchtfähigkeit des Tieres wiederhergestellt wird. Das trifft v. a. für die frischen umschriebenen Hauben-Bauchfellentzündungen zu.

Übersicht 6-6 Wichtige Komplikationen der traumatischen Retikuloperitonitis

Komplikation	wichtige Symptome	weiterführende Untersuchungen	Laborbefunde	Hinweise
Periretikulärer Abszeß	Abmagerung, Milchrückgang rezidivierende Tympanie Kot mit langen Faserteilen eventuell Erscheinungen wie bei HOFLUND-Syndrom (Kap. 6.6.5)	Glutaraldehyd-Test → Blutbild → Sonographie RÖNTGEN-Untersuchung Abdominozentese → Laparoruminotomie	Gerinnung < 6 min → Leukozytose mit Granulozytose Granulozytose	ab etwa einwöchiger Krankheitsdauer
Generalisierte Peritonitis	Atmung beschleunigt Bauchdecken gespannt diffuse Perkussionsempfindlichkeit der Leibeswand rechte Hungergrube verstrichen oder vorgewölbt Perkussions- und Schwingauskultation rechts positiv rektal: Unterdruck fehlt, Bauchfell rauh oder mit Auflagerungen/Adhäsionen →	Glutaraldehyd-Test Blutbild Abdominozentese Sonographie →	s. o. →	s. o. erst im fortgeschrittenen Stadium
Traumatische Splenitis	Hohes Fieber Rücken stark gekrümmt Perkussionsempfindlichkeit im Milzbereich	Glutaraldehyd-Test → Blutbild → Sonographie RÖNTGEN-Untersuchung Laparoskopie	Gerinnung < 6 min Starke Leukozytose: → 20000–45000 Leukoz./µl, meist Granulozytose, Kernlinksverschiebung	s. o. Differentialdiagnose: Enzootische Leukose Piroplasmose
Traumatische Hepatitis	Leberfeld perkussionsempfindlich und verbreitert Kot gelblich-braun, pastös, übelriechend; in schweren Fällen Ikterus, mitunter HOFLUND-Syndrom oder Hohlvenenthrombose	Glutaraldehyd-Test → Blutbild Leberdiagnostik → Sonographie Laparoruminotomie	Gerinnung < 6 min Gesamt-Bilirubin u. Serumenzyme →	nur positiv bei fortgeschrittenen Veränderungen
Traumatische Pleuropneumonie	Dyspnoe, Husten exspiratorisches Stöhnen Symptome der eitrigen/ichorösen Pleuropneumonie	Glutaraldehyd-Test → Sonographie RÖNTGEN-Untersuchung	Gerinnung < 6 min	Differentialdiagnose: Akutes interstitielles Lungenemphysem »Eingußpneumonie«
Traumatische Perikarditis/ Myokarditis	Herz: anfangs beschleunigt, pochend, unregelmäßig, ektokardiale Schabe- oder Reibegeräusche; später Herztöne sehr leise oder Plätschern Perkussionsfeld vergrößert, absolut gedämpft, Schmerz Venenstauung Vorbrust-, Hals-, Kehlgangsödem	Glutaraldehyd-Test → Blutbild → Sonographie RÖNTGEN-Untersuchung EKG Perikardiozentese	Gerinnung < 3 min Leukozytose mit Granulozytose	meist anhand der klinischen Befunde sicher diagnostizierbar

Übersicht 6-7 Weiterführende Untersuchungen bei Verdacht auf Reticuloperitonitis traumatica

Verfahren	Vorgehen/Kriterien	Beurteilung
Ferroskopie:	systematisches Absuchen der ventralen und ventrolateralen Brust- und Bauchwand des stehenden Tieres mit einem Metallsuchgerät und positivenfalls Ermittlung des Punctum maximum (PM) eventuell Nachuntersuchung bei Rückenlage des Tieres	• Beurteilung nur in Verbindung mit gesamter Symptomatik, insbesondere dem Ergebnis der Schmerzproben • gleichbleibende Anzeige am PM spricht für steckenden FK mit Haubenfixation, wechselnde Anzeige für beweglichen FK • PM kranial des Haubenfeldes: vermutlich ausgewanderter FK in Zwerchfell/Herz/Lunge/Leber • PM kaudal des Haubenfeldes: FK in freier Bauchhöhle oder in Pansen/Labmagen • Verschwinden der Anzeige bei Rückenlage: frei beweglicher FK (cave Risiken!)
Abdominozentese:	*Flankenpunktion* rechts: → Prüfung auf Unterdruck oder Gasansammlung; *Unterbauchpunktion* mit geeignetem Besteck → je 5 cm medial und kranial des linken »Milchnäpfchens« oder an anderer Stelle zur Gewinnung von Bauchhöhlenflüssigkeit und deren grobsinnliche, klinisch-chemische und zytologische Untersuchung	• fehlender Unterdruck → Bauchfellreizung übelriechendes Gas → jauchige Peritonitis • große Variation einzelner Parameter, daher Gesamtheit der Befunde beurteilen • Verdacht auf Reticuloperitonitis bei: auffälligen grobsinnlichen Veränderungen Proteingehalt > 3 g/dl Albumin-Globulin-Verhältnis < 1 Fibrinogengehalt > 4 g/dl Kernhaltige Zellen > 6000/µl SCHALM-Test hochgradig (!) positiv Neutrophilie spezifisches Gewicht (Dichte) > 1,015
Laparoskopie:	Nach Anlegen eines Pneumoperitoneums wird mit einem in der linken Flanke eingeführten starren oder flexiblen Endoskop der kranioventrale Bauchhöhlenspalt auf Fibrinausschwitzungen und Adhäsionen im Bereich Haube, Milz, Pansen, Bauchwand inspiziert	• frische fibrinöse Adhäsionen bestätigen das Vorliegen einer Retikuloperitonitis • umschriebene Entzündungsprozesse im rechten Haubenbereich können der Beobachtung entgehen • relativ hoher Arbeits- und Zeitaufwand bei begrenztem diagnostischen Nutzen
Sonographie (SG):	Mittels eines Ultraschallgerätes mit ausreichender Eindringtiefe (3,5 MHz) läßt sich die Haube in der Regel im Bereich ihres thorakoabdominalen Projektionsfeldes in mehreren Ebenen erfassen. Darstellbar und diagnostisch verwertbar sind: Haubenkontur und Motorik; periretikuläre Fibrinausschwitzungen, Abszesse, Flüssigkeitsansammlungen; Mitbeteiligung von Milz, Leber, Psalter, Labmagen. Nicht darstellbar sind metallische Fremdkörper oder Magnete (BRAUN et al. 1993, 1994)	• Veränderungen der Haubenkontur und Einschränkung der Netzmagenmotorik stützen den Verdacht auf Reticuloperitonitis traumatica • periretikuläre echogene Veränderungen sprechen für komplikative entzündliche Prozesse • sonographische Haubendarstellung schwierig bei dicker Bauchwand, Verkalkung des Schaufelknorpels, Pansendilatation • SG kann RÖNTGEN-Untersuchung nicht ersetzen, aber wesentlich ergänzen
RÖNTGEN-Untersuchung:	Üblicherweise am stehenden Rind mit laterolateralem Strahlengang Diagnostisch verwertbare Befunde: Metallische Fremdkörper in oder außerhalb der Haube, abnorme Lage des FK zur Magenwand, abnorme Kontur, Größe und Position der Haube (= Hinweis auf periretikulären Abszeß), Gaseinschlüsse und/oder Gas-Flüssigkeits-Grenzen im Netzmagen oder kranioventralen Abdomen, FK-Magnete	• sensitives Verfahren zum Nachweis von schattengebenden FK in Netzmagen und kranioventralem Abdomen • erlaubt häufig sichere Diagnose einer traumatischen Retikuloperitonitis und deren Komplikationen • genaueren Aufschluß über periretikuläre Entzündungsprozesse gibt als ergänzendes Verfahren die Sonographie • hoher Aufwand, hohe Kosten
Blutuntersuchung:	Blutentnahme aus V. jugularis oder V. coccygea und Ausführung des Glutaraldehyd-Tests am Tier sowie klinisch-chemische und zytologische Untersuchung im Labor	• Glutaraldehyd-Test: reagiert auf γ-Globuline und Fibrinogen; Gerinnung < 6 min spricht bei Ausschluß anderer Ursachen für innere Entzündung (Kap. 6.15.1, 6.15.2) • Folgende Blutbefunde stützen den Verdacht auf Reticuloperitonitis traumatica: Gesamteiweiß (Plasma) > 10 g/dl Fibrinogen (Plasma) > 6 g/dl Leukozytose mit Granulozytose Kernlinksverschiebung (akute Phase)

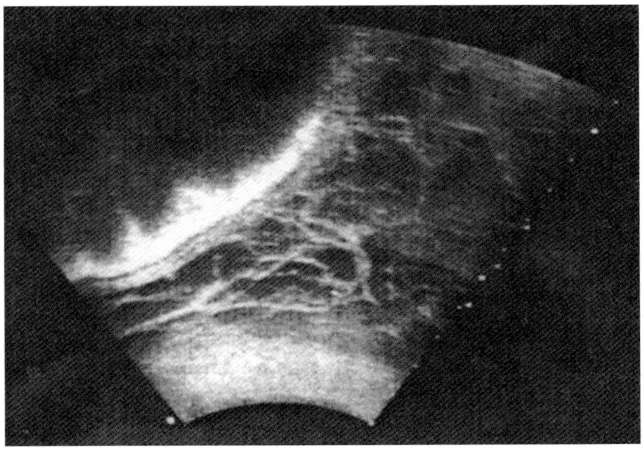

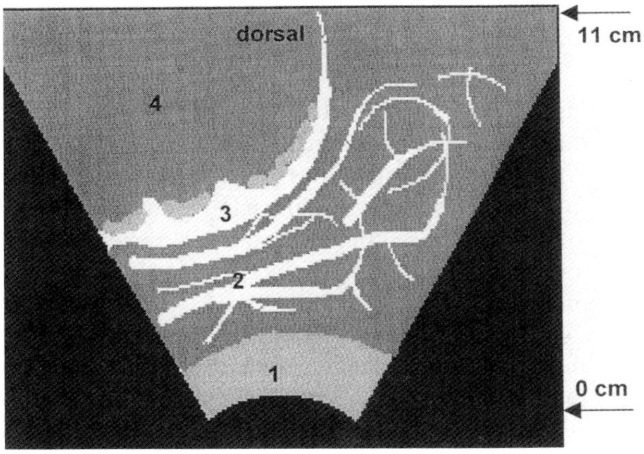

Abbildung 6-50 Sonographisches Bild einer akuten fibrinösen Reticuloperitonitis traumatica: Netzartige echogene Fibrinsepten mit hypoechogenen Flüssigkeitseinlagerungen zwischen Haube und Bauchwand in der Regio xiphoidea, links paramedian, zeigen das Vorliegen einer akuten fibrinösen Retikuloperitonitis an (5 MHz Konvexsonde, 11 cm Eindringtiefe); links Sonogramm, rechts Bildanalyse (Sonogramm: Rinderklinik, Tierärztliche Hochschule Hannover); Zeichenerklärung: 1 = Bauchwand; 2 = Fibrin; 3 = Haubenwand; 4 = Haube

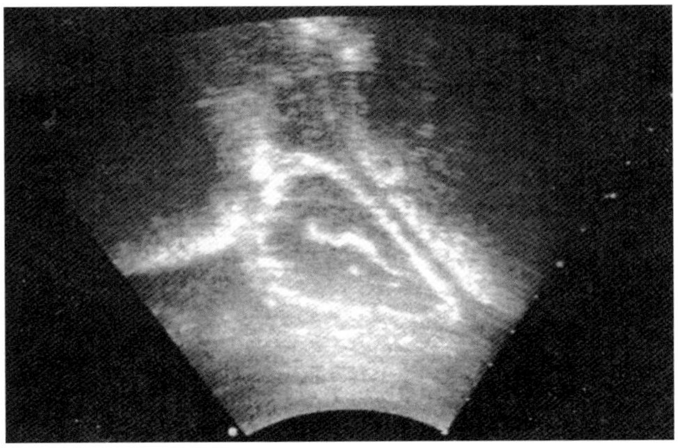

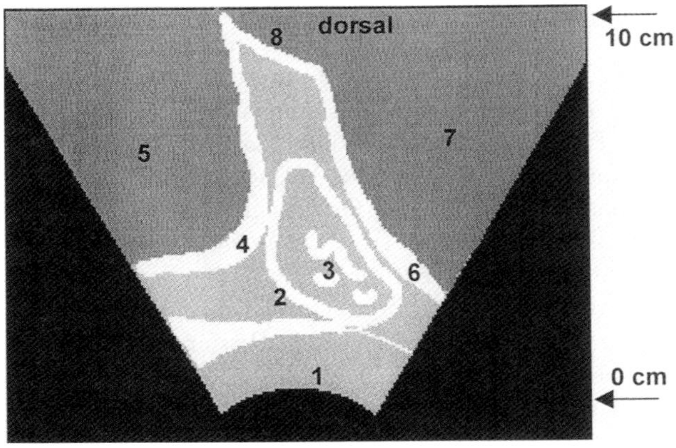

Abbildung 6-51 Sonographisches Bild einer abszedierenden Reticuloperitonitis traumatica: Abszeß (Durchmesser ca. 5 cm) zwischen Haube, ventralem Pansensack und Bauchwand (5 MHz Konvexsonde, 10 cm Eindringtiefe); links Sonogramm, rechts Bildanalyse (Sonogramm: Rinderklinik, Tierärztliche Hochschule Hannover); Zeichenerklärung: 1 = Bauchwand; 2 = Abszeßkapsel; 3 = Abszeßinhalt; 4 = Haubenwand; 5 = Haube; 6 = Pansenwand; 7 = Pansen; 8 = Schleudermagen

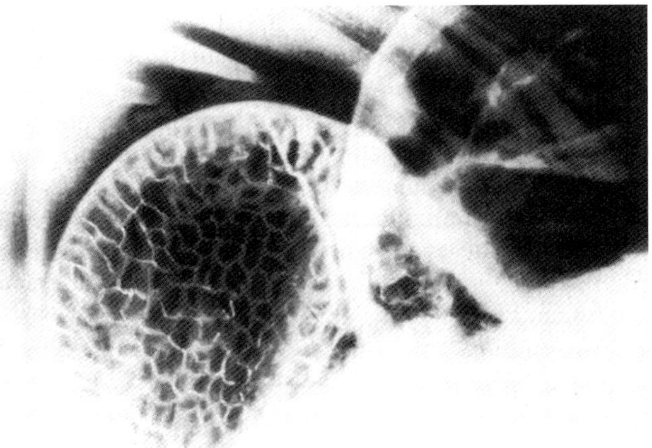

Abbildung 6-52 Röntgen-Aufnahme (latero-lateraler Strahlengang) einer in Rückenlage befindlichen Kuh mit oberflächlich im Netzmagen (Wabenstruktur) steckendem Fremdkörper (nach Rapic)

➤ *Konservatives Vorgehen ohne Verweilmagnet:* Das aus alter Zeit stammende, inzwischen durch Antibiose ergänzte Verfahren besteht in 2- bis 3tägigem Hungernlassen des Patienten (um Vormagenmotorik und -füllung zu reduzieren) in Verbindung mit 1- bis 2wöchigem Hochstellen des Vorderkörpers um ca. 30 cm und mehrtägiger systemischer und/oder intraperitonealer Verabreichung von antibakteriellen Medikamenten sowie in der Applikation von milden Abführmitteln.

In einer kontrollierten Untersuchung mit diesem Verfahren an 40 frisch an traumatischer Indigestion erkrankten Kühen genasen kurzfristig zunächst 95%; 17% erlitten jedoch innerhalb von 2 Wochen bis zu 6 Monaten ein Rezidiv, das in gleicher Weise behandelt und geheilt wurde. Nach einer Beobachtungszeit von 15–30 Monaten waren noch 70% der Patienten am Leben; die restlichen Probanden sind nach Dorresteijn (1973) aus Gründen ausgeschieden, die nicht in unmittelbarem Zusammenhang mit der vorangegangenen Reticuloperitonitis traumatica standen. Im Vergleich zu entsprechenden Daten aus vorantibiotischer Zeit ist die Erfolgsquote recht hoch. Dabei dürfte aber auch eine Rolle gespielt haben, daß (anhand des Röntgen-Bildes) nur unkomplizierte frische Fälle ausgewählt worden waren.

➤ *Konservative Therapie mit Magnetsonden oder mit Verweilmagneten:* Um den ferromagnetischen Haubenfremdkörper auf konservativem Wege zu entfernen, ist eine Reihe oral einzuführender *Magnetsonden* entwikkelt worden. Das magnettragende magenwärtige Ende dieser Instrumente wird nach Passieren der Kardia mittels einer Hebelmechanik in den Netzmagen geleitet und die Haubenwand mit dem Sondenkopf systematisch nach ferromagnetischen Gegenständen abgesucht. Zuvor sollte das Tier 12–24 h hungern. Mit der Sonde lassen sich zwar fast immer einige Eisenteile zu Tage fördern, der krankmachende Fremdkörper wird dabei jedoch nur in etwa 10(–20)% der Fälle gezogen (Stöber, 1976). Zudem ist der Einsatz derartiger Sonden zeitaufwendig und birgt auch Gefahren für das Tier (Aspirationspneumonie, Schlundverletzungen). Magnetsonden werden daher kaum noch für die Therapie benutzt, sondern allenfalls zur turnusmäßigen Extraktion von Verweilmagneten, um etwa im Übermaß anhaftende Eisenteile zu entfernen.

Nachdem Dorresteijn (1973) an röntgenologisch kontrollierten Patienten die *therapeutische* Wirksamkeit von oral applizierten *Verweilmagneten* nachweisen konnte, hat dieses Verfahren zunehmend Eingang in die Praxis gefunden. Allerdings sind folgende Voraussetzungen zu beachten:

- Anwendung nur in frischen unkomplizierten Fällen;
- Kontrolle der richtigen Lage des Magneten (s. *Prophylaxe*);
- nicht vorn hochstellen; nicht hungern lassen, jedoch verhalten mit Heu füttern;
- möglichst mit antibakterieller Behandlung kombinieren;
- Überwachung des Krankheitsverlaufes;
- falls keine eindeutige Besserung innerhalb von 2–4 Tagen eintritt, Entscheidung über umgehende Operation oder Verwertung.

Dabei muß man sich darüber im klaren sein, daß nach 2- bis 4tägiger Krankheitsdauer der Haubenfremdkörper bereits ausgewandert sein kann und die Operation dann für eine kausale Therapie zu spät kommt. In einer umfangreichen Erhebung unter Praxisbedingungen konnten von 982 mittels Magnet und Antibiose behandelten Rindern 83% nach zwei Tagen als klinisch geheilt beurteilt werden (Leuenberger et al., 1978). In fortgeschrittenen Fällen ist die Erfolgsrate dagegen erheblich geringer (Stöber, 1978).

➤ *Chirurgische Verfahren:* Die sofortige *Ruminotomie* bietet gegenüber der konservativen Therapie zum einen den Vorteil, einen frisch traumatisierenden Fremdkörper manuell entfernen zu können, und zum anderen die Möglichkeit, die in der Bauchhöhle vorhandenen Veränderungen zu erkennen und prognostisch zu beurteilen. Arbeits-, Zeit- und Kostenaufwand sind jedoch vergleichsweise hoch, weshalb sich die chirurgische Behandlung heute auf Sonderfälle beschränkt. Die Erfolgsaussichten liegen in frischen Fällen bei 90–95%. Wenngleich die im Laufe der Zeit beschriebenen Operationsmethoden in verschiedener Weise variieren, sind im Grunde nur zwei Haupttechniken zu unterscheiden:

➤➤ *Laparoruminotomie mit extraperitonealer Versorgung des Pansens nach* Götze

Indikation: Diese Technik empfiehlt sich in allen Fällen, in denen mit erhöhtem Operationsrisiko zu rechnen ist: Ausräumen des Vormageninhalts, Psalterspülung, Endopalpation des Labmagens, Punktion und/oder Spaltung eines periretikulären Abszesses, postoperative Tympanie, Anlegen einer temporären Pansenfistel, Hochträchtigkeit, Verzicht auf antibiotische Prophylaxe, geringe Erfahrung des Operateurs.

Technik: Nach Vorbereitung des Operationsfeldes in der linken Hungergrube und Lokalanästhesie wird die Bauchwand im Abstand von 2–4 Fingerbreiten hinter der letzten Rippe und beginnend etwa 3 Fingerbreiten ventral der Lendenwirbelquerfortsätze auf etwa 20 cm Länge durchtrennt. Die Pansenwand wird mit Hilfe von Faßzangen hervorgezogen, und Bauchfell mit Faszie werden mit synthetischem Faden fortlaufend an die Magenwand (Serosa und Muskularis) angeheftet, so daß ein ovales, etwa handgroßes Areal umrahmt wird (Abb. 6-53, 6-55). Der extraperitonealisierte Bezirk sollte nach Abschluß der Naht nicht unter Spannung stehen; die Hefte dürfen die Pansenwand nicht perforieren! Nach Abdeckung der Muskelwunde mit Gaze, die man zuvor mit antiseptischer Lösung anfeuchtet, wird der Pansen inzidiert und eine sterile Ringmanschette eingelegt (Abb. 6-54). Der Operateur tastet dann mit den Fingerspitzen vorsichtig die Waben der Haubenschleimhaut ab, wobei sich die Suche nach dem stechenden Fremdkörper auf die bereits verklebte und daher unbeweglich gewordene Magenwand konzentriert. Ist ein tangential steckender Fremdkörper zwar noch zu ertasten, aber nicht mehr faßbar, so kann man versuchen, ihn durch Einfalten der Netzmagenwand bzw. -schleimhaut wieder in das Lumen zurückzubringen. Vorhandene Adhäsionen sollten nicht gelöst werden, damit die körpereigene Abwehr gegen die lokale Infektion nicht gestört wird. Anschließend werden die anderen Bauchhöhlenorgane vom Hauben-Pansenraum aus systematisch palpiert, bevor der Operateur die Pansenwunde mit einer fortlaufenden rückläufigen LEMBERT-Matratzennaht wieder verschließt (Abb. 6-55). Blutende Gefäße sind sorgfältig zu ligieren. Die zirkuläre Bauchfellanheftung bleibt bestehen, damit die Pansenwunde extraperitoneal abheilen kann. Muskulatur und äußere Haut werden in üblicher Weise vernäht. Die Hauthefte sind nach 8–12 Tagen zu ziehen. Die Operation läßt sich mit Hilfe der hakentragenden Faßzangen nach BLENDINGER auch ohne Assistenz durchführen (s. Abb. 6-53, 6-54).

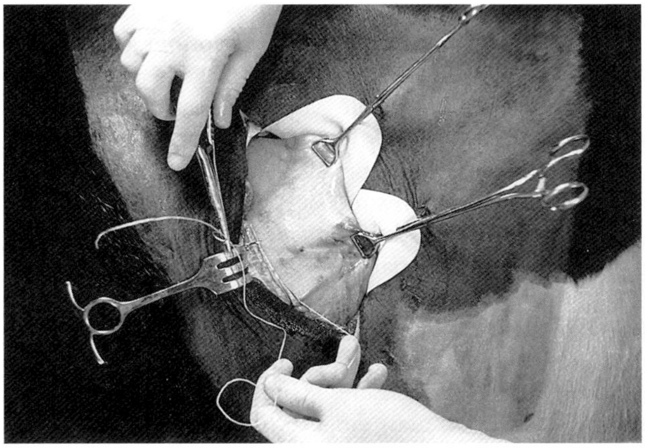

Abbildung 6-53 Ruminotomie nach GÖTZE (ohne Assistenz): Extraperitonealisierung des mittels Faßzangen nach BLENDINGER vorgezogenen Pansens durch fortlaufende Zirkulärnaht

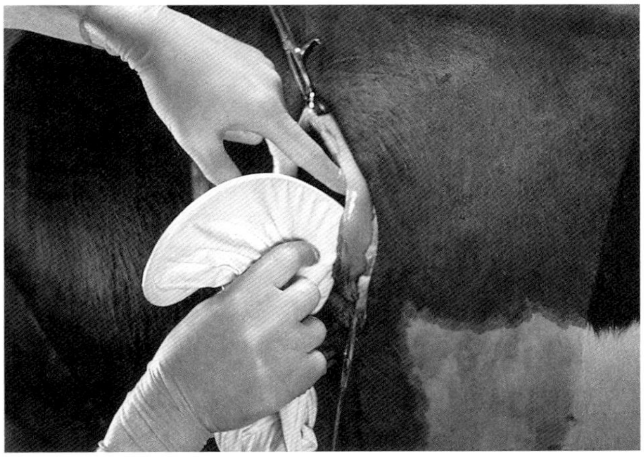

Abbildung 6-54 Nach Eröffnen des durch Zirkulärnaht angehefteten, dorsal und ventral mittels Faßzangen fixierten Pansens wird die Ringmanschette eingesetzt

▸▸ *Laparoruminotomie mit Versenken des vernähten Pansens in die Bauchhöhle*

Indikation: Fälle von frischer unkomplizierter Reticuloperitonitis traumatica, bei denen kein erhöhtes Operationsrisiko (s. o.) besteht (z. B. Hochträchtigkeit!) oder zu erwarten ist.

Technik: Nach der Laparotomie wird die Magenwand mit Faßzangen aus der Wunde hervorgezogen und inzidiert; dann werden die Wundränder mit Hilfe verschiedener Haltevorrichtungen außerhalb der Bauchhöhle fixiert. Von den hierzu benutzten Instrumentarien hat sich v. a. das Besteck nach WEINGART bewährt. Es besteht aus einem in der oberen Wundkommissur an die Haut anzuschraubenden Metallrahmen, an dem die Ränder der Pansenwunde in der aus

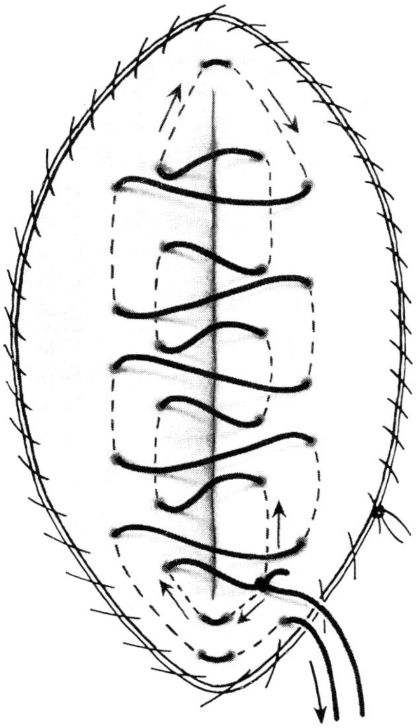

Abbildung 6-55 Verschluß der Pansenwunde durch doppelte fortlaufende LEMBERT-Matratzennaht

Abbildung 6-56 ersichtlichen Weise mit Häkchen fixiert werden. Nach der Vormagenexploration wird die Pansenwunde aus Sicherheitsgründen durch zwei getrennte, übereinander liegende fortlaufende LEMBERT-Matratzennähte mit Kunststoff-Faden verschlossen. Ihre Umgebung wird sorgfältig abgetupft, mit antiseptischer Salbe/Emulsion bestrichen und der vernähte Pansen sodann wieder in die Bauchhöhle versenkt. Anschließend werden Bauchfell, Faszie, Muskeln und Haut in drei oder zwei getrennten Schichten vernäht.

➤ An *postoperativen Komplikationen* seien folgende genannt:

» *Nachblutung* in den Pansen aus Gefäßen der eingefalteten Pansenwand: Tachykardie, Anämie, Tachypnoe, Muskelzittern, Abgeschlagenheit, schwarzrote Pansenflüssigkeit, Meläna. Therapie: Bluttransfusion (Kap. 4.3.2.1), Hämostyptika, evtl. unverzügliche Relaparoruminotomie und Ligatur.

» *Tympanie:* Gasablassen per Schlundsonde, Antizymotika oral; evtl. Einlegen einer Ballonsonde nach DOLL, eines Trokars in die extraperitonealisierte Pansenwunde oder Nachoperation und Einnähen eines Fistelschlauches (s. Abb. 6-65, 6-66).

» *Dehiszenz der Pansennaht* am versenkten Pansen verursacht lokale oder generalisierte Peritonitis. Eine Behandlung (intraperitoneale und systemische Antibiose) hat nur Erfolgsaussicht, wenn schnelle lokale Verlötung der kontaminierten Pansenwand mit dem parietalen Peritoneum eintritt.

» *Unterhautemphyseme* können dem Tier bei großer Ausdehnung erhebliche Schmerzen bereiten. Therapie: kleine Hautinzisionen und Herausmassieren der Luft, Abdecken der Hautwunden mit antiseptischen Pflastern.

» *Wundinfektionen* können bei Abszedierung und Sekundärheilung eine langwierige Therapie mit hohem Arbeitsaufwand erfordern. Daher den Tierhalter zuvor über die Erfolgsaussichten und die notwendig werdende Mitarbeit informieren. Mitunter gelingt es, durch mehrtägige systemische antibakterielle Therapie in Verbindung mit örtlicher Hyperämisierung die Infektion einzudämmen. Andernfalls empfiehlt sich Öffnen der untersten Hauthefte und Drainagebehandlung.

» *Intraperitonealer Abszeß* im linken dorsolateralen Bauchhöhlenbereich (Kap. 6.15.2).

» *Postoperative Pansenfistel:* Narbenbildung abwarten und später Fisteloperation.

➤ *Behandlung der durch Fremdkörperperforation bedingten Komplikationen:*

» *Periretikuläre Abszesse:* Mittels Sonographie lokalisierte Abszesse lassen sich bei günstiger Lage unter sonographischer Kontrolle von außen punktieren und entleeren (BRAUN, 1993b). Die bei der Pansenexploration entdeckten Haubenabszesse können, sofern sie fest mit der Magenwand verbunden sind, vom Haubenlumen aus punktiert (weite Kanüle mit Absaugschlauch) und gespalten werden (Kap. 6.15.2). Um Abszesse zu sanieren, die vom Netzmagen aus nicht angehbar sind, wurde in Sonderfällen eine Zweitlaparotomie von ventral aus vorgenommen und der mit der Bauchwand verwachsene Abszeß durch einen neben der Wunde perkutan eingeführten Katheter drainiert.

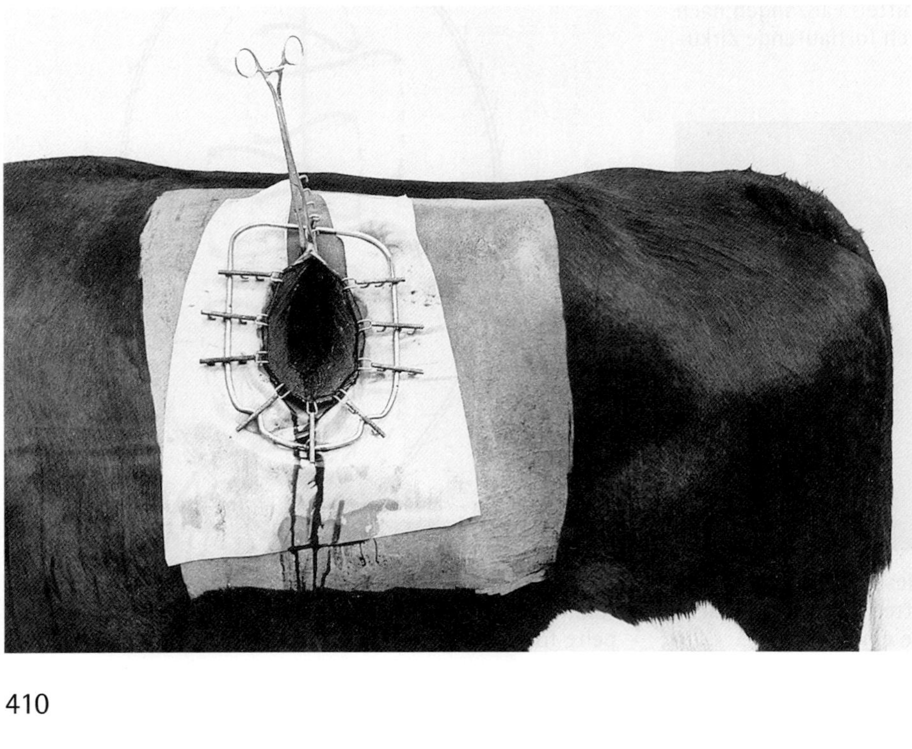

Abbildung 6-56 Ruminotomie nach WEINGART: Vorlagerung des geöffneten Pansens (über einer Abdeckfolie) mit Hilfe des Metallrahmens und der Fixationshaken

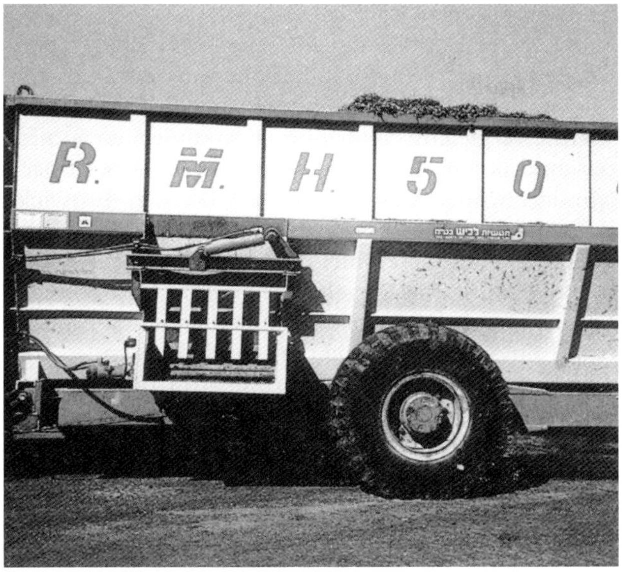

Abbildung 6-57 Starke Stabmagnete am Auslaß eines Mischfutterwagens zum Abfangen ferromagnetischer Metallteile (Israel); Übersichtsbild

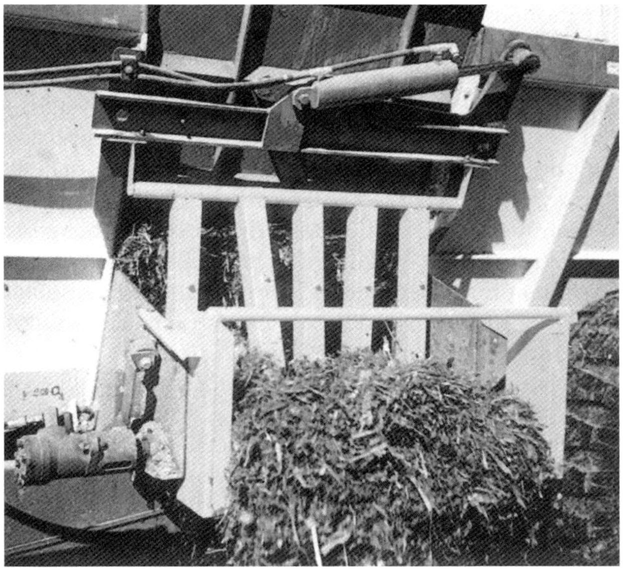

Abbildung 6-58 Detailaufnahme

»» *Traumatische Peri- et Myokarditis:* In Sonderfällen Entfernung des verletzenden Fremdkörpers via Perikardiotomie am stehenden oder liegenden Rind und Primärnaht oder Drainagebehandlung (Kap. 4.1.2.1).

»» *Traumatische Pleuropneumonie:* Bei wertvollen Tieren mit umschriebenen pleuritischen Prozessen im Zwerchfellsbereich, bei denen noch nicht das in der Synopsis beschriebene Erscheinungsbild besteht, bietet die Thorakotomie eine Möglichkeit, den ausgewanderten Fremdkörper zu entfernen.

■ **Prophylaxe:** Das Hauptaugenmerk muß sich darauf richten, alle Möglichkeiten der Fremdkörperaufnahme weitgehendst auszuschalten. In dieser Hinsicht haben sich folgende, während der vergangenen Jahrzehnte abgelaufene Entwicklungen in Landwirtschaft und Tierhaltung positiv ausgewirkt: Abschaffung von Weidezäunen zugunsten von Elektrozäunen, der Fortfall von Bindedraht, Stallerneuerung in massiver Bauweise, Magnete an Futtermischwagen (Abb. 6-57, 6-58) und an Kraftfuttermühlen, Überwachung der Futtertröge u. a. m. Dennoch läßt sich nicht verhindern, daß gelegentlich Metallteile in die Nahrung gelangen. Daher wird nach wie vor, je nach der örtlichen Exposition der Tiere und den Erfahrungen des Tierhalters, auch von der speziellen Prophylaxe durch orale Verabreichung von Verweilmagneten Gebrauch gemacht. Hier hat sich der von Stöber 1963 entwickelte und 1988 noch verbesserte »Käfigmagnet« bewährt (Abb. 6-59). In seinem Käfig finden ferromagnetische Fremdkörper bis 9 cm Länge Platz, so daß darin etwa 97% der üblicherweise vorkommenden Hauben-Fremdkörper geborgen werden. Dank

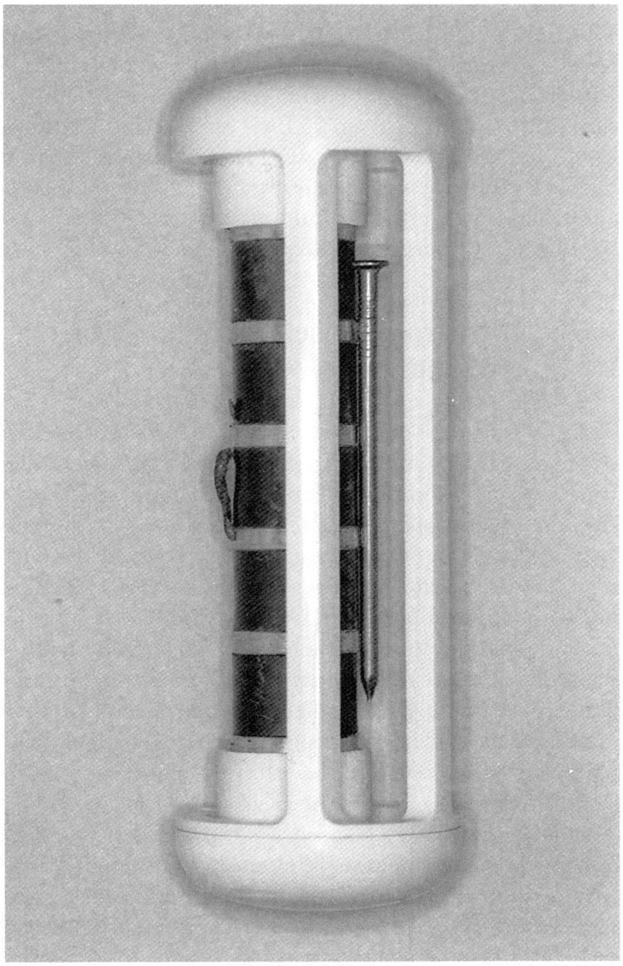

Abbildung 6-59 Käfigmagnet Cap super II® mit paraxial gelagerten Keramikmagnetabschnitten und anhaftenden Fremdkörpern

der hohen Aufnahmekapazität des Käfigs kann der Magnet über Jahre im Netzmagen verbleiben, ohne daß dessen Schleimhaut durch überstehende Eisenteile beschädigt wird. Es empfiehlt sich, den Magneten bei Eintritt der Zuchtreife der Tiere zu applizieren; sie sind dann mit etwa 90% Sicherheit zeitlebens vor der Fremdkörper-Erkrankung geschützt.

Damit sich Tierarzt und Tierhalter der vorbeugenden Wirkung des Magneten sicher sein können, sollte nach dem Eingeben mittels Kompaß oder Metallsuchgerät kontrolliert werden, ob er auch wirklich in den Netzmagen gelangt ist. Es kommt nämlich vor, daß der Magnet zunächst in den Schleudermagen fällt (bei etwa 13% der kranken Kühe) und erst von dort aus in die Haube befördert wird; das geschieht gewöhnlich innerhalb von 48 h, nur ausnahmsweise später (im Extremfall nach 37 Tagen; Cąkata und Bieniek, 1971). Nur in äußerst seltenen Fällen gleitet der Magnet in den ventralen Pansensack; dann besteht allerdings kaum Aussicht auf Rücktransport. Daher sollte der Magnet vor der Morgenfütterung eingegeben und das Tier dabei vorn tiefer gestellt werden, da sich dann die Wahrscheinlichkeit, daß er den direkten Weg in die Haube nimmt, erhöht. Zum gleichen Zweck wurde – zum Ruhigstellen der Vormägen – eine Prämedikation mit Atropin (0,1 mg/kg LM) empfohlen (Schneider, 1981). Da etwa 3,8% der Haubenmagnete später durch Regurgitieren verloren gehen, sollte man sich auch in der Folgezeit hin und wieder von ihrem Vorhandensein in der Haube überzeugen.

6.6.3 Nichttraumatische Hauben-Pansenentzündung

Definition, Vorkommen: Akute oder chronische, oberflächliche oder tiefgreifende, teils ulzerierende Entzündung der Hauben-Pansenschleimhaut *(Reticuloruminitis nontraumatica)*. Eine Sonderform ist die im Gefolge der Pansenparakeratose auftretende *Ruminitis chronica hyperplastica*. Die nichttraumatische Hauben-Pansenentzündung beschränkt sich meist auf Einzeltiere, sie kann jedoch, je nach Ursache, auch bestandsweise gehäuft auftreten. Gewöhnlich ist die Ruminitis keine eigenständige Organerkrankung, sondern Begleitkrankheit oder -symptom verschiedenartiger Primärleiden, insbesondere der klinisch manifesten oder subklinischen Pansenazidose (Kap. 6.6.11).

Ursache, Pathogenese: Seltenere Ursachen sind lokale Einwirkungen reizender Bestandteile des Panseninhaltes: mechanische (scharfkantige Fremdkörper, Sand, Steine, Bindegarnkonglobate, inkrustierte Bezoare u.a.), thermische (heiße Schlempe) sowie chemische (Kalziumchlorid als Gel oder wässerige Lösung, Formalin, Natronlauge und andere Desinfizienzien, Brechweinstein, Düngemittel, elementarer Schwefel, reizende Pflanzen etc.; Abb. 6-60). Ebenfalls selten sind örtliche Infektionen in Form von Aktinobazillose oder Tuberkulose. Sie dürften, ebenso wie die vergleichweise häufige Einwanderung von Eiter- und Nekroseerregern oder von Pilzen, erst nach Minderung der Gewebeabwehr, d.h. der Entwicklung von Eintrittspforten zustande kommen. Eine bedeutende Rolle spielt hier das als normaler Bewohner des Verdauungstraktes geltende *Fusobacterium necrophorum* und seine Toxine. Von den beteiligten Subspezies beziehungsweise Biotypen A und B wurde vornehmlich Typ B (F. funduliforme) aus Pansenläsionen isoliert. Das gemeinsame Vorkommen mit anderen Keimen wie *A. pyogenes, Staphylococcus* spp., *Streptococcus* spp., *Bacteroides* spp. wie auch mit Typ A läßt auf einen Synergismus schließen. In ähnlicher Weise scheinen sich auch die Schleimhautmykosen zu entwickeln, als deren Erreger *Aspergillus* spp. (Abb. 6-61), *Candida* spp., *Mucor* spp., Hefen und wei-

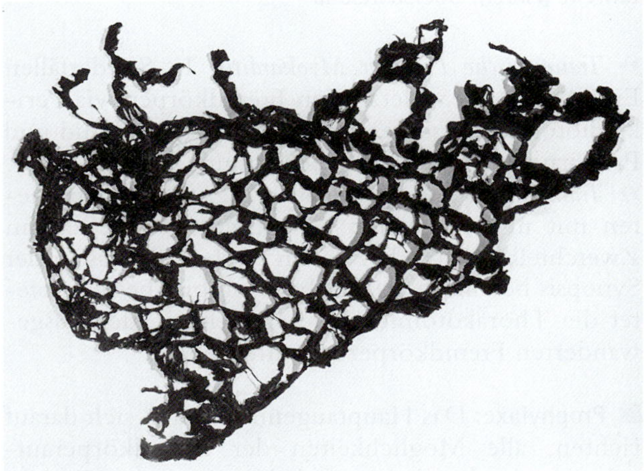

Abbildung 6-60 Abgelöste Haubenleisten (Operationsbefund) bei schwerer nekrotisierender Retikulitis nach Verabreichung von unverdünntem Formalin per NSS

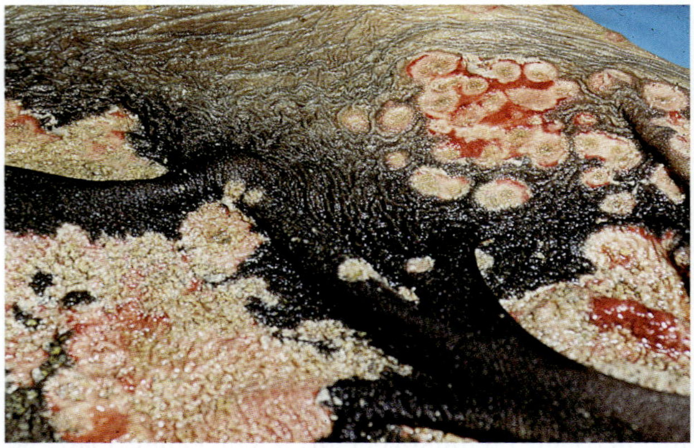

Abbildung 6-61 Ruminitis mycotica bei einem Kalb (Aspergillose)

tere nachgewiesen wurden. Ihr Haften wird möglicherweise durch vorangehende hochdosierte bzw. langdauernde Antibiotikaapplikation begünstigt, während als Wegbereiter bakterieller Ruminitiden Überdosierung von Kortikosteroiden in Betracht gezogen wurde. Retikuloruminitis ist ferner Begleiterscheinung verschiedener Allgemeininfektionen (Maul- und Klauenseuche, Bösartiges Katarrhalfieber, Rinderpest, Bovine Virusdiarrhoe/Mucosal Disease, Infektion mit BHV1, Adenovirus und weiteren) sowie Symptom zahlreicher Vergiftungen mit Pflanzen oder Chemikalien, z. B. Monensin, Lasalocid, Harnstoff etc.

Im Zuge der klinisch manifesten *Pansenazidose* lösen chemische (hohe Milchsäurekonzentration) und physikalische (hoher osmotischer Druck) Reize zunächst eine akute Entzündung der Vormagenschleimhaut aus, in deren Gefolge sich Infektionserreger ansiedeln *(Ruminitis chronica ulcerosa)*. Die *Ruminitis chronica hyperplastica* entwickelt sich in folgender Weise: Periodisch oder dauerhaft hohe Konzentrationen an Butter- und Propionsäure im Panseninhalt – infolge hohen Anteils an leichfermentierbaren Kohlenhydraten in der Ration – bewirken eine intensive Schleimhautproliferation bis zu parakeratotischer Hyperkeratose mit Verklumpung der Pansenzotten. In das unverhornte Epithel dringen Grannen, Haare oder andere Fremdkörper ein und induzieren dort eine reaktive Entzündung mit Bildung von Mikroabszessen. Epithelverlust an den Zottenspitzen öffnet Nekrosebakterien den Weg in den Pfortaderkreislauf und zur Leber (Ruminitis-Leberabszess-Komplex); später entwickeln sich an den epithelfreien Zottenenden kleine Granulome (s. Abb. 6-79, 6-80). Eine Ruminitisform ähnlicher Pathogenese ist bei Milchkälbern bei Dysfunktion des Schlundrinnenreflexes oder nach Zwangsfütterung zu beobachten (Kap. 6.7.2).

Symptome: Das klinische Bild der Retikuloruminitis hängt einerseits von Umfang und Tiefe der entzündlichen, mitunter nekrotisierenden Veränderungen der Magenwand, zum anderen von dem Primärleiden ab. Die *akute Entzündung* äußert sich in m. o. w. ausgeprägter Inappetenz, herabgesetzter Vormagentätigkeit, Perkussionsempfindlichkeit des Unterbauches bzw. positivem Ausfall der Fremdkörper-Schmerzproben, seltener in Unruhe, leichter Kolik, Durchfall, Austrocknung und Intoxikationserscheinungen. Bei *chronischem Verlauf* zeigen sich verminderte oder wechselnde Futteraufnahme, reduzierte Rumination und Pansenmotorik, rezidivierende Tympanie mäßigen Grades, mitunter Erbrechen sowie dünnbreiiger Kot, Exsikkose und fortschreitende Abmagerung. Ausgedehnte Aktinobazillose der Haube geht nicht selten mit Schmerzäußerungen beim Wiederkauen, Erbrechen nach der Nahrungsaufnahme und wiederkehrendem Aufblähen einher.

Die *chronisch-hyperplastische Ruminitis* äußert sich bei Jungtieren in Entwicklungshemmung (infolge verringerter Resorption von niederen Fettsäuren), Hunger nach Rauhfutter und gegenseitigem Belekken; bei Kühen zeigen sich Leistungsrückgang und Verminderung des prozentualen Milchfettgehaltes.

Diagnose, Pathologie: Da die klinische Untersuchung oft keinen eindeutigen Anhalt ergibt, ist besonderer Wert auf die Fütterungsanamnese (Rationszusammensetzung, Kontamination) sowie auf Überprüfung der Umwelt zu legen. Hellbrauner Kot sowie milchiges Aussehen des per Sonde entnommenen Pansensaftes lassen auf eine zucker-/stärkereiche Fütterung schließen. Diese Annahme wird durch einen hohen Anteil an grampositiven Kokken und Stäbchen in dem nach Gram gefärbten Ausstrich des Pansensaftes gestützt; Verbände aus kernhaltigen Epithelzellen weisen auf Ruminitis hin. Mitunter ist der Panseninhalt verflüssigt, inaktiv, und die Schwingauskultation ergibt Plätschergeräusche. In Fällen, in denen die Entzündung auch Pansenpfeiler und dorsalen Wandbereich erfaßt hat, lassen sich die Schleimhautveränderungen mittels endoruminaler Endoskopie sicher diagnostizieren; das Verfahren kommt jedoch nur in besonderen Fällen und vornehmlich bei Jungtieren in Betracht. Häufig ist eine schlüssige Diagnose nur auf dem Wege der explorativen Laparoruminotomie zu stellen. Dabei ist die akute Schleimhautentzündung teils visuell an Rötung und Epithelverlust, teils palpatorisch an den geschwollenen und/oder erosiv veränderten, mitunter schmerzhaften und mit einem schleimigen Belag überzogenen Bezirken zu erkennen. Die chronische Ruminitis ist dagegen durch zottenfreie Zonen, indurierte Wandbezirke, nekrotische Auflagerungen und Geschwürsbildung gekennzeichnet. Die genannten Veränderungen beschränken sich auf den ventralen Bereich von Pansen und Haube oder sind hier am stärksten ausgeprägt.

Differentialdiagnose: Das klinische Bild der *akuten* nichttraumatischen Retikuloruminitis ähnelt dem einer subakuten Reticuloperitonitis traumatica; die *chronische* Hauben-Pansenentzündung kann unter Symptomen verlaufen, die weitgehend denen der vorderen funktionellen Magenstenose gleichen (s. Kap. 6.6.5). Zur Abklärung empfiehlt sich die explorative Laparoruminotomie. Als Folgekrankheiten können sich Peritonitis (infolge Ulkusperforation) sowie Leberabszesse [Kap. 6.6.12, 6.13.4) einstellen.

Behandlung, Beurteilung: Wichtigste Maßnahme ist das Erkennen der Ursache und deren Beseitigung. Ergibt die Vormagenexploration umfangreiche Schleimhautdefekte bzw. -ulzerationen, so ist die Verwertung/Euthanasie des Tieres angezeigt. Sonst gibt man bei akuter Retikuloruminitis einhüllende entzündungslindernde Mittel (Leinsamenschleim mit Pansensaft gesunder Rinder), injiziert über 3–5 Tage ein Trimethoprim-Sulfonamid-Präparat, versuchsweise auch ein nichtsteroidales Antiphlogistikum, und verabreicht Diätfutter (Gras, weiches Heu, geschnitzelte Rüben). In leichteren, auf subklinischer Pansenazidose beruhenden Fällen genügt es, den Anteil an Strukturfutter in der Ration zu erhöhen (Kap. 6.6.12). Die Behandlung sollte binnen 2–3 Wochen zu deutlicher Besserung führen, andernfalls hat weiteres Abwarten i. d. R. keinen Sinn. Nach Praxiserfahrung soll sich der sekundären mykotischen Ruminitis durch orale Verabreichung von Thiabendazol in üblicher antiparasitärer Dosis vorbeugen lassen.

6.6.4 Störungen der Vormagenpassage und -funktion durch stumpfe Fremdkörper

Definition, Ursache: Behinderung der Ingestapassage in den Psalter durch stumpfe Fremdkörper (FK) unterschiedlicher Größe und Art, welche das Ostium reticuloomasicum partiell oder vollständig obturieren oder die motorische und digestive Hauben-Pansentätigkeit ruminanter Rinder in entsprechender Weise einschränken (Futterdurchmischung, -sortierung und -transport). In Frage kommen Phyto- oder Zootrichobezoare, Konglobate aus Bindegarn und Nahrungsbestandteilen, Nachgeburtsteile, Tücher, Plastikbänder, -tüten, -bälle, Knochenstücke, Konglobate aus Kokons der Molopo-Raupe und Vormageningesta, Metallteile etc. Auf stumpfe Pansenfremdkörper beim Milchkalb wird an anderer Stelle eingegangen (Kap. 6.7.7).

Pathogenese, Symptome: Entwicklung und klinische Erscheinungen sind je nachdem, ob sich der stumpfe Fremdkörper unmittelbar in die Hauben-Psalteröffnung einkeilt oder sich frei im Lumen von Netzmagen oder Pansen befindet, verschieden.

➤ In das *Ostium reticuloomasicum* eingedrungene stumpfe FK können die Öffnung teilweise oder vollständig obturieren. In beiden Fällen kommt es ziemlich rasch zu einer sekundären Überladung des Pansens mit überwiegend flüssigem Inhalt. Da dessen Abfluß stark vermindert ist oder sistiert, aus dem Pansen aber normalerweise relativ wenig Wasser resorbiert wird, trocknet der Patient trotz reichlicher Tränkeaufnahme zunehmend aus. Bei vollständiger Verstopfung der Hauben-Psalteröffnung zeigen sich innerhalb von 1–3 Tagen Ileussymptome (s. Kap. 6.10.1) und schnell fortschreitende Verschlechterung des Allgemeinbefindens. Kennzeichnende Erscheinungen sind progressive Pansenfüllung bei gleichzeitiger Futterverweigerung, steigende Pulsfrequenz, Muskelzittern, fehlender Kotabsatz, m. o. w. ausgeprägte Kolik, dann Apathie, Schwäche und Festliegen.

➤ Von den in *Hauben- oder Pansenlumen* angesiedelten stumpfen FK haben vornehmlich Bindegarnkonglobate praktische Bedeutung. Nach Aufnahme des aus Kunststoff (Polypropylen) oder anderen Materialien bestehenden Garnes verflechten sich die Fäden unter dem Einfluß der Hauben-Pansenbewegungen zu einem dichten Knäuel, das sich dann durch Inkrustation mit Nahrungsbestandteilen (Karbonate, Phosphate) allmählich zu einem harten Klumpen entwickelt. Solche Gastrolithe können ein Naßgewicht bis zu 50 kg erreichen. Die klinischen Erscheinungen variieren je nach Lokalisation – in Haube oder/und Pansen – und Größe des Konglobates (Abb. 6-62). Kleinere Bezoare können, wenn sie nicht eine der oben beschriebenen akuten Passagestörungen auslösen, aufgrund ihrer harten rauhen Oberfläche Retikulitis oder Ruminitis hervorrufen. Hat sich ein *großer Bezoar im Pansen* entwickelt, so gleicht das Krankheitsbild dem der Pansenüberladung mit schwerverdaulichem Futter bzw. dem der Inaktivität der Vormagenflora und -fauna (Kap. 6.6.8): Appetitlosigkeit bei vollem Leib, herabgesetzte Pansentätigkeit, Milchrückgang, Abmagerung, subklinische Ketose. Die *Haube ausfüllende Garnkonglobate* rufen Symptome ähnlich denen der Reticuloperitonitis traumatica hervor (Kap. 6.6.2): Stöhnen beim Niederlegen und Aufstehen, Schmerzreaktion bei den Fremdkörperproben, gestörte Rumination, Tympanie nach Futteraufnahme, mitunter Kolik; die Pansenbewegungen sind infolge der Passagebehinderung (»Kugelventil-Funktion«) eher intensiver, der Mageninhalt ist durchmischt.

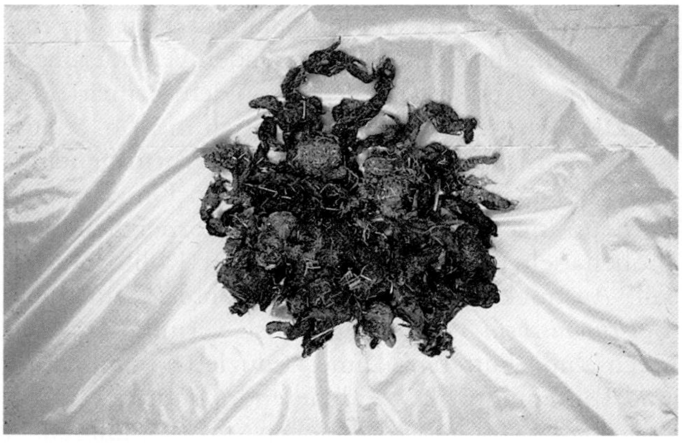

Abbildung 6-62 Die Haube einer Hinterwälder Kuh ausfüllendes inkrustiertes Bindegarnknäuel; Entfernung via Laparoruminotomie, Genesung

■ **Diagnose, Differentialdiagnose:** Im Falle von akuten Erscheinungen geben zunehmende Pansenfüllung bei sonst negativem Ergebnis der rektalen Bauchhöhlenexploration sowie normaler Chloridgehalt des Pansensaftes Hinweise auf einen mechanischen Verschluß der Hauben-Psalteröffnung. Die Verdachtsdiagnose läßt sich mitunter zwar durch röntgenologische und sonographische Untersuchung stützen, doch wird die sichere Erkennung meist erst nach diagnostischer Laparoruminotomie möglich sein. Große inkrustierte Bezoare im Pansen sind mitunter am harten Gegenschlag bei tiefer Stoßpalpation an der linken Bauchwand (wie bei der rechtsseitigen Trächtigkeitsuntersuchung) zu identifizieren.

Differentialdiagnostisch sind neben primärer Inaktivität der Vormagenflora und -fauna (Kap. 6.6.8) und traumatischer Hauben-Bauchfellentzündung (die auch als Begleitkrankheit vorhanden sein kann; Kap. 6.6.2) die auf Störung der Motorik bzw. der Sortierungseinrichtungen beruhenden Behinderungen der Vormagen- und Labmagenpassage (s. Übersicht 6-8), Psalterparese, Labmagendislokation sowie Ileuszustände im Darmbereich zu berücksichtigen.

■ **Behandlung, Prognose:** Nach Laparoruminotomie lassen sich stumpfe Fremdkörper gewöhnlich ohne Schwierigkeiten manuell entfernen. Bei größeren Konglobaten kann es jedoch erforderlich werden, den Gastrolithen zunächst mittels Astschere oder Drahtsäge zu zerkleinern, um ihn in Teilen durch die Pansenöffnung herausbefördern zu können. Anschließend wird der Psalter vom Pansen aus massiert und die Vormagenschleimhaut gründlich auf etwaige Läsionen abgetastet. Postoperativ erhält das Tier eine allmählich steigende gemischte Ration. Die Heilungsaussichten sind im allgemeinen als gut zu beurteilen.

■ **Prophylaxe:** Sorgfältiges Entfernen aller potentiell gefährlichen Fremdkörper aus Futter und Einstreu, von der Weide, aus der Futterkammer, vom Fanggitter etc.

6.6.5 Funktionelle Stenosen zwischen Netz- und Blättermagen (»Hoflund-Syndrom«)

■ **Definition:** Störung des Ingestatransportes aus der Haube in Psalter und Labmagen infolge motorischer Insuffizienz von Netz- und/oder Blättermagen. Da die Abflußstörung nicht durch obstruktive Einengung des Verdauungskanals (anatomisch/mechanisch) verursacht wird, sondern durch Einschränkung oder Ausfall der motorischen Transportvorgänge, wird sie als »funktionelle Stenose« bezeichnet. Sie hat Pansenüberladung mit Durchmischung von festem und flüssigem Inhalt zur Folge. *Andere Bezeichnungen:* Vagus-Indigestion, vordere funktionelle Stenose, reticuloomasal stenosis und weitere.

■ *Sortierungs- und Transportvorgänge in den Vormägen:* Die in Kapitel 6.6.1 beschriebenen Hauben-Pansenbewegungen und das Wiederkauen bezwecken zum einen, günstige Bedingungen für den mikrobiell-fermentativen Abbau der festen Nahrungsbestandteile herzustellen, das dabei entstehende Gas regelmäßig zu entfernen und die gelösten Abbauprodukte aus der Faserschicht herauszuschwemmen. Zum anderen dienen sie der Aussortierung der psalterfähigen Futterpartikel und unterstützen den Abtransport des Nahrungsbreies.

Bei Kontraktion der Haube wird ihr Inhalt aus flüssigen und festen Ingesta kaudodorsal in den dorsalen Pansensack befördert (s. Abb. 6-48). Da in der zweiten Phase der Netzmagenkontraktion bereits die Zusammenziehung des vorderen Pansenpfeilers einsetzt, wird der am Boden befindliche dickflüssige Inhalt, der die weitgehend abgebauten Partikel (mit höherem spezifischen Gewicht) enthält, im Schleudermagen abgefangen. Er fließt bei der nun folgenden Schleudermagenkontraktion in die erschlaffende Haube zurück, und die psalterfähigen Partikel sammeln sich in deren Schleimhautwaben an. Die in den dorsalen Pansen-

Übersicht 6-8 Störungen des Ingestatransportes im Vormagen-Labmagenbereich

- **Störungen des Ingestatransportes zwischen Netz- und Blättermagen**
  - Funktionelle Stenosen zwischen Netz- und Blättermagen infolge Schädigung/Lähmung von Bauchästen des Nervus vagus (»Vordere funktionelle Magenstenose«, »Hoflund-Syndrom«, Blättermagenparese)
  - Störung des retikulo-omasalen Ingestatransportes durch adhäsionsbedingte Immobilisierung der Haube und/oder raumbeengende Prozesse (gestörte Sortierung der Futterpartikel oder mechanische Passagebehinderung)
  - Anatomische/mechanische Stenose der Hauben-Psalteröffnung durch stumpfe Fremdkörper oder raumfordernde Prozesse
- **Störungen des Ingestatransportes im Labmagen und des Abtransportes ins Duodenum**
  - Labmagenanschoppung infolge »hinterer funktioneller Magenstenose« (motorisch bedingte Entleerungsstörung infolge neurogener oder andersartiger Immobilisierung der Magenwand; funktionelle Pylorusstnose)
  - Labmagenanschoppung infolge gestörter Sortierung der Faserpartikel bei der retikulo-omasalen Passage
  - Labmagenanschoppung infolge Obstruktion des Pylorus

sack gelangenden leichteren Rauhfutterteile fügen sich in das schwammartige Fasergeflecht ein (Nährboden für zellulosespaltende Bakterien, Filter für noch unzureichend verdaute Futterpartikel). Der Abtransport der hinreichend aufgeschlossenen Ingesta geschieht in einem engen Zusammenspiel von Netz- und Buchmagen. Während der Haubenkontraktion wird der sedimentierte Inhalt dorsomedial, d.h. zur Hauben-Psalteröffnung, angehoben. In dieser Phase erschlafft der Blättermagen, wodurch ein Sog entsteht, durch den die Haubeningesta teils in den Corpus, teils in den Psalterkanal abgesaugt werden. Zur Zeit des Einströmens weitet sich die Hauben-Psalteröffnung, während sie sonst geöffnet unter dem Flüssigkeitsniveau liegt, ohne daß ein nennenswerter Abfluß eintritt. Möglicherweise können aber die seitlich überlappenden Schlundrinnenlippen zeitweise einen passiven Verschluß bedingen.

■ **Vorkommen, Ursache:** Nachdem entsprechende Krankheitsbilder bereits im älteren Schrifttum recht treffend beschrieben worden waren, gaben experimentelle Untersuchungen an kleinen Wiederkäuern mit Unterbrechung bestimmter Vaguszweige (MANGOLD und KLEIN, 1927) den Hinweis, daß den Erkrankungen Motilitätsstörungen der Vormägen infolge von Vagusläsionen zugrunde liegen könnten (LAGERLÖF und HOFLUND, 1936). HOFLUND (1940) konnte dann durch verschiedene Kombinationen von Nervenschnitten an den Vagusästen von Ziegen, Schafen und Rindern die den Spontanerkrankungen entsprechenden Funktionsausfälle im Vormagen-Labmagenkomplex reproduzieren. Ebenso gelang es ihm (wie auch anderen Untersuchern), entzündliche und degenerative Veränderungen in den Vaguszweigen spontan erkrankter Rinder nachzuweisen. Schließlich belegte er, daß die Sortierung der Faserpartikel im Hauben-Pansenraum und deren Abtransport auch durch adhäsionsbedingte Immobilisierung des Netzmagens gestört werden kann.

Als *Ursache* von funktionellen Hauben-Psalterstenosen wurden folgende pathologische Prozesse nachgewiesen oder verdächtigt: traumatische Retikuloperitonitis, Haubenabszesse sowie Abszesse im linken Leberlappen, Verlagerung des Netzmagens durch Zwerchfellslücken, Aktinobazillose oder Leukose der Haube, Neubildungen (Tumoren, Fettgewebsnekrose) im Hauben-Psalter-Labmagenbereich, tumoröse oder entzündliche Prozesse im Mediastinum, Leukose, Tuberkulose oder andersartige Entzündungen der Mediastinallymphknoten, peri-/paraösophageale Krankheitsprozesse, Schlunddivertikel, Pleuritis/ Pleuropneumonie, abszedierende Thrombophlebitis der Vena jugularis und weitere. Da auch funktionelle Stenosen beobachtet wurden, ohne daß örtlich pathologische Veränderungen feststellbar waren, wurden in diesen Fällen lokale oder systemische Einwirkungen von Toxinen oder Stoffwechselprodukten ursächlich in Betracht gezogen. Häufigste Ursache ist im allgemeinen die chronische Reticuloperitonitis traumatica. Nach einer älteren Schätzung gehen von 100 traumatischen Indigestionen etwa 4–6 mit funktioneller Stenose (vordere oder hintere) einher.

■ **Pathogenese:** Die Magenbewegungen werden im wesentlichen über den Nervus vagus reguliert. Der dorsolateral der Kardia in den Bauchraum eintretende Vagusstamm innerviert hauptsächlich den Pansen; der ventromediale ist bei seinem Durchtritt durch das Zwerchfell schon in mehrere Zweige unterteilt, welche in erster Linie Haube, Psalter und Labmagen versorgen (Abb. 6-63). Reizung der einzelnen Vagusäste löst Kontraktion(en) der von ihnen innervierten Magenabteilung(en) aus. Partielle oder vollständige Unterbrechung der Leitfähigkeit bewirkt motorische Insuffizienz oder Paralyse des jeweiligen Magenabschnittes. Die Reizleitung kann durch Einbeziehung der Nervenäste in die örtlichen Entzündungsprozesse, durch Druck von benachbarten Neubildungen oder davon ausgehende zellige Infiltration, durch Überdehnen oder andere Einwirkungen aufgehoben werden. Offenbar können entzündungsbedingte Adhäsionen zwischen Netzmagen und Bauchwand, wenn sie eine größere Ausdehnung erreichen (und eine bestimmte Lokalisation haben?), die Haubenfunktion in ähnlicher Weise einschränken.

➤ Der Ausfall der *Haubenmotorik* – sei es durch Nervenlähmung oder andersartige Immobilisierung – hat folgende Auswirkungen: mangelhafte Sortierung der Faserpartikel → verzögerter Abbau und längere Verweilzeit des Rauhfutters im Pansen mit Durchmischung von flüssigen und festen Ingesta → Übertritt grober Faserteile in Psalter und Labmagen.

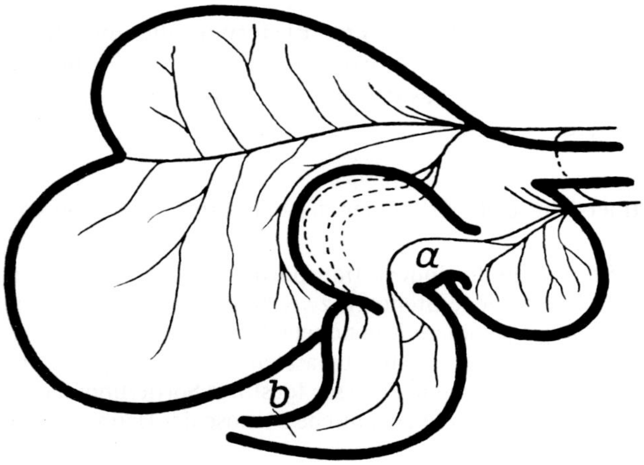

Abbildung 6-63 Innervation des Vormagen-Labmagenkomplexes durch den dorsalen und ventralen Bauchvagus beim Wiederkäuer (schematisch, Ansicht von rechts); a = Haubenpsalteröffnung (Ort der vorderen funktionellen Magenstenose); b = Pylorus

Lähmung des *Blättermagens* hat zur Folge, daß der Abtransport des Nahrungsbreies aus dem Netzmagen kontinuierlich zurückgeht und sich daher die Ingesta im Hauben-Pansenraum anhäufen; Psalter und Labmagen sind im typischen Fall im Endstadium nahezu leer. Die Motorik von Haube und Pansen kann erhalten sein oder – das aber nur selten – sistieren. Werden ausnahmsweise beide Vagus-Hauptstämme gleichzeitig unterbrochen, so kommt es zum Magenstillstand mit akuter Tympanie mit dorsaler Gasblase.

■ **Symptome:** Nach dem *Vorbericht* leidet der Patient oft schon seit mehreren Wochen an fortschreitender Inappetenz, Rückgang der Milchleistung und Abmagerung; nur selten ist das Tier akut erkrankt und in gutem Nährzustand. Weitere anamnestische Angaben weisen auf wiederkehrende (leichte) Pansenblähung, unterdrücktes Wiederkauen und allmähliche Zunahme des Bauchumfanges (»voller Leib«) hin sowie auf Veränderungen von Kotbeschaffenheit und -menge. Zuweilen wird angegeben, das Tier habe schon vor mehreren Wochen oder Monaten vorübergehend Indigestionserscheinungen gezeigt.

Bei Betrachtung des Patienten von hinten fällt dem Untersucher sogleich der übermäßige Umfang des Abdomens auf. Dabei ist die Bauchwand linkerseits in ganzer Ausdehung, einschließlich der Hungergrube, aufgetrieben, während sie sich rechts nur im unteren Bereich vorwölbt (Abb. 6-64). In fortgeschrittenen Fällen besteht zudem eine nach links gerichtete und lordotische Krümmung der Brust- und Lendenwirbelsäule. Das Verhalten der Tiere ist träge, die Körpertemperatur liegt im physiologischen oder subnormalen Bereich. Ihr Haarkleid ist oft glanzlos, aufgerauht, die Haut unelastisch, lederbündig. Die palpierbaren Lymphknoten weisen meist keine Veränderungen auf, es sei denn, die Erkrankung steht im Zusammenhang mit einer systemischen Lymphadenitis oder mit tumoröser Leukose. Die Atemfrequenz kann normal, erhöht oder auch auffällig verringert sein. Die Untersuchung des Kreislaufes ergibt nicht selten das Vorliegen einer Bradykardie mit einer unter 65, manchmal sogar bis auf 30 Schläge/min verminderten Herzfrequenz. Die Herzverlangsamung ist zwar ein wichtiges, aber keineswegs ein spezifisches Symptom von abdominalen Vagusläsionen, sondern kommt auch in Verbindung mit anderen Verdauungsstörungen vor. Von der Nervenläsion oder den Bauchhöhlenorganen ausgehende Reize werden über afferente

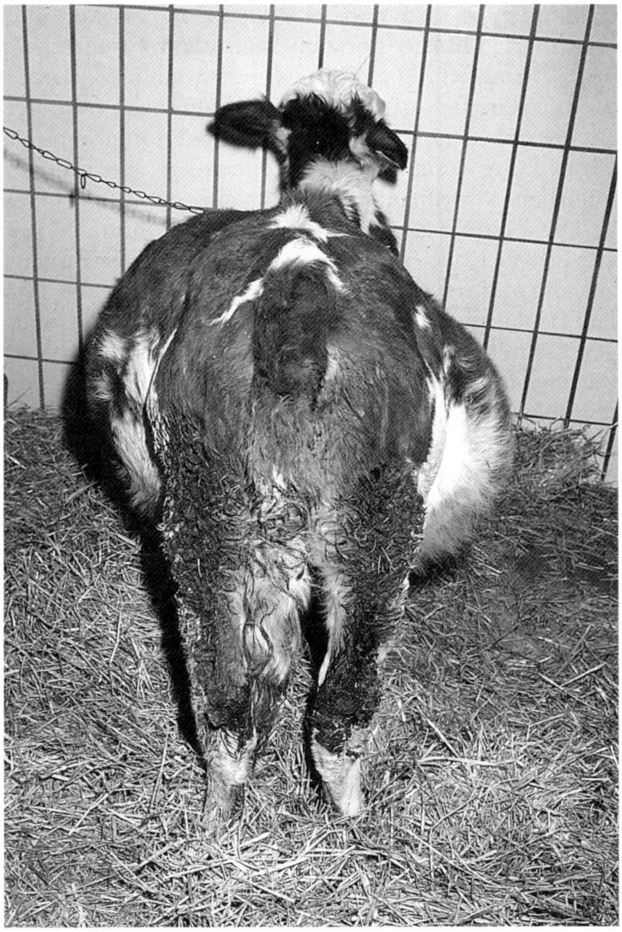

Abbildung 6-64 Jungrind mit ausgeprägten Erscheinungen einer funktionellen Stenose zwischen Netz- und Blättermagen (multiple Abszesse im vorderen Bauchhöhlenbereich)

Übersicht 6-9 Pathogenese des »Vagussyndroms« nach Unterbrechung der Pars abdominalis ventralis Ni. vagi: unterschiedliche Auswirkungen an den Organen

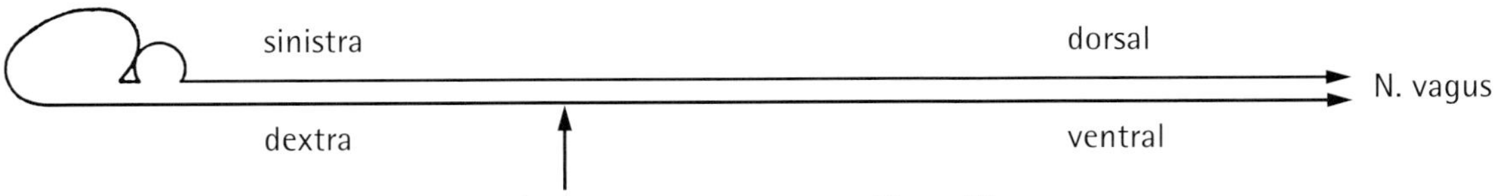

Vagotonie ← Läsion → **Vaguslähmung**

Vagotonie	**Vaguslähmung**
Bradykardie	Haubenatonie und -dilatation
Pansenhypermotorik	Pansendilatation und rezidivierende Tympanie
	Psalteratonie
	Labmagenatonie und -dilatation

Bahnen zum zentralen Nervensystem geleitet und dort auf den linken/dorsalen Vagusstamm umgeschaltet. So können gleichzeitig Zeichen einer Vaguslähmung (ventrale Äste) und einer Vagotonie (dorsaler Ast) bestehen (s. Übersicht 6-9). Im Endstadium der Erkrankung steigt die Herzschlagfolge gewöhnlich über den Normbereich an.

➤ Die Umfangsvermehrung des Abdomens ist i. d. R. auf Erweiterung und Überladung des Pansens zurückzuführen. Wie tiefe Stoßpalpation an der linken Bauchwand zeigt, ist der Panseninhalt nicht mehr geschichtet, sondern im typischen Fall sind fester und flüssiger Inhalt schaumig durchmischt. Darüber befindet sich nur eine geringe Menge von freiem Gas. Die Pansenbewegungen sind in der Mehrheit erhöht, jedoch sind die Kontraktionen nur oberflächlich; man hört nicht das typische Knisterrauschen, sondern nur schwache plätschernde oder gurgelnde Töne. Mitunter lassen sich keine Pansengeräusche mehr auskultieren, aber durch Auflegen der Hand im Hungergrubenbereich die rollenden Bewegungen des dorsalen Pansensackes palpieren. Schwing- und Perkussionsauskultation verlaufen gewöhnlich negativ, allenfalls werden Plätschergeräusche vernommen. Auch die Haubengeräusche weichen quantitativ und qualitativ von der Norm ab. Kot wird nur in geringer Menge abgesetzt; er hat dunkelbraun-grüne Farbe und schmierig-schleimige oder auch feste Konsistenz; mitunter, insbesondere bei Durchfall, enthalten die Ausscheidungen große unverdaute Faserpartikel.

➤ Bei der *rektalen Palpation* beeindruckt die starke Erweiterung und Spannung des dorsalen Pansensackes; außerdem ist meist auch der ebenfalls dilatierte, weit nach rechts und dort zur halben Höhe der Bauchhöhle reichende ventrale Endblindsack des Pansens mit seiner kugelförmigen Kuppe zu ertasten. Um den Ballon als dem Pansen zugehörig zu identifizieren und von ähnlichen Gebilden (dilatierter Labmagen, Blinddarm oder Uterus) unterscheiden zu können, muß man – erforderlichenfalls bei angehobenen Bauchdecken – mit der explorierenden Hand die Verbindung zwischen ventralem und dorsalem Pansensack an der rechten Pansenlängsfurche abtasten. Eventuell lassen sich Kontraktionen des ventralen Pansensackes palpieren, die mit den von außen wahrnehmbaren rollenden Bewegungen des dorsalen Pansensackes korrelieren.

➤ Die *Blut- und Pansensaftbefunde* werden durch die jeweils auslösende Ursache sowie durch die Dauer der Passagebehinderung bestimmt. Zuweilen zeigt der Blutstatus eine Tendenz zur Dehydratation und zur metabolischen Alkalose an, und der Chloridgehalt im Pansensaft ist leicht erhöht.

■ **Verlauf:** Im allgemeien zwingt die progressive Verschlechterung des Allgemeinzustandes schließlich zur Nottötung des (unbehandelten) Patienten. Tiere mit hochgradig überladenem Pansen können infolge von plötzlichem Herzversagen perakut verenden. In der Anfangsphase der Erkrankung kann sich zur Passagebehinderung zwischen Netz- und Blättermagen eine Pylorusstenose mit Labmagenanschoppung hinzugesellen, die dann Symptomatik und Verlauf wesentlich beeinflußt.

■ **Diagnose:** Die zuvor geschilderten Leitsymptome, nämlich Pansendilatation und -überladung mit durchmischtem Inhalt, vermehrte, aber oberflächliche Pansenbewegungen, Absatz von kleinen Mengen eingedickten Kotes mit unzerkleinerten Faserpartikeln sowie Bradykardie rechtfertigen den Verdacht auf Behinderung des retikuloomasalen Ingestatransports und der Sortierungseinrichtungen. Das Wesen einer etwa vorliegenden Herzverlangsamung kann die *Atropinprobe* klären: Nachdem die Herzfrequenz mehrmals (ohne Beunruhigung des Tieres) kontrolliert worden ist, werden einem erwachsenen Rind 40 mg Atropinum sulfuricum in 1%iger Lösung subkutan injiziert, und nach 5, 10 und 15 min wird wiederum auskultiert. Ein Anstieg der Schlagzahl weist auf eine vagotone Bradykardie hin; hat die Frequenz nach 15 min um mehr als 16% des Ausgangswertes zugenommen, so spricht das für eine schwerwiegende motorische Störung im Vormagen-Labmagen-Komplex.

Weitere diagnostische Hilfe kann evtl. die *sonographische Untersuchung* von Haube, Psalter und Labmagen und deren Nachbarschaft geben (Hauben- oder Leberabszeß etc.; s. Übersicht 6-6). Allerdings dürfte die sonographische Darstellung der drei Magenabteilungen durch den dilatierten Pansen eingeschränkt werden. Mittels *Röntgenographie* am stehenden Rind kann es unter günstigen Bedingungen gelingen, die Stenose zu lokalisieren, jedoch bedarf es dazu eines relativ großen Aufwandes. Genaueren Aufschluß über Typ und Ursache der Passagestörung ist meistens auf dem Wege der *Laparoruminotomie* zu gewinnen: Im typischen Fall ist der Panseninhalt durchmischt, schwarzgrün und schaumig, der Pansen und (oft) auch die Haube sind dilatiert, die Hauben-Psalteröffnung ist weit und schlaff; Blätter- und Labmagen sind dagegen klein, weich und nahezu leer. Ferner läßt sich bei der endoruminalen Palpation feststellen, ob etwa umfangreiche Verwachsungen der Haube oder andere krankhafte Prozesse vorhanden sind, welche die Passagestörung erklären.

■ **Differentialdiagnose:** Zu berücksichtigende Krankheiten und ihre Unterscheidungsmerkmale (s. Übersichten 6-6, 6-9):

➤ Hintere funktionelle oder mechanische Magenstenosen: abomasoruminaler Reflux mit metabolischer Alkalose; Palpationsbefund bei explorativer Laparoruminotomie (Kap. 6.9.7).

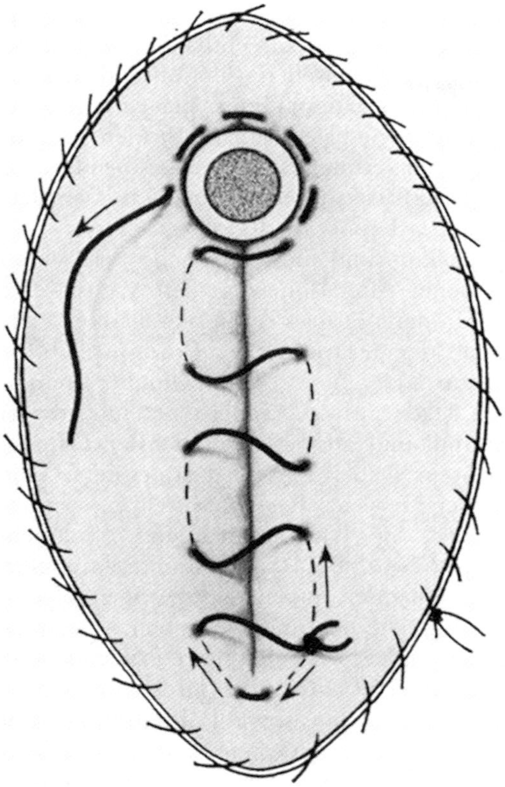

Abbildung 6-65 Einnähen eines Schlauches (temporäre Pansenfistel) im dorsalen Winkel der durch Zirkulärnaht nach GÖTZE abgesicherten Ruminotomiewunde als Palliativmaßnahme bei funktioneller Stenose zwischen Netz- und Blättermagen; der durch Tabaksbeutelnaht abgedichtete Schlauch wird anschließend mit einem dorsal, nur tangential durch seine Wand geführten Heft der Haut-Muskelnaht in der Bauchwand fixiert und je nach Bedarf 2–4 Wochen später durch Ziehen des Heftes wieder entfernt

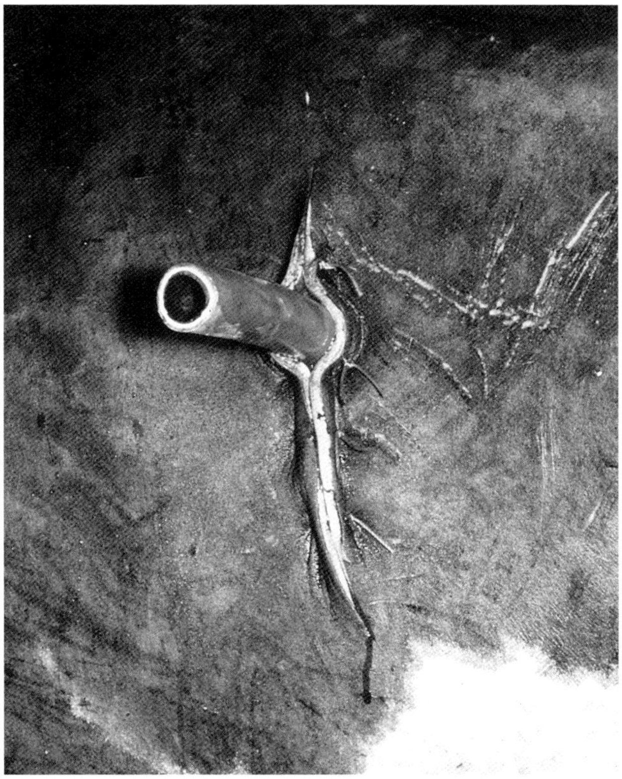

Abbildung 6-66 Nach Laparoruminotomie eingesetzter Schlauch zur Behandlung einer rezidivierenden Tympanie (Nahttechnik s. Abb. 6-65)

- Inaktivität der Vormagenflora und -fauna: chronischer Verlauf, Allgemeinbefinden nur geringgradig beeinträchtigt, mäßige Pansendilatation, inaktiver Pansensaft, Fütterungsanamnese (Kap. 6.6.8).
- Rechtsseitige Labmagenverlagerung: akuter Verlauf, Plätschergeräusche und metallische Töne an rechter Bauchwand, Ballon im rechten dorsalen Bauchhöhlenquadranten, keine Pansendilatation, abomasoruminaler Reflux (Kap. 6.9.2).
- Blinddarmerweiterung und -drehung: akuter Verlauf, keine Pansendilatation, gespanntes autoschlauchähnliches Organ im rechten dorsalen Bauchhöhlenquadranten, mäßiger abomasoruminaler Reflux (Kap. 6.10.8).
- Aszites: typischer Befund der rektalen Bauchhöhlenexploration (Kap. 6.15.3).

Behandlung: Ob die Behandlung eines an vorderer funktioneller Stenose erkrankten Rindes angezeigt ist, entscheidet sich gewöhnlich erst nach explorativer Laparoruminotomie. Der Eingriff erfolgt von der linken Flanke aus nach der Methode von GÖTZE (Kap. 6.6.2). Dabei besteht die Schwierigkeit, daß sich der dilatierte dorsale Pansensack in der Wundöffnung ständig rollend auf und ab bewegt. Damit das erste Heft der zirkulären Bauchfell-Pansennaht nicht ausreißt, empfiehlt es sich, zunächst drei fortlaufende Hefte zu legen und den Faden erst dann zu verknoten. Ferner ist zu berücksichtigen, daß die überdehnte Pansenwand recht dünn ist und daher leicht perforiert werden kann. Da sich der schaumige Vormageninhalt nach Inzision des Pansens oft spontan nach außen ergießt, muß die Wunde zuvor gut abgedeckt werden (in Desinfektionslösung getränkte Watte oder Gaze).

Behandlungsversuche haben gewöhnlich nur Aussicht auf Erfolg, wenn der Nahrungstransport noch nicht vollständig unterbrochen ist, wofür folgende Befunde sprechen: Psalter gefüllt, Hauben-Psalteröffnung hat noch Tonus/kontraktil, Haube nicht extrem dilatiert und schlaff, Panseninhalt lose geschichtet, nicht in Zersetzung, Labmagen mäßig gefüllt mit weichem Inhalt. Ferner hängt der Erfolg davon ab, ob sich die (vermutlich) auslösende Ursache beseitigen läßt oder zumindest Aussicht auf deren Abheilung besteht. So kann man versuchen, einen mit der Haubenwand fest verbundenen periretikulären Abszeß vom Nerzmagenlumen aus zu öffnen und zu entleeren. Funktionelle Stenosen in Verbindung mit einem Leberabszeß wurden nach anschließender Laparotomie von ventral und Drainage des Abszesses geheilt. Im Falle von umfangreichen Haubenwandadhäsionen ist damit zu rechnen, daß sich die Verwachsungen allmählich lösen und der Magen seine Motilität wiedergewinnt.

Verdorbener Pansenhinhalt wird weitgehend ausgeräumt und durch Leinsamenschleim mit 10–20 l Magensaft/-inhalt gesunder Rinder und einigen Knäueln Heu ersetzt. Nach Psaltermassage wird der Pansen wieder verschlossen, und falls mit rezidivierender Tympanie zu rechnen ist, wird in den oberen Wundwinkel ein weitlumiger steifer Schlauch eingenäht (Abb. 6-65, 6-66). Er kann in der Folgezeit auch für Pansensaftübertragungen dienen; ggf. mehrtägige antibiotische und antiphlogistische Therapie.

Beurteilung: Sofern sich in den folgenden 3–4 Wochen Appetit, Vormagenmotorik und Kotabsatz nicht normalisieren, bestehen im allgemeinen keine Heilungsaussichten mehr.

Sektionsbefund: Die im typischen Fall im Endstadium zu beobachtenden Veränderungen von Größe und Füllungszustand der Magenabteilungen, der Beschaffenheit ihres Inhaltes sowie die möglichen Auslöser der Passagestörung wurden bereits beschrieben (Abb. 6-67). Der Psalterinhalt ist, soweit vorhanden, dickbreiig und gleicht dem des Pansens; die Psalterlymphknoten sind mitunter abszediert. Die Labmagenschleimhaut ist nicht selten entzündet und weist Ulzera auf, der Labmageninhalt ist dünnbreiig und kann lange Faserpartikel enthalten. Abweichungen vom krankheitstypischen Sektionsbild der Mägen kommen im Anfangsstadium, bei partieller Funktionsstörung sowie bei Übergangsformen vor. So kann bei einer Sortierungs- und Passagestörung zwischen Netz- und Blättermagen letztendlich auch der Labmagen angeschoppt sein.

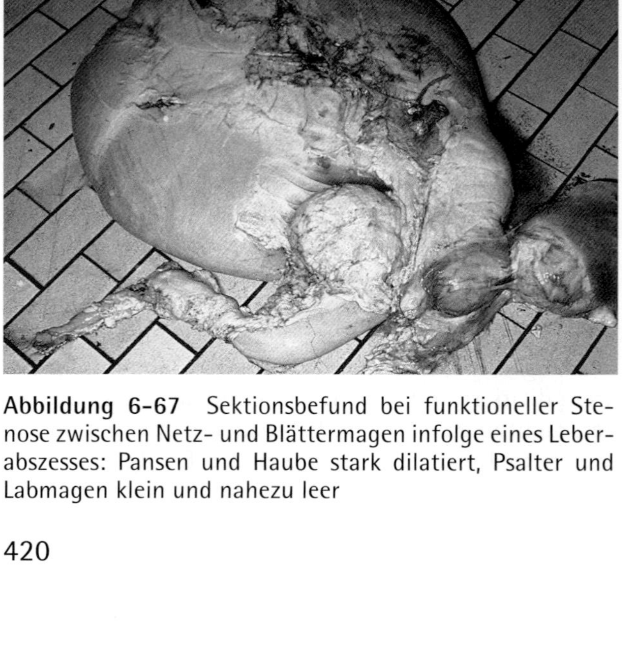

Abbildung 6-67 Sektionsbefund bei funktioneller Stenose zwischen Netz- und Blättermagen infolge eines Leberabszesses: Pansen und Haube stark dilatiert, Psalter und Labmagen klein und nahezu leer

Der makro- und mikroskopische Nachweis morphologischer Alterationen an den Vaguszweigen ist schwierig, denn oftmals lassen sich die Nervenzweige innerhalb der peritonitischen Prozesse nicht verfolgen. Zum anderen sind nach Durchtrennung eines Nerven degenerative Veränderungen nur im peripheren Stumpf und nur bis zum nächsten Ganglion zu beobachten. Daher ist »die histologische Untersuchung der Nervenzweige unmittelbar peripher von der Stelle der Nervenschädigung vorzunehmen« (Hoflund, 1940). Bei Rindern mit funktioneller Magenstenose wurden an den Vaguszweigen folgende histopathologische Befunde erhoben: Degeneration von Faserbündeln oder des ganzen Nerven, Ödematisierung der Nervenscheide, seröses Exsudat innerhalb des Perineuriums sowie Infiltration mit Entzündungszellen; Einwanderung von neoplastischen Zellen sowie Ersatz des Nerven durch Tumorgewebe, Vernarbung. Ferner wurden pathologische Veränderungen an den intrinsischen (intramuralen) Nervennetzen der Haube beobachtet.

Bei Patienten ohne auffällige lokale Alterationen (s. o.) wurde wiederholt hochgradige Leberverfettung diagnostiziert.

6.6.6 Partielle Verlagerung des Netzmagens durch Zwerchfellslücken in die Brusthöhle

Definition: Ein Teil des Netzmagens ist durch einen erworbenen oder – seltener – angeborenen Zwerchfelldefekt in die Brusthöhle verlagert und verwächst mit den benachbarten Organen, insbesondere mit den Rändern der Zwerchfellslücke *(Eventratio diaphragmatica reticuli partialis)*. Je nach Umfang und Lage kann die partielle Eventratio reticuli symptomlos verlaufen, die Funktion der Haube bei Sortierung und Abtransport der Faserpartikel beeinträchtigen oder neurogene Störungen in Form von funktionellen Stenosen im Vormagen-Labmagenkomplex verursachen. Der vorgefallene Magenabschnitt wird in Entzündungen des Organes einbezogen und kann selbst Ansiedelungsort für einstechende Fremdkörper sein. Nach großem Zwerchfellriß auftretende umfangreiche Eventrationen von Bauchhöhlenorganen in den Brustraum rufen respiratorische Erscheinungen hervor. Einzelheiten werden in Kapitel 5.4.2.7 beschrieben.

Vorkommen, Lokalisation: In der Mehrheit wird der rechte ventrale Zwerchfellquadrant von Rupturen betroffen, seltener ist der Defekt im linken unteren Quadranten oder im Bereich des Speiseröhrenschlitzes angesiedelt. Bei den hier in Rede stehenden Haubeneventrationen wölben sich faust- bis kindskopfgroße Netzmagenabschnitte halbkugelförmig in den Brustraum vor. Derartige Haubenverlagerungen sind seltene Ereignisse; sie treten vornehmlich bei älteren Kühen auf (Abb. 6-68, 6-69).

Ursache: Überzeugende Befunde sprechen dafür, daß die meisten Haubeneventrationen auf einem nach der Geburt erworbenen Diaphragmariß beruhen. Bei jüngeren Rindern sind dafür wahrscheinlich stumpfe äußere Gewalteinwirkungen (Weideunfälle, Hängenbleiben beim Überspringen von Hindernissen, Überschlagen etc.) verantwortlich zu machen, bei älteren Tieren kommen dagegen intraabdominale Drucksteigerungen (starke Wehen beim Kalben, Pansentympanie) als Ursachen in Betracht. Dabei dürften Verletzungen des Zwerchfells durch perforierende Netzmagenfremdkörper, mitunter auch Gewebeeinschmelzung durch Fremdkörperabszesse eine prädisponierende, manchmal sogar eine ursächliche Rolle spielen.

Symptome: Hinweise auf eine partielle intrathorakale Haubenverlagerung ergeben sich (mitunter zufällig), wenn im linken oder/und rechten ventralen Bereich des Lungenfeldes anstelle der hier sonst zu vernehmenden Atemgeräusche ein auffälliges vormagensynchrones Brodeln, Rauschen oder Plätschern zu auskultieren ist. In manchen Fällen ist außerdem ein kennzeichnendes klatschendes oder quatschendes Geräusch hörbar, welches durch Stöße des arbeitenden Herzens an den ausgestülpten Netzmagenabschnitt entsteht. Infolge Einengung des Brustraumes kann die Herzaktion behindert sein und sich das Blut in der Vena jugularis stauen. Bei der Perkussion ist im unteren Lungenbereich eine Dämpfung oder, bei Gasansammlung im eventrierten Haubenteil, tympanischer Schall zu ermitteln; die Schmerzperkussion kann Husten auslösen. Im weiteren Verlauf können sich dann Erscheinungen wie bei traumatischer Retikuloperitonitis, bei Passagestörungen zwischen Netz- und Blättermagen oder bei Störungen der Labmagenentleerung einstellen. In Verbindung mit derartigen, durch Haubeneventration verursachten Verdauungsstörungen wurden Beschwerden bei Ruktus und Wieder-

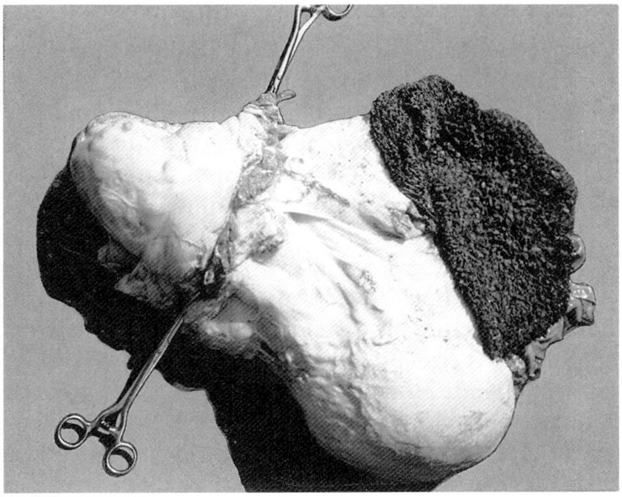

Abbildung 6-68 Verlagerung eines kindskopfgroßen Teiles der Haube durch einen Zwerchfelldefekt in die Brusthöhle (Ansicht von links); die Verbindungslinie zwischen den beiden Arterienklemmen zeigt den Verwachsungsring mit dem Zwerchfell an

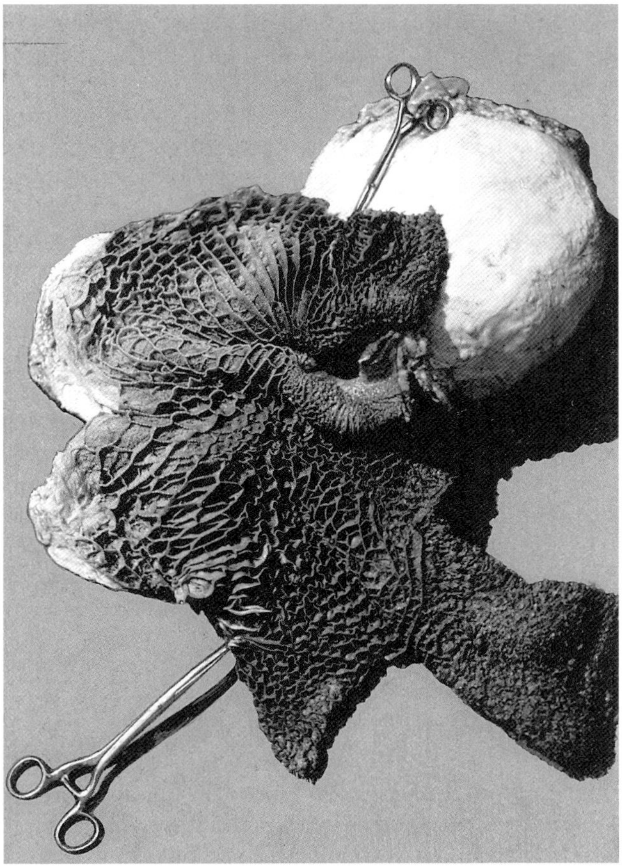

Abbildung 6-69 Blick auf den trichterförmig in den Zwerchfelldefekt hineinziehenden und in den Brustraum ausgestülpten Netzmagenteil; in die Haubeneventration ist auch die Schlundrinne einbezogen (→ Passagebehinderung zwischen Netz- und Blättermagen)

kauen, auffällige Unruhe bei der »Stabprobe« auf stechende Netzmagenfremdkörper sowie vereinzelt Erbrechen beobachtet.

Diagnose: Die klinische Untersuchung ergibt nur unter günstigen Umständen eindeutige Anhaltspunkte für das Vorliegen einer partiellen Netzmagenverlagerung in den Brustraum. Eine sichere Diagnose ließ sich in mehreren Verdachtsfällen anhand von RÖNTGEN-*Aufnahmen* des Thorax stellen. Wahrscheinlich vermag auch die *Ultrasonographie* diagnostisch verwertbare Hinweise zu liefern. Sofern nicht aufgrund einer fortgeschrittenen Digestionsstörung die Schlachtung oder Tötung des Tieres vorzuziehen ist, empfiehlt es sich, zur Abklärung des Verdachtes eine *explorative Laparoruminotomie* vorzunehmen. Dabei erscheint die Haube ggf. durch eine in Höhe des Zwerchfells gelegene sanduhrförmige Einschnürung in zwei hintereinander geschaltete Abteilungen getrennt. Der in die Brusthöhle ausgestülpte Teil ist meist mit den Zwerchfellrändern sowie mit Pleura pulmonalis, Mediastinum und/oder Perikard verwachsen; er enthält oft Steinchen, Sand oder metallische Fremdkörper. Des weiteren gibt die Vormagenexploration Aufschluß über die genaue Lage des Zwerchfelldefektes sowie über etwaige Komplikationen.

Differentialdiagnostisch sind chronische alimentäre Indigestionen sowie andere Primärursachen der genannten Transportstörungen abzugrenzen.

Behandlung, Beurteilung: Der operative Verschluß kommt nur für frische kleine Zwerchfellrupturen in Frage. Ggf. wird versucht, den Zwerchfellriß am in Seiten- oder Rückenlage fixierten Tier von der Regio xiphoidea aus anzugehen und ihn nach Freipräparieren und Reposition des Netzmagens situationsgerecht mit starkem Kunststoffaden zu vernähen oder ihn durch ein gut verankertes feinmaschiges Kunststoffnetz zu überdecken. Sofern bei einem Patienten mit transdiaphragmaler Haubenverlagerung im rechten ventralen Quadranten noch keine Störung der Vormagenpassage vorliegt, ist der Tierhalter darauf hinzuweisen, daß im Laufe der Zeit damit zu rechnen ist. Weitere Angaben in Kapitel 5.4.2.7.

6.6.7 Erbrechen

Definition: Im engeren Sinne ist unter *Erbrechen* (Vomitus) die krankhafte und meist aktive Entleerung von Vormageninhalt durch das Maul oder durch Maul und Nase zu verstehen. Von diesem »echten Erbrechen« ist das beim Rind weit häufiger vorkommende *Regurgitieren* (»scheinbares Erbrechen«) zu unterscheiden, bei dem die soeben aufgenommene feste oder flüssige Nahrung wieder ausgeworfen wird, bevor sie in die Vormägen gelangt ist. Als »inneres Erbrechen« ist mitunter der Rückfluß von Labmageninhalt in den Pansen bezeichnet worden; dieser Vorgang wird unter dem umfassenderen Begriff »Abomasoruminales Refluxsyndrom« abgehandelt (Kap. 6.9.9).

Vorkommen, Ursache, Pathogenese: *Erbrechen* kann Folge einer direkten Erregung des Brechzentrums (zentralbedingter Vomitus durch Emetika, bestimmte Vergiftungen, Hirndruck etc.) oder/und der Reizung von peripheren Rezeptoren im Verdauungskanal sein (reflektorisches Erbrechen). Beim Rind ist Vomitus nach dem Verzehr folgender Pflanzen oder Futtermittel beobachtet worden: Blätter der Alpenrose und anderer Rhododendronarten (enthalten *Andromedatoxin*), Nieswurz *(Veratrum-Alkaloide)*, Maiglöckchen (*Convallaria-Glykoside)*, verdorbene oder ungewöhnlich saure Silagen; ferner gehäuft nach Überfütterung mit stärkereicher Ration und daraus resultierender enzootischer Gastritis. Darüber hinaus ist Vomitus Begleitsymptom einer Reihe weiterer Intoxikationen durch Pflanzengifte oder Chemikalien mit lokaler und/oder systemischer Wirkung. In rezidivierender Form kann das Leiden in Verbindung mit örtlichen Erkrankungen der Verdauungsorgane auftreten: Zungenaktinobazillose, erosive/ulzerierende Stomatitis/Pharyngitis, Ösophagitis unterschiedlicher Form und Genese, Mediastinalabszeß, retikuläre und periretikuläre Entzündungen und Neubildungen, insbesondere Haubenaktinobazillose, ferner bei den verschiedenen, mit Pansenüberladung einhergehenden Passagebehinderungen im Vormagen-Labmagenkomplex (darunter auch rechtsseitige Labmagendislokation), bei schaumiger Gärung des Panseninhaltes und weiteren. Auch bei Kälbern und Jungrindern wurden als mögliche Ursachen des Erbrechens schwere Pansen- und Labmagenentzündungen, teils mit Einbeziehung des Bauchfells und teils mit Pansenüberladung, festgestellt. Bei »Pansentrinkern« kann das Einführen der Schlundsonde Erbrechen auslösen. Vomitus läßt sich auf mediakamentösem Wege durch Injektion von Veratrin oder Apomorphin herbeiführen.

Das *Regurgitieren* beruht meist auf Erkrankungen des Ösophagus, insbesondere seines intrathorakalen Abschnittes. Hier spielen Ausweitungen (Divertikel, Ektasie, Dilatatio), Einengungen sowie auf Traumen, chemische Reize oder Infektionen bzw. Parasitosen zurückgehende Entzündungen eine Rolle. Obgleich somit mannigfaltige Ursachen zu Erbrechen oder Regurgitieren führen können, ist es in praxi beim Rind relativ selten.

Symptome: Bei spontanem Erbrechen nach oraler Aufnahme oder Injektion von emetisch wirkenden Substanzen zeigen auch Rinder die für den *Vomitus* gemeinhin typischen Erscheinungen. Die Tiere werden unruhig, legen sich hin und stehen sogleich wieder auf, stellen die Hinterbeine unter den Leib und atmen bei aufgekrümmtem Rücken tief ein. Darauf wird bei gestrecktem Kopf und Hals plötzlich eine größere Menge – bis zu 20 l – durchmischten Vormageninhalts aus Maul und Nase erbrochen. Wie aus dem Würgen und dem ängstlichen Blick der Patienten zu erkennen ist, bereitet der Brechakt erhebliche Anstrengung und Unbehagen.

Meistens verläuft der Brechvorgang jedoch weniger vehement, d.h. ohne vorangehende Unruhe und Kontraktion der Bauchmuskeln, sondern mehr in Form des sogenannten »Überlauferbrechens«. Dabei setzt auf einen auslösenden Reiz hin eine Pansenkontraktion ein, worauf unter ruckartigem Aufstoßen Vormageninhalt ausgeworfen wird. Auslösender Anlaß kann die Futteraufnahme sein, insbesondere aber das Einführen einer Magensonde. So tritt bei Ösophagitiden oder den genannten Vormagenkrankheiten öfters Brechreiz ein, wenn der Sondenkopf in Kardianähe vorgeschoben wird.

Beim *Regurgitieren* nimmt das Tier, das wegen des ständig oder periodisch auftretenden Vorganges oft hungrig und durstig ist, zunächst gierig Futter und Tränke auf, hält dann jedoch abrupt inne, verharrt einen Augenblick mit gestrecktem Hals und wirft nach kurzem Würgen unter willkürlichen antiperistaltischen Kontraktionswellen des Schlundes einen Teil des soeben gekauten, mit Speichel vermischten Festfutters aus (Abb. 6-70). In ähnlicher Weise wird auch Tränke regurgitiert. Erbrechen oder Regurgitieren kann Aspirationspneumonie verursachen.

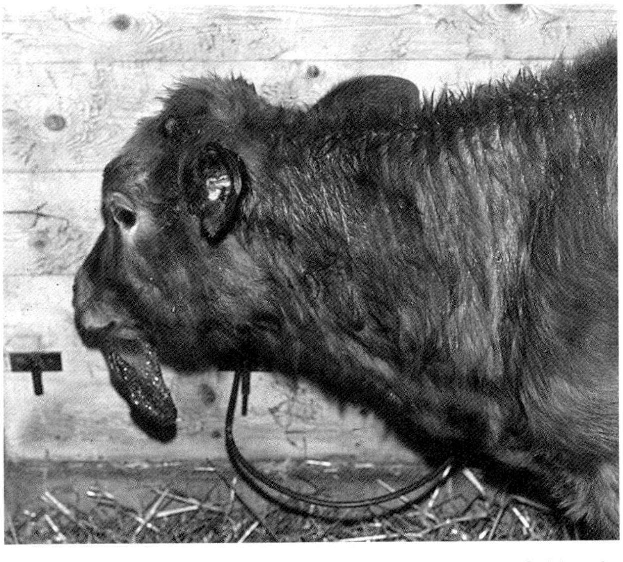

Abbildung 6-70 Regurgitieren infolge eines Schlunddivertikels bei einem Jungrind

Diagnose: Plötzlich, aus voller Gesundheit heraus auftretender *Vomitus* läßt auf den Verzehr von Schadfutter oder eine Vergiftung schließen; chronisch-rezidivierendes Erbrechen oder Regurgitieren spricht dagegen meist für ein unheilbares organisches Leiden im Bereich des Schlundes oder der Vormägen (s. *Ursache*). Während oder kurz nach der Nahrungsaufnahme einsetzendes Auswerfen von Futter deutet auf eine Erkrankung des Schlundes hin; wenn es nicht mit Schmerzäußerungen verbunden ist, liegt ihm meist eine Erweiterung oder ein Divertikel des Ösophagus zugrunde. Die nähere Prüfung der ausgewürgten Ingesta ergibt wertvolle Hinweise auf ihre Herkunft: Sind sie nur wenig zerkleinert und lediglich mit Speichel vermengt, so stammen sie aus dem Schlund (Regurgitation); erscheinen sie aber feinzerkaut, mit olivfarbenem Pansensaft vermischt und haben sie den dafür typischen Geruch, so handelt es sich um Vormageninhalt (Vomitus). Mitunter enthält das Erbrochene auch Teile des schädlichen Futters, nekrotische Gewebefetzen und Eiter (Ruminitis chronica ulcerosa s. necrobacillosa, Schlundgeschwüre, in die Speiseröhre eingebrochener Mittelfellabszeß etc.) oder Blut (Schlund- oder Vormagenverletzung). Zur ätiologischen Klärung des Erbrechens kommen, mit Ausnahme der einwandfrei fütterungsbedingten Fälle, die eingehende Sondierung des Schlundes, Prüfung des per Sonde entnommenen Pansensaftes, endoskopische sowie sono- und röntgenographische Untersuchung von Schlund und Vormägen, schließlich auch die explorative Laparoruminotomie in Frage.

Differentialdiagnostisch ist zu berücksichtigen, daß Rinder mit Kaustörungen infolge einseitiger Fazialislähmung, Gebißanomalien oder -erkrankungen, Zungenläsionen u.a.m. beim Kauen und/oder Wiederkauen Teile des aufgenommenen oder ruminierten Futters aus der Maulhöhle verlieren können und es sich dann in Krippe oder Einstreu ansammelt. Klärung durch Beobachten des Probanden beim Kauen und Wiederkauen.

Behandlung, Beurteilung: Das fütterungs- oder vergiftungsbedingte Erbrechen ist als Schutzmaßnahme des Organismus zu verstehen, die nötigenfalls durch Entleeren der Vormägen unterstützt werden sollte. Die im Zuge eines operativen Eingriffs mögliche Exploration von Pansen und Haube gibt auch Aufschluß über krankhafte Veränderungen der Magenwand (z.B. bei Pansenazidose) und damit wertvolle Hinweise für die bei den übrigen Tieren der Herde einzuschlagende Therapie (Futterumstellung, Antazida, Antiphlogistika, einhüllende Mittel und weitere). Bei noch nicht allzu ausgedehnter Haubenaktinobazillose kann ein Heilversuch auf parenteralem Wege unternommen werden (Kap. 3.1.3.3). Ansonsten richten sich Therapie und Prognose nach dem im Einzelfall vorliegenden Grundleiden, das sich jedoch bei chronisch-rezidivierendem Erbrechen erwachsener Rinder nur selten wirksam beseitigen läßt. Im Zusammenhang mit dem Übergang zu Rauhfutter auftretendes Erbrechen bei Milchkälbern klang wieder ab, nachdem sie erneut auf flüssige Nahrung umgestellt worden waren.

6.6.8 Mangelhafte Digestions- und Syntheseleistungen der Vormagenflora und -fauna

■ **Definition:** Unter diesem Begriff werden Störungen der mikrobiell-biochemischen Vormagenverdauung zusammengefaßt, bei denen einzelne oder alle Zerlegungsprozesse und/oder Synthesevorgänge quantitativ vermindert oder vollständig unterbrochen sind, ohne daß eine krankhafte Fehlgärung vorliegt.

■ **Vorkommen, Ursache, Pathogenese:** Die Verdauung der aufgenommenen Nahrung läuft in den Vormägen der Wiederkäuer in einem komplexen Geschehen ab, in dem mikrobiell-biochemische und mechanische (motorische) Vorgänge, einschließlich Wiederkauen und Ruktus, zusammenwirken. Den Hauptanteil an der mikrobiell-fermentativen Verdauungsarbeit leisten die Bakterien. Nach ihren Aufgaben lassen sich verschiedene Gruppen unterscheiden: Zellulosespalter, Stärke und Zucker abbauende, Propion-, Butter- oder Milchsäure produzierende, Fett spaltende, Proteolyten, Methanbildner und weitere. Die Bakterien leben untereinander in enger Symbiose, weshalb das Aussterben einer bestimmten Art zwangsläufig Rückwirkungen auf andere Spezies hat. Die Keimzahl (pro Maßeinheit) und die Vielfalt in dieser »Bakterienkultur« werden wesentlich durch die Zusammensetzung des Futters an Grundnährstoffen bestimmt. Ferner spielt der Gehalt an Mineralien und Wirkstoffen eine Rolle, die das Bakterienwachstum teils fördernd, teils hemmend beeinflussen können. Eine mikrobiell-digestive Insuffizienz der Vormägen kann sich daher aus folgenden Ursachen entwickeln:

➤ *Nährstoffmangel:* Damit die bakterielle Eiweißsynthese im Pansen in erwünschtem Maße abläuft, ist es erforderlich, daß die Ration eine hinreichende Menge an leichtfermentierbaren Kohlenhydraten enthält; das gleiche gilt auch für die optimale Spaltung der Zellulose. Bei Mangel an Eiweiß und/oder Stärke/Zucker in der Ration gehen sowohl die Gesamtmenge der Bakterien als auch die Zahl der Arten zurück; auch die Pansenprotozoen sterben dann allmählich aus. Vollständiger Nahrungsentzug oder Verweigerung der Futteraufnahme führt schon binnen 2–3 Tagen zu drastischer Verminderung der Keimzahl.

➤ *Mangel an Mengen- oder Spurenelementen:* Partielle Aktivitätsminderungen der Vormagenflora und -fauna kommen vor, wenn dem Futter Mineralstoffe fehlen, welche die Mikroben zu ihrem Gedeihen benötigen. Hierzu zählen Phosphor, Magnesium, Natrium, Schwefel, Kupfer, Kobalt, Mangan, Molybdän, Zink und weitere. Unterschreitet z. B. der Kobaltgehalt im Pansensaft die kritische Konzentration (0,1 ppm in der TM), so kommt es zu erheblichen quantitativen und qualitativen Veränderungen unter den ruminalen Bakterien- und Protozoenarten, wodurch der Propionsäurestoffwechsel gehemmt und die Vitamin-B_{12}-Synthese (Cyanocobalamin) reduziert oder unterbrochen wird (Kap. 4.3.5.2).

➤ *Keimhemmende Substanzen:* Während sich kleine Antibiotikamengen, die in »nutritiven Dosen« dem Futter zugesetzt werden, positiv auf Gesundheit und Mastleistung auswirken können, führt die intraruminale Applikation großer Dosen dieser Wirkstoffe meist zu gravierenden Störungen der mikrobiellen Verdauungsprozesse. Negative Effekte sind auch nach hochdosierter oraler Verabreichung von Sulfonamiden, Trimethoprim oder Nitrofuranderivaten beobachtet worden, jedoch scheinen diese Substanzen die Vormagenflora und -fauna weniger zu schädigen als Antibiotika. Monensin wie auch Kupfersulfat hemmen das Wachstum der Panseninfusorien. Weiterhin können Desinfizienzien, dem Futter anhaftende Industrieemissionen sowie Überhang an bestimmten Mineralstoffen (Cu, Mn, S und weitere) das Keimwachstum im Pansen hemmen. Überhöhtes Angebot an Futterfetten, wie z. B. Rindertalg, wirkt depressiv auf die Zellulosedigestion.

➤ *Pflanzeninhaltsstoffe* mit keimhemmender bzw. »antinutritiver« Wirkung (»antinutritional factors«): Viele Leguminosen enthalten in ihren Blättern und Samen (besonders in deren Schalen) unterschiedlich hohe Mengen an Tanninen (Gerbstoffen). Aufgrund ihrer phenolischen Hydroxylgruppen gehen sie Verbindungen mit Proteinen ein und wirken keimhemmend. Damit können sowohl Vor- als auch Nachteile verbunden sein. So wird das geringere Risiko für schaumige Gärung bei Verfütterung bestimmter Leguminosen darauf zurückgeführt, daß sie aufgrund ihres hohen Tanningehaltes einer geringeren »initialen Digestionsrate« unterliegen (Kap. 6.6.13). Ferner wird an Tannin gebundenes Eiweiß dem Abbau im Pansen entzogen und gelangt wie ein »geschütztes Protein« in den Darm (dort fermentative Spaltung?). Andererseits bedingen Tannine, wenn sie in größerer Menge aufgenommen werden, eine »dosisabhängige« Reduzierung der Vormagen- und Fäkalflora mit Einschränkung der ruminalen Digestions- und Syntheseleistungen. Darüber hinaus kann sich der hohe Ölgehalt mancher Leguminosensamen depressiv auf die ruminale Zelluloseverdauung auswirken. Als weitere

»antinutritional factors« in Leguminosen sind Lupinenalkaloide, Sojaantigene, Lektine und Trypsininhibitoren zu erwähnen (HILL & TAMMINGA, 1998).

➤ *Mikrobiell kontaminierte Futtermittel* sind zum einen im Nährstoffgehalt herabgesetzt. Zum anderen können die ihnen anhaftenden pansenfremden Bakterien und Pilze die pansenspezifischen Arten und deren Digestions- und Syntheseleistungen (Fettsäurengärung, Ammoniaknutzung, Methanproduktion, Thiaminsynthese und weitere) durch ihre Stoffwechselprodukte (z. B. Mykotoxine, Thiaminasen) hemmen.

➤ *Mangelhafte Zerkleinerung* von Pflanzen mit hohem Anteil an Gerüstsubstanzen (Zellulose, Lignin, Pentosane), z. B. infolge gestörten Wiederkauens, gibt den Pansenbakterien nicht genügend Angriffsfläche und hemmt dadurch Futterabbau und -passage.

➤ *Futterwechsel:* Die Zusammensetzung der Vormagenflora und -fauna – Keimart und -zahl – ist von der jeweiligen Zusammensetzung der Ration bzw. ihrem Gehalt an den verschiedenen Grundnährstoffen abhängig. Bei erheblicher Änderung des Fütterungsregimes, beispielsweise beim Übergang von der Winterration auf Grünfutter, dauert die Anpassung der Mikrobenkultur an das neue Nährsubstrat 1–2 Wochen oder noch länger. Bei plötzlicher tiefgreifender Futterumstellung können daher Aufschließung und Umsetzung der Nahrung erheblich gehemmt oder gestört werden.

Besondere Vorsicht ist geboten, wenn der Ration Harnstoff zugesetzt werden soll (Kap. 10.5.25). Bei herabgesetzter Aktivität der Vormagenflora bewegt sich der pH-Wert des Vormageninhalts in einem relativ hohen Bereich, so daß die für die Harnstoffspaltung verantwortlichen Ureasebildner ein günstiges pH-Milieu finden. Zum anderen hängt die Verwertung des freigesezten Ammoniaks von der Anwesenheit einer aktiven Flora für die Proteinsynthese aus NPN-Verbindungen ab. Sofern diese Voraussetzung nicht gegeben ist, kann es zur Anflutung toxischer Ammoniakkonzentrationen im Pansen kommen (Kap. 6.6.9, 10.5.25).

Die Minderung der digestiven Leistungen der Vormagenmikroben kann sich somit – je nach Ursache – auf sämtliche Verdauungsprozesse oder nur auf bestimmte Vorgänge, wie z. B. die Aminosäuren- oder Vitaminsynthese, erstrecken. Derartige Insuffizienzen haben zum einen zur Folge, daß der Wirtsorganismus unzureichend mit Nähr- und Wirkstoffen versorgt wird, so daß das Tier an Gewicht verliert und für Stoffwechselstörungen prädisponiert wird. Zum anderen verlangsamt sich in ausgeprägten Fällen die Ingestapassage durch die Vormägen. Klinisch manifeste Indigestionen dieses Typs treten in Ländern oder Regionen mit intensiver Rinderhaltung und entsprechender Fütterung allerdings nur noch selten auf. Unter diesen Bedingungen spielen eher subklinische Minderleistungen der Vormagenmikroben eine Rolle, durch welche die optimale Ausnutzung des aufgenommenen Futters und damit die Leistungsfähigkeit des Tieres beeinträchtigt werden.

■ **Symptome:** Bei Milchtieren kann das erste Anzeichen einer derartigen Aktivitätsminderung das Absinken des prozentualen Milchfettgehaltes bei sonst noch guter Freßlust sein; später gehen auch Tagesmilchleistung und Nährzustand zurück. In Hochleistungsbeständen zeigt sich eine auffällige Zunahme der Ketose, insbesondere der subklinischen Form. Bei Vatertieren ist neben Gewichtsverlust eine Verschlechterung der Spermaqualität festzustellen.

Erhalten Rinder Rauhfutter mit geringem Nährstoffgehalt, so wird ihr Hungergefühl, das auch von der Blutzusammensetzung abhängt, trotz gefüllter Vormägen nicht gestillt. Da deshalb weiterhin Freßlust besteht, der Abtransport der Ingesta wegen unzulänglicher Aufschließung aber verzögert ist, kommt es allmählich zu Pansenüberladung und -erweiterung mit mäßiger rezidivierender Tympanie. Die Pansenmotorik ist dabei meist ungestört, kann aber auch – bei gleichzeitig verminderter Intensität – frequenter sein; die Geräusche sind zuweilen plätschernd, gurgelnd. Im weiteren Verlauf magern die Patienten ab, haben glanzloses rauhes Haar, mitunter Haarausfall (Abb. 6-71), Lecksucht, Hypoproteinämie, Anämie, mitunter auch gestörte Leberfunktion. Ihr Panseninhalt ist in fortgeschrittenen Fällen nicht mehr in üblicher Weise geschichtet, sondern mehr locker durchmischt. Der Kot ist gewöhnlich dickbreiig bis trocken und enthält einen hohen Anteil an langfaserigen Partikeln (Abb. 6-72). Harn und Milch weisen oft erhöhten Ketonkörpergehalt auf.

■ **Diagnose:** Wenn in Kuhbeständen auffälliges Absinken des Milchfettgehaltes, Gewichtsverlust, erhöhte Ketosefrequenz sowie herabgesetzte Fertilität zu beobachten sind, so ist an verminderte Digestions- und Syntheseprozesse in den Vormägen zu denken und die Untersuchung von Pansensaft, Milch, Blut und Futter einzuleiten. Das gilt insbesondere bei Pansenüberladung und hohem Fasergehalt im Kot.

➤ *Pansensaft:* In ausgeprägten Fällen zeigen sich an der per Sonde abgesaugten Probe folgende Abweichungen von der Norm: pH um 7,0, wässerige Konsistenz, braunolivfarben, geringe Blasenbildung und Flotation, schnelle Sedimentation, mäßige Infusorienzahl, verzögerte Methylenblaureduktion (> 5 min, Übersicht 6-10); Gesamtmenge der flüchtigen Fettsäuren stark reduziert. (Leichte oder partielle Aktivitätsminderungen sind mit den Schnelltests nicht zu erfassen.)

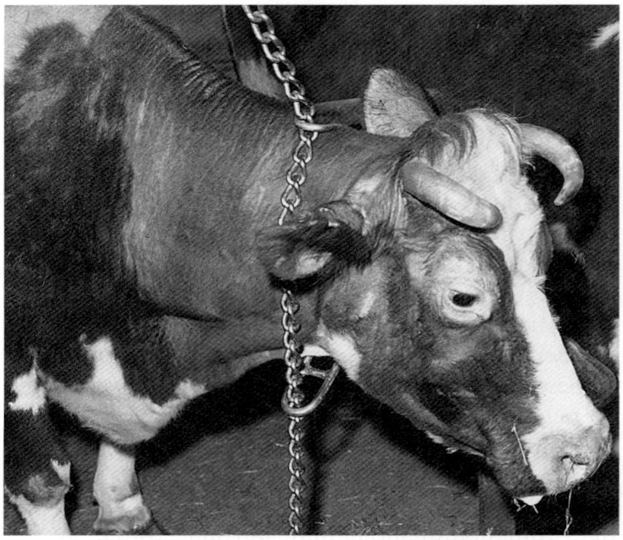

Abbildung 6-71 Kuh mit Mangelerscheinungen bei alimentär bedingter Depression der Digestions- und Syntheseleistungen der Vormagenflora und -fauna (Bestandserkrankung): Haarausfall am Hals und in der Umgebung der Augen (»Brille«)

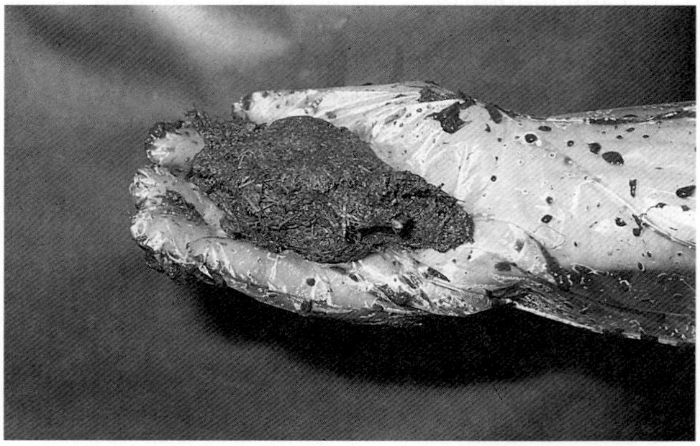

Abbildung 6-72 Kot mit hohem Anteil an mangelhaft verdauten Pflanzenfasern infolge unzureichender mikrobieller Aufschließung in den Vormägen

➤ *Milch:* Ketonkörpertest auf Azetazetat und/oder Beta-Hydroxybutyrat mittels Trockenreagenzien sowie Harnstoffbestimmung. Erhöhte Harnstoffgehalte (in der Herde) können auf zu geringer ruminaler Eiweißsynthese infolge unzureichender Versorgung mit leichtfermentierbaren Kohlenhydraten, auf einem Überangebot von Futtereiweiß bzw. Stickstoffträgern (NPN) oder auf beidem beruhen. Ferner Bestimmung von Fett- und Eiweißgehalt sowie des Fett-Eiweiß-Quotienten der betroffenen Tiergruppe im Vergleich zu dem der Herde oder zur vorangegangenen Periode.

➤ *Blut:* Überprüfung von ausgewählten Blutparametern, die der Klärung der vermuteten Ursache dienen könnten, z. B. Transketolasetest bei Verdacht auf Thiaminmangel (Kap. 10.5.5).

➤ *Futter:* Grobsinnliche Prüfung, Futterwertberechnung, Futteranalyse sowie mikrobiologische und botanische Untersuchung.

Differentialdiagnose: Im Hinblick auf die klinisch manifesten Erscheinungsformen sind die zuvor beschriebenen Störungen des Ingestatransportes (s. auch Übersicht 6-8) zu berücksichtigen. Subklinisch verlaufende Aktivitätsminderungen der Vormagenflora sind z. T. Begleiter oder Auslöser der genannten subklinischen Stoffwechselstörungen und Mangelkrankheiten.

Behandlung: Die erste Behandlungsmaßnahme besteht immer darin, den erwiesenen oder verdächtigten Fütterungsfehler abzustellen und dem Patienten eine wiederkäuergemäße Ration mit ausreichenden Anteilen an leichtfermentierbaren Kohlenhydraten und Eiweiß sowie eine spurenelementhaltige Mineralstoffmischung anzubieten. Das Rauhfutter sollte zunächst aus gutem Heu bestehen und das Kraftfutter hauptsächlich aus Getreide- und Sojaschrot, evtl. ergänzt durch Futterhefen (Bier- oder Bäckerhefe, 200–500 g) und Melasse (200–300 g). Bei guter Futteraufnahme und sichtbarer Besserung kann dann allmählich wieder auf anderes vollwertiges Rauhfutter und andere Kraftfuttermischungen übergegangen werden. Bei höhergradiger Aktivitätsminderung ist es jedoch erforderlich, die Regeneration der Vormagenflora und -fauna durch 3- bis 4malige Übertragung von 3–5 l Pansensaft gesunder (!) Rinder in Gang zu bringen. Wenn möglich, sollte er von Tieren entnommen werden, die eine ähnliche Ration erhalten; er ist bei Aufbewahrung unter Zimmertemperatur (um 20 °C) noch etwa 8–12 h nach seiner Gewinnung therapeutisch brauchbar. Seine Wirkung wird durch Zusatz von 50–100 g Na- oder Ca-Propionat, einer Spurenelementmischung sowie von Wuchsstoffpräparaten unterstützt. Sollte die Kontraktilität der Pansenwand infolge der Dilatation zu stark geschwächt sein und die rezidivierende Tympanie anhalten, empfiehlt es sich, eine temporäre Pansenfistel anzulegen (Kap. 6.6.14, 6.7.4); der Eingriff wird dann zweckmäßigerweise mit dem Ausräumen des mangelhaften Panseninhalts verbunden. In den entleerten Pansen gibt man mit Propionat und einem Mineralstoffpräparat vermischten Pansensaft, dünnen Leinsamenschleim und einige Handvoll grob zerrupften Heues und setzt die Behandlung in der oben beschriebenen Weise fort. Sind nur einzelne Digestionsvorgänge betroffen, so ist die Ration entsprechend der Ursache in quantitativer oder qualitativer Hinsicht zu ergänzen.

Prophylaxe: Verabreichung einer Futterration mit einem ausgewogenen Verhältnis an Eiweiß, schwer- und leichtfermentierbaren Kohlenhydraten und Fett

Übersicht 6-10 Verlauf der »Methylenblau-Probe« (Reduktion von 0,3 mg Methylenblau in 0,03%iger Lösung durch 20 ml per Sonde entnommenem Pansensaft) nach Inaktivierung der Vormagenflora durch Umstellen von einer gemischten Ration auf Strohfütterung ad lib. und anschließender Zulage von Sojaschrot; tägliche Kontrolle um 8.30, 13.30 und 16.30 Uhr

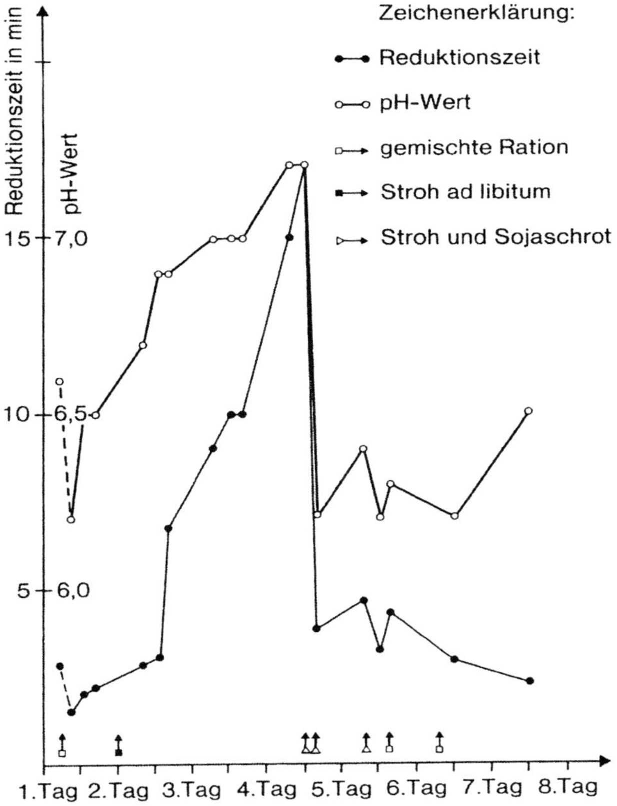

sowie bedarfdeckendem Mineralstoffgehalt. Die Zusammenstellung von derartigen Rationen erfordert profunde Kenntnisse in der Tierernährung und insbesondere in der Vormagenphysiologie. Qualitätsmängel des Futters sind oft schon bei grobsinnlicher Prüfung, bei Silagen mit pH-Messung, erkennbar. Ist die Verabreichung von Futter minderer Qualität nicht zu umgehen, so muß es mit qualitativ hochwertigen Futtermitteln verschnitten werden. Es hat sich gezeigt, daß Belastungen mit Schadfutter zu einem gewissen Grade von der Vormagenflora und -fauna »verkraftet« werden können, wenn sie durch einen ausreichenden Anteil »gesunden Futters« aktiv gehalten wird. Nur darf man unter solchen Bedingungen von dem Tier keine Hochleistungen erwarten.

Nach oraler Applikation hoher Dosen keimhemmender Mittel ist die Dezimierung der Vormagenmikroben durch Pansensaftübertragung zu verhindern.

Futterwechselbedingte Anpassungsstörungen lassen sich durch allmähliche Gewöhnung an das neue Futter über einen Zeitraum von 10–14 Tagen vermeiden.

6.6.9 Alkalose des Hauben-Panseninhalts

Definition: Akut verlaufende Indigestion, bei welcher der pH-Wert des Hauben-Panseninhaltes durch hohen Ammoniakgehalt zeitweise bis in Nähe des Neutralpunktes oder darüber angehoben wird *(Alcalosis ingestorum reticuli et ruminis)*.

Vorkommen, Ursache: Diese Indigestionsform kommt unter herkömmlichen Fütterungsregimen nur selten vor, nämlich dann, wenn die Ration neben ausgesprochen nährstoffarmem Rauhfutter ein leichtverdauliches Eiweißkonzentrat (z. B. Kasein) enthält. Sonst ist eine derartige Verdauungssituation im Pansen nur bei relativem oder absolutem Überangebot an nichteiweißartigen Stickstoffverbindungen (**N**on-**P**rotein **N**itrogen) zu beobachten (z. B. Harnstoff, Nitrate). Dieser Fall kann eintreten, wenn bei Verknappung oder Verteuerung von Eiweißträgern ein Teil des Eiweißfutters durch Harnstoff ersetzt wird. Ferner können Futtermittel mit hohem Nitratgehalt, z. B. im Herbst angebaute Zwischenfrüchte, die Ursache sein; das gleiche gilt für mit Ammoniak aufgeschlossenes Stroh oder Heu, das vor dem Verfüttern nicht ausreichend belüftet wurde.

Der zweite wesentliche Ursachenfaktor für die Alkalose ist das gleichzeitige Fehlen bzw. der unzureichende Anteil von leichtfermentierbaren Kohlenhydraten. Die in schweren Fällen auftretenden systemischen Auswirkungen beruhen offenbar z. T. auf der resorptiv bedingten Hyperammonämie, teils auf einer Intoxikation mit 4-Methyl-Imidazol, das durch Einwirkung von NH_3 auf reduzierende Zucker entsteht (Kap. 10.5.25, 10.5.26).

Übermäßige Anhebung des pH-Wertes in den Vormägen infolge Überdosierung von oral appliziertem oder dem Futter zugesetzten Natriumbikarbonat fällt nicht unter die hier abgehandelte Indigestion.

Pathogenese: Nahrungsproteine wie auch NPN-Verbindungen werden im Pansen durch mikrobielle Enzyme bis zu Ammoniak abgebaut, Proteine zu durchschnittlich 70 % (55–95 %). Ammoniak dient den Pansenbakterien und -protozoen für die Eiweißsynthese (»Einzeller-Proteinfabrik«). Der Umfang der mikrobiellen Eiweißsynthese, die Bakterienmasse, hängt wesentlich von der Versorgung mit leichtverdaulichen Kohlenhydraten ab. Die Ammoniakkonzentration des Pansensaftes wird somit in erster Linie durch Ausmaß und Geschwindigkeit seiner Bildung und Verwertung bestimmt; daneben spielen Zufluß,

Resorption und Abfluß eine Rolle. Im einzelnen sind folgende Faktoren von Bedeutung: Menge und Löslichkeit der aufgenommenen Futterproteine bzw. NPN-Verbindungen, Menge und Löslichkeit der Nahrungskohlenhydrate, Arten und Menge der Vormagenmikroben sowie der pH-Wert. Die NH_3-Konzentration des Panseninhalts beginnt nach der Futteraufnahme alsbald zu steigen und erreicht je nach Art der aufgenommenen Futtermittel binnen 1–4 h ihr Maximum, wobei im Falle von eiweißreichen Rationen kurzzeitig Werte um 30 mmol/l (Photometrie) erreicht werden können. Für eine optimale Proteinsynthese sind Konzentrationen zwischen 5 und 15 mmol NH_3/l Pansensaft ausreichend. Im Überschuß gebildetes Ammoniak geht für die ruminale Eiweißsynthese größtenteils verloren. Nach Resorption über die Pansenschleimhaut in den Blutkreislauf gelangendes NH_3 wird in der Leber zu Harnstoff entgiftet und dieser mit dem Harn ausgeschieden. Steigt der NH_3-Gehalt im Panseninhalt auf 50–60 mmol/l, so ist mit starker Hemmung und bei noch höheren Konzentrationen mit vollständigem Aussetzen der Vormagenmotorik zu rechnen. Zugleich erhöht sich die Ammoniak-Konzentration im Blut bis in den toxischen Bereich (Kap. 10.5.25).

Symptome: Erkrankte Rinder zeigen nachlassenden Appetit, herabgesetzte Rumination und Hauben-Pansenmotorik sowie rezidivierende Tympanie leichten bis mäßigen Grades. Zeitweise kann Durchfall auftreten. Bei Milchkühen sind neben Verminderung des prozentualen Milchfettgehaltes mitunter pareseähnliche Zustände (Schwanken, häufiges Liegen) beobachtet worden. Färsen, die als Alleinfutter mit Ammoniak begastes Feuchtheu unmittelbar von der Anschnittfläche des Silos aufnahmen, zeigten danach über mehrere Stunden Unruhe, Salivation und Bewegungsdrang.

Der per Sonde abgesaugte *Pansensaft* solcher Patienten hat je nach alimentärer Ursache eine mehr bräunliche Farbe, wäßrige Konsistenz, ammoniakalischen Geruch, weist kaum noch Infusorien auf, und sein pH-Wert liegt im Bereich um 7,0 oder darüber.

Die Blut-Magnesiumkonzentration kann vermindert sein.

Diagnose, Differentialdiagnose: Die Diagnose gründet sich vornehmlich auf die Fütterungsanamnese – möglicherweise unter Einschluß eines Schnelltests auf Nitrate und chemischer Analyse – sowie auf die Pansensaftkontrolle und die klinischen Erscheinungen. *Differentialdiagnostisch* sind Pansenfäulnis, die zuvor beschriebenen Aktivitätsminderungen der Vormagenflora und -fauna sowie andersbedingte Tympanien zu berücksichtigen.

Behandlung: Solange das Tier noch Appetit zeigt, läßt sich die Pansenalkalose meist allein durch Futterkorrektur, d. h. durch Reduktion des Eiweiß- oder NPN-Anteiles in der Ration und Zulage an stärkereichen Futtermitteln (Getreideschrote, Maissilage, auch Trockenschnitzel u. a.), beheben. Die Normalisierung der Vormagenverdauung wird durch mehrtägige Zufütterung von jeweils 50–100 g Na-/Ca-Propionat sowie durch mehrmalige Übertragung von Pansensaft gesunder Rinder wirksam unterstützt. Sofern es erforderlich erscheint, zur Einleitung der Therapie zunächst den pH-Wert des Panseninhalts zu senken, appliziert man einem erwachsenen Rind 0,5–1,0 l Haushalts-/Obstessig 3%ig (mit Wasser 1 : 1) und 100 g Glutaminsäuregranulat oral. Bei begleitender Parese ist die Injektion von Kalzium- und Magnesiumglukonat-Lösungen angezeigt.

Prophylaxe: Allmähliche Gewöhnung der Tiere an das kritische Futter bei angemessenem Angebot an leichtfermentierbaren Kohlenhydraten und an Strukturfutter.

6.6.10 Faulige Zersetzung des Hauben-Panseninhalts

Definition: Störung der mikrobiell-biochemischen Vormagenverdauung infolge Verdrängung der physiologischen Vormagenflora durch Fäulnisbakterien und Pilze *(Putrefactio ingestorum reticuli et ruminis)*. Während die physiologischen Abbau- und Synthesevorgänge gehemmt oder unterbrochen werden, kommt es zu erhöhter Proteolyse mit Bildung von Ammoniak und toxischen Spaltprodukten.

Vorkommen, Ursache: Schwere Formen dieser Indigestion kommen in der modernen Rinderhaltung nur noch selten vor. Hauptursache ist die kontinuierliche Verabreichung von stark verunreinigtem oder verfaultem, relativ eiweißreichem Futter, das zugleich arm an leichtlöslichen Kohlenhydraten ist. Hier einzuordnende Verdauungsstörungen wurden beobachtet nach dem Verzehr von fehlgegorener verfaulter Grassilage (pH > 5), fauligen Rüben, Kartoffeln oder Brauereiabfällen, mit Abwässern berieseltem Gras, stark havariertem Getreide, verschimmeltem Heu oder Stroh, zerkleinertem schmutzigen Rübenblatt und anderen stark verdorbenen Futtermitteln, ausnahmsweise auch bei mangelhafter Tränkehygiene sowie bei Allotriophagie. Eine Sonderform ist die jauchige Zersetzung des Vormageninhalts bei schwerer ulzeröser Ruminitis nach Pansenazidose.

Pathogenese: Normalerweise, d. h. bei ausgewogener wiederkäuergemäßer Ration, werden die dem

Futter i. d. R. anhaftenden Erd-, Schmutz- und Fäulnisbakterien sowie Pilze durch die vormagentypische (Antibiotika produzierende?) Pansenflora und das von dieser »gesteuerte« Milieu (pH, Redoxpotential etc.) an einer überschießenden Vermehrung gehemmt. E.-coli-Keime gehören – in mäßiger Zahl – sogar zur physiologischen Mikrobenpopulation, da sie für die Ausnutzung von Nitraten und Nitriten von Bedeutung sind. Wenn Fäulnisbakterien (der Coli-Proteus-Gruppe) aber günstige Wachstumsbedingungen finden (hoher pH-Wert und hoher Eiweißgehalt) oder wiederholt in großer Zahl in den Pansen gelangen, nehmen sie überhand und führen zu fauliger Zersetzung der Ingesta. Fettsäurengärung und Vitaminsynthese werden unterdrückt und statt dessen toxische Abbauprodukte gebildet.

Symptome, Verlauf: Das klinische Bild ist unterschiedlich. Manchmal äußert sich die ruminale Dysbakterie lediglich in vermindertem oder wechselhaftem Appetit sowie im Rückgang der Tagesmilchleistung und des prozentualen Milchfettgehaltes. In anderen Fällen besteht eine ausgeprägte Indigestion mit herabgesetzten Pansenbewegungen, rezidivierender, teils mit Schaumbildung einhergehender Tympanie, intermittierendem Durchfall, Apathie und Intoxikationserscheinungen (Kreislauf- und Leberbeteiligung). Ferner wurden Paresen, Krämpfe (Kolik) und Festliegen beobachtet; ohne rechtzeitige Behandlung können die intoxikativen Komplikationen zum Tode führen. Als seltenere Begleiterscheinungen sind Gelenkaffektionen und Hautausschläge sowie bei Vatertieren schlechte Spermaqualität beschrieben worden. Wiederholt wurden mit der »Pansenfäulnis« gehäuftes Auftreten von E.-coli- oder Klebsiellen-Mastitiden (nach Verfütterung klebsiellenhaltiger Maische), Nachgeburtsverhaltung, Endometritis und Konzeptionsstörungen in Verbindung gebracht. Per Sonde abgesaugte *Pansensaftproben* zeigen in ausgeprägten Fällen folgende grobsinnlich feststellbare Veränderungen: schwarzgrüne Farbe, wäßrige bis schaumige Konsistenz, fäkaler Geruch, pH-Wert > 7,0, Infusoriengehalt deutlich reduziert, Gesamtazidität < 25 Klin. Einheiten. Die Gesamtmenge flüchtiger Fettsäuren ist vergleichsweise gering, der Ammoniakgehalt erhöht.

Diagnose, Differentialdiagnose: In charakteristischen Fällen genügt schon die grobsinnliche Untersuchung einer Pansensaftprobe, um das Leiden zu diagnostizieren. Weitere Anhaltspunkte geben die Fütterungsanamnese und die Beurteilung von Futtermittelqualität und -lagerung sowie der Tränke. Bei unklarem Befund sind weiterführende Pansensaft- und Futteranalysen sowie mikrobiologische Untersuchungen einzuleiten. *Differentialdiagnostisch* kommen Pansenalkalose, Inaktivität der Vormagenflora und -fauna sowie Passagestörungen in Betracht.

Behandlung, Prophylaxe: Bei geringgradiger Dysbakterie sind die gleichen Behandlungsmaßnahmen wie bei Pansenalkalose angezeigt. Die früher zur Therapie mittelgradiger Erkrankungen empfohlene intraruminale Verabreichung von Chlortetracyclin (1–2 Tage je 10 g pro erwachsenes Rind) oder einer anderen keimhemmenden Substanz kommt heute wegen der damit verbundenen »Wartezeiten« nur noch ausnahmsweise in Betracht. Anschließend muß der Patient unbedingt mehrmals Pansensaft gesunder Rinder erhalten, um wieder eine physiologische Flora und Fauna zu etablieren. Statt Keimhemmung kann versucht werden, die Toxine durch intraruminale Applikation von Aktivkohle (etwa 1–2 kg pro erwachsenes Rind) zu binden und dadurch das Pansenmilieu zu verbessern. Bei hochgradiger akuter oder fortgeschrittener »Pansenfäulnis« kann, ebenso wie nach Versagen der oralen Therapie, das vollständige Ausräumen von Haube und Pansen und Ersatz des verdorbenen Inhalts gemäß den Angaben in Kapitel 6.6.5, 6.6.8 lebensrettend sein. Um derartige Indigestionen zu vermeiden, sollten kontaminierte Futtermittel aus der Ration eliminiert oder – bei nur geringgradiger Verderbnis – mit unbedenklichen Partien verschnitten und durch gutes Heu ergänzt werden.

6.6.11 Akute Laktazidose des Hauben-Panseninhalts

Definition: Akute Übersäuerung des Vormageninhalts (»Pansenazidose«) infolge überschießender Bildung von L(+)- und D(–)Milchsäure mit Absinken des pH-Wertes im Pansensaft auf annähernd 5,0 oder darunter *(Lactacidosis acuta ingestorum ruminis)*. Je nach Ausmaß und Dauer der Milchsäureproduktion variiert das Krankheitsbild von vorübergehender Inappetenz bis zu schweren gastro-intestinalen Erscheinungen mit hochgradiger Beeinträchtigung des Allgemeinbefindens. *Andere, teils alte Bezeichnungen:* Rübenblattintoxikation, Schrotvergiftung, Äpfelvergiftung, grain engorgement, rumen overload, rumen lactic acidosis u. a.

Grundzüge der pH-Regulation im Pansen: Der pH-Wert der flüssigen Panseningesta schwankt je nach Zusammensetzung der Ration bereits unter physiologischen Bedingungen in einem verhältnismäßig weiten Bereich, nämlich von etwa 5,5–7,0. Während der durch den Futterverzehr induzierten Fettsäurengärung sinkt der pH-Wert, erreicht binnen 2–4 h seinen Tiefstpunkt und steigt danach bis zur folgenden Mahlzeit wieder an. Die Schwankungsbreite während

Übersicht 6-11 Regulationsvorgänge zur Einstellung des pH-Wertes im Pansen bei Rationen mit hoher Energiedichte (FFS = Flüchtige Fettsäuren)

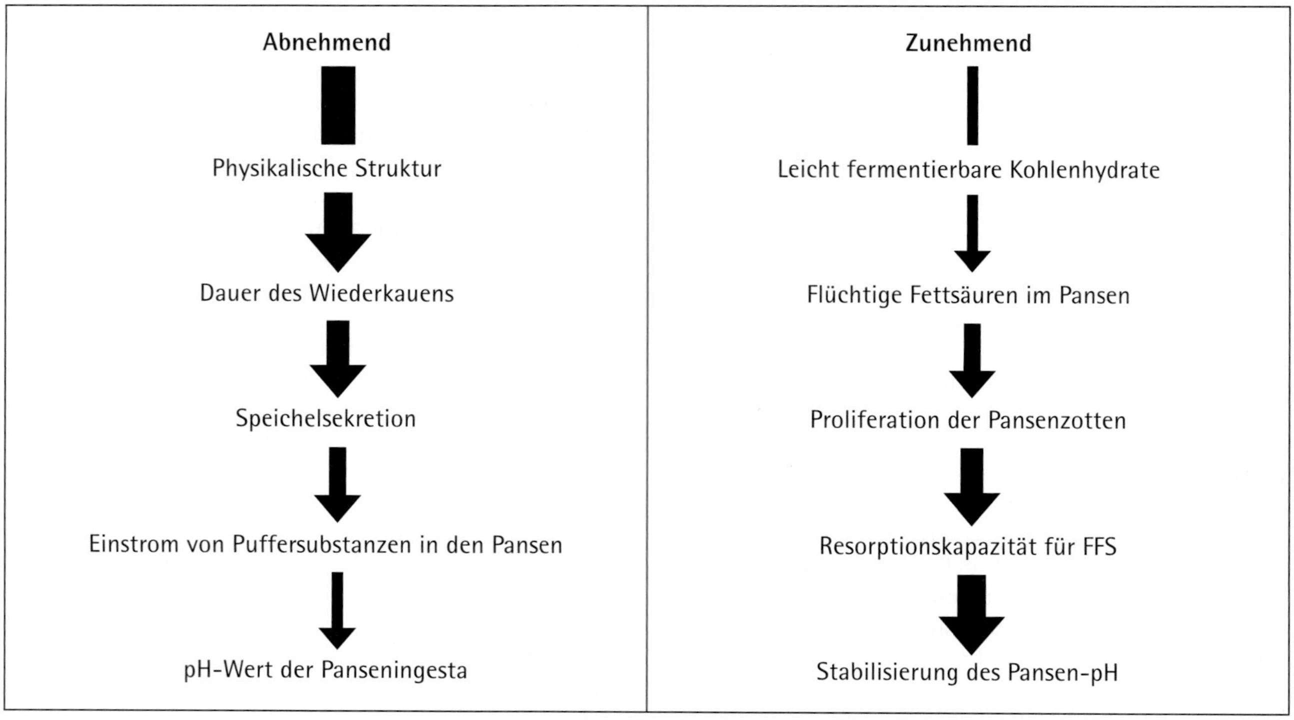

Haupt- und Nachgärung und das daraus resultierende pH-Plateau werden wesentlich vom Gehalt der Ration an leicht- und an schwerverdaulichen, d. h. gut strukturierten Kohlenhydraten bestimmt. Die Regulationsmechanismen für die Azidität des Vormageninhaltes sind darauf ausgerichtet, jeweils das pH-Plateau einzustellen, das für den mikrobiellen Aufschluß der Nahrung das günstigste ist (hohes bei zellulosereichem und tiefes bei stärke-/zuckerreichem Futter). Die wichtigsten Faktoren für die Einstellung des pH sind:

- die pro Zeiteinheit gebildete Säurenmenge,
- die Höhe des puffernden Speichelflusses ($NaHCO_3$, Na_2HPO_4; am höchsten beim Wiederkauen),
- die Fettsäurenresorption (steigt mit sinkendem pH-Wert sowie mit Vergrößerung der Resorptionsfläche),
- die Verdünnungsrate und die Passagegeschwindigkeit der Ingesta.

So ergeben sich bei Rationen mit hohem Anteil an leichtfermentierbaren Kohlenhydraten die in Übersicht 6-11 dargestellten Regulationsketten: Mit steigender Energiedichte und gleichzeitig abnehmendem Anteil an Strukturfutter in der Ration vermindert sich die Speichelsekretion und damit der Zufluß von Puffersubstanzen in den Pansen → der pH-Wert sinkt in einen günstigen Bereich für die amylo- und saccharolytische Flora. Die Vormagenflora gerät jedoch mit Absinken des pH in den Bereich zwischen 5,5 und 5,0 mehr und mehr in einen labilen Zustand, so daß schon kleine Aziditätsschwankungen den Anstoß zur Vermehrung von Milchsäurebildnern geben können. In diesem kritischen Bereich hängt die Stabilisierung des pH wesentlich von der Resorptionskapazität der Vormagenschleimhaut für niedere Fettsäuren ab. Mit steigenden Konzentrationen von Butter- und Propionsäure setzen an der Vormagenmukosa massive Proliferationsvorgänge ein, durch die ihre Oberfläche und damit ihre Resorptionskapazität für niedere Fettsäuren erheblich vergrößert wird. Um eine »niedrige« Schleimhaut schrittweise an ein konzentratreiches Futter zu adaptieren, d. h., einen hohen Proliferationszustand herbeizuführen, bedarf es eines Zeitraumes von 4–5 Wochen.

■ **Vorkommen:** Die hier beschriebene Form der akuten Pansenazidose bei Rindern mit vollentwickelter Vormagenfunktion kommt auch bei kleinen Hauswiederkäuern vor und ist zudem bei verschiedenen Wildspezies beobachtet worden. Sie tritt sporadisch oder auch als Herdenkrankheit auf. Bestandsprobleme ergeben sich v. a. bei Rindermast auf Getreidebasis (z. B. in den »feedlots« der USA) sowie bei Verfütterung von Zuckerrohr und dessen Nebenprodukten (Mittel- und Südamerika, Cuba), ferner regional in Zuckerrübenanbaugebieten während der Ernteperiode (Rübenblatt mit -köpfen, Rübenspitzen, Nebenerzeugnisse). Erhöht gefährdet sind Rinder, die bislang gehaltloses Rauhfutter erhalten haben und plötzlich auf konzentratreiche Ration umgestellt werden. Das Leiden hat, insgesamt gesehen, große wirtschaftliche Bedeutung.

Ursache: Ausgelöst wird die Pansenazidose durch »übermäßigen« Verzehr von Futtermitteln bzw. -rationen mit hohem Gehalt an Stärke oder/und Zucker bei gleichzeitg geringer physikalischer Struktur. In Frage kommen: Getreideschrote, Zuckerrüben sowie deren Blätter samt Rübenköpfen, Nebenerzeugnisse der Zuckerherstellung (Rübenschnitzel, Melasse), Kartoffeln und Kartoffelschalen, Maisschrot, Reis, verschiedene Obstarten, Brot und andere Bäckereiabfälle. Bei sporadischen Krankheitsfällen wird meistens berichtet, daß sich das Tier kürzlich freien Zugang zu einem der genannten Futtermittel verschafft und daran überfressen habe. Bestandsweise gehäufte Erkrankungen können aus folgenden Anlässen auftreten:

- abruptes Umstellen der Herde von der Grasweide auf Zuckerrübenblatt mit -köpfen;
- sprunghaftes Erhöhen oder zu schnelle schrittweise Steigerung des Konzentratanteiles der Ration;
- große Pausen zwischen Kraft- und Strukturfutteraufnahme oder abrupte Reduktion der Strukturfuttermenge;
- Ausbrechen der Tiere aus der Weide in ein Mais- oder Zuckerrübenfeld;
- klimatische Beeinflussung der Futteraufnahme z. B. durch sehr hohe oder sehr niedrige Temperaturen oder krassen Wetterwechsel.

In neuerer Zeit spielen auch Störungen der computergesteuerten Kraftfutterzuteilung bzw. damit zusammenhängende Fütterungsfehler eine Rolle, wenn z. B., wie geschehen, infolge eines technischen Defektes das Zehnfache der vorgesehenen Kraftfuttermenge ausgeworfen wird. In einem anderen Fall wurde das von den laktierenden Kühen abgerufene Kraftfutter wegen hoher Außentemperaturen nur z. T. aufgenommen und statt dessen von den in der Herde mitlaufenden Färsen und hochträchtigen Kühen verzehrt.

Zu beachten ist, daß von akuter Pansenübersäuerung nicht nur Rinder betroffen werden, die noch nicht an energiereiches Futter gewöhnt sind und davon plötzlich eine große Menge verzehren; es können auch Tiere erkranken, die schon länger intensiv gefüttert wurden. Bei ihnen vermögen bereits kleine Schwankungen der Futteraufnahme Pansenazidose auszulösen. Die Vormagenflora solcher Tiere befindet sich nämlich in labilem Gleichgewicht, so daß schon kleine Anstöße genügen, um die Proliferation der Milchsäurebildner zu induzieren. Dabei sind noch folgende, teils individuelle Einflußfaktoren von Bedeutung:

- die Fütterungsfrequenz,
- der Adaptationsgrad der Pansenschleimhaut,
- der Adaptationsgrad der Vormagenflora und -fauna,
- die Wasserversorgung und -aufnahme,
- die produzierte Speichelmenge,
- die Passagegeschwindigkeit der Ingesta,
- die Anpassung von intermediärem Flüssigkeits- und Säure-Basen-Haushalt und weitere.

Pathogenese (Übersicht 6-12): Mit schrittweise oder plötzlich steigender Aufnahme von leichtfermentierbaren Kohlenhydraten und gleichzeitig sinkendem pH-Wert wird im Pansen neben den flüchtigen Fettsäuren in vermehrtem Maße Milchsäure gebildet. Letztere wird zunächst teilweise zu Propionsäure umgesetzt. Zugleich verschiebt sich die Zusammensetzung der Vormagenflora und -fauna. Während bei einer ausbalancierten Heu-Kraftfutter-Ration gramnegative Mikroorganismen dominieren, vermehren sich in der ersten Phase der Indigestion grampositive, Milchsäure produzierende Kokken. Durch die damit einhergehende pH-Wert-Senkung wird offensichtlich ein günstiges Milieu für die mit zunehmender Säuerung auftretende grampositive Kurz- und Langstäbchenflora – homo- und heterofermentative Laktobazillen – geschaffen. Die gramnegative Flora wird gleichzeitig stark dezimiert, und bei pH 5,0 verschwindet auch die Protozoenpopulation. Die Fermentationsprozesse im Pansen verschieben sich damit zur Milchsäuregärung, und der pH-Wert der Pansenflüssigkeit sinkt unter 5,0, manchmal sogar unter 4,0.

Die Milchsäurekonzentration steigt bis über 100 mmol/l, im Extremfall bis über 300 mmol/l, wobei L(+)- und D(–)Milchsäure gebildet werden. Beide Isomere sind physiologische Pansenmetabolite und selbst bei rauhfutterreicher Kost im Panseninhalt nachweisbar. Sie entstehen (in Abhängigkeit vom Futter) in stark variierendem Verhältnis, jedoch erhöht sich der D(–)Anteil im Zuge der Azidose von 20% bei pH 6,0 auf etwa 50% bei pH 5,0. Das ist insofern von klinischer Bedeutung, als D(-)Milchsäure im Körperstoffwechsel in wesentlich geringerem Maße und dementsprechend langsamer umgesetzt wird als das L(+)Isomer; ihre Eliminierung geschieht zur Hauptsache über die renale Exkretion. L(+)Laktat scheint vornehmlich von Str. bovis, das D(–)Isomer hauptsächlich von den Laktobazillen produziert zu werden; bei pH-Werten unter 6,0 können aber zusätzlich zu den obligaten Milchsäurebildnern noch andere Spezies auf Laktatsynthese »umschalten«. Nach einmaliger Überladung mit leichtverdaulichen Kohlenhydraten wird, je nach Art und Menge des auslösenden Futters, die höchste Milchsäurekonzentration bzw. -produktion nach etwa 12–24 h, mitunter aber auch schon früher oder erst später erreicht.

Übersicht 6-12 Pathogenese der akuten Pansenazidose und ihrer Folgen

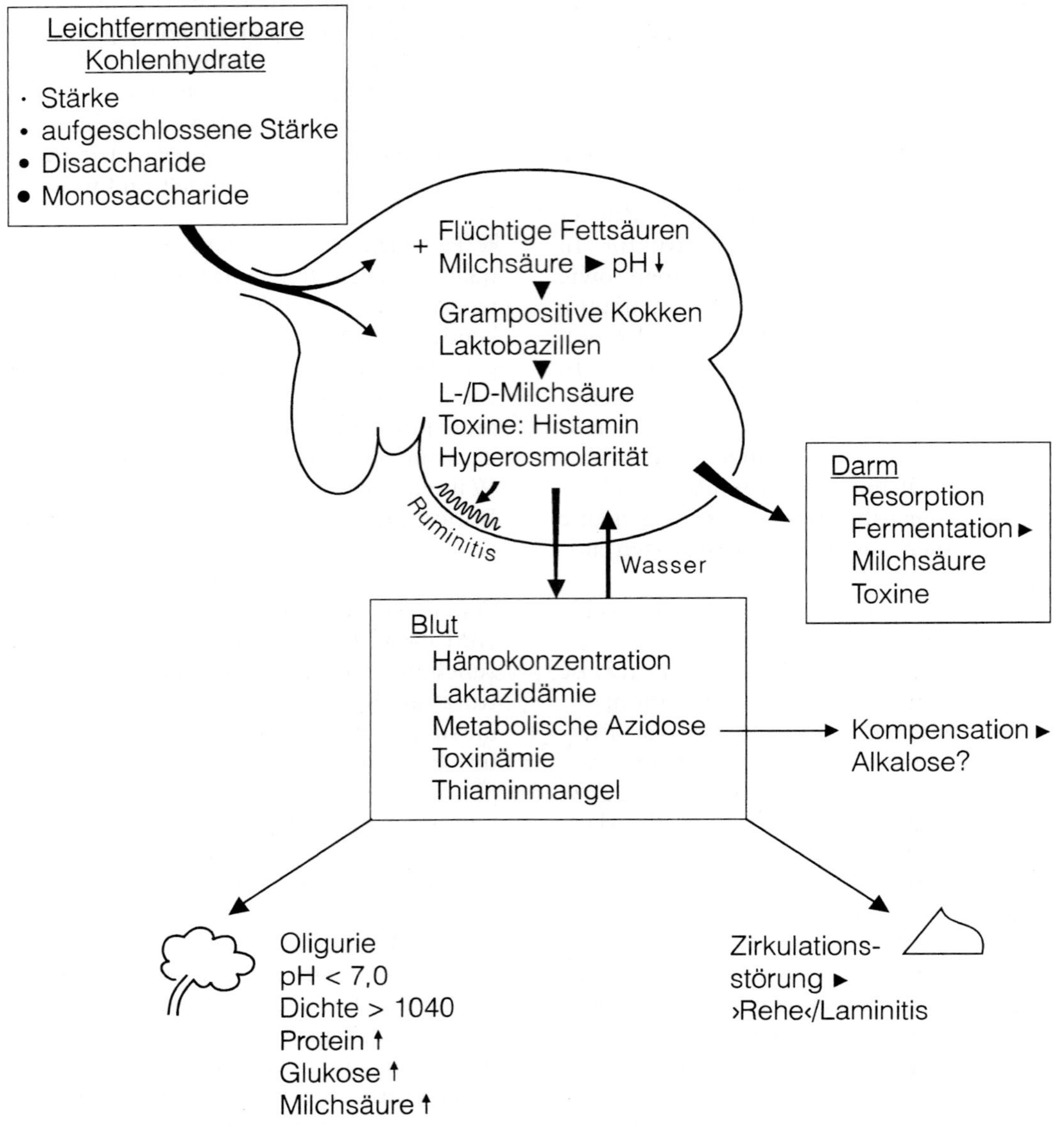

Die weitere Krankheitsentwicklung wird einerseits durch die vom azidotischen Hauben-Panseninhalt ausgehenden lokalen Schadwirkungen, zum anderen durch die resorptiven Folgen bestimmt: Aufgrund der Überschwemmung mit Säuren steigt der osmotische Druck im Vormageninhalt weit über die Norm, gleichzeitig geht aber die puffernde Speichelproduktion deutlich zurück. Einige Tiere trinken zwar (zum Ausgleich) vermehrt Wasser, häufig ist die Tränkeaufnahme jedoch ebenfalls eingeschränkt. Der Organismus versucht, der ruminalen Hyperazidität zu begegnen, indem via Pansenmukosa Körperwasser abgezogen wird. Der Vormageninhalt wird dadurch zunehmend flüssiger. Die Folgen sind Hämokonzentration, Exsikkose, Oligurie bis Anurie und Urämie. Zusätzlich bedingt die schon frühzeitig einsetzende gastro-intestinale Resorption der Milchsäure und anderer toxischer Abbauprodukte gravierende Veränderungen der Blutzusammensetzung, des Intermediärstoffwechsels und der Organfunktionen: zunehmende Blutspiegel an Laktat, Pyruvat, Glukose; Verschiebung der Säure-Basen-Parameter in Richtung metabolische Azidose; erhöhte Konzentrationen von Gesamteiweiß, anorganischem Phosphat und Serumenzymen; abnehmende Plasmagehalte an Kalzium, Magnesium und Chlorid bei schwankenden Kaliumwerten; Absinken des Thiamin-Blutspiegels; Toxinämie sowie degenerative und entzündliche Veränderungen an den parenchymatösen Organen.

An örtlichen Veränderungen zeigt sich alsbald eine

diffuse, vornehmlich den ventralen Pansensack erfassende Retikuloruminitis. Sie ist wahrscheinlich zur Hauptsache auf die ätzende Wirkung der hier in außergewöhnlich hoher Konzentration angesammelten Milchsäure zurückzuführen. Darüber hinaus kann es zur Ödembildung in der Submukosa mit Ablösung ganzer Schleimhautareale kommen, wofür vermutlich der hohe osmotische Druck verantwortlich zu machen ist.

Mit Absterben der gramnegativen Bakterien werden im Pansen erhebliche Mengen an Endotoxinen (Lipopolysaccharide) freigesetzt, außerdem sind erhöhte Konzentrationen von Histamin, Tryptamin und Tyramin nachweisbar. Der im Verein mit der Laktazidämie auftretende Anstieg der Blut-Histaminkonzentration wird für die bei Azidose-Patienten oft zu beobachtende »Klauenrehe«/Laminitis (Kap. 9.14.8) verantwortlich gemacht; sie beruht auf einer Störung der Mikrozirkulation in der Lederhaut. Schließlich gelangen übersäuerte Hauben-Panseningesta in den Darmtrakt und rufen auch dort eine massive Schleimhautentzündung hervor. Noch unverdaute Stärke wird im Dickdarm ebenfalls zu Milchsäure vergoren und letztere vom Darm aus resorbiert.

■ **Symptome:** Das klinische Bild der Pansenazidose ist je nach dem Grad der Übersäuerung, den daraus resultierenden örtlichen und resorptiven Auswirkungen und dem Stadium der Erkrankung verschieden:

➤ In *leichten Fällen* zeigen die Tiere vorübergehend Inappetenz, in der Intensität, mitunter auch in der Frequenz verminderte Pansenbewegungen sowie einen grau-grün gefärbten, pastösen bis suppigen Kot. Sein pH liegt meist unter 7,0. Bei Kühen ist die Tagesmilchleistung reduziert.

➤ Bei *schweren Erkrankungen* entwickelt sich binnen 12–24 h nach der azidoseauslösenden Überfütterung eine ausgeprägte Indigestion mit erheblicher Störung des Allgemeinbefindens. Solche Patienten verweigern das Futter, nehmen meist nur wenig (seltener vermehrt) Wasser auf und erscheinen träge bis apathisch; sie neigen zum Niederlegen, stöhnen und knirschen mit den Zähnen, die Milchsekretion versiegt. In stürmischer verlaufenden Fällen zeigen sich Unruhe, Muskelzittern, schmerzhaftes Anziehen der Gliedmaßen oder auch Kolikerscheinungen wie Schlagen mit den Hinterbeinen nach dem Leib, Schweißausbruch, Drängen auf den Kot, Niederwerfen und Wälzen sowie schwere Diarrhoe mit gelbgrünen, wäßrig-schaumigen, nicht selten Blut enthaltenden Ausscheidungen; der Harnabsatz ist merklich reduziert. Herzfrequenz > 100 Schläge/min, Herztöne pochend, Schleimhäute verwaschen rot, Episkleralgefäße injiziert, Atemfrequenz meist erhöht. Die Körpertemperatur kann im Normalbereich bleiben oder auch bis 40 °C steigen. Die Vormagenmotorik ist stark herabgesetzt oder ruht gänzlich; mitunter besteht leichte Tympanie. Hat das Tier von dem krankmachenden Futter größere Mengen aufgenommen, so läßt sich bei der Pansenpalpation anfangs noch fester Inhalt ertasten; später wird an der weich schwappenden Bauchwand die Verflüssigung der Vormageningesta erkennbar. Schwing- und Perkussionsauskultation ergeben dann leise Plätscher- und Klingelgeräusche. Ähnliche Auskultationsbefunde können auch an der rechten Bauchwand erhoben werden, stammen jedoch hier aus den mit Flüssigkeit gefüllten Därmen. In der Bewegung zeigen die Patienten unsicheren, schwankenden Gang, nicht selten auch rehebedingte Klauenlahmheit, manche liegen fest. Im Harn sind außer den in Übersicht 6-12 genannten Veränderungen gelegentlich auch Bilirubin, Ketonkörper, Blasen- und Nierenepithelien sowie Leukozyten festzustellen.

➤ Die *am schwersten betroffenen Patienten* kommen nach raschem Durchlaufen der zuvor geschilderten Krankheitsphase zum Festliegen, wobei sie oft eine »milchfieberähnliche« Haltung einnehmen (Abb. 6-73). Sie sind apathisch, später komatös, haben eingesunkene Augen und kühle Haut, deren Turgor infolge Dehydratation stark herabgesetzt ist; der Kreislauf ist hochgradig in Mitleidenschaft gezogen: Herzfrequenz > 120/min, Herztöne kaum noch getrennt, Atmung frequent und intensiviert. Ihre Körpertemperatur hält sich zunächst noch im normalen oder erhöhten Bereich, fällt aber in der Agonie auf hypotherme Werte. Ohne Behandlung können sie binnen 12 h verenden.

■ **Verlauf, Folgeschäden:** In leichten Fällen kann mit Hilfe der körpereigenen Regulations- bzw. Kompensationseinrichtungen (s. o.) innerhalb von 2–3 Tagen Selbstheilung eintreten, ohne daß nachteilige Folgen zurückbleiben. Bei den schwerer erkrankten Patienten entscheiden Zeitpunkt und Art der Behandlung über den weiteren Verlauf. Davon hängt es ab, in welchem Umfang sich die Hauben-Pansenmukosa ent-

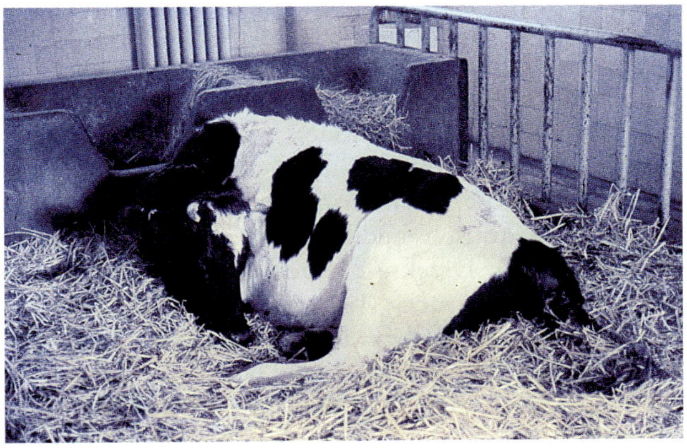

Abbildung 6-73 Infolge hochgradiger akuter Pansenazidose festliegende Kuh

zündet und ob ausgedehnte tiefgreifende Schleimhautdefekte entstehen. In schwer geschädigten Bezirken siedeln sich häufig Nekroseerreger wie Fusiformis necrophorum und/oder Pilze (z. B. Mucor-Arten) an, so daß sich daraus eine chronisch-ulzerierende Ruminitis (Abb. 6-74 bis 6-76) entwickelt. Sie ist i. d. R. mit anhaltender Indigestion und rezidivierender Tympanie verbunden. Eine weitere, den Krankheitsverlauf gravierend beeinflussende Begleitkrankheit ist die akute Klauenrehe. In ihrem Gefolge kann es zu Dekubitus und zum chronischen Ausschuhen kommen. Außerdem sind als resorptive Komplikationen zu nennen: parenchymatöse Herzmuskel-, Leber- und Nierenschäden, nekrobazilläre Leberabszesse, Früh- und Totgeburten, Nachgeburtsverhaltung, Blinddarmdilatation und -drehung, Polyarthritis und weitere.

■ **Sektionsbefund:** Bei Heranziehung des Vormageninhalts verendeter Rinder zur postmortalen Diagnostik sind die seit dem Verenden verflossene Zeit und die Lagerungstemperatur zu berücksichtigen. Unter für die Vormagenmikroben günstigen Bedingungen kann nämlich eine Nachgärung eintreten, durch welche die Aziditätsparameter unterschiedlich beeinflußt werden. Ob eine Azidose vorgelegen hat, läßt sich jedoch schnell und sicher klären, wenn alsbald nach dem Tod der Pansen punktiert und anhand eines nach GRAM gefärbten Pansensaftausstrichs geprüft wird, ob die grampositive Flora dominiert (Abb. 6-77). Ansonsten können die bereits beschriebenen Pansensaftveränderungen sowie eine Anhäufung von noch unverdautem potentiell gefährlichem Futter im Pansen Hinweise geben.

➤ Eindrucksvolle makroskopische Veränderungen weist gewöhnlich die *Pansenschleimhaut* auf: in der Anfangsphase diffuse Hyperämie, Ödematisierung der Zotten und schleimiger Belag, später Blutungen, Epithelverlust und umschriebene Nekrosen (s. Abb. 6-74), zuletzt mitunter großflächige Schleimhautablösungen (s. Abb. 6-76) und tiefgreifende Entzündung. Haube und Psalter werden in die Entzündungsprozesse einbezogen. Die sich nicht selten anschließende chronische Ruminitis (s. Abb. 6-75) kennzeichnen oberflächliche und tiefreichende Ulzerationen mit abgestorbenen infizierten Gewebepfröpfen und -platten neben grauweißen, in Reepithelisierung befindlichen Zonen, mitunter mykotisch bedingte Veränderungen; nach Abheilung der Defekte bleiben glatte, pigmentfreie Narbenbezirke zurück. *Weitere makroskopische Befunde:* Abomasoenteritis, Leber- und Nierenschwellung, hämorrhagische Entzündung der Harnblase, Blutungen unter Epi- und Endokard und mürbe Konsistenz des Herzmuskels sowie zerebrale Kongestion. Ferner können in chronischen Fällen nekrobazilläre Leberabszesse und nephrotische Veränderungen vorliegen.

➤ An *histologischen Veränderungen* zeigen sich an der *Pansenschleimhaut* Epithelnekrosen, Bläschenbildung und leukozytäre Infiltration im Stratum spinosum, Ödematisierung, entzündliche Zelleinwanderung sowie entzündliches Exsudat und Gefäßthromben in der Submukosa, ferner bis in die Submukosa reichende bakterielle Besiedelung. Die chronische Ruminitis ist gekennzeichnet durch auffällige Epithelverdickungen im Str. corneum und spinosum, regenerierende Zotten, granulierendes Gewebe in der Submukosa, das eosinophile Granulozyten, Lymphozyten und mononukleäre Makrophagen und oft auch vielkernige Riesenzellen enthält. Die *Leber* weist im akuten Stadium fein- bis grobtropfige Verfettung und vereinzelt miliare Nekrosen auf; in den *Nieren* finden sich anfangs hyalinisierte Glomeruli, später entzündliche und degenerative Veränderungen. In fast allen Organen ließen sich in der Endstrombahn der Gefäße Mikrothromben nachweisen, die als Zeichen einer *disseminierten intravasalen Gerinnung* im Sinne einer Verbrauchskoagulopathie zu interpretieren sind.

■ **Diagnose:** Sie stützt sich auf den Vorbericht (Fütterungsanamnese), die klinischen Erscheinungen und die Pansensaftuntersuchung. Die per Sonde abgesaugte *Pansensaftprobe* ist dünnflüssig, hat eine milchiggraue Farbe und stechend sauren Geruch; Gasbildung sowie Flotation und Sedimentation von festen Partikeln fehlen meist (Abb. 6-78). Die Reduktionszeit für Methylenblau kann zu Beginn im Normalbereich liegen (< 5 min), später ist sie stark verlängert (> 10 min). Bei der Messung des pH-Wertes ist zum einen der Zeitpunkt der Entnahme nach Krankheitsbeginn zu berücksichtigen, da der pH der Pansenflüssigkeit in der fortgeschrittenen Phase durch Speichelzufluß, Wasseraufnahme, Einströmen von Körperwasser und Säureresorption wieder auf Werte über 6,0 ansteigen kann. Zum anderen kann Zufluß von Speichel während der Entnahme eine Rolle spielen. Ausschlaggebend sind daher die genannten grobsinnlich feststellbaren Veränderungen. Weitere Pansensaftbefunde: Fehlen von Infusorien, im Ausstrich dominierend grampositive Kokken und Stäbchen (s. Abb. 6-77), mitunter vereinzelte Pansenepithelien, Glukosegärprobe negativ, Nitritreduktion stark verzögert. Harn- und Kot-pH liegen im sauren Bereich.

■ **Differentialdiagnose:** Sofern *Kolik* besteht, werden oft *Ileuszustände* vermutet (Kap. 6.10.1). Diese Leiden können aber anhand der Pansensaftveränderungen und des Fehlens entsprechender Bauchhöhlenbefunde bei der rektalen Exploration ausgeschlossen werden. Bei p. p. festliegenden Tieren sind *Hypokalzämische Gebärlähmung*, *Leberkoma* und *Ketose* zu berücksichtigen. Primär alimentäre Indigestionen anderer Ätiolo-

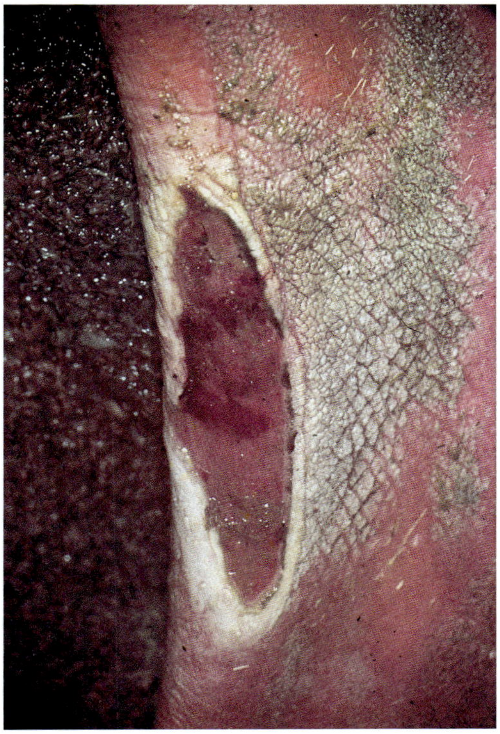
Abb. 6-74

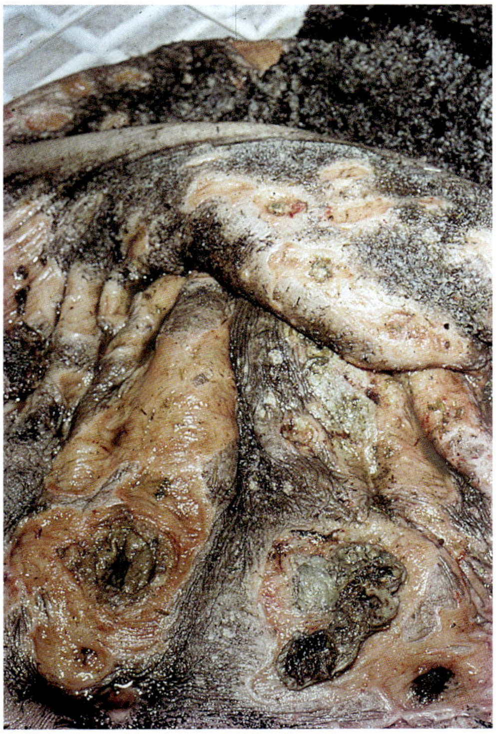
Abb. 6-75

Abbildung 6-74 Umschriebene Nekrose der Pansenschleimhaut am hinteren Pansenpfeiler; intensive entzündliche Rötung der umgebenden Schleimhaut als Zeichen der bestehenden Ruminitis (Ruminotomiebefund in vivo)
Abbildung 6-75 Ruminitis chronica mit tiefreichenden Ulzerationen und Nekrosen neben zottenfreien, in Reepithelisierung befindlichen Flächen (Sektionsbefund)
Abbildung 6-76 Fast vollständige Ablösung der Schleimhaut des ventralen Pansensackes bei einer Kuh mit akuter Laktazidose (Ruminotomiebefund, Ansicht von der Epithelseite her)
Abbildung 6-77 Pansensaftausstrich bei akuter Laktazidose des Vormageninhalts (GRAM-Färbung, 1500fache Vergrößerung): gramnegative Flora weitgehend von grampositiven Stäbchenbakterien überwuchert
Abbildung 6-78 Pansensaft bei akuter Laktazidose (milchiggraubrauner Farbe, säuerlicher Geruch, fehlende Flotation fester Partikel)

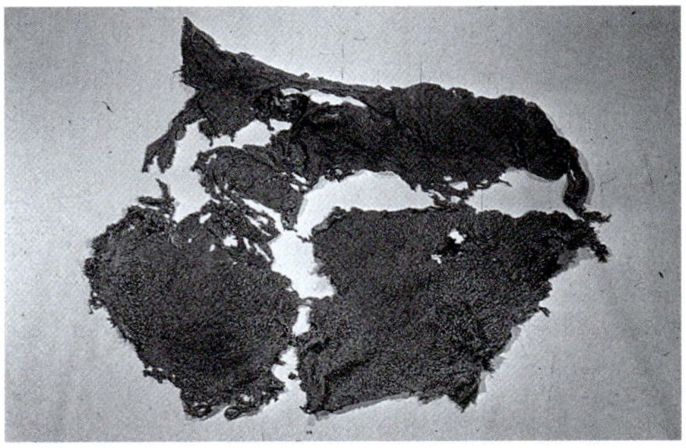
Abb. 6-76

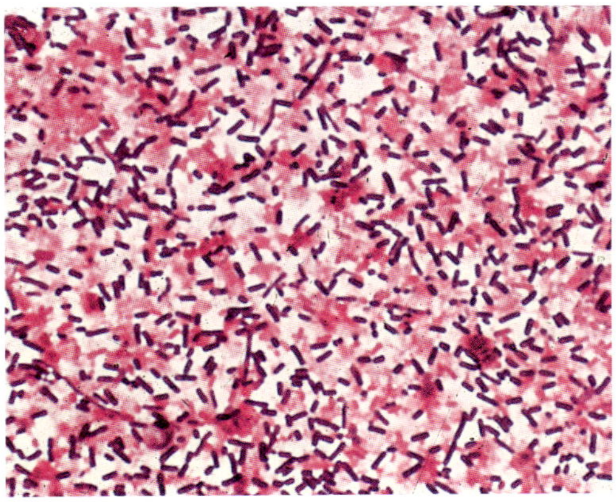
Abb. 6-77

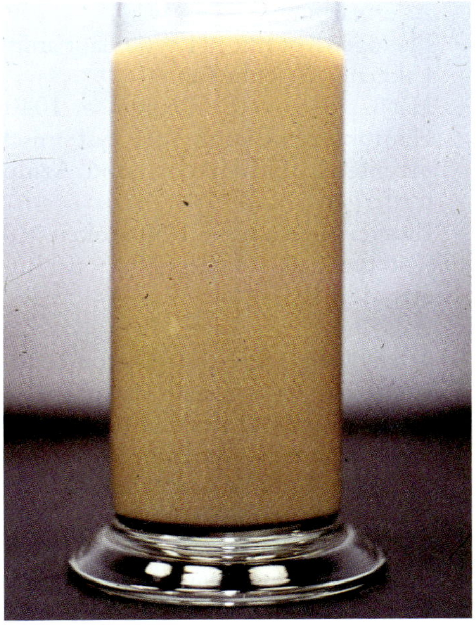
Abb. 6-78

gie lassen sich ebenfalls mittels Fütterungsanamnese und Pansensaftuntersuchung abtrennen.

■ **Beurteilung:** Wegen der Gefahr komplikativer Folgen sind alle mittelgradigen und schweren Fälle von akuter Pansenazidose prognostisch vorsichtig zu beurteilen; die Heilungsaussichten werden weitgehend von Zeitpunkt und Art der Behandlung bestimmt. Aber selbst bei frühzeitiger intensiver Therapie bessern sich Allgemeinzustand und Milchleistung mitunter nur langsam. Bei festliegenden Tieren mit hochgradiger Allgemeinstörung hängt es vom Kreislaufbefund ab, ob ein Therapieversuch noch angezeigt ist; wenn solche Patienten nicht binnen 12 h aufstehen und sich das Allgemeinbefinden nicht wesentlich bessert, ist im allgemeinen eine ungünstige Prognose zu stellen. Letzteres gilt auch, wenn bei endoruminaler Exploration großflächige Ablösungen und Nekrosen der Schleimhaut festzustellen sind; das Vorliegen kleinerer Defekte schließt dagegen die völlige Wiederherstellung des Patienten nicht aus. Ansonsten sind bei der Beurteilung der Heilungsaussichten sowie hinsichtlich der einzuleitenden Behandlung folgende Befunde zu berücksichtigen:

– Art des ursächlichen Futters: Mono-/Disaccharide werden sehr schnell vergoren, so daß es zu einer »sturzbachartigen« Überschwemmung des Organismus mit Milchsäure kommen kann; im Vergleich dazu verläuft die Stärkegärung langsamer.
– Erkrankung nach einmaligem Überfressen oder nach schrittweise steigender Aufnahme des fraglichen Futters? Im erstgenannten Fall kann sich im Pansen noch unvergorenes Futter befinden und via Ruminotomie entfernen lassen.
– Wasseraufnahme (wie oft, wieviel)? Ist Herabsetzung von Säurekonzentration/osmotischem Druck zu erwarten?
– Flüssiger Kot mit pH < 6,0 läßt auf vollentwickelte Laktazidose schließen.
– Harn-pH < 6,0, -Dichte > 1040 sprechen für Hämokonzentration und systemische Azidose → parenterale Flüssigkeits- und Azidosetherapie erforderlich.
– Blutveränderungen: Hämatokrit > 40 %, Basendefizit mehr als –8 mmol/l → parenterale Therapie erforderlich.

■ **Behandlung:** Die Schwierigkeit bei der Auswahl der Therapie besteht einerseits darin, daß von Fall zu Fall große Unterschiede in Grad und Stadium der Azidose bestehen und sich zum anderen der Verlauf bei den in der Anfangsphase befindlichen oder nur leicht erkrankten Patienten nur schwer vorhersehen läßt. Einige Hinweise können die oben aufgeführten Befunde geben.
➤ Die *Behandlungsmaßnahmen* richten sich – je nach vorliegender Situation – auf folgende *Ziele*:
➤➤ Entfernen des vergorenen Vormageninhalts,
➤➤ Hemmen der Milchsäuregärung/Milchsäurebildner,
➤➤ Verminderung des osmotischen Druckes im Panseninhalt und Anheben des pH-Wertes,
➤➤ Vorbeugen gegen oder Beheben von Hämokonzentration und metabolischer Azidose; Aufrechterhalten der Nierenfunktion,
➤➤ Wiederherstellen des physiologischen Vormagenmilieus inkl. Mikrobenpopulation.
➤ *Leichte Indigestion ohne wesentliche Störung des Allgemeinbefindens*: In diesen Fällen genügt es meistens, das ursächliche Futter abzusetzen oder zu reduzieren und das Strukturfutterangebot zu erhöhen, am besten in Form von gutem Heu. Zur Unterstützung der diätetischen Maßnahmen können Puffersubstanzen (z. B. 50–100 g Natriumbikarbonat oder Kalziumkarbonat 2mal/d/erwachsenes Rind) und Hefepräparate bzw. Bier- oder Bäckerhefe zugefüttert werden. Ferner ist für freien Zugang zu einwandfreiem Wasser zu sorgen. Der Patient muß in kurzen Abständen darauf kontrolliert werden, ob Besserung eintritt oder eine etwaige Verschlechterung intensivere Therapie erfordert.
➤ *Schwere Indigestion mit deutlicher Störung des Allgemeinbefindens*: Um die oben genannten Ziele zu erreichen, sind gewöhnlich wiederholte, dem Einzelfall und dem Verlauf angepaßte, kombinierte orale und parenterale Behandlungen erforderlich.
➤➤ *Vormagenentleerung*: Sofern die Pansenazidose durch einmaliges Überfressen mit großen Futtermengen hervorgerufen wurde und im Pansen noch knetbarer (unverdauter) Inhalt palpiert werden kann, bietet das unverzügliche Ausräumen und Auswaschen des Pansens via *Ruminotomie* gute Erfolgsaussichten. Bei fortgeschrittener Fermentation sind jedoch der mögliche Nutzen – Entfernen der übersäuerten Ingesta und Beurteilung einer etwaigen Ruminitis – gegenüber der mit dem Eingriff verbundenen Belastung des Patienten abzuwägen. Hinsichtlich der an die Pansenentleerung anschließenden Maßnahmen siehe Kapitel 6.6.8, 6.6.12. Alternativ kommt das *Absaugen* oder *Abhebern* der Vormagenflüssigkeit in Verbindung mit *Pansenspülung* in Frage. Hierzu bedient man sich eines der gängigen Sauginstrumente oder einer weitlumigen Gummi- oder Plastiksonde. Mitunter entleeren sich nach dem Einführen der Sonde schon spontan mehrere Liter Vormagenflüssigkeit, in anderen Fällen wird das Rohr jedoch immer wieder mit durchmischtem Mageninhalt verstopft. Dann kann wiederholtes Einfüllen von lauwarmem Wasser (10 l) und anschließendes Absaugen oder Abhebern versucht werden (»Pansenwaschung«). Vor dem Einfüllen großer Wassermengen, bis der Pansen »überläuft«, ist zu warnen (Belastung von Kreislauf und Atmung, Rupturgefahr)!

» *Hemmen der Milchsäureproduktion/Milchsäurebildner*: Über den therapeutischen Effekt von oral verabreichten Antibiotika zur Hemmung der Laktatbildner liegen bereits Mitteilungen aus den Anfängen der Azidoseforschung vor. So wurden anfangs Streptomycinsulfat, Penicillin und v. a. Chlortetracyclin (10–20 g pro erwachsenes Rind in reichlich Wasser) benutzt. Späterhin wurde eine ganze Reihe von Antibiotika in vitro und in vivo auf ihre Wirksamkeit gegen Laktobazillen geprüft. Die orale Antibiotikaanwendung stößt jedoch zum einen auf die damit verbundenen arzneimittelrechtlichen Einschränkungen (Wartezeiten für Milch und Fleisch, Schlachtbarkeit). Zum anderen ist zu bedenken, daß Antibiotika den Verlauf der Pansenübersäuerung nur dann nachhaltig beeinflussen können, wenn sie alsbald nach dem Überfressen gegeben und nach Abklingen der Wirkung (nach 4–6 h) nachdosiert werden; hat die Säureproduktion ihr Maximum überschritten, so können sie nur die »Nachgärung« hemmen. Daher wurden Antibiotika auch kombiniert mit Antazida angewandt, wobei aber letztlich offen bleiben mußte, ob der beobachtete Erfolg beiden Substanzen gemeinsam oder nur einer der Komponenten zuzuschreiben war. In Zukunft ist darauf zu achten, daß – sofern dieser Weg überhaupt noch beschritten wird – nur solche Antibiotika zur Anwendung kommen, welche die laktolytischen Bakterien (Peptostreptococcus elsdenii) schonen. Hierzu zählen z. B. Monensin und Lasalocid. In leichten Azidosefällen kann auch die intraruminale Applikation von Pansenflüssigkeit gesunder Rinder dazu beitragen, die abnorme Flora im Sinne einer mikrobiellen Antibiose zu verdrängen.

» *Verminderung des osmotischen Druckes im Panseninhalt* ist erforderlich, um den bei hoher Milchsäurekonzentration bestehenden »Sog« auf das Körperwasser zu reduzieren und zugleich den chemischen und physikalischen Reiz auf die Pansenschleimhaut einzuschränken. Daher ist zu kontrollieren, ob das Tier noch freiwillig Wasser aufnimmt. Da berichtet wird, daß azidotische Tiere gierig Wasser getrunken haben, bis der Pansen schließlich flüssig überladen war, muß die Tränkeaufnahme ggf. fraktioniert werden. Erwachsenen Rindern, die nicht mehr freiwillig trinken, und das ist nach eigener Erfahrung die Mehrheit der schwer betroffenen Patienten, sollten in den ersten 24 h etwa 40–60 l lauwarmes Wasser per Schlundsonde fraktioniert verabreicht werden.

» *Anheben des pH-Wertes der Panseningesta*: Eine (geringe) Verminderung der H^+-Ionenkonzentration bewirkt bereits die zuvor genannte Verdünnung der Säure mit Wasser. Vor allem kommen dafür aber *Antazida* in Frage, darunter in praxi vornehmlich Natriumbikarbonat, Kalziumkarbonat, Magnesiumkarbonat, ferner Magnesiumoxid, Magnesiumhydroxid und andere. Die Applikation von Antazida hat zum Ziel, H^+-Ionen zu binden und den pH-Wert der Pansenflüssigkeit über 6,0 anzuheben, wodurch die Milchsäureresorption reduziert und den Laktobazillen das pH-Optimum entzogen wird; ferner kann sie (nach Resorption) dazu dienen, die Pufferkapazität des Blutes zu erhöhen. Bei Überdosierung von Antazida besteht die Gefahr, daß die Blutazidose in eine dekompensierte metabolische Alkalose übergeht. Das Risiko ist jedoch gering, wenn die orale Medikation fraktioniert und kontrolliert vorgenommen wird und die renale Regulation (Wasserhaushalt) erhalten bleibt. Je nach Grad und Phase der Erkrankung und pH-Wert des Pansensaftes wird mit Dosen von 0,5–0,75 g Antazidum/kg LM begonnen; nach 4–6 h wird die Entwicklung anhand einer Pansensaftprobe kontrolliert und je nach Befund mit voller (Pansen-pH < 5,0) oder geringerer Dosis nachbehandelt (Übersicht 6-13). Damit das Antazidum in den Pansen gelangt und sich dort gut verteilt, sollte es per Schlundsonde mit reichlich Wasser (s. o.) eingegeben werden, danach evtl. den Pansen von außen kneten. Von den genannten Antazida wirkt Natriumbikarbonat am schnellsten, wobei bekanntlich Kohlendioxid freigesetzt wird. Das Risiko einer dadurch bedingten Tympanie ist jedoch erfahrungsgemäß gering.

Der Verminderung der Milchsäurekonzentration dient auch die intraruminale Applikation von *Bier- oder Bäckerhefe* in Mengen von 2–4 kg. Einen positiven Einfluß soll ferner die orale Verabreichung von *Aktivkohle* (1–3 g/kg LM) ausüben.

» *Beheben von Hämokonzentration und Blutazidose*: Tiere, die schon in der ersten Krankheitsphase verenden, sterben gewöhnlich infolge dekompensierter Blutazidose, Hypovolämie, Schock und disseminierter intravasaler Gerinnung. Die Aufrechterhaltung der Homöostase von Flüssigkeits- und Säure-Basen-Haushalt ist daher oft entscheidend für den Verlauf. Das gilt auch deshalb, weil die Eliminierung der D-Milchsäure zur Hauptsache über die renale Ausscheidung erfolgt.

Aufgrund der Hyperosmolarität des Magen-Darminhaltes und des durchfallbedingten enteralen Wasserverlustes kann die orale Wasserzufuhr anfangs nur wenig zur Auffüllung des Kreislaufs beitragen. Sofern die Umstände es erlauben, geschieht die systemische Therapie am besten über eine intravenöse Dauertropfinfusion, andernfalls durch wiederholte intravenöse und subkutane Applikationen. Für die Flüssigkeitszufuhr eignet sich physiologische Kochsalzlösung und zur Korrektur der metabolischen Azidose die parenterale Zufuhr von Natriumbikarbonat. Je nach Lage des Falles kommen isotonische Kochsalz-Bikarbonatlösung (4,5 g NaCl + 6,5 g $NaHCO_3$/l) oder 1,4%ige (= isotonische) oder 5%ige Bikarbonatlösung in Frage. Die erforderlichen Mengen richten sich nach dem Grad von Austrocknung und Azidose. Im Zwei-

Übersicht 6-13 Beispiel für den Verlauf des Pansen-pH bei fraktionierter Behandlung einer experimentell induzierten mittelgradigen Pansenazidose bei einer DSB-Kuh (ca. 550 kg LM). Intraruminale Infusion von 300 g Saccharose/h über 21 h, insgesamt 6300 g (WEISS, 1989)

Uhrzeit		Pansen-pH	Behandlung	Pansenflora
15.00		6,1	–	–
16.00		5,9	–	–
17.00	4 h	5,3	5 l PS abgesaugt 300 g $NaHCO_3$+ 10 l Wasser	gram + > gram –
21.00		4,6	300 g $NaHCO_3$+ 10 l Wasser	–
23.00	11 h	4,8	–	–
08.00		4,9	10 l PS abgesaugt 300 g $NaHCO_3$+ 5 l PS eingegeben	gram + >> gram –
10.00		7,2	–	–
12.00		6,5	–	–

Beurteilung: Die initiale Bikarbonatdosis war zu gering (besser 600 g, entspr. 1 g/kg LM), zu langes Intervall zwischen 2. und 3. Kontrolle und Medikation. PS = Pansensaft

felsfall ist von einem mittleren Basendefizit (BE –10 bis –15 mmol/l) auszugehen. Weitere Einzelheiten sind in Kapitel 4.3.6 nachzulesen.

›› *Wiederherstellen des physiologischen Vormagenmilieus* durch mehrmalige orale Applikation von 5–10 l Pansenflüssigkeit gesunder Rinder, und zwar möglichst von solchen, die eine stärkereiche Ration erhalten.

›› *Unterstützende Therapie*:
- Thiamindichlorid, 5–10 mg/kg LM, teils i.m., teils i.v.
- Kalzium- und Magnesiumglukonat subkutan in der fortgeschrittenen Krankheitsphase (3./4. Tag).
- Antihistaminika: In dieser Indikation bislang nicht überzeugend.

› *Kontraindizierte Mittel*: Glukoselösung in der Anfangsphase, laktathaltige Elektrolytlösungen, Glukokortikoide.

Prophylaxe: Es bestehen verschiedene Möglichkeiten, deren Auswahl von den in der betreffenden Herde vorliegenden Bedingungen abhängt: Milchkühe/Mastrinder, zur Verfügung stehende Futtermittel, Fütterung vor einer geplanten Umstellung, Fütterungstechnik (Häufigkeit und Rhythmus der Zuteilung von Rauh- und Kraftfutter, Ad-libitum-Fütterung, gemischte Ration), Haltungsweise (Lauf-/Anbindestall, Freiland), Kosten, Jahreszeit, regionale Besonderheiten, Rinderrasse und weitere. Bevor eine »Chemoprophylaxe« angewandt wird, ist unter Berücksichtigung der Rentabilität zu prüfen, ob die Stabilisierung des Pansenmilieus nicht mit Hilfe der gängigen Futtermittel und der tiereigenen Regulationsmechanismen zu erreichen ist.

› *Rationsgestaltung, physikalische Struktur, Fütterungstechnik:* Wie aus den Ausführungen zur pH-Regulation und aus Übersicht 6-11 zu entnehmen ist, läßt sich die Speichelsekretion und damit der Zufluß von Puffersubstanzen durch Futtermittel stimulieren, die eine »gute« physikalische Struktur besitzen. Die *»Struktur«* wird, einfach ausgedrückt, durch Länge, Härte und Elastizität der Pflanzenfaserteile bestimmt; bislang wird sie jedoch international nicht einheitlich definiert und gemessen. Um dem Landwirt eine Richtschnur zu geben, wurde in Deutschland vom Rohfasergehalt des Futters ausgegangen und empfohlen, daß Rationen für Milchkühe nicht weniger als 18%, solche für Mastrinder nicht weniger als 10–12% RF in der TM enthalten sollten, wovon jeweils zwei Drittel »gut« strukturiert sein sollen. (»Rohfaser« = Sammelbezeichnung für die Gerüstsubstanzen = chemischer Begriff; sog. Strukturkohlenhydrate; alternative Parameter **N**eutral **D**etergent **F**iber und **A**cid **D**etergent **F**iber.) Andernorts wurde beispielsweise die Dauer des Wiederkauens pro kg TM als Maßstab benutzt. (»Daumenregel«: Wenn die Kühe einer Herde in Ruhe sind, d.h. nicht gemolken, gefüttert oder umgetrieben werden, sollten 50% mit Wiederkauen beschäftigt sein.) Empfehlungen, die auf dem Rauhfutteranteil an der Ration oder deren Rauhfutter:Kraftfutter-Verhältnis basieren, eignen sich zur Beurteilung der Azidosegefahr/-prophylaxe nur, wenn zugleich angegeben wird, welche Futtermittel damit gemeint sind. So kann z.B. gut gelungene Maissilage, die üblicherweise zu Rauhfutter zählt, im Futterwert nahezu Kraftfutterqualität erreichen; beim Häckseln verliert sie jedoch erheblich an Struktur. Versuche, die Speichelsekretion durch Beimischung von unverdaulichen mechanisch reizenden Materialien (Plastikkorken, Hobelspäne, Sand etc.) anzuregen, scheinen bisher zu keinem befriedigenden Resultat geführt zu haben, und dieser Weg entspricht auch nicht der anzustrebenden tiergerechten, wiederkäuergemäßen Fütterung.

Säureproduktion und pH verlaufen mit vergleichsweise geringeren Schwankungen, wenn Kraftfutter und Strukturfutter kontinuierlich wechselweise in kleinen Portionen verfüttert werden. Die fraktionierte Kraftfutterzuteilung ist heute in der Laufstallhaltung über computergesteuerte Automaten möglich; auch die Fütterung gemischter Rationen (TMR) kommt dem oben genannten Ziel entgegen, sofern das Strukturfutter auf dem Mischwagen nicht zu stark zerkleinert wird ($\leq$ 10 mm). Weitere Angaben hierzu im folgenden Kapitel.

➤ *Adaptation von Pansenflora und -fauna:* Die Anpassung der Vormagenflora an eine zucker-/stärkereiche Ration geschieht durch allmähliche Steigerung der Konzentratmenge bzw. durch Verkleinerung des Rauhfutter:Kraftfutter-Verhältnisses. In welchem Zeitraum und mit welchen Steigerungsraten die Adaptation erreicht wird, hängt von der vorausgegangenen Fütterung, der Art der Futtermittel, dem Zweck (Rindermast, Milchleistung) und anderen Bedingungen ab. In der konventionellen Fütterungspraxis ist die mikrobielle Anpassung nach 1–2 Wochen abgeschlossen, während die Gewöhnung von Mastrindern an eine hochkonzentrierte Getreideration nach Literaturangaben etwa 3–4 Wochen in Anspruch nimmt. Dabei stellt sich die Frage, inwieweit sich in dieser Zeitspanne die Anpassung der Pansenmukosa widerspiegelt. Die mikrobielle Umstellung läßt sich durch Übertragung von mehreren Litern Pansensaft adaptierter Rinder beschleunigen. Insbesondere kommt es darauf an, laktilytische Bakterien zu etablieren (Streptococcus elsdenii, Selenomonas ruminatium var. lactilytica, Veillonella alcalescens). In dieser Hinsicht werden sich vielleicht mit Hilfe der Gentechnik weitere Fortschritte ergeben.

➤ *Adaptation der Pansenschleimhaut:* Die Pansenschleimhaut der Wiederkäuer reagiert auf steigende Konzentrationen von Butter- und Propionsäure im Mageninhalt mit Proliferation der Zotten und des Epithels. Mit zunehmender Schleimhautoberfläche erhöht sich die Resorptionskapazität für flüchtige Fettsäuren, die demzufolge vergleichweise schneller und in größerem Umfang aus den Ingesta entfernt werden. Insofern wirkt sich der Schleimhautumbau stabilisierend auf den pH des Mageninhaltes aus. Ob darüber hinaus auch eine höhere Stoffwechselaktivität der Pansenmukosa zum Tragen kommt, ist noch offen. Nach Umstellung von energiearmem auf energiereiches Futter dauert es allerdings 4–5 Wochen, bis die Mukosa ein optimales Niveau erreicht; der stabilisierende Effekt wächst jedoch von Woche zu Woche.

➤ *Zufütterung von Puffersubstanzen:* Über Wirkungsweise und Nutzen der prophylaktisch eingesetzten Puffersubstanzen liegt ein umfangreiches Schrifttum vor (Übersichten bei Chalupa & Kronfeld, 1983; Garry & Kallfelz, 1983; Erdman, 1988). Echte Puffer sollen den durch die Fettsäurenproduktion ausgelösten physiologischen Abfall des pH-Wertes im Panseninhalt vermindern und den pH auf einem für die amylo-/saccharolytische Flora günstigen Niveau stabilisieren. Vornehmlich werden Natriumbikarbonat, Kalziumkarbonat, Magnesiumoxid und Bentonit benutzt, die dem Kraftfutter in Mengen von 1–3% oder bis zu 1% der TM der Ration beigemischt werden. Bei Zusatz von 5% $NaHCO_3$ zum Kraftfutter von Mastrindern war vermehrtes Auftreten von Harnsteinen zu beobachten. Stabilisierend auf den Pansen-pH soll sich auch die Vorbehandlung des Kraftfutters mit Natronlauge auswirken.

➤ *Zufütterung von Antibiotika und anderen Agenzien:* Kontinuierliche Medikation von Oxy-/Chlortetracyclin (75 mg/Tier/Tag) wurde in der Vergangenheit zur Vorbeuge gegen Ruminitis und Leberabszesse bei Mastrindern angewandt. In zahlreichen Untersuchungen wurden *Ionophore* (s. Behandlung) auf ihre prophylaktische Wirkung gegen Pansenazidose geprüft. Im Experiment konnte akute Laktazidose verhindert werden, wenn die Rinder vor der Überfütterung 7 Tage lang Monensin oder Lasalocid (1,3 mg/kg LM) erhielten. Einzeldosen, einen Tag vor und am Tage der Überfütterung, zeitigten ausreichende Hemmwirkung bei leichter, aber nicht bei schwerer Azidose. Nach Zusatz von Monensin (10 mg/kg) zum Mastfutter von Lämmern verringerte sich das Vorkommen von Parakeratose der Pansenschleimhaut. Von 30 geprüften *Antibiotika* hemmten (im Blättchentest) die Peptidantibiotika Thiopeptin, Sulfomycin, Taitomycin am wirksamsten das Wachstum von Str. bovis. Wurden diese Hemmsubstanzen unmittelbar nach der Überfütterung von Schafen intraruminal appliziert, so war die Laktatbildung erheblich geringer als bei den Kontrolltieren. Thiopeptin könnte sich auch zur Vorbeuge der Pansenazidose bei Mastrindern eignen.

6.6.12 Subklinische Pansenazidose

■ **Definition:** Über längere Zeit bestehende oder regelmäßig wiederkehrende, subklinisch verlaufende Übersäuerung des Vormageninhalts infolge intensiver Produktion von flüchtigen Fettsäuren mit schubweise erhöhter Milchsäurebildung. Der pH unduliert um 5,5, wobei kurzzeitig fütterungsabhängige pH-Minima bis zu 5,2 auftreten können. Im Vergleich zum Fettsäurenmuster bei ausgewogener Ration erhöhen sich dabei die prozentualen Anteile von Propion- oder/und Buttersäure, zeitweise auch die Konzentrationen von L(+)- und D(–)-Milchsäure. Die anhaltende Vormagenübersäuerung hat verschiedene Organerkrankungen und Stoffwechselstörungen zur Folge, die sich im fortgeschrittenen Stadium auch klinisch manifestieren können. *Andere Bezeichnungen:* chronisch-latente/-subklinische Pansenazidose, subacute/subclinical rumen acidosis u. a.

■ **Vorkommen:** Von subklinischer Pansenazidose (SPA) werden v. a. Mastrinder in der Intensivmast mit Getreide bzw. mit Rationen mit hohem Anteil an leichtfermentierbaren Kohlenhydraten betroffen. Da Kühe mit Ansteigen der Milchleistung zur Deckung des hohen Nährstoffbedarfs große Mengen an Konzentraten aufnehmen müssen, ist die subklinische Pansenazidose auch in der Milchkuhhaltung zu einem gängigen Problem geworden. Besonders gefährdet sind Kalbekühe in der peri- bzw. postpartalen Umstellungsphase. Dabei ist von Bedeutung, daß ihre Futteraufnahme in den Tagen um den Partus (bis auf 50% der antepartalen Menge) zurückgeht und sie danach, bei wechselweiser Vorlage von Rauh- und Kraftfutter, letzteres bevorzugen (Kap. 6.6.1). Eine weitere kritische Phase ist die Hochlaktationsperiode, in der große Futtermengen verabreicht werden müssen, um den hohen Bedarf zu decken, und in der Fehler in Rationsgestaltung, Fütterungstechnik, Haltung etc. zu gravierenden Veränderungen der ruminalen Digestionsprozesse führen; dieses Risiko hat sich mit Einführung von Futtermischwagen erhöht.

■ **Ursache, Pathogenese:** Hauptursache sind strukturarme Rationen mit hohem Anteil an leichtfermentierbaren Kohlenhydraten. Dabei spielen folgende Faktoren eine Rolle:
- die Art der leichtverdaulichen Futtermittel und ihre etwaige Vorbehandlung (z. B. durch Aufschließen der Stärke), ihr Zerkleinerungsgrad sowie das Pelletieren,
- das Entfernen der Kornschalen,
- Art und Partikelgröße der Pflanzenfasern,
- die Fütterungstechnik (Rauh- und Kraftfutter im Wechsel, gemischte Ration etc.),
- Beifütterung von pufferhaltigen Mineralstoffmischungen,
- das Wasserangebot,
- der Anpassungsgrad der Vormagenmikroben und der Pansenmukosa und weitere.

Nach Aufnahme derartiger Rationen in relativ großer Menge pro Mahlzeit setzt eine intensive Fettsäurengärung ein (Übersicht 6-14), so daß – falls die Säuren nicht sogleich durch Resorption, Umbau, Abbau und Abtransport entfernt werden – im Panseninhalt hohe Gesamtmengen, und zwar bis zu 180 mmol/l (sonst 60–120 mmol/l) zu messen sind. Zugleich verschieben sich die molaren Anteile der drei Hauptfettsäuren, Essig-, Propion- und Buttersäure, an der Gesamtmenge. Während ihre Anteile bei ausgewogener Rationszusammensetzung etwa 65 : 20 : 15 mol%

Übersicht 6-14 Schematische Darstellung des Kohlenhydratabbaus (mol % der niederen Fettsäuren) im Pansen bei einer zuckerreichen Ration (Kaufmann und Rohr, 1967)

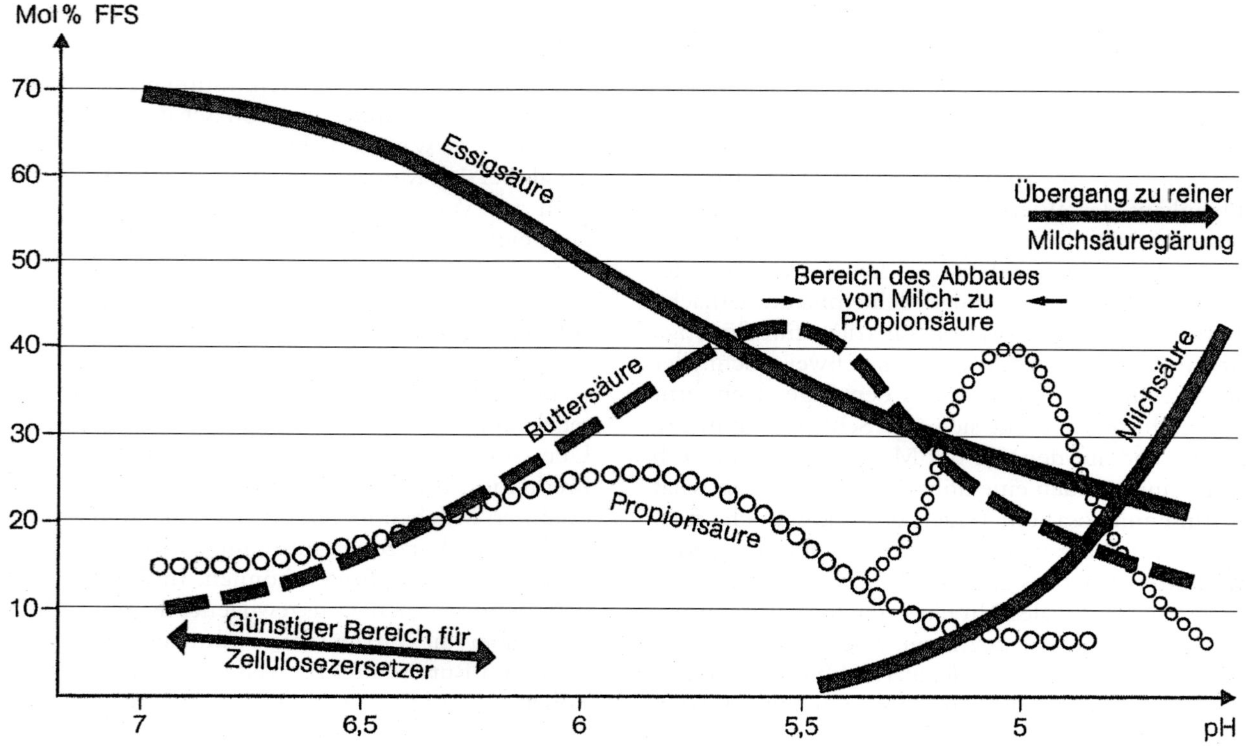

betragen, wurde bei chronisch-subklinischer Pansenazidose z. B. (bei pH 5,5) eine Relation von 36:40:26 mol% ermittelt; auch wurden sowohl Propionsäure- als auch Buttersäureanteile bis 50 mol% gefunden. Nach bisheriger Kenntnis scheinen zuckerreiche Rationen mehr die Buttersäuresynthese, stärkereiche dagegen mehr die Propionsäurebildung anzuregen, jedoch läßt sich die Fermentationsrichtung nicht sicher vorhersagen. Je nach vorliegenden Bedingungen kann während der intensiven Gärungsphase auch die Milchsäurekonzentration steigen (> 5 mmol/l); gewöhnlich wird die Milchsäure jedoch schnell in andere Produkte übergeführt (s. Übersicht 6-14).

Die Zusammensetzung der Vormagenflora- und fauna verschiebt sich bei chronisch-subklinischer Pansenazidose zugunsten der amylo- und saccharolytischen Mikroorganismen, und mit fortschreitender Adaptation vermehren sich auch die laktilytischen Mikroben. Im nach Gram gefärbten Pansensaftausstrich zeigt sich bei stärkereicher Fütterung ein relativ einförmiges (artenarmes) Bild mit überwiegend gramnegativen Kokken, Kurzstäbchen, Langstäbchen und Selenomonaden bei vergleichsweise hohem Anteil an grampositiven Kokken und Stäbchen. Im allgemeinen ist bei dieser Azidoseform noch eine Ziliatenpopulation vorhanden.

➤ *Lokale und systemische Auswirkungen bei chronisch-subklinischer Pansenazidose:* Über mehrere Wochen anhaltende oder in kurzen Intervallen wiederkehrende hohe Säurekonzentrationen und ein erheblich von der Norm, d. h. der Verdauungssituation bei herkömmlicher Fütterung, abweichendes Gärungsmuster können krankhafte Veränderungen an der Pansenschleimhaut, Stoffwechselstörungen sowie Schäden an Leber, Klauen und anderen Körperorganen zur Folge haben. Dabei besteht die Besonderheit (und zugleich diagnostische Schwierigkeit), daß sich die Auswirkungen erst allmählich, z. T. erst nach mehrwöchiger Pansenübersäuerung oder Wochen bis Monate danach bemerkbar machen.

»» *Verminderung des Milchfettgehaltes*: Ein auffälliges Absinken des Milchfettgehaltes im Vergleich zur vorangehenden Kontrolle oder zur Vorjahresleistung kann zwar verschiedene Ursachen haben, am häufigsten kommt das »low milk fat syndrom« jedoch unter den oben beschriebenen Fütterungsbedingungen, insbesondere bei hohem Angebot an Stärketrägern (z. B. expandierter Mais) vor. Nach den Ergebnissen experimenteller Untersuchungen steht die prozentuale Fettgehaltsreduktion gewöhnlich im Zusammenhang mit einer starken Zunahme der ruminalen Propionsäurebildung, wodurch sich das Azetat:Propionat-Verhältnis zu ungunsten der Essigsäure verschiebt. Daher wurde zunächst angenommen, die verminderte Fettsynthese im Euter sei auf zu geringen Zustrom von Azetat (dem wichtigsten Vorläufer für die Fettbildung) zurückzuführen. Dagegen spricht jedoch die Feststellung, daß die im Pansen (unter diesen Bedingungen) pro Zeiteinheit entstehende Essigsäuremenge nicht geringer ist als in der vorangehenden Periode. Der eigentliche Grund für das Absinken der Milchfettkonzentration ist daher in der hohen Propionsäureproduktion und den daraus resultierenden hohen Blutspiegeln an Propionat, Glukose und Insulin zu sehen. Der Körperstoffwechsel wird dadurch – einfach ausgedrückt – von der Milchfettsynthese auf vermehrte Depotfettbildung umgeschaltet. Diese Verschiebung ist in der Rindermast erwünscht und wird dort bewußt (evtl. mittels Wirkstoffzusatz) herbeigeführt. Bei Milchkühen in der Spätlaktation kann es unter einer derartigen Stoffwechselsituation jedoch zu übermäßigem Fettansatz und daraus entstehenden Gesundheitsproblemen kommen (Kap. 6.13.14).

»» *Hyper- und Parakeratose der Vormagenschleimhaut, chronisch-hyperplastische Ruminitis:* An der Vormagenmukosa der Wiederkäuer laufen zeitlebens fütterungsabhängige Proliferations- und Regressionsvorgänge ab. Der Reiz für Schleimhautwachstum und Zottenproliferation geht von der Buttersäure und – in geringerem Maße – von der Propionsäure aus. Werden diese Säuren im Pansen über mehrere Wochen in großer Menge produziert, so wird das Schleimhautwachstum (Epithel, Propria, Zotten) so intensiv stimuliert, daß die Proliferation über das noch als physiologisch anzusprechende Maß hinausgeht. Dann zeigen sich Störungen des physiologischen Verhornungsprozesses in Form von Hyperkeratose und hyperplastischer Parakeratose, Akanthose, intra- und interzellulären Vakuolen, Rillenbildung, Desquamation, dunkler Pigmentierung und weitere; nicht selten entwickeln sich im Epithel der Zottenspitzen Quellungs-, Ödematisierungs-, Exsudations- und Destruktionsprozesse, die schließlich zum Verlust der deckenden Epithelschicht führen. An ihre Stelle treten granulomatöse Neubildungen, die von entzündlicher Zellinfiltration begleitet werden (*Ruminitis chronica hyperplastica*; Abb. 6-79). Das gequollene Epithel ist stellenweise von einer dünnen Schleimschicht überzogen, so daß die Pansenzotten bündelweise miteinander sowie mit Faserpartikeln verklumpen (Abb. 6-80). Darüber hinaus wird die parakeratotisch veränderte Mukosa empfindlich für mechanische Insulte, so daß Tier- und Pflanzenhaare das Epithel leicht penetrieren und entzündliche Reaktionen sowie intra- und submuköse Mikroabszesse hervorrufen können. Des weiteren ist im Verbund mit Hyperkeratose Atrophie und Degeneration der betroffenen Zotten beobachtet worden. Ob bestimmte Alterationen bestimmten Rationstypen bzw. Fütterungsregimen zuzuordnen sind, ist noch unklar; Verabreichung von pelletiertem Futter scheint die Gefahr für Verhornungsstörungen zu erhöhen (Zerkleinerungseffekt?).

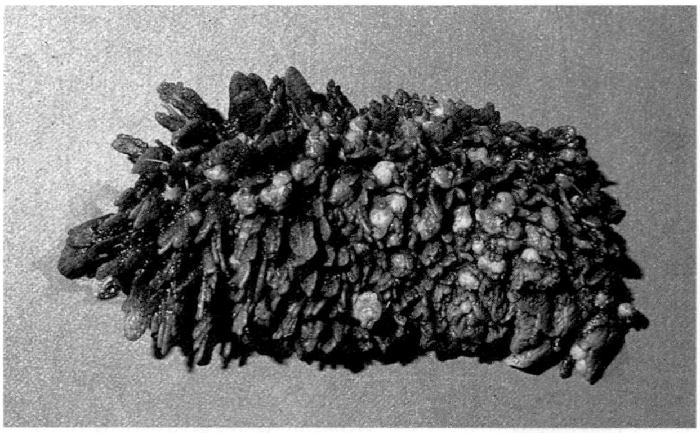

Abbildung 6-79 Ruminitis chronica hyperplastica infolge subklinischer Pansenazidose: Granulome an mehreren Zottenspitzen

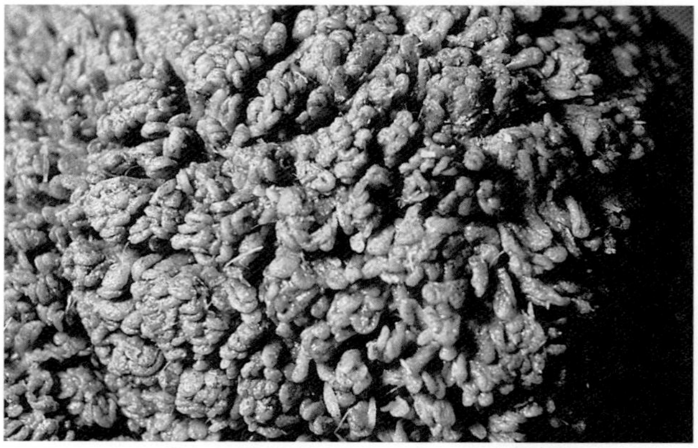

Abbildung 6-80 Parakeratosis ruminis mit Ödematisierung und Verklumpung der Zotten infolge subklinischer Pansenazidose (Schaf)

Mit der Verklumpung der Pansenzotten gehen Entwicklungshemmung (Jungtiere), Leistungsdepression und Gewichtsverlust (Erwachsene) einher.

» *Ruminitis-Leberabszeß-Komplex:* Wie sich besonders bei den auf Getreidebasis gemästeten Rindern gezeigt hat, können über die oben beschriebenen Schleimhautläsionen Nekrose- und Eiterbakterien bis in die Blutbahn eindringen. Über die Pfortader gelangen sie zunächst zur Leber, wo sie multiple Abszeßbildung auslösen; später kann es auch zur Keimabsiedelung in anderen Organen kommen (u. a. auch in der Lunge), doch sind diese Fälle, wie auch die von Leberabszessen ausgehenden Hohlvenenthrombosen, selten. Unter den Erregern dominiert das als »normaler Pansenbewohner« anzusprechende *Fusobacterium necrophorum*, von dessen drei Biotypen (A, B, C) hier die Typen A und B beteiligt sind. Während aus Leberabszessen hauptsächlich Typ A isoliert werden konnte, und zwar oft in Reinkultur, wurde in Pansenläsionen überwiegend Typ B nachgewiesen, der dort mit Typ A oder mit anderen Bakterien wie *A. pyogenes, Streptococcus* spp., *Staphylococcus* spp. und *Bacteroides* spp. vergesellschaftet war. In F. necrophorum bov 5 wurde ein wirksames Endotoxin nachgewiesen.

» *Chronische »Klauenrehe« (Pododermatitis aseptica diffusa chronica):* Zu den systemischen Auswirkungen sowohl der akuten als auch der chronisch-subklinischen Pansenazidose zählt auch die chronische »Klauenrehe«. Ihre Pathogenese ist in Kapitel 9.14.8 beschrieben; weitere Hinweise geben die Ausführungen zur funktionellen Anatomie der Rinderklaue (Kap. 9.14.2). Es ist zu vermuten, daß die für Entstehung der Laminitis verantwortliche Zirkulations- und Ernährungsstörung an der Lederhaut mit wiederholtem schubweisen Ansteigen der Milchsäure- oder Histaminkonzentration im Vormageninhalt zusammenhängt; gleichzeitig sinkt der pH-Wert der Ingesta in die Nähe von 5,0, den Bereich der akuten Laktazidose. Aufgrund von Beobachtungen an in Intensivmast stehenden Rindern erscheint es möglich, daß sich rehetypische Hornschuhveränderungen auch infolge einer von Anbeginn an subklinischen Ernährungsstörung entwickeln können. Wie neuere Untersuchungen gezeigt haben, kann die Konzentration des als Reheursache bezichtigten Histamins bereits im pH-Bereich der subklinischen Azidose deutlich ansteigen, sofern die Pansenflüssigkeit entsprechende Mengen an Histidin (für die mikrobielle Dekarboxylierung zu Histamin) enthält (Dvorak, 1999; Hofirek et al., 2001). Der chronischen Laminitis werden mitunter krankhafte Abweichungen in Wachstum und Festigkeit des Klauenhornes zugerechnet, die der typischen »Klauenrehe« nicht wesensgleich sind.

» *Ruminale Ketonämie:* Unter Fütterungsbedingungen, bei denen im Pansen große Mengen Buttersäure gebildet werden, ist damit zu rechnen, daß ein erheblicher Teil der Säure in der Pansenwand über Azetazetat in Betahydroxybutyrat, einen der drei Hauptketonkörper, übergeführt wird. Betahydroxybutyrat steht in Wechselbeziehung zu Azetazetat, so daß dann erhöhte, im subklinischen Bereich liegende Blut-, Harn- und Milchspiegel der beiden Ketonkörper gemessen werden können.

» *Sonstige Auswirkungen:* Bei langanhaltender hoher Säureresorption kann sich offenbar eine *kompensierte metabolische Blutazidose* entwickeln. Es wird vermutet, daß sich die chronische Belastung des Säure-Basen-Haushalts auf den Knochenstoffwechsel im Sinne einer *Osteoporose* sowie auf die renale Kalzium- und Phosphatausscheidung auswirkt. Damit könnten auch die bei Schlachtrindern beobachteten *chronischen Nierenläsionen* (interstitielle Nephritis, Harnsteinbildung) zusammenhängen. Eine Reihe von Befunden spricht dafür, daß chronisch-subklinische Pansenübersäuerung das Auftreten von Thiaminmangel und *Polioenzephalomalazie* (CCN) begünstigt. Beachtung verdient ferner, daß unter dem Einfluß einer anhaltenden metabolischen Azidose erhöhte Kortisonausschüttung (RAS et al., 1996) sowie verminderte Migrationsaktivität der neutrophilen Leukozyten (HOFIREK et al., 1995) beobachtet wurden.

Symptome: Während der Umstellung auf die Mastration zeigen Jungrinder Hunger auf Rauhfutter, der sich in gegenseitigem Haarlecken, Benagen von Holz sowie in Stereotypien, wie Zungenspielen und Kauen auf den Freßgatterstäben, äußert. Wenn sich schon in dieser Periode eine ausgeprägte *Pansenparakeratose* entwickelt, bleibt die Körperentwicklung der Tiere hinter der von wiederkäuergemäß gefütterten Rindern gleichen Alters zurück. Bei Rindern mit voll entwickeltem Vormagensystem nehmen nach Übergang zu einer überwiegend aus Kraftfutter bestehenden Mastration Intensität und Frequenz der Pansenbewegungen ab, Wiederkauen und Ruktus erfolgen seltener als sonst, und die Futteraufnahme wird unregelmäßig. Die sonst rauhe Oberschicht des Panseninhalts fühlt sich bei Palpation von außen oder rektal teigig knetbar an, die darunter befindlichen Ingesta sind suppig durchmischt. Nicht selten zeigt sich Tendenz zu rezidivierender Pansenblähung (s. hierzu Kap. 6.6.14). Zum Beispiel erkrankten in einem Mastversuch mit strukturarmer Getreideration die Probanden derart häufig an akuter Tympanie, daß die Bestandssituation nur durch drastische Futterkorrektur wieder normalisiert werden konnte. Derart ernährte Rinder haben gewöhnlich einen gelbbraunen dünnbreiigen Kot, dessen pH-Wert meist < 7,0, in Übersäuerungsphasen sogar < 6,0 liegt; typisch ist ferner periodische Diarrhoe; auch der pH des Harnes befindet sich dann im sauren Bereich, und oft ist ein erhöhter Gehalt an Phosphat nachweisbar.

Die große Mehrheit der mit chronischer Pansenazidose verbundenen *Ruminitiden* der Mastrinder tritt klinisch nicht in Erscheinung; das gilt auch für die ruminitisassoziierten nekrobazillären *Leberabszesse.* Allerdings machen sich bei einem Teil der mit diesem Krankheitskomplex behafteten Tiere Einbußen in der Mastleistung bemerkbar. Kommt es allerdings durch Mischinfektion mit A. pyogenes zur Ausbildung größerer Leberabszesse – wovon offenbar Kühe eher als Mastrinder betroffen werden –, so verlieren die Tiere trotz intensiver Fütterung an Gewicht; vereinzelt zeigen sie Symptome der Vena-cava-caudalis-Thrombose wie Bluthusten und »Nasenbluten« (Kap. 4.2.2.6).

Im Milchkuhbestand kann eine ganze Produktionsgruppe, in kleineren Betrieben auch die ganze Herde klinische Erscheinungen wie wechselhaften Appetit, verminderte Pansentätigkeit und leichte rezidivierende Tympanie, Absatz von braungelben dünnbreiigen Fäzes, Gewichtsrückgang und reduzierte Milchleistung zeigen. Ein auffälliges, diagnostisch verwertbares Symptom ist die Abnahme des Milchfgettgehaltes (s. o.). Allerdings kann die Fettgehaltsminderung bei frischmilchenden Kühen durch die dann regelmäßig bestehende Lipolyse von Körperfett überdeckt werden. Späterhin ist sie beim Einzeltier daran zu erkennen, daß die in der Routinekontrolle gemessene Konzentration deutlich geringer ist als die der Laktationsgruppe oder von den Vorjahreswerten deutlich abweicht (ggf. auch Gruppenvergleich mit Vorjahresdaten).

Ein weiterer auf subklinische Pansenazidose hinweisender Befund ist vermehrtes Auftreten von »chronischer Klauenrehe« oder anderen, auf mangelhafter Hornqualität beruhenden Klauenkrankheiten. Sie sind oft der eigentliche Grund der azidoseassoziierten Abmagerung. An Reheklauen von Kühen ist oftmals unterhalb des Saumes eine tiefe zirkuläre Einkerbung zu beobachten, die anzeigt, daß hier Produktion und Wachstum des Klauenhorns unphysiologisch ablaufen. Typisch sind auch peripher divergierende Rillen und Spalten. Das Sohlenhorn ist wachsartig beschaffen und weist oft blutungsbedingte Verfärbungen auf. Weitere mögliche Sequelae sind verminderte Infektionsabwehr, subklinische Ketose, verzögerte Konzeption sowie Polioenzephalomalazie (CCN), Labmagengeschwüre, Labmagenverlagerung und Blinddarmdilatation.

Diagnose: Da es sich oft um ein komplexes Herdenproblem handelt, ist zur Erkennung des Grundleidens und seiner Ursache systematisch vorzugehen:

➤ *Bestandsanalyse* bezüglich des Vorkommens von akuter Pansenazidose, Ketose, Klauenrehe und anderen Klauenkrankheiten, Tympanie, Labmagendislokation, Blinddarmerweiterung sowie der Abgänge im vorangegangenen Jahr; Milchleistungsdaten?

➤ *Erhebungen über die Fütterung:* Es muß akribisch danach gesucht werden, welcher oder welche Fütterungsfehler für die ruminale Übersäuerung verantwortlich sein könnte(n). Evtl. Fütterungsexperten zuziehen und Futteruntersuchungen einleiten. Rationszusammensetzung (Art der leichtfermentierbaren KH, Art, Menge, Faserlänge der Strukturkohlenhydrate), Fütterungstechnik (gemischte Ration oder Kraft- und Rauhfutter im Wechsel), TM-Gehalt, TM-Aufnahme, Wasserangebot etc.; s. *Ursache, Behandlung, Prophylaxe.*

➤ *Bestandsbesichtigung und klinische Untersuchung* typisch erkrankter sowie (scheinbar) gesunder Tiere: Klauenform, Kot (Beschaffenheit, pH), Harn (pH, Ketonkörper, NSBA; s. Kap. 4.3.6.2), Milch (Ketonkörper), Pansensaft.

➤➤ *Pansensaftuntersuchung*: Das Absaugen einer PS-Probe per oral eingeführter Sonde geschieht unter folgenden Bedingungen: flexible Sonde von mindestens 2,30 m Länge, Schlauch 8 mm lichte Weite, zügig einführen, sofort ansaugen, PS muß sofort laufen, evtl. erste 100 ml verwerfen; alternativ Sonde mit verschließbarem Kopf. Entnahme zur Zeit der stärksten Säuerung, d. h. bei 2maliger Kraft- und Rauhfuttergabe/d etwa 3 h nach der Nachmittagsfütterung; bei TMR ad lib. 5–7 h nach der morgendlichen Vorlage; bei Kraftfutterzuteilung über Automaten, nachdem der größte Teil der vorgesehenen Menge verzehrt worden ist. Es müssen stets mehrere Tiere der jeweiligen Risikogruppe einbezogen werden. Die Zahl richtet sich nach der Herden-/Gruppengröße. Tiere, welche die Futteraufnahme reduziert haben, sind nicht repräsentativ.

››› *Beurteilung von abgesaugtem Pansensaft:* Der pH-Wert der Sondenprobe hat wegen des regelmäßigen Speichelzuflusses (~ pH 8,3) eingeschränkten Aussagewert; wird ein pH < 6,0 gemessen, so müssen mindestens 0,4, bei pH ≥ 6,0 0,2 Einheiten abgezogen werden. Für SPA sprechen folgende Befunde: hellbraune milchige Farbe, aromatischer Geruch, Methylenblaureduktion < 5 min, Gesamtazidität > 30 Klinische Einheiten; mikroskopisch: erhöhter Anteil an grampositiven Organismen innerhalb der gramnegativen Flora aus Kokken, Kurz- und Langstäbchen (s. Ätiologie), geringe Infusorienzahl. Ist in mehreren Proben ein pH um 5,5 festzustellen, so kann daraus auf subklinische Pansenazidose geschlossen werden.

Für die Bestimmung des *aktuellen pH-Wertes* der Pansenflüssigkeit von Milchkühen im Rahmen von Gruppenuntersuchungen in Großbeständen (USA) wurde die *Punktion des kaudoventralen Pansensackes (Ruminozentese)* von ventrolateral vorgeschlagen (NORDLUND et al., 1994/95/96). Die Punktionsstelle liegt auf der Mitte einer Waagerechten zwischen linker Kniefalte und dem Rippenbogen bzw. 15–20 cm kaudoventral der Rippen-Rippenknorpelverbindung der letzten Rippe. Vorgehen: Pansen lokalisieren (Palpation, Auskultation), Vorbereiten eines 10 × 10 cm großen Hautbezirkes (Reinigen, Rasur, Desinfektion, Lokalanästhesie), Sedation mit 0,5 mg Xylazin/kg LM i.v., Fixation der Hintergliedmaßen des im Zwangsstand befindlichen Tieres mit Strickfessel in Achtertouren. Nach Vorstanzen der Haut wird eine 12–15 cm lange, nicht über 2 mm starke Kanüle in den kaudoventralen Pansenblindsack eingeführt und versucht, mit einer 10/20 ml Spritze mindestens 3 ml Pansensaft für die pH-Messung mittels eines Hand-pH-Meters abzusaugen; bei Verstopfung Luft gegenblasen. Nach Angabe der Autoren ist bei 1–2% der Probanden mit Komplikationen in Form von subkutanen Abszessen zu rechnen.

Der gemessene pH-Wert entspricht i. d. R. dem realen pH in diesem Bereich; er ist bei laufender Gärung hier niedriger als im kraniodorsal der Punktionsstelle gelegenen Bereich (Zentrum ventraler Pansensack) bzw. als in einer Mischprobe aus den verschiedenen Regionen des Pansens. Die Untersuchung soll klären, ob subklinische Pansenazidose ein Herdenproblem darstellt. Es sind daher in beiden Risikogruppen (1–20 Tage in Laktation, 45–120 Tage in Laktation) jeweils mindestens 6 Tiere zu punktieren. Die pH-Werte werden wie folgt klassifiziert: ≤ 5,5 anormal, 5,6–5,8 marginal, ≥ 5,9 normal. Wenn in mehr als 30% der Proben einer Gruppe ein pH ≤ 5 zu messen ist, läßt der Befund auf ein »instabiles« Pansenmilieu im Sinne einer subklinischen Pansenazidose schließen. Die pH-Daten dürfen jedoch nicht für sich allein, sondern nur in Verbindung mit den klinischen Befunden der Herde bewertet werden. Das relativ aufwendige, ausreichende Tierzahlen erfordernde Verfahren entbindet somit nicht von den anfangs genannten Erhebungen und Untersuchungen; auch werden ethische Bedenken geäußert. Es kommt daher nur in Sonderfällen in Betracht.

››› *Bestimmung des Fettsäurenmusters im Pansensaft:* Der Nachweis einer Verschiebung des Fettsäurenmusters in der oben beschriebenen Weise (s. *Ursache*) kann den Verdacht auf SPA stützen. Hierzu eignen sich auch per Sonde entnommene Proben.

››› *Harnuntersuchung* auf pH, Ketonkörper und Netto-Säure-Basenausscheidung (NSBA): In Untersuchungen von ENEMARK (1999) erwies sich die Bestimmung der NSBA mittels einer adaptierten Methode als ein hilfreiches Verfahren zur Herdenkontrolle auf alimentär bedingte Verschiebungen des Säure-Basen-Haushalts. Dabei ist zu beachten, daß Gebärpareseprophylaxe über das Kationen-Anionen-Verhältnis im Futter ebenfalls zu einer Ansäuerung des Harnes führt (JARDON, 1995).

››› *Messung des Kot-pH* im Gruppen-/Herdenvergleich sowie die Bestimmung des Gehaltes an unverdauter Stärke im Kot können ebenfalls Hinweise auf Anomalien der Kohlenhydratverdauung geben (s. *Symptome*).

››› *Milchfettgehalt:* Wiederholte Kontrolle.

■ **Differentialdiagnose:** Entwicklungshemmung bei Jungtieren sowie Leistungsdepression bei älteren Rindern können selbstredend ihre Ursache auch in anderen Ernährungsmängeln, Organleiden oder Allgemeinkrankheiten haben. Verminderung des Milchfettgehaltes kommt auch bei Nährstoffmangel, bei hohem Gehalt der Ration an ungeschütztem Fett oder bestimmten Fettsäuren sowie unter anderen Fütterungseinflüssen vor. Hinsichtlich Klauenrehe ist das weite Spektrum der mit Hornschuhveränderungen einhergehenden Klauenkrankheiten zu berücksichtigen. Ein tiefer pH-Wert des Panseninhaltes kann auch durch Rückfluß von Salzsäure aus dem Labmagen (Abomasoruminales Refluxsyndrom, Kap. 6.9.9) bedingt sein, jedoch ist der Pansensaft dann dunkel-oliv gefärbt und riecht fade-säuerlich (fast wie Labmageninhalt); Methylenblaureduktion > 5 min, Chloridgehalt > 30 mmol/l, Gesamtazidität mäßig erhöht, Infusoriengehalt stark reduziert.

Verlauf, Beurteilung: Während der Anpassungsperiode an das konzentratreiche Futter können Phasen mit akuter Laktazidose, Inappetenz und leichter Störung des Allgemeinbefindens vorkommen.

Die chronische Klauenrehe zieht oft komplikative Klauenentzündungen mit ausgeprägter Lahmheit, Dekubitus und Abmagerung des Tieres nach sich.

Nach Futterkorrektur klingt eine azidosebedingte Milchfettgehaltsreduktion erst nach Ablauf von mehreren Wochen wieder ab.

Die Pansenschleimhaut besitzt ein hohes Regenerationsvermögen, so daß lädierte Bezirke – nach Beheben der Ursache – wieder durch normales Epithel ersetzt werden können. Grundsätzlich können jedoch alle im Gefolge der SPA auftretenden Organerkrankungen ein irreversibles Stadium erreichen, so daß das betroffene Tier letztendlich abgeschafft werden muß.

Behandlung, Prophylaxe: Bei subklinischer PA bedarf es nur selten einer individuellen *intraruminalen Therapie*. Erforderlichenfalls genügen die für die Behandlung von leichten Fällen der akuten Laktazidose empfohlenen Maßnahmen unter Einschluß der Pansensaftübertragung. Auf die Behandlung von Ruminitis, Klauenrehe und weiterer Folgen wird in den Kapiteln 6.6.3, 9.14.4/8 eingegangen. Zur Bekämpfung bzw. Prophylaxe der ruminitisassoziierten nekrobazillären Leberabszesse bei Mastrindern werden dem Futter (sofern zugelassen) Antibiotika zugefügt. Im allgemeinen ist F. necrophorum empfindlich gegenüber Penicillinen, Tetracyclinen und Makroliden, aber resistent gegen Aminoglykoside und Ionophor-Antibiotika. In den USA werden (1997) in dieser Indikation Bacitracin, CTC, OTC, Tylosin oder Virginiamycin eingesetzt. Es sind auch Vakzinen gegen die F.-necrophorum-Infektion in Entwicklung. Im übrigen wird dem Fütterungsmanagement große Bedeutung beigemessen (NAGARAJA & CHENGAPPA, 1998).

Zur *Prophylaxe* der SPA bei Milchkühen kommen die in dem betreffenden Abschnitt über die akute Laktazidose (Kap. 6.6.11) aufgeführten Maßnahmen in Frage. Hierzu folgende Ergänzungen:

➤ *Rationsgestaltung, physikalische Struktur:* Ein Anteil an sog. Strukturkohlenhydraten in der Ration, d.h. von Pflanzenfasern mit »ausreichender« Länge, Härte und Elastizität, ist erforderlich, um

» über die Wiederkauzeit den puffernden Speichelzufluß in den Pansen zu erhöhen und dadurch den pH der Vormageningesta zu stabilisieren,

» das für den ausgewogenen Ablauf der Digestionsprozesse wichtige Fasergeflecht (fiber mat) zu bilden (stimuliert auch die Motorik) und damit die Passagerate der Ingesta zu regulieren,

» einen guten Füllungszustand des Hauben-Pansenraumes herzustellen (Barriere gegen Labmagendislokation nach links).

Daher wird in neuerer Zeit auch die Bezeichnung »pansenwirksame Faser« (rumen active fiber, physically effective fiber) gebraucht. Außer den schon bei der Laktazidose genannten finden sich im Schrifttum noch folgende Daumenregeln bzw. Empfehlungen für die Bemessung des Strukturfutters:

- Die Faserpartikel sollten lang genug sein, um pro 0,5 kg TM etwa 15 min Wiederkauen zu gewährleisten.
- Etwa 2,5 kg des Rauhfutteranteiles der Ration sollten Faserpartikel > 3,8 cm enthalten.
- Kauen und Wiederkauen sollten pro Tag etwa 10 h erfordern.
- Beurteilung der Futtermittel nach Strukturwerten (1,0 = 100%), z.B. Heu, Grasanwelksilage 0,9–1,0, Stroh 1,1–1,2 etc. Darüber hinaus sind Systeme für die Bewertung von Futterrationen hinsichtlich ihrer Azidogenität entwickelt worden.

➤ *Anteil an strukturarmen leichtfermentierbaren Kohlenhydraten* in der Ration: Es ist zu berücksichtigen, daß die Abbaugeschwindigkeit von zucker- und stärkehaltigen Futtermitteln sowie von letzteren untereinander differiert (s. Übersicht 6-12). Das Azidoserisiko bzw. die verträgliche Menge pro Mahlzeit hängt wesentlich vom Adaptationsgrad der Vormagenmikroben und der Pansenschleimhaut ab. Das gilt auch für Silagen mit hohem Milchsäuregehalt.

➤ *Wahl einer geeigneten Fütterungstechnik:* Bei getrennter Vorlage von Kraft- und Rauhfutter nehmen manche Kühe letzteres nur unvollständig auf, insbesondere während der Tage um den Partus. Der pH-Wert ihres Panseninhalts kann demzufolge stärker als sonst absinken. Solchen Tieren sollte eine begrenzte Menge Rauhfutter vorab vorgelegt und erst nach dessen Verzehr Kraftfutter angeboten werden. Peripartale Umstellungsschwierigkeiten bestehen oft auch bei Verfütterung von gemischten Rationen. Es ist daher Gruppenfütterung mit stufenweise steigendem Kraftfutteranteil zu empfehlen. Wesentlich ist, daß jedes Tier einen Freßplatz und jederzeit Zugang zu sauberem Wasser hat.

➤ *Futterzusätze:* Hinsichtlich Puffersubstanzen und Antibiotika s. auch Laktazidose (Kap. 6.6.11). Seit geraumer Zeit werden zur besseren Futterausnutzung sowie zur Lenkung und Stabilisierung der mikrobiellen Digestionsprozesse und des pH im Pansen Ionophore, Probiotika (Mikrobenkulturen und/oder deren Stoffwechselprodukte) sowie Enzyme erprobt oder bereits kommerziell angeboten. Ionophore (Monensin, Lasalocid, Salinomycin, Avoparcin, Thiopeptin u.a.) hemmen grampositive Bakterien (Str. bovis,

Lactobacillus spp.), während gramnegative unbeeinflußt bleiben.

Im Experiment hatten mit Hefezusatz gefütterte Rinder einen höheren pH-Wert im Pansen als Kontrolltiere. Bislang wurde vornehmlich Saccharomyces cerevisiae benutzt, doch wird vermutet, daß andere Hefearten noch stärkeren Einfluß ausüben könnten.

Ferner wird versucht, unerwünschte Organismen zu verdrängen und laktilytische Bakterienstämme zu fördern oder den Pansen damit zu beimpfen.

Nachdem pansenstabiles Protein und Fett bereits zu gängigen Bestandteilen von Milchkuhrationen geworden sind, steht nun geschützte Stärke auf dem Plan (wodurch der Wiederkäuer seine Sonderstellung im biologischen System, nämlich kein Nahrungskonkurrent des Menschen zu sein, mehr und mehr einbüßt).

➤ *Peripartale Übergangsfütterung:* Es kommt vorrangig darauf an, den (regelmäßigen) peripartalen Rückgang der Futteraufnahme so gering wie möglich zu halten und bevorzugte Kraftfutteraufnahme p. p. zu vermeiden. Das ist am besten durch einen hohen Anteil an Heu oder guter Grasanwelksilage in der Ration zu erreichen. Ab etwa 2 Wochen a. p. können allmählich steigende Anteile an Stärketrägern gefüttert werden; grundsätzlich sollten ab etwa 3 Wochen a. p. die gleichen Futtermittel gereicht werden (in kleinen Mengen), aus denen sich die postpartale Ration zusammensetzt, um die Vormagenflora und -fauna entsprechend zu adaptieren. Es ist anzustreben, daß sich die Kuh zur Zeit der Kalbung in folgendem Zustand befindet:

- Körperkondition Grad 3,0–3,5 der 5gradigen Skala,
- Futteraufnahme und Vormagenmotorik weitmöglichst stimuliert,
- Pansenschleimhaut in Proliferation,
- Vormagenflora an postpartale Rationszusammensetzung adaptiert.

Die Regulation des Ernährungszustandes muß bei fetten Tieren schon zu Laktationsende beginnen (Trockensteher in 2 Fütterungsgruppen). Nach dem Partus den Kraftfutteranteil in der Ration stufenweise erhöhen, wobei jedoch der Strukturfutteranteil während der ersten 2 Wochen deutlich über der geforderten Mindestmenge liegen sollte.

➤ *Sonstige Maßnahmen:* Auf Getreidebasis gemästete Rinder haben einen erhöhten Vitamin-A-Bedarf, so daß das Futter entsprechend supplementiert werden muß. Hinsichtlich Zufütterung von Puffersubstanzen siehe Laktazidose.

■ **Sektionsbefund:** Die pathologisch-anatomischen Befunde wurden teils unter Laktazidose (Kap. 6.6.11), teils im vorstehenden Text (s. Hyper- und Parakeratose, hyperplastische Ruminitis, Ruminitis-Leberabszeß-Komplex, chronische Klauenrehe) oder in den dort bezeichneten Kapiteln beschrieben.

6.6.13 Akute Pansentympanie

■ **Definition:** Es sind zwei Formen der akuten Pansenblähung *(Tympania ruminis acuta)* zu unterscheiden: Kennzeichnend für die *akute Tympanie mit dorsaler Gasblase* bzw. *mit freiem Gas* ist die schnelle übermäßige Ansammlung von Gärungsgasen oberhalb der Hauben-Panseningesta. Bei der *akuten Tympanie mit Schaumbildung* (schaumige Gärung) bilden Gas und flüssiger, mit Futterpartikeln durchsetzter Vormageninhalt einen stabilen feinblasigen Schaum. Infolge der starken Ausdehnung von Pansen und Haube werden Kreislauf und Atmung erheblich beeinträchtigt. *Andere Bezeichnungen:* Trommelsucht, Meteorismus, bloat, frothy bloat, tympanitis, météorisation aigue, timpanismo.

■ **Vorkommen:** Die *akute Pansentympanie mit dorsaler Gasblase* ist, wenn man auch Gasansammlungen mäßigen Grades hinzurechnet, ein recht häufiges Vorkommnis. I. d. R. tritt sie jedoch nur bei Einzeltieren auf; sie kann Begleitsymptom verschiedener Primärkrankheiten sein. Die *akute Pansentympanie infolge Schaumbildung* befällt sowohl Haus- als auch Wildwiederkäuer; sie ist weltweit verbreitet, wird jedoch vornehmlich in Regionen beobachtet, in denen bevorzugt die zu schaumiger Pansengärung führenden Pflanzen angebaut oder bestimmte Mastsysteme betrieben werden (Neuseeland, Australien, USA, Kanada, Südafrika, Vereinigtes Königreich). Jahreszeitliche Häufungen fallen mit der Ernte oder dem Abweiden der potentiell gefährlichen Pflanzen (»pasture bloat«) oder mit der Umstellung auf intensive Getreidemast (»grain bloat«) zusammen. Dann sind meist mehrere Tiere einer Herde gleichzeitig oder in kurzen Abständen betroffen, wodurch bei ungünstigem Verlauf hohe wirtschaftliche Verluste entstehen können. Außer futtergebundenen Faktoren spielen beim Auftreten der schaumigen Gärung auch tiereigene prädisponierende Eigenschaften eine Rolle (s. *Ursache*).

■ **Ursache:** Die Ätiologie der beiden Tympanieformen ist verschieden:

➤ *Tympanie mit dorsaler Gasblase:* Der Gasanhäufung im Hauben-Pansenraum liegt nicht, wie früher angenommen wurde, eine exzessive Produktion von Gärungsgasen zugrunde, vielmehr wird sie durch verschiedenartige Störungen der Ruktation verursacht. Die Gasbildung im Pansen verläuft synchron mit den mikrobiell-fermentativen Digestionsprozessen und beträgt in 24 h 500–1500 l. Der ungestörte Ablauf des Rülpsvorganges ist an folgende Voraussetzungen gebunden: Vorhandensein von freiem Gas, Reizung der motorischen Rezeptoren in der Umgebung der Kardia, Kontraktion des dorsalen Pansensackes, Erschlaffung der Kardia, freie Passage durch den Schlund. Wird diese Funktionskette an der einen oder anderen Stelle unterbrochen, so stagniert die Gasentleerung. Daraus ergibt sich, daß eine Pansenblähung mit freiem Gas verschiedene Gründe haben kann:

›› Verlegung der Kardia, z. B. durch Vormageninhalt bei hochgestelltem Hinterkörper oder beim Abwärtsführen des Tieres, bei Haubendysfunktion, durch Neubildungen, stumpfe Fremdkörper infolge Myodystrophie der Zwerchfellpfeiler und weitere.

›› Gestörte Reizaufnahme und -leitung zu und von den ruminalen Rezeptoren, z. B. bei sehr tiefem oder sehr hohem Pansen-pH, Ruminitis, Abdeckung durch Mineralöl, Vaguslähmung etc.

›› Ausfall der Ruktuskontraktionen des dorsalen Pansensackes aus den in Kapitel 6.6.1, 6.6.14 und in Übersicht 6-2 dargestellten Gründen. Hervorzuheben ist das Auftreten von akuter Tympanie in Verbindung mit verschiedenen abdominalen Reizzuständen wie der intraperitonealen Injektion von Medikamenten, Ovariotomie, Gelbkörperenukleation, traumatischer Retikuloperitonitis sowie bei starker Beunruhigung (Adrenalinausschüttung?).

›› Erkrankungen des Schlundes (Verstopfung, Kompression, Verletzung, Entzündung, Krampf, Lähmung u. ä. m.).

› *Tympanie mit Schaumbildung:* Ihre Ursachen wurden in den vergangenen Jahrzehnten intensiv erforscht. Es zeigte sich, daß verschiedene bislang vertretene Vorstellungen, wie z. B. über die Mitwirkung von Saponinen, nicht mehr haltbar sind und über die Rolle des Speichels und seiner Inhaltsstoffe unterschiedliche Meinungen bestehen. Grundsätzlich kann davon ausgegangen werden, daß die Schaumbildung Folge eines komplexen Geschehens ist, in dem bestimmte Eigenschaften und Komponenten des verzehrten Futters und die damit verbundenen Digestionsvorgänge im Pansen zwar vorrangige Bedeutung haben, an dem aber auch tiereigene Faktoren nicht unerheblich beteiligt sind. Die drei Ursachenkreise – Futter, Pansen, Tier – haben bei der »Grünfuttertympanie« und beim Aufblähen nach getreidereichen Rationen (»Mastrinder-Tympanie«, »grain bloat«) unterschiedliches Gewicht:

›› *Tympaniefördernde (oder -hemmende) Eigenschaften des Futters und der ruminalen Digestionsvorgänge:* Gemeinsam ist den krankmachenden Pflanzen oder Rationen, daß sie reich an leichtfermentierbaren Kohlenhydraten und löslichen Proteinen, aber arm an Rohfaser sind und daher im Pansen eine schnell einsetzende intensive Gärung mit entsprechend hoher Gasbildung auslösen. Infolge hoher Viskosität der Pansenflüssigkeit mit darin befindlichen feinen Futterpartikeln bleiben die Gasbläschen in der Flüssigkeit eingeschlossen und bilden einen stabilen feinblasigen Schaum.

››› *Pflanzen-/Futterarten:* Gefährliche Tympanieauslöser sind von den Leguminosen Luzerne *(Medicago sativa)*, auch Luzerneheu, Rotklee *(Trifolium pratense)* und Weißklee *(Tr. repens)*, während Esparsette *(Onobrychis viciaefolia)*, Hornklee *(Lotus corniculatus)*, Tragant *(Astragulus cicer)* und »Arrowleaf«-Klee *(Tr. vesiculosum)* als ungefährlich (»bloat safe«) eingestuft wurden – was aber nicht ausschließt, daß auch letztere gelegentlich eine schaumige Gärung induzieren können. Ansonsten ist »Durchmischungstympanie« auch beobachtet worden nach Verzehr von jungem blattreichen Raps oder von Rüben, grünem Weizen, Knollenfrüchten (Kartoffeln, Zucker- und Gehaltsrüben), Rückständen aus der Brau- oder der Zuckerindustrie (Schlempe, Treber, Naßschnitzel, Malzkeime), mit Eiweißkonzentraten angereichertem Getreide, seltener nach Aufnahme von jungem Gras, Rübenblatt, auskeimendem Getreide und ähnlichem Futter.

››› *Pflanzeneigenschaften und -inhaltsstoffe:* Das Tympanierisiko nimmt ab, wenn die oben genannten Pflanzen älter werden und damit mehr Gerüstsubstanz bilden, wodurch die Blattstruktur fester wird; es ist hoch, wenn sie jung sind oder nur langsam wachsen (z. B. bei niedrigen Temperaturen) und sie demzufolge relativ lange »weich« bleiben. Besondere Gefahr besteht bei hohem Wassergehalt (auch durch Regen, Tau, Rauhreif) sowie bei Grünfutter, das nach dem Schneiden der Selbsterhitzung ausgesetzt war oder angefroren ist. Derartige Pflanzen sind für die Pansenbakterien leichter angreifbar als fester strukturierte, so daß tympaniebegünstigende Pflanzeninhaltsstoffe schnell und in großer Menge freigesetzt werden und somit eine hohe »initiale Digestionsrate« zu messen ist. Ähnlich wirkt sich auch starkes Zerkleinern des Futters aus. Von den freigesetzten Substanzen wurde (teils aufgrund von In-vitro-Untersuchungen) den löslichen Proteinen, und hier bestimmten Fraktionen, ätiologische Bedeutung beigemessen; sie scheinen jedoch nicht für sich allein, sondern eher als Komplexbildner mit anderen Substanzen, so mit denen aus Chloroplastenpartikeln, die Viskosität des Pansensaftes zu erhöhen. Wiederholt konnten Beziehungen zwischen der Menge an Chloroplasten oder deren Fragmenten (gelbe Partikel/»yellow bubbles«) – teils gemessen als Chlorophyll – und der Prädisposition für schaumige Gärung ermittelt werden. Weitere Korrelationen, deren kausale Rolle aber offen ist, ergaben sich zum Kationengehalt (Na, K, Ca, Mg) des Pansensaftes; so war bei Verschiebung des K : Na-Verhältnisses zugunsten der K-Konzentration vermehrtes Auftreten der Durchmischungstympanie festzustellen. Komplexe kolloidale Verbindungen könnten dadurch, so wird vermutet, stabilisiert werden. Diesbezüglich werden noch weitere Pflanzeninhaltsstoffe diskutiert. Wesentliche neue Beobachtungen hinsichtlich der Pflanzeneigenschaften wurden bei vergleichenden Untersuchungen an den »tympanieauslösenden« und den »tympaniesicheren« Leguminosen gemacht. In Digestionsversuchen zeigte sich, daß »tympaniesichere« Leguminosen von den Pansenbakterien langsamer aufgeschlossen wurden als die Vergleichspflanzen. Die Ursache könnte sein, daß die geprüften »tympaniesicheren« Sorten ein festeres, schwerer angreifbares Gerüst und einen höheren Tanningehalt besitzen, durch den die bakterielle Besiedelung gehemmt wird (Kap. 6.6.8). Es sind somit Pflanzen, deren »initiale Digestionsrate« vergleichsweise gering ist.

››› *Vormagendigestion:* Die bei Grünfuttertympanie in den Vormägen ablaufenden Vorgänge sind nicht nur mit den Futtereigenschaften, sondern auch mit den anschließend zu betrachtenden tiereigenen Faktoren eng verknüpft. So war festzustellen, daß sich Tiere mit hoher und solche mit geringer Tympanieempfänglichkeit in den mikrobiell-biochemischen Digestionscharakteristika in komplexer Form unterschieden. Bei Austausch des Vormageninhaltes von solchen Kühen änderte sich gleichsinnig auch ihre Tympanieprädisposition, jedoch hielt die Wirkung nur 24 h an. Hohe initiale Digestionsraten von schaumfördernden Pflanzen sind mit intensiver Bakterienansiedlung auf deren Blättern, darunter pektinolytische Keime wie Lachnospira multiparus, verbunden.

Zwar ist auch bei der *schaumigen Gärung der Mastrinder* die physikalische Struktur des Futters, insbesondere die Partikelgröße des Getreideanteils, von pathogenetischer Bedeutung, doch scheint hier den mikrobiell-biochemischen Prozessen in den Vormägen die dominierende Rolle zuzukommen. Die schaumige Tympanie entwickelt sich erst nach mehrwöchiger Verabreichung der getreidereichen Rationen, womit erhebliche Umstellungs- und Anpassungsprozesse der Vormagenfunktion verbunden sind (s. Pansenazidose; Kap. 6.6.11, 6.6.12). Die Schaumbildung hängt offensichtlich mit erhöhter Produktion von Schleim zusammen, der vermutlich teils beim bakteriellen Futterabbau gebildet wird, teils dem bakterieneigenen Stoffwechsel entstammt. Es wurde festgestellt, daß die Pansenmukosa der an schaumiger Gärung leidenden Mastrinder mit einer Schleimschicht überzogen war und sich darin Körnchen mit Kolonien Schleim produzierender Bakterien befanden. Eine Bedeutung bei der Schaumentstehung wird auch stärkeverdauenden, noch bei relativ niedrigem pH-Wert lebensfähigen Ziliaten *(Entodinium spp.)* zugesprochen.

›› *Tiereigene tympaniefördernde oder -hemmende Faktoren:* Seit längerem ist bekannt, daß individuelle Unterschiede hinsichtlich der Anfälligkeit für Grünfuttertympanie bestehen und daß diese Eigenschaften erblich sind. Dementsprechend wird heute zwischen hoch- und schwachtympanieempfänglichen (HE/SE) Tieren unterschieden, und es wird nach den anatomischen und/oder funktionellen Kriterien gesucht, die dafür maßgeblich sind und möglicherweise als Selektionsmerkmale dienen können. Nach den Beobachtungen von Tierhaltern sollen »gierige Fresser« eher als andere Tiere von schaumiger Gärung betroffen werden, doch fehlt dafür der sichere Beweis. Nach den bislang vorliegenden Ergebnissen wissenschaftlicher Untersuchungen zeigen sich individuelle Variationen folgender Parameter: Intensität des Kauens, Menge und Beschaffenheit des Speichels, Anatomie und Motorik des Pansens, »Permeabilität« der Magenwand, Digestionszustand der Ingesta vor dem Füttern, Mikrobenpopulation. SE-Tiere sezernierten mehr Speichel, hatten weniger Panseninhalt vor dem Füttern, ein kleineres Flüssigkeitsvolumen und eine höhere Passagerate.

■ **Pathogenese:** Die *akute Tympanie mit dorsaler Gasblase* beginnt damit, daß der Ruktus seltener wird oder aussetzt, so daß sich das im Verlauf des fermentativen Aufschlusses der Vormageningesta kontinuierlich freiwerdende Gas oberhalb der Futtermassen ansammelt. Es besteht aus CO_2 (50–60 %), CH_4 (30–40 %), Spuren von O_2, H_2, H_2S und CO sowie von N_2 und O_2 aus der atmosphärischen Luft. Es ist aufgrund seines Methangehaltes gut brennbar! Mit steigender Gasmenge wird der Panseninnendruck kontinuierlich größer und erreicht schließlich einen Grad, daß die in bestimmten Fällen noch vorhandene Motorik zum Erliegen kommt und Ruktuskontraktionen des stark überdehnten Magens auch aus mechanischen Gründen nicht mehr möglich sind.

Dagegen nimmt mit dem Einsetzen der *schaumigen Gärung* die Pansentätigkeit zunächst zu – was die Schaumbildung noch fördert –, und das betroffene Tier versucht dann, sich durch häufiges Rülpsen oder Auswürgen von den gashaltigen Ingesta zu befreien. Trotzdem wird der Magen zusehends stärker gefüllt, weil sich das in großer Menge gebildete Gas nicht zu einer eruktierbaren Blase vereinigt, sondern aufgrund der erhöhten Viskosität des Pansensaftes in unzähligen kleinen Bläschen eingeschlossen bleibt, so daß Flüssigkeit (mit Futter-/Chloroplastenpartikeln) und Gas einen stabilen Schaum bilden. Letzterer füllt schließlich (wie ein aufgehender Kuchenteig) den gesamten Hauben-Pansenraum aus, womit ebenfalls eine erhebliche Zunahme des Innendruckes und eine entsprechende Überdehnung beider Vormägen verbunden ist. Bei beiden Tympanieformen drängen die hochgradig erweiterten Vormägen das Zwerchfell nach kranial und komprimieren auch die großen Venen, wodurch Atmung und Kreislauf in steigendem Maße beeinträchtigt werden. Mit fortschreitender Einengung des Thorakalraumes wird der Sauerstoffaustausch mehr und mehr behindert; zugleich sinken Herzschlag- und Herzminutenvolumen ab, während der arterielle Blutdruck steigt. Die Folgen sind arterielle Hypoxämie, Hyperkapnie sowie respiratorische Azidose. Wahrscheinlich wird die Störung von Respiration und Blutzirkulation durch Übertritt von Pansengasen in das Blut noch verstärkt. Schließlich verendet das Tier infolge Atemlähmung und Kreislaufversagen.

Symptome, Verlauf: Erste Anzeichen der akuten Tympanie sind neben zunehmender Spannung und Ausdehnung der linken Bauchwand das Aussetzen der Futteraufnahme, ängstlicher Blick, häufiges Umsehen nach dem Bauch sowie leichte Aufkrümmung des Rückens bei gestrecktem Kopf und Hals. Zugleich setzen bei *Tympanie mit freiem Gas* Ruktus und Pansenbewegungen aus, und durch die schnell wachsende Gasanhäufung über den Ingesta wird die Bauchwand im linken dorsalen Quadranten bis über das Niveau der Lendenwirbel und des Hüfthöckers vorgewölbt. Der Patient zeigt Unruhe, häufigen Kot- und Harnabsatz, kolikartiges Schlagen mit den Beinen zum Bauch, Niederlegen und Aufstehen, Schweißausbruch und exspiratorisches Stöhnen.

Mit Einsetzen der *Durchmischungstympanie* nehmen die mit Speicheln, Kau- und Würgebewegungen verbundenen Rülpsversuche zunächst zu, ebenso die Pansenkontraktionen. Letztere werden aber immer oberflächlicher und kommen schließlich zum Erliegen; damit verschwinden auch die anfangs abnorm polternd und brausend klingenden Pansengeräusche bis auf ein schaumbedingtes feines Knistern. Da die schaumigen Ingesta Pansen und Haube in allen Richtungen ausdehnen, wird die ganze linke Bauchwand ausgeweitet und das Abdomen auch rechterseits vorgewölbt (Abb. 6-81). Die Perkussion der linken Bauchwand ergibt überall einen dumpfen tympanischen Schall.

Mit anhaltender bzw. fortschreitender Erkrankung wird die Atmung rein kostal, kurz und oberflächlich, die Herztätigkeit wird hochfrequent und pochend, der Puls klein und hart, bis das Tier bei schwerem perakutem Verlauf nach 1–2 h niederstürzt und unter asphyktischen Krämpfen verendet. Gelegentlich wird der Eintritt des Todes durch Ruptur des Pansens oder des Zwerchfells beschleunigt. Mitunter ertragen die Patienten aber sogar eine verhältnismäßig starke Tympanie über mehrere Stunden; manchmal gelingt es ihnen, sofern die auslösende Ursache, z. B. ein Bauchhöhlenschmerz, wieder abklingt oder der Schaum kollabiert, sich nach und nach selbst von der Gasansammlung zu befreien.

Diagnose, Differentialdiagnose: Kennzeichnend für akute Pansenblähung ist die rasche linksseitige Auftreibung des Abdomens, begleitet von progressiver Störung des Allgemeinbefindens. Falls Zweifel bestehen, ob die Umfangsvermehrung vom Pansen ausgeht, bringt die rektale Bauchhöhlenexploration schnell Klarheit. Für eine *Tympanie mit freiem Gas* sprechen: sporadisches Auftreten, auffällige Vorwölbung links dorsal, fester Panseninhalt bei tiefer Palpation links ventral, unverdächtige Ration. Auf *Durchmischungsgärung* weisen hin: gleichzeitige Erkrankung mehrerer Weide- oder Mastrinder bzw. von Tieren, die Gelegenheit hatten, größere Mengen eines potentiell gefährlichen Futters (s. *Ursache*) aufzunehmen, gleichmäßige Ausweitung der gesamten linken Leibeswand, dumpfer tympanischer Perkussionsschall bis weit nach ventral. Genaueren Aufschluß gibt die *Sondierung des Pansens*, die gleichzeitig dazu dient, die Durchgängigkeit des Schlundes zu prüfen: bei schaumiger Gärung entweicht nur wenig oder gar kein Gas, und das magenwärtige Sondenende füllt sich mit feinblasigem Schaum; bei unklarem Befund ist die Sondierung am vorn hochgestellten Rind zu wiederholen. Chronisch-rezidivierende Tympanien (Kap. 6.6.14) erreichen nur ausnahmsweise einen bedrohlichen Grad, meist allmähliche Entwicklung. Schaumige Durchmischung des Hauben-Panseninhaltes mit mäßiger Tympanie kann auch bei Störungen des Ingesta-

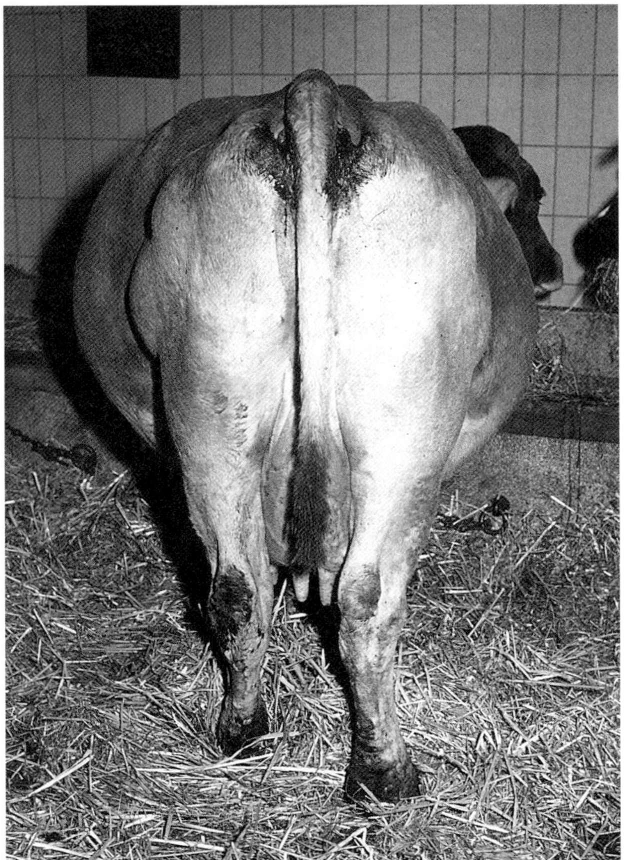

Abbildung 6-81 Akute Pansentympanie infolge »schaumiger Gärung«

transportes zwischen Netz- und Blättermagen sowie bei fauliger Zersetzung des Vormageninhaltes auftreten. Wie schon erwähnt, kann Tympanie mit dorsaler Gasblase sowohl Begleitsymptom von anderen Verdauungsstörungen als auch von Allgemeinkrankheiten (z. B. Tetanus!) sein. Mitunter ist ihre Ursache erst mittels diagnostischer Laparoruminotomie zu klären. Ausnahmsweise kann hochgradige Dislocatio abomasi sinistra (Kap. 6.9.1) zu Verwechslungen führen.

■ **Behandlung:** Beim Aufblähen durch Ansammlung von freiem Gas richtet sich die Behandlung auf das Entfernen des Gases, bei der Durchmischungstympanie auf die Entschäumung der Ingesta.

➤ *Akute Tympanie mit dorsaler Gasblase:* Häufig wird der Tierarzt erst zugezogen, nachdem der Tierhalter schon vergeblich versucht hat, durch Pansenmassage, Berganführen, Einbinden eines Strohseiles in das Maul oder Einsetzen eines sogenannten »Ruktators« den Rülpsvorgang anzuregen. Da hierzu mitunter auch Schlundsondierungen von Laienhand vorgenommen werden, empfiehlt es sich, trotz aller gebotenen Eile, zunächst den Hals entlang der Jugularrinne und ihrer Umgebung auf Anzeichen einer Schlundperforation (puffige ödematöse Unterhaut) abzutasten und mit den Fingerspitzen abzuklopfen. Auch sollten Herz und Lunge abgehört werden.

➤➤ *Konservative Maßnahmen:* Zunächst wird der Vorderkörper des Tieres durch Unterlegen von Brettern oder auf andere Weise hochgestellt, um die Gasblase zur Kardia hin zu verlagern; sodann wird versucht, durch Einführen einer Schlundsonde (aus Gummi oder Plastik) oder eines geeigneten Schlundrohres (z. B. nach THIRO) das Gas abzulassen. Zugleich übt eine Hilfsperson von der linken Flanke her Druck auf den Pansen aus. Sollte der Gasstrom stocken, versucht man, die Passage durch Vorschieben und Zurückziehen der Sonde, kurzes Lufteinblasen oder Eingießen von etwas Wasser wieder freizumachen. Bei verhältnismäßig starker Füllung des Pansens mit festem Futter kann es Schwierigkeiten bereiten, mit dem pansenwärtigen Ende der Sonde in die Gasblase zu gelangen. In solchen Fällen können Sonden mit lenkbarem Kopf (NÜESCH; VAN ADRICHEM; EISENHUT-DIRKSEN) Vorteile bringen.

Vereinzelt beobachtete Erfolge nach oraler Eingabe von sogenannten »Ruminatorien« oder »Antizymotika« dürften eher auf die damit verbundene Freispülung der Kardia als auf die darin enthaltenen Wirkstoffe zurückzuführen sein. Die parenterale Applikation von Motorika schadet mehr als sie nutzt.

➤➤ *Trokarieren des Pansens:* Wegen der damit verbundenen Risiken (Peritonitis, Wundinfektion, Unterhautemphysem; Abb. 6-82, 6-83) sollte vom »Pansenstich« nur im äußersten Notfall Gebrauch gemacht werden. Sofern es der Zustand des Patienten noch erlaubt, sollte die Punktionsstelle (drei Fingerbreiten hinter der letzten Rippe, drei Fingerbreiten lateral der Lendenwirbelquerfortsätze) geschoren, desinfiziert und anästhesiert werden. Nach Anlegen eines kleinen Hautschnittes sticht man den Trokar in Richtung auf den rechten Ellenbogenhöcker in voller Länge in den Pansen, zieht das Stilett heraus und läßt das Gas fraktioniert entweichen. (Beim Einstechen sollte man sich auf die rechte Seite des Tieres stellen oder die Hintergliedmaßen mit Achtertourenschlinge fesseln.) Der Trokar muß lang genug sein, daß sein Ende auch noch im Pansenlumen verbleibt, wenn der Magen kollabiert (z. B. Trokar nach GÖTZE: 28 cm lang, 5 mm weit). Soll die Trokarhülse zunächst in situ bleiben, wird sie, nach antiseptischer Versorgung des Stichkanals, mit einem Knopfheft an der Haut fixiert. Zum Entfernen der Hülse wird zunächst der Dorn eingeschoben und das Instrument dann unter gleichzeitigem Andrücken der Haut herausgezogen. Infektions-

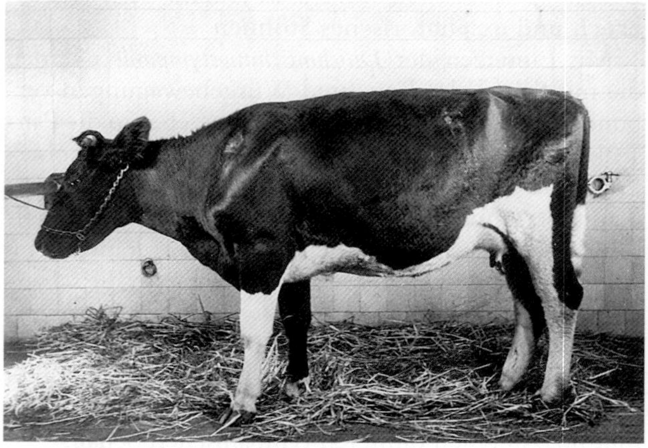

Abbildung 6-82 Kuh mit frischer Trokarierungsperitonitis nach akuter Tympanie mit freiem Gas

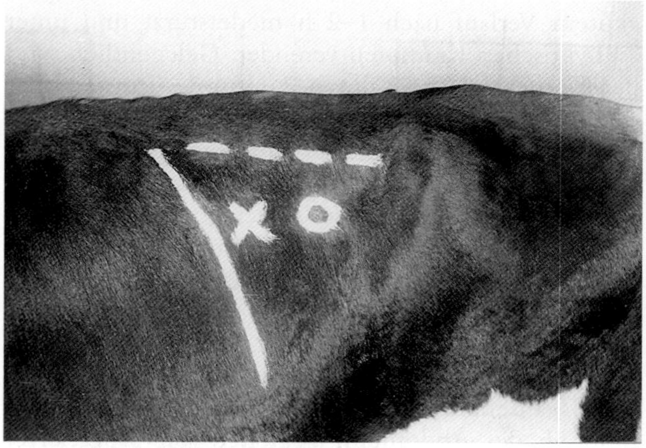

Abbildung 6-83 Flanke derselben Kuh mit zu weit kaudal gewählter Trokarierungsstelle (Kreis) sowie dem richtigen Ort für den Einstich (Kreuz)

prophylaxe in üblicher Weise. Für den Fall des Auftretens von Schockerscheinungen beim Ablassen des Gases ist ein Sympathikomimetikum bereitzuhalten. Bei schwerer Beeinträchtigung von Kreislauf und Säure-Basen-Haushalt ist eine dem vorliegenden Befund angepaßte Flüssigkeits-/Elektrolyttherapie einzuleiten.

➤ *Akute Tympanie mit Schaumbildung:* Sofern in einer mit Grünfutter ernährten Herde ein Tier an Tympanie erkrankt, muß das verdächtige Futter sofort abgesetzt werden. Weidetiere sind aufzustallen. Auch bei schaumiger Gärung wird mitunter versucht, dem geblähten Rind durch Einbinden eines Seiles oder Stokkes ins Maul Erleichterung zu verschaffen. Das hat bei dieser Tympanieform insofern einen Sinn, als dadurch die Speichelsekretion angeregt wird und Speichel offenbar schaumbrechend wirkt. In Gegenden oder Betrieben, in denen Leguminosen-/Grünfuttertympanie häufiger vorkommt, hat der Landwirt gewöhnlich einen der nachfolgend genannten Entschäumer zur Hand, oder der Tierarzt kann ihm einen solchen nennen, um durch Eingeben des Mittels einen perakut tödlichen Verlauf abzuwenden. Bei Mastrinder-Tympanie nach Aufnahme stärkereicher Rationen soll durch Bewegen der Tiere Besserung zu erzielen sein (bei Leguminosentympanie könnte diese Maßnahme jedoch zum Exitus führen). Allerdings wird das Aufblähen bei Mastrindern nicht selten durch Ansammlung von freiem Gas verursacht.

›› *Konservative Behandlung:* Sie besteht in der intraruminalen Applikation oberflächenaktiver Substanzen, denen in Fertigpräparaten z. T. keimhemmende Wirkstoffe zugesetzt sind. Die Auswahl des Entschäumers richtet sich teils nach dem jeweils zur Verfügung stehenden Sortiment, teils nach örtlichen bzw. betriebsspezifischen Umständen, den Kosten, den Erfahrungen des Anwenders und weiteren Faktoren. Um optimale Wirkung zu erzielen, muß das Mittel möglichst über den ganzen Hauben-Pansenraum verteilt werden. Hierzu eignen sich etwa 2,30 m lange mit Innenschlauch versehene Spiralsonden wie zur Pansensaftentnahme (insbesondere lenkbare), deren Kopf bis in den hinteren Pansenbereich vorgeschoben wird, um dort – evtl. mit Hilfe eines Spraykopfes – mehrere Depots des Medikamentes abzusetzen. Ein spezielles Instrument für diesen Zweck ist die Kreissonde nach KALTENBÖCK (1964). Wird das Präparat, das man tunlichst in 1–2 l Wasser aufschwemmt, p. o. appliziert, verteilt sich die Flüssigkeit nur im Hauben-Vorhofbereich, wenn sie nicht sogar über die Schlundrinne in den Labmagen geleitet wird. Alternativ kommt in Notfällen die intraruminale Injektion mit langer Nadel von der linken Flanke aus in Frage, jedoch ist dieses Vorgehen mit Peritonitisrisiko behaftet. Derzeit sind folgende Therapeutika in Gebrauch:

››› Dimethylpolysiloxan (Poloxalen, »Pluronics«) 40–80 mg/kg LM;

››› Dioctyl-Na-Sulfosuccinat (»Manoxol«) 2,5–4,0 ml/10 kg LM (auch als Emulgator-Zusatz zu Ölen);

››› pflanzliche, tierische, mineralische Öle und Fette 250–500 (–1000) ml/adultes Rind (Erdnußöl, Olivenöl, Sojaöl, Leinsamenöl, Rindertalg, Schweineschmalz, Paraffinum liquidum; Leinsamen- und Sojaöl können den Geschmack von Milch und Butter beeinflussen);

››› Alkohol-Äthoxylat-Detergenzien (»Terics«) 1- bis 2mal 30 ml/adultes Rind/d.

Als keimhemmende Zusätze (»Antizymotika«) enthalten einzelne Handelspräparate verdünntes Formalin (Formalin = (35–)40%ige Formaldehydlösung) oder andere. Zu den in dieser Indikation benutzten »Hausmitteln« zählt Äthylalkohol (etwa 400 ml, 50- bis 60%ig). Haushaltstenside sind bekanntlich als Therapeutika nicht zugelassen, können aber im äußersten Notfall lebensrettend wirken.

Führt die erste konservative Behandlung nicht zum Erfolg, so empfiehlt es sich, die Therapie nach 15–45 min mit dem gleichen oder – besser – einem anderen Entschäumer zu wiederholen. Dabei ist zu berücksichtigen, daß die schaumbrechenden Wirkstoffe in den Handelspräparaten oft unterdosiert sind.

Die oben genannten Entschäumer haben bei Mastrinder-Tympanie z. T. unbefriedigende Wirkung.

Außer den genannten Maßnahmen und Wirksubstanzen wurden weitere teils in vitro geprüft, teils versuchsweise angewandt (darunter auch die Insufflation von Sauerstoff). Ihre Brauchbarkeit in praxi läßt sich aber bislang nicht schlüssig beurteilen. Um ein Rezidiv zu vermeiden, sollten die Patienten nach einer Grünfuttertympanie etwa acht Tage lang rauhfutterreiche Diät erhalten; nach Mastrinder-Tympanie sollte die Getreideration für mehrere Wochen um bis zu 50 % gekürzt werden.

›› *Operative Behandlung:* Bei akuter Lebensgefahr ist der letzte Ausweg die sofortige *Laparoruminotomie* (Kap. 6.6.2). Zunächst kann man versuchen, mit dem Anlegen einer temporären Pansenfistel auszukommen. In diesem Fall werden Haut und Muskulatur nur auf etwa 10–15 cm Länge (je nach Dicke) durchtrennt und Faszie und Bauchfell nach Anheben mit einer Klemme vorsichtig inzidiert. Wenn irgend möglich, sollte die vordrängende Pansenwand dann wenigstens im ventralen Wundwinkel durch zwei keilförmig angelegte U-Hefte mit Bauchfell, Faszie und Muskelschicht verbunden werden, um die Bauchhöhle nach unten abzudichten; besser wäre die zirkuläre Fixation. Mitunter läßt sich dann durch Injektion eines Entschäumers eine gewisse Entspannung der Pansenwand im Operationsbereich erzielen. Nach Anlegen einer kleinen Öffnung werden beiderseits Pansenfaßzangen (nach BLENDINGER) an die Wundlippen angesetzt und die Pansenwand – während sich der schaumige Inhalt vehement entleert – hervorgezogen. Nun kann man mittels Katheter oder Schlauch nochmals einen Entschäumer im Pansen verteilen. Dann ist zu entscheiden, ob die Pansenöffnung so verbleiben kann und lediglich die zirkuläre Anheftung fortzusetzen ist oder ob es angezeigt ist, Laparotomie- und Pansenwunde für das manuelle Ausräumen und Ausspülen des Pansens zu erweitern. Nach Säuberung und Revision der Muskelwunde wird dann die anfangs unterlassene Zirkulärnaht nachgeholt. Wegen der zu erwartenden Wundschwellung empfiehlt es sich, die Pansenfistel fürs erste durch einen weitlumigen, an der Haut fixierten Schlauch offen zu halten; im anderen Fall wird der Schlauch in die Pansennaht einbezogen (s. Abb. 6-65, 6-66 sowie Kap. 6.6.5, 6.6.14). Vernähte Haut-Muskelwunde drainieren! Ist eine starke Verunreinigung des angrenzenden Peritoneums eingetreten, so muß entschieden werden, ob die sofortige Verwertung des Tieres einzuleiten oder versuchsweise eine mehrtägige antibakterielle Therapie vorzunehmen ist.

»» Bei Durchmischungstympanie bringt die *Trokarierung des Pansens* mit den gewöhnlichen Instrumenten eher Schaden als Nutzen, es sei denn, es werden durch die Trokarhülse Entschäumer appliziert; für diesen Zweck sind aber dünne Kanülen besser geeignet und risikoärmer. Eher bieten weitlumige Schraubtrokare (System BUFF) Aussicht auf Erfolg.

■ **Beurteilung:** Akute Tympanie ist stets eine lebensbedrohende Erkrankung, die schnellstens behoben werden muß. Die Prognose ist bei Tympanie mit dorsaler Gasblase gewöhnlich besser als bei schaumiger Gärung, hängt jedoch wesentlich davon ab, ob die Ursache beseitigt werden kann. Nach einer Kasuistik von BICKMEIER (1984) wurden von 33 Fällen mit schaumiger Gärung 31 durch Anlegen einer temporären Pansenfistel dauerhaft geheilt, 2 Tiere wurden aus wirtschaftlichen Gründen verwertet. Die Fisteln schlossen sich innerhalb von längstens 14 Wochen. Im Einzelfall können vorangegangene Erkrankungen von Lunge, Kreislauf oder Vormägen die Heilungsaussichten verschlechtern. Als Komplikationen sind Aspirationspneumonien infolge Inhalation von ausgewürgtem Schaum oder von Medikamenten gefürchtet (Kap. 5.3.2.10).

■ **Prophylaxe:** Naturgemäß bedingen die Verschiedenheiten der beiden Tympanieformen auch prinzipiell unterschiedliche Vorbeugemaßnahmen:

➤ *Tympanie mit dorsaler Gasblase:* Eine Vorbeuge ist möglich und angezeigt, wenn an einem Tier Eingriffe vorgenommen werden sollen, bei denen bekanntermaßen das Risiko einer Tympanie besteht, wie z. B. nach Xylazin-Applikation (Kap. 6.6.1) oder bei Operationen in Seiten- oder Rückenlage. Der Patient sollte davor etwa 12–24 h hungern (z. B. keine Morgenmahlzeit erhalten) oder nur mit einer kleinen Menge alten Heues gefüttert werden. Wiederkäuer unmittelbar nach der Futteraufnahme keiner starken Beunruhigung aussetzen!

➤ *Tympanie mit Schaumbildung:* Verschiedene Vorbeugemöglichkeiten wurden bereits im Abschnitt über die Ursachen der schaumigen Gärung angesprochen oder lassen sich aus den dortigen Angaben ableiten.

»» *Weideführung sowie pflanzenbauliche und züchterische Maßnahmen:*

»»» Rindern vor dem Austrieb auf eine Risikoweide altes Grasheu oder Stroh füttern; nicht auf mit Tau/Rauhreif behaftete Risikoweiden austreiben; kein erhitztes oder angefrorenes Grünfutter vorlegen; gefährliche Weide nur befristet begehen lassen oder mit Elektrozaun parzellieren.

»»» Tympanieweide erst nach der Blüte begehen lassen oder zur Heugewinnung nutzen.

»»» Gemischte Ansaat von Klee und Gras sowie Düngemaßnahmen, durch die der Grasanteil auch in den Folgejahren erhalten bleibt und gefördert wird (Stickstoff).

»»» Ansaat von Leguminosen mit langsamer initialer Abbaurate bzw. hohem Tanningehalt. Zufütterung von Pflanzen mit hohem Tanningehalt: Im Experiment erwies sich ein Anteil von 10 % Stumpfblättrigem Ampfer *(Rumex obtusifolius)* in einer Klee-Grasration als wirksam gegen schaumige Gärung. Der Tanningehalt der Ration betrug 0,13–0,23 % TM.

»»» Fernziel in Weidegebieten mit hohem Leguminosenanteil: züchterische Selektion auf tympanieresistente Rinder.

»»» Mastrinder-Tympanie: Einhalten der erforderlichen Mindestmenge an Strukturfutter in der Ration (Kap. 6.6.12). Keine Pellets aus gemahlenem Getreide verfüttern. Freier Zugang zu Wasser; regelmäßige Fütterungsintervalle.

»» *Applikation schaumhemmender Mittel:* Diese Maßnahmen kommen vornehmlich während der Risikoperioden in Betracht. Dabei besteht die Schwierigkeit, die Herde bei vertretbaren Kosten und geringem Arbeitsaufwand kontinuierlich mit dem Schaumhemmer zu versorgen. Hierzu wurden folgende Methoden (mit unterschiedlichem Erfolg) benutzt: orales Eingeben per Flasche, Spritze, Pilleneingeber; Einmischen in Kraftfutter, Melassemixtur, Briketts, Lecksteine, Trinkwasser; Auftragen auf die Haut im Lendenbereich zum Ablecken; Besprühen der Weide. Es werden folgende Mittel benutzt:

»»» Eines der unter *Behandlung* genannten Öle oder Fette p. o. in Dosen von 60–120 ml/adultes Rind/d vor dem Austreiben; 100 ml wirken etwa 2–4 h. Kontinuierliche Verabreichung von Mineralöl (soll aber die Karotinresorption sowie den Karotin- und Tocopherolgehalt der Butter reduzieren).

⋙ Poloxalen p. o. in Dosen von 10–40 g/adultes Rind/1- bis 2mal/d bzw. in einer Dosis von ca. 25 mg/kg LM/d oder in Form einer Verweilkapsel im Pansen mit Langzeitwirkung.
⋙ Monensin p. o. in Dosen von 0,5–1,0 mg/kg LM/d oder in Verweilkapseln, die über längere Zeit pro Tag 300 mg freigeben; evtl. in Kombination mit Poloxalen.
⋙ Alkohol-Äthoxylat-Detergenzien p. o. in Mengen von 17–19 g/adultes Rind/d oder über Lecksteine mit 10% Wirkstoffgehalt.
⋙ Besprühen der Weideparzelle mit Erdnußöl.
⋙ Mastrinder-Tympanie (»grain bloat«): Versuchsweiser Zusatz von 4% Kochsalz zum Kraftfutter erhöhte die Wasseraufnahme und die ruminale Passagerate, so daß das Tympanierisiko dadurch vermindert werden könnte.

■ **Sektionsbefund:** Hinsichtlich der postmortalen Befunde ist zu berücksichtigen, daß verendete Rinder i. d. R. – ungeachtet der Ursache – alsbald aufblähen, insbesondere bei hoher Umgebungstemperatur. Andererseits fällt schaumiger Panseninhalt nach dem Tode des Tieres allmählich zusammen. Sektionsbild und postmortale Erkennung hängen daher wesentlich davon ab, ob das tympanisch gewesene Tier alsbald nach dem Ableben untersucht wird oder erst nach Ablauf von mehreren Stunden. Soeben an Tympanie verendete Rinder liegen in Seitenlage mit vorgestreckter Zunge, aus ihrer Maulhöhle fließt blasiger mit Pansenschaum vermischter Speichel, die Kopfschleimhäute sind zyanotisch, das Abdomen ist aufgetrieben; mitunter besteht ein subkutanes Emphysem an Hals und Rumpf, das sich bereits intra vitam oder auch erst nach dem Tode entwickelt haben kann. Beim Zerlegen zeigen sich Kongestion von Muskulatur, Lymphknoten und umgebendem Fettgewebe im Bereich von Kopf, Hals und Schulter, Hämorrhagien an Trachea, Epikard und in den Buglymphknoten, Hyperämie des ventralen Pansensackes und des Labmagen-Darmtraktes, aber Blutleere im Hinterkörper. Auffällig sind ferner die (druckbedingt) blasse Leber, die komprimierte Lunge und der blasse thorakale Ösophagus sowie die weichen Nieren. Für intra vitam eingetretene Pansenrupturen sind unregelmäßige, manchmal ausgefranste, blutdurchtränkte Wundränder sowie mit Blut vermischter Panseninhalt in der Bauchhöhle kennzeichnend. Ausgetretener Vormageninhalt und Fibrinfetzen sind fest mit dem umgebenden Bauchfell verklebt, mitunter auch im Netzbeutel zusammengeballt.

6.6.14 Chronisch-rezidivierende Pansentympanie beim adulten Rind

■ **Definition:** Wiederholte oder anhaltende Pansentympanie *(Tympania ruminis chronica recidivaria)* meist mäßigen Grades infolge Ansammlung von freiem Gas oder schaumig durchmischten Ingesta. *Andere Bezeichnungen:* chronic ruminal tympany, chronic bloat, météorisation chronique du rumen, timpanismo recidivante.

Die rezidivierende Tympanie bei Kalb und Jungrind wird getrennt besprochen (Kap. 6.7.4).

■ **Vorkommen, Ursache:** Wiederkehrendes oder anhaltendes mäßiges Aufblähen des Pansens ist i. d. R. kein selbständiges Leiden, sondern Symptom von subakuten bis chronischen Erkrankungen der Verdauungsorgane, insbesondere der Vormägen, sowie von Passagebehinderungen im Bereich von Schlund oder Kardia, seltener Begleiterscheinung von Allgemeinkrankheiten. Vor allem sind nachfolgend genannte Störungen der Gasentleerung in Betracht zu ziehen (s. auch bei den betreffenden Organ- und Allgemeinkrankheiten):

➤ *Schlund:* Kompression durch geschwollene Lnn. mediastinales, Lnn. bifurcationis, Thymusleukose, Abszesse; obstruierende, paralysierende oder spasmusauslösende Prozesse (Entzündung, Divertikel, Striktur, Neubildungen etc.).
➤ *Vormägen:* traumatische Retikuloperitonitis und ihre Komplikationen; Passagebehinderungen zwischen Netz- und Blättermagen; alle alimentären und motorischen Indigestionen; Ruminitis; Haubeneventration; aktinobazilläre, papillomatöse oder tumoröse Neubildungen, Bezoare, Fettgewebsnekrose etc.
➤ *Labmagen:* Anschoppung unterschiedlicher Genese, Ulzera, links- oder rechtsseitige Verlagerung, Leukose.
➤ *Allgemeinkrankheiten:* Beispielsweise bei Tetanus, Ketose, Mangelkrankheiten, chronischen Vergiftungen und weiteren.

■ **Symptome, Diagnostik:** Anstatt der sonst in der linken Hungergrube sichtbaren Konkavität ist die Bauchwand hier leicht vorgewölbt, und der ventrale Bereich des Leibes erscheint linksseits oder beidseitig voller als sonst. Kopf und Hals werden eher gestreckt gehalten, das Verhalten ist träge.

Beim Erheben der Anamnese ist v. a. zu erfragen, wann und unter welchen Umständen und Initialsymptomen die Erkrankung begonnen hat. Dann folgt eine gründliche klinische Untersuchung. Sie soll klären, ob das wiederkehrende Aufblähen Folge eines Allgemeinleidens oder einer Organerkrankung ist. Insbesondere ist zu achten auf: Maulhöhlenbefund (Stomatitis), Schwellungen der Kopf- und Buglymphknoten und Umfangsvermehrungen an Hals und Vorbrust (Entzündungen, Abszesse, Geschwülste/Leukose, Divertikel), Vorliegen chronischer Bronchopneumonie (Schwellung der Mediastinal-/Bifurkationslymphknoten), Hypermotorik des Pansens (Passagebehinderung), Befunde der Perkussions- und Schwingauskultation der linken Bauchwand (Labmagenverlagerung, Bauchhöhlenabszeß u. a.), Menge und Beschaffenheit des Kotes (Passagebehinderung, mangelhafte Vormagendigestion), rektaler Befund (Pansendilatation, Panseninhalt, Labmagendilatation, Peritonitis, Pneumoperitoneum, Neubildungen etc.), tiefe Palpation und Schwingauskultation der rechten Bauchwand (Labmagenversandung oder -verlagerung), Ausfall der Schmerzproben auf Haubenfremdkörper, Ferroskopie etc.

➤ Als *weiterführende Untersuchungen* kommen in Betracht:

➤➤ *Schlundsondierung* mit Gummisonden in steigender Stärke, wobei auf Schmerzäußerungen und Passagebehinderungen zu achten und deren Lokalisation zu bestimmen ist.

➤➤ Entnahme und grobsinnliche Beurteilung des *Pansensaftes*.

➤➤ *Sonographie von Schlund und Netzmagen* (einschließlich seiner Umgebung) und weiteren Organen gemäß Verdacht.

➤➤ *Schlundendoskopie* mit flexiblem Kaltlichtendoskop bei bestimmtem Verdacht; aufwendig und schwierig.

➤➤ RÖNTGEN-*Untersuchung* von Schlund und Netzmagen.

➤➤ *Blutuntersuchungen:* Leukozytose, Leberparameter.

➤➤ *Diagnostische Laparoruminotomie*: Sie führt nach negativ verlaufener Schlundsondierung oft am schnellsten zu sicherer Diagnose und klarer Prognose.

Behandlung, Beurteilung: Die Entscheidung, ob eine Therapie in Frage kommt und welche, richtet sich nach dem Grundleiden und nach den im Einzelfall vorliegenden Bedingungen. So kann die Behandlung im Falle einer unheilbaren Krankheit eines hochträchtigen Tieres lediglich zum Ziele haben, noch den Kalbetermin zu erreichen. Hierfür hat GÖTZE schon 1929 das Anlegen einer permanenten (sich nur langsam schließenden) Pansenfistel empfohlen (Kap. 6.7.4). Bei Mastrindern ließ sich auf diese Weise noch eine zufriedenstellende Mastleistung erzielen. Alternativ kommt (nach Vorbereiten des Operationsfeldes) das Einsetzen eines Schraubtrokares für erwachsene Rinder (HOFMANN, 1992), von Pelotten aus Plastik oder von Ballonkathetern in Frage. Letztere werden mit Hilfe eines Trokares eingeführt. Die Rohre/Katheter werden für mehrere Wochen belassen und führen meist zur Verklebung des Pansens mit dem Bauchfell in der Umgebung der Perforationsstelle.

6.6.15 Neubildungen in Haube und Pansen

Definition, Vorkommen, Ursachen: Im Hauben-Pansenbereich sind folgende gut- oder bösartige Neubildungen beobachtet worden: Papillome, Fibrome, Myxome, Myxofibrome, Myxoepitheliome, Plattenepithelkarzinome, Fibrosarkome, tumoröse Leukose sowie Aktinobazillome. Bevorzugte Lokalisationen der Tumoren sind Haube und Kardia mit dorsalem Ende der Schlundrinne (Abb. 6-84, 6-85). Neoplasien in den Vormägen sind, insgesamt gesehen, selten. Regionale Häufungen, und zwar von Papillomen und Plattenepithelkarzinomen, wurden in Kenia und in Schottland festgestellt. Da in den dortigen Weidegebieten Adlerfarn verbreitet ist, wird vermutet, das vermehrte Vorkommen von Vormagenneoplasien könne auf einem Zusammenwirken des karzinogenen Inhaltsstoffes von *Pteris aquilina* (Kap. 4.3.5.10) mit einem neuen Typ des Papillomavirus (*Bovines Papillomavirus 4*, Kap. 2.2.3.4) beruhen.

Symptome, Verlauf: Im Bereich von Haube und Kardia angesiedelte Neubildungen verursachen, je nach Lage, Form und Größe, allmählich zunehmende oder rezidivierende Stenosen der Kardia oder/und

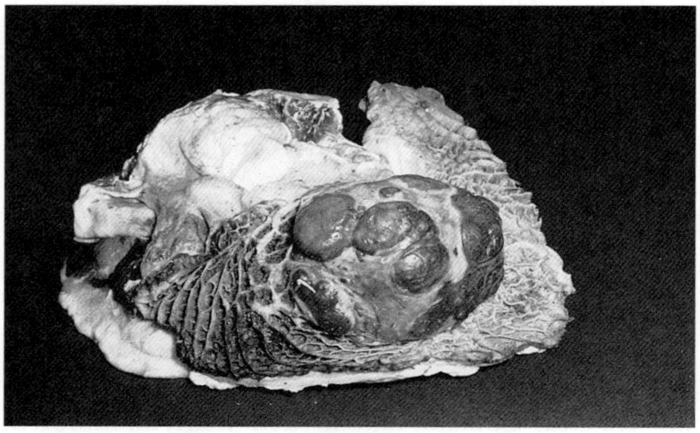

Abbildung 6-84 Haubenaktinobazillose

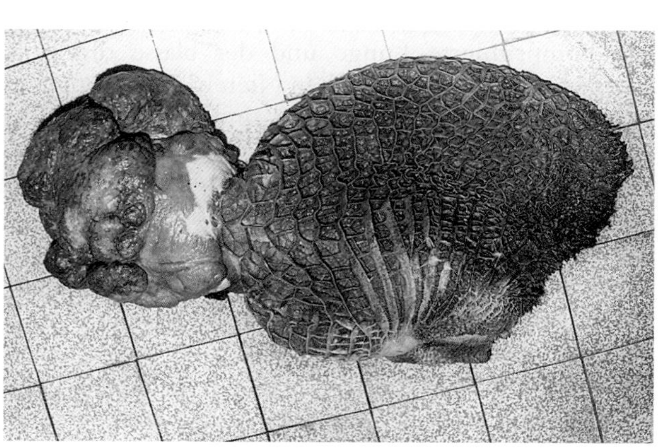

Abbildung 6-85 Fibropapillom der Haubenmukosa

mechanische oder funktionelle Stenosen zwischen Netz- und Blättermagen (Kap. 6.6.5). Demzufolge zeigen sich Störungen beim Abschlucken und Wiederkauen, seltener Erbrechen (Kap. 6.6.7), wiederkehrende oder anhaltende Tympanie sowie die mit der Behinderung der Ingestapassage verbundenen Erscheinungen (Kap. 6.6.5). Im Pansen lokalisierte Neoplasien bedingen gewöhnlich chronisch-progressive motorische und mikrobielle Vormageninsuffizienz.

Diagnose: Grundsätzlich kommen die bei den genannten Krankheiten sowie unter Reticuloperitonitis traumatica (Kap. 6.6.2) beschriebenen diagnostischen Verfahren in Frage. Sitz, Größe und Form der Tumoren lassen sich jedoch i. d. R. nur über eine explorative Laparoruminotomie, ihre Natur meist nur durch histologische Untersuchung einer Gewebeprobe sicher diagnostizieren und beurteilen (ausgenommen Enzootische Leukose).

Behandlung: Exstirpationsversuche kommen nur bei gestielten Neoplasien, meist Papillome oder Fibrome, in Frage. In derartigen Fällen wurde wiederholt durch Absetzen des Tumors mittels Ekraseur oder gebogener Schere oder auch durch Abbinden des Stieles (mit nichtresorbierbarem Faden) klinische Heilung erzielt. Hinsichtlich der medikamentösen Behandlung aktinobazillärer Granulome siehe Kapitel 3.1.3.3.

6.7 Krankheiten von Haube und Pansen bei Milchkalb und Jungrind

6.7.1 Panseninsuffizienz beim Jungtier

Definition: Mangelhafte mikrobielle Aufschließung des aufgenommenen Rauhfutters, das sich daher im Pansen anhäuft und das Organ ausweitet. Die damit einhergehende motorische Insuffizienz von Haube und Pansen führt periodisch zu – verschieden starker – Anhäufung von freiem Gas (rezidivierende Pansentympanie). *Andere Bezeichnung:* Insuffizienz von Vormagenflora und -motorik beim Jungtier.

Vormagenentwicklung beim Kalb: Die Besonderheit der Vormagenkrankheiten beim Jungtier besteht darin, daß sie sich in einem in Entwicklung befindlichen Organsystem abspielen und z. T. auf Störung der dabei ablaufenden Entwicklungsvorgänge beruhen. Letztere umfassen die Größenzunahme von Haube, Pansen und Blättermagen, das Schleimhautwachstum, die Entwicklung der Motorik und die mikrobielle Besiedelung. Das Einsetzen der Vormagenentwicklung hängt wesentlich davon ab, daß das Kalb ab der 2. Lebenswoche Zugang zu Heu, Kraftfutter und Wasser erhält und davon auch aufnimmt. Zwar lassen sich Pansenbewegungen schon in der 1./2. Lebenswoche beobachten (z. B. endoskopisch), auch kurze Wiederkauphasen (»Scheinwiederkauen«), doch stellen sich die zyklischen Hauben-Pansenkontraktionen erst allmählich, d. h. im Laufe der ersten 6–8 Wochen, ein. Die mikrobielle Besiedlung beginnt schon während oder unmittelbar nach der Geburt, und zwar zunächst mit aeroben und fakultativ anaeroben Bakterien wie E. coli, koliformen Keimen und Kokken; bald darauf erscheinen Laktobazillen, und mit zunehmendem Verzehr von Trockenfutter stellt sich dann die vormagentypische Flora und Fauna ein.

Vorkommen: Das Leiden ist relativ häufig zu beobachten und betrifft vornehmlich im Laufstall auf Stroheinstreu gehaltene Jungtiere im Alter von 2–6 Monaten, mit Gipfel im 2./3. Lebensmonat. Nicht selten ist der Erkrankung ein Futterwechsel, teils auch ein Stallwechsel vorausgegangen. Das Überwiegen von männlichen Probanden in verschiedenen Kasuistiken dürfte auf regionalen Besonderheiten (Bullenmast) beruhen.

Ursache, Pathogenese: Die Entwicklung der zellulolytischen Flora und deren Verdauungskapazität hängen davon ab, daß das Futter neben Zellulose (Rohfaser) auch ausreichende Mengen an Eiweiß, Stärke und Zucker enthält (Kap. 6.6.8). Die spaltende Arbeit der Mikroben wird durch die motorischen Umwälzungs- und Sortierungsvorgänge wesentlich unterstützt. Sind in der Ration nicht genügend leichtverdauliche Nährstoffe enthalten oder nimmt das Kalb aus eigener Wahl bevorzugt Heu oder Stroh auf, so entwickelt sich der in Übersicht 6-15 dargestellte Circulus vitiosus. Dabei häuft sich unverdautes Rauhfutter im Hauben-Pansenraum an, Vormägen und Abdomen werden zunehmend ausgedehnt; infolge der Dilatation sind die Hauben-Pansenkontraktionen dann offensichtlich zu schwach, um die Gärungsgase regelmäßig in vollem Umfang zu entfernen (Kap. 6.6.1). Eine ähnliche Situation kann entstehen, wenn Milchkälber zu schnell auf Trockenfutter umgestellt werden, wenn ihnen zusätzlich zu Milch kein Wasser angeboten wird oder wenn in der Entwöhnung befindliche Tiere nach einem Stallwechsel zur Infektionsprophylaxe Fütterungsantibiotika erhalten.

Symptome: Betroffene Kälber entwickeln sich mangelhaft, haben rauhes Haar und dünnbreiig-suppigen oder auch trockenen Kot, der oft einen hohen Anteil an langen, unverdauten Pflanzenfasern enthält. Bei Betrachtung von links und von hinten zeigt sich die typische, auf Pansenüberladung bzw. auf Überladung mit Tympanie hinweisende Ausdehnung des Abdomens: links dorsal und ventral und rechts ventral

Übersicht 6-15 Pathogenese der Panseninsuffizienz mit rezidivierender Tympanie bei Kalb und Jungrind

Gehaltloses Rauhfutter
▼
Inaktive Pansenflora
▼
Langsamer Futterabbau
▼
Hunger (→ zurück zu: Gehaltloses Rauhfutter)
▼
Pansenüberladung
▼
Pansendilatation
▼
Störung des Ruktus
▼
Rezidivierende Tympanie

(»Heubauch«; Abb. 6-86). Im Pansen ist ventral fester, zusammengeballter Inhalt zu palpieren. Intensität und Frequenz der auskultierbaren Pansenkontraktionen sind im Vergleich zu gesunden Jungrindern entsprechenden Alters vermindert; bei tympanischen Tieren fehlen sie gänzlich, setzen aber nach Ablassen des Gases wieder ein. Der Pansensaft ist wäßrig und riecht fade, hat einen pH um 7,0 oder höher, die Methylenblaureduktion ist über 5 min hinaus verzögert, Cl-Gehalt < 30 mmol/l.

Von 13 hospitalisierten Patienten hatten 7 an einem oder mehreren Tagen eine ausgeprägte, auf zentripetale Vagusreizung zurückgehende Bradykardie mit Frequenzen um 60 Schläge/min. An den Blutgasbefunden zeigte sich z. T. geringgradige Tendenz zu respiratorischer Azidose.

■ **Diagnose, Differentialdiagnose:** Fütterungsanamnese, subakuter bis chronischer Verlauf bei nur leicht gestörtem Allgemeinbefinden sowie der palpatorische Pansenbefund geben im Verein mit den weiteren klinischen Erscheinungen gewöhnlich eindeutige diagnostische Hinweise. Differentialdiagnostisch sind Labmagenanschoppung (die auch gleichzeitig vorliegen kann) sowie Behinderungen der Ingestapassage durch Bezoare, einengende Bauchhöhlen-/Leberabszesse (infolge Nabelveneninfektion) oder durch peritonitische Adhäsionen zu berücksichtigen. Weitere Hinweise zu Erkennung und Unterscheidung bei Vorliegen von rezidivierendem Aufblähen sind in Kapitel 6.6.14 sowie 6.7.4 nachzulesen.

■ **Behandlung:** Je nach Ursache, Grad und Dauer der Erkrankung kommen nur einzelne oder alle nachfolgend genannten Maßnahmen zur Anwendung:

➤ *Aktivieren der Vormagendigestion* durch wiederholte Übertragung (per Sonde) von 1–2 l Pansensaft gesunder, mit gemischter Ration gefütterter Rinder. Es empfiehlt sich, dem Pansensaft Natriumpropionat (1–2 g/10 kg LM), ein Spurenelementgemisch sowie ein Probiotikum (Trockenhefe) beizufügen, evtl. auch Bittermittel (z. B. Radix gentianae, 0,5–1,0 g/10 kg LM). Zur Erweichung von fest verklumptem Panseninhalt appliziert man zusätzlich mehrere Liter dünnen Leinsamenschleim oder lauwarmes Wasser und versucht anschließend, den Vormageninhalt durch Massage von außen aufzulockern. Diesem Zweck dient auch die orale Applikation von Dioctyl-Na-Sulfosuccinat (80–100 g in 1–2 l Wasser; USA).

➤ *Aktivieren von Vormagenmotorik und Ruktus* bei Vorliegen von rezidivierender Tympanie durch kontinuierliches Entfernen des angesammelten Gases. Es bestehen folgende Möglichkeiten:

➤➤ Tägliches Ablassen (1- bis 2mal) des Gases mit oral (Maulholz) eingeführter Gummisonde oder Tympan, wozu der Tierhalter entsprechend anzuleiten ist (arbeitsaufwendig, mäßiger Erfolg).

➤➤ Einlegen einer Ballonsonde nach Doll (1988) über 4–5 Tage (sofern verfügbar; Sonde begrenzt haltbar und anwendbar; Rezidive).

➤➤ Einsetzen eines Schraubtrokars nach Buff (1969); (bei kunstgerechter Anwendung gut wirksam; Anwendung bei älteren Rindern durch Dicke der Bauchwand eingeschränkt; Infektionsrisiko beachten; siehe Kap. 6.7.4).

➤➤ Anlegen einer temporären Pansenfistel (bei kunstgerechter Ausführung gut wirksam; Infektionsrisiko gering; muß ausnahmsweise durch Zweitoperation verschlossen werden; Narbenbildung).

Weitere Ausführungen zur Behandlung der rezidivierenden Kälbertympanie in Kapitel 6.7.4.

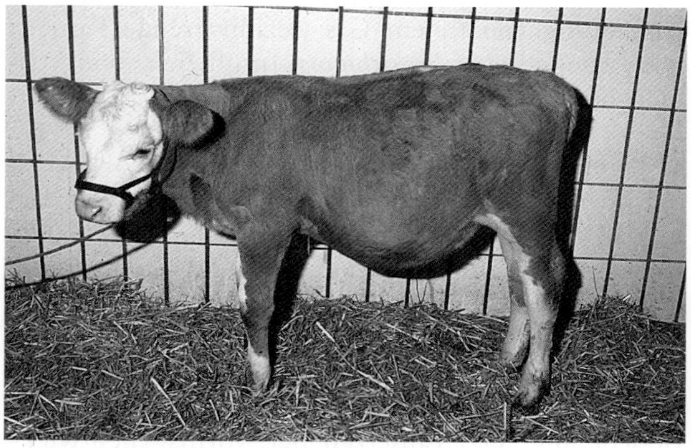

Abbildung 6-86 Pansenüberladung mit unverdautem Rauhfutter (»Heubauch«) infolge Panseninsuffizienz

Prophylaxe: Um derartige Indigestionen zu vermeiden, müssen die Kälber durch Begrenzen des Milchangebotes zu allmählich steigender Aufnahme von Heu und Kraftfutter angeregt werden. Silagen frühestens ab 4. Lebenswoche anbieten. Heu und Kraftfutterverzehr kontrollieren.

Verlauf, Beurteilung: Sofern die Indigestion noch nicht durch wiederkehrendes Aufblähen kompliziert ist, läßt sie sich durch die oben beschriebenen Diätmaßnahmen im allgemeinen gut beeinflussen. Dagegen ist die konservative Behandlung der mit rezidivierender Tympanie einhergehenden Vormageninsuffizienz oft ein mühsames und langwieriges, sich mitunter über mehrere Wochen hinziehendes Unterfangen und beinhaltet das Risiko eines Rezidivs bei Nichteinhalten der Diätauflagen. Daher empfiehlt es sich, falls innerhalb von 2–3 Tagen keine deutliche Besserung eintritt oder das Tier schon binnen weniger Stunden nach dem Gasablassen wieder hochgradig aufbläht, einen Schraubtrokar einzusetzen und eine Pansenfistel anzulegen. Das gilt insbesondere, wenn das Kalb schon eine Woche oder länger an rezidivierender Pansenblähung gelitten hat und vom Tierhalter vorbehandelt wurde. Wichtige Zeichen der Genesung sind Einsetzen des Wiederkauens sowie Normalisierung von Kotbeschaffenheit, Pansensaftbefund und Schichtung des Panseninhaltes.

6.7.2 Pansenazidose beim Milchkalb (»Pansentrinken«)

Definition: Übersäuerung des Hauben-Panseninhaltes infolge Vergärung von leichtlöslichen Kohlenhydraten zu flüchtigen Fettsäuren und Milchsäure (und Hydrolyse der Lipide) nach unphysiologischer Ansammlung von Milch oder anderen Kälbertränken im Pansen. Die Flüssigkeitsanhäufung kann Folge einer Dysfunktion der Schlundrinne (»Pansentrinken«) oder der Tränkeapplikation per Schlundsonde sein. Es ist eine akute und eine chronische Form des Leidens zu unterscheiden. *Akute Pansenazidose* tritt meist als komplikative Folge verschiedener Primärkrankheiten auf, *chronische Pansenübersäuerung* ist als selbständiges Leiden anzusprechen. Je nach Verlaufsform sind damit verschieden schwere Veränderungen der Pansenschleimhaut und systemische Auswirkungen verbunden.

Die Pansenazidose entwöhnter (ruminanter) Jungrinder verläuft gewöhnlich chronisch; sie wird zusammen mit der entsprechenden Vormagenkrankheit erwachsener Tiere besprochen (Kap. 6.6.12).

Vorkommen: Von 249 wegen Neugeborenendiarrhoe hospitalisierten Kälbern im Alter bis zu 2 Wochen wiesen 57 (= 22,8 %) eine *akute Pansenazidose* auf, die bei 28 Probanden (= 11,2 %) mit Sicherheit und bei 29 (= 11,6 %) wahrscheinlich auf eine Schlundrinnendysfunktion zurückzuführen war. Männliche und weibliche Kälber waren gleichermaßen betroffen; ob eine Prädisposition bestimmter Rassen besteht (was hinsichtlich der sogenannten »Trinkschwäche« vermutet wird), ist bislang unklar. Ansonsten wird das Vorkommen beeinflußt durch Art und Grad der Primärkrankheiten, das Tränkverfahren, etwaiges Zwangstränken (Methode, Art und Menge der Tränke, Dauer), das Alter etc. Die *chronische Form* der Pansenazidose ist vorwiegend bei Kälbern beobachtet worden, die im Alter von 3–4 Wochen zur Milchmast mit Austauschmilch aufgestellt wurden.

Ursache: Häufig – offenbar in der Mehrzahl der Fälle – wird der zur Übersäuerung führende Flüssigkeitsstau im Pansen durch mangelhaften Schluß der Schlundrinne verursacht; mit gleichen Folgen ist aber auch zu rechnen, wenn Kälbertränke, die leichtfermentierbare Kohlenhydrate enthält, wiederholt per Schlundsonde (bzw. per calf drencher) verabreicht wird. Daneben könnte auch eine Störung der retikuloruminalen Einrichtungen, die für den Abtransport des flüssigen Hauben-Panseninhaltes verantwortlich sind, beteiligt sein. Abomasoruminaler Rückfluß von Milch scheint dagegen vergleichsweise geringe Bedeutung zu haben.

Bekanntlich ist die *Auslösung des Schlundrinnenreflexes* an bestimmte Voraussetzungen gebunden: Die Tränke mit ihren Wirkstoffen muß in Kontakt mit den im Pharynx gelegenen Rezeptoren kommen, sie darf keinen abstoßenden Geruch oder Geschmack haben, das Tier muß sie freiwillig in kleinen Schlucken trinken und darf dabei nicht beunruhigt werden, sein Allgemeinbefinden sollte ungestört sein. Aufgrund verschiedener Untersuchungen kann angenommen werden, daß beim gesunden Kalb weniger als 10 % der getrunkenen Milch/Tränke in Haube und Pansen fließen. Wenn die Schlundrinne nicht schnell genug und nicht vollständig schließt, laufen dagegen erhebliche Flüssigkeitsmengen in die beiden Vormägen, was zutreffend als »Pansentrinken« bezeichnet wird (Breukink et al., 1986).

Aus röntgenologischen und endoskopischen Beobachtungen kann geschlossen werden, daß flüssige Nahrung, die in den Hauben-Pansenraum eines gesunden jungen Kalbes eintritt, alsbald durch aktive Transportmechanismen in Psalter und Labmagen übergeleitet wird. Die Ergebnisse experimenteller Untersuchungen stützen weiterhin die Annahme, daß auch passives Überlaufen von Pansenflüssigkeit in den Labmagen stattfinden kann, sofern das Volumen groß genug ist (≥ 2 l). Normalerweise scheint der größte Teil der in den Hauben-Pansenraum gelangenden

Milch binnen 3 h ohne nachteilige Auswirkungen abzufließen. Kommt es jedoch wiederholt zur Anflutung größerer Volumina, sei es durch überhöhten Zustrom oder verzögerten Abtransport, so entwickelt sich eine anhaltende Übersäuerung der Ingesta, verbunden mit Ruminitis und metabolischer Azidose. Ursache der Schlundrinnendysfunktion oder Anlaß der Zwangstränkung waren nach einer 64 Probanden mit *akuter Pansenazidose* umfassenden Kasuistik (1992) folgende Primärkrankheiten: Neugeborenendiarrhoe (45%), postnatale »Trinkschwäche« verschiedener Genese (27%), Bronchopneumonie (17%), Nabelentzündungen, Otitis media und andere Kälberkrankheiten (11%).

Als Auslöser der *chronischen Pansenazidose* (»Pansentrinker-Syndrom«) werden längere Transporte, Stallwechsel, wiederholte Futterumstellung sowie Qualitätsmängel der Tränke verdächtigt (van Weeren-Keverling Buisman, 1989).

■ **Pathogenese:** Sofern Milch, Milchaustauscher oder Nähr-Elektrolytlösungen hinreichend lange im Hauben-Pansenraum verbleiben, unterliegen die darin enthaltenen Kohlenhydrate der bakteriellen Fermentation zu Essig-, Propion-, Butter- und Milchsäure, und der pH der Ingesta sinkt für kurze Zeit auf Werte unter 6,0. Wiederholt sich der Vorgang mehrmals, so hält die Übersäuerung an, und es entsteht eine *akute Pansenazidose* (pH um 5,0). Nach derzeitiger Kenntnis lassen sich folgende Gärungstypen unterscheiden: überwiegende Produktion von Butter- oder von Milchsäure, Übergang einer dominierenden Milchsäuregärung in vorherrschende Buttersäurebildung und vice versa (»Zweiphasentyp«; Dirr, 1988). Unter der Einwirkung von Buttersäure (Proliferationsanregung) und Milchsäure (chemischer Reiz) entwickelt sich an der Vormagenschleimhaut eine hyperkeratotische Parakeratose sowie eine schwere, mit Epithelverlust, Erosionen und Nekrosen einhergehende Retikuloruminitis. Letztere kann wiederum Ursache für das Fortbestehen der Schlundrinnendysfunktion sein → Circulus vitiosus. Die systemischen Folgen der Pansenazidose wie metabolische Azidose, Austrocknung, Elektrolytverlust, Hypoglykämie und Intoxikation können – so im Falle der Neugeborenendiarrhoe – bereits bestehende Veränderungen noch verstärken oder auch bestimmend für das weitere Krankheitsgeschehen werden. So können die kranken Kälber schließlich an den Folgen dieser Indigestion verenden.

Die Entwicklung der *chronischen Pansenazidose* unterscheidet sich von dem zuvor beschriebenen Geschehen in verschiedener Hinsicht: Nachdem sich die Kälber während der ersten 3–4 Lebenswochen normal entwickelt haben, setzt zu Beginn der Mast mit Austauschmilch bei einzelnen Tieren die Schlundrinnenfunktion aus. Während sich der Reflex bei der Mehrzahl nach einigen Tagen wieder normalisiert, bleibt die Dysfunktion bei einzelnen Tieren bestehen, so daß die Tränke auf Dauer – teilweise oder vollständig – in den Pansen fließt. Die Nährstoffe, darunter offenbar auch Fett und Eiweiß, werden dort bakteriell abgebaut, wobei auch unter diesen Bedingungen die Konzentrationen der kurzkettigen Fettsäuren, und zwar vornehmlich von Butter-, Propion- und Milchsäure, ansteigen und der pH auf Werte um 5,0 sinkt. Dann entwickeln sich ebenfalls proliferative Veränderungen der Vormagenschleimhaut (Hyper-/Parakeratose), jedoch ohne die bei akuter Azidose zu beobachtende schwere Entzündung, wogegen im proximalen Bereich des Leerdarmes Zottenatrophie und verminderte Aktivität von Laktase und alkalischer Phosphatase festzustellen sind. Es entsteht eine chronische Störung der Magen-Darmfunktion mit Eindickung des Darminhaltes in Kolon und Rektum und mangelhafter Versorgung des Tieres mit Nähr- und Wirkstoffen.

■ **Symptome:** Bei bestimmten Primärkrankheiten vermischen sich die Symptome der akuten Pansenübersäuerung mit denen des auslösenden Leidens oder verstärken sie, in anderen Fällen, insbesondere bei chronischer Pansenazidose, prägen sie das Erscheinungsbild.

➤ *Akute Pansenazidose:* Hinweise auf Vorliegen einer derartigen Komplikation können sich bereits aus der Anamnese ergeben, wenn z. B. daraus hervorgeht, daß das Kalb seit Geburt schlecht trinkt, sich Appetit und Allgemeinbefinden eines an Neugeborenendiarrhoe leidenden Patienten trotz intensiver Therapie nicht bessern oder der Proband zwangsweise per Flasche oder Schlundsonde getränkt worden ist. Meist sind solche Tiere abgemagert, zeigen mäßige bis deutliche Störung des Allgemeinbefindens, Durchfall und schwachen oder fehlenden Saugreflex. Einen konkreten Verdacht ergibt i. d. R. die auskultatorische Untersuchung des linken Abdomens: Bei der Schwingauskultation sind meist hell klingende Plätschergeräusche und bei Perkussionsauskultation mitunter metallische Töne hörbar (Abb. 6-87). Weiterer Aufschluß ist durch die Ad-hoc-Untersuchung der per Sonde abgesaugten oder abgeheberten Pansenflüssigkeit zu gewinnen (Abb. 6-88, 6-89): So weisen milchigweiße Farbe, dünnsuppige Konsistenz (oft mit Flocken), pH 4,0–5,0, hohe Gesamtazidität (50–100 Klinische Einheiten) auf überwiegende Milchsäuregärung hin; ausgeprägt ranziger Geruch der dicksuppigen, ockergelben Probe mit einem pH von 5,0–6,0 sprechen für Dominanz der Buttersäurebildung.

➤ *Chronische Pansenazidose:* Nach einer Latenzperiode von 2–3 Wochen entwickelt sich allmählich das sogenannte »Pansentrinker-Syndrom« (van Bruinessen-Kapsenberg et al., 1982). Es ist gekennzeichnet

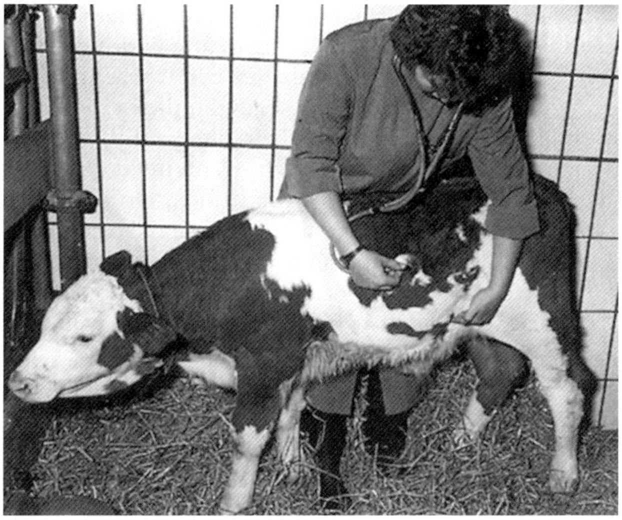

Abbildung 6-87 Schwingauskultation beim Milchkalb zur Feststellung hellklingender, »plätschernder« Geräusche bei »Pansentrinken«

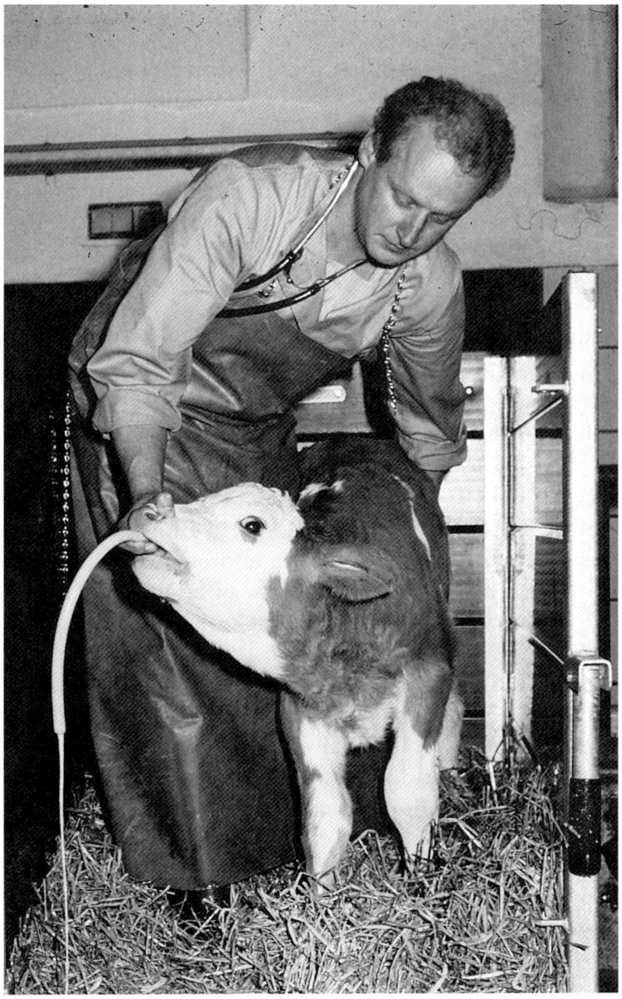

Abbildung 6-88 Abhebern des übersäuerten Panseninhalts unter leichtem Druck von links ventral

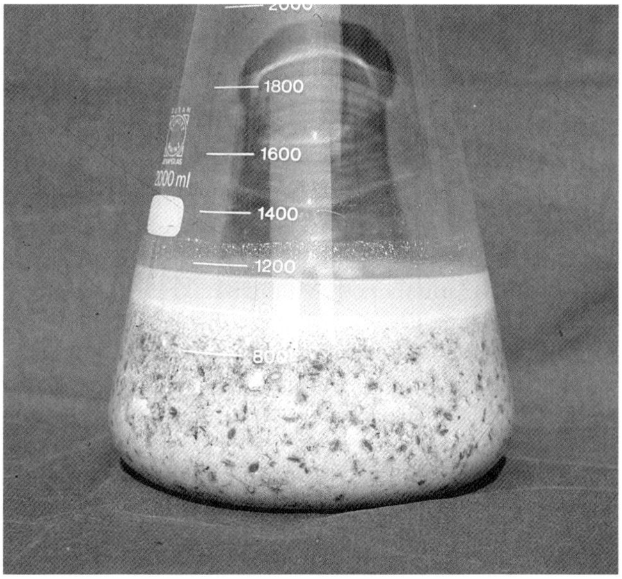

Abbildung 6-89 Abgeheberter azidotischer Panseninhalt eines Milchkalbes; dunkle Partikel = Leinsamen

durch Entwicklungshemmung, langes stumpfes Haarkleid und Haarausfall, wechselhaften Appetit und gelegentliche Verweigerung der Tränkeaufnahme, Kauen am Saugnippel sowie Lecken an der Box, an anderen Tieren oder an sich selbst (Abb. 6-90). Der Hautturgor ist herabgesetzt; Lymph- und Respirationsapparat sowie Kreislauf und Körpertemperatur sind gewöhnlich ohne Besonderheiten. An auffälligen Erscheinungen zeigen sich: ventrolaterale Ausweitung des Abdomens, leichte rezidivierende Pansentympanie, helle Plätschergeräusche bei der linksseitigen Schwingauskultation sowie blubbernd-plätschernde Geräusche beim Auskultieren während des Trinkens; Einführen einer Sonde kann Erbrechen auslösen. Der Kot hat im typischen Fall pastöse, kittartige Konsistenz, so daß er Haut und Haarkleid verschmiert und auch der Boxenwand anhaftet (Steatorrhoe?).

Im fortgeschrittenen Stadium zeigt sich Muskelschwäche (wobei auch Myodystrophie mit im Spiele sein kann), und die Patienten kommen zum Festliegen (Abb. 6-91). Die abgeheberte Pansenflüssigkeit übersteigt mitunter das Volumen der zuvor aufgenommenen Milchmenge; sie kann Haare, Faserpartikel und Holzsplitter enthalten. Ihre Beschaffenheit variiert mit dem Abstand von der letzten Mahlzeit und den Inhaltsstoffen des Milchaustauschers; der pH-Wert sinkt während der ersten Stunde nach dem Tränken auf Werte um 5,0 und bewegt sich nach etwa 5 h um 5,5.

Diagnose, Differentialdiagnose: Die Feststellung von Plätschergeräuschen bei Schwingauskultation an der linken Bauchwand muß immer Anlaß sein, deren Ursache zu klären. Der erste Schritt ist die grobsinnliche Beurteilung der abgesaugten Pansenflüssigkeit hinsichtlich der oben beschriebenen Kriterien. Bei fraglichem Befund kommen, je nachdem was zu klären ist, folgende weiterführende Untersuchungen in Frage:

➤ *Probeweises Tränken* mit Kuhmilch und Absaugen der Vormagenflüssigkeit nach etwa 30 min sowie nach ca. 3 h: Bei Schlundrinnendysfunktion hat die erste Probe noch annähernd Milchcharakter, die zweite ist dagegen denaturiert bzw. schon vergoren. Nach 10minütigem *Zentrifugieren* (10 ml bei 1500 Umdrehungen/min) zeigt die Trennung in Sediment, Molke und Fettschicht das Vorhandensein von nativer Milch an, während andernfalls die Fettschicht fehlt (Dirr, 1988).

➤ *Pansenflüssigkeit:* Sind im *Sediment* bereits makroskopisch Schleimhautpartikel oder gar netzartige Gewebestrukturen (Haubenleisten) erkennbar, so spricht der Befund eindeutig für Vorliegen einer hochgradigen, meist inkurablen Retikuloruminitis (Abb. 6-92). Im *mikroskopischen Bild* des nach Gram gefärbten Pansensaftausstriches dominieren grampositive Bakterien; kernhaltige Zellverbände aus der Tiefe des Schleimhautepithels weisen auf Hauben-Pansenentzündung hin. Stark erhöhte *Titrations-/Gesamtazidität* läßt auf Milchsäuregärung schließen. Weiterhin können Laboranalysen des *Säurenspektrums* nützlich sein, sind für die klinische Diagnosestellung im allgemeinen aber entbehrlich.

➤ *Pansenendoskopie* mittels starren, von der linken Hungergrube aus (evtl. über einen Schraubtrokar) eingeführten Kaltlichtendoskops ermöglicht die visuelle Beurteilung von Art und Ausmaß der Schleimhautveränderung und damit eine genauere Prognose. Außerdem läßt sich auf diesem Wege die Funktion der Schlundrinne während des Trinkens kontrollieren. Praktikabilität und Aussagewert der nichtinvasiven Pansenadspektion mit oral eingeführtem flexiblen Kaltlichtendoskop lassen sich noch nicht schlüssig beurteilen.

➤ Röntgen-*Durchleuchtung* beim Trinken der mit Bariumsulfat versetzten Milch gab in wissenschaftlichen Untersuchungen Aufschluß über die Schlundrinnendysfunktion, ist aber mit Beunruhigung des Tieres (und Geschmacksabweichung der Milch) verbunden.

➤ *Differentialdiagnostisch* ist zu beachten, daß ähnliche oder gleiche Plätschergeräusche und metallische Töne auch bei linksseitiger Labmagenverlagerung provozierbar sind. Unterscheidungsmöglichkeiten werden in Kapitel 6.9.1 beschrieben. Bei abomasoruminalem Reflux (Kap. 6.9.9) kann die Pansensaftprobe zwar auch einen pH < 6,0 haben, hat aber bräunlich-milchige Farbe, riecht nach Erbrochenem und hat einen Chloridgehalt > 90 mmol/l.

■ **Beurteilung:** Vor Einleitung von Therapiemaßnahmen ist zu klären, ob eine Behandlung überhaupt angezeigt ist und ob der Tierhalter bereit wäre, die im Falle der *akuten Pansenazidose* gewöhnlich arbeitsaufwendige Prozedur gewissenhaft durchzuführen. Die Prognose hängt ggf. wesentlich, wenn nicht entscheidend, von der Art des vorliegenden Grundleidens sowie von etwa eingetretenen Komplikationen ab. Die Heilungsaussichten sind vorsichtig bis ungünstig zu beurteilen bei Kälbern mit primärer »postnataler Trinkschwäche« (etwa 50%), insbesondere wenn sie länger als eine Woche zwangsgetränkt worden sind (etwa 23%), sowie bei starker Abmagerung, anhaltend hochgradiger Allgemeinstörung, Aspirationspneumonie, aszendierter Nabelentzündung, Polyarthritis, Meningitis. Die Prognose ist aussichtslos bei hochgradiger Ruminitis oder bei (unerkannten) Mißbildungen des ZNS. Günstiger zu beurteilen ist »postnatale Trinkunlust« infolge von Managementfehlern oder von Vitamin-E-/Selenmangel sowie »Pansentrinken« in den ersten Tagen der Neugeborenendiarrhoe (sofern letztere adäquat behandelt wird; Heilungsrate 60–70%). Bei *chronischer Pansenazidose* gelingt es nur selten, die Schlundrinnendysfunktion zu beheben; die Frühentwöhnung bereitet hier zwar keine Schwierigkeiten, jedoch ist die Mastleistung dann reduziert.

■ **Behandlung:** Die Entwicklung geeigneter Therapieverfahren befindet sich noch im Fluß. Die Behandlung richtet sich darauf, a) ein etwa vorhandenes Primärleiden und seine Sequelae auszuheilen und b) die Pansenazidose mit ihren Folgen zu beheben und ggf. die Schlundrinnenfunktion wiederherzustellen oder die Frühentwöhnung herbeizuführen:

➤ *Allgemeine Maßnahmen* wie bei postnataler Trinkschwäche (Kap. 6.7.3).

➤ *Parenterale Rehydratations- und Azidosetherapie* (Kap. 6.10.19) zur Besserung des Allgemeinzustandes bei allen Patienten mit verändertem Blutstatus, insbesondere bei Kälbern mit Neugeborenendiarrhoe.

➤ *Pansenspülung:* Nachdem die übersäuerte Pansenflüssigkeit weitmöglichst abgehebert worden ist, wird lauwarmes Wasser (etwa 1–1,5 l) oder physiologische Kochsalzlösung infundiert und erneut abgesaugt (Abb. 6-93). Sofern der Allgemeinzustand es zuläßt, die Spülung 1- bis 2mal wiederholen, bis die aspirierte Flüssigkeit der infundierten ähnlich ist. Je nach Befund werden die Spülungen an den folgenden Tagen fortgesetzt.

➤ *Anregen von Appetit, Saugreflex und Schlundrinnenfunktion:* Saugenlassen an einem Gumminippel oder am Finger (mit Handschuh) vor dem Anbieten der Milch sowie Aufteilen der täglichen Milchmenge (in Höhe von 10–12% der LM) auf 3–4 Portionen.

➤➤ *Versuchsweise Injektion von Brotizolam* (0,2 mg/100 kg LM) unmittelbar vor dem Tränken, insbeson-

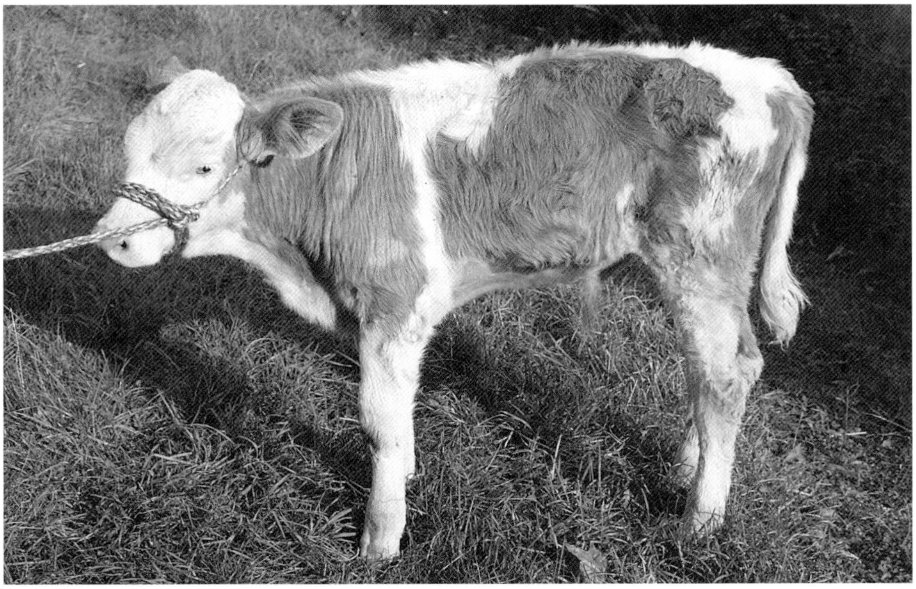

Abbildung 6-90 »Chronischer Pansentrinker«: Entwicklungshemmung, struppiges Haarkleid, eingesunkene Flanke (»leerer Leib«), kittartiger Kot

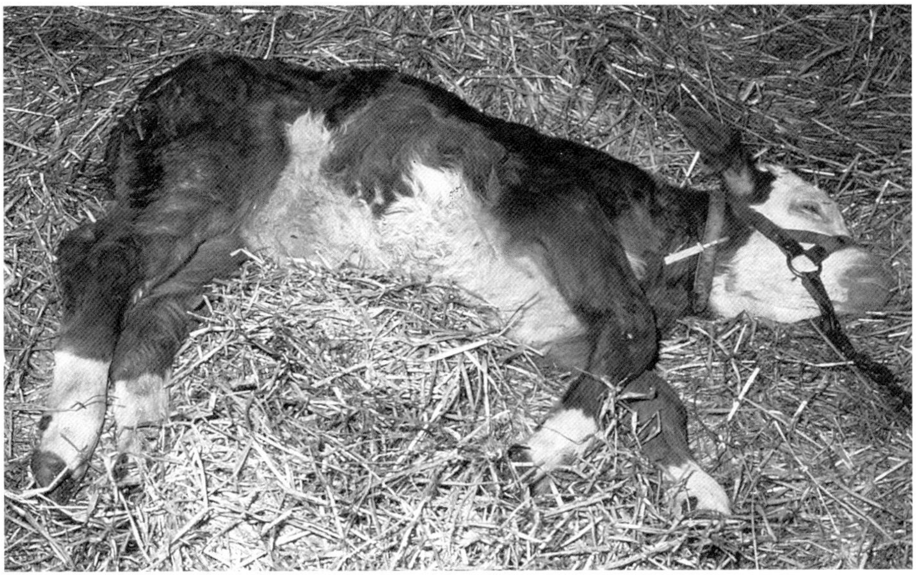

Abbildung 6-91 Infolge akuter Pansenazidose und Muskeldystrophie festliegendes Kalb; Genesung nach adäquater Therapie

dere bei Kälbern, welche die Tränke verweigern; falls Brotizolam keine Wirkung zeigt, käme ein Versuch mit Vasopressin (0,08 IE/kg LM) in Frage.

›› *Aussetzen von 1–2 Mahlzeiten*, um die Trinklust anzuregen.

➤ *Ergänzende Maßnahmen:* Injektion von Vitamin E (10 mg/kg LM) und Selen (0,1 mg/kg LM); Bluttransfusion (wiederholt 500 ml); wiederholte intravenöse und/oder subkutane Applikation von Glukoselösung (bis zu 2 l 10%ig); orale Rehydratationslösung als Zwischentränke zur freiwilligen Aufnahme (vormittags und nachmittags je 1 l, abends 1,5 l; Zusammensetzung s. Kap. 6.10.19).

➤ *Frühentwöhnung:* Sofern sich die Schlundrinnendysfunktion nicht beheben läßt, das Kalb alt genug ist und noch keine schwere Ruminitis besteht, kann ver-

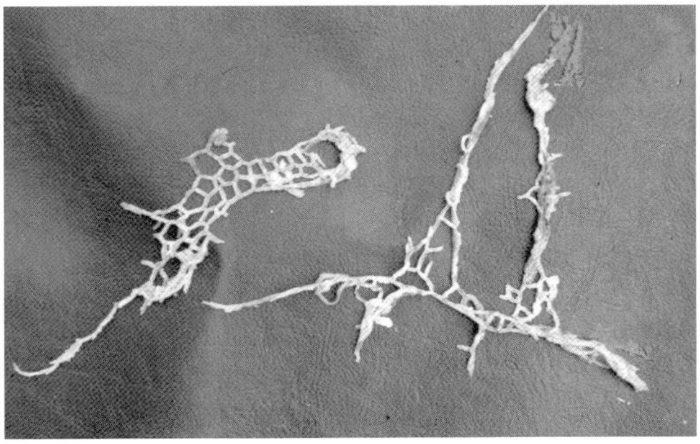

Abbildung 6-92 Mit der azidotischen Pansenflüssigkeit abgeheberte Haubenleisten = Zeichen einer massiven Retikuloruminitis

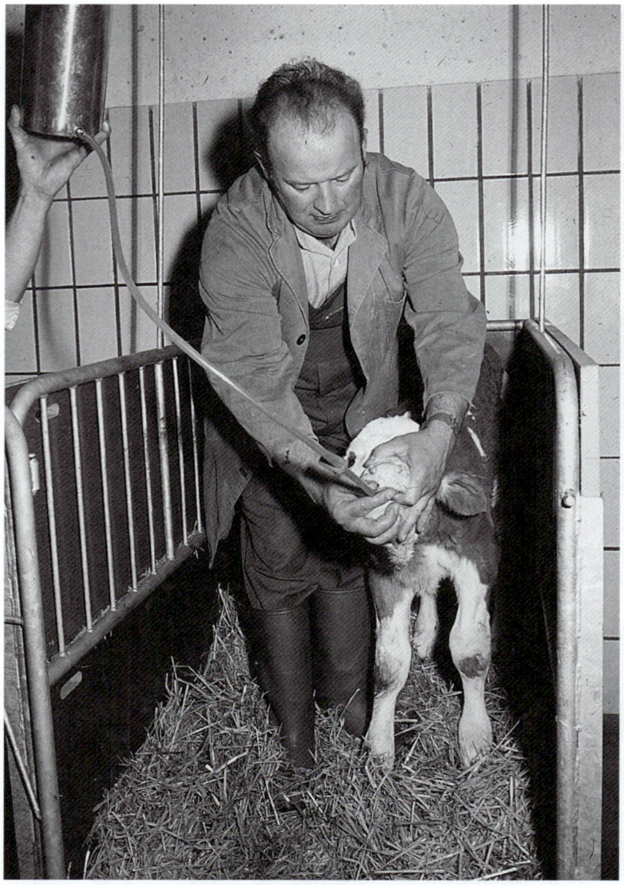

Abbildung 6-93 Pansenspülung zum Entfernen des übersäuerten Mageninhalts

sucht werden, es auf Trockenfutter umzustellen. Mit Beginn der zweiten Lebenswoche werden ihm weiches Heu, Kälberkorn und Wasser ad lib. angeboten; der Pansen wird wiederholt mit 250–500 ml Pansensaft ruminanter Rinder beimpft. Falls das Kalb in der dritten Lebenswoche noch nicht freiwillig Trockenfutter aufnimmt, werden ihm hin und wieder einige Halme und Pellets ins Maul geschoben, um es zum Kauen anzuregen. Das Milchangebot wird gleichzeitig in Menge und Konzentration reduziert (üblicherweise 2mal 2,5–3 l; ab 8. Woche absetzen, sofern ausreichend Trockenfutter verzehrt wird).

■ **Prophylaxe** (s. auch Postnatale Anorexie, Kap. 6.7.3):

➤ Ruhiger Umgang mit dem neugeborenen Kalb und behutsames Anlernen zum Trinken.

➤ Frühzeitige intensive Therapie von Erkrankungen der Neugeborenen.

➤ Zwangstränke nur im Notfall (z. B. bei unzureichender Kolostrumaufnahme) und nur unter regelmäßiger Kontrolle auf Pansenazidose.

➤ Prophylaktische Applikation von Vitamin E und Selen in erfahrungsgemäß unterversorgten Beständen (Muttertier a. p. oder/und Kalb; Kap. 9.17.1).

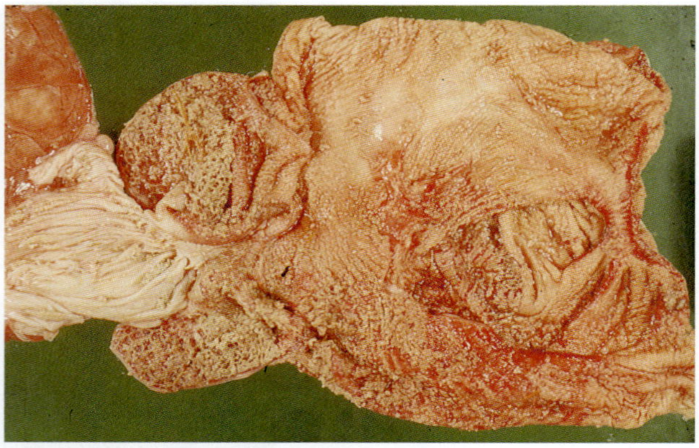

Abbildung 6-94 Hochgradige Retikuloruminitis infolge Pansenazidose (»Pansentrinken«) bei einem Milchkalb: flächenhafte Ablösung des Epithels

➤ Bei Kälbern in Milchmast: Vermeiden von Streßzuständen, kein abrupter Tränkewechsel, Kontrolle auf Pansenazidose bei den ersten verdächtigen Anzeichen.

■ **Sektionsbefund:** Wesentliche morphologische Befunde an der Hauben-Pansenschleimhaut sind bei *akuter* Pansenazidose: graue Verfärbung einzelner Zotten oder ganzer Schleimhautareale sowie Schwellung und Auffaltung, Zottenverklumpung, Erosionen, nekrotische Beläge, Ulzera, vernarbte Ulzera. Histologisch zeigen sich hyperkeratotische Parakeratose und (überwiegend) entzündungsbedingte Veränderungen (Abb. 6-94). Daneben bestehen ggf. die Veränderungen einer auslösenden oder komplikativen Primärkrankheit (z. B. Aspirationspneumonie, Hydrocephalus internus). Kennzeichen *chronischer Pansenazidose* sind Kachexie, Hyper-/Parakeratose der Vormagenmukosa, Zottenatrophie im proximalen Jejunum, kittartig eingedickter Enddarminhalt.

6.7.3 Postnatale Anorexie (»Trinkschwäche«)

■ **Definition:** Neugeborene Kälber zeigen eine unmittelbar p. n. oder während der ersten Lebenstage einsetzende Saugschwäche bzw. Trinkunlust. Sie kann auf intrauterinen Schäden beruhen oder kon-/postnatal erworben sein.

■ **Vorkommen:** Insgesamt gesehen scheint die Verhaltensanomalie relativ oft vorzukommen; ihre Häufigkeit wird z. B. in Frankreich auf 2% der Neugeborenen geschätzt. Es wird vermutet, daß Kälber bestimmter Rassen eher dazu neigen. In umfangreichen Untersuchungen an Kälbern der Schwarzbunten Milchrasse (SMR) und solchen aus SMR x Fleckvieh- sowie SMR x Charolais-Kreuzungen tendierten letztere im »Vitalitätstest« p. n. etwas häufiger zu Saugschwäche als SMR-Kälber (SCHULZ et al., 1997). Bestandsweise Häufung dürfte mehr auf Einflüssen der Umwelt beruhen (insbes. Schwergeburten) als auf genetischen.

Ursache: Nachfolgend werden einige, nach klinischer Erfahrung vorrangig zu berücksichtigende Ursachen aufgeführt.

➤ *Intrauterine Schäden:* Genetisch oder teratogen (Bovines Virusdiarrhoe-Virus, AKABANE-Virus) bedingte Mißbildungen des ZNS, insbesondere Hydrocephalus internus, Herzmißbildungen, Gaumenspalten, Mißbildungen der Zunge, Meningoenzephalitis, Myodystrophie infolge Selen-/Vitamin-E-Mangel, Lebensschwäche infolge Magerkuh-Syndrom.

➤ *Konnatale Einwirkungen:* Geburtsasphyxie mit ZNS-Schädigung (postasphyktische Enzephalopathie), Geburtstraumen, darunter Zungenquetschung und Kieferläsionen, Hypothermie, Nachwirkungen einer Erkrankung oder Sedation der Mutter während der Geburt.

➤ *Postnatale Ursachen:* Mangelhaftes Anlernen, Tränken direkt aus dem Eimer (ohne Nippel), Saugeimer/-nippel zu hoch, Geruchs- oder Geschmacksabweichungen der Milch (z. B. durch Antibiotikazusatz), zu hohe oder zu niedrige Tränketemperatur, sehr hohe oder sehr niedrige Umgebungstemperatur, allgemeine Schwäche (z. B. bei persistierender Boviner Virusdiarrhoe-Virämie), Entzündungen der Zungen- und Maulschleimhaut (Stomatitis papulosa, Soor, Bovine Leukozyten-Adhäsions-Defizienz, Nekrobazillose, Fremdkörper etc.), Organ- oder Allgemeinerkrankungen (Neugeborenendiarrhoe, Nabelentzündung, Bronchopneumonie etc.), »Weißmuskelkrankheit« (Selen-/Vitamin-E-Mangel), Mängel der Austauschmilch (Inhaltsstoffe, pH, Verklumpung; Kap. 6.10.17).

Pathogenese, Symptome: Beim gesunden Kalb löst das Einführen des (behandschuhten) Fingers den Saugreflex aus, d. h., der Finger wird von der Zunge rinnenförmig umschlossen, und durch koordinierte Zungen- und Kieferbewegungen, den Saugakt, wird eine zum Rachen gerichtete kräftige Sogwirkung erzeugt. Dieser Vorgang wiederholt sich kontinuierlich (am Nippeleimer bis zu 100mal/min). Bei einem vitalen neugeborenen Kalb sollen mindestens 80 Saugakte/min erfolgen und kräftiges Saugen wenigstens 1 min anhalten. Das Saugverhalten ist zwar angeboren, das Aufsuchen der Zitze oder die Aufnahme der Milch aus einem Eimer ist aber mit einem Lernvorgang verbunden, der heutzutage meist eine sorgfältige Anleitung durch das Pflegepersonal erfordert.

Bei Kälbern mit Saugschwäche sind Zungen- und Kieferaktivität herabgesetzt, die Sogwirkung ist nur schwach oder fehlt gänzlich, und die Zahl der Saugakte ist ebenfalls, womöglich bis zu vollständiger Inaktivität, reduziert. Mitunter ist nach Einführen des Fingers erst allmählich einsetzende und zunehmende Saugfunktion festzustellen. Entsprechend der Saugschwäche erfolgt auch der Schluckakt seltener und offenbar mit geringerer Intensität, auch Schlundrinnenreflex und Schlundrinnenfunktion sind beeinträchtigt oder aufgehoben. Manche Kälber kauen nur träge auf dem Gumminippel, ohne überhaupt Saugversuche zu unternehmen.

Verlauf: Die unmittelbar p. n. bestehende »Trinkschwäche« hat zunächst zur Folge, daß das neugeborene Kalb nur eine geringe Menge oder gar keine Kolostralmilch aufnimmt und daher anfällig gegenüber postnatalen Infektionen ist. In gleicher Richtung wirkt sich auch die energetische Unterversorgung aus. Da solche Tiere meist zwangsgetränkt werden müssen, gelangt die Milch bei Benutzung einer Schlundsonde regelmäßig in den Pansen; den gleichen Weg dürfte meist auch die per Saugflasche verabreichte bzw. noch freiwillig aufgenommene Tränke nehmen. Daraus entwickelt sich eine Pansenazidose mit ihren Konsequenzen (Kap. 6.7.2).

Diagnose, Behandlung: Im Falle der unmittelbar p. n. auftretenden Trinkunlust bei ungestörtem Allgemeinbefinden sollte der Tierarzt den Patienten zunächst in aller Ruhe kurz klinisch, auch neurologisch, untersuchen und die erfahrungsgemäß wichtigen Befunde erheben: Saugreflex und andere wichtige Reflexe, Maulhöhle (inkl. harter Gaumen!) und Rachen, Kieferschluß, Herz, Schwingauskultation des Pansens, Nabel, Kotabsatz, Stehvermögen. Anschließend ist zu prüfen, ob die Saugunlust auch unter optimierten Tränkbedingungen und bei behutsamem Anlernen des Tieres bestehen bleibt. Hierbei werden Zeige- und Mittelfinger von oben her in das Maul eingeführt, der Kopf unter Mithilfe der linken Hand langsam an den Gumminippel gelenkt und die Maulöffnung über den Sauger geschoben, wobei man gleichzeitig etwas Milch herausdrückt. Es kommt gar nicht so selten vor, daß das Kalb dann – zur Überraschung des Tierhalters – selbständig zu saugen beginnt. Andernfalls kann man Brotizolam injizieren (Kap. 6.7.2) und den Versuch nach etwa 10 min wiederholen. Zeigt sich ein positiver Effekt, so lohnt es sich, die Behandlung erforderlichenfalls bei der folgenden Mahlzeit nochmals vorzunehmen, um eine dauerhafte Tränkeaufnahme zu induzieren. Falls alle Versuche scheitern, ist die Diagnostik gemäß dem genannten Ursachenspektrum weiterzuführen. Bis zur endgültigen Klärung sind die Tränkeversuche mit kleinen Portionen fortzusetzen; im übrigen ist nach den unter Pansenazidose (Kap. 6.7.2) genannten Regeln zu verfahren. Das gilt auch für die Fälle, die im Gefolge einer postnatal erworbenen Primärkrankheit aufgetreten sind. Hinsichtlich Kolostrumversorgung siehe Kapitel 6.10.19.

■ **Beurteilung:** Auf intrauterine Schäden zurückgehende Trinkschwäche ist meist unheilbar, es sei denn, sie beruht auf bestimmten Ernährungsmängeln des Muttertieres. In anderen Fällen hängen die Heilungsaussichten von Ursache und Dauer der Trinkunlust, frühzeitiger, sachgemäßer Behandlung und etwaigen Komplikationen ab. Bei 22 Kälbern mit Trinkschwäche im Gefolge der Neugeborenendiarrhoe führte die ein- bis mehrmalige Brotizolam-Applikation bei etwa 45% der Probanden zu verbesserter Tränkeaufnahme (d.h. mehr als ein Drittel der angebotenen Menge).

■ **Prophylaxe:** Zur Früherkenung von trinkschwachen Kälbern kann, sofern realisierbar, (analog zu dem in der Humanmedizin gebräuchlichen APGAR-Index) 5 min p.n. ein Vitalitätstest vorgenommen werden: Muskeltonus/Kopfheben, Reflexe (Lid, Klauen), Episkleralgefäße, Konjunktiven, Saugreflex; Benotung 0, 1, 2; Gesamtpunktzahl 9/10 = lebensfrisch, 6–8 = gefährdet, 0–5 = lebensschwach; Saugreflex sowie Stehfähigkeit werden 1 und 12 h p.n. nochmals geprüft und beurteilt.

6.7.4 Pansentympanie beim Jungtier

■ **Definition:** Anhaltende oder wiederkehrende übermäßige Ansammlung von freiem Gas über den Panseningesta, ausnahmsweise schaumige Durchmischung von Gas und flüssigem Inhalt (schaumige Gärung).

■ **Vorkommen, Ursache:** Die Pansentympanie beim Jungtier ist kein selbständiges Leiden, sondern Symptom oder Komplikation verschiedener Primärkrankheiten. Sie entsteht im Prinzip aus den gleichen Gründen wie bei erwachsenen Rindern (Kap. 6.6.13, 6.6.14), es handelt sich dabei aber fast immer um Ansammlung von freiem Gas. Bei Kalb und Jungrind kommen vornehmlich folgende auslösende Ursachen in Frage: Panseninsuffizienz, -azidose, -entzündung, -fremdkörper, faulige Zersetzung der Panseningesta (Kap. 6.7), Labmagenkrankheiten (Anschoppung, Ulzera, Verlagerungen, Tympanie; Kap. 6.9), Schlundkrankheiten (Kompression inf. Lymphadenitis, Mediastinitis, Tumoren, Entzündung bei Boviner Virusdiarrhoe/Mucosal Disease, Verstopfung; Kap. 6.5), selten Peritonitis, Vaguslähmung, Krankheiten des ZNS, Vergiftungen, Mißbildungen. Eine Auswertung von 40 Fällen ergab folgende Verteilung nach Ursachen: Panseninsuffizienz/16, Pneumonie-assoziierte Tympanie/14, subklinische Pansenazidose/5, Labmagendislokation, Ruminitis, intrathorakaler Abszeß, zentralnervöse Erkrankung/5. Es werden hauptsächlich Jungtiere im Alter bis zu 6 (9) Monaten betroffen; die Mehrheit erkrankt in der Entwöhnungsphase bis zum 3. Lebensmonat. Auch herdenweise gehäuftes Auftreten kommt vor.

■ **Symptome, Verlauf:** Neben Erscheinungen der jeweiligen Primärkrankheit zeigt sich die tympaniebedingte Vorwölbung im Bereich der linken Fossa paralumbalis. Nicht selten besteht eine vagotone Bradykardie (≤ 64/min). Jungrindertympanie verläuft meist subakut bis chronisch, ist permanent oder rezidivierend und erreicht meist nur einen mäßigen Grad; ausnahmsweise kann sie aber auch hochgradig werden und dann zum Tode führen (Abb. 6-95).

■ **Diagnose, Differentialdiagnose:** Durch Einführen einer Schlundsonde in den Pansen gewinnt der Untersucher Aufschluß darüber: ob der Schlund frei passierbar ist, ob tatsächlich eine Pansentympanie mit

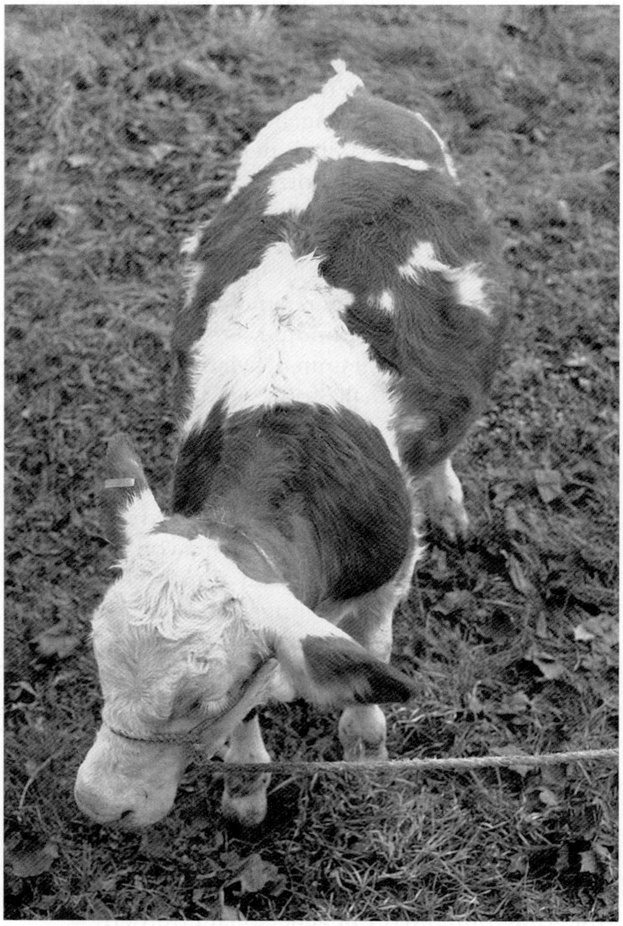

Abbildung 6-95 Pansentympanie mit freiem Gas beim Kalb infolge »Panseninsuffizienz«

dorsaler Gasblase vorliegt (es entweicht freies Gas und die Vorwölbung verschwindet) oder ob die Ausdehnung der Bauchwand trotz sicherer Pansensondierung (Kontrolle durch Einblasen von Luft und Auskultation) bestehen bleibt. Ist der Schlund frei und läßt sich die Tympanie per Sonde beseitigen, so richtet sich die weitere klinische Untersuchung auf Ermittlung des Grundleidens, wobei in erster Linie die oben genannten Vormagenkrankheiten in Betracht zu ziehen sind. Allerdings hat sich gezeigt, daß auch bei Bronchopneumonie-assoziierter Tympanie sowohl die mikrobiellen Digestionsprozesse im Pansen als auch seine Motorik vermindert waren und sich ventral zusammengeklumpter Inhalt palpieren ließ. Bleibt die Umfangsvermehrung trotz Pansensondierung und Austritt von Gas bestehen, kommt vorrangig linksseitige Labmagenverlagerung (Kap. 6.9.1) in Betracht, sonst eines der anderen genannten Leiden.

Behandlung: Sie besteht in der Therapie der Primärkrankheit, diätetischen Maßnahmen und dem regelmäßigen Entfernen des Gases bis zur Normalisierung des Ruktus.

➤ *Diätetische Maßnahmen:* Sobald die wiederkehrende oder permanente Aufgasung einige Tage bestanden hat, ist es, ungeachtet des Grundleidens, bei Aufzuchtkälbern mit in Entwicklung befindlichem Vormagensystem erforderlich, die Pansenflora und -fauna zu (re)aktivieren. Hinweise dafür finden sich unter »Panseninsuffizienz« (Kap. 6.7.1). Sofern die Tympanie von einer der genannten Indigestionen ausgeht, ist das zugleich die kausale Therapie. Weitere Angaben in den unter *Ursache* benannten Kapiteln.

➤ *Entfernen des Pansengases per Schlundsonde:* Wenn tierärztliche Hilfe in Anspruch genommen wird, hat der Tierhalter meist schon mehrmals, mitunter über mehrere Tage, das Gas mittels Schlundsonde abgelassen und es dann wegen Erfolglosigkeit aufgegeben. Es hat daher i. d. R. keinen Sinn, die Entgasung in dieser Weise fortzusetzen. Als eine mögliche Alternative für das kontinuierliche Ablassen der Pansengase auf konservativem Wege erwies sich im Experiment das Einlegen einer Ballonsonde (Doll, 1988). Die Sonde entspricht in ihrem Aufbau den in der Urologie gebräuchlichen Ballonkathetern (Abb. 6-96). Nach Einführen der Sonde wird der Ballon aufgeblasen und schwimmt dann auf dem »Pansensee«, so daß sich die hervorstehende Sondenspitze in der Gasblase befindet. Ihr äußeres Ende wird an einem Halfter befestigt. Das Tier kann trotz der über 5 bis längstens 8 Tage in situ belassenen Sonde Futter und Tränke aufnehmen und wird zusätzlich behandelt (s. o.). Leider steht diesem an sich brauchbaren Verfahren die Schwierigkeit entgegen, daß es bisher nicht gelungen ist, einen Ballon herzustellen, der gegenüber den Panseningesta hinreichend widerstandsfähig ist, um ihn mehrmals benutzen zu können. Außerdem ist zu berücksichtigen, daß in Fällen, in denen die Sondenbehandlung nicht zum Ziel führt, dann zu einem der nachfolgend beschriebenen Verfahren übergegangen werden muß. Sie sind daher zur Zeit (2000) die Methoden der ersten Wahl.

➤ *Einsetzen eines Schraubtrokars nach* Buff (1969): Da schon wiederholt Schraubtrokare fälschlicherweise in den verlagerten Labmagen eingesetzt wurden, muß vorab sicher abgeklärt werden, daß das geblähte Organ tatsächlich der Pansen ist. Dann wird die Trokarierungsstelle – 2–3 Fingerbreiten kaudal der letzten Rippe und ebensoweit ventral der Lendenwirbelquerfortsätze – großzügig rasiert, sorgfältig desinfiziert und anästhesiert. Vor der Trokarierung ist sicherzustellen, daß der geblähte Pansen fest der Bauchwand anliegt; nötigenfalls muß er mittels Schlundsonde aufgeblasen werden. Nach einem kleinen Hautschnitt wird der mit dem Stilett versehene sterilisierte Trokar soweit eingeschraubt, bis Bauch- und Pansenwand durchbohrt sind und sich die letzte,

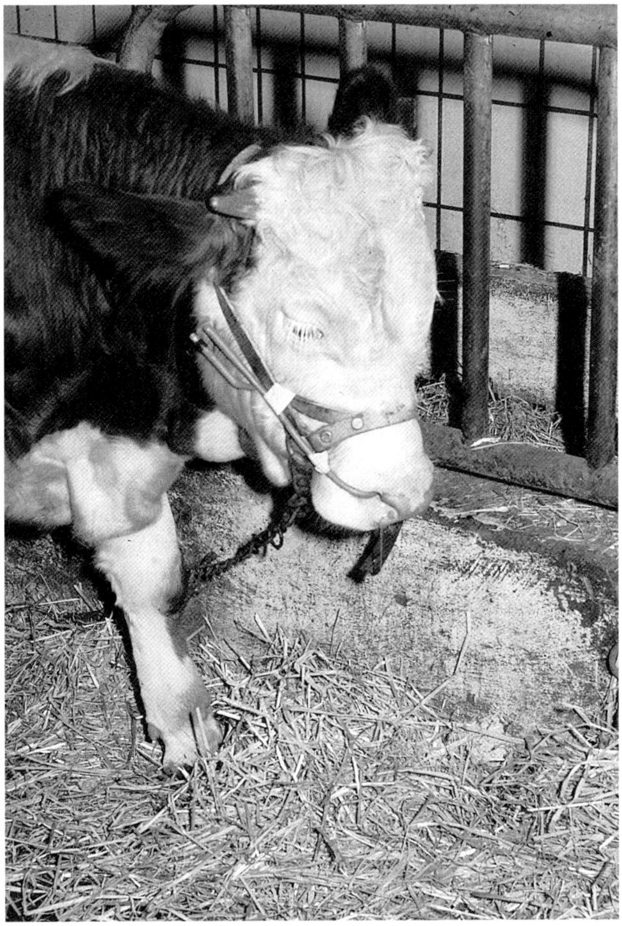

Abbildung 6-96 Jungrind mit eingelegter Ballonsonde nach Doll zur Behandlung der rezidivierenden Pansentympanie

scheibenartige Schraubenwindung vollständig im Pansenlumen befindet. Während sich der Pansen nach Entfernen des Stilettes entspannt, ist die Außenplatte unter konstantem Zug nach außen zu halten, damit die Pansenwand in festem Kontakt mit dem Peritoneum parietale bleibt. Um den Trokar in dieser Stellung zu fixieren, wird zwischen Außenplatte und Bauchwand eine mit einem keimhemmenden Mittel benetzte Gazebinde um das Trokarrohr gewickelt (Abb. 6-97, 6-98). Zusätzlich können um die Perforationsstelle kleine Antibiotikadepots intramuskulär appliziert werden. Der Besitzer ist anzuweisen, bei etwaigem Rezidivieren der Tympanie den verstopften Trokar durch Einführen des Stiletts wieder frei zu machen. Während der folgenden Wochen wird durch wiederholtes Verschließen der äußeren Trokaröffnung mit einem kleinen Korken geprüft, ob sich die Eruktation normalisiert hat. Im allgemeinen geschieht das binnen 2–4 Wochen, so daß der Trokar dann herausgeschraubt werden kann.

Er kann bei Milchkälbern auch zur Pansenendoskopie und Pansenspülung dienen; auch können über den Trokar Pansensaft und flüssige Medikamente appliziert werden.

➤ *Anlegen einer temporären Pansenfistel nach* GÖTZE (1929): Nach Vorbereitung des Operationsfeldes (Rasur, Desinfektion, Infiltrationsanästhesie) wird etwa in der Mitte der linken Hungergrube ein Hautbezirk von 3–4 cm zirkulär umschnitten und abpräpariert. Nach Durchtrennen von Muskulatur und Bauchfell wird die (zuvor durch Gasablassen entspannte) Pansenwand mit einer Klemme hervorgezogen und der Pansenzipfel durch zirkuläre Anheftung von Bauchfell, Faszie und tiefer Muskellage mittels U-Heften oder fortlaufender Naht (mit resorbierbarem Material) extraperitonealisiert. Sodann wird die Pansenwand mittels vier U-Heften an der Haut fixiert und im Zentrum geöffnet (Abb. 6-99). Falls es angebracht erscheint, kann man anschließend noch weitere Fixationshefte setzen. Bei »flüssiger« oder »schaumiger« Überladung des Pansens ist auf guten Wundverschluß vor der Panseninzision zu achten, damit die Haut-Muskelwunde nicht kontaminiert wird. Notfalls schmalen keimhemmenden Gazedrain einlegen. Die Fistel schließt sich i. d. R. im Laufe der folgenden Wochen bis Monate von selbst. Persistierende Fisteln können nötigenfalls operativ verschlossen werden: zirkuläres Freipräparieren der Haut, einstülpende Naht der indurierten Pansenwand (zuvor Narbengewebe abtragen) und Kammnaht der Haut.

➤ Der *Heilungsprozeß* vollzog sich in kontrollierten Untersuchungen an Rindern, die eine gemischte Ration erhielten, weitgehend einheitlich nach folgendem Schema: Zunächst Wiedereinsetzen der Rumination → am folgenden Tag Absatz gut zerkleinerter Fäzes → wenige Tage später Normalisierung der Pan-

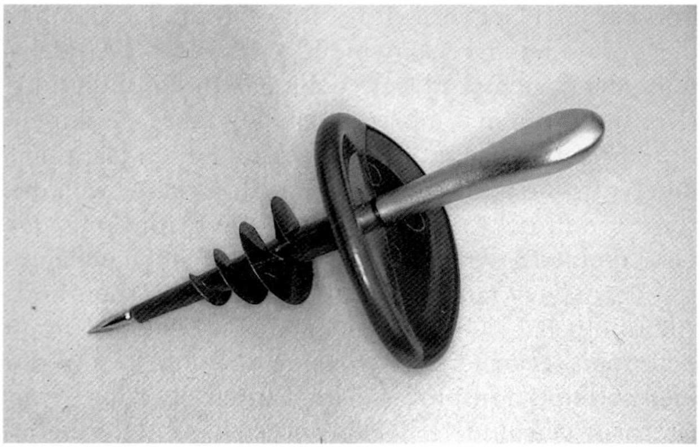

Abbildung 6-97 Schraubtrokar nach BUFF zur Behandlung der rezidivierenden Pansentympanie beim Kalb

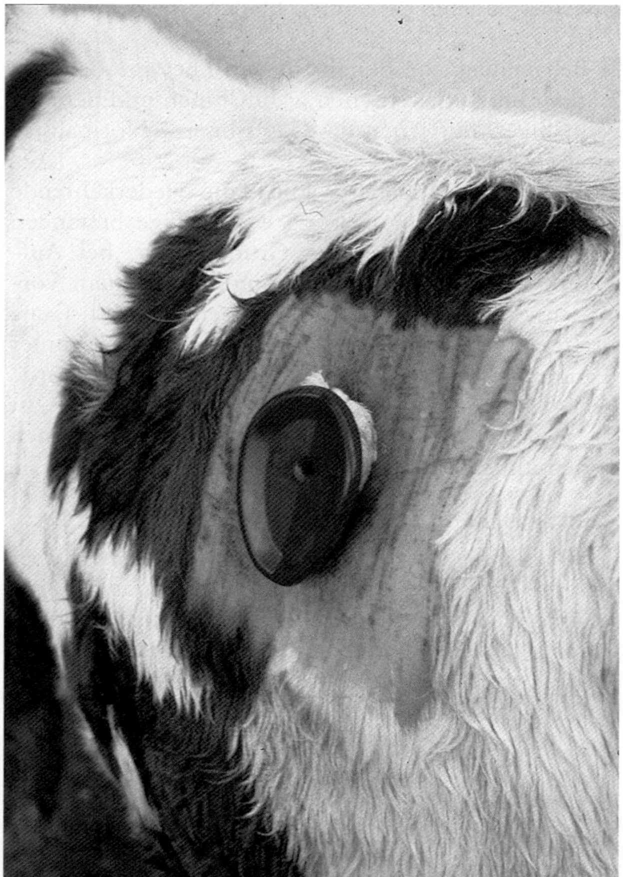

Abbildung 6-98 Sachgemäß eingesetzter Schraubtrokar: Damit die Pansenwand in festem Kontakt mit dem parietalen Peritoneum verbleibt, ist das Trokarrohr zwischen Außenplatte und Bauchwand mit einer mit einem keimhemmenden Mittel benetzten Gazebinde umwickelt

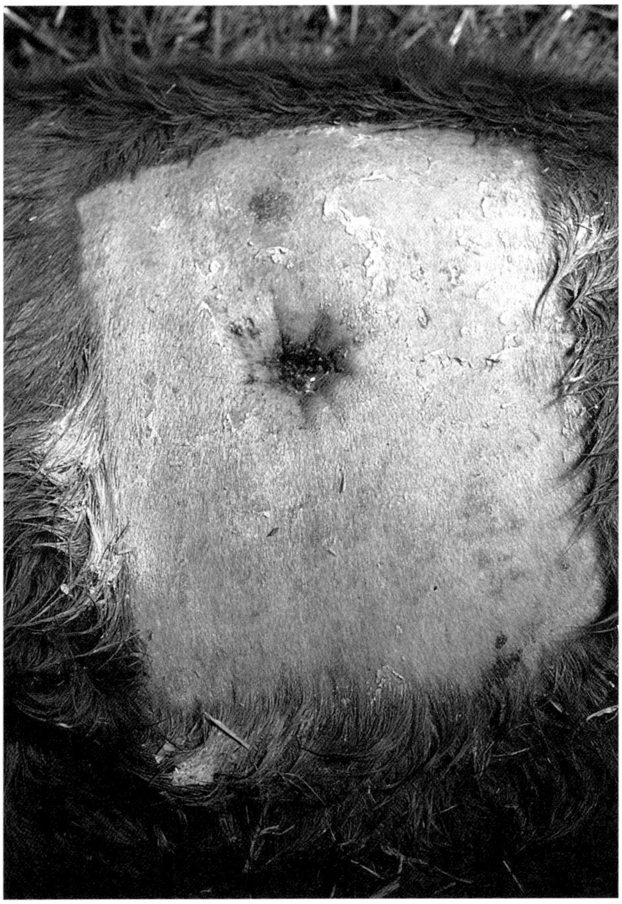

Abbildung 6-99 Zur Therapie der rezidivierenden »Kälbertympanie« angelegte permanente Pansenfistel

senschichtung. Die Etablierung einer aktiven Pansenflora benötigte etwa 1 Woche; erst zuletzt trat der Ruktus wieder in Funktion (= Heilung).

In den seltenen Fällen von Tympanie mit *schaumiger Durchmischung* von festem und flüssigem Inhalt ist beim Jungtier meistens der Laparoruminotomie mit Ausräumen des vergorenen Inhalts (und Bauchhöhlenexploration) der Vorzug vor den in Kapitel 6.6.13 beschriebenen Maßnahmen zu geben.

Prophylaxe: Vermeiden der für das jeweilige Primärleiden verantwortlichen Ursachen.

Beurteilung: Der Behandlungserfolg hängt wesentlich davon ab, daß es gelingt, die Pansenblähung *alsbald* dauerhaft zu beseitigen. Dieses Ziel ist mittels konservativer Therapie nur im Anfangsstadium und nur bei konsequenter Einhaltung der Diätmaßnahmen zu erreichen. Daher sollte der Therapeut im Zweifelsfall nicht zögern, von Schraubtrokar oder Pansenfistel Gebrauch zu machen. Unter günstigen Bedingungen lassen sich nach den bislang vorliegenden begrenzten Kasuistiken Heilungsraten von 75–89% erzielen.

6.7.5 Faulige Zersetzung des Panseninhalts beim Milchkalb

Definition: In Haube und Pansen fließende und dort verweilende Milch verfällt der bakteriellen Zersetzung durch Fäulnisbakterien. Die *»Pansenfäulnis«* ist teils mit Entwicklungshemmung und Gesundheitsstörung verbunden, teils hat sie offenbar keine nachteiligen Auswirkungen.

Vorkommen, Ursache: Derartige Veränderungen der Pansenflüssigkeit sind bei Milchkälbern im Alter von 1–3 Wochen beobachtet worden sowie bei älteren, mit Austauschmilch gemästeten Kälbern, die keinen Zugang zu Rauhfutter hatten. Für die Anstauung der Tränke in Haube und Pansen scheinen die gleichen Mechanismen verantwortlich zu sein wie bei der »Pansenazidose« (Kap. 6.7.2), nur wird die Milch in diesem Fall nicht vergoren, sondern unterliegt der fauligen Zersetzung durch proteolytische Keime. Als begünstigende/ursächliche Faktoren werden genannt: hoher Gehalt der Tränke an Kaseolyten, mangelhafte Tränke-/Stallhygiene, Abtötung der (antagonistischen) Laktobazillen, nicht jedoch der sporenbildenden Fäulniskeime beim Erhitzen der Milch, überlagerte Milchaustauscher. Der Pansen kann dadurch zum Erregerreservoir für enterale und systemische Infektionen mit opportunistischen Keimen werden. Faulige Zersetzung der Panseningesta kann – obschon selten – auch beim in Frühentwöhnung befindlichen Kalb vorkommen.

Symptome, Diagnostik: An klinischen Erscheinungen sind in Verbindung mit Pansenfäulnis – neben Entwicklungshemmung – rauhes Haarkleid, Haarlekken, verminderter Appetit, rezidivierende Pansentympanie und Durchfall beobachtet worden. Der meist suppige Kot hat gelbgraue Farbe und einen üblen Geruch. Abgesaugte Pansensaftproben sind dunkelgrau bis schwarz (bei Milchtränke) oder dunkelbraun (in der Entwöhnung), von suppig-schaumiger Konsistenz, riechen faulig-ammoniakalisch, haben einen pH-Wert $\geq$ 7,0 und enthalten oft Haare und Faserpartikel. Als systemische Komplikationen (Begleitkrankheiten) wurden Pneumonie und Meningitis beobachtet.

Behandlung, Prophylaxe: Ob die früher empfohlene intraruminale Applikation eines Antibiotikums (über 3–4 Tage) zur Abtötung der unerwünschten Flora unter heutigen Aspekten noch angezeigt ist, erscheint fraglich. Vielmehr empfiehlt es sich, eine Pansenspülung vorzunehmen (Kap. 6.7.2), die pro Mahlzeit angebotene Milchmenge zu reduzieren und als Zwischentränke eine Nähr-Elektrolytlösung zu verabreichen. Etwaige Fütterungsfehler (s. *Ursache*) sind abzustellen; ggf. ist der Schlundrinnenreflex zu stimulieren (Kap. 6.7.2). Versuchsweise können auch intraruminal zu verabreichende Fermentpräparate angewandt werden. Die wirksamste Maßnahme ist, falls möglich, die Umstellung des Milchkalbes auf Trokkenfutter, darunter gutes Heu, mit gleichzeitiger Anregung der Vormagendigestion durch Übertragung von Pansensaft ruminanter Rinder.

Sektionsbefund: Im Pansen befindet sich eine außergewöhnlich große Menge einer grauschwarzen ammoniakalisch riechenden Flüssigkeit, die Haare sowie Faser- und Holzpartikel enthält und einen pH-Wert > 7,0 hat.

6.7.6 Pansenentzündung beim Jungtier

Die Pansenentzündung bei Kalb und Jungrind ist – in Analogie zur Ruminitis älterer Rinder – i. d. R. kein selbständiges Organleiden, sondern Symptom oder Komplikation verschiedener Primärkrankheiten. Bei Milchkälbern dürfte die Hauptursache die Pansenazidose sein, die wiederum oft durch ein anderes Primärleiden, insbesondere Neugeborenendiarrhoe, ausgelöst wird. Pansenazidose kann, neben anderen Einwirkungen, auch Wegbereiter für infektionsbedingte Entzündungen durch Fusobacterium necrophorum, Pilze oder andere Erreger sein. Ferner werden havariertes Futter sowie überlange Kortikoid- oder Antibiotikatherapie als infektionsfördernde Einflüsse verantwortlich gemacht. Ruminitis ist Symptom von Boviner Virusdiarrhoe/Mucosal Disease, Infektiöser Boviner Rhinotracheitis und weiteren Virusinfektionen. Die Erscheinungen werden teils durch die Primärkrankheit, teils durch Art und Ausmaß der Schleimhautveränderungen bestimmt (s. Abb. 6-94).

6.7.7 Pansenfremdkörper beim Kalb

Definition, Ursache: Haarbälle *(Trichobezoare)* werden hauptsächlich bei Kälbern gefunden, die über die erste Lebenswoche hinaus ausschließlich mit Milch ernährt werden und keinen Zugang zu Rauhfutter haben, auch nicht über die Stroheinstreu (Abb. 6-100). Sie sind darauf zurückzuführen, daß solche Kälber sich selbst oder Nachbartiere belecken und dabei Haare aufnehmen. Das Haarlecken wird als Ausdruck des instinktiven Verlangens älterer Kälber nach pflanzlicher Nahrung, d. h. nach strukturiertem Rauhfutter, verstanden. Die Annahme findet ihre Stütze in der Beobachtung, daß in Fütterungsversuchen mit Kälbern, die mit Austauschmilch gemästet wurden, schon die Aufnahme von kleinen Heu- oder Strohmengen ausreichte, um das Vorkommen von Haarbällen drastisch zu senken. (Allerdings war unter diesen Bedingungen eine Zunahme von Labmagengeschwüren um 20–40 % festzustellen.) Rauhfuttermangel ist allerdings nicht die alleinige Ursache, sondern es spielen noch folgende Faktoren eine begünstigende oder auslösende Rolle: starkes Schwitzen, bedingt durch feuchtwarmes Stallklima und hohen Energiestoffwechsel, Hautjucken infolge Ektoparasitenbefall, Persistieren des Saugreizes nach dem Tränken, Mineralstoffmangel (z. B. an Natrium), zu hohe Konzentration der Tränke, Nachahmungstrieb, Haltungsform. Die letztgenannten Ursachen dürften v. a. bei Kälbern in Betracht kommen, bei denen trotz ausreichenden Strukturfutterangebotes Pansenbezoare festgestellt werden. Kälber in rauhfutterfreier Milchmast (mit Milchaustauschern unterschiedlicher Zusammensetzung) waren bei der Schlachtung am Ende der Mastperiode zu 50 % und mehr mit Haarbällen im Pansen behaftet (bis > 20/Pansen, Gesamtgewicht bis 1,7 kg, Einzelgewicht bis 1 kg, Durchmesser bis 15 cm).

Symptome, Diagnose: Trotz gehäuften Vorkommens von Pansenbezoaren sind klinische Auswirkungen, etwa Verstopfung von Kardia, Hauben-Psalteröffnung oder Pylorus, selten. Vereinzelt ist bei Kälbern mit Pansenbezoaren rezidivierende Tympanie beobachtet worden, jedoch wurden die möglichen Ursachen nicht differentialdiagnostisch geklärt. Haare und Haarbälle können aber die parakeratotische Vormagenschleimhaut schädigen. Verdacht auf Bezoarbildung im Pansen ist zu erheben, wenn sich Kälber intensiv belecken, am Körper feuchte haarlose Stellen oder einen »Rattenschwanz« aufweisen, erreichbares Holz benagen und die abgesaugte Pansenflüssigkeit auffällig mit Haaren durchsetzt ist. Ein konkreter Anhalt ist mitunter durch tiefe bimanuelle Palpation des Abdomens am stehenden Tier zu gewinnen: Der Untersucher drückt mit der rechten Faust die Baucheingeweide von der rechten Flanke aus nach links,

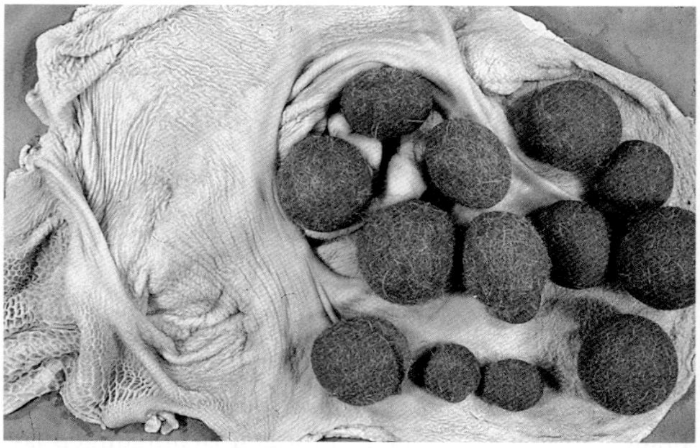

Abbildung 6-100 Zootrichobezoare im Pansen eines Milchmast-Kalbes

während er mit der linken Hand den komprimierten Pansen auf relativ feste, kugelförmige, bewegliche Körper abtastet. Dabei ist zu berücksichtigen, daß auch der Labmagen Bezoare enthalten kann.

Behandlung, Prophylaxe: Falls es in Sonderfällen in Frage kommt, können die Pansenbezoare via Laparoruminotomie entfernt werden. Die Prophylaxe ist zur Zeit (2000) noch nicht zufriedenstellend gelöst. Gemäß deutscher KHVO vom 1. 12. 1992 muß Kälbern spätestens vom 8. Lebenstag an Rauhfutter oder sonstiges rohfaserreiches strukturiertes Futter angeboten werden, und zwar Aufzuchtkälbern zur freien Aufnahme, Mastkälbern im Alter bis zu 8 Wochen mindestens 100 g täglich; im Alter von mehr als 8 Wochen 200 g täglich. Damit läßt sich zwar, wie schon erwähnt, das Vorkommen von Trichobezoaren reduzieren, aber es ist auch mit vermehrtem Auftreten von Labmagengeschwüren zu rechnen.

Sonstige Pansenfremdkörper: Es ist wiederholt vorgekommen, daß beim Zwangstränken von Kälbern mit Nähr-Elektrolytlösung die starre Schlundsonde (calf drencher) eines bestimmten Fabrikates gebrochen ist und Bruchstücke von 15–21,5 cm Länge in den Pansen geglitten sind. Sie ließen sich mittels Laparoruminotomie an dem in rechter Seitenlage fixierten Kalb problemlos entfernen (Abb. 6-101). Dabei wurde das Sondenteil mit dem stumpfen Ende gegen die Wand des dorsalen Endblindsackes gedrückt und durch eine etwa 2,5 cm lange Inzision hervorgezogen.

Des weiteren sind im Pansen von Milchkälbern auch Holzstücke, Steine, Sand, Teile von Plastikfolien, Schraubtrokaren oder Kälberstricken u. ä. m. gefunden worden.

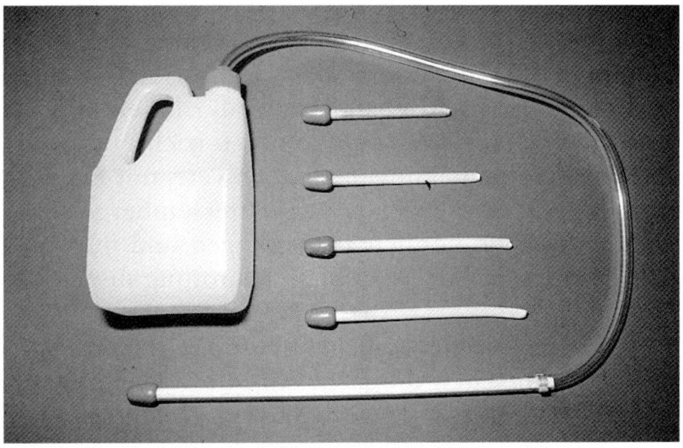

Abbildung 6-101 Teile starrer Schlundsonden, die während der Applikation von Rehydratationslösung an Durchfallkälber abbrachen und via Laparoruminotomie entfernt werden mußten

6.8 Krankheiten des Psalters

6.8.1 Psalteranschoppung, Psalterkrampf

Definition: Anfüllung des Psalterkörpers mit relativ trockenen Rauhfutter-(Pflanzenfaser-)partikeln infolge Sistieren seiner Motorik (Dauerspasmus oder -atonie). Es ist eine selbständige (primäre) und eine symptomatische (sekundäre) Form zu unterscheiden. Primäre Psalteranschoppung verläuft unter dem Bild einer akuten bis subakuten Indigestion mit Störung des Allgemeinbefindens unterschiedlichen Grades; die sekundäre Form tritt im Gefolge verschiedener Grundleiden auf und beeinflußt deren Krankheitsbild und Verlauf. *Andere Bezeichnungen:* »Kurzfutterkrankheit«, »Löserdürre«, Blättermagenverstopfung, omasal impaction, »dry bible«, parésie du feuillet etc.

Physiologie (s. Abb. 6-48): Mit Erschlaffen des Psalterkörpers während der zweiten Haubenkontraktion wird Netzmageninhalt angesaugt. Der größte Teil davon gelangt zwischen die Blätter des Corpus und wird durch die Kontraktionen der Magenwand allmählich in Richtung Ostium omasoabomasicum befördert, wobei sich sein Wassergehalt mit darin gelösten Substanzen stark vermindert. Der kleinere, mehr dünnflüssigere Anteil der Ingesta fließt über die Psalterbrücke direkt in den Labmagen und vermischt sich dabei mit den aus dem Corpus entlassenen, relativ trockenen Futterteilchen.

Vorkommen: Primäre Psalteranschoppung scheint, insgesamt gesehen, relativ selten zu sein; allerdings dürften leichte Fälle wegen der schwierigen Diagnostik oft nicht erkannt werden. Regional vermehrtes Auftreten ist unter den nachfolgend genannten prädisponierenden Fütterungsbedingungen zu erwarten. Die sekundäre Form ist dagegen entsprechend dem Vorkommen der Primärkrankheiten weitaus häufiger; sie wird jedoch ebenfalls oft übersehen. Kalbekühe scheinen bevorzugt von Psalteranschoppung betroffen zu werden (was sich aus der peripartalen Hypomotorik des Magen-Darmkanals sowie aus postpartalen Leberschäden erklären ließe).

Ursache: Seit alters her wird für die *primäre Psalteranschoppung* die reichliche Verfütterung von kurz gehäckseltem Stroh, Heu oder anderem Halmfutter, von Dreschabfällen (Haferspreu, Spelzen, leere Ähren, Kleie und dergleichen), von zusammengefegten Heuresten (abgebrochene Blätter, Stengelteile, Samen) verantwortlich gemacht, worauf auch der Name »Kurzfutterkrankheit« hinweist. Diese Beobachtung fand in neuerer Zeit insofern eine Stütze, als in Fütterungsexperimenten mit gemahlenem Gras- und Luzerneheu ebenfalls Psalterverstopfungen eintraten; allerdings zeigte sich dabei eine unterschiedliche individuelle Empfindlichkeit gegenüber dem strukturlosen Futter. Das Leiden ist jedoch auch ohne Verabreichung von Kurzfutter beobachtet worden, und es wurden verschiedenartige Ernährungsmängel damit in Zusammenhang gebracht: gehaltloses grobes Halmfutter, plötzlicher Rationswechsel, Mineralstoffmängel, ungenügendes und unregelmäßiges Tränken, Toxine. Im übrigen dürften analoge Einflüsse auf die neurohormonale Regulation im Spiele sein, wie sie in Übersicht 6-2 für die Hauben-Pansenmotorik dargestellt sind. Als *sekundär* werden Psalteranschoppungen eingestuft, die offensichtlich durch schmerzhafte Prozesse in der Bauchhöhle (Fremdkörpertraumen, Peritonitis etc.) ausgelöst werden bzw. in Verbindung mit folgenden Krankheiten auftreten: Gallenkolik, Leberabszesse und andere akute Leberleiden (z. B. bei Hämoglobinurie, Lipomobilisationssyndrom, Leptospirose), verschiedene Vergiftungen, fieberhafte Allgemeininfektionen (Bösartiges Katarrhalfieber; Rinderpest), Botulismus. Psalteranschoppung ist ferner häufige Komplikation der verschiedenen Ileuszustände einschließlich der funktionellen oder mechanischen Pylorusstenose bzw. der Labmagenanschoppung mit festem Futter.

Pathogenese: Die Entwicklung der offenbar teils mit Spasmus, teils mit Atonie einhergehenden *primären Psalteranschoppung* ist noch nicht schlüssig geklärt. Sie ist offensichtlich verschieden. So ist es vorstellbar, daß z. B. bei Verfütterung von fein gehäckseltem bzw. gemahlenem nährstoffreichen Heu oder ähnlichen Futtermitteln im Blättermagen noch intensive Fermentationsprozesse ablaufen und daraus resultierende Abbauprodukte (z. B. Buttersäure) die omasale Motorik hemmen, während die Flüssigkeitsresorption andauert und daher der Inhalt austrocknet. In ähnlicher Weise könnten sich auch toxische Futterinhaltsstoffe auswirken. Psalteranschoppungen nach Verabreichung von gehaltlosem Rauhfutter scheinen mit einer mangelhaften Zerkleinerung, Aufschließung und Sortierung der Faserpartikel in Haube und Pansen zusammenzuhängen. Bei den im Gefolge von Wassermangel auftretenden Paresen könnte die damit verbundene extreme Austrocknung des Psalterinhalts der ausschlaggebende Faktor sein. Vereinzelt sind post mortem Passagebehinderungen am Ostium omasoabomasicum beobachtet worden, welche in diesen besonderen Fällen die Stase der Buchmageningesta bedingt haben könnten. Im Falle der *sekundären Anschoppungen* des Buchmagens, z. B. bei den Ileuszuständen, dürfte der Magenstillstand über viszerozentrale Reflexe oder durch direkte Einwirkungen auf das intramurale (intrinsische) Nervensystem induziert werden. Schließlich ist bei kombinierten Labmagen-Psalteranschoppungen auch ein Ingestarückstau in Betracht zu ziehen.

Symptome: An *primärer Psalteranschoppung* erkrankte Patienten zeigen herabgesetzten oder wechselnden Appetit, mitunter spontanes Stöhnen sowie mäßige Tympanie und verminderten Kotabsatz; bei Kühen geht die Milchleistung zurück. Die klinische Untersuchung ergibt eine Störung des Allgemeinbefindens mit Mattigkeit, erhöhter Herz- und Atemfrequenz, verminderter Pansentätigkeit sowie m. o. w. positiven Reaktionen auf die Fremdkörper-Schmerzproben. Das Perkussionsfeld des Psalters ist vergrößert, meist auch das der Leber, und es besteht erhöhte Klopfempfindlichkeit; bei kräftiger Stoßpalpation in der rechten Unterrippengegend ist manchmal der Gegenschlag des verhärteten Blättermagens zu fühlen, und bei hochgradiger Erweiterung zeigt sich hier eine Vorwölbung. Ausnahmsweise ist der angeschoppte Psalter vom Rektum aus als kugelförmiges hartes Gebilde im kranioventralen Bereich der Bauchhöhle zu ertasten (Bauchdecken mit einem Brett anheben lassen). Der Enddarm enthält i. d. R. nur kleine geformte schleimüberzogene Kotballen von dunkler Farbe neben grauweißem pappigem Schleim. Aufgrund der Erfahrungen in den letzten Jahrzehnten ist es fraglich, ob neben dem oben beschriebenen Krankheitsbild noch eine unter Koliksymptomen verlaufende schwere Form, wie sie früher beschrieben wurde, als eigenständiges Leiden vorkommt. Vielmehr ist anzunehmen, daß die Psalteranschoppung in solchen Fällen als Komplikation anderer schmerzhafter Erkrankungen im Bauchhöhlenbereich aufgetreten ist, z. B. bei Gallengangsobstruktion. Zweifellos bereitet aber ein Psalterkrampf oder die mit der Anschoppung verbundene bzw. daraus hervorgehende Omasitis dem Tier erheblichen Schmerz.

Bei *sekundärer Psalteranschoppung* vermischen sich deren Symptome mit denen der Primärkrankheit.

Verlauf: Leichtere Fälle klingen unter den meist ungezielt auf Indigestion oder Obstipation gerichteten konservativen Behandlungsmaßnahmen binnen 2–4 Tagen wieder ab; auch kommen nach Futterumstellung Spontanheilungen vor. Schwere, mit Entzündung und Nekrose der Psalterblätter einhergehende Krampfzustände können zu Festliegen und intoxikationsbedingtem Verenden bzw. Nottötung führen.

Diagnose, Differentialdiagnose: Eine sichere Diagnose ist nur selten möglich; ein Hinweis ergibt sich aus den unbestimmten Indigestionssymptomen und den Kotveränderungen bei gleichzeitigem Ausschluß anderer in Frage kommender Leiden. Aussagewert und Praktikabilität der *Psalterpunktion* sind fraglich: Eine in Höhe des Buggelenkes im 9. Interkostalraum eingestochene 15–18 cm lange Nadel führt bei Psalterstillstand nicht die normalerweise zu beobachtenden unregelmäßig rotierenden Bewegungen aus.

Wurde (im Experiment) durch die Kanüle Wasser injiziert, so mußte bei Psalterverstopfung ein erheblich höherer Druck ausgeübt werden als bei gesunden Tieren.

Begründeter Verdacht besteht v. a. dann, wenn Vormagentätigkeit und Kotabsatz trotz Beseitigung eines der erfahrungsgemäß häufig mit Blättermagenanschoppung einhergehenden Primärleidens, z. B. Dünndarmverschluß, nicht wieder in Gang kommen. Sicheren Aufschluß gibt die manuelle Abtastung des Organs im Zuge einer diagnostischen Laparo- oder Laparoruminotomie. Der angeschoppte Blättermagen ist knochenhart, und die Druckpalpation mit der Faust löst Schmerz aus, darüber hinaus können entzündliche Veränderungen bestehen (Ausschwitzungen, Verklebungen). Möglicherweise ergibt dann die explorative Überprüfung der anderen Bauchhöhlenorgane, ob und welches Primärleiden den Psalterkrampf induziert hat. *Differentialdiagnostisch* sind außer den unter Ätiologie genannten möglichen Auslösern auch die alimentären Indigestionen und die Labmagenverlagerungen (Kap. 6.9.1, 6.9.2) zu berücksichtigen.

■ **Behandlung:** Die Behandlung hängt wesentlich davon ab, ob die vorliegende Blättermagenanschoppung eine selbständige Erkrankung ist oder sekundärer Natur. Im letztgenannten Fall muß zunächst das Primärleiden behoben werden, bevor sich die Therapie auf den Psalter richten kann. Nicht selten, z. B. bei den operativ anzugehenden Ileuszuständen, läßt sich beides in einem Gang verbinden.

➤ *Konservative Maßnahmen:* Um Ingestafluß und Motorik anzuregen, werden einem erwachsenen Rind 10–20 l eines Gemisches aus lauwarmem Wasser oder dünnem Leinsamenschleim mit Pansensaft gesunder Rinder intraruminal appliziert. Die Medikation wird mit der oralen Applikation von Natrium- oder Magnesiumsulfat (0,5–1,0 g/kg LM) verbunden; statt dessen oder im Wechsel kann auch Paraffinum liquidum (1–2 ml/kg LM) intraruminal gegeben werden. Zugleich wird Weichfutter (Gras, Rüben, Silagen) neben kleinen Mengen Heu angeboten.

➤ *Operatives Vorgehen am stehenden Rind:* Sofern die Laparotomie aus diagnostischen Gründen oder zur Behandlung der Primärkrankheit von der *rechten Flanke* aus vorgenommen wurde, wird der Psalter mit der Faust oder den angewinkelten Fingern gründlich, aber vorsichtig, rundum massiert. Man darf dabei nicht mit Gewalt vorgehen, sondern steigert den Druck allmählich. Erfolgt der *Zugang von links*, über den Pansen, so wird zunächst versucht, den trockenen Psalterinhalt durch Berieselung mit lauwarmem Wasser oder Infusion von Paraffinöl zu erweichen. Das Einführen der hierzu benutzten Gummisonde sowie das Eingehen mit den Fingern zum Lockern des Inhalts läßt sich durch Auslösen des Schlundrinnenreflexes erleichtern. Danach wird der indurierte Buchmagen vom Pansen aus mit der Faust oder mit der flachen Hand geknetet. Weitere Maßnahmen ähnlich wie oben; unterstützend evtl. Kalziumglukonat parenteral und Antiphlogistika/Analgetika sowie adäquate Flüssigkeits- und Elektrolyttherapie.

➤ *Operation am liegenden Rind:* In Einzelfällen wurde eine rechtsseitige ventrolaterale Laparotomie durchgeführt, der Blättermagen eröffnet und der trockene, verhärtete Inhalt zusammen mit Teilen von zundrig-nekrotischen Blättern ausgespült oder ausgeräumt. Verschluß durch doppelte LEMBERT-Matratzennaht. Sofern der Psalterinhalt noch knetbar ist, kann man die Intervention auf die oben beschriebene Massage beschränken.

■ **Beurteilung:** Bei primärer Psalteranschoppung sind die Heilungsaussichten im allgemeinen günstig; in den meist sekundären schweren Fällen ist eine vorsichtige Prognose zu stellen, wenn das Primärleiden nicht erkenn- oder behebbar ist.

■ **Prophylaxe:** Zur Verhütung einer primären Anschoppung kommt es in erster Linie darauf an, die genannten Fütterungsfehler zu vermeiden. Um dem sekundären und dem postoperativen Psalterstillstand entgegenzuwirken, muß man es sich zur Regel machen, bei allen abdominalen Eingriffen auch die Konsistenz des Psalters zu prüfen und ihn am Ende der Operation prophylaktisch zu massieren.

■ **Sektionsbefund:** Der Psalter hat eine harte Konsistenz, ist oft vergrößert und sein peritonealer Überzug weist mitunter entzündungsbedingte Veränderungen auf. Sein Inhalt ist auffallend trocken und teilweise zu harten Platten geformt, die beim Herauslösen zerbröckeln. Der Trockensubstanzgehalt der Ingesta ist im Vergleich zur Norm erhöht (> 40 %, sonst 15–33 %). Die Psalterblätter sind oftmals dünn, zundrig-nekrotisch und nicht selten gefenstert (s. Abb. 6-102); eindeutige histologische Veränderungen lassen sich jedoch nicht immer nachweisen.

6.8.2 Psalterentzündung

■ **Definition, Vorkommen, Ursache:** *Selbständige,* allein auf den Blättermagen beschränkte Entzündungen *(Omasitis)* sind selten. Dieser Fall kann eintreten, wenn sich scharfe oder stumpfe Fremdkörper ausnahmsweise im Psalter verfangen und ihn verletzen, sich eine bakterielle oder mykotische Infektion (Nekro-, Aktinobazillose, Aspergillose, Mukormykose) nur hier ansiedelt oder auf Anschoppung zurückgehende Druckschäden dazu führen. I. d. R. ist die Omasitis Begleiterscheinung verschiedener Magen-

Darmleiden oder Allgemeinkrankheiten: Pansenazidose und andersartige chemische Reizungen, mykotische, bakterielle, virale Infektionen, darunter auch Clostridiose, sowie Vergiftungen. Ferner können Entzündungsprozesse in der Nachbarschaft auf das Organ übergreifen (Retikuloperitonitis, Leberabszesse etc.); auch wird der Psalter regelmäßig in die Verlagerungs- und Drehungszustände des Labmagens einbezogen und kann dabei geschädigt werden.

Symptome, Diagnose, Behandlung: Bei primärer Omasitis entsprechen die Erscheinungen im wesentlichen denen der Ruminitis, oder es zeigen sich Symptome wie bei Passagebehinderungen zwischen Netz- und Blättermagen. Ausnahmsweise kann sich nach ulzerativer Perforation eine Peritonitis mit Pneumoperitoneum entwickeln. Im Falle von symptomatischen Entzündungen wird das Krankheitsbild durch die jeweilige Primärkrankheit bestimmt. Eine sichere *Erkennung* ist im allgemeinen nur auf palpatorischem (Schmerzreaktion bei nur mäßiger Füllung) und exploratorischem (Ruminotomie) Wege möglich. Eine *Behandlung* kommt nur in bestimmten Fällen in Frage und richtet sich nach der jeweiligen Ursache (s. auch unter Ruminitis, Kap. 6.6.3).

6.8.3 Lähmung, Erweiterung, Verlagerung, Blähung des Psalters

Psalterlähmung bedingt Ausfall der Transportfunktion des Organes, so daß die Ingestapassage von der Haube in den Buchmagen zum Erliegen kommt. Es entsteht das Krankheitsbild der vorderen funktionellen Stenose (Kap. 6.6.5).

Psalterdilatation: Bei fortgeschrittener hinterer funktioneller Stenose (Kap. 6.9.7) oder mechanischer Einengung des Pylorus mit nachfolgender Anschoppung des Labmagens kann der Blättermagen eine Umfangsvermehrung bis auf Medizinalballgröße erfahren. Bei der Druckpalpation erweist er sich aber – als Ausdruck einer offenbar vorliegenden Parese – als weich. Die Ingesta stauen sich dann auch im Psalterkanal an. Ähnliche Palpationsbefunde können mitunter auch anläßlich von Ruminotomien zur Behebung von traumatischen oder anderen Indigestionen erhoben werden.

Psalterdislokation: In die rechtsseitige Verlagerung und Drehung/Verschlingung des Labmagens wird meist auch der Psalter einbezogen; ebenso ist bei Dislocatio abomasi sinistra regelmäßig eine Verlagerung des Buchmagens nach links festzustellen.

Psaltertympanie: Das Leiden ist sehr selten. An Erscheinungen zeigen sich: mäßig gestörtes Allgemeinbefinden, schwache Pansentätigkeit und leichte Vorwölbung der rechten rippengestützten Bauchwand. Hier ist ein etwa fußballgroßer subtympanischer Bezirk perkutierbar, und die Perkussionsauskultation ergibt in diesem Bereich hohe metallisch klingende Töne, während die Schwingauskultation negativ verläuft. Bei der rektalen Bauchhöhlenexploration läßt sich weit kranial in der rechten Bauchhöhlenhälfte mit den Fingerspitzen ein gespannter Ballon ertasten. Die bislang beobachteten drei Fälle konnten alle durch Punktion (Kanüle mit Schlauch) vom Recessus intestinalis aus und Massage (via rechtsseitige Laparotomie) geheilt werden.

6.8.4 Verklebung und Fensterung der Psalterblätter, Psalterfistel

In schon länger zurückliegenden Untersuchungen an Schlachtrindern (n = 576) wurde mehrfach *Verklebung* zweier oder mehrerer Psalterblätter, zwischen denen sich trockene dunkel gefärbte Ingesta befanden, festgestellt (Abb. 6-102); in 50% der Fälle bestand zudem ein Schwund der Schleimhautpapillen in unterschiedlicher Ausdehnung, und in ca. 16% lag eine verschieden große *Fensterung* vor (Brownlee & Elliot, 1960).

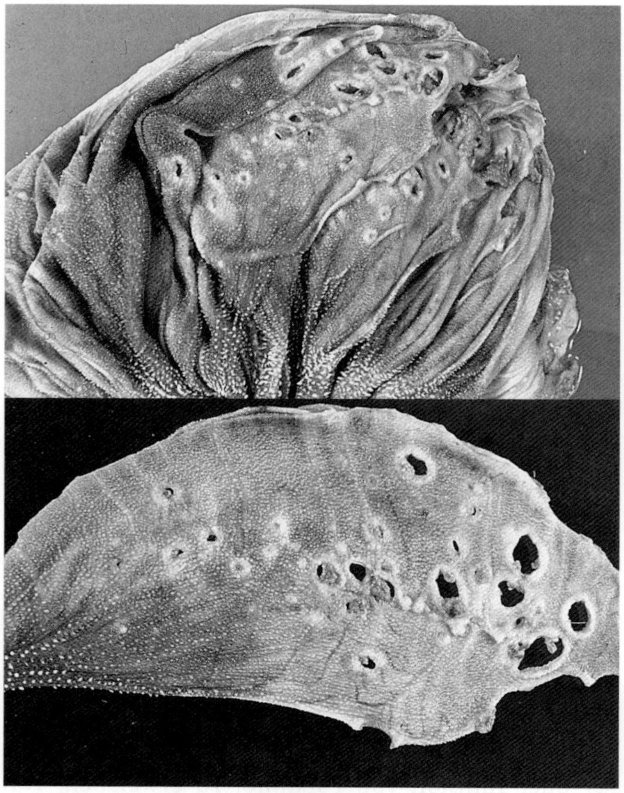

Abbildung 6-102 »Fensterung« der Psalterblätter infolge nekrotisierender Entzündung (Mykose) (Inst. für Tierpathologie, Univ. München)

Eine bei einem zweijährigen Bullen beobachtete, vermutlich geschwürsbedingte *Psalterfistel* an der Bauchwand heilte nach operativer Lösung der damit verbundenen Verwachsungen und Vernähen der revidierten Öffnungen komplikationslos ab.

6.8.5 Mißbildungen und Neoplasien des Psalters

Die bei einem zweijährigen Rind beobachtete *Hypoplasie der Psalterblätter* (Abb. 6-103) ist insofern von besonderem Interesse, als sich das betroffene Tier bis dahin normal entwickelt hatte und dann an akuter Pansentympanie mit Schaumbildung erkrankte. Für einen ursächlichen Zusammenhang zwischen Mißbildung und Tympanie ergaben sich keine Hinweise. *Hornzapfen und -krallen* am Buchmageneingang sowie am freien Rand der Leisten und der großen Blätter dürften eher physiologische Gebilde sein und nur ausnahmsweise obstruierend wirken. An echten Neoplasien wurden *Papillome* beobachtet, während tumoröse Leukose nur äußerst selten den Buchmagen zu erfassen scheint.

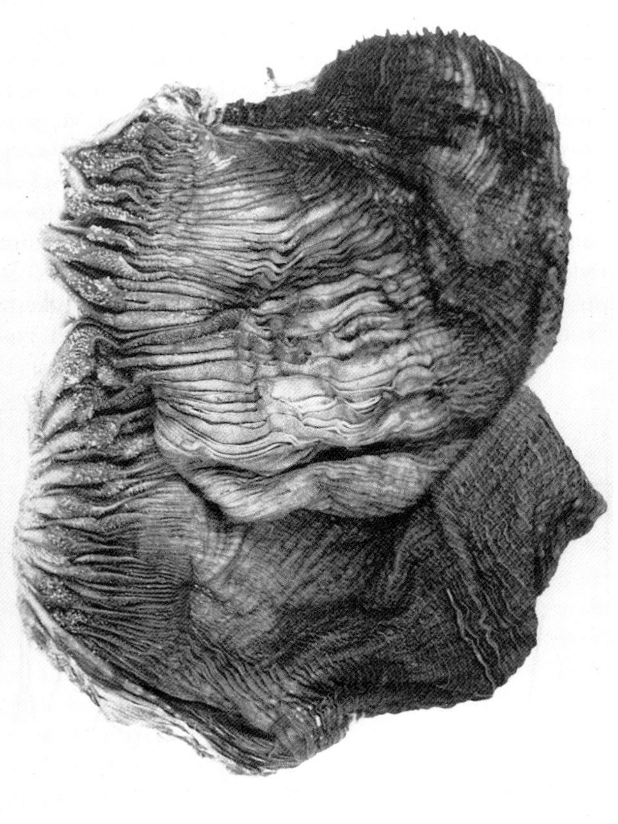

Abbildung 6-103 Hochgradige Hypoplasie der Psalterblätter bei einem zweijährigen Rind

6.9 Krankheiten des Labmagens

6.9.1 Linksseitige Labmagenverlagerung

Definition: Zunehmende Gasfüllung und Erweiterung von Fundus und Corpus abomasi führen zu fortschreitender kaudodorsal gerichteter Verlagerung des Labmagens zwischen Pansen und linke Bauchwand *(Dislocatio abomasi sinistra)*. Gasvolumen und Verlagerungsgrad sind von Fall zu Fall verschieden und können auch im Laufe der Erkrankung wechseln. Dementsprechend zeigen die Patienten eine m. o. w. ausgeprägte, oft mit Ketose verbundene akute oder subakute Verdauungsstörung. *Andere Bezeichnungen:* left displacement of the abomasum (LDA), déplacement de la caillette à la gauche, desplazamiento del cuajar hacia la izquierda.

Vorkommen: Die linksseitige Dislocatio abomasi (LDA) ist weltweit verbreitet; sie kommt jedoch hauptsächlich in Ländern und Regionen mit intensiver Rinderzucht und -haltung vor und tritt vornehmlich bei Kühen der Milchrassen auf. Bei den Zweinutzungsrassen zeichnet sich eine deutliche Zunahme der Frequenz mit steigender Durchschnittsleistung der Herden (> 6000 kg Milch) ab, während sie bei Fleischrindern selten ist. Das Leiden ist weder alters- (ab 3. Lebenswoche) noch geschlechtsgebunden; bevorzugt werden aber Kühe ab der 1. Kalbung, d. h. etwa ab einem Alter von drei Jahren, betroffen. Die relative Häufigkeit nimmt gewöhnlich mit steigendem Alter bzw. der Zahl der Kalbungen zu; bei den Schwarzbunten (HF/DSB/DH) scheinen sich jedoch die Unterschiede in der altersbezogenen Verteilung im vergangenen Jahrzehnt weitgehend nivelliert zu haben. Es besteht insofern eine deutliche Beziehung zum Partus, als ~ 50% der Verlagerungen bereits während der ersten 2 Wochen und ~ 80% innerhalb des ersten Monats p. p. auftreten; zwischen 2 und 10% zeigen sich schon während der letzten 3 Wochen vor dem Kalben. Gewöhnlich überschreitet die relative Häufigkeit bei den (laktierenden und trockenstehenden) Kühen nicht 3%, unter ungünstigen Bedingungen kann sie jedoch bis auf 10%, im Extremfall auch darüber ansteigen. In gemäßigten Klimaten nimmt die Frequenz während des Winters gewöhnlich zu und sinkt während der sommerlichen Grünfutterperiode ab. Verglichen mit der Häufigkeit beim adulten Rind ist die LDA beim Jungtier selten; das trifft auch für das Vorkommen bei (den meist jungen) männlichen Rindern zu.

Anatomie und Topographie des Labmagens beim adulten Rind: Normalerweise liegt der Labmagen als ein gebogener birnenförmiger Sack auf dem Bauchhöhlenboden, und zwar sein Corpus zum größten Teil links der Medianen und der Pylorusteil rechts

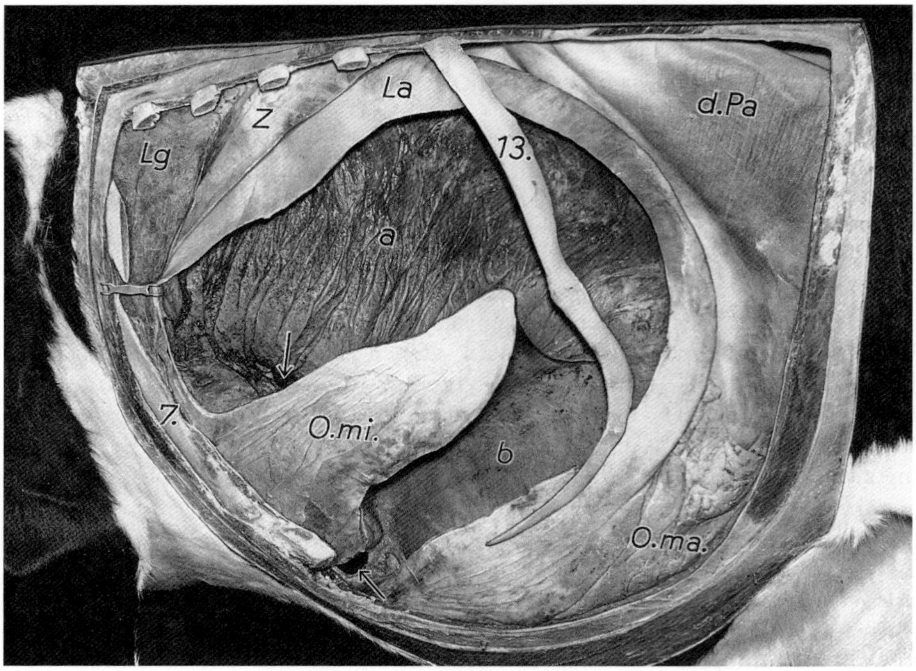

Abbildung 6-104 Bauchsitus einer Kuh mit hochgradiger Labmagenverlagerung nach links; Ansicht von links in den seitlich geöffneten Labmagen am stehenden (formalinisierten) Tier; der heller gefärbte Schleimhautbereich läßt den in vivo bestehenden Füllungsgrad des Labmagens mit flüssigem Inhalt erkennen.

Zeichenerklärung: a = Corpus abomasi; b = Pylorusteil; oberer Pfeil = Psalter-Labmagenöffnung; unterer Pfeil = Pylorus; d. Pa. = dorsaler Pansensack; O. ma. = Omentum majus; O. mi. = Omentum minus; Lg. = Zwerchfellslappen der linken Lunge; Z = Zwerchfell; 7. und 13. = Rippe

davon. Den Psalter umrundend kreuzt er die Mittellinie und wendet sich entlang dem rechten Rippenbogen aufwärts. Kranial ist er an der Psalter-Labmagenverbindung ziemlich starr fixiert, während mittlerer und hinterer Teil aufgrund ihres langen Gekröses recht beweglich sind. Der blindsackähnliche Fundus kommt links unter den Schleudermagen zu liegen und stößt hier an die linke rippengestützte Bauchwand, insbesondere wenn er sich während der Kontraktionen von Haube, Schleudermagen und ventralem Pansenblindsack in den jeweils freiwerdenden Raum schiebt. Da der Bauchhöhlenboden konkave Form hat, ist mit den seitlichen Lageänderungen gleichzeitig eine Auf- und Abwärtsbewegung des Fundus entlang der linken Bauchwand verbunden. Während der letzten Stadien der Trächtigkeit wird das Organ nach kranial gedrückt und stärker als sonst, mitunter U-förmig abgeknickt, so daß der Anfangsteil des Corpus teilweise unter den ventralen Pansenblindsack gelangt.

■ **Pathogenese:** Für die Entwicklung der LDA ist von Bedeutung, daß das Ostium omasoabomasicum nicht auf dem höchsten Punkt des Labmagens, sondern seitlich mündet. Das mit dem einfließenden Vormageninhalt übertretende bzw. aus diesem freigesetzte oder hier noch gebildete Gas kann daher nur teilweise über den Psalterkanal entweichen und sammelt sich in der blindsackähnlichen Ausbuchtung (Fundus) an. Die Gasblase wird dann zum Ausgangspunkt der Verlagerung, indem sie bewirkt, daß der Fundus unter Schleudermagen und ventralem Pansenblindsack hindurch auf die linke Seite gleitet und den Labmagen mit zunehmender Gasfüllung (wie einen Luftballon) zwischen Pansen und Bauchwand kaudodorsal in die Höhe zieht (Abb. 6-105). Eine Voraussetzung dafür scheint zu sein, daß zugleich eine Atonie und/oder Erweiterung von Fundus und Corpus besteht, die verhindert, daß das freie Gas in oraler oder aboraler Richtung hinausbefördert wird. Hierzu besteht insofern eine gewisse Prädisposition, als die Magenwand in diesem Bereich vergleichsweise wenig Muskulatur, aber viel Bindegewebe mit elastischen Fasern enthält (Lamina elastica subserosa, intermuscularis et supramuscularis). Der im Vergleich zum Pylorusteil lockere Bau von Fundus und Corpus bedingt »die hohe Ausdehnungsfähigkeit« (SCHWABE, 1910) dieser Magenabteilungen bei zu-

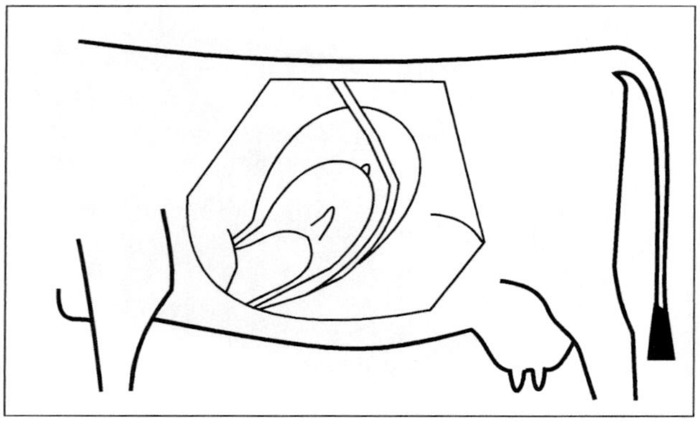

Abbildung 6-105 Entwicklung der Labmagendislokation zwischen Pansen und linker Bauchwand beim ruminanten Rind zu einem gering-, mittel- oder hochgradigen Verlagerungszustand

nehmender Aufgasung. Möglicherweise spielt bei den geburtsnahen Verlagerungen auch die peripartale Hypomotilität des Magen-Darmtraktes (Kap. 6.6.1) eine Rolle. Untersuchungen an (in vivo entnommenen) Längsmuskelfasern aus verlagerten Labmägen ergaben Hinweise auf eine durch Stickoxid vermittelte Herabsetzung der Erregbarkeit (GEISHAUSER et al., 1998).

Nach perkutaner Entgasung des verlagerten Labmagens (vom drittletzten Interkostalraum aus mittels 40 cm langer Kanüle) ließ sich die Dislokation durch Reinsufflation beliebig weit wiederherstellen. An gesunden Kühen gelang es dagegen nicht, durch Labmageninsufflation von ventral her eine Dislokation zu induzieren, sondern die Luft entwich ebenso schnell wie sie einströmte. Daraus ist zu schließen, daß die Gasanhäufung im Fundus die notwendige Voraussetzung für die Dislokation ist und ihr offenbar eine Störung der physiologischen Entleerungsmechanismen (vornehmlich via Psalterkanal) zugrunde liegt. Labmagengas enthält die gleichen Bestandteile wie Pansengas, und zwar hauptsächlich Kohlendioxid und Methan; letzteres bedingt die Brennbarkeit. Das Verhältnis CO_2 zu CH_4 ist im Pansengas etwa 2:1, im Labmagengas dagegen etwa 1:2, vermutlich weil CO_2 eher resorbiert wird als CH_4.

Der nach links verlagerte Labmagen übt einen starken Zug auf das Duodenum aus, das nun von links nach rechts quer durch die Bauchhöhle verläuft und dabei eingeengt wird. Infolge dieser Passagebehinderung kommt es früher oder später zu abomasoruminalem Reflux (Kap. 6.9.9). Die Labmagenblähung und -verlagerung sowie der dadurch bedingte Druck und Zug auf andere Bauchhöhlenorgane bereiten dem Tier Unbehagen und Schmerz, so daß es je nach dem Grad der Beeinträchtigung die Futteraufnahme mal stärker mal weniger reduziert. Dadurch wird der postpartale Energiestoffwechsel zusätzlich belastet.

Beim ruminanten Jungrind scheint die Krankheitsentwicklung in ähnlicher Weise abzulaufen. Bei Milchkälbern und Kälbern in der Entwöhnung besteht jedoch der Unterschied, daß in dieser Gruppe der Labmagen zunächst, etwa bis zur 6.–8. Lebenswoche, größer als der Pansen ist. Die abomasale Aufgasung entwickelt sich hier allmählich und beruht offenbar ebenfalls auf behindertem Abtransport des Gases.

Übersicht 6-16 Ätiologie und Pathogenese der Dislocatio abomasi sinistra

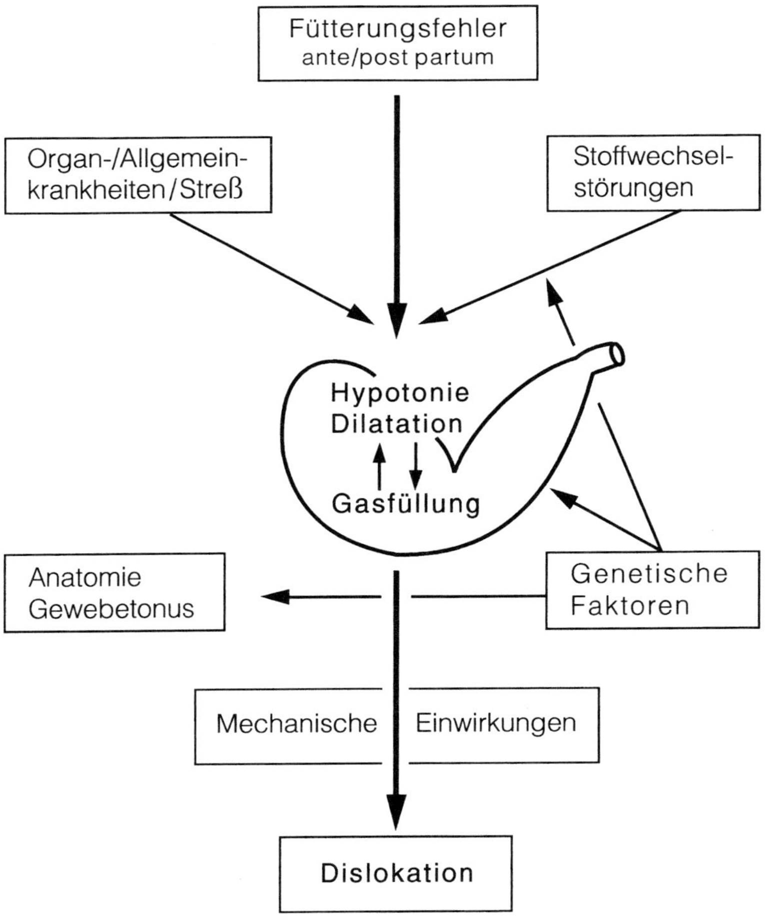

■ **Ursache:** Bei der Suche nach den tieferen Ursachen der linksseitigen Labmagenverlagerung ist davon auszugehen, daß die Krankheit erst in den fünfziger Jahren in bemerkenswerter Zahl aufgetreten ist und ihre Frequenz seitdem kontinuierlich zugenommen hat. Diese Entwicklung ging parallel mit den tiefgreifenden Veränderungen, die während der vergangenen Jahrzehnte in der Landwirtschaft, insbesondere in Rinderzucht und -haltung, abgelaufen sind. Bei den Milchkühen waren sie gekennzeichnet durch Selektion auf hohe Milchleistung (Milchmenge und -inhaltsstoffe), größere Körpermaße (Rahmen) und hohes Futteraufnahmevermögen (Verdauungsorgane) sowie dementsprechend anwachsenden Stoffumsatz, Intensivierung der Fütterung (zunehmende Energiedichte auf Kosten des Rauhfutters, neue Futtermittel etc.) und Einführung neuer Fütterungs- und Haltungssysteme. Es ist daher anzunehmen, daß die LDA bzw. ihr zunehmendes Auftreten ein »Produkt« dieser Entwicklung ist. Inzwischen sind in zahlreichen Untersuchungen Beziehungen zu bestimmten prädisponierenden *»Risikofaktoren«* aus den genannten »Problemkreisen« aufgedeckt worden. Sie werden in der Folge, neben weiteren möglichen Faktoren, summarisch abgehandelt:

➤ *Fütterungseinflüsse:* Eine wesentliche Rolle spielen offensichtlich Fehler in der peripartalen Übergangsfütterung: zu geringes Strukturfutterangebot (Heu!), ungünstiges Verhältnis von Kraftfutter (Stärketräger) zu Strukturfutter, zu schnelle Steigerung des Kraftfutterangebotes p. p. und dadurch induzierte subklinische Pansenazidose (Kap. 6.6.12), abrupter Futterwechsel, Fehler in der Fütterungstechnik (Kraftfutter vor Rauhfutter), Überfütterung/Unterfütterung in der Trockenstehperiode mit der Folge übermäßigen Fettansatzes oder Magerkeit/»Magerkuh-Syndrom«, zu hoher Protein- oder/und Fettgehalt des Kraftfutters u. a. m. Im Experiment wurde die Labmagenmotorik durch übermäßigen Zufluß von Propion- und Buttersäure gehemmt.

➤ *Stoffwechselbelastungen und -störungen:* Verfettung in der Trockenstehzeit verstärkt die regelmäßige peripartale Verzehrsdepression und führt zu intensiver Lipolyse → Anstieg der unveresterten FS im Plasma, Hypoglykämie und -insulinämie → später Hyperglykämie und -insulinämie (»Insulinresistenz«); Hypokalzämie und Hyperketonämie wirken ebenso wie Hyperglykämie depressiv auf die Pansen-Labmagenmotorik; fettige Leberdegeneration und LDA kommen oft gemeinsam vor; Magerkeit zur Zeit des Partus bedingt ebenfalls Stoffwechselentgleisung (»thin cow syndrome«).

➤ *Genetische Faktoren:* Die Veranlagung zu hoher Milchleistung ist zwar ein prädisponierender Faktor, jedoch zeigt sich an Hochleistungsherden mit geringer LDA-Frequenz, daß die Auslösung der LDA wesentlich von Umwelt-/Managementeinflüssen abhängt. Zu beachten ist, daß sich mit der Selektion auf Hochleistung, insbesondere mit der Einkreuzung von HF bei den Schwarzbunten, verschiedene Körpermerkmale und -funktionen geändert haben: größerer Rahmen und größerer Leibesumfang (insbesondere LDA-Kühe), betont hochovale Rumpfform, höheres Futteraufnahmevermögen, größeres Pansen- und Labmagenvolumen, höhere 100-Tage-Leistung und damit sehr unausgeglichene Laktationskurve und weitere. Für genetische Einflüsse spricht auch die familiäre Häufung der LDA unter den Nachkommen bestimmter Bullen und Kühe (Stöber et al., 1974). In diesbezüglichen Erhebungen wurde für die Labmagenverlagerungen (links- und rechtsseitige) eine Heritabilität von 0,24 (Geishauser, 1995) bzw. 0,28 (Uribe, 1995) ermittelt.

➤ *Streßzustände, Begleitkrankheiten:* Abgesehen von den genannten Stoffwechselstörungen leiden viele Patienten mit LDA zugleich an anderen Organ- oder Allgemeinkrankheiten (Endometritis, Retentio secundinarum, Klauenleiden, Hepatose, Reticuloperitonitis traumatica etc.). Ihre mögliche pathogenetische Bedeutung wird darin gesehen, daß sie die Futteraufnahme mindern, den Energiehaushalt belasten, die Entwicklung von Stoffwechselstörungen fördern und dadurch die Labmagenmotorik hemmen. Als Stressoren kommen auch Stallwechsel, Transport, Rangordnungskämpfe und Anpassungsschwierigkeiten der primiparen Kühe in der Herde, schlechte Haltungsbedingungen, unzureichende Zahl und Abmessung der Freßplätze etc. in Frage.

➤ *Labmagenläsionen* können unter bestimmten Bedingungen die Labmagenwand immobilisieren. Sie sind v. a. bei jungen Rindern beobachtet worden. Von 56 Kälbern mit LDA hatten 22 (39 %) ein perforierendes Labmagengeschwür bzw. litten von 98 Kälbern mit Ulcus abomasi perforans 22 % an LDA (eigene Kasuistik).

➤ *Mechanische Einwirkungen:* Wälzen über den Rükken bei der Geburtshilfe, Druck des graviden, außerhalb des Recessus intestinalis liegenden Uterus, Zwillingsträchtigkeit, Schwergeburten, geringe Füllung des Pansens, Verschiebung der Baucheingeweide beim Transport und beim Abladen der tragenden Rinder sowie beim Kalben, beim Niederlegen und beim Aufstehen etc.

➤ *Anatomie, Gewebetonus:* Aus Beobachtungen an wiederholt an LDA erkrankten Patienten ergaben sich Hinweise, daß eine Größenzunahme des Labmagens in Zusammenhang mit zunehmendem Alter, mit bestimmten Fütterungsregimen oder/und mit der Selektion auf hohe Milchleistung (s. *genetische Einflüsse*) ebenfalls einen Risikofaktor darstellen könnte. Dabei kommt auch der damit zusammenhängenden Struktur bzw. dem davon abhängigen Gewebetonus der

Labmagenwand Bedeutung zu (auch dem der Bauchdecken und des Omentum majus). In neueren Messungen zeigte sich z. B. in einer Bullengruppe gleichen Alters und gleicher Fütterung eine ganz erhebliche Variation von Labmagenvolumen und -innenfläche.

Nach derzeitigem Kenntnisstand wirken bei der Entstehung der linksseitigen Labmagenverlagerung mehrere der genannten Faktoren – mit wechselnder Dominanz des einen oder anderen – zusammen, d. h., es wird eine *»plurikausale Ätiologie«* unterstellt. Zur Zeit läßt sich nicht entscheiden, ob möglicherweise ein übergeordneter *»Schlüsselfaktor«* hauptverantwortlich ist, über den die genannten Risikofaktoren ihre Wirkung entfalten. Die gegenwärtige Vorstellung von Ätiologie und Pathogenese der LDA ist in Übersicht 6-16 zusammenfassend dargestellt.

■ **Symptome:** Im *Vorbericht* wird in der Mehrzahl angegeben, daß die Kuh vor kurzem gekalbt hat, seitdem schlecht oder wechselhaft frißt, ihre Milchleistung unbefriedigend oder rückläufig ist und sie an Gewicht verliert. Nicht selten werden vorangegangene Gebärlähmung oder/und Nachgeburtsverhaltung erwähnt. In anderen Fällen, v. a. bei jüngeren ruminanten Rindern, geben Appetitstörung und rezidivierende Tympanie meist den Anlaß, tierärztliche Hilfe in Anspruch zu nehmen. Im Verhalten erscheinen die postpartal erkrankten Kühe oft etwas träge, nicht selten sind ihre Bauchdecken leicht gespannt und aufgeschürzt. *Integument, Lymph-, Respirations-* und *Zirkulationsorgane* weisen gewöhnlich, sofern nicht komplikative Begleit- oder Folgekrankheiten vorliegen, keine Besonderheiten auf, mit Ausnahme einer bei einigen Patienten festzustellenden vagotonen Bradykardie (40–60 Schläge/min); die Körpertemperatur liegt meist in der Norm. Die Untersuchung des *Verdauungsapparates* ergibt folgende auffällige Befunde:

➤ Bei mittelgradiger, v. a. aber bei hochgradiger Labmagendislokation sind die linken abdominalen Rippen nach dorsal aufgebogen, und der untere Bereich der Bauchwand erscheint im Vergleich zur rechten Seite vorgewölbt. Die Hungergrube ist dagegen meist deutlich eingesunken (infolge Abdrängung des Pansens), es sei denn, der Labmagen ist hochgradig gebläht und dilatiert und hat sich demzufolge bis über die letzte Rippe hinaus ausgedehnt. Seine Kuppe wird dann in Form einer gespannten Halbkugel sichtbar und palpierbar; im Extremfall füllt er die gesamte Hungergrube aus, so daß der Eindruck erweckt wird, es läge eine Pansentympanie vor (Abb. 6-106).

➤ Sofern noch Pansenmotorik vorhanden ist – und keine hochgradige Labmagenverlagerung vorliegt (s. o.) – lassen sich in der Hungergrube deutliche Pansengeräusche auskultieren, während sie an der rippengestützten Bauchwand nicht oder nur andeutungsweise zu hören sind. Statt dessen sind in diesem Bezirk, so man die Geduld aufbringt und mehrere Minuten lang auskultiert, hin und wieder helle hochklingende Töne zu vernehmen, als wenn Flüssigkeit in einen halb mit Waser gefüllten Tonkrug tröpfelt *(spontane Labmagengeräusche)*.

➤ Bei *Perkussionsauskultation* hört man im Bereich des gasgefüllten Organes helle metallische Töne (»Steelband-Effekt«; Breukink et al., 1963) und bei der *Schwingauskultation* helle Plätschergeräusche mit glockenähnlichem Nachklang. Die *Schallperkussion* ergibt im Bereich des verlagerten Labmagens einen ovalen tympanischen Bezirk, und mitunter bekundet das Tier beim (kräftigen) Klopfen leichten Schmerz.

➤ Vom Mastdarm aus ist der dislozierte Magen, und zwar seine ballonartig gepannte Kuppe, nur in hochgradigen Fällen (bei ~ 2%) links vom Pansen zu palpieren; sonst geben (evtl.) der zur Mitte abgedrängte Pansen und/oder die rechts von ihm zu fühlende, straff gespannte Hinterkante des großen Netzes Anhaltspunkte.

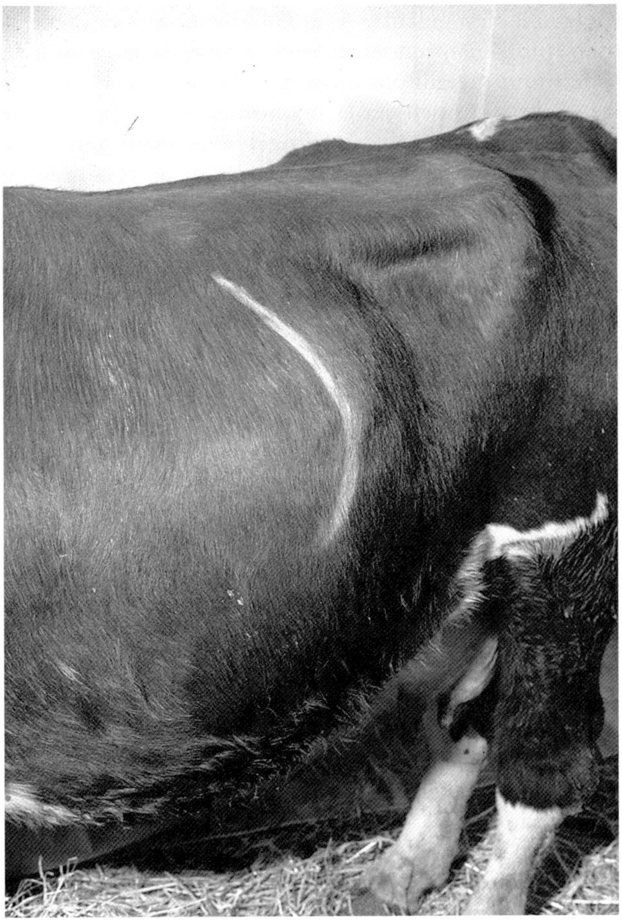

Abbildung 6-106 Kuh mit hochgradiger Dislocatio abomasi sinistra: Die Kuppe des geblähten Labmagens wölbt sich über die letzte Rippe hinaus bis in die Hungergrube vor

➤ Wenn die LDA schon eine gewisse Zeit bestanden hat, nehmen die Fäzes mitunter (periodisch) eine dunkle Farbe und schmierig-pastöse Konsistenz an; oft bleibt ihre Beschaffenheit jedoch normal. Im Harn kurz vor oder nach dem Partus erkrankter Patienten sind häufig Ketonkörper nachweisbar; zuweilen besteht Azidurie.

Hinsichtlich der *Symptomatik beim Kalb* ist zu berücksichtigen, daß LDA häufig mit einem perforierenden Labmagenulkus verbunden ist (s. o.). In unkomplizierten Fällen besteht im allgemeinen nur eine geringgradige Störung des Allgemeinbefindens mit trägem Verhalten bei normaler Atmung, Herztätigkeit und Temperatur sowie mitunter leicht gespannten Bauchdecken. Leitsymptome sind die Vorwölbung der linken Bauchwand (Abb. 6-107) sowie Steelbandtöne und Plätschergeräusche bei Schwing- und Perkussionsauskultation in diesem Bereich.

■ **Diagnose, Differentialdiagnose:** Der Gang der Untersuchung auf linksseitige Labmagendislokation und die dabei positivenfalls auftretenden Schallphänomene sind heute wohl jedem in der Rinderpraxis tätigen Tierarzt geläufig. Um Fehldiagnosen zu vermeiden, muß man jedoch berücksichtigen, daß ähnliche hoch und metallisch klingende Töne auch bei anderen Erkrankungen der Bauchhöhlenorgane provoziert werden können. Diesen Klingel- und Plätschergeräuschen fehlt zwar häufig die glockentonähnliche Resonanz; auch bleibt ihre Tonhöhe gewöhnlich konstant, während sie bei Labmagenverlagerung im Verlauf der Perkussionsauskultation abwechselnd ansteigt und abfällt; diese Merkmale reichen jedoch für die sichere Unterscheidung nicht aus. Von einem pathognomonischen Befund kann daher nur dann ausgegangen werden, wenn sowohl Pansengeräusche in der Hungergrube als auch »Steelbandtöne« (nebst Plätschern) an der rippengestützten Bauchwand auskultierbar sind. Bei abweichenden Befunden sind die jeweils in Frage kommenden Differentialdiagnosen in Betracht zu ziehen und weiterführende Untersuchungen einzuleiten:

➤ Wiederholtes *Einblasen von Luft in den Pansen* per Schlundsonde und gleichzeitige auskultatorische Kontrolle, ob die gluckernden Geräusche infolge Abdrängung des Pansens im vorderen Bereich leiser zu hören sind als in der Hungergrube; palpatorische Kontrolle der Pansenfüllung von außen und via Rektum.

➤ *Beidseitige Schwing- und Perkussionsauskultation:* Falls links wie rechts »Steelbandtöne« auskultierbar sind, kann ein Pneumoperitoneum, eine ausgeprägte Magen-Darmleere mit Hohlraumbildung im oberen Bauchhöhlenbereich oder auch extreme Blinddarmaufgasung vorliegen (rektale Kontrolle!).

➤ *Nachuntersuchung* nach 24 h (da bis dahin die Vormagenbewegungen oft wieder eingesetzt haben) oder Anregen der Vormagenmotorik mittels Parasympathikomimetikum und anschließende Doppelauskultation.

➤ *Pansensaftuntersuchung*: Ein Chloridgehalt über 30 mmol/l in der per Sonde entnommenen Probe spricht beim ruminanten Rind für Rückfluß von Labmageninhalt infolge einer Passagebehinderung; deutliche pH-Wert-Senkung tritt jedoch erst ein, wenn die Pufferkapazität erschöpft ist; wird trotz sistierender Futteraufnahme ein pH $< 7{,}0$ gemessen, so spricht der Befund ebenfalls für abomasoruminalen Reflux und erhöhte Gesamt-(Titrations-)azidität (Kap. 6.9.9).

➤ *Blutuntersuchung*: Hypochlorämie, Hypokaliämie, Basenüberschuß (positiver BE) zeigen eine metabolische Alkalose an und weisen auf eine Passagebehinderung im Labmagenbereich hin (Kap. 6.9.9); evtl. besteht Hyperglykämie (s. o.).

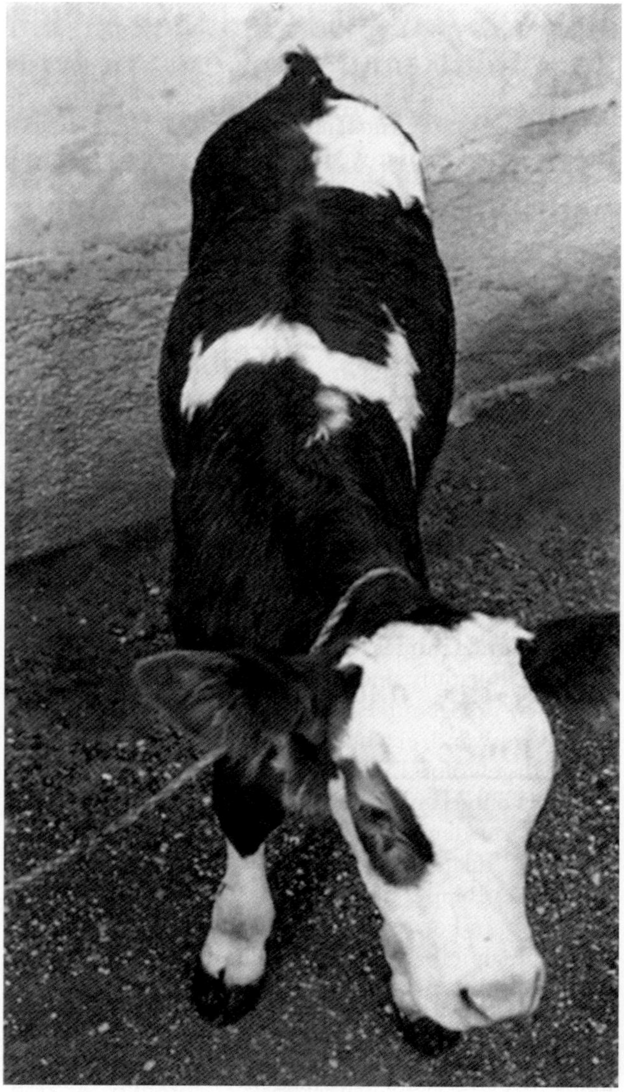

Abbildung 6-107 Linksseitige Labmagenverlagerung beim Kalb: Vorwölbung der linken Bauchwand mit »verstrichener« Hungergrube

➤ *Diagnostische Punktion*: Im unteren Bereich des tympanischen Bezirkes bzw. an der Grenze zu den Plätschergeräuschen wird in einem der hinteren Interkostalräume eine etwa 12 cm lange dünne Kanüle eingeführt. Positivenfalls entweicht säuerlich-fad riechendes Gas oder/und Labmagensaft (aspirieren), der einen pH zwischen 1,5 und 2,5 und einen Chloridgehalt > 100 mmol/l aufweist. Prüfung auf Pneumoperitoneum siehe Kapitel 6.15.1.

➤ *Sonographie*: Bei Vorliegen einer mittelgradigen LDA ist bei vertikaler Sonographie entlang der hinteren Interkostalräume zu erkennen, daß die Pansenwand mit ihrer sich sonst deutlich abzeichnenden Longitudinalfalte nicht mehr der Bauchwand anliegt, sondern abgedrängt ist. Statt dessen zeichnen sich die Konturen des verlagerten Labmagens sowie die unterschiedlich echogenen Zonen seines flüssig-breiigen und gasförmigen Inhalts ab (Abb. 6-108).

➤ *Laparoskopie*: Nach Anlegen eines Pneumoperitoneums (Einströmenlassen von Luft mittels in der Hungergrube eingestochener Kanüle) wird im Winkel zwischen letzter Rippe und Lendenwirbelquerfortsätzen eine etwa 12 mm weite Trokarhülse eingeführt; unter Zuhilfenahme eines Endo- oder Otoskopes oder eines dünnen Leuchtstabes wird der Spalt zwischen Pansen, Milz und Bauchwand besichtigt.

➤ RÖNTGEN-*Untersuchung*: Sie kann bei entsprechender apparativer Ausstattung wertvolle Hinweise geben, dürfte im allgemeinen aber den Kliniken vorbehalten bleiben.

➤ *Diagnostische Laparotomie:* Bei Ausschöpfung aller diagnostischen Möglichkeiten bleiben nur noch wenige Fälle, bei denen die Klärung dann auf operativem Weg herbeizuführen ist.

➤ Da mehr als die Hälfte der Patienten mit LDA schwach bis deutlich positiv auf die *Fremdkörperschmerzproben* reagiert, geschieht die Abgrenzung von einem Haubentrauma hauptsächlich über den Ausschluß der LDA. Gleiches gilt auch für die Unterscheidung von primärer Ketose, primär alimentärer Indigestion, primärem Lipomobilisationssyndrom sowie von anderen Passagebehinderungen im Magen-Darmbereich. Über großen gashaltigen Bauchhöhlenabszessen können perkutorisch ähnliche metallische Töne auslösbar sein wie bei LDA; in diesem Fall ändert sich jedoch während des Perkutierens die Tonhöhe nicht.

➤ Was *Erkennung und Unterscheidung der LDA beim Kalb* angeht, so besteht ebenfalls die Möglichkeit, daß gleiche adspektorische und auskultatorische Befunde auch bei anderen abdominalen Erkrankungen auftreten können, und zwar bei Pansentympanie, Pansenazidose, Pneumoperitoneum, Blinddarmdilatation und -dislokation. Daher muß eine systematische Differentialdiagnostik betrieben werden; wesentliche Schritte sind in Übersicht 6-17 aufgeführt. Zu beachten ist, daß Kuhmilch, Milchaustauscher sowie Rehydratationslösungen relativ hohe Chloridmengen aufweisen, die den Cl-Gehalt des Pansensaftes beeinflussen können; deshalb wird in Übersicht 6-17 sicherheitshalber eine hohe Obergrenze genannt; im allgemeinen liegt die Cl-Konzentration im Pansensaft des Kalbes unter 60 mmol/l. Zur weiteren Klärung dienen Sonographie, Endoskopie und Laparotomie.

■ **Verlauf:** Ohne Behandlung zieht sich die Erkrankung über mehrere Wochen, ausnahmsweise über Monate hin, bis der Patient wegen hochgradiger Erschöpfung euthanasiert werden muß. Oft wird der Ausgang durch Komplikationen (Leberdegeneration, Ulkusperforation und Peritonitis, Duodenitis etc.) oder durch die Begleitkrankheiten (s. o.) beschleunigt.

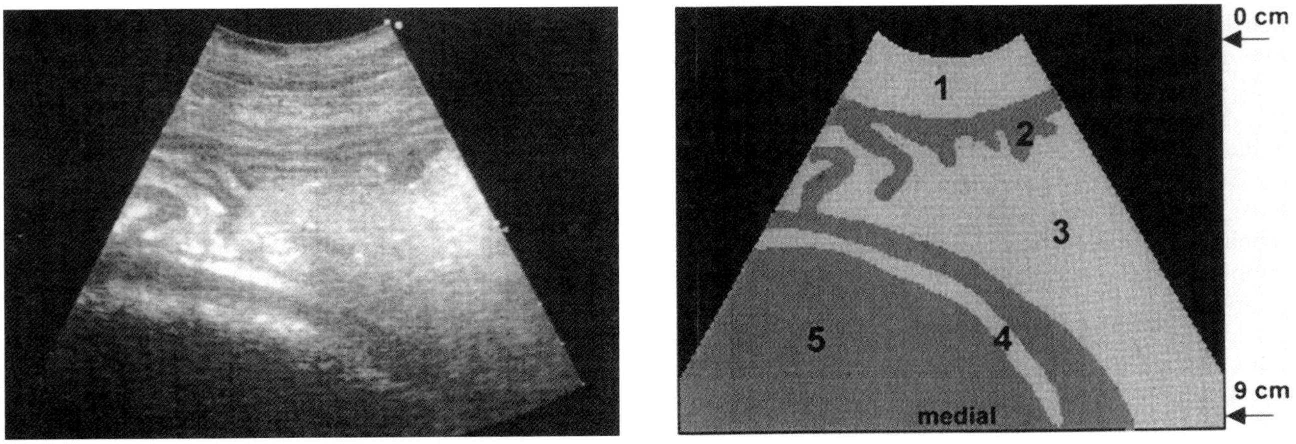

Abbildung 6-108 Sonographischer Befund bei Dislocatio abomasi sinistra beim ruminanten Rind: Labmagen mit deutlichen Plicae spirales (2) zwischen Bauchwand (1) und Pansen (5); Labmageninhalt (3), Pansenwand (4). Schallkopfposition in Höhe des linken Kniegelenks unmittelbar kaudal des Rippenbogens (5 MHz Konvexsonde, 9 cm Eindringtiefe; Sonogramm: Rinderklinik, Tierärztliche Hochschule Hannover)

Übersicht 6-17 Differentialdiagnostik bei Steelbandtönen (ST) und Plätschergeräuschen (PG) an der linken Bauchwand beim Kalb (s. Text)

Untersuchung	Ergebnis	Beurteilung
• Tiefe Palpation auf festen Panseninhalt	positiv	schließt Pansen als Herkunftsort der ST/PG aus
• Pansensondierung auf Tympanie	positiv negativ	Tympanie oder Tympanie und LDA spricht für LDA
• Wiederholtes Wälzen und Massage	negativ[1] positiv[1]	wahrscheinlich LDA schließt LDA nicht aus
• Pansensaftentnahme → • Punktion an linker Bauchwand →	pH > 5,0, Cl < 90 pH < 4,0, Cl > 90	} spricht für LDA (siehe Text)
• Blutgasanalyse	metabolische Alkalose	spricht für LDA
• Schwing- und Perkussionsauskultation rechts	negativ positiv	spricht für LDA schließt LDA nicht aus[2]

1 = Schwing- und Perkussionsauskultation; 2 = Pneumoperitoneum, Blinddarmdilatation u.a.

Eine Anpassung des Organismus an den Verlagerungszustand ist sehr selten. Im Anfangsstadium kann spontane Reposition des Labmagens eintreten; mitunter wechselt der Verlagerungsgrad von Tag zu Tag. Der Anteil der Selbstheilungen dürfte aber nicht über 5% betragen.

Sektionsbefund: Bei Rindern mit entwickelten Vormägen ist zu berücksichtigen, daß beim Niederstürzen und Umwälzen des Tieres eine Reposition des verlagerten Labmagens eintreten kann, sofern er nicht durch Adhäsionen in seiner anormalen Lage fixiert ist. Bei vorsichtigem Vorgehen wird nach dem Öffnen des in Rückenlage befindlichen Tieres das erweiterte, gasgefüllte, zweischenklig abgeknickte Organ zwischen der nach kraniodorsal abgedrängten Haube und dem ventralen Pansenblindsack sichtbar. Der Psalter ist m. o. w. verlagert, wenig gefüllt und weich, das Duodenum zieht von dem links oder in der Mitte gelegenen Pylorus quer durch die Bauchhöhle nach rechts. Die am Labmagen festzustellenden Veränderungen sind wenig spezifisch: Dilatation, wenig vorwiegend flüssiger Inhalt, Rötung und Ödematisierung der Schleimhaut, der Serosa und des Netzansatzes, mitunter Schleimhauterosionen und -ulzerationen in der Pars pylorica. Stärkere Irritations- und Stauungserscheinungen im Anfangsteil des Duodenum sowie peritonitische Veränderungen an der linken Bauchwand können manchmal weitere Hinweise geben. Vielfach bestehen zudem krankhafte Veränderungen an anderen Organen, insbesondere an der Leber. Bei Kälbern mit LDA dominiert der links liegende dilatierte und geblähte Labmagen das Sektionsbild (Abb. 6-109).

Behandlung: In jedem Fall ist zu prüfen, ob eine Behandlung angezeigt ist und welches Verfahren sich empfiehlt: Dabei sind Allgemeinzustand, Begleitkrankheiten, Alter, Leistung und Zuchtwert des Tieres, Behandlungskosten, Milchverlust in der laufenden Laktation, die Bedingungen im betreffenden Betrieb, eigene Übung und Erfahrung und weitere relevante Kriterien zu berücksichtigen.

➤ *Konservative Verfahren* kommen in Frage, wenn es darum geht, Zeit zu gewinnen, um die Schlachtung des Tieres zu ermöglichen, oder wenn sich eine Operation verbietet.

➤➤ *Reposition durch Ablegen und Bauchmassage:* Bei starker Labmagenaufgasung empfiehlt es sich, den Patienten zuvor etwa 12 h hungern zu lassen. Er wird dann (ohne oder mit vorangehender leichter Sedation) auf weicher Unterlage zur linken Seitenlage niedergeschnürt und in halbrechtsseitige Rückenlage gewälzt. Während er mehrmals von der halbrechtsseitigen in die halblinksseitige Stellung gerollt wird, massiert man mit den Fäusten das Abdomen entlang dem linken Rippenbogen von dorsal nach ventral (Abb. 6-110, 6-111). Die Lage des zurückgleitenden Organes läßt sich auskultatorisch kontrollieren. Nach der Reposition darf das Tier aus der linken Seitenlage mit Schulterstützung aufstehen. Es ist dann meist eine leichte rechtsseitige Dislokation feststellbar, daher wird versucht, die Entleerung durch 1- bis 2malige Applikation eines geeigneten Peristaltikums zu unterstützen. Der Patient wird angebunden aufgestallt. Da beim Liegen des Tieres in rechter Brust-Seitenlage erhöhte Rezidivgefahr besteht, wurde von Tammen (1995) empfohlen, die rechte Hintergliedmaße des Patienten mit einem gepolsterten Strick (Kunststoffschlauch) oberhalb der Afterklauen in etwa 30 cm Abstand zu einem Fixationspunkt (Wand, Pfosten) auszubinden, damit das Tier gezwungen ist, sich auf die linke Seite zu legen. Dadurch konnte (in selektierten frischen Fällen) die Rate der Dauerheilungen, die ohne Ausbinden bei 66% lag, auf 87% angehoben werden.

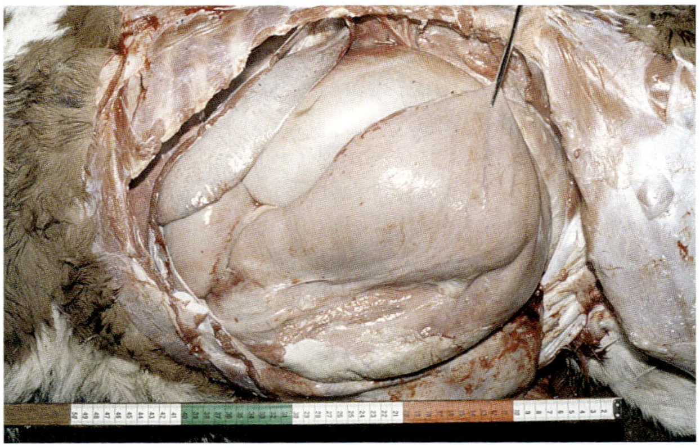

Abbildung 6-109 Sektionsbefund bei einem Kalb (in rechter Seitenlage) mit linksseitiger Labmagenverlagerung: Fibrinausschwitzung an der Pars pylorica infolge pansenseitig durchgebrochenen Labmagengeschwürs

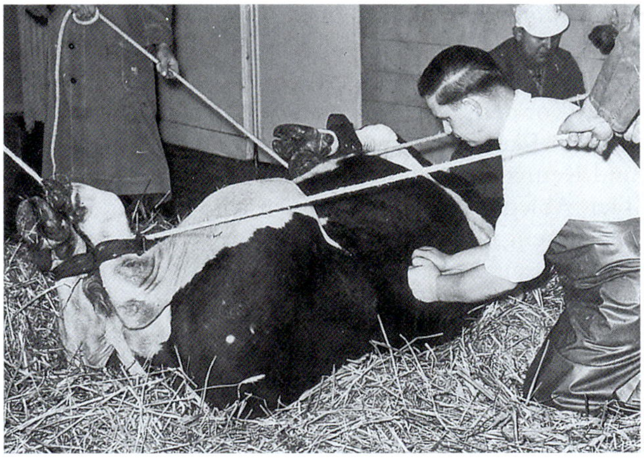

Abbildung 6-111 Bauchmassage zur Reposition des nach links verlagerten Labmagens

Schwierigkeiten ergeben sich allerdings beim Ausbinden von Laufstallkühen oder besonders unleidlichen Tieren. Hat die LDA schon eine Weile bestanden, vermindern sich die Aussichten für dauerhafte Genesung bei diesem Verfahren jedoch erheblich. Die ganze Manipulation gestaltet sich schonender für Mensch und Tier, wenn der Patient dazu auf einem Behandlungstisch niedergelegt wird, wobei die Beine möglichst etwas erhöht fixiert werden sollten. Der Behandelnde kann die Bauchmassage dann stehend vornehmen. Bei hochtragenden Tieren ist die Wälzmethode kontraindiziert (→ Gefahr der Gebärmutterverdrehung).

›› *Arzneiliche Therapie und sonstige Maßnahmen:* Wiederholt wurde beobachtet, daß mit intensiver Behandlung der die LDA begleitenden Ketose sowie von anderen noch vorliegenden Leiden auch die Labmagendislokation schrittweise oder von einem zum anderen Tag abgeklungen ist. Mitunter wurden unterstützend Peristaltika injiziert. Wenn derartige Versuche unternommen werden, sollte auf jeden Fall auch die Vormagendigestion aktiviert (Kap. 6.6.8) und der Appetit angeregt werden, um die Pansenfüllung zu erhöhen (Barrierefunktion). Vereinzelt ist es gelungen, durch wiederholte perkutane Punktion des verlagerten Labmagens zur Gasentleerung (s. *Pathogenese*) und Einleiten der oben genannten Maßnahmen Heilung zu erzielen.

› *Teilinvasive Verfahren:* Die beiden nachfolgend beschriebenen Methoden wurden früher als Behelf in Problemsituationen angesehen (abgemagerte wertlose Kühe), heute dienen sie jedoch als Alternative für das rein chirurgische Vorgehen.

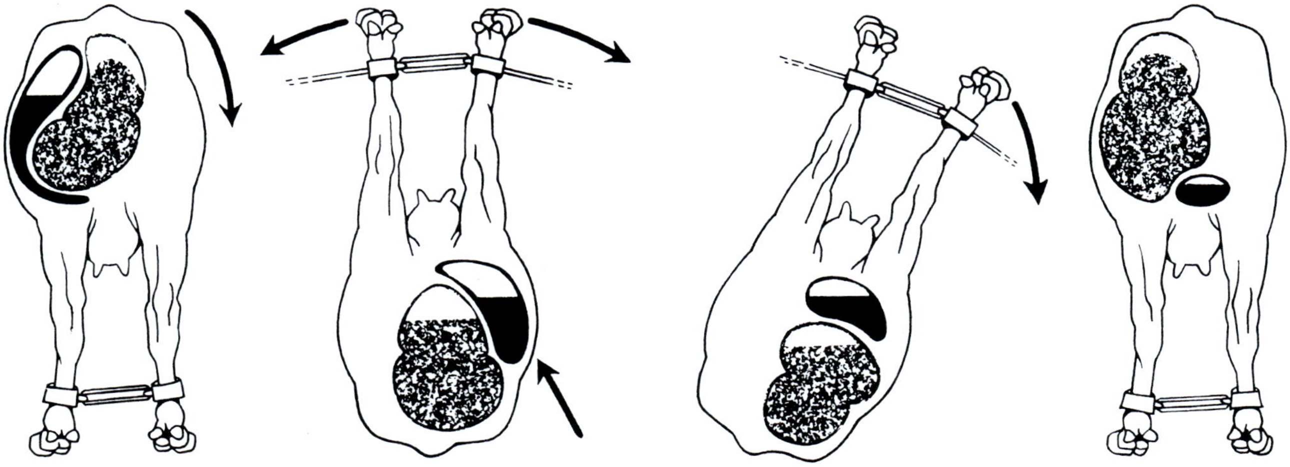

Abbildung 6-110 Konservative Behandlung der LDA durch Ablegen des Tieres und Bauchmassage (schematisch); von links nach rechts: Niederschnüren des Patienten und Verbringen in Rückenlage, wiederholtes Umwälzen von der halbrechtsseitigen in die halblinksseitige Rückenlage unter gleichzeitiger Massage der Bauchwand in Richtung Linea alba (unterer Pfeil); Aufstehen aus der linken Seitenlage (weitere Einzelheiten im Text)

›› *Reposition durch Wälzen und perkutane Fixation des Labmagens mittels gebogener Nadel* (Hull, 1972): Vorbereiten des ca. 20 × 20 cm großen, etwa eine Handbreite vor dem Nabel zwischen der Medianen und der rechten Vena subcutanea gelegenen Operationsfeldes und Kennzeichnung des Venenverlaufs am stehenden Tier. Ablegen der Kuh auf die rechte Seite (damit das Labmagengas nicht zu schnell entweicht), dann bei halblinksseitiger Rückenlage Reposition des Labmagens (s. o.), bis er unter dem Operationsfeld geortet wird. Alsbaldiges Einstechen der halbrunden Polsternadel mit kräftigem synthetischen Faden in kraniokaudaler Richtung durch Haut und Bauchwand ins Labmagenlumen und wieder zurück (»blinder Stich«); Verknoten des Fadens und Legen einer zweiten Naht kreuzweise zur ersten. Nach 10–14 Tagen werden die Hefte entfernt, da der Labmagen bis dahin zwischen den Perforationsstellen mit dem Bauchfell verklebt ist. In Abweichung von diesem Vorgehen empfiehlt Surborg (1995), sicherheitshalber den reponierten Labmagen zunächst zu punktieren (Geruch des Gases) und die Heftnadel unmittelbar neben der Punktionskanüle einzustechen, während das Gas entweicht; keine zweite Naht. Risiken: Anstechen und Einbeziehen anderer Eingeweide, Stichkanalinfektion, generalisierte Peritonitis, Fistelbildung, Nichterfassen des Labmagens oder Fixation ohne vollständige Reposition, funktionelle Pylorusstenose, Abbrechen der Nadel im Magen. Die in unterschiedlicher Weise ermittelten Erfolgsquoten liegen nach mehreren Angaben zwischen 77 und 90%. Zum Teil sind derart behandelte Kühe noch über mehrere Laktationen (bis zu 8) gehalten worden.

›› *Reposition durch Wälzen und perkutane Fixation mittels »toggle pin«* (Grymer & Sterner, 1982, Abb. 6-112): Zunächst wird wie oben beschrieben vorgegangen. Nach Reposition des Labmagens wird ein kleiner Trokar durch die Bauchdecke in den Labmagen eingestochen und nach dem Entfernen des Stiletts der Geruch des ausströmenden Gases und der pH der austretenden oder dem Dorn anhaftenden Flüssigkeit geprüft. Sodann schiebt man mit Hilfe des Stiletts einen 3 cm langen und 3,3 mm starken Polypropylen-Stift, an dem ein 30 cm langer Polyamidfaden befestigt ist, durch die Hülse in den Labmagen. Nach Entfernen der Hülse wird der Faden so lange mit einer Klemme unter Zug gehalten, bis in etwa 5 cm Abstand ein zweiter Knebel in den Labmagen appliziert worden ist und die Fäden beider Knebel verknotet werden können. Nach dem Verknoten soll man bequem 2–3 Finger unter das Heft schieben können. Im allgemeinen erhalten die Patienten p. op. mindestens einmalig eine systemische antibiotische Prophylaxe. Nachkontrolle 2–4 Wochen p. op.; die Fadenbrücke kann 3(–4) Wochen p. op. entfernt werden. Bei 100 derart behandelten Kühen ermittelten die oben genannten Autoren 4 Wochen p. op. eine Erfolgsquote von 88%; 6 verendet, 2 Rezidive, 4mal wurde die Operation wegen unsicherer Lokalisierung des Labmagens abgebrochen.

Inzwischen wurden die Ergebnisse der »Toggle-Pin-Methode« unter verschiedenen Kriterien mit denen der chirurgischen Interventionen verglichen. Es ergaben sich unter nordamerikanischen Bedingungen keine wesentlichen Unterschiede. Eine andernorts durchgeführte Studie an 104 Klinikpatienten mit z. T. verschleppter LDA führte zu ähnlichen Resultaten. Für das Einführen der Knebel in den reponierten Labmagen erwies sich ein Kälbertrokar in Verbindung mit einer Knopfsonde (ein Ende zum Griff umbiegen!) als gut geeignet. Reposition und Fixation des Labmagens sind erschwert bei starker Füllung des Organes mit Gas oder/und Flüssigkeit oder/und wenn der Pansen wenig gefüllt und sein Inhalt nicht

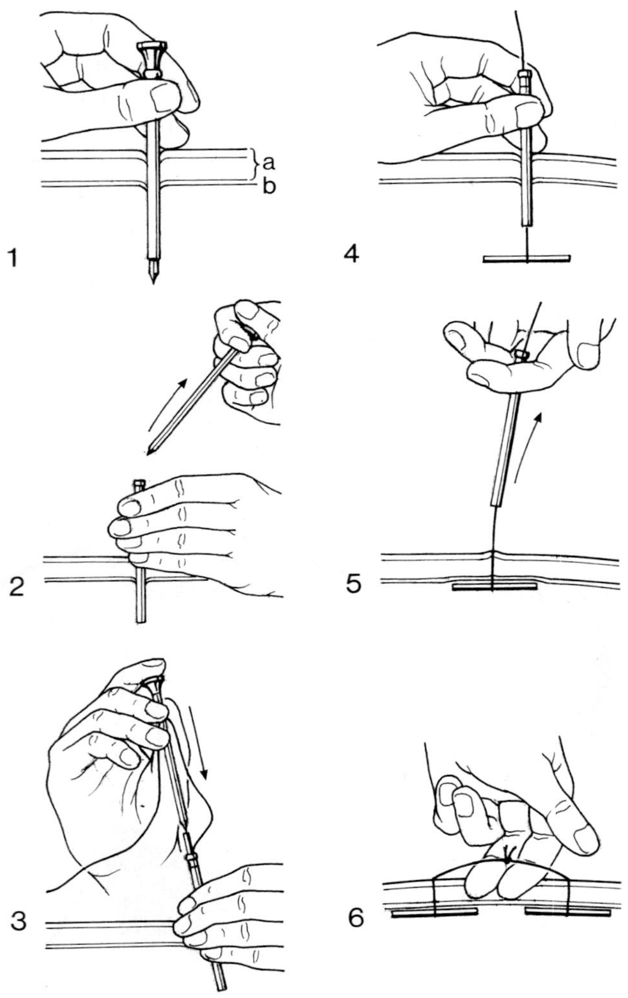

Abbildung 6-112 Perkutane Fixation des reponierten Labmagens mittels »toggle pin« nach Grymer & Sterner (1982): schematische Darstellung des Vorgehens (Einzelheiten im Text); a = Bauchwand; b = Labmagenwand

Abbildung 6-113 bis 6-115 Reposition und perkutane Fixation des Labmagens unter endoskopischer Kontrolle (Janowitz, 1998)

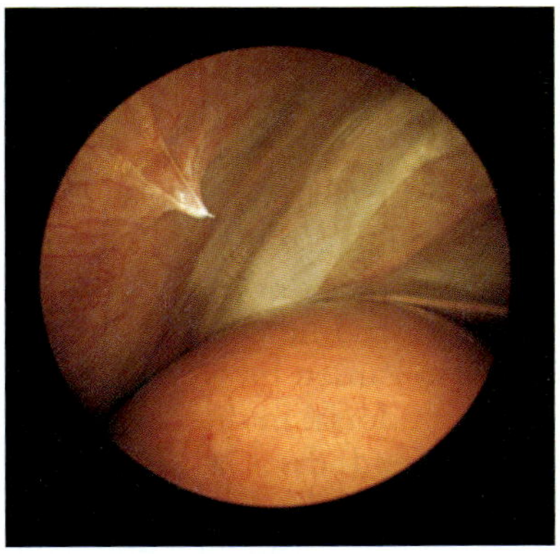

Abbildung 6-113 Blick auf die Kuppe des verlagerten Labmagens beim Einführen des Toggle-Trokars (links oben)

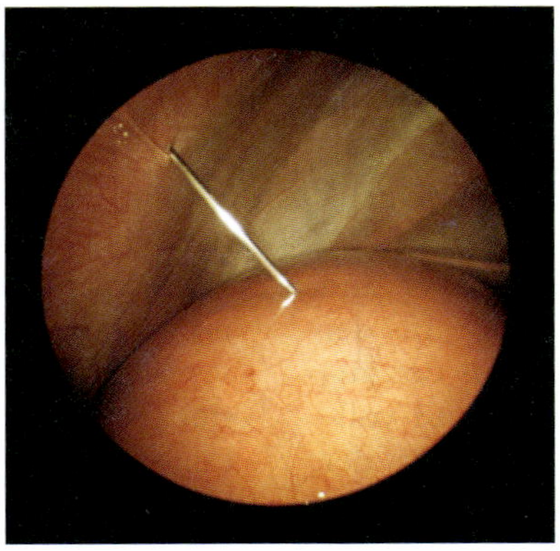

Abbildung 6-114 Punktion des Labmagens mit dem Toggle-Trokar

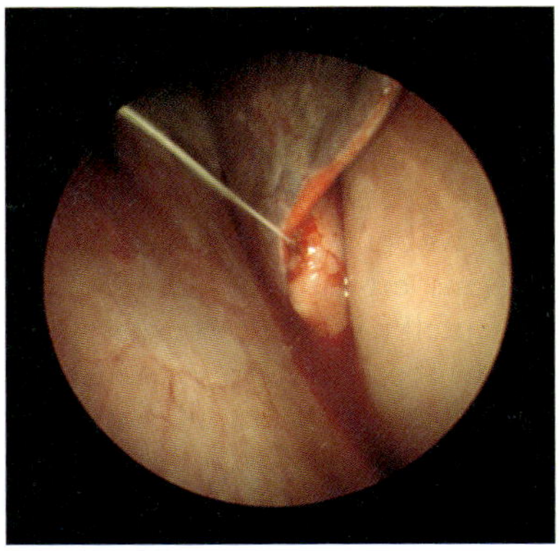

Abbildung 6-115 Entgaste Labmagenkuppe zwischen Pansen und Milz mit dem Toggle-Faden; die Trokarhülse ist bereits entfernt

physiologisch geschichtet ist (fehlendes Widerlager für den zu fixierenden Labmagen). Extrakutane Fixierung der Haltefäden über 2 untergeschobenen Mullbinden, Entfernen der Fadenbrücke nach 3 Wochen. Einzelheiten sind im Original nachzulesen (Kehler et al., 1999).

Mißerfolge können folgende Ursachen haben: Fehltrokarierung in den Pansen oder in die freie Bauchhöhle (erfordert Peritonitisprophylaxe), Fehlfixation in Pylorusnähe (Passagestörung) oder in Psalternähe (Rezidivgefahr); Wundinfektion (evtl. Labmagenfistel), Ausreißen der Fäden u. a.

» *Reposition und perkutane Fixation des Labmagens unter endoskopischer Kontrolle* (Janowitz, 1998): Die mit einem speziellen Instrumentarium durchzuführende Operation geschieht in folgenden Schritten: Vorbereiten von 2 Punktionsstellen an der linken Bauchwand des stehenden Rindes: 1) 1 Handbreite unterhalb der Lendenwirbelquerfortsätze, unmittelbar hinter der letzten Rippe, 2) auf gleicher Höhe im vorletzten Interkostalraum. Anlegen eines Pneumoperitoneum mittels Kanüle von Position 1 aus, Einführen des Spezialendoskops über Magnetventiltrokar in die Bauchhöhle und Luftinsufflation bis zum Überdruck (max. 15 mmHg); erforderlichenfalls partielle Entgasung des Labmagens unter Sichtkontrolle über eine an Position 2 eingeführte Kanüle, Einstechen des Toggle-Trokars an Position 2 und Plazierung eines Spezialknebels mit zwei 80 cm langen Supramidfäden im Corpus abomasi und vollständige Entgasung über die Trokarhülse (Abb. 6-113 bis 6-115). Nach Entfernen der Instrumente, Sedierung (Xylazin) des Tieres und Fixation in Rückenlage (kippbarer Operationsstand/-tisch; weiches Lager), Einführen von 2 Magnetventiltrokaren im Operationsfeld rechtskranial des Nabels, Hervorziehen der beiden Haltefäden mittels Faßzange unter Sichtkontrolle und Verknoten der Fadenenden über 2 aufgerollten Mullbinden. Entfernen der Fadenbrücke frühestens nach 3–4 Wochen. Die Erfolgsquote mit dem neuen Verfahren wird auf 90 % beziffert.

➤ *Invasive Verfahren* bieten die Möglichkeit, zugleich eine Bauchhöhlenexploration vorzunehmen und sich einen Eindruck von der Kontraktionsfähigkeit des Labmagens zu verschaffen; bei Hochträchtigkeit kommt allein der chirurgische Eingriff am stehenden Tier in Frage.

» *Laparotomie von links mit ventraler Omentopexie* (*»Utrechter Methode«*; Lagerwij & Numans, 1962, 1968): Die Inzision legt man etwas tiefer als bei linksseitiger Laparotomie üblich, um die Labmagenkuppe gut erreichen zu können (Abb. 6-116). Dann folgt die Anheftung eines ~ 2 m langen kräftigen Perlonfadens mittels fortlaufender matratzenförmiger Naht an einer Netzfalte entlang der großen Kurvatur des Labmagens auf etwa 10 cm Länge (Abb. 6-117). Bei starker Dilatation des Organs zuvor partielle Gasentleerung, anschließend vollständige Entgasung und Reposition. Die beiden überstehenden gleichlangen Fadenenden werden in je eine geeignete Heftnadel gefädelt und zuerst das kaudale Ende unter der schützenden Hand an der Bauchwand entlang zur Nabelgegend geführt. Ein Gehilfe markiert durch Druck von außen die etwa 10 cm kranial des Nabels gelegene Perforationsstelle, wo die Nadel durch die Bauchwand gestochen wird. Danach wird die zweite Nadel ca. 10 cm kranial der ersten nach außen geführt (Abb. 6-118). Verknoten der Enden; das Heft wird nach 10 Tagen abgeschnitten, besser gezogen. Es empfiehlt sich intraabdominale und/oder systemische Antibiose. Die Angaben über die Heilungsraten belaufen sich auf 88–93 %. Es sind Rezidive (auch RDA) vorgekommen; beobachtete Komplikationen: generalisierte Peritonitis, Infektion an der Perforationsstelle, langsame Erholung, ausnahmsweise Schock oder Verbluten. Vorteile: Einmann-Methode bei geläufiger Bauchhöhlentopographie, Labmagen direkt zugänglich.

» *Laparotomie von ventral mit Abomaso-/Omentopexie* (Straiton und McIntee, 1959; Lowe et al., 1965): Nach Sedation des Tieres und Verbringen in Rückenlage, wobei gewöhnlich partielle Reposition des Labmagens eintritt, wird in dem zwischen Nabel und Schaufelknorpel gelegenen Operationsfeld rechts der Medianen inzidiert. Anschließend Palpation der zugänglichen Bauchhöhlenorgane, Punktion und vollständige Reposition des Labmagens, Anheften der Magenwand oder einer benachbarten Netzfalte an Peritoneum und Rektusscheide in Nachbarschaft der Wunde oder Einbeziehen des Netzes in die Peritonealnaht, Verschluß unter Antibiose. Die Heilungsraten werden auf 80–94% beziffert. P. op. wurden vereinzelt Rezidive sowie rechtsseitige Verlagerungen registriert; beobachtete Komplikationen: Pylorusstenose,

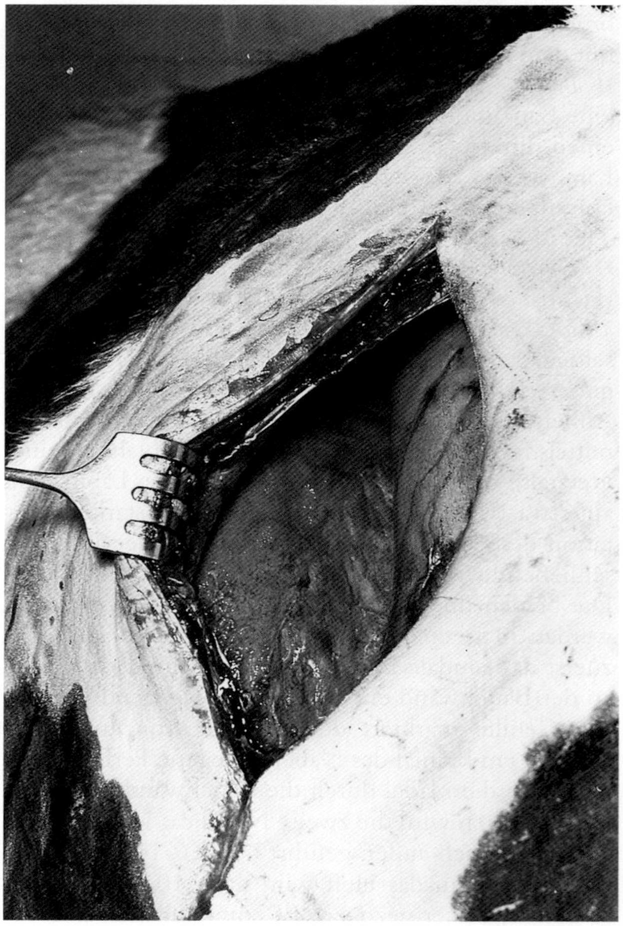

Abbildung 6-116 Labmagenreposition nach Laparotomie von links: Blick auf die Kuppe des aufgegasten Labmagens mit dem entlang der großen Kurvatur ansetzenden großen Netz

Peritonitis, Wundinfektion, Nahtdehiszenz, Hernie, Labmagenfistel, Aspirationspneumonie nach Erbrechen. Diese Technik erlaubt eine gute, dauerhafte Fixation des Labmagens, sie ist jedoch arbeits- und kostenaufwendig, erfordert Assistenz und belastet das Tier.

» *Laparotomie von rechts mit rechtsseitiger Omentopexie* (»Hannoversche Methode«; Dirksen, 1962, 1967): Flankenlaparotomie rechts von kaudodorsal nach kranioventral, Eingehen mit einer mit einem Schlauch versehenen Kanüle über den Pansen hinweg und Einstechen der Nadel von kraniodorsal in die Labmagenkuppe (Abb. 6-119). Während das Gas entweicht, werden dessen Brennbarkeit und die Kontraktionsintensität des Labmagens geprüft. Anschließend geht man mit dem linken Arm entlang der rechten Bauchwand ein, schiebt die lockeren Eingeweide nach rechts, drückt den Psalter nach dorsal und zieht das nunmehr entspannte große Netz aus der Wunde hervor, das dann mit einer Faßzange von einem Gehilfen gehalten wird. Danach wird der Pylorus (fester Gewebeknoten) erfaßt und der Labmagen nochmals aufwärts gezogen, um seine Reposition zu vervollständigen. Sodann wird die in Abbildung 6-120 dargestellte Perlonscheibe etwa eine Handbreite vom Pylorus entfernt (nahe der als »Schweinsohr« bezeichneten Fettfalte) mit einem kräftigen Kunststoffaden im großen Netz verankert (Abb. 6-121). Beide freien Fadenenden werden unter/hinter der Laparotomiewunde mit langer Heftnadel durch die Bauchwand gestochen, dann nach Stichinzision der Haut durch einen zweiten Perlonknopf geführt, straff angezogen und verknotet. Zuvor Kontrolle, ob die Innenplatte mit Netz der Bauchwand fest anliegt und keine Darmteile eingeklemmt wurden. Der Knopf wird subkutan versenkt (Abb. 6-122) und die Hautwunde (Antisepsis) mit intrakutanen Heften verschlossen. Zusätzlich kann eine weitere Netzfalte kaudal der Laparotomiewunde oder in der Peritonealnaht fixiert werden; manche Operateure beschränken die Fixation allein auf das An-/Einnähen des Netzes, jedoch kann es dann bei starkem Zug ausreißen. Die Heilungsraten liegen zwischen 82 und 90%; es sind Rezidive in Form von linksseitigen (Ausreißen der Anheftung) als auch von rechtsseitigen Dislokationen beobachtet worden. Mögliche Komplikationen: Wundinfektion und Nekrose um den Außenknopf, Einbeziehen eines Darmteiles in die innere Anheftung. Das Verfahren erlaubt eine eingehende Bauchhöhlenexploration mit Psaltermassage; der Labmagen läßt sich unter Sicht dauerhaft fixieren. Sofern Schwierigkeiten mit der Labmagenpunktion erwartet werden (großrahmiges Tier, kurzer Arm) kann das Organ zuvor von links perkutan punktiert werden.

➤ *Behandlung der LDA beim Kalb:* Zunächst wird versucht, den dislozierten Labmagen durch Wälzen und Massage zu reponieren (s. o.). Wenn die Reposition

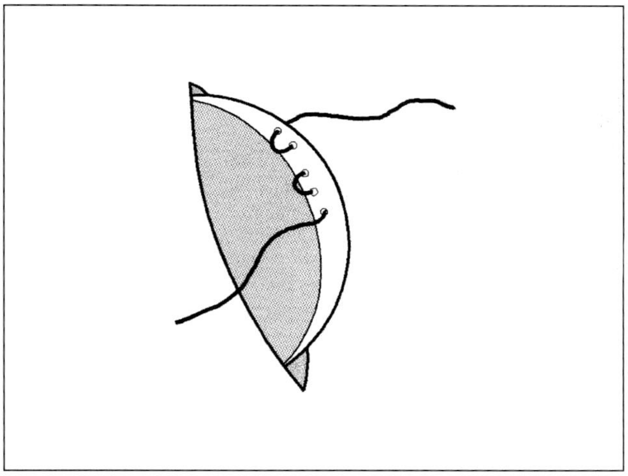

Abbildung 6-117 Reposition und ventrale Fixation des Labmagens von links (»Utrechter Methode«; LAGERWEJ & NUMANS, 1962, 1968; schematisch): Anheften eines etwa 2 m langen Perlonfadens an einer Netzfalte entlang der großen Kurvatur

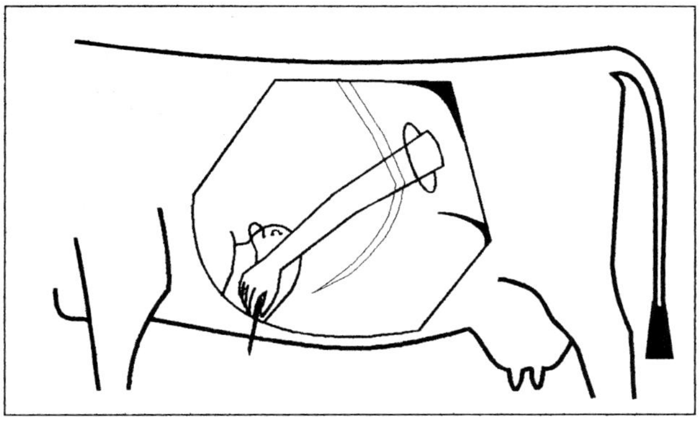

Abbildung 6-118 Labmagenfixation durch ventrale Omentopexie (Fortsetzung): Die Fadenenden werden – jedes für sich – mit langer Nadel in der Nabelgegend durch die Bauchwand nach außen geführt und verknotet (s. Text)

gelingt, muß an den folgenden Tagen geprüft werden, ob ein Rezidiv eintritt. Ggf. kann die Wälzbehandlung dann, je nach Zustand des Tieres, 1- bis 2mal wiederholt werden, jedoch sollte man rechtzeitig zur chirurgischen Therapie übergehen. Hierzu wird das Kalb in linker Seitenlage fixiert und lateroventral entlang dem rechten Rippenbogen laparotomiert. Nach der manuellen Reposition wird das Organ von außen auf pathologische Alterationen, insbesondere auf tiefreichende Geschwüre kontrolliert, die man durch einstülpende Naht abdecken kann. Beim Verschluß der Bauchwand wird das große Netz in die Peritonealnaht einbezogen. Behandlungsverfahren und Ergebnisse bei 34 Patienten mit LDA: Wälzbehandlung n = 27, geheilt 19, nicht geheilt 8 → 2 euthanasiert, 6 operiert → 5 geheilt. Operation ohne vorangehendes Wälzen n = 7, geheilt 4, nicht geheilt 3.

➤ *Prä- und postoperative Behandlung:* Nach Behandlung der LDA kommt es darauf an, den Appetit anzuregen, um eine gute Pansenfüllung herzustellen und die Magen-Darmmotorik in Gang zu bringen. Beides hängt u.a. auch davon ab, daß im Abdominalraum alsbald wieder der physiologische Unterdruck hergestellt wird. So ist bei den invasiven Verfahren schon beim Verschluß der Laparotomiewunde darauf zu achten, daß vor dem Verknoten der Peritonealnaht die im Bauchraum befindliche Luft durch Druck von der gegenüberliegenden Seite herausgepreßt wird. Zusätzlich kann die Restluft über einen vorübergehend eingelegten Katheter abgesaugt werden. Andernfalls wird sie unmittelbar nach dem Eingriff oder am 1./2. Tag p.op. über eine in der linken oder rechten Hungergrube eingeführte Kanüle soweit abgesaugt, bis die gleichseitige Hungergrube leicht eingesunken ist. Rektale Kontrolle: bei fehlendem Unterdruck »freier Raum« über dem abgesunkenen Darmkonvolut. Bei Vorliegen von metabolischer Alkalose und Dehydratation sollte schon vor Behandlung der Labmagendislokation eine angemessene Infusionstherapie eingeleitet und ggf. danach fortgesetzt werden (Kap. 4.3.6). Gleiches gilt auch hinsichtlich Behandlung und Vorbeuge von Ketose und Hepatose. Begleitkrankheiten sind intensiv anzugehen. Hinsichtlich Applikation von Analgetika und Antiphlogistika ist zu berücksichtigen, daß durch bestimmte Präparate die abomasale Ulkusbildung gefördert werden kann.

■ **Beurteilung:** Wie bereits dargelegt, hängt die Prognose zum einen vom klinischen Befund und zum anderen von wirtschaftlichen Gesichtspunkten ab. Das Für und Wider muß mit dem Tierhalter eingehend erörtert werden. Falls er sich für die Behandlung entscheidet, ist er auch über Vorteile und Mängel der zur Verfügung stehenden Behandlungsverfahren aufzuklären und der empfehlenswerte Weg vorzuschlagen. Dabei ist zu berücksichtigen, daß eine definitive Beurteilung der Heilungsaussichten oftmals erst anhand des Bauchhöhlenbefundes möglich ist. Eine vorsichtige Prognose ist zu stellen: bei mangelhafter Kontraktion des Labmagens während der Gasentleerung (und schlechter Brennbarkeit des Gases), lösbaren abomasalen Adhäsionen, übermäßig erweitertem Labmagen, palpierbarer Leberschwellung, Ketose und Leberfunktionsstörung, schwerer Endometritis, schmerzhaften Klauenleiden. Auch unzureichende oder fehlende Nachbehandlung mindert die Heilungsaussichten.

Für die Zukunft ist die Weiterentwicklung der konservativen Therapie anzustreben; der Erfolg hängt davon ab, ob es gelingt, Tonus und Motorik des durch Wälzen oder perkutane Entgasung reponierten Labmagens dauerhaft zu stimulieren.

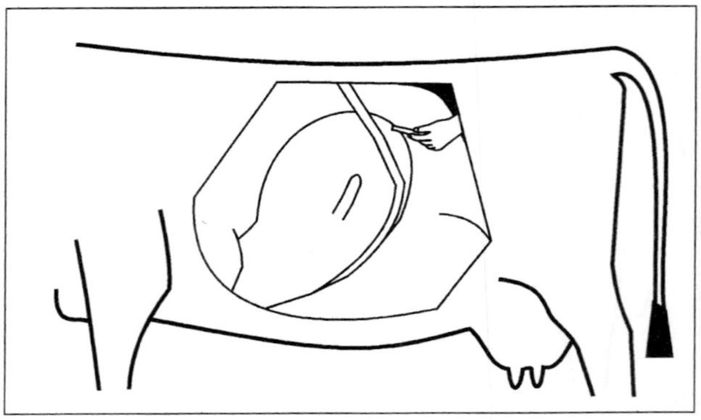

Abbildung 6-119 Labmagenreposition und Omentopexie von rechts: Labmagenpunktion nach Laparotomie in der rechten Flanke (schematisch)

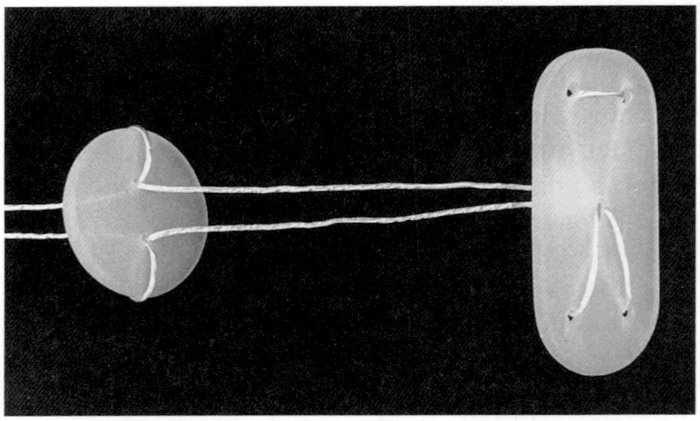

Abbildung 6-120 Perlonscheibe (rechts) und Perlonknopf (links) mit Fadenführung für die rechtsseitige Omentopexie

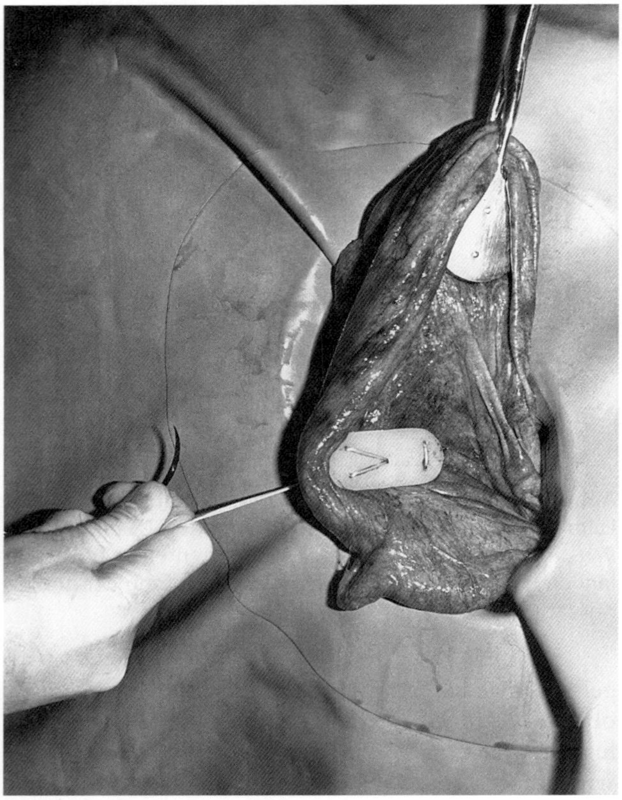

Abbildung 6-121 Rechtsseitige Omentopexie zur Rezidivprophylaxe bei LDA (»Hannoversche Methode«): Die Perlonscheibe ist im hervorgezogenen großen Netz verankert (Netzunterkante = »Schweinsohr«)

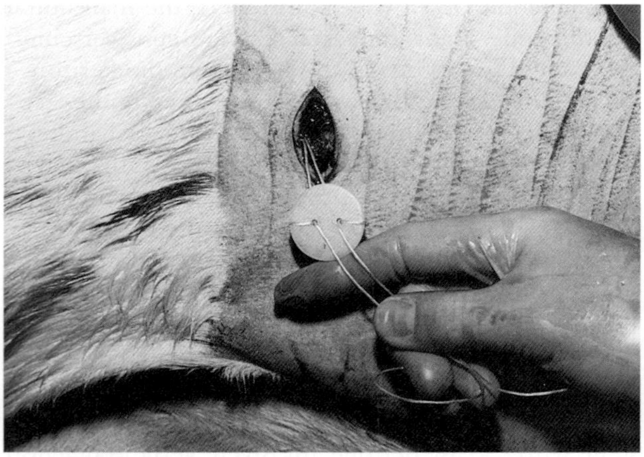

Abbildung 6-122 Subkutane Fixation des durch die Bauchwand nach außen geführten Fadens mit Hilfe des Knopfes

■ **Prophylaxe:** Nach bisherigen Erfahrungen können Vorbeugemaßnahmen das Vorkommen von LDA bei Milchkühen mit hoher Leistung und entsprechend intensiver Fütterung zwar nicht vollständig verhindern, ihre Häufigkeit in stark betroffenen Herden aber deutlich reduzieren. Das gilt insbesondere für Fälle, in denen die zunächst durchzuführende Herdenanalyse bezüglich der genannten »Risikofaktoren« eine Dominanz von Fütterungseinflüssen ergeben hat. Die in Frage kommenden Maßnahmen decken sich zum großen Teil mit denen, die zur Vorbeuge von akuter und subklinischer Pansenazidose sowie von Hyperlipomobilisation, Ketose und »Fettleber« empfohlen werden. Hierzu ist zu bemerken, daß es unter den in der Landwirtschaft bestehenden wirtschaftlichen Zwängen nicht leicht fällt, ein umfassendes Prophylaxeprogramm für die peripartalen Produktionskrankheiten, das sog. »Partussyndrom«, zu entwickeln und zu verwirklichen. Dennoch muß sich das Mögliche am Wünschenswerten orientieren. Gegen die LDA richten sich folgende Maßnahmen:

➤ *Vermeiden übermäßigen Fettansatzes* während der Trockenstehzeit, 1) durch Gruppenfütterung (»Abnehmer«, »Zunehmer«) schon zu Laktationsende → Ernährungszustand bei der Kalbung Grad 3–3,5 der 5gradigen Skala; 2) durch eine Ration mit hohem Anteil an Strukturfutter (s. Kap. 6.6.12) → Einstellen von Fettsäurensynthese und -muster; 3) Staffelung der erforderlichen Trockenstehdauer gemäß Zahl der Kalbungen: 1. Lakt. 60 d, 2. Lakt. 50 d, 3. Lakt. 40 d (Azul, 1994).

➤ *Minimierung der peripartalen Verzehrsdepression* durch Anbieten von schmackhaftem Strukturfutter mindestens 2 Wochen a. p. bis 2 Wochen p. p. → gute Pansen- und Psalterfüllung (»Barrierefunktion« gegen LDA), Stimulation der Magenmotorik, Bildung des Fasergeflechtes (Schichtung), Regulation von Partikelsortierung und Ingestapassage, Verhindern von subklinischer Pansenazidose.

➤ *Allmähliche Adaptation von Vormagenflora und -fauna* an die postpartale Ration und *Stimulation des Wachstums der Vormagenschleimhaut*: Richtschnur für das Energieangebot in der Trockenstehzeit sind die Empfehlungen der Gesellschaft für Ernährungsphysiologie, wobei zu beachten ist, daß die Ration einen mäßigen Anteil an Stärketrägern und die bedarfsgemäße Eiweißmenge enthält. Etwa ab 2 Wochen a. p. sollten zur Anpassung der Vormagenmikroben zu der Basisration aus Strukturfutter mäßige Mengen der für die postpartale Ration vorgesehenen Futtermittel verabreicht werden. Post partum wird das Angebot an leichfermentierbaren Kohlenhydraten stufenweise erhöht; die Steigerungsrate hängt von den zur Verfügung stehenden Futtermitteln ab. Empfehlungen im Schrifttum für das einzuhaltende Kraftfutter:Rauhfutter-Verhältnis sind nur in Verbindung mit konkreten Angaben zu den jeweiligen Futtermitteln verwertbar. Sofern gemischte Rationen gefüttert werden, ist deren Strukturwert regelmäßig zu kontrollieren; die ätiologische Beziehung der LDA zur Verfütterung von Maissilage bzw. TMR und der Einführung von Mischwagen ist eindeutig. Weitere zu vermeidende Fütterungsfehler siehe *Ursache*.

➤ *Hypokalzämie-Prophylaxe*: Bei der Vorbeuge mittels anionenreicher Rationen ist zu beachten, daß der pH-Wert des Harnes dadurch in den sauren Bereich sinkt; dieser Befund könnte mit dem bei subklinischer Pansenazidose interferieren; *Ketose-Prophylaxe*.

➤ *Vermeiden von Streß-Zuständen / Begleitkrankheiten und anderen Risiken*: Kein Transport, kein Gruppen- oder Stallwechsel während der Hochträchtigkeit, rechtzeitige Klauenpflege (Kap. 9.15.1); frühzeitige Behandlung von Klauenleiden, Mastitis, Endometritis, Ketose. Bei tierärztlichen Eingriffen am liegenden Tier ist im peripartalen Zeitraum stets die linke Seitenlage zu wählen.

➤ *Züchterische Maßnahmen*: Bei offensichtlicher Häufung der LDA unter den Nachkommen bestimmter Vatertiere diese nicht mehr zur Zucht einsetzen.

6.9.2 Rechtsseitige Labmagenverlagerung ohne oder mit Drehung

■ **Definition:** Mit zunehmender Gasfüllung und Erweiterung des Labmagenkörpers schiebt sich das Organ zwischen rechter Bauchwand und Darmscheibe kaudodorsal, wobei es durch den Zug des kleinen Netzes abgeknickt wird und – von hinten gesehen – eine leichte Linksdrehung ausführt *(Dislocatio abomasi dextra)*. Häufig setzt sich die Drehbewegung fort, indem das Corpus am Pylorusteil vorbei um eine annähernd vertikale Achse kranial gleitet und sich das Duodenum in Höhe des Ostium omasoabomasicum um den Labmagen windet, so daß der Ingestaabfluß behindert wird (*Torsio abomasi* 180°). Die Drehung kann bis zu 360° und mehr fortschreiten und evtl. auch Psalter und Haube einbeziehen; Zu- und Abfluß sind dann vollständig unterbrochen *(Volvulus abomasi)*. Bei den seltenen Rechtsdrehungen rotiert der Labmagenkörper medial an der Pars pylorica vorbei nach kraniodorsal. Die rechtsseitige Dislocatio abomasi (RDA) ruft eine akute Verdauungsstörung hervor, während bei einer Torsio mittelgradige, beim abomasalen Volvulus (AV) hochgradige Ileussymptome auftreten. RDA und AV beim Jungtier werden gesondert besprochen. *Andere Bezeichnungen:* Right displacement of the abomasum, abomasal torsion, abomasal volvulus, déplacement de la caillette à droite avec ou sans torsion, desplazamiento del cuajar hacia la derecha con o sin torsión.

■ **Vorkommen:** Beim erwachsenen Rind entspricht das Vorkommen der rechtsseitigen Labmagenverlagerung in verschiedener Hinsicht dem der linksseitigen Dislokation. Ein erheblicher Unterschied besteht jedoch insofern, als die RDA (mit oder ohne Drehung) im allgemeinen wesentlich seltener auftritt als die LDA. Angaben über die relative Häufigkeit von RDA zu LDA reichen von 1 : 2 bis 1 : 8, wobei sich regionale und rassenbezogene Einflüsse abzeichnen. Mitunter (~ 5 %) wurde beobachtet, daß eine linksseitige in eine rechtsseitige Dislocatio abomasi überging. Es zeigt sich ebenfalls eine deutliche Häufung p. p., jedoch ist die Beziehung, mit 50–70 % der Fälle während des ersten Monats nach dem Kalben, nicht so eng wie bei der Dislocatio abomasi sinistra; etwa 20 % der rechtsseitigen Verlagerungen treten ohne Bezug zu Puerperium und Hochlaktation auf. Jüngere bzw. männliche Rinder (mit entwickelten Vormägen) scheinen von rechtsseitiger Dislocatio abomasi häufiger betroffen zu werden als von linksseitiger. Die jahreszeitliche Verteilung entspricht in etwa derjenigen der LDA.

■ **Ursasche, Pathogenese:** Da sich rechtsseitige Labmagenverlagerungen mitunter aus linksseitigen entwickeln oder in deren Gefolge auftreten, darf angenommen werden, daß beide Verlagerungszustände eine ähnliche Pathogenese haben und ihnen ähnliche Ursachen zugrunde liegen. Ausschlaggebend für die Lageänderung sind ebenfalls Gasfüllung und Größenzunahme des Organs. Das Gas häuft sich in diesem Fall in der U-förmigen Schleife am Übergang des Corpus in die Pars pylorica an. Entsprechend den Raumverhältnissen im rechten Abdominalraum verschiebt sich der aufblähende Magen kaudodorsal zwischen rechte Bauchwand, Psalter und Darmkonvolut und wird dabei durch den Zug des kleinen Netzes (Ligamentum hepatogastricum, L. hepatoduodenale) abgeknickt (Abb. 6-125c). Gleichzeitig vollführt er (von hinten gesehen) eine leichte Drehung nach links (bis etwa 90°), die sich alsbald oder später zu einer 180°-Drehung (eigentlich 270°) fortsetzen kann. In diesem Fall wandert das aufgasende Corpus abomasi um eine nahezu vertikale Drehachse (über lateral) nach kraniodorsal des Pylorusteiles (Abb. 6-125b. Das dadurch unter starke Spannung geratende Duodenum zieht dann unter dem Anfangsteil des Labmagenkörpers hindurch, engt ihn ein und wird dabei ebenfalls komprimiert. Aus den Raumverhältnissen im rechten Abdomen, der Asymmetrie der beiden Labmagenschenkel und den Gekröseverhältnissen ist es zu erklären, daß in über 90% der Fälle Linksdrehungen auftreten. Mit Fortschreiten der Rotation bis zu 360° (eigentlich 450°) schlingt sich das Duodenum um den ebenfalls abgedrehten Anfangsteil des Magens, so daß sich ein regelrechter Volvulus abomasi entwickelt (Abb. 6-125a). Je nach Grad der Labmagendrehung und der Füllung des Psalters wird dieser in die Rotation einbezogen, in hochgradigen Fällen auch die Haube. Der Ingestafluß wird dann entweder in Höhe des Ostium omasoabomasicum oder an der Hauben-Psalteröffnung unterbrochen; zugleich werden Lymph- und Blutgefäße komprimiert und abgeschnürt und letztere schließlich thrombosiert; die abomasalen Vagusäste werden stark gedehnt.

Während die Gasfüllung abnimmt, sammeln sich große Flüssigkeitsmengen (bis zu 60 l) im Magenlumen an. An der Magenwand zeigt sich zunehmende Ödematisierung, und schließlich verfällt das gesamte Konvolut der hämorrhagischen Infarzierung. Durch die Zugwirkung der Ligamenta wird die Leber von der Bauchwand »abgeblattet«, so daß sich die dislozierte Labmagenkuppe darunterschieben und das Organ noch weiter abdrängen kann. Die Behinderung der Magen-Darmpassage hat zunächst abomasoruminalen Reflux, später vollständige Sequestrierung des salzsäurehaltigen Magensaftes zur Folge, woraus dann eine hypochlorämische hypokaliämische metabolische Blutalkalose resultiert; sie wird aber in der Endphase durch eine Azidose überlagert. Je nach Art, Grad und Dauer der Dislokation entwickeln sich verschieden schwere Krankheitsbilder und Verlaufsformen. Nach einer 462 Fälle von RDA/AV umfassenden Kasuistik von Kümper (1995) ergab sich die in Übersicht 6-18 aufgeführte Verteilung auf die verschiedenen Typen.

Der Impuls für die Verlagerung scheint auch bei der rechtsseitigen Dislokation von der abomasalen Gasblase auszugehen, die offenbar – wie die Gasblase in einer Wasserwaage – aus dem Fundus abomasi in den rechten Schenkel des Corpus gleitet und ihn dann samt Pars pylorica aufwärts zieht. Möglicherweise ist die Verschiebung nach rechts darauf zurückzuführen, daß bei guter Füllung des Pansens der Weg nach links verlegt ist. Der Grund für die vermehrte Gasansammlung ist hier ebenfalls in einer Störung der Gasentleerung zu sehen (Atonie, Dilatation), für die wiederum gleiche oder ähnliche tiefere Ursachen wie bei LDA verantwortlich gemacht werden (s. d.). Allerdings entwickelt sich die Aufgasung des Labmagens mitunter derart schnell, daß in diesen Fällen (in Analogie zur Labmagentympanie beim Kalb) auch eine übermäßige Gasproduktion (pro Zeiteinheit) bei gleichzeitiger Behinderung des Abflusses (Vela omasoabomasica?) im Spiele sein könnte. Eine bei einer Torsio abomasi entnommene Probe enthielt die gleichen Komponenten wie Pansengas, wobei der Methananteil deutlich größer war als der des Kohlendioxids ($CH_4 : CO_2$, Pansen 2 : 1, LDA 1 : 2, RDA 3,8 : 1).

■ **Symptome, Verlauf:** Je nach Ausmaß der Lageänderung des Organes nimmt der Grad der Erkrankung stufenweise zu.

➤ *Einfache Labmagenerweiterung und -verlagerung:* Vorberichtliche Angaben und Initialerscheinungen ent-

Übersicht 6-18 Verteilung von 462 Fällen von rechtsseitiger Labmagenverlagerung mit und ohne Drehung nach klinischer Form und Schweregrad (Kümper, 1995)

Rechtsseitige Labmagenverlagerung (RDA/VA)	462	
Dislokation **ohne Drehung**	55	
Dislokation **mit Drehung**	407	(100%)
nach links	403	(99%)
nach rechts	4	(0,9%)
mit Unterbrechung der Magenpassage		
ohne erhebliche Zirkulationsstörung	220	(54%)
mit erheblicher Zirkulationsstörung	187	(46%)
mit Rotation des Psalters	31	(7,6%)
mit Rotation von Psalter und Haube	20	(4,9%)

sprechen bei den peripartal erkrankten Kühen oft denen bei linksseitiger Dislokation. Analog zur LDA lassen sich auch hier in Abhängigkeit von der Gasfüllung gering- bis hochgradige Verlagerungen unterscheiden, und dementsprechend variieren die Symptome. Bei geringgradiger Dislokation läßt sich das Organ mittels Schwing- und Perkussionsauskultation im rechten unteren Bereich der Leibeshöhle lokalisieren. Das Allgemeinbefinden solcher Tiere ist nur leicht beeinträchtigt, ihre Futteraufnahme ist wechselnd, die Tagesmilchleistung vermindert. Dieser Zustand kann über mehrere Tage bestehen bleiben; in dieser Phase kann noch Selbstheilung eintreten oder sich daraus eine LDA entwickeln. Mit zunehmender Aufgasung des Labmagens wandert der tympanische Bezirk (mit Steelbandtönen und Plätschergeräuschen) an der rippengestützten Bauchwand kaudodorsal; bei hochgradiger Dislokation dehnt sich die Kuppe des abgeknickten Organes bis in die Hungergrube aus. Im Unterschied zur LDA wird mit Fortschreiten der rechtsseitigen Labmagenverlagerung das Duodenum zunehmend abgeknickt und gespannt, wodurch die Magenentleerung mehr und mehr behindert wird. Zugleich verschlechtert sich das Allgemeinbefinden. Die Futteraufnahme ist dann stark reduziert, und die Patienten machen einen trägen Eindruck; ihre Körpertemperatur liegt im normalen oder subnormalen Bereich. Leicht eingesunkene Augen und herabgesetzter Hautturgor zeigen die zunehmende Austrocknung an; die Herzfrequenz ist erhöht, selten vermindert. Wiederkauen und Pansentätigkeit sind deutlich herabgesetzt, zuweilen besteht leichte Tympanie. Außer den genannten auskultatorischen Befunden weist die Vorwölbung der rechten Leibeswand auf eine RDA hin (Abb. 6-123). Per Rektum läßt sich die der rechten Bauchwand anliegende Labmagenkuppe gewöhnlich nur in hochgradigen Fällen mit den Fingerspitzen ertasten. Der Kot nimmt im fortgeschrittenen Stadium pastös-schmierige Konsistenz an oder wird in kleinen schleimüberzogenen Ballen abgesetzt; seine Menge ist vermindert. Im Harn von peripartal erkrankten Kühen sind häufig Ketonkörper nachweisbar.

➤ *Labmagenerweiterung, -verlagerung und -drehung um bis zu 180° (Torsio abomasi):* Das Krankheitsbild unterscheidet sich von dem zuvor beschriebenen in der stärkeren Beeinträchtigung des Allgemeinbefindens, erheblicher Behinderung der Ingestapassage und dem rascheren Verlauf. Solche Patienten erscheinen leidend, haben tiefliegende Augen, und im Anfangsstadium zeigen sie mitunter Schmerzreaktionen wie Stöhnen, Unruhe und Trippeln. Die Herzfrequenz ist, je nach Dauer der Erkrankung, auf 100 Schläge/min und mehr erhöht; Futteraufnahme, Wiederkauen und Pansenkontraktionen sind hochgradig herabgesetzt. An der rechten Bauchwand läßt sich über einer

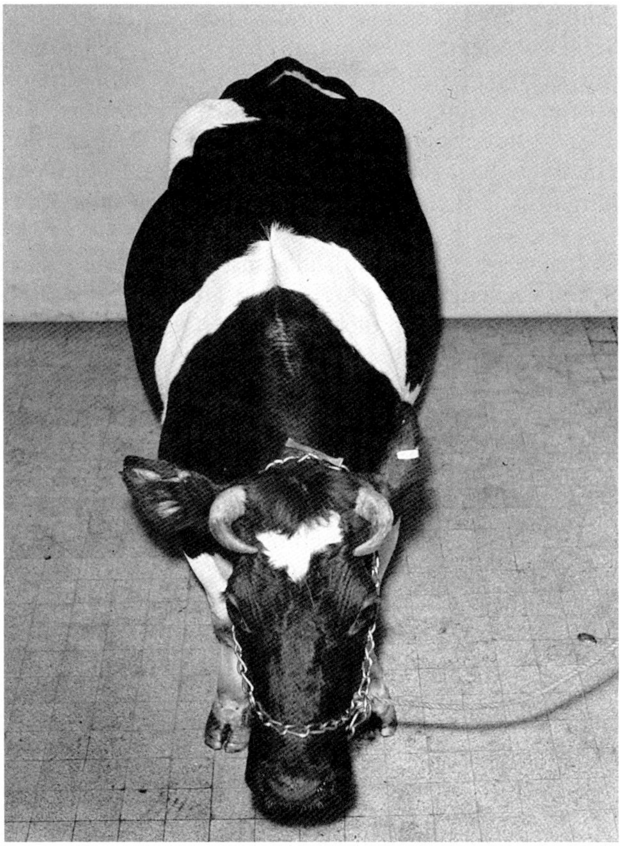

Abbildung 6-123 Dislocatio abomasi dextra bei einer Kuh: rechtsseitige Vorwölbung der Leibeswand

ventralen Dämpfungszone ein tympanischer Bezirk ausperkutieren, in dem Steelbandtöne und Plätschergeräusche provozierbar sind; infolge Abdrängung der Leber ist deren Dämpfungsfeld stark verkleinert. Bei Kühen mittlerer Größe ist vom Rektum aus fast immer die im rechten dorsalen Bauchhöhlenquadranten liegende Kuppe des aufgetriebenen Labmagens und mitunter auch der wulstförmige Netzansatz zu palpieren. Es wird nur wenig dunkler, pastös-schleimiger Kot abgesetzt.

➤ *Labmagenerweiterung, -verlagerung und -drehung über 180° hinaus bis 360° (Volvulus abomasi):* Mit Fortschreiten der Drehung über 180° hinaus tritt eine drastische und rapide Verschlechterung des Allgemeinzustandes ein, die mitunter von heftiger Kolik begleitet wird. Während der nun einsetzenden Infarzierung des Magenkonvoluts und der davon ausgehenden Intoxikation geraten die Tiere zunehmend in einen Zustand der Indolenz. Ihre Pulszahl steigt auf 120–160/min, der Herzschlag wird pochend, die Episkleralgefäße sind hochgradig injiziert, die Schleimhäute verwaschen rot. Bei der Schwingauskultation sind an der stark aufgetriebenen rechten Leibeswand großflächig Plätschergeräusche (mitunter schon in der Umgebung) zu vernehmen; die Leber ist nicht mehr perkutierbar. Das Rektum enthält nur zähen grauen Schleim oder Spuren eines schwarzen, gelegentlich mit Blut vermischten Kotes. Der progressive Verlauf zwingt gewöhnlich zur alsbaldigen Nottötung des Tieres. Sofern in die Drehung auch Psalter und Haube einbezogen wurden, verenden die Tiere nicht selten binnen weniger Stunden im Schock.

■ **Diagnose, Differentialdiagnose:** Diagnostische Schwierigkeiten erwachsen daraus, daß bei Schwing- und Perkussionsauskultation an der rechten Bauchwand – noch häufiger als an der linken – ähnliche metallische Töne und Plätschergeräusche aus anderer Ursache auftreten können. Des weiteren können andere abdominale Erkrankungen ähnliche Bauchhöhlenbefunde bei der rektalen Exploration bedingen. Allerdings bleibt bei zunehmender bzw. schon erheblicher Störung des Allgemeinbefindens nicht viel Zeit für weiterführende Untersuchungen, denn es muß dann schnell entschieden werden, ob zur Klärung und ggf. Behandlung eine Laparotomie vorgenommen werden soll. Ansonsten kommen folgende ergänzende Untersuchungen in Betracht, zu denen weitere Einzelheiten im vorangehenden Kapitel über die LDA nachzulesen sind:

➤ *Bilaterale Schwing- und Perkussionsauskultation* auf Pneumoperitoneum (Kap. 6.15.1/2).

➤ *Pansensaft:* Der Befund hängt davon ab, ob eine einfache Verlagerung mit Pylorusstenose vorliegt oder eine Drehung und wie schnell sich letztere entwickelt hat. So können bei einfacher RDA stärkere Veränderungen zu beobachten sein als bei Drehungen, bei denen der Rückfluß von Labmageninhalt mitunter frühzeitig unterbrochen wird. Refluxbedingte Veränderungen zeigen sich in: pH < 7,0/6,5 trotz sistierender Futteraufnahme, Gesamtazidität > 25 Klinische Einheiten, Pufferkapazität < 80 meq/l, Chloridgehalt > 30 mmol/l. Im Extremfall ist der Pansensaft dunkelbraun und riecht fade-säuerlich.

➤ *Harn:* pH-Wert < 7,4 → Azidurie, Dichte > 1040 → Hämokonzentration, Hb-positiv bei Labmageninfarzierung.

➤ *Sonographie* im Bereich der letzten beiden Interkostalräume und der Flanke: positivenfalls sind in dem sonst von der Leber eingenommenen Feld und dahinter die gashaltige Kuppel des verlagerten Labmagens und weiter ventral hypoechogener Inhalt mit echogenen Plicae spirales darstellbar (Abb. 6-124).

➤ *Punktion* des Labmagens an der Grenze zur Dämpfungslinie bzw. zu den Plätschergeräuschen und Geruchsprüfung des ausströmenden Gases sowie Messung des pH-Wertes in der aspirierten Flüssigkeit: in frischen Fällen von RDA liegt der pH < 4, steigt aber bei Torsio/Volvulus in den alkalischen Bereich; die Farbe des Magensaftes ist anfangs grau, später dunkelbraun; er riecht dann nach Tischlerleim.

➤ *Laparoskopie* in der rechten Hungergrube kommt nur bei mäßiger Dilatation und Dislokation mit Steelbandtönen im kranioventralen Bereich in Frage, andernfalls besteht ein hohes Risiko, daß man beim Einführen der Nadel (zum Druckausgleich) oder des Endoskoptrokares das dilatierte Organ ansticht.

➤ *Blutuntersuchung* auf metabolische Alkalose/Azidose zur Sicherung der Diagnose sowie zur Beurteilung von Grad und Stadium der Erkrankung: Infolge Sequestration der Salzsäure steigen die auf Blutalkalose hinweisenden Parameter z. T. erheblich an (pH, pCO_2, HCO_3^-, positiver BE), während Chlorid- und Kaliumkonzentration deutlich sinken. Zugleich zeigen Hämatokritwert sowie erhöhte Hämoglobin- und Harnstoffgehalte Hämokonzentration und eingeschränkte Nierenfunktion an. Im fortgeschrittenen Stadium wird die Alkalose von einer metabolischen Azidose überlagert, was daran zu erkennen ist, daß die Blutwerte von pH, pCO_2, HCO_3^- und BE (< +5 mmol/l) sinken, während sich Chlorid-, Kalium- und Harnstoffkonzentration wenig ändern.

Es wurde versucht, aus den Blutbefunden eine präoperative prognostische Beurteilung abzuleiten. Zum Beispiel wurde bei 58 operativ behandelten AV-Fällen aus (Na^+ + K^+) – (Cl^- + HCO_3^-) die Anionenlücke bestimmt und geprüft, ob Beziehungen zum postoperativen Verlauf bestehen. Daraus ergab sich, daß eine Anionenlücke von ≥ 30 meq/l eher auf ungünstige Heilungsaussichten schließen läßt (Garry et al., 1988). Dabei ist jedoch zu bedenken, daß sich derartige Aussagen nicht auf Einzelbefunde und nicht allein auf den Blutstatus gründen lassen, sondern immer die Gesamtheit der klinischen und klinisch-chemischen Parameter zu berücksichtigen ist. Erhöhte γGT-Aktivität im Serum kann auf eine torsionsbedingte Obstruktion des D. choledochus hinweisen.

➤ *Differentialdiagnostisch* sind folgende Leiden zu berücksichtigen:

➤➤ *Blinddarmerweiterung und -drehung* (Kap. 6.10.8): weit nach ventral reichendes tympanisches Perkussionsfeld in der rechten Flanke; im rechten dorsalen Quadranten der Bauchhöhle länglicher (autoschlauchähnlicher) Ballon, nicht selten brotlaibähnliche Blinddarmspitze vor dem Becken; andere Darmteile ebenfalls gefüllt, bei Lagmagendrehung dagegen leer.

➤➤ *Pneumoperitoneum* infolge Peritonitis oder Aszites: bei rektaler Untersuchung fehlender Unterdruck über den abgesunkenen Darmteilen, evtl. peritonitische Veränderungen (Kap. 6.15.1/3).

➤➤ *Passagebehinderung im proximalen Duodenum:* siehe Kapitel 6.10.6.

➤➤ *Darminvagination, Darmscheibendrehung, Dünndarmvolvulus*: im allgemeinen gibt der Rektalbefund hinreichend Aufschluß (Kap. 6.10.2/4/3).

➤➤ *Funktionelle oder mechanische Magenstenosen:* siehe Kapitel 6.6.5, 6.9.7.

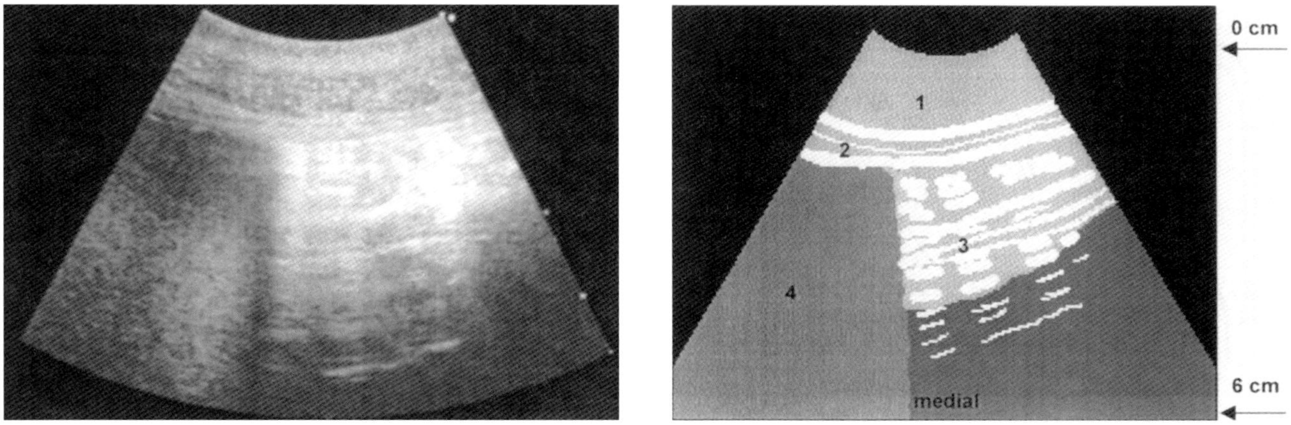

Abbildung 6-124 Sonographischer Befund bei Dislocatio abomasi dextra beim ruminanten Rind (links Sonogramm, rechts Bildanalyse; jeweils linke Bildkante = ventral, rechte = dorsal): 1 = Bauchwand, 2 = Labmagenwand, 3 = gasförmiger Labmageninhalt mit Reverberationsartefakten am Übergang zum hypoechogenen flüssigen Inhalt (= 4/dunkler Bereich). Schallkopfposition ventral in rechter Hungergrube. (Sonogramm: Rinderklinik, Tierärztliche Hochschule Hannover)

■ **Beurteilung:** Patienten mit rechtsseitiger Labmagenverlagerung ohne oder mit Drehung müssen vor dem Einleiten der operativen Behandlung immer einer kritischen Vorselektion nach klinischen und ökonomischen Kriterien unterzogen werden (s. LDA). Die Heilungsaussichten hängen wesentlich davon ab, wie lange die Erkrankung besteht, ob eine Drehung vorliegt und welchen Grad sie hat. So sinkt die Erfolgsrate drastisch ab, wenn die Rotation über 180° hinausgeht. Leider läßt sich der Umfang der Drehung und der daraus erwachsenden Schädigung von Magenwand und Duodenum aber meist erst aufgrund des Operationsbefundes schlüssig bestimmen, und oft ergibt sich daraus eine ungünstigere Prognose als zuvor. Zudem gehört es zu den Eigenheiten des Leidens, daß sich nach zunächst gut verlaufenem Eingriff Folgeschäden wie Kreislaufversagen, blutende/perforierende Labmagengeschwüre, funktionelle Magenstenosen sowie Leberdegeneration einstellen können und die Tiere daran verenden oder deshalb getötet werden müssen; bei hochtragenden Kühen kommt es nicht selten zum Abort. Auch nach erfolgreicher Behandlung ist in der laufenden Laktation mit Leistungseinbußen zu rechnen. Die gesamte Problematik muß dem Tierhalter dargelegt werden, bevor man sich zur chirurgischen Intervention entschließt. Zwar konnten vereinzelt auch Patienten mit hochgradigem Volvulus geheilt werden, i. d. R. sollte man jedoch in diesem Krankheitsstadium von Behandlungsversuchen absehen, insbesondere wenn die Blutwerte eine Azidose bzw. eine Anionenlücke $\geq$ 30 meq/l anzeigen. Sonst liegen die Heilungsraten bei chirurgischer Behandlung der über 180° hinausgehenden Labmagendrehungen um 60%, bei einfacher Verlagerung sowie bei Torsionen bis 180° unter günstigen Bedingungen zwischen 80 und 90%.

■ **Behandlung:** Hinsichtlich des therapeutischen Vorgehens ist zu bedenken, daß sich aus einer einfachen rechtsseitigen Labmagenverlagerung jederzeit eine Torsio entwickeln und letztere jederzeit in einen Volvulus übergehen kann. Es kommt darauf an, nicht den richtigen Zeitpunkt für die chirurgische Intervention oder die Schlachtung zu verpassen. Sobald sich das Allgemeinbefinden verschlechtert und/oder die Kuppe des verlagerten Labmagens rektal mit den Fingerspitzen tastbar wird, muß man sich entscheiden.

➤ Eine abwartende, *konservative Behandlung* kommt nur bei geringgradiger einfacher RDA und nur unter täglicher Kontrolle in Frage, wie z. B. in den Fällen nach Wälzbehandlung einer LDA. Zur Anregung des Appetits und der Magen-Darmtätigkeit sind dann die im Abschnitt über arzneiliche Therapie der linksseitigen Dislocatio abomasi genannten Maßnahmen indiziert (s. Kap. 6.9.2). Unter anderem wurde über Erfolge mit Kalziumboroglukonat-Applikation bei peripartal erkrankten Kühen berichtet; in anderen Fällen wurden Parasympathikolytika oder Peristaltika appliziert. Sofern bereits eine refluxbedingte Inaktivierung der Pansenflora nachweisbar ist, sollte die Pansenflüssigkeit vor der oralen Behandlung weitmöglichst abgesaugt werden. Ferner kann bei Flüssigkeitsstau im Labmagen versucht werden, den Labmagensaft über eine im Bereich der Plätschergeräusche eingeführte dünne Punktionskanüle mittels 200-ml-Spritze zu aspirieren. Auf diese Weise ließen sich bei eigenen Patienten wiederholt etwa 5 l entfernen. Bei günstigem Verlauf ist festzustellen, daß Steelbandtöne und Plätschergeräusche von Tag zu Tag schwächer werden und an der Bauchwand abwärts wandern. Der Chloridgehalt des Pansensaftes sinkt dann unter 30 mmol/l. Nachbehandlung siehe unten.

➤ *Laparotomie am stehenden Rind mit Omentopexie* (Abb. 6-125): Nach Inzision in der rechten Hunger-

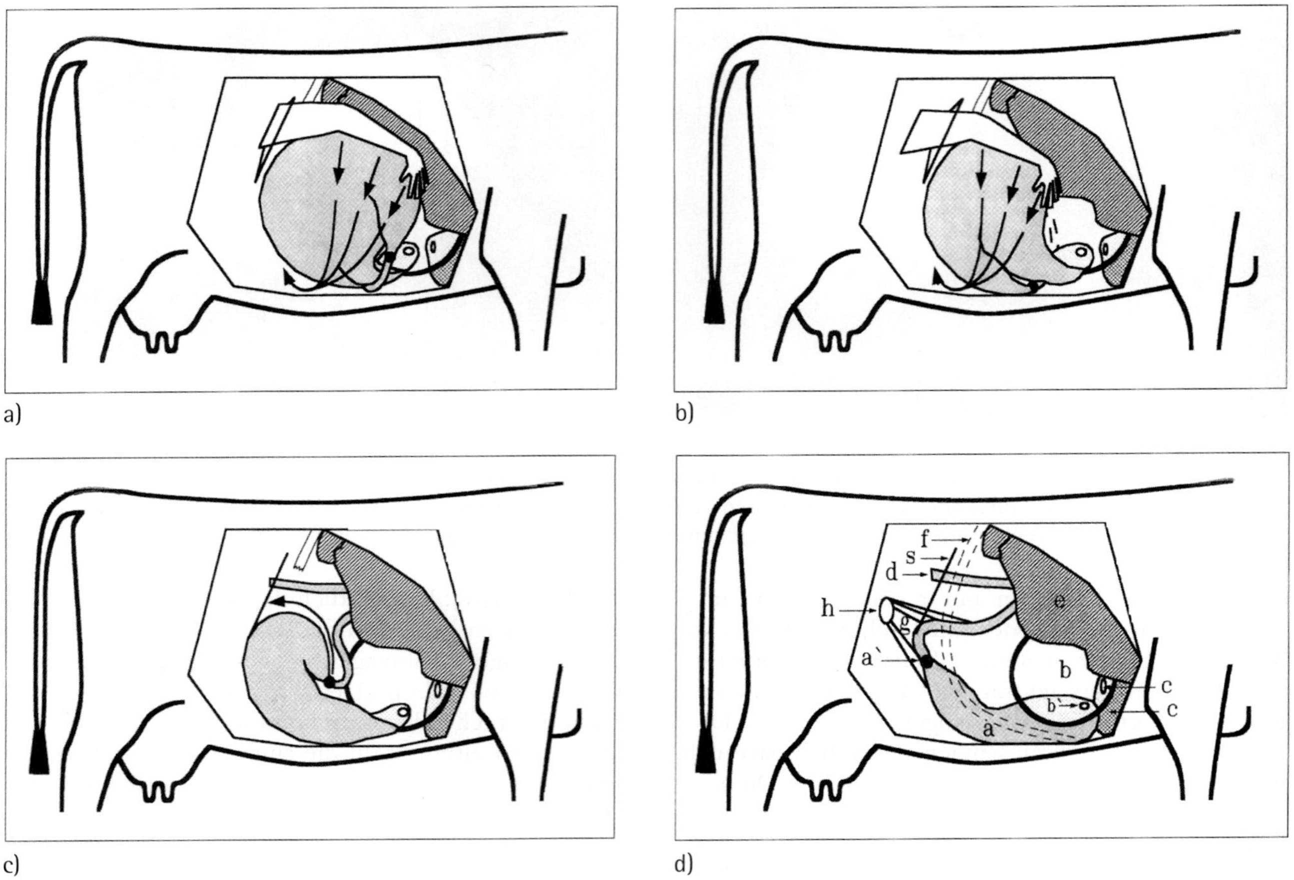

Abbildung 6-125 Formen der rechtsseitigen Labmagenverlagerung und -drehung beim ruminanten Rind und ihre operative Behandlung:
a) Linksdrehung um 360° und Repositionsrichtung
b) Linksdrehung um 180° und Repositionsrichtung
c) Einfache Verlagerung ohne Drehung (dabei leichte Rotation bis zu 90°)
d) Vollständige Reposition und Omentopexie: a = Abomasum; a' = Pylorus; b = Omasum; b' = Ostium omasoabomasicum; c = Reticulum und Ostium reticuloomasicum; d = Duodenum; e = Leber; f = 13. Rippe; g = Omentum majus; h = Perlonscheibe zur Omentopexie; s = Schnittlinie für Laparotomie (KÜMPER, 1995)

grube 2–3 Fingerbreiten hinter der letzten Rippe und vorsichtiger (!) Durchtrennung des Peritoneums erscheint gewöhnlich der prall gefüllte Labmagen vor der Wunde. Um die Labmagenwand zu entspannen und sich die anschließende manuelle Exploration zu erleichtern, wird das Organ sodann mittels einer mit einem Schlauch versehenen Kanüle punktiert (schräg einstechen) und das Gas abgelassen (Brennbarkeit prüfen). Sofern sich eine große Flüssigkeitsmenge angestaut hat, sollte – falls möglich – sogleich ein Teil abgesaugt werden. Nun geht der Operateur mit dem linken Arm in die Bauchhöhle ein, betastet das verlagerte Organ und versucht, Grad und Richtung seiner Drehung sowie die etwaige Einbeziehung von Psalter und Haube zu ermitteln. Laufen die Torsionsfalten am Übergang zum Psalter im Sinne eines Rechtsgewindes von links kaudal nach rechts kranial, so liegt vom Operateur aus gesehen eine Linksdrehung vor, und die Retorsion muß im Uhrzeigersinn vorgenommen werden; bei der seltenen Rechtsdrehung (Linksgewinde) jedoch entgegengesetzt.

Falls nur eine *einfache Verlagerung* (ohne oder mit nur geringgradiger Drehung) besteht, tritt gewöhnlich schon während der Gasentleerung eine Teilreposition des Labmagens ein. Man unterstützt die Rücklagerung durch kranioventral gerichteten Druck und Schub, wobei sich der abgeknickte Pylorusteil aufrichtet und dann das meist gasgefüllte Duodenum als waagerechter Schlauch in der Wundöffnung sichtbar wird. Das Organ wird dann in gleicher Weise wie bei LDA mittels Omentopexie fixiert. Ergibt die Exploration jedoch das Vorliegen einer Rotation, muß entschieden werden, ob die Behandlung wegen ungünstiger Prognose (aus Tierschutz- und Kostengründen) abzubrechen ist oder fortgesetzt werden kann.

Sofern im Falle einer *Torsio* oder eines *Volvulus* Unklarheit über die Drehrichtung besteht, sollte zunächst von einer Linksdrehung ausgegangen und die Retorsion in folgender Weise versucht werden. Der Operateur gleitet mit der linken Hand auf dem Labmagenkörper nach kranial und drückt ihn dann mit geschlossener Handfläche und dem angewinkelten Unterarm in schwingenden Bewegungen (ähnlich wie bei Torsio uteri) entlang der Bauchwand ventrokaudal (Abb. 6-125a, b). Bei einer 360°-Drehung muß man, um vollständige Retorsion zu erreichen, den Vorgang wiederholen. Nach gelungener Reposition strömen angestaute Labmagenflüssigkeit und Gas ins Duodenum und in die kaudalen Darmabschnitte, was sich auch an den gurgelnden Darmgeräuschen zu erkennen gibt. Der Pylorus, der in dem nunmehr lockeren Gekröse als hühnereigroßer derbelastischer Knoten zu ertasten ist, läßt sich dann bis in den unteren Wundwinkel ziehen und das Netz in gewohnter Weise anheften (s. Abb. 6-120 bis 6-122).

Unter bestimmten Bedingungen, nämlich wenn abzusehen ist, daß die erforderliche postoperative Infusionstherapie nicht realisierbar sein wird, kann es angezeigt sein, vor der Omentopexie eine *Pyloromyotomie* vorzunehmen (Verschooten et al., 1970). Hierzu wird zunächst durch Zangengriff mit Daumen und Zeigefinger der ringförmige Muskelwulst identifiziert und dieser mit kleinen Schnitten bis zur Submukosa durchtrennt. Falls dabei versehentlich die Schleimhaut inzidiert wird, ist die Öffnung mit einem submukös gelegten Heft zu verschließen. Die Weitstellung des Pförtnerkanales erleichtert für einige Tage den Übertritt von Labmageninhalt in den Darm, so daß der Ionenaustausch mit dem Blut (Chlorid gegen Bikarbonat) beschleunigt wird. Nach kurzer Zeit verheilt die Muskelwunde.

Wenn nach dem oben beschriebenen Repositionsverfahren vorgegangen wird, kann i.d.R. auf vorangehendes Abhebern der Labmagenflüssigkeit mittels weiten Gummischlauchs (nach Anlegen von zwei Tabaksbeutelheften und Abomasotomie), wie es von Espersen (1961) empfohlen wurde, verzichtet werden. Vergleichende Untersuchungen mit und ohne Abhebern des flüssigen Labmageninhalts ergaben, daß sich die Patienten im letztgenannten Fall schneller erholten.

➤ *Operation am liegenden Patienten* kommt im Grunde nur in leichten Fällen von einfacher Labmagenverlagerung mit überwiegender Gasfüllung in Frage. Vorgehen siehe LDA, Laparotomie von ventral.

In derartigen Fällen ist vereinzelt auch die Toggle-Pin-Methode (wie bei LDA) angewandt worden.

➤ *Prä- und postoperative Therapie:* Wenn das Allgemeinbefinden des Tieres erheblich gestört ist, kann im allgemeinen auch ohne Vorliegen entsprechender Blutbefunde unterstellt werden, daß bereits metabolische Alkalose, Hypovolämie und weitere Folgen der gastroenteralen Passagebehinderung eingetreten sind. Derartige Patienten sollten schon ante operationem eine intravenöse Infusion von mehreren Litern physiologischer Kochsalzlösung erhalten (s. Kap. 4.3.6). Sie dient nicht nur dazu, das Tier in einen operablen Zustand zu versetzen, sondern soll auch einer möglicherweise mit der Reposition einsetzenden Kreislaufstörung vorbeugen. Für die Nachbehandlung ist in schweren Fällen eine Dauertropfinfusion von physiologischer Kochsalzlösung in einer Menge von etwa 3 bis maximal 5% (je nach Zustand) des Körpergewichtes innerhalb 24–48 h zu empfehlen. In leichteren Fällen normalisiert sich der Blutstatus, sofern die Magen-Darmfunktion in Gang kommt, zwar binnen 24–48 h auch ohne Infusionstherapie, jedoch sollten die oben beschriebenen Maßnahmen zur Anregung der Vormagendigestion eingeleitet werden (s. auch LDA). Bei prä- oder postoperativem Auftreten von (auf Labmagenblutung hinweisender) Meläna sind Bluttransfusionen durchzuführen und evtl. Blutstillungsmittel zu verabreichen (Kap. 4.3.2.1). Im weiteren siehe unter LDA (Kap. 6.9.2). Postoperative Verlaufskontrolle anhand der Blut-, Pansensaft- und Harnparameter.

■ **Sektionsbefund:** Da im Sektionsgut vornehmlich Tiere vertreten sind, die wegen einer hochgradigen Labmagenverdrehung verendet sind oder deshalb euthanasiert wurden, bestimmt der hochgradig dilatierte, vorwiegend mit Flüssigkeit gefüllte, infarzierte Labmagen das Bild. Seine Wand ist ödematisiert, mit Fibringerinnseln bedeckt, schwarzrot gefärbt und mitunter rupturiert. Ebenso weisen großes und kleines Netz Stauungserscheinungen und Zerreißungen auf, die Bauchhöhlenflüssigkeit ist vermehrt und rötlich gefärbt. (Einzelheiten bei Emsbo, 1943, und Espersen, 1961).

6.9.3 Labmagentympanie und Labmagenvolvulus beim Kalb

K. Doll

■ **Definition:** Kennzeichnend ist eine rasche Aufgasung und Dilatation des Labmagens, hauptsächlich des Corpus abomasi, wodurch sich das Organ entlang der rechten Bauchwand kaudodorsal verschiebt und eine leichte Drehung ausführt. Sofern sich die Rotation fortsetzt, entwickelt sich ein abomasaler Volvulus mit Anschoppung von überwiegend flüssigem Inhalt. Die Labmagenblähung zeigt sich oft alsbald nach dem Tränken und ist mit schwerer Störung des Allgemeinbefindens verbunden. *Andere Bezeichnungen:* Torsio abomasi, abomasal tympany/torsion/volvulus; tympanisme avec deplacement/torsion de la caillette; timpanismo del cuajar, volvulus del cuajar.

Vorkommen: Von dem Leiden können Kälber aller Altersstufen und beiderlei Geschlechts betroffen werden; im eigenen Krankengut fand sich allerdings eine auffällige Häufung bei 6–12 Wochen alten Tieren. Berichte über Einzelfälle liegen aus europäischen wie auch aus überseeischen Ländern vor. Labmagentympanie ist auch bei mit Austauschmilch ernährten Schaflämmern sowie beim Hirschkalb beobachtet worden.

Ursache: In der Mehrheit der Fälle dürfte die Labmagentympanie auf Ernährungseinflüsse zurückzuführen sein. Mit wenigen Ausnahmen befanden sich die eigenen Patienten in der Entwöhnungsperiode, in der sie sowohl Austausch- oder Kuhmilch als auch Festfutter erhielten. Hinsichtlich der Labmagentympanie bei Lämmern wird zum einen dem Gehalt an Soja- und Rapsmehl im verabreichten Milchaustauscher, zum anderen der Tränketechnik pathogenetische Bedeutung beigemessen. Als prädisponierende Einflüsse werden genannt: täglich zweimaliges Tränken ad lib., hastige Aufnahme relativ großer Milchmengen nach langen oder unregelmäßigen Pausen, »Übertrinken« mit Milch nach vorangegangener Inappetenz. Es wird vermutet, daß das Gas hauptsächlich aus Kohlendioxid besteht und bei der mikrobiellen Vergärung von leichtfermentierbaren Kohlenhydraten (Milchzucker) freigesetzt wird. In Experimenten an Lämmern war festzustellen, daß im Labmageninhalt von geblähten Probanden 4- bis 15mal mehr Gas pro Zeiteinheit gebildet wurde als im Mageninhalt gesunder. Für die abnormen Gärungsvorgänge wird die Besiedelung des Labmagens mit Laktobazillen und/oder Sarcinen verantwortlich gemacht, die wiederum durch hohen Keimgehalt der Austauschmilch oder durch Übertritt von Pansenbakterien bedingt sein kann. In diese Überlegungen wird auch das Vorliegen einer Schlundrinnendysfunktion einbezogen.

Nach intraruminaler Inokulation von Clostridium perfringens Typ A trat bei drei von zehn jungen Kälbern Labmagentympanie auf; post mortem zeigten sich entzündlich-erosive und -ulzerative Schleimhautveränderungen neben erheblicher Flüssigkeitsansammlung. Desgleichen waren auch bei den eigenen Patienten, und zwar bei Adspektion des Labmagens von außen während der Operation, nicht selten Schleimhauterosionen und -ulzera feststellbar. Ein erhöhtes Tympanierisiko besteht offensichtlich, wenn nichtlösliche vergärbare Komponenten (Haferflokken, Getreideschrot, Leinsamenmehl und andere) der Milchtränke beigemischt werden oder Milchaustauscher beim Anrühren verklumpen. Labmagenblähung wurde ferner bei Kälbern mit Kupfermangel beobachtet und ein diesbezüglicher Zusammenhang vermutet. Schließlich spielen auch Art und Zusammensetzung des Trockenfutters eine Rolle.

Pathogenese: Infolge der starken Gasansammlung wird der Labmagenkörper stark ausgedehnt, wobei er sich – entsprechend den Raumverhältnissen im Abdomen – an der Bauchwand aufwärts schiebt und die anderen Eingeweide verdrängt (Abb. 6-126). Zugleich wird das proximale Duodenum, das durch das kleine Netz fixiert ist, abgeknickt. Während der Aufwärtsbewegung aus der ventralen Position vollführt der Labmagen mit dem U-förmig anliegenden Pylorusteil – von hinten gesehen – eine leichte Linksdrehung (entgegen dem Uhrzeiger; *Tympania abomasi cum dislocatione*). Nicht selten setzt sich die Rotation unter Einbeziehung des noch in Entwicklung befindlichen Psalters bis zu 180° oder gar bis 360° fort, so daß sich dann Labmagen mit Psalter und Duodenum umeinander schlingen (*Volvulus abomasi*, Abb. 6-127). Schon mit Eintritt der Tympanie wird der Ingestafluß stark behindert → Flüssigkeitsansammlung. Kommt es zum Volvulus, wird auch die Blutzirkulation progressiv eingeschränkt, so daß das Organ schließlich der hämorrhagischen Infarzierung verfällt (Abb. 6-127). Beide Formen bzw. Stadien führen zu erheblicher Beeinträchtigung von Kreislauf und Atmung und bereiten dem Tier beträchtlichen Schmerz.

Beim neugeborenen Kalb kann eine Labmagenrotation möglicherweise auch ohne vorangehende Aufgasung eintreten, und zwar wenn der Magen mit Milch gefüllt ist. Hier scheinen heftige Bewegungen des Tieres das auslösende Moment zu sein.

Symptome, Verlauf: Im typischen Fall setzen im Laufe der ersten Stunde nach dem Tränken unvermittelt folgende Krankheitserscheinungen ein: Allgemeinbefinden deutlich gestört, Stehen mit gestrecktem Kopf, ängstlicher Blick, Unruhe und leichte Kolikerscheinungen wie Schlagen mit dem Schwanz, Muskeltremor, schmerzhaftes Durchbiegen der Lendenpartie, Trippeln mit den Hintergliedmaßen. Später erscheinen die Patienten oft träge und abgeschlagen. Herz- und Atemfrequenz sind erhöht, die Atmung ist oberflächlich. Auffälligstes Symptom ist die Vorwölbung der rechten Flanke oder – in hochgradigen Fällen – beidseitige Auftreibung des Abdomens, so daß der Tierhalter dann Verdacht auf Pansentympanie äußert. An der rechten Bauchwand lassen sich aber mittels Perkussions- und Schwingauskultation auf Labmagenaufgasung hinweisende Steelbandtöne und Plätschergeräusche auslösen. Mit zunehmender Ausdehnung des Magens werden die großen Blutgefäße sowie Lunge und Herz stark komprimiert, der Allgemeinzustand verschlechtert sich, und die Tiere verenden unter Schockerscheinungen.

Ist eine Drehung über 180° hinaus eingetreten, so nimmt das Leiden nicht selten einen perakuten Verlauf: heftige Kolik, rechte Leibeswand hochgradig vorgewölbt, und im ganzen Bereich Plätschergeräu-

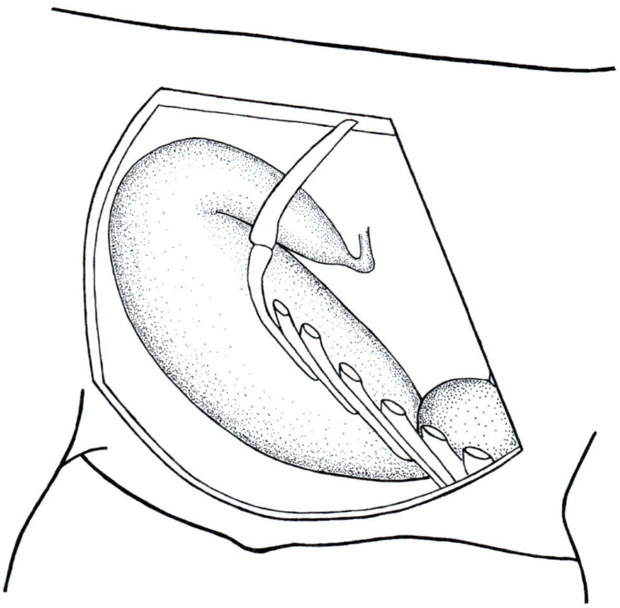

Abbildung 6-126 Akute Labmagentympanie beim Kalb mit rechtsseitiger Dislokation des Organes und Abknickung des Duodenums (schematische Darstellung)

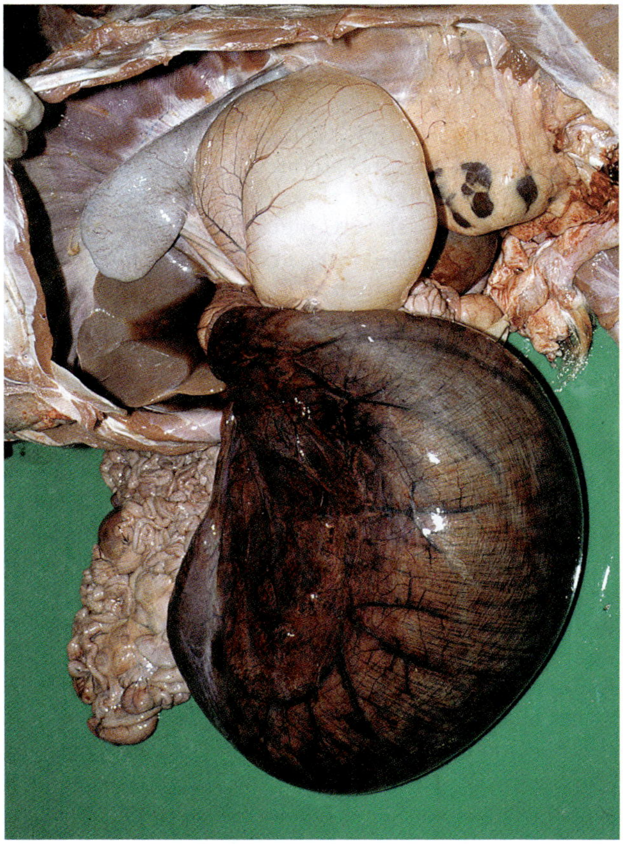

Abbildung 6-127 Volvulus abomasi bei einem perakut erkrankten, 1 Woche alten Kalb (Sektionsbefund nach Euthanasie wegen infauster Prognose; rechte Seitenlage); oberhalb des abgedrehten Labmagens der leicht aufgegaste Pansen, dahinter Milz, Leber, Niere, Zwerchfell

sche, z. T. auch metallische Töne provozierbar, zudem Tachykardie (> 140/min) und Tachypnoe (> 40/min). Nach kurzer Krankheitsdauer liegen solche Patienten in Seitenlage fest und zeigen hochgradige Atemnot im Verbund mit Intoxikations- und Schockerscheinungen. Derartige Symptome und der rapide Verfall des Patienten können die mitunter eintretende Labmagenruptur anzeigen, die sich auch an dem allseits aufgetriebenen Leib und den dann nicht mehr hell klingenden, sondern dumpfen diffusen Plätschergeräuschen zu erkennen gibt. Der Kotbefund ist je nach Dauer und Grad der Passagebehinderung verschieden: während sich bei ca. 20% der eigenen Patienten im Rektum noch dickbreiige Ausscheidungen fanden, waren bei mehr als der Hälfte nur Kotspuren und/oder Schleim festzustellen, und bei etwa 25% bestand deutliche Meläna. Neben den oben beschriebenen Verlaufsformen kommen auch leichtere Erkrankungen mit weniger ausgeprägten Erscheinungen vor, die einen günstigen Verlauf nehmen und spontan abklingen. Sowohl leichte Fälle mit protrahiertem Verlauf als auch akute Tympanien sind in Verbindung mit Labmagenulzera beobachtet worden.

■ **Diagnose, Differentialdiagnose:** Eine sich schnell entwickelnde Auftreibung des rechten Abdomens nach vorangegangener Tränkeaufnahme und metallische Töne bei der Perkussionsauskultation in diesem Bezirk sowie deutlich erhöhte Herz- und Atemfrequenz sprechen für das Vorliegen einer Tympania abomasi cum dislocatione. *Differentialdiagnostisch* kommt in diesem Fall hauptsächlich Blinddarmerweiterung und -dislokation in Betracht (Kap. 6.10.9). Ein Volvulus abomasi läßt sich nur im Anfangsstadium mit Wahrscheinlichkeit diagnostizieren. Aber auch in dieser Phase sind Ileuszustände, die gleichfalls mit schwerer Kolik einhergehen und einen perakuten Verlauf nehmen können, zu berücksichtigen: Darmscheibendrehung (Kap. 6.10.4); Dünndarmvolvulus (Kap. 6.10.3); Darmstrangulation/-inkarzeration (Kap. 6.10.5); Blinddarmtorsion (Kap. 6.10.9); perforierendes Labmagengeschwür (Kap. 6.9.6).

Zur Stützung eines Verdachtes sowie zur Beurteilung des Falles kommen folgende Untersuchungen in Betracht:

➤ *Einführen einer Schlundsonde,* um zu prüfen, ob die rechtsseitige Auftreibung auch nach Ablassen der mitunter im Pansen vorhandenen Gasansammlung bestehen bleibt.

➤ *Pansensaftuntersuchung* auf abomasoruminalen Reflux hat in diesen Fällen nur beschränkten Aussagewert, da hoher Chloridgehalt und tiefer pH-Wert auch auf »Pansentrinken« beruhen können; eher ließe sich aus einer durch Verzehr von leichtverdaulichen

Kohlenhydraten verursachten Pansenazidose (Kap. 6.7.2) ein Hinweis ableiten.

➤ *Sonographie* (s. Kap. 6.9.1).

➤ *Punktion:* siehe unten.

➤ *Blutuntersuchung:* Die Blutgasanalyse ergab bei 21 von 38 ausgewerteten Patienten eine leichte bis deutliche metabolische Alkalose, bei 8 Tieren dagegen eine mäßige bis schwere metabolische Azidose. Davon wiesen 7 einen abomasalen Volvulus mit schwerwiegenden pathologischen Veränderungen der Magenwand auf. Es zeichnet sich somit eine ähnliche Situation wie bei der rechtsseitigen Labmagendislokation erwachsener Rinder (Kap. 6.9.2) ab.

■ **Beurteilung:** Eine Labmagentympanie erfordert gewöhnlich unverzügliches Handeln, so daß sich die Beurteilung meist auf die unmittelbar am Tier erhebbaren Befunde gründen muß. Festliegen in Seitenlage, hochgradige Kreislaufstörung, blutig-schwarzer Kot zeigen i.d.R. einen unheilbaren Zustand an, so daß die Euthanasie anzuraten ist. Sprechen die Befunde für eine unkomplizierte Labmagentympanie, ist im allgemeinen eine günstige Prognose gerechtfertigt. In zweifelhaften Fällen kann eine Notfallbehandlung eingeleitet und die Entscheidung von deren Ergebnis abhängig gemacht werden. Ist eine Blutgasanalyse verfügbar, läßt ausgeprägte metabolische Azidose i.d.R. auf einen aussichtslosen Zustand schließen (s.o.).

■ **Behandlung:** Falls die Befunde für Labmagentympanie ohne (wesentliche) Drehung sprechen, ist mit dem Tierhalter abzustimmen, ob zunächst teilinvasiv oder sicherheitshalber gleich operativ vorgegangen werden soll. Bei Verdacht auf Volvulus kommt nur die chirurgische Intervention (bei begleitender Flüssigkeitstherapie) in Frage.

➤ *Perkutane Punktion:* Aufgrund des starken Überdrukkes im Labmagen besteht bei der perkutanen Punktion stets die Gefahr einer Peritonitis. Daher muß mit größtmöglicher Sorgfalt vorgegangen werden: Rasur und gründliche Desinfektion der Punktionsstelle; eine lange dünne Kanüle, um dem kollabierenden Labmagen folgen zu können. Am stehenden Patienten wird hinter dem rechten Rippenbogen, am in Rückenlage verbrachten Kalb zwischen Xiphoid und Nabel punktiert. Anschließend intraperitoneale und systemische antibiotische Versorgung sowie tägliche Nachkontrolle.

➤ *Chirurgische Behandlung:* Die Operation wurde in den eigenen Fällen stets an dem in linker Seitenlage befindlichen Patienten mit parakostaler Inzision entlang der unteren Hälfte des Rippenbogens vorgenommen. Bei starker Beeinträchtigung des Allgemeinbefindens sollte gleichzeitig eine intravenöse Dauertropfinfusion mit physiologischer Kochsalzlösung eingeleitet werden. Nach Eröffnen der Bauchhöhle wird das Organ vorgelagert (Abb. 6-128), das Gas mittels Kanüle abgelassen und (nach Verschluß der Punktionsstelle) eine etwa vorliegende Torsion behoben. Bei starker Flüssigkeitsanschoppung kann es erforderlich werden, eine Abomasotomie vorzunehmen und den Inhalt mit einem Schlauch abzuhebern oder über einen Trokar abzulassen (Abb. 6-129); danach einstülpende Naht und Rücklagerung des Organes. Verschluß der Laparotomiewunde. Von 23 in dieser Weise operierten Kälbern mit unkomplizierter Labmagentympanie wurden 18 geheilt und 5 in tabula oder p. op. eingeschläfert. Von 24 Fällen mit Labmagenvolvulus wurden 8 geheilt, 6 während der Operation und 10 alsbald danach euthanasiert.

■ **Prophylaxe:** Vorbeugende Maßnahmen richten sich zum einen gegen Rezidive bei genesenen Kälbern,

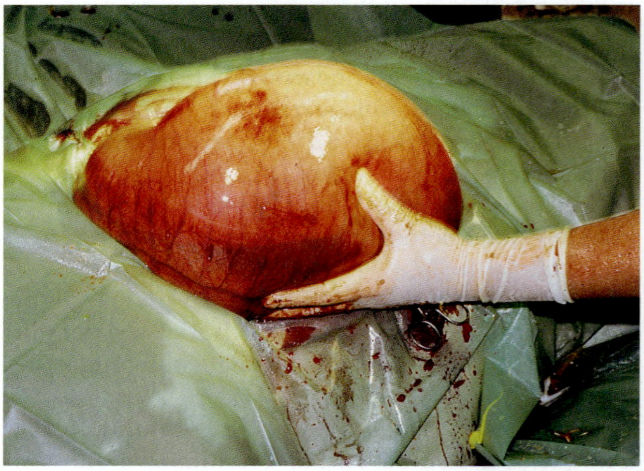

Abbildung 6-128 Nach Laparotomie vorgelagerter Labmagen: oben Gas, unten Flüssigkeit, stauungsbedingte Gefäßinjektion

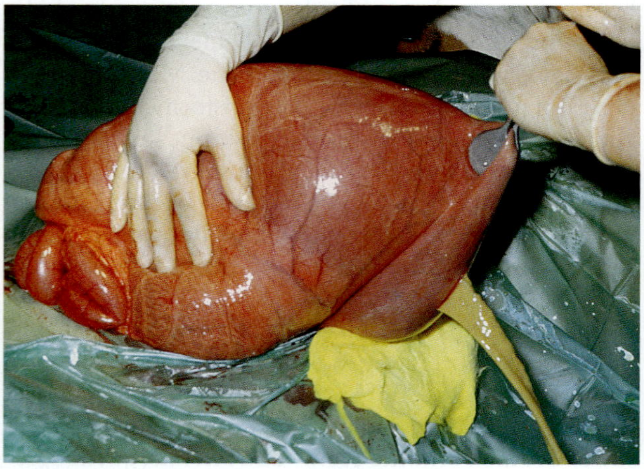

Abbildung 6-129 Entleerung des dilatierten Labmagens aus Abb. 6-128 über eine Abomasotomieöffnung (alternativ mittels Trokar)

zum anderen gegen Neuerkrankungen im Bestand. Verdächtige Milchaustauscher sollten nicht mehr verfüttert und die Austauschmilch in Menge und Konzentration reduziert oder gänzlich abgesetzt werden (Frühentwöhnung). In Fütterungsversuchen an Lämmern ließ sich Labmagentympanie durch Zusatz von 0,05 oder 0,1% Formalin (Formalin = (35–)40%ige Formaldehydlösung) zur Austauschmilch weitgehend verhindern.

Sektionsbefund: Der erweiterte, schwarzrot gefärbte, mit Flüssigkeit und Gas gefüllte Labmagen der an Volvulus abomasi verendeten Kälber ist an seiner Basis links- oder rechtsherum abgedreht und wird dort vom Duodenum umschlungen (Abb. 6-129). Seine Wand ist ödematös und befindet sich in hämorrhagischer Nekrose. Bei an Labmagentympanie gefallenen Jungtieren beeindrucken die starke Aufgasung des Organes neben den durch Zwerchfellhochstand bedingten Veränderungen an Respirations- und Kreislaufapparat.

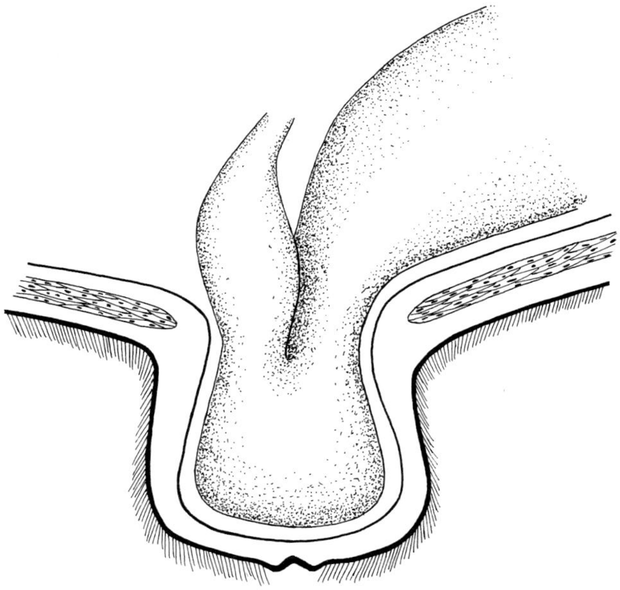

Abbildung 6-130 Einklemmung des Labmagens im Nabelbruch beim Kalb (schematische Darstellung)

6.9.4 Labmageneinklemmung im Nabelbruch beim Kalb

G. Dirksen

Definition: Ein Teil des Labmagens, meistens die Pars pylorica, gleitet in den Bruchsack und wird in Höhe der Bruchpforte m. o. w. stark eingeschnürt (Abb. 6-130). Aufgrund der Passagebehinderung entwickelt sich das abomasoruminale Refluxsyndrom mit ausgeprägten klinischen Erscheinungen (Kap. 6.9.9).N. B.: Der Labmagen kann auch bei unsachgemäßem Abschnüren eines Nabelbruches miterfaßt und stranguliert werden!

Vorkommen, Symptome, Diagnose: Die mit dem Leiden behafteten Patienten werden meist wegen verminderten Appetits und kontinuierlicher Vergrößerung des Nabels vorgestellt. Nach bisherigen Beobachtungen sind es vorwiegend männliche Kälber im Alter von 6–12 Wochen, deren Futter üblicherweise aus Heu, Maissilage, Kraftfutter und Austauschmilch besteht. Sie verhalten sich träge bis apathisch, ihr Allgemeinbefinden ist sichtlich gestört. Oft lassen solche Tiere Zeichen der Exsikkose und der Kreislaufbeteiligung erkennen: herabgesetzter Hautturgor, eingesunkene Bulbi, kühles blasses Flotzmaul, injizierte Episkleralgefäße, Tachykardie (120–160 Schläge/min), Herztöne dumpf pochend; Atemfrequenz wie Körpertemperatur liegen meist im Normalbereich. Bedingt durch den dilatierten, mit flüssigem Inhalt überladenen und geblähten Pansen ist die linke Bauchwand einschließlich der Hungergrube vorgewölbt, während sich das Abdomen rechterseits nur im unteren Bereich etwas ausbuchtet. Die Pansenmotorik ist stark reduziert; mittels Schwing- und Perkussionsauskultation lassen sich mitunter beidseits metallische Töne und Plätschergeräusche provozieren.

Die kranken Kälber weisen im Nabelbereich eine faust- bis kindskopfgroße Umfangsvermehrung auf, die sich bei der Palpation als prall gespannt, von derbelastischer Konsistenz, nicht vermehrt warm und nur leicht schmerzhaft erweist; teils besteht leichte Fluktuation. Der Inhalt dieser Nabelhernien (festes Futter und Sand) läßt sich bei einzelnen Patienten nur unter erheblichem Druck, teils erst nach Ablegen in die Seitenlage, durch die 2–4 Finger weite Bruchpforte in die Bauchhöhle reponieren. Je nach Grad und Dauer der Passagebehinderung sind die Fäzes mengenmäßig reduziert, trocken und mit zähem Schleim vermischt. Der Harn hat in forgeschrittenen Fällen einen pH zwischen 5,1 und 6,5 und ein spezifisches Gewicht um 1020 g/l.

Einen wesentlichen *diagnostischen Hinweis* auf eine Labmageneinklemmung liefert die *Pansensaftuntersuchung:* Die olivbräunlichen wäßrigen und unangenehm stechend riechenden Pansensaftproben haben einen pH zwischen 6,0 und 6,8 bei einer durchschnittlichen Chloridkonzentration von 90 mmol/l (!); die Methylenblaureduktion ist stark verzögert. Die Verdachtsdiagnose findet eine weitere Stütze in den *hämatologischen Befunden:* mäßige bis starke Dehydratation (HK 0,45–0,57 l/l), Erhöhung von Harnstoff- und Kreatiningehalt, erhebliche Hypochlorämie, teils respiratorisch kompensierte, teils dekompensierte metabolische Alkalose, leicht verminderte Kaliumkonzentration; das weiße Blutbild ergibt leichte bis hochgradige Leukozytose. Genauerer Aufschluß über den Bruchsackinhalt ist mit Hilfe der Sonographie zu gewinnen.

Behandlung: Bei schwer gestörtem Allgemeinbefinden ist es erforderlich, den Patienten zunächst durch intravenöse Infusion von physiologischer Kochsalzlösung (50–100 ml/kg LM in 12 h, möglichst Dauertropf) in einen operationsfähigen Zustand zu versetzen. Der Eingriff erfolgt in der bei Hernia umbilicalis üblichen Weise am in Rückenlage fixierten Kalb unter Sedation und Lokalanästhesie (Abb. 6-131). Nach Präparation des inneren Bruchsackes wird er geöffnet und der Labmagen vorgelagert, um ihn auf Druckschäden, Verwachsungen und entzündliche Veränderungen untersuchen zu können (Abb. 6-132). Verwachsungen werden ligiert und durchtrennt. Falls sich während der Operation im Labmagen Gas ansammelt, muß es vor der Rücklagerung des Organes durch Punktion entfernt werden. Bruchring und Hautwunde werden in der üblichen Technik vernäht (Kap. 6.15.8). Je nach Zustand des Tieres kann es notwendig sein, die Flüssigkeitstherapie p. op. fortzusetzen. I. d. R. tritt jedoch mit dem Wiedereinsetzen des Ingestaflusses rasche Normalisierung des Blutstatus ein.

Beurteilung: Bei rechtzeitiger kunstgerechter Therapie sind die Heilungsaussichten als gut, bei Gewebeschäden an Magenwand oder Pylorus als fraglich zu beurteilen. Bei erheblicher Hypokaliämie empfiehlt es sich, die Infusionslösung durch Kaliumzusatz zu ergänzen (Kap. 6.10.19). Verdorbene Pansenflüssigkeit sollte nach der Operation weitmöglichst abgesaugt und durch frischen Pansensaft gesunder Tiere ersetzt werden. Das vermehrte Auftreten von Labmageninkarzerationen in Nabelhernien scheint mit der in verschiedenen Rinderrassen zu beobachtenden Zunahme des Nabelbruchs zusammenzuhängen. Daher ist der Tierhalter darüber zu informieren, daß Nabelbrüche erblich veranlagt sein können und diese Tiere nicht zur Zucht verwendet werden sollten. Bei zur Mast bestimmten Kälbern ist die Operation jedoch durchaus angezeigt und ökonomisch. Hinsichtlich der Pathogenese scheint eine Rolle zu spielen, daß der Labmagen bei Kälbern dieser Altersgruppe noch bis zur Höhe des zweiten Lendenwirbels reicht, so daß sein schlauchförmiger Pylorusteil im Bereich des Nabels liegt und – falls der Bruchring weit genug ist – in den Bruchsack gleiten kann.

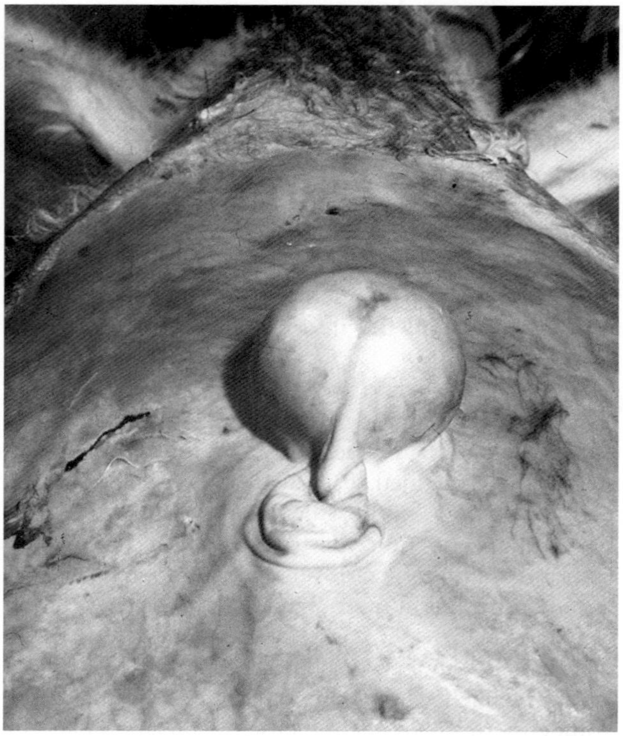

Abbildung 6-131 Prall gespannter Bruchsack eines Kalbes (in Rückenlage) infolge Einklemmung des Labmagens

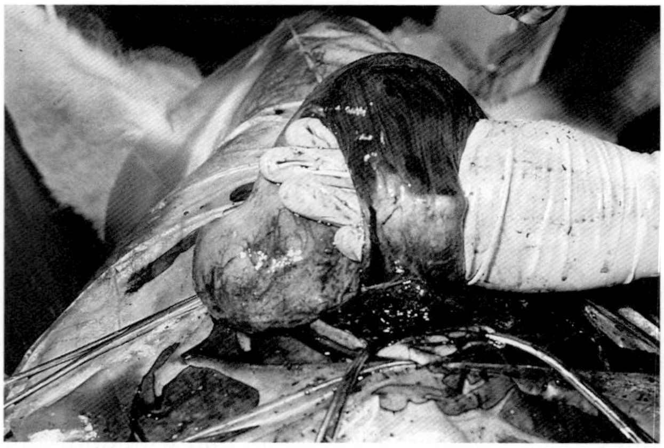

Abbildung 6-132 Operationsbefund: Der eingeklemmte Labmagen des Kalbes von Abb. 6-131 ist mit dem Boden des Bruchsackes (durchscheinendes helles Gebilde) bindegewebig verwachsen (dunkler Gewebestrang)

6.9.5 Labmagenentzündung

Definition, Vorkommen, Ursache: Diffuse oder umschriebene, oberflächliche oder tiefe Entzündungen der Labmagenwand kommen relativ selten als selbständiges, allein auf das Organ beschränktes Leiden vor. Viel häufiger tritt Abomasitis als Begleiter oder Teil von anderen Organ- oder Allgemeinkrankheiten auf, z. B. im Rahmen von Erkrankungen des gesamten Vormagen-Labmagenkomplexes (Störung des retikuloomasalen Ingestatransportes, Pansenazidose und andere alimentäre Indigestionen); im Verein mit Darmentzündungen als Abomasoenteritis, so bei Neugeborenendiarrhoe, Salmonellose, Clostridiose, Magen-Darmwurmkrankheit und weiteren; als Symptom vieler Allgemeininfektionen (Bovine Virusdiarrhoe/Mucosal Disease, Bösartiges Katarrhalfieber u. a. m.) und von Vergiftungen.

Selbständige, auf das Organ begrenzte Labmagenentzündungen können aus folgenden örtlichen Einwirkungen entstehen: mechanische Insulte durch stumpfe oder spitze Fremdkörper (Sand, Haare, Haarbälle, Holzsplitter etc.); reizende/ätzende labmagenlösliche Medikamente, Desinfizienzien, Düngemittel, Futterinhaltsstoffe; Überdehnung und Zirkulationsstörung im Zuge von Verlagerungen und Anschoppungen; Invasion von Magenwurmlarven, Kryptosporidien, »Helicobacter bovis«; Aktinobazillose, Tuberkulose und andere lokale Infektionen (Abb. 6-133). Die verschiedenen Noxen induzieren an Mukosa und Submukosa entzündliche Hyperämie und Schwellung gefolgt von zelliger Infiltration und Proliferationsvorgängen oder auch von peptischer Nekrose. Die Abomasitis ulcerosa wird als Sonderform der Labmagenentzündung getrennt beschrieben, ebenso die Labmagenversandung.

Symptome, Verlauf: Im Falle der oben genannten komplexen Magen-Darmerkrankungen zeichnen sich gewöhnlich keine besonderen, auf Labmagenentzündung hinweisende Erscheinungen ab. Das klinische Bild der selbständigen Abomasitis variiert je nach Ursache, Art und Ausmaß der Entzündung, ist jedoch meistens ebenfalls unspezifisch. Akute – beispielsweise verätzungsbedingte – abomasale Inflammationen können binnen kurzem zu erheblicher Störung des Allgemeinbefindens mit folgenden Symptomen führen: völlige Inappetenz, Stöhnen, häufige Wasseraufnahme, herabgesetzte oder sistierende Vormagentätigkeit, Pansentympanie, Kolikerscheinungen, Durchfall oder Verstopfung, bei Kühen schlagartiges Versiegen der Milch sowie Anzeichen der Kreislaufbeteiligung. Häufiger nimmt das Leiden jedoch eine langsamere Entwicklung: die Tiere verhalten sich träge, verlieren an Gewicht, zeigen Lecksucht und

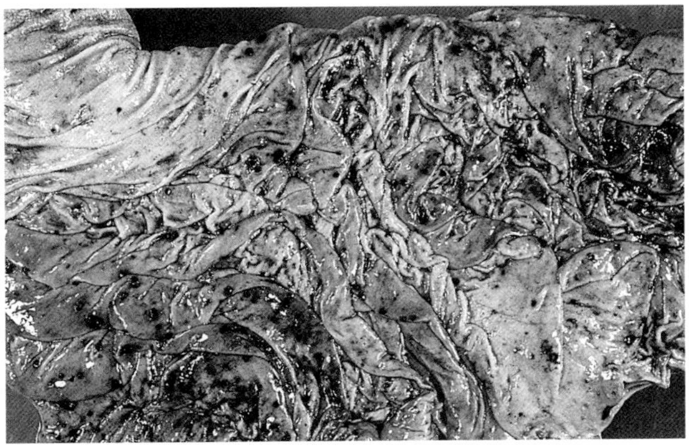

Abbildung 6-133 Abomasitis necrobacillosa beim Kalb: Erosionen, Ödem

Durst, wechselnde Konsistenz des Kotes oder anhaltenden Durchfall sowie leichte rezidivierende Pansenblähung, während Puls, Atmung und Körpertemperatur zunächst kaum von der Norm abweichen. Derart erkrankte Patienten können bis zur Kachexie abmagern und müssen dann eingeschläfert werden. Akute Abomasitiden heilen nach Abstellen der Ursache binnen verhältnismäßig kurzer Zeit wieder ab.

Diagnose, Differentialdiagnose: Die sichere Erkennung der Abomasitis und die Ermittlung ihrer Ursache bereiten oft erhebliche Schwierigkeiten. Die Diagnostik beginnt mit der gründlichen Fütterungsanamnese (Mineralstoffmangel → Lecksucht), der grobsinnlichen Beurteilung des verabreichten Futters (Sand, Schimmel, Flugstaub, Übersäuerung, Düngerpartikel, Kot etc.) und der Inspektion der Umwelt des/der Patienten (Stallanstrich, Weideflora, Tränke etc.) auf mögliche Ursachen. Im Zuge der klinischen Untersuchung kann sich ein Hinweis ergeben, wenn: das Tier bei der *tiefen Palpation* und der *Hammerperkussion* in der rechten Regio hypochondriaca Schmerzreaktionen zeigt; bei der *Schwingauskultation* rechts ventral Plätschergeräusche vernehmbar sind; der *Kot* dunkel gefärbt ist, suppige bis pastöse Konstistenz hat und okkultes Blut enthält oder darin Magenwurmeier, Sand- oder andere unphysiologische Bestandteile nachweisbar sind. Mittels *Sonographie* lassen sich nur hochgradige Veränderungen der Magenwand oder seines Inhaltes sowie raumfordernde Prozesse in der Umgebung darstellen; die *röntgenologische* Erkennung der Abomasitis ist schwierig und aufwendig.

Da der Labmagen, falls keine Passagebehinderung vorliegt, kontinuierlich von Nahrungsbrei durchflossen wird, gibt der mittels *Punktion* gewonnene *Magensaft* nur in bestimmten Fällen einen konkreten diagnostischen Anhalt. Die Punktionsstelle liegt in der Medianlinie (oder etwas rechts davon), kurz vor der Mitte zwischen Schaufelknorpelansatz und Nabel; man benutzt dazu beim erwachsenen Rind eine etwa 9 cm lange, mit eingeschliffenem Mandrin versehene Kanüle, die mit Schwung durch die Bauchwand gestochen wird. Sehr sicher und einfach läßt sich der Labmagen unter sonographischer Kontrolle punktieren (Braun et al., 1997). Falls nicht genügend Flüssigkeit spontan abtropft, muß sie mit einer Spritze angesaugt werden. Hat sie statt olivgrüner eine schwarzrote Farbe, so weist der Befund auf Blutaustritt hin, während ausgeprägt grüne Färbung Gallebeimengung vermuten läßt; liegt ihr pH-Wert zwischen 5,0 und 7,0 (normal 2,0–4,0), so kann das Folge einer chronisch-atrophierenden Abomasitis, von Blutbeimengung oder von starker Verdünnung sein (weitere Untersuchungsmöglichkeiten sind in »Die klinische Untersuchung des Rindes« nachzulesen). Möglicherweise werden sich in der Zukunft mittels minimalinvasiver *Endoskopie* und *Schleimhautbiopsie* weitere diagnostische Hilfen ergeben.

Von den *Blutbestandteilen* sind zum einen die auf innere Entzündung und/oder Blutung hinweisenden Parameter von Interesse. Zum anderen kann die Bestimmung des Plasma-/Serum-*Pepsinogen- oder Gastringehaltes*, sofern realisierbar, von Nutzen sein. Bei Schädigung der Labmagenschleimhaut geht die Aktivierung von Pepsinogen zurück, während die Permeabilität der Mukosa ödematisierungsbedingt zunimmt, so daß der Pepsinogengehalt des Blutes vorübergehend ansteigt; den gleichen Effekt können offenbar Noxen haben, die an den enzymproduzierenden Zellen angreifen. Aus labortechnischen Gründen empfiehlt es sich, zum Vergleich eine Probe eines gesunden Tieres analysieren zu lassen. Abomasitiden können auch *abomasoruminalen Reflux* hervorrufen und entsprechende Blut- und Pansensaftveränderungen bedingen (Kap. 6.9.9). In Fällen, die sich auch nach diagnostischer Behandlung nicht bessern, bietet sich bei wertvollen Tieren die Möglichkeit, die Klärung durch *explorative Laparo-/Ruminotomie* mit Labmagenpalpation oder Laparoabomasotomie herbeizuführen. Weitere Angaben zur Differentialdiagnose sind v.a. in den Kapiteln über Labmagengeschwür, Labmagenversandung, Labmagenanschoppung sowie unter Labmagenleukose (Kap. 3.1.3.1) und Magenwurmkrankheit (Kap. 6.11.2) nachzulesen.

■ **Behandlung:** Erschwerend bei der Wahl der einzuschlagenden Behandlung sind zum einen die diagnostischen Unsicherheiten und zum anderen der schwierige Zugang zum Organ. Zunächst kommt es darauf an, mögliche alimentäre Ursachen zu eliminieren und eine den Labmagen entlastende Diätfütterung einzuhalten: gemischte Ration aus gutem Wiesenheu, mäßigen Mengen Getreideschrot, Gras, geschnitzelten Futterrüben, möglichst keine Silagen. Die notwendige Reduzierung des Kraftfutterangebotes führt bei Milchkühen zwangsläufig zu Leistungseinbußen, weshalb auch die Schlachtverwertung des Tieres zu diskutieren ist. Bei der arzneilichen Therapie ist v.a. das Geschwürsrisiko bei der Anwendung von steroidalen und nichtsteroidalen Antiphlogistika zu beachten. Zur Behandlung kommen vornehmlich oral anzuwendende adstringierende, absorbierende und einhüllende Mittel in Frage, die möglichst unter Auslösung des Schlundrinnenreflexes verabreicht werden sollten (2- bis 3mal/d). Hierzu zählen Aktivkohle, Kaolin, Bismutum subnitricum, Präparate auf pflanzlicher Basis, fermenthaltige Mittel für Kälber und weitere. Über ihre Wirkung an der Labmagenschleimhaut des Rindes liegen i.d.R. keine gesicherten Daten vor; ggf. besteht die Möglichkeit, die Medikamente über intraabomasale Injektion direkt an den Wirkungsort heranzubringen. Nach wie vor sind auch Antazida in Gebrauch, deren therapeutischer Effekt aber ebenfalls nicht sicher belegt ist. Bei erhaltenem Ingestafluß werden sie wahrscheinlich alsbald verdünnt und gebunden. Besondere Aufmerksamkeit ist einer adäquaten Flüssigkeits- und Elektrolytzufuhr zu widmen (Kap. 4.3.6).

In Einzelfällen, in denen damit gerechnet werden konnte, daß sich noch Teile der reizenden Stoffe im Labmagen befanden, konnten durch Ausräumen des schädlichen Inhalts auf operativem Wege eindrucksvolle Heilerfolge erzielt werden (Technik s. Kap. 6.9.7, 6.9.8).

6.9.6 Labmagengeschwür

U. Braun

■ **Definition, Formen:** Die Labmagenläsionen werden in Erosionen und Ulzera (Ulcus abomasi) unterteilt. *Erosionen* sind oberflächliche, diskrete Schleimhautdefekte, welche die Tunica muscularis nicht erfassen. Sie sind gewöhnlich multipel, rund und klein (Durchmesser 1–20 mm), erscheinen als hyperämische Flecken und heilen ohne Narbenbildung ab. *Ulzera* durchdringen die ganze Tunica mucosa und können sich sogar auf die Tunica muscularis und die Tunica serosa ausbreiten. Sie treten einzeln oder multipel auf und sind unterschiedlich groß. Nach Abheilung eines Ulkus bleibt eine Narbe zurück. Labmagenulzera verlaufen klinisch meist inapparent. Nach Arrosion von Blutgefäßen, Bauchfellreizung oder perforativem Durchbruch in die Bauchhöhle können jedoch auch schwerwiegende, zum Tode führende Erkrankungen ausgelöst werden.

In Anlehnung an die von Whitlock (1980) vorgeschlagene Einteilung lassen sich nach klinischen Kriterien vier Formen unterscheiden. Die Klassifikation beruht einerseits auf dem Grad der Blutung, andererseits auf der Penetrationstiefe des Ulkus bzw. auf dem Grad der durch das Ulkus verursachten Peritonitis:

Typ 1: Erosionen und/oder nicht perforierende Ulzera mit minimaler Blutung (Abb. 6-134)

Typ 2: Ulkus mit starkem intraluminalem Blutverlust infolge Arrosion eines größeren, gewöhnlich in der Tunica submucosa gelegenen Gefäßes (Abb. 6-135).

Typ 3: Perforierendes Ulkus mit akuter, lokaler Peritonitis. Die Perforationsstelle ist dabei anderen Organen oder dem Peritoneum so eng benachbart, daß es zur Verklebung kommt. Die Folge ist eine lokale Peritonitis, gelegentlich die Bildung eines Abszesses.

Typ 4: Perforierendes Ulkus mit diffuser Peritonitis (Abb. 6-136). Das Austreten von Labmageninhalt wird nicht durch angrenzende Organe bzw. das Peritoneum gehemmt, so daß sich die Ingesta diffus in der ganzen Bauchhöhle verteilen.

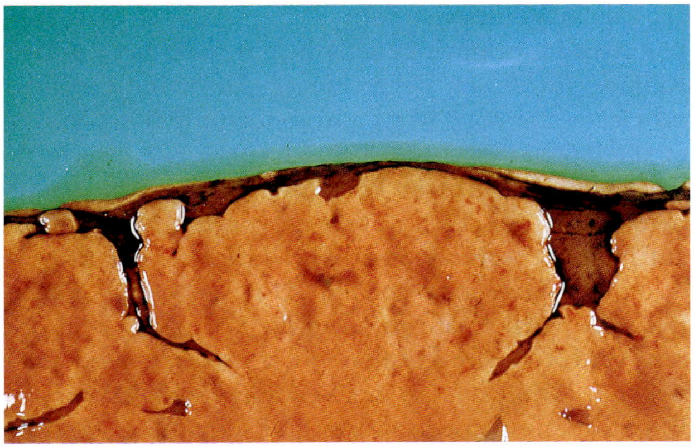

Abbildung 6-134 Labmagenulzera des Typs 1 am Rand einer Labmagenfalte

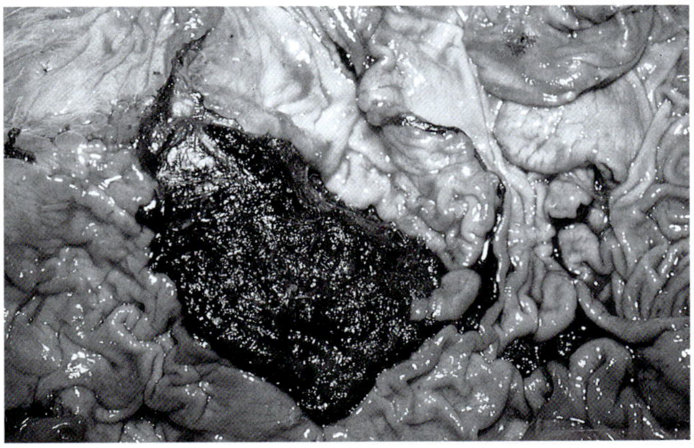

Abbildung 6-135 Labmagenulkus des Typs 2 mit blutiger Oberfläche

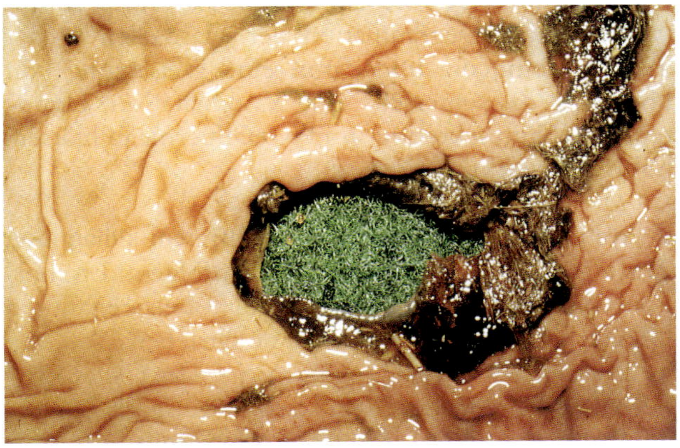

Abbildung 6-136 Perforierendes Labmagenulkus (Typ 4)

■ **Vorkommen:** Labmagenulzera kommen sowohl beim Kalb als auch beim adulten Rind vor. Junge Kühe bis zur 3. Laktation sind häufiger betroffen als ältere; die Mehrzahl erkrankt innerhalb der ersten 4 Wochen nach dem Kalben. Achtzig bis 90% aller Kühe leiden gleichzeitig an einer anderen Krankheit, z.B. an links- oder rechtsseitiger Labmagenverlagerung, Metritis, Mastitis oder Ketose. Mastrinder erkranken oft während der ersten 45 Tage der Intensivmast, während Kälber meist im Alter von 5–12 Wochen, häufig einige Wochen nach dem Verkauf in einen Mastbetrieb, betroffen werden.

■ **Ursache, Pathogenese:** In bezug auf die Ätiologie werden Labmagengeschwüre in *peptische* und *nichtpeptische Ulzera* unterteilt. Die peptischen Ulzera sind wahrscheinlich auf Selbstverdauung der örtlich geschädigten Schleimhaut zurückzuführen. Nichtpeptische Ulzera treten im Verlauf entzündlich-nekrotisierender Prozesse (Fremdkörperverletzung, Tuberkulose, Mykose) oder tumoröser Labmagenerkrankungen (Leukose, Karzinom) auf.

Die verschiedenen Mechanismen, die zur Ulkusbildung führen, sind nicht vollständig geklärt. Für das peptische Ulkus wird eine ähnliche Ätiologie und Pathogenese wie beim Magengeschwür des Menschen postuliert, bei welchem die Hyperazidität im Zentrum des Geschehens steht. Es wird vermutet, daß sich die Pathogenese der Pylorusgeschwüre von derjenigen der Ulzera in Pars pylorica und Corpus unterscheidet.

Die intakte Magenschleimhaut kann durch H^+-Ionen nicht geschädigt werden. Die Tatsache, daß der Magen Salzsäure und Pepsinogen sezerniert, ohne selbst Schaden zu nehmen, setzt Schutzmechanismen voraus, die unter dem Sammelbegriff *Schleimhautbarriere* zusammengefaßt werden (Übersicht 6-19). Diese Abwehr stellt eine Vielzahl von zusammenhängenden Mechanismen dar. So bildet eine optimale Durchblutung der Tunica mucosa die Voraussetzung für die laufende Erneuerung und die volle Leistungsfähigkeit

Übersicht 6-19 Schutzmechanismen und angreifende Faktoren im Bereich der Schleimhautbarriere des Labmagens

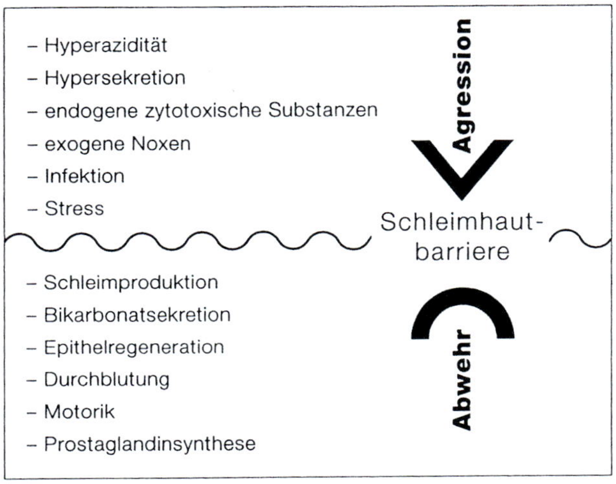

der Schleimhautzellen, und die kontinuierliche Schleimsekretion der Nebenzellen schützt die Oberfläche vor Schädigung durch Reduktion der Kontaktzeit der Säure mit den Oberflächenzellen.

Ein Ulkus kann als Folge eines gestörten Gleichgewichtes zwischen defensiven und aggressiven Faktoren im Bereich der Schleimhautbarriere entstehen. Die Ursache kann ein übermäßiger Gehalt an Säure und Pepsin oder eine gestörte Schleimhautabwehr sein. Bei Kühen mit Labmagenulkus ist die Drüsensekretion in vielen Fällen stark eingeschränkt oder aufgehoben, was bewirkt, daß der schützende Einfluß der Schleimproduktion nicht mehr entfaltet werden kann.

➤ Die Schleimhautbarriere kann durch verschiedene Säuren wie Salzsäure, Milchsäure, Gallensäuren und kurzkettige Fettsäuren beeinträchtigt werden, welche die Schleimschicht als Detergenzien zerstören und eine Rückdiffusion von H^+-Ionen ermöglichen. Die folgenden Umstände tragen zu einem vermehrten Vorkommen verschiedener Säuren im Labmagen bei:

➤➤ Streßfaktoren wie die Geburt, eine hohe Milchleistung und andere Ursachen, unter deren Einfluß vermehrt endogene Glukokortikoide ausgeschüttet werden. Sie führen im Labmagen zu einer übermäßigen Salzsäure-Produktion und damit zur Hyperazidität.

➤➤ Große, auf wenige Mahlzeiten verteilte Kraftfuttergaben mit hohem Anteil an leichtfermentierbaren Kohlenhydraten bewirken die Bildung hoher Konzentrationen flüchtiger Fettsäuren und können so zur Schädigung der Magenschleimhaut führen; das gleiche gilt für die bei einer Pansenazidose in erhöhtem Maße produzierte Milchsäure.

➤➤ Gallensäuren und andere Darminhaltsstoffe, welche durch duodenalen Reflux in den Labmagen gelangen.

➤ Im weiteren kann die Schleimbildung durch Medikamente wie Kortikosteroide und Salicylsäure, evtl. auch durch PGF-2α beeinträchtigt werden. Salicylsäure bewirkt eine negative Beeinflussung der Prostaglandin-E-Synthese. Den Prostaglandinen der Gruppe E kommt eine zentrale Rolle bei der Erhaltung der Integrität der Schleimhautbarriere zu. Sie erhöhen u. a. die Schleimproduktion, fördern die Mikrozirkulation und reduzieren die Salzsäuresekretion.

➤ Schließlich stellen bakterielle Infektionen durch *Clostridium perfringens* des Typs A beim Kalb und *Campylobacter* spp. beim Rind weitere begünstigende Einflüsse für die Entstehung von Labmagenulzera dar. Der beim Menschen im Zusammenhang mit der Pathogenese wichtigste Keim ist *Helicobacter pylori*. Er konnte bisher beim Rind nicht mit Sicherheit als Labmagenbewohner nachgewiesen werden. Blutserologische Untersuchungen bei Kälbern weisen jedoch darauf hin, daß diese mit *Helicobacter pylori* Kontakt hatten (Seidel et al., 1996). PCR-Untersuchungen an Labmagenbiopsien von Kühen belegen das Vorkommen eines phylogenetisch sehr nahe verwandten Keimes, für dessen Bezeichnung der Name *Candidatus Helicobacter bovis* vorgeschlagen wurde (De Groote et al., 1999).

➤ Beim Kalb scheinen Fütterungseinflüsse, insbesondere Fehler bei der Umstellung von der Milchtränke auf Festfutter, eine wesentliche Rolle bei der Entstehung von Ulzera zu spielen (Dirksen et al., 1997). Bei reiner Milchnahrung sind die Vormägen und deren Verdauungsfunktionen noch unzureichend entwickelt. Wenn infolge des Verkaufes zum Mäster die Entwöhnungsphase verkürzt und schnell auf Festfutter umgestellt wird, gelangt unverdautes Festfutter in größerer Menge als sonst in den Labmagen und führt zur Schädigung der empfindlichen Labmagenschleimhaut. In diesem Zusammenhang wird v. a. der Maissilage eine Schadwirkung zugesprochen. Der Wechsel von Stall und Tiergruppe wirkt zusätzlich ulzerogen. Bekannt ist ebenfalls, daß sich die Häufigkeit von Labmagenläsionen um 20–40 % erhöht, wenn zur Milchmast aufgestellte Kälber Zugang zu Rauhfutter erhalten.

Die eigentliche *Ulkusbildung* beginnt mit der Zerstörung der Tunica mucosa in Form einer primären Schleimhautläsion als Folge einer örtlichen Vitalitätsminderung der Schleimhaut oder einer Milieuänderung des Mageninhalts. Unter andauernd unphysiologischen Verhältnissen entwickelt sich aus der primären, oberflächlichen Läsion das Ulkus: H^+-Ionen und Pepsin diffundieren in die Labmagenschleimhaut zurück und entfalten ihre proteolytische Aktivität im Gewebe. Die Rückdiffusion der H^+-Ionen vom Lumen in die Tunica mucosa verursacht im weiteren eine Degranulation der Mastzellen in der Tunica submucosa und damit eine Freisetzung von Histamin, das seinerseits eine Vasodilatation, Hypotension, Säuresekretion und Gefäßpermeabilitätserhöhung bewirkt.

■ **Symptome, Verlauf, Diagnose, Differentialdiagnose:** Zur besseren Übersicht werden nachfolgend Erscheinungsbild und Diagnostik der vier oben genannten Ulkustypen jeweils gemeinsam beschrieben.

➤ *Labmagenulkus Typ 1, nichtperforierendes Ulkus:* Erosionen und Ulzera des Typs 1 treten häufig im Zusammenhang mit einer septischen Krankheit auf (z. B. Mastitis oder Metritis). Klinisch ist der Verlauf oft inapparent, v. a. wenn das Ulkus des Typs 1 nicht mit einer Begleitkrankheit verbunden ist. Nach Abheilung der Grundkrankheit kann als Folge des Labmagenulkus Inappetenz bestehen bleiben. Ulzera im Pylorusgebiet sind meist mit einer schwerwiegenderen Symptomatik verbunden. Manchmal bestehen auch unspezifische Indigestionserscheinungen wie wechselnder Appetit, mäßige und rezidivierende Tympanie, Kolik, Unruhe, Abmagerung, Milchrückgang und Abweichung der Kotbeschaffenheit (dunkler, häufig weicher bis flüssiger Kot). Gelegentlich zeigen die Tiere auch eine vorübergehende (ein- bis mehrtägige) oder intermittierende (mehrwöchige) Schwarzfärbung des Kots und gestörtes Allgemeinbefinden. Es besteht Tendenz zur Anämie. Das Serumpepsinogen ist evtl. erhöht.

Die sichere *Diagnose* kann meist nur bei der Schlachtung gestellt werden. Verdacht besteht bei unbefriedigender Futteraufnahme trotz an und für sich geheilter Grundkrankheit (z. B. Labmagenverlagerung), speziell in den ersten 4–8 Wochen p. p.

Bei Verdacht auf ein Ulkus des Typs 1 sollte versucht werden, okkultes Blut im Kot nachzuweisen. Dazu geeignet sind verschiedene Tests, wie z. B. der Sangur®- oder der HemoFec®-Test (beide Boehringer, Mannheim). Wegen der Empfindlichkeit der Reagenzien sollte für diese Tests nur spontan abgesetzter oder durch besonders vorsichtige rektale Entnahme gewonnener Kot verwendet werden, da selbst geringfügige Verletzungen der Mastdarmschleimhaut zum Blutaustritt und damit zu positivem Ausfall der Tests führen können. In Untersuchungen, bei denen Kühen mit permanenter Pansenfistel intraabomasale Blutinfusionen verabreicht wurden (Stolle-Brüers, 1989), konnte gezeigt werden, daß der Sangur®-Test empfindlicher als der HemoFec®-Test reagiert. So konnte mit dem Sangur®-Test bereits eine 100-ml-Blutbolusinfusion zuverlässig nachgewiesen werden, während der Blutnachweis mit dem HemoFec®-Test erst ab einem Blutbolus von 500 ml zuverlässig gelang. Beim HemoFec®-Test lag die untere Blutnachweisgrenze bei 0,2 ml Blut/100 g Kot, beim Sangur®-Test bei 0,1 ml Blut/100 g Kot. 500 ml Blut ließen sich im Bolus mit dem Sangur®-Test über 12 h und bei kontinuierlicher Infusion über 24 h nachweisen.

» *Sangur®-Test:* 1 g Kot wird in 100 ml Aqua dest. unter Umrühren aufgeschwemmt und über Gaze filtriert. Sodann wird durch stufenweise Zugabe von A. dest. weiter verdünnt und jeweils durch kurzes Eintauchen eines Teststreifens auf Verfärbung (= Vorhandensein von Blut) geprüft. Kot von Kälbern wie von gesunden erwachsenen Rindern reagiert ab einer Verdünung von 1 : 800 sicher negativ; positive Reaktion bei höherer Verdünnung läßt auf krankhafte Blutbeimengung schließen.

» *HemoFec®-Test*: In die Ausnehmungen des Testheftes werden kleine Kotmengen aufgetragen. Danach werden 2 Tropfen Entwicklungsreagenz auf die Rückseite der Testzone aufgetropft. Blaufärbung innerhalb 30 s = positive Reaktion. Kot von gesunden Tieren ergibt eine negative Reaktion. Besteht Ulkusverdacht trotz negativen Bluttests, sollten über 2–4 Tage mehrere Kotproben entnommen und auf Blut untersucht werden.

» In seltenen Fällen fließt Blut vom Labmagen in den Pansen zurück und kann dann im *Pansensaft* an der meist schwarzroten Färbung als solches erkannt oder ebenfalls mit dem HemoFec®-Test nachgewiesen werden. Gute diagnostische Hinweise gibt der Blutnachweis in einem (unter Ultraschallkontrolle gewonnenen) Labmagenpunktat, da dieses normalerweise kein Blut enthält.

➤ *Labmagenulkus Typ 2, blutendes Ulkus:* Das Labmagenulkus des Typs 2 geht mit starkem Blutverlust einher. Der Verlauf ist perakut oder akut und variiert von plötzlichem Tod ohne vorangegangene klinische Erscheinungen bis zur chronischen Blutungsanämie, je nachdem ob durch das Ulkus größere oder kleinere Arterien (distale Äste der linken oder rechten Arteria gastroepiploica) arrodiert worden sind.

» *Klinisch* fällt mittel- bis hochgradig gestörtes Allgemeinbefinden mit häufigem Liegen auf. Die Futteraufnahme ist plötzlich aufgehoben; bei Kühen sinkt die Milchleistung von einem Melkakt zum nächsten stark ab. Durch den Blutverlust entsteht eine allmählich zunehmende Blutungsanämie mit steigender Herz- und Atemfrequenz. Die Schleimhäute und Konjunktiven sowie die unpigmentierte Haut sind blaß. Die periphere Wärme ist reduziert: Hörner, Ohren, Flotzmaul, Gliedmaßenenden und evtl. die ganze Körperoberfläche sind kalt. Der Hämatokrit beträgt weniger als 0,26 l/l, häufig sogar weniger als 0,15 l/l. Der Kot ist schmierig-schwarz, der Blutnachweis stark positiv. Gelegentlich äußern solche Tiere Abdominalschmerz (Kolik, positive Fremdkörper-Schmerzproben, schmerzhafte Labmagenperkussion, spontanes Stöhnen, v. a. beim Liegen auf der rechten Seite). Bei perakutem Verlauf verblutet der Patient, bevor der Kot schwarz erscheint. Bei der *Sektion* enthalten Labmagen und Dünndarm jedoch größere Mengen geronnenen Blutes.

» Die *Diagnose* erfolgt aufgrund der klinischen Befunde (Blutungsanämie, schmierig-schwarzer Kot). Die Bestimmung von Hämatokrit und Plasmaprotein erlaubt Hinweise auf den Schweregrad der Blutung und ist für das therapeutische Vorgehen wichtig.

» *Differentialdiagnostisch* muß eine Blutung aus anderen Gründen ausgeschlossen werden. Dazu gehören weitere Krankheiten im Bereich des Labmagens (rechtsseitige Labmagenverlagerung mit Torsion, Labmagenleukose), Krankheiten im Bereich des Darmes (Ileus, Darmtumoren und -geschwüre, hämorrhagische Enteritis bei Kokzidiose, Salmonellose, Campylobakteriose, Bovine Virusdiarrhoe/Mucosal Disease), Bösartiges Katarrhalfieber, Milzbrand, Vergiftungen (Chemikalien wie Quecksilber, Kupfer, Arsen, salpeterhaltige Düngemittel, Chlorate, Teerprodukte; Pflanzen wie Hahnenfuß, Raps, Senf, Herbstzeitlose, Rizinussamen), hämorrhagische Diathese (Darmblutung) als Folge einer disseminierten intravasalen Gerinnung (DIC) oder einer anderen Gerinnungsstörung. Weiter müssen extraintestinale Blutungen (Arrosion von Gefäßen durch Lungenabszeß, Blutungen im Bereich von Maulhöhle, Pharynx und Larynx) ausgeschlossen werden.

➤ *Labmagenulkus Typ 3, perforierendes Ulkus mit lokaler Peritonitis, evtl. mit Abszeßbildung:* Beim Labmagenulkus des Typs 3 ist die Perforationsstelle so mit anderen Eingeweideteilen oder dem Bauchfell benachbart, daß nur wenig Ingesta aus dem Labmagen austreten können. Das Entweichen der Ingesta führt deshalb nicht zu diffuser, sondern zu lokaler Peritonitis, als deren Folge es je nach Lokalisation der Perforation zur Verklebung mit Netz, Pansen, Haube, Blättermagen, Milz, Leber oder dem Peritoneum, gelegentlich auch zur Abszeßbildung zwischen dem Labmagen und einem benachbarten Organ kommt. Beim Kalb kann das Ulkus durch die Bauchmuskulatur bis in die Unterhaut durchbrechen. Die Erkrankung verläuft subakut bis chronisch.

⯮ Die *klinischen Erscheinungen* sind ähnlich wie bei einer Reticuloperitonitis traumatica (Indigestion, aufgezogene und gespannte Bauchdecken, Pansenatonie, unklare Fremdkörperschmerzproben, vorsichtiger Gang, Durchfall oder verminderter Kotabsatz). Die Blutung ist selten so stark, daß der Kot schwarz ist. Auch die *Laborbefunde* gleichen denen der traumatischen Retikuloperitonitis (Neutrophilie, erhöhte Fibrinogen- und Gammaglobulinkonzentration, verkürzter Glutaraldehydtest, physiologischer oder leicht erniedrigter Hämatokritwert).

⯮ Die *Diagnose* ist schwierig und oft erst bei der Probelaparotomie oder der Schlachtung möglich. Bei Symptomen der lokalen Peritonitis (unklare »Fremdkörpersymptome«) im Puerperium muß immer ein Labmagenulkus in Betracht gezogen werden. Im chronischen Fall ist der Glutaraldehydtest häufig verkürzt. Blutnachweis im Kot oder im Labmagenpunktat sowie ein entzündliches Bauchhöhlenpunktat unterstützen die Diagnose (im negativen Fall lassen sich jedoch keine Schlüsse ziehen). Wenn eine Reticuloperitonitis traumatica wenig wahrscheinlich ist (z. B. wenn mit dem Kompaß oder dem Suchgerät ein Magnet in der Haube nachweisbar ist) oder wenn eine solche sogar weitgehend ausgeschlossen werden kann (z. B. aufgrund einer RÖNTGEN- und Ultraschalluntersuchung der Haube), wird die Wahrscheinlichkeit, daß eine lokale Peritonitis im Puerperium ihre Ursache in einem Labmagenulkus des Typs 3 hat, noch größer. Die Probelaparotomie erlaubt i. d. R. eine sichere Diagnose.

⯮ Als *Differentialdiagnosen* sind neben der Reticuloperitonitis traumatica alle anderen Krankheiten, die eine lokale Peritonitis verursachen können, in Betracht zu ziehen (s. Kap. 6.15.2).

➤ *Labmagenulkus Typ 4, perforierendes Ulkus mit diffuser Peritonitis:* Der Labmageninhalt entleert sich diffus in die ganze Bauchhöhle. Dies führt zu einer fulminanten Peritonitis. Der Tod tritt binnen 24–48 h ein.

⯮ Typisch ist, daß betroffene Tiere bis zum Eintreten der Labmagenperforation scheinbar völlig gesund sind. Oft hört ein Tier während der Fütterung aus voller Gesundheit heraus plötzlich zu fressen auf und macht innerhalb kürzester Zeit einen schwerkranken Eindruck. Die *klinischen Erscheinungen* gleichen infolge der rasch einsetzenden diffusen Peritonitis denen eines septischen Schocks. Das Allgemeinbefinden ist hochgradig gestört. Charakteristisch sind Tachykardie, Tachypnoe, Fieber, injizierte Episkleralgefäße, blasse oder verwaschene Schleimhäute, eine kühle Körperoberfläche, Stöhnen, eine gespannte und schmerzhafte Bauchdecke sowie eine leichte Auftreibung der Flanken infolge eines Pneumoperitoneums. Bei der rektalen Untersuchung deutet eine auffällig freie Bewegungsmöglichkeit der explorierenden Hand auf das Fehlen des intraabdominalen Unterdruckes hin, evtl. ist »Schneeballknirschen« fühlbar. Peritonitische Veränderungen sind jedoch rektal nicht immer zu palpieren. Fast immer ist als Folge der Peritonitis Durchfall vorhanden. Das Bauchhöhlenpunktat kann neben Entzündungsprodukten auch Bestandteile des Labmageninhalts aufweisen. Ein tiefer pH-Wert und eine hohe Chloridkonzentration sind Hinweise darauf, daß das Bauchhöhlenpunktat Labmageningesta enthält.

Der Hämatokrit beträgt als Ergebnis der schockbedingten Hämokonzentration meist mehr als 40 l/l. Trotz Hämokonzentration ist der Gesamteiweißgehalt physiologisch (60–80 g/l) oder gar vermindert. Dieser Befund reflektiert den enormen Protein- und Flüssigkeitsverlust in die Bauchhöhle. Weiter bestehen Leukozytose mit Linksverschiebung und metabolische Azidose.

⯮ Für die *Diagnose* wichtig sind die klinischen Erscheinungen der akuten, diffusen Peritonitis mit stark gestörtem Allgemeinbefinden, völlig aufgehobener Freßlust und verändertem Bauchhöhlenpunktat. Oft kann die Diagnose erst bei der Probelaparotomie oder bei der Schlachtung bzw. der Sektion gestellt werden.

⯮ Als *Differentialdiagnosen* müssen rechtsseitige Labmagenverlagerung mit Torsion, Ileus des Dünndarmes, Darm- oder Uterusruptur sowie ein geplatzter Abszeß in Betracht gezogen werden.

Die *Prognose* ist infaust.

■ **Sektionsbefund:** Ulzera treten einzeln oder multipel im Corpus, und zwar oft entlang der großen Kurvatur oder/und in der Pars pylorica des Labmagens, nicht selten auch in unmittelbarer Pylorusnähe auf. Ihr Durchmesser variiert von wenigen Millimetern bis über 5 cm. Die Labmagenwand ist je nach Ulkustyp unterschiedlich tief verändert. Bei Erosionen ist nur die Tunica mucosa betroffen, bei den Ulzera des Typs 1 und 2 reicht das Ulkus bis in die Tunica muscularis, beim Typ 2 ist die Oberfläche mit Blut bedeckt. Oft ist im Ulkus ein arrodiertes Gefäß zu sehen, und der Labmagen enthält geronnenes Blut. Bei den Typen 3 und 4 ist die Labmagenwand komplett perforiert. Während beim Typ 3 die dem perforierenden Ulkus benachbarten Organe bzw. das Peritoneum oder das Netz mit dem Labmagen verklebt sind und eine hochgradige fibrinös-eitrige, oft auch abszedierende Veränderung besteht, haben sich beim Typ 4 die Labmageningesta ungehindert in die Bauchhöhle ergossen. Es bestehen Symptome der akuten generalisierten Peritonitis. Das Peritoneum und die Organe des Abdominalraums sind mit grünen Ingestamassen überzogen.

■ **Behandlung:** Je nach vorliegendem bzw. vermutetem Ulkustyp kommen folgende Maßnahmen in Betracht:

➤ Die Therapie von *Geschwüren des Typs 1* richtet sich vorwiegend nach empirischen Grundsätzen. Eine gegen die Ursache des Labmagenulkus gerichtete Therapie muß das Ziel verfolgen, die HCl-Sekretion im Labmagen zu senken und eine Erhöhung des pH-Wertes zu bewirken. Damit können die proteolytische Aktivität von Pepsin reduziert und der schädigende und ulkusfördernde Einfluß der Salzsäure gehemmt werden. Beim Menschen wird die Reduktion der HCl-Sekretion mit H_2-Rezeptor-Antagonisten wie Cimetidin und Ranitidin sowie mit Protonenpumpenblockern wie Omeprazol erreicht. Die beim Rind mit Cimetidin bisher vorliegenden Erfahrungen erlauben noch keine Empfehlung dieser Substanzen. Erhöhung des pH-Wertes soll mit der oralen Verabreichung von Antazida, z. B. Magnesiumoxid (bis 0,5 g/kg LM, täglich, 2–4 Tage lang) erreicht werden. Die Angaben über den Nutzen einer solchen Behandlung sind allerdings widersprüchlich. Nach hohen Magnesiumoxidgaben muß mit Nebenwirkungen wie Durchfall und metabolischer Alkalose gerechnet werden. Die Magnesiumoxidverabreichung kann deshalb nicht vorbehaltlos empfohlen werden. Andere als Antazida empfohlene Präparate sind Kalzium- oder Magnesiumkarbonat, Natriumbikarbonat und Aluminiumhydroxidgel. In Analogie zur Ulkustherapie beim Menschen finden auch Wismutsalze (als »Filmbildner«) versuchsweise Anwendung. Vor der Verabreichung sollten Maßnahmen zur Auslösung des Schlundrinnenreflexes getroffen werden, damit das Medikament unter Umgehung des Pansens in den Labmagen gelangt und im Pansen nicht verdünnt wird (Kalb: vorherige Gabe von Milch oder von 100–200 ml einer 10%igen Natriumbikarbonatlösung p. o.; adultes Tier: 0,08 IE Lysin-Vasopressin/kg LM i.v., 1 min warten, Antazidum p. o. verabreichen). Metoclopramid (Kuh: 9 × 30–60 mg i.m. oder i.v. im Abstand von 8 h) erhöht die Labmagenentleerung und fördert den Abtransport saurer Labmageningesta in den Darm.

Die chirurgische Exzision von Labmagenulzera kommt nur ausnahmsweise in Frage.

Zur Therapie gehören auch *diätetische Maßnahmen* wie ggf. die Fütterung von erstklassigem Heu. Silage und feingemahlenes Kraftfutter müssen bis zur Normalisierung des klinischen Zustandes abgesetzt oder reduziert werden. Wenn es bei Kühen dadurch zur Ketose kommt, kann vorsichtig grobes Kälberkorn oder ganzer Hafer zugefüttert werden. Das erkrankte Tier ist aufzustallen; bei Haltung im Freilaufstall soll es in einer separaten Boxe untergebracht werden, damit es Ruhe hat und möglichst jede Streßeinwirkung ausgeschaltet wird. Es versteht sich von selbst, daß bei Verdacht auf ein Labmagenulkus keine Medikamente verabreicht werden dürfen, welche ulzerogen wirken (z. B. Salicylate, nichtsteroidale Antiphlogistika, wie z. B. Flunixin-Meglumin, Kortikosteroide u. a. m.).

➤ Bei der *Therapie des blutenden Labmagenulkus (Typ 2)* ist zwischen der Behandlung des hypovolämischen Schocks und der Therapie der Grundkrankheit zu differenzieren. Im akuten Fall steht die symptomatische Therapie des hypovolämischen Schocks und der Anämie im Vordergrund. Dem Volumenersatz durch Infusionstherapie unter Verwendung großer Flüssigkeitsmengen kommt die zentrale Bedeutung zu. Nur mit der Korrektur der Hypovolämie kann die Gewebeperfusion wieder normalisiert werden. Die anaeroben Stoffwechselvorgänge können gestoppt werden, und die Nieren können wieder die Ausscheidung der harnpflichtigen Substanzen aufnehmen.

Eine Volumenersatztherapie mit elektrolyt- und glukosehaltigen Lösungen reicht allerdings bei dieser Art des Schocks meist nicht aus, da er nicht nur mit einer Verminderung des zirkulierenden Volumens, sondern auch mit einer hochgradigen Blutverlustanämie verbunden ist. Der akute Verlust von einem Drittel des Blutvolumens führt ohne Behandlung mit großer Wahrscheinlichkeit zum Tod, da in diesen Fällen neben dem Volumenverlust auch die Sauerstofftransportkapazität des Blutes stark eingeschränkt ist. Je akuter der Blutverlust auftritt, desto schwerer sind die klinischen Erscheinungen (im Gegensatz dazu können Wiederkäuer mit einer hochgradigen Anämie infolge chronischen Blutverlustes ein wenig gestörtes Allgemeinbefinden zeigen, da das zirkulierende Volumen nicht wesentlich vermindert ist). Die zuverlässigste Indikation für eine Bluttransfusion ist der klinische Allgemeinzustand des Tieres. Bei Atemnot, hochgradiger Tachykardie oder Mühe beim Stehen ist eine sofortige Bluttransfusion angezeigt; das gleiche gilt für einen Hämatokritwert unter 0,12 l/l. Nähere Angaben zu Technik, Dosierung etc. der Bluttransfusion sowie zur Volumenersatztherapie sind in Kapitel 4.3.2.1, 4.3.6 nachzulesen.

In der akuten Phase kann ein Analgetikum verabreicht werden. Die orale und parenterale Behandlung mit Antazida bzw. mit Metoclopramid und diätetische Maßnahmen werden oben beschrieben.

➤ Die *Therapie von Labmagengeschwüren des Typs 3*, perforierendes Ulkus mit lokaler Peritonitis, evtl. mit Abszeßbildung, umfaßt neben den unter dem Labmagenulkus des Typs 1 aufgeführten Maßnahmen die antibiotische Behandlung der Peritonitis (z. B. Procainpenicillin, hochdosiert, während 6–10 Tagen; s. auch Kap. 6.15.1).

■ **Prophylaxe:** Da die Ätiologie des Labmagenulkus nicht völlig geklärt ist, können prophylaktische Empfehlungen nur begrenzt gegeben werden. Die unter *Ursache* und *Pathogenese* genannten Faktoren und Ursachen sind möglichst zu verhindern bzw. zu eliminieren. Beim Kalb werden folgende Maßnahmen empfohlen:

➤ Bei Zukaufkälbern ist die Milchaustauschermenge während der ersten Woche im neuen Betrieb auf ein Maximum von 2mal 3 l/d zu beschränken. Die Milchaustauscherkonzentration soll während der ersten 4–5 Tage 50–60 g/l betragen und dann allmählich auf 100 g/l gesteigert werden.

➤ Das Heu muß eine gute Qualität aufweisen und darf nicht zu stark verholzt sein. Silage darf erst nach guter Angewöhnung an Heu, d. h. nach ca. 4 Wochen, verabreicht werden.

➤ Streßsituationen sind besonders in der Übergangsperiode zu vermeiden.

➤ Kortikosteroide sollen vermieden und nichtsteroidale Entzündungshemmer nur zurückhaltend verabreicht werden.

6.9.7 Labmagenanschoppung und -dilatation infolge Störung des abomasalen Ingestatransportes

G. Dirksen

■ **Definition:** Die Weiterbewegung der in den Labmagen einfließenden Ingesta sowie ihr Abtransport ins Duodenum sind infolge motorischer Insuffizienz oder aus mechanischer/anatomischer Ursache gestört, so daß sie sich im Magen anhäufen und ihn ausdehnen. Der Komplex umfaßt folgende Motilitäts- bzw. Entleerungsstörungen:

➤ Lähmung von Labmagenzweigen des N. vagus und/oder Schädigung des intramuralen (intrinsischen) Nervensystems,

➤ Immobilisierung der Labmagenwand aus lokaler Ursache (myogen, Verwachsung etc.),

➤ übermäßiger Einstrom mangelhaft zerkleinerter schwerverdaulicher Futterpartikel infolge Insuffizienz der vorgeschalteten Sortierungseinrichtungen,

➤ mechanische/anatomische Obstruktion oder Kompression des Pylorus (s. Übersicht 6-8).

Andere Bezeichnungen: »Hintere funktionelle Magenstenose«, »Vagus-Indigestion«, »Hoflund-Syndrom«, Pylorusstenose, »Labmagenverstopfung, -überladung«, abomasal impaction (and dilatation), abomasal emptying defect u. a.

■ **Physiologie:** Die in den Kapiteln 6.6.5 und 6.6.1 beschriebenen Sortierungseinrichtungen im Hauben-Pansenraum – Fasergeflecht, Haubenmotorik und Hauben-Psalteröffnung – sorgen im Verein mit den im Blättermagen ablaufenden Verdauungsprozessen dafür, daß normalerweise nur hinreichend zerkleinertes und erweichtes Futter in den Labmagen übertritt. Die treibenden Kräfte für den Nahrungseinstrom sind im wesentlichen die Kontraktionen von Psalterbrücke und -körper. Im Corpus abomasi mischen sich die eingeflossenen Ingesta mit den Sekreten der Magendrüsen zu einem weichen Brei. Der Weitertransport des Chymus geschieht hier (lediglich) durch Zusammenziehungen und Erschlaffungen sowie ringförmige Kontraktionen der Magenwand, evtl. unterstützt durch leichte peristaltische Wellen. Dagegen besteht im Pylorusteil eine lebhafte wellenförmige Peristaltik. Der Chymus wird dann in unregelmäßigen Intervallen schubweise durch den sich öffnenden Pylorus in den Bulbus duodeni befördert. Zu- und Abfluß sind offenbar in der Weise koordiniert, daß die Ingesta kontinuierlich durch den Labmagen strömen.

Trockensubstanzgehalt und Passagerate des Chymus werden durch Zusammensetzung der Ration, den Zerkleinerungsgrad der Faserpartikel und weitere Faktoren beeinflußt. Der Nahrungstransport im Labmagen wird über vagovagale Reflexe, ausgehend von Mechano-, Chemo- und Osmorezeptoren in der Magenwand und im Bulbus duodeni sowie auf humoralem Wege reguliert. Reizung der an den Labmagen ziehenden Vaguszweige bewirkt Kontraktion des jeweils innervierten Magenabschnittes bzw. Erschlaffung des Pylorus. Nach Ausfall der vagalen Innervation kann die Labmagenmotorik zwar noch in begrenztem Umfang erhalten bleiben bzw. wiederkehren, der Belastung mit wiederkäuergemäßem Futter ist sie jedoch nicht mehr gewachsen. Der Labmagen scheint daher die zentrale Innervation nicht entbehren zu können.

Der Pyloruskanal ist im Ruhezustand leicht geöffnet. Vor seinem Eingang befindet sich als wiederkäuertypische Einrichtung der Torus pylori. Es wird angenommen, daß er an der Regulation der Nahrungspassage beteiligt ist, und zwar indem er mit dem Pylorus eine Art Kugelventil bildet.

■ **Vorkommen:** Labmagenanschoppungen mit festem oder mehr flüssigem Inhalt kommen hauptsächlich bei Rindern mit entwickeltem Vormagensystem vor, nur ausnahmsweise bei Kälbern. Die mit der traumatischen Retikuloperitonitis und ihren Folgen zusammenhängenden Labmagenüberladungen sind dank verbesserter Prophylaxe offensichtlich seltener geworden. Andererseits haben mit dem vermehrten Auftreten der Verlagerungszustände des Labmagens zwangsläufig auch komplikative Störungen der Labmagenpassage zugenommen. Rein alimentär bedingte Anschopppungen sind unter europäischen Fütterungsbedingungen seltene Vorkommnisse, können ggf. aber herdenweise vermehrt auftreten. Auch obstruktions- oder kompressionsbedingte Passagebehinderungen beschränken sich auf Einzelfälle.

■ **Ursache, Pathogenese:** Gemäß der eingangs aufgeführten Gliederung können der Labmagenanschoppung verschiedene Ursachen zugrunde liegen:

➤ *Neurogen bedingte motorische Passagestörung:* Bei nerval bedingtem Funktionsausfall sind die an den Labmagen (inklusive Pylorus) ziehenden Äste des ventralen Vagusstammes betroffen. Sie verlaufen an ihrem Ursprung neben den die Haube innervierenden Zweigen, so daß durch pathologische Prozesse in dieser Region (Kap. 6.6.5) beide Magenabteilungen gleichzeitig oder nacheinander gelähmt werden können. Mit entsprechender Beeinträchtigung der Motorik ist auch zu rechnen, wenn das intramurale (intrinsische) Nervensystem (z. B. durch Läsionen der Magenwand bei Torsio/Volvulus) beschädigt wird und seine Funktion ausfällt.

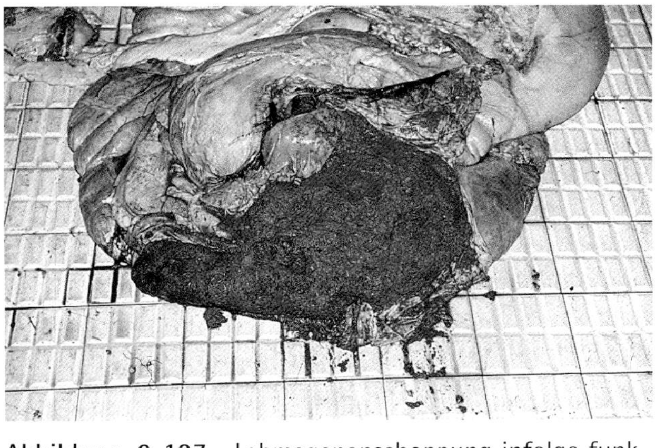

Abbildung 6-137 Labmagenanschoppung infolge funktioneller (neurogener) Pylorusstenose (Sektionsbefund): Labmagen dilatiert und mit Futterbrei angeschoppt, der zum Pylorus hin immer trockener wird, Psalter ebenfalls dilatiert und angeschoppt, Pansen mäßig erweitert

Wenn die für den Ingestatransport verantwortlichen motorischen Vorgänge zum Erliegen kommen, häuft sich der aus dem Psalter einströmende Chymus allmählich oder alsbald im Labmagen an, der dadurch zunehmend ausgeweitet wird. Es kommen offenbar 2 Formen von Anschoppungen vor: Ingestastau hauptsächlich in Corpus und Fundus, Pylorusteil nahezu leer oder Anfüllung des gesamten Organes einschließlich Pars pylorica (Abb. 6-137). Im weiteren Verlauf kann sich das Futter auch retrograd in Psalter, Haube und Pansen anstauen. Sofern neben dem Labmagen auch die Haube gelähmt wird, kommt es zusätzlich zur Passagebehinderung zwischen Netz- und Blättermagen (Kap. 6.6.5). Dann kann der Fall eintreten, daß Pansen und Labmagen überladen sind, der Psalter jedoch annähernd leer ist.

➤ *Immobilisierung der Labmagenwand aus örtlicher Ursache:* Pathologisch-anatomische Veränderungen können nicht nur, wie zuvor erwähnt, das intramurale Nervensystem schädigen, sondern die Magenwand mechanisch bzw. myogen immobilisieren, so daß dadurch der Nahrungstransport behindert wird: tiefgreifende Schleimhautentzündungen, -ulzerationen, -erosionen oder -nekrosen, Leukose, umfangreiche Verwachsungen, peritoneale Abszesse, Sarkosporidienbefall (Schf.) etc. In mehreren Fällen, die im Anschluß an Labmagendislokation auftraten, ergab die histologische Untersuchung der Tunica muscularis diffuse Granulation, Thrombosen und vakuoläre Degeneration der glatten Muskelfasern.

➤ *Insuffizienz der proventrikulären Sortierungseinrichtungen für die Aussonderung der psalterfähigen Futterpartikel:* Außer infolge der oben genannten neurogenen Störungen der Sortierungseinrichtungen können Labmagenanschoppungen entstehen, wenn die Haubentätigkeit aus rein mechanischen Gründen, so z. B. durch Verlötung des Haubenbodens mit der Bauchwand, beeinträchtigt ist. Es werden dann unzureichend verdaute bzw. zerkleinerte Faserpartikel in den Psalter entlassen und über den Psalterkanal direkt in den Labmagen geschwemmt. Ähnliche Anschoppungen mit groben schwerverdaulichen Futterteilchen sind aber auch aus rein alimentärer Ursache beobachtet worden, z. B. bei ausschließlicher Verfütterung von Erbsen- oder Gerstenstroh. Prädisponierend wirkt niedrige Außentemperatur, da die Tiere dann zur Deckung des erhöhten Energiebedarfes große Mengen des gehaltlosen Futters verzehren. Tiefere Ursache dürfte die mangelhafte Aufschließung des nährstoffarmen Futters infolge herabgesetzter Digestionsaktivität der Vormagenflora und -fauna sein (Kap. 6.6.8). In einer Herde tragender Färsen kam es nach Anhebung des Anteiles von Mandelschalen in der gemischten Ration gehäuft zu tödlich verlaufender Psalter-Labmagenanschoppung bei gleichzeitig hochgradiger Leberverfettung. Ob die offensichtlich bestehende Sortierungsstörung der alleinige Grund für den schweren Verlauf war, erscheint fraglich.

➤ *Obstruktion oder Kompression des Pylorus:* Als Ursache derart bedingter Labmagenüberladungen sind beobachtet worden: angeschoppter Kies oder Sand, Tricho- oder Phytobezoare, Bindegarnknäuel, Plastiktüten, Nachgeburtsteile und ähnliche Fremdkörper, ferner obturierende oder komprimierende Neubildungen wie Adenome, leukotische Tumoren, Fettgewebsnekrose, Gewebestränge (Kap. 6.9.10) etc.

■ **Symptome:** Die Erscheinungen variieren in Abhängigkeit von der Ursache, der Krankheitsdauer und der Mitbeteiligung von Psalter und Pansen. Im allgemeinen führt eine Labmagenanschoppung schneller zu einer auffälligen Störung des Allgemeinbefindens als eine Passagebehinderung zwischen Netz- und Blättermagen. Die akut betroffenen Patienten sind teils noch in gutem Nährzustand, haben erhöhte Herz- und Atemfrequenz, normale oder subnormale Körpertemperatur und wirken abgeschlagen. In anderen Fällen lassen Magerkeit und nur mäßige Allgemeinstörung auf das Finalstadium eines chronischen Leidens schließen. Bei Vagusbeteiligung besteht nicht selten Bradykardie. Im typischen Fall – sofern ausschließlich der Labmagen angeschoppt und dilatiert ist – zeigt sich bei der Betrachtung des Tieres von hinten eine auffällige Vorwölbung der rechten ventralen Bauchwand (Abb. 6-138). Bei tiefer Palpation rechts ventral hinter dem Rippenbogen läßt sich mitunter das mit knetbarem Inhalt gefüllte Organ ertasten (cave Verwechslung mit dilatiertem ventralem Pansensack). Sind Psalter und Pansen ebenfalls überladen, so ist auch die linke Bauchwand ausgedehnt, und zwar dorsal und ventral, so daß der Leibesumriß dem bei »vorderer funktioneller Stenose« entspricht. Schwing- und Perkussionsauskultation des dilatierten und mäßig kaudodorsal verschobenen Labmagens ergeben nur dann positive Befunde, wenn sein Inhalt überwiegend flüssig ist, wie z. B. nach vorangegangener Torsio abomasi, andernfalls verläuft die auskultatorische Untersuchung negativ. Mittels Schallperkussion läßt sich das angeschoppte Organ nur selten lokalisieren, eher gelingt es, das vergrößerte Psalterfeld perkutorisch darzustellen. Der Pansen ist in akuten Fällen vermehrt gefüllt, oftmals gebläht, und seine Motorik teils herabgesetzt, teils erhöht; bei hingezogenem Verlauf können an den Vormägen auskultatorische und palpatorische Befunde wie bei Passagestörungen zwischen Netz- und Blättermagen erhoben werden (Kap. 6.6.5). Der Kotabsatz ist stark vermindert oder – wie sich bei der rektalen Untersuchung zeigt – vollständig unterbrochen, und der Mastdarm enthält pappigen Schleim. Ansonsten fallen bei der rektalen Bauchhöhlenexploration der dilatierte Pansen und die leeren Därme auf, während sich der angeschoppte Labmagen nur ausnahmsweise auf dem Bauchhöhlenboden ertasten läßt.

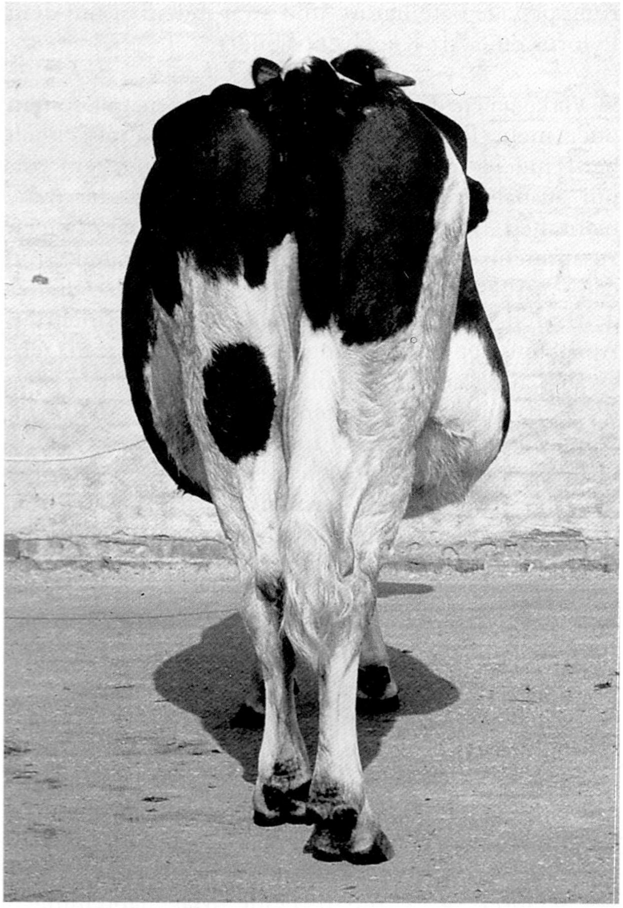

Abbildung 6-138 Vorwölbung der Bauchwand rechts ventral bei Labmagenerweiterung und -überladung

Mit fortschreitender Krankheitsdauer zeigen sich zudem Erscheinungen des abomasoruminalen Refluxsyndromes (Kap. 6.9.9), woraus sich dann wesentliche diagnostische Hinweise ableiten lassen. So ist in dem per Sonde entnommenen Pansensaft gewöhnlich ein mäßig bis stark erhöhter Chloridgehalt festzustellen. Zugleich ergibt die Blutuntersuchung das Vorliegen einer hypochlorämischen hypokaliämischen metabolischen Alkalose unterschiedlichen Grades sowie Dehydratation und evtl. Urämie.

■ **Verlauf:** Bei Patienten mit partieller oder rezidivierender abomasaler Passagestörung ist vereinzelt spontane Besserung oder Heilung beobachtet worden; möglicherweise haben gleichzeitig eingeleitete Diätmaßnahmen die Genesung unterstützt. Vollständige dauerhafte Labmagenanschoppungen führen i. d. R. binnen kurzer Zeit zum Tod des Tieres.

Diagnose: Die klinischen Erscheinungen bieten in Verbindung mit den Befunden der Pansensaft- und Blutuntersuchung genügend Anhaltspunkte, um den Verdacht auf Behinderung der Ingestapassage in Höhe des Pylorus bzw. im Labmagenbereich aussprechen zu können. Genauen Aufschluß gibt die Laparoruminotomie oder die Sektion.

Differentialdiagnose: Die außer den Passagestörungen zwischen Netz- und Blättermagen zu berücksichtigenden Krankheiten und ihre Unterscheidungsmerkmale sind in Kapitel 6.6.4 nachzulesen.

Behandlung, Beurteilung: Eine Labmagenanschoppung ist immer eine schwerwiegende Erkrankung mit relativ geringen Heilungsaussichten. Behandlungsversuche kommen daher nur unter bestimmten Bedingungen in Frage, nämlich wenn bei wertvollen, noch nicht zu stark geschwächten Tieren Aussicht besteht, die auslösende Ursache dauerhaft zu beheben. Oft läßt sich diese Entscheidung allerdings erst anhand des palpatorischen Befundes nach explorativer Laparotomie fällen. Vor dem Eingriff ist zu prüfen, ob eine präoperative parenterale Flüssigkeitstherapie angezeigt ist, um den durch die metabolische Alkalose zusätzlich belasteten Allgemeinzustand zu verbessern (Kap. 4.3.6, 6.9.9).

➤ Bei der *chirurgischen Behandlung* der Labmagenanschoppung wurde in verschiedener Weise vorgegangen: Laparoruminotomie in der linken Hungergrube, Laparotomie in der rechten Flanke, Laparoabomasotomie am liegenden Tier am rechten Rippenbogen, ausnahmsweise paramedian von ventral.

➤➤ Die *Laparoruminotomie* bietet den Vorteil, daß der Vormagen-Labmagenkomplex sowohl von der Bauchhöhle aus als auch von innen abgetastet werden kann. Nach Anlegen der zirkulären Bauchfell-Pansennaht (Kap. 6.6.2) und Öffnung des Pansens werden zunächst die Vormägen auf pathologische Veränderungen, insbesondere auf Vorliegen einer Passagebehinderung zwischen Netz- und Blättermagen oder Rückstau untersucht, wobei v. a. auf Größe, Konsistenz und Füllungszustand des Psalters zu achten ist. (Ggf. kann die Behandlung schon in dieser Phase wegen aussichtsloser Prognose abgebrochen werden.) Anschließend geht man mit der linken Hand durch Hauben-Psalteröffnung und Psalterkanal in den Labmagen ein und prüft dessen Inhalt und Wandbeschaffenheit (Ulzera, Adhäsionen etc.). Das Einführen der Hand wird erleichtert, wenn es gelingt, durch gleichzeitige orale Applikation einer geeigneten Salzlösung (z. B. 100–250 ml 10%ige Kochsalzlösung) den Schlundrinnenreflex auszulösen. Sodann wird versucht, den angeschoppten Labmageninhalt manuell auszuräumen, was durch Instillation von Wasser per eingeführter Sonde unterstützt werden kann. Verschiedentlich wurde erwachsenen Rindern anschließend Paraffinum liquidum (1–4 l) intraabomasal appliziert; der Nutzen dieser Maßnahme läßt sich jedoch bislang nicht sicher beurteilen. Versorgung des Pansens und Verschluß, evtl. unter Einnähen eines Fistelschlauchs (Kap. 6.6.5). Medikamentöse Nachbehandlung siehe unten.

➤➤ Nach *Laparotomie in der rechten Flanke* wird zunächst (mit der linken Hand) eine systematische Bauchhöhlenexploration vorgenommen. Je nach Befund ist dann über den Fortgang oder Abbruch der Behandlung zu entscheiden; besonders kritisch sind peritonitische Adhäsionen im Hauben-Psalter-Labmagenbereich zu beurteilen. Der Operateur kann nun versuchen, den eingedickten Labmageninhalt durch vorsichtige Massage von außen, möglicherweise unterstützt durch Instillation von 1–2 l physiologischer Kochsalzlösung, zu lockern. Auch der Psalter sollte mit geballter Hand massiert werden.

➤➤➤ m weiteren ist neben der Behandlung eines etwaigen Primärleidens besonderes Gewicht auf die *parenterale Flüssigkeitszufuhr* und die *Korrektur des Säure-Basen-Haushaltes* zu legen. In einer Behandlungsserie an zehn Kühen mit funktioneller Pylorusstenose bzw. Abomasoruminalem Refluxsyndrom erwies sich folgendes Vorgehen als geeignet: zu Behandlungsbeginn intravenöse Dauertropfinfusion von 1 l 7,2%iger NaCl-Lösung gefolgt von 20 l physiologischer Kochsalzlösung mit je 50 g Glukose/l und 80 mmol Kaliumchlorid. Am 2. und 3. Tag p. op. jeweils 10 l der Kochsalz-Glukose-Lösung i.v. Ferner erhielten die Patienten in achtstündigen Intervallen 9mal je 30 mg Metoclopramid und in Intervallen von 24 h 3mal je 500 mg Flunixin-Meglumin i.m. sowie antibiotische Prophylaxe (Braun et al., 1990).

Je nach vorliegender Situation ist zu entscheiden, ob auch die orale Applikation von Mittelsalzen in mäßigen Dosen (z. B. 200–400 g Natrium sulfuricum/erwachsenes Rind) angebracht ist, um den eingedickten Magen-Darminhalt abzuführen. Verdorbene Vormagenflüssigkeit sollte weitmöglichst abgesaugt und die mikrobielle Digestion durch Pansensaftübertragungen angeregt werden. An den ersten beiden Tagen wird das Futter, bis auf ein paar Büschel Heu, entzogen und das Tier dann mit kleinen Mengen guten Heues, etwa 6mal/d, wieder angefüttert. Bei Ansprechen auf die Behandlung sollten sich die Blutveränderungen innerhalb von 24–48 h, Allgemeinbefinden und Verdauungsfunktionen binnen etwa einer Woche normalisieren.

➤➤ Bei der *Laparoabomasotomie* empfiehlt es sich, in gleicher Weise vorzugehen wie bei der operativen Behandlung der Labmagenversandung (Kap. 6.9.8). Auf diesem Wege lassen sich auch obstruierende Fremdkörper entfernen und genauerer Aufschluß über den Zustand der Labmagenschleimhaut und -wand gewinnen.

» Im Falle einer flüssigen Überladung des Labmagens kommt die Abheberung des flüssigen Inhalts wie bei rechtsseitiger Labmagendislokation in Frage (Kap. 6.9.2).

■ **Sektionsbefund:** Die bei Labmagenanschoppung zu erhebenden bzw. zur Ursachenklärung zu prüfenden Befunde sind bereits im vorangehenden Text sowie im Kapitel über funktionelle Stenosen zwischen Netz- und Blättermagen beschrieben (Kap. 6.6.5).

■ **Prophylaxe:** Zur Vorbeuge der alimentär bedingten Labmagen-Psalteranschoppung infolge Verzehrs von nährstoffarmem Rauhfutter muß die Ration durch leichtverdauliche Kohlenhydrate und Eiweiß ergänzt werden, um die ruminalen Digestionsprozesse zu aktivieren; ferner ist eine ausreichende Versorgung mit Mineral- und Wirkstoffen sicherzustellen. Derartiges Rauhfutter sollte nicht gehäckselt verfüttert werden; auch ist reichlich einwandfreies Trinkwasser anzubieten. Ferner ist zu berücksichtigen, daß Rinder bei niedrigen Außentemperaturen einen erhöhten Energiebedarf haben. Bezüglich Labmagenversandung siehe Kapitel 6.9.8.

6.9.8 Magen-Darmversandung

■ **Definition:** Abnorme Anhäufung von Sand im gesamten Magen-Darmkanal oder nur in einem seiner Abschnitte: Pansen und Haube, Blätter- und Labmagen oder Dünn- und Dickdarm *(Geosedimentum ruminis, abomasi aut intestini)*. Klinisch äußert sich die Magen-Darmversandung in subakuten bis chronischen, unspezifischen Verdauungsstörungen, ausnahmsweise als akuter Darmverschluß.

■ **Vorkommen, Ursache, Pathogenese:** Sandansammlungen im Verdauungstrakt sind vornehmlich bei älteren Rindern in Stallhaltung beobachtet worden, denen über längere Zeit stark verunreinigtes Futter gereicht wurde (Rübenblatt, Gras- oder Maissilage, Knollenfrüchte, Überschwemmungsgras oder -heu, Herbstzwischenfrüchte). In trockenen, futterknappen Jahren kann das Leiden aber auch während des Weideganges auftreten, und zwar wenn die Tiere Beifutter vom Boden aufnehmen, aus seichten versandeten Gewässern trinken oder bei unzureichender Mineralstoffzufuhr Sand auflecken. Nach den Ergebnissen experimenteller Untersuchungen scheint die Sedimentation des Sandes im Verdauungstrakt nicht nur von der aufgenommenen Menge und Art abzuhängen, sondern auch – und zwar wesentlich – von Beeinträchtigungen der gastrointestinalen Motorik. Diese Annahme beruht auf der Beobachtung, daß die Wand der versandeten Organe nicht selten mit krankhaften morphologischen Veränderungen behaftet war oder Sandanschoppung in Verbindung mit chronischen Allgemeinleiden auftrat, während gesunde Rinder die tägliche Verabreichung von bis zu 10 kg Sand über einen Zeitraum von 35 Tagen ohne nachteilige Folgen vertrugen. Da das Vorkommen der Magen-Darmversandung mit bestimmten ortsgebundenen Fütterungsregimen zusammenhängt, ist die Häufigkeit regional sehr verschieden. Nach einer älteren Mitteilung aus Dänemark wurde bei 175 (etwa 2%) von 8854 sezierten Rindern ein abomasales Geosediment als Todesursache ermittelt; die im Labmagen vorgefundenen Sandmengen variierten von 0,95–15 kg (Sörensen, 1965).

■ **Symptome, Verlauf:**

➤ An Rindern, bei denen gelegentlich von Ruminotomien *Sandablagerung in Pansen und Haube* festgestellt wurde, sind zuvor folgende Symptome beobachtet worden: allmählich zurückgehende Freßlust, Nachlassen der Pansentätigkeit, rezidivierende Tympanie, Speicheln und leeres Kauen, leichter Durchfall, sandhaltiger Kot sowie Ruminitis. Es ist unklar, ob und inwieweit in diesen Fällen die Pansenversandung Ursache oder Folge der Indigestionserscheinungen war.

➤ *Labmagenversandung* ist offenbar die häufigste und wichtigste Form von gastroenteralen Geosedimentansammlungen. Sie entwickelt sich ebenfalls allmählich unter zunehmenden Indigestionssymptomen, Abmagerung, Austrocknung und Diarrhoe; Puls, Atmung und Körpertemperatur sind anfangs kaum beeinträchtigt. Auf Labmagenversandung weisen folgende *Symptome* hin: fühlbares Knirschen und Schmerzäußerungen bei der tiefen Druckpalpation in der rechten Regio hypochondriaca (bei Tieren mit dünner Bauchwand; Abb. 6-139), gedämpfter Perkussionsschall im gleichen Bezirk sowie zeitweilig oder ständig sandhaltiger, dunkel gefärbter Kot; die Schwingauskultation ergibt an der rechten Flanke nicht selten plätschernde und gurgelnde Geräusche. Bei röntgenologischen Unter-

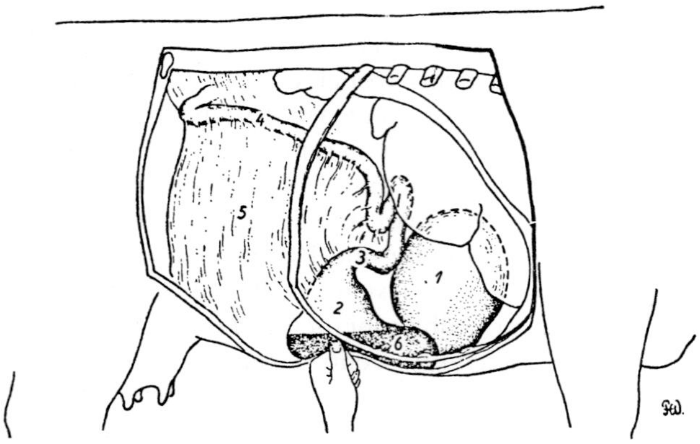

Abbildung 6-139 Tiefe Palpation der rechten Regio xiphoidea auf Vorliegen einer Labmagenversandung (nach Svendsen, 1966): 1 = Psalter; 2 = Labmagen; 3 = Pylorus; 4 = Duodenum; 5 = großes Netz; 6 = Geosediment

suchungen ließen sich bei der Mehrzahl der mit Labmagenversandung behafteten Patienten Anzeichen einer hyperplastischen Abomasitis mit hypertoner Peristaltik, seltener Merkmale einer Hypotonie beobachten (DIETZ & NAGEL, 1966). Weitere Hinweise sind möglicherweise mit Hilfe der Sonographie zu gewinnen.

➤ Die *Sandanschoppung im Darm* betrifft vorwiegend Jejunum und Ileum und nimmt meistens einen akuten, durch Ileuserscheinungen gekennzeichneten Verlauf: plötzliche Inappetenz, leichte bis mäßige, aber anhaltende Kolik, herabgesetzte Vormagentätigkeit, verminderter oder fehlender Kotabsatz oder Abgang von verklumptem Sand.

■ **Diagnose, Differentialdiagnose:** Gewöhnlich gibt die grobsinnlich erkennbare Verunreinigung des Futters mit Erde den ersten Hinweis, daß die Verdauungsstörung auf Magen-Darmversandung beruhen könnte. Ein genauerer Anhalt läßt sich durch Aufschwemmen einer abgewogenen Futtermenge in einem Spitzglas oder Standzylinder gewinnen. In stark kontaminierter Rübenblattsilage ist z. B. ein Sandgehalt von 53 % der TM gemessen worden. In gleicher Weise sollte man auch den Sandgehalt des Kotes prüfen; allerdings ist der Befund im Hinblick auf die hohe Sandtoleranz des Rindes einerseits und die wechselnde Ausscheidung andererseits nur mit Vorsicht verwertbar. Eine wesentliche diagnostische Stütze ist die erwähnte Sandkrepitation (»Schneeballknirschen«) bei der tiefen Palpation im Labmagenbereich; sie läßt sich jedoch nur bei Tieren mit dünner Bauchwand hinreichend sicher feststellen. Bei Sandanschoppung im Dünndarm ist mitunter die gefüllte wurstförmige Darmschlinge vom Mastdarm aus fühlbar; gelegentlich enthält das Rektum anstelle von Kot nur zusammengebackenen knirschenden Sand. Bei Labmagenversandung ist damit zu rechnen, daß sich abomasoruminaler Reflux entwickelt und dann auch entsprechende Pansensaft- und Blutveränderungen einen diagnostisch verwertbaren Anhalt geben. Im weiteren können zur Diagnostik die Labmagenpunktion (Knirschen beim Bewegen der Punktionskanüle sowie Sedimentationsprobe mit dem Punktat), die Sonographie und die RÖNTGEN-Untersuchung (s. o.) herangezogen werden; letztendlich führt die Laparoruminotomie zur Klärung.

Differentialdiagnostisch sind chronisch-traumatische und nichttraumatische Entzündungen der Vormägen sowie Labmagenentzündung oder -anschoppung anderer Genese zu berücksichtigen. Die auf anderer Ursache beruhenden Darmverschlüsse lassen sich meist aufgrund kennzeichnender rektaler Befunde abtrennen (s. Kap. 6.10.1–10).

■ **Beurteilung:** Sofern sich an den betroffenen Organen noch keine irreversiblen Veränderungen entwickelt haben und noch keine Passagebehinderung besteht, kann nach dem Absetzen des verschmutzten Futters allmählich Selbstheilung eintreten. Andernfalls sterben die Patienten an Erschöpfung und Intoxikation oder an den Komplikationen (Ulkusperforation, Stoffwechselstörungen etc.).

■ **Behandlung:** Zunächst wird versucht, das Geosediment durch mehrtägige orale Applikation von Abführmitteln zur Ausscheidung zu bringen: 0,5–1,0 g Natrium- oder Magnesiumsulfat/kg LM oder Gemische beider Salze oder 1–2 l Paraffinum liquidum pro erwachsenes Rind. Bei Gruppenbehandlung versuchsweise Abführmittel mit Melasse mischen und zur freien Aufnahme anbieten. Ob die zusätzliche wiederholte Injektion von peristaltikanregenden Mitteln sinnvoll ist, erscheint fraglich.

➤ Sofern die konservative Behandlung versagt oder trotz Futterumstellung und Therapie keine Besserung eintritt, empfiehlt sich bei wertvollen Tieren die alsbaldige *Laparoruminotomie.* Vor Öffnung des Pansens ist eine gründliche Bauchhöhlenexploration vorzunehmen, wobei man Labmagen und Darm auf Sandanschoppungen abtastet und prüft, ob sich Zusammenballungen durch vorsichtige (!) Massage lösen und zum Abgang bringen lassen. Nach Öffnen des Pansens wird der Sand manuell ausgeräumt oder mittels Schlauch und Wasserinfusion herausgespült oder abgehebert. Um das abomasale Sediment vom Pansen aus zu beseitigen, werden zwei Schläuche (NSS) durch die Hauben-Psalteröffnung in den Labmagen eingeführt, von denen einer zur Infusion von lauwarmem Wasser, der andere zum Absaugen des dabei aufgeschwemmten Sandes dient. Das Passieren des Ostium reticuloomasicum läßt sich durch gleichzeitiges Auslösen des Schlundrinnenreflexes erleichtern. Zum Entfernen gröberen Inhalts (Steinchen, zusammengeballte Ingesta) ist es besser, sich auf nur eine, aber weitlumige Sonde zu beschränken, durch welche abwechselnd Wasser zugeführt und wieder abgehebert wird.

➤ Sofern die Labmagenversandung im Vordergrund steht, kann es (bei sicherer Diagnose) angezeigt sein, das Organ per *Abomasotomie* zu entleeren. Hierzu wird der Patient in linker Seitenlage fixiert und die Bauchhöhle hinter dem Schaufelknorpel etwa zwei Handbreiten rechts der Medianen geöffnet und das Corpus abomasi vorgelagert. Um die Bauchhöhle vor Verunreinigung zu schützen, kann man den für die Öffnung vorgesehenen Bezirk des Labmagens zuvor mittels Zirkulärnaht an das Bauchfell anheften. Die Inzision verläuft entlang der großen Kurvatur unter Schonung – soweit möglich – der Spiralfalten (Nekrosegefahr!); dann wird der Mageninhalt vorsichtig (Wunde mittels Klemmen oder Seidenzügel spreizen) ausgeräumt und -gespült (Irrigator mit Schlauch).

Sodann Verschluß der Mukosa mit fortlaufender SCHMIEDEN-Naht (resorbierbarer Faden) und von Muskularis und Serosa in fortlaufender LEMBERT-Matratzennaht (Kunstfaser). Die Laparotomiewunde wird nach Rücklagerung des antibiotisch versorgten Labmagens in drei Schichten vernäht. Man begibt sich bei diesem Vorgehen aber der Möglichkeit der umfassenden Befunderhebung an den übrigen Verdauungsorganen, insbesondere der Exploration des Pansens.

Nach dem Eingriff allmählich steigendes Angebot einer gemischten Ration, Pansensaftübertragung sowie Flüssigkeits- und Elektrolyttherapie.

■ **Prophylaxe:** Stark mit Erde oder Sand vermischtes Futter sollte mit unbelasteten Futtermitteln verschnitten und keinesfalls an empfindliche Hochleistungskühe oder für Verdauungsstörungen empfängliche Tiere verfüttert werden. Den Weiderindern das Zufutter auf Wagen, Raufe oder befestigtem Boden anbieten.

6.9.9 Abomasoruminales Refluxsyndrom

■ **Definition:** Behinderungen der Magen-Darmpassage unterschiedlicher Art führen aufgrund der Sequestration von Salzsäure im Labmagen zur Störung des Säure-Basen-Haushaltes (metabolische Alkalose), zu Rückfluß von Labmagensaft in den Pansen und Beeinträchtigung des Allgemeinbefindens.

■ **Vorkommen, Ursache:** Als Ursache für den abomasoruminalen Rückfluß kommen in erster Linie Störungen der Labmagenpassage (LDA, RDA; Labmageneinklemmung im Bruchsack, Pylorusstenose etc.) in Frage – sofern nicht (ausnahmsweise) das Ostium omasoabomasicum oder/und der Psalterkanal darin einbezogen sind, wie z. B. bei hochgradigem Labmagenvolvulus. An zweiter Stelle sind Darmverschlüsse, insbesondere Ileuszustände im vorderen Darmbereich, zu nennen. Darüber hinaus kann es aber auch bei sekundären Magen-Darmatonien im Gefolge verschiedenartiger Primärkrankheiten zum Reflux kommen. Rückfluß von Labmagensaft ist somit ein recht häufiges, sowohl diagnostisch als auch therapeutisch zu berücksichtigendes Vorkommnis.

■ **Pathogenese:** Das Abomasoruminale Refluxsyndrom entwickelt sich zum einen aus Verschiebungen im Säure-Basen- und Flüssigkeitshaushalt des Organismus, zum anderen aus der mit dem Rückfluß des Labmagensaftes verbundenen Störung der Vormagenfunktion. Die bei der Salzsäuresekretion im Labmagen ablaufenden Stoffwechselvorgänge haben letztendlich zur Folge, daß für jedes aus dem Kreislauf entfernte Chlorid-Ion ein Bikarbonat-Ion dem Blut zugeführt wird. Um zu verhindern, daß die basischen Blutbestandteile über die Norm zunehmen, werden nach Übertritt des Labmageninhalts in den Darm normalerweise äquivalente Mengen von Cl-Ionen in das Blut rückresorbiert und HCO_3-Ionen in das Darmlumen abgegeben, ersteres im vorderen, letzteres im hinteren Teil des Intestinaltraktes (s. Übersicht 6-20). Stagniert jedoch der Abfluß infolge Passagebehinderung oder motorischer Insuffizienz, so hat das metabolische Alkalose mit Hypochlorämie und möglicherweise Hypokaliämie zur Folge.

Zugleich werden je nach Art und Dauer der Passagestörung unterschiedliche Mengen salzsäurehaltigen Labmagensaftes (passiv oder aktiv?) in die Vormägen befördert. Die Beimischung der Labmagenflüssigkeit wirkt sich in unterschiedlichem Maße auf die Zusammensetzung und Azidität des Pansensaftes, die mikrobiell-biochemischen Digestionsvorgänge beim ruminanten Rind und das Flüssigkeitsvolumen in Haube und Pansen aus. Der pH des Hauben-Panseninhalts wird aber erst dann merklich beeinflußt, wenn sich die Pufferkapazität der Vormagenflüssigkeit erschöpft hat: Übergang der kompensierten in die dekompensierte HCl-Pansen-Azidose.

Der Organismus versucht nun, die Verschiebung des Säure-Basen- und Elektrolytstatus mit Hilfe der Niere zu kompensieren bzw. zu dämpfen. In der ersten Phase reagiert sie mit erhöhter Ausscheidung von Bikarbonat, Kalium, Natrium und Wasser. In der zweiten Phase kann jedoch die Rückresorption von Na-Ionen im Austausch mit H-Ionen trotz fortbestehender Blutalkalose eine saure Reaktion des Harns (»paradoxe Azidurie«) bedingen.

■ **Symptome, Verlauf:** Die klinischen Erscheinungen werden naturgemäß wesentlich durch das Primärleiden geprägt. Die metabolische Alkalose wirkt sich jedoch im Verein mit der Dehydratation und der Beeinträchtigung von Kreislauf-, Nieren- und Vormagenfunktion verschlechternd auf den Allgemeinzustand aus. Symptome wie Trägheit, Appetitverlust, herabgesetzter Hautturgor, ammoniakalischer Halitus, erhöhte Pulsfrequenz, verminderte Atemzahl und -intensität (kompensatorische Verminderung der CO_2-Ausscheidung), herabgesetzte Vormagenmotorik lassen sich dem Abomasoruminalen Refluxsyndrom zuschreiben. In ausgeprägten Fällen ist der Pansen flüssig, nicht selten sogar schaumig überladen, und es besteht rezidivierende Tympanie (KUIPER, 1980). Der Kotabsatz ist gewöhnlich reduziert.

Die Beeinträchtigung des Allgemeinzustandes durch die sekundäre Stoffwechselstörung kann so weit gehen, daß ein zu operierender Patient dadurch inoperabel wird. Die kausale Behandlung des Primärleidens ist daher mitunter erst dann möglich, wenn Blut-

Übersicht 6-20 Pathogenese des Abomasoruminalen Refluxsyndromes. Links: Physiologischer Ionenaustausch nach Abfluß von salzsäurehaltigem Labmageninhalt in den Darm. Rechts: Unterbrochener Ionenaustausch und abomasoruminaler Rückfluß infolge Behinderung der Labmagen-Darmpassage

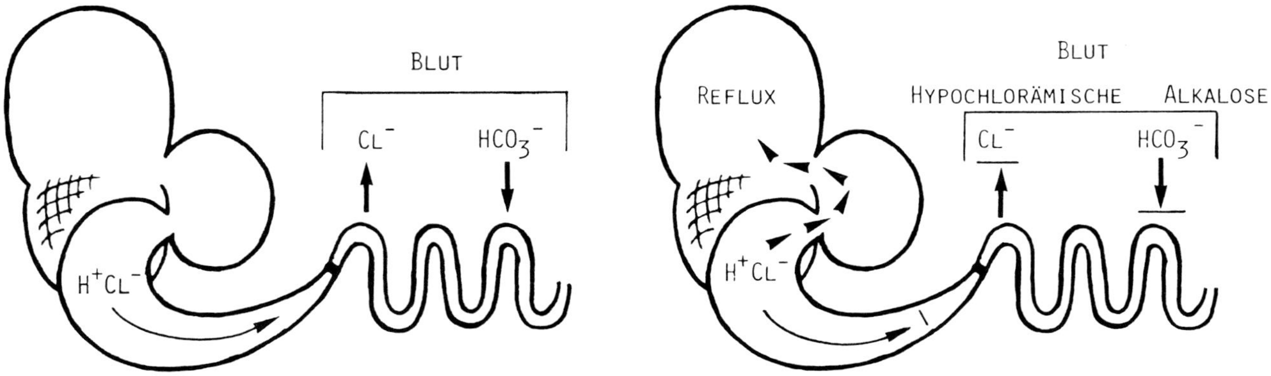

und Flüssigkeitsstatus durch entsprechende Behandlung zumindest gebessert sind.

Diagnose, Differentialdiagnose: Die Erkennung stützt sich zum einen auf den klinischen Befund im Verein mit den Ergebnissen der Blut- und Harnuntersuchung, zum anderen auf den Pansensaftbefund. Einzelne Blut- und Harnparameter können bereits am Tier ermittelt werden. Wesentliche Hinweise auf Rückfluß von Labmagensaft lassen sich aus der per Sonde entnommenen *Pansensaftprobe* gewinnen. Das Ausmaß der Veränderungen hängt naturgemäß von der Menge des rückgeflossenen Labmagensaftes ab: Farbe dunkeloliv bis dunkelbraun, Geruch fade-säuerlich (mitunter »wie Erbrochenes«), pH 4,0–7,0, Gesamt-(Titrations-)Azidität > 25 Klinische Einheiten, Chloridgehalt ≥ 30 mmol/l, Pufferkapazität < 80 meq/l, nur wenige oder keine Protozoen.

Als Diagnostikum sowie zur Kontrolle des Verlaufes dient derzeit v. a. der Chloridgehalt. Er läßt sich einfach und schnell mit Hilfe eines Chloridmeters, notfalls mit einem merkurimetrischen Verfahren bestimmen. Da Rinderspeichel etwa ebensoviel Chlorid (etwa 24 mmol/l) wie physiologischer Pansensaft enthält, ist zu berücksichtigen, inwieweit der Cl-Gehalt des per Sonde entnommenen Pansensaftes durch Speichelzufluß verändert werden kann. In diesbezüglichen Untersuchungen ergaben sich bei einem unterstellten (hohen) Speichelzufluß von 20% die in Übersicht 6-21 aufgeführten Vergleichswerte. Danach kann (selbst bei hohem Speichelzufluß) eine Konzentrationsänderung in Richtung auf einen falsch negativen Befund nur eintreten, wenn der Ausgangswert im Grenzbereich liegt. Die differentialdiagnostisch zu berücksichtigende subklinische Pansenazidose infolge erhöhter Konzentration an organischen Säuren läßt sich i. d. R. bereits anhand des makroskopischen Befundes abtrennen (Kap. 6.6.12).

Übersicht 6-21 Abweichung der Chloridkonzentration in per Sonde abgesaugten PS-Proben vom Ausgangswert im Pansen bei einem angenommenen Speichelzufluß von 20%

Cl/Pansen (mmol/l)									
15	20	25	30	35	40	45	50	55	60
17	21	25	29	33	37	41	45	49	53
Cl/Sondenprobe (mmol/l)									

Behandlung: Hauptziel ist die Beseitigung des Grundleidens. Sofern sich der Patient im Falle einer chirurgisch anzugehenden Behinderung der Ingestapassage noch in einem operablen Zustand befindet und sich das Primärleiden ohne besondere Schwierigkeiten rasch beseitigen läßt, normalisieren sich die Blut-, Pansensaft- und Harnveränderungen binnen relativ kurzer Zeit von selbst. Durch unterstützende, gegen Blutalkalose, Austrocknung und Urämie gerichtete Behandlung kann aber die Rekonvaleszenz beschleunigt und in bestimmten Fällen auch Rezidiven vorgebeugt werden. Mitunter wird jedoch, wie oben erwähnt, eine kausale Therapie erst möglich, nachdem die Stoffwechselverschiebungen korrigiert worden sind. Die wichtigste Therapiemaßnahme ist die intravenöse Dauertropfinfusion von physiologischer Kochsalzlösung in einer dem vorliegenden Zustand angepaßten Menge (etwa 3% der LM in 24 h). Erforderlichenfalls ist die Infusion unter Kontrolle der wichtigsten Blut- und Harnparameter so lange fortzusetzen, bis die Magen-Darmpassage wieder voll hergestellt ist. Hinsichtlich Modifikationen der Infusionstherapie siehe Kapitel 4.3.6, 6.9.7.

Ferner ist es angezeigt, die verdorbene Pansenflüssigkeit soweit als möglich abzusaugen und die mikrobiell-biochemischen Verdauungsprozesse durch Übertragung von Pansensaft gesunder Rinder anzuregen.

In besonderen Fällen von rechtsseitiger Labmagenverlagerung mit Drehung läßt sich die Normalisierung von Blutalkalose und Hämokonzentration durch Pyloromyotomie beschleunigen (Verschooten et al., 1970; Kap. 6.9.2). Der positive Effekt dieser Maßnahme kommt jedoch bei gleichzeitiger parenteraler Flüssigkeits- und Elektrolyttherapie kaum zum Tragen, insbesondere, wenn zugleich die Vormagen- oder Labmagenflüssigkeit abgesaugt wird (v. d. Velden, 1982).

6.9.10 Einschnürung, Geschwülste, Mißbildungen des Labmagens

Bei erwachsenen Rindern wurden mehrere Fälle von *Labmagenstrangulation* durch das Ligamentum teres hepatis, die obliterierte Nabelvene, beobachtet. An und für sich ist das vom Nabel zur Fossa sagittalis sinistra (Fossa venae umbilicalis) der Leber ziehende sehnenderbe Band durch ein kurzes Gekröse am Bauchhöhlenboden fixiert. Hin und wieder wird es jedoch – durch innere oder äußere Einwirkungen – streckenweise von seiner serosalen Anheftung gelöst, so daß der U-förmig abgeknickte Labmagen unter dem Band hindurchgleiten kann und abgeschnürt wird. Es entsteht dann eine ähnliche Passagebehinderung wie bei Torsio abomasi, und dementsprechend ist auch das klinische Erscheinungsbild. Beim Kalb kommen derartige Strangulationen von Teilen des Magen-Darmtraktes mitunter nach vorausgegangener Nabelvenenentzündung vor.

Das Ligamentum teres kann beim jungen wie beim adulten Rind fast fingerstark sein; es ist i. d. R. nicht vaskularisiert, so daß es ohne kollaterale Ligaturen durchtrennt werden kann. Wurde die Strangulation gelegentlich einer rechtsseitigen Flankenlaparotomie diagnostiziert, führt man einen langen Seidenfaden unter dem Band hindurch und fädelt die beiden Enden außerhalb der Bauchhöhle durch ein Stück sterilen Plastikschlauch (oder Trokarhülse), den man mit der linken Hand bis an das Band vorschiebt. Dann wird der Strang (wie bei Embryotomie) durch wechselweisen Zug an den Fadenenden »durchgesägt«. Bei mehreren eigenen Patienten ließen sich die sehnigen Längsfasern mit dem Daumennagel vereinzeln und dann zerteilen. Sofern die Strangulation frühzeitig behoben wird, tritt gewöhnlich schnelle Erholung ein, andernfalls Nachbehandlung wie bei Labmagentorsion.

An abomasalen Neubildungen sind *Karzinome, Sarkome* und *Adenome* beobachtet worden, sie gehören jedoch zu den Seltenheiten. Praktische Bedeutung hatten früher die *leukotischen Tumoren* des Labmagens. Nach weitgehender Tilgung der Enzootischen Leukose kommen auch diese Geschwülste hierzulande kaum noch vor.

Als *Mißbildungen* des Labmagens wurden beschrieben: Ein zystenartiges Gebilde im Magenlumen, das den Pförtner ventilartig verschloß; eine Labmagen-Ileum-Anastomose sowie eine nicht klar zuzuordnende Dislokation.

Schließlich ist noch der seltene Fall einer *Einstülpung des Labmagens in den Psalter* zu erwähnen.

6.10 Krankheiten des Darmes

Nichtentzündliche Darmkrankheiten

6.10.1 Ileus beim Rind

G. Dirksen

➤ *Definition, Vorkommen:* Partielle *(Subileus)* oder vollständige Unterbrechung der Darmpassage aus mechanischer Ursache oder infolge Lähmung der intestinalen Peristaltik *(paralytischer Ileus).* Von den beiden Formen kommt der mechanische Ileus wesentlich häufiger vor als der paralytische. Ersterer kann angeboren oder erworben sein; Kälber erkranken daran im allgemeinen häufiger als Erwachsene.

➤ *Gemeinsame pathogenetische Vorgänge bei verschiedenen Formen des mechanischen Ileus:*

➤➤ Einschränkung der Darmpassage, evtl. mit Kompression der mesenterialen Blutgefäße und Nerven → Kolik, venöse Stauung.

➤➤ Prästenotischer Darm: Hypermotorik → Anhäufung von flüssigem und gasförmigem Inhalt → Dilatation →

➤➤ Reflux in Labmagen und Vormägen, bei hoher Obstruktion → schnell, hochgradig; bei tiefer Obstruktion → spät, mäßig →

➤➤ Sequestration von Flüssigkeit und Elektrolyten → Dehydratation, Hämokonzentration, Azotämie, hypochlorämische metabolische Alkalose, Oligurie → in der Endphase Lähmung des prästenotischen Darmteiles.

➤➤ Poststenotischer Darm: Entleerung oder Stagnation des Inhalts und Fäulnis → sistierender Kotabsatz, pappiger Schleim, Blut.

➤➤ Obstruktionsbereich: Devitalisierung von Darmwand und Gekröse, bakterielle Zersetzung des Chymus und Bildung von Toxinen und Gas →

➤➤ Durchlässigkeit der Darmwand → fibrinöse jauchige Peritonitis → systemische Intoxikation, Sepsis → Hypoxämie → metabolische Azidose → Kreislaufversagen → Tod.

Übersicht 6-22 Synopsis verschiedener Ileusformen beim Rind

Ileusursache	Allgemeine klinische Charakteristika	Wichtige diagnostische Befunde	Ergänzende Diagnostik	Besondere Hinweise
Invagination	• Adulti: typischer dreiphasiger Verlauf über mehrere Tage: • Kolik (6–12 h) → Beruhigung (Besserung) → Intoxikation und Sepsis • Kälber: kurze oder fehlende Kolikphase auffällige progressive Depression fehlender Kotabsatz abdominale Komplikationen möglich	• Adulti: Kolik ohne Auftreibung des Abdomens Rektal blutig-schwarzroter Mastdarminhalt und schneckenförmig gewundenes Gebilde vor dem Becken • Kälber: Blut im Rektum, derbes Gebilde im Abdomen bei bimanueller Palpation ausgeprägte Exsikkose	• SG: dilatierte, mit echogenem Inhalt gefüllte Darmlumina neben leeren Schlingen, selten Invagination (›Darm in Darm‹) darstellbar • PS: Cl-Gehalt im fortgeschrittenen Stadium erhöht • BHP: anfangs Protein- u. Zellgehalt ↑, SCHALM-Test+++, später jauchig • BLU: metab. Alkalose/metab. Azidose, Hämokonzentration, mäßige Leukozytose, evtl. Hypoglykämie	Bei Kälbern oft im Gefolge von Diarrhoe Hypoglykämie → oft ungünstige Prognose Harndichte > 1,026 g/ml → zeigt bei Kälbern deutliche Hypovolämie an
Volvulus	• Anhaltende oder anfallsweise Kolik mittleren Grades • schnell fortschreitende Beeinträchtigung des Allgemeinbefindens • sägebockartige Haltung → Festliegen • Auftreibung des Abdomens • deutliche Verschlechterung ab 12 h Dauer	• Vorwölbung der Bauchwand rechts unten, dort subtympanischer Perkussionsschall, auskultat. Plätschergeräusche und dumpfe Steelbandtöne • Rektal gespannte Stränge und aufgegaste Dünndarmschlingen evtl. rauhes Peritoneum	• SG: im typischen Fall rechts ventral dilatierte Dünndarmlumina mit anechogenem Gas neben dilatierten flüssigkeitsgefüllten Schlingen, evtl. Fibrinausschwitzungen • PS: Cl-Gehalt nur im fortgeschrittenen Stadium erhöht • BHP: nicht indiziert! • BLU: überwiegend metabolische Alkalose, vereinzelt Hämokonzentration, Leukozytose, oft Hypoglykämie	Überwiegend Kälber betroffen, Hypoglykämie, Harndichte s.o. bei Krankheitsdauer > 12 h oft ausgeprägte Dehydratation und Störung des Elektrolyt- und Säure-Basen-Haushaltes → Verschlechterung der Prognose
Torsio mesenterialis intestini	• Anhaltende heftige Kolik • schnell fortschreitende Allgemeinstörung • bald Festliegen • Auftreibung des Abdomens • mitunter Tod innerhalb von 12–24 h	• Vorwölbung der gesamten rechten Bauchwand, auskultat. rechts Plätschergeräusche und (selten) metallische Töne • Rektal vor dem Becken ungeordnete angeschoppte Dünndarmschlingen und gespannte Gekröseststränge, tiefer im Abdomen bogenförmig parallel verlaufende Kolonsegmente	• SG: viele dilatierte mit echogenem oder hypoechogenem Inhalt gefüllte Dünn- und Dickdarmlumina • PS: Cl-Gehalt zum Teil deutlich erhöht • BHP: nicht indiziert! • BLU: teils metab. Alkalose, teils Azidose, teils Hämokonzentration und Hypoglykämie	Überwiegend Kälber betroffen, sonst s.o.

Übersicht 6-22 Synopsis verschiedener Ileusformen beim Rind (Fortsetzung)

Ileusursache	Allgemeine klinische Charakteristika	Wichtige diagnostische Befunde	Ergänzende Diagnostik	Besondere Hinweise
Inkarzeration Strangulation Kompression	• Erscheinungsbild und Verlauf hängen von Umfang, Grad und Lokalisation der Abschnürung ab: teils ähnlich Invagination, teils ähnlich Volvulus • partieller oder vollständiger Verschluß • anhaltende oder intermittierende Kolik	• Kotabsatz reduziert/sistierend Rektuminhalt evtl. pappig, blutig auskult. rechts Plätschergeräusche Nabelhernie ggf. gummiartig derb, schmerzhaft • Rektal angeschoppte Dünndarmschlingen, gespannter Gewebestrang; Gekröseschlitz; Knoten	• SG: dilatiertes Duodenum; strangartige Strukturen und erweiterte Darmlumina; Darmschlingen in Hernie; komprimierende Neubildungen • PS: Cl-Gehalt stark erhöht bei duodenalem Ileus • BHP: ähnlich Invagination, cave Darmpunktion • BLU: bei duodenalem Ileus deutliche hypochlorämische metab. Alkalose, sonst wie bei Invagination/Volvulus	Bei Kälbern kann Strangulationsileus mit vorangegangener Nabelentzündung zusammenhängen, Nabelhernien können rezidivierenden Verschluß bedingen
Obturation Obstipation	• Erscheinungsbild und Verlauf hängen von Lokalisation und Ausdehnung der Obstruktion ab: • Duodenum: binnen 1–3 Tagen ausgeprägtes Abomasoruminales Refluxsyndrom anfangs evtl. mäßige Kolik • Dünn- und Dickdarm: schwere Allgemeinstörung, sägebockartige Haltung → Festliegen, leichte Kolik • Ileum: Mattigkeit, sägebockartige Haltung, mäßige Kolik	• Sy. verschieden je nach Lokalisation und Art, siehe Kap. 6.10.6; reduzierter/sistierender Kotabsatz • Rektal bei duodenalem Ileus Labmagen- und Pansendilatation bei Ileumobstipation evtl. angeschoppte Darmschlingen	• SG: dilatiertes Duodenum, Obstruktionsursache (?); bei anderen Formen dilatierte, mit echogenem Inhalt angeschoppte Darmschlingen • PS: s. o. • BHP: nur bei Peritonitis aufschlußreich • BLU: s. o.	Obstipationsileus von Dünn- und Dickdarm wurde nur unter besonderen Umständen und nur beim Kalb beobachtet
Paralyse	• Teils Entwicklung über mehrere Tage (v. a. Adulti), teils perakuter Verlauf unter Ileuserscheinungen (v. a. Kälber) • schnelle Verschlechterung des Allgemeinzustandes (v. a. Kälber)	• Zunahme des Leibesumfanges rechts oder beidseits, reduzierter/fehlender Kotabsatz, auskultat. Plätschern und evtl. Steelbandtöne rechts • Rektal gefüllte, teils gespannte Dünn- und Dickdarmschlingen	• SG: zahlreiche dilatierte Darmlumina • PS: Cl-Gehalt nur im fortgeschrittenen Stadium erhöht • BHP: nicht indiziert! • BLU: ausgeprägte Dehydratation	Bislang erst wenige Angaben Paralytischer Ileus beim Kalb evtl. durch enterale Toxämie mit sekundärer Darmlähmung bedingt Mechanischer Ileus hat in der Regel Lähmung des prästenotischen Darmes zur Folge

Zeichenerklärung: Sy. = Symptome, Re. = Rektalbefund, SG = Sonographie, PS = Pansensaftbefund, BHP = Bauchhöhlenpunktat/-punktion, BLU = Blutuntersuchung, auskultat. = auskultatorisch, ↑ = erhöht, +++ = stark positiv

Die Krankheitsentwicklung beim *paralytischen Ileus* unterscheidet sich wesentlich von der des mechanischen und führt nur in bestimmten Fällen zu ähnlichen lokalen und systemischen Veränderungen.

➤ *Gemeinsame Leitsymptome sowie Unterscheidungsmerkmale der mechanischen Darmverschlüsse:* Gemeinsam ist den verschiedenen Formen von mechanischen Darmverschlüssen das Auftreten von Kolikerscheinungen, der reduzierte oder fehlende Kotabsatz sowie die progressive Störung des Allgemeinbefindens. Sie unterscheiden sich jedoch in Grad und Dauer der Kolik, den Veränderungen des Rektuminhaltes (pappiger Schleim, Blut) und dem Befund der rektalen Bauchhöhlenexploration, dem Auftreten von zusätzlichen Symptomen, wie Auftreibung des Abdomens, Plätschergeräuschen und Steelbandtönen bei Schwing- und Perkussionsauskultation an der rechten Bauchwand, dem Einsetzen und dem Grad des abomasoruminalen Rückflusses, in Grad und Progression der Allgemeinstörung und weiteren Kriterien. Mit Hilfe dieser Befunde gelingt es gewöhnlich, die Ileusdiagnose auf eine der in der Folge beschriebenen Ursachen einzuengen. Einige der Unterscheidungskriterien sind in Übersicht 6-22 aufgeführt; sie kann jedoch das Nachlesen der betreffenden ausführlichen Krankheitsbeschreibung nicht ersetzen. In Übersicht 6-23 werden mögliche Ursachen von Kolikerscheinungen genannt.

Übersicht 6-23 Ursachen von Kolikerscheinungen beim Rind

Gastrale	**Enterale**
Akute traumatische Hauben-Bauchfellentzündung (1) Akute Pansenazidose/Ruminitis (2) Labmagenstrangulation (2) Labmagenvolvulus (3) Labmagentympanie (3) u. a. m.	Dünndarmileus (3) Blinddarmtorsion (2–3) Koloninvagination (2) Hochgradige akute Darmentzündung (z. B. bei Verätzung) (1–2) u. a. m.
Extragastroenterale	**Scheinbare Kolik**
Gallengangsobstruktion (2) Harnwegsobstruktion (2) Uterustorsion (2) Akute Peritonitis nach Magen-/Darmperforation (2)	Fremdkörper im Klauenspalt Brunst, Unleidlichkeit »Sonnenbrand« (v. a. Euter) Urtikaria Ektoparasiten-/Insektenbefall Zentralnervöse Störungen (M. AUJESZKY, Tollwut, Vergiftung u. a.)

(Kolikgrad): 1 = gering-, 2 = mittel-, 3 = hochgradig

➤ *Grundsätzliches zu Behandlung und Prognose:* Die Behandlung des mechanischen Ileus geschieht im allgemeinen chirurgisch und richtet sich nach der vorliegenden Ursache. Wesentlich für den Behandlungserfolg ist die Berücksichtigung etwaiger Verschiebungen in Flüssigkeits-, Elektrolyt- und Säure-Basen-Haushalt, deren Korrektur ggf. schon vor Operationsbeginn einzuleiten ist. Je nach vorliegender Situation kann es auch angezeigt sein, schon vor dem Eingriff ein antibakteriell wirksames Präparat zu applizieren (wodurch allerdings die unmittelbare Schlachtverwertung ausgeschlossen wird). Bei allen Ileuszuständen mit erheblicher Beeinträchtigung der lokalen Blutzirkulation verschlechtern sich die Heilungsaussichten erheblich, wenn die Krankheitsdauer 12 h überschreitet. Sofern die Behandlung aussichtsreich erscheint und vom Tierhalter gewünscht wird, hat daher schnelles chirurgisches Eingreifen (Probelaparotomie) Vorrang vor dem restlosen Ausschöpfen der diagnostischen Möglichkeiten.

6.10.2 Darminvagination

G. DIRKSEN/K. DOLL

Definition: Benachbarte Darmsegmente schieben sich teleskopartig ineinander, so daß die Darmpassage meist vollständig unterbrochen wird *(Invaginatio intestini)* und das Tier unter Anzeichen einer schweren Störung des Allgemeinbefindens erkrankt. Anfangs ist das Leiden durch Koliksymptome, später durch Intoxikation und Sepsis gekennzeichnet und verläuft ohne chirurgische Behandlung i. d. R. tödlich. *Andere Bezeichnungen:* Darmeinschiebung; intestinal invagination, intussusception; invagination intestinale.

Formen, Lokalisationen: Bislang sind beim Rind nur absteigende (orthograde) Invaginationen beobachtet worden, bei denen sich der orale Darmteil *(Invaginat, Intussuszept)* in den aboralen *(Invaginans, Intussuszipiens)* einstülpt (bei retrograder Invagination umgekehrt) (Abb. 6-140). Prädilektionsstelle für Darminvaginationen ist das Leerdarmende, insbesondere die jejunoileale Übergangszone *(I. jejunojejunalis, I. jejunoilealis)*, von wo aus sich das Invaginat ins Zäkum *(I. ileocaecalis)* oder bis ins Kolon *(I. ileocaecocolica)* schieben kann. Darmeinstülpungen im mittleren und proximalen Leerdarmbereich kommen wesentlich seltener vor; das Duodenum wird nur ausnahmsweise betroffen. Bei Blinddarminvaginationen stülpt sich das blinde Darmende nach innen und bildet den Apex des Invaginates *(I. caecalis)*, das bei forschreitender Einschiebung dann ins Kolon eintritt *(I. caecocolica)*. Koloninvaginationen *(I. colocolica)* sind bei den Bovinen wegen der relativ starren Befestigung des Grimmdarmes innerhalb der Darmscheibe recht selten. Im Bereich der Ileum-Zäkum-Kolonverbindung können sich ausnahmsweise Doppelinvaginationen einstellen, indem sich der invaginierte Komplex in den dahinter liegenden Darm schiebt; multiple Invaginationen (bis zu drei beim selben Tier) scheinen fast nur sub finem vitae aufzutreten (Abb. 6-141 bis 6-144, 6-157).

■ **Vorkommen:** Analog zu Beobachtungen bei anderen Tierspezies und beim Menschen kommen auch beim Rind Darminvaginationen am häufigsten im jugendlichen Alter vor. Von 57 bis zu 6 Monate alten Kälbern/Jungrindern mit Darmeinschiebung waren 35 (= 61%) unter 4 Wochen alt (eigene Kasuistik). Abweichungen von der üblichen Altersverteilung können sich ergeben, wenn bestimmte regionale Einflüsse der Fütterung und Haltung zu erhöhtem Auftreten des Leidens bei den Adulti führen; dann können sich auch jahreszeitliche Unterschiede zeigen. Hinweise, daß Rinder bestimmter Rassen sowie männliche Tiere häufiger betroffen werden als andere, bedürfen noch der sicheren Klärung.

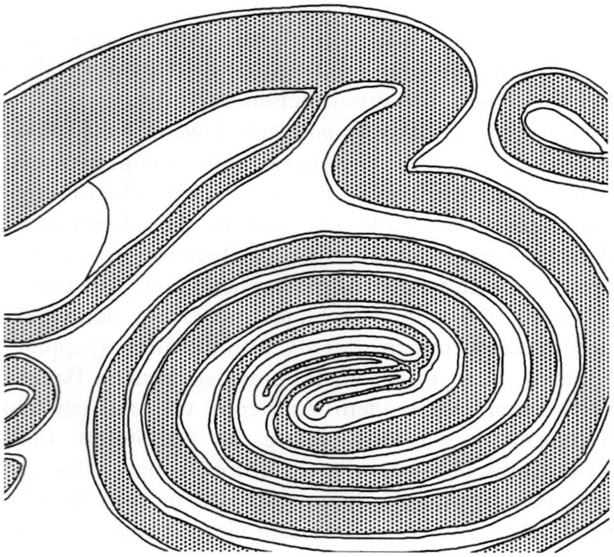

Abbildung 6-142 Invaginatio colocolica

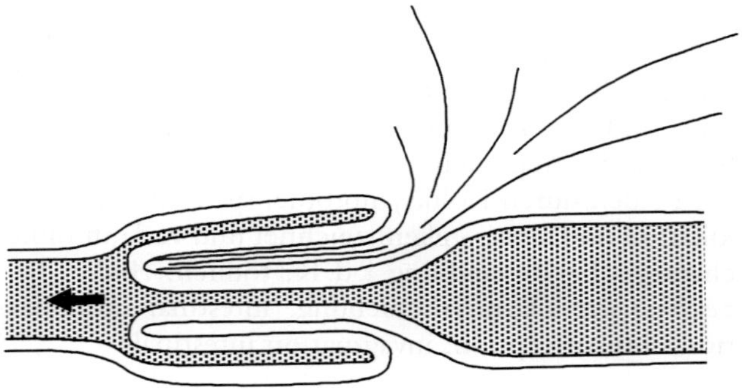

Abbildung 6-140 Schema einer absteigenden Darminvagination: Das Intussuszept (inneres Rohr) schiebt sich in Pfeilrichtung in das distale Intussuszipiens (äußeres Rohr) und zieht dabei das Gekröse mit hinein

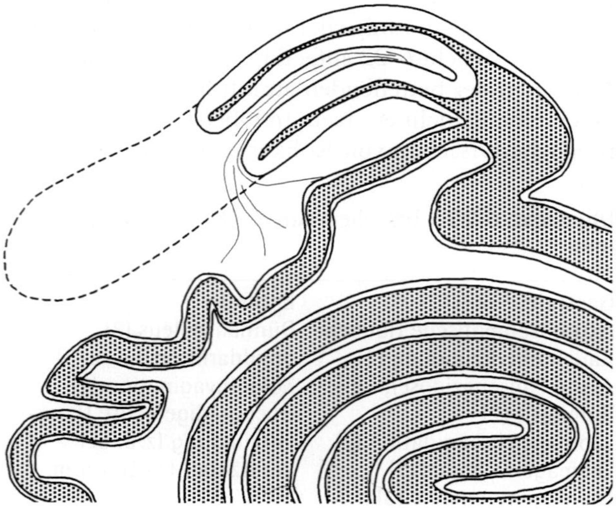

Abbildung 6-143 Invaginatio caecocaecalis

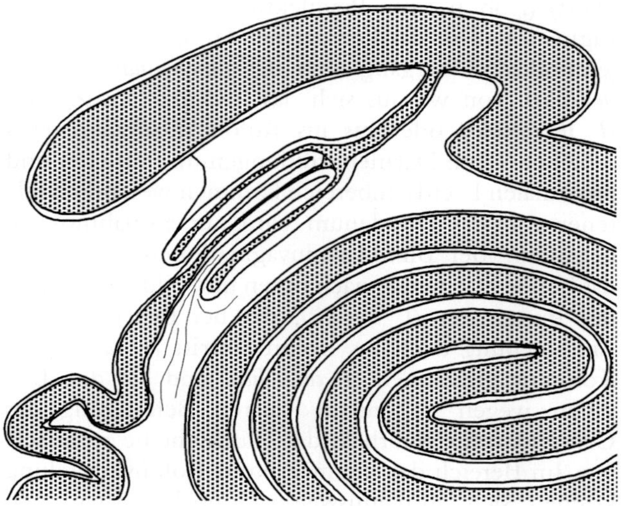

Abbildung 6-141 Invaginatio jejunoilealis

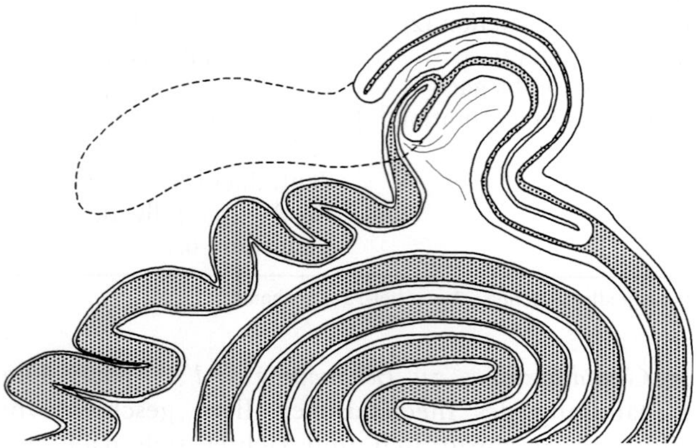

Abbildung 6-144 Invaginatio caecocolica

Ursache, Pathogenese: Es kommen im wesentlichen zwei pathogenetische Faktoren bzw. Mechanismen in Betracht: Relativ oft ist zu beobachten, daß die Einschiebung offensichtlich von einem sogenannten »Leitgebilde« in der Darmwand (Polyp, Zyste, Hämatom, Tumor, Parasitenknoten) ausgegangen ist, an dem der orale Darmteil in den aboralen »gezogen oder geschoben« wurde (wobei die nachdrängenden Ingesta einen gleichsinnigen Einfluß ausüben). Möglicherweise können auch entzündliche Veränderungen der Darmschleimhaut, wie z. B. geschwollene PEYERsche Platten oder das MECKELsche Divertikel, als »Fixpunkt« wirken. Derartige Zubildungen führen jedoch nicht zwangsläufig zu einer Invagination, sondern nur im Verein mit begünstigenden Einflüssen, die v. a. in Störungen oder Besonderheiten der Darmmotorik zu suchen sind. So ist es erwiesen, daß Darminvaginationen auch – ohne ein anatomisches Substrat – allein aus Störungen der Peristaltik entstehen können. Sie werden teils auf eine Erschlaffung des aboralen Segmentes *(I. paralytica)*, teils auf spastische Kontraktion des oralen Abschnittes *(I. spasmodica)*, teils aber auch auf eine Fehlsteuerung des Zusammenspiels zwischen Ring- und Längsmuskulatur zurückgeführt. Hierbei kann beispielsweise ein spastischer Schnürring zum Ausgangspunkt einer Darmeinstülpung werden.

Das bevorzugte Auftreten von Invaginationen am Leerdarm-Hüftdarmübergang, wie es dem Rinde eigen ist, läßt darauf schließen, daß auch anatomische Gründe eine Rolle spielen. Das jejunale Gekröse bildet hier eine schürzenartige Ausbuchtung, wodurch dieser Darmabschnitt eine erhöhte Beweglichkeit erhält, während das Ileum beidseits in Mesenteria eingebunden ist; eine Besonderheit der Gefäßversorgung besteht darin, daß sich an dieser Stelle die Endzweige der A. mesenterica cranialis mit den Rami ilei mesenterialis der A. ileocolica treffen.

Für regional vermehrtes Auftreten des Leidens wurden in älteren Mitteilungen Darmwandveränderungen durch Ösophagostomenknötchen verantwortlich gemacht; herdenweise Häufung zeigte sich bei Entwicklung von Phytobezoaren nach Verzehr von bestimmten, zur Verfilzung neigenden Pflanzen. Ansonsten wurden noch weitere Fütterungseinflüsse wie auch nervale (zentrale oder periphere) Reiz- oder Lähmungszustände in ursächlichen Zusammenhang zu Darmeinschiebungen gebracht. Bei jungen Kälbern bedingen Durchfallerkrankungen eine erhöhte Exposition für Darmeinstülpungen, und damit hängt teilweise die schon erwähnte altersgebundene Disposition dieser Gruppe zusammen, ebenso die jahreszeitliche Häufung in den Wintermonaten. Von 35 mit Darminvagination behafteten Kälbern im Alter bis zu 4 Wochen hatten 26 (= 74%) zuvor an Diarrhoe gelitten; auf die Gesamtzahl der oben zitierten 57 bis zu 6 Monate alten Probanden bezogen, beläuft sich der Anteil diarrhoeassoziierter Darminvaginationen auf 56%.

Für das weitere Geschehen ist von Bedeutung, daß das Invaginat infolge Abschnürung des miteingeschobenen Gekröses und seiner Gefäße anschwillt (Blutstauung, Ödem) und es dadurch immer fester eingeklemmt und sein Lumen meist völlig verschlossen wird. Oral der Obstruktion füllt sich der Darm daher mit flüssigem Inhalt; später erreicht der Rückstau auch Labmagen und Pansen (→ abomasoruminaler Reflux). Die Flüssigkeitssequestration im Darm bei gleichzeitig stagnierender Resorption führt – trotz teilweise noch erhaltener Wasseraufnahme – zu Dehydratation und Hämokonzentration mit Anstieg von Hämatokrit und Blut-Harnstoffgehalt sowie zu Oligurie. Aufgrund der koinzidierenden Störung des Elektrolythaushaltes entwickelt sich im typischen Fall beim ruminanten Rind, je nach Lokalisation und Dauer des Darmverschlusses, früher oder später eine hypochlorämische hypokaliämische metabolische Alkalose, die der Organismus auf respiratorischem Wege (Einschränkung der CO_2-Exhalation) zu kompensieren versucht (Kap. 4.3.6, 6.9.9). Im Falle der diarrhoeassoziierten Darminvagination beim Kalb variieren die Blutparameter jedoch, in Abhängigkeit von den im Einzelfall vorliegenden Bedingungen, in weitem Rahmen.

Mit fortschreitender Dauer kommt es im Invaginationsbereich zu Transsudation, Diapedeseblutungen, Gangrän und zunehmender Durchlässigkeit der Darmwand für Bakterien mit der Folge einer zunächst umschriebenen, später ausgebreiteten fibrinösjauchigen Peritonitis und schließlich zu Autointoxikation, Sepsis, Kreislaufversagen und Tod.

Sektionsbefund: Bei jejunalen und jejunoilealen Einstülpungen ist der betroffene Darmabschnitt wegen des einseitigen Zuges des miteingeklemmten Gekröses meist schneckenförmig gewunden und dabei von fleischigderber Konsistenz und bläulichroter oder mehr schwarzroter Farbe. An der Eintrittsstelle bildet das äußere Darmrohr einen festen Ring (Hals), der sich am Invaginat in Form einer zirkulären anämischen Zone abzeichnet. Die Länge des Invaginates kann wenige Zentimeter bis über 3 m betragen. An seiner Kuppe ist mitunter eines der oben erwähnten »Leitgebilde« zu finden. Die weiter distal gelegenen Darmeinschiebungen fallen ebenfalls durch umschriebene Umfangsvermehrung und Verfärbung auf.

Symptome, Verlauf: Die nachfolgende Beschreibung bezieht sich auf erwachsene Rinder; bei Jungtieren nimmt die Erkrankung meist einen wesentlich symptomärmeren Verlauf, worauf am Ende dieses Abschnittes eingegangen wird. Gewöhnlich lassen sich drei Krankheitsphasen unterscheiden:

➤ Im *ersten Stadium*, das 2–6, längstens 12 h dauert, zeigen die Tiere, je nach Temperament und Ausmaß der Einstülpung, plötzlich Koliksymptome unterschiedlichen Grades: Unruhe, Trippeln, Hinundhertreten, Umschauen zum Leib, Schlagen mit dem Schwanz oder – in schweren Fällen – Anziehen und Ausschlagen der Hinterbeine, Schweißausbruch, Muskelzittern, ächzendes Stöhnen, Zähneknirschen, Pressen auf Kot und Harn. Ihr Blick ist ängstlich-starr, Kopf und Hals sind gestreckt, die Bauchdecken deutlich gespannt; Futter wird gänzlich verschmäht, Tränke gewöhnlich noch aufgenommen. Puls und Atmung sind vermehrt; die Körpertemperatur bewegt sich im Normalbereich. Im Rektum ist im Anfangsstadium zwar oft noch normaler, aus den kaudal der Abschnürung gelegenen Darmabschnitten stammender Kot vorhanden; oft läßt sich aber bei rektaler Exploration vor dem Becken oder in der Tiefe der Bauchhöhle das invaginierte Darmteil in Form eines beweglichen kinds- bis mannskopfgroßen derbfleischigen Gebildes ertasten. Es ist im Fall einer Dünndarminvagination spiralig gewunden, sonst eher wurstförmig; daneben sind gespannte Gekrösestränge und flüssig gefüllte Darmschlingen fühlbar, deren Betastung mitunter Schmerz auslöst. Liegt die Einschiebung jedoch im vorderen Leerdarmbereich oder besteht Hochträchtigkeit, so ist der veränderte Darmbezirk nur selten zu erreichen (Bauchdecken anheben lassen).

➤ Während der folgenden, etwa bis zum 3. Tag anhaltenden *zweiten Phase*, dem »Stadium des fehlenden Kotabsatzes«, tritt i. d. R. völlige Beruhigung oder ausgesprochene Apathie ein; gleichzeitig geht die Bauchdeckenspannung zurück. Manchmal setzen sogar vorübergehend wieder schwache Pansenkontraktionen ein, und es wird etwas Futter aufgenommen. Das Wiederkauen bleibt jedoch trotz gefüllter Vormägen weiterhin unterdrückt. Im ganzen machen die Patienten nun einen abgeschlagenen Eindruck und rühren sich kaum von der Stelle. Ihr Enddarm enthält jetzt nur pappig-schmierigen, anfangs grauweiß, später schwarzrot gefärbten Schleim. Er weist auch bei sonst negativem Explorationsbefund auf Darmverschluß hin.

➤ Vom 3./4. Krankheitstag an stellen sich im *dritten Stadium* zunehmend Erscheinungen der infarzierungsbedingten Autointoxikation und Sepsis ein: Körpertemperatur sowie Atem- und Pulsfrequenz steigen an, die Herztöne werden zunächst pochend, später dagegen schwach und undeutlich getrennt; die Episkleralgefäße sind jetzt stark gefüllt, die Schleimhäute verwaschen rot, der Puls ist kaum noch palpierbar. Körperoberfläche, Hörner und Ohren sind kalt, die Bulbi eingesunken, das Flotzmaul ist trocken. Zuletzt kommen die Patienten in milchfieberähnlicher Haltung zum Festliegen, bis sie nach etwa 8 (maximal 14) Tagen im Koma sterben. Ausnahmsweise kann schon wesentlich früher ein tödlich verlaufender Schock einsetzen.

➤ Das *Erscheinungsbild bei Jungtieren* unterscheidet sich teilweise von dem der älteren Rinder und läßt sich wie folgt charakterisieren:

➤➤ Die Kolikphase fehlt oder ist nur kurz, und die Symptome sind meist nur schwach ausgeprägt (und werden daher oft übersehen).

➤➤ Plötzlich auffällige Mattigkeit und reduziertes Stehvermögen bis zu Festliegen in Seitenlage.

➤➤ Abrupte Verminderung oder gänzliches Aussetzen der Festfutter- und Tränkeaufnahme (sofern Durchfallkälber zuvor noch getrunken hatten); bei Milchkälbern schwacher oder fehlender Saugreflex.

➤➤ Auffällig reduzierte Menge und schwarzrote Färbung des Kotes, mitunter im Rektum nur blutiger Schleim (cave Fehlbeurteilung von digital induzierter Blutung!).

➤➤ Schwingauskultation in der Mehrheit ein- oder beidseitig positiv (links teils Plätschern aus dem Pansen).

➤➤ V. a. bei diarrhoeassoziierter Darminvagination: häufig deutliche Exsikkose; nicht selten rechts- oder beidseitige Auftreibung des Abdomens infolge Darmaufgasung; mitunter ist bei tiefer bimanueller Palpation des Abdomens ein derbes Gebilde zu ertasten; oft Tachykardie.

➤➤ Im allgemeinen stärkere Störung und schnellere Verschlechterung des Allgemeinbefindens als bei den Adulti; nicht selten zusätzliche abdominale Komplikationen (Volvulus, Darmscheibendrehung, Labmagenaufgasung, Ulkusperforation, Pansentympanie, Peritonitis).

■ **Diagnose:** Sofern nicht schon die rektale Bauchhöhlenexploration eindeutige Befunde ergibt, kann aus Anamnese, Verlauf und den klinischen Symptomen – Kolik, fehlender Kotabsatz, schleimig-blutiger Mastdarminhalt, Plätschergeräusche an der rechten Bauchwand, Exsikkose, erhöhte Harndichte – auf Vorliegen einer Darmobstruktion geschlossen werden. Bei Jungtieren gründet sich der Verdacht auf die oben genannten Charakteristika. Zur Stützung der Diagnose können folgende Untersuchungen und Befunde dienen:

➤ *Pansensaft:* Anstieg des Chloridgehaltes über 30 mmol/l beim ruminanten Rind, über (60–)90 mmol/l bei Milchkälbern (Kap. 6.9.1, 6.9.9) zeigt abomasoruminalen Rückfluß an.

➤ *Sonographie* an der rechten Bauchwand: Bei entsprechender Ausstattung und Erfahrung kann die Ultraschalluntersuchung nicht nur wesentliche Hinweise auf Vorliegen eines Ileus, sondern auch auf dessen Lokalisation geben. Diagnostische Kriterien sind beim ruminanten Rind: Darstellung von flüssigkeitsgefüllten, dilatierten Dünndarmschlingen neben leeren Lumina normaler Weite, Anzahl der dilatierten Darmquerschnitte im Gesichtsfeld (je mehr, je weiter distal liegt der Verschluß und vice versa), erhöhte oder reduzierte Motorik, Flüssigkeitsrückstau bis in die Vormägen; peritonitisches Exsudat. Hin und wieder läßt sich der invaginierte Dünndarmbezirk direkt darstellen (BRAUN, 1997). Auch für die Ileusdiagnostik am Kalb erweist sich die Sonographie als hilfreich.

➤ *Bauchhöhlenpunktion:* Anfangs weist das Punktat Veränderungen wie bei akuter fibrinöser, später wie bei jauchiger Peritonitis auf: gelbliche bis bräunliche Farbe, muffiger bis fauliger Geruch, anfangs schnelle, später verzögerte Gerinnung, erhöhter Protein- und Zellgehalt, SCHALM-Test (0,5 ml Punktat + 2 ml Testflüssigkeit) stark positiv; (s. Kap. 6.15.1). Ausgeprägt jauchiger Geruch läßt auf Unheilbarkeit schließen.

➤ *Blutuntersuchung:* Der Nachweis einer hypochlorämischen metabolischen Alkalose (s. *Pathogenese*) ist auch diagnostisch verwertbar; außerdem entwickelt sich nach 2- bis 3tägiger Krankheitsdauer eine starke Leukozytose mit Neutrophilie und Kernlinksverschiebung. Bei betroffenen Milchkälbern ist nicht selten ein (prognostisch ungünstiger) Abfall des Blutzuckerspiegels (< 3 mmol/l) festzustellen; ein spezifisches Gewicht des Harnes über 1026 weist auf eine erhebliche Hypovolämie hin.

➤ Die *Laparoskopie* kann bei Kälbern zur Erkennung von invaginationsbedingten oder -assoziierten Komplikationen (Peritonitis etc.) nützlich sein; die im Recessus intestinalis gelegene Invaginationsstelle entzieht sich jedoch gewöhnlich der Beobachtung.

➤ *Röntgenographie:* Bei Jungrindern ließ sich die Obstruktion im Anfangsstadium der Erkrankung auf diesem Wege darstellen.

➤ *Diagnostische Laparotomie:* Im Zweifelsfall sollte bei wertvollen Tieren unverzüglich eine diagnostische Laparotomie eingeleitet werden, die ggf. dann mit der operativen Behandlung verbunden wird. Das diagnostische Repertoire hat sich zwar in neuerer Zeit erheblich erweitert, jedoch lassen sich die bestehenden Möglichkeiten in der Landpraxis nur begrenzt ausschöpfen. Daher ist die endgültige Diagnose oft nur mittels explorativer Laparotomie zu stellen. Das gilt insbesondere für Darmverschlüsse bei Jungtieren, bei denen oft jede verlorene Stunde zählt.

■ **Differentialdiagnose:** Es ist ein relativ weites Spektrum an Krankheiten zu berücksichtigen:

- Ileuszustände anderer Genese (s. Übersicht 6-22);
- unter Kolikerscheinungen verlaufende Leiden ohne Darmverschluß (gastrale und extragastroenterale Kolikformen sowie scheinbare Kolik, s. Übersicht 6-23);
- Passagebehinderungen mit verwechselbarem rektalen Explorationsbefund, z.B. Fettgewebsnekrose, Tumoren.

■ **Beurteilung:** Die Heilungsaussichten der Darminvagination beim Rind müssen differenziert beurteilt werden, denn sie hängen wesentlich von deren Lokalisation, Ausmaß und Dauer ab, ferner von den systemischen Folgen und anderen Einflüssen, wie beispielsweise vorangegangener Neugeborenendiarrhoe beim Kalb. So ist für die frische »typische« jejunale/jejunoileale Invagination ruminanter Rinder im allgemeinen eine gute Prognose zu stellen. Derartige Darmeinstülpungen wurden bereits in der vorantibiotischen Ära unter widrigen Stallbedingungen erfolgreich operiert; allerdings sinken die Heilungschancen ab dem 4./5. Krankheitstag rapide ab. Ileozäkokolikale Darminvaginationen sind dagegen von vornherein als ungünstig einzustufen; bei den ileozäkalen und kolokolikalen Einschiebungen wird der Ausgang wesentlich von der Krankheitsdauer und dem Geschick des Operateurs bestimmt; Blinddarminvaginationen lassen sich wiederum bei rechtzeitigem Eingriff einfach und dauerhaft beheben. Mit Ausnahme der letztgenannten Form sind die Heilungsraten von Darminvaginationen beim Kalb zur Zeit noch recht unbefriedigend, was hauptsächlich darauf zurückzuführen ist, daß die Einstülpungen zu spät erkannt werden und die Tiere im Falle von diarrhoeassoziierten Invaginationen erheblich vorgeschädigt sind. Ausgeprägte Hypoglykämie und/oder Dehydratation sowie hochgradige metabolische Alkalose (oder Azidose) bedingen eine fragliche Prognose.

■ **Behandlung:** Gemäß den in der Beurteilung genannten Gesichtspunkten ist differenziert und kritisch abzuwägen, ob eine Therapie in dem betreffenden Fall nach medizinischen Kriterien indiziert und sie zudem ökonomisch gesehen gerechtfertigt ist.

➤ *Konservative Behandlung, Selbstheilung:* Im älteren Schrifttum wird zwar berichtet, daß im Anfangsstadium der Erkrankung (Kolikphase) die Injektion von Peristaltika zum Erfolg geführt habe; aus heutiger Sicht erscheint es jedoch fraglich, ob in diesen Fällen tatsächlich Darmeinstülpung vorgelegen hat. Bei klinisch manifester Invagination sind derartige Medikationen kontraindiziert. Der beim menschlichen Säugling erfolgreich praktizierte Kontrastmitteleinlauf wurde beim Kalb noch nicht erprobt und dürfte wegen der unterschiedlichen anatomischen Verhältnisse und der gewöhnlich (zu) späten Erkennung kaum aussichtsreich sein.

Wie aus mehreren Mitteilungen hervorgeht, soll unter günstigen Bedingungen Selbstheilung eintreten können. In diesem Fall bildet sich am Hals des Intussuszipiens eine feste Verklebung und Verwachsung zwischen den ineinandergeschobenen Darmteilen, und das nekrotisierte Invaginat wird per vias naturales abgestoßen (was möglicherweise zu einer Verstopfung im distalen Bereich führen kann).

➤ *Chirurgische Behandlung:* Sobald die Entscheidung für einen chirurgischen Eingriff gefallen ist, sollte er unverzüglich vorgenommen werden, da sich die Heilungsaussichten mit zunehmender Krankheitsdauer kontinuierlich verschlechtern. Zeigen sich bereits Dehydratationserscheinungen, ist es angezeigt, schon vor der Operation mit der *Flüssigkeits- und Elektrolyttherapie* zu beginnen, um Allgemeinzustand und Stehfähigkeit des Patienten zu verbessern. Bei älteren Rindern, etwa ab dem 6. Lebensmonat, ist die *Operation am stehenden Tier* dem Eingriff am liegenden, wie es beim Kalb die Regel ist, vorzuziehen. Dem Operateur wird dadurch die Identifizierung der Invaginationsstelle innerhalb des angeschoppten Darmkonvolutes wesentlich erleichtert, auch lassen sich die anderen Bauchhöhlenorgane besser explorieren. Falls der Patient bereits geschwächt ist, kann man zunächst im Stehen die Flankenlaparotomie ausführen und den invaginierten Darmteil nach der Bauchhöhlenexploration in die Nähe der Laparotomiewunde verlagern. Dann wird die Wunde provisorisch verschlossen und ein Sedativum appliziert (z. B. Xylazin), worauf sich das Tier i. d. R. in Brust-Seitenlage niederlegt (evtl. mit Brustbremse nachhelfen), und in dieser Position werden dann Vorder- und Hintergliedmaßen ausgebunden; das Tier seitlich durch Strohballen stützen. Nun kann der Operateur den Eingriff in Ruhe (allerdings kniend) fortsetzen; das Operieren am in Seitenlage fixierten Patienten ist dagegen schwieriger und belastet das Tier. Da der Zug am Gekröse Schmerzen bereitet, muß sich der Operateur darauf einstellen, daß auch an sich stabile Patienten bei der Vorlagerung des invaginierten Abschnittes sowie bei den Gekröseligaturen zum Niedergehen neigen. Diese Tendenz wird durch Prämedikation von Sedativa noch erhöht; daher sind eher Analgetika angebracht.

➤➤ Für die *Operation am stehenden Rind* wird die rechte Hungergrube großflächig in üblicher Weise vorbereitet und anästhesiert. Die Inzision beginnt etwa 12–15 cm kranioventral vom Hüfthöcker und durchtrennt die Bauchwand in kranioventraler Richtung auf etwa 20 cm. Die Schnittlinie soll tunlichst oberhalb des manchmal recht umfangreichen Wulstes des inneren schiefen Bauchmuskels verlaufen und kann notfalls parallel zum Rippenbogen nach ventral verlängert werden. Bei der Durchtrennung des Bauchfelles ist Vorsicht geboten, um nicht unmittelbar anliegende Darmteile zu verletzen. Zur Abdekkung des Operationsfeldes eignet sich eine modifizierte Ringmanschette nach Götze, deren Öffnung mit einer Verschlußvorrichtung versehen ist (Abb. 6-145). Der anschließenden Vorlagerung des invaginierten Darmteiles kommt entgegen, daß beim adulten Rind mehr als 90% der Darmeinstülpungen am Jejunumende lokalisiert sind. Sollte sie sich ausnahmsweise im proximalen Bereich befinden, ist zu

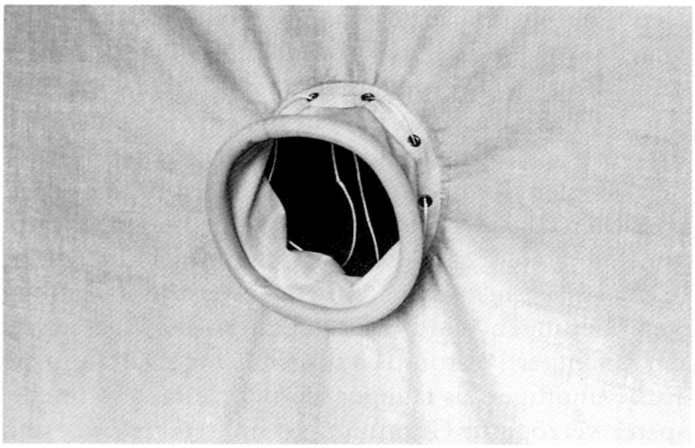

Abbildung 6-145 Ringmanschette mit verschnürbarer Öffnung zur Fixation des für die Resektion vorgelagerten Darmabschnittes

entscheiden, ob man die Laparotomiewunde nach kranioventral verlängert oder sie verschließt und am abgelegten Patienten ventrolateral parakostal eingeht.

➤➤ *Jungtiere* werden i. d. R. in linker Seitenlage unter Lokalanästhesie und Sedation oder in Narkose operiert. Der Schnitt wird hier senkrecht in der Mitte der Bauchwand gelegt, um ein ausreichendes Manövrierfeld für die evtl. erforderlich werdende Vorlagerung der gesamten Darmscheibe zu erhalten.

➤➤ *Dünndarmreposition oder -resektion:* Bei einer frischen und nur kleinen Invagination kann zunächst versucht werden, das Invaginat durch vorsichtige (!) *manuelle Druckmassage* und leichten Zug zu lösen. Falls es gelingt, ist das befreite Darmstück zum einen auf möglicherweise vorhandene »Leitgebilde« abzutasten, und zum anderen ist seine Vitalität zu prüfen. Hierfür gelten: innerhalb von 10 min wiederkehrende Durchblutung, Wärme und Motorik, die Wandbeschaffenheit sowie die Pulsation der Mesenterialgefäße. Je nach Befund ist zu entscheiden, ob es erforderlich ist, den geschädigten Abschnitt zu resezieren, was im Zweifelsfall immer zu empfehlen ist, oder ihn so zu belassen.

Für die *Resektion* hat sich folgendes Verfahren mit *End-zu-End-Vereinigung* bewährt (Abb. 6-146 bis 6-152): Nach extraperitonealer Lagerung der Invaginationsstelle wird die Manschettenöffnung so weit verkleinert, daß der Darm in seiner Lage fixiert und unerwünschter Austritt weiterer Schlingen verhindert wird; notfalls provisorisches Hautheft legen. Sodann halbkreisförmige darmnahe Unterbindung des Gekröses in Einzelheften (resorbierbares Material), die jeweils etwa 3 cm Gewebe erfassen (mit Unterbindungsnadel nach Dechamps oder perforierter Kocher-Sonde anstelle scharfer Nadel), da gezielte Ligaturen wegen der Fetteinlagerung beim erwachsenen Rind meist nicht möglich sind; überstehende Fadenenden nicht abschneiden. Verschluß des invaginierten Segmentes durch beidseits in Verlängerung der Ge-

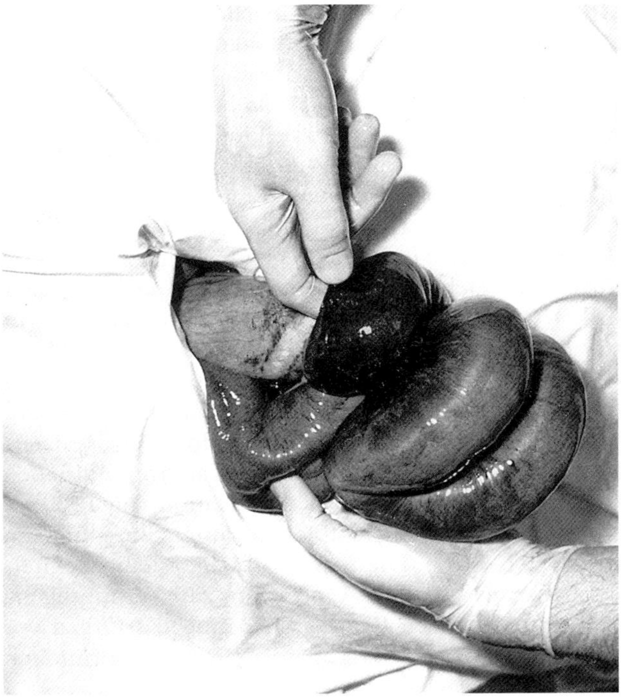

Abbildung 6-146 Vorgelagerter Dünndarmabschnitt mit der in Infarzierung begriffenen Invaginationsstelle (Hals der I. jejunojejunalis)

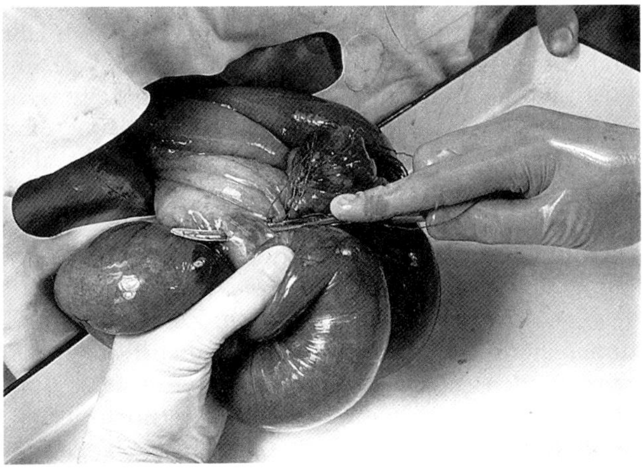

Abbildung 6-147 Resektion des invaginierten Dünndarmteiles: Anlegen der Gekröseligaturen mit der (perforierten) KOCHER-Sonde im Halbkreis um das zu resezierende Darmstück

kröseligaturen schräg angesetzte Darm-/Arterienklemmen und Anlegen von zwei weichen (atraumatischen) Klemmen am gesunden Darm im Abstand von zwei Fingerbreiten; Darminhalt zuvor verstreichen. Bei sehr unruhigen Tieren kann es zweckmäßig sein, am gesunden Darm keine Klemmen zu benutzen, sondern ihn mit dicker Seide oder Gazestreifen (nach Durchstechen am Gekröseansatz) abzubinden. Absetzen des invaginierten Darmstückes unmittelbar neben

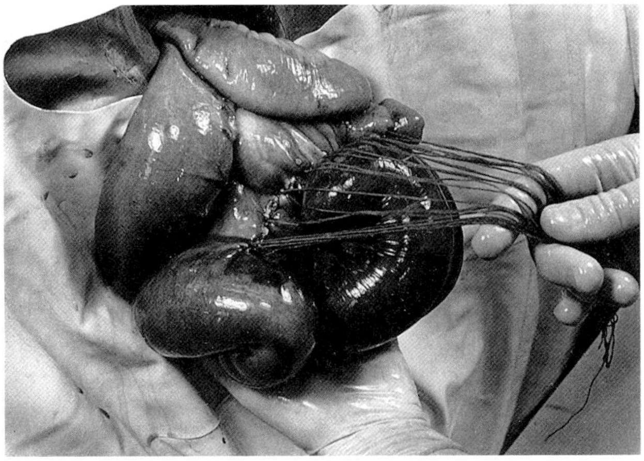

Abbildung 6-148 Raffen der Ligaturenden vor dem Absetzen des invaginierten Darmteiles

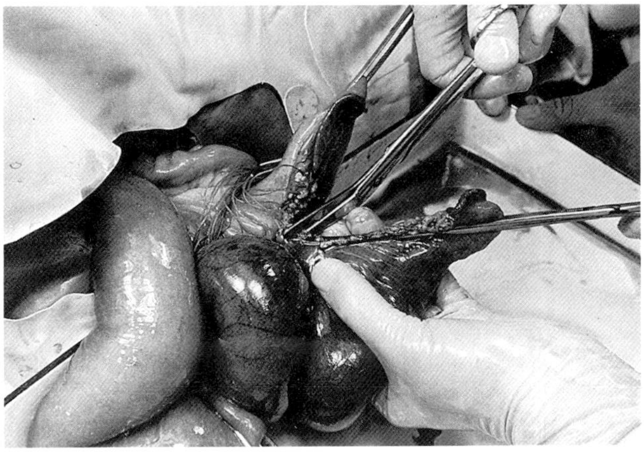

Abbildung 6-149 Nach dem Ansetzen der Darmklemmen werden zuerst der prästenotische Darm und nach Wechseln der Schere Gekröse und poststenotischer Darm durchtrennt

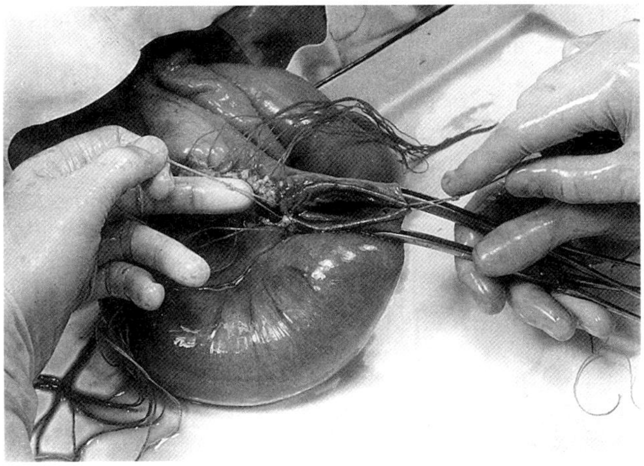

Abbildung 6-150 Lagerung der Darmenden für die End-zu-Endvereinigung; mesenterialer und antimesenterialer Haltezügel werden von einem Helfer leicht gespannt gehalten, um eine möglichst weitlumige Anastomose herzustellen

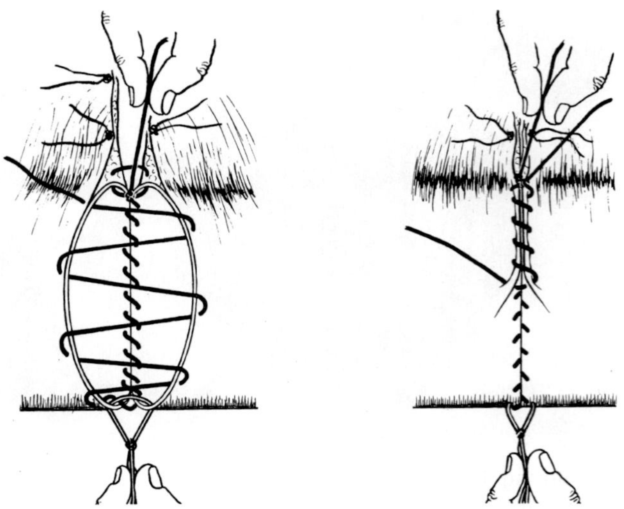

Abbildung 6-151 Darmnaht (schematisch): links die fortlaufende perforierende Vereinigungsnaht aller drei Darmschichten mit dem freien Ende des mesenterialen Haltezügels, Hinterwand Kürschner-, Vorderwand SCHMIEDEN-Naht; rechts abdeckende LEMBERT-Naht der Serosa

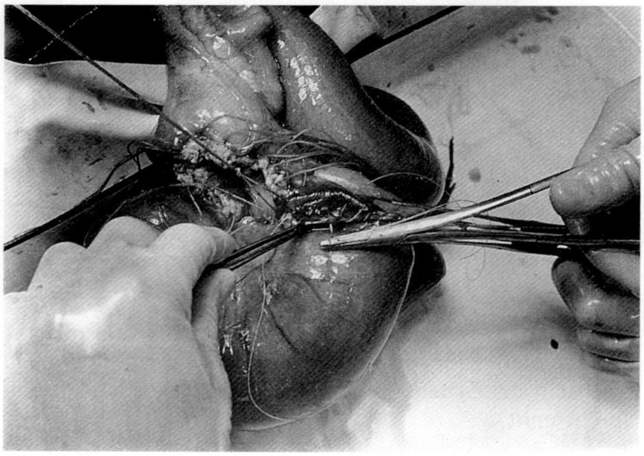

Abbildung 6-152 End-zu-Endvereinigung des Darmes in der Phase der SCHMIEDEN-Naht der Vorderwand

den inneren Darmklemmen unter gleichzeitiger Berieselung mit körperwarmer Kochsalz- oder PVP-Jod-Lösung. Die schräge Durchtrennung – wobei die gekröseferne Darmwand stärker gekürzt wird – gewährleistet eine ausreichende Blutversorgung der Enden und ermöglicht eine Anpassung der meist verschieden weiten Lumina. Die Darmnaht (resorbierbarer Faden) beginnt am Gekröseansatz, und zwar erfaßt der erste Stich Mukosa, Muskularis und ein wenig des zwischen den Serosablättern gelegenen Binde- und Fettgewebes, um an dieser Stelle einen festen Schluß zu erreichen; das freie Fadenende dient als Haltezügel. Um beide Darmstümpfe symmetrisch zu vereinigen, wird gegenüber dem Gekröseansatz ein zweiter Haltefaden eingezogen. Anschließend fortlaufende, alle drei Schichten erfassende Kürschnernaht der Rückwand und Übergang zur SCHMIEDENschen Naht der Vorderwand. Die Stiche sind etwa 4 mm vom Wundrand entfernt zu setzen und sollten einen Abstand von ~ 5 mm haben (Abb. 6-151). Überdecken der ersten Vereinigungs-(Halte-)naht durch fortlaufende Serosanaht (resorbierbarer Faden); Entfernen des zweiten Haltezügels. Verschluß des Gekröseschlitzes durch Verknoten von gegenüberliegenden Enden der Ligaturfäden. Nach Bestreichen mit einem reizlosen antibakteriellen Mittel wird der anastomosierte Darm wieder in den Recessus intestinalis versenkt und die Bauchhöhle zusätzlich antibiotisch versorgt (Wartezeit beachten). Zur *Adhäsionsprophylaxe* können evtl. 100 mg Prednisolonazetat intraabdominal appliziert werden; die Verwachsungen nach Kaiserschnitt ließen sich durch intraabdominale Applikation von 1000 ml 2%iger Polyvinylpyrrolidon-Lösung einschränken (BOSTEDT, 1969). Die beste Vorbeuge ist aber schnelles, reizarmes, sauberes Operieren. Zur Verhütung einer postoperativen Psalteratonie muß das Organ vor dem Verschließen der Laparotomiewunde gründlich massiert werden.

Außer der oben beschriebenen wurden auch andere Nahttechniken, z. B. einstülpende Einzelknopfhefte, mit Erfolg angewandt. Im allgemeinen wird beim Rind beim Anlegen von Dünndarmanastomosen der End-zu-End-Vereinigung der Vorzug gegeben, da sie sich schnell und einfach durchführen läßt und das Risiko von postoperativen Stenosen gering ist. In besonderen Fällen kann es aber angezeigt sein, die *Seit-zu-Seit-Technik* zu wählen, die es erlaubt, eine beliebig weite Anastomose herzustellen, sonst aber wegen der längeren Operationsdauer und der schwierigeren Nahttechnik gemieden wird. Auch mit dieser Methode wurden Darminvaginationen beim Rind erfolgreich operiert.

» *Blinddarmreposition und -resektion:* Zäkale Invaginationen sind erst in neuerer Zeit vermehrt diagnostiziert worden (meist bei jungen Kälbern), daher sind die Erfahrungen mit ihrer Behandlung noch gering. Sie lassen sich zwar oft reponieren (Abb. 6-153, 6-154), doch besteht relativ hohe Rezidivgefahr. Deshalb sollte man mit der Entscheidung zur Amputation des Invaginates nicht zögern. Falls nach versuchsweiser Deinvagination nicht innerhalb von 12 h Kotabgang einsetzt, sollte die Resektion nachgeholt werden. Die Technik wird in Kapitel 6.10.8 beschrieben.

» *Darmresektion bei ileozäkaler Invagination:* Einzelne Fälle wurden folgendermaßen mit Erfolg operiert: Ligatur der Mesenterialgefäße, Anlegen von Darmklemmen am Ileum, Öffnung des Zäkums auf ca. 10 cm etwa 15 cm unterhalb der Ileozäkalverbindung, Absetzen des infarzierten Hüftdarmteiles mit zirkulärer Exzision am Ostium ileocaecocolicum und Verschluß dieser Öffnung, End-zu-Seit-Vereinigung von

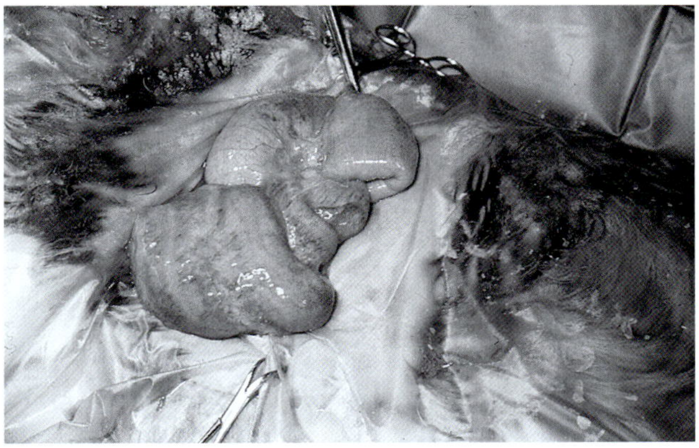

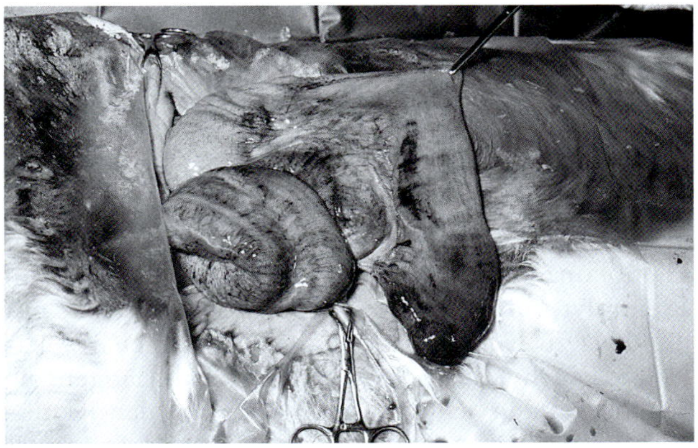

Abbildung 6-153, 6-154 Blinddarminvagination (I. caecocaecalis) vor und nach der manuellen Ausstülpung

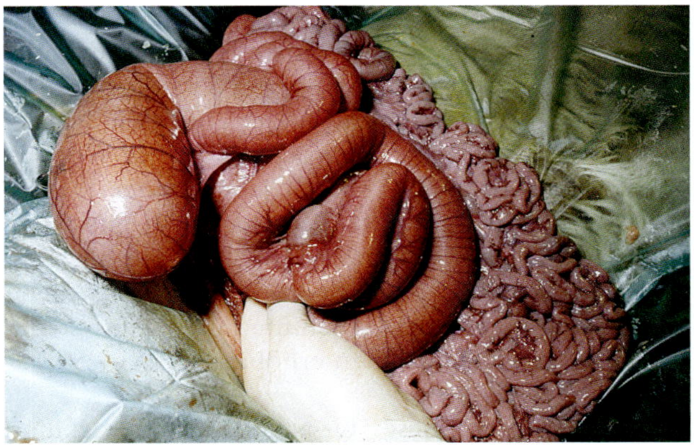

Abbildung 6-155 Koloninvagination im Bereich der Flexura [Ansa] centralis

Dünn- und Blinddarm an dem anfangs angelegten Zugang.

›› *Ileozäkokolikale Invaginationen* sind nur selten heilbar.

›› *Darmreposition oder -resektion bei Koloninvagination:* Koloninvaginationen sind wiederholt an der Flexura centralis, aber auch im Anfangsbereich der Ansa spiralis beobachtet worden (Abb. 6-155). Sie scheinen meist geringeren Ausmaßes zu sein, so daß bei frühzeitiger Erkennung Lösung des Invaginates möglich ist. In einem derartigen Fall wurden ringförmige Druckschäden der Darmwand anschließend mit LEMBERT-Naht überdeckt.

Für die Resektion skelettiert man zunächst den invaginierten Darmabschnitt durch Abpräparieren der Serosa; blutende Gefäße abklemmen oder terminal ligieren. Der abzusetzende Darmabschnitt wird beidseits verschlossen und reseziert; danach End-zu-End-Vereinigung der gesunden Stümpfe, die man nur bei Ingestastau zuvor ein- oder beidseitig mittels Gazestreifen abbindet; Abdecknaht der Serosa.

›› *Unterstützende Maßnahmen:* Wesentlich ist eine dem Austrocknungsgrad und den Stoffwechselveränderungen angepaßte Flüssigkeits- und Elektrolyttherapie, die am besten über eine intravenöse Dauertropfinfusion, andernfalls durch wiederholte Applikationen (i.v.) vorgenommen wird. Hierzu eignet sich physiologische Kochsalzlösung, evtl. mit Zusatz von 10–20 mmol KCl/l; im allgemeinen reicht es aus, etwa die Hälfte der nach dem geschätzten Dehydratationsgrad erforderlichen Menge innerhalb von 5–10 h zu verabreichen, da die mit Wiederherstellung der Ingestapassage einsetzenden Resorptionsvorgänge die Normalisierung unterstützen (weitere Einzelheiten in Kap. 4.3.6, 6.9.9). Die Restitutionstherapie läßt sich mit Vorteil durch Bluttransfusionen ergänzen. In fortgeschrittenen Fällen empfiehlt sich die intravenöse Prämedikation mit einem Kortikosteroidpräparat (in wäßriger Lösung) zur Schockprophylaxe.

›› *Postoperativer Verlauf:* Erstes Anzeichen für einen positiven Verlauf ist der Abgang einer großen Menge flüssigen, dunkel gefärbten Kotes innerhalb der ersten 12 h p. op. Während der folgenden 48 h sollen sich Defäkation und Magen-Darmmotorik weitgehend normalisieren und die Futteraufnahme (gemischte Ration einschließlich Wurzelfrüchte) deutlich zunehmen. In allen fortgeschrittenen Fällen empfiehlt sich mehrtägige antibakterielle Therapie.

6.10.3 Dünndarmverschlingung

G. DIRKSEN/K. DOLL

■ **Definition:** Ein- oder mehrfache Drehung eines Dünndarmabschnittes und seines Gekröses um eine radiale mesenteriale Achse und dadurch bedingte Unterbrechung der Ingestapassage *(Volvulus jejuni et ilei)*. Der Dünndarmvolvulus verursacht eine schwere, mit Kolik einhergehende, ohne Behandlung tödlich verlaufende Allgemeinerkrankung. *Andere Bezeichnungen:* Volvulus intestini, small-intestinal volvulus, segmental volvulus of the jejunoileum.

Vorkommen: Von diesem Leiden werden bevorzugt Jungtiere und offenbar mehr männliche als weibliche betroffen. Die Altersverteilung von 51 in den Jahren 1989–1994 hospitalisierten Rindern mit Dünndarmvolvulus war wie folgt: 1–4 Wochen 13, 5–12 Wochen 24, 13–24 Wochen 6, über 2 Jahre 8; der jüngste Patient erkrankte am ersten Lebenstag. Ob eine rassegebundene Prädisposition besteht, läßt sich zur Zeit nicht entscheiden; angeborene oder erworbene Darmkrankheiten oder bestimmte Fütterungssysteme scheinen die Anfälligkeit zu erhöhen.

Ursache, Pathogenese: Ursache und Entwicklung der Dünndarmverschlingung sind bislang nicht schlüssig geklärt. Analog zu den Beobachtungen bei Dünndarminvaginationen ließen sich auch bei einem Teil der oben zitierten Volvuluspatienten erworbene oder angeborene anatomische Besonderheiten bzw. vorangegangene oder interkurrente Krankheiten nachweisen: Darmanschoppung (11), Diarrhoe (7), Dünndarminvagination (3), angeborene Darmstriktur (1), Gekrösemißbildung (1), Abszeß (1), Labmagenverlagerung (2). Desgleichen zeigte sich eine bevorzugte Lokalisation an der schürzenförmigen Ausbuchtung des Leerdarmendes (34/40); nur selten war der mittlere (5/40) oder der vordere (1/40) Abschnitt des Jejunums betroffen. Es ist daher anzunehmen, daß die besonderen anatomischen Verhältnisse am Jejunumende, wodurch dieser Darmabschnitt eine erhöhte Beweglichkeit erhält, für die Entstehung der Darmverschlingung prädisponierend sind. Die auslösende Ursache ist offenbar nicht einheitlich. So scheinen teils mehr mechanische Einflüsse (ungleiche Füllung benachbarter Darmschlingen, partielle Immobilisation), teils mehr dynamische (erhöhte neben verminderter Motorik) oder ein Zusammenwirken dieser Kräfte eine Rolle zu spielen. Äußeren Einwirkungen (abnorme Bewegungen) wird dagegen nur eine untergeordnete Bedeutung beigemessen. Es ist allerdings ein Volvulus-Fall bei einer Kuh dokumentiert, der sich ereignete, als das Tier zur Reposition des nach links verlagerten Labmagens über den Rücken gerollt wurde. Die Drehung kann sowohl im Uhrzeigersinn als auch entgegengesetzt erfolgen und über 360° betragen.

Die Torsion des hochsensiblen Gekröses bereitet dem Tier erheblichen Schmerz. Zugleich werden die zuführenden Blut- und Lymphgefäße stranguliert, so daß sich im proximalen Gekrösebereich ein Stauungsödem mit starker Lymphknotenschwellung entwikkelt, während der abgedrehte Darmabschnitt fortschreitend devitalisiert wird (Abb. 6-156). Bei zunächst noch erhaltener oder sogar erhöhter Motorik füllt sich das proximale Jejunum mit flüssigem Inhalt, später tritt Aufgasung ein; die distalen Darmabschnitte entleeren sich. Wie bei den meisten

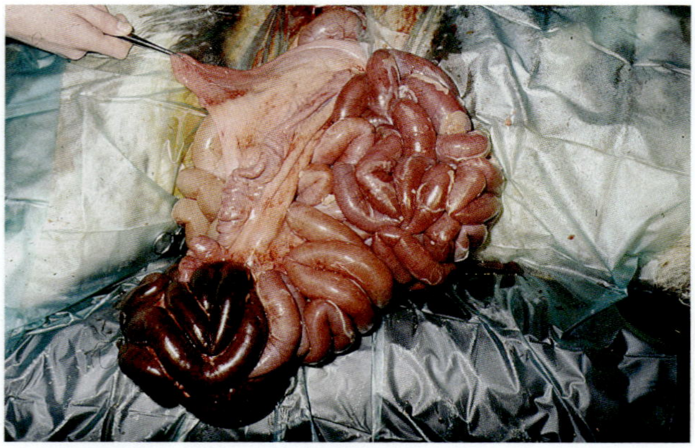

Abbildung 6-156 Volvulus jejunoilealis im Bereich der schürzenförmigen Ausbuchtung des Leerdarmendes bei einem Kalb, aufgegaste Dünndarmschlingen mit Fibrin bedeckt; links oben der Blinddarm; Operationsbefund vor Euthanasie

Darmobstruktionen führt die Flüssigkeits- und Elektrolytsequestration im Darm zu Dehydratation mit Hämokonzentration sowie zu Verschiebungen im Elektrolyt- und Säure-Basen-Status des Blutes mit Tendenz zu hypochlorämischer metabolischer Alkalose (s. auch Kap. 6.9.9). Im Einzelfall hängen die Veränderungen jedoch wesentlich von der Krankheitsdauer und womöglich vorausgegangenen Erkrankungen ab, das gilt insbesondere für durchfallassoziierte Volvuli. Mit zunehmender Durchlässigkeit des abgedrehten Darmteiles breitet sich die anfangs lokale fibrinöse Peritonitis auf die ganze Bauchhöhle aus, und die Abdominalflüssigkeit wird jauchig. Ohne Behandlung tritt nach 2- bis 3tägiger Krankheitsdauer der Tod ein.

Symptome, Verlauf: In der Anfangsphase zeigen die Patienten plötzlich leichte bis schwere, in der Mehrheit mittelgradige, anfallsweise auftretende Kolikerscheinungen. Puls- und Atemfrequenz sind erhöht; die Futteraufnahme sistiert. In den Kolikpausen erscheinen sie abgestumpft, leidend, bei meist erhaltenem Stehvermögen. Ihre Bauchdecken sind gespannt; Schwing- und Perkussionsauskultation an der rechten Bauchwand ergeben anfangs nur selten umschriebene Plätschergeräusche und dumpfen Klopfschall. Im Rektum befindet sich noch normaler Kot, der mitunter auch aktiv abgesetzt wird. Sofern eine rektale Bauchhöhlenexploration möglich ist, lassen sich in diesem Stadium im rechten Bauchhöhlenbereich gespannte Stränge identifizieren, deren Betastung Schmerzreaktionen auslöst.

Mit fortschreitender Krankheitsdauer (> 12 h) werden die Koliksymptome seltener, und zugleich verschlechtert sich das Allgemeinbefinden. Solche Tiere stehen in sägebockartiger Haltung mit gestrecktem

Kopf und Hals, das Abdomen ist im rechten ventralen Bereich vorgewölbt; eingesunkene Bulbi und herabgesetzter Hautturgor zeigen die im Gang befindliche Austrocknung an. An der rechten Leibeswand lassen sich jetzt mittels Schwing- und Perkussionsauskultation fast immer Plätschergeräusche und dumpfe metallische Töne provozieren. Die Rektumampulle enthält hauptsächlich zähpappigen Schleim, und falls eine Bauchhöhlenexploration durchführbar ist, sind nun gefüllte bzw. aufgegaste Darmschlingen zu palpieren; mitunter ist an dem peritonitischen »Schneeballknirschen« die generalisierende Bauchfellentzündung zu erkennen. Mit zunehmender sensorischer Depression kommen die Patienten zum Festliegen – Kälber oft in Seitenlage – und verenden schließlich.

■ **Diagnose, Differentialdiagnose:** Die Erkennung des Dünndarmvolvulus ist beim Kalb schwieriger als beim älteren Rind, bei dem die rektale Bauchhöhlenexploration oft den eindeutigen Anhalt erbringt. Den Verdacht auf Vorliegen eines Volvulus jejuni stützen folgende Befunde: plötzlich einsetzende, anhaltende oder periodische, durch Analgetika nicht zu beeinflussende Kolik mit schnell fortschreitender Beeinträchtigung des Allgemeinbefindens, sistierender Kotabsatz, Auftreibung des Abdomens im rechten unteren Quadranten und hier auskultierbare umschriebene Plätschergeräusche; schnell zunehmende, an der Harndichte erkennbare Exsikkose. Weitere Hinweise zur Diagnostik von Darmverschlüssen sind in Übersicht 6-22 nachzulesen. In der Volvulusdiagnostik hat sich auch die einfach und schnell durchführbare Sonographie als recht hilfreich erwiesen. Von der Bauchhöhlenpunktion sollte dagegen wegen des Risikos von Komplikationen (Darmpunktion, Peritonitis) abgesehen werden. *Differentialdiagnostisch* kommen unter den mit Kolik einhergehenden Magen-Darmerkrankungen (Übersicht 6-22, 23) v.a. Darmscheibendrehung (s.u.) und Blinddarmtorsion (-volvulus) (Kap. 6.10.8/9) in Betracht.

■ **Beurteilung:** Die Heilungsaussichten hängen entscheidend von der bis zur chirurgischen Intervention und Reposition vergangenen Krankheitsdauer ab. Von 15 innerhalb der ersten 12 h operierten Patienten konnten 10 (= 67%) geheilt werden, nach einer Krankheitsdauer von 13–48 h dagegen nur 3 von 19 (= 16%). Für die letztgenannte Gruppe und die noch länger erkrankten, im Indolenzstadium befindlichen Tiere ist daher eine ungünstige bis aussichtslose Prognose zu stellen. Die Heilungsaussichten ließen sich bislang auch nicht durch Resektion des abgedrehten Darmabschnittes verbessern. Wie bei anderen Ileuszuständen mindern ausgeprägte Veränderungen des Flüssigkeits- und Säure-Basen-Haushaltes sowie Hypoglykämie die Heilungschancen.

■ **Behandlung:** Es kommt nur die frühzeitige chirurgische Intervention in Frage. Vorbereitungen wie für die Operation der Darminvagination (Kap. 6.10.2). Bei Verdacht auf Dünndarmvolvulus sollten auch erwachsene Rinder möglichst in linker Seitenlage oder zumindest in Brust-Seitenlage operiert werden, da möglicherweise die gesamte Darmscheibe extraperitoneal gelagert werden muß. Bei Kälbern, die sich noch in der ersten Krankheitsphase befinden, läßt sich der verdrehte Darmabschnitt meist verhältnismäßig einfach lokalisieren, extraperitoneal lagern und reponieren. In fortgeschrittenen Fällen bereitet dagegen allein schon die Vorlagerung des Darmkonvolutes Schwierigkeiten, und bei den notwendigen Manipulationen an den aufgegasten, verklebten und mangelhaft durchbluteten Darmschlingen kann leicht eine Perforation eintreten. Bei erwachsenen Rindern hat sich das aufgegaste Konvolut gewöhnlich in den kaudodorsalen Bauchhöhlenraum und bis in das Becken eingezwängt und muß von dort Schlinge für Schlinge hervorgezogen werden. Nach der Reposition ist die Vitalität des abgedrehten Darmabschnittes zu beurteilen, indem man in fraglichen Fällen die nun eintretenden Veränderungen etwa 10 min lang (Durchblutung, Pulsation, Peristaltik) verfolgt. Persistierende blaurote Verfärbung, Fibrinauflagerungen sowie stark reduzierte Motorik auch am gesunden Darm sind stets ungünstige Zeichen. Dann ist zu entscheiden, ob noch eine Resektion des abgedrehten Segmentes in Frage kommt oder die Euthanasie angezeigt ist. Um den vorgelagerten Darm vor Austrocknung und zusätzlicher Irritation zu schützen, ist er wiederholt mit steriler, warmer physiologischer Kochsalzlösung zu berieseln, von der man auch einige Deziliter in die Bauchhöhle geben kann, bevor man sie nach Rücklagerung der Darmscheibe und antibiotischer Versorgung verschließt. Nachbehandlung wie bei Darminvagination.

■ **Sektionsbefund:** Dominierend sind die in den vorstehenden Abschnitten beschriebenen strangulationsbedingten Darm- und Bauchhöhlenveränderungen. Daneben können die genannten, möglicherweise als »Auslöser« wirkenden angeborenen oder erworbenen Anomalien/Befunde nachweisbar sein.

6.10.4 Darmscheibendrehung

G. Rademacher

■ **Definition:** Drehung des gesamten Darmkonvolutes um seine Gekrösewurzel mit der Folge eines paralytischen und/oder mechanischen Ileus *(Torsio mesenterialis intestini)*. Die Torsion löst heftige Kolikerscheinungen sowie eine rasch zunehmende Störung des

Allgemeinbefindens aus und führt unbehandelt zum Tod des Tieres. *Andere Bezeichnungen:* mesenteric root torsion, torsion of the intestinal mesentery.

Vorkommen: Jungtiere erkranken häufiger als Erwachsene. Bei 100 Patienten der eigenen Kasuistik ergab sich folgende altersmäßige Verteilung: 1–4 Wochen 27, 5–12 Wochen 57, 13–24 Wochen 9, > 6 Monate (Erwachsene) 7; männliche Tiere waren häufiger als weibliche vertreten (76 % : 24 %), was aber auf regionale Besonderheiten zurückgehen könnte. Etwa je zur Hälfte stammten die Probanden aus Zucht- oder Mastbetrieben.

Ursache, Pathogenese: Ursache und Entwicklung der Darmscheibendrehung sind bislang nicht schlüssig geklärt. Bei ihrer Entstehung spielt vermutlich eine Rolle, daß die Darmscheibe an ihrem Gekröse asymmetrisch aufgehängt ist und außerdem die voluminöseren Darmteile – Zäkum und Kolonschleife – aufgrund der Raumverhältnisse im Recessus intestinalis bzw. in der Bauchhöhle kaudodorsal der »Vorderhälfte« des Konvolutes zu liegen kommen (Abb. 6-157). So könnte eine Drehung beispielsweise (theoretisch) durch ein Ungleichgewicht zwischen vorderer und hinterer Hälfte des Konvolutes induziert werden. In diesem Falle gleitet die größere und möglicherweise schwerere »Hinterhälfte« um eine schräg von kraniodorsal nach kaudoventral verlaufende Drehachse nach kranioventral, während die kleinere, möglicherweise leichtere Vorderhälfte kaudodorsal gedrängt wird. Ebenso ist es vorstellbar, daß die »Vorderhälfte«, wenn sie (z. B. infolge unterschiedlicher Motorik) vermehrt gefüllt oder aufgegast ist, aus Gewichts- oder Raumgründen nach kaudodorsal ausweicht. Es erscheint weiterhin als möglich, daß heftige Bewegungen des Tieres das Zustandekommen der Torsion unterstützen oder – unter bestimmten Bedingungen – gar auslösen, wie z. B. bei einem Kalb, das unmittelbar nach dem Wälzen zur Reposition eines nach links verlagerten Labmagens erkrankte. Die erhöhte Anfälligkeit von Kälbern könnte auf der geringeren Fettmenge im Gekröse und der damit verbundenen erhöhten Beweglichkeit beruhen. Von 51 auswertbaren Fällen hatten – von kaudoventral gesehen – 29 eine Rechts- und 22 eine Linksdrehung; die Darmscheibe war bei 58 auswertbaren Patienten 14mal um etwa 180°, 37mal um 180–360° und 7mal über 360° gedreht.

Nach Eintritt der Drehung werden die Venen- und Lymphgefäßstämme abgeschnürt und die Arterien komprimiert. Demzufolge entwickelt sich ein massives, die gesamte Darmscheibe erfassendes Ödem, einschließlich Schwellung der Gekröselymphknoten, sowie venöse Stauung der peripheren Darmgefäße (Abb. 6-158). Aufgrund anfangs noch bestehender

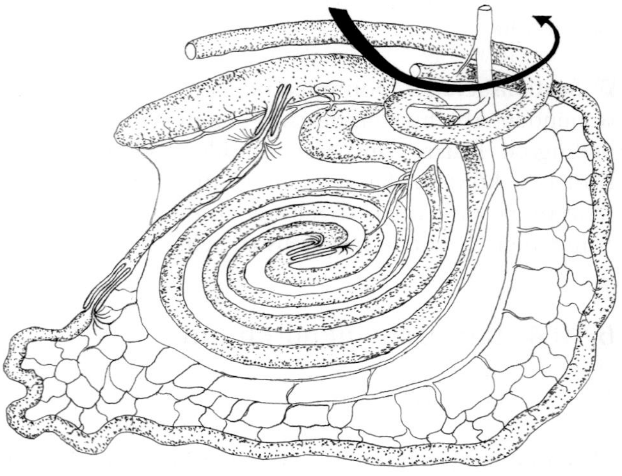

Abbildung 6-157 Darmscheibe des Rindes von rechts (schematische Darstellung): Drehstelle und Hauptdrehrichtung bei Torsio mesenterialis intestini sowie Hauptlokalisationen von Darminvaginationen

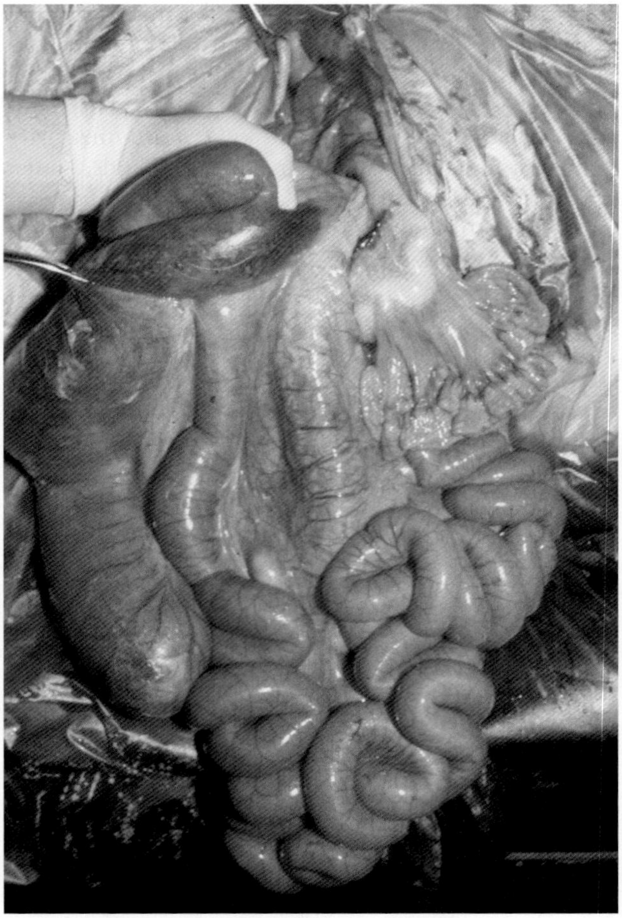

Abbildung 6-158 Intra operationem vorgelagerte gedrehte Darmscheibe und Demonstration (Hand) der anämischen Torsionsstelle. Därme aboral zunehmend gestaut und aufgegast, Zäkum in Nekrose (→ Euthanasie)

Peristaltik staut sich der Darminhalt im Jejunumende sowie in Hüft-, Blind- und Grimmdarm an. Unter fortschreitender Aufgasung der abgeschnürten distalen Darmteile stirbt deren Wand allmählich ab. Alsbald stellen sich dann die bei Darmobstruktionen zu erwartenden Veränderungen des Flüssigkeits-, Elektrolyt- und Säure-Basen-Haushaltes ein (Kap. 6.10.1). Von 100 nach unterschiedlicher Krankheitsdauer untersuchten Patienten hatten ~ 40% eine metabolische Alkalose, ~ 35% eine metabolische Azidose und der Rest Normalbefunde; bei etwa zwei Drittel der Probanden war der Hämatokrit erhöht; in etwa einem Drittel von 42 untersuchten Pansensaftproben ließ sich ein erhöhter Chloridgehalt nachweisen (abomasoruminaler Reflux; Kap. 6.9.9). Korrespondierend zur klinisch erkennbaren Exsikkose ergab die Harnuntersuchung erhöhte Dichte.

Symptome, Verlauf: Die Erkrankung verläuft meist perakut und beginnt mit plötzlich einsetzender vehementer Kolik, die sich durch Spasmolytika oder Analgetika kaum beeinflussen läßt. Die Herztätigkeit ist stets, die Atemfrequenz nur bei stark betroffenen Patienten deutlich erhöht; das Allgemeinbefinden ist erheblich gestört. Zwar können sich die Patienten oft noch stehend halten, nicht selten in sägebockartiger Haltung, doch wird ein Teil schon bald nach Krankheitsbeginn in Seitenlage festliegend angetroffen. Während der Bauchumfang zu Beginn der Erkrankung noch völlig unauffällig ist, kann sich binnen weniger Stunden an der rechten Leibeswand eine oft bis in die Hungergrube reichende Vorwölbung zeigen, in deren Bereich mittels Schwingauskultation gewöhnlich Plätschergeräusche unterschiedlicher Intensität zu hören sind. Bei Perkussionsauskultation lassen sich nur in etwa der Hälfte der Fälle metallische Töne provozieren. Hin und wieder stellt sich zudem eine mäßige Pansentympanie ein, wodurch das Abdomen dann auch linkerseits aufgetrieben erscheint und hier dann bei Kälbern nicht selten ähnliche Klangphänomene zu auskultieren sind wie rechts. Der Kotabsatz sistiert, und im Rektum befinden sich dann nur noch Spuren von Kot. Sofern eine rektale Bauchhöhlenexploration durchführbar ist, sind – besonders im fortgeschrittenen Fall – vor dem Becken ungeordnete, mit Flüssigkeit und Gas angeschoppte Dünndarmschlingen und gespannte Gekrösestränge zu palpieren. Lassen sich außerdem etwas tiefer im Abdomen geblähte, bogenförmig parallel verlaufende Dickdarmsegmente (»Wellblechkontur«) ertasten, so stützt dieser Befund den Verdacht auf Darmscheibendrehung. Mitunter sind auch Blinddarmspitze und Anfangsschleife des Kolons palpierbar. Schon nach kurzer Krankheitsdauer werden solche Tiere apathisch und verfallen zusehends, aber auch dann können ab und an noch Kolikanfälle auftreten. Bei hochgradiger Darmscheibentorsion verenden sie mitunter schon nach 12–24 h, sonst nach etwa 2–3 Tagen.

Diagnose, Differentialdiagnose: Außergewöhnlich schwere und anhaltende Kolik, zunehmende Auftreibung in der rechten Flanke und rasche Verschlechterung des Allgemeinzustandes weisen zusammen mit dem bei älteren Rindern rektal zu erhebenden Bauchhöhlenbefund auf Darmscheibendrehung hin. Weitere Anhaltspunkte ergeben sich aus den an der rechten Bauchwand zu vernehmenden hellklingenden Geräuschen und dem subtympanischen Perkussionsschall. Von den ergänzenden Untersuchungen kann v. a. die schnell und einfach durchführbare Sonographie hilfreich sein. Von der Bauchhöhlenpunktion ist wegen des Komplikationsrisikos abzusehen; weitere Hinweise in Kapitel 6.9.1 und Übersicht 6-22.

Beurteilung: Die Darmscheibendrehung ist immer lebensbedrohlich, was – sofern noch vertretbar – unverzügliche chirurgische Behandlung erfordert. Maßgeblich für die (medizinische) Entscheidung sind Allgemeinzustand und Krankheitsdauer. Die Heilungsraten betrugen bei einer Krankheitsdauer (laut Vorbericht) bis zu 12 h 73%, > 12–48 h 43%, > 48–72 h 22%, > 72 h 0%. Die Darmscheibendrehung kann am ehesten mit der Dünndarmverschlingung (Kap. 6.10.3) verwechselt werden, weitere differentialdiagnostisch zu berücksichtigende Leiden sind in Übersicht 6-22 aufgeführt.

Behandlung: Jungtiere werden – nach Einleiten der Flüssigkeitstherapie und Schockprophylaxe (Kap. 4.3.6) – in linker Seitenlage entlang dem rechten Rippenbogen laparotomiert. Es empfiehlt sich, dann das gesamte Darmkonvolut extraperitoneal zu lagern, um die Drehrichtung sicher erkennen und die Torsion vollständig beheben zu können. Die Vorlagerung kann sich mitunter schwierig gestalten und muß daher behutsam schrittweise vorgenommen werden. Bei erwachsenen Rindern wird gewöhnlich am stehenden Tier von der rechten Hungergrube aus eingegangen. Die Reposition ist aber am stehenden Patienten wesentlich schwieriger als am liegenden, da sie (durch Druck und Zug) innerhalb der Bauchhöhle vorgenommen werden muß. Sind die Därme stark gestaut, läßt sich eine Rückverlagerung innerhalb der Bauchhöhle kaum bewerkstelligen. Daher empfiehlt es sich, auch erwachsene Rinder in linker Seitenlage zu operieren. Nach Vorlagerung des gesamten Darmkonvoluts gelingt die Rückdrehung gewöhnlich rascher und schonender als am stehenden Tier. Die Heilungsquote konnte bei den eigenen Patienten dadurch deutlich erhöht werden.

Am liegenden wie am stehenden Tier sucht man

zunächst die Gekrösewurzel auf, um Richtung und Grad der Drehung festzustellen. Ergibt sich, wenn man von kaudoventral mit den Fingern den Drehfalten folgt, ein »Rechtsgewinde«, so liegt eine Linksdrehung vor, die rechtsherum aufgedreht werden muß und umgekehrt. Bei starker Füllung des Blinddarms kann es erforderlich werden, ihn zunächst zu entleeren. Dann wird die Vitalität des Darmes geprüft, was am stehenden Tier naturgemäß nur begrenzt möglich ist. Nachbehandlung siehe Kapitel 6.10.2.

■ **Sektionsbefund:** Im Vordergrund stehen Vermehrung der Bauchhöhlenflüssigkeit, meist hochgradige Ödematisierung des Darmscheibengekröses, starke venöse Stauung der Darmgefäße und pralle Schwellung der Darmlymphknoten; das strangulierte Gewebe der Gekrösewurzel kann dagegen anämisch sein. Dünn- und Dickdarm sind blaurot verfärbt, aufgegast und im Endstadium streckenweise gangränös.

6.10.5 Einklemmung, Abschnürung, Kompression des Darmes

G. Dirksen/K. Doll

■ **Definitionen:** In diesem Kapitel werden folgende, nicht immer klar voneinander zu trennende Subileus- und Ileuszustände zusammengefaßt: *Incarceratio, Strangulatio, Compressio intestini.*

➤ *Inkarzeration:* Einklemmung von Darmteilen, beim Rind meist des Dünndarmes, in angeborenen oder erworbenen Öffnungen der Bauchwand (Hernien, verletzungsbedingte Spalten), des Gekröses oder des Netzes (»Innere Brüche«).

➤ *Strangulation:* Abschnürung des Darmes durch Gewebestränge verschiedenster Genese (auch Bridenileus).

➤ *Kompression:* Mehr flächenhafte Einengung des Darmlumens durch die Druckwirkung benachbart gelegener raumfordernder Prozesse/Neubildungen.

■ **Vorkommen, Ursache:** Ursachen für *Darmeinklemmungen* sind beim Kalb vornehmlich Nabelhernien, ferner Risse im dünnen Gekröse der noch nicht zurückgebildeten Nabelgefäße und des Urachus oder des Mesenteriums, selten Darmvorfall ins Skrotum oder Foramen epiploicum. Bei älteren Rindern sind Darminkarzerationen beobachtet worden in Rissen des breiten Gebärmutterbandes, des Netzes, des Darmgekröses, der Gekrösefalten von Harn- oder Samenleiter sowie im Seitenband der Harnblase. Sofern sich die Residuen der Nabelgefäße und des Urachus über längere Strecken von ihrer Anheftung lösen, können sie große Darmteile strangulieren. Am häufigsten sind jedoch *Darmstrangulationen* auf peritonitisch bedingte Bindegewebsstränge zurückzuführen (Abb. 6-159), die sich zwischen zwei Baucheingeweiden erstrecken, von einem abdominalen Organ zur Bauchwand ziehen oder frei in der Bauchhöhle flotieren (z. B. gestieltes Lipom). Sie werden in Fasziolosegebieten oft von den durch die freie Peritonealhöhle wandernden jungen Leberegeln verursacht; in anderen Fällen handelt es sich um Folgen von Perimetritiden, Quetschungen des Darmes beim Kalben, operativen Eingriffen, intraperitonealen Injektionen reizender Medikamente, Fremdkörpertraumen oder andersartigen Bauchfellreizungen. *Darmkompressionen* rühren meist von im Mesenterium gelegenen Neubildungen her (Fettgewebsnekrose, Geschwülste, Abszesse, Bindegewebsstränge, Hämatome), seltener von Umfangsvermehrungen in der Leber (Abszesse) oder anderen Organen.

■ **Pathogenese:** Mit fortschreitender Passagebehinderung füllt sich der abgeschnürte Dünndarmabschnitt mit flüssigem Inhalt, und sein Mesenterium schwillt stauungsbedingt an, so daß der Druck am Schnürring noch zunimmt. Die Darmwand wird durchlässig für Bakterien und stirbt allmählich ab. Im Falle von Darmkompressionen kann der Ingestafluß noch teilweise erhalten bleiben, jedoch staut sich dann der Darminhalt vor der Stenose, und die Darmwand hypertrophiert. Kompressionsileus am Duodenum führt zu alsbaldigem Rückstau der Ingesta bis in die Vormägen und daraus resultierender metabolischer Alkalose (Kap. 6.9.9).

■ **Symptome, Verlauf:** Erscheinungen und Verlauf von Inkarzerationen oder Strangulationen des Dünndarmes werden durch Umfang, Grad und Lokalisation der Abschnürung bestimmt. Sofern die Passagebehin-

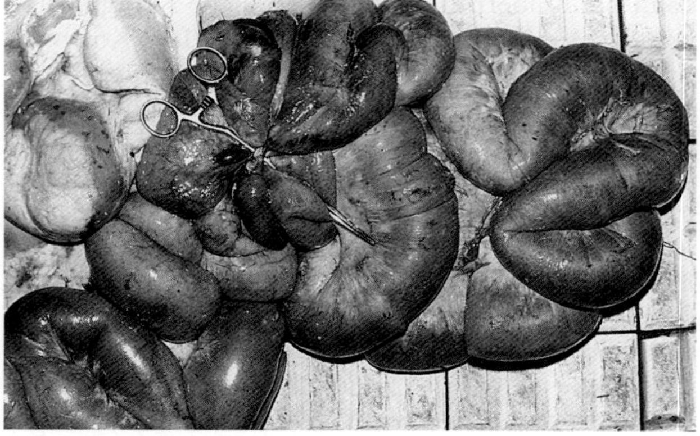

Abbildung 6-159 Strangulation des Dünndarmes durch einen straffen, quer über die darunter gelegte Arterienklemme verlaufenden peritonitischen Bindegewebsstrang; betroffene Darmschlingen gelähmt und erweitert

derung nur partiell ist oder periodisch auftritt, kann sich das Leiden unter anhaltender oder rezidivierender mäßiger Kolik über mehrere Tage hinziehen, wobei der Kotabgang zwar vermindert, aber nicht völlig unterbrochen ist. In anderen Fällen sind Erscheinungsbild und Verlauf mehr wie bei einem Volvulus (Kap. 6.10.3) oder einer Darminvagination (Kap. 6.10.2). Vom Mastdarm aus fühlt man dann in der Bauchhöhle meist ein aus geblähten oder angeschoppten Darmschlingen bestehendes Konvolut; nicht selten ist dann auch die Schnürstelle mit dem gespannten Strang oder dem Gekröseschlitz palpierbar. Bei vollständigem Verschluß enthält der Mastdarm pappigen Schleim, aber nur selten Blut. Bei der durch mesenteriale Neubildungen verursachten, meist den Dickdarm betreffenden Darmkompression sind in der Tiefe der Bauchhöhle häufig harte oder sehnig derbe Knoten unterschiedlicher Größe zu ertasten. Dünndarminkarzeration im Nabelbruch beim Kalb ist an der gummiartigen Konsistenz und der Schmerzreaktion bei Druckpalpation der Hernie erkennbar. Ansonsten ist das Krankheitsbild bei Kälbern ebenfalls ähnlich dem bei Volvulus oder Invagination.

Bei duodenalem Ileus entsprechen die Symptome weitgehend denen bei Obturation (Kap. 6.10.6).

■ **Diagnose, Differentialdiagnose:** Die Diagnose läßt sich i. d. R. dahingehend einengen, daß eine Passagebehinderung im Darmbereich vorliegt (deren genaue Ursache durch explorative Laparotomie zu klären ist). Für die Erkennung des Ileus leistet die Sonographie wesentliche Hilfe (ansonsten s. Übersicht 6-22, 6-23).

■ **Beurteilung:** Zur Eigenart der hier besprochenen Ileuszustände gehört es, daß sie sich bei frühzeitiger chirurgischer Intervention teils sehr einfach (»mit einem Handgriff«) heilen lassen, wie z. B. Strangulationen durch Gewebestränge, während andere nur schwer zu beheben oder nicht behandelbar sind. Die endgültige Beurteilung ist oft nur anhand des Explorationsbefundes möglich, in bestimmten Fällen (z. B. bei Kompression durch Leberabszeß, peritonitische Verklebungen) kann jedoch die Sonographie eine wesentliche Entscheidungshilfe leisten.

■ **Behandlung:** Bei Erwachsenen sollte die Operation (rechtsseitige Laparotomie) am stehenden Patienten vorgenommen oder wenigstens begonnen werden, um einen vollständigen Bauchhöhlenbefund erheben zu können; danach kann der Eingriff notfalls am liegenden Tier fortgesetzt werden. Einschnürende Gewebestränge werden mit der Schere, einem geknöpften Tenotom oder stumpf (mit dem Fingernagel oder einem Seidenfaden; Kap. 6.9.10) durchtrennt und ihre freien Enden weitmöglichst reseziert. Eingeklemmte Darmteile lassen sich z. T. durch vorsichtigen Zug, manchmal aber erst nach Erweiterung des umgebenden Gewebespaltes reponieren; der Defekt sollte dann zur Verhütung eines Rezidivs möglichst vernäht werden. Das befreite Darmstück ist vor Verschluß der Bauchhöhle auf seine Lebensfähigkeit zu prüfen und erforderlichenfalls zu resezieren.

Kälber werden in linker Seitenlage, bei Darmeinschnürung in einem Nabelbruch in Rückenlage operiert. Die Bauchwand wird in der Mittellinie kurz vor dem Bruchsack auf etwa 5 cm durchtrennt und zunächst mit einem Finger die Bruchpforte sondiert. Falls vertretbar, wird nun versucht, den eingeklemmten Darm durch Druck von außen und Zug von innen zu reponieren, andernfalls muß man den Bruchring durchtrennen. Nach Inspektion des Darmes Bauchwandverschluß wie bei Nabelbruchoperation (Kap. 6.15.8).

Durch strangartige Verwachsungen bedingte Kompressionsstenosen in der Kolonspirale wurden dadurch ausgeschaltet, daß mittels Seit-zu-Seit-Anastomose zwischen Ileum und abführenden Kolonsegmenten ein »Bypass« angelegt wurde.

Bei auf Gekröseabszessen, Tumoren oder Fettgewebsnekrose beruhenden Kompressionsstenosen des Darmes ist i. d. R. die Verwertung, bei abgemagerten Patienten die Einschläferung angezeigt.

6.10.6 Innere Darmverlegung, Verstopfungsileus

G. Dirksen/K. Doll

■ **Definition, Vorkommen:** Die Verlegung des Darmlumens *(Obturatio intestini)*, vornehmlich des Dünndarmes, durch stumpfe Fremdkörper, wandständige Neubildungen oder eingedickten Chymus führt stets zu schwerer, teils von Kolik begleiteter Störung des Allgemeinbefindens, die unbehandelt tödlich endet. Derartige Ileuszustände sind im großen und ganzen selten, können aber unter bestimmten Voraussetzungen regional oder bestandsweise vermehrt auftreten; vorwiegend werden Rinder mit entwickeltem Vormagensystem betroffen.

■ **Ursache, Pathogenese:** In Einzelfällen sind folgende Ursachen beobachtet worden: Steine, Holzstücke, Bindfadenknäuel, Nachgeburtsreste, Trichobezoare, wandständige Hämatome, Geschwüre oder Geschwülste u. ä. m. Während Sandanschoppung (Kap. 6.9.8) offenbar nur noch selten auftritt, sind Darmobturationen durch Phytobezoare nach wie vor ein gängiger Anlaß. Sie fanden sich vornehmlich im Duodenum, und zwar häufiger hinter als vor oder in der S-förmigen Krümmung, sowie im Jejunum. Ihre Entstehung kann (ausnahmsweise) auf dem Verzehr bestimmter Pflanzen beruhen (z. B. Blätter des »Zwiebelgrases«, *Romulea bulbocodium*, Australien); im allgemeinen dürften jedoch andere pathogenetische Mechanismen im Spiele sein, möglicherweise eine Störung der Sortierungsvorgänge in den Vormägen (Kap. 6.6.5). Unklar ist bislang auch die Genese der bei mehreren Kälbern im Alter von 2–4 Monaten (Entwöhnungsphase) beobachteten Ileumobstipation.

Dagegen ließ sich die Entstehung von Obstipationsileus bei 1–3 Wochen alten Durchfallkälbern auf die fehlerhafte Anwendung einer anstelle von Milch zu verabreichenden »Diättränke« (»Ergänzungsfuttermittel«) zurückführen. Das Präparat enthielt neben Elektrolyten und Glukose Mukopolysaccharide aus den Samenhülsen von *Plantago ovata* (Indien; Fam. Plantaginaceae, Wegerichgewächse), die nach Aufrühren in warmem Wasser einen Schleim bilden, dem verschiedene antidiarrhoeische Wirkungen zugesprochen werden. Bei stagnierendem Ingestatransport, z. B. infolge gleichzeitiger Applikation eines Spasmolytikums, und fortbestehender Flüssigkeitsresorption, kann der Chymus so zu einer zähen, das Lumen verschließenden Masse eingedickt werden (Abb. 6-160). Hauptsitz der Obturation war in 7 von 12 Fällen der Dünndarm, zweimal Dünn- und Dickdarm und einmal der Enddarm.

In diesen wie auch in den zuvor angeführten Fällen staut sich in dem vor dem Verschluß liegenden Teil des Magen-Darmtraktes flüssiger Inhalt an, und es entwikkelt sich die den Ileus begleitende metabolische Alkalose (Kap. 6.10.1). Ihre Entwicklung wird nicht unerheblich durch Ort und Ausmaß der Obturation bestimmt. Im weiteren Verlauf kommt es zu Meteorismus sowie zu venöser Stauung und Drucknekrose der Darmwand mit den daraus erwachsenden peritonitischen und intoxikativen Folgen (s. Übersicht 6-22).

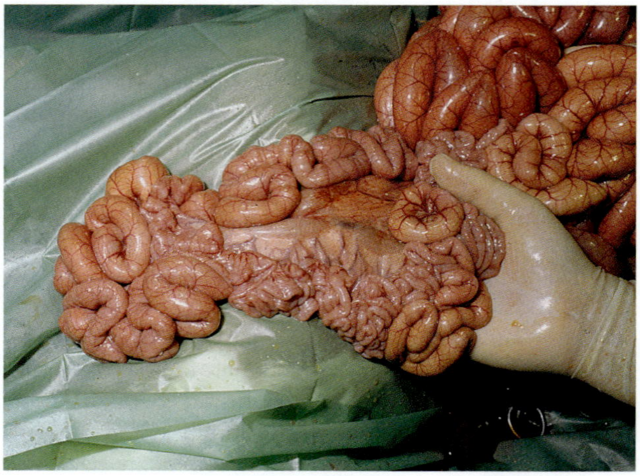

Abbildung 6-160 Obstipationsileus: Dünndarmschlingen teils mit einer kittartigen Masse (Mukopolysaccharidhaltiges Durchfallpräparat) angeschoppt (helle Partien), teils leer, teils aufgegast (oben)

■ **Symptome, Verlauf:** Es bestehen Unterschiede in Abhängigkeit von Lokalisation, Art und Umfang der Darmobturation.

➤ *Duodenaler Ileus:* Binnen 1–3 Tagen entwickelt sich eine schwere Störung des Allgemeinbefindens, die anfangs von mäßiger Kolik begleitet sein kann, aber alsbald zu deutlicher Mattigkeit führt. Weiterhin zeigen sich folgende Symptome: erhöhte Herzfrequenz und injizierte Episkleralgefäße, kalte Haut mit vermindertem Turgor, herabgesetzte oder fehlende Magen-Darmtätigkeit, zunehmende Flüssigkeitsansammlung in Labmagen und Pansen und damit verbundene rechts- oder beidseitige Vorwölbung des Abdomens, rechts- oder beidseitig auskultierbare Plätschergeräusche und – seltener – dumpfe »Steelbandtöne«, verminderter oder fehlender Kotabsatz. Bei rektaler Untersuchung ist im fortgeschrittenen Stadium der dilatierte, mit flüssigem Inhalt gefüllte Pansen palpierbar; manchmal läßt sich kranioventral der angeschoppte Labmagen ertasten; der Enddarminhalt ist, je nach Krankheitsdauer, normal oder dunkel-pastös und enthält oft Schleim, aber nur selten Blut.

➤ *Ileus infolge Leer- und/oder Dickdarmobstipation:* Der aus oben genannter Ursache auftretende Obstipationsileus bei Milchkälbern äußerte sich in Tränkeverweigerung, Abgeschlagenheit, unregelmäßiger leichter Kolik, sägebockartiger Körperhaltung, Tendenz zum Niederlegen oder Festliegen in Seitenlage, rechts- oder beidseitiger Auftreibung des Abdomens, Plätschergeräuschen im rechten Bauchhöhlenbereich bei Schwingauskultation, sistierendem Kotabsatz sowie in erheblicher Beeinträchtigung von Kreislauf und Atmung.

Weitere Ausführungen zum Obturationsileus sind unter Magen-Darmversandung (Kap. 6.9.8) nachzulesen.

➤ *Ileus infolge Hüftdarmobstipation:* Das Krankheitsbild ist weniger auffällig als bei dem zuvor beschriebenen Obstipationsileus: Inappetenz, gedämpftes Verhalten, leichte bis mäßige Kolik, vereinzelt sägebockartige Körperhaltung, erhöhte Herzfrequenz, Abdomen rechts oder beidseits gering bis deutlich vorgewölbt, bei Schwingauskultation rechts Plätschern auslösbar, nur wenig oder kein Kot im Rektum, mitunter angeschoppte Darmschlingen vor dem Becken tastbar.

■ **Diagnose, Differentialdiagnose:** Sistierender Kotabsatz im Verein mit vermehrter flüssiger Füllung und Ausdehnung des Pansens bei sonst negativem Befund der rektalen Exploration sowie sichtbare Austrocknungserscheinungen richten den klinischen Verdacht auf einen Darmverschluß im duodenalen Bereich. Er wird gestützt durch einen deutlich erhöhten Chloridgehalt im Pansensaft und den Nachweis einer hypochlorämischen metabolischen Blutalkalose. Zur sicheren Erkennung des duodenalen Ileus (einschließlich des kompressions- oder strangulationsbedingten) kann die sonographische Untersuchung führen, und zwar wenn sich von der rechten Flanke aus oder im 12. bis 10. Interkostalraum das (infolge Rückstau) dilatierte Duodenum darstellen läßt; mitunter ist dabei auch die Ursache (Kompression, Adhäsion) erkennbar. Zugleich wird damit die differentialdiagnostisch zu berücksichtigende Pylorusstenose/Labmagenverstopfung ausgeschlossen (Braun et al., 1993; s. auch Kap. 6.9.7). Rechtsseitige Labmagendislokation (Kap. 6.9.2) läßt sich anhand der klinischen Befunde hinreichend sicher abtrennen. Im Zweifel ist bei wertvollen Tieren die Klärung mittels diagnostischer Laparotomie herbeizuführen.

Beurteilung: Im Falle einer ausgedehnten Obturation des Dünndarmes ist meist eine aussichtslose Prognose zu stellen. Dagegen lassen sich umschriebene Anschoppungen oder verstopfende Fremdkörper oft einfach und erfolgreich beseitigen. Aussichtlos einzustufender duodenaler Kompressionsileus ist von Verschlüssen anderer Genese möglicherweise mittels Sonographie zu differenzieren.

Behandlung: Tiere mit ausgedehntem Obstipationsileus sind meist nicht heilbar und sollten daher alsbald eingeschläfert werden. I. d. R. ist die Entscheidung über die zu wählende Behandlung aufgrund des nach rechtsseitiger Laparotomie am stehenden oder liegenden Patienten erhobenen Explorationsbefundes zu fällen. Bei 3 von 4 entwöhnten Kälbern mit Ileumobstipation ließ sich der Darminhalt ins Zäkum massieren, beim vierten traten bei der Manipulation flächenhafte subseröse Blutungen auf. Dieses Tier genas nach einem Klysma mit 20 l warmer physiologischer Kochsalzlösung. Nachbehandlung mit oralen Glaubersalzgaben (0,5–1,0 g/kg LM) über 1–8 Tage.

Obturierende Bezoare im Duodenum oder Jejunum entfernt man am besten via *Enterotomie* (Abb. 6-161, 6-162); bei Vorliegen von Drucknekrosen kann jedoch die (keilförmige) Resektion der betroffenen Darmschlinge erforderlich werden. Sofern die Pars cranialis duodeni infolge Obturation im hinteren Duodenumbereich derart stark dilatiert ist, daß die funktionelle Restitution fraglich ist, käme (nach Beseitigung der Passagestörung) das Anlegen einer Seit-zu-Seit-Anastomose zwischen dem kranialen und dem absteigenden Teil des Zwölffingerdarmes in Frage (v. d. Velden, 1983). Postoperative Behandlung: adäquate Flüssigkeits- und Elektrolyttherapie (Kap. 6.10.2, 4.3.6), evtl. unterstützende Applikation von Metoclopramid und Flunixin-Meglumin, ansonsten wie bei Abomasoruminalem Refluxsyndrom (Kap. 6.9.9).

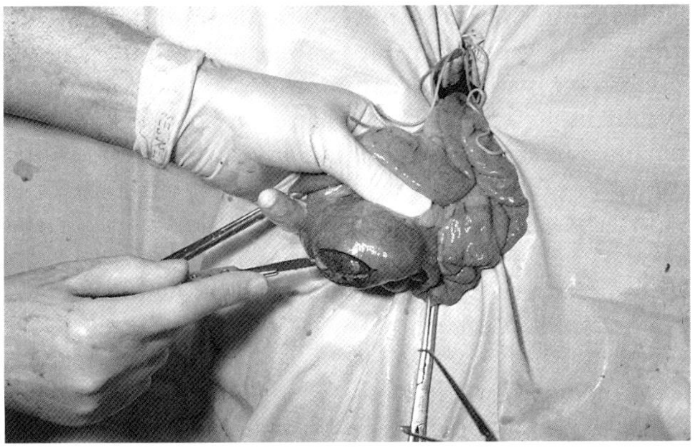

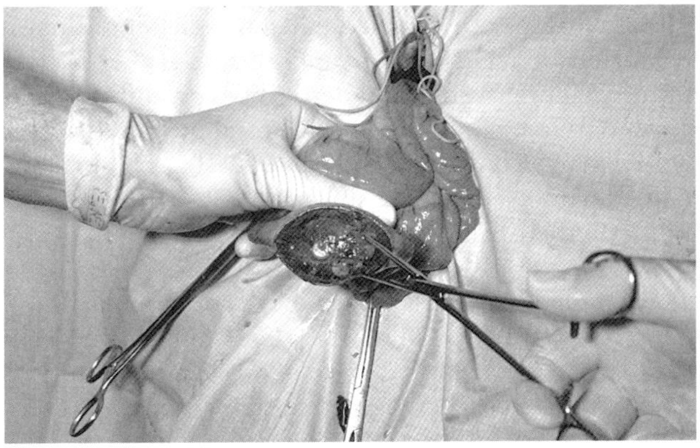

Abbildung 6-161, 6-162 Dünndarmobstruktion durch ein Faserknäuel: Entfernung via Enterotomie; oben Inzision, unten Extraktion

6.10.7 Darmlähmung, Darmkrampf, Darminfarkt

G. Dirksen/K. Doll

Darmlähmung *(Ileus paralyticus):* Infolge Lähmung der intestinalen Motorik stagniert die Ingestapassage, und der betroffene Abschnitt oder der gesamte Darm füllt sich mit überwiegend flüssigem Inhalt und Gas und wird dadurch ausgeweitet. Das Leiden führt zu einer schweren Störung des Allgemeinbefindens. *Andere Bezeichnungen:* adynamer Ileus, paralytic ileus.

Vorkommen, Ursache: Darmlähmungen scheinen beim Rind zwar häufiger vorzukommen, als sie erkannt werden, insgesamt gesehen sind sie jedoch selten. Bei ihrer Entstehung spielen offenbar teils lokale, an der Darmwand oder den zuführenden Nerven angreifende Einwirkungen, teils zentralnervöse bzw. systemische Einflüsse eine Rolle. So kann paralytischer Ileus z. B. durch starken Befall mit Knötchenwürmern ausgelöst werden. In anderen Fällen wurden folgende Ursachen verantwortlich gemacht: peritonitische Adhäsionen (insbesondere am Duodenum nach rechtsseitiger Laparotomie), Überdehnung oder Zerreißen von Vagusästen im Gefolge von Labmagentorsionen/-volvuli, Überdehnung der Darmwand nach mechanischem Ileus, krankhafte Prozesse im Mesenterium (Abszeß, Hämatom, Fettgewebsnekrose, Tumoren etc.), intensive Manipulationen am Darm bei chirurgischen Interventionen, Verschluß von Gekrösegefäßen, ferner Störungen des Säure-Basen-Haushaltes, Hypokalzämie, Hypokaliämie sowie verschiedene Intoxikationen.

Pathogenese: Mit Aussetzen seiner Motorik, bei zunächst erhaltenen sekretorischen und resorptiven Funktionen, staut sich im Darm, vornehmlich im Jejunum, flüssiger Inhalt an. Zugleich besiedeln Enterobakterien den Dünndarm und zersetzen die Ingesta unter Bildung von toxischen Abbauprodukten und Gas. Bei fortschreitender systemischer Intoxikation entwickeln sich die u. a. in Kapitel 6.10.1 beschriebenen Störungen von Flüssigkeits-, Säure-Basen- und Elektrolythaushalt.

Symptome, Verlauf: In den bei erwachsenen Rindern beobachteten Fällen entwickelten sich im Verlauf von mehreren Tagen folgende Erscheinungen: Appetitrückgang, herabgesetzte Pansentätigkeit, verminderter Kotabsatz, allmähliche Zunahme des Leibesumfanges (Abb. 6-163, 6-164) sowie Plätschergeräusche bei Schwingauskultation in der rechten Flanke. Atmung, Puls und Körpertemperatur werden erst mit zunehmender Autointoxikation und Austrocknung deutlich beeinflußt. Vom Mastdarm aus, der ebenfalls erschlafft sein kann, sind mäßig bis stark gefüllte, gespannt erscheinende Dünn- und Dickdarmschlingen zu fühlen; manchmal sind zudem lokale Adhäsionen oder pathologische Veränderungen im Gekröse palpierbar. Dagegen zeigte sich bei Kälbern (im Alter bis zu 6 Monate), bei denen die Diagnose auf dem Wege der explorativen Laparotomie gestellt wurde, ein (per)akuter Verlauf unter ausgeprägten Ileussymptomen (bzw. Erscheinungen einer Enterotoxämie): schnelle Verschlechterung des Allgemeinbefindens (14/14), dabei im Rektum grauweißer pappiger Schleim, Kolik (6/14), erhöhte Bauchdekkenspannung (9/14) und vereinzelt Auftreibung des Abdomens, abdominale Plätschergeräusche rechts (8/14) oder beidseits (2/14) bei Schwingauskaltation, Pansentympanie (4/14), Tachykardie, mäßige bis deutliche Exsikkose (7/14).

Diagnose, Differentialdiagnose: Mitunter gibt (beim älteren Rind) der rektal erhobene Bauchhöhlenbefund wesentliche Hinweise. Meistens bedarf es zur Erkennung jedoch einer explorativen Laparotomie, um anhand des Palpationsbefundes andere in Frage kommende Ileusursachen auszuschließen. Zur Stützung des klinischen Verdachtes sind die in Kapitel 6.10.1, 6.10.2 und Übersicht 6-22 genannten Verfahren heranzuziehen.

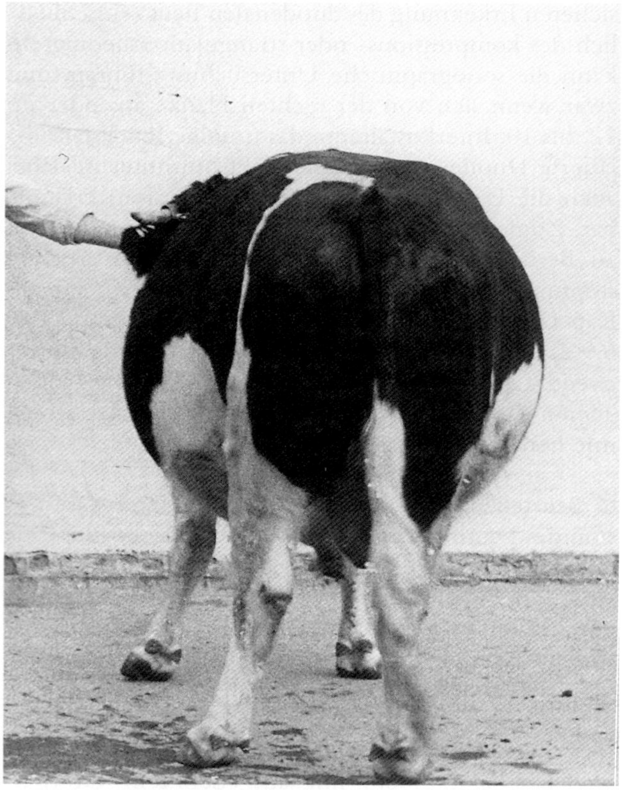

Abbildung 6-163 Bulle mit hochgradigem, therapeutisch nicht zu beeinflussenden paralytischen Ileus

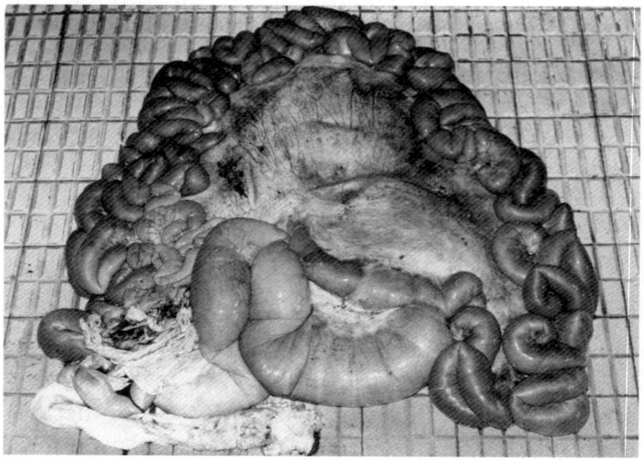

Abbildung 6-164 Darmscheibe des Patienten aus Abb. 6-163: Darm stark aufgegast und injiziert, erheblicher Befall der Darmwand mit Wurmknötchen

Behandlung, Prognose: Sofern die Darmlähmung (wahrscheinlich) durch gewebliche Veränderungen verursacht wurde, ist sie i. d. R. als unheilbar zu beurteilen. Gewisse Erfolgsaussichten bestehen nur in den Fällen, in denen sich das Grundleiden, z.B. eine Stoffwechselstörung, beheben läßt. Hochgradiger Meteorismus ist aber immer ein ungünstiges Zeichen. Erstes Ziel der Behandlung ist der Ausgleich des Flüssigkeits- und Elektrolythaushaltes unter Berücksichtigung eines möglichen Kaliumdefizits (Kap. 4.3.6, 6.9.7, 9.17.3). Zusätzlich kann eine Bluttransfusion nützlich sein. Im weiteren werden versuchsweise Mittel angewandt, die stimulierend auf das vegetative System wirken könnten: Kalziumboroglukonat, Glukokortikoide, nichtsteroidale Antiphlogistika. Hinsichtlich der Anwendung von Parasympathikomimetika besteht das Problem, daß sich meist nicht übersehen läßt, ob sie im vorliegenden Fall überhaupt indiziert sind. So waren bei Anwendung der früher gebräuchlichen Präparate (Carbachol, Physostigmin) eher negative als positive Effekte zu beobachten. Therapieversuche mit neueren Peristaltika müßten, falls indiziert, frühzeitig einsetzen und lange genug fortgeführt werden. In Einzelfällen wirkte sich das Entgasen des Darmes nach Laparotomie offensichtlich günstig auf den Krankheitsverlauf aus. Falls sich die Lähmung auf die Pars cranialis duodeni beschränkt, käme operatives Vorgehen wie bei Verstopfungsileus in Frage (s. Kap. 6.10.6).

■ **Darmkrampf** *(Spasmus intestini):* In derartigen Fällen treten an einzelnen Darmabschnitten (vorwiegend des Dünndarmes) kurzdauernde spastische Kontraktionen auf, die beim betroffenen Tier abdominalen Schmerz und m.o.w. ausgeprägte Kolikerscheinungen auslösen. Die Ursache des seltenen Leidens ist ungeklärt. Es wird vermutet, daß Irritationen der Darmwand (z.B. durch einwandernde Parasiten oder reizende Futterstoffe) oder der innervierenden Vagusäste im zugehörigen Gekröse eine Rolle spielen, auch wird eine angeborene oder erworbene Disposition für Darmspasmen, analog zum Colon irritabile des Menschen, für möglich gehalten. Spastische Darmkontraktionen sind des weiteren Begleiterscheinung verschiedener Vergiftungen.

■ **Symptome, Verlauf, Diagnose:** Von Darmkrampf befallene Patienten zeigen bei sonst nur wenig beeinträchtigtem Allgemeinbefinden plötzlich Unruhe oder regelrechte Kolik, die mehrere Minuten anhält und gewöhnlich nach kürzerer oder längerer beschwerdefreier Pause wiederkehrt. Meist verschwinden die Anfälle jedoch binnen 1–3 h; mitunter geht die Besserung mit gleichzeitigem Absatz von dünnbreiigem oder wässerigem Kot einher. Im klinisch manifesten Stadium kann vom Rektum aus ein versteifter Darmabschnitt zu palpieren sein. Andernfalls kann das Abklingen der Symptome nach versuchsweiser *Therapie* mit Analgetika oder Spasmolytika einen diagnostischen Hinweis geben. Dabei ist jedoch zu berücksichtigen, daß derartige Medikamente auch bei andersartigen abdominalen Schmerzzuständen beruhigend wirken können. Ggf. kann es angezeigt sein, den möglicherweise reizenden Darminhalt durch milde Abführmittel zu entfernen. Falls Hinweise auf parasitäre Genese bestehen, ist eine gezielte Behandlung einzuleiten.

■ **Darminfarkt infolge Thrombembolie von Gekrösearterien:** Primäre Thrombembolien von größeren mesenterialen Arterien mit nachfolgender Nekrose des betroffenen Gekröse- und Darmabschnittes kommen beim Rind nur selten vor. In einem von De Moor et al. (1962) beschriebenen Fall zeigte das tragende Rind über drei Tage anhaltende Kolik, Inappetenz, Pansenatonie, Exsikkose, Untertemperatur (37,6 °C) und Tachykardie. Vom Mastdarm aus, der keinen Kot, aber Blut enthielt, war rechts vor dem Becken eine zylinderförmige Masse neben gefüllten Darmschlingen zu fühlen. Es handelte sich um ein 25 cm langes nekrotisches Jejunumsegment, das bei der Bauchhöhlenexploration perforierte. Bei darmnah gelegener Embolie käme im Frühstadium die Resektion des betreffenden Darmabschnittes in Frage.

6.10.8 Blinddarmdilatation und -dislokation beim erwachsenen Rind

A. Steiner

■ **Definition:** Die Blinddarmdilatation und -dislokation (BDD) ist gekennzeichnet durch eine übermäßige Anfüllung des Blinddarms, der Ansa proximalis coli (APC) und häufig auch der Kolonscheibe. Der Blinddarm kann vorwiegend mit dünnbreiiger Flüssigkeit, aber auch vorwiegend mit Gas angefüllt sein. Im Verlaufe der Erkrankung verlagert sich der Blinddarm *(Dilatatio et dislocatio caeci).* Bei der ausschließlichen *Erweiterung (Dilatation)* kommt die Blinddarmspitze vor oder in den Beckeneingang zu liegen, bei der *Torsion* (Abb. 6-165) dreht sich der Blinddarm um seine Längsachse, und bei der *Retroflexion* (Abb. 6-166) klappt der Blinddarm im Ileozäkalbereich nach dorsal oder ventral, wobei eine Drehung des Blinddarmkörpers im Uhrzeiger- resp. Gegenuhrzeigersinn (von der rechten Flanke aus betrachtet) entsteht. Das Ausmaß der Drehung kann von 180° bis mehr als 540° variieren. Kombinationen von *Retroflexion* und *Torsion* sind möglich. Die BDD geht einher mit einer teilweisen bis vollständigen Verlegung der Darmpassage. Dementsprechend variiert der Krankheitsverlauf von protrahiert bis akut. Gleichzeitiges Auftreten von BDD und Labmagenverlagerung nach links wurde mehrfach beschrieben.

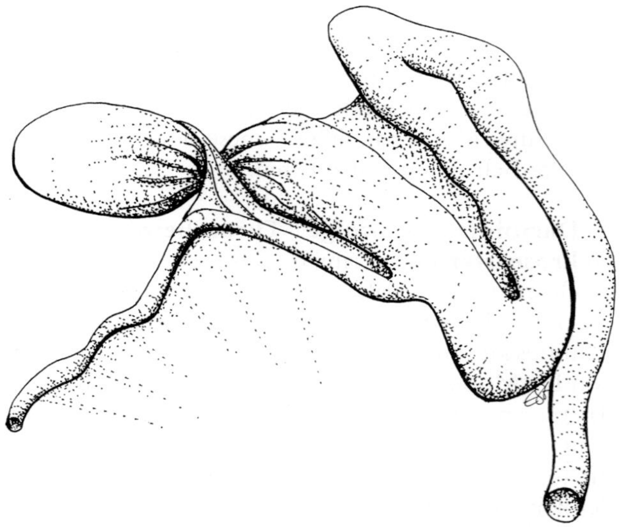

Abbildung 6-165 Erweiterung und Torsion des Blinddarms beim erwachsenen Rind (schematisch, Ansicht von rechts)

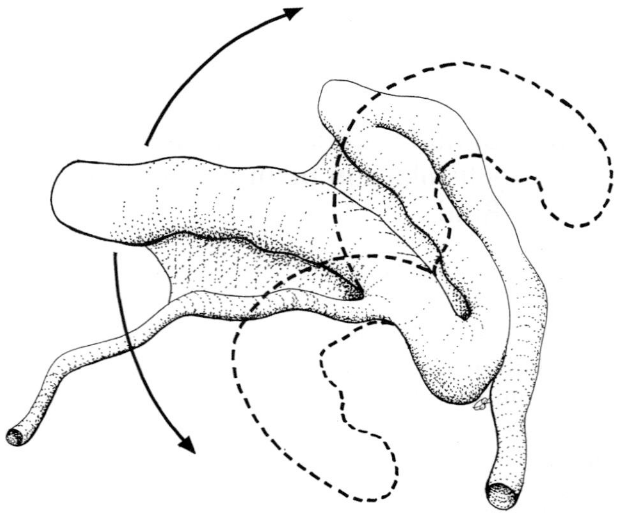

Abbildung 6-166 Erweiterung und Retroflexion des Blinddarms (schematische Darstellung, Ansicht von rechts)

■ **Vorkommen:** Das Leiden tritt sowohl bei weiblichen als auch bei männlichen Tieren auf. Eine in der Schweiz durchgeführte epidemiologische Studie ergab eine Prävalenz der BDD auf Kuhebene von 0,06 %, bei einer in den Jahren 1993–1995 untersuchten Kuhpopulation von knapp 600 000 Tieren und eine Prävalenz auf Bestandesebene von 0,76 %, bei einer untersuchten Zahl von knapp 30 000 Betrieben. Es konnte weder eine Alters-, Rasse-, noch eine saisonale Prädisposition für das Auftreten der BDD festgestellt werden. Hohe Milchleistung und bestimmte Reproduktionsphasen stellten keine Risikofaktoren für die Entstehung der BDD dar. Die BDD kommt vereinzelt auch bei Kälbern vor.

■ **Ursache:** Über die ursächlich an der Entstehung der BDD beteiligten Faktoren ist nur wenig bekannt. Im Inhalt von Zäkum und APC von an BDD erkrankten Kühen konnten gegenüber gesunden Kontrollkühen signifikant höhere Konzentrationen sowohl der ionisierten als auch der nichtionisierten Form flüchtiger Fettsäuren (Essig-, Propion-, Buttersäure-, i- und n-Valeriansäure) nachgewiesen werden. Ob die Erhöhung der Konzentration flüchtiger Fettsäuren verantwortlich ist für die Entstehung der BDD oder als Folge der Stase von Darminhalt anzusehen ist, bleibt ungeklärt. Obwohl beim Schaf die Blinddarmmotorik nach Infusion flüchtiger Fettsäuren ins Zäkum gehemmt werden konnte, war es bis jetzt nicht möglich, das Krankheitsbild der BDD beim Rind künstlich auszulösen. Im Gegensatz zu den flüchtigen Fettsäuren ist die Ammoniakkonzentration im Inhalt von Zäkum und APC bei an BDD erkrankten Kühen nicht höher als bei gesunden Kontrolltieren. In der Kasuistik unserer Klinik konnte wiederholt festgestellt werden, daß der Entstehung einer BDD ein gravierender Fütterungsfehler vorangegangen war und daher nicht selten mehrere Tiere eines Bestandes erkrankten.

■ **Pathogenese:** Über die Entstehung der BDD liegen nur vereinzelt gesicherte Erkenntnisse vor. Es wird allgemein angenommen, daß initial eine Dysmotorik (Atonie) im Bereich von Blinddarm und APC auftritt, in deren Verlauf sich diese Darmabschnitte mit breiigem Inhalt und Gas stark anfüllen. In der Folge kommt es zu einer Überdehnungsatonie und sekundär zur Verlagerung des Blinddarms. Während der Entwicklung eines Rezidivs nach chirurgischer Behandlung der BDD wurde eine erhöhte myoelektrische Aktivität im Bereich von Blinddarm und APC gemessen. Dies läßt die Schlußfolgerung zu, daß ein verminderter oder fehlender Forttransport von Darminhalt in der Kolonscheibe für die Rezidiventstehung verantwortlich sein könnte. Inwiefern eine Dysmotorik der Kolonscheibe bei der spontanen Entstehung der BDD ursächlich mitbeteiligt ist, konnte bis jetzt nicht sicher geklärt werden.

■ **Symptome, Verlauf:** Da der Krankheitsverlauf von akut bis protrahiert variieren kann, ist die Symptomatologie nicht einheitlich. Reduzierte Futteraufnahme bis hin zu vollständiger Futterverweigerung sowie deutlicher Rückgang der Milchleistung werden als erste Anzeichen der Erkrankung wahrgenommen. Gleichzeitig oder kurz darauffolgend ist reduzierter bis fehlender Kotabsatz erkennbar. Das Allgemeinbefinden ist leicht- bis hochgradig gestört und äußert sich in Form von Apathie oder leichter Unruhe (Trippeln, häufiges Abliegen, Muskelzittern, ängstlicher Blick) bis hin zu deutlichen Koliksymptomen

(Schlagen gegen den Bauch, Auf- und Niedergehen). Gelegentlich zeichnet sich der erweiterte Blinddarm als Vorwölbung im Bereich der rechten Hungergrube ab. Die Bauchdeckenspannung ist deutlich erhöht. Innere Körpertemperatur sowie Herz- und Atemfrequenz bewegen sich meist im Normbereich, wobei sich die Herzfrequenz häufig im unteren Normbereich (60–66 Schläge/min) befindet. Die Vormagenmotorik ist reduziert, zuweilen vollständig ausbleibend. Perkutorisch läßt sich in der rechten Flanke ein manchmal bis in das ventrale Drittel reichender Bezirk tympanischen Schalls ermitteln, und in vielen Fällen können hochklingende Töne (Steelband-Effekt, ping) ausgelöst werden. Im selben Bereich sind bei der Schwingauskultation teils plätschernde Flüssigkeitsgeräusche, teils Klingelgeräusche auslösbar. Den wichtigsten Befund liefert die rektale Exploration der Bauchhöhle. Bei der ausschließlichen *Dilatation* des Blinddarms ist die Blinddarmspitze als geblähtes, brotlaibähnliches Gebilde im oder direkt vor dem Beckeneingang problemlos ertastbar. Bei Vorliegen einer *Torsion* um die Längsachse kann das Ligamentum ileocaecale häufig als gespanntes, fleischiges Gebilde, dessen Manipulation schmerzhaft erscheint, zusätzlich ertastet werden (Abb. 6-167). Liegt eine *Retroflexion* des Blinddarms vor, können die kaudale Kuppe der APC als rundlicher Ballon, einige Schlingen der Kolonscheibe als parallel verlaufende bogenförmige Gebilde mit einer wellblechartigen Kontur und teils auch erweiterte Dünndarmschlingen im rechten oberen Quadranten neben der linken Niere mit den Fingerspitzen ertastet werden (Abb. 6-168). In Ausnahmefällen kann die Blinddarmspitze bei der *Retroflexion* auch extraomental, zwischen großem Netz und rechter Bauchwand zu liegen kommen. Der im Mastdarm enthaltene Kot ist kleingeformt,

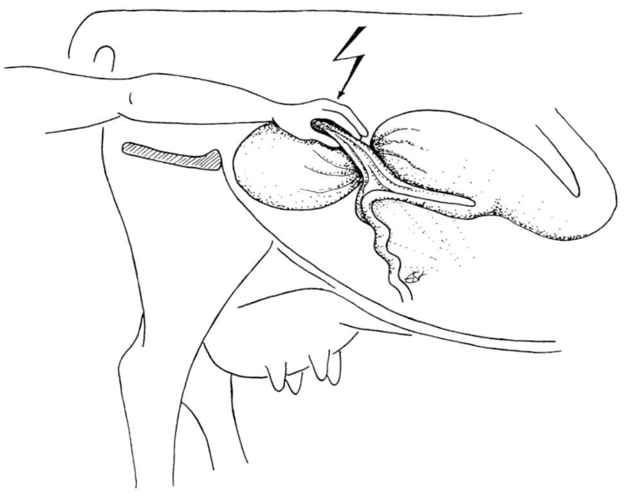

Abbildung 6-167 Rektaler Palpationsbefund bei Erweiterung und Torsion des Blinddarms (schematisch, Ansicht von rechts)

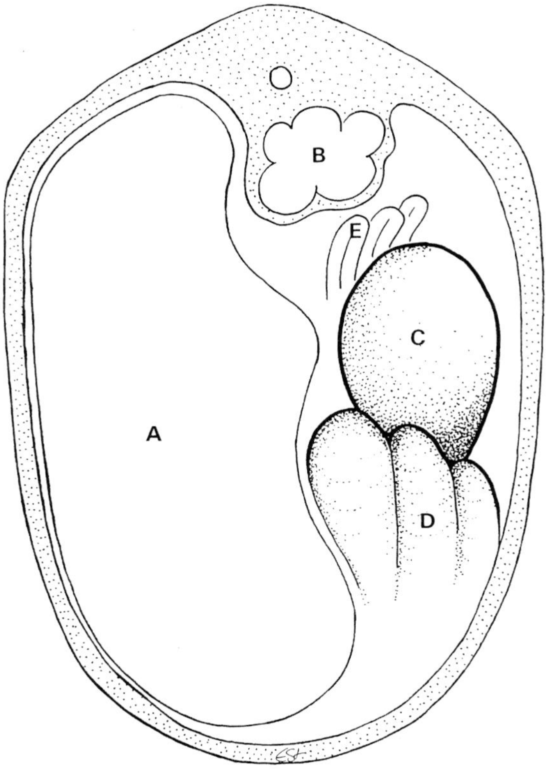

Abbildung 6-168 Rektaler Palpationsbefund bei Erweiterung und Retroflexion des Blinddarms (schematisch, Ansicht von kaudal) A = Pansen; B = linke Niere; C = Ansa proximalis coli; D = Kolonscheibe; E = angefüllte Dünndarmschlingen

dunkel, häufig mit Schleim überzogen, seltener mit Blut vermischt. Die Konzentration der Chloridionen im Pansensaft liegt meist im Normbereich. In fortgeschrittenen Fällen können in zunehmendem Maße die Symptome eines toxischen Schocks, wie Injektion der Skleralgefäße, eingesunkene Augen, erniedrigte innere und periphere Körpertemperatur, deutliche Erhöhung der Herzfrequenz sowie Erniedrigung des Hautturgors (Bluteindickung) vorliegen.

Diagnose: Die Diagnosesicherung erfolgt im Laufe der klinischen Allgemeinuntersuchung, wobei die rektale Exploration der Bauchhöhle meist die entscheidenden Hinweise gibt. Laboruntersuchungen, wie Bestimmung des Hämatokrits und Analyse des Bauchhöhlenpunktates, sind nur in stark fortgeschrittenen Fällen, bei Vorliegen eines toxischen Schocks oder bei Verdacht auf Blinddarmruptur zur Prognosestellung angezeigt.

Differentialdiagnose: Aufgrund der Befunde bei der Schwing- und Perkussionsauskultation in der rechten

Flanke und der anschließenden rektalen Exploration der Bauchhöhle ist die Diagnosestellung einer BDD meist einfach. Bei Vorliegen einer *Retroflexion* des Blinddarms kann die Unterscheidung gegenüber einer rechtsseitigen Labmagenverlagerung (Kap. 6.9.2) oder einer Darmscheibendrehung (Kap. 6.10.4) mitunter Schwierigkeiten bereiten. Zur Unterscheidung gegenüber der rechtsseitigen Labmagenverlagerung kann die Bestimmung der Konzentration des Chlorids im Pansensaft herangezogen werden, welche bei der rechtsseitigen Labmagenverlagerung ohne Torsion häufig erhöht ist. Da sich die erweiterte Kolonscheibe auch bei Vorliegen einer Darmscheibendrehung anläßlich der rektalen Untersuchung als parallel verlaufendes bogenförmiges Gebilde mit einer wellblechartigen Oberfläche präsentiert, ist die Unterscheidung gegenüber der Blinddarmdilatation mit Retroflexion mitunter erst während einer explorativen Laparotomie möglich. Meist sind die Kolikerscheinungen bei Darmscheibendrehung ausgeprägter als bei Blinddarmdilatation mit Retroflexion.

Behandlung: Falls die nachfolgend aufgeführten Kriterien erfüllt sind, kann versucht werden, die Entleerung des Blinddarms auf *konservativem* Weg zu erzielen: Dauer des Leidens weniger als 24 h, Allgemeinbefinden nur geringgradig beeinträchtigt, Kotabsatz vorhanden, *Torsion* und *Retroflexion* des Blinddarms mittels rektaler Exploration ausgeschlossen. Die konservative Behandlung besteht aus temporärem Futterentzug, der Gabe eines motorikmodulierenden Medikamentes (Bethanechol, 0,07 mg/kg LM s.c., 6mal im Abstand von 8 h; im Experiment wirksam) und Bewegung der Kuh (mehrmals 15 min führen). Die orale Verabreichung von Abführmitteln (Glaubersalz und Paraffinöl) ist umstritten. Lediglich 12–21 % der Kühe mit BDD können erfolgreich konservativ behandelt werden.

Falls nicht innerhalb von maximal 24 h nach Beginn des konservativen Behandlungsversuchs eine Entleerung des Blinddarms erreicht werden kann, und bei Fällen, welche die zuvor aufgeführten Kriterien nicht erfüllen, sollte umgehend die chirurgische Behandlung eingeleitet werden. Die *Operation* erfolgt am stehenden Tier in der rechten Flanke, nachdem diese mittels einer Leitungsanästhesie (umgekehrter L-Block, distale- oder proximale Paravertebralanästhesie) unempfindlich gemacht wurde. Der Zugang zur Bauchhöhle erfolgt mittels einer 25 cm langen, im mittleren Drittel der rechten Hungergrube leicht schräg von kaudodorsal nach kranioventral verlaufenden Inzision (Abb. 6-169). Nach gründlicher manueller Exploration der Bauchhöhle werden Lage und Füllungsgrad von Blinddarm, APC und Kolonscheibe ermittelt. Blinddarmspitze und Blinddarmkörper werden nach vorsichtiger intraabdominaler Lageberichtigung aus der Bauchwunde vorgelagert (Abb. 6-170). Falls der Blinddarm sehr stark mit Gas angefüllt ist und die intraabdominale Manipulation mit einem zu großen Rupturrisiko verbunden ist, soll das Gas vorerst durch Punktion (Kanüle mit angeschlossenem Schlauch und evtl. Vakuumpumpe) entfernt werden. Nach Vorlagern des Blinddarmes und Abdecken der Wundränder mit einer Plastikmanschette wird er an seiner Spitze mittels einer 3–5 cm langen Inzision durch eine Hilfsperson eröffnet, wodurch der Inhalt des extraabdominal befindlichen Darmteiles passiv abfließen kann. Anschließend geht der Operateur mit dem Arm in die Bauchhöhle ein und entleert durch schöpfende Massenbewegungen mit Hand und Unterarm den Inhalt aus dem intraabdominal gelegenen Blinddarmkörper und der APC (Abb. 6-171). Eine möglichst vollständige Entleerung von Blinddarm und APC ist eine wesentliche Voraussetzung für den Behandlungserfolg. Üblicherweise können zwischen 10–25 l Darminhalt aus dem Blinddarm entfernt werden. Die Enterotomiewunde wird mit 2 fortlaufenden CUSHING oder LEMBERT-Nähten verschlossen, die Blinddarmoberfläche mit mehreren Litern physiologischer Kochsalzlösung gespült und der Blinddarm mit seiner Spitze nach kaudal gerichtet in die Bauchhöhle zurückverlagert. Nach 5 min wird der Blinddarm nochmals vorgelagert und bei erneuter Anfüllung ein zweites Mal wie zuvor beschrieben entleert. Falls die Kolonscheibe stark aufgegast ist, soll das Gas mittels Punktion (Kanüle mit angeschlossenem Schlauch und evtl. Vakuumpumpe) ebenfalls entfernt werden. Der Verschluß der Bauchhöhle erfolgt in üblicher Weise. Bei Vorliegen einer Infarzierung der Blinddarmwand oder in Rezidivfällen wird der Blinddarm nach Anästhesie und Ligieren des Ligamentum ileocaecale sowie Ansetzen von zwei 15–20 cm langen Darmklemmen direkt apikal des Ostium ileocaecale reseziert. Der Verschluß des Amputationsstumpfes erfolgt mit 2 fortlaufenden CUSHING- oder LEMBERT-Nähten.

Die peri- und postoperative Behandlung besteht in der systemischen Gabe eines Breitspektrumantibiotikums, der Applikation eines motorik-modulierenden Medikamentes (Bethanechol, 0,07 mg/kg LM, s.c., 6mal im Abstand von 8 h; im Experiment wirksam) und, falls nötig, der parenteralen oder oralen Rehydratation. Nichtsteroidale Entzündungshemmer sind nur bei Gefahr oder Vorliegen eines toxischen Schockes indiziert. Die Fütterung wird innerhalb von 4–5 Tagen kontinuierlich bis zur üblichen Ration gesteigert.

Beurteilung: Bei frühzeitig behandelten Fällen ist die Prognose als zweifelhaft bis günstig und bei ver-

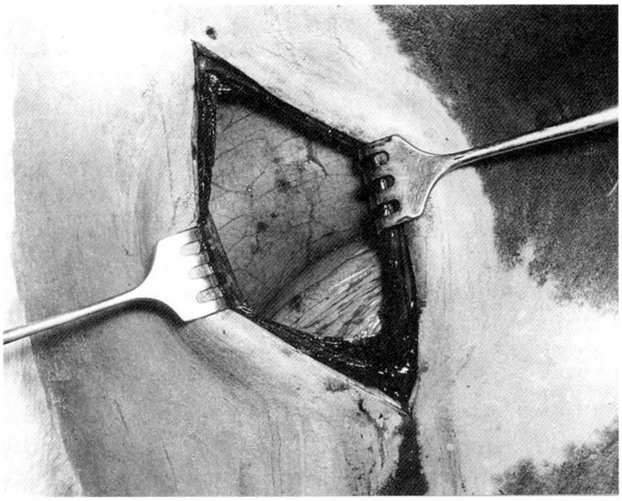

Abbildung 6-169 Nach Laparotomie in der rechten Flanke erscheint in der Wundöffnung der mit seiner Spitze kranial gerichtete, stark erweiterte und gespannte Blinddarm; darunter der kaudale Rand des großen Netzes

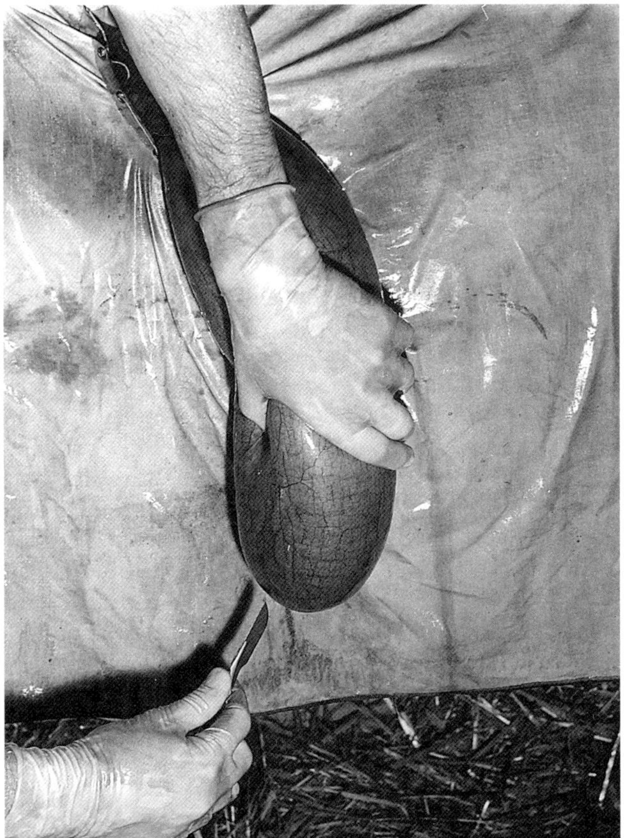

Abbildung 6-170 Zäkotomie zur Entleerung des angeschoppten flüssigen bis dünnbreiigen Darminhalts: Inzision der vorgelagerten Blinddarmspitze

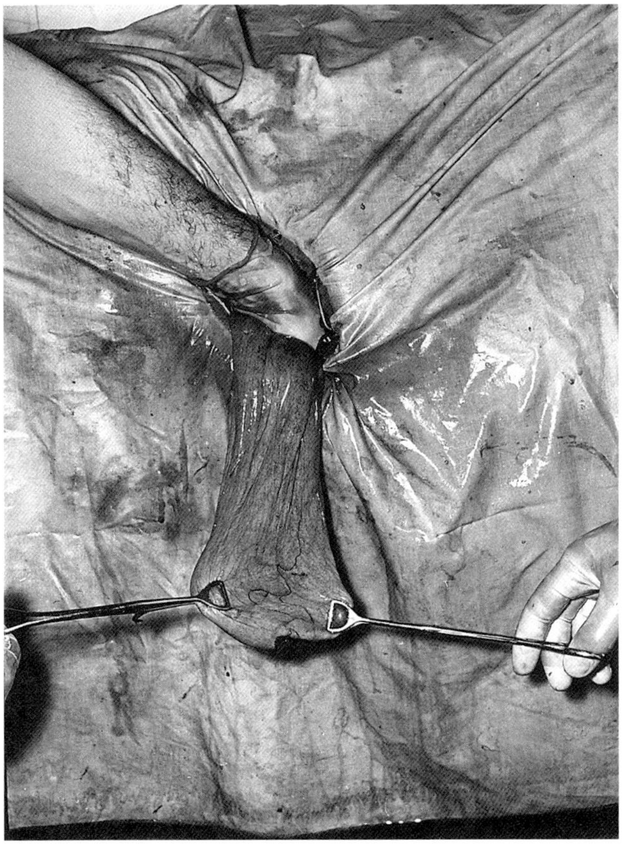

Abbildung 6-171 Während der Operateur mit der linken Hand auch den Inhalt des innerhalb der Bauchhöhle verbliebenen Blinddarmabschnitts und der Ansa proximalis coli weitmöglichst herausmassiert, wird die offene Blinddarmspitze von einem Helfer mit Faßzangen gehalten

schleppten Fällen und/oder Vorliegen einer Peritonitis als ungünstig zu betrachten. Im eigenen Patientengut betrug die Rezidivrate 10% innerhalb der 1. Woche und insgesamt 22,5% innerhalb eines Jahres nach operativer Behandlung.

■ **Prophylaxe:** Da die Ätiologie der BDD nicht bekannt ist, können zur Zeit (2000) keine Hinweise auf prophylaktische Maßnahmen angeführt werden. Sofern die Fütterungsanamnese Hinweise auf Fehler ergibt, sind entsprechende Korrekturen vorzunehmen.

■ **Sektionsbefund:** Blinddarm und APC weisen schon bei ausschließlicher *Dilatation* Stauungserscheinungen wie Verdickung und leichte Blauverfärbung der Wand auf. Bei *Torsion* und *Retroflexion* kommen Anzeichen eines Strangulationsileus wie starke Ödematisierung, hämorrhagische Infarzierung und fibrinöse Auflagerungen der Darmwand und Blutaustritt ins Darmlumen hinzu (Abb. 6-172).

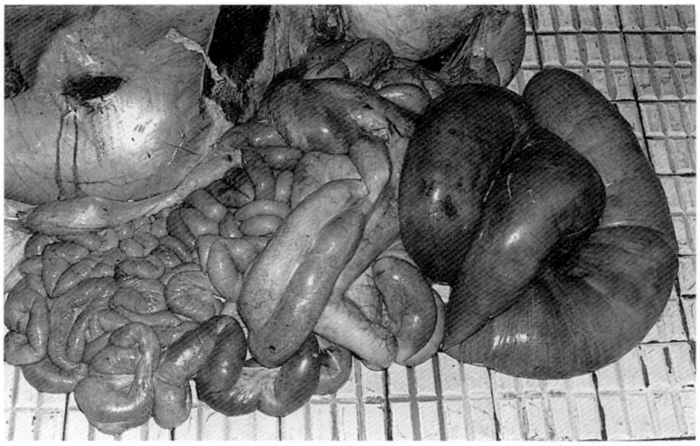

Abbildung 6-172 Zerlegungsbefund bei hochgradiger Erweiterung und Drehung des Blinddarms (rechts)

6.10.9 Blinddarmdilatation und -dislokation beim Kalb

G. Dirksen

Definition, Formen, Vorkommen: Es handelt sich um eine akut bis perakut verlaufende, mit Dilatation, Aufgasung und Verlagerung bzw. Drehung des Blinddarms verbundene Erkrankung von Kälbern bis zum Alter von 3 (bis 6) Monaten. Nach bisheriger Erfahrung lassen sich beim Kalb drei (den betreffenden Formen bei den Adulti ähnliche) Verlagerungs- und Drehungszustände unterscheiden:

- Dilatation von Zäkum und Anfangsteil der Ansa proximalis coli mit Retroflexion in unterschiedlicher Richtung (Abb. 6-173);

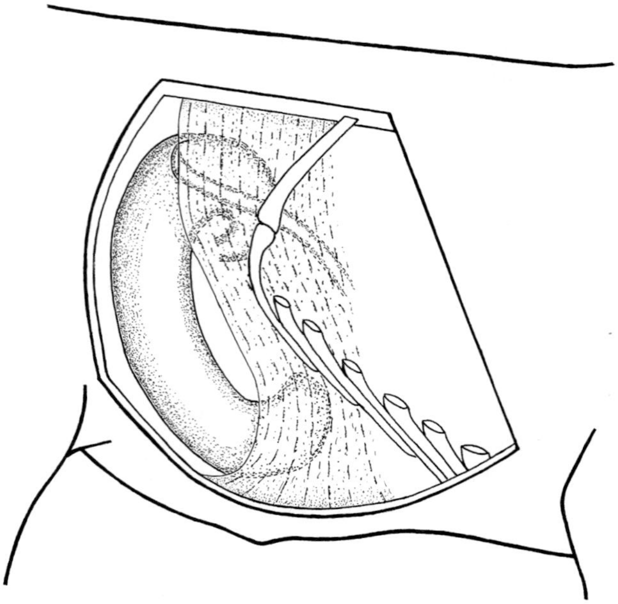

Abbildung 6-173 Blinddarmerweiterung mit Ventroflexion beim Kalb (schematisch)

- Dilatation von Zäkum und Anfangsteil der Kolonschleife mit Drehung im Bereich des Mesenterium caecocolicum und der Ansa proximalis;
- Torsion vor dem Ostium ileocaecocolicum (präileale Achsendrehung).

Im ausgewerteten Krankengut (n = 80; Rinderklinik, Universität München) dominieren zwar Fleckviehkälber (~ 95%) männlichen Geschlechts (~ 85%), doch dürfte diese Verteilung auf regionalen Besonderheiten (Rassendominanz, Bullenmast) beruhen. Über Blinddarmdilatation beim Kalb ist auch aus anderen Ländern (z. B. Italien, Frankreich, USA) berichtet worden.

Ursache, Pathogenese: In der Mehrheit scheint die Dilatation auf eine plötzlich einsetzende Aufgasung des Organes zurückzugehen. Der sich ausdehnende Blinddarm wird dann aufgrund der beengten Raumverhältnisse in der Bauchhöhle und der einseitigen Zugwirkung des Lig. ileocaecale abgebogen und zu einer Drehung gezwungen. Die Ursache der Aufgasung (übermäßige Gärgasbildung, Transportstörung?) ist unklar (s. auch Labmagentympanie). Die Häufung der Erkrankungen in der Umstellungsphase (~ 75% im Alter von 1–3 Monaten) weist auf Fütterungseinflüsse hin. Bei den selteneren präilealen Torsionen kommen ursächlich auch äußere bzw. mechanische Einwirkungen in Frage.

Dilatation und Drehung haben Durchblutungsstörung und Devitalisierung der Darmwand, Exsudation, Zersetzung des Inhalts, Ausschwemmung von Toxinen, vereinzelt Darmruptur und schließlich Tod des Tieres im Schock zur Folge.

Symptome, Verlauf: Anfangserscheinungen sind Inappetenz, »voller Leib«, leichte bis mäßige Kolik (~ 50%), verminderter oder sistierender Kotabsatz (75%; mitunter nach vorausgegangenem Durchfall), erhöhte Herzfrequenz bei überwiegend normaler Temperatur. Alsbald erscheint das Abdomen beidseits (bei Pansentympanie) oder vornehmlich rechts aufgetrieben; bei Schwing- und Perkussionsauskultation lassen sich hier Steelbandtöne und Plätschergeräusche provozieren; die Bauchdecken der z. T. in »sägebockartiger Haltung« stehenden Tiere sind deutlich gespannt (Abb. 6-174). Im weiteren Verlauf werden die Patienten zunehmend matter und exsikkotisch, Puls- und Atemfrequenz, mitunter auch die Temperatur, steigen an, und schließlich liegen sie fest. Die Blutuntersuchung ergibt zunächst metabolische Alkalose, im fortgeschrittenen Stadium dekompensierte metabolische Azidose.

Diagnose, Differentialdiagnose: I. d. R. weisen die klinischen Erscheinungen eindeutig auf einen schwerwiegenden Ileuszustand hin, der rasches Handeln erfordert. Mitunter zeichnet sich der geblähte Blinddarm sogar an der Bauchwand ab und ist dann von außen zu palpieren sowie evtl. mittels Sonogra-

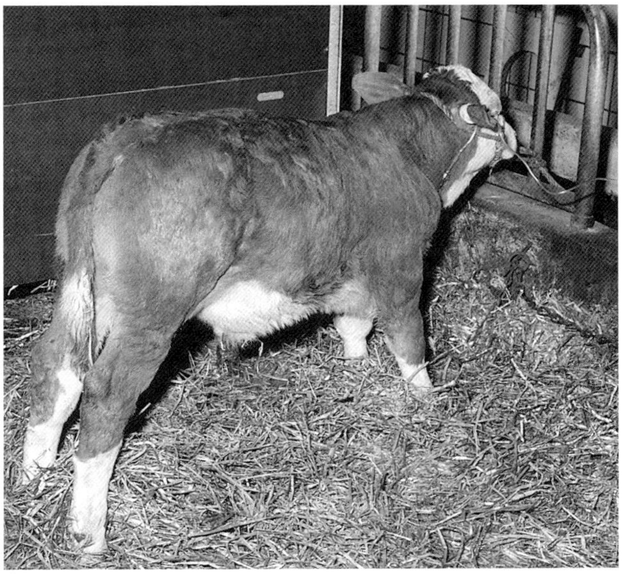

Abbildung 6-174 Kalb mit Dilatatio et ventroflexio caeci: sägebockartige Körperhaltung, gespannte Bauchdekken bei aufgetriebenem Leib, mäßige Kolik; intravenöse Dauertropfinfusion zur präoperativen Schockprophylaxe

phie darzustellen. *Differentialdiagnostisch* kommen vornehmlich Labmagentympanie und -volvulus in Betracht (Kap. 6.9.3).

■ **Behandlung:** Bei der schnellstmöglich einzuleitenden chirurgischen Intervention ist intensive Schockprophylaxe (Dauertropf, Kortikosteroide) erforderlich. An dem in linke Seitenlage verbrachten Patienten wird in der rechten Flanke inzidiert, wobei man das Peritoneum mit besonderer Vorsicht durchtrennt (Abb. 6-175 bis 6-177). Nach dem Vorlagern des Blinddarmes läßt sich übersehen, ob eine Weiterbehandlung in Frage kommt und welcher Weg sich ggf. empfiehlt: Entleerung durch Punktion oder Inzision bzw. Resektion (bei n = 29 z. B. 14 : 12 : 3). Bezüglich Blinddarmresektion siehe Kapitel 6.10.8. Nach der Verschlußnaht Rücklagerung, intraperitoneale Antibiose, Flüssigkeits- und Elektrolyttherapie (mit Glukosezusatz), allmähliches Anfüttern mit kleinen Mengen unverdächtiger Futtermittel (keine Kälberstarter, keine Maissilage).

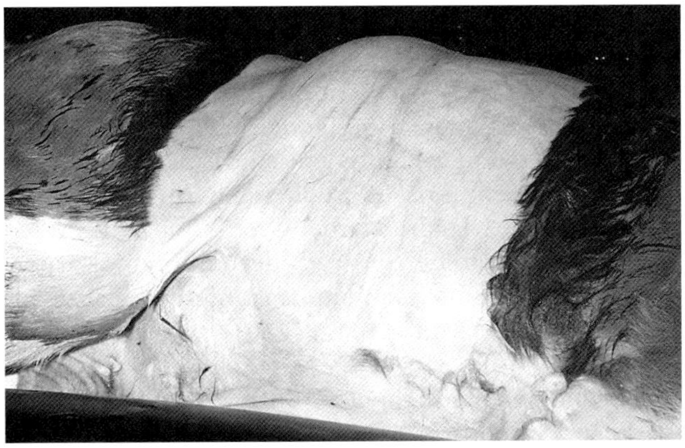

Abbildung 6-175 Patient aus Abb. 6-174 zur Operation in linke Seitenlage niedergeschnürt und sediert: In der rechten Flanke zeichnet sich der aufgegaste Blinddarm als walzenförmige Vorwölbung ab

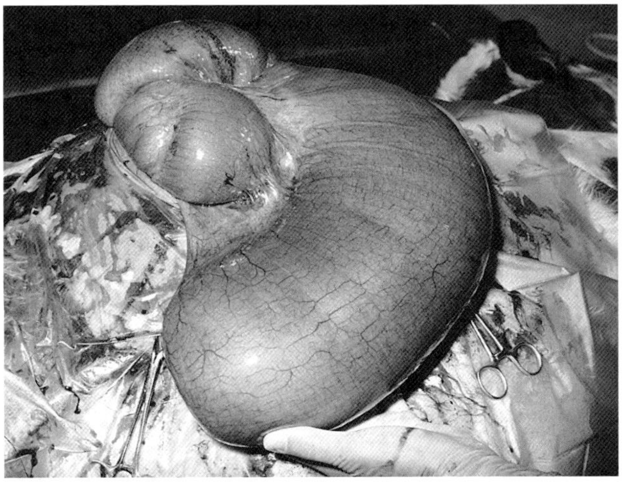

Abbildung 6-176 Nach Laparotomie desselben Patienten (Abb. 6-175) vorgelagerter, mit Gas und Flüssigkeit gefüllter Blinddarm. Entleerung durch Zäkotomie

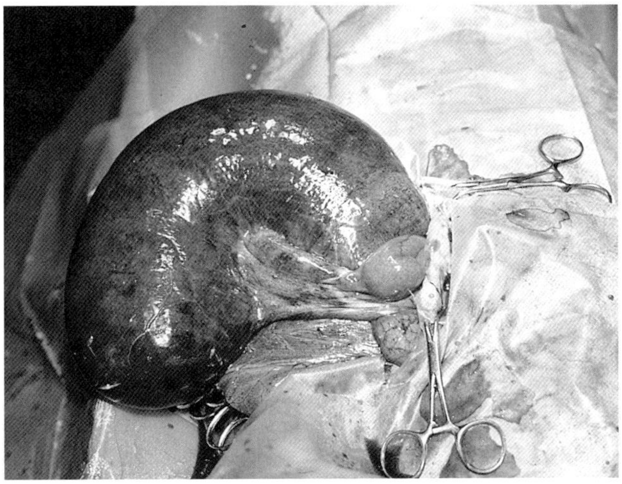

Abbildung 6-177 Präileale Torsio caeci: Darmwand devitalisiert, Resektion erforderlich

■ **Beurteilung:** Die Heilungsaussichten hängen wesentlich von der Zeitspanne zwischen Krankheitsbeginn und Behandlung ab. Dementsprechend ergaben sich folgende Heilungsraten: < 12 h/82% (9/11), 12–24 h/55% (6/11), 24–72 h/15% (2/13). Weiterhin spielt naturgemäß der Grad der im Einzelfall vorliegenden Darmdrehung eine Rolle, weil davon das Ausmaß der geweblichen Schäden abhängt.

6.10.10 Verletzungen des Darmes

G. Dirksen

■ **Definition:** Zusammenhangstrennungen von Mukosa, Mukosa und Muskularis oder allen drei Schichten der Darmwand *(Vulnera intestini)*. Dementsprechend werden nichtperforierende und durchdringende Verletzungen unterschieden; es kommt aber auch Abriß ganzer Darmabschnitte vor. Teils wird das Gewebe scharf durchtrennt, teils handelt es sich um grobfetzige Rupturen oder mehr flächenhafte Quetschungen.

■ **Vorkommen, Ursache:** Verletzungen können an allen Darmabschnitten auftreten; sie betreffen hauptsächlich Dünn-, Blind- oder Mastdarm. Ein häufiger Anlaß ist die Überdehnung der Mastdarmwand bei rektaler Untersuchung oder beim Zervixgriff bei Besamungen. Praktische Bedeutung hat v. a. die Einklemmung von Darmteilen zwischen Fetus und Beckenring während der Kalbung, insbesondere während des Auszugs einer in Hinterendlage eingetretenen Frucht bei erstgebärenden gut genährten abschüssig liegenden Rindern (Abb. 6-178). Bei Schwergeburten werden mitunter außer Scheide und Damm auch After und/oder Mastdarm des Muttertieres verletzt. Außerdem können intestinale Traumen durch einspießende Fremdkörper (Drahtstücke, Nadeln, Piassava-Borsten, Glassplitter, Tannenzweige etc.), Bauchwandperforation (Hornstoß, Pfählwunden, Frontlader- und Gabelstaplerunfälle), Fehlbedeckung oder sadistische Handlungen (Einstoßen spitzer Gegenstände in Scheide oder After) verursacht werden.

■ **Symptome, Verlauf:** Erscheinungen und Verlauf variieren, je nachdem, ob der Darm *perforierend* oder *nicht durchdringend* verletzt ist und in welchem Abschnitt die Läsion liegt.

➤ *Dünndarm: Nichtperforierende Quetschungen* gehen mit mäßiger Beeinträchtigung des Allgemeinzustandes und leichten Schmerzäußerungen, bei stärkeren Insulten dagegen mit Erscheinungen eines paralytischen Ileus sowie mit Peritonitis einher. Perforationen der Darmwand durch spitze Fremdkörper rufen das klinische Bild einer akuten Bauchfellentzündung oder eines Obturationsileus hervor: plötzliche Inappetenz, leichte bis mittelgradige intermittierende Kolik, gespannte Bauchdecken, mitunter beidseitige Auftreibung des Abdomens, auskultatorisch beidseits Plätschern und schwache Steelbandtöne, reduzierter Kotabsatz, abomasoruminaler Reflux, sekundäre Psalterparese; rektal ist mitunter das verklebte Darmkonvolut fühlbar. Kommt es nach perforierender Verletzung im Duodenum zum Austritt größerer Mengen sauren Darminhalts in die freie Bauchhöhle, so kann das Tier binnen Stunden im Schock verenden.

➤ *Mastdarm:* Bei *Verletzungen im kaudalen (retroperitonealen) Bereich des Mastdarmes* zeigen sich Blutaustritt aus dem After, Abhalten des Schwanzes und häufiges Drängen.

Nach tiefreichender *Schleimhautruptur im vorderen Mastdarmabschnitt* lassen sich via Rektum ein oder mehrere Finger in die verschwollene Wunde des meist versteiften Darmrohres einführen. Cave vollständige Perforation oder Lösung einer bereits eingetretenen Verklebung (Abdichtung)! Die Prognose ist oft günstiger als der Rektalbefund erwarten läßt.

Mastdarm-Scheidenrisse lösen eine m. o. w. ausgeprägte phlegmonöse Entzündung und Nekrose des benachbarten lockeren Bindegewebes aus und heilen dann oft unter Bildung einer vernarbenden Fistel (Abb. 6-179).

➤ *Perforierende Zerreißung des Dünn- oder/und des Blinddarmes* äußert sich in rasch zunehmender Allgemeinstörung, völliger Inappetenz, Muskelzittern, zeitweilig leichter Kolik, Pansentympanie, Pneumoperitoneum, erhöhter Bauchdeckenspannung, aufgekrümmtem Rücken sowie in Neigung zum Niederlegen oder Festliegen in milchfieberähnlicher Haltung; Puls- und Atemfrequenz sind stark erhöht, Haut, Ohren und Hörner fühlen sich kühl an. Vom Rektum aus sind peritonitische Veränderungen – rauhes, mit Kotpartikeln besetztes Bauchfell, sulzige Verklebungen – zu ertasten. Infolge der sich schnell entwickelnden Intoxikation und Sepsis können derartige Darmzerreißungen schon binnen 18–24 h unter Schockerscheinungen zum Tode führen.

■ **Diagnose, Differentialdiagnose:** Sofern nicht schon die rektale Exploration eindeutige Befunde ergibt oder sie nicht durchgeführt werden kann, müssen die unter Peritonitis (Kap. 6.15.1) und Ileus (Kap. 6.10.1) genannten diagnostischen Verfahren zur weiteren Abklärung herangezogen werden. In kritischen Fällen muß rasch entschieden werden, ob zur klaren Beurteilung eine diagnostische Laparotomie in Frage kommt.

Während des Partus eingetretene Darmrupturen können mit Hypokalzämischer Gebärlähmung (Kap. 12.3.1) verwechselt werden; die Kalziuminfusion bewirkt in derartigen Fällen jedoch eher Verschlechterung als Besserung; außerdem sind solche Patienten bei energischem Antreiben oft noch zum Aufstehen zu bewegen. Traumatische Retikuloperitonitiden (Kap. 6.6.2) infolge ausgewanderten Fremdkörpers nehmen gewöhnlich einen langsameren Verlauf als perforierende Darmläsionen.

■ **Behandlung, Beurteilung:** Falls nach perforierender Verletzung, insbesondere nach Perforation von Blind- oder Mastdarm bereits eine größere Menge Darminhalt in die freie Bauchhöhle ausgetreten ist, bestehen i. d. R. keine Heilungsaussichten mehr. Wurde die Darmperforation durch einen spitzen

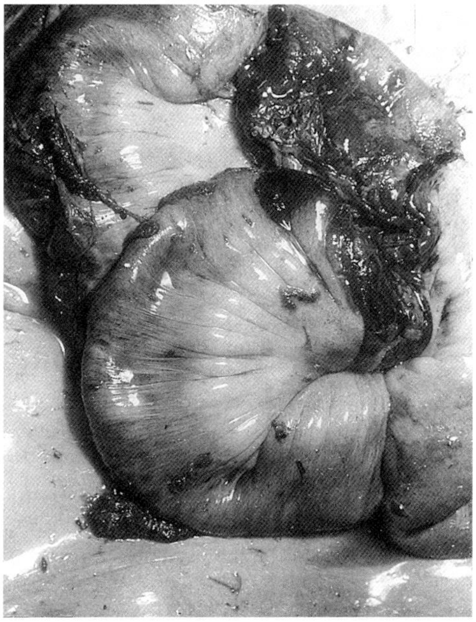

Abbildung 6-178 Frische schwergeburtsbedingte Quetschung und Zerreißung des Dünndarms einer Färse mit Kotaustritt in die Bauchhöhle (Schlachtbefund; rechts)

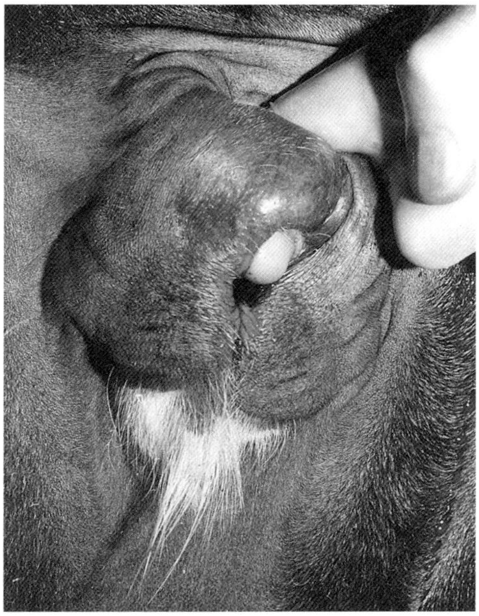

Abbildung 6-179 Alte vernarbte Scheiden-Mastdarmfistel (Folge einer Geburtsverletzung; links)

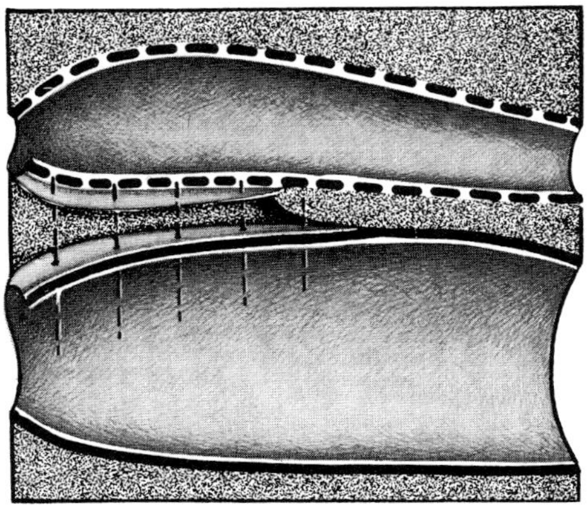

Abbildung 6-180 Rektovaginalnaht bei frischem vollständigem Dammriß und bei operativ nach kaudal gespaltener vernarbter Mastdarm-Scheidenfistel (schematisch im Längsschnitt; oben)

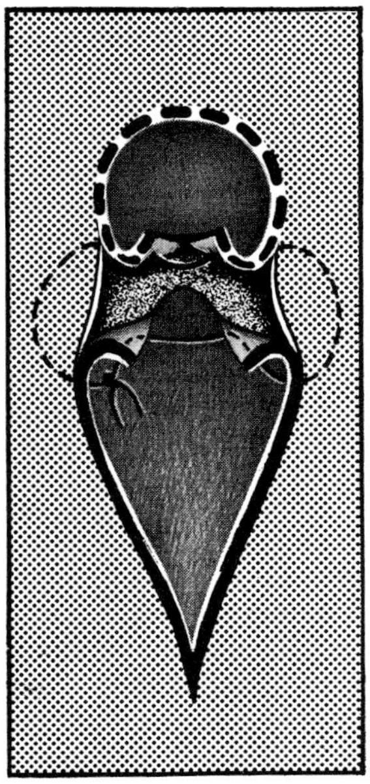

Abbildung 6-181 Rektovaginalnaht bei frischem vollständigem Dammriß und bei operativ nach kaudal gespaltener vernarbter Mastdarm-Scheidenfistel (schematisch; in der Ansicht von kaudal; links)

Fremdkörper hervorgerufen, so kommt es dagegen, ähnlich wie bei Reticuloperitonitis traumatica, zu umschriebener Fibrinausschwitzung und zur Verklebung mit Gekröse, Netz oder anderen Darmschlingen, wodurch der Prozeß abgekapselt wird. Derartige Fälle wurden wiederholt mit Erfolg behandelt. Ähnliches gilt auch für Dünndarmrisse mit nur geringgradigem Ausfluß.

➤ Sowohl bei den *perforierenden* als auch bei der Mehrzahl der *nichtperforierenden Verletzungen von Dünn- oder Blinddarm* ist gewöhnlich die Resektion des geschädigten Abschnittes erforderlich. Die Operation muß allerdings, v. a. nach einer durch stumpfes Trauma bedingten Ruptur, innerhalb der ersten Stunden vorgenommen werden, um Erfolgsaussichten zu haben. Etwa schon ausgetretener und dann meist mit Fibrin verklumpter Darminhalt ist weitmöglichst – erforderlichenfalls mittels Spülung mit körperwarmer physiologischer Kochsalzlösung – aus der Bauchhöhle zu entfernen und diese anschließend hochdosiert antibiotisch zu versorgen. Zur Schockprophylaxe wird physiologische Kochsalzlösung intraperitoneal (2–5 l/erwachsenes Rind) und intravenös appliziert und ein rasch wirksames Glukokortikoid verabreicht (z. B. bis zu 300 mg Prednisolon/erwachsenes Rind). Falls sich innerhalb von 12 h p. op. keine wesentliche Besserung zeigt, sollte das Tier eingeschläfert werden.

➤ Bei *frischer Mastdarmperforation* wird unter kleiner epiduraler Sakralanästhesie versucht, den Defekt nach Ausräumen des Kotes vom Rektum aus durch Anlegen eines oder mehrerer einstülpender U-Hefte oder mittels fortlaufender Naht zu verschließen. Wegen der durch die beengten Raumverhältnisse bedingten

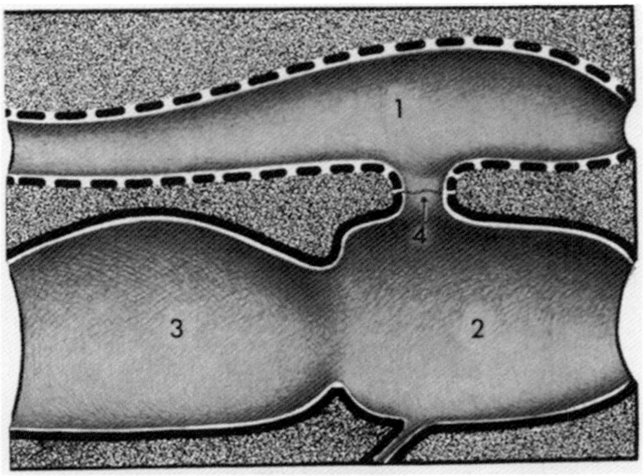

Abbildung 6-182 Vernarbte Mastdarm-Scheidenfistel im Längsschnitt (schematisch): 1 = Rektum; 2 = Scheidenvorhof; 3 = Scheidengewölbe; 4 = Fistelring

technischen Schwierigkeiten schlägt HUSKAMP (1960) für perforierende *Mastdarmverletzungen* in *Afternähe* folgendes Vorgehen vor: Anlegen einer Kloake durch senkrechtes Spalten des Dammes (ohne Eröffnung der Excavatio rectouterina!) und Vernähen der Wunde unter Sicht in zwei Schichten am hervorgezogenen, mit zwei Faßzangen gehaltenen Darm; anschließend wird das gespaltene Perineum mit einer Dammrißnaht nach GÖTZE (1952) wieder geschlossen (Abb. 6-180, 6-181).

Wenn die Epiduralanästhesie oder systemische Sedierung zur Beseitigung des Pressens nicht ausreicht, läßt es sich durch Anlegen eines Pneumoperitoneums ausschalten (ESPERSEN, 1962). *Nichtperforierende Mastdarmverletzungen* bedürfen außer dieser Maßnahme im allgemeinen keiner weiteren Behandlung.

➤ Besteht ein *Scheiden-Mastdarm-Durchbruch* bereits

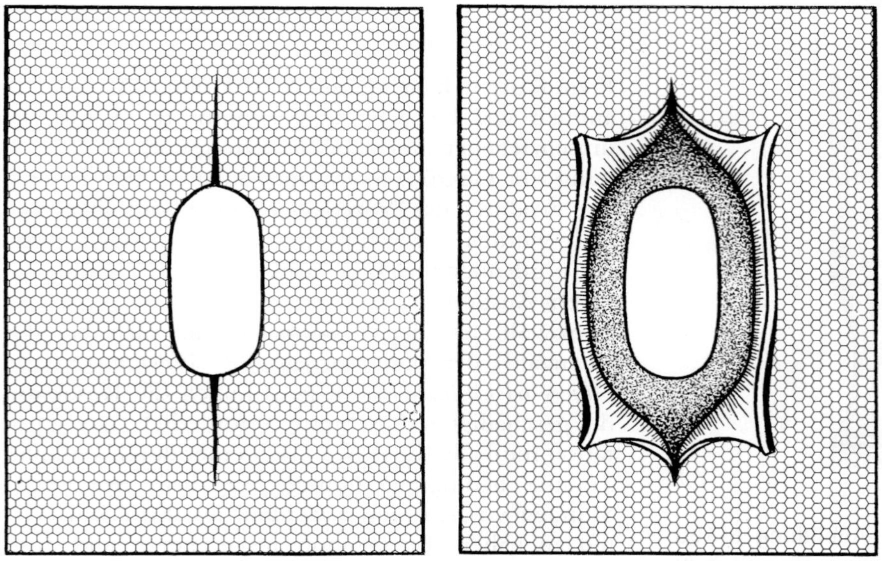

Abbildung 6-183, 6-184 Vorbereiten der vernarbten Mastdarm-Scheidenfistel zur Naht (schematisch; Ansicht vom Scheidenvorhof her). Links: Schnittführung zum Spalten der Vorhofschleimhaut; rechts: Schleimhaut rings um die Fistel freipräpariert

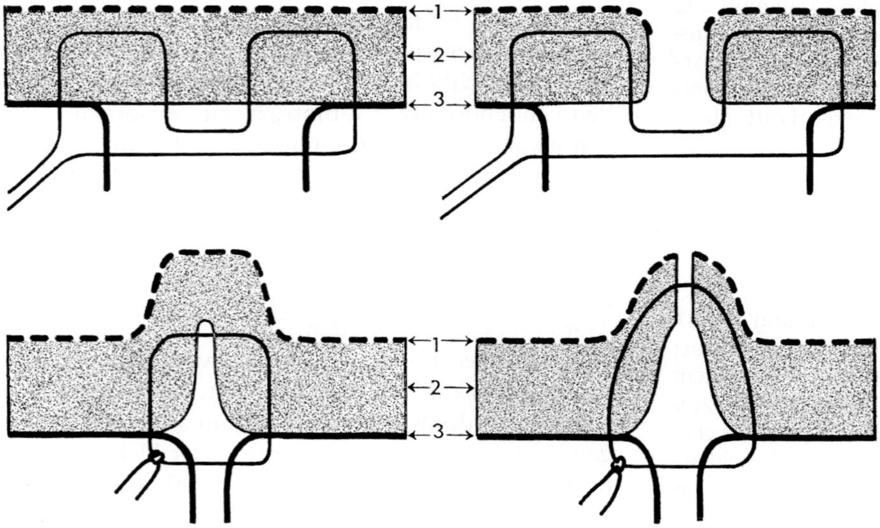

Abbildung 6-185 Fadenführung zur Naht der freipräparierten Mastdarm-Scheidenfistel (schematisch; Querschnitt). Links im Bereich des Gesunden; rechts im Bereich der Fistel. Oben: Legen der Hefte; unten: Verknoten der Hefte. 1 = Mastdarmschleimhaut; 2 = lockeres periproktales und perivaginales Bindegewebe; 3 = Vorhofschleimhaut

länger als 12 h, so überläßt man ihn der Vernarbung zu einer Fistel (Abb. 6-179), die dann frühestens nach 4 Wochen in der von GÖTZE (1952) angegebenen Weise operiert wird (Abb. 6-182 bis 6-186). Wenn Damm und Afterschließmuskel dabei noch erhalten geblieben sind, wird die Schleimhaut der Fistel von der Scheide aus nach kranial und kaudal in Richtung des größten Durchmessers des Defektes gespalten und je nach Ausmaß der zu schließenden Öffnung auf 3–5 cm Breite abpräpariert; auch um die Fistel herum ist die Vaginalmukosa auf einige Zentimeter so dünn wie möglich von ihrer Unterlage zu lösen (s. Abb. 6-185); hierzu werden die Schamlippen durch Faßzangen gespreizt und hervorgezogen.

Nach Auffrischung des Defektes wird er von der Scheide her vernäht; dabei nicht die Mastdarmschleimhaut durchstechen. Besteht der übriggebliebene Damm dagegen nur noch aus einer knapp fingerstarken Brücke (s. Abb. 6-179), so kann man sie durchtrennen und dann nach dem Auffrischen der Fistelränder wie bei einem vollständigen Dammriß vorgehen (Fadenführung entsprechend Abb. 6-180, 6-185). Die danach noch zwischen Anus und dorsaler Vulvakommissur klaffende äußere Haut wird durch Kammnaht mit doppelter Durchstechung und seitlicher Knüpfung verschlossen (Perinealnaht, s. Abb. 6-186).

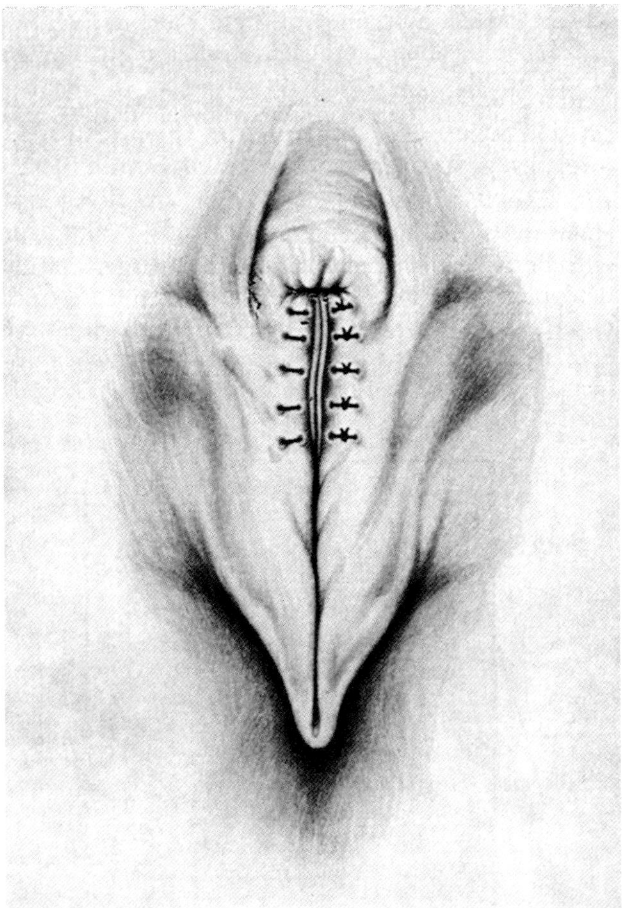

Abbildung 6-186 Abschluß der Dammrißoperation durch Perinealnaht

Prophylaxe: Um geburtsbedingte Quetschungen und Zerreißungen des Dünn- oder Blinddarmes zu vermeiden, empfiehlt es sich (insbesondere bei Hinterendlage der Frucht), das Muttertier vor dem Auszug des Fetus vorübergehend aufzutreiben. Das gilt v. a., wenn es sich schon längere Zeit in Seitenlage befand. Während des Ausziehens des Kalbes sollte das gebärende Tier nicht auf abschüssigem Boden liegen (erforderlichenfalls Beckenhochlagerung).

6.10.11 After-Mastdarmzwang, Mastdarmvorfall

Definition: Als *After-Mastdarmzwang* (Tenesmus) bezeichnet man den fortwährenden Drang zum Kotabsatz ohne oder mit nur geringer Entleerung.

Bei einem *Mastdarmvorfall (Prolapsus recti)* kann es sich um eine anhaltende Ausfaltung der anorektalen Schleimhaut oder eine invaginationsähnliche Ausstülpung eines weiter oral gelegenen Rektumabschnittes handeln.

Vorkommen, Ursache: Fortwährendes oder in kurzen Intervallen auftretendes »Pressen auf den Kot« ist meist auf lokale Reizzustände im rektovaginalen oder analen Bereich zurückzuführen. Mastdarmvorfälle ereignen sich oft im Zusammenhang mit dem Kalben, und zwar infolge Druck des Fetus auf das kotgefüllte Rektum, Quetschung oder/und Lähmung eines Mastdarmabschnittes, wobei sich dann der ungeschädigte kraniale Abschnitt in den betroffenen kaudalen Teil einschiebt, oder durch geburtsbedingte Verletzungen von After, Scheide oder Zervix. Schwäche des Sphincter ani und des periproktalen Bindegewebes (»bandloses Becken«) sowie starke Fetteinlagerung scheinen sich prädisponierend auszuwirken. In anderen Fällen liegt dem Prolaps eine schwere Enteritis bzw. Proktitis zugrunde, so bei Kälbern mit Kokzidiose (s. Kap. 6.11.5). Dann entwickelt sich oft ein Circulus vitiosus, indem durch den Prolaps ein zusätzlicher Reiz zum Drängen entsteht. Krankhafter Kot- und Harndrang mit nachfolgendem Mastdarmprolaps kann auch im Verlauf von Tollwut, AUJESZKYscher Krankheit oder perianalem Juckreiz infolge Ektoparasitenbefall auftreten.

Symptome, Verlauf: Beim rektalen Drängen krümmt sich das Tier ruckartig auf und versucht unter Kontraktion der Bauchmuskeln und Anheben des Schwanzes Kot herauszupressen (Abb. 6-187). Anus mit angrenzender Schleimhaut wölbt sich rosettenartig vor. Während der anschließenden Erschlaffung wird oft unter einem schlürfenden Geräusch Luft ins Rektum gesaugt. Dann setzt das Pressen erneut ein.

Ist es zu einem dauerhaften Mastdarmvorfall gekommen, ragt aus dem After ein anfangs dunkelrotes, später schwarzrotes kugel- oder wurstförmiges Gebilde hervor, das meist mit Schleim, Blut und Fibrin sowie mit Kot- und Streupartikeln bedeckt ist. An seinem Ende führt eine trichterförmige Öffnung in das Darmlumen. Das Tier steht mit gestrecktem Hals und aufgekrümmtem Rücken, hat kaum Appetit und drängt ständig. Das prolabierte Rektum kann in seiner exponierten Lage leicht verletzt werden; nach perforierender Ruptur können durch die Öffnung Dünndarmschlingen austreten. Im Falle einer umfangreichen Ausstülpung ist damit zu rechnen, daß das Darmgewebe infolge Kompression des Mesokolons mangelhaft durchblutet wird und bei längerem Bestehen des Prolaps der Nekrose verfällt. Daher kann selbst nach gelungener Reposition noch eine Perforation auftreten, die dann zur Peritonitis führt.

■ **Diagnose, Differentialdiagnose:** Die Identifizierung des prolabierten Gebildes als Mastdarm bereitet im allgemeinen keine Schwierigkeiten. Verwechslungen können unter außergewöhnlichen Umständen (Mastdarm-Scheidenperforation, Scheidenvorfall, Uterusruptur mit Darmvorfall, Neubildungen) vorkommen. Wenn Tenesmus und Prolaps nicht offensichtlich auf eine lokale Ursache zurückzuführen sind, müssen stets Tollwut und AUJESZKYsche Krankheit in die diagnostischen Überlegungen einbezogen werden (Kap. 10.2.6, 10.3.7). Die zum Ausschluß dieser Leiden vorzunehmende gründliche Untersuchung (einschließlich Prüfung der Futter- und Wasseraufnahme und des Zungentonus) muß daher unter entsprechenden Vorsichtsmaßregeln (Einwegkittel und -handschuhe) erfolgen. Der Verdacht gründet sich zum einen auf kennzeichnende Symptome (heiseres Brüllen, Speicheln, Einbeißen in vorgehaltene Gegenstände, Hydrophobie/Schlucklähmung, Nachhandparese etc. bei Tollwut; extremer Juckreiz, Zucken bei AUJESZKYscher Krankheit), zum anderen auf das Fortbestehen des Drängens trotz Sakralanästhesie und/oder Anlegen eines Pneumoperitoneums.

■ **Behandlung:** Zur Therapie *des Tenesmus* kommen neben Behandlung der auslösenden Ursache je nach Intensität und Dauer, Alter des Tieres und den weiteren Befunden eine oder mehrere der folgenden Maßnahmen in Betracht:

➤ *Kleine Sakralanästhesie* mit einem gängigen Lokalanästhetikum in relativ hoher Konzentration, um den Preßreiz möglichst lange auszuschalten. Nach Abklingen der Wirkung kann sie erforderlichenfalls einmal wiederholt und mit einem Pneumoperitoneum kombiniert werden.

➤ *Anlegen eines Pneumoperitoneums* (ESPERSEN, 1960): In der linken oder rechten Hungergrube wird nach Vorbereitung der Punktionsstelle eine weitlumige Kanüle bis in die Bauchhöhle eingestochen und geprüft, ob Luft einströmt. Dann wird mit der für die Euterinsufflation gebräuchlichen Luftpumpe, notfalls mit einer 200 ml fassenden Injektionsspritze, so lange Luft in die Bauchhöhle gepumpt, bis beide Hungergruben verstrichen sind oder sich leicht vorwölben. Während der Insufflation ist die Atemfrequenz zu kontrollieren. Nimmt sie auffällig zu, ist das Pumpen zu unterbrechen oder ganz zu unterlassen. Zugleich müssen die auslösenden Ursachen behandelt werden.

Bei 108 von 157 derart behandelten Rindern mit Tenesmus verschiedener Genese hörte das Drängen sofort oder innerhalb von 12–24 h auf. Als Komplikationen sind subkutane oder retroperitoneale Emphyseme beobachtet worden. Der therapeutische Effekt scheint darauf zu beruhen, daß die Tiere die Bauchmuskeln entspannen, um den insufflationsbedingten Druck auf das Zwerchfell zu reduzieren (SVENDSEN, 1967). Unterstützend werden schmerzlindernde und entzündungshemmende, evtl. auch sedierende Medikamente verabreicht.

➤ *Anlegen eines Brustgurtes:* Ein Riemen wird (ähnlich einer Brustbremse) stramm um den Brustkorb geschnallt. Zusätzlich kann man oben zwei Stricke einbinden, die über den Rücken nach hinten laufen und unter dem Schwanzsansatz zweimal verknotet werden; dann werden sie beiderseits durch den Schenkelspalt wieder zum Brustriemen geführt und daran befestigt.

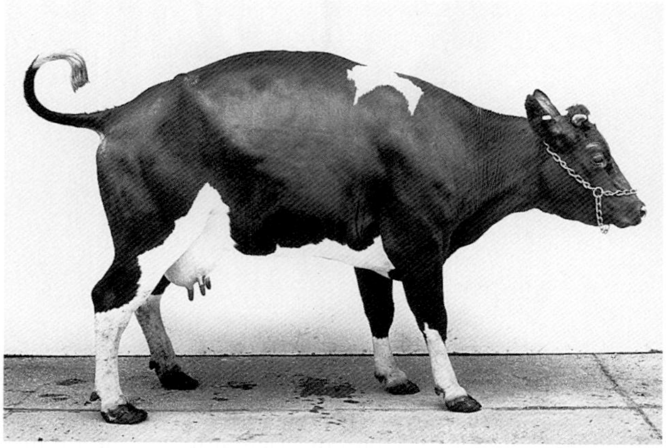

Abbildung 6-187 After-Mastdarmzwang bei einer Kuh

➤ *Verschluß des Afters durch Tabaksbeutelnaht:* Wenn die getroffenen Maßnahmen zum Beheben des Drängens und Vermeiden eines Prolaps nicht ausreichen, empfiehlt es sich, die Analöffnung mittels Tabaksbeutelnaht mit dicker Seide oder einem Scheidenverschlußband nach BÜHNER zu verengen. Die Enden des subkutan gelegten Fadens/Bandes werden zu einer Schleife verknotet, die es erlaubt, die Öffnung je nach Bedarf enger oder weiter zu stellen. Der Anus sollte für zwei Finger passierbar sein. Während der folgenden Tage ist die Durchgängigkeit des Afters zu kontrollieren und nötigenfalls für leichten Kotabgang zu sorgen (Saftfutter, milde Laxanzien). Sobald die Vorfallgefahr vorüber ist, wird das Heft wieder entfernt.

➤ *Epidurale Alkoholanästhesie:* Dieses Verfahren wurde schon in der älteren Literatur als Ultima ratio zur Behandlung des Drängens erwähnt. In neuerer Zeit ist es zur Prolapsbehandlung bei Mutterschafen sowie zum Beseitigen des Tenesmus bei Kälbern mit hartnäckiger Enteritis/Proktitis (meist infolge Kokzidiose) angewandt worden. Die epidurale Injektion von 70- bis 90%igem Äthylalkohol in Form der kleinen Sakralanästhesie zwischen 1. und 2. Schwanzwirbel führt zu einer länger anhaltenden, meist aber nicht dauerhaften Lähmung der Nervenäste der Cauda equina. Gute Ergebnisse hinsichtlich Ausschaltung des Drängens wurden bei 4–12 Wochen alten Kälbern mit alters-/gewichtsbezogenen Dosen von 2,5–3,5 ml pro Injektion erzielt; die Heilungsrate sank proportional zur Krankheitsdauer; bei älteren Kälbern mit entwickelter Vormagendigestion war das Ergebnis besser als bei jüngeren (Heilungsraten: Altersgruppe 4–7 Wochen/28 %, 8–12 Wochen/77 %, n = 31).

➤ Die *Behandlung des Mastdarmvorfalles* richtet sich danach, ob er noch frisch ist oder schon Komplikationen eingetreten sind sowie nach dem Umfang.

➤➤ *Reposition und Retention:* Tritt der Prolaps während des Partus ein, wird der Darm zunächst abgedeckt (Plastikbeutel, Tuch) und von einer Hilfsperson seitwärts gehalten, während man das Kalb entwickelt. Dann wird der vorgefallene Darmteil mit kaltem Wasser oder einer leicht adstringierenden Lösung gereinigt, mit Schleim, Öl oder einer Gleitsalbe schlüpfrig gemacht und unter kleiner Sakralanästhesie reponiert. Bei größeren Ausstülpungen wird mit vorsichtiger Massage im afternahen Bereich begonnen und das Tier dabei zweckmäßigerweise vorn tiefer gestellt oder am liegenden Patienten das Becken hoch gelagert. Um Schleimhautschäden zu vermeiden, empfiehlt es sich, den prolabierten Darm in ein feuchtes Tuch einzuschlagen und mit der flachen Hand zu arbeiten. Hält das Drängen nach der Reposition weiter an, kann man versuchen, die Darmschleimhaut durch Bestreichen (Besprühen) mit einem Oberflächenanästhetikum unempfindlich zu machen. Gewöhnlich wird es angezeigt sein, anschließend eine Tabaksbeutelnaht oder/und ein Pneumoperitoneum anzulegen.

➤➤ *Amputation des vorgefallenen Rektumteiles:* Das Absetzen des prolabierten Darmes kommt in Frage, wenn er bereits stark geschwollen, ausgetrocknet und verunreinigt ist, insbesondere aber, wenn schon tiefreichende Schleimhautverletzungen und/oder -nekrosen vorliegen. Vor dem Eingriff ist durch Palpation, im Zweifelsfall auch durch Punktion zu prüfen, ob etwa Dünndarmschlingen in den ausgestülpten Mastdarmsack eingetreten sind; ggf. müssen sie zunächst zurückgedrängt werden. Da die Darmschleimhaut gewöhnlich stark ödematisiert und brüchig ist und das Innenrohr unter Zug steht, bereitet die Resektion mitunter Schwierigkeiten. Von den verschiedenen dafür beschriebenen *Verfahren* erscheint vornehmlich das folgende als geeignet: Nach Reinigung des Vorfalls wird ein vorn abgerundeter, eingefetteter derbelastischer Gummi-/Plastikschlauch unter drehenden Bewegungen in das Darmrohr eingeschoben. Während man den prolabierten Darm unter leichtem Zug hält, sticht man dicht am Analring zwei lange Fixationskanülen über Kreuz durch Darm und Schlauch. Äußeres und inneres Darmrohr werden nun nahe den Kanülen in kleinen Segmenten durchtrennt und die Kanten sogleich mit Knopfheften – Serosa an Serosa – vereinigt. Sobald die zirkuläre Naht beendet ist, können die überstehenden Fadenenden abgeschnitten und Fixationskanülen nebst Schlauch entfernt werden. Darauf gleitet der Stumpf i. d. R. spontan hinter den Analring zurück. Andernfalls für 2–3 Tage zusätzliche Tabaksbeutelnaht um den Anus.

Bei kleinerem Vorfall, v. a. bei Kälbern, läßt sich die Amputation auf einfachere Weise bewerkstelligen: mehrfaches sternförmiges Durchstechen des prolabierten Darmes etwa eine Fingerbreite hinter dem Analring mit kräftigem resorbierbaren Faden, Absetzen des Darmes etwa 2 cm distal davon, Hervorziehen der lang belassenen Fäden aus dem Darmlumen, zentrales Durchschneiden der Hefte und Verknüpfen ihrer freien Enden zu Knopfheften. Nachteil: relativ hoher Ringwulst.

Ein von altersher überkommenes (rustikales) Verfahren bestand darin, den vorgefallenen Darm über einem eingeschobenen, ringförmig eingekerbten Holzrohr abzubinden und es nach Absetzen des überstehenden Teiles so lange in situ zu belassen, bis es abgestoßen wurde.

■ **Beurteilung:** Die Heilungsaussichten hängen beim *After-Mastdarmzwang* zum einen davon ab, ob sich die Ursache beseitigen läßt, zum anderen von der Krankheitsdauer. Im allgemeinen läßt sich bei frühzeitiger kunstgerechter Behandlung eine günstige Prognose stellen. Frische, nicht zu umfangreiche, reponierbare

Mastdarmvorfälle heilen bei rechtzeitiger Reposition und Retention meist problemlos ab. Bei umfangreichen und verschleppten *Mastdarmvorfällen* sind die Heilungschancen oft als fraglich oder ungünstig zu beurteilen.

6.10.12 Angeborener Verschluß von After und/oder Enddarm

■ **Definition, Vorkommen, Ursachen:** Das Leiden besteht in einem Verschluß des Afters oder im Fehlen der Analöffnung und des Mastdarmendes oder eines mehr kranial gelegenen Rektumabschnittes *(Atresia ani et/aut recti)*. Atresia ani kommt in vielen Rinderrassen vor; ihre Ursache(n) ist (sind) bislang nicht schlüssig geklärt; es gibt sowohl Hinweise auf erbliche Veranlagung als auch auf teratogene Noxen. Das Leiden ist mitunter mit anderen Fehlbildungen, z. B. mit Schwanzlosigkeit oder mit rektovaginaler oder rektovesikaler/-urethraler (männliche Kälber) Fistelbildung, vergesellschaftet.

■ **Symptome, Verlauf, Diagnose:** Das Fehlen des Afters wird spätestens dann erkannt, wenn dem Tierhalter auffällt, daß das Kalb keinen Kot absetzt, zu pressen anfängt, der Leibesumfang zunimmt, der Appetit nachläßt und ein klagendes Blöken zu hören ist oder wenn er das Thermometer einführen will. Anstelle des Afters befindet sich dort unversehrte Haut; ist sie kuppelförmig vorgewölbt (Abb. 6-188) oder tritt sie hervor, wenn man Druck auf das Abdomen ausübt, so kann daraus auf unmittelbare Nähe des Rektumendes geschlossen werden; im Falle einer (inneren) *Rektovaginalfistel* entleert sich Kot aus der Vagina. Bei Verdacht auf *gleichzeitige Atresia recti* läßt sich die Ausdehnung des Rektums röntgenologisch darstellen, indem man das Hinterteil des Kalbes anhebt, damit sich das Rektumende mit Gas anfüllt; die Analregion wird dabei durch eine aufgeklebte Metallscheibe gekennzeichnet. Bei Verdacht auf *solitäre Atresia recti* trifft die in den (vorhandenen) After eingeführte Sonde oder der explorierende Finger in etwa 10–20 cm Tiefe auf einen elastischen Widerstand. Genaueren Aufschluß gibt die Röntgenographie unter Kontrastfüllung. Unbehandelt verendet der Patient.

■ **Behandlung:** Nach Epiduralanästhesie wird die Haut im Bereich der anzulegenden Afteröffnung zirkulär (Durchmesser ~ 3 cm) exzidiert. Dann versucht man, die Kuppe des Rektumendes stumpf freizupräparieren, kaudal zu ziehen und in dieser Position das perirektale mit dem subkutanen Gewebe ringsum zu vernähen. Nach Inzision des Darmes werden dessen Wundkanten mit Knopfheften an der Haut fixiert; während der folgenden Tage ist für leichten Kotabgang zu sorgen und die Wunde wiederholt mit einer geeigneten Paste abzudecken. Ist das blinde Rektumende von der Hautwunde aus nicht zu erreichen, kann man versuchen, durch einen seitlich gelegten kleinen Hautschnitt eine spitze Kornzange in das perirektale Gewebe einzubohren und den Darm daran nach hinten zu ziehen; andernfalls kommt das Anlegen eines Anus praternaturalis in Frage (s. Kap. 6.10.13). Das Tier sollte nach Erreichen der Schlachtreife verwertet werden.

6.10.13 Veranlagte Mastdarm-Scheidenenge

Die bislang nur bei Jersey-Rindern beobachtete Fehlbildung *(Constrictio rectovaginalis)* zeigt sich erst am geschlechtsreifen Tier, indem sie die rektale oder vaginale Untersuchung oder die Abkalbung behindert. Sie wird vermutlich autosomal rezessiv vererbt. Die Einengung wird durch ein fibröses, zwischen M. sphincter ani externus und Tunica muscularis recti

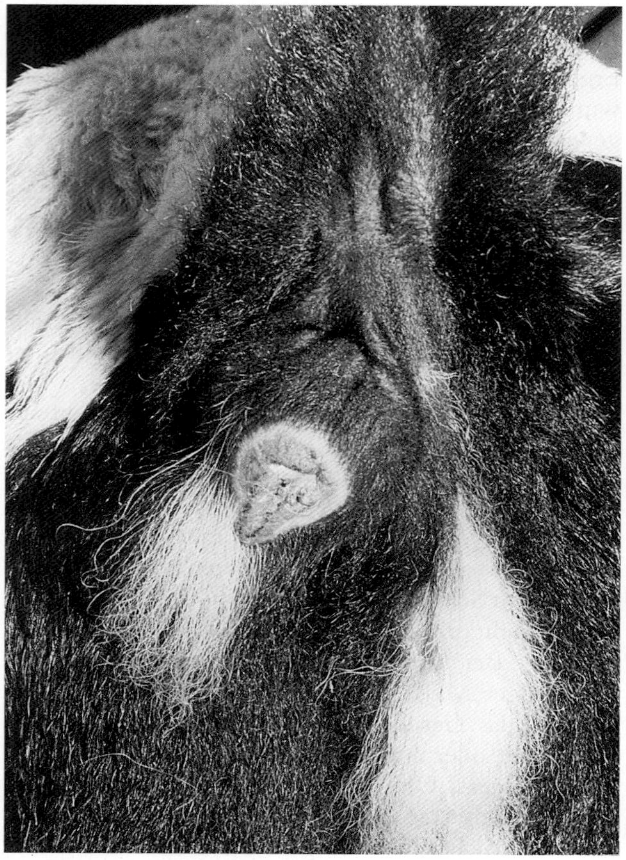

Abbildung 6-188 Atresia ani congenita bei einem Kalb; Vorwölbung der Haut im Analbereich oberhalb der unpigmentierten, ventral mit einem weißen Haarbüschel besetzten Vulva

bzw. innerhalb der T. muscularis vulvovestibularis gelegenes Ringband von etwa 1 mm Stärke (mit erhöhtem Gehalt an Kollagen II) verursacht. Betroffene Kühe neigen zu starkem anhaltenden peripartalen Euterödem. Männliche Merkmalsträger weisen nur Analstenose auf. Eine ähnliche Afterenge scheint auch bei Deutschen Schwarzbunten (HF-Kreuzungen, DH) vorzukommen.

6.10.14 Unterentwicklung oder Fehlen von Teilen des Dünn-, Blind- oder Grimmdarmes

Definition, Vorkommen, Formen: Durch das Fehlen der natürlichen Lichtung *(Atresie)* oder Ausbleiben der Entwicklung *(Aplasie)* gekennzeichnete Mißbildungen können sich auf Dünn-, Blind- oder Grimmdarm beschränken oder multipel auftreten. Beim Menschen – und offenbar auch bei Tieren – lassen sich folgende morphologische Formen unterscheiden: I – mukosaler Verschluß, II – verschlossene Enden durch fibrösen Strang verbunden, IIIa – atretische Darmenden durch V-förmige Gekröselücke getrennt, IIIb – blinde Enden zudem geringelt (»apple peel«), IV – multiple Fehlbildungen (Abb. 6-189). Beim Rind scheint am häufigsten das Kolon betroffen zu sein, weshalb sich die nachfolgende Beschreibung vorrangig auf diese Form bezieht. Gewöhnlich wird von dieser Mißbildung nur ein Teil des Grimmdarmes, und zwar in der Mehrheit seine Spirale erfaßt. Hier wiederum mit abnehmender Häufigkeit: Ansa centralis (50–60 %), Gyri centrifugales (~ 35 %), Gyri centripetales (~ 15 %).

Kolonatresien und -aplasien sind bei neugeborenen Kälbern beiderlei Geschlechts in vielen Rinderrassen und zahlreichen Ländern beobachtet worden. Vereinzelt zeigte sich eine regionale Häufung, und z. T. überwog der Anteil männlicher Probanden. Eine Auswertung von 22 Publikationen aus mehreren Ländern über 514 Fälle von Atresia coli (A. c.) ergab, daß daran zu 94,3 % Holsteins beteiligt waren (Constable et al., 1998). Hingegen verteilen sich in der Kasuistik der Rinderklinik der Universität München 118 A.-c.-Fälle aus der Zeit von 1990–1998 (9 J.) rassenmäßig wie folgt: 105 (89 %) DFV (Simmentaler), 7 (6 %) DSB/Holsteins, 3 (2,5 %) DBV, 3 (2,5 %) sonstige, worin sich in etwa die Rassenverteilung im Einzugsgebiet der Klinik widerspiegelt. Davon waren 84 Kälber (71 %) männlich, 34 (29 %) weiblich; 9 (6 männlich, 3 weiblich) stammten aus Zwillingsgeburten; das Geschwisterkalb war stets frei von A. c.

Zuweilen ist A. c. mit weiteren Defekten (Verdauungstrakt, Harn- und Geschlechtsorgane, Schwanz) vergesellschaftet.

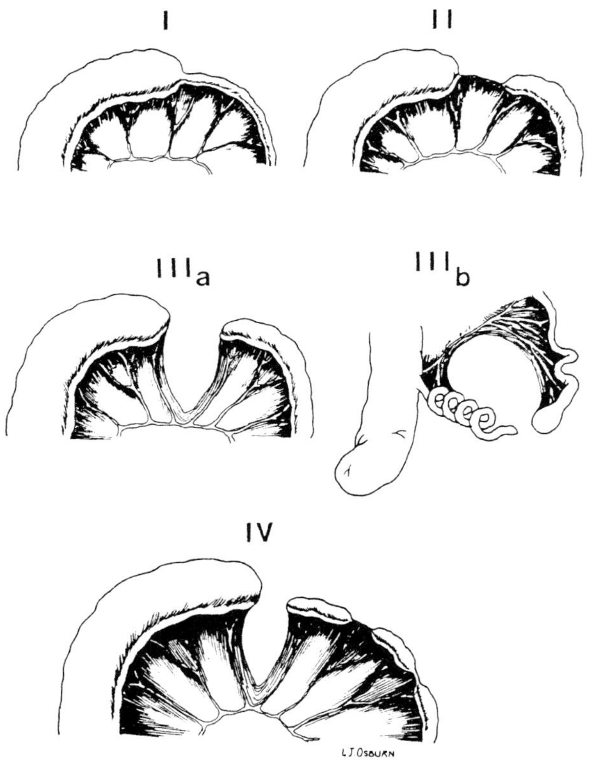

Abbildung 6-189 Formen der Darmatresie beim Menschen: 1 = mukosaler Verschluß; 2 = verschlossene Enden durch fibrösen Strang verbunden; 3a = atretische Darmenden durch V-förmige Gekröselücke getrennt; 3b = blinde Enden zudem geringelt; 4 = multiple Atresien (Ducharme et al., 1988)

Ursache: Im Experiment konnten Darmatresien bei Schaf, Hund, Kaninchen und Küken durch Ligieren von Mesenterialgefäßen während der embryonalen Entwicklung hervorgerufen werden. Daher wird vermutet, daß auch angeborene Darmverschlüsse beim Kalb zumindest teilweise auf vaskuläre Schäden während der Organogenese zurückgehen könnten. So war in mehreren Großbeständen eine auffällige Zunahme von Darmatresien (vornehmlich am Kolon) beobachtet worden, nachdem die sonst nach dem 40. Tag p. ins. erfolgende rektale Trächtigkeitsuntersuchung (mit Betastung der Amnionblase und Durchgleiten der Frucht) vor diesen Termin, nämlich auf die Zeit ab dem 32. Tag p. ins. verlegt wurde (Ness et al., 1982). Damit fiel sie in die Hauptphase der Organbildung beim Embryo, die sich über die ersten 42 Trächtigkeitstage erstreckt. Die möglicherweise traumatische Genese von Darmatresien ließ sich in gezielten Experimenten weitgehend belegen. Allerdings ergaben erbanalytische Untersuchungen auch einen Anhalt dafür, daß bei den auf diese Weise ausgelösten Darmmißbildungen eine erbliche Prädisposition beteiligt sein könnte (MÜLLER et al., 1982). Diese Annahme findet eine Stütze in den Ergebnissen neuerer Untersuchungen, in denen mutmaßliche Merkmalsträger gepaart und sowohl die Versuchs- als auch die Kontrollkühe (alle HF) teils vor, teils nach dem 41. Tag p. ins. auf Trächtigkeit untersucht wurden. Aus den Resultaten wurde auf einen autosomal rezessiven Erbgang geschlossen und der genetische Hintergrund des Leidens höher als bisher bewertet (SYED & SHANKS, 1992; USA). Ferner wird aufgrund der Dominanz der Holsteins im Krankengut eine familiäre genetische Prädisposition innerhalb dieser Rasse vermutet, wodurch Traumen (Trächtigkeitsuntersuchung) eher als sonst zur Manifestation einer A. c. führen (CONSTABLE et al., 1998). In anderen Erhebungen ließen sich jedoch weder Hinweise auf erbliche noch auf traumatische Genese gewinnen.

■ **Symptome, Verlauf:** Während der ersten Stunden nach der Geburt sind die Kälber noch munter und verzehren zunächst auch die angebotene Milch oder saugen an der Mutter. Je nachdem wie lang der Darm proximal der Verschlußstelle ist, zeigen sich binnen 12, spätestens aber innerhalb 48 h folgende Symptome: fortschreitende Schwäche bis zum Festliegen, Inappetenz und schwacher Saugreflex, fehlender Kotabsatz, zunehmende bilaterale Ausdehnung des Leibes, rechterseits Flüssigkeitsgeräusche und Steelbandtöne bei Schwing- und Perkussionsauskultation, mitunter leichte Kolik und Pressen, im Rektum pappiger rötlicher Schleim, Tachykardie und Tachypnoe, normale oder erhöhte, sub finem vitae erniedrigte Körpertemperatur sowie Exsikkose; im fortgeschrittenen Stadium können sich an der Bauchwand dilatierte Darmteile abzeichnen und zu palpieren sein (Abb. 6-190). Bei zunehmender Autointoxikation verenden die Kälber im allgemeinen nach 2–4 Tagen, einzelne können 12–14 Tage überleben.

■ **Diagnose, Differentialdiagnose:** Aufgrund des zeitlichen Zusammenhanges mit der Geburt und des charakteristischen Krankheitsbildes ist der Darmverschluß meist unschwer zu erkennen, unterstützend kann der *sonographische Befund* herangezogen werden. Die mit Risiken verbundene *Kontraströntgenographie* lohnt gewöhnlich nicht den Aufwand und verzögert die Entscheidung, ebenso die *Proktoskopie.* Mit Hilfe der *zytologischen Untersuchung* des Darmschleimes (FARBER's Test) kann festgestellt werden, ob aus der Amnionflüssigkeit abgeschluckte Plattenepithelien der Haut den Darm passieren konnten, d. h. die Passage frei ist. Das *Bauchhöhlenpunktat* ergibt in fortgeschrittenen Fällen erhöhten Proteingehalt (> 3 g/l) und ein spezifisches Gewicht > 1025. An *Blutveränderungen* zeigen sich: zunächst leichte respiratorisch kompensierte metabolische Alkalose, später schwere metabolische Azidose mit großer Anionenlücke; Hämokonzentration; Hypoglykämie, Hypoprotein-/Hypogammaglobulinämie (infolge mangelhafter Resorption); Leukozytose mit Neutrophilie.

Differentialdiagnostisch sind Atresia recti, Mekoniumverhaltung (?), angeborene obstruierende Neoplasien (Kap. 6.10.15), andere abdominale Mißbildungen, Darminvagination, Darmscheibendrehung, Darmstrangulation sowie Volvulus (Kap. 6.10.1–6) zu berücksichtigen. Im Zweifel Klärung durch Probelaparotomie.

■ **Beurteilung:** In mehreren, verschiedenenorts durchgeführten Behandlungsreihen wurden Operationsverfahren zur *Wiederherstellung der Darmpassage* geprüft. Dabei ergab sich, daß zufriedenstellende Überlebensraten nur unter folgenden Voraussetzungen zu erzielen sind: Patient nicht älter als 24 h und bei gutem Allgemeinbefinden, erfahrener Operateur, für die Anastomosierung geeignete anatomische Situation und Technik, keine weiteren Mißbildungen, adäquate prä- und postoperative Therapie (Flüssigkeits- und Elektrolytausgleich, Infektionsprophylaxe, Analgetika, Immunglobulinzufuhr/Bluttransfusion, Diätfütterung). Ein Teil der erfolgreich operierten Tiere hatte zeitlebens dünneren Kot als die Herdengenossen und blieb in der Entwicklung zurück. Im Vergleich dazu sind die Anforderungen hinsichtlich

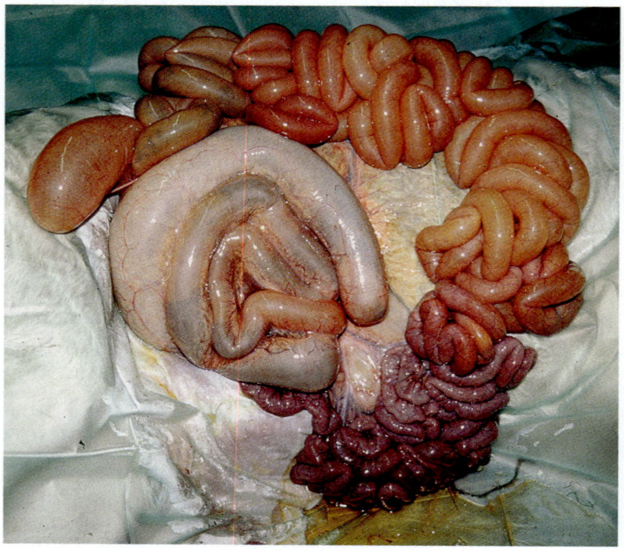

Abbildung 6-190 Partielle Kolonaplasie im Bereich der Ansa distalis coli und des Colon transversum: zunehmende Aufgasung des Darmes von proximal nach distal, beginnend im Jejunum, rechts unten nach links oben, dort Blinddarmspitze, Gyri centripetales, Flexura centralis, Gyri centrifugales bis zum blinden Ende

operativer Erfahrung, Zeit- und Kostenaufwand bei Anlegen eines *Anus praeternaturalis* geringer, ansonsten gelten jedoch die gleichen Voraussetzungen. Diese Operation wird jedoch mitunter aus ästhetischen Gründen vom Tierhalter abgelehnt. Bei sicherer Diagnose ist daher zu entscheiden, ob aus Gründen des Tierschutzes oder/und der Wirtschaftlichkeit die umgehende Euthanasie dem Operationsversuch vorzuziehen ist. Mit letzterem sollte nur die rentable Verwertung des Kalbes verfolgt werden.

■ **Behandlung:** Die mehrfach versuchte *End-zu-End-* oder *Seit-zu-Seit-Vereinigung* der blinden Darmenden führte auch nach vorangehender Amputation des dilatierten und daher devitalisierten proximalen Darmstumpfes nur selten zum Erfolg. Bessere Resultate wurden mit der *End-zu-Seit-Anastomose* zwischen proximalem Darmstumpf und Colon descendens erzielt, sofern das Darmende dafür lang genug war. Bei der operativen Behandlung wird, kurz gefaßt, wie folgt vorgegangen: kreislaufschonende Sedation und Fixation des Patienten in linker (ausnahmsweise rechter) Seitenlage; vorsichtige dorsoventrale Flankeninzision (~ 20 cm), um die dem Peritoneum anliegenden dilatierten Darmteile nicht zu verletzen; Vorlagern des dilatierten Blinddarmes oder des Kolonstumpfes und raumschaffende Entleerung eines oder beider Darmteile über eine Inzisionsöffnung auf deren Kuppe; nach Verschluß der Öffnung folgen eingehende Bauchhöhlenexploration und Entscheidung über das weitere Vorgehen. So ist bei stark vermehrter Bauchhöhlenflüssigkeit, peritonitischen Auflagerungen, Vorliegen weiterer Anomalien oder stark dilatiertem und devitalisiertem Darmende die Euthanasie vorzunehmen. Soll eine Verbindung zum Colon descendens hergestellt werden, so ist zu prüfen, ob das blinde Darmende, trotz möglicherweise vorzunehmender Kürzung, bis dorthin reicht und der Enddarm durchgängig ist (Luftinsufflation ins Rektum); ggf. wird das absteigende Kolon mit zwei Gazestreifen unterfangen, hervorgezogen und der proximale, erforderlichenfalls durch V-förmige Exzision zu adaptierende Darmstumpf seitlich eingenäht. In einem anderen Verfahren wurde das Kolonende, sofern es lang genug war, freipräpariert, entleert und der provisorisch verschlossene Stumpf durch eine seitliche Inzision im Rektum bis zum Anus vorgezogen und dort fixiert.

Der *Anus praeternaturalis* wird möglichst im unteren Bereich der Bauchwand, am besten oberhalb der Kniefalte angelegt. Man kann dazu den unteren Winkel der Laparotomiewunde benutzen, indem man die Wundkanten beidseits halbrund exzidiert (Durchmesser 3 cm) und den dorsalen Teil in üblicher Weise verschließt. Als Alternative bietet sich an, den Darm durch eine getrennte Öffnung (vor oder hinter der Laparotomiewunde) nach außen zu führen. Zuerst wird das Bauchfell mit Knopfheften zirkulär an der äußeren Muskelschicht fixiert. Dann werden Serosa und Muskularis des Blinddarmes oder des freipräparierten Kolonendes ringsum fortlaufend mit dem subkutanen Gewebe und der Haut vereinigt. Nach Inzision der Darmkuppe empfiehlt es sich, die Wundränder zusätzlich an der Haut anzuheften. Nachbehandlung: siehe *Beurteilung*; ansonsten zunächst fraktionierte Milchfütterung, dann weiterhin Milchmast, Schlachtung mit 130–140 kg LM.

■ **Prophylaxe:** Bei der Trächtigkeitsuntersuchung vor dem 42. Tag p. ins. nicht die Amnionblase palpieren, sondern nur (mit 2 Fingern) vorsichtig den Eihautgriff vornehmen oder Ultraschall-Diagnostik wählen. Bei gehäuftem Auftreten sollten in erbanalytischen Erhebungen ermittelte Überträger dieser Mißbildung nicht gepaart werden; ferner ist nach möglichen Schadfaktoren zu fahnden.

■ **Sektionsbefund:** Das blinde Darmende ist infolge Aufgasung und Anstauung von zähem, in Zersetzung befindlichem Inhalt stark dilatiert (Abb. 6-190) und befindet sich gewöhnlich in ischämischer Nekrose oder ist bereits perforiert und hat generalisierte Peritonitis ausgelöst. Das distale Darmteil ist kollabiert und leer. Mitunter liegen multiple Atresien und/oder weitere kongenitale Defekte vor.

➤ *Sonstige Mißbildungen des Darmes:* An weiteren Darmmißbildungen lebend geborener Kälber sind zu erwähnen: *Agenesie* des Dünndarmes oder lediglich des Hüftdarmes, *Verdoppelung* von Leerdarm (partiell), Hüftdarm oder Blinddarm, *Kloakenbildung* (weitlumige Verbindung zwischen afterlosem Rektum und Scheide) sowie *kombinierte Fehlbildungen* von Enddarm, Wirbelsäule und Schwanz (vertebro/kaudorecto/ano-uro/genitales Syndrom).

6.10.15 Geschwülste des Darmes

An Tumoren *(Tumores intestini)* wurden im Darm des Rindes Lymphosarkome, Leiomyome, Fibrosarkoleiomyome, Fibroadenome, Fibrolipome, Mastozytome, Adenokarzinome und andere festgestellt. Je nach Lokalisation, Größe und Art verursachen sie Durchfall und Darmblutung (Meläna), m. o. w. ausgeprägte Passagebehinderungen oder wirken als »Leitgebilde« für eine Darminvagination. Sie können mitunter rektal palpiert, sonst aber bei explorativer Laparotomie erkannt und, im Fall von solitären gutartigen Geschwülsten, mittels Darmresektion entfernt werden. Gestielte Schleimhautpolypen im Rektum werden an der Basis abgebunden und abgesetzt.

Entzündliche Darmkrankheiten

6.10.16 Einteilung, Formen und Mechanismen der Diarrhoe beim Rind

Formen: Zahlreiche Krankheiten des Rindes gehen mit Durchfall einher oder nehmen davon ihren Ausgang. Unter Diarrhoe wird eine Störung der Darmfunktion verstanden, bei welcher der Trockensubstanzgehalt des abgesetzten Kotes unter (20–)15% vermindert und der Flüssigkeits- bzw. Wasseranteil auf über 80% erhöht ist. Durchfall kann sowohl Symptom einer Darmentzündung als auch einer nicht entzündlichen Funktionsstörung sein. Insofern deckt sich die in solchen Fällen gebräuchliche klinische Diagnose »Enteritis« nur z. T. mit der entsprechenden pathologisch-anatomischen Definition. Andererseits können aber auch auf nichtentzündlicher Störung beruhende Durchfälle schwerwiegende schmerzhafte Krankheitszustände darstellen. Das Ziel muß daher sein, mit Hilfe weiterführender Untersuchungen die symptomatische Bezeichnung alsbald durch eine ätiologische Diagnose zu ersetzen. Eine Gliederung wichtiger, mit Diarrhoe einhergehender Rinderkrankheiten gibt Übersicht 6-24.

Physiologie: Dem aus dem Labmagen entlassenen Chymus werden im Dünndarm die Sekrete der Darmschleimhaut und des Pankreas (Schleim, Enzyme, Elektrolyte, Wasser) sowie die Galle beigemischt. Disaccharide und Stärke sowie Proteine und Fette werden hier enzymatisch gespalten und mit Hilfe verschiedener Transportsysteme, an denen Wasser und Elektrolyte beteiligt sind, resorbiert. Im Dickdarm wird die Aufschließung der bis dahin noch nicht verdauten Nahrungsbestandteile durch die hier angesiedelte Bakterien- und Pilzflora, die derjenigen des Pansens ähnelt, fortgesetzt. Die beim mikrobiellen Abbau von Strukturpolysacchariden (Gerüstsubstanzen der Pflanzen u. a.) gebildeten kurzkettigen Fettsäuren werden ebenso wie das aus der Eiweißspaltung resultierende Ammoniak sowie synthetisierte Vitamine, Elektrolyte und Wasser über die Dickdarmschleimhaut resorbiert. Der resorptive Wasserentzug regelt die Kotkonsistenz.

Durchfallmechanismen: Eine Erhöhung der Flüssigkeitsmenge im Darminhalt kann sich aus verschiedenen Gründen entwickeln. Die nachfolgend genannten Mechanismen können für sich allein Diarrhoe auslösen oder auch in von Fall zu Fall unterschiedlicher Kombination zusammenwirken.

- *Hyperosmotische Diarrhoe:* Aufgrund mangelhafter Aufschließung der Ingesta *(Maldigestion)* oder/und gestörter Resorption *(Malresorption)* häufen sich osmotisch wirksame Substanzen im Darminhalt an, wodurch die Wasserresorption vermindert und der Wassereinstrom erhöht wird. In ähnlicher Weise können auch mit dem Futter aufgenommene (laxierende) oder im Zuge der mikrobiellen Verdauungsprozesse gebildete osmotisch wirksame Stoffe (z. B. Säuren) Diarrhoe induzieren.
- *Sekretorische Diarrhoe:* Bakterielle Toxine (z. B. von E. coli) heften sich am Bürstensaum der Darmschleimhaut an und lösen über eine Enzymkaskade im Enterozyten eine profuse Sekretion von Wasser und darin gelösten Elektrolyten aus.
- *Exsudative Diarrhoe:* Aus unbelebter oder belebter Ursache entstehende akute oder chronische Entzündungen der Darmschleimhaut haben erhöhte Flüssigkeitsabsonderung (Entzündungsprodukte, Serum, Blut, Elektrolyte) und verminderte Resorption von Wasser, Nährstoffen und Elektrolyten zur Folge.
- *Hypermotorische Diarrhoe:* Psychogene Stimuli (Aufregung beim Verladen zum Transport, Einfangen freilaufender Rinder etc.), gastroenterale Reize sowie Toxine können eine erhöhte Darmmotorik hervorrufen, so daß die Ingestapassage stark beschleunigt und unzureichend eingedickter Kot abgesetzt wird. Auch die zuvor genannten Diarrhoeformen wirken sich über das enterische Nervensystem – teils erregend, teils hemmend – auf die Darmmotorik aus.

6.10.17 Eigenständige unspezifische Diarrhoe beim Milchkalb

Definition, Bedeutung: Außer den unter »Neugeborenendiarrhoe« abgehandelten sowie bestimmten in Übersicht 6-24 aufgeführten spezifischen Enteritiden kommen beim Milchkalb auch eigenständige unspezifische Diarrhoeformen bzw. Darmentzündungen vor. Sie sind überwiegend alimentären Ursprungs und können daher auch bestandsweise gehäuft auftreten. Ihre Bedeutung besteht zudem darin, daß sich aus derartigen Darmstörungen nicht selten spezifische Enteritiden (Neugeborenendiarrhoe, Salmonellose) entwickeln. Oft ist der Labmagen beteiligt.

Physiologie: Beim jungen Kalb wird aus der in den *Labmagen* fließenden Milch unter Einwirkung des Labfermentes (Chymosin, Rennin; pH-Optimum um 4,0) bei Gegenwart von Kalzium der hydrophobe Anteil des Kappakaseins als Parakappakasein-Ca ausgefällt (Gerinnung). Dadurch tritt eine Trennung zwischen dem Gerinnsel und dem flüssigen, die anderen Milchbestandteile (Proteine, Fette, Laktose, Mineralien) sowie Speichel und Magensekrete enthaltenden Labmageninhalt ein. Störungen der »Labgerinnung« (z. B. durch zu niedrige Tränketempera-

Übersicht 6-24 Ätiologische Gliederung wichtiger mit Diarrhoe/Enteritis einhergehender Rinderkrankheiten

Eigenständige (idiopathische) Diarrhoe/Enteritis

Unspezifische

- Mechanisch/chemisch bedingte Enteritis/Diarrhoe: Sand Chemikalien Giftpflanzen Fehlgegorene, verdorbene Silagen u. a.
- Bakteriell bedingte Diarrhoe: Dysbakterie, Darmfäulnis Darmazidose
- Motorisch bedingte Diarrhoe: psychogene Hypermotorik u. a.
- Allergisch bedingte Diarrhoe: immunreaktive hyperplastische Enteritis (?)

Spezifische

- »Neugeborenendiarrhoe«
- Bovine Virusdiarrhoe/Mucosal-Disease-Komplex*
- Salmonellose
- Paratuberkulose
- Clostridiose
- Yersiniose
- Winterdysenterie (Coronavirus-Infektion ?)
- Campylobacter-Enteritis
- Enteromykosen
- Chlamydien-Enteritis
- Tuberkulose
- Leukose
- Parasitosen

Diarrhoe/Enteritis infolge eigenständiger gastroenteraler Erkrankungen:

- Pansenazidose
- »Pansenfäulnis«
- Inaktivität der Vormagenflora
- Ruminitis verschiedener Genese
- Abomasitis verschiedener Genese

Symptomatische Diarrhoe/Enteritis

- **Allgemeininfektionen**: Bovine Virusdiarrhoe/Mucosal Disease*, Bösartiges Katarrhalfieber, Rinderpest, Milzbrand u. a.
- **Vergiftungen** mit verschiedenen anorganischen/organischen Chemikalien bzw. Pflanzeninhaltsstoffen (Kap. 6.12)
- **Stoffwechselstörungen, Mangelkrankheiten**: Kupfermangel (Molybdänose), Amyloidose, Fettgewebsnekrose u. a.
- **Organkrankheiten**: Chronische Herz-, Nieren-, Leberleiden, Bauchhöhlenerkrankungen (z. B. lokale/generalisierte Peritonitis), Pankreatitis, Labmagenverlagerung u. a.

* Je nach Erscheinungsform eher den symptomatischen oder den eigenständigen Enteritiden zuzuordnen

tur) und der dadurch erhöhten Passagerate in den Darm wird Bedeutung für die Entstehung von Durchfällen beigemessen. Untersuchungen an gesunden Kälbern, denen ein kaseinhaltiger Milchaustauscher (MAT), teils in gerinnender, teils in nicht gerinnender Zusammensetzung verfüttert wurde, haben jedoch gezeigt, daß die Gerinnung, wenn man den Ausfluß an Frischmasse (FM), Trockenmasse (TM), Rohprotein (RP) und Fett differenziert ermittelt, die Passage unterschiedlich beeinflußt. So hatten 2 h nach dem Füttern nur 24% der FM des nicht koagulierten und 55% des koagulierten MAT den Labmagen verlassen, und die Retention an TM war bei letzterem geringer; 1, 4 und 6 h nach dem Füttern waren jedoch die retinierten Mengen an TM, RP und Fett des geronnenen MAT größer (Cruywagen et al., 1990). Der Ausfluß des Nahrungsbreies wird wesentlich über die Azidität des Duodenalinhaltes reguliert. Chymosin ist beim Neugeborenen auch an der Spaltung der Proteine beteiligt, doch steigt auch die Sekretion von Salzsäure und Pepsin (pH-Optimum um 2,0) p. n. bald an, so daß die Eiweiße bereits im Labmagen angedaut werden; zugleich wird durch prägastrische Esterase (Speichellipase) die Fettspaltung eingeleitet.

Im *Dünndarm* wird die Aufschließung der Proteine und Fette mit Hilfe der pankreatischen Proteasen und Lipasen sowie der Galle fortgesetzt, während die von der Bürstensaummembran sezernierte Laktase die Laktose (zu Glukose und Galaktose) spaltet. Die amylolytische Aktivität der in den Dünndarm abgesonderten Sekrete ist ebenso wie die anderer Disaccharidasen nur gering und nimmt offenbar (induktiv) erst später in mäßigem Umfang zu.

Im *Dickdarm* unterliegen die bis dahin noch nicht aufgeschlossenen und resorbierten Nährstoffe dem mikrobiellen Abbau durch Bakterien und Pilze. Normalerweise besteht ein Gleichgewicht zwischen der saccharolytischen (Laktobazillen) und der saccharoproteolytischen Flora (Enterobacteriaceae). Verschiebt sich das Angebot an Nährsubstraten, so verändert sich auch die anteilmäßige Zusammensetzung der Flora zugunsten bestimmter Bakterienarten oder Pilze, und es dominieren im Dickdarminhalt dann die jeweiligen Abbauprodukte. Durch Resorption von Wasser und Elektrolyten hat der Dickdarm wesentlichen Anteil an der Regulierung des für das junge Kalb besonders wichtigen Flüssigkeits- und Elektrolythaushaltes. Die bakterielle Fermentation der Kohlenhydrate im Dickdarm zu flüchtigen Fettsäuren und Milchsäure und deren Resorption stellt einen bedeutenden kompensatorischen Mechanismus dar, der erheblich zur Verminderung der osmotischen Aktivität des Darminhalts beiträgt.

Die Verdauungsorgane des neugeborenen Kalbes sind somit zunächst darauf eingestellt, die in der *Muttermilch* enthaltenen *Nährstoffe* aufzuschließen und zu resorbieren: an *Proteinen* Kasein, Albumine, Globuline; an *Fetten* zu 95% Triglyzeride, emulgiert in Kügelchen von durchschnittlich 2–6 μm mit hohem Anteil an Fettsäuren kürzerer Kettenlänge; an *Kohlenhydraten* die Laktose; ferner die *Mineralstoffe*.

■ **Ursache, Pathogenese:** Eigenständige unspezifische Durchfälle/Enteritiden können grundsätzlich durch Fehler in der Fütterungstechnik, durch Dysfunktion des Schlundrinnenreflexes oder »Trinkschwäche«, Mängel in der Zusammensetzung, der Qualität oder der Zubereitung von Austauschmilch, orale Verabreichung von antibakteriellen Medikamenten in therapeutischen Dosen, Aufnahme darmreizender Substanzen sowie aus weiteren Ursachen entstehen.

➤ *Fehler in der Fütterungstechnik:*

›› Zu große Milchmenge pro Mahlzeit (»Übertränken«) kann dazu führen, daß Milch aus dem Labmagen, der an sich ein sehr dehnbares Organ ist, in die noch unentwickelten Vormägen zurückfließt oder die Schlundrinnenfunktion gestört wird. Sofern sich der Vorgang wiederholt, sammelt sich unverdaute Milch im Pansen an und wird dort, je nach Zusammensetzung und Flora, zu Säuren vergoren oder faulig zersetzt (Pansenazidose; Pansenfäulnis; Kap. 6.7.2, 6.7.5).

›› Abrupte Umstellung auf Milch anderer qualitativer oder/und quantitativer Zusammensetzung kann Verdauungsstörungen infolge mangelhafter Anpassung der Enzymproduktion an die neue Nahrung verursachen. Für die enzymatische Adaptation bedarf es offenbar eines Zeitraumes von mehreren Tagen.

›› Zu niedrige Temperatur der Tränke verzögert die »Labgerinnung«, vermindert die Enzymsekretion (Pankreas), reduziert die Tränkeaufnahme etc.; zu hohe Temperatur → Denaturierung von Milchinhaltsstoffen, Reizung der Schleimhäute (letzteres auch durch Rückstände von Desinfektionsmitteln); Klumpenbildung beim Anrühren stört ebenfalls die Digestion.

›› Zu geringe Konzentration der Tränke → bei Automatenfütterung übermäßige Flüssigkeitsaufnahme mit schneller Magen-Darmpassage, mangelhafte Entwicklung. Zu hohe Konzentration der Tränke → je nach Inhaltsstoffen verschiedenartige Störungen mit Durchfall.

›› Fehlendes Wasserangebot hemmt bei Aufzucht mit gleichzeitigem Rauhfutterangebot die Vormagenentwicklung und führt zu gastroenteraler Störung.

➤ *Dysfunktion des Schlundrinnenreflexes oder »Trinkschwäche«* führt zu Übersäuerung (Kap. 6.7.2) oder zu fauliger Zersetzung (s. o.) der in den Hauben-Pansenraum gelangenden Milch mit Gastroenteritis.

➤ *Fehler in der Zusammensetzung oder Qualität von Milchaustauschern:* Milchaustauscher (MAT) dienen in der Kälberaufzucht und -mast als Ersatz für Kuhmilch (engl. milkreplacer), sofern ihre Verwendung unter den jeweils vorliegenden Bedingungen kostengünstiger oder arbeitstechnisch einfacher ist. Sie enthalten neben milcheigenen Stoffen milchfremde tierische und pflanzliche Fette, Eiweiße und Kohlenhydrate variierender Herkunft, Art, Menge und Qualität sowie Zusätze an Mineralstoffen, Vitaminen, Emulgatoren etc. Selbst die Zusammensetzung eines bestimmten (eingeführten) MAT kann in Abhängigkeit von der jeweiligen Marktlage und dem Preis der Komponenten von Zeit zu Zeit wechseln. An *Fetten* wurden/werden eingesetzt: Palmkernöl, Sojaöl, Baumwollsaatöl, Maisöl, Margarinefett, Rindertalg, Schweinefett, Seetieröl, Butterfett und weitere; an *Proteinträgern* Magermilchpulver, Molkenpulver (Sauer- oder Süßmolkenpulver), Buttermilchpulver, Sojaproteinkonzentrat, Sojaisolat, Kartoffeleiweiß, Fleischhydrolysat, Blutmehl, Fischhydrolysat, Kasein, Weizenkleber etc.; an *Kohlenhydraten* können enthalten sein: Glukose, Laktose und/oder andere Disaccharide, Weizen- oder Maisquellstärke, die teilweise durch Hydrolysierung verzuckert ist, Haferfuttermehl etc.; ferner können Probiotika, Bakterien und Antioxidanzien zugesetzt sein. Sofern der MAT Magermilchpulver oder Kasein enthält, tritt während der Labmagenpassage Kaseinfällung ein; das gleiche geschieht, wenn der Austauschmilch zur Konservierung Ameisen- oder Zitronensäure zugesetzt wird; sogenannte »Null-Austauscher« enthalten kein Kasein (daher keine Gerinnung).

Aufgrund der Vielfalt an möglichen MAT-Komponenten, die alle differenziert zu beurteilen (Nährwert, Verdaulichkeit, Haltbarkeit) und zu verarbeiten sind, ergeben sich auch viele Möglichkeiten für Qualitätsmängel sowie für Fehler beim Herstellen, Lagern, Zubereiten und Verfüttern, die Anlaß für Verdauungsstörungen und Durchfall sein können. Hier seien nur einige Beispiele genannt:

›› *Fettgehalt:* Nach Angaben im Schrifttum sollen neugeborene Kälber bis zum Alter von 3 Wochen pro Tag nicht mehr als 5,4 g Milchfett/kg LM resorbieren können, mithin bei 40 kg LM 216 g = 5,4 l

Milch mit 4% Fett. Wird die Verdauungskapazität überschritten, so kommt es zur Steatorrhoe (klebriger Kot), und bestehender Durchfall kann verstärkt werden (Hagelschuer & Hartmann, 1988). Ob sich auch hoher Fettgehalt der Muttermilch (z. B. infolge Lipomobilisation p. p. oder natürlicherweise bei Jerseys und Guernseys) auf die Kotkonsistenz auswirken kann, wird konträr beurteilt. Weiterhin werden hoher Gehalt an langkettigen oder an ungesättigten Fettsäuren, Fettranzigkeit sowie zu hoher Schmelzpunkt (> 40–50 °C) als Durchfallursachen bezichtigt. Ebenfalls negativ wirkt sich eine zu geringe Dispersion der Fettkügelchen (> 10 µm durchschnittlich) aus.

›› *Eiweißgehalt:* Zu hohe Erhitzung der Magermilch bei der Herstellung (Walzen- oder Sprühverfahren) bedingt Denaturierung von Milchproteinen, wobei u. a. *Fructoselysin* entsteht. Denaturiertes Eiweiß entgeht der Aufschließung in Labmagen und Dünndarm und wird dann im Dickdarm bakteriell abgebaut. Die proteolytischen Keime vermehren sich und bilden aus den unverdauten Eiweißbestandteilen Ammoniak und toxische Amine, es entwickelt sich die sog. *»Fäulnisdiarrhoe«*.

Unzureichend bearbeitete *Sojaprodukte* können Substanzen enthalten, die als Antigen wirken und sowohl eine enterale als auch eine systemische allergische Reaktion, die sog. *»Sojaallergie«*, auslösen. Die damit verbundenen morphologischen Veränderungen der Mukosa und die Funktionsstörung bedingen Malabsorption und anhaltenden Durchfall (s. auch Kap. 6.12.13).

›› *Kohlenhydrate:* Relativ oder absolut zu hoher Gehalt des MAT an Stärke, Disacchariden (Laktose oder andere) oder/und Monosacchariden kann dazu führen, daß die enzymatische und resorptive Verdauungskapazität des Darmes überschritten wird (s. *Physiologie*). Die Kohlenhydrate werden dann teils schon im Dünndarm, insbesondere aber im Dickdarm in erheblich größerem Maße als sonst zu flüchtigen Fettsäuren, vornehmlich Essigsäure, sowie zu Milchsäure vergoren, die teils resorbiert, teils mit den Fäzes ausgeschieden werden: *»fermentative Diarrhoe«*, *»Darmazidose«*. In schweren Fällen kommt es zu massiver chemisch-irritativer Enteritis, metabolischer Azidose und Dehydratation mit tödlichem Verlauf (Scholz & Becker, 1976).

›› *Mineralstoffe:* Hohe Gehalte an Na, K und Cl bzw. an Rohasche sowie ein sehr weites Na:Ca-Verhältnis im MAT wurden als mögliche Diarrhoeursachen verdächtigt. MAT mit hohem Molkeanteil können einen hohen, im wesentlichen aus der Molke stammenden *Sulfatgehalt* aufweisen (nach neueren Messung 2,4–6,7 g/kg TM im MAT, 1,4–41,8 g/kg TM in Molkeprodukten). Ursache ist vermutlich die Verwendung von Schwefelsäure (SO_4^-) zur Fällung von Milcheiweiß. Es wird angenommen, daß das SO_4-Ion Salze mit laxierender Wirkung (analog den salinischen Abführmitteln) bildet, woraus sich die bei Verfütterung von derartigen Milchaustauschern beobachtete profuse (osmotische) Diarrhoe erklärt (Kamphues et al., 1999).

›› *Mit Säure versetzte Austauschmilch:* Je Liter werden 3–4 ml 85%ige Ameisensäure zugesetzt, wodurch der pH-Wert unter 4,5 (auf ~ 3,8) gesenkt und die Milch zu einem gewissen Grade konserviert wird. »Null-Austauscher« können dann mit einer Temperatur von 15 °C (sog. »Kaltmilch«) aus einem Vorratsbehälter per Sauger zur freien Aufnahme verfüttert werden. Es wird vermutet, daß aufgrund ihrer vergleichsweise hohen Osmolarität mehr Wasser im Darminhalt retiniert und daher suppiger Kot abgesetzt wird. Dieser Effekt scheint bei kaseinhaltigen Warmmilchtränken (~ 25 °C; erfordern Zerkleinerung und Dispersion des ausfallenden Kaseins) geringer zu sein. Ferner ist darauf hinzuweisen, daß sich E.-coli-Keime mit STEC-typischen Virulenzfaktoren häufiger bei Kälbern nachweisen ließen, die mit angesäuertem MAT gefüttert wurden (Sobjinski, 1998).

➤ *Orale Verabreichung von antibakteriellen Medikamenten in subtherapeutischen oder therapeutischen Dosen:*

›› Prophylaktische orale Applikation von Gemischen aus Chlortetracyclin (600–1200 mg/d) und Furazolidon (300/600 mg/d) oder Chloramphenicol (490/980 mg/d) und Nifurprazin (124/248 mg/d) über 3–10 Tage an zugekaufte Milchkälber im Alter von 7–28 Tagen konnte den umstellungsbedingten Durchfall nicht verhindern, bedingte jedoch bei einem Teil der Tiere eine Verschiebung der Fäkalflora zugunsten von gramnegativen Enterobakterien, Pseudomonas-Arten und Pilzen (Hefen). D. h., es kam in diesen Fällen unter der Medikation zu einer Dysbakterie im Sinne der »Fäulnisdiarrhoe« (s. o.). In der Chloramphenicol-Nifurprazin-Gruppe überwogen z. T. Streptokokken und Laktobazillen, die gegenüber den beiden Medikamenten resistent waren (Berner, 1971).

›› Im Experiment trat bei 3–4 Tage alten gesunden Kälbern, denen mehrmals Chloramphenicol, Ampicillin, Tetracyclin oder Neomycin in der höchsten empfohlenen therapeutischen Dosis oral verabreicht wurde, in der Mehrheit Durchfall auf (Rollin et al., 1986).

›› Nach praktischer Erfahrung kann auch die Verfütterung von sog. »Rückstandsmilch«, d. h. von Milch, die nach antibiotischer Euterbehandlung nicht molkereitauglich ist, bei Kälbern Durchfall nach sich ziehen. Wird die Diarrhoe dann für infektbedingt gehalten und antibiotisch behandelt, so wirkt sich das verstärkend und verlängernd auf die Darmstörung aus.

›› Durch orale Dauermedikation von Antibiotika können auch *Enteromykosen* induziert und gefördert werden. Als Verursacher von Diarrhoe kommt vornehmlich *Candida krusei* in Frage.

Symptome, Verlauf: Hinsichtlich der klinischen Erscheinungen und des Verlaufes besteht zwischen den verschiedenen Formen der eigenständigen unspezifischen Diarrhoen des Milchkalbes eine große Variation. So ist bei den mit *gesäuerter Kaltmilch* gefütterten Kälbern lediglich der dünnere Kot, mitunter Zittern nach dem Trinken sowie die vergleichsweise geringere Gewichtszunahme auffällig, während das Allgemeinbefinden ungestört bleibt. Ebenso kann sich *Steatorrhoe* lediglich in schmierigem Kot, mitunter begleitet von Haarausfall, äußern. In anderen Fällen zeigen sich neben den durch Flüssigkeits- und Elektrolytverlust bedingten Veränderungen weitere, auf die jeweilige Ursache zurückgehende Symptome.

Kennzeichnend für *Darmazidose* ist ein suppiger bis wässeriger, stechend riechender, gelbgrüner Kot, der Schleim, Schleimhautfetzen oder auch Blut enthalten kann; sein pH liegt < 6,0, jedoch schließt ein höherer Wert das Vorliegen von »fermentativer Diarrhoe« nicht aus. Das Allgemeinbefinden der Patienten ist bei fortgeschrittener enteraler und systemischer Azidose hochgradig gestört; sie liegen meist, pressen zuweilen auf den Kot und sind apathisch; ohne Behandlung verenden sie unter Schockerscheinungen.

Bei *Fäulnisdiarrhoe* sind die suppigen Fäzes grau oder bräunlich gefärbt, haben einen fauligen Geruch, und ihr pH-Wert liegt um den Neutralpunkt (6,5–7,5) oder im alkalischen Bereich. Die Futteraufnahme ist reduziert und der Allgemeinstatus dem Grad der Austrocknung und Intoxikation entsprechend beeinträchtigt.

An *Sojaallergie* leidende Kälber zeigen neben chronischer Diarrhoe und Entwicklungshemmung als Zeichen der systemischen Reaktion Rötung von Nasenschleimhaut und Konjunktiven.

Sektionsbefund: Auffällige pathologisch-anatomische Veränderungen sind v. a. bei an Darmazidose gefallenen Kälbern festzustellen: katarrhalische bis fibrinöse, nekrotisierende Enterokolitis oder Abomasoenteritis, Schwellung der Mesenteriallymphknoten sowie intoxikative Veränderungen an Leber, Nieren, Herz und Gefäßen. Wegen chronischer Diarrhoe und Abmagerung getötete Kälber weisen im Magen-Darmkanal in dem durchweg flüssigen Darminhalt nicht selten abgeleckte Haare oder unverdaute Pflanzenfasern auf.

Diagnose, Differentialdiagose: Mit Hilfe moderner Haltungstechnik wird versucht, durchfallgefährdete Kälber schon frühzeitig zu ermitteln, und zwar anhand zurückgehender Futteraufnahme, geringerer Sauggeschwindigkeit und -intensität, längerer Verweildauer am Tränkeautomaten und längerer Liegezeiten. Die Diagnostik am kranken Kalb zielt darauf ab, spezifische Enteritiden auszuschließen und das Spektrum der in Frage kommenden unspezifischen Ursachen mittels folgender Maßnahmen einzuengen:

➤ Fütterungsanamnese: Wird MAT gefüttert, so ist anhand der Deklaration, evtl. auch durch Nachfrage beim Hersteller, zu prüfen, welche der genannten, möglicherweise laxierend wirkenden Substanzen er enthält und ob zuvor Änderungen der Rezeptur vorgenommen wurden; ferner grobsinnliche Prüfung auf abstoßenden Geruch, Klumpenbildung etc.

– Befragen des Tierhalters bezüglich der genannten Tränkefehler, Vorbehandlung mit Antibiotika etc.

– Klinische Untersuchung einschließlich grobsinnlicher Prüfung frisch abgesetzter Fäzes und Messen ihres pH-Wertes; mikroskopische Beurteilung eines nach Gram gefärbten Kotausstriches (Abb. 6-191, 6-192).

– Absaugen von Pansenflüssigkeit, evtl. nach dem Tränken, und Beurteilung, pH-Messung (s. Kap. 6.7.2).

➤ Erforderlichenfalls Einleiten weiterführender Untersuchungen: Kot mikrobiologisch und evtl. auf Fett- und Säuregehalt; MAT auf Fett- und Proteinqualität, Sulfatgehalt etc. durch ein dafür qualifiziertes Institut, Einsendung durch amtlichen Probennehmer; bei Verdacht, falls möglich, Blutuntersuchung auf Soja-Antikörper oder Hauttest.

➤ Diagnostische Probefütterung des verdächtigen Futters oder diagnostischer Futterwechsel.

Behandlung: Im Falle der ohne oder mit nur leichter Allgemeinstörung verlaufenden Diarrhoeformen genügt oft schon das Abstellen des Fütterungsfehlers oder Absetzen des Schadfutters und befristete Umstellung auf Vollmilch (ca. 10–12% der LM/d auf 2 Mahlzeiten verteilt), um die Verdauungsvorgänge wieder zu normalisieren. Milch ist insofern günstig, als die Enzymausstattung des jungen Kalbes auf die Verdauung ihrer Inhaltsstoffe eingestellt ist und sie einen vergleichweise hohen Glutamingehalt aufweist. Glutamin ist eine nichtessentielle Aminosäure, der ein günstiger Einfluß auf die Regeneration und die Aufrechterhaltung von Struktur und Funktion der Darmschleimhaut zugesprochen wird. Sofern noch mit Anwesenheit von toxischen bzw. reizenden Produkten im Darminhalt zu rechnen ist, können unter Auslösen des Schlundrinnenreflexes verabreichte Adsorbenzien (Aktivkohle, Kaolin [Aluminiumsilikat, Bolus alba]) sowie einhüllende Mittel (Pektine) nützlich sein (z. T. allerdings nur zur »Kotkosmetik«). Die Anwendung der früher viel benutzten Adstringenzien (Gerbsäure, Wismutsalze) ist fragwürdig. Bei ausgeprägter Darmazidose käme die orale (evtl. auch intraruminale) Applikation von Antazida in Betracht, doch mangelt es in dieser Indikation bislang an praktischen Erfah-

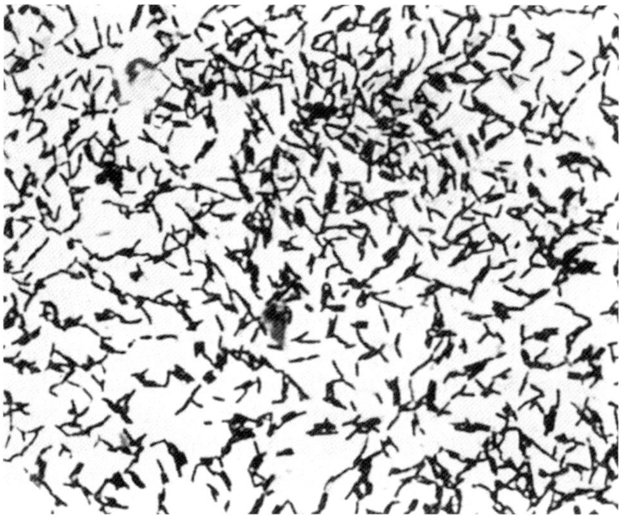

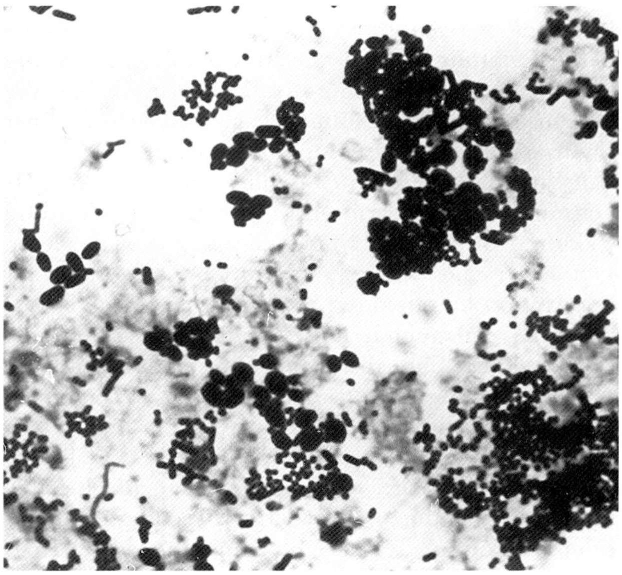

Abbildung 6-191, 6-192 Kotausstriche bei Darmazidose beim Milchkalb (GRAM-Färbung). Oben: dominierende grampositive Laktobazillenflora; unten: Zunahme an gramnegativen Enterobakterien (hellgrau) bei hohem Anteil an grampositiven Streptokokken und ovalen hefeähnlichen Zellen

rungen (cave kumulative Überdosierung!). Die Anwendung von motorisch anregend oder hemmend wirkenden Mitteln ist i. d. R. nicht indiziert. Große Bedeutung kommt in schweren Fällen der adäquaten oralen und parenteralen Flüssigkeits- und Elektrolyttherapie zu (Kap. 6.10.19). Zur Wiederherstellung des physiologischen Darmmilieus werden verschiedenartige Präparate angeboten, die Bakterien, Wuchsstoffe, Schleimbildner, Huminsäuren und weitere »Darmregulanzien« (»Probiotika«) enthalten. Falls die Diarrhoe trotz der genannten Maßnahmen nicht abklingt, bietet die Frühentwöhnung oft noch einen erfolgversprechenden Ausweg.

Prophylaxe: Sie besteht zunächst in der Einhaltung der allgemeinen Regeln für das Tränken neugeborener Kälber, beginnend mit der Verabreichung ausreichender Kolostrummengen, um eine IgG-Konzentration im Blutserum von mindestens 1 g/dl, besser höher, herzustellen (Kap. 6.10.19). Ein hoher Serumgehalt an IgG ist auch zur Vorbeuge unspezifischer Diarrhoen von Bedeutung.

In der ersten Lebenswoche sollten die Kälber Vollmilch/Muttermilch erhalten.

Sofern anschließend ein MAT gefüttert wird, muß er der altersabhängigen Verdauungskapazität des Neugeborenen angepaßt sein: hoher Anteil an Magermilchpulver (und Molkenpulver), geringer Gehalt an pflanzlichen oder milchfremden tierischen Proteinen, hohe Fettqualität hinsichtlich der Fettsäuren (Kettenlänge), des Schmelzpunktes, der Emulgierung, nur geringe Gehalte an milchfremden Disacchariden und Stärke, bedarfsgemäße Zusätze an Vitaminen und Mineralstoffen.

Wasserangebot ad lib. ab 2. Lebenstag, Angebot von weichem Heu und Kälberstarter ab 2. Lebenswoche. (Gemäß KHVO vom 1. 12. 1992 muß in Deutschland vom 8. Lebenstag an Rauhfuter oder sonstiges rohfaserreiches strukturiertes Futter angeboten werden, und zwar Aufzuchtkälbern zur freien Aufnahme, Mastkälbern bis zur 8. Lebenswoche 100 g/d, älteren mindestens 200 g.) – Anheben des Energieangebotes (höhere MAT-Konzentration) bei Umgebungstemperaturen unter 0 °C. – Kontrolle und Beurteilung des Mineralstoffgehaltes, insbesondere an Na, K und Sulfaten (»Isoosmotische Summenkonzentration«: % Na + % K × 0,588; oberer Grenzwert 0,32% bei Milchmast; GROPP et al., 1978).

Weitere Prophylaxemaßnahmen hängen von der Zweckbestimmung des Kalbes (Aufzucht, Mast), dem Haltungs- und Fütterungssystem (Gruppengröße, Süß- oder Sauermilch, Tränkeautomaten) sowie erfahrungsgemäßen Risiken ab. Bei Bestandsproblemen bietet im allgemeinen die Frühentwöhnung gute Aussichten, die Durchfallhäufigkeit zu reduzieren. Ansonsten orientiert sich die Prophylaxe an den genannten möglichen Ursachen.

6.10.18 Eigenständige unspezifische Diarrhoe beim ruminanten Rind

Definition: Hierzu zählen alle Diarrhoe-/Enteritisformen, die nicht durch eine der in Übersicht 6-24 genannten spezifischen Ursachen hervorgerufen werden, bei denen aber der Darmkanal Hauptsitz der Erkrankung ist. Teils handelt es sich um relativ harmlose Störungen der Darmfunktion, teils liegen ihnen akute oder chronische Entzündungen bzw. morphologische Veränderungen der Darmschleimhaut zugrunde.

Vorkommen, Ursache, Pathogenese: Derartige Durchfallerkrankungen sind verhältnismäßig oft zu beobachten und können, da sie meist alimentären Ursprungs sind, auch ganze Bestände erfassen. Bei ihrer Entstehung spielt eine Rolle, daß dem Darm des Wiederkäuers das umfangreiche Vormagensystem vorgeschaltet ist. Das kann sowohl von Vorteil als auch von Nachteil sein. So erfahren die mit dem Futter in den voluminösen Hauben-Panseninhalt gelangenden Schadstoffe zunächst eine erhebliche Verdünnung, bevor sie mit der Vormagenflüssigkeit in Labmagen und Darm weitergeleitet werden. Andererseits können bei Störungen der mikrobiellen retikuloruminalen Digestionsprozesse hier darmschädigende Abbauprodukte entstehen und/oder sich darmpathogene Mikroben ansiedeln. Die genannten ruminalen Einflüsse kommen jedoch nicht zum Tragen, wenn die Vormägen bei Aufnahme flüssiger Nahrung ausnahmsweise durch Auslösung des Schlundrinnenreflexes umgangen werden.

➤ *Vom Pansen ausgehende unspezifische Diarrhoe/Enteritis:* Eine *digestive Inaktivität der Vormagenflora und -fauna* (Kap. 6.6.8) infolge Aufnahme von Halmfutter mit hohem Anteil an schwer aufschließbaren Gerüstsubstanzen bei geringem Gehalt an leichtverdaulichen Nährstoffen führt zum Übertritt von unverdauten Pflanzenteilen in Labmagen und Dünndarm. Da die in den Dünndarm abgegebenen Drüsensekrete keine Enzyme für die Spaltung von Strukturkohlenhydraten enthalten (s. *Physiologie*, Kap. 6.10.16) müßte ihre Aufschließung im Dickdarm erfolgen. Die Entwicklung einer potenten digestiven Dickdarmflora ist jedoch – wie im Pansen – von der Zufuhr leichtlöslicher Futterkomponenten abhängig. Da gleichzeitig die Wasserresorption reduziert ist, unterbleibt die Eindickung des Darminhalts, und es wird ein suppiger, mit unverdauten Pflanzenfasern durchsetzter Kot ausgeschieden. Bei der seltenen *»Pansenfäulnis«* (Kap. 6.6.10, 6.7.5) gewinnen im Vormageninhalt Fäulniserreger die Oberhand. Nachdem sie Labmagen und Dünndarm passiert haben, finden sie im Dickdarm ein geeignetes Milieu für ihre Vermehrung und die Bildung von diarrhoeinduzierenden Toxinen (Amine). Der Durchfall bei *akuter Laktazidose* des Vormageninhalts (Kap. 6.6.11)beruht nicht nur auf der hyperosmotischen Wirkung der in den Darm gelangenden sauren Ingesta, sondern auch auf der chemischen Reizwirkung hoher Milchsäurekonzentrationen.

➤ *Vorwiegend enterale Ursachen:* Stark versandetes Futter kann, wenn es über längere Zeit aufgenommen wird, zu mechanischer Reizung bzw. Schädigung der Darmschleimhaut führen und auf diesem Wege Diarrhoe auslösen (Kap. 6.9.8). Die Schadwirkung von stark mit Erde verschmutztem Futter dürfte zudem auf dem hohen Eintrag an Erd-/Fäulnisbakterien beruhen, wodurch das Gleichgewicht der Dickdarmflora gestört wird (Dysbakterie). Diesem Effekt wird zusammen mit chemischen Störfaktoren der sogenannte »Rübenblattdurchfall« zugeschrieben.

Ferner kommen folgende hyperosmotisch, chemisch reizend oder/und motorisch wirkende Durchfallursachen in Betracht: versehentlich mit Futter oder Tränke oder aufgrund »abartiger Neigung«/Neugier aufgenommene/abgeleckte darmlösliche Chemikalien (Düngemittel, Desinfizienzien, Herbizide, Rodentizide, Molybdän, Sulfate, fehlerhafte Mineralstoffmischungen und vieles mehr) sowie darmwirksame Giftpflanzen (Rizinus-, Senfsamen etc.); nähere Angaben in Kapitel 6.12. Auch fehlgegorene Silagen mit hohem Gehalt an Milch-, Essig- oder Buttersäure können sich abführend auswirken. Enterale Dysbakterien können außer aus den schon genannten Gründen auch durch verfaultes oder verschimmeltes Futter sowie durch orale Langzeitbehandlung mit Antibiotika ausgelöst werden. Besondere Beachtung verdient die auf enteraler Fehlgärung beruhende Übersäuerung des Dickdarminhaltes, die »Darmazidose«. Man könnte sie als Sonderform einer Dysbakterie bzw. Dysbiose bezeichnen. In diesem Fall wird Stärke, die der Aufschließung in den Vormägen und im Dünndarm entgangen ist, in Kolon und Zäkum – in größerer Menge als sonst – zu niederen Fettsäuren und Milchsäure vergoren. Die nicht zur Resorption kommenden Säuremengen bedingen osmotische, evtl. auch irritative Diarrhoe. Darüber hinaus kommen Enteritisformen vor, deren Ätiologie und Zuordnung bislang unklar ist, so z.B. entzündlich-hyperplastische Schleimhautveränderungen, »eosinophile Enteritis«, Darmulzera u. a. m. Ebenfalls ungeklärt ist die Frage, ob (wie beim Milchkalb) auch beim »ruminanten« Rind allergisch bedingte Enteritiden vorkommen; eine Mitbeteiligung des Darmes an allergischen Allgemeinreaktionen ließ sich an Praxisfällen beobachten.

Symptome, Verlauf: Haupterscheinung ist der Absatz eines suppigen bis wäßrigen, mit unverdauten Futterpartikeln durchsetzten Kotes, der – je nach Ursache – auch Abweichungen in Farbe und Geruch sowie ggf. Beimengungen von Entzündungsprodukten (Schleim, Fibrin, Blut) und den betreffenden Schadstoffen (z.B. Sand) sowie weitere unphysiologische Veränderungen (z.B. des pH-Wertes) aufweist.

➤ *Selbständige unspezifische Durchfälle/Enteritiden* verlaufen meist akut, nur selten chronisch und gehen nur in den schwereren oder persistierenden Fällen mit Beeinträchtigung des Allgemeinbefindens und diarrhoebedingten Blutveränderugen einher. Während oftmals lediglich die anormale Kotbeschaffenheit auffällt, zeigen schwerer betroffene Patienten reduzierte Futter- und erhöhte Wasseraufnahme, träges Verhalten, mitunter schmerzhaftes Pressen auf den Kot bis zum Hervortreten der Rektumschleimhaut, Kotverschmutzung von Analregion und Schwanz sowie Rückgang der Milchleistung. Die klinische Untersuchung ergibt dann verminderten Hautturgor, injizierte Episkleralgefäße, mitunter verlangsamte, meist aber beschleunigte Herztätigkeit, spontane peristaltische Gluckergeräusche oder/und bei rechtsseitiger Schwingauskultation hörbares Plätschern. Die rektal gemessene Körpertemperatur ist normal, kann aber auch – wegen mangelhaften Analschlusses – subnormal sein. Bei der vorsichtig auszuführenden rektalen Untersuchung setzt gewöhnlich vermehrtes Drängen ein; bei der Betastung erweist sich die Darmschleimhaut als geschwollen, samtartig weich und leicht verletzlich.

Die leichteren unspezifischen »Darmkatarrhe« nehmen meist einen gutartigen Verlauf und heilen nach Abstellen der Ursache innerhalb von 1–2 Wochen aus. Bei Fortbestehen der Noxe kann sich daraus jedoch – je nach Art und Schwere der Schadwirkung – eine akute Allgemeinstörung oder eine chronische Diarrhoe/Enteritis entwickeln. Letztere führt dann zu allmählich fortschreitendem Gewichtsrückgang, Austrocknung und Erschöpfung. Chronisch-hyperplastische (Abomaso-)Enteritiden haben nicht selten enteralen Eiweißverlust (Serumproteine) über die alterierte Darmschleimhaut zur Folge (protein-loosing diarrhea).

➤ Akute *blutige Darmentzündungen* sind zwar meist spezifischen Ursprungs; sie können aber auch durch massive Mukosaläsionen aus unspezifischer Ursache hervorgerufen werden, so durch ausgedehnte Verätzung, schwere Darmazidose, Rizinusvergiftung u. a. m. Eine Enteritis hämorrhagica führt gewöhnlich zu erheblicher Allgemeinstörung und Beeinträchtigung des Kreislaufes und anderer Organsysteme (Leber, Nieren). Die Patienten sind daher abgeschlagen, stöhnen, schwanken oder liegen fest und zeigen nach stärkerem Blutverlust Anämie. Hell- bis dunkelrote, koagulierte, mehr schlierenförmige Blutbeimengungen im Kot stammen i. d. R. aus den hinteren Darmabschnitten; diffuse, bräunliche bis schwarze Verfärbungen der Fäzes, die bei massiver Hämorrhagie sogar eine teerartige Beschaffenheit annehmen, lassen auf Blutungen in Dünndarm und/oder Labmagen schließen.

➤ Auch der *krupösen/fibrinösen Enteritis* liegt gewöhnlich eine enterale oder allgemeine Infektion zugrunde (in erster Linie Salmonellose). Ob auch unspezifische Ursachen, z. B. eine allergische Reaktion, zu einer diffusen enteralen Fibrinausschwitzung mit Bildung einer Pseudomembran führen können, wie vermutet wird, ist bislang unklar.

Sektionsbefund: Die pathologisch-anatomischen Veränderungen werden naturgemäß wesentlich durch Ursache und Schweregrad der (Magen-)Darmerkrankung bestimmt. Auffällige Alterationen sind: abnorm flüssiger, übel riechender, mit Entzündungsprodukten und Schadstoffen durchsetzter Darminhalt, Rötung, Schwellung, Ödematisierung der Mukosa, Schleimhautnekrosen und -ulzera, Gekröseödem und Lymphknotenschwellung; bei chronischer Enteritis proliferative Veränderungen der Propria mit Verdikkung und Induration der Darmwand. Im histologischen Bild zeigen sich im akuten Fall Schäden an den Zotten (Epithelverlust, Villusatrophie) sowie Infiltration von Mukosa und Submukosa mit Entzündungszellen. In einigen, ätiologisch bislang ungeklärten Fällen von chronisch-hyperplastischer Enteritis war v. a. die Propria vorwiegend lympho-plasmazellulär sowie mit eosinophilen Leukozyten infiltriert, und die Lymphgefäße waren erweitert.

Diagnose: Die Erkennung der eigenständigen unspezifischen Diarrhoe/Enteritis stützt sich zum einen auf den Nachweis einer der genannten unspezifischen Ursachen, zum anderen auf den Ausschluß von symptomatischen oder spezifischen Darmentzündungen bzw. Durchfallerkrankungen. Mitunter gibt schon der *Vorbericht* wesentliche Hinweise: z. B. gleichzeitige Erkrankung mehrerer Tiere unmittelbar nach Futter-/Weidewechsel, nach Weidedüngung während einer Trockenperiode, nach Aufnahme von brackigem Trinkwasser u. a. m. In jedem Fall sind *Futter-* und *Wasserqualität* grobsinnlich zu prüfen, ggf. der pH-Wert der Silage zu messen (mittels Teststreifen; normal 4,0–5,0, übersäuert < 4,0, mangelhaft 5,0–7,0, verfault > 7,0) und evtl. eine Sedimentations- und Siebprobe vorzunehmen, bevor aufwendige *botanische* und *chemisch-toxikologische Futteranalysen* eingeleitet werden.

Bei der *klinischen Untersuchung* ist besonders auf die in den speziellen Krankheitsbeschreibungen dargestellten Symptome sowie auf etwa vorhandene systemische Auswirkung der Diarrhoe zu achten. Ein wesentlicher diagnostischer Anhalt läßt sich oft aus der *Beschaffenheit der Fäzes* gewinnen: ein hoher Sandgehalt ist mitunter schon optisch, sonst aber beim Zerreiben zwischen den Fingern oder bei der Sedimentationsprobe zu erkennen; im Strahl abgesetzter Kot mit einem pH-Wert < 7,0 läßt bei ungestörtem Allgemeinbefinden des Tieres auf eine osmotische Diarrhoe schließen; übler, abstoßender Geruch spricht für Beimengung von Entzündungsprodukten sowie faulige (bakterielle) Zersetzung des Darminhalts; Blutbeimengung ist mittels einfacher Praxistests nachweisbar (Kap. 6.9.6). Weitere Hinweise zur klinischen Kotdiagnostik sind in den betreffenden Krankheitsbeschreibungen sowie in den Lehrbüchern der klinischen Untersuchung nachzulesen. Ergibt die *Harnuntersuchung* z. B. das Vorliegen einer deutlichen Hyposthenurie, so ist an eine Amyloidose-bedingte Diarrhoe (Kap. 7.1.5.1) zu denken. Im Rahmen der klinischen Untersuchung sollte stets auch eine *Pansensaftprobe* abgesaugt und mit den einfachen Praxismethoden auf ihre Beschaffenheit geprüft werden.

Meistens läßt sich auf dem zuvor beschriebenen Wege zumindest eine Verdachtsdiagnose stellen, so daß die zur Klärung einzuleitenden (teils kostenaufwendigen) *weiterführenden Laboruntersuchungen* auf das notwendige Maß beschränkt werden können: hämatologische Befunde (Blutbild, Säure-Basen-Status, Eiweißgehalt, Antikörper, Krankheitserreger etc.), bakteriologische, virologische, parasitologische, mykologische Kotuntersuchung etc. Zur Erkennung der zur Zeit noch den eigenständigen unspezifischen Enteritiden zugeordneten chronisch-hyperplastischen, eosinophilen Darmentzündung empfiehlt es sich, eine Biopsieprobe aus der Mastdarmschleimhaut für die histologische Untersuchung zu entnehmen (im Sonderfall Darmwand- und Lymphknotenbiopsie via Laparotomie). Im Falle von Enzootien kann es angezeigt sein, ein typisch erkranktes Tier einzuschläfern, um anhand des Sektionsbefundes weiteren Aufschluß zu gewinnen.

■ **Behandlung, Prophylaxe:** In vielen Fällen von unspezifischer Diarrhoe tritt Selbstheilung ein, wenn die Ursache erkannt und beseitigt worden ist. Zur Normalisierung der Magen-Darmfunktion (inklusive Flora) ist es jedoch ratsam, über mehrere Tage eine gewisse *»Diätfütterung«* einzuhalten. Beim Wiederkäuer mit entwickeltem Vormagensystem ist darunter eine gemischte Ration zu verstehen, die Wiesenheu guter Qualität (für Erwachsene mindestens 2 × 2–4 kg/d), Getreideschrot in mäßiger Menge, Sojaschrot, evtl. auch kleine Mengen an Leinsamenmehl, Trockenhefe, Wurzelfrüchten sowie ein vitaminisiertes Mineralstoffgemisch enthält. Falls kein Heu zur Verfügung steht, kann als Strukturfutter hochwertige Gras-Anwelksilage angeboten werden; Grasfütterung ist vertretbar, wenn die Pflanzen weder sehr jung noch stark verholzt sind. Weiterhin ist es immer zweckmäßig, frisch entnommenen Pansensaft gesunder Rinder zu übertragen.

Ist bei schwerer erkrankten Patienten damit zu rechnen, daß sich noch Schadsubstanzen im Labmagen und Darm befinden, so kann ein Behandlungsversuch mit *Adsorbenzien* und *einhüllenden* bzw. *einschleimenden Mitteln* unternommen werden. Dabei ist zu berücksichtigen, daß alle mit dem Futter oder per NSS verabreichten Medikamente zuerst in den Pansen gelangen, hier verdünnt werden und antimikrobielle Substanzen unerwünschte Nebenwirkungen auf die Vormagenflora ausüben können. Zwar werden in den Hauben-Pansenraum eingebrachte Flüssigkeiten mitunter verhältnismäßig schnell in den Labmagen befördert, vorteilhafter ist jedoch die direkte Einleitung via Schlundrinne, die bei entsprechender Stimulierung des Reflexes auch nach Übergang zu Trockenfutter noch möglich ist. Das kann geschehen, indem unmittelbar vor der oralen Verabreichung des in Wasser suspendierten Medikamentes (per Flasche oder Spritzpistole) eine Salzlösung (5- bis 10%ige Natriumchlorid-, -bikarbonat- oder -sulfatlösung, 5%ige Glukose- oder Saccharoselösung, etwa 300–500 ml beim erwachsenen Rind) appliziert wird oder, sicherer, 0,04(–0,08) IE Vasopressin/kg LM i.v. gegeben werden. Zur Adsorption werden überkommenerweise medizinische Kohle (~ 1000 g/erwachsenes Rind) sowie als einhüllendes Mittel Bolus alba (500–1000 g/erwachsenes Rind) angewandt; einschleimende Wirkung wird seit alters her dem Leinsamenschleim zugeschrieben (0,5 kg Leinsamen auf 4 l Wasser, 10 min kochen). Die schleimbildenden Pektine passieren den Dünndarm offenbar unverdaut und werden erst im Dickdarm, bei Vorhandensein einer entsprechenden Flora, aufgeschlossen.

Die enterale Applikation von antibakteriellen Mitteln käme allenfalls bei Dysbakterie in Frage und könnte dann durch direkte Injektion in den Labmagen erfolgen. (Einstich am stehenden Tier in der Linea alba kurz vor der Mitte zwischen Schaufelknorpel und Nabel; die Kanüle sitzt richtig, wenn das Punktat einen pH von 2–4 aufweist.) Die beste Antibiose ist (nach Meinung des Autors) die Reetablierung einer physiologischen Magen-Darmflora durch die oben beschriebene Diätfütterung im Verein mit Pansensaftübertragung.

Besondere Aufmerksamkeit ist der *parenteralen Flüssigkeitszufuhr* und, erforderlichenfalls, der Korrektur des Säure-Basen- und Elektrolyt-Haushaltes zu widmen. Entsprechende Empfehlungen finden sich in Kapitel 4.3.6. Unterstützend kommt die parenterale Applikation von nichtsteroidalen Antiphlogistika in Frage; bei schwerer hämorrhagischer Enteritis kann eine Bluttransfusion (Kap. 4.3.2.1) nützlich sein. Die Verabreichung von Medikamenten zur Anregung oder Hemmung der Darmmotorik kann mehr schaden als nützen; sie kommt nur bei zweifelsfreier Indikation in Frage.

In 2 Fällen von chronisch-hyperplastischer eosinophiler Enteritis gelang es, durch Langzeitbehandlung mit Kortikosteroiden Heilung zu erzielen: Dexamethason 0,11 mg/kg LM s.c. als Anfangsdosis, Prednison 1,1 mg/kg LM p.o. alle 12 h für 3 Wochen, 4. Woche fallende Dosen (Cebra et al., 1998).

Die *Vorbeuge* der eigenständigen unspezifischen Enteritiden besteht v. a. in der Verabreichnung einer ausgewogenen, wiederkäuer- und bedarfsgemäßen Ration und dem Vermeiden der genannten Ursachen.

Eigenständige infektionsbedingte Darmentzündungen

6.10.19 »Neugeborenendiarrhoe«

K. Doll

Definition: Akute, oft bestandsweise gehäuft auftretende Durchfallerkrankungen bei Kälbern während der ersten 2–3 Lebenswochen, hervorgerufen durch lokale Infektionen mit verschiedenen darmpathogenen Erregern. Von Bedeutung sind insbesondere pathogene Escherichia(E.)-coli-Stämme, Rota- und Coronaviren sowie Kryptosporidien, häufig in Form von Mischinfektionen. Prädisponierend wirken unzureichende Kolostrumversorgung, infektionsbegünstigende Haltungsbedingungen sowie resistenzmindernde Faktoren. *Andere Bezeichnungen:* Kälberdurchfall, »Kälberruhr«, neonatal calf diarrhoea, calf scours.

Vorkommen: Neugeborenendiarrhoe (ND) gilt weltweit als die häufigste und verlustreichste Erkrankung junger Kälber, und zwar sowohl in Milchvieh- als auch in Mastrinderherden. Angegeben werden Mortalitätsraten, bezogen auf Landesebene, zwischen 1,5 % und 10 %, wobei allerdings Vorkommenshäufigkeit und Schweregrad der Neugeborenendiarrhoe von Bestand zu Bestand erheblich variieren. In Problembetrieben erkranken zeitweise über 90 % der jungen Kälber. Neben Todesfällen resultieren wirtschaftliche Verluste v. a. aus erhöhtem Betreuungsaufwand, Kosten für Behandlung und Prophylaxe sowie verminderten Gewichtszunahmen, wenngleich letztere bei unkompliziertem Verlauf bis zum 3. Lebensmonat wieder kompensiert werden können.

Ursache: Hauptursache dieses Krankheitskomplexes sind Mono-, häufiger aber Mischinfektionen mit unten genannten Viren, Bakterien, Pilzen und Protozoen. Diese Mikroorganismen sind allerdings weit verbreitet und auch in Betrieben zu finden, in denen Durchfall keine wesentliche Rolle spielt. Zu verlustreichen Erkrankungen kommt es i. d. R. erst dann, wenn mangelhafte Haltungsbedingungen eine Exposition der Kälber mit den verschiedenen Durchfallerregern begünstigen (Hygienemängel, erhöhter Infektionsdruck) oder wenn deren spezifische oder unspezifische Abwehrkraft beeinträchtigt ist. Negativer Ausfall von mikrobiologischen und parasitologischen Untersuchungen schließt ein infektiöses Geschehen nicht aus, da nicht alle in Frage kommenden Erreger in der Routinediagnostik erfaßt werden und das Ergebnis zudem durch Untersuchungszeitpunkt und Wahl des Probenmaterials beeinflußt wird. Von primärer Bedeutung sind Infektionen mit folgenden Erregern:

➤ *Bovine Rotaviren* (Familie Reoviridae, Genus Rotavirus): Unbehülltes Virus mit doppelsträngiger segmentierter RNA; i. d. R. speziesspezifisch. Gelten als häufigste virale Durchfallursache bei Kälbern (an über 40 % der Ausbrüche beteiligt). Hauptsächlich handelt es sich um Rotaviren der Serogruppe A mit den Subgruppen I und II; letztere lassen sich wiederum in mehrere unterschiedlich virulente Serotypen unterteilen. Noch nicht geklärt ist, inwieweit auch Rotaviren der Gruppe B bei Durchfallkälbern eine Rolle spielen.

Rotaviren sind in der Rinderpopulation außerordentlich weit verbreitet (Seroprävalenz zwischen 97 % und 100 %), und zwar sowohl in Betrieben mit als auch in solchen ohne Durchfallproblematik. Die Viruspartikel besitzen eine hohe physikalisch-chemische Stabilität und können daher in der Umwelt mindestens 6 Monate in infektiöser Form überdauern. Ausbrüche werden begünstigt durch hohe Kontagiosität, die niedrige erforderliche Infektionsdosis, sehr kurze Inkubationszeit (13 h bis 2 Tage) und starke Erregerausscheidung mit dem Durchfallkot. Kälber können sich bereits unter oder kurz nach der Geburt infizieren, so daß schon in den ersten Lebenstagen Durchfall auftritt; hauptsächlich betroffen sind jedoch Tiere im Alter von 5–14 Tagen. In Herden mit sehr guter Kolostrumversorgung werden Rotaviren-bedingte Diarrhoen mitunter erst in der 3. bis 4. Lebenswoche beobachtet, da solche Kälber zuvor durch kolostrale Antikörper geschützt sind. Klinisch inapparent infizierte Rinder aller Altersklassen können den Erreger intermittierend ausscheiden und tragen so zu seiner Verbreitung bei.

➤ *Bovines Coronavirus* (Familie Coronaviridae, Genus Coronavirus): Behülltes Virus mit einsträngiger nichtsegmentierter RNA. Gilt als artspezifisch, weltweit verbreitet. Dieser Erreger wird auch mit respiratorischen Erkrankungen (Kap. 5.3.3.1) sowie mit der Winterdysenterie (Kap. 6.10.25) in Verbindung gebracht. Coronavirus-spezifische Antikörper finden sich bei nahezu allen erwachsenen Rindern. Auch hier sind offensichtlich subklinisch infizierte Kälber und ältere Tiere, v. a. Kühe, als Virusreservoir von Bedeutung. Bovines Coronavirus wird bei etwa 3–20 % der Durchfallkälber nachgewiesen; aufgrund der nur 3 Tage andauernden und anschließend allenfalls noch intermittierend erfolgenden Virusausscheidung muß hierbei jedoch mit falsch-negativen Ergebnissen gerechnet werden. Nach eigenen Untersuchungen war dieser Erreger in 12 von 25 bayerischen Milchviehbetrieben (48 %) am Durchfallgeschehen beteiligt. Die Inkubationszeit beträgt zwischen 20 und 36 h. Betroffen sind meist Kälber im Alter von 1 Woche, mit einer zeitlichen Variation von 5–30 Tagen, wobei das Auftreten der Erkrankung im Zusammenhang steht mit dem Abfall des Antikörpergehaltes in der Muttermilch.

➤ Breda-*Virus (Familie Coronaviridae, Genus Torovirus):* Erstmals 1979 im Zusammenhang mit einem Ausbruch von Kälberdurchfall bei Breda/Iowa nachgewiesen (Wood et al., 1982); morphologische und strukturelle Ähnlichkeit mit Coronaviren. Unterschieden werden 2 Serotypen (Breda-Virus Typ 1 und Typ 2). Seroepidemiologische Untersuchungen deuten auf eine weite Verbreitung in allen Ländern mit intensiver Rinderhaltung (Westeuropa, USA: Antikörper bei 75–95% der erwachsenen Rinder) hin. Die Nachweishäufigkeit dieses Erregers in Kotproben von Durchfallkälbern wird meist mit 5–8% angegeben; in neueren Untersuchungen aus Kanada betrug die Prävalenz 36%. I. d. R. handelt es sich dabei um Mischinfektionen mit anderen enteropathogenen Erregern. Betroffen sind gewöhnlich Kälber im Alter von 1 Woche bis 2 Monaten, gelegentlich auch solche in den ersten Lebenstagen. In Beständen mit Breda-Virus-bedingten Durchfallerkrankungen findet sich der Erreger vereinzelt auch im Kot klinisch unauffälliger Kälber und bei erwachsenen Rindern; diskutiert wird auch eine mögliche Beteiligung an der Winterdysenterie.

➤ *Andere Virusarten*: Verschiedene weitere Viren wurden aus dem Kot von Durchfallkälbern isoliert, welche zumindest unter experimentellen Bedingungen in der Lage sind, allein oder zusammen mit anderen Erregern Durchfall zu induzieren. Hierzu zählen das *Bovine Adeno-Virus* Typ 4 und Typ 10 (Ginsti et al., 1998), *Astrovirus* (Woode et al., 1984), *Bovines Parvo-Virus* (Storz et al., 1969) *Caliciviren* (Woode et al., 1978) und *Picobirna-Virus* (Vandenbosch et al., 1990). Unter Feldbedingungen scheinen die meisten dieser Infektionen jedoch einen klinisch inapparenten oder milden Verlauf zu nehmen, so daß ihnen nach derzeitigem Kenntnisstand in der Pathogenese der Neugeborenendiarrhoe eine untergeordnete Bedeutung zukommt. Akute *Bovine Virusdiarrhoe-Virusinfektionen* können bei Kälbern ohne spezifischen kolostralen Antikörperschutz ebenfalls mit Durchfall einhergehen, entweder als Folge einer direkten Schädigung des Darmepithels im Rahmen der Allgemeininfektion (Lambert et al., 1974) oder aber infolge einer Begünstigung der Infektion mit anderen enteropathogenen Erregern.

➤ *Escherichia coli*: Dieses kurze, plumpe, gramnegative Stäbchenbakterium aus der Familie Enterobacteriaceae, ein Bestandteil der physiologischen Flora im distalen Dünndarmbereich und im Dickdarm, galt bis in die 60er Jahre des 20. Jh. als Hauptursache des »Kälberdurchfalls« (»Koliruhr«). Es entfalten jedoch nur solche E.-coli-Stämme eine obligat darmpathogene Wirkung, die über bestimmte Virulenzfaktoren verfügen. Anhand der klinischen Symptomatik sowie der gebildeten Adhäsionsfaktoren (verantwortlich für die spezifische Bindung an Enterozyten) und Toxine werden folgende Gruppen unterschieden:

➤➤ *Enterotoxische E. coli* (ETEC): Wichtigste bakterielle Durchfallursache bei Kälbern in der ersten Lebenswoche, mit einer Prävalenz zwischen 3% und 54% (im Mittel etwa 19%), meist im Rahmen von Mischinfektionen. Von epidemiologischer Bedeutung sind hier ausschließlich solche Stämme, die hitzestabiles Enterotoxin (ST) bilden. Hitzelabiles Enterotoxin (LT) bildende E. coli werden nur selten bei Kälbern nachgewiesen (Prävalenz < 1%; Sobjinski, 1998). Diese Toxine, die durch plasmidlokalisierte Gene kodiert werden (hitzestabiles Enterotoxin: est-Gen 1a, 1 und 2; hitzelabiles Enterotoxin: elt-Gen 1a und 2) verursachen ein Cholera-ähnliches Krankheitsbild. Die Pathogenität der ETEC-Bakterien beruht weiterhin auf spezifischen Fimbrien, sog. Kolonisationsfaktoren (Colonization factor antigen, CFA), durch die sich die Bakterien an spezifischen Rezeptoren der Dünndarmepithelzellen anheften können; dies verhindert eine rasche Elimination durch die Peristaltik. Kälberpathogene ETEC-Stämme verfügen v. a. über die Fimbrienantigene F 5 (ältere Bezeichnung K 99) und/oder F 41, seltener zusätzlich auch über F 17. Über 1 Woche alte Kälber können solche Erreger ausscheiden, ohne dabei Durchfall zu zeigen. Diese Altersresistenz wird auf eine Verminderung der fimbrienspezifischen Darmrezeptoren zurückgeführt.

➤➤ *Shiga-Toxin-bildende E. coli* (STEC): Auch als Verozytotoxin-bildende oder Shiga-like-Toxin-bildende E. coli bezeichnet; sie erhielten ihren Namen aufgrund der Ähnlichkeit der Toxine mit dem Shigatoxin der Shigellen, den Erregern der bakteriellen Ruhr beim Menschen. Neben der Bildung des Shiga-Toxins (Stx, anhand der antigenen Struktur unterteilt in Stx1, Stx2 und Stx2-Varianten) können STEC zusätzliche Virulenzeigenschaften besitzen, wie die Fähigkeit zur Auslösung der »Attaching-and-Effacing«-Läsion (AE-Läsion) und die Bildung des EHEC-Hämolysins (Hly_{EHEC}). Als »Attaching« bezeichnet man die sehr enge Anheftung an Enterozyten (vermittelt durch den Adhäsionsfaktor Intimin, einem äußeren Membranprotein), und der Begriff »Effacing« charakterisiert den Verlust der Mikrovilli an der Anheftungsstelle infolge Aggregation von Zytoskelett-Proteinen. Die Bezeichnung »EHEC« (enterohämorrhagische E. coli) beruht darauf, daß solche Erreger im Zusammenhang mit einer hämorrhagischen Kolitis beim Menschen isoliert wurden (hierbei mögliche Komplikationen: hämolytisch-urämisches Syndrom und thrombozytopenische Purpura). Im Gegensatz zu den speziesspezifischen ETEC gelten die bovinen STEC (v. a. Serovar O157:H7, welche allerdings bei jungen Kälbern selten vorkommt) als potentielle Zoonoseerreger (Wieler, 1996; Sobjinski, 1998). E. coli mit STEC-typischen Virulenzfaktoren sind beim Rind weit verbreitet; in Bayern fanden sich in 84% der Kolostrumproben hohe Titer neutralisierender

Antikörper gegen Shiga-Toxin (Pirro et al., 1995). Die Nachweishäufigkeit dieser Erreger im Kot steigt von der 1. bis 4. Lebenswoche deutlich an (von etwa 10% auf 20–30%; Sobjinski, 1998), begünstigt durch Verabreichung von Austauschmilch (anstatt Vollmilch), gemeinsame Tränkeeinrichtungen und Gruppenhaltung.

▸▸ Sonstige *darmpathogene E. coli*: Die in der Humanmedizin (Säuglingsdiarrhoe) und bei verschiedenen Tierarten (etwa Kaninchen) als wichtige Durchfallursache bekannten *enteropathogenen E. coli* (EPEC), charakterisiert durch die Adhäsionsfaktoren »Bundle-forming Pili« und »Intimin«, scheinen bei Kälbern nicht oder nur sehr selten vorzukommen und spielen dementsprechend als Ursache des Kälberdurchfalls keine Rolle. Gleiches gilt für die *enteroinvasiven* (EIEC) und die *diffus adhärenten E. coli* (DAEC).

▸ Verschiedene *Campylobacter-Arten* (C. jejuni, C. coli, C. fetus), welche sich ebenfalls im Darm gesunder wie durchfallkranker Kälber nachweisen lassen, wurden auch als Diarrhoeerreger diskutiert (Schulze, 1992); ihre pathogene Bedeutung ist jedoch hier (im Gegensatz zum Menschen) nicht eindeutig geklärt (s. Kap. 6.10.26). Ebenfalls nicht geklärt ist die tatsächliche pathogene Bedeutung intestinaler *Chlamydieninfektionen* (C. pecorum) im Rahmen der Neugeborenendiarrhoe; zumindest experimentell konnte gezeigt werden, daß nach oraler Aufnahme bestimmter Stämme bei jungen Kälbern Durchfall auftritt (Doughri et al., 1974; Fukushi & Hirai, 1992; s. auch Kap. 6.10.26).

▸ *Fakultativ pathogene Pilze*: Neugeborene Kälber können sich über das Kolostrum oder die Umwelt mit Sproßpilzen (auch Hefen genannt) infizieren; von Bedeutung ist hierbei insbesondere *Candida* (syn. Torulopsis) *globata*. Die Entstehung gastrointestinaler Mykosen wird begünstigt durch Veränderungen der physiologischen Darmflora infolge Antibiotikatherapie sowie durch immunsuppressive Einflüsse. Insbesondere bei Verfütterung kontaminierter Futtermittel (Biertreber, Silagen) an Kühe können sich hefebedingte Diarrhoen zu einem Bestandsproblem entwikkeln (Elad et al., 1998; Ullrich et al., 1999).

▸ *Kryptosporidien* (Kryptosporidiose, Kap. 6.11.4): Diese Protozoen aus der Unterklasse Coccidia sind bei Tier und Mensch weltweit verbreitet. *Cryptosporidium parvum* gilt inzwischen beim Kalb als der mit am häufigsten vorkommende Durchfallerreger (Prävalenzen bis zu über 60%). Kryptosporidien-bedingter Durchfall wird i. d. R. frühestens ab dem 4. Lebenstag beobachtet; meist sind davon Kälber im Alter von 1–2 Wochen (selten über 4 Wochen) betroffen. Bei klinisch gesunden Rindern aller Altersklassen werden Befallsraten von 2–17% angegeben (Bedeutung als Erregerreservoir). Die Infektion erfolgt über oozystenhaltigen Kot bzw. damit kontaminierte Stalleinrichtungen, Geräte und Futtermittel. Im Darm werden aus den Oozysten jeweils 4 Sporozoiten frei (Exzystation). Diese heften sich, möglicherweise über spezifische Rezeptoren, an die Darmepithelzellen, wo sie von den Mikrovilli umschlossen werden; es entsteht eine intrazellulär, aber extrazytoplasmatisch gelegene parasitophore Vakuole. Nach einer ungeschlechtlichen Vermehrung (Schizogonie) folgt eine geschlechtliche Phase (Gamogonie), die mit der Ausbildung dickwandiger und dünnwandiger Oozysten endet. Die Oozysten sporulieren bereits im Darm; sie enthalten dann 4 Sporozoiten und sind in diesem Zustand infektiös. Die dünnwandigen Oozysten können bereits im Darmlumen rupturieren und eine endogene Autoinfektion verursachen. Die dickwandigen Oozysten werden nach einer Präpatentzeit von 3–6 Tagen mit den Fäzes ausgeschieden (Dauer der Ooyzsten-Ausscheidung nach experimenteller Infektion: 1–12 Tage); diese sind gegenüber äußeren Einflüssen sehr widerstandsfähig. Bei 4 °C und ausreichender Feuchtigkeit überleben sie bis zu 6 Monate, bei Zimmertemperatur bis zu 4 Monate. Mittels molekularbiologischer Verfahren lassen sich humane und bovine Genotypen von C. parvum unterscheiden, so daß eine Kausalbeziehung zwischen Erkrankungen des Menschen und Kontamination der Umwelt über Rinderkot nicht ohne weiteres hergestellt werden kann (Peng et al., 1997; Awad-El-Kariem et al., 1998).

▸ *Giardia* (Giardiose, Kap. 6.11.6): Bei den Protozoen der Gattung Giardia handelt es sich um weltweit verbreitete Dünndarmparasiten des Menschen und verschiedener Tierarten. Die auch beim Rind vorkommende Art *Giardia intestinalis* (Syn. G. duodenalis) wurde bei 3–45% der über 2 Wochen alten Kälber, in Kanada (Olson et al., 1997) sogar bei 80% der Tiere, nachgewiesen. Die Prävalenz nimmt bis zum 4. Lebensmonat zu; sie ist i. d. R. bei Durchfallkälbern höher als bei klinisch gesunden Tieren. Die Infektion erfolgt über intermittierend mit dem Kot ausgeschiedene Zysten, die in feuchter Umgebung bei 21 °C bis zu 3 Wochen, bei kühleren Temperaturen bis etwa 3 Monate lang ansteckungsfähig bleiben. Offensichtlich verlaufen die meisten Giardia-Infektionen beim Kalb asymptomatisch, gelegentlich können sie aber auch (insbesondere bei immunsupprimierten Kälbern) zu leichtgradigem, mitunter intermittierendem Durchfall führen.

■ **Pathogenese:** Im Mittelpunkt des Krankheitsgeschehens stehen die enteralen Flüssigkeits- und Elektrolytverluste. Bei der durch *enterotoxische E. coli* bedingten Diarrhoe beruhen diese, ähnlich wie bei der Cholera des Menschen, fast ausschließlich auf sekretorischen Vorgängen *(sekretorische Diarrhoe)*. Durch die Bindung des *hitzestabilen E.-coli-Enterotoxins* ST-I (einem Hapten mit einem Molekulargewicht von

2000 Da) an spezifische Zelloberflächenrezeptoren im Dünndarm (ST-I-Rezeptor = 140 kDa großes G-Protein) wird die Guanylat-Zyklase aktiviert. Dies bewirkt eine intrazelluläre Erhöhung des »Second messengers« cGMP und damit Stimulation von Proteinkinasen sowie Anstieg der Ca-Ionen-Konzentration in den Enterozyten. Folge ist eine verstärkte Sekretion von Chlorid, dem aus Gründen der Elektroneutralität Natrium nachfolgt. Aufgrund des dadurch entstehenden osmotischen Gradienten strömt vermehrt Wasser in das Darmlumen sowie, über Bikarbonat-Chlorid-Austausch, auch Bikarbonat. Möglicherweise beruht die Toxinwirkung z. T. aber auch auf der Bildung von Prostaglandinen und Leukotrienen. Das nur in seltenen Fällen von den beim Kalb vorkommenden ETEC-Stämmen gebildete *hitzelabile Enterotoxin* (LT-II) hat dagegen Ähnlichkeiten mit dem Cholera-Toxin (Toxin aus A- und B-Untereinheiten). Die biologische Wirkung beruht auf der Adenosin-Diphospho-Ribosyl-Transferase-Aktivität der A_1-Untereinheit. Die dadurch vermittelte ADP-Ribolysierung führt zu einer enormen Erhöhung des intrazellulären cAMP-Spiegels, auf den die Epithelzellen (entsprechend der ST-Wirkung) mit einer starken Sekretion von Elektrolyten und Wasser reagieren.

Ob die von den STEC-Stämmen gebildeten Shiga-Toxine beim Kalb eine enterotoxische Wirkung besitzen, ist nicht eindeutig geklärt; aus Infektionsversuchen ist jedenfalls bekannt, daß hier nur solche STEC-Stämme Durchfall hervorrufen, welche zur Bildung der »Attaching-and-Effacing«-Läsion befähigt sind (Wieler, 1997).

Im Gegensatz zu der durch enterotoxische E. coli bedingten sekretorischen Diarrhoe beruht der Durchfall bei Infektionen mit den anderen genannten Erregern z. T. auch auf der osmotischen Wirkung malabsorbierter Nahrungsbestandteile *(osmotische Diarrhoe)*. So führt die Infektion mit verschiedenen *viralen Erregern* und *Kryptosporidien* zur Zerstörung von Enterozyten mit Ersatz der hochprismatischen Zottenzellen durch proliferierende unausgereifte Kryptzellen und damit zur Zottenatrophie und -fusion sowie zum Verlust der Mikrovilli, woraus reduzierte Enzymaktivität und Resorptionskapazität resultieren. Als Folge der Krypthyperplasie kommt es aber auch zu relativer Hypersekretion, weil als Folge der Zottenverkürzung weniger Flüssigkeit resorbiert werden kann. Bei *Rotavirus-Infektionen* erstrecken sich die Veränderungen in erster Linie auf die oberen Zottenhälften im Bereich des Jejunums, teilweise auch noch des Ileums, und bei *Calicivirus-Infektionen* ist hauptsächlich das vordere Drittel des Dünndarms betroffen. Dagegen befallen *Coronaviren* wie auch *Breda-Viren* neben den Epithelzellen des mittleren und hinteren Dünndarms alle Regionen des Dickdarms; die Veränderungen lassen sich hierbei nicht nur an den Zotten- bzw. Oberflächenepithelien, sondern auch im Bereich der Krypten nachweisen (Abb. 6-193, 6-194). Auch *Kryptosporidien* bewirken ausgeprägte Schleimhautveränderungen, v. a. im hinteren Dünndarm, teilweise auch in Zäkum und Kolon. Es kommt dabei zu Zottenatrophie und Zottenfusion mit Umwandlung des Oberflächenepithels (niedrige zylindrische oder kuboidale Zellen, Verlust von Enterozyten) und damit zur Beeinträchtigung der digestiven und absorptiven Funktionen.

Andererseits sind bei solchen Infektionen die Enzymaktivitäten (insbesondere Laktaseaktivität) nicht in allen Dünndarmabschnitten gleichermaßen reduziert. Auch deuten die Ergebnisse neuerer Untersuchungen (wie hohe Natriumkonzentration von über 70 mmol/l und geringe osmotische Lücke im Kotwasser) darauf hin, daß zumindest in der entscheidenden ersten Phase einer Neugeborenendiarrhoe die auftretenden Flüssigkeits- und Elektrolytverluste primär durch sekretorische Prozesse hervorgerufen wer-

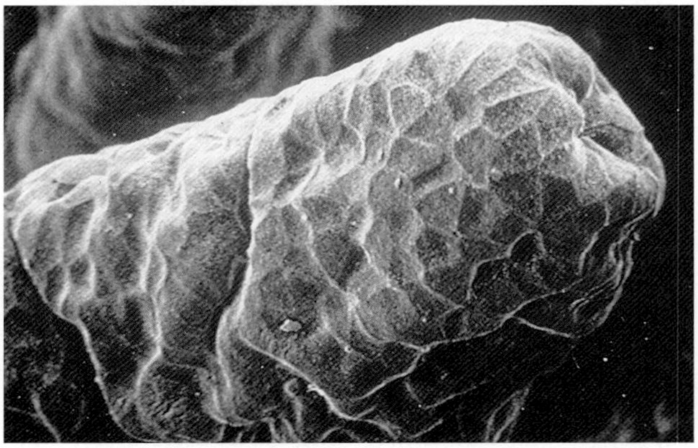

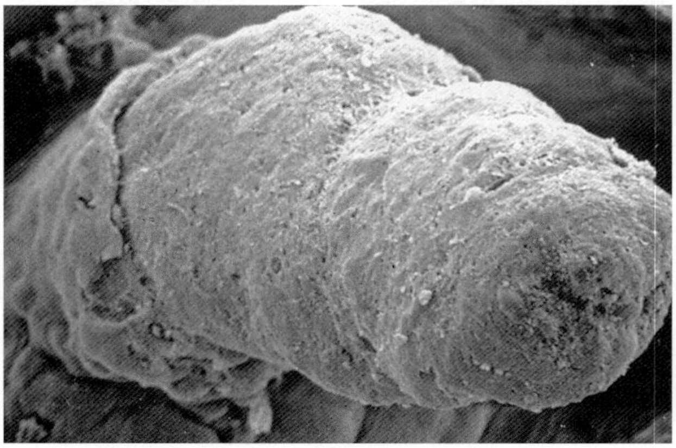

Abbildung 6-193, 6-194 Oben: Ileumzotte eines gesunden Kalbes mit deckenden Epithelzellen (Raster-Elektronenmikroskopie, Vergrößerung 1000fach); unten: Ileumzotte nach Coronavirus-Infektion, Epithelverlust an der Zottenspitze (Foto: L. E. Newman, DVM, PhD, Cary, North Carolina, USA)

den, und zwar auch bei einer Infektion mit Rota- und Coronaviren oder starkem Kryptosporidienbefall (Doll, 1992, 1994). Bezüglich der Rotaviren gibt es auch Hinweise auf die Existenz eines viralen Enterotoxins. Es handelt sich dabei um das Nichtstrukturprotein NSP4, welches bei der Virusmorphogenese in den infizierten Zellen aktiv ist. NSP4 wird bei Zerstörung der Zellen frei und bewirkt eine Ca^{++}-abhängige transepitheliale Chloridsekretion in den benachbarten Enterozyten (Ball et al., 1996; Dong et al., 1997). Mutationsbedingte Änderungen der Aminosäurensequenz des NSP4 scheinen für Virulenzunterschiede zwischen einzelnen Rotavirus-Stämmen verantwortlich zu sein (Zhang et al., 1998). Auch bei Kryptosporidien wird das Vorkommen eines Cholera-ähnlichen Toxins diskutiert, welches das Adenylat-Zyklase-System in den Enterozyten stimuliert (Current, 1988; Guarino, 1994). Anderen Faktoren, die zur Verschlimmerung des Durchfallsgeschehens beitragen können, wie malabsorbierte Dihydroxygallensäuren, Fette oder Hydroxyfettsäuren, welche durch die Darmflora aus malabsorbierten langkettigen Fettsäuren gebildet werden können, kommt dagegen bei der Neugeborenendiarrhoe keine wesentliche Bedeutung zu (Doll, 1992, 1999).

Symptome, Verlauf: Die klinischen Auswirkungen der Neugeborenendiarrhoe variieren in Abhängigkeit von Virulenz und Kombination der Erreger sowie von Alter und Immunstatus der betroffenen Kälber (Abb. 6-195). Bei leichtgradigem Durchfall, d. h. bei Fäzes von dünnbreiiger Beschaffenheit, beträgt die Tageskotmenge selten mehr als 1000 g. Im Gegensatz dazu werden bei profuser wäßriger Diarrhoe häufig Kotmengen von über 4000 g (bis etwa 7000 g) pro 24 h abgesetzt, dies entspricht enteralen Flüssigkeitsverlusten von etwa 100–180 ml/kg LM. Der normalerweise hellgelbliche bis milchig-graue, gelegentlich mit schleimartigen Schlieren oder Flocken durchsetzte Durchfallkot nimmt bei starker Diarrhoe oft eine grünliche Farbe an, bedingt durch die Beimengung des Gallenfarbstoffs Biliverdin, welcher infolge beschleunigter Darmpassage und/oder inaktiver Darmflora unverändert ausgeschieden wird. Nur gelegentlich enthält der Kot zu Beginn einer STEC-, Virus- oder Kryptosporidien-bedingten Diarrhoe geringgradige Blutspuren; deutlich sichtbare Blutbeimengungen gehören nicht zum klinischen Bild der Neugeborenendiarrhoe. Im Gegensatz zur fermentativen Diarrhoe infolge Kohlenhydratmalabsorption (Kap. 6.10.17) bewegt sich der Kot-pH meist zwischen 5,6 und 6,3 und damit sogar leicht über dem gesunder Milchkälber (5,3–6,1).

Schon zu Beginn der Erkrankung wirken die Patienten teilweise matt; die Trinklust kann bereits reduziert sein, jedoch wird die Tränkeaufnahme selten

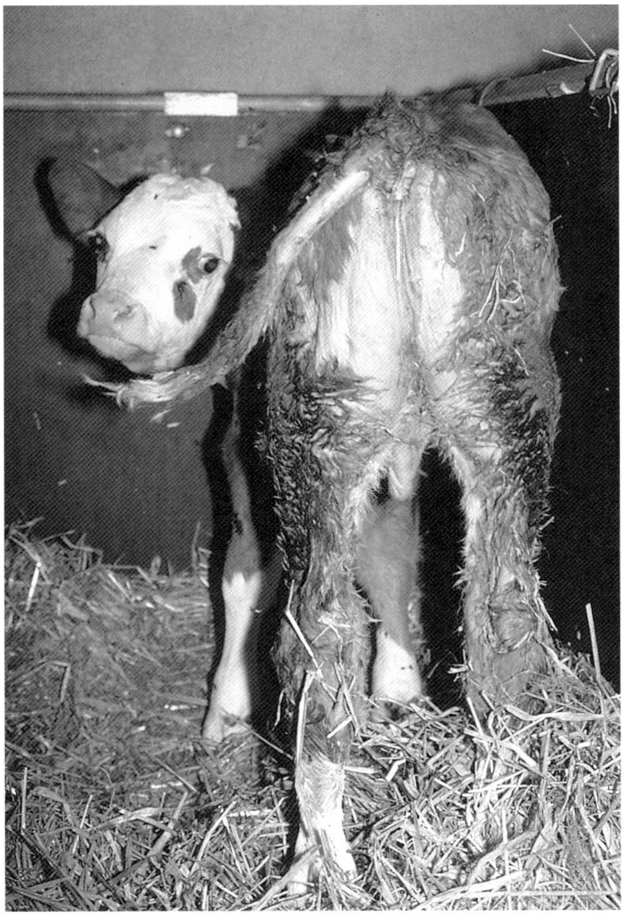

Abbildung 6-195 Kalb mit Neugeborenendiarrhoe: Haarausfall unterhalb des Afters und am Schwanz infolge intensiver anhaltender Kotverschmutzung

völlig verweigert. Anfangs besteht gelegentlich auch leichtes Fieber (bis 40 °C); im weiteren (unkomplizierten) Verlauf bewegt sich die innere Körpertemperatur wieder im Normalbereich. Bei anhaltendem Fieber besteht dagegen stets Verdacht auf interkurrente Infektionen oder auf eine andere Durchfallursache, etwa Salmonellose (Kap. 6.10.21).

Die wesentliche Symptomatik resultiert aus den Auswirkungen des durchfallbedingten Flüssigkeits- und Elektrolytverlustes: Infolge isotoner oder leicht hypotoner Dehydratation ist der Hautturgor reduziert (ab einem Flüssigkeitsdefizit entsprechend 6% der LM); es kommt zum Einsinken der Bulbi (ab Defizit > 8% der LM; Abb. 6-196) und schließlich zum Festliegen mit kalten Akren, Untertemperatur und blaßzyanotischen Schleimhäuten als Folge des hypovolämischen Schocks (Defizit > 12% der LM). Letzteres erfolgt bei hochgradiger Diarrhoe mitunter binnen 24 h. Darüber hinaus besteht meist eine Blutazidose, welche zusätzlich, in manchen Fällen auch primär, zur Störung des Allgemeinbefindens beiträgt. Wichti-

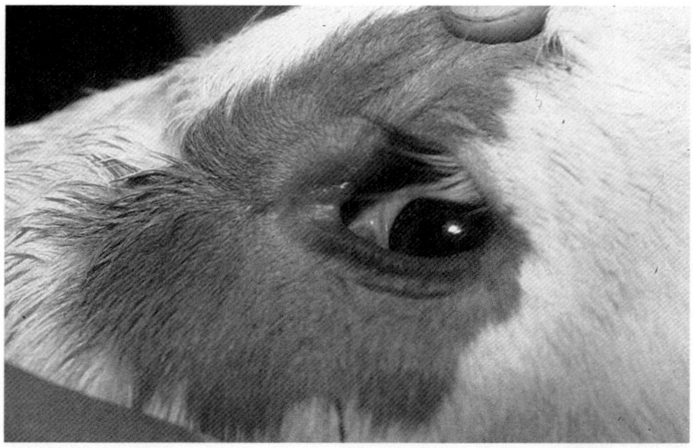

Abbildung 6-196 Eingesunkene Augen als Zeichen einer hochgradigen Exsikkose infolge Neugeborenendiarrhoe

ger Hinweis hierauf ist vertiefte und frequente Atmung, ohne daß eine Lungenerkrankung vorliegt. Ursache des gestörten Säure-Basen-Haushaltes sind v.a. enterale Bikarbonatverluste (Subtraktionsazidose); bei fortgeschrittener Dehydratation (→ Kreislaufinsuffizienz, Verminderung der glomerulären Filtrationsrate, prärenale Azotämie) kommt es zusätzlich zu einer Additionsazidose infolge verminderter renaler Säureausscheidung und vermehrtem Anfall organischer Säuren (v.a. Laktat) aus anaerober Glykolyse.

Labordiagnostische Hinweise auf den Exsikkosegrad ergeben sich aus einer deutlichen Erhöhung des Hämatokrits und der Harnstoff- und Kreatininkonzentration im Serum sowie aus einer Harndichte von > 1,012. Letztere ist ein besonders empfindliches Kriterium, da der Organismus bei auftretendem Volumenmangel sofort versucht, durch Konzentration des Harns Flüssigkeit einzusparen. Ein starker Abfall des Blutzuckerspiegels bis hin zum hypoglykämischen Schock (Festliegen mit Bewußtlosigkeit, im Finalstadium Krampfanfälle und Schreien) oder starke Abmagerung sind meist auf unzureichende Energieaufnahme (Trinkschwäche, Milchentzug) zurückzuführen. Weitere, nicht selten bei Durchfallkälbern zu beobachtende Komplikationen des Krankheitsgeschehens sind »Pansentrinken« infolge Dysfunktion der Schlundrinne oder Zwangstränkung (Kap. 6.7.2) sowie Hypernatriämie, bedingt durch die orale oder parenterale Verabreichung von Lösungen mit erhöhtem Natriumgehalt (Kap. 10.5.2), wobei eine solche »Kochsalzvergiftung« ebenso wie die Hypoglykämie mit neurologischen Ausfallserscheinungen einhergehen kann.

Infektionen mit den Erregern der Neugeborenendiarrhoe sind, zumindest bei nicht immunsupprimierten Patienten, selbst limitierend. Unter günstigen Haltungsbedingungen und entsprechender Behandlung ist der Krankheitsverlauf meist unkompliziert (Sistieren der Diarrhoe innerhalb von 3–5 Tagen). Faktoren wie: hoher Infektionsdruck, Mischinfektionen, Hypogammaglobulinämie, unzureichende Nährstoffversorgung sowie Komplikationen (etwa interkurrente Infektionen, Pansentrinken) können aber auch schwere, protrahierte Verlaufsformen mit Todesfällen bedingen.

■ **Diagnose:** Das Vorliegen von Neugeborenendiarrhoe ist anhand der klinischen Erscheinungen zwar leicht zu erkennen, doch erlauben diese Befunde keine sicheren Rückschlüsse auf die beteiligten Erreger. Der Versuch einer ätiologischen Abklärung ist jedoch nur bei bestandsweise gehäuft auftretenden Durchfallerkrankungen sinnvoll oder aber bei Verdacht auf andere infektionsbedingte Darmentzündungen (etwa Salmonellose; s. Übersicht 6-24). Die zur Untersuchung vorgesehenen Kotproben sollten von nicht antibiotisch vorbehandelten Kälbern innerhalb der ersten beiden Tage nach Auftreten der klinischen Erscheinungen entnommen werden. Zur Untersuchung auf *virale Erreger* eignen sich Elektronenmikroskopie, immunologische Techniken (ELISA, IFT) sowie der Nachweis viraler Genomfragmente mittels PCR oder Gensonden.

➤ Spezifisch für *enterotoxische E.-coli-Keime* ist der Nachweis von Virulenzfaktoren, entweder von Fimbrienantigenen (v.a. F5) mittels ELISA oder von Toxingenen (v.a. est1) mittels PCR. Als Screeningtest auf kälberpathogene *Shiga-Toxin-bildende E. coli* eignet sich der Nachweis des EHEC-Hämolysins; aufgrund mangelnder Spezifität dieses Kriteriums sind die positiven Kulturen anschließend noch mittels PCR auf das eae-Gen zu untersuchen (Sobjinski, 1998). Anhand einer Serotypisierung lassen sich solche darmpathogenen E.-coli-Stämme (aufgrund der hohen Mobilität der Phagen-gebundenen Virulenzgene) nicht sicher erkennen. Gestorbene Tiere eignen sich nur sehr bedingt für bakteriologische Untersuchungen, da innerhalb weniger Stunden p.m. Teile der physiologischen Darmflora, v.a. E.-coli-Keime aus dem Dickdarm, den Organismus überwuchern und den Nachweis des spezifischen Durchfallerregers erschweren. Sollen Darmteile und Darminhalt für weiterführende Untersuchungen entnommen werden, muß dies sofort nach dem Exitus geschehen, und die Proben sind kühl zu lagern (nicht einfrieren).

➤ Das Standardverfahren zur *Kryptosporidien-Diagnostik* ist der mikroskopische Oozysten-Nachweis im Kot, entweder im Nativpräparat oder nach Anfärbung der Probe mit Karbolfuchsin: ~ 5 µl Kot auf Objektträger mit gleicher Menge Karbolfuchsin vermischen, dünn ausstreichen und lufttrocknen. Unter dem Mikroskop stellen sich die Oozysten dann als ~ 5 µm große, stark lichtbrechende Gebilde mit undeutlicher Innenstruktur auf rotem Untergrund dar (Heine,

1982). Auch die GIEMSA- sowie die modifizierte ZIEHL-NEELSEN-Färbung werden hierfür empfohlen (POHLENZ et al., 1978; HENRIKSEN & POHLENZ, 1981). Des weiteren stehen zum Kryptosporidien-Nachweis kommerziell erhältliche immunologische Testverfahren (ELISA, IFT) zur Verfügung. Zum Nachweis der etwa 14 × 9 μm großen *Giardia-Zysten* im Kot eignen sich das Flotationsverfahren (Zinksalz-Lösungen) oder die MIFC(Merthiolate-Iodine-Formalin-Concentration)-Technik.

■ **Differentialdiagnose:** Zu unterscheiden sind die eigenständigen unspezifischen Kälberdurchfälle (Kap. 6.10.17), andere eigenständige infektionsbedingte Darmentzündungen sowie symptomatische Enteritiden im Rahmen von zyklisch verlaufenden Infektionskrankheiten, bei denen Durchfall als Folge der Manifestation des Erregers im Intestinaltrakt auftritt. Zu den letztgenannten Formen zählen die *Salmonellose* (Kap. 6.10.21) sowie die *Klebsiellen-Enteritis*, welche sich bei Störung des bakteriellen Gleichgewichts im Darm, in Verbindung mit immunsuppressiven Einflüssen entwickeln kann. Sie zeigt sich als fieberhafte Allgemeinerkrankung mit hämorrhagischer Diarrhoe (AMTSBERG & FISCHER, 1977). Ähnliches gilt für Infektionen mit *Clostridium perfringens* Typ B, C und D; Bovine Virusdiarrhoe/Mucosal Disease ist schon allein aufgrund des jungen Alters der Patienten wenig wahrscheinlich (Kap. 6.10.23).

■ **Beurteilung:** Unabhängig von der Art der beteiligten Erreger besteht bei unkomplizierter Neugeborenendiarrhoe bei adäquater Therapie grundsätzlich eine günstige Prognose; dies gilt selbst für stark exsikkotische und/oder azidotische Kälber (Heilungsraten von 80–90%). Einen ungünstigen Einfluß auf das Therapieergebnis haben jedoch Hypogammaglobulinämie, anhaltende Trinkschwäche sowie interkurrente Erkrankungen.

■ **Behandlung:** Eine kausale Behandlung der Neugeborenendiarrhoe ist nicht oder nur sehr bedingt möglich. Vordringlichste Maßnahme ist die Substitution der durchfallbedingten Flüssigkeits- und Elektrolytverluste (Übersicht 6-25). Das ist weitgehend auf oralem Wege möglich, sofern die Kälber noch freiwillig Tränke aufnehmen.

➤ Die ursprünglich zur Behandlung von Cholera-Patienten von der WHO eingeführte *orale Rehydratationstherapie* (»WHO-Lösung«: 3,5 g NaCl, 2,5 g NaHCO3, 1,5 g KCL, 20 g Glukose/l) basiert auf der Erkenntnis, daß auch bei infektiös bedingten Durchfallerkrankungen der Mechanismus, welcher Natrium gemeinsam mit Glukose in die Darmepithelzellen befördert (Natrium-Glukose-Cotransport), i. d. R. nicht beeinträchtigt ist. Durch die Natrium-Resorption kommt es zu einem osmotischen Gradienten, dem Wasser passiv nachfolgt. Ähnliche »Carrier-Systeme« existieren für kurzkettige Fettsäuren und für bestimmte Aminosäuren, wie etwa Alanin und Glutamin. Inzwischen wurde nachgewiesen, daß solche oral aufgenommenen Glukose-Elektrolytlösungen auch bei Virus- und Kryptosporidien-bedingter Kälberdiarrhoe in hohem Maße resorbiert werden, ohne dabei den Durchfall zu verschlimmern (DOLL, 1992). Geeignete Rehydratationslösungen sollten etwa folgende Elektrolytgehalte aufweisen: Natrium 80–100 mmol/l, Kalium 20–30 mmol/l, Chlorid 40–70 mmol/l sowie mindestens 30 mmol an Bikarbonat oder sonstigen Puffersubstanzen (etwa Zitrat oder Propionat) pro Liter. Fertigpräparate zur Herstellung solcher Lösungen sind kommerziell erhältlich; sie lassen sich aber auch leicht selbst zubereiten (entweder nach WHO-Formel oder – zur Erzielung einer höheren Pufferwirkung – wie folgt: 4 g NaCl, 3 g $KHCO_3$, 2 g Na-Propionat und 20 g Glukose auf 1 l Wasser). Um einer Dehydratation vorzubeugen, sind den Kälbern schon bei den ersten Durchfallanzeichen 3mal täglich 1–2 l einer solchen Lösung als »Zwischentränke« zusätzlich zur normalen Milchtränke anzubieten (Übersicht 6-26, 6-27). Die Weiterverabreichung von Milch, ggf. auch eines guten Milchaustauschers (Tagesration entspr. 10–12% der LM, verteilt auf 3 Mahlzeiten), ist notwendig, um den Nährstoff-, insbesondere auch den Energiebedarf des Kalbes zu decken; negative Auswirkungen auf die Intensität der Diarrhoe sind dabei nicht zu beobachten. Bei alleiniger Verabreichung von Milchtränke ist die Zufuhr an Elektolyten und Puffersubstanzen jedoch zu gering, um die enteralen Verluste ausgleichen zu können. Die zwangsweise Verabreichung von Rehydratationslösungen per Sonde oder Trankeingeber (bei gestörtem Saugreflex) ist allenfalls vorübergehend, für 1–2 Tage, vertretbar, sofern das Allgemein-

Übersicht 6-25 Erforderliche Flüssigkeitszufuhr bei Kälbern mit Neugeborenendiarrhoe verschiedenen Grades (LM 40 kg)

Basisbedarf/24 h	3,0	Liter
• **Substitution des Defizits**		
• Leichte Exsikkose	2,4	Liter
• Mäßige Exsikkose	3,2	Liter
• Schwere Exsikkose	4,0	Liter
Ausgleich der laufenden Verluste		
• Leichter Durchfall	1,6	Liter
• Mäßiger Durchfall	3,2	Liter
• Starker Durchfall	4–7	Liter

Übersicht 6-26 Elektrolytaufnahme über 4,5 l Vollmilch oder dieselbe Menge einer oralen Rehydratationslösung (ORL) adäquater Zusammensetzung (s. Text) im Vergleich zu den enteralen Verlusten in 24 h (x ± s) in Abhängigkeit vom Schweregrad der Diarrhoe (Kotmenge/24 h bei leichter, mäßiger bzw. schwerer Diarrhoe: bis 2000 g, > 2000–4000 g, bzw. > 4000 g)

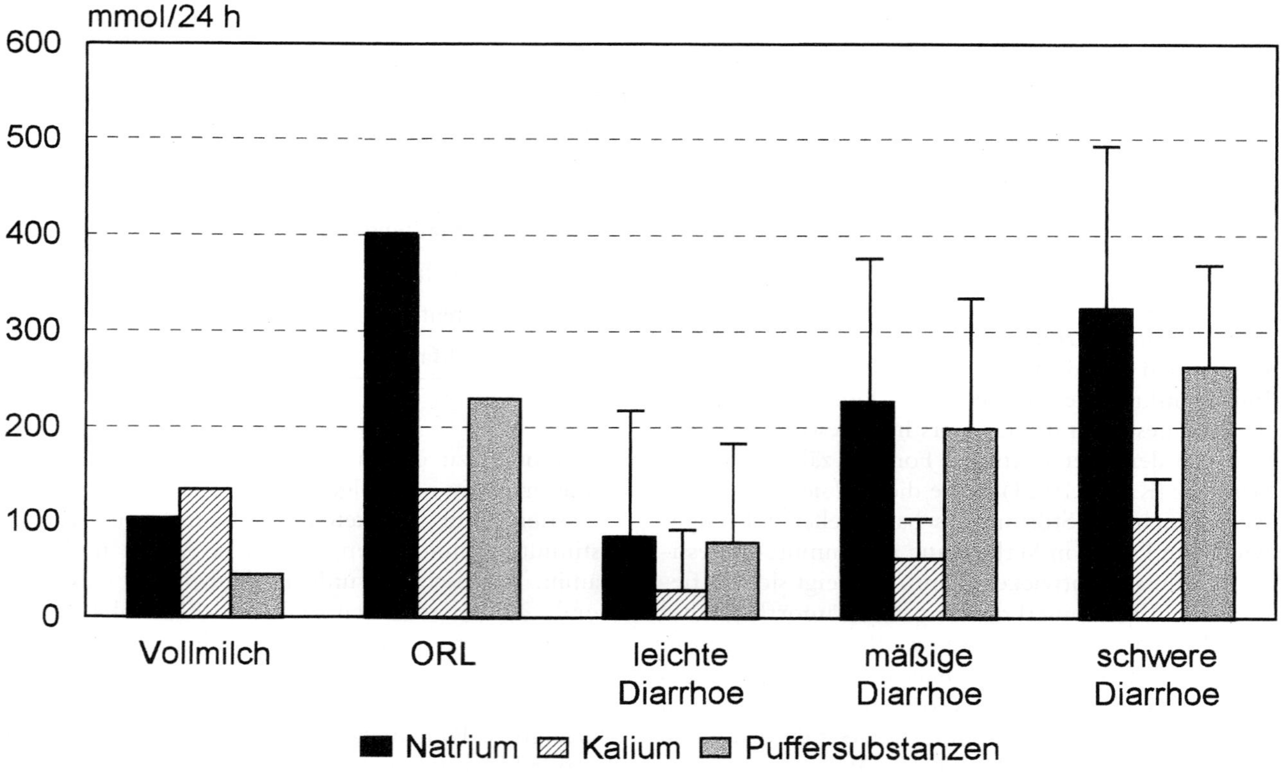

befinden nicht wesentlich gestört ist (→ erzwungenes »Pansentrinken«, Kap. 6.7.2). Bei stark exsikkotischen Kälbern ist der Übertritt der Flüssigkeit aus dem Pansen in den Labmagen infolge Atonie des Gastrointestinaltraktes erheblich beeinträchtigt.

➤ Die orale Rehydratationstherapie stößt an ihre Grenzen, wenn es gilt, über die laufenden Verluste hinaus ein bereits bestehendes erhebliches Defizit auszugleichen. Bei allen deutlich exsikkotischen oder azidotischen Kälbern ist eine adäquate *Infusionsbehandlung* unumgänglich (Abb. 6-197 bis 6-200).

Diese kann in leichtgradigen Fällen auf subkutanem Wege erfolgen (ggf. unter Zusatz von 300 IE Hyaluronidase/l), bei hochgradiger Austrocknung in Verbindung mit Schockerscheinungen und/oder starker metabolischer Azidose jedoch nur durch *intravenöse Dauertropfinfusion*. Erforderliche Infusionsmengen: bis zu 10 l/24 h. Die Beschränkung auf eine Kurzinfusion ist nur dann zulässig, wenn das Kalb anschließend wieder in der Lage ist, selbständig Tränke aufzunehmen, um dann die weitere Rehydratation auf oralem Wege durchführen zu können. Die zum Azidoseausgleich erforderliche Natriumbikarbonatmenge (mmol) ergibt sich aus folgender Formel: Basendefizit (mmol/l) × LM (kg) × 0,5. Um die während des Infusionszeitraums auftretenden Bikarbonatverluste (bis zu 8 mmol/24 h) mit zu berücksichtigen, kann auch der Faktor 0,7 gewählt werden. Der zum Ausgleich eines bestehenden Basendefizits erforderliche Bikarbonatbedarf bewegt sich demnach in folgenden Größenordnungen (Faustzahlen): leichte Azidose 14–21 g, mäßige Azidose 35–42 g, hochgradige Azidose 56–63 g $NaHCO_3$. Unter Praxisbedingungen hat sich folgende 10-Liter-Dauertropfinfusion bewährt, mit der sich die meisten Exsikkose- und Azidosezustände ausgleichen lassen (Übersicht 6-28): 6 l NaCl- 0,9%, 2 l $NaHCO_3$- 1,4 oder 2,1%, 2 l Glukose-Lösung 10%. Ein deutliches Kaliumdefizit ist nur bei anhaltender Anorexie (> 24 h) oder bei Absetzen der Milch und ausschließlicher Verabreichung von kaliumfreier oraler Rehydratationslösung zu befürchten. Eine parenterale Kaliumsubstitution (etwa 0,5–1 l einer 1,1%igen Kaliumlösung als Zusatz zur vorgenannten Dauertropf-Infusionslösung oder über eine Vollelektrolytlösung) ist daher i. d. R. nicht erforderlich. Bei Hypoglykämie infolge Trinkschwäche muß zusätzlich Glukose infundiert werden (insgesamt bis zu 400 g/24 h als 10%ige Lösung); zusätzlich ist die Applikation eines Vitamin-E-/Selenpräparates sinnvoll.

Übersicht 6-27 Beziehung zwischen der Art der Diätfütterung und der Entwicklung der Körpermasse bei hospitalisierten Durchfallkälbern. Vergleich zwischen Verabreichung von Vollmilch (Versuchsgruppe) und reduziertem Milchangebot (Kontrollgruppe); zusätzlich jeweils orale Rehydratationslösung (nach NIEMEYER, 1992)

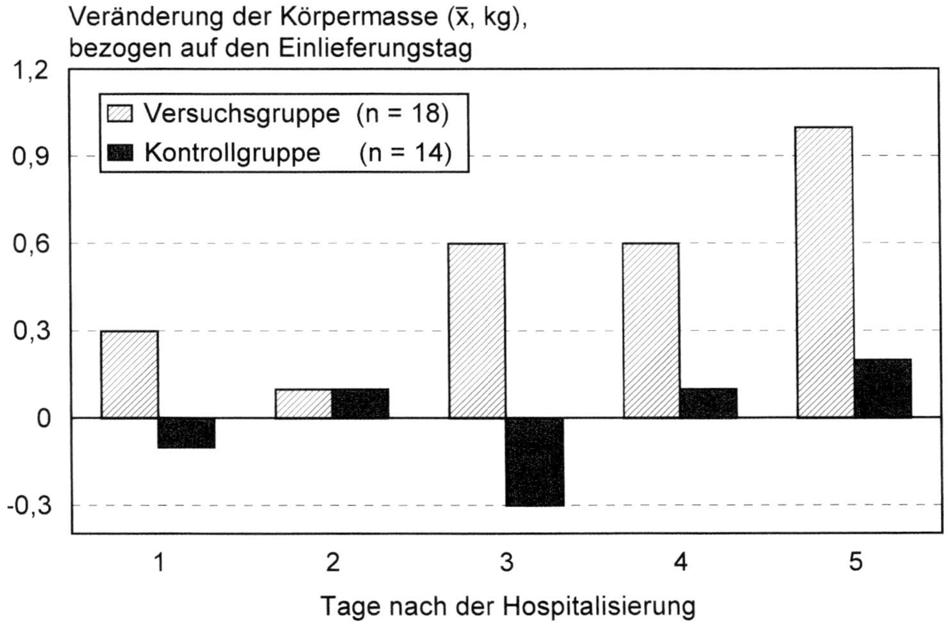

➤ Die Anwendung von *antimikrobiellen Wirkstoffen* zur Behandlung der ND ist kritisch zu beurteilen. So besteht wegen möglicher negativer Auswirkungen auf die Darmfunktion (Resorptionshemmung, Unterdrückung der saccharolytischen Flora, bei längerer Anwendung Begünstigung intestinaler Mykosen, Gefahr der Resistenzentwicklung) grundsätzlich keine Indikation zur Anwendung von Antibiotika. Eine antibiotische Behandlung erscheint nur in solchen Fällen vertretbar, in denen tatsächlich bakterielle Erreger als alleinige Ursache der Erkrankung nachgewiesen sind, oder aber bei Vorliegen oder bei Gefahr (hochgradig gestörtes Allgemeinbefinden) interkurrenter Infektionen. In kontrollierten klinischen Studien ergab die Antibiotikatherapie bei unkomplizierter Neugeborenendiarrhoe keine Vorteile, teilweise war bei den mit Antibiotika behandelten Tieren der Heilungsverlauf im Vergleich zur Kontrollgruppe sogar verzögert. Gegen *Kryptosporidien* wirksam sind Lasalocid, Halofuginon, Decoquinat und Paromomycin; bei Überdosierung besteht allerdings erhebliche Toxizität. Im Bereich der EU ist derzeit nur Halofuginon für die Anwendung beim Kalb zugelassen. Metaphylaktisch angewandt läßt sich damit der Schweregrad einer Kryptosporidien-bedingten Diarrhoe und die Oozysten-Ausscheidung reduzieren; die Medikation sollte am 1. oder 2. Lebenstag oder innerhalb von 24 h nach Einsetzen des Durchfalls beginnen. Zur Behandlung der *Giardiose* wird Dimetridazol empfohlen (z. Zt. zugelassen für Schwein und Pute).

➤ *Adsorbenzien* oder *Styptika* werden in der Durchfalltherapie auch bei Kälbern immer noch häufig eingesetzt, obwohl keine verläßlichen Hinweise dafür vorliegen, daß sie Dauer oder Schweregrad einer Diarrhoe günstig beeinflussen (WHO, 1990). Für *antisekretorisch wirksame* und *motilitätshemmende Pharmaka*, wie etwa Loperamid, besteht derzeit (2001) keine Zulassung für lebensmittelliefernde Tiere.

Prophylaxe, Bekämpfung: Überprüfung und notfalls Korrektur der allgemeinen hygienischen Bedingungen sowie der Tränkung (Art der Tränke, Tränketemperatur, Tränketechnik, Tränkehygiene).

➤ Die Abkalbung sollte in einer mit Krankheitserregern wenig belasteten Umgebung erfolgen (Abkalbestall, Abkalbeabteil). Vor jeder Neubelegung sind die Kälberboxen gründlich zu reinigen und zu desinfizieren. Kryptosporidien sind außerordentlich wider-

Übersicht 6-28 Empfehlenswerte Mengen und Konzentrationen an Inhaltsstoffen von 10 l Infusionslösung zum Flüssigkeits- und Elektrolytausgleich bei Neugeborenendiarrhoe des Kalbes

Infusionslösung		Substanzmenge
6 l NaCl	0,9 %	54 g
2 l $NaHCO_3$	1,4 %/2,1 %	28/42 g
2 l Glukose	10 %	200 g

standsfähig gegenüber den üblichen Desinfektionsmitteln; eine gewisse Wirkung zeigen Kresol-haltige Verbindungen (s. DVG-Liste der geprüften Desinfektionsmittel für die Tierhaltung). Eine sichere Eliminierung dieser Erreger ist jedoch nur durch Dampfstrahlen möglich. Bei Vorhandensein mehrerer Stallabteile für Kälber sollten diese im »Rein-Raus-Verfahren« betrieben werden. Oft kommt es zu einer deutlichen Besserung der Situation, wenn die Kälber bald nach der Geburt außerhalb des Stalles in Kälberhütten (etwa in sog. »Iglus«) mit reichlich trockener (!) Einstreu untergebracht werden. Die Hütten sind so aufzustellen, daß sie im Sommer vor starker Sonneneinstrahlung und im Winter vor Wind und Niederschlag geschützt sind. Zur Verhinderung einer Immunsuppression sind Kälber ausreichend mit Nährstoffen (erhöhter Energiebedarf bei niedrigen Temperaturen), Vitaminen und Spurenelementen (kritisch v. a. Eisen u. Selen) zu versorgen. Über die prophylaktische Wirksamkeit von *Probiotika* (wie Lak-

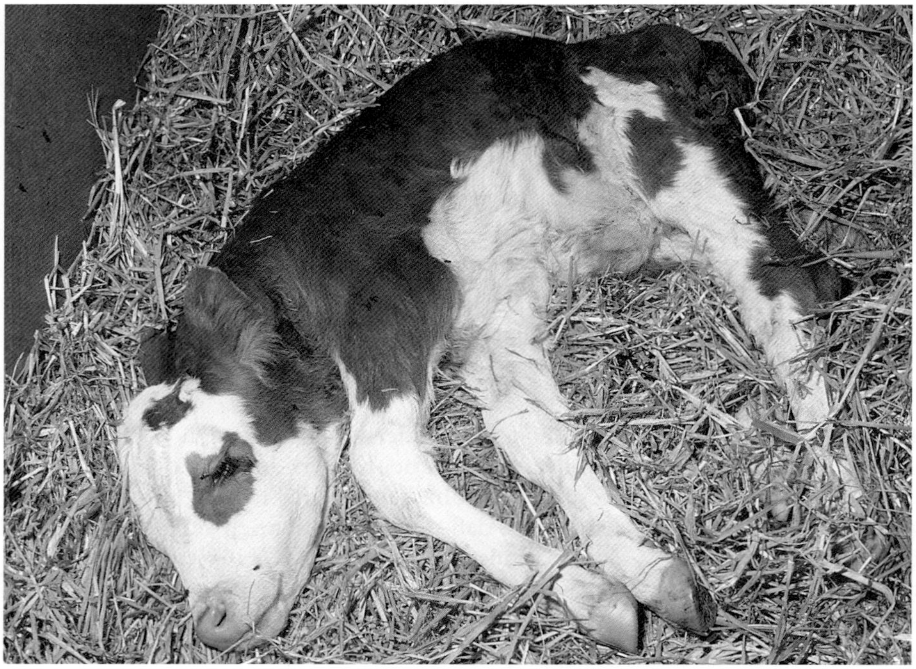

Abbildung 6-197 Infolge hypovolämischen Schocks und metabolischer Azidose festliegendes Durchfallkalb

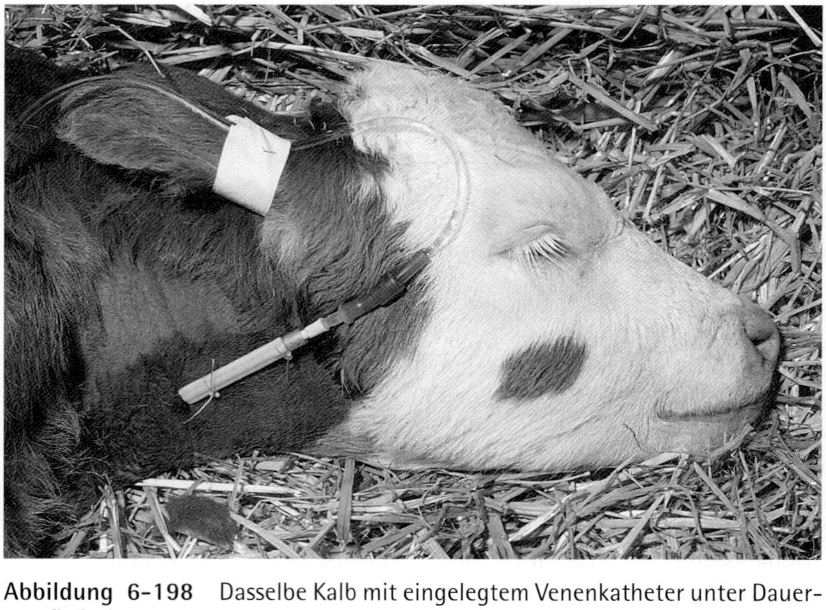

Abbildung 6-198 Dasselbe Kalb mit eingelegtem Venenkatheter unter Dauertropfinfusion

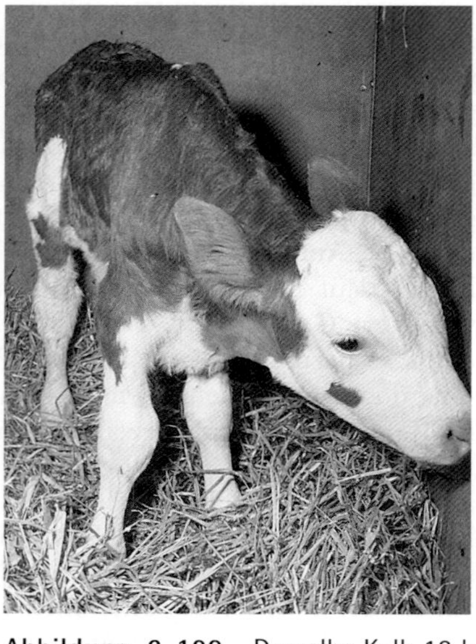

Abbildung 6-199 Dasselbe Kalb 12 h später, nach Ausgleich des Flüssigkeits- und Säure-Basen-Haushalts

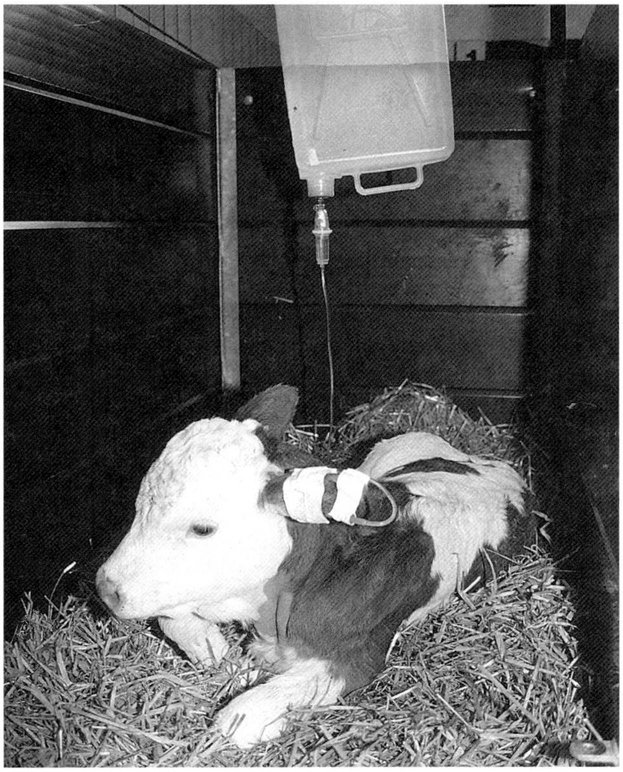

Abbildung 6-200 Dauertropfinfusion über eine Ohrvene bei einem Durchfallkalb

tobazillen, Bacillus cereus var. toyoi, Bacillus subtilis, Enterococcus faecium, Saccharomyces cerevisiae) finden sich in der Literatur widersprüchliche Ergebnisse, so daß eine definitive Beurteilung noch nicht möglich ist.

➤ Empfehlungen zur *Kolostrumversorgung*: 1,5 l Erstkolostrum, möglichst von den Hintervierteln, innerhalb der ersten 3 h p. p. Insgesamt 3–4 l Erstkolostrum innerhalb der ersten 6–12 Lebensstunden. Anbieten der entsprechenden Kolostrummenge in einem Nippeleimer zur freiwilligen Aufnahme. Bei Trinkschwäche, d. h., wenn das Kalb innerhalb von 3 h p. n. nicht oder nur wenig Kolostrum getrunken hat, Eingabe von 3–4 l Erstkolostrum per Sonde. Überprüfung der Kolostrumqualität mittels »Kolostrometer« (Korrelation des Immunglobulingehaltes mit der Dichte; Messung mittels Senkspindel oder Refraktometer). Erforderlich ist ein Immunglobulingehalt im Erstkolostrum vom mindestens 50 g/l; bei schlechter Qualität ist auf Kolostrumreserven zurückzugreifen. Mit den auf dem Markt befindlichen Kolostrum-Substituten bzw. Immunglobulin-Präparaten werden (in der angegebenen Dosierung) deutlich weniger Antikörper und Immunzellen zugeführt als über gutes Kolostum; ihre Anwendung sollte daher auf Fälle beschränkt bleiben, in denen solches Kolostrum nicht zur Verfügung steht. In der Praxis kann eine Überprüfung der Kolostrumversorgung (optimal ist ein Serum-Gammaglobulingehalt von mind. 1,0 g/dl) mit folgenden einfachen Tests erfolgen: Zinksulfat-Trübungstest (Pfeiffer et al., 1977; Andrews, 1985;), modifizierter Glutardialdehyd-Test (Tennant et al., 1979), Bestimmung der GGT-Aktivität im Serum (rascher Anstieg nach Aufnahme GGT-reichen Kolostrums in ausreichender Menge auf etwa 2000 U/l; Braun et al., 1982). Die Werte sollten am 3. Lebenstag noch über 60 U/l liegen. Für eine genauere Bestimmung des Serum-Immunglobulingehaltes eignen sich u.a. folgende Methoden: Elektrophorese, Nephelometrie, radiale Immundiffusion oder verschiedene ELISA-Nachweissysteme.

➤ Eine zweimalige *Vakzination der Muttertiere* (jeweils etwa 6–8 Wochen und 1–3 Wochen a.p.) bewirkt Steigerung und Verlängerung der kolostralen Ausscheidung spezifischer Antikörper. In den verwendeten Impfstoffen sollten die am häufigsten vorkommenden Durchfallerreger (Rota- und Coronavirus, enterotoxische E. coli) enthalten sein. In ausreichender Menge aufgenommene kolostrale Antikörper und Leukozyten schützen lokal im Darm vor den entsprechenden Erregern. In Problembeständen empfiehlt sich daher die *»Kolostrum-Schutzfütterung«* bis zum Ende der kritischen ersten beiden Lebenswochen. Hierzu ist Erstkolostrum (vorzugsweise von gesunden älteren Kühen) in Portionen von 0,5–1 l einzufrieren und (in einer Menge von mind. 10% der Tagesration) zusammen mit der normalen Tränke zu verabreichen. Eine kurzfristige Konservierung von Kolostrum (bis zu 2 Wochen) ist auch durch Säurezusatz (8,5%ige Ameisensäure, 40 ml/l) möglich. Mit derartigem Reserve-Kolostrum sollten auch Kälber versorgt werden, deren Mütter erst kurz vor der Kalbung in den Bestand eingestellt wurden und die demzufolge noch nicht in der Lage waren, eine stallspezifische Immunität auszubilden.

■ **Sektionsbefunde:** Meist deutliche Exsikkose aufgrund der starken Flüssigkeitsverluste sowie mit wäßrigem Inhalt gefüllter Darm. Vor allem bei längerer Krankheitsdauer und/oder bei Fütterungsfehlern (Absetzen der Milchtränke) hochgradig reduzierter Ernährungszustand mit Glykogenverarmung und seröser Atrophie des Fettgewebes. Aufgrund der raschen postmortalen Autolyse des Darmtrakts erlauben die pathologisch-anatomischen und/oder histomorphologischen Untersuchungen meist keine Rückschlüsse auf den Erreger (Verschleierung des erregerspezifischen Bildes). Bei Euthanasie moribunder Kälber deshalb sofortige Entnahme von etwa 2–5 cm breiten Darmabschnitten; Fixation (z. B. mit 4%iger Formaldehydlösung) oder Kühlung für Histologie, Immunzytochemie und Nachweis der Erreger im Darminhalt. In solchem Material lassen sich

Übersicht 6-29 Postpartale Entwicklung der Immunglobulin-Gehalte (Mittelwerte) im Kolostrum von 12 Holstein-Kühen (nach STOTT et al., 1981)

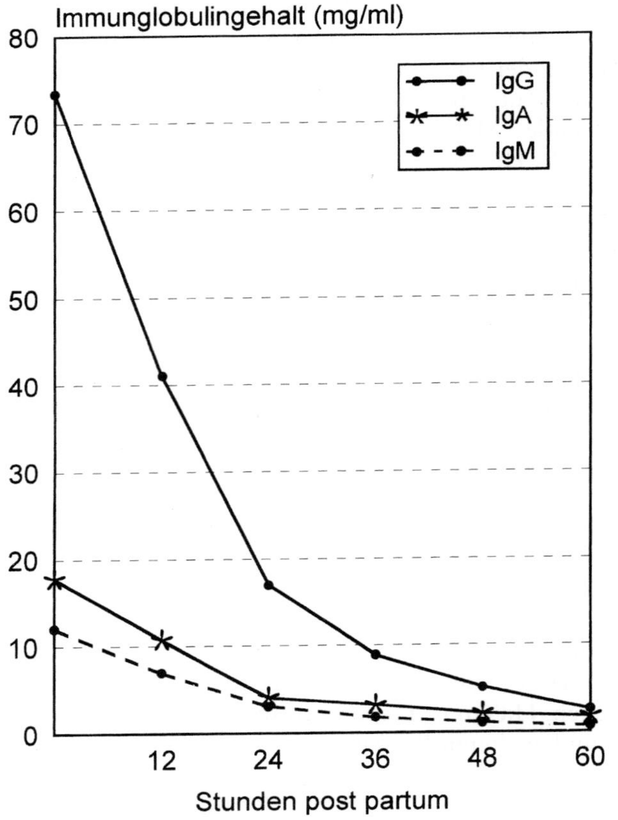

bei *ETEC-Infektionen* die charakteristischen Bakterienbeläge auf dem Dünndarmepithel nachweisen; bei *Virusinfektionen* (katarrhalische Enteritis) finden sich m. o. w. stark ausgeprägte Schleimhautläsionen (v. a. Zottenatrophie, bei Coronavirus-Infektionen auch epitheliale Nekrosen mit entzündlicher Infiltration in Zäkum und Kolon; s. Abb. 6-193, 6-194). Bei *Kryptosporidieninfektionen* sind die Sektionsbefunde zwar unspezifisch (hyperämische Schleimhaut, histologisch: Atrophie der Darmzotten, Dilatation der LIEBERKÜHNschen Krypten, epitheliale Brücken und Fusionen zwischen benachbarten Zotten sowie Infiltration von neutrophilen Granulozyten), doch können die endogenen Parasitenstadien und Oozysten nach Anfärbung in unmittelbar post mortem gewonnenen Ileummukosa-Abstrichen und in histologischen Schnitten nachgewiesen werden.

6.10.20 Bovine Virusdiarrhoe/ Mucosal-Disease-Komplex

K. DOLL/V. MOENNING

■ **Definition:** Die Infektion mit dem Virus der BVD/MD hat in Abhängigkeit von Immunstatus und Trächtigkeitsstadium des betroffenen Tieres, der Immunitätslage in der Herde, dem Geno- oder Biotyp des Erregers und seiner Virulenz verschiedenartige Auswirkungen. Im wesentlichen lassen sich 2 Grundformen unterscheiden:

➤ Transiente postnatale Infektion immunkompetenter Rinder → subklinischer Verlauf; vorübergehende Immunsuppression und evtl. Sekundärinfektionen (z. B. Respirationskrankheiten); Störung der Blutgerinnung (»hämorrhagisches Syndrom«) oder/und Durchfall (Bovine Virusdiarrhoe, BVD).

➤ Transplazentare Infektion des Embryos/Fetus → Fruchttod, Abort, Geburt mißgebildeter Kälber (Okulozerebelläres Syndrom); Geburt persistent infizierter Kälber → Mucosal Disease (MD).

■ **Vorkommen:** Die zuerst in den USA als Virusdiarrhoe (OLAFSON et al., 1946) und einige Jahre später als Mucosal Disease (RAMSEY & CHIVERS, 1953) beschriebene und 1959 erstmalig auch in Deutschland nachgewiesene Krankheit (STÖBER, 1959; SCHULZ, 1959; VOSS, 1959) gilt inzwischen weltweit als eine der wirtschaftlich bedeutendsten Infektionskrankheiten des Rindes. In den 90er Jahren ergaben Erhebungen in Deutschland und in der Schweiz seropositive Reagenten in 74–96% der untersuchten Milchviehbestände. Weniger verbreitet ist der Erreger in Teilen von Österreich sowie in den skandinavischen Ländern. In letzteren ist es seit Beginn der 90er Jahre gelungen, durch gezielte Bekämpfungsmaßnahmen die Verbreitung des BVD-Virus einzuschränken. Innerhalb einer Herde kann die Durchseuchungsrate erheblich variieren, abhängig von den Kontaktmöglichkeiten, vom Infektionszeitpunkt und vom Vorhandensein persistent infizierter Tiere. Ist letzteres der Fall, beträgt die Seroprävalenz meist über 90%. Persistent infizierte Rinder sind für die Verbreitung des BVD-Virus von entscheidender Bedeutung; ihre Prävalenz liegt derzeit (Ende der 90er Jahre) in Deutschland auf Populationsebene bei etwa 1%, in einzelnen Beständen mitunter aber auch wesentlich höher (v. a. bei streng saisonaler Abkalbung). Außer bei Rindern ist das BVD-Virus hierzulande bei Schaf und Ziege sowie bei Wildwiederkäuern verbreitet; die Seroprävalenz ist hier allerdings relativ gering (Schafe: etwa 6%, Rehwild, Rotwild, Damwild und Muffelwild etwa 4%). Dennoch sind diese Tierarten als mögliche Infektionsquellen für das Rind (Weidegang) zu beachten.

Ursache: Aufgrund seiner Morphologie, Genomorganisation und Replikationsmerkmale zählt das BVD-Virus zur Gattung Pestivirus innerhalb der Familie Flaviviridae. Zu dieser Gattung gehören auch die genetisch und antigenisch mit dem BVD-Virus eng verwandten Erreger der Border Disease der Schafe und der klassischen Schweinepest, die für diese Gattung namengebend war. Das BVD-Virus ist von sphärischer Gestalt, sein Durchmesser beträgt etwa 40–50 nm. Es ist behüllt und damit empfindlich gegenüber relativ milden Desinfektionsmitteln und oberflächenaktiven Substanzen. Das Virusgenom besteht aus einer positiv polaren einzelsträngigen RNA. Diese Nukleinsäure kodiert für 11 Proteine, davon sind vier strukturelle Komponenten des Virions (drei Hüllglykoproteine und ein Nukleoprotein). Bei den BVD-Viren werden zwei Genotypen unterschieden: Genotyp 1 ist am weitesten verbreitet; nur bei etwa 6–11 % der Isolate (Nordamerika: bis 36 %) handelt es sich um Genotyp 2. Letzterer wurde häufig mit dem Auftreten schwerer Durchfallerkrankungen (akute Bovine Virusdiarrhoe) und Hämostasestörungen (»hämorrhagisches Syndrom«) in Verbindung gebracht.

Das BVD-Virus kommt in zahlreichen antigenen Varianten vor. Diese Antigenvielfalt manifestiert sich nicht in dem Auftreten distinkter Serotypen, sondern in einem kontinuierlichen Spektrum kleinerer antigener Modifikationen. Allerdings sind die antigenen Unterschiede zwischen Virusisolaten der beiden Genotypen größer als zwischen Virusisolaten innerhalb eines Genotyps. Jeder Virusstamm kann in zwei Biotypen auftreten, die sich durch ihr Verhalten in empfänglichen Zellkulturen unterscheiden: Bei dem hauptsächlich vorkommenden Biotyp handelt es sich um nichtzytopathogenes (nzp) Virus, d. h., eine Infektion boviner Kulturzellen führt nicht zu deren Zerstörung. Im Gegensatz dazu induziert der zytopathogene (zp) Biotyp den Tod der infizierten Zellen durch Apoptose. In vivo kann der letztgenannte Biotyp in persistent mit nzp Virus infizierten Tieren durch Mutation oder Rekombination des viralen Genoms entstehen und damit die tödlich verlaufende Mucosal Disease auslösen. BVD-Virus wird natürlicherweise meist auf oronasalem Wege aufgenommen; transient infizierte Rinder können den Erreger vom 4.–10. Tag p. inf., u. U. auch erheblich länger, über sämtliche Sekrete und Exkrete ausscheiden. Für die Hauptverbreitung sind aber persistent infizierte Tiere verantwortlich, bei denen die Virusausscheidung lebenslang und in wesentlich höheren Titern erfolgt.

In trockener und warmer Umgebung ist das Virus außerhalb des Tierkörpers nur kurze Zeit vermehrungsfähig, bei Kälte und Feuchtigkeit bleibt es jedoch tage- bis wochenlang infektiös. Die Möglichkeiten der Einschleppung des Erregers in einen Bestand sind vielfältig. Häufigste Ursache ist die Einstellung transient oder persistent infizierter Tiere. Aber auch neu in die Herde verbrachte tragende Rinder, die selbst nicht Virusträger sind, können ein Risiko darstellen – nämlich dann, wenn es sich um sog. »trojanische Kühe« handelt, deren Fetus persistent infiziert ist. Zum Zeitpunkt der Geburt werden dann mit dem Fruchtwasser, der Nachgeburt und dem Kalb massive Virusmengen im Bestand freigesetzt und verbreitet. Weitere Ansteckungsmöglichkeiten bestehen beim Weidegang (Gemeinschaftsweiden, Kontakt zu Rindern auf Nachbarweiden, zu Schafen, Ziegen oder Wildwiederkäuern), auf Ausstellungen und Tiermärkten sowie über den Deckakt.

Die Gefahr einer Übertragung durch virushaltiges Sperma im Rahmen der künstlichen Besamung erscheint infolge der inzwischen vorgeschriebenen strengen Kontrollmaßnahmen gering. Ähnliches gilt für den Embryotransfer, wenngleich hierbei in der Vergangenheit gelegentlich gehäuft intrauterine Infektionen aufgetreten sind.

Als weitere Vektoren kommen in Frage: Transportfahrzeuge, Geräte und Instrumente (auch Rektalhandschuhe), Kleidung, Futtermittel und mit BVD-Virus kontaminierte Lebendvakzinen. Zumindest experimentell wurde auch die Übertragung durch blutsaugende Insekten nachgewiesen, doch scheint deren praktische Bedeutung – ebenso wie die Infektion über Nager, andere Tierarten oder auf aerogenem Wege – eher gering zu sein. Wenn persistent infizierte weibliche Rinder das Zuchtalter erreichen und ihrerseits wieder Nachkommen gebären, sind diese ebenfalls virämisch. Auf solche Weise können persistent virämische Linien entstehen.

Pathogenese: Bei *postnataler Erstinfektion immunkompetenter Rinder* kommt es nach Haftung und Vermehrung des Erregers an der Eintrittspforte zur Virämie sowie zu einer systemischen Virusvermehrung in verschiedenen Organsystemen. Der Verlauf ist abhängig von der Virulenz des Virusstammes, der Konstitution des Wirtes, dem Auftreten von Sekundärinfektionen sowie weiteren Kofaktoren (Fütterungs- und Haltungsbedingungen, Behandlung mit immunsuppressiv wirkenden Pharmaka). Überwiegend verläuft die Infektion subklinisch.

- Humorale und zelluläre Immunantwort (maximale Antikörpertiter etwa 10 Wochen p. inf.) führen zur Elimination des Virus und zum Aufbau einer langdauernden, belastbaren Immunität. Aber selbst ein solches klinisch inapparentes Infektionsgeschehen geht i. d. R. mit einer m. o. w. ausgeprägten transienten Immunsuppression einher, hervorgerufen durch die Affinität des BVD-Virus zu immunkompetenten Zellen. Dies manifestiert sich in einer vorübergehenden Verminderung der Zahl der T- und B-Lymphozyten und der neutrophilen Granulozyten sowie in einer Funktionsbeeinträchtigung solcher Zellen. Durch diese immunsuppressiven Vorgänge werden das Haften und die Vermehrung von Sekundärerregern im Organismus erleichtert.

Zusätzliche Belastungsfaktoren wirken in dieser Hinsicht additiv auf die virusbedingte Schwächung des Immunsystems. Dies erklärt wohl auch die Rolle des BVD-Virus im Rahmen respiratorischer Erkrankungen, obwohl es selbst keine Lungenschäden verursacht; insbesondere wurde ein synergistischer Effekt zu Infektionen mit PI3-Virus, BHV1, BRSV und Mannheimia (Pasteurella) haemolytica nachgewiesen (Kap. 5.3.3.7). Eine ähnliche synergistische Wirkung des BVD-Virus wird im Rahmen der Neugeborenendiarrhoe diskutiert. Daneben werden seit den 90er Jahren in Nordamerika, aber auch in Europa, vermehrt schwere Ausbrüche von Boviner Virusdiarrhoe in Milchvieh- und Mastbetrieben beobachtet. Soweit eine Virustypisierung erfolgte, handelte es sich dabei stets um nicht zytopathogenes BVD-Virus des Genotyps 2.

➤ Ferner wurde dieser Genotyp v. a. bei *hämorrhagischen Krankheitsbildern* nachgewiesen, die gelegentlich bei Kälbern und Jungrindern – seltener bei erwachsenen Rindern – als Folge einer akuten Infektion auftreten. Wie auch bei der Europäischen Schweinepest beruhen die Blutgerinnungsstörungen hierbei auf einer hochgradigen Thrombozytopenie, welche auf die direkte Thrombozyten-zerstörende Wirkung bestimmter BVD-Virusstämme zurückgeführt wird. Zusätzlich zur Thrombozytopeniewurden bei einzelnen Kälbern als Folge einer transienten BVDV-Genotyp-2-Infektion osteopetrotische Knochenveränderungen, vermutlich infolge Beeinträchtigung der Osteoklasten-Tätigkeit, beschrieben. Aber auch im Endstadium der Mucosal Disease findet sich gelegentlich eine Verminderung der Thrombozytenzahl, allerdings in meist geringerer Ausprägung.

➤ Im Mittelpunkt des epidemiologischen und pathogenetischen Geschehens steht jedoch die *Infektion seronegativer, empfänglicher Rinder während der Gravidität* mit Feld- oder vermehrungsfähigem Impfvirus. Während das Muttertier hierauf i. d. R. klinisch symptomlos serokonvertiert, hat ein solches Ereignis beim Fetus, in Abhängigkeit vom Entwicklungsstadium, unterschiedliche immunologische und teratogene Auswirkungen (Übersicht 6-30). Frühe Embryonen sind durch eine intakte Zona pellucida vor einer Infektion weitgehend geschützt; eine Empfänglichkeit entsteht erst mit Beginn der Implantation, also etwa ab der 3. Woche post conceptionem. Allerdings kann BVD-Virus, das mit dem Sperma oder im Rahmen des Embryotransfers in den Genitaltrakt verbracht wird, die Frucht auch noch zu einem späteren Zeitpunkt infizieren, und zwar entweder über den Umweg einer Infektion des Muttertieres oder aufgrund seiner mitunter relativ langen Verweildauer im Uterus (u. U. mehr als 50 Tage). Bis zum 90., mitunter sogar noch bis zum 125. Tag der Gravidität, trifft die transplazentare Infektion auf einen immunologisch unreifen Embryo bzw. Fetus. Dieser stirbt ab und wird entweder resorbiert oder abortiert, oder aber er entwickelt – und zwar ausschließlich nach einer Infektion mit einem nzp Biotyp – eine *spezifische Immuntoleranz*, so daß er das betreffende BVD-Virus zeitlebens beherbergt und ausscheidet, ohne Antikörper dagegen zu bilden. Solche persistent infizierten Tiere stellen das wichtigste Reservoir des BVD-Virus dar; es handelt sich dabei um jene Rinder, die im Laufe ihres Lebens an der stets tödlich verlaufenden Mucosal Disease erkranken können.

Etwa mit Beginn des zweiten Trächtigkeitsdrittels ist der Fetus immunkompetent und daher in der Lage, sich aktiv mit dem BVD-Virus auseinanderzusetzen und es zu eliminieren. Ein solches Kalb ist daher bei der Geburt, d. h. schon vor Kolostrumaufnahme, serologisch BVD-positiv. Diese Kälber sind klinisch unauffällig, wenn sie durch die Infektion nicht teratogen geschädigt wurden.

Für solche Störungen der Organentwicklung werden Infektionen zwischen dem 80. und 150. Tag der Gravidität verantwortlich gemacht. Im Vordergrund stehen dabei Schädigungen des ZNS (Hydranenzephalie, Kleinhirnhypoplasie, Hypomyelogenese, Kap. 10.1.1.7) und der Augen (Hypochromasie der Iris, Katarakt, Retinaatrophie, Hypoplasie des N. opticus, Mikrophthalmie, Kap. 11.1.12). Daneben werden verschiedene andere Mißbildungen auf eine intrauterine Schädigung durch diesen Erreger zurückgeführt, wie mangelhafte oder krause Behaarung, Unterkieferverkürzung und Thymushypoplasie. Nicht selten kommt es aber auch noch bei Infektionen zwischen dem 100. und 180. Trächtigkeitstag zum Absterben des Fetus und damit zu Aborten, Frucht-Mumifikation (Steinfrüchte) oder Totgeburten. Es ist unklar, ob diese intrauterinen Schäden durch direkte Einwirkung des Virus auf seine Zielzellen oder durch immunvermittelte Prozesse zustande kommen (s. Kap. 6.14.2).

➤ Die *Mucosal Disease* tritt ausschließlich bei immuntoleranten, persistent mit BVD-Virus infizierten Rindern auf. Diese Immuntoleranz bezieht sich spezifisch auf jene Virusvariante, mit der sich das Tier bereits intrauterin infiziert hat. Kommt es postnatal zu einer Superinfektion mit einem anderen BVD-Virusstamm, werden antigene Determinanten toleriert, die dieser mit dem persistenten Virus gemein hat, während das Immunsystem auf fremde antigene Determinanten mit der Bildung von Antikörpern reagiert. Eine solche Serokonversion wird gelegentlich auch nach einer BVD-Schutzimpfung beobachtet, ohne daß dieser Vorgang die Viruspersistenz nachhaltig be-

Übersicht 6-30 Auswirkungen der intrauterinen BVD-Virusinfektion in Abhängigkeit vom Trächtigkeitsstadium

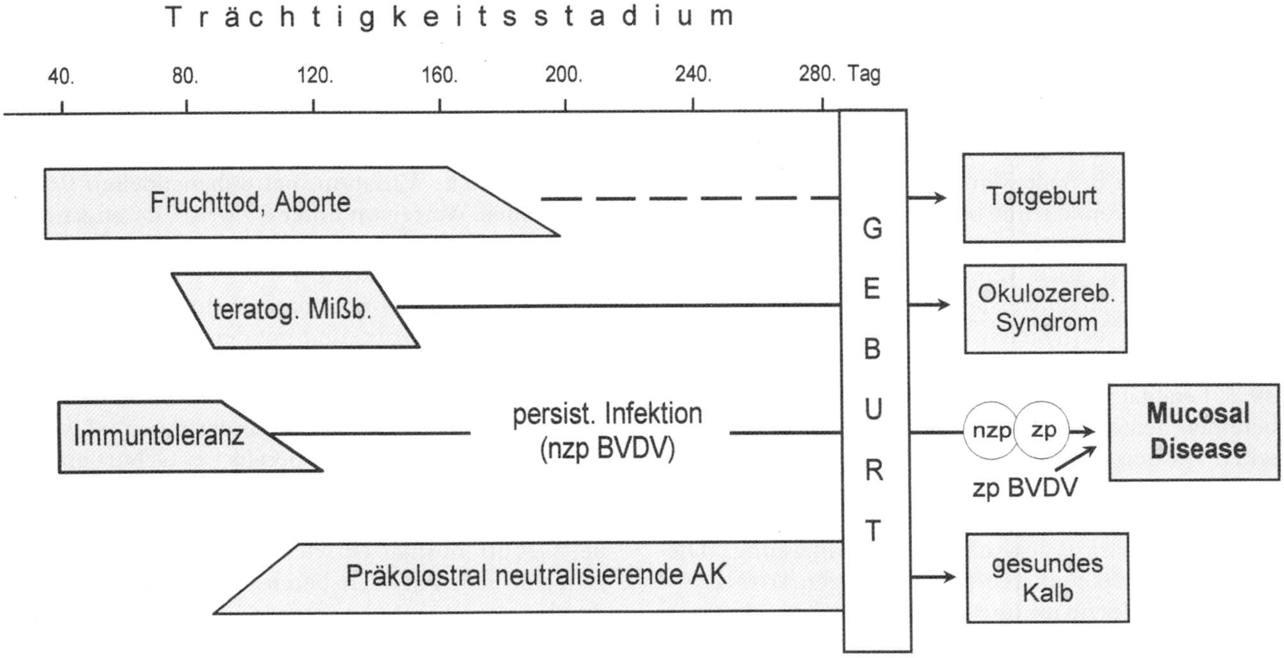

einflußt. Erst im Jahre 1985 konnten Arbeitsgruppen um Brownlie und Bolin unabhängig voneinander zeigen, daß es bei solchen persistent infizierten Rindern erst dann zu der stets tödlich verlaufenden Mucosal Disease kommt, wenn der Organismus mit einem zp BVD-Virus konfrontiert wird, das in seiner Antigenstruktur dem persistent vorhandenen nzp Virus homolog ist. Dieses kann im Tier selbst aufgrund einer Mutation des nzp zum zp Biotyp entstehen oder infolge Genom-Rekombination eines aus der Umgebung aufgenommenen (z.B. durch Impfung), zunächst nicht mit ersterem antigenhomologen zp BVD-Virus. Je nach Dauer dieser Adaptation setzen die Erscheinungen der Mucosal Disease schon früh (2–3 Wochen) oder erst spät (mehrere Wochen bis Monate) nach Superinfektion mit zp Feld- oder attenuiertem Vakzinevirus ein. Spontan an Mucosal Disease erkrankte Rinder scheiden zp BVD-Virus aus und können dabei andere in der Herde vorhandene »Virämiker«, welche meist mit dem gleichen nzp BVD-Stamm infiziert sind, überinfizieren, so daß auch diese meist innerhalb von etwa 2 Wochen an Mucosal Disease erkranken.

■ **Symptome, Verlauf:** Erscheinungsbild und Verlauf sind verschieden:

➤ Nach Neueinschleppung von BVD-Virus in eine seronegative oder wenig durchseuchte Herde werden in zeitlicher Staffelung oft folgende Erscheinungen beobachtet: gehäuftes Umrindern, Aborte, Geburt entwicklungsgestörter oder lebensschwacher Kälber, erhöhte Kälbersterblichkeit und schließlich – etwa ab einem Jahr nach diesem Ereignis – die ersten Fälle von Mucosal Disease. Das Auftreten der genannten Krankheitsbilder ist abhängig vom Reproduktionsstatus der Tiere zum Infektionszeitpunkt. Schätzungsweise verlaufen 70–90% der postnatalen BVD-Virusinfektionen bei immunkompetenten Rindern ohne erkennbare klinische Erscheinungen. Nach einer Inkubationszeit von etwa 3–5 Tagen folgt ein biphasischer Anstieg der Körpertemperatur, einhergehend mit einer m. o. w. ausgeprägten transienten Leukopenie, wobei diese Erscheinungen, ebenso wie ein vorübergehender leichter Rückgang der Milchleistung, oft unbemerkt bleiben oder nicht weiter beachtet werden. Die Tiere serokonvertieren unter Bildung neutralisierender Antikörper, wobei maximale Titer etwa 10 Wochen p. inf. erreicht werden. Über das Kolostrum aufgenommene Antikörper verleihen dem Kalb zunächst einen humoralen Schutz über 3–6 Monate. Ohne ausreichende kolostrale Immunität können transiente BVD-Virusinfektionen bei jungen Kälbern – im Zusammenwirken mit anderen enteropathogenen Erregern – *Durchfallerkrankungen* hervorrufen. Diese Tiere zeigen meist die üblichen Symptome der Neugeborenendiarrhoe (Kap. 6.10.19), i. d. R. ohne sichtbare Schleimhautveränderungen. Dieses enterale Krankheitsbild wird offensichtlich primär von den anderen Durchfallerregern bestimmt, doch löst die BVDV-bedingte *Immunsuppression* mitunter eine »therapieresistent« erscheinende, verlustreiche Situation aus. Mitunter geht die akute Auseinandersetzung mit dem

BVD-Virus bei älteren Kälbern (insbesondere nach Abfall der kolostralen Antikörpertiter) und Jungrindern – aber auch bei erwachsenen Rindern – mit vorübergehendem Durchfall einher; nur selten werden dabei auch leichte diffuse Rötungen bis feine Erosionen an Flotzmaul, Maul- und Präputial- bzw. Vaginalschleimhaut beobachtet. Die Morbidität ist gering, die Heilungsdauer beträgt weniger als 2 Wochen.

➤ Nach Erstkontakt mit bestimmten hochvirulenten nzp BVD-Virusstämmen (meist vom Genotyp 2) kommt es aber auch vereinzelt in Milchvieh- oder Mastbetrieben zu schwersten verlustreichen Durchfallerkrankungen bei Tieren aller Altersgruppen (Abb. 6-201) (*akute Bovine Virusdiarrhoe*; Morbidität bis etwa 30%, Letalität bis 50%). Neben gestörtem Allgemeinbefinden zeigen die erkrankten Tiere einen biphasischen Anstieg der Rektaltemperatur bis 41 °C, Anorexie, m. o. w. deutlichen Augen- und Nasenausfluß und häufig auch Salivation. Bei laktierenden Tieren kommt es zum Rückgang der Milchleistung. Die grobsinnlich erkennbaren Veränderungen an Naseneingängen, Flotzmaul und im Bereich der sichtbaren Schleimhäute beschränken sich meist auf Rauhigkeit des Epithels sowie auf leichte diffuse Rötungen. Gelegentlich finden sich aber auch erosive Veränderungen und kleine Ulzera, ähnlich wie bei Mucosal Disease. Die oftmals beschleunigte Atmung kann fälschlicherweise als Pneumonie interpretiert werden. Tragende Rinder können abortieren. Ab dem 3. Tag der Infektion findet sich eine ausgeprägte Leukopenie mit Leukozytenzahlen von teilweise unter 3 G/l (3000/µl). Bei profusem wäßrigem Durchfall können auch erwachsene Rinder infolge hochgradiger Dehydratation schon 48 h nach Auftreten der ersten klinischen Symptome zum Festliegen kommen und verenden. Überlebende Tiere entwickeln gelegentlich eine chronische Lahmheit, welche auf (Immunsuppressionbedingte) bakterielle Sekundärinfektionen im Zwischenklauen- und Klauengelenkbereich zurückgeführt wird (Abb. 6-202). Fremde Rinder, die nach Abklingen dieses Geschehens in eine solche Herde verbracht werden, können ebenfalls erkranken, da der Erreger hier offensichtlich noch längere Zeit zirkuliert.

➤ Das sogenannte *»hämorrhagische Syndrom«* betrifft vorwiegend einzelne Kälber oder Jungrinder, gelegentlich auch erwachsene Tiere. Infolge der ausgeprägten Thrombozytopenie, die etwa zwei Wochen nach der Infektion die tiefsten Werte erreicht (Thrombozytenzahlen deutlich unter 50 G/l [50000/µl], schwere systemische Blutungen bei weniger als 5 G/l), kommt es zur hämorrhagischen Diathese mit petechialen bis flächenhaften Blutungen in und aus der Haut sowie an den sichtbaren Schleimhäuten (Konjunktiven, Skleren, Flotzmaul, Zahnfleisch, Präputium bzw. Scheide) und Nasenbluten. Erste Anzeichen sind oft längeres Nachbluten aus Injektions- oder Insektenstichstellen (Abb. 6-203 bis 6-205). Oft zeigt sich zusätzlich Durchfall mit Blutbeimengungen im Kot. Das initial auftretende Fieber ist zu diesem Zeitpunkt meist schon wieder abgeklungen. Häufig besteht Leukozytose; die Fibrinogenwerte und die Thromboplastinzeit bewegen sich im Referenzbereich. Hinsichtlich der Letalität besteht offensichtlich eine erhebliche Variation; bei unbehandelten Patienten werden Werte von unter 50% → 70% angegeben. Adäquat behandelt, lassen sich über die Hälfte der Patienten retten; dabei korreliert der Heilungsverlauf mit dem Anstieg der Thrombozytenzahl (u. U. bis 6 Wochen p. inf. erniedrigt) und mit dem Auftreten neutralisierender Antikörper im Serum.

➤ Neugeborene Kälber mit BVDV-bedingten kongenitalen ZNS- und Augenveränderungen *(»Okulozerebelläres Syndrom«)* zeigen bereits bei Geburt entsprechende Ausfallserscheinungen (s. Kap. 10.1.1.7). Die meisten persistent infizierten Kälber erscheinen aber bei Geburt normal entwickelt und klinisch gesund. Einzelne fallen jedoch bereits zu diesem Zeitpunkt durch ein geringes Geburtsgewicht auf. Persistent infizierte Kälber verlieren kolostral vermittelte maternale BVD-Antikörper wesentlich rascher (i. d. R. innerhalb der ersten 6 Lebenswochen) als ihre virusfreien Altersgenossen. Klinisch lassen sich bei solchen *»Virämikern«* im wesentlichen zwei Verlaufsformen unterscheiden:

➤➤ Etwa die Hälfte der Tiere erscheint bis zum akuten Auftreten von Symptomen der *Mucosal Disease* völlig unauffällig. Bei den anderen ist das Wachstum m. o. w. verzögert (»Kümmerer«), manchmal haben sie einen disproportional langen und »spitzen« Kopf (ähnlich Prognathia superior), und das Haarkleid erscheint oft auffallend struppig (Abb. 6-206). Mitunter wird im weiteren Verlauf chronischer, nicht selten intermittierender Durchfall beobachtet.

➤➤ Das Endstadium der Mucosal Disease ist gekennzeichnet durch eine m. o. w. profuse Diarrhoe, gelegentlich mit Schleim-, Fibrin- oder Blutbeimengungen. In etwa 15% der Fälle ist die Kotkonsistenz jedoch normal oder fest; teilweise finden sich nur noch Blutkoagula, Schleim oder Fibrinfetzen im Rektum, was – in Verbindung mit dem bestehenden Tenesmus – mit Ileuszuständen verwechselt werden kann. Ein weiteres Hauptsymptom (bei etwa 70% der Tiere) sind entzündlich-erosive bis ulzerative Schleimhautveränderungen unterschiedlichster Ausprägung im Bereich der Maulhöhle (insbes. Zahnfleischränder, harter Gaumen, Mundwinkel, Abb. 6-208, 6-209) sowie an Präputium und Vulva. Oft sind allerdings nur unregelmäßig-fleckige bis diffuse Rötungen der aufgerauht erscheinenden Schleimhäute erkennbar, und dies auch nur bei eingehender Betrachtung unter Zuhilfenahme einer Lichtquelle. Entzündliche Veränderungen an den Naseneingängen und am

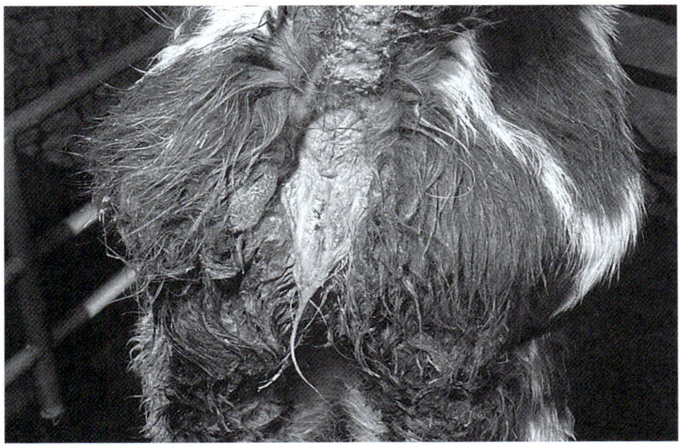

Abbildung 6-201 Schwere Gastroenteritis bei MD: Massiver Durchfall, Erosionen an der Vulva

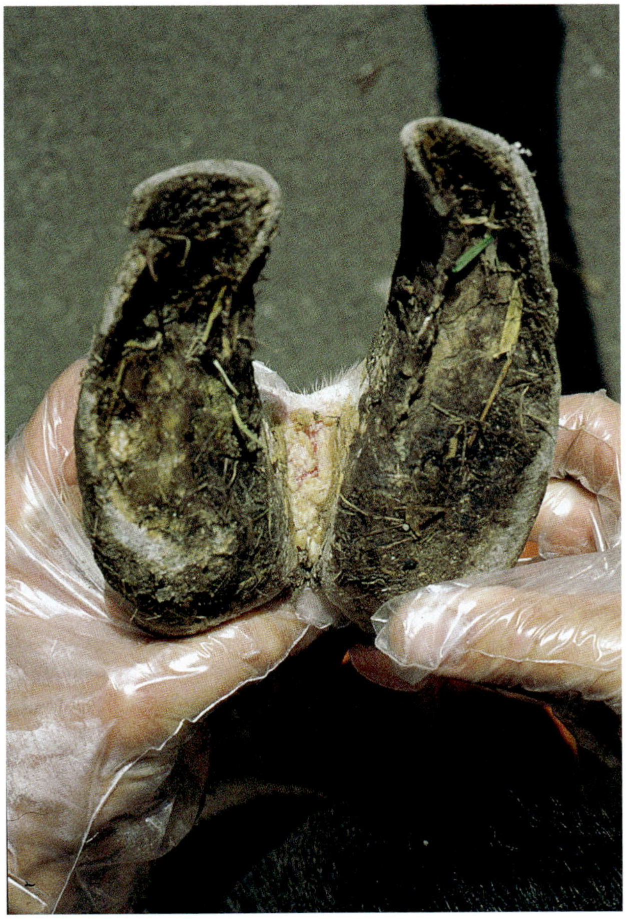

Abbildung 6-202 »Zwischenklauennekrose« bei BVD/MD: Sekundäre bakterielle Besiedelung der primär viral bedingten Zwischenklauenhautalterationen

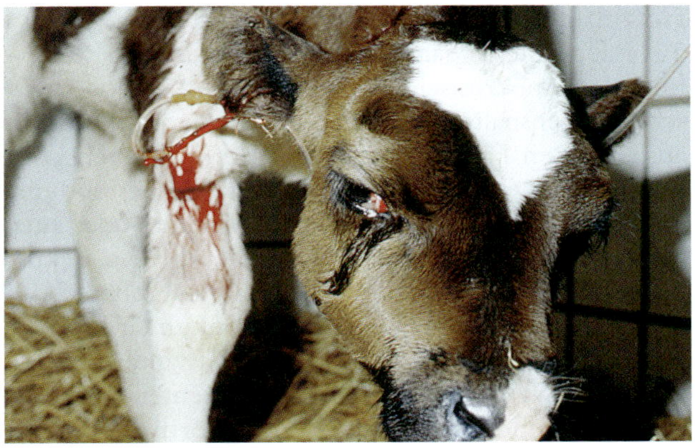

Abbildung 6-203 Kalb mit hämorrhagischer Diathese infolge Thrombozytopenie bei akuter BVD-Virusinfektion: Nachblutung aus Fixationsheften der Venenverweilkanüle am Ohr, Sugillationen an Konjunktiva und Sklera

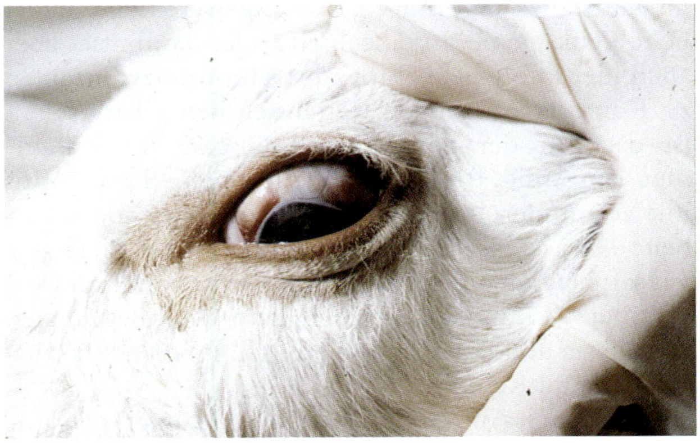

Abbildung 6-204 Sugillation an der Sklera beim hämorrhagischen Syndrom infolge akuter BVD-Virusinfektion

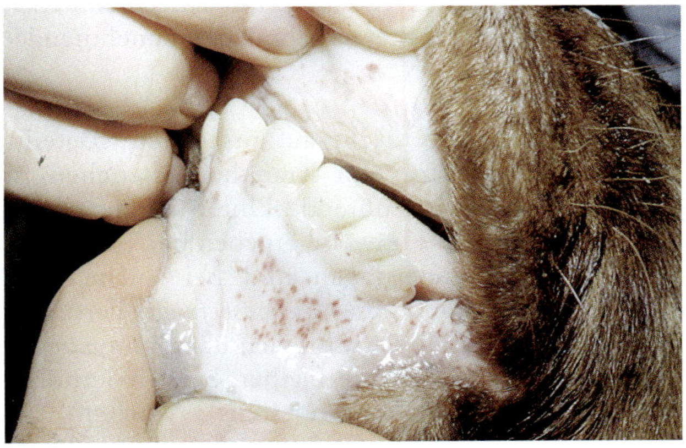

Abbildung 6-205 Petechiale Blutungen an der hochgradig anämischen Maulschleimhaut desselben Kalbes wie in Abb. 6-203

Flotzmaul finden sich demgegenüber seltener (in etwa 30% der Fälle). Diagnostisch bedeutsam sind weiterhin erosiv-nekrotische Veränderungen in den Zwischenklauenspalten (seltener am Kronsaum), die in ausgeprägten Fällen mit Lahmheit einhergehen können (s. Abb. 6-202/207). In Einzelfällen besteht eine auf den Kopf-/Nackenbereich beschränkte oder auch generalisierte exsudative bis tiefgreifend eitrig-nekrotisierende und fibrosierende Dermatitis (Abb. 6-210). Vermutlich sind hieran bakterielle Sekundärinfektionen beteiligt, wie sie auch für das Zustandekommen der bei etwa einem Drittel der Patienten vorkommenden Bronchopneumonie verantwortlich gemacht werden. Eine erhöhte Körpertemperatur besteht nach Manifestation der klinischen Symptomatik nur noch in etwa einem Drittel der Fälle. Im Gegensatz zur akuten BVD findet sich bei etwa der Hälfte der MD-Patienten eine ausgeprägte Leukozytose mit Kernlinksverschiebung, nur zum geringen Teil eine deutliche Leukopenie. In einzelnen Fällen kommt es aber auch hier infolge abnehmender Thrombozytenzahlen zu Hämostasestörungen. Offensichtlich relativ selten ist dagegen der bei Mucosal Disease im Zusammenhang mit Pankreasveränderungen (Pankreatitis mit Verminderung der Zahl der Inselzellen) beschriebene *Diabetes mellitus* (Kap. 6.14.2). Solche Tiere zeigen Hyperglykämie (Blutglukosewerte von 8 mmol/l bis über 40 mmol/l), herabgesetzte Glukosetoleranz, Polydipsie und Polyurie in Verbindung mit einer Glukosurie und Ketonurie.

Selbst nach Auftreten von Schleimhautveränderungen und Durchfall kann der Verlauf der Mucosal Disease von Fall zu Fall erheblich variieren. Meist sterben die Tiere jedoch innerhalb von 2–3 Wochen nach rascher Verschlechterung des Allgemeinbefindens, Sistieren der Futteraufnahme und zunehmender Exsikkose.

■ **Diagnose:** Ein Verdacht auf ursächliche Beteiligung des BVD-Virus am Krankheitsgeschehen ist durch gezielte weiterführende Untersuchungen abzuklären. Wichtige Hinweise ergeben bei Tieren mit teratogenen Veränderungen und bei solchen mit Mucosal Disease auch die *Sektionsbefunde.* Persistent infizierte Tiere sind relativ einfach über *Virusantigennachweise* zu erkennen; sie bleiben bei wiederholter Untersuchung (Abstand mindestens 3 Wochen) Antigen-positiv. Geeignete Probenmaterialien sind EDTA-Blut, Schleimhautbioptate und Organmaterial. Referenzmethode ist nach wie vor die *kulturelle Virusisolierung*; der ebenfalls mögliche Nachweis viraler Nukleinsäure mittels PCR ist derzeit noch zu aufwendig und kostenintensiv. Für die Routinediagnostik werden meist der »Antigen-Capture-ELISA« oder die *Zytofluorometrie* bzw. *Durchflußzytometrie* (FACS[= Fluorescence Activated Cell Sorter]-Analyse) verwendet. Sensitivität und Spezifität dieser Verfahren entsprechen nahezu derjenigen der kulturellen Technik. Die ausschließlich *serologische Untersuchung* ist ohne Aussagekraft. Aufgrund kolostral erworbener maternaler Antikörper sinkt die Virusmenge im Blut bei persistent infizierten Kälbern etwa 3 Tage nach der Geburt unter die Nachweisgrenze üblicher Labortests. Diese »diagnostische Lücke« kann je nach Testverfahren 3–4 Monate betragen; erst nach Abfall der Antikörpertiter ist wieder ein sicherer Virusnachweis möglich. An einigen Untersuchungsstellen wird auch der *BVD-Genomnachweis* mittels PCR in der Tankmilch zum Aufspüren von persistent virämischen Tieren unter den laktierenden Kühen einer Herde eingesetzt.

Das bei akut – d. h. transient – infizierten Tieren über etwa 10–14 Tage vorhandene Virus läßt sich aufgrund der geringen Menge nicht immer nachweisen (Nasentupfer- und EDTA-Blutprobe). Sicherere Hinweise ergeben wiederholte Untersuchungen auf Antikörper (Serumpaar im Abstand von mindestens 2 Wochen). Insbesondere Kühe, die mit einem persistent infizierten Kalb tragend sind, entwickeln außerordentlich hohe Antikörpertiter. Ein einmaliger positiver Antikörpernachweis sagt allerdings nichts über den Zeitpunkt der Infektion aus, da Antikörpertiter p. inf. lange, u. U. über Jahre hinweg, erhalten bleiben. Ergänzend sollte deshalb im Rahmen einer *Bestandsdiagnostik* eine Stichprobe von jungen Tieren serologisch untersucht werden (ca. 10 EDTA-Blutproben von nicht gegen BVDV geimpften Tieren im Alter von 6–24 Monaten, verteilt über alle Altersgruppen). Insbesondere der Verdacht auf das Vorkommen persistent infizierter Tiere in einer Herde kann durch ein solches »Jungtierfenster« zuverlässig erhärtet oder verwerden, da solche Tiere ihren gesamten Kontaktbereich durchseuchen.

Bei Verdacht auf BVDV-bedingte Aborte kann der Erregernachweis aus Organen oder fetalem Herzblut erfolgen; hierbei sind allerdings nur positive Befunde aussagekräftig. Auch der Nachweis spezifischer Antikörper gegen BVDV im fetalen Blut ist beweisend für eine intrauterine Infektion, da maternale Antikörper die Plazentaschranke nicht passieren können (gleiches gilt für präkolostral vorhandene Antikörper bei neugeborenen Kälbern). Ein weiterer Hinweis wäre eine Serokonversion des Muttertieres im fraglichen Trächtigkeitszeitraum.

■ **Differentialdiagnose:** Aufgrund der vielfältigen Symptomatik des BVD/MD-Komplexes ist hierbei eine Vielzahl anderer Krankheiten zu berücksichtigen. Hinsichtlich der Ursachen für Fruchtbarkeitsstörungen und Aborte sei dabei auf die einschlägige Fachliteratur verwiesen. Mißbildungen des ZNS, die denjenigen nach intrauteriner BVD-Virusinfektion stark ähneln

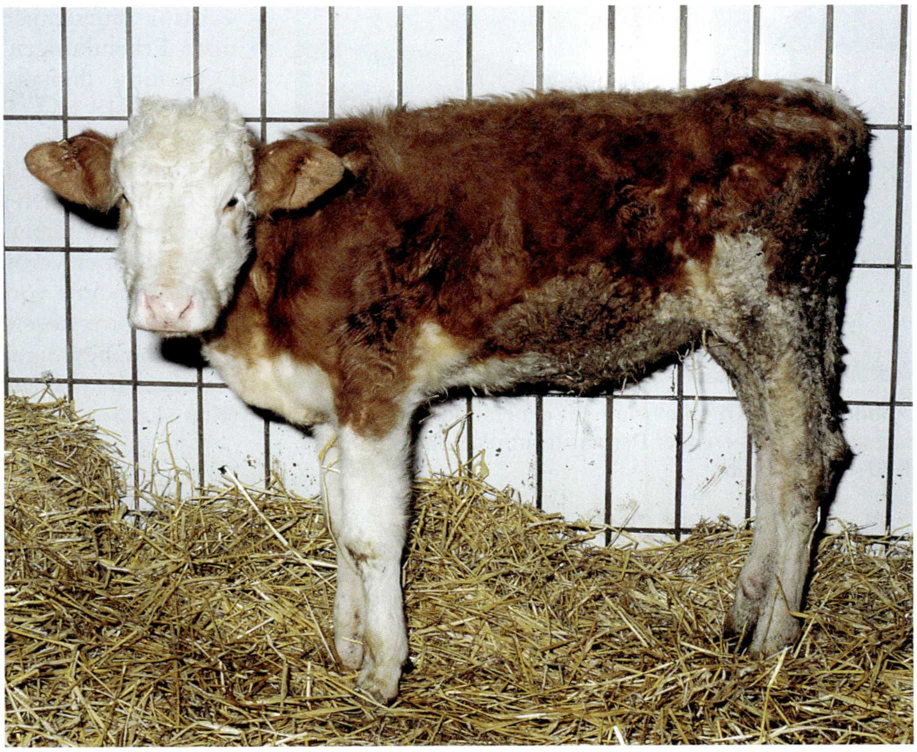

Abbildung 6-206 Infolge persistierender BVD-Virusinfektion in der Entwicklung stark zurückgebliebenes, etwa 1 Jahr altes Rind (»Kümmerer«)

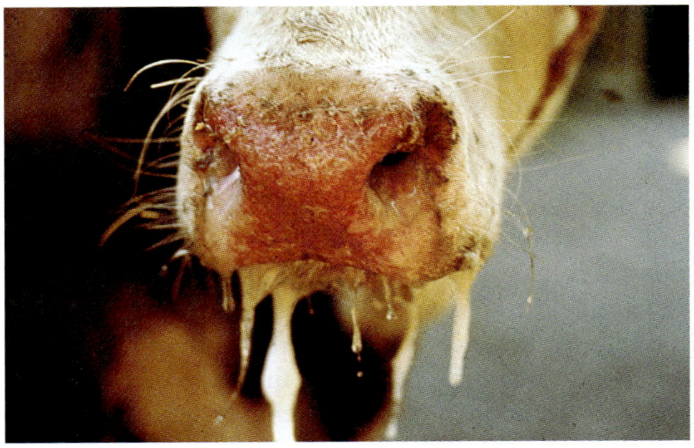

Abbildung 6-208 Hochgradige erosive Entzündung des Flotzmauls bei MD

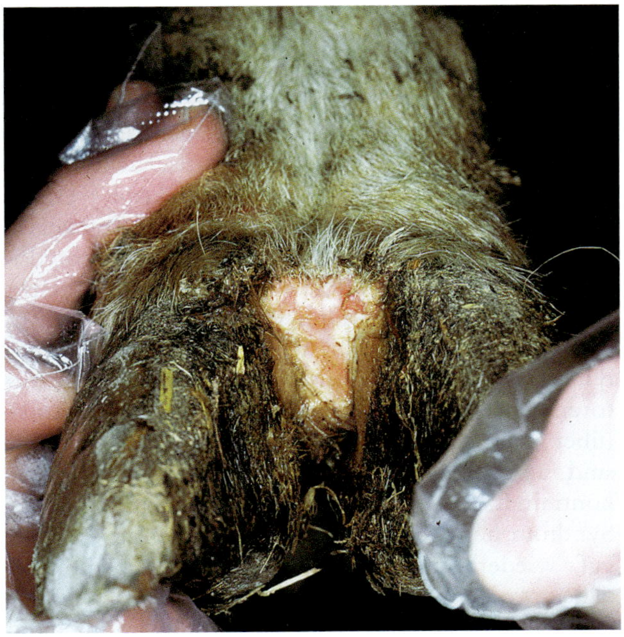

Abbildung 6-207 Erosive Veränderungen an der Zwischenklauenhaut des Patienten aus Abb. 6-206

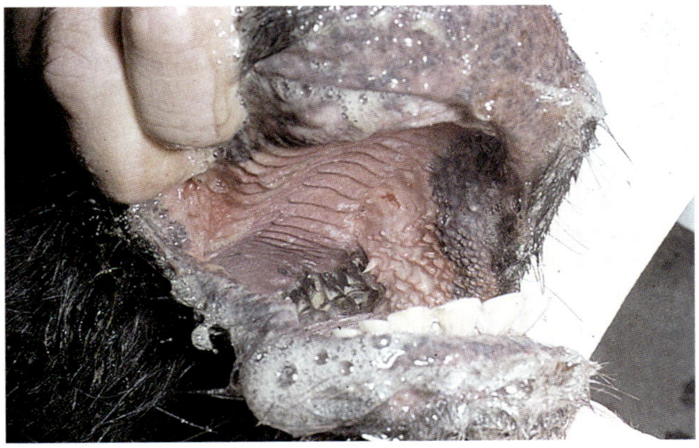

Abbildung 6-209 Diffuse Stomatitis erosiva bei MD

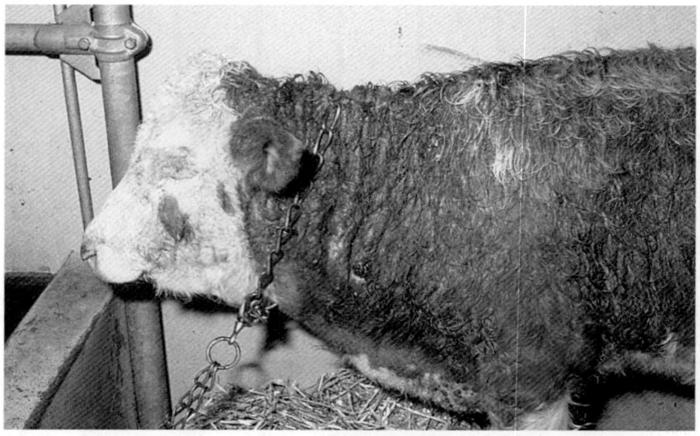

Abbildung 6-210 Jungrind mit generalisierter exsudativer und nekrotisierender Dermatitis infolge persistierender BVD-Virusinfektion

können (Phänokopien), finden sich u. a. beim genetisch bedingten Hydrocephalus internus und bei der Spinalen Dysmyelogenese, einer Erbkrankheit, die bei Brown-Swiss- und Brown-Swiss-Kreuzungskälbern auftritt (Kap. 10.1.3.8), sowie beim ARNOLD-CHIARI-Syndrom der Angus-Kälber. In südlicheren Ländern sind auch andere intrauterine Virusinfektionen in Betracht zu ziehen, insbesondere Bluetongue (Kap. 6.1.7), AKABANE-Krankheit (Kap. 9.10.8) und WESSELBRON Disease. Kleinwüchsigkeit und »Kümmern« können auch auf genetischen Ursachen (Zwergwuchs, Chondrodysplasie-Syndrom; Kap. 9.10.7), Mangelernährung bzw. Fütterungsfehlern oder chronischen Krankheiten (v. a. Bronchopneumonie oder Endoparasitenbefall) beruhen. Hinsichtlich des Durchfalls sind diätetisch bedingte Diarrhoen (Kap. 6.10.17, 6.10.18) sowie infektiöse Enteropathien abzugrenzen, v. a. Salmonellose, Kokzidiose, parasitäre Gastroenteritis und die Winterdysentrie. Allerdings finden sich bei den genannten Krankheiten keine Veränderungen auf den sichtbaren Schleimhäuten oder in den Zwischenklauenspalten. Im Gegensatz zur Mucosal Disease sind beim Bösartigen Katarrhalfieber (Kap. 12.2.2) alle Kopfschleimhäute (insbesondere auch die der Nasen- und Nasennebenhöhlen) betroffen, daneben stehen die Keratokonjunktivitis sowie die nichteitrige Enzephalitis im Vordergrund. Bei der Stomatitis papulosa sind die Schleimhautveränderungen mehr umschrieben; die Maul- und Klauenseuche (Kap. 12.2.1) führt zu typischer Aphtenbildung, und bei der Infektiösen Bovinen Rhinotracheitis (Kap. 5.1.3.1) beschränken sich die Veränderungen auf die Atemwege. Der Mucosal Disease ähnliche Schleimhautläsionen können auch nach Verätzungen (Kap. 6.1.1) entstehen, etwa nach unsachgemäßer Verwendung von Natronlauge zum Aufschluß von Futtergetreide oder Stroh, und schließlich ist hinsichtlich der ulzerativen Veränderungen auch Bovine Leukozyten-Adhäsions-Defizienz (BLAD, Kap. 4.3.1.6) differentialdiagnostisch auszuschließen. Primäre Erkrankungen im Klauenbereich (insbesondere Dermatitis digitalis und Dermatitis interdigitalis, Kap. 9.14.18 bzw. 9.14.16) sind – im Gegensatz zur Mucosal Disease – ausschließlich auf diesen beschränkt.

Hämorrhagische Diathesen aufgrund einer Thrombozytopenie finden sich auch bei chronischer Furazolidonvergiftung, bei akuter Adlerfarnvergiftung sowie als Folge einer Verbrauchskoagulopathie, wohingegen nach Aufnahme von Rodentiziden auf Kumarinbasis, bei Mykotoxikosen oder bei Koagulopathien aufgrund hochgradiger Leberparenchymveränderungen plasmatische Gerinnungsfaktoren vermindert sind (Kap. 4.3.5–13).

■ **Beurteilung:** Bei akuter Boviner Virusdiarrhoe infolge postnataler Infektion ist die Prognose im allgemeinen günstig. Verluste können auftreten, wenn es sich um hochvirulente BVD-Virusstämme handelt und/oder weitere belastende Faktoren hinzukommen. Auch Tiere mit hämorrhagischem Syndrom haben bei adäquater Behandlung durchaus eine Überlebenschance. Angeborene ZNS- und Augenveränderungen sind meist derart schwerwiegend, daß die betroffenen Kälber sterben oder eingeschläfert werden müssen. Leichtgradige Ausfallserscheinungen können sich bei entsprechender Pflege im Laufe der ersten Lebensmonate weitgehend zurückbilden, doch ist die Aufzucht solcher Tiere in Anbetracht des damit verbundenen Aufwandes i. d. R. nicht wirtschaftlich. Persistent infizierte Tiere sollten aufgrund der von ihnen ausgehenden Infektionsgefahr grundsätzlich gemerzt werden.

■ **Behandlung:** Bei persistent infizierten Tieren erübrigt sich jegliche Therapie. Leichtgradige Durchfallerkrankungen aufgrund einer postnatalen BVD-Virusinfektion heilen i. d. R. von selbst ab, ggf. unterstützt durch symptomatische Maßnahmen. Bei profuser Diarrhoe sind die dabei in erheblichem Umfang auftretenden Flüssigkeits- und Elektrolytverluste durch intravenöse, bei noch vorhandener Tränkeaufnahme durch orale Zufuhr geeigneter Elektrolytlösungen in ausreichender Menge zu substituieren (Kap. 6.10.19). Zur Prophylaxe bakterieller Sekundärinfektionen können systemisch Antibiotika verabreicht werden, darüber hinaus wird von manchen Autoren die Applikation nichtsteroidaler Antiphlogistika (über maximal 3 Tage) empfohlen. Kortikosteroide sind aufgrund ihrer immunsuppressiven Wirkung kontraindiziert. Bei Patienten mit hämorrhagischem Syndrom besteht die wichtigste Maßnahme in der – ggf. wiederholten – Bluttransfusion (Kap. 4.3.2.1); dabei werden nicht nur Blutzellen einschließlich Thrombozyten, sondern – bei seropositivem Spendertier – auch BVD-virusspezifische Antikörper zugeführt.

Prophylaxe, Bekämpfung: Voraussetzung solcher Maßnahmen ist die Feststellung des Herdenstatus. In Deutschland sind BVD-Virusinfektionen meldepflichtig; die Bekämpfung erfolgt gegenwärtig auf freiwilliger Basis unter Zugrundelegung der »Leitlinien für den Schutz von Rinderbeständen vor einer Infektion mit dem Virus der Bovinen Virusdiarrhoe/ Mucosal Disease und für die Sanierung infizierter Bestände« (BMELF, 1998). Ziel dieses Verfahrens ist die Schaffung BVDV-freier Herden, wobei in »BVDV-unverdächtigen« Herden (serologisch positive Tiere, keine Virusträger) und in infizierten Herden auch Impfmaßnahmen vorgesehen sind. Demgegenüber wird in den skandinavischen Ländern und in anderen Regionen Europas versucht, ohne den Einsatz von Impfstoffen, allein über die Diagnostik und Eliminierung persistent infizierter Tiere, landesweit BVDV-frei zu werden.

In Anbetracht des hierzulande noch recht hohen Durchseuchungsgrades sind die Besitzer BVDV-freier Bestände eingehend über das Risiko einer Einschleppung dieses Erregers sowie über die Maßnahmen zu informieren, die erforderlich sind, um ein solches Ereignis zu verhindern. Dazu zählen strengste Hygiene-, Kontroll- und Quarantänemaßnahmen (etwa bei Zukauf von Tieren und hinsichtlich des Personenverkehrs) sowie Vermeidung von Kontakten mit anderen Rindern (z. B. auf Ausstellungen oder auf der Weide).

Alternativ ist eine *Impfprophylaxe* in Erwägung zu ziehen. Deren Hauptziel ist die Verhinderung diaplazentarer Infektionen sowie deren Folgen für den Fetus. Hierzu stehen attenuierte Lebend- sowie Totimpfstoffe zur Verfügung. Letztere setzen meist allerdings eine hohe Impffrequenz voraus (i. d. R. halbjährliche Vakzination). Nur Impfstämme, die sich im Impfling gut vermehren, lassen einen langfristigen Schutz vor Erkrankung und diaplazentarer Infektion erwarten. Zumindest bei Jungrindern sollte die Grundimmunisierung (ab 7. Lebensmonat, spätestens 6. Woche vor dem Belegen) mit einer solchen Lebendvakzine durchgeführt werden. Potentiell gefährlich ist die Applikation solcher Impfstoffe während der Gravidität; wegen der Gefährdung der Frucht durch ausgeschiedenes Impfvirus darf auch kein Kontakt zwischen den Impflingen und nichtgeimpften tragenden Tieren bestehen. Dieses Risiko kann allerdings durch vorherige Impfung aller Rinder mit einem Totimpfstoff (zweistufiges Impfverfahren, d. h. kombinierte Anwendung von Tot- und nachfolgend Lebendimpfstoff) im Rahmen der Grundimmunisierung vermindert werden. In infizierten Beständen müssen zu Beginn eines Behandlungsprogramms die persistent infizierten Tiere (einschließlich derjenigen, die sich in den nächsten 12 Monaten noch unter den nachgeborenen Kälbern befinden) identifiziert und gemerzt werden. Hinsichtlich BVD-Impfmaßnahmen in Mastbetrieben sind die Meinungen geteilt: Zum Zeitpunkt des Zukaufs sind nämlich die meisten Kälber noch durch kolostrale Antikörper geschützt. Bei den restlichen Tieren bewirkt die Impfung mit Lebendimpfstoff bei Einstellung eine vorübergehende Immunsuppression, welche möglicherweise das Angehen respiratorischer Infektionen begünstigt. Befinden sich unter den Zukauftieren Virämiker, sorgen diese für eine meist subklinische Durchseuchung des Bestandes. Andererseits bietet eine Impfung auch weitgehenden Schutz vor Erkrankung nach Infektion mit virulenten heterologen BVD-Virusstämmen.

Sektionsbefunde: Bei *akuter Boviner Virusdiarrhoe* sind die pathologisch-anatomischen Veränderungen meist wenig ausgeprägt und relativ unspezifisch. Grobsinnlich erkennbare Schleimhautläsionen fehlen meist, histologisch lassen sich z. T. fokale Epithelnekrosen nachweisen, insbesondere in den Krypten von Dünn- und Dickdarm. Bei schwer erkrankten Rindern werden allerdings auch Veränderungen im Verdauungstrakt ähnlich wie bei Mucosal Disease festgestellt.

Die *hämorrhagische Verlaufsform* der postnatalen BVD-Virusinfektion ist gekennzeichnet durch petechiale und flächenhafte Blutungen im gesamten Körper, einschließlich Haut und Unterhaut, Muskulatur, submukös und subserös im Verdauungs- und Respirationstrakt sowie im Harn- und Geschlechtsapparat, im Epi- und Endokard sowie leptomeningeal im ZNS. Der Knochenmarkbefund ergibt Megakaryozytose.

Nach *teratogener Schädigung des Fetus* infolge intrauteriner BVD-Virusinfektion finden sich nicht nur ZNS- und Augenveränderungen unterschiedlichster Ausprägung, sondern es wurden auch weitere Mißbildungen damit in Zusammenhang gebracht, wie Hypoplasie bzw. Atrophie des Thymus, Lungenhypoplasie, Hypotrichose bzw. Alopezie sowie Brachygnathie, Arthrogrypose und andere Skelettmißbildungen.

Das pathologisch-anatomische Bild der *Mucosal Disease* ist charakterisiert durch nekrotisierende und erosive/ulzerative Läsionen im Bereich der kutanen Schleimhäute (Maulhöhle, Ösophagus, Vormägen) und im Labmagen sowie durch katarrhalische bis diphtheroide Enteritiden mit Depletion der Lymphfollikel in den PEYERschen Platten. Diese Veränderungen führen letztendlich zum vollständigen Zusammenbruch der gastrointestinalen Barriere.

6.10.21 Salmonellose

W. Klee

Definition: Durch verschiedene Salmonella spp. verursachte Infektionskrankheit, die sich beim Rind vornehmlich in akuter oder chronischer, oft auch subklinischer Enteritis äußert, aber auch als perakute Septikämie verlaufen oder zu diversen Organerkrankungen führen kann.

Ursache: Salmonellen sind gramnegative, aerobe und fakultativ anaerobe, fakultativ intrazellulär lebende Bakterien aus der Familie der Enterobacteriaceae. Auf der Basis von hitzelabilen Flagellen- oder H-Antigenen und hitzestabilen somatischen oder O-Antigenen sind weit über 2000 Serovare in verschiedenen, mit Großbuchstaben bezeichneten Serogruppen beschrieben. Die taxonomische Einteilung wird unterschiedlich vorgenommen. So gibt es den Vorschlag, nur zwei Spezies anzuerkennen, nämlich *S. choleraesuis* oder *enterica* (die alle für Mensch und Haustiere relevanten Serovare umfaßt) und *S. bongori*. Im folgenden werden Serovare wie Spezies bezeichnet, z.B. *S. dublin*.

An den Infektionen bei Mensch und Haustier ist nur ein geringer Teil dieser Serovare beteiligt, beim Rind hauptsächlich *S. dublin* und *S. typhimurium* (zu über 90%). Nur wenige Serovare sind relativ stark an eine Wirtspezies adaptiert (z.B. *S. typhi*, *S. paratyphi*/Mensch, *S. abortus-equi*/Pferd, *S. abortus-ovis*/Schaf, *S. dublin*/Rind). Infektionen mit wirtadaptierten Salmonellen führen viel häufiger zu langanhaltender Ausscheidung als mit anderen.

Eine Variante von *S. typhimurium*, DT (= »definitive type«) 104, wird in den letzten Jahren im Vereinigten Königreich und in den Niederlanden in zunehmender Häufigkeit isoliert und zeichnet sich durch multiple Antibiotikaresistenz aus, welche nicht plasmidbasiert ist, sondern chromosomal verankert zu sein scheint und daher auch in Abwesenheit von Selektionsdruck (Anwendung von Antibiotika) bestehen bleiben dürfte. Sie ist auch für Erkrankungsfälle bei Menschen verantwortlich. Plasmidbasierte Antibiotikaresistenz kann dagegen neu erworben werden und auch wieder verlorengehen. Die krankmachende Wirkung der Salmonellen beruht u.a. auf ihrer Invasivität, intrazellulärem Parasitismus sowie auf Bildung von Toxinen (Zytotoxin, Enterotoxin und Endotoxin).

Epidemiologie: Salmonellen-assoziierte Erkrankungen sind weltweit verbreitet. Grenzüberschreitender Handel mit Tieren, tierischen Produkten und Futtermitteln einerseits und Vergrößerung der Tierbestände andererseits haben zur Einfuhr und nachfolgender Etablierung »exotischer« Serovare und zur Verschärfung des »Salmonellen-Problems« beigetragen.

In einer neueren Statistik wird ausgeführt, daß unter 86804 von Rindern stammenden Proben (ohne nähere Differenzierung) 3332 (= 3,84%) kulturell salmonellen-positiv waren, wobei fast 2/3 der Isolate durch *S. typhimurium* gestellt wurde (Hartung & Helmuth, 1997). In der Rinderpopulation sind Salmonellen besonders in solchen Betriebsformen verbreitet, in denen Kälber und Jungrinder verschiedener Herkunft konzentriert gehalten werden, also Kälbermästereien und sogenannte Fressererzeugerbetriebe. *S. dublin* kann sich jedoch auch endemisch in Milchkuhherden halten, v.a. in Gebieten, in denen Leberegelbefall verbreitet ist.

Einschleppungen in Milchviehbetriebe sind in mannigfacher Weise möglich, so z.B. durch Zukauf latent infizierter Färsen, kontaminiertes Kraftfutter, Schadnager, Wildvögel (Möwen, welche anscheinend oft nur als Überträger fungieren, ohne infiziert zu sein, sowie Tauben), Überflutung von Weiden durch Abwässer, Düngung von Weiden mit Broilermist, Fahrzeuge von Händlern oder von Tierkörperbeseitigungsanstalten, infizierte Haustiere und Menschen. Zumindest für *S. typhimurium* ist auch die aerogene Verbreitung anzunehmen. Leberegelbefall scheint Rinder für die *S. dublin*-Infektion zu prädisponieren.

Die Ausscheidung der Keime erfolgt v.a. mit den Fäzes und kann nach einer akuten Erkrankung (v.a. durch *S. dublin*) bei einem erheblichen Teil der überlebenden Tiere über Monate oder gar Jahre anhalten und durch Streß-Situationen verstärkt werden. Solche Streß-Situationen stellen für Kühe v.a. Partus und anschließende Hochlaktation dar, für Nutz- und Schlachtkälber die Vermarktung und der Transport. So können sich bei der Schlachtung auch Tiere als infiziert erweisen, bei denen vorangegangene Kotuntersuchungen über Wochen negativ verlaufen waren. Sofern der Schlachtung ein Aufenthalt in einem Viehhof vorausgeht, kann dort auch eine rasche Verbreitung stattfinden. Zwar ist auch vereinzelt Salmonellen-Ausscheidung über die Milch nachgewiesen worden, viel häufiger dürfte jedoch die Kontamination der Milch außerhalb des Euters stattfinden (Kotspuren am Euter, kontaminierte Melkzeuge oder Tanks). In Resten von Milch oder Milchaustauschern vermehren sich Salmonellen geradezu explosiv, was v.a. für Kälbermastbetriebe von Bedeutung ist. Ferner können Salmonellen auch über andere Körperflüssigkeiten ausgeschieden werden, so z.B. über Speichel und Nasensekret.

Im infizierten Milieu kommt es zu einem »Hochschaukeln« der Umweltkontamination, da v.a. jüngere Tiere stets viel mehr Salmonellen ausscheiden, als sie aufnehmen. Im Kot klinisch kranker Tiere können 10^8–10^{10} Salmonellen/g enthalten sein. Ein Ausbruch klinisch manifester Salmonellose in einem größeren Nutztierbetrieb stellt daher aus epidemiologischer Sicht eine gewaltige Vermehrung von Salmonellen mit mannigfaltigen Möglichkeiten der Kontamination der Umwelt und Übertragung auf weitere Betriebe dar. Nach einem solchen Ausbruch können sich die Keime in der Umgebung von Rindern sehr lange halten. So wurde *S. dublin* nach 41 Monaten aus eingetrockneten Kotresten isoliert, in einer anderen Studie überlebte *S. dublin* unter solchen Bedingungen fast 6 Jahre. In unbehandelter Gülle können Salmonellen ebenso wie in Wassertümpeln auf Weiden bis zu 10 Monate überleben. Einwandfreie Silage von güllegedüngten Wiesen soll jedoch ungefährlich sein. Die in Tierkörperbeseitigungsanstalten angewandten Dekontaminationsverfahren sind zwar geeignet, Salmonellen abzutöten, es erfolgt jedoch häufig eine Neubesiedelung der Produkte durch indirekten Kontakt (z. B. über Insekten, welche sich in einer Studie als fast durchweg mit Salmonellen behaftet erwiesen) mit den angelieferten Kadavern.

■ **Pathogenese:** Das Haften der Salmonellen im tierischen Organismus hängt wie bei den meisten bakteriellen Infektionen von einer Reihe von Faktoren ab, so von Dosis und Virulenz der Keime, Alter, Kondition und Immunitätslage des Organismus und weiteren. Bei *S. dublin* wird die Virulenz wesentlich durch sogenannte spv-Gene (spv = Salmonella plasmid virulence) bestimmt. Es ist anzunehmmen, daß Rinder in größeren Betrieben mit intensivem Zukauf von Futtermitteln relativ häufig Kontakte mit Salmonellen haben. Die harmloseste (und wahrscheinlich weitaus häufigste) Folge eines solchen Kontaktes ist der Untergang der Salmonellen im Pansen oder im Labmagen, welche als natürliche Barrieren anzusehen sind. Gelingt es den Keimen, in den Darm zu gelangen und in dessen Wand einzudringen, verursachen sie dort eine tiefgreifende entzündliche Reaktion (Enterokolitis), werden von neutrophilen Granulozyten und Makrophagen aufgenommen und gelangen mit ihnen stets bis zu den regionalen Lymphknoten. Sofern die Salmonellen über das retikuloendotheliale System der Leber hinaus in die Blutbahn einbrechen, resultiert eine Septikämie, bei der das Endotoxin der Salmonellen einen Schock auslösen kann. Dieser Prozeß kann v. a. bei jungen Tieren rasch verlaufen und endet oft tödlich. Bei trächtigen Rindern kommt es im Verlauf der Infektion, insbesondere mit *S. dublin*, häufig zum Abort.

Das *Enterotoxin* der Salmonellen ist in seiner Wirkungsstärke mit dem Choleratoxin verglichen worden. Es führt zu Steigerung der Chloridsekretion durch die Enterozyten und hemmt die Natriumresorption, woraus ausgeprägte Hyponatriämie resultiert. Zusätzlich zu Flüssigkeit und Elektrolyten verliert der Körper in der akuten klinischen Phase massiv Protein, weshalb die Körpermasse aufgrund der Katabolie rasch abnimmt. Treten auch größere Blutverluste auf, sinkt der Hämatokrit und ist somit nicht mehr als Indikator des Flüssigkeitsverlustes brauchbar. Übersteht ein Rind die klinisch manifeste Erkrankung, so kann es zum Dauerausscheider werden. Die Salmonellen persistieren dann v. a. in den Rachenmandeln, den Lymphknoten und in der Gallenblase.

■ **Symptome, Verlauf:** Aus didaktischen und praktischen Gründen ist es sinnvoll, aus dem Spektrum der möglichen Verlaufsformen vier herauszugreifen:

- klinisch inapparente Ausscheidung,
- Enterokolitis ohne wesentliche Störung des Allgemeinbefindens,
- Enterokolitis mit deutlicher Störung des Allgemeinbefindens,
- Sepsis mit Endotoxinämie und Folgeerkrankungen.

➤ *Klinisch inapparente Ausscheidung*: Auch bei einem Ausbruch von akuter Salmonellose sind längst nicht alle infizierten (und ausscheidenden) Rinder erkennbar krank, können aber die Erreger ebenfalls ausscheiden, und zwar auch intermittierend, was ihre Erfassung erschwert. Die Möglichkeit einer sogenannten »passiven Ausscheidung«, welche nur im kontaminierten Milieu stattfindet, ist von untergeordneter praktischer Bedeutung.

➤ *Akute Enterokolitis ohne wesentliche Störung des Allgemeinbefindens* (»enteritischer« Verlauf): Diese Form ist bei jungen Kälbern klinisch nicht immer eindeutig vom Komplex des Kälberdurchfalls (Kap. 6.10.17/19) zu unterscheiden. Die Inkubationszeit beträgt 1–4 Tage. Spontanheilungen sind eher die Regel als die Ausnahme.

➤ *Akute Enterokolitis mit deutlicher Störung des Allgemeinbefindens* (»typhoider« Verlauf): Fieber, das jedoch mit Einsetzen des Durchfalls abklingen kann, Inappetenz, wäßrig-schleimiger bis gelblich-fibrinöser, z. T. blutiger Durchfall (Abb. 6-211, 6-212), Fäzes übelriechend, Absetzen von fibrinösen Darmausgüssen, Tenesmus, hin und wieder mäßige Kolik, bei laktierenden Kühen drastischer Milchrückgang, Dehydratation, zäher Speichel in der Maulhöhle, aufgezogener Bauch, rasche Abmagerung, Blutazidose, Leukozytose oder Leukopenie, Anämie, Hyperfibrinogenämie, Hypoproteinämie, Hyponatriämie.

Nach Abklingen der akuten Symptomatik kann sich eine chronische Enterokolitis anschließen, welche im wesentlichen durch intermittierenden Durchfall ohne deutliche Störung des Allgemeinbefindens gekennzeichnet ist.

➤ Bei *Septikämie mit Endotoxinämie* können schon innerhalb eines Tages oder aber erst nach einigen Tagen der enterokolitischen Form der Erkrankung folgende Symptome auftreten: Fieber, Tachykardie, Injektion der Episkleralgefäße, subsklerale Blutungen (auf der Basis einer »Verbrauchskoagulopathie«), Anorexie, Niedergeschlagenheit, Dyspnoe, bei laktierenden Rindern völliges Versiegen der Milchproduktion, rasche Verschlechterung, Inkoordination, Nystagmus, Tod.

Bei überlebenden Rindern können als *Spätfolgen* Pneumonie, Meningitis, Polyarthritis, z. T. Osteomyelitis auftreten. Trockene Gangrän an den Akren (Ohrspitzen und Füße) ist eine seltene, aber spektakuläre Komplikation. Zu beachten ist, daß, v. a. bei älteren Kälbern, hartnäckige Pneumonie und Kümmern das klinische Bild beherrschen können. Bei tragenden Rindern kann es zum Abort im 5.–9. Monat mit Nachgeburtsverhaltung kommen.

Angesichts des praktisch lückenlosen Spektrums an Schweregraden des Verlaufs von Salmonellen-assoziierten Erkrankungen erscheint es wenig sinnvoll, Angaben über die Letalität zu zitieren. Die septikämische Form ist jedoch ohne Behandlung naturgemäß mit hoher Letalität verbunden.

Diagnose: Hinsichtlich der Feststellung der Salmonellose muß zwischen forensischen und medizinischen Aspekten unterschieden werden. Für erstere sind in Deutschland die Kriterien in der Rinder-Salmonellose-VO festgelegt. Im übrigen ist der Nachweis von Salmonellen im Blut intra vitam oder in verschiedenen inneren Organen unmittelbar p. m. als hinreichend für die Sicherung der Diagnose »Septikämie durch Salmonellen« anzusehen. Liefert der Nachweis von Salmonellen im Verein mit den oben beschriebenen Kotbefunden im Falle akuter Enterokolitis noch einen recht gut begründeten Verdacht, so ist die Situation bei den chronischen Formen mit ihrer oft unspezifischen Symptomatik viel schwieriger, denn hier gibt der Nachweis der Keime im Kot intra vitam keine Sicherheit dafür, daß eine kausale Beziehung zwischen klinischer Symptomatik und bakteriologischem Befund besteht. Aussagekräftiger ist hier der Nachweis der Erreger aus Darmläsionen und Lymphknoten oder anderen erkrankten Organen, insbesondere, wenn es sich bei mehreren Tieren einer Gruppe um dieselbe Serovar handelt. Die serologische Untersuchung von Kälbern, welche einen akuten Ausbruch überlebt haben, soll dagegen unsicher sein.

Nachweis von Salmonellen im Labmagen von abortierten Feten weist auf die Beteiligung der Keime bei der Auslösung des Abortes hin, negativer Ausfall der bakteriologischen Untersuchung schließt sie dagegen nicht aus. Das Aufspüren der Infektionsquelle bei einem Ausbruch gestaltet sich oft schwierig. Die Abklärung des Infektionsstatus eines Bestandes sollte über die mehrmalige bakteriologische Untersuchung der Milchfilter und von Kotproben einer repräsentativen Anzahl von Rindern sowie durch serologische Untersuchungen gelingen.

Dagegen stellt die Ermittlung (möglichst) aller subklinisch infizierten Rinder in einem als befallen erkannten Bestand ein größeres Problem dar. Sie gelingt nicht durch einmalige Untersuchung, weder serologisch noch kulturell, sondern erfordert mehrere Kot-

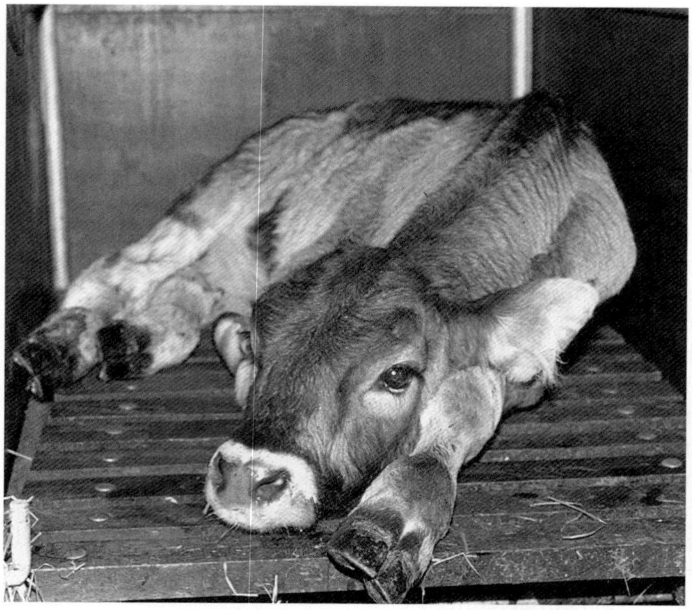

Abbildung 6-211 Akute Salmonellose beim Kalb: Anstieg der Körpertemperatur, Mattigkeit, Diarrhoe

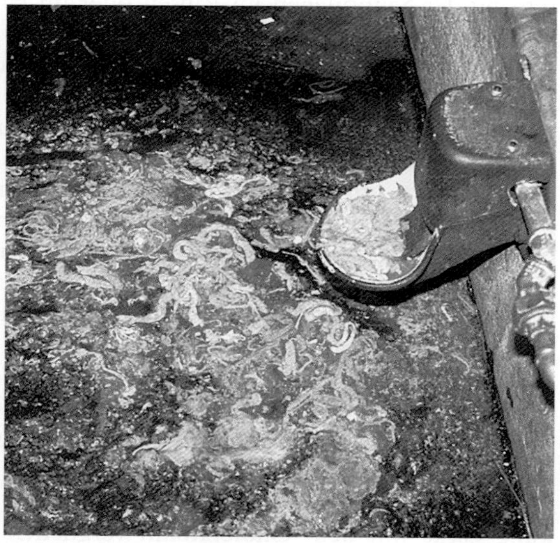

Abbildung 6-212 Typischer Kot bei Salmonellen-Enteritis des Kalbes: hellgelbe, wäßrige, mit Fibringerinnseln und Blut durchmischte Ausscheidungen

untersuchungen, wofür der peripartale Zeitraum besonders geeignet sein soll.

Differentialdiagnose: Neugeborenendiarrhoe, Sepsis durch E. coli (Kap. 6.10.19), Bovine Virusdiarrhoe/Mucosal Disease (Kap. 6.10.20), Winter-Dysenterie (Kap. 6.10.25), Fasziolose, Ostertagiose, Kokzidiose, alimentär bedingte Indigestionen, Enterotoxämie (Kap. 6.10.23), Adlerfarnvergiftung, Arsenvergiftung, Bleivergiftung, Pneumonien und Polyarthritiden, Ergotismus.

Behandlung: Ob und ggf. in welcher Form salmonellosekranke Rinder behandelt werden sollten, hängt von den Umständen ab. So wird bei einem Ausbruch von klinisch manifester Salmonellose in einem Kälbermastbetrieb die Verhinderung von Totalverlusten und Wachstumseinbußen im Vordergrund der Bemühungen stehen, wobei der Gesichtspunkt der möglichen Verlängerung der Keimausscheidung nach Antibiotikaeinsatz hier von untergeordneter Bedeutung erscheint. Dagegen wäre es wenig zweckmäßig, eine frisch zugekaufte hochträchtige Färse, welche wenige Tage nach der Einstallung in einen bisher unverdächtigen Bestand klinisch erkrankt, zu behandeln und damit das Risiko der Entstehung eines Dauerausscheiders einzugehen. Zwischen diesen beiden relativ klaren Fällen gibt es jedoch ein Spektrum von Möglichkeiten, in denen der Amtstierarzt von seinem Ermessensspielraum Gebrauch machen sollte und auch muß, weil allgemeingültige Richtlinien nicht gegeben werden können. Auf jeden Fall sollte versucht werden, erkrankte Tiere zu isolieren.

Wenn eine Behandlung durchgeführt werden soll, ist frühestmöglicher Beginn von entscheidender Bedeutung, insbesondere bei Verdacht auf Septikämie. Daher ist es im Falle eines Ausbruchs von Salmonellose mit schwerwiegender Allgemeinerkrankung sinnvoll, bei allen Tieren unter Risiko mindestens einmal täglich die Temperatur zu messen. Als parenteral zu verabreichende antibakterielle Medikamente sind Trimethoprim-Sulfonamid-Kombinationen, Fluoroquinolone sowie Cephalosporine der dritten Generation indiziert. Daneben sollten nichtsteroidale Antiphlogistika eingesetzt werden. Wie bei allen Durchfallerkrankungen kommt der symptomatischen Behandlung (Flüssigkeitsersatz und Azidosekorrektur, Kap. 4.3.6, 6.10.19) auch hier oft entscheidende Bedeutung zu.

Prophylaxe: Gerade in den von Salmonellose am meisten gefährdeten Betriebsformen (Kälbermast) ist die Verhinderung der Einschleppung kaum möglich. Da aber der quantitative Aspekt bei Salmonelleninfektionen oft entscheidend ist, kommt vorbeugenden Maßnahmen (Reinigung und Desinfektion, Einstallungsuntersuchungen, hygienische Trennung von Stallabteilungen, Bekämpfung von Schadnagern, Verhinderung des Verbleibs von Milchaustauscherresten in Vorratsbehältern) eine nicht zu unterschätzende Bedeutung zu. Impfungen sollen zur Verminderung der klinischen Problematik beitragen können (s. *Bekämpfung*). Es wurde auch eine Möglichkeit zur Vorbeuge gegen Salmonellen-Infektionen über die Verabreichung von spezifischen Eidotter-Antikörpern an Kälber beschrieben.

Beurteilung: Die Bedeutung der Salmonellose besteht insbesondere in der Möglichkeit der wechselseitigen Ansteckung zwischen Mensch und Haustieren, v. a. angesichts zunehmender Antibiotikaresistenz mancher Stämme (z. B. *S. typhimurium* DT 104). Die Gefahr für den Menschen besteht nicht nur in der oralen Infektion, welche als sogenannte »Lebensmittelvergiftung« verlaufen kann, sondern auch in der lokalen Infektion, welche zu pustulöser Dermatitis führen kann. An wirtschaftlichen Verlusten in der Rinderhaltung sind Todesfälle, Leistungsrückgang, Aborte, Behandlungskosten, Laborkosten, Aufwand für Reinigung und Desinfektion sowie veterinärpolizeiliche Reglementierungen zu nennen.

Bekämpfung: Salmonellose der Rinder unterliegt in Deutschland der Anzeigepflicht (VOaTS vom 23. 5. 1991, zuletzt geändert durch Art. 3 der VO vom 13. 3. 1997; Stand: Juni 1999). Die zu treffenden Maßnahmen regelt hier die Rinder-Salmonellose-VO (i. d. F. d. Bekanntmachung vom 14. 11. 1991; Stand: Februar 2000): Absonderung erkrankter oder verdächtiger Tiere, Sperrung des Bestandes oder von Teilbeständen, Maßregelung der Milch, Reinigung und Desinfektion, Untersuchung und ggf. Tötung von Tieren. In der Schweiz zählt Salmonellose zu den zu bekämpfenden Seuchen. Die vorgeschriebenen Maßnahmen sind in Art. 222–227 der Tierseuchenverordnung vom 27. 6. 1995 aufgelistet. In Österreich gelten die Vorschriften der EU; spezielle veterinärpolizeiliche Vorschriften für Rinder-Salmonellose existieren nicht.

Die durch *S. dublin* bedingte Infektion ist aufgrund der relativ stark ausgeprägten Wirtsspezifität dieser Serovar naturgemäß den Maßnahmen der klassischen Tierseuchenbekämpfung eher zugänglich als Infektionen durch eingeschleppte, wenig wirtsspezifische Serovare, für welche es sehr vielfältige Übertragungswege geben kann. Sollen Verluste durch klinische Erkrankungen (und durch die bei korrekter Handhabung der einschlägigen tierseuchenrechtlichen Vorschriften damit verbundenen Auflagen) in Rinderbeständen minimiert werden, sollte *regelmäßige Impfung* in Erwägung gezogen werden. Hierzu stehen kommerziell vertriebene Impfstoffe zur Verfügung. Daneben ist die Herstellung von sogenannten stallspezifischen Impfstoffen möglich. Die Vakzinierung mit einem E.-coli-J5-Totimpfstoff, der ein allen gramnegativen Keimen gemeinsames Antigenmuster enthält, ergab uneinheitliche Resultate. Lebendimpfstoffe sind im allgemeinen mit einer besseren Schutzwirkung verbunden als inaktivierte Vakzinen. In infizierten, aber m. o. w. geschlossenen Herden (Milcherzeugung oder Mutterkuhherden) kann den neugeborenen Kälbern auch über eine Muttertierimpfung ein gewisser passiver Schutz für die ersten Lebenswochen vermittelt werden.

Für den Schutz von bisher freien (unverdächtigen) Betrieben gelten die allgemeinen Regeln der Tierhygiene (z. B. ausschließlich Zukauf von Tieren aus bekannten Beständen, Quarantäne und Untersuchung von zugekauften Tieren, Isolierung von erkrankten Rindern, Schutz der Futtermittel vor Wildvögeln, Schadnagern und Haustieren), deren Einhaltung jedoch oft nicht befolgt wird und auch in vielen Betrieben an den örtlichen Gegebenheiten und Notwendigkeiten scheitert.

Ein möglicher sogenannter kritischer Kontrollpunkt wäre in größeren Betrieben die bakteriologische Untersuchung von Chargen zugekauften Kraftfutters vor der Verfütterung.

Es ist als Pflicht des (Amts-)Tierarztes anzusehen, das Personal eines infizierten Betriebes auf die Gefahr der Infektion von Menschen und auf entsprechende Vorsichtsmaßnahmen hinzuweisen.

■ **Sektionsbefund:** *Septikämie:* subkutane und subseröse Blutungen, subperikardiale Blutungen, Milz vergrößert, Lunge ödematös, Gallenblasenwand verdickt; später: Meningitis, Polyarthritis, Pneumonie, multifokale nekrotisierende Hepatitis.

Akute Enterokolitis: hauptsächlich Veränderungen im Magen-Darm-Trakt wie Entzündung des mit brauner Flüssigkeit gefüllten Labmagens, Ödem, Blutungen und Nekrosen in der Darmwand, Plaques im Ileum, fibrinöse Darmausgüsse.

6.10.22 Paratuberkulose (JOHNEsche* Krankheit)

W. KLEE

■ **Definition:** Paratuberkulose ist eine durch *Mycobacterium avium* subspecies *paratuberculosis* hervorgerufene Infektion mit langer Inkubationszeit, vorwiegender Manifestation im Dünndarm in Form einer spezifischen Enteritis, chronischem klinischen Verlauf, der durch Abmagerung und Durchfall gekennzeichnet ist, und stets tödlichem Ausgang. *Andere Bezeichnungen:* JOHNE's disease, Entérite paratuberculeuse.

■ **Ursache:** Der Erreger der Krankheit ist *Mycobacterium avium* subspecies *paratuberculosis* (im weiteren als *M. a. p.* abgekürzt; früher: *Mycobacterium paratuberculosis*). Es handelt sich um ein säurefestes Kurzstäbchen. Als Identifikationskriterien dienten früher morphologische sowie kulturelle Charakteristika (*Mycobactin*-Abhängigkeit, langsames Wachstum in kleinen, weißlichen, runden Kolonien auf HERROLD's Eidottermedium). Neuerdings stützt sich die Identifikation auf den Nachweis einer als spezifisch angesehenen DNS-Insertionssequenz (IS900, ein Segment mit einer Länge von 218 Basenpaaren).

■ **Epidemiologie:** Die Infektion kommt weltweit vor, insbesondere in Gegenden mit intensiver Rinderhaltung. Das Wirtsspektrum umfaßt neben großen und kleinen Wiederkäuern (einschließlich Zerviden), Kameliden, Schweine, Affen und Kaninchen. Auch aus Menschen mit verschiedenen intestinalen Erkrankungen wurden Keime isoliert, welche sich mit den verfügbaren Methoden nicht von *M. a. p.* unterscheiden lassen. Zum Teil handelt es sich dabei um zellwandlose sogenannte Sphaeroblasten, welche mitunter erst nach jahrelangem Kulturversuch nachweisbar sind. In einer serologischen Studie an US-amerikanischen RinderpraktikerInnen, Milchviehfarmern und städtischen Blutspendern zeigte sich, daß Tierärzte im Durchschnitt die höchsten Titer von Antikörpern gegen *M. a. p.* hatten, und etwa 11–12% der Tierärzte und Landwirte, aber nur 3,3% der Blutspender wurden als serologisch positiv eingestuft. Ob *M. a. p.* auch als Krankheitserreger (insbesondere des *Morbus* CROHN) bei Menschen anzusehen ist, kann zum gegenwärtigen Zeitpunkt (2001) nicht definitiv beantwortet werden. Ebensowenig ist zur Zeit zu entscheiden, inwieweit der Befund, daß *M. a. p.* in Milch u. U. den üblichen Pasteurisierungprozeß überstehen kann, also eine höhere Hitzeresistenz als *M. bovis* hat, von Bedeutung für die menschliche Gesundheit ist. Das OIE ordnet Paratuberkulose in der Liste B (»Transmissible diseases which are considered to be of socio-economic and/or public health importance within countries and which are significant in the international trade of animals and animal products«) ein.

Über die Verbreitung der Paratuberkulose in den Rinderbeständen in Deutschland gibt es keine Angaben, welche auf repräsentativen Untersuchungen basieren. Als sicher kann jedoch angesehen werden, daß die offizielle Statistik auf der Basis gemeldeter Fälle die epidemiologische Situation nicht korrekt widerspiegelt. Bei einer seroepidemiologischen Studie in

* JOHNE, Heinrich Albert, 1839–1910, Pathologe, Parasitologe, Obstetriker, Dresden.

Österreich ergaben sich Prävalenzen in der Größenordnung von 6–7% der Bestände. In den Niederlanden wird ein Durchseuchungsgrad der Rinderbestände von mindestens 20% angenommen. Schweden beansprucht den Status der Freiheit von Paratuberkulose. Aus den USA werden von den einzelnen Staaten Befallsquoten bis > 70% der Milchrinderherden gemeldet. Die Prävalenz soll in Gegenden mit niedrigem Boden-pH und hohem Eisengehalt erhöht sein. Die Milchrinderrassen der Kanalinseln scheinen eine besondere Anfälligkeit gegenüber der Krankheit zu haben.

Die Einschleppung in einen Bestand geschieht in aller Regel durch Zukauf eines infizierten Rindes im präklinischen Stadium (»Paratuberkulose wird gekauft und bezahlt«, BENEDICTUS, 1985). Übertragung durch infiziertes Sperma oder infizierte Embryos ist nicht grundsätzlich auszuschließen, dürfte aber eine untergeordnete Rolle spielen. Die Ansteckung kann intrauterin erfolgen, insbesondere dann, wenn das trächtige Tier klinisch manifest erkrankt ist. Ob diese Form der Ansteckung bei der heranreifenden Frucht zur Ausbildung einer spezifischen Immuntoleranz führt, ist nicht bekannt. Auch mit der Milch kann *M. a. p.* ausgeschieden werden. Für die Ausbreitung in einem Bestand dürfte die postnatale Infektion durch orale Aufnahme des Erregers aus dem kontaminierten Milieu jedoch von wesentlich größerer Bedeutung sein, denn klinisch erkrankte Rinder scheiden massenhaft Erreger mit den Fäzes (bis mehrere Millionen koloniebildende Einheiten pro Gramm) aus, und die nötige Infektionsdosis ist bei jungen Kälbern angeblich sehr gering (wenige lebende Keime). *Hinzu kommt, daß der Erreger sich in der Umwelt zwar nicht vermehren, dort aber sehr lange überleben kann, beispielsweise im Kot auf der Weide unter günstigen Umständen (Feuchtigkeit, Schatten) über ein Jahr.* Unter natürlichen Bedingungen beträgt die Inkubationszeit meist mindestens 2 Jahre und soll bis zu 10 Jahre dauern können. Es gibt Hinweise auf eine genetisch bedingte Variation in der Empfänglichkeit gegenüber der Infektion.

Wirtschaftliche Bedeutung kommt dem Leiden aufgrund von Totalverlusten, verkürzter Lebensdauer, erhöhter Anfälligkeit gegenüber anderen Krankheiten und reduzierter Fruchtbarkeit im präklinischen Stadium zu. Schon in der dem klinischen Stadium vorangehenden Laktation soll die Milchproduktion verringert sein.

Pathogenese: Das Haften und der Verlauf einer Infektion mit *M. a. p.* hängen stark vom Alter, dem Immunstatus und der Resistenzlage des betroffenen Individuums ab. Es wird allgemein davon ausgegangen, daß persistierende Infektionen, die früher oder später zur klinischen Manifestation führen, nur nach Erregerkontakt in den ersten Lebenswochen oder -monaten entstehen. Nach oraler Infektion wird der Erreger v. a. über die M-Zellen in den PEYERschen Platten aufgenommen, wobei im Darmlumen vorhandene (kolostrale) Antikörper diesen Prozeß anscheinend eher beschleunigen als behindern. Makrophagen nehmen dann die von den M-Zellen freigesetzten Bakterien auf. Es kommt zu einer klinisch inapparenten Frühgeneralisation, in deren Verlauf der Erreger zeitweise auch aus dem Blut und verschiedenen Organen isoliert werden kann. In dieser Phase tritt vorübergehend eine humorale Reaktion (Antikörperbildung) auf. Danach entspricht der Verlauf in etwa dem einer chronischen Organtuberkulose mit Hauptmanifestation im distalen Jejunum und im Ileum. Dort kommt es zur Entwicklung einer chronischen Enteritis mit spezifischem Granulationsgewebe. Die Keime überleben in Makrophagen lange Zeit und provozieren dadurch keine ausgeprägte humorale Immunreaktion. Die zellgebundenen immunologischen Prozesse sind sehr komplex, so daß hinsichtlich der Einzelheiten auf das einschlägige Schrifttum verwiesen werden muß. Unterliegt der Organismus im Kampf gegen den Erreger, werden Bakterien in steigender Zahl einerseits in das Darmlumen, andererseits in den Blutkreislauf abgegeben. Ersteres ist mit zunächst intermittierender, später dauerhafter und zunehmender Keimausscheidung verbunden. Letzteres entspricht einer Spätgeneralisation mit erneuter humoraler Reaktion, welche jedoch in der terminalen Phase wiederum abklingen kann (»Anergie«). Welche feineren pathophysiologischen Mechanismen letztlich Durchfall hervorrufen, ist nicht genau bekannt. Es ist zu beobachten, daß zwischen der Ausprägung der Darmveränderungen und derjenigen der klinischen Symptomatik keine ausgeprägte Korrelation besteht und zumindest vorübergehende Besserungen des klinischen Bildes möglich sind, was von den pathologisch-anatomischen Veränderungen nicht zu erwarten ist.

Symptome, Verlauf: Die Eigenart dieser Infektionskrankheit bedingt, daß nicht in jedem infizierten Bestand klinische Erkrankungsfälle auftreten. Statt dessen kann sich die Bestandsinfektion lediglich in unbefriedigender Leistung, v. a. bei den 3- bis 6jährigen Kühen, äußern.

Die klinisch manifeste Phase der Erkrankung beginnt meist im Anschluß an eine Kalbung, also in einer Situation mit erhöhter Belastung, selten schon bei Rindern, welche noch nicht gekalbt haben. Die wesentlichen Symptome sind Durchfall, welcher zunächst wechselhaft, später dauerhaft auftritt, rasche Abmagerung bei lange Zeit erhaltenem Appetit und drastischer Rückgang der Milchleistung. Die Fäzes sind suppig bis wäßrig, mitunter übelriechend und bilden gelegentlich am Boden in auffälliger Weise

Blasen (Abb. 6-213, 214). Dieser Befund ist jedoch nicht spezifisch. Der Kot wird meist ohne besonderes Pressen im Strahl abgesetzt, was auf den Sitz der Erkrankung im vorderen Teil des Verdauungstraktes hinweist. Ansonsten ergibt die klinische Untersuchung zunächst meist keine Auffälligkeiten.

Im weiteren Verlauf wird das Haarkleid struppig, und bei schwarzbunten Rindern kann es zu einer Verfärbung des schwarzen Haares ins Rotbraune kommen. Als Ausdruck des Eiweißverlustes treten hypoproteinämische Ödeme auf, bei Tieren auf der Weide v.a. im Kehlgang (tiefe Kopfhaltung beim Grasen), und es entwickelt sich eine fortschreitende Dehydratation. Die Krankheit führt i.d.R. nach Wochen bis Monaten zum Tod. Allerdings wird das Ende dieses Verlaufes kaum jemals abgewartet.

■ **Diagnose:** Im Zusammenhang mit Paratuberkulose kann eine Reihe von Fragestellungen diagnostischer Art auftreten:

➤ *Absicherung eines klinischen Verdachtsfalles in einem Bestand mit unbekanntem Infektionsstatus:*

Epidemiologie (Einzelerkrankung), klinische Symptomatik und Verlauf erlauben eine begründete Verdachtsdiagnose. Das Rind sollte umgehend isoliert werden.

Zur weiteren Absicherung gibt es, wie bei vielen anderen Infektionskrankheiten, drei Gruppen von diagnostischen Tests, nämlich den *direkten Erregernachweis* (über kulturelle Untersuchung von Kot und/oder Lymphknoten, insbesondere Ileozäkallymphknoten, Kotmikroskopie oder PCR), *den Nachweis zellgebundener Immunreaktionen* (nach intrakutaner oder intravenöser Verabreichung von Johnin, den Interferon- und den Lymphozytenimmunstimulationstest) sowie *den Nachweis humoraler Antikörper* (KBR, verschiedene ELISA, AGIDT). Darüber hinaus können die histopathologischen Veränderungen am Darm wertvolle Hinweise liefern.

Verfügbarkeit, diagnostische Aussagekraft, Dauer und Kosten sind die wesentlichen Kriterien bei der Auswahl der Verfahren. Tests aller Kategorien stehen prinzipiell zur Verfügung, wenn auch nicht in jedem Untersuchungsinstitut. Daher sind vorherige Erkundigung und Absprache zu empfehlen. Zur diagnostischen Aussagekraft (Validität) der einzelnen Testverfahren existiert eine umfangreiche Literatur. Da der Infektionsstatus eines Rindes mit den bisher verfügbaren Methoden nicht zu jedem Zeitpunkt mit Sicherheit ermittelt werden kann, beschränken sich viele Arbeiten auf den Vergleich der Ergebnisse aus verschiedenen Tests, was von sehr begrenztem Wert ist. Ein praktisches Problem besteht auch in dem Umstand, daß die kulturelle Kotuntersuchung, deren Ergebnis ersatzweise als »Goldstandard« (= »wahrer Status«) herangezogen wird, mehrere Monate dauern kann. Dagegen liegen die Ergebnisse aller anderen Verfahren innerhalb weniger Tage vor.

Wie im Abschnitt über die Pathogenese beschrieben, gibt es Stadien der Erkrankung mit unterschiedlicher Immunitätslage. So tritt beispielsweise bei jüngeren Rindern eher eine zellvermittelte Reaktion (also positiver Intrakutantest) auf, bei Tieren im fortgeschrittenen Stadium der Infektion dagegen eher eine humorale Reaktion. In Herdenuntersuchungen zeigt sich, daß fast alle theoretisch mögli-

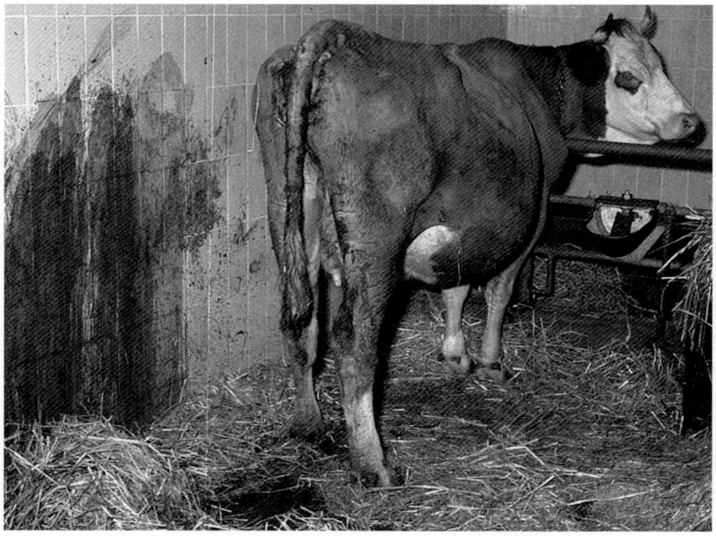

Abbildung 6-213 An klinisch-manifester Paratuberkulose erkrankte Kuh: Abmagerung, starke Verschmutzung des Standplatzes durch den im Strahl abgesetzten Kot

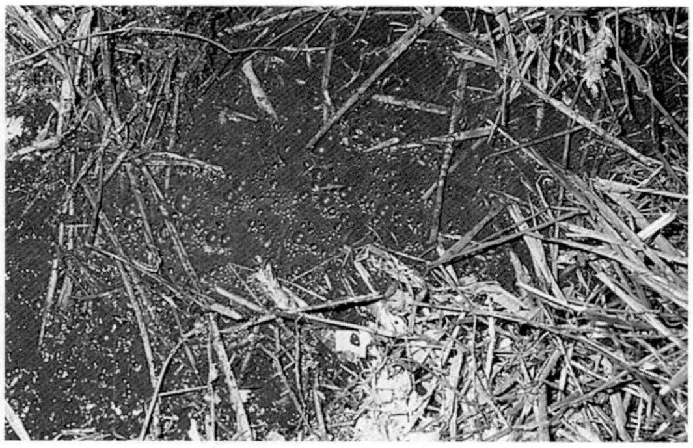

Abbildung 6-214 Auffällige Blasenbildung des wässerigen Kotes der Kuh aus Abb. 6-213

chen Kombinationen von Testergebnissen auch tatsächlich vorkommen. Als praktische Konsequenz aus diesen Tatsachen resultiert die Empfehlung, nach Möglichkeit Tests aller drei oben genannten Kategorien einzuleiten, also z. B. den Intrakutantest, einen ELISA im Blutserum sowie die kulturelle Kotuntersuchung (in Zukunft eher eine PCR-basierte Untersuchung auf Anwesenheit des Erregers im Kot) und bei Vorliegen auch nur eines positiven Ergebnisses (»disjunktives Positivitätskriterium«, wodurch die diagnostische Sensitivität der Testkombination erhöht wird) die Diagnose als vorläufig gesichert anzusehen.

Im Zweifelsfall sollte das Rind geschlachtet (besser noch: getötet und zur Sektion gebracht) werden. Veränderte Darmteile, insbesondere aber Ileum und der Ileozäkallymphknoten, sollten zur patho-histologischen (und bakteriologischen) Untersuchung eingesandt werden.

➤ *Ermittlung (möglichst) aller infizierten Rinder in einem befallenen Bestand:*

Klinische Erkrankungsfälle sind nur die sprichwörtliche Spitze des Eisbergs des Infektionsgeschehens in einem Bestand, wenn es sich bei den betroffenen Rindern nicht ausschließlich um kürzlich zugekaufte jüngere erwachsene Tiere handelt. Die Ermittlung möglichst aller infizierten Rinder des Bestandes ist aber als Basis für ein ggf. beabsichtigtes Bekämpfungsverfahren (s. u.) unerläßlich.

Solange nicht geklärt ist, ob es stabile Kategorien von Rindern mit unterschiedlicher epidemiologischer Bedeutung gibt (z. B. solche, welche die Infektion überstanden haben und immun sind, sowie passagere und schwache Ausscheider), sollte auch hier jedes positive Ergebnis als Hinweis auf Infektion gewertet werden. Mit einer einmaligen serologischen Untersuchung werden dagegen nur etwa 50–60 % der tatsächlich infizierten Rinder erfaßt.

➤ *Abklärung des Infektionsstatus eines zugekauften Rindes:*

Diese Frage hat in expandierenden Betrieben erhebliche praktische Bedeutung. Die von manchen Importländern verlangte Bescheinigung über eine negative Reaktion in einem serologischen Verfahren ist nicht sehr zuverlässig, da, wie oben beschrieben, humorale Antikörper relativ spät im Verlauf des Infektionsgeschehens auftreten. Zuverlässiger ist die Kenntnis des Status des Herkunftsbetriebs (s. u.).

➤ *Abklärung des Status eines Bestandes ohne Paratuberkulose-Anamnese zum Zweck der Zertifizierung:*

Wenn in einem erstmals (!) untersuchten Rinderbestand *alle* erwachsenen Rinder in Tests der drei oben genannten Kategorien ausschließlich negative Ergebnisse geliefert haben, kann mit hinreichender Sicherheit davon ausgegangen werden, daß der Bestand frei von Paratuberkulose ist. Das ist besonders für Zuchtbetriebe von Bedeutung.

➤ *Zertifizierung eines Bestandes nach Sanierung:* Bei infizierten Zuchtbetrieben sind strenge Maßstäbe an die Anerkennung als »paratuberkulosefrei nach Sanierung« anzulegen. Es müssen vier Untersuchungen im halbjährlichen Abstand bei allen Rindern des Bestandes ausnahmslos negative Ergebnisse geliefert haben, ebenso wie jährliche Nachuntersuchungen über zwei weitere Jahre. Entnahme und Versand der Proben muß durch einen Amtstierarzt erfolgen.

➤ *Ermittlung (möglichst) aller infizierten Bestände in einem Gebiet:* Als Basis einer ernst zu nehmenden Tierseuchenbekämpfung ist eine Bestandsaufnahme in Form einer flächendeckenden Untersuchung (Tankmilchserologie) unverzichtbar.

■ **Differentialdiagnose:** Bei der geschilderten, relativ einheitlichen Symptomatik der klinisch manifesten Krankheit (Durchfall und Abmagerung einzelner erwachsener Rinder) sind v. a. folgende Leiden differentialdiagnostisch in Betracht zu ziehen: Amyloidnephrose (Kap. 7.1.5.1), Fasziolose (Kap. 6.13.8), chronischer Kupfermangel (Kap. 12.3.11), chronische Salmonellose (Kap. 6.10.21), »idiopathische eosinophile Enteritis« (Kap. 6.10.18). Es ist zu beachten, daß sich diese Krankheiten nicht gegenseitig ausschließen, also gemeinsam bei Rindern eines Bestandes vorkommen können.

■ **Behandlung:** Paratuberkulose ist für alle praktischen Zwecke als unheilbar anzusehen. Da klinisch manifest erkrankte Rinder den Erreger sehr massiv ausscheiden können, sollten sie so bald wie möglich aus dem Bestand entfernt werden. Experimentelle Verabreichung von Antibiotika und Chemotherapeutika (z. B. Clofazimin, Isoniazid, Rifabutin, Rifampin und Streptomycin) hat zwar z. T. zu klinischer Besserung, aber auch nach sehr langer Behandlungsdauer nicht zu bakteriologischer Heilung geführt.

■ **Prophylaxe:** Die wichtigste Vorbeuge besteht in der Verhinderung der Einschleppung. In bekannt infizierten Beständen richten sich die prophylaktischen Bemühungen naturgemäß auf andere Ziele, nämlich auf die Verhinderung der Infektion nachgeborener Kälber und/oder auf die Reduktion wirtschaftlicher Schäden. Zu ersterem sind Trennung der Kälber unmittelbar nach der (möglichst überwachten) Geburt, ausschließliche Verwendung von Kolostrum unverdächtiger Kühe und von den erwachsenen Rindern getrennte Aufzucht bis zu einem Alter von etwa zwei Jahren zu empfehlen. Eine Reduktion wirtschaftlicher Schäden ist in stark infizierten Betrieben auch durch Impfung zu erreichen (s. u.).

■ **Bekämpfung:** Im »International Animal Health Code« (Ausgabe 1998) empfiehlt das OIE den Veterinärverwaltungen in Importländern, für importierte Hauswiederkäuer ein Internationales Tiergesundheitszeugnis zu verlangen, aus dem hervorgeht, daß die Tiere 1.) am Tag der Ausfuhr keine klinischen Anzeichen von Paratuberkulose gezeigt haben, 2.) aus Beständen stammen, in denen in den letzten 5 Jahren vor dem Export keine klinischen Anzeichen für Paratuberkulose offiziell festgestellt wurden und 3.) in den 30 Tage vor dem Export durchgeführten Tests auf Paratuberkulose (KBR, Allergietests, ELISA) negativ reagiert haben (http://www.oie.int). Die Natur dieser Infektionskrankheit (und die mancher Menschen) bedingt jedoch, daß dies keinen absoluten Schutz vor Einschleppung darstellt. In Deutschland besteht für Paratuberkulose Meldepflicht. Eine allgemeine, koordinierte staatliche Bekämpfung findet zur Zeit (2001) nicht statt. In einzelnen Bundesländern gewähren Tierseuchenkassen Beihilfen, welche an bestimmte Auflagen geknüpft sein können.

➤ Grundsätzlich stehen hier die drei Hauptinstrumente der Tierseuchenbekämpfung zur Verfügung, nämlich *Ausschaltung von Infektionsquellen, Verhinderung der Infektion empfänglicher Individuen* und *Minderung der Empfänglichkeit in der Population.* Welches der möglichen Ziele einer Bekämpfung im speziellen Fall sinnvoll und realistisch ist, muß unter Abwägung verschiedener Aspekte entschieden werden.

»» Im einfachsten (und häufigsten) Fall entscheiden sich die Betriebsleiter, nichts zu tun. Das kann durchaus auch der wirtschaftlichste Weg sein, insbesondere dann, wenn langfristige Weiterführung des Betriebs nicht beabsichtigt ist, oder aber wenn die örtlichen Verhältnisse (einschließlich des Personals) eine konsequente Bekämpfung von vornherein aussichtslos erscheinen lassen. Der Verkauf von Zucht- und Nutzvieh durch einen solchen Betrieb sollte aber unterbunden werden.

»» In Milcherzeugerbetrieben, in denen lediglich die wirtschaftlichen Verluste durch klinisch manifeste Erkrankungsfälle so gering wie möglich gehalten werden sollen, ist die Impfung in Betracht zu ziehen. In Deutschland ist zur Zeit (2001) eine Lebendvakzine auf der Basis des Stammes 316F zugelassen. Die Impfung erfolgt in den ersten vier Lebenswochen. An der Impfstelle können sich subkutane Granulome von erheblicher Größe entwickeln. Injektion des Impfstoffes bei Menschen sollte unbedingt vermieden werden. Durch die Impfung allein kann die Infektion zwar nicht aus einem Betrieb eliminiert werden, die Zahl der klinischen Fälle wird aber deutlich reduziert. Inwieweit eine solche Verbesserung der Bestandssituation durch die Impfung oder durch die stets ebenfalls durchzuführenden Hygienemaßnahmen bedingt ist, läßt sich schwer beurteilen. Geimpfte Tiere reagieren über einige Zeit positiv im Tuberkulin-Test, sind aber im Simultan-Test oft durch die stärkere Reaktion gegenüber aviärem Tuberkulin von tuberkulös infizierten zu differenzieren. Sie reagieren ebenfalls positiv in den verschiedenen serologischen Verfahren und sind in diesem Fall nicht mehr von natürlich infizierten zu unterscheiden. Daher muß das Ziel der Bekämpfungsmaßnahmen klar festgelegt werden.

»» Zuchtbetriebe und Milcherzeugerbetriebe mit uneingeschränkter Zukunftsperspektive sollten eine Sanierung anstreben. Hierbei kommen nur die beiden ersten der oben genannten Instrumente der Tierseuchenbekämpfung in Frage. Die Tilgung der Paratuberkulose aus einem Bestand ist jedoch ein mühsames und langwieriges Unterfangen, welches v.a. vom (ausreichend zu informierenden) Betriebspersonal Ausdauer und Disziplin erfordert. Neben den unter Prophylaxe geschilderten Maßnahmen stützt sie sich auf regelmäßige und komplette Bestandsuntersuchungen mit anschließender Tilgung der Reagenten. Ein solches »Test-and-Cull«-Programm wird ab einer Prävalenz von 5% als wirtschaftlich angesehen.

In diesem Zusammenhang, v.a. aber nach etwaiger Abschaffung des gesamten Bestandes aufgrund sehr starker Verseuchung, ergibt sich das Problem der Verhinderung der Neueinschleppung durch Zukauftiere. Daher ist es von eminenter Bedeutung, paratuberkulosefreie Zuchtbetriebe zu ermitteln und zu zertifizieren. Welche Bedeutung der neuere Befund der Infektion von Wildkaninchen, Füchsen und Wieseln mit *M. a. p.* für die Epidemiologie und die Bekämpfung hat, läßt sich zur Zeit noch nicht sicher abschätzen.

➤ *Desinfektionsmaßnahmen:* In der »10. Liste der nach den Richtlinien der DVG geprüften und als wirksam befundenen Desinfektionsmittel für die Tierhaltung« ist eine Reihe von Präparaten mit tuberkulozider Wirkung aufgeführt. Die jeweils neueste Ausgabe dieser Liste ist von der DVG (Frankfurter Str. 89, D-35392 Gießen) zu beziehen. Online-Recherche über das Internet ist möglich. Rindergülle kann durch Einrühren von Kalkstickstoff (20 kg/m^3) bei mindestens 4wöchiger Einwirkungszeit desinfiziert werden. Weitere technische Hinweise sind in der Arbeit von Ley und Böhm (1993) enthalten. Die so behandelte Gülle soll mit maximal 20 m^3/ha ausgebracht werden können. Grundsätzlich sollten Jungrinder nicht auf Weiden aufgetrieben werden, auf denen vor weniger als einem Jahr infizierte erwachsene Rinder waren. Zur Dekontamination von Weiden gibt es keine auf gründlichen Untersuchungen basierenden Angaben. Es wird empfohlen, vorhandene Kotfladen auszubreiten und nach Möglichkeit der Sonnenbestrahlung auszusetzen.

■ **Beurteilung:** Angesichts des erheblichen Schadens, der mit einer Einschleppung von Paratuberkulose in einen Betrieb verbunden sein kann, sowie des mit einer Sanierung verbundenen Aufwandes kommt dem Schutz bisher freier Bestände besondere Bedeutung zu. Rinderhalter sollten daher auf die Gefahren des Zukaufes von paratuberkulösen Rindern hingewiesen und ermahnt werden, bei Zukauf den Status des Herkunftsbetriebes zu erfragen.

Sektionsbefund: Die Veränderungen sind im Bereich des Ileums am frühesten und stärksten ausgeprägt und bestehen in »hirnwindungsähnlicher« Verdickung der Schleimhaut (Abb. 6-215). Die zugehörigen Lymphknoten sind ebenfalls verdickt. Mikroskopisch erweisen sich die Veränderungen als granulomatöse Entzündung mit umfangreicher Infiltration von epitheloiden Zellen und Makrophagen, in denen die Keime nachgewiesen werden können. Auch die Muskularis und die Serosa sind m. o. w. stark mit Makrophagen infiltriert, was zur grobsinnlich feststellbaren Verdickung der Darmwand führt. In der Leber können sich ebenfalls granulomatöse Herde befinden.

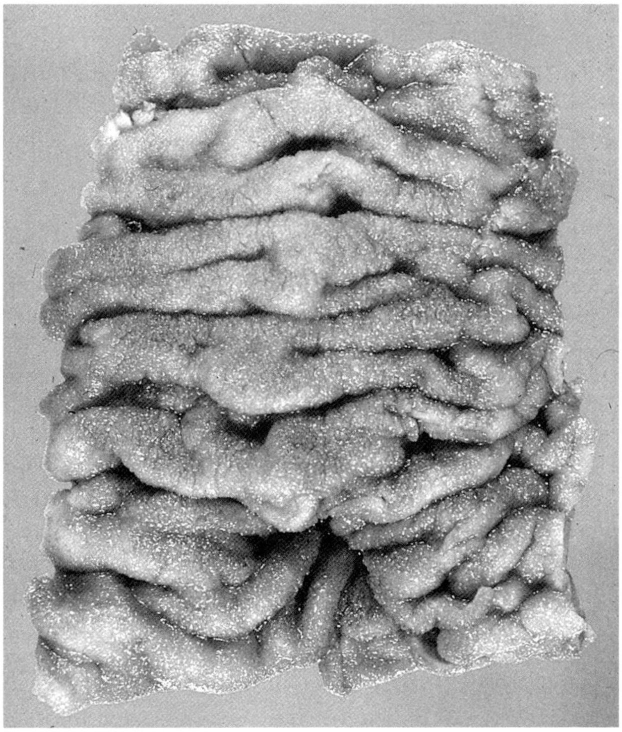

Abbildung 6-215 »Hirnwindungsähnliche« Faltenbildung an der Darmschleimhaut infolge chronisch-hyperplastischer Entzündung bei Paratuberkulose

6.10.23 Clostridiose (Enterotoxämie)

W. Klee

Definition: Durch verschiedene Typen von *Clostridium perfringens* und deren Toxine hervorgerufene Darm- und Allgemeinerkrankungen mit perakutem oder akutem Verlauf.

Epidemiologie: *Cl. perfringens* ist ein weitverbreiteter Erreger, welcher Erkrankungen bei allen Nutztierarten und auch beim Menschen verursacht. Im Darmtrakt gesunder Rinder ist *Cl. perfringens* regelmäßig anzutreffen. Allerdings handelt es sich dabei meist um den für Rinder weniger pathogenen Typ A. Über die Häufigkeit von Erkrankungen bei Rindern gehen die Angaben in der Literatur auseinander und reichen bis zu einer Morbidität von 50 % bei einzelnen Ausbrüchen. Wie bei vielen anderen Krankheiten, scheint auch hier die Bedeutung durch einschlägig tätige Untersucher betont zu werden, während diese Leiden andernorts kaum jemals diagnostiziert werden. In der Literatur werden Erkrankungen bei Kälbern in vielen Übersichtsarbeiten erwähnt, es gibt aber auffallend wenige Originalberichte über tatsächliche Nachweise. Zwar können Erkrankungen durch *Cl. perfringens* bei Rindern aller Altersgruppen vorkommen, es gibt jedoch gewisse Schwerpunkte der Inzidenz, so v. a. bei neugeborenen Kälbern (bis zum Alter von etwa 10 Tagen) sowie bei Mastkälbern im Alter von 1–4 Monaten.

Ursache: Anhand der Bildung der vier sogenannten Haupttoxine (»major toxins«: α, β, ε und ι) werden fünf Typen von *Cl. perfringens* unterschieden (Übersicht 6-31). Daneben ist eine Reihe weiterer, sogenannter Nebentoxine (»minor toxins«) und Pathogenitätsfaktoren beschrieben worden, welche z. T. ebenfalls mit griechischen Buchstaben bezeichnet werden. Dieser relativ klaren Einteilung entspricht aber keine ebenso eindeutige Unterscheidung der zugehörigen Krankheitsbilder.

Die weiteren Ausführungen beziehen sich, soweit nicht ausdrücklich anders vermerkt, auf die durch *Cl. perfringens* verursachte Enterotoxämie der Kälber und älteren Rinder, bei der das β-Toxin vermutlich eine wichtige Rolle spielt.

Pathogenese: Kolostrum enthält einen Trypsininhibitor, unter dessen Wirkung die im Darm älterer Kälber stattfindende Inaktivierung von β-Toxin gehemmt sein kann. Das Toxin führt zu einer Zerstörung der Mikrovilli. Die Keime können sich in diesem Bereich besser anheften und vermehren, und so kommt es zu einem sich selbst verstärkenden Prozeß mit zunehmender Nekrose und Blutungen. Durch die

Übersicht 6-31 Haupttoxine (»major toxins«) verschiedener Toxovare von *Cl. perfringens* und ihre Wirkung

Typ (Toxovar)	Haupttoxin(e)	Wirkung(en)
A	α	Hämolyse
B	β (α, $\alpha\epsilon$)	β: Darmschleimhautnekrose
C	β (α)	(wie oben)
D	ϵ (α)	ϵ: Erhöhung der Gefäßpermeabilität, ZNS-Toxizität
E	ι (α)	Diarrhoe, Hautnekrose

geschädigte Darmschleimhaut kann Toxin auch in größerem Umfang in den Organismus gelangen (Enterotoxämie), was rasch zum Tod der Tiere führt. Subpathogene Mengen an Toxin scheinen dagegen eine Immunreaktion auszulösen.

Starke Schwankungen in der Nahrungszufuhr mit entsprechender Störung des mikrobiellen Gleichgewichts im Darm können auch bei älteren Rindern prädisponierend wirken, weil sie die explosionsartige Vermehrung und nachfolgende Versporung von *Cl. perfringens* unter Toxinbildung begünstigen und z. T. auch zur Hemmung von Trypsin führen. Inwieweit auch Enterotoxin (CPE = Cl. perfringens Enterotoxin) an der Pathogenese beteiligt ist, kann zur Zeit noch nicht sicher gesagt werden.

Symptome, Verlauf: Nach perakutem Verlauf werden die betroffenen Kälber gewöhnlich tot aufgefunden, ohne daß zuvor Krankheitserscheinungen beobachtet worden wären. Bei akutem Verlauf werden als Symptome Aufblähen, Kolik und blutiger Durchfall beschrieben. Kurz vor dem Tod können Erscheinungen von seiten des ZNS (Erregung, Erblindung, Koordinationsstörungen und schließlich Krampfanfälle mit Opisthotonus) hinzutreten. Es sollen auch mildere Verlaufsformen mit Spontanheilung vorkommen, wobei aber die Sicherung der Diagnose problematisch erscheint. Aus den USA wurde zudem über Pansen- und Labmagentympanie, Abomasitis und Labmagengeschwüre als Folge einer Infektion mit C. perfringens Typ A berichtet (Kap. 6.9.3). Ob das gelegentlich bei Kühen zu beobachtende Bild einer Dünndarmobstipation durch umfangreiche Blutkoagula dem Enterotoxämie-Komplex zugerechnet werden muß, ist noch nicht geklärt.

Diagnose: Der rasche Verlauf wird meist nur eine klinische Verdachtsdiagnose zulassen. Zur postmortalen Sicherung der Diagnose, wozu der Tierkörper so bald wie möglich nach dem Tod untersucht werden muß, gehört neben dem passenden pathologisch-anatomischen Befund (s. u.) der Nachweis des Toxins. Hierzu gibt es kommerziell vertriebene Tests auf der Basis von ELISA. Auch Nachweisverfahren mittels PCR sind entwickelt worden. Es ist zu beachten, daß β-Toxin rasch zerstört werden kann. Der Befund einer massenhaften Vermehrung von Clostridien im Dünndarm bei bereits einige Zeit toten Tieren ohne Differenzierung der Typen und ohne Toxinnachweis ist diagnostisch nicht verwertbar.

Differentialdiagnose: In erster Linie ist an Sepsis durch gramnegative Bakterien (E. coli und Salmonellen) zu denken, bei älteren Kälbern auch an Kokzidiose (Kap. 6.11.5). Stehen die ZNS-Symptome im Vordergrund, wäre differentialdiagnostisch v. a. CCN (Kap. 10.5.5) zu berücksichtigen. Die pathologisch-anatomischen Befunde (s. u.) ähneln denen, welche bei Darmscheibendrehung oder Volvulus zu erheben sind.

Behandlung: Von einer antibakteriellen Behandlung ist nur bei sehr frühem Einsatz Erfolg zu erwarten. Clostridien sind im allgemeinen gegenüber β-Lactamantibiotika, Cephalosporinen, Tetracyclinen und Makrolidantibiotika empfindlich, nicht aber gegenüber Aminoglykosiden.

Prophylaxe: Impfung ist möglich und auch wirksam, wird aber in Deutschland kaum eingesetzt, weil die (nachgewiesene) Inzidenz der Erkrankung insgesamt sehr niedrig ist. Empfohlen wird für gefährdete Bestände eine initiale Doppelimpfung hochträchtiger Rinder im Abstand von vier Wochen und nachfolgend jährlich eine Wiederholungsimpfung. Fütterungsumstellungen sind allmählich zu vollziehen, und starke Schwankungen in der Tränke- oder Fütterungsmenge sind nach Möglichkeit zu vermeiden. Über die Wirksamkeit sogenannter Probiotika zur Verhinderung der Enterotoxämie kann auf Basis der bisher vorliegenden Daten noch kein abschließendes Urteil abgegeben werden.

Beurteilung: Es ist denkbar, daß die Erkrankung einerseits aufgrund des raschen Verlaufs unterdiagnostiziert wird, weil einzelne plötzlich tot aufgefundene Kälber nicht der Sektion zugeführt werden. Andererseits besteht eine gewisse Gefahr, daß postmortale Vermehrung von Clostridien in aus anderen Gründen verendeten Kälbern zu einer falschen Diagnose führt.

Bekämpfung: Die Erkrankung wird staatlicherseits nicht bekämpft und eignet sich aufgrund der weiten Verbreitung von Clostridien in der Umwelt auch nicht für eine systematische Bekämpfung.

Sektionsbefund: Rasch eintretende Verwesung; Blutungen unter dem Epikard; Dünndärme mit Blut und/oder Blutkoagula gefüllt (»purple gut«); histologisch: Epithelnekrosen im Dünndarm mit massenhaft angelagerten Stäbchen.

6.10.24 Yersiniose

W. Klee

Definition: Durch verschiedene *Yersinia* spp., hauptsächlich *Y. enterocolitica* und *Y. pseudotuberculosis*, verursachte, vornehmlich unter Erscheinungen einer Enterokolitis verlaufende Infektionskrankheit.

Ursache: *Yersinia pseudotuberculosis* und *Y. enterocolitica* sind gramnegative, aerobe oder fakultativ anaerobe Keime aus der Familie der Enterobacteriaceae. Vom erstgenannten werden sechs Serotypen (jeweils mit Untertypen), von letzterem über 60 Serotypen unterschieden. Yersinien können sowohl aus klinisch kranken als auch aus gesunden Tieren isoliert werden. Mit Isolaten läßt sich die Krankheit jedoch nur selten reproduzieren. *Y. pseudotuberculosis* scheint für Rinder eher pathogen zu sein, insbesondere Serotyp III, als *Y. enterocolitica*.

Epidemiologie: *Y. enterocolitica* und *Y. pseudotuberculosis* kommen weltweit auch außerhalb von Wirtsorganismen vor und haben ein breites Wirtsspektrum, das neben den Haustieren auch den Menschen einschließt. Ein Reservoir für *Y. enterocolitica* und *Y. pseudotuberculosis* sind klinisch unauffällige Schweine. Die direkte Übertragung vom infizierten Tier auf den Menschen ist umstritten, eine indirekte Übertragung durch fäkale Kontamination von Lebensmitteln erscheint jedoch möglich (»Saprozoonose«). So können Yersinien häufig in Rohmilch nachgewiesen werden.

Als Quellen der Infektion von Rindern werden überschwemmte Weiden sowie Kontamination des Futters mit Vogel- oder Nagerkot angesehen. Weitere Risikofaktoren sind kaltes Wetter, starke Nässe, suboptimale Ernährung, hohe Tierdichte sowie anderweitige Erkrankungen. Die Prävalenz von Antikörpern gegen *Y. pseudotuberculosis* ist bei älteren Rindern (zumindest in Australien) hoch, was auf den meist subklinischen Verlauf der Auseinandersetzung mit den »Erregern« hinweist. In einer Untersuchung in Deutschland Anfang der 80er Jahre wurden aus 58 von 160 Kotproben von gesunden Rindern *Y. enterocolitica* isoliert und in 29 von 150 Rinderseren aus diagnostischen Einsendungen Antikörper gegen diesen Keim gefunden. Die serologische Reaktion auf Infektionen mit *Y. enterocolitica* Serotyp O:9 kann zu Kreuzreaktionen bei der Untersuchung auf Brucellose führen.

Pathogenese: Nach der meist oral erfolgenden Aufnahme können Yersinien in das lymphatische Gewebe im Bereich des Rachens sowie in das Darmepithel, besonders aber in die Peyerschen Platten eindringen. Im Darm führen sie zu einer teilweise nekrotisierenden Enterokolitis, in deren Verlauf es zur Bildung von Geschwüren in der Darmschleimhaut, von Mikroabszessen in der Lamina propria und in den Darmlymphknoten sowie zur Zottenatrophie kommt. Der auftretende Durchfall wird auch auf ein hitzestabiles Enterotoxin zurückgeführt. Bei entsprechend beeinträchtigter Resistenz des betroffenen Individuums, wozu beim Menschen auch Eisenüberschuß beiträgt, kann es zu Septikämie mit akutem Verlauf kommen. Hierbei wird der Wirkung von Endotoxin sowie einem »superantigenen« Exotoxin (YPM) besondere Bedeutung zugeschrieben.

Symptome, Verlauf: Bei Rindern sind im Zusammenhang mit Yersinieninfektionen verschiedene Erkrankungsformen beobachtet worden, nämlich mit Durchfall einhergehende *Enterokolitis*, *Septikämie*, welche bei trächtigen Tieren im fortgeschrittenen Stadium der Gravidität zu Abort führen kann, und *Mastitis*. Der im Rahmen eines akuten Krankheitsgeschehens auftretende Durchfall ist profus, übelriechend, mit Schleim und Blut durchsetzt und führt zu Dehydratation. Es besteht Fieber. Inwieweit die mitunter beobachtete *Anämie* Folge der Yersiniose oder Ausdruck eines vorher schon bestehenden Leidens ist, welches das Angehen der Yersinieninfektion begünstigt hat, ist gewöhnlich schwer zu entscheiden. Mitunter werden betroffene Tiere unvermittelt tot aufgefunden. Daneben soll auch ein durch *Kümmern* oder *Abmagern* und chronischen Durchfall charakterisierter Verlauf vorkommen.

Beim Menschen sind Hautaffektionen (Erythema nodosum), »reaktive Arthritis«, Pharyngitis und weitere Erkrankungsformen als Manifestationen von Infektionen mit Yersinien beschrieben worden.

Diagnose, Differentialdiagnose: Die klinischen Erscheinungen erlauben nur eine Verdachtsdiagnose, und selbst die Isolierung von Yersinien aus erkrankten Tieren kann nicht mit der Sicherung der Diagnose gleichgesetzt werden. Hierzu wäre der Nachweis eines einheitlichen Yersinien-Stammes aus mehreren in der oben beschriebenen Weise erkrankten Tieren mit jeweils gleichartigen Sektionsbefunden zu fordern. *Differentialdiagnostisch* sind v. a. Salmonellose (Kap. 6.10.21) und die dort als Differentialdiagnosen angegebenen Erkrankungen sowie sporadische, zu Kümmern führende Leiden zu berücksichtigen.

Behandlung, Prophylaxe: Yersinien werden als empfindlich gegenüber Fluochinolonen, Tetracyclinen, Trimethoprim-Sulfonamid-Kombinationen und Aminoglykosiden, aber als resistent gegenüber Penicillin und Cephalosporinen der ersten Generation beschrieben. In der Humanmedizin sind lediglich die septikämische Verlaufsform und ihre Komplikationen eine Indikation zur antibiotischen Behandlung. Bei erkrankten Rindern sind Fieber und Störung des Allgemeinbefindens als Hinweise auf Septikämie und daher als Indikation zu möglichst frühzeitigem Einleiten einer sachgerechten antiinfektiösen Therapie anzusehen. Spezifische Vorbeugemaßnahmen sind nicht bekannt.

■ **Beurteilung:** Aufgrund der weiten Verbreitung dieser Keime einerseits und der Assoziation von Erkrankungen mit ungünstigen und resistenzmindernden Umständen (s. o.) andererseits kann die Bedeutung von Yersinien als primäre Krankheitserreger bei Rindern bisher nicht als eindeutig geklärt angesehen werden. Eine Häufung von Isolierungen aus gesunden und kranken Rindern dürfte eher vermehrte Aufmerksamkeit als erhöhte Prävalenz widerspiegeln. Ein weiteres Problem bei der Beurteilung besteht darin, daß nicht selten lediglich über Befunde bei erkrankten und/oder gestorbenen Tieren berichtet wird. Im Hinblick auf den vermuteten Zusammenhang zwischen Yersinien-Infektionen bei Haustieren und denen beim Menschen sollten allgemeine Hygienemaßnahmen im Rahmen der Qualitätssicherung in der tierischen Produktion (»Biosecurity«) eingeführt oder verstärkt werden, insbesondere aber ist der Verbraucher über den sachgerechten Umgang mit Nahrungsmitteln tierischer Herkunft aufzuklären.

■ **Sektionsbefund:** Mit Ausnahme der in verschiedenen Organen zu findenden Mikroabszesse entsprechen die Sektionsbefunde weitgehend denen, welche bei Salmonellose erhoben werden.

6.10.25 Winter-Dysenterie

W. Klee

■ **Definition:** Winter-Dysenterie (WD) ist eine plötzlich auftretende Durchfallerkrankung, von der vorwiegend jüngere erwachsene Rinder während der Wintermonate befallen werden. Das einzelne betroffene Tier ist nur kurze Zeit erkennbar erkrankt, u. U. weniger als einen Tag.

■ **Epidemiologie:** Die Krankheit ist in den USA, Kanada, Australien, Neuseeland, Japan, Israel und Europa beobachtet worden und in den Gegenden, wo sie vorkommt, seit langem bekannt. Die Ausbreitung innerhalb einer Herde ist geradezu explosiv; ein Ausbruch dauert in kleineren Beständen selten länger als 2 Wochen, in größeren kann er sich jedoch 3–5 Wochen hinziehen. Ein und derselbe Betrieb kann innerhalb der folgenden Jahre wiederum von der Krankheit heimgesucht werden; die Ausprägung der Symptomatik soll in nachfolgenden Ausbrüchen jedoch geringer sein. Die Morbidität ist hoch (50% und mehr), die Letalität wird mit 1% beziffert.

Starke Schwankungen in der Stall- und Tränkewassertemperatur wurden als Risikofaktoren ermittelt, außerdem die Aufstallung in Anbindeställen sowie die Verunreinigung von Futter durch Kot, z. B. über die Verwendung desselben ungereinigten Gerätes (Frontlader). Die Inkubationszeit nach experimenteller Infektion wird mit 4–5 Tagen angegeben.

■ **Urache:** Die Ursache der Erkrankung ist nicht eindeutig geklärt. Daher ist es auch nicht sicher, daß es sich bei den verschiedenenorts als Winter-Dysenterie angesprochenen Ausbrüchen von akutem blutigem Durchfall bei erwachsenen Rindern um ein ätiologisch einheitliches Geschehen handelt. Zunächst wurde *Campylobacter* (früher: Vibrio) *jejuni* eine ätiologische Bedeutung zugeschrieben, aber schon damals die Beteiligung eines Virus vermutet, weil entsprechende Erkrankungen mit bakterienfreiem Material ausgelöst werden konnten. In neuerer Zeit konzentriert sich die Aufmerksamkeit auf *Bovines Coronavirus* (BCV), das auch für Durchfälle bei neugeborenen Kälbern verantwortlich ist. Von BCV ist bisher nur ein Serotyp bekannt; allerdings lassen sich im HAHT und auf molekularbiologischer Ebene gewisse Unterschiede zwischen verschiedenen Isolaten nachweisen.

Ob verschiedene Stämme für die Erkrankungen bei Kälbern und Erwachsenen verantwortlich sind, ist nicht eindeutig geklärt. Eine alternative Erklärung für die Rolle von BCV bei Kälberdurchfall und WD besteht darin, daß letztere nur auftritt, wenn in einem Bestand ein großer Teil der jüngeren erwachsenen Rinder sich in ihrer Jugend nicht mit BCV auseinandergesetzt und daher keine eigenen Antikörper gebildet hat. Diese Hypothese erklärt jedoch die erheblichen regionalen Unterschiede in der Inzidenz von WD nicht befriedigend.

BCV läßt sich regelmäßig aus den Fäzes von an WD erkrankten, aber auch häufig aus denen von klinisch unauffälligen Rindern isolieren. Die Nachweisbarkeit einer Serokonversion hängt von der Untersuchungsmethodik ab. Reinfektionen mit BCV sollen zwar nicht zu Durchfall führen; das Virus wird dann aber längere Zeit über Nasensekret ausgeschieden und kann sich so in einem Bestand halten.

Coronaviren, mit welchen sich Rinder infizieren lassen, kommen auch bei wildlebenden Wiederkäuern vor. Mischinfektion mit Bovinem Virusdiarrhoe-

Virus soll zu Verstärkung der Erkrankung führen können. Da sich das typische klinische Bild – auch bei seronegativen erwachsenen Rindern – mit BCV-Isolaten aus spontanen Erkrankungsfällen nicht sicher auslösen läßt, wird die Wirkung weiterer Faktoren (s. o., Futterwechsel, zusätzliche Infektionen) vermutet.

Andere im Zusammenhang mit WD beschriebene Viren sind Torovirus, Breda-Virus, Bovines Parvovirus sowie ein Enterovirus.

Pathogenese: Die BCV-Infektion führt zu umfangreicher Zerstörung der Schleimhaut in Dünn- und Dickdarm (Kap. 6.10.19), insbesondere der Krypten, wobei es zu Austritt von Plasma oder Blut kommt.

Symptome, Verlauf: Zunächst zeigen sich Freßunlust, Niedergeschlagenheit und leicht erhöhte Körpertemperatur (bis etwa 40,5 °C). Mit Einsetzen des profusen Durchfalls geht das Fieber zurück. Der Kot kann m. o. w. bluthaltig sein, wobei das Blut entweder als blutig-schleimige Beimengung deutlich separiert oder homogen beigemischt ist. Ansonsten ist die Farbe des Kotes je nach Zusammensetzung der Ration dunkelbraun bis schwärzlichgrün. Respiratorische Symptome, wie Nasenausfluß und Husten, auch vermehrter Tränenfluß, werden beschrieben. Die Milchleistung erkrankter Kühe sinkt drastisch (z. T. um über 50%) ab. Dieser Milchrückgang, der auf die ganze Laktation bezogen etwa 20% beträgt, macht neben vorübergehendem Verlust an Körpermasse bei den schwerer betroffenen Tieren den eigentlichen wirtschaftlichen Schaden aus.

Besonders schwer sind Jungkühe unmittelbar p. p. und während der Hochlaktation betroffen, während der Verlauf bei jüngeren Tieren i. d. R. ausgesprochen mild ist. In einer Studie erwiesen sich auch trächtige Rinder als auffallend wenig betroffen. Im allgemeinen treten bei den klinisch Erkrankten innerhalb weniger Tage Besserung und Heilung ein.

Diagnose, Differentialdiagnose: Bis zur eindeutigen Klärung der Ätiologie wird die Diagnose anhand der klinischen Symptomatik und der auffallenden epidemiologischen Charakteristik gestellt werden müssen. *Differentialdiagnostisch* sind diätetisch bedingter Durchfall, Salmonellose, Bovine Virusdiarrhoe, Kokzidiose sowie Winter-Ostertagiose zu berücksichtigen.

Behandlung: Eine ätiologische Therapie ist nicht möglich. Klinisch erkennbare Dehydratation und Anämie stellen jedoch Indikationen zu therapeutischer Intervention in Form von Flüssigkeitsersatz (Kap. 4.3.6) und/oder Blutübertragungen (Kap. 4.3.2.1) dar.

Prophylaxe: Eine spezifische Prophylaxe ist noch nicht verfügbar, wenn man von den gegen Kälberdurchfall gerichteten Muttertiervakzinen, welche eine Coronaviruskomponente enthalten, absieht. Angesichts der hierzulande offensichtlich niedrigen Inzidenz dürfte eine allgemeine Impfung auch kaum wirtschaftlich sein.

Beurteilung: Auch wenn die Bedeutung dieser Erkrankung aus wirtschaftlicher Sicht sicher gering ist, gibt sie aus medizinischer Sicht noch einige Rätsel auf. Außerdem gibt es Hinweise auf die Möglichkeit der Übertragung von BCV auf Menschen.

Sektionsbefund: Tierkörper exsikkotisch und anämisch; Hyperämie und Entzündung der Schleimhaut von Labmagen, Jejunum, Ileum und Kolon, wobei im Bereich der Därme Blutungen in Form von Petechien und Ekchymosen auffallen. Im Rektum sollen die Schleimhautpetechien in auffälliger Weise streifenförmig angeordnet sein. Histologisch zeigen sich v. a. Schäden an den Kryptenepithelzellen (Pyknose, Karyorrhexis und Degeneration).

6.10.26 Campylobacter-Enteritis

W. Klee

Definition: Durch verschiedene Spezies der Gattung *Campylobacter* verursachte Infektionen des Verdauungstraktes.

Vorkommen: Infektionen mit *Campylobacter* spp. werden bei vielen Haustierarten, darunter Hunde, Katzen, Hühner, Schweine, Schafe und Rinder, beschrieben. Von besonderer Bedeutung ist die Tatsache, daß die aus Rindern und anderen Haustieren isolierten Spezies menschenpathogen sein können. Beim Menschen zählen Infektionen mit *Campylobacter* spp. zu den häufigsten Ursachen von Durchfallerkrankungen. Vermutlich hat die dadurch bedingte vermehrte Aufmerksamkeit auf diese Keimgattung in jüngerer Zeit zu einem Anstieg der Nachweise bei Tieren geführt. Die Gefahr der Übertragung auf Menschen scheint bei Kontakt mit durchfallkranken Tieren erhöht zu sein. Aber auch klinisch unauffällige Rinder scheiden die Keime mit den Fäzes und – bei Infektion des Euters – auch über die Milch aus. Kontaminierte rohe oder nicht korrekt pasteurisierte Milch sowie unzureichend erhitztes Fleisch können Ausgangspunkt von Krankheitsausbrüchen bei Menschen sein. Gegen die Vorstellung, daß *Campylobacter* spp. zur normalen Darmflora von Rindern gehören, spricht die Beobachtung, daß nach experimenteller Infektion Bakteriämie und Serokonversion auftreten können.

Ursache, Pathogenese: Die aus der Gattung Vibrio hervorgegangene Gattung Campylobacter gehört zu den aeroben oder fakultativ anaeroben, beweglichen, gebogenen Stäbchenbakterien. Folgende Arten sind bei Rindern beschrieben worden: *C. jejuni, C. coli, C. fecalis, C. fetus* subsp. *intestinalis* und *C. hyointestinalis*. Von verschiedenen Spezies gibt es eine Reihe von Bio- und Serotypen. *Campylobacter fetus* subsp. *intestinalis* wurde früher als Erreger der Winter-Dysenterie angesehen. Es ist jedoch davon auszugehen, daß der Infektion mit diesen Keimen dabei allenfalls die Rolle einer Komplikation zukommt. Ob die oben erwähnte Bakteriämie nach experimenteller Infektion ein regelhafter Bestandteil des Infektionsgeschehens ist, dem eine Manifestation im Verdauungsapparat folgt, oder als Komplikation einer primär und vorwiegend intestinal lokalisierten Infektion anzusehen ist, wurde bislang nicht eindeutig geklärt.

Symptome, Verlauf: Über die Symptomatik spontaner Erkrankungen liegen kaum Berichte vor. Nach experimenteller Infektion mit *Campylobacter* spp. werden relativ milde und selbstlimitierende Krankheitsverläufe beobachtet. Sie sind gekennzeichnet durch Fieber (vermutlich bedingt durch Bakteriämie) und Durchfall, wobei die Fäzes Schleim- und Blutbeimengungen enthalten können. Länger andauernde und schwerwiegende Erkrankungen dürften auf eine Beeinträchtigung der Resistenz des betreffenden Individuums hinweisen. Unter solchen Bedingungen ist auch mit rezidivierenden Infektionen zu rechnen.

Diagnose: Angesichts der nach gegenwärtigem Kenntnisstand geringen pathogenen Bedeutung dieser Keimgattung für Rinder dürften gezielte Untersuchungen, für welche sowohl kulturelle Methoden als auch solche auf der Basis von PCR zur Verfügung stehen, aufgrund klinischer Erkrankungen von Rindern nur selten veranlaßt werden.

Behandlung: In der Humanmedizin werden zur Behandlung in komplizierten Fällen (hohes Fieber, eindeutig blutiger Durchfall, Dauer der Erkrankung über 7 Tage, Verschlimmerung der Symptome) Makrolid-Antibiotika, Tetracycline und Aminoglykoside empfohlen. In analoger Weise wäre bei Rindern zu verfahren.

Bekämpfung, Beurteilung: Wegen der weiten Verbreitung dieser Keimgattung dürfte eine Eradikation kaum möglich sein. In milcherzeugenden Betrieben kann lediglich durch allgemeine hygienische Maßnahmen versucht werden, die Kontamination so gering wie möglich zu halten. Der Infektion mit *Campylobacter* spp. kommt v.a. unter dem Aspekt des Verbraucherschutzes möglicherweise wachsende Bedeutung zu, weil durch die Konzentration in der lebensmittelverarbeitenden Industrie die Größe der Chargen unter Risiko zunimmt. So sollen Campylobacter-Infektionen beim Menschen nach Salmonellen-Infektionen die häufigste Ursache für durch Lebensmittel ausgelöste, bakteriell bedingte Durchfallerkrankungen sein. Die Nachweisrate zeigt zudem (z.T. allerdings wegen intensiverer und verbesserter Diagnostik) steigende Tendenz. Da weder die Kontamination von Milch noch die von Fleisch mit diesen Keimen durch Hygienemaßnahmen im Erzeugerbereich sicher verhindert werden kann, ist auf korrekte Pasteurisierung bzw. ausreichende Erhitzung zu achten.

Sektionsbefund: Nach experimenteller Infektion wurden geringgradige Entzündungserscheinungen (Verdickung der Schleimhaut und Infiltration mit lymphoiden Zellen) im gesamten Verdauungstrakt beschrieben. Die Mesenteriallymphknoten sind vergrößert und blaß.

6.10.27 Enteromykosen

W. Klee

Definition: Infektion des Darmtraktes durch Pilze verschiedener Klassen, meist nach lokaler oder systemischer Vorschädigung des Wirtsorganismus, mit der möglichen Folge von Durchfall und Kümmern.

Vorkommen, Ursache, Pathogenese: Hefen und andere Pilze gehören zur normalen Darmflora von Rindern und lassen sich aus ihren Fäzes, aber auch aus dem Darm und den zugehörigen Lymphknoten normal geschlachteter Tiere isolieren. Über experimentelle Belastung gesunder Rinder mit diesen Isolaten gelingt es nur selten, eine klinisch manifeste Erkrankung zu provozieren. Es ist anzunehmen, daß es hier fließende Übergänge zwischen Mutualismus, Kommensalismus und Parasitismus gibt. Häufungen von gleichartigen Erkrankungsfällen sind wahrscheinlich auf gemeinsame Exposition gegenüber einer Quelle (z.B. verdorbene Silage) oder gleichartige Fütterungsumstände (Pansenazidose, Kap. 6.6.12) zurückzuführen und nicht auf horizontale Ansteckung. Als *Ursache* von Mykosen des Verdauungstraktes beim Rind werden Hefen (*Candida* spp., v.a. *C. krusei*, und *Torulopsis* spp.), Schimmelpilze (*Aspergillus* spp.) sowie Mucorales (*Mucor, Absidia* und *Rhizopus* spp.) beschrieben. Mischinfektionen kommen vor. Die durch *Candida albicans* verursachte Erkrankung (Candidiasis, Soor) sowie Pilzinfektionen der Lunge oder des Gesamtorganismus werden an anderer Stelle beschrieben (Kap. 6.1.4 bzw. 5.3.3.19).

Pilzinfektionen im Verdauungsapparat dürften kaum jemals primäre Erkrankungen sein, sondern sind gewöhnlich als Komplikation eines schweren Primärleidens anzusehen, insbesondere, wenn dieses die systemische Abwehrkraft des Patienten herabgesetzt hat und/oder antibakterielle Medikamente und/oder Glukokortikoide in großem Umfang verabreicht wurden. Mykosen können auf den Verdauungsapparat begrenzt bleiben oder als Teil einer Allgemeininfektion auftreten, wobei der Intestinaltrakt als Eintrittspforte fungieren kann. Umgekehrt kann sich die Infektion des Verdauungsapparates auch aus einer Sepsis entwickeln, welche ihren Ursprung in einem anderen Teil des Organismus hat.

■ **Symptome, Verlauf:** Gemäß der meist sekundären Natur von Pilzinfektionen im Verdauungstrakt steht zunächst die Symptomatik des Grundleidens im Vordergrund. Verschiedentlich wird berichtet, daß Rinder, bei denen später Mykosen festgestellt wurden, einen besonders hartnäckigen Krankheitsverlauf oder nach vorübergehender Besserung wieder Verschlechterung des Allgemeinbefindens gezeigt hätten. Nach experimenteller Infektion wurden bei Kälbern Durchfall und Inappetenz beobachtet. In einem in der Literatur beschriebenen Fall manifestierte sich Mucormykose des Ösophagus, der Vormägen, der Leber und weiterer Organe bei einer Kuh als Vorderbauchschmerz. Im übrigen sind keine spezifischen Erscheinungen mit den Pilzinfektionen des Verdauungstraktes verbunden.

■ **Diagnose:** Die klinische Symptomatik und der Verlauf lassen allenfalls eine Verdachtsdiagnose zu, insbesondere, wenn nach Abklärung eines Falles in einer größeren Gruppe gleichartig gehaltener und gefütterter Rinder mehrere Tiere in ähnlicher Weise erkranken. Der Nachweis von Pilzsporen oder Hefen im Kot ist für sich allein kein Beweis für das Vorliegen einer intestinalen Mykose. Die Validität serologischer Verfahren zum Nachweis spezifischer Antikörper ist bisher nicht ausreichend untersucht. Daher dürfte die Diagnose der pathologisch-anatomischen und nachfolgenden mikroskopischen und/oder kulturellen Untersuchung vorbehalten bleiben.

■ **Differentialdiagnose:** Angesichts der unspezifischen klinischen Befunde (Inappetenz, hartnäckiger Durchfall) kommt naturgemäß eine Vielzahl von Erkrankungen in Frage. Pilzinfektionen sollten daher bei nicht anderweitig abgeklärten Erkrankungen des Magen-Darm-Traktes mit in Betracht gezogen werden.

■ **Behandlung, Prophylaxe:** Die antimykotische Behandlung erkrankter Einzeltiere dürfte aus den oben erwähnten Gründen selten in Betracht kommen. Grundsätzlich wirksam gegen verschiedene Pilze sind Nystatin, Natamycin, Amphotericin B, Flucytosin, Miconazol, Fluconazol, Ketoconazol, Itaconazol. Da diese Präparate für die Anwendung bei lebensmittelliefernden Tieren derzeit (2001) nicht zugelassen sind, kommt der *Prophylaxe* (Ermittlung und Beseitigung prädisponierender Faktoren, Begrenzung des Einsatzes von antibakteriellen Mitteln und von Glukokortikoiden auf das unverzichtbare Maß, Reduktion der Exposition durch Verfütterung möglichst einwandfreier Futtermittel) die größere Bedeutung zu.

■ **Sektionsbefund:** Vom Verdauungskanal sind die Vormägen am häufigsten betroffen (s. Abb. 6-61), dann folgen Labmagen und Darm, die im Sinne einer katarrhalischen oder auch hämorrhagischen Abomasoenteritis betroffen sind. Labmagenulzera (deren Spezifität angesichts ihrer Häufigkeit bei Kälbern aber fraglich erscheint) sind beschrieben worden.

Histologisch zeigen sich Thrombosen, Koagulationsnekrose, Hyphen (die aber z. T. nur nach Anwendung von Spezialfärbungen zu erkennen sind) oder Pseudohyphen, welche in die Wand und auch in Gefäße einsprossen, Hyper- und Parakeratose. Besonders in den Mesenteriallymphknoten können abgekapselte Granulome gefunden werden. Darin befinden sich epitheloide Zellen und eosinophile Granulozyten um ein eitrig-nekrotisches Zentrum, in welchem sich »Asteroidkörper« (asteroid bodies) mit Resten von Hyphen nachweisen lassen.

6.10.28 Chlamydien-Enteritis

G. Dirksen

■ **Definition, Vorkommen:** Zur Familie Chlamydaceae zählende Bakterien sind an verschiedenen Krankheiten des Rindes ursächlich beteiligt, so an Fruchtbarkeitsstörungen und Spätaborten, Mastitis, Pneumonie, Konjunktivitis, Meningoenzephalitis, Polyarthritis und zuweilen auch an *Enteritis*.

■ **Ursache:** Die früher unter Chlamydia psittaci Serotyp 1 eingereihten Keime werden heute der neuen Spezies *Chlamydophila abortus* zugeordnet, während die ehemals dem Serotyp 2 zugerechneten Erreger heute zur Spezies *Chlamydophila pecorum* zählen. Chlamydien wachsen ausschließlich intrazellulär, wo sie zum einen infektiöse, auch außerhalb der Zelle lebensfähige Elementarkörperchen (EK) bilden und zum anderen nichtinfektiöse, ausschließlich intrazelluläre Initial- bzw. Retikularkörperchen (RK).

■ **Pathogenese, Symptome, Verlauf:** Nach Aufnahme in die Zelle wandelt sich das Elementarkörperchen zum

Retikularkörperchen, das sich vermehrt und EK bildet. Nach oraler Aufnahme befallen die EK die Epithelzellen des Darmes und können dort über lange Zeit klinisch inapparent persistieren (Erregerreservoir). Ihre *pathogene Wirkung* wird zum einen auf die Zellschädigung durch die intrazelluläre Vermehrung, zum anderen auf Bildung von Endotoxinen und Immunkomplexen zurückgeführt (s. Polyarthritis, Kap. 9.9.2, 9.9.4). Das *enterale Erscheinungsbild* ist unspezifisch: plötzlich einsetzender, verschieden starker, schleimiger bis wäßriger Durchfall von neugeborenen Kälbern oder Jungrindern, nur ausnahmsweise erwachsener Tiere; zuweilen leichtes Fieber und Nasenausfluß; möglicherweise Bewegungsunlust als Vorläufer von Polyarthritis.

■ **Sektionsbefund:** Labmagen- und Darmschleimhaut ödematisiert, letztere v. a. im Ileumbereich, submuköse und subseröse petechiale Blutungen am Dünndarm, Schleimhauterosionen und -ulzera, leichte peritonitische Veränderungen an Labmagen und Dünndarm. *Histologisch*: Epitheldesquamation, leukozytäre und mononukleäre Infiltration der Lamina propria.

■ **Diagnose:** Der Verdacht auf ursächliche Beteiligung von Chlamydien am Durchfallgeschehen basiert zunächst auf dem Nachweis der Serokonversion bzw. des Titeranstiegs der humoralen AK; der Erregernachweis wird in Kotproben oder Darmschleimhautschabseln (IFT, Giemsa-, Gimenez- oder Stamp-Färbung der EK) geführt.

■ **Behandlung, Prophylaxe:** Als wirksam haben sich Tetracycline und Makrolide (Erythromycin, Tylosin) erwiesen (5 d parenteral oder/und oral). *Vorbeuge:* Verabreichung von Chlamydien-AK-haltiger Kolostralmilch. Zur *Bekämpfung* der chlamydienassoziierten Fruchtbarkeitsstörungen sind Vakzinationsversuche mit stallspezifischen Impfstoffen vorgenommen worden. Ferner sind Hygienemaßnahmen ratsam, auch hinsichtlich der Gefährdung des betreuenden Personals.

6.11 Parasitosen von Magen und Darm

H.-D. Gründer

6.11.1 Pansenegelbefall

■ **Definition:** Die hauptsächlich in warmen Klimazonen bei jüngeren Rindern als akute bis subakute Gastroenteritis auftretende, zuweilen aber auch tödlich verlaufende *Paramphistomose* wird durch Masseninvasion der auf sowie in der Labmagen- und Dünndarm- (hauptsächlich Duodenal-) Schleimhaut parasitierenden Jugendstadien zahlreicher Saugwurmgattungen der Familie *Paramphistomidae* verursacht *(intestinale Paramphistomose)*; die auf der Vormagenschleimhaut schmarotzenden geschlechtsreifen Würmer lösen dagegen selbst bei Massenbefall nur selten offensichtliche Krankheitserscheinungen aus *(ruminale Paramphistomose)*.

■ **Vorkommen, Bedeutung:** Paramphistomen haben weltweite Verbreitung; sie bedingen in subtropischen und tropischen Gebieten größere wirtschaftliche Verluste. Berichte über eine Letalität der befallenen Rinder von 30–70 % liegen aus Israel, Südafrika, Indien, Australien und Amerika vor. In Europa kommen Pansenegel beim Rind gleichfalls gebietsweise vor, doch werden offensichtliche Erkrankungen hier nur selten beobachtet, obwohl in norddeutschen Marschgebieten etwa 60 % der Herden infiziert sind. *P. cervi* wurde auch bei Rindern im Raum Hamburg, Oldenburg, Erfurt, Gera und München sowie am Niederrhein und an der Unterweser nachgewiesen. Fälle von Paramphistomose wurden zudem aus Frankreich, Polen, Bulgarien, Ungarn und Rußland bekannt. Wirtschaftliche Verluste entstehen bei intestinaler Paramphistomose durch Todesfälle im akuten oder subakuten Krankheitsstadium, bei Massenbefall des Pansens mit geschlechtsreifen Parasiten dagegen durch Leistungsminderung und Abmagerung.

■ **Ursachen, Parasitenbiologie:** Da die morphologische Unterscheidung der Paramphistomen Schwierigkeiten bereitet, besteht hinsichtlich der Verbreitung der einzelnen Arten noch wenig Klarheit. Nach bisherigen Kenntnissen kommen in Europa mehrere Arten der Gattung Paramphistomum *(P. cervi, ischikawai, daudneyi)* vor, während in Übersee noch zahlreiche andere Gattungen (*Carymerius*, *Calcophoron* u. a.) angetroffen werden. Die 5–10 mm langen und 2–4 mm breiten reifen Parasiten leben auf der Schleimhaut des Pansens, besonders im dorsalen Pansenblindsack, seltener auch in Haube und Psalter. Die Pansenegeleier gelangen mit dem Kot in die Außenwelt, wo sich innerhalb von ~ 2 Wochen aus jedem Ei ein Mirazidium entwickelt, das in verschiedene, im Wasser lebende Tellerschnekken (*Planorbis*, *Anisus* u. a.) eindringt, in denen die folgenden Entwicklungsstadien auch überwintern. Nach einer von Sporozysten über Redien zu Zerkarien verlaufenden Entwicklung von 34–36 Tagen verlassen letztere bei Sonnenbestrahlung den Zwischenwirt (hauptsächlich im Juni und Juli), schwimmen einige Zeit dicht unter der Wasseroberfläche umher und enzystieren danach an Pflanzen. Aus den von Weiderindern aufgenommenen Paramphistomenzysten schlüpfen im Dünndarm des Wirts die jungen Saugwürmer, die sich von Darmschleimhautteilen ernähren, innerhalb von 50–100 Tagen auf der Schleimhaut zum Pansen zurückwandern und hier geschlechtsreif werden; ihre Präpatentzeit beträgt 3–4 Monate.

■ **Symptome, Verlauf:** Nach 1- bis 2wöchigem Beweiden stark infizierter Flächen (nasse Witterung, unhygienische Weideverhältnisse) treten vornehmlich bei jungen Rindern Erscheinungen einer schweren Labmagen- und Darmschleimhautentzündung mit anhaltendem, stinkendem, wäßrigem Durchfall und hochgradig gestörtem Allgemeinbefinden (Appetitverlust, Apathie, Exsikkose) auf. Im Experiment wirkt die Verabreichung von 160000 Metazerkarien tödlich. Während der mehrwöchigen Krankheitsdauer magern die Tiere dann bis zur Kachexie ab, die mit geringgradiger Anämie ($4{,}0–4{,}5 \times 10^6$ Erythrozyten/µl), Eosinophilie und Monozytose sowie mit Ödembildung im Kehlgang verbunden ist. Oft wird 1–2 Monate nach Krankheitsbeginn die Notschlachtung erforderlich, oder die Kranken verenden.

■ **Diagnose, Sektion:** In Gebieten, in denen stärkerer Pansenegelbefall bei älteren Rindern vorkommt, muß beim Auftreten schwerer Gastroenteritiden unter Weiderindern auch an Paramphistomose gedacht werden; das gilt selbst dann, wenn durch die Kotuntersuchung keine oder nur wenige Pansenegeleier nachgewiesen werden können. Da die Krankheit durch die jungen Wanderstadien verursacht wird, kann deren Nachweis nur durch Untersuchung von Labmagen und Duodenum verendeter oder notgetöteter Rinder erfolgen, wobei auf der katarrhalisch oder blutig entzündeten und teilweise auch nekrotischen Schleimhaut Tausende (~ 30000) der 2–3 mm langen, festhaftenden, fleischfarbenen Egel gefunden werden. Bei der Sektion fallen außerdem Abmagerung, Anämie, Aszites und Schwellung der Mesenteriallymphknoten auf.

Der Befall mit geschlechtsreifen Pansenegeln kann durch den Nachweis ihrer 180×100 µ großen, gedeckelten, im Gegensatz zu den ähnlich aussehenden Eiern von F. hepatica aber farblosen Eier im Kot mit einem der üblichen Sedimentationsverfahren leicht festgestellt werden.

■ **Behandlung, Prophylaxe:** Eine gute Wirkung gegenüber im Pansen befindlichen adulten Egeln wurde mit Niclosamid (Mansonil®, 50–100 mg/kg LM p. o.) gegenüber unreifen Darmstadien mit Oxyclozanid (Diplin®, 15 mg/kg LM p. o.) erzielt.

Da in großen, stärker infizierten Gebieten eine Bekämpfung der Zwischenwirtschnecken im allgemeinen nicht durchführbar ist, müssen zur Prophylaxe weidehygienische Maßnahmen angewandt werden (Fernhalten der Rinder von infizierten Gewässerrändern und Sumpfstellen).

6.11.2 Labmagen-Darm-Wurmbefall

■ **Definition:** Unter den Begriffen *Trichostrongylidose*, *Strongylidose* oder *Ankylostomatose* werden Erkrankungen durch im Labmagen und Darm parasitierende Rundwürmer verschiedener Gattungen zusammengefaßt, die bei Weide-, Auslauf- oder Stallhaltung i. d. R. als Mischinfektion auftreten und deren nähere Unterscheidung aufgrund des Krankheitsbildes und durch einfache Kotuntersuchung nicht gelingt. Die bei Jungrindern sehr häufig vorkommende Krankheit verläuft im allgemeinen unter den Erscheinungen einer subakuten oder chronischen Gastroenteritis sowie schwerer Ernährungs- und Entwicklungsstörungen, die nicht selten zu Kachexie und zum Tode führen.

■ **Vorkommen:** Der in Europa am häufigsten vorkommende Magenwurm *Ostertagia ostertagi* wurde erst 1890 durch VON OSTERTAG entdeckt. Die ersten Beschreibungen der Magen-Darm-Wurmseuche kamen aus Schottland und England (PENBERTHY, 1882; HARKER, 1893). Der Magen-Darm-Wurmbefall ist in allen Erdteilen unter den Verhältnissen intensiver Rinderhaltung weit verbreitet, wobei die feuchten Weidegebiete der gemäßigten Klimazonen (in Deutschland die Küsten-, Niederungs- und Alpengebiete) besonders betroffen werden. Die Befallshäufigkeit wird mit 30–80% aller Rinder angegeben, doch bestehen starke jahreszeitlich- und altersbedingte Unterschiede. Kälber infizieren sich nach dem Verbringen in Laufställe, Ausläufe oder auf Jungtierweiden im Alter von 3–12 Monaten, hauptsächlich jedoch während der ersten Weideperiode.

Unter *Stallhaltungsbedingungen* (auch bodengetrocknetes Heu und Mähgras infizierter Weiden bilden eine Infektionsquelle) kommen im ersten Lebensjahr i. d. R. nur schwache subklinische Infektionen (meist bei 5–20% der Tiere) zustande, doch können besondere Umstände (unhygienische Stallverhältnisse, Mangelernährung) zu starker Invasion, insbesondere mit *Bunostomum phlebotomum* oder Nematodirusarten, und zu manifesten klinischen Erscheinungen führen. Das Auftreten der Magen-Darm-Wurmkrankheit hängt von der Infektionsrate (Zahl und Art der pro Tag aufgenommenen invasionstüchtigen Nematodenlarven) und der Widerstandsfähigkeit des Tieres (Alter, Fütterung, Immunitätsgrad, individuelle Resistenz) ab.

Auf der *Weide* wird die Infektionsrate von der Larvenzahl/kg Weidegras bestimmt, die in Abhängigkeit von Besatzdichte, Pflanzenwachstum und Witterung nach einem Minimum im April/Mai während des Sommers sprunghaft ansteigt (100–1000 Larven/kg Gras) und im Spätherbst ihren Höchststand erreicht. Durch intensive Weidebewirtschaftung (Portions- und Umtriebsweide) mit hohen Besatzdichten werden Rundwurminvasionen gefördert! Im späten Frühjahr erstmalig auf die Weide getriebene Rinder sind dort in den ersten Wochen nur mäßigen, ab Anfang Juli aber zunehmend stärker werdenden Invasionen ausgesetzt, die m. o. w. deutliche Krankheitserscheinungen und/oder wachsende Immunität hervorrufen. Bei *Ostertagia*-Befall kann ein Teil der im Sommer und Herbst aufgenommenen Larven nach Erreichen einer bestimmten Besiedlungsdichte im IV. Larvenstadium bis zur Aufstallung in der Magenschleimhaut verharren und sich erst dann zu adulten Würmern entwickeln *(Winter-Ostertagiose)*. Auch im Stall (Losstallungen) sind Neuinfektionen möglich.

Der *Infektionszyklus* und die damit verbundene Eiausscheidungsrate bleiben bei den meisten Magen-Darm-Würmern (Ausnahme: *Nematodirus*) in den folgenden Jahren weitgehend erhalten, doch nimmt die Zahl der zur Entwicklung gelangenden Parasiten infolge zunehmender Wirtsimmunisierung stark ab, so daß Gesundheitsstörungen bei > 2 Jahre alten Rindern nur noch ausnahmsweise, etwa infolge Immunitätsabbaus durch Mangelernährung oder chronische Organkrankheiten, beobachtet werden. Kreuzinfektionen von Schafen und Wildtieren haben keine größere epizootologische Bedeutung. Die häufig gleichzeitig vorliegenden Lungenwurm- und/oder Leberegelinvasionen (Kap. 5.3.4.1, 6.13.8) bedingen zusätzliche Belastung des Patienten und fördern die Entwicklung eines pathogenen Darmwurmbefalls, wobei auf überbesetzte Weiden verbrachte, schlecht ernährte, noch nicht ½jährige Jungtiere besonders gefährdet sind.

Bedeutung: Die Magen-Darm-Wurmkrankheit zählt zu den wirtschaftlich wichtigsten Parasitosen des Rindes. Die großen, zahlenmäßig nur schwer schätzbaren Schäden betreffen im subklinischen und klinischen Bereich hauptsächlich Wachstumshemmung und mangelhafte Gewichtszunahme bei jungen Zucht- und Mastrindern (etwa 30–50 kg Minderzunahme pro Tier und Weideperiode) sowie Verluste durch chronisches Kümmern oder Tod. Bei Milchkühen hat der Magen-Darm-Wurmbefall dagegen nur selten größere pathogene Wirkung, kann aber zu Leistungsminderungen führen.

Ursachen, Parasitenbiologie (Abb. 6-216): Die beim Rind in Labmagen, Dünn- und Dickdarm vorkommenden Rundwürmer gehören verschiedenen Gattungen mit mehreren Arten an (s. Übersicht 6-32), von denen *Ostertagia ostertagi* und *Cooperia oncophora* in Nordwestdeutschland und im Vereinigten Königreich am häufigsten vorkommen, während in den Alpenländern und in Osteuropa die Gattung *Haemonchus* eine größere Verbreitung besitzt. Die haardünnen und nur 3–30 mm langen, adulten Würmer parasitieren auf der Labmagen- und/oder Darmschleimhaut. Die von den Weibchen in unterschiedlicher Zahl produzierten, dünnschaligen, ovalen 60–100 × 30–60 μm (bei *Nematodirus* 200 × 100 μm) großen Eier mit 4–8 *(Nematodirus, Bunostomum)* oder 16–32 Furchungskugeln gelangen mit dem Kot in die *Außenwelt*. Die präparasitische Entwicklungsphase ist mit Ausnahme von *Nematodirus* und *Trichuris*, deren Larvenstadien im Ei verbleiben, sowie von geringen Unterschieden in der Entwicklungsrate (5–50%), Mindestentwicklungsdauer (5–7 Tage) und -temperatur (6–12 °C), bei allen Gattungen gleich. Im schützenden Kothaufen (verspritzter Durchfallkot trocknet schnell ein) schlüpfen in Abhängigkeit von der Außentemperatur aus den Wurmeiern nach einigen Tagen die 0,5–1 mm langen Larven, die sich von Kotbestandteilen ernähren und nach zweimaliger Häutung zur bescheideten III. infektionsfähigen Larve werden (die zweite Larvenhülle wird nicht abgeworfen). Die dann von Reservenährstoffen lebenden Infektionslarven der Magen-Darm-Würmer überdauern mehrere Monate bis zu einem Jahr und überwintern in großer Zahl auf den Weiden, doch sterben die meisten vorjährigen Larven im Frühjahr (April/Mai) ab. Obwohl die Außenentwicklung bei optimaler Temperatur (25 °C) nur etwa eine Woche dauert, verbleiben die Infektionslarven häufig wochenlang im Kothaufen und können Trokkenperioden dadurch gut überstehen, ehe sie beim Verschmieren oder Verschwemmen des Kotes passiv oder, besonders bei warmer und feuchter Witterung, durch aktive Wanderung in einem Umkreis von etwa 50 cm um den Kothaufen an Weidepflanzen (meist nach 5–10 Wochen) und mit diesen in neue Wirte gelangen. Während eines Jahres entwickeln sich daher nur selten mehr als zwei Magen-Darm-Wurmgenerationen. Bei den Haken- und Knötchenwürmern *(B. phlebotomum, Oe. radiatum)* kann die Infektion auch perkutan erfolgen, wodurch in unhygienischen Stallungen starke Invasionen entstehen können; die perkutan eingedrungenen Larven gelangen dabei nach einer Blut-Lungenwanderung in den Darm.

Im *Magen-Darmkanal* geht die Entwicklung der Parasiten bei den einzelnen Arten etwas unterschiedlich vor sich. Schon kurze Zeit nach der Aufnahme erreichen die entscheideten Larven den für sie charakteristischen Siedlungsort (*Ostertagia* in den Fundusdrüsen des Labmagens, wo sie kleine Schleimhauterhebungen mit typischer trichterförmiger Eindellung bilden; *Oesophagostomum* in der Darmsubmukosa; s. Übersicht 6-32). Auf oder in der Schleimhaut machen sie dann zwei weitere Häutungen durch, ehe sie geschlechtsreif werden. Mehrere Arten *(Haemonchus, Bunostomum)* ernähren sich durch Blutsaugen, andere von Epithelzellen. Die Präpatentperioden betragen zwischen 3 und 10 Wochen (s. Übersicht 6-32).

Übersicht 6-32 Die wichtigsten Labmagen-Darm-Rundwurmarten des Rindes

Parasitenart	Länge in mm	Siedlungsort	Häufigkeit	Präpatenz in Tagen	Besonderheiten der Parasitenentwicklung	Pathogenität
Großer Magenwurm Haemonchus contortus	20–30	Labmagen	selten	18–24		stark
Brauner Magenwurm Ostertagia ostertagi Ostertagia circumcincta	6–12	Labmagen	sehr häufig verbreitet	18–24	IV. Larven in submukösen Labmagenknötchen	stark
Haarmagenwurm Trichostrongylus axei	3–6	Labmagen	verbreitet	17–20		mäßig
Trichostrongylus colubriformis	5–8	Dünndarm	selten	17–20		mäßig
Trichostrongylus vitrinus	4–7	Dünndarm	selten	17–20		mäßig
Cooperia oncophora, punctata, pectinata	5–10	Dünndarm	sehr häufig verbreitet	14–22		stark
Nematodirus fillicollis, helvetanius	17–25	Dünndarm	selten verbreitet	20–30	große, schwach gefurchte Eier, Entwicklung im Ei	bei Kälbern stark
Hakenwurm Bunostomum phlebotonum	15–30	Dünn- und Dickdarm	verbreitet	20–60	Infektion auch perkutan und pränatal	bei Kälbern mäßig
Knötchenwurm Oesophagostomum radiatum	15–25	Dünn- und Dickdarm	verbreitet	30–40	IV. hypobiotische Larven in submukösen Darmknötchen	bei Kälbern stark
Dickdarmwurm Chabertia ovina	15–20	Blind- und Dickdarm	selten	50–70		bei Kälbern mäßig
Peitschenwurm Trichuris ovis, discolor	50–80	Blind- und Dickdarm	verbreitet	40–80		gering

Die *Lebensdauer* der im Labmagen oder Darm parasitierenden Würmer beträgt im Sommer nur wenige Wochen *(Sommer-Ostertagiose)*, sonst mehrere Monate, ab Oktober legen die Larven von *Ostertagia*, *Cooperia* und *Nematodirus* eine Entwicklungspause ein *(Hypobiose)*, die erst ausgangs des Winters endet *(Winter-Ostertagiose)*. Die sich einige Monate nach der Infektion ausbildende *Immunität* des Wirtstieres bewirkt Hemmung der Larvenentwicklung sowie Verminderung von Zahl und Größe der Würmer; dabei ist der sich gegenüber den einzelnen Magen-Darm-Wurmarten entwickelnde Immunitätsgrad verschieden (stark gegenüber *Bunostomum, Oesophagostomum, Nematodirus, Cooperia*). Ein Versagen des Immunisierungsmechanismus hat bei den betroffenen Rindern meist schwere, letale Invasionen zur Folge.

■ **Symptome, Verlauf:** Aufgrund des epizootologischen Verhaltens der Magen-Darm-Würmer können herdenweise Erkrankungen sowohl im Sommer und Herbst als auch im Winter und Frühjahr auftreten, wobei die in und auf der Labmagen- oder Darmschleimhaut lebenden Larven und adulten Würmer Schleimhautentzündungen verschiedenen Grades verursachen. Beim Einzeltier beginnt die Krankheit daher mit m. o. w. deutlichen Verdauungsstörungen, die durch eine um 30–40% herabgesetzte Futteraufnahme, Durchfall und Entwicklungsstillstand gekennzeichnet ist (Abb. 6-217). Im weiteren Verlauf tritt dann eine zunehmende Störung des Allgemeinbefindens mit Schwächesymptomen (Apathie, häufiges Liegen, schwankender Gang) und hochgradiger Gastroenteritis ein (Appetitverlust, eingefallener Leib und schwach gefüllter Pansen, häufiger oder kontinuierlicher Absatz von wäßrig-blasigem, stinkendem, seltener auch mit Blut- oder Schleimhautbeimengungen versetztem Kot). Der anhaltende Durchfall führt zu Serumeiweißverlusten (protein-loosing diarrhoea) und Störungen im Wasserhaushalt, die anfangs noch durch vermehrte Wasseraufnahme ausgeglichen werden können, später aber ausgeprägte Exsikkose bewirken (eingefallene Augen, Hautfaltenbildung, Bluteindickung). Als Folgen der gestörten Ernährung sind, insbesondere bei chronischem Krankheitsverlauf, Veränderungen der Blutzusammensetzung festzustellen (zuerst Eosinophilie, später Neutrophilie,

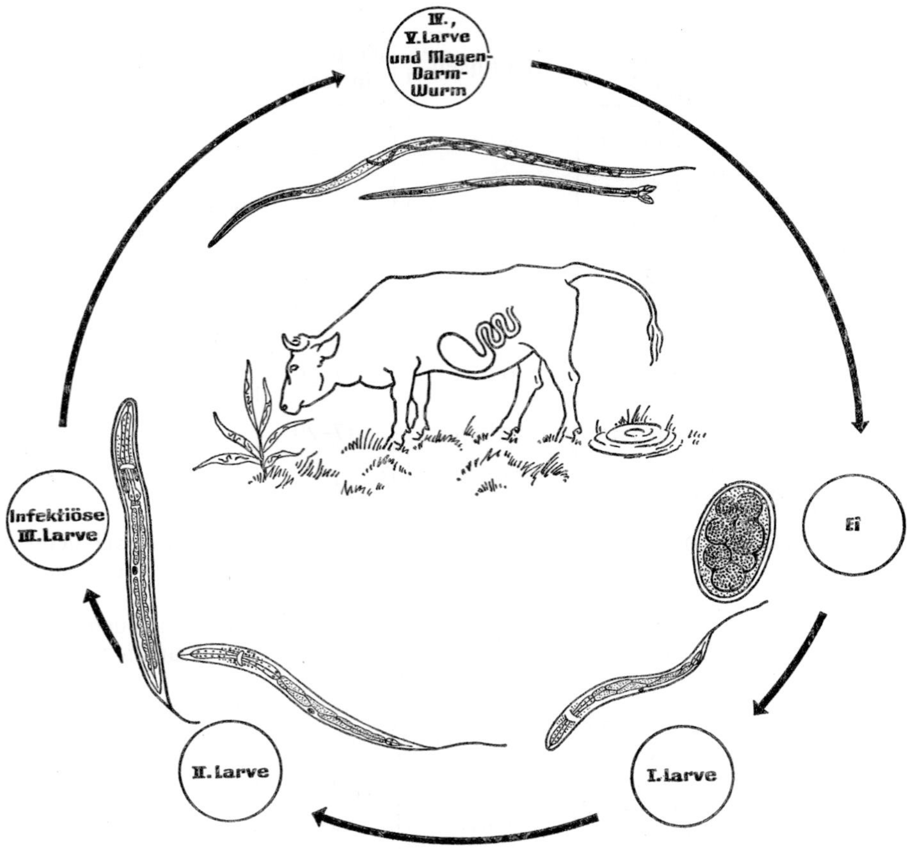

Abbildung 6-216 Entwicklungskreislauf der Labmagen-Darm-Trichostrongyliden des Rindes (schematisch)

Erythropenie, Absinken des Hämoglobin- und Phosphorgehaltes, Hypoproteinämie und Hypoalbuminämie bei relativer Zunahme der Globulinfraktionen). Ausgeprägte Anämie tritt jedoch nur bei den selteneren, überwiegend auf Infektionen mit Parasiten der Gattungen *Haemonchus* und *Bunostomum* beruhenden Erkrankungsfällen auf. Bei Ostertagiose wurde starker Anstieg des pH-Wertes (bis auf 7) und Abfall des Pepsingehaltes des Labmagensafts infolge Abomasitis (Kap. 6.9.5) festgestellt. Obwohl die Magen-Darm-Wurmkrankheit meist chronisch und häufig subklinisch verläuft, wird unter ungünstigen Haltungs- und Fütterungsbedingungen und bei besonders massiver Invasion zuweilen ein enzootisch-seuchenhaftes, akutes bis subakutes Krankheitgeschehen mit frühzeitigen Todesfällen beobachtet. Die im Dickdarm vorkommenden Peitschenwürmer (*Trichuris ovis*) verursachen beim Rind keine klinischen Erscheinungen.

■ **Beurteilung:** Mit Ausnahme der kachektischen oder stark dehydratisierten, im Endstadium des Leidens befindlichen Tiere kann die Erkrankung unter Einsatz moderner Anthelmintika regelmäßig geheilt werden. In nicht oder nicht planmäßig behandelten Herden kann die Letalität aber zwischen 10 und 50% liegen.

■ **Diagnose:** Aufgrund des Vorkommens (Herdenerkrankung von Jungrindern bei Laufstall-, Auslauf- oder Weidehaltung) und der Erscheinungen (Verdauungs- und Entwicklungsstörungen) kann meist eine Verdachtsdiagnose gestellt werden, die durch den Nachweis von Magen-Darm-Wurmeiern mit dem Flotationsverfahren (Kochsalzanreicherung; siehe »Die klinische Untersuchung des Rindes«) gesichert werden muß (Abb. 6-218). Eine Unterscheidung der einzelnen Rundwurmgattungen ist anhand ihrer Eier jedoch nicht möglich (Ausnahmen: die großen, schwach gefurchten *Nematodirus*- und *Bunostomumeier* sowie die zitronenförmigen Eier von *Trichuris*). Da Eiausscheider unter klinisch gesunden Rindern eher häufig sind, genügt der einfache Einachweis im Kot nicht immer zur Diagnosestellung, v. a. bei weniger typischem Verlauf der Krankheit und besonders bei älteren Tieren. In diesen Zweifelsfällen muß in Kotproben von mehreren erkrankten oder verdächtigen Rindern der Herde die genaue Eizahl/g Kot (EpG) nach dem McMaster-Verfahren oder, darüber hin-

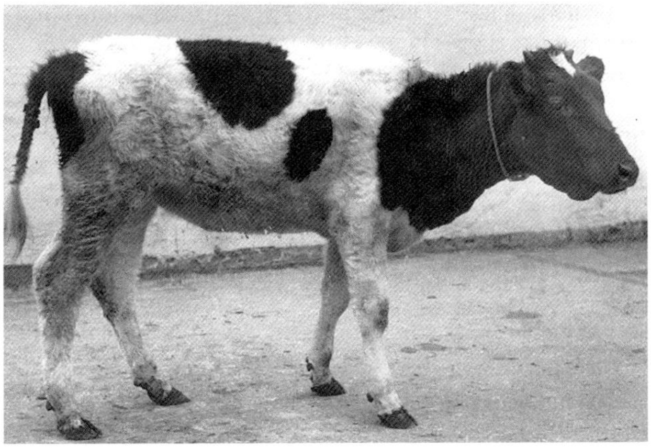

Abbildung 6-217 In der Entwicklung zurückgebliebenes Jungrind mit starkem Magen-Darm-Wurmbefall (Abmagerung, struppiges Haarkleid, Kehlgangsödem)

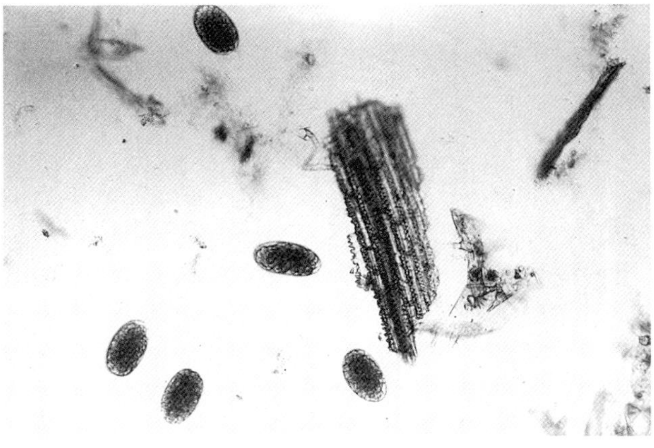

Abbildung 6-218 Magen-Darm-Wurmeier aus der Kotprobe eines Jungrindes (125fache Vergrößerung)

aus, eine prozentuale Differenzierung der beteiligten Parasitenarten durch Larvenzüchtung unter Berücksichtigung der unterschiedlichen Eiproduktion durchgeführt werden. Eizahlen über 300–500/g Kot sichern das Vorliegen einer pathogenen Infektion; außerdem sind bei Ostertagiose die Pepsinogenwerte im Blut erhöht. Die durch Kotuntersuchung nicht erkennbaren frischen Larveninfektionen, besonders solche mit den Gattungen *Bunostomum, Oesophagostomum, Ostertagia* und *Chabertia*, können jedoch schwere und nur durch Sektion zu klärende Krankheitserscheinungen hervorrufen.

■ **Differentialdiagnose:** Auf exakte Diagnosestellung sollte besonderer Wert gelegt werden, da zahlreiche andere Krankheiten ähnliche, mit Verdauungs- und Entwicklungsstörungen verbundene Erscheinungen verursachen. Dabei sind insbesondere andere Parasitosen (Fasziolose, Kap. 6.13.8; Diktyokaulose, Kap. 9.3.4.1; Kokzidiose, Kap. 6.11.5), bakterielle Darmerkrankungen (Paratuberkulose, Kap. 6.10.22; Salmonellose, Kap. 6.10.21), subakut verlaufende Virusinfektionen (Mucosal Disease, Kap. 6.10.20) sowie alimentäre (verdorbene Futtermittel) oder toxisch bedingte Verdauungsstörungen (z. B. chronische Schwermetallvergiftung), seltener auch Organkrankheiten in Betracht zu ziehen und aufgrund spezieller Untersuchungen von Kot, Panseninhalt und Futtermitteln auszuschließen. Zuweilen ergibt dann die Sektion eines verendeten oder besonders schwer erkrankten Tieres der Herde weitere diagnostische Anhaltspunkte.

■ **Sektion:** Neben den durch Ernährungsstörungen bedingten Befunden (Abmagerung, Anämie) beschränken sich die Veränderungen auf Labmagen und Darm, deren hyperämische Schleimhaut Blutungsherde, flächenhafte oder knötchenartige Verdickungen und/oder nekrotische Beläge aufweist (Abomasitis und Enteritis chronica). Die Mesenteriallymphknoten zeigen zuweilen Vergrößerung und sulzige Durchtränkung. Die im Dünn- und Dickdarm häufig vorzufindenden submukösen Oesophagostomumknötchen sind hanfkorngroß, gelblichgrau und enthalten eine IV. Larve oder, nach deren Absterben, käsig-bröckligen Inhalt. *Histologisch* treten v. a. Epitheldefekte mit Blutungen und peripherer submuköser Lymphozyten- und Eosinophileninfiltration sowie Schleimhautmetaplasien in Erscheinung. Die Suche nach den sehr feinen Parasiten muß durch sorgfältiges Abstreifen der Labmagen- und Darmschleimhaut mit einem Holzstäbchen (Streichholz) oder durch Auswaschen dieser Organe und anschließende Untersuchung der Spülflüssigkeit bei Lupenvergrößerung erfolgen, woraus bei quantitativem Vorgehen dann die Wurmzahlen errechnet werden können (Abb. 6-219). Das Vorhandensein von über 20000–30000 Würmern im Labmagen oder Darm ist als hochgradiger Befall anzusehen. Auch plötzliche Todesfälle unter Jungrindern können durch Magendarmwurmbefall bedingt sein.

■ **Behandlung, Bekämpfung:** Vor Behandlungsbeginn müssen Grad und Verbreitung der Magen-Darm-Wurmkrankheit in der Herde (sowie das gleichzeitige Vorkommen anderer Parasiten, insbesondere von Lungenwürmern und Leberegeln) geklärt werden, damit notwendig werdende Änderungen von Haltung oder Fütterung oder die Aufteilung der Tiere in mehrere Behandlungsgruppen angeordnet werden können. Die therapeutischen Maßnahmen erstrecken sich auf das Abtreiben der unreifen und reifen Wurmstadien aus dem Magen-Darmkanal, die Verhütung oder Verminderung von Reinfektionen sowie auf die

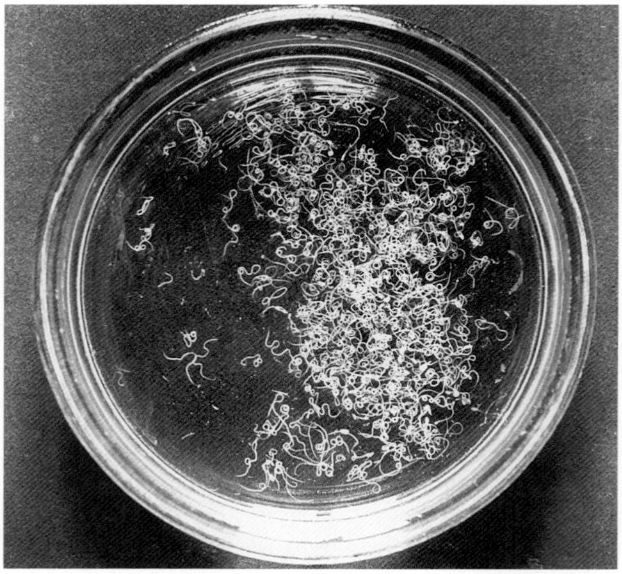

Abbildung 6-219 Aus Labmagen und Dünndarminhalt eines Jungrindes ausgewaschene und ausgesiebte Magen-Darm-Würmer

Übersicht 6-33 Vorbeuge der Labmagen-Darm-Rundwurmkrankheit des Rindes (Langzeitmedikation)

Präparat	Wirkstoff	Wirkungsdauer in Tagen	Wirkung gleichzeitig gegen
Ivomec SR® Bolus	Ivermectin	125	Dictyocaulus und Ektoparasiten
Panacur® SR-Bolus	Fenbendazol	140	Dictyocaulus
Paratect Flex-Bolus®	Morantel	90	
Systamex-Intervall-Bolus®	Oxfendazol	125	Dictyocaulus Moniezia
Systamex-Intervall-Bolus forte®	Oxfendazol	150	Dictyocaulus Moniezia

zusätzliche symptomatische Behandlung hochgradig erkrankter Einzeltiere. Planmäßige Bekämpfungsmaßnahmen sind bei dieser wirtschaftlich besonders schwerwiegenden Weideparasitose aber wesentlich wichtiger als Heilbehandlungen. Dabei ist besonderer Wert auf die regelmäßige Behandlung von erst- und zweitsömmrigen Jungtieren zu legen, die ab Juli/August stattfinden muß.

Für die anthelmintische Behandlung stehen zahlreiche, gegenüber den einzelnen Wurmgattungen aber unterschiedlich wirksame Präparate zur Verfügung (s. Übersicht 6-33), deren Auswahl nach Gesichtspunkten von Wirksamkeit, Wirtschaftlichkeit und Applikationsmöglichkeiten getroffen werden sollte. Die Präparate gehören verschiedenen Wirkstoffgruppen an, und zwar den Benzimidazolen, den Imidazothiazolen bzw. Tetrahydropyrimidinen und den makrozyklischen Laktonen.

Im allgemeinen erfolgt die Behandlung oral, aus Gründen der Arbeitsersparnis, insbesondere bei Herdenbehandlungen, aber auch durch Rückenaufguß (pour on, spot on) oder als Medizinalfutter (Pellets). Bei mehrmaliger Behandlung wird das gewählte Mittel zweckmäßigerweise gewechselt, um auch die mit dem ersten Präparat weniger gut beeinflußbaren Wurmarten und -stadien zu erfassen und einer Resistenzentwicklung bei den Parasiten vorzubeugen. Grundsätzlich müssen alle Tiere einer Weidegruppe (also auch die nicht sichtbar erkrankten Rinder) gleichzeitig behandelt werden, falls keine Aufteilung in mehrere Weidegruppen vorgesehen ist. Bei klinisch schwer erkrankten Tieren sollte die Behandlung mit besonders gut verträglichen Anthelmintika (in mittlerer Dosierung) begonnen und dann nach einer Erholungszeit von 1–3 Wochen wiederholt werden.

Verbleiben die Rinder nach anthelmintischer Behandlung in stark infizierter Umgebung, so erreicht die Verwurmung schon innerhalb kurzer Zeit wieder das frühere Ausmaß. Schwerer erkrankte Tiere sollten daher gleichzeitig mit der Entwurmung mindestens für 1–2 Wochen aufgestallt und mit Trockenfutter kräftig ernährt werden, wodurch Reinfektionen vermieden und ihre Widerstandsfähigkeit gefördert werden. Weniger schwer erkrankte Tiere werden nach der Behandlung am besten auf nicht oder nur schwach infizierte Weideflächen gebracht und dort zusätzlich mit Kraftfutter versorgt.

Zusätzliche Behandlungsmaßnahmen werden bei schwer erkrankten Rindern notwendig, falls eine Rettung dieser zu chronischem Kümmern neigenden Tiere noch wirtschaftlich erscheint. Wirksam sind die sofortige Umstellung auf Trockenfütterung (gutes Heu, langsam ansteigende Kraftfuttergaben), Verabreichung diätetisch oder styptisch wirkender Mittel, Ergänzung des Wasser- und Elektrolythaushaltes (Kap. 4.3.6) sowie allgemein stärkende Maßnahmen (Bluttransfusion [Kap. 4.3.2.1], Eisen- und Polyvitaminpräparate).

In stark infizierten Beständen oder Gebieten muß die Behandlung von Einzeltieren oder die nur einmalige Entwurmung der Herde letztlich erfolglos und unwirtschaftlich bleiben (Reinvasion); deshalb sollte in solchen Beständen oder Weidegebieten eine die Prophylaxe einschließende planmäßige Bekämpfung der Magendarm-Rundwürmer angestrebt werden.

Übersicht 6-34 Anwendungsweise, Dosierung und Wirksamkeit der wichtigsten Anthelmintika beim Labmagen-Darm-Rundwurmbefall des Rindes

Gruppe	Anthelmintikum	Medikation Applikation	Medikation Dosis mg/kg LM	Wirksamkeit	Wirkungsdauer in Tagen	Besonderheiten	Wartezeit in Tagen* Fleisch	Wartezeit in Tagen* Milch
Benzimidazole	Albendazol	oral	7,5	++		nicht Trichuris	14	5
	Febantel	oral	7,5	++			14	2
	Fenbendazol	oral	7,5	++			7	3
	Oxfendazol	oral	4,5	++		nicht Trichuris	14	5
	Thiabendazol	oral	100,0	+			0	3
	Levamisol	oral Aufguß	7,5 10,0	++		geringe therapeutische Breite	8	3
Makrozyklische Laktone	Abamectin	s.c.	0,2	++	14–21		35	s. Produktinformation
	Doramectin	Aufguß	0,5	++	28–35		35	"
	Eprinomectin	i.m.	0,2	++	21–28		60	"
		Aufguß	0,5	++	14–28		30	0
	Ivermectin	Aufguß	0,5	++	14–21		35	s. Produktinformation
		s.c.	0,2	++	14–21		38	"
	Moxidectin	Aufguß	0,5	++	35		14	"
		s.c.	0,2	++	35		35	"

Zeichenerklärung: ++ sehr gute, über 90%ige Wirkung
+ 50- bis 70%ige Teilwirkung

*Stand 1. 1. 2002

Prophylaxe: Eine Magen-Darm-wurmfreie Rinderaufzucht ist ebenso wie die Ausrottung der Parasiten in infizierten Beständen oder Gebieten mit wirtschaftlich vertretbarem Aufwand nicht möglich. Ziel der prophylaktischen Maßnahmen kann daher nur die Verhütung stärkerer, zu Entwicklungsstörungen führender Invasionen und die Förderung der Immunitätsbildung bei den Jungrindern sein. Im ersten Lebensjahr können Stallinfektionen durch die von den älteren Rindern getrennte Haltung der Kälber in entsprechend gereinigten und hygienischen Stallungen verhindert werden (stark infizierte Kälberausläufe müssen gemieden werden!). Während der ersten Weideperiode sind folgende Maßnahmen entsprechend ihrer jeweiligen Durchführbarkeit anzuwenden: getrenntes Weiden der Kälber auf im Vorjahr durch Mähen genutzten Flächen; Chemoprophylaxe mit Zufutter oder Tränke; besondere Bedeutung hat dabei die Anwendung von Langzeitboli (Übersicht 6-34), die teilweise mit speziellen Instrumenten (Pilleneingeber) in die Vormägen appliziert werden und hier über einen Zeitraum von 90–150 Tagen ständig oder zeitweise (Intervallboli) wirksame Anthelmintikamengen freisetzen. In europäischen Weidegebieten ist weiterhin möglich: 1malige Entwurmung der Rinder Anfang Juli oder 2malige im Juni und August sowie Umsetzen auf eine im gleichen Jahr zuvor nur durch Mähen genutzte Fläche; noch besser ist die regelmäßige Wurmbehandlung aller Jungtiere bei Weideauftrieb mit 1- bis 3maliger Wiederholung von Juni bis Oktober sowie 3 Wochen nach der Aufstallung. Die in den Fundusdrüsen befindlichen ruhenden IV. Larven (Winter-Ostertagiose) sind nur mit entsprechend wirksamen Präparaten zu erreichen.

6.11.3 Spulwurmbefall

Definition: *Toxokarose* beruht auf stärkerem Befall von Kälbern mit dem im Dünndarm parasitierenden 15–30 cm langen Spulwurm, *Toxocara vitulorum,* dessen Larven mit der Milch infizierter Mütter aufgenommen werden.

Vorkommen, Bedeutung: Die Toxokarose der Kälber kommt hauptsächlich in subtropischen und tropischen Gegenden, insbesondere auch unter Zebu- und Büffelkälbern, vor und verursacht dort bei Massenbefall gehäufte Todesfälle. In Europa bzw. Deutschland tritt das Leiden nur in bestimmten Gebieten und dann meist bestandsweise auf. Wegen der geringen Pathogenität der Spulwürmer besitzt die Krankheit hierzulande keine größere wirtschaftliche Bedeutung.

Ursachen, Parasitenbiologie: Die Infektion erfolgt ausschließlich über die Milch, indem embryonierte Wurmeier von den tragenden Kühen oral aufgenommen werden und die schlüpfenden Larven über den Blutweg ins Euter gelangen. Kälber infizieren sich dann mit Kolostrum und Milch hauptsächlich in den ersten Tagen p. p., jedoch werden Larven bis zum 30. Tag nach dem Kalben ausgeschieden. Die infizierten Kälber beginnen 30 Tage nach der Geburt zahlreiche Spulwurmeier mit dem Kot auszuscheiden, die infolge einer besonderen Schalenstruktur gegenüber Umwelteinflüssen sehr widerstandsfähig sind und nach einer von Temperatur, Feuchtigkeit und Sauerstoffgehalt abhängigen Entwicklungsdauer von 12–30 Tagen infektionstüchtig werden. Bei Infektionen mit dem wirtsspezifischen Spulwurm Toxocara vitulorum oder auch mit Askarideneiern anderer Gattungen (z. B. mit Ascaris lumbricoides des Schweins) entwickeln sich beim erwachsenen Rind keine adulten Parasiten im Darm; die Larven gehen nach einer Wanderung durch verschiedene Organe (sog. *viszerale Larva migrans*) unter Bildung von ≤ 2 mm großen eosinophilen Gewebeknötchen zugrunde. Nach dem Aufstallen von Rindern in ungereinigten Schweineställen wurden infolge massiver Infektion mit Schweinespulwurmeiern akute atypische Pneumonien mit Ödem- und Emphysembildung sowie Eosinophilie beobachtet.

Symptome, Verlauf: Kälber mit starkem Spulwurmbefall zeigen neben allgemeiner Schwäche, Anämie und schlechter Entwicklung hauptsächlich Verdauungsstörungen in Form von Kolik, Verstopfung oder Durchfall und weisen einen charakteristischen Körpergeruch nach Azeton oder Buttersäure auf. Obwohl die Krankheit i. d. R. nach wenigen Wochen mit dem Spontanabgang der Würmer endet, können die Parasiten gelegentlich auch schwere Komplikationen (Dünndarmperforation oder -obturation) verursachen.

Diagnose, Differentialdiagnose: Da klinische Erscheinungen bei Kälbern häufig fehlen oder nur undeutlich und wechselnd auftreten, muß zur Diagnose der Nachweis der dickschaligen, rundovalen, 60–90 µm großen Eier im Kot erfolgen, welche in diesem dann meist sehr zahlreich vorhanden sind (Flotationsverfahren; s. »Die klinische Untersuchung des Rindes«). Bei älteren Kälbern können zuweilen auch die mit dem Kot ausgeschiedenen adulten Spulwürmer gefunden werden. Differentialdiagnostisch sind stets

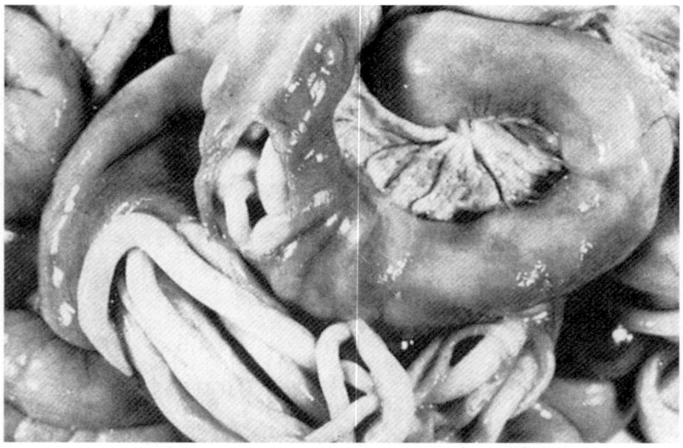

Abbildung 6-220 Zahlreiche Exemplare von Toxocara vitulorum im Dünndarm eines Kalbes (E. Weiss in Hasslinger & Hänichen, 1968)

auch die in diesem Lebensalter weit häufiger vorkommenden mikrobiell oder alimentär bedingten Verdauungsstörungen zu berücksichtigen.

Behandlung, Prophylaxe: Obwohl die Spulwürmer des Kalbes nach einer gewissen Zeit spontan abgehen, sollten alle infizierten oder infektionsverdächtigen Kälber möglichst bald, am besten schon zu Beginn der Eiausscheidungsperiode (4. Lebenswoche), zwecks Verringerung der Bestandsverseuchung behandelt werden. Hierzu eignen sich Fenbendazol und Levamisol (7,5 mg/kg LM p. o.) sowie Pyrantel (10–20 mg/kg LM p. o.). Diese Behandlung muß zur Erfassung späterer Reinfektionen nach 2–3 Wochen wiederholt werden. Für die Bekämpfung der Spulwurmkrankheit ist ferner die Vernichtung der nur gegenüber Wasserdampf oder schwefelkohlenstoffhaltigen Desinfektionsmitteln empfindlichen Spulwurmeier im Stall und an Geräten von entscheidender Bedeutung.

6.11.4 Kryptosporidiose

Definition: Orale Infektionen mit dem fakultativ pathogenen Erreger *Cryptosporidium parvum* verursachen hauptsächlich bei jungen Kälbern und in Verbindung mit viral und/oder bakteriell bedingten Durchfallerregern schwere und zuweilen tödlich verlaufende Diarrhoen.

Vorkommen, Bedeutung: Die Erstbeschreibung der bovinen Kryptosporidiose erfolge erst 1971 durch Panciero, Thomassen und Garner. C. parvum ist weltweit verbreitet und kommt wegen geringer Wirtsspezifität bei zahlreichen Haustierarten im Jungtieralter vor. Kälber sind im Alter von 2–30 Tagen für den Erreger empfänglich und erkranken insbesondere nach massiver oraler Ansteckung und bei gleichzeitiger Infektion mit viralen und/oder bakteriellen

Erregern der neonatalen Diarrhoe (Rota- und Coronavirus, E. coli; Kap. 6.10.19). Dabei führen Mehrfachinfektionen zu besonders schwerem und oft tödlich endendem Krankheitsverlauf, der in großen Kälberbeständen seuchenartigen Charakter annehmen kann. Die Verbreitung der Kryptosporidiose in deutschen Rinderbeständen liegt bei Kälbern im ersten Lebensmonat zwischen 10 und 50%.

Ursachen, Parasitenbiologie: Die Infektion mit dem zu den Kokzidien gehörenden C. parvum erfolgt durch orale Aufnahme der infektiösen Sporozysten aus infizierten Kälberboxen. Die im Dünndarm und besonders im Ileum freiwerdenden Sporozoiten heften sich den Mikrovilli der Darmepithelzellen an und entwickeln sich zu Schizonten, aus denen jeweils 8 Merozoiten entstehen (Schizogonie). Nach dem Anheften an eine neue Epithelzelle differenzieren sich die Merozoiten zu Mikro- und Makrogamonten (Gamogonie). Die nach der Befruchtung ins Darmlumen übertretende Zygote entwickelt sich zur Oozyste, die mit dem Kot ausgeschieden wird und in der sich die Sporozysten mit 4 Sporozoiten bilden. Innerhalb von 4–14 Tagen werden danach sehr große Mengen an Sporozysten ausgeschieden. Die sporulierten Oozysten können bis zu 6 Monate lang infektiös bleiben. Spätere Reinfektionen gehen wegen der eingetretenen Immunität jedoch nicht mehr an.

Symptome, Verlauf: Der klinische Krankheitsverlauf wird wesentlich von externen Faktoren beeinflußt, weshalb auch bei klinisch gesunden Kälbern Kryptosporidien im Kot nachweisbar sein können. Hohe Infektionsdosen und gleichzeitige Infektion mit enteropathogenen Erregern verursachen jedoch in den ersten Lebenstagen zunächst schleimig-wäßrigen Durchfall, der später zu dünnflüssigem gelbgrünlichem Kot mit Blut- und Fibrinbeimengungen und starkem Wasser- sowie Elektrolytverlust führt. Das Allgemeinbefinden solcher Kälber ist je nach dem Grad der sich entwickelnden Dehydratation und Blutazidose leicht bis hochgradig gestört, wobei Maldigestion und Malabsorption schnell zu erheblichen Gewichtsverlusten mit allgemeiner Schwäche bis zum Festliegen in Seitenlage führen.

Beurteilung: Je nach den äußeren Umständen, den Infektionsmöglichkeiten und der Abwehrlage des Einzeltieres verläuft die Kryptosporidiose äußerst unterschiedlich, wobei subklinische Verlaufsformen wie auch in wenigen Tagen tödlich endende Erkrankungen vorkommen.

Diagnose, Differentialdiagnose: Am lebenden Tier kann die Diagnose nur durch den Nachweis der oft massenhaft im Kot vorhandenen Oozysten und Sporozysten gesichert werden; er gelingt im luftgetrockneten Nativpräparat oder nach Anfärbung des methanolfixierten Kotausstriches mit Karbolfuchsin (s. »*Die klinische Untersuchung des Rindes*«), wobei die Oozysten bei 400facher Vergrößerung als 4–6 µm große runde bis ovoide Gebilde erkennbar werden. Am frisch gestorbenen Tier kann der Nachweis der Kryptosporidien-Entwicklungsstadien im methanolfixierten, nach GIEMSA gefärbten Tupfpräparat von der Ileumschleimhaut erfolgen, wobei die Parasiten als 6 µm große bananenförmige oder runde bis ovale Gebilde mit blauem Zytoplasma und rot gefärbten Kernstrukturen hervortreten.

Auch bei positivem Kryptosporidiennachweis sollten Kotproben wegen der häufig vorkommenden Mehrfachinfektion zudem virologisch und bakteriologisch untersucht werden.

Sektion: Neben Vergrößerung und Ödematisierung der gesamten Darmlymphknoten treten Hyperämie und auch Zyanose der Darmschlingen im mittleren und hinteren Dünndarmbereich hervor. Jejunum und Ileum sowie Zäkum und Kolon erscheinen schlaff, dilatiert und enthalten wäßrig-schleimige, oft grünliche fibrinhaltige Ingesta.

Behandlung, Prophylaxe: Eine sicher wirkende Chemotherapie und -prophylaxe steht bislang nicht zur Verfügung. Die gegen Kokzidien benutzten Präparate erwiesen sich als wirkungslos. Gewisse Behandlungserfolge wurden lediglich mit Lasalocid-Natrium (3 mg/kg LM) erzielt, das in höherer Dosierung allerdings oft toxisch wirkt.

Durch orale Verabreichung von Halofuginonlaktat (100 µg/kg LM, Überdosierung vermeiden!) an 7 aufeinanderfolgenden Tagen können die Oozystenausscheidung, die Anzahl der Kryptosporidienausscheider und der Anteil der Kälber mit Diarrhoe lediglich vermindert werden.

Neugeborene Kälber müssen durch strenge Hygienemaßnahmen (Abtrennung infizierter Tiere, regelmäßige Dampfstrahlreinigung der Kälberboxen) vor C.-Infektionen geschützt werden. Zur Desinfektion können nur schwefelkohlenstoffhaltige Präparate (z. B. Lysococ®, Decaseptol®, P_3Incicoc®) eingesetzt werden.

6.11.5 Kokzidiose

Definition: Die *Eimeriose* ist eine spezifische akut bis chronisch verlaufende katarrhalische oder hämorrhagische Darmentzündung, die durch einzellige wirtsspezifische Darmepithelschmarotzer der Gattung *Eimeria* hervorgerufen wird.

Vorkommen, Bedeutung: Kälberkokzidiose wurde zuerst von PRÖGER (1878) und ihr Erreger im gleichen Jahr von ZÜRN beschrieben. Die Rinderkokzidiose besitzt weltweite Verbreitung und erlangt in gewissen, meist gebirgigen Gegenden als Weideinfektion (im Spätsommer und Herbst), unter bestimmten Haltungsbedingungen auch als Stallinfektion, durch enzootisches Auftreten besonders unter Jungtieren größere wirtschaftliche Bedeutung. In Europa tritt die Erkrankung häufig in den Alpenländern (Schweiz, Österreich, Italien), in Deutschland hauptsächlich im Allgäu und in den Mittelgebirgen (Eifel, Westerwald) auf; sie kommt jedoch auch in den norddeutschen Weidegebieten (Schleswig-Holstein, Lüneburger Heide) und in Dänemark vor. In den betroffenen Gebieten beträgt die Befallstärke gegendweise 30–70%. Geringgradig und subklinisch infizierte Tiere (Oozystenausscheider) können sowohl im Stall als auch auf der Weide zum Ausgangspunkt schwerer Erkrankungen werden, wenn besondere witterungsbedingte oder haltungsmäßige Umstände (Umgebungstemperatur, Luftfeuchtigkeit, Stallhygiene) die Aufnahme großer Mengen sporulierter Oozysten begünstigen. Dabei erkranken am häufigsten Jungtiere im Alter von ¼–2 Jahren, seltener auch 1–3 Monate alte Kälber sowie ältere Tiere.

Ursachen, Parasitenentwicklung (Abb. 6-221): Rinderkokzidiose wird durch Protozoen der Gattung Eimeria hervorgerufen. Von den mehr als 10 beim Rind vorkommenden Arten haben *Eimeria zuernii* (Erreger der »roten Ruhr«), *E. bovis, E. auburnensis, E. alabamemsis* und *E. ellipsoidalis* die größte klinische Bedeutung, während die übrigen Arten als wenig oder nicht pathogen angesehen werden. Mischinfektionen sind häufig.

Die Infektion kommt durch die orale Aufnahme sporulierter Oozysten zustande, deren je 8 Sporozoiten in Darmepithelzellen eindringen und hier zunächst eine auf 1–2 Generationen begrenzte ungeschlechtliche Vermehrung (*Merogonie* oder *Schizogonie*) durchmachen. Während der anschließenden geschlechtlichen Entwicklungsphase *(Gamogonie)* entstehen aus den wiederum in Epithelzellen eingedrungenen Merozoiten Makro- und Mikrogametozyten. Da die parasitenbefallenen Epithelzellen zerstört werden, wirken die zweiten und folgenden Merontengenerationen sowie die Gametenstadien besonders pathogen. Der befruchtete Makrogamet (Zygote) entwickelt sich zur Oozyste, die mit dem Kot ins Freie gelangt. Der weitere Reifungsprozeß *(Sporogonie, Sporulation)* der Oozysten in der Außenwelt ist Voraussetzung für die Infektiosität und dauert bei entsprechender Temperatur und Feuchtigkeit sowie ausreichendem Sauerstoffzutritt 2–3 Tage. Die sehr widerstandsfähigen versporten Oozysten können in günstigem Milieu > 1 Jahr lang infektionstüchtig bleiben; bei Trockenheit und Temperaturen > 40 °C sterben sie dagegen schnell ab. Die Oozystenausscheidung beginnt 5–28 Tage p. inf. Klinische Erkrankungen treten nach massiver Infektion (15×10^6 Oozysten/Jungtier führen zum typischen Krankheitsbild) und insbesondere bei ständig sich steigerndem Reinfektionsdruck auf. Die Ansteckungsquellen bilden hauptsächlich unhygienische, kotverschmutzte Tränke- und Futterplätze, wobei die Infektionsrate durch hohe Besatzdichte der Weiden, Ausläufe oder Laufställe gesteigert wird. Außerdem wird die Infektion durch herabgesetzte Widerstandsfähigkeit der Wirtstiere (Fütterungsmängel, gleichzeitiger Darmstrongylidenbefall u. a. m.) gefördert, wobei auch eine schon erworbene Teilimmunität durchbrochen werden kann.

Symptome: Die typische, schwere Darmkokzidiose beginnt mit 1–3 Tage andauerndem dünnbreiigem bis wäßrigem Durchfall. Im weiteren Verlauf enthält der Kot zunächst Schleim- oder Fibrinklumpen sowie geringe, später aber größere Blutbeimengungen. Gleichzeitig treten zunehmende Allgemeinstörungen auf. Die Patienten zeigen träges oder apathisches Verhalten, Abmagerung und einen infolge dauernden Kotdrangs (Tenesmus) aufgekrümmten Rücken; After und Schwanzbereich sind mit blutigem Kot verschmutzt (»rote Ruhr«). Die Körpertemperatur ist i. d. R. nicht erhöht, bei rektaler Messung infolge des geöffneten Afters sogar häufig scheinbar subnormal. In schweren Fällen kommt es zu ausgeprägter Anämie (blasse bis porzellanfarbene Schleimhäute, schwach gezeichnete Skleralgefäße sowie auf 120 Schläge/min und darüber beschleunigte, pochende Herztätigkeit) und Hämokonzentration infolge fortschreitender Dehydratation (tiefliegende Augen; aufgezogene Hautfalten bleiben einige Zeit bestehen). Der durch die Zerstörung von Darmepithelien bedingte Verlust von Gewebeflüssigkeit und Blut verursacht Absinken des Natrium-, Chlorid- und Gesamtproteingehaltes im Blutplasma. Die Futteraufnahme ist herabgesetzt oder sistiert bei erhaltener oder erhöhter Tränkeaufnahme vollständig. Die Vormagenmotorik wird ebenfalls entsprechend beeinträchtigt. In fortgeschrittenen Krankheitsstadien wird widerlich stinkender, wäßriggraurötlicher Kot in kleinen Mengen oder fast nur koaguliertes Blut abgesetzt. Bei der wegen des starken Pressens auf Kot mit besonderer Vorsicht durchzuführenden rektalen Palpation findet man meist eine samtartige, sulzig verdickte, mürbe Mastdarmschleimhaut. Infolge Sphinkterlähmung wird häufig Analschleimhaut sichtbar, oder es kommt zum Mastdarmvorfall (Abb. 6-222).

Im Endstadium stehen die hochgradige Schwäche der Kranken (schwankender Gang, Festliegen) und zuweilen auch ausgeprägte nervöse Erscheinungen im

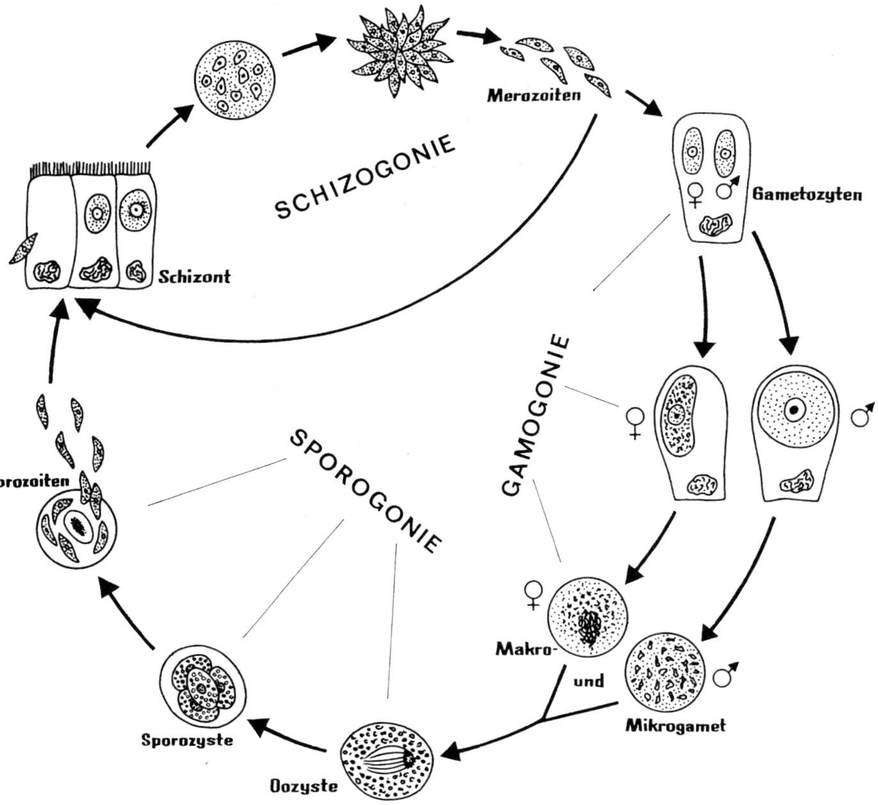

Abbildung 6-221 Entwicklungskreislauf (schematisch) der Eimerien im Wirt (Schizo- und Gamogonie) sowie in der Außenwelt (Sporogonie)

Vordergrund, die als Ausdruck einer schweren Autointoxikation und sekundären bakteriellen Sepsis anzusehen sind.

■ **Verlauf:** Die Infektionsrate, d. h. die Zahl der aufgenommenen Oozysten, und der Immunitätsgrad der Tiere steuern den Verlauf der Kokzidieninfektion innerhalb einer Herde. Unter günstigen Umständen kann sie subklinisch verlaufen, weil die befallenen Tiere ausreichende lokale Gewebsimmunität erwerben. Bei nicht allzu massivem Befall besteht stets die Neigung zur Spontanheilung, insbesondere wenn der Infektionskreislauf (Oozystenaufnahme) unterbrochen wird, da nach Abschluß der Kokzidienentwicklung kein Parasitenstadium im Tierkörper verbleibt. Die Krankheitsdauer beträgt im allgemeinen 1–3 Wochen.

■ **Beurteilung:** Für die Beurteilung müssen die Zahl der Krankheitsfälle und der Grad der klinischen Erscheinungen sowie die Infektions- und Immunitätsverhältnisse innerhalb der Herde berücksichtigt werden, während die Stärke der Oozystenausscheidung im Kot keine sichere Aussage über das Einzeltier zuläßt. Da Kokzidiose häufig nicht rechtzeitig erkannt und behandelt wird, sind einzelne Todesfälle, die bei massiver Infektion plötzlich, schon nach kurzer (3tägiger) Krankheitsdauer auftreten können, nicht immer zu vermeiden. Die Sterblichkeit beträgt aber selten mehr als 0,5–5 %. Prognostisch ungünstig sind Erkrankungsfälle mit hochgradiger Schwäche und Anämie oder mit nervösen Symptomen (Kap. 10.4.3).

■ **Diagnose, Differentialdiagnose:** Subklinische Infektionen können nur durch den Nachweis der kleinen (20–40 µm), runden *(E. zuernii)* oder ovalen *(E. bovis)*, elliptischen *(E. ellipsoidalis)* oder zylindrischen *(E. zylindrica)* Oozysten im direkten Kotausstrich oder, sicherer, nach Anreicherung mit einem der üblichen Flotationsverfahren festgestellt werden (Kochsalzanreicherung genügt; s. *»Die klinische Untersuchung des Rindes«*).

Bei klinisch manifester Erkrankung gestatten die typischen Erscheinungen (profuser, meist blutiger Durchfall mit Tenesmus und Proktitis bei gleichzeitiger Anämie) eine Wahrscheinlichkeitsdiagnose, die aber durch den Oozystennachweis im Kot gesichert werden muß. Bei massiver Infektion und in akuten Fällen enthält der Kot aber zuweilen keine oder nur wenige Oozysten (Erkrankung vor Ablauf der Präpatentperiode). Da die Zahl ausgeschiedener Oozysten

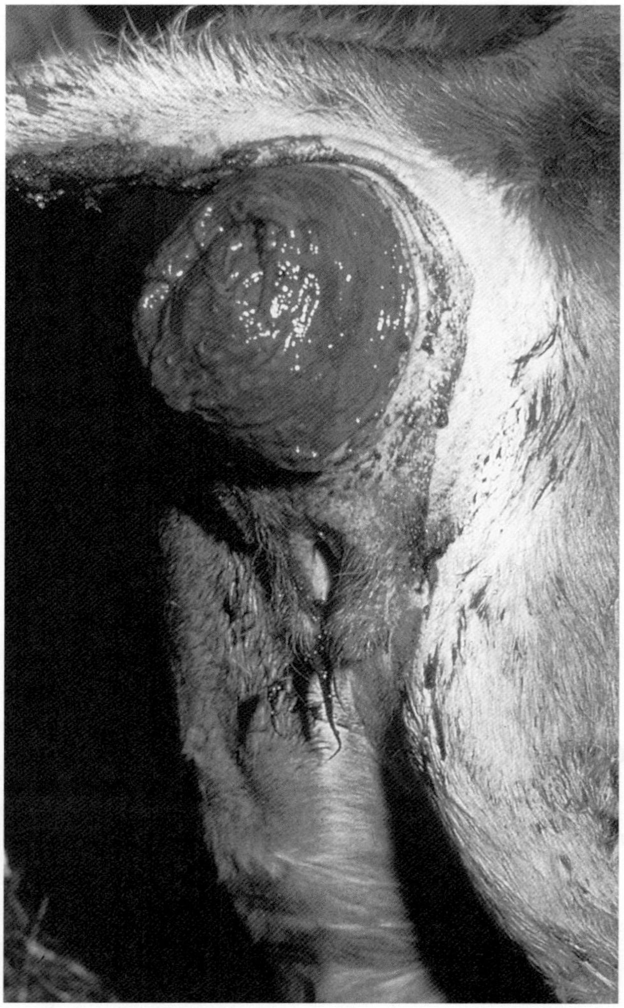

Abbildung 6-222 Mastdarmvorfall bei einem Jungrind mit Kokzidiose

außerdem sehr stark schwankt, kann zur definitiven Klärung eine mehrmalige Kotuntersuchung im Abstand von einigen Tagen notwendig werden.

Wäßriger oder blutiger Durchfall anderer Ursache muß durch entsprechende Kotuntersuchung ausgeschlossen werden, wobei insbesondere schwere Trichostrongyliden-Invasionen (zahlreiche Nematodeneier im Kot, Kap. 6.11.2) und akute Salmonellose (Kap. 6.10.21) in Betracht kommen. Alimentär, toxisch oder durch Virusinfektionen bedingte Darmerkrankungen (Kap. 6.12 bzw. 6.10.19ff.) dürften bei Berücksichtigung des meist abweichenden Erscheinungsbildes kaum zu Verwechslungen Anlaß geben.

■ **Sektion:** Neben Abmagerung und Anämie weist der Darm kennzeichnende Veränderungen auf. Sie bestehen in dünnflüssigem, mit Schleim, Fibrin oder Blut versetztem Darminhalt und punkt- oder flächenförmigen Blutungen auf der sulzig verdickten, faltigen, u. U. auch herdförmig nekrotischen Schleimhaut des Dünn- sowie insbesondere des Blind-, Dick- und Mastdarms. Durch mikroskopische Untersuchung von Darmschleimhautabstrichen und im histologischen Gewebsschnitt sind außerdem die verschiedenen Entwicklungsstadien der Kokzidien nachweisbar (Merozoiten, Meronten, Gametozyten).

■ **Behandlung, Prophylaxe:** Wichtigste therapeutische und prophylaktische Maßnahme ist die sofortige Unterbrechung des Infektionskreislaufes durch Verhinderung der weiteren Aufnahme sporulierter Oozysten. Alle erkrankten oder gefährdeten Rinder müssen daher aufgestallt werden, wobei auf schnelle Kotbeseitigung und saubere Einstreu zu achten ist. Kräftigende Trockenfütterung fördert das Überstehen der Infektion und die Entwicklung der Immunität.

Diese, bei mäßiger Kokzidieninfektion u. U. ausreichenden Maßnahmen müssen in schweren Krankheitsfällen durch medikamentöse Behandlung ergänzt werden, womit eine völlige Vernichtung der Erreger aber nicht gelingt. Hierzu stehen zahlreiche Präparate zur Verfügung (s. Übersicht 6-35), deren therapeutische Wirksamkeit aber hauptsächlich die ungeschlechtlichen Vermehrungsstadien (reife erste Schizonten) betrifft, so daß diese Arzneimittel nur in den entsprechenden Infektionsphasen wirksam werden können. Auch der Einsatz von stallspezifischen Vakzinen hat sich als gut wirksam erwiesen.

In schweren, mit hochgradigen Allgemeinstörungen und völliger Inappetenz verbundenen Krankheitsfällen werden am besten Sulfonamide in hoher Dosierung parenteral gegeben; zusätzliche wiederholte Bluttransfusionen (Kap. 4.3.2.1) und intravenöse Zufuhr von Elektrolytlösungen (10 ml/kg LM; Kap. 4.3.6) wirken bei stark anämischen und dehydratisierten Patienten oft lebensrettend. Die orale Verabreichung einhüllender Mittel (z. B. Leinsamenschleim) ist gleichfalls angezeigt. Bei starkem Tenesmus wird nach kleiner Extraduralanästhesie ein Einlauf mit warmem Paraffin- oder Mineralöl verabreicht (s. auch Kap. 6.10.11).

Die vorbeugende medikamentöse Behandlung mit kleinen, dem Futter zugeführten Dosen sogenannter Kokzidiostatika ist auch beim Rind möglich (s. Übersicht 6-35). Prophylaktisch ist zudem auf eine Verbesserung der hygienischen Verhältnisse im Stall oder auf der Weide (Schaffung einwandfreier Tränke- und Fütterungseinrichtungen, Weidewechsel alle 3–5 Tage, Auszäunung von Wasseransammlungen) hinzuwirken. Die Desinfektion der Umgebung muß wegen der großen Widerstandsfähigkeit der Kokzidien-Oozysten gegenüber physikalischen und chemischen Einflüssen mit dem Dampfstrahlgerät oder schwefelkohlenstoffhaltigen Desinfektionsmitteln (z. B. Lysococ®, Dekaseptol®) durchgeführt werden.

Übersicht 6-35 Medikamentöse Behandlung und Vorbeuge der Kokzidiose

Wirkstoff	Applikation	Dosierung in mg/kg LM 1. Tag	folgende Tage	Dauer in Tagen	Prophylaxe	Wartezeit in Tagen
Sulfamethazin	i.v. oder oral	200	100	1–4	20	
Sulfadimidin	i.v. oder oral	200	100	1–4	20	14
Sulfaguanidin	oral	200	100	1–3	40	14
Sulfaquinoxalin	oral	15	15	3		
Amprolium	oral	10	5–10	5–10		0
Toltrazuril	parenteral oder oral	20				
Monensin	oral	10	10	10	1	

6.11.6 Giardiose

Definition: Die orale Infektion mit den wenig artspezifischen Protozoen der Gattung Giardia verläuft meist subklinisch, kann jedoch zuweilen, hauptsächlich bei Kälbern zu wäßrigem Durchfall führen.

Vorkommen, Bedeutung: Die Erstbeschreibung der Giardiose des Rindes erfolgte 1921 durch FANTHAM. Das Vorkommen von *G. duodenalis* ist bei Rindern in den USA, Südafrika, Indien und Europa (Schweiz, Österreich, Tschechien) dokumentiert worden. In der Schweiz wurden Giardia-Zysten in 10–30% der von durchfälligen Tieren untersuchten Kotproben gefunden, jedoch bleibt die klinische Bedeutung auf Einzelfälle beschränkt.

Ursachen: Die Infektion mit den fakultativ pathogenen Dünndarmparasiten der Gattung *Giardia* erfolgt oral mit kotverschmutztem Futter und/oder Wasser. Die mit dem Kot ausgeschiedenen 16 × 10 µm großen Giardia-Zysten sind empfindlich gegen Austrocknung, können in Wasser je nach Temperatur aber monatelang lebensfähig bleiben. Die Präpatenz beträgt nach experimenteller Infektion 7–8 Tage. Die sehr stark wechselnde Zystenausscheidung geht über Monate.

Symptome, Verlauf: Das Allgemeinbefinden bleibt weitgehend ungestört, obwohl einzelne infizierte, meist jüngere Rinder, zeitweise leichten wäßrigen oder gelben schaumig-geleeartigen Durchfall mit Schleim- oder Blutbeimengungen aufweisen können. Diese Diarrhoe persistiert einige Zeit oder tritt rezidivierend auf.

Diagnose, Differentialdiagnose: Der Nachweis der intermittierend ausgeschiedenen, ovalen 13 × 9 µm großen Giardia-Zysten gelingt im kombinierten Sedimentations-Flotationsverfahren mit Zinkchlorid. Bei der Kotuntersuchung werden meist auch andere Parasitenstadien nachgewiesen, weshalb eine Zuordnung der bestehenden Enteritissymptomatik zur Giardiose nicht immer möglich ist.

Behandlung, Prophylaxe: Eine spezifische Therapie ist mit Nitroimidazol-Präparaten möglich (Ipronidazol®, 19 mg/kg LM oder B-Emtrix®, 15 mg/kg LM 2mal täglich oral über 5 Tage). Prophylaktisch ist regelmäßige Kotbeseitigung und Reinigung des Stalles mittels Dampfstrahlgerät notwendig.

6.11.7 Bandwurmbefall

Definition: Bei starker Besiedlung des Dünndarmes mit Bandwürmern der Familie *Anoplocephalidae* werden bei Jungrindern zuweilen mit Verdauungsstörungen und Abmagerung verbundene Krankheitserscheinungen beobachtet.

Vorkommen, Bedeutung: Bandwurmbefall tritt bei Rindern in allen Erdteilen gebietsweise in größerer Häufigkeit (10–30%) auf, wobei hauptsächlich Jungtiere im ersten Lebensjahr nach Beweiden feuchter, vermooster Dauergrünlandflächen betroffen werden. Da die Bandwürmer beim Rind meist keine offensichtlichen Krankheitserscheinungen verursachen und nach einiger Zeit spontan abgehen, entstehen nur selten größere wirtschaftliche Schäden, doch können vereinzelt Todesfälle infolge Ileus oder Darmperforation auftreten.

Ursachen, Parasitenbiologie: Die in Mitteleuropa beim Rind ausschließlich vorkommenden Bandwürmer gehören der Gattung Monezia (*M. benedeni* und *M. expansa*) an. Die mit dem Skolex an der Dünndarmschleimhaut des Wirtstieres angehefteten 0,5–10 m langen und 1–2 cm breiten Bandwürmer

strointestinale und respiratorische Erscheinungen). In Rapssamen und -pflanzen sind Glukosinolat und Myrosinase in jeweils anderen Zellen enthalten, aus denen sie beim Zerkleinern/Zerkauen austreten und so den »Giftungsvorgang« einleiten. Dabei fallen außer Isothiozyanat auch geringe Mengen von *Thiozyanat* und *Goitrin* an, deren längerfristige Aufnahme die Neigung zu Jodmangelkropf (Kap. 2.3.5.1) verstärkt.

Die Pathogenese der in manchen Fällen von Rapsintoxikation festzustellenden Hämoglobinurie beruht auf dem Gehalt des Grünrapses an *S-Methyl-L-Zysteinsulfoxid* (Kap. 4.3.5.6). Bei Verfütterung von grünem Raps kann es aufgrund seines hohen *Nitratgehaltes* auch zu ruminaler Nitritvergiftung (Kap. 4.3.5.3) kommen. Die oft tödlich verlaufende *Vergiftung von Wildwiederkäuern durch glukosinolatarmen »00-Raps«* ist offenbar auf dessen Gehalt an S-Methyl-L-Zysteinsulfoxid (→ Hämoglobinurie, Kap. 4.3.5.6) sowie das zu *schaumiger Gärung des Vormageninhalts* führende weite Rohprotein:Rohfaser-Verhältnis zurückzuführen (→ sekundären Thiaminmangel und Hirnrindennekrose, Kap. 10.5.5).

Vorkommen: Rapskuchen mit einem Senfölgehalt von ≥ 0,3 % sind für Rinder selbst dann gefährlich, wenn ihre Myrosinase durch Warmextraktion des Rapsöls zerstört wurde; das Enzym kann nämlich in verdorbenen Kuchen auch von Befallspilzen gebildet werden oder aber in anderen, zugleich verfütterten Pflanzen (etwa Kohl, Kohlrüben, Senf) enthalten sein. Schadensfälle ereignen sich deshalb meist bei Aufnahme von grünem Raps (insbesondere nach Frostschädigung), der schon Früchte angesetzt hat oder mit Senf verunkrautet ist. Gleiches gilt für Verabreichung von kaltgepreßten, d. h. myrosinasehaltigen Rapskuchen, v. a., wenn sie eingeweicht oder mit anderen Kruziferen zusammen verfüttert werden. Rapsschrot, das ≥ 0,8 % Senföl enthält, wird von Rindern seines scharfstechenden Geruchs und Geschmacks wegen meist abgelehnt.

Symptome: Nach Aufnahme *senfölhaltiger Rapskuchen* ist das Vergiftungsbild in erster Linie durch Reizung der Schleimhäute des Verdauungskanals gekennzeichnet; bei Intoxikationen durch *grünen Raps* stehen von Fall zu Fall Erscheinungen seitens des Verdauungs- oder Atmungsapparats, des zentralen Nervensystems oder Hämoglobinurie im Vordergrund; vielfach treten folgende Syndrome in unterschiedlicher Ausprägung nebeneinander auf:

- Die *gastrointestinale Form* der Rapsvergiftung äußert sich in Freßunlust, fehlendem Wiederkauen, vermehrtem Durst, Speicheln, Milchrückgang, herabgesetzter oder ruhender Vormagenmotorik (mitunter auch Tympanie und/oder Schwitzen), in Kolik, anfänglicher Verstopfung mit schmierigem bis geballtem, schleim- oder blutüberzogenem Kot und anschließendem profusem, häufig auch blutigem Durchfall mit Drängen (Vorstülpen der Mastdarmrosette) sowie häufigerem Harnabsatz. Die Maulschleimhaut ist gerötet und kann ausgedehnte Erosionen oder diphtheroide Beläge aufweisen; Atem- und Pulsfrequenz sind zunächst mäßig erhöht, später wird die Herztätigkeit tumultuarisch; die Episkleralgefäße sind injiziert-verwaschen. Bei schwerer Erkrankung kommen die Patienten bald zum apathischen Festliegen mit kalter Körperoberfläche und verenden innerhalb von 1–3 Tagen.
- Bei der *respiratorischen Form* des Leidens zeigen die Kranken hochgradige Atembeschwerden mit pumpender (Maul-)Atmung, Husten und schaumigem Auswurf sowie Stöhnen infolge Lungenödems und -emphysems.
- Mit der *nervösen Form* der Rapsvergiftung behaftete Patienten taumeln oder wandern abseits der Herde ziellos im Kreise, wobei sie gegen Hindernisse stoßen, niederstürzen oder sich in der Einzäunung verfangen (»Rapsblindheit«, Abb. 6-223); im Stall drängen sie mit dem Kopf gegen Krippe oder Wand; Krämpfe sind selten. Die erweiterten Pupillen reagieren nur verzögert oder überhaupt nicht auf Lichteinfall. Solche Rinder können mitunter leicht erregbar, aggressiv und gefährlich sein, bevor sie schließlich erschöpft festliegen.

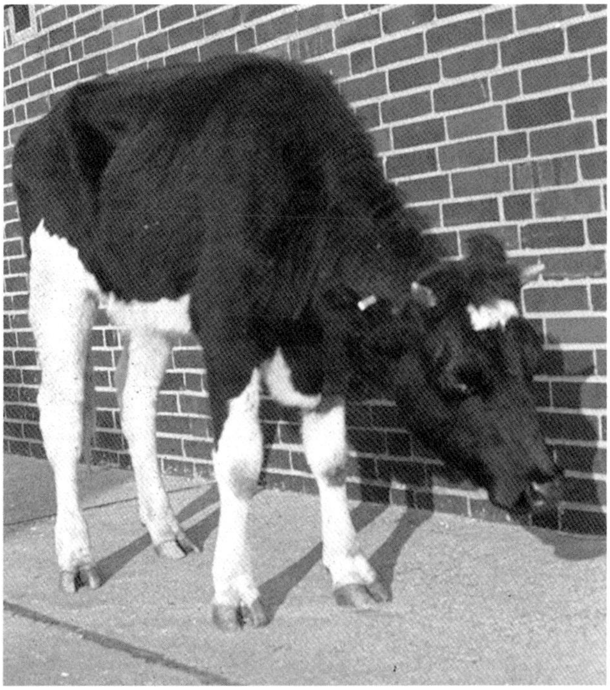

Abbildung 6-223 Nach Ausbruch auf ein Rapsfeld an »Rapsblindheit« erkranktes Jungrind (postmortal/histologisch: perivaskuläre Ödeme in Groß- und Kleinhirn)

➤ Die Symptome der *rapsbedingten Hämoglobinurie* sind die gleichen wie bei Kohlanämie (Kap. 4.3.5.6); die damit einhergehende Leberschädigung kann sekundäre Photosensibilisierung (Kap. 2.2.7.3) bedingen.

■ **Sektion, Histologie:** Bei *gastrointestinal* erkrankten Tieren findet sich eine schwere, oft hämorrhagische Entzündung von Vormägen, Labmagen und Darm, deren Serosa sowie Gekröse ödematisiert sind; Blutungen subepi- und -endokardial; Leber- und Nierendegeneration. *Hämoglobinurie*-betroffene Kranke zeigen Hämosiderose von Leber, Nieren und Milz, mitunter auch Ikterus.

■ **Beurteilung:** Nach Abstellung der krankmachenden Fütterung bessert sich das Befinden mäßig vergifteter Patienten unter symptomatischer Behandlung innerhalb einer Woche; sie können aber erheblich abmagern. Festliegende Tiere sollten umgehend geschlachtet oder getötet werden. Bei rapsbedingter Erblindung kehrt die volle Sehkraft u. U. erst nach 4–6 Wochen zurück. Rapsbedingte Aborte sind selten.

■ **Behandlung:** Verfütterung von toxischem Grünraps, Rapskuchen oder -mehl sofort einstellen. Aufstallung, Heudiät; parenterale Zufuhr von Flüssigkeit, Elektrolyten und Traubenzucker (Kap. 4.3.6); schleimig-einhüllende und adsorbierende Mittel p. o. Bei zentralnervöser Symptomatik Vitamin B_1 parenteral oder Hefe p. o., bei rapsbedingter Hämoglobinurie dagegen Bluttransfusion (Kap. 4.3.2.1).

■ **Prophylaxe:** Nur Raps glukosinolatarmer Kultivare verfüttern; nicht mehr als 1,5 kg Rapskuchen pro erwachsenes Rind und Tag verabreichen; der Anteil von grünem Raps an der Ration sollte nicht mehr als 40 % der TM ausmachen. Alleinfuttermittel für Kälber dürfen gemäß FMG nicht mehr als 150, solche für Rinder maximal 1000 mg Senföl (berechnet als Allylisothiozyanat) pro kg mit 88 % TM enthalten. Falls Zweifel am Senfölgehalt von Rapskuchen oder -mehl besteht, ist eine Probe davon zunächst in einem gut zuzudeckenden Gefäß in Wasser einzuweichen; positivenfalls ist 12–24 h später beim Abheben des Deckels starker Senfgeruch wahrzunehmen. Der Senfölgehalt von Grünraps wird beim Silieren (cave Sickersaft!), derjenige von Rapsschrot beim Toasten vermindert.

■ **Senf:** Die Samen aller *Senfarten* (*Sinapis s. Brassica niger, alba, juncea, carinata;* Abb. 6-224) enthalten Glukosinolate *(Sinigrin, Sinalbin)*; aus diesen wird in Anwesenheit von Myrosinase Isothiozyanat (*Isopropyl-, Allyl-* und/oder *Krotonyl-Senföl*) frei; der Giftgehalt tropischer Senfsaaten ist besonders hoch. Pathogenese

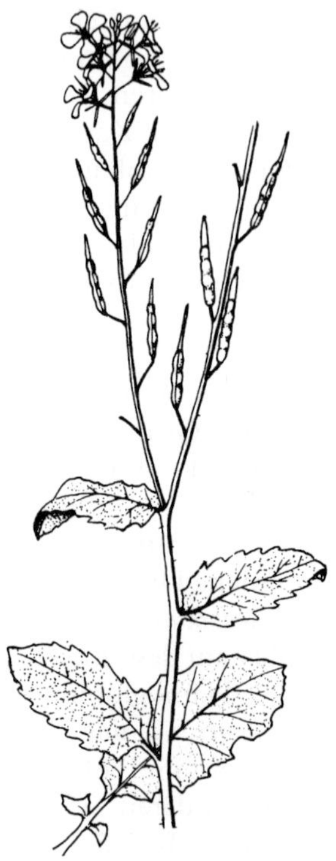

Abbildung 6-224 Ackersenf (*Sinapis arvensis*; WEIHE, v., 1972; natürliche Höhe 30–60 cm)

und klinisches Bild der nach Aufnahme von Senfsaat, -schrot, -kuchen oder -mehl zu beobachtenden Vergiftung entsprechen denen der gastrointestinalen Form der Rapsvergiftung (s. o.); sie sind auch ebenso wie jene zu behandeln. Bei der Zerlegung finden sich Senfkörner im Magen-Darminhalt. Gemäß FMG gehören Saaten und hieraus gewonnene Erzeugnisse von äthiopischem Senf, chinesischem Gelbsenf, indischem Braunsenf, Sareptasenf und schwarzem Senf zu den in Futtermitteln unerwünschten Stoffen.

■ **Rettich** *(Raphanus spp.)* und **Meerrettich** (*Armoracia lampathifolia*; Abb. 6-225) enthalten in oberirdischen Teilen und Wurzeln *Allyl-* und *Phenylsenfölglykoside*. Die durch diese Pflanzen bedingten Intoxikationen gleichen der gastrointestinalen Form der Rapsvergiftung (s. o.).

6.12.2 Hahnenfußvergiftung

■ **Definition, Ursache, Vorkommen:** Die Giftigkeit der weltweit verbreiteten Hahnenfußarten wird widersprüchlich beurteilt; offenbar können alle gelbblühenden Arten gefährlich werden, wenn ihr Anteil an der verfügbaren Vegetation hoch ist. Insbesondere »giftiger« Hahnenfuß *(Ranunculus sceleratus)*, aber auch flammender, scharfer, knolliger und kriechender Hahnenfuß (*R. flammula, acer, bulbosus, repens;* Abb. 6-226) enthalten, ebenso wie Buschwindrös-

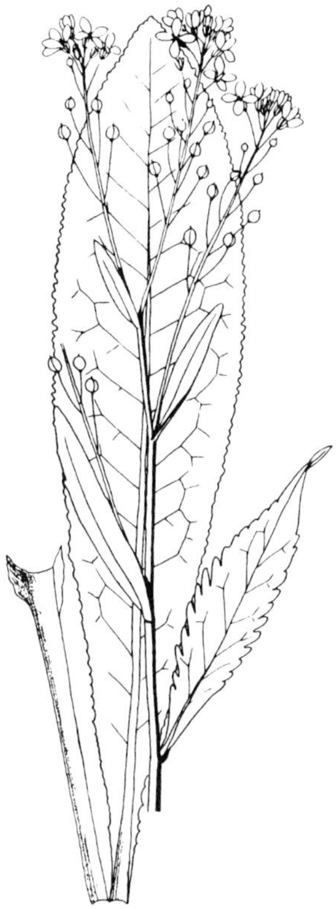

Abbildung 6-225 Meerrettich (*Armoracia rusticana*; WEIHE, v., 1972; natürliche Höhe 40–125 cm)

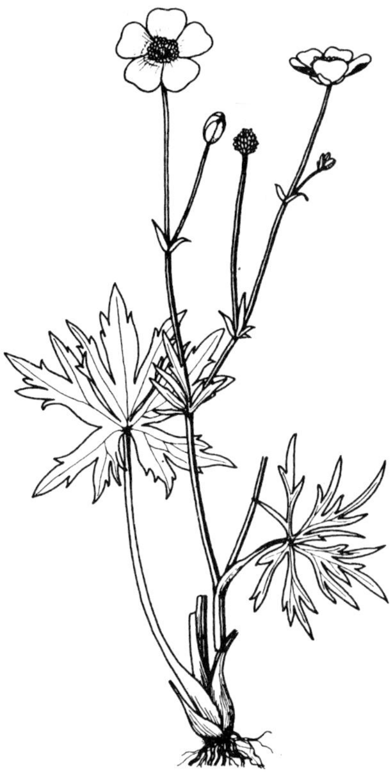

Abbildung 6-226 Scharfer Hahnenfuß (*Ranunculus acer*; WEIHE, v., 1972; natürliche Höhe 30–120 cm)

chen *(Anemone nemorosa)*, Küchenschelle *(A. pulsatilla)*, Sumpfdotter- und Trollblume *(Caltha palustris, Trollius europaeus)*, und zwar v. a. zu Beginn der Blütezeit im Frühjahr, unterschiedliche Mengen des nichttoxischen Glukosids *Ranunkulin*. Die Giftwirkung geht vom Aglukon des Ranunkulins, dem flüchtigen und örtlich stark reizenden *Protoanemonin* aus; dieses Lakton der Methylenoxykrotonsäure wird beim Zerkleinern/Zerkauen der Pflanzen enzymatisch freigesetzt. Die Komplexität der genannten Zusammenhänge erklärt die in praxi beobachteten Unterschiede in der Toxizität der o. a. Pflanzen; sie werden zudem v. a. von Jungtieren gefressen, weshalb erwachsene Rinder oft widerstandsfähiger erscheinen.

■ **Pathogenese, Symptome:** Nach rascher Aufnahme größerer Hahnenfußmengen treten folgende, nicht immer zugleich ausgeprägte Symptome auf: Speicheln, entzündliche Rötung der Maulschleimhaut, Zittern, kolikartige Unruhe, Harndrang, z. T. auch tobsuchtartiges Umherrennen und Brüllen, Inappetenz, vermehrter Durst, mitunter Würgen, verminderte Pansentätigkeit (seltener auch Aufblähen) sowie starker, oft blutiger Durchfall; Atem- und Herzfrequenz sind erniedrigt, die Herzaktion ist schwach. Im weiteren, meist akuten bis perakuten Verlauf sind die Patienten benommen; ihr Gang wird taumelnd-träge. In schweren Fällen folgen lähmungsartige Unsicherheit der Nachhand, Festliegen, Stöhnen, Zähneknirschen, gelegentlich auch Schlucklähmung, Koma und plötzlicher Tod durch Kreislaufversagen, manchmal erst nach vorherigen Krämpfen; sonst führt die Intoxikation zu Milchrückgang, fortschreitender Abmagerung und allgemeiner Schwäche, bei tragenden Tieren auch zum Abort.

■ **Sektion:** Ausgeprägte entzündliche Rötung und Blutungen der Schleimhaut ventral in Haube und Pansen, die reichlich Hahnenfußpflanzen enthalten, sowie in Labmagen und Dünndarm. Fettige Degeneration von Leber und Nieren.

■ **Diagnose:** Die Erkennung stützt sich auf klinisches Bild, Begleitumstände (Ortsbegehung!) und Zerlegungsbefunde (Hahnenfußnachweis). *Differentialdiagnostisch* sind andere, in diesem Kapitel besprochene Diarrhoebedingende Pflanzenvergiftungen in Betracht zu ziehen.

■ **Behandlung, Prophylaxe:** Sofortiger Abtrieb von der betreffenden Weide; orale Gaben schleimig-einhüllender und adsorbierender Mittel sowie von 100–250 g Natriumbikarbonat oder Kalziumkarbonat; intravenöse Zufuhr von Elektrolyt- und Traubenzuckerlösung (Kap. 4.3.6). Stark mit blühendem Hahnenfuß bestandene Weiden meiden. Die Giftwirkung des Protoanemonins geht bei der Heuwerbung, möglicherweise auch beim Ensilieren, verloren (→ Polymerisation zu atoxischem Anemonin).

6.12.3 Herbstzeitlosenvergiftung

Definition, Ursache, Vorkommen: Die perennierende, im Herbst zartviolett blühende, aber erst im Frühjahr zur Fruchtreife gelangende Herbstzeitlose (*Colchicum autumnale;* Abb. 6-227) ist ein auf manchen feuchten Wiesen massenhaft verbreitetes giftiges Unkraut, das von Rindern, insbesondere Kälbern, nicht immer gemieden wird. Das allen Teilen dieser Pflanze eigene, die Heutrocknung überdauernde Alkaloid Kolchizin (Blüten 0,8–1,8, Blätter 0,01–0,03, Wurzelknollen 0,08–0,2, Fruchtknoten/Samen 0,2–0,6 % TM) wirkt mitosehemmend und kapillarschädigend. Im Magendarmkanal bedingt es nach oxidativer Umwandlung schwere Schleimhautreizung. Die Aufnahme von 0,25 mg Kolchizin/kg LM verursacht starken Durchfall; Dosen von ≥ 1 mg/kg LM (~ 1,5 kg Herbstzeitlosen-FM oder von 250 g -heu pro Tier) sind für Rinder tödlich. Intoxikationen ereignen sich v. a. dann, wenn aus Futtermangel auf stark von Herbstzeitlosen durchsetztes Grün oder Heu zurückgegriffen wird, sowie bei achtlosem Liegenlassen ausgejäteter Knollen und Pflanzen. Die meisten Schadensfälle werden von April bis Juni (fruchttragende Stadien), weitere aber auch im Spätsommer (Blütestadium) oder beim Verfüttern von Heu beobachtet, das mit Herbstzeitlosen durchsetzt ist.

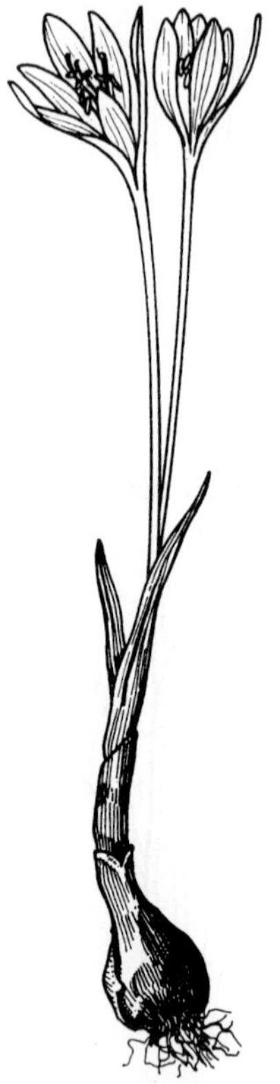

Abbildung 6-227 Herbstzeitlose (*Colchicum autumnale*; WEIHE, V., 1972; natürliche Höhe 8–25 cm)

Pathogenese, Symptome: Das erst nach Umwandlung des Kolchizins innerhalb des Tierkörpers, d. h. 1–3 Tage nach Aufnahme von Herbstzeitlosen einsetzende und akut bis perakut verlaufende Vergiftungsbild umfaßt: Inappetenz, Speicheln, z. T. auch Schweißausbruch, Würgen, Sistieren von Wiederkauen und Pansentätigkeit (seltener auch Tympanie), erregtes Umherlaufen, Auf- und Niedergehen, Stöhnen, Umsehen nach dem voll erscheinenden Leib, gespannte Bauchdecken, Vorpressen des Afters; später trockenes Flotzmaul, Rötung der sichtbaren Schleimhäute, Injektion der Episkleralgefäße, Zittern und Taumeln infolge lähmungsartiger Schwäche der Nachhand, kleiner frequenter Puls bei pochendem Herzschlag, fortschreitende Teilnahmslosigkeit, schließlich Festliegen und Absinken der Körpertemperatur; Rückgang oder Versiegen der Milch. Auffallend ist der profus durchfällige, gelblich-braune bis blutige, übelriechende Kot, der zu starker Abmagerung führt und manchmal von gesteigertem Harndrang begleitet wird. In etwa der Hälfte der Fälle tritt innerhalb von 12 h bis 1 Woche der Tod durch Versagen der Atmung ein; die übrigen Patienten genesen langsam wieder. Die Milch erkrankter Kühe kann bei damit getränkten Kälbern Durchfall auslösen.

Sektion: Ausgeprägte Entzündung (Rötung/Blutungen, ödematöse Schwellung) der Schleimhäute des Magendarmtraktes; »Psalterverstopfung«; mitunter auch subendokardiale und -seröse Blutungen.

Diagnose: Die Erkennung stützt sich auf Krankheitsbild, Umweltkontrolle, Zerlegungsbefund und Nachweis von Herbstzeitlosen oder deren Samen im Vormageninhalt; Kolchizin ist chromatographisch nachweisbar.

Differentialdiagnostisch sind andere, Durchfall verursachende Pflanzenvergiftungen in Betracht zu ziehen.

Behandlung: Sofortige Umstellung der Fütterung; schleimig-einhüllende und adsorbierende Mittel p. o.; parenterale Zufuhr von Flüssigkeit, Elektrolyten und Traubenzucker (Kap. 4.3.6). In geeignet erscheinenden Fällen operatives Ausräumen des Vormageninhalts (Kap. 6.6.2).

Prophylaxe: Stark mit Herbstzeitlosen bestandene Weiden meiden, oder diese Giftpflanzen zuvor durch gründliches Ausstechen beseitigen.

6.12.4 Kornradevergiftung

Definition, Ursache, Vorkommen: Kornrade (*Agrostemma githago;* Abb. 6-228) tritt als rotviolett blühendes Unkraut v. a. in Getreidefeldern (Weizen, Roggen), aber auch an Wegrändern auf. Ihre braunschwarzen Samen ähneln eingerollten stachligen Raupen; sie sind wegen des in ihnen in Konzentrationen von ≤ 7 g/100 g enthaltenen saponinartigen Glukosids Githagin (= Agrostamin) giftig. Es wirkt örtlich stark schleimhautreizend, nach Resorption auch neuromuskulär lähmend. Als Folge der maschinellen Getreidereinigung sind Vergiftungen durch Kornradesamen heute selten; früher kamen solche v. a. beim Verfüttern von Müllereiabfällen (»Hinter-« oder »Nachkorn«), d. h. von erheblich mit Kornradesamen verunreinigtem Getreide, Schrot, Kleie oder Mehl vor.

Pathogenese, Symptome: Ein Gehalt von < 0,1% Kornradesamen im Getreide wird als für Menschen unschädlich angesehen. Für Rinder sollen etwa 2,5 g gemahlene Samen/kg LM (bzw. die doppelte ungemahlene Menge) tödlich sein; dabei sind Kälber anscheinend empfindlicher als erwachsene Rinder (Gewöhnungstoleranz?). Als Vergiftungserscheinungen werden genannt: Freßunlust, Durst, Speicheln, Zähneknirschen, aussetzendes Wiederkauen, verminderte Vormagenmotorik, gelegentlich Tympanie, Zittern, kolikartige Unruhe sowie meist schwerer übelriechender Durchfall (seltener zunächst Verstopfung), Taumeln, allgemeine Mattigkeit und Lähmung (mitunter nur Schlingbeschwerden), frequenter Herzschlag, kleiner Puls, komatöses Festliegen, absinkende Körpertemperatur, Tod durch Versagen von Atmung und Kreislauf.

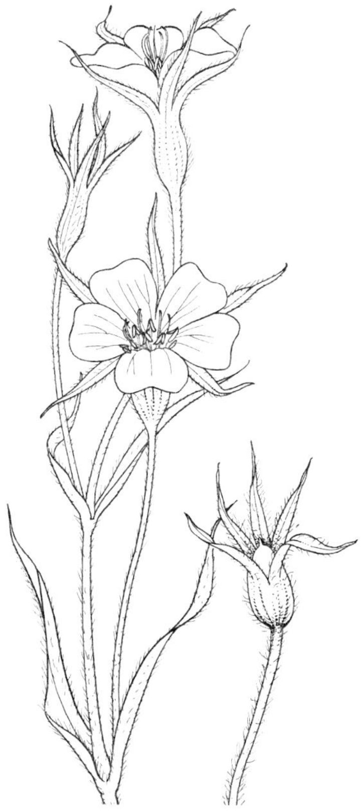

Abbildung 6-228 Kornrade (*Agrostemma githago*; WEIHE, V., 1972; natürliche Höhe 30–100 cm)

Sektion: M. o. w. ausgeprägte Rötungen oder Blutungen in Vormägen, Labmagen und Darm; Leberdegeneration. In Futter und Panseninhalt lassen sich selbst zermahlene Kornradesamen noch an ihrer Schale erkennen.

Behandlung: Futterwechsel; schleimig-einhüllende und adsorbierende Mittel p. o., parenterale Flüssigkeitszufuhr (Kap. 4.3.6.1).

6.12.5 Rizinvergiftung

Definition, Ursache, Vorkommen: Der (sub)tropische Wunderbaum *(Ricinus communis)* gedeiht in gemäßigten Zonen nur als Zierstrauch. Sein thermolabiles Toxalbumin *Rizin* ist in allen Teilen der Pflanze, v. a. aber in den Samen enthalten. Diese sind knapp bohnengroß; ihre Gestalt ähnelt derjenigen reifer Zekkenweibchen; ihre Schale ist rötlichgelb bis braungrau und dunkelgesprenkelt oder -gestreift (Abb. 6-229). Bei Gewinnung von Rizinusöl verbleibt das fettunlösliche Rizin im Preßrückstand; etwa 200–300 g solcher Kuchen sind für ein erwachsenes Rind tödlich. Außer stark irritierender Wirkung auf die Schleimhäute des Verdauungstrakts hat Rizin auch antigene Eigenschaften; durch allmähliche Steigerung der Dosis können Tiere dauerhaft gegen resorbiertes Rizin immunisiert werden. Infolge strenger Futtermittelauswahl sind Rizinvergiftungen von Nutztieren heute selten; früher waren Schadensfälle beim Verfüttern rizinussamenhaltiger Ölkuchen oder -schrote recht häufig und meist verlustreich.

Pathogenese, Symptome: Futter mit nennenswertem Gehalt an Rizinussamen oder -kuchen wird von Rindern zwar meist schon nach der ersten Mahlzeit abgelehnt; die dabei aufgenommene Giftmenge reicht jedoch oft für eine schwere Intoxikation aus. Diese setzt i. d. R. erst ½–3 Tage später ein; nach Aufnahme großer Rizindosen kann aber gelegentlich schon wenige Stunden später und ohne den sonst zu beobachtenden Durchfall schlagartig der Tod eintreten. Meist erkranken sämtliche Tiere, die rizinhaltiges Futter gefressen haben, bald nacheinander unter folgenden, insgesamt oft bedrohlichen Symptomen: Verweigerung der Nahrung (v. a. des rizinhaltigen Anteils derselben), Speicheln, vermehrter Durst; kolikartige, z. T. mit Schweißausbruch verbundene Anfälle (Unruhe, gelegentlich Brüllen, Stöhnen, Zähneknirschen, Bauchdecken gespannt, Drängen auf Kot, Zittern, plötzliches Niedergehen, ausnahmsweise auch Krämpfe), Würgen, fehlendes Wiederkauen und ruhende Pansenmotorik, mitunter auch mäßige Tympanie. Dieses Erregungsstadium geht rasch in völlige Teilnahmslosigkeit über. Auffallend ist der profus diarrhoeische, dunkelbraunschwärzliche, oft mit Blut, Schleimfetzen oder Fibrinmassen durchsetzte übelriechende Kot. Der Durchfall entkräftet die schwerer betroffenen Patienten so weit, daß sie unter zunehmender Dehydratation zum lähmungsartigen Festliegen kommen. Die rizinbedingte Vasomotorenlähmung macht sich durch pochende, teils tachy-, teils bradykarde und/oder unregelmäßige Herztätigkeit, kleinen Puls sowie m. o. w. ausgeprägte Dyspnoe (Lungenödem und -emphysem, z. T. auch Husten) bemerkbar. Die Körpertemperatur kann zunächst fieberhaft sein, sinkt dann aber auf subnormale Werte ab. Das Leberperkussionsfeld ist vergrößert. Die Milch geht plötzlich stark zurück oder versiegt völlig. Noch ermolkene Milch kann deutlichen Rizinusgeruch aufweisen und mit ihr getränkte Kälber vergiften; sie ist daher für menschlichen Genuß untauglich.

■ **Sektion:** Mit Ausnahme perakut verendeter Fälle ist, als Folge rizinbedingter Blutgerinnung innerhalb der Darmkapillaren, schwere Abomasoenteritis festzustellen: fleckige Rötung und Verdickung, z. T. auch Nekrosen/Geschwüre der Schleimhaut sowie Schwellung der Gekröselymphknoten. Zudem finden sich oft ausgeprägtes Ödem und interstitielles Emphysem der Lunge, ödematöse Vergrößerung von Leber, Milz und/oder Nieren sowie subendokardiale und -seröse Petechien. Im Vormageninhalt sind Rizinussamen mikroskopisch anhand ihrer kennzeichnenden Palisadenzellschicht nachzuweisen.

■ **Diagnose:** Die *differentialdiagnostische* Abgrenzung der Rizinvergiftung von anderen, toxisch, infektiös oder parasitär bedingten Abomasoenteritiden läßt sich durch Kontrolle des Futters und Nachweis von Rizinussamenresten in Ölkuchen oder Panseninhalt sichern. Zur forensisch stichhaltigen Klärung bedarf es zudem des Beweises ihrer Giftigkeit; hierzu empfiehlt sich der Tierversuch unter Miteinsatz immunisierter Kontrolltiere; serologische Verfahren sind weniger zuverlässig.

■ **Beurteilung:** Bei schwerkranken Patienten ist trotz intensiver Behandlung mit rascher Verschlimmerung und tödlichem Ausgang im Koma oder nach plötzlichem Kreislaufkollaps zu rechnen. Bis zu 8 Tage nach Futterumstellung können noch weitere Neuerkrankungen und Verluste auftreten. Vergiftete, aber überlebende Rinder sind zunächst stark abgemagert und bleiben bezüglich Freßlust, Nährzustand und Milchleistung längere Zeit hinter gesunden Herdengenossen zurück. Tragende Tiere können abortieren.

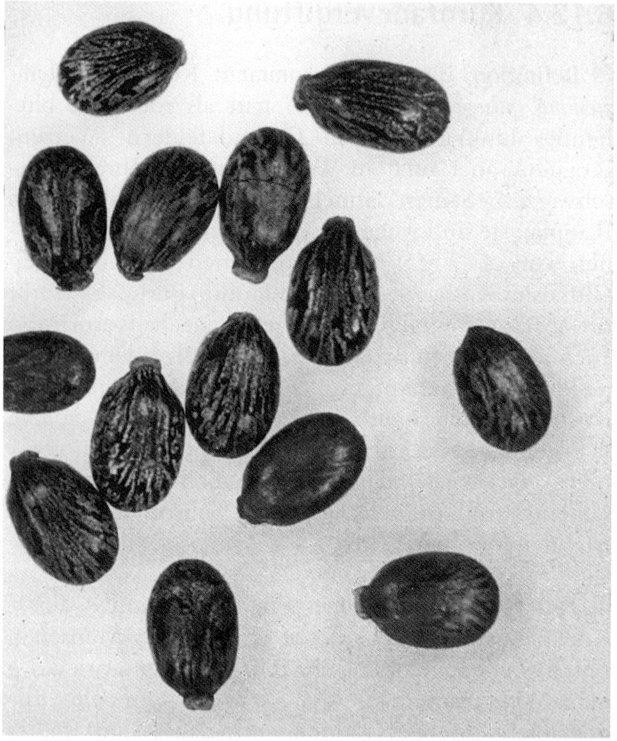

Abbildung 6-229 Rizinussamen (*Semen ricini communis*; 2fache Vergrößerung)

■ **Behandlung:** Rizinhaltige Futtermittel sofort absetzen und schadlos beseitigen. In leichteren Fällen sind zunächst salinische Laxanzien p. o. zu verabreichen. Deutlich erkrankte Patienten sollten, erforderlichenfalls wiederholt, schleimig-einhüllende und adsorbierende Mittel p. o. erhalten. Außerdem ist für parenterale Flüssigkeits-, Elektrolyt- und Traubenzuckerzufuhr (Kap. 4.3.6) zu sorgen; kalziumhaltige Infusionslösungen sind kontraindiziert. Erfolgversprechend ist die Behandlung mit spezifischem Antirizin-Immunserum (d. h. vermutlich auch mit dem Blut von Rindern, die > 2–3 Wochen zuvor eine Rizinvergiftung überstanden haben); diese Möglichkeit ist allerdings nur selten gegeben.

■ **Prophylaxe:** Nur rizinusfreie Ölsaatkuchen verfüttern. Einzel- und Mischfuttermittel dürfen gemäß FMG maximal 10 mg Rizinusschalen/kg mit 88 % TM enthalten. Rizin kann zwar mittels geeigneter Verfahren (Kochen, Einwirken von Heißdampf, Formaldehyd u. a.) zerstört werden; der mäßige Nährwert von Rizinusschrot rechtfertigt solche aufwendigen Maßnahmen jedoch kaum.

6.12.6 Mineraldüngervergiftung

Bei unsachgemäßer Anwendung oder Lagerung von Kunstdünger sowie seiner Behälter können Rinder mit solchen Düngemitteln in Kontakt kommen und u. U. nennenswerte Mengen davon aufnehmen (Neugierde/Salzhunger).

Der *Phosphatanteil* von Mineraldüngern spielt als Vergiftungsursache offenbar praktisch keine Rolle. Bei auf frisch mit *Rohphosphat, Superphosphat, Thomasmehl* oder *-schlacke* gedüngten Grünflächen junger/niedriger Vegetation laufenden Rindern können allerdings Freßunlust, schwerer Durchfall, Durst und Milchrückgang, mitunter auch Inkoordination auftreten; deshalb sollten solche Weiden erst nach ausgiebigem Regen bestoßen werden. Die in derartigen Schadensfällen zu beobachtenden Gesundheitsschädigungen sind aber vermutlich auf andere, m. o. w. toxische Bestandteile der Phosphatdünger, z. B. Kalziumoxid, Magnesiumoxid, Schwermetalle und Arsen (Kap. 6.12.10) zurückzuführen; Rohphosphat kann auch Fluoride (Kap. 9.17.9) enthalten. Die Behandlung ist rein symptomatisch (Aufstallung, Heudiät, schleimigeinhüllende und adsorbierende Mittel p. o.).

Aus oral aufgenommenem *Kalkstickstoff* (= Kalziumzyanamid) wird im Verdauungstrakt Ammoniak freigesetzt (→ ruminale Ammoniakvergiftung, Kap. 10.5.25); Entsprechendes gilt für den Ammoniumanteil der *Ammoniumnitratdünger* (Ammon-, Kalkammon-, Ammonsulfat- und Kaliammonsalpeter). Das aus *salpeterhaltigen Kunstdüngern* (Chile-, Kali-, Kalk-, Kalkammon-, Natronsalpeter) anfallende Nitrat wird innerhalb der Vormägen zu Nitrit reduziert (→ Nitritvergiftung, Kap. 4.3.5.3).

Orale Aufnahme von *Brannt-* oder *Ätzkalk* (CaOxid) oder von *CaO-haltiger Hochofenschlacke* bedingt je nach Menge m. o. w. schwere, u. U. tödlich endende Entzündung der Schleimhäute des Verdauungskanales; nach Einatmung CaO-haltigen Staubes kommt es zu Verätzung der Atemwegschleimhäute.

6.12.7 Mineralölvergiftung

■ **Definition, Ursachen:** Als Folge des heutigen enormen Mineralölbedarfs haben Erdölförderung (Bohrfelder), -lagerung (Tanks, Fässer), -transport (Fahrzeuge, Rohrleitungen) und -raffinierung sowie Vertrieb, Gebrauch und Entsorgung von Mineralölprodukten zugenommen. Wenn solche Anlagen nicht ordnungsgemäß ausgegrenzt sind oder dabei benutzte Behälter offenstehen, überlaufen oder undicht werden, können weidende Rinder mit Rohöl, Mineralölprodukten oder Altöl in Kontakt kommen. Gleiches gilt für unachtsamen Umgang mit Treib- und Schmierstoffen sowie deren Abfällen in der Landwirtschaft selbst. Bei Überschwemmungen kann aus beschädigten Tanks austretendes Öl große Weideflächen und Oberflächengewässer verunreinigen (Abb. 6-230). Bei gegebener Gelegenheit nehmen Rinder, insbesondere jüngere Tiere, Mineralöl trotz abstoßenden Geruchs oft m. o. w. begierig auf. Dabei spielen Neugierde und der durch Zusätze oder Verunreinigungen mitbestimmte Geschmack des Mineralöls sowie Salzhunger offenbar eine wichtigere Rolle als Durst; frisch gefördertes Rohöl ist z. B. oft mit Kochsalzsole, Benzinmotoren-Getriebealtöl dagegen mit Blei versetzt. Die früher von Laien vielgeübte Anwendung von Roh-, Motoren-, Altöl oder Petroleum (allein oder als Medikamententräger) zur äußerlichen Behandlung parasitärer und anderweitiger Hauterkrankungen des Rindes ist heute »außer Mode« gekommen.

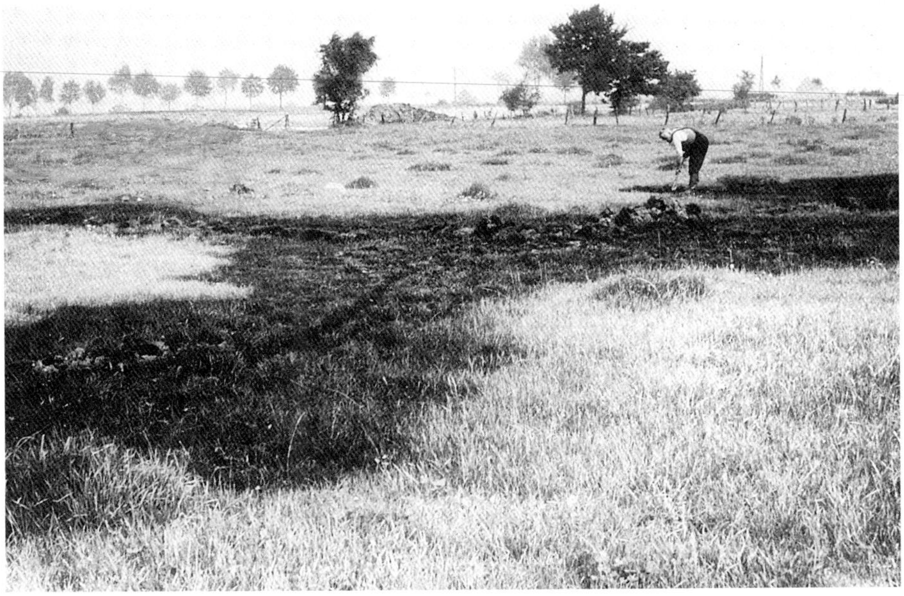

Abbildung 6-230 Mineralölvergiftung: ausgedehnte Weidelandverunreinigung mit Rohöl nach dem Bruch einer großen Ölleitung

Rohes Erdöl ist ein Gemisch aus > 6000 verschiedenen Kohlenwasserstoffen, in welchem die Anteile von Paraffinen, Alkanen, Alkynen, zyklischen Aliphaten, Naphthenen, Aromaten und Asphaltenen, ebenso wie der Gehalt an Schwefel und Metallen, je nach Herkunft und bereits durchlaufener »Verwitterung« schwanken. Die Giftigkeit des Rohöls und seiner *gebrauchsfertigen Abkömmlinge* (Kondensate, Kerosin, Benzin, Petroleum/Leuchtöl, Dieselöl, Bunkeröl, Bremsöl, Düsenmotortreibstoff, Transformatorenöl, Getriebeöl, Schmieröle und -fette sowie andere Raffinationsprodukte) hängt von ihrem S-Gehalt, insbesondere aber vom Anteil flüchtiger Kohlenwasserstoffe sowie etwaigen Beimengungen (Kochsalz, Kap. 10.5.2; Blei, Kap. 10.5.12; Molybdän, Kap. 12.3.12; chlorierte Kohlenwasserstoffe, wie PCB oder polychlorierte Naphthaline, Kap. 3.1.5.1, 12.3.15) ab.

Pathogenese: Auf die *Haut* aufgebrachtes Mineralöl wirkt je nach Zusammensetzung örtlich reizend; etwaige Zusatzstoffe des Öls (z.B. höherchlorierte Naphthaline oder Biphenyle; Kap. 12.3.15, 3.1.5.1) können nach Resorption allgemeingiftig wirken. *Oral* aufgenommenes Mineralöl irritiert die Schleimhäute des Verdauungstrakts; seine niedersiedenden Bestandteile werden in den Vormägen freigesetzt (→ Tympanie) und beim m. o. w. würgenden Abrülpsen z. T. aspiriert (Lungenreizung); ihre Resorption bedingt anfangs mitunter Erregung, sonst zentralnervöse Depression.

Symptome: Bei *kutaner* Anwendung oder Verunreinigung der Körperoberfläche mit Mineralöl kommt es, v. a. nach wiederholter Exposition zu lokaler Schuppung, Rötung, Schwellung und Exsudation der Haut sowie Verklebung und Ausfall des Haarkleids; nach Abstellen der Ursache induriert der betreffende Hautbereich lederartig und wird rissig. Nach *oraler* Mineralölaufnahme zeigen sich, je nach Menge und Zusammensetzung des betreffenden Produktes: Freß- und Saufunlust, Ölreste rings um das Flotzmaul, Speicheln, Auswürgen von Öl oder Auswerfen ölhaltiger Wiederkaubissen, intensiver Ölgeruch der Atemluft, etwas später auch des dann vielfach teerartigen Kotes; Stillstand der Pansenmotorik, Milchrückgang, Niedergeschlagenheit, m. o. w. gefährliches Aufblähen, kolikartiges Verhalten, mitunter anfangs Durchfall, sonst oder später Absatz eingedickten, ölhaltigen Kotes. Serum-Harnstoffgehalt und -Aktivität der γGT können deutlich erhöht sein. Etwaige Beteiligung des zentralen Nervensystems äußert sich in narkoseähnlicher Niedergeschlagenheit oder in Zittern, Kopfschütteln, Blindheit, Zähneknirschen, Ataxie/Inkoordination, u. U. sogar in tobsuchtartiger Erregung mit Krämpfen (Bleiwirkung?). Verlauf und Ausgang oraler Ölintoxikationen hängen entscheidend vom Grad des Mitbetroffenseins der Atmungsorgane ab: Diese ölaspirationsbedingte Komplikation gibt sich in leichteren Fällen nur durch beschleunigte Atemtätigkeit, Husten und Fieber, sonst aber als ausgeprägte Dyspnoe (eitrige bis gangränöse Bronchopneumonie mit kollateralem Lungenemphysem) zu erkennen.

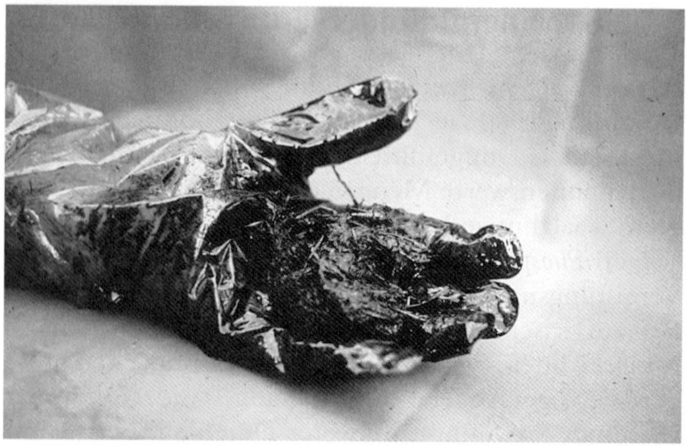

Abbildung 6-231 Bei operativer Entleerung der Vormägen eines mineralölvergifteten Jungrindes entnommener, stark ölhaltiger Panseninhalt (Doll, 1985)

Sektion: Auffallender Ölgeruch des Tierkörpers, manchmal auch Ölverunreinigung von Maul und After, Magendarminhalt ölhaltig (Abb. 6-231), entzündliche Rötung der Schleimhäute des Verdauungstrakts, entzündliche, gangränöse oder abszedierende tracheobronchopulmonäre Veränderungen der im mikroskopischen Bild ölhaltigen Lunge, nach chronischem Verlauf auch Hydrothorax, Leber- und Nierendegeneration, in akuten Fällen dagegen mitunter subepikardiale und subseröse Blutungen.

Diagnose: Für *klinische* Zwecke genügt i. d. R. der Beweis des ersten Augenscheins, d. h. das Auftreten der geschilderten Erscheinungen bei Rindern, die sich in der Nähe zugänglicher Mineralölprodukte befanden und solche den Begleitumständen nach vermutlich aufgenommen haben (Ortsbegehung!). In *forensischen* Fällen muß zudem der Kausalkonnex durch Nachweis des fraglichen Öls im Magendarminhalt und möglichst auch durch gaschromatographische Sicherung seiner Identität mit dem von der schädigenden Partei freigesetzten Öl bewiesen werden. Dabei sind von Fall zu Fall auch die das betreffende Öl kennzeichnenden Begleitsubstanzen mit zu berücksichtigen. Bei Aufklärung solcher Schadensfälle ist zudem zu bedenken, daß sich in der Nähe von Ölbohrstätten laufende Rinder, je nach den dort benutzten Hilfsmitteln, auch an Bohrlauge und -schlamm vergiften können, die ätzende Substanzen (Kap. 2.2.6.3),

Kochsalz (Kap. 10.5.2), Blei (Kap. 10.5.12), Arsen (Kap. 6.12.10), Zinksalze (Kap. 6.12.9) oder Chromate enthalten.

Differentialdiagnostisch sind bei *kutanem* Ölkontakt anderweitige Hautleiden, nach *oraler* Ölaufnahme dagegen ähnlich verlaufende Erkrankungen des Atmungs- und Verdauungsapparates sowie des zentralen Nervensystems in Betracht zu ziehen; dabei bietet der Ölgeruch der Patienten entscheidende Hilfe.

■ **Beurteilung:** Bereits festliegende Patienten und solche mit deutlichen respiratorischen oder zentralnervösen Erscheinungen haben kaum noch Aussicht auf Genesung; sie sollten aus Gründen des Tierschutzes euthanasiert und beseitigt werden, weil ihr Fleisch wegen des ihm anhaftenden intensiven Ölgeruchs für menschlichen Verzehr untauglich ist. Die Genesung weniger schwer erkrankter Tiere ist oft langwierig; dabei ist mit erheblicher Abmagerung, Aborten und bronchopneumonischen Komplikationen (Lungenabszesse) zu rechnen.

■ **Behandlung:** Weitere Ölaufnahme sofort unterbinden; auf der Haut befindliches Öl mit Hilfe von Detergenzien abwaschen. Je nach Krankheitsbild und Wert des/der therapiewürdig erscheinenden Patienten ist zwischen sofortiger operativer Entleerung des gesamten Vormageninhalts (Kap. 6.6.2) und konservativen Maßnahmen zu entscheiden: orale Verabreichung von Adsorbenzien und salinischen Laxanzien, intravenöse Elektrolyt- und Traubenzuckerzufuhr, Heudiät, Pansensaftübertragung, Pansenstimulanzien und Hefe p.o. sowie Vitamin A und E parenteral; bei Lungenbeteiligung auch Breitspektrumantibiotika parenteral.

■ **Prophylaxe:** Aufklärung der Rinderhalter über die von Mineralölen, deren Produkten und Abfällen ausgehende Gefährdung ihrer Tiere; Ölbehälter stets gut verschlossen und für Rinder unzugänglich aufbewahren sowie ordnungsgemäß entsorgen; Umweltverunreingungen mit Öl vermeiden oder aber sofort tiersicher ausgrenzen.

6.12.8 Akute Kupfervergiftung

■ **Definition:** Kurze Zeit nach einmaliger oder nur wenige Male wiederholter *oraler* Aufnahme bzw. *parenteraler* Gabe toxischer Mengen von Kupferverbindungen einsetzende, durch *gastrointestinale* bzw. *zentralnervöse* Störungen gekennzeichnete und meist tödlich verlaufende Vergiftung. Die nach längerer laufender Ingestion subtoxischer Cu-Mengen zu beobachtende *»chronische«* Kupfervergiftung (Kap. 4.3.5.9) geht mit *hämolytischem Ikterus* einher.

■ **Vorkommen, Ursachen:** Nach Ablösung der Cu-haltigen Schädlingsbekämpfungsmittel durch andere Pestizide sind akute Cu-Vergiftungen heute selten. Als gelegentliche Giftquelle für *orale Cu-Intoxikationen* von Rindern sind bekannt geworden: Unachtsamer Umgang mit Cu-haltigen Spritzmitteln; Verfüttern von Gras/Laub aus mit Cu-Kalkbrühe besprühten Obstgärten/Weinbergen; Beweiden von mit Cu-Sulfat (Schneckenbekämpfung) behandelten Grünflächen; Aufbewahrung von saurem Futter im Cu-Kessel; Aussaufen von Cu-Sulfat-haltiger Klauenbadlösung; extreme Überdosierung von Cu-Salzen zur Vorbeuge des Cu-Mangels. In Cu-armen Gebieten ist es des weiteren nach serienweiser prophylaktischer *subkutaner Gabe leicht löslicher Cu-Verbindungen* (Cu-EDTA) zu schwerwiegenden akuten Vergiftungen gekommen. Die toxische Wirkung von *Cu-Arsen-Verbindungen* beruht v.a. auf deren Arsenanteil (Kap. 6.12.10).

■ **Pathogenese:** Die nach einmaliger *oraler Aufnahme* akut krankmachende Dosis beträgt 200–400 g Cu-Sulfat pro erwachsenes Rind oder 200 mg Cu/kg LM. Solche Vergiftungen, bei denen offenbar auch der Gesundheitszustand der exponierten Tiere sowie die jeweilige Cu-Verbindung (meist Cu-Sulfat) eine Rolle spielen, beruhen in erster Linie auf dem *örtlich reizenden* Effekt der Cu-Salze im Labmagendarmkanal.

Bei *subkutaner Verabreichung* ist EDTA-gebundenes Cu seiner Löslichkeit wegen wesentlich toxischer als Glyzinat-gebundenes und zudem in der Unterhaut stark irritativ; in solchen Fällen kommt der kapillarschädigenden Wirkung des Cu im Bereich von Leber, Lunge und ZNS entscheidende Bedeutung zu.

■ **Symptome:** Das Bild der 1–3 Tage nach *oraler Cu-Aufnahme* rasch und ausgeprägt einsetzenden akuten Cu-Vergiftung umfaßt Freßunlust, vermehrten Durst, Speicheln, mitunter Würgen oder Erbrechen blaugrüner Massen, Kolik, gespannte und schmerzhafte Bauchdecken sowie heftigen Durchfall mit wäßrigem, oft auffallend bläulichgrün (Cu-Chlorophyll) gefärbtem und mitunter auch bluthaltigem Kot; hinzu kommen Dehydratation, Niedergeschlagenheit, Zittern (seltener auch Krämpfe), zunehmende Lähmung der Nachhand (schwankender Gang, Festliegen) und Kreislaufschwäche (Schockgefahr).

Nach *subkutaner Injektion* von Cu-EDTA wurden beobachtet: Dyspnoe, Schleudern oder Gegen-die-Wand-Pressen des Kopfes, Drängen auf Harn, Ataxie, Im-Kreis-gehen, zunehmende Niedergeschlagenheit, schließlich opisthotonisches Festliegen mit Ruderbewegungen; die Serum-Aktivitäten von AST und γGT sind deutlich erhöht. Ein Zusammenhang zwischen parenteraler Cu-Gabe und temporärer Infertilität wird diskutiert.

Verlauf, Beurteilung: Akute Cu-Vergiftung führt je nach Giftmenge rasch zum Tode durch Kreislaufversagen oder zu allmählicher Besserung; festliegende Patienten haben kaum noch Heilungsaussichten.

Sektion: Nach *oraler* Cu-Intoxikation schwere katarrhalische bis hämorrhagisch-ulzerierende Entzündung von Labmagen und Darm, deren Inhalt und Schleimhaut vielfach auffallend bläulichgrün verfärbt sind; mitunter auch Blutungen am Herzen und Lungenödem. Nach *subkutaner Gabe* löslicher Cu-Verbindungen ist die Leber dunkelbraun, deutlich vergrößert und stumpfrandig, z. T. mit Blutungen durchsetzt, ihr Parenchym zerreiblich und die Schnittfläche rotgesprenkelt; zudem finden sich subendokardiale Petechien, Blutfülle oder Ödem der Lunge und sulzige Nierenlager. Nach mehrtägiger Erkrankung können Anschoppung von m. o. w. dunkelgefärbter Körperhöhlenflüssigkeit, gelegentlich auch Ikterus hinzukommen. *Histologisch*: zentrolobuläre Lebernekrose, tubuläre Nierennekrose, aber keine Hämosiderose der Milz.

Diagnose: Krankheitsbild und Begleitumstände (Fütterungsanamnese, Ortsbegehung, etwaige vorherige Behandlung) lenken den Verdacht auf akute Cu-Vergiftung; die Vermutung läßt sich durch Ermittlung des Cu-Gehalts von Kot oder Mageninhalt (0,1–1 %) sichern; in den Nieren liegt er meist > 15 ppm FM. Der Cu-Gehalt von Blut und Leber ist dagegen oft nur leicht erhöht und deshalb wenig aussagekräftig. *Differentialdiagnostisch* sind anderweitige, mit Durchfall einhergehende Intoxikationen (Kap. 6.12f.) und Infektionskrankheiten (Kap. 6.10.19f.) zu bedenken. *Chronische* orale Cu-Vergiftung (Kap. 4.3.5.9) ist im Gegensatz zur akuten durch Hämoglobinurie, Anämie und Ikterus gekennzeichnet.

Behandlung: Die Therapie kommt oft zu spät: Bei akuter *oraler Cu-Intoxikation* sind schleimig-einhüllende und adsorbierende Mittel p. o. sowie parenterale Zufuhr von Flüssigkeit, Elektrolyten und Traubenzucker (Kap. 4.3.6) angezeigt; als Antidot dieser Vergiftung gilt Ferrozyankalium (3–5 g in Wasser gelöst) p. o., welches die Umwandlung in schwerlösliche Cu-Salze bewirkt. Nach subkutaner Gabe löslicher Cu-Verbindungen kann versuchsweise Kalziumversenat (EDTA) angewandt werden (s. Bleivergiftung, Kap. 10.5.12).

Prophylaxe: Cu-haltige Pestizide durch andere, möglichst untoxische Mittel ersetzen; etwaige Cu-haltige Schädlingsbekämpfungsmittel sachgemäß, außerhalb der Reichweite von Nutztieren, lagern, anwenden und entsorgen. Mit Cu-Sulfat behandelte Grünflächen erst nach ausgiebigem Regen nutzen. Zur parenteralen Cu-Versorgung sind Cu-Glyzinat und intramuskuläre Applikation vorzuziehen.

6.12.9 Zinkvergiftung

Definition: Je nach Menge und Dauer der *oralen Zinkaufnahme* ist zwischen akuter und chronischer Zn-Vergiftung zu unterscheiden, die beide mit gastrointestinalen Symptomen einhergehen. Das *Einatmen zinkoxidhaltigen Schweißrauchs* bedingt »Zn-Fieber«, welches bei den Krankheiten des Atmungsapparates (Kap. 5.3.5.7) besprochen wird.

Vorkommen, Ursachen: Früher war orale Zinkvergiftung im Umfeld von Zinkhütten nicht ungewöhnlich; heute wird sie nur noch selten beobachtet, kann ggf. aber recht verlustreich verlaufen. Solche Intoxikationen sind meist auf eine der folgenden Ursachen zurückzuführen: Lagerung oder Transport von Futter oder Tränke (mit sauren, Zn-lösenden Bestandteilen) in verzinkten Behältern oder Röhren, Belecken oder Fressen zinkhaltiger Farben (ZnO, $ZnCO_3$), Verunreinigungen von Weiden bzw. Bächen durch Abrauch (vorwiegend ZnO) bzw. Galmeiabwässer ($ZnCO_3$, Zn_2SiO_4) aus Zinkhütten und Galvanisierwerken, versehentliches Einmischen von Zinksalzen (statt Mineralstoffen) in Kraftfutter oder Milchaustauscher, orale Überdosierung von Zinksalzen zur Spurenelementversorgung (Kap. 2.2.5.4) im Rahmen der Vorbeuge von Klauenleiden oder Sporidesmintoxikose (Kap. 2.2.7.3), Aussaufen zinksulfathaltiger Klauenbadflüssigkeit. Die Giftigkeit von Zinkphosphid (Kap. 5.3.5.14) beruht dagegen auf dem sich hieraus im Verdauungskanal entwickelnden Phosphin.

Pathogenese: Der Zn-Bedarf des Rindes wird durch eine Ration mit 50–100 ppm Zn TM gedeckt. Kälber und Jungrinder vertragen langfristig bis zu 500–600, Kühe sogar bis zu 1000–2000 ppm Zn TM. Im Tränkewasser gelöste Zn-Salze können sich allerdings schon ab 0,25 g Zn/l toxisch auswirken, vermutlich weil sie aufgrund des Schlundrinnenreflexes direkt in den Labmagen gelangen; solches Wasser wird aufgrund seines abstoßenden Geschmacks nur zögernd aufgenommen.

Symptome: Bei *akuter* Zn-Vergiftung sind Freßunlust, Milchrückgang, Kolik, Durchfall mit m. o. w. grünlichgefärbtem, gelegentlich aber blutigem Kot, allgemeine Schwäche (Hypokalzämie) und Herzinsuffizienz zu beobachten. *Längere* Aufnahme übermäßiger Zn-Mengen führt erst nach ≥ 2–3 Wochen zu Appetitrückgang, Lecksucht, Entwicklungshemmung (Jungtiere) oder Abmagerung (adulte Tiere) sowie –

nach anfänglicher Diarrhoe – zu ausgeprägter anhaltender Verstopfung mit eingedicktem Kot und vermehrtem Bauchumfang; schließlich fallen solche Patienten infolge Muskelschwäche plötzlich um, können danach aber von selbst wieder aufstehen; z. T. sind auch Bradykardie oder Herzarrhythmie, Aufblähen, blasse Schleimhäute, hypochrome Anämie, Husten, Gähnen, Kehlgangsödem, Zähneknirschen, Krämpfe und/oder Lungenentzündung festzustellen. Auf Zn-haltigem Abrauch oder Abwasser beruhende *chronische* Zn-Vergiftungen werden in ihrem klinischen Bild u. U. durch weitere, hierin mitenthaltene Gifte, wie Blei (Kap. 10.5.12), Kadmium (Kap. 2.2.5.5) oder Arsen (Kap. 6.12.10), beeinflußt, was die Klärung erschweren kann.

■ **Sektion:** Die Zerlegung ergibt meist nur herdförmige bis diffuse Abomasoenteritis, in schweren Fällen zudem schlaffen Herzmuskel, fleckige Nierenblutungen und Leberdegeneration; bei Zn-vergifteten Kälbern sind zudem Pneumonien festgestellt worden, die als sekundär-bakteriell bedingt angesehen werden.

■ **Diagnose:** Orale Zn-Vergiftungen sind oft schwer und nur bei einwandfrei zu klärender Gesamtsituation sicher zu erkennen. Hierzu gehören außer dem recht unspezifischen klinischen Bild: Feststellung eines Zn-Emittenten, Nachweis eines erhöhten Zn-Gehalts in Futter oder Tränkwasser sowie den Organen, Ausschluß anderweitiger Intoxikationen und Besserung nach Absetzen der Zn-haltigen Nahrung. Normales Heu enthält 20–30, mit Zn-Abrauchen verunreinigtes dagegen 170–230 ppm Zn TM; abrauchgeschädigte Silage kann 3000–7400 ppm Zn TM aufweisen. Der normale Zn-Gehalt von Leber bzw. Nieren beträgt 20–150 bzw. 20–100 ppm TM; bei Zn-vergifteten Rindern finden sich hierfür Werte von > 300 bzw. > 150 ppm; dabei liegt der Zn-Gehalt im Blutplasma > 2 ppm.

Differentialdiagnostisch sind anderweitige zehrende Leiden, wie Magendarmwurmbefall (Kap. 6.11.2), Unterernährung, bei erwachsenen Rindern auch Paratuberkulose (Kap. 6.10.22), in Betracht zu ziehen. Gras mit einem Zn-Gehalt von > 80 ppm TM kann möglicherweise sekundären Kupfermangel (Kap. 12.3.11) bedingen.

■ **Beurteilung:** Schwer erkrankte Patienten sind i. d. R. verloren; leichtere Fälle heilen nach Abstellen der Ursache unter symptomatischer Behandlung aus.

■ **Prophylaxe, Behandlung:** Meiden oder Abstellen der o. a. Ursachen. Im akuten Stadium zudem Adsorbenzien und/oder schleimig-einhüllende Mittel sowie Eisenhydroxidlösung* (Dosis) p. o. In chronischen Fällen kann Kalziumversenat (EDTA) intravenös (s. Kap. 10.5.12) versucht werden.

6.12.10 Arsenvergiftung

■ **Definition:** Durch *orale* Aufnahme oder *perkutane* Resorption löslicher anorganischer oder organischer Arsenverbindungen verursachte, meist akut und tödlich verlaufende, seltener zu chronischem Siechtum führende Intoxikation; ihre Symptome betreffen v. a. den Verdauungsapparat, aber auch Kreislauf und Bewegungsapparat, mitunter dagegen die Haut.

■ **Vorkommen, Ursachen:** Früher standen As-Vergiftungen von Rindern den bei dieser Tierart vorkommenden bleibedingten Intoxikationen an Bedeutung kaum nach. Fahrlässigkeit bei Lagerung und Einsatz As-haltiger Mittel in Land-, Obst- und Forstwirtschaft, unachtsame Weiterverwendung dabei benutzter Behälter sowie unsachgemäße Beseitigung der Reste solcher Chemikalien (»Altlast«) führen auch heute noch zu mitunter erheblichen Verlusten, obwohl weniger toxische Präparate zu gleichem Zweck verfügbar sind (Abb. 6-232). Wichtigste Gefahrenquellen für *akute* As-Vergiftungen sind: Bestäubung oder Besprühen von Kulturen gegen Schadinsekten (Kalkarsen, Bleiarsenat, Kupferazetoarsenat), zur Unkrautvernichtung (Natrium- oder Kaliumarsenit, Thioarsenite) oder Entlaubung (Mono- oder Dinatriummethanarsonat); Arsenikbäder oder -»dips« zur Zecken- und Läusebekämpfung; Verwechslung von As-Verbindungen mit Mineralsalzmischung; As-haltige Konservierungsmittel sowie Rodentizidköder. Bemerkenswerterweise werden As-haltige Präparate, damit behandelte Pflanzen, von diesen ablaufendes Oberflächenwasser, Arsenik enthaltende Badeflüssigkeit oder Erzhüttenabwässer sowie die beim Verbrennen As-konservierten Holzes anfallende Asche von neugierigen/salzhungrigen Rindern begierig aufgenommen. *Chronische* As-Intoxikationen beschränken sich auf die Umgebung bestimmter Kupferhütten, in welcher Böden, Pflanzen und Gewässer durch arsenikführenden Flugstaub (= »Hüttenkatze« [weißer Rauch]) verunreinigt sind.

■ **Pathogenese:** Von den dreiwertigen As-Verbindungen sind die Arsenite (z. B. Na_3AsO_3) giftiger als Arsenik (As_2O_3); die fünfwertigen Arsenate und nicht-zyklisch-organische As-Verbindungen scheinen in

* 100 ml 40%ige Ferrisulfatlösung unmittelbar vor Gebrauch mit 120 g Magnesiumoxid, 40 g Kohlepulver und 800 ml Wasser vermischen; hiervon je nach Größe des Tieres 200–500 ml eingeben und bei Bedarf wiederholen.

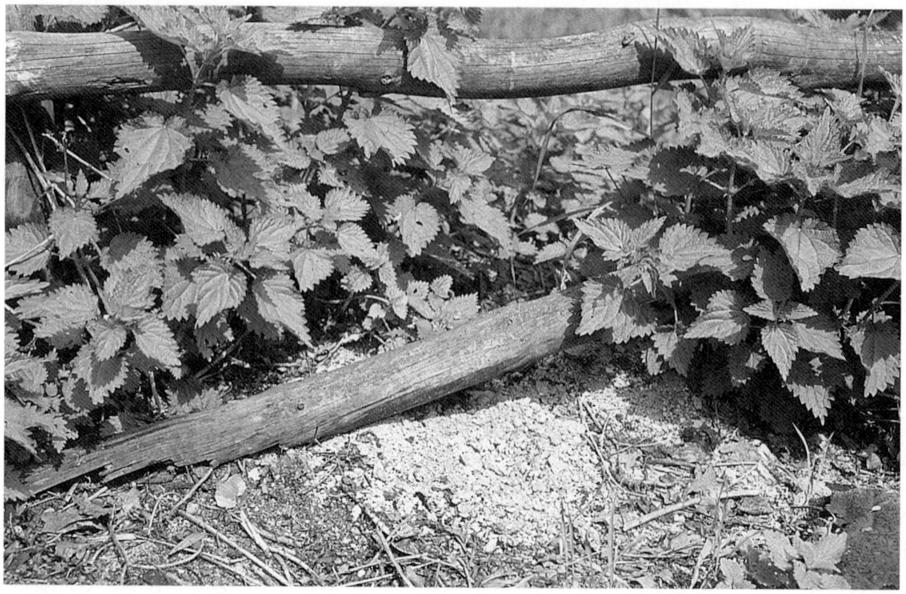

Abbildung 6-232 Arsenvergiftung: Das neben dem Zaun befindliche graue Pulver erwies sich als arsenhaltiges Holzkonservierungsmittel, das aus einer im Laufe der Zeit durchgerosteten Blechdose ausgetreten war; die gefährliche Giftquelle wurde erst nach zweimaligem Bestoßen der Weide und jeweils hierauf folgendem Tod mehrerer Rinder entdeckt und beseitigt

dem Maße toxisch zu sein, in welchem sie im Tierkörper zu Arseniten reduziert werden. *Oral* aufgenommenes As wird, soweit löslich, vom Verdauungskanal her rasch resorbiert und bei nur mäßiger, in Magendarmwand, Leber, Nieren und Milz erfolgender Retention allmählich (subtoxische Dosen innerhalb von 2 Wochen) über Harn und Kot wieder ausgeschieden; mit der Milch wird As offenbar kaum in nennenswerter Konzentration eliminiert. Die bei äußerlicher Anwendung As-haltiger Lösungen eintretende *perkutane* Giftaufnahme kann gefährlich werden, wenn die benutzte Konzentration zu hoch oder die Haut krankhaft verändert ist. Die toxische Wirkung von As beruht auf Kapillarschädigung (Plasmaaustritt) sowie auf Reaktion mit lebenswichtigen Eiweißen und Enzymen. Dabei kommt es je nach Menge und Dauer der As-Aufnahme zu *akuter* oder *chronischer* Vergiftung. Erstere wird durch *orale* As-Dosen ausgelöst, die 10–25 mg Arsenit bzw. 30–100 mg Arsenat/kg LM entsprechen; das gleiche gilt für *perkutane* Resorption von etwa 2 g Arsenik/erwachsenes Rind. Letztere tritt ein, wenn das Futter über längere Zeit hinweg 50–300 ppm TM Flugstaubarsenik enthält.

■ **Symptome, Verlauf:** Die Symptome der *akuten oralen* As-Intoxikation setzen 12–48 h nach Giftaufnahme plötzlich ein: Speicheln, Muskelzittern, Kolik und rasch zunehmende Entkräftung; in perakuten Fällen tritt der Tod schon in diesem Stadium, mitunter sogar völlig unerwartet ein. Die meisten Patienten zeigen jedoch neben der besonders die Nachhand betreffenden Muskelschwäche (mühsames Aufstehen, schwankender oder steif-schleppender Gang, später Festliegen) bald auch profusen Durchfall. Ihr dünnflüssiger Kot ist dunkelgefärbt, riecht ebenso wie die Atemluft m. o. w. stark knoblauchartig und enthält oft Schleimhautfetzen oder Blut. Die hierdurch verursachte rasche Dehydratation sowie begleitende Parenchymschädigungen bedingen frequent-schwachen, später auch arrhythmischen Herzschlag, prallgefüllte Drosselvenen, erhöhte Atemfrequenz, Bilirubinämie, Proteinurie und subnormale Körpertemperatur. Die gelegentlich stöhnenden oder zähneknirschenden Patienten versagen das Futter und haben vermehrten Durst; ausnahmsweise ist Würgen oder Erbrechen zu beobachten. Die sichtbaren Schleimhäute sind gerötet, u. U. auch ikterisch; das Haarkleid ist gesträubt. Die Milch geht zurück oder versiegt völlig; trächtige Tiere können abortieren. Derart schwer As-vergiftete Rinder kommen innerhalb einiger Stunden bis weniger Tage nach Krankheitsbeginn zu apathisch-somnolentem Festliegen und, z. T. unter Krämpfen, zum Exitus infolge Kreislaufversagens. In nicht tödlich verlaufenden Fällen zeigt sich nach 3–5 Tagen allmähliche Besserung; solche Tiere bleiben jedoch in ihrer weiteren Entwicklung und Leistung oft unwirtschaftlich.

Perkutane As-Vergiftung führt je nach resorbierter Giftmenge entweder nur zu oberflächlichen Hautabschilferungen oder zu tieferreichenden Läsionen: Trockene, papier- bis lederartige Haut mit Blasen, Rissen und Abstoßung nekrotischer Bezirke; geschädigte Hautstellen heilen in der Folge nur zögernd ab. Entsprechend dem Ausmaß der offenbar von der Hautdurchblutung abhängigen As-Resorption treten daneben auch die oben geschilderten allgemeinen As-bedingten Erscheinungen auf, die das Krankheitsbild sogar beherrschen können. Dabei läßt sich allerdings oft nicht ausschließen, daß solche Patienten auch oral As aufgenommen haben.

Die hüttenrauchbedingte *chronische Arsenikvergiftung* machte eine nutzbringende Viehhaltung in den Schadensgebieten früher fast unmöglich. Trotz reichlichen

Futterangebots blieben Entwicklung und Nährzustand der Tiere schlecht; zudem erwiesen sie sich als anfällig gegen Infektionskrankheiten und Parasitenbefall. Unfruchtbarkeit, Verkalbungen, Nachgeburtsverhaltungen und unbefriedigende Milchleistung zwangen zum Zukauf gesunder Rinder, die dann innerhalb des hüttenrauchexponierten Bereichs aber bald ebenfalls erkrankten. Besserung stellte sich nur bei Stallhaltung und flugstaubfreier Fütterung oder nach Verschicken der Tiere in unbelastete Weidegebiete ein. Andernfalls traten in Abhängigkeit von Arsenikausstoß der Hütte, Witterung (Besserung nach starkem Regen), Luftbewegung (Verschlechterung bei einfallendem Wind) und Jahreszeit (Häufung gegen Ende der Vegetationsperiode) immer wieder Verluste auf. Das schleichende Krankheitsbild bestand in Abmagerung, rauhem Haarkleid, Haarausfall, lederbündiger Haut, allgemeiner Schwäche, Tränen, Speicheln, Nasenausfluß, Husten, wechselnder Freßlust, steif-schmerzhaftem oder schwankendem Gang, verdickten Gelenken, schleimüberzogenem oder durchfälligem Kot mit anfallsweiser Intensivierung der Symptome entsprechend der akuten As-Intoxikation. Vereinzelt wurden auch perforierende Labmagengeschwüre (Kap. 6.9.6) beobachtet. Experimentell ließen sich diese Erkrankungen auf den Arsenikgehalt des Flugstaubs zurückführen, dessen übrige Bestandteile (SO_2, Zn, Pb, Cd; Kap. 5.3.5.5, 5.3.5.7, 10.5.12, 2.2.5.5) dabei nur eine untergeordnete Rolle spielten; hier ist anzumerken, daß Arsenik die in den Vormägen ablaufenden Fermentationsprozesse hemmt.

■ **Sektion:** Der wegen verzögerter Zersetzung auffallend frische Tierkörper weist oft knoblauchartigen Geruch auf, der sich beim Kochen einer Probe (Mageninhalt, Leber) verstärkt. In *perakut* verendeten Fällen können weitere Veränderungen völlig fehlen. Sonst zeigen die Schleimhäute des Verdauungskanals m. o. w. ausgeprägte Hyperämie sowie fleckige submuköse Blutungen (v. a. in Labmagen und Dünndarm, weniger in Vormägen und Dickdarm); Darmwand und Gekröse sind ödematös verdickt. Der Darminhalt ist flüssig und weist Beimengungen von Schleim, Blut sowie Schleimhautfetzen auf. Nicht selten sind auch Hämorrhagien an Gallenblase und Endokard festzustellen. Der Herzmuskel erscheint schlaff und mürbe, die Leber lehmfarben und stumpfrandig; die Nieren sind blutreich. Die *histologischen* Befunde umfassen Herzmuskelentartung, fettige, z. T. mit zentrolobulären Nekrosen einhergehende Leberdegeneration, mitunter auch interstitielle Nephritis mit Tubulusnekrose. Bei *chronischer* As-Vergiftung erweist sich der kachektische Tierkörper meist als wäßrig; die Körperhöhlenflüssigkeiten sind oft deutlich vermehrt; im Pylorusteil des Labmagens finden sich i. d. R. hyperämische oder geschwürig veränderte Bezirke, die sich manchmal bis in den Dünndarm hinein fortsetzen; Luftröhren- und Harnblasenschleimhaut können gerötet sein; Herz-, Leber- und Nierenbefunde sind die gleichen wie bei akuter As-Intoxikation.

■ **Diagnose:** Vorbericht, klinisches Bild und Umweltkontrolle lenken den Verdacht auf As-Vergiftung; As-führende Gewässer sind »tot«, d. h., sie enthalten keine Lebewesen. *Differentialdiagnostisch* ist in *akuten* Fällen an Milzbrand (Kap. 3.2.2.1), Salmonellose (Kap. 6.10.21), Bovine Virusdiarrhoe/Mucosal Disease (Kap. 6.10.20), Bösartiges Katarrhalfieber (Kap. 12.2.2), Kochsalz- und Rizinvergiftung (Kap. 10.5.2, 6.12.5) zu denken. Bei *chronischem* Verlauf sind Fütterungsfehler, Paratuberkulose (Kap. 6.10.22) sowie Magendarmwurmbefall (Kap. 6.11.2) in Betracht zu ziehen. As-bedingte Hautschädigungen betreffen im Gegensatz zur Dermatitis solaris (Kap. 2.2.7.3) auch pigmentierte Hautbezirke. Zur Sicherung der Vermutungsdiagnose As-Vergiftung bedarf es des Nachweises von As in Harn (> 2 mg/l), Nieren oder Leber (> 3–150 statt normaliter < 0,02–0,05 mg/kg FM). Die Analyse von Magendarminhalt ist nur während der ersten 3 Tage nach Giftaufnahme aussichtsreich; auch der As-Gehalt der Organe As-vergifteter, zunächst aber überlebender Tiere geht innerhalb weniger Tage in den schwierig zu beurteilenden Bereich von 1–3 mg/kg FS zurück.

■ **Beurteilung:** Schwer akut As-vergiftete Rinder sind trotz intensiver Behandlung meist nicht zu retten. Bereits festliegende oder kreislaufinsuffiziente Patienten sollten deshalb umgehend notgeschlachtet werden. Ihre Organe sind als genußuntauglich zu beurteilen. Das Fleisch wurde früher beim Fehlen organoleptischer Veränderungen als für Verbraucher unschädlich angesehen, weil entsprechende Analysen stets As-Gehalte < 0,5 mg/kg FS ergaben; neuere Untersuchungen zeigten jedoch, daß in der Muskulatur solcher Rinder bis zu 20 mg As/kg FS enthalten sein können. Von der WHO wird als obere Toleranzgrenze für den Menschen die tägliche Aufnahme von 0,002 mg anorganischem As/kg LM (ADI-Wert) angegeben. Die FDA der USA empfiehlt, im für Verbraucher freizugebenden Fleisch einen As-Gehalt von 0,5 ppm/kg FS, in genießbaren Organen einen solchen von 2 mg/kg FS nicht zu überschreiten. Um eine verbrauchergefährdende Speicherung von As im Tierkörper zu verhindern, dürfen gemäß FMG (1997) Alleinfuttermittel maximal 2, Grünmehle und Zuckerrübenschnitzel maximal 4 mg, Mineralfuttermittel höchstens 12 mg As/kg bezogen auf 88 % TM enthalten.

■ **Behandlung:** Weitere Giftaufnahme unterbinden. In aussichtsreich erscheinenden Fällen sind unverzüglich folgende Maßnahmen einzuschlagen und bis zum Erfolg konsequent fortzusetzen: intravenöse

Flüssigkeits-, Elektrolyt- und Traubenzuckerzufuhr (Kap. 4.3.6), Blutübertragung (Kap. 4.3.2.1) sowie, als Antidot, Thioktansäure (50 mg/kg LM alle 8 h i.v.) oder Na-Thiosulfat (15–30 g in 100–200 ml aqua dest. i.v. und alle 6 h weitere 30–60 g p. o.); bei Vergiftung durch organische As-Verbindungen kann zudem auch Dimerkaptopropanol oder -sukzinat (2–5 mg/kg LM in 5- bis 10%iger Lösung an mehreren Stellen verteilt i.m.) verabreicht werden. Noch nicht erkrankte Tiere, die As aufgenommen haben, sind metaphylaktisch mit Aktivkohle und salinischen Laxanzien, später auch mit schleimig-einhüllenden und adstringierenden Mitteln p. o. zu behandeln.

■ **Prophylaxe:** As-haltige Präparate stets sachgemäß in dauerhaft gekennzeichneten und mit Gifthinweis versehenen, widerstandsfähigen, gut verschlossenen Behältern sowie für Rinder unzugänglich lagern und streng nach Gebrauchsanweisung anwenden. Rinder von As-behandelten Flächen und dem von solchen abfließenden Wasser fernhalten bzw. daran hindern, As-haltige Lösungen, Oberflächen- oder Zeckenbadwasser zu saufen. Unverbrauchte Reste As-haltiger Mittel ordnungsgemäß entsorgen; das gleiche gilt für As-konserviertes Holz und davon stammende Asche. N. B.: Wenn die As-haltige Giftquelle nicht ermittelt und restlos beseitigt wird, können in den Folgejahren unter gleichen Begleitumständen erneute Krankheitsfälle und Verluste auftreten!

Als Richtwerte des As-Gehaltes, welche in Allein- und Einzelfuttermitteln bzw. in Nutztiertränkewasser nicht überschritten werden sollen, nennt das FMG 2 mg/kg Futter mit 88% TM bzw. die WHO/EU 0,2 mg/l Wasser.

6.12.11 Antimonvergiftung

Dem *Brechweinstein* (Kalium-Antimonyl-Tartrat) wurde früher anregende Wirkung auf Vormagenmotorik und Wiederkauen zugeschrieben. Nachdem sich dieser Effekt als fraglich herausgestellt hat, ist Brechweinstein heute aus dem buiatrischen Arzneimittelschatz praktisch verschwunden. Die durch orale Anwendung in ungelöster oder zu hoch konzentrierter Form ausgelösten Schädigungen bestehen in m. o. w. scharf umgrenzter Reizung der Schleimhaut in Vormägen, Labmagen oder Darm (Abb. 6-233): hochgradige, später nekrotisierende und u. U. zu perforationsbedingter Peritonitis führende hämorrhagisch-diphtheroide Entzündung; bei Überdosierung treten auch Allgemeinerscheinungen ähnlich denen der Arsenvergiftung (Kap. 6.12.10) auf. Die Behandlung besteht in oraler Verabreichung adsorbierender und adstringierender Mittel. Zur sicheren Vorbeuge solcher Unfälle ist Brechweinstein beim Rind zu meiden.

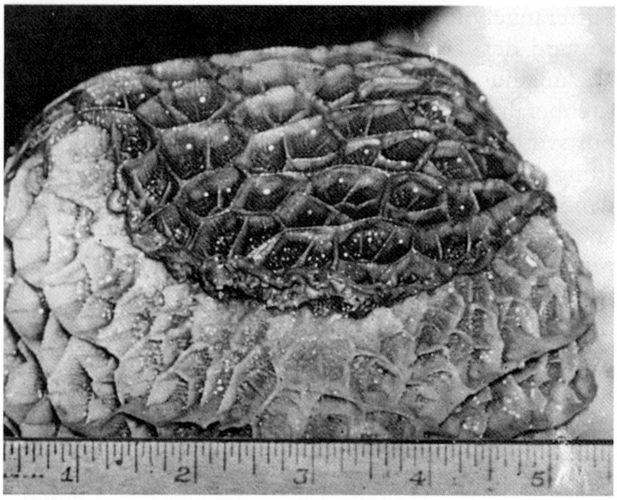

Abbildung 6-233 Flächenhafte Schleimhautnekrose am Boden des Netzmagens nach oraler Verabreichung von Brechweinstein in ungelöster Form (Stevens et al., 1959)

Die einige Zeit gegen Trypanosomeninfektionen gebräuchlichen *organischen Antimonverbindungen* können bei unterernährten Rindern Leberschädigung auslösen; sie sind inzwischen durch neuere Präparate abgelöst worden. Als Bestandteil von Enthornungspasten und -stiften (Kap. 2.4.5.2) kann *Antimontrichlorid* bei Kälbern Haut-, Maulschleimhaut- und/oder Bindehautverätzungen verursachen.

6.12.12 Vergiftung durch Schmetterlingsraupen oder -kokons

Bei massenhaftem Auftreten schädlicher Schmetterlingsraupen können solche in größerer Menge von Rindern aufgenommen werden, die in Obstgärten, Buschland, Waldungen oder neben Gemüsepflanzungen weiden. Als krankmachend gelten die Raupen von Kohl- und Baumweißling, Eichen-, Fichten- und Kiefernprozessionsspinner, Weidenbohrer, Bären- und Weißdornspinner sowie Braunem Bär. Ihre toxische Wirkung beruht auf dem in den hohlen Haaren enthaltenen giftigen Drüsensekret; möglicherweise sind die Haare auch mechanisch irritativ. Klinische Erscheinungen setzen 12–24 h nach dem Verzehr von Raupen ein: Freßunlust, Verschmähen festeren Futters, Würgen, auffallender Durst, deutliche Rötung von Maulschleimhaut und Konjunktiven, Zittern, kolikartige Schmerzen sowie Unruhe, Rückgang und bitterer Geschmack der Milch, Körpertemperatur leicht erniedrigt; im weiteren Verlauf zeigen sich übelriechender Durchfall, gelegentlich auch Tympanie, dann zunehmende Schwäche, Schwanken der Nachhand und Dyspnoe, schließlich apathisches Festliegen; schwere Fälle enden innerhalb von 2–8 Tagen tödlich. Die Zerlegung ergibt subkutane Ödeme, m. o. w. ausgeprägtes Lungenödem, kardiale Petechien, trübe Degeneration der Leber, punktförmige subperitoneale Blutungen sowie submuköse Petechien im Bereich der Vormägen (v. a. im Psalter), hyperämische Rötung der Darmschleimhaut und Schwellung der Gekröselymphknoten. Die Behandlung besteht in Verhinderung der Aufnahme von Raupen, Umstellung der Fütterung auf weiches Gras und Schlappfutter, Verabreichung salinischer Laxanzien sowie schleimig-einhüllender und adstringierender Mittel. Leichter erkrankte Tiere erholen sich dann wieder.

In Massen aufgenommene *Kokons* bestimmter Raupen *(Gonometa* spp.) können völlige Verfilzung des Vormageninhalts mit Passagebehinderung und tödlichem Ausgang bedingen, wenn der Pansen nicht rechtzeitig operativ entleert wird (Kap. 6.6.2).

6.12.13 Sojaeiweißallergie beim Kalb

Mit sojahaltigem Milchaustauscher getränkte oder mit Sojaschrot gefütterte Kälber können gegenüber bestimmten nicht-denaturierten Bestandteilen des Sojaeiweißes (Glyzinin, β-Konglyzinin) sensibilisiert werden, die von den Proteasen des Verdauungsapparates nicht abgebaut werden. Fortgesetzte oder erneute Verabreichung solcher Nahrung löst dann allergisch bedingten Durchfall aus. Falls der Kausalzusammenhang nicht erkannt und das betreffende Futter nicht abgesetzt wird, bleiben die durch Rötung von Nasenschleimhaut und Konjunktiven gekennzeichneten Kälber in ihrer Entwicklung deutlich zurück und sind zudem anfälliger für anderweitige Krankheiten. Schwere anaphylaktische Reaktionen, wie Urtikaria und/oder Lungenödem (Kap. 2.2.7.1, 5.3.2.3), sind bei diesem Leiden aber offenbar selten.

Auch nach Verabreichung von *Erdnuß-* oder *Bohnenschrot* konnten spezifische, gegen bestimmte Eiweiße dieser Futtermittel gerichtete Antikörper nachgewiesen werden.

6.13 Krankheiten von Leber und Gallenblase

M. Stöber/H.-D. Gründer

6.13.1 Erbliche und andersbedingte Mißbildungen von Leber und Gallenblase

M. Stöber

Bei Kälbern mit angeborenem Zwerchfellsdefekt (Kap. 5.4.1) kann der ihn deckende Leberabschnitt in die Brusthöhle vorwachsen *(Hypertrophia e vacuo)*, was meist keine digestiven oder respiratorischen Funktionsstörungen bedingt.

Als *Zystenleber* wird das angeborene Vorliegen zahlreicher bis zu erbsengroßer Erweiterungen der intrahepatischen Gallengänge bezeichnet; das perizystale Leberparenchym atrophiert dabei. Mit dieser Hemmungsmißbildung behaftete Kälber sind i. d. R. nicht lebensfähig und können weitere Anomalien aufweisen.

Die mit hepatogener Enzephalopathie einhergehende *Persistenz des Duct. venosus* wird in Kapitel 4.2.1.2 besprochen.

Kälber *Aflatoxikose*-behafteter Kühe können schon bei Geburt fortgeschrittene *Leberzirrhose* (Kap. 12.3.5) aufweisen.

Unspezifisch bedingte Krankheiten von Leber und Gallenblase

M. Stöber

Dieses Kapitel behandelt zunächst Pathogenese und Unterscheidungsmöglichkeiten der mit Gelbsucht verbundenen Leberleiden und dann diejenigen Hepatopathien des Rindes, die keiner spezifischen Ursache zuzuordnen sind.

6.13.2 Gelbsucht (Ikterus)

■ **Definition, Ursache:** Als Gelbsucht wird die auf Einlagerung von Gallenfarbstoffen in elastisches Bindegewebe eintretende gelbliche Verfärbung der Schleimhäute sowie unpigmentierter Hautbezirke (Euter, Zitzen), also ein klinisches Symptom, nicht aber ein bestimmtes Leiden bezeichnet (Abb. 6-234). Eine

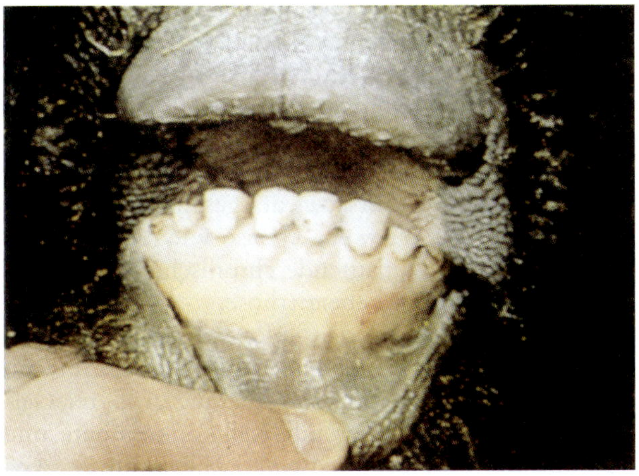

Abbildung 6-234 Ikterische Maulschleimhaut bei Gallenstauung (bezüglich hämolytischen Ikterus s. Abb. 4-55 bis 4-57)

solche, bei Tageslicht besser als bei künstlicher Beleuchtung zu erkennende Veränderung tritt beim Rind erst ab einem Gesamtbilirubingehalt des Serums von > 35 µmol/l ein. Die Mehrzahl boviner Hepatosen und Hepatitiden, darunter auch schwerwiegende Fälle, verläuft deshalb anikterisch. Andererseits gilt Ikterus vorkommendenfalls auch beim Rind stets als Hinweis auf eine mit Leberbeteiligung einhergehende Erkrankung.

■ **Pathogenese:** Je nachdem, welches Krankheitsgeschehen der »Gelbsucht« im Einzelfall zugrunde liegt, ist zwischen folgenden Erscheinungsformen des Ikterus zu unterscheiden:

➤ *Hämolytischer Ikterus*: Diese, auch *Superfunktions-* oder *prähepatischer Ikterus* genannte und durch hohen Serumgehalt an Bilirubin I gekennzeichnete Gelbsuchtform begleitet ausgeprägte Fälle aller Leiden, die mit intravasaler Auflösung roter Blutkörperchen und Hämoglobinurie einhergehen, nämlich: angeborene Erythrozytendeformation (Kap. 4.3.1.4), isohämolytischer Neugeborenenikterus (Kap. 4.3.7.2), Tränkehämoglobinurie (Kap. 10.5.3), »puerperale« oder Rübenblattanämie (Kap. 4.3.5.5), Kohl-, Raps-, Zwiebel- und Bingelkrautanämie (Kap. 4.3.5.6 bis 4.3.5.8, 6.12.1), Gossypoltoxikose (Kap. 4.1.5.3), chronische Kupfervergiftung (Kap. 4.3.5.9), Chloratvergiftung (Kap. 4.3.5.4), Babesiose (Kap. 4.3.4.1), bovine Eperythrozoonose (Kap. 4.3.3.4), Kälberleptospirose (Kap. 7.1.4.3) und »bazilläre« Hämoglobinurie (Kap. 4.3.3.2), mitunter auch die Folgen einer Bluttransfusion (Kap. 4.3.2.1) oder eines Giftschlangenbisses (Kap. 12.3.18).

➤ *Hepatozellulärer* (= *intrahepatischer, parenchymatöser, destruktiver, Retentions-* oder *Regurgitationsikterus, nichtobstruktive Cholestase*) tritt bei massiver Schädigung der Hepatozyten ein; dabei nimmt v. a. Bilirubin II im Serum zu. Beispiele hierfür sind verschleppte Ketose oder »puerperales« Leberkoma (Kap. 6.13.14) sowie schwere Fälle von akuter Fasziolose (Kap. 6.13.8), Aflatoxikose (Kap. 12.3.5), Seneziose (Kap. 12.3.6), Vergiftung durch Hundszunge (Kap. 12.3.7), von mykotoxischer Lupinose (Kap. 6.13.15) oder Selenvergiftung (Kap. 12.3.9). Solche Erkrankungen führen mit der Zeit infolge Ersatzes des geschädigten Parenchyms durch Bindegewebe ebenso wie die allerdings meist anikterisch verlaufende chronische Stauungsleber (Kap. 6.13.6) zu Leberzirrhose.

➤ *Obstruktions-, Okklusions-, Resorptions- oder posthepatischer Ikterus* oder *obstruktive Cholestase* beruht auf intra- oder extrahepatischer Verlegung größerer Gallenwege durch obliterierende Kalkkonkremente und Fibrinfladen (fasziolosebedingte Gallenstauung/-kolik, Kap. 6.13.5) oder Gallensteine, mitunter aber durch raumfordernde Abszesse (Kap. 6.13.4) oder Tumoren der Leber.

■ **Symptome:** Klinisch wird *hämolytischer Ikterus* durch schwache bis mäßige Gelbfärbung und Anämie der sichtbaren Schleimhäute (s. Abb. 4-55 bis 4-57), Hämoglobinurie, Urobilinogenurie und Fehlen von Bilirubin II im Harn sowie Überwiegen von Bilirubin I im Serum gekennzeichnet; der Kot solcher Patienten ist oft dunkler gefärbt als derjenige gesunder Bestandsmitglieder. *Hepatozellulärer Ikterus* äußert sich in m. o. w. deutlich ausgeprägter Gelbfärbung der Schleimhäute, die dabei normal durchblutet sind, in Zunahme des Gehaltes an Gesamtbilirubin (vorwiegend Bilirubin II) im Serum sowie Vorhandensein von Urobilinogen und Bilirubin II im Urin. Bei *Obstruktionsikterus* sind die gelblich erscheinenden Schleimhäute ebenfalls normal durchblutet (Abb. 6-234) und der Gesamtbilirubin-Spiegel (vorwiegend Bilirubin II) im Serum erhöht, während der Harn zwar reichlich Bilirubin II, bei vollständiger Verlegung des Gallenabflusses aber kein Urobilinogen enthält; im letztgenannten Fall ist der Kot heller als derjenige der in gleicher Weise gefütterten gesunden Herdengenossen; außerdem zeigen solche Patienten dabei i. d. R. deutliche Kolikerscheinungen.

Jede mit Cholestase einhergehende Lebererkrankung kann *hepatogene Photosensibilisierung* (Kap. 2.2.7.3) bedingen, wenn sich das betreffende Tier zum fraglichen Zeitpunkt auf der Weide befindet und der Sonnenbestrahlung ausgesetzt ist. Voraussetzung hierfür ist allerdings nicht das Vorliegen von Ikterus, sondern die verzögerte hepatische Ausscheidung von Phylloerythrin. Bei schwerer Leberzellerkrankung kann es infolge Rückganges der Prothrombinbildung zu *Verzögerung der Blutgerinnung*, bei zusätzlichem Mangel an Thromboplastin auch zu *hämorrhagischer Diathese* (Kap. 4.3.5.10) kommen. Behinderungen des Blutabflusses der V. portae in oder durch die Leber bedingen mit der Zeit *Bauchwassersucht*. Als *Leberversagen* wird der je nach Grundleiden früher oder später eintretende Zustand bezeichnet, bei dem die Leber nach Ausfall von mehr als ⅔ bis ¾ ihres Parenchyms das im Stoffwechsel anfallende Ammoniak nicht mehr vollständig entgiften kann; Näheres hierüber ist bei der hepatogenen Enzephalopathie (Kap. 10.5.8) nachzulesen.

■ **Sektion:** Bei der Zerlegung ikterischer Rinder erweisen sich v. a. Skleren, große Blutgefäße und Sehnen als gelbgefärbt (s. Abb. 6-265). Außerdem finden sich an der Leber meist makro- und mikroskopische Veränderungen, welche die Einordnung des Falles als hämolyse-, hepatozellulär oder obstruktionsbedingt gestatten.

■ **Beurteilung:** Da ikterische Verfärbung des Schlachtkörpers die Beurteilung des Fleisches als für menschlichen Genuß untauglich nach sich zieht, ist bei klinisch »gelbsüchtig« befundenen Rindern die Tötung vorzuziehen, wenn ein Abklingen des Ikterus nicht zu erwarten steht.

Diagnose: Klinische Erkennung und Unterscheidung der verschiedenen Ikterusformen stützt sich auf die in Übersicht 6-36 zusammengefaßten Kriterien. *Differentialdiagnostisch* sind andere, mit ähnlicher Verfärbung des Harns einhergehende Syndrome, wie angeborene Porphyrurie (Kap. 4.3.1.2, 4.3.1.3), Paralytische Myoglobinurie (Kap. 9.17.2) sowie Hämaturie (Kap. 7.1.3.2), zu bedenken; Entsprechendes gilt auch für Vergiftungen durch »Gelbspritzmittel« (= Dinitroverbindungen, Kap. 5.3.5.11) sowie Fälle von primärer Photosensibilitätsreaktion (Kap. 2.2.7.3). Eine nur das Fettgewebe betreffende Gelbfärbung beruht auf grünfütterungsbedingter Einlagerung von Karotinoiden; sie läßt sich mit Hilfe der Probe nach Lerche biochemisch vom Ikterus abgrenzen.

6.13.3 Entartung und nichteitrige Entzündung der Leber

Definition, Ursachen, Vorkommen, Pathogenese: Als Zentralorgan des ana- und katabolen Stoffwechsels sowie der Entgiftung des Körpers nimmt die Leber an allen Krankheiten teil, in deren Verlauf es zu Überbeanspruchung ihrer Funktionen kommt. Das gilt insbesondere für Hochleistungsmilchkühe sowie Mastrinder, deren Leber schon normalerweise stark beansprucht wird. Es gilt des weiteren für die Mehrzahl der fütterungs-, mangel- und vergiftungsbedingten Leiden sowie schwerwiegende Lokal- und Allgemeininfektionen, von denen manche (z.B. Enteritiden, Peritonitis, Mastitis, Metritis bzw. Septikämien) massive Endotoxinbildung bedingen. Die mit solchen Belastungen verbundene »Beteiligung« der Leber besteht – je nach Angriffsweise des hepatobiliär noziven Krankheitsgeschehens – in m. o. w. schwerwiegender, akut oder chronisch verlaufender degenerativer bis nekrotisierender Schädigung der Hepatozyten *(Hepatose)* und/oder in entzündlichen bis zirrhotischen Veränderungen am Gefäß- und Stützgewebe *(Hepatitis nonpurulenta).*

Viele der mit Leberschädigung einhergehenden Krankheiten nehmen ihren Ausgang von anderen Organen. Sie werden deshalb nicht in diesem, der Leber selbst gewidmeten Hauptkapitel, sondern bei den Leiden der primär befallenen Organe besprochen; zur Orientierung des Lesers enthalten nachfolgende Ausführungen jeweils sachdienliche Kapitelverweise.

Bedeutung: Die wirtschaftlichen Auswirkungen der Leberkrankheiten beruhen darauf, daß Leistungsfähigkeit und Fruchtbarkeit von Milch- und Mastrindern in hohem Maße von ihrer Lebergesundheit bestimmt werden (s. Lipomobilisationssyndrom, Kap. 6.13.14).

Symptome, Verlauf: Vorliegen, Art und Ausmaß einer Leberbeteiligung lassen sich in praxi oft nicht sicher feststellen und abschätzen, sondern nur vom jeweiligen Primärleiden des Patienten her ableiten, d. h. vermuten. Die Mehrzahl boviner Hepatosen und Hepatitiden verläuft nämlich anikterisch. Von nicht immer deutlich ausgeprägter Klopfempfindlichkeit und/oder Vergrößerung des Leberperkussionsfeldes, gelegentlichem »Sonnenbrand« sowie Abweichungen

Übersicht 6-36 Gegenüberstellung der zur Unterscheidung der Ikterusformen des Rindes dienenden Befunde

Kriterium	Gelbsuchtform: hämolytischer Ikterus	hepatozellulärer Ikterus	obstruktiver Ikterus
sichtbare Schleimhäute:	anämisch, graugelblich	normal durchblutet, rosagelb	normal durchblutet, rosagelb
Harn:	dunkelrotbraun bis schwärzlich, enthält Hämoglobin und Urobilinogen	dunkelgelb bis bräunlich, enthält Bilirubin II und Urobilinogen	bräunlich, enthält Bilirubin II, aber wenig bis kein Urobilinogen
rotes Blutbild:	m. o. w. anämisch	unbeinflußt	unbeeinflußt (nach Gallenblasenruptur u. U. anämisch)
Serum*:	hämoglobin- und gallenfarbstoffhaltig (zunächst Bilirubin I, dann auch Bilirubin II)**	gallenfarbstoffhaltig (Bilirubin I und, vorwiegend, Bilirubin II)	gallenfarbstoffhaltig (im Anfall vorwiegend Bilirubin II)***
Kotfarbe:	vergleichsweise dunkel (oft stark hämoglobinhaltig)	unauffällig	vergleichsweise hell

* Bemerkenswerterweise führt beim Rind schon vorübergehendes Fasten zu merklichem Anstieg des Bilirubin-I-Gehalts im Blut; Ikterus ist bei dieser Tierart erst ab einem Gesamtbilirubingehalt von 35 µmol/l klinisch erkennbar. ** Bei Besserung i. d. R. allmählicher Abfall des Serumbilirubinspiegels. *** Bei etwaiger Besserung meist plötzlicher Rückkgang des Serumbilirubingehalts

leberbezogener Laborbefunde abgesehen, sind dabei zudem meist keine eindeutig auf eine Lebererkrankung hinweisenden Befunde, sondern lediglich Freßunlust, Leistungsrückgang, verringerte Anteilnahme an der Umgebung, Verstopfung oder Durchfall zu erheben. Eine derartige »Leberdystrophie« ist zwar stets anzunehmen, wenn ein erfahrungsgemäß hepatobiliär-noziv wirkendes, aber extrahepatisch lokalisiertes Primärleiden auf sachgemäße Behandlung nicht anspricht. Zur Bestätigung dieser Vermutung ist der Buiatriker jedoch auf Überprüfung der in Übersicht 6-37 und 6-42 aufgeführten Parameter, histologische Untersuchung einer Leberbiopsieprobe oder Schlachtbefunde zugleich und gleichartig erkrankter Herdenmitglieder angewiesen. Wegen des mit Leberbiopsien verbundenen Arbeitsaufwandes und Zeitverlustes wird in praxi allerdings nur in besonderen Fällen von dieser Möglichkeit Gebrauch gemacht. Zudem ist ihr Ergebnis nur bei diffuser Schädigung des Lebergewebes von Aussagekraft für den Zustand des Gesamtorgans.

Diagnose, Differentialdiagnose: Bezüglich der bei Verdacht auf Vorliegen einer Lebererkrankung einzuschlagenden Befunderhebung und -beurteilung wird auf den Abschnitt »Gelbsucht« (Kap. 6.13.2), Über-

Übersicht 6-37 Zur Leberdiagnostik beim Rind geeignete Laborparameter (siehe auch Übersicht 6-43)

Parameter	obere Grenze der Norm (Maßeinheit)	Herkunft/Bildungs- bzw. Wirkungsort	diagnostische Bedeutung
Gesamtbilirubin (GB): Bilirubin I: Bilirubin II:	8,5 µmol/l 6,8 µmol/l 3,4 µmol/l	vorwiegend in der Leber, aus Hämo- (und Myo-)globinabbau	siehe Übersicht 6-36
Gallensäuren*-Gesamtkonzentration (GGS):	40 µmol/l (u. U. aber bis 380 µmol/l)	Gallenflüssigkeit	↑ bei allen, insbesondere aber den mit Cholestase verbundenen Hepatopathien; diagnostischer Wert aber wegen großer physiologischer Schwankungsbreite stark eingeschränkt
Aspartat-Amino-Transferase (AST):	E: 40–50 U/l	ubiquitär, aber vorwiegend in Leber, Skelett- und Herzmuskel (Zytoplasma und Mitochondrien)	empfindlich; relativ rasche Plasmaelimination; ↑ bei akuten Leber-, Herz- und Skelettmuskel- sowie anderen Organschäden; in Verbindung mit GB, GLDH und γGT brauchbar bei Ausschluß von Muskelschäden (CK-Kontrolle)
Alanin-Amino-Transferase (ALT):	E: 20 U/l	ubiquitär, vorwiegend in Herz- und Skelettmuskel (Zytoplasma)	unempfindlich; ↑ bei Leberzellnekrose, Herz- und Skelettmuskelschäden; diagnostische Bedeutung gering
Gamma-Glutamyl-Transferase (γGT):	E: 20 U/l K: 20–50 U/l	ubiquitär, vorwiegend in Euter-, Nieren-, Gallengangs- und Darmepithelien sowie in der Galle	empfindlich; langsame Plasmaelimination; ↑ bei hepatobiliärer Erkrankung; nicht leberspezifisch, aber zur Ermittlung von Cholestase brauchbar
Ornithin-Carbamyl-Transferase (OCT):	E: 20 U/l	vorwiegend in der Leber (Mitochondrien)	empfindlich; weitgehend leberspezifisch; ↑ bei akuten Leberzellschäden; diagnostisch gut brauchbar
Sorbit-Dehydrogenase (SDH):	E: 10 U/l	vorwiegend in der Leber, gering in der Niere (Zytoplasma)	wenig empfindlich, aber weitgehend leberspezifisch; ↑ bei akuten Leberzellschäden; in schweren Fällen diagnostisch und zur Verlaufskontrolle brauchbar, wenn keine Nierenerkrankung vorliegt
Glutamat-Dehydrogenase (GLDH):	E: 10 U/l	vorwiegend in der Leber, mäßig in den Nieren (Mitochondrien)	mäßig empfindlich, bei Ausschluß von Nierenkrankheiten weitgehend leberspezifisch; rasche Plasmaelimination; ↑ bei akuten Leberzellschäden; gut brauchbar zu Diagnose und Verlaufskontrolle

E = erwachsene Rinder; K = Kälber nach Kolostralmilchaufnahme bis zur 6. Lebenswoche;
↑ = Zunahme; * = physiologische Schwankungsbreite in Relation zu Fütterung und Zeit ziemlich groß

sicht 6-37 und 6-42 sowie die *»Klinische Untersuchung des Rindes«* (1990) verwiesen. Dem Geübten bieten auch Sonographie (BRAUN, 1997) sowie rechtsseitige explorative Laparotomie wertvolle diagnostische Hilfe.

Beurteilung, Behandlung, Prophylaxe: Die Heilungsaussichten der mit Leberschädigung verbundenen Primärleiden sind oft davon abhängig, ob und in welchem Umfang die Leber des Patienten im Einzelfall betroffen ist. Die für eine rationale »Leberschutztherapie« verfügbaren diätetischen und medikamentösen Maßnahmen bestehen in dem Versuch, die Leber zu schonen und bei ihren komplexen Aufgaben zu unterstützen. Als allgemeingültige Beispiele seien hier die bei der Ketose (Kap. 6.13.14) aufgeführten Behandlungsratschläge genannt. Mindestens ebensowichtig ist auch die gründliche und gezielte Therapie der jeweiligen Grundkrankheit. Gerade bei Leberschädigungen ist aber »Vorbeugen besser als Heilen«. Näheres über die sich naturgemäß gegen die Ursache der einzelnen, mit Leberbeteiligung einhergehenden Primärleiden richtenden therapeutischen und prophylaktischen Maßnahmen ist den ihnen gewidmeten Abschnitten dieses Buches zu entnehmen.

6.13.4 Bakteriell bedingte Lebernekrosen und -abszesse

Definition: Diese klinisch oft wenig eindrucksvolle, mitunter aber mit schwerwiegenden Komplikationen einhergehende und dann meist tödlich verlaufende Erkrankung beruht auf Besiedlung der Leber mit Nekrose- und Eitererregern sowie Begleitkeimen. Eine solche Infektion führt zu m. o. w. gut umschriebenem Untergang von Leberparenchym und gefäßführendem Stützgewebe mit anschließender intrahepatischer Abszedierung. Bei Beteiligung von Fusobacterium necrophorum (und A. pyogenes) neigen solche Prozesse dazu, in Lebervenen einzubrechen (→ septische Keimstreuung und Metastasenbildung). *Andere Bezeichnungen*: Nekrobazillose der Leber, Leberabszesse.

Vorkommen, Bedeutung: Bei Normalschlachtungen erwachsener Rinder werden weltweit 2–6% der Lebern als abszeßbefallen befunden; ggf. wird dieses Organ dann i. d. R. als genußuntauglich beurteilt. Der intensiven Jungrindermast in den USA (= »feedlot industry«), Kanada, Europa, Japan und Südafrika werden durch fütterungsbedingt gehäuft auftretende, mitunter 30–40% des Bestandes und mehr befallende Leberabszesse beträchtliche Verluste zugefügt, die Minderungen von Futterverwertung, Gewichtszunahmen und Schlachtwert um 6–12% sowie tödlich endende Folgekrankheiten umfassen.

Ursachen, Pathogenese: Bei den beteiligten Erregern handelt es sich meist um das obligat anaerobe, unbewegliche und nichtsporulierende pleomorphe gramnegative *Fusobacterium necrophorum**, daneben aber auch, und zwar oft in Mischkultur mit ersterem, um Hilfskeime wie *A. pyogenes, E. coli, β-hämolysierende Streptokokken, Staphylokokken, Bacteroides* spp., *Enterobakteriazeen* u. a. m. Diese Mikroben können per continuitatem, traumato-, hämato-, oder chologen in die Leber gelangen: Mitunter greifen sie von einem die Oberfläche der Leber berührenden peritonitischen Herd auf deren Parenchym über oder dringen mit einem zur Leber hin stechenden Netzmagenfremdkörper dorthin vor. Weit häufiger nehmen sie ihren Weg über die entzündete Nabelvene (s. Omphalophlebitis, Kap. 6.15.7), insbesondere aber über die Pfortader. Im letztgenannten Falle dient ihnen i. d. R. eine laktazidosebedingte Retikulo-Ruminitis (Kap. 6.6.11) als Wegbereiter: Milchsäure ist das wichtigste energieliefernde Substrat von F. necrophorum, das zur normalen Mikroflora der Vormägen gehört. Hier vermehrt sich dieser Keim daher bei hohem Gehalt der Nahrung an leichtverdaulichen Kohlenhydraten (Getreidemast) sowie niedrigem oder fehlendem Rauhfutteranteil rasch und findet in den milchsäuregeschädigten Schleimhäuten des Pansens zugleich die Voraussetzungen, sich anzusiedeln und hämatogen auszubreiten (»ruminitis-liver abscess-complex«). Demgegenüber sind chologene Leberabszesse, wie sie als Begleiterscheinung schweren Leberegelbefalls (Kap. 6.13.8), hierdurch ausgelöster Gallenstauung (Kap. 6.13.5) und aufsteigender Infektion der Gallenwege entstehen, wesentlich seltener. Die Mehrzahl boviner Leberabszesse neigt zu fortschreitender Abkapselung und schließlich zur Vernarbung; einzelne von ihnen können bis zu kindskopfgroß werden und/oder in Bauch- oder Brusthöhle bzw. in die hintere Hohlvene einbrechen. F. necrophorum ist zur Bildung von Proteasen, Leukotoxin, Endotoxin sowie Hämolysin befähigt und kann sich mit Hilfe seines Hämagglutinins an Leberzellen anheften. Die durch diesen Erreger bedingte Schädigung des Lebergewebes kann Ansiedlung und Vermehrung von Cl. haemolyticum (Kap. 4.3.3.2) fördern.

* Im Vormageninhalt und in Leberabszessen ist vorwiegend *F. necrophorum necrophorum* (= Biovar A), oft in Reinkultur, mitunter aber zusammen mit *F. necrophorum funduliforme* (= Biovar B) nachzuweisen; in anderweitig mischinfizierten Leberabszessen ist dagegen meist *F. necrophorum funduliforme* festzustellen. Aufgrund stärkerer Leukotoxinbildung ist Biovar A virulenter als Biovar B. Ein dermonekrotoxinbildender intermediärer Typ, Biovar AB, wird v. a. bei Klauenleiden gefunden.

Symptome, Verlauf: Das klinische Bild ist je nach Zahl, Lage, Größe und Abgrenzung der eitrig-nekrotisierenden Herde sehr variabel. Das bei massiver experimenteller Infektion der Leber mit F. necrophorum zu beobachtende, durch Fieber, Niedergeschlagenheit und Freßunlust gekennzeichnete Anfangsstadium fällt unter Feldbedingungen offenbar meist leicht aus und wird daher i. d. R. übersehen. Gut abgekapselte intrahepatische Abszesse können lebenslang klinisch stumm bleiben. Andere bewirken u. U. folgenreiche Komplikationen: An der Leberoberfläche gelegene Eiter- und Nekroseherde führen zu m. o. w. ausgedehnter peritonitischer Verklebung und Verwachsung mit benachbarten Organen, bei massiver Ruptur auch zu foudroyant-generalisierender Peritonitis (Kap. 6.15.1). Ausnahmsweise bricht ein zwerchfellsnah gelegener Leberabszeß bis zum Lungenparenchym durch; dabei kann sich eine biliobronchale Fistel (Kap. 5.3.2.9) entwickeln. Große Leberabszesse bedingen – infolge ihres Raumanspruchs und/oder umfangreicher Adhäsionen mit den Vormägen – nicht selten eine chronische Behinderung der Magenpassage im Sinne der »vorderen funktionellen Stenose« (Kap. 6.6.5) oder Atembeschwerde infolge Verdrängens des Zwerchfells nach vorn. Mit F. necrophorum besiedelte intrahepatische Herde neigen dazu, in Lebervenen einzubrechen (→ pyogene Thrombose der hinteren Hohlvene, Kap. 4.2.2.7), was dann von Fall zu Fall septisch-embolische Metastasen in blutstromabwärts gelegenen Organen (Septikämie, Kap. 4.3.3.1; anaphylaktisch-toxischer Schock, Kap. 4.2.2.1; Endokarditis, Kap. 4.1.2.4; eitrig-abszedierende und nekrotisierende Pneumonie, Kap. 5.3.2.9; eitrige Herde in Nieren oder Gehirn, Kap. 7.1.4.1, 10.3.2), später auch Bluthusten (Kap. 5.3.2.2), Stauungsleber und Bauchwassersucht (Kap. 6.13.6, 6.15.3) oder Amyloidnephrose (Kap. 7.1.5.1) zur Folge haben kann. Im Anfangsstadium umfaßt die Symptomatologie des Leidens deshalb zwar mitunter leichte bis deutliche Vergrößerung und/oder Klopfempfindlichkeit des Leberperkussionsfeldes, meist aber keine eindeutigen Hinweise auf eine Erkrankung der Leber. In fortgeschrittenen Fällen entspricht das Erscheinungsbild dann m. o. w. weitgehend den eben aufgezählten Komplikationsmöglichkeiten (s. d.). I. d. R. sind dann auch keine klar auf Leberbeteiligung hinweisenden Laborwerte, sondern allenfalls m. o. w. deutlich ausgeprägte Neutrophilie, Vermehrung des Serumgehalts an γ-Globulin, Fibrinogen, Sialinsäure, α_1-saurem Glykoprotein und Kallikrein sowie Verminderung desjenigen an Albumin zu erheben. Im Serum leberabszeßtragender Rinder treten präzipitierende Antikörper gegen F. necrophorum sowie neutralisierende Antikörper gegen dessen Leukotoxin auf. Ausnahmsweise kann ein besonders großer Leberabszeß vom Mastdarm aus fühlbar sein.

Sektion: Oft wird das Vorliegen von Lebernekrosen oder -abszessen erst bei der Zerlegung erkannt. Frische fusobakteriell bedingte Lebernekrosen geben sich als multiple reiskorn- bis walnußgroße, heller als das gesunde Parenchym gefärbte und unregelmäßig begrenzte, rotviolett umrandete Herde zu erkennen, deren Zentrum aus m. o. w. mürbe-bröckeligen Gewebsdetritus besteht. Reife Leberabszesse sind von Fall zu Fall erbsen- bis kindskopfgroß, solitär oder multipel (bis zu Hunderte pro Leber); multiple Eiterherde sind meist alle etwa gleichgroß, was für ihre hämatogene Genese spricht (Abb. 6-235). Die einzelnen Leberabszesse befinden sich teils an der dadurch höckrig erscheinenden diaphragmalen und/oder viszeralen Oberfläche, teils tief im Parenchym dieses Organs eingebettet (Abb. 6-236, 6-237). Sie betreffen zwar von Fall zu Fall andere Leberabschnitte, zeigen aber eine gewisse Bevorzugung der Lebermitte (42,5 %) sowie des der V. cava caudalis benachbarten Bereichs der Leber (23,3 %). Im Bereich subserös gelegener Abszesse kann die Leber mit Nachbarorganen (Zwerchfell, Netzmagen, Psalter) fibrinös verklebt oder fibrös verwachsen sein. Jeder Abszeß besitzt eine m. o. w. dicke weißliche Kapsel aus fest in der Leber verankertem straffem Bindegewebe, deren Innenfläche uneben-glanzlos erscheint. Der Abszeßinhalt besteht aus graubraunem bis graugelblichem, zähklebrigem und meist geruchlosem Eiter.

Bei Mastrindern mit bestandsweise gehäuftem Auftreten von Leberabszessen finden sich neben solchen oft auch Anzeichen einer Ruminitis (Kap. 6.6.11, 6.6.12). Bei Mitbeteiligung der hinteren Hohlvene oder ihrer hepatischen Seitenäste (Kap. 4.2.2.7) sind zudem arrosiv-thrombosierende Veränderungen an diesen Blutgefäßen, von Fall zu Fall auch metastatische Absiedlungen in weiter blutstromabwärts gelegenen Organen oder Anzeichen einer Stauungsleber (Kap. 6.13.6) festzustellen.

N. B.: Die Muskulatur von Schlachtrindern, deren Leber mit nekrotisierenden Herden oder Abszessen behaftet ist, erweist sich nicht selten als keimhaltig; bei Vorliegen solcher Veränderungen ist daher stets eine bakteriologische Fleischuntersuchung angezeigt.

Histologie: Anfangs finden sich unregelmäßig begrenzte, sowohl Hepatozyten als auch Stützgewebe erfassende koagulationsnekrotische Herde, die von kariorrhektischem Zellmaterial und neutrophilen Granulozyten umgeben sind; mittels IF sind im Demarkationsbereich auch die langfädigen Fusobakterien nachzuweisen. Später werden diese Herde durch Makrophagen, vielkernige Riesenzellen sowie Fibroblasten bzw. straffe Bindegewebsfasern (innen bzw. außen) vom Leberparenchym abgekapselt.

Diagnose: Klinisch ergeben sich i.d.R. nur bei Vorliegen einer oder mehrerer der o.a. Komplikationen Verdachtsmomente für eine eitrig-nekrotisierende Leberentzündung oder Leberabszesse. Entscheidende Hinweise sind durch explorative Laparo-/Laparoruminotomie oder ultrasonographische Untersuchung der Leber zu erlangen. Bei ersterer sind Leberabszesse als grobknotige bis prall fluktuierende, die Leberoberfläche m.o.w. deutlich überragende Höcker zu fühlen, in deren Bereich Adhäsionen mit Nachbarorganen bestehen können. Echographisch sind fusobakterielle Leberveränderungen und -abszesse von der rechten Brustwand, und zwar vom Bereich hinter der letzten Rippe sowie den letzten 5 Interkostalräumen aus, gut erkennbar, wenn sie nicht im linken Leberlappen liegen: Im Gegensatz zu Blutgefäßen bleibt ihr Umriß auch bei Betrachtung in verschiedenen Projektionsebenen rundlich-ovaloid; je nach Inhalt (bröckelige Nekrosen/zäher Eiter bzw. ichoröse Flüssigkeit) erscheinen bestimmte Regionen solcher intrahepatischer Veränderungen hyper- bzw. hypo- bis anechoisch; Abszeßkapsel und -septen zeigen sich als echogene Streifen (Abb. 6-238). Das Resultat dieser Untersuchungen kann durch ultrasonographisch gesteuerte Probepunktion des abszeßverdächtigen Gebildes mittels langer mandrintragender Kanüle verifiziert werden.

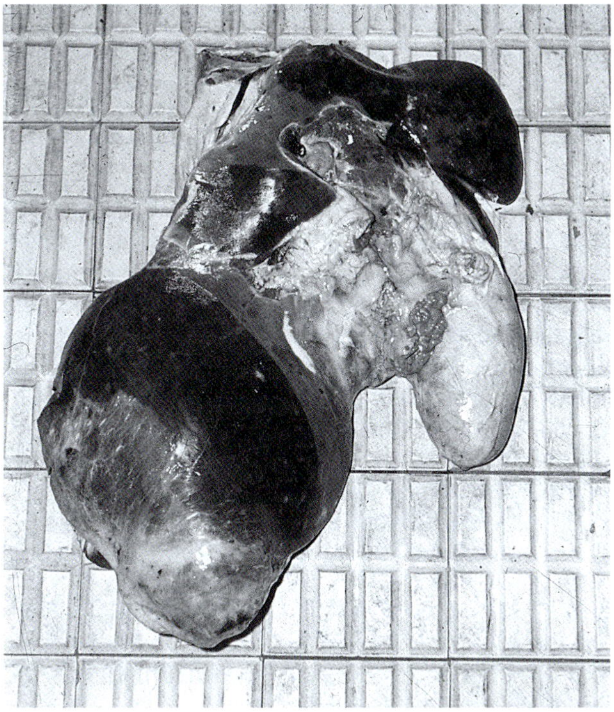

Abbildung 6-235 Faustgroßer omphalogener Pyogenes-Abszeß am freien Rand des linken Leberlappens eines Kalbes

Differentialdiagnostisch sind außer traumatischer Retikuloperitonitis (Kap. 6.6.2) auch die bereits erwähnten, meist als Komplikationen einer nekrotisierenden und abszedierenden Leberentzündung auftretenden Krankheiten sowie bazilläre Hämoglobinurie (Kap. 4.3.3.2) in Betracht zu ziehen.

Beurteilung, Behandlung: In der Leber lokalisierte fusobakterielle Nekroseherde und Abszesse lassen sich medikamentös nicht beeinflussen, obwohl F. necrophorum in vitro bestimmten Antibiotika (Penicilline, Tetracyclin, Makrolide) gegenüber empfindlich ist. Die Prognose aller vorstehend erwähnten Komplikationen des Leidens ist schlecht bis aussichtslos. Bei wertvollen Tieren mit solitärem Leberabszeß kann versucht werden, diesen wie folgt operativ anzugehen:

➤ Explorative Ruminotomie, um den Vormageninhalt auszuräumen sowie Lage, Größe und Nachbarschaftsbeziehungen des Eiterherdes zu ermitteln:

➤➤ Bei fest mit dem Netzmagen verwachsenem solitärem Abszeß im linken Leberlappen: Spaltung dessel-

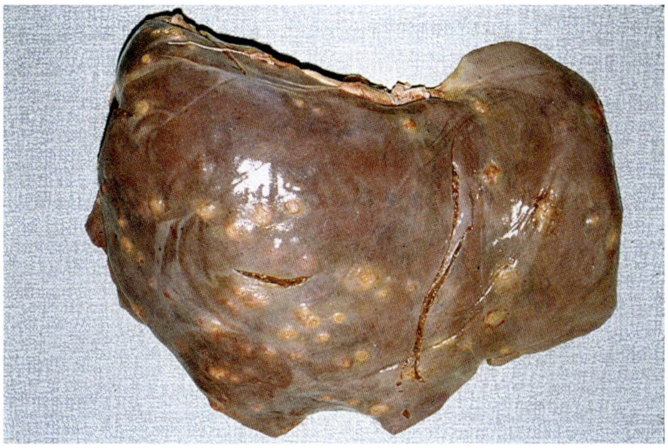

Abbildung 6-236 Multiple, durch F. necrophorum bedingte, etwa gleichgroße Nekroseherde (hämatogene Aussaat) in der Leber, von deren Zwerchfellsseite aus gesehen

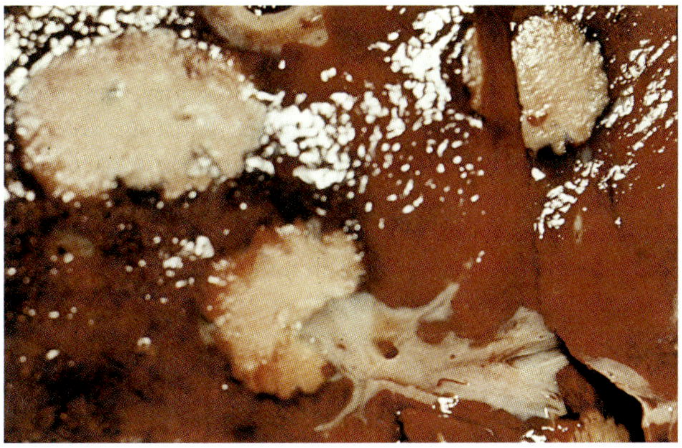

Abbildung 6-237 Leber von Abb. 6-236 von der Schnittfläche her gesehen

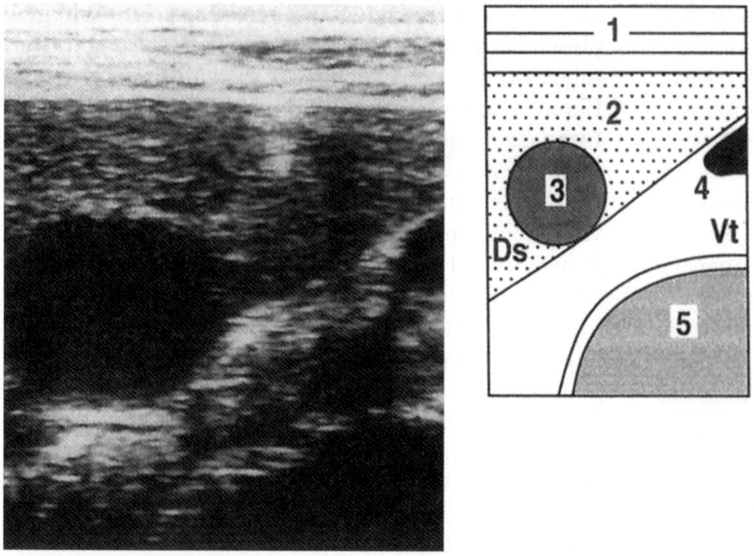

Abbildung 6-238 Ultraschallbild eines an der Eingeweidefläche der Leber gelegenen intrahepatischen Abszesses mit hypoechogenem Inhalt (Braun, 1997; 1 Bauchwand; 2 Leberparenchym; 3 Leberabszeß; 4 Scheitel der Gallenblase; 5 Psalter; Ds dorsal; Vt ventral)

ben im Zentrum der Adhäsionen von der Haube aus mittels spitzen, gebogenen Tenotoms; Spülung der Abszeßhöhle und Einlegen einer Antibiotikumstabs.

›› Bei nur lose oder gar nicht mit der Haube verhaftetem, im linken Leberlappen gelegenem solitärem Abszeß: Verschluß von Pansen- und Bauchwunde; Rückenlagerung; paramedianer oder parakostochondraler Bauchschnitt; orientierendes Abtasten der Adhäsionen; digitale Steuerung der Spitze eines neben der ebengenannten Laparotomiewunde durch die Bauchdecken eingestochenen bleistift- bis kleinfingerstarken Katheters geeigneter Länge bis in die Abszeßhöhle hinein; Anheften des äußeren Katheterendes an der Bauchwand; intraperitoneale Antibiose; Verschluß der Laparotomiewunde in mehreren Schichten; 3tägige postoperative parenterale Antibiose; Entfernen des solange täglich mit milder Desinfektionslösung zu spülenden Katheters nach 1–2 Wochen (Fubini et al., 1985).

›› Bei gut zugänglichem, am Rand des linken Leberlappens gelegenem solitärem Abszeß kann versucht werden, ihn von der Regio hypochondriaca aus im gesunden Gewebe zu resezieren. Bei diesem, ebenfalls am rückengelagerten Patienten vorzunehmenden Eingriff kommt es zu starker Blutung aus der Leber; deshalb ist vor der Resektion eine, der Gewebspolsterung wegen durch elastische Plastikschlauchstückchen zu führende doppelte bogenförmige transhepatische Matratzennaht mit kräftigem resorbierbarem Faden anzulegen; trotzdem muß mit erheblichem Blutverlust gerechnet werden (Parker et al., 1988).

■ **Prophylaxe:** In Mastrinderbeständen (»feedlots«) ist zur Verhütung von Leberabszessen eine laktazidosevermeidende Fütterungsweise (Kap. 6.6.11) vorrangig. Die Beimengung von Antibiotika während der rauhfutterarmen Intensivmast vermindert zwar die Gefahr von Leberabszessen um 40–70%, schaltet sie aber nicht völlig aus. Für eine solche Metaphylaxe werden in den USA Chlor- und Oxytetracyclin (70 bzw. 75 mg/Tier und Tag), Tylosin oder Virginiamycin (10 bzw. 15 g/t Kraftfutter) empfohlen. An Mastrindern vorgenommene Versuche zur Entwicklung einer gegen F. necrophorum gerichteten Vakzine erbrachten eine deutliche Verminderung der Leberabszeß-Befallsrate.

6.13.5 Gallengangs- und Gallenblasenentzündung

■ **Definition:** Entzündungen der Gallengänge und der Gallenblase sind beim Rind primär meist durch Leberegelbefall (Kap. 6.13.8) bedingt. Sie bleiben klinisch i. d. R. so lange symptomlos, wie keine chologen aufsteigende Sekundärinfektion hinzukommt. Im letztgenannten Falle kann sich infolge Verlegung intra- oder extrahepatischer Gallenwege mit Exsudatmassen und Konkrementen* eine schwerwiegende Behinderung des Gallenabflusses entwickeln. *Andere Bezeichnungen*: obstruktive Gallenstauung/Gallenkolik, Cholangitis, Cholezystitis, obstruktive Cholestase, biliäre Kolik.

* *Echte Gallen-* oder *Lebersteine* werden bei Schlachtrindern mitunter in einem entsprechend erweiterten Gallengang als Zufallsbefund *(Cholangiolithiasis)* festgestellt. Die Entstehung dieser in der Volksmedizin Ostasiens sehr geschätzten dunkelrotbraunen Gebilde ist bislang ungeklärt. Sie sind erbsen- bis würfelgroß, solitär-ovaloid oder aber multipel und dann polyedrisch fazettiert (Abb. 6-242).

■ **Vorkommen:** Das Leiden wird fast ausschließlich in Verbreitungsgebieten des großen Leberegels beobachtet.

■ **Ursachen, Pathogenese:** Bei starkem Leberegelbefall entwickeln sich in den intrahepatischen Gallengängen infolge chronisch-proliferativer Entzündung oft röhrenförmige verästelte Kalkausgüsse, die während der nächsten Weideperiode allmählich abzugehen pflegen. Dabei reizen sie ihrer Größe und rauhen Oberfläche wegen die extrahepatischen Gallenwege, insbesondere die Mündung des Duct. choledochus in den Dünndarm. Das hier daraufhin einsetzende entzündliche Geschehen erlaubt es Keimen der Darmflora, die Gallenwege zu besiedeln. Diese chologene Infektion bedingt dann katarrhalische bis eitrig-nekrotisierende Entzündung der betroffenen Schleimhäute, wobei v. a. in der Gallenblase pseudomembranöse Fibrinausschwitzungen einsetzen (→ Gallenblasenempyem). Sie lösen sich mit der Zeit von der Schleimhaut und verbleiben entweder als eiförmig-komprimiertes irritierendes Gebilde im Gallenblasenlumen, oder sie werden über den Duct. choledochus darmwärts geschwemmt, wobei sie sich im Bereich der Papilla duodeni festkeilen können. Hieraus ergibt sich schließlich ein Teufelskreis rezidivierender Behinderungen des Gallenabflusses und erneuter Infektionen der Gallenwege, in dessen Verlauf sich auch chologene Leberabszesse (Kap. 6.13.4) entwickeln können.

Im Vergleich zu dieser primär parasitären Genese boviner Cholangi- und Cholezystitiden sind im Rahmen von Darmentzündungen auftretende chologene Infektionen der Gallenwege (z. B. mit Salmonellen) wesentlich seltener und offensichtlich meist auch nicht so folgenreich. Kompressions- und obstruktionsbedingte Behinderungen des Gallenabflusses durch intrahepatische oder in der Gallenblase befindliche Geschwülste, z. B. Schleimhautpolypen, kommen ebenfalls nur selten vor.

■ **Symptome:** Entsprechend dem Ausmaß der organischen Veränderungen, insbesondere dem Grad der Behinderung des Gallenabflusses, können Cholangitis und Cholezystitis beim Rind im Einzelfall klinisch völlig inapparent bleiben. Meist wird der Tierarzt nur für deutlich erkrankte, d. h. mit Kolik und/oder frischem »Sonnenbrand« behaftete Patienten zugezogen. Sie leiden vorberichtlich an m. o. w. plötzlich einsetzender, manchmal auch rezidivierender Erkrankung und zeigen: Freßunlust; Fieberphasen; kolikartiges Verhalten, das allerdings mitunter nur kurz anhält und dann leicht übersehen wird; verminderten Absatz eingedickten Kotes, der heller erscheinen kann als derjenige gesunder Tiere des Bestandes; Stauungsikterus, Klopfempfindlichkeit des Leberperkussionsfeldes sowie bräunliche Verfärbung des Harns; bei Weidegang auch photosensibilitätsbedingte Entzündung der unpigmentierten Hautbezirke; schließlich zunehmende Niedergeschlagenheit, Festliegen und Kreislaufversagen. *Laboruntersuchungen* ergeben: Bilirubinurie, bei vollständiger Verlegung des Gallenabflusses zudem Fehlen von Sterkobilinogen im Harn; Neutrophilie mit Kernlinksverschiebung; Vermehrung des Serumgehalts an Fibrinogen und Bilirubin II; Zunahme der Aktivität leberspezifischer Serumenzyme, insbesondere von γGT.

■ **Verlauf:** Mitunter löst sich die kolikbedingende Gallenwegsobstruktion wieder. Dabei bessert sich das Krankheitsbild deutlich, doch bleibt die Gefahr von Rezidiven (s. *Pathogenese*). In anderen Fällen führt das Fortbestehen einer unvollständigen extrahepatischen Verlegung der Gallenwege zu Unwirtschaftlichkeit des betreffenden Tieres, die vollständige Verstopfung des Duct. choledochus dagegen zum Platzen der überladenen Gallenblase sowie zu rasch fortschreitender gallig-jauchiger Peritonitis oder zu intraabdominaler Verblutung.

■ **Sektion:** Tierkörper ikterisch, Bauchhöhlenflüssigkeit bräunlich verfärbt und vermehrt. Größere intrahepatische Gallengänge bis auf Finger- oder Kinderarmstärke erweitert, ihre Wandungen geschlängelt und bindegewebig verdickt. Gallenblase vergrößert und meist mit Nachbarorganen fibrinös bis fibrös verhaftet, ihre Wand ebenfalls verdickt und ödematös durchtränkt, u. U. auch rupturiert; Gallenblasenschleimhaut gerötet und höckrig geschwollen. Gallenblaseninhalt oft übelriechend: zähflüssig-trübe flockenhaltige Galle mit röhrenförmigen Kalkkonkrementen und/oder fladenartigen bis kuglig-komprimierten Fibrinabgüssen. Duct. hepaticus, cysticus und choledochus sowie die Mündung des letzteren in den Dünndarm sind meist erweitert und mitunter noch durch Kalkkonkremente oder einen Fibrinpfropf verlegt (Abb. 6-239 bis 6-241).

■ **Histologie:** Gallengangsproliferation mit Gallenstauung und pericholangialem Ödem, eosino- und neutrophiler Infiltration sowie bindegewebiger Proliferation.

■ **Diagnose:** Anhaltspunkte für das Vorliegen einer schwerwiegenden Behinderung des Gallenabflusses ergeben sich aus den mit Ikterus verbundenen Kolikerscheinungen, Vergrößerung und Klopfempfindlichkeit des Leberperkussionsfeldes sowie Laborbefunden. Außerdem ist das Auftreten von »Sonnenbrand« bei Einzelmitgliedern einer weidenden Herde stets als Hinweis auf hepatogene Photosensibilisierung und damit auch auf obstruktive Cholestase zu werten. Die Klärung kann durch explorative

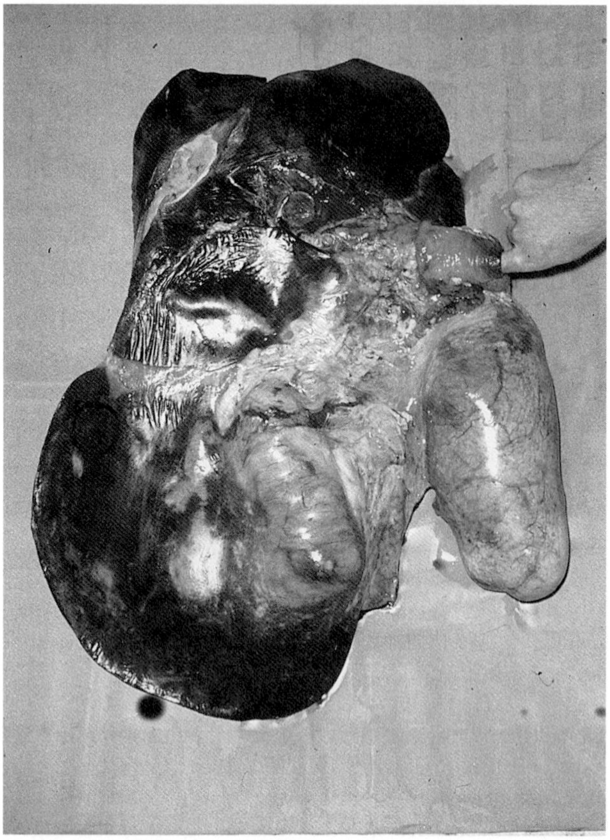

Abbildung 6-239 Hochgradige Gallestauung mit chologen aufsteigender Infektion der Gallengänge infolge Verlegung des Duct. choledochus durch ein aus der pseudomembranös entzündeten Gallenblase ausgeschwemmtes Fibringerinnsel (Zeigefinger in der erweiterten Duodenalmündung des Hauptgallenganges)

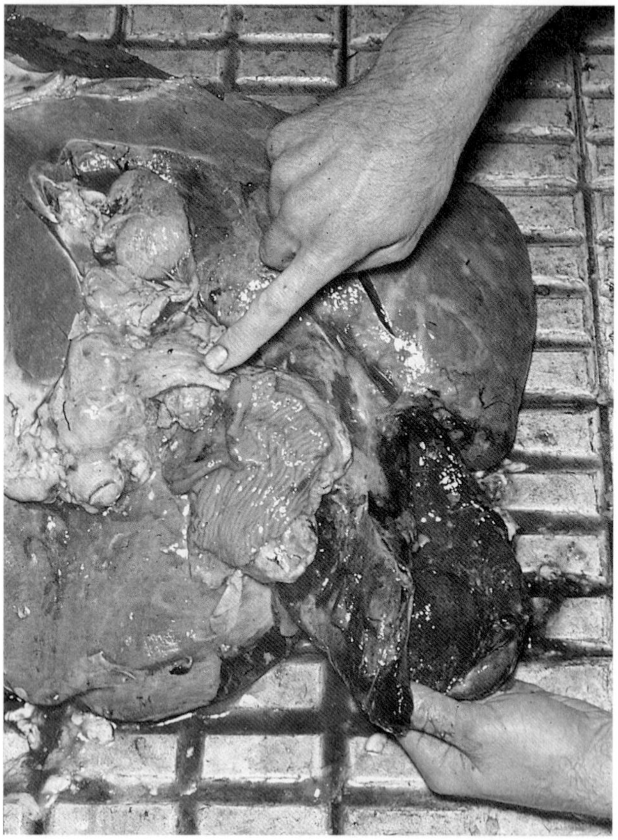

Abbildung 6-240 Weiterer Fall von Gallestauung, bei dem der angezeigte, im Duct. choledochus eingekeilte Fibrinpfropf zur Ruptur der Gallenblase geführt hat

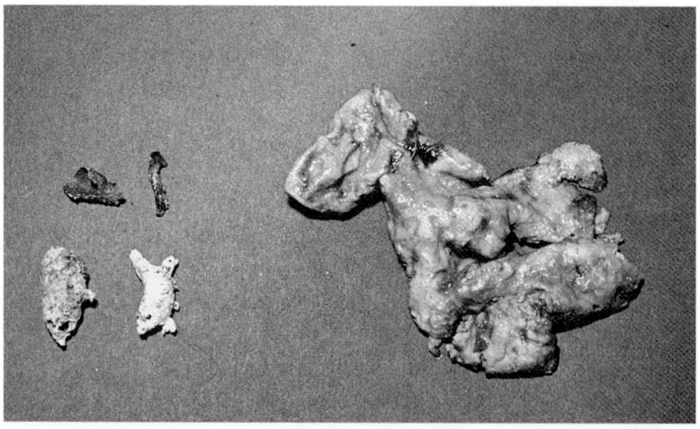

Abbildung 6-241 Gallestauung bedingende Kalkkonkremente aus leberegelbefallenen Gallengängen und Fibringerinnsel aus der entzündeten Gallenblase von Abb. 6-240 (½ der natürlichen Größe)

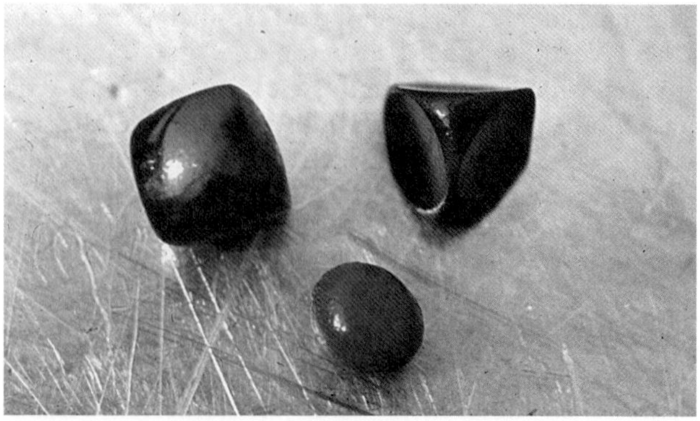

Abbildung 6-242 Echte Gallensteine (Cholelithen) einer klinisch unauffälligen Kuh (natürliche Größe; Drawer, 1973)

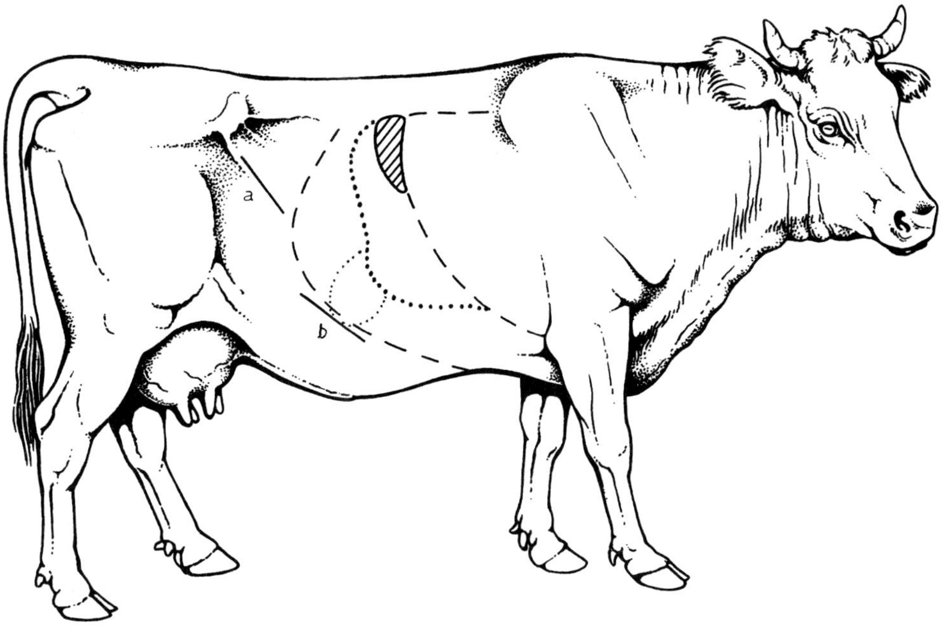

Abbildung 6-243 Operative Behebung der Gallenkolik: a = Zugang für die Laparotomie am stehenden Tier zur adspektorischen und palpatorischen Überprüfung der innerhalb der Bauchhöhle vorliegenden Veränderungen und zur Ermittlung der Lage des Gallenblasenfundus relativ zur Bauchwand; b = Zugang für die Folgelaparotomie am niedergelegten Tier zur Anheftung des Gallenblasenfundus an den Dünndarm (--- = Lungenperkussionsfeld sowie Rippenbogen; //// = Perkussionsfeld der normalen Leber; ... = infolge Gallenstauung vergrößertes Perkussionsfeld von Leber und Gallenblase)

Laparotomie und ultrasonographisch herbeigeführt werden:

Beim *Austasten der Bauchhöhle* fühlt man auf der Viszeralfläche der Leber die auffallend verdickten, zur Leberpforte ziehenden Hauptgallengänge sowie die oft ebenfalls vergrößerte, m. o. w. prall gefüllte und dickwandige, mitunter allerdings schon mit ihrer Umgebung peritonitisch verhaftete Gallenblase.

Mittels *Ultraschalluntersuchung* ist entweder eine deutliche Erweiterung nur der normaliter nicht erkennbaren intrahepatischen Gallenwege bzw. auch der extrahepatischen Gallenwege einschließlich der erweiterten und dickwandigen Gallenblase festzustellen, was einem proximalen Verschluß im Bereich der Leberpforte bzw. dem distalen Verschluß an der Papilla duodeni entspricht. Dabei erscheint die Galle je nach Konsistenz und Beimengungen teils anechoisch, teils echogen (Braun et al., 1994, 1995, 1996).

Differentialdiagnostisch sind v. a. anderweitige Kolikursachen (Kap. 6.10.1) sowie die mit prä- und intrahepatischem Ikterus einhergehenden Krankheiten (Kap. 6.13.2) in Betracht zu ziehen.

■ **Beurteilung:** Nicht sofort zu schlachtende Patienten müssen ihrer Photosensibilität wegen aufgestallt werden oder bleiben. Leichte Fälle und Masttiere sind mit dem Risiko konservativ zu behandeln, daß der Ikterus zunimmt und die Gallenblase platzt (→ Verlust des Schlachtwerts). Schwere Fälle und wertvolle Zuchttiere können vom chirurgisch versierten Tierarzt operativ angegangen werden, doch ist der Aufwand des Eingriffs erheblich.

■ **Behandlung:** Die *konservativen Maßnahmen* umfassen: Mehrtägige Heudiät und parenterale Antibiose mit gallengängigen Antibiotika (Tetracycline) oder Sulfonamiden; orale Gabe von 0,5–1 g Magnesiumsulfat pro kg LM in 1–2 l Wasser; 20 mg Menbuton (= Choleretikum)/kg LM und 20 mg Metamizol (= Spasmolytikum)/kg LM parenteral. Wenn dieser Versuch nicht innerhalb von 2 Tagen zu deutlicher Besserung (Hellerwerden des Harns, Wiederkehr von Appetit und Anteilnahme an der Umgebung) führt, ist zwischen Schlachtung (bei ikterischen Tieren: Tötung) und Operationsversuch zu entscheiden.

➤ Der *chirurgische Eingriff* erfolgt in zwei Phasen: Zunächst werden im Rahmen einer *am stehenden Patienten* vorzunehmenden rechtsseitigen explorativen Laparotomie Bauchhöhle, Gallenblase und Leber palpatorisch überprüft. Wenn sich dabei schwerwiegende Befunde (generalisierende Peritonitis; feste Adhäsionen zwischen Gallenblase, Bauchwand und Leber; Gallenblasenruptur) ergeben, ist Verwertung oder Tötung vorzuziehen. In günstigen Fällen ist dagegen zu versuchen, das noch in den extrahepatischen Gallenwegen befindliche Hindernis vorsichtig digital zu zerbröckeln und durch gelindes Komprimieren der Gallenblase mit der flachen Hand Richtung Darm zu drängen. Einer etwaigen spastischen Lähmung des Psalters (Kap. 6.8.1) ist durch Massage desselben zu begegnen. Haben diese Maßnahmen Erfolg, so wird die Laparotomiewunde schichtweise vernäht und der Patient in der Folge medikamentös versorgt (s. o.). Wenn es nicht gelingt, die Gallenwegsobstruktion zu beheben, ist vor Verschluß der Bauchwunde noch

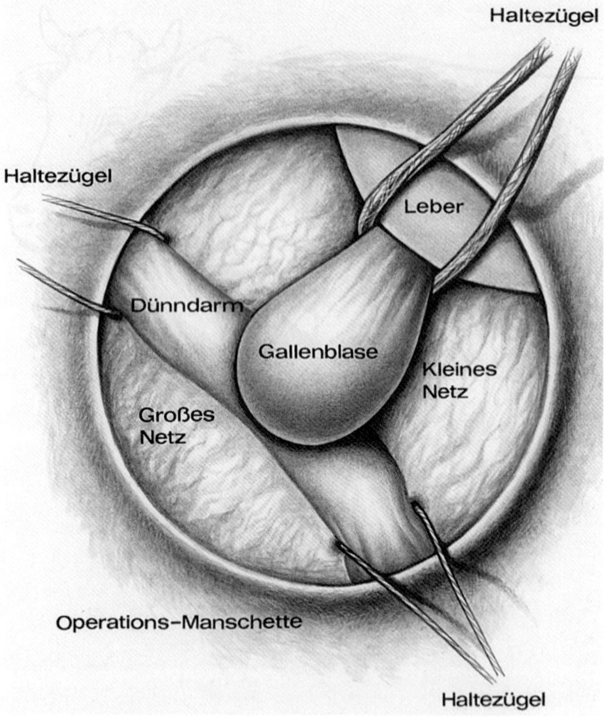

Abbildung 6-244 Cholezystoduodenostomie zur Behebung der Gallenkolik (nach Hofmeyr): Operationssitus zu Beginn des Eingriffs: Bauchhöhle eröffnet, Ringmanschette eingesetzt, Dünndarm durch Haltezügel an den Fundus der überladenen Gallenblase herangeführt

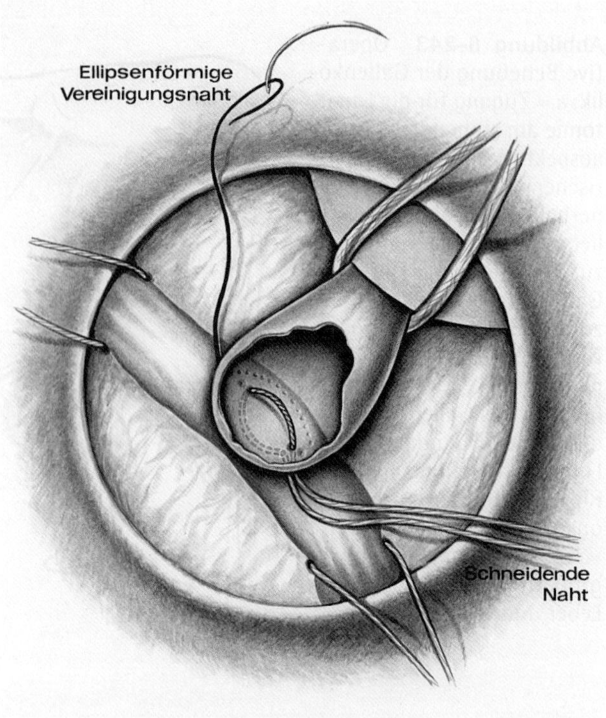

Abbildung 6-245 Cholezystoduodenostomie (nach Hofmeyr): Nach Beendigung der dem Betrachter abgewandten Hälfte der ellipsenförmigen Vereinigungsnaht wird mittels dünnen Seidenfadens ein perforierender Stich durch die Wand der Gallenblase (im Bild schematisch geöffnet) und des Darmes gelegt (= »schneidende Naht«)

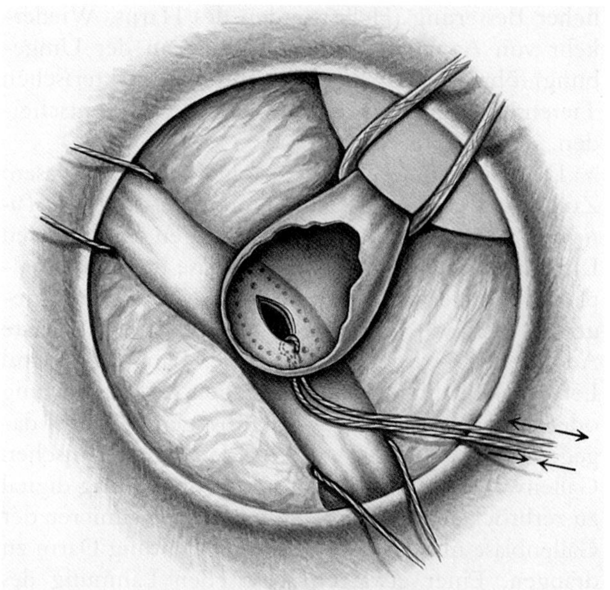

Abbildung 6-246 Cholezystoduodenostomie (nach Hofmeyr): Nach Abschluß der Vereinigungsnaht wird durch abwechselnden sägenden Zug an den beiden Enden der »schneidenden« Naht (Pfeile) die künstliche Kommunikationsöffnung zwischen Gallenblasen- und Dünndarmlumen geschaffen

die Lage des Gallenblasenfundus relativ zur Bauchwand zu ermitteln und auf der Haut anzuzeichnen (Abb. 6-243).

An dieser, in der rechten Regio hypochondriacas gelegenen Stelle ist dann *am liegenden Patienten* parallel zum Rippenbogen eine zweite Laparotomie vorzunehmen, um eine offene Verbindung zwischen ventralem Gallenblasenpol und Duodenum anzulegen (= *Cholezystoduodenostomie* nach Hofmeyr, 1961): Nach Einlegen einer Ringmanschette in die Bauchwunde wird erst die zuvor durch Punktion teilentleerte Gallenblase vorgelagert, dann die Pars cranialis des Duodenums aufgesucht und mit 2 Leitzügeln fixiert. Beide Organe werden dann durch eine reichlich münzengroße fortlaufende nichtperforierende ellipsenförmige Naht miteinander vereinigt; sobald die erste Hälfte dieser, bei ödematisierter Gallenblase mitunter schwierigen Naht gelegt ist, wird in der Mitte der Ellipse ein alle Schichten von Dünndarm und Gallenblase zweimal durchstechendes »schneidendes« Heft (Seidenfaden) gesetzt; die freien Enden dieses Hefts werden zwischen den beiden Organen nach außen geführt, aber nicht verknotet. Nunmehr wird die Vereinigungsnaht beendet und durch sägenden Zug an den Enden des Seidenfadens die Kommunikationsöffnung geschaffen, worauf sich die Gallenblase ohne weiteres in das Darmlumen entleeren läßt. Es folgen antibiotische Bauchhöhlenversorgung und schichtweiser Verschluß der Laparotomiewunde (Abb. 6-244 bis 6-246).

Prophylaxe: Entsprechend der Pathogenese des Leidens besteht seine Prophylaxe in Bekämpfung des großen Leberegels (Kap. 6.13.8).

6.13.6 Chronische Stauungsleber

Dauerhafte Behinderungen des Blutabflusses der Lebervenen und damit der Pfortader kommen beim Rind in Zusammenhang mit verschiedenen, selbst meist unheilbaren Krankheiten vor, nämlich Rechtsherzinsuffizienz bei Endo- und Perikarditis, Dilatativer Kardiomyopathie, Ionophor- und Gossypolvergiftung, High mountain disease (Kap. 4.1.2.1, 4.1.2.4, 4.1.1.7, 4.1.5.2, 4.1.5.3, 4.1.6.1), bei obliterierender pyogener Thrombose der hinteren Hohlvene zwischen Leber und Herz (Kap. 4.2.2.7) sowie mitunter bei Abszessen, Zirrhose, Echinokokkose oder Geschwülsten der Leber (Kap. 6.13.4, 12.3.5, 6.13.12). Ggf. wird das klinische Bild v. a. von den Symptomen des Leberstauung-auslösenden Primärleidens bestimmt, über das angegebenenorts Näheres nachzulesen ist. In fortgeschrittenen Fällen sind zudem Durchfall, Vergrößerung des Leberperkussionsfeldes, birnenförmige Auftreibung des Leibes, Bauchwassersucht (Kap. 6.15.3) und Erweiterung der an der seitlichen Körperwand verlaufenden Venen, aber nur selten auch Leberfunktionsstörungen zu beobachten. Im Verdachtsfall kann die Pfortader samt ihren intrahepatischen Verzweigungen ultrasonographisch auf Erweiterung geprüft werden. Die Zerlegung ergibt Vergrößerung mit »Muskatnußzeichnung« (Abb. 6-247) und m. o. w. weit fortgeschrittener bindegewebiger Induration der Leber.

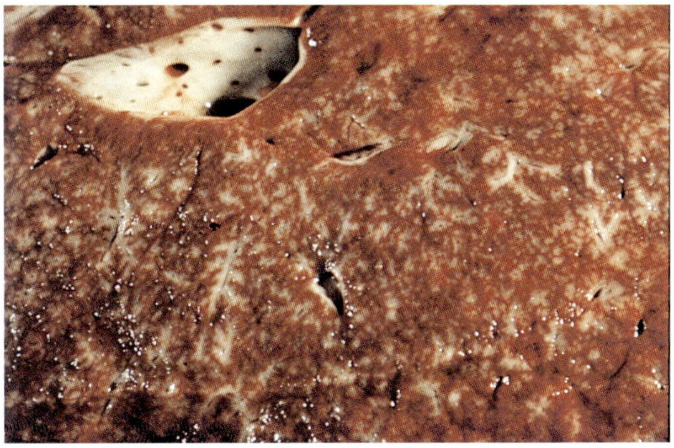

Abbildung 6-247 Muskatnußzeichnung der Leberschnittfläche bei chronischer Stauungsleber

6.13.7 Teleangiektasie der Leber

Teleangiektasien sind bluthaltige Erweiterungen von Endkapillaren. Beim Rind aller Altersstufen ist die Leber das am häufigsten und mitunter schon konnatal hiervon betroffene Organ: Die klinisch offenbar stummen Kapillarektasien geben sich bei der Zerlegung als multiple reiskorn- bis haselnußgroße eingesunkene violettrote feinnetzig-kavernöse Herde auf Ober- und Schnittfläche der Leber zu erkennen (Abb. 6-248). *Histologisch*: Erweiterung der Kapillarsinusoide mit kollateraler Ausdünnung des Retikulinfasernetzes (= *Präteleangiektasie*) und Auftreten blutgefüllter Hohlräume mit Entwicklung einer echten Basalmembran und perisinusoidaler Fibrose (= *Teleangiektasie*). Diese möglicherweise toxisch-metabolisch bedingte Veränderung ähnelt damit morphologisch der Leber-Peliose des Menschen. Teleangiektatisch befundene Lebern von Schlachtrindern werden als für menschlichen Genuß untauglich beurteilt; hierauf zurückzuführende wirtschaftliche Verluste sind in manchen Ländern (Italien, Iran, Slowenien, USA, Venezuela) erheblich.

Parasitär bedingte Krankheiten von Leber und Gallenblase

Die auch in der Leber vorkommenden Larvenformen bestimmter Bandwürmer (Zystizerkose) treten hauptsächlich in der Muskulatur auf und werden daher beim Bewegungsapparat (Kap. 9) besprochen.

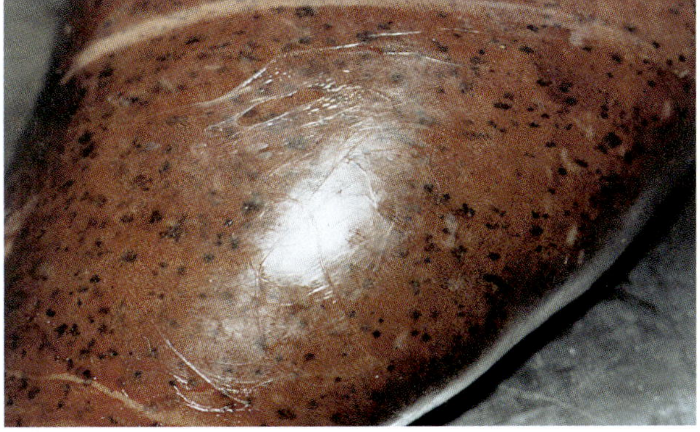

Abbildung 6-248 Teleangiektasie der Leber

6.13.8 Leberegelbefall

H.-D. Gründer

■ **Definition:** Die durch Bauchfell und Lebergewebe in die Gallengänge einwandernden Jugendstadien des gemeinen Leberegels, *Fasciola hepatica*, verursachen bei Massenbefall eine akut bis subakut verlaufende Bauchfell- und Leberentzündung *(akute Fasziolose)*. Die in den Gallengängen parasitierenden älteren Leberegelstadien rufen dagegen eine chronische, durch Schleimhautzerstörung, Bindegewebszubildung und Wandverkalkung gekennzeichnete Gallengangsentzündung hervor. Sie hat Ernährungsstörungen mit Entwicklungs- oder Leistungsminderung sowie bei stärker befallenen Rindern mit Abmagerung und Veränderungen der Blutzusammensetzung einhergehende, zuweilen durch eitrige Infektionen oder Galleabflußstörungen komplizierte Leberschädigung zur Folge *(chronische Fasziolose)*.

■ **Vorkommen:** Leberegel waren schon im Altertum bekannt. Nach Entdeckung der Zerkarien durch Swammerdam (1737) vergingen aber fast 150 Jahre bis zur vollständigen Aufklärung des Entwicklungskreislaufes durch Leuckart sowie Thomas (1882). Der Wanderweg der Parasiten im Wirt wurde erst 1939 durch Schumacher endgültig geklärt.

Leberegelbefall der Rinder ist in allen Erdteilen bekannt. Von den großen Leberegelarten besitzt der gemeine Leberegel, Fasciola hepatica, die weiteste Verbreitung. In tropischen Gebieten spielt auch Fasciola gigantica eine Rolle. In Deutschland wird ausschließlich F. hepatica angetroffen, wobei der Anteil der infizierten Weiderinder etwa 10–15% beträgt. In Leberegelgebieten sind die meisten der an stehenden oder fließenden Gewässern liegenden oder einen höheren Grundwasserstand aufweisenden Weiden verseucht. Da F. hepatica auch andere Säugetiere befällt, können v.a. Schafe, Ziegen, Rot- und Rehwild sowie Wildkaninchen zur Verseuchung der Rinderweiden beitragen.

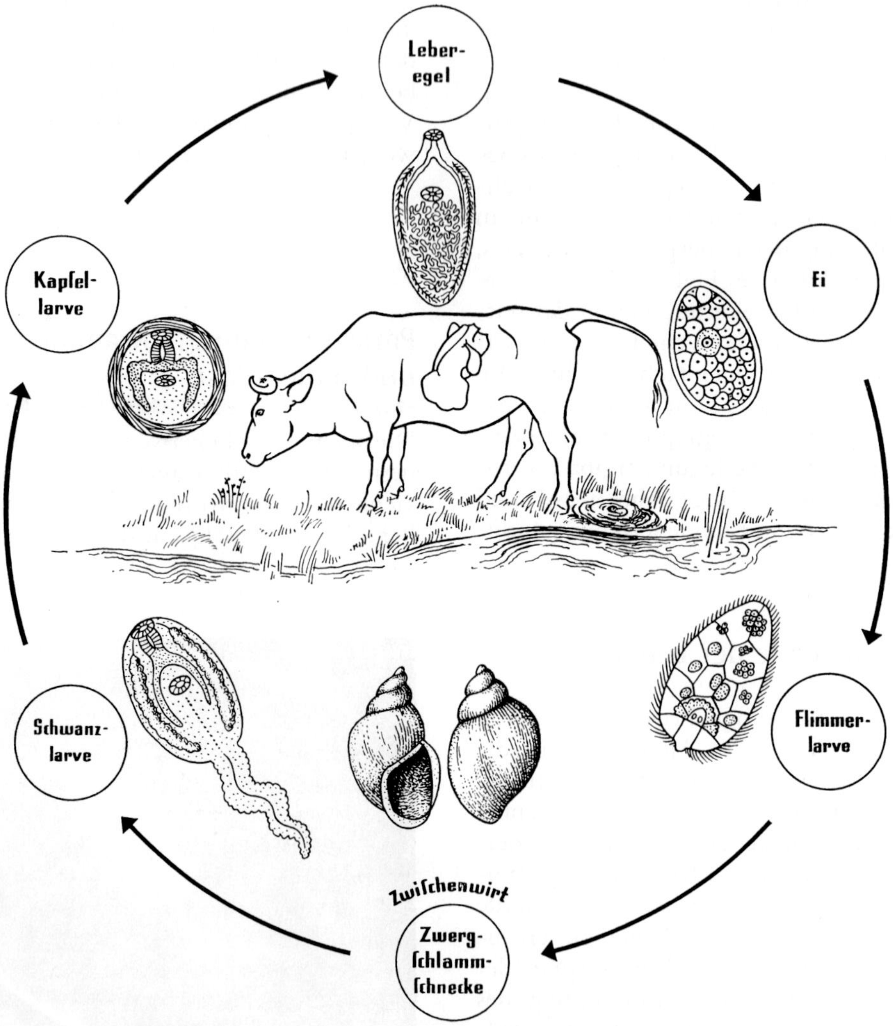

Abbildung 6-249 Entwicklungskreislauf des großen Leberegels (Fasciola hepatica)

Das Auftreten der Leberegelkrankheit beim Einzeltier hängt von der Zahl der aufgenommenen Kapsellarven ab. Rinder sind in allen Altersstufen empfänglich. Da sie keine ausgeprägte Immunität gegenüber F. hepatica entwickeln, können selbst ältere Tiere wiederholt infiziert werden. Infolge pränataler Invasion können Leberegel sogar schon bei erst wenige Wochen alten Kälbern gefunden werden; dieser Infektionsweg spielt aber eine untergeordnete Rolle. Der epizootische Verlauf der Rinderfasziolose wird sowohl von den jährlich und jahreszeitlich wechselnden witterungsabhängigen Entwicklungsbedingungen der als Zwischenwirt dienenden Zwergschlammschnecken als auch von den Infektionsmöglichkeiten bestimmt. Hier sind an erster Stelle unhygienische Trinkwasserversorgung, Zugang zu Gewässerrändern, Entwässerungsgräben oder Sumpfstellen zu nennen. Das Zusammentreffen mehrerer günstiger Entwicklungsfaktoren, wie reiche Niederschläge und hohe Durchschnittstemperaturen, kann zu massenhaftem Auftreten dieses Parasiten führen, wobei einzelne Weiden oder größere Weidegebiete seuchenhaft betroffen werden.

Bedeutung: Die durch F. hepatica verursachten wirtschaftlichen Schäden entstehen infolge von Abgängen von Rindern durch Schlachtung oder Tod, akute oder chronische unheilbare Leberleiden oder Peritonitiden sowie durch Konfiszierung der befallenen Organe klinisch gesund erscheinender Schlachttiere. Außerdem treten alljährlich größere, im Gesamtumfang kaum abzuschätzende Verluste durch Minderung der Milch- und Mastleistung um 10–30% bei einer Vielzahl chronisch infizierter Rinder auf.

Ursachen, Parasitenbiologie: Die in Leber und Gallengängen parasitierenden großen Leberegelarten unterscheiden sich im wesentlichen nur hinsichtlich Größe, Körperform und Art der Zwischenwirte. *F. hepatica* ist 2–3 cm lang und 1 cm breit, *F. gigantica* 4–7 cm lang und 0,5–1 cm breit.

Der adulte, in den Gallengängen lebende, zweigeschlechtliche große Leberegel *F. hepatica* produziert täglich etwa 5000–10000 Eier, die mit der Galle schubweise in den Darm und mit dem Kot in die Außenwelt gelangen. Die recht widerstandsfähigen und auch zur Überwinterung fähigen Leberegeleier entwickeln sich nur außerhalb des Kothaufens sowie bei Vorhandensein von Sauerstoff und Wasser bei Temperaturen zwischen 10 und 30 °C weiter. Frühestens nach 3–4 Wochen schlüpft dann die Flimmerlarve (Mirazidium) aus und sucht im Wasser umherschwimmend mit Hilfe von Foto- und Chemotropismen innerhalb von 24 h die als Zwischenwirt dienenden Lungenschnecken auf, um dann perkutan in diese einzudringen (Abb. 6-249). Zwischenwirte sind bei F. hepatica in Europa fast ausschließlich die Zwergschlammschnecke *(Limnaea truncatula)*, bei F. gigantica hauptsächlich *L. auricularia*.

Die 8–12 mm große Limnaea truncatula hat ein dünnschaliges, braunes Gehäuse, das von der Spitze aus gesehen 5–6 Rechtswindungen aufweist. Die in seichten und sauerstoffreichen, langsam fließenden oder stehenden Gewässern (Abb. 6-251) sowie sonstigen Wasseransammlungen dicht unter der Oberfläche lebenden Schnecken laichen von März bis September. Nach 2–4 Wochen schlüpfen die jungen Schnecken und sind nach 6–7 Monaten vermehrungsfähig. Kälte- und Trockenperioden werden im Schlamm ertragen. Etwa 5–19% der Schnecken überwintern. Die Lebensdauer einer Schneckengeneration beträgt 12–20 Monate. In Leberegelgebieten sind 5–20% aller Zwergschlammschnecken infiziert. Die Entwicklung des Leberegels im Zwischenwirt führt über verschiedene Stadien (Sporozyste, Redie) innerhalb von 6–12 Wochen zu mehreren hundert 200–300 µ großen Schwanzlarven (Zerkarien), welche nach dem Verlassen der Schnecke wenige Stunden umherschwimmen, ehe sie sich dicht unter der Wasseroberfläche an Pflanzenteilen oder ähnlichem anheften und nach 2–3 Tagen in Kapsellarven (Metazerkarien) umwandeln. Diese sind gegenüber Umwelteinflüssen recht widerstandsfähig und bleiben an Futterpflanzen und Heu 2–6 Monate infektionsfähig; in Grassilage sterben sie dagegen schon innerhalb weniger Wochen ab.

Unter den klimatischen Bedingungen Mittel- und Nordeuropas wird die Entwicklung der Leberegel und ihrer Zwischenwirte während der Wintermonate unterbrochen. Zur Zeit des Weideauftriebs im Frühjahr sind dann nur noch verhältnismäßig wenige überwinterte Schnecken, Metazerkarien und entwicklungsfähige Leberegeleier vorhanden; die Weiden werden jedoch bald wieder durch leberegeleierausscheidende Rinder stärker infiziert. In den Frühsommermonaten steigt deshalb zunächst die Zahl der leberegelinfizierten Schnecken und ab Ende Juli auch die Zahl der Metazerkarien stark an, so daß die Rinder von August bis zum Weideabtrieb Leberegelinfektionen in wachsendem Maße ausgesetzt sind (Abb. 6-250).

Die mit dem Futter oder Tränkwasser (Schwimmzysten) aufgenommenen Metazerkarien setzen im Darm des Wirts die jungen Leberegel frei. Diese durchdringen die Darmwand zur freien Bauchhöhle und gelangen innerhalb von 2–4 Tagen über das Bauchfell zur Leberoberfläche. Nach Durchbohren der Leberkapsel wandern die sich vom Lebergewebe ernährenden jungen Leberegel ~ 6 Wochen im Leberparenchym umher, ehe sie in einen Gallengang eindringen. Während der Wanderung in Lebervenen gelangende Parasiten können mit dem Blutstrom in andere Organe (Lunge, Gebärmutter, Euter) verschleppt und dort geschlechtsreif werden (»verirrte

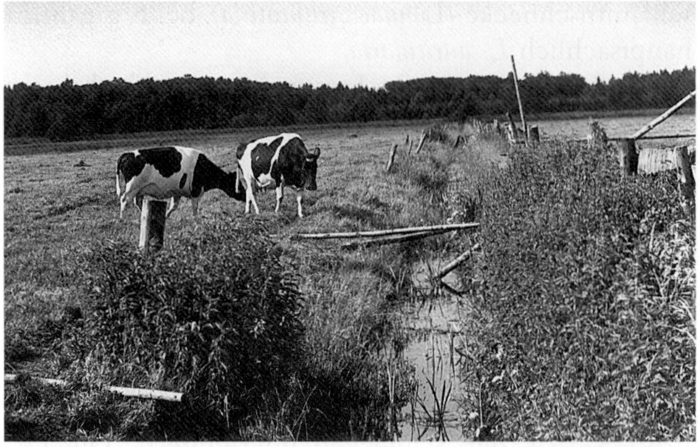

Abbildung 6-250 Leberegelweide mit unhygienischen Tränkeverhältnissen

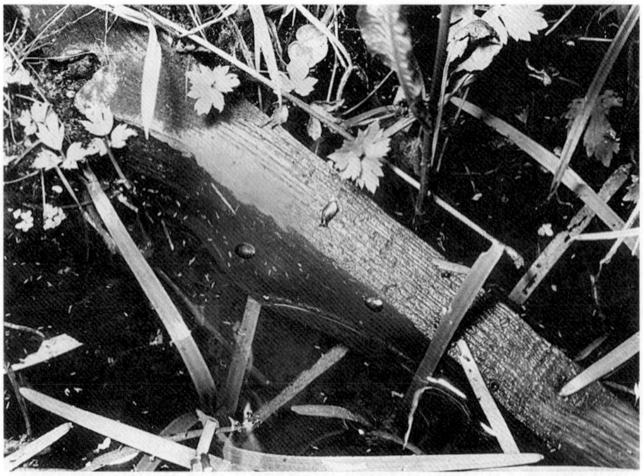

Abbildung 6-251 Biotop der Zwergschlammschnecke; stark mit Pflanzen zugewachsener Wassergraben der Abb. 6-250

Leberegel«). Die Präpatentperiode beträgt 9–10 Wochen; die Gesamtentwicklung vom Ei bis zum reifen Egel dauert mindestens 5–6 Monate. Die Lebensdauer der geschlechtsreifen Egel wird mit 1–10 Jahren angegeben. Die mit dem Kot der infizierten Rinder erfolgende Eiausscheidung unterliegt, neben geringen tageszeitlichen Schwankungen (Maximum zur Mittagszeit), größeren jahreszeitlichen Unterschieden, wobei ein Maximum im Spätwinter (Februar bis März) erreicht wird, während die Ausscheidung in den Sommermonaten absinkt.

■ **Symptome, Verlauf, Diagnose:** Während geringgradiger Befall mit F. hepatica beim Rind lediglich allgemeine Ernährungsstörungen, aber keine äußerlich erkennbaren Krankheitserscheinungen verursacht, lösen stärkere, insbesondere aber Masseninvasionen (über 250 Leberegel/Tier) während der Präpatent- und/oder Patentperiode m. o. w. deutliche Krankheitssymptome und oft auch schwerwiegende Folgekrankheiten aus:

➤ *Erkrankungen während der Präpatentperiode* (akute und subakute Fasziolose) treten hauptsächlich nach Masseninvasionen (experimentell sind hierzu etwa 10000 Metazerkarien/Tier notwendig) in den Spätsommer- und Herbstmonaten, v. a. aber in sogenannten Leberegeljahren auf. Einzelne oder mehrere auf der Weide befindliche Jungrinder oder jüngere Kühe zeigen dann unbestimmte Verdauungsstörungen, Durchfall oder Verstopfung und eine zunächst nur geringe Beeinträchtigung des Ernährungszustandes sowie des Allgemeinbefindens; die Körpertemperatur ist dabei meist subfebril (39–40 °C). Neben verminderter Futteraufnahme und herabgesetzter Pansenmotorik weisen Körperhaltung (Rückenkrümmung, vermehrte Bauchdeckenspannung) und schwach positiver Ausfall der Fremdkörperschmerzproben auf Bauchfellreizung und/oder erhöhte Empfindlichkeit im lebernahen Bauchwandbereich auf Vorliegen einer Perihepatitis und Hepatitis hin. Das Leberperkussionsfeld ist meist nicht verbreitert und Ikterus nur selten vorhanden (Abb. 6-252). Die parasitologische Kotuntersuchung ist jetzt noch negativ. Im Kot eines Teils der auf diese Weise erkrankten Tiere können aber einzelne Leberegeleier gefunden werden, die von reifen, früher erworbenen Leberegeln stammen.

Veränderungen der Blutzusammensetzung bestehen hauptsächlich hinsichtlich der Erythrozytenzahl (geringgradige Anämie mit 3–5 × 10^6 Erythrozyten/mm^3), des Eosinophilenanteiles (20–40%), einer Verschiebung der Serumeiweißfraktionen (Zunahme der β- und γ-Globulinfraktionen bis auf 65%, Abnahme der Albuminfraktion auf 15–30%) sowie geringer Zunahme des Serumspiegels an Bilirubin und verschiedenen Serumenzymen (besonders GLDH und STH). Wegen der wenig kennzeichnenden Erscheinungen sollte der Krankheitsverdacht nötigenfalls durch Nachweis der 1–3 mm großen Leberegel im Bauchhöhlenpunktat oder in einer Leberbiopsieprobe (s. *»Die klinische Untersuchung des Rindes«*), notfalls auch durch Feststellung der leberegelbedingten, diffusen, serofibrinösen oder zottig-fibrinösen Peritonitis und Perihepatitis im Rahmen einer diagnostischen Laparotomie oder Sektion gesichert werden. Während der 1–2 Wochen oder länger andauernden, zuweilen auch von vorübergehenden Erholungsperioden unterbrochenen Krankheitsdauer magern die Rinder deutlich ab, ehe sich Futteraufnahme und Allgemeinbefinden langsam wieder normalisieren.

➤ *Erkrankungen in der Patentperiode* (chronische Fasziolose) kommen im Herbst und Winter während der Stallhaltungszeit bei im vorhergehenden Sommer geweideten Rindern z. T. bestandsweise gehäuft vor. Die durch chronische Gallengangs- und zuweilen auch Gallenblasenentzündung verursachten Krankheitserscheinungen sind i. d. R. wenig auffällig; sie bestehen in Entwicklungs- und Leistungsrückgang,

Abmagerung, rauhem Haarkleid, verminderter Futteraufnahme und zeitweiligem Durchfall. Das Allgemeinbefinden ist dabei i. d. R. wenig oder nicht gestört, und die spezielle Untersuchung der Leber (Perkussion, Leberfunktionsprüfung und Biopsie) ergibt auch bei massivem Leberegelbefall keine deutlich krankhaften Befunde; die charakteristischen, verdickten und verkalkten (»knirschenden«) Gallengänge lassen sich lediglich bei der Leberpalpation von der Bauchhöhle aus feststellen. Die Blutzusammensetzung wird bei chronischer Fasziolose nur unregelmäßig und geringgradig beeinflußt (Erythrozytopenie, Eosinophilie, Hyperglobulinämie, Aktivitätszunahme der γGT). Diese unbestimmten Krankheitserscheinungen ziehen sich über Wochen und Monate hin und werden von vielen Tierbesitzern nicht erkannt oder mit Fütterungsmängeln o. ä. in Zusammenhang gebracht. Aufgrund des klinischen Untersuchungsbefundes kann meist nur der Erkrankungsverdacht geäußert werden, der durch den Nachweis der 150 × 75 µm großen, gelbbraunen, gedeckelten Eier im Kot mit Hilfe eines Anreicherungsverfahrens (Sedimentations- oder kombinierte Sedimentations-Flotationsmethoden; s. *»Die klinische Untersuchung des Rindes«*) bestätigt werden muß (Abb. 6-253). Da die Eiausscheidung stark wechselt (40–50% der infizierten Tiere sind positiv), darf jedoch aus einem negativen Kotuntersuchungsergebnis nicht auf die Leberegelfreiheit des Tieres geschlossen werden.

Allergische oder serologische Untersuchungsverfahren (Intrakutanreaktion, Präzipitation, KBR, ELISA) besitzen keine praktische Bedeutung für die Diagnostik der Fasziolose. Um ein klares Bild über Vorkommen und Ausmaß der Leberegelverseuchung in einem Rinderbestand zu erhalten, müssen daher von allen auf verschiedenen Flächen gehaltenen Weidetiergruppen (z. B. Kälber, Mastbullen, Milchkühe) stichprobenweise mehrere Kotproben untersucht werden (etwa eine Probe/5 Tiere). Beim Nachweis einzelner Leberegeleier sind alle Rinder der Gruppe als infiziert zu betrachten. Auch die regelmäßige Untersuchung der Lebern von Schlachttieren eines Bestandes kann das Vorkommen und Ausmaß der Leberegelinfektionen, wie übrigens auch die Wirksamkeit von Bekämpfungsmaßnahmen, klären helfen.

➤ *Folgekrankheiten:* Neben selteneren Erkrankungen durch verirrte Leberegel, die in Gebärmutter oder Lunge eingedrungen sind, werden hauptsächlich chronische Leberschäden (Zirrhose), Abflußstörungen im Gallengangsystem, durch Kalkkonkremente (Gallestauung, Kap. 6.13.5) und Infektionen der Leber durch von den Leberegeln eingeschleppte Eiter- und Nekrosebakterien (Hepatitis apostematosa, 6.13.4) beobachtet.

■ **Prognose:** Selbst Masseninvasionen verursachen beim Rind nur verhältnismäßig selten Todesfälle; bei jedem stärkeren Befall werden aber erhebliche Teile des Leberparenchyms irreversibel zerstört, so daß die Zucht- und Nutzungsleistung solcher Tiere abnehmen (»Kümmerer«). Die an Bauchfell und Gallengängen entstandenen Veränderungen können dagegen nach einiger Zeit weitgehend ausheilen.

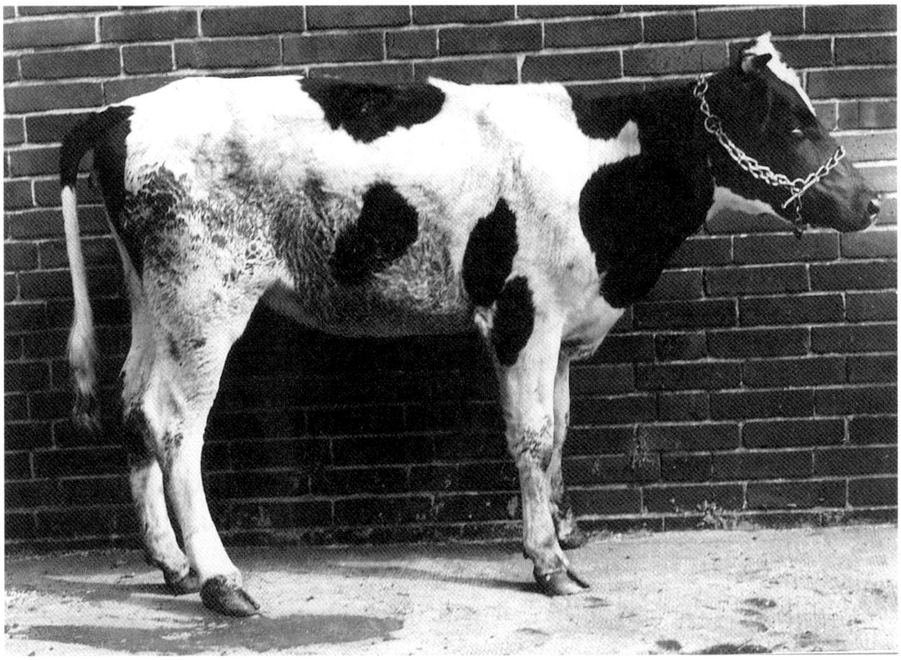

Abbildung 6-252 Stark mit Leberegeln befallenes Jungrind

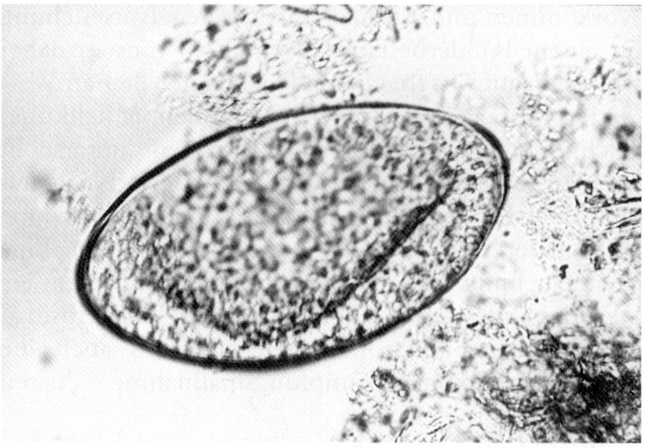

Abbildung 6-253 Leberegelei in angereichertem Kotprobenausstrich (150fache Vergrößerung)

■ **Sektion:** Bei *akuter* Fasziolose wird eine diffuse, serofibrinöse oder zottig-fibröse Entzündung des parietalen und viszeralen Bauchfells, besonders im Bereich der Leber, gefunden (Abb. 6-254). Diese ist vergrößert, auf ihrer Oberfläche uneben und mit zahlreichen Blutungsherden und Bohrgängen übersät, die auch auf der blau-rötlichen Schnittfläche deutlich erkennbar sind. Die Leberveränderungen bei der *chronischen* Fasziolose bestehen dagegen in stark verdickten, chronisch entzündeten Gallengängen, häufig auch in v. a. im linken Leberlappen lokalisierten, diffusen oder netzförmigen Bindegewebszubildungen (Zirrhose). F. hepatica zerstört durch seine Chitinstacheln zunächst die Gallengangepithelien, worauf Bindegewebszubildungen und schollige, später röhrenförmige Wandverkalkungen (Kalziumphosphat als Hydroxylapatit) folgen (Abb. 6-255). Wegen der schlechteren Ernährungsbedingungen (Blutsauger) wandern die Leberegel dann in andere Gallengangabschnitte aus oder sterben ab, woraufhin die Verkalkungen allmählich abgestoßen und die Gallengangepithelien regeneriert werden.

■ **Behandlung, Bekämpfung:** Die wirksame und wirtschaftliche Bekämpfung des großen Leberegels wird durch die starke Verbreitung sowie die hohe Vermehrungsrate des Parasiten und seiner Zwischenwirte erschwert. In einzelnen Rinderbeständen oder Weidegebieten gelingt eine dauerhafte Ausrottung durch regelmäßige chemotherapeutische Behandlung und durch Vernichtung der Leberegelschnecken. Die zur Leberegelbekämpfung verfügbaren therapeutischen und prophylaktischen Möglichkeiten müssen aber den örtlichen Verhältnissen angepaßt und mit dem Ziel eingesetzt werden, Infektions- und Schadensausmaß möglichst niedrig zu halten; sie umfassen Chemotherapie, Weidehygiene und Schneckenbekämpfung.

➤ Für die *Chemotherapie* der akuten und subakuten Fasziolose (Abtötung der Jugendstadien in der Bauchhöhle und Leber) stehen bisher nur wenige ausreichend wirksame Präparate zur Verfügung.

Auch werden die älteren, in den Gallengängen befindlichen Leberegelstadien durch die Mehrzahl der fasziloziden Substanzen nicht vollständig abgetötet. Anwendung, Wirksamkeit und Verträglichkeit der wichtigsten Präparate gehen aus Übersicht 6-38 hervor. Da Leberegelinfektionen während der gesamten Weideperiode und teilweise noch im Stall durch Heufütterung erfolgen, müssen in Leberegelgebieten jährlich mindestens 2, besser aber 4 Behandlungen durchgeführt werden, wobei alle Tiere 8–10 Wochen nach Weideabtrieb, 4 Wochen vor Frühjahrsaustrieb und möglichst 1- bis 2mal in den Monaten Juli bis Oktober im Abstand von jeweils 2 Monaten zu behandeln sind.

➤ Durch *weidehygienische Maßnahmen* können die Lebensbedingungen der Leberegelschnecken verschlechtert und damit die Infektionsmöglichkeiten wesentlich eingeschränkt werden. Während Trockenlegung und Vermeidung von Überschwemmungen der Weideflächen nicht überall möglich sind, sollte in jedem Fall für einwandfreie Trinkwasserversorgung aus Weidebrunnen, Weidepumpen oder Wasserwagen und für die Beseitigung oder Auszäunung aller den Weiderindern zugänglichen Wasseransammlungen (Tümpel, Gräben, Teiche, Sumpfstellen), etwa 1,5 m vom Wasserrand entfernt, gesorgt werden (Abb. 6-256).

➤ Zur *Schneckenbekämpfung* sind Handelsdünger und Kupfersulfat begrenzt geeignet, jedoch auf gewässernahen Flächen nicht anwendbar. Das großflächige Ausbringen von Molluskiziden ist aus ökologischen Gründen abzulehnen.

6.13.9 Lanzettegelbefall

H.-D. Gründer

■ **Definition:** Der hauptsächlich in den kleineren Gallengängen parasitierende Lanzettegel *Dicrocoelium dendriticum* (»kleiner Leberegel«) verursacht eine chronische Cholangitis, die zwar selbst bei starker Invasion ohne klinisch erkennbare Krankheitserscheinungen verläuft, aber entwicklungs- und leistungsmindernde Ernährungsstörungen (Dikrozöliose) zur Folge haben kann.

■ **Vorkommen, Bedeutung:** Lanzettegelbefall der Rinder tritt in begrenzten Gebieten aller Erdteile auf. In Europa sind besonders die Alpen- (Schweiz, Österreich) und Balkanländer (früheres Westjugoslawien, Bulgarien, Ungarn) betroffen, wo der Lanzettegel stellenweise sogar häufiger vorkommt als Fasciola he-

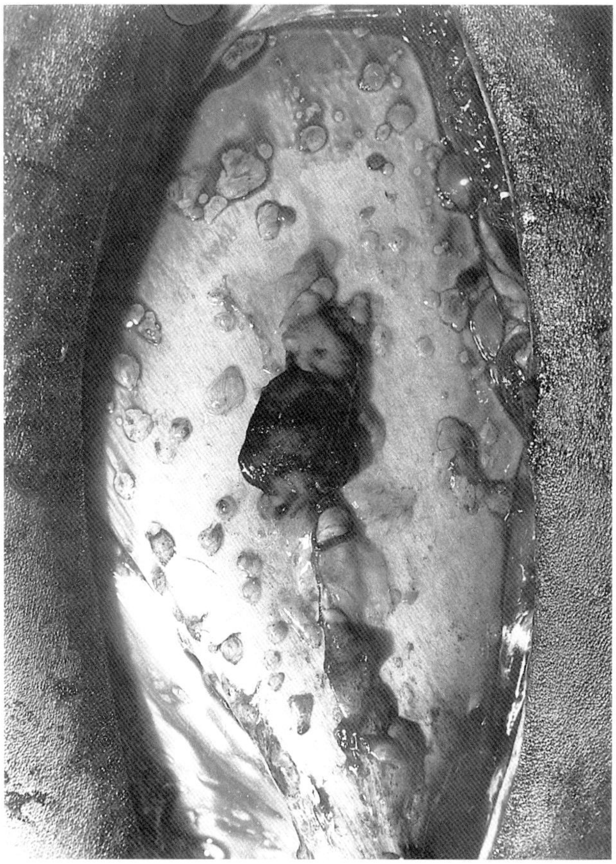

Abbildung 6-254 Laparotomiewunde (linke Flanke) mit hochgradig zottig-fibrinöser Peritonitis der Pansenserosa durch starken Befall mit Wanderstadien von Fasciola hepatica

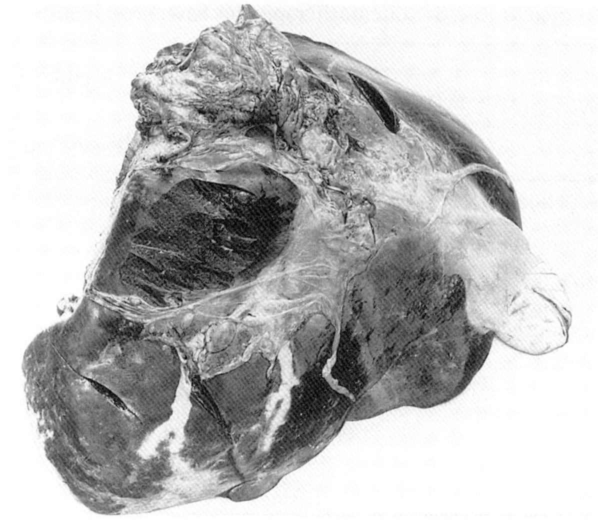

Abbildung 6-255 Cholangitis chronica mit zirrhotischer Induration im Bereich des linken Leberlappens bei Fasziolose

patica; das Leiden wird aber auch in anderen Ländern (Schweden, Norwegen, Frankreich, Polen) im größeren Umfang beobachtet. In Deutschland wurde der Lanzettegelbefall in Bayern, Franken, auf der Schwäbischen Alp, in der Oberpfalz, im Thüringer Wald und Vorharz festgestellt; in anderen Gebieten tritt der Parasit nur lokal begrenzt oder aber gar nicht (Küstenländer) auf. Die Verbreitung des Lanzettegels ist nämlich an das Vorkommen seiner Zwischenwirte (Landschnecken und Ameisen) gebunden, die trockene, sonnige Flächen auf meist kalkreichen Böden bevorzugen.

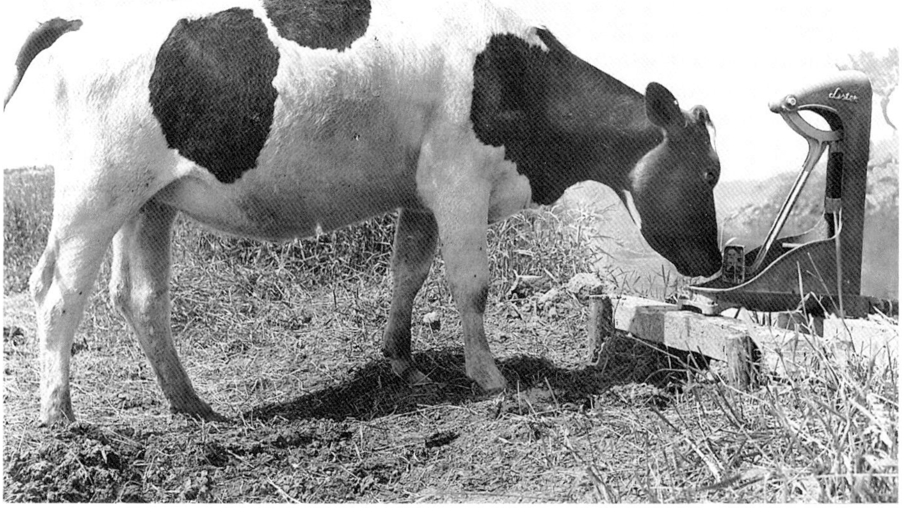

Abbildung 6-256 Hygienische Weidetränke zur Prophylaxe des Leberegelbefalls

Übersicht 6-38 Chemotherapie der Fasziolose beim Rind

Wirkstoff	Handelsname	Medikation		Wirksamkeit auf F. hepatica		Therapeutischer Index	Wartezeit in Tagen	
		Applikation	Dosis mg/kg LM	unreife Stadien	reife Stadien		Eßbares Gewebe	Milch
Albendazol	Valbazen® 10%ig	oral	10		++	10	8*	5
Bromphenophos	Acedist®	oral	12	++	+++	5	21	7
Clorsulon	Curatrem®	oral	7	++	+++	25		
Closantel	Flukiver®	oral	5		+++			
Nitroxynil	Dovenix®	s.c.	10	+(+)	++(+)	4	30	5
Oxyclozanid	Diplin®	oral	10	+(+)	++(+)	< 4	14	4
Rafoxanid	Raniden®	oral	7,5		+++	6	28	28**
Triclabendazol	Fasinex®	oral	12	++(+)	+++	15	14	14**

* Wartezeit (Organe) 28 Tage
** Siehe Produktinformation

Dikrozöliose kommt bei Weiderindern aller Altersstufen, besonders häufig aber bei älteren Kühen vor, wobei nicht selten Massenbefall mit mehreren tausend Parasiten und gleichzeitige Infektion mit Fasciola hepatica gefunden werden. Wegen der Häufigkeit parasitärer Mischinvasionen und des Ausbleibens schwerwiegender Erkrankungen bestehen über die pathogene Bedeutung des Lanzettegels beim Rind bisher keine genauen Kenntnisse; das Ausmaß der allein durch die Konfiszierung befallener Lebern von Schlachttieren entstehenden Schäden wird jedoch vielfach unterschätzt.

■ **Ursachen, Parasitenbiologie** (Abb. 6-257): Dikrozöliose wird in den gemäßigten Zonen ausschließlich durch den Lanzettegel *Dicrocoelium dendriticum* hervorgerufen. Der 5–10 mm große Parasit ernährt sich von Absonderungen und Entzündungsprodukten der Gallengangsepithelien. Die sich zunächst in der Gallenblase ansammelnden, embryonierten Eier treten mit der Gallenflüssigkeit schubweise in den Darm über und gelangen mit dem Kot in die Außenwelt, wo sie von den als erster Zwischenwirt dienenden koprophagen Landschnecken verschiedener Gattungen *(Zebrina, Helicella, Chochlicella)* aufgenommen werden müssen. Die in der Schnecke innerhalb von 3–5 Monaten über Sporozysten und Redien erfolgende ungeschlechtliche Vermehrung führt zu Zerkarien, die in Form sogenannter Schleimballen, die mehrere tausend Schwanzlarven enthalten, an Gräsern und Sträuchern abgestreift werden. Die Weiterentwicklung zur infektiösen Metazerkarie erfolgt erst nach Aufnahme der Schleimballen durch Ameisen *(Formica fusca, F. rufibarbis)*, die als zweiter Zwischenwirt dienen und in deren Leibeshöhle sowie Unterschlundganglion die Enzystierung erfolgt. Mit einem solchen »Hirnwurm« behaftete Ameisen verbeißen sich an den Spitzen von Futterpflanzen und werden deshalb von Weidetieren besonders leicht aufgenommen. Die im Dünndarm des Endwirts freigewordenen jungen Lanzettegel wandern dann in kurzer Zeit über den Ductus choledochus in die Gallengänge ein und werden nach 50–70 Tagen geschlechtsreif. Die Lebensdauer der Parasiten wird mit 1,5–3 Jahren angegeben.

■ **Diagnose, Sektion:** Lanzettegelbefall verläuft beim Rind ohne schwerwiegende klinische Erscheinungen, doch kann es zu verminderter Gewichtszunahme sowie zu Erythropenie und Leukozytose kommen. Die Feststellung des Befalls erfolgt durch den Einachweis im Kot oder Untersuchung von Leber- und Gallengängen bei Schlachttieren. Im Kot lassen sich die 40 × 25 µm großen dickschaligen, gedeckelten, dunkelbraunen, embryonierten Lanzettegeleier jedoch selbst nach Anreicherung nicht regelmäßig feststellen. Im Gallenblaseninhalt gelingt ihr Nachweis dagegen schon nach kurzer Spitzglas-Sedimentation.

Die Leber wird durch den Lanzettegelbefall makroskopisch nur wenig verändert, weshalb die Invasion bei oberflächlicher Untersuchung leicht übersehen werden kann. Die Veränderungen beschränken sich auf eine Erweiterung und leichte Wandverdickung der kleinen Gallengänge, aus denen sich auf Druck die als kleine, schwarze Gebilde erkennbaren Lanzettegel entleeren. Histologisch ist eine katarrhalische Entzündung mit glandulärer Hyperplasie der Gallengangswand nachweisbar.

■ **Behandlung, Bekämpfung:** Fasziolizide Substanzen sind gegenüber dem Lanzettegel unwirksam. Wegen

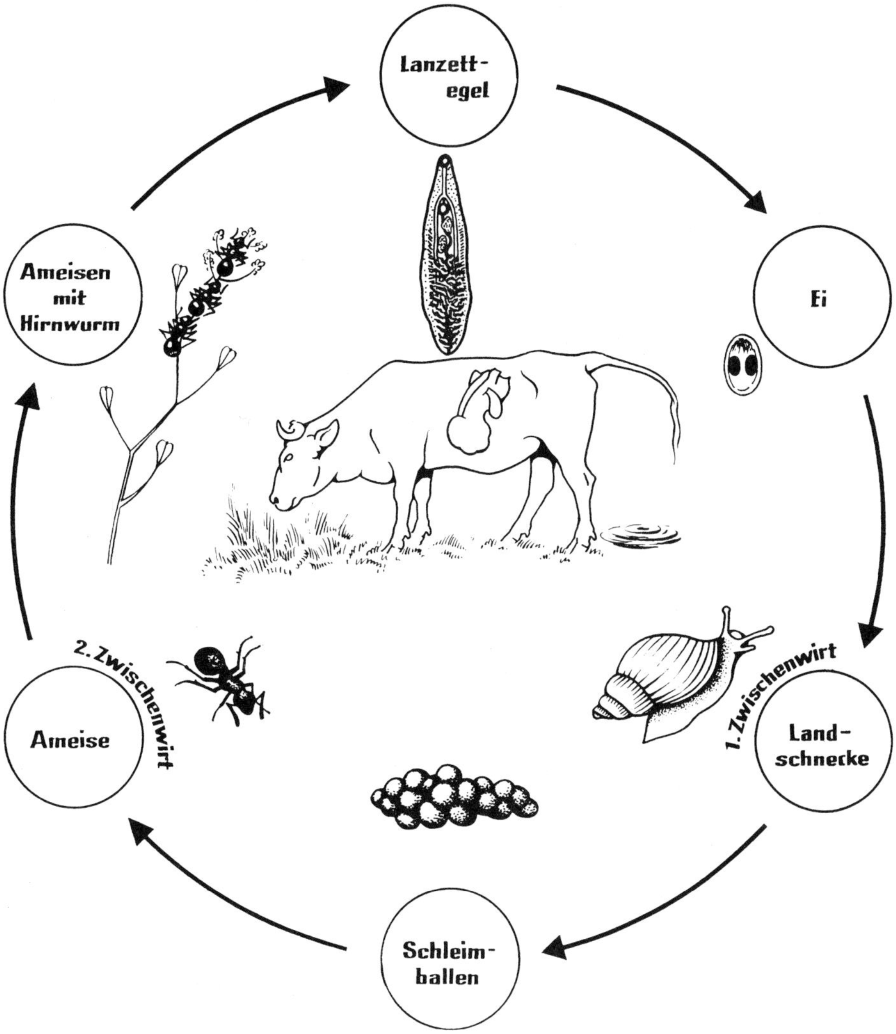

Abbildung 6-257 Entwicklungskreislauf des Lanzettegels (Dicrocoelium dendriticum)

der geringen Schäden wird eine Bekämpfung des Lanzettegelbefalls nur selten durchgeführt. Beim Rind haben sich orale Gaben von Fenbendazol (33 mg/kg LM), Thiabendazol (250 mg/kg LM), Aldendazol (10–15 mg/kg LM) und Praziquantel (50 mg/kg LM) als wirksam erwiesen. Bei gleichzeitigem Befall mit großen Leberegeln kann eine kombinierte Behandlung durchgeführt werden. Eine Verminderung des Lanzettegelbefalls ist nur durch regelmäßige, 1- bis 2mal jährlich wiederholte chemotherapeutische Behandlung der Rinder zu erwarten. Der Parasit befällt auch andere Haus- und Wildtiere, insbesondere Schafe, Ziegen, Schalenwild und Kaninchen, so daß seine Verbreitung durch diese Tierarten möglich ist. Bekämpfungsmaßnahmen gegen die als Zwischenwirt dienenden Schnecken haben wenig Aussicht auf Erfolg.

6.13.10 Fascioloides-magna-Befall

H.-D. Gründer

Der ursprünglich in Nordamerika vorkommende große Leberegel, *Fascioloides magna*, befällt außer Wildwiederkäuern und kleinen Wiederkäuern auch Rinder. In Europa findet sich der Parasit hauptsächlich in Wildgehegen und Zoos. F. magna wird 3–8 cm groß und legt rundovale, gedeckelte, dickschalige Eier ab (120 × 90 µm). Seine Entwicklung verläuft über verschiedene Limnaziden, wobei die Präpatentzeit etwa 35 Wochen beträgt. F. magna parasitiert beim Rind nicht in den Gallengängen, sondern in Lebergewebe, Lunge sowie Bauchorganen und verursacht unspezifische Krankheitserscheinungen. Da sich die Parasiten in einer bindegewebigen Kapsel befinden, werden keine Eier nach außen abgegeben. Zur Behandlung infizierter Rinder werden oral Clorsulon (20 mg/kg LM) oder Rafoxanid (10–15 mg/kg LM) empfohlen.

6.13.11 Stephanurus-dentatus-Befall beim Kalb

H.-D. Gründer

Der nur in tropischen und subtropischen Gebieten, nicht jedoch in Europa vorkommende Schweineparasit *Stephanurus dentatus* kann in seltenen Fällen auch Kälber und Rinder befallen. Die 20–40 mm großen adulten Parasiten leben in Zysten des Harnapparates, während die Larven in Leber und anderen Organen umherwandern. Nach oraler Infektion werden dadurch Organschäden verursacht, die zu unspezifischen klinischen Erscheinungen führen. Wirtschaftliche Schäden entstehen durch Leistungsminderung und Organkonfiskate. Die Diagnose erfolgt meist postmortal bei der Schlachtung befallener Tiere. Für die Therapie sind Levamisol, Fenbendazol und Flubendazol geeignet.

6.13.12 Echinokokkose der Leber

M. Stöber

Bei der *Echinokokkose* des Rindes ist die Lunge (Kap. 5.3.4.3) wesentlich häufiger als die Leber, letztere aber mitunter schon pränatal betroffen. I. d. R. bedingt aber selbst starker Befall der Leber mit Hydatiden dieses Parasiten keine spezifischen Symptome, sondern allenfalls mechanische Behinderung der Vormagenpassage (Kap. 6.6.5) oder Bauchwassersucht (Kap. 6.15.3).

Fütterungs- und stoffwechselbedingte Krankheiten der Leber

M. Stöber

Außer den in diesem Abschnitt zu besprechenden Krankheiten können auch Hypokalzämische Gebärparese (Kap. 12.3.1) sowie hypomagnesämische Tetanien (Kap. 10.5.4ff) zu m. o. w. schwerwiegender Leberverfettung führen, wenn sie den Energiestoffwechsel gutgenährter Hochleistungsrinder nennenswert beeinträchtigen.

6.13.13 Trächtigkeitsketose hochtragender Fleischrinder und Leberverfettung hochtragend transportierter Handelsrinder

Definition: Dieses Leiden beruht auf einer während der Hochträchtigkeit eintretenden Lücke der Energieversorgung und befällt vorwiegend gut genährte Tiere. Bei *Angehörigen der Fleischrassen* wird es »beef cow pregnancy toxaemia« oder »starvation ketosis of pregnant beef cows« genannt. Bei hochtragend transportierten *Zuchtfärsen* ist gelegentlich eine ihrem Wesen nach gleichartige Krankheit zu beobachten.

Ursachen, Pathogenese: Unter bestimmten Voraussetzungen kann der Energiebedarf *hochtragender Fleischrinder*, insbesondere aber derjenige von noch im Wachstum begriffenen Färsen oder älteren Kühen, nicht mehr gedeckt werden. Solche Engpässe sind: Extensivweidegang oder anderweitige, quali- oder quantitativ unzureichende Fütterung, Witterungsunbilden sowie Mehrlingsträchtigkeit (→ Verbrauch der körpereigenen Fettreserven). Ebensolche Auswirkung haben auch alle während des letzten Drittels der Gravidität eintretenden Erkrankungen, welche Nahrungsaufnahme und -verwertung beeinträchtigen. Das Zusammentreffen mehrerer der vorgenannten Faktoren bedingt u. U. eine entsprechende Häufung der Fälle von *unterernährungsbedingter Trächtigkeitsketose.*

Von *transportbedingter Graviditätsketose* werden gut genährte Handelstiere, insbesondere *Zuchtfärsen*, betroffen, die hochtragend zur Auktion und anschließend auf mehrtägigen unzulänglich gewarteten grenzüberschreitenden Transport kommen. Auf die mit einer solchen belastenden Verfrachtung (Fehlen von Futter, Tränke, Lüftung, Ruhezeiten) einhergehende Zunahme des Energiebedarfs reagiert der Tierkörper mit überschießender Lipomobilisation (Kap. 6.13.14).

Symptome, Verlauf: Von *unterernährungsbedingter Trächtigkeitsketose* betroffene weidende Fleischrinder zeigen zunächst nur fortschreitenden Rückgang von Nährzustand, Freßlust und Vormagenmotorik. Dann kommen Abgeschlagenheit (mitunter aber Aggressivität), allgemeine Schwäche, Taumeln und schließlich Festliegen bei erhaltener Anteilnahme an der Umgebung hinzu. Dabei bestehen Hypoglykämie, Aktivitätssteigerung von CK und leberspezifischen Enzymen, Ketonurie, mitunter auch Hypokalzämie. Die durch Kreislaufversagen bedingte Agonie geht mit Koma (oder Krämpfen), zunehmender Dyspnoe und exspiratorischem Stöhnen einher. Der Tod tritt etwa 2 Wochen nach Krankheitsbeginn ein.

Transportbedingte Trächtigkeitsketose ist meist schon beim Entladen der Tiere, sonst innerhalb der nächsten 24 h klinisch manifest: Apathie, Freßunlust, Vormagenstillstand, m. o. w. ausgeprägte Ketonurie und Festliegen. Im Serum ist der Gesamtlipidgehalt vermindert, der Gehalt an freien Fettsäuren (FFS) sowie die Aktivität der AST vermehrt; der Pansensaft reagiert deutlich alkalisch.

Beurteilung: Klinisch manifeste Fälle von boviner Trächtigkeitsketose enden i. d. R. trotz Behandlung tödlich; auch durch Geburtseinleitung oder Schnittentbindung kann – im Gegensatz zur Trächtigkeitstoxikose des Schafes – meist keine Besserung mehr erzielt werden.

Sektion: Je nach dem zu Erkrankungsbeginn vorliegenden Nährzustand ist bei *unterernährungsbedingter Trächtigkeitsketose* Leberverfettung oder seröse Atrophie des Körperfetts und m. o. w. ausgeprägter Muskelschwund, bei *transportbedingter* Erkrankung dagegen nur Hepatosteatose, mitunter zudem Braunrotfärbung der Muskulatur festzustellen. Bei Angehörigen der Fleischrassen enthält die Gebärmutter oft einen auffallend großen oder mehrere Feten, von denen einer in Zersetzung begriffen sein kann.

Diagnose: Klinisches Bild und Begleitumstände lassen Trächtigkeitsketose vermuten. Zutreffendenfalls treten nach Aufbesserung der als *Ursachen* aufgezählten Faktoren keine neuen Erkrankungsfälle mehr auf. *Differentialdiagnostisch* sind gegenüber unterernährungsbedingter Trächtigkeitsketose anderweitige zehrende Leiden, wie Magendarmwurmbefall (Kap. 6.11.2) und Paratuberkulose (Kap. 6.10.22), gegenüber transportbedingter Graviditätsketose dagegen Reisetetanie (Kap. 10.5.4.3) und Überlastungsmyopathie (Kap. 9.17.2) in Betracht zu ziehen.

Behandlung: Versuchsweise intravenöse Dauertropfinfusion von Glukoselösung (Kap. 4.3.6); orale Gaben von Propylenglykol (2 × 150–200 g/d); aufgeweichte Luzernepellets mittels Flasche oder weitlumiger Magensonde eingeben; sachgemäße Medikation etwaiger Begleitleiden.

Die *Vorbeuge* der *unterernährungsbedingten Graviditätsketose* umfaßt bedarfsdeckende Fütterung während der Hochträchtigkeit und Verhütung der unter *Ursachen* aufgezählten Energiedefizit-auslösenden Faktoren. Zur Prophylaxe der *transportbedingten Trächtigkeitsketose* sollten tragende Rinder nicht in übermäßiger körperlicher Kondition verfrachtet und für ihren Transport schonende, tierschutzgerechte Bedingungen* sichergestellt werden.

6.13.14 Ketose, Lipomobilisationssyndrom

Definition: Mit obigen Namen werden die krankhaften Auswirkungen einer zu Beginn der Laktation eintretenden, das physiologische Maß überschreitenden Lücke der bovinen Energieversorgung belegt. Die sich hieraus ergebende metabolische Entgleisung beruht auf Konkurrenz von Glukoneogenese, Lipolyse und Fettverbrennung. Sie äußert sich klinisch in Rückgang von Freßlust, Körpermasse, Milchleistung, nervösen Erscheinungen (Niedergeschlagenheit oder Erregung), Hypoglykämie, Zunahme der Aktivität leberspezifischer Serumenzyme und des Serumgehalts an freien Fettsäuren (FFS) sowie in Hyperketonämie, -urie und -laktie; in der Folge kann zudem die Fruchtbarkeit beeinträchtigt sein. *Andere Bezeichnungen*: Azetonämie, Azetonurie oder »schleichendes Milchfieber« (slepende melkziekte); als *»subklinische Ketose«* gilt der metabolische Zustand, bei dem die obere physiologische Grenze des Serumgehalts an Ketokörpern zwar überschritten ist, aber noch keine ausgeprägte Hypoglykämie und, insbesondere, noch keine manifeste Erkrankung vorliegt (s. Übersicht 6-42). Das komplexe *Lipomobilisationssyndrom* wird u. a. »Überfettungskrankheit«, »fat cow disease«, »sindrome de la vaca gorda«, »overconditioning« oder »fat liver syndrome«, bei fatalem Verlauf auch »puerperales Leberkoma« genannt.

Bedeutung: Wegen seiner engen Verknüpfung mit Hochträchtigkeit, Abkalbung und Puerperium, Milchleistung, Fütterung und Haltung, anderweitigen peripartalen Erkrankungen sowie späterer Fruchtbarkeit stellt der hier zu besprechende nosologische Komplex eine Herausforderung für Milch- und Fleischrinderhalter sowie Tierärzte dar, an der sich ihre Befähigung zu Betriebsmanagement und Bestandsbetreuung messen läßt. Statistiken aus Nordeuropa und Nordamerika, die allerdings nicht zwischen primärer und sekundärer Erkrankung unterscheiden, geben für während der Hochlaktation überprüfte Milchkühe Inzidenzen klinischer Ketose von 4–21% an. Die Häufigkeit der im Verlauf dieses Zeitraumes festzustellender subklinischer Ketosefälle beträgt je nach dem dafür gewählten biochemischen Grenzwert 9–34%.

---

* Richtlinien der Deutschen Veterinärmedizinischen Gesellschaft für den Transport von Tieren (1976/77); Richtlinien des EU-Rates 91/628/EWG vom 19. 11. 1991 und 95/29/EG vom 29. 6. 1995 über den Schutz von Tieren beim Transport; Tierschutztransportverordnung BGBl I, S. 348/25. 2. 1997.

Vorkommen, Ursachen: Diese Entgleisung des Energiestoffwechsels betrifft zum einen Kühe, die während des Trockenstehens übermäßig gut genährt wurden und ihre körpereigenen Fettvorräte dann während der ersten 2–6 Wochen der Laktation zum Ausgleich der erwähnten Versorgungslücke übermäßig rasch freisetzen und verbrennen: *Überfütterungsketose der Hochleistungsmilchkühe.*

Zum anderen befällt *primäre Ketose* auch normal »konditionierte«, d. h. »richtig angefütterte« und sogar magere Kühe (*»Hungerketose«*), wenn deren Energiehaushalt infolge besonderer metabolischer Anforderungen und/oder nutritiver Mängel (d. h. quanti- und/oder qualitativ unzulängliches Futter) überfordert ist.

Werden Freßlust und/oder Nährstoffversorgung dagegen durch eine anderweitige, peripartal eintretende Primärerkrankung so beeinträchtigt, daß eine krankmachende Energielücke entsteht oder aufrechterhalten bleibt, so handelt es sich um *sekundäre* oder *»komplizierte« Ketose.*

Als »wiederkehrendes« Bestandsproblem befällt die in erster Linie auf zuchtauslese- und konditionsbedingt hohe Milchleistung zurückzuführende *»Laktationsketose«* v. a. intensiv gehaltene Milchkühe, seltener erstmals kalbende Tiere, und zwar vorwiegend gegen Ende des winterlichen Aufenthalts im Anbindestall, aber nur selten noch nach Weideauftrieb. Auch die auf quanti- und/oder qualitative Ernährungsmängel zurückzuführende *»Fütterungsketose«* tritt nicht selten bestandsweise gehäuft auf.

Mitunter befällt das Fettmobilisationssyndrom sogar *männliche Mast-* und *Zuchtrinder*, die in Ausstellungskondition über größere Strecken verfrachtet wurden, oder *Gehegehirsche*, deren Energiehaushalt nach übermäßiger »Feistung« brunftbedingt stark belastet wird.

Pathogenese: Die Voraussetzungen für das Zustandekommen des hier zu erörternden Krankheitskomplexes liegen in Besonderheiten des Kohlenhydrat- und Fettstoffwechsels der Milchkuh sowie in Steigerungen ihres Energiebedarfs begründet, dessen Höhepunkt 2–6 Wochen nach dem Kalben erreicht wird:

Die energieverbrauchende Hochlaktation fällt nicht mit dem Zeitraum der größten Futteraufnahme und damit der maximalen Energiezufuhr zusammen, welche für die Bildung von > 30–40 l Milch/d ohnehin unzureichend ist, so daß postpartal ein *obligates Energiedefizit** eintritt. Andererseits ist ihr Appetit dann gegen Ende der Laktation sowie während Trokkenstehperiode und Hochträchtigkeit, d. h. zur Zeit geringeren Energiebedarfs, größer, als dieser es erfordert; die Freßlust »hinkt« also hinter der Laktationskurve her und vermindert sich auch nicht in gleichem Maße wie jene (Abb. 6-258).** Als Ausgleich für den zeitlichen Vorsprung der Milchleistungs- vor der Futteraufnahmekurve greift der Tierkörper während des Gipfels ersterer auf eigene Vorräte zurück, um später – während des auslaufenden Maximums letzterer – wieder entsprechende Reserven anzulegen. Das zeigt sich in der gleichzeitigen Ab- und Wiederzunahme des Körpergewichts, dessen Veränderungen nicht allein auf Wachstum und Ausstoßen des Fetus (samt Fruchthüllen und -wasser), sondern auch auf Einlagerung und Verbrauch energieliefernder Depotstoffe beruhen.

Bei Laktationsbeginn ergibt sich somit für Milchkühe ein *abrupter Wechsel von anaboler zu kataboler Stoffwechsellage*; zudem ist ihr genetisch zu hoher Milchleistung veranlagter und »konditionsgetrimmter« Organismus unfähig, die dabei eintretende Energielücke durch umgehende Drosselung der Milchproduktion zu verringern. Die zur Bevorratung der Hochleistungsmilchkuh dienende *Energieform* sollte daher zum Kalbetermin vorhanden und leicht mobilisierbar sein (Übersicht 6-39). Das trifft für *Kohlenhydrate* nur bedingt zu, weil sie überwiegend der laufenden, auf intraruminalem Anfall von Propionat und metabolischer Freisetzung von glukogenen Aminosäuren, Glyzerin sowie Laktat beruhenden Glukoneogenese entnommen werden müssen und daher bei

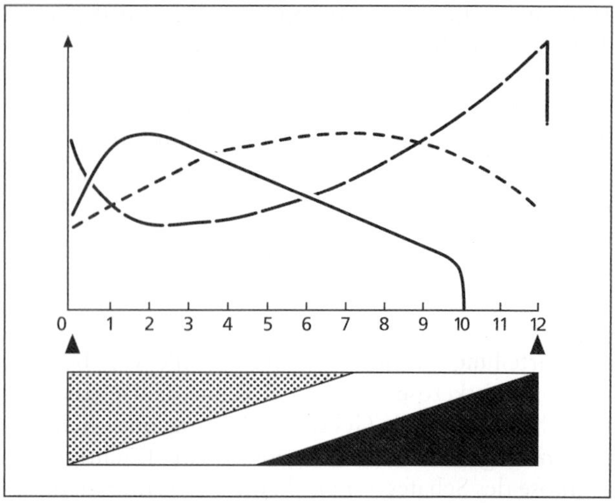

Abbildung 6-258 Verlauf der Zeitkurven von Körpergewicht (— — —), Futteraufnahme (- - - -) und Laktationsleistung (———) bei der Milchkuh (schematisch; Zeichenerklärung: ▲ Kalbetermine; ◺ katabole Stoffwechsellage [Lipolyse und Lipomobilisation]; ◢ anabole Stoffwechsellage [Lipogenese und Lipodeposition])

* Pro Liter Milch müssen 50 g Laktose bereitgestellt werden.

** Eine der Ursachen hierfür ist vermutlich das mit dem Energiebedarf des laktierenden Rindes nicht schritthaltende periodische Größer- und Wiederkleinerwerden der Pansenzotten und damit ihrer resorptiv nutzbaren Gesamtoberfläche (Dirksen, Liebich, Brosi, Hagemeister & Mayer, 1984)

Übersicht 6-39 Anteil der körpereigenen Reserven an der Energieversorgung der Milchkuh

Reserven	Gesamtmenge	Mobilisierbarkeit	mobile Form	Anteil am Energiefluß
Kohlenhydrate (Glukose und Glykogen aus Blut, Leber und Muskeln):	2-3 kg	+++	Glukose	unter Einbeziehung der Glukoneogenese > 60 %, bei Freßunlust, Hunger oder Indigestion wesentlich weniger
Fette (vorwiegend Triglyzeride aus dem Fett von Unterhaut und Körperhöhlen):	40-60 kg	++	freie Fettsäuren, Glyzerin	unter Einbeziehung der Neosynthese freier Fettsäuren ~ 30 %; bei hohem Energiebedarf oder Ausfall der Glukoneogenese ≤ 80 %
Eiweiß (Muskelfleisch):	50-75 kg	+	glukogene Aminosäuren	< 10 %

plötzlich stark anwachsendem Energiebedarf nicht in ausreichender Menge verfügbar sind. Ein weiterer bedeutsamer Energieträger sind die *körpereigenen Fettdepots*, die normalerweise bis zu einem Drittel des Energieflusses bewerkstelligen, bei übermäßiger Belastung aber bis zu vier Fünftel desselben bewältigen können:

➤ Von den bei der Vormagenverdauung der Kohlenhydrate anfallenden *niederen Fettsäuren* wird Propionsäure überwiegend zur intrahepatischen *Glukoneogenese* herangezogen, während die auf dem Blutwege ins Fettgewebe gelangenden Azetatbruchstücke der mit Hilfe von Azetyl-Koenzym A erfolgenden Fettsäuresynthese und *Liponeogenese* dienen. Diese erfolgt zu > 90 % in den *körpereigenen Fettdepots* und ist in den Adipozyten subkutaner Fettpolster wesentlich aktiver als in denen des Körperhöhlenfetts. Entsprechend dem jeweiligen Energiebedarf werden neusynthetisierte Fettsäuren entweder unter Einwirkung von Triglyzerid-Synthetasen zu Neutralfetten umgewandelt und in den erwähnten Fettdepots eingelagert *(Lipodeposition)*, oder – an Albumin gekoppelt – über die Blutbahn den »Verbrauchern«, insbesondere der Leber, zur Verbrennung zugeführt *(Lipotransport)*. Diesem Weg schließen sich auch die bei der intestinalen Verdauung der Nahrungsfette anfallenden höheren Fettsäuren an. Übersteigt der Energiebedarf das Fettsäureangebot der geschilderten Prozesse, so wird ein entsprechender Anteil des Lagerfetts in FFS und Glyzerin zurückverwandelt *(Lipolyse)* und mit dem Blut an die Leber weitergegeben *(Lipomobilisation)* (Abb. 6-259).

➤ Die *Leber* übernimmt im Gegensatz zu den Fettgeweben nur einen geringen Teil (5–10 %) der körpereigenen Liposynthese und speichert im Rahmen der präpartalen Vorbereitung des Tierkörpers auf die späteren, laktatationsbedingten Belastungen seines Energiehaushalts normaliter nur wenig Fett in den Hepatozyten.

➤ Das *Euter* bildet zwar während der Laktation, ausgehend von Azetat, Laktat und β-Hydroxybutyrat, in nennenswertem Umfange Fettsäuren für die Milchfettsekretion; im trockenstehenden Zustand lagert es jedoch die im Fettgewebe im Überschuß anfallenden Fettsäuren als Triglyzeride ein.

➤ Der Leber zugeführte *FFS* werden hier normalerweise in Anwesenheit von *Oxalazetat* m. o. w. weitgehend über Azetyl-Koenzym A verbrannt, wodurch Energie freigesetzt wird. Dabei anfallende Fettsäurereste werden ebenda zu Triglyzeriden resynthetisiert und – an Apolipoprotein gebunden – als Very-low-density-Lipoprotein in die Blutbahn sezerniert. Die Fähigkeit der Leber zur Ausschleusung von Triglyzeriden ist jedoch begrenzt. Verbrauchergewebe können im Blut kreisendes Lipoprotein mit Hilfe ihrer Lipoprotein-Lipase in FFS und Glyzerin spalten, sich also »nach Bedarf Energie besorgen«.

Bei *Hochleistungsmilchkühen* besteht Gefahr, daß ihre Lipolyse bei peripartal eintretender Energielücke überschießt. Eine hierzu disponierende *Überfettung* entwickelt sich, wenn die Nahrung gegen Ende der Laktation, insbesondere aber während der Trockenstehperiode, mehr Energie enthält, als zur Schaffung der nötigen Reserven erforderlich ist, oder wenn die Trockenzeit abnorm lange dauert. Zu übermäßiger Lipodeposition führende Nahrung besteht vorwiegend aus faserarmen, gluzid- und eiweißreichen Futtermitteln (feinzerkleinerte Maissilage, Kraftfutter und besonders gutes, wenig oder gar kein Heu), die zudem bis zur Grenze des Aufnahmevermögens verabreicht werden. Gelegenheit zu solcher »Überkonditionierung« ergibt sich auch, wenn einzelne, als »wertvoll« angesehene oder alle trockenstehenden Kühe einer Herde infolge der Stall- oder Personalverhältnisse, preiswerten Futterangebots oder aus Unkenntnis der damit verbundenen Gefahr nicht quanti- und qualitativ »verhalten« gefüttert werden (s. *Prophylaxe*), oder ihnen die von den milchenden Kühen übriggelassenen Futterreste zusätzlich »vergönnt« werden. Unter solchen Umständen sammeln sie gegen Ende der Trächtigkeit Fettdepots an, die ≤ 30 % ihres Schlachtgewichts ausmachen können.

Die vom Fettstoffwechsel guter Milchkühe zu er-

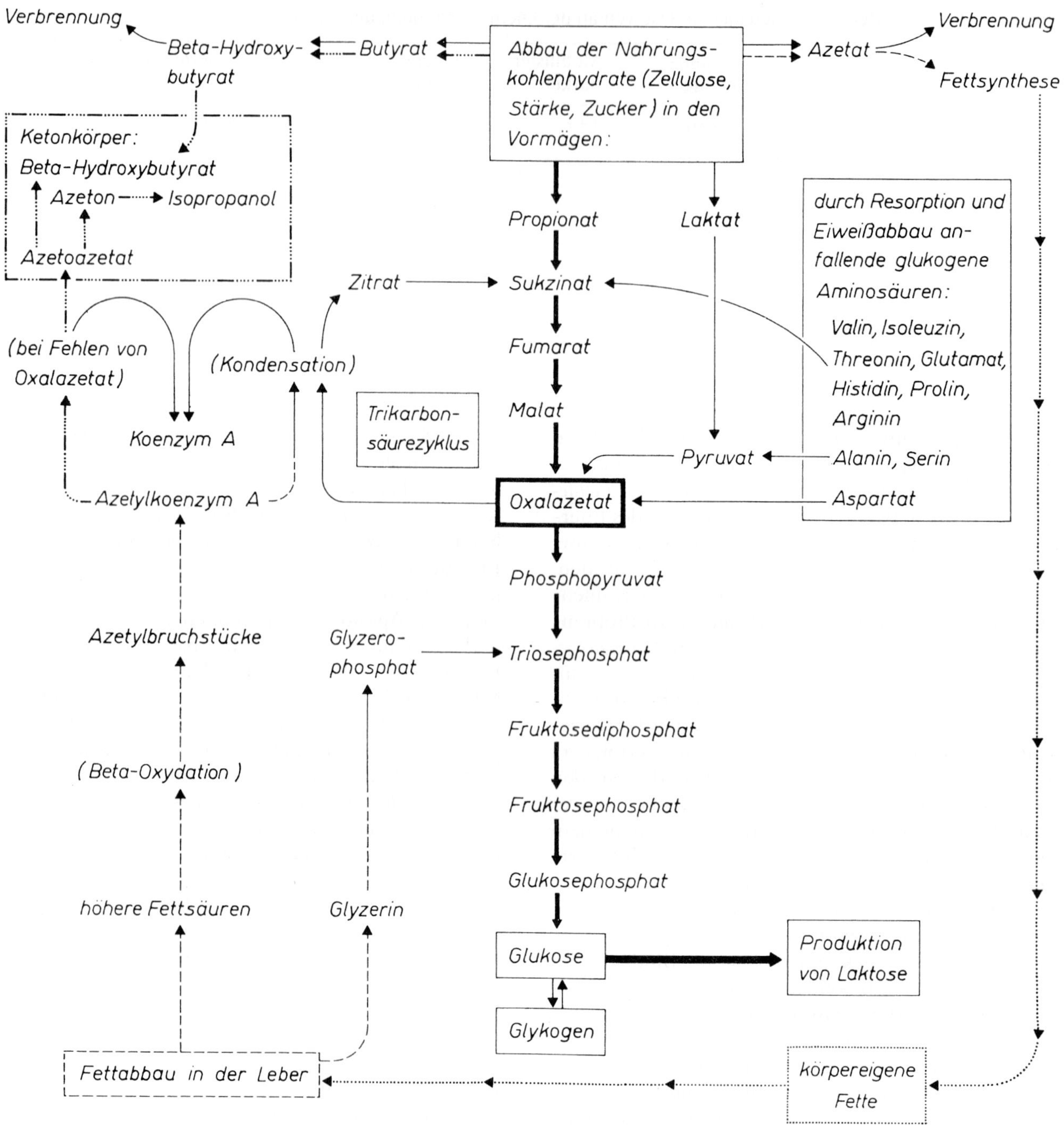

Abbildung 6-259 Koppelung von Glukoneogenese (——▸) und Lipomobilisation (---▸) innerhalb des Energiestoffwechsels beim Rind: Bei erhöhtem Glukosebedarf hat der Einsatz von Oxalazetat in der Glukoneogenese Vorrang vor demjenigen in der Kondensation von Azetylkoenzym A und der dabei erfolgenden Einschleusung der Fettabbauprodukte in den Trikarbonsäurezyklus; nimmt zudem die Lipomobilisation zu, so kommt es zur vermehrten Bildung von Ketokörpern (–···–··–▸)

bringende *Leistung* ist erheblich: Während der Hochlaktation sind täglich ≤ 2 kg Milchfett zu bilden. Die Ausgangsprodukte hierfür werden nur zu ~ 40% im Euter selbst produziert, die übrigen 60% dem Organismus entnommen. Hierzu werden nicht nur Gluko- und Liponeogenese intensiviert, sondern auch körpereigenes Fett, v.a. solches der Unterhaut, mobilisiert, d.h. unter dem Einfluß von Triazylglyzerid-Lipasen in Fettsäuren und Glyzerin zerlegt; diese werden teils der energiegewinnenden Verbrennung, teils der Milchfettbildung im Euter zugeführt. In der gleichzeitig ihre Glykogenvorräte opfernden Leber gerät die energieliefernde Verbrennung der nun in vermehrtem Umfang freigesetzten Fettsäuren dabei allerdings in Konkurrenzsituation mit der Glukoneogenese, weil die Verwendung von *Oxalazetat* für letztere Vorrang vor seinem Einsatz im Fettsäureabbau hat. Die zunehmende Diskrepanz zwischen laktationsbedingter Belastung der Glukoneogenese und energieliefernder Depotfettmobilisierung bedingt es dann, daß die freigesetzten Fettsäuren nur unvollständig genutzt und in der Leber zurückgehalten oder in Ketokörper umgewandelt werden (s. *Ketogenese*). Unverbrauchte Fettsäurereste werden in den Adipozyten zu Triglyzeriden resynthetisiert und können als solche in dem Umfange als Very-low-density-Lipoprotein aus der Leber ausgeschleust werden, wie komplexierendes Apolipoprotein zur Verfügung steht; wichtige Voraussetzung hierfür ist eine gesunde, zur Eiweißbildung fähige Leber. Diese Kapazität geht den Hepatozyten hochtragender und frischabgekalbter Kühe aber in dem Maße verloren, wie sie Fett einlagern; deshalb bleibt die Ausschleusung lebereigener Triglyzeride schließlich hinter der Resynthetisierung solcher Lipide zurück. So kommt es bei Fortdauer der geschilderten Konkurrenz zwischen unzureichender Glukoneogenese und Lipomobilisation zu fortschreitender *intrazellulärer Verfettung* der schon a.p. im Zuge der Freisetzung von Energiereserven physiologischerweise leicht bis mäßig steatotisch gewordenen *Leber*. Das gilt in besonderem Maße für Milchkühe, die vor dem Kalben erhebliche subkutane Fettreserven angesammelt hatten und nun aufgrund ihrer Veranlagung eine hohe Milchleistung (> 5500 kg/Jahr) erbringen sollen. Diese »Zwangslage« ist dann mit abnorm starkem, > 8 Wochen lang anhaltendem postpartalem Gewichtsrückgang verbunden. Die *Skelettmuskulatur* trägt durch Freisetzung und Verbrennung von Aminosäuren (→ Abmagerung) sowie Fettsäureverbrennung ebenfalls zur Deckung des Energiebedarfs bei; dabei kommt es auch zur intramyozytären Einlagerung unvollständig genutzter Fettsäuren in Form resynthetisierten Fetts (→ vermehrte Anfälligkeit der Muskelzellen gegenüber peroxidativer Schädigung → Neigung zum Festliegen).

Die den *bovinen Fettstoffwechsel beeinflussenden Faktoren* sind in Übersicht 6-40 zusammengestellt: Für Lipogenese und -deposition spielen offenbar Nahrungsangebot und Futteraufnahmevermögen während des Trockenstehens die Hauptrolle, während Lipolyse und -mobilisation v.a. durch den bei erhöhtem Energiebedarf absinkenden Blutzuckerspiegel angeregt, durch Zunahme des Blutgehalts an FFS und/oder Ketokörpern aber gehemmt werden. Die Steuerung dieser Prozesse erfolgt vermutlich durch In- und Reaktivierung der in Übersicht 6-40 aufgeführten Enzyme sowie durch Ausschüttung des Pankreashormones Glukagon; es wirkt beim Rind zu Beginn der Laktation zwar glukogen, nicht aber lipolytisch oder ketogen (Hippen et al., 1999). So gelingt es dem Stoffwechsel der Milchkuh normalerweise, den Übergang von anaboler zu kataboler Situation durch Intensivierung der Glukoneogenese sowie Freisetzen von Fettreserven und Muskeleiweiß zu bewältigen; dabei kommt es allenfalls zu mäßiger, 20% ihres Volumens kaum überschreitenden Verfettung der Leber sowie zu nicht von Krankheitserscheinungen begleiteter *subklinischer Ketose*.

Zur *Entgleisung* dieses labilen metabolischen Geschehens der *latenten* in *klinisch manifeste Ketose* bedarf es außer überdurchschnittlicher Milchleistung vielfach noch einer besonderen peripartalen Belastung, durch welche Freßlust und Vormagenverdauung stärker und anhaltender beeinträchtigt werden, als dies im postpartalen Zeitraum normalerweise der Fall ist. Als solche »Auslöser« kommen erfahrungsgemäß in Betracht:

- *Nutritiver Streß*: abrupter Futterwechsel, vorübergehendes Fehlen von geeigneter Tränke oder Nahrung, Verabreichung stark buttersäurehaltiger (= »ketogener«) Silage oder fettreichen Kraftfutters;
- *Umweltstreß*: Anbindehaltung/Bewegungsmangel, Stallwechsel, Änderung von Belegungsdichte oder sozialer Rangordnung (Umgruppierung), Klimaschwankungen oder anstrengender Transport;

Übersicht 6-40 Zusammenstellung der den Fettstoffwechsel des Rindes beeinflussenden Faktoren

Lipogenese und Lipodeposition

- werden gefördert durch Azetyl-Koenzym-A-Karboxylase, Triazylglyzerid-Synthetasen, energiereiche Überfütterung, lange Trockenstehperiode, Östrogene;
- werden gebremst durch körpereigene Bewegung, Kälte.

Lipolyse und Lipomobilisation

- werden gefördert durch fettsäurenfreisetzende Lipasen, hohe Milchleistung, niedrigen Blutzuckerspiegel, Hunger, Futterverweigerung, Erkrankungen, Umweltbelastungen, Katecholamine, Somatotropin, Prolaktin, adrenokortikotropes Hormon, Glukokortikosteroide, Glukagon;
- werden gebremst durch hohen Blutspiegel an freien Fettsäuren oder β-Hydroxybuttersäure, intravenöse Glukoseverabreichung, Insulin, adrenergische Alpha- und Beta-Blocker, Nikotinsäure.

➤ *Parturitionsstreß*: erschwerte Abkalbung, Nachgeburtsverhaltung, puerperale Endometritis;
➤ *Primärleiden,* welche Freßlust und/oder Vormagenverdauung beeinträchtigen: Labmagenverlagerung, Pansenlaktazidose, Fremdkörpererkrankung, Euterentzündung, Klauenlahmheit, »Festliegen« u. ä. m.

Die ebenerwähnten, mitunter zu mehreren zugleich vorliegenden *»Auslösesituationen«* bedingen verminderte Futteraufnahme oder regelrechte Indigestion. Hierdurch wird der Anfall von Propionsäure in den Vormägen und damit die Glukoneogenese gehemmt, weshalb der Organismus dann in noch höherem Maße auf seine Reserven zurückgreifen muß. Dabei kommt es zu vermehrtem Anfall von Ketokörpern (s. *Ketogenese*), was wiederum die Freßlust beeinträchtigt sowie die Ansprechbarkeit von Fett- und Muskelgewebe auf Insulin vermindert (→ *Circulus vitiosus*). Hyperlipomobilisation führt auch zu einer > 30% des Volumens der Leber erfassenden und ihre Funktionstüchtigkeit krankhafterweise einschränkendern *Hepatosteatose.* Bei dieser Parenchymschädigung verringern sich die stoffwechselaktiven Kontaktflächen innerhalb und zwischen den Hepatozyten; außerdem verschiebt sich das Gleichgewicht zwischen lipostabilisierenden (= antiautoperoxidativen) Substanzen und eingelagertem Fett, wodurch die Gefahr der Schädigung von Proteinmembranen zunimmt (→ *Circulus vitiosus*). Des weiteren produziert das überlastete Lebergewebe weniger Eiweiß; das bedingt Verminderung des Serumalbuminspiegels und Fehlen ausreichender Mengen von Apolipoprotein für die Ausschleusung resynthetisierter Triglyzeride aus der Leber und damit zunehmende Hepatosteatose (→ *Circulus vitiosus*). Die Fähigkeit der geschädigten Leber zur Beseitigung von Stoffwechselschlacken und zur Entgiftung anderweitiger, z. B. aus der erkrankten Gebärmutter stammender Schadstoffe, nimmt ebenfalls ab, was Autintoxikation bedingt und somit zur Belastung der Hepatozyten beiträgt (→ *Circulus vitiosus*). Gleiches gilt schließlich für die Leistungen der Leber innerhalb des Immungeschehens, weshalb solche Patienten in vermehrtem Maße zu lokalen und septisch verlaufenden Infektionen neigen, die dann ihrerseits das Krankheitsgeschehen verschlimmern (→ *Circulus vitiosus*). Endlich wirken die als »Auslöser« überschießender Lipomobilisation genannten Krankheiten auch als »Unterhalter« sekundärer Ketose weiter, weil sie infolge der allgemein schwächenden und immunsuppressiven Auswirkungen der Hepatosteatose schlechtere Heilungsaussichten haben, als wenn sie außerhalb dieses *»Teufelskreises«* auftreten.

Übersicht 6-41 Normales und krankhaftes Lipomobilisationsgeschehen bei der Milchkuh

Gleichgewicht zwischen anabolen und katabolen Stoffwechselphasen	**Entgleisung des Energiestoffwechsels in das Lipomobilisationssyndrom**
→ überwachte »verhaltene« Fütterung und mäßige körperliche Bewegung während der Trockenstehzeit normaler Dauer (< 55 Tage) →	→ unkontrollierte, zu energiereiche Fütterung.während der u. U. verlängerten Trockenstehperiode (> 60 Tage), fehlende Bewegung →
Ansammlung mäßiger Körperfettreserven vor dem Kalben →	Entwicklung übermäßiger Körperfettreserven vor dem Kalben →
gesundes ungestörtes Periparturium →	peripartale Belastung und/oder Erkrankung →
gute Milchleistung →	extrem hohe Milchleistung →
gute und allmählich zunehmende Freßlust →	Appetitrückgang →
Ankurbeln der Glukoneogenese →	Behinderung der Glukoneogenese →
normale Lipomobilisationsrate →	überschießende Lipomobilisation →
leichte bis mäßige Leberverfettung (< 20%) ohne Funktionsstörung →	hochgradige Verfettung (> 25%) und Funktionsstörung der Leber →
→ *keine* oder *allenfalls subklinische Ketose* →	→ *klinisch manifeste Ketose* (mit m. o. w. deutlichen Symptomen einer »Auslöser-« oder »Begleitkrankheit«) →
normaler abkalbe- und laktationsbedingter Gewichtsrückgang p. p. →	übermäßiger, auf Lipomobilisation und Eiweißfreisetzung beruhender, länger anhaltender Gewichtsrückgang →
normales Wiedereinsetzen der Brunst p. p. →	verzögertes/schwaches Wiedereinsetzen der Brunst p. p. →
normale Fruchtbarkeit →	herabgesetzte Fruchtbarkeit →
Zwischenkalbezeit < 370 Tage →	Zwischenkalbezeit > 380 Tage →
Neubeginn des obigen normalen Kreislaufs von ana- und katabolem Energiestoffwechsel →	*Neubeginn des obigen, zu Hyperlipomobilisation führenden »metabolischen Teufelskreises«* →

Weitere, dem Lipomobilisationssyndrom der Milchkuh zwangsläufig zuzurechnende Folgen, die erheblich zu seiner wirtschaftlichen Bedeutung beitragen, betreffen das *Fortpflanzungsgeschehen*: vermehrte Neigung zu Nachgeburtsverhaltung und/oder puerperaler Gebärmutterentzündung; verspätetes Auftreten oder schwache Ausprägung der ersten Brunst nach dem Kalben; erhöhter Besamungsindex und verlängerte Zwischenkalbezeit. Diese Fertilitätsstörungen werden dem verzögerten Wiederaufholen des laktationsbedingten Körpergewichtsverlusts zugeschrieben, der infolge überschießender Lipolyse besonders groß und anhaltend zu sein pflegt (Übersicht 6-41). In der Wechselbeziehung zwischen Fettstoffwechsel und Fruchtbarkeit der Milchkuh ist ein besonders bedeutungsvoller *»Teufelskreis«* enthalten, weil die aus dem verspäteten Eintritt der nächsten Trächtigkeit resultierende längere Trockenstehperiode ihrerseits Gelegenheit zu erneuter Überfütterung und Einlagerung übermäßiger Fettreserven bietet.

➤ *Ketogenese*: Die beim gesunden Wiederkäuer als physiologische Produkte des Kohlenhydrat- und Fettstoffwechsels anzusehenden Ketokörper sind *β-Hydroxybuttersäure, Azetessigsäure* und *Azeton*. Erstere liegen im Plasma vorwiegend ionisiert vor, weshalb sie i. d. R. als β-Hydroxybutyrat und Azetoazetat bezeichnet werden. Ausgangsprodukte der Ketokörper sind die bei der Vormagenverdauung anfallende Buttersäure, aus welcher im Epithel der Vormagenschleimhaut β-Hydroxybutyrat entsteht *(ruminale Ketogenese)*, sowie längerkettige FFS, die in der Leber zu Azetoazetat umgesetzt werden *(hepatische Ketogenese)*. Auch bestimmte Aminosäuren tragen zur Ketogenese bei.

›› *Azetoazetat* kann in verschiedenen extrahepatischen Geweben zur Energiegewinnung oder zur Fettsynthese genutzt werden (Zitratzyklus). Aus Azetoazetat unter CO_2-Abspaltung entstehendes *Azeton* wird teils energetisch verwertet, teils ausgeschieden. In verschiedenen Körpergeweben kann Azetoazetat mit Hilfe der β-Hydroxybutyrat-Dehydrogenase zu *β-Hydroxybutyrat* reduziert werden. Dieses dient im Euter nach Oxidation zu Azetoazetat ebenso wie andere Fettsäuren der Milchfettsynthese. Beim normoketonämischen Rind macht β-Hydroxybutyrat den Hauptanteil der im Blut kreisenden Ketokörper aus; bei Hyperketonämie verschiebt sich das Verteilungsmuster letzterer dagegen zugunsten von Azetoazetat und Azeton.

›› Zu *subklinischer* und schließlich auch *klinisch manifester Hyperketonämie* kommt es, wenn das Ausmaß der Bildung von Ketokörpern dasjenige von Verbrauch und Ausscheidung solcher Stoffwechselprodukte überschreitet. Diese Situation tritt ein, wenn – infolge bevorzugter Verwendung in der Glukoneogenese – nicht mehr genügend Oxalazetat zur oxidativen Verbrennung der Ketokörpervorstufen verfügbar ist (Überwiegen der hepatischen Ketogenese) oder wenn die Nahrung, insbesondere Silage, abnorm viel Buttersäure enthält (Überwiegen der ruminalen Ketogenese). Demgegenüber spielt die intramammäre Ketokörperbildung offenbar nur eine untergeordnete Rolle.

›› Im Tierkörper ist *β-Hydroxybutyrat* ziemlich ungiftig; hohe Konzentrationen an *Azetoazetat* und *Azeton* können nervöse Symptome auslösen (Kap. 10.5.7).

›› Etwa 10 % der vom Organismus gebildeten Ketokörper werden ausgeschieden, und zwar v. a. über Harn und Milch, in geringem Umfang auch über Atemluft und Körperausdünstung. In Urin bzw. Milch beträgt ihr Gehalt etwa die Hälfte bzw. das Vierfache des jeweiligen Blutspiegels.

■ **Symptome:** Energiemangel und Lipomobilisation äußern sich von Fall zu Fall wie folgt:

➤ *Subklinische Ketose*: *Milchkühe*, die ihr laktationsbedingtes Energiedefizit mit Hilfe körpereigener Reserven weitgehend auszugleichen vermögen, zeigen bei entsprechender Kontrolle zwar nicht selten eine m. o. w. weit über das normale Maß hinausgehende Zunahme des Ketokörpergehalts von Blut, Milch und Harn (Übersicht 6-42 und 6-43), aber keine der bei manifester Ketose zu beobachtenden Symptome außer Gewichtsabnahme, mitunter auch Milchrückgang sowie Beeinträchtigung der Fruchtbarkeit. Je nach Fütterung und anderen, zuvor erläuterten Begleitumständen kann dieser prämorbide Zustand allerdings m. o. w. rasch in klinisch ausgeprägte Ketose übergehen, weshalb seiner Erkennung heute zunehmende Aufmerksamkeit gilt (s. *Diagnose* und *Prophylaxe*).

➤ *Primäre Ketose*: Während das Allgemeinbefinden bei subklinischer Ketose unbeeinträchtigt bleibt, treten bei manifester Ketose Störungen der Verdauung und vielfach auch solche des Sensoriums und der Lokomotorik auf. Je nachdem, welche Symptome dabei im Vordergrund stehen, spricht man zwar von *»digestiver«* oder *»nervöser« Ketose*; in praxi kommt dieser Unterscheidung aber nur Bedeutung für die Abgrenzung anderer Leiden zu (s. *Differentialdiagnose*). Meist setzt Ketose mit m. o. w. ausgeprägter Indigestion ein, die sich in mangelnder oder wechselnder Freßlust, vermindertem oder ausbleibendem Wiederkauen, herabgesetzter Vormagenmotorik, Verstopfung (dunkler, geballter, schleimüberzogener Kot), später mitunter Durchfall, sowie einer nur schwer von traumatischer Retikuloperitonitis abzugrenzenden perkutorischen Empfindlichkeit des leicht bis mäßig vergrößerten Leberfeldes äußert. Die Inappetenz ist oft zunehmend, wobei zuerst Silage, dann Kraftfutter und schließlich auch Heu nicht mehr ausgefressen (Herumsuchen in der Krippe) oder völlig abgelehnt

Übersicht 6-42 Zur Herdenüberwachung von Energieversorgung und Ketosegefährdung geeignete Kontrollverfahren (zusammengestellt in Anlehnung an Bergman [1971], Filar [1979], Andersson [1988], Gravert [1990] und Dirksen [1997])

Beurteilungskriterium:	Azetongehalt der Milch (Fließinjektionsanalyse)	Azeton- und Azetoazetat-Gehalt der Milch (Teststreifen, -pulver oder -tablette [Nitroprussid-Natrium])	β-Hydroxybutyrat-Gehalt der Milch (Ketolac®-Intervet)	β-Hydroxybutyratgehalt des Blutserums
Normalbereich*:	< 0,25 mmol/l	-	Farbstufe 1–2 < 100 µmol/l	< 1,2 mmol/l
Bereich subklinischer Ketose**:	0,25–1,0 mmol/l	-/(+)	Farbstufe 2–3 100–200 µmol/l	1,2–2,0 mmol/l
Übergangsbereich zur klinischen Ketose***:	1,0–2,0 mmol/l	(+)/+	Farbstufe 3–4 200–500 µmol/l	2,0–3,0 mmol/l
Befund meist mit klinisch manifester Ketose verbunden:	> 2,0 mmol/l	++/+++	Farbstufe 5 > 500 µmol/l	> 3,0 mmol/l

* Befunde innerhalb des normoketonämischen Bereichs zeigen eine ausgeglichene Energieversorgung an. ** Innerhalb dieses Bereichs liegende Befunde weisen auf Energiedefizite hin; im Einzelfall können bereits klinische Erscheinungen vorliegen. *** Je höher ein innerhalb dieses Bereichs ermittelter Wert ausfällt, um so größer ist die Gefahr, daß das betreffende Einzeltier an klinisch manifester Ketose erkrankt.

Übersicht 6-43 Zusammenstellung der im Rahmen von klinisch manifestem Ketosegeschehen und Lipomobilisationssyndrom als Risikogrenzen* anzusehenden Werte für die in Serum, Harn, Milch und Lebergewebe nachweisbaren Parameter (zusammengestellt nach dem Schrifttum)

Serum: Glukose < 2,5 mmol/l (bei etwaiger Streßbelastung aber normal oder sogar erhöht, solange noch Leberglykogen verfügbar ist); Ketokörper > 5,0 mmol/l; β-Hydroxybuttersäure > 2,5 mmol/l**; freie Fettsäuren > 0,35 mmol/l; Triglyzeride < 0,08 mmol/l; Gesamtbilirubin > 8,5 µmol/l; Aspartat-Aminotransferase (ASAT) > 40 mU/ml (wird auch durch Muskelschädigung aktiviert); Sorbit-Dehydrogenase (SDH) > 7 mU/ml; Ornithin-Karbamyl-Transferase (OCT) > 20 mU/ml; Albumin < 45 µmol/l; Gallensäuren > 45 µmol/l; Plasma-Ammonium-Gehalt > 35 µmol/l; Bromsulfalein-Retention > 10 % nach 25 min

Harn: Ketokörper > 50 mg/dl (Testreaktion: ++ bis +++); Urochrome (Methylenblauprobe nach Franke) – bis +

Milch: Ketokörper > 20 mg/dl (Testreaktion: + bis +++); β-Hydroxybutyrat > 0,4 mmol/l

Leberbiopsieproben (entnommen 1 Woche p. p.): Glykogengehalt ≤ 10 mg/g FS; Triglyzeridgehalte*** von < 50 mg/g, 50–100 mg/g bzw. > 100 mg/g FS werden als leichte, mäßige bzw. hochgradige Leberverfettung bewertet

* Da die bei solchen Untersuchungen zu erhebenden Laborbefunde nicht allzueng und zuverlässig mit dem Triglyzeridgehalt der Leber korrelieren und Leberverfettung nicht gleichbedeutend mit Leberinsuffizienz ist, wurden folgende Beurteilungsformeln vorgeschlagen: Am 7.–13. Tage p. p. läßt sich das *Vorliegen einer relevanten Leberverfettung* von > 50 mg/g FS oder > 20 Vol.-% durch die Gleichung y = –0,51–0,0032 freie Fettsäuren (in µmol/l) + 2,84 Glukose (in mmol/l) – 0,0528 ASAT (in IE/l) ermitteln; gegebenenfalls ist ein y-Wert von < 0 zu ermitteln (Reid, 1986). Der durchschnittliche Plasma-Aminosäuren-Index (verzweigtkettige Aminosäuren Valin, Leuzin und Isoleuzin/aromatische Aminosäuren Tyrosin und Phenylalanin) beträgt bei Kühen ohne bzw. mit *peripartaler Leberinsuffizienz* 6,2 ± 1,6 bzw. 3,5 ± 1,5, der mittlere Plasma-Ammonium-Gehalt 22,2 ± 12,6 bzw. 39,8 ± 14,2 µmol/l (Rehage, 1996).

** Bei klinisch symptomlosen frischlaktierenden Kühen wird ein Serumgehalt an β-Hydroxybutyrat von > 1000 (oder > 1400) µmol/l als »subklinische Ketose« eingestuft (Duffield et al., 1998).

*** Der den Triglyzeridgehalt um ~ 50 % übersteigende Gesamtlipidgehalt von Lebergewebeproben kann histovolumetrisch (Ölrot O-Färbung), chemisch oder, wie folgt, gravimetrisch ermittelt werden: Einwerfen je eines kleinen Stückchens des Bioptats in aqua dest., 3,18- bzw. 8,11%ige Kupfersulfatlösung (Dichte: 1,000, 1,025 bzw. 1,055 g/cm^3); falls die Gewebeprobe in allen 3 Lösungen absinkt, beträgt ihr Gesamtfettgehalt < 13 Vol.-%, der Triglyzeridgehalt < 32 mg/g FM; falls sie nur in der hochkonzentrierten $CuSO_4$-Lösung schwimmt, beträgt ersterer 13–24 Vol.-%, letzterer 32–62 mg/g FS; schwimmt die Probe auch in der niedriger konzentrierten $CuSO_4$-Lösung auf, so liegt ersterer zwischen 25 und 34 Vol.-%, letzterer zwischen 62 und 87 mg/g FS; schwimmt die Gewebeprobe zudem auch in Wasser, so beträgt ersterer > 35 Vol.-%, letzterer > 87 mg/g FS (Herdt et al., 1983).

werden und der Patient rasch abmagert (Lipomobilisation). Damit einhergehend läßt die Milchleistung allmählich nach. Meist ist auch das Sensorium in Mitleidenschaft gezogen: In leichteren Fällen erscheint der Patient dann lediglich unlustig bis teilnahmslos (Bewegungsträgheit, starr-glasiger Blick, Abb. 6-260) oder schlummersüchtig (Kopf gesenkt oder aufgestützt, Lider geschlossen, Überköten der Hinterfesseln), in schwereren dagegen entweder komatös (dauerndes Liegen mit brustwärts eingeschlagenem Kopf: *»schleichendes Milchfieber«*) oder aber periodisch wiederkehrend auffallend erregt: Speicheln, leeres Kauen, Schmatzen, wildes Belecken oder Benagen der eigenen Haut oder von Gegenständen der Umgebung (»Lecksucht«, Kap. 10.6.1.1), wild-aggressives bis tobsüchtiges Verhalten, Aufbrüllen oder plötzliches Niederstürzen, u. U. auch Blindheit, inkoordinierter Gang, Im-Kreis-Gehen oder Gegen-die-Wand-Laufen mit nach vorn drängendem und/oder stolperndem Gang (*»nervöse« Ketose, »Mania puerperalis«*, Abb. 6-261). Herz- und Atemfrequenz sind oft normal, während Erregungs- bzw. somnolenten Phasen jedoch vermehrt bzw. vermindert. Mitunter ist die Körpertemperatur zu Beginn erhöht, im übrigen aber meist normal. Deutliches Fieber weist auf ein *sekundäre Ketose* (s. d.) bedingendes Primärleiden hin. Das Haarkleid wird mangels Pflege mit der Zeit matt und stumpf.

Kennzeichnend ist der abstoßend süßlich-fade, an überreifes Obst erinnernde *Ketokörpergeruch* von Atemluft und Rumpfoberfläche (Körperausdünstung). Er haftet auch der Milch der Patienten sowie ihrem wasserähnlich hellen, leicht gelblichgrün opaleszierenden Harn an. Da manchen Untersuchern die Fähigkeit zur Wahrnehmung dieses Geruchs fehlt, sollte im Verdachtsfall stets eine Milch- oder Harnprobe auf etwaigen Ketokörpergehalt geprüft werden (s. *Diagnose*).

➤ Bei *sekundärer Ketose* gleicht das Krankheitsbild bezüglich der metabolisch bedingten Symptomatik voll und ganz demjenigen der primären Ketose. Zudem liegen aber auch m. o. w. deutliche Erscheinungen eines in zeitlichem Zusammenhang mit dem Kalben eingetretenen und von Fall zu Fall andersartigen Leidens vor (s. *Differentialdiagnose*), welches Appetit und/oder Vormagenverdauung in Mitleidenschaft zieht und damit die Energielücke »auslöst« oder »unterhält«. Die Symptome der Primärkrankheit stehen nicht selten sogar im Vordergrund des klinischen Bildes, so daß ihre metabolischen Auswirkungen leicht »übersehen« werden und therapeutisch unberücksichtigt bleiben.

■ **Verlauf:** Ketose heilt nach Absinken der Milchleistung (→ Verminderung des Energiebedarfs) meist ohne schwerwiegende Folgen aus. Das gilt für primäre Ketose und solche Fälle von sekundärer Ketose, deren Primärleiden rechtzeitig erkannt und sachgemäß behandelt wird. Anderenfalls kann die Erkrankung unter rasch zunehmender Abmagerung zur Unwirtschaftlichkeit des Tieres führen oder infolge

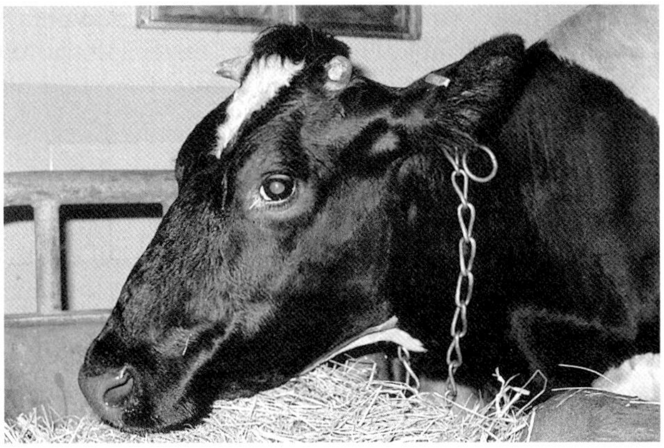

Abbildung 6-260 Klinisch manifeste Ketose: »digestive« Form (glasig-starrer Blick, fehlende Anteilnahme an der Umgebung, Freßunlust)

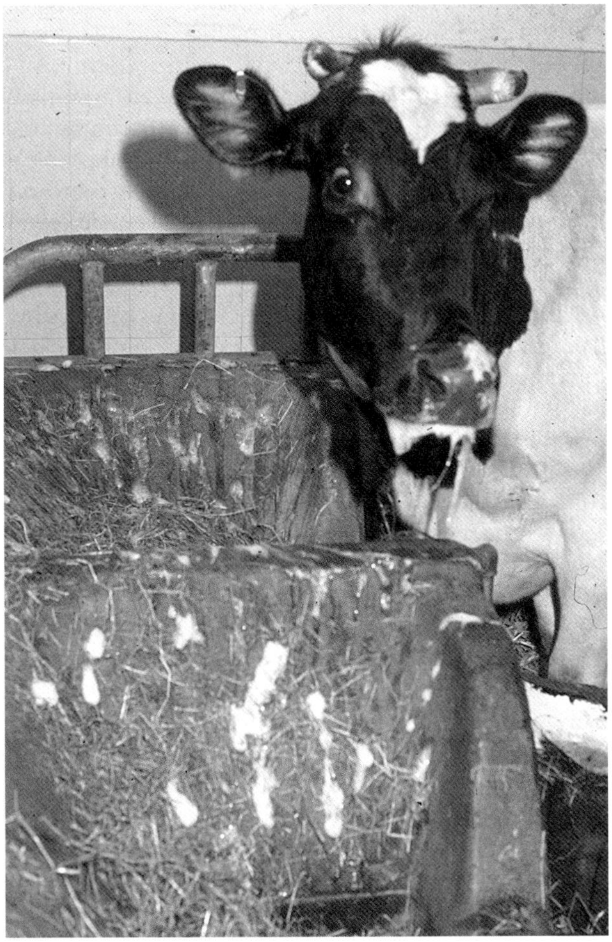

Abbildung 6-261 »Nervöse« Ketose: erhöhte Erregbarkeit, »Lauschen«, Leerkauen, Speicheln, Schielen

hepatosteatosebedingter Leberinsuffizienz puerperales Leberkoma mit hepatogener Enzephalopathie (Ikterus, Festliegen, Hyperammoniämie; Kap. 10.5.8) auslösen, das i. d. R. tödlich endet.

■ **Sektion:** Bei hochlaktierend verendeten oder krank geschlachteten Milchkühen sind große Depotfettmassen sowie Hepatosteatose stets als Hinweise auf ein lipomobilisatorisches Krankheitsgeschehen zu werten. Ggf. befinden sich v. a. in der Unterhaut, subserös in den großen Körperhöhlen, in der Herzkranzfurche sowie perirenal und im Gekröse ausgeprägte Fettlager. Nach längerer Erkrankung erweisen sich die subkutanen Fettvorräte im Vergleich zu denen anderer Depots als rascher und stärker reduziert. Leberverfettung zeigt sich in Vergrößerung der ocker- bis safranfarbenen und auffallend stumpfrandigen Leber bis auf das Doppelte der Norm (Abb. 6-263). Ihre Oberfläche ist glatt, die Konsistenz ihres mit mäßigem Fingerdruck zu durchbohrenden Parenchyms mürbe. Beim Anschneiden der Leber bleiben deutliche Fettspuren am Messer zurück. In Wasser verbracht, schwimmt solches Lebergewebe auf, wenn sein Lipidgehalt > 34% beträgt (Abb. 6-264). Die Leberverfettung wird als mäßig angesehen, wenn ≤ 20% des mikroskopischen Bildes und damit des Lebervolumens von Fett eingenommen werden; sie wird als hochgradig bezeichnet, wenn sich ≥ 30% desselben als Fett erweisen. Dabei handelt es sich *histologisch* um eine zentrolobulär beginnende und nach peripher hin fortschreitende, zunächst feintropfige, in höheren Graden aber grobtropfige, die Hepatozyten m. o. w. vollständig ausfüllende Verfettung, die von einer entsprechenden Verminderung ihres Gehalts an Glykogengranula (von ~ 3 auf < 1 g Glykogen/100 g FM Leber) begleitet wird. Diese Verfettung stellt die einheitliche Reaktion des Lebergewebes auf alle Glukoneogenese-störenden und Lipolyse-fördernden Einflüsse dar. Sie gestattet daher keine Rückschlüsse auf eine bestimmte »Auslöser«- oder »Unterhalter«-Krankheit, sondern allenfalls auf Einwirkungsgrad und -dauer ketosebedingender Noxen. Die Gallenblase erscheint oft ziemlich groß und reichlich mit eingedickter Galle gefüllt. Die Nieren sind fahl; ihre Tubulusepithelien enthalten histologisch erkennbare Fetteinlagerungen. In verschleppten und besonders schwerwiegenden Fällen können auch Retentionsikterus (= »puerperales Leberversagen«, Abb. 6-265)), subseröse und submuköse Blutungen (v. a. im Labmagen-Darmkanal und dort mitunter mit Geschwüren verbunden) sowie agonal bedingtes Lungenemphysem hinzukommen.

Etwaige weitere, postmortal festzustellende Veränderungen geben Hinweise auf ggf. als *»Auslöser«, »Unterhalter« oder »Nachfolger« des Ketosegeschehens* anzusehende organische Leiden, wie Nachgeburtsverhaltung, Endometritis oder verzögerte Rückbildung der puerperalen Gebärmutter, fibrilläre Muskelzerreißung oder dekubitaldruckbedingte Muskeldegeneration und -nekrose, Euterentzündung, anderweitige lokale oder septische Infektion, Labmagenverlagerung u. ä. m.

N. B.: Das *Fleisch ketosekranker Rinder* weist, v. a. bei der Koch- und Bratprobe, deutliche Geruchsabweichung auf, wenn sein Ketokörpergehalt > 5–10 ppm FS beträgt; es eignet sich zwar noch bis zu einem Ketokörpergehalt von 100 ppm FS zur Herstellung von Dauerwaren, sollte aber vor Kühlhauslagerung eingesalzen werden, um Farbveränderungen zu vermeiden.

■ **Diagnose:** Jede bei Milchkühen im Verlauf der Hochlaktation eintretende Erkrankung sollte Anlaß sein, den Patienten bei Erstvorstellung darauf zu prüfen, ob das Leiden mit ketotischer Stoffwechselentgleisung einhergeht. Freßunlust, rasche Abmagerung, Ketokörpergeruch von Atemluft/Hautausdünstung, Harn und Milch sowie Ketokörpernachweis in Urin, Milch oder Serum zeigen zwar das Vorliegen einer solchen metabolischen Überlastung an. Zur Klärung, ob es sich dabei um *primäre Ketose* handelt, sind jedoch zusätzliche Untersuchungen erforderlich, mit deren Hilfe sich solche Leiden ausschließen lassen, die erfahrungsgemäß als »Auslöser« oder »Unterhalter« *sekundärer* oder *»komplizierter« Ketose* fungieren (s. *Differentialdiagnose*). Der Anteil symptomatischer Ketosen am Gesamtaufkommen ketotischer Erkrankungen beträgt nämlich 30–65% und ist damit weit höher als in praxi oft angenommen wird. Bestandsweise gehäuft auftretende primäre Ketose ist i. d. R. fütterungsbedingt.

Zum *Vor-Ort-Nachweis der Ketokörper** in Harn und Milch eignen sich handelsübliche Testtabletten und -streifen sowie folgendes, in gut verschlossener dunkler Schraubflasche aufzubewahrendes Reagenzpulver (Nielen et al., 1994): 1 g Nitroprussidnatrium, 200 g wasserfreies Ammoniumsulfat, 200 g wasserfreies Natriumkarbonat (Bestandteile vor dem Vermischen fein zermahlen). Nach Benetzen einer auf helle Unterlage verbrachten Prise dieses Pulvers, einer Testtablette oder eines Teststreifens mit einigen Tropfen frisch gewonnenen** Urins oder Milch gestatten Geschwin-

* Diese Nachweisverfahren sprechen auf β-Hydroxybutyrat nicht an; ihre Empfindlichkeit gegenüber Azetoazetat ist 5–10mal so groß wie diejenige gegenüber Azeton; für den Nachweis von Ketokörpern in Milch und damit zur Erkennung von subklinischer Ketose eignen sich v. a. Pink-Testflüssigkeit-W.d.T./D-30827 Garbsen (Azetoazetat) sowie Ketolac-Intervet/D-85716 Unterschleißheim (β-Hydroxybutyrat).

** Bei längerem Stehen der Probe verwandelt sich darin enthaltenes Azetoazetat in flüchtiges Azeton, was bei hoher Umgebungstemperatur zu beachten ist.

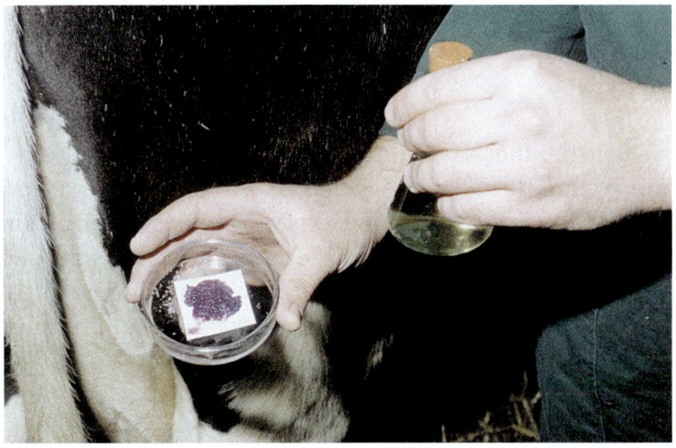

Abbildung 6-262 Ketose: positive Reaktion des Harnes bei der Ketokörperprobe

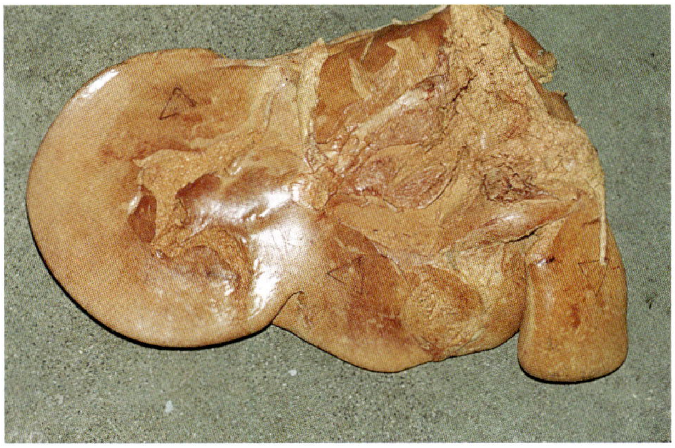

Abbildung 6-263 Hochgradige Leberverfettung infolge verschleppter sekundär bedingter Ketose

digkeit und Intensität der positivenfalls innerhalb von 1 bzw. 2 min (bei Prüfung von Harn bzw. Milch) eintretenden rötlichvioletten Verfärbung gewisse Rückschlüsse auf die im Untersuchungsgut vorliegende Ketokörperkonzentration (Abb. 6-262). Besser ist es aber, die als ketokörperhaltig befundene Harn- oder Milchprobe schrittweise so oft mit Wasser zu verdünnen, bis die Reaktion negativ ausfällt. Die Beurteilung erfolgt dann nach der stärksten, innerhalb des vorgenannten Zeitraumes soeben noch positiv reagierenden Verdünnung. Bei im Verlauf der Erkrankung zu wiederholender Untersuchung ergeben sich so auch prognostische Hinweise. Es sei jedoch darauf hingewiesen, daß ein hoher Ketokörpergehalt von Harn oder Milch kein Beweis für das Vorliegen primärer Ketose ist.

Heute gewinnt die bestandsweise vorzunehmende Ermittlung *subklinischer Ketosefälle* als Mittel zur Kontrolle der Energieversorgung hochlaktierender Milchkühe und zur Abschätzung der Gefahr des Auftretens klinisch manifester Ketose zunehmend an Bedeutung. Hierzu wird die Milch aller laktierenden Herdenmit-

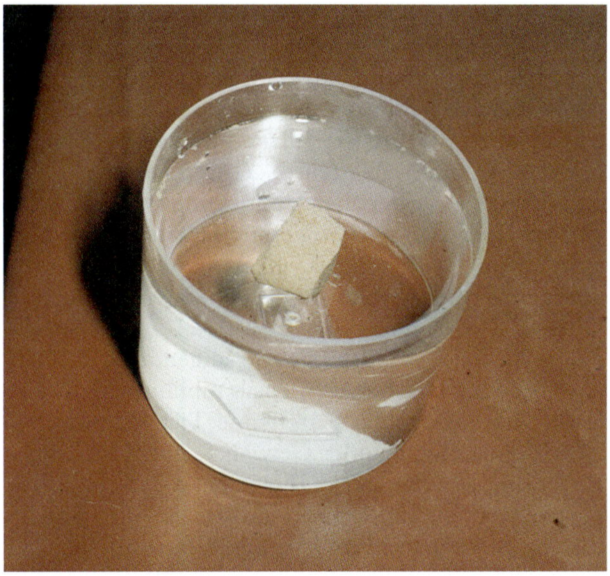

Abbildung 6-264 In Wasser verbrachte Gewebeprobe der Leber von Abb. 6-263 schwimmt wegen hohen Fettgehalts auf

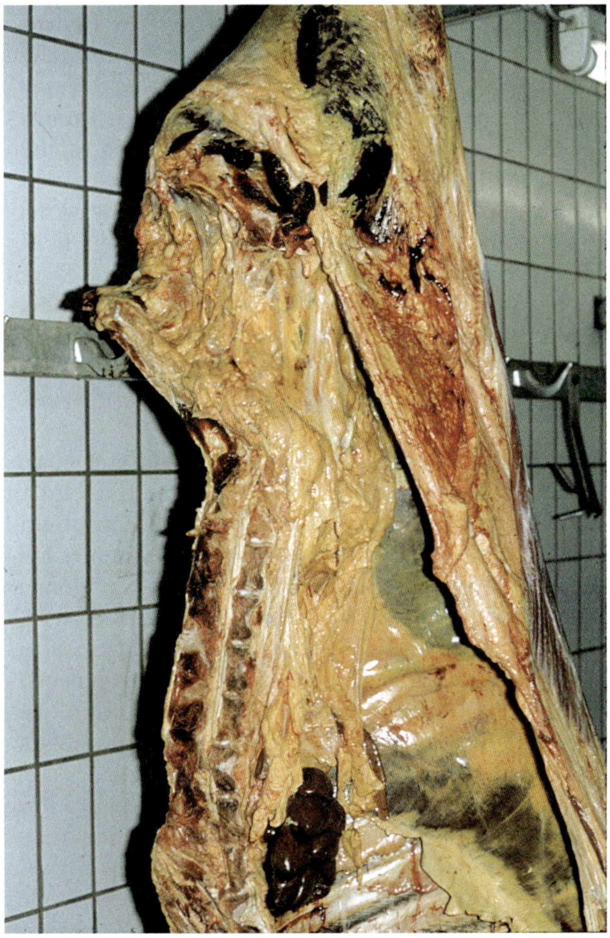

Abbildung 6-265 Ausgeprägter hepatozellulärer Ikterus des Tierkörpers bei einer wegen puerperalem Leberkoma geschlachteten Kuh

glieder während der ersten 2–3 Wochen p. p. wiederholt auf Ketokörper untersucht. Das kann quantitativ mit Hilfe der aufwendigen laborgebundenen Fließinjektionsanalyse (Prüfung des Azetongehalts), qualitativ mit dem o. a. Reagenzpulver, ihm entsprechenden Teststreifen oder -tabletten (Nachweis von Azetoazetat und Azeton) oder aber semiquantitativ mit hierfür entwickelten, den β-Hydroxybutyratgehalt der Milch erfassenden Testkits (z. B. Ketolac-BHB®/Intervet) erfolgen. Dabei werden die in der ersten Reihe von Übersicht 6-42 aufgeführten Werte als obere Grenze des normalen Ketokörpergehalts angenommen. Darüber liegende Befunde werden als subklinische Ketose eingestuft, solange das betreffende Tier keine weiteren Erscheinungen außer Gewichts- und Milchrückgang zeigt. Je höher der im Einzelfall ermittelte Ketokörperwert ausfällt, um so größer ist die Gefahr, daß das betreffende Tier von klinisch manifester Ketose befallen werden wird oder bereits daran erkrankt ist. Je mehr positive Befunde innerhalb der frischlaktierenden Kuhgruppe auftreten, um so schwerwiegender ist die Lücke ihrer Energieversorgung (s. *Prophylaxe*).

Weitere, bei *klinisch manifester Ketose* zur Beurteilung des Erkrankungsgrades und des vermutlichen Ausmaßes der begleitenden Leberverfettung oder -insuffizienz heranzuziehenden biochemischen Parameter sind in Übersicht 6-43 aufgeführt. Die in solchen Fällen stets vorliegende Hepatosteatose ist auch ultrasonographisch feststellbar: Im Zuge der Leberverfettung nimmt die Intensität der leberinternen Echos (etwa im Vergleich zum Nierengewebe) und deren Tiefenattenuation zu, der Kontrast zwischen Leberparenchym und intrahepatischen Gefäßen dagegen ab (Grote, 1992; Lauener, 1993; Rehage et al., 1994; Acorda et al., 1994; Braun et al., 1996).

Differentialdiagnose: Ketose ist anhand von Harn- und Milchbefund zwar leicht zu erkennen, doch läßt sich oft nur schwer entscheiden, ob ein bestimmtes, in zeitlichem Zusammenhang mit ihr aufgetretenes Leiden als »Auslöser«, »Unterhalter« oder »Nachfolger« einzustufen ist. Dabei handelt es sich von Fall zu Fall um Nachgeburtsverhaltung, puerperale Metritis, Pansenlaktazidose (Kap. 6.6.11, 6.6.12), Labmagenverlagerung (Kap. 6.9.1, 6.9.2), traumatische Retikuloperitonitis (Kap. 6.6.2) oder ein anderes, Freßlust und/oder Futterverwertung beeinträchtigendes Leiden, nicht selten um eine Klauenlahmheit. Bei kurz nach dem Kalben zum Festliegen kommenden Ketosepatienten ist auch an Hypokalzämische Gebärparese (Kap. 12.3.1) zu denken. Gegenüber »nervöser« Ketose sind v. a. Bleivergiftung (Kap. 10.5.12), nervöse Listeriose (Kap. 12.2.10), Tollwut (Kap. 10.3.6), Aujeszkysche Krankheit (Kap. 10.3.7) und Stalltetanie (Kap. 10.5.4.2) abzugrenzen. Wenn ein Ketosepatient auf die übliche Behandlung nicht anspricht, ist auch Diabetes mellitus (Kap. 6.14.2) in Betracht zu ziehen.

Beurteilung: Bei postpartaler Ketose sind Erkennung und Berücksichtigung der im Einzelfall pathogenetisch bedeutsamen Faktoren entscheidend für den Behandlungserfolg. Deutliches Nachlassen der Milchleistung zu Beginn der Erkrankung gilt als prognostisch günstiges Zeichen. *Primäre* (= unkomplizierte) *Ketose* pflegt bei sachgemäßer, auch die Fütterung mitberücksichtigender Behandlung binnen einer Woche auszuheilen. Das gilt selbst für schwere »nervöse« Fälle, so daß tödlicher Verlauf bei primärer Ketose äußerst selten ist. Wiederkehr von Appetit und normaler Kotbeschaffenheit kündigen die Gesundung an. Nach Überstehen von unkomplizierter Ketose wird meist auch die alte Milchleistung wieder erreicht.

Dagegen schreitet die Erkrankung bei Fortdauer etwaiger, *sekundäre Ketose* unterhaltender Begleitumstände oder eines lipolysefördernden Primärleidens u. U. bis zu schwerer, letal endender Schädigung des Leberparenchyms fort. Bezeichnenderweise haben alle im Rahmen der peripartalen Lipomobilisation einsetzenden Erkrankungen wesentlich schlechtere Heilungsaussichten, als wenn sie außerhalb derselben eintreten. Deshalb sollten Ketosepatienten möglichst frühzeitig, nach gründlicher Untersuchung sowie Überprüfung von Ernährung und Haltung, d. h. unter Mitberücksichtigung aller klinischen Befunde sowie fütterungs- und betreuungsbedingter Mängel, behandelt werden. Kranke, welche auf die übliche Therapie nicht ansprechen, leiden i. d. R. an *sekundärer Ketose.* Sie müssen alsbald kritisch nachuntersucht werden, um das zunächst offenbar übersehene Primärleiden aufzudecken und ebenfalls therapeutisch angehen zu können. Wenn sich Freßlust und Allgemeinbefinden trotzdem verschlechtern und der Patient zum Festliegen kommt, steht keine Heilung mehr zu erwarten. Da derartiger Krankheitsverlauf meist mit schwerer Leberverfettung einhergeht, kommt der bioptischen Entnahme und gravi-, histovolumetrischen oder chemischen Überprüfung des Fettgehalts von Lebergewebeproben prognostische Bedeutung zu. In praxi steht diesem Vorgehen allerdings sein apparativer und zeitlicher Aufwand entgegen. Die Untersuchung des Blutzuckerspiegels, bestimmter Seruminhaltsstoffe oder der Aktivität leberspezifischer Serumenzyme ist ebenfalls laborgebunden. Die dabei zu erhaltenden Einzelbefunde korrelieren jedoch nicht allzu eng mit dem Krankheitsverlauf, dem Ausmaß der Hepatosteatose oder dem Grad der Leberinsuffizienz (Übersicht 6-43).

Behandlung: In der Therapie der Ketose und damit auch des Lipomobilisationssyndroms der Milchkuh gilt es, Ketogenese samt Leberverfettung sowie etwaige »Auslöser-«, »Unterhalter-« und »Folge-« Krankheiten zu berücksichtigen. Dabei sind nachstehende Ziele zu verfolgen:

➤ *Überprüfen der Fütterung*: Diese sollte wiederkäuer- und leistungsgerecht, schmackhaft und verdaulich sein sowie auf 3–4 Rationen/d verteilt verabreicht werden, die jeweils sämtliche Komponenten enthalten. Außerdem sollte sie mindestens 18–20% Rohfaser TM, davon möglichst 75% langfasrig/strukturiert, sowie maximal 18% Rohprotein TM und 5% Fett TM enthalten. Zu bestandsweise gehäufter Ketose führende, stark buttersäurehaltige Silage ist abzusetzen.

➤ *Ermittlung und konsequente ätiotrope Behandlung aller zur Aufrechterhaltung der Ketosesituation beitragenden Störungen*, wie Nachgeburtsverhaltung, Endometritis, Euterentzündung, alimentäre Indigestionen, Labmagenverlagerung, Klauenleiden oder anderweitige Lahmheit. Bei aussichtslos erscheinendem Primärleiden ist dagegen von Therapieversuchen abzusehen und zur umgehenden Verwertung zu raten.

➤ *Förderung der Ausschleusung von Triglyzeriden aus der Leber*: Versuchsweise Cholinchlorid (2mal 25 g/Tier und Tag) p. o. oder Vitamin-B-Komplex-Präparate parenteral. Die intravenöse Verabreichung von Kalziumsalzlösung ist wegen der damit verbundenen Gefährdung des Leberparenchyms kontraindiziert!

➤ *Förderung der Glukoneogenese und damit Minderung der Triglyzerideinlagerung in die Leber (→ »Leberschutz«) durch*:

➤➤ *Anregen der Freßlust*: 3- bis 4mal täglich Anbieten schmackhafter Nahrung, z. B. Grünfutter, besonders gutes Heu, Trockenblatt u. ä. m. oder Weidegang. Absetzen ketogener Futtermittel, wie stark buttersäurehaltige Silage oder fettreiches Kraftfutter. Gabe eines »orexigenen«, d. h. appetitanregenden Mittels, etwa Brotizolam (0,2 mg/100 kg LM langsam i.v.), nach dem Vorlegen von Futter. Verabreichung eines Choleretikums. Zwangsfütterung mit 0,5–1 kg mineralstoffangereichertem Milchleistungsfutter, Luzernegrünmehl oder feinzerhäckseltem gutem Heu, die in 10–12 l Elektrolytlösung aufgeschwemmt mittels weitlumiger Vormagensonde einzugeben sind.

➤➤ *Anregen der Vormagenverdauung*: Übertragung von 5–10 l Pansensaft gleichartig gefütterter, aber klinisch gesunder Spendertiere (bei Bedarf zu wiederholen). Orale Gabe eines Kobalt (Kap. 4.3.5.2) und andere Spurenelemente enthaltenden »Pansenstimulans« oder »Indigestionspulvers« oder von 100–500 g Bäcker-, Bier- oder Trockenhefe. Orale Verabreichung glukoplastischer Mittel, wie 2mal täglich 100 g Natriumpropionat (aber Vorsicht bei Patienten mit Leberinsuffizienz oder Appetithemmung) oder 100–150 g Propylenglykol. Steigerung des Propionatanfalls im Panseninhalt durch Einmischen von 250–300 mg Monensin-Natrium/Tier und Tag in das Kraftfutter über 5–10 Tage. Orales Einbringen von 2mal je 500 g Glukose in 500 ml Wasser/d, die nach vorheriger intravenöser Injektion von 40 IE Vasopressin unter Umgehung der Vormägen unmittelbar in den Labmagendarmtrakt gelangen und dort resorbiert werden. Parenterale Gabe von Glukokortikoiden (10–30 mg Dexamethason pro Tier, vorzugsweise unter zusätzlicher intravenöser Verabreichung von Glukose), bei Kranken mit lokalem oder allgemeinem Infekt jedoch nur unter antibiotischem Schutz; zudem ist zu bedenken, daß Glukokortikoide die Lipolyse fördern und die Insulinausschüttung hemmen.

➤ *Minderung des Glykogenabbaus in der Leber* durch:

➤➤ *Anheben des Blutzuckerspiegels*: Intravenöse Infusion von Traubenzuckerlösung, und zwar entweder täglich 1- bis 2mal 150–250 g Glukose in 5- bis 10%iger Lösung (erforderlichenfalls in den folgenden Tagen zu wiederholen) oder – besser – als Dauertropfinfusion (500–1500 g Glukose in 5%iger Lösung/d, bedarfsweise 3 Tage lang fortgesetzt; nur frisch angesetzte Lösung verwenden und diese innerhalb von 24 h verbrauchen; anderenfalls Rest verwerfen). N. B. Die Traubenzuckerinfusion bewirkt auch Ausschüttung körpereigenen Insulins.

➤➤ *Senken der Milchleistung* durch vorübergehendes Einschränken des Ausmelkens oder parenterale Verabreichung von Glukokortikoiden (s. o.) und/oder Depot-Insulin (s. u.).

➤ *Bremsen der Lipomobilisation* durch:

➤➤ *Senken der Milchleistung* (s. o.).

➤➤ *Gabe antilipolytisch wirksamer Mittel*: Niazin (Nikotinsäure) täglich 6–12 g über 8–14 Tage hinweg p. o.; Dosen von 50–100 g hemmen die Freßlust. Protamin-Zink-Insulin (200 mg s.c.) sollte nur bei gleichzeitiger parenteraler Verabreichung von Glukokortikoiden sowie intravenöser Traubenzucker-Dauertropfinfusion angewandt werden, um ein gefährliches Absinken des Blutzuckerspiegels zu verhüten; es fördert auch die Einlagerung von Glykogen in die Leber sowie den peripheren Glukoseverbrauch.

➤ *Minderung der Ketogenese sowie Förderung der Ketokörperverbrennung* durch parenterale Gabe von Depot-Insulin (s. o.) und/oder mäßige körperliche Bewegung (1–2 h Laufstall, Rundlaufanlage oder Weidegang pro Tag).

➤ *Schutz verfettender Muskelzellen vor autoperoxidativer Schädigung* durch parenterale Injektion von Vitamin-E/Selen-Kombinationspräparaten (1–2 mg Selen und 500–1000 mg Tokopherol/Tier).

➤ Bei *»nervöser« Ketose* sollten ruhigstellende Mittel nur angewandt werden, wenn die intravenöse Gabe von Traubenzucker keine Besserung erbringt oder unmöglich ist.

➤ Bei *Anzeichen von Endotoxämie* (Fieber, hohe Herzfrequenz, Durchfall, allgemeine Schwäche) empfehlen sich nichtsteroidale Entzündungshemmer, wie Flunixin.

■ **Prophylaxe:** Wichtiger Bestandteil der Prophylaxe des Lipomobilisationsyndroms ist »verhaltene«, d. h. die Ansammlung übermäßiger Fettreserven vermeidende *Fütterung während des Trockenstehens*, dessen Dauer 50–55 Tage nicht nennenswert überschreiten sollte. Dabei sollte die Energieversorgung gemäß DLG-Empfehlung (1997) während der letzten 3 Wochen vor dem Kalben den Erhaltungsbedarf plus den Leistungsbedarf für 5,3–6,7 l Milch mit 3,5% bzw. 5,0–6,3 l Milch mit 4% Fett decken; letzterer entspricht 16–20 MJ Nettoenergie-Laktation. Rohfaser-, Eiweiß- und Fettgehalt der Ration sollten die unter *Behandlung* aufgeführten Bedingungen erfüllen; zudem sollte die Ration ab 14–8 Tage a. p. schon die gleichen Bestandteile enthalten, die auch p. p. verabreicht werden. Die Frequenz der Kraftfuttergaben sollte p. p. auf 4mal täglich gesteigert oder ein aus Basis- und Leistungsfutter bestehendes Mischfutter (Totale Misch-Ration) angeboten werden. Minderwertige und verdorbene Futtermittel, insbesondere stark buttersäurehaltige Silage, sind zu meiden.

Durch gesteuerte Fütterung ist zudem anzustreben, daß tragende Milchkühe bis zum Trockenstellen eine Körpermasse erreichen, die das während der vorangegangenen Hochlaktation gezeigte Maß um nicht mehr als 10% übertrifft. Wegen der Aufwendigkeit wiederholter Tierwägungen zieht man es in praxi vor, die körperliche Kondition trächtiger Milchfärsen und Milchkühe zu bestimmten Zeitpunkten (Kalbetermin, 21–40 Tage p. p., 90–110 Tage p. p. sowie 100–60 Tage a. p.) adspektorisch und palpatorisch zu überprüfen (= »body condition scoring«; Mulvany, 1977; M.A.F.F., 1978; Reid, 1986; Braun et al., 1986; Gerloff, 1987; Übersicht 6-44). Den dabei ermittelten Befunden ist die Fütterung so anzupassen, daß der Nährzustand (= »Kondition«) jedes Einzeltieres zum Zeitpunkt des Kalbens die Benotung 3,5 oder eine mittels Nadelelektrode ermittelte Rückenfettdicke von 16–24 mm (Staufenbiel et al., 1992) nicht überschreitet (Abb. 6-266, Übersicht 6-44). Auch nach dem Kalben ist die Kontrolle des Nährzustandes der Milchkuh von praktischer Bedeutung: Tiere, die gemäß »condition scoring« oder wiederholter Rückenfettdickenmessung auffallend rasch an Kondition (d. h. > 0,5 Beurteilungsgrade oder > 8 mm innerhalb von 2 Wochen) verlieren, geben damit eine überschießende Lipomobilisation zu erkennen, was Anlaß sein sollte, ihre Fütterung quali- und quantitativ zu überprüfen sowie nach etwa vorliegenden »Auslöser«-Leiden des damit verbundenen Syndroms zu suchen.

Zur bestandsweisen Ketoseprophylaxe werden auch empfohlen:

➤ 1 Woche vor bis 8 Wochen nach dem Kalben pro Kuh und Tag 150–200 g Propylenglykol ins Futter einzumischen (Hünninger & Staufenbiel, 1999),

➤ oder dem 1 Woche vor bis 3 Wochen p. p. zu verabreichenden Kraftfutter 30 ppm Monensin beizumengen (Sauer et al., 1989),

➤ oder tragenden Milchrindern 3 Wochen a. p. einen täglich ~ 335 mg Monensin abgebenden slow-release-Bolus p. o. einzugeben (Duffield et al., 1998).

Weitere wichtige vorbeugende Maßnahmen betreffen die *Verhütung aller besonderen, Freßlust und/oder Vormagenverdauung beeinträchtigenden Belastungen während Hochträchtigkeit, Peripartutium und Hochlaktation.* Hierzu gehören Schaffung ruhiger und hygienischer Abkalbebedingungen, Sicherung eines normalen Kalbungsverlaufs, Vermeiden plötzlicher quali- oder quantitativer Änderungen von Fütterung oder Tränke sowie anderer Streß-Situationen, wie Wechsel der Stallbelegung, Umverteilung von Tiergruppen oder starke Schwankungen des Stallklimas. Bei hochtragenden Milchkühen ist regelmäßige Bewegung (1,5 km/d) der Aufrechterhaltung eines bezüglich Glukoneogenese und Lipolyse trainierten Stoffwechsels dienlich.

In Milchkuhbeständen ist die während der ersten drei Laktationswochen bestandsweise vorzunehmende Überprüfung der Milch auf Ketokörper wertvoll, um etwaige Lücken der Energieversorgung und die damit verbundene Ketosegefährdung rechtzeitig zu erkennen (Übersicht 6-43) und ihr durch Verbesserung des Energieangebots (z. B. durch Zugabe von Propylenglykol oder Monensin zum Kraftfutter; s. *Behandlung*) zu begegnen. Ebenso sinnvoll, aber aufwendiger ist die Kontrolle des Blutserumgehalts an Glukose und/oder β-Hydroxybutyrat.

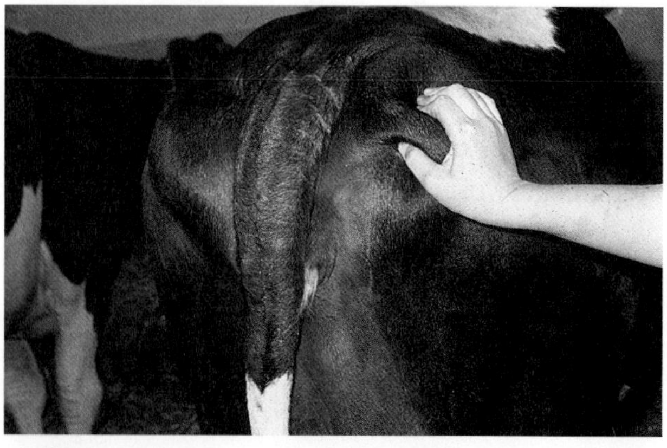

Abbildung 6-266 Palpatorische Kontrolle des subkutanen Fettpolsters über dem Sitzbeinhöcker bei einer überfetteten Milchkuh

Übersicht 6–44 Beurteilung der Abkalbekondition nach Nährzustand (M.A.F.F., 1976) und Rückenfettdicke (Rossow et al., 1989)

Grad	Bemerkung	Adspektions- und Palpationsbefunde			Kaudalansicht	Rückenfettdicke (mm)*
		allgemein	Lendenbereich/ Hüfthöcker	Schwanzwurzel/ Sitzbeinhöcker		
0	*sehr schlecht*	deutlicher Muskelschwund, Haut »lederbündig« am Skelett haftend	kein Unterhautfett fühlbar, Lendenwirbelquerfortsätze deutlich sichtbar	auffallend tiefe Beckenausgangsgruben (zwischen Sitzbeinhöckern und Perineum), Haut am Sitzbeinhöcker und an Kruppenmuskulatur fest anhaftend	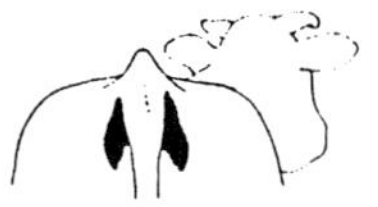	nur Hautdicke – 4
1	*schlecht*	Hervortreten der Knochenpartien infolge beginnenden Muskelschwundes, Haut darüber noch verschieblich	Lendenbereich deutlich eingesunken, Enden der Lendenwirbelquerfortsätze scharfkantig fühlbar, ebenso ihre Dorsalfläche	mäßig tiefe Beckenausgangsgruben, kein Fett fühlbar, aber Haut noch faltbar	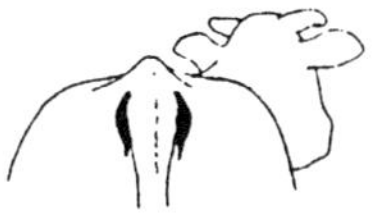	5–9
2	*mäßig*	glatte Körperoberfläche mit sich abzeichnenden Muskelkonturen, Haut leicht abhebbar	Lendenwirbelquerfortsatzenden fühlen sich »abgerundet« an, ihre Dorsalflächen sind nur unter Druckausübung tastbar, Lenden leicht eingesunken	flache Beckenausgangsgruben, etwas Fett an der Schwanzwurzel, Sitzbeinhöcker noch leicht zu fühlen	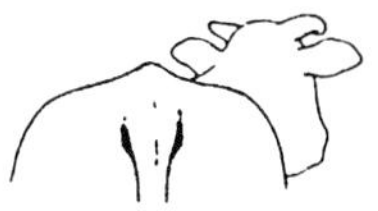	10–15
3	*gut*	Körperregionen weniger deutlich voneinander abgesetzt, mäßige Fettpolster	Lendenwirbelquerfortsätze nur unter starkem Druck zu ertasten, ihre Dorsalflächen deutlich von Fett bedeckt, Lende nur schwach eingedellt	deutliche Fettpolster, Sitzbeinhöcker durch Druck palpierbar	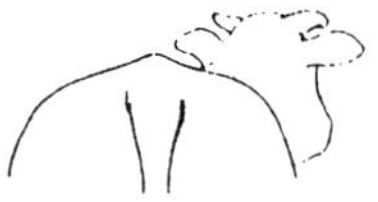	16–24
4	*sehr gut*	alle Körperformen abgerundet, deutliche Fettpolster (mäßige Neigung zu überschießender peripartaler Lipomobilisation und klinischer Ketose)	Lendenwirbelquerfortsätze auch unter Druckausübung nicht mehr zu fühlen, keine Delle zwischen Wirbelsäule und Hüfthöckern	Fettfaltenbildung (Fettpolster), Sitzbeinhöcker nur noch unter kräftigem Druck tastbar	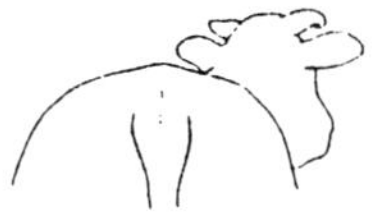	25–35
5	*überfett*	abnorme Fettpolster (hohe Neigung zu peripartal überschießender Lipomobilisation und klinischer Ketose)	Fettansammlung auf den Lendenwirbelquerfortsätzen, Knochen nicht mehr fühlbar	Schwanzwurzel in Fettpolstern »versteckt«, Haut durch Fett vorgewölbt, Knochen nicht mehr fühlbar	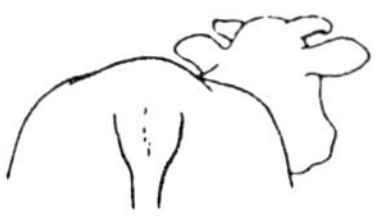	> 35

* Hierzu wird zwischen mittlerem und hinterem Drittel einer von Hüft- zu Sitzbeinhöcker gezogenen Verbindungslinie eine mit Meßskala versehene Nadelelektrode senkrecht durch die Haut gestochen und langsam vorgeschoben: Sobald die Nadelspitze die Fettschicht passiert hat, also die Kruppenmuskulatur erreicht, erfolgt eine sicht- und fühlbare Muskelkontraktion; die so ermittelte Dicke von Haut- und Rückenfettschicht wird der Beurteilung zugrunde gelegt (Staufenbiel, 1987; Rossow et al., 1989). Auf diese Weise läßt sich auch die 20–40 % betragende Lipomobilisationsrate (M = Rückgang der Rückenfettdicke innerhalb von 4 Wochen p. p./Rückenfettdicke am Tag der Kalbung × 100) ermitteln.

Die eben geschilderten Vorsichtsmaßregeln sind auch geeignet, der Labmagenverlagerung (Kap. 6.9.1) und anderen Leiden vorzubeugen, die im »Teufelskreis« von Lipomobilisation und Ketosegeschehen eine Rolle spielen können (s. *Pathogenese*): *Hochleistungskühe sollen zum Zeitpunkt des Kalbens gesund und leistungs-»fit« sein sowie sich wohl fühlen.*

Schließlich ist zu bedenken, daß die Anfälligkeit für das peripartale Lipomobilisationssyndrom unter vergleichbaren Bedingungen individuell unterschiedlich, d. h. in gewissem, wenn auch offenbar nur geringem Umfang erblich veranlagt ist: Zur Bestandsergänzung sollten daher bevorzugt Nachkommen solcher Milchkühe herangezogen werden, die trotz gleicher Leistung, Fütterung und Haltung nicht hieran erkrankten.

Vergiftungsbedingte Krankheiten der Leber

M. Stöber

Über einige Vergiftungen, bei denen außer der Leber noch weitere Organe geschädigt werden, ist andernorts Näheres nachzulesen: *Intoxikation durch Kreuzkraut* (Kap. 12.3.6), *Vergiftung durch Baumwollsaatkuchen* (Kap. 4.1.5.3), *Aflatoxikose* (Kap. 12.3.5), *Intoxikation durch Blattwespenlarven* (Kap. 12.3.19) und *chronische Kupfervergiftung* (Kap. 4.3.5.9).

6.13.15 Mykotoxische Lupinose

Verregnete, mit dem Befallspilz *Phomopsis leptostromiformis* behaftete Süßlupinen (oder deren Samen) bedingen nach oraler Aufnahme die weltweit v. a. beim Schaf, gelegentlich aber auch beim Rind vorkommende, auf hepatotoxische Mykotoxine *(Phomopsine)* zurückzuführende Lupinose. Beim Rind ist das Leiden meist durch akut einsetzende Inappetenz, Niedergeschlagenheit, unsicheren Gang, Ikterus sowie Blutaustritt aus den natürlichen Körperöffnungen gekennzeichnet; im Blutserum sind Bilirubingehalt sowie Aktivität von γGT und AST erhöht. Der Tod tritt teils innerhalb der ersten 3 Tage, teils erst nach wochen- bis monatelangem Siechtum ein, während welchem die Kranken entweder teilnahmslos-matt abseits stehen oder ziellos umherwandern; solche Tiere magern zudem stark ab und sind photosensibel. Die Zerlegung ergibt in rasch verlaufenden Fällen Ikterus, vergrößerte, hellgefärbte und mürbe, verfettete Leber (histologisch: ausgeprägte diffuse Fibrose, biliäre Hyperplasie, abnorme hepatozelluläre Mitosen, Degeneration und Nekrose) sowie subkutane und subseröse Hämorrhagien, nach chronischem Verlauf dagegen Leberzirrhose; an Gehirnen chronisch erkrankter Schafe wurde Vakuolisierung der weißen Substanz (ohne begleitende Malazie, Neuronenschädigung oder Gliose) beobachtet (s. hepatogene Enzephalopathie, Kap. 10.5.8). Die wenig aussichtsreiche Behandlung ist rein symptomatisch; weitere Aufnahme befallener Lupinen ist zu unterbinden. Die Vorbeuge besteht in der Bevorzugung blauer (statt gelber oder weißer) Süßlupinen, da sie gegen Phomopsisbefall resistent sind.

Die auf pflanzeneigene Toxine von Bitterlupinen zurückzuführende *Alkaloid-Lupinose* sowie die *teratogenen Folgen* der Verfütterung von Lupinen an trächtige Rinder (→ »crooked calf disease«) werden andernorts abgehandelt (Kap. 10.5.38 bzw. 9.10.5).

6.13.16 Nitrosaminvergiftung

Definition, Ursache: Auf Verfütterung von Natriumnitrit-konserviertem Heringsmehl beruhende, in Norwegen bei Wiederkäuern und Farmpelztieren beobachtete Leberschädigung. Sie beruht auf dem in solchem Futter entstehenden hepatotoxischen *Dimethylnitrosamin* (DMNA), das bei kleinen Versuchstieren kanzerogen ist.

Symptome: Erste Erscheinungen setzen 3–4 Wochen bis mehrere Monate nach Beginn der Heringsmehlverabreichung ein: Freßunlust, v. a. gegenüber dem fischmehlhaltigen Kraftfutter, Teilnahmslosigkeit, blasse Kopfschleimhäute, z. T. auch Durchfall oder Kolik; unangenehmer Körpergeruch und widerlicher Geschmack der Milch.

Verlauf: Bei Weiterverabreichung von Heringsmehl Nachhandschwäche, Koma und/oder Tod innerhalb weniger Tage, wobei u. U. die Hälfte des betroffenen Bestandes eingeht; nach Absetzen des betreffenden Kraftfutters langsame, meist unvollständig bleibende Erholung.

Sektion: Leber in frischen Fällen vergrößert, mit dunkelbraun-bläulich abgesetzten gelbbraunen Flecken durchsetzt, in fortgeschrittenen Fällen verkleinert, induriert und höckrig; zudem Bauchwassersucht, Ödem und Hämorrhagien im Magendarmtrakt. *Histologisch*: Zentrolobuläre Lebernekrosen mit Blutungen (akut) bzw. nichtportale Leberfibrose (chronisch).

Diagnose: Die Erkennung stützt sich auf das Verfüttern von $NaNO_2$-konserviertem Heringsmehl, Zerlegungsbefunde und DMNA-Nachweis.

Behandlung: Sofortiges Absetzen des toxischen Heringsmehls; *Vorbeuge*: Einhalten des gemäß FMVO für Fischmehl festgelegten Höchstgehaltes an $NaNO_2$ von 60 mg/kg.

Geschwulstkrankheiten von Leber und Gallenblase

M. Stöber

Lebertumoren sind beim Rind verschiedentlich, und zwar meist bei erwachsenen Tieren beobachtet worden. Dabei handelte es sich v. a. um primär in Leber oder Gallenblase lokalisierte bösartige Tumoren, wie *hepato-* und *cholangiozelluläre Karzinome* oder *Hämangioendotheliome* (Kap. 4.2.6.1) mit Tendenz zur Metastasierung in Darmwand, regionale und mesenteriale Lymphknoten sowie die Lunge, gelegentlich aber um *gutartige Hämangiome, Leberzell-* und *Gallengangsadenome* sowie um *Papillome* oder *Leiomyome*, oder um *Lymphosarkome der Gallenblase* (Abb. 6-267, 6-268). Mit der Zeit bedingen besonders die malignen Geschwülste Freßunlust, Indigestion und Durchfall (Meläna oder grünlicher Schleim) sowie Abmagerung, u. U. auch Vergrößerung des Leberperkussionsfeldes und Aszites, oder plötzlichen Tod infolge Verblutens in die Bauchhöhle; Leberkarzinome gehen mit Polyzythämie (Kap. 4.3.2.2) einher. Die Funktionstüchtigkeit der Leber wird erst im Endstadium der Erkrankung beeinträchtigt (→ intrahepatischen Ikterus). In der Gallenblase lokalisierte Tumoren können Gallenstauung, posthepatischen Ikterus und hepatogene Photosensibilität bedingen (Kap. 6.13.5, 6.13.2 bzw. 2.2.7.3). I. d. R. wird das Vorliegen von Leber- und/ oder Gallenblasengeschwülsten allerdings als Zufallsbefund bei Schlachtung oder explorativer Laparotomie erkannt. Dabei geben sich die Tumoren meist als multiple, m. o. w. gut abgekapselte, grauweiß-spekkige oder als mürbe gelbbraune, orangenfarbene bis grünliche Knoten zu erkennen. *Differentialdiagnostisch* ist Bauchfellmesotheliose (Kap. 6.15.6) und -tuberkulose (Kap. 12.2.6) in Betracht zu ziehen. Über Behandlungsversuche ist nichts bekannt.

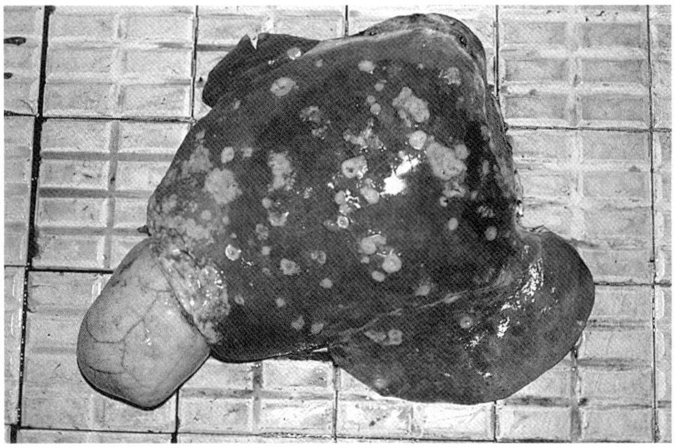

Abbildung 6-267 Multiple hasel- bis walnußgroße Adenokarzinome der Leber

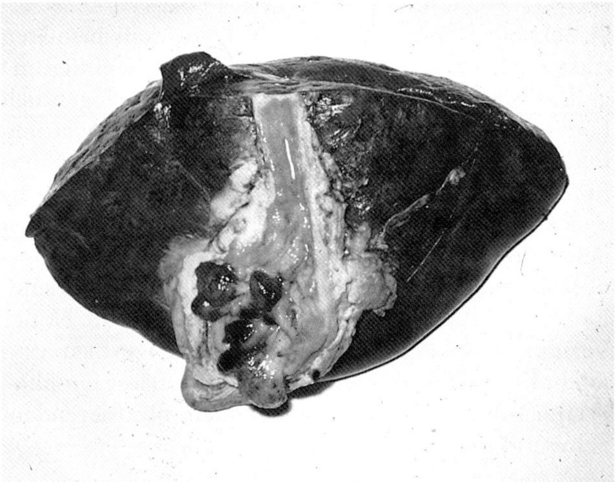

Abbildung 6-268 Adenomatöse Polypen der Gallenblasenschleimhaut (→ rezidivierende Kolik)

6.14 Krankheiten der Bauchspeicheldrüse

M. Stöber

Über Mißbildungen und erblich bedingte Funktionsstörungen des exo- oder endokrinen Pankreas ist bislang nichts bekannt; dem *hereditären Zinkmalabsorptionssyndrom des Kalbes* (Kap. 2.2.1.4) könnte eine spezifische exokrine Dysfunktion zugrundeliegen. Im postuterinen Leben sind klinisch relevante Erkrankungen des bovinen Pankreas ausgesprochen selten, was u. a. darauf beruht, daß der Hauptausführungsgang der Bauchspeicheldrüse und derjenige der Leber ~ 40 cm voneinander entfernt in den Dünndarm münden, so daß die vergleichsweise häufigen Gallengangsaffektionen nicht auf das Kanalsystem des Pankreas übergreifen; manche Rinder besitzen zudem einen zweiten, engerlumigen Abflußgang, der in den Duct. choledochus führt. Auf der Viszeralfläche der Leber oder am kranialen Pol der rechten Niere lokalisierte eitrige oder tumoröse Prozesse können die Bauchspeicheldrüse zwar aufgrund enger nachbarschaftlicher Beziehungen in Mitleidenschaft ziehen, doch wird das klinische Bild dabei vom primär erkrankten Organ bestimmt.

Das *exokrine Pankreas* produziert proteo-, lipo- und amylolytische Enzyme; ihr Aktivitätsspektrum ist beim jungen Kalb zunächst auf die Zusammensetzung der Kuhmilch ausgerichtet und erreicht seine volle fett- bzw. kohlenhydratspaltende Wirksamkeit erst im Alter von 2 Wochen bzw. 3 Monaten. Die Pankreasproteasen junger Kälber sind zum Abbau bestimmter Eiweiße nicht befähigt (s. Sojaeiweißallergie, Kap. 6.12.13). Zwei Wochen bzw. 6 Monate alte Kälber sezernieren täglich 150 ml bzw. 1 l Pankreassaft. Als

Ursache der Fettgewebsnekrose (Kap. 6.15.5) wurden früher auch beim Rind manifeste Abflußbehinderungen des exokrinen Pankreas vermutet; nach heutiger Kenntnis ist dieses Leiden jedoch meist mykotoxikosebedingt. Bei Zinkvergiftung (Kap. 6.12.9) werden nicht nur Leber und Nieren, sondern auch die Bauchspeicheldrüse geschädigt.

Die schon intrauterin voll entwickelten *endokrinen Funktionen des Pankreas* (Ausschüttung von Insulin und Glukagon) werden offensichtlich erst bei hochgradiger Gewebsschädigung in Mitleidenschaft gezogen (s. Diabetes mellitus [Kap. 6.14.2] und Tumoren der Bauchspeicheldrüse).

Unspezifisch bedingte Krankheiten der Bauchspeicheldrüse

6.14.1 Pankreolithiasis

Mit regional unterschiedlicher Frequenz sind im Gangsystem des Pankreas v. a. älterer Schlachtrinder (Befallsfrequenz: 0,01–1 %; saisonale Häufung im Spätherbst) ≤ 2400 sandkorn- bis haselnußgroße, rundliche oder fazettierte weiße Konkremente mit einem Gesamtgewicht von ≤ 260 g enthalten, die vorwiegend aus Kalzium- und Magnesiumkarbonat bestehen. Solche Bauchspeicheldrüsen weisen eine der Darmflora entsprechende bakterielle Besiedlung sowie m. o. w. ausgeprägte chronische perikanalikuläre Entzündung und Fibrose des meist deutlich erweiterten Gangsystems, aber keine Schädigungen des endo- oder exokrinen Parenchyms auf. Es wird vermutet, daß Weidegang auf Silikatböden, fremdkörperbedingte Irritationen und Sekretstauungen, möglicherweise auch reichliche Vitamin-D_3-Versorgung bei der Entwicklung solcher Steine eine Rolle spielen. Die Anwesenheit von Pankreolithen hat offenbar keine klinisch erkennbaren Auswirkungen (Abb. 6-269).

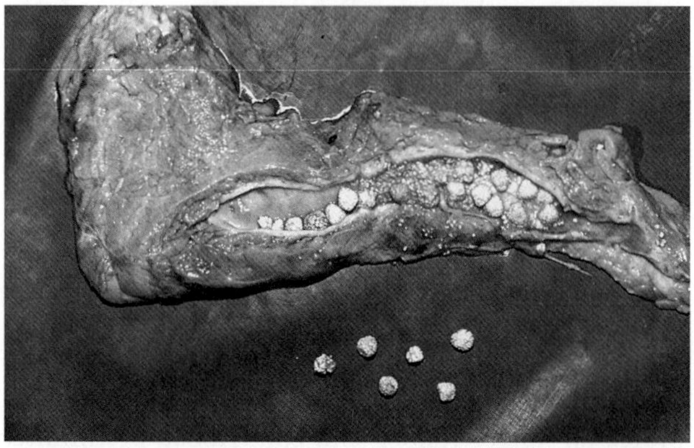

Abbildung 6-269 Zahlreiche hanfkorn- bis bohnengroße Pankreassteine im erweiterten Ausführungsgang der Bauchspeicheldrüse einer klinisch unauffälligen Kuh

Infektionsbedingte Krankheiten der Bauchspeicheldrüse

6.14.2 Diabetes mellitus

Definition, Vorkommen, Ursachen, Pathogenese: Beim Rind ist Zuckerharnruhr wiederholt, vorwiegend bei erwachsenen Tieren sowie in Zusammenhang mit Infekten (Tuberkulose, Maul- und Klauenseuche, Bovine Virusdiarrhoe, eitrige Nephritis) beobachtet worden. Soweit geprüft, handelte es sich meist um insulinabhängigen Diabetes mellitus (DM vom Typ I). Dabei führt eine vermutlich infektbedingte und autoimmune Vorgänge umfassende selektive Schädigung der β-Zellen der LANGERHANSschen Inseln zu unzureichender Ausschüttung von Insulin.

Symptome, Verlauf: Neben Symptomen der u. U. noch andauernden Infektionskrankheit (Maul- und Klauenseuche, Bovine Virusdiarrhoe/Mucosal Disease, Pneumonie, Durchfall) sind verminderte Anteilnahme an der Umgebung, Abmagerung/Zurückbleiben im Wachstum trotz guten Futterangebots, glanzloses Fell, vermehrter Durst und häufiger Harnabsatz festzustellen. Der Appetit kann anfangs gesteigert sein, geht dann aber unter zunehmender Verschlechterung des Allgemeinbefindens deutlich zurück. Die Laborbefunde ergeben anhaltende Azidurie, Glukosurie (0,5–3 g/l), Hyperglykämie (> 8 mmol/l), Ketonämie und -urie, Hypoinsulinämie sowie metabolische Azidose; der Glukose-Toleranztest ist stark verzögert und führt nicht zur Steigerung des Insulinspiegels im Blut. Das Leiden endet unter fortschreitender Schwächung des Patienten tödlich, wenn er nicht schon zuvor wegen unzulänglicher Leistung abgeschafft wird.

Sektion: Abgesehen von etwaigen, dem primären mikrobiellen Infekt zuzuschreibenden Veränderungen, hochgradiger Abmagerung sowie gelegentlich bereits makroskopisch erkennbarer Leberverfettung und Hypotrophie des Pankreas ist der Zerlegungsbefund ohne Besonderheiten. *Histologisch* ist ein m. o. w. weit fortgeschrittener selektiver Verlust von β-Zellen des endokrinen Pankreas (Degranulation, Vakuolisation des Zytoplasmas, Kernpyknose) kennzeichnend. Er reicht je nach Ausprägung des Falles von bloßer Verminderung der Zahl und Größe der LANGERHANSschen Inseln über Entwicklung periinsulärer lymphozytärer Infiltrate bis zu weitgehendem fibrosierendem Schwund des Inselapparates.

Diagnose: Die Erkennung stützt sich auf klinisches Bild, Harn- und Blutbefunde sowie postmortalen Nachweis einer Schädigung des endokrinen Pankreas.

Differentialdiagnostisch ist die ebenfalls mit Glukosurie einhergehende, belastungsbedingte Hyperglykämie abzugrenzen; sie ist im Gegensatz zum DM nur vorübergehend und wird nicht von Ketose begleitet. Bei inkurabler Ketose (Kap. 6.13.14) sollte immer auch an die Möglichkeit von DM gedacht und der Urin deshalb auf etwaigen, nicht behandlungsbedingten Glukosegehalt überprüft werden.

■ **Beurteilung:** Boviner DM läßt sich zwar durch täglich 1- bis 2mal zu wiederholende Insulingaben beherrschen; in praxi ist eine solche *Behandlung* jedoch zu aufwendig. Sie erfordert nämlich die laufende Kontrolle des Blutzuckerspiegels, um gefährliche, mit Exzitation verbundene Hypoglykämieanfälle zu vermeiden.

Parasitär bedingte Krankheiten der Bauchspeicheldrüse

6.14.3 Pankreasegelbefall

In Asien und Südamerika sind im Gangsystem des bovinen Pankreas ziemlich häufig adulte Stadien von *Eurytrema* spp. festzustellen *(Eurytrematose)*. Der über zwei Zwischenwirte (Schnecken und Heuschrecken) verbreitete Schmarotzer bedingt aber nur bei starkem Befall klinische Erscheinungen (Freßunlust, Abmagerung, Entkräftung), die mit chronischer proliferativ-produktiver Pankreatitis, teilweise auch mit Hyperglykämie einhergehen. Die Eier des Parasiten lassen sich im Kot nachweisen. Die von der Schädigung des endokrinen Pankreas abhängige Prognose kann mit Hilfe des Glukosetoleranztests beurteilt werden. Zur Behandlung werden Nitroxynil (10, 30 und 30 mg/kg LM s.c. am 1., 20. bzw. 70. Tag) oder Praziquantel (3 Tage lang je 10 mg/kg LM i.m.) empfohlen.

Geschwulstkrankheiten der Bauchspeicheldrüse

Pankreastumoren sind beim Rind sehr selten. Dabei handelt es sich meist um *gut-* oder *bösartige Inselzelltumoren* (die i. d. R. funktionstüchtig sind), manchmal aber um *Karzinome des exokrinen Pankreas*. Vereinzelt wurden auch *Nervenscheidentumoren* (Kap. 10.7.1) der Bauchspeicheldrüse beobachtet.

➤ *Insulome* sind solitär bis multipel, pfefferkorn- bis apfelgroß, graurötlich gefleckt oder hellrot; sie können in Lymphknoten, Bauchfell, Leber, Lunge und/oder Nieren metastasieren und zeigen meist positive Immunreaktivität für Insulin. Funktionstüchtige *Insulinome*, wie sie v. a. in Italien beim Chianina-Rind beobachtet wurden, bedingen Hyperinsulinämie, Abmagerung und körperliche Schwäche sowie anfallsweise Hypoglykämie mit vorübergehenden ataktischen und konvulsivischen Anfällen, die auf intravenöse Glukosegabe ansprechen; unter sich häufender Wiederkehr solcher Zustände kommt der Patient allmählich zum Festliegen.

➤ *Karzinome des exokrinen Bauchspeicheldrüsenanteils* haben starke Metastasenneigung (Lymphknoten, Leber, Bauchfell) und reagieren immunonegativ bezüglich Insulin, Somatostatin, Glukagon sowie Bauchspeichelpolypeptid. Klinisch äußern sich solche Tumoren in rezidivierender bis anhaltender Freßunlust, Durchfall, u. U. auch in respiratorischen Erscheinungen und führen zum Festliegen. Bei der Zerlegung finden sich grau-gelbliche speckige Knoten im Pankreas, ausgebreitete Fettgewebsnekrose (Kap. 6.15.5) sowie Fibrose von Bauchspeicheldrüse, Darm und Gekröse.

➤ Oft werden die genannten Neoplasien des endo- oder exokrinen Pankreasgewebes erst bei Schlachtung oder Sektion der i. d. R. bereits älteren Trägertiere erkannt. Die Differenzierung bedarf der histologischen Untersuchung, wobei sich die β-Zellen des Inselapparates durch positive Gomori-Reaktion ihrer Granula zu erkennen geben.

6.15 Krankheiten von Gekröse, Bauchfell und Bauchwand

G. Dirksen

6.15.1 Bauchfellentzündung

■ **Definition:** Umschriebene oder ausgebreitete Entzündung des parietalen und viszeralen Bauchfells, meist infolge bakterieller Infektion, seltener durch parasitäre, mechanisch-traumatische oder chemische Reizung; die Bauchfellentzündung *(Peritonitis)* kann akut oder subakut bis chronisch, ohne oder mit Intoxikation, Pyämie und Bakteriämie oder Sepsis verlaufen.

■ **Vorkommen:** Die Häufigkeit von Bauchfellentzündungen, insbesondere die der traumatischen Retikuloperitonitis, ist zwar dank verbesserter Prophylaxe in den vergangenen Jahrzehnten insgesamt gesehen deutlich zurückgegangen, lokale wie generalisierte Peritonitiden haben aber immer noch erhebliche praktische Bedeutung. So hat z. B. die Frequenz der im Gefolge von Labmagenverlagerungen und -torsionen auftretenden, sich oft über die ganze Bauchhöhle ausbreitenden Entzündungen zugenommen.

Ursache, Pathogenese: Örtlich begrenzte Peritonitis geht oft von erkrankten Bauchhöhlenorganen aus, und zwar indem die Entzündung ihren peritonealen Überzug einbezieht oder/und bakterielle Erreger in ihre unmittelbare Umgebung auswandern, so bei traumatischer Retikulitis, infektionsbedingter Hepatitis und Cholezystitis, Labmagengeschwür und -verlagerung, Ileuszuständen, bei schwerer Endometritis, Ruminitis oder Enteritis u. a. m. Relativ häufige Ursache von lokalen oder generalisierten Bauchfellentzündungen sind perforierende Verletzungen von Haube, Labmagen, Mastdarm, weichem Geburtsweg oder Blase, ferner die Reizung und insbesondere die Infektion des Peritoneums in Verbindung mit operativen Eingriffen, einschließlich der Trokarierung des Pansens. Außer auf lokalem Wege können Bauchhöhleninfektionen auch durch Verschleppung von unspezifischen oder spezifischen Erregern (Mycobacterium bovis, Pasteurella spp., Actinobacillus lignièresi, Haemophilus somnus, Bacillus anthracis, BHV1) über Lymph- und Blutbahn zustande kommen. Parasitäre Bauchfellreizungen werden v. a. durch massiven Befall mit den Wanderlarven des großen Leberegels hervorgerufen. Die intraperitoneale Injektion bestimmter Medikamente (z. B. Chlortetracyclin) kann eine chemische Irritation auslösen.

Auf die verschiedenartigen lokalen Reize reagiert das Bauchfell alsbald mit zunächst umschriebener massiver Ausschwitzung von Fibrin, wodurch der entzündete Bezirk mit einem benachbarten Organ verklebt und damit die Möglichkeit gegeben ist, daß der Prozeß auf den ursprünglichen Herd begrenzt bleibt. Die Fibrinexsudation ist somit als Schutzmechanismus zu verstehen, für den das Rind aufgrund seines hohen Plasma-Fibrinogenspiegels in besonderem Maße ausgerüstet ist. Ob dem Organismus die Eingrenzung gelingt, hängt von Art und Intensität des Reizes, im Falle infektionsbedingter Peritonitiden von Art und Menge der in die Bauchhöhle eingedrungenen Keime ab; die Hauptrolle spielen Eiter-, Fäulnis- und Nekroseerreger. In welcher Weise sich Bauchhöhleninfektionen weiterentwickeln und welchen Ausgang sie nehmen können, ist schematisiert in Übersicht 6-45 dargestellt. Die intraperitoneale Ausbreitung der Infektion kann durch immunsuppressive Einflüsse begünstigt werden.

Symptome, Verlauf: Gemeinsame, aber je nach Peritonitisform und -stadium unterschiedlich ausgeprägte Symptome sind: reduzierte Futteraufnahme, aufgekrümmter Rücken und aufgezogene gespannte Bauchdecken, gestreckter Kopf und Hals, vorsichtige Bewegungen, Stöhnen, reduzierte Magen-Darmmotorik und rezidivierende Pansentympanie, abomasoruminaler Reflux, verminderter Kotabsatz oder Durchfall, betont kostale Atmung, erhöhte Körpertemperatur, Kreislaufbeteiligung, Schmerzreaktionen bei den »Fremdkörperproben« sowie fortschreitende Austrocknung.

➤ Das jeweilige Krankheitsbild der verschiedenen Verlaufsformen der *Peritonitis circumscripta* ist im Kapitel über die traumatische Hauben-Bauchfellentzündung (Kap. 6.6.7) ausführlich dargestellt (s. auch unter »Labmagengeschwür« und »Darmverletzungen«, Kap. 6.9.6, 6.10.10). Liegt der Entzündungsprozeß im Bereich des Beckens (Parametritis, Periproktitis, Perizystitis), so sind hier die entsprechenden peritonealen Veränderungen zu palpieren. Die bei peritonealen Abszessen und bei Bursitis omentalis zu erhebenden Befunde werden im folgenden Kapitel beschrieben.

➤ *Generalisierte Peritonitis* ist meist auf massive Keimbesiedelung zurückzuführen und nimmt gewöhnlich einen akuten Verlauf mit ausgeprägter Symptomatik (Abb. 6-270): angestrengte Herztätigkeit (> 100 Schläge/min), kleiner Puls, injizierte verwaschene Episkleralgefäße, Muskelzittern, sistierender Kotabsatz oder profuser Durchfall, stark gespannte Bauchdecken, aufgetriebener Leib, tympanischer Klopfschall in der rechten Flanke sowie Plätschergeräusche und »Steelbandtöne« bei Schwing- und Perkussionsauskultation, schließlich zunehmende Hinfälligkeit und schlaffer werdende Bauchdecken. Bei der rektalen Untersuchung ist anfangs auffällig, daß in der Bauchhöhle der sonst vorhandene Unterdruck fehlt: der schlaffe Mastdarm legt sich um den eingeführten Arm und läßt sich »wie in einem leeren Raum« hin und her bewegen, das abgesunkene Darmkonvolut und der Pansen sind nur mit den Fingerspitzen tastbar. Das Peritoneum erscheint zunächst »samtartig«, dann »klebrig«, später »knirschend« (wie beim Zusammendrücken von Schnee) mit noch lösbaren fibrinösen Verklebungen; schließlich bilden sich feste Adhäsionen zwischen linker Niere und Pansen sowie zwischen Netz und

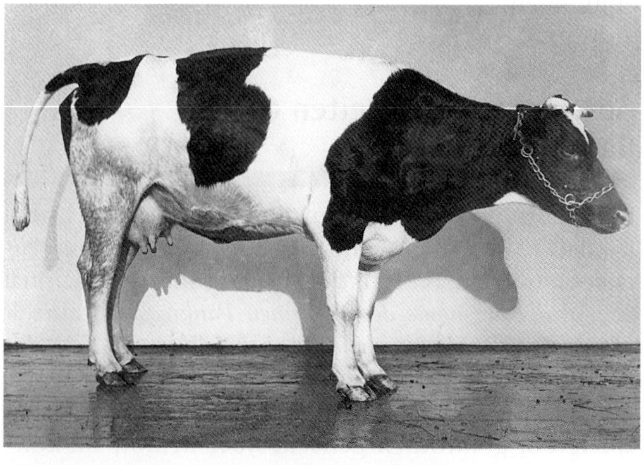

Abbildung 6-270 In Ausbreitung begriffene akute Peritonitis bei einer Kuh mit geburtsbedingter, bis in die Bauchhöhle reichender Scheidenverletzung

Übersicht 6-45 Formen, Pathogenese und Ausgang von infektionsbedingten Bauchfellentzündungen beim adulten Rind

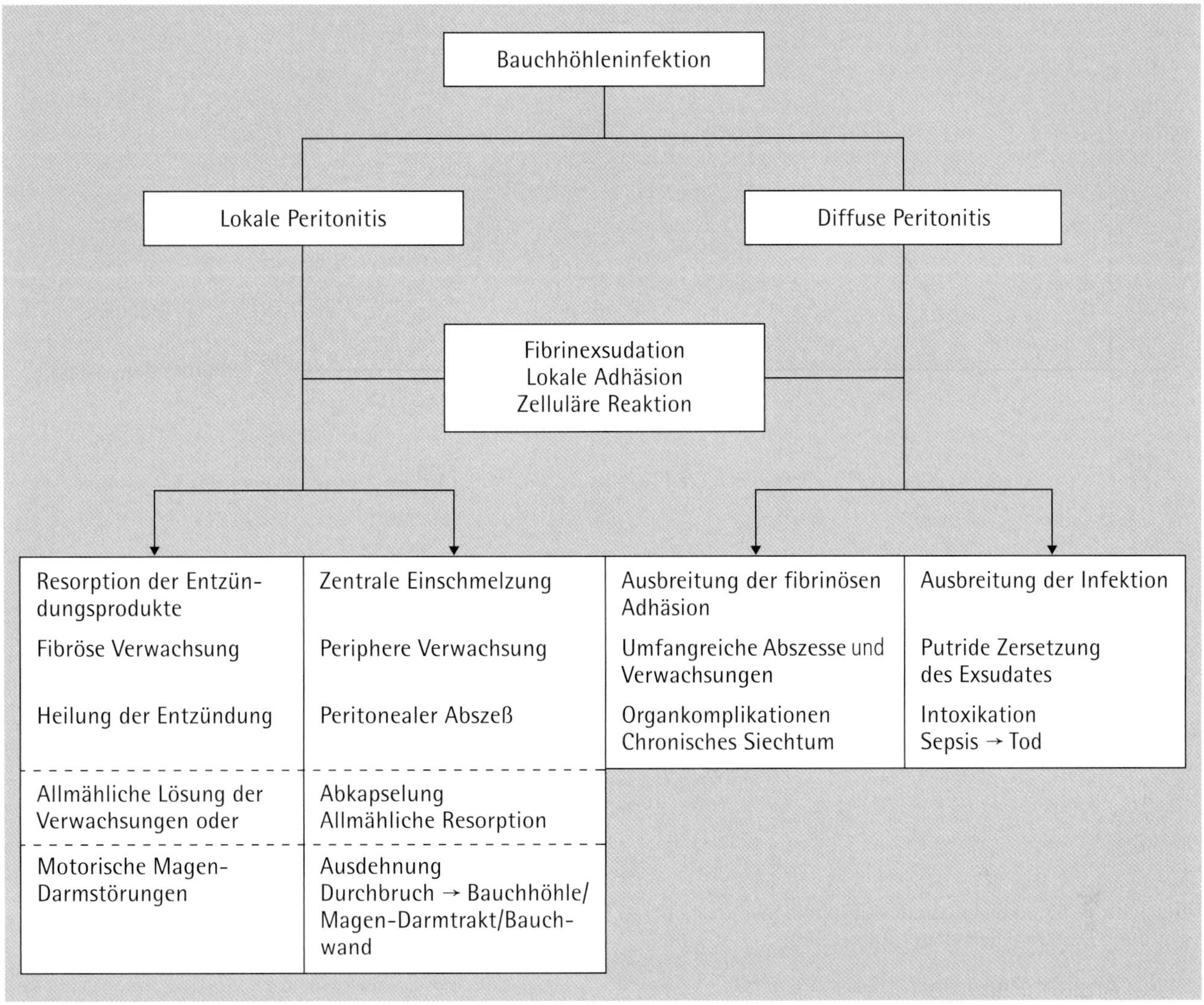

Bauchwand und/oder im Bereich des Darmkonvoluts; das Rektum fühlt sich dann rohrartig starr und seine Wand verdickt an; Sepsis und Herzversagen führen meist binnen 3–5 Tagen zum Tod des Tieres.

▸▸ Bei *protrahiertem Verlauf der generalisierten Peritonitis* steigt die Körpertemperatur nur selten über 40 °C, und es zeigen sich die eingangs aufgeführten typischen Symptome. Vom Rektum aus ist das aufgerauhte »knirschende« Bauchfell zu fühlen, und oft sind fibrinöse Auflagerungen und Verklebungen der Bauchorgane (Pansen, Niere, Gebärmutter, Därme) zu ertasten (s. o.).

■ **Diagnose, Differentialdiagnose:** Vorbericht (z. B. Schwergeburt, Laparotomie, Trokarierung), Krankheitsbild und rektaler Bauchhöhlenbefund erlauben im typischen Fall eine sichere Diagnose. Zur Stützung eines Verdachtes kommen folgende ergänzende Untersuchungen in Betracht: Glutaraldehydprobe: Gerinnung < 6 min, oft < 3 min; Bauchhöhlenpunktat: trüb, spez. Gewicht $\uparrow$, Eiweißgehalt $\uparrow$, Zellen $\uparrow$, Bakterien; Flankenpunktion: fehlender Unterdruck, evtl. ausströmendes Gas mit üblem Geruch; Blutbild: Leukozytose mit Linksverschiebung; Sonographie, Laparoskopie, Röntgenographie, explorative Laparotomie. *Differentialdiagnostisch* sind hinsichtlich des äußeren Erscheinungsbildes (Haltung, Verhalten) Osteomalazie, Fluorose, latente Tetanie (Kap. 9.17.5, 9.17.9 bzw. 10.5.4) und Klauenentzündungen zu berücksichtigen. Ansonsten kommen andere Schmerzzustände im Abdomen (Ruminitis, Abomasitis, Hepatitis, Labmagenverlagerungen; Kap. 6.6.3, 6.9.5, 6.13.3/4 bzw. 6.9.1/2) sowie Lungenentzündung (Kap. 5.3.2.6ff.) in Frage.

■ **Sektionsbefund:** In frischen Fällen erscheint das gereizte Peritoneum lediglich gerötet-injiziert und glanzlos-stumpf bis rauh. In späteren Stadien sind neben herdförmigen oder diffusen fibrinösen Verklebungen und/oder fibrösen Verwachsungen der Bauchfellblätter bzw. Bauchhöhlenorgane serofibri-

Übersicht 6–46 Entwicklung des Fibrinogen- und Gammaglobulingehaltes im Blut des adulten Rindes bei verschiedenartigen inneren oder äußeren Entzündungen (Doll, 2000)

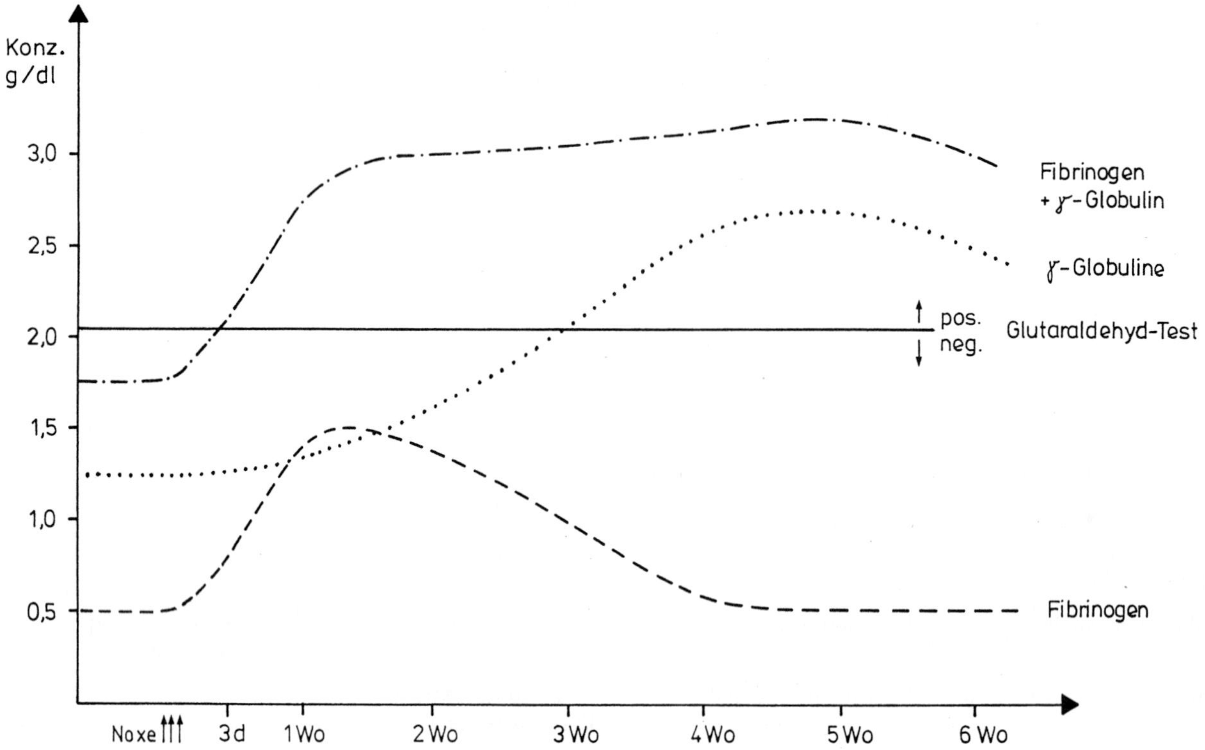

Übersicht 6–47 Ergebnisse des Glutaraldehyd-Tests bei 42 adulten Rindern mit generalisierter Peritonitis (ohne Berücksichtigung der Krankheitsdauer; Doll, 2000)

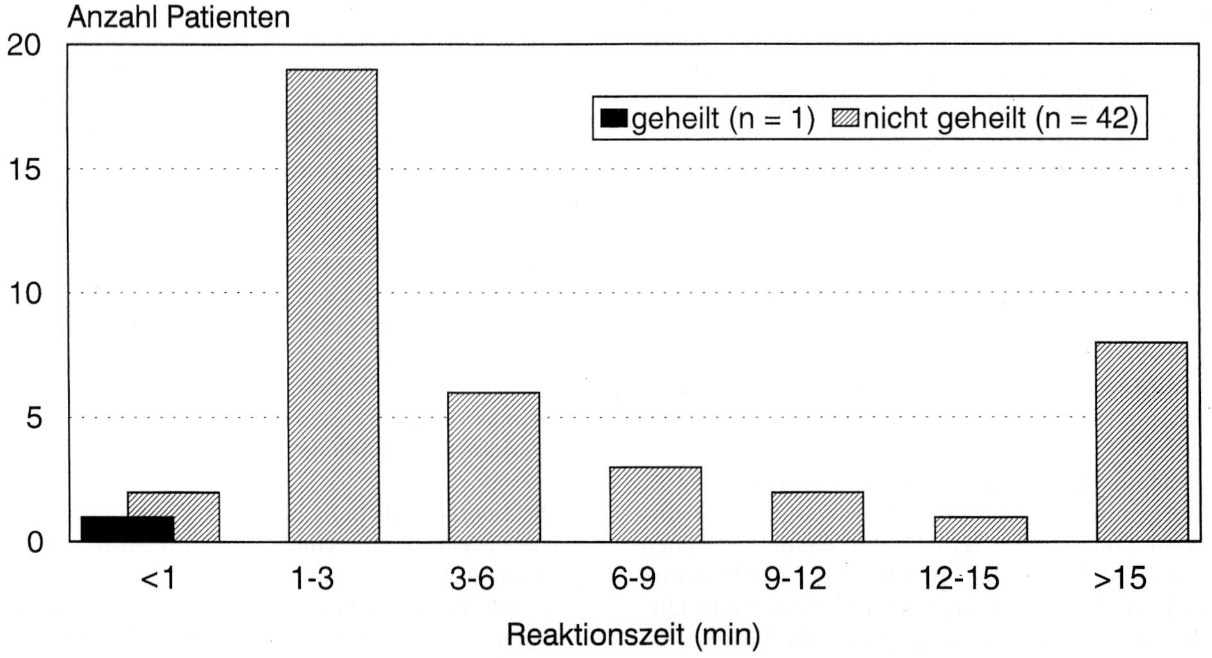

nöses und/oder fibrinöses Exsudat sowie eitrige oder jauchige Flüssigkeitsansammlungen festzustellen. Mit hochgradiger Peritonitis ist zudem oft eine Steatose der Leber verbunden.

Beurteilung, Behandlung: Bevor man sich zur Behandlung einer Peritonitis, insbesondere einer ausgebreiteten Entzündung entschließt, ist eine kritische Abwägung der Erfolgsaussichten erforderlich, da zum einen erhebliche Kosten entstehen und zum anderen auch bei günstigem Verlauf nicht selten fibröse Verwachsungen an Magen-Darm- oder Urogenitaltrakt zurückbleiben, welche die weitere Nutzung des Tieres einschränken. *Generalisierte eitrig-jauchige Peritonitis* ist prognostisch als aussichtslos einzustufen und das Tier einzuschläfern; eine fragliche bis ungünstige Prognose ist auch für Patienten mit erheblicher Kreislaufbeteiligung und Sepsiserscheinungen zu stellen. Bei *frischer generalisierter Peritonitis* (insbesondere, wenn sie sich aus einer lokalen entwickelt hat) ist mitunter nach 8- bis 10tägiger hochdosierter systemischer antibakterieller Therapie, evtl. in Kombination mit intraperitonealer Applikation eines reizlosen Antibiotikums, klinische Heilung zu erzielen. Offenbar läßt sich die Genesung beschleunigen und die Erfolgsrate verbessern (auf ~ 70%), wenn dem Patienten an den ersten 3 Tagen 2mal/d 50000 IE Heparin intramuskulär verabreicht werden (Breukink, 1980). Sofern ein Bauchhöhlenpunktat gewonnen werden konnte, sollte es auch zur Bestimmung der Erregerresistenz genutzt werden. Bei Exsikkose oder/und abomasoruminalem Reflux ist eine unterstützende Flüssigkeits- und Elektrolyttherapie einzuleiten.

Die Heilungsaussichten und die Behandlungsmöglichkeiten der *umschriebenen Bauchfellentzündung* hängen wesentlich von ihrer Ursache, dem Stadium und ihrer Lokalisation ab. Hinsichtlich der traumatischen Retikuloperitonitis, der tiefen oder perforierenden Labmagengeschwüre, der Darmverletzungen (Kap. 6.10.10) sowie der Bursitis omentalis und der intraabdominalen Abszesse ist in den betreffenden Kapiteln nachzulesen.

Prophylaxe: Die Vorbeuge richtet sich nach der jeweiligen Ursache und wird dort beschrieben. Postoperative Verwachsungen lassen sich durch sauberes, schonendes, zügiges Operieren einschränken; ferner ist darauf zu achten, daß für die Antisepsis nur reizarme Medikamente benutzt werden. Zur medikamentösen Adhäsionsprophylaxe kommen z. B. Prednisolonazetat (100–300 mg intraperitoneal/erwachsenes Rind, unter antibiotischem Schutz), Polyvinylpyrrolidon (1000 ml 2%ige Lösung/adultes Rind; Bostedt, 1969) oder Heparin (systemisch oder lokal, Kap. 6.10.2) in Frage.

6.15.2 Bauchhöhlenabszesse, Netzbeutelentzündung

Definition: Umschriebene Ansammlung von übelriechendem serofibrinösem Exsudat oder von rahmartigem gelbgrünem Eiter zwischen parietalem und viszeralem Bauchfell oder zwischen den Eingeweiden *(peritonealer Abszeß)*. Unter einer *Bursitis omentalis purulenta*/ichorosa wird die exsudativ-eitrige bis jauchige Bauchfellentzündung im Inneren des Netzbeutels (d. h. zwischen ventralem Pansensack und Netzbeutelwand) oder – selten – zwischen den beiden Serosablättern der Bursa omentalis verstanden.

Ursache, Pathogenese: Bauchhöhlenabszesse sind hauptsächlich auf perforierende Verletzungen oder Geschwüre von Magen, Darm, Uterus oder Blase sowie auf operative Eingriffe, einschließlich der Pansentrokarierung, und damit verbundener Infektion zurückzuführen, seltener auf Übergreifen von Leber- oder Milzabszessen. Bursitis omentalis entsteht meist im Gefolge von schwerer geschwüriger Ruminitis oder perforierender Labmagenulzeration. Die Abszeßentwicklung läuft vermutlich in der Weise ab, daß die infizierten Serosablätter oder -bezirke zunächst flächenhaft miteinander verkleben, worauf es im Zentrum der Adhäsion zur bakteriellen Einschmelzung des fibrinösen Exsudates und gelegentlich auch zur Gasbildung kommt.

Bei den postoperativ im dorsolateralen Pansenbereich auftretenden intraabdominalen Abszessen scheinen die beiden entzündeten Bauchfellagen von Anfang an zentral getrennt zu bleiben, während sich peripher eine immer fester werdende zirkuläre Verwachsung bildet. In dem Hohlraum sammeln sich dann übelriechendes, teils bernsteingelbes dünnflüssiges, teils fibrinös-schaumiges Exsudat sowie Gas an. Im weiteren Verlauf bildet sich eine feste eitergefüllte Kapsel unterschiedlicher Stärke, die innen von einer unebenen pyogenen Membran ausgekleidet ist. In ähnlicher Weise führen auch die purulenten Infektionen des Netzbeutels zu Entzündung, Exsudat- und Eiteransammlung (bis zu 30 l) und peripherer Abkapselung.

Vorkommen, Lokalisation: Beim erwachsenen Rind sind Bauchhöhlenabszesse vorwiegend im Bereich von Haube und Pansen, bei Kälbern dagegen eher in Labmagennähe lokalisiert (Abb. 6-271). Die meist im Anschluß an eine Laparoruminotomie oder Trokarierung entstehenden dorsolateralen Pansenabszesse erlangen oft so große Ausmaße, daß sie sich links dorsal zwischen Pansen und Bauchwand vom Zwerchfell bis zum Beckeneingang erstrecken; die im ventralen Pansenbereich liegenden und die periretikulären Abszesse variieren von Walnuß- bis Medizinballgröße.

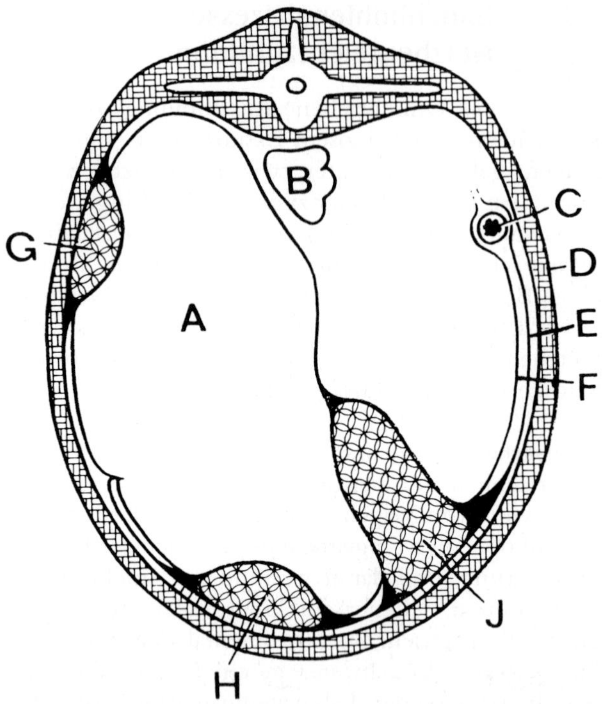

Abbildung 6-271 Lage und Nachbarschaftsbeziehungen intraperitonealer Abszesse beim Rind (schematisch; Ansicht von hinten). A = Pansen; B = Niere; C = Duodenum; D = Bauchwand; E, F = parietales und viszerales Blatt des großen Netzes (Bursa omentalis); G = Abszeß im dorsolateralen Pansenbereich (nach Trokarierung oder Ruminotomie); H = Abszeß im ventralen Pansenbereich (meist infolge Fremdkörperperforation); J = Bursitis omentalis mit Ansammlung jauchig-eitriger Massen innerhalb des Netzbeutels (infolge Retikuloperitonitis oder perforierenden Magengeschwürs)

Die wesentlich seltener vorkommende Bursitis omentalis ist v. a. in Regionen und Beständen zu beobachten, in denen fütterungsbedingte Pansen- oder Labmagengeschwüre vorkommen.

■ **Symptome:** In Abhängigkeit von der Lokalisation zeigen sich folgende Erscheinungen:

➤ Im *ventrokranialen Bereich des Abdomens* gelegene Abszesse führen vereinzelt zu funktionellen oder mechanischen Stenosen zwischen Netz- und Blättermagen oder am Pylorus, so daß die Patienten dann Erscheinungen dieser Passagestörungen zeigen (Kap. 6.6.5). In der Mehrheit bieten Tiere mit periretikulär oder im ventralen Pansenbereich lokalisierten Abszessen jedoch das Krankheitsbild einer subakuten bis chronischen Peritonitis oder Retikuloperitonitis. Allerdings können die Symptome von Fall zu Fall stark variieren; sie entsprechen keineswegs immer dem Ausmaß der peritonealen Veränderungen. Häufig werden vorberichtlich zurückgehende Futteraufnahme und Milchleistung, Abmagerung, rezidivierende mäßige Pansenblähung sowie Veränderungen der Kotbeschaffenheit und -menge erwähnt. Die Herzfrequenz kann normal, erhöht (~ 35 % aller Fälle) oder auch erniedrigt sein (~ 10 %), die Pansentätigkeit ist meist herabgesetzt (~ 75 %) und die Bauchdeckenspannung erhöht (~ 80 %); die üblichen Untersuchungen auf Bauchhöhlenschmerz verlaufen überwiegend schwach bis mäßig positiv, wobei die Schmerzperkussion meist am aufschlußreichsten ist; der Kot ist teils trocken mit hohem Anteil »unverdauter« Fasern, teils dünnbreiig-schmierig; die Körpertemperatur ist nur z. T. fieberhaft erhöht (39–40 °C); der Harn weist öfter erhöhte Gehalte an Eiweiß und Gallenfarbstoff auf.

➤ Bei *Netzbeutelvereiterung* sind ähnliche Symptome, mitunter aber auch Kolik, Schwanken und Festliegen und bei der Schwingauskultation Plätschergeräusche im rechten unteren Quadranten der Bauchwand festzustellen; in fortgeschrittenen Fällen kann bei der rektalen Untersuchung (Bauchdecken anheben lassen) vor dem Beckenkamm der wulstartig verdickte und dort angewachsene Umschlagsrand des Netzbeutels zu fühlen sein.

➤ Bei Patienten mit *postoperativem dorsolateralem Bauchfellabszeß* nach Laparoruminotomie oder Trokarierung wird vom Tierhalter meist der Verdacht auf anhaltende Pansenblähung geäußert, da linke Hungergrube und Bauchwand wegen der Gas- und Flüssigkeitsansammlung vorgewölbt sind. Die perkutorische und auskultatorische (»Steelbandtöne«, Plätschern), wie auch die rektale Untersuchung (Verwachsung Pansen-Bauchwand) lassen jedoch erkennen, daß in Wirklichkeit ein großräumiger Hohlraum zwischen Bauchwand und Pansen vorliegt.

■ **Diagnose, Differentialdiagnose:** Die fast immer dorsolateral gelegenen Pansen-Bauchfellabszesse sind einfach und schnell durch Punktion in der linken Flanke oder in einem der letzten Interkostalräume zu diagnostizieren (Achtung Überdruck!). Für die Erkennung der andernorts lokalisierten Bauchhöhlenabszesse bietet die Ultraschalluntersuchung insofern eine wertvolle Hilfe, als sie nicht nur Auskunft über Ort und Umfang der Eiteransammlung gibt, sondern auch eine gezielte Punktion ermöglichen kann (Braun et al., 1993, 1994, 1998). Weitere Angaben zur Diagnostik enthalten die Übersichten 6-45 bis 6-47. In Zweifelsfällen ist die sichere Klärung durch explorative Laparoruminotomie herbeizuführen, mit der sich dann mitunter die Therapie verbinden läßt.

Differentialdiagnostisch sind chronische Retikuloperitonitis oder Ruminitis (Kap. 6.6.2/3), Magen-Darmgeschwülste, Fettgewebsnekrose und andere Neubildungen im Gekröse (Kap. 6.10.15, 6.15.5/6), links- oder rechtsseitige Labmagenverlagerung (Kap. 6.9.1/2) sowie Lebererkrankungen (Kap. 6.13) zu berücksichtigen.

Behandlung, Beurteilung: Vorgehen und Prognose sind je nach Ort und Umfang der Eiteransammlung verschieden:

➤ *Ventrale Hauben- oder Pansenabszesse, Netzbeutelabszesse:* Mittels Ultraschalluntersuchung lokalisierte periretikuläre Abszesse lassen sich bei günstiger Lage unter sonographischer Kontrolle von außen punktieren und entleeren (Braun, 1993).

» Die Spaltung eines Hauben- oder ventralen Pansenabszesses via *Laparoruminotomie* ist angezeigt, wenn sich der Eiterherd in fester Verbindung mit den Vormägen befindet, auf seiner Vorwölbung zum Magenlumen eine deutliche Fluktuation besteht und das Allgemeinbefinden des Patienten noch nicht stark beeinträchtigt ist. Vor Öffnung des Abszesses sind Laparotomie- und Pansenwunde sorgfältig abzudecken (in antiseptischer Lösung getränkte Watte, Ringmanschette), auch empfiehlt es sich, zuvor eine zirkuläre Pansen-Bauchfellnaht anzulegen. Der Operateur zieht einen sterilen Schutzhandschuh über Hand und Arm. Dann führt er ein spitzes gebogenes Skalpell oder Fingermesser in die betroffene Vormagenabteilung ein (Abb. 6-272), legt auf der Kuppe der Vorwölbung einen hinreichend langen Schnitt an und räumt die in der mitunter gekammerten und verzweigten Höhlung befindlichen Fibringerinnsel vorsichtig aus. Hat sich nach spontanem Durchbruch bereits eine Fistel gebildet, so ist ihre Öffnung weit zu spalten und der Abszeß vollständig zu entleeren. Der in die Abszeßhöhle einfließende Vormageninhalt stört die Heilung erfahrungsgemäß nicht; die Entleerung größerer Eitermassen in das Vormagenlumen kann aber gelegentlich zu vorübergehender Indigestion und/oder Durchfall führen. Nach der Operation ist eine 3tägige systemische antibiotische Prophylaxe empfehlenswert; Allgemeinbefinden und Körpertemperatur sind täglich zu kontrollieren. Eine sichtliche Besserung beginnt gewöhnlich erst am 3.–4. Tag einzusetzen. Bei verzögerter

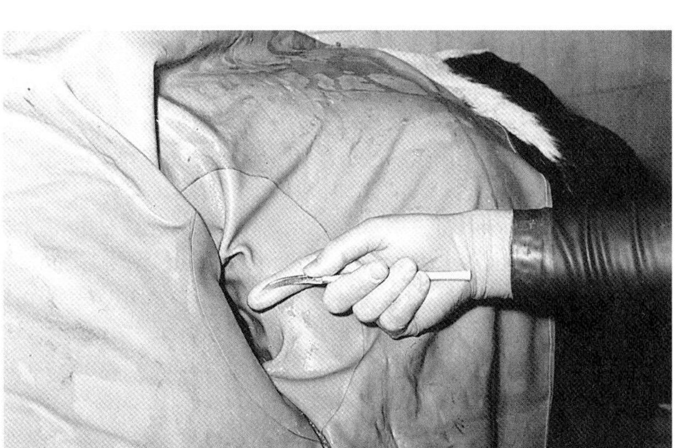

Abbildung 6-272 Einführen des spitzen gebogenen Tenotoms in die Vormägen zur Spaltung eines intraperitonealen Abszesses vom Hauben-Pansenraum aus

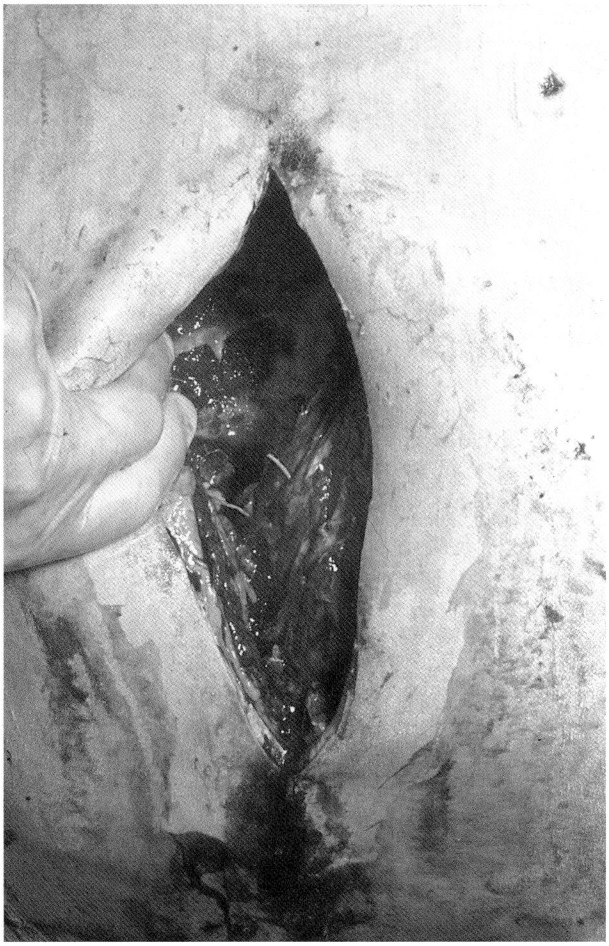

Abbildung 6-273 Geöffneter dorsolateraler Bauchhöhlenabszeß (s. Abb. 6-271, G) im Gefolge einer Laparoruminotomie: Fibrinauflagerung auf dem entzündeten Peritoneum in der Umgebung der Pansennaht, dort hervorstehende Fadenenden

Heilung und/oder Anstieg der Körpertemperatur ist kombinierte systemische und intraabdominale antibakterielle Behandlung angezeigt, falls der Wert des Tieres den Aufwand rechtfertigt.

» Sofern der Abszeß nur klein, sehr derb (dickwandig) oder schwer zugänglich ist oder wenn keine feste Verbindung zu den Vormagenabteilungen besteht, sollte die *Spaltung unterlassen* werden. Bei gutem Allgemeinbefinden des Patienten ist die Ruminotomie zu Ende zu führen und der weitere Verlauf abzuwarten.

» Zur *Verwertung oder Euthanasie* des Tieres ist zu raten bei übermäßig großem Abszeß, funktioneller oder mechanischer Magenstenose, multiplen Eiterherden, Milz- oder Leberabszessen, umfangreicher Bursitis omentalis purulenta und allen durch Geschwürsdurchbruch verursachten Bursitiden, bei generalisierter Peritonitis sowie bei hochgradiger Allgemeinstörung.

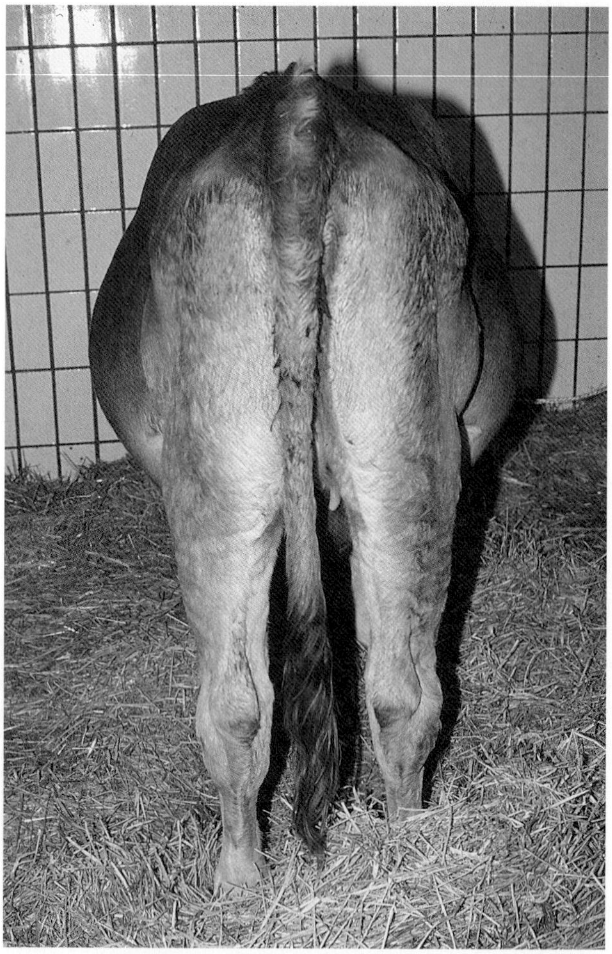

Abbildung 6-274 Kuh mit Bauchwassersucht (Aszites): Leibeswand beidseits ventral (birnenförmig) vorgewölbt

➤➤ *Ventrale Hauben-, Pansen- oder Netzbeutelabszesse,* welche die Bauchwand bereits eingeschmolzen haben und *im Begriff sind, nach außen durchzubrechen,* werden von außen her inzidiert und über einen weiten stabilen Plastikschlauch drainiert. Dabei ist zu beachten, daß die Gefahr von Eingeweidevorfällen bzw. Hernienbildung besteht.

➤ *Abszesse im dorsolateralen Pansenbereich:* Trotz der Bauchhöhleneiterung ist die Laparotomie- oder Trokarierungswunde meist schon komplikationslos verheilt, so daß zur Öffnung derartiger Abszesse ein regelrechter Bauchwandschnitt unter Infiltrationsanästhesie (vorher Sensibilität prüfen) erforderlich wird (Abb. 6-273). Der serofibrinöse Inhalt wird mit der Hand bis zur Randzone vorsichtig ausgeräumt und die Höhle mit antiseptischer Lösung (z. B. PVP-Jod) gespült und mit einem Antiseptikum versorgt. Die gleiche Behandlung wird anfangs in 2- bis 3tägigen, später in längeren Intervallen wiederholt und so lange fortgesetzt, bis sich die Höhle durch Verwachsung des Pansens mit der Bauchwand geschlossen hat. Erfolg und Rentabilität der Behandlung hängen entscheidend davon ab, ob es möglich ist, die Abszeßhöhle über einen mit Knopfheften fixierten Plastikschlauch zu drainieren, so daß die mehrwöchige Nachbehandlung dem Tierhalter übertragen werden kann.

6.15.3 Bauchwassersucht

■ **Definition:** Meist erworbene, mitunter angeborene abnorme Ansammlung von eiweiß- und zellarmer Flüssigkeit *(Transsudat)* nichtentzündlicher Genese innerhalb des Peritonealraumes (Cavum abdominis). *Andere Bezeichnungen:* Hydrops ascites, Hydroperitoneum; Aszites.

■ **Vorkommen, Ursache, Pathogenese:** Bauchwassersucht leichten Grades ist verhältnismäßig oft, hochgradiger Aszites dagegen wesentlich seltener zu beobachten; er kann aber unter bestimmten Bedingungen (z. B. Fasziolose, Vergiftungen) bestandsweise gehäuft vorkommen. Bei Feten ist Aszites oft mit allgemeiner Wassersucht (Hydrops universalis congenitus) verbunden. Hauptursachen des allein auf die Bauchhöhle beschränkten Flüssigkeitsaustritts sind Stauungen des venösen Blutabflusses aus den Baucheingeweiden durch Obstruktion (Thrombose) oder Kompression von Pfortader oder hinterer Hohlvene, und zwar infolge von mediastinaler Einengung, Lebererkrankungen (Zirrhose, Abszesse, Nekrosen), raumfordernden Prozessen im Gekröse, Geschwülsten (z. B. Mesotheliomen) u. a. m. Beruht der kapilläre Efflux auf einer Herzinsuffizienz (z. B. Rechtsinsuffizienz bei Perikarditis, Kardiomyopathie, -dystrophie), auf Abnahme des kolloidosmotischen Druckes infolge Hypalbuminämie (Parasitosen, Ernährungsmängel), auf Hydrämie nach Natriumretention (sekundärer Aldosteronismus) oder toxischer Kapillarschädigung (z. B. Enterotoxämie), so sammelt sich auch in anderen Körperhöhlen und -geweben Flüssigkeit an (Hydroperikard, Hydrothorax, Ödeme). In diesen Zusammenhang fügt sich auch das nephrotische Syndrom bei Amyloidnephrose ein. Eine seltene Form ist der *Ascites chylosus* infolge gestörter Lymphdrainage über den Ductus thoracicus.

Fortgeschrittene hochgradige Bauchwassersucht kann ihrerseits wiederum respiratorische und zirkulatorische Beschwerden infolge Zwerchfellhochstand auslösen. Aufgrund der ätiologischen Beziehung zu den Leberkrankheiten ist Aszites nicht nur ein Symptom der subakuten und chronischen Fasziolose, sondern auch vieler Vergiftungen (z. B. *Senecio* spp./ Kreuzkraut, *Heliotropium* spp./Rauhblattgewächse, grüne Eicheln/Gallotannine, Baumwollsaatmehl/ Gossypol, Aflatoxin, Monensin, Kupfer u. a. m.). Untersuchungen an abortierten Feten mit Herzmuskelveränderungen und Bauchwassersucht ergaben Hinweise auf eine Unterversorung mit Selen. Auch für Aszites infolge Rechtsherzinsuffizienz bei 2–7 Monate alten Kälbern in Intensivhaltung wurde Mangel an Selen oder/und Vitamin E verantwortlich gemacht.

Symptome, Verlauf: Nach allmählicher Zunahme des Leibesumfanges erscheinen die Flanken nur leicht eingesunken oder »verstrichen«, während die untere Bauchhälfte beiderseits vorgewölbt ist, so daß sich von hinten gesehen eine birnenförmige Umrißlinie zeigt (Abb. 6-274). Die Bauchdecken sind nur in extremen Fällen gespannt, sonst eher schlaff; die Palpation ergibt v. a. rechterseits deutliche Fluktuation; bei männlichen Tieren füllt sich i. d. R. auch das Cavum scroti mit Flüssigkeit an, wodurch der Hodensack ausgedehnt wird und ebenfalls Fluktuation erkennen läßt. Bei der Schwingauskultation sind beidseits Plätschergeräusche festzustellen. An der rechten Bauchwand läßt sich eine waagerechte Dämpfungslinie ausperkutieren, die, auch wenn man den Hinterkörper des Tieres höher oder tiefer stellt, auf horizontaler Ebene bleibt (wie der Wasserspiegel in einem schräg gehaltenen Glas). Im übrigen hängen die aszitesbedingten Symptome vom Grad der Flüssigkeitsansammlung ab. So treten bei großem Volumen und damit verbundener starker Ausdehnung des Leibes Freßunlust, Nachlassen von Wiederkauen und Vormagenmotorik, erschwerte Atmung sowie pochendfrequente Herztätigkeit, später mitunter auch Durchfall in Erscheinung. In forgeschrittenen Fällen kann sich eine sekundäre sterile Peritonitis entwickeln mit Ausschwitzung oder Ausfällung von gelatinösen bis fibrösen Massen. Bei der rektalen Exploration der rechten Bauchhöhlenhälfte gewinnt man den Eindruck, daß sich zwischen den Eingeweiden Flüssigkeit befindet und die Därme deutlicher als sonst fühlbar sind. Ist kein Unterdruck mehr vorhanden, so läßt sich der Arm auffallend frei bewegen, und man kann mit der Hand in den Flüssigkeitssee »patschen«.

Diagnose, Differentialdiagnose: In unklaren Fällen ist die Flüssigkeitsansammlung einfach und sicher mit Hilfe der Ultraschalluntersuchung nachzuweisen, und mitunter ist auch ihre Ursache (z. B. Hohlvenenthrombose, Leberabszeß) zu erkennen. Über den Charakter der Flüssigkeit gibt das in derartigen Fällen leicht zu gewinnende Bauchhöhlenpunktat (Abb. 6-275) Aufschluß (bei Aszites klar bis leicht trüb, wäßrig, nicht oder spät gerinnend, spezifisches Gewicht < 1015, Proteingehalt < 3,0 g/dl, geringe Anzahl Serosazellen); bei Bauchfellreizung nehmen spezifisches Gewicht und Proteingehalt zu. Ansonsten richtet sich die Diagnostik auf die genannten Ursachen. So fällt beispielsweise bei kardial bedingter Transsudation die Venenstauprobe positiv aus.

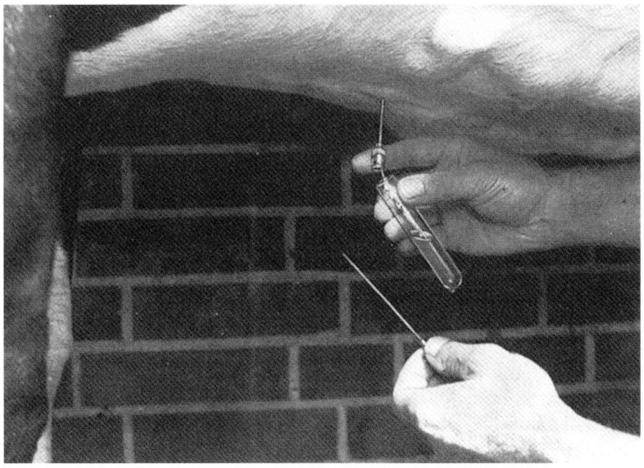

Abbildung 6-275 Bauchhöhlenpunktion in der Regio xiphoidea bei einer Kuh mit Aszites

Differentialdiagnostisch sind folgende Krankheiten zu berücksichtigen: Eihautwassersucht (rektal: abnorm gefüllte und gespannte Gebärmutter), Uroperitoneum nach Blasenruptur (rektal: leere, evtl. peritonitisch verklebte Blase, Bauchhöhlenpunktat leicht getrübt, gelblich, Harngeruch, Harnsäurenachweis positiv, evtl. Harnstoff, Kap. 7.2.2.4) sowie Darmlähmung mit flüssig gefülltem Konvolut (Kap. 6.10.7).

Beurteilung, Behandlung: Ob eine Behandlungsmöglichkeit besteht und sie auch angezeigt ist, hängt vom Grundleiden und dem Zustand des Tieres ab. Beruht die Bauchwassersucht beispielsweise auf Hypalbuminämie infolge massiven Magen-Darmwurmbefalls oder auf subakuter Fasziolose, so wird das Transsudat (sofern kein irreversibler Zustand vorliegt) nach antiparasitärer Behandlung mit der Zeit wieder resorbiert. Symptomatische Maßnahmen (Diuretika, Kreislaufmittel, Ablassen der Flüssigkeit mit weitlumiger Kanüle) bringen nur vorübergehend Erleichterung, da sich binnen kurzer Zeit erneut Transsudat ansammelt.

6.15.4 Ödem, Emphysem, Hämatom, Ruptur, Parasitenbefall von Gekröse und/oder Bauchfell

➤ *Gekrösödem* kann sich bei venöser Stauung im Bereich der hinteren Hohlvene oder der Pfortader entwickeln, und zwar als Folge einer Gefäßembolie oder -kompression, einer Herzinsuffizienz, einer Leberzirrhose (Abb. 6-276) oder als Begleiterscheinung der Kachexie oder der Enteritis; Gekrösödem ist nicht selten mit Aszites verbunden. Die äußeren *Symptome* bestehen meist in deutlicher Allgemeinstörung, Inappetenz, Durchfall oder vermindertem Kotabsatz, zuweilen auch in Kolik. Via Rektum sind in ausgeprägten Fällen sulzig-verdickte Gekrösestränge zu

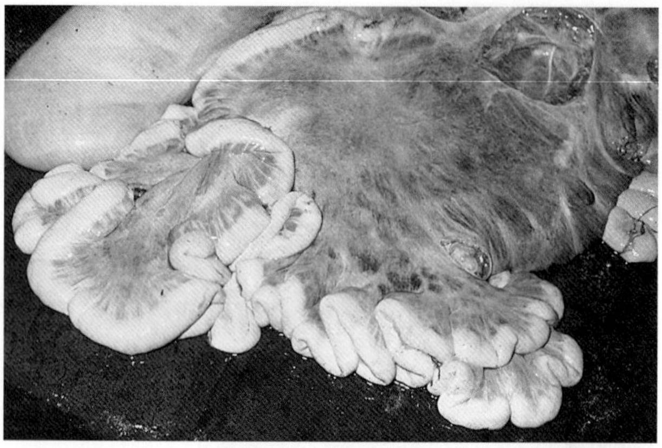

Abbildung 6-276 Gekröseödem bei einer Kuh im Gefolge einer Leberzirrhose

fühlen. Die Behandlung mesenterialer Ödeme richtet sich nach dem Grundleiden, das aber oft inkurabel ist.

➤ *Emphysem:* Am häufigsten kommt retroperitoneale, seltener mesenteriale Emphysembildung vor. Letztere ist gewöhnlich Folgeerscheinung einer schweren interstitiellen Lungenblähung, von der aus Luft via Mediastinum in den Retroperitonealspalt gepreßt wird. Umschriebene retroperitoneale Emphyseme bilden sich mitunter in der Umgebung von Laparotomie- oder Trokarierungswunden. Bei rektaler Palpation ist das Bauchfellemphysem an seiner puffig-knisternden Konsistenz leicht zu erkennen. Nach dem Abklingen der Lungenerkrankung bzw. mit fortschreitender Wundheilung werden retroperitoneale Luftansammlungen allmählich wieder resorbiert.

➤ *Bluterguß* in die Bauchhöhle (Hämoperitoneum) ist i. d. R. auf Verletzung großer Gefäße (z. B. A. uterina media), mitunter auf Milzruptur (z. B. bei Leukose) zurückzuführen. Sofern das Tier nicht verblutet, verklebt der Blutkuchen mit dem Peritoneum und kann mit einsetzender bindegewebiger Organisation zu Verwachsungen führen.

Gefürchtet sind auch Blutergüsse in das Mesenterium entlang seines Ansatzes am Dünndarm. Sie erstrecken sich mitunter über einen größeren Darmabschnitt, der dadurch immobilisiert wird; sie sind meist inkurabel.

➤ *Zerreißung des Großen Netzes* ist selten und kann dann zur Folge haben, daß ein Teil des Darmkonvolutes durch die Öffnung gleitet und stranguliert wird.

➤ *Parasitenbefall:* Massenhaft die Bauchhöhle durchwandernde Metazerkarien des gemeinen *Leberegels* können eine anfangs serofibrinöse, später fibroplastische Peritonitis hervorrufen (Abb. 6-254). Abdominale *Setariose* führt nur selten zu klinisch apparenten peritonealen Erscheinungen.

6.15.5 Fettgewebsnekrose

W. Hofmann

■ **Definition:** Eine vornehmlich intraabdominal, seltener subkutan lokalisierte umschriebene Alteration des Fettgewebes aufgrund lipolytischer Prozesse, in deren Verlauf Fettsäuren in Form ihrer Kalziumsalze ausgefällt (verseift) werden (*akute kleinherdige Fettnekrose*; FN) und dann als Fremdkörper wirken. Infolge reaktiver Bindegewebszubildung entwickeln sich verschieden große Knoten, die je nach Lokalisation und Umfang klinische Erkrankung, und zwar hauptsächlich gastrointestinale Störungen hervorrufen (*chronische Fettgewebsnekrose). Andere Bezeichnungen:* »Fettverhärtung«, Liponekrose, bovine fat necrosis.

■ **Vorkommen:** Derartige Fettgewebsveränderungen sind ab und an als Zufallsbefund bei Schlachtrindern oder gelegentlich von Sektionen festzustellen. In einer sechsmonatigen Erhebung am Schlachthof Mailand erwiesen sich 5000 schwarzbunte Kälber als frei davon, während von 2678 Adulti verschiedener Rassen (Alter 18–24 Mon.) 48 (1,8%), darunter 46 Piemonteser, Liponekrose-Herde (Durchmesser 0,5–5 cm) hatten (Renon et al., 1995). Klinische Erkrankungen treten im allgemeinen bei älteren Rindern auf, jedoch können unter bestimmten (regionalen) Bedingungen auch jüngere erwachsene Tiere – und dann auch herdenweise gehäuft – Liponekrose-Erscheinungen zeigen. Im Verlauf einer Bestandsenzootie in Oberägypten erkrankten bevorzugt Kreuzungstiere (Schwarzbunte × örtliche Rasse), dagegen nur selten einheimische Rinder, während reinblütige Schwarzbunte bei gleicher Fütterung und Haltung frei blieben. Betroffen waren ausschließlich Kühe und vornehmlich Tiere mit vergleichsweise geringer Milchleistung bei gutem Ernährungszustand. Die individuelle Neigung zu übermäßigem Fettansatz wird als ein prädisponierender Faktor angesehen. Wenngleich im großen gesehen vornehmlich intraabdominale Veränderungen beobachtet werden, kann im Einzelfall oder auch herdenweise subkutane FN dominieren. Ähnliche, möglicherweise aber nicht wesensgleiche Fettgewebsalterationen kommen auch bei Schaf, Ziege, Schwein, Equiden und anderen Tieren sowie beim Menschen vor.

■ **Ursache, Pathogenese:** Die Entstehung der Fettgewebsnekrose des Rindes ist noch nicht schlüssig geklärt; offenbar können verschiedene Ursachen letztendlich zu gleichartigen geweblichen Veränderungen führen. Untersuchungen an isolierten Adipozyten von gemästeten Färsen mit FN ergaben u. a., daß sie, im Vergleich zu denen gesunder Rinder gleicher Herkunft, einen größeren Umfang hatten und eine höhere lipolytische Aktivität aufwiesen (TAKAMOTO et al., 1996); andere Autoren haben im veränderten Fettgewebe einen vermehrten Gehalt an langkettigen gesättigten und ungesättigten Fettsäuren sowie einen zehnfach höheren Cholesteringehalt festgestellt. Darüber hinaus wurden weitere Befunde erhoben, die erkennen lassen, daß der FN eine Störung des zellulären Fettstoffwechsels vorangeht, in deren Gefolge es zur Ausfällung der Kalziumsalze der Fettsäuren kommt. Das veränderte Fett wird dann wie ein Fremdkörper bindegewebig abgekapselt und verfällt zunehmend der Verkalkung. Bevorzugte Lokalisationen sind das Mesenterium von Dünn- und Dickdarm, das große Netz, v.a. in Labmagennähe, das Fett des Nierenlagers sowie das periproktale Beckengewebe; die Fettpartien in Brustraum und Unterhaut werden seltener erfaßt.

Unter den verschiedenen Ursachen, die als Auslöser der FN diskutiert werden, ist mehreren gemein, daß sie zu Störungen der Mikrozirkulation im Fettgewebe führen. So dürften im einfachsten Fall für die gelegentlich von Trächtigkeitsuntersuchungen oder Besamungen festzustellenden Knoten im periproktalen Beckengewebe Druckschäden bei der Kalbung verantwortlich zu machen sein. (Diese Knoten scheinen, im Gegensatz zu den anderweitigen, allmählich wieder abgebaut zu werden.) Die bei Festukose (Kap. 12.3.4) auftretende FN wird teils der vasokonstriktorischen, teils der Hyperthermie erzeugenden Wirkung des Pilztoxins zugeschrieben. In der Pathogenese der mit Obesitas assoziierten FN könnten sowohl lokale Prozesse (Verklumpung der überdehnten Fettzellen mit nachfolgender Zirkulationsstörung) als auch systemische Störungen des Fettstoffwechsels (Ketose, Fettleber, Hypothyreose u.a.) eine Rolle spielen. Ätiologische Bedeutung wird auch der mehrmals nachgewiesenen Verminderung der Selenkonzentration des Blutes beigemessen. Weiterhin werden folgende auslösende oder prädisponierende Einflüsse diskutiert: hoher Gehalt des Futters an langkettigen gesättigten Fettsäuren, deren Estern oder an Stickstoff, fieberhafte Primärleiden (Retikuloperitonitis, Abomasoenteritis), genetische Prädisposition, endokrine Einflüsse u.a.m. Für eine ursächliche Bedeutung von Pankreasläsionen ergaben sich beim Rind keine Hinweise.

Symptome: Bei *akuter Fettnekrose* sind unter dem serosalen Überzug der abdominalen Fetteinlagerungen kleine oder größere Gruppen von linsengroßen weißlichen Herden zu erkennen; das umgebende Fett ist gelbbraun und weich. Derartige Veränderungen zeigen sich gelegentlich bei der Operation von ketotischen Kühen mit linksseitiger Labmagenverlagerung; sie haben nur z.T. progredienten Charakter. Bei stark verfetteten Kühen sind im Frühstadium der FN zuweilen hühnerei- bis faustgroße, zunächst noch weiche Knoten in der Unterhaut am Schwanzansatz (Abb. 6-277), an der Brustwand und anderen Körperregionen sowie in den abdominalen Fettlagern festzustellen; der Appetit ist noch erhalten, die Milchleistung gemindert.

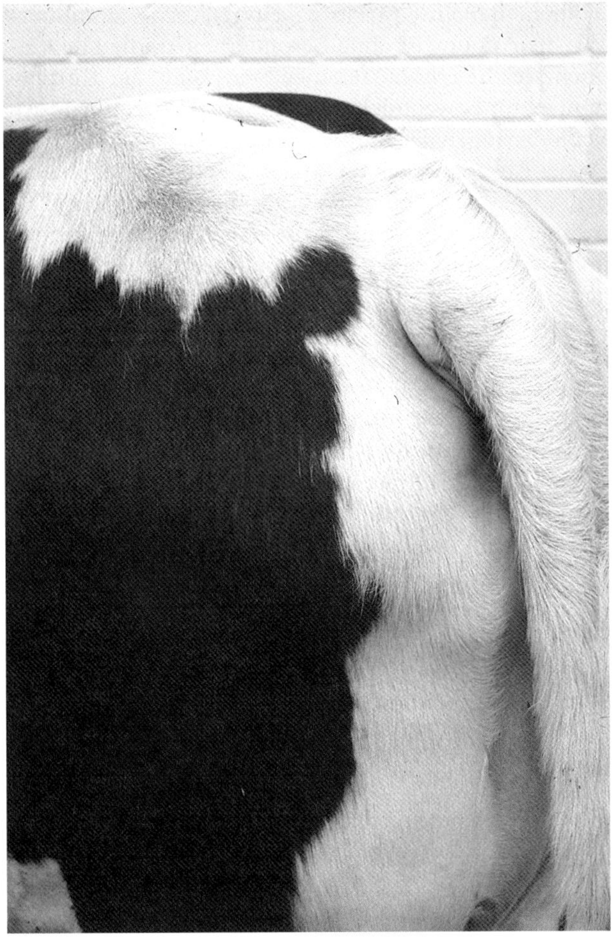

Abbildung 6-277 Knotige subkutane Fettgewebsnekrose in der Umgebung des Schwanzansatzes bei einer Kuh

Das Krankheitsbild der *fortgeschrittenen Liponekrose* variiert zwar je nach Sitz und Ausmaß der im Einzelfall vorliegenden Veränderungen, die Erscheinungen deuten jedoch fast immer auf eine gastrointestinale Störung hin. Meist beginnt die Erkrankung mit teils rasch, teils allmählich zunehmender Inappetenz und Gewichtsverlust, bei Bullen zudem mit Nachlassen von Spermaqualität und Libido, bei Kühen mit Brunstschwäche und Umrindern. Später können sich Durchfall mit Blutabgang, Verstopfung und Pressen auf den Kot, Einengung des Rektums, seltener intermittierende Kolik (Ileussymptome) hinzugesellen; die Ausscheidungen mancher Patienten bleiben dagegen völlig normal. Die Vormagentätigkeit ist gewöhnlich unterdrückt, oft zeigt sich rezidivierende Tympanie, mitunter sind an der rechten, ventral leicht vorgewölbten Bauchwand Flüssigkeitsgeräusche auskultierbar; die Atmung ist ohne Besonderheiten, die Herzfrequenz leicht erhöht, seltener bradykard; die Körpertemperatur bewegt sich meist innerhalb der Norm. An Veränderungen der Blutbestandteile zeigen sich je nach Phase: Anstieg (oder Abfall) des Gesamt-Lipidgehaltes, der Cholesterin- und Triglyzeridkonzentration, Zunahme der Lipoprotein-Lipase- und der CK-Aktivität im Plasma, Anstieg der β_2-Globulinfraktion bei verringertem Albumingehalt, mäßige Leukozytose.

■ **Verlauf, Beurteilung:** Die in Netz oder Darmgekröse lokalisierten Fettnekrosen scheinen gewöhnlich progressiv zu sein (zumindest deren Fibrosierung und Verkalkung) und nach kürzerer oder längerer Dauer zu klinisch manifesten Auswirkungen zu führen; die periproktalen Knoten können dagegen jahrelang ohne nachteilige Folgen bestehen bleiben. Sobald die ersten Funktionsstörungen auftreten, ist mit Abmagerung und fortschreitender Verschlechterung des Allgemeinzustandes zu rechnen.

■ **Diagnose, Differentialdiagnose:** Im Frühstadium fallen bei der rektalen Bauchhöhlenexploration voluminöse weiche Massen im Becken, perirenal und am Dickdarm auf; später sind perirenal, periproktal, im Gekröse des Mastdarmes oder/und im rechten ventralen Bauchhöhlenquadranten haselnuß- bis mannskopfgroße, harte, uneben-höckerige Neubildungen zu palpieren. Mitunter ist der Enddarm eingeengt. Bei negativem Rektalbefund können Sonographie, Bauchhöhlenpunktion, Radiologie und möglicherweise die Endoskopie weiterhelfen, andernfalls die diagnostische Laparotomie. *Differentialdiagnostisch* kommen in erster Linie Mesotheliose (Kap. 6.15.6), tumoröse Leukose (Kap. 3.13.1), Abszesse (Kap. 6.15.2), ausnahmsweise verkalkte Mesenteriallymphknoten sowie echte Lipome in Betracht.

■ **Behandlung, Prophylaxe:** Aus Japan wird über therapeutische Erfolge mit Isoprothiolan (50 mg/kg LM oral, 8 Wochen) bei Kühen (Alter 2–13 Jahre) mit rektal palpierbarer Fettnekrose (ohne klinische Erscheinungen) berichtet. Nach 12 Wochen waren die nekrotischen Herde bei 35 von 51 Probanden (68%) reduziert oder nicht mehr zu ertasten; nach 1 Jahr war der rektale Befund bei 21 von 22 untersuchten Rindern gebessert oder negativ. Isoprothiolan (Di-isopropyl-1,3-dithiolan-2-ylidenemalonat) diente anfänglich als Fungizid/Herbizid; es soll das Verhältnis von gesättigten zu ungesättigten Fettsäuren im Fettgewebe beeinflussen; ein Derivat (Malotilat) wird in der Leberzirrhose-Therapie beim Menschen eingesetzt. Weiterhin ist ein Nebenprodukt der Sojaöl-Extraktion (»Soysterol«) in einer Menge von 7,5–30 g oral bei Bullen mit rektal diagnostizierter Fettnekrose mit Erfolg angewandt worden (Japan). Eine leichte Besserung ließ sich auch mit »Phytosterol« (versch. Sterine; 7,5 g/Tier/d, 8 Wochen) erzielen (Japan). Die Wirksamkeit von Selen und Vitamin E wird unterschiedlich beurteilt. Im Falle einer Bestandsenzootie in einem Neuland-Gebiet in Oberägypten konnte das Auftreten der FN durch kontinuierliche Zufütterung von Na-Selenit (30 mg pro adultes Rind/d, entsprechend [8–]10 mg Selen, über 8 Wochen) unterbrochen werden, während die Probanden der unbehandelten Gruppe weiterhin erkrankten. Nach Umstellung der Tränke von Grundwasser auf Oberflächenwasser (aus dem Nil) und Absetzen der Se-Supplementierung traten bislang (1998–1999) keine weiteren Erkrankungen an FN mehr auf.

Ein an chronischer FN leidender Besamungsbulle mit rezidivierender Tympanie konnte durch Anlegen einer temporären Pansenfistel (2–3 Monate) fast ein Jahr in gutem Allgemeinzustand gehalten werden. Die mit Festukose einhergehende FN soll nach Absetzen des inkriminierten Futters Tendenz zur Rückbildung zeigen. Ebenso ist in anderen Fällen von möglicherweise alimentär bedingter FN zu verfahren.

■ **Sektionsbefund:** Bei akuter FN sind im warmen Zustand des Gewebes an den genannten Lokalisationen klar sichtbare etwa linsengroße weißliche Herde in kleinen oder größeren Gruppen zu beobachten, hauptsächlich in Mesenterium und Netz. Wenn das Fett erkaltet, treten sie nicht mehr so deutlich hervor, jedoch kann sich eine gelbbraune Verfärbung des umschließenden Fettes zeigen. Im chronischen Stadium finden sich im normalen Fett umschriebene harte weißgelbe, von Bindegewebssträngen durchzogene und mitunter verkalkte Massen (Abb. 6-278, 6-279).

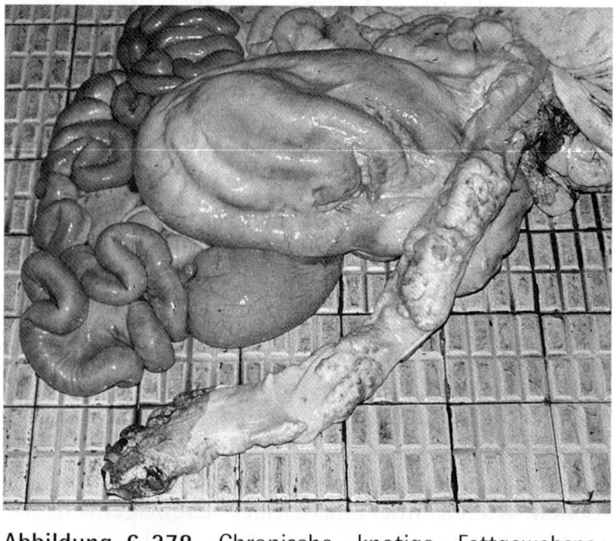

Abbildung 6-278 Chronische knotige Fettgewebsnekrose im Gekröse von Rektum und Kolonscheibe

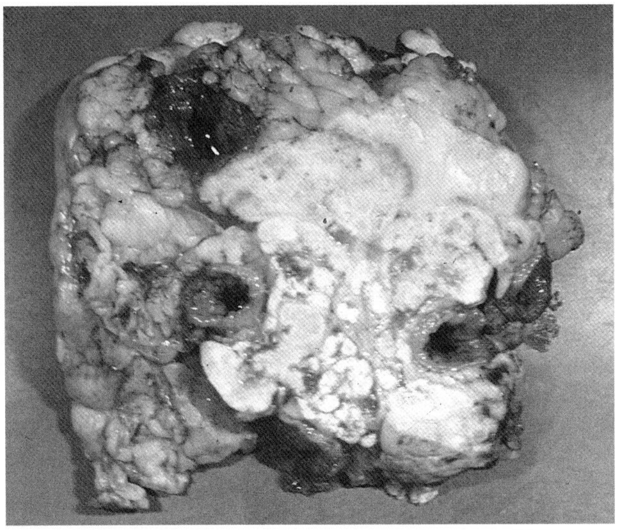

Abbildung 6-279 Hartes denaturiertes und bindegewebig durchwachsenes Fettgewebe umschließt die Kolonschlingen in der Darmscheibe eines Deckbullen

6.15.6 Geschwülste und Mißbildungen von Gekröse und/oder Bauchfell

G. Dirksen

■ *Mesotheliose:* Vom Mesothel, dem einschichtigen mesenchymalen Plattenepithel der serösen Häute ausgehende gut- oder bösartige multiple Geschwülste *(Mesotheliome)* des parietalen und viszeralen Bauchfells (Abb. 6-280).

➤ Abdominale Mesotheliose kommt sowohl bei Feten und jungen Kälbern als auch beim erwachsenen Rind vor und ist meist mit vermehrter Flüssigkeitsansammlung (Aszites) verbunden, was bei Feten zu erheblicher Geburtsbehinderung führen kann. Das Leiden hat insofern erhöhtes Interesse gewonnen, als beim Menschen ein gesicherter Kausalkonnex zu vorausgegangener Asbestexposition besteht und sich auch entsprechende Hinweise bei regional gehäuftem Auftreten der Mesotheliose beim Rind ergeben haben. Gewöhnlich wird auch die Serosa von Hodensack und Hoden einbezogen, und gelegentlich sind die regionalen Lymphknoten mitbetroffen; Metastasierung zu Pleura oder Perikard oder deren selbständige Erkrankung sind jedoch selten.

➤ Die äußeren *Symptome* entsprechen weitgehend denen der Bauchwassersucht (Kap. 6.15.3). Ferner zeigen sich Freßunlust, Entwicklungshemmung oder schlechter Nährzustand, zurückgehende Milchleistung, schließlich Durchfall, Kreislaufstörung und Hinfälligkeit.

➤ *Diagnostische Hinweise* ergeben sich bei Kälbern aus der tiefen Bauchhöhlenpalpation (knotenbesetztes Bauchfell, Fluktuation), bei männlichen Tieren aus der Betastung des Skrotums (Knötchen, Flüssigkeit) und bei erwachsenen Rindern aus der rektalen Bauchhöhlenexploration: multiple flache bis rundliche, mitunter gestielte Knoten auf parietalem und viszeralem Peritoneum, Aszites. Punktat: geblichorange, getrübt, geruchlos, spezifisches Gew. 1012–1030, Zellgehalt 1000–6000/µl, Erythrozyten, Leukozyten, »schaumige« Makrophagen. Ätiologische Klärung durch histologische Untersuchung einer Gewebeprobe. *Differentialdiagnostisch* sind Serosentuberkulose (»Perlsucht«, Kap. 12.2.6), Fettgewebsnekrose (Kap. 6.15.5), lymphatische Leukose (Kap. 3.1.3.1) sowie andersartige Geschwülste zu berücksichtigen (s. auch Aszites, Kap. 6.15.3). Zur *ätiologischen Klärung* und *Vorbeuge,* aber auch wegen der möglichen Gefährdung von Menschen, sollten Umwelt, Futter und Tränke der Tiere auf etwaige Verunreinigung mit tumorgenen Asbestarten überprüft werden.

■ *Sonstige Geschwülste: Lipome* oder andersartige Tumoren können, wenn sie gestielt sind, Darmabschnitte strangulieren und Ileussymptome auslösen. Durch frühzeitige Laparotomie und Resektion läßt

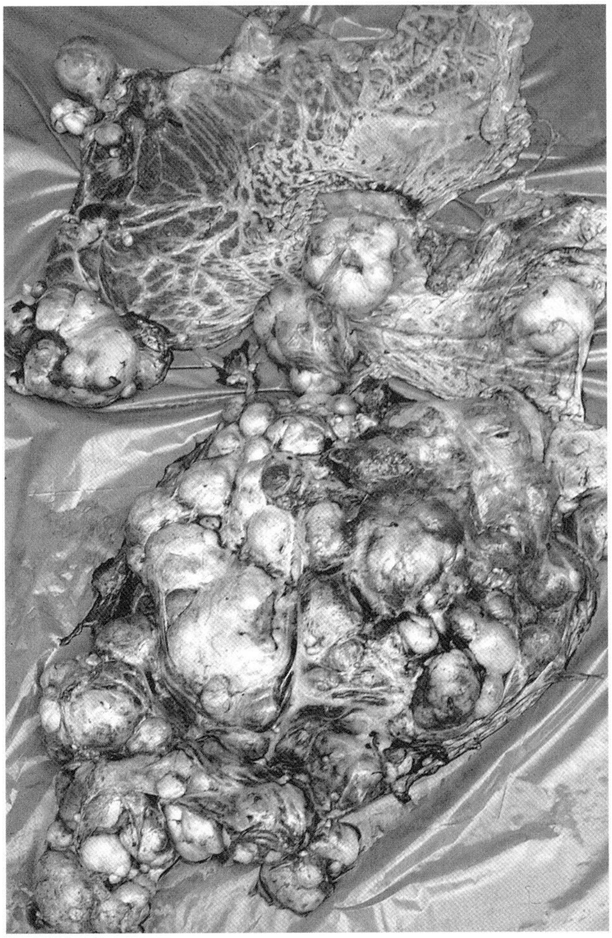

Abbildung 6-280 Mesotheliose des viszeralen Bauchfells bei einem Kalb

sich solch ein Ileus mitunter relativ einfach beheben (Kap. 6.10.5), bei breitflächig aufsitzenden Neubildungen ist jedoch oft keine Behandlung möglich.

Mißbildungen des Gekröses sind in Verbindung mit den verschiedenartigen Darmmißbildungen zu beobachten (Kap. 6.10.14); ferner kommen Anomalien der Mesenterialgefäße vor.

6.15.7 Nabelentzündung

Definition, Formen: I. d. R. postnatale, ausnahmsweise intrauterine Infektion und Entzündung des perivaskulären Gewebes oder/und eines oder mehrerer Gefäße (inklusive Harngang) der Nabelschnur. Dementsprechend werden folgende Formen unterschieden: *Omphalitis* (Entzündung der außerhalb des Nabelringes gelegenen subkutanen Teile, oft mit Abszeßbildung/*O. apostematosa*), *Omphalophlebitis/Omphaloarteriitis* (aszendierende Infektion mit Enzündung der Nabelvene bzw. einer oder beider Nabelarterien), *Urachitis* (eitrige Entzündung des Harnganges, ohne oder mit Beteiligung der Blase/*Urachocystitis*). Die Prozesse können nebeneinander auftreten *(Omphalovasculitis multiplex)* und mit Fistelbildung einhergehen. Je nach Art und Ausmaß der krankhaften Veränderungen und etwaiger Komplikationen wird das Allgemeinbefinden der Tiere m. o. w. in Mitleidenschaft gezogen. *Andere Bezeichnungen:* navel ill, umbilical mass.

Anatomie, Physiologie: Der von der Amnionscheide umhüllte Nabelstrang enthält die beiden Nabelarterien, die beiden Äste der Nabelvene und den Harngang (Abb. 6-281). Über die aus den Aa. iliacae internae abzweigenden Aa. umbilicales wird sauerstoffarmes Blut zur Plazenta geleitet und nach Anreicherung mit Sauerstoff und Nährsubstraten über die V. umbilicalis der fetalen Leber, teils über den Ductus venosus Arantii unmittelbar der hinteren Hohlvene zugeführt. Der Urachus verbindet fetale Harnblase und Allantois.

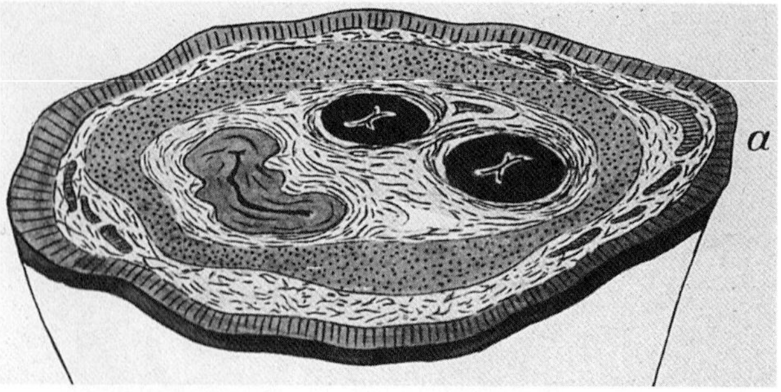

Abbildung 6-281 Querschnitt durch den Nabel eines Kalbes auf der Höhe des inneren Nabelringes (schematisch): gestrichelter Ring = äußere Haut; gepunkteter Ring = fibröser Trichter; gewellter Ring innen links = Nabelvene; schwarze Kreise = Nabelarterien; dahinter trichterförmiger heller Ring = Urachus (Fischer, 1932; Ausschnitt)

➤ Für die Entstehung von Nabelerkrankungen sind die nachfolgend skizzierten anatomischen und topographischen Charakteristika der Nabelgefäße sowie ihr Verhalten bei und nach der Abnabelung von Bedeutung (Abb. 6-282): Die beiden *Venen des Nabelstranges* vereinigen sich kurz vor Passieren des Nabelringes zur einheitlichen Nabelvene, deren Adventitia fest mit dem Nabelring verwachsen ist; intraabdominal wird sie von einer Bauchfellduplikatur umschlossen, dem späteren Lig. falciforme; sie selbst obliteriert nach der Ruptur zum Lig. teres. Bis zu ihrer Vereinigung sind die beiden Venen ähnlich wie Arterien gebaut; erst wenn sie sich verbunden haben, nimmt das

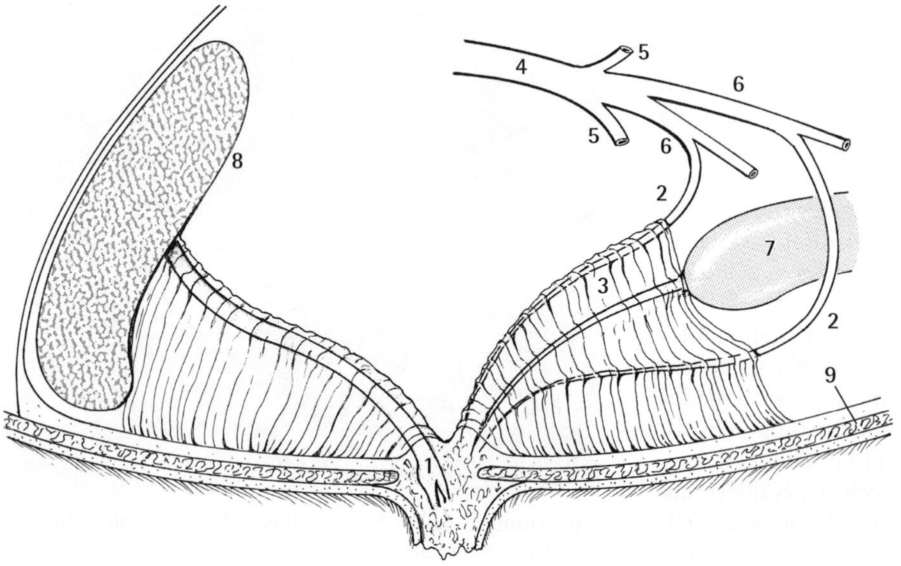

Abbildung 6-282 Nabelgefäße des Kalbes nach dem Abnabeln (schematisch): 1 = V. umbilicalis; 2 = Aa. umbilicales; 3 = Urachus; 4 = Aorta abdominalis; 5 = Aa. iliacae externae; 6 = Aa. iliacae internae; 7 = Harnblase; 8 = Leber; 9 = M. rectus abdominis

Gefäß die venentypische Bauart an und erweitert sich oberhalb der Anheftung im Nabelring zu einem kleinen Sinus (Fischer, 1932). *Arterien* und *Harngang* sind bis in den Nabelring hinein nur locker mit dem umgebenden Bindegewebe verbunden und daher recht beweglich. Der *Urachus* bildet zusammen mit den Arterien, denen er außen anliegt, eine Gruppe, die intraabdominal von einer gemeinsamen Bauchfellverdoppelung umhüllt wird; sie bildet später das Lig. vesicae medianum bzw. die Ligg. vesicoumbilicalia.

➤ Die *Nabelarterien* zeichnet (nach Fischer, 1932) eine kräftige Muskelschicht aus, deren Fasern überwiegend zirkulär und teils maschenartig angeordnet sind; innen folgt eine Tunica elastica interna, so daß sich zum Lumen hin wulstartige Vorwölbungen bilden, die bei der Kontraktion des Gefäßes seine Lichtung verschließen. Der Urachus besitzt ebenfalls eine kräftige Muskularis, deren Bündel longitudinal verlaufen; seine bindegewebige Adventitia enthält elastische Fasern.

➤ Bei ungestörtem Geburtsverlauf zerreißt die Nabelschnur bzw. die Amnionscheide oft schon intravaginal während des Austreibens der Frucht oder kurz danach, und zwar etwa 1 Handbreite distal der häutigen Nabelöffnung. In diesem Bereich besteht eine histologisch meßbare Verdünnung der Arterienwand, die als Prädilektionsstelle für den natürlichen Riß der Gefäße interpretiert wird. Infolge der daraufhin einsetzenden Kontraktion der Gefäßmuskulatur gleiten die Aa. umbilicales weit in die Bauchhöhle zurück. Die beiden Nabelstrangvenen zerreißen meist unmittelbar vor ihrer Vereinigung im Nabelring, d. h. im Bereich der geweblichen Umbauzone (s. o.). Gewöhnlich verbleiben 1–2 cm lange zerfaserte Stümpfe, die von Blutthromben verschlossen werden. Der Urachus reißt offenbar in der Mehrheit in Höhe des Nabelringes und retrahiert ebenfalls – zusammen mit den Arterien – in das Abdomen. Zugleich schließt sich seine offene Verbindung zur Harnblase. Im Lauf der ersten Lebenswoche zieht sich der Hautnabel zusammen, und die anfangs feuchte Amnionscheide verfällt der Mumifikation.

Vorkommen: Das Leiden tritt meist sporadisch, seltener enzootisch auf und zeigt sich in akuter Form vornehmlich bei Kälbern in den ersten 6 Lebenswochen; ein Teil der Fälle wird erst später, etwa bis zum Alter von einem Jahr, diagnostiziert; mitunter (bei etwa 25 %) besteht zugleich ein Nabelbruch. In mehreren Kasuistiken (Kliniken) sind männliche Tiere häufiger vertreten als weibliche. Prädisponierend wirken ungünstige Umweltverhältnisse (unsaubere Stallungen, Vernachlässigung der Geburts- und Nabelhygiene, gegenseitiges Besaugen des Nabels, Ernährungsmängel beim Muttertier), Nabelblutungen und mangelhafte Retraktion der Nabelgefäße nach Schwergeburten, zu kurze (manuelle) Durchtrennung der Nabelschnur, ein weiter Nabelring (Unreife, Veranlagung), ein »anormal« dicker Nabelstrang (unklarer Genese) sowie unzureichende Kolostrumversorgung. Im Durchschnitt dürften etwa 5 % der Neugeborenen an Nabelentzündung erkranken.

Ursache, Pathogenese: Das feuchte, weiche, mit Blutkoagula bedeckte Gewebe des Nabelstranges bildet ebenso wie die Blutgerinnsel in den Gefäßstümpfen einen guten Nährboden für aus der Umgebung einwandernde Keime; auch hämatogene Infektionen sind möglich. Sie rufen eine akute Entzündung des subkutanen Gewebes im Bereich des Hautnabels (phlegmonöse/abszedierende Omphalitis) oder/und eine aszendierende eitrige Vaskulitis hervor. Haupterreger ist *A. pyogenes*, jedoch wurden auch – allein oder in Kombination – *Streptococcus* spp., *Staphylococcus* spp., *F. necrophorum, Pasteurella* spp., *Proteus* spp., *Bacteroides* spp. und *E. coli* isoliert. Nebenbei sei erwähnt, daß derartige Nabelinfektionen Wegbereiter für *Cl. tetani* sein können.

In der *Nabelvene* aszendierende Infektionen (Abb. 6-283) können, sofern nur der periphere Teil betroffen ist, zu einer chronischen fistulösen Eiterung aus dem geschwollenen Hautnabel führen, einen intravaskulären abgekapselten Abszeß hervorrufen oder kranialwärts in die Leber einwandern und dort einzelne umschriebene oder multiple kleinherdige Abszesse verursachen; über die Lebervenen und den D. venosus können die Keime in den Blutkreislauf gelangen.

Aus den überwiegend einseitig auftretenden *Omphaloarteriitiden* (Abb. 6-254) entwickelt sich oft ein kaudorsal im Abdomen gelegener Abszeß, der gewöhnlich umfangreiche peritoneale Verwachsungen mit den benachbarten Organen (insbesondere Urachus) auslöst. Werden auch die Aa. iliacae oder die Bauchaorta einbezogen und durch Thromben verschlossen, so hat das Zehengangrän an den Hintergliedmaßen zur Folge.

Auch die aufsteigende Infektion des *Urachus* (Abb. 6-284) zieht häufig eine (meist bis zum Blasenpol reichende) Abszeßbildung mit kollateraler Entzündung nach sich. In anderen Fällen kommt es zu einer eiternden Nabelfistel oder zum Offenbleiben des Harnganges (Vesikoumbilikalfistel/*Urachus patens*; bayerisch »Nabelpiesler«) mit Blaseninfektion *(Urachocystitis)*. Findet der Urin aus dem persistierenden Harngang keinen Abfluß, so entwickelt sich eine *Urachuszyste*. Nicht selten werden gleichzeitig mehrere oder alle Nabelgefäße *(Panvasculitis)* betroffen.

Nach Befunden an hospitalisierten Kälbern sind Nabelentzündungen je zur Hälfte extra- oder intraabdominal lokalisiert; unter letzteren wurden am häufigsten Omphalophlebitiden vor Urachitiden, komplexen Vaskulitiden und Omphaloarteriitiden beobachtet. Sowohl von den äußeren als auch von den

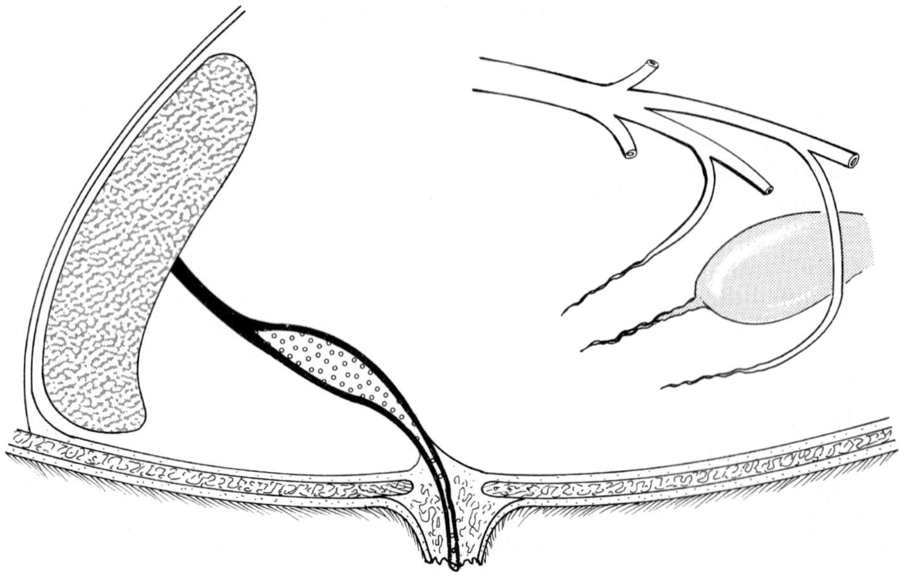

Abbildung 6-283 Eitrig fistulierende Nabelvenenentzündung (Omphalophlebitis purulenta; schematisch)

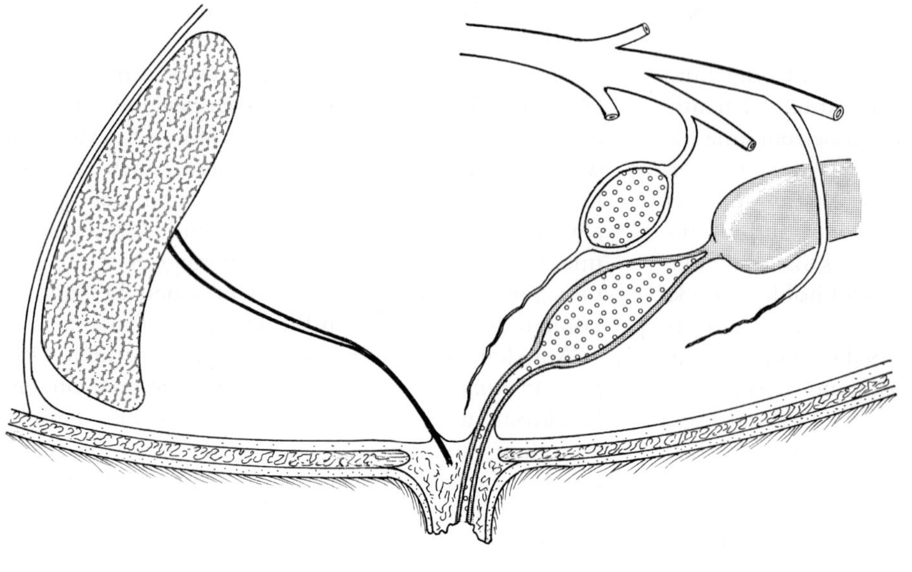

Abbildung 6-284 Eitrig-fistulierende Urachitis und abszedierende Nabelarterienentzündung (Urachitis et omphaloarteriitis purulenta; schematisch)

inneren Nabelentzündungen aus können Erreger zu anderen Körperorganen (Lunge, Gelenke, Leber, Nieren) verschleppt oder Allgemeininfektionen ausgelöst werden; derartige Komplikationen kommen jedoch am häufigsten in Verbindung mit den intraabdominal gelegenen Eiterungsprozessen vor.

■ **Symptome, Verlauf:** Teils werden die Patienten vorgestellt, weil dem Tierhalter die Umfangsvermehrung des Nabels und die aufgekrümmte Körperhaltung aufgefallen sind, teils weil sie verminderten Appetit, mangelhafte Entwicklung oder gar auf Lungen- oder Gelenkerkrankung hinweisende Symptome zeigen (Abb. 6-285). Palpatorisch erscheint der akut entzündete verdickte Nabel vermehrt warm, auf Druck schmerzhaft und entweder diffus teigig bis derb, fluktuierend oder von einem derben druckempfindlichen Strang durchzogen; die Nabelhaare sind im fortgeschrittenen Stadium oft durch übelriechenden Eiter verklebt, der sich auch aus der auf der Kuppe befindlichen Fistelöffnung herauspressen läßt. Bei Vorliegen einer Vesikoumbilikalfistel entleert sich hier mit Eiterflocken durchsetzter trüber Harn, und oft zeigen derartige Patienten Harnzwang und/oder Pollakisurie. Mit fortschreitender Krankheitsdauer bildet sich in etwa einem Drittel der extraabdominalen Omphalitiden ein von einer festen Kapsel umschlossener Abszeß (Abb. 6-286), andernfalls eine indurierende Phlegmone. Die aszendierenden Infektionen nehmen oft einen subakuten bis chronischen Verlauf unter dem oben geschilderten pyämischen bzw. bakteriämischen Krankheitsbild. Ausnahmsweise können sichtbare Veränderungen der Nabelregion fehlen.

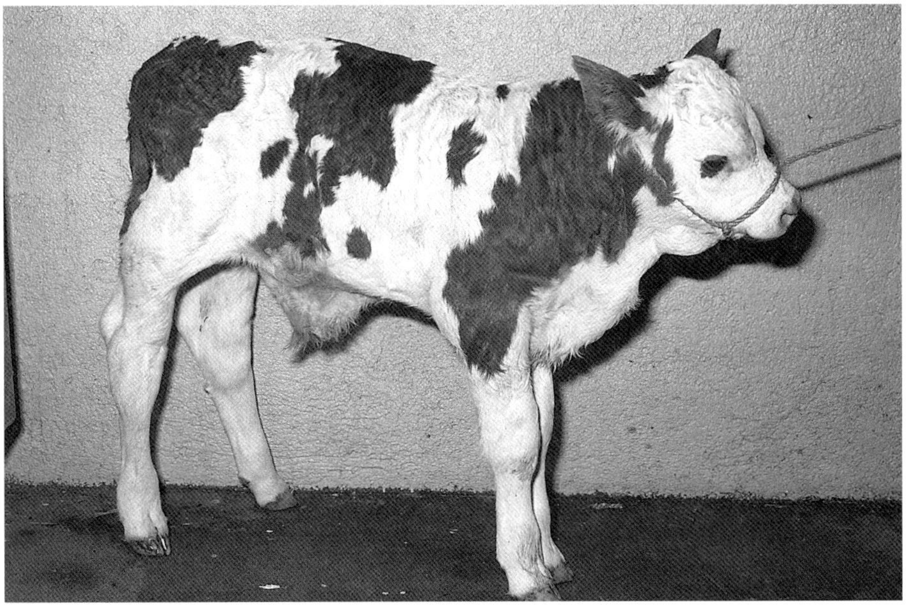

Abbildung 6-285 Fleckviehkalb mit Nabelabszeß

■ **Diagnose, Differentialdiagnose:** Besteht im Bereich des Nabels eine *umschriebene Umfangsvermehrung*, so wird sie auf Temperatur, Konsistenz, Schmerzhaftigkeit und Reponierbarkeit sowie auf Vorhandensein eines Nabel- bzw. Bruchringes geprüft. *Differentialdiagnostisch* lassen sich folgende Palpationsbefunde unterscheiden:

➤ derb, dickwandig (teils mit umschriebenem weichen bis fluktuierenden Bezirk), schmerzhaft, zirkuläres Ödem an der Basis, nicht reponierbar: *Nabelabszeß* (mit beginnender Einschmelzung der Wand oder mit begleitender Hernie, Abb. 6-286);

➤ gummiartig-derb, schmerzhaft, nicht reponierbar, z. T. knirschend, wallartiger Ring an der Basis: *Nabelbruch mit eingeklemmten Eingeweideteilen*;

➤ weich, dünnwandig, nicht schmerzhaft, derber Ring an der Basis, derber nicht vollständig reponierbarer Knoten am Pol: *Nabelbruch mit narbiger Verwachsung des Inhalts oder kleinem Abszeß;*

➤ weich, dünnwandig, nicht schmerzhaft, leicht reponierbar, derber Ring an der Basis: *unkomplizierter Nabelbruch;*

➤ weich, dünnwandig, fluktuierend, nicht schmerzhaft, nicht reponierbar: *Nabelhämatom*.

➤ Im Zweifel ist die Klärung durch vorsichtige *Punktion* (sterile Kautelen, dünne Nadel) herbeizuführen (cave voreilige Inzision!). Weisen derartige Umfangsvermehrungen *eiternde Öffnungen* auf, so ist mit weicher Zinnsonde vorsichtig (Perforationsgefahr!) zu

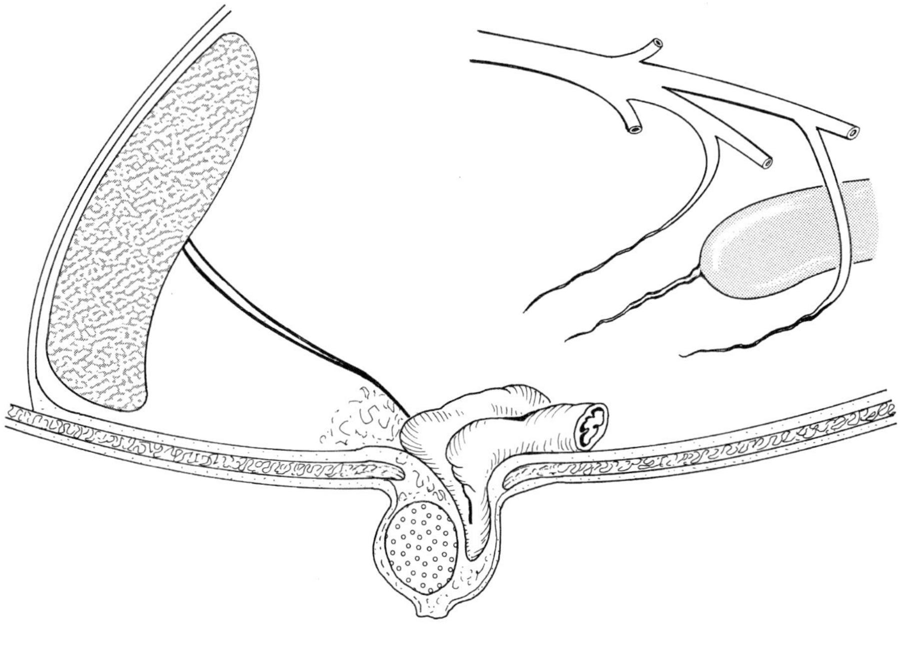

Abbildung 6-286 Nabelabszeß und Nabelbruch mit Darmvorfall (Omphalitis apostematosa, Hernia umbilicalis, Prolapsus intestini)

sondieren, ob es sich um ein infiziertes Nabelgefäß oder einen durchgebrochenen Abszeß handelt. Liegt daneben eine Hernie vor, so kann halbseitig ein Bruchring palpierbar sein; weitere Kombinationen verschiedenartiger Befunde sind möglich!

➤ Wesentlich für die Erkennung und Differenzierung der Nabelentzündungen ist die *tiefe Bauchhöhlenpalpation*. Sie kann zwar bei kleinen futterleeren Kälbern im Stehen vorgenommen werden, läßt sich jedoch besser an dem in rechte Seitenlage verbrachten Patienten durchführen (Abb. 6-287, 6-288). Dabei wird die Bauchdecke kranial und kaudal des Nabels entlang der Mittellinie mittels Zangengriff gefaltet und mit den Fingerspitzen geprüft, ob intraabdominale Stränge fühlbar sind. Ggf. werden sie eingehend darauf abgetastet, ob sie verdickt und verhärtet sind und wie weit sich etwaige Veränderungen vom Nabel aus nach vorn oder/und hinten ausdehnen. Das Durchtasten der fraglichen Region und die Identifizierung der dort befindlichen Gebilde läßt sich gewöhnlich dadurch erleichtern, daß der Untersucher mit der anderen Hand Gegendruck ausübt oder störende Eingeweideteile nach dorsal schiebt. Falls die bimanuelle Palpation durch erhöhte Bauchdeckenspannung erschwert wird, empfiehlt es sich, zuvor Xylazin (0,1 mg/kg LM i.m.) zu applizieren.

➤ Durch Instillation eines Kontrastmittels in fistulierende Gefäße oder Hohlräume lassen sie sich auch *röntgenologisch* darstellen, abszedierende Urachitiden sind teils mittels intravenöser Kontrasturographie erkennbar.

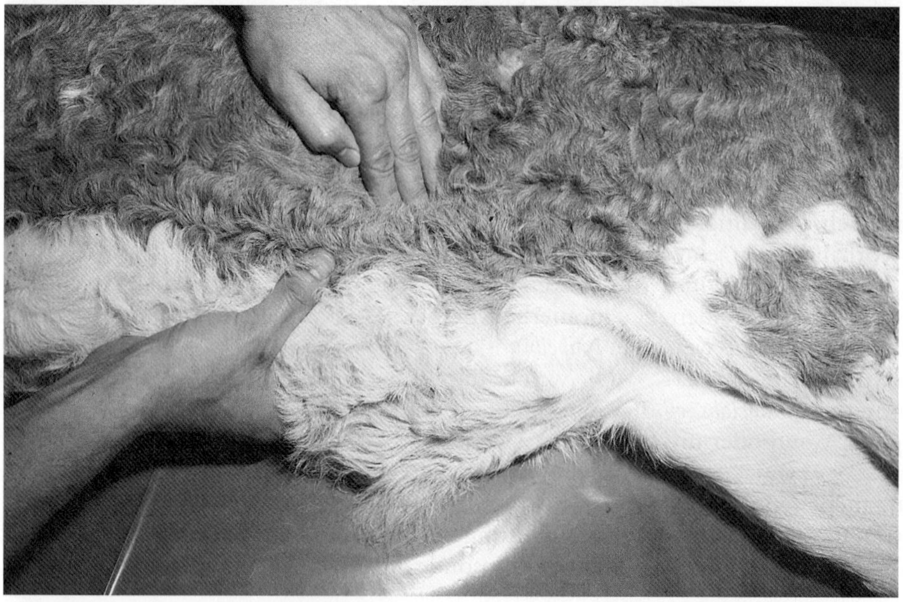

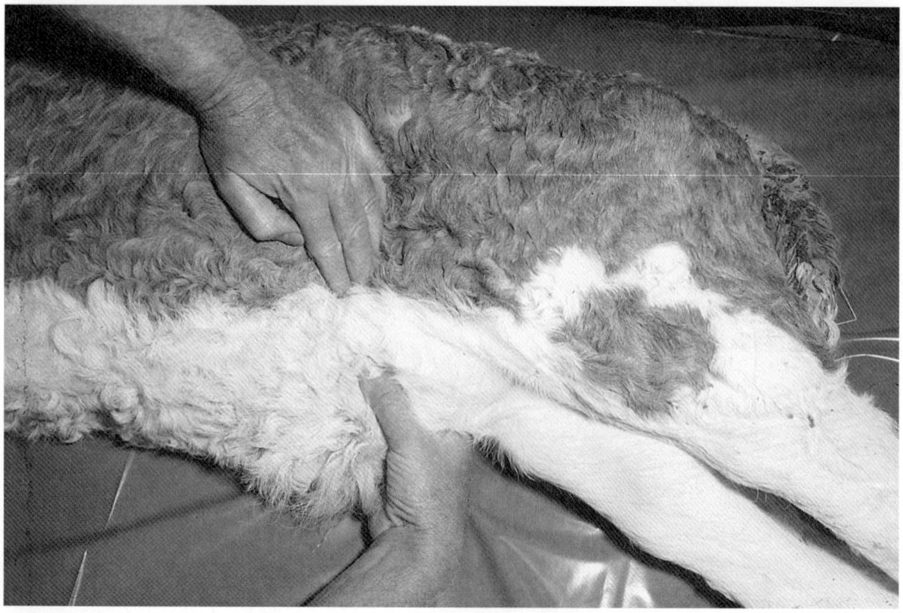

Abbildung 6-287, 6-288
Bimanuelle tiefe Palpation der Nabelvene (oben) sowie von Urachus und Nabelarterien (unten) zur Erkennung von aszendierenden Entzündungen der Nabelgefäße

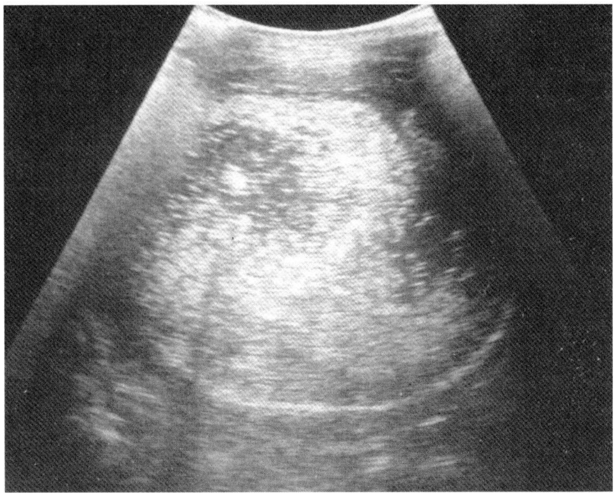

Abbildung 6-289 Sonogramm eines Nabelabszesses bei einem Kalb; oben Bauchwand, unten Abszeßwand, innen flockiger Eiter

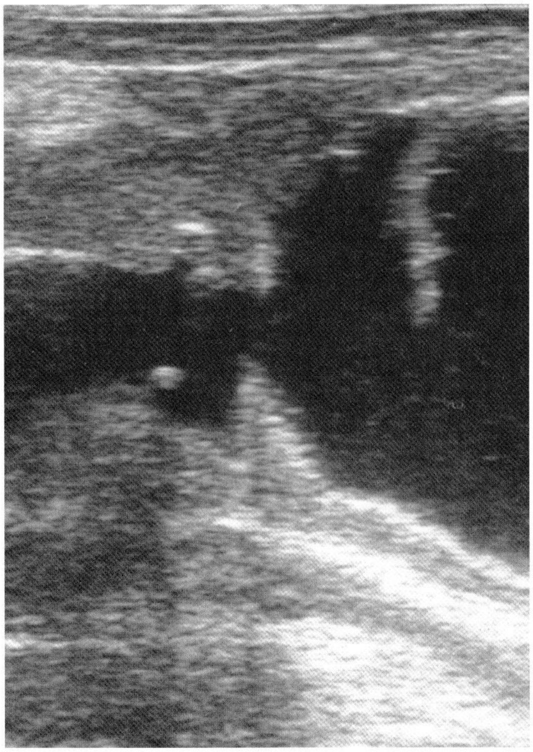

Abbildung 6-290 Urachozystitis: sonographischer Längsschnitt durch die offene Verbindung zwischen Urachus und Harnblase; Blasenschleimhaut offenbar lädiert

➤ Eine Erweiterung und Verbesserung der Diagnostik ist durch die *ultrasonographische Untersuchung* zu erzielen, insbesondere bei Patienten, bei denen die Abtastung der Bauchhöhlenorgane nicht möglich ist. Auf diesem Wege lassen sich in nicht reponierbaren extraabdominalen Umfangsvermehrungen z. B. Gefäßstümpfe, Urachuszysten, gekammerte Abszesse oder vorgefallene Darmteile darstellen und die Mitbeteiligung innerer Nabeleinrichtungen ausschließen (Abb. 6-289, 6-290). Krankhaft veränderte intraabdominale Nabelgefäße, auch palpatorisch nicht erfaßbare Arteriitiden, können häufig bis zu ihrem Ursprung verfolgt, ihr Umfang und Inhalt erkannt und die etwaige Einbeziehung von Leber, Blase und Peritoneum festgestellt werden. Der sonographische Befund erleichtert damit auch die Entscheidung über die evtl. einzuleitende Therapie und die Abschätzung der Erfolgsaussichten. Schließlich läßt sich auf diesem Wege auch der Heilungsverlauf kontrollieren (weitere Einzelheiten bei Braun, 1997).

➤ Von den *hämatologischen Befunden* können ausgeprägte Leukozytose und erhöhter Fibrinogengehalt auf umfangreiche Bauchhöhlenentzündung oder komplikative Organerkrankungen, im Verein mit Hyperbilirubinämie auf Leberbeteiligung hinweisen.

■ **Beurteilung:** Für extraabdominal gelegene Nabelentzündungen sowie für aszendierende Vaskulitiden mit palpatorisch klar abgrenzbaren intraabdominalen Veränderungen – ohne wesentliche Beeinträchtigung des Allgemeinbefindens oder Beteiligung anderer Organe – bestehen im allgemeinen gute Heilungsaussichten. Die Prognose verschlechtert sich aber fortschreitend bis zur Unheilbarkeit mit

– der Entwicklung von intraperitonealen perivaskulären Verwachsungen und Abszessen bis zur Bildung eines palpatorisch nicht mehr abgrenzbaren Konglobates,
– Übergreifen der Eiterung auf Leber oder Blase sowie Keimabsiedelung zu Lunge, Gelenken oder anderen Organen,
– Abmagerung und erheblicher Störung des Allgemeinbefindens.

Bei einem Teil der an fortgeschrittener Vaskulitis erkrankten Patienten ist selbst bei zunächst erfolgreicher Behandlung mit schlechter Entwicklung und Spätkomplikationen zu rechnen.

■ **Behandlung:** Vor dem Einleiten einer Behandlung sind Heilungsaussichten und -dauer sowie die Wirtschaftlichkeit zu beurteilen und mit dem Tierhalter zu besprechen. Es ist auch zu klären, ob er bereit und in der Lage ist, möglicherweise notwendige Nachbehandlungen zu übernehmen.

➤ *Konservative Therapie* kommt in Frage, sofern sich eine *Omphalitis phlegmonosa* noch in der Frühphase befindet. Dabei wird versucht, die Entzündung durch mehrtägige systemische antibakterielle Therapie und örtliche Hyperämisierung (z. B. Ichthyolsalbe 30%ig) zum Abklingen zu bringen. Nachkontrolle auf spätere Abszedierung, aszendierende Vaskulitis oder andere Folgekrankheiten erforderlich.

➤ *Teilchirurgisches Vorgehen* (Drainage ohne Laparotomie) ist angezeigt, wenn ein größerer *externer Abszeß* vorliegt, insbesondere, wenn ein Abszeß bereits zum Durchbruch neigt. Er wird am tiefsten Punkt gespalten, mit desinfizierender Lösung gespült, evtl. vorsichtig ausgeschabt und ein Drain (Gaze, Kunststoff) eingelegt. Um ein Rezidiv zu vermeiden, muß die Wunde so lange offengehalten und gespült werden, bis der Hohlraum gänzlich ausgranuliert ist. Kleine dickwandige Abszesse werden am besten in toto exzidiert (s. u.).

Eine *Drainagebehandlung* von fistulierenden Nabelgefäßentzündungen, insbesondere von Omphalophlebitiden, ist an mehreren Kälbern in der Weise vorgenommen worden, daß ein etwa 6 mm dicker, mit 4 Längsrillen versehener, 15–20 cm langer und an den Enden abgerundeter Stift aus Weichpolyäthylen nach Weiten der Fistelöffnung bis zum Ende des Gefäßes eingeschoben und dort 2–3 Wochen belassen wurde (Haltefäden an der Haut fixiert). Nach dieser Zeit hatten sich etwa vorhandene Eiteransammlungen entleert, und der Kanal schloß sich nach Entfernen oder Herausfallen des Stiftes meist innerhalb der folgenden 8 Tage (Clemente, 1985).

Von anderen Autoren wurden umfangreiche (Durchmesser > 10 cm), mit der Bauchwand fest verbundene intraabdominale Urachusabszesse (nach sonographischer Abgrenzung) zunächst perkutan gespalten und über längere Zeit gespült, um die spätere Resektion des zugehörigen Gefäßes zu erleichtern und das Infektionsrisiko zu vermindern.

➤ *Chirurgische Behandlung via Laparotomie:* Sie erfolgt i. d. R. am in Rückenlage fixierten und sedierten Patienten (Allgemeinnarkose, hohe Epidural- und Lokalanästhesie oder Neuroleptanalgesie mit Lokalanästhesie). Wesentlich für den Operationserfolg ist, daß alle Möglichkeiten genutzt werden, die das – v. a. von eiternden Fisteln ausgehende – Infektionsrisiko reduzieren: Reinigen des Nabels und Spülung mit antiseptischer Lösung am stehenden Tier am Tag vor der Operation, sorgfältige Vorbereitung des Operationsfeldes (Reinigung, Rasur, Spiritus, Jodtinktur), Verschluß der Nabel-/Fistelöffnung durch 2–3 Perlonhefte mit separaten Instrumenten und Handschuhen, danach nochmalige Jodierung. Bei männlichen Tieren muß auch die Präputialöffnung gereinigt und jodiert werden; ferner ist zu berücksichtigen, daß während der Operation Harn ausfließen kann und dieser Möglichkeit mittels undurchlässiger Abdeckung und geeigneter Schnittführung vorzubeugen. Tunlichst schon ante operationem mit systemischer Antibiose beginnen.

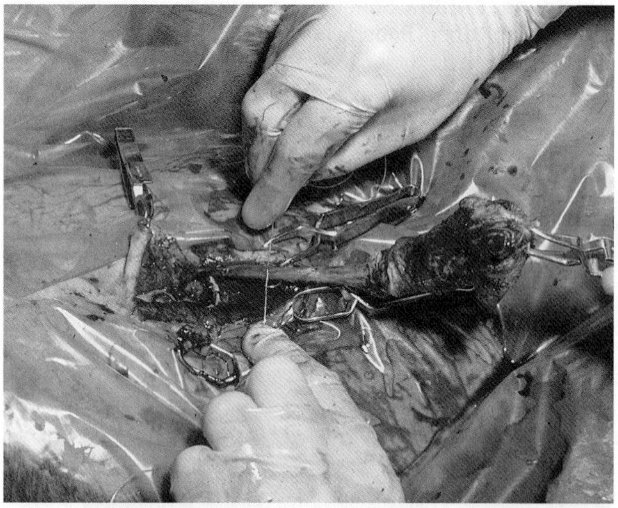

Abbildung 6-291 Omphalophlebitis purulenta: Die eitrig entzündete Nabelvene ist aus der Bauchwand exzidiert und wird vor dem Absetzen im Gesunden ligiert

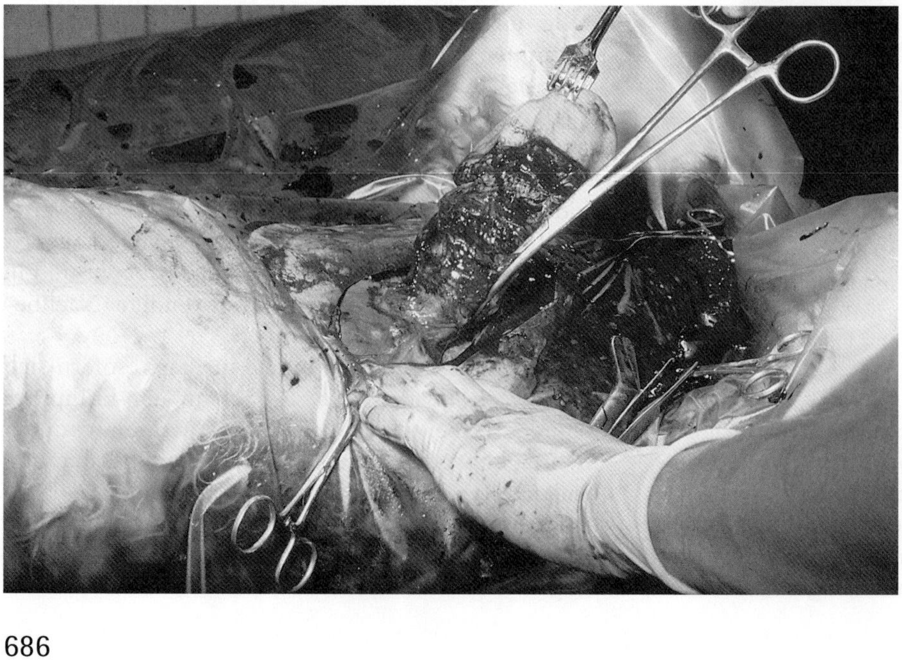

Abbildung 6-292 Nabelvenenabszeß: Die Venenvereiterung reicht bis in die Leber hinein, deren ventraler Rand sichtbar ist. Als Behandlungsversuch kommt nur das Einnähen des geöffneten Venenendes in die Bauchwand (»Abfistelnlassen«) in Frage

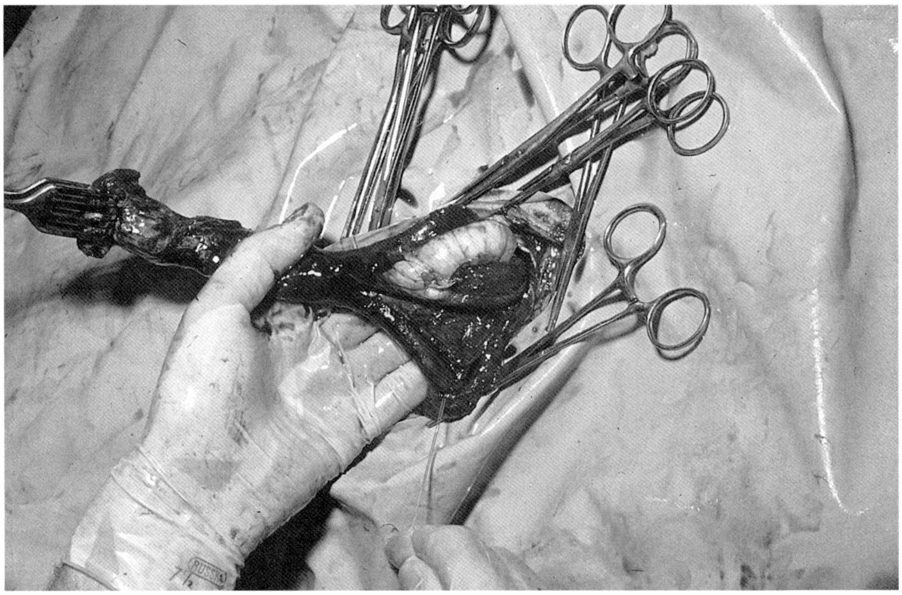

Abbildung 6-293 Eitrige Entzündung von Urachus und Nabelarterien: Aus der Bauchwand exzidierter Urachus samt den ebenfalls entzündeten Nabelarterien vorgelagert; eine Nabelarterie ist bereits ligiert. Die helle Umfangsvermehrung am Urachus ist darauf zurückzuführen, daß in die Nabelöffnung applizierte Antibiotikalösung durch die nekrotisierte Urachuswand bis unter das Peritoneum gelangt ist

›› *Omphalophlebitis:* Der Hautnabel wird ellipsenförmig umschnitten und die Inzision in der Mittellinie etwa 10 cm kranial weitergeführt. Nach Freipräparieren des Nabelstranges bis in die Nähe des inneren Nabelringes wird im Regelfall sodann die Bauchwand kranial des Nabels in einer Länge von etwa 4 cm durchtrennt und mit dem Zeigefinger die Nabelvene und die Nabelregion von innen her abgetastet. Danach wird der Nabelstrang zirkulär aus der Bauchwand exzidiert, etwaige peritoneale Verwachsungen werden stumpf oder durch Schaben mit der Messerspitze gelöst und, sofern der Befund es zuläßt, wird die freigelegte Vene im gesunden Bereich doppelt ligiert und reseziert (Abb. 6-291). Nach antibiotischer Versorgung Verschluß der Bauchhöhle durch Matratzennaht von Peritoneum und sehniger Bauchdecke mit starkem, gut gleitendem Kunststoffaden, Vernähen der Hautwunde unter Kammbildung und intrakutane Vereinigung der Hautkanten mittels Kürschnernaht. Die Naht wird mit einer geeigneten Paste, Salbe oder ähnlichem abgedeckt und der Patient auf trockener Einstreu gelagert; 3tägige systemische Antibiose.

››› Bei Vorliegen eines umfangreichen, bis an die Leber reichenden Venenabszesses (Abb. 6-292) kann versucht werden, die eitergefüllte *Vene* zu *extraperitonealisieren (Marsupialisation).* Hierzu wird die Laparotomiewunde bis in Nähe des Schaufelknorpels verlängert und die Vene dort mit Einzelheften in zwei Etagen an die Bauchdecke und das subkutane Gewebe geheftet; kaudal davon vereinigt man die Wundränder in einer Dreischichtennaht. Nach etwa 48 h kann der Nabelstumpf in ~ 5 mm Abstand von der Haut amputiert werden; anschließend tägliche Spülung (mittels Verweilkatheter oder Knopfkanüle mit PVP-Jod-Lösung 0,1%ig) bis 3 Tage lang klare Flüssigkeit austritt, was sich lange hinziehen kann. Nach Abheilung kann in einem zweiten Eingriff die Vene lebernah reseziert und eine etwaige Bauchhernie behoben werden (Steiner, 1993).

›› *Omphaloarteriitis, Omphalourachitis, Vesikoumbilikalfistel:* In derartigen Fällen wird der elliptische Zirkulärschnitt kaudal verlängert und zwischen Nabel und Beckenkamm in die Bauchhöhle eingegangen; bei männlichen Tieren legt man die kaudale Inzision paramedian vom Präputium und schiebt den Penis zur Seite. Auf die Endopalpation folgt die zirkuläre Exzision des Nabels und die Vorlagerung der intraabdominal gelegenen Teile (Abb. 6-293). Sind nur die Arterien betroffen, so werden sie so hoch wie möglich ligiert und abgesetzt. Die Entfernung des infizierten Urachus gestaltet sich, sofern er in ganzer Länge entzündet und vereitert ist, erheblich schwieriger. Er wird dann – nach Abtrennen der Arterien, mit denen er ein gemeinsames Gekröse hat – bis zu seinem Ursprung am Blasenscheitel freipräpariert. Erforderlichenfalls wird der Blasenpol mitexzidiert und die Öffnung sogleich in zwei Etagen (Kürschnernaht der Mukosa, fortlaufende Lembert-Naht von Muskularis und Serosa) verschlossen. Bauchwandverschluß und postoperative Maßnahmen wie zuvor beschrieben; hinsichtlich Drainagebehandlung von Urachusabszessen siehe oben.

■ **Prophylaxe:** Zunächst ist der Betrieb systematisch hinsichtlich der genannten Ursachen zu überprüfen und der Tierhalter auf etwaige Fehler hinzuweisen. Ferner ist er über die routinemäßige Nabelhygiene (Gebrauch von Plastikhandschuhen) und Nabeldesinfektion (z. B. mit einem PVP-Jod-Spray oder durch

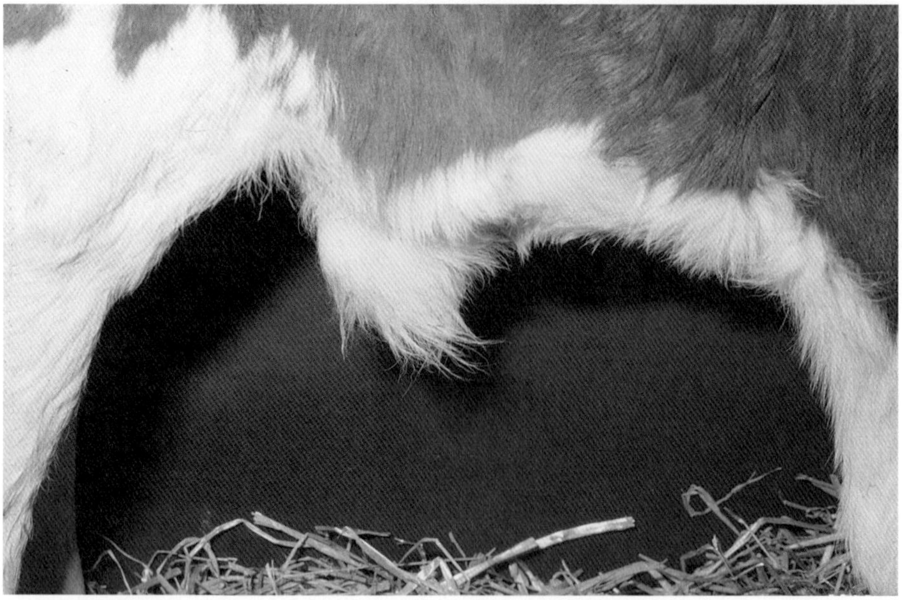

Abbildung 6-294 Kinderfaustgroßer Nabelbruch bei einem jungen Fleckviehkalb

»Nabeldippen«) zu informieren und dazu anzuhalten. Die Häufigkeit von abszedierenden und aszendierenden Nabelinfektionen läßt sich erheblich einschränken, wenn die mit dem Tränken betraute Person dazu bewogen werden kann, während der ersten 10 Lebenstage des Kalbes den Nabel regelmäßig, möglichst täglich, mit übergestreiftem Plastikhandschuh auf Umfangsvermehrung und Schmerzhaftigkeit abzutasten und ggf. umgehende Behandlung einzuleiten. Sofern die Nabelschnur unmittelbar am Hautnabel abreißt, was v. a. beim Auszug des Kalbes in Hinterendlage (auch beim Kaiserschnitt) vorkommt, hat sich das sofortige Vernähen der Hautöffnung mit Kürschnernaht bewährt (F. C. Tammen, 2000).

■ **Sektionsbefund:** Art und Vielfalt der möglichen Befunde wurden bereits in den vorangehenden Abschnitten beschrieben.

6.15.8 Nabelbruch, Nabelstrangbruch

■ **Definition:** Bei einem Nabelbruch *(Hernia umbilicalis)* gleiten Eingeweide (Teile von Netz, Darm oder Labmagen) durch einen unphysiologisch weiten Nabelring in den aus parietalem Bauchfell und äußerer Haut gebildeten kuppelförmigen Bruchsack. Als Nabelstrangbruch *(Hernia funiculi umbilicalis s. Omphalocele)* wird der Vorfall von Baucheingeweiden in die Amnionscheide des neugeborenen Kalbes bezeichnet.

■ **Vorkommen, Ursachen:** »Angeborene«, d. h. in den ersten Wochen p. n. auftretende Nabelhernien, kommen wahrscheinlich bei Kälbern aller Rassen vor, am häufigsten jedoch bei HF. In einer systematischen Untersuchung in Bayern an 4108 Kälbern im Alter bis zu 28 Tagen ergaben sich folgende Frequenzen: DBV 2,7 %, DFV 5,8 %, DSB (mit hohem HF-Anteil) 7,2 % (Brem et al., 1985). Kälber von Multipara scheinen öfter betroffen zu werden als solche von Primipara und weibliche eher als männliche. Familiäre Häufung in der Nachkommenschaft bestimmter Vatertiere läßt ggf. auf erbliche, vermutlich polygene Entstehung (unter Mitbeteiligung modulierender Umwelteinflüsse) schließen. In der zuvor erwähnten Studie wiesen 13 % der jungen Kälber eine offene Nabelpforte auf, ohne daß Bruchsackinhalt feststellbar war. Als Auslöser von »erworbenen« Nabelbrüchen kommen in Frage: Fehler (Zerrungen) bei der Abnabelung, Schwächung oder Einschmelzung des Nabelringes im Gefolge der verschiedenartigen Nabelentzündungen, Überdehnung der Bauchwand durch intraabdominale Drucksteigerung (Schwergeburt, Überfütterung, Tympanie, »Heubauch«, heftige Sprünge), grobe äußere Insulte, auswandernde Vormagen- oder Labmagenfremdkörper, Labmagengeschwüre und weitere.

■ **Pathogenese:** Nachdem sich die Nabelgefäße p. n. in die Bauchhöhle zurückgezogen haben, setzt normalerweise die kontinuierlich fortschreitende Verengung des Nabelringes ein, der dann mit dem proliferierenden Bindegewebe eine feste Narbe bildet. Der Verschluß kann schon innerhalb der ersten 14 Tage beendet sein, erst nach mehreren Wochen eintreten (Spontanheilung von Hernien) oder ausbleiben. Vermutlich hereditär bedingte Nabelhernien werden als Hemmungsmißbildungen, d. h. als Verschlußstörung der Bauchhöhle im Sinne des Schizosomiesyndromes, gedeutet.

Nabelstrangbrüche sind selten; sie werden v. a. bei unreif geborenen oder abortierten Kälbern mit weiter Nabelöffnung (bis 25 cm) beobachtet; mitunter liegen weitere Mißbildungen vor. Ihr Inhalt besteht bei den lebend geborenen Kälbern meist aus Darmteilen, die möglicherweise (auch bei normalweitem Nabelring) erst während des Geburtsvorganges in den Nabelstrang gepreßt werden und daraus vorfallen können.

Symptome, Verlauf: Im Bereich des Nabels zeigt sich eine kuppelförmige oder mehr zylindrische, hühnerei- bis mannskopfgroße und meist schmerzlose weiche Umfangsvermehrung (Abb. 6-294), aus der sich die hervorgetretenen Eingeweideteile – zumindest in der Anfangsphase – manuell in die Bauchhöhle zurückdrängen lassen. In Höhe der Bauchwand ist dann die runde bis längsovale, für einen oder mehrere Finger oder gar für die Faust passierbare Bruchpforte zu fühlen und nach der Einstülpung auch zu sehen. Sind die prolabierten Eingeweide abgeschnürt, so erweist sich der Bruchsack als gespannt, derb-ödematös und schmerzempfindlich und ist nur mit Mühe oder nicht reponierbar *(Hernia umbilicalis incarcerata)*. In solchen Fällen entwickelt sich eine der Dauer, dem Grad und der Lokalisation der Magen-/Darmabschnürung entsprechende, unbehandelt zum Tode führende Allgemeinstörung mit Koliksymptomen und den bei den Ileuszuständen beschriebenen Blut-, Pansensaft- und Bauchhöhlenveränderungen (Kap. 6.10.1, 6.10.5). Dagegen wird das Wohlbefinden des Tieres durch einen freien Nabelbruch nicht nennenswert beeinträchtigt; Komplikationen durch äußere Einwirkungen sind selten.

Ein *Nabelstrangbruch* ist an der sicht- und palpierbaren Anfüllung der Amnionscheide sowie an evtl. durchscheinenden Darmschlingen zu erkennen.

Diagnose, Differentialdiagnose: Diesbezügliche Angaben finden sich im entsprechenden Abschnitt unter *Nabelentzündungen* (Kap. 6.15.7). Es sei nochmals hervorgehoben, daß Nabelhernien nicht selten mit Nabelabszessen vergesellschaftet sind!

Beurteilung: Bei weiter Bruchpforte lassen sich die Probanden gewöhnlich problemlos ausmästen. Bei 62 männlichen DFV-Kälbern mit für 1–4 Finger (Fi) passierbaren Bruchpforten (und leerem Bruchsack) schloß sich die Pforte spontan innerhalb von 9–31 Lebenswochen in folgender Frequenz: 1 Fi 24/24, 2 Fi 28/32, 3 Fi 2/5, 4 Fi 0/1 (Doll et al., 2000). Im Fall einer vermutlich erblich veranlagten Nabelhernie ist der Tierhalter zum Ausschluß des Tieres von der Zucht anzuhalten. Eingeklemmte Nabelbrüche bedürfen der unverzüglichen chirurgischen Intervention. Bei operativ behobenen Hernien mit sehr weiter Bruchpforte besteht das Risiko eines späteren Rezidivs infolge Naht-/Narbendehiszenz.

Sind aus einer *Omphalozele* vorgefallene Eingeweide bereits stark verschmutzt worden, so sollte der Patient eingeschläfert werden.

Behandlung: Je nach dem örtlichen Befund (Größe von Bruchpforte und Bruchsack, Inhalt, Komplikationen) kommen verschiedene Behandlungsverfahren in Betracht.

➤ *Konservative und teilchirurgische Verfahren:* Bei Kälbern mit kleiner Hernie tritt manchmal nach Anlegen eines *Bruchbandes* (z. B. breites Klebeband um den Rumpf) binnen 3–4 Wochen Rückbildung ein. Die früher geübte äußere Anwendung reizender Mittel oder subkutane Infiltration mit Sklerotherapeutika, um durch *Induktion einer Entzündung* mit nachfolgen-

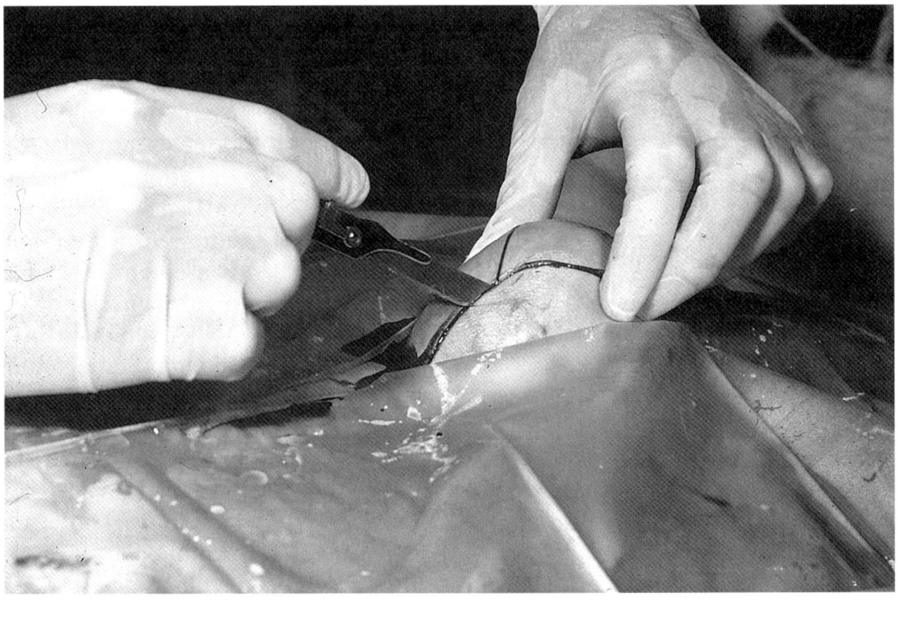

Abbildung 6-295 Nabelbruchoperation: Ellipsenförmige Umschneidung der Hautnarbe des Bruchsackes; anschließendes Freipräparieren des inneren Bruchsackes

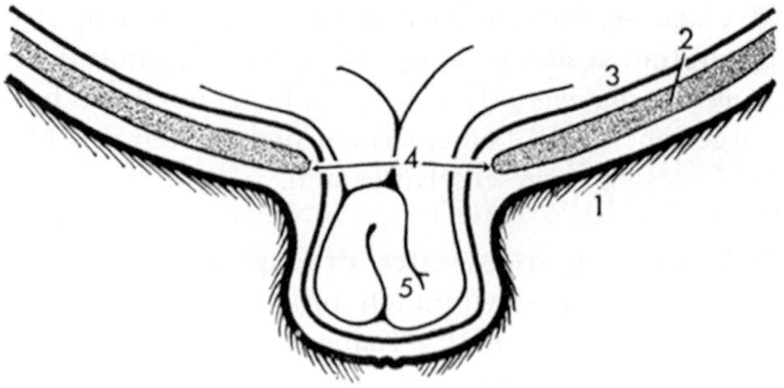

Abbildung 6-296 Nabelbruchoperation (schematischer Querschnitt durch die Bauchdecken in Höhe des Nabels): Topographie der Hernia umbilicalis am stehenden Tier: 1 = Haut; 2 = M. rectus abdominis; 3 = parietales Bauchfell (innerer Bruchsack); 4 = Bruchpforte; 5 = Bruchinhalt (Dünndarm)

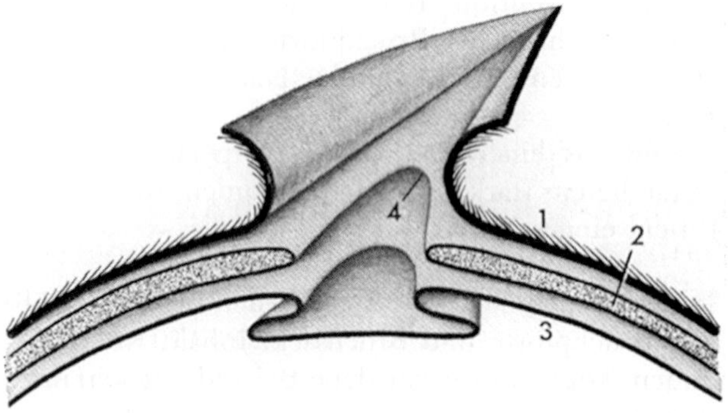

Abbildung 6-297 Nach Längsspaltung der Haut ist der innere Bruchsack freipräpariert und eingestülpt worden (Tier in Rückenlage)

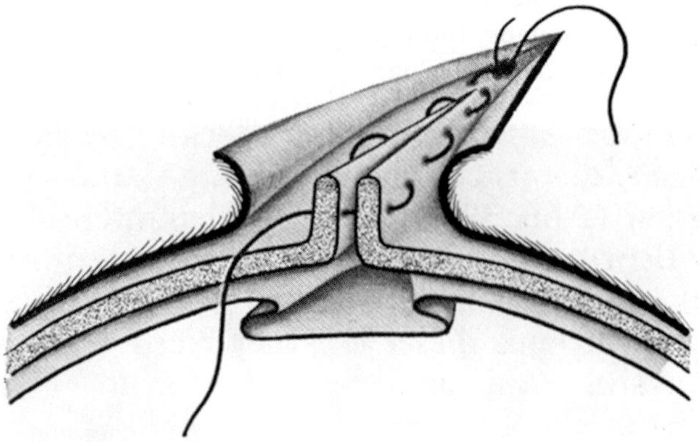

Abbildung 6-298 Verschluß der Bruchpforte durch fortlaufende Matratzennaht

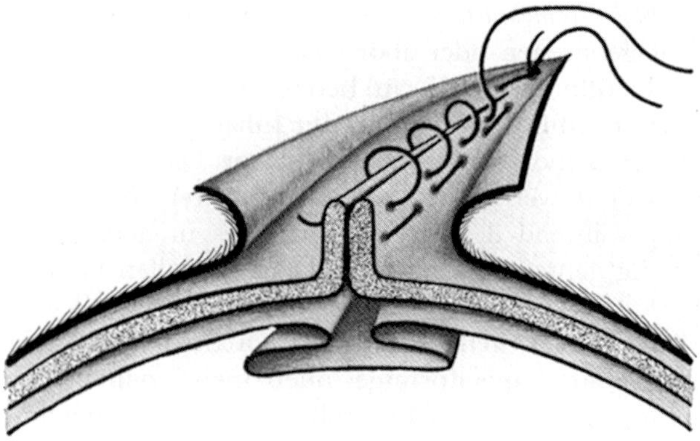

Abbildung 6-299 Rückläufige Kürschnernaht des Wundkammes

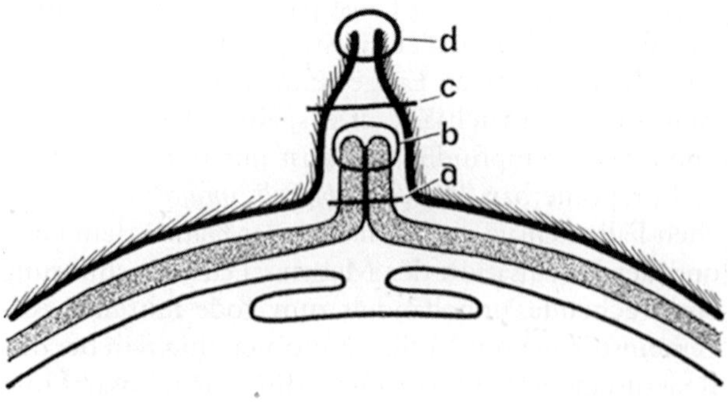

Abbildung 6-300 Eingriff nach Vernähen der Hautwunde abgeschlossen: a = Matratzennaht der Bruchpforte; b = Kürschnernaht des Wundkammes; c = Matratzennaht der Hautwunde; d = Kürschnernaht der Hautwunde

der bindegewebiger Induration den Verschluß herbeizuführen, ist als überholt anzusehen.

›› Das *Abkluppen, Abnähen oder Abschnüren* des Bruchsackes an seiner Basis setzt voraus, daß der Bruchinhalt restlos reponiert werden kann und auch keine Gewebestränge oder entzündliche Veränderungen mehr fühlbar sind, andernfalls können Komplikationen eintreten. Außerdem besteht das Risiko einer Infektion mit Cl. tetani.

›› Beim Abbinden des inneren Bruchsackes durch eine *versenkte Ligatur* mit einem Kunststoffband wird von einem seitlich an der Bruchbasis gesetzten kleinen Hautschnitt aus eine modifizierte GERLACH-Nadel subkutan bis zu einer Gegenöffnung auf der anderen Seite geführt, dort das mit einem keimhemmenden Mittel getränkte Band eingefädelt und zurückgezogen; nachdem das freie Bandende auch um die andere Bruchsackhälfte gezogen worden ist, werden die Enden – nach Reposition des Bruchinhalts – stramm verknotet und die Hautwunden vernäht. Bei männlichen Tieren empfiehlt sich zweimalige Umschlingung.

➤ *Chirurgische Behandlung:* Man läßt den Patienten 12–24 h hungern, bevor er in Rückenlage fixiert und zur Operation vorbereitet wird (s. Kap. 6.10.9, 6.15.7). Zunächst wird die Hautnarbe (des Nabels) auf der Kuppe des Bruchsackes ellipsenförmig umschnitten und die Hautinzision median nach kranial und kaudal – 3–5 cm über den Rand der Bruchpforte hinaus – verlängert (Abb. 6-295). Das anschließende Freipräparieren des inneren Bruchsackes mittels »Schabetechnik« gelingt leichter, wenn ein Gehilfe die freizulegende Seite mit einer am Hautnabel angesetzten Haltezange unter Spannung setzt. Nachdem der innere Bruchsack einschließlich eines 3 cm breiten Streifens rings um die Bruchpforte und, falls möglich, bis in den Ring hinein freigelegt ist, wird die vernarbte Haut vom Bruchsackpol abgetrennt. Der innere Bruchsack wird nun eingestülpt und die Bruchpforte mit stabilem nichtresorbierbarem Nahtmaterial in 2 Etagen vernäht: innen mit fortlaufender Matratzennaht oder mit U-Knopfheften, außen als Kürschnernaht oder als rückläufige Matratzennaht, so daß sich ein Kamm bildet. Bei der ersten Naht wird der eingestülpte Bruchsack beim Durchstechen des fibrösen Bruchringes mit dem eingeführten Finger von innen gegen die Bauchwand gedrückt. Falls sich die im inneren Bruchsack befindlichen Baucheingeweide nicht mit mäßigem Druck reponieren lassen, ist die Bruchpforte mit dem geknöpften Tenotom etwas zu erweitern.

Bei Vorliegen von Verwachsungen, Strangbildung oder länger bestehender Inkarzeration muß der innere Bruchsack geöffnet werden, um die Situation zu klären. Es kann dann angezeigt sein, ihn in Höhe des Bruchringes abzusetzen.

Die Hautwunde wird nach antibiotischer Versorgung unter Kammbildung vernäht, ihre Ränder werden mittels Kürschnernaht dicht verschlossen. Nach Reposition eines größeren Bruches empfiehlt es sich, Entspannungshefte anzubringen. Gute Wundabdekkung, trockenes Lager, tägliche Kontrolle. Zum Verschluß sehr großer Bruchpforten hat sich auch das Einnähen von Kunststoffnetzen als brauchbar erwiesen (Abb. 6-296 bis 6-300).

➤ *Nabelstrangbruch:* Sofern sich die vorgefallenen Eingeweide noch innerhalb der Amnionscheide befinden, massiert man sie vorsichtig zurück und bindet den Hautnabel zunächst provisorisch ab. Das weitere chirurgische Vorgehen zum Verschließen von Nabelring und Hautnabel richtet sich nach dem vorliegenden Befund. Sind bereits Darmschlingen aus dem Nabelstrang ins Freie gelangt (Darmvorfall), so ist zu entscheiden, ob noch ein Operationsversuch (Abspülen mit antiseptischer Lösung, Reposition/Resektion, Antibiose) oder nur Euthanasie in Frage kommt.

6.15.9 Leistenbruch, Hodensackbruch

Definition: Dringen Netz- oder Dünndarmteile durch den inneren Leisten- und Scheidenhautring in den Hals des Scheidenhautfortsatzes ein, so liegt ein Leistenbruch *(Hernia inguinalis)* vor, nach weiterem Hinabgleiten in die Tiefe der Scheidenhauthöhle entsteht daraus ein Hodensackbruch *(Hernia scrotalis).*

Vorkommen, Ursachen: Das Leiden ist bislang nur vereinzelt, nur bei männlichen Rindern und fast nur linkerseits beobachtet worden. Ob in Analogie zum Leistenbruch beim Schaf eine erbliche Prädisposition besteht (abnorme Weite des inneren Leistenrings), ist ungeklärt. Als auslösende Umstände erworbener Leisten-/Hodensackbrüche werden Einwirkungen angesehen, die eine Dehnung des Anulus inguinalis bedingen können wie Tympanie, Vormagenüberladung, Deckakt, Niederstürzen, Niederschnüren und dergleichen.

Symptome, Verlauf, Diagnose, Differentialdiagnose: Im deutlich asymmetrischen Skrotum fühlt man neben dem Samenstrang oder dem Hoden die teigigweichen, schmerzlosen und meist leicht reponierbaren Netz- oder Darmteile; vom Rektum aus sind dann neben dem Samenleiter der betroffenen Seite gespannte Gekrösestränge palpierbar. Nach Einklemmung des prolabierten Darmes zeigt der Patient Inappetenz, steifen Gang, gespannte Bauchdecken, gestörten Harn- und Kotabsatz und weitere Ileuserscheinungen. Das Skrotum erweist sich dann auf der betroffenen Seite als gespannt und schmerzhaft; sein Inhalt ist nur unter Druck oder gar nicht mehr verschiebbar; die Punktion am Skrotumhals ergibt veränderte Bauchhöhlenflüssigkeit oder Darminhalt.

Bei Jungbullen sollen freie Inguinalhernien mitunter spontan abheilen. *Differentialdiagnostisch* sind zu berücksichtigen: Hoden- oder/und Hodensackentzündung, subkutane Harninfiltration nach Harnröhrenperforation (Kap. 7.2.2.1), Bauchbruch (Kap. 6.15.11), Hämatom (Kap. 4.2.2.3), Abszeß (Kap. 6.15.7) sowie Mesotheliose (Kap. 6.15.6).

Beurteilung, Behandlung: Bei Inkarzeration der verlagerten Darm- oder Netzteile ist zwischen sofortiger Verwertung (z. B. ausgemästeter Fleischbulle) oder Operation des Patienten zu entscheiden. Der chirurgische Eingriff zielt darauf ab, nach Reposition und Besichtigung der vorgefallenen Eingeweide den inneren oder äußeren Leistenring unter Schonung des Samenstranges und der A. pudenda externa zu verkleinern oder völlig zu verschließen. Es sind verschiedene Vorgehensweisen möglich, die erforderlichenfalls mit der einseitigen Kastration zu verbinden sind:

➤ Flankenlaparotomie am stehenden Tier auf der betroffenen Seite; Reposition durch Zug von innen bei unterstützendem Druck von außen; Eingehen mit gebogener Nadel am langen Faden, Ränder des Leistenringes zweimal durchstechen, Fadenenden außen verknoten und Knoten nach innen schieben.

➤ Hautinzision am Hodensackhals am stehenden Patienten mit senkrechtem Schnitt und Öffnung der Tunica vaginalis auf knapp Fingerlänge; von hier aus digitale Reposition und Anlegen einer den M. rectus abdominis einbeziehenden Tabaksbeutelnaht unterhalb des inneren Leistenringes; Wundverschluß.

➤ T- oder halbkreisförmige Hautinzision an der Skrotumbasis am niedergelegten Tier; Laparotomie oberhalb der Kniefalte und bimanuelle Reposition der inkarzerierten Eingeweide; Einstechen einer gebogenen Heftnadel mit Faden von der skrotalen Hautwunde her durch die Bauchwand bis in die Bauchhöhle, wo sie mit der anderen Hand erfaßt und nach Durchstechen der Kanten des Leistenringes wieder in die Wunde am Hoden zurückgeführt wird; Verknoten des Fadens, Naht von Laparotomie- und Hodensackwunde. Ein wegen Leisten- oder Hodensackbruchs operierter Bulle darf nicht zur Zucht eingesetzt werden.

6.15.10 Dammbruch

■ **Definition:** Bei erwachsenen weiblichen Rindern kann es bei heftigem Pressen zum Vordringen von Darmschlingen oder der Harnblase bis in die Subkutis der Mittelfleischgegend *(Hernia perinealis)* oder des paravulvären Bereiches kommen, wobei offenbar auch eine erhöhte Nachgiebigkeit des periproktalen und perivaginalen Gewebes im Spiele ist.

■ **Symptome, Verlauf, Diagnose:** Als *Hauptsymptom* zeigt sich im Dammbereich oder seitlich der Vulva eine bis kindskopfgroße schmerzlose weiche Umfangsvermehrung, deren Größe im Falle einer Verlagerung der Harnblase je nach ihrer Füllung wechselt. Größere Perinealhernien können durch Kompression des Mastdarmes, der Blase oder der Scheide Schwierigkeiten beim Harn- und/oder Kotabsatz bedingen. Das Allgemeinbefinden der Patienten wird jedoch i. d. R. erst nach Eintritt von Komplikationen (Perforation nach außen, Inkarzeration, Peritonitis) beeinträchtigt.

Die *Diagnose* des Leidens und seine Unterscheidung von Hämatomen (Kap. 4.2.2.3), Phlegmonen (Kap. 2.3.3.1), Abszessen (Kap. 2.3.3.4) gleicher Lokalisation ist gewöhnlich anhand des Rektalbefundes möglich; im Zweifel mittels Punktion.

■ **Behandlung:** Nach Abstellen des Drängens durch eine kleine Epiduralanästhesie versucht man, den frischen Vorfall via Flankenlaparotomie zu reponieren; falls es gelingt, wird anschließend der Bruchsack von außen geöffnet und die Bruchpforte durch situationsgerechte Knopfhefte verschlossen, um Rezidive zu verhindern. Blasenvorfälle lassen sich möglicherweise auch direkt vom eröffneten Bruchsack aus zurücklagern. P. op. ist auf gute Drainage zu achten; die betreffende Kuh muß während der ersten Zeit hinten hochgestellt werden.

6.15.11 Bauchwandbruch, Abriß des geraden Bauchmuskels

■ **Definition:** M. o. w. umfangreiche Eingeweidemassen (hauptsächlich großes Netz, Dünndarm, Pansen, Labmagen, Gebärmutter und/oder Harnblase) dringen durch nichtpräformierte Spalten der Bauchwand zwischen ihre Muskelschichten oder bis in die Unterhaut vor. Dabei kann das parietale Bauchfell erhalten (echte Hernie) oder geborsten sein (»falsche Hernie«/Eventration). Eine besondere Form stellt die bei hochtragenden Kühen vorkommende *Hernia abdominalis utero gravido* dar; sie entsteht durch ein- oder beidseitiges Abreißen des geraden Bauchmuskels vom Tendo praepubicus. Je nach Lokalisation werden unterschieden: *H. paraumbilicalis, H. paralumbalis* (Flankenbruch), *Hernia lineae albae.*

■ **Vorkommen, Ursache:** Bauchwandbrüche sind beim Rind nicht allzu selten. Sie werden durch grobe äußere Insulte (Hornstoß → Flankenbruch, Sturz), Hängenbleiben auf Pfählen, Gatter oder Trennbügeln sowie durch Überdehnung oder Erschlaffung der Leibeswand (Zwillingsträchtigkeit, Eihautwassersucht, Pansentympanie, altersbedingte Gewebeschwäche) hervorgerufen, können aber auch Folgen von vorangegangenen umschriebenen Einschmelzungsprozessen in den Bauchdecken (Phlegmonen, Abszesse) sein. Nicht selten entwickeln sie sich infolge Dehiszenz von Operationsnarben.

■ **Symptome, Verlauf:** Nach plötzlich aufgetretenem Eingeweidebruch zeigt sich in der Flanken-, Kniefalten- oder Unterbauchgegend eine mitunter recht umfangreiche Vorwölbung (Abb. 6-301). Sie ist anfangs wegen der damit verbundenen Gewebeschäden (Flüssigkeits- und Blutaustritt) nicht klar abgrenzbar, aber gespannt und schmerzhaft, so daß sich Bruchinhalt und -pforte palpatorisch nicht eindeutig differenzieren lassen. Die Perkussion ergibt, je nach Inhalt, teils gedämpften, teils subtympanischen Schall (Darmgas); auskultatorisch können Darmgeräusche, bei Schwingauskultation Plätschern wahrnehmbar sein. Sehr große Umfangsvermehrungen, welche die gesamte untere Bauchwand einnehmen, weisen auf Abriß des M. rectus abdominis hin (Abb. 6-302). Obgleich solche Rupturen wegen der Größe der Bruchpforte nur selten zur Einklemmung der vorgefallenen Eingeweide führen, wird die Verdauungstätigkeit dabei oft gestört; aufgrund des Schmerzes kann auch das Allgemeinbefinden des Patienten leicht bis mäßig in Mitleidenschaft gezogen sein. Später eintretende digestive oder allgemeine Symptome sind dagegen meist auf Verklebungen und Verwachsungen der eventrierten Organe zurückzuführen. Nach Übergang in das chronische Stadium sind Bruchinhalt (Darm, Pansen, Uterus) und Bruchpforte – am abgelegten Tier – deutlicher zu ertasten. Liegt der Eventration eine abszeßbedingte oder auf Narbendehiszenz beruhende Schwächung der Bauchwand zugrunde, so geht die Hernienbildung unter allmählicher Größenzunahme vor sich.

Diagnose, Differentialdiagnose: Die Erkennung der *Hernia abdominalis* wird oft durch kollaterale Ödeme und Blutergüsse erschwert. Sofern eine rektale Exploration möglich ist, gewinnt man im Falle großer Bauchwandbrüche den Eindruck, daß die Eingeweide verhältnismäßig tief in der Bauchhöhle liegen (abgesunken sind), und mitunter ist (bei angehobener Bauchdecke) die innere Öffnung des Defektes zu ertasten. Eine wesentliche diagnostische Hilfe bietet die Sonographie; sie ermöglicht es gewöhnlich, den Bruchinhalt zu differenzieren und erforderlichenfalls zur weiteren Abklärung eine gezielte Punktion vorzunehmen. *Differentialdiagnostisch* kommen Ödeme, Serome, Hämatome (insbesondere das sog. Voreuterhämatom) und Abszesse (auch infolge von auswandernden Hauben-/Pansenfremdkörpern) in Frage. Ein *Rektusabriß* ist aufgrund der ein- oder beidseitig

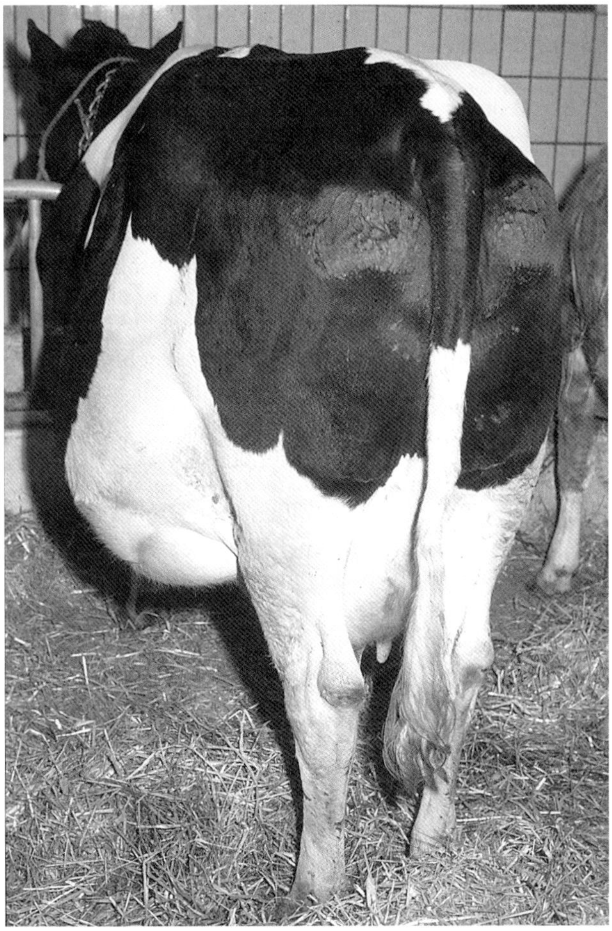

Abbildung 6-301 Flankenbruch bei einer Kuh

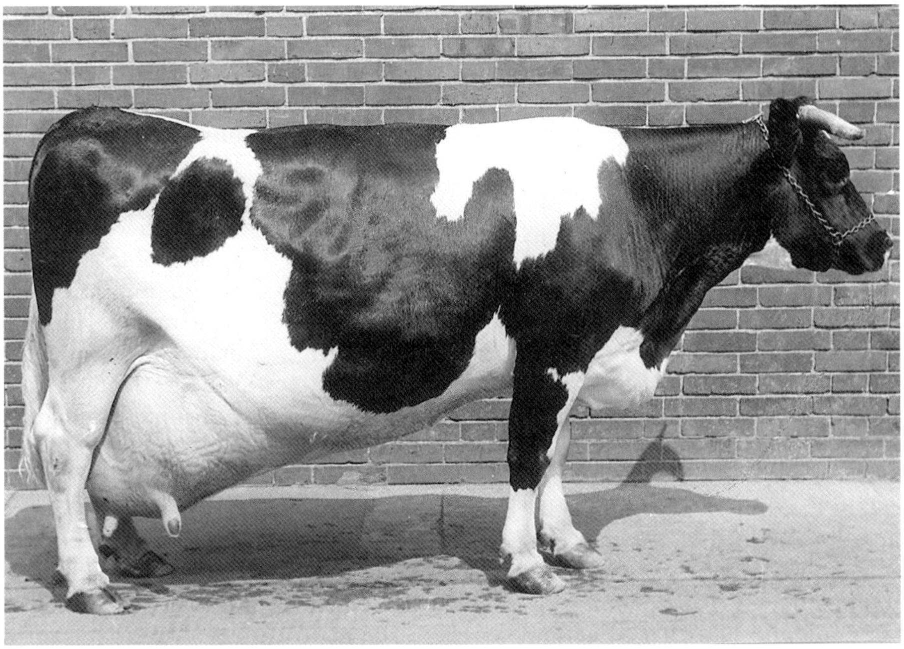

Abbildung 6-302 Beiderseitiger Abriß des M. rectus abdominis vom Schambeinkamm

durchgehend abgesunkenen Bauchdecken unschwer zu diagnostizieren.

Beurteilung: Bei größeren Bauchwandbrüchen ist die Prognose wegen des Komplikationsrisikos und der Schwierigkeit, eine weit auseinanderklaffende Bruchpforte (-ring) dauerhaft zu vereinigen, stets vorsichtig zu stellen; mitunter konnten aber auch umfangreiche Hernien operativ geheilt werden. Rektusabrisse sind inoperabel und daher als aussichtslos zu beurteilen.

Behandlung: Zur Behebung kleinerer echter Abdominalhernien wird wie beim Nabelbruch vorgegangen (s. d.).

Größere, traumatisch bedingte Bauchwandbrüche werden am besten schon während der ersten 3 Tage (vor der Entwicklung von umfangreichen Verklebungen) am in Seiten- oder Rückenlage fixierten Patienten operiert; zur Schmerzausschaltung ist entweder hohe Epiduralanästhesie in Verbindung mit zirkulärer Infiltration oder Narkose erforderlich.

Der Bruchsack wird nach üblicher großflächiger Vorbereitung in seinem oberen Drittel (Flanke) bzw. lateral (Unterbauch) inzidiert (da die Eingeweide darin meist zur tiefer gelegenen Seite abgesackt sind). Sofern ein innerer Bruchsack vorhanden ist, wird er freigelegt und bei Verdacht auf Verklebungen oder Strangulationsschäden an den vorgefallenen Eingeweiden eröffnet und sondiert. Adhäsionen werden vorsichtig gelöst, Verwachsungen freipräpariert, abgeschnürte Darm- oder Netzteile erforderlichenfalls reseziert und anschließend die Viszera reponiert. Sollten bei der Rücklagerung größerer Darmabschnitte Schwierigkeiten auftreten, so kann man über eine zweite Öffnung mit der einen Hand von innen her Zug ausüben, während die andere von außen schiebt. Bei hochtragenden Tieren wird dann von der (nötigenfalls zu erweiternden) Bruchpforte aus ein Kaiserschnitt vorgenommen.

Bevor man mit der Naht der Bruchpforte beginnt, empfiehlt es sich, zunächst palpatorisch sowie mit zwei an den gegenüber liegenden Wundkanten (Bruchring) angesetzten Faßzangen zu prüfen, ob das Gewebe hinreichend stabil ist und welche Zugkraft es erfordert, um die Öffnung zu schließen. So kann es angezeigt sein, zuvor parallele Entlastungsschnitte in der Tunica flava anzulegen, um den Zug zu mindern. Die Bauchwand wird dann unter antibiotischer Versorgung in mehreren Schichten durch eng und situationsgerecht gelegte U-Hefte mit stabilem Kunststoffaden vernäht. In Einzelfällen ist die Bruchpforte mit gutem Ergebnis durch Alloplastik (Kunststoffnetz) gesichert worden. Um den meist erheblichen Exsudatmengen Abfluß zu verschaffen, wird in den unteren Wundwinkel ein Gazedrain eingelegt. Wundabdekkung mit antiseptischer Salbe und Gazelage, die man mit Entspannungsheften fixiert. Aufstallen in Box mit trockener Einstreu; während der ersten 2 Wochen p. op. verhalten füttern.

6.15.12 Perforierende Verletzungen der Bauchwand

Ursache, Formen: Haut, Faszien, Muskulatur und Bauchfell werden durch Einwirkung von außen in unterschiedlicher Weite durchtrennt bzw. durchbohrt. Derartige Bauchwandverletzungen ereignen sich beim Rind beim Überspringen des Weidegatters, beim Ausbruchversuch aus dem Zwangsstand, Anrennen gegen einen Gabelstapler, durch Hornstoß eines Herdengenossen und dergleichen. Je nach Umfang des perforierenden Gegenstands können sich die durchtrennten Gewebe nach der Läsion wieder zusammenziehen, so daß äußerlich nur die Hautwunde sichtbar ist, oder es kann zum Vorfall von Baucheingeweiden (hauptsächlich Netz oder Darmschlingen) kommen.

Symptome, Verlauf: Bei Perforation ohne Eingeweidevorfall bietet sich äußerlich das Bild einer »Pfählwunde«, d. h. eine blutverkrustete, womöglich ausgefranste Hautwunde, in deren Umgebung sich die subkutanen Bindegewebsmaschen mit Luft gefüllt haben, so daß die Haut polsterartig abgehoben ist. Liegt die Verletzung schon einige Zeit zurück, so kann sich schwarzrotes übelriechendes Sekret entleeren; die Bauchdecken sind gespannt, der Allgemeinzustand des Tieres ist je nach Krankheitsdauer m. o. w. beeinträchtigt. Der weitere Verlauf hängt davon ab, welche Bauchhöhlenorgane der Perforationsstelle anliegen und mit welchen Keimen Wunde und Bauchfell kontaminiert worden sind. Befindet sich die Bauchfellperforation im Unterbauchbereich, so daß ihr innen das große Netz anliegt, so kann die nachfolgende Peritonitis, analog einer Reticuloperitonitis traumatica, umschrieben bleiben und abheilen oder zu einem begrenzten peritonealen Abszeß führen (Kap. 6.15.2). Ungünstigenfalls breitet sie sich auf die gesamte Bauchhöhle aus (Kap. 6.15.1). Bei einer Bauchwandperforation mit Eingeweidevorfall erscheint in der Bauchwunde ein Zipfel des großen Netzes, oder es drängen Darmteile hervor. Gewöhnlich zeigt der Patient deutlich gestörtes Allgemeinbefinden, stark gespannte Bauchdecken, mitunter leichte Kolik. Ein relativ günstiger Verlauf ist dennoch möglich, sofern das prolabierte Netz mit der Bauchfellöffnung verlötet und sie auf diese Weise verschließt. In der Perforationswunde eingeschnürte Darmschlingen verfallen dagegen alsbald der Nekrose, und die Infektion aszendiert.

Diagnose, Beurteilung: Die Primärdiagnose läßt sich unschwer stellen; in behandelbaren Fällen ist jedoch zu klären, inwieweit bereits Bauchhöhlenkomplikationen eingetreten sind (rektale Bauchhöhlenexploration, Punktion). Je nach Primär- und Sekundärbefund sind die Heilungsaussichten recht verschieden zu beurteilen, zudem sind der Wert des Tieres und seine Schlachtbarkeit zu berücksichtigen.

Behandlung, Beurteilung: Zunächst Reinigung und Desinfektion der umgebenden Haut und vorsichtige Sondierung der Bauchwunde (Asepsis!), ohne die womöglich schon eingetretene fibrinöse Abdichtung des Bauchfelldefektes zu öffnen. Ist der Wundkanal in der Tiefe mit übelriechenden Fibrinfetzen und Gewebedetritus gefüllt, sollte er gespült, mit antiseptischem Drain versehen und die Hautwunde, falls angezeigt, mit einem leicht zu öffnenden Seidenheft verkleinert werden. Unter günstigen Bedingungen (ungestörtes Allgemeinbefinden, Abfluß gesichert, Bauchhöhle frei, Unterdruck erhalten, systemische Antibiose) ist Heilung möglich. Ist das Netz vorgefallen, sollte es nicht reponiert, sondern nach vorangehender Revision der umgebenden Wundfläche abgesetzt werden. Dabei ist zu entscheiden, ob man es noch weiter hervorzieht, im Gesunden ligiert, absetzt und reponiert oder – bei fester Verklebung mit dem Peritoneum – extraperitoneal absetzt und übernäht.

Bei Darmvorfall kommt eine Behandlung nur in Frage, wenn die Perforationswunde sauber geblieben ist und sich die ausgetretene Dünndarmschlinge im Gesunden resezieren läßt. Verschiedentlich sind bei Kälbern direkt nach der Geburt Darmvorfälle durch den offenen Nabel aufgetreten, und zwar nachdem der Nabelstrang unmittelbar am Hautnabel abgerissen war. Sofern keine zu starke Verschmutzung eingetreten ist, läßt sich durch Abspülen der vorgefallenen Darmteile mit einem milden Antiseptikum (z. B. PVP-Jod 0,1–1 %), Bestreichen mit einem Antibiotikum, Reposition und Vernähen des Hautnabels mitunter noch Heilung erzielen.

Ambiose ist Heilung möglich. Ist das Netz vorgefallen, sollte es nicht reponiert, sondern nach vorangehender Resektion der [illegible] abgesetzt werden. Dabei ist zu entscheiden, ob [illegible] noch weiter hervorzieht, im Gesunden [illegible] und reponiert oder [illegible] bei fester Verklebung mit dem [illegible] extraperitoneal versenkt und übernäht [illegible]. [illegible] Nabelhernien sind [illegible] Kälbern [illegible] nach der Geburt [illegible] oft, nur Nabel[illegible] auftreten, und zwar nachdem der Nabelstrang abgenommen [illegible] Hautnabel abgeschnürt war. Sofern keine zu starke Verschmutzung eingetreten ist, läßt sich durch Abspülen der vorgefallenen Darmteile mit einem milden Antiseptikum (z. B. PVP-Jod 0,1–1 %), Bestreichen mit einem Antibiotikum, Reposition und Verschluß des Hautnabels mitunter noch Heilung erzielen.

Diagnose, Beurteilung. Die Primärdiagnose läßt sich unschwer stellen; in Zweifelsfällen ist jedoch zu klären, inwieweit bereits Bauchhöhlenkomplikationen eingetreten sind [illegible] Bauchhöhlenexploration, Punktion [illegible] Primär- und Sekundärbefund und die Heilungsaussichten [illegible] beurteilen [illegible] und der Wert des Tieres und seine [illegible]

Behandlung [illegible] Stall [illegible] Abdeckung [illegible] Bei [illegible] ist der Wundrand [illegible] Tiefe [illegible] Gewebe [illegible] soll er [illegible] zwischen [illegible] und die [illegible] ausgezogen, mit einem leicht [illegible] Seidenfaden verklemmt werden. Unter günstigen Bedingungen [illegible] Allgemeinbefinden, Ablauf gesichert, Bauchdecken [illegible] Unterdruck erhalten, systemische

7 Krankheiten der Harnorgane

H.-D. GRÜNDER (Hrsg.)

Erkrankungen des Harnapparates kommen beim Rind nicht häufig vor und machen nur etwa 1–3% der innerlich kranken Patienten aus. Krankheiten oder Funktionsstörungen eines harnbildenden oder harnableitenden Organs führen aber früher oder später oft zur Mitbeteiligung anderer Abschnitte des Harnapparates oder anderer Organsysteme und des Gesamtorganismus.

7.1 Krankheiten der Nieren

Nierenschäden und Nierenfunktionsstörungen kommen zum überwiegenden Teil als *Sekundärerkrankungen* im Gefolge verschiedener Organ-, Stoffwechsel- oder Infektionskrankheiten vor und werden hierbei diagnostisch und therapeutisch oft vernachlässigt. Diese sekundär auftretenden Nierenfunktionsstörungen werden im einzelnen bei den entsprechenden Primärerkrankungen besprochen, während im folgenden nur die *primären Störungen* der Nierenfunktion renaler und extrarenaler Genese geschildert werden.

7.1.1 Erbliche und andersbedingte Mißbildungen der Nieren

M. STÖBER

➤ Angeborene *Hypo- oder Aplasie einer Niere* betrifft vorwiegend weibliche Kälber, bei denen z. T. auch der zugehörige Harnleiter mißgebildet ist oder fehlt. Falls keine zusätzlichen Veränderungen vorliegen, bleibt das betreffende Tier klinisch symptomfrei; die Anomalie wird dann als Zufallsbefund bei der mitunter erst im Erwachsenenalter erfolgenden Schlachtung ermittelt, wobei sich die zweite Niere u. U. als vergrößert erweist. Meist geht einseitige Nierenaplasie aber mit m. o. w. schwerwiegenden konnatalen Defekten an Wirbelsäule/Schwanz (Kap. 9.10ff.), Mastdarm/After (Kap. 6.10.12 bis 6.10.14) und/oder Gebärmutter/Scheide (Einmünden des Ureters in Uterus oder Vagina; gemeinsame Öffnung von Darmkanal, Harnapparat und Genitale: Kloakenbildung) einher (vertebro/kaudo-rekto/ano-uro/genitales Syndrom). Die Mehrzahl hiermit behafteter Kälber ist nicht lebensfähig.

➤ Kleinfleckige bis diffuse *Dunkelbraun- bis Schwarzfärbung der gesamten Nierenrinde* ist beim Rind nicht allzu selten und möglicherweise angeboren. Dabei findet sich granuläres *Lipofuszin* in den Epithelien der Tubuli contorti und den Anfangsabschnitten der Tubuli recti, mitunter auch in den Nierenlymphknoten, der Leber und der Milz. Diese Lipofuszinnephrose geht nicht mit urologischen Krankheitserscheinungen einher.

➤ Die klinisch ebenfalls symptomlose *Melanose der Nieren* ist wesentlich seltener als die zuvor geschilderte Lipofuszinose. Hierbei sind die Nieren teilweise oder völlig pechschwarz gefärbt; das Pigment befindet sich in Melanozyten.

➤ Als *Zystenniere (= angeborene Hydronephrose)* bezeichnet man das Vorliegen einzelner oder multipler haselnuß- bis faustgroßer, dünnwandiger, im Rindenparenchym einer oder beider Nieren gelegener Zysten, die steriles Plasmafiltrat enthalten und das Nierengewebe weitgehend bis völlig verdrängen; extremerweise befindet sich in jedem Renkulum eine bei rektaler Exploration gut fühlbare prall-fluktuierende, das Parenchym »ersetzende« Blase. Die Ursache dieser mitunter mit A- oder Hypoplasie des zugehörigen Harnleiters oder Zystenleber (Kap. 6.13.1) verbundenen nephrodysgenen Mißbildung ist unbekannt. Kälber mit nicht allzu großer einseitiger Zystenniere sind lebensfähig, wenn sie keine zusätzlichen Defekte aufweisen und ihre andere Niere funktionstüchtig ist (Abb. 7-1, 7-2). Manchmal ist die erkrankte Niere allerdings so groß (≤ 75 cm Durchmesser), daß sie den Kalbevorgang infolge unmäßigen Leibesumfangs (Kalb) oder Einengung des Beckenraumes (Muttertier) behindert. In anderen Fällen kann das Allgemeinbefinden infolge des hohen und im Verlauf des extrauterinen Lebens u. U. noch zunehmenden Gewichts der Zystenniere beeinträchtigt sein (→ Freßunlust, Abmagerung). Eine Behandlung durch operative Exstirpation der Zystenniere kommt aus ökonomischen und zuchthygienischen Gründen kaum in Frage. Vor Punktion einer solchen Niere ist wegen damit verbundener Leckagegefahr (→ Hydro-/Uroperitoneum) zu warnen!

➤ *Nierenxanthinose* (Xanthinnephrose) ist eine vermutlich erblich bedingte, auf verminderter Aktivität der Gewebs-Xanthinoxidase (Leber, Nieren, Milz) beruhende Störung des Purinstoffwechsels (Speicherkrankheit), bei der sich in Nierenkanälchen und harnableitenden Wegen Xanthinkonkremente ansammeln. Das im Alter von wenigen Monaten klinisch manifest werdende Leiden geht mit Freßunlust, träg-

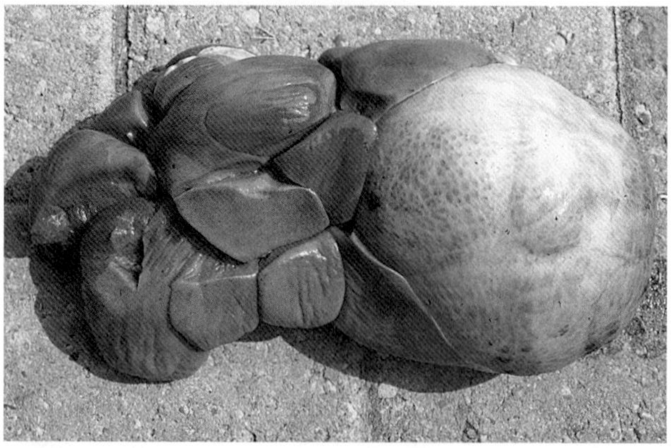

Abbildung 7-1 Angeborene partielle Zystenniere; die zweite Niere des erwachsenen Trägertieres war normal entwickelt

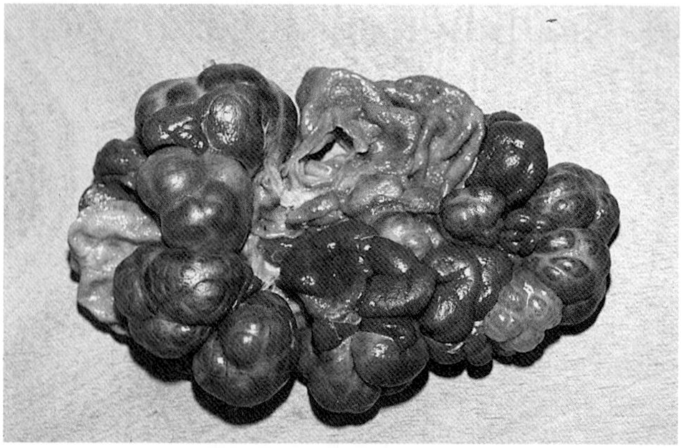

Abbildung 7-2 Angeborene totale Hydronephrose: Einzelne Zysten angeschnitten und deshalb entleert, die übrigen prall mit wäßriger Flüssigkeit gefüllt; die andere Niere des Tieres war ohne Besonderheiten

steifem Gang, Aufkrümmung des Rückens und letal endender Entkräftung einher. Der Harn solcher Kälber weist sauren pH, niedrigen Harnsäure- und hohen Xanthingehalt auf; der Blutharnstoffwert ist stark erhöht. Bei der Zerlegung erscheint die Oberfläche der Nieren von grauweißen Fleckchen übersät. Ihre Schnittfläche zeigt weißlichgraue, xanthinkristallhaltige radiäre Streifen; Nierenbecken, Harnleiter und Harnblase enthalten bis zu stecknadelkopfgroße graugelbliche Xanthinsteinchen.

7.1.2 Unspezifisch bedingte Krankheiten der Nieren

H.-D. Gründer

7.1.2.1 Sekundäre Hydronephrose

■ **Definition:** Im Bereich von Ureter bzw. Harnblase und/oder -röhre lokalisierte Behinderungen (Strikturen, Polypen, Fibropapillome, Fibrinbrocken oder Harnkonkremente) des Urinabflusses aus der zuvor normalen Niere führen mit der Zeit zu m. o. w. ausgeprägter Erweiterung von Nierenbecken, -kelchen und nierenwärtigem Harnleiterende (bei weiter distal gelegener Stenose zudem zur Dilatation von Harnleiter[n] und Blase), in schweren, akut verlaufenden Fällen auch zu Urininfiltration des Nierenlagers. Als Folge von innerhalb der Niere selbst einsetzenden Vernarbungen können sich dagegen einzelne oder mehrere ≤ 1,0 cm große Zysten entwickeln.

■ **Symptome:** Zeitweilige kolikähnliche Unruhe, bei Blasen- oder Urethrabeteiligung auch Pollakisurie und/oder Harnveränderungen (Trübung, Beimengung von Eiweiß oder Blut). Die rektale Exploration ergibt m. o. w. deutliche und »pralle« Vergrößerung einer bzw. beider Nieren (Verlegung von Harnleiter bzw. von Harnblase oder -röhre), u. U. auch »schwabbelige« Konsistenz des Nierenlagers. Außerdem zeigt der Patient von Fall zu Fall weitere Erscheinungen, welche auf die zu Harnstauung führenden Veränderungen hinweisen. Kleine Nierenzysten sind dagegen klinisch i. d. R. stumm. *Differentialdiagnostisch* ist die als intrarenale Mißbildung anzusprechende Zystenniere (primäre Hydronephrose; Kap. 7.1.1) mit auffallend großen Zysten zu bedenken.

Beurteilung, Behandlung und *Vorbeuge* richten sich nach dem Primärleiden von Harnleiter, -blase oder -röhre (Kap. 7.2.2ff., 7.2.3ff., 7.2.4ff.).

7.1.3 Störungen der Nierenfunktion

H.-D. Gründer

Störungen der Nierentätigkeit werden durch Parenchymerkrankung, Ausscheidung pathologischer Blutbestandteile oder ungenügende Blutversorgung hervorgerufen und kommen in abnormer Zusammensetzung des sezernierten Harns und/oder in der Anhäufung harnpflichtiger Substanzen im Blut zum Ausdruck.

7.1.3.1 Veränderungen der physikalischen Harnbeschaffenheit

Das *spezifische Gewicht* des Urins steht in enger Beziehung zur ausgeschiedenen Harnmenge. Eine Verminderung (Oligurie) oder Vermehrung (Polyurie) der täglichen Urinausscheidung läßt sich beim Rind bereits ohne genaue Messung aufgrund folgender Harntypen erkennen:

➤ *Normalharn:* Farbe strohgelb, Menge abhängig von der Wasseraufnahme, spezifisches Gewicht 1020–1040.

➤ *Verdünnter Harn:* Farbe hellgelb bis wasserhell, Ausscheidungsmenge vermehrt, niedriges spezifisches Gewicht (unter 1020); Vorkommen: bei erhöhter Wasseraufnahme (vermehrter Durst), Stoffwechselstörungen (z. B. Ketose) oder Niereninsuffizienz.

➤ *Konzentrierter Harn:* Farbe dunkelgelb bis dunkelrotbraun, Gesamtmenge vermindert, hohes spezifisches Gewicht (über 1040). Vorkommen: bei herabgesetzter Wasseraufnahme und bei Erkrankungen mit stark gestörtem Allgemeinbefinden, insbesondere bei fieberhaften Leiden.

Der *pH-Wert des Harns* beim ruminanten Rind liegt unter normalen Fütterungsbedingungen im schwach alkalischen Bereich (pH 7,5–8,0). Nierenkrankheiten bedingen i. d. R. keine wesentlichen Abweichungen; bei bakteriellen Harnwegsinfektionen (Pyelonephritis, Kap. 7.1.4.2; Zystitis, Kap. 7.2.3.2) tritt jedoch infolge Ammoniakbildung (fermentative Harnstoffspaltung) eine stark alkalische Reaktion ein. Abweichungen nach der sauren Seite finden sich dagegen im Hungerzustand, bei Azidosen sowie beim Milchkalb.

7.1.3.2 Veränderungen der chemischen Harnzusammensetzung

Diese Veränderungen haben nur beim Auftreten solcher Stoffe klinische Bedeutung, die normalerweise nicht oder nur in Spuren im Urin vorkommen, da die quantitative Bestimmung physiologischer Harnbestandteile die Untersuchung der gesamten Tagesharnmenge zur Voraussetzung hätte.

➤ *Proteinurie* (Eiweißharnen): Normaler Rinderharn enthält nur Spuren von Eiweiß (im Mittel 0,13 g/l), die mit den üblichen Methoden nicht nachweisbar sind. Die quantitative Harneiweißbestimmung (Biuret-Reaktion) und die Hellersche Ringprobe finden beim Rind nur noch selten Anwendung, da zahlreiche Harnteststreifen (z. B. Albustix®-Merck) eine für klinische Belange ausreichende semiquantitative Bewertung gestatten (s. *»Die klinische Untersuchung des Rindes«*). Das Harneiweiß kann entweder aus den Nieren *(renale Proteinurie)* oder aus den abführenden Harnwegen *(extrarenale Proteinurie)* stammen. Spontan abgesetzter Harn kann außerdem eiweißhaltige Beimengungen aus der Scheide oder dem Präputium enthalten. Die Proteinurie hat von Fall zu Fall verschiedene Ursachen:

» Die *Belastungsproteinurie* (sogenannte physiologische Proteinurie) kann bei sonst ungestörtem Allgemeinbefinden als Folge übermäßiger Eiweißfütterung, nach längeren stärkeren Anstrengungen (Transporten) oder nach Aufenthalt in großer Kälte (Kälteproteinurie) einsetzen. Der Harn enthält dann infolge einer zeitweisen glomerulären Funktionsstörung vorübergehend geringe Eiweißmengen (± bis + = 0,3–1,0 g/l). Über das Vorkommen einer solchen Belastungsproteinurie ist beim Rind wenig bekannt.

» Die *symptomatische* oder *funktionelle Proteinurie* entsteht durch eine im Verlauf von Allgemeinerkrankungen sekundär eintretende Störung der Nierenfunktion oder der Nierendurchblutung. Dabei ist der Harneiweißgehalt i. d. R. niedrig (+ bis selten ++ = 0,5–1,0 g/l). Der Übergang der funktionellen zur renalen Proteinurie ist aber fließend, da zu ersterer nicht selten sekundäre Nierenschäden hinzutreten. Eine lang anhaltende symptomatische Proteinurie ist prognostisch als ungünstiges Zeichen zu werten.

» Besondere klinische Bedeutung besitzt die *renale Proteinurie.* Hierbei beruht die Eiweißausscheidung auf einer mit glomerulären und tubulären Funktionsstörungen verbundenen Nierenerkrankung. Der Eiweißgehalt des Harns ist bei Nierendegeneration oder eitriger Nierenentzündung i. d. R. sehr hoch (++ bis +++ = > 1,0 g/l), während nichteitrige Nierenentzündungen häufig nur mit mäßiger oder geringer Proteinurie einhergehen. Prognostische Schlüsse lassen sich daher aus dem Grad der renalen Proteinurie nicht ziehen.

» Die *akzidentielle* (postrenale) *Proteinurie* wird durch die Beimischung eiweißhaltiger Entzündungsprodukte oder von Zellen zu einem primär eiweißfreien Nierenharn innerhalb der abführenden Wege bedingt. In Zweifelsfällen kann zur Unterscheidung die Sedimentuntersuchung herangezogen werden, da entzündliche Harnwegserkrankungen i. d. R. mit einer starken Beimengung entsprechender Zellen (Harnwegsepithelien) einhergehen.

➤ *Hämoglobinurie* (Blutfarbstoffharnen): Das bei plötzlichem stärkeren Erythrozytenzerfall freiwerdende Hämoglobin wird als serumfremder Eiweißkörper über die Nieren ausgeschieden. Der dann klar-durchsichtig und rotweinfarben bis schwarzrot (lackfarben) erscheinende hämoglobinhaltige Harn ergibt daher stets eine positive Eiweißprobe. Eine solche intravasale Hämolyse tritt bei bestimmten Infektionskrankheiten (Blutparasitosen, Kap. 4.3.4; bazilläre Hämoglobinurie, Kap. 4.3.3.2; Leptospirose, Kap. 7.1.4.3), Stoffwechselerkrankungen (alimentäre Hämoglobinurien, Kap. 4.3.5.5 bis 4.3.5.8) und Störungen der Blutosmolarität (Tränkehämoglobinurie; Kap. 10.5.3) auf. Im Gefolge schwerer Hämoglobinurien können durch Blutfarbstoffablagerungen degenerative Nierenschäden hervorgerufen werden (Hämoglobinnephrose, Kap. 7.1.3.6).

➤ *Porphyrinurie:* Die Ausscheidung von Uro- und Koproporphyrin 1 tritt als angeborene, rezessiv erbliche Störung bei Rindern mit Behinderung der Hämsynthese und dadurch bedingte Porphyrinämie (Kap. 4.3.1.2, 4.3.1.3) auf, wodurch der Harn zeitweise rotbraun verfärbt wird.

➤ *Myoglobinurie:* Die auf eine Schädigung von quergestreiften Muskelfasern zurückzuführende Myoglobinämie (Kap. 9.17.2) hat eine Ausscheidung des Muskelfarbstoffes mit dem Harn zur Folge. Sie tritt als Selenmangelsyndrom bei plötzlicher Muskelbelastung auf. Der Harn dieser an schweren Bewegungsstörungen bis zum Festliegen leidenden meist jungen Rinder hat anfangs eine klare, aber rötlichbraune (teefarbene) Beschaffenheit.

➤ *Hämaturie* (Blutharnen): Unter Hämaturie versteht man die Ausscheidung von Blut in toto mit dem Harn, der damit Blutzellen (Erythrozyten und Leukozyten) und Blutplasma (Eiweiß) enthält. Geringe Blutmengen lassen sich nur durch die mikroskopische Untersuchung des Harnsediments feststellen *(Mikrohämaturie)*; stärkerer Blutgehalt des Urins wird dagegen schon durch die trübe, rötliche oder blutrote (deckfarbene) Harnbeschaffenheit oder das Auftreten von Blutflocken und -klümpchen *(Makrohämaturie)* angezeigt. Nach mehrstündigem Stehenlassen wird bluthaltiger Harn infolge Sedimentation der Blutzellen wieder hell. Die Hämaturie wird von Fall zu Fall entweder durch Blutungen innerhalb der Nieren (renale Hämaturie) oder in den abführenden Harnwegen (akzidentielle oder extrarenale Hämaturie) hervorgerufen, wie sie bei schweren Allgemeinerkrankungen (Septikämie, Kap. 4.3.3.1; hämorrhagische Diathese, Kap. 4.3.5.10) oder Nierenkrankheiten (Nierenquetschung, Kap. 7.1.3.5; Pyelonephritis, Kap. 7.1.4.2) sowie bei Harnblasen- (Kap. 7.2.3.2) oder Harnsteinleiden (Kap. 7.2.4.1) auftreten können. Eine besondere Form der Hämaturie ist das beim Rind durch längere Aufnahme von Adlerfarn bedingte sogenannte »Stallrot« (Haematuria vesicalis bovis chronica, Kap. 7.2.4.2). Spontan entleerter Harn kann auch Blutbeimischungen aus der Umgebung oder von Nachbarorganen (Gebärmutter, Scheide) enthalten, wodurch dann mitunter eine Hämaturie vorgetäuscht wird.

➤ *Bilirubinurie* und Sterkobilirubinurie: Die an sich physiologische Ausscheidung von Gallenfarbstoffen (Sterkobilinogen) kann bei mit Gelbsucht (Ikterus) einhergehenden Krankheitszuständen (Kap. 6.13.2) stark vermehrt oder verändert sein. Der meist klare Harn hat dann eine dunkelgelbe bis gelb-rotbraune (kognakartige) Farbe und ergibt mit entsprechenden Teststreifen (Urobilistix®-Merck) eine positive Reaktion.

➤ *Ketonurie:* Die in geringen Mengen (< 10 mg/dl) physiologische Ausscheidung von Ketonkörpern (β-Hydroxybuttersäure, Azetessigsäure, Azeton) mit dem Harn (Azetonurie) steigt bei einer stoffwechselbedingten Ansammlung dieser Stoffe im Blut (Azetonämie, Kap. 6.13.14) an, was auf ganz verschiedene Ursachen zurückzuführen sein kann. Der mit einem typischen obstartigen Geruch behaftete Ketonharn erscheint makroskopisch unverändert, doch lassen sich Ketonkörper mit natriumnitroprussidhaltigen Reagenzien leicht nachweisen (Kap. 6.13.14).

➤ Bezüglich der *Netto-Säure-Basenausscheidung* (NSBA) im Harn wird auf Kapitel 4.3.6.2 verwiesen.

7.1.3.3 Nierenversagen

■ **Definition:** Infolge funktionellen oder organischen Versagens der Nieren kann ihre Ausscheidungs- und/oder Konzentrationsleistung soweit eingeschränkt werden, daß eine Vermehrung harnpflichtiger Stoffe in Blut und Geweben sowie Störungen im Wasser- und Elektrolythaushalt mit allgemeinen Krankheitserscheinungen eintreten. Der Übergang in eine Harnvergiftung (Urämie, Kap. 7.1.3.4) ist fließend.

■ **Vorkommen:** Da die Nieren über große funktionelle Reserven verfügen, wird eine *Niereninsuffizienz* beim Rind nur in Verbindung mit schweren akuten Krankheitszuständen (prärenale Azotämie mit starker Austrocknung und/oder Kreislaufinsuffizienz bei Kälberenteritiden, Kap. 6.10.17, 6.10.19), Pansenazidose (Kap. 6.6.11), Salmonellose (Kap. 6.10.21) oder im Endstadium von Nierenkrankheiten (Amyloidnephrose, Kap. 7.1.5.1; Pyelonephritis, Kap. 7.1.4.2) beobachtet, bei denen > 75 % der renalen Parenchymmasse ausgefallen sind.

■ **Symptome, Verlauf:** Die Allgemeinerscheinungen der Niereninsuffizienz sind wenig kennzeichnend. Bei vermindertem Appetit und i. d. R. vermehrter Wasseraufnahme zeigen die Patienten meist ein träges, abgestumpftes Verhalten. Ihre Herztöne sind hart und pochend; renale Ödeme treten meist nicht auf. Dagegen sind in der Mehrzahl der Fälle Störungen der Verdauungstätigkeit zu beobachten (Durchfall wechselnder Stärke, s. Abb. 7-6).

Die eingeschränkte Funktionsleistung der Nieren wirkt sich entweder in stark vermindertem oder sistierendem Harnabsatz, oder in verminderter Konzentrationsfähigkeit aus, so daß große Mengen *(Polyurie)* eines hellen Harns mit niedrigem spezifischen Gewicht (< 1020) ausgeschieden werden müssen, um die harnpflichtigen Stoffe zu eliminieren *(Hyposthenurie)*. Bei extrarenal bedingter Niereninsuffizienz (verminderte Filtrationsleistung) werden dagegen nur geringe Harnmengen mit höherem spezifischen Gewicht ausgeschieden *(Oligurie)*. Nach Verbesserung der Nierenfunktion können sich relativ rasch wieder normale Verhältnisse einstellen; anderenfalls magern solche Tiere langsam ab. Die fortschreitende Verschlechterung der Nierenleistungsfähigkeit führt schnell zur Harnvergiftung (Kap. 7.1.3.4).

■ **Diagnose:** Zur Sicherung der Diagnose ist die Blut- und Harnuntersuchung unerläßlich, die erforderlichenfalls durch eine Prüfung der Nierenfunktionstüchtigkeit zu ergänzen ist. Der Nachweis im Blut retinierter harnpflichtiger Substanzen kann durch Bestimmung des Reststickstoffs und seiner Fraktionen (Harnstoff, Kreatinin, Indol, Kresol, Phenol sowie Aminosäuren und Kreatin) im Plasma oder Serum erfolgen. Der Normalwert für Harnstoff liegt beim Rind im Serum zwischen 2 und 7 mmol/l (Mittelwert für Kälber 3,5 mmol/l, für erwachsene Rinder 4,5 mmol/l), für Kreatinin zwischen 90 und 180 µmol/l (Mittelwert für Kälber 130 µmol/l, für erwachsene Rinder 100 µmol/l). Für klinisch-diagnostische Belange wird der Harnstoffgehalt im Serum zweckmäßigerweise enzymatisch, unter Praxisverhältnissen auch mit Teststreifen (Urastrat®-Gödecke oder Azostix®-Merck) bestimmt. Neben Azotämie und Hyperkreatinämie kommt es zu Azidose und zu Veränderungen der Elektrolytzusammensetzung im Blutserum (Ca, Na und Cl vermindert; P, Mg, K, Sulfate sowie organische Säuren vermehrt), die sich zwar diagnostisch kaum verwerten lassen, aber therapeutisch mit berücksichtigt werden müssen.

Die Harnuntersuchung bietet für den Nachweis einer Niereninsuffizienz nur wenige Anhaltspunkte, da die Bestimmung der Tagesausscheidungsquote an harnpflichtigen Bestandteilen und Elektrolyten beim Rind i. d. R. zu aufwendig ist. Von diagnostischer Bedeutung wären der Nachweis der Polyurie und des von der Wasseraufnahme unabhängigen, gleichbleibend niedrigen spezifischen Harngewichts (< 1020; Hyposthenurie).

Nierenfunktionsprüfungen haben beim Rind bisher keine größere praktische Bedeutung erlangt. Clearance-Methoden (direkte oder indirekte Ermittlung der Nierenausscheidungsgeschwindigkeit bestimmter Stoffe) finden wegen ihrer Umständlichkeit und der Schwierigkeit einer quantitativen Harngewinnung in der Praxis keine Anwendung. Dagegen sind einfache Nierenbelastungsproben (Konzentrationsversuch nach Volhard, Belastung mit Phenolrot oder Methylenblau) in Einzelfällen brauchbar. Der Volhardsche Versuch ist auch unter Praxisverhältnissen durchführbar, wobei das spezifische Harngewicht nach 12- bis 24stündigem Dursten bei normaler Nierenfunktion auf Werte zwischen 1030 und 1050 ansteigt, während insuffiziente Nieren zu einer solchen Konzentrationsleistung nicht mehr fähig sind.

Behandlung: Die rein symptomatischen Maßnahmen richten sich unter Berücksichtigung des Grundleidens auf eine Verbesserung und Unterstützung der Nierenleistung. Versuche zur Regulierung der Verdauungstätigkeit sind meist erfolglos; auch die Verabreichung von Diuretika bringt kaum Vorteile, weil die insuffizienten Nieren ohnehin schon ihre Maximalleistung vollbringen. Neben Sicherstellung einer uneingeschränkten Wasseraufnahme und leicht verdaulicher, nicht zu eiweißreicher Fütterung können parenteral isotone oder leicht hypotone Salz- und Glukoselösungen (z. B. 5%ige Traubenzuckerlösung mit 0,4 % Kochsalz oder fertige Elektrolytlösungen in Mengen von 2–4 l/d) zugeführt werden. Die Azidose wird mit Natriumbikarbonat in adäquater Dosis oder Natriumlaktat bekämpft (Kap. 4.3.6.2).

7.1.3.4 Harnvergiftung

Definition: Die Harnvergiftung *(Urämie)* stellt ein endogenes Intoxikationssyndrom infolge Anhäufung harnpflichtiger Stoffe in Geweben und Blut (Toxämie) dar (s. Übersicht 7-1).

Vorkommen: Harnvergiftung kann durch verschiedene Krankheitszustände ausgelöst werden, wobei zwischen prärenal, renal und postrenal bedingten Urämien zu unterscheiden ist. Die Pathophysiologie des urämischen Syndroms ist vielseitig. Es beruht keineswegs allein auf einer einfachen Harnstoffvergiftung; die bei Urämie zu beobachtenden klinischen Erscheinungen müssen vielmehr auf die tiefergreifenden Veränderungen der Blutzusammensetzung zurückgeführt werden, welche durch gleichzeitige Störungen im Eiweißstoffwechsel, im Elektrolythaushalt und im Säure-Basen-Gleichgewicht des Organismus (Kap. 4.3.6) bedingt werden, wenn die regulierende Nierenfunktion nicht ausreicht oder ganz ausfällt (Niereninsuffizienz) oder wenn die Ausscheidung des produzierten Harns unterbleibt (Harnstauung). Die Störungen im Elektrolythaushalt bestehen in einer Transmineralisation zwischen Blutplasma und Geweben (Übertritt von Kalium-, Sulfat- und Phosphat-Ionen ins Plasma und Abwanderung von Natrium, Chlor und Kalzium ins Gewebe). Alle urämiebedingten Funktionsstörungen sind weitgehend reversibel.

Prärenale und *renale* Urämien treten als Folge fortgeschrittener Niereninsuffizienz in deren Endstadium auf und können auf die gleichen Ursachen wie diese zurückgeführt werden (Kap. 7.1.3.2). Klinische Bedeutung haben dabei hochgradige Austrocknungszustände (Dehydratation infolge lang anhaltender Behinderung der Wasseraufnahme oder starker extrarenaler Wasserverluste) und Nierenkrankheiten. Die *postrenale* Urämie entsteht durch Rückresorption des von den Nieren zwar in ausreichender Menge produzierten, infolge Erkrankung der abführenden Harnwege aber nicht ausgeschiedenen Urins. Die Nierenfunktion wird bei der Verlegung der ableitenden Harnwege (Kap. 7.2.2.1, 7.2.2.5) nicht sofort geschädigt, da die muskulösen Harnleiter in der Lage sind, den Harn selbst noch bei erheblicher intravesikaler Drucksteigerung auszutreiben, was sogar Anlaß zu Harnblasen- oder Harnröhrenrupturen geben kann (Kap. 7.2.2.4, 7.2.4.1).

Symptome, Verlauf: Urämie geht mit starker Störung des Allgemeinbefindens einher; Futter- und Wasseraufnahme sind stark eingeschränkt oder sistieren völlig. Die Patienten machen einen apathischen oder völlig benommenen Eindruck (urämisches Koma); nicht selten treten auch fibrilläre Muskelzuckungen auf. Die Körpertemperatur ist normal, in fortgeschrittenen Fällen aber erniedrigt. Bei prärenaler Urämie können ausgeprägte Austrocknungserscheinungen vorhanden sein (eingesunkene Augäpfel, verminderter Hautturgor). Am Kreislaufapparat finden sich Anzeichen einer Allgemeinintoxikation (injizierte Skleralgefäße; verwaschene, graurote Schleimhäute; frequent pochende, schlecht abgesetzte Herztöne). Die Atmung ist oft verlangsamt. I. d. R. bestehen ausgeprägte Verdauungsstörungen mit Sistieren der Vormagentätigkeit und wäßrigem bis dünnbreiigem Durchfall (Ausscheidung harnpflichtiger Substanzen über den Darm) sowie ammoniakalischer Maulgeruch.

Kennzeichnend für die Urämie sind der fehlende (Anurie) oder verminderte Harnabsatz (Oligurie). Die Harnzusammensetzung wechselt im übrigen je nach Ursache der Harnvergiftung und weist keine charakteristischen Besonderheiten auf. Bei postrenaler Urämie bestehen daneben Anzeichen der abdominalen oder subkutanen Harnretention (Kap. 7.2.2.4, 7.2.4.1).

Die Harnvergiftung verläuft beim Rind i. d. R. akut, seltener subakut, weshalb die Symptome der chronischen Urämie (Ekzeme, Schleimhautveränderungen, Anämie, Osteoporose) bei dieser Tierart meist nicht zur Ausbildung kommen. Wenn Nierenfunktion und Harnausscheidung nicht innerhalb weniger Tage wieder in Gang kommen, führt das Leiden zu tödlichem Ausgang.

Diagnose: Die Urämie ist aufgrund der allgemeinen Intoxikationssymptome, des fehlenden oder stark eingeschränkten Harnabsatzes und der hochgradigen Retention harnpflichtiger Stoffe im Blut (Harnstoffgehalt im Serum > 10 mmol/l, Kreatinin > 150 µmol/l) meist leicht festzustellen.

Die *Unterscheidung* vom Zustand der Niereninsuffizienz stützt sich auf die bei dieser ausbleibenden schweren Intoxikationserscheinungen, die erhaltene oder gar gesteigerte Harnausscheidung sowie die geringere Retention harnpflichtiger Substanzen im Blut (Kap. 7.1.3.3).

Beurteilung, Behandlung: Die Heilungsmöglichkeiten richten sich zunächst nach dem urämiebedingenden Grundleiden, wobei das Bestehen einer ausgeprägten Harnvergiftung die Prognose allerdings stets ungünstig erscheinen läßt. Renale Urämien sind beim Rind i. d. R. keiner Behandlung mehr zugänglich, während bei postrenalen Erkrankungen durch sofortiges chirurgisches Vorgehen (Urethrotomie, Harnblasennaht, T-Katheter; Kap. 7.2.4.1) zuweilen noch Heilungschancen bestehen. Ein Behandlungsversuch ist aber bei urämischen Patienten immer vertretbar, wenn wenigstens noch gewisse Aussichten auf vorübergehende Besserung des Zustandes bestehen. Die einzuschlagenden therapeutischen Maßnahmen sind rein symptomatisch und bezwecken eine schnelle Entgiftung, Regulierung des Elektrolythaushalts und Bekämpfung der bestehenden Azidose; dabei ist wie bei der Niereninsuffizienz zu verfahren (Kap. 7.1.3.3). Extrarenale Entschlackungsmethoden kommen beim Rind nicht in Betracht.

7.1.3.5 Verletzungen der Nieren

In seltenen Fällen werden traumatisch bedingte Nierenschäden (Nierenquetschung, Nierenzerreißung) beobachtet, die durch Schlag, Einklemmung, Sturz, Stich- oder Trokarierungsverletzung entstanden sind. Die Nierengegend weist dabei i. d. R. Hautveränderungen und eine besondere Schmerzempfindlichkeit bei der Perkussion auf. Solche Patienten zeigen Rükkenkrümmung und steifen Gang, bei Behinderung des Harnabflusses auch Kolikerscheinungen und Harninfiltration in die Nierenkapsel (rektale Untersuchung). Eine häufige Folge renaler Traumen sind Blutungen, die als Nierenkapselhämatome (rektale Untersuchung) oder als Blutbeimengungen zum Harn (Hämaturie) in Erscheinung treten. Starke und anhaltende Blutungen können zu allgemeiner Anämie (blasse Schleimhäute, frequenter Puls) oder zu innerer Verblutung führen (Nierenzerreißung).

Eine *Behandlung* ist bei den besprochenen Nierenkrankheiten kaum möglich, u. U. kann die operative Entfernung der verletzten Niere (Nephrektomie, Kap. 7.1.4.2) erwogen werden. Bei schwerer traumatischer Blutung sollte mit der Verwertung des Tieres nicht gezögert werden. Bei nicht lebensbedrohlicher Nierenhämorrhagie können Bluttransfusionen zur Kreislaufauffüllung und Blutstillung zweckmäßig sein.

7.1.3.6 Entartung der Nieren

Definition: Nephrosen sind durch das ausschließliche oder überwiegende Auftreten degenerativer Veränderungen an den Nierengefäßen und -epithelien gekennzeichnet. Zwischen Nierendegenerationen und Nierenentzündungen (Kap. 7.1.3.7, 7.1.4) gibt es aber infolge sekundär ablaufender entzündlicher oder degenerativer Prozesse zahlreiche Übergänge (s. Übersicht 7-1).

Vorkommen: Nierendegenerationen kommen beim Rind im Zusammenhang mit verschiedenen Allgemeinerkrankungen vor. Pathogenetisch handelt es sich dabei um primäre Stoffwechselstörungen der Nieren, deren Zellen durch Degeneration oder Speicherung verändert werden. Morphologisch werden Glomerulo- und Tubulonephrosen unterschieden, während klinisch nur akute und chronische Formen der Nierenentartung voneinander abzugrenzen sind. Als chronische Nephrose ist beim Rind nur die Nierenamyloidose bekannt. Die klinische Bedeutung der Nephrosen als sekundäre Organschädigung ist beim Rind gering, obwohl derartige Veränderungen relativ häufig vorkommen. Tubulonephrosen werden vor allen Dingen im Gefolge schwerer alimentärer Intoxikationen, der Salmonellose (Kap. 6.10.21) und bei Stoffwechselkrankheiten (Hypokalzämie, Azetonämie) sowie in Verbindung mit Leberdegenerationen (Kap. 6.13.3) beobachtet; das Leiden tritt außerdem bei schwerer Hämoglobinurie als direkte Folge der Blutfarbstoffausscheidung durch die Nieren auf (Hämoglobinnephrose). Unter den exogenen Vergiftungen werden v. a. diejenigen durch Schwermetalle (Blei, Kap. 10.5.12; Kupfer, Kap. 4.3.5.9; Quecksilber, Kap. 7.1.6.1), Arsen (Kap. 6.12.10) und chlorierte Kohlenwasserstoffe (Kap. 10.5.15.1) sowie Eicheln (Kap. 7.1.6.3) häufig von nephrotischen Nierenschäden begleitet. Nephrosen werden außerdem bei Vergiftungen mit Sulfonamiden (Kap. 7.1.6.2) und Neomycin beobachtet.

■ **Symptome, Verlauf:** Die Erscheinungen der akuten Nierendegeneration werden in den meisten Fällen weitgehend durch die Symptome der Primärkrankheit überdeckt; auch die spezielle Untersuchung des Harnapparates ergibt selten sichere Anhaltspunkte, solange keine Niereninsuffizienz mit Polyurie vorliegt (Kap. 7.1.3.3). Im Harnsediment finden sich reichlich Nierenepithelien, wenige Leukozyten und zuweilen auch Harnzylinder. Eine Sicherung der Diagnose ist durch histologische Untersuchung eines Nierenbioptates möglich. Ein großer Teil dieser Nierenschäden heilt mit der Zeit spontan ab, ohne jemals erkannt zu werden, da sich das geschädigte Nierenepithel weitgehend regenerieren kann; der Ausgang in eine nephrotische Schrumpfniere (Nierenzirrhose) wird beim Rind nicht beobachtet.

■ **Sektion:** Nephrosekranke Nieren haben eine glatte Oberfläche und sind nicht oder nur mäßig vergrößert, aber i. d. R. von blasser, hellbrauner bis hellgrauer Farbe; ihre Kapsel ist leicht ablösbar. Die endgültige Diagnose kann nur aufgrund einer histologischen Untersuchung gestellt werden. Ein besonderes makroskopisches Aussehen bedingt die Hämoglobinnephrose, bei welcher Oberfläche und Schnittfläche der Nieren zahlreiche hirsekorngroße, dunkelbraun bis schwarz gefärbte Hämoglobinablagerungsherde aufweisen. Hiervon zu unterscheiden sind die bei Fuszinnephrose m. o. w. diffus schwarzgefärbten Nieren (Kap. 7.1.1), wie sie zuweilen bei Weiderindern angetroffen werden, offenbar aber keine klinischen Erscheinungen verursachen.

■ **Behandlung:** Erfahrungen über zur Behebung der Nephrosen des Rindes geeignete Maßnahmen liegen nicht vor.

7.1.3.7 Nichteitrige Entzündung der Nieren

■ **Definition:** Die klinische Einteilung der Nierenentzündungen des Rindes kann sich auf die Abgrenzung der nichteitrigen von den eitrigen Erkrankungsformen beschränken (s. Übersicht 7-1), da eine Aufteilung in hämatogene und urogene sowie in überwiegend glomerulär oder interstitiell ablaufende Entzündungsformen klinisch nicht möglich ist. Unter den Begriff der nichteitrigen Nierenentzündung fallen daher alle ohne wesentliche Beteiligung von neutrophilen Granulozyten ablaufenden Nephritiden. Beim Rind gehören hierzu die hämatogenen herdförmigen Glomerulonephritiden und die interstitiellen Nephritiden, welche auf infektiös-toxischer Grundlage als sekundäre Organkrankheit entstehen und klinisch durch einen symptomarmen, akuten oder chronischen Verlauf gekennzeichnet sind.

■ **Vorkommen:** Die nichteitrigen Nierenentzündungen kommen bei Rindern jeden Alters verhältnismäßig häufig vor. Da sie aber meist keine auffälligen Erscheinungen bedingen, werden sie klinisch nur selten diagnostiziert und deshalb oft erst bei der Schlachtung als Nebenbefund festgestellt.

■ **Ursachen:** Nichteitrige Nierenentzündungen werden durch bestimmte Infektionskrankheiten (Leptospirose, Kap. 7.1.4.3; Milzbrand, Kap. 3.2.2.1; Rauschbrand, Kap. 12.2.5; Theileriose, Kap. 4.3.4.2 u. a. m.) hervorgerufen, treten aber häufig auch im Zusammenhang mit unspezifischen, septischen oder eitrigen Prozessen auf (z. B. Mastitis, Metritis oder Peritonitis, Kap. 6.15.1). Die bei 1–4 % der Mastkälber zu beobachtenden sogenannten »weißen Flecknieren« *(Nephritis fibroplastica)* werden durch Chlamydieninfektionen im Neugeborenenalter verursacht. Außerdem können Nephritiden durch eine Reihe chemischer und pflanzlicher Gifte (Kupfer, Kap. 4.3.5.9; Eicheln und Eichenlaub, Kap. 7.1.6.3) sowie durch verschiedene Arzneimittel (z. B. Sulfonamide, Kap. 7.1.6.2) entstehen. Eine sekundäre interstitielle Nephritis kann im Gefolge der Harnsteinerkrankung (Kap. 7.2.4.1) auftreten. Inwieweit allergische Zustände (Sensibilisierung durch Streptokokken) auch beim Rind als Ursache von Nierenentzündungen in Frage kommen, bedarf noch weiterer Untersuchungen.

■ **Symptome, Verlauf:** Das klinische Bild der nichteitrigen Nephritis wird i. d. R. durch die auslösende Primärkrankheit überdeckt. Bei den weitgehend selbständigen Nierenentzündungen ist das Allgemeinbefinden dagegen nicht oder nur geringgradig gestört, da selbst die beiderseitigen, aber herdförmigen Entzündungen eine zwar eingeschränkte, jedoch noch ausreichende Nierenfunktion zulassen und daher nur selten auch Erscheinungen einer Niereninsuffizienz (Kap. 7.1.3.3) oder Urämie (Kap. 7.1.3.4) hinzutreten.

Die diagnostisch verwertbaren Symptome betreffen ausschließlich die Nierenfunktion und die Harnzusammensetzung; bei der rektalen Untersuchung der Nieren sind dagegen i. d. R. keine auffälligen Veränderungen festzustellen. Die Einschränkung der Nierenfunktion kommt in herabgesetzter Filtrationsleistung oder verzögerter Farbstoffausscheidung zum Ausdruck (s. Nierenfunktionsprüfung, Kap. 7.1.3.3). Die Harnbeschaffenheit kann im Laufe der Erkrankung und bei den verschiedenen Formen der nichteitrigen Nephritis erhebliche Unterschiede aufweisen; i. d. R. bestehen aber schwache diffuse Trübung und mäßige Proteinurie. Bei der Untersuchung des Harnsediments sind erhöhter Zellgehalt (Nierenepithelien) und gelegentlich Harnzylinder (beim Rind ziemlich selten) zu finden. Die nichteitrige Nierenentzündung endet auch ohne Behandlung häufig mit vollständiger klinischer Heilung; über das Vorkommen von Rezidiven ist wenig bekannt. Bei progressivem Verlauf geht eine solche Nephritis später in den Zustand der Niereninsuffizienz über, aus dem sich dann eine zum Tod führende Urämie entwickeln kann (Kap. 7.1.3.4).

■ **Diagnose, Differentialdiagnose:** Aufgrund des rektalen Nierenpalpationsbefundes und der einfachen Harnuntersuchung können nur fortgeschrittene Fälle von nichteitriger Nierenentzündung sicher erkannt werden. Frühe Stadien der Erkrankung lassen sich aber durch Sonographie und Nierenbiopsieuntersuchung oft nachweisen. Von den damit verbundenen Veränderungen des Harns können v. a. seine diffuse Trübung, die anhaltende Proteinurie und der Sedimentbefund diagnostisch verwertet werden (s. Übersicht 7-1).

Die Unterscheidung der nichteitrigen Nephritis von purulenten Nierenentzündungen gelingt aufgrund des Fehlens fieberhafter Allgemeinreaktionen sowie der bei letzteren vorliegenden charakteristischen Harnveränderungen (starke, grobflockige Trübung; hoher pH-Wert; großes Sediment mit hohem Leukozytenanteil). Die klinische Abtrennung der nichteitrigen Nierenentzündung von den Nephrosen ist zwar schwierig, doch kann die Amyloidnephrose aufgrund typischer Symptome i. d. R. sofort erkannt werden (Kap. 7.1.5.1).

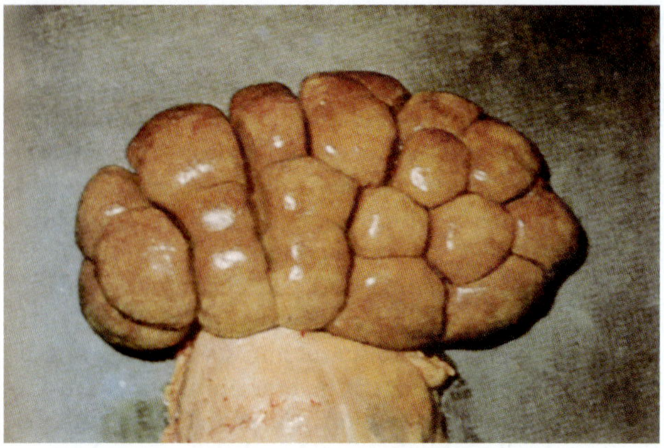

Abbildung 7-3 Nichteitrige Nierenentzündung

■ **Sektion:** Die genaue pathologisch-anatomische Diagnose ist meist nur durch histologische Untersuchung der Nieren möglich. Am häufigsten werden beim Rind die sogenannten großen, blassen Nieren mit feingranulierter Oberfläche gefunden, denen eine Glomerulonephritis, eine chronische interstitielle Nephritis oder eine Amyloidnephrose zugrunde liegen können (Abb. 7-3). Ähnliche, durch Leukose bedingte Veränderungen sind meist nicht auf dieses Organ beschränkt (Kap. 3.1.3.1, 3.1.6.1 ff.).

■ **Behandlung:** Eine Therapie der nichteitrigen Nephritis kommt nur in seltenen Fällen in Frage, da sie meist erst in weit fortgeschrittenem Stadium diagnostiziert wird, wenn bereits irreparable Organveränderungen eingetreten sind. Solche Tiere sind i. d. R. unwirtschaftlich und werden deshalb am besten baldmöglichst verwertet. Die mit geringen Symptomen verlaufenden Nierenentzündungen heilen dagegen häufig spontan aus. Eine wirksame Behandlung ist beim Rind bisher nicht bekannt. Versuchsweise können Kortikosteroide in Verbindung mit Antibiotika angewandt werden. Das Hauptaugenmerk sollte stets auf die Behandlung des nephritisauslösenden Primärleidens gerichtet werden.

7.1.4 Infektionsbedingte Krankheiten der Nieren

H.-D. Gründer

7.1.4.1 Metastatisch-eitrige Nierenentzündung

■ **Definition:** Zu den eitrigen Nierenerkrankungen des Rindes gehören die Pyelonephritis bacteritica bovis (Kap. 7.1.4.2) und die *metastatisch-eitrige Nephritis.* Letztere stellt eine hämatogene, herdförmig-eitrige Nierenentzündung dar, die vorwiegend durch pyogene Keime verursacht wird; sie ist klinisch durch ein schweres, akut und hoch fieberhaft verlaufendes, mit palpierbaren Nierenveränderungen sowie stark flockiger Trübung des Urins einhergehendes Krankheitsbild gekennzeichnet. Die abführenden Harnwege einschließlich des Nierenbeckens sind dabei nicht beteiligt.

■ **Vorkommen:** Die metastatisch-eitrige Nierenentzündung kommt beim Kalb und beim weiblichen Rind relativ häufig im Gefolge schwerer septischer oder pyämischer Infektionskrankheiten vor; zuweilen wird sie auch durch thrombembolische Prozesse (Endokarditis, Endometritis) verursacht, wobei *A. pyogenes* die Hauptrolle unter den beteiligten Erregern spielt. Als wichtigste, zu pyämischer Nephritis führende Primärkrankheiten kommen in Frage: Kälberinfektionen (insbesondere purulente Nabelaffektionen, Kap. 6.15.7), fortschreitende fremdkörperbedingte Organinfektionen (Perikarditis, Kap. 4.1.2.1; Leberabszesse, Kap. 6.13.4), eitrige Lungenentzündungen (Kap. 5.3.2.9), schwere septische Gelenk- und Klauenleiden (Kap. 9.9.1, 9.9.2, 9.14.14ff.) sowie Puerperalinfektionen. Von den spezifischen Infekten sind weiterhin die Nierentuberkulose (Kap. 12.2.6) und die sehr seltene Nierenaktinobazillose (Kap. 3.1.3.3) zu nennen.

■ **Symptome, Verlauf:** Die an *erwachsenen Rindern* bei metastatischer Nierenentzündung zu beobachtenden Gesundheitsstörungen bewegen sich zunächst im Rahmen der auslösenden septikämischen oder pyämischen Infektion. Der Beginn der Niereninfektion macht sich im Verlaufe des Primärleidens häufig durch eine plötzliche, auffällige Verschlechterung des Allgemeinzustandes mit wechselnden, z. T. hoch fieberhaften Körpertemperaturen (≤ 41,5 °C) bemerkbar; der Appetit ist dabei stark herabgesetzt oder fehlt ganz; außerdem sind meist auch Kreislauf, Atmung und Verdauungstätigkeit in entsprechendem Maße in Mitleidenschaft gezogen. Die hämatogene Entstehung des Leidens bedingt stets den gleichzeitigen, aber oft unterschiedlich ausgeprägten Befall beider Nieren. Bei nicht zu fetten Tieren lassen sich durch die rektale Untersuchung an der linken Niere Vergrößerung, sulzige Beschaffenheit der Kapsel und höckrige Oberfläche mit undeutlicher Renkulistruktur sowie Schmerzempfindlichkeit feststellen. Der strohfarbene oder dunkelgelbe Urin weist meist eine ausgeprägte feinflockige Trübung auf; außerdem bestehen starke Proteinurie und nicht selten auch leichte Hämaturie. Im stark vermehrten Harnsediment finden sich dabei neben Erythrozyten und Nierenepithelien massenhaft Leukozyten und Bakterien (Pyurie). Veränderungen der Urinmenge und des spezifischen Harngewichts lassen auf eine starke Ausbreitung der Eiterungsprozesse in den Nieren schließen.

Der Verlauf der metastatischen Nephritis ist akut bis subakut; häufig kommt es zu schubweisem Fortschreiten der Erkrankung mit wechselnder Besserung und Verschlechterung des Zustandes sowie rascher Abmagerung. Oft endet das Leiden infolge Sepsis oder Urämie tödlich.

Über das klinische Bild der metastatischen Nephritis des *Kalbes* ist nur wenig bekannt. Die hiermit verbundenen Allgemeinstörungen werden wahrscheinlich durch die Symptome der auslösenden Primärinfektion (Nabelentzündung, Septikämie, Durchfall) verdeckt. Da die Nieren des Kalbes einer direkten palpatorischen Untersuchung nicht zugänglich sind, lassen sich nur die Veränderungen der Harnzusammensetzung (Proteinurie, Zellvermehrung und Bakterien im Sediment) sowie etwaige sonographische Befunde diagnostisch verwerten.

■ **Diagnose, Differentialdiagnose:** Die rechtzeitige Diagnose der metastatischen Nierenentzündung ist von wesentlicher Bedeutung für das weitere Vorgehen; sie gründet sich auf das Vorliegen einer mit den genannten Nieren- und Harnveränderungen einhergehenden, schweren fieberhaften Allgemeinerkrankung. Der Nachweis erhöhter Keimzahlen im Harn (> 100 000 Keime/ml) mittels Eintauchverfahren (s. *»Die klinische Untersuchung des Rindes«*) kann die Diagnose absichern. Die Pyelonephritis (Kap. 7.1.4.2) unterscheidet sich von der purulenten Nephritis durch einen langsameren, mehr chronischen Verlauf, die durch rektale Exploration festzustellende Mitbeteiligung der abführenden Harnwege (Harnleiter, Harnblase) und das Auftreten von C. renale im Harn. Nichteitrige Nierenentzündungen (Kap. 7.1.3.7) und Nephrosen (Kap. 7.1.3.6) entwickeln sich dagegen ohne schwere hochfieberhafte Allgemeinstörung (s. Übersicht 7-1).

■ **Sektion:** Die Nieren sind meist vergrößert (kindskopf- bis mannskopfgroß). Ihre Kapsel läßt sich im Bereich der veränderten Renkuli nicht glatt abziehen. Die Nierenoberfläche ist von einer Vielzahl meist gruppenweise angeordneter miliarer gelbweißer Herde durchsetzt, die in frischen Fällen von einem roten Hof umgeben sind (Abb. 7-4). Auf der Schnittfläche treten keilförmige hellere Streifen hervor, die von der Oberfläche her m. o. w. weit in die Markzone hineinziehen. Die Nierenkonsistenz ist v. a. in den stärker veränderten Teilen auffallend derb.

■ **Behandlung:** Die metastatisch-eitrige Nephritis läßt sich beim Rind nur ausnahmsweise heilen, da die in den Nieren gelegenen Eiterherde durch parenteral gegebene Bakteriostatika kaum vollständig erreicht werden und die beteiligten Erreger (insbesondere A. pyogenes) oft nur wenig antibiotikaempfindlich

Übersicht 7-1 Vorkommen, Verlauf und Symptomenbild der wichtigsten Nierenerkrankungen beim Rind

Nierenerkrankung		Nierenleistung					
		eingeschränkt		kompensiert-insuffizient		dekompensiert-insuffizient (Urämie)	
		Vorkommen, Verlauf	Symptomenbild	Vorkommen, Verlauf	Symptomenbild	Vorkommen, Verlauf	Symptomenbild
nicht-eitrige	*Nephritis* (Kap. 7.1.3.7)	häufig auf toxisch-infektiöser Grundlage, akut bis chronisch (subklinisch oder symptomarm)	AB: je nach Primärkrankheit gestört H: leichte Trübung, Proteinurie	selten, Spätstadien	AB: mittel- bis hochgradig gestört, unstillbarer wäßriger Durchfall, Azotämie (Serumharnstoffgehalt 50–100 mg%) Bradykardie, Erythropenie, selten auch Ödeme H: wasserhell, diffus getrübt, Hyposthenurie (spezifisches Gewicht < 1020)	selten, akut bis subakut	AB: hochgradig gestört, kein Fieber, Apathie und Somnolenz, Intoxikationssymptome, Durchfall oder Sistieren des Kotabsatzes, Azotämie (Serumharnstoffgehalt > 100 mg/dl) H: Oligurie oder Anurie
	akute Nephrosen (Kap. 7.1.3.6)	im Zusammenhang mit Intoxikationen und Stoffwechselkrankheiten, akut-subakut	AB: je nach Primärkrankheit gestört H: starke Proteinurie	selten, akut			
	Amyloidnephrose (Kap. 7.1.5.1)	ältere Tiere mit anderweitig lokalisierten Eiterungsprozessen, chronisch	AB: gering- bis mittelgradig gestört, Abmagerung und chronische Diarrhoe N: groß und derb H: klar oder diffus getrübt, starke Proteinurie	häufig, chronisch			
eitrige	*metastatisch-eitrige Nephritis* (Kap. 7.1.4.1)	im Puerperium und bei Pyämien, akut	AB: mittel- bis hochgradig gestört, hohes Fieber mit septischen oder pyämischen Erscheinungen N: knotig oder körnig, Kapsel sulzig H: flockig getrübt, Pyurie, starker Keimgehalt	selten, akut	AB: wie oben, jedoch auch rezidivierende Kolik H: stark flockig, getrübt, bluthaltig, stinkend, pH > 8, Hyposthenurie (spezifisches Gewicht < 1020)	selten, da solche Tiere meist vorher verwertet werden (Endstadium), chronisch	wie oben
	Pyelonephritis (Kap. 7.1.4.2)	nach Schwergeburt oder Genitalerkrankung, subakut bis chronisch (schubweise)	AB: geringgradig gestört, zuweilen Kolik und Strangurie, chronische Zystitis H: Hämaturie, pH > 8, C. renale	häufig, subakut			

AB: Allgemeinbefinden
N: rektaler Nierenpalpationsbefund
H: Harnbefund

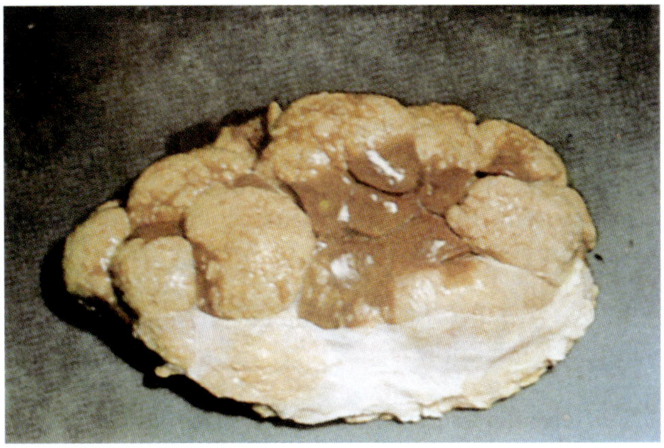

Abbildung 7-4 Metastatisch bedingte Nephritis purulenta

sind. Bei Patienten mit schwer gestörtem Allgemeinbefinden und septischer Körpertemperatur oder mit Anzeichen beginnender Niereninsuffizienz kann der Zustand jedoch in vielen Fällen durch hochdosierte antibiotische Allgemeinbehandlung wenigstens vorübergehend gebessert werden.

7.1.4.2 Bakterielle Nierenbecken- und Nierenentzündung

Definition: Die *Pyelonephritis bacteritica* stellt eine spezifische Nieren- und Harnwegsinfektion des Rindes dar, die durch langsamen, mit schubweisen Fieber- und Kolikperioden einhergehenden Verlauf sowie durch stark eitrig und/oder blutig veränderten Harn gekennzeichnet ist und bei fortschreitender Abmagerung oft nach Wochen oder Monaten infolge Urämie und Sepsis zum Tod führt.

Vorkommen: Die Pyelonephritis wird meist sporadisch beobachtet. Von anderer Seite ist auch ein bestandsweise gehäuftes Vorkommen (Morbidität 6–7%) beschrieben worden. Die Krankheit tritt fast ausschließlich bei Kühen, vorzugsweise solchen im Alter von 3–7 Jahren, und während des Winterhalbjahres (November bis Mai) auf. Bei etwa 75% der Fälle ist der Zusammenhang mit einem vorangegangenen Abort, einer Schwergeburt oder einer Puerperalinfektion nachweisbar. Auch scheint die Häufig-keit der Pyelonephritis enge Beziehungen zur Geburtshygiene aufzuweisen.

Ursache: Die typischen Veränderungen der Pyelonephritis (Papillennekrose, Pyelitis) werden durch das grampositive, 1–5 μ große, stäbchenförmige *Corynebacterium renale* verursacht; häufig treten daneben auch andere Bakterien und *E. coli* als Sekundärerreger auf. C. renale ist ein fakultativ pathogener Keim, der im Anfangsteil des Urogenitalapparates (Scheiden- und Penisschleimhaut) gesunder Rinder relativ häufig als Saprophyt vorkommt. Die Infektion kann nach allgemeiner Ansicht urogen, aber auch hämatogen oder lymphogen erfolgen. Hämatogene und lymphogene Infektionen bewirken stets beiderseitige Erkrankung, während nach urogenem Eindringen der Keime gelegentlich nur eine Niere betroffen ist (10–20% der Fälle). Die künstliche Ansteckung gelingt nur mit massiven Erregerdosen und unter infektionsfördernden Umständen (Schleimhautreizung, Resistenzminderung). Harnabflußstörungen aller Art (Kap. 7.2.2.1, 7.2.4.1) begünstigen die urogene Infektion, da der sich zersetzende Harn einen guten Bakteriennährboden darstellt.

Symptome, Verlauf: Die Pyelonephritis verläuft unter einem verschiedengestaltigen Krankheitsbild. Meist beginnt sie schleichend mit geringgradigen Veränderungen der Harnbeschaffenheit (Proteinurie, Bakteriurie, Zellurie), die sich allmählich verstärken. Obgleich Veränderungen der Nieren oder Harnleiter in diesem Frühstadium klinisch noch nicht nachweisbar sind, kann schon häufiger Absatz eines flockig getrübten und/oder bluthaltigen Harns beobachtet werden. Trotz guter Freßlust zeigen die Patienten Rückgang im Nährzustand und in der Milchleistung. Die Erkrankung nimmt dann einen chronischen, mitunter von akuten Krankheitsperioden unterbrochenen Verlauf, bei dem eine gering- bis mittelgradige Anämie mit ausgeprägter Granulozytose eintritt.

Dagegen geht das deutlichere akute bis subakute Krankheitsbild mit einer mittel- bis hochgradigen fieberhaften Störung des Allgemeinbefindens und Kolikerscheinungen einher. Der Appetit ist gering oder fehlt ganz. Neben Abmagerung fallen Rückenkrümmung und häufiger schmerzhafter Harnabsatz auf, der meist mit kurzzeitigem Drängen verbunden ist (Strangurie). Manche Tiere zeigen einige Stunden lang Kolikerscheinungen (Abgang von Blutkoagula oder Eiterkonkrementen durch die Harnleiter) und/oder steifen Gang. Kreislauf-, Atmungs- und Verdauungsapparat können m. o. w. stark in Mitleidenschaft gezogen sein. Symptome einer allgemeinen Sepsis (Kap. 4.3.3.1), Niereninsuffizienz (Kap. 7.1.3.3) oder Urämie (Kap. 7.1.3.4) treten erst im Endstadium hinzu.

Bei der speziellen Untersuchung ist die Nierengegend nur selten deutlich klopfschmerzempfindlich. Bei Beteiligung der linken Niere ergibt rektale Betastung je nach Krankheitsstadium eine m. o. w. starke Vergrößerung und sulzige Oberfläche mit herdförmig derber oder fluktuierender Konsistenz. Vereinzelt wird anstelle der Niere nur ein mannskopfgroßer, fluktuierender Eitersack *(Pyonephros)* gefunden. In einem Teil der Fälle lassen sich ein oder beide Harnleiter als kleinfinger- bis kinderarmstarke derb-elastische Gebilde rektal oder auch vaginal fühlen; Verdickungen der Harnblasenwand sind dagegen nur selten festzustellen. Die veränderten Organe weisen bei der Palpation keine besondere Schmerzempfindlichkeit auf. Bei der ergänzenden sonographischen Untersuchung, insbesondere der rechten Niere, wird ein insgesamt vergrößertes Organ mit dilatiertem Sinus renalis und Markpyramiden gefunden (Braun, 1997). Der häufiger, in kleinen Portionen abgesetzte oder mittels Katheter entnommene Harn riecht stechend-stinkend und zeigt i. d. R. eine schmutzigrote bis blutrote Farbe und starke flockige Trübung (Pyurie und Hämaturie). Meist enthält er auch größere Eiter- oder Blutklümpchen. Derart veränderter Harn ist stark eiweiß- und hämoglobinhaltig und weist infolge des hohen Ammoniakgehaltes einen alkalischen pH-Wert von 8,0–9,0 auf. Das stark vermehrte Harnsediment besteht neben zahlreichen Bakterien und vereinzelten Epithelzellen überwiegend aus roten und weißen Blutkörperchen.

■ **Beurteilung:** Die Prognose der Pyelonephritis ist im allgemeinen ungünstig. Bei einseitiger Infektion kann es zur Umwandlung der betroffenen Niere in einen bindegewebig abgekapselten, funktionslosen Eitersack kommen, der dann keine Krankheitserscheinungen mehr verursacht. Eine Behandlung der Pyelonephritis ist nur beim Fehlen stärkerer Organveränderungen (Nieren, Harnleiter) und noch befriedigendem Allgemeinzustand erfolgversprechend. In derartigen Fällen kann mit einem Heilerfolg von ~ 50–60% gerechnet werden. Ein Teil der zunächst geheilt erscheinenden Tiere erkrankt jedoch nach Monaten oder Jahren erneut.

■ **Diagnose:** In fortgeschrittenen Krankheitsfällen bereitet die Feststellung der Pyelonephritis kaum Schwierigkeiten. Neben den ausgeprägten, mitunter kolikartigen Allgemeinstörungen und dem mit Abmagerung verbundenen subakuten oder chronischen Krankheitsverlauf gestatten die bei rektaler Untersuchung fühlbaren Veränderungen an Niere oder Harnleitern (auch vaginale Palpation) in Verbindung mit dem charakteristischen Harnbefund eine sichere Diagnose, die durch Sonographie ergänzt werden kann. In Frühstadien und akuten Fällen kann aufgrund des regelmäßig flockig getrübten und auch bluthaltigen Harns meist schon der Verdacht auf eitrige Nierenbeckenentzündung ausgesprochen werden.

Weitere diagnostische Anhaltspunkte können sich aus dem Blutbild (Anämie mit 3–4 × 10^6 Erythrozyten/µl, ausgeprägte Leukozytose und Kernlinksverschiebung) ergeben. Die durch Pyelonephritis verursachten Störungen der Nierenfunktion erreichen erst im Spätstadium einen diagnostisch verwertbaren Grad, wobei Niereninsuffizienzerscheinungen (Kap. 7.1.3.3) auftreten. Der Erregernachweis gelingt am einfachsten durch Färbung eines Sedimentausstrichs nach Gram (massenhaft grampositive, pleomorphe, in Nestern gelegene Kurzstäbchen). Da C. renale auch als gewöhnlicher Schleimhautsaprophyt im Harn vorkommen kann, ist der bakteriologische Befund (Nachweis von C. renale) nur in Verbindung mit dem klinischen Bild sicher zu bewerten. Die Keimzahlbestimmung im Harn (semiquantitativ im Eintauchverfahren mit Nährboden-beschichtetem Träger) gibt dagegen bei > 100000 Keimen/ml einen eindeutigen Hinweis auf das Bestehen einer Nieren- und/oder Harnwegsinfektion.

■ **Differentialdiagnose:** Das Krankheitsbild der Pyelonephritis weist zwar gewisse Ähnlichkeit mit dem der metastatisch-eitrigen Nephritis auf (Kap. 7.1.4.1; s. Übersicht 7-1); bei letzterer fehlen jedoch Harnleiter- und Harnblasenveränderungen, während der Verlauf akut und hoch fieberhaft ist. Außerdem sind abzugrenzen: Hämoglobinurien (Kap. 7.1.3.2) und Hämaturien (Kap. 7.1.3.2), insbesondere die chronische vesikale Hämaturie (Kap. 7.2.4.2), sowie im Kolikstadium auch alle mit Kolik einhergehenden Erkrankungen des Verdauungsapparates (Darmverschluß, Kap. 6.10.1 ff.; Gallenstauung, Kap. 6.13.5).

■ **Sektion:** Die Nieren weisen meist eine deutliche Vergrößerung (Nierengewicht von 2–6 kg gegenüber 0,6–0,7 kg bei gesunden erwachsenen Tieren) und herdförmig derbere Konsistenz auf. Die Nierenkapsel ist stellenweise mit der Nierenoberfläche verwachsen. Dort treten zahlreiche verschieden große, weißgraue unregelmäßig begrenzte Herde hervor. Auf der Schnittfläche werden an den Nierenpapillen nekrotische Veränderungen mit roter Demarkationszone sowie die unterschiedlich starke Erweiterung und fibröse Verdickung des mit blutig-schleimigem Eiter und Konkrementen gefüllten Nierenbeckens sichtbar. In fortgeschrittenen Krankheitsstadien können einzelne Renkuli in bindegewebig abgegrenzte Eitersäckchen umgewandelt sein, oder die ganze Niere bildet einen gekammerten Eitersack. Die in den meisten Fällen miterkrankten Harnleiter und die Harnblase weisen Wandverdickungen und eine eitrig-schleimig belegte oder sulzig-blutige Schleimhaut auf (chronisch-hypertrophierende Zystitis, Kap. 7.2.3.2; Abb. 7-5).

■ **Behandlung:** Die früher als unheilbar geltende Pyelonephritis ist seit Einführung wirksamer antibakterieller Chemotherapeutika einer Behandlung zugänglich geworden, doch muß die Behandlungswürdigkeit jedes einzelnen Patienten unter Berücksichtigung der Wirtschaftlichkeit und der Aussichten auf Dauerheilung geprüft werden. Für die erfolgreiche und rationelle Anwendung von Antibiotika ist die vorherige Anfertigung eines Antibiogramms (Resistenzbestim-

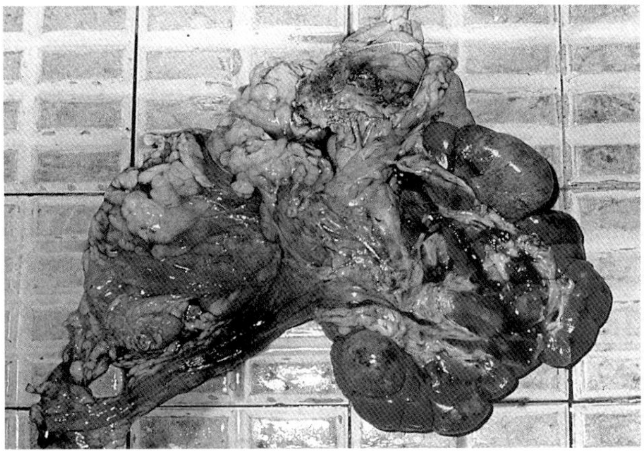

Abbildung 7-5 Pyelonephritis mit sulziger Nierenkapsel und erweitertem Nierenbecken

mung der im steril entnommenen Harn enthaltenen Keime) zweckmäßig. C. renale sowie daneben auftretende Begleitbakterien sind zwar in den meisten Fällen gegenüber gebräuchlichen Antibiotika empfindlich; sie werden aber häufig von antibiotikaresistenten E.-coli- oder Proteusstämmen begleitet. Der Erfolg der antibiotischen Therapie hängt zudem größtenteils von ausreichender Dosierung und Behandlungsdauer ab. Befriedigende Ergebnisse werden bei parenteraler Anwendung von Penicillin-Streptomycin-Präparaten (5–10 Mio. IE/d/erwachsenes Rind, 10 Tage lang) sowie mit Tetracyclinen oder Gentamycin erzielt. Sulfonamid-Präparate haben sich in dieser Indikation beim Rind nicht bewährt. Nach Abschluß der antibiotischen Therapie sollte der Harn von normaler Beschaffenheit und bakterienfrei sein; anderenfalls muß die Behandlung wiederholt werden, da sonst mit Rezidiven zu rechnen ist. Die meist zu beobachtende Besserung im Allgemeinbefinden des Patienten darf nicht zur Abkürzung der Therapie verleiten. Neben allgemeiner Antibiose ist eine unterstützende symptomatische Behandlung in Form von Harnblasenspülungen und Vitamin-A-Gaben angezeigt.

Bei einseitiger Erkrankung besteht die Möglichkeit der chirurgischen Entfernung der kranken Niere *(Nephrektomie)*. Wegen der Schwierigkeiten einer klaren Abgrenzung solcher Fälle von denen mit Betroffensein beider Nieren sowie im Hinblick auf die zweifelhafte Wirtschaftlichkeit kommt die Operation jedoch nur selten zur Ausführung. Der Eingriff wird am stehenden Tier von der rechten Flanke her vorgenommen. Die rechte Niere kann extraperitoneal von einer dicht hinter der letzten Rippe und unterhalb der Lendenwirbelfortsätze gelegenen Schnittlinie aus erreicht werden. Nach Durchtrennung der Fascia transversa wird die Niere retroperitoneal stumpf aus ihrer Kapsel geschält, möglichst weit an die Bauchwunde herangebracht und nach doppelter Unterbindung des Nierenstiels (Arterie, Vene und Ureter) entfernt; dabei ist auf sorgfältige Blutstillung zu achten. Die linke Niere wird von der gleichen Operationsstelle aus, jedoch transperitoneal exstirpiert, wobei das Bauchfell entweder in die Unterbindung einbezogen oder vorher abgelöst und später vernäht wird.

■ **Prophylaxe:** Allgemeine Maßnahmen zur Verhütung einer urogenen Infektion bestehen in größter Sauberkeit beim Katheterisieren der Harnblase sowie bei der Geburtshilfe und in wirksamer Behandlung aller bakteriellen Zystitiden oder Genitalinfektionen. Bei bestandsweise gehäuftem Auftreten von Pyelonephritiden sind von allen Kühen Harnproben zur bakteriologischen Untersuchung auf C. renale steril zu entnehmen. Tiere, die den Erreger mit dem Harn ausscheiden, müssen als infektionsverdächtig angesehen werden; sie sind nach Möglichkeit zu isolieren und in regelmäßigen Abständen einer genauen klinischen Untersuchung (einschließlich Harnuntersuchung) zu unterziehen oder in Zweifelsfällen prophylaktisch mit Antibiotika zu behandeln.

7.1.4.3 Leptospirose

■ **Definition:** Beim Rind geht Leptospirose in typischen Fällen mit Ikterus, Hämoglobinurie und hohem Fieber einher; außerdem können Aborte, Enteritiden, zentralnervöse Störungen, gelegentlich auch Blutungen, Ödeme oder Haut- und Schleimhautnekrosen auftreten. *Andere Bezeichnungen:* ansteckende Gelbsucht der Rinder, Icterohaemoglobinuria infectiosa bovum.

■ **Vorkommen:** Bei Mensch und Tier sind insgesamt 42 Leptospirenarten beschrieben worden. Sie stimmen morphologisch und kulturell miteinander überein und lassen sich nur serologisch unterscheiden. Bei der Rinderleptospirose sind mehrere Leptospirenarten als pathogene Keime gefunden worden, nämlich *L. pomona, L. grippotyphosa, L. sejroe, L. bovis palaestinensis, L. australis, L. mitis, L. autumnalis, L. hebdomadis, L. sakskoebing* u. a. m.

Beim Rind wird Leptospirose hauptsächlich in wärmeren Klimazonen beobachtet (Südrußland, Balkan, Israel, USA; Australien, Algerien); sie tritt während der warmen Jahreszeit gelegentlich aber auch im Vereinigten Königreich, in Frankreich, der Schweiz, Deutschland und anderen Ländern auf. Dabei können Rinder jeden Alters befallen werden; jüngere Tiere sind jedoch empfänglicher als ältere. Wirtschaftliche Verluste entstehen außer durch Tod oder Notschlachtung auch durch Verminderung der Milchproduktion sowie durch Abmagerung bei chronisch verlaufender Erkrankung.

Ursache: Leptospiren sind bis zu 40 μm lange, schlanke, spiralförmig gewundene, bewegliche Erreger, deren Enden haken- oder spazierstockähnlich abgekrümmt sind. Nur einige Arten dieser von Natur aus im Wasser lebenden Keime haben pathogene Eigenschaften angenommen und sich bestimmten Tierspezies m. o. w. angepaßt. Im Wasser sind Leptospiren wochenlang lebensfähig; außerhalb desselben besitzen sie nur geringe Widerstandsfähigkeit und sind vor allen Dingen gegenüber stark saurem oder alkalischem Milieu empfindlich. Die Eintrocknung überleben sie ebenfalls nicht. Bei 50 °C gehen sie in 10 min, bei 60 °C in weniger als 10 s zugrunde. Außerdem werden sie durch die üblichen Desinfektionsmittel in kurzer Zeit abgetötet.

Pathogenese: Für die Verschleppung der Leptospirose spielen kleine Nagetiere (Ratten, Mäuse, Hamster), aber auch Igel, Skunks, Opossum, Mungos und Schweine als Erregerreservoire eine wichtige Rolle. Diese Tiere erkranken dabei selbst nicht, beherbergen die Leptospiren aber lange Zeit, z. T. sogar lebenslänglich und können sie mit dem Harn ausscheiden. Demgegenüber ist die Verbreitung der Leptospiren durch Haus- und landwirtschaftliche Nutztiere von untergeordneter Bedeutung, obwohl es auch durch die Ausscheidung leptospirosekranker Rinder zur Ausbreitung der Krankheit innerhalb betroffener Herden kommt. Die Übertragung durch Zecken ist zwar ebenfalls möglich, in praxi aber relativ selten.

Rinder nehmen Leptospiren vorwiegend auf der Weide, und zwar zusammen mit verunreinigtem Futter oder Wasser auf; feuchte Weiden sind deshalb einer raschen Ausbreitung der Infektion besonders förderlich. Als Eintrittspforten dienen v. a. Schleimhäute (Verdauungskanal, Nase, Augen, Geschlechtsorgane) sowie Wunden und kleine Risse in der äußeren Haut; Klauenverletzungen sind hierfür von geringerer Bedeutung. Nach dem Eindringen in den Körper gelangen die Erreger ins Blut und zerstören die roten Blutkörperchen, wodurch Anämie, Hämoglobinurie und Ikterus verursacht werden. Über das Blut kommt es auch zur Ansiedlung der Keime in verschiedenen Organen, z. B. in den Nieren, doch sind klinisch stumme Durchseuchungen keineswegs selten. Die Ausscheidung der Leptospiren erfolgt über Harn, Fruchtwasser oder Nachgeburt, Milch und Sperma. Im Harn erkrankter Rinder sind sie meist von der 3. bis zur 8. Woche nach der Infektion, oft aber auch länger enthalten (Dauerausscheider). Bei Kälbern nimmt die Krankheit i. d. R. einen akuten und stürmischen Verlauf und breitet sich dabei in der betreffenden Gruppe rasch aus. Bei Jungrindern und erwachsenen Tieren besteht eine gewisse Altersresistenz, so daß die Leptospirose bei ihnen milder oder subklinisch verläuft. Bei Kälbern beträgt die Morbidität nahezu 100 % und die Letalität 5–15 %; bei älteren Tieren ist mit 75 % Morbidität und 2–4 % Letalität zu rechnen.

Symptome, Verlauf: Die Inkubationszeit ist kurz und dauert selten länger als 7 Tage; bei der dann einsetzenden Krankheit sind 5 verschiedene Verlaufsformen zu unterscheiden, zwischen welchen es aber fließende Übergänge gibt:

- Bei der *perakuten Form* der Leptospirose wird das klinische Bild von schwerer uncharakteristischer Allgemeinstörung beherrscht. Dabei steigt die Körpertemperatur zunächst für einige Stunden auf 40–41,5 °C und kehrt bald zur Norm zurück; oft wird auch Untertemperatur gemessen. Kälber zeigen völlige Inappetenz, hochgradige Benommenheit und Schwäche; gelegentlich treten zentralnervöse Erscheinungen in Form starker, bis zu Tobsuchtanfällen reichender Erregung auf. Die für die übrigen Verlaufsformen der Leptospirose typischen Symptome, Hämoglobinurie und Ikterus, können bei perakutem Verlauf fehlen. Solche Patienten sterben häufig schon nach einer Krankheitsdauer von 12–48 h.
- Die *akute Form* wird besonders bei Kälbern im Alter von 2 Wochen bis 3 Monaten, seltener auch bei älteren Tieren beobachtet. Sie beginnt mit Freßunlust, auffallender Depression und Schwäche. Anfänglich kommt auch Durchfall vor; später stellt sich Vormagen- und Darmatonie ein. Das Fieber hält bei dieser Form mehrere Tage an. Etwa zwischen dem 2. und 5. Krankheitstag treten bei gleichzeitigem Abfall der Körpertemperatur Hämoglobinurie, Ikterus und Anämie auf; Kühe zeigen starken Rückgang der Milchleistung mit Eindickung und Rotfärbung der Milch bei normal erscheinendem Euter, außerdem Konjunktivitis mit Tränenfluß sowie oberflächliche nekrotische Haut- und Schleimhautschädigungen, besonders am Flotzmaul und in der Maulhöhle. In der Endphase der Erkrankung verschlechtert sich das Allgemeinbefinden der Patienten zusehends, und nach 3- bis 5tägiger Krankheit tritt der Tod ein.
- Die *subakute Form*, welche Kälber und erwachsene Rinder in gleicher Weise befällt, beginnt ebenfalls mit Störungen des Allgemeinbefindens, verläuft aber weniger heftig. Das Fieber kann gering sein oder ganz fehlen. Die Haupterscheinungen bestehen in Hämoglobinurie, Ikterus und Anämie, die 6–10 Tage anhalten; während dieser Zeit versiegt bei laktierenden Kühen die Milch, und die Patienten magern stark ab. Die bei der akuten Form genannten Haut- und Schleimhautveränderungen sind auch bei subakutem Verlauf zu beobachten. Ohne Behandlung beträgt die Krankheitsdauer 10 Tage bis zu 2 Wochen, die Sterblichkeit ≤ 30 %.
- Bei der *chronischen Form* der Leptospirose besteht intermittierendes Fieber, anhaltender Durchfall und

Verminderung der Milchsekretion. Blutfarbstoffharnen ist meist nur schwach und nur einige Tage lang vorhanden; Ikterus kann fehlen. Die Patienten sind dabei anhaltend apathisch und magern bei wechselnder Futteraufnahme ständig ab. Diese Erscheinungen können sich in wechselnder Stärke über mehrere Monate hinziehen, so daß wegen Unwirtschaftlichkeit oft die Verwertung der betroffenen Tiere notwendig wird.

➤ Endlich gibt es noch eine *atypische Form* des Leidens mit geringgradigem Fieber, verminderter Milchleistung sowie Fehlen von Hämoglobinurie und Ikterus, aber m. o. w. anämischen Schleimhäuten. Die Krankheitsdauer beträgt dabei im allgemeinen 3–10 Tage; Rezidive sind zwar möglich, doch heilen solche Fälle schließlich meist aus.

Bei allen Formen der Leptospirose nimmt die Zahl der Erythrozyten m. o. w. stark ab, während die Zahl der Leukozyten, oft unter Kernlinksverschiebung, ansteigt. Aborte sind häufig; sie setzen i. d. R. 1–5 Wochen nach Beginn der Infektion ein und betreffen vorwiegend Tiere, die sich etwa im 7. Monat der Trächtigkeit befinden. Mitunter ist Verkalben sogar das einzige auffallende Symptom einer Leptospireninfektion. In der Folge stellen sich vielfach Nachgeburtsverhaltung und/oder Fruchtbarkeitsstörungen ein. Bei überlebenden Rindern bildet sich vom 8.–10. Krankheitstag an eine spezifische, gegen den jeweiligen Leptospirentyp gerichtete Immunität aus; die in der Kolostralmilch solcher Kühe enthaltenen Antikörper schützen die damit ernährten neugeborenen Kälber 1–2 Monate lang gegen die Infektion.

■ **Beurteilung:** Die Prognose ist nach dem Gesagten im allgemeinen vorsichtig und um so ungünstiger zu stellen, je schwerer die Krankheitssymptome sind; jüngere Tiere sind stets am meisten gefährdet.

■ **Diagnose, Differentialdiagnose:** Bei einigen der geschilderten Verlaufsformen ist das klinische Bild für eine klare Diagnosestellung nicht eindeutig genug. Bei Vorliegen von Fieber, Ikterus und Hämoglobinurie sollte jedoch u. a. auch an Leptospirose gedacht werden, die ggf. von Babesiose (Kap. 4.3.4.1), Anaplasmose (Kap. 4.3.3.3), bazillärer Hämoglobinurie (Kap. 4.3.3.2) sowie von anderen Hämoglobinurien (Kap. 7.1.3.2) abzugrenzen ist. Beim Vorhandensein zentralnervöser Störungen sind differentialdiagnostisch Hirnlisteriose (Kap. 12.2.10), Tollwut (Kap. 10.3.6), Bleivergiftung (Kap. 10.5.12) oder Weidetetanie (Kap. 10.5.4.1) in Betracht zu ziehen. Bei Aborten sind außer Leptospirose auch Brucellose, Salmonellose (Kap. 6.10.21), Trichomoniasis sowie toxische Ursachen zu berücksichtigen.

Der bestätigende Erregernachweis kann kulturell oder serologisch geführt werden. Als Untersuchungsmaterial eignen sich im akuten Krankheitsstadium Blut und Milch, in der chronischen Phase dagegen der Harn der Patienten. Der serologische Nachweis ist mittels KBR oder HA und anderen Verfahren möglich; hierfür liefert die Untersuchung zweier Blutproben im Abstand von 8–10 Tagen, von denen die erste möglichst während der akuten klinischen Symptome zu entnehmen ist, die sichersten Ergebnisse. Bei leptospirenbedingten Aborten sind Antikörper im Blut meist schon am Tag des Aborts nachweisbar. In abortierten Feten können selbst nach bereits eingetretener Autolyse mittels IF-Mikroskopie positive Ergebnisse erzielt werden. Diese Technik ist auch für den Nachweis spezifischer humoraler Antikörper sowie von Leptospiren in Organmaterial gut geeignet.

■ **Sektion:** Bei der perakut und der akut verlaufenden Form sind neben Ikterus und Anämie unterschiedlichen Grades Ansammlungen einer rötlichen, serösgallertigen Flüssigkeit an verschiedenen Stellen, besonders aber in der Unterhaut und im perirenalen Gewebe festzustellen; außerdem sind meist auch deutliche Veränderungen der Nieren vorhanden, welche vergrößert und dunkelbraunrot gefärbt erscheinen und in der Rindenschicht grauweiße, runde oder gestreifte, senfkorngroße Herde enthalten. In Nierenbecken und Harnblase findet sich gewöhnlich blutigroter Harn. Die Leber ist meist ebenfalls vergrößert, von ockergelber Farbe und mit kleinen Nekroseherden durchsetzt; ihr Parenchym ist trocken und brüchig. Die Milz erscheint nicht oder nur mäßig geschwollen und zeigt auf der Schnittfläche eine dunkelhimbeerrote Färbung. Nach langsamem Verlauf sind chronische interstitielle Nephritiden mit fibrösen Herden, mitunter regelrechte Schrumpfnieren zu beobachten, die oft von perirenalen Ödemen begleitet werden.

■ **Behandlung, Prophylaxe:** Eine erst nach Beginn der hämolytischen Krise oder dem Einsetzen manifester Organveränderungen (Nephritis, Leberdegeneration) beginnende Therapie ist meist erfolglos. Im akuten und subakuten Stadium der Krankheit kann dagegen durch frühzeitige Anwendung hoher Antibiotikadosen Heilung erzielt werden; hierbei haben sich Streptomycin, Chlortetracyclin oder Oxytetracyclin als wirksam erwiesen. Oft sind zusätzliche Bluttransfusionen (Kap. 4.3.2.1) wertvoll. Bei Keimträgern kann die Leptospirenausscheidung durch massive Gaben von Tetracyclin (5 Tage lang je 5–10 mg/kg LM) oder Dihydrostreptomycin (10 mg/kg LM alle 12 h 3 Tage lang) unterbunden werden.

In gefährdeten Gebieten ist der Nagetierbekämpfung besondere Aufmerksamkeit zu widmen. Kälber und Jungtiere sollten von Tümpeln und anderen, möglicherweise mit leptospirenhaltigem Harn von dauerausscheidenden Rindern, Schweinen oder Nagern beschmutzten Wasserstellen ferngehalten werden. Das gemeinsame Halten von Rindern mit Schweinen sollte vermieden werden, da letztere mit Leptospiren infiziert sein können, ohne Krankheitserscheinungen zu zeigen.

In Leptospirosegebieten können mit gutem Erfolg Schutzimpfungen mit Vakzinen aus abgetöteten oder avirulenten lebenden Leptospiren vorgenommen werden. Die Vakzinationen erfolgen 2mal im Abstand von 7–10 Tagen; sie bewirken eine typenspezifische Immunität von > 6monatiger Dauer.

In Deutschland gibt es keine staatlichen Vorschriften für die Bekämpfung der Leptospirose.

7.1.5 Stoffwechselbedingte Krankheiten der Nieren

H.-D. Gründer

7.1.5.1 Nierenamyloidose

Definition: Die Nierenamyloidose (Amyloidnephrose) ist beim Rind als häufigste klinisch hervortretende Teilerscheinung der allgemeinen Amyloidose aufzufassen, die durch Störungen des Eiweißstoffwechsels, insbesondere aber der Immunkörperbildung verursacht wird. Das klinische Syndrom der Amyloidnephrose ist durch chronische profuse Diarrhoe, Ödembildung, Nierenvergrößerung und starke Proteinurie gekennzeichnet.

Vorkommen: Im Krankengut der Rinderkliniken wird die Amyloidnephrose regelmäßig bei etwa 0,1% der innerlich kranken Patienten festgestellt; dabei sind fast ausschließlich ältere Kühe während der Hochträchtigkeit oder im Puerperium betroffen.

Ursachen, Pathogenese: Die Amyloidose wird durch chronische Eiterungsprozesse, insbesondere Streptokokken- und Pyogenesmastitiden, Fremdkörperperitonitiden sowie durch Abszeßbildung in Leber und Lunge ausgelöst (autogressive Immunmechanismen, Kap. 1.2.3.1); bei einem Teil der erkrankten Rinder sind jedoch nach der Schlachtung keine entsprechenden Veränderungen mehr nachweisbar. Infolge der glomerulären Amyloidablagerung kommt es zunächst zu Permeabilitätsstörungen mit starker Proteinurie und durch Rückresorption des Amyloids zu nephrotischen Veränderungen in den Tubulusepithelien; diese Vorgänge enden schließlich mit der völligen, irreparablen Verödung des Nephrons. Die Krankheit beginnt daher mit wochenlanger starker Proteinurie, der sich als direkte Folgen Hypoproteinämie und Dysproteinämie, Darmwandödem und profuser Durchfall (sogenannte »Proteindiarrhoe«) anschließen, wobei die zunehmenden, über Harn und Kot erfolgenden Plasmaeiweißverluste vom Organismus nicht mehr kompensiert werden können. Erscheinungen der Niereninsuffizienz (Kap. 7.1.3.3) treten erst im Endstadium hinzu, wenn die Mehrzahl der Glomerula infolge Zirkulationsbehinderung ausgefallen ist.

Symptome: Das Erscheinungsbild der Amyloidnephrose zeichnet sich, abgesehen von gewissen, der Krankheitsdauer entsprechenden graduellen Abweichungen, durch weitgehende Einheitlichkeit aus. Das Leiden wurde bisher nur bei erwachsenen Rindern beobachtet, bei denen es mit langsamer Abmagerung sowie trägem Verhalten einhergeht. Körpertemperatur, Atem- und Herzfrequenz liegen im Normalbereich. Äußerlich fallen i. d. R. das stumpfe, struppige Haarkleid und die als Folge der chronischen Diarrhoe eintretende Kotverschmutzung von Aftergegend und Schwanz auf. In schweren fortgeschrittenen Fällen sind zudem Zeichen der Dehydratation sowie Unterhautödeme im Kehlgang und am Triel vorhanden (Abb. 7-6). Die Verdauungstätigkeit ist stets in Mitleidenschaft gezogen; insbesondere sind vermehrter Durst, herabgesetzte Futteraufnahme und Pansentätigkeit sowie wäßriger Kot (ohne besondere farbliche oder geruchliche Abweichungen) zu beobachten.

Die linke Niere wird bei rektaler Palpation i. d. R. m. o. w. stark vergrößert und von derber Konsistenz befunden. Am makroskopisch unveränderten oder nur leicht diffus getrübten, auffallend schäumenden Harn läßt sich häufig neben konstant niedrigem spezifischen Gewicht (unter 1020; Hyposthenurie, Kap. 7.1.3.3) ein starker bis sehr starker Eiweißgehalt nachweisen, während andere pathologische Bestandteile meist fehlen. Das Harnsediment ist nur gering; es enthält stark degenerierte Nierenepithelien und ver-

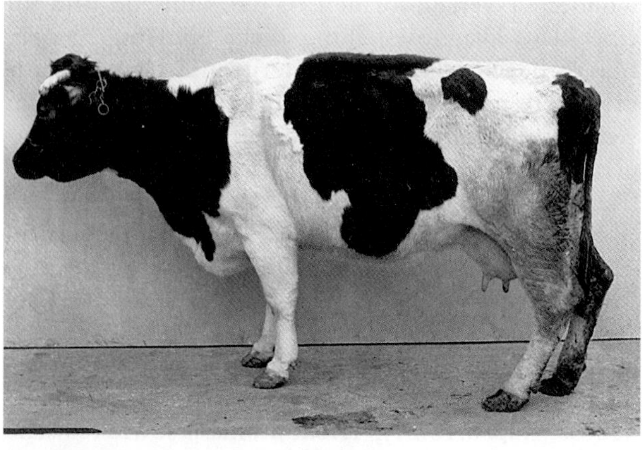

Abbildung 7-6 10jährige Kuh mit fortgeschrittener Amyloidnephrose (Abmagerung, Kehlgangs- und Trielödem, chronischer wäßriger Durchfall)

einzelt Harnzylinder. Länger erkrankte Tiere weisen regelmäßig eine leichte Erythropenie (3,5–4,9 T Erythrozyten/l), Azotämie (Serumharnstoffgehalt > 10 mmol/l) sowie Hypoproteinämie (30–50 g/l) und Dysproteinämie auf (Verminderung der Albumine und Vermehrung der Globuline).

Verlauf, Beurteilung: Das klinische Syndrom der Amyloidnephrose entwickelt sich innerhalb von 1–2 Monaten, wobei zuerst Proteinurie und Diarrhoe auftreten. Erst im Endstadium kommt infolge der dann einsetzenden Niereninsuffizienz auch eine zunehmende Störung des Allgemeinbefindens hinzu, die schließlich unter fortschreitender Abmagerung zu Urämie und zum Tode führt.

Diagnose, Differentialdiagnose: Aufgrund der typischen Symptome einer chronischen, mit Nierenvergrößerung einhergehenden Diarrhoe und des makroskopisch wenig veränderten, stark eiweißhaltigen Harns kann Amyloidnephrose klinisch meist erkannt und von anderen Nierenerkrankungen abgetrennt werden (s. Übersicht 7-1). Diagnostische Schwierigkeiten bestehen allenfalls im Frühstadium (keine erkennbare Nierenvergrößerung, keine Azotämie oder Ödembildung); sie können durch sonographische Untersuchung (echoreiches, inhomogenes Parenchym mit verschmälertem Sinusreflex) und sonographiegeführte Nierenbiopsie überwunden werden. Differentialdiagnostisch sind anderweitige chronische Enteritiden (Kap. 6.10.16), insbesondere aber die Paratuberkulose (Kap. 6.10.22), sowie Leukose (Kap. 6.10.22) und eitrige Nierenentzündungen (Kap. 7.1.4.1) zu berücksichtigen; letztere werden jedoch durch ein septisches oder pyämisches Krankheitsbild und den makroskopisch stark veränderten Harn gekennzeichnet.

Sektion: Meist ist der gesamte Tierkörper stark wäßrig und die Bauchhöhlenflüssigkeit vermehrt. Darmwand und Gekröse erscheinen ödematös durchtränkt. Die zuweilen gleichfalls sulzig veränderte Nierenkapsel läßt sich leicht abziehen, wonach die auf das 2- bis 3fache der Norm vergrößerten, weißgrauen oder lehmfarbenen Nieren sichtbar werden, deren granulierte Oberfläche mit zahlreichen stecknadelkopfgroßen, teils grauweißen und glasigen, teils gelblichweißen und trüben Rindenherden durchsetzt ist (Abb. 7-7). Der Amyloidnachweis muß durch die histologische Untersuchung erfolgen; in manchen Fällen kann er außerdem auch in Leber und Nebennieren geführt werden.

Die *Behandlung* der Amyloidnephrose verspricht keinen Erfolg.

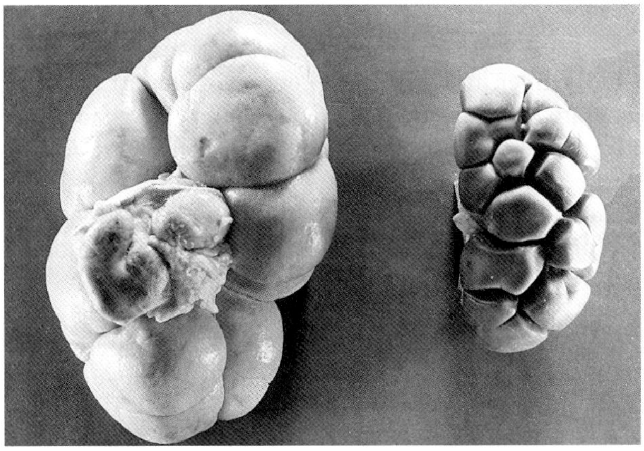

Abbildung 7-7 Amyloidnephrotische Niere (links); daneben zum Vergleich die Niere einer gesunden Kuh

7.1.6 Fütterungs- und vergiftungsbedingte Krankheiten der Nieren

Einige Vergiftungen, an denen die Nieren symptomatisch beteiligt sind, werden anderenorts geschildert: *Intoxikation durch Dinitroverbindungen* (Kap. 5.3.5.11), *Mineralölvergiftung* (Kap. 6.12.7), *Intoxikation durch gossypolhaltige Baumwollsaatprodukte* (Kap. 4.1.5.3) sowie die *Vergiftungen durch Hämolyse-bedingende Pflanzen* (Kap. 4.3.5.5 bis 4.3.5.8).

7.1.6.1 Quecksilbervergiftung

H.-D. Gründer

Definition: Rinder sind besonders quecksilberempfindlich, doch kommen Vergiftungen mit den weniger toxischen anorganischen und den hoch giftigen organischen Quecksilberverbindungen nur noch selten vor. Akute Vergiftungen nach oraler Aufnahme größerer Hg-Mengen führen infolge Ätzwirkung zu gastrointestinalen Symptomen, während bei längerem Vergiftungsverlauf Exantheme, respiratorische Erscheinungen und Schleimhaut- oder Serosablutungen sowie Muskelschwäche im Vordergrund stehen. Nach Einatmung von Quecksilberdämpfen treten dagegen hauptsächlich Symptome seitens des Atmungsapparates auf.

Vorkommen: Nach Kenntnis der hohen Toxizität des Quecksilbers und seiner Verbindungen für das Rind treten Vergiftungen nur noch selten auf. Anorganische Quecksilberverbindungen werden gastroenteral schlecht resorbiert (zu ~ 2%); wegen seiner hohen Lipoidlöslichkeit wird organisch gebundenes Quecksilber dagegen zu 60–100% enteral aufgenommen. Daher wurden in den letzten Jahren Vergiftungen hauptsächlich nach dem Verfüttern von gebeiztem Saatgetreide beobachtet.

Pathogenese: Quecksilbersalze wirken örtlich stark ätzend (→ Stomatitis, Gastroenteritis); außerdem wird Quecksilber in Nieren und Leber gespeichert und nur langsam wieder ausgeschieden (Nieren → Schädigung der Tubuli; Maulschleimhaut → Geschwüre; Dickdarm → Blutungen; Haut → Exanthem). Die letale orale Dosis für erwachsene Rinder beträgt 5–10 g Sublimat (16 mg/kg LM/d) oder 20 g Kalomel (32 mg/kg LM/d); Stalluft mit einem Gehalt von 0,5–2,5 mg Hg/m^3 wirkt deutlich giftig. Die toxische Dosis für organische Quecksilberverbindungen (Methylquecksilber, Alkylquecksilber) liegt dagegen nur zwischen 0,2 und 0,4 mg/kg LM/d. Die Letaldosis für Quecksilberjodid beträgt 0,5 mg/kg LM.

Symptome: Bei *akuter* Vergiftung Anorexie, manchmal Speicheln, schwere Abomasoenteritis mit aussetzender Pansenmotorik, fehlendem Wiederkauen, übelriechendem und teilweise blutigem Durchfall (mitunter auch Kolik), Zittern, Apathie, Kreislaufschwäche (schwacher, frequenter, unregelmäßiger Puls) und Untertemperatur. Bei *chronischem* Verlauf tritt das klinische Bild u. U. erst 2–4 Wochen nach Beginn der Giftaufnahme deutlich in Erscheinung; es ist dann nicht selten von Fieber begleitet und im übrigen gekennzeichnet durch Tränenfluß, Speicheln, üblen Maulgeruch, Geschwüre der Maulschleimhaut, Schluckbeschwerden, Freßunlust, Milchrückgang, Gewichtsverlust, Steifheit, Zittern oder Inkoordination der Nachhand (Überköten bis Festliegen), m. o. w. ausgeprägtem Husten, Auftreten verdickter, z. T. stark juckender, rauh-schuppiger bis feuchter exanthematöser Hautveränderungen verbunden mit Haarausfall (teils lokalisiert: Augenlider, Umgebung des Flotzmauls, Kopf, Hals, Schenkelinnenfläche; teils generalisiert; Abb. 7-8), anämisch-blasse Schleimhäute mit Neigung zu Petechien und m. o. w. schwerwiegenden Blutungen (Augenbindehaut, Nase, Lunge, Maul, Darm, Scheide, Harnblase) sowie erhöhte Pulsfrequenz; der Harn ist nur in einem Teil der Fälle eiweiß-, hämoglobin- und/oder gallenfarbstoffhaltig. Nach *Einatmung* von Hg-Dämpfen: schleimiger bis blutiger Nasenausfluß, erhöhte Atemfrequenz mit deutlicher Dyspnoe, Husten und Lungenemphysem (mitunter auch Spitzenlappenpneumonie), Inappetenz, mäßiges Fieber sowie die geschilderten Haut- und übrigen Veränderungen.

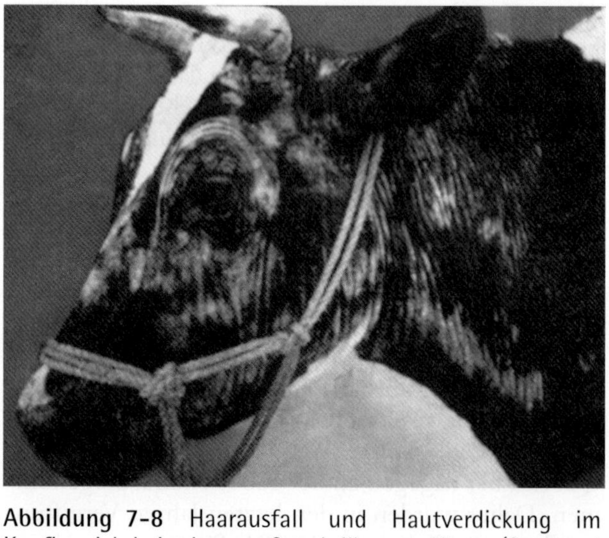

Abbildung 7-8 Haarausfall und Hautverdickung im Kopfbereich bei schwerer Quecksilbervergiftung (Sonoda et al., 1956)

Sektion: Abomasoenteritis (Ödematisierung und Blutfülle bzw. Blutungen in der Schleimhaut), auffallende petechiale Blutungen subepi- und subendokardial sowie an den übrigen serösen Häuten, Lymphknoten ödematös geschwollen, Nephrose (Tubulusepithelien degeneriert, nekrobiotisch oder verkalkt; fettige Degeneration der Henleschen Schleifen), Leber fettig oder albuminoid degeneriert mit zentrolobulären Nekrosen, Dermatitis im Bereich der haarlosen Stellen; nach Einatmung Lungenödem oder -emphysem.

Diagnose: Bei mit Quecksilber vergifteten Tieren sind folgende Hg-Werte gefunden worden: Niere 2,2–150,0 mg/kg FS (Gehalt in der Nierenrinde wesentlich höher als im Nierenmark); Leber 6–80 mg/kg FS; Harn 0,1–2,2 mg Hg/l.

Prophylaxe: Hg-haltige Präparate und Desinfektionsmittel sind beim Rind und in dessen Umgebung grundsätzlich kontraindiziert; kein gebeiztes Saatgut verfüttern.

Behandlung: Ursachen sofort abstellen oder beseitigen. Die Antidottherapie muß innerhalb der ersten Stunden nach der Giftaufnahme beginnen, sonst kommt sie meist zu spät. Bei anorganischen Quecksilbervergiftungen ist Dimerkaptopropanol (3–5 mg/kg pro 4 h als 5- bis 10%ige Lösung i.m.) am wirksamsten (nicht bei organischen Quecksilbervergiftungen anwenden, weil es die Nierenschäden verstärkt); sonst kann Natriumthiosulfat oder Kalziumversenat versucht werden. Bei Hg-vergifteten Ratten hat sich auch Penicillamin (15 mg/kg LM oral) gut bewährt. Außerdem erscheinen angebracht: Eisensulfat 100–200 g und Schwefelblüte 50–100 g zusammen mit Schleim oder Milch (kein Öl!) p. o. sowie zur Anregung der Diurese 500–1000 ml physiologische NaCl- oder Ringer-Lösung pro 100 kg LM i.v. und zur Förderung der Blutgerinnung Vitamin K p. o. sowie Blutübertragung (Kap. 4.3.2.1).

7.1.6.2 Sulfonamidvergiftung

H.-D. GRÜNDER

Vorkommen, Ursachen: Entsprechend ihrer enteralen Resorbierbarkeit ist zwischen leicht und schwer resorbierbaren Sulfonamiden zu unterscheiden. Zu ersteren zählen Sulfanilamid, Sulfathiazol, Sulfadiazin, Sulfamerazin, Sulfadimidin, Sulfapyridin und Sulfaquinoxalin, zu letzteren Sukzinylsulfathiazol, Phthalylsulfathiazol und Phthalylsulfazetamid. Im Tierkörper werden die einzelnen Sulfonamide in unterschiedlichem Maße azetyliert und proteingebunden; nur der in freier Form verbleibende Anteil ist chemotherapeutisch aktiv. Als wirksamer Blutspiegel werden im allgemeinen 20–50 µg/ml freies Sulfonamid angenommen; zur Erreichung und Aufrechterhaltung dieses Wertes sind bei der Mehrzahl der bislang bekannten Präparate intravenöse oder orale Gaben von 30–100 mg/kg LM/d erforderlich. Die Ausscheidung oral verabreichter Sulfonamide und ihrer Metaboliten erfolgt bei den einzelnen Mitteln m. o. w. rasch (»Langzeitsulfonamide« sind Sulfaphenazol, Sulfadimethoxin, Sulfamethoxypyridazin und Sulfamethoxypyrimidin), und zwar entweder vorwiegend über den Harn oder über den Kot (leicht- bzw. schwerresorbierbare Sulfonamide) sowie in geringerem Umfang auch über die Milch. Die handelsüblichen Sulfonamide werden bei Einhaltung der Dosierungsvorschriften von Rindern meist gut vertragen (Sulfamerazin, Sulfamethazin und Sulfadiazin besser als Sulfanilamid, Sulfathiazol und Sulfapyridin).

Symptome, Verlauf: Unverträglichkeitsreaktionen sind nur vereinzelt, und zwar v. a. nach rascher und hoch dosierter *inravenöser Infusion* beobachtet worden (bei Sulfathiazol, Sulfamethazin, Sulfapyridin, Sulfaquinoxalin und Sulfabenzpyrazin); sie werden einer schädlichen Beeinflussung des zentralen Nervensystems zugeschrieben und äußern sich in einem schockartig auftretenden, innerhalb von 15 min bis 12 h wieder abklingenden Zustand mit Erregbarkeit, Blindheit, Anlehnen, Taumeln, Zittern, Ataxien der Nachhand oder tonisch-klonischen Krämpfen, kollapsähnlichem Niedergehen und vorübergehender Bewußtlosigkeit. *Orale Gaben* therapeutischer Sulfonamiddosen wirken sich im allgemeinen auch nach 3- bis 5maliger Wiederholung nicht nennenswert schädigend auf die Vormagenverdauung aus; nach größeren einmaligen Mengen oder bei länger fortgesetzter Verabreichung können dagegen mitunter Störungen auftreten: Abgeschlagenheit, Freßunlust, Indigestion, Verstopfung oder Durchfall, Milchrückgang, Muskelschwäche, Inkoordination, ausnahmsweise auch Fieber, Leukopenie, Urtikaria oder Leberschädigung sowie die bereits geschilderten nervösen Schocksymptome (beobachtet bei Sulfanilamid, Sulfadiazin, Sulfapyridin, Sulfaquinoxalin, Sulfabenzpyrazin und Sulfaguanidin). Die Gefahr von Sulfonamidausfällungen in den Nieren ist bei Wiederkäuern wegen ihres relativ hohen Harn-pH wesentlich geringer als bei Fleischfressern. An diese Möglichkeit sollte jedoch bei der Behandlung mit bestimmten Präparaten gedacht werden (Sulfathiazol, Sulfadiazin, Sulfamethoxydiazin, Sulfaquinoxalin, Sulfabenzpyrazin und Langzeitsulfonamide), insbesondere wenn es sich um exsikkotische, durchfällige oder bereits nierenkranke Patienten handelt. Derartige Zwischenfälle verursachen zunächst nur Kristallurie, später aber Protein- und Hämaturie, schließlich Oligurie oder Anurie mit Inappetenz, rascher Abmagerung und Hinfälligkeit, Harndrang bzw. Nierenkolik und Urämie, die meist tödlich endet.

Sektion: Bei der Zerlegung sind die Nieren solcher Tiere gelb oder rot gefleckt; in den Nierenkelchen und in der Harnblase finden sich dann graugelbe Konkremente. *Histologisch* sind die Epithelien der mit Zellzylindern und Kristallen gefüllten Harnkanäle degeneriert; daneben besteht m. o. w. ausgeprägte interstitielle Nephritis.

Behandlung, Prophylaxe: Zur Vorbeuge der renalen Auskristallisierung empfiehlt sich die kombinierte Anwendung zweier verschiedener Sulfonamide bei gleichzeitiger parenteraler Flüssigkeitszufuhr; zur Behandlung von Erkrankungen des Harnapparates sind Antibiotika vorzuziehen.

7.1.6.3 Vergiftung durch Eicheln oder Eichenlaub

H.-D. GRÜNDER

Vorkommen: Vergiftungen durch knospendes Eichenlaub, junge Eichenzweige oder Eicheln sind – je nach Jahreszeit – unter Rindern, die auf eichenbestandenen Weiden oder wegen Futterknappheit auf Lichtungen bzw. an Waldrändern weiden, nicht selten; in manchen Gegenden und in einzelnen Jahren verursachen sie immer wieder erhebliche Verluste (Balkan, Rußland, Vereinigtes Königreich, USA, Kanada). Solche Vergiftungen kommen aber zuweilen auch in Deutschland vor. Nach dem augenblicklichen Stand der Kenntnisse werden sämtliche Eichenarten als toxisch angesehen (Abb. 7-9); möglicherweise ist ihre Giftigkeit in manchen Jahren höher als in anderen. Am gefährlichsten sind offensichtlich die grünen Eicheln; oft werden diese von Rindern sogar mit auffälliger, suchtartiger Gier gefressen. Sie enthalten, ebenso wie Eichenlaub und -rinde, reichliche Mengen Gerbsäure (Gallotannin, 7–9 %), die nach wiederholter Aufnahme und Umbau zu Pyrogallol im Pansen stark reizend auf die Labmagen- und Darm-

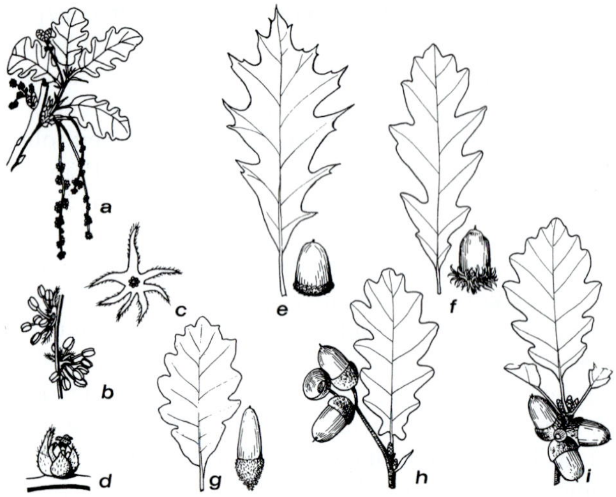

Abbildung 7-9 Eichenlaub und Eicheln (Weihe, v., 1972; 1/4 der natürlichen Größe): Stieleiche (a–d, h: *Quercus robur*), Roteiche (e: *Q. rubra*), Zerreiche (f: *Q. cerris*), Flaumeiche (g: *Q. pubescens*), Traubeneiche (i: *Q. petrae*)

schleimhaut wirkt und in hydrolysierter Form resorbiert wird. Nach Shi (1988) soll die Vergiftung durch kleinmolekulare, phenolische Substanzen erfolgen, die bei vergifteten Tieren als freie flüchtige Phenole (26 µg/l) vermehrt mit dem Harn ausgeschieden werden.

■ **Symptome:** Die ersten Intoxikationsfälle werden i. d. R. erst 3–5 Tage nach Beginn der Aufnahme größerer Eichel- oder Eichenblattmengen beobachtet; in rascher Folge erkrankt dann meist auch die Mehrzahl der übrigen Tiere der Herde unter folgenden, oft schwerwiegenden Symptomen: Nach kurzfristiger, nicht immer ausgeprägter kolikartiger Unruhe (seltener auch deutliche Erregung) Absonderung von den anderen Tieren, Verbleiben im Schatten bzw. in Tränkenähe, steifer Gang, fortschreitende Teilnahmslosigkeit; Verweigerung des Futters (mit Ausnahme von Eicheln oder Eichenlaub), vermehrter Durst, Flotzmaul trocken oder mit Nasensekret verschmiert, verkrustetes Augensekret; Aussetzen von Wiederkauen und Vormagenmotorik, mitunter leichte Blähung des mit verflüssigtem Inhalt gefüllten Pansens, gelegentlich auch Erbrechen; Bauchdecken aufgeschürzt, gespannt und schmerzhaft; zu Beginn verzögerter Absatz von schwarzgrünem, geballtem und schleimüberzogenem Kot oder Verstopfung, dann aber anhaltender schwerer, übelriechender Durchfall (oft blut-, schleim- oder fibrinhaltig), der zu starker Abmagerung bzw. zu Dehydratation (tiefliegende Augen) und subnormaler Körpertemperatur führt. Nach anfänglicher Harnverhaltung wird auffallend häufig hellblasser Harn von erniedrigtem spezifischem Gewicht (< 1015) abgesetzt, der stets eiweißhaltig ist (Abb. 7-10, 7-11). Außerdem besteht Glukosurie; im Blut erweist sich der Harnstoffgehalt als krankhaft

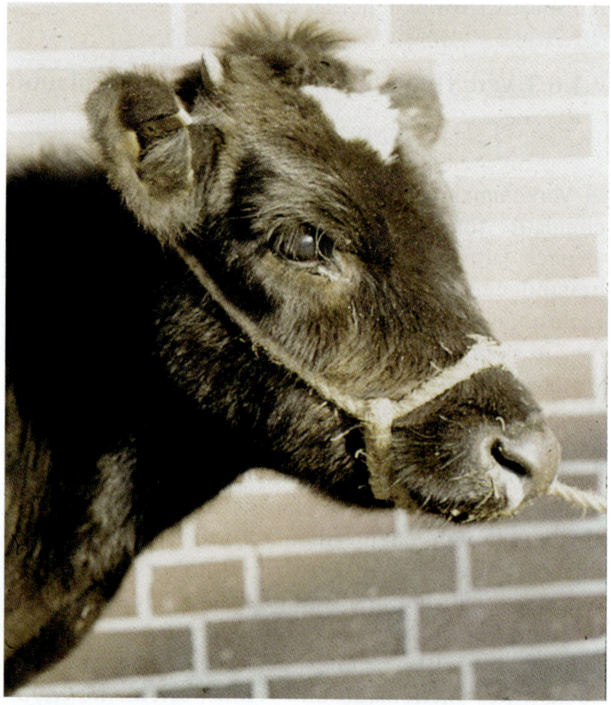

Abbildung 7-10 Eichelvergiftung: klinisches Bild: Lustlosigkeit, Nichtsäubern des Flotzmauls, völlige Inappetenz, Dehydratation, Abmagerung, gesträubtes Haarkleid

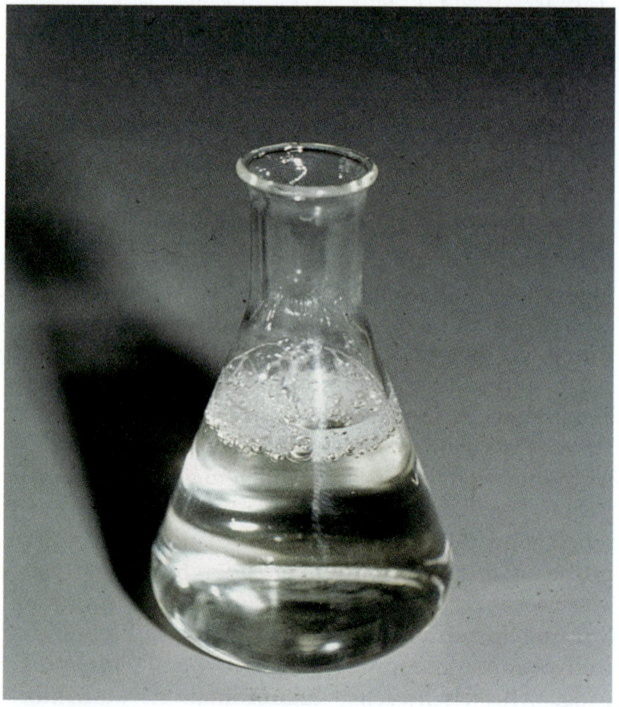

Abbildung 7-11 Eichelvergiftung: Häufiger Absatz von auffallend hellem, wasserklarem und deutlich schäumendem Harn

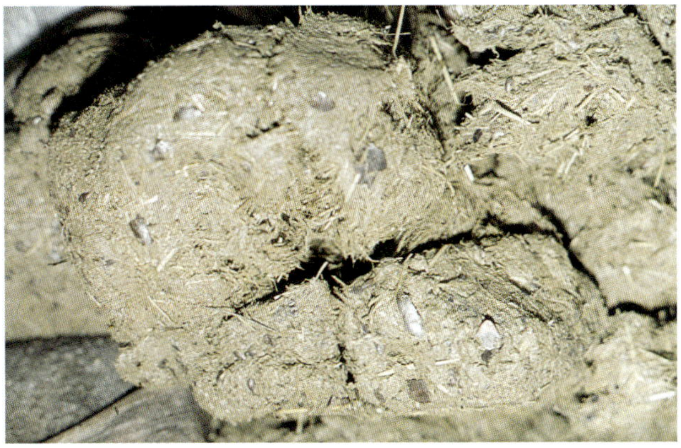

Abbildung 7-12 Eichelvergiftung: Panseninhalt trocken und mit Eichelschalen durchsetzt

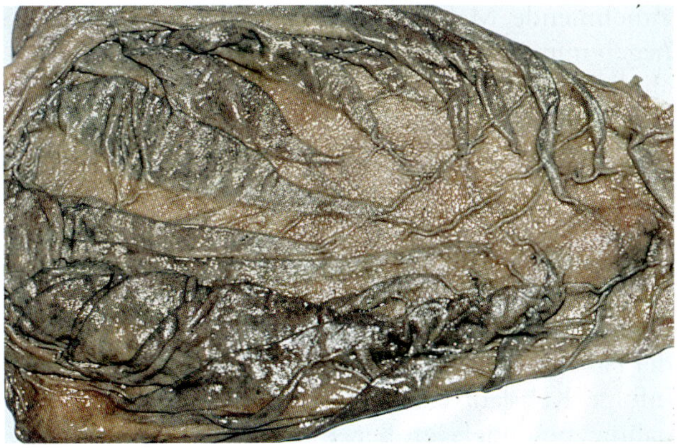

Abbildung 7-13 Eichelvergiftung: Labmagenschleimhaut entzündet und »wie gegerbt« aussehend

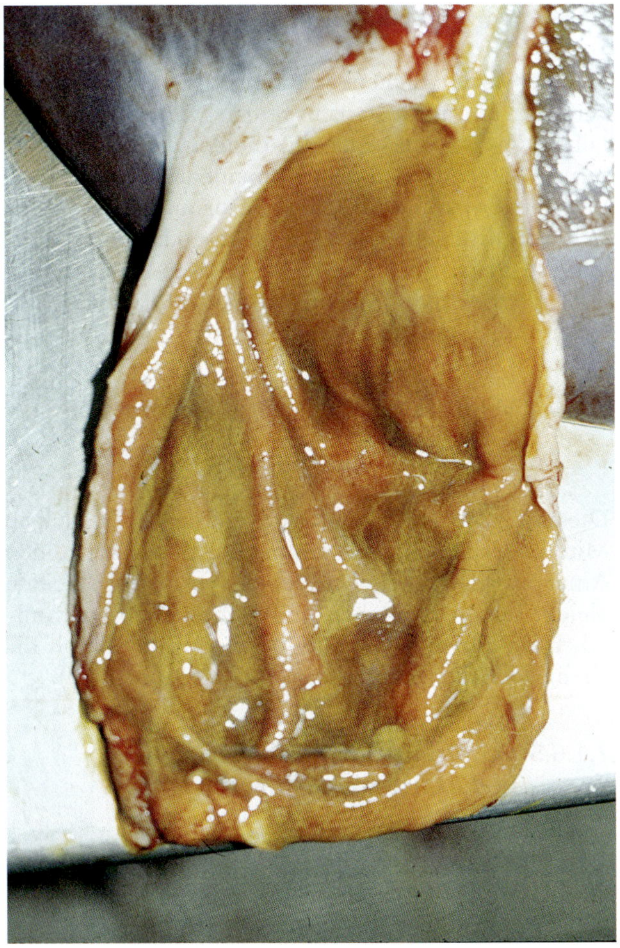

Abbildung 7-14 Eichelvergiftung: Ödem und Blutfülle der Gallenblasenschleimhaut

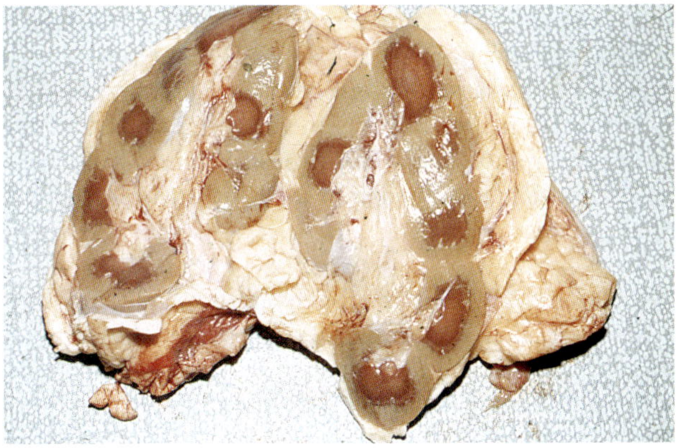

Abbildung 7-15 Eichelvergiftung: Grauverfärbung der Nierenrinde

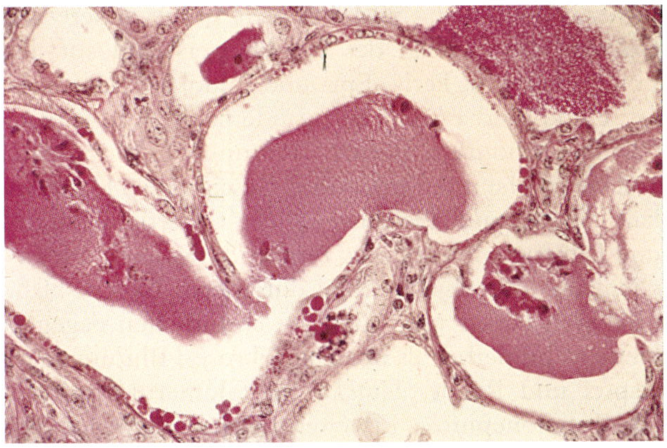

Abbildung 7-16 Eichelvergiftung: Histologisches Bild: Tubulusnephrose mit PAS-positiven Ausgüssen

erhöht (> 10 mmol/l). Herztätigkeit z. T. bradykard, nicht selten unregelmäßig; Puls klein und hart; Schleimhäute blaß; im Blut werden außer Urämie und Hyperkreatininämie, Hypokalzämie sowie erhöhter Gehalt an AST und Hämatokrit nachgewiesen. Die Atemluft hat ammoniakalischen Geruch. Die Milch geht rasch zurück oder versiegt völlig; sie weist einen bitteren Geschmack auf. Im weiteren Verlauf zunehmende Mattigkeit, Taumeln, schließlich Festliegen mit ausgestreckten Beinen oder in milchfieberähnlicher Haltung, Stöhnen und Zähneknirschen. Bei länger kranken Tieren treten subkutan »kalte« Ödeme auf, insbesondere an Hals (auch Rachen und Kehlkopf betroffen), Triel, Unterbrust und Unterbauch, Schenkelinnenflächen, Perinealregion sowie After.

■ **Beurteilung:** Deutlich erkrankte Patienten (mit blutigem Durchfall oder Ödemen) verenden in 50–80% der Fälle trotz Behandlung innerhalb von 1–2 Wochen infolge Kreislaufversagens bzw. Urämie. Nach Aufnahme besonders großer Eichenlaub- oder Eichelmengen kann die Intoxikation auch perakut innerhalb von 24 h (ohne Durchfall) zum Tod führen. Weitere Erkrankungen treten mitunter noch 1–2 Wochen nach Unterbrechung der Giftaufnahme auf. Die überlebenden Rinder magern zunächst meist erheblich ab und erholen sich dann nur langsam (2–4 Wochen); tragende Tiere können abortieren. Nicht selten verweigern die Patienten einige Zeit jegliches Futter, wenn dieses nicht mit Eicheln vermengt wird. Bei erhaltener Freßlust und langsam sinkenden Blutharnstoff- und Kreatiningehalten im Blut ist die Prognose aber günstig.

■ **Sektion:** Tierkörper abgemagert; nach längerer Krankheit auch deutlicher Harngeruch (Fleisch für menschlichen Genuß ungeeignet) und gelblich-sulzige subkutane Ödeme an den oben erwähnten Stellen. Peritoneal-, Pleural- und Perikardialflüssigkeit stark vermehrt, gelblich bis rötlich. Erosionen und Nekrosen an der Rachen-, Schlund- und Vormagenschleimhaut (urämische Ulzera). Zahlreiche punktförmige bis kleinfleckige, selten auch größere Blutungen subserös an Bauch- und Brustfell (insbesondere am Gekröse, im Bereich des Nierenlagers und auf der Lunge) sowie an Peri-, Epi- und Endokard. Darmgekröse und Mediastinum sulzig-ödematös. Ausgeprägte fleckige Abomasoenteritis (Rötungen, Blutungen, z. T. auch Nekrosen und/oder Geschwüre); Darminhalt dunkelbraun bis schwärzlich, teerartig. Pansen- und Labmageninhalt faulig riechend, reichlich mit Eichenlaub- oder Eichelresten durchsetzt. Nieren blaß, in akuten Fällen vergrößert, in chronischen dagegen kleiner und derber als normal (Fibrose); Blutungen in Kapsel und Rinde. *Histologisch:* Glomerulonephritis und Tubulonephrose, Erweiterung der proximalen Tubulusabschnitte, die mit nekrotischen Massen ausgefüllt sind und ihre petechiale Auskleidung stellenweise völlig verloren haben; außerdem hyaline Zylinder in den Sammelröhrchen (Abb. 7-12 bis 7-16).

■ **Diagnose:** Meist ist das Leiden schon aufgrund des Vorberichts oder aber der Begleitumstände sowie des Auffindens von Eichelresten in erbrochenem Vormageninhalt oder im Kot zu erkennen. Zur sicheren Unterscheidung von anderen, gehäuft auftretenden Enteritiden toxischer, infektiöser oder parasitärer Genese (Kap. 6.10.10, 6.11, 6.12) sowie von der mit entzündlichen Ödemen einhergehenden Hämorrhagischen Septikämie (Kap. 4.2.3.1) sind die als spezifisch anzusehenden histologischen Nierenveränderungen (Tubulonephrose) mit heranzuziehen.

■ **Behandlung:** Aufnahme von Eichenzweigen und Eicheln unterbinden; Pansensaftübertragung, bei wertvollen Rindern auch Ruminotomie und Ausräumung des Vormageninhalts; Heudiät; reichlich schleimig-einhüllende Mittel sowie 50–100 g Natriumbikarbonat oder Kalziumkarbonat oral/500 kg; milde Laxanzien nur im anfänglichen Stadium der Verstopfung; wiederholte parenterale Flüssigkeitszufuhr mit physiologischer Kochsalzlösung unter Zusatz von Kalziumsalz und Diuretika.

■ **Prophylaxe:** Eichenbestandene Weiden, v. a. im Frühjahr und nach starkem Sturm (viele heruntergefallene Zweige und Eicheln) meiden. Durch Beifütterung folgender kalziumhydroxidhaltiger Mischung in Mengen von 0,5–1,0 kg/Tier und Tag sollen sich Vergiftungen trotz eichenlaub- oder eichelhaltiger Ernährung vermeiden lassen: Baumwollsaatschrot 50%, getrocknetes Luzerneblatt 30%, Pflanzenöl 5%, Kalziumhydroxid 15%.

7.1.6.4 Vergiftung durch Fuchsschwanzgewächse

M. Stöber

Dieses v. a. in Nord- und Südamerika, aber auch in Mittelmeerländern vorkommende, durch Beweiden Amaranth-bestandener Flächen ausgelöste Leiden gleicht seinen klinischen und pathologisch-anatomischen Befunden nach völlig der Vergiftung durch Eicheln oder Eichenlaub (Kap. 7.1.6.3; Abb. 7-17).

7.1.6.5 Vergiftung durch Oxalate und oxalathaltige Pflanzen

H.-D. Gründer

■ **Vorkommen:** Bestimmte Pflanzen, wie großer und kleiner Sauerampfer *(Rumex acetosa, R. acetosella)*, Sauerklee *(Oxalis acetosella)* und Rhabarber *(Rheum undulatum)*, zeichnen sich, ebenso wie Futter- und Zuckerrübenblatt, durch ihren hohen Gehalt an oxalsauren Salzen aus. Die vier erstgenannten werden von Weidetieren wegen ihres sauren Geschmacks weitgehend gemieden; unter den üblichen Haltungs- und Fütterungsbedingungen ist es deshalb sehr unwahrscheinlich, daß die für eine Nierenschädigung erfor-

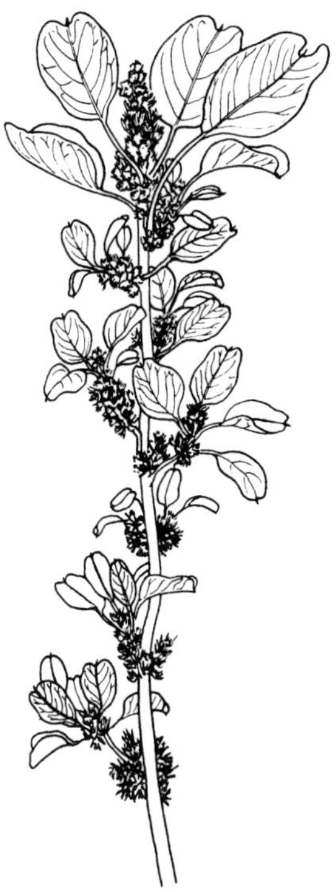

Abbildung 7-17 Fuchsschwanz (*Amaranthus lividus*; WEIHE, v., 1972; natürliche Größe bis 80 cm)

derlichen Mengen aufgenommen werden; außerdem ist die Pansenflora offenbar in der Lage, Oxalate in gewissem Umfang aufzuschließen.

■ **Symptome:** Nach experimenteller Oxalatvergiftung sind beim Rind Albuminurie, Speicheln, Inappetenz, zentralnervöse Erscheinungen (Niederstürzen, Krämpfe), Aborte und Tod im Koma beobachtet worden. *Histologisch* werden hämorrhagische bis serofibrinöse Glomerulonephritis sowie Ausfällung von Kalziumsalzen und Tripelphosphat in den Tubuli nachgewiesen.

7.1.7 Tumorkrankheiten der Nieren

M. STÖBER

➤ *Nephroblastome* werden gelegentlich bei abortierten Feten oder perinatal verendeten Kälbern, seltener auch bei erwachsenen Rindern, und zwar i. d. R. erst bei der Zerlegung festgestellt. Dabei handelt es sich um embryonal angelegte und primär im Nierenparenchym lokalisierte, derbe bis schwammige, aus verschiedensten Geweben bestehende, meist zystenhaltige dysgerminome Geschwülste (embryonale Nephrome oder Adenosarkome), deren Schnittfläche rosa erscheint. Am lebenden Tier können die in Leber und Lunge auftretenden Metastasen solcher als bösartig anzusehender Mischtumoren (Teratome) Husten, Freßunlust und Abmagerung bedingen.

➤ Postuterin erworbene *multizentrische Karzinome* einer oder beider Nieren erwachsener Rinder sind wesentlich seltener. Sie sind vom Mastdarm aus als höckrige Umfangsvermehrungen zu fühlen und können ebenfalls in Leber, hintere Hohlvene, Lunge und regionale Lymphknoten metastasieren. Das klinische Bild ist nicht näher beschrieben.

➤ Bei *enzootischer lymphatischer Leukose* (Kap. 3.1.3.1) sind die Nieren mitunter am Geschwulstgeschehen beteiligt (Abb. 7-18).

Ergibt die rektale Exploration eine tumorverdächtige Nierenvergrößerung, so sind *differentialdiagnostisch* v. a. Amyloidnephrose (Kap. 7.1.5.1), Zystenniere (Kap. 7.1.1), Hydronephrose (Kap. 7.1.2.1) und fortgeschrittene Pyelonephritis (Kap. 7.1.4.2) in Betracht zu ziehen. Erforderlichenfalls ist ein Nierenbioptat unter rektaler oder sonographischer Kontrolle gezielt transkutan zu entnehmen und histologisch zu untersuchen.

■ **Beurteilung:** Bovine Nierentumoren sind konservativer Behandlung nicht zugänglich. Die Exstirpation einer Niere erscheint nur bei besonders wertvollen, metastasenfreien Patienten sinnvoll, deren andere Niere noch gesund ist.

7.2 Krankheiten von Harnleiter, Harnblase und Harnröhre

Infolge der funktionellen Einheit des Harnapparates haben Erkrankungen von Harnleiter, Harnblase und Harnröhre meist auch Rückwirkungen auf die übrigen Abschnitte der ableitenden Harnwege. Krankhafte Veränderungen der Harnleiter treten v. a. im

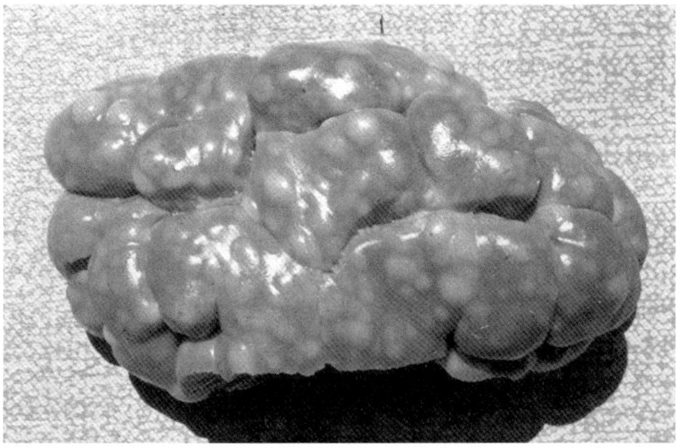

Abbildung 7-18 Beteiligung der Niere bei tumoröser lymphatischer Erwachsenenleukose

Zusammenhang mit Pyelonephritis (Kap. 7.1.4.2) oder Nierentuberkulose (Kap. 12.2.6) auf. Auf die Harnblase beschränkte Leiden sind dagegen häufiger zu beobachten. Selbständige Erkrankungen der Harnröhre kommen praktisch nur beim männlichen Rind vor und stehen dann i. d. R. in enger kausaler Beziehung zur Geschlechtstätigkeit. Die übrigen durch Harnsteinbildung, Veränderung des Lumens oder durch Traumen verursachten Leiden der ableitenden Harnwege betreffen nur einzelne, mehrere oder alle Abschnitte des Harnapparates und gehen fast immer mit Behinderung des Harnabflusses einher.

7.2.1 Erbliche und andersbedingte Mißbildungen der harnableitenden Organe

M. Stöber

➤ Bezüglich des komplexen *vertebro/kaudo-rekto/ano-uro/genitalen Syndroms* wird auf Kapitel 6.10.12 und 9.10ff. verwiesen.

➤ Als *Hypospadie* wird der ausbleibende Verschluß der embryonalen Harnröhrenrinne männlicher Kälber bezeichnet, dessen Ursache beim Rind nicht bekannt ist. Betroffene Tiere haben einen auffallend kurzen Penis, an dessen Unterseite sich im Niveau der Haut ein hinter dem »gespaltenen« Hodensack beginnender und m. o. w. weit vor dem Skrotum, aber kaudal des Nabels, endender schmaler rosafarbener Schleimhautstreifen erstreckt (Abb. 7-19, 7-20). Ihr Harn entleert sich wenig unterhalb des Sitzbeinausschnittes, weshalb die Hinterschenkel ständig feucht sind. Die Hoden solcher deckunfähiger Bullen sind meist hypoplastisch. Merkmalsträger sind i. d. R. lebens- und mastfähig.

➤ *Verdoppelung der Harnröhre* wurde bislang erst einmal bei einem weiblichen Schweizer Braunvieh-Kalb beschrieben (Braun et al., 2000).

➤ Die *Dilatation der Harnröhre*, eine gelegentlich bei jungen Bullenkälbern zu beobachtende Anomalie, äußert sich in faust- bis kindskopfgroßer, m. o. w. prall fluktuierender, zwischen After und Hodensackhals gelegener Umfangsvermehrung (Abb. 7-21, 7-22). Ihre kräftige Palpation bedingt i. d. R. Harnabfluß aus dem Präputium; die Punktion des »Sackes« ergibt Urin. Bislang ist nicht geklärt, ob diese Erweiterung der Urethra eine angeborene Mißbildung oder die Folge stumpfen Traumas bzw. stenosebedingter Harnstauung darstellt. Wenn eine solche Dilatation mit krankhaftem Harnbefund (Trübung, Pyurie) oder offensichtlichen Miktionsbeschwerden verbunden ist, sollte ihre Spaltung erwogen werden, um das Fortschreiten der urogen aufsteigenden Infektion (→ Pyelonephritis) zu verhüten. Hierzu wird die Umfangsvermehrung nach sachgemäßer Vorbereitung und Betäubung des Operationsfeldes punktiert. Dann werden Haut, Unterhaut und Urethra entlang der steckenden Punktionsnadel mit knapp fingerlangem Sagittalschnitt durchtrennt und die Wundränder der genannten Gewebeschichten mittels Einzelknopfhef-

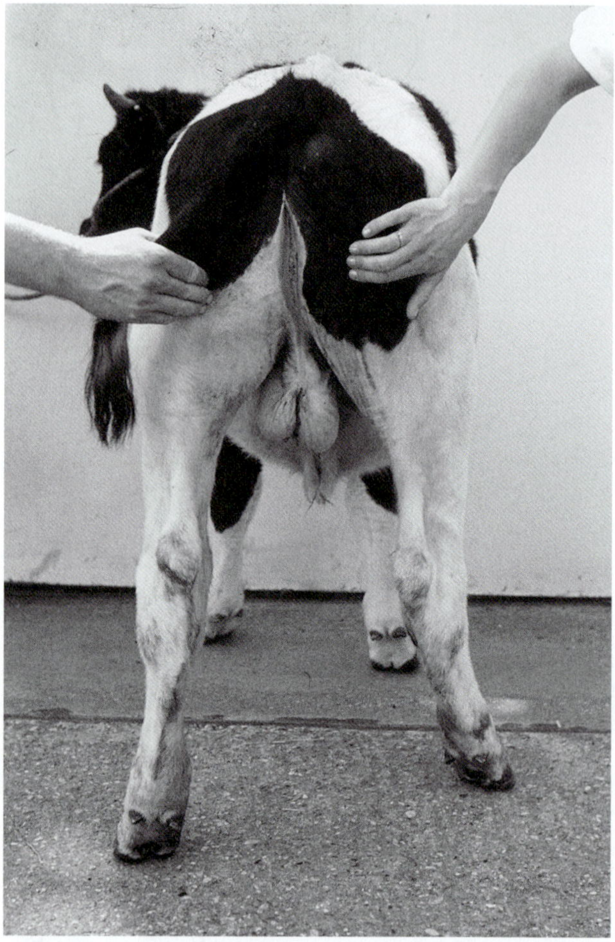

Abbildung 7-19 Gespaltene Harnröhre (Hypospadie) und gespaltener Hodensack beim Mastbullen: Ansicht von kaudal

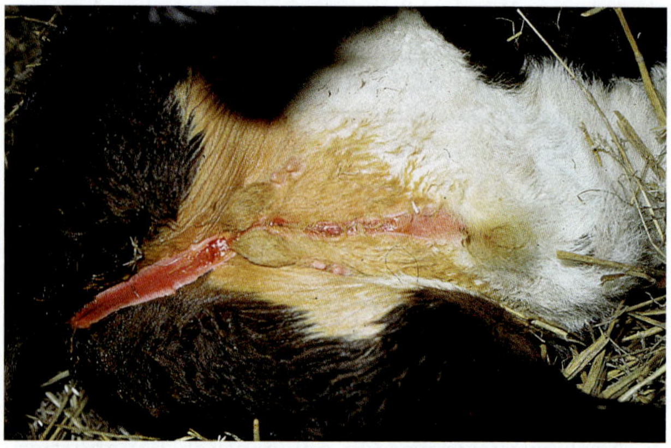

Abbildung 7-20 Hypospadie: Ansicht von ventral

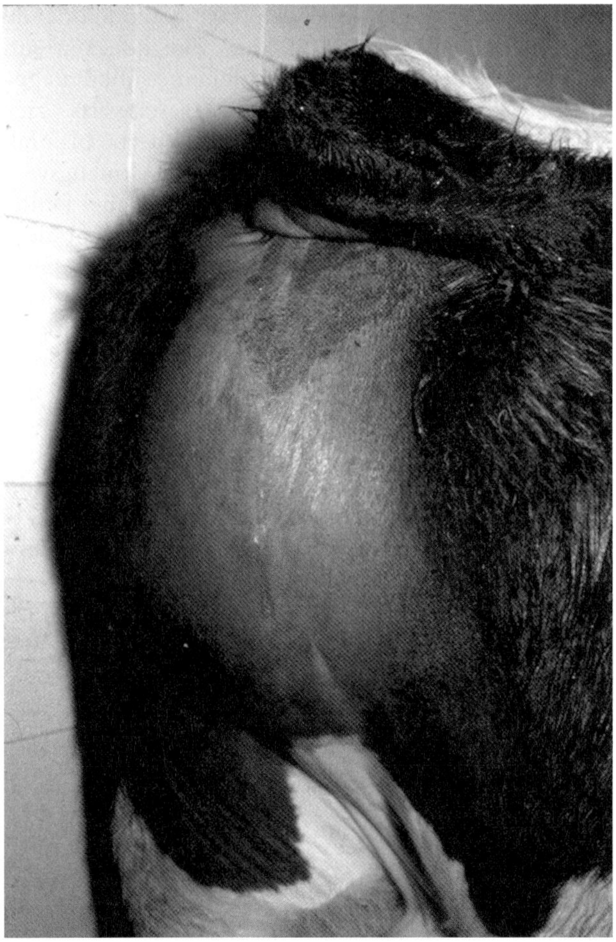

Abbildung 7-21 Hochgradige, möglicherweise angeborene Harnröhrenerweiterung bei einem Mastbullen (fluktuierende subkutane Umfangsvermehrung zwischen Sitzbeinausschnitt und Hodensackhals)

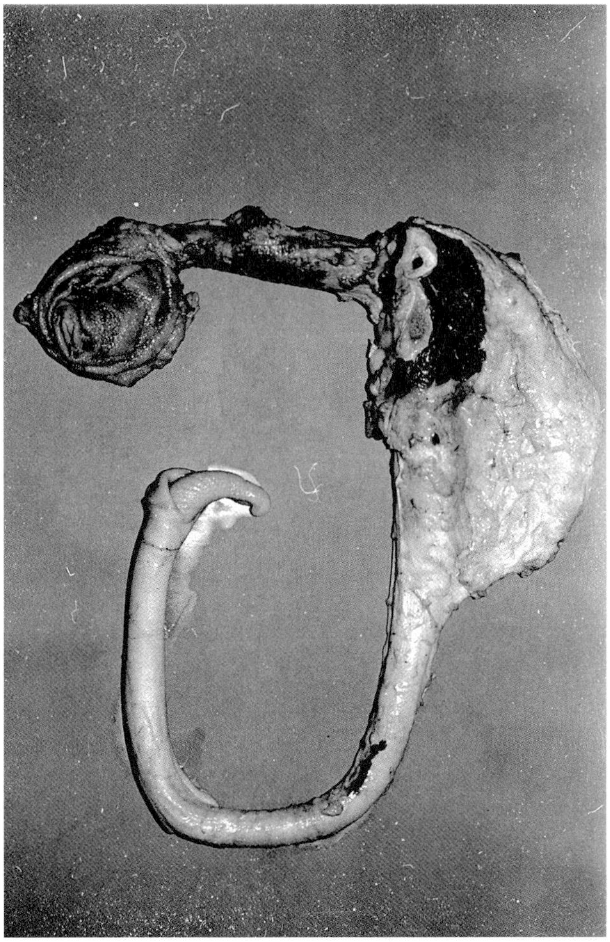

Abbildung 7-22 Präparat von Harnblase und Harnröhre des Jungbullen von Abb. 7-21

ten ringsherum aneinandergenäht. Zur Verhütung einer postoperativen Narbenstriktur der Harnröhre empfiehlt es sich, ein ~ 5 mm starkes PVC-Schlauchstück blasenwärts einzuschieben und 3–5 Tage lang mit einem Hautheft zu fixieren. Die Umgebung des Urethrostomiebereichs ist in der Folge regelmäßig mit Abdeckpaste zu bestreichen.

7.2.1.1 Urachusfistel und -abszeß

H.-D. Gründer

■ **Definition, Ursache:** Urachusfistel und -abszeß sind Folgen eines unvollständigen oder ausbleibenden Verschlusses der während des fetalen Lebens zwischen Harnblasenscheitel und Allantoisblase bestehenden kanalikulären Verbindung; normalerweise verklebt sie bald nach der Geburt und wird dann zum Lig. vesicoumbilicale. Ein partiell oder insgesamt durchgängig bleibender Urachus *(Urachus patens s. persistens)* bietet ubiquitären Eiter- und Nekroseerregern – v. a. in Gegenwart von Blutgerinnseln – Gelegenheit, m. o. w. weit blasenwärts vorzudringen und pathogen zu werden. Dabei entwickelt sich entweder ein geschlossener subkutan am Unterbauch oder intraabdominal gelegener Abszeß, oder ein im Nabelbereich nach außen mündender Fistelgang; im letztgenannten Falle ist gelegentlich auch die Harnblase beteiligt *(Vesikoumbilikalfistel)*. Bei weiterem urogenem Vordringen kann die Infektion sogar Sepsis auslösen.

■ **Symptome, Verlauf:** Je nach Lokalisation und Umfang des pyourachischen Prozesses zeigt der Patient auffallend häufigen, u. U. unter Stöhnen erfolgenden Absatz kleinerer Portionen m. o. w. getrübten Harns; dabei wird der Rücken stark und lange aufgekrümmt. In einzelnen Fällen ist zudem statt dessen ständiges, vom Nabel ausgehendes Urinträufeln zu beobachten (Abb. 6-284, 7-23). Harnstoff- und Leukozytengehalt des Blutes sind teilweise erhöht. Die progressiv verlaufende Erkrankung kann deutliche Entwicklungs-

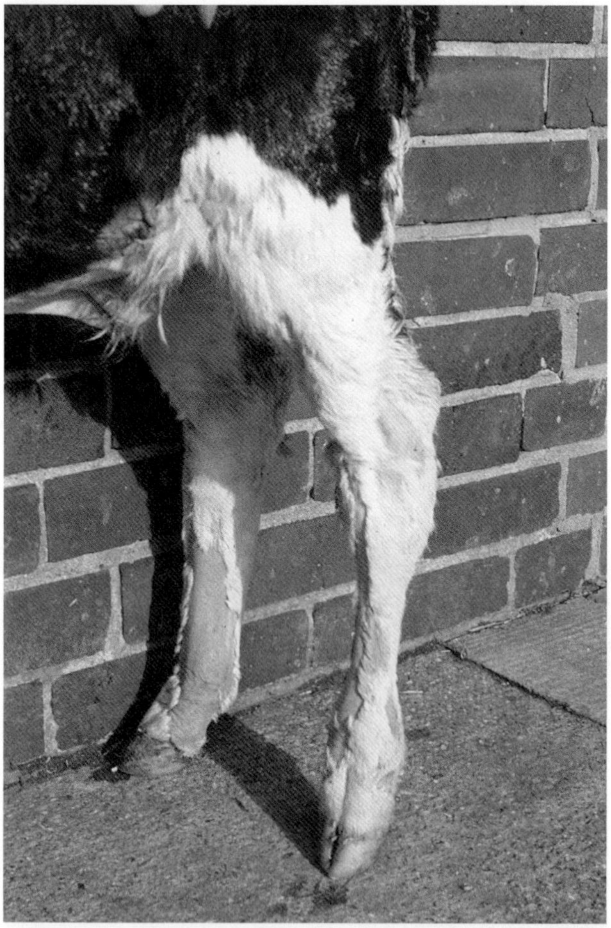

Abbildung 7-23 Persistenz des fetalen Harnleiters: Haarausfall an Unterbauch und Hinterbeinen infolge dauernden, aus dem Nabel heraus erfolgenden Harnträufelns *(Urachus patens)*

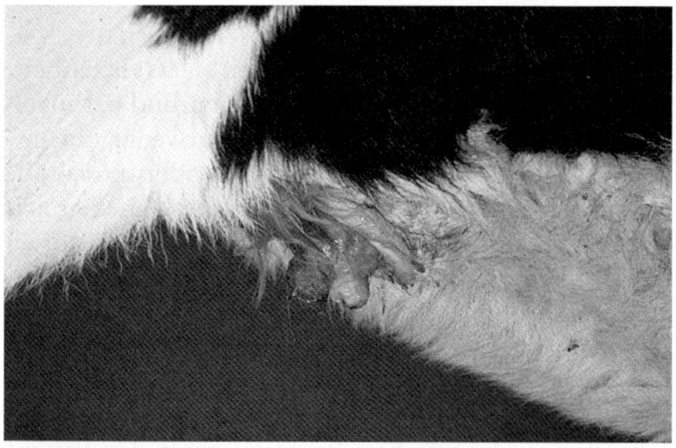

Abbildung 7-24 Umbilikalbereich eines anderen Kalbes mit den eiternden Stümpfen von Nabelvene und Urachus *(Omphalophlebitis et -urachitis purulenta)*

hemmung, in komplizierten Fällen auch Urachusruptur mit Uroperitoneum oder generalisierender Peritonitis (Kap. 6.15.1) oder Tod infolge Urämie oder Sepsis bedingen.

■ **Diagnose:** Die am liegenden Tier vorzunehmende tiefe bimanuelle Palpation der Bauchdecken im Nabelbereich (s. Abb. 6-288) ergibt eine subkutan gelegene und/oder intraabdominal-blasenwärts ziehende rundlich-ovoide oder längliche, derbe bis prall fluktuierende und druckempfindliche Umfangsvermehrung unterschiedlicher Größe. Am Nabel befindet sich zudem oft ein Hautdefekt mit zentralem granulierendem Gewebepfropf, aus dem sich beim Betasten der genannten Umfangsvermehrung wäßrigtrübe Flüssigkeit (Pyurie) und/oder Eiter entleert (Abb. 7-24). Vorsichtiges (!) Sondieren dieses Pfropfes zeigt, daß sein Lumen nach kaudodorsal zieht. Bei heranwachsenden Rindern ergibt die rektale Exploration eine nach vorne gezogene, druckempfindliche Harnblase, deren kranialer Pol selbst nach Miktion nicht erreichbar ist; die breiten Mutterbänder erscheinen gespannt. Wertvolle diagnostische Hilfsmittel sind Zystoskopie, Kontrastradiographie und Sonographie.

Differentialdiagnostisch sind Zystitis (Kap. 7.2.3.2), Nabelvenen- oder Arterienentzündung (Kap. 6.15.7) und Nabelbruch (Kap. 6.15.8) zu berücksichtigen, die alle aber auch zusätzlich vorliegen können. Entsprechendes gilt für Pyelonephritis (Kap. 7.1.4.2) sowie für anderweitige Mißbildungen der harnableitenden Wege.

■ **Beurteilung:** Bereits an septischer Polyarthritis leidende Patienten sind von Behandlungsversuchen auszuschließen. In den übrigen Fällen ist operatives Vorgehen angezeigt, da bei konservativer Behandlung keine Heilung zu erwarten ist.

■ **Behandlung:** Zum chirurgischen Eingriff wird der betäubte Patient in Seitenlage ausgebunden. Nach üblicher Vorbereitung des Operationsfeldes wird die Bauchhöhle unmittelbar kranial des Nabels median eröffnet. Die weitere Spaltung der Bauchdecke erfolgt unter Kontrolle eines in die Abdominalhöhle eingeführten Fingers und Berücksichtigung etwaiger fibröser Verhaftungen des pyourachösen Herdes mit dem parietalen Peritoneum. Fibrinöse Adhäsionen mit inneren Organen sind vorsichtig zu lösen, fibröse Verwachsungen aber zu respektieren, was von Fall zu Fall die Resektion von Teilen des parietalen Bauchfells und/oder des großen Netzes erfordert. Dann werden die beiden Nabelarterien im gesunden Bereich doppelt unterbunden und jeweils zwischen beiden Ligaturen durchtrennt. Der freigelegte Urachus wird soweit als möglich hervorgezogen und doppelt ligiert, wobei der kraniale Blasenpol nur selten exstirpiert werden muß. Der sich evtl. ergebende Blasendefekt ist unter Einstülpung (doppelte, die Schleimhaut bzw. Serosa erfassende Tabaksbeutel- oder Matratzennaht mit resorbierbarem Faden) zu verschließen. Entsprechendes gilt für etwaige im Verlauf des Eingriffs entstandene Defekte des großen Netzes. Nach situationsgerechtem Verschluß von Bauchdecken und Haut folgen örtliche und allgemeine Antibiose. Bis zur Abheilung der Operationswunde ist der Patient in eingestreuter Einzelbox zu halten.

Prophylaxe: Gewissenhafte Geburts- und Nabelhygiene (Kap. 6.15.7).

7.2.2 Unspezifisch bedingte Krankheiten von Harnleiter, Harnblase und Harnröhre

H.-D. Gründer

7.2.2.1 Störungen des Harnabflusses infolge Verengung, Erweiterung oder Verletzung des Harnleiters

Definition: Störungen des Harnabflusses können durch angeborene oder erworbene Verengungen oder Erweiterungen im Bereich der Harnleiter verursacht werden. Außerdem kann die Miktion durch Quetschung oder Zerreißung dieses Organs behindert werden.

Vorkommen: Durch Quetschung, Verletzung und Narbenbildung entstandene partielle oder weitgehende Verlegung eines Harnleiters kann zu allmählicher Nierenatrophie (Hydronephrose, Kap. 7.1.2.1) führen, wobei i.d.R. keine auffälligen Krankheitserscheinungen auftreten. Dagegen kommt es bei plötzlicher ein- oder beidseitiger vollständiger Verlegung der Harnleiter insbesondere durch Harnsteine (Urolithiasis, Kap. 7.2.4.1) zu schweren Harnabflußstörungen, die nicht selten sogar Harnleiterrupturen verursachen.

Symptome, Verlauf: Bei plötzlicher weitgehender oder vollständiger Unterbindung des Harnabflusses in den Ureteren treten äußerst schmerzhafte, krampfartige Kontraktionen ihrer Wandmuskulatur auf, die dann heftige, aber meist nur wenige Stunden lang andauernde Kolikerscheinungen verursachen (Schlagen mit Schwanz und Hintergliedmaßen, Auf- und Niedergehen, starke Unruhe); nach Beseitigung der Passagestörung oder Zerreißen des Harnleiters tritt Beruhigung ein.

Diagnose: Abflußhindernisse im Bereich der Harnleiter sind klinisch nur dann zu diagnostizieren, wenn bei der Rektaluntersuchung Wandverhärtungen oder Erweiterungen palpierbar sind oder wenn hierbei eine hydronephrotisch veränderte Niere (Vergrößerung, Fluktuation) festgestellt werden kann. Bei allen Harnabflußstörungen muß an die Möglichkeit einer bereits eingetretenen Zerreißung der Ureteren gedacht werden, die durch retroperitoneale Harnansammlung (rektale Untersuchung) und durch urämische Erscheinungen (Kap. 7.1.3.4) gekennzeichnet ist. *Differentialdiagnostisch* muß hauptsächlich an Pyelonephritis (Kap. 7.1.4.2) gedacht werden.

Behandlung: Zur Wiederherstellung des Harnabflusses kommen die gleichen konservativen und operativen Maßnahmen in Frage wie bei Urolithiasis (Kap. 7.2.4.1).

7.2.2.2 Lähmung der Harnblase

Definition: Als Harnblasenlähmung werden funktionell bedingte Störungen der Harnblasenentleerung bezeichnet, die zu übermäßiger Harnansammlung in der Blase führen (Retentio urinae).

Vorkommen: Das Leiden kommt beim Rind nur selten isoliert vor; es ist aber eine häufige Teilerscheinung der After-Blasen-Schwanzlähmung (Kap. 10.2.10) sowie von Nachhandlähmungen (Kap. 9.9.7) und tritt mitunter auch bei aus anderweitigen Gründen festliegenden Tieren sowie bei Hämoglobinurien (Kap. 7.1.3.2) auf. Die eigentliche Ursache besteht in einer meist traumatisch bedingten Lähmung der Harnblasenmuskulatur (M. detrusor vesicae urinae) infolge Ausfalls ihrer im Lendenmark gelegenen Innervationszentren; vereinzelt können auch Quetschungen oder Überdehnungen der Harnblase vorliegen (Schwergeburtsfolgen).

Symptome, Verlauf: Allgemeine Krankheitserscheinungen werden durch die Blasenlähmung selbst zunächst nicht verursacht, da der Harn bei weiblichen Rindern passiv abfließt, sobald die Blase einen gewissen Füllungszustand erreicht hat; anstatt in normaler Weise abgesetzt zu werden, läuft der Urin dabei m. o. w. kontinuierlich aus der Harnröhrenmündung. Anspannungen der Bauchmuskulatur (Pressen, Husten, Brüllen) oder Körperbewegungen (Aufstehen, Niederlegen) können den Harnfluß zeitweise verstärken oder schwallartigen Urinabgang auslösen. Bei rektaler Untersuchung wird eine stark gefüllte, durch mäßigen Druck entleerbare Harnblase vorgefunden. Anhaltende Harnblasenlähmung führt infolge Harnzersetzung allmählich zu Schleimhautreizungen und Harnblasenentzündung (Kap. 7.2.3.2), später z.T. auch zu aszendierender urogener Infektion.

Diagnose, Differentialdiagnose: Die Erkennung der Harnblasenlähmung bereitet im allgemeinen keine Schwierigkeiten; der Zustand muß jedoch, insbesondere bei männlichen Tieren, von anderen Harnabflußstörungen (Kap. 7.2.2.1) abgegrenzt werden. Bei letzteren wird Harn in kleineren Schüben oder tropfenweise, aber unter häufigem angestrengtem Anstellen zum Urinieren (Strangurie) und dauernden Kontraktionen der Harnröhrenmuskulatur abgesetzt. Die bei der rektalen Untersuchung solcher Patienten ebenfalls stark gefüllt erscheinende Harnblase läßt sich durch Druck entweder gar nicht oder nur sehr langsam entleeren.

■ **Behandlung:** Die Harnblasenlähmung ist einer Behandlung i. d. R. nicht zugänglich, so daß sich etwa zu ergreifende Maßnahmen beim weiblichen Rind zunächst auf die Entleerung der Harnblase durch Katheterisierung, außerdem die Infektionsvorbeuge bzw. -bekämpfung durch Harnblasenspülung und Einbringen bakteriostatisch wirkender Präparate beschränken müssen.

7.2.2.3 Verlagerungen der Harnblase

■ **Definition:** Krankhafte Lageveränderungen der Harnblase können von Fall zu Fall in Abknickung *(Retroflexio vesicae urinariae)*, Umstülpung *(Inversio vesicae)* oder Vorfall des Organs *(Prolapsus vesicae)* bestehen.

■ **Vorkommen:** Aus anatomischen Gründen ist eine länger währende, wesentliche Abknickung der Harnblase normalerweise nicht möglich; eine solche Dislokation kommt daher nur im Zusammenhang mit einer Bruchsackbildung am Beckenboden (*Hernia perinealis*, Kap. 6.15.10) oder mit Scheiden- und Gebärmuttervorfall vor, wobei die anfangs nur mäßig gefüllte Blase zunächst unter kaudodorsaler Abwinkelung in den betreffenden Hohlraum eintritt und bei zunehmender Füllung im Bruchsack eingeklemmt werden kann; in verschleppten Fällen treten später auch peritonitische Verklebungen und Verwachsungen hinzu. Die *Retroflexion* der Harnblase ist bei Kühen mit vollständigem Scheidenvorfall häufiger festzustellen und kann auch im Zusammenhang mit einer Perinealhernie auftreten.

Eine *Umstülpung* der Harnblase ist nur bei weiblichen Tieren möglich; dabei tritt die eingestülpte Harnblasenwand mit nach außen gekehrter Schleimhaut durch die kurze und sehr erweiterungsfähige Harnröhre hindurch in den Scheidenvorhof oder sogar aus der Schamspalte hervor *(Inversio et Prolapsus vesicae urinariae)*. Diese Veränderung wird beim Rind nur selten und stets im Zusammenhang mit Schwergeburten oder Geburtsverletzungen gesehen (Abb. 7-25).

Ein besonders seltenes Vorkommnis stellt der eigentliche Harnblasenvorfall *(Prolapsus vesicae urinariae sine inversione)* dar; dabei handelt es sich um das Hindurchtreten der Harnblase durch perforierende Verletzungen der ventralen Bauchwand oder der Scheide.

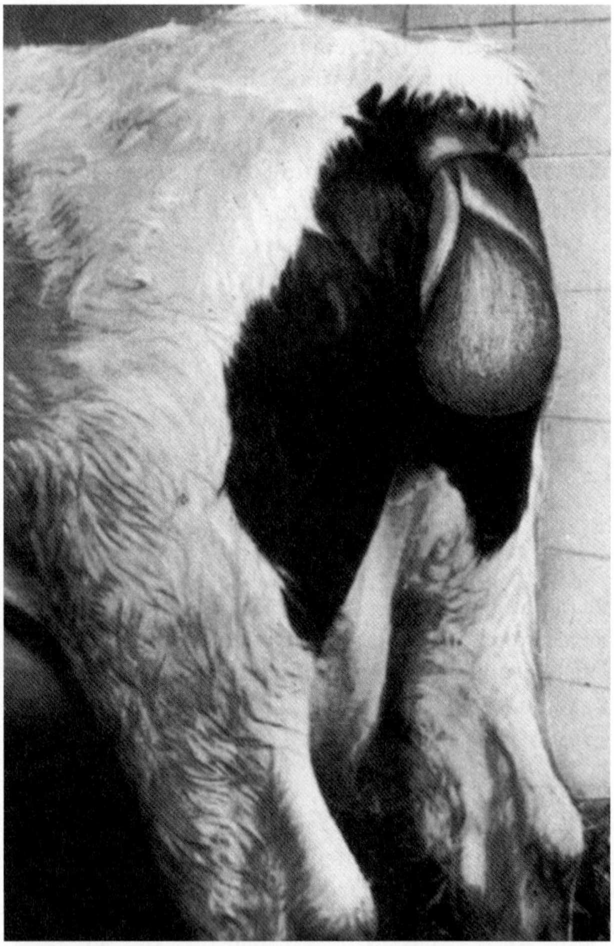

Abbildung 7-25 Frischer Vorfall der umgestülpten Harnblase nach Schwergeburt

■ **Symptome:** Alle vorgeschilderten Verlagerungen der Blase bedingen erhebliche Miktionsstörungen; daher entleeren die Patienten entweder längere Zeit überhaupt keinen Harn oder urinieren immer nur in kleinen Schüben bis tropfenweise *(Inversio)*.

Die retroflexierte Harnblase kann Inhalt eines Bruchs oder Vorfalls sein; sie läßt sich dann als kopfgroßes, prall fluktuierendes Gebilde palpieren; auf Druck entleert sich getrübter Urin aus der Harnröhrenmündung. Die umgestülpte Harnblase erscheint als apfel- bis kindskopfgroßes, pralles rotes Gebilde im Scheidenvorhof oder auch außerhalb der Schamspalte *(Inversio et Prolapsus)*; je nach Dauer ihrer Inversion ist die nach außen gekehrte Harnblasenschleimhaut dabei blutig durchtränkt oder bereits mit blutig-fibrinösen Ausschwitzungen und nekrotischen Schorfen belegt. Aus den mitunter sichtbar werdenden Harnleitermündungen entleert sich der Urin tropfenweise oder im feinen Strahl. Bei vaginaler Untersuchung ist der im Bereich der äußeren Harnröhrenmündung liegende Stiel des vorgefallenen Gebildes zu erkennen.

Beim *Prolapsus vesicae urinariae sine inversione* tritt die Blase durch eine im Beckenbereich entstandene, perforierende Verletzung hervor; in den meisten Fällen erscheint sie dann in der Scheide. Ihre nähere Untersuchung ergibt ein faust- oder kindskopfgroßes Gebilde mit glattem serösem oder aber schon entzündlich aufgerauhtem Überzug, das sich durch Druck unter gleichzeitigem Abfließen von Harn aus der Harnröhrenmündung verkleinern läßt.

Beurteilung, Verlauf: Bei Verlagerung der Harnblase sind Spontanheilungen nicht zu erwarten. Soweit nicht bereits schwere Schleimhautveränderungen (Nekrosen), ausgedehnte Wandquetschungen, perforierende Verletzungen oder Rupturen eingetreten sind, kann die normale Harnblasenfunktion nur durch Reposition des dislozierten Organs wiederhergestellt werden. Bei schon länger bestehender Knickung oder Vorfall ist eine Rücklagerung infolge peritonitischer Verwachsungen mitunter nicht mehr möglich. Bei verschleppter Inversion wird die Harnblasenwand innerhalb weniger Tage nekrotisch; der Patient kommt dann unter fortschreitender infiziert-toxischer Peritonitis und Urämie zum Exitus.

Diagnose, Differentialdiagnose: Harnblasenverlagerungen bereiten keine besonderen diagnostischen Schwierigkeiten, da das Organ dabei in den meisten Fällen der äußeren, rektalen oder vaginalen Untersuchung zugänglich ist; außerdem liegt stets auch eine Miktionsstörung vor. Die Einführung eines Katheters scheitert an der Unzugänglichkeit der Harnröhrenmündung oder an der Abbiegung der Urethra. In Zweifelsfällen muß die Harnblase zur Klärung mit einer dünnen Kanüle punktiert werden; im positiven Fall entleert sich aus dieser dann Urin. Zu Verwechslungen können Anlaß geben: Abszeßbildungen (eitriges Punktat), Darmschlingen als Bruchinhalt (Punktion ergibt Darminhalt) und partieller Scheidenvorfall (Abgrenzung durch vaginale Untersuchung).

Behandlung: Bei allen Verlagerungen der Harnblase ist eine umgehende und schonende *Reposition* anzustreben. Gelingt die Rücklagerung nicht (Verwachsungen) oder ist die Harnblasenwand schon in größerer Ausdehnung zerrissen oder abgestorben, so bleibt nur die Verwertung des Tieres.

Zu Beginn der manuellen Untersuchung oder Behandlung sollte eine kleine sakrale Extraduralanästhesie (6–8 ml eines 1%igen Lokalanästhetikums) gesetzt werden. Danach werden alle vorgefallenen Organteile mit einer lauwarmen, nichtreizenden desinfizierenden Lösung gründlich gereinigt. Bei *Retroflexion* und bei *Proplapsus sine inversione* muß die Lageberichtigung der Harnblase i. d. R. den übrigen Maßnahmen (Reposition des Scheidenvorfalls) vorangehen. Nach möglichst weitgehender Entleerung der Blase (Ausdrücken oder Punktion) wird von außen her ein stetiger kräftiger Druck auf das Organ ausgeübt, bis es von selbst in die Bauchhöhle zurückgleitet. Die *invertierte prolabierte Harnblase* wird zunächst eingehend auf etwaige perforierende Verletzungen geprüft, die ggf. durch Naht zu verschließen sind. Vor ihrer Reposition wird die Blase dann mit kalter physiologischer Kochsalzlösung berieselt, ihre Schleimhaut anschließend in ganzer Ausdehnung mit einem öligen Antibiotikum bestrichen und das Organ dann unter kräftigem Druck mit der flachen Hand durch die Harnröhre zurückgepreßt. Rezidiven kann durch eine nur leicht anzuziehende Tabaksbeutelnaht an der Harnröhrenmündung vorgebeugt werden. Zur Erleichterung der Reposition wird auch das Aufschneiden der Harnröhre mit der Schere (Fingerkontrolle) und anschließende Knopfnaht (nach erfolgter Rücklagerung) empfohlen. Den Abschluß der Behandlung bilden mit Ausnahme vernähter Perforationen die Spülung und die zur Vorbeuge von Infektionen erforderliche antibiotische Versorgung der reponierten Blase.

7.2.2.4 Verletzung und Zerreißung der Harnblase

Definition: Von Fall zu Fall ist zwischen Schleimhautverletzungen, Quetschungen der Harnblasenwand und perforierenden Verletzungen einschließlich der Harnblasenruptur zu unterscheiden.

Vorkommen: Verletzungen der Harnblasenschleimhaut werden bei weiblichen Rindern häufig durch urethrale oder vaginale Fremdkörpertraumen (z. B. bei Sadismus), durch Fehlbedeckung, unvorsichtiges Katheterisieren oder versehentliches Einführen von Besamungspipetten in die Harnröhre ausgelöst; bei Verlagerungen der Harnblase (Kap. 7.2.2.3) wird ihre Schleimhaut ebenfalls leicht verletzt. Die gleichen Umstände können auch die wesentlich seltener vorkommende perforierende Verletzung der Blase verursachen. Quetschungen der Harnblasenwand entstehen vorwiegend bei Schwergeburten oder unsachgemäßer Geburtshilfe. Rupturen der Harnblase werden v. a. bei Bullen und Ochsen im Zusammenhang mit Harnabflußstörungen (Kap. 7.2.2.1) beobachtet, wobei die Zerreißung meistens am Blasenscheitel erfolgt.

Symptome: *Nicht perforierende Verletzungen* der Schleimhaut oder der Harnblasenwand bedingen i. d. R. kurzdauernde Schmerzsymptome (kolikartige Erscheinungen, Schlagen mit den Hinterbeinen) und wiederholten Harndrang, wobei unter starker Aufkrümmung des Rückens kleine und oft mit Blut vermischte Harnportionen abgesetzt werden. In der Harnblase verbliebene Fremdkörper lassen sich bei entsprechender Größe mit dem Katheter oder Finger sondieren und meist auch rektal oder vaginal palpieren oder durch Sonographie nachweisen.

Nach *Perforation oder Ruptur* der Harnblase tritt nur geringer Schmerz, meist aber eine rasch zunehmende Störung des Allgemeinbefindens mit apathischem Verhalten, Verweigerung der Futter- und Wasseraufnahme sowie aufgetriebenen, aber schwappend-weichen Bauchdecken auf, während Harnabsatz völlig fehlt (Uroperitoneum). Bei der Rektaluntersuchung ist die dann ständig leere Harnblase i. d. R. nicht palpierbar. Die klinische Diagnose muß durch Bauchhöhlenpunktion (hellgelbes, nach Harn riechendes Punktat mit hohem Harnstoffgehalt) und/oder Ultraschalluntersuchung (echoarme Flüssigkeitsansammlung) abgesichert werden.

Beurteilung, Verlauf: Nicht perforierende Harnblasenverletzungen heilen oft spontan aus, können aber auch eine katarrhalische oder blutig-eitrige Zystitis zur Folge haben (Kap. 7.2.3.2). In der Harnblase verbliebene Fremdkörper geben zu langwierigen Entzündungen oder zu späterer Perforation Anlaß. Nach Blasenperforation oder -ruptur entwickeln sich erst innerhalb mehrerer Tage auf Urämie und Peritonitis zurückzuführende allgemeine Intoxikationserscheinungen; die Erkrankung endet dann vielfach in kurzer Zeit tödlich. Kleinere Perforationsöffnungen können jedoch verkleben und spontan abheilen, wenn der Harnabfluß wiederhergestellt werden kann. In seltenen Fällen entwickeln sich nach perforierender Harnblasenverletzung Verklebungen oder Verwachsungen mit Nachbarorganen (Darm, Scheide), aus denen sich später mitunter Fisteln bilden.

Diagnose, Differentialdiagnose: Die unverzügliche Abgrenzung der nicht perforierenden von der perforierenden Harnblasenverletzung ist prognostisch und therapeutisch von besonderer Bedeutung. Bei nicht perforierender Läsion der Harnblasenschleimhaut oder Quetschung der Harnblasenwand fehlen stärkere Allgemeinstörungen, und der Harn ist blutig verfärbt oder getrübt; bei rektaler Untersuchung solcher Patienten wird eine mäßig gefüllte, schmerzempfindliche Harnblase festgestellt. Bei Perforationsverdacht kann etwa 1 l angewärmte physiologische Kochsalzlösung in die Harnblase infundiert oder etwas Luft durch die Urethra eingeblasen werden; falls diese dann weder durch den Katheter zurückfließen noch innerhalb kurzer Zeit spontan ausgeschieden werden, ist auf eine Ruptur der Blase zu schließen. In der Harnblase befindliche Fremdkörper lassen sich durch rektale und vaginale Untersuchung oder Harnblasensondierung bzw. Sonographie feststellen. Wertvolle Befunde über Art und Grad einer Harnblasenverletzung oder etwa vorhandene Fremdkörper ergibt auch die allerdings nur bei weiblichen Tieren mögliche Zystoskopie.

In frischen Fällen, insbesondere aber bei männlichen Rindern, kann die Erkennung der Harnblasenperforation oder -ruptur schwierig sein, wenn sich aus dem Vorbericht keine Verdachtsmomente ergeben (Kolik, Störung des Harnabsatzes). Diagnostisch verwertbar sind dann nur der fehlende Harnabsatz (Anurie, Präputialhaare trocken) und die bei wiederholter rektaler Untersuchung stets leer befundene (also nicht fühlbare) Harnblase. In fortgeschrittenen Fällen wird die Diagnose durch das zusätzliche Auftreten einer schweren, mit Intoxikationserscheinungen verbundenen Allgemeinstörung (Urämie) und die Ansammlung von Flüssigkeit in der Abdominalhöhle (Uroperitoneum) erleichtert. Dann läßt sich durch Bauchhöhlenpunktion urinös riechende Flüssigkeit gewinnen. Differentialdiagnostisch sind die mit Hämaturie einhergehenden Zystitiden und Nierenkrankheiten zu berücksichtigen (Kap. 7.1.3.2, 7.1.3.5, 7.1.4.2).

Behandlung: Bei nicht perforierender Harnblasenverletzung beschränken sich die therapeutischen Maßnahmen auf die Infektionsvorbeuge durch parenterale oder lokale Verabreichung von antibiotischen Präparaten und Sulfonamiden oder auf die Behandlung einer etwa schon bestehenden Zystitis mit den gleichen Mitteln (Kap. 7.2.3.2). Harnblasenrupturen und -perforationen sind nicht mehr heilbar, wenn sie bereits zu Urämie und Peritonitis geführt haben; in frischen Fällen kann jedoch ein Heilungsversuch auch ohne Harnblasennaht unternommen werden, wenn es gelingt, den Harnabfluß wiederherzustellen (Kap. 7.2.4.1), da die Perforationsstelle schnell verklebt und etwaiger bereits in die Bauchhöhle abgeflossener Harn wieder resorbiert wird. Die chirurgische Versorgung der Harnblasenwunde ist beim weiblichen Tier mitunter nach kleiner Extraduralanästhesie und vorsichtiger manueller Umstülpung der Harnblase nach außen (durch die Harnröhre) möglich. Andernfalls bleibt nur die Laparotomie übrig; hierfür ist die Schnittlinie bei weiblichen Rindern median und bei männlichen paramedian (neben dem Penis) unmittelbar vor dem Schambeinkamm zu wählen. Nach Eröffnung der Bauchhöhle am niedergeschnürten Patienten wird die Harnblase hervorgezogen und mit einer LEMBERT-Naht verschlossen. Bei anhaltender Harnabflußstörung (Kap. 7.2.2.1) ist die Drainage der Harnblase mit einem durch die ventrale Bauchwand geführten bleistiftdicken, an seinem blasenwärtigen Ende pilzförmig verdickten Kunststoffschlauch oder einem T-förmigen Katheter möglich.

Die Entfernung von Fremdkörpern aus der Harnblase kann bei weiblichen Rindern unter kleiner Extraduralanästhesie und Fingerkontrolle mit einer geeigneten Zange (PÉAN-Klemme, Kornzange) versucht werden. Größere Fremdkörper oder Pipettenteile lassen sich mitunter von der Scheide aus mit der Hand erfassen und durch die Harnröhre zurückdirigieren (Vorsicht: Perforationsgefahr!). Im retroperitonealen Bindegewebe gelegene penetrierende Blasenfremdkörper können u. U. von rektal her so mit der Hand durch das paravaginale Gewebe zurückgeschoben werden, daß ihre Spitze neben der Scham subkutan fühlbar wird, und dann durch einen Hautschnitt herausgezogen werden kann. Dabei besteht eine gewisse Gefahr, größere Blutgefäße zu verletzen, außerdem kann sich postoperativ eine Beckenphlegmone entwickeln (hohe örtliche und allgemeine Antibiose). Hat der Fremdkörper die Harnblase dagegen zur Bauchhöhle hin perforiert, so ist seine Entfernung nur noch durch Laparotomie möglich; dabei ist dann auch der Harnblasendefekt sachgemäß zu übernähen.

7.2.2.5 Störungen des Harnabflusses infolge Verengung, Erweiterung oder Verletzung der Harnröhre

Definition: Verengung, Erweiterung oder Verletzung der Harnröhre betreffen fast ausschließlich männliche Rinder. Dabei wird die Miktion insbesondere durch Quetschung oder Zerreißung der Urethra behindert.

Vorkommen: Störungen der Miktion kommen hauptsächlich bei männlichen Rindern infolge Verstopfung der Harnröhre durch Harnsteine vor (Abb. 7-26); außerdem infolge von Kompressionsstenosen oder Strikturen im Bereich der Harnröhre. Sie beruhen meist auf Verletzung, nekrotisierenden Entzündungen oder operativen Eingriffen (Urethrotomie) mit nachfolgender Narbenbildung, seltener auf Kompression von außen durch Geschwülste, Abszesse oder Hämatome. Harnröhrenrupturen werden nicht nur nach vollständiger Verlegung durch Steine, sondern auch nach schwerer Quetschung beobachtet, wie sie z. B. bei fehlerhafter unblutiger Zangenkastration (Kap. 8.1.3) vorgekommen ist (Abb. 7-27, 7-28).

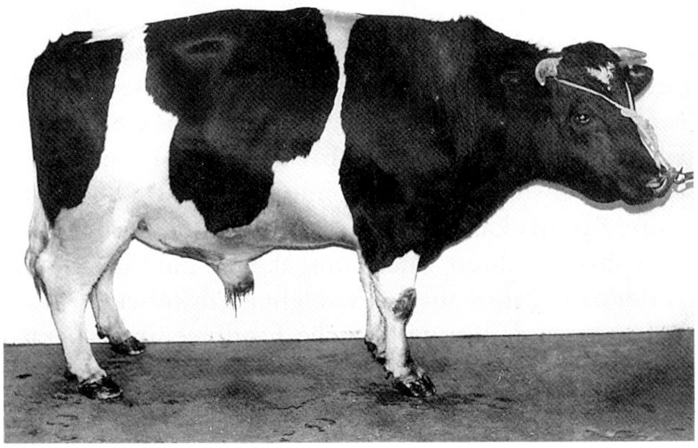

Abbildung 7-26 Harnphlegmone infolge Verlegung der Harnröhre durch Harnstein

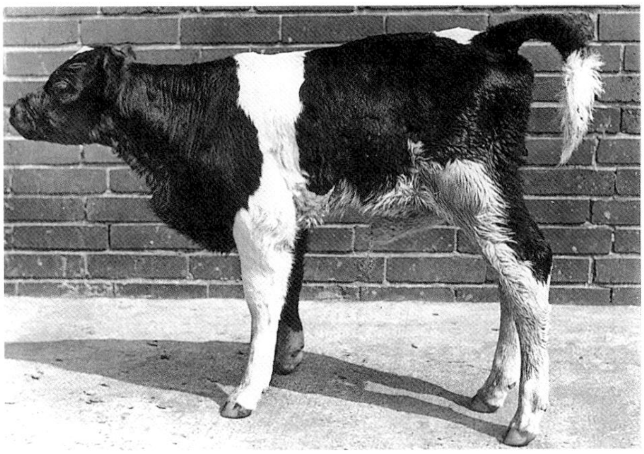

Abbildung 7-27 Bullenkalb mit Miktionsbeschwerden (Anheben des Schwanzes, Drängen) infolge Quetschung und Zerreißung der Harnröhre; subkutane Harninfiltration im Präputialbereich und am Triel

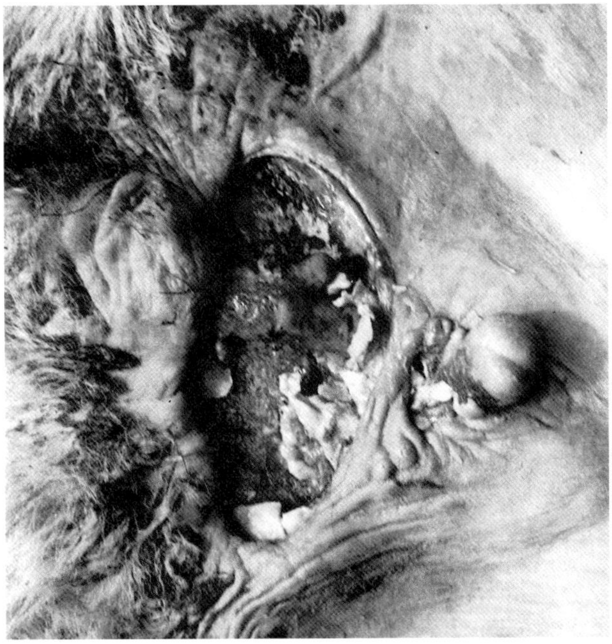

Abbildung 7-28 Großflächiger Hautdefekt nach Nekrose von Haut und Unterhaut zwischen Vorhaut (links) und Skrotum (rechts) bei dem Patienten von Abb. 7-27 (14 Tage nach palliativer Urethrotomie)

Symptome, Verlauf: Bei plötzlicher vollständiger Unterbindung des Harnabflusses in der Urethra treten äußerst schmerzhafte, krampfartige Kontraktionen ihrer Wandmuskulatur auf, die dann sehr heftige, aber nur kurz andauernde Kolikerscheinungen verursachen (Schlagen mit Schwanz und Hintergliedmaßen, Auf- und Niedergehen, starke Unruhe); nach Beseitigung der Passagestörung oder Ruptur der Harnröhre tritt Beruhigung ein.

Die bei männlichen Tieren durch Harnröhrenveränderungen (Striktur) bedingten *partiellen Behinderungen des Harnabflusses* verlaufen dagegen im allgemeinen ohne Störung des Allgemeinbefindens. Klinisch tritt nur eine Erschwerung des Harnabsatzes (Dysurie) in Erscheinung, die durch häufigeres angestrengtes Urinieren in feinem Strahl oder dauerndes Harntröpfeln zum Ausdruck kommt.

Diagnose: Das kurzzeitige Kolikstadium entgeht nicht selten der Beobachtung. Die Patienten werden daher meist im Stadium der beginnenden Urämie (Kap. 7.1.3.4) mit schweren Allgemeinstörungen und vollständiger Futterverweigerung vorgestellt. Dabei kann der Harn nach Ruptur der Harnblase bereits in die Bauchhöhle (Uroperitoneum, Kap. 7.2.2.4) oder durch die rupturierte Harnröhre in die Subkutis des Unterbauches (prall fluktuierende oder ödematös erscheinende »kalte« Umfangsvermehrung) abgeflossen sein. Passagebehindernde Harnröhrenerkrankungen können aufgrund des gestörten Harnabsatzes (Harntröpfeln, Strangurie), der evtl. noch vermehrt gefüllten Harnblase und/oder durch Probesondierung der Harnröhre erkannt werden.

Behandlung: Zur Wiederherstellung des Harnabflusses kommen die gleichen konservativen und operativen Maßnahmen in Frage wie bei Urolithiasis (Kap. 7.2.4.1).

7.2.3 Infektionsbedingte Krankheiten von Harnleiter, Harnblase und Harnröhre

H.-D. Gründer

7.2.3.1 Harnleiterentzündung

Isolierte infektionsbedingte Entzündungen der Harnleiter kommen beim Rind nicht vor; sie treten nur im Zusammenhang mit unspezifischen oder spezifischen bakteriellen Infektionen der ableitenden Harnwege, insbesondere bei der Pyelonephritis (Kap. 7.1.4.2) oder der Nierentuberkulose (Kap. 12.2.6), auf.

7.2.3.2 Harnblasenentzündung

Definition: Bei den Zystitiden handelt es sich um Entzündungen der Harnblasenschleimhaut, die durch Beimischung von Entzündungsprodukten zu einer deutlichen flockigen Trübung des Harnes führen; Muskelschicht und peritonealer Überzug der Harnblase sind dabei nur selten mit ergriffen *(Perizystitis)*. Beim Rind werden drei Formen der Blasenentzündung unterschieden: der Harnblasenkatarrh *(Cystitis catarrhalis)*, die blutig-eitrige Harnblasenentzündung *(Cystitis purulenta s. haemorrhagica)* und die chronische hypertrophierende Harnblasenentzündung *(Cystitis hypertrophicans s. polyposa)*.

Vorkommen: Der relativ häufig zu beobachtende *Harnblasenkatarrh* verläuft akut bis subakut und tritt vorwiegend bei weiblichen Tieren (kurze Harnröhre) auf. Als Ursachen kommen verschiedenartige Reizungen der Harnblasenschleimhaut, insbesondere aber die Einschleppung von Bakterien aus dem Kot oder aus dem Genitale, in Frage (aszendierende Infektion). Auch beim Katheterisieren werden leicht Keime in die Harnblase eingeschleppt oder diese mechanisch gereizt, wodurch nicht selten Blasenkatarrh ausgelöst wird. Beim Kalb kann die Harnblaseninfektion auch über eine vesiko-umbilikale Fistel (Urachus patens, Kap. 6.15.7) erfolgen. Katarrhalische Zystitiden entstehen außerdem fast regelmäßig bei Störungen der Harnblasenfunktion (Festliegen, Lähmungen der Nachhand; Kap. 9.9.7, 10.2.10) oder des Harnabflusses (Harnröhrenstrikturen, Harnkonkremente; Kap. 7.2.2.5, 7.2.4.1).

Die *blutig-eitrige Harnblasenentzündung* kommt beim Rind nicht so oft vor wie der Blasenkatarrh. Das akut verlaufende Leiden kann sich aus einem Harnblasenkatarrh entwickeln, wird jedoch häufiger als Folge von Schleimhautverletzungen (Quetschungen beim Kalben, bei Gebärmutter-, Scheiden- oder Blasenvorfall sowie Fehlbedeckungen und Katheterisierungsschäden), anhaltender Harnstauung (Urolithiasis, Kap. 7.2.4.1) und schweren bakteriellen Harnwegs-, Nieren- (Pyelonephritis, Kap. 7.1.4.2) oder Puerperalinfektionen (Metritis, Vaginitis) gesehen. Als Infektionserreger kommen v. a. Korynebakterien und E. coli in Frage. Aktinobazilläre Affektionen der Harnblase sind außergewöhnlich selten. Die purulente Zystitis kann außerdem zu aszendierender Pyelonephritis führen oder, umgekehrt, infolge absteigender Infektion aus einer solchen entstehen.

Länger andauernde toxische Einflüsse sowie bakterielle oder mechanische Reize (Pyelonephritis bactericitica, Kap. 7.1.4.2; Urolithiasis, Kap. 7.2.4.1) bilden die Ursachen der *chronisch-hypertrophierenden* oder *polypösen Harnblasenentzündung*. Diese kann sich aber auch aus den beiden vorgenannten Entzündungsformen entwickeln, wenn deren auslösende Faktoren nicht beseitigt werden und somit die Abheilung verhindern.

Symptome, Verlauf: Das Hauptsymptom aller Harnblasenentzündungen stellen Veränderungen der Harnbeschaffenheit dar. Allgemeine Krankheitserscheinungen werden nur in schweren Fällen, und zwar vorwiegend bei der blutig-eitrigen Form angetroffen. Der *Harnblasenkatarrh* verläuft ohne wesentliche Störung des Allgemeinbefindens; in akuten Fällen können jedoch vorübergehend fieberhafte Körpertemperaturen (um 40 °C) auftreten. Der Harnabsatz ist nicht erschwert, erfolgt aber häufiger und in kleineren Portionen als normal.

Die *blutig-eitrige Harnblasenentzündung* verläuft dagegen unter dem Bild einer fieberhaften Allgemeinstörung. Die Patienten machen häufig einen schwerkranken Eindruck; ihr Appetit ist herabgesetzt. Das Krankheitsbild wird des weiteren durch anhaltende hoch fieberhafte Körpertemperaturen (≤ 41 °C) mit entsprechenden Auswirkungen auf Kreislauf und Atmung sowie Erscheinungen einer sekundären Indigestion bestimmt. Die rektale Untersuchung der Harnblase ergibt nur ausnahmsweise deutliche palpierbare Veränderungen (Verdickung, starre Wandbeschaffenheit) oder erhöhte Schmerzhaftigkeit. Der Harnabsatz erfolgt auffallend häufig, nicht selten unter Schmerzäußerung und besonders starker Aufkrümmung des Rückens bei weit abgehaltenem Schwanz; anschließend pressen die Tiere noch einige Zeit (Strangurie).

Die bei solchen Zystitiden durch Beimischung von Entzündungsprodukten und bakterielle Zersetzung entstehenden Harnveränderungen haben besondere diagnostische Bedeutung. Der frische, mit dem Katheter entnommene Urin ist flockig getrübt und weist einen faden, nicht selten auch stechenden oder widerlich stinkenden Geruch auf. Am Boden des Sedimentationsgefäßes setzen sich Eiterflocken, Blutkoagula oder schleimig-gallertige Massen ab. Die Harnfarbe ist dunkelgelb, bei Blutbeimischung aber schmutzigrosa bis blutrot, der pH-Wert infolge mikrobieller Ammoniakbildung stark alkalisch (pH 8,0–9,0). Der Harn enthält stets größere Mengen Eiweiß (> 1 g/l) und häufig auch Hämoglobin (aus zerfallenden Erythrozyten); sein stark vermehrtes Sediment besteht aus Leukozyten, Erythrozyten (in wechselnder Menge), Plattenepithelien und zahlreichen Salzkristallen sowie Bakterien. Die Harnveränderungen wechseln nach Art und Grad der Blasenentzündung; eine Unterscheidung der einzelnen Zystitisformen ist aber anhand des Urinbefundes allein nicht immer möglich.

Beurteilung: *Blasenkatarrhe* haben beim Rind keine besondere Neigung zur Chronizität und heilen häufig spontan aus. Schwere *blutig-eitrige Zystitiden* führen dagegen ohne ausreichende Behandlung zu erheblichen Veränderungen der Blasenschleimhaut, die dann die Grundlage einer durch rektale Exploration feststellbaren, *chronisch-hypertrophierenden Harnblasenentzündung* mit geringer Heilungstendenz bilden können. Der Verlauf symptomatischer Zystitiden wird hauptsächlich vom Ausgang des Primärleidens bestimmt.

Diagnose, Differentialdiagnose: Die Erkennung stützt sich in erster Linie auf die veränderte Harnbeschaffenheit (Trübung, Farbveränderung, Sedimentbefund); außerdem bietet auch der in Verbindung mit der fieberhaften Allgemeinstörung zu beobachtende häufigere, u. U. erschwerte und schmerzhafte Harnabsatz diagnostische Hinweise.

Die klinische Abgrenzung der einzelnen Zystitisformen ergibt sich aus dem Fehlen (katarrhalische und chronische Harnblasenentzündung) oder Vorhandensein von Allgemeinstörungen (blutig-eitrige Zystitis) und dem Harnbefund. Näheren Aufschluß über die im Einzelfall vorliegenden Schleimhautveränderungen (Rötung, Auflagerungen, Falten- und Zottenbildung) kann beim weiblichen Rind eine endoskopische Untersuchung der Harnblase (Zystoskopie) geben (s. *»Die klinische Untersuchung des Rindes«*). *Differentialdiagnostisch* müssen die Haematuria vesicalis chronica infolge chronischer Adlerfarnvergiftung (Kap. 7.2.4.2) sowie bestimmte Nierenkrankheiten berücksichtigt werden, welche entweder zusammen mit einer Harnblasenentzündung vorkommen (Pyelonephritis, Kap. 7.1.4.2; Urolithiasis, Kap. 7.2.4.1) oder die alleinige Ursache der Harnveränderungen darstellen (nichteitrige und eitrige Nephritis, Kap. 7.1.3.7, 7.1.4.1; Nephrose, Kap. 7.1.3.6). Sichere Anzeichen einer Nierenerkrankung sind der von der Norm abweichende rektale Palpationsbefund und die Erscheinungen einer Niereninsuffizienz (Kap. 7.1.3.3) oder Urämie (Kap. 7.1.3.4); außerdem sprechen Veränderungen der Menge, des spezifischen Gewichts sowie diffuse Trübung des Harns und das Vorkommen von Nierenepithelien oder Zylindern im Sediment für einen Nierenschaden.

Sektion: Bei katarrhalischer Zystitis ist die Blasenschleimhaut von geröteter, rauher und trüber Beschaffenheit, während die blutig-eitrige Urozystitis durch purulente oder nekrotische Beläge gekennzeichnet ist; die Mukosa erscheint dabei geschwollen, schmutzigrot oder blaurot verfärbt und mit zahlreichen hämorrhagischen Herden durchsetzt. Die chronisch-polypöse Zystitis weist ein charakteristisches Bild mit hirnwindungsartigen Schleimhautfalten (Reliefbildung) oder erbsen- bis bohnengroßen zottigen Anhängen sowie punkt- oder herdförmigen Blutungen auf (Abb. 7-29).

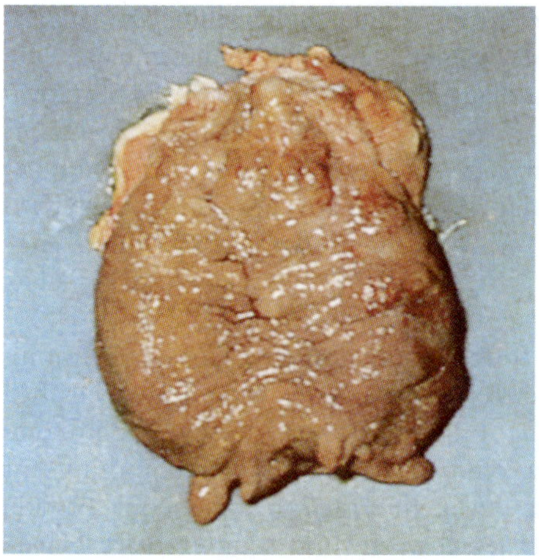

Abbildung 7-29 Chronische polypöse Cystitis urinaria bei einer Kuh

■ **Behandlung:** Therapeutische Maßnahmen sind bei Harnblasenentzündungen stets angezeigt, da sonst die Gefahr einer aufsteigenden Infektion besteht. Bei sekundärer Zystitis hat die Behandlung m. o. w. symptomatischen Charakter. Empfehlenswert sind v. a. Harnblasenspülungen mit warmen, nicht reizenden, desinfizierten Lösungen und anschließende Instillation von sulfonamidhaltigen oder antibiotischen Präparaten, am besten nach vorheriger kleiner sakraler Extraduralanästhesie (um den möglichst langen Verbleib der Medikamente in der Harnblase sicherzustellen).

Jede Katheterisierung der kranken Harnblase sollte unter strenger Einhaltung der Asepsis erfolgen, um Superinfektionen zu vermeiden. Bei schwerer Erkrankung muß die Spülung in 1- bis 2tägigen Abständen mehrmals wiederholt werden. Die zusätzliche parenterale Verabreichung von Sulfonamiden oder Antibiotika ist bei fieberhafter Allgemeinstörung angezeigt und bei männlichen Tieren überhaupt die einzig mögliche Maßnahme. Chronisch-hypertrophierende Harnblasenentzündungen lassen sich therapeutisch kaum noch beeinflussen; in solchen Fällen hat deshalb die Erkennung und Abstellung der die Entzündung unterhaltenden Ursachen besondere Bedeutung.

7.2.3.3 Harnröhrenentzündung

Infektionsbedingte Entzündungen der Harnröhre des männlichen und weiblichen Rindes treten nicht selbständig auf, sondern kommen lediglich im Zusammenhang mit Infektionen des Geschlechtsapparates vor.

7.2.4 Fütterungs- und vergiftungsbedingte Krankheiten von Harnleiter, Harnblase und Harnröhre

H.-D. Gründer

7.2.4.1 Harnsteinkrankheit

■ **Definition:** Störungen der Löslichkeitsverhältnisse von Mineralsalzen im Harn können infolge Ausfällung im Nierenbecken und/oder in der Harnblase zur Bildung von Harnsteinen (Urolithen) führen, die bei entsprechender Zahl oder Größe schon am Entstehungsort, häufiger aber erst nach Abschwemmung und Einkeilung in Harnleiter oder Harnröhre schwere Harnabflußstörungen, lokale Harnwegsverletzungen und Harnstauung mit teilweise tödlichen Folgen verursachen.

■ **Vorkommen:** Harnsteinbedingte Erkrankungen *(Urolithiasis)* kommen bei Rindern beiderlei Geschlechts und jeder Altersstufe vor; von besonderem klinischem Interesse sind aber die bei männlichen Tieren mit fatalen Folgen verbundenen Verlegungen der Harnröhre. Häufigkeit und wirtschaftliche Bedeutung des Leidens werden durch verschiedene, teilweise noch unbekannte geographische Gegebenheiten (Boden, Klima, Wasser) und Nutzungsformen (Ochsenmast, Getreidemast, silikatreiche Weidepflanzen) bestimmt. Im Gegensatz zu einigen anderen Ländern (Kanada, USA, Ungarn) kommt die Urolithiasis in Deutschland im allgemeinen nur sporadisch vor. Nach Angaben amerikanischer Autoren tritt die überwiegende Zahl der dort beim Rind zu beobachtenden Fälle (85 %) in bestimmten begrenzten Gebieten und v. a. im Winterhalbjahr (Oktober bis März) auf. In solchen Beständen liegt die Morbidität zwischen 0 und 10 %, die Letalität bei 3 %, während 75–80 % aller aus ihnen stammenden Schlachtochsen Harnsteine aufweisen. Die Konkremente kommen meist gleichzeitig im Nierenbecken und in der Harnblase (60 %), seltener nur in einem dieser beiden Organe vor. Untersuchungen in Europa ergaben ein erheblich geringeres Vorkommen von Harnsteinen bei Schlachtrindern (2 %).

■ **Ursache, Pathogenese:** Beim Rind werden i. d. R. zahlreiche, meist aber nur kleine Harnsteine gefunden (1–5 mm Durchmesser, sogenannter Harngrieß); auch größere Konkremente erreichen nur selten einen Durchmesser von mehr als 1–2 cm. Die Oberfläche der Steine ist i. d. R. rauh und porös (maulbeerartig), seltener glatt und glänzend. Jeder Harnstein besteht aus einer organische Substanzen enthaltenden Matrix, die sekundär von anorganischem Material inkorporiert wird; dadurch erhält er entweder eine *lamelläre Struktur* (Schalenstein) oder einen *granulären Aufbau* mit eingebetteten kleinen Steinen, die wiederum amorph oder lamellär aufgebaut sind. Farbe (weiß, gelb, grau oder braun) und Härtegrad wechseln je nach der chemischen Zusammensetzung erheblich; sie sind im wesentlichen von der Fütterung abhängig. Bei der chemischen Untersuchung von Rinderharnkonkrementen finden sich die verschiedensten anorganischen und organischen Bestandteile; am häufigsten kommen folgende Harnsteintypen vor:

- *Silitkatsteine* (hauptsächlich bei Weiderindern) bestehen überwiegend aus reiner Kieselsäure (65 %) mit wechselndem Gehalt an Kalziumoxalat oder Kalziumkarbonat sowie 12–20 % organischer Substanz.
- *Karbonatsteine* enthalten neben ihrer organischen Matrix v. a. Kalziumkarbonat und/oder Magnesiumkarbonat, zuweilen auch Eisenkarbonat.
- *Phosphatsteine* (besonders bei Getreidemastrindern) setzen sich aus Magnesium-Ammonium-Phosphat (Tripelphosphat) oder Kalziumphosphat zusammen und enthalten daneben geringe Mengen Kalziumoxalat sowie Karbonate.
- Bei vielen Urolithen handelt es sich um *Mischformen*; reine *Oxalatsteine* und völlig organisch aufgebaute Konkremente (Uratsteine, Xanthinsteine) kommen dagegen weit seltener vor.

Die *Ursachen der Harnsteinbildung* sind veränderte Löslichkeitsverhältnisse durch Störungen im kristalloid-kolloid-dispersen System des Harns. Während die gesunden Tubulusepithelien der Nieren normalerweise nur geringe Mengen mukopolysaccharid-(Hexosen, Pentosen)haltiger Mukoproteide produzieren, werden bei Störungen der Tubulusfunktion größere Mengen pathologisch veränderter Mukoproteide mit dem Harn ausgeschieden. Diese auch als Steinmatrix bezeichneten kolloidalen Substanzen bilden dann zusammen mit Kationen (z. B. Kalzium, Magnesium) unlösliche Komplexverbindungen, die das Ausfallen weiterer Kristalloide fördern. Der Mechanismus der Steinbildung geht in 3 Phasen vor sich: Zuerst entwickeln sich aus mehreren Kolloidkügelchen (Mizellen) sogenannte Kolloidkörperchen, aus denen wiederum durch Anlagerung charakteristisch aufgebaute Sphärolithen entstehen. Diese stellen den Kristallisationskern für den weiteren schichtweisen Aufbau aus Kolloiden und Kristalloiden zum Mikrolithen dar, der schließlich mit der Zeit zum makroskopisch sichtbaren Harnstein heranwächst.

Beim Rind wird die Entwicklung der Harnsteine in erster Linie durch das Zusammentreffen besonderer Fütterungs- und Haltungsbedingungen ausgelöst (nicht entzündliche Urolithogenese); primäre Nierenkrankheiten, Harnabflußstörungen, Harnwegsinfektionen oder Schleimhautschäden stellen dagegen nur ausnahmsweise die Ursache der Steinbildung dar (entzündlich bedingte Harnsteine). Der Urinbeschaffenheit (Menge und Konzentration, pH-Wert, Gehalt an einzelnen Anionen oder Kationen) kommt aber keine ausschlaggebende Bedeutung für die Pathogenese zu; das gleiche gilt auch für den Mineralstoff- und Silikatgehalt der Futterration, die Vitamin-A-Versorgung und Einschränkungen der Wasseraufnahme.

Als prädisponierende Faktoren für die Harnsteinbildung sind weiterhin die zu vermehrter Mukoproteidausscheidung führende Verfütterung hoch konzentrierter Mastrationen (Getreideschrote) und Imbalancen in der Mineralstoffzufuhr (Ca, P, Mg, $NaHCO_3$) anzusehen. Besonders häufig wird der durch Urolithen bedingte Harnröhrenverschluß außerdem bei früh kastrierten Mastochsen beobachtet, deren Harnröhre ein besonders enges Lumen aufweist. Bei Zuchtbullen können Harnsteine zu Unfruchtbarkeit infolge ausbleibenden oder verzögerten Ejakulatabflusses führen.

Symptome, Verlauf: Harnkonkremente verursachen beim Rind meist nur dann offensichtliche Krankheitserscheinungen, wenn sie in einen Harnleiter oder in die Urethra eingeschwemmt werden und hier stecken bleiben. Bedingt durch die anatomischen Verhältnisse erfolgt diese Einklemmung am häufigsten in der *männlichen Harnröhre* an den Engpässen der S-förmigen Krümmung (Flexura sigmoidea) oder in der Penisspitze (Processus urethralis). Vorübergehende Verlegungen in der Urethra können auch durch kleinere scharfkantige Harnsteine zustande kommen, welche das Lumen zwar ohne weiteres passieren könnten, infolge eines Spasmus der Harnröhrenmuskulatur aber festgehalten werden. Der vollständige Verschluß der Urethra entsteht entweder durch das Einkeilen eines größeren Steins oder zahlreicher kleinerer bis grießähnlicher Urolithen, die das Harnröhrenlumen auf einer Länge von mehreren Zentimetern verstopfen. Innerhalb der Präputialöffnung gelegene Harnsteinagglomerate geben dagegen nur selten Anlaß zu einer nennenswerten Obstruktion des Harnabsatzes (Abb. 7-30).

Das Leiden setzt fast immer ganz plötzlich ein. Dabei stehen zunächst heftige, anhaltende oder sich wiederholende Kolikanfälle (Unruhe, Schlagen mit den Hinterbeinen gegen den Leib, Auf- und Niedergehen) im Vordergrund; die Patienten stellen sich häufig zum Urinieren an (Rückenkrümmung, Schwanzheben, Pressen), wobei am Sitzbeinabschnitt schwirrende Kontraktionen der Harnröhrenmuskulatur fühlbar sind. Der Harn kann entweder überhaupt nicht (Präputialhaare trocken) oder nur tropfenweise abgesetzt werden (Präputialhaare mit Salzkristallen verklebt). In kurzer Zeit kommt es dann zu starker Füllung und Überdehnung der Harnblase, da die muskulösen Ureteren ständig weiter Harn in diese

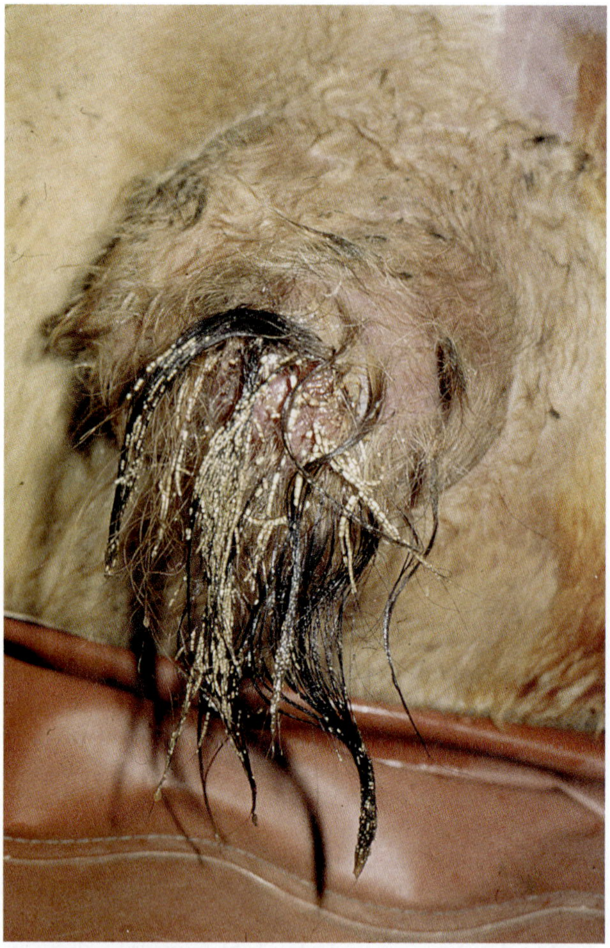

Abbildung 7-30 Harnsteingries an den Präputialhaaren eines Jungbullen

hineinpressen. Bei der rektalen Untersuchung erscheint die Harnblase deshalb als ein bis zu medizinballgroßes, prall gefülltes, vor dem Schambeinkamm liegendes Gebilde.

Im weiteren Verlauf der Erkrankung kann bei vollständiger Verlegung nach 1–2 Tagen eine Harnblasenruptur mit sich anschließenden schweren Folgen (Uroperitoneum, Kap. 7.2.2.4, 6.15.1) oder eine Zerreißung der Harnröhre eintreten, wenn deren Wand im Bereich der Obstruktion durch den Steindruck nekrotisch geworden ist. Als Folge der Harnröhrenruptur entsteht eine kopfgroße bis waschwannenförmige, ödemähnlich eindrückbare und kalte, subkutane Harninfiltration an der ventralen Bauchwand (»waterbelly«) sowie im Schenkelspalt. Solche Patienten zeigen schon nach wenigen Tagen zunehmend gestörtes Allgemeinbefinden mit völlig apathischem Verhalten; sie nehmen dann kein Futter mehr auf, zuweilen aber noch Wasser. Ihre Harnblase bleibt trotz der Harnröhrenruptur vermehrt gefüllt. In der Folge entwickelt sich eine rasch fortschreitende Intoxikation, und die Tiere gehen innerhalb einer Woche an Urämie (Kap. 7.1.3.4) zugrunde, wobei es zu einem Absinken der Blutserumgehalte an Natrium, Chlorid und Kalzium, aber einem Anstieg an Harnstoff, Kreatinin und Phosphat kommt. Gleichzeitig tritt Hämokonzentration ein.

Beurteilung: Bei längerer Krankheitsdauer sowie bei etwa bereits eingetretener Ruptur von Harnleiter, Harnblase oder Harnröhre sind die Heilungsaussichten stets ungünstig, wenn der Harnabfluß nicht auf irgendeine Weise wiederhergestellt werden kann, wodurch auch eine Harnansammlung in der Bauchhöhle (Uroperitoneum) wieder ausgeschwemmt wird. In frischen Fällen läßt sich die Verlegung zuweilen noch beseitigen, oder der Harnabfluß muß durch Spaltung der subkutanen Harninfiltration, Harnblasendrainage oder Harnröhrenschnitt wiederhergestellt werden. Solche Tiere sind dann zur weiteren Mast geeignet; bei ihnen besteht aber immer die Gefahr von Rezidiven und aszendierenden Infektionen der Harnwege.

Diagnose: Solange noch keine Miktionsstörungen auftreten, läßt sich das Vorhandensein von Harnsteinen beim Rind nur sonographisch (bei Steinen von > 2–4 mm) sicher feststellen (Abb. 7-31). Aus dem Nachweis von auskristallisiertem Harngrieß an den Präputialhaaren ergibt sich jedoch ein Krankheitsverdacht. Ausnahmsweise können aber größere Blasensteine oder Blasengrieß bei eingehender rektaler Untersuchung der leeren Blase palpierbar sein. Die mit Harnleiter- oder Harnröhrenverschluß verbundene akute Erkrankung ist aufgrund der ausgeprägten Kolikerscheinungen, des fehlenden Harnabsatzes und der rektal fühlbaren Harnleiterveränderungen oder der starken Blasenfüllung meist leicht zu diagnostizieren. Die Einklemmungsstelle (oft in Höhe der distalen Peniskrümmung) kann durch vorsichtige Sondierung der Harnröhre (Gummi- oder Plastikkatheter) am sedierten und anästhesierten Patienten (Extraduralanästhesie, Streckung des vorgezogenen Penis), manchmal sogar durch Palpation von außen her ermittelt werden.

Eine etwaige Ruptur von Harnleiter, Harnblase oder Harnröhre gibt sich durch stärkere Allgemeinstörungen und urämische Intoxikationssymptome (Kap. 7.1.3.4) sowie durch Harnansammlung in der Bauchhöhle (Zunahme des Leibesumfangs, Plätschergeräusche bei der Schwingauskultation, rektale Untersuchung) oder in der Subkutis zu erkennen, deren Punktion eine gelbliche, urinös riechende Flüssigkeit mit hohem Harnstoff- und Kreatiningehalt ergibt.

Differentialdiagnostisch müssen im Kolikstadium Darm-, Gallen- und Nierenkoliken, insbesondere aber auch die Pyelonephritis (Kap. 7.1.4.2) in Betracht gezogen werden. Die Abgrenzung von diesen Leiden gelingt aufgrund der rektalen Untersuchung (Harnblasenfüllung) und durch den Nachweis von Harnab-

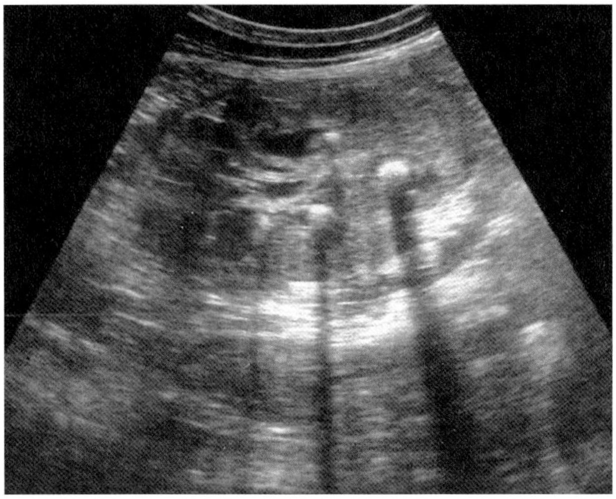

Abbildung 7-31 Sonographisches Bild der rechten Niere eines an Urolithiasis leidenden Kalbes (Schallkopfposition rechte Hungergrube): oben Bauchwand, darunter querovale Nierenkontur, darin stauungsbedingt erweiterte Nierenkelche (dunkle Querovale links oben) sowie mehrere echogene = weiße Harnsteine mit davon ausgehenden dunklen »Schallschatten«

flußstörungen. Nach Harnröhrenruptur entstandene subkutane Harninfiltrationen können u. U. mit entzündlichen Prozessen (Phlegmonen, Kap. 2.3.3.1 ff.; entzündliche Ödeme, Kap. 2.3.2.1) und Hämatomen (Kap. 2.3.2.3) verwechselt werden; in Zweifelsfällen ist die Klärung durch Probepunktion herbeizuführen.

■ **Sektion:** Die ableitenden Harnwege sind in ganzer Länge aufzuschneiden und einer genauen Untersuchung auf Harnsteine zu unterziehen. An den Nieren findet sich dann häufig eine chronische interstitielle Nephritis (Kap. 7.1.3.7). Einzelne Renkuli können dabei sklerotisch geschrumpft oder hydronephrotisch erweitert sein. Nierensteine liegen entweder in den Nierenkelchen oder frei im Nierenbecken, dessen Wand entzündlich verändert ist. Schon länger in der Harnblase liegende Steine bedingen entzündliche Verdickungen, mitunter auch polypöse Wucherungen ihrer Schleimhaut (Abb. 7-32). Im Harnleiter oder in der Harnröhre eingeklemmte Urolithen verursachen blutige bis nekrotische Schleimhautveränderungen (Abb. 7-33). Bei der Eröffnung subkutaner Harninfiltrationen tropft urinös riechende Flüssigkeit ab, die sich auch in erheblicher Menge aus dem gelblichen, sulzig-gallertig erscheinenden Gewebe auspressen läßt (Harnphlegmone). In länger bestehenden Infiltraten finden sich außerdem Gewebsnekrosen oder Zeichen beginnender Verjauchung und Demarkation.

■ **Behandlung:** Bei bestandsweise gehäuftem Auftreten von Harnsteinerkrankungen muß die Vorbeuge im Vordergrund stehen, weil manifeste Urolithiasis beim Rind nicht oder nur schwer heilbar ist. Sie macht häufig eine Behebung von Harnabflußstörungen (Entfernung eingeklemmter Harnsteine) erforderlich. Hierzu wird im Kolikstadium zunächst ein rasch wirkendes, intravenös applizierbares Spasmolytikum oder ein Tranquilizer gegeben, um den Krampf zu lösen und den Stein u. U. zum spontanen Abgang zu bringen. Falls dieser nicht erfolgt, muß versucht werden, den Urolithen im Harnleiter oder in der Harnröhre von rektal bzw. von außen her zu erreichen und weiter zu massieren; dabei sind Schleimhautverletzungen möglichst zu vermeiden. In manchen Fällen können Harnröhrensteine am vorgezogenen oder vorgefallenen Penis durch sachgemäße Sondierung gelöst oder mittels einer mit einem Fangkorb versehenen Spezialsonde (Harnleiter-Steinfänger nach Oehme) erfaßt und entfernt werden. Wenn die Beseitigung des eingeklemmten Harnsteins mit wiederholten konservativen Maßnahmen nicht innerhalb von 12–18 h gelingt, muß chirurgisch eingegriffen werden.

Für das *operative Vorgehen bei Harnröhrensteinen* ist der durch rektale Untersuchung zu klärende Füllungszustand der Harnblase ausschlaggebend. Bei Gefahr einer Harnblasenruptur darf mit dem *Harnröhrenschnitt* (Urethrotomie) nicht gezögert werden. Er wird unter Extraduralanästhesie am stehenden oder niedergelegten Tier ausgeführt. Nach vorbereitender Reinigung, Rasur und Desinfektion des Operationsfeldes werden Haut, Unterhaut und Faszie gut handbreit unterhalb des Sitzbeinausschnitts in der Mittellinie vorsichtig mit dem Skalpell durchtrennt. Danach präpariert man sich bis an die Harnröhre heran und spaltet ihre Muskularis und Schleimhaut zunächst auf einer Länge von 3–5 cm; durch die dabei entstehende Öffnung wird sofort ein geeigneter Gummikatheter bis in die Harnblase vorgeschoben (dabei können Schwierigkeiten durch das blind endende Diverticulum urethrae entstehen), um den Harn abzuleiten. Anschließend wird die Harnröhrenschleimhaut im ventralen Wundwinkel vollständig durchtrennt und durch einige Knopfhefte gut mit der äußeren Haut vernäht, um eine Harninfiltration der Subkutis zu vermeiden (Abb. 7-34).

Bei einer *Operationsmethode zur Entfernung des eingeklemmten Steines* wird die S-förmige Penisschleife von einem 8–12 cm langen Hautschnitt aus stumpf freigelegt, hervorgezogen und die Urethra unmittelbar über dem eingeklemmten Stein eröffnet. Die Harnröhrenwunde ist nach Überprüfung der Durchgängigkeit der Urethra mit einigen resorbierbaren Knopfheften zu verschließen, während der Hautschnitt offen bleibt. Diese Methode ist besonders bei Zuchtbullen angezeigt, deren Zuchtfähigkeit erhalten bleiben soll.

Für die Behandlung der bereits mit Urethranekrose und Infektion des Corpus cavernosus penis verbundenen Steineinklemmung wird die *Amputation des Penis* vorgeschlagen, wobei dieser nach Durchtrennung der Afterpenismuskeln durch einen 10–12 cm oberhalb des Skrotums angelegten Hautschnitt hervorgezogen, proximal der Einklemmungsstelle abgesetzt und sein Stumpf mit der Hautwunde vernäht wird.

Harnleitersteine lassen sich mitunter nach Vaginotomie oder Laparotomie von der Bauchhöhle her manuell abschieben oder chirurgisch freilegen und entfernen.

Postoperativ müssen zur Verhütung von Harnwegsinfektionen Antibiotika, am besten Tetracycline, und zur Diuresesteigerung Glukoselösung (täglich 1 l 5- bis 10%ig i.v.) oder Diuretika über mehrere Tage verabreicht werden. Die bei bereits eingetretener Harnblasenruptur zu ergreifenden Maßnahmen werden in Kapitel 7.2.2.4 besprochen.

Prophylaxe: Da die Ergebnisse der geschilderten und teilweise recht aufwendigen Behandlungsverfahren nicht immer voll befriedigen, kommt der Prophylaxe der Urolithiasis in häufiger betroffenen Beständen besondere Bedeutung zu. In solchen Fällen ist stets eine Umstellung der Ernährung zu empfehlen, wobei v. a. der Anteil der konzentrierten Futtermittel zugunsten des Saft- und Rauhfutters gekürzt werden sollte. Die Harnsteinbildung läßt sich durch Ansäuerung des Urins und Steigerung der Diurese sogar völlig verhindern; hierzu eignet sich die Vermischung des Kraftfutters mit Kochsalz (optimal 5%) oder Ammoniumchlorid (0,5%). Eine günstige vorbeugende Wirkung ist mitunter auch durch Gaben von Vitamin A und D zu erzielen (Kap. 9.17.4, 9.17.5, 11.1.5.1).

7.2.4.2 Chronische Adlerfarnvergiftung

Definition: Fortgesetzte Aufnahme von grünem oder getrocknetem Adlerfarn *(Pteridium aquilinum)* führt beim Rind nach symptomloser Anlaufzeit zu schwerer Schädigung des blutbildenden Knochenmarks, insbesondere der Thrombo- und Myelopoese. Je nach Menge und Dauer der Farnfütterung äußert sich die Pteridiose dann entweder in perakut bis akut verlaufender hämorrhagischer Diathese (Kap. 4.3.5.10) oder, mehr schleichend, als chronische vesikale Hämaturie, die hier besprochen werden soll.

Vorkommen: Die Ätiologie der »akuten« Adlerfarnintoxikation ist bereits in den 1920er Jahren durch STOCKMAN und KERDILÉS aufgeklärt worden; dagegen wurde der ursächliche Zusammenhang zwischen Farnaufnahme und chronischem Blutharnen erst 1960 durch ROSENBERGER nachgewiesen. In bestimmten Gebirgslagen und Niederungsgegenden mit extensiver Weidewirtschaft besteht die Flora mangelhaft gepflegter, meist auf sandigem, kiesigem oder granitenem Untergrund liegender saurer und phosphorarmer Böden großenteils bis überwiegend aus Adlerfarn. Bekannteste Schadensgebiete waren: in Deutschland Niederrhein, Solling, Hunsrück, Schwarzwald und Alpenvorland; in Frankreich Bretagne, Ardennen und Vogesen (Abb. 7-35); in der Schweiz oberes Emmental, Zürcher und St. Galler Oberland; in Östereich Steiermark und Grazer Bergland; auf dem Balkan fast sämtliche Gebirgsregionen. Entsprechendes gilt für bestimmte Gebiete des Vereinigten Königreichs und der meisten außereuropäischen Länder. Heute tritt Adlerfarnvergiftung infolge Meidung solcher Flächen und verstärkter Kultivierung der Weiden nur noch selten auf.

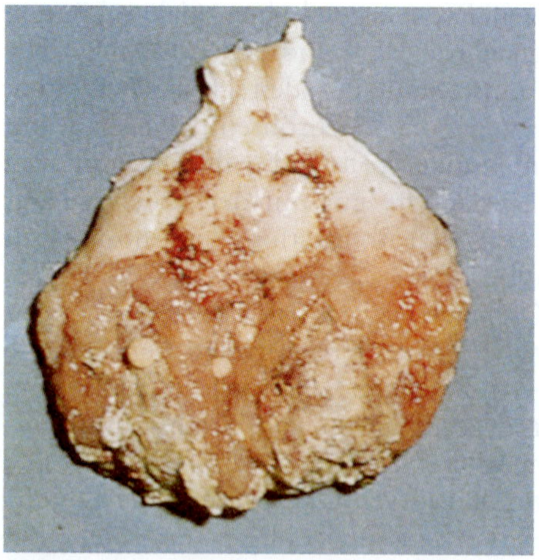

Abbildung 7-32 Harnstein in der eröffneten, hämorrhagisch bis nekrotisch entzündeten Harnblase eines Jungbullen

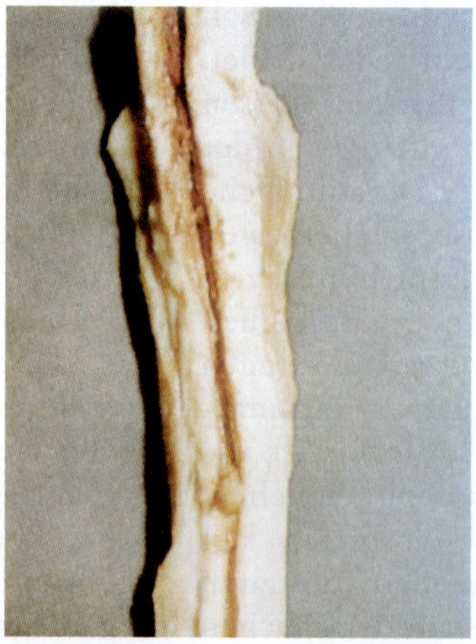

Abbildung 7-33 Obstruierender Harnröhrenstein in der Urethra eines Mastbullen (S-förmige Schleife des Penis gestreckt)

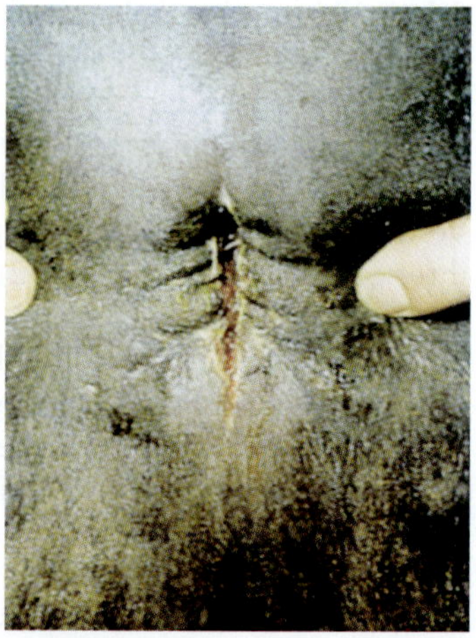

Abbildung 7-34 Operativ angelegte Harnröhrenfistel bei einem an Urolithiasis leidenden Bullen

Pathogenese: Kraut und Rhizome des Adlerfarns enthalten als lagerungsbeständigen, thermolabilen und alkohollöslichen toxischen Faktor *Ptaquilosid*, der bei Wiederkäuern die Thrombozyto- und Myelopoese beeinträchtigt. Erkrankungen treten v. a. beim Beweiden stark adlerfarnbestandener Mittelgebirgswiesen, Schonungen, Waldweiden, Ödland oder von gerodeten Grünflächen sowie beim Verfüttern des von solchen gewonnenen Grüns oder Heus, mitunter auch bei Haltung auf getrockneten Farn enthaltender Einstreu auf. Ein Gehalt des Futters von > 20 % Adlerfarn ist als gefährlich anzusehen.

Symptome, Verlauf: Aus praktischen Erwägungen ist zwischen »akuter« und »chronischer« Adlerfarnvergiftung zu unterscheiden, obwohl sich beide erst nach längerer, u. U. auch intermittierender Farnaufnahme klinisch manifestieren. Bezüglich der als hämorrhagische Diathese verlaufenden *akuten Adlerfarnvergiftung* wird auf Kapitel 4.3.5.10 verwiesen.

Von *chronischer Adlerfarnvergiftung* werden nur erwachsene, mindestens 2- bis 3jährige, vorwiegend aber noch ältere Rinder befallen. Nach längerer symptomloser Anlaufzeit (~ 2 Jahre) erkranken sie m. o. w. schwer an *vesikaler Hämaturie* (»Stallrot«), wobei Grad und Dauer der Symptome in etwa der aufgenommenen Farnmenge entsprechen. Zur experimentellen Auslösung des Bluthamens sind 1,5–2 Jahre lang Tagesgaben von 500–1000 g Adlerfarn erforderlich. Der Krankheitsverlauf ist meist schleichend-intermittierend mit zeitweiliger Besserung und erneuter Verschlechterung; nach Steigerung der Farnration kann das Leiden ausnahmsweise auch in »akute« Adlerfarnvergiftung (Kap. 4.3.5.10) übergehen. Kennzeichnend für seine fieberlos verlaufende chronische Form ist Blutharnen wechselnder Intensität: Bei *Mikrohämaturie* sind nur im Harnsediment Erythrozyten in größerer Zahl mikroskopisch nachweisbar; bei *Makrohämaturie* erscheint der Urin schon grobsinnlich bluthaltig. In leichteren Fällen ist lediglich die jeweils zuletzt abgesetzte Harnportion, in anderen dagegen der gesamte Urin durch beigemengtes Blut deutlich rosa bis dunkelrot verfärbt und undurchsichtig; mitunter enthält er zudem regelrechte Blutgerinnsel und Trübungen. Im fortgeschrittenen Stadium ist der Absatz des Harns infolge Blasenreizung und Koagulagehalt oft erschwert (→ häufigere, unter Drängen erfolgende Miktionen); bei weiblichen Tieren sind die Haare am unteren Schamwinkel, bei männlichen diejenigen an der Vorhautöffnung blutverklebt. Bei rektaler Untersuchung sind u. U. in der Harnblasenwand mäßig derbe, m. o. w. höckrig erscheinende Verdikkungen zu fühlen. Im Zweifelsfall läßt sich die Diagnose durch Zystoskopie sichern (Abb. 7-36): Dabei sind die vorzugsweise im Blasendreieck gelegenen, etwa stecknadelkopfgroßen Blutungsherde zu erkennen, von denen aus Blut in schmalen Bahnen in den Harnsee fließt; ggf. sind auch linsen- bis haselnuß- oder gar kartoffelgroße, dunkel- bis schwarzrote höckerige Schleimhautläsionen zu sehen. Die mit der chronischen vesikalen Hämaturie einhergehenden Blutbildveränderungen äußern sich in Verminderung der Erythrozytenzahl und des Hämoglobingehalts im Sinne einer normochromen Anämie; zudem besteht oft leichte bis mäßige Thrombo- und Leukopenie bei normaler Verteilung der weißen Blutzellen; Blutgerinnungsstörungen sind nicht nachweisbar.

Sektion: Außer Blutarmut werden bei Zerlegung von Rindern mit chronischer Adlerfarnvergiftung nur Veränderungen im Bereich der Harnblase gefunden: Punktförmige bis kleinflächige, rote bis schwärzliche Blutungsherde, in fortgeschrittenen Fällen auch erbsengroße bis blumenkohlähnliche Wucherungen der Schleimhaut. *Histologisch* gehen die Hämorrhagien zunächst mit Gefäßerweiterungen (endotheliale Kapillarektasien, angiomatöse Kavernisation mit Tendenz zu sarkomatöser Entartung), später auch mit papillären und papillomatösen, m. o. w. stark vaskularisierten Epithelproliferationen einher. Letztere neigen zu bösartiger kanzerogener Infiltration der gesamten Blasenwand, aber nur ausnahmsweise zur Metastasierung in Beckenlymphknoten oder andere Organe.

Beurteilung: Die chronische vesikale Hämaturie ist als prognostisch ungünstig anzusehen. Ihr klinischer Schweregrad wechselt je nach Ausmaß und Dauer des Blasenblutens. Bei fortgesetzter Farnfütterung (oder -einstreu) verschlechtert sich der Zustand der Patienten allmählich, mitunter sogar ziemlich rasch. Früher oder später tritt dann der Tod infolge allgemeiner Entkräftung und Herzversagens ein. Sachgemäße farnfreie Fütterung führt zwar zu allmählicher Besserung, nicht aber zu vollständiger Heilung. Solche Patienten können ein hohes Alter erreichen, bleiben aber unwirtschaftlich. Nach erneuter Farnaufnahme kehrt das Blutharnen bei ihnen zudem bald wieder. Bei männlichen Rindern besteht des weiteren Gefahr, daß Blutgerinnsel den Harnabsatz zeitweilig oder dauerhaft verlegen.

Differentialdiagnose: Die chronische vesikale Hämaturie muß von Blasen- und Harnröhrenverletzungen (Kap. 7.2.2.4, 7.2.2.5), bakterieller Pyelonephritis (Kap. 7.1.4.2), Leptospirose (7.1.4.3) sowie von Hämoglobinurien (Kap. 4.3.3.2, 4.3.4.1, 4.3.5.5 bis 4.3.5.9, 7.1.3.2) abgegrenzt werden. Dabei ist es wichtig, Futter und Einstreu auf Adlerfarnbeimengung zu überprüfen.

Behandlung: Sofortiges Absetzen von adlerfarnhaltigem Futter oder ebensolcher Einstreu. Wiederholte

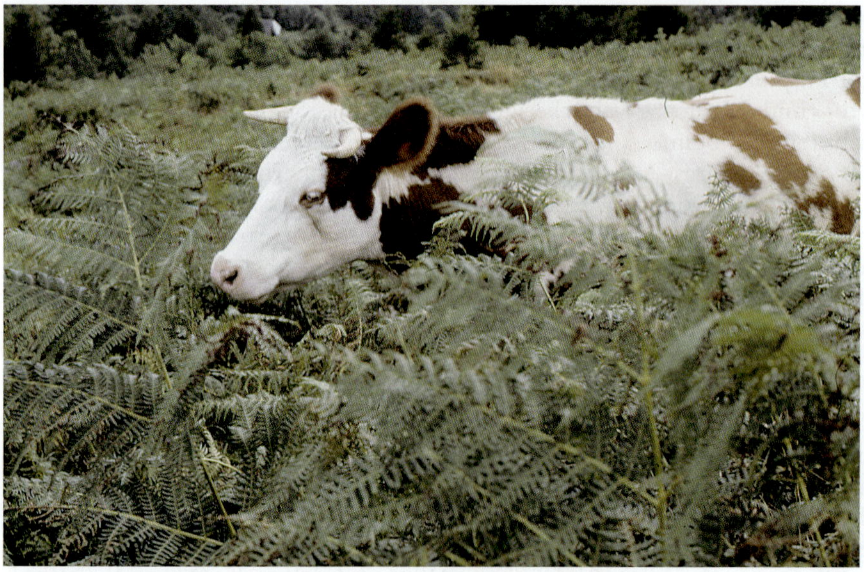

Abbildung 7-35 Stark mit Adlerfarn *(Pteridium aquilinum)* bestandene Rinderweide in den Vogesen

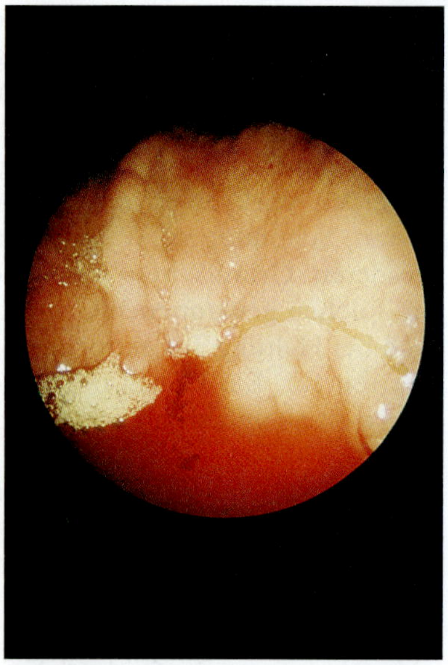

Abbildung 7-36 Endoskopischer Befund der Harnblase bei einer Kuh mit chronischer vesikaler Hämaturie infolge längerdauernder Aufnahme von Adlerfarn; oben die polypös veränderte Blasenschleimhaut, unten der bluthaltige Harnsee

Harnblasenspülungen (nach vorheriger kleiner sakraler Extraduralanästhesie) mit körperwarmer verdünnter Solagen®-Lösung. Erforderlichenfalls auch Bluttransfusion (Kap. 4.3.2.1) und/oder parenterale Gaben von DL-Batylalkohol (Kap. 4.3.5.10).

■ **Prophylaxe:** Meiden adlerfarnbestandener Flächen oder Beseitigen des Adlerfarns durch gründliche Bodenmeliorisation (tiefes Umpflügen, Entfernen der Wurzelgeflechte). Gute Grassilage mit $\leq$ 10% Adlerfarnanteil scheint für Rinder ungefährlich zu sein.

7.2.5 Tumorkrankheiten von Harnleiter, Harnblase und Harnröhre

M. Stöber

Bei *enzootischer lymphatischer Leukose* (Kap. 3.1.3.1) können auch Harnleiter und/oder -blase Geschwülste in Form m. o. w. umschriebener weicher bis derberer Wandverdickungen aufweisen. Andere in der Harnblase vorkommende Tumoren sind von Fall zu Fall *Polypen, Papillome, Hämangiome, Myxome, Adenome, Adeno-, Fibro-, Leiomyo-* und *Rhabdomyosarkome, Übergangs-* oder *Plattenpithelkarzinome* oder *Mischgeschwülste* der Schleimhaut. Sie gehen mit m. o. w. deutlicher Verdickung und Induration der Blasenwand, oft auch mit chronischer vesikaler Hämaturie und/oder sekundärer Hydronephrose einher und beruhen meist auf langfristigem Verzehr von Adlerfarn (Kap. 7.2.4.2). Äußerliche Erscheinungen, wie Pollakis-, Protein- und/oder Hämaturie, werden i. d. R. erst im fortgeschrittenen Stadium manifest; dann bestehen meist auch schon zusätzliche Veränderungen an den Nieren (sekundäre Hydronephrose oder Pyelonephritis) und/ oder den Darmbeinlymphknoten (Tumormetastasen), u. U. auch Urämie. Blasengeschwülste sind zystoskopisch gut zu erkennen, aber nur histologisch sicher differenzierbar. Ihre *Behandlung* ist wenig aussichtsreich.

8 Eingriffe zur Aufhebung von Geschlechtstrieb und Fruchtbarkeit

M. Stöber (Hrsg.)

Verfahren zur Aufhebung von Libido und Fertilität gehören zu den seit dem Altertum üblichen tierärztlichen Aufgaben (Kap. 1.1), die der Nutzung von Haustieren dienlich sind. Dabei ist zwischen Unterbrechung der keimabführenden Wege (= *Sterilisation*), Entfernung oder Zerstörung der Keimdrüsen (= *Kastration*) und Eingriffen zu unterscheiden, durch welche der Deckakt verhindert werden soll. Ziel der Kastration ist es, umgängliche Arbeitsochsen und Mastfärsen zu bekommen oder Tiere beiderlei Geschlechts gemeinsam halten zu können, ohne daß unerwünschte Trächtigkeiten eintreten. Da Bullen rascher an Körpergewicht zunehmen als Ochsen und das Fett bei ersteren im Muskelfleisch besser verteilt ist, werden männliche Rinder in Deutschland heute allerdings fast ausschließlich unkastriert im Boxenlaufstall gemästet; die Kastration von Bullenkälbern wird deshalb hierzulande – im Gegensatz zu den Verhältnissen in den USA – nur noch selten verlangt. In den letzten Jahrzehnten entwickelte sich aber auch in Europa ein gewisser Bedarf an chirurgisch vorbereiteten »Suchbullen« zur Ermittlung der in größeren Herden jeweils brünstig werdenden weiblichen Rinder, um diese termingerecht besamen zu lassen.

8.1 Eingriffe am männlichen Genitale

Einige der Erstellung von »Probier«-Bullen dienende Verfahren haben sich in Europa aufgrund ihres operativen Aufwands und im Hinblick auf den Tierschutz nicht durchgesetzt. Das gilt insbesondere für den operativen Verschluß der Präputialöffnung mit ventraler Anlage einer kleinen Öffnung für den Harnabfluß, die Blockade des Penis mit einem englumigen, innerhalb des Präputiums zu fixierenden Plastikrohr, die Seitwärtsverlagerung von Präputium und Penis zur Ablenkung der Erektionsrichtung, für die Verankerung der Rute am Bindegewebe der Linea alba oder seiner Flexura sigmoidea an der perinealen Unterhaut sowie für die Amputation des Penis. »Immunologische Kastration« sowie Kastration und Sterilisation durch Injektion sklerosierender Mittel in die Keimdrüsen oder in den Nebenhodenschwanz sind wegen mangelnder Erfolgssicherheit wieder verlassen worden. Dem Einsatz männlicher oder weiblicher Kastraten, die zur Weckung ihrer »Such«-Libido regelmäßig steroidale Sexualhormone (Östrogene, Testosteron) verabreicht bekommen, steht hierzulande das Verbot der Anwendung solcher Wirkstoffe (LMG) entgegen. Bei reihenweise vorzunehmender chirurgischer Kastration oder Sterilisation ist daran zu denken, daß bestimmte Infektionskrankheiten, wie Enzootische Leukose (Kap. 3.1.3.1), Aktinobazillose (Kap. 3.1.3.3.) oder Fibropapillomatose (Kap. 2.2.3.4), manuell und instrumentell übertragbar sind.

8.1.1 Resektion der Nebenhodenschwänze

Zielsetzung: Die Kaudepididymektomie dient der Unfruchtbarmachung von *Mast-* und *Suchbullen*, vorzugsweise im Alter von 3–8 Monaten. Derart sterilisierte Tiere weisen im Vergleich zu Mastochsen raschere Körpergewichtszunahmen und ein besseres Fleisch:Fett-Verhältnis auf; sie sind meist auch etwas umgänglicher als unbehandelte Bullen, aber deutlich lebhafter als Ochsen. Der bei sterilisierten Bullen erhaltenbleibende Geschlechtstrieb sichert ihren erfolgreichen Einsatz zur Ermittlung brünstig werdender weiblicher Herdenmitglieder. Kaudepididymektomierte Bullen sind zwar nicht befruchtungs-, aber doch deckfähig, d. h., sie vollführen den das betreffende Rind, etwa durch Abdruck eines farbstoffabgebenden »markers«, als brünstig kennzeichnenden Aufsprung einschließlich Penis-Intromission; das erweckt bei Laien u. U. den Eindruck eines vollständigen, also mit Sperma-Ejakulation verbundenen und damit befruchtenden Deckaktes. Das wiederholte Aufspringen kann zudem gehäufte Scheidenentzündungen verursachen und, je nach Herdensituation, auch zur Übertragung von Deckinfektionen beitragen. Das Auftreten banaler Vaginitiden läßt sich vermeiden, wenn der Probierbulle morgens und abends jeweils nur eine halbe Stunde lang mit den weiblichen Tieren (maximal 50 pro Suchbulle) zusammengebracht wird.

Instrumentarium: Skalpell, gebogene Schere, kleine gebogene Arterienklemme, Nadelhalter, mittelgroße gebogene Heftnadel, Kunststoffaden mittlerer Stärke, keimhemmender Wundpuder.

Fixation: Der Eingriff wird von hinten her am stehend angebundenen Tier vorgenommen, dessen Nachhand von einem Helfer im kombinierten Kniefalten-Schwanzgriff immobilisiert wird.

Vorbereitung: Gründliche Reinigung, Abtrocknung und Desinfektion des Hodensacks.

Schmerzausschaltung: Bei Bullenkälbern genügt meist eine kleine sakrale Epiduralanästhesie; bei Jungbullen kann zudem die Schnittlinie mit einem Lokalanästhetikum infiltriert werden.

Operationstechnik (ROSENBERGER, 1964; STURM, 1976; Abb. 8-1 bis 8-5): Einen Hoden am leicht angehobenen Skrotum und ohne am Samenstrang zu ziehen (→ Abwehr) manuell so weit nach distal drücken, daß sich der Nebenhodenschwanz am distalen Hodensackpol plastisch abzeichnet. Haut, Tunica dartos und Tunica vaginalis communis nun an dieser Stelle mit 1–3 cm langem Skalpellschnitt durchtrennen; Arterienklemme zwischen vortretendem Nebenhodenschwanz und Hoden mit kräftigem Druck aufsetzen; Nebenhodenschwanz mit fadenführender Heftnadel klemmennah durchstechen; Faden teilen und jede Fadenhälfte für sich straff verknoten, so daß der vielfach geschlängelte Kanal des Nebenhodenschwanzes in Form einer 8 doppelt unterbunden wird; Resektion etwa der Hälfte der distal dieser beiden Ligaturen befindlichen freien Kuppe des Nebenhodenschwanzes mittels Scherenschlags; Entfernen der Arterienklemme; Einstäuben des Operationsfeldes mit Wundpuder und Zurückschieben des Hodens. Anschließend erfolgt in gleicher Weise die Resektion des Nebenhodenschwanzes der anderen Seite. (DIBA [1969] entfernt den Nebenhodenschwanz nicht scharf, sondern durch Abdrehen mit der Arterienklemme und nimmt keine Ligatur vor.)

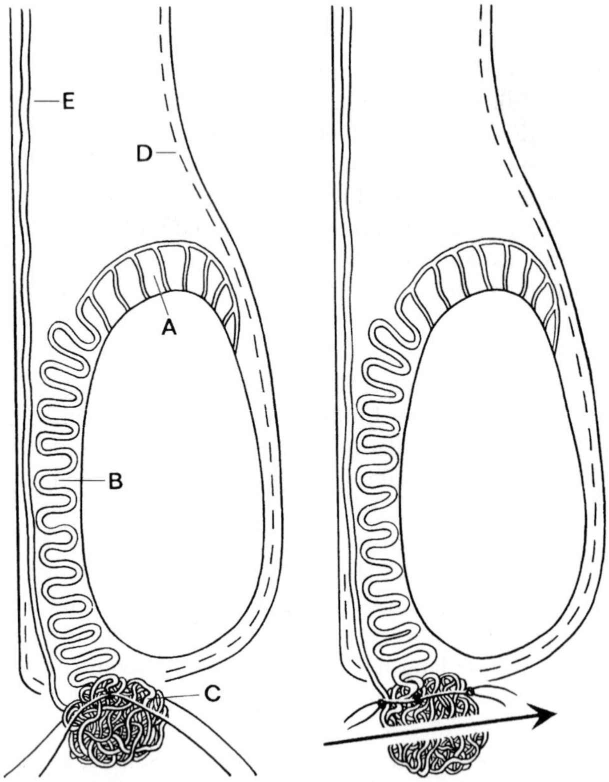

Abbildung 8-1 Bullensterilisierung durch doppelte Ligatur und partielle Resektion des Nebenhodenschwanzes (Kaudepididymektomie nach ROSENBERGER; schematisch): Fadenführung für die Unterbindung (links); Absetzen der Kuppe des straff ligierten Nebenhodenschwanzes (rechts): A = Nebenhodenkopf; B = Nebenhodenkörper; C = Nebenhodenschwanz; D = Tunica vaginalis communis; E = Samenleiter

Nachbehandlung: Sterilisierte Bullen einige Tage im guteingestreuten fliegenfreien Stall halten und nicht vor Ablauf von 2 Wochen mit weiblichen Tieren zusammenbringen, um Befruchtungen durch im Samenleiter verbliebene Spermien zu vermeiden.

Komplikationsmöglichkeiten: Versehentliches Anschneiden der Tunica vaginalis propria des Hodens bedingt unstillbare Blutung, was i. d. R. die umgehende Entfernung dieses Testikels erfordert (s. Kap. 8.1.4); gegebenenfalls wird der virile Charakter des betreffenden Bullen aber aufgrund der Hormonproduktion des zweiten Hodens aufrechterhalten. Etwaige lokale Eiterungen heilen i. d. R. spontan ab oder hinterlassen unbedeutende Fisteln. Wird der Nebenhodenschwanz nur reseziert, aber nicht unterbunden, so können sich im Wundbereich Spermatozelen entwikkeln, die u. U. eine Rekanalisierung des Nebenhodens und damit Wiederkehr der Fruchtbarkeit nach sich ziehen.

Forensische Anmerkungen: Falls vermutet wird, daß unerwünschte Trächtigkeiten auf einen sterilisierten Bullen zurückgehen, sollte wie folgt Klarheit geschaffen werden: Aufnahme des Vorberichts (Datum, Ort und Art des Eingriffs; Zeitpunkt des Zusammenkommens mit den betreffenden weiblichen Rindern); Kontrolle der angeblich gedeckten Tiere auf Trächtigkeit, deren Dauer möglichst genau festzulegen ist; Überprüfung der Identität des fraglichen Bullen (Ohrmarken sterilisierter Bullen schon am Operationstag notieren!); gründliche adspektorische und palpatorische Untersuchung von Hodensack und Nebenhodenschwanz am lebenden Bullen auf Vorliegen von Narben sowie knotigen Indurationen; Kontrolle der Befruchtungsfähigkeit des Tieres durch grobsinnliche und mikroskopische Überprüfung eines mittels künstlicher Scheide gewonnenen Ejakulats; makroskopische und histologische Untersuchung von Nebenhoden und Samenleiter des Bullen nach blutiger Kastration oder Schlachtung. Eine weitere Möglichkeit zur Klärung besteht im Vaterschaftsnachweis mit-

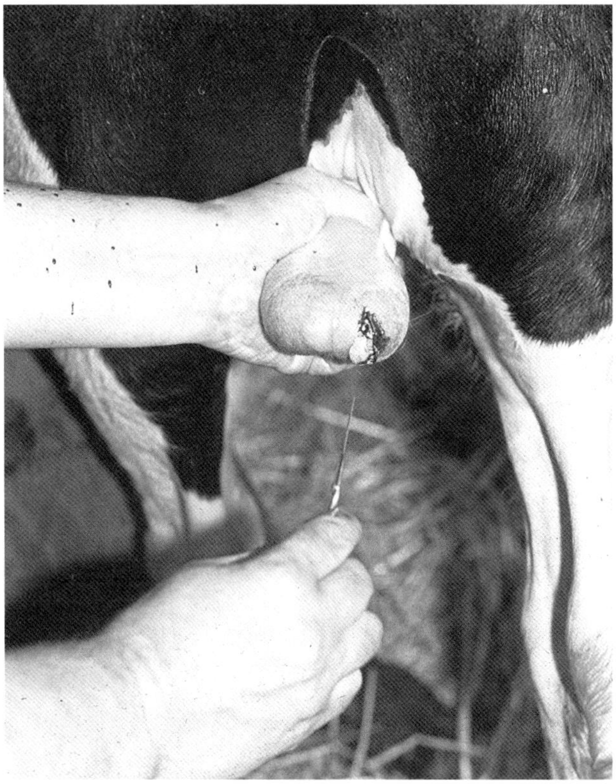

Abbildung 8-2 Kaudepididymektomie: Freilegen des linken Nebenhodenschwanzes mittels der unter leichtem Druck auf den betreffenden Hoden erfolgenden Durchtrennung von Skrotalhaut und gemeinsamer Scheidenhaut am distalen Hodenpol

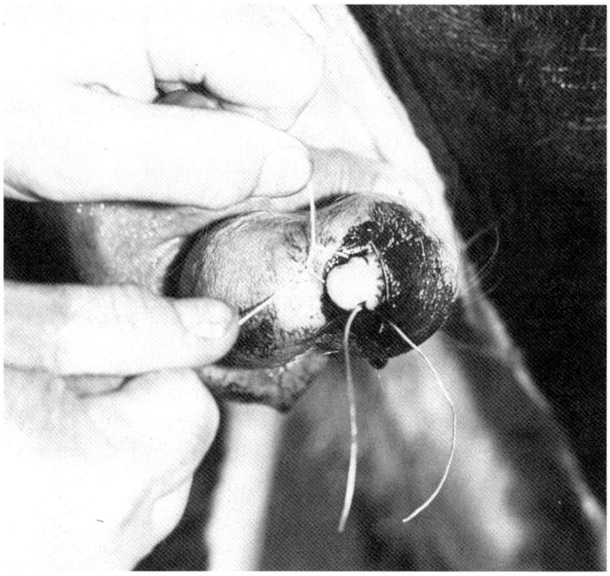

Abbildung 8-3 Kaudepididymektomie: ∞-förmige Unterbindung des zuvor mit dünnem synthetischem Faden angestochenen Nebenhodenschwanzes

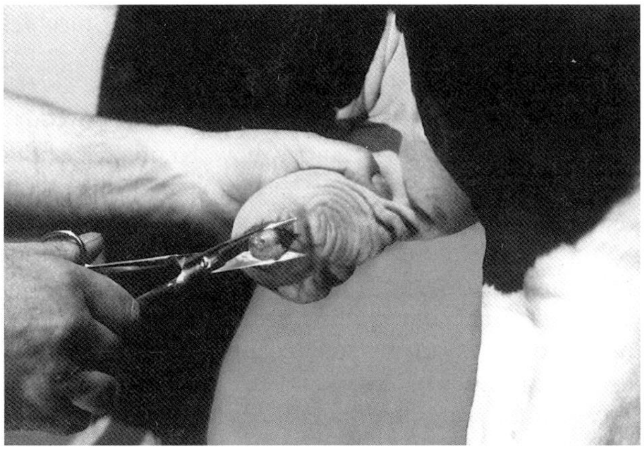

Abbildung 8-4 Kaudepididymektomie: Partielle Resektion des ligierten Nebenhodenschwanzes

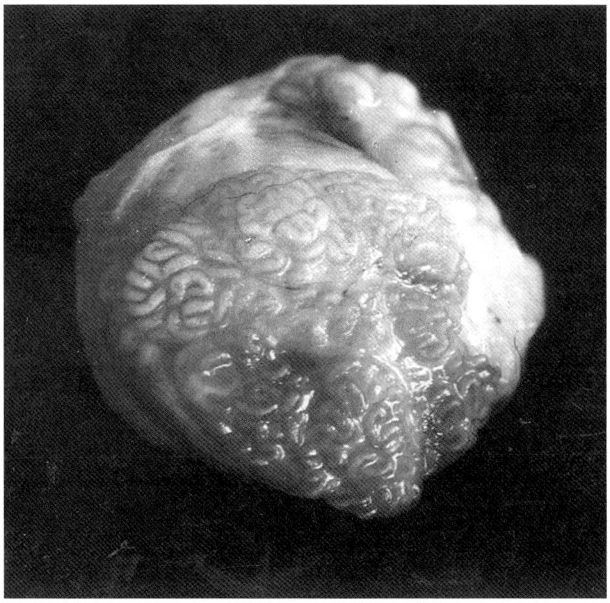

Abbildung 8-5 Kaudepididymektomie: Resezierte Nebenhodenschwanzkuppe, deren Schnittfläche die Windungen des Nebenhodenkanals zeigt

tels Blutgruppenkontrolle, wofür Blutproben des Bullen, der als tragend befundenen weiblichen Tiere sowie der von ihnen geborenen Kälber an ein mit solchen Untersuchungen vertrautes Labor einzusenden sind.

8.1.2 Resektion der Samenleiter

Zielsetzung: Die Vasektomie dient dem gleichen Zweck wie die Resektion der Nebenhodenschwänze (Kap. 8.1.1).

Instrumentarium: Skalpell, chirurgische Pinzette, kurze Arterienklemmen, Ligaturhaken, Nadelhalter, feine und mittlere Heftnadel, Kunststoffaden mittlerer Stärke.

■ **Fixation:** Der Eingriff wird am in Seitenlage niedergeschnürten Tier vorgenommen, dessen Hinterbeine hierzu nach vorn auszubinden sind.

■ **Vorbereitung:** Gründliche Reinigung, Rasur, Abtrocknung und Desinfektion von Skrotum und benachbartem Unterbauchbereich.

■ **Schmerzausschaltung:** Vorzugsweise große sakrale Epiduralanästhesie; andernfalls Sedation und subkutane Infiltrationsanästhesie der Schnittlinien an der Vorder- bzw. Hinterseite des Hodensackhalses und/oder direkte Samenstranganästhesie wenig oberhalb der Operationsstelle (Abb. 8-6).

■ **Operationstechnik** (Tharp, 1955; Weinsheimer, 1955; Abb. 8-7): Samenstrang und Haut des Hodensackhalses werden durch leichten Zug am betreffenden Testikel unter Spannung gehalten. Dann werden

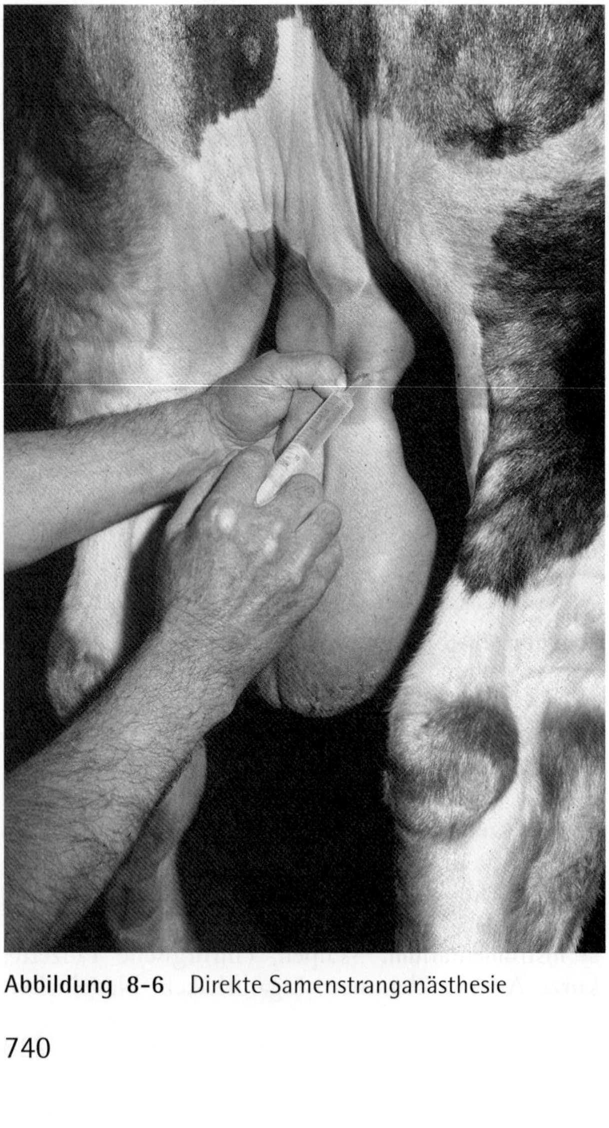

Abbildung 8-6 Direkte Samenstranganästhesie

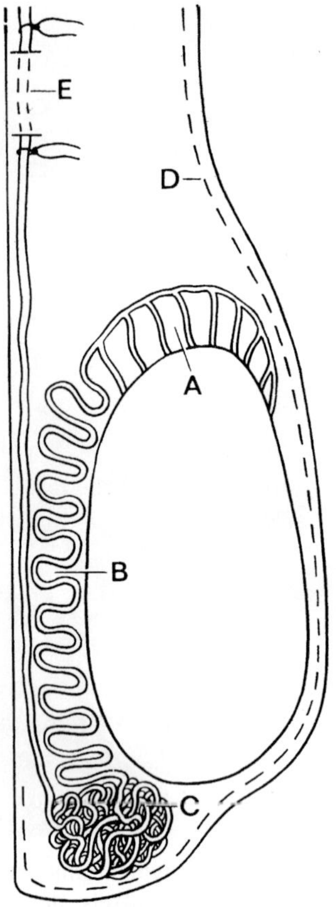

Abbildung 8-7 Bullensterilisierung durch Resektion des Samenleiters in Höhe des Skrotumhalses (Vasektomie nach Tharp oder Weinsheimer; schematisch): A = Nebenhodenkopf; B = Nebenhodenkörper; C = Nebenhodenschwanz; D = Tunica vaginalis communis; E = zu resezierendes Stück des Duct. deferens

Haut und Tunica dartos wenig oberhalb des proximalen Hodenpols auf der Kaudal- bzw. Kranialfläche des Skrotumhalses (Tharp bzw. Weinsheimer) mit einem 3–5 cm langen, parallel zur Raphe scroti geführten Schnitt durchtrennt. Nun wird der Samenstrang der betreffenden Seite stumpf (digital) freigelegt und die Tunica vaginalis communis hier auf ihrer medialen, nicht vom M. cremaster bedeckten Fläche ebenfalls in Längsrichtung eröffnet; dabei sind die im Fun. spermaticus verlaufenden Blutgefäße zu schonen. Jetzt wird der Samenleiter als kaudal im Samenstrang in eigener Gekrösfalte verlaufendes perlmuttfarbenes, stopf- bis stricknadelstarkes Gebilde sichtbar. Es ist mittels Ligaturhakens oder gebogener Arterienklemme vorzuziehen und auf 3 cm Länge freizulegen. Dieses Stück wird dann proximal und distal mit je einer Kastrierschlinge unterbunden und zwischen beiden Ligaturen reseziert. Tunica vaginalis communis sowie Skrotalhaut werden unter gleichzeitiger lokaler Antibiose schichtweise mit Einzelknopfheften verschlossen. Hierauf wird der Samenleiter der anderen Seite in gleicher Weise vasektomiert. Die ab-

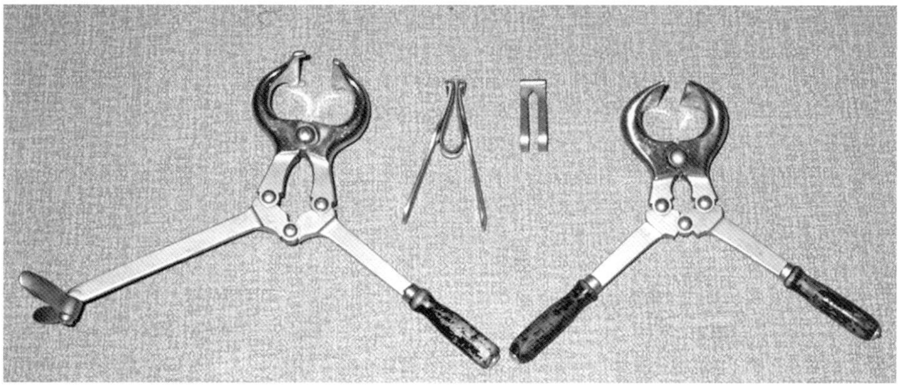

Abbildung 8-8 Unblutige Kastration männlicher Rinder: Zwei BURDIZZO-Zangen (mit bzw. ohne Kniebügel nach KUCH) und zwei Samenstrangklemmen (mit bzw. ohne zugehörigen Spanner)

schließende parenterale Verabreichung eines Breitspektrum-Antibiotikums ist empfehlenswert.

Nachbehandlung: Tier einige Tage im sauber eingestreuten Stall halten und bezüglich etwaiger Wundkomplikationen überwachen.

Komplikationsmöglichkeiten: Die Gefahr einer massiven lokalen Infektion (Phlegmone des lockeren Unterhautbindegewebes im Skrotumbereich) ist nach Vasektomie größer als nach Kaudepididymektomie; gegebenenfalls wird mehrtägige parenterale Antibiose sowie offene Wundbehandlung (Drainage) erforderlich.

Forensische Anmerkungen: Eine Rekanalisierung des sachgemäß doppelt unterbundenen und zwischen den Ligaturen resezierten Samenleiters ist nicht zu erwarten. Falls ein solches Vorkommnis vermutet wird, läßt es sich auf dem in Kapitel 8.1.1 geschilderten Wege klären.

8.1.3 Unblutige Kastration

Zielsetzung: Die Quetschung der Samenstränge dient zur Umwandlung nicht-kryptorcher Bullen in Weidemastochsen, vorzugsweise im Alter von 2–6 Monaten. Die Wirkungsweise des in kräftiger instrumenteller Kompression des Funiculus spermaticus beider Seiten bestehenden Verfahrens beruht auf der damit erreichten dauerhaften Unterbrechung der Blutgefäßversorgung der Hoden infolge Ruptur und Thrombose der im Samenstrang verlaufenden A. testicularis. Nach dem Eingriff schwellen die Testikel zunächst leicht an, um dann, je nach Alter des kastrierten Bullen, innerhalb von 2–6 Monaten völlig zu atrophieren; das betreffende Tier wird aber schon nach 2–3 Wochen unfruchtbar, weil solche Hoden keine Samenzellen mehr produzieren.

Instrumentarium: BURDIZZO-Zange (mit oder ohne seitliche Begrenzung des Zangenmaules, mit oder ohne Kniebügel nach KUCH; bei älteren Bullen auch die zugehörige Metallklammer zur Fixation des Samenstrangs; Abb. 8-8) oder Universalkastrator nach BLENDINGER (1952, s. Abb. 8-10). N.B.: Um die Spannkraft der BURDIZZO-Zange zu erhalten, sollte das Instrument bei Nichtgebrauch stets geöffnet bleiben.

Fixation: Der Eingriff wird meist am stehend angebundenen und von einem oder zwei Helfer/n mittels Kniefalten- und Schwanzgriffs immobilisierten Tier vorgenommen; dabei stellt sich der Tierarzt zum »Kneifen« des rechten Samenstrangs mehr links, beim Quetschen des linken aber mehr rechts hinter das Tier. Über 1 Jahr alte Bullen sind hierzu vorteilhafterweise niederzulegen und auszubinden.

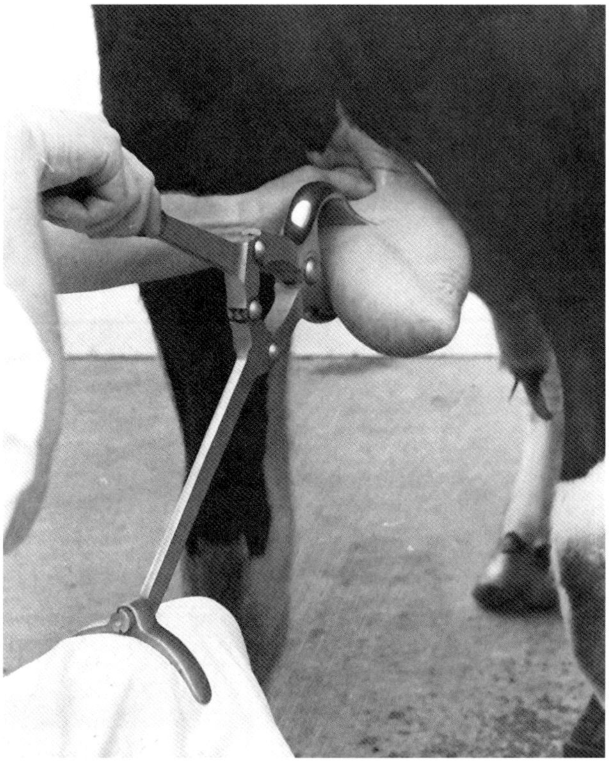

Abbildung 8-9 Quetschung des manuell fixierten linken Samenstrangs mit der Kniebügel-BURDIZZO-Zange

Schmerzausschaltung: Gemäß TSchG dürfen ≤ 4 Wochen alte Bullen unbetäubt kastriert werden. Es empfiehlt sich aber, jedem stehend zu »kneifenden« Bullen zuvor eine kleine sakrale Epiduralanästhesie und/oder eine direkte Samenstranganästhesie (s. Abb. 8-6) zu verabreichen. Soll das Tier liegend kastriert werden, so ist eine große sakrale Epiduralanästhesie vorzuziehen.

Operationstechnik: Beim BURDIZZO-*Verfahren* (Abb. 8-9) wird der Samenstrang der zu quetschenden Seite unter Vermeidung abwehrauslösenden Distalzugs erfaßt und zugleich überprüft, ob er zum gleichseitigen Hoden führt, um Verwechslungen mit der S-förmigen Penisschleife zu vermeiden. Dann wird der Samenstrang manuell-digital kräftig nach lateral gepreßt. Dabei »rafft« der Operateur den Skrotumhals möglichst straff um den Fun. spermaticus, um sicherzustellen, daß er ihn auch beim Schließen der BURDIZZO-Zange nicht aus seinem Griff verliert; beim Kastrieren älterer Bullen empfiehlt es sich, statt dessen die hierfür entwickelte Fixationsklammer anzuwenden. Die BURDIZZO-Zange ist unmittelbar ober- oder unterhalb der den Samenstrang festhaltenden Finger (oder innerhalb des hierfür vorgesehenen Spalts der Klammer) anzusetzen und, unter Zuhilfenahme des Kniebügels, mit der zweiten Hand zu schließen. Wird mit bügelloser Zange gearbeitet, so ist sie von einem Helfer zu bedienen, wohingegen der Tierarzt dafür sorgt, daß der Fun. spermaticus während des Kompressionsvorgangs zwischen den Backen des Instruments verbleibt. Dieses sollte zur Sicherung der Quetschwirkung etwa 1 min lang geschlossen bleiben. Bei älteren Bullen kann die Zange anschließend etwa 1 Fingerbreit distal der ersten Kompressionsstelle erneut angesetzt werden. Danach wird der Fun. spermaticus der anderen Seite in gleicher Weise behandelt; dabei ist darauf zu achten, daß die Quetschung der Hodensackhaut nicht beiderseits auf gleicher Höhe verläuft (→ Gefahr der Skrotumnekrose).

Der *Universalkastrator nach* BLENDINGER (1952; Abb. 8-10) besteht aus einem rechteckigen Metallrahmen, in welchem sich ein keilförmiger Quetschbalken mittels Schraubspindel vor- und zurückschieben läßt. Der diesem Balken gegenüberliegende Rahmenteil trägt eine elastische Kunststoffeinlage. Der Rahmen ist an seinem schwenkbar angeordneten Seitenteil zu öffnen. Das aufgeklappte Instrument wird mit zurückgedrehter Spindel von der Seite her um den Hodensackhals gelegt und durch Zurückklappen des Seitenschenkels geschlossen. Danach wird der Quetschbalken durch allmähliches Andrehen der Spindel soweit gegen den kunststofftragenden Rahmenteil vorgedrückt, bis das zwischen beiden liegende Gewebe nicht mehr nachgibt (Abb. 8-11). Ein Herausgleiten der Samenstränge wird durch die Seitenteile des Rahmens verhindert. Nach 1- bis 2minütigem kräftigem Quetschen ist der Universalkastrator zu öffnen und abzunehmen.

Nachbehandlung: Unblutig kastrierte Bullen dürfen erst nach Ablauf von 4–6 Wochen und zuverlässiger

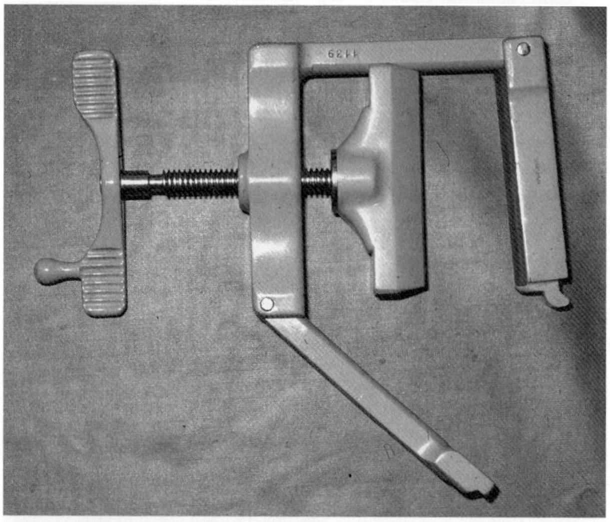

Abbildung 8-10 Unblutige Kastration männlicher Rinder mit dem Universalkastrator nach BLENDINGER: Geöffnetes Instrument

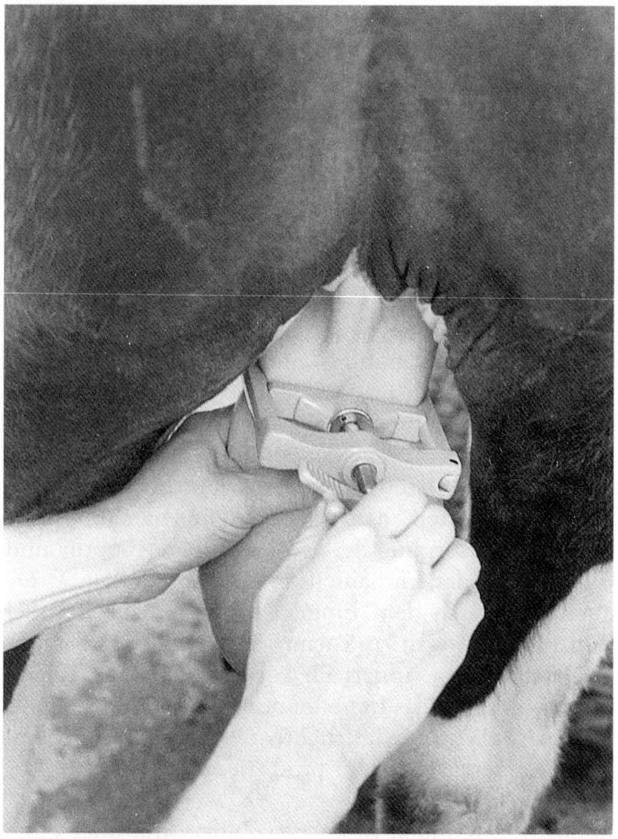

Abbildung 8-11 Am Hodensackhals eines jungen Bullen angelegter Universalkastrator

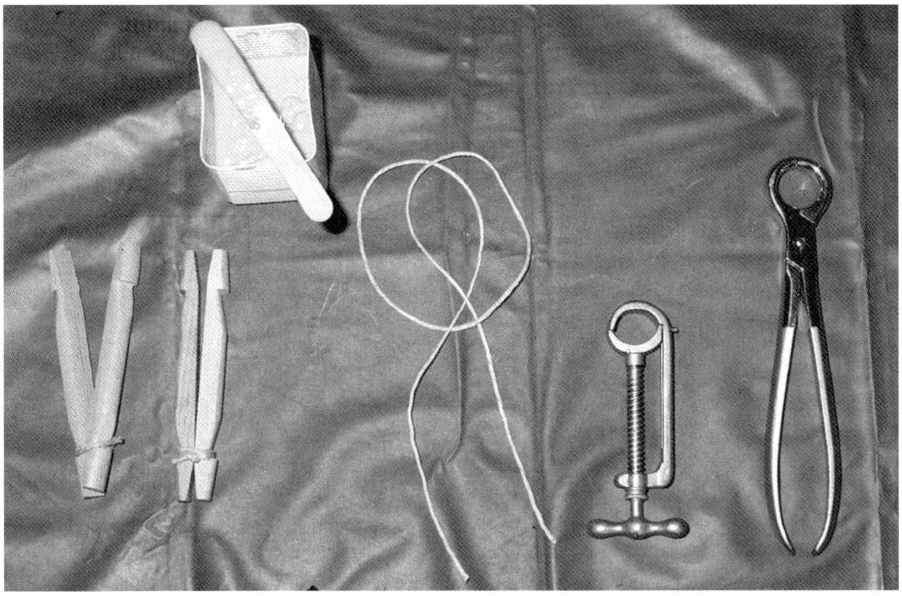

Abbildung 8-12 Blutige Kastration männlicher Rinder mittels Holzkluppen: Instrumentarium (von links nach rechts): Kluppenpaar, Kluppenpaste, Kordel zum Verschnüren des freien Kluppenendes, Kluppenschraube und -zange

Kontrolle des »Kneif«-Erfolgs mit weiblichen Tieren zusammengebracht werden. Die hierzu erforderliche, vom Tierarzt oder vom entsprechend instruierten Tierhalter vorzunehmende palpatorische Überprüfung ergibt zutreffendenfalls eine deutliche Schrumpfung und Induration beider Testikel.

■ **Komplikationsmöglichkeiten:** Gleitet ein Samenstrang während des Schließens der Burdizzo-Zange aus deren Backen, so bleibt der zugehörige Hoden intakt und der betreffende Bulle fruchtbar. Wird statt eines Samenstranges versehentlich die S-förmige Schleife des Penis erfaßt und »gekniffen«, so kommt es zwangsläufig zur Harnröhrenruptur mit Harnphlegmone des Unterbauchs und Urämie (Kap. 7.2.2.5, 7.1.3.4), wofür der Operateur i. d. R. haftpflichtig ist. Bei unsauberem Arbeiten kann die unblutige Kastration ein vom Quetschbereich ausgehendes gut- oder bösartiges Gasödem der Unterhaut (Kap. 2.3.3.2, 12.2.4) nach sich ziehen.

➤ Ochsen, die erst spät, d. h. nach Erlangung sexueller Erfahrung, unblutig kastriert worden waren, zeigen mitunter noch einen gewissen Geschlechtstrieb, d. h., sie »reiten« auf etwa mit ihnen laufenden weiblichen Tieren, bei mangelnder Gelegenheit (oder nach Hormonbehandlung) aber auch auf anderen Ochsen, »auf«. In größeren, gemeinsam gehaltenen Gruppen von Mastochsen oder -bullen kann sich dieses »Buller-Syndrom« (Kap. 10.6.1.6) produktionsmindernd, u. U. sogar krankmachend auswirken.

➤ Eine *Modifikation der unblutigen Bullenkastration* ist die Erstellung von *»Muchsen«** oder *»short scrotum bulls«* (Skinner et al., 1968; Kellaway et al., 1971) durch kräftiges manuelles Hochschieben der Testikel junger Bullenkälber in den Leistenspalt und Aufsetzen eines straffen Elastrator-Gummiringes auf das Skrotum, so daß beide Hoden ständig bauchnah fixiert bleiben. Der damit induzierte inguinale oder subkutane Kryptorchismus führt zur Unterbrechung der Spermatogenese und verleiht dem betreffenden Tier einen zwischen Bulle und Ochse einzuordnenden Habitus; der unterhalb der elastischen Ligatur befindliche Teil des Hodensacks verödet und fällt ab (→ short scrotum). In Deutschland ist die Anwendung von Gummiringen laut TSchG verboten. Das gilt auch für die *unblutige Elastrator-Kastration* von Bullenkälbern, bei welcher ein solcher Ring oberhalb der Hoden auf das Skrotum aufgesetzt wird, was zum Absterben der Keimdrüsen führt; dieses Verfahren ist nicht nur mit erheblichen Schmerzen verbunden, sondern bietet auch besonders günstige Voraussetzungen (Gewebetod, Anaerobie) für das Auftreten von Tetanus.

8.1.4 Blutige Kastration

■ **Zielsetzung:** Erstellung von Mast- und Arbeitsochsen; gemeinsame Haltung solcher Rinder mit weiblichen; Entfernung eines unheilbar erkrankten Hodens bei einem Bullen, dessen Fruchtbarkeit erhalten bleiben soll.

■ **Instrumentarium:** Skalpell, Kluppen mit Kluppenzange oder -schraube und -schnur sowie Schere (Abb. 8-12) bzw. Emaskulator- oder Kastrationszange und Faden zur Ligatur etwa blutender Samenstranggefäße (s. Abb. 8-18, 8-19).

* »Muchse«: aus *Mu*ni (alemannisch für Jungbulle) und *Ochse* abgeleitetes Kunstwort.

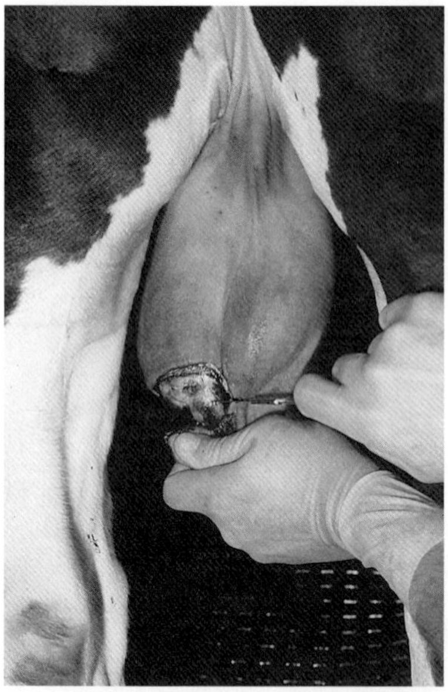

Abbildung 8-13 Blutige Kastration männlicher Rinder, Abtrennen der Hodensackkuppe mit dem Skalpell

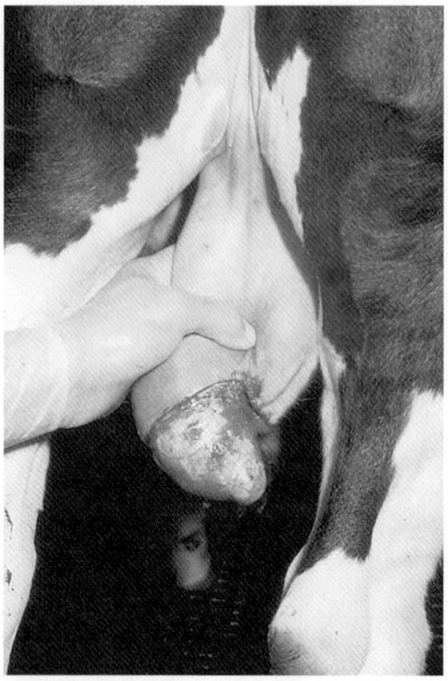

Abbildung 8-14 Manuelles Vorschieben des von gemeinsamer Scheidenhaut bedeckten linken Hodens

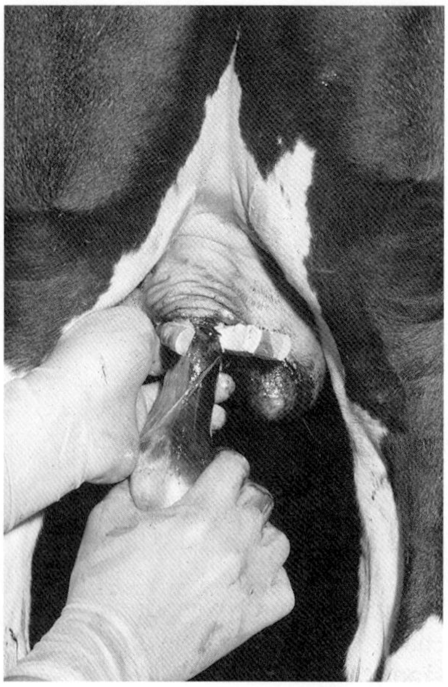

Abbildung 8-15 Anlegen der Holzkluppe auf den zugehörigen Samenstrang

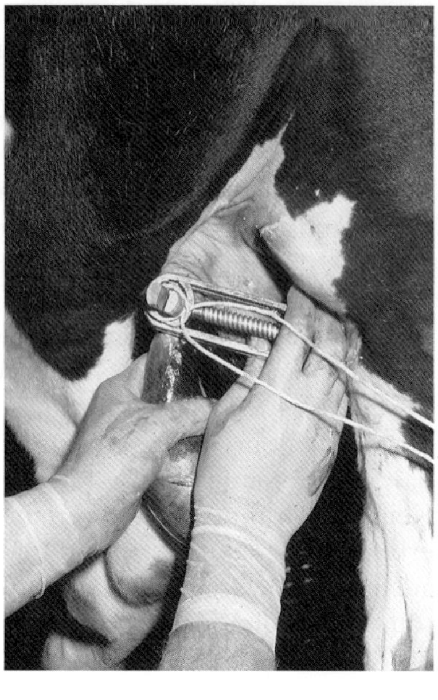

Abbildung 8-16 Aufsetzen der Kastrierschlinge auf die mittels Kluppenschraube zusammengepreßte Kluppe

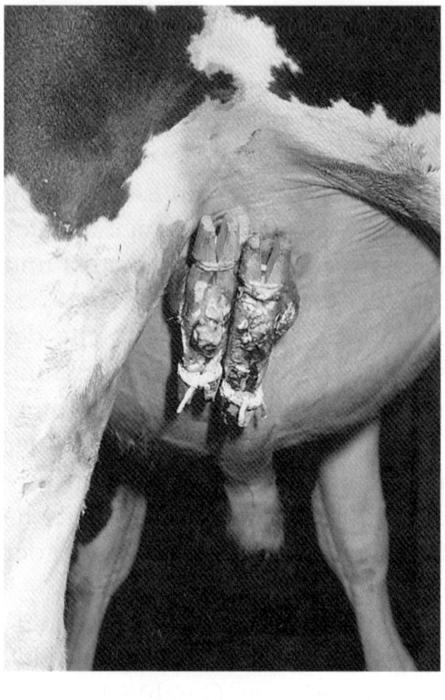

Abbildung 8-17 Beide Samenstränge samt der sie bedeckenden gemeinsamen Scheidenhaut abgekluppt, Hoden abgesetzt und Samenstrangstümpfe mit Wundpuder bestäubt

Fixation und *Schmerzausschaltung* wie bei unblutiger Kastration oder durch indirekte Samenstranganästhesie (s. Abb. 8-21).

■ **Operationstechnik:** Die blutige Kastration (Orchidektomie) hat gegenüber unblutigen Verfahren den für Laien überzeugenden Vorteil, daß ihr Erfolg in Gestalt der dabei entfernten Hoden unmittelbar erkennbar wird. Methodisch ist zwischen Kastration mit Kluppen oder Emaskulatorzangen sowie zwischen Eingriffen mit bedeckender Scheidenhaut und solchen mit eröffnetem Scheidenhautfortsatz zu unterscheiden:

8.1.4.1 Kastration mit Holzkluppen

Bei diesem Verfahren werden auf die von gemeinsamer Scheidenhaut bedeckten Samenstränge Holzkluppen aufgesetzt (s. Abb. 8-12). So lassen sich die bei Zangenkastration möglichen postoperativen Komplikationen recht sicher verhüten. Das gilt nicht nur für Blutungen und Eingeweidevorfall, sondern auch für aufsteigende Infektionen; letzteren wird durch die auf den Quetschbacken der Kluppen aufgetragene, aus Mehl, Kupfersulfatpulver und Essig bestehende antiseptische Kluppenpaste vorgebeugt. Zur Kluppenkastration wird zunächst am distalen Skrotumpol ein parallel zur Raphe verlaufender Hautschnitt angelegt oder ein reichlich münzengroßes Hautstück mittels Scherenschlag oder Skalpellschnitt entfernt (Abb. 8-13); die so geschaffene Öffnung sollte es soeben erlauben, den betreffenden Hoden herauszudrücken (Abb. 8-14); dabei ist Distalzug am Samenstrang möglichst zu vermeiden (→ Gefahr des Niedergehens). Hierzu ist die Hodensackhaut bei gleichzeitigem Abwärtsdrängen des Hodens bauchwärts zu schieben und so weit von der uneröffnet bleibenden Tunica vaginalis communis zu lösen, daß der von ihr bedeckte Fun. spermaticus zugänglich wird. Dann wird ein an einem Ende bereits ligiertes und daher »klaffendes« Kluppenpaar um den betreffenden Samenstrang gelegt (Abb. 8-15), mittels Kluppenzange oder -schraube kräftig zusammengedrückt und mit einem in Form einer Kastrierschlinge aufzusetzenden reißfesten Bindfaden stramm verschlossen (Abb. 8-16). Dabei sollte die Kluppe parallel (nicht quer) zur Körpermedianen zu liegen kommen, damit sie beim Laufen des Tieres nicht übermäßig bewegt wird (→ Wundirritation). Nun wird der zugehörige Hoden gut fingerbreit unterhalb der Kluppe mittels Skalpell, Schere oder Emaskulator abgesetzt; bei weiter proximal erfolgender Durchtrennung des Fun. spermaticus besteht Gefahr, daß die Kluppe abrutscht. Anschließend wird auf der anderen Seite ebenso verfahren (Abb. 8-17). Falls die Kluppen nicht bis zum Abfallen sitzengelassen werden, sind sie nach 3–4 Tagen durch Zerschneiden ihrer Ligaturen zu entfernen. Das von ihnen gequetschte und inzwischen pergamentartig eingetrocknete Gewebe demarkiert sich in der Folge von selbst.

8.1.4.2 Kastration mittels Emaskulators oder Ligatur

Am distalen Hodensackpol ist zunächst ein gut münzengroßes Hautstück zu entfernen, das hierzu mit 2 Fingern erfaßt, nach distal gezogen und mit raschem, quer zur Längsachse des Skrotums erfolgendem Schnitt abgetrennt wird (s. Abb. 8-13). Aus der Wunde treten dann die beiden noch von der gemeinsamen Scheidenhaut bedeckten Hoden von selbst m. o. w. weit hervor. Bei *ohne Eröffnung der Tunica vaginalis communis erfolgender Kastration* wird nun die Haut des Skrotums über einem zugleich nach distal zu drängenden Hoden soweit Richtung Skrotumhals hochgeschoben, daß der nach wie vor von Tunica vaginalis communis bedeckte Samenstrang zugänglich wird. Dieser ist danach proximal des zugehörigen Testikels mit einer der hierfür üblichen Kastrierzangen (Abb. 8-18) abzusetzen. Beim Anlegen des Emaskulators ist darauf zu achten, daß sich seine schneidende Seite hodenwärts, seine Klemmbacken dagegen bauchwärts befinden; das ist der Fall, wenn das Ende der beide Zangenschenkel verbindenden Schraube (oder deren Flügelmutter) zum Hoden hin weist (Abb. 8-20). Da die elastische A. testicularis beim Arbeiten mit einem zugleich quetschenden und schneidenden Instrument (Emaskulator nach HAUSMANN, Kastrierzange nach BERTSCHY, SERRA-Zange u. ä. m.) mitunter schon während des 2- bis 3minütigen Zangenschlusses zurückschnellt, ihrer wirksamen Kompression also entgeht, kann hiernach gelegentlich eine stärkere Blutung eintreten. Manche Tierärzte ziehen

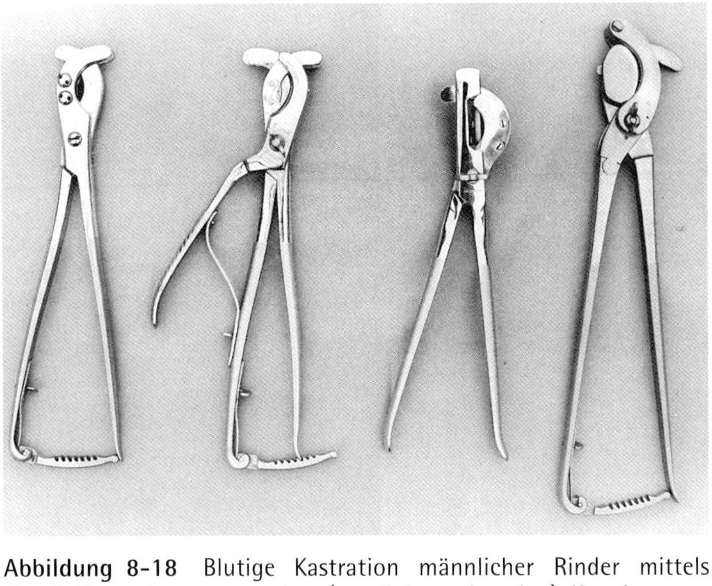

Abbildung 8-18 Blutige Kastration männlicher Rinder mittels Emaskulators: Instrumentarium (von links nach rechts): Kastrierzange nach SAND, REIMERS, HAUSMANN und BERTSCHY

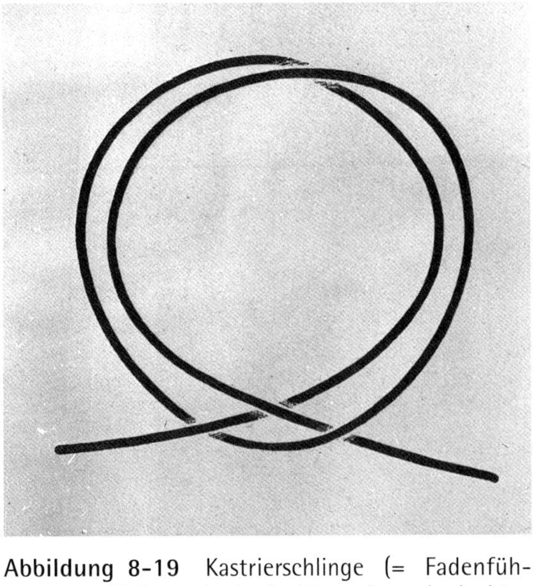

Abbildung 8-19 Kastrierschlinge (= Fadenführung zum Ligieren des bedeckten oder unbedeckten Samenstranges sowie für das mit einer solchen Schlinge zu schließende Holzkluppenende)

es daher vor, den bedeckten Samenstrang mit der schneidbackenlosen SANDschen Zange zu quetschen und den Fun. spermaticus wenig distal des zunächst noch aufgesetzt bleibenden Instrumentes mittels Skalpell, Schere oder zusätzlich angelegten Emaskulators zu durchtrennen. Anschließend ist mit Hoden und Samenstrang der anderen Seite ebenso zu verfahren.

➤ Für die bei *eröffnetem Scheidenhautfortsatz erfolgende Kastration* wird zunächst die Hautkuppe des distalen Skrotumpols wie oben geschildert reseziert, die Tunica vaginalis communis dann hier aber parallel zur Raphe so weit durchtrennt, daß der betreffende Hoden »unbedeckt« hervortritt oder herausgedrängt werden kann. Nun kann der betreffende Samenstrang über eine in den eröffneten Scheidenhautkanal eingeschobene Knopfkanüle mit einem Lokalanästhetikum beträufelt werden (indirekte Samenstranganästhesie; Abb. 8-21). Dann ist das Skrotum so weit bauchwärts zu schieben, daß das dünne Mesorchium erkennbar wird; es wird mit dem Zeigefinger durchstoßen, wonach das hierdurch isolierte, zwischen Nebenhodenschwanz und Scheidenhautfortsatz verlaufende Lig. caudae epididymidis mittels Schere zu durchschneiden ist (Abb. 8-22). Jetzt wird der Hodensack samt Tunica vaginalis communis weiter nach proximal geschoben, ein Emaskulator oder die SANDsche Zange im dünnen Bereich des unbedeckten Samenstrangs aufgesetzt (Abb. 8-23) und dieser wenig distal des Instruments durchtrennt. Schließlich wird der Hoden der Gegenseite ebenso entfernt.

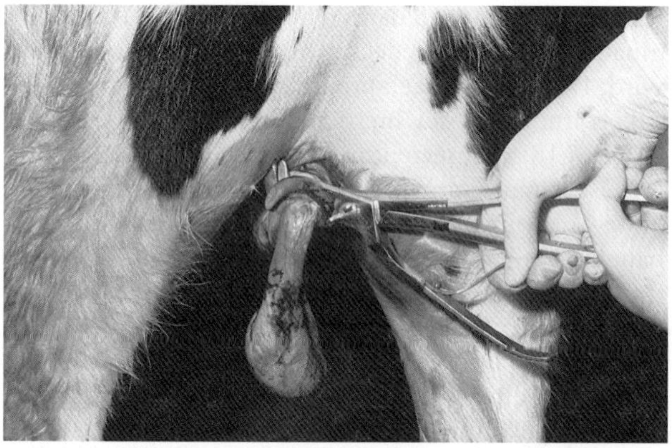

Abbildung 8-20 Blutige Kastration männlicher Rinder mittels Emaskulators: Kompression des von gemeinsamer Scheidenhaut bedeckten Samenstrangs des linken Hodens mit dem Emaskulator nach REIMERS

➤ Anstelle einer Kompression mittels Emaskulators oder Kastrierzange können die Gefäße des Samenstrangs auch durch eine auf letzteren aufzusetzende straffe *Ligatur* aus kräftigem resorbierbarem Faden unterbunden werden. Dieser wird hierzu üblicherweise in Form einer *»Kastrierschlinge«* angelegt (Abb. 8-19). Sie eignet sich zwar sowohl für Kastrationsverfahren mit bedeckender als auch für solche mit eröffneter Scheidenhaut, doch empfiehlt es sich bei ersteren, den Ligaturfaden durch 1–2 quer durch Tunica vaginalis und Fun. spermaticus zu führende Hefte zu verankern, um zu verhindern, daß der Samenstrang innerhalb des Scheidenhautkanales zurückgleitet. Mit einer solchen Kastrierschlinge läßt sich postoperati-

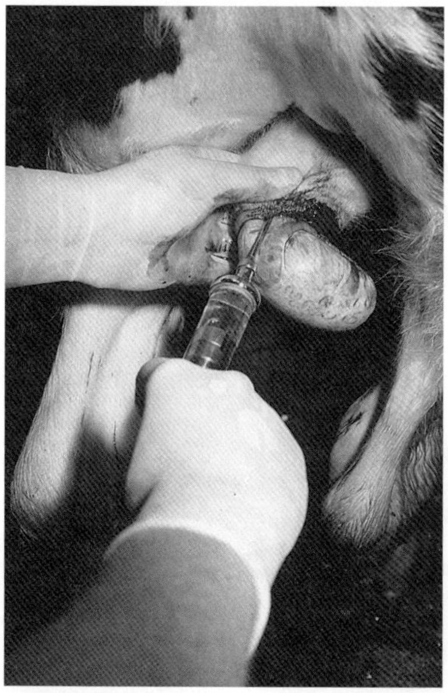

Abbildung 8-21 Indirekte Samenstranganästhesie mit einer in den eröffneten Scheidenhautkanal eingeschobenen Knopfkanüle

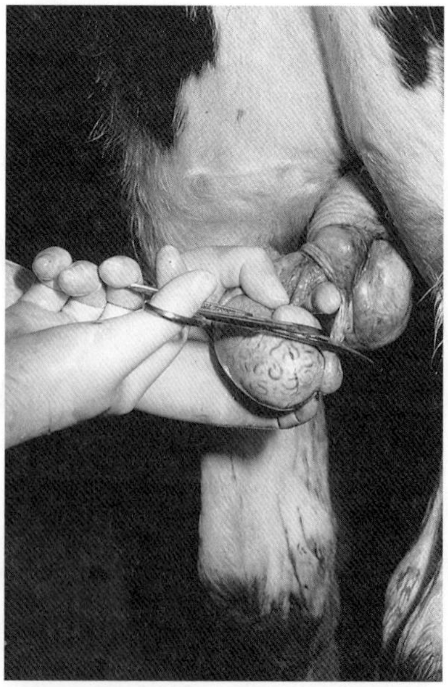

Abbildung 8-22 Durchtrennen des Lig. testis proprium des aus seinem Scheidenhautfortsatz hervorgeholten linken Hodens

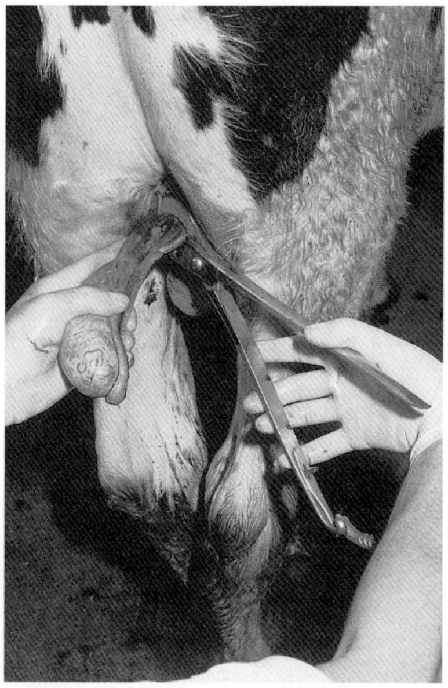

Abbildung 8-23 Aufsetzen der SANDschen Zange auf den unbedeckten Samenstrang des Tieres von Abb. 8-22

ven Blutungen sowie Eingeweidevorfällen, nicht aber Infektionen, ziemlich sicher vorbeugen.

Nachbehandlung: Fliegenbekämpfung, saubere Einstreu, Bewegung, regelmäßige Wundkontrolle. Bevor die Kastraten mit weiblichen Tieren zusammengebracht werden, ist eine Karenzzeit von 1–2 Wochen einzuhalten, weil sich im ableitenden Gangsystem des Genitales dieser Ochsen zunächst noch lebende Samenzellen befinden.

Komplikationsmöglichkeiten: Unterlassene oder unzureichende Quetschung oder Ligatur des Samenstranges kann m. o. w. schwerwiegende *Nachblutung* bedingen. Ein solches Vorkommnis erfordert Hervorziehen des betreffenden Fun. spermaticus, straffe Unterbindung desselben oder Aufsetzen einer Kluppe (wodurch zugleich das komplikationsträchtige Zurückgleiten des nunmehr meist infizierten Stumpfes vermieden wird), örtliche und allgemeine Antibiose, bei ausgeprägter Anämie auch Blutübertragung (Kap. 4.3.2.1). *Aufsteigende Infektion des Samenstrangs* gibt sich durch Bewegungs- und Freßunlust, örtliche Schwellung, Abfluß von eitrigem oder jauchigem Exsudat (Samenstrangfistel) sowie Beteiligung regionaler Lymphknoten zu erkennen; gegebenenfalls ist zwischen Freilegen und Absetzen des Fun. spermaticus im gesunden Bereich (leichte Fälle) oder Schlachtung (schwere Fälle) zu entscheiden. *Kastrationstetanus* (Kap. 10.3.8) und *-pararauschbrand* (Kap. 12.2.4) kommen beim Rind wesentlich seltener vor als beim Pferd; deshalb ist eine vorbeugende Impfung bei ersterem in gemäßigten Breiten nicht üblich. Etwaiger *Vorfall des Darmes* aus dem Leistenspalt zwingt wegen der damit meist verbundenen Verunreinigung der prolabierten Eingeweide i. d. R. zu umgehender Verwertung. Als Spätfolge der Kastration, die v. a. nach grobem, ruckartigem Zug am Samenstrang auftritt, sind *»Überwurf«* und *»Verschnüren«* (»gut tie«; Kap. 6.10.5) zu erwähnen; bei ersterem ist eine Dünndarmschlinge durch einen kastrationsbedingten Defekt des Samenleitergekröses getreten und dort eingeklemmt (= *Hernia plicae ductus deferentis*); bei letzterem ist der beim Kastrieren in die Bauchhöhle geschnellte Stumpf des Fun. spermaticus dort mit parietalem oder viszeralem Bauchfell verwachsen und schnürt an ihm vorbeigerutschte Eingeweideteile vorübergehend oder dauerhaft ab (= *Strangulatio ductospermatica*). Schließlich sei noch darauf hingewiesen, daß frühzeitige Kastration das wachstumssynchrone *Weiterwerden des Harnröhrenlumens* beeinträchtigt, weshalb die Einkeilung von Harnkonkrementen in der Urethra (Urolithiasis, Kap. 7.2.4.1) bevorzugt bei Mastochsen auftritt. Bezüglich des *»Buller-Syndroms«* wird auf Kapitel 8.1.3 und 10.6.1.6 verwiesen.

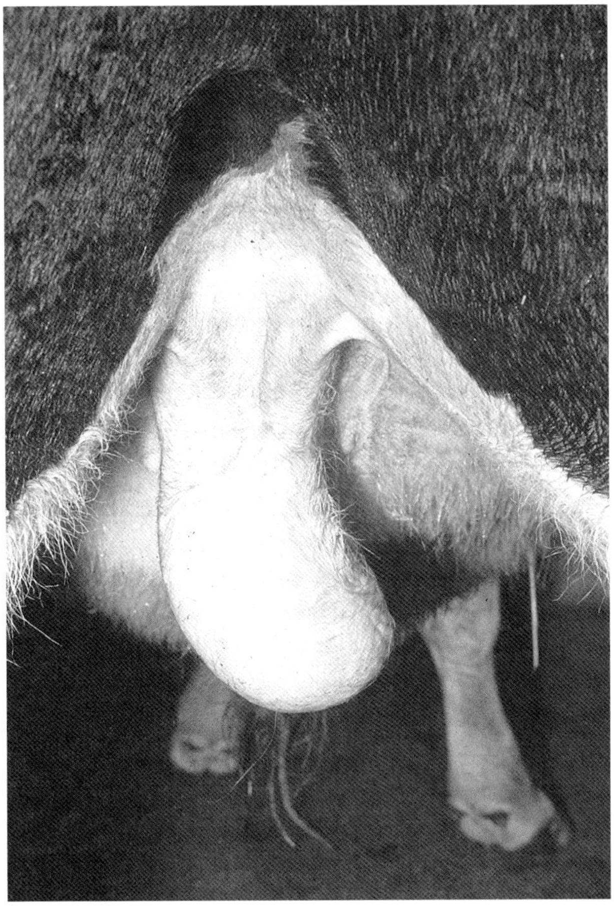

Abbildung 8-24 Skrotum und Inguinalbereich eines einseitig kryptorchiden Jungbullen: Der rechte Hoden liegt nahe dem Leistenspalt subkutan

8.1.4.3 Teilkastration nach Baiburtzjan

Bei dieser vergleichsweise komplizierten und nur bei < 3 Monate alten Bullenkälbern anwendbaren Operationsmethode (von 1960) werden nacheinander beide Skrotumhälften durch tiefen, bis in die Testikel hineinreichenden Skalpellschnitt eröffnet und das Hodenparenchym durch manuelles Herauspressen weitgehend entfernt, während Hodenhüllen und Nebenhoden im Hodensack verbleiben. Derart behandelte Tiere sind zwar etwas »männlicher«, aber keineswegs frohwüchsiger als vollständig kastrierte Ochsen, weshalb das Verfahren heute obsolet ist.

8.1.4.4 Kastration kryptorchider Bullen

Kryptorchismus tritt beim Kalb nur selten, und zwar meist einseitig auf (Abb. 8-24). Gegebenenfalls muß bei der zwangsläufig blutig erfolgenden Kastration sowohl der eutope als auch der ektope Hoden entfernt werden. Dazu ist letzterer bei subkutaner oder inguinaler Lage vom Skrotum bzw. vom Leistenspalt her aufzusuchen, mit der Hand zu umfassen, durch Drehen freizulegen und mit dem Emaskulator abzusetzen. Befindet sich der kryptorche Hoden in der Bauchhöhle (zwischen innerem Leistenring und Nierengegend), so wird er nach Flankenschnitt und Unterbindung der Samenstranggefäße in analoger Weise aus seinem peritonealen Überzug geschält und entfernt.

8.2 Eingriffe am weiblichen Genitale

■ **Indikation:** Einseitige *Ovarektomie* ist bei anderweitig nicht zu behebender krankhafter Veränderung des betreffenden Eierstocks angezeigt; dabei bleibt die Fruchtbarkeit des Tieres erhalten. Die serienweise vorzunehmende beidseitige *Kastration* weiblicher Jungrinder dient in Ländern mit extensiver Fleischrinderhaltung und dem Risiko des Zusammenkommens mit männlichen Tieren (Südamerika, USA, Australien) der Erstellung unfruchtbarer nichtbullender Mastfärsen, die allerdings nur dann besseren Fleischzuwachs als nichtkastrierte Kontrollrinder erbringen, wenn sie zusätzlich anabole Steroide implantiert bekommen; in Deutschland ist ein solcher Einsatz von Hormonen verboten. Versuche, die Abmelkzeit von Altkühen durch beiderseitige Ovarektomie zu verlängern, haben unterschiedliche Ergebnisse erbracht, die selbst günstigenfalls den Operationsaufwand kaum lohnen. Die hormonale Kastration ist in Deutschland gemäß LMG verboten. Entsprechendes gilt gemäß deutschem TSchG auch für die Verödung der Ovarien mit dem Instrumentarium nach VON HÖNE oder HUSTIN, weil sich diese Verfahren elastischer Ringe bedienen. Durch intraovariale Injektion sklerosierender Präparate ist kein brauchbarer Kastrationseffekt zu erzielen.

Von den folgenden, vorzugsweise nach 1- bis 2tägigem Fasten vorzunehmenden Kastrationsmethoden eignet sich die *Flankenoperation* für den weniger geübten Tierarzt bzw. bei Färsen mit enger Scheide, das *vaginale Vorgehen* für den chirurgisch Erfahrenen bzw. bei Kühen, der *vom Leistenbereich oder Unterbauch her erfolgende Eingriff* bei Kälbern:

8.2.1 Kastration von der Flanke her

■ **Instrumentarium:** Außer den für jede Laparotomie benötigten Gerätschaften wird ein Effeminator nach RICHTER (1936) & REISINGER (1906), ein solcher nach BLENDINGER (1964) oder ein anderes Ovariotom benötigt.

■ **Fixation:** Der Eingriff wird von der linken oder rechten Flanke her am stehenden Tier vorgenommen, dessen Kopf angebunden und dessen Schwanz am Hinterbein der betreffenden Seite festgelegt ist. Die zur Operation gewählte Hungergrube ist gründlich zu waschen, zu rasieren und zu desinfizieren.

■ **Schmerzausschaltung:** Laparotomieübliche Leitungs- und Infiltrationsanästhesie, vorteilhafterweise auch kleine sakrale Epiduralanästhesie.

■ **Operationstechnik:** Knapp spannenlanger, senkrecht oder von kaudodorsal nach kranioventral verlaufender Hautschnitt in der Mitte der Hungergrube; stumpfe Durchtrennung des äußeren und inneren schiefen Bauchmuskels; nach Spaltung oder stumpfem Durchstoßen von Faszie und Bauchfell sowie Einsetzen einer Operationsmanschette werden sukzessive beide Eierstöcke mit der Hand aufgesucht, wobei man sich vom Körper der Gebärmutter aus an deren Hörnern zu Eileitern und Mesovarien hin vortastet. Zum Absetzen der Eierstöcke eignen sich die zur vaginalen Kastration entwickelten Ovariotome und Ekraseure; der Vorgang sollte innerhalb der schützenden Hohlhand des in die Bauchhöhle eingeführten Armes erfolgen, um keine anderen Eingeweideteile mitzuerfassen. Abschließend ist die Bauchhöhle antibiotisch zu versorgen und die Flankenwunde durch fortlaufende Bauchfell-Fasziennaht sowie 3–5 Hautmuskelhefte zu verschließen.

Nachbehandlung und *Komplikationsmöglichkeiten* entsprechen denen anderer Laparotomien.

8.2.2 Kastration von der Scheide aus

■ **Instrumentarium** (Abb. 8-25, 8-26): Für diesen Eingriff sind zahlreiche, heute z. T. nicht mehr erhältliche Instrumente entwickelt worden: Uterusfaßzange nach ALBRECHTSEN & GÖTZE, verdecktes Messer nach GÜNTHER und Effeminator nach RICHTER (1936) & REISINGER (1906); Scheidentrokar und Ligaturführer nach BLENDINGER (1964); Färsenkastrator nach WILLIS (1989); biopsietrokarähnliche Ovarentnahmekammer nach RUPP & KIMBERLING (1982).

■ **Fixation, Vorbereitung:** Die Operation erfolgt am stehenden, mit Halfter oder Halskette angebundenen Tier, dessen Schwanz ausgebunden oder während des Eingriffs so festgehalten wird, daß der Operateur unbehinderten Zugang zur Scheide hat. Nach Ausschluß einer vaginalen oder uterinen Erkrankung (Scheidenbesichtigung mit dem Röhrenspekulum, rektale Gebärmutterkontrolle) ist der Perinealbereich gründlich zu reinigen und zu desinfizieren sowie eine Scheidenspülung vorzunehmen.

■ **Schmerzausschaltung:** Kleine sakrale Epiduralanästhesie, erforderlichenfalls zudem leichte Sedation.

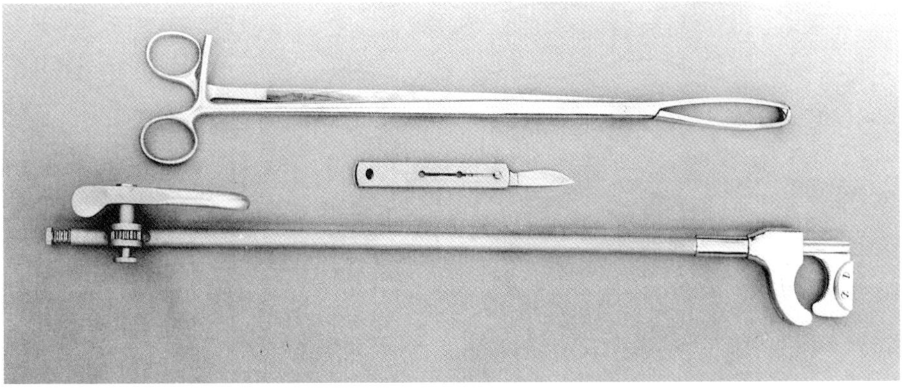

Abbildung 8-25 Instrumentarium zur blutigen Kastration weiblicher Rinder (von oben nach unten): Zervixzange nach Albrechtsen (modifiziert nach Götze), verdecktes Messer nach Günther, Effeminator nach Reisinger (1906), modifiziert nach Richter (1936)

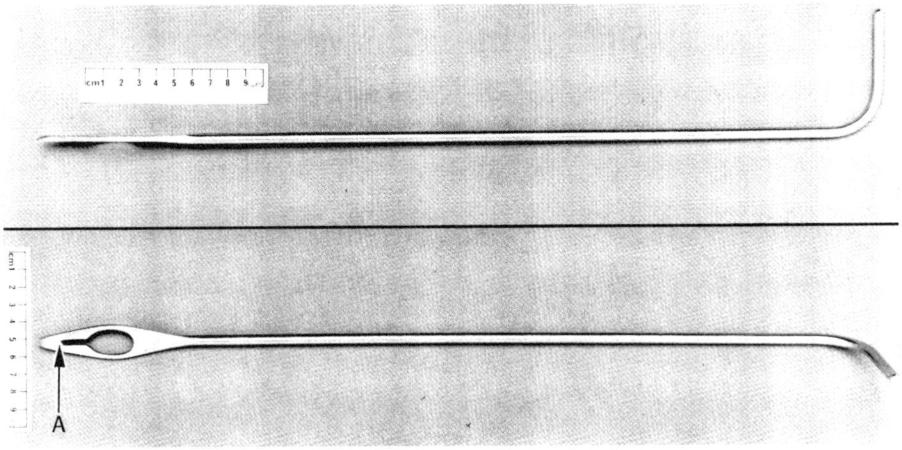

Abbildung 8-26 Färsenkastrator nach Willis in Seitenansicht und Aufsicht (A = Schneidkante im »Auge« des Instruments; Habermehl, 1993)

■ **Operationstechnik:** Je nach persönlicher Erfahrung und verfügbarem Instrumentarium wird man sich heute für eines der nachstehend beschriebenen Verfahren entscheiden. Dabei sind zunächst Scheidendach und perivaginales Bauchfell zu durchschneiden oder zu durchstoßen, um das Kastrationsinstrument in die Bauchhöhle einführen zu können. Diese Perforation kann mit dem Hakenmesser nach von Höne, besser aber mit einem Fingermesser (Verfahren nach Richter & Reisinger) oder dem jeweiligen Kastrationsinstrument (Verfahren nach Blendinger oder nach Willis) erfolgen. Damit diese Perforation auf »Anhieb« gelingt, empfiehlt es sich, zuvor Ausgleich zwischen intraperitonealem und atmosphärischem Druck herzustellen; hierzu ist in der rechten Flanke unter sterilen Kautelen eine weitlumige Kanüle bis in die Bauchhöhle einzustechen und so lange dort zu belassen, bis keine Luft mehr eingesaugt wird. Aus dem gleichen Grunde sollte die Scheidenwand während ihrer Perforation durch kaudalwärts gerichteten, mittels Zervixzange ausgeübten Zugs unter Spannung gehalten sein. Damit der Mastdarm beim Durchstoßen der Scheide nicht verletzt wird, ist er dabei mit der rektal eingeführten zweiten Hand des Operateurs anzuheben. Falls sich das perivaginale Bauchfell nicht perforieren läßt, sondern zeltartig ablöst, ist es mit einer durch den geschaffenen Scheidendefekt eingeführten Faßzange ins Vaginallumen zu ziehen und dort mittels Schere oder Fingermesser zu durchschneiden. Das weitere Vorgehen wird vom jeweiligen Kastrationsinstrument bestimmt:

8.2.2.1 Verfahren nach Richter und Reisinger

Zunächst ist die Perforationswunde im Scheidengewölbe mit Zeige- und Mittelfinger stumpf zu erweitern, bis sie mindestens für 3 Finger, erforderlichenfalls aber für die ganze Hand passierbar ist (Abb. 8-27). Dann übernimmt die geübtere und hierzu partiell oder völlig per vaginam in die Bauchhöhle einzuführende Hand des Operateurs das Aufsuchen und Heranholen der Eierstöcke; dabei schiebt man die Gebärmutter nach kaudal und erfaßt ein Ovar zwischen Daumen und Zeigefinger, um es möglichst bis in die Scheide zu ziehen. Nun wird der geschlossene Effeminator mit der anderen Hand an diesen Eierstock herangeführt, durch Drehen seiner Bedienungsschraube geöffnet und das fixierte Ovar so in sein Maul hineinverbracht, daß die Quetschbacken des Instruments zum Mesovar, seine Schneidbacken aber zum Eierstock hin zeigen; danach ist dieses Ende des Effeminators mit der Hohlhand des im Tier befind-

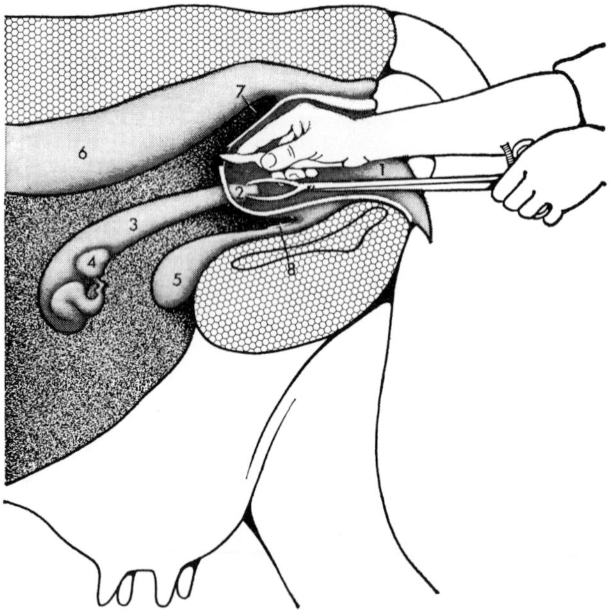

Abbildung 8-27 Kastration weiblicher Rinder mit dem Effeminator nach Richter-Reisinger (schematisch; Zeichenerklärung bei Abb. 8-28): Perforation des durch Hervorziehen der Zervix gespannten Scheidengewölbes mit dem zunächst verdeckt vorgeschobenen Güntherschen Messer

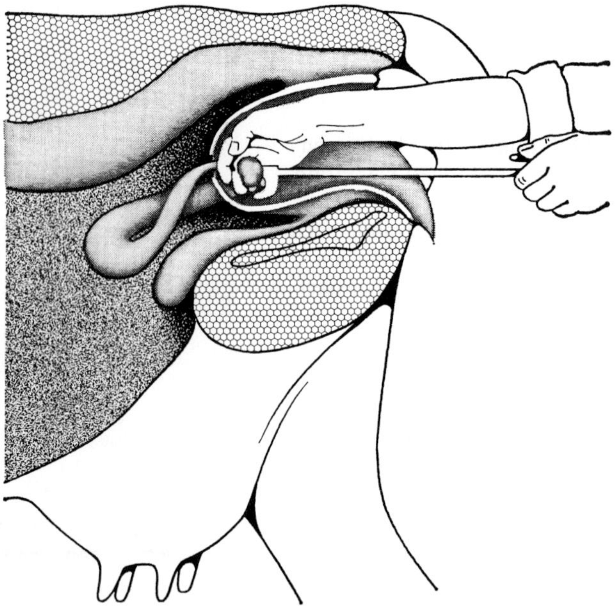

Abbildung 8-28 Absetzen des in die Backen des Effeminators eingeführten Eierstocks (rechts): 1 = Scheide; 2 = Mutterzapfen; 3 = Gebärmutter; 4 = linker Eierstock; 5 = Harnblase; 6 = Mastdarm; 7 = Excavatio rectogenitalis; 8 = Excavatio vesicogenitalis

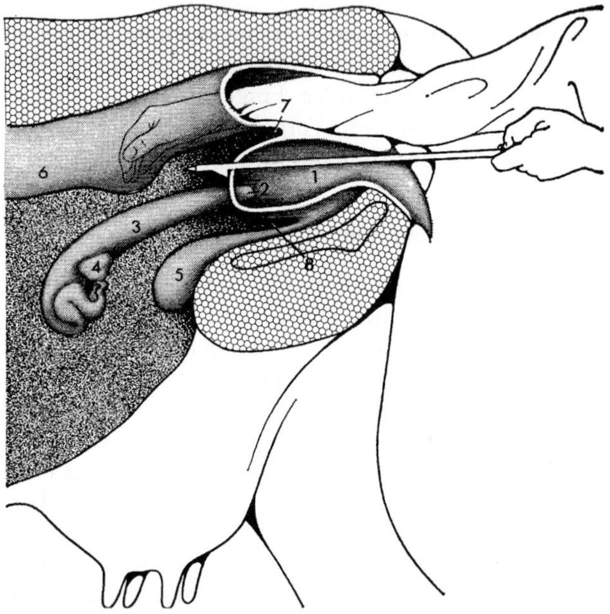

Abbildung 8-29 Kastration weiblicher Rinder mit dem Scheidentrokar und dem Ligaturführer nach Blendinger, 1964 (schematisch; Zeichenerklärung bei Abb. 8-30): Durchstoßen des Scheidengewölbes mit dem vorgeschobenen Stilett des Trokars unter schützender Kontrolle durch die im Mastdarm befindliche zweite Hand

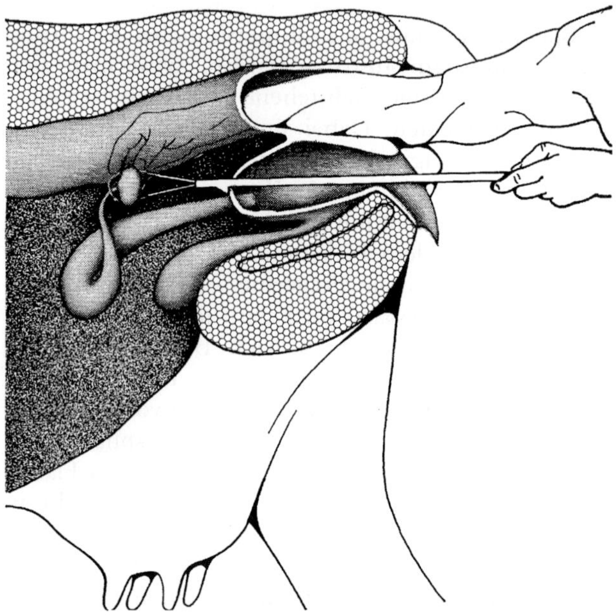

Abbildung 8-30 Einführen des Eierstocks zwischen die federnden Enden des Ligaturführers und die Drahtschlinge, welche dann durch Drehen des Ligaturführers um seine Längsachse über dem Mesovar zusammengeschnürt wird (rechts): 1 = Scheide; 2 = Mutterzapfen; 3 = Gebärmutter; 4 = linker Eierstock; 5 = Harnblase; 6 = Mastdarm; 7 = Excavatio rectogenitalis; 8 = Excavatio vesicogenitalis

lichen Armes abzudecken. Jetzt wird das Instrument mit der freien Hand durch Andrehen der Schraube vollständig geschlossen (Abb. 8-28). Seine kräftig komprimierenden Backen sollten 2–3 min auf dem Eierstocksgekröse sitzen bleiben, bevor der Effeminator wieder geöffnet und mit dem abgesetzten Ovar zusammen aus der Scheide genommen wird. Zugleich prüft die eingeführte Hand, ob mesovariale Gefäße nachbluten. Anschließend wird der zweite Eierstock in gleicher Weise entfernt. Die im Scheidengewölbe gesetzte Perforationswunde ist je nach Größe mit 2–3 langfädigen Heften zu vernähen, deren Knoten außerhalb der Scheide geknüpft und digital nach vorn geschoben werden.

8.2.2.2 Verfahren nach Blendinger

Das Stilett des trokarähnlichen Instruments wird nach Durchstoßen von Scheidenwand und Peritoneum (Abb. 8-29) etwas zurückgezogen, seine Hülse aber so weit vorgeschoben, daß ihre ein späteres Rückgleiten verhindernde Nase in die Bauchhöhle gelangt. Nun ist das Stilett zu entfernen, wonach bei richtigem Sitz des Trokars Luft einströmt. Dann wird der mit einem Ligaturdraht versehene Schlingenführer in die Hülse eingeschoben. Jetzt ist ein Eierstock zwischen Daumen und Zeigefinger der rektal arbeitenden Hand zu erfassen, während die andere Hand den Ligaturführer völlig vorschiebt. Seine Gabel spreizt sich beim Passieren des Trokarendes, d. h. beim Erreichen der Bauchhöhle, so daß das erfaßte Ovar nun zwischen Gabel und Drahtschlinge hindurchgeschoben werden kann (Abb. 8-30). Durch palpatorische Überprüfung der Situation ist sicherzustellen, daß der gesamte Eierstock die Drahtschlinge passiert hat. Dann wird der Ligaturdraht durch axiales Drehen des Schlingenführers so lange um das Mesovar herum zusammengeschnürt, bis die Drahtenden abbrechen. Nach Herausnehmen des Ligaturträgers wird am anderen Eierstock mit dem zweiten Schlingenführer ebenso verfahren und dieser abschließend samt Trokarhülse herausgezogen. Die im Scheidengewölbe gesetzte kleine Wunde verheilt von selbst. Das Keimdrüsengewebe atrophiert infolge Abschnürung seiner Blutgefäße allmählich.

8.2.2.3 Verfahren mit dem Färsenkastrator nach Willis

Dieses bestechend einfache Instrument (s. Abb. 8-26) besteht aus einem 50 cm langen bleistiftstarken Stiel, dessen eines Ende einen Quergriff, das andere eine Öse besitzt. An letzterer befindet sich apikal eine scharfe Spitze; der vordere Innenrand der Öse ist angeschärft. Mit der Spitze des Kastrators werden Scheidendach und parietales Bauchfell unter rektaler Kontrolle durchstoßen. Danach wird mit der rektal eingeführten Hand ein Ovar durch die Öse geschoben und anschließend mit der anderen Hand beim Zurückziehen des Instruments vom Gekröse abgetrennt; danach wird mit dem zweiten Eierstock ebenso verfahren. Die resezierten Ovarien verbleiben in der Bauchhöhle (»dropped ovaries«).

Nachbehandlung: Die vaginale Kastration ist tunlichst mit einer von der Flanke her erfolgenden antibiotischen Versorgung der Bauchhöhle zu beenden. Die Kastratinnen sollten nicht vor Ablauf von 1–2 Wochen mit männlichen Tieren zusammengebracht und solange auf Anzeichen *etwaiger Komplikationen*, wie Nachblutung oder vaginale oder intraperitoneale Infektion, überwacht werden.

8.2.3 Kastration vom Unterbauch oder Leistenbereich her

Instrumentarium: Skalpell, Schere, Bauchfellperforator, Arterienklemmen, Effeminator oder Emaskulator, Heftnadeln mittlerer Größe, Kunststoffaden mittlerer Stärke, Abdeckfolie.

Fixation, Vorbereitung: Das zu kastrierende, 2–8 Monate alte Kalb ist in rechter Seitenlage zu fixieren, sein linkes Hinterbein auszubinden. Das im Voreuterbereich bzw. medial der linken Kniefalte befindliche Operationsfeld wird rasiert und desinfiziert.

Schmerzausschaltung: Große sakrale Epiduralanästhesie.

Operationstechnik: Anlegen eines je nach Größe des Kalbes für 2–4 Finger passierbaren Hautschnitts in der Mittellinie (unmittelbar vor der Euteranlage) oder medial und parallel zur linken Kniefalte; Durchtrennen von Linea alba, Faszie und Bauchfell. Sukzessives Aufsuchen der Ovarien mit den in die Abdominalhöhle eingeführten Fingern; Absetzen der digital fixierten Gonaden mittels eines in die Bauchhöhle eingeführten Effeminators oder kleinen Emaskulators oder Hervorziehen sowie extraabdominales Unterbinden und Abtrennen derselben; Verschluß der Bauchwunde durch 2–3 Einzelhefte.

Die *Nachbehandlung* entspricht den bei der vaginalen Kastration (Kap. 8.2.2) geschilderten Maßnahmen.

9 Krankheiten der Bewegungsorgane

G. Dirksen (Hrsg.)

In diesem Kapitel werden zunächst eigenständige Erkrankungen der dem Bewegungsapparat zuzuordnenden Organe im Bereich von Kopf, Hals und Wirbelsäule sowie der Muskeln des Stammes besprochen. Dann folgen die überkommenerweise als Gliedmaßenkrankheiten bezeichneten Leiden. Darin eingebunden sind auch Krankheiten an Becken und Schwanz sowie Neu- und Mißbildungen an Rumpf, Wirbelsäule und Extremitäten. Die im Bereich von Mittelfuß und Fessel der Vorder- und Hintergliedmaßen vorkommenden Bewegungsstörungen werden gemeinsam abgehandelt. Besondere Berücksichtigung finden gemäß ihrer wirtschaftlichen Bedeutung die Klauenkrankheiten (s. Kap. 9.14). Schließlich sind auch parasitär- sowie mangel-, vergiftungs- und haltungsbedingte Krankheiten der Lokomotionsorgane in dieses Hauptkapitel aufgenommen worden.

9.1 Krankheiten an Kopf, Hals, Wirbelsäule und Muskeln des Stammes

G. Dirksen

9.1.1 Entzündung des Kiefergelenks

Ursache: Entzündungen des Kiefergelenks entstehen vorwiegend traumatisch (Stoß, Verletzung, Halfterdruck), ferner im Anschluß an Brüche des Gelenk- oder Muskelfortsatzes sowie durch Übergreifen benachbarter Krankheitsprozesse (Aktinomykose, Abszeß, Phlegmone).

Symptome, Verlauf: Der Patient steht mit gestrecktem Kopf, ist beim Öffnen des Maules widersetzlich und nimmt sein Futter, wenn überhaupt, nur zögernd auf; die Körpertemperatur kann im akuten Stadium erhöht sein. Örtliche Symptome, wie Schwellung, Schmerz, vermehrte Wärme und Fluktuation, sind im Bereich des betroffenen Kiefergelenks nicht immer mit Sicherheit festzustellen; dagegen lassen frische, mit Synoviaaustritt verbundene Verletzungen oder eiternde Fisteln, in deren Tiefe das Gelenk sondierbar ist, das Leiden eindeutig erkennen. Als Folgeerscheinungen zeigen sich Milchrückgang, Abmagerung und Rauhwerden des Haarkleides.

Diagnose: Ein Verdacht auf Arthritis mandibularis ergibt sich aufgrund der Kaustörung und der Abwehrreaktion bei passiver Bewegung des Unterkiefers, ohne daß Hinweise auf Unterkieferfraktur (die ggf. röntgenologisch auszuschließen ist) oder andere Schmerzzustände im Maulhöhlenbereich vorliegen. Genauerer Anhalt läßt sich anhand der örtlichen Veränderungen, des sono- oder/und röntgenographischen Befundes sowie aus dem Punktat des am kaudoventralen Rand des Jochbogens zugänglichen Gelenks gewinnen.

Beurteilung, Behandlung: Für septische und chronisch-aseptische Entzündungen ist eine ungünstige, für akute aseptische Arthritiden eine günstige Prognose zu stellen. Die Behandlung geschieht nach den in Kapitel 9.12 beschriebenen Grundsätzen; Erfahrungen mit der topischen Anwendung von keimhemmenden oder antiphlogistischen Mitteln liegen allerdings kaum vor. Ob ausnahmsweise die Resektion des Kiefergelenks mit dem Ziel einer Pseudarthrosenbildung in Frage kommt, hängt von den Bedingungen im Einzelfall ab.

9.1.2 Kaumuskellähmung, Kaumuskelkrampf

Kaumuskellähmung: Die für den Kauakt zuständigen Muskeln werden über den vom *N. trigeminus* abzweigenden *N. mandibularis* innerviert. Nach seinem Austritt aus der Schädelhöhle über das Foramen ovale entläßt er den *N. masticatorius*, von dem der *N. massetericus* an die Kaumuskeln abzweigt. Für örtliche Schädigung sind die motorischen Nervenäste am ehesten in Höhe der Abzweigung vom N. mandibularis exponiert, wo sie sich in unmittelbarer Nachbarschaft des Kiefergelenks befinden; in ihrem weiteren Verlauf sind sie zwischen den Muskelschichten relativ geschützt. Hinsichtlich zentraler Lähmungen siehe Kapitel 10.2.5.5, 10.3.3, 12.2.10.

Symptome: Die einseitige Lähmung der Kaumuskeln bedingt Schiefstellung der Lippenspalte (»Schiefmaul«), Beschränken des Kaugeschäftes auf die gesunde und »Priemen« (Bildung von Futterknäueln) auf der kranken Seite (Abb. 9-1). Nach einiger Zeit atrophiert der M. masseter. Bei der meist zentral bedingten beidseitigen Mandibularisparalyse hängt der Unterkiefer herab (Hirnbasissyndrom; »Schlotterkiefer«) und kann nicht aktiv angehoben werden; hier-

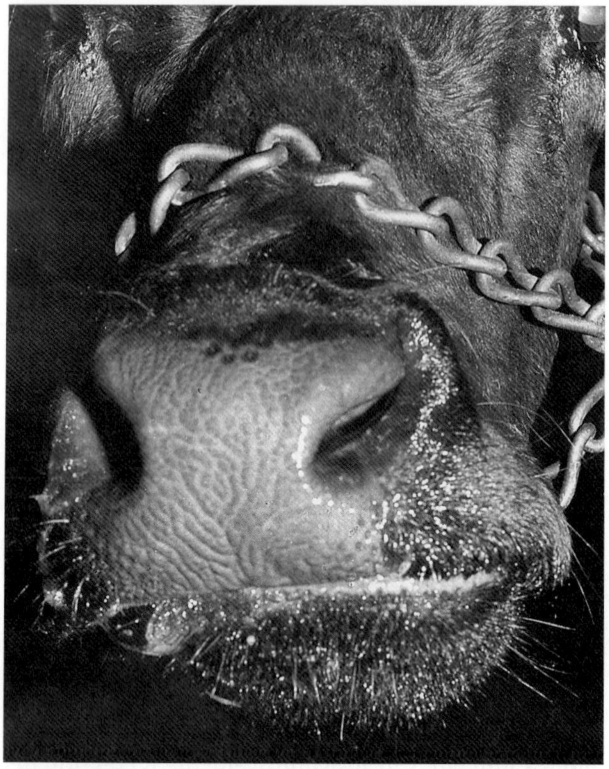

Abbildung 9-1 »Schiefes Maul« (Verschiebung des Unterkiefers nach links) infolge rechtsseitiger Kaumuskellähmung

durch werden Futter- und Tränkeaufnahme hochgradig behindert oder völlig unmöglich; zudem besteht ständiger Speichelfluß. Oberlippen-, Saug-, Gaumendruck- sowie Kaureflex sind herabgesetzt oder ausgefallen.

Die klinische *Diagnose* fällt aufgrund der kennzeichnenden Symptome im allgemeinen nicht schwer; die Ursache ist dagegen intra vitam nur selten zu klären. *Differentialdiagnostisch* sind v. a. Unterkieferfraktur (Kap. 9.1.3), Stomatitiden (Kap. 6.1) und Zahnerkrankungen (Kap. 6.2) sowie zentralbedingte Lähmungen (s. o.) auszuschließen.

■ **Verlauf, Beurteilung:** Das Leiden ist meist irreversibel; daher sind die Heilungsaussichten als ungünstig zu beurteilen. Für die versuchsweise Therapie kommen die bei zentralnervöser Listeriose (Kap. 12.2.10) sowie die in Kapitel 9.13 empfohlenen Maßnahmen in Betracht. Falls Behandlungsversuche unternommen werden, ist es erforderlich, das Tier künstlich zu ernähren und mit Wasser, Elektrolyten und Nährstoffen zu versorgen (Kap. 6.5.3, 6.6.1, 6.6.8).

Kaumuskelkrampf (Trismus) ist ein Symptom des Tetanus, von Herderkrankungen des Gehirns sowie – in meist »hackender« Form – von Bleivergiftung. Der als selbständiges Leiden praktisch unbekannte Zustand darf nicht mit der Widersetzlichkeit gegen das Öffnen der Kiefer bei Entzündungen der Maulschleimhaut oder anderen schmerzhaften Leiden im Bereich der Maulhöhle verwechselt werden.

9.1.3 Bruch des Unterkiefers

■ **Definition, Ursache:** Brüche des Unterkiefers *(Fractura mandibulae)* sind überwiegend an Margo interalveolaris (Diastema), Pars molaris, P. incisiva oder Symphyse (Symphyseolysis/Symphysenfraktur) lokalisiert, seltener am Unterkieferast, seiner Gelenkwalze oder dem Muskelfortsatz. Derartige Frakturen ereignen sich beim Niederstürzen auf hartem Boden, Verfangen im Freßgitter, Anschlagen bei Transporten, bei Kälbern infolge zu starken Zuges an der Kieferschlinge bei der Geburt, ausnahmsweise auch infolge unsachgemäßer Zwangsmaßnahmen. Bei Zahnfach- oder Knochenerkrankungen (Aktinomykose, Tumoren) kann der Unterkiefer schon aus relativ geringfügigem Anlaß brechen.

■ **Symptome:** Auffällig ist neben vermehrtem Speichelfluß eine plötzlich auftretende mittel- bis hochgradige Kaustörung. Manche Patienten sind zwar noch in der Lage, Grün- oder Rauhfutter in die Maulspalte zu ziehen, verharren dann aber, ohne mit dem Kauen zu beginnen; andere halten die Lippen unter ständigem Speicheln leicht geöffnet und strekken die Zungenspitze hervor. In einem Teil der Fälle sind Umfangsvermehrungen am Unterkieferrand, im Backenbereich oder in anderen Regionen der Mandibeln erkennbar. Die örtliche Untersuchung ergibt Schmerzhaftigkeit beim passiven Seitwärtsbewegen des Unterkiefers sowie Schwellung und Druckempfindlichkeit, mitunter auch eine perforierende Verletzung des Zahnfleisches (Abb. 9-2, 9-3) oder der Schleimhaut des Maulhöhlenbodens; abnorme Beweglichkeit ist dagegen nicht immer, Krepitation nur selten festzustellen. Das Herabhängen der gesamten Unterlippe deutet auf vollständige Fraktur beider Unterkieferkörper hin.

■ **Diagnose, Differentialdiagnose:** Wichtige Hinweise ergeben sich aus dem Vorbericht und der Widersetzlichkeit bei der Maulhöhlenuntersuchung, etwaigen druckempfindlichen Umfangsvermehrungen des Unterkiefers sowie dem Fehlen von Stomatitis, Glossitis (Kap. 6.1), Sialoadenitis, Zahnerkrankungen (Kap. 6.2), Schlucklähmung oder Tetanussymptomen (Kap. 10.3.8). Der Verdacht auf Unterkieferfraktur wird durch abnorme Beweglichkeit, Krepitation und das RÖNTGEN-Bild erhärtet, sofern nicht aus einer Schleimhautperforation hervorragende Knochensplitter von vornherein Klarheit bringen.

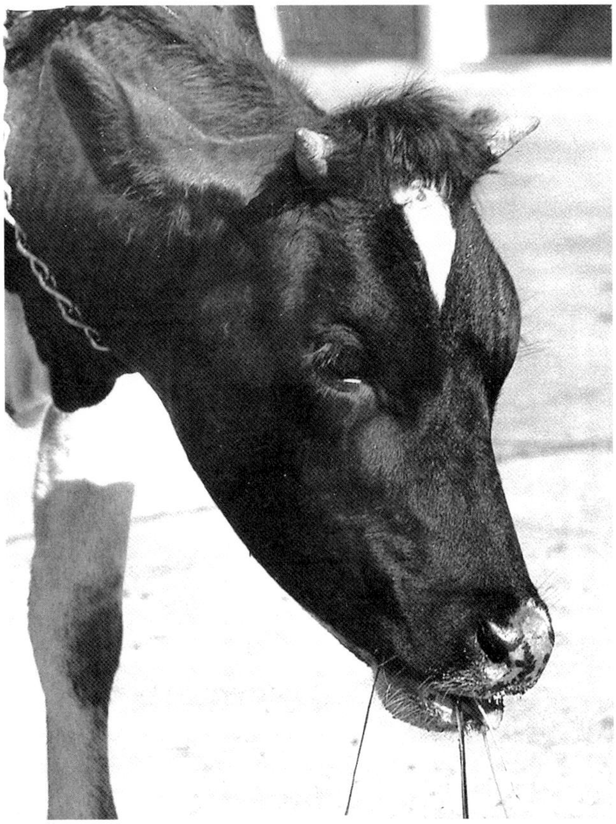

Abbildung 9-2 Rind mit beidseitiger, im Bereich des zahnlosen Randes gelegener Unterkieferfraktur

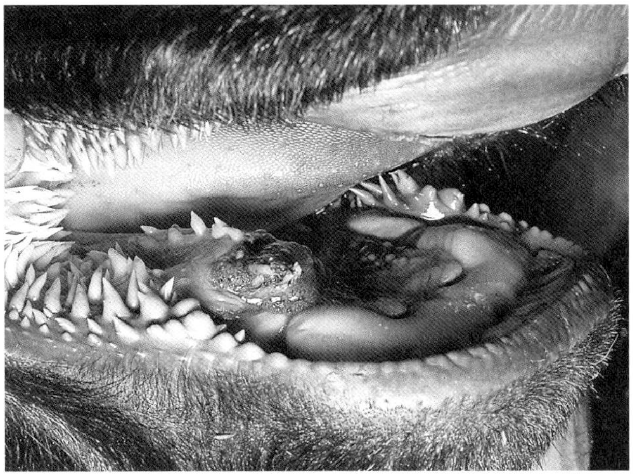

Abbildung 9-3 Die Bruchenden des rechten Unterkiefers haben die Maulschleimhaut perforiert (gleiches Tier wie Abb. 9-2)

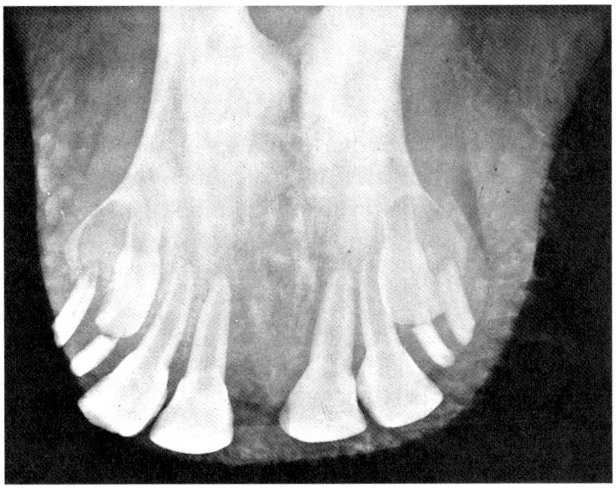

Abbildung 9-4 Symphyseolysis der Sutura intermandibularis bei einer Fleckviehkuh (3 J.). Pars incisiva mandibulae im ventrodorsalen Strahlengang: präoperative RÖNTGEN-Aufnahme

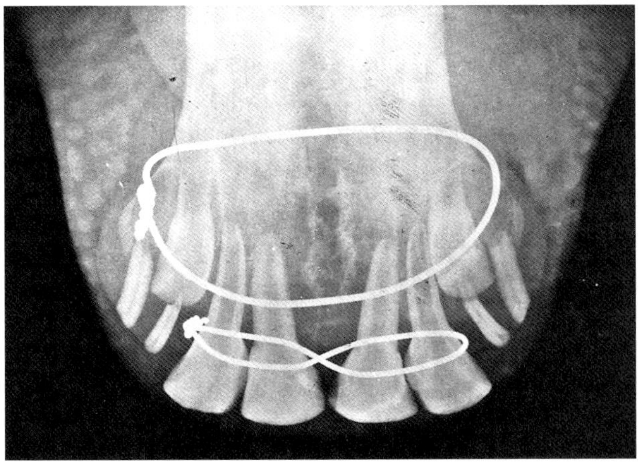

Abbildung 9-5 Der Fall von Abb. 9-4 nach Drahtcerclage (NUSS et al., 1991)

■ **Verlauf, Beurteilung:** Da Selbstheilungen nur selten vorkommen, magern unbehandelte Tiere bis zur Erschöpfung ab. Offene infizierte Brüche, bilaterale Frakturen im Bereich der P. molaris sowie multiple Frakturen mit Beteiligung des Unterkieferastes sind i. d. R. als aussichtslos zu beurteilen. Symphysenlösung sowie gedeckte Brüche von Diastema und P. molaris haben bei frühzeitiger sachgemäßer Behandlung eine relativ günstige Prognose; auch offene Frakturen können heilen. Vor jeder Behandlung ist die Wirtschaftlichkeit abzuwägen (hoher Aufwand, Gewichts- und Milchverlust).

■ **Behandlung:** Sofern noch gute Futteraufnahme besteht, können wenig dislozierte gedeckte unilaterale Frakturen der Pars molaris konservativ behandelt werden (Weichfutter, Analgetika, Antibiose, Flüssigkeitszufuhr, Kälber mit Kolostrum versorgen). In allen anderen Fällen ist eine operative Osteosynthese erforderlich, die zum Ziel hat, die baldige Wiederaufnahme des Kaugeschäfts bei kallusarmer Heilung herbeizuführen.

In Anpassung an Lage und Art des Bruches wurden folgende Verfahren angewandt:

➤ Lösung/Fraktur von Symphyse oder P. incisiva: Drahtcerclage, Schrauben, STEINMANN-Nägel;

- bilaterale Fraktur des Diastema: U-förmiger, an den Zähnen befestigter Metallstab oder entsprechende Kunststoffbrücke;
- unilaterale Fraktur: Drahtnaht, Plattenosteosynthese, perkutane Osteosynthese;
- unilaterale Fraktur der P. molaris: perkutane Fixation, Plattenosteosynthese, perkutane Fixation mit Implantaten durch die Backenzähne in den Unterkieferkörper;
- unilaterale Fraktur des Ramus mandibulae: perkutane Fixation, Plattenosteosynthese.

Die perkutane Osteosynthese hat sich an verschiedenen Frakturlokalisationen bewährt, allerdings ist tägliche Kontrolle der Wundsekretion an den Perforationsstellen erforderlich. Auch bei Fraktur des Muskel- oder Gelenkfortsatzes ist die Resektion des verlagerten Knochenteiles angezeigt. Bei Splitterbrüchen (verschiedener Lokalisation) kann die Entfernung der losen Knochenteile oder der mitbeschädigten Zähne erforderlich werden (Abb. 9-4 bis 9-6).

In den ersten Tagen nach der Frakturbehandlung ist der Patient notfalls per Magensonde zu ernähren, später gibt man Kleietränke und Weichfutter und geht nur ganz allmählich zu Rauhfutter über. Um geburtshilflich bedingte Unterkieferfrakturen bei Kälbern zu vermeiden, sollte von der Unterkieferschlinge nur zurückhaltend, besser aber von einer Kopfschlinge Gebrauch gemacht werden.

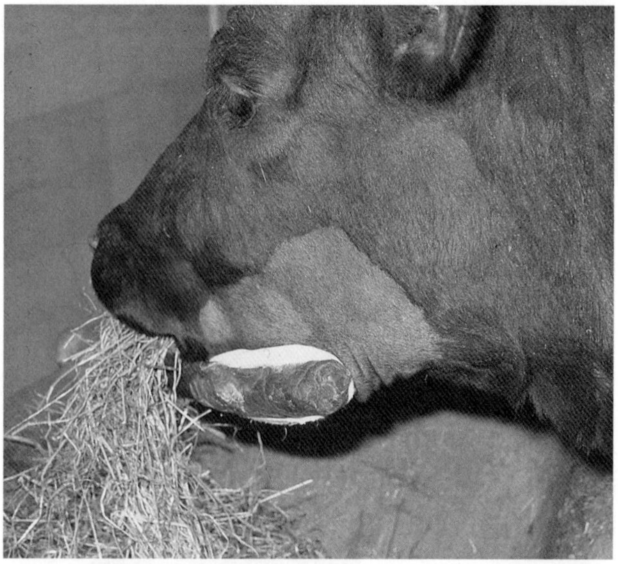

Abbildung 9-6 Perkutane Fixation einer einseitigen Unterkieferfraktur mit externer Kunststoffbrücke

9.1.4 Kieferaktinomykose

Definition: Vornehmlich durch *Actinomyces bovis* bzw. Mischinfektionen mit diesem Keim und Eitererregern verursachte chronische eitrig-granulomatöse Ostitis/Osteomyelitis an Unter- oder Oberkiefer und dadurch bedingte Kau- oder/und Atemstörung. *Andere Bezeichnungen:* »Strahlenpilzkrankheit«, Actinomycosis, »lumpy yaw«.

Vorkommen: Kieferaktinomykose wird weltweit beobachtet; sie tritt sporadisch auf und scheint, insgesamt gesehen, den Unterkiefer wesentlich häufiger als den Oberkiefer zu befallen. Actinomyces-bovis-Infektionen kommen auch bei Schaf, Schwein und anderen Tieren vor.

Ursache, Pathogenese: *Actinomyces bovis*, der Haupterreger der Knochenaktinomykose beim Rind, ist ein grampositives, vorzugsweise anaerob wachsendes pleomorphes Stäbchenbakterium. Es neigt dazu, im Wirtsgewebe verzweigte Filamente zu bilden; seine Tenazität ist gering. Vereinzelt wurden aus aktinomykotischen Läsionen auch *A. isreali* oder *A. lignièresii* (Kap. 3.1.5.3) isoliert. Neben diesen Keimen sind in aktinomykotischen Veränderungen *A. pyogenes*, *Staph. aureus* und Mikrokokken nachgewiesen worden, denen synergistische Wirkung zugesprochen wird.

A. bovis zählt zu den normalen Bewohnern des Verdauungstraktes beim Rind. Offenbar gelangt der Erreger über Verletzungen/Schädigungen der Maulschleimhaut oder/und über das Alveolarperiost (während des Wechsels der Backenzähne) in die tieferen Gewebe und wird dann lymphogen oder hämatogen in die Spongiosa des benachbarten Knochens verschleppt. Hier entfalten die Keime ihre vermutlich auf toxischen/enzymatischen Stoffwechselprodukten beruhende pathogene Wirkung. Während sich die Außenfläche des befallenen Knochens aufgrund einer reaktiven Periostitis ossificans mehr und mehr vorwölbt, wird er von innen bis auf ein schwammartiges Gerüst eingeschmolzen *(Osteomyelitis rarefaciens)*. In seinen Maschen entwickelt sich ein unspezifisches Granulationsgewebe, das von miliaren Abszessen durchsetzt ist, welche die aktinomykotischen »Drusen« enthalten. Im Laufe des sich über Wochen bis Monate hinziehenden Prozesses wird auch die Haut stellenweise durchbrochen; dort bilden sich dann pilzförmige fistulierende Wucherungen.

Symptome: Am Unterkiefer siedelt sich Aktinomykose i. d. R. im Corpus mandibulae an. Hier zeigt sich eine allmählich zunehmende, harte, schmerzlose Auftreibung, über der die Haut zunächst noch verschieblich ist. Mit fortschreitender Einschmelzung der kollateralen Kortikalis wird auch die Haut in den aktinomykotischen Prozeß einbezogen. Es kommt zu

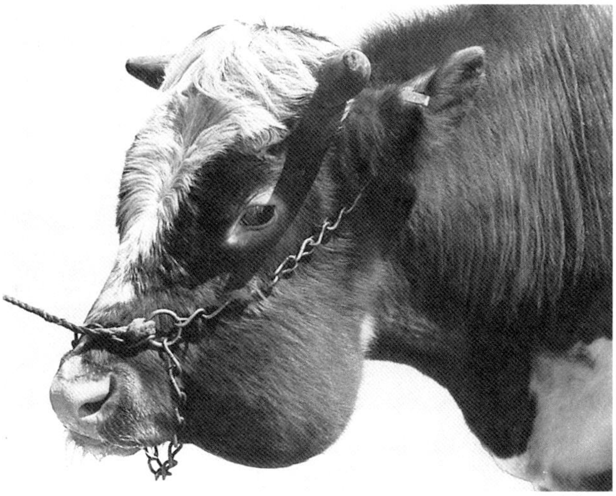

Abbildung 9-7 Umfangreiche Unterkieferaktinomykose, ausgehend von einer Zahnfachentzündung

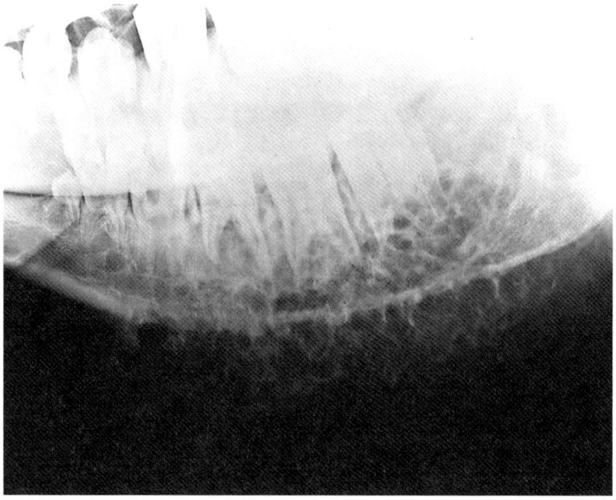

Abbildung 9-8 Röntgen-Bild eines Unterkiefers mit Aktinomykose im Bereich der Prämolaren und Molaren (Nuss et al., 1989)

Durchbrüchen, um die sich ein typisches dunkelrotes pilzförmiges Granulom bildet, aus dem sich dicker, rahmartiger, oft mit Knochentrümmern vermischter Eiter entleert. Ähnliche granulomatöse Zubildungen zeigen sich auch an der Maulschleimhaut in der Umgebung der Backenzähne. Letztere verlieren allmählich ihren Halt, stehen hervor, bereiten Schmerz und stören dann das Kaugeschäft des Patienten; seine Futteraufnahme wird eingeschränkt, und er verliert an Gewicht. Um den äußeren Durchbruch herum entwickelt sich eine diffuse derbe Anschwellung der Haut, so daß sie zum Fistelmund trichterförmig eingezogen wird (Abb. 9-7, 9-8).

Aktinomykose des Oberkiefers betrifft gewöhnlich den Processus alveolaris und macht sich äußerlich an einer allmählich zunehmenden Vorwölbung dieser Knochenpartie bemerkbar. Mit Fortschreiten der Erkrankung wird oft auch die Kieferhöhle, seltener die Stirnhöhle ergriffen. Der aktinomykotische Prozeß kann die Nasenhöhle einengen und behindert dann die Atmung (Abb. 9-9); ansonsten steht die Kaustörung im Vordergrund der Erscheinungen. Seltenere Lokalisationen sind Processus palatinus mit hartem Gaumen und regionalen Kopflymphknoten.

■ **Verlauf, Beurteilung:** Je nach Lokalisation und Ausbreitungstendenz der Kieferaktinomykose kann das betroffene Tier noch über einen relativ langen Zeitraum (Monate) in erträglichem Allgemein- und Nährzustand verbleiben, während in anderen Fällen rasch fortschreitende Abmagerung und/oder Komplikationen die alsbaldige Abschaffung erfordern. So können aktinomykotische Absiedelungen an anderen Stellen der Maulschleimhaut, in Larynx oder Trachea sowie in den Kopflymphknoten auftreten; auch kommen sekundäre Frakturen oder Aspirationspneumonie vor. Da die Anfangsstadien der Kieferaktinomykose dem Tierhalter meist verborgen bleiben, wird tierärztliche Hilfe gewöhnlich erst relativ spät zugezogen. Die Heilungsaussichten sind daher meist fraglich bis ungünstig zu beurteilen.

■ **Diagnose, Differentialdiagnose:** Bei Vorliegen typischer Veränderungen läßt sich die Diagnose schon anhand des makroskopischen Befundes mit hoher Wahrscheinlichkeit stellen. Der Nachweis von grobsinnlich erkennbaren gelbweißen harten Körnchen (durchschnittl. 1 mm) im Eiter, den sog. »Drusen« (»Schwefel-Körnchen«), stützt den klinischen Verdacht. Für den mikroskopischen Nachweis des Erregers wird Eiter in einer sterilen Petrischale mit Aqua steril. aufgeschwemmt, ein (oder mehrere) Körnchen werden auf einem Objektträger zerdrückt und fixiert. Nach Gram-Färbung sind unter Ölimmersion lange Filamente (oder Stäbchen) von *A. bovis* erkennbar; die sichere Identifizierung der Spezies geschieht kulturell. Im Regelfall erfolgt die Diagnose der Aktinomykose mittels histologischer Untersuchung einer Gewebeprobe (Abb. 9-10). Das Röntgen-Bild des Unterkiefers läßt die wabenartige Kammerung und die Ausdehnung der Knochenveränderungen erkennen (s. Abb. 9-8). *Differentialdiagnostisch* sind zu berücksichtigen: Unterkieferfraktur, Zahnfachentzündung/Zahnfistel anderer Genese (Kap. 6.2.2), Backenphlegmone/-abszeß (Kap. 6.1.2), Parotitis (Kap. 6.3.3), aktinobazilläre Lymphadenitis (Kap. 3.1.3.3), Tumoren.

■ **Sektionsbefund:** Die im Verlauf der Kieferaktinomykose sich entwickelnden pathologisch-anatomischen Veränderungen werden oben beschrieben.

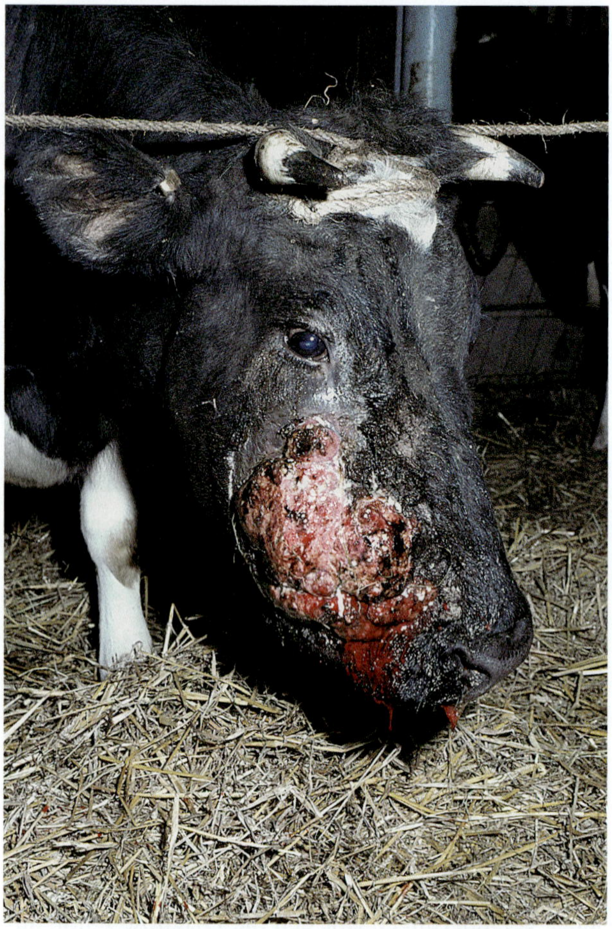

Abbildung 9-9 Fortgeschrittene Aktinomykose des Oberkiefers mit Beteiligung der Kieferhöhle und Einengung des Nasenganges

Behandlung: Aus bereits genannten Gründen ist bei fortgeschrittener Kieferaktinomykose, insbesondere bei Erkrankung des Oberkiefers, im allgemeinen von einer Behandlung abzusehen. Therapieversuche kommen allenfalls in Frage, wenn sich der Patient in gutem Allgemeinzustand befindet und noch bis zum Kalbetermin oder zur Samengewinnung gehalten werden soll. Aber auch in den frischen Fällen sind Indikation und Wirtschaftlichkeit kritisch zu prüfen und mit dem Tierhalter zu besprechen. Um das Bestmögliche zu erreichen, sollten ggf. chirurgische und medikamentöse Behandlung kombiniert werden. Das chirurgische Vorgehen richtet sich nach dem radiologischen oder/und dem lokalen Befund. Der Unterkiefer wird in Höhe des primär erkrankten Zahnfaches bzw. im Zentrum der Auftreibung (oder von einer tief gelegenen Fistel aus) von unten her trepaniert und der Hohlraum einschließlich der dünnen Knochensepten kürettiert, antiseptisch gespült und tamponiert; Nachbehandlung gemäß chirurgischen Grundsätzen; der gelockerte Zahn wird gezogen.

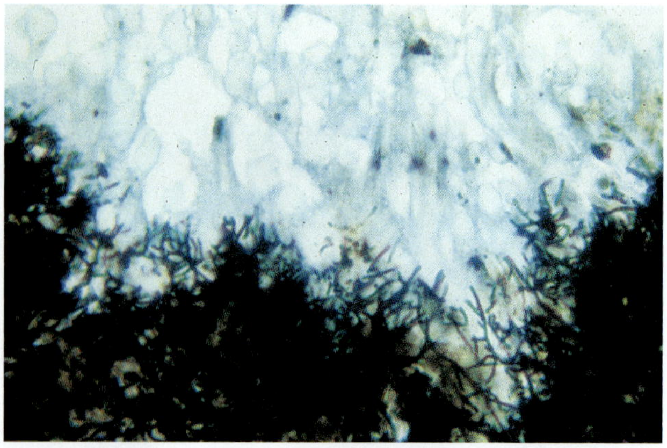

Abbildung 9-10 Mikroskopisches Bild (Acrylatschnitt, Grocott × 320): Randbezirk einer aktinomykotischen Druse. Das myzelartige Fasergerüst von A. bovis ragt in den die Druse umgebenden Wall aus Granulozyten (Nuss et al., 1989)

Zugleich ist die systemische antibakterielle Behandlung einzuleiten, wofür Sulfonamide, Sulfa-Trimethoprim-Kombinationen und Antibiotika wie Penicillin, Streptomycin, Tetracycline, evtl. auch Amoxicillin und Ampicillin in Frage kommen. Die systemische Therapie sollte mindestens über 2 Wochen, besser noch länger durchgeführt werden. Die früher übliche Jod-Therapie (Kap. 3.1.5.3) steht ebenso wie die Behandlung mit Isoniacid für lebensmittelliefernde Tiere derzeit (2002) nicht zur Verfügung. *Prophylaktische Maßnahmen* kommen nur in Frage, wenn das Leiden in einem Bestand ausnahmsweise vermehrt auftritt und sich die auslösende Ursache ermitteln läßt.

9.1.5 Muskelentzündung (»Injektionsschäden«) und Weichteilverletzungen im Halsbereich

Vorkommen, Ursache, Pathogenese: Der hintere obere Bereich des Halses wird v. a. bei Jungtieren oft als Applikationsort für intramuskuläre Injektionen gewählt und wurde dafür auch empfohlen. Unter ungünstigen Umständen kann es jedoch im Injektionsbereich zu umschriebener Degeneration und Entzündung von Muskulatur und umgebenden Faszien und nachfolgender Bildung von Narbengewebe, ausnahmeweise auch zur Abszedierung, kommen. Zunächst ist mit jeder intramuskulären Injektion eine mechanische Traumatisierung verbunden, die durch das Einstechen der Kanüle, die Dehnung und Zerreißung des Gewebes durch die injizierte Flüssigkeitsmenge sowie durch die Geschwindigkeit der Injektion bedingt wird. Die klinisch relevanten Schäden werden jedoch im wesentlichen durch die von der Injektionslösung ausgehende chemisch-physikalische Reizung hervorgerufen, die vom pH, der Tonizität, den reizenden Eigenschaften der Wirk- und Hilfsstoffe und deren Konzentration abhängt. Muskelschäden unterschiedlichen Grades wurden v. a. nach intramuskulärer Applikation verschiedener Antibiotika- und Sulfonamidpräparate, aber auch nach Verabreichung von Vitaminlösungen und Vakzinen (Bakterine) beobachtet. Besonders starke Enzündungen traten auf, wenn das betreffende Medikament an mehreren aufeinanderfolgenden Tagen (oft von Laienhand) an derselben Stelle oder in deren Nachbarschaft deponiert wurde.

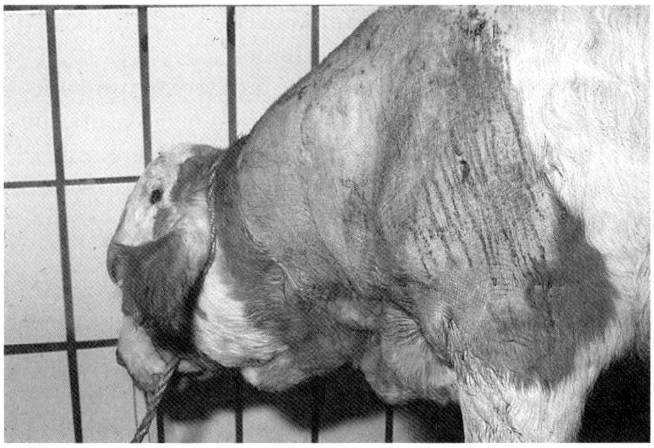

Abbildung 9-11 Hochgradige Entzündung der Halsmuskulatur eines Bullenkalbes nach mehrmaliger intramuskulärer Injektion von antibiotischen Präparaten

Symptome: Es zeigen sich teils diffuse, teils umschriebene faust- bis doppelfaustgroße, vermehrt warme, schmerzhafte Umfangsvermehrungen (Abb. 9-11), gesenkter Kopf und Hals, verminderte Futteraufnahme, mitunter Erschlaffen der Schultergürtelmuskulatur (»lose Schulter«). Bei einem Tier mit weit kranial und daher in Halswirbelnähe gelegenen injektionsbedingten Entzündungsherden traten zentralnervöse Erscheinungen auf, die offenbar durch Kompression des Halsmarkes bedingt wurden (Inkoordination, Niederstürzen, Krämpfe, »Zervikalsyndrom«). Passives Seitwärtsbeugen des geschwollenen Halses löst Schmerzreaktion und Abwehr, mitunter seitliches Niederstürzen des Patienten aus.

Flüssigkeitsansammlungen oder Abszesse lassen sich sonographisch diagnostizieren.

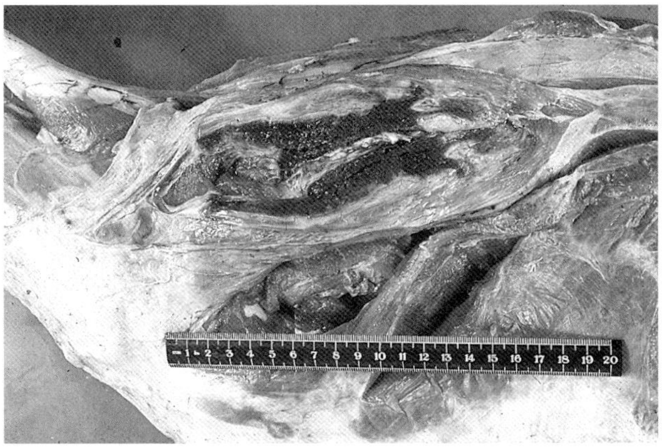

Abbildung 9-12 Ausgedehnte Muskelnekrose in den langen Sitzbeinmuskeln eines Kalbes nach Injektion von antibiotischen Präparaten

Verlauf, Behandlung: Sofern keine Infektion hinzutritt, klingt die Entzündung unter fibröser Organisation des nekrotisierten Gewebes allmählich wieder ab. Der Heilungsprozeß läßt sich durch hyperämisierenden Salbenanstrich und schmerzlindernde Mittel (z. B. Acetylsalicylsäure oral) unterstützen. Sogenannte »Spritzenabszesse« sind selten und müssen nach sonographischer Lokalisierung mit aller Vorsicht drainiert werden. Ausnahmsweise kann sich eine Gasphlegmone (Kap. 2.3.3ff., 12.2.4) entwickeln.

Sektionsbefund: Bei Zerlegung der betroffenen Muskeln finden sich in frischen Fällen längliche, bis über 10 cm hinausgehende blutig-zundrige Herde (Abb. 9-12); ältere Prozesse weisen mitunter flüssigkeitsgefüllte, von Septen durchzogene Hohlräume auf und sind von weißlichem fibrösen Gewebe umgeben. Am Ende verbleibt ein von fibrösen Septen durchzogener Bezirk »Muskelfleisch«.

Prophylaxe: Abgesehen von der Gefahr klinischer Auswirkungen, die an anderen intramuskulären Injektionsstellen noch schwerwiegender sein können, besteht das Risiko, daß bei der Schlachtung solcher Tiere erhebliche Teile des Fleisches entfernt werden müssen oder daß unentdeckt bleibende nekrotische oder fibrosierte Muskelpartien, die als genußuntauglich zu beurteilen sind, an den Verbraucher gelangen. In frischen Nekrosen können Arzneimittelrückstände zu Problemen führen. Es müssen daher alle Möglichkeiten genutzt werden, um derartige Muskelschäden zu vermeiden:

- Präparate, für die auch andere Verabreichungswege vorgesehen sind, sollten nicht intramuskulär, sondern ggf. subkutan appliziert werden.
- Sofern sich die intramuskuläre Injektion nicht umgehen läßt, sollte das Medikament auf mehrere Depots verteilt, und bei mehrtägiger Behandlung eine wiederholte Injektion am selben Ort vermieden werden (pro Injektionsstelle beim Kalb nicht über 5–10 ml, Jungrind 10–15 ml, Erwachsene 15–20 ml).
- Falls Präparate mit gleicher Wirkung, aber besserer lokaler Verträglichkeit oder anderen Applikationsmöglichkeiten zur Verfügung stehen, sollten diese be-

nutzt werden. Hinweise auf Gewebeverträglichkeit in der Gebrauchsanleitung beachten.

➤ Injektionsfehler vermeiden: Sauberkeit und Desinfektion, insbesondere bei Injektion gefäßkontrahierender Mittel (z. B. Prostaglandine), dünne Kanülen, langsam injizieren (nicht über 2 ml/s, keine »Schußinjektion«).

Haut- und Weichteilverletzungen am Hals entstehen in Anbindeställen mitunter durch Unfälle in der Anbindevorrichtung, sonst auch durch Verhaken am schadhaften Freßgitter oder an anderen Stallgeräten, durch Rangkämpfe von horntragenden Tieren, Verfangen in Stacheldraht u. a. m. Von innen heraus können die zervikalen Weichgewebe im Zuge einer Schlundperforation (Kap. 6.5.3) verletzt und infiziert werden. Die aus derartigen Insulten resultierenden Wunden, Blutungen, Hämatome, Phlegmonen oder Abszesse werden nach chirurgischen Grundsätzen behandelt.

Eine in früherer Zeit zu beobachtende Läsion bei ständig im Stall gehaltenen Rindern ist das *»Einwachsen«* der zu kurz oder zu eng eingestellten *Halskette*, etwa 1–2 Handbreiten kaudal des Hinterhauptes (Abb. 9-13). Nach Drucknekrose und eitriger Einschmelzung von Haut und Unterhaut dringt die Kette mehr und mehr in die Tiefe; die Haut kann sich darüber sogar wieder schließen. Es bedarf dann einer scharfen Durchtrennung der Hautbrücke, um die Kette entfernen zu können; Patient anschließend vorübergehend mittels Halfter anbinden. Derartige Haltungsfehler verstoßen gegen den Tierschutz.

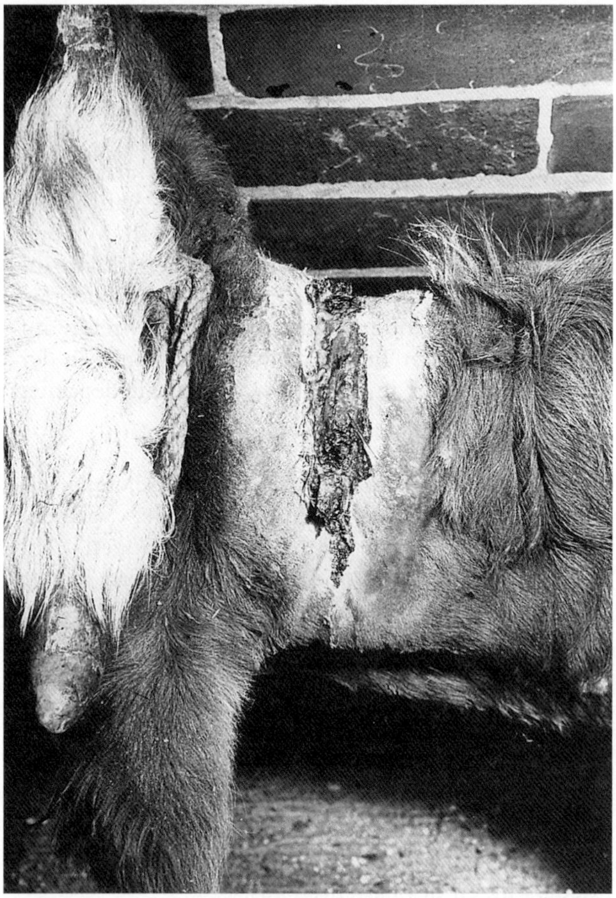

Abbildung 9-13 Ulzerös-granulierende Wunde im Nacken eines Ochsen nach Entfernen einer eingewachsenen Halskette

9.1.6 Schleimbeutelentzündung an Widerrist und Vorbrust, Nackenbandentzündung

Entzündung der Widerristschleimbeutel: Außer einem inkonstanten, subkutan und dicht vor oder auf dem Widerrist gelegenen Schleimbeutel sind beim Rind gelegentlich noch zwei weitere Bursen unter dem Nackenband über den Dornfortsätzen des letzten Hals- und des ersten Brustwirbels vorhanden. In seltenen Fällen kann sich der eine oder andere dieser Schleimbeutel infolge ständig wiederholter Quetschungen am Freßgatter, bei Jochanspannung auch infolge Geschirrdrucks (*Bursitis cucullaris*, »Jochgalle«), entzünden (Abb. 9-14); ähnliche Veränderungen können im Zusammenhang mit Brucellose als Ausdruck einer metastasierenden Infektion oder einer Allergisierung auftreten. Die infolge chronisch-seröser Entzündung abnorm gefüllte Jochbeule nimmt dabei z. T. derartige Ausmaße an, daß sie weiblichen Tieren ein bullenähnliches Aussehen (Stiernacken) verleiht. Akute eitrige Bursitiden mit Eiterversackung, fortschreitender Nekrose und Fistelbildung sind in dieser Lokalisation dagegen ungewöhnlich.

Da die chronische Widerristbeule i. d. R. als unbedeutender Schönheitsfehler anzusehen ist, kommt ihre Behandlung (Totalexstirpation, Veröden oder intrabursale Glukokortikoidinjektion; Kap. 9.12) nur auf ausdrücklichen Wunsch des Tierhalters in Frage. Vereiterte Bursen werden zweckmäßigerweise von der Seite her gespalten und drainiert.

Brustbeule: Infolge wiederholten Drucks, z. B. am Futterbarren oder dem Freßgitter, kann sich vor dem Brustbein ein Schleimbeutel bilden und bei fortgesetzter Reizung zu einem bis zu kindskopfgroßen Hygrom *(Bursitis praesternalis)* entwickeln (Abb. 9-15). Derartige Umfangsvermehrungen stellen zunächst nur ein mechanisches Hindernis beim Liegen oder bei der Futteraufnahme dar. Sie können aber klinische Bedeutung gewinnen, wenn sich der Schleimbeutel akut entzündet, insbesondere wenn eine Besiedlung mit pyogenen Keimen eintritt. Kapselphlegmone und Parabursitis rufen dann eine diffuse

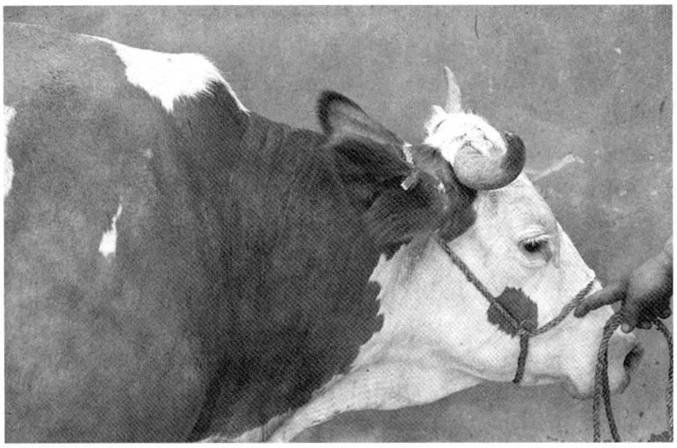

Abbildung 9-14 »Widerristbeule« (Bursitis cucullaris)

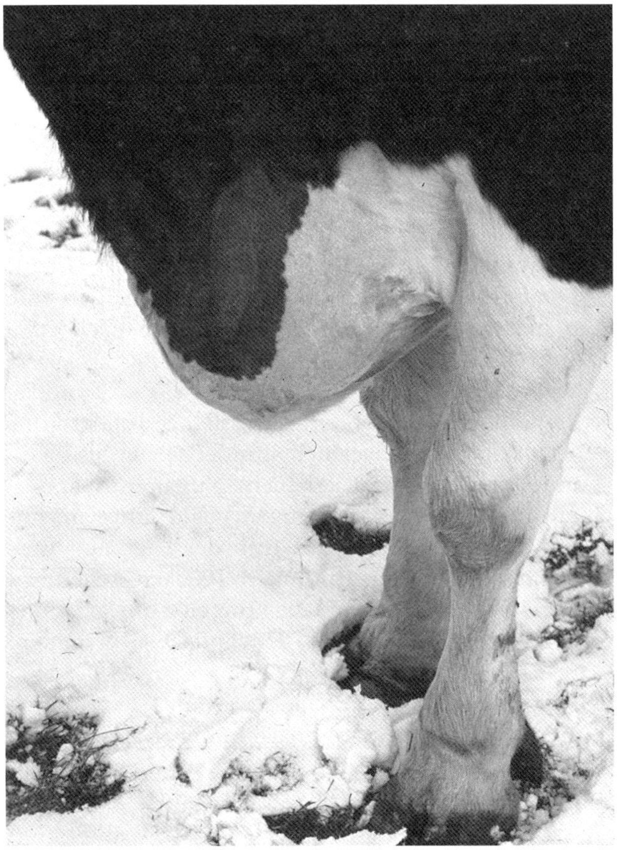

Abbildung 9-15 Brustbeule (Bursitis praesternalis)

schmerzhafte Anschwellung der Vorbrust hervor, die von Fieber und Allgemeinstörung begleitet sein kann. *Diagnostik* und *Behandlung* richten sich nach den für Bursitis praecarpalis/tarsalis lateralis beschriebenen Grundsätzen (Kap. 9.12).

Nackenbandentzündung: Vornehmlich in warmen Ländern, aber auch in gemäßigten Klimaten, wurden an Schlachtrindern entzündliche Veränderungen des Lig. nuchae und des umkleidenden Fasziengewebes festgestellt, die sich auf Befall mit adulten Onchozerken zurückführen ließen. Nackenbandentzündung dieser Art scheint jedoch nur äußerst selten klinische Symptome auszulösen.

9.1.7 Schiefhals (Tortikollis)

Ursache: Das dauernde Schiefhalten oder Seitwärtsbiegen des Halses *(Tortikollis, Caput obstipum)* ist ausnahmsweise angeboren, meist jedoch erworben. Es kann auf Frakturen, Luxationen, eitrigen (oder tuberkulösen) Veränderungen der Halswirbel, auf Läsion (Quetschung, Zerrung, Ruptur, Abszeß, Tumor) oder Lähmung der Halsmuskulatur oder auf Kontraktur/Verschmelzung von Halswirbelgelenken beruhen. Als auslösende Faktoren spielen Strangulation in der Halskette, Sturz, unsachgemäßes Ablegen, Verfangen im Freßgatter und gegenseitiges Stoßen die Hauptrolle. Als angeborener Defekt ist die bei neugeborenen Kälbern zu beobachtende Fusion/Subluxation des Atlantookzipitalgelenks zu nennen (Kap. 9.10.2).

Symptome, Verlauf: Bei traumatischer Genese steht das betroffene Tier plötzlich mit gesenktem Kopf und seitwärts oder S-förmig gekrümmtem Hals; liegt die Ursache aber in einem raumfordernden Prozeß innerhalb des Wirbelkanals, entwickelt sich die Haltungsabweichung (steifer, gestreckter Hals) oft mehr allmählich (Abb. 9-16). Aktive Halsbewegungen werden kaum noch ausgeführt; Futter und Tränke können vielfach nur noch aufgenommen werden, wenn man sie von Hand anbietet. Das passive Anheben, Wenden oder Drehen des Kopfes und Halses verursacht i. d. R. heftigen Schmerz und Abwehr, mitunter sogar abruptes Niederstürzen des Patienten. Quetschungen des Halsmarks können hochgradige Dyspnoe und kollapsartigen Tod infolge Atemlähmung bedingen; in leichteren Fällen lösen sie nur Bewegungsstörung (Inkoordination, Ataxie) aus. Eindeutige örtliche Veränderungen (Ödem, Hämatom, Krepitation) sind nicht immer vorhanden oder wegen der Dicke der Halsmuskulatur nicht sicher palpierbar.

Diagnose, Behandlung: Die ätiologische Klärung des Leidens bereitet ohne RÖNTGEN-Aufnahme oder Sonographie gelegentlich Schwierigkeiten; i. d. R. ist die Entscheidung über Sinn und Nutzen einer Therapie aber schon an Hand der klinischen Befunde zu fällen. So wird man sich bei Beteiligung von Knochen oder Vorliegen schwerwiegender zentralnervöser Symptome zur alsbaldigen Verwertung des Tieres entschließen (Ausnahme: Wirbelfortsatzfrakturen ohne Lähmungserscheinungen, die unter konservativem Abwarten oder nach Entfernen der Knochensplitter

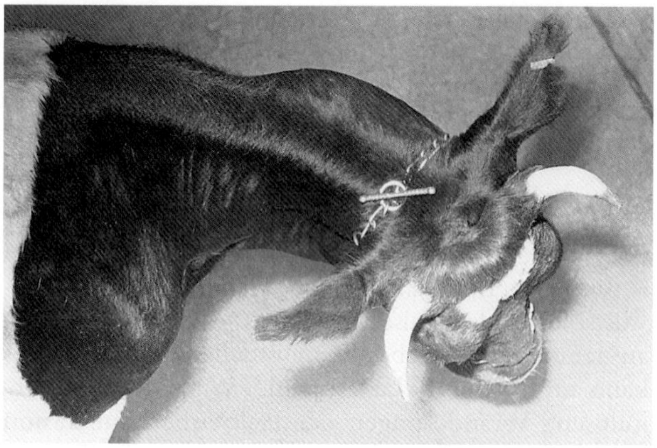

Abbildung 9-16 Schiefhals infolge Halsmuskelleukose

z. T. ausheilen). Muskelschädigungen werden durch Ruhigstellen, anfängliche Antiphlogese und spätere örtliche Hyperämisierung sowie Gaben von Vitamin E/Selen behandelt.

9.1.8 Wirbelbruch, Kreuzbeinfraktur

Formen, Vorkommen, Ursache: Im Einzelfall ist zwischen Fissuren oder Frakturen der Wirbelkörper, der Wirbelbögen oder der Wirbelfortsätze zu unterscheiden. Derartige Wirbelsäulenläsionen sind im großen gesehen selten; relativ häufig kommen sie indessen bei mit Zughilfe entwickelten Kälbern vor (die dann meist während oder alsbald nach der Geburt verenden). Nach Sektionsstatistiken aus Dänemark und den Niederlanden wiesen 7% der sezierten (Dänische HF, Dänisches Rotvieh) bzw. 25% der peripartal gestorbenen Kälber Wirbelbrüche auf. Oft handelt es sich um einfache Epiphyseolysis im Brust-Lendenwirbelbereich. Ansonsten entstehen Frakturen durch grobe traumatische Insulte im Zusammenhang mit Niederstürzen, Anrennen gegen Hindernisse, Kämpfen in der Herde, Verkehrsunfällen, Ausbrechen aus festen Einzäunungen, Gewalteinwirkungen bei Transporten und v. a. beim gegenseitigen Aufreiten oder beim Decken durch einen schweren Bullen. Letzteres kommt, neben übermäßiger Zugleistung beim Kalben, besonders als Ursache von *Kreuzbeinfrakturen* in Frage; Kühe mit eingekerbtem »Schwanzansatz« scheinen dafür prädisponiert zu sein (Abb. 9-17). Ferner wirken Rachitis, Osteoporose oder -malazie sowie Fluorose begünstigend; bei Kälbern spielt die erst wenig fortgeschrittene Ossifikation des Skelettes ein Rolle. Auch multiple Frakturen sind möglich. Hinsichtlich Halswirbelfrakturen siehe »Schiefhals«.

Symptome, Verlauf: Die Erscheinungen hängen von Sitz (Brust-, Lenden-, Kreuzbereich) und Umfang der Läsion sowie deren Auswirkungen auf Rückenmark oder/und Spinalnerven ab. Sie sind daher von Fall zu Fall verschieden. Sie lassen sich von den im Prinzip gleichartigen, aber primär von raumfordernden Prozessen innerhalb des Wirbelkanals ausgehenden Symptomen klinisch nur dann eindeutig abgrenzen, wenn der Vorbericht auf ein schwerwiegendes Trauma hinweist und/oder wenn adspektorisch und palpatorisch (auch rektal) abnorme Krümmungen (Abknickung) der Wirbelsäule erkennbar sind (Abb. 9-18, 9-19). Im allgemeinen gilt: Trauma → plötzliche Erkrankung; raumfordernder Prozeß → meist allmählich einsetzende Krankheitserscheinungen.

Im Falle einer Kreuzbeinfraktur können sich auf kräftigen Druck von oben abnorme Beweglichkeit und Schmerzhaftigkeit zeigen, und vom Rektum aus ist mitunter eine umschriebene druckempfindliche Schwellung oder Stufe (Bruchlinie) zu ertasten.

Mit Wirbelfraktur geborene Kälber verbleiben meist in Seitenlage, sind kurzatmig und verenden oft unter Erscheinungen einer Asphyxie (weshalb die ursächliche Wirbelfraktur oft unentdeckt bleibt). Ein rascher Verlauf war auch bei 2 Färsen zu beobachten, die durch eine Öffnung in einem Treibgang ausgebrochen waren und sich dabei eine Fraktur des 1. bzw. 3. Lendenwirbelkörpers zugezogen hatten. Das eine Tier brach sofort zusammen, das andere nach etwa 10 min.

Mit Wirbelläsion (z. B. Epiphyseolysis) im Lenden-Kreuzbeinbereich geborene lebensfähige Kälber können sich bei Aufstehversuchen nicht weiter als bis in »hundesitzige« Stellung erheben. Nur in Ausnahmefällen (unversehrtes Rückenmark) sind Jungtiere mit Brust-/Lendenwirbelfrakturen in der Lage aufzustehen und sich bei aufgekrümmtem Rücken stehend zu halten. Die frakturierten Teile können dann sogar unter Bildung eines Gibbus (»Bruchbuckel«) verheilen.

Diagnose: Eine *Kreuzbeinfraktur* kann Schwanzlähmung, After-Blasen-Schwanzlähmung (Kap. 10.2.10) oder auch Nachhandparese bis -paralyse verursachen, so daß etwaiger Verdacht darin eine Stütze fände. Die weitere klinische Differenzierung/Lokalisation von Drucklähmungen des Rückenmarks im *Brust-Lendenbereich* geschieht nach den Regeln der neurologischen Untersuchung; weitere Einzelheiten sind in den Kapiteln 9.13, 10.2.10 nachzulesen. Als weiterführende Verfahren kommen (v. a. beim Jungtier) Röntgenographie, Myelographie, Liquor- und Blutuntersuchung (Entzündungsparameter) sowie Thermo- und Elektromyographie in Frage. *Differentialdiagnostisch* ist ein breites Spektrum an neuromuskulären Erkrankungen zu berücksichtigen, insbesondere Wirbelabszesse und andere raumbeengende Prozesse im Wirbelkanal, Mißbildungen der Wirbelsäule und des Rückenmarkes, Myodystrophie.

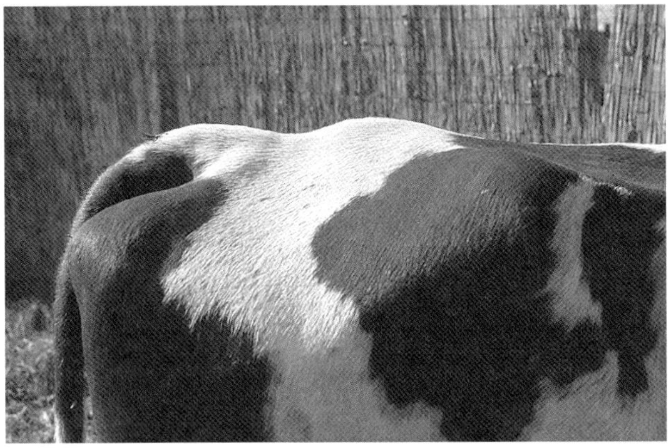

Abbildung 9-17 Kuh mit eingekerbtem Schwanzansatz (Prädisposition für Kreuzbeinfraktur)

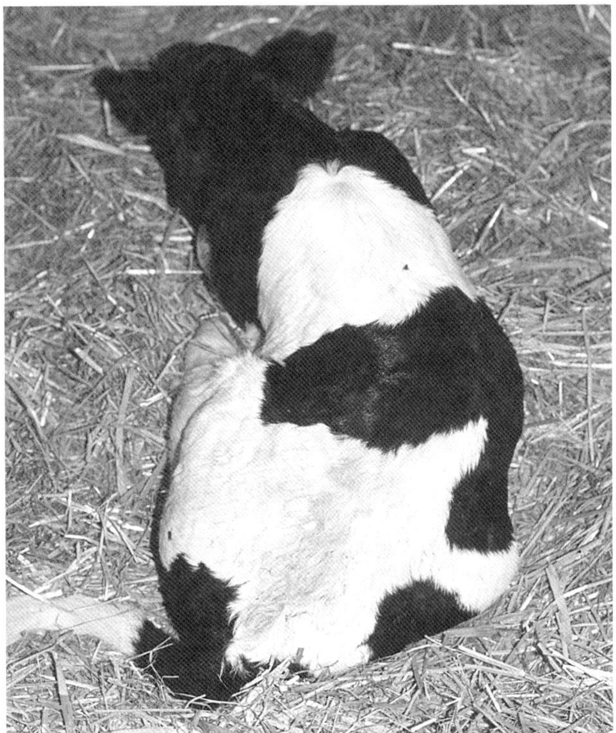

Abbildung 9-18 Seitlich abgeknickte Wirbelsäule infolge schwergeburtsbedingter Wirbelfraktur

■ **Behandlung, Beurteilung:** Infolge Wirbelfraktur festliegende Tiere sollten alsbald verwertet oder euthanasiert werden. Sofern mit Kreuzbeinfraktur behaftete Rinder nur Schwanzlähmung zeigen, kann der weitere Verlauf abgewartet werden. Mitunter gewinnt der Schwanz eine begrenzte Beweglichkeit zurück, andernfalls bleibt eine Behinderung des Kotabsatzes (Kap. 9.4.7), oder die Nervenlähmung aszendiert (s. o.). Bei einer Kuh mit Fraktur des 4. Kreuzbeinwirbels ließ sich durch Plattenosteosynthese der Fortsätze vom 2. Sakral- bis 1. Schwanzwirbel Heilung erzielen; eine Schwanzwurzelluxation mit Epiphyseolysis wurde ebenfalls durch Plattenosteosynthese behoben. Frakturierte Dornfortsätze werden, je nach Lage, operativ entfernt oder abwartend behandelt.

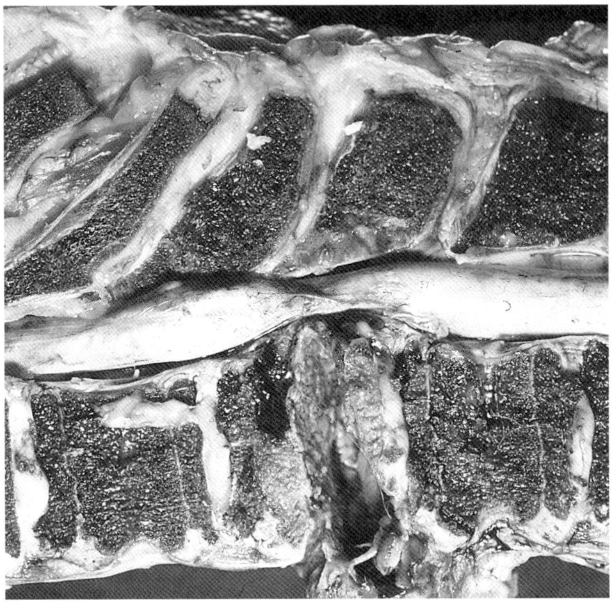

Abbildung 9-19 Diskus-Epiphysenabriß am 13. Brustwirbel (mit ausgedehnter Trümmerzone) infolge Schwergeburt

9.1.9 Infektionen und Geschwülste der Wirbelsäule

Wirbelabszesse, die den Wirbelkörper und gelegentlich auch die Zwischenwirbelscheiben erfassen, entwickeln sich hauptsächlich bei Kälbern, und zwar meist hämatogen im Gefolge von Nabelinfektionen oder eitrigen Bronchopneumonien, seltener per continuitatem in der Nähe intramuskulärer »Injektionsschäden« (Kap. 9.1.5) oder anderer Eiterungsprozesse. An Erregern wurden *A. pyogenes*, *F. necrophorum*, Mikrokokken, *Pseudomonas* spp., *Salmonella* spp., *E. coli* und weitere isoliert. In der Vergangenheit spielte auch die Wirbelsäulentuberkulose eine Rolle. Wirbelabszesse machen sich gewöhnlich erst dann klinisch bemerkbar, wenn sie das Rückenmark einengen und neuromuskuläre Erscheinungen auslösen (Abb. 9-20). Letztere hängen (analog zu Wirbelfrakturen) von der Lokalisation des einengenden Prozesses ab und entwickeln sich manchmal allmählich (unsicherer ataktischer Gang, Schwierigkeiten beim Aufstehen) oder treten plötzlich auf (Festliegen bei relativ gutem Allgemeinbefinden, Seitenlage mit Opisthotonus und Muskelspasmen).

Diagnostik: siehe Kapitel 9.1.8, 9.13, 10.2.6, 10.2.7.

Beurteilung: aussichtslos.

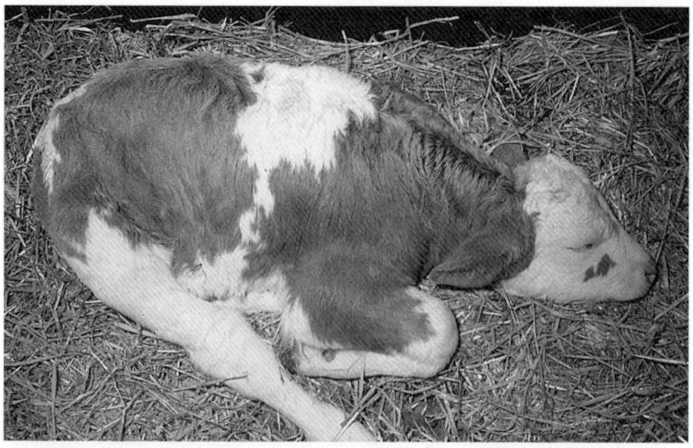

Abbildung 9-20 Nachhandlähmung infolge Übergreifen eines intramuskulären »Spritzenabszesses« auf Wirbelsäule und Rückenmark

Geschwülste: Vereinzelt wurden Wirbelosteosarkome und -spindelzellsarkome mit dadurch bedingten neuromuskulären Symptomen beobachtet.

9.2 Krankheiten an Schulter und Schultergürtel

9.2.1 Schulterlahmheit

Der Begriff »Schulterlahmheit« stellt eine rein *symptomatische Diagnose* für verschiedene Krankheitszustände im Schulterbereich dar, welche sich durch die klinische Untersuchung zunächst nicht eindeutig lokalisieren und definieren lassen. Einer derartigen Lahmheit können krankhafte Veränderungen im Schultergelenk selbst, aber auch in den umgebenden Knochen, Sehnen, Bändern, Muskeln, Nerven oder Lymphknoten (Leukose, Neurofibromatose, Tuberkulose) zugrunde liegen. Beim Rind scheinen Quetschungen und Zerrungen der Schultermuskulatur sowie des Schultergelenks die häufigste Ursache zu sein (Wyssmann, 1942). Die mit der »Schulterlahmheit« verbundene Bewegungsstörung betrifft gewöhnlich die Hangbeinphase (verkürzter Schritt mit zögerndem Anheben des Vorderbeins), kann sich aber auch als gemischte Lahmheit äußern. Wenn sich Sitz und Art des Leidens aufklären lassen, sollte die vorläufige Diagnose »Schulterlahmheit« durch die dem Fall zukommende exakte *pathologisch-anatomische Krankheitsbezeichnung* ersetzt werden.

9.2.2 Entzündung des Schultergelenks

Formen, Ursache: Die beim Rind nur selten zu beobachtende Omarthritis beruht meist auf akuter aseptischer Entzündung des Buggelenks und ist i. d. R. auf Zerrung, Verstauchung oder Quetschung zurückzuführen; solche Insulte kommen v. a. beim Bespringen brünstiger Tiere (seitliches Abgleiten), beim Ausrutschen und übermäßigen Grätschen der Vordergliedmaßen auf schlüpfrigem Boden sowie durch äußere Gewalteinwirkung (Anrennen gegen Pfosten) zustande. Ein Teil der eitrigen Schultergelenkentzündungen geht von penetrierenden Verletzungen aus; außerdem ist vereinzelt auch über pyämische, früher zudem über tuberkulöse Omarthritiden berichtet worden. Degenerative Arthropathien, die auch im Verbund multipler Osteochondrose auftreten können, sind ebenfalls selten; sie lassen sich szintigraphisch diagnostizieren.

Symptome: Bei akuter Omarthritis ist örtlich eine m. o. w. deutliche Umfangsvermehrung (Abb. 9-21) sowie Druckempfindlichkeit und vermehrte Wärme, bei chronischer Entzündung dagegen zunehmende Atrophie der Schultermuskeln festzustellen. Die Lahmheit ist im akuten Stadium gemischt; in leichteren Fällen sowie bei chronischer Omarthritis kann jedoch reine Hangbeinlahmheit bestehen. Die betroffene Gliedmaße wird beim Gehen nur wenig angehoben und zögernd vorgeführt, wobei die Klauenspitzen mitunter über den Boden schleifen. Beim Rückwärtstreten ist das Nachschleppen der kranken Extremität typisch.

Diagnose: Die Diagnose stützt sich auf die äußerlich erkennbaren Veränderungen (vergleichende Adspektion und Palpation der rechten und linken Schulter), den bei passiver Bewegung (v. a. durch Abduktion des Beins) ausgelösten Schmerz, die Art der Lahmheit und das Verhalten beim Rückwärtsgehen; außerdem ist der Patient meist kaum in der Lage, einen 30–40 cm über dem Boden gehaltenen Stab zu überschreiten. In unklaren Fällen empfiehlt sich die nach den üblichen Grundsätzen (Kap. 9.12) vorzunehmende diagnostische *Punktion* und Anästhesie des Schultergelenks: Einstich von lateral in der Delle zwischen Tuberculum majus craniale und caudale (unmittelbar am Knochenrand) schräg in Richtung auf den gegenüberliegenden Ellbogen (Abb. 9-22) oder unmittelbar vor der Endsehne des Musculus infraspinatus fingerbreit proximal des T. majus caudale mit etwa um 40° nach medioventral gerichteter Kanüle; diese trifft dann in 7–8 cm Tiefe auf das Gelenk. *Differentialdiagnose:* alle unter 9.2.3 bis 9.2.8 genannten Leiden.

Verlauf, Beurteilung: Unter sachgemäßer Behandlung heilen leichte aseptische Omarthritiden innerhalb von 8 Tagen, schwerere in 4–6 Wochen aus; manche Fälle gehen jedoch in das kaum mehr zu beeinflussende chronische Stadium über. Die Prognose eitriger Schultergelenkentzündungen ist meist ungünstig.

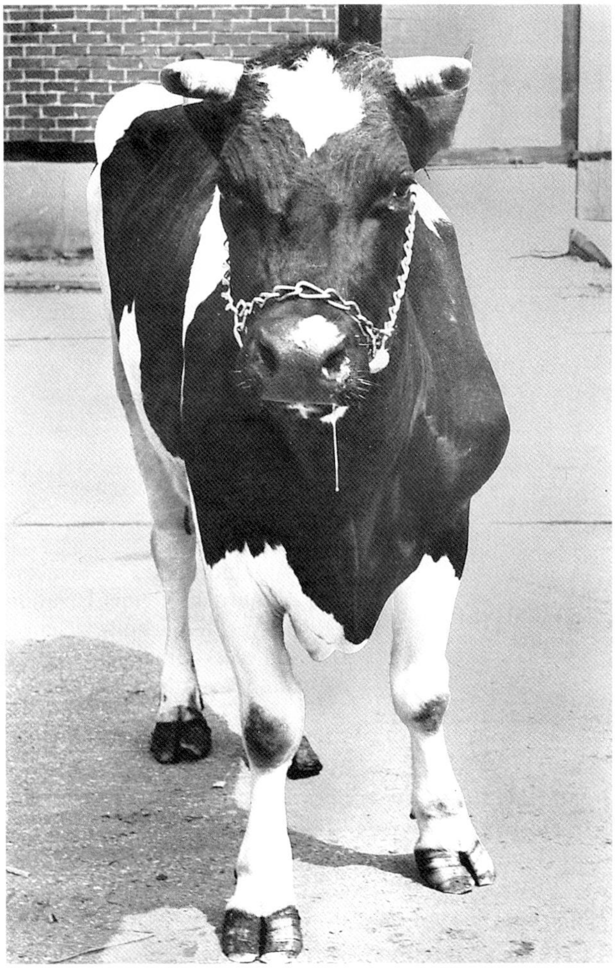

Abbildung 9-21 Hochgradige akute Entzündung des linken Buggelenks

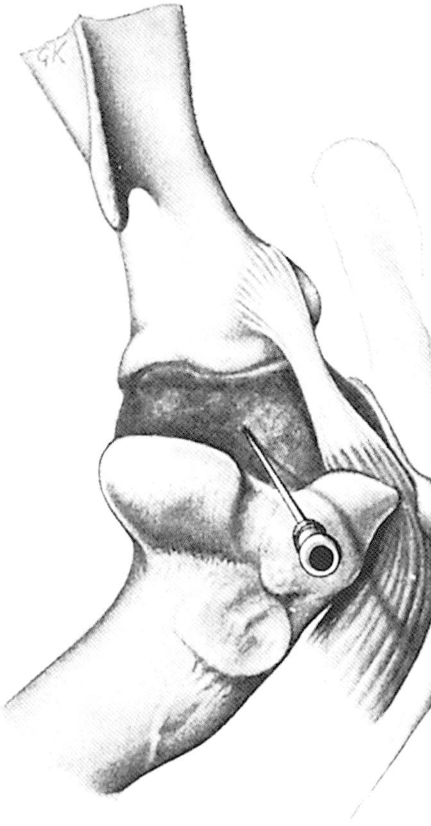

Abbildung 9-22 Punktion des rechten Schultergelenks (siehe Text)

■ **Behandlung:** Ruhigstellen des Tieres; die übrigen Maßnahmen sind den allgemeinen Richtlinien für die Gelenkbehandlung (Kap. 9.12) zu entnehmen.

9.2.3 Verrenkung des Schultergelenks

■ **Formen, Ursache, Symptome:** Das Herausgleiten des Caput humeri aus der Gelenkpfanne der Skapula – nach lateral oder kranial – kommt beim Rind nur selten vor und ist meist auf grobe Gewalteinwirkung (Stoß, Sturz, Strangulation) zurückzuführen. Bei vollständiger Luxation zeigt sich plötzlich hochgradige Hangbeinlahmheit; die Gliedmaße erscheint verkürzt, ist bei passiver Ab- und Adduktion abnorm beweglich, mitunter tritt der Humeruskopf seitlich hervor (Abb. 9-23). Unvollständige Verrenkungen zeichnen sich ebenfalls durch starke Hangbeinlahmheit, Abduktion der betroffenen Extremität sowie lokale Formveränderungen und Schmerzhaftigkeit aus.

■ **Behandlung, Beurteilung:** Am stehenden oder besser am liegenden Tier wird durch Vorziehen der gestreckten Gliedmaße unter gleichzeitigem kräftigen Druck auf den Humeruskopf (von vorn oder von der Seite) und Vorschieben des Ellbogengelenks ein Repositionsversuch vorgenommen. Eine andere Methode besteht darin, daß man oberhalb der Fessel des sedierten, in Seitenlage befindlichen Patienten ein Seil anbringt und daran einen kontinuierlichen (~ 25 min dauernden) distal gerichteten Zug mit etwa 20–30 kg Kraft ausübt. Schließlich kann auch versucht werden, die Gliedmaße von unten her stark nach hinten und oben zu beugen (Helfer) und gleichzeitig kräftig am Humerus kaudodistal zu drücken. Bei frühzeitiger Behandlung sollen sich sogar vollständige Luxationen des Schultergelenks reponieren lassen, doch kann, insbesondere in verschleppten Fällen, chronische Lahmheit zurückbleiben.

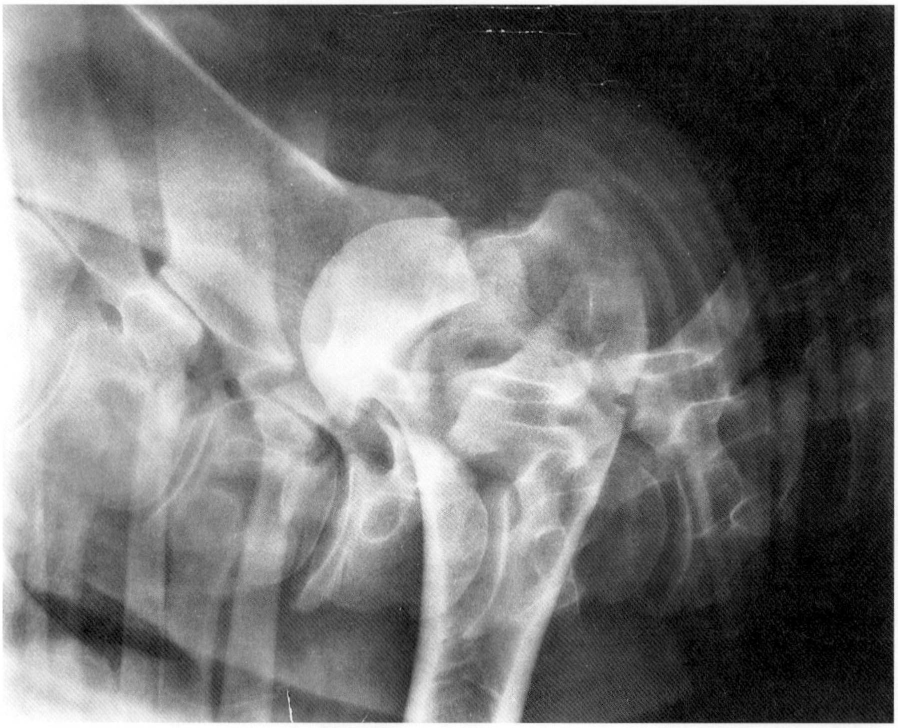

Abbildung 9-23 RÖNTGEN-Aufnahme einer Luxation des rechten Schultergelenks: Der Humeruskopf liegt lateral des dadurch verdeckten Schulterblattendes

9.2.4 Bruch des Schulterblattes und Osteochondritis dissecans humeri

Schulterblattbrüche sind beim Rind sehr selten. Nach Bruch des *Schulterblatthalses* besteht hochgradige Hangbeinlahmheit mit abnormer passiver Beweglichkeit der Gliedmaße, v. a. in transversaler Richtung; deutliche Krepitation ist dabei jedoch nicht immer nachzuweisen. Prognostisch sind Kollumfrakturen im allgemeinen ungüstig zu beurteilen, da trotz Abheilung des Bruches oft chronische Lahmheit (infolge Nervenlähmung) zurückbleibt. Für eine versuchsweise Behandlung kommen Ruhigstellung und Anlegen einer THOMAS-Schiene (Kap. 9.11) in Frage. Frakturen der *Schulterblattgräte* verursachen nur Bewegungsstörungen geringeren Grades und verlaufen ziemlich harmlos. Vereinzelt ist auch über Bruch und Hypertrophie oder über Nekrose des *Schulterblattknorpels* sowie über Tuberkulose der Skapula berichtet worden. Eine *Osteochondritis dissecans* im kranialen Bereich des Humeruskopfes bei einem Jungrind (180 kg LM) wurde via Arthrotomie und Kürettage geheilt.

9.2.5 Entzündung der Bursa intertubercularis

Ursache, Symptome, Behandlung: Die über den Sulcus intertubercularis des Oberarmbeins ziehende Sehne des M. biceps brachii ist hier von einem Schleimbeutel, der *Bursa intertubercularis s. bicipitalis*, unterlagert. Es kommen sowohl aseptische (seröse bis serofibrinöse) als auch infektbedingte purulente Bursitiden vor. Erstere gehen gewöhnlich auf Traumen zurück (Quetschung am Halsrahmen etc.), letztere auf penetrierende Verletzung oder pyämisch-metastatische Infektion. Das betroffene Bein wird dann im Stehen zurückgestellt und nur wenig belastet, in der Bewegung wird es anfangs zögernd mit nach vorn verkürztem Schritt vorgeführt; später besteht mitunter schwere gemischte Lahmheit. Beim erzwungenen Zurücktreten wird die Gliedmaße ohne Beugung der distalen Gelenke über den Boden schleifend nachgezogen. Örtlich ist kranioproximal am Humerus, zwischen Tuberculum majus und minus, eine druckempfindliche Anschwellung mit m. o. w. deutlicher Fluktuation zu fühlen. Kennzeichnend für das Leiden sind die Abwehrreaktionen des Patienten beim passiven Rückwärtsziehen des kranken Beines. Auf diese Weise läßt sich eine Schultergelenkentzündung meist *differentialdiagnostisch* ausschließen; andernfalls kann die Klärung durch diagnostische Anästhesie des Schultergelenks herbeigeführt werden (Fortbestehen der Lahmheit bei Bursitis bicipitalis).

Die *Prognose* ist bei eitriger sowie bei chronisch-aseptischer Bursitis fast aussichtslos. Eine *Behandlung* kommt deshalb im allgemeinen nur für die Fälle von leichter akuter Entzündung dieses Schleimbeutels in Frage; sie erfolgt nach den üblichen Grundsätzen (Kap. 9.12) und erfordert mehrwöchige Ruhigstellung des Patienten.

9.2.6 Dislokation der Sehne des Musculus infraspinatus

Pathogenese, Symptome, Diagnose, Behandlung: Bei diesem außerordentlich seltenen Leiden gleitet die an der Facies musculi infraspinati ansetzende Sehne des hinteren Grätenmuskels nach Zerreißung eines fibrösen Haltebandes hinter das Tuberculum majus humeri, wo sie m. o. w. dauerhaft festhakt. Dadurch wird der genannte Knochenhöcker unmittelbar unter der Haut fühlbar, dahinter die angespannte luxierte Sehne. Die damit verbundene, unterschiedlich stark ausgeprägte Lahmheit besteht in zeitweiligem oder anhaltendem Unvermögen, die betroffene Gliedmaße vollständig zu strecken, und in Abblatten des Schultergelenks. *Differentialdiagnostisch* ist an Lähmung des Nervus suprascapularis (Kap. 9.3.9) oder des N. radialis (Kap. 9.3.11) zu denken. Durch lokale Hyperämisierung (Kap. 9.13) kann innerhalb mehrerer Wochen Heilung erzielt werden. Die operative Behandlung besteht in Tenotomie der vom Musculus teres minor aus von kaudal her an das T. majus und die Sehne des M. infraspinatus heranziehenden Sehnenplatte.

9.2.7 Degeneration, Zerreißung, Lähmung des Musculus serratus ventralis sowie »Lose Schulter«

Pathogenese, Symptome, Diagnose, Behandlung: Der Brustkorb ist mit Hilfe des von der dorsalen Innenfläche des Schulterblattes zu den ersten 7–9 Rippen ziehenden *M. serratus ventralis thoracis* zwischen den Vordergliedmaßen »aufgehängt«. Einseitiger Ausfall der Muskelfunktion hat zur Folge, daß die betroffene Skapula während des Abstützens nach oben gleitet und ihre Oberkante den Widerrist überragt; bei bilateraler Afunktion kommt es zum Absinken des Brustkorbes zwischen den Vordergliedmaßen, so daß die Rückenlinie lordotisch erscheint. Mehrere Fälle dieser Art wurden bei 5–18 Monate alten Rindern in den ersten Tagen nach dem Weideaustrieb beobachtet. Die Patienten zeigten steifen Gang, waren bewegungsunwillig und wiesen im Brust-Achselbereich eine schmerzlose ödematöse Schwellung auf, aus der sich ein klares strohfarbenes steriles Punktat gewinnen ließ. An sezierten oder später geschlachteten Probanden ließen sich in der Serratusmuskulatur (und weiteren Muskeln) Veränderungen wie bei oder nach Enzootischer Myodystrophie (Kap. 9.17.1) nachweisen; mehrere Tage nach Krankheitsbeginn durchgeführte Blutuntersuchungen ergaben deutlich erhöhte Kreatinkinase- und (z. T.) verminderte GSH·Px-Aktivität bei normalem Vitamin-E-Gehalt. Es wird daher angenommen, daß diese Form des Leidens den auf Vitamin-E-/Selenmangel beruhenden Myopathien zuzuordnen ist (Hannam et al., 1994; Gunning et al., 1994). Nach ausgeprägter Serratus-Dystrophie kann sich die Muskelfunktion – unter initialer Vitamin-E-/Selen-Therapie – zwar im Laufe von Wochen bis Monaten bessern, völlige Restitution scheint jedoch nur selten einzutreten.

Funktionsausfall des ventralen gezähnten Muskels kommt auch bei Kühen vor und tritt hier oft einseitig auf (Abb. 9-24). Solche Fälle wurden in der Vergangenheit meist auf Lähmung des Nervus thoracicus longus oder fibrilläre Muskelzerreißung zurückgeführt. Beide Ursachen erscheinen als möglich, sind jedoch bislang nicht sicher belegt. Wenn sich aber zwischen Brustkorb und Oberarm eine sulzige Umfangsvermehrung zeigt, die ein blutig seröses Punktat ergibt, so stützt dieser Befund den Verdacht auf Muskelläsion (Ruptur, Dystrophie). Der Gang solcher Patienten ist mühsam-schwankend, kann aber auch fast normal sein. U. U. tritt nach mehreren Monaten vollständige Abheilung ein.

Bei ausgemergelten Kühen kann sich eine beidseitige *Serratus-Atonie* einstellen, so daß sich im Stehen und Gehen am Widerrist eine deutliche Furche zwischen den vorstehenden Schulterblättern zeigt.

»Lose Schulter«: Das sog. »Abblatten« (oder »Laffenständigkeit«) wird auf Erschlaffung der Brustkorb und Vordergliedmaßen verbindenden Muskeln, insbesondere der Einwärtszieher (Mm. pectorales), zurückgeführt (Abb. 9-25). Als Ursache der Gewebeschwäche sollen vorgerücktes Alter, Ernährungsmängel, unzureichende Bewegung und zehrende Krankheiten (Leukose und andere) in Frage kommen; des weiteren wird auch eine rassebedingte oder individuelle Disposition vermutet. Der Zustand bessert sich zwar mitunter während des Weideganges; es besteht jedoch Neigung zu Rezidiven und zur Verschlimmerung mit zunehmendem Alter.

9.2.8 Verletzungen der Brust- und Oberarmmuskeln

Ursache, Symptome, Behandlung: Schwerwiegende penetrierende Traumen der Brust- und/oder Armmuskulatur sind v. a. bei Weidetieren nicht allzu selten; sie ereignen sich meist beim Überspringen und Hängenbleiben auf scharfkantigen oder spitzen Hindernissen (Stacheldraht, Pfosten) oder beim Anrennen gegen Fahrzeuge. Trotz der mitunter ziemlich weit von ventral her zwischen Brustkorb und Oberarm oder Schulterblatt hineinreichenden Zusammenhangstrennungen zeigen solche Patienten gewöhnlich nur leichte bis mäßige Hangbeinlahmheit. Verletzungen der lockeren Haut in der Umgebung des Ellbogenhöckers führen gelegentlich zu einem umfangreichen subkutanen Ansaugemphysem. Frische Wunden werden zunächst vorsichtig mit desinfizierender Lö-

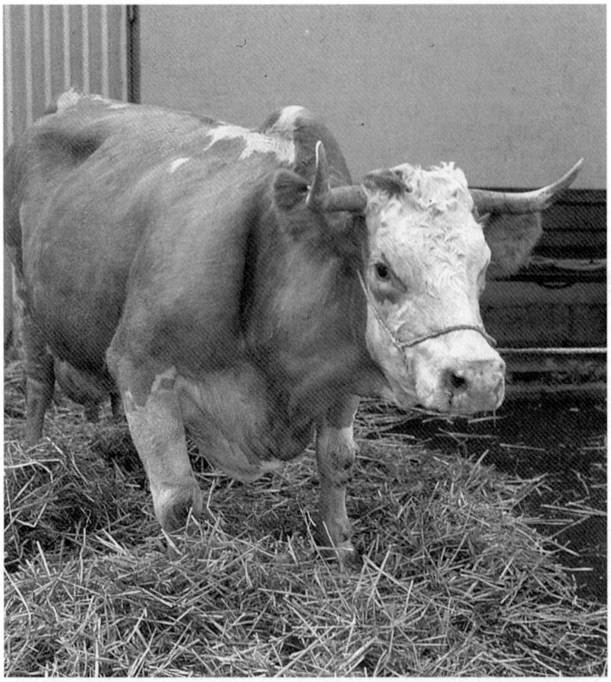

Abbildung 9-24 Ruptur des linken M. serratus ventralis: Das Schulterblatt der kranken Seite überragt deutlich den Widerrist

sung gespült, dann mit einem antibiotisch getränkten Gazestreifen beschickt und abschließend bis auf eine 3–5 cm lange Drainageöffnung im ventralen Winkel vernäht; der hier etwas hervorragende Drain wird im Laufe der folgenden Tage stückweise vorgezogen, gekürzt und endlich völlig entfernt. Eitrig-infizierte Verletzungen werden dagegen offen behandelt (wiederholte Wundtoilette, örtliche Antibiose). Hinsichtlich Enzündungen und durchdringenden Verletzungen der Halsmuskeln siehe Kapitel 9.1.5.

9.3 Krankheiten im Bereich von Ober- und Unterarm sowie an der Vorderfußwurzel

9.3.1 Fraktur des Oberarmknochens

A. Steiner

Vorkommen, Formen, Ursache: Brüche des Oberarmknochens *(Fractura ossis humeri)* machen beim Rind etwa 5–6 % aller Frakturen der langen Röhrenknochen aus. Sowohl beim erwachsenen Rind als auch beim Jungtier stellen spiralig verlaufende Brüche im Schaftbereich und Trümmerfrakturen im distalen Diaphysenbereich die häufigsten Frakturformen dar. Hin und wieder kommen auch Absprengfrakturen am Tuberculum majus vor. Meist bleiben die Brüche gedeckt, da der Oberarmknochen von viel Muskelgewebe umgeben ist. Humerusfrakturen entstehen meist als Folge eines akuten stumpfen Traumas beim Überspringen von Gräben und Zäunen, beim Abspringen von Laderampen, durch abruptes Drehen des Tieres bei fixierter Vordergliedmaße oder bei Verkehrsunfällen.

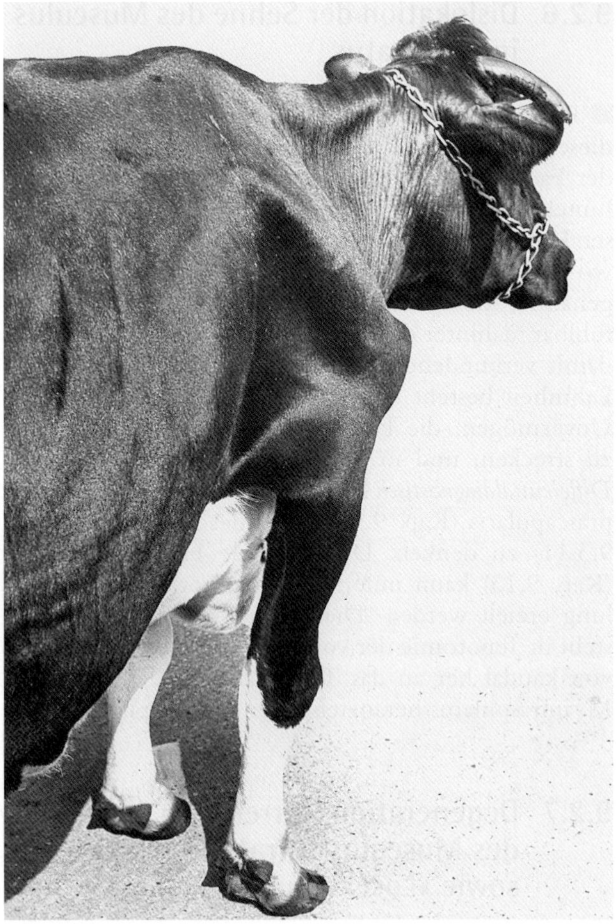

Abbildung 9-25 »Lose Schulter« (»Abblatten«, »Laffenständigkeit«)

Symptome: Die typische Symptomatik besteht in hochgradiger gemischter Lahmheit, Nachschleifen der betroffenen Gliedmaße in leichter Flexionsstellung, diffuser Schwellung, Druckdolenz und abnormer Beweglichkeit im Oberarmbereich sowie Krepitation bei Abduktion, Adduktion, Flexion und Rotation von Schulter- und Ellbogengelenk (Abb. 9-26). Bei Schädigung des im Sulcus spiralis humeri verlaufenden Nervus radialis können die Symptome der *Radialislähmung* (Kap. 9.3.11) im Vordergrund stehen.

Diagnose: Die Verdachtsäußerung erfolgt aufgrund der klinischen Erscheinungen, und die Diagnose wird gesichert mittels radiologischer Darstellung des frakturierten Knochens in mediolateraler (bei nach vorne gezogener Gliedmaße) und kraniokaudaler Richtung.

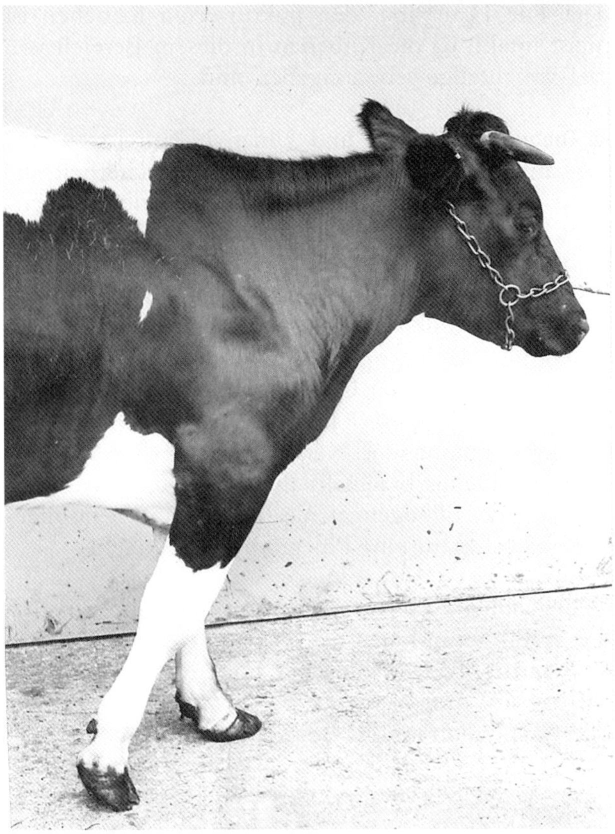

Abbildung 9-26 Bruch des rechten Oberarmbeines: hochgradige Lahmheit sowie auffallend kurzer Abstand zwischen Buggelenk und Ellbogenhöcker infolge Verschiebung der Bruchenden in Längsrichtung

Differentialdiagnostisch kommen Entzündung des Schulter- oder Ellbogengelenks (Kap. 9.2.2, 9.3.3), Lähmung des Nervus radialis (Kap. 9.3.11), Phlegmone im Oberarmbereich, Luxation des Ellbogengelenks und Quetschung der Oberarmmuskeln in Frage.

■ **Behandlung:** Als Behandlungsmöglichkeiten kommen Boxenruhe, Marknagelung oder Verplattung in Betracht.

➤ Die *konservative* Behandlung besteht in mehrmonatiger Boxenruhe und kann bei Kälbern mit nur leichtgradiger Dislokation der Hauptfragmente und Fehlen von Anzeichen einer Radialislähmung erfolgreich angewandt werden. Die alleinige äußere Fixation inklusive Anbringen einer THOMAS-Schiene stellt *keine* Behandlungsalternative dar, da jeder Verband die Hebelwirkung auf den frakturierten Knochen verstärkt, ohne den Knochen selbst zu fixieren.

➤ *Offene Reduktion und interne Fixation* wurden als Alternative zur konservativen Behandlung in Einzelfällen erfolgreich angewandt. Als Techniken der internen Fixation bieten sich *Marknagelung*, *verschraubte Marknagelung* und *Verplattung* an. Für die Verplattung wird von kranial zum Oberarmknochen zugegangen und *eine* Platte kranial (Abb. 9-27, 9-28) oder – bei *Doppelverplattung* – je eine Platte kranial und lateral angebracht. Um die Entwicklung eines Seroms zu verhindern und damit die Infektionsgefahr im Operationsbereich zu mindern, ist die intraoperative Implantation einer *Saugdrainage* angezeigt (Abb. 9-29).

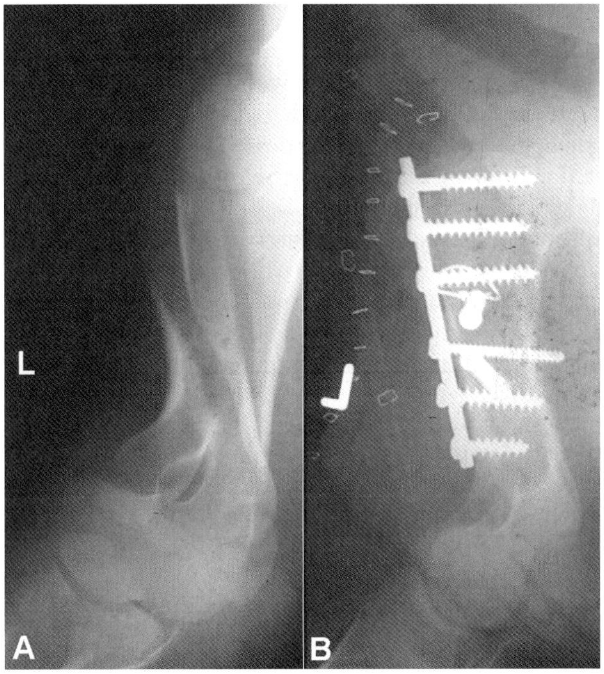

Abbildung 9-27, 9-28 Mediolaterale radiologische Darstellung einer spiralig verlaufenden diaphysären Humerusfraktur bei einem 10 Tage alten Kalb vor **(A)** und nach **(B)** Fixation mittels einer kranial angebrachten, 6-Loch, breiten, 4,5 mm dynamischen Kompressionsplatte und 2 separaten, von lateral eingebrachten 4,5-mm-Zugschrauben

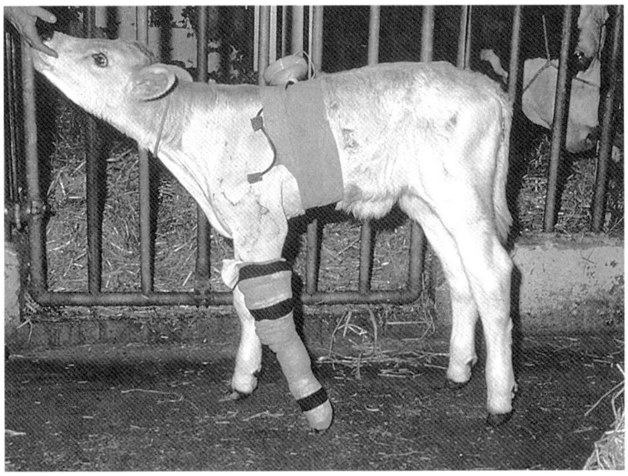

Abbildung 9-29 Saugdrainage und leichtgradige reversible Radialislähmung (Schienenverband) bei einem 6 Wochen alten Kalb nach Plattenfixation einer diaphysären Humerusfraktur

Komplikationen: Die häufigsten Komplikationen einer Humerusfraktur sind irreversible Schädigung des Nervus radialis, Frakturniederbruch nach interner Fixation sowie Serombildung und Infektion im Operationsbereich.

Beurteilung: Die Heilungsaussichten sind bei Kälbern und Jungrindern als zweifelhaft, aber immer noch als wesentlich günstiger zu beurteilen als bei Kühen. Ein Behandlungsversuch sollte nur dann in Betracht gezogen werden, wenn bei der klinischen Untersuchung keine oder lediglich Anzeichen einer geringgradigen Schädigung des Nervus radialis festzustellen sind. Da die Phase der Selbstheilung mit erheblichen Schmerzen bei jeder Bewegung der Gliedmaße verbunden ist, sollte die konservative Behandlung aus tierschützerischen Gründen nur in Ausnahmefällen und nur bei Jungtieren (geringes Gewicht, gute Heiltendenz) versucht werden. Es muß jedoch mit ungenügender Gewichtszunahme gerechnet werden.

9.3.2 Fraktur der Unterarmknochen

A. Steiner

Vorkommen, Formen, Ursache: Radiusfrakturen machen beim Rind 4–7% aller Frakturen der langen Röhrenknochen aus. Da Radius und Ulna knöchern miteinander verwachsen sind, betreffen Unterarmfrakturen meist beide Knochen *(Fractura ossium radii et ulnae)*. Von proximomedial nach distolateral verlaufende, diaphysäre Schrägfrakturen mit zwei Hauptfragmenten und wenigen kleinen, keilförmigen Nebenfragmenten stellen die häufigste Frakturform dar. Isolierte Brüche des Radius im Schaftbereich bei intakter Ulna sowie Frakturen des Olekranons kommen seltener vor. Brüche der Unterarmknochen entstehen meist als Folge eines akuten stumpfen Traumas beim Aus- oder Eintreiben von der Weide oder bei Weideunfällen.

Symptome: Die typische Symptomatik besteht in hochgradiger gemischter Lahmheit, diffuser Schwellung und Druckdolenz im Bereich der frakturierten Knochen und abnormer Beweglichkeit (Abb. 9-30) sowie *Krepitation* bei Abduktion, Adduktion und Flexion von Ellbogen- und Karpalgelenk. Anläßlich der Palpation sind häufig spitze Knochenkanten zu ertasten. Bei isolierter Fraktur des Radius läßt sich meist keine Krepitation auslösen. Bei Olekranonfrakturen ist die Schwellung im Bereich des Ellbogens lokalisiert und die Lahmheit während der Hangbeinphase verstärkt. Beim Versuch, die betroffene Gliedmaße zu belasten, sinkt der Ellbogen nach ventral, und das Karpalgelenk kann nicht in Extension gehalten werden. Die Haut über den frakturierten Knochen ist meist intakt, da die Knochen in diesem Bereich von viel Weichteilgewebe umgeben sind.

Diagnose: Radius- und Ulnafrakturen lassen sich aufgrund der Krepitation mit großer Sicherheit anhand des klinischen Befundes diagnostizieren. Dennoch sollte auch eine röntgenologische Untersuchung durchgeführt werden, um die Frakturform zu bestimmen sowie die dafür geeignete Behandlungstechnik auswählen und eine exakte Prognose stellen zu können. Isolierte Radiusfrakturen sind meist nur mittels radiologischer Untersuchung erkennbar.

Differentialdiagnostisch kommen bei der Olekranonfraktur Lähmung des Nervus radialis (Kap. 9.3.11) oder des Plexus brachialis (Kap. 9.3.10) sowie Entzündung des Ellbogengelenks (Kap. 9.3.3), bei isolierter Radiusfraktur eine Phlegmone in Betracht.

Behandlung: Es kommen die nachfolgend genannten Verfahren in Frage.

➤ Frakturen des Radius mit intakter Ulna können chirurgisch mittels kranialer *Verplattung* des Radius oder *konservativ* mittels Boxenruhe angegangen wer-

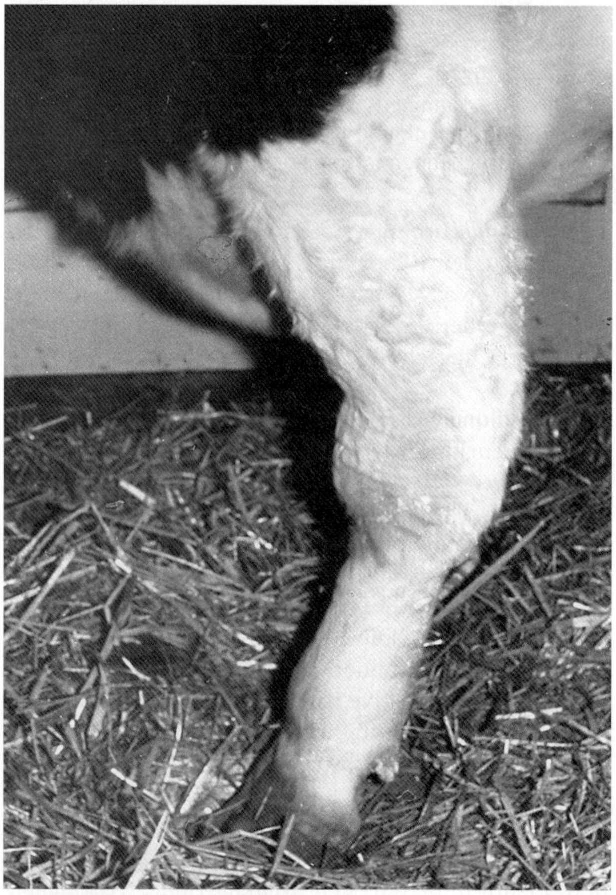

Abbildung 9-30 Bruch von Speiche und Elle unmittelbar oberhalb des Karpalgelenks

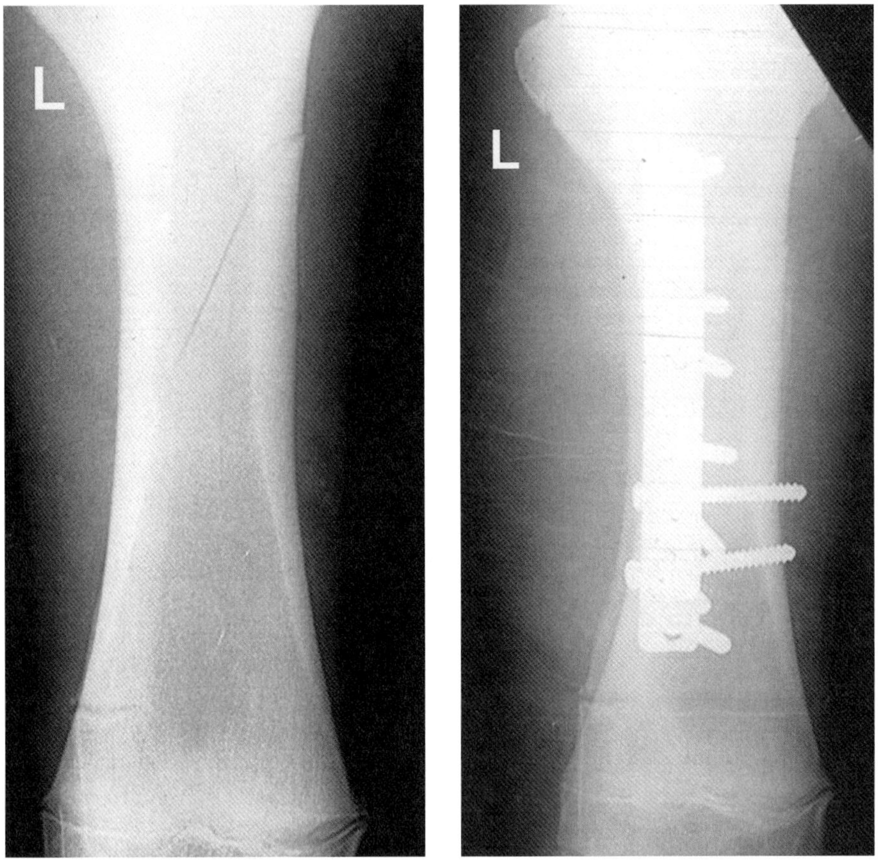

Abbildung 9-31 Von proximomedial nach distolateral verlaufende Radiusfraktur (kraniokaudaler Strahlengang) bei einem Rind (18 Mon.); links vor und rechts nach Fixation mittels einer kranial angebrachten, 8-Loch, breiten, 4,5 mm dynamischen Kompressionsplatte und 2 separaten 4,5-mm-Zugschrauben

den. Bei Verzicht auf eine interne Stabilisierung des Radius muß als Komplikation während der Selbstheilungsphase mit einem Ermüdungsbruch der primär intakten Ulna gerechnet werden.

➤ Olekranonfrakturen werden am besten mit einer *Zuggurtung* fixiert, wobei aus Stabilitätsgründen die *Verplattung* der *Drahtfixation* vorzuziehen ist.

➤ Bei gleichzeitiger Frakturierung von Radius und Ulna empfiehlt es sich, entweder eine *Walking-cast*-Fixation (Abb. 9-31) oder eine offene Reduktion und interne Fixation des Radius mittels Platten durchzuführen.

» Die Walking-cast-Fixation ist ausschließlich bei Frakturen im distalen Schaftbereich angezeigt, wobei auch *Trümmerfrakturen* ohne nennenswerte Gliedmaßenverkürzung erfolgreich behandelt werden können, falls keine irreversible Schädigung der distalen Epiphysenfuge vorliegt.

» Die *interne Fixation* mit *einer* Platte kommt bei leichten Tieren in Frage, während ab einem Körpergewicht von ca. 150 kg die *Doppelverplattung* indiziert ist (Abb. 9-32). Aufgrund der Belastungsverhältnisse im Unterarmbereich und der üblichen Frakturkonfiguration (Schrägfraktur, von proximomedial nach distolateral verlaufend) sollte je eine Platte kranial und lateral am Radius angebracht werden. Bei Rindern, deren Körpergewicht 500 kg übersteigt, wird die laterale dynamische Kompressionsplatte durch eine *Kobrakopf*- oder eine *DCS*(Dynamic Condylar System)-Platte ersetzt. Auf eine zusätzliche interne Fixation der frakturierten Ulna kann verzichtet werden.

» Kombinierte Radius-/Ulnafrakturen wurden auch mittels einer *modifizierten* THOMAS-*Schiene/Gips-Konstruktion* (Kap. 9.11) erfolgreich behandelt.

» Die äußere Fixation mit einem hohen, selbsthärtenden Kunststoffverband als alleinige Behandlung ist nur erfolgversprechend, wenn auch das Ellbogengelenk ruhiggestellt werden kann, was aus anatomischen Gründen einzig bei jungen Kälbern in genügendem Maße möglich ist.

■ **Komplikationen:** Bei der Fixation mittels modifizierter THOMAS-Schiene/Gips-Konstruktion stehen v. a. *Dekubituswunden*, aber auch andere Folgen der Gliedmaßenimmobilisation im Vordergrund, nämlich Muskelschwund, Gelenksteife, Erschlaffung der Beugesehnen und Osteoporose. Heilung der Fraktur in starker Achsenfehlstellung (malunion), verzögerte Heilung (delayed union) sowie Entwicklung einer septischen Osteomyelitis (Kap. 9.9.1, 9.11) sind weitere mögliche Komplikationen. Bei interner Fixation sollen akutes Ausreißen der Implantate oder Implantatermüdungsbrüche nach chronisch zyklischer Be-

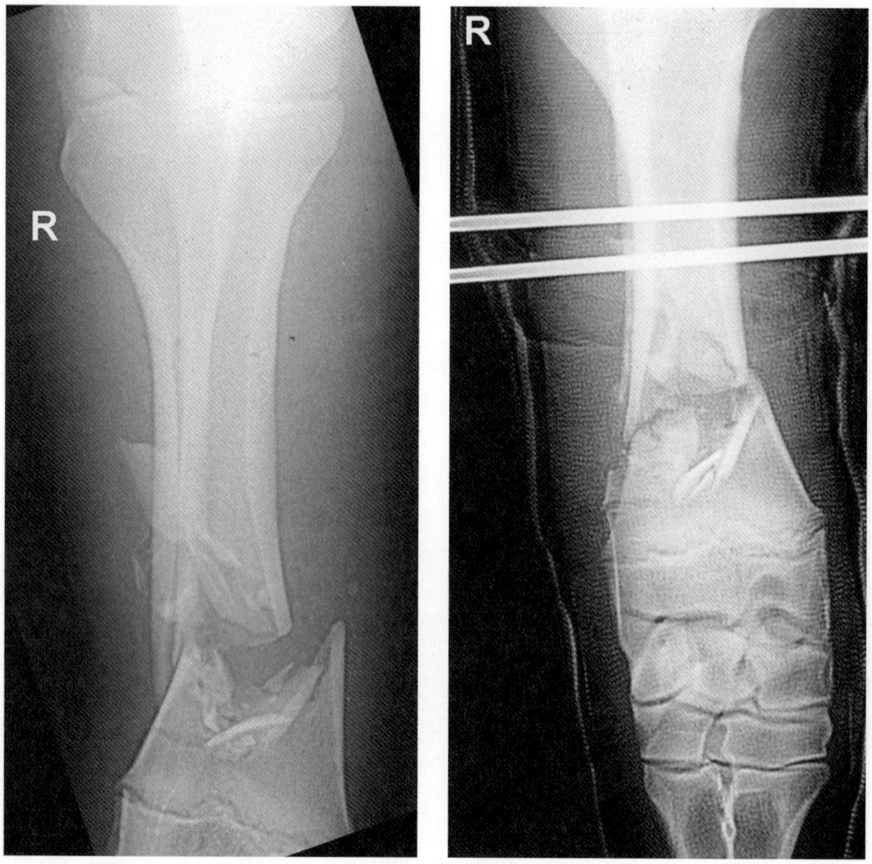

Abbildung 9-32 Distale diaphysäre Trümmerfraktur von Radius und Ulna (kraniokaudal) bei einem Jungrind (8 Mon.); links vor und rechts nach Fixation mit einem Walking-cast

wegung und bei der Walking-cast-Fixation *Nageltraktinfektionen* als mögliche Komplikationen nicht unerwähnt bleiben.

■ **Beurteilung:** Die Heilungsaussichten bei Frakturen von Radius und Ulna sind umgekehrt proportional zum Körpergewicht des Tieres. Für isolierte Frakturen von Radius oder Olekranon kann bei vergleichbarem Körpergewicht eine günstigere Prognose gestellt werden als bei Vorliegen kombinierter Frakturen.

9.3.3 Entzündung des Ellbogengelenks

G. Dirksen

■ **Vorkommen, Formen, Ursache:** Aseptische oder infektionsbedingte Inflammationen des Ellbogengelenks *(Arthritis cubitalis)* sind beim Rind selten. Erstere werden gewöhnlich durch Prellung, Zerrung, Verstauchung oder Subluxation, letztere durch penetrierende Kapselverletzung oder Übergreifen von purulenten Entzündungen periartikulärer Gewebe (nach Hornstoß, Gabelstich, Stacheldrahtriß) verursacht. Da das Gelenk nur von wenig Muskulatur umschlossen wird, ist es gegenüber äußeren Insulten relativ ungeschützt. Es kann aber auch, und zwar vornehmlich bei Kälbern, im Verlaufe einer Pyämie miterfaßt werden; früher sind bei erwachsenen Rindern vereinzelt auch tuberkulöse Arthritiden beobachet worden.

■ **Symptome, Diagnose:** Die erkrankte Gliedmaße wird im Stehen unter leichter Beugung des Karpalgelenks nur mit der Zehenspitze aufgesetzt, bei starken Schmerzen auch ab und zu angehoben; in der Bewegung besteht gemischte Lahmheit leichten bis schweren Grades. Der Gelenkbereich ist – besonders bei eitriger Arthritis – geschwollen, vermehrt warm und druckempfindlich; mitunter ist auch das Allgemeinbefinden gestört. Nach perforierender Verletzung findet sich eine sezernierende Hautwunde, von der aus das eröffnete Gelenk sondiert werden kann. Ist die Gelenkentzündung per continuitatem entstanden, so zeigt die nach zunächst leichter Lahmheit plötzlich einsetzende Verschlimmerung den Einbruch in das Gelenk an.

Differentialdiagnostisch kommen Entzündung der periartikulären Gewebe, Hämatom, Abszeß, Fraktur des Olekranon (Kap. 9.3.2) oder Radialislähmung (Kap. 9.3.11) in Frage. Zur Klärung kann bei noch intakter Gelenkkapsel neben Sonographie und Radiologie die Arthrozentese dienen (Abb. 9-33): Die Punktionsstelle liegt 2 Fingerbreiten oberhalb einer Verbindungslinie zwischen Tuber olecrani und Epicondylus lateralis humeri und senkrecht über dessen

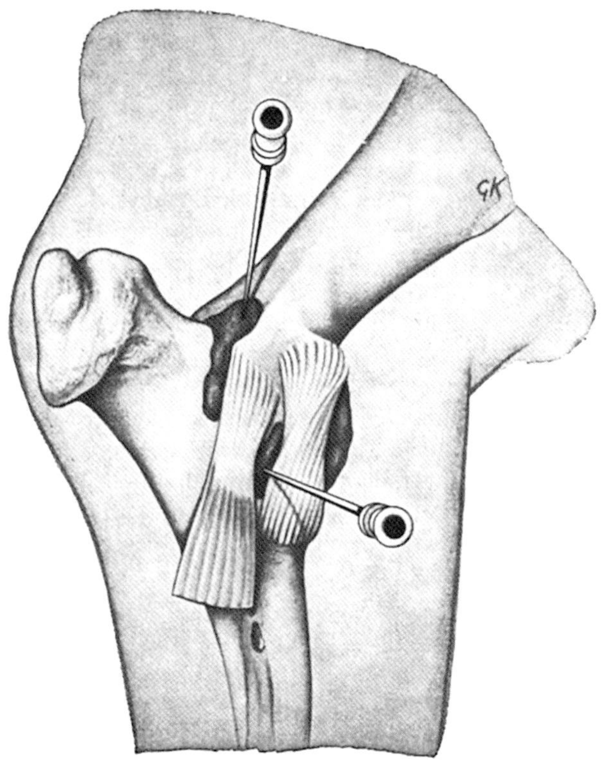

Abbildung 9-33 Punktion des Ellbogengelenks (siehe Text)

Spitze, von wo aus man mit einer 12 cm langen Kanüle bei schräg auf den Vorderfuß der Gegenseite gerichtetem Einstich in die laterale Ausbuchtung des Gelenksackes gelangt; alternativ (aber schwieriger) läßt sich das Gelenk mittels einer 6 cm langen, waagerecht zwischen lateralem Seitenband und Ursprungssehne des M. extensor carpi ulnaris eingeführten Hohlnadel punktieren.

■ **Beurteilung, Behandlung:** Bei aseptischer Ellbogengelenkentzündung ließ sich mittels intraartikulärer Glukokortikoidinjektion klinische Heilung erzielen, jedoch kann das Leiden in eine chronisch-deformierende Form übergehen. Im Falle von durchdringenden Verletzungen und purulenten Arthritiden besteht nur bei intensiver Therapie im Anfangsstadium eine gewisse Aussicht auf Erfolg (Spülung, Saugdrainage, lokale und systemische Antibiose, s. Kap. 9.12).

9.3.4 Ellbogenbeule (»Stollbeule«), Abriß der sehnigen Anheftung der Ankonäenmuskeln

Ellbogenbeule (»Stollbeule«): Manchmal bildet sich auf wiederholten Druckreiz hin (z. B. Liegen auf hartem Boden) über dem Ellbogenhöcker ein subkutaner Schleimbeutel *(Bursa olecrani)*, der sich zunehmend mit serösem/serofibrinösem Exsudat füllt und die Haut dann in etwa Faustgröße halbkugelförmig vorwölbt (Bursahygrom). Meist stellt die Umfangsvermehrung lediglich einen »Schönheitsfehler« dar (Abb. 9-34); der chronische Prozeß kann aber auch in akute aseptische oder eitrige Bursitis übergehen und dann zu Lahmheit führen. *Diagnostik* und *Therapie* siehe Kapitel 9.12.

Abriß der sehnigen Anheftung der Ankonäenmuskeln: Derartige Rupturen sind früher bei Osteomalazie (Kap. 9.17.5) beobachtet worden. Örtliche Erscheinungen und Zerlegungsbefund ähneln denen beim Abriß der Achillessehne vom Fersenhöcker (Kap. 9.8.3). Heilung ist kaum möglich; hinsichtlich Vorbeuge siehe Kapitel 9.17.5.

9.3.5 Entzündung der Karpalgelenkstrecker

■ **Definition, Vorkommen:** Es handelt sich in erster Linie um eine Entzündung von Faszie, Endsehne und Sehnenscheide (bzw. der umschließenden und unterlagernden Schleimbeutel) des *M. extensor carpi radialis* und seines distalen muskulären Teiles. Die schräg darüber

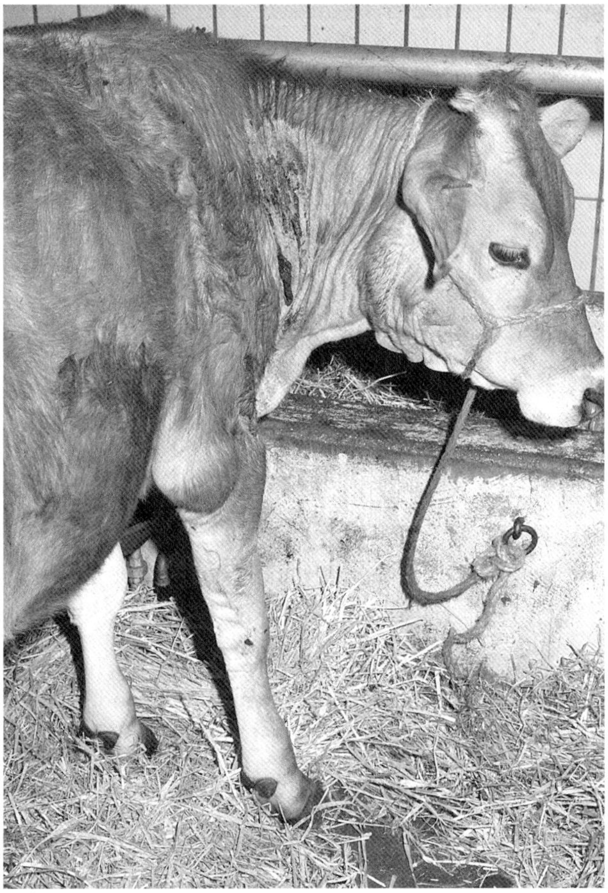

Abbildung 9-34 Ellbogenbeule (»Stollbeule«) bei einem Jungrind

hinwegziehende, von einer Sehnenscheide umkleidete Endsehne des *M. abductor digiti I (pollicis) longus* sowie die benachbarte Sehne des *M. extensor digitorum communis* werden in den Prozeß m. o. w. einbezogen. Über das Leiden wurde in neuerer Zeit von KLEE und HÄNICHEN (1989) berichtet; im älteren Schrifttum sind ähnliche, aber nur z. T. wesensgleiche Fälle als »Tendovaginitis des M. extensor carpi radialis« beschrieben worden (WYSSMANN, 1942). Die zuvor erwähnte Kasuistik umfaßt 24 Fleckviehkühe im Alter von 2–9 Jahren (darunter auffällig viele Erstgebärende), die im Zeitraum um die Kalbung erkrankten; 15 waren beidseits, 6 nur links und 3 nur rechts betroffen. Zur Zeit der Hospitalisierung bestand die Entzündung bei den meisten Patienten schon mehrere Wochen; in einzelnen Beständen trat das Leiden bei mehreren Tieren auf.

Ursache: Die Ätiologie des Leidens ist bislang nicht schlüssig geklärt. In alter Zeit wurden aus der erkrankten Sehnenscheide »Tuberkelbazillen« isoliert und für die Entzündung verantwortlich gemacht. Tuberkulöse Genese ließ sich jedoch bei später beobachteten Fällen, v. a. den oben erwähnten, ausschließen. Bemerkenswert ist, daß von den zitierten 24 Probanden 11 zudem Polysynovialitis, etwa 10 Klauenleiden und 3 Pyämie aufwiesen; ferner ist das überwiegend bilaterale Auftreten (15/24) auffällig. Diese Befunde lassen vermuten, daß der örtlichen Entzündung oft ein subklinisches systemisches Krankheitsgeschehen (Pyämie, Bakteriämie, Sensibilisierung) vorangeht oder parallel dazu abläuft und dann eine prädisponierende Rolle spielt. In den anderen Fällen, insbesondere den unilateralen, dürfte das Leiden überwiegend auf Traumatisierung der Karpalregion beim Niederlegen und Aufstehen, insbesondere auf unebenem hartem Boden, zurückzuführen sein. Hierfür spricht auch, daß die linke Vordergliedmaße, auf die sich das Tier beim Aufstehen und Niederlegen vorwiegend stützt, im allgemeinen häufiger als die rechte betroffen wird (STREBEL, 1901). Bei einem Teil der oben zitierten Fälle hat offenbar das antepartale Umstallen der hochtragenden Kalbinnen vom Laufstall in Anbindehaltung mitgespielt.

Symptome, Diagnose, Differentialdiagnose: Die anamnestischen Angaben besagen, daß die Patienten lange liegen oder andauernd stehen, weil ihnen Niederlegen und Aufstehen offensichtlich Schmerzen bereiten. Charakteristische Symptome sind Liegen mit ein- oder beidseitig vorgestreckten Vordergliedmaßen sowie vermehrt warme, derbe und auf Druck schmerzhafte Umfangsvermehrung dorsal an Karpus und Unterarm (Abb. 9-35). Während sich hier normalerweise die verschieblichen Strukturen der genannten Sehnen ertasten lassen, sind sie bei erkrankten Tieren nicht mehr fühlbar. Die Patienten bewegen sich nur ungern und zeigen dann auf der Vorhand einen gespannten Gang mit kurzen Schritten. In schweren Fällen kann auch das Allgemeinbefinden in Mitleidenschaft gezogen werden. *Blutbefunde:* Leukozytose (durchschnittlich 9700 Leukozyten/µl), erhöhte Gesamteiweiß-Konzentration, deutlich positiver Glutaraldehydtest.

Die *Diagnose* stützt sich auf den Vorbericht sowie auf die klinischen und hämatologischen Befunde (s. o.). *Differentialdiagnostisch* sind Karpitis und Perikarpitis (Kap. 9.3.6, 9.3.7), Bursitis praecarpalis (Kap. 9.3.7) und Unterarmphlegmone zu berücksichtigen.

Sektionsbefund: Ödematös-hämorrhagische Infiltration in den distalen muskulären Anteilen des M. extensor carpi radialis, mitunter auch (aber geringer) in den Mm. extensor digitorum communis und abductor digiti I longus. Faszie des M. extensor carpi radialis schwartig verdickt; seine Endsehne und deren Sehnenscheide sind hämorrhagisch-fibrinös entzündet und enthalten sulzig-schwieliges und zottiges Granulationsgewebe. Die mikroskopischen Befunde bestätigen die grobsinnlich wahrnehmbaren (Myositis, Tendinitis, kollagenfaserhaltiges, zellreiches Granulationsgewebe, lymphozytäre Zellansammlungen, Makrophagen).

Beurteilung, Behandlung: Die Heilungsaussichten sind in fortgeschrittenen Fällen sowie bei Vorliegen von Begleitkrankheiten als fraglich bis ungünstig zu beurteilen. Frische solitäre Entzündungen der Karpalgelenkstrecker können unter sachgemäßer Therapie binnen 1–2 Wochen abheilen. Die Behandlung frischer Entzündungen besteht in Stallruhe (eingestreute Laufbox) und anfangs antiphlogistischen (Kap. 9.12), später hyperämisierenden Maßnahmen, die bei Infektionsverdacht durch antibakterielle Therapie zu ergänzen wären. Indikation und Wirtschaftlichkeit der Behandlung sind sorgfältig abzuwägen, zumal auch skundäre Schäden (Gewichtsverlust, Muskelatrophie, Dekubitus) eintreten können.

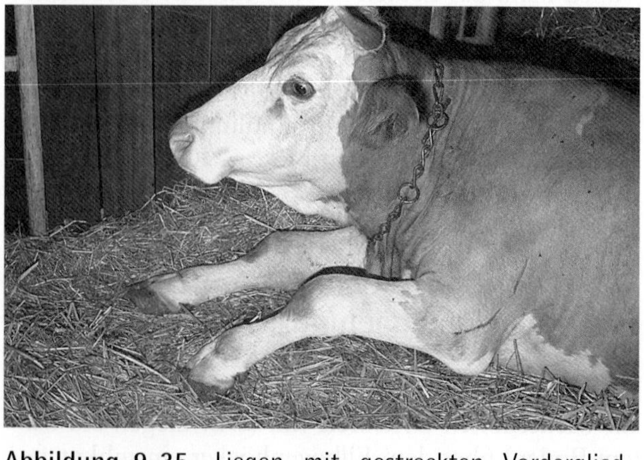

Abbildung 9-35 Liegen mit gestreckten Vordergliedmaßen infolge beidseitiger Entzündung der Karpalgelenkstrecker mit deutlicher Umfangsvermehrung

9.3.6 Entzündliche und degenerative Krankheiten des Karpalgelenks

Formen, Ursache: Von den drei Abteilungen des Karpalgelenks wird hauptsächlich die relativ geräumige proximale betroffen, jedoch können Entzündungen auch auf die distalen Gelenkreihen übergreifen oder letztere, die miteinander kommunizieren, für sich erkranken. Inwieweit proximale und mittlere Abteilung physiologischerweise in offener Verbindung stehen, ist bislang unklar; derartige Kommunikationen wurden jedoch bei Spülbehandlungen entzündeter Gelenke festgestellt. Die relativ seltenen *aseptischen Karpitiden* sind gewöhnlich auf Traumen (starker Zug an den Vordergliedmaßen bei der Geburtshilfe, Strangulation in der Halskette, Niederstürzen) zurückzuführen.

Häufiger kommen *septische Arthritiden* vor, die durch perforierende Verletzung, Übergreifen perikarpaler Infekte (Phlegmone, eitrige Bursitis praecarpalis) oder auf dem Blutweg (Nabelentzündung, Pneumonie, Mastitis) entstehen. Hervorzuheben ist, daß aus dem Spektrum der in Kapitel 9.12 genannten Arthritiserreger wiederholt Mykoplasmen nachgewiesen wurden; früher spielten brucellosebedingte und tuberkulöse Entzündungen eine beachtenswerte Rolle. Mit der Entwicklung moderner Haltungsformen sind v. a. in Mastbetrieben – mitunter bestandsweise gehäuft – *Arthrosen* des Karpalgelenks beobachtet worden. Ätiologisch werden dafür neben möglichen Mineralstoffmängeln hauptsächlich die von den Betonböden ausgehenden mechanischen Einwirkungen verantwortlich gemacht (s. Osteochondrose, Kap. 9.17.6).

Symptome: Bei schwerer *akuter Arthritis* wird die kranke Gliedmaße mit leicht gebeugtem Karpalgelenk angehoben gehalten und nur mit den Klauenspitzen aufgesetzt (Abb. 9-36). In der Bewegung besteht meist mittel- bis hochgradige Stützbeinlahmheit bis zu völliger Schonung des betroffenen Beines. Örtlich ist eine spindelförmige, vorn und lateral besonders deutlich hervortretende Anschwellung des Karpus sichtbar, die sich bei der Betastung als heiß und derb erweist. Druck und passive Beugung bereiten dem Tier deutlichen Schmerz. Oftmals sind akute Karpitiden mit Periarthritis, Tendovaginitis (Strecker von Zehe und Karpus) oder Bursitis verbunden, wodurch die Erkennung der Gelenkbeteiligung erschwert wird.

Chronische Karpitiden sind durch Stützbeinlahmheit unterschiedlichen Grades, Beugeschmerz, mäßig derbe Umfangsvermehrung lateral und medial an der Vorderfußwurzel, zuweilen auch durch Atrophie der zugehörigen Muskeln gekennzeichnet. Bei der *Karpalgelenkarthrose* der Mastbullen (Abb. 9-37) bestehen

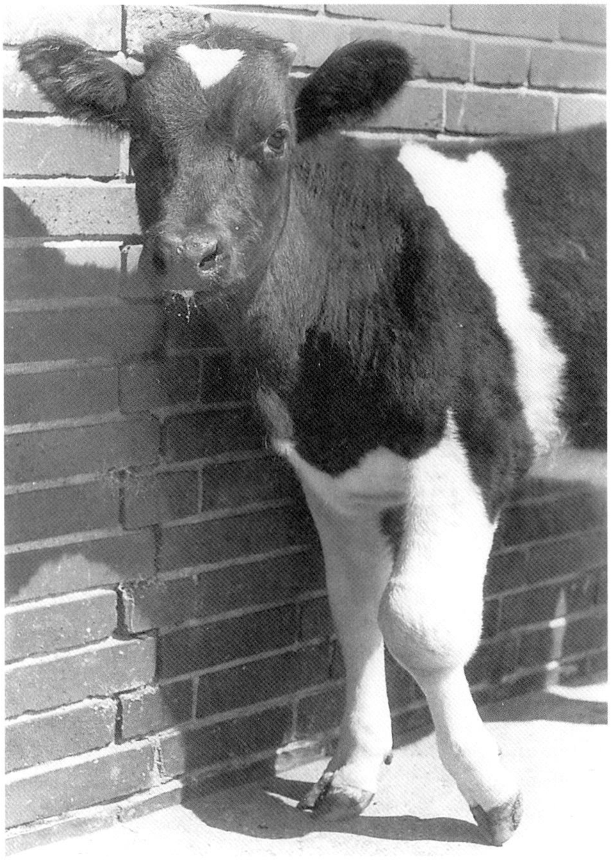

Abbildung 9-36 Kalb mit fibrinös-eitriger Karpitis

außer unterschiedlich starker »Vorbiegigkeit« im Karpus und Auswärtsdrehung der Zehe meist keine auffälligen Symptome. Die örtliche Untersuchung auf Druck- oder Bewegungsschmerz verläuft gewöhnlich negativ; die Konturen des Gelenks, insbesondere seine Bandhöcker, erscheinen aber vergleichsweise stärker modelliert.

Diagnose, Differentialdiagnose: Der Verdacht auf akute Karpitis läßt sich anhand der Veränderungen der aus dem proximalen Gelenksack zu gewinnenden Synovia stützen: horizontaler, 2–3 cm tiefer Einstich von dorsolateral zwischen der Endsehne des M. extensor carpi radialis und dem medialen Seitenband am angebeugten Gelenk (Abb. 9-38). Beurteilung des Punktates siehe Kapitel 9.12. Wesentliche Hilfen für die Beurteilung und die Entscheidung über das weitere Vorgehen liefern sonographischer und radiologischer, evtl. auch arthroskopischer Befund. *Differentialdiagnostisch* sind die genannten Entzündungen der perikarpalen Einrichtungen sowie intraartikuläre und gelenknahe Frakturen zu berücksichtigen.

Beurteilung, Behandlung: Die Therapie von Karpitiden gestaltet sich wegen der komplizierten Anatomie des Gelenks und oft bestehender destruktiver Ver-

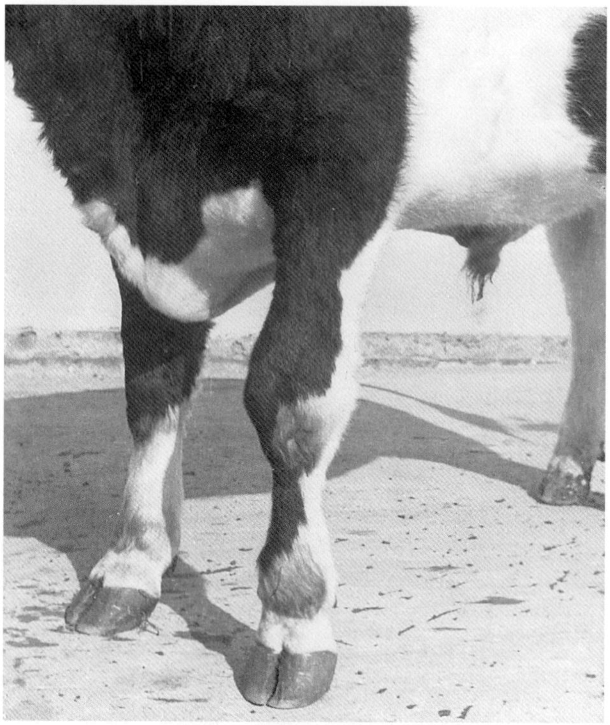

Abbildung 9-37 Carpitis chronica deformans links bei einem Bullen

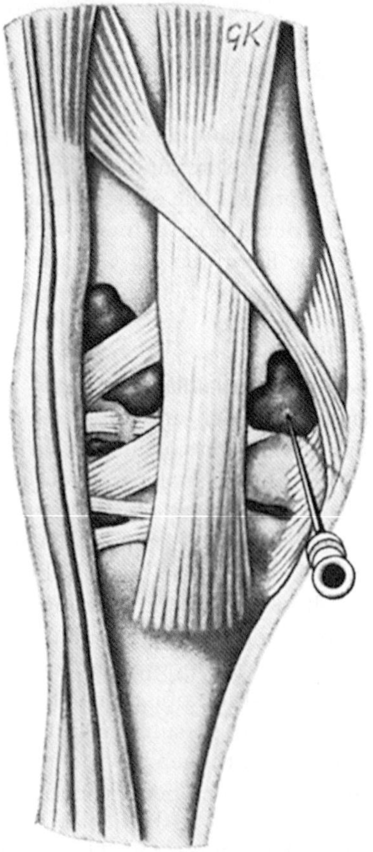

Abbildung 9-38 Punktion der proximalen Abteilung des rechten Vorderfußwurzelgelenks

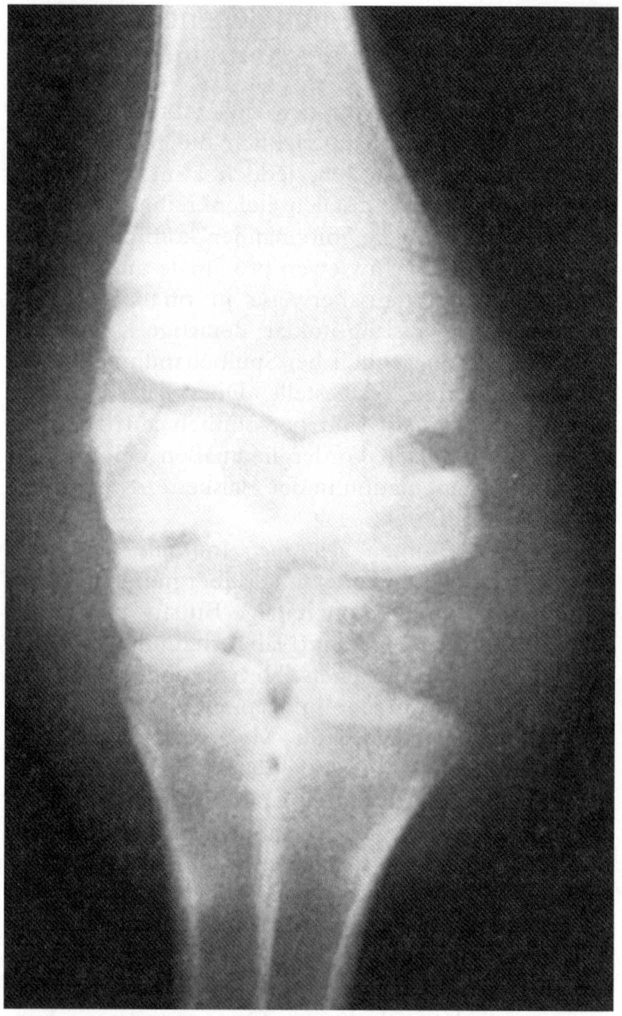

Abbildung 9-39 RÖNTGEN-Aufnahme einer chronisch-destruierenden eitrigen Karpalgelenkentzündung beim Kalb: Erweiterung der Gelenkspalten, Strukturverlust von Os carpale secundum und tertium, beginnende kollaterale Verknöcherung (VERSCHOOTEN & DE MOOR, 1974)

änderungen an Knochen und Weichgeweben i. d. R. schwierig und langwierig (Abb. 9-39); sie erfordert unter derzeitigen Bedingungen meist einen hohen Aufwand an Kosten, Arbeit und Zeit; möglicherweise ist eine verbleibende Funktionseinschränkung in Kauf zu nehmen. Die Indikation ist daher besonders kritisch abzuwägen und der Tierhalter eingehend zu informieren. Am ehesten kommt eine Therapie (Ruhigstellung, Hyperämisierung, systemische und/oder intraartikuläre Antiphlogese; Kap. 9.12) bei akuten *aseptischen Entzündungen* in Frage.

Bei Kühen mit *Mykoplasmen-Karpitis* trat nach 3- bis 10tägiger parenteraler Applikation von Tylosin-Tartrat zunächst Besserung, alsbald aber wieder Verschlechterung der Lahmheit ein; nach 5–6 Wochen ging sie spontan zurück, während die Gelenkschwellung erst im Laufe von Monaten verschwand.

Bei Vorliegen von *eitriger Arthritis* kommt (nur) unter günstigen Bedingungen (Krankheitsdauer < 4 Tage; empfindliche Erreger) *Spülbehandlung* (Kap. 9.12) in Frage. Von 20 Karpitis-Patienten ließen sich nach Ausschluß von 16 nicht behandlungswürdigen Probanden (Polyarthritis, jauchige Monarthritis, Osteomyelitis, schwerwiegende Begleiterkrankung, Unwirtschaftlichkeit) 4 heilen (durchschnittlich 9 Spülungen und lokale Antibiose, 16 Tage systemische Antibiose, 17 Tage Klinikaufenthalt; Meier, 1997).

Auf *operativem Wege* (Arthrotomie, Kürettage der Gelenkflächen, Exzision aller veränderten Gewebe, Arthrodese ohne Entfernung von Gelenkknochen, mehrwöchige Ruhigstellung) wurde in mehr als 80% der Fälle Ausheilung unter Bewegungseinschränkung erzielt (Van Huffel, 1989; Geishauser, 1996). Bei 4 geprüften Probanden (Kälber) ließ sich der Karpus danach entsprechend dem Umfang der Arthrodese bis zu einem Winkel von 45°, 90°, 135° oder gar nicht beugen.

Ferner wurden Einzelfälle von eitrigen Karpitiden mittels *arthroskopisch geführter Kürettage und Spülung* und anschließender Implantation von mit Gentamicin imprägnierten Polymethylmethacrylat-Perlen oder Kollagenschwämmen sowie aufwendiger systemischer Therapie erfolgreich behandelt.

In bestimmten Ausnahmefällen ist als Ultima ratio die *Amputation des Fußes* im Karpalgelenk vorgenommen worden.

9.3.7 Entzündung der Bursa praecarpalis

Definition, Ursache: In der Mehrheit handelt es sich um chronisch-seröse oder -serofibrinöse Entzündungen *(Bursitis praecarpalis)* der i. d. R. erworbenen subkutanen Bursa praecarpalis, seltener um akute seröse oder purulente Bursitiden. *Andere Bezeichnungen:* »Karpalbeule«, »Knieschwamm«, precarpal hygroma, hygroma du carpe.

Das Leiden kommt bei Rindern aller Altersstadien vor; es wurde ausnahmsweise schon bei Neugeborenen beobachtet. Die sich allmählich entwickelnde chronische Form ist gewöhnlich auf wiederholte mäßige Quetschungen der präkarpalen Gewebe beim Aufstehen oder an Stalleinrichtungen (Krippenrand, Tränkebecken) zurückzuführen, während die akute Entzündung heftigen Traumen zuzuschreiben ist. Eitrige Bursitiden entstehen durch penetrierende Verletzung oder hämatogene Keimverschleppung; *B. melitensis (B. abortus)* kann in der Genese von Bursahygromen eine fördernde, möglicherweise auch eine auslösende Rolle spielen.

Symptome, Verlauf: Die *akute seröse* oder *serofibrinöse Bursitis* ist an der heißen, schmerzhaften und fluktuierenden Umfangsvermehrung dorsal am Karpus erkennbar. Bei *eitriger Entzündung* des Schleimbeutels besteht zumeist eine parabursale Phlegmone; außerdem sind dann Schwierigkeiten beim Aufstehen und gemischte Lahmheit, hin und wieder auch Störung des Allgemeinbefindens zu beobachten.

Die *chronisch-aseptische Karpalbeule* hat nur dann klinische Bedeutung, wenn sie das Tier infolge erheblicher Ausmaße (kinds- bis mannskopfgroß und mehr) im Gehen und Liegen mechanisch behindert (Abb. 9-40, 9-41); andernfalls ist sie lediglich als »Schönheitsfehler« anzusehen. Ältere Bursahygrome zeigen oft eine übermäßige zerklüftete Verhornung der darüberliegenden Haut; in ihrer Wand können Verknöcherungen auftreten.

Nach eitriger Einschmelzung des Burseninhalts kann es an der distalen Kurvatur zu spontanem Durchbruch und Entleerung des flüssigen Eiters kommen. Im Inneren verbleiben jedoch meist fibrinöse bis fibröse Septen, die den Eiterungsprozeß weiter unterhalten, wenn er nicht saniert wird.

Diagnose, Differentialdiagnose: Genaueren Aufschluß über die Art der vorliegenden Entzündung gibt die Punktion. In allen fraglichen Fällen, insbesondere wenn mehrere Tiere einer Herde betroffen sind, sollten unverzüglich alle nach dem Tierseuchenrecht vorgesehenen Untersuchungen auf Brucellose (inklusive Hygrompunktat) eingeleitet werden. Karpalbeulen sind von quetschungsbedingten Entzündungen und Ödemen der Unterhaut (Kap. 2.3.2) sowie von Hämatomen, Phlegmonen (Kap. 2.3.3) und Tendovaginitiden (Strecksehnen, Kap. 9.3.5) zu unterscheiden.

Behandlung: *Akute aseptische Bursitiden* lassen sich durch Absaugen der angesammelten Flüssigkeit und anschließende Glukokortikoidinjektion (Kap. 9.12) rasch zur Abheilung bringen. Bei *eitriger Entzündung* sind Spaltung, Spülen, Ausräumen und Drainage angezeigt. Für das Entfernen *chronischer Bursahygrome* kommen teilinvasives Vorgehen oder Totalexstirpation in Frage.

➤ *Teilinvasive Therapie:* Sie besteht darin, die Innenauskleidung des Schleimbeutels durch Injektion geeigneter Lösungen so weit zu nekrotisieren, daß sie sich von der Innenwand löst und über eine Inzisionsöffnung entfernen läßt. Die Punktionsstelle sollte, wenn möglich, dort gewählt werden, wo sich die Haut in fester Verbindung mit der Unterhaut befindet, damit etwa zurückfließende Injektionslösung nicht in die Subkutis gelangt. Zunächst wird, nach entsprechender Vorbereitung der Injektionsstelle, die Hygromflüssigkeit weitmöglichst abgesaugt und sodann ein Drittel bis zur Hälfte ihres Volumens über

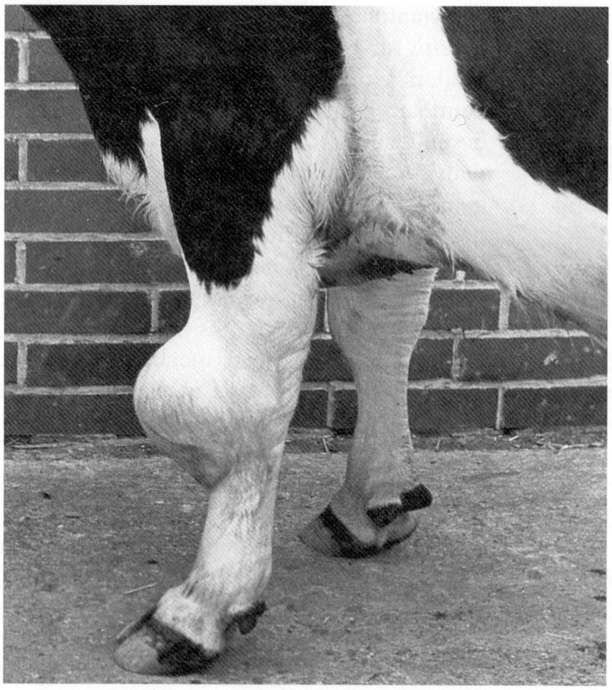

Abbildung 9-40 Bursitis praecarpalis serofibrinosa chronica; Zustand bei Vorstellung des Patienten

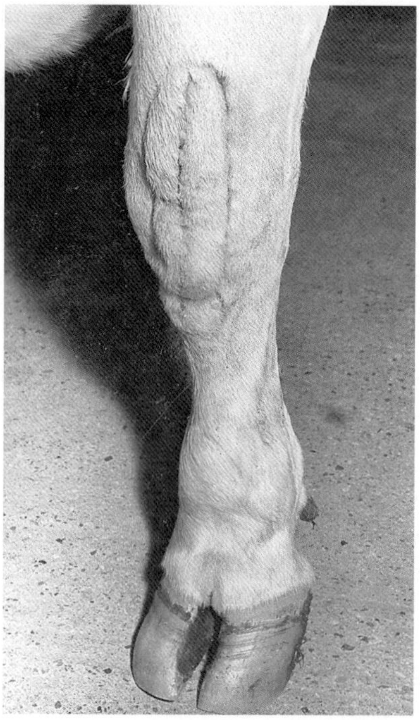

Abbildung 9-41 Zustand 4 Wochen nach Totalexstirpation des Schleimbeutels

dieselbe Kanüle durch 5%ige Kupfersulfatlösung, LUGOLsche Lösung oder Jodtinktur ersetzt. Binnen 8–12 Tagen nekrotisiert die Innenauskleidung, und mitunter zeichnet sich dann schon im distalen Bereich ein Durchbruch ab. Hier wird das abgestorbene Gewebe über eine Inzision (5 cm oder länger) entfernt, die Höhle antiseptisch gespült, versorgt und für 3 Tage ein Polsterverband angelegt. Die Nachbehandlung (Wundreinigung, Spülen mit milder antiseptischer Lösung, Wundpuder) kann dem Tierhalter übertragen werden. Heilungsdauer 4–6 Wochen.

➤➤ *Komplikationen:* In die Unterhaut zurückgeflossene Kupfersulfatlösung kann zu starker ödematös-entzündlicher Gliedmaßenschwellung führen, die aber unter Behandlung (Kühlen, Antiphlogese, ggf. Antibiose) wieder abklingt.

➤ *Totalexstirpation* (Abb. 9-42 bis 9-45)*:* Der Eingriff erfolgt am liegenden Patienten unter Narkose oder Sedation und Lokalanästhesie. Nach Vorbereitung des Operationsfeldes, Anlegen eines ESMARCH-Schlauches und proximal beginnende, leicht S-förmige Inzision über die Mitte der Karpalbeule hinweg nach distal. Vorsichtiges Herauspräparieren des Schleimbeutels mit gebogener Schere und präparierendem Schaben mit der Skalpellspitze, ohne die Bursa oder das Gelenk zu eröffnen. Die überstehenden Hautlappen werden nur so weit gekürzt, daß noch ein gut zweifingerbreiter Kamm verbleibt, der an seiner Basis mittels Einzelheften und am freien Rand mit fortlaufender Naht verschlossen wird. Der Wundkamm wird zur Vermeidung von Drucknekrose über eine flache Watterolle zur Seite geklappt und ein gut gepolsterter Verband angelegt (elastische Binden). Erster Verbandwechsel nach 3 Tagen, weitere je nach Funktion und Heilverlauf; Basisheftе nach 6–8 Tagen, Kammnaht nach 12–14 Tagen entfernen. Der Hautkamm aplaniert sich mit der Zeit. Wird von vornherein eine plastische Heilung angestrebt und die Haut daher Kante an Kante vernäht (s. Abb. 9-45), so empfiehlt sich anschließende Ruhigstellung in einem Stützverband für 1–2 Wochen. Erforderlichenfalls untere Wundöffnung mit Plastikschlauch drainieren; Wundhämatome durch vorsichtige Punktion entleeren.

■ **Prophylaxe:** Bei gehäuft auftretenden chronischen Bursahygromen sind die Stalleinrichtungen auf möglicherweise davon ausgehende Traumen zu prüfen und derartige Ursachen ggf. abzustellen. Als prophylaktische Maßnahme ist auch der Ausschluß von Brucellose einzustufen.

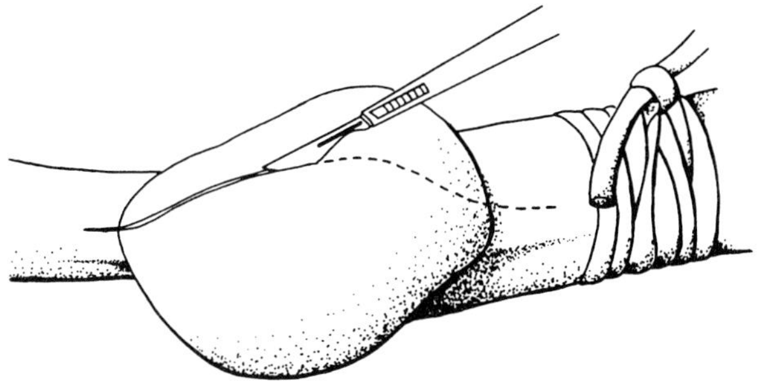

Abbildung 9-42 Operationsgang bei präkarpalem Bursahygrom (PIGUET et al., 1997): doppel-S-förmige Hautinzision

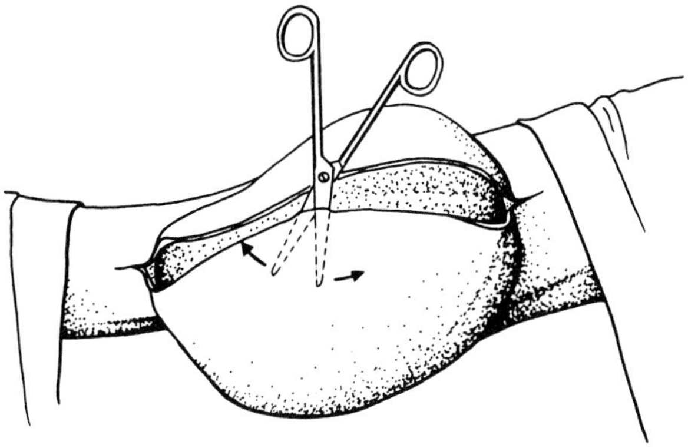

Abbildung 9-43 Vorsichtiges subkutanes Freipräparieren der Bursa

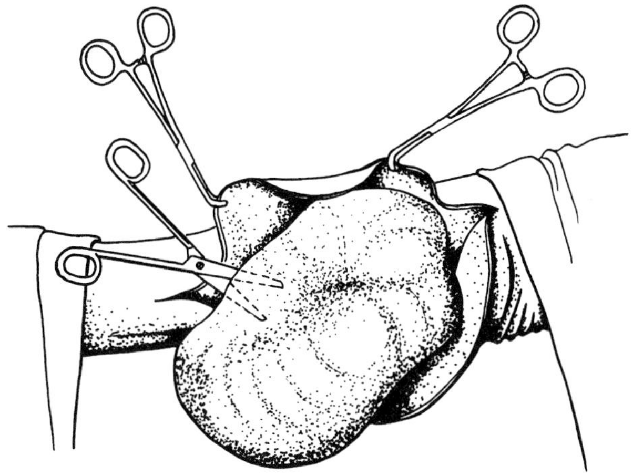

Abbildung 9-44 Die Bursa wird vorsichtig von der Karpalfaszie gelöst

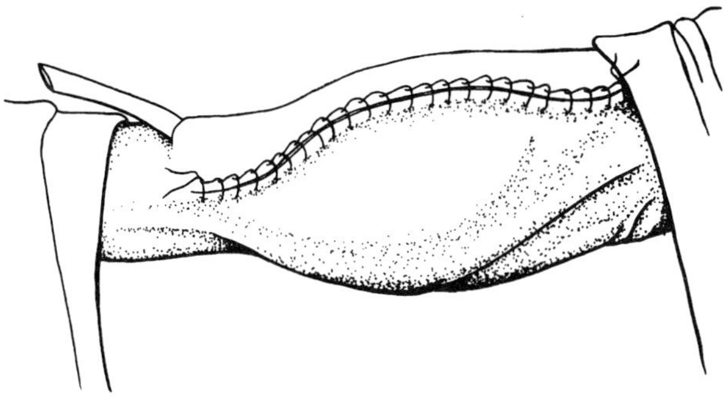

Abbildung 9-45 Wundverschluß (hier REVERDIN-Naht) der gekürzten Hautlappen

9.3.8 Bänderrisse und Knochenbrüche an der Vorderfußwurzel

Frakturen der Karpalknochen sind ebenso wie *Bandzerreißungen* und *Luxationen* des Karpus seltene Vorkommnisse. Sie bedingen meist gleiche Erscheinungen wie bei akuter Karpitis (Kap. 9.3.6), z. T. außerdem Achsenverschiebung und/oder Krepitation; röntgenologische Klärung. *Therapeutisch* kommen Ruhigstellung im Stützverband, ggf. auch chirurgische Intervention in Frage (s. Kap. 9.3.6).

9.3.9 Lähmung des Nervus suprascapularis

Ursache, Symptome: Der vom Armgeflecht kommende *N. suprascapularis* tritt zwischen M. subscapularis und M. supraspinatus hindurch auf die laterale Seite der Vordergliedmaße, wobei er um den Schulterblatthals herum zum vorderen (oberen) und hinteren (unteren) Grätenmuskel zieht. An seiner Umschlagstelle liegt er in der Incisura scapulae unmittelbar dem Knochen auf; hier ist er mechanischen Insulten zwar relativ leicht ausgesetzt, doch sind Lähmungen dieses Nerven beim Rind selten. Sie bedingen Ausfall der Schultergelenkstrecker, also Stützbeinlahmheit mit ruckartigem Abblatten des Schultergelenks im Augenblick der Belastung bei mangelhafter Streckung der distal gelegenen Gelenke. Später atrophieren die beiden Grätenmuskeln, so daß die Schulterblattgräte deutlich hervortritt (s. Übersicht 9-1).

Beurteilung: Die Prognose ist stets vorsichtig zu stellen; eine vollständige Ausheilung kann Wochen bis Monate dauern. Bei ausgeprägtem Muskelschwund ist jedoch keine Besserung mehr zu erwarten (s. Kap. 9.13).

Behandlung: Hyperämisierende Einreibungen, örtliche Massage sowie passive und von der 3.–4. Woche an auch aktive Bewegung der Gliedmaße; ansonsten siehe Kapitel 9.13.

Übersicht 9-1 Synopsis der Nervenlähmungen an den Vordergliedmaßen

Lähmung	Hauptursachen	Leitsymptome	Differentialdiagnose
N. suprascapularis	Quetschung in der Incisura scapulae	ruckartiges Abblatten des Schultergelenks bei Belastung	Schulterblattfraktur
Plexus brachialis	Neugeborene: Zerrung beim Auszug in VEL; Erwachsene: Verletzungen, Tumoren	sensible und motorische Lähmung der Vordergliedmaße, Bein hängt schlaff herab	schwere Muskelschäden
N. radialis	Quetschung im Sulcus musculi brachialis humeri	zentrale Lähmung: Öffnung von Schulter- und Ellbogengelenk, gebeugte Zehe schleift über den Boden (»Kußhandstellung«, Msch.) periphere (partielle) Lähmung: Ellbogen m. o. w. streckbar, Einknicken der Zehe bei Belastung	Humerusfraktur, Ellbogengelenkentzündung
N. medianus und N. ulnaris	Läsion des Achselgeflechts	Vorführen des gestreckten Beines im »Gänseschritt«	Streckmuskelspasmen

VEL = Vorderendlage

9.3.10 Lähmung des Plexus brachialis

Ursache, Symptome, Beurteilung: Derartige Lähmungen entstehen gelegentlich infolge übermäßiger Kraftanwendung beim Auszug von Kälbern in Vorderendlage, Verletzungen im Achselbereich oder extremer Abduktion (Grätschen) der Vorderextremitäten sowie durch Druck tumoröser Neubildungen (leukotische Lymphknoten, Sarkome) im Bereich von Schulter oder Achsel; das Rankenneurom des Plexus brachialis führt jedoch nur bei einem Teil der Fälle zu offensichtlicher Lahmheit (Kap. 10.7.1). Bei Ausfall des *gesamten Armgeflechts* besteht vollständige motorische und sensible Lähmung der Gliedmaße; das betroffene Vorderbein ist gefühllos und hängt schlaff herab. Bei *unvollständiger Lähmung* sind die Erscheinungen vom Ausmaß der Schädigung der einzelnen Teile des Armplexus abhängig; meist ähnelt das klinische Bild dann demjenigen der Radialislähmung (Abb. 9-46). So wurde in einem Fall Muskelatrophie und herabgesetzte Sensibilität bei nur wenig behindertem Gang beobachtet; innerhalb von 3 Monaten trat Heilung ein. Eine Regeneration der geschädigten Nerven ist jedoch nur bei teilweiser Lähmung und Beseitigung der Ursache zu erwarten. Behandlungsversuche dürften allenfalls bei jüngeren und leichten Tieren in Frage kommen; weitere Hinweise in Kapitel 9.13.

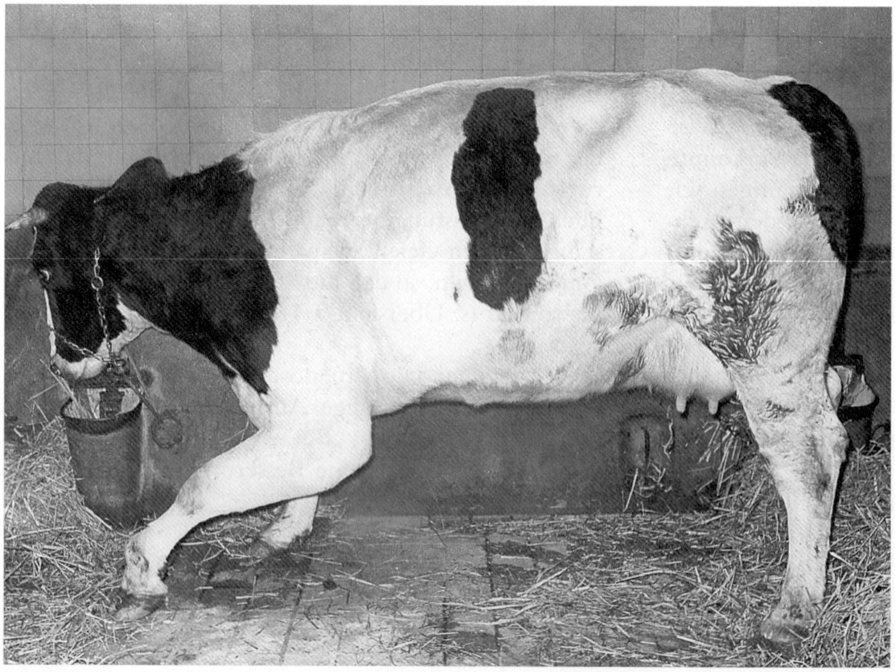

Abbildung 9-46
Unvollständige Lähmung des Plexus brachialis links

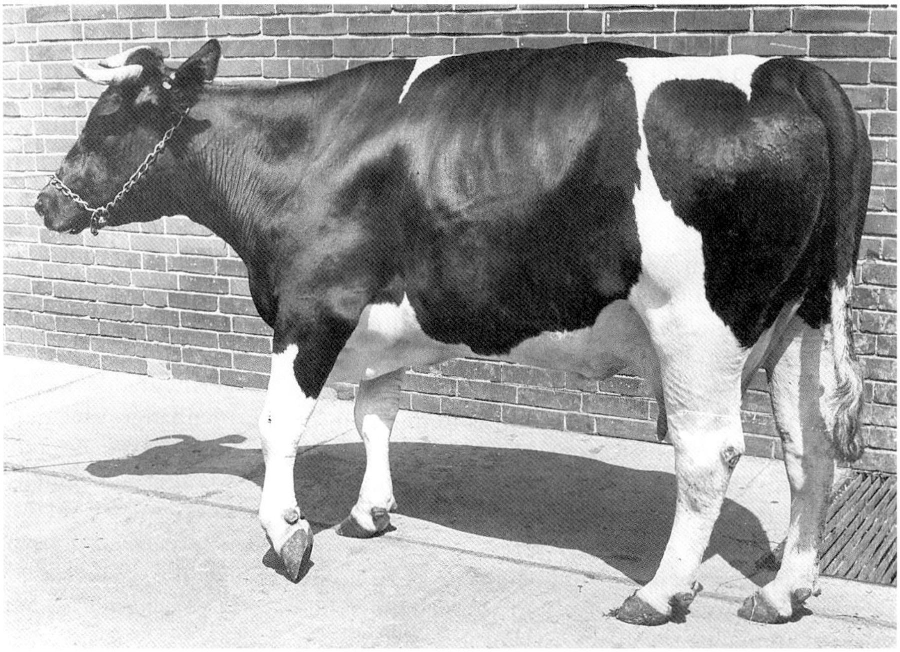

Abbildung 9-47 Periphere Lähmung des Nervus radialis

9.3.11 Lähmung des Nervus radialis

Anatomie, Ursache: Der *N. radialis* innerviert mit proximalen Zweigen die Strecker des Ellbogengelenks (Trizepsgruppe) und zieht dem Humerus aufliegend im Sulcus musculi brachialis [Sulcus spiralis] auf die laterale Seite des Armes, wo er einen sensorischen Hautast abgibt. Seine distalen Äste versorgen die Strecker des Karpalgelenks und der Zehen. Lähmungen des Speichennerven sind beim Rind ziemlich häufig; dabei handelt es sich meist um einseitige periphere Lähmung nach Quetschung im Sulcus musculi brachialis, aber nur selten um proximale oder zentral bedingte Parese oder Paralyse. Die Schädigung des Nerven beruht i. d. R. auf übermäßigem Druck infolge von längerem seitlichen Liegen auf harter Unterlage (während der Geburt oder bei operativen Eingriffen am liegenden Tier), mitunter auf Humerusfraktur, komprimierender Geschwulst und nur ausnahmsweise auf Nervenscheidentumorose (Kap. 10.7.1); in Einzelfällen ist eine myogene Entstehung des Leidens vermutet worden. Ferner wird die Meinung vertreten, daß gleichartige Paresen auch durch Kompression der A. axillaris hervorgerufen werden können, insbesondere, wenn die Vorderbeine nach hinten gezogen werden und die Arterie gleichzeitig in scharfem Winkel über die 1. Rippe kaudalwärts gespannt ist.

Symptome: Bei *vollständiger proximaler/zentraler Radialislähmung* zeigt der Patient im Stand ein weit geöffnetes Schultergelenk sowie Herabsinken des Ellbogens und läßt die dadurch abnorm lang erscheinende Gliedmaße mit gebeugten Gelenken herabhängen; hierbei berührt die dorsale Klauenwand den Boden (»Kußhandstellung«, Mensch). In der Bewegung wird die kranke Gliedmaße, mit dem Zehenrücken über den Boden schleifend, passiv nachgezogen. Nach erzwungenem Vorführen fußt das vorgestellte Bein zwar mit leicht gebeugten Karpal- und Zehengelenken, im Augenblick der Belastung bricht es jedoch im Ellbogengelenk zusammen.

Die durch Quetschung im Sulcus musculi brachialis verursachte *vollständige periphere Lähmung* gleicht weitgehend der zentralen Paralyse des Nerven; solche Patienten sind aber noch in der Lage, das Ellbogengelenk zu strecken (Abb. 9-47). Wenn das betroffene Bein mit Hilfe eines um die Fesselbeuge gelegten Strickes während der Hangbeinphase nach vorn gezogen wird, können sie zunächst abstützen und verlieren erst beim Überschreiten der Senkrechten den Halt (Einknicken im Karpalgelenk). Auf diese Weise lassen sich die von peripherer Radialislähmung befallenen Patienten schonend in den Stall führen.

Bei *unvollständiger Lähmung* ist die Belastung im Stehen normal, doch tritt in der Bewegung während der Stützbeinphase Unsicherheit oder Stolpern auf.

Diagnose, Differentialdiagnose: Aufgrund der kennzeichnenden Symptome bereitet die Diagnose meist keine Schwierigkeiten. Bei vollständiger proximaler/zentraler Radialislähmung ist differentialdiagnostisch auch an den Ausfall des gesamten Plexus brachialis zu denken; sonst sind allenfalls noch die Humerusfraktur (Kap. 9.3.1), die Luxation der Sehne des M. infraspinatus (Kap. 9.2.6) und die Ellbogengelenkentzündung (Kap. 9.3.3) in Betracht zu ziehen (s. Übersicht 9-1).

■ **Beurteilung:** Leichte periphere Lähmung klingt häufig schon innerhalb einiger Minuten oder Stunden ab; schwere Radialisschädigungen heilen dagegen mitunter erst nach Wochen oder Monaten, oft aber gar nicht aus. Sofern innerhalb von 2–3 Wochen keine Besserung eintritt, ist eine ungünstige Prognose zu stellen. Zentral bedingte Lähmungen sind von vornherein vorsichtig bis aussichtslos zu beurteilen. Im Verlauf länger dauernder Radialislähmung kommt es nicht selten zu *Komplikationen* (Abschürfung am Fesselkopf, Phlegmone, Dekubitus Muskelatrophie im Schulter- und Oberarmbereich).

■ **Behandlung:** Patient in Laufbox mit nicht zu hoher Einstreu, aber weichem Lager und ausreichender Bewegungsmöglichkeit verbringen; Polsterverband vom Kronsaum bis über das Fesselgelenk. Kräftige Massagen der gelähmten Muskulatur; wiederholtes warmes Abbaden und anschließende hyperämisierende Einreibungen oder Salbenanstriche (z. B. Ichthyol-Salbe 30%ig) seitlich am Oberarm. Weitere Hinweise in Kapitel 9.13.

■ **Prophylaxe:** Beim Ablegen von Rindern in Seitenlage auf einem Behandlungstisch ist der Schulter-Oberarmbereich des unten liegenden Beines gut zu polstern (»Radialiskissen«) und die Gliedmaße in leicht nach vorne gezogener Streckstellung zu fixieren. Die oben liegende Extremität darf nicht auf das Niveau der unteren heruntergebunden werden, sondern ist mittels zwischengelegtem Polster oder an einer entsprechend eingestellten Auflage in physiologischem Abstand von dieser zu fixieren.

9.3.12 Lähmung von Nervus medianus und Nervus ulnaris

Die beiden Nerven ziehen medial des Humerus distal und innervieren die Beuger des Karpalgelenks sowie oberflächlichen und tiefen Zehenbeuger. Lähmungen dieser Nerven kommen praktisch kaum vor, es sei denn zusammen mit Läsionen des gesamten Achselgeflechts. Die gleichzeitige Unterbrechung beider Nerven bewirkt Hyperextension der distalen Gelenke infolge Ausfall der antagonistischen Beuger und Vorführen des gestreckten Beines im »Gänseschritt«; dabei ist die Sensibilität der Haut volar vom Ellbogen bis zur Krone aufgehoben (s. Übersicht 9-1). Hinsichtlich *Beurteilung* und *Behandlung* siehe Kapitel 9.13.

9.4 Krankheiten an Becken und Hüfte sowie am Schwanz

9.4.1 Verrenkung des Kreuzdarmbeingelenks

■ **Definition, Vorkommen:** Die weitgehende oder vollständige Lösung der zwischen Kreuzbeinflügel und Darmbeinschaufel gelegenen straffen Gelenkverbindung wird als *Luxation* (Luxatio articulationis sacroiliacae), im Dauerzustand auch als *Diastase* bezeichnet; geringgradige unvollständige Trennungen des Zusammenhanges der genannten Knochen gelten dagegen als *Subluxationen* oder *Distorsionen*. Letztere gehen mit weniger auffälligen örtlichen Veränderungen als erstere einher und werden deshalb trotz ebenso häufigen Vorkommens weit seltener erkannt. Sowohl die leichte als auch die schwere Form des Leidens kann *ein- oder beidseitig* auftreten.

■ **Ursache:** Zerrungen und Zerreißungen des Kreuzdarmbeingelenks beruhen meist auf vorangegangener Schwergeburt; sein Zusammenhalt wird dabei nicht nur durch das seitliche Auseinanderdrängen der Beckenhälften, sondern auch durch die in kaudaler Richtung am Beckenring angreifenden Kräfte belastet. Starker Druck von dorsal auf das Kreuzbein, etwa beim Besprungenwerden auf der Weide oder beim Deckakt, kann ebenfalls zu Distorsionen oder Luxationen der Kreuzdarmbein-Verbindung führen. Bei den zur Zeit der Kalbung auftretenden Erkrankungen dürfte die Erschlaffung des Bandapparates im Zuge der Geburtsvorbereitung begünstigend wirken, worauf möglicherweise auch die sog. »Spontanluxationen« dieses Gelenks zurückzuführen sind.

■ **Symptome:** Das Erscheinungsbild der *akuten Distorsion und Luxation*, insbesondere aber der Grad der damit verbundenen Bewegungsstörung, wechselt von Fall zu Fall: Bei leichterer Verstauchung und Verrenkung zeigen sich lediglich Muskelzittern oder Unsicherheit und Schwanken der Nachhand, gelegentlich auch Überköten im Fesselgelenk (Tibialisparese). Schwerer betroffene Patienten liegen dagegen fest, v. a. wenn sie an beidseitiger Kreuzdarmbeinluxation leiden. Meist versuchen sie zwar noch, aus eigener Kraft aufzustehen, sinken aber nach halbem Erheben des Hinterkörpers wieder nieder. Bringt man sie durch Unterstützung zum Stehen, so können sie – z. T. unter starkem Zittern – mit kurzen, schleifend-tappenden Schritten eine kurze Strecke laufen.

Bei *Subluxation* ist am stehenden und gehenden Patienten örtlich allenfalls eine leichte Vertiefung zwischen den Dornfortsätzen des Kreuzbeins und dem inneren Darmbeinwinkel der erkrankten Seite sowie ein Heben und Senken dieses Bezirkes zu beobachten; mitunter ist hier beim Umtreten oder Laufen des Tieres auch Krepitation zu fühlen oder zu hören. Schonendes Beklopfen dieser Stelle löst in manchen Fällen deutliche Schmerzreaktion aus; rektal läßt sich zudem mitunter ein periartikuläres Hämatom oder Ödem palpieren.

Die *vollständigen* und v. a. die *beidseitigen Luxationen* sind leicht zu erkennen: Kreuzbein und Lendenpartie erscheinen eingesunken, Schwanzansatz und Schwanz dagegen angehoben; neben der über dem tiefliegenden Kreuzbein befindlichen Rinne stehen die medialen Darmbeinschaufeln hervor und bewegen sich beim Gehen des Tieres abwechselnd auf und ab; auch rektal läßt sich die durch das Absinken des Kreuzbeins bedingte Einengung des Beckenringes unschwer fühlen. Manche Patienten zeigen außer den eben genannten Symptomen auch ein merkwürdiges Anziehen und Strecken des Hinterbeins der betroffenen Seite (»Streukrampf«, Kap. 9.8.2). Außer diesen plötzlich auftretenden traumatisch verursachten Verstauchungen und Verrenkungen sind hin und wieder *allmählich* entstehende *Kreuzdarmbeindiastasen* beobachtet worden, die sich ohne nachweisbare Gewalteinwirkung im Laufe mehrerer Tage, teilweise schon vor dem Kalben, entwickelten (Abb. 9-48).

Diagnose: Distorsionen sind nur unter Ausschöpfung aller Untersuchungsverfahren, einschließlich der Radiologie, einigermaßen sicher zu diagnostizieren. Das Vorliegen einer vollständigen Luxation ist dagegen meist ohne besondere Schwierigkeiten festzustellen. Da die Kreuzbeinsenkung am liegenden Tier jedoch u. U. kaum wahrzunehmen ist, kann es nötig werden, den Patienten zur Diagnosestellung (mit Gurten!) anzuheben.

Beurteilung: Die Heilungsaussichten sind, solange sich das betroffene Tier noch aus eigener Kraft erheben kann, nicht ungünstig. *Distorsionen* und *Luxationen* können innerhalb mehrerer Wochen oder Monate vollständig zurückgehen; allerdings bleibt mitunter eine gewisse Kreuzbeinsenkung bestehen, auch kann die Milchleistung unbefriedigend sein. Da bei Kühen mit derart eingeengtem Beckenring mit Behinderung bei der folgenden Kalbung zu rechnen ist, sollten sie von der weiteren Zucht ausgeschlossen werden. Bereits festliegende Patienten sind wegen der Gefahr von Dekubitalinfektionen rechtzeitig zu verwerten oder einzuschläfern.

Behandlung: Das kranke Tier ist in eine Einzelbox (vorzugsweise Tiefstall) mit weicher Einstreu zu verbringen. Bei festliegenden oder bewegungsunsicheren Patienten sollte geprüft werden, ob sich das Stehvermögen durch Anlegen eines Vergrittungsgeschirrs (s. Abb. 9-77) bessern läßt. Versuchsweise können Analgetika bzw. Antiphlogistika verabreicht werden (Kap. 9.12). In jedem Fall ist auf bedarfsgemäße Mineralstoff- und Vitaminversorgung zu achten.

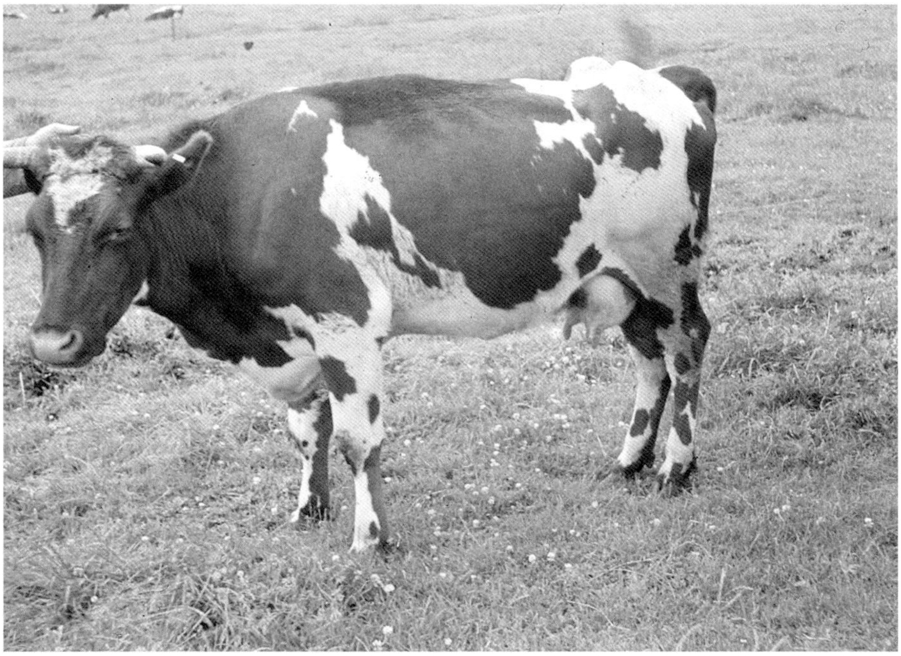

Abbildung 9-48 Hochgradige beidseitige Diastase des Kreuzdarmbeingelenks

9.4.2 Beckenbruch

Definition, Vorkommen, Ursache: Frakturen *(Fracturae ossium pelvis)* können alle Teile des knöchernen Bekkens betreffen (Abb. 9-49), wobei einfache *Querfrakturen, Splitterbrüche* und *multiple Frakturen* zu unterscheiden sind; oft sind sie mit Gefäßzerreißungen verbunden, die dann i.d.R. zu retroperitonealem Hämatom, gelegentlich aber auch zu Blutung in die freie Bauchhöhle führen. Beckenfrakturen werden meist durch massive Gewalteinwirkungen ausgelöst, die sich teils im Stall, teils auf der Weide ereignen (Sturz, Ausrutschen in Froschlage, heftiges Springen, Aufreiten anderer Tiere, Deckakt, übermäßige Zugleistung beim Kalben, Unfälle mit landwirtschaftlichen Fahrzeugen u.a.); dabei wirken sich Mängel der Mineralstoffversorgung (Osteoporose, Osteomalazie), Fluorose sowie hohes Körpergewicht und harter Untergrund frakturfördernd aus.

Die am gebrochenen Becken auftretenden Formveränderungen sowie die damit einhergehenden Funktionsstörungen sind von Lage und Ausmaß der Fraktur abhängig. Um die hierbei zu beobachtenden Erscheinungsbilder richtig deuten zu können, ist davon auszugehen, daß am Beckenring zwei einander entgegengesetzte Kräfte angreifen, nämlich der über das Kreuzbein ansetzende Zug des Rumpfgewichtes nach unten und der sich beiderseits im Azetabulum auswirkende Druck der Gliedmaßensäule nach oben; auch die von den einzelnen Beckenabschnitten entspringenden Muskeln üben eine gewisse Zugwirkung auf die Knochenfragmente aus.

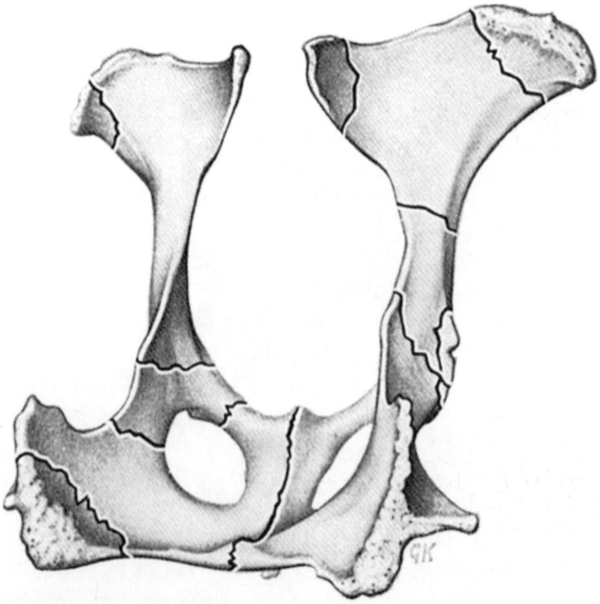

Abbildung 9-49 Verlauf der am Becken des Rindes vorkommenden Frakturen

Symptome, Verlauf, Beurteilung, Behandlung:

➤ Beim *Bruch des lateralen Darmbeinwinkels* bleibt die Statik des Beckenringes (= Hüfthöckerfraktur) unbeeinträchtigt, so daß der Patient im Gehen und Stehen nicht oder nur geringgradig, im Sinne einer leichten Hangbeinlahmheit, behindert ist.

›› Bei *gedeckten Frakturen* ist lediglich das Absinken des betroffenen Hüfthöckers auffällig (»Einhüftigkeit«); im akuten Stadium bestehen dabei zudem lokale Umfangsvermehrung und Schmerzhaftigkeit bei der Druckpalpation. Gewöhnlich heilen derartige Brüche ohne weiteres Zutun binnen mehrerer Wochen; das lose Knochenfragment wird dabei jedoch infolge des Zuges der Bauchmuskeln meist verkantet oder sogar nach distal verlagert und kann so den Zusammenhang mit dem Darmbein völlig verlieren. Im Falle einer *Sequestration* ist das abgestorbene Knochenteil operativ zu entfernen. Soll das Absinken des Hüfthöckers (z.B. bei Ausstellungstieren) verhindert werden, wäre eine stabile Osteosynthese vorzunehmen.

›› *Offene Brüche des Tuber coxae* (Abb. 9-50) sind dagegen wesentlich vorsichtiger zu beurteilen, weil sich die hervorragenden Knochenspitzen bald infizieren (Osteomyelitis purulenta) und dann das Verheilen der Hautwunde verhindern; außerdem kann es dabei leicht zur Sekretversackung entlang des Knochens oder der Faszien kommen. Deshalb sollten solche Patienten rechtzeitig chirurgisch behandelt werden, bevor sie abzumagern beginnen. Hierzu werden nach Säuberung und Desinfektion des Hautdefektes alle losen Knochensplitter sorgfältig entfernt und der vorstehende Teil des Hüfthöckers dann mit Hilfe der Drahtsäge unterhalb des Niveaus der umgebenden Haut (im gesunden, nichtinfizierten Bereich des Knochens) glatt reseziert; um einer erneuten Verunreinigung der Wunde vorzubeugen, wird die Haut (nötigenfalls nach seitlichem Abpräparieren von ihrer Unterlage) über dem Defekt, mit Ausnahme einer je nach den Umständen extra zu schaffenden oder zu verlängernden Drainageöffnung im ventralen Wundwinkel, mit kräftigen Entspannungsheften verschlossen. Abschließend folgen antibiotische Versorgung des Hohlraumes, Einlegen eines Gazedrains und Aufkleben eines Beetverbandes; bis zur endgültigen Überdeckung des Knochens mit Haut ist der Wundverlauf zunächst alle 3–5 Tage, später in größeren Abständen zu kontrollieren.

➤ Eine *Fraktur des medialen Darmbeinwinkels* (Tuber sacrale) ist äußerlich am einseitigen Absinken des Kreuzbeins samt dem ihm anhaftenden abgebrochenen Darmbeinteil sowie am deutlichen dorsalen Hervortreten des lateralen Bruchendes (unter der deckenden Haut) zu erkennen. Außerdem bestehen örtlich m.o.w. stark ausgeprägte Schwellung sowie Druck- und Perkussionsschmerz. Das Stehvermögen

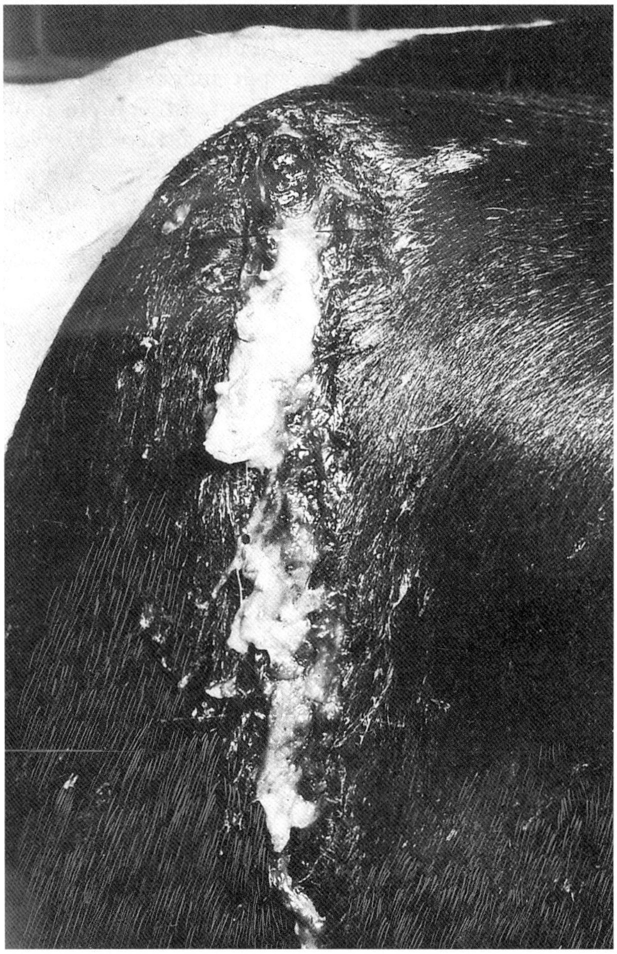

Abbildung 9-50 Ungedeckte eitrig-nekrotisierende Fraktur des rechten Hüfthöckers

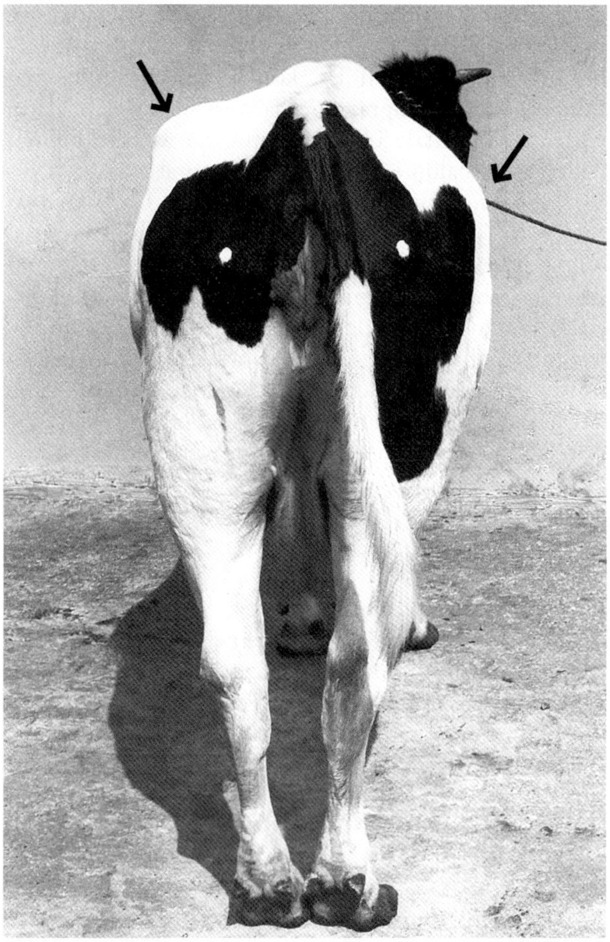

Abbildung 9-51 Bruch der rechten Darmbeinsäule vor dem Azetabulum; Absinken der Hüfte auf der kranken Seite (Pfeile) bei normaler Position der Sitzbeinhöcker (weiße Punkte)

solcher Tiere ist meist gut, ihr Gang etwas gespannt oder normal. Die *Diagnose* läßt sich durch rektale Palpation der Bruchkanten oder der sulzigen (mitunter auch krepitierenden) Umfangsvermehrung seitlich des Promontoriums sichern; in unklaren Fällen ist auch einseitige Luxation des Kreuzdarmbeingelenks (s. o.) mit in Betracht zu ziehen. Die Heilungsaussichten hängen vom Ausmaß der lokalen Veränderungen ab.

➤ Bei *Fraktur der Darmbeinsäule* (oberhalb des Azetabulums) können sich die betroffenen Tiere zwar noch erheben; sie zeigen aber Neigung zu ständigem Liegen. In der Bewegung besteht deutliche Hangbeinlahmheit. Das Becken der Patienten sinkt auf der erkrankten Seite ab und erscheint daher von hinten gesehen schief; dabei verläuft die Verbindungslinie der beiden Hüfthöcker nicht mehr parallel zu derjenigen der Sitzbeinhöcker; letztere befinden sich in normaler Position (Abb. 9-51). Die Glutäenmuskulatur der befallenen Seite ist geschwollen und schmerzhaft; Krepitation ist wegen der meist eintretenden Parallelverschiebung der Frakturenden nur selten feststellbar (Stethoskop anlegen). Bei rektaler und vaginaler Betastung des Beckenringes sind an der gebrochenen Darmbeinsäule fast immer rauhe Knochenvorsprünge und/oder sulzige Auflagerungen, in der Bewegung vielfach auch das Verschieben der Bruchkanten zu fühlen. Solche Frakturen können zwar innerhalb mehrerer Wochen allmählich abheilen, doch muß mit bleibender Einengung des Beckens, durch die z. T. erhebliche Kallusbildung, gerechnet werden. Manchmal entwickelt sich statt dessen nur eine dicke Schicht fibrösen Gewebes, welches zu keiner festen Vereinigung der Knochenenden führt.

➤ *Querbrüche durch das Azetabulum* bedingen Schiefhängen des gesamten Beckens einschließlich der Sitzbeinhöcker (Absinken auf der betroffenen Seite), Hervortreten des luxierten Trochanter femoris sowie hochgradige Lahmheit oder Festliegen. Rektal sind in der Nachbarschaft des Hüftgelenks Knochenzacken und sulzige Massen, gelegentlich auch ein Hämatom palpierbar. Sofern nur der Pfannenkamm des Azetabulums ausgebrochen ist, kommt es zur einfachen Luxatio femoris supraglenoidalis (Kap. 9.4.12); dann verläuft die rektale Untersuchung negativ. In beiden Fällen ist alsbaldige Schlachtung anzuraten.

➤ *Brüche durch die beiden Pfannenäste des Scham- und Sitzbeins* (»quer durch das Foramen obturatum«) scheinen beim Rind selten zu sein. Dabei sind gewöhnlich starke gemischte Lahmheit sowie Krepitation festzustellen, oder der Patient liegt fest (mitunter auch Lähmung des N. obturatorius). Die Bruchlinien sind rektal oder vaginal gut zu fühlen. Eine Ausheilung solcher Frakturen erscheint möglich, sofern sie nicht mit Nervenlähmung verbunden sind.

➤ Für die ebenfalls relativ seltenen *Brüche des Sitzbeinhöckers* gilt bezüglich Erscheinungen, Beurteilung und Therapie sinngemäß das gleiche wie für die Hüfthöckerfrakturen.

➤ Bei *allen Behandlungsversuchen* empfiehlt es sich, den an Beckenbruch leidenden Patienten in eine ruhige Box mit weichem Lager zu verbringen und die Kallusbildung durch adäquate Versorgung mit Mineralstoffen und Vitamin D zu unterstützen.

9.4.3 Lockerung oder Sprengung der Beckenfuge

Definition, Ursache: Die von den beidseitigen Fugenästen von Scham- und Sitzbein gebildete Beckenfuge *(Symphysis pelvina)* ist beim jugendlichen Tier knorpelig, beim älteren verknöchert. Lockerung oder vollständige Trennung (Fraktur) der Beckensymphyse ist hauptsächlich nach Schwergeburt zu beobachten; ansonsten kommen ursächlich die gleichen Traumen und prädisponierenden Faktoren wie für Beckenbrüche in Frage (s. o.).

Symptome, Diagnose: Die Erscheinungen hängen vom Grad des Auseinanderweichens der beiden Bekkenhälften und von den etwa zusätzlich vorhandenen oder hinzukommenden Verletzungen, wie Muskelrissen oder Nervenquetschungen, ab. Sofern die Öffnung der Beckenfuge nur gering ist, sind die Tiere, wenn auch mit einiger Mühe, imstande sich zu erheben und zu gehen. Ihr Gang ist unsicher und schwankend, der Schritt mitunter kurz und tappend, wobei die Hintergliedmaßen leicht abduziert werden. Drückt man vom Mastdarm oder von der Scheide aus mit der flachen Hand auf die Symphyse, so ist beim Hinundhertreten des Patienten oder im Gehen das wechselseitige Heben und Senken der beidseitigen Fugenäste zu fühlen. Klaffen deren Kanten jedoch um mehr als zwei Fingerbreiten auseinander oder haben sich die beiden Knochenränder gar übereinander geschoben, so kommt das Tier mit gegrätschten Hintergliedmaßen zum Festliegen. Behinderung von Stehvermögen und Motorik bei nur geringgradiger Lösung der Symphyse dürfte deshalb meist auf Komplikationen (Adduktorenriß, Quetschung von Beckennerven oder andere Verletzungen) beruhen. Mitunter soll bei Sprengung der Beckenfuge während des Kalbens ein dumpfes Krachen oder Knacken vernommen worden sein; solche Geräusche treten gelegentlich aber auch aus weniger schwerwiegendem Anlaß auf.

Differentialdiagnostisch ist v. a. die Lähmung des N. obturatorius (Kap. 9.5.9) zu berücksichtigen; hinsichtlich Festliegen siehe Kapitel 9.9.7.

Beurteilung, Behandlung: Unkomplizierte Lockerung oder Fraktur der Beckenfuge können binnen 4–6 Wochen ohne schädliche Folgen für kommende Kalbungen ausheilen. Es ist aber ratsam, den Patienten in eine gut eingestreute, nicht allzu große Einzelbox zu verbingen und ihm zur Vermeidung von Komplikationen ein Vergrittungsgeschirr (s. Abb. 9-77) anzulegen. Führen des Tieres auf glattem, schlüpfrigem Boden sollte wegen der Gefahr des seitlichen Ausgleitens unbedingt vermieden werden. Mineralstoff- und Vitamin-Versorgung überprüfen.

9.4.4 Schleimbeutelentzündung, Hämatom, Drucknekrose an Hüft- oder Sitzbeinhöcker

Ursache: *Hygrom* oder *akute Entzündung* der subkutanen Schleimbeutel an Hüft- oder Sitzbeinhöcker sind ebenso wie die an den gleichen Stellen zu beobachtenden *Drucknekrosen der Haut* auf wiederholte Kontusion (Anstoßen an Stalleinrichtungen bei beengter Aufstallung, Quetschung an der Hinterwand zu kleiner Transportfahrzeuge) zurückzuführen (Abb. 9-52).

Symptome, Behandlung: Örtlich zeigt sich bei *aseptischer seröser/serofibrinöser Bursitis* eine anfangs vermehrt warme und druckempfindliche, später aber indolente kastanien- bis faust- oder handballgroße, fluktuierende Anschwellung; die Fluktuation ist dabei an der Bursa subcutanea ischiadica gewöhnlich ausgeprägter als am Hüfthöckerschleimbeutel, da letzterer vorwiegend Fettgewebe enthält (Bursitis lipomatosa). Die Funktion der betreffenden Hintergliedmaße wird dadurch im allgemeinen nicht beeinträchtigt. Die an denselben Lokalisationen vorkommenden *Hämatome* lassen sich durch (vorsichtige) Probepunktion abgrenzen.

Eine *Behandlung* wird meist nur verlangt, wenn eine Infektion mit Eitererregern eingetreten ist und sich

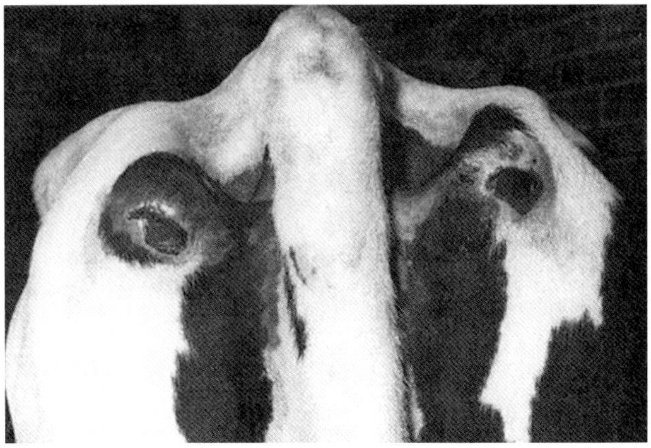

Abbildung 9-52 Hautnekrosen über den Sitzbeinhöckern einer Kuh nach Transport auf einem zu kurzen Anhänger

ein dickwandiger, prall fluktuierender *Schleimbeutelabszeß* entwickelt hat. Sie besteht in Eröffnung am tiefsten Punkt der Umfangsvermehrung, vorsichtigem Ausräumen des Inhalts, desinfizierender Spülung und Einlegen eines alle 2–3 Tage zu erneuernden Drains. Wenn die benachbarte Haut keine Nekrosen aufweist und der darunterliegende Knochen unbeteiligt geblieben ist, darf mit komplikationsloser Heilung gerechnet werden. Bei Übergreifen des Prozesses auf den Sitzbein- oder Hüfthöcker ist wie bei offener Fraktur des Tuber coxae (Kap. 9.4.2) zu verfahren. *Aseptisch entzündete Bursen* können gewünschtenfalls – am besten nach vorheriger Verödung (Kap. 9.12) – in toto exstirpiert werden (lokale Antibiose, Hautnaht).

9.4.5 Schwanzspitzenentzündung der Mastrinder

Definition: Eine bei in Boxenlaufställen mit Betonspaltenboden gehaltenen Mastrindern auftretende Schwanzspitzenentzündung (SSE) unterschiedlichen Grades, die mitunter zur Nekrose des Schwanzendes und zu schwerwiegenden infektionsbedingten lokalen und systemischen Komplikationen führt. *Andere Bezeichnungen:* Schwanzspitzennekrose, tail tip necrosis.

Vorkommen: Die Krankheit entwickelte sich in den 70er Jahren zu einem gravierenden Problem in europäischen Mastrinderbeständen, und zwar nachdem die Haltung in Laufboxen mit Betonspaltenboden Eingang gefunden hatte. Über ähnliche Beobachtungen wurde später aus Kanada berichtet. Die Befallsrate ist in Abhängigkeit von den ursächlichen Faktoren herdenweise verschieden; sie steigt mit zunehmender Körpermasse. In einer Erhebung (1978) in 32 bayerischen Betrieben mit ~ 5000 Mastrindern waren beispielsweise in den Gewichtsklassen von 200–250 kg LM durchschnittlich 10–15%, von 300–400 kg LM ~ 40% und > 400 kg LM 50–60% der Tiere betroffen. Da zur Mast vornehmlich Bullen aufgestellt werden, beziehen sich die meisten Daten auf männliche Tiere; nach den wenigen bislang vorliegenden Beobachtungen scheinen unter gleichen Bedingungen gehaltene weibliche Rinder (Färsenmast) seltener zu erkranken. Die von SSE betroffenen Patienten gehörten zu den Rassen DFV (Simmentaler), DSB/DHF, DRB, BV und Kreuzungen mit Charolais oder Limousin. SSE ist nur selten bei Gruppenhaltung von Mastbullen oder -färsen auf planbefestigtem Boden oder bei Rindern in Anbindehaltung zu beobachten. Ähnliche Schwanzspitzenveränderungen (ungeklärter Ätiologie) scheinen hin und wieder auch bei Büffel, Esel und Pferd vorzukommen.

Ursache, Pathogenese: Es ist eine anatomische Besonderheit des Rindes, daß sein Schwanz nicht in ganzer Länge von Knochen gestützt wird, sondern sich an den wirbeltragenden Teil die wirbelfreie, nur aus Haut und zentralem Bindegewebe (mit Gefäßen und Nerven) bestehende Spitze anschließt (Abb. 9-53). Dieser Teil ist daher (passiv) sehr flexibel, unterliegt aber keiner aktiven muskelgesteuerten Kontrolle. Nach orientierenden Messungen von Eckert (1988) ist die wirbelfreie Spitze beim neugeborenen Kalb etwa 5 cm lang; bei 1,5–2 Jahre alten Rindern schwankt ihre Länge zwischen 11 und 18 cm; die kürzeren Schwanzspitzen scheinen eine dickere, die längeren eine dünnere Haut zu besitzen.

Die Schwanzspitzenentzündung der Mastrinder beginnt i. d. R. – und relativ früh – an diesem wirbelfreien Ende; meist tritt sie aber erst im 2. und 3. Mastabschnitt deutlich in Erscheinung. Im typischen Fall beginnt sie mit Verhärtung und Umfangsvermehrung der Spitze und damit einhergehender Hyperkeratose der Haut, manchmal mit Bildung von großen Hornschuppen (wie an einem Fichtenzapfen; Abb. 9-54). Dadurch verliert die Schwanzspitze ihre Geschmeidigkeit und wird empfänglich für mechanische Traumen und daraus resultierende Verletzungen. Unter der allmählich schütter werdenden Quaste zeigen sich in der verhärteten Haut zunächst feine querverlaufende oberflächliche Risse, die sich mit schwarzroten Blutkrusten bedecken (leichte Form der SSE) und sich später oft zu tiefreichenden Rhagaden entwikkeln; liegt der Prozeß auf der Kuppe, so bildet sich hier mitunter ein keilförmiger Spalt. In den Läsionen siedeln sich ubiquitäre Eiter- und Nekroseerreger an und rufen eine umschriebene eitrig-nekrotisierende Entzündung hervor. Bei günstigem Verlauf kann es hier zur Demarkation kommen und das Schwanzende komplikationslos abfallen (Abb. 9-55).

Nicht selten aszendiert die Infektion jedoch, und die Entzündung dehnt sich mit chronischer Eiterung,

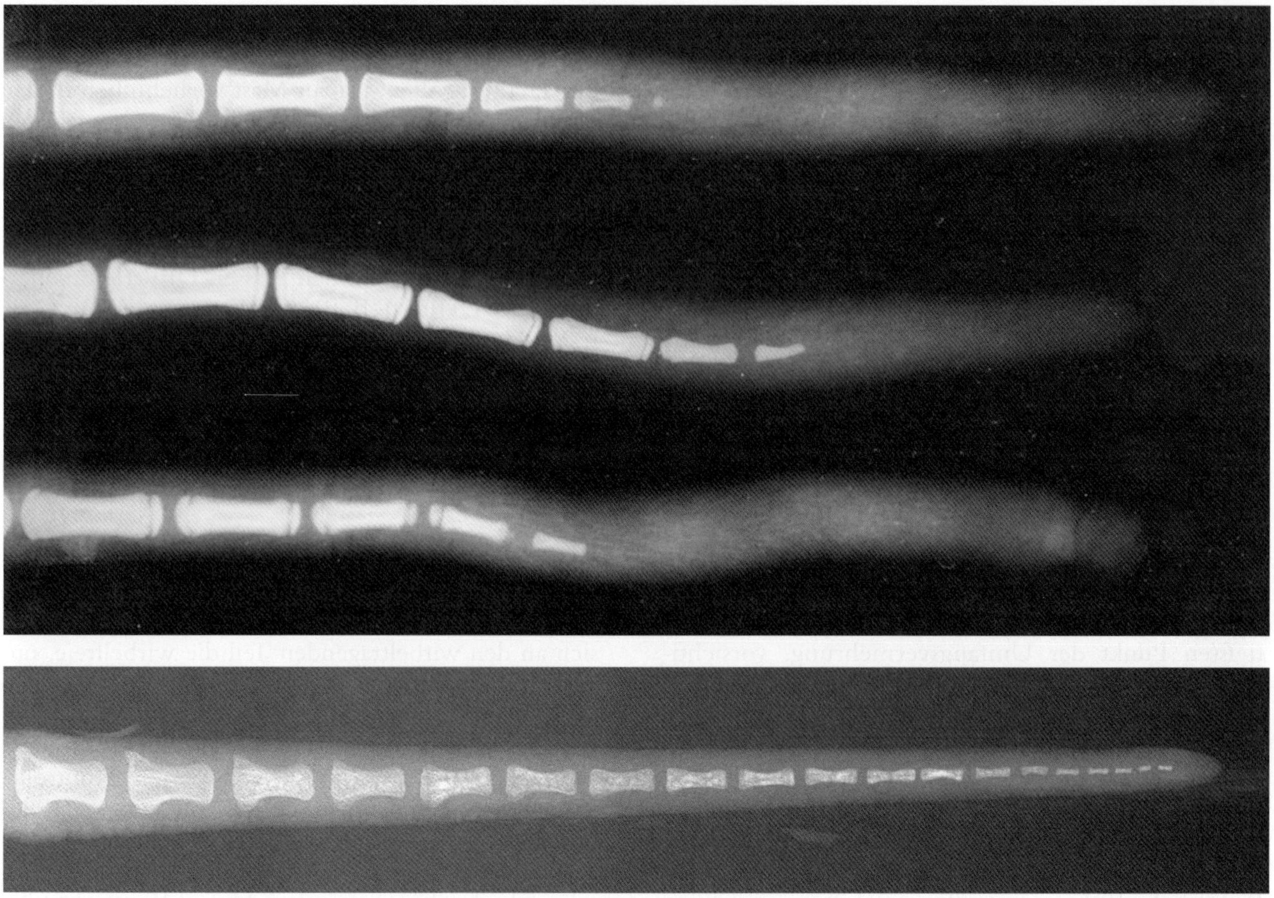

Abbildung 9-53 Röntgen-Aufnahme: Schwänze von 3 an SSE erkrankten Mastbullen (18 Mon.), darunter zum Vergleich der bis zur Spitze Wirbel tragende Schwanz eines Läuferschweines

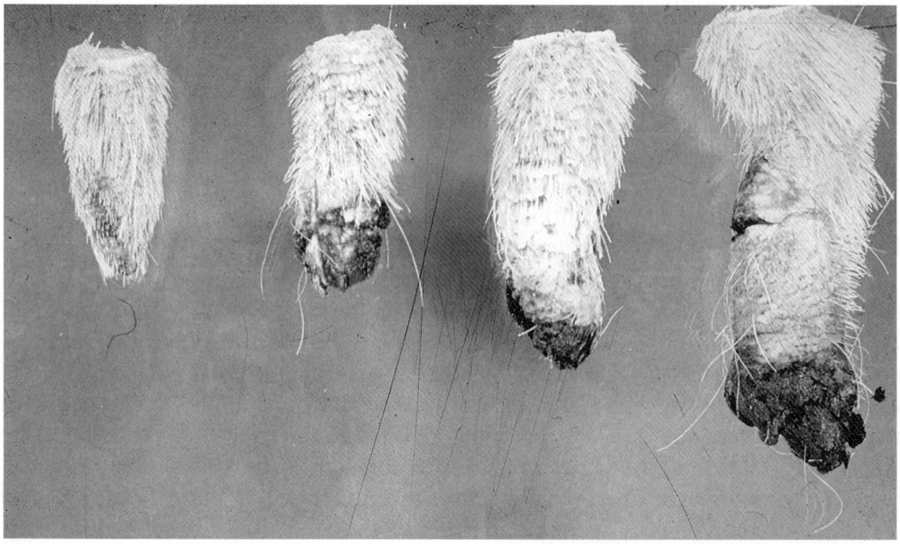

Abbildung 9-54 Verschiedene Grade der Schwanzspitzenentzündung bis zur Nekrose

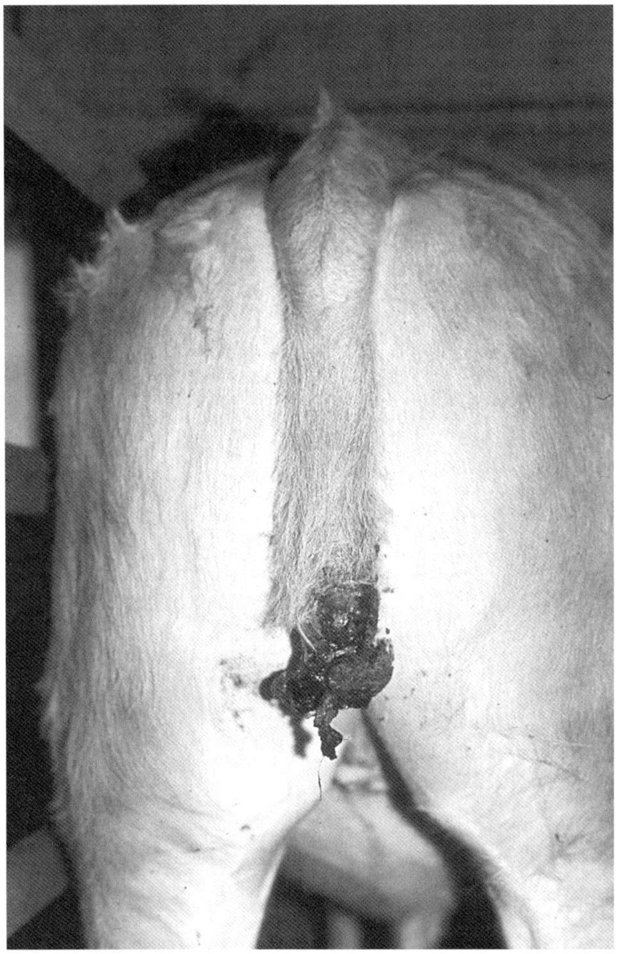

Abbildung 9-55 Zustand des Schwanzes nach Verlust des nekrotisierten und demarkierten Endes

Abszeßbildung und Nekrose bis zur Schwanzwurzel aus (schwere Form). In diesem Stadium wird auch das Allgemeinbefinden der Tiere in Mitleidenschaft gezogen, so daß Futteraufnahme und Gewichtszuwachs zurückgehen. Im weiteren Verlauf kann die Infektion auf Cauda equina und Rückenmark übergreifen (Schwanz- und Nachhandlähmung) und über den Blutweg auch Gelenke, Knochenmark, Herzklappen, Lunge und andere Organe einbeziehen.

Mitunter zeigen sich erste kleinere Läsionen und Verhärtungen bereits kurz nachdem die Kälber (Alter ~ 3 Mon.) angekauft und zur Mastgruppe zusammengestellt wurden. Derartige Schwanzspitzenveränderungen, die sich die Tiere beim Transport, beim Umherspringen oder durch gegenseitiges Beknabbern und Besaugen des Schwanzes zuziehen, heilen oft von selbst wieder ab (Abb. 9-56, 9-57); ebenso kann auch die leichte Form der SSE älterer Rinder wieder abklingen oder über Monate bestehen bleiben, ohne in die schwere Form überzugehen.

Aus dem eitrigen Sekret entzündeter Schwänze ließen sich folgende Erreger isolieren: *Arcanobacterium (Actinomyces) pyogenes, Prevotella (Bacteroides) melaninogenica, Fusobacterium necrophorum, Micrococcus indolicus* und andere; meist scheinen Mischinfektionen vorzuliegen.

Es ist bislang ungeklärt, ob an den *initialen Veränderungen* der Schwanzspitze innere Einflüsse (z. B. vasoaktive Substanzen wie Trichothezene/T2-Toxin, chronische Intoxikation durch Stallgase u. a.) beteiligt sind. Sie lassen sich ohne weiteres allein aus *äußeren Einwirkungen* erklären: Verschmutzung und Verkrustung der Schwanzquaste beim Liegen auf kotverschmutztem Spaltenboden mit nachfolgender Keimanreicherung auf der Haut und chemischer Reizung durch das Kot-Harngemisch (s. auch Dermatitis digitalis und Ballenhornmazeration; Kap. 9.14.18, 9.14.19), Hineingleiten der wirbellosen Schwanzspitze in Bodenspalten und Festklemmen beim Aufstehen oder Verletzung an ausgebrochenen Kanten. Darüber hinaus kann das Schwanzende der gruppenweise auf engem Raum gehaltenen Mastbullen noch in folgender Weise traumatisiert werden: Trittverletzung beim Liegen durch einen Gruppengenossen (wofür ein erhöhtes Risiko besteht, wenn die Stalltemperatur 18 °C überschreitet und der Schwanz dann nicht in üblicher Weise an den Körper herangezogen wird); Schwanzschlagen beim Liegen; Aufreiten mit anschließender schwanzgerichteter oraler Aktivität des aufreitenden oder des besprungenen Tieres; Schwanzwedeln zur Fliegenabwehr und dabei Anschlagen an harte Gegenstände; Einklemmen bei artuntypischem Aufstehen oder Abliegen.

Außer durch hohe Außentemperatur und dem damit einhergehenden starken Fliegenbefall erhöht sich das Verletzungsrisiko mit zunehmendem Körpergewicht und der damit anwachsenden Besatzdichte. So nimmt die Häufigkeit der SSE zu, wenn das Lebendgewicht 160 kg/m^2 wesentlich überschreitet, was in der Vergangenheit vorkam, wenn die Tiere eine Körpermasse von 250–300 kg erreichten. Vermehrtes Auftreten ist ferner in Gruppen festzustellen, in denen sich – sei es als Untugend oder Symptom eines Mineralstoffmangels (z. B. von Natrium) – das gegenseitige Besaugen und Benagen des Schwanzes ausgebreitet hat. Es kann aber auch vorkommen, daß ein einzelner intensiver »Schwanzbeißer« oder »-besauger« die Schwänze sämtlicher Buchtgenossen lädiert (Schnittwunden durch die scharfen Inzisiven).

Mangel an Strukturfutter hat offenbar keinen direkten Einfluß, sondern allenfalls einen indirekten über die (dann nur kurzen) Wiederkauzeiten. Futteruntersuchungen auf Mykotoxine erbrachten bislang keinen konkreten Anhalt für deren Mitwirkung. Der SSE der Mastrinder liegt somit eine komplexe Ätiopathogenese zugrunde, innerhalb der das Gewicht der ursächlichen Einzelfaktoren von Betrieb zu Betrieb variiert.

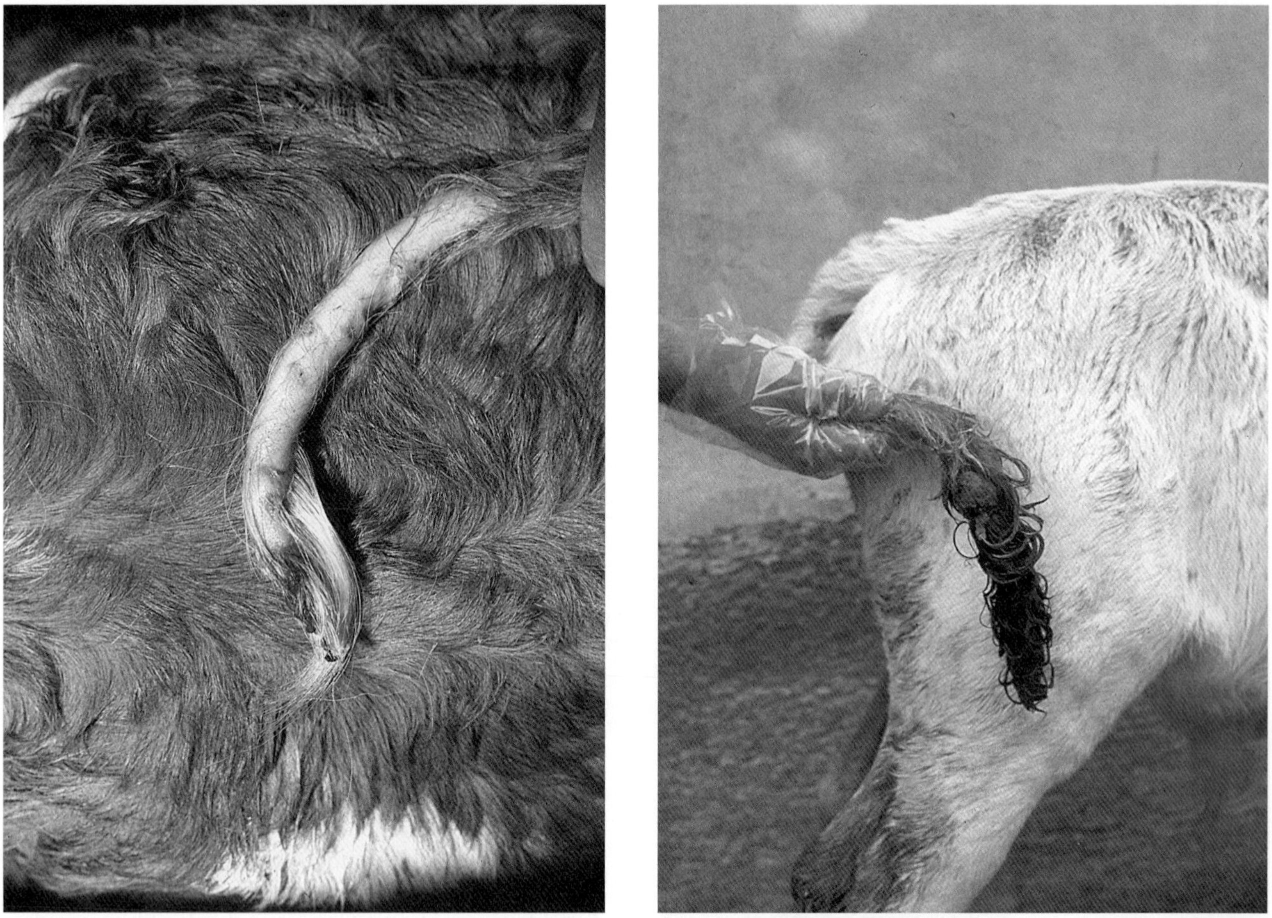

Abbildung 9-56, 9-57 Ein kahlbesaugter (links) und ein benagter blutverkrusteter (rechts) Kälberschwanz

■ **Symptome, Verlauf:** Die örtlichen Veränderungen und ihre weitere Entwicklung wurden bereits im vorangehenden Abschnitt beschrieben. Oft werden sie erst sichtbar oder wahrgenommen, wenn die Haare der Schwanzquaste auszufallen beginnen oder mit blutig-eitrigem Sekret verklebt sind. Die rektale Untersuchung ergibt deutliche Schwellung der Darmbeinlymphknoten. In Betrieben, in denen regelmäßige Gewichtskontrollen vorgenommen werden, kann der vergleichsweise geringere Gewichtszuwachs einen Hinweis geben.

■ **Diagnose, Differentialdiagnose:** Die Erkennung bereitet aufgrund der typischen Veränderungen und des gehäuften Auftretens in Verbindung mit den genannten Haltungsbedingungen im allgemeinen keine Schwierigkeiten. *Differentialdiagnostisch* kommen die folgenden Krankheiten in Frage: Sarcoptes- oder Chorioptes-Räude (sowohl selbständig als auch in Verbindung mit SSE), Acne cutis caudae (Kap. 9.4.6), Sarkozystiose (Kap. 9.16.1), Ergotismus (Kap. 12.3.3), Festukose (Kap. 12.3.4), chronischlatente Schwefelwasserstoffexposition (Kap. 5.3.5.3); Schwanznekrose infolge von Gefäßthrombosen durch Mikrofilarien (Kap. 2.2.4.5).

Eine als *»rat-tail syndrome«* bezeichnete Erkrankung von Mastrindern in den Feedlots der USA ist außer durch Gewichtsrückgang, Salivation und Diarrhoe durch Verlust der Schwanzhaare gekennzeichnet. Die Sektion ergab erosive bzw. ulzerative Veränderungen an Zunge und Pharynx, nekrotisierende Ösophagitis (distal) sowie chronische Jejunitis; mikrobiologisch ließ sich der Erreger der Stomatitis papulosa (Kap. 6.1.5) nachweisen, dessen kausale Bedeutung für die Schwanzveränderungen jedoch in Frage steht. Schwere Sarkozystiose (Kap. 9.16.1) kann ebenfalls »Rattenschwanz« bedingen.

■ **Behandlung, Beurteilung:** Wenn sich in fortgeschrittenen Fällen bereits Polyarthritis, Endokarditis und/ oder Schwanz- und Nachhandlähmung eingestellt haben, sollten Therapieversuche unterlassen und der Patient eingeschläfert werden.

➤ Befindet sich die SSE noch im Anfangsstadium, so kann unter der Voraussetzung, daß sich die Therapie über mindestens eine Woche fortsetzen läßt und laufende Nachkontrolle möglich ist, *konservative Behandlung* versucht werden. Das Schwanzende wird gereinigt, die Schwanzquaste gekürzt oder abgeschoren und die Schwanzspitze intensiv mit einer desinfizierenden Lösung benetzt und danach mit einer geeigneten Paste abgedeckt. Allerdings ist auf diesem Wege nur selten völlige Heilung zu erzielen, doch läßt sich das Fortschreiten der Erkrankung oft verhindern. Ob bei Verdacht auf beginnende Infektion eine mehrtägige systemische antibakterielle Therapie angezeigt ist, muß von Fall zu Fall entschieden werden.

➤ Sofern bereits Eiterung eingesetzt hat, ist i. d. R. die *blutige Amputation* des Schwanzendes im noch gesunden Gewebe erforderlich, um das (zentrale) Aszendieren der Infektion zu verhindern. *Operationsgang:* Kleine Extraduralanästhesie, Rasur und Desinfektion; dann wird der Schwanz oberhalb der Operationsstelle von einem Gehilfen mit beiden Händen umfaßt und zur Blutstillung kräftig komprimiert. Der Operateur lokalisiert die für das Absetzen geeignete Zwischenwirbelscheibe, zieht den umkleidenden Hautschlauch leicht proximal und kennzeichnet die Bandscheibe evtl. mittels einer dort eingestochenen Kanüle (Abb. 9-58A, B, C). Dann wird ein zirkulärer, seitlich keilförmig geführter Hautschnitt angelegt und das Schwanzende abgesetzt. Die bei kurzfristiger Lokkerung der Kompression spritzenden Blutgefäße werden mit resorbierbarem Kunststoff-Faden ligiert. Nach antibiotischer Versorgung wird die Haut durch Seidenhefte über dem Stumpf verschlossen und mit Wundspray abgedeckt. Ob ein Verband zweckmäßig ist, richtet sich nach der vorliegenden Situation. Ferner ist die Frage einer anschließenden systemischen antibiotischen Therapie und die sich daraus ergebende Wartezeit mit dem Tierhalter zu erörtern.

➤ Die unblutige *therapeutische* Amputation mittels elastischer Gummiringe ist nach deutschem Recht verboten und auch aus medizinischen Gründen nicht indiziert, da sie mit einem erheblichen Risiko für Komplikationen (zentrales Aszendieren der Infektion, Tetanus) behaftet ist.

■ **Prophylaxe:** Die einzuleitenden Vorbeugemaßnahmen müssen sich zunächst auf das Ergebnis der Bestandsuntersuchung hinsichtlich der genannten Ursachenfaktoren stützen.

➤ Um eine zu hohe Besatzdichte in den Buchten zu vermeiden, werden für Bullen in der Endmastphase folgende Mindestmaße empfohlen: 1,9 m^2 pro Tier mit 250 kg LM, 2,3 m^2 bei 350 kg LM, 2,6 m^2 bei 560 kg LM (Kirchner, 1987).

➤ Ferner ist zu achten auf: guten Kotdurchsatz auf Spaltenboden, Spaltenweite nicht über 3 cm, keine ausgebrochenen Kanten, rutschfeste Balken; witterungsgemäße Klimaregulierung, insbesondere im Sommer, und Fliegenbekämpfung; bedarfdeckende

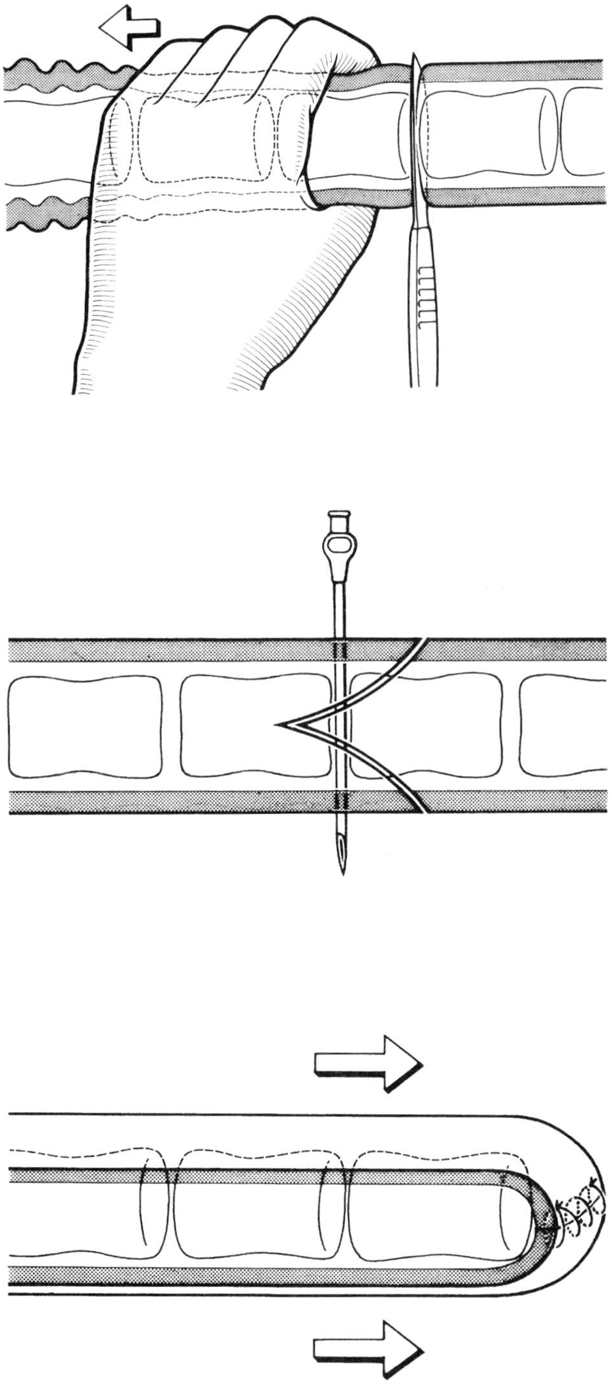

Abbildung 9-58 Schwanzspitzenamputation.
Oben: Zirkuläre Inzision der nach proximal geschobenen Haut und anschließendes Durchtrennen der zuvor identifizierten Bandscheibe.
Mitte: Alternativ zu oben kann zunächst die Bandscheibe mittels eingestochener Kanüle markiert werden; sodann beidseits keilförmiger Hautschnitt (zur spannungsfreien Überdeckung des Stumpfes) und Durchtrennen des Diskus.
Unten: Naht der distal gezogenen Hautkanten.

Versorgung mit Mineral- und Wirkstoffen (evtl. Lecksteine) sowie mit gut strukturiertem Rauhfutter; gut zugängliche Tränken, Freßplatzverhältnis 1 : 1.

➤ Wichtig ist die regelmäßige Bestandsbeobachtung (sofortige Eliminierung des ersten Schwanzsaugers) und regelmäßige Kontrolle der Schwänze beim Wiegen.

➤ In Sonderfällen – wenn »der Eingriff in Hinblick auf die vorgesehene Nutzung zum Schutz der Tiere unerläßlich ist« – kann nach derzeitiger (1999) Regelung in Deutschland auf besonderen Antrag bei unter 3 Monate alten männlichen Kälbern über einen befristeten Zeitraum das *prophylaktische Kupieren der knochenfreien Schwanzspitze mittels Gummiringen* vorgenommen werden. Vor Aufsetzen des Ringes an der betreffenden Stelle die Haare scheren und die Haut desinfizieren (Jodlösung). Die Demarkation tritt nach etwa 3–4 Wochen ein; die Funktion des Schwanzes zur Fliegenabwehr bleibt erhalten, und gleichzeitig wird das Entzündungsrisiko erheblich reduziert.

■ **Sektionsbefund:** Die sichtbaren Veränderungen wurden bereits beschrieben. Zu ergänzen wäre, daß in einzelnen Fällen eine aufsteigende zentrale Gewebenekrose mit Einschmelzung der Schwanzwirbel festzustellen war. Im mikroskopischen Bild zeigen sich anfangs ausgeprägte Hyperkeratose mit Akanthose, später kleine nekrobiotische Herde, teilweise mit entzündlicher Reaktion im Str. corneum und Str. spinosum, dann eitrig-nekrotisierende Dermatitis. Stellenweise fanden sich proximal der Spitzennekrose sub- und intradermale hämorrhagisch-nekrotische Bezirke, möglicherweise infolge Schädigung der Blutgefäße. Im Bereich aszendierender Eiterungsprozesse enthielten zahlreiche Blutgefäße fibrinöse Thromben oder bakterielle Emboli.

9.4.6 Pustulös-eitrige Schwanzentzündung

■ **Definition:** Meist im distalen Teil des Schwanzes einsetzende pustulös-eitrige Dermatitis, die offenbar durch eine Infektion der Talgdrüsen und Haarbälge mit Staphylokokken verursacht wird und mitunter bestandsweise gehäuft auftritt. *Andere Bezeichnungen:* Acne cutis caudae, Furunculosis cutis caudae, »Sterzwurm«.

■ **Vorkommen, Ursache, Pathogenese:** Die im Unterschied zur SSE der Mastbullen vornehmlich bei Kühen und auch bei Anbindehaltung vorkommende Krankheit kann nur ein einzelnes Tier befallen oder sich im ganzen Bestand ausbreiten. Das Leiden soll auf der Ansiedlung von Staphylokokken *(Staph. aureus)*, möglicherweise in Gemeinschaft mit anderen pyogenen Keimen, in den Talgdrüsen und Haarbälgen beruhen und nur unter begünstigenden Umständen zum Ausbruch kommen. Es wird vermutet, daß Stallenzootien eher durch die begünstigenden Einflüsse als durch die Übertragung des Erregers von Tier zu Tier ausgelöst werden. So kann z. B. häufiges Waschen der Schwanzquaste von Besamungsbullen mit Detergenzien prädisponierend wirken. Die Krankheit ist sowohl in Europa als auch in den USA beobachtet worden.

■ **Symptome, Verlauf:** Wegen des Juckreizes und Schmerzes sind die Patienten unruhig, schlagen ständig mit dem Schwanz oder belecken und benagen ihn. Die Haut des Schwanzes zeigt zunächst umschriebenen Haarausfall und multiple Knötchenbildung mit Eiterpfröpfen; später erscheint sie hier diffus verdickt und verhärtet, vermehrt warm sowie mit Schuppen und Sekretkrusten bedeckt (Abb. 9-59); sie

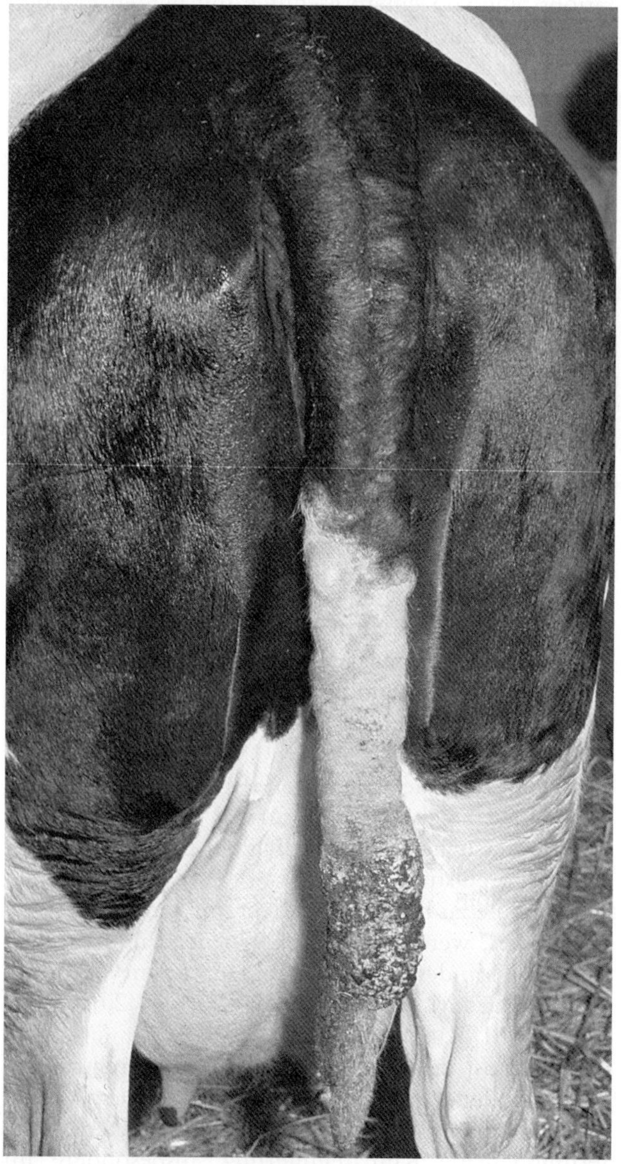

Abbildung 9-59 »Sterzwurm« am distalen Schwanzdrittel

enthält dann mitunter bis zu 10 mm tiefe eitergefüllte Grübchen. Außerdem können Lymphknotenschwellung (neben der Schwanzwurzel), verstärkte Pulsation der Schwanzarterie und manchmal sogar Symptome einer Allgemeininfektion vorliegen (Fieber, Inappetenz, Milchrückgang). Meist geht das Leiden nach längerem, schubweise rezidivierendem Verlauf allmählich, unter Verlust der Schwanzhaare, in Heilung über; gelegentlich führen aber Komplikationen (Nekrose der Schwanzspitze, aszendierende Phlegmone, Varizenbildung, Verhornungen, Staphylokokkensepsis) zu ungünstigem Ausgang.

Diagnose, Differentialdiagnose: Kennzeichnend ist der pustulöse Charakter der Entzündung; darin sowie in den Umständen ihres Auftretens unterscheidet sie sich von der Schwanzspitzenentzündung. Hinsichtlich weiterer differentialdiagnostisch zu berücksichtigender Krankheiten siehe dort (Kap. 9.4.5).

Behandlung: Die örtliche Behandlung kann durch leichtes Kürettieren der furunkulösen Defekte und anschließenden Antibiotika-Spray erfolgen; bei stärkerer Blutung ist ein Schutzverband anzulegen; versuchsweise kommt auch ein hyperämisierender Salbenanstrich auf Ichthyolbasis in Frage, der evtl. unter Verband zu legen oder mit einem an der Schwanzwurzel fixierten Plastikhandschuh abzudecken ist, um ein Verschmieren des Euters oder der Standnachbarn zu vermeiden. Eine mehrstündige antiseptische Benetzung des Schwanzendes läßt sich erzielen, indem man einen über den Schwanz gestreiften und fixierten Plastikhandschuh mit antiseptischer Lösung füllt oder einen zuvor angelegten Verband wiederholt angießt. Bei wertvollen Tieren ist die örtliche Behandlung durch systemische antibakterielle Therapie auf Basis eines Antibiogrammes der Erreger zu unterstützen. Solange der Prozeß noch nicht aszendiert ist (Schwanzlähmung), sollte in schweren Fällen auch die Schwanzamputation in Betracht gezogen werden (Kap. 9.4.5). *Prophylaxe:* Vorsichtiges, nicht zu häufiges Schwanzwaschen und -striegeln.

9.4.7 Verletzung, Bandscheibenvorfall, Wirbelbruch, Venenerweiterung am Schwanz, Schwanzlähmung

Verletzung: Offene Verletzungen von Haut und Muskeln des Schwanzes kommen, wie schon bei der Beschreibung der Ursachen der Schwanzspitzenentzündung (Kap. 9.4.5) dargelegt wurde, ziemlich häufig vor. Außer aus den dort genannten Ursachen können sie durch Hängenbleiben in den Gitterrosten der Schwemmentmistung, Verfangen in Stacheldraht, Verhaken an Stalleinrichtungen, beim Niederschnüren oder Aufheben und dergleichen entstehen. Wegen der hohen Exposition für Infektionen sind derartige Verletzungen so früh wie möglich chirurgisch zu versorgen (Reinigung, örtliche Antibiose, Hautnaht, erforderlichenfalls mit eingelegtem Drain, Polsterverband); ggf. systemische Antibiose.

Wirbelbruch: Gedeckte Schwanzwirbelfrakturen geben sich durch abnorme Beweglichkeit, örtliche Anschwellung und Druckschmerz, Abknickung und Krepitation, in Zweifelsfällen aber sonographisch oder röntgenologisch zu erkennen. Unbehandelt heilen sie unter Knickung (Schönheitsfehler) oder Bildung einer Pseudarthrose (erhöhte Beweglichkeit) von selbst ab; eine proximal gelegene Abknickung kann den Kotabsatz behindern. Frische Brüche können durch einen gepolsterten Schienen- oder Kunstharzverband, ausnahmsweise auch durch Osteosynthese behandelt werden. Bei offenen Frakturen

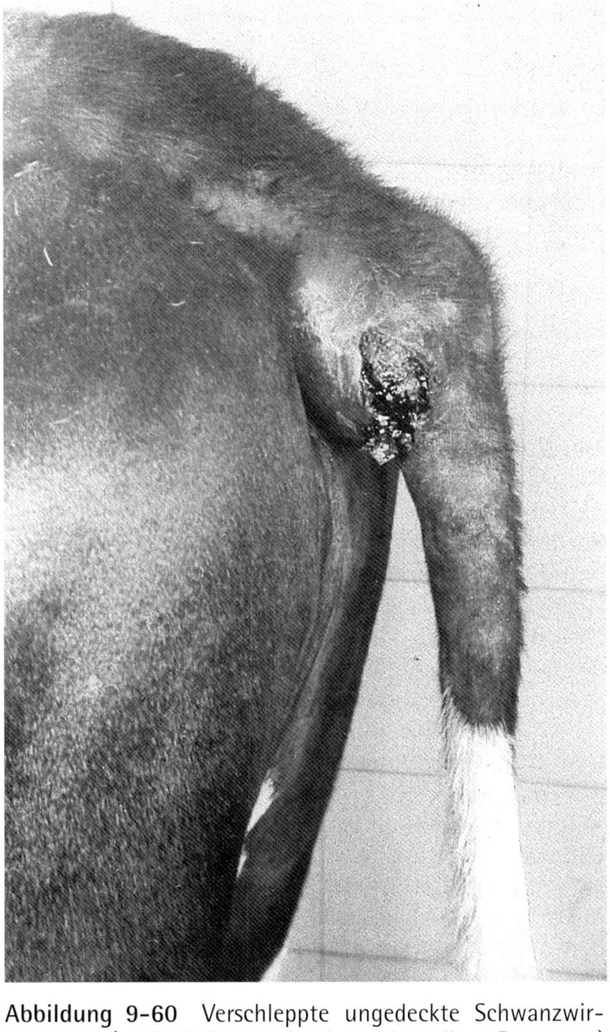

Abbildung 9-60 Verschleppte ungedeckte Schwanzwirbelfraktur (eitrige Infektion, beginnende maligne Entartung)

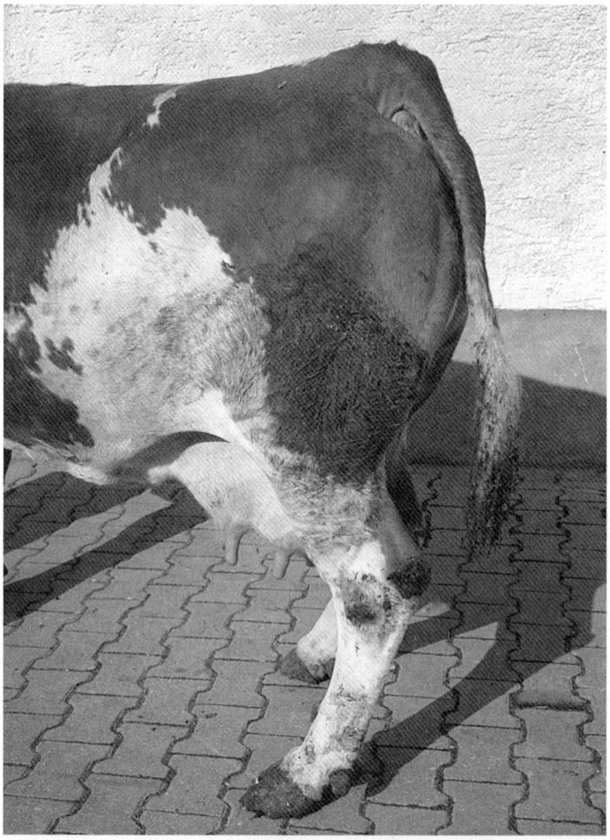

Abbildung 9-61 »Knickschwanz«: Folgezustand nach übermäßigem Aufbiegen des Schwanzes zur Blutentnahme aus der V. coccygea

besteht ein hohes Infektionsrisiko (Osteomyelitis etc.), weshalb stets die Schwanzamputation in Betracht zu ziehen ist (Abb. 9-60).

Bandscheibenvorfall: Der *Annulus fibrosus* der beim Rind vergleichsweise dicken Zwischenwirbelscheiben unterliegt im Bereich des Schwanzes relativ häufig druck- und zugbedingten Schädigungen. Verantwortlich dafür ist nicht nur die Unsitte, Rinder durch Biegen des Schwanzes anzutreiben, sondern derartige Läsionen können auch durch falsches Aufwärtsbiegen des Schwanzes zur Blutentnahme aus der Schwanzvene gesetzt werden. Der Fehler kann z. B. darin bestehen, daß der Gehilfe den Schwanz am Ende erfaßt und ihn bogenförmig zum Rücken umbiegt, anstatt ihn etwa auf halber Länge zu umgreifen und nahezu senkrecht nach oben zu richten. Durch Überbeugen entgegen der physiologischen Krümmung wird der äußere Teil des Faserknorpelringes zusammengequetscht und in den sich weitenden gegenüberliegenden (ventralen) Spalt und darüber hinaus gepreßt (Bandscheibenprolaps). Erfahrungsgemäß tritt solch ein Prolaps an einer der ersten 5 Bandscheiben auf, nur ausnahmsweise an mehreren.

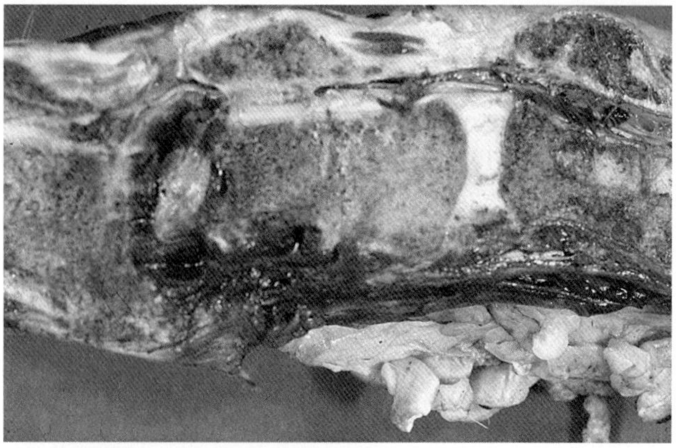

Abbildung 9-62 Sektionsbefund: Bandscheibenläsion und Subluxation der benachbarten Schwanzwirbel einer Kuh mit »Knickschwanz«

Symptome: Allgemeinbefinden ungestört, Schwanz im Ansatzbereich nahezu im rechten Winkel abgeknickt (»Knickschwanz«; Abb. 9-61, 9-62), Sensibilität erhalten, aktive Bewegung reduziert und auf den distalen Teil beschränkt, passive Bewegung schmerzhaft, beidseits der Schwanzwurzel hervorgepreßter Kot. Örtlich zeigt sich im betroffenen Bereich eine Umfangsvermehrung, die sich bei Betastung als schmerzhaft und von teigiger Konsistenz erweist. Die prolabierte Zwischenwirbelscheibe ist von ventral als vorstehender ringförmiger Wulst palpierbar; zwischen den benachbarten Wirbeln besteht erhöhte passive Beweglichkeit. Da der abgeknickte Schwanz den After bedeckt, muß das Tier den Kot unter Zuhilfenahme der Bauchmuskulatur herauspressen, so daß er beidseits der Schwanzwurzel hervorquillt. Ein besonders schwerer und offenbar recht schmerzhafter Bandscheibenschaden tritt bei Luxation der Schwanzwurzel zwischen erstem Schwanzwirbel und Kreuzbein ein. Solche Patienten pressen stark und stöhnen. Vermutlich entstehen derartige Luxationen, wenn brünstige Kühe von Nachbartieren besprungen werden. Die Bandscheibenverletzung löst eine aseptische Entzündung aus, in deren Verlauf der zerstörte Faserknorpel abgebaut und durch straffes Bindegewebe ersetzt wird, seltener tritt Verknöcherung ein.

Behandlung, Beurteilung: Erforderlichenfalls Analgesie durch wiederholte Epiduralanästhesie und mehrtägige Applikation von Analgetika/Antiphlogistika. Der Schwanz kann eine begrenzte Beweglichkeit wiedergewinnen. Die weitere Haltung hängt davon ab, inwieweit eine Behinderung des Kot- und Harnabsatzes bestehen bleibt und sich negativ auswirkt.

Schwanzlähmung: Paresen oder Paralysen der *Nn. caudales (coccygei)* bzw. der *Plexus caudales dorsalis* und *ventralis* können auf lokalen Ursachen (Verletzung, aszendierende eitrige Entzündung, raumbeengende Prozesse im Bereich der Cauda equina) beruhen und gehen dann oft mit Lähmung von After und Blase einher (Kap. 10.2.10). Sie können aber auch Symptom einer zentralnervösen oder systemischen Erkrankung (z. B. Botulismus) sein. Weitere Angaben in den anderen Kapiteln zu Krankheiten des Schwanzes sowie unter Krankheiten des ZNS.

Erweiterung der Schwanzvenen (Phlebektasie, Venenvarix, »Krampfader«): Als *Phlebektasie* wird eine gleichmäßig-diffuse (streckenweise) Erweiterung der Venenwand verstanden, während umschriebene, mit strukturellen Veränderungen der Wandung einhergehende Aussackungen als *Varizen* (Venenvarix) bezeichnet werden (Kap. 4.2.2.5). Beide Formen, jede für sich oder gemeinsam, kommen mitunter auch an den Schwanzvenen des Rindes vor, und zwar hauptsächlich bei Kühen. Unterhalb der Schwanzwurzel beginnend, tritt dann die erweiterte schlangenförmig gewundene Vene hervor (Abb. 9-63), an der sich zusätzlich säckchenförmige Ausbuchtungen zeigen können. Im anderen Fall sind allein letztere festzustellen. Ursächlich werden Blutstauung bei Trächtigkeit, Kalbung oder aus anderem Grund, angeborene oder erworbene Gewebeschwäche sowie Erkrankungen der Gefäßwand vermutet. Die Venenerweiterung allein hat gewöhnlich keine klinischen Auswirkungen; tritt allerdings eine Verletzung ein, z. B. an einem Stacheldraht, so kann das Tier, wie in dem von Cohrs (1962) beschriebenen Fall, binnen kurzer Zeit verbluten (Staubinde anlegen und Gefäßligatur).

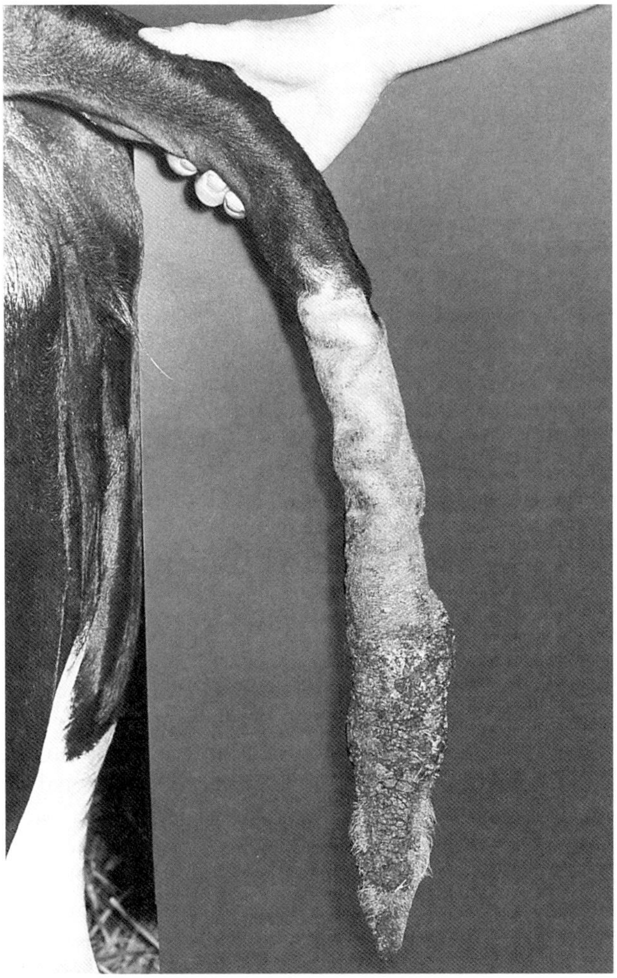

Abbildung 9-63 Varizen am Schwanz einer mit »Sterzwurm« behafteten Kuh

9.4.8 Geschwülste und Mißbildungen des Schwanzes

Geschwülste *(Tumores caudae)*: Am Schwanz erwachsener Rinder kommen hin und wieder Fibrosarkome, Plattenepithelkarzinome, Melanome, gemischte apokrine (exokrine) papilläre Adenokarzinome sowie Teratome hämangioplastischer Natur vor (s. Kap. 2.2.9, 2.3.7). Solche echten Tumoren sind von geschwulstähnlichen Zubildungen aus chronisch-entzündlichem (und oft auch infiziertem) Granulationsgewebe zu unterscheiden, die jedoch infolge der ständigen mechanischen und mikrobiell-chemischen Irritation (Verunreinigung) ebenfalls zur Malignität neigen können (Abb. 9-64).

Auch die mitunter bis zu mannskopfgroßen, anfangs schmerzlos derben (oder mehr teigigen), teilweise auch knotig-höckrigen echten Neubildungen im Schwanzbereich können sich mit der Zeit leicht infizieren und dann ein geschwürig-eitriges bis polypöses Aussehen annehmen. Bei Übergreifen auf die Schwanzwurzel und das Kreuzbein verursachen sie gelegentlich Parese oder Paralyse des Schwanzes (»Hammelschwanz«), ausnahmsweise auch des Afters und der Blase oder sogar der Nachhand. Bei distalem Sitz eines solchen Tumors ist durch sachgemäße Amputation des Schwanzes (Kap. 9.4.5) oft Heilung zu erzielen.

Mißbildungen: *Kurz- oder Stummelschwänzigkeit* (Brachyurie) und *Schwanzlosigkeit* (Anurie, von griech. anurus = schwanzlos; engl. taillessness/tail absence) sind als angeborene Anomalie bei Kälbern beiderlei Geschlechts nicht allzu selten festzustellen (Rieck, 1966). Etwa 75 % der Merkmalsträger weisen daneben noch m. o. w. stark ausgeprägte Mißbildungen anderer Organe auf (v. a. im Bereich des Neuralrohres, wie Deformation des Kreuzbeins, Hydrozephalus oder Anophthalmie; außerdem z. T. auch Atresia ani et recti oder Nierenhypoplasie); ihre Lebensfähigkeit wird dann vom Ausmaß der Veränderungen bestimmt. Über die Erblichkeit dieses Leidens besteht noch keine Klarheit.

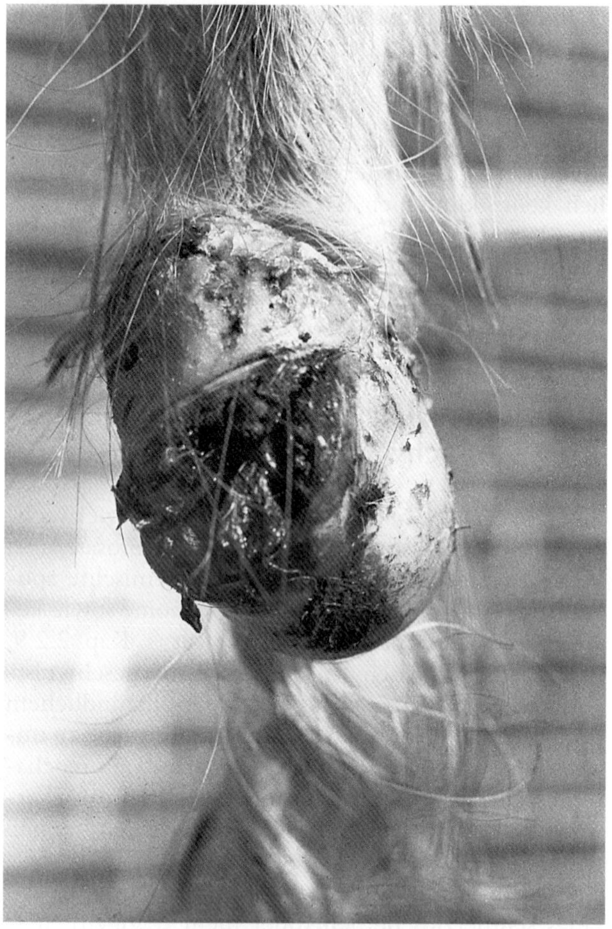

Abbildung 9-64 Fibrosarkom an der Schwanzspitze (Heilung durch Resektion des Schwanzendes)

Die angeborene *Verkrümmung* oder *Knickung des Schwanzansatzes* (»wry tail«) ist als autosomal-rezessiv erbliche Anomalie vereinzelt bei Braunvieh- und Jersey-Kälbern beobachtet worden; sie ist mit dem Leben der betroffenen Tiere vereinbar (Abb. 9-65).

Für den konnatalen *Drehschwanz* (»screw tail«), der durch eine Verdrehung und Verschmelzung mehrerer Schwanzwirbel gekennzeichnet ist, wird beim Braunvieh ein autosomal-dominanter, beim hornlosen Rotvieh dagegen ein autosomal-rezessiver Erbgang angenommen; vereinzelt wurde ein überlanger Schwanz oder Verdoppelung der unteren Schwanzhälfte beobachtet.

Die bei neugeborenen Kälbern der niederländischen rotbunten Rasse aufgetretene *Paralyse des Schwanzes* geht meist mit After-Blasen-Schwanzlähmung (z. T. auch mit Inkoordination der Nachhand) einher; sie wird als autosomal-rezessiver Erbfehler angesehen.

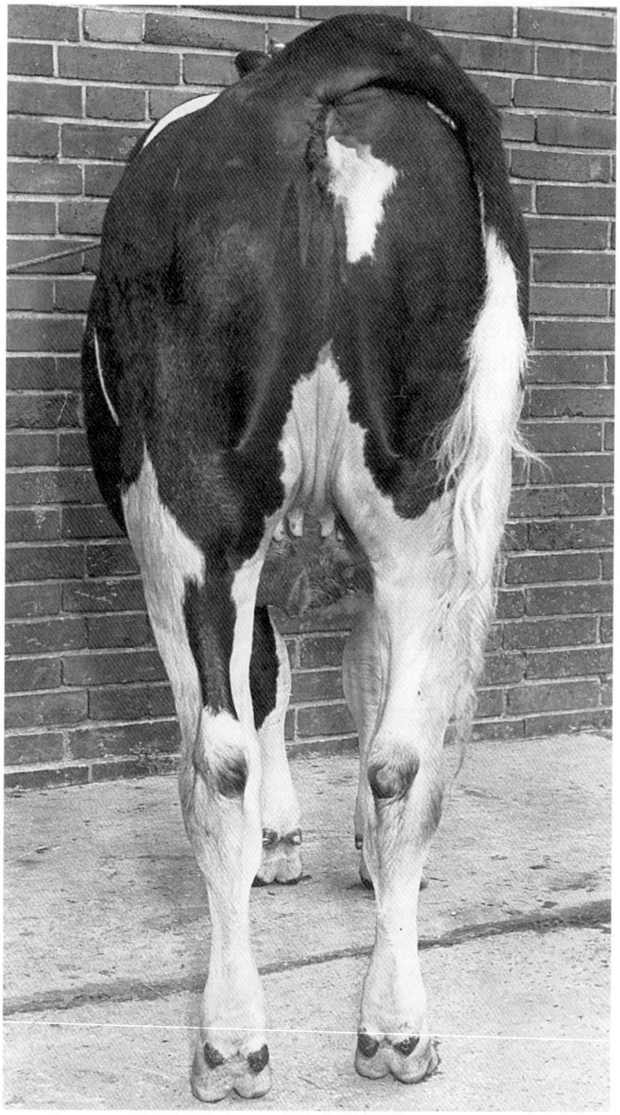

Abbildung 9-65 Angeborene Verkrümmung des Schwanzansatzes

9.4.9 Hüftlahmheit und Entzündung der Bursa trochanterica

Hüftlahmheit: Hiermit werden, ähnlich der »Schulterlahmheit« (Kap. 9.2.1), Bewegungsstörungen der Nachhand bezeichnet, die durch krankhafte Veränderungen im Bereich des Hüftgelenks oder dessen näherer Umgebung ausgelöst werden, deren Wesen sich wegen des versteckten Sitzes des Leidens jedoch zunächst nicht eindeutig bestimmen läßt. Solche Funktionsstörungen der Hintergliedmaßen äußern sich vorwiegend als Hangbeinlahmheit, teilweise aber auch als gemischte Lahmheit. Sobald die genaue Ursache einer derartigen Erkrankung feststeht, ist die symptomatische Diagnose »Hüftlahmheit« durch eine ätiologisch und pathologisch-anatomisch *definierte Krankheitsbezeichnung* zu ersetzen oder zu ergänzen.

Entzündung der Bursa trochanterica: Der auf dem Trochanter major gelegene und von den Glutäenmuskeln bzw. deren Sehnen bedeckte Schleimbeutel kann sich gelegentlich schon infolge wiederholter mäßiger Quetschungen (Anstoßen im Melkstand oder ähnliches) entzünden. Es entwickelt sich dann eine seröse bis serofibrinöse Bursitis, die sich als umschriebene, halbkugelige, bei der Palpation schmerzhafte und fluktuierende bzw. knirschende Anschwellung in Höhe des großen Umdrehers zu erkennen gibt. Solche Patienten zeigen dabei einen eigentümlich »schiefen« Gang mit nach vorn verkürztem Schritt, aber weit unter den Leib gesetztem Bein; in Zweifelsfällen gestattet die Art der Bewegungsstörung die Abgrenzung eines Hüftgelenkleidens. Akute Entzündungen des Schleimbeutels können bei entsprechender Schonung spontan abklingen; der Heilverlauf läßt sich durch hyperämisierenden Salbenanstrich unterstützen. Bei chronischem Bursahygrom können versuchsweise Glukokortikoide intrasynovial verabreicht werden (Kap. 9.12).

9.4.10 Arthritis, Arthrose des Hüftgelenks

Formen, Vorkommen, Ursache: *Akute Entzündungen* des Hüftgelenks *(Coxitis)* sind beim Rind selten. Sie sind meist auf grobe Traumen, wie Stürze im Stall oder auf der Weide, Anrennen gegen Pfosten, Verstauchungen und dergleichen zurückzuführen, seltener auf hämatogene oder aus der Umgebung übergreifende Infektionen. *Chronisch-degenerative Gelenkveränderungen (Coxarthrosis)* werden bei älteren Rindern vornehmlich in Verbindung mit Störungen des Knochenstoffwechsels, so bei Osteoporose/-malazie oder chronischer Fluorose, beobachtet. Bei jüngeren Tieren, vorwiegend bei Mastrindern, scheinen derartige Arthropathien in erster Linie auf einem Mißverhältnis zwischen Gewichts- und Skelettentwicklung bei gleichzeitiger Laufstallhaltung auf hartem Boden (s. Osteochondrosis; Kap. 9.17.6) zu beruhen; auch gegenseitiges »Aufreiten« kann eine Rolle spielen, wobei dann das bewegungsträge hüftgeschädigte Tier bevorzugt besprungen wird (Circulus vitiosus). Offenbar können dabei aber auch erblich-dispositionelle Einflüsse im Spiele sein. *Hüftgelenkdysplasie* scheint unter ähnlichen Bedingungen aufzutreten, wobei jedoch der hereditären Komponente die größere Bedeutung beigemessen wird (s. u.).

Symptome: Die *akute Koxitis* wird von einer plötzlich einsetzenden und meist mittel- bis hochgradigen gemischten Lahmheit begleitet; bei leichteren sowie bei *chronischen* Fällen wird aber auch reine Hangbeinlahmheit beobachtet. Das Rückwärtstreten bereitet den Patienten Schwierigkeiten; durch passives Bewegen der betroffenen Gliedmaße, besonders durch die Abduktion, läßt sich Schmerz auslösen. Im Bereich des erkrankten Hüftgelenks ist bei jüngeren oder mageren Rindern, weniger dagegen bei gut genährten Tieren, eine Umfangsvermehrung wahrzunehmen, die sich bei Druckpalpation oder vorsichtiger Hammerperkussion manchmal als sensibel erweist. In chronischen Fällen tritt diese Gelenkschwellung nach Atrophie der Glutäenmuskulatur wesentlich deutlicher hervor.

Koxarthrosen bedingen eine allmählich zunehmende Gangstörung, während die Tiere im Liegen offenbar schmerzfrei sind. Im fortgeschrittenen Stadium ist in der Bewegung über dem befallenen Hüftgelenk mit dem Stethoskop Krepitation hörbar oder mit der via Rektum angelegten Hand zu fühlen. Meist tritt das Leiden bilateral auf; oft sind auch die Knie- und Sprunggelenke mitbetroffen. Wenn die Beschwerden anwachsen, gehen Futteraufnahme, Leistung und Nährzustand allmählich zurück.

Diagnose: Die Erkennung der Koxitis kann bei muskulösen oder fetten Tieren ziemlich schwierig sein und ergibt sich bisweilen erst aus dem Verlauf. Anhaltspunkte hierfür bieten Art der Lahmheit, Reaktion auf passive Bewegung, örtliche Umfangsvermehrung im Bereich des Hüftgelenks und Fehlen krankhafter Veränderungen an den übrigen Gliedmaßenteilen sowie die Beschaffenheit der Synovia (Kap. 9.12). Die *Punktion des Hüftgelenks* erfolgt am stehenden Tier (nach dessen Ruhigstellung mit einem Neuroplegikum und Lokalanästhesie der Einstichstelle) mit 20 cm langer Kanüle am vordersten Punkt des Trochanter major vorbei in leicht nach kaudoventral geneigter Richtung (Abb. 9-66); die Hohlnadel trifft dann in

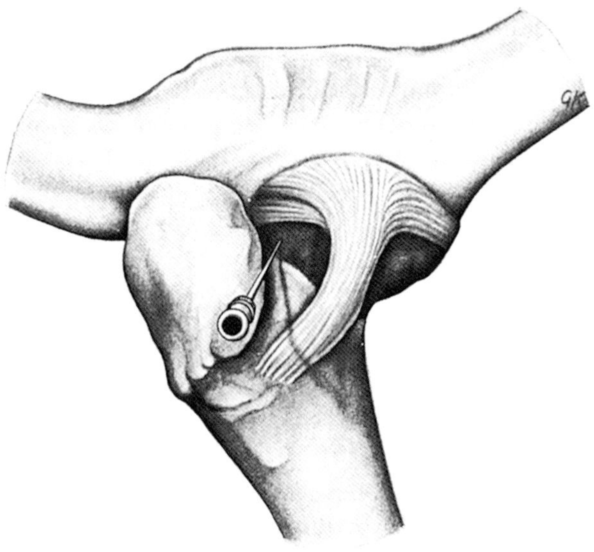

Abbildung 9-66 Punktion des Hüftgelenks (s. Text)

etwa 13 cm Tiefe auf das Gelenk. Beim Jungtier kommen auch Radio- und Sonographie in Betracht.

Differentialdiagnostisch sind v. a. Subluxatio und Luxatio coxae (Kap. 9.4.12) sowie die Bursitis trochanterica (Kap. 9.4.9) in Betracht zu ziehen. Bei Verdacht auf *Koxarthrose* sind Nutzungszweck, Alter und Fütterung des Tieres, das gleichzeitige Betroffensein beider Hüftgelenke sowie eine etwaige Beteiligung der Knie- und Tarsalgelenke zu berücksichtigen.

■ **Beurteilung:** Akute aseptische Koxitiden können binnen zwei Wochen ausheilen; nicht selten gehen sie aber in chronisch-deformierende Arthritis über. Infektbedingte (bakterielle) Hüftgelenkentzündungen haben selbst bei frühzeitiger Behandlung eine fragliche Prognose; bei Vorliegen von Koxarthrosen älterer Rinder empfiehlt sich baldige Schlachtung.

■ **Behandlung:** Sie richtet sich im Prinzip zwar nach den in Kapitel 9.12 beschriebenen Grundsätzen, doch sind ihr wegen des schwierigen Zugangs zum Gelenk und des oft symptomatischen Charakters der Arthropathie enge Grenzen gesetzt. Auf Traumen zurückgehende akute Koxitiden sprechen auf Stallruhe (in Box mit guter Einstreu) und nichtsteroidale Antiphlogistika an. Da Koxarthrosen oft eine systemische Erkrankung zugrunde liegt, kommen allgemeine Therapiemaßnahmen (Antiphlogistika, Chondroprotektiva) nur ausnahmsweise in Betracht. Zwar läßt sich durch systemische Antiphlogese (z. B. Salicylate p. o.) vorübergehend Schmerzfreiheit erzielen, doch sind die Aussichten für eine Dauerheilung sehr gering. Sofern schon erhebliche Gelenkveränderungen zu vermuten sind, sollte von Behandlungsversuchen abgesehen werden. Chirurgische Interventionen (Kürettage, Resektion von Femurhals mit -kopf) verbieten sich meist schon aus wirtschaftlichen Gründen, sind aber auch im Interesse des Tierschutzes in Frage zu stellen. Eitrige Koxitiden werden meist zu spät erkannt, um mit lokaler und systemischer Antibiose noch etwas ausrichten zu können. Eine Saug-Spül-Drainage, wie sie beim Menschen angewandt wird, dürfte beim Rind nur schwer zu realisieren sein.

9.4.11 Dysplasie des Hüftgelenks

■ **Definition, Vorkommen:** Eine bilateral auftretende Abflachung des Azetabulums *(Dysplasia articulationis coxae)*, die überwiegend bei männlichen Jungrindern schnell wachsender Fleischrassen (vornehmlich Hereford, Aberdeen Angus, seltener Galloway, Charolais, Beef Shorthorn) vorkommt und vermutlich erblich oder erblich-dispositionell bedingt ist. Vereinzelt wurde das Leiden schon bei Kälbern beobachtet, gewöhnlich beginnt es sich aber erst im Alter von 3–6 Monaten zu manifestieren.

■ **Symptome:** Die Tiere zeigen allmählich einsetzende uni- oder bilaterale Hüftlahmheit mit schwankendem Gang auf der Nachhand in steifen kleinen Schritten. In schweren Fällen ist in der Bewegung über den Hüftgelenken (ein- oder beidseitig) mit aufgelegter Hand Krepitation, z. T. sogar leichtes, mit einem »Klick« verbundenes Abwärtsgleiten des Trochanters bei der Entlastung der Gliedmaße festzustellen. Hinterbacken- und Kruppenmuskulatur werden atrophisch.

Die *Sektion* ergibt stets Veränderungen an beiden Hüftgelenken: Die Synovia ist gelegentlich vermehrt, manchmal vermindert, die Gelenkkapsel erweitert und die Synovialis verdickt, das Lig. capitis ossis femoris ist gedehnt, rupturiert oder fehlend. Das Azetabulum erweist sich als auffällig abgeflacht und läßt in seiner dorsalen (lastaufnehmenden) Hälfte anfangs Knorpelschwund, später Usuren erkennen, ferner entwickeln sich zirkuläre, mitunter zersplitternde Exostosen; der Femurkopf ist dorsal abgeflacht, sein Knorpel verdünnt und erodiert, am Femurhals zeigen sich Exostosen.

■ **Diagnose, Differentialdiagnose:** Bei bilateraler Hüftlahmheit junger Mastbullen ist stets auch *primäre* Hüftgelenkdysplasie in die Differentialdiagnose (Degenerative Osteoarthrose/Osteochondrose, Beckenfraktur, Hüftluxation, Epiphyseolysis am Femurkopf) einzubeziehen. Beim jungen Rind läßt sich der Verdacht radiologisch bestätigen. Eine *Behandlung* kommt nicht in Frage; zur Prophylaxe werden erbhygienische Maßnahmen empfohlen, doch sollten auch Fütterung und Haltung auf Fehler überprüft werden.

9.4.12 Verrenkung des Hüftgelenks

■ **Definition, Vorkommen, Ursache:** Bei Hüftgelenkverrenkung *(Luxatio coxae s. ossis femoris)* gleitet der Femurkopf aus dem Azetabulum und befindet sich dann, je nachdem in welche Richtung die Dislokation erfolgt, vor, hinter, oberhalb oder unterhalb der Gelenkpfanne *(Luxatio femoris prae-, retro-, supra-, infraglenoidalis)*. Häufig nimmt er, bezogen auf das Azetabulum, eine kraniodorsale/-ventrale oder kaudoventrale/-dorsale Zwischenstellung ein (Abb. 9-67). Die vollständige Luxation ist stets mit Zerreißung des Lig. capitis ossis femoris und der Gelenkkapsel verbunden; Subluxationen wurden in Zusammenhang mit Dysplasien oder Arthrosen des Hüftgelenks beobachtet. Als Grund des relativ häufigen Auftretens solcher Erkrankungen beim Rind wird eine anatomische Prädisposition des Hüftgelenks vermutet (vergleichsweise flaches Azetabulum mit eingekerbter Ober-

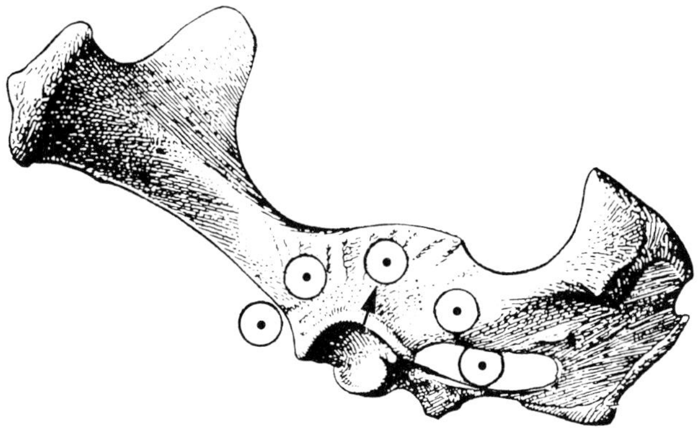

Abbildung 9-67 Positionen des Caput femoris bei den Hauptformen der Hüftgelenkluxation (s. Text)

kante, nur schwach gewölbter Femurkopf, Fehlen des Ligamentum accessorium).

Auslösende Ursachen sind meist seitliches Ausgleiten der Hinterextremitäten (Grätschen) auf schlüpfrigem Boden, schwere Stürze auf der Weide (Gräben) oder bei Transporten, Besprungenwerden von oder Aufreiten auf brünstigen Tieren, vielfach auch Unfälle während oder nach dem Kalben, v. a. in Zusammenhang mit Hypokalzämischer Gebärlähmung und mit Nervenquetschungen. Bei neugeborenen Kälbern ist die Luxation meist auf übermäßigen Zug bei Geburt in Hinterendlage zurückzuführen.

■ **Symptome:** Unmittelbar nach Eintritt der Luxation besteht gewöhnlich hochgradige gemischte Lahmheit; hin und wieder liegen die Patienten fest. Gewöhnlich sind sie jedoch noch in der Lage, sich zu erheben, und nach Abklingen des ersten Schmerzes können sie mitunter sogar erstaunlich gut laufen. Die passive Beweglichkeit der betroffenen Gliedmaße hängt von der Position des verrenkten Femurkopfes ab, sie ist in einer Richtung erhöht, in der entgegengesetzten aber eingeschränkt; Krepitation läßt sich dabei nur vereinzelt nachweisen. Gliedmaßenstellung, Lahmheit und örtliche Veränderungen sind ebenfalls, je nach Lage des Femurkopfes, verschieden:

➤ Bei *Dislokation nach dorsal bzw. kaudodorsal* (L. fem. supraglenoidalis) erscheint das kranke Bein verkürzt und sein Trochanter im Vergleich zu dem der Gegenseite nach oben verschoben, während sich die betroffene Beckenhälfte nach unten neigt (Abb. 9-68). Die leicht adduzierte Gliedmaße wird mit nur wenig gebeugtem Sprunggelenk vorgeführt. Im Augenblick ihrer Be- und Entlastung ist die Auf- und Abwärtsbewegung des Trochanters zu sehen oder zumindest mit der flach aufgelegten Hand deutlich zu fühlen.

➤ Bei der kranial/kraniodorsal gerichteten *Luxatio femoris praeglenoidalis* liegt der Femurkopf gewöhnlich ventral oder ventrolateral der Darmbeinsäule an. Der Trochanter der erkrankten Seite ist somit weiter vorn und oft etwas höher als sein Gegenüber palpierbar. Die Entfernung zwischen Tuber ischiadicum und Trochanter femoris ist größer als auf der Gegenseite.

➤ Bei *kranioventraler Dislokation* erscheint das betroffene Bein geringgradig länger als das gesunde. Neben Abduktion und Streckung fällt besonders die Auswärtsdrehung (Supination) der luxierten Gliedmaße auf, die auch im Laufen beibehalten wird (Abb. 9-69). Dabei beschreibt sie einen Kreisbogen nach innen und wird immer nur bis in Höhe des anderen Hinterbeins vorgezogen; die kranke Beckenhälfte liegt eher etwas höher als die gesunde.

➤ Bei *Luxation nach kaudoventral* gleitet der Femurkopf unter den Pfannenast des Sitzbeins oder in das Foramen obturatum, wodurch Absinken des Trochanters, »Längerwerden« und Abduktion der befallenen Gliedmaße sowie Beckenhochstellung auf der kranken Seite bedingt werden; liegt der Femurkopf im Foramen obturatum, so ist er vom Rektum aus fühlbar.

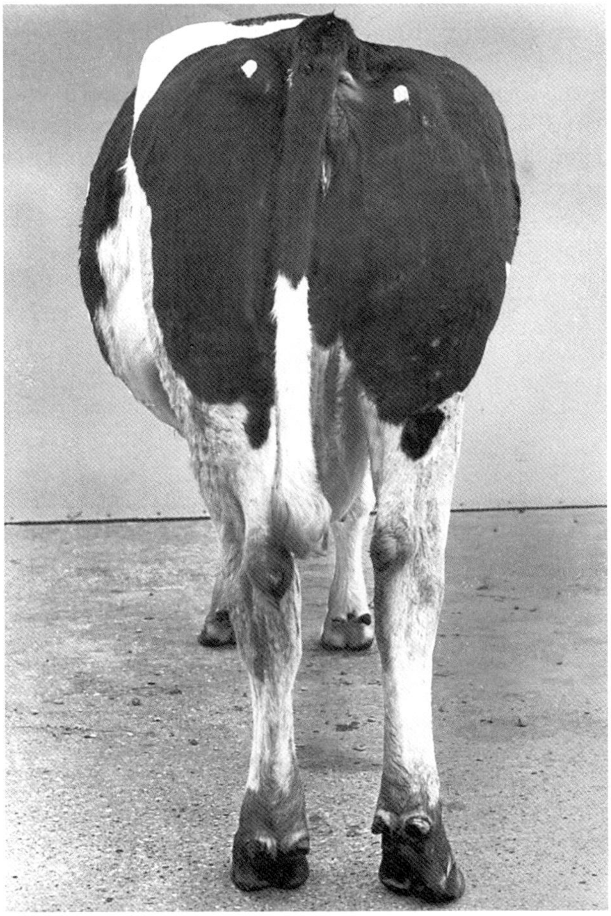

Abbildung 9-68 Luxatio femoris supraglenoidalis rechts: Absinken von Hüft- und Sitzbeinhöcker auf der zudem geschwollenen kranken Seite; das kranke Bein erscheint verkürzt

➤ *Subluxationen des Hüftgelenks* sollen mit erheblichem Schmerz, starker Lahmheit, aber nur geringen örtlichen Formveränderungen einhergehen; das Rückwärtstreten ist dabei zwar erschwert, die aktive Bewegung des Beines sonst aber nur wenig behindert.

■ **Verlauf:** U. U. kann sich zwischen dem verlagerten Femurkopf und dem Beckenknochen, dem er anliegt, im Verlauf mehrerer Wochen eine Nearthrose bilden, die es dem kranken Tier dann erlaubt, sich bei mäßiger Lahmheit leidlich gut fortzubewegen. Die damit verbundenen Knochendeformationen sowie unbefriedigende Entwicklung oder Leistung und die chronische Lahmheit zwingen aber i. d. R. früher oder später zur Schlachtung.

■ **Diagnose, Differentialdiagnose:** Hüftgelenkluxationen sind im allgemeinen anhand der charakteristischen klinischen Befunde unschwer zu erkennen; Schwierigkeiten ergeben sich allenfalls bei sehr fetten und stark bemuskelten Patienten. Oft läßt sich der ins Foramen obturatum geglittene oder der Darmbeinsäule anliegende Femurkopf per rectum oder vaginam palpieren oder dort im Gehen erhöhte Beweglichkeit feststellen. Bei Kälbern läßt sich die klinische Diagnose radiologisch sichern.

Differentialdiagnostisch ist die Femurhalsfraktur (Kap. 9.5.1), bei welcher der Trochanter wie bei einer supraglenoidalen Luxation hervorsteht, aufgrund der abnormen, in keiner Richtung eingeschränkten passiven Beweglichkeit des Beines zu unterscheiden; supraglenoidale Verrenkungen infolge Ausbrechen des Pfannenkammes sind bei Kälbern evtl. radiographisch, beim erwachsenen Rind jedoch oft erst anhand des Sektionsbefundes abgrenzbar. Beckenbrüche (Kap. 9.4.2) weisen mit den Deformationen des Beckenringes und den rektal fühlbaren Knochenveränderungen kennzeichnende Unterscheidungsmerkmale auf; ferner sind gelenknahe Femurschaftfrakturen in Betracht zu ziehen.

■ **Beurteilung:** Die Heilungsaussichten sind immer als fraglich zu beurteilen. Bei Jungtieren ist die Prognose günstiger als bei Erwachsenen; in frischen Fällen, bis zu 12(–24) h, besser als in verschleppten. Ferner ergab eine Evaluation von 47 Fällen als prognostisch günstige Faktoren: erhaltene Stehfähigkeit, Gewicht < 400 kg, Alter < 3 Jahre; als prognostisch ungünstig: Festliegen nach Hypokalzämischer Gebärlähmung oder Schwergeburt, Rezidiv nach gelungener Reposition. Dementsprechend betrug die Heilungsrate nach gedeckter Reposition an einem selektierten Krankengut (n = 40) 75 %, an unselektiertem 47 % (Larcombe & Malmo, 1989; Jubb et al., 1989).

■ **Behandlung:** In der Landpraxis kommt die *»gedeckte Reposition«* in Frage; das aufwendige, geeignete Ausstattung und spezielle operative Erfahrung voraussetzende *chirurgische Vorgehen* dürfte Kliniken vorbehalten bleiben. Für das Einrenken wird der Patient tunlichst durch Narkose, andernfalls mittels Neuroleptikum und großer Epiduralanästhesie ruhiggestellt.
➤ Die *»gedeckte Reposition«* erfolgt nach dem Prinzip »Ziehen und Drehen«. Das hat zur Voraussetzung, daß

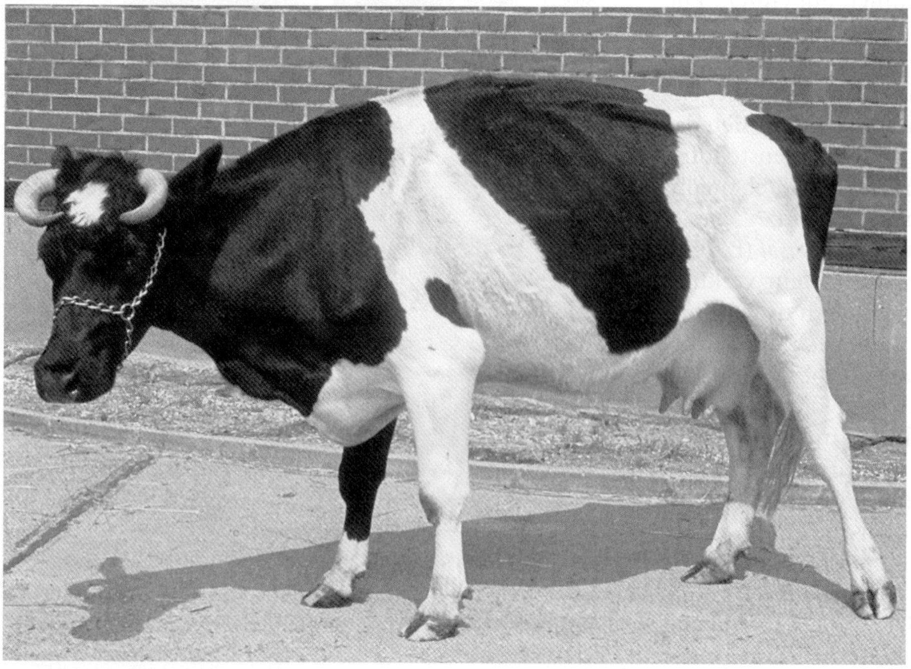

Abbildung 9-69 Luxatio femoris praeglenoidalis links: Abduktion, Streckung und Auswärtsdrehung des länger erscheinenden kranken Beines

der Operateur zuvor durch Palpation unter passiver Bewegung der Gliedmaße am stehenden und am liegenden Tier die Position des Femurkopfes hinreichend sicher lokalisieren kann. Das Becken des liegenden Patienten wird mit einem durch den oberen Schenkelspalt geführten, außen über den Hüfthöcker und hinten über den Sitzbeinhöcker laufenden Seil an einem festen Objekt fixiert, das luxierte Bein liegt oben. Der Ort ist so zu wählen, daß in Verlängerung der rechtwinklig zum Rumpf stehenden Gliedmaße ein Flaschenzug befestigt werden kann. Er wird dann an einer um den gut gepolsterten Metatarsus gelegten Schlaufe (Geburtsschlinge, -kette) eingehakt und auf das Bein ein allmählich zunehmender Zug ausgeübt. Die Zugrichtung ist entsprechend einer durch Azetabulum und Femurkopf laufenden Linie zu wählen oder in der Weise zu variieren, daß der Femurkopf sich der Gelenkpfanne nähert. Zugleich unterstützt der Operateur die Reposition, indem er durch Einwärtsdruck am Knie und Auswärtszug an der Ferse (oder umgekehrt) das Bein rotiert und dadurch dem Femurkopf die gewünschte Richtung gibt. In etwas rustikalerer Weise läßt sich das Bein auch mit einem oberhalb des Tarsus (mit weichem Strick) aufgebundenen Querholz dirigieren. Vereinzelt wurde anstelle eines Flaschenzuges ein in den oberen Schenkelspalt eingeschobener »mechanischer Geburtshelfer« benutzt.

Befindet sich der Femurkopf im Foramen obturatum, so wird empfohlen, zunächst die Gliedmaße unter Abduktion anzubeugen und am Knie auswärts zu drehen, um den Femurkopf in die kranioventrale Position zu bringen. Die Rücklagerung aus dem Foramen obturatum läßt sich mitunter durch gleichzeitigen Druck von der Scheide (oder vom Rektum) aus unterstützen.

Das Einrasten des Femurkopfes ins Hüftgelenk geschieht meist unter einem spür- oder hörbaren Knakken, worauf der Zug sofort zu stoppen ist. Die erfolgreiche Reposition ist dann daran zu erkennen, daß der Trochanter am richtigen Platz ist und sich das Bein leicht beugen läßt. Gelingt die Rücklagerung nicht im ersten Anlauf, so ist der Versuch in geänderter Richtung zu wiederholen oder ein länger (bis zu 30 min) anhaltender Zug auszuüben, bevor man Drehbewegungen ausführt. Übermäßige Kraftanwendung beim Strecken der Gliedmaße mit dem Flaschenzug birgt die Gefahr weiterer traumatischer Schädigung des Hüftgelenks.

Leider treten nach geglückter Reposition nicht selten *Rezidive* auf, die teils darauf beruhen, daß die Haltevorrichtungen (Lig. capitis ossis femoris, Annulus fibrosus) nicht mehr intakt sind, teils auf Ansammlung bzw. dem Einklemmen von Gewebedetritus und -fetzen im Azetabulum zurückzuführen sind. Zur Rezidivvorbeuge wurde früher die Hautabschnürung über dem Hüftgelenk empfohlen, doch ist das rustikale Verfahren heute nicht mehr zu vertreten. Ein gewisser Druck ließe sich aber mittels einer als Tabaksbeutelnaht geführten BÜHNER-Naht ausüben. Da die meisten Rezidive während oder unmittelbar nach dem ersten Aufstehen eintreten, müßte die Hautraffung am noch liegenden Patienten vorgenommen werden. Erfahrungsgemäß kann sich bei Rindern auch nach nur partieller Rücklagerung eine zufriedenstellende Artikulation bei nahezu lahmheitsfreiem Gang entwickeln.

➤ Auf *operativem Wege* wurde die Reposition der (in der Mehrzahl vorliegenden) kraniodorsalen Luxation über einen kraniodorsalen Zugang unter gleichzeitigem massivem Zug an der Gliedmaße vorgenommen (USA). Von 10 operativ behandelten Kühen erlitten 5 Rezidive; 2 wurden vollständig und 3 mit Einschränkungen geheilt; von 11 Jungtieren (bis 13 Mon.) wurden 5 mit gutem und 4 mit mäßigem Erfolg operiert (TULLENERS et al., 1987). In Einzelfällen ließ sich dem Rezidiv durch Fixation des Femurkopfes im Azetabulum oder durch chirurgische Verlagerung des Trochanters vorbeugen.

9.5 Krankheiten im Bereich von Ober- und Unterschenkel

9.5.1 Fraktur des Oberschenkelknochens

A. STEINER

Vorkommen, Formen, Ursache: Nach neueren Angaben machen Femurfrakturen *(Fractura ossis femoris)* beim Rind etwa 30% aller Brüche der langen Röhrenknochen aus. Von diesem Leiden sind vorwiegend neugeborene und junge Kälber betroffen. Beim neugeborenen Kalb liegt die Femurfraktur in der Häufigkeit an zweiter Stelle nach der Fraktur der Mittelfußknochen. Das Auftreten steht in engem Zusammenhang mit der Anwendung von übermäßiger Zugkraft bei der Geburt von Kälbern in Hinterendlage, meist unter Einsatz mechanischer Zughilfen. Brüche im Bereich der proximalen Femurepiphysenfuge (Epiphysiolyse des Femurkopfes) und des Femurhalses machen etwa 40% und Frakturen des Femurschaftes – inklusive *suprakondyläre* – etwa 60% aller Oberschenkelbrüche beim jungen Kalb aus. Die distale Epiphysenfuge hingegen ist selten betroffen. Frakturen der proximalen Femurepiphysenfuge werden bei Rindern bis zum Alter von 28 Monaten beobachtet. Die bei Färsen und Kühen vorkommenden Brüche des Femurschaftes und des Trochanter major sind meist die Folge von massiven Krafteinwirkungen bei Stürzen. Sie können auch bei Aufstehversuchen im Zusammenhang mit Gebärparese entstehen. *Offene* Frakturen werden aufgrund der kompakten Muskelumhüllung des Os femoris kaum beobachtet.

Symptome: Frakturen des *Femurschaftes* bedingen hochgradige gemischte Lahmheit und führen nicht selten zum Festliegen. Neben abnormer Beweglichkeit, Krepitation und hochgradiger Schwellung im Oberschenkelbereich sind massive Schmerzäußerungen bei Abduktion des betroffenen Beines festzustellen. In Brustlage ist die frakturierte Gliedmaße oft unphysiologisch nach außen abgeknickt (Abb. 9-70). Bei Bruch des *Trochanter major* ist der Lahmheitsgrad deutlich geringer als bei Schaftfraktur, und die Vorführphase ist schmerzhafter als die Belastungsphase des Beines (hangbeinbetonte gemischte Lahmheit). Adspektion und Palpation der Hüftgelenksregion in der Bewegung erlauben es, die unphysiologische Beweglichkeit des Trochanter major festzustellen. Bei Fraktur des *Femurhalses* und der *proximalen Epiphysenfuge* liegt hochgradige gemischte Lahmheit vor. Die Palpation der Hüftgelenksregion in Bewegung oder bei gleichzeitiger Abduktion der Gliedmaße ergibt deutliche Krepitation und unphysiologische Beweglichkeit.

Diagnose: Die Verdachtsdiagnose basiert auf dem klinischen Bild. Sowohl zur Bestimmung der Frakturform als auch zur Differenzierung von Brüchen des Femurhalses und der proximalen Epiphysenfuge gegenüber Hüftgelenksaffektionen ist eine radiologische Untersuchung erforderlich.

Differentialdiagnose: Aufgrund der unphysiologischen Beweglichkeit im distalen Schaftbereich ist bei suprakondylären Femurfrakturen die Unterscheidung gegenüber Rupturen der gekreuzten Bänder (Kap. 9.5.16) und Infektionen des Kniegelenks (Kap. 9.5.15) nicht immer einfach. Das klinische Bild von Frakturen des Femurhalses und der proximalen Epiphysenfuge gleicht dem von Hüftgelenksluxationen und Hüftgelenksinfektionen (Kap. 9.4.12). Zur Unterscheidung dienen bilaterales Ausmessen der Distanzen zwischen Tuber ischiadicum, Trochanter major und Tuber coxae, radiologische Darstellung der Hüftgelenksregion, Glutaraldehydtest, Analyse des weißen Blutbildes sowie die Hüftgelenkspunktion (Kap. 9.4.10).

Behandlung: Die chirurgische Behandlung von Femurfrakturen ist schwierig, und zwar wegen der auf den Knochen einwirkenden Kräfte durch die große Anzahl ansetzender Muskeln, der Unmöglichkeit, eine äußere Schienung anzubringen, der geringen Festigkeit und Dicke der Kortikalis bei Kälbern sowie der Schwierigkeit der adäquaten Konturierung von Platten aufgrund der knorrigen Knochenform. Ein Behandlungsversuch ist daher nur bei züchterisch wertvollen Tieren angezeigt. Die konservative Behandlung geringgradig dislozierter Schaftfrakturen kann bei Kälbern zwar versucht werden, ist jedoch aufgrund der während der Selbstheilungsphase zu erwartenden starken Schmerzen nicht zu empfehlen.

➤ Frakturen der *proximalen Epiphysenfuge* können sowohl beim Kalb als auch bei jungen Rindern mittels *offener Reduktion und interner Fixation* erfolgreich angegangen werden. Als Implantate kommen Marknägel oder Schrauben zur Anwendung. Kanulierte Titanschrauben mit einem Durchmesser von 8 mm scheinen die stabilste Schraubenfixation zu erlauben. Letztere haben gegenüber normalen Solidschaftschrauben den Vorteil, daß der Sitz des Führungsnagels nach intraoperativer radiologischer Kontrolle mit minimalem

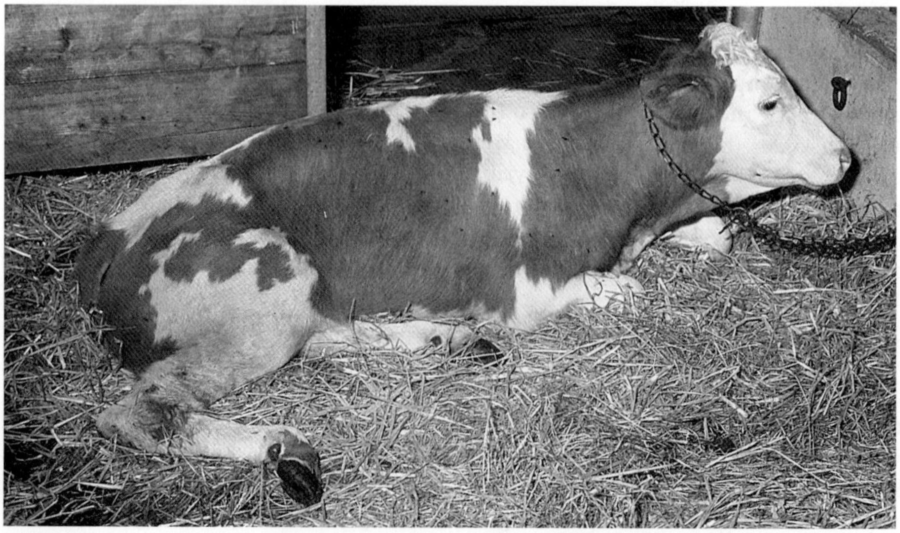

Abbildung 9-70 Kniegelenknahe Femurfraktur bei einem Jungrind

Verlust von Knochensubstanz verändert werden kann, bevor die Schraube gesetzt wird. Damit wird eine räumlich optimale Implantation der Schraube ermöglicht. Um Rotationsstabilität des Femurkopfes zu gewährleisten, müssen immer mindestens *zwei* Implantate gesetzt werden.

➤ Bei Kälbern werden *diaphysäre Schrägfrakturen* vorzugsweise mittels *Marknagelung* oder *Einfachverplattung* behandelt, während sich die offene Reduktion und interne Fixation mittels *Winkelplatte* (Kondylenplatte) als Methode der Wahl zur Stabilisierung von *suprakondylären* Frakturen erwiesen hat (Abb. 9-71). Bei jungen Kälbern scheint bezüglich der Haltekraft von 4,5- und 5,5-mm-Kortikalis- und 6,5-mm-Spongiosaschrauben im Femurschaft kein Unterschied zu bestehen.

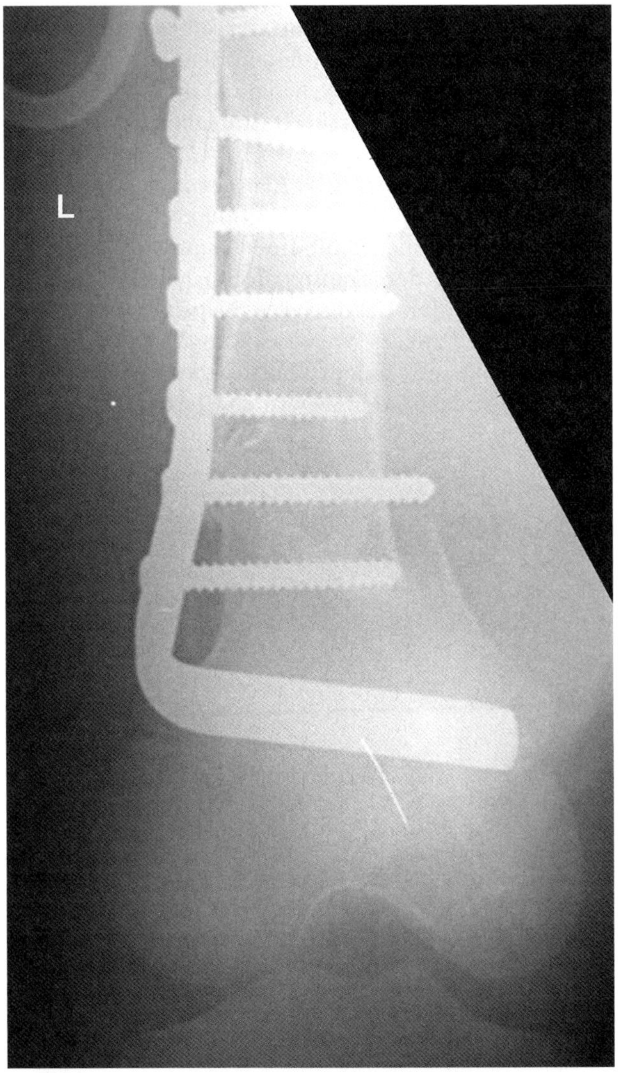

Abbildung 9-71 Suprakondyläre Femurfraktur bei einem Kalb (3 Tage) nach interner Fixation mittels einer lateral angebrachten 7-Loch-Winkelplatte (kaudokranialer Strahlengang)

➤ Zur Fixation von Schaftfrakturen bei Jungrindern ist die Verwendung einer *Kobrakopf*- oder *DCS(Dynamic Condylar System)*-Platte in Kombination mit einer 4,5 mm breiten dynamischen Kompressionsplatte zu empfehlen. Zur Verhinderung der Serombildung zwischen den einzelnen Gewebeschichten ist die intraoperative Implantation einer *Saugdrainage* angezeigt.

■ **Komplikationen:** Komplikationen nach interner Fixation von Femurfrakturen sind häufig und beinhalten vorwiegend das Ausreißen der Implantate und den damit verbundenen Niederbruch der Fraktur. Falls intraoperativ keine geschlossene *Saugdrainage* implantiert wird, ist postoperativ mit starker Serombildung und damit verbundener erhöhter Infektionsgefahr zu rechnen.

■ **Beurteilung:** Die Prognose von Frakturen der proximalen Epiphysenfuge ist relativ günstig. Bei Femurschaftfrakturen ist die Prognose als zweifelhaft zu beurteilen; sie verschlechtert sich mit zunehmendem Körpergewicht. Bei jungen Kälbern kann unter Verwendung optimaler chirurgischer Methoden mit Heilungschancen gerechnet werden, welche 50% übersteigen. Dem Autor ist jedoch kein Bericht bekannt, welcher die erfolgreiche Behandlung einer *Femurschaftfraktur* bei einem Rind beschreibt, dessen LM bei der Operation mehr als 200 kg betrug.

9.5.2 Fraktur des Unterschenkelknochens

A. Steiner

■ **Vorkommen, Formen, Ursache:** Tibiafrakturen *(Fractura ossis tibiae)* machen beim Rind 5–15% aller Frakturen der langen Röhrenknochen aus. Bei jungen Kälbern sind dies in der Mehrzahl der Fälle Frakturen der proximalen oder distalen Epiphysenfuge (meist Salter-Harris Typ I oder II, s. Kap. 9.11) oder Trümmerfrakturen im Bereich der proximalen oder distalen Diaphyse. Bei älteren Kälbern, Jungrindern und Kühen stellen diaphysäre, von proximolateral nach distomedial verlaufende Schrägbrüche – mit oder ohne Bildung von wenigen größeren keilförmigen Splittern – die am häufigsten vorkommende Frakturform dar. Als Ursachen für Tibiafrakturen kommen Weide- und Transportunfälle, Verfangen in Stalleinrichtungen, Ausgleiten bei Aufstehversuchen von Kühen mit Gebärparese sowie Ausgleiten im Freilaufstall in Frage.

■ **Symptome:** Die Patienten zeigen hochgradige gemischte Lahmheit, unnatürliche Achsenveränderungen in der Sagittalebene beim Versuch, die Gliedmaße zu belasten, sowie Pendeln im Bereich der Frakturstelle. Bei diaphysären Brüchen hängt die Gliedmaße in Entlastungsstellung bei gestrecktem Sprunggelenk schlaff herunter. Offene Wunden mit oder ohne Hervorstehen von Knochensplittern werden eher selten und dann ausschließlich im medialen Bereich des Unterschenkels beobachtet. Bei der Palpation können unter der Haut spitze Knochenkanten oder multiple Knochensplitter ertastet und bei Manipulation unnatürliche Achsenveränderungen (Abb. 9-72), starke Schmerzäußerungen und meist deutliche Krepitation ausgelöst werden.

■ **Diagnose:** Die *Diagnose* kann aufgrund der typischen Befunde mit großer Sicherheit gestellt werden. Die *radiologische Abklärung* ist jedoch im Sinne einer Bestimmung der Frakturform und der daraus resultierenden Wahl der geeigneten Behandlungstechnik sowie einer möglichst exakten Prognosestellung als unerläßlich zu erachten.

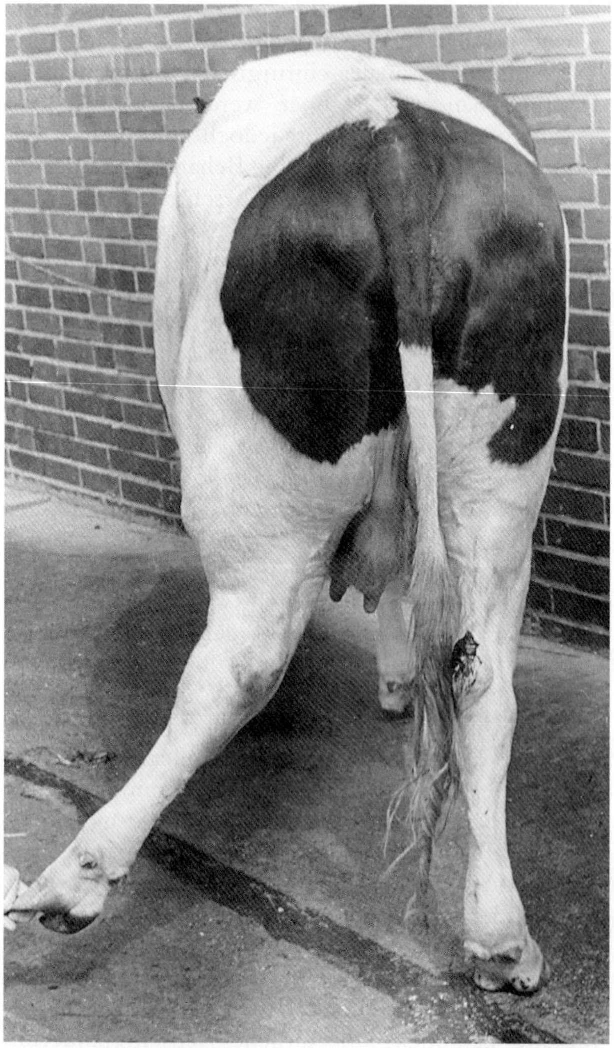

Abbildung 9-72 Fraktur der proximalen Epiphysenfuge der Tibia bei einer Färse

■ **Differentialdiagnose:** Hin und wieder kann die Unterscheidung von proximalen Epiphysenfugenfrakturen gegenüber Kniegelenksaffektionen (Kniegelenksinfektion, Ruptur der gekreuzten Bänder; Kap. 9.5.15, 9.5.16) und von distalen Epiphysenfugenfrakturen gegenüber Tarsalgelenksaffektionen (Infektion des Tibiotarsalgelenks, Luxationen des Tibiotarsalgelenks; Kap. 9.6.1, 9.6.3) zu Schwierigkeiten Anlaß geben.

■ **Behandlung:** Offene oder gedeckte Reposition, minimale interne Fixation mittels *Kreuzspickung* und unterstützende äußere Fixation mit einem hohen selbsthärtenden Kunstharzverband stellt die Methode der Wahl bei

➤ Frakturen der *distalen Epiphysenfuge* dar (Abb. 9-73). Da bei dieser Technik die Epiphysenfuge durch die Implantate überbrückt wird, dürfen nur Drähte oder dünne Nägel ohne Gewinde verwendet werden. Das Längenwachstum im betroffenen Bereich würde sonst zusätzlich zur primären Schädigung durch die Frakturierung auch noch durch die Implantate beeinträchtigt.

➤ Frakturen der *proximalen Epiphysenfuge* werden entweder ebenfalls mittels *Kreuzspickung* ohne äußere Fixation oder alternativ mit einer *Transfixationsnagelung* behandelt. Bei der Transfixationsnagelung kann aus Platzgründen nur 1 Steinmann-Nagel im proximalen Fragment verankert werden. Die Verbindung der Nägel erfolgt mit einem selbsthärtenden Kunststoffverband, welcher den gesamten Bereich der Tibia

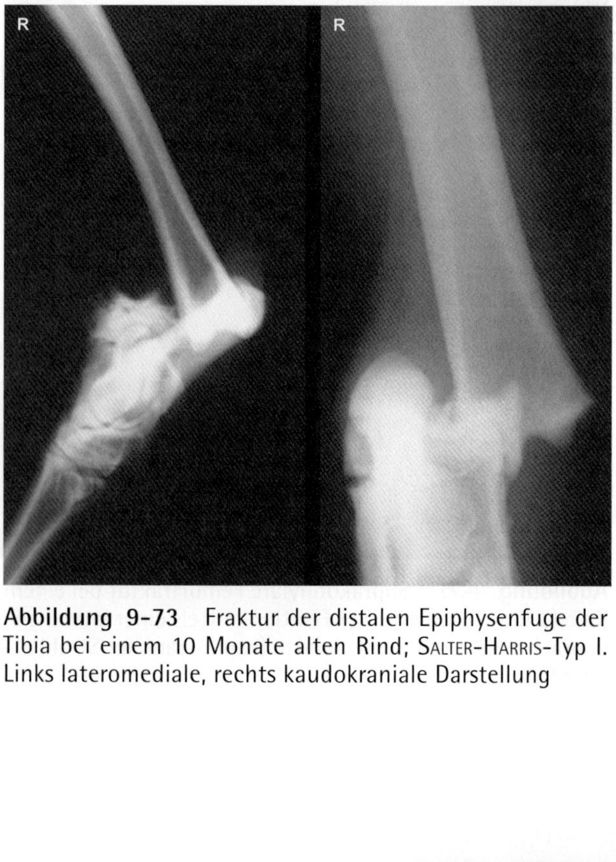

Abbildung 9-73 Fraktur der distalen Epiphysenfuge der Tibia bei einem 10 Monate alten Rind; Salter-Harris-Typ I. Links lateromediale, rechts kaudokraniale Darstellung

umhüllt. Alternativ dazu können die Nägel mit stabförmigen Elementen, welche die Haut nicht berühren sollten, äußerlich verbunden werden.

➤ Bei *diaphysären* Frakturen kann, wie oben beschrieben, die Transfixationsnagelung oder eine *modifizierte* THOMAS-*Schiene/Gips-Konstruktion* angewendet werden. Bei der am häufigsten vorkommenden diaphysären, von proximolateral nach distomedial verlaufenden Schrägfraktur mit oder ohne Bildung von wenigen größeren, keilförmigen Splittern kann mit einer *offenen Reduktion und internen Fixation* mittels Platten das funktionell und kosmetisch beste Resultat erreicht werden. Bei Kälbern bis zu einem Körpergewicht von 100 kg reicht *eine* medial angebrachte Platte meist aus, während bei schwereren Tieren nur eine *Doppelverplattung* (kranial und medial) zum Erfolg führen wird (Abb. 9-74A, B).

■ **Komplikationen:** Bei der Fixation mittels modifizierter THOMAS-Schiene/Gips-Konstruktion stehen v. a. Dekubituswunden und Unvermögen, selbständig aufzustehen, aber auch die anderen Folgen der Gliedmaßenimmobilisation im Vordergrund, nämlich Muskelschwund, Gelenksteife, Erschlaffung der Beugesehnen und Osteoporose. Heilung der Fraktur in starker Achsenfehlstellung (malunion), verzögerte Heilung (delayed union) sowie die Entwicklung einer septischen Osteomyelitis sind weitere mögliche Komplikationen. Bei der alleinigen internen Fixation mittels Platten oder Spickdrähten sollen *Niederbrüche* der Fixation (akutes Ausreißen der Implantate oder Ermüdungsbrüche der Platten nach chronisch zyklischer Bewegung) und bei der Transfixationsnagelung *Nageltraktinfektionen* als mögliche Komplikationen nicht unerwähnt bleiben.

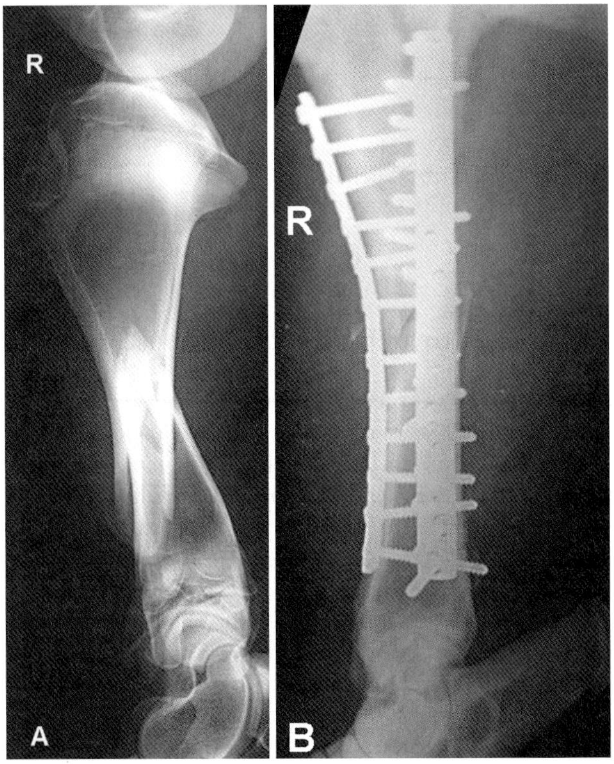

Abbildung 9-74A, B Diaphysäre Schrägfraktur der Tibia bei einem 16 Monate alten Rind vor **(A)** und nach **(B)** interner Fixation mittels einer kranial angebrachten 12-Loch, breiten, 4,5 mm und einer dynamischen Kompressionsplatte; lateromediale Darstellung

■ **Beurteilung:** Frakturen der distalen Epiphysenfuge haben eine günstige, Frakturen der proximalen Epiphysenfuge eine zweifelhafte bis ungünstige Prognose. Die Heilungsaussichten für die erfolgreiche Behandlung einer Schaftfraktur verhalten sich umgekehrt proportional zum Körpergewicht des Patienten und sind als ungünstig zu beurteilen, wenn eine offene Fraktur vorliegt oder das Körpergewicht des Tieres 450 kg übersteigt.

9.5.3 Verlagerung und Zerreißung des Musculus biceps femoris

G. DIRKSEN

Beim Rind ist in einzelnen Fällen ein *Festhaken des oberen Wirbelkopfes des M. biceps femoris* hinter dem Trochanter major beobachtet worden. Dabei verharrt das betroffene Bein in Streckstellung, etwa wie bei der Dislocatio patellae dorsalis (Kap. 9.5.18.1), und wird auch ähnlich wie bei dieser vorgeführt (Hangbeinlahmheit); das passive Beugen der Gliedmaße bereitet starken Schmerz oder ist unmöglich. Die Behandlung des Leidens erfolgt durch subkutane oder offene Myotomie dieses Muskels 8–10 cm unterhalb des Trochanters; vollständige Ausheilung innerhalb von 1–2 Wochen. Im Falle einer *Zerreißung des vorderen Kopfes des M. biceps femoris* wird das Kniegelenk des Patienten in der Bewegung stark gebeugt und der Mittelfuß dabei nach innen gedreht, so daß sich die vorgeführte Gliedmaße bei jedem Schritt hinter dem Standbein verhakt oder dagegen schlägt.

9.5.4 Ischämische Nekrose der Oberschenkelmuskulatur

■ **Vorkommen, Ursache, Pathogenese:** Ödematöse Schwellung, Anämie und Nekrose von Muskeln des Oberschenkels werden hauptsächlich im Zusammenhang mit dem Kalben, insbesondere im Gefolge von Hypokalzämischer Gebärlähmung und/oder postpartalem Festliegen bei freiem Sensorium beobachtet.

Die Veränderungen zeigen sich vornehmlich im proximalen Bereich des betroffenen Hinterschenkels, in den *Mm. semitendinosus, semimembranosus, gracilis, glutaeobiceps* und den *Adduktoren*. Ursächlich wird dafür längeres Liegen mit einseitig (m. o. w. gestreckt) unter den Leib geschobener Hintergliedmaße verantwortlich gemacht, wobei eine harte Unterlage prädisponierend wirken kann, aber nicht Voraussetzung ist. Infolge des anhaltenden Druckes wird die Durchblutung der betroffenen Muskeln gestört (Kompression oder Thrombose der A. profunda femoris), was Ödembildung, Drucksteigerung innerhalb der faszialen Umkleidung (Kompartmentsyndrom), Hypoxie und schließlich Nekrose der Muskelzellen zur Folge hat. Im Zuge dieser Veränderungen werden auch die durch den Kompressionsbereich ziehenden Nerven geschädigt (N. ischiadicus, N. peroneus [fibularis]). Den spontanen Veränderungen gleichende Muskelläsionen ließen sich experimentell auch an ebenso gelagerten und über mehrere Stunden unter Narkose gehaltenen Kühen feststellen.

Symptome: Mit ischämischer Nekrose der Oberschenkelmuskulatur behaftete Kühe, die noch aufstehen können, lassen eine Schwellung des betroffenen Beines, Unsicherheit im Stehen und Gehen und mitunter Peroneus-(Fibularis-)parese erkennen. Häufig sind solche Tiere jedoch, trotz wiederholter Aufstehversuche, nicht mehr in der Lage, sich zu erheben, und halten im Liegen die deutlich angeschwollene Gliedmaße seitlich nach vorn gestreckt (Abb. 9-75). Infolge Absterben des Muskelgewebes mit nachfolgender bakterieller Zersetzung, Toxinämie und Bakteriämie kommt es zu rascher Verschlechterung des Allgemeinbefindens, so daß der Patient nach wenigen Tagen eingeschläfert werden muß.

Bei der *Sektion* erweisen sich die veränderten Muskelpartien als von blasser Farbe, zundrig-nekrotisch (wie gekocht) und strömen üblen Geruch aus. Der N. ischiadicus ist mitunter in das entzündete und nekrotisierende Gewebe eingebettet.

Diagnose, Differentialdiagnose: Starker Anstieg der CK-Aktivität im Blut innerhalb von 12 h und Myoglobinurie geben eindeutige Hinweise auf erhebliche Muskelläsionen. Nach 2–4 Tagen sinken die CK-Werte allerdings wieder ab.

Differentialdiagnostisch sind Adduktorenruptur (s. u.), Lähmung von Beckennerven (Kap. 9.5.8), Hüftgelenkluxation (Kap. 9.4.12) sowie die unter »Festliegen« (Kap. 9.9.7) genannten Leiden zu berücksichtigen (s. auch Übersichten 9-2, 9-3). Stehfähige Patienten können sich unter entsprechender Pflege und *Therapie* (s. Gastroknemiusruptur [Kap. 9.5.6]; Festliegen) wieder vollständig erholen.

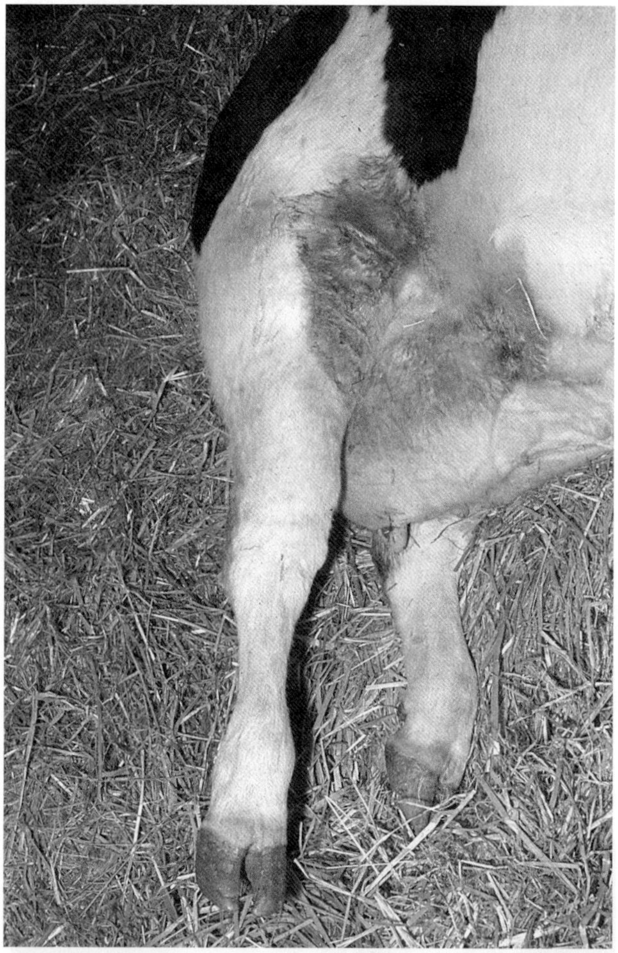

Abbildung 9-75 Ischämische Nekrose der Oberschenkelmuskulatur: Gestreckt gehaltene Gliedmaße, geschwollener Oberschenkel mit gespannter Haut

9.5.5 Ruptur der Musculi adductores

Vorkommen, Ursache: Von Muskelrissen der Einwärtszieher *(Mm. sartorius, gracilis, pectineus, adductor)* werden vornehmlich ältere Kühe, und zwar meist kurz vor oder nach dem Kalben betroffen. Offenbar handelt es sich in der Mehrheit um fibrilläre Zerreißungen in den Muskelbäuchen, seltener um einen Abriß an ihrem Ursprung am Becken. Wie die übernommenen Laienbezeichnungen »Vergrätschen« oder »Vergritten« besagen, werden derartige Rupturen meist durch Ausrutschen mit gegrätschten Hinterbeinen ausgelöst. Prädisponierend wirken »kuhhessige« Stellung, schlüpfriger Boden, hohes Körpergewicht, Erschöpfungszustände, degenerative Muskelveränderungen, Klauendeformierungen und schmerzhafte Klauenleiden (unbeholfene Bewegungen beim Aufstehen und Gehen), v. a. aber Nachhandparesen aufgrund von Nervenquetschungen oder Hypokalzämischer Gebärlähmung.

Symptome: Kennzeichnend für dieses Leiden ist plötzliches Festliegen des Tieres mit ein- oder beidseitig schräg nach vorn gestreckten Hintergliedmaßen (Abb. 9-76). Bei einseitiger Adduktorenzerreißung wird das kranke Bein beim Aufstehversuch m. o. w. gestreckt und schräg nach außen gesetzt; im Augenblick der Belastung gleitet es zur Seite. Beidseits erkrankte Patienten sind nur mit Unterstützung zum Stehen zu bringen und sinken, sich selbst überlassen, wieder in die Ausgangslage zurück. Beim Umrollen auf die andere Seite gelingt es nur schwer, die betroffene Gliedmaße passiv anzuwinkeln und unter den Leib zu schieben. An örtlichen Veränderungen zeigen sich im Adduktorenbereich Schwellung, Schmerzhaftigkeit, gespannte Haut, mitunter Ödembildung und Fluktuation (Serom, Hämatom), jedoch kann die Erkennung bei fetten, stark bemuskelten Tieren erschwert sein.

Diagnose, Differentialdiagnose: Maßgeblich für die Erkennung sind die Haltung der Gliedmaße am liegenden und am aufgehobenen Patienten und die örtlichen Veränderungen. Die Diagnose wird durch hohe CK-Aktivität im Blut, den radiographischen Ausschluß von Femurfraktur sowie durch den sonographischen Nachweis von intramuskulären Flüssigkeitsansammlungen gestützt. Dabei ist jedoch zu berücksichtigen, daß gleichzeitig noch Nervenlähmungen (Übersicht 9-2), Beckenfraktur (Kap. 9.4.2), Kreuzdarmbeinluxation (Kap. 9.4.1) sowie Druckschäden vorliegen können. Am ehesten ist die Adduktorenruptur mit Lähmung des N. obturatorius (Kap. 9.5.9), Femurfraktur (Kap. 9.5.1) oder Hüftgelenkluxation (Kap. 9.4.12) zu verwechseln. Zur Sicherung der Diagnose ist deshalb eine gründliche Untersuchung, einschließlich rektaler Exploration, Aufhebeversuch und Prüfung der relevanten Blutparameter unerläßlich.

Beurteilung: Für vollständige Rupturen der genannten Muskeln mit Hämatombildung oder anderen Komplikationen ist eine ungünstige Prognose zu stellen (Gefahr von Muskelnekrose, Toxämie und Pyämie); das gilt meist auch für frische bilaterale Zerreißungen; leichtere Fälle können binnen 2–3 Monaten völlig ausheilen.

Behandlung: Eine wichtige Maßnahme ist das Anlegen eines sog. *»Vergrittungsgeschirres«* (Abb. 9-77): Hierzu werden die Hintergliedmaßen mittels eines oberhalb des Fesselkopfes angelegten, etwa 5 cm breiten Lederriemens oder mit gepolsterten Fesseln und einem Strick im Abstand von 30–40 cm ausgebunden (einfach und billig läßt sich ein derartiges Geschirr mit 2 Stücken eines ausgedienten Melkmaschinen-Luftschlauches herstellen; Abb. 9-146); das Geschirr sollte mindestens 2–3 Wochen lang getragen werden. Der Patient ist in eine gut, aber nicht zu tief eingestreute Laufbox zu verbringen, und während der ersten Tage sind vorsichtige Aufstehversuche vorzunehmen, damit das Tier seine Standsicherheit wiedergewinnt. Weitere Maßnahmen: örtliche Hyperämisierung unter

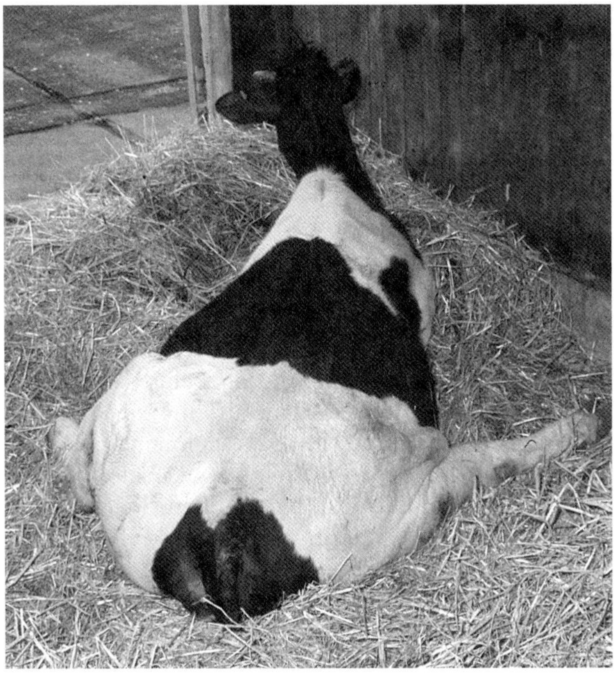

Abbildung 9-76 Festliegen infolge fibrillärer Gastroknemiusruptur links und Adduktorenruptur rechts. Differentialdiagnose rechts: Hüftgelenkluxation

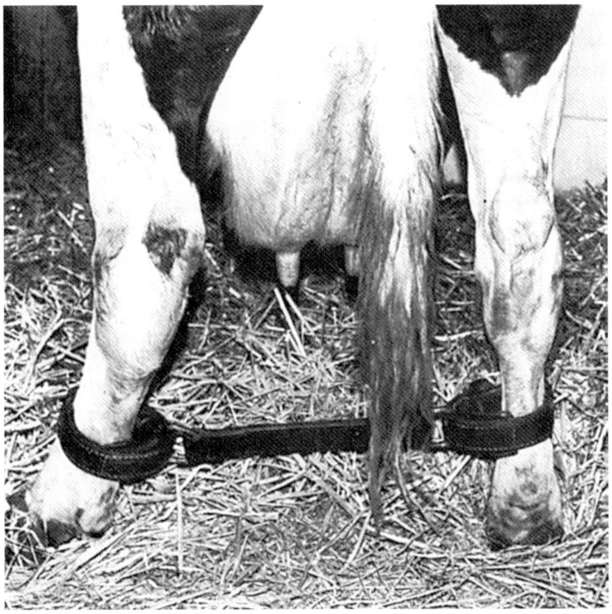

Abbildung 9-77 »Vergrittungsgeschirr« zur Verhinderung des seitlichen Ausrutschens (Grätschen, »Vergritten«) unsicher stehender Rinder

Schonung der Euterhaut, systemisch nichtsteroidale Antiphlogistika, Vitamin E/Selen. Bei der *Sektion* erweisen sich die Einwärtszieher als blutig-ödematös durchtränkt und mit schwarzroten Blutungsherden durchsetzt, mitunter sind Zusammenhangstrennungen erkennbar.

9.5.6 Ruptur des Musculus gastrocnemius

■ **Formen, Vorkommen:** Zusammenhangstrennungen im Verlauf des *M. gastrocnemius* betreffen meist seinen Muskelbauch (hauptsächlich Milchkühe), seltener dessen Übergang in die Achillessehne oder deren Ansatz am Kalkaneus (Mastbullen), nur ausnahmsweise die Sehnenmitte. Überwiegend handelt es sich um fibrilläre (partielle) Zerreißung des Muskelgewebes, doch kommen auch vollständige Querrisse vor; einseitige Rupturen sind wesentlich häufiger als bilaterale. Das Leiden befällt vornehmlich Milchkühe im Zusammenhang mit dem Kalben, insbesondere nach vorangegangener Gebärlähmung; Sehnenabrisse am Kalkaneus sind v. a. bei männlichen Mastrindern beobachtet worden. Die meisten Fälle ereignen sich bei Stallhaltung.

■ **Ursache:** Es werden verschiedene schwächende Einflüsse verantwortlich gemacht, die dazu führen, daß schon normale Belastungen eine Ruptur auslösen können. So werden die bei Kalbekühen auftretenden Gastroknemiusrupturen mit den im peripartalen Zeitraum ablaufenden Veränderungen des Körperstoffwechsels (hormonalbedingte Gewebeveränderungen, Hypokalz- und Hypophosphatämie, Vitamin-E-/Selenmangel) sowie mit Druckschäden beim Liegen in Zusammenhang gebracht. Unter solchen Voraussetzungen genügen dann oft relativ geringfügige Anlässe (Ausgleiten auf schlüpfrigem Boden, unsicheres Aufstehen), um »spontane« Ruptur des Gastroknemius oder seines sehnigen Ansatzes auszulösen; das gilt v. a. für erschöpfte schwere Tiere oder Patienten mit Nachhandparese. Als Ursache des vornehmlich bei Mastbullen auftretenden Sehnenabrisses am Kalkaneus ließen sich in einer umfangreichen Studie vorangehende Mineralstoffmängel nachweisen, die zur Demineralisierung des Knochens mit entsprechenden morphologischen Veränderungen und Lockerung des Sehnenansatzes führten (= Bestandteil des Osteochondrose-Syndroms, Kap. 9.17.6). Ausnahmsweise wird bei Unfällen (Anschlagen gegen Pflugschar, Frontlader etc.) der gesamte Fersenstrang stumpf (gedeckt) oder scharf (offen) durchtrennt.

■ **Symptome:** Der M. gastrocnemius bildet als Antagonist des M. peroneus [fibularis] die hintere Verspannung zwischen Knie- und Sprunggelenk, wodurch die Bewegungen beider Gelenke gleichgeschaltet werden. Eine Verlängerung (infolge fibrillärer Zerreißung) oder völlige Ruptur dieses hinteren »Spannbandes« hat daher Absinken des Fersenhöckers, Beugung des Tarsus und Steilstellung der Fessel zur Folge (Abb. 9-78). Je nach Lage und Umfang der Läsion sowie ein- oder beidseitigem Auftreten sind Steh- und Gehfähigkeit des Patienten m. o. w. gestört. In leichten Fällen zeigt sich lediglich unsicherer Gang; bei der schwersten Form fußt das Tier, so es sich noch auftreiben läßt, von der überkötenden Zehe bis zum Fersenhöcker nahezu oder vollständig auf dem Boden (Abb. 9-79, 9-80). Örtlich ist im Verlauf von Muskel und/oder Sehne eine vermehrt warme, ödematöse und druckempfindliche Schwellung zu fühlen, über der die Haut stramm gespannt ist. Das Allgemeinbefinden wird erst nach Eintritt von Komplikationen (Dekubitus, aufsteigende Phlegmone) in Mitleidenschaft gezogen.

■ **Diagnose, Differentialdiagnose:** Aufgrund der typischen Gliedmaßenstellung und des lokalen Befundes ist die Erkennung relativ einfach. Ein ähnliches Krankheitsbild bietet sich bei Tibialislähmung (Kap. 9.5.12), bei der jedoch örtliche Veränderungen im Bereich des Wadenmuskels und entsprechende Erhöhung der CK-Aktivität im Blut fehlen, während andererseits die Hautsensibilität im Innervationsbereich herabgesetzt sein kann. Auch bei den auf Stoffwechselstörung oder auf Rückenmarks-/Cauda-equina-Kompression beruhenden Paresen der Nachhand fehlen gewöhnlich lokale Alterationen am Unterschenkel; außerdem tritt die Lahmheit dann, im Gegensatz zur Mehrheit der Gastroknemiusläsionen, i. d. R. beidseits und gleich stark auf. Bei Fersenbeinfraktur (Kap. 9.6.3) gleicht das Krankheitsbild zwar dem des Sehnenabrisses, anhand der abnorm beweglichen Knochensegmente ist die Diagnose jedoch leicht zu stellen.

■ **Beurteilung:** Einseitige partielle Muskelrupturen leichten Grades heilen bei sachgemäßer Pflege meist innerhalb von 3–6 Wochen. Bei Vernachlässigung des Patienten kann jedoch durch Fehlbelastung des Beines aus einer partiellen Ruptur eine totale entstehen. Letztere hat ebenso wie die Sehnenabrisse eine ungünstige Prognose. Mittelgradige Fälle können unter adäquater Behandlung abheilen, jedoch kann eine geringe Verlängerung des Muskels bestehen bleiben.

■ **Sektionsbefund:** Bei fibrillärer Zerreißung ist der Wadenmuskel ödematös durchtränkt, geschwollen und mit großen schwarzroten Blutungsherden, später auch mit nekrotisierenden Bezirken durchsetzt; Sehnenrupturen sind durch blutige Infiltration, Umfangsvermeh-

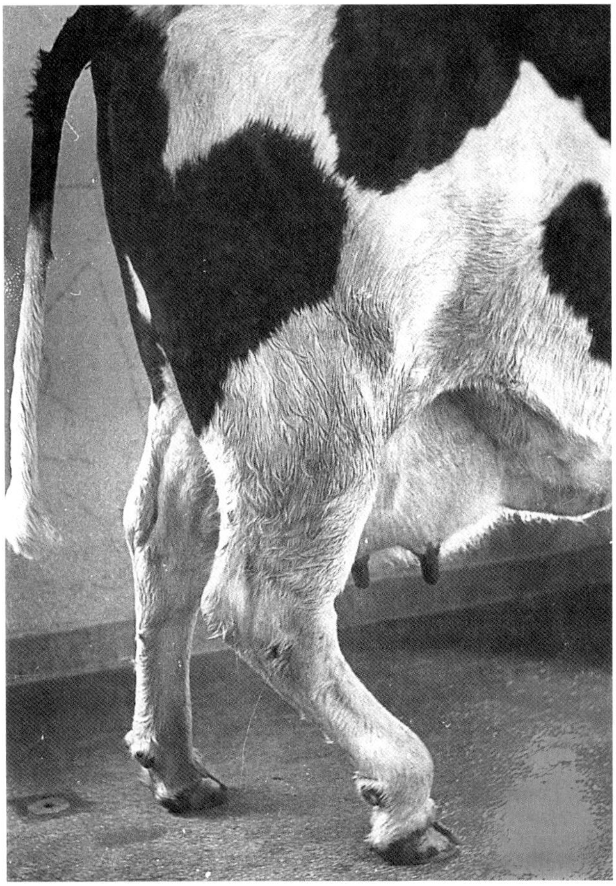

Abbildung 9-78 Fibrilläre Zerreißung des rechten M. gastrocnemius; Umfangsvermehrung des Muskelbauches zwei Handbreiten oberhalb des herabgesunkenen Fersenhöckers, Überköten

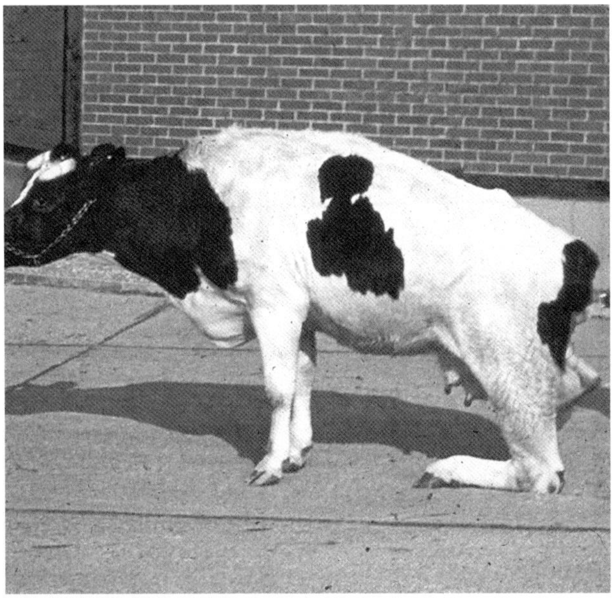

Abbildung 9-79 Vollständiger Querriß des M. gastrocnemius nahe seines Ursprungs im Zusammenhang mit der Kalbung

rung und Auffaserung des Sehnenstranges im Bereich der Rißstelle gekennzeichnet; bei Abriß am Kalkaneus kann auch der Knochen beschädigt sein. Einen vollständigen Muskelabriß zeigt Abbildung 9-80.

Behandlung: Heilversuche kommen im allgemeinen nur bei einseitiger, gering- bis mittelgradiger Muskelzerreißung in Betracht. In leichten Fällen genügt es, den Patienten für mehrere Wochen in einer Tiefstreubox aufzustallen und eine den Mineralstoff- und Vitaminbedarf deckende Ration zu verabreichen. Sicherheitshalber zusätzliche Vitamin-E-/Selen-Applikation. In mittelgradigen Fällen sollte das kranke Bein durch einen den Tarsus einbeziehenden Kunstharzverband gestützt werden; notfalls kommt das Anlegen einer THOMAS-Schiene in Frage (Kap. 9.11). Vereinzelt sind traumatisch bedingte Sehnendurchtrennungen bei Jungtieren durch Sehnennaht (teils mit Kohlefaser) und Schienung geheilt worden. Ein entsprechender Fall bei einer Ziege wurde mit Erfolg

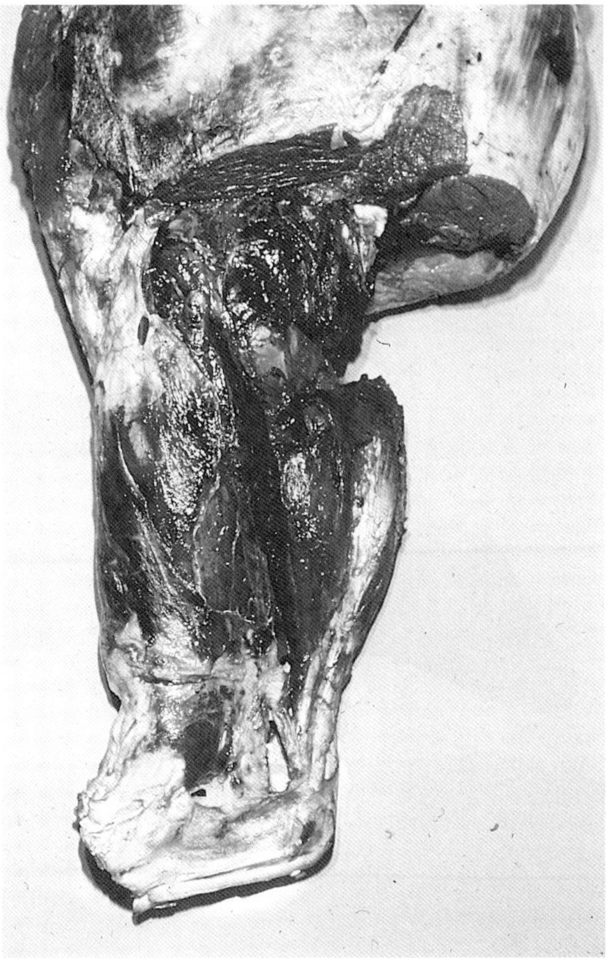

Abbildung 9-80 Das Muskelpräparat der Kuh von Abb. 9-79 läßt die völlige Zerreißung des Gastroknemiusbauches erkennen

durch Transposition der Endsehne des M. peroneus longus in die Stümpfe der rupturierten Gastroknemiussehne, Immobilisierung des Fersenbeins und Schienung behandelt. Alternativ zur THOMAS-Schiene wurde bei Jährlingen der Fersenhöcker für 6 Wochen mittels Kompressionsschrauben in physiologischer Stellung an der Tibia fixiert.

9.5.7 Ruptur des Musculus peroneus (fibularis) tertius

■ **Vorkommen, Ursache:** Zusammenhangstrennungen des vom distalen Femurende an der Vorderseite der Tibia zum Tarsus verlaufenden Muskels sind beim Rind ziemlich selten. Sie ereignen sich meist im Bereich seines sehnigen Ursprunges am Oberschenkelbein (Abriß) oder in Höhe des in Unterschenkelmitte gelegenen Muskelbauches (fibrilläre Zerreißung), betreffen aber nur ausnahmsweise seine distale Endsehne. Derartige Läsionen können, analog zu den Gastroknemiusrissen (s. o.), im Zusammenhang mit dem Kalben auftreten und dann ähnliche innere und äußere Ursachen haben. Ein weiterer Anlaß ist Umstürzen bei aufgehobenem Hinterbein während der Klauenpflege.

■ **Symptome:** Als Antagonist des Wadenmuskels stellt der M. peroneus tertius die vordere Verspannung zwischen Knie- und Sprunggelenk dar. Sein Ausfall bedingt daher Überstreckung des Tarsus und übermäßige Beugung im Kniegelenk. Am stehenden oder liegenden Tier läßt sich die betroffene Gliedmaße dann passiv extrem weit nach hinten ziehen, wobei Achillessehne und oberflächliche Beugesehne völlig schlaff erscheinen und das Bein im Knie (trotz gestreckten Sprunggelenks) einen rechten Winkel bildet (Abb. 9-81). Im Gehen wird die kranke Extremität schlotternd, mit gestrecktem Tarsalgelenk und stark gebeugtem Kniegelenk, vorgeführt; dabei schleifen die Klauenspitzen über den Boden. Die Lahmheit ist mittel- bis hochgradig und äußert sich vorwiegend in der Hangbeinphase. Im Bereich der Rupturstelle ist in frischen Fällen mitunter eine Delle, sonst sind Schwellung, vermehrte Wärme und Schmerzhaftigkeit feststellbar.

■ **Diagnose:** Das Leiden ist relativ einfach von ähnlichen Krankheitsbildern abzugrenzen. Die Lähmung des N. peroneus [fibularis] ist am Ausfall der Zehenstrecker (Fußen auf dem Fesselkopf) leicht zu unterscheiden (Kap. 9.5.13). Tibiafrakturen (Kap. 9.5.2) bedingen abnorme Beweglichkeit in verschiedenen Richtungen; bei Bandzerreißungen im oder am Kniegelenk (Kap. 9.5.16, 9.5.17) fehlt die Hyperextension des Tarsus.

■ **Behandlung, Beurteilung:** Fibrilläre Muskelrupturen können unter 6- bis 8wöchiger Ruhigstellung (erforderlichenfalls mit Hilfe einer THOMAS-Schiene,

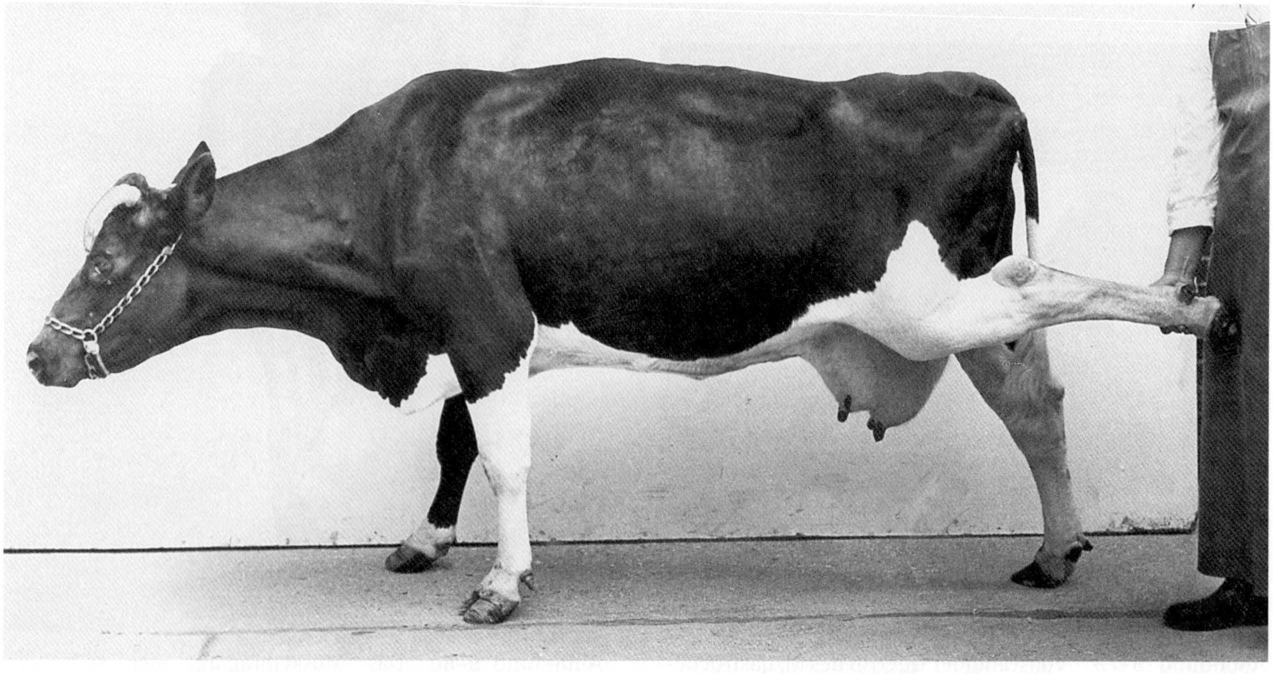

Abbildung 9-81 Ruptur des M. peroneus (fibularis) tertius; das kranke Bein läßt sich im Kniegelenk extrem weit beugen und nach hinten ziehen

Kap. 9.11) ausheilen. Für Abrisse des sehnigen Ursprungs oder des distalen Sehnenansatzes ist dagegen eine ungünstige Prognose zu stellen. Zur Unterstützung des Heilvorgangs sind hyperämisierende Salbenanstriche im Rupturbereich angezeigt (s. auch Gastroknemiusruptur, Kap. 9.5.6).

9.5.8 Lähmung von Beckennerven

Ursache, Symptome: Bei Kühen kommen nach Schwergeburt gar nicht so selten vorübergehende oder dauerhafte Lähmungen der Nachhandmuskeln vor, die sich nur durch ein- oder beidseitigen quetschungsbedingten Ausfall mehrerer durch das Becken oder daran entlang ziehender Nerven des Lenden- und Kreuzgeflechtes erklären lassen (Einklemmen zwischen Kalb und Becken des Muttertieres). Dabei können der *Nervus ischiadicus* mit den *Nn. tibialis et fibularis*, der *N. obturatorius* sowie der *N. femoralis* betroffen sein.

Solche Patienten sind nach dem Kalben nicht in der Lage aufzustehen (»Festliegen«) oder erheben sich nur mühsam-schwerfällig und zeigen Unsicherheit im Stehen und Gehen. Häufig fühlt sich das Beckenbindegewebe bei der rektalen Palpation sulzig an. Derartige Paresen und Paralysen klingen teils schon nach wenigen Stunden wieder ab, teils halten sie länger an (Abb. 9-82). Bei der Zerlegung erweist sich die Umgebung des betroffenen Nerven als blutig-ödematös durchtränkt; histologisch zeigen sich perineurale Ödematisierung, hämorrhagische und zellige Infiltration sowie degenerative Veränderungen.

Differentialdiagnostisch sind in erster Linie Hypokalzämische Gebärlähmung, Kreuzbeinfraktur und andere im zeitlichen Zusammenhang mit dem Partus auftretende Erkrankungen im Beckenbereich bzw. beim sog. »Festliegen« (s. Übersicht 9-3) zu berücksichtigen.

Behandlung: Weiches Lager, regelmäßiges Umbetten, Anlegen eines Vergrittungsgeschirres (s. Abb. 9-77), versuchsweise parenterale Injektion von Kalzium-/Phosphatsalzlösungen, Antiphlogistika/Analgetika, Vitamin-B-Komplex. Bei günstigem Verlauf sollte der Patient sein Stehvermögen binnen 8 bis längstens 14 Tagen wiedererlangen.

9.5.9 Lähmung des Nervus obturatorius

Ursache, Symptome: Der Nerv entspringt im Lendengeflecht und versorgt nach Verlassen des Beckens durch das Foramen obturatum die Adduktoren der Hintergliedmaßen. In seinem Beckenverlauf liegt er großenteils dem Knochen auf und ist hier beim Kalben dem Druck des durchtretenden Kalbes ausgesetzt. Quetschungen und Lähmungen dieses Nerven sind daher gar nicht so selten. Bei einseitiger Schädigung des Verstopfungsnerven wird das betroffene Bein im Stehen leicht abduziert gehalten und im Gehen mit einer steifen halbkreisförmigen Auswärtsbewegung nach vorn geführt; auf schlüpfrigem Boden besteht Neigung zum grätschenden Ausrutschen! Die Adduktion der passiv seitwärts abgezogenen Gliedmaße macht dem Tier große Mühe (Abb. 9-83). Die beidseitige Lähmung (experimentelle Durchtrennung) bedingt Liegen in Froschhaltung mit gegrätschten, im Gegensatz zur Adduktorenzerreißung aber angewinkelten Hinterbeinen (Abb. 9-84); im Stand und in der

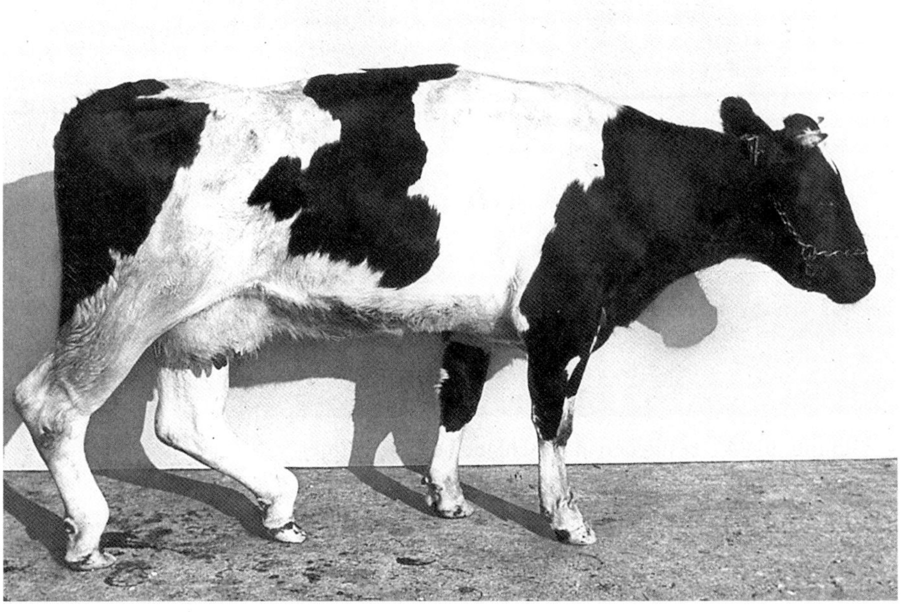

Abbildung 9-82 Zentral bedingte symmetrische Parese der Nachhand mit übermäßiger Winkelung der Sprunggelenke und Überköten in den Fesselgelenken

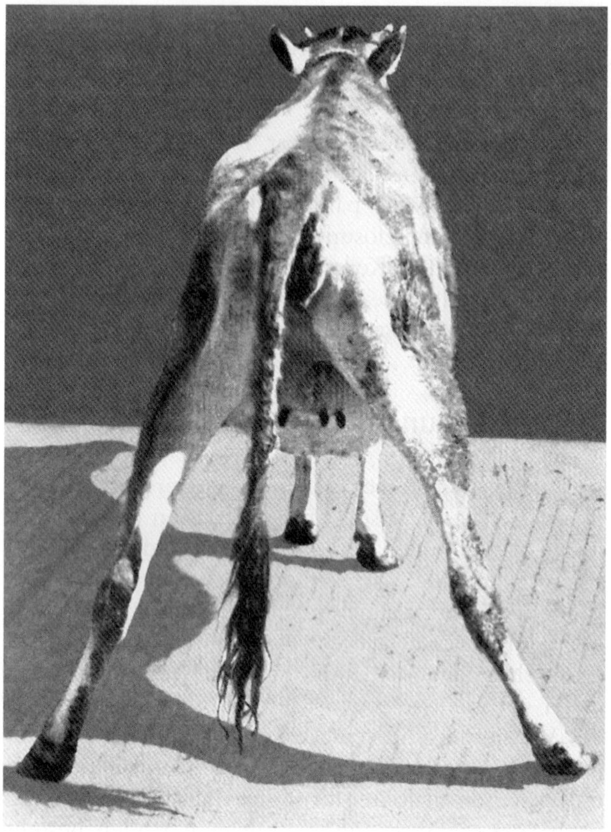

Abbildung 9-83 Beidseitiger Ausfall der Ni. obturatorii nach experimenteller Durchtrennung (VAUGHAN, 1966): Unvermögen, die manuell abduzierten Hinterbeine wieder anzuziehen

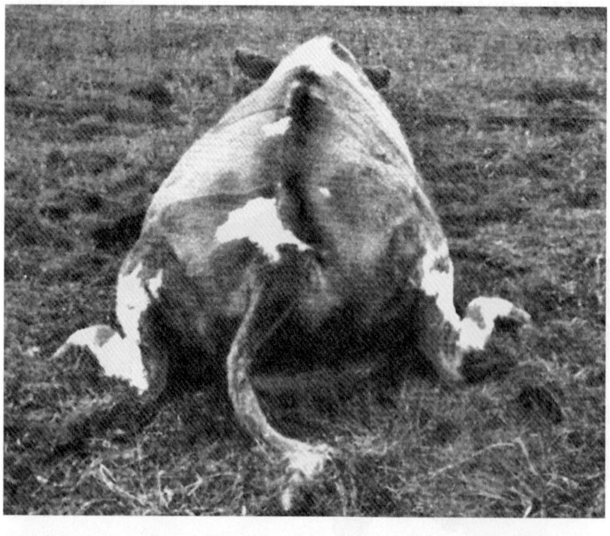

Abbildung 9-84 Festliegen in Froschlage bei beidseitiger Durchtrennung der Ni. obturatorii (VAUGHAN, 1966). Differentialdiagnose: Lähmung mehrerer Beckennerven, Adduktorenruptur

Bewegung ähnelt das Krankheitsbild dann dem der Symphysensprengung (Kap. 9.4.3).

■ **Beurteilung:** Bei solitärem einseitigen quetschungsbedingten Funktionsausfall erscheint allmähliche Wiederherstellung der Funktion (unter »Vergrittungsgeschirr«) möglich. Bei der seltenen beidseitigen Parese dürfte nur bei leichten stehfähigen Patienten und Aufstallung in einer gut eingestreuten trittsicheren Box mit Ausheilung zu rechnen sein. Das gilt insbesondere bei Mitbeteiligung weiterer Beckennerven (N. ischiadicus). Weitere Behandlungsmaßnahmen siehe Kapitel 9.13.

9.5.10 Lähmung des Nervus femoralis

■ **Ursache:** Der zunächst entlang der Darmbeinsäule verlaufende *N. femoralis* versorgt, nachdem er kleinere Äste an die Mm. psoas minor, iliopsoas und sartorius

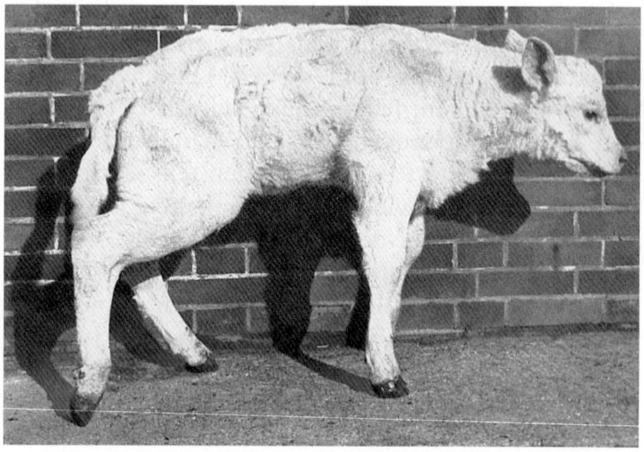

Abbildung 9-85 Charolais-Kalb mit Lähmung des N. femoralis und Luxatio patellae lateralis rechts; Gliedmaße mit gebeugtem Knie- und Sprunggelenk nach hinten gehalten und nur mit der Zehenspitze aufgesetzt

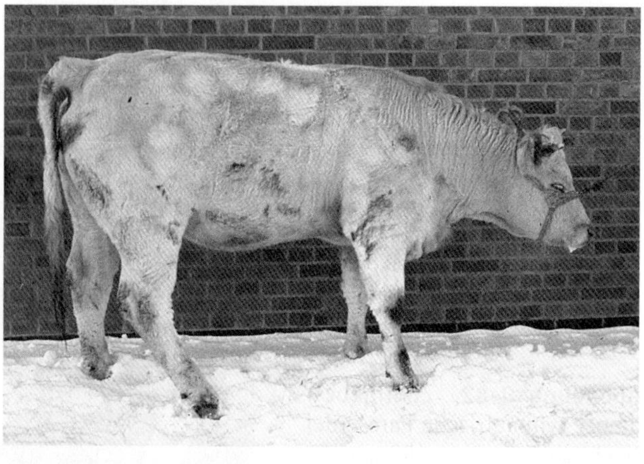

Abbildung 9-86 Das Kalb der Abb. 9-85 als Jährling vor der Schlachtverwertung; Quadrizepslähmung teilweise kompensiert

Übersicht 9-2 Synopsis der Nervenlähmungen an den Hintergliedmaßen

Lähmung	Hauptursachen	Leitsymptome	Differentialdiagnose
N. obturatorius	Schwergeburten	»Froschlage« mit angewinkelten Hintergliedmaßen, Grätschen im Stehen	Adduktorenruptur, Symphysensprengung
N. ischiadicus	Beckenfrakturen, Muskelschäden	gestrecktes Knie- und Sprunggelenk, gebeugte Zehe	Femur-, Tibiafraktur
N. tibialis	Quetschungen, Injektionsschäden	Absinken des Fersenhöckers, Überköten im Fesselgelenk	Gastroknemiusruptur
N. peroneus [fibularis]	Quetschung unterhalb der Fibula	gestreckter Tarsus, Fußen auf dem Fesselkopf	Dislocatio patellae dorsalis
N. femoralis	Neugeborene: Quetschung/ Zerrung beim Auszug in HEL Erwachsene: Beckenfrakturen, Überdehnung	»Zusammenbrechen« der Hintergliedmaße im Kniegelenk beim Belasten; Stehen mit gebeugtem Knie und fußenden Klauenspitzen	Luxatio patellae lateralis, Kniegelenkentzündung

HEL = Hinterendlage

abgegeben hat, hauptsächlich die Quadrizeps-Gruppe; zuvor entläßt er den *N. saphenus*, der u. a. die Haut an der medialen Seite des Unterschenkels und Sprunggelenks innerviert. Die relativ seltene Femoralislähmung soll bei erwachsenen Rindern vornehmlich durch Überdehnungen des Nerven beim Ausgleiten, durch Druck benachbarter Hämatome oder Geschwülste oder Beckenfrakturen ausgelöst werden; bei neugeborenen Kälbern kommen hierfür v. a. Quetschungen und Zerrungen des Nerven bei erschwertem Auszug (Hinterendlage) in Frage.

Symptome: Da der Quadrizeps ausfällt, bricht das betroffene Bein im Augenblick der Belastung im Kniegelenk zusammen; im Stehen wird die Gliedmaße leicht gebeugt gehalten und nur mit den Klauenspitzen aufgesetzt (Abb. 9-85, 9-86). Bei Kälbern mit hochgradiger Schädigung des N. femoralis wird das kranke Bein im Stand der Ruhe mit stark gebeugtem Knie- und Sprunggelenk, nach hinten-abwärts gerichtet, m. o. w. schwebend gehalten und beim Gehen kaum noch benutzt, so daß der Patient auf der Nachhand zur gesunden Seite hin schwankt oder umfällt. Auffällig ist ferner die nach 2–3 Wochen erkennbar werdende Muskelatrophie am Oberschenkel (Quadrizeps). Bei jüngeren Tieren läßt sich außerdem die Kniescheibe ohne besondere Anstrengung passiv nach lateral (und medial) luxieren, wenn nicht ohnehin schon eine permanente Dislokation der Patella nach außen vorliegt. Bilaterale Lähmung des N. femoralis führt zu Festliegen.

Diagnose: Differentialdiagnostisch ist die primäre Luxatio patellae lateralis (Kap. 9.5.18.2) zu berücksichtigen. Die Femoralislähmung sollte sich von ihr aber aufgrund der medial bis zum Tarsus reichenden Hautanalgesie, des ausgefallenen Patellarreflexes und der starken Muskelatrophie abgrenzen lassen.

Behandlung, Beurteilung: Im Anfangsstadium können versuchsweise die gleichen Maßnahmen wie bei anderen Nervenlähmungen (s. Kap. 9.13) angewandt werden; die Prognose ist jedoch wenig aussichtsreich. Kälber lassen sich nach Anlegen eines Vergrittungsgeschirrs meist noch ausmästen.

9.5.11 Lähmung des Nervus ischiadicus

Ursache: Der *N. ischiadicus* tritt in Höhe der Incisura ischiadica aus dem Becken an den Oberschenkel und zieht, tief in dessen Muskeln eingebettet, zwischen Trochanter major femoris und Tuber ischiadicum nach distal, wo er sich in den *N. tibialis* und den *N. peroneus* [fibularis] *communis* teilt. Er innerviert die Beuger des Kniegelenks sowie alle Beuger und Strekker des Sprunggelenks und der Zehe. Lähmungen des Hüftnerven sind beim Rind selten. Ursachen können Quetschung und/oder Zerrung des Nerven bei Bekkenbrüchen, Femurfraktur, Hüftgelenkluxation sowie Kompression durch Geschwülste, Abszesse oder ähnliches sein. Ferner haben – v. a. bei Jungtieren – Ischiadikus-Neuropathien infolge intramuskulärer Injektion reizender Medikamente in die Glutäen- oder Hinterbackenmuskulatur Bedeutung gewonnen (s. Kap. 9.1.5).

Symptome: Im Krankheitsbild sind die Erscheinungen der Tibialis- und der Peroneuslähmung vereinigt: Das betroffene Bein hängt mit gestrecktem Knie- und Sprunggelenk sowie gebeugter Zehe schlaff herab; in der Bewegung schleift die dorsale Klauenwand auf dem Boden. Die Hautsensibilität ist nahezu an der gesamten Gliedmaße aufgehoben. Schädigung weiterer Beckennerven (N. obturatorius) führt zum Festliegen. Im allgemeinen wird bei Ischiadikus-Lähmung nur die Verwertung des Tieres in Frage kommen; sonst sind die auch bei anderen Nervenlähmungen üblichen therapeutischen Maßnahmen (Kap. 9.13) zu versuchen.

9.5.12 Lähmung des Nervus tibialis

Ursache: Der *N. tibialis* läuft bis zur Kniekehle in bindegewebiger Verbindung mit dem N. fibularis und innerviert dann die Beckenköpfe der langen Sitzbeinmuskeln, die Mm. gastrocnemius, soleus, flexor digitorum [digitalis] superficialis, flexor digitorum [digitalis] profundus und popliteus sowie die Haut kaudolateral am Unterschenkel bis zur Fessel und auch medial an Tarsus und Metatarsus. Lähmungen des Nerven können durch Quetschung im oberen Bereich, zwischen Trochanter femoris und Tuber ischiadicum, zustande kommen, und zwar vornehmlich im Zusammenhang mit dem Kalben, sonst aber durch Injektion reizender Medikamente in die langen Sitzbeinmuskeln (s. Kap. 9.1.5). Im großen und ganzen ist die Tibialislähmung beim Rind selten.

Symptome, Differentialdiagnose: Die Erscheinungen werden durch den Ausfall der genannten Sprunggelenkstrecker und Zehenbeuger bestimmt. Am stehenden Tier erscheint der Fersenhöcker herabgesunken, während die Fessel überkötet (Abb. 9-87). In der Bewegung fällt das Vorführen des Beines mit übermäßig gebeugtem Tarsus und die unsichere Fußung mit »schlenkerndem« Sprunggelenk und gebeugter Fessel auf.

Differentialdiagnostisch ist v.a. die fibrilläre Gastroknemiuszerreißung (s. Abb. 9-78) zu berücksichtigen, von welcher sich die Tibialislähmung klinisch nur dadurch unterscheidet, daß örtliche Veränderungen im Bereich des Wadenmuskels bei ihr fehlen und die hintere Kontur des Unterschenkels deshalb besser erhalten ist. Die Hautsensibilität ist in Spontanfällen meist nicht herabgesetzt, während nach experimenteller Tibialisneurektomie Analgesie an der Hinterfläche des Metatarsus eintritt. In der Gliedmaßenstellung besitzen auch die bei Stoffwechselstörungen oder Rückenmarkschädigung (Kap. 12.2.16) zu beobachtenden Nachhandparesen eine gewisse Ähnlichkeit mit der Tibialislähmung, doch sind außer dem beidseitig-symmetrischen Auftreten der Bewegungsstörung meist genügend weitere Unterscheidungsmerkmale vorhanden.

Beurteilung, Behandlung: Die *Prognose* des Leidens ist im allgemeinen nicht ungünstig, zumal der Patient durch die Lähmung nur wenig behindert wird und daher selbst eine längerdauernde Heilung abgewartet werden kann. Die *Therapie* besteht in versuchsweiser Hyperämisierung im Bereich der vermuteten Quetschstelle sowie allmählich zunehmender Bewegung des Tieres, erforderlichenfalls mit distalem Stützverband; ansonsten siehe Kapitel 9.13.

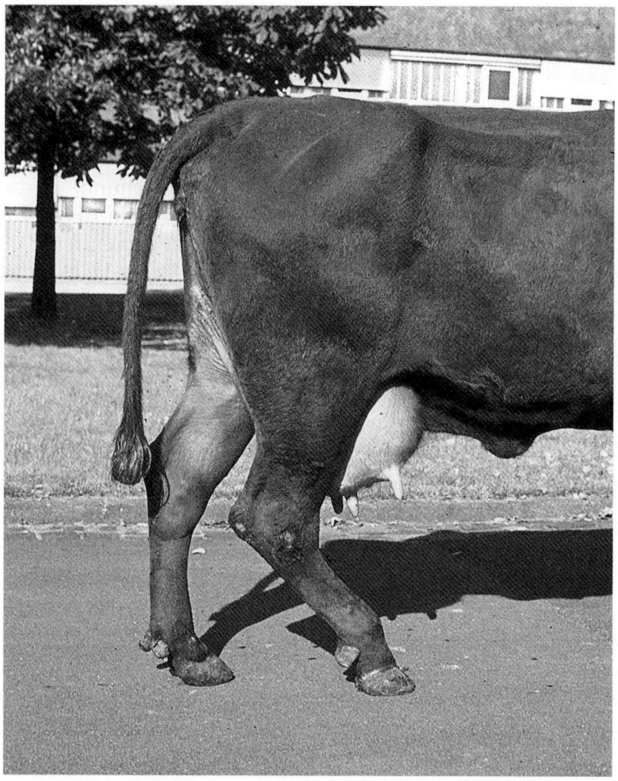

Abbildung 9-87 Lähmung des N. tibialis rechts: Fersenhöcker herabgesunken, Überköten im Fesselgelenk

9.5.13 Lähmung des Nervus peroneus (fibularis)

Ursache: Der *N. peroneus communis* versorgt die Beuger des Sprunggelenks und die Strecker der Zehe. Auf seinem Weg nach distal kreuzt er, nur von der Haut bedeckt, dicht unterhalb der rudimentären Fibula das Schienbein und ist hier äußeren Insulten leicht zugänglich. Solchen Verletzungen wird beim Rind zudem durch verschiedene Umstände (Standplatz mit harten Kanten, Schwergeburt in Seitenlage auf hartem Boden u.ä.m.) Vorschub geleistet. Bei Jungtieren ist hingegen die Applikation reizender Medikamente in die langen Sitzbeinmuskeln eine häufige Ursache.

Symptome, Diagnose, Differentialdiagnose: Kennzeichnend für die Peroneuslähmung sind fehlende Beugung des Sprunggelenks und mangelhafte Zehenstreckung. Im Stand fußen die Patienten bei gestreck-

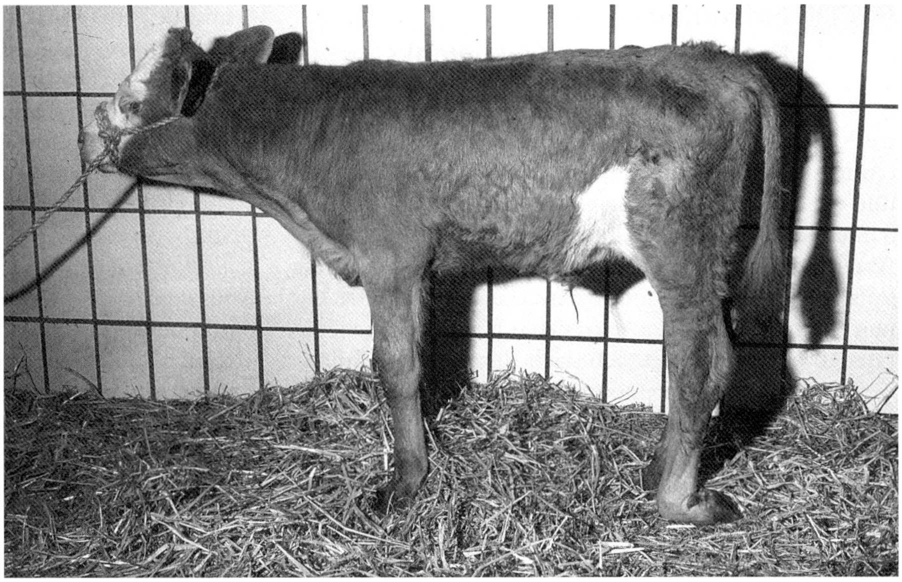

Abbildung 9-88 Lähmung des N. peroneus [fibularis] links (Injektionsschaden): Sprunggelenk gestreckt, Fußen auf dem Fesselkopf

tem Tarsus auf dem Fesselkopf (Abb. 9-88); beim Vorführen bleibt das Bein gestreckt, während die Klauen über den Boden schleifen. Wird die Zehe passiv in Extensionsstellung gebracht, so tritt im Augenblick der Belastung starkes Überköten oder völliges Umknicken ein. Nach experimenteller Neurotomie des N. peroneus fehlt die Hautsensibilität dorsal und lateral an Tarsus, Metatarsus und Fessel. Die *Diagnose* des Leidens bereitet aufgrund der charakteristischen Gliedmaßenhaltung keine besonderen Schwierigkeiten; im äußeren Bild besteht eine gewisse Ähnlichkeit mit der Dislocatio patellae dorsalis (s. Abb. 9-92), doch fehlt die straffe Fixation des Beines im Knie- und Sprunggelenk.

■ **Beurteilung, Behandlung:** Peroneuslähmungen sind mit Vorsicht zu beurteilen, da sich ziemlich bald Dekubitalschäden im Fesselbereich und weitere Komplikationen einstellen können. Bei versuchsweiser *Therapie* ist daher besonders auf Schutz des Fesselkopfes durch gepolsterten Streckverband sowie auf weiche Einstreu zu achten. Unterstützend wirken Massage und hyperämisierende Einreibungen im Bereich der Fibula. In therapieresistenten Fällen käme als letzte Möglichkeit die Arthrodese des Fesselgelenks (Kap. 9.12) in Frage; ansonsten siehe Kapitel 9.13.

9.5.14 Nachhandlähmung infolge Thrombosierung großer Arterien

■ **Ursache:** Die beim Rind nur selten anzutreffende Verlegung des Aortenendes und/oder ihrer die Hintergliedmaßen versorgenden Hauptäste (A. iliaca ext., A. femoralis) sind sowohl bei Erwachsenen als auch bei Kälbern beobachtet worden. Als auslösende Ursachen werden bei ersteren Insulte bei Schwergeburten, streuende Herdinfektion (Endocarditis valvularis, Peritonitis, Endometritis u. a.) sowie Intimaverkalkung, bei letzteren gestörte Obliteration und Entzündung der Nabelarterien, Omphalitis sowie Dehydratation, Blutazidose u. a. m. verdächtigt.

■ **Symptome, Diagnose, Verlauf:** Erscheinungen können zunächst nur einseitig auftreten, erfassen meist aber alsbald beide Hintergliedmaßen und bestehen in anfallsweisem oder ständigem Muskelzittern, zunehmender Schwäche bis zum Festliegen, Erkalten der Extremität, fehlendem Puls an der A. femoralis, Muskelatonie, verminderten oder fehlenden Reflexreaktionen. Sofern rektale Untersuchung möglich ist, läßt sich die Diagnose mitunter durch Betastung des thrombosierten Gefäßes sichern, das sich dann als derbe, schwirrende oder pulslose Anschwellung unterhalb der Lendenwirbel (Aortenteilung), entlang der Darmbeinsäule (A. iliaca) oder am Übergang zum Schenkelkanal (A. femoralis) zu erkennen gibt; gelegentlich ist auch die vergleichende Pulsprüfung an den Aa. metatarsicae beider Hinterbeine aufschlußreich. Bei Kälbern ließ sich die Aortenthrombose angiographisch nachweisen; die Blutuntersuchung ergab neben einem Entzündungsblutbild stark erhöhte CK-Aktivität.

Der progressive *Verlauf* zwingt gewöhnlich zur alsbaldigen Euthanasie des Patienten, zumal eine wirksame Therapie derzeit nicht zur Verfügung steht. *Post mortem* finden sich außer den thrombosierten Gefäßen schwerwiegende ischämiebedingte Muskelveränderungen, in fortgeschrittenen Fällen Zehengangrän.

9.5.15 Entzündliche und degenerative Krankheiten des Kniegelenks

Anatomie: Die Articulatio genus unterteilt sich in das Kniekehl- und das Kniescheibengelenk. Ersteres ist ein inkongruentes Spiralgelenk, in das zum Ausgleich und als Puffer die Menisken zwischengeschaltet sind. Seine Synovialis bildet eine laterale und eine mediale Abteilung, die (nach älteren Untersuchungen) fast stets miteinander kommunizieren, und zwar über einen Spalt zwischen den gekreuzten Bändern. Die laterale Abteilung buchtet sich nach distal in den Sulcus extensorius tibiae aus und umgreift die Ursprungssehnen des langen Zehenstreckers und des M. popliteus. Die beiden Menisken sind jeweils durch ein vorderes und ein hinteres Band an der Tibia befestigt, der laterale zusätzlich auch am Femur. Os femoris und Tibia sind wiederum durch die Seitenbänder und je ein kraniales (laterales) und kaudales (mediales) gekreuztes Band miteinander verbunden. Die auf dem Femurkamm gleitende Patella wirkt mit den an der Tuberositas tibiae ansetzenden drei geraden Bändern als Sehnenbein für den M. quadriceps und wird durch die Seitenbänder (als Teile der Retinacula patellae) in ihrer Lage gehalten. Tibiawärts stößt die geräumige Kapsel des Femoropatellargelenks an die des Kniekehlgelenks, mit dessen medialer Abteilung sie kommuniziert. Bei etwa 20% der Rinder besteht auch eine Kommunikation zwischen Kniekehlgelenk und Bursa [bicipitalis] subtendinea musculi bicipitis femoris distalis.

Formen: Grundsätzlich lassen sich zwar *aseptische* und *septische Entzündungen* unterscheiden, jedoch bereitet ihre Zuordnung mitunter Schwierigkeiten. Das gilt z. B. für Gonitiden, die offenbar dem »rheumatischen Formenkreis« zuzurechnen sind. Im Gefolge von Kreuzbandrissen auftretende aseptische Inflammationen sind überwiegend *sekundärer* Natur und nehmen daher ebenfalls eine Sonderstellung ein. Als Gonarthrose, Osteoarthrose oder Osteochondrose werden chronisch-degenerative/deformierende Kniegelenkerkrankungen unterschiedlicher Genese bezeichnet. Obgleich strenggenommen zwischen Entzündungen des Kniekehlgelenks und solchen des Kniescheibengelenks unterschieden werden müßte, kann auf eine Trennung im allgemeinen verzichtet werden, da beide Gelenke infolge ihrer offenen Verbindung gewöhnlich gemeinsam erkranken.

Vorkommen, Ursache: Aufgrund seiner Größe und seines komplizierten anatomischen Baues ist das Kniegelenk v. a. für traumatische Einwirkungen gefährdet. Darüber hinaus scheint aber auch eine Prädisposition für Infektionen und infektbedingte Fernwirkungen zu bestehen, so daß Kniegelenkleiden verhältnismäßig häufig vorkommen; in mehreren vergleichenden Kasuistiken stehen sie an erster Stelle aller Arthropathien. *Akute aseptische Gonitiden* sind meist auf mechanische Insulte (Niederstürzen, Ausgleiten, Anstoßen, Deckakt), nicht allzu selten aber auf ebenfalls traumatisch bedingten Bänderriß zurückzuführen. Haltungsweise (schlüpfriger Spaltenboden, unebene Treibwege, Rangkämpfe, Bespringen), vernachlässigte Klauen und Stoffwechselstörungen wirken begünstigend. Die *chronisch-aseptischen Entzündungen* gehen im allgemeinen aus den akuten hervor oder entwickeln sich allmählich infolge fortwährender mechanischer Reize, z. B. nach Kreuzbandruptur. *Kniegelenkinfektionen* kommen entweder direkt (Gabelstich, Stacheldrahtriß), fortgeleitet (Dekubitalinfektion, Bursitis bicipitalis) oder hämatogen (Endometritis, Mastitis, Omphalophlebitis, Mykoplasmose, selten Brucellose, Tuberkulose) zustande. Als Ursache von *Gonarthrosen* sind altersbedingte Abnutzungsvorgänge mit örtlichen Ernährungsstörungen am Gelenkknorpel, ständige Mikrotraumen infolge Stellungsanomalien oder einseitiger Überlastung, erbliche Disposition u. a. zu nennen; Osteochondrose im Kniegelenk kann sowohl auf aseptischer als auch auf infektionsbedingter Ursache (z. B. Mykoplasmeninfektion) beruhen; beim jungen Rind kommen auch ernährungsbedingte Osteochondropathien in Verbindung mit Traumen in Frage.

Meist einseitiges, seltener bilaterales Auftreten von chronisch verlaufenden Gonitiden ist vereinzelt nach Vakzination gegen Brucellose mit dem Stamm S 19 beobachtet worden. Dabei entwickelte sich eine chronisch-granulomatöse Synovialitis des Femorotibialgelenks, als deren Ursache die im Kapselgewebe nachweisbaren Immunkomplexe im Verein mit nicht näher identifizierbaren individuellen Prädispositionen verdächtigt wurden. Auffällige Gelenkschwellung und chronisch-proliferative Verdickung der Gelenkkapsel – nach akut einsetzender eitrig-fibrinöser Entzündung – sind auch Kennzeichen der Mykoplasmen-Infektion (Kap. 9.9.3).

Symptome: *Akute Gonitis* ruft eine erhebliche gemischte Lahmheit hervor. Hochgradig erkrankte Tiere setzen das betroffene Bein leicht angebeugt nur mit der Klauenspitze auf, weniger schwer betroffene belasten es mit überkötender Fessel (Abb. 9-89). Passive Bewegung löst Schmerzreaktionen aus. Bei *chronischer Entzündung* ist mehr die Hangbeinphase gestört; im Stehen können Abweichungen der Gliedmaßenstellung fehlen, doch fällt die Atrophie der Glutäen- und Oberschenkelmuskulatur auf. Die *örtlichen Veränderungen* bestehen in umschriebenen, m. o. w. fluktuierenden Umfangsvermehrungen an den Gelenkausbuchtungen (Abb. 9-90), zu denen sich bei akuter infektionsbedingter Gonitis nicht selten periartikuläre Phlegmonen und/oder Ödeme gesellen, die eine diffuse Anschwellung im gesamten Kniebereich zur

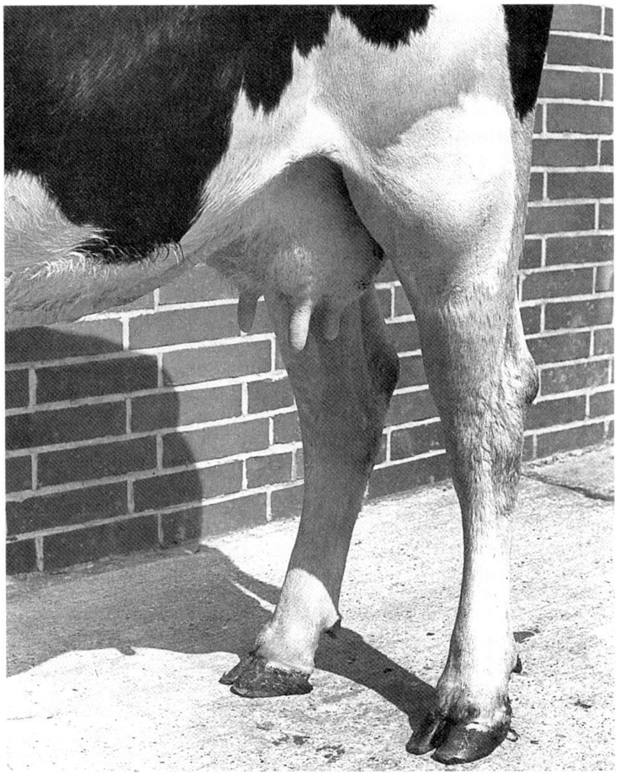

Abbildung 9-89 Akute serofibrinöse Entzündung des linken Kniegelenks

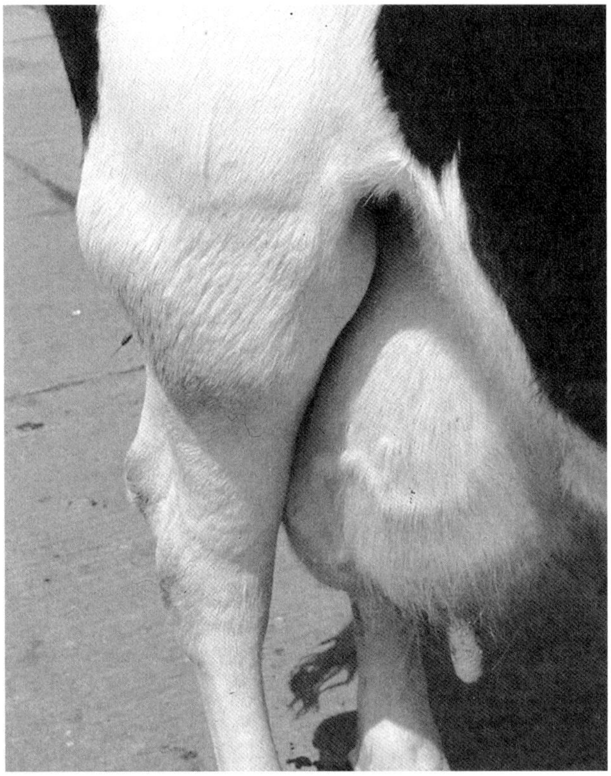

Abbildung 9-90 Hochgradige Gonitis serofibrinosa chronica, deutliche Vorwölbung der Gelenkausbuchtungen samt Bursa subtendinea mi. biceps femoris

Folge haben. Bei *Gonarthrosen* ist im fortgeschrittenen Stadium durch Auflegen der flachen Hand oder Auskultieren während der Bewegung Krepitation festzustellen; in ausgeprägten Fällen lassen sich Verhärtungen in der Peripherie der Kondylen, bei chronisch-proliferativer Gonitis auch Verdickung der Gelenkkapsel palpieren; nicht selten sind außerdem weitere Gelenke arthrotisch verändert. Das Allgemeinbefinden des Patienten wird je nach Art und Grad der Gelenkerkrankung verschieden stark in Mitleidenschaft gezogen.

Diagnose: Neben der Art der Lahmheit und der Umfangsvermehrung am Knie gibt der Palpationsbefund an den Gelenkausbuchtungen Aufschluß: Beim Umfassen des mittleren geraden Kniescheibenbandes mit Daumen und Zeigefinger ist normalerweise beiderseits eine etwa 1 cm tiefe Rinne zu fühlen, am krankhaft gefüllten Gelenk bestehen hier jedoch fluktuierende Vorwölbungen, insbesondere medial; eine zweite, aber weniger deutliche Anschwellung entwickelt sich im Sulcus extensorius tibiae (Abb. 9-90). Umfaßt man beide Gelenke von hinten, so ist bei einseitiger Gonitis der größere Umfang der kranken Seite auffällig.

Synovia läßt sich am einfachsten aus dem *Kniescheibengelenk* gewinnen: Bei proximal gerichtetem Einstich zwischen mittlerem und medialem geraden Kniescheibenband 2 Fingerbreiten oberhalb des distalen Ansatzes gelangt man in etwa 4–8 cm Tiefe in das Gelenk (ca. 12 cm lange Hohlnadel). Die Punktion des *Kniekehlgelenks* ist schwieriger und geschieht über die laterale Ausbuchtung im Sulcus extensorius (Abb. 9-91): Mit 6 cm langer Kanüle wird auf der Höhe der Fluktuation medial oder lateral des langen Zehenstreckers proximal gerichtet eingestochen. Die mediale Abteilung läßt sich durch horizontalen Einstich in der Delle zwischen distalem Ende des medialen Kniescheibenbandes und dem medialen Seitenband punktieren. Hinsichtlich Auswertung des Punktates siehe Kapitel 9.12. Weitere diagnostische Hilfen geben Sono- und Radiographie, bei Verdacht auf chronisch-proliferative Entzündung auch Kapselbiopsie und die Endoskopie (Kap. 9.12).

Differentialdiagnose: Selbständige *periartikuläre Ödeme* oder *Phlegmonen* sowie subfasziale *Hämatome* verursachen diffuse Umfangsvermehrungen bei fehlendem oder nur geringem Gelenkerguß. Derartige diffuse periartikuläre Umfangsvermehrungen können allerdings die Differenzierung der Gelenkstrukturen erschweren. Bei *Bursitis bicipitalis femoris* (Kap. 9.5.20) besteht eine umschriebene fluktuierende Umfangs-

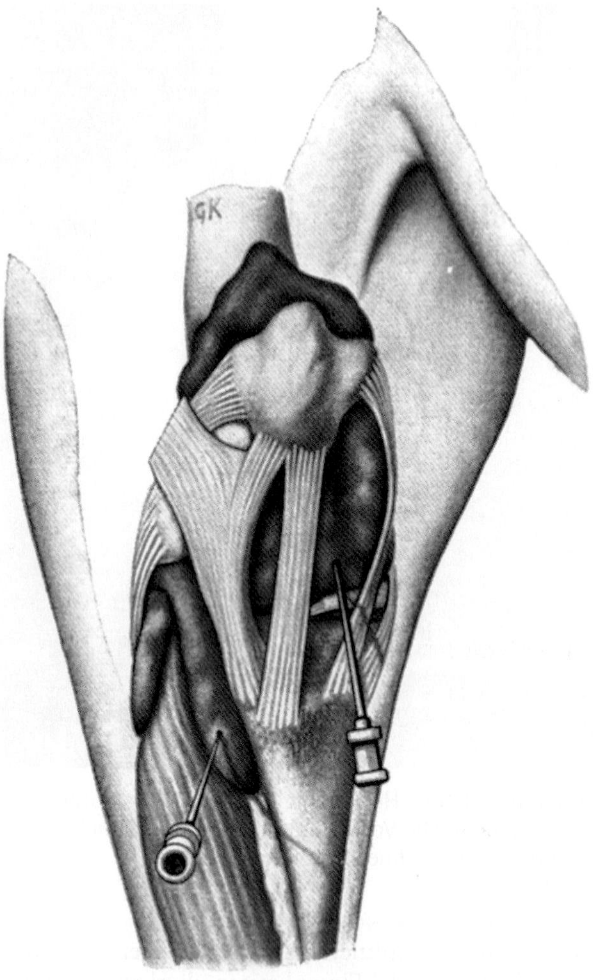

Abbildung 9-91 Punktion des rechten Kniescheiben- und Kniegelenks (s. Text)

vermehrung lateral am Knie (s. Abb. 9-98), die ohne oder mit nur leichter Lahmheit einhergeht; allerdings können Bursa und Kniekehlgelenk, wenn sie kommunizieren, auch gemeinsam erkranken (Abb. 9-90). Ferner sind *Kreuzbandruptur* (knackendes Geräusch und rotierende Transversalverschiebung bei Belastung; Kap. 9.5.16), *Luxatio patellae lateralis* (Kap. 9.5.18.2) und *Fraktur der proximalen Tibiaepiphyse* (Kap. 9.5.2), die alle mit auffälligen Formveränderungen verbunden sind, zu berücksichtigen.

Beurteilung: Für Gonitiden ist, ungeachtet ihrer Ätiologie, immer eine vorsichtige Prognose zu stellen. Als relativ günstig sind nur die Heilungsaussichten der akuten traumatisch-aseptischen Kniegelenkentzündungen der Jungtiere zu beurteilen; bei erwachsenen Rindern entwickelt sich daraus nicht selten eine chronisch-deformierende oder rezidivierende Arthropathie. Bei infektbedingter Gonitis besteht i. d. R. nur bei frühzeitiger intensiver Therapie Aussicht auf dauerhafte Heilung; allerdings spielt dabei auch die Art der ursächlichen Erreger eine Rolle. Gonarthrosen sind gewöhnlich progressiv, so daß solche Tiere über kurz oder lang abgeschafft werden müssen.

Behandlung: Die Therapie erfolgt nach den in Kapitel 9.12 beschriebenen Grundsätzen. *Aseptische Gonitiden* ließen sich durch intraartikuläre Glukokortikoidinjektion positiv beeinflussen. Nach Ablassen überschüssiger Synovia wird jeweils die Hälfte der Gesamtdosis an den in Abbildung 9-91 bezeichneten Stellen appliziert. Gewöhnlich sind 2–3 Behandlungen im Abstand von jeweils 3–4 Tagen erforderlich. *Infektbedingte Gonitiden* sollten, sofern eine Behandlung indiziert erscheint und wirtschaftlich vertretbar ist, stets durch 8- bis 10tägige systemische Verabreichung antibakterieller Mittel im Verein mit lokaler Therapie angegangen werden. Letztere kann in Form der Spülbehandlung (0,5–1 l polyionische Lösung und anschließende Antibiotikainjektion; Kap. 9.12) oder über eine parapatellare Arthrotomie (mit Kürettage der lytischen Bezirke) vorgenommen werden. Nach einer neueren Kasuistik mußten von 14 Gonitis-Patienten 12 als inkurabel beurteilt werden, 2 wurden durch Spülbehandlung geheilt (Meier, 1997). Bei *Gonarthrose* lassen sich Schmerz und Entzündung zwar durch parenterale Applikation nichtsteroidaler Antiphlogistika lindern und damit die Nutzungsdauer des Patienten verlängern, Dauerheilungen dürfen jedoch nicht erwartet werden.

9.5.16 Subluxation und Luxation des Kniekehlgelenks infolge Ruptur des kranialen oder kaudalen gekreuzten Bandes

Vollständige Luxationen des Kniekehlgelenks sind beim Rind, offenbar wegen des starken Bandapparates und der das Knie umgebenden kräftigen Muskeln, äußerst selten. Sie sind mit hochgradigen Formveränderungen im Kniebereich verbunden. *Subluxationen* kommen dagegen häufiger vor und sind meist auf Zerreißung des kranialen gekreuzten Bandes zurückzuführen; andere Gelenkbänder werden nur selten betroffen.

9.5.16.1 Ruptur des Ligamentum cruciatum craniale

Vorkommen: Das Band entspringt an der Innenfläche des lateralen Femurknorrens und inseriert in der Area intercondylaris centralis tibiae. Rupturen werden fast nur bei erwachsenen Rindern, und zwar vornehmlich bei älteren beobachtet; rassenmäßig dominieren in den vorliegenden Kasuistiken die Schwarzbunten. Rechtes und linkes Knie werden etwa gleich häufig betroffen, auch bilaterale Rupturen kommen vor.

■ **Ursache, Pathogenese:** Anlaß ist eine plötzliche Überdehnung des Bandes infolge außergewöhnlicher Belastung. Mitunter geht der Ruptur jedoch eine Schwächung des Bandgewebes (z. B. Arthrose) voraus. Im Kniegelenk des Rindes findet nur zu Beginn der Beugung reines Rollen der Femurkondylen, sonst aber Rollen und Gleiten statt. Beugung und Streckung des Gelenks sind zwangsläufig mit Ein- bzw. Auswärtsrotation (Pro- bzw. Supination) des Tibiakopfes in bezug auf das Os femoris verbunden. Der mediale Tibiaknorren bewegt sich bei Beugung des Gelenks nach hinten, der laterale nach vorn; bei Streckung ist es umgekehrt. Der mediale Tibiaknorren beschreibt, grob vereinfacht ausgedrückt, einen Kreisbogen um den lateralen und legt dabei einen längeren Weg als der laterale zurück (REINSFELD, 1932). Die gekreuzten Bänder haben daher nicht nur die Aufgabe, eine Parallelverschiebung in Längsrichtung zu verhindern, sondern auch die »Kreiselung« (Rotation) am gestreckten Gelenk zu hemmen, wobei das kraniale (laterale) Band die stärkste Zugbelastung zu tragen hat. Aus der Gelenkmechanik erklärt sich auch, daß die schwersten pathologisch-anatomischen Veränderungen gewöhnlich auf der medialen Gelenkseite zu finden sind (Abb. 9-92, 9-93).

Auslösende Ursachen sind z. B. das Aufreiten brünstiger Rinder, bei Bullen der Deckakt, Ausgleiten auf schlüpfrigem Stallboden, Fehlbelastungen beim Umherspringen auf der Weide u. a. m. Begünstigend wirken hohes Körpergewicht, Klauenerkrankungen oder andere Gliedmaßenleiden, vorangegangene Kniegelenkentzündung oder -arthrose, Einflüsse im Zusammenhang mit Hochträchtigkeit und Kalbung, fortgeschrittenes Alter (»Schlottergelenk«). Bei einem an unilateraler Kreuzbandruptur und beidseitiger Gonarthrose leidenden Besamungsbullen war festzustellen, daß auf der noch intakten Seite Randwulstbildungen an den Tibiakondylen bis an das Lig. cruciatum craniale heranreichten und es einschnürten. Eine derartige Beziehung zu vorangegangener Arthrose scheint – nach radiographischen Untersuchungen (USA) – bei (Fleisch-)Bullen wesentlich häufiger als bei Kühen zu bestehen (HUHN et al., 1986).

■ **Symptome:** Die anamnestischen Angaben besagen meist, daß das Tier plötzlich gelahmt habe; mitunter ist dem Tierhalter bereits ein knackendes Geräusch beim Umtreten aufgefallen. Im Gehen wird das betroffene Bein unter nur leichtem Anbeugen von Knie- und Sprunggelenk zögernd vorgeführt, wobei die Klauenspitzen manchmal über den Boden schleifen. Nach dem Fußen tritt dann in der ersten Phase der Lastaufnahme eine ruckartige, meist von hörbarem Knacken begleitete Verschiebung der artikulierenden Knochenenden des Kniekehlgelenks ein. Bei schwach bemuskelten Tieren entsteht dabei der Eindruck, daß die Erschütterung des Gelenks mit einer Seitwärtsbewegung des Knies verbunden ist. Sofern das Schnappen der Gelenkenden nicht eindeutig sicht- und hörbar wird, ist es mit der flach auf das Knie des gehenden Tieres aufgelegten Hand zu fühlen, wobei im fortgeschrittenen Stadium oftmals auch Krepitation wahrgenommen werden kann. Die genannten Symptome lassen sich in den meisten Fällen auch passiv auslösen, wenn man den Kalkaneus am entlasteten Bein kräftig nach außen dreht (Einwärtsrotation des Tibiakopfes) und mit der anderen Hand das Gelenk palpiert (Abb. 9-94); zugleich ist die erhöhte Rotierbarkeit des Schienbeins auffällig.

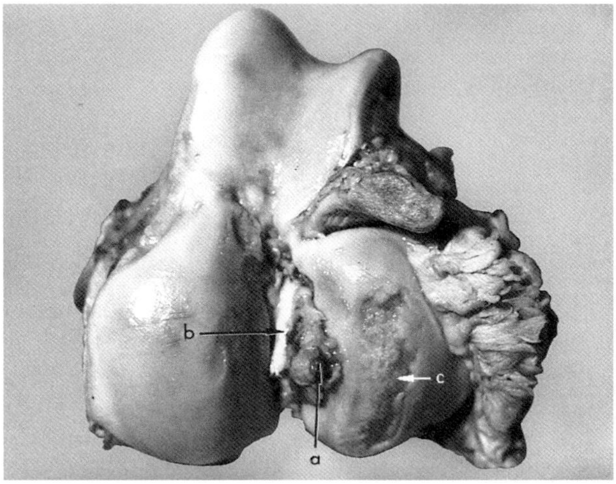

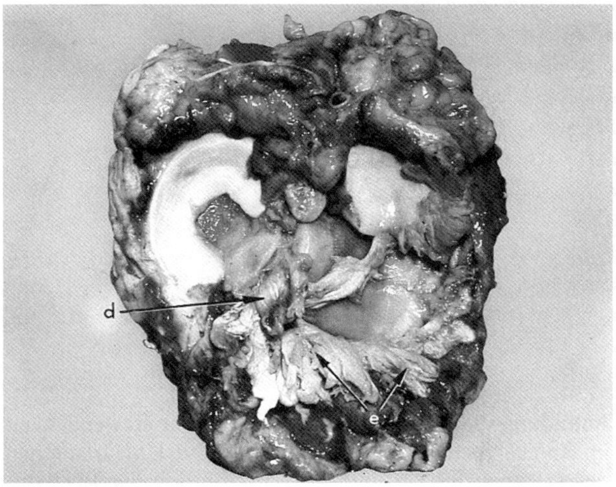

Abbildung 9-92, 9-93 Ruptur des Lig. cruciatum craniale des linken Kniegelenks eines Bullen: Arthritis serofibrinosa, Knorpelusuren, Auffaserung des linken Meniskus: a = proximaler Stumpf des gerissenen und blutig infiltrierten Lig. cruc. craniale; b = proximaler Stumpf des bei Eröffnung des Gelenks durchtrennten Lig. cruc. caudale; c = Knorpelusur; d = distaler Stumpf des Lig. cruc. craniale; e = Reste des aufgefaserten lateralen Meniskus

An *örtlichen Veränderungen* zeigen sich vergleichsweise deutlicheres Hervortreten der Tuberositas tibiae,

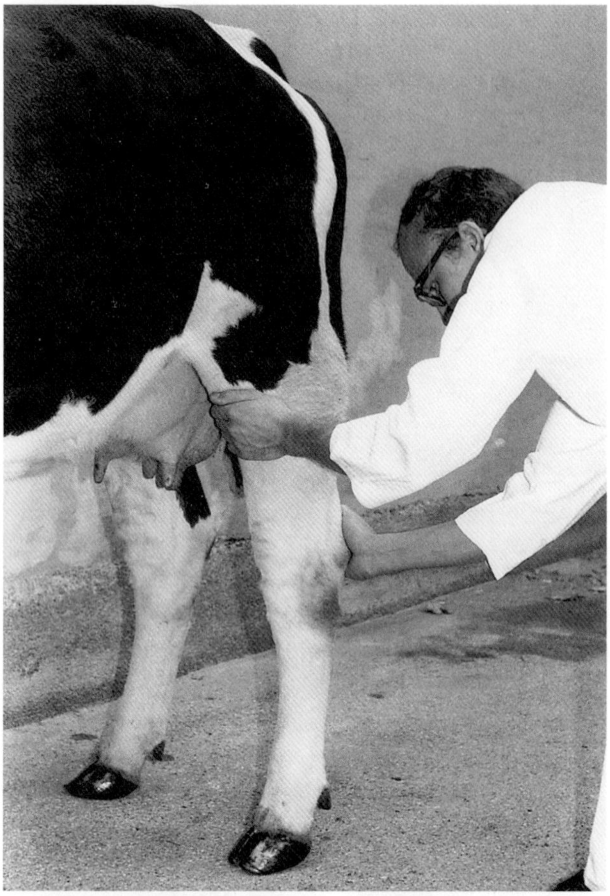

Abbildung 9-94 Drehprobe auf abnorme Beweglichkeit im Kniekehlgelenk: ruckartiges Aus- und Einwärtsdrehen des Kalkaneus (= Ein- und Auswärtsrotation des Tibiakopfes), während die auf das Kniegelenk aufgelegte Hand die Beweglichkeit prüft (Einzelheiten im Text)

stärkere Neigung des mittleren geraden Kniescheibenbandes sowie vermehrte Füllung des Gelenks als Anzeichen einer m. o. w. ausgeprägten aseptischen Gonitis. Die Synovia ist leicht getrübt und in akuten Fällen rötlich, in chronischen mehr gelblich gefärbt.

Bei (nahezu) *vollständiger Verrenkung* (Abb. 9-95) fehlt die ruckartige Dislokation im Augenblick der Belastung, doch sind adspektorisch und palpatorisch hochgradige Formveränderungen im Kniebereich erkennbar; passive Bewegung löst Krepitation und Schmerz aus, das Tier neigt zum Niederlegen und hat Schwierigkeiten beim Aufstehen.

■ **Diagnose, Differentialdiagnose:** Im typischen Fall läßt sich die Diagnose bereits mit hoher Sicherheit anhand des klinischen Befundes stellen. Ergänzend zum beschriebenen Untersuchungsgang kann noch die *Prüfung auf Schubladensymptom* vorgenommen werden: Am stehenden Tier wird die Tibia der kranken Seite von hinten umfaßt, und während man mit seinen Knien den Kalkaneus stützt, wird versucht, die Tibia mit einem Ruck nach hinten zu ziehen. Läßt sie sich 2–3 cm kaudal bewegen, so gilt das als Zeichen für Vorliegen einer Dislokation. In unklaren Fällen kann die Untersuchung auf Schubladensymptom zusätzlich am sedierten liegenden Tier vorgenommen werden: Eine Person fixiert den Oberschenkel, eine zweite bewegt den Unterschenkel sagittal. Die ferner in Frage kommende Röntgenographie dient nicht nur der Sicherung der Diagnose, sondern v. a. der prognostischen Beurteilung des Falles (Abb. 9-95). Die Gelenkendoskopie bleibt Ausnahmefällen vorbehalten.

Differentialdiagnostisch sind v. a. auf Zerreißung oder Überdehnung anderer Kniegelenkbänder beruhende Subluxationen zu unterscheiden (s. u.), ferner die Luxatio patellae lateralis (Kap. 9.5.18.2) sowie die Fraktur (Lösung) der proximalen Tibiaepiphyse (Kap. 9.5.2).

■ **Verlauf, Beurteilung:** Der Krankheitsprozeß ist beim erwachsenen Rind gewöhnlich progressiv, d. h., es stellen sich über kurz oder lang zunehmend strukturelle Veränderungen an den gelenkbildenden Einrichtungen ein, die dann stärkere Lahmheit, Muskelschwund und Abmagerung nach sich ziehen. Liegen noch weitere Leiden (z. B. Klauenentzündung, Muskelriß, Stoffwechselstörung) vor, empfiehlt sich baldige Verwertung des Tieres. Bei nicht zu schweren Patienten und entsprechenden Vorsichtsmaßnahmen kann der Zustand aber über längere Zeit (bis zu 1 Jahr) erträglich bleiben oder sich sogar bessern. Unter diesen Voraussetzungen können hochtragende Tiere noch bis zur Kalbung gehalten, frischmilchende Kühe abgemolken und Vatertiere noch zur Samengewinnung herangezogen werden. Bei jüngeren, nicht übergewichtigen Rindern ist bei frühzeitiger Behandlung die weitgehende Wiederherstellung der Gelenkfunktion möglich.

■ **Behandlung:** Therapieversuche kommen vornehmlich bei jüngeren, relativ leichten Tieren mit frischer Ruptur ohne schwerwiegende Gelenkveränderung in Betracht.

➤ Wenn es lediglich darum geht, den Kalbetermin zu erreichen oder die Kuh noch abzumelken, sollte der Patient in einer Laufbox mit eingestreutem rutschfestem Boden (nicht Tiefstall) aufgestallt werden. Eine mäßige externe Stabilisierung des Gelenks kann durch Raffung der Haut über dem Knie mittels 4 kräftiger Perlonhefte und die dadurch bedingte Gewebszubildung erreicht werden. Bei Besamungsbullen ließ sich durch wiederholte intraartikuläre Glukokortikoidinjektion, unterstützt durch Analgetika (parenteral), der Schmerz soweit lindern, daß sie noch mehrere Monate zur Samengewinnung (Elektroejakulation) herangezogen werden konnten. Von den *konservativen*

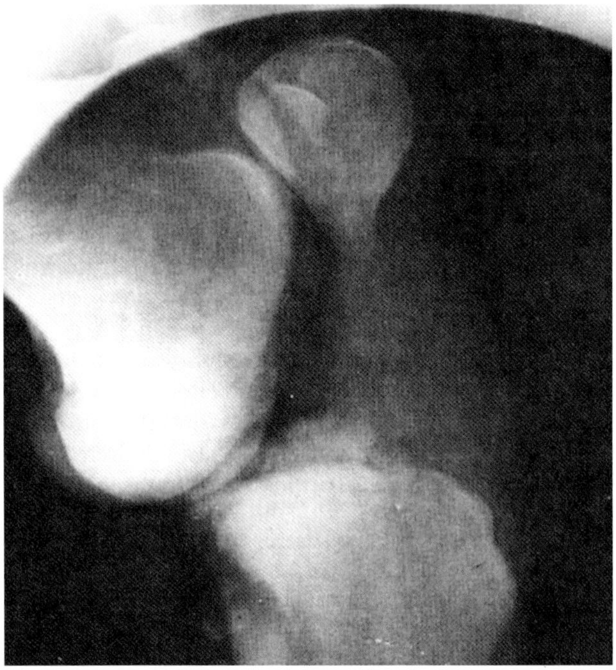

Abbildung 9-95 RÖNTGEN-Aufnahme einer Luxation des rechten Kniekehlgelenks nach Ruptur des Lig. cruciatum craniale und Absprengfraktur an der Hinterkante der Gelenkfläche der Tibia

Methoden wurde auch die 6- bis 8wöchige Ruhigstellung mittels THOMAS-Schiene mit unterschiedlichem Erfolg versucht.

➤ Über einen erfolgreich durchgeführten *Bandersatz* nach Kreuzbandruptur bei einem 5jährigen Jersey-Bullen wurde erstmals von HOFMEYR (1968) berichtet: Ähnlich der PAATSAMA-Methode beim Hund wurde nach schräger Durchbohrung des lateralen Femurknorrens bei geschlossenem Gelenk ein 1,5 cm breiter und 15 cm langer Streifen der Fascia lata von einem Einschnitt im mittleren geraden Kniescheibenband aus durch Gelenk und Bohrkanal geführt und das überstehende zurückgeschlagene Ende außen auf dem mittleren Patellaband angenäht. Seitdem wurden weitere, mit autogenen Transplantaten arbeitende Operationsmethoden entwickelt. Einzelheiten der an besondere Vorbedingungen und Ausstattung gebundenen und daher meist Kliniken vorbehaltenen Techniken sind u. a. bei MACCOY, 1976; MOSS et al., 1988; CRAWFORD, 1990 nachzulesen. Im allgemeinen ist auch nach intraartikulärem Bandersatz mit allmählich fortschreitenden degenerativen Gelenkveränderungen zu rechnen, welche die weitere Haltung des Tieres begrenzen.

➤ Eine *extraartikuläre Stabilisierung* des Gelenks ließ sich auf folgendem operativen Wege erzielen: etwa 20 cm lange, vom proximalen Ende der Patella bis zur Crista tibiae kraniodorsal über das Kniegelenk laufende Hautinzision. Haut und oberflächliche Faszie werden medial und lateral zur Seite geschoben und die Retinacula patellae medialis durch 6–10 untereinander gesetzte LEMBERT-Knopfhefte (Kunstfaserfaden) – von Kniescheibenmitte bis Anfang Crista tibiae – gerafft. Eine zweite Reihe LEMBERT- oder Knopfhefte kann über die erste gelegt werden, sofern sich noch weiteres Gewebe raffen läßt. In gleicher Weise wird auf der lateralen Seite vorgegangen. Das Gelenk wird dabei in Streckstellung gehalten, bei starker Gelenkfüllung sollte die Synovia vorher abgelassen werden. Nach der Operation besteht zunächst eine gewisse Gelenksteife gegen Flexion, die nach 7–10 Tagen verschwindet. Danach erscheint das Gelenk mehrere Wochen lockerer als sonst, strafft sich aber wieder mit zunehmender Vernarbung des peripheren Gewebes. Erfolgsrate 65–70% (NELSON, 1983).

■ **Sektion:** Die neben der Bandruptur anzutreffenden pathologisch-anatomischen Veränderungen variieren je nach Grad und Dauer der Erkrankung. Im leichtesten Fall zeigt sich lediglich eine geringgradige seröse bis serofibrinöse Entzündung mit stellenweiser Knorpelverdünnung an den Femurkondylen. In hochgradigen oder fortgeschrittenen Fällen bietet sich das Bild einer schweren serofibrinösen Arthritis mit frischen oder in Organisation befindlichen Fibringerinnseln, Knorpelabsprengung oder tiefem Abschliff an den Ober- und Unterschenkelknorren, partieller Auffaserung der Menisken und vereinzelt Absprengung des Hinterrandes der Tibiakondylen (s. Abb. 9-92, 9-93). Nach länger zurückliegender Ruptur zeigen sich Randwulstbildung an den verformten und usurierten Gelenkflächen, Verdickung der Synovialis mit Zottenbildung sowie Auffaserung und Kaudalverlagerung der Menisken, insbesondere des medialen.

9.5.16.2 Ruptur des Ligamentum cruciatum caudale

Das Band zieht von der Innenfläche des medialen Femurknorrens zur Area intercondylaris caudalis tibiae und zur Inc. poplitea des Schienbeins. Zerreißung des kaudalen (medialen) gekreuzten Bandes ist äußerst selten und kommt allenfalls in Verbindung mit Ruptur des kranialen Kreuzbandes vor. Nach Durchschneidung des Bandes am frischen, größtenteils von Muskeln befreiten Präparat, war nur eine geringgradige Verschiebung der Femurkondylen nach vorn sowie eine vergleichsweise stärkere Einwärtsrotation der Zehe möglich.

Nach Ruptur von beiden gekreuzten Bändern wird das Erscheinungsbild durch die Zerreißung des kranialen Bandes bestimmt.

9.5.17 Verletzung oder Ruptur von Seitenbändern des Kniekehlgelenks

9.5.17.1 Verletzung/Ruptur des Ligamentum collaterale laterale genus

Verletzungen oder gar Rupturen dieses Bandes sind sehr selten. An Symptomen zeigen sich Kniegelenklahmheit und im Stehen Abduktion der betroffenen Gliedmaße. Bei passiver Adduktion des Beines ist im Bandbereich Auseinanderweichen der lateralen Kniegelenkkondylen (Öffnen des Gelenkspaltes) palpierbar. Zur Behandlung kommt operative Raffung der lateralen Faszie in Frage.

9.5.17.2 Ruptur des Ligamentum collaterale mediale genus

Bei Jungtieren im Alter bis zu 1 Jahr wurde traumatisch bedingte Überdehnung, seltener fibrilläre Zerreißung des medialen Seitenbandes beobachtet. Demzufolge kommt es zur Lösung der hier normalerweise bestehenden Verbindung zwischen Meniskus und Seitenband einschließlich Gelenkkapsel. Das Tier lahmt und hält im Stehen die betroffene Gliedmaße abduziert. Bei passiver Abduktion ist eine Erweiterung des medialen Gelenkspaltes und Vorwölbung des Meniskusrandes palpierbar, der bei Adduktion wieder verschwindet. Die Behandlung geschieht chirurgisch durch Arthrotomie und Anheftung des Meniskus durch 4–7 vertikale U-Hefte (Matratzennaht), die von außen durch den Kapselansatz an der Tibia, durch die laterale Kante des Meniskus und wieder zurück geführt werden.

9.5.18 Kniescheibenluxation

■ **Anatomie:** Überkommenerweise wird – auf den Rollkamm bezogen – zwischen Verlagerung der Kniescheibe nach oben *(Dislocatio patellae dorsalis)*, nach außen *(Lux. pat. lateralis)* oder nach innen *(Lux. pat. medialis)* sowie zwischen intermittierenden (habituellen) und permanenten (stationären) Luxationen/Dislokationen unterschieden. Die auf der Trochlea ossis femoris gleitende Kniescheibe wird beiderseits durch die Retinacula patellae (Gesamtheit der Bindegewebsfaserzüge und -bündel) und die darin eingeschlossenen Ligg. femoropatellare mediale et laterale in ihrer Lage gehalten. Mittleres und mediales gerades Kniescheibenband bilden zusammen mit der Patella und ihrem medialen Ansatzknorpel quasi eine »Schlaufe«, die durch den Quadrizeps auf die dorsale Vorwölbung des medialen Rollkammes gehoben wird.

9.5.18.1 Dislocatio patellae dorsalis

■ **Definition:** Die Kniescheibe oder ihr inneres gerades Band verhakt sich in dem Moment, in dem das Kniegelenk gebeugt werden soll, hinter der proximalen »Nase« des medialen Rollkammes. Es handelt sich somit eher um eine Dislokation oder Fixation als um eine echte Luxation. *Andere Bezeichnungen:* Upward fixation of the patella; luxation de la rotule; luxación rotuliana.

■ **Vorkommen, Ursache:** Gewöhnlich handelt es sich um intermittierende einseitige Luxation, doch sind auch bilaterale Erkrankungen nicht selten; häufig wird zunächst nur eine Gliedmaße und in zeitlichem Abstand dann die andere betroffen. In seltenen Fällen entsteht aus der habituellen schließlich eine stationäre Verlagerung. Das Leiden befällt weibliche wie männliche Rinder, zeigt sich jedoch fast nur bei Erwachsenen; seine Häufigkeit nimmt gewöhnlich mit dem Alter zu. Vermehrtes Auftreten wurde nach längerer Anbindehaltung, mit zunehmendem Körpergewicht sowie gegen Ende der Trächtigkeit beobachtet; diese Umstände werden als prädisponierende Einflüsse angesehen.

Die Ätiologie der Fixation ist im einzelnen noch nicht schlüssig geklärt; es wird grundsätzlich davon ausgegangen, daß dem Verhaken der Patella bzw. der »Patellarschlaufe« – allgemein ausgedrückt – eine Schwächung des beteiligten Band-Muskelapparates zugrunde liegt. Für diese Annahme spricht das wiederholt beobachtete Verschwinden der Krankheit nach dem Weideaustrieb oder dem Abkalben und ihre Wiederkehr nach erneutem Stallaufenthalt bzw. während der folgenden Trächtigkeit. Auch wird seit langem eine genetische Prädisposition vermutet; so ließ sich in einer vergleichenden Studie (USA) ein erhöhtes Krankheitsrisiko für Brahman-Rinder nachweisen. Äußere Einwirkungen (gewaltsames Überstrecken des Knies, Anstoßen, Fehlbelastung) scheinen dagegen von untergeordneter Bedeutung für die Krankheitsentwicklung zu sein.

■ **Symptome:** Beim Hinundhertreten oder im Gehen werden Knie- und Sprunggelenk plötzlich in Streckstellung blockiert (Abb. 9-96). Das betroffene Bein wird dabei in der Bewegung »stocksteif« nachgezogen oder im Halbkreis nach außen vorgeführt, wobei die Klauenspitzen über den Boden schleifen (und abgerieben werden). Im Falle einer habituellen Luxation hält die Starre nur kurze Zeit – einen oder mehrere Schritte lang – an und löst sich dann ruckartig mit hörbarem Knacken, tritt aber bald darauf oder erst nach einiger Zeit erneut auf (sog. »Kugelschnapper«). Während der Fixation ist die auf der »Nase« des medialen Rollkammes blockierte Kniescheibe samt ihren beiden straff gespannten geraden Bändern zu palpie-

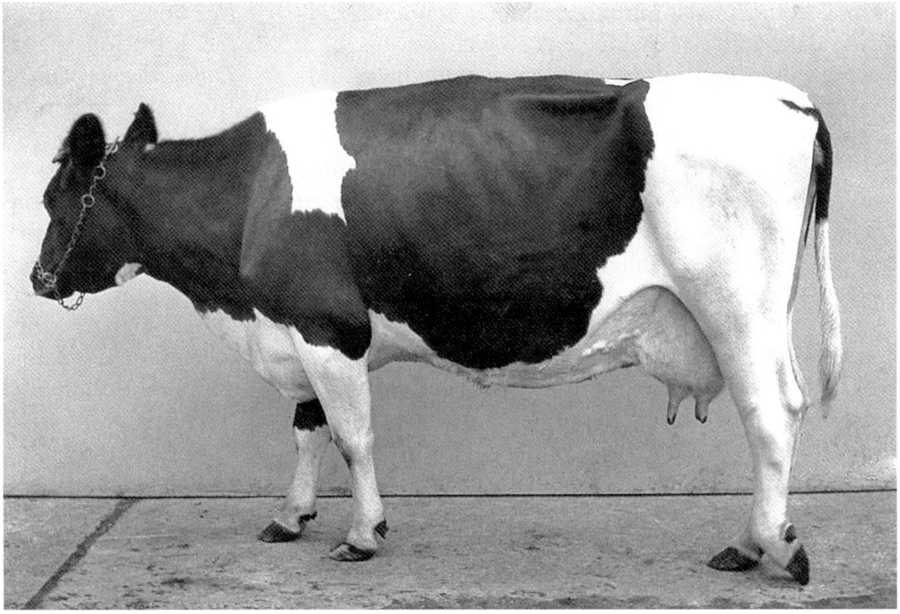

Abbildung 9-96 Dislocatio patellae dorsalis: Knie- und Sprunggelenk in Streckstellung blockiert, die gebeugte Zehe schleift beim Vorführen der Gliedmaße über den Boden

ren. In diesem Stadium läßt sich das betroffene Bein selbst unter Anwendung großer Kraft nicht passiv beugen.

Diagnose, Differentialdiagnose: Die Erkennung bereitet aufgrund der kennzeichnenden Lahmheit keine Schwierigkeiten. Bei der auf den ersten Blick ähnlich erscheinenden Spastischen Parese (Kap. 9.8.3) läßt sich die befallene Gliedmaße passiv beugen; ansonsten sind differentialdiagnostisch auch Lähmung des N. peroneus communis und die Verlagerung des M. biceps femoris (Kap. 9.5.13, 9.5.3) zu berücksichtigen.

Beurteilung: Bei intermittierender dorsaler Kniescheibenfixation tritt zwar nach Gewährung von Auslauf bzw. Weidegang oder nach der Kalbung mitunter Besserung ein, dauerhafte Spontanheilungen sind jedoch selten. Stationäre Verrenkungen lösen sich manchmal beim plötzlich erzwungenen Rückwärtstreten des Patienten. Bei kunstgerechter chirurgischer Behandlung ist die Prognose günstig.

Behandlung: Die operative Behandlung der dorsalen Patellaluxation geschieht (seit langem) einfach und wirksam durch subkutane Tenotomie des medialen geraden Kniescheibenbandes am stehenden, in einem Zwangsstand fixierten und erforderlichenfalls leicht sedierten Tier; ein Gehilfe hält den Kopf, ein zweiter spannt die Kniefalte des erkrankten Beines (Kniefaltengriff). Nach Reinigung, Rasur und Desinfektion der Haut werden an beiden Seiten des Bandes, 1–2 Fingerbreiten oberhalb seines Ansatzes an der Tibia, etwa 20 ml eines Lokalanästhetikums deponiert. Dann führt man, unter gleichzeitiger Fingerpalpation von außen, ein spitzes gebogenes Tenotom von

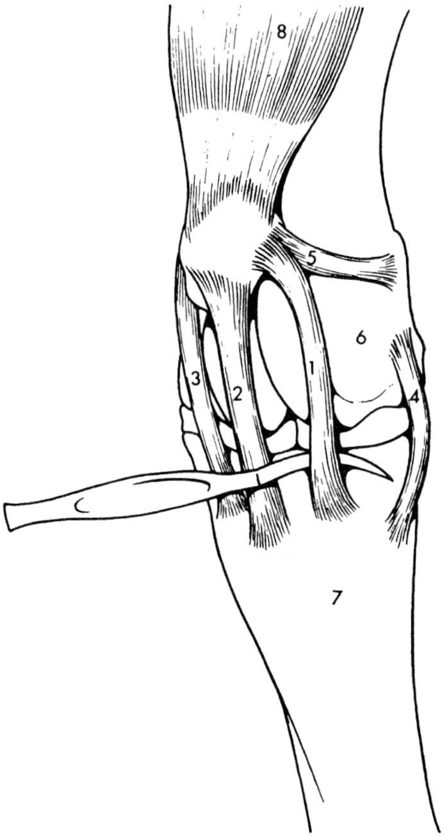

Abbildung 9-97 Tenotomie des medialen geraden Kniescheibenbandes rechts zur Behebung der Dislocatio patellae dorsalis (schematisch): Ligg. patellae mediale (1); intermedium (2); laterale (3); Lig. collaterale mediale (4); Lig. femoropatellare mediale (5); Os femoris (6); Tibia (7); M. quadriceps femoris (8)

kranial her mit nach unten gerichteter Schneide zwischen Band und Kniekehlgelenk so weit ein, bis seine Spitze hinter dem Lig. rectum patellae medialis fühlbar ist. Nun wird die Schneide hautwärts gerichtet und das Band mit wiegenden Schnitten durchtrennt (Abb. 9-97). Nach gelungener vollständiger Tenotomie muß anstelle des Bandes eine deutliche Delle zu fühlen sein; die Lahmheit ist dann behoben. Sofern sich undurchtrennt gebliebene Bandreste nicht durch kurzes rasches Treiben des Tieres zum Zerreißen bringen lassen, müssen sie durch Nachschneiden beseitigt werden. Der Stichkanal wird antibiotisch versorgt, die Hautwunde erforderlichenfalls durch ein Knopfheft verschlossen. Komplikationen (Nachblutung, Infektion) sind bei sachgemäßer Ausführung des Eingriffes selten. Ein weitergehender Eingriff (Tenotomie am M. vastus medialis) ist i. d. R. nicht erforderlich.

9.5.18.2 Luxatio patellae lateralis

■ **Vorkommen, Ursache:** Die Verlagerung der Kniescheibe auf die laterale Fläche der Trochlea ossis femoris kommt wesentlich seltener vor als ihre Dislokation nach oben und tritt offenbar vorwiegend bei Kälbern und Jungrindern auf, bei denen sie mitunter schon von Geburt an bestehen kann. Bei letzteren sind ein- und beidseitige Luxationen beobachtet worden. Beim erwachsenen Rind wird die Lux. patellae lateralis vermutlich traumatisch ausgelöst und ist meist mit Überdehnung oder Zerreißung des Lig. femoropatellare mediale verbunden. Auswärtsverlagerung der Patella ist bei Kälbern nicht selten im Gefolge von Femoralislähmung bzw. Quadrizepsatrophie festzustellen, weshalb in dieser Altersgruppe zwischen primärer und sekundärer Lux. patellae lateralis unterschieden werden muß. Die Ursache der primären Verrenkung (Geburtstraumen?) ist unklar; in einem Fall wurde eine zu flache Furche der Trochlea festgestellt.

■ **Symptome, Diagnose:** Durch die Lateralverlagerung der Patella wird der normalerweise als Strecker des Knies funktionierende M. quadriceps femoris zum Beuger dieses Gelenks. Charakteristisch für eine derartige Luxation sind daher das Vorführen und Abstützen der Gliedmaße(n) mit relativ stark gebeugtem Knie- und Sprunggelenk, so daß sich bilateral betroffene Kälber mit den Hintergliedmaßen gleichsam in »Hockstellung« fortbewegen. Hinsichtlich der Fußung ähnelt das klinische Bild somit dem der Femoralislähmung (Kap. 9.5.10). Die örtliche Untersuchung ergibt eine umschriebene Umfangsvermehrung im dorsolateralen Bereich des Knies, die sich palpatorisch als die verrenkte Kniescheibe erweist. Gewöhnlich läßt sie sich ohne besonderen Kraftaufwand reponieren (mitunter nur in Streckstellung), jedoch rezidiviert die Luxation meist schon nach wenigen Schritten. *Differentialdiagnostisch* sind des weiteren Gonitis und Bursitis bicipitalis (Kap. 9.5.15, 9.5.20) in Betracht zu ziehen.

■ **Beurteilung:** Hinsichtlich der Heilungsaussichten beim erwachsenen Rind liegen kaum Erfahrungen vor; im allgemeinen dürfte eine fragliche Prognose zu stellen sein; in Sonderfällen kann der Patient noch für eine begrenzte Zeit genutzt werden. Primäre Lux. patellae lateralis beim Kalb wurde wiederholt operativ geheilt; bezüglich sekundärer Verlagerung siehe Kapitel 9.5.10.

■ **Behandlung:** Die chirurgische Therapie besteht in parapatellarer Arthrotomie von medial und Raffung des medialen Kapsel- und Sehnengewebes. Falls sich die Patella nur unter Kraftanwendung reponieren läßt oder die Luxation rezidiviert, sollte zusätzlich eine laterale Entlastungsoperation vorgenommen werden: Longitudinale Inzision der Fascia lata, Lösung des Ansatzes von M. biceps femoris und Lig. femoropatellare laterale und erforderlichenfalls des Ursprunges des Lig. rectum patellae laterale. In dem oben erwähnten Fall mit abgeflachter Trochlea ossis femoris führte die operative Vertiefung der Rollfurche inklusive Kürettage des medialen Kammes zum Erfolg. Im älteren Schrifttum wird über m. o. w. erfolgreiche Behandlung durch wiederholtes Einrenken und Induktion einer subkutanen Entzündung (20 ml Jodtinktur 2,5% s.c.) berichtet. Versuchsweise käme auch Hautraffung in Betracht.

9.5.18.3 Luxatio patellae medialis

Abgesehen von sekundären Verlagerungen in Verbindung mit Femoralislähmung (Kap. 9.5.10) bei neugeborenen Kälbern, ist das Leiden vereinzelt bei Jungrindern und Kühen beobachtet worden. Ursächlich wurden Traumen vermutet. An Symptomen zeigen sich plötzlich einsetzende starke Lahmheit und Beugehaltung der kranken Gliedmaße sowie Schwierigkeit, sie zu strecken; die luxierte Kniescheibe ist medial des inneren Rollkammes fühlbar. Die Reposition durch Strecken des Beines und gleichzeitigen Druck auf die Patella kann zur Dauerheilung führen. Bei einer derart erkrankten Kuh trat ohne Behandlung allmählich eine funktionelle Anpassung ein, so daß der später nur noch geringgradig lahmende Patient 3 weitere Jahre genutzt werden konnte.

9.5.19 Ruptur der geraden Kniescheibenbänder sowie Kniescheibenfraktur

Ruptur der geraden Kniescheibenbänder: Die Erscheinungen bei dieser außergewöhnlichen Verletzung entsprechen denen der Lähmung des N. femoralis (Kap. 9.5.10), d.h. dem Ausfall des M. quadriceps femoris; palpatorisch ist die fehlende Verankerung der Kniescheibe an der Tibia festzustellen. Bei Kälbern kommt eine durch Patella und Tibia geführte Stabilisierung mittels starken Kunstfaserfadens und Bändernaht in Frage.
Kniescheibenfraktur: Brüche der Patella sind beim Rind äußerst selten. Sie führen zu hochgradiger Lahmheit mit starker lokaler Schwellung und Schmerzhaftigkeit. Behandlungsversuche (Knochennaht, Schienung) kommen allenfalls beim Kalb in Betracht.

9.5.20 Schleimbeutelentzündung am Knie

■ **Anatomie, Vorkommen:** Zwischen der aus dem vorderen Bizepsast hervorgehenden Sehne und dem lateralen Kondylus des Femur liegt ein geräumiger Schleimbeutel, der nach älteren Untersuchungen bei 20 % der Rinder mit der lateralen Abteilung des Kniekehlgelenks kommuniziert. Er kann daher in die Entzündung des Kniekehlgelenks einbezogen werden oder auch für sich allein erkranken (Bursitis [bicipitalis] subtendinea musculi biceps femoris). Darüber hinaus kann sich in diesem für Druckschäden exponierten Bereich auch ein subkutaner Schleimbeutel bilden, der sich ebenfalls entzünden kann.

■ **Symptome, Diagnose:** Eine sich in leichter Hangbeinlahmheit äußernde Bewegungsstörung ist nur bei akuter, insbesondere bei infektionsbedingter Bursitis bicipitalis festzustellen. Örtlich besteht lateral des Knies eine anfangs heiße, umschriebene Anschwellung (ausnahmsweise auch parabursale Ödembildung oder Phlegmone), die sich später in eine chronisch-indurierte Liegebeule umwandelt (Abb. 9-98) oder (selten) abszediert. In Zweifelsfällen verschafft die Punktion des Schleimbeutels Klärung. *Differentialdiagnostisch* sind Luxatio patellae lateralis (harte Umfangsvermehrung, Kap. 9.5.18), Gonitis (fluktuierende Schwellung im Sulcus extensorius tibiae, Kap. 9.5.15) sowie Hämatome und Dekubitalschäden zu berücksichtigen.

■ **Behandlung:** In frischen Fällen sind intrabursale Glukokortikoidinjektionen, später lokale Hyperämisierung angezeigt (Kap. 9.12). Chronische Bursitiden lassen sich therapeutisch nur schwer beeinflussen. Vereiterte Schleimbeutel werden gespalten, gespült und drainiert. Die *Prophylaxe* richtet sich auf Beseitigen der auslösenden Ursache(n) (unebenes hartes Lager, ungünstig positionierte Trennbügel u. a.).

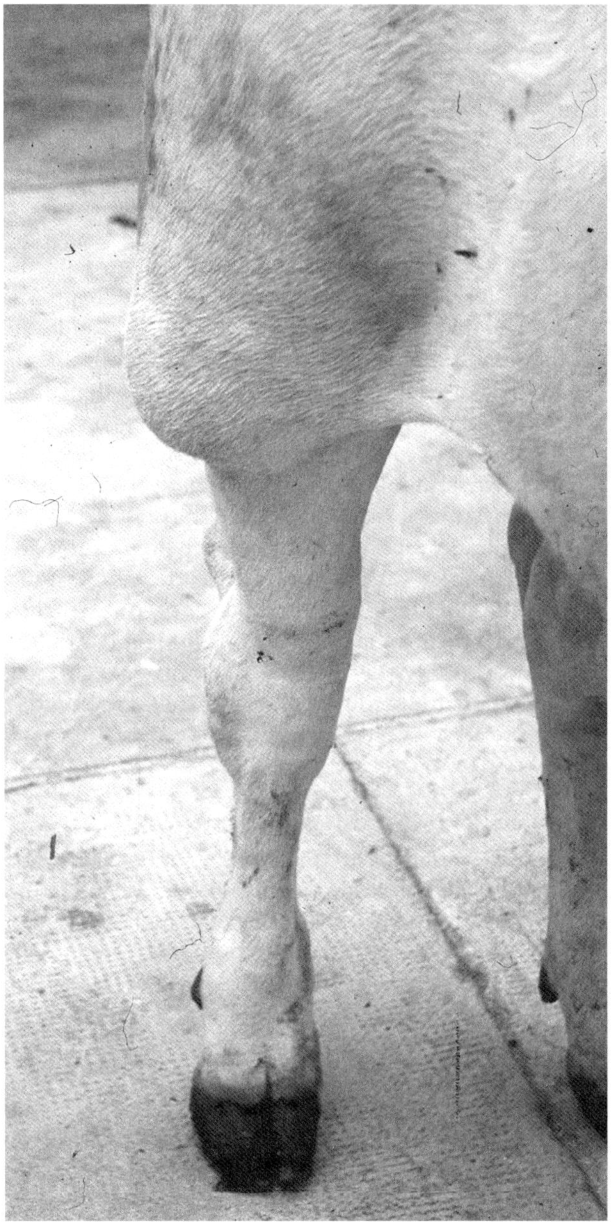

Abbildung 9-98 Chronische subkutane Liegebeule am Knie

9.6 Krankheiten im Bereich der Hinterfußwurzel

9.6.1 Entzündliche und degenerative Krankheiten des Tarsalgelenks

■ **Anatomie:** Das Tarsalgelenk ist ein zusammengesetztes Gelenk und unterteilt sich in 4 Abteilungen mit eigenen Synovialräumen. Die Kapsel der *Articulatio tarso-/talocruralis* (gebildet von Trochlea tali und Cochlea tibiae einschließlich Os malleolare) besitzt plantare Ausbuchtungen beiderseits des Kalkaneus und eine dorsomediale proximal der medialen Endsehne des M. tibialis cranialis (»Spatsehne«). Sie kommuniziert mit dem Synovialraum der *Art. talocalcaneocentralis et calcaneoquartalis*. Die beiden (straffen) distalen Gelenke *(Art. centrodistalis, Art. tarsometatarseae)* haben jeweils ihre eigene (enge) Gelenkhöhle.

■ **Definition:** Unter Tarsitis/Tarsarthrosis wurden früher in erster Linie Erkrankungen der beiden proximalen Gelenkabteilungen verstanden, während die seltenen chronisch-deformierenden Entzündungen der straffen distalen Gelenke in Analogie zu dem verwandten Leiden des Pferdes unter dem Begriff »Spat« eingeordnet wurden. Inzwischen hat sich jedoch gezeigt, daß Erkrankungen der distalen Gelenke beim Rind keineswegs so selten sind, wie bisher angenommen wurde. Außer chronisch-aseptischen Osteoarthrosen kommen auch schwerwiegende, mit Osteolyse einhergehende aseptische und septische Arthritiden vor (Martig et al., 1977). Nachfolgend werden die Erkrankungen der beiden proximalen und der beiden distalen Abteilungen zwar in einem Kapitel, jedoch jeweils für sich besprochen.

9.6.1.1 Arthritis/Arthrosis tarsi proximalis

■ **Formen, Vorkommen:** Erkrankungen der beiden proximalen Gelenkabteilungen sind beim Rind recht häufig und kommen sowohl ein- als auch beidseitig vor. Es überwiegen die akuten Entzündungen, die teils aseptischen, teils septischen Ursprungs sind. Ihre Zuordnung kann mitunter schwierig sein, da derartige Tarsitiden nicht selten in Verbindung mit infektionsbedingten Organleiden (Endometritis puerperalis, Mastitis, Reticuloperitonitis traumatica) auftreten und dann auf Fernwirkung von ausgeschwemmten Toxinen (Pyämie), leichter Keimbesiedelung oder Immunreaktion beruhen können. Sie werden (mangels klarer Pathogenese) als reaktive (»rheumatoide«) oder »toxisch-allergische« Arthropathien angesprochen. Bestandsweise gehäuftes Auftreten war in der Vergangenheit in brucelloseverseuchten Herden zu beobachten, mitunter auch nach Maul- und Klauenseuche-Vakzination sowie unter ungünstigen Aufstallungsbedingungen. Außer den genannten Formen kommen im proximalen Bereich des Tarsus hin und wieder chronisch-deformierende Veränderungen vor, die auch primär degenerativ sein können.

■ **Ursache:** Die proximalen Abteilungen des Tarsalgelenks sind aufgrund ihres komplizierten Baues, der oft anormalen Belastung und der Exposition gegenüber Umwelteinwirkungen für Erkrankungen prädisponiert. Die akute *aseptische Tarsitis proximalis* entsteht teils durch Traumen, teils infolge Fortleitung periartikulärer Entzündungen, teils im Gefolge der oben genannten »Fernwirkungen«. Als Ursache der *akuten septischen Entzündung* kommen periartikuläre Phlegmone, perforierende Verletzung (Gabelstich, Stacheldrahtriß) sowie hämatogene Infektion in Frage. Haupterreger dürfte nach wie vor A. pyogenes sein, das oft auch an Mischinfektionen beteiligt ist. Schwere, bestandsweise gehäufte Tarsitiden (mitunter Polyarthritiden) ließen sich wiederholt auf hämatogene Mykoplasmen-Infektion zurückführen. Hinsichtlich der Rolle der Brucellose ist zu erwähnen, daß nach Vakzination mit dem Stamm 19 vereinzelt chronisch-granulomatöse Synovialitis (auch) im Tarsalgelenk festzustellen war; ursächlich wurden im Kapselgewebe nachweisbare Immunkomplexe verdächtigt. Die *chronisch-deformierenden Prozesse* werden auf fortwährende mäßige Traumen aufgrund von Stellungsanomalien (steiles Sprunggelenk, Spastische Parese, kuhhessige Stellung, Klauendeformation) oder andersartige Überlastungen (Deckakt auf hartem Boden, Mißverhältnis zwischen Gewichts- und Skelettentwicklung) u. a. zurückgeführt.

■ **Symptome:** Akute Tarsitis proximalis bedingt meist mittel- bis hochgradige Gangstörung mit überwiegender Stützbeinlahmheit; sie ist bei septischer Arthritis stärker als bei aseptischer Entzündung. Beim Vorführen wird das Sprunggelenk nur wenig gebeugt. Die lokalen Veränderungen bestehen in spindelförmiger, vermehrt warmer und auf Druck schmerzhafter Anschwellung des Tarsus sowie in fluktuierenden Vorwölbungen an den Gelenkausbuchtungen (Abb. 9-99). Fast immer wird auch das Allgemeinbefinden in Mitleidenschaft gezogen. Bei chronisch-deformierender Arthritis bzw. Arthrose ist die Lahmheit gewöhnlich geringer; örtlich sind dann außer vermehrter Füllung des Gelenks harte Knochenauftreibungen, ausnahmsweise auch Krepitation und fast regelmäßig Muskelatrophie festzustellen.

■ **Diagnose, Differentialdiagnose:** Die Erkennung der akuten Tarsitis proximalis kann schwierig sein, wenn zugleich eine starke periartikuläre Schwellung besteht. Über etwaige Gelenkbeteiligung gewinnt man aber gewöhnlich durch wechselseitige Palpation der Ausbuchtungen Klarheit, wobei Druck auf die plantaren die dorsomediale hervortreten läßt und vice versa. Weiterhin kann die Sonographie aufschlußreich sein. Die *Punktion des Sprunggelenks* wird (sofern keine peritarsale Phlegmone besteht) mit einer 6 cm langen Kanüle von dorsomedial her zwischen dem inneren Seitenband und der Endsehne des M. tibialis cranialis vorgenommen (Abb. 9-100). Beurteilung der Synovia siehe Kapitel 9.12. Über Beteiligung der gelenkbildenden Knochen, insbesondere über chronisch deformierende Tarsitis, gibt das Röntgen-Bild Auf-

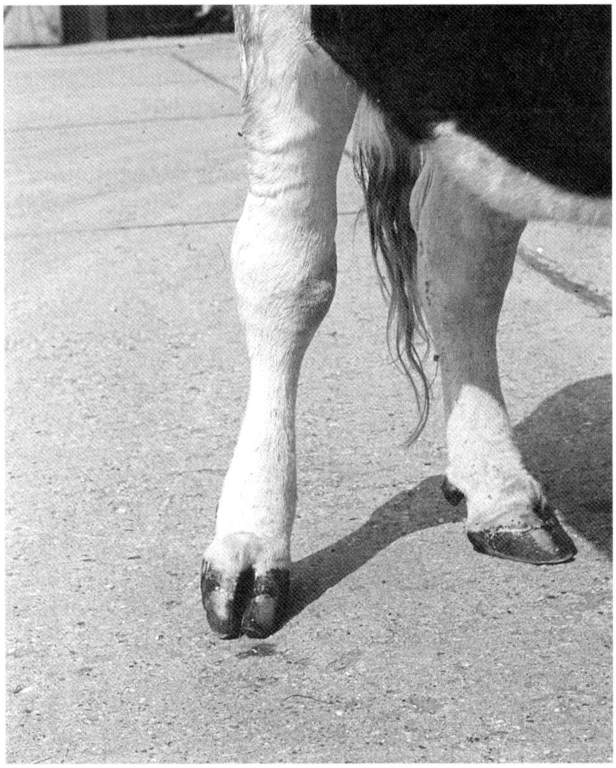

Abbildung 9-99 Akute serofibrinöse Tarsitis proximalis rechts: spindelförmige schmerzhafte Schwellung mit Vorwölbung an den Gelenkausbuchtungen

schluß. Ferner kann die Gelenkanästhesie, in Sonderfällen auch die Arthroskopie zur Diagnostik herangezogen werden. *Differentialdiagnostisch* sind Bursitis tarsalis lateralis, Peritarsitis (Kap. 9.6.4) sowie Tendovaginitis am tiefen Zehenbeuger (Kap. 9.6.7) zu berücksichtigen.

■ **Beurteilung:** Für akute aseptische Tarsitis proximalis läßt sich bei rechtzeitiger Behandlung im allgemeinen eine günstige Prognose stellen. Die durch Infektion mit Eiter- und Nekrosebakterien verursachten Sprunggelenkentzündungen sind nur bei frühzeitigem Eingreifen und nur unter hohem Aufwand heilbar; bei Mykoplasmen-Arthritis scheinen die Heilungsaussichten etwas günstiger zu sein. Im Falle von Tarsarthrosis proximalis ist die Prognose ungünstig bis aussichtslos.

■ **Behandlung:** Die Therapie richtet sich nach den in Kapitel 9.12 beschriebenen Grundsätzen.

➤ Leichtere *akute aseptische Entzündungen* lassen sich mittels Hyperämisierung (PRIESSNITZ-Umschlag, Kataplasmen oder Ichthyol-Salbe 30–50%) und Salicylaten (oral) bzw. nichtsteroidalen Antiphlogistika (parenteral) heilen. In schweren Fällen (z. B. nach Distorsionen) ist die intraartikuläre Kortikosteroidinjektion (unter antibiotischem Schutz) angezeigt; sie kann auch bei Tarsitis serosa chronica zur Besserung oder Heilung führen.

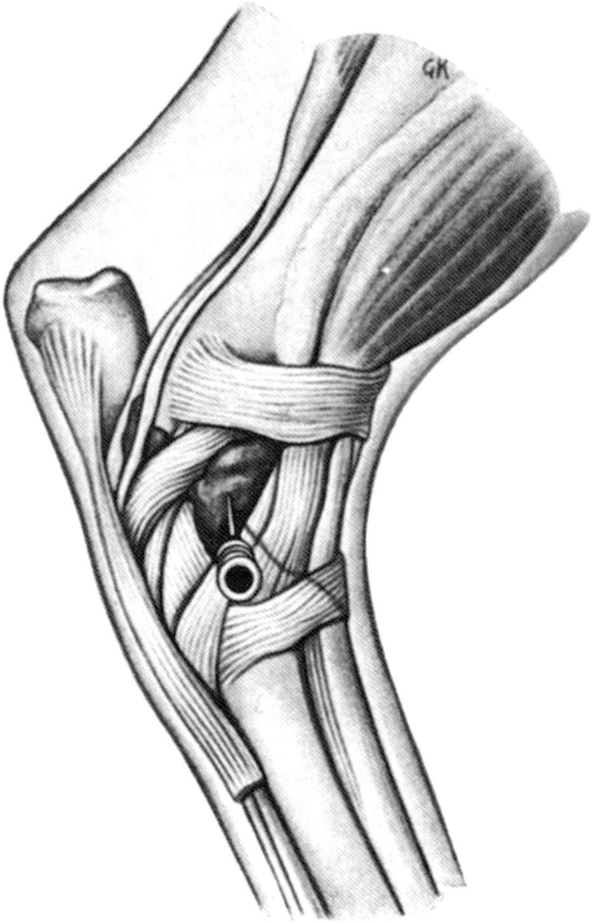

Abbildung 9-100 Punktion der proximalen Abteilung des linken Sprunggelenks

➤ Bei *purulenter Tarsitis proximalis* kommt (nur) unter günstigen Bedingungen (Krankheitsdauer < 4 Tage; beeinflußbare Erreger) intraartikuläre und systemische Antibiose oder *Spülbehandlung* mit systemischer Antibiose in Frage (Kap. 9.12).

≫ Von 22 Tarsitis-Patienten mußten z. B. 14 als nicht behandlungswürdig ausgeschlossen werden (Polyarthritis, jauchige Monarthritis, Osteomyelitis, schwerwiegende Begleiterkrankungen, Unwirtschaftlichkeit); 9 wurden behandelt und davon 5 dauerhaft geheilt, 4 erlitten ein Rezidiv (durchschnittlich 8 Spülungen und lokale Antibiose, 14 Tage systemische Antibiose, 18 Tage Klinikaufenthalt; MEIER, 1997).

≫ Von 6 Patienten mit chronischer Monarthritis tarsocruralis septica konnten 4 durch arthroskopisch geführte Kürettage mit Spülung und anschließende Deponierung von Gentamicin-tragenden Kollagenschwämmen geheilt werden (STEINER, 1998).

≫ Im Falle einer durch *Erysipelothrix rhusiopathiae* hervorgerufenen linksseitigen Tarsitis proximalis bei einem Kalb (14 Wo., 84 kg LM) ließ sich durch dorsomediale Arthrotomie, Ausräumen der Fibringerinnsel und Abschaben der alterierten Synovialis, Spülung mit 3 l polyionischer Elektrolytlösung und ca. 4wöchige systemische Antibiose (Penicillin-K 22000 IE/kg LM und Gentamicin 2,2 mg/kg LM i.v., dann Procain Penicillin G 22000 IE/kg LM, alle 12 h s.c.) Heilung erzielen (Dreyfuss, 1990).

» Bei *Mykoplasmen-Arthritis* von Mastkälbern brachte die parenterale antibiotische Behandlung (Tylosin, Chloromycetin, Spiramycin, Trimethoprim-Sulfonamid-Kombination) keinen Erfolg, jedoch trat nach intraartikulärer Applikation von 0,5 mg Flumethason mit 4 ml Chloromycetin-Suspension 20% oder 0,5 mg Flumethason mit 1,5 × 10^6 IE Penicillin und 1 g Streptomycin rasch Besserung ein; die Gelenkfüllung verschwand aber erst nach 14 Tagen. Der Mykoplasmeninfektion ließ sich offenbar durch Dauermedikation mit Tiamulin-Hydrogenfumarat (400 ppm im Milchpulver) vorbeugen (Keller et al., 1980).

➤ Bei septischer Tarsitis proximalis käme versuchsweise auch die *intravenöse Stauungsantibiose* in Betracht (s. u.).

9.6.1.2 Arthritis/Arthrosis tarsi distalis (»Spat«)

■ **Formen:** Entsprechend der o. a. Definition kann zwischen einer *aseptischen* und einer *septischen (purulenten) Tarsitis distalis* unterschieden werden. Die *aseptische Form* des Leidens entspricht nur z. T. der überkommenerweise als »Spat« bezeichneten und hauptsächlich die Ossa tarsalia secundum und tertium erfassenden, chronisch-deformierenden Entzündung/Osteoarthrose des Pferdes. Sie zeigt sich beim Rind oft als *Arthritis aseptica acuta* eines oder beider distalen Gelenke und geht im fortgeschrittenen Stadium z. T. mit Periostitis, Osteolyse und Tendenz zur Ankylose sowie mit Weichteilschwellung einher. Bei *septischer Arthritis tarsi distalis* liegt eine purulente Infektion einer oder beider distalen Gelenke mit Einschmelzungsprozessen an den gelenkbildenden Knochen und erheblicher Periarthritis vor. Sie tritt oft als Komplikation lokaler Entzündungsprozesse oder als Begleitkrankheit anderer Organleiden auf, während die aseptische Tarsitis distalis i. d. R. ein selbständiges Leiden darstellt.

■ **Vorkommen, Ursache:** Distale Tarsitis wurde bislang bei erwachsenen Rindern (Alter 1–12 Jahre) verschiedener Rassen beobachtet, in der großen Mehrheit bei Kühen. Linkes und rechtes Bein werden in etwa gleicher Frequenz betroffen, beidseitige Erkrankungen sind selten. Als Ursache aseptischer Tarsitis distalis sind Fehlbelastungen beim Weidegang, Traumen bei der Klauenpflege, übermäßige Belastung der Hintergliedmaßen von Zugtieren, anormale Gliedmaßenstellung und ähnliche mechanische Einwirkungen teils beobachtet, teils verdächtigt worden. Es wurde vermutet, daß durch Noxen bei der Klauenkorrektur auch purulente Arthritiden ausgelöst werden können; ansonsten ließ sich die Gelenkinfektion auf direktes Übergreifen von peritarsalen Phlegmonen, auf perforierende Gabelstichverletzung sowie auf hämatogene Keimverschleppung von anderen Herden aus (eitrige Klauenentzündung, Endometritis puerperalis u. a.) zurückführen.

Die bakteriologische Untersuchung von 28 Synoviaproben aus derart erkrankten Gelenken ergab in 10 Fällen *A. pyogenes* und einmal hämolytische Streptokokken; aus den restlichen Proben wurden keine oder nichtpathogene Keime isoliert. A. pyogenes ließ sich auch in 4 von 8 Knochenproben nachweisen (Merkens et al., 1980).

■ **Symptome:** Bei akuter Tarsitis distalis zeigt der Patient hochgradige Stützbeinlahmheit und setzt das erkrankte Bein nur mit der Zehenspitze auf. In Höhe der distalen (straffen) Gelenkabteilungen, insbesondere im medialen Bereich, besteht eine derbe, seltener weich-fluktuierende Umfangsvermehrung, die sich auf Druck als mäßig bis deutlich schmerzhaft erweist (sog. »Spatstelle«). Nicht selten bestimmen phlegmonöse Veränderungen den äußeren Befund. Passive Bewegung der Gliedmaße löst sowohl bei der septischen als auch bei der aseptischen Tarsitis distalis deutlichen Schmerz aus. Das Tarsokruralgelenk ist nicht oder nur leicht beteiligt und die dann mäßig vermehrte Synovia getrübt und ihr Zellgehalt vermehrt. Körpertemperatur, Atemzahl und Puls sind leicht erhöht und lassen eine mäßige Beeinträchtigung des Allgemeinbefindens erkennen. Nur in den leichteren, subakut bis chronisch verlaufenden Fällen (Osteoarthrosis) entspricht das Krankheitsbild eher dem des »Spat« beim Pferd, d. h., die Patienten zeigen steifen, klammen bis lahmen Gang und eine harte Auftreibung medial am tarsometatarsalen Übergang.

■ **Diagnose, Differentialdiagnose:** Die plötzlich einsetzende, schnell zunehmende Lahmheit richtet im Verein mit den örtlichen Veränderungen bei nicht beteiligtem Talokruralgelenk den Verdacht auf akute Arthritis tarsi distalis. Gleichzeitiges Vorliegen von phlegmonöser Peritarsitis oder Klaueninfektion läßt auf eine septische Gelenkentzündung schließen. Klarheit bringt die Röntgen-Untersuchung. Letzteres gilt auch für die leichteren bzw. chronisch-deformierenden Entzündungen (Osteoarthrosen) der distalen tarsalen Gelenke.

Differentialdiagnostisch können solitäre Peritarsitis (Kap. 9.6.4), Bursitis tarsalis lateralis (Kap. 9.6.4) sowie Osteomyelitis (Kap. 9.9.1) oder eine Absprengfraktur im/am Metatarsus (Kap. 9.7.2) Schwierigkeit bereiten.

Beurteilung: Für akute aseptische Arthritis tarsi distalis ist eine vorsichtige, für die chronisch-deformierende Form des Leidens eine ungünstige Prognose zu stellen. In allen Fällen von purulenter Tarsitis distalis, insbesondere wenn sie im Verbund mit anderweitigen Infekten auftritt, sind die Heilungsaussichten als fraglich einzustufen und die Indikation für die langwierige, teure und im Ausgang ungewisse Behandlung sorgfältig abzuwägen.

Behandlung: In einigen Fällen von akuter *Tarsitis distalis aseptica* trat nach Hyperämisierung des Gelenkbereiches und systemischer antibakterieller Therapie Heilung ein.

Von 123 Fällen mit *Tarsitis distalis purulenta* wurden nach Ausschluß von 76 nicht behandlungswürdigen Patienten 47 wie folgt behandelt: systemische und z. T. lokale Antibiose (geheilt 11/23), Bestrahlung (geheilt 11/14), Operation (geheilt 7/10). Die chirurgische Behandlung bestand in Arthrotomie, Kürettage der nekrotischen Bezirke, Spülung mit Penicillin-Lösung, Gazedrain und Verband, der während der folgenden 2 Wochen mehrfach gewechselt wurde; systemische Antibiose für 10 Tage p. op. (Merkens et al., 1980).

Eine chronische septische (A. pyogenes) Entzündung der Articulationes tarsometatarseae et intertarseae (rechts) bei einer Kuh konnte durch Stauungsantibiose über die V. digitalis plantaris communis IV geheilt werden. Jeweils Infusion von 12×10^6 IE Na-Benzylpenicillin in 20 ml Aqua dest., Lösen der Stauung nach 30 min; Wiederholung nach 3, 6, 10 und 14 Tagen sowie in der 3. und 4. Woche (Stanek, 1978).

Ein therapeutischer Fortschritt würde sich möglicherweise durch lokale Langzeitantibiose mittels der mit Gentamicin imprägnierten Polymethylmethacrylat-Perlen oder Kollagenschwämme (im Anschluß an Spülung und Kürettage) erzielen lassen, sofern diese (z. Zt. kostenaufwendige) Therapie wirtschaftlich vertretbar wäre.

9.6.2 Hydrops tarsi

Übermäßige Synoviaansammlung (Gelenkerguß, Hydrops articularis) im Tarsokruralgelenk (»Kreuzgalle«) ist vornehmlich bei Jungbullen und Färsen zu beobachten. Derartige hydropische Affektionen scheinen oft auf ernährungsbedingter »Skelettschwäche« zu beruhen, da v. a. intensiv mit Kraftfutter »auktionsreif« getriebene »schwammige« Bullen und Färsen davon betroffen werden. Haltung auf Betonspaltenboden sowie steile Stellung der Hintergliedmaßen wirken unter den zuvor genannten Bedingungen begünstigend, kommen aber auch als alleinige Ursache in Frage

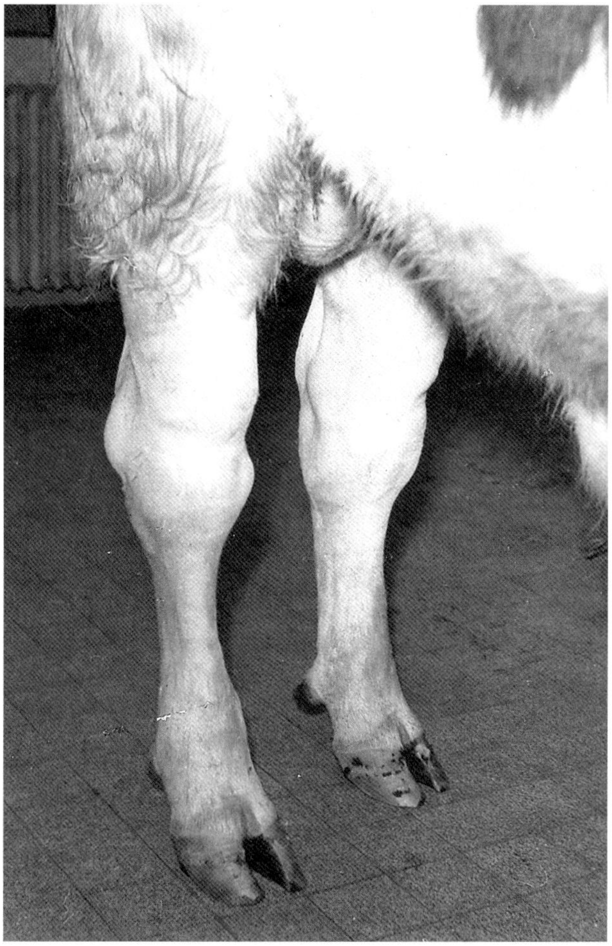

Abbildung 9-101 Chronischer Hydrops beider Tarsalgelenke bei einem Jungbullen mit Spastischer Parese

(Abb. 9-101). Außer beidseitiger artikulärer Flüssigkeitsansammlung finden sich keine weiteren klinischen Symptome. Die Synovia hat serösen Charakter und ist allenfalls leicht getrübt. Nach Ablassen der überschüssigen Gelenkflüssigkeit tritt meist erneute Füllung ein. *Therapieversuche* mit intraartikulärer Applikation von Kortikosteroiden führen nur in etwa 50 % der Fälle zum Erfolg; mitunter bringt jedoch schon ein Wechsel der Fütterung und Haltung Besserung.

9.6.3 Tarsalgelenkluxation, Frakturen der Tarsalknochen

Verrenkung und Fraktur von gelenkbildenden Knochen des Tarsus können miteinander vergesellschaftet vorkommen. Im großen und ganzen sind diese Gelenkleiden selten, wenngleich Brüche der kleinen Tarsalknochen möglicherweise häufiger auftreten, als sie registriert werden.

9.6.3.1 Luxatio tarsi

Um eine Verrenkung des Tarsotibialgelenks auszulösen, bedarf es einer ungewöhnlichen Kraftwirkung in Stärke und Richtung, z. B. »wenn energische Versuche gemacht werden, den zwischen zwei Hindernissen eingeklemmten Fuß zu befreien« (WYSSMANN, 1942). Vollständige Luxationen scheinen nur in Verbindung mit Bänderrissen aufzutreten bzw. möglich zu sein, während unvollständige Verrenkungen offenbar durch extreme Dehnung der Bänder im Verein mit Absprengfrakturen an den begrenzenden Knochenkanten entstehen können. In solchen Fällen wird das betroffene Bein plötzlich in Beugestellung fixiert, oder es tritt eine extreme Deformierung des Tarsus auf, und das Tier geht auf 3 Beinen. Ein Luxationsverdacht läßt sich bereits anhand des Palpationsbefundes äußern, zur klaren Diagnose und Beurteilung der Behandlungsmöglichkeit ist jedoch die RÖNTGEN-Untersuchung erforderlich. Im Fall einer Tarsalgelenkluxation mit Knochenabsprengungen an Tibia und Talus trat nach Sedierung und Epiduralanästhesie spontane Reposition ein, möglicherweise, weil sich der Muskelspasmus löste. Unter Kunstharzverband kam es zu allmählicher Genesung.

9.6.3.2 Fractura tali

Rollbeinfrakturen (mit dislozierten Fragmenten) äußern sich in plötzlich auftretender hochgradiger Lahmheit. Beim seitlichen Anheben des Gliedmaßenendes, was dem Tier erhebliche Schmerzen bereitet, zeigt sich eine abnorme Winkelung des Tarsus (Abb. 9-102); außerdem besteht vermehrte Gelenkfüllung (blutiges Punktat) und Krepitation. Prognostisch sind solche Fälle gewöhnlich als aussichtslos zu beurteilen.

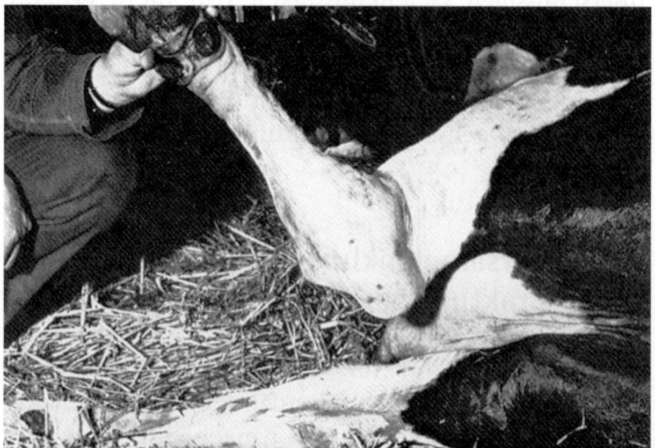

Abbildung 9-102 Bruch des Rollbeins: abnorme passive Beweglichkeit im Sprunggelenk

9.6.3.3 Fractura calcanei

Bei den recht seltenen, durch äußere Gewalteinwirkung, übermäßigen Zug (Deckakt) oder Schwächung des Knochens entstehenden Brüchen des Fersenbeins (Abb. 9-103, 9-104) zeigen sich die gleichen Erscheinungen wie beim Abriß der Achillessehne (Kap. 9.8.3, 9.17.5, 9.17.6). Die Fraktur ist jedoch an der Verlagerung des abgebrochenen Fersenbeinfragmentes und der mitunter, neben Schwellung und Schmerzhaftigkeit, bestehenden Krepitation zu erkennen. Die Prognose ist im allgemeinen ungünstig; vereinzelt ließ sich durch Verplatten der Segmente und Schienung im Kunstharzverband Heilung erzielen.

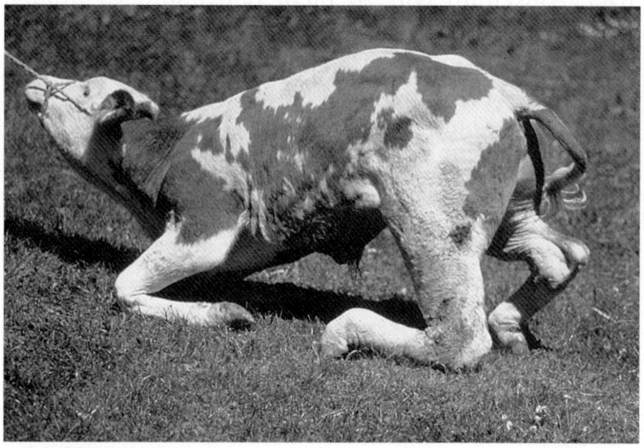

Abbildung 9-103 Kalkaneusfraktur: Fußen mit angewinkeltem Sprunggelenk, starke Schwellung des traumatisierten Beines

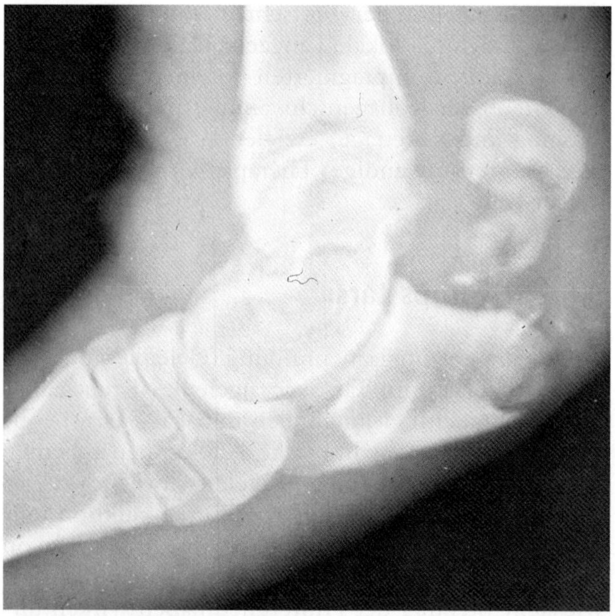

Abbildung 9-104 RÖNTGEN-Aufnahme des gebrochenen Fersenbeins von Abb. 9-103

9.6.4 Peritarsitis und Bursitis tarsalis lateralis

Definition, Ursache: Beim Rind treten in der Umgebung des Sprunggelenks ziemlich oft *phlegmonöse Entzündungen* von Haut, Unterhaut und Faszien auf, die meist an der lateralen Seite beginnen und sich dann um das Gelenk herum sowie proximal und distal ausdehnen. Eintrittspforten für die ubiquitären Eiter- und Nekroseerreger sind feine Hautverletzungen und Dekubitalstellen, die beim Liegen auf hartem höckerigem Boden oder Anstoßen an harten Kanten entstehen. Bei bestandsweise oder regional gehäuftem Auftreten bei Färsen im peripartalen Zeitraum ließ sich eine Unterversorgung mit Selen und z. T. auch mit Vitamin E nachweisen, wodurch das Leiden begünstigt oder kompliziert (Muskel- und Gefäßschäden) wurde. Auf Druckläsionen beruht auch das noch öfter zu beobachtende Anschwellen des erworbenen subkutanen Schleimbeutels lateral am Tarsus (»Liegebeule«); vorwiegend handelt es sich um *Bursahygrome*, doch sind auch akute aseptische oder eitrige *Entzündungen der Bursa tarsalis lateralis* nicht selten.

Symptome, Verlauf: Bei *phlegmonöser Peritarsitis* entwickelt sich rings um das Sprunggelenk eine diffuse teigige bis derbe Umfangsvermehrung, die sich bei Druckpalpation als schmerzhaft erweist und anfangs meist nur geringe Lahmheit bedingt. Die Gehstörung nimmt zu, wenn lateral oder medial Abszedierung eintritt oder wenn die Entzündung auf die hier verlaufenden Sehnenscheiden oder das Sprunggelenk übergreift.

Akute *Bursitis tarsalis lateralis* ruft umschriebene fluktuierende Auftreibung an der Außenfläche des Tarsus hervor (Abb. 9-105). Vielfach bleibt die Entzündung nicht auf den Schleimbeutel beschränkt, sondern bezieht auch das umgebende Gewebe mit ein *(Parabursitis)*; die Beweglichkeit der Gliedmaße wird dadurch jedoch kaum beeinträchtigt. Purulente Bursitiden brechen nach allmählicher Reifung zum Abszeß schließlich nach außen durch, während aseptische in das chronische Stadium übergehen. Solche Bursahygrome stellen meist nur »Schönheitsfehler« dar; bei abnormer Größe können sie den Gang des Tieres aber mechanisch behindern.

Diagnose, Differentialdiagnose: Für die Erkennung und Differenzierung von *Seromen, Hämatomen* und *Abszessen* kann die Sonographie wesentliche Hilfe leisten und die mitunter riskante Punktion ersparen. Besteht Verdacht auf Beteiligung des Sprunggelenks, so ist die in den vorstehenden Kapiteln beschriebene Diagnostik einzuleiten. Bei der Tendovaginitis musculi flexor digitorum lateralis [flex. hall. long.] (Kap. 9.6.7) besteht neben der auf die medioplantare Seite des Tarsus begrenzten Schwellung eine höhergradige Bewegungsstörung.

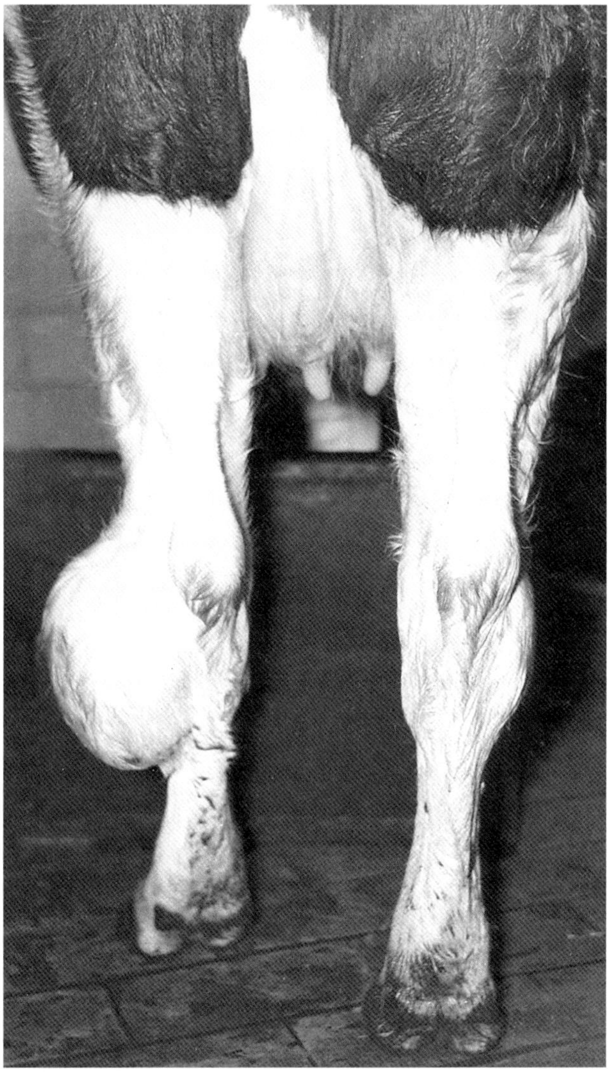

Abbildung 9-105 Bursitis tarsalis lateralis serofibrinosa chronica links

Behandlung: Bei *phlegmonöser Peritarsitis* ist mehrtägige systemische Behandlung mit antibakteriellen Mitteln erforderlich; zugleich wird örtlich hyperämisiert. Etwa auftretende Abszesse werden gespalten, gespült und nach Kürettage etwa infizierten Granulationsgewebes drainiert. *Akute aseptische Bursitiden* können mittels intrabursaler Kortikosteroidinjektionen angegangen werden (Kap. 9.12); vereiterte Schleimbeutel sind zu spalten (s. o.). Für die Behandlung von Bursahygromen kommt (sofern es die Situation erfordert oder der Tierhalter es wünscht) Verödung (Kap. 9.3.7) oder operative Entfernung (Abb. 9-106 bis 9-109) in Frage. Dabei wird analog zur Exstirpation der Bursa praecarpalis vorgegangen (Kap. 9.3.7).

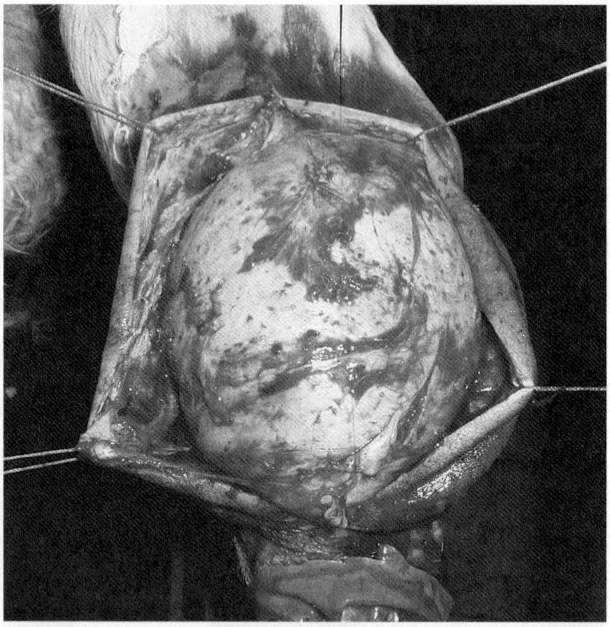

Abbildung 9-106 Operative Entfernung des chronisch entzündeten und vergrößerten Schleimbeutels des Patienten von Abb. 9-105: Nach Hautinzision subkutan freipräparierte Bursa vor Ablösung von der Basis

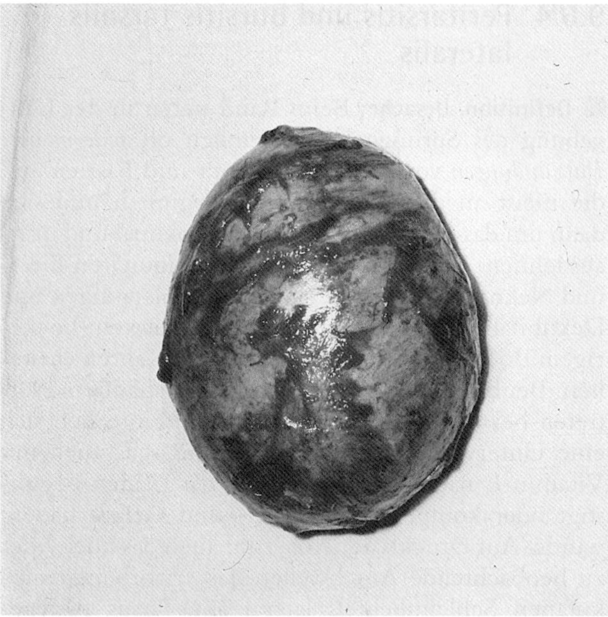

Abbildung 9-107 In toto exstirpierte hygromatöse Bursa tarsalis lateralis

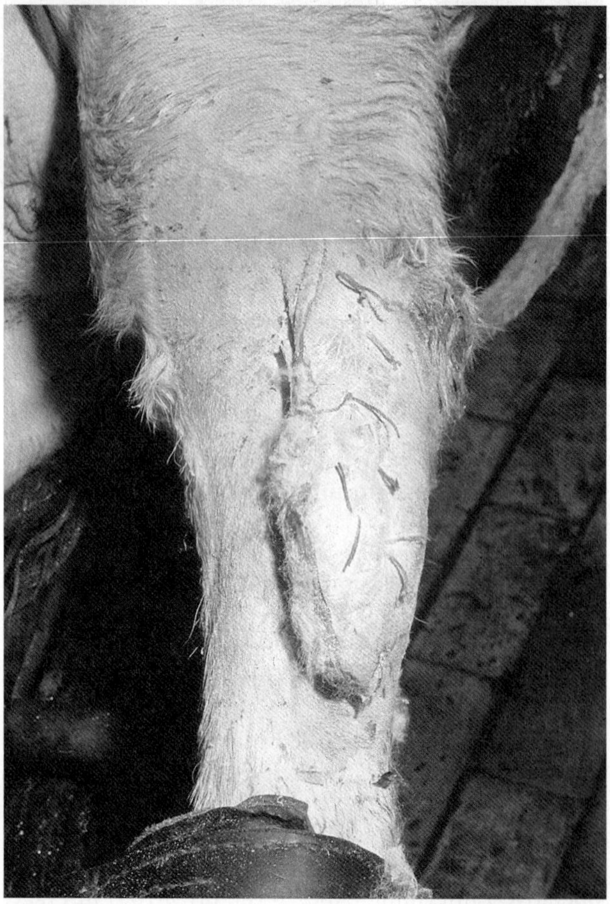

Abbildung 9-108 Zustand beim 1. Verbandwechsel vor dem Entfernen des äußeren Hefte

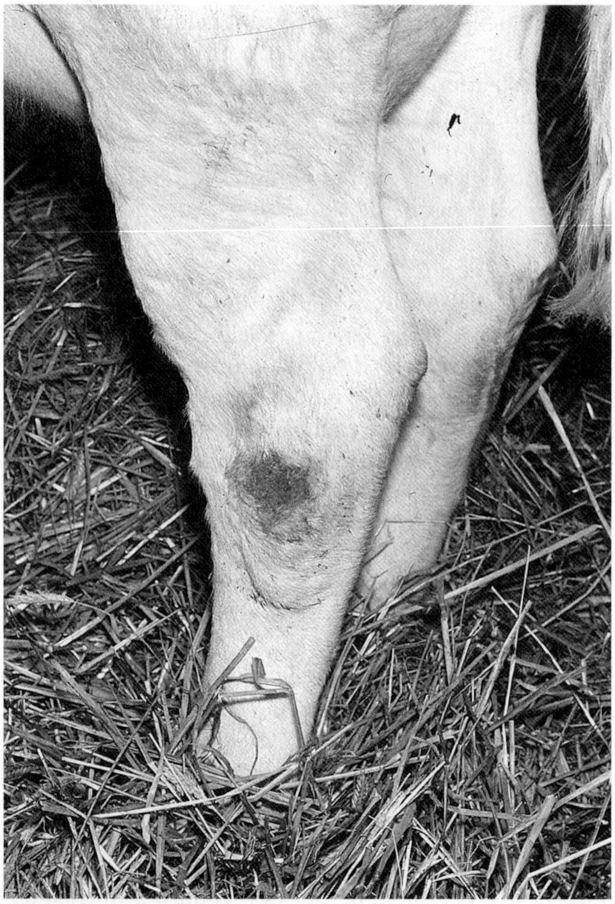

Abbildung 9-109 Zustand etwa 8 Wochen post operationem

Die *Prophylaxe* besteht zum einen im Eliminieren der auslösenden Einwirkungen (Boden-/Standplatzgestaltung), zum anderen in regelmäßiger Überprüfung der Selen-/Vitamin-E-Versorgung und bedarfsgemäßer Ergänzung.

9.6.5 Bursitis calcanei

Anatomie, Ursache: Außer einem offenbar nur bei älteren Tieren vorkommenden subkutanen Schleimbeutel befindet sich am Tuber calcanei, zwischen Achillessehne und Fersenbeinkappe der oberflächlichen Beugesehne, die scheidenartige *Bursa calcanea subtendinea*. Sie buchtet sich am Fersenhöcker über die Sehnenränder vor. Die beiden Synovialräume können unabhängig voneinander oder gemeinsam, unter Beteiligung der umliegenden Gewebe und Sehnen, von akuter aseptischer oder purulenter Entzündung betroffen werden (sog. »Piephacke«). Gelegentlich kommt auch intrabursaler Bluterguß vor. Derartige Bursitiden werden durch Quetschung beim Ausschlagen, Niederlegen oder Lastwagentransport oder durch penetrierende Verletzung (Gabelstich, Stacheldrahtriß u. a.) und nachfolgende Infektion mit ubiquitären Eiter- und Nekroseerregern verursacht.

Symptome, Diagnose, Verlauf: Auf dem betroffenen Fersenhöcker entwickelt sich eine hühnerei- bis kindskopfgroße heiße schmerzhafte und in der Tiefe fluktuierende Beule. Bei alleiniger Beteiligung der Bursa subtendinea finden sich Anschwellungen beiderseits der Fersenkappe; gleichzeitig zeigt sich mittelgradige gemischte Lahmheit. Sofern die umgebende Haut keine Zusammenhangstrennung aufweist, die eine Sondierung der beteiligten Hohlräume und Nachbargewebe ermöglicht (Abb. 9-110), läßt sich die Art der vorliegenden Entzündung und Füllung u. U. sonographisch, oft aber nur durch vorsichtige seitliche Punktion beurteilen oder aus dem Verlauf des Leidens ersehen. Aus aseptischen Schleimbeutelentzündungen gehen mit der Zeit Bursahygrome hervor, die meist keine Lahmheit mehr bedingen; dagegen führen septische Bursitiden und Parabursitiden mitunter zu schwerwiegenden Phlegmonen mit Sehnen- und Knochennekrose.

Behandlung, Beurteilung: Bei akuter *aseptischer Bursitis* kommt wiederholtes Absaugen der Synovia und anschließende Kortikosteroidinjektion, andernfalls Hyperämisierung in Frage (Kap. 9.12). Hygrome stellen lediglich Schönheitsfehler dar, die im allgemeinen kein tierärztliches Eingreifen erfordern; sollte dennoch auf ihre Beseitigung Wert gelegt werden, so sind wegen der exponierten Lage nichtinvasive Maßnahmen (Kap. 9.12) der Verödung (Kap. 9.3.7) oder Exstirpation vorzuziehen.

Bei *septischer Bursitis* empfiehlt es sich, zunächst einen Versuch mit Spülbehandlung und systemischer Antibiose zu unternehmen. Falls sie versagt, kommt seitliches Spalten, Spülen und Einlegen einer Schlauchdrainage für wiederholte antibiotische/desinfizierende Spültherapie in Frage. Oft entwickelt sich an der Inzisionswunde später üppiges Granulationsgewebe (s. Abb. 9-110), das rechtzeitig durch wiederholtes Ätzen oder durch Abtragen und Kaustik zurückgehalten werden muß. Falls keine Komplikation (Sehnen-/Knochennekrose, Osteomyelitis) eintritt, heilt auch die subtendinöse Bursitis binnen 6–8 Wochen unter fortschreitender Sklerosierung ab.

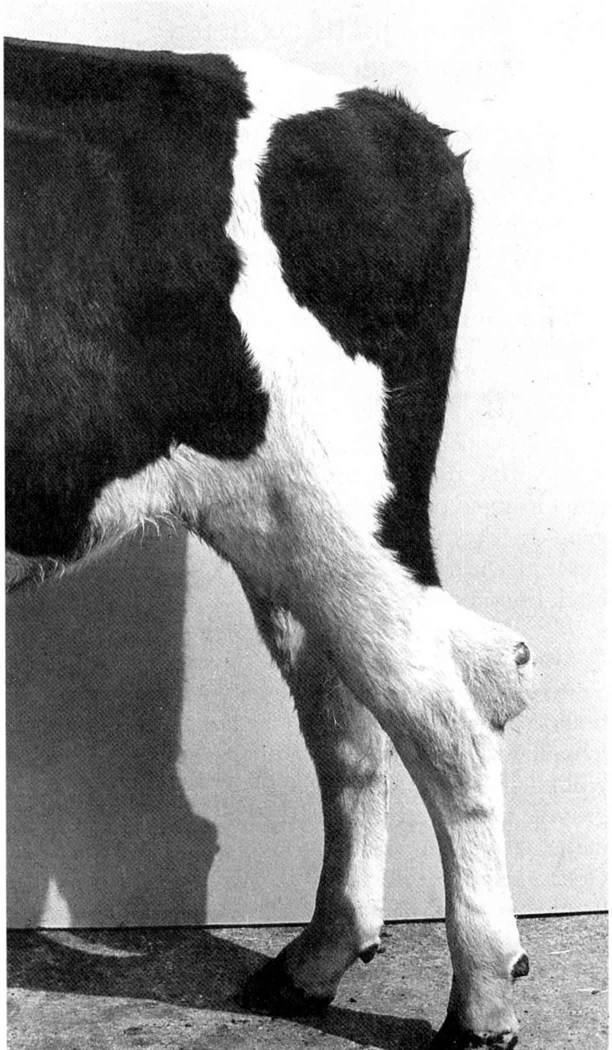

Abbildung 9-110 Bursitis calcanei purulenta links nach Gabelstich

9.6.6 Dislokation des oberflächlichen Zehenbeugers

Infolge ungewöhnlicher Belastung kann sich die Fersenbeinkappe des *M. flexor digitorum superficialis* von ihrer Anheftung am Kalkaneus lösen und nach lateral oder medial abrutschen. Die Folge ist unsicherer Gang mit starkem Durchtreten im Fesselgelenk. Im Bereich der Dislokation ist die verschiebliche Sehnenkappe zu fühlen, und es entwickelt sich eine entzündliche Schwellung. Nach Reposition (sofern sie gelingt) rezidiviert die Verlagerung im Augenblick der Lastaufnahme. Therapeutisch käme Rücklagerung und Fixation auf chirurgischem Wege mit anschließender Schienung des Beines in Frage. Ausnahmsweise kann mit der Zeit eine Adaptation des Tieres an den anormalen Zustand eintreten.

9.6.7 Tendovaginitis am tiefen Zehenbeuger

Anatomie, Ursache: Auf ihrem Weg über das Sprunggelenk sind die miteinander verschmolzenen Sehnen des *M. flexor digitorum lateralis* [M. flex. hallucis longus] und des *M. tibialis caudalis* [M. tib. post.] von einer gemeinsamen Sehnenscheide umschlossen, die 3–4 Fingerbreiten oberhalb des Kalkaneus beginnt und medial bis zum distalen Ende des Tarsus reicht. Unterhalb davon vereinigen sich die beiden Sehnen mit der des M. flexor digitorum medialis zur tiefen Beugesehne. Von praktischer Bedeutung sind die akuten septischen Entzündungen dieser Sehnenscheide, die durch penetrierende Verletzung, Übergreifen einer peritarsalen Phlegmone oder hämatogene Keimverschleppung verursacht werden. Hier hin und wieder zu beobachtende Hygrome sind klinisch ohne Belang.

Symptome, Verlauf, Diagnose: Bei akuter purulenter Sehnenscheidenentzündung bildet sich zwischen Fersenhöcker und medialem Tibiaknöchel eine heiße schmerzhafte fluktuierende Umfangsvermehrung. Gewöhnlich greift die Infektion schon bald auf die Umgebung über. Im Stehen wird die betroffene Gliedmaße dann nach vorn gesetzt und kaum belastet; im Gehen zeigt sich hochgradige Stützbeinlahmheit mit deutlicher Verkürzung des Schrittes nach hinten; außerdem sind fast immer auch Fieber, Pulsbeschleunigung und verminderter Appetit festzustellen. Falls nicht frühzeitig behandelt wird, folgen Sehnennekrose, paratendovaginale Abszesse, Tarsitis, Bakteriämie. Entwickelt sich ein Hygrom dieser Sehnenscheide (Abb. 9-111), so ist hauptsächlich ihre obere Hälfte erweitert, da die Ausdehnung zum distalen Teil durch ein Querbandbehindert wird. *Differentialdiagnostisch* läßt sich eine Tarsitis proximalis (Kap. 9.6.1.1) anhand der fehlenden Gelenkfüllung ausschließen, ansonsten können Sonographie und Punktion zur Differenzierung dienen.

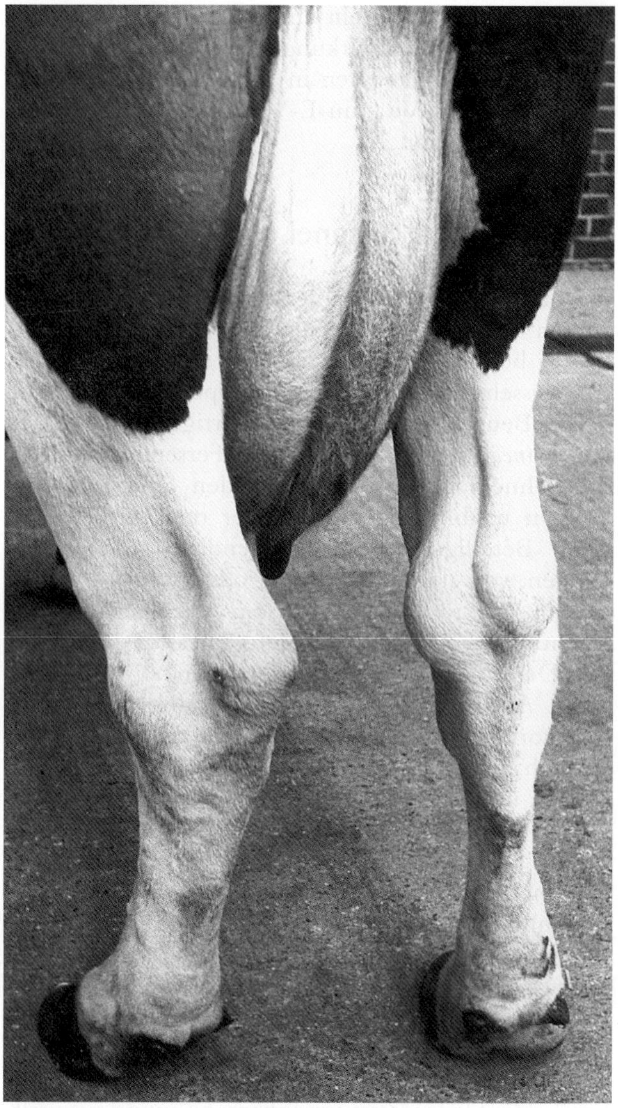
Abbildung 9-111 Sehnenscheidenhygrom am tiefen Zehenbeuger rechts

Behandlung: Hinsichtlich der allgemeinen therapeutischen Grundsätze siehe Kapitel 9.12. Falls die Sehnenscheide bereits vereitert ist, wird sie distal und proximal eröffnet und nach Spülung ein desinfizierender Gazedrain oder, besser, ein seitlich mehrfach perforierter Gummi- oder Plastikschlauch eingezogen, über den dann die weitere *Spülbehandlung* vorgenommen werden kann. Durchdringende Verletzungen sind so zu erweitern, daß die Sehnenscheide von dort aus – erforderlichenfalls unter Anlegen einer Gegenöffnung – behandelt werden kann.

In fortgeschrittenen Fällen kommt *Sehnenresektion* in Frage: Am liegenden anästhesierten Tier werden Haut und Faszie von medial her etwa 5 cm lang parallel zum Fersensehnenstrang inzidiert, die beiden Sehnen im proximalen Teil der Sehnenscheide freigelegt und tenotomiert; sodann eröffnet man das distale Scheidenende, zieht die Sehne von hier aus unter Ablösung ihres Mesotenons mit kräftigem Zug hervor und setzt sie am Übergang zur Sehne des M. flexor digitorum medialis ab. Anschließend Drainage, Tampon, Verband, systemische Antibiose; erste Nachkontrolle nach 5–6 Tagen; Heilungsdauer 6–8 Wochen. Um postoperative Hypertension der Klauen zu vermeiden, empfiehlt sich das Aufkleben eines nach hinten verlängerten Klaueneisens.

Hygrome bedürfen keiner Behandlung.

9.7 Krankheiten im Bereich von Metakarpus, Metatarsus und Fessel

9.7.1 Fraktur der Mittelfußknochen

A. Steiner

Vorkommen, Formen, Ursache: Frakturen von *Os metacarpale III/IV* und *Os metatarsale III/IV* zählen zu den häufigsten Knochenbrüchen bei Rindern aller Alterskategorien. Sie machen knapp die Hälfte aller Frakturen der langen Röhrenknochen aus. Metakarpalfrakturen kommen mindestens doppelt so häufig vor wie Brüche des Metatarsus. Die Form der Fraktur steht in enger Abhängigkeit zum Alter des Tieres. Aufgrund übermäßiger Zughilfe bei der Geburt unter Anwendung von Ketten oder Stricken entstehen beim Kalb häufig Trümmerfrakturen im Bereich der distalen Diaphyse. Brüche der distalen Epiphysenfuge (Kap. 9.7.9) treten bei Rindern bis zum Zeitpunkt des Epiphysenfugenschlusses im Alter von 2–2,5 Jahren auf. Epiphysenfugenfrakturen werden nach Salter und Harris klassifiziert (s. Abb. 9-161), wobei die Typ-II-Fraktur (zusätzliche Absprengung eines metaphysären Biegungskeils) beim Rind am häufigsten vorkommt. Die proximalen Epiphysenfugen von Os metacarpale III/IV und Os metatarsale III/IV sind zum Zeitpunkt der Geburt bereits geschlossen. Diaphysäre Brüche kommen in allen Alterskategorien vor und stellen den größten Teil der Metakarpal-/Metatarsalfrakturen beim Rind (Abb. 9-112). Aufgrund der fehlenden Bemuskelung in diesem Gliedmaßenbereich ist der Anteil offener Brüche hoch und beträgt 10–20%. Neben der schon genannten Gewalteinwirkung beim Auszug sind Stürze und das Verfangen in Anbindevorrichtungen bzw. Absperrgittern weitere wichtige Ursachen.

Symptome: Die typische Symptomatik ist gekennzeichnet durch akut auftretende hochgradige Stützbeinlahmheit und Schwellung im Bereich des betroffenen Mittelfußknochens. Im weiteren werden fallweise Achsenfehlstellung, Pendeln im Bereich der Frakturstelle oder offene Wunden mit oder ohne Hervorstehen von Knochensplittern beobachtet. Bei der Palpation können spitze Knochenkanten unter der Haut ertastet und bei passiver Bewegung starke Schmerzäußerungen und meist deutliche Krepitation ausgelöst werden. In seltenen Fällen (z. B. nach Strangulation) ist die Durchblutung der distalen Gliedmaße so beeinträchtigt, daß sich dieser Bereich kalt anfühlt. Bezüglich der speziellen Symptomatik bei Bruch oder der Lösung der Epiphysenfuge sei auf Kapitel 9.7.9 verwiesen.

Diagnose: Die Diagnose kann in der Mehrzahl der Fälle aufgrund der klinischen Befunde gestellt werden. Die radiologische Abklärung ist jedoch zur Bestimmung der Frakturform und der daraus resultierenden Wahl der geeigneten Behandlungstechnik sowie einer möglichst exakten Prognosestellung unerläßlich (Abb. 9-113).

Differentialdiagnose: Frakturen im Diaphysenbereich müssen gegenüber kortikaler Knochensequestration (Kap. 9.11), Weichteilverletzungen (Kap. 9.7.2) und in Fehlstellung abgeheilten Brüchen abgegrenzt werden. Bei metaphysären Frakturen kann die Ab-grenzung gegenüber Entzündung und Luxation des Fesselgelenks (Kap. 9.7.4, 9.7.7), Entzündung der gemeinsamen Beugesehnenscheide, Weichteilverletzung, Epiphysenfugenfraktur (Kap. 9.7.9) und metaphysärer Osteomyelitis mit Schwierigkeiten verbunden sein.

Behandlung: Als Therapiemaßnahmen stehen die gedeckte Reduktion und hohe äußere Fixation, die gedeckte Reduktion und Fixation mittels Walkingcast sowie die offene Reduktion und interne Fixation mittels Platten und Schrauben zur Verfügung. Die Auswahl des Verfahrens richtet sich zum einen nach der vorliegenden Form des Bruches, zum anderen nach der Wirtschaftlichkeit.

➤ Die *äußere Fixation mittels hohem Kunstharzverband* ist gut geeignet, wenn nach Reposition eine genügende Abstützung der Hauptfragmente gewährleistet ist.

➤ Die *offene Reduktion und interne Fixation mittels Platten* ist die Methode der Wahl bei einfachen Schräg- oder Spiralfrakturen und bei Keilfrakturen mit ungenügender Abstützung.

➤ Eine *Doppelverplattung* mit breiten, 4,5 mm dynamischen Kompressionsplatten ist angezeigt zur Behandlung von Brüchen des Metakarpus bei Tieren mit

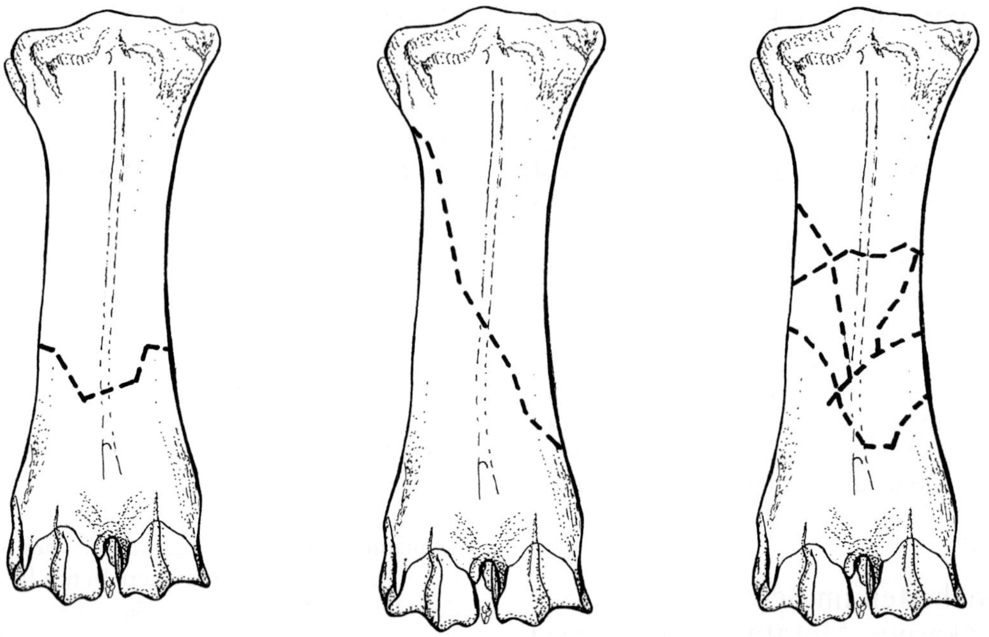

Abbildung 9-112 Verschiedene Frakturlinien am Röhrbein (Ansicht von dorsal, schematisch); links: einfache Fraktur mit geringer Kollapstendenz; Mitte: Schrägfraktur mit hoher Kollapstendenz; rechts: Trümmerfraktur der distalen Diaphyse mit hoher Kollapstendenz

> 400 kg LM bzw. von Metatarsalfrakturen bei Rindern mit > 250 kg LM. Dabei wird eine Platte lateral oder medial, die andere dorsal angebracht. Bei jungen Kälbern weisen 6,5-mm-Spongiosaschrauben im Bereich der Mittelfußknochen eine größere Ausreißfestigkeit auf als 4,5- und 5,5-mm-Kortikalisschrauben.

➤ Die Stabilisation mittels *Walking-cast* kommt zur Behandlung von Trümmerfrakturen in Frage, die in einem hohen Kunstharzverband kollabieren würden: Zwei Steinmann-Nägel werden oberhalb des Bruches rechtwinklig zu dessen Längsachse durch den Knochen gebohrt und ihre Enden in einen hohen Kunstharzverband einbezogen. Bei schweren Tieren sollte zur Verstärkung eine U-förmige Metallschiene integriert werden. Liegt die Trümmerfraktur im proximalen Bereich des Röhrbeins, werden die Steinmann-Nägel im distalen Teil von Radius oder Tibia verankert.

➤ Bei *offenen Frakturen* empfiehlt es sich, zusätzlich zur üblichen Wundversorgung mit Gentamycin (oder einem anderen Antibiotikum) imprägnierte Polymethylmethacrylat-Perlen oder Kollagenschwämme zu implantieren (s. Kap. 9.12).

Zeigt sich nach der Abheilung eine *starke Achsenfehlstellung*, so läßt sich diese mittels Keil- oder Stufenostektomie und anschließender interner Plattenfixation korrigieren.

■ **Komplikationen:** Bei äußerer Fixation können neben Gliedmaßenverkürzungen die in Kapitel 9.11 beschriebenen Folgen der Gliedmaßenimmobilisation auftreten. Bei der internen Fixation sollen *Niederbruch* der Fixation (akutes Ausreißen der Implantate oder Implantatermüdungsbruch nach chronisch-zyklischer Bewegung) und Entwicklung einer septischen Osteomyelitis, bei der Walking-cast-Fixation *Nageltraktinfektion* als mögliche Komplikationen nicht unerwähnt bleiben.

■ **Beurteilung:** Die Prognose von Frakturen der Mittelfußknochen ist i. d. R. günstig. Bei richtiger Wahl der Behandlungstechnik kann mit einem sehr guten funktionellen als auch kosmetischen Resultat gerechnet werden. Hat sich eine eitrige Osteomyelitis etabliert, kann der Behandlungserfolg trotz adäquater Wundversorgung und lokaler antimikrobieller Langzeitversorgung ausbleiben. Bei Vorliegen einer stark verschmutzten offenen Fraktur mit etablierter Infektion und bei Ischämie der distalen Gliedmaße ist die sofortige Tötung des Tieres angezeigt.

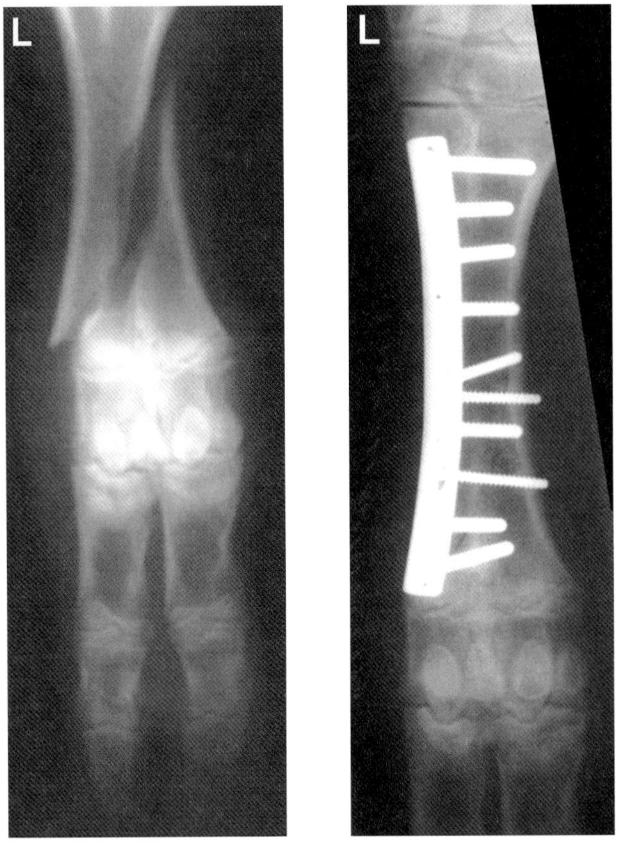

Abbildung 9-113 Radiologische Darstellung (dorsopalmar) einer schräg verlaufenden diaphysären Fraktur des Os metacarpale III/IV bei einem 8 Monate alten Rind vor (links) und nach (rechts) interner Fixation mittels einer dorsolateral angebrachten 9-Loch, breiten, 4,5 mm dynamischen Kompressionsplatte und 2 separaten 4,5-mm-Zugschrauben

9.7.2 Verletzungen, Abspreng- und Impressionsfraktur sowie Überbeine am Mittelfuß

G. Dirksen

Verletzungen: Metakarpus und Metatarsus des Rindes sind nicht selten starken Insulten ausgesetzt, sei es durch stumpfe Gewalteinwirkungen, sei es durch stechende, quetschende oder schneidende Traumen. Neben den tragenden Knochen selbst (deren Brüche unter den Gliedmaßenfrakturen zahlenmäßig an erster Stelle stehen) werden oft auch die umschließenden Gewebe (Haut und Unterhaut, Faszien, Sehnen, Bänder, Gefäße) von Verletzungen betroffen. Von praktischer Bedeutung sind *Gabelstiche* (deren volle Tragweite oft zu spät erkannt wird), *Strangulationen* durch Anbindevorrichtung, Umzäunung, Bindegarn, Draht, Fixationsmaßnahmen, *Quetsch- oder Schnittverletzungen* durch Pflugschar, Mähmaschinenbalken, Frontlader, Faltschieber, Konservendosen, Glasscherben u. a., die mitunter zu umfangreichen Schälwunden führen. Während das Verfangen in Ketten, Drähten oder Stricken meist die Vordergliedmaßen betrifft, kommen Schnittwunden v. a. an den Hinterbeinen vor; mitunter werden dabei die Beugesehnen durchtrennt oder das Fesselgelenk eröffnet; Art und Verteilung der Verletzungen können durch regionale Besonderheiten beeinflußt werden.

■ **Symptome, Verlauf:** Je nach Grad und Dauer der Abschnürung verursachen *Strangulationen* entweder nur eine vorübergehende diffuse ödematöse Schwellung oder aber eine schwerwiegende Phlegmone des gesamten Gliedmaßenendes, bei länger anhaltender Unterbrechung der Blutversorgung sogar Absterben des distal davon gelegenen Abschnittes (Abb. 9-114). Zunächst zeigen die Tiere m. o. w. ausgeprägte Stützbeinlahmheit und örtliche Druckempfindlichkeit; absterbende Teile werden bald derb, kalt und unempfindlich; das nunmehr schmerzlose Bein wird voll belastet. Im Bereich der Schnürstelle ist die Haut aufgescheuert, drucknekrotisch oder sogar schnittwundenartig durchbrochen. Bei ausbleibender Behandlung kann sich in der Folge eine aufsteigende Phlegmone mit erheblicher Allgemeinstörung entwickeln. *Schnitt- und Rißverletzungen* am Mittelfuß sind leicht

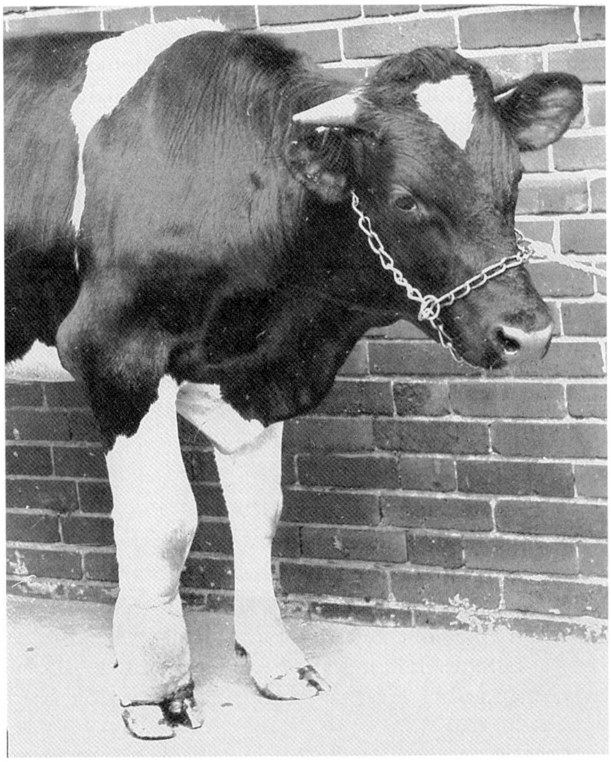

Abbildung 9-114 Phlegmone und Gangrän des Gliedmaßenendes nach Kettenhang; Schnürstelle in Höhe des rechten Metakarpus

als solche zu erkennen. Sie gehen i. d. R. nur dann mit schwerer Lahmheit einher, wenn benachbarte Gelenke oder die Beugesehnen mitbetroffen sind (Abb. 9-115) oder bereits eine Infektion vorliegt. Nach Durchtrennung der oberflächlichen Beugesehne tritt der Patient im Fesselgelenk, bei gleichzeitiger Durchschneidung der tiefen Beugesehne auch im Krongelenk stark durch; in der Tiefe der Wunde sind dann die Sehnenstümpfe zu sondieren. In verschleppten Fällen neigen derartige Läsionen zu überschießender Granulation (Caro luxurians, Abb. 9-116).

Beurteilung, Behandlung: Die Therapie frischer *Strangulationsschäden* kann als aussichtsreich angesehen werden, wenn die Durchblutung des Gliedmaßenendes unter Massage, wiederholtem warmem Abbaden und späterem Auftragen hyperämisierender Salben bald wieder einsetzt; zur Infektionsprophylaxe empfiehlt sich mehrtägige systemische Antibiose neben wiederholter parenteraler Gabe nichtsteroidaler Antiphlogistika; bei durchdringenden Einschnürungen sind örtliche Wundversorgung und Verband erforderlich.

Schnitt-, riß- und *stichbedingte Verletzungen* werden nach den üblichen Regeln behandelt; Primärheilung (Naht) ist jedoch nur bei frühzeitig erkannten und unverschmutzt gebliebenen Wunden zu erwarten. In solchen Fällen können bei nicht zu hohem Gewicht des Tieres selbst durchschnittene Sehnen nach sachgemäßer Naht und Ruhigstellung des Beines in einem bis über das Karpal- bzw. Tarsalgelenk hinaus reichenden Stützverband binnen 2–4 Monaten zufriedenstellend abheilen (s. auch Kap. 9.11).

Hochgradige Verletzungen oder schwerwiegende Komplikationen (verjauchende Phlegmone, eitrige Arthritis, Sehnennekrose, nicht zu beherrschende Caro luxurians) zwingen zu umgehender Verwertung oder Euthanasie des Patienten.

In Sonderfällen ist bei Rindern, die als Hobbytiere gehalten wurden oder von denen wegen des hohen Zuchtwertes noch Embryonen gewonnen werden sollten, die *Amputation* des Gliedmaßenendes vorgenommen worden. Die Operation bereitet keine Schwierigkeiten; für die weitere Haltung des Tieres ist jedoch eine individuell angefertigte Prothese erforderlich sowie ein hohes Maß an täglicher Nachsorge seitens des Tierhalters. Von einem derartigen Eingriff sollte daher im Interesse des Tierschutzes abgesehen werden.

Die *Epithelisierung* von granulierenden Schälwunden läßt sich durch Epithelpfropfung (Braun-Pfropfung) beschleunigen (Abb. 9-117, 9-118), auch käme dafür eine Hauttransplantation (Thiersch-Lappen) in Frage.

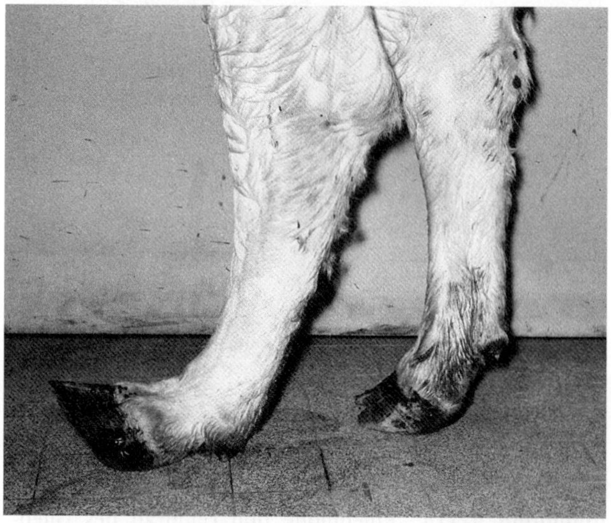

Abbildung 9-115 Durchtrennung der oberflächlichen und tiefen Beugesehne in Höhe des rechten Metatarsus

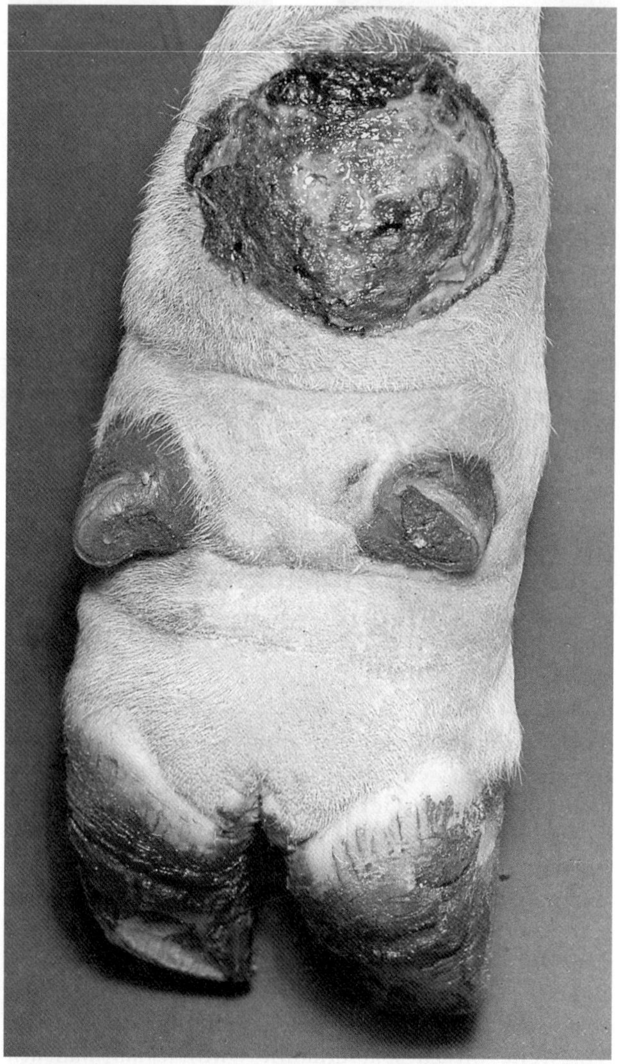

Abbildung 9-116 Caro luxurians infolge verschleppter infizierter Eröffnung der gemeinsamen digitalen Fesselbeugesehnenscheide

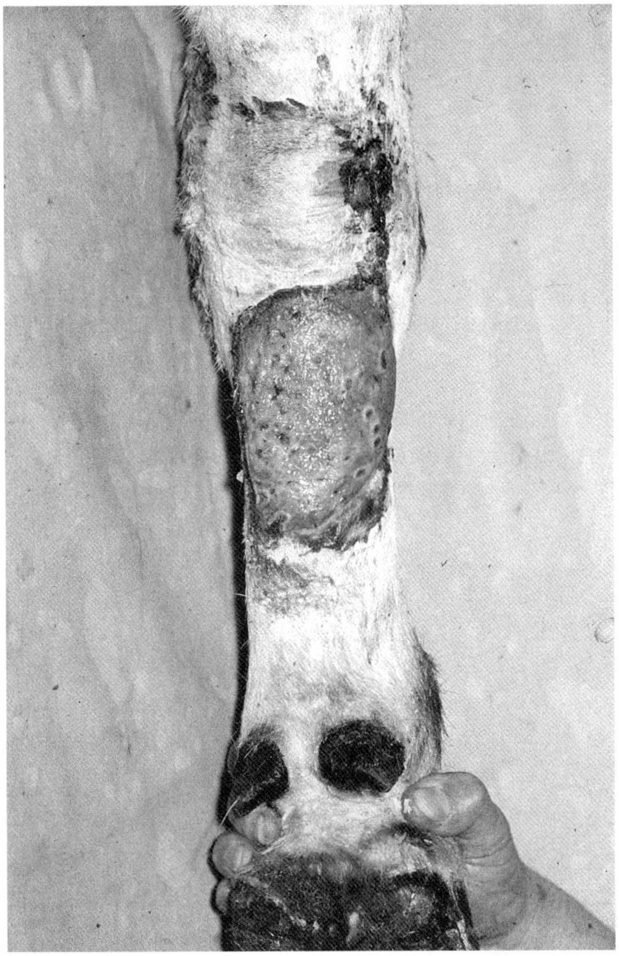
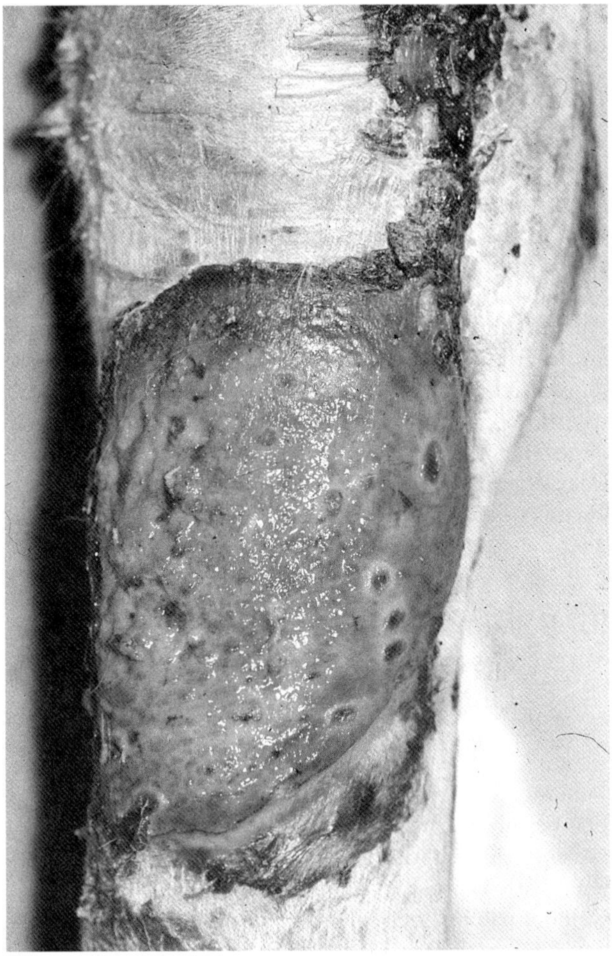

Abbildung 9-117, 9-118 Schälwunde in Höhe des Metakarpus in Epithelisierung nach BRAUNscher Epithelpfropfung: dunkle Herde = in Proliferation befindliche Epithelinseln; Übersichtsaufnahme (links) und Nahaufnahme (rechts)

Absprengs- und Impressionsfrakturen: Gelegentlich wird infolge stumpfen Traumas (Einklemmen zwischen harten Gegenständen, grober Schlag) ein haselnuß- bis fingergroßer Knochensplitter aus der Kortikalis des Röhrbeins herausgetrennt oder in dessen Markhöhle hineingedrückt. Solche diaphysären Fragmente verlieren dann oft den Anschluß an ihre nutritiven Gefäße und verfallen der ischämischen Nekrose. Blutgerinnsel und in den umgebenden Gefäßen stagnierendes Blut bilden dann einen guten Nährboden für im Kreislauf zirkulierende oder von der Haut aus dorthin gelangende Bakterien, so daß sich häufig eine eiterableitende »Knochenfistel« entwickelt (deren Hautöffnung auch als »Kloake« bezeichnet wird). Dieser Vorgang wird von anhaltender kollateraler Periostreizung begleitet, wodurch sich eine das Sequester allseits umschließende Knochenkapsel (»Totenlade«) bildet. Sie äußert sich in einer m. o. w. umschriebenen schmerzhaften derben Anschwellung und leicht- bis mittelgradiger chronischer Lahmheit. Ausnahmsweise werden kleine Fragmente osteoklastisch abgebaut und der Defekt durch neuformiertes Knochengewebe ersetzt.

Die *Diagnose* sollte, auch wenn sich der Knochen von außen sondieren läßt, durch eine RÖNTGEN-Aufnahme gesichert werden, denn sie dient auch dazu, das i. d. R. erforderliche operative Vorgehen und die Heilungsaussichten zu beurteilen. Als günstiger Zeitpunkt für die Entfernung eines Sequesters erwies sich die 3./4. Woche nach der Absplitterung.

Behandlung: Die *Operation* erfolgt am sedierten/anästhesierten und in Seitenlage verbrachten Patienten. Nach Vorbereiten des Operationsfeldes und Anlegen eines ESMARCH-Schlauches wird die (meist vorhandene) Fistel ellipsenförmig umschnitten, der Kallus trichterförmig abgemeißelt, das Sequestrum entfernt (Abb. 9-119) und – nur falls erforderlich – die (mitunter) eröffnete Markhöhle kürettiert. Spülen mit antibiotischer/antiseptischer Lösung, Verschluß der Hautwunde, erforderlichenfalls mit eingelegtem Drain, Stützverband; systemische Antibiose über 5–10 Tage.

Die Heilungsaussichten sind im allgemeinen als gut zu beurteilen. Derartige Absprengfrakturen können auch an den nur von Haut bedeckten medialen Flächen von Radius und Tibia vorkommen; sie werden in gleicher Weise behandelt.

Überbeine (Exostosen, Osteophyten) am Röhrbein des Rindes werden meist durch Kontusion (seltener durch Eiterung) der Knochenhaut ausgelöst. Sofern die lokale, m. o. w. druckempfindliche harte Auftreibung keine Lahmheit hervorruft, bedarf sie keiner Behandlung. Andernfalls sind im *akuten Stadium* feuchtwarme Verbände, evtl. örtliche Glukokortikoidinjektion, später hyperämisierende Maßnahmen angezeigt. *Differentialdiagnostisch* sind fluorosebedingte oder osteomalazische Knochenauftreibungen an Metakarpus oder -tarsus zu berücksichtigen.

9.7.3 Funktionelle Anatomie des Fesselgelenks und der umgebenden Einrichtungen

Ch. Stanek

Das Fesselgelenk des Rindes ist ein zusammengesetztes Gelenk. Für jede Zehe artikuliert das in einer schmalen Walze endende Röhrbein mit dem Fesselbein, welches nach palmar/plantar von beiden würfelförmigen Gleich(-Sesam)beinen ergänzt wird. Diese stehen steiler als beim Pferd und sind auch vergleichsweise kleiner. Den Übergang vom massiv-röhrenförmig ausgebildeten Röhrbein in die Trochlea stellt beim Jungrind die Epiphyse dar. Nach Cheli (1966) schließt die distale Epiphysenfuge der Metakarpal- und Metatarsalknochen mit 2–2,5 Jahren. Das Fesselbein ist relativ kurz und die an der proximalen Gelenkfläche befindliche Einziehung flach. Der Schluß der proximalen Epiphyse der Phalanx proximalis erfolgt mit 20–24 Monaten (Zietschmann, 1929). Dies trägt ebenso wie die nur geringe Anfangsrotationsstabilität dazu bei, daß Fesselbeinfrakturen beim Rind sehr selten sind. Auch Gleichbeinfrakturen sind sehr selten – dazu tragen offensichtlich die muskulösen Elemente im M. interosseus medius wesentlich bei. Für die 3. und 4. Zehe ist eine eigene Gelenkkapsel ausgebildet, jedoch besteht im Bereich der Incisura intertrochanterica äußerst konstant eine schlitzförmige, knapp 1 cm lange Öffnung, ein für die Infektionsausbreitung wichtiges Faktum. Proximal und distal der Gleichbeine ist die Fesselbeugesehnenscheide nur durch dünne Synovialduplikaturen von der Sehnenscheide getrennt. Die Gefahr einer direkten Perforation des Fesselgelenks durch die Haut hindurch besteht hauptsächlich proximal abaxial der Gleichbeine sowie dorsal.

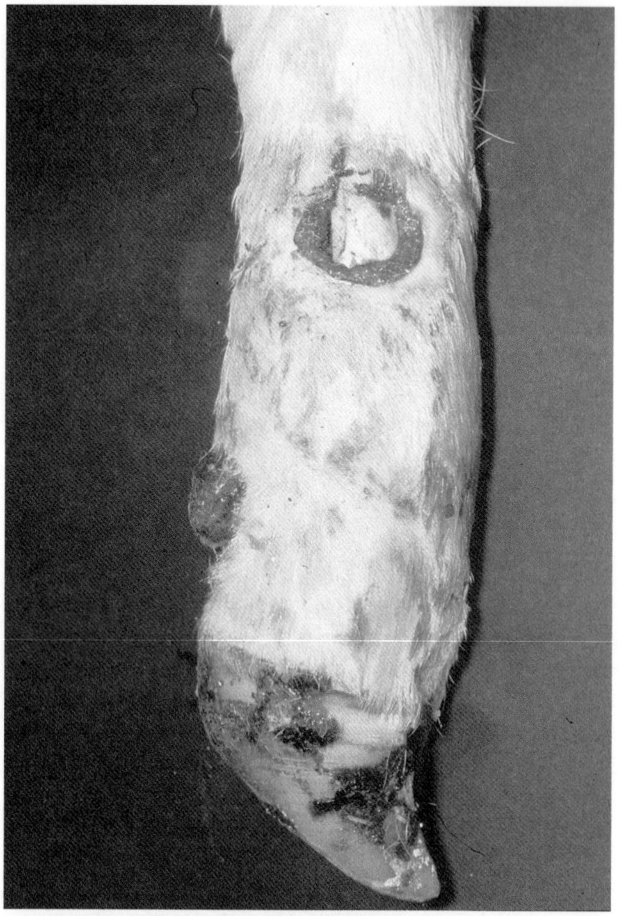

Abbildung 9-119 Freigelegtes Sequesta nach Absprengfraktur am Metakarpus mit nachfolgender Periostitis und Osteomyelitis

Die *Punktion des Fesselgelenks* ist an mehreren Stellen möglich. Zunächst jeweils medial oder lateral der Strecksehnen in den dorsalen Rezessus: Hier erfolgt der Einstich dorsal an der lateralen (medialen) Kante der Trochlea, wobei man sich an der gut tastbaren Vorderkante der Gelenkfläche des Fesselbeins orientiert und etwa 1 cm proximal davon horizontal gegen die Mitte des Röhrbeins zu sticht. Eine weitere Punktionsmöglichkeit befindet sich am palmaren (plantaren) Rezessus ebenfalls medial und lateral: Etwa 4 cm proximal der Afterklauen wird im Dreieck zwischen der Hinterkante des Röhrbeins und dem Ast des M. interosseus medius – der palpatorisch oft nur schlecht abgrenzbar ist – sowie der Basis der Afterklauen nach axial und distal eingestochen. Dabei soll das Fesselgelenk gebeugt werden. Eine effektive Spülung von einer Gelenkhälfte in die andere kann nicht erwartet werden.

Die distale Epiphyse des Metakarpale III/IV und des Metatarsale III/IV ist von klinischer Bedeutung als Sitz von osteomyelitischen Herden, als Sitz einer meist durch Stoffwechselstörung verursachten Epiphysitis, die mit einer Auftreibung einhergeht (Murphy et al., 1975), aber auch als konstruktive Schwachstelle bei Frakturen.

9.7.4 Akute aseptische Entzündung oder Verstauchung des Fesselgelenks

Ch. Stanek

Definition, Vorkommen: Die akute aseptische Entzündung des Fesselgelenks tritt an Vorder- und Hinterextremität in gleicher Weise und meist unilateral auf; überwiegend sind jüngere Rinder, aber auch brünstige oder besprungene Kühe und Stiere betroffen. Bei Mastbullen kommt es im Gefolge von Mineralisationsstörungen, Osteochondrosen und Chondromalazien zu chronischen aseptischen Arthritiden mit Induration der Gelenkkapsel und des periartikulären Gewebes.

Ursache: Typische Situationen sind das Ausgleiten auf rutschigem Boden, im Galopp auf Weiden oder Almen, Hängenbleiben mit der Klaue, Ausrutschen beim Deckakt oder bei der Absamung. Die Krankheit kommt bei gut gepflegten Klauen ebenso wie bei Stallklauen vor.

Symptome, Diagnose, Differentialdiagnose: Es liegt plötzlich aufgetretene gering- bis mittelgradige Stützbeinlahmheit auf einem Bein und mäßige Schwellung des Fesselgelenkbereiches vor; eine vermehrte Füllung mit flüssigem Inhalt tritt gegenüber dem periartikulären Ödem in den Hintergrund und ist meist nicht klinisch, wohl aber sonographisch abzuklären. Abnorme Beweglichkeit, Krepitation und Fehlstellung fehlen, Beugung und Streckung des Gelenks sind jedoch schmerzhaft. Röntgenologisch fehlen typische Veränderungen. Sehr häufig tritt die akute aseptische Arthritis als Folge einer Distorsion auf und ist von dieser nicht zu differenzieren. Bei aseptischer Arthritis ist die Gelenkpunktion meist verzichtbar, jedoch empfiehlt es sich, bei jedem Verdacht auf ein Frühstadium einer septischen Arthritis die Synovia auf Zellzahl und -differenzierung, Proteingehalt und bakteriologisch zu untersuchen (s. Kap. 9.12).

Differentialdiagnostisch sind die von selbst reponierte Luxation oder Subluxation, die Arthrose, ein Status nach einem unentdeckt gebliebenen spitzen Trauma, septische Arthritis im Frühstadium, Epiphysitis und Osteomyelitis an der distalen Röhrbeinepiphyse (Kap. 9.9.1) sowie die akute Tendovaginitis der Fesselbeugesehnenscheide (Kap. 9.14.12) zu erwähnen.

Beurteilung, Behandlung: Die aseptische akute Arthritis des Fesselgelenks heilt üblicherweise im Zeitraum von 14 Tagen aus. Die Therapie besteht im Vermeiden der kritischen Situation, Ruhigstellen des Tieres, wenn möglich und im Aufwand zu vertreten, auch Immobilisation des Gelenks, kühlende Umschläge, Heparinsalben; wenn sich der Prozeß der Chronizität zuneigt jedoch hyperämisierende Salben, parenteral Antiphlogistika.

9.7.5 Arthrose des Fesselgelenks

Ch. Stanek

Definition, Vorkommen: Eine unter Degeneration des Gelenkknorpels und peripherer Knochenzubildung chronisch ablaufende Erkrankung, welche am Fesselgelenk ähnlich wie an anderen in die Bewegung stark einbezogenen Gelenken (»high motion joint«) abläuft. Meist sind mehrere Gelenke der Vorder- und Hinterextremitäten betroffen, Risikogruppen sind Altstiere, Besamungsstiere und alte Kühe (Fischerleitner & Stanek, 1987). Schalenbildung gelangt heute kaum mehr zur Beobachtung.

Ursache: Neben den für Arthrosebildung allgemein gültigen Ursachen wie individuelle Prädisposition, Übergewicht und besondere Beanspruchung beim Sprung sind Traumen oder Status nach Gelenkinfektion zu nennen. Oft läßt sich keine konkrete Ursache schlüssig ableiten.

Symptome, Diagnose, Differentialdiagnose: Schleichend zunehmende, oft bilaterale, eher geringgradige Lahmheit; der Gang wird steifer, die Fesselstellung steiler. Die Samenqualität ist meist nicht beeinträchtigt. Die Gelenke sind nicht bis geringgradig vermehrt gefüllt, das periartikuläre Gewebe oft verhärtet, aber nicht höher temperiert. Entscheidend ist die Röntgen-Diagnostik, jedoch gehen speziell alte Stiere trotz hochgradiger röntgenologischer Veränderungen oft durchaus akzeptabel. Eine hochgradige Lahmheit sollte erst nach gründlicher Untersuchung im Ausschlußweg einer Arthrose zugeschrieben werden.

Differentialdiagnostisch sind Klauenerkrankungen sowie Arthrosen anderer Gelenke (Sprung-, Knie-, Karpalgelenk; Spondylarthrose) erstrangig zu beachten. Unter den Zehengelenken sind die Klauengelenke gewöhnlich schwerer betroffen als Fessel- und Krongelenk.

Beurteilung, Behandlung: Die Arthrose des Fesselgelenks ist einer Behandlung schlecht zugänglich; die sehr langsame Progredienz der Fälle sollte aber einer übereilten Abschaffung des meist wertvollen Tieres entgegenstehen. Neben Antiphlogistika und hyperämisierenden Einreibungen (Jodsalben) ist bei entsprechender finanzieller Bedeckung auch an den Einsatz von aus der Pferdepraxis bekannten Präparaten, etwa Hyaluronaten oder Polysulfatierten Glukosaminoglykanen, zu denken. Diese Präparate sind allerdings beim Rind nicht zugelassen.

9.7.6 Septische Entzündung des Fesselgelenks

Ch. Stanek

Definition, Vorkommen: Die unter maßgeblicher bakterieller Beteiligung ablaufende septische Arthritis des Fesselgelenks kommt an den Hinterextremitäten häufiger vor als an den Schultergliedmaßen. Von Fällen der Polyarthritis beim Kalb (»Kälberlähme«) abgesehen, ist meist nur ein Bein betroffen. Mit einer Häufung beim Kalb sind alle Altersgruppen involviert. Die *Ursachen* sind wie bei septischen Arthritiden allgemein vier Gruppen zuzuordnen:

- Das die Gelenkkapsel direkt perforierende Trauma: Hier sind Schnitt- und Stichverletzungen v. a. an jenen Stellen, wo die Gelenkrezessus unmittelbar unter der Haut liegen, zu nennen.
- Eine Verletzung führt zu einer Abszeßbildung oder Nekrose, welche oft erst nach Wochen ins Gelenk einbricht.
- Hämatogene oder lymphogene Verschleppung der Keime mit subsequenter Arthritis. Dabei kann der Primärherd im Bereich der Extremität liegen – etwa bei infektiöser Zwischenklauennekrose, Phlegmonen oder septischer Arthritis des Klauengelenks. Aber auch Pyelonephritiden, weit entfernte Primärherde, wie Schwanzspitzennekrose, FK-Peritonitiden oder Pyometra, kommen in Frage.
- Eine Infektion einer anderen präformierten Struktur bricht in das Fesselgelenk ein. Hier ist v. a. die beim Kalb zu beobachtende Osteomyelitis an den Rollkämmen des Röhrbeins zu nennen. Auch eine Infektion der Fesselbeugesehnenscheide kann in das Fesselgelenk einbrechen und vice versa.

Symptome, Diagnose, Differentialdiagnose: Die klinischen Symptome können – entsprechend den unterschiedlichen Ursachen – sehr vielfältig sein. Perforierende Verletzungen reichen von der großflächigen Eröffnung des Gelenks mit freiliegenden Knochen über den erst nach sorgfältiger Rasur und Inspektion zu erfassenden Gabelstich. Herrscht Unklarheit, ob eine Verletzung das Fesselgelenk eröffnet hat, empfiehlt es sich, das Gelenk heterotop zu punktieren, die gewonnene Synovia zu analysieren und das Gelenk mit physiologischer Kochsalzlösung aufzufüllen. Fließt über die Verletzung Spülflüssigkeit ab, kann über die Kanüle gleich mit der Gelenkbehandlung (ausgiebige Spülung, intraartikuläre Antibiotika-Gabe) begonnen werden. Läßt sich keine lokale Ursache erkennen, liegt der Verdacht auf eine metastatische Infektion nahe.

Eine hoch- bis höchstgradige Lahmheit (überkötende Entlastungsstellung), auf den Fesselgelenkbereich beschränkte phlegmonöse Schwellung (Abb. 9-120, 9-121) bei beeinträchtigtem Allgemeinbefinden und veränderter Synovia sprechen für eine Gelenkinfektion. Hochgradige Lahmheit bei nur mäßiger Schwellung und unveränderter Synovia läßt an eine Osteomyelitits denken. Radiologisch ist in diesen Fällen ein umschriebener Aufhellungsherd subchondral an den Rollkämmen, seltener im Epiphysenbereich festzustellen.

Bei der *radiologischen Untersuchung* (Abb. 9-122) ist zu beachten, daß erste diskrete Veränderungen, v. a. Exostosen und Erweiterung des Gelenkspaltes, erst etwa 14 Tage nach der Infektion auftreten. Bei metastatischen Infektionen ist es notwendig, über dem Sekundärherd nicht den Primärherd zu übersehen und beide in die prognostische Beurteilung einzubeziehen.

Stets gibt die *sonographische Untersuchung* über den Zustand der Gelenkkapsel, des Gelenkknorpels und des Inhaltes der Gelenkhöhle Auskunft (Kofler, 1996, 1997).

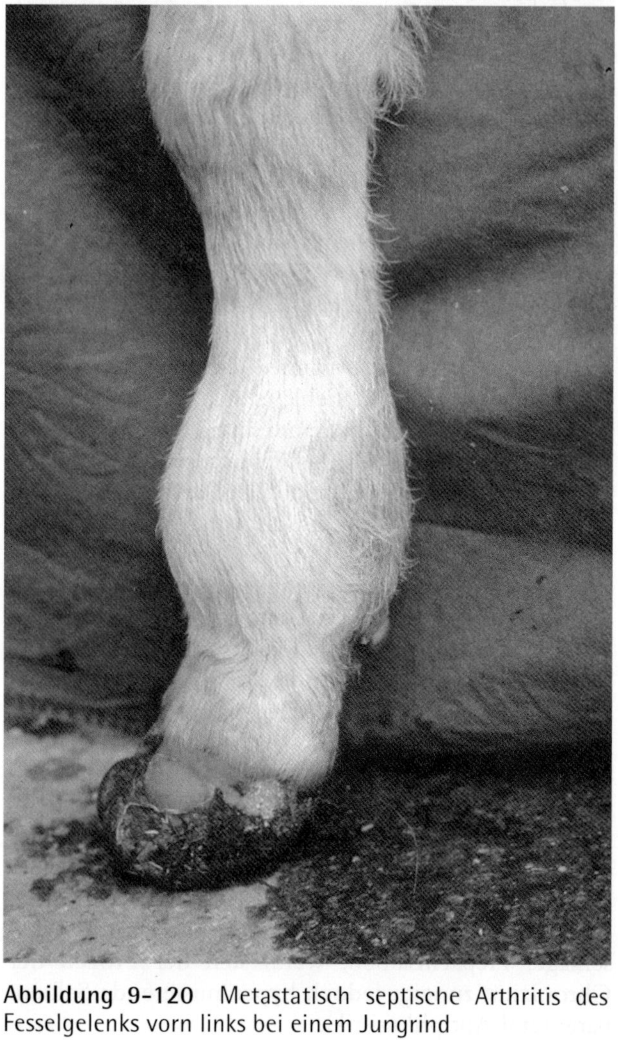

Abbildung 9-120 Metastatisch septische Arthritis des Fesselgelenks vorn links bei einem Jungrind

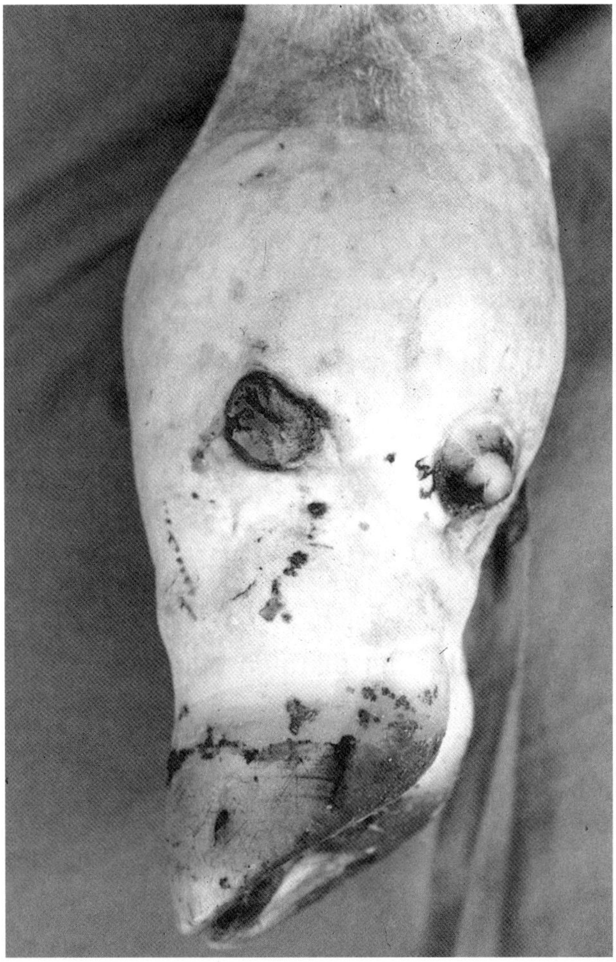

Abbildung 9-121 Septische Arthritis des Fesselgelenks bei einer Kalbin nach Gabelstich vor 4 Wochen (Einstichstelle dorsal der Afterklauen)

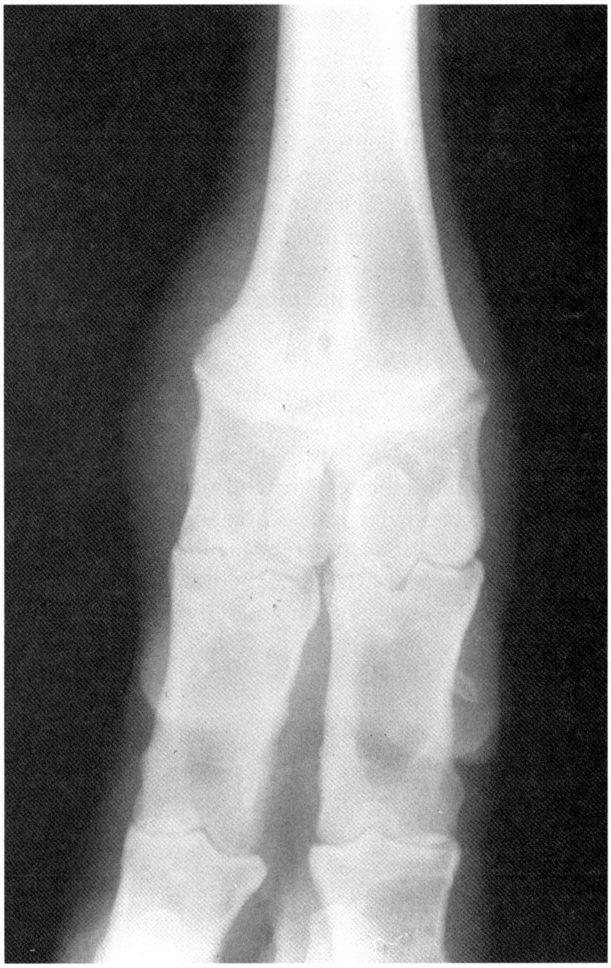

Abbildung 9-122 Chronische Epiphysitis metacarprica distalis mit Auftreibung der Epiphyse und Sklerosierung der anliegenden Spongiosa (Röntgen-Aufnahme) bei einem Jungstier (Kümmerer)

Prognostisch sind Fälle von Pyometra, bei welcher der Landwirt an eine Trächtigkeit glaubt, mit sekundärer metastatischer septischer Arthritis besonders heikel.

Differentialdiagnostisch sind intraartikuläre Fraktur, septische Tendovaginitis der Fesselbeugesehnenscheide (Kap. 9.14.2) sowie Phlegmone ohne Gelenkbeteiligung zu nennen.

■ **Behandlung, Beurteilung:** Die Therapie beinhaltet die parenterale antibiotische Behandlung und ggf. die intravenöse Stauungsantibiose. Lokal ggf. Wundexzision, Gelenkspülung mit Ringer-Laktat- und abschließend mit Polyvidon-Jod-Lösung 0,1% über dicklumige Kanülen, besser noch im Rahmen einer Arthroskopie, abschließend im allgemeinen Antibiose; oder (sofern ökonomisch vertretbar) das Einbringen von mit Gentamycin versehenen Methylmethacrylat-Perlen oder damit getränkten Kollagenschwämmen etc. und als Ultima Ratio die großflächige Gelenkeröffnung mit Kürettage und Spülung (Trent & Plumb, 1991; Meier, 1997; Ferguson, 1998). Die anatomischen Gegebenheiten machen eine effiziente Gelenkspülung schwierig. Ruhigstellung in einem Kunststoffverband nach der »Walking-cast-Technik« (Kap. 9.11). Bei Osteomyelitits einer Gelenkwalze beim Jungtier kann diese reseziert werden. Die klinischen Resultate sind ermutigend (Geishauer, 1997). Bei Osteomyelitis im Epiphysenbereich hat sich die Aufbohrung des Herdes und die Implantation von Spongiosa in Verbindung mit einem »Walking-cast« bewährt (Barneveld, 1994).

Prognostisch sind Gelenkinfektionen stets sehr vorsichtig zu beurteilen; ob ein vorgeschlagener Eingriff ökonomisch zu vertreten ist, muß im Einzelfall entschieden werden.

9.7.7 Verrenkung des Fesselgelenks

CH. STANEK

Ein seltenes Krankheitsgeschehen, das auf ein massives Trauma zurückzuführen ist. Vorder- oder Hinterextremitäten sind meist unilateral betroffen. Den anatomischen Gegebenheiten entsprechend, geht die Luxation mit Band- und Kapselrupturen einher, Frakturen der Gleichbeine hingegen sind sehr selten. Stets muß eine Mitbeteiligung von Knochen ausgeschlossen werden (Abb. 9-123).

Die *Diagnose* stützt sich auf die Feststellung abnormer Beweglichkeit, auf lokale Schwellung, die in chronischen Fällen derb ist, bei hochgradiger Lahmheit. Die Therapie besteht in Ruhigstellung in einem Kunstharzverband mit unterstützender antiphlogistischer Therapie. Bei schweren Tieren ist eine komplette Luxation sehr kritisch zu beurteilen, oft gelingt es nicht, die Gelenkstabilität wiederherzustellen.

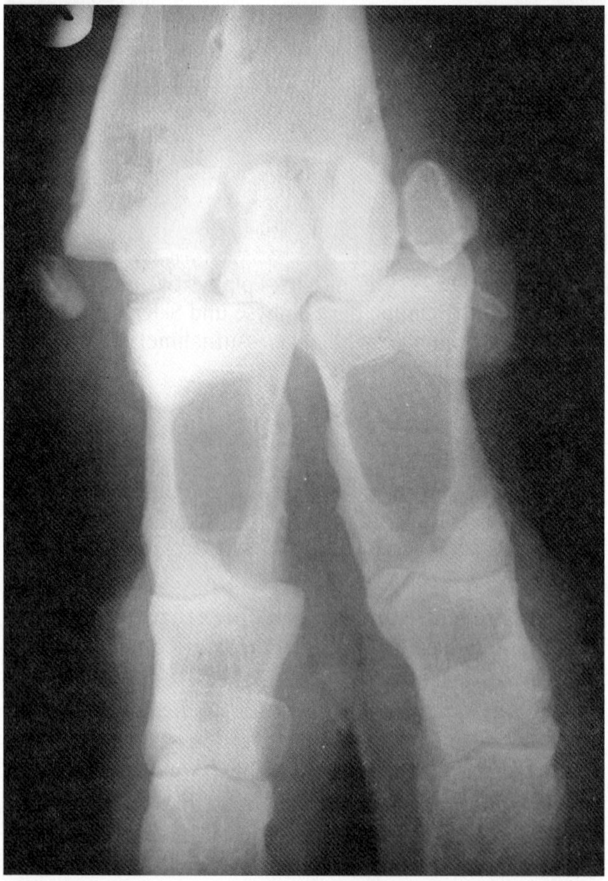

Abbildung 9-123 Verrenkung des Fesselgelenks: RÖNTGEN-Aufnahme einer Subluxation beider Fesselgelenke mit Absprengfraktur an einem Sesambein bei einer 5jährigen Kuh (RÖNTGEN-Aufnahme); erfolgreiche Reposition in Vollnarkose

9.7.8 Fraktur des Fesselbeins

CH. STANEK

Im Gegensatz zum Pferd werden beim Rind Frakturen des Fesselbeins sehr selten beobachtet. Hauptursache ist Ausgleiten auf schlüpfrigem Boden. Die Diagnostik stützt sich auf die RÖNTGEN-Untersuchung bei plötzlicher, hochgradiger Lahmheit; Krepitation oder Fehlstellung fehlen meist. Die Therapie sollte ausschließlich nach dem RÖNTGEN-Befund geplant werden. Es sind Osteosynthese (Verschrauben), Anlegen eines Kunstharzverbandes, eines »Walking-cast-bars«, aber auch die Entlastung durch Aufblocken der Nachbarzehe möglich. Werden die Fragmente nur unter Anästhesie reponiert, muß selbst unter Kunstharzverband mit erneuter Verlagerung gerechnet werden. Bei offener Fraktur muß zunächst die Infektion unter Kontrolle gebracht werden.

9.7.9 Fraktur der distalen Epiphysen des Röhrbeins

CH. STANEK

Definition, Vorkommen: Die Metakarpal- und Metatarsalknochen sind beim Rind von allen Knochen am häufigsten von Frakturen betroffen, und hier wiederum an der Vorderextremität häufiger als an der Beckengliedmaße (STEINER et al., 1993). Die distale Epiphysenfuge schließt sich erst mit 2–2,5 Jahren, daher bleibt bis zu diesem Zeitpunkt die Epiphyse eine Schwachstelle bei der Einwirkung von Rotations- oder Abduktionskräften. Dazu kommt, daß die Trochlea metacarpi jeder Zehe isoliert auf dem Epiphysenknorpel aufsitzt und daher einseitig einwirkende Kräfte besonders leicht zu einer Losreißung führen. Nach den Anamnesen handelt es sich nicht um langsam unter hormoneller Einwirkung stattfindende lytische Prozesse oder fehlende/fehlerhafte Ossifikationsvorgänge. Auch das meist einseitige Geschehen spricht für eine traumatische Genese. Es erscheint daher nicht gerechtfertigt, von einer *Epiphyseolyse* zu sprechen. Vielmehr liegt eine *Epiphysenfraktur* vor: Die Übernahme der von SALTER und HARRIS (1963) beim Menschen getroffenen Einteilung für das Rind ist dringend im Sinne einer einheitlichen Klassifikation von Frakturen zu empfehlen. Bei Schaftfrakturen ist die Epiphyse oft mitbeteiligt.

Ursache: Ätiologisch werden Sturz auf der Weide, Ausrutschen im Stall, beim Aufreiten, bei der Verladung oder beim Transport angegeben. Beim Neonaten treten Frakturen der distalen Röhrbeinepiphyse und des -schaftes infolge übermäßiger Zugausübung

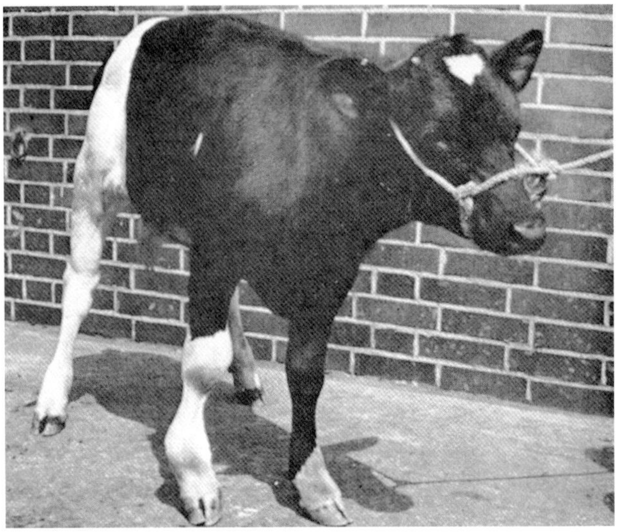

Abbildung 9-124 Epiphysenfraktur distal am rechten Röhrbein mit Achsenknick proximal des Fesselgelenks nach lateral

bei Schwergeburten, aber auch bei Einkeilung eines Röhrbeins im mütterlichen Becken auf.

Symptome, Diagnose: Die Symptome richten sich sehr wesentlich nach dem Frakturtyp und danach, ob die Stabilität noch gewährleistet ist: Plötzlich aufgetretene hoch- bis höchstgradige Lahmheit, massive Schwellung der Fesselgelenkgegend, Frakturhämatom, Fehlstellung oder Achsenknickung (Abb. 9-124). Krepitation kann fehlen. Epiphysenbrüche sind meist geschlossene Frakturen. Luxationen/Subluxationen treten oft vergesellschaftet mit Absprengungsfrakturen auf. Eine genaue Beurteilung und Therapieplanung kann nur nach radiologischer Untersuchung erfolgen (Kofler & Stanek, 1995) (Abb. 9-125A, B).

Beurteilung, Behandlung: Wesentliche Kriterien zur Behandlung der Fraktur der distalen Röhrbeinepiphyse sind: gedeckte oder offene Fraktur; Alter des

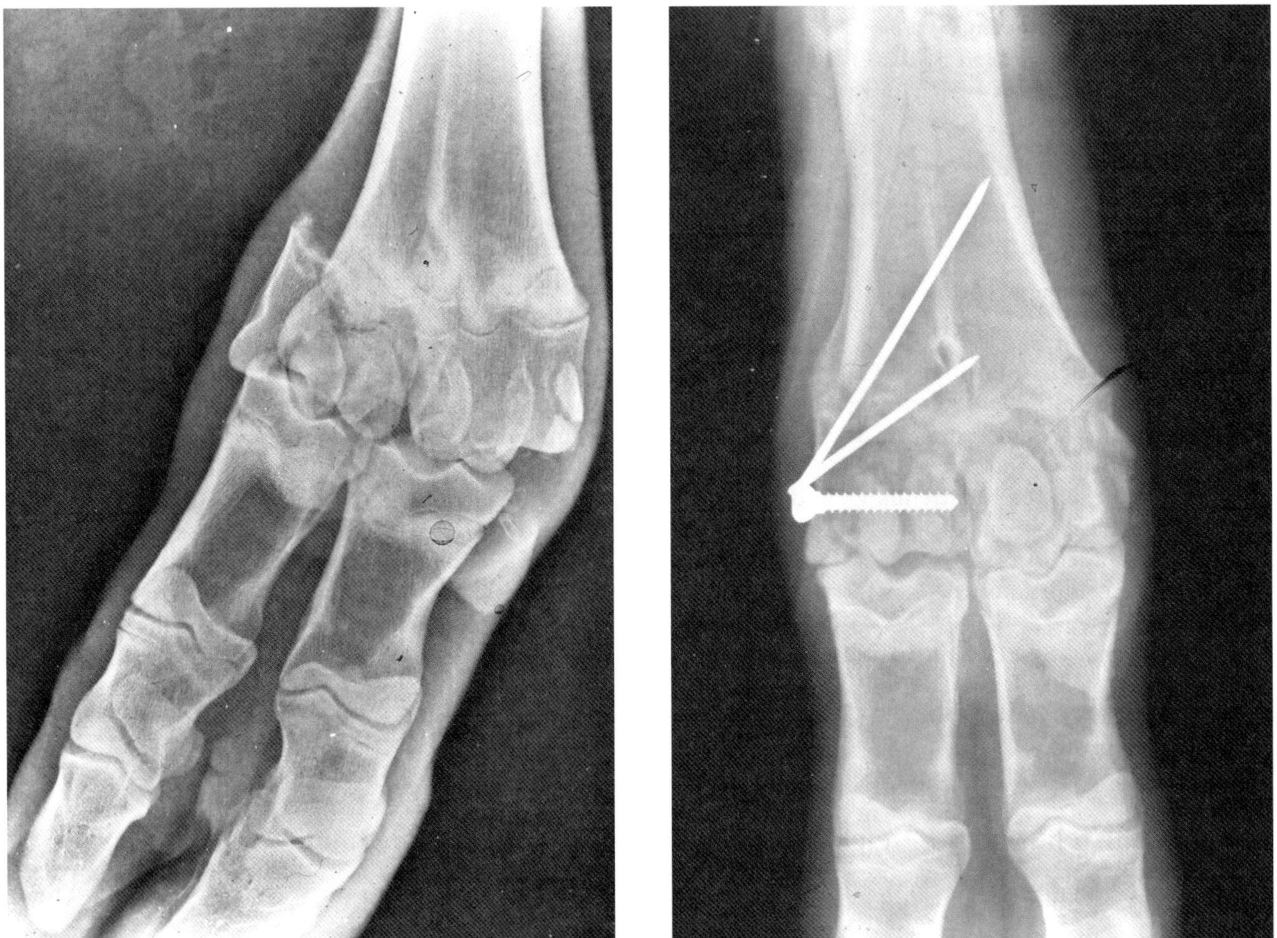

Abbildung 9-125A, B Epiphysenfraktur lateral vom Typ Salter-Harris III, Subluxation des Fesselgelenks und Fraktur des abaxialen Sesambeines der 3. Zehe bei einer Kalbin vor (A) und 6 Wochen nach (B) operativer Versorgung der Fraktur mit einer Zugschraube und 2 Steinmann-Nägeln und Anbringen eines Walking-cast (Röntgen-Aufnahmen). Der distale Nagelkanal ist proximal am Röhrbein noch erkennbar; gute Reposition, geringe Kallusbildung, zufriedenstellende Belastung

Tieres; alleinige Epiphysenfraktur oder Mitbeteiligung im Rahmen einer diaphysären Fraktur; ist es möglich, Belastungsstabilität zu erzielen; daneben natürlich auch ökönomische Faktoren. In vielen Fällen wird erst auf dem Transport, durch ungenügende Erstversorgung, aus einer gedeckten eine offene Fraktur (Steiner et al., 1989). Bei Vorhandensein mehrerer Fragmente ist trotz immobilisierenden (Kunstharz-)Verbandes oft keine gute Stabilisierung möglich. Andererseits kompensieren Rinder gering- bis mittelgradige Achsenfehlstellungen oder Rotationsfehlstellungen gut.

Unter zahlreichen *konservativen* und *operativen Maßnahmen* sind zu nennen: Kunstharzverband ohne oder mit Gehbügel; Kunstharzverband in Karpalbeugehaltung; Einbohren von 2 Steinmann-Nägeln proximal am Röhrbein, Verankerung derselben an einem Gehbügel mit folgender Extension des distalen Gliedmaßenendes und Anlegen eines Kunstharzverbandes – »Walking-cast-Technik« (Nemeth, 1988); Osteosynthese unter Verwendung von Schrauben, Steinmann-Nägel, seltener Verplattung (Auer et al., 1993; Kap. 9.11). Nicht in allen Fällen ist die Osteosynthese der konservativen Therapie überlegen (Kofler & Stanek, 1995).

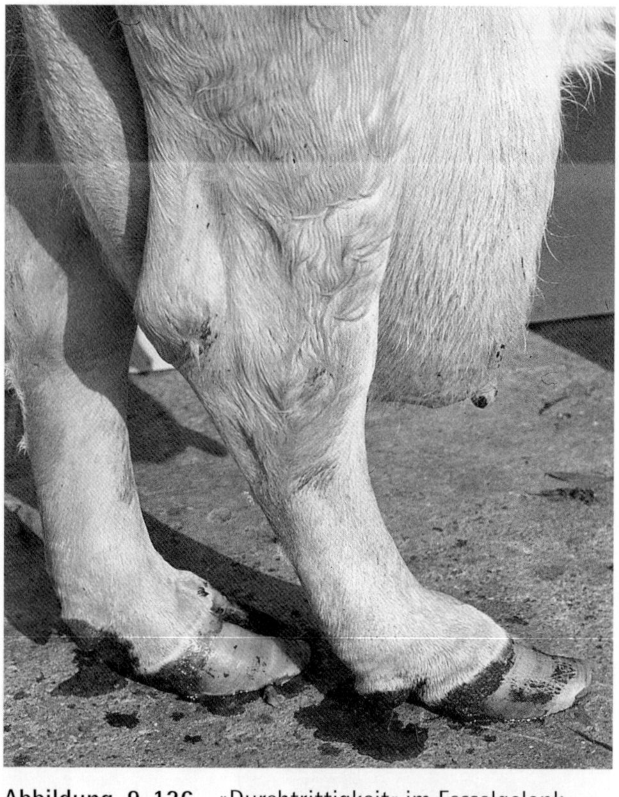

Abbildung 9-126 »Durchtrittigkeit« im Fesselgelenk

9.7.10 Krankheiten in der Umgebung des Fesselgelenks

Ch. Stanek

Hier sind zu nennen metaphysäre Frakturen, die septische Tendovaginitis der Fesselbeugesehnenscheide, selten der Sehnenscheiden der Strecksehnen, fakultativ in Kombination mit einer septischen Arthritis; Schnittwunden und Durchtrennungen der Sehnen oder des Fesseltrageapparates distal am Röhrbein; Erkrankungen an den Afterklauen, venöse Thrombosen nach Traumen, Phlegmonen oder intravenöser Staungsantibiose etc.

Bei Mineralisationsstörungen heranwachsender Tiere sind die Epiphysen aufgetrieben und z. T. auch auf Palpation schmerzhaft. Dies sind im Regelfall generalisierte Prozesse.

9.7.11 Fehlstellung im Bereich der Fessel

Ch. Stanek

Außer den an anderer Stelle beschriebenen angeborenen Fehlstellungen (Kap. 9.14.3) kommt auch *erworbene Steilstellung der Zehe* mit Einschluß des Fesselgelenks vor, wie z.B. nach Muskeldystrophie, nach septischen Arthritiden im Fesselgelenk, nach Kettenhang, früher bei Zugochsen nach hochgradiger Tendinitis etc. Die Klauen sind dann zu »Bockklauen« verformt, das Fesselgelenk derb aufgetrieben und kaum mehr streckbar. Auch die Beugung ist eingeschränkt. Die Fehlstellung im Fesselgelenk ist bei Muskeldystrophie meist mit einer Karpalbeuge kombiniert. In manchen Fällen spielen auch Spurenelementmangel oder chronische Vergiftungen eine Rolle. Dies trifft v. a. für bestandsweise gehäuft und an mehreren Gliedmaßen gleichzeitig auftretende Stellungsanomalien dieser Art zu.

Bei der *Durchtrittigkeit im Fesselgelenk* (Abb. 9-126) ist das Gelenk ebenfalls nur mitbeteiligt. Das Krankheitsbild wird nach Ruptur der Beugesehnen beobachtet, da der M. interosseus das auf die Extremität entfallende Gewicht allein nicht tragen kann. Einseitig tritt das Bild bei langdauernder Schonung der kontralateralen Extremität auf.

9.8 Krampfzustände an den Hintergliedmaßen

G. Dirksen

9.8.1 »Krämpfigkeit«

Definition: Bei dem überkommenerweise »Krämpfigkeit« genannten Leiden handelt es sich um eine chronisch-fortschreitende neuromuskuläre Störung älterer Rinder, die durch anfallsweise auftretende klonisch-tonische Krampfzustände an den Hintergliedmaßen gekennzeichnet ist; im weiteren Verlauf können die Krämpfe auch auf Rücken- und Halsmuskulatur übergreifen. *Andere Bezeichnungen:* »Gliedersucht«, »Stallkrampf«; engl. crampiness, spastic syndrome, stretches; frz. syndrome spasmodique des bovins.

Vorkommen: Das Leiden ist seit langem bekannt und in zahlreichen Zuchtgebieten bei Milch- wie Fleischrindern beobachtet worden. Es befällt fast nur ältere Tiere ab dem 4. Lebensjahr; von den Milchkühen sollen vorzugsweise Hochleistungstiere betroffen werden. In älteren retrospektiven Erhebungen ergaben sich Hinweise, daß männliche Rinder – relativ gesehen – häufiger erkranken als weibliche, jedoch fehlt dafür bislang der schlüssige Beweis; unter den früher üblichen Bedingungen der winterlichen Stallhaltung in Anbindung zeigte sich regional eine jahreszeitliche Zunahme zu Ende des Winters und im Frühjahr, während anderenorts keine saisonale Variation festzustellen war. Die Krankheit scheint in neuerer Zeit seltener aufzutreten, was damit zusammenhängen könnte, daß sich die durchschnittliche Nutzungsdauer der Kühe verkürzt hat oder daß sich Haltungs- und Fütterungsbedingungen im Vergleich zu früher wesentlich geändert haben.

Ursache, Pathogenese: Ätiologie und Entwicklung des Leidens sind bislang ungeklärt; möglicherweise sind sie nicht einheitlicher Natur (abgesehen davon, daß mitunter andersartige Erkrankungen mit ähnlichen Erscheinungen als »Krämpfigkeit« angesprochen werden). So wurde z. B. in einem Fall »fortgeschrittener Krämpfigkeit« Meningealtuberkulose nachgewiesen (Vandevelde & Fankhauser, 1987); histologische Untersuchungen anderer Autoren an krämpfigen Rindern ergaben im ZNS keine auffälligen Veränderungen (Frauchiger & Hofmann, 1941).

In morphologischen Untersuchungen an Nervensystem und betroffenen Muskeln eines an »Spastic Syndrome« leidenden Bullen (Holstein) fanden sich in peripheren Nerven minimale De- und Remyelinisierungsherde mit axonaler Degeneration, denen aber keine ätiologische Bedeutung beigemessen wurde; die Skelettmuskeln enthielten in geringem Grade atrophische Muskelfasern vom Typ 2; ansonsten wiesen mehrere Gelenke arthrotische Veränderungen auf (Wells et al., 1987).

Ursächliche Bedeutung wurde ferner chronisch-deformierenden Prozessen an der Lendenwirbelsäule und am Kreuzdarmbeingelenk beigemessen (Kap. 10.2.9). Es ließen sich aber bisher keine spezifischen Veränderungen nachweisen, worin sich diese Verknöcherungen von denen gesunder oder andersartig erkrankter Rinder unterscheiden.

Von »Krämpfigkeit« befallene Kühe weisen oft an den Hintergliedmaßen (ein- oder beidseitig) Klauenentzündungen, insbesondere Rusterholzsche Sohlengeschwüre auf, und es stellt sich daher die Frage nach dem sekundären, möglicherweise aber primären Charakter solcher Prozesse. Wie die Erfahrung zeigt, können sich die Muskelspasmen nach dem Abheilen der Klauenerkrankung mitunter wieder verlieren; daher sollten nur solche Fälle der »echten Krämpfigkeit« zugerechnet werden, bei denen die neuromuskuläre Störung trotz abklingender Klauenentzündung bestehen bleibt oder wiederkehrt. Nach Beobachtungen von Suter (1934) und systemischen retrospektiven Erhebungen (Smedegaard, 1964; Sponenberg, 1987) scheint eine genetische Prädisposition für dieses Leiden möglich.

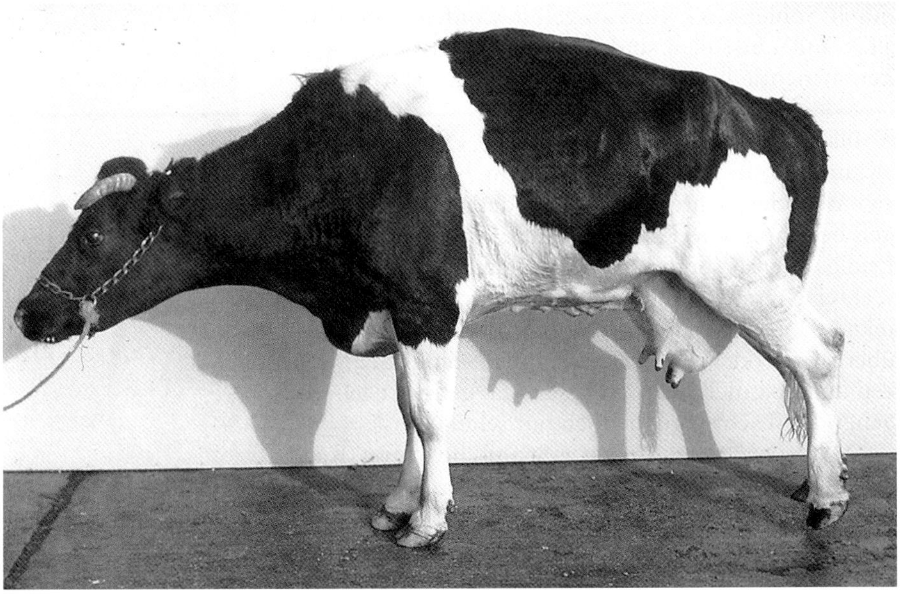

Abbildung 9-127
»Krämpfigkeit« bei einer Kuh

Symptome: Während sich die Patienten im Liegen völlig normal verhalten, treten unmittelbar nach dem Auftreiben an den Hintergliedmaßen (anfangs mitunter nur einseitig) einzelne Zuckungen und bald eigenartige klonisch-tonische Spasmen v. a. im Bereich der langen Sitzbeinmuskeln auf. Während eines derartigen Anfalles werden die Extremitäten gewöhnlich leicht gespreizt weit nach hinten gestellt, und gelegentlich wird das am stärksten betroffene Bein zitternd angehoben. Bleibt der Krampf auf die Nachhand beschränkt, wird der Rumpf nach vorn geschoben und das Körpergewicht auf die Vorderbeine verlagert (Abb. 9-127). Bei progressivem Verlauf des Leidens können die Krämpfe auch die langen Rückenmuskeln und die Vorhand einbeziehen, so daß das Tier dann eine sägebockartige Stellung einnimmt. Im Extremfall erfassen die Spasmen auch die Halsmuskulatur, und es steigt unter Aufbiegen des Halses mit den Vorderbeinen in die Krippe. Manchmal setzt der Krampf auch in der Bewegung ein; der Patient verharrt dann plötzlich zitternd und zuckend in der geschilderten typischen Haltung oder geht mit kleinen gehemmten Schritten und gespreizten Hinterbeinen weiter. Sobald sich die Spasmen nach einigen Sekunden oder Minuten lösen, sind Stehen und Laufen wieder normal, bis sich der Vorgang nach kurzer Pause oder erst nach Stunden wiederholt. Das Sensorium bleibt während der Krampfanfälle stets ungetrübt. Falls keine Komplikationen eintreten (Klauenentzündungen), werden Futteraufnahme, Nährzustand und Milchleistung erst im fortgeschrittenen Stadium beeinträchtigt.

Beurteilung: Nach Perioden mit häufigen Anfällen kann das Leiden vorübergehend vollständig abklingen, kehrt aber nach 1–6 Monaten um so heftiger zurück. Dauerheilungen waren bislang nur bei Patienten zu beobachten, bei denen die Krämpfe offensichtlich durch Sohlengeschwüre ausgelöst worden waren. In allen anderen Fällen sind die Heilungsaussichten daher vorsichtig bis ungünstig zu beurteilen.

Diagnose, Differentialdiagnose: Die Erkennung der »Krämpfigkeit« kann schwierig sein, wenn zugleich an einer oder mehreren Klauen Lederhautentzündungen bestehen. Die Klärung ergibt sich dann aus dem Erfolg oder Mißerfolg der Klauenbehandlung. Bei »echter Krämpfigkeit« sollen sich durch äußere oder rektale Druckpalpation in Höhe des Lumbosakralüberganges oder des Kreuzdarmbeingelenks Schmerzen und Spasmen auslösen lassen; das gelingt nach eigenen Beobachtungen jedoch nur selten.

Differentialdiagnostisch ist v. a. Spastische Parese (Kap. 9.8.3) zu berücksichtigen, die sich aber anhand der charakteristischen Befunde leicht unterscheiden läßt: dauerhafter tonischer Krampfzustand des M. gastrocnemius mit straff gespannter Achillessehne, mitunter periodisch verstärkte Kontraktion, unterschiedliche Beteiligung weiterer Muskeln. Weitere abzugrenzende Leiden sind Chronisch-deformierende Spondylose/Spondylarthrose (Kap. 10.2.9), Osteochondrose (Kap. 9.17.6) und Polyarthrose (Kap. 9.9.2).

Behandlung: Eine sichere Therapie für »echte Krämpfigkeit« ist nicht bekannt. Versuchsweise käme die mehrmalige Applikation nichtsteroidaler Antiphlogistika in Frage; ferner ist zu prüfen, ob anstelle des früher benutzten Mephenesin ein anderes Muskelrelaxans probeweise anwendbar wäre. Kontrolle der Mineral- und Wirkstoffversorgung (auch Vitamin E und Selen) und ggf. Korrektur, sachgemäße Behandlung etwaiger Klauenveränderungen.

9.8.2 »Streukrampf«

Ähnlich dem sog. »Hahnentritt« des Pferdes ist auch beim Rind hin und wieder krampfartiges Hochziehen einer Hintergliedmaße zu beobachten. Es zeigt

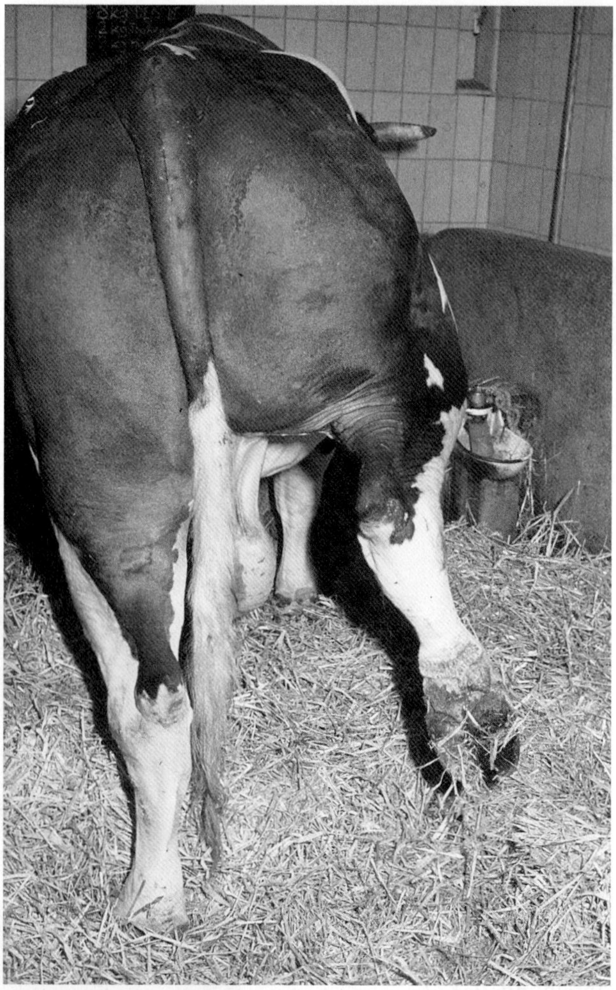

Abbildung 9-128 »Streukrampf« bei einer Kuh

sich gewöhnlich nur am stehenden Tier und beschränkt sich meist auf eine Seite (Abb. 9-128). Über die Ätiologie ist wenig bekannt, doch kann ein derartiger Krampf augenscheinlich durch Schmerzzustände an den Extremitäten ausgelöst werden (Reizung peripherer Nerven); in anderen Fällen liegt dem »Streukrampf« offenbar eine Zerrung oder Luxation des Kreuzdarmbeingelenks (Kap. 9.4.1) zugrunde.

Symptome, Beurteilung: Unmittelbar nach dem Auftreiben wird das betroffene Bein unter m. o. w. starker Beugung des Sprung- und Kniegelenks wiederholt krampfhaft angezogen und schnell wieder gesenkt. Seltener wird die Gliedmaße unter leichter Abduktion mehrere Sekunden lang gebeugt gehalten und dann langsam oder mit Unterbrechungen wieder gestreckt; zugleich sind Vorwärtsdrängen, Anspannung der Rumpfmuskulatur und Kurzatmigkeit beobachtet worden. Die Störung kann innerhalb von 2–4 Wochen fast völlig abklingen, aber auch über mehrere Monate bestehen bleiben. Therapeutisch wären die gleichen Maßnahmen wie bei »Krämpfigkeit« zu versuchen (s. o.).

9.8.3 Spastische Parese der Hintergliedmaßen

Definition: Mit dieser Bezeichnung wird ein unioder bilateraler tonischer (mitunter aber undulierender) Krampfzustand an den Hintergliedmaßen belegt, an dem stets der M. gastrocnemius und der M. flexor digitorum [digitalis] superficialis beteiligt sind. Ferner können in von Fall zu Fall wechselnder Kombination zusätzlich die Mm. biceps femoris, semitendinosus, semimembranosus, quadriceps sowie die Adduktoren daran teilnehmen. Das Leiden zeigt sich nur im Stehen und Gehen. *Andere Bezeichnungen:* »Stelzfuß«, »Stuhlbeinigkeit«, ELSO-II-Hacke; bovine spastic paresis, straight hock, parésie spastique.

Vorkommen: Im älteren Schrifttum finden sich bereits Mitteilungen über den sog. »Stelzfuß« des Rindes, eine mit starker Streckstellung verbundene Bewegungsstörung an den Hintergliedmaßen. Es ist zu vermuten, daß es sich dabei schon um das hier in Rede stehende Leiden gehandelt hat. Anfang des 20. Jh. scheint seine Häufigkeit – vornehmlich in der Schwarzbuntzucht – deutlich zugenommen zu haben; die Krankheit wurde jedoch erst 1932 (Götze) und 1939 (Rosenberger) eingehend beschrieben und wird seitdem als »Spastische Parese« (SP) bezeichnet. Inzwischen ist die SP in nahezu allen europäischen Ländern, in Südafrika, den USA, Kanada, Australien, Indien sowie weiteren Regionen und in mehr als 20 Rinderrassen beobachtet worden. Es liegen zwar verschiedene Angaben über das Vorkommen in einzelnen Zuchtgebieten oder in der Nachkommenschaft bestimmter Vatertiere vor, z. Zt. stehen jedoch keine aktuellen Daten zur Verfügung, die eine allgemeine Aussage zulassen würden. Nach wie vor scheint »Spastische Parese« bei männlichen Tieren häufiger als bei weiblichen aufzutreten. Im übrigen ist hinsichtlich von Häufigkeitsangaben zu berücksichtigen, daß schwer zu beurteilende Grenzfälle (z. B. steile Nachhand) vorkommen und die SP zuweilen mit »Krämpfigkeit« verwechselt wird.

Formen: Überkommenerweise werden eine sog. *»Frühform«* und eine *»Spätform«* unterschieden. Bei ersterer, sie ist am häufigsten, zeigt sich die SP bereits in den ersten Lebenswochen bis zum Alter von 8 Monaten; die Spätform manifestiert sich dagegen erst im (2.–)4.–6. Lebensjahr. Neugeborene Kälber können während der ersten Lebenstage eine extreme Steilstellung der Hintergliedmaßen zeigen, die nicht auf SP, sondern lediglich auf abnormem Muskeltonus beruht.

Ursache: Es handelt sich um ein vermutlich polygen veranlagtes Erbleiden mit unterschiedlicher Penetranz; zu seiner Manifestation, d. h. zum Erreichen des Schwellenwertes, scheinen auch (»peristatische«) Milieufaktoren beizutragen (Stegenga, 1964). Die Lokalisation der krampfauslösenden Ursache ist bislang nicht schlüssig geklärt. Während früher ein myogener Ursprung vermutet wurde, sprechen neuere Untersuchungen eher für einen zentralnervösen Defekt. So ist es gelungen, sowohl durch epidurale Injektion einer schwachen Procainlösung, mit welcher nur die efferenten Nerven ausgeschaltet wurden, als auch mittels Durchschneidung der dorsalen afferenten Nervenwurzeln den Spasmus des M. gastrocnemius auszuschalten (De Ley & De Moor, 1977, 1979/80). Daraus wurde auf eine Überfunktion des myostatischen Reflexes im Gastroknemius geschlossen. Liquoranalysen ergaben bei spastischen Probanden eine vergleichsweise geringere Konzentration an Homovanillinsäure (die einen verminderten Dopaminstoffwechsel anzeigt; De Ley & De Moor, 1975).

Symptome: Von der Frühform des Leidens betroffene Kälber lassen während der ersten Lebenstage oder -wochen im Stehen oft nur eine steile Winkelung eines oder beider Sprunggelenke erkennen; mit zunehmendem Lebensalter wird der Fersenhöcker dann immer stärker an das distale Tibiaende herangezogen und der Tarsus dadurch in dauernde extreme Streckstellung gebracht (sog. »Stuhlbeinigkeit«).

In leichteren Fällen fußen die Klauen des kranken Beines noch auf dem Boden; bei fortgeschrittener Er-

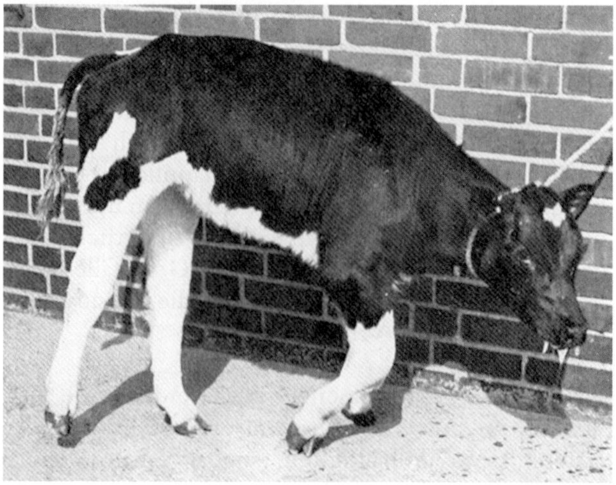

Abbildung 9-129 Spastische Parese beider Hintergliedmaßen (Frühform) und angeborene Verkrümmung des rechten Vorderbeins

krankung erscheint jedoch die gesamte Gliedmaße verkürzt: das am stärksten betroffene Bein wird dann nur noch mit der Klauenspitze aufgesetzt oder zeitweise extrem gestreckt freischwebend nach hinten und innen gehalten (Abb. 9-129, 9-130). Auch das Kniegelenk wirkt angehoben, so daß die Kontur der Hinterbackenmuskulatur gekehlt aussieht. Sind beide Seiten erkrankt, so wechseln die Patienten häufig das Standbein oder liegen viel.

Die Betastung ergibt, daß sich der M. gastrocnemius sowie weitere beteiligte Muskelgruppen (s. o.) in tonischem Krampfzustand befinden und die Achillessehne »eisenhart« gespannt ist. Die Schwanzwurzel ist leicht angehoben. Am liegenden oder ruhig stehenden Tier erweist sich die passive Beweglichkeit der Gelenke der erkrankten Gliedmaße(n) jedoch als nicht (oder kaum) beeinträchtigt.

Beim Gehen ist das Vorführen der spastischen Extremität stark gehemmt; in schweren Fällen berührt sie nur kurz, auf der Zehenspitze stützend, den Boden oder pendelt mit, ohne zu fußen. Entwicklung und Allgemeinbefinden werden erst im fortgeschrittenen Stadium in Mitleidenschaft gezogen.

Im weiteren Verlauf entwickeln sich am Tarsalgelenk hydropische und arthrotische Veränderungen mit palpierbaren Knochenauftreibungen am kranialen Rand der Tibiaepiphyse. Sofern nur ein Bein betroffen ist, kann sich infolge der Gewichtsverlagerung auf die gesunde Seite dort »Durchtrittigkeit« der Zehe und Achsenverschiebung einstellen. Bei den von der Frühform der SP betroffenen Kälbern liegt nicht selten zugleich eine angeborene Verkrümmung der Vordergliedmaßen vor (Kap. 9.10.4, Abb. 9-129), oder es kann sich eine ähnliche, aber erworbene »Vorbiegigkeit« infolge der Gewichtsverlagerung auf die Vorhand entwickeln. Im *Blutserum* der Patienten liegt die Aktivität der CK im oberen Bereich der Norm, die der AP ist erhöht; das *Elektromyogramm* das M. gastrocnemius weist erhöhte Aktivität bei normalem Kurvenverlauf aus.

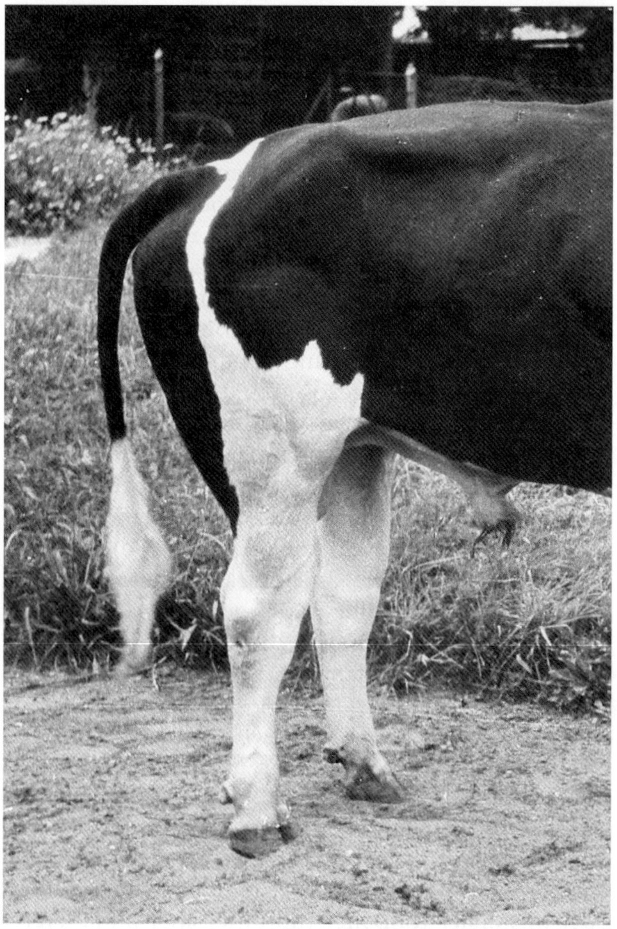

Abbildung 9-130 Deckbulle mit Spastischer Parese beider Hinterbeine (Spätform)

■ **Verlauf:** In Fällen, in denen zunächst nur ein Hinterbein erkrankt ist, wird früher oder später meist auch die andere Hinterextremität von Dauerspasmus erfaßt. Die nicht betroffenen Muskeln der Nachhand verfallen allmählich der Atrophie; männliche Tiere zeigen Deckunlust, bei weiblichen geht die Milchleistung zurück. Merkmalsträger werden daher oft vorzeitig abgeschafft.

■ **Diagnose, Differentialdiagnose:** Bei ausgeprägten klinischen Erscheinungen fällt die Erkennung der SP nicht schwer. Diagnostische Schwierigkeiten können bei steiler Hinterhand ohne erkennbare Dauerkontraktion des Gastroknemius auftreten. Solche Tiere sollten besser gemästet und verwertet werden, anstatt sie zur Zucht zu verwenden. Die Radiographie des Tarsus ergibt positivenfalls Exostosen und arthrotische

Veränderungen des Tibiotarsalgelenks sowie keilförmige Epiphysenfugen; der Kalkaneus, insbesondere seine Epiphyse, ist zur Tibia hin abgebogen.

Differentialdiagnostisch ist die Dislocatio patellae dorsalis (Kap. 9.5.18.1) daran zu unterscheiden, daß sich das Bein bei verhakter Patella nicht mehr passiv beugen läßt, während das bei SP, wenn auch in beschränktem Maße, stets möglich ist. Bei Krämpfigkeit (Kap. 9.8.1) treten die Spasmen nur anfallsweise auf und haben klonisch-tonischen Charakter, zudem erkranken daran nur Erwachsene. Kniegelenkentzündungen (Kap. 9.5.15) sind anhand der örtlichen Befunde und des Fehlens von Muskelspasmen zu diagnostizieren.

Beurteilung: Im Jungtieralter ist die SP durch rechtzeitige Operation meist dauerhaft zu beseitigen, doch dürfen betroffene Tiere nur zur Mast, keineswegs zur Zucht verwendet werden. Ferner ist zu berücksichtigen, daß nach unilateraler Erkrankung und Operation anschließend das andere Bein spastisch werden kann und daher auch die Wirtschaftlichkeit der Behandlung zu überdenken ist. An »Spätform« leidende Probanden sind alsbald der Verwertung zuzuführen.

Sektionsbefund: Die makroskopischen Veränderungen entsprechen den oben beschriebenen Befunden. Periphere Nerven, Rückenmark und Gehirn lassen keine regelmäßig vorkommenden Alterationen erkennen, die als SP-spezifisch einzustufen wären.

Behandlung: Die Therapie der SP ist bislang nur auf chirurgischem Wege möglich, wofür verschiedene Verfahren zur Verfügung stehen. Die Schmerzausschaltung geschieht gewöhnlich via Epiduralanästhesie, erforderlichenfalls nach Prämedikation von Xylazin. Es ist zu beachten, daß durch mißglückte Aufstehversuche vor Abklingen der Betäubung Ruptur von Gastroknemius oder oberflächlicher Beugesehne und weitere Komplikationen entstehen können und daher die Gliedmaßen so lange aneinandergefesselt bleiben müssen, bis sich der Patient wieder selbständig sicher erheben kann. Sind beide Hintergliedmaßen betroffen, so sollte zunächst die am schwersten erkrankte operiert werden und erst nach 10–14 Tagen die andere. Bei allen Operationen in diesem Bereich ist auf eine stabile Vereinigung der Hautwunde zu achten (evtl. Hefte mit Gazepolster unterlegen); sie sollte für 8–10 Tage durch einen elastischen Verband abgedeckt werden. Für die Operation wird der Patient in der Weise in Seitenlage fixiert, daß das betroffene Hinterbein oben und gestreckt rechtwinklig zum Rumpf liegt und die Fixation für die Funktionsproben leicht gelockert werden kann.

➤ *Tenotomie von beiden Schenkeln der Achillessehne und partielle Tenotomie der oberflächlichen Beugesehne.* Die seinerzeit von Götze (1932) erprobte und vornehmlich für leichtgewichtige Jungtiere empfohlene Methode (Abb. 9-131) wurde inzwischen weitgehend durch die nachfolgend beschriebenen Verfahren ersetzt.

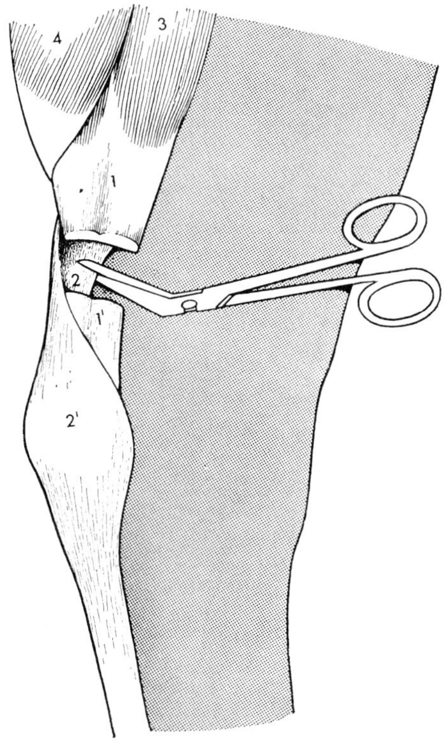

Abbildung 9-131 Tenotomie der aus den Endsehnen des Caput laterale und Caput mediale des M. gastrocnemius bestehenden Achillessehne und halbe Durchschneidung der Sehne des oberflächlichen Zehenbeugers (Götze, 1932): 1 = Achillessehne (durchtrennt); 2 = Sehne des oberflächlichen Zehenbeugers, die zur Hälfte durchschnitten wird; 2 = seine Fersenkappe; 3 = M. gastrocnemius (lateraler Bauch); 4 = M. semitendinosus

➤ *»Tripeltenektomie«* (Pavaux et al., 1983, 1988; Abb. 9-132 bis 9-134): Das Operationsfeld wird kaudolateral auf halber Länge der Achillessehne vorbereitet und ein etwa 8 cm langer Schnitt durch Haut und Faszie gelegt. Nachdem man die oberflächliche Beugesehne identifiziert hat, wird die ihr anliegende Sehne des medialen (oberflächlichen) Gastroknemiuskopfes freipräpariert, durchtrennt und ein etwa 2 cm langes Stück exzidiert. Sodann wird der tibiawärts liegende Tendo accessorius freigelegt, der Sehnenzüge der Mm. biceps femoris, gracilis, semitendinosus und semimembranosus enthält und die Sehne des lateralen

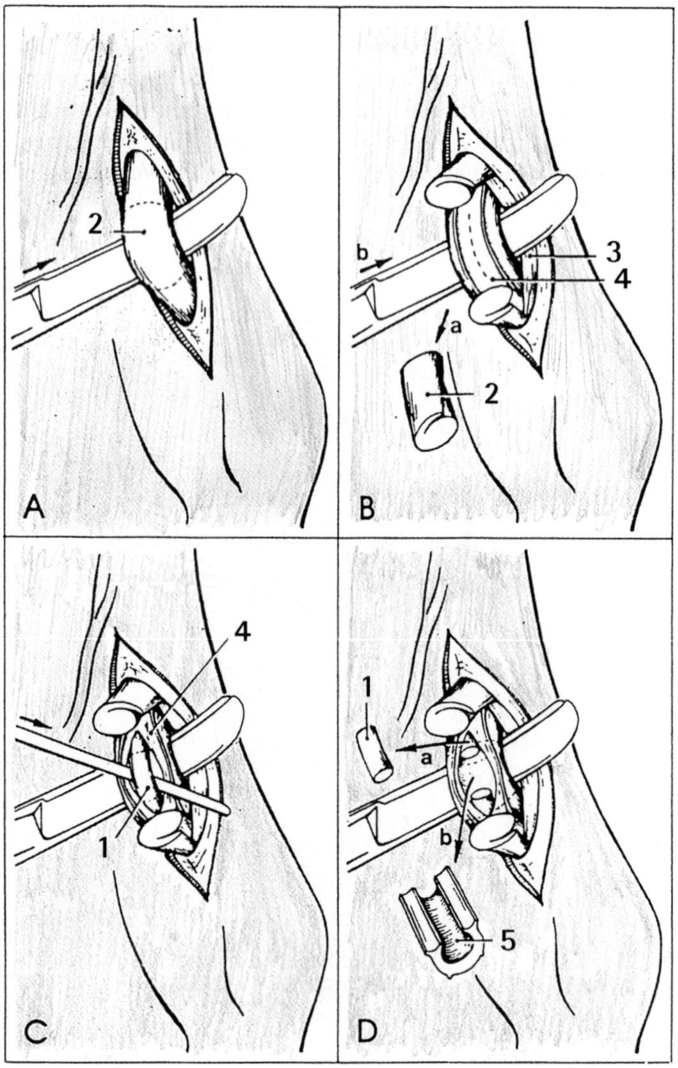

Abbildung 9-132A–D »Tripeltenektomie« zur Behandlung der Spastischen Parese (PAVAUX et al., 1983, 1985).
A: Freipräparieren und Unterfangen der oberflächlichen Gastroknemiussehne (2).
B: Nach Exzision eines etwa 2 cm langen Stückes der oberflächlichen Gastroknemiussehne (2,a) wird der Tendo accessorius (4) freigelegt und mit gebogener Schere unterfangen (b); letzterer umschließt die tiefe Gastroknemiussehne als Sehnenscheide.
C: Tendo accessorius (4) zur Kontrolle im Sehnenverlauf geöffnet und tiefe Gastroknemiussehne (1) mittels Sonde unterfangen.
D: Exzision eines Stückes (2 cm) der tiefen Gastroknemiussehne (1,a) und des Tendo accessorius (5,b). Beide Sehnenstücke können auch gemeinsam (»en bloc«) ektomiert werden

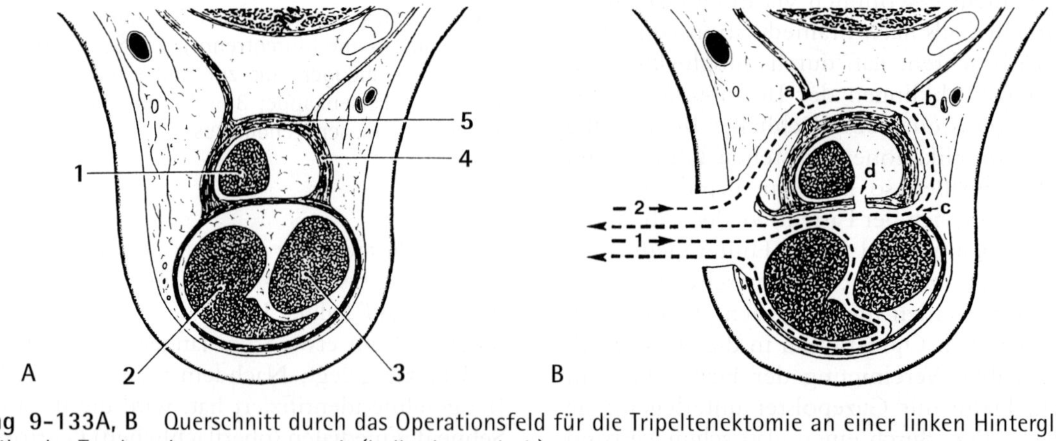

Abbildung 9-133A, B Querschnitt durch das Operationsfeld für die Tripeltenektomie an einer linken Hintergliedmaße in halber Höhe des Tendo calcaneus communis (halbschematisch).
A: Lage und Inhalt beider Sehnenscheiden; 1 = Tendo gastrocnemius profundus; 2 = Tendo gastrocnemius superficialis; 3 = Sehne des M. flexor digitorum superficialis; 4 = Tendo-accessorius-Scheide; 5 = Tendo accessorius.
B: Präparationswege zum Freilegen der oberflächlichen Gastroknemiussehne (1) und des Tendo accessorius mit tiefer Gastroknemiussehne (2); a, b, c = zu durchtrennende sehnige Verbindungen, d = anzulegende Kontrollöffnung (PAVAUX et al., 1983, 1985)

(tiefen) Gastroknemiuskopfes als Sehnenscheide umschließt. Um sicher zu gehen, wird über eine kleine Längsöffnung kontrolliert, ob der isolierte Strang die Sehne enthält. Nun kann in zweierlei Weise weiteroperiert werden: entweder man exzidiert nacheinander ein etwa 2 cm langes Stück aus der Gastroknemiussehne und dem Tendo accessorius, oder beide Sehnenzüge werden jeweils gemeinsam (»en bloc«) durchschnitten. Dabei ist die kraniomedial des Tendo accessorius verlaufende A. saphena zu schonen. Alle Sehnen zuerst proximal durchtrennen, da sich der jeweilige Stumpf danach zurückzieht und dann nur noch schwer zu erreichen ist. Antibiose, Faszien- und Hautnaht, Verband.

➤ *Neurektomie des N. tibialis* (Abb. 9-135 bis 9-137): Das von De Moor et al. 1964 beschriebene Verfahren der differenzierten Denervation des M. gastrocnemius wurde inzwischen in verschiedener Weise ergänzt und modifiziert. Am in Seitenlage befindlichen Patienten wird die zu operierende Extremität in annähernd physiologischer Winkelung leicht lösbar fixiert.

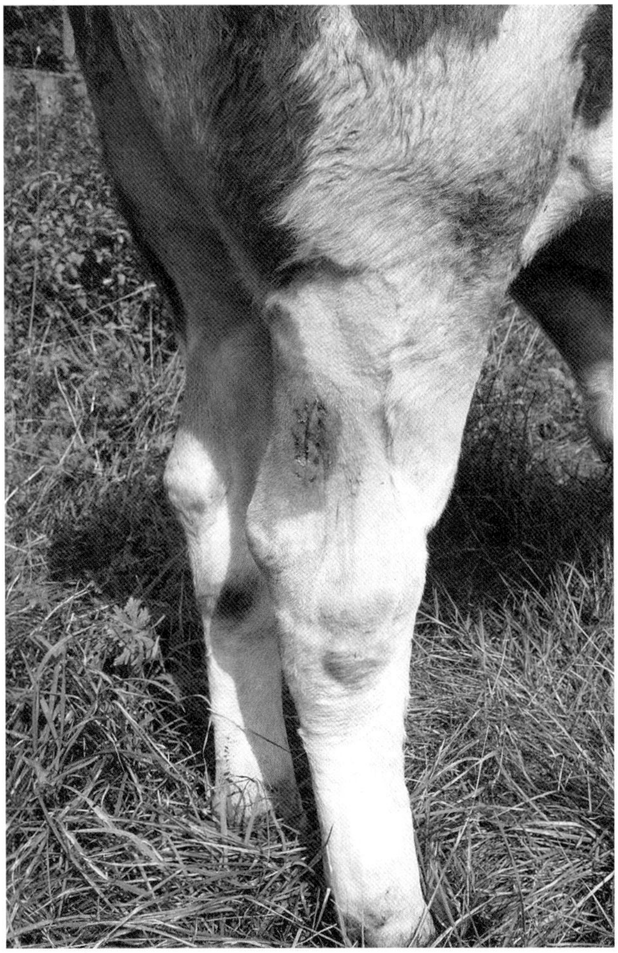

Abbildung 9-134 Tripeltenektomie-Wunde am rechten Hinterbein in Abheilung

Der Bizepsbereich wird großflächig rasiert, desinfiziert und mit einer sterilen Plastikfolie abgedeckt. Der nun folgende Hautschnitt soll einen günstigen Zugang zum N. tibialis schaffen. Nach eigener Erfahrung empfiehlt es sich, die Inzision auf der Verbindungslinie Sitzbeinhöcker-Kniescheibe in der Mitte zwischen Trochanter major femoris und Condylus lateralis tibiae zu legen. Unter weitmöglichst stumpfer Trennung des Muskels arbeitet man sich so weit in die Tiefe vor, bis das von einer dünnen Faszie bedeckte Fettgewebe erscheint. Darin sind die sich hier teilenden starken Nervenstränge eingebettet. Nachdem die beiden Hauptäste freipräpariert und mit trockenen Gazeschlingen unterfangen worden sind, werden sie mittels der Elektrostimulation indentifiziert (Huskamp & Daniels, 1970): Zwei mit Krokodilklemmen versehene Drähte werden mit einer Taschenlampenbatterie verbunden und sodann die eine Klemme am Wundrand, die andere an einer Arterienklemme befestigt, mit welcher man die Nerven wechselweise berührt. Reizung des N. tibialis löst Streckung des Sprunggelenks und Beugung der Zehe aus, während die Irritation des N. peroneus [fibularis] communis Sprunggelenksbeugung und Zehenstreckung induziert. Ein etwa 4 cm langes Stück des N. tibialis wird exzidiert und die antibiotisch versorgte Wunde verschlossen (Muskelhefte mit resorbierbarem Faden, stabile Hautnaht).

Die *Prognose* hängt wesentlich vom Gewicht der Tiere und der Nachsorge ab. An *Komplikationen* wurden Peroneuslähmung, übermäßige Beugung des Tarsus, Gastroknemiusruptur sowie verschiedenartige Verletzungen durch Niederstürzen beobachtet. Unter Ausschluß solcher Fälle wurden von 138 mit differenzierter Denervation operierten Patienten 54% vollständig geheilt und 41% (teils wesentlich) gebessert (Bouckaert & De Moor, 1966).

Koberg und Laiblin (1988) gehen in der Weise vor, daß sie am liegenden Tier zunächst den an der Lateralfläche des M. gastrocnemius verlaufenden N. peroneus [fibularis] communis palpatorisch ermitteln und mit einem Venenhaken anheben, um den N. tibialis zu ertasten. Letzterer wird dann, wiederum auf einem Venenhaken, in die Wunde verlagert und neurektomiert.

Prophylaxe: Die Vorbeuge der Spastischen Parese beschränkt sich bislang auf den konsequenten Ausschluß der Merkmalsträger von der Zucht.

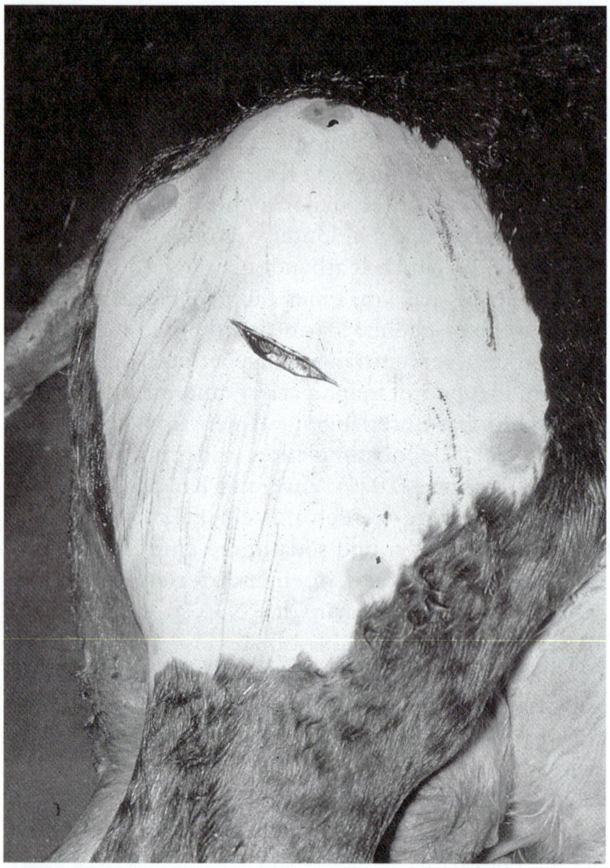

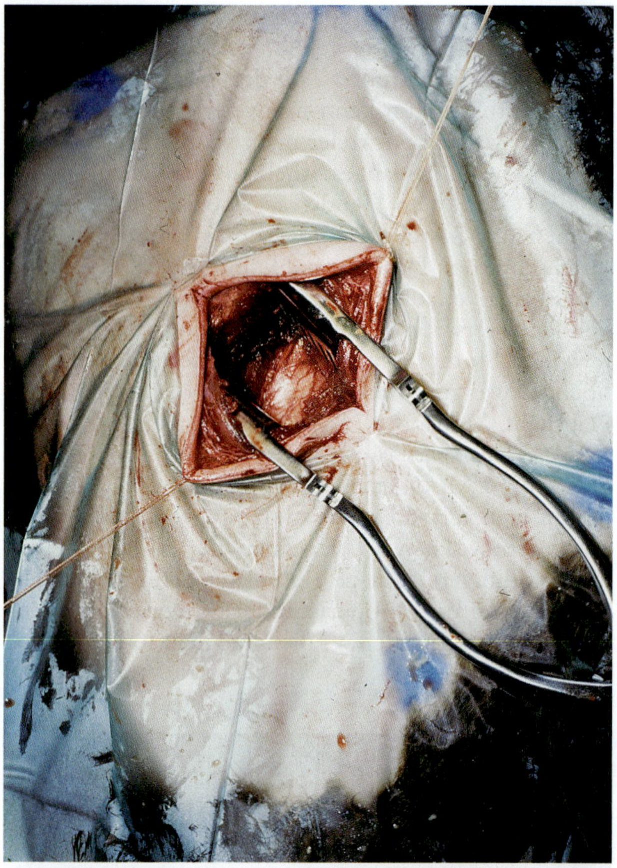

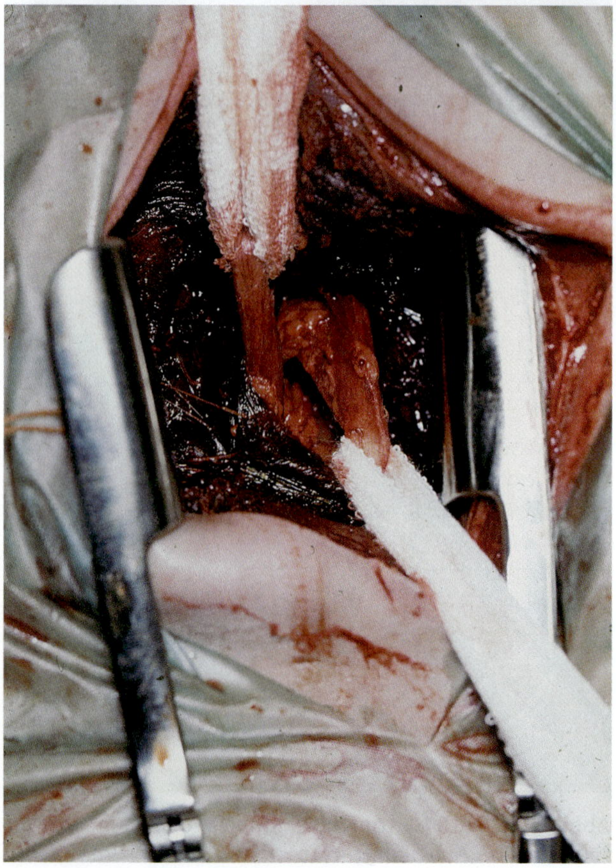

Abbildung 9-135 Tibialisneurektomie: Hautinzision auf der Verbindungslinie zwischen Sitzbeinhöcker und Kniescheibe (s. Punkte)
Abbildung 9-136 Nach stumpfer Durchtrennung der Muskulatur liegt die innere, von Fettgewebe unterlagerte Faszie frei
Abbildung 9-137 Die in Fettgewebe eingebetteten Ni. tibialis und fibularis sind freipräpariert und für die Identifizierung mittels Elektrostimulation mit Gazestreifen unterfangen. Danach Exzision eines ca. 4 cm langen Stückes aus dem N. tibialis

9.9 Vielörtliche Krankheiten des Bewegungsapparates

9.9.1 Osteomyelitis, Ostitis, Periostitis

W. Hofmann

■ **Definition:** Meist auf hämatogenem, seltener auf lymphogenem oder direktem Wege entstehende bakterielle Entzündungen des Knochengewebes, die nach kurzem oder längerem subklinischen Verlauf eine akute Bewegungsstörung mit m. o. w. deutlich ausgeprägten örtlichen Erscheinungen hervorrufen. Sie können als monossäre (unilokuläre) oder als viel-

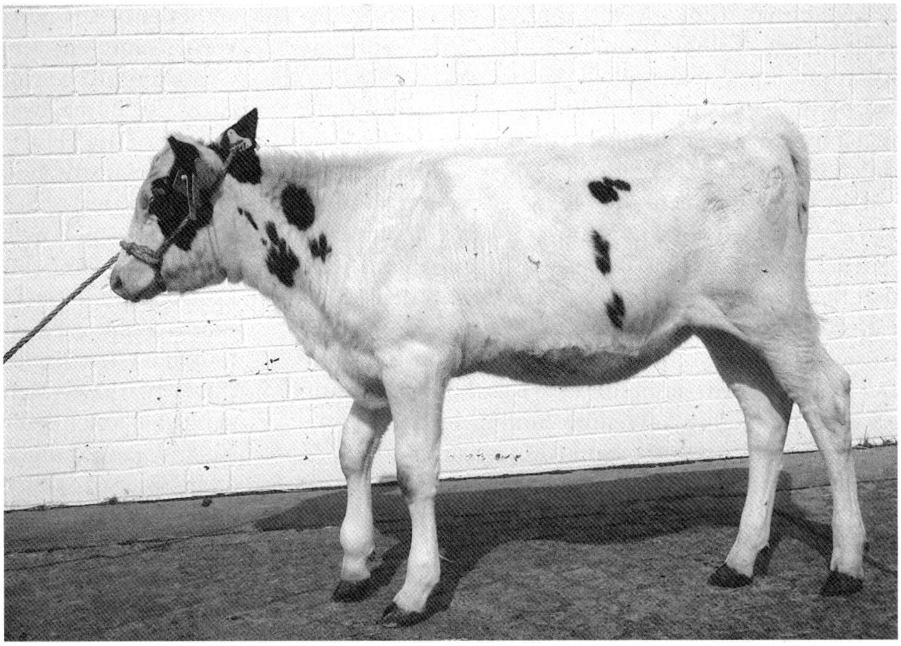

Abbildung 9-138
An Osteomyelitis erkranktes Jungrind: Umfangsvermehrung an Karpus und Fessel

örtliche (multilokuläre) Erkrankungen (Polyosteomyelitis) auftreten. Aseptische Knochenentzündungen sind von untergeordneter Bedeutung. Osteomyelitiden an den Zehen-, Wirbel- und Kopfknochen werden an anderer Stelle besprochen (Kap. 9.4.7, 9.1.4, 9.1.9, 9.14.15).

Vorkommen: Septische Osteomyelitiden/Ostitiden kommen bei männlichen wie weiblichen Rindern aller Altersstufen vor, bevorzugt werden jedoch Jungtiere und unter diesen wiederum Mastrinder betroffen. Knochengewebeentzündungen können sich in allen Teilen des Skeletts ansiedeln, treten jedoch (abgesehen von den Zehen) vornehmlich im distalen Bereich der langen Röhrenknochen (Metatarsus, Tibia, Metakarpus, Radius, Femur) in unmittelbarer Nachbarschaft von Meta- und Epiphyse auf. Insgesamt gesehen scheinen derartige Knochenleiden öfter vorzukommen, als sie diagnostiziert werden.

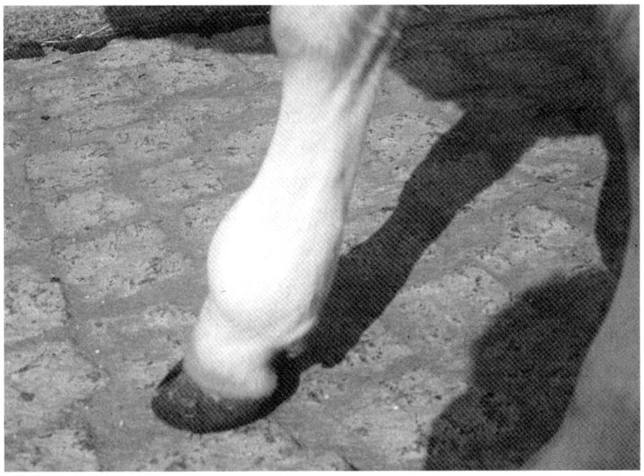

Abbildung 9-139 Lokaler Befund des Kalbes von Abb. 9-138

Ursache, Pathogenese, Formen: Es wird davon ausgegangen, daß die septischen Osteomyelitiden des Rindes, soweit keine örtlichen Ursachen erkennbar sind, durch hämatogene Keimverschleppung hervorgerufen werden. Einen Anhalt dafür bietet die Beobachtung, daß der Knochenerkrankung nicht selten – mitunter im Abstand von mehreren Wochen – ein anderes infektionsbedingtes Leiden vorangeht, so z. B. Nabelinfektion, Bronchopneumonie, Enteritis (Salmonellose), Schwanzspitzenentzündung, Klauenkrankheiten, subkutane Abszesse. Aus osteolytischen Prozessen wurden *Arcanobacterium (Actinomyces) pyogenes, Salmonella* spp. (v. a. S. dublin), *Fusiformis necrophorum, Staphylococcus aureus, Streptococci, Diplococcus* spp., *Nocardia* spp., *Escherichia coli, Bacteroides* spp. (alle z. T. in Mischflora) und früher auch *Mycobacterium tuberculosis (bovis)* isoliert.

Nach Untersuchungen von FIRTH et al. (1987) an 70 Fällen lassen sich aufgrund von Lokalisation und Art der Knochenveränderungen folgende Formen unterscheiden:

- »Metaphysentyp« (Infektionsherd unmittelbar an der Wachstumsfuge, vornehmlich distal in Metatarsus, Metakarpus, Tibia, Radius);
- »Epiphysentyp« (Osteomyelitis der Epiphyse, ausgehend von einem subchondralen Herd, vornehmlich Femurkondylen, Patella, Trochlea femoris, proximale Tibia);

➤ »Mischtyp« (Epi-, Meta- und Diaphyse in unterschiedlicher Kombination beteiligt). Die epiphysäre Osteomyelitis (vornehmlich Kälber < 12 Wochen) wurde überwiegend von Salmonellen verursacht, die metaphysäre (vornehmlich Patienten > 6 Mon.) durch A. pyogenes, Salmonellen oder andere Erreger.

Die hohe Prävalenz des Leidens bei Jungrindern sowie die bevorzugte Lokalisation der osteomyelitischen Prozesse an den Wachstumsfugen läßt sich aus den Besonderheiten der Blutzirkulation in den Metaphysen wachsender Tiere erklären, wodurch die Ansiedelung von Infektionserregern begünstigt wird. Bei Mastrindern (insbesondere Mastbullen) kommt als weiterer prädisponierender Einfluß hinzu, daß die intensive Fütterung zu einem Mißverhältnis zwischen Gewichts- und Skelettentwicklung führt. Die daraus resultierende ständige Überlastung des wachsenden Skelettes hat dann im Verein mit den fortwährenden »Mikrotraumen« bei einstreuloser Aufstallung Überlastungsschäden an Meta- und Epiphyse (Osteochondropathien, Osteochondrose, Osteochondritis; Kap. 9.17.6) zur Folge.

Osteolytische Bakterien rufen im (z. T. vorgeschädigten) Knochengewebe zunächst m. o. w. abgegrenzte zystische Einschmelzungsherde unterschiedlicher Größe hervor, die mitunter kleine Knochensequester enthalten und später von einer sklerotischen Zone umgeben werden. Mögliche Folgen sind Epiphysenablösung, osteomyelitischer Gelenkeinbruch, Einschmelzung von Kompakta und Periost und abszedierende Fistelbildung in angrenzenden Weichteilen sowie periostale Knochenzubildung; u. U. kann Abkapselung unter Eburnisation eintreten.

Symptome, Verlauf: Klinisch manifeste Osteomyelitis äußert sich meist in plötzlich einsetzender mittelgradiger bis schwerer Lahmheit an einer oder mehreren Gliedmaßen (gleichzeitig oder nacheinander), ödematöser Anschwellung in Höhe der Wachstumsfuge (metaphysärer Typ) oder in deutlichem Gelenkerguß (Abb. 9-138, 9-139), periartikulärer Umfangsvermehrung und Schmerzreaktion bei passiver Bewegung (epiphysärer Typ); ferner besteht Druckempfindlichkeit im erkrankten Knochenbezirk. Die Synovia des benachbarten Gelenks ist bei metaphysärer Erkrankung makroskopisch nur leicht, bei epiphysärer Entzündung deutlich verändert. Puls und Körpertemperatur sind anhaltend oder periodisch erhöht, der Appetit läßt nach, und die Tiere neigen zum Niederlegen. Das Leiden zieht sich entweder unter schubweiser Verschlimmerung über mehrere Wochen bis Monate hin oder führt schon binnen kurzer Zeit zu Festliegen, Dekubitalschäden und völliger Entkräftung.

Diagnose, Differentialdiagnose: Plötzlich einsetzende Lahmheit nach vorangegangener Erkrankung an einem der genannten Leiden sowie Umfangsvermehrung(en) an Röhrenknochen, ohne oder mit Gelenkerguß, begründen den Verdacht auf Osteomyelitis, der durch weiterführende Untersuchungen abzusichern ist. Hier bringt die *Sonographie* insofern einen diagnostischen Fortschritt, als sie (insbesondere beim Jungtier) schonend und schnell eine Differenzierung von periartikulärer und periossärer Weichteilschwellung (Abhebung des Periostes im Bereich der Epiphysenfuge an Epiphyse und/oder Metaphyse, subperiostale Flüssigkeitsansammlung, subfasziale/subkutane entzündliche Zubildung) ermöglicht (Kofler, 1997). Die Befunde sind eine wertvolle Ergänzung der anschließenden *Radiographie* (Abb. 9-140). Nach vorangegangener Enteritis ist eine bakteriologische (Synovia/Weichteilerguß) und serologische Untersuchung auf Salmonellose einzuleiten.

Differentialdiagnostisch sind traumatische Knochen- und/oder Gelenkläsionen, Epiphysenfraktur (Kap. 9.11), primäre Peritarsitis/-karpitis (Kap. 9.6.4), Tar-

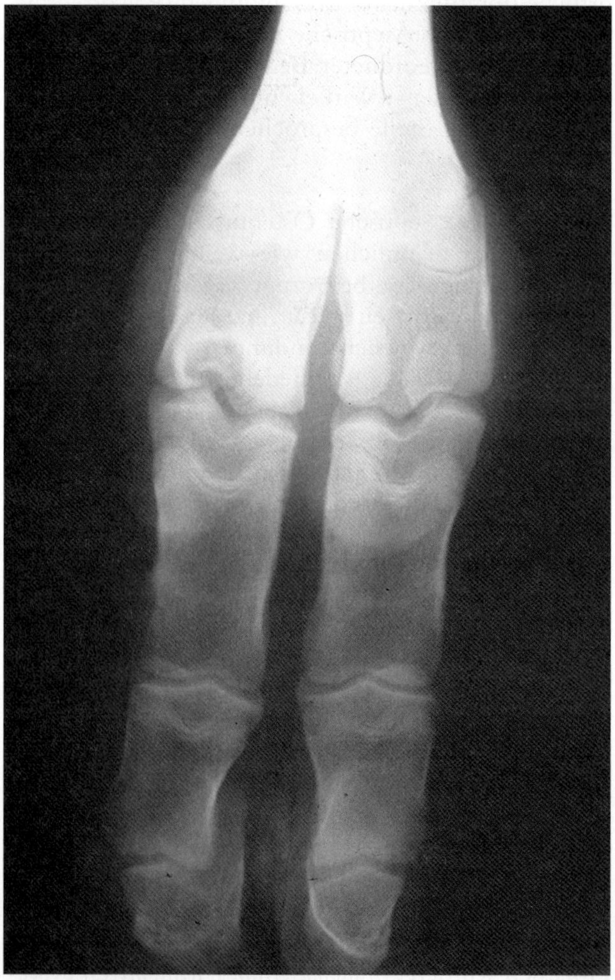

Abbildung 9-140 Röntgen-Bild einer sog. »Geröllzyste« in der distalen Röhrbeinepiphyse

sitis/Carpitis distalis (Kap. 9.6.1.2), primäre Polyarthritis (Kap. 9.9.2) sowie Osteochondritis aseptica und andere metabolische Störungen des Knochenstoffwechsels zu berücksichtigen.

■ **Beurteilung:** Tiere mit schwerer Störung des Allgemeinbefindens, hochgradiger Lahmheit bis Festliegen, erheblichen morphologischen Veränderungen oder Epiphyseoarthropathie sollten eingeschläfert werden. Dieser Anteil beläuft sich nach bisheriger Erfahrung auf etwa 50%. Ansonsten ist die Prognose für rechtzeitig sachgemäß behandelte metaphysäre und diaphysäre Osteomyelitiden relativ günstig, für epiphysäre fraglich.

■ **Behandlung:** Die auszuwählende Therapie richtet sich nach dem im Einzelfall vorliegenden Befund und dem vertretbaren Aufwand.

➤ *Systemische Langzeitantibiose* (etwa 6 Wochen) kommt bei relativ frisch erkrankten Jungtieren mit noch wenig umgrenzten meta- und/oder diaphysären Herden in Frage. Maßgeblich für die Auswahl des Antibiotikums sind die Empfindlichkeit etwa isolierter Erreger, die subkutane Anwendbarkeit (durch den Tierhalter) sowie der Preis. Von 17 mit Procain-Benzylpenicillin (20000–30000 IE/kg LM) behandelten Osteomyelitis-Kälbern wurden 14 klinisch und röntgenologisch geheilt. Im Falle von Metaphysitis mit partieller Epiphyseolysis empfiehlt sich während der Langzeitantibiose Ruhigstellung der Gliedmaße im Stützverband.

➤ *Chirurgisches Vorgehen* kommt bei gut abgegrenzten meta- oder diaphysären Herden in Frage: longitudinale Inzision im Bereich der palpatorisch oder sonographisch ermittelten stärksten Fluktuation oder über der radiographisch festgestellten Lokalisation, Kürettage des nekrotischen Gewebes einschließlich Entfernen von Sequestern, antiseptische Spülung, Wundverschluß (evtl. nur teilweise) und erforderlichenfalls Drainage (s. auch Kap. 9.14.23) sowie Stützverband; systemische Antibiose für etwa 2–6 Wochen. Unter günstigen Bedingungen lassen sich epiphysäre Osteoarthropathien durch chirurgisches Ausräumen der gelenkbildenden Knochenflächen mit dem Ziel einer Arthrodese heilen. Sofern es sich wirtschaftlich vertreten ließe, würde sich für die Sanierung osteomyelitischer Herde das Einlegen von Gentamicin-tragenden Polymethylmethacrylat-Perlen oder Kollagenschwämmen in die kürettierte Höhle anbieten (Kap. 9.11, 9.12, 9.6.11). An Metatarsus und -karpus sowie im Zehenbereich wurden derartige Knochendefekte durch Ausfüllen mit gesunder Spongiosa, die dem Hüfthöcker entnommen wurde, erfolgreich behandelt.

9.9.2 Polyarthritis, Polysynovitis

G. Dirksen

■ **Definition:** Aus gemeinsamer Ursache gleichzeitig oder nacheinander einsetzende entzündliche Erkrankung mehrerer Gelenke, Sehnenscheiden und/oder Schleimbeutel (Polyarthritis, PA; Polysynovialitis/-synovitis, -synoviitis, PS); die PA/PS kann die Hauptmanifestation einer Krankheit sein oder als Begleiterscheinung auftreten. *Andere Bezeichnungen:* Vielörtliche Gelenk- und Sehnenscheidenentzündung, »Kälberlähme«, joint ill.

■ **Ursache, Pathogenese:** Ätiologie und Entstehungsweise der Polyarthritiden/-synovialitiden des Rindes sind von Fall zu Fall verschieden; z. T. sind sie noch nicht schlüssig geklärt. Nach derzeitigem Kenntnisstand (2000) lassen sich folgende Krankheits-/Ursachenkomplexe unterscheiden:

➤ PA/PS als Hauptmanifestation einer systemischen Infektion mit gelenkaffinen Erregern, z. B. mit bestimmten Mycoplasma-bovis-Typen beim Jungtier oder mit Chlamydia pecorum.

➤ PA/PS infolge hämatogener/lymphogener Absiedelung (Metastasierung) von bakteriellen Krankheitserregern von einem Primärherd aus (in Lunge, Klauen, Uterus, Euter, Nabel, Bauchhöhle, Darm; Hauptform beim Rind). Unspezifische Keime: A. pyogenes, F. necrophorum, Strepto-, Staphylo-, Diplokokken, E. coli, Pasteurellen u. a. m. als Rein- oder Mischinfektion; spezifische Infektionen: Salmonellose, Brucellose, Tuberkulose u. a.

➤ PA/PS infolge einer exsudativen und/oder proliferativen Reaktion auf immunogenes oder andersartiges Antigen (infektbegleitende oder p. inf. auftretende reaktive PA; nicht infektbedingte, hyperergisch-reaktive PA). Beispiele: Brucellose, Urtikaria, Impfreaktionen, (Dermatitis solaris), Medikament-Allergie, (ähnlich auch durch biogene Amine bei Pansenazidose). Vermutlich sind auch die im Gefolge von Pyogenes-Mastitis, Endometritis puerperalis und anderen Organinfektionen plötzlich auftretenden Synovialitiden (zumindest teilweise) diesem pathogenetischen Komplex zuzurechnen.

➤ PA/PS als Begleitsymptom systemischer Virusinfektionen, z. B. bei Bösartigem Katarrhalfieber, Maul- und Klauenseuche, möglicherweise auch durch Adenovirus-Infektion (Typ 5) beim Kalb (sog. »weak calf syndrome«).

➤ PA/PS als Symptom von Skeletterkrankungen verschiedener Genese, wie Osteochondrose, Osteomalazie, Osteomyelitis u. a.

Die Hauptrolle spielen beim Rind auf *hämatogene Streuung von bakteriellen Entzündungserregern* zurückgehende Polyarthritiden. Es kann davon ausgegangen werden, daß die Pathogenese der Gelenkinfektion derjenigen der aus gleicher Ursache entstehenden Monoarthritiden entspricht. Die ins Blut gelangenden Keime werden in der reich vaskularisierten und von Lymphgefäßen und Nerven durchzogenen Synovialis »abgefangen«, breiten sich dort lymphogen weiter aus und treten auch in die (nicht bakterizide) Synovia über. Die Synovialmembran reagiert darauf mit entzündlicher Schwellung und starker Exsudation, d. h. mit serofibrinösem Gelenkerguß. Nachdem sich die infektionsbedingte Entzündung in der Gelenkkapsel ausgebreitet hat, greift sie auf die oberen, später auch auf die tieferen Schichten des Gelenkknorpels und das Knochengewebe über (Osteoarthritis purulenta) und kann mit der Entwicklung einer Kapselphlegmone auch die parartikulären Gewebe (einschließlich Bandapparat) erfassen (s. Abb. 9-184). Begünstigend wirken abwehrschwächende bzw. infektionsfördernde Einflüsse (Streß-Zustände, Schwergeburt, Ernährungsmangel, andersartige Erkrankungen, Omphalovaskulitis u. a.).

Neben diesen, eindeutig auf Gelenkinfektion beruhenden Polyarthritiden kommen beim Rind im Zusammenhang mit puerperaler Gebärmutterentzündung sowie mit bestimmten Euter- oder Allgemeininfektionen plötzlich einsetzende Polysynovitiden vor, die durch deutlichen Gelenk-/Sehnenscheidenerguß, mäßige Entzündungserscheinungen, subakuten Verlauf und meist symmetrisches Auftreten gekennzeichnet sind. Wenngleich auch in solchen Fällen eine direkte Erregerwirkung nicht ausgeschlossen werden kann, ist hier eher eine *immunogene hyperergische Reaktion der Synovialis* zu vermuten *(reaktive PA)*. Für eine derartige Genese sprechen verschiedene Beobachtungen: Bei Rindern, die mit dem Brucella-Stamm S 19 geimpft wurden und an Poly-/Oligoarthritis erkrankten, ließen sich in den Körperflüssigkeiten Immunkomplexe und »Rheumafaktoren« nachweisen (Corbel et al., 1989a); die intraartikuläre Applikation solcher Immunkomplexe rief bei Kaninchen und einem Kalb eine histologisch und klinisch analoge Arthropathie hervor (Corbel et al., 1989b); durch intraartikuläre Applikation von abgetöteten Mykomplasmen bei spezifisch (mit abgetöteten Mykomplasmen) sensibilisierten Kälbern wurde eine allergische Reaktion der Synovialis vom Soforttyp mit Übergang in eine persistierende chronisch-proliferative Arthritis ausgelöst (Piercy, 1972) u. a. m.

Polyarthropathien eindeutig allergisch-hyperergischen Ursprungs kommen in Verbindung mit verschiedenen, durch unbelebte Antigene verursachten *Allergosen* vor. Die Gelenkveränderungen scheinen hier durch die vaskuläre Permeabilitätsstörung hervorgerufen zu werden und haben daher mehr exsudativ-ödematösen Charakter.

Für die im Zuge systemischer *Mykoplasmosen* auftretenden Polyarthritiden werden bestimmte gelenkaffine Stämme verantwortlich gemacht, die sich an und in der Synovialis ansiedeln. Auf Pathogenese und Form dieser Arthropathie wird unten eingegangen. Analog zu den Beobachtungen beim Menschen können auch bei verschiedenen *Viruskrankheiten* des Rindes die Gelenke in Mitleidenschaft gezogen werden. Die Gelenkbeteiligung wird als Symptom der Virusausbreitung und der begleitenden Immunvorgänge interpretiert. Ätiologie und Pathogenese der oben genannten vielörtlichen Osteoarthropathien sind bei den betreffenden Krankheiten beschrieben.

■ **Vorkommen:** Aufgrund der Vielfalt an Erscheinungsformen und Ursachen sind Polyarthritiden beim Rind keineswegs selten. Am häufigsten werden Kälber in den ersten Lebenswochen davon betroffen (weshalb sich dafür auch die Laienbezeichnung »Kälberlähme« eingeführt hat). Bei Kühen kann es unter ungünstigen Haltungsbedingungen (Dekubitalschäden, Abszesse, Klaueninfektionen u. a.) sowie in der Abkalbeperiode zu bestandsweiser oder regionaler Häufung kommen. Enzootische Polyarthritis wurde ferner bei Mykoplasmen-Infektionen von Mastkälbern beobachtet.

■ **Symptome, Verlauf:** Die *metastatische PA/PS des Kalbes* setzt nach vorausgegangener oder noch bestehender Primärkrankheit gewöhnlich plötzlich ein und zeigt sich vornehmlich an Tarsus, Karpus und Fessel, seltener an proximalen Gelenken, wobei die Entzündungen meist nacheinander und selten bilateral-symmetrisch auftreten (Abb. 9-141). Die Gelenke sind vermehrt gefüllt, oft auch periartikulär entzündlich geschwollen, fühlen sich heiß an und sind druckempfindlich; ihre Synovia ist anfangs serofibrinös, später fibrinös-eitrig. I. d. R. besteht erhebliche Störung des Allgemeinbefindens, fieberhafte Körperinnentemperatur und neben mitunter noch vorhandenen Erscheinungen des Primärleidens (v. a. Nabelentzündung,

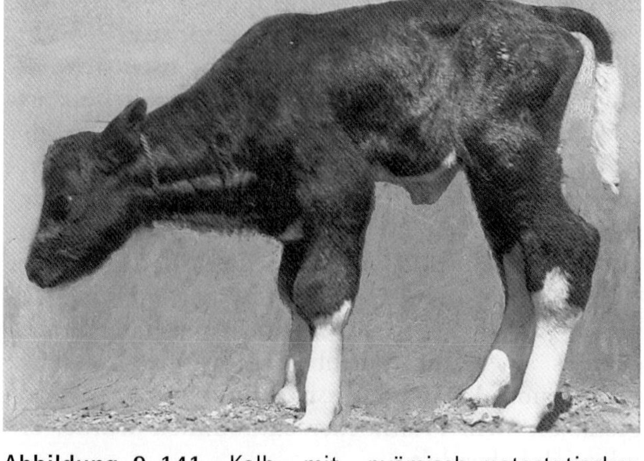

Abbildung 9-141 Kalb mit pyämisch-metastatischer Polyarthritis der Ellbogen-, Karpal-, Knie- und Sprunggelenke infolge eitriger Nabelinfektion

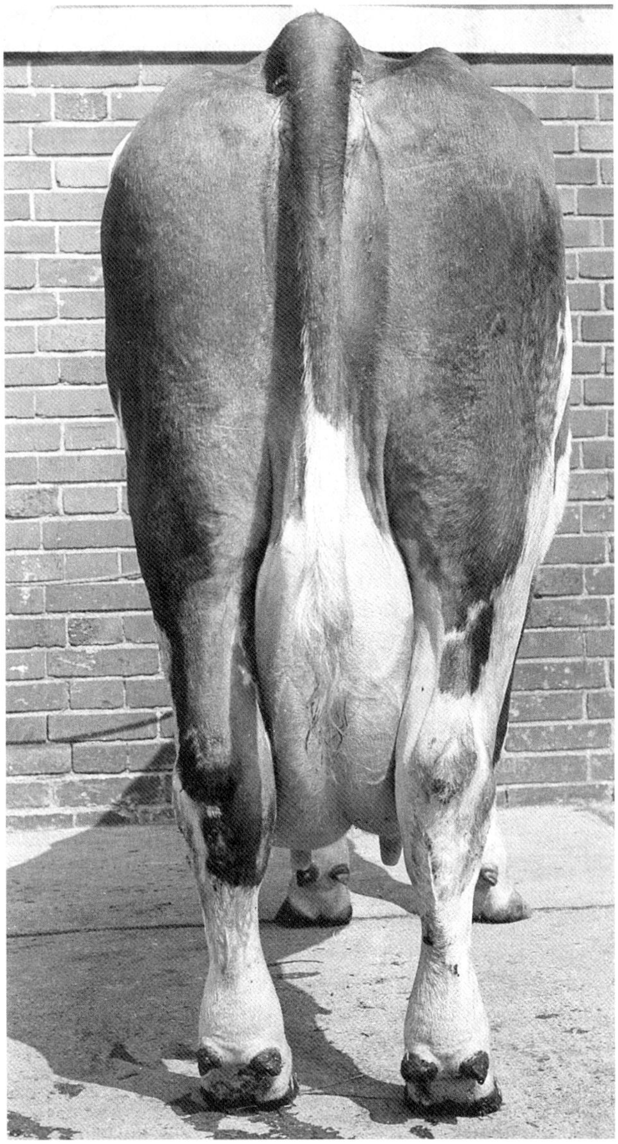

Abbildung 9-142 Kuh mit puerperaler Polyarthritis: Sprunggelenke und Fesselbeugesehnenscheiden sind vermehrt gefüllt

Bronchopneumonie, Diarrhoe) hochgradige Lahmheit bis Festliegen. Solche Patienten sterben meist binnen weniger Tage.

Beim *erwachsenen Rind* entsprechen die örtlichen Symptome der metastatischen PA/PS denen des Kalbes, doch nimmt das Leiden meist keinen gleichermaßen schnell fortschreitenden Verlauf. Außerdem kommen die oben erwähnten besonderen Verlaufsformen im Sinne der reaktiven PA/PS vor. Sie pflegen meist 3 Tage bis zu 2 Wochen nach dem Partus oder dem auslösenden Primärleiden (Retentio secundinarum, Endometritis puerperalis, Mastitis) einzusetzen (Abb. 9-142); mitunter ist jedoch kein ursächlicher und zeitlicher Zusammenhang mit einem der genannten Auslöser zu ermitteln.

Ausbreitung und Grad der PA/PS wechseln von Fall zu Fall; vorzugsweise werden die Tarsal-, Karpal- und Fesselgelenke sowie die Fesselbeugesehnenscheiden befallen, bisweilen auch das Knie. Die entzündeten Gelenke sind deutlich gefüllt, im akuten Stadium zudem vermehrt warm und schmerzhaft; später sowie bei protrahiertem Verlauf ist dagegen die vermehrte Synovialflüssigkeit der auffälligste Befund. Die Patienten zeigen einen steif-gespannten bis regelrecht lahmen Gang und Neigung zum Niederlegen. Ihre Körpertemperatur ist fast immer fieberhaft erhöht; Futteraufnahme, Pansentätigkeit und Milchleistung sind meist eingeschränkt. Das Primärleiden und weitere Komplikationen können sich zusätzlich auf das Erscheinungsbild auswirken und auch den weiteren Verlauf bestimmen.

Während hyperergische Entzündungen nach Elimination der Noxe verhältnismäßig rasch wieder abklingen, kann sich die von Herdinfekten ausgehende Erkrankung unter fortschreitendem Gewichtsrückgang über mehrere Wochen hinziehen und zuweilen auch mit akuten Remissionen (»rheumatischen Schüben«) einhergehen. Daher ist in solchen Fällen, insbesondere aber bei Vorhandensein weiterer pyämischer Metastasen, stets eine vorsichtige *Prognose* zu stellen.

Diagnose, Differentialdiagnose: Die vermehrte Füllung und Anschwellung von mehreren Synovialeinrichtungen ist oft schon adspektorisch, i.d.R. jedoch durch gezielte Palpation der Gelenkausbuchtungen, Sehnenscheiden (End- und Zwischenpforten) und Schleimbeutel zu erkennen. Plötzlich einsetzende Lahmheit mit multilokulären schmerzhaften Gelenkschwellungen spricht für eine metastatische oder reaktive PA/PS. Wesentliche Hinweise auf die Art der Erkrankung sind aus den Umständen ihres Auftretens zu gewinnen. Ansonsten können zur weiteren Klärung die in Kapitel 9.12 angeführten Untersuchungen herangezogen werden. Wesentlich ist in Zweifelsfällen der Ausschluß der in Frage kommenden spezifischen Infektionen (insbesondere Mykoplasmose, Brucellose, Salmonellose).

Behandlung: Im Falle metastatisch bedingter bakterieller Polyarthritiden bei Kälbern kommt eine Behandlung – in Form der systemischen Langzeitantibiose – nur in Frage, wenn sich der Primärherd lokalisieren und ausschalten läßt und die Therapie hinsichtlich Tierschutz und Wirtschaftlichkeit vertretbar ist. Das gleiche gilt auch für die infektbedingte Polyarthritis erwachsener Rinder. P. inf. auftretende sowie nicht infektionsbedingte hyperergische Polysynovialitiden sprechen auf nichtsteroidale Antiphlogistika (z.B. Salicylate) an. Unterstützend kommt örtliche Hyperämisierung in Frage; weitere therapeutische Hinweise in Kapitel 9.12.

9.9.3 Mykoplasmen-bedingte Polyarthritis

Definition, Ursache: Von den beim Rind vorkommenden Mykoplasmen zeigen einzelne, zu systemischer Ausbreitung neigende Stämme oder Typen einen ausgeprägten Gelenktropismus. Aus infizierten Synovialräumen isolierte Keime gehörten zu den Spezies *M. bovis* (Gruppe 5, Gruppe 7 L), *M. bovigenitalium, M. alcalescens, M. dispar* und *M. mycoides*. Das Gelenkleiden kann ohne oder mit – m. o. w. deutlichen – respiratorischen Erscheinungen auftreten, weshalb im letzteren Fall die Bezeichnung *»Pneumonie-Arthritis-Syndrom«* gebraucht wird (s. Kap. 5.3.3.12). Vorwiegend werden Jungtiere, zuweilen aber auch Kühe betroffen; in Kälbermastbeständen kann die Morbidität bis zu 15% betragen. Auch diaplazentare Infektionen kommen vor.

Pathogenese: Nach Erreichen der Blutbahn besiedeln die Mykoplasmen über die Synovialkapillaren die Gelenke, wo sie über mehrere Tage bis Wochen nachweisbar sind. Die Arthritis beginnt mit einem exsudativen Stadium, das durch starke Gelenkfüllung, Kapselödem und Mitbeteiligung der periartikulären Gewebe sowie von Sehnenscheiden und Bursen gekennzeichnet ist und bald in fibrinös-purulente Entzündung übergeht. Der Zustand kann spontan ausheilen oder über Wochen bestehen bleiben und sich zu einer chronisch-proliferativen Entzündung mit Zerstörung des Gelenkknorpels entwickeln. Vom 8.–14. Tag an beeinflussen Immunreaktionen den weiteren Verlauf des Geschehens. Es kommt zu massiver synovialer Proliferation mit Zottenbildung und Zellinfiltration sowie zu Umbauvorgängen an Knorpel und Knochen, die Umstrukturierung der Gelenkoberflächen zur Folge haben (Chondroosteomyelitis).

Symptome, Verlauf: Nach vorangegangenen respiratorischen Erscheinungen oder ohne Prodromalsymptome setzt plötzlich hochgradige Lahmheit ein, und die Tiere bewegen sich wie bei Klauenrehe. Alsbald treten dann entzündliche Schwellungen an mehreren Gelenken, oft auch an Sehnenscheiden und Schleimbeuteln auf. Die Patienten neigen zum Liegen, können sich nur mühsam erheben, ihre Körpertemperatur steigt an (bis 41 °C), während das Allgemeinbefinden z. T. nur mäßig, in anderen Fällen wiederum schwer (bis zur Apathie) beeinträchtigt wird. Fast immer werden die Tarsal- und Karpalgelenke, zudem in wechselnder Häufigkeit Fessel-, Ellbogen-, Schulter-, Knie- und Hüftgelenk, Fesselbeugesehnenscheide, Bursae praecarpales und »bicipitales« sowie Atlantookzipitalgelenk befallen. Ausnahmsweise können ausschließlich abszedierende Schleimbeutelentzündungen an Vorbrust, Karpus und Knie auftreten (Kinde et al., 1993). Schwere Verlaufsformen, insbesondere in Verbindung mit Bronchopneumonie, zwingen zur Euthanasie; die Polyarthritis kann aber auch spontan abklingen oder unter leichten Symptomen mit wiederholten Remissionen persistieren.

Diagnose, Differentialdiagnose: Die Erreger lassen sich in der Synovia kulturell und mit Immunperoxidase-Färbung im Gewebe nachweisen; zum AK-Nachweis dienen KBR, IF, ELISA, PCR und weitere.

Behandlung: Die systemische Antibiose mit Penicillin, Oxytetracyclin, Chlortetracyclin, Spiramycin, Tylosin, Trimethoprim oder Trimethoprim-Sulfonamid-Präparaten brachte nach mehreren Berichten keinen Erfolg. 3- bis 10tägige parenterale Applikation von Tylosin-Tartrat führte bei Kühen mit Mykoplasmen-Karpitis nur zu vorübergehender Besserung; auch 3malige Anwendung von Enrofloxacin (5 mg/kg LM/d) bei experimentell infizierten Kälbern konnte nicht überzeugen. Keller et al. (1980) sahen bei Milchmastkälbern nach intraartikulärer Applikation von 0,5 mg Flumethason mit 4 ml Chloromycetin-Suspension 20% oder 1,5 $\times 10^6$ IE Penicillin und 1 g Streptomycin schnelle Besserung; die Gelenkfüllung verschwand jedoch erst nach 14 Tagen. Nach Beimischung von Tiamulin-Hydrogenfumarat (400 ppm) zum Milchpulver während der Mastperiode traten keine Neuerkrankungen mehr auf.

In MHK-Bestimmungen erwies sich M. bovis gegenüber Tilmicosin (20 µg/ml) und Spectinomycin (10 µg/ml) als resistent/mäßig resistent, gegenüber Tylosin (20 µg/ml), Lincomycin (2,5 µg/ml) und Tetracyclin (0,6 µg/ml) als empfindlich. Trotz der in vitro nachgewiesenen Empfindlichkeit von M. bovis gegenüber mehreren Antibiotika waren die Therapieergebnisse mit diesen Mitteln bei Mykoplasmen-Arthritis bislang unbefriedigend.

9.9.4 Chlamydien-bedingte Polyarthritis

Die früher den Viren, heute jedoch den Bakterien zugeordnete *Chlamydia pecorum* wurde allein oder zusammen mit E. coli und Salmonella spp. aus den Gelenken an Polyarthritis erkrankter Kälber isoliert. Entsprechende fibrinöse Polyarthritiden ließen sich durch intraartikuläre oder subkutane Applikation des Erregers bei neugeborenen Kälbern auch experimentell hervorrufen (Storz et al., 1966). Spontan erkrankte Probanden zeigten Schwäche, verminderten Appetit, steifen Gang und fortschreitende Lahmheit bis zu Festliegen mit ausgestreckten Gliedmaßen, schmerzhafte Anschwellung mehrerer Gelenke sowie Fieber; sie starben binnen 2–10 Tagen.

Im *Sektionsbild* dominierten Gelenk- und Sehnenscheidenentzündungen, gekennzeichnet durch Hyperämie, Petechien, periartikuläres Ödem und starke Fibrinexsudation bei glatten Gelenkflächen. Die Synovia war getrübt und enthielt Fibrinflocken. Auch

Lunge, Herz, Nieren, Blase und Gehirn wiesen Hyperämie, Ödem und Petechien auf. Diagnostik siehe Kapitel 9.12, 6.10.28. Die bei Spontanfällen angewandte Antibiotika-Therapie verlief erfolglos.

9.9.5 Borrelien-bedingte Poly-/Oligoarthritis

Vorkommen, Ursache: *Borrelia burgdorferi*, der vorwiegend durch Zecken der Gattung Ixodes übertragene Erreger der LYME*-Krankheit des Menschen, scheint beim Rind nicht nur in der Pathogenese der Dermatitis digitalis (Kap. 9.14.18) eine Rolle zu spielen, sondern auch systemische Erkrankungen hervorrufen zu können. Die zunächst subklinisch oder unter bestimmten Erscheinungen (Milch- und Gewichtsrückgang, Fieber, Bewegungsunlust, gerötetes Euter, Abort) verlaufende Infektion kann sich offenbar – ebenso wie beim Menschen – in einer Poly-/Oligoarthritis manifestieren. In der Humanmedizin wird die LYME-Arthritis den »postinfektiösen reaktiven Arthropathien« des rheumatischen Formenkreises zugeordnet.

Symptome, Verlauf: Nach den bislang vorliegenden spärlichen Berichten beginnt die Arthropathie beim Rind mit akut auftretender Lahmheit, auf die eine sich über Monate hinziehende chronische Phase folgt. Vornehmlich scheinen die Karpalgelenke, weniger stark Tarsal- und Kniegelenke betroffen zu werden. Zunächst zeigt sich eine vermehrt warme, schmerzhafte, fluktuierende Umfangsvermehrung, später eine auf Verdickung der Gelenkkapsel und Zottenproliferation an der Synovialis beruhende Verhärtung; die Synovia ist rötlich gefärbt (1 Fall). Derart erkrankte Patienten magern ab, kommen zum Festliegen und müssen schließlich euthanasiert werden.

Sektionsbefund: Bei der *Zerlegung* sind außer den zuvor beschriebenen Veränderungen Lymphknotenschwellung, herdförmige Aufhellungen im Myokard und Polysynovitis, histologisch herdförmige Myokarditis, eosinophile Glomerulonephritis, interstitielle Pneumonie sowie lymphoplasmatische Infiltrate in den proliferierten Zotten der Synovialis festzustellen.

Diagnose: Der kulturelle Erregernachweis aus Synovia, Blut, Gewebeproben (auch Kapselbiopsie), Harn oder Milch ist schwierig, langwierig und gelingt mitunter nicht. Am aussagekräftigsten (aber teuer) sind molekularbiologische Verfahren (PCR, Immuno-[Western-]blot) zum Nachweis von Borrelien-DNA in Gelenken, Serum, Liquor. Mittels ELISA oder IF nachweisbare Borrelien-Serumantikörper stützen nur bei hohem Titer den klinischen Verdacht (beachte stumme Durchseuchung).

Behandlung, Prophylaxe: Zur Therapie empfehlen sich mehrtägige hohe parenterale Gaben von Tetracyclin, Ampicillin, Erythromycin, Doxycyclin oder Procain-Benzylpenicillin. Die Vorbeuge besteht in regelmäßiger Zeckenbekämpfung.

Blut, Harn und Milch Borrelien-beherbergender Rinder sind als mögliche Ansteckungsquelle für den Menschen anzusehen.

Andere bovitrope Borrelien: Borrelia theileri (Afrika, Australien; Überträger Rhipicephalus- und Boophilus-Zecken) in Zusammenhang mit Fieber, Hämoglobinurie, Schleimhautpetechien und Anämie. Borrelia coriacae (Nordamerika/Kalifornien; Überträgerzecke: Ornithodoros coriacae) in Verbindung mit Epizootischem Abort.

9.9.6 Deformierende Poly-/Oligoarthrose

Definition: Eine *destruierende Arthroosteopathie* des erwachsenen Rindes, die ein oder mehrere Gelenke (mitunter bilateral) erfaßt; sie beginnt mit Knorpeluntergang und ergreift langsam fortschreitend alle Gelenkeinrichtungen. *Andere Bezeichnungen:* Chronisch-degenerative Arthropathie/Osteoarthropathie; Koxarthrose, Gonarthrose etc.; engl. degenerative osteoarthritis.

Vorkommen: Das Leiden zeigt sich vorzugsweise an Gelenken, die schon »normalerweise« hohen und oft ungleichmäßigen Belastungen ausgesetzt bzw. für Traumen exponiert sind. So ist z. B. die Gonarthrose ein relativ häufiges Vorkommnis bei Besamungsbullen (»Berufskrankheit«); auch Tarsal-, Karpal- und Hüftgelenk gehören zu den vergleichsweise oft und nicht selten bilateral betroffenen Lokalisationen.

Ursache, Pathogenese: Wie aus tierexperimentellen Untersuchungen und kasuistischen Beobachtungen hervorgeht, können Arthrosen durch unphysiologische Druckverteilung in den Gelenken bei »normalem« Gebrauch, durch langanhaltende Kompression, Distraktion oder fortwährende Mikrotraumen sowie durch intraartikuläre Injektion anorganischer Substanzen, proteolytischer Enzyme (z. B. Kollagenase) oder Blut, vorausgegangene septische Arthritis und weitere Ursachen hervorgerufen werden. Sie induzieren einen destruktiven Prozeß, der mit einer initialen Läsion des (ausgereiften) Knorpels beginnt, so daß er normalen Belastungen nicht mehr gewachsen ist. Es folgen: Un-

* LYME = Ort in Connecticut/USA, wo 1977 eine endemische, mit Erythema migrans beginnende und teilweise von zentralnervösen Komplikationen begleitete Arthritis (Msch.) erstmals als B.-burgdorferi-bedingt aufgeklärt wurde.

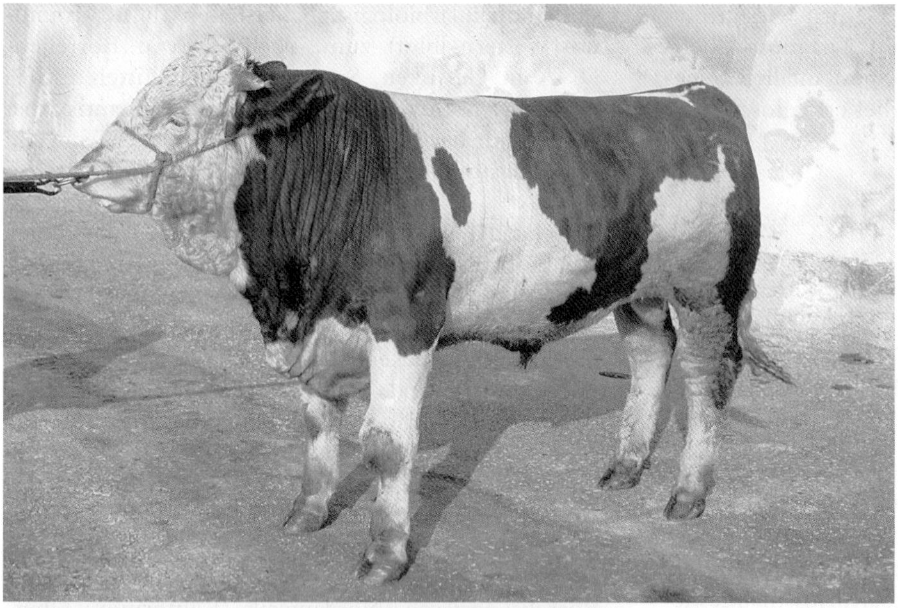

Abbildung 9-143 Deckbulle mit Polyarthrose: Karpal-, Tarsal- und weitere Gelenke betroffen

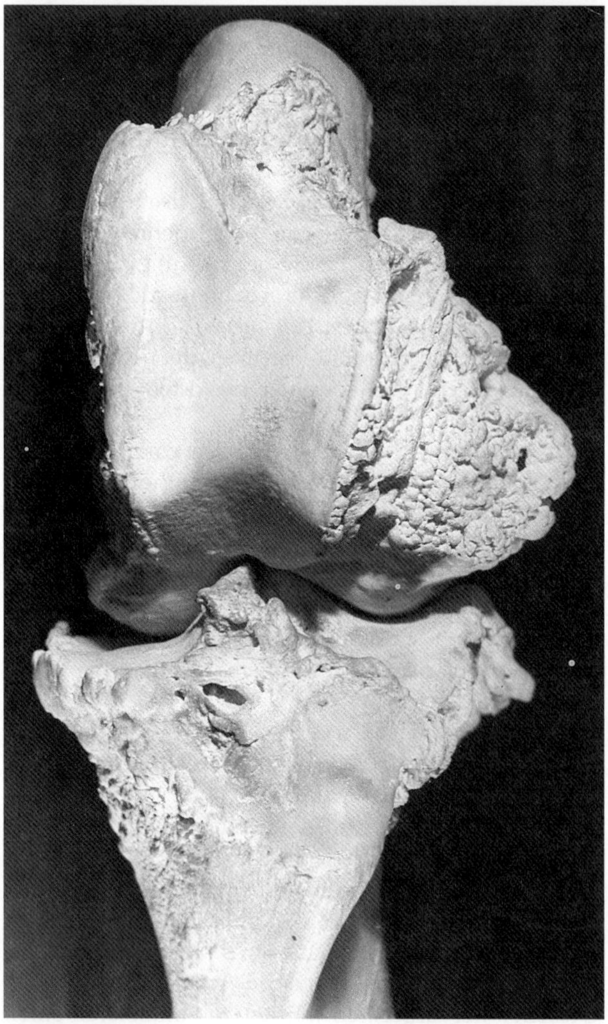

Abbildung 9-144 Gonitis chronica deformans bei einem alten Deckbullen; ausgeprägte periartikuläre Knochenauftreibung an Femur und Tibia (Mazerationspräparat)

tergang von Chondrozyten → verminderte Synthese von Proteoglykanen und Kollagen → herabgesetzte Wasserbindung und Demaskierung des Kollagengerüstes → reduzierte mechanische Widerstandsfähigkeit → akute »reaktive« Synovitis und Erguß. Hierdurch werden Substanzen freigesetzt, die den Knorpelabbau fördern und zu größeren Defekten führen. Infolge subchondraler Knochensklerose nimmt die stoßbrechende Elastizität der Gelenkfläche ab, und es bilden sich randständige Osteophyten (Hackenbroch, 1992, u. a.).

Da in fortgeschrittenem Lebensalter der Gelenkknorpel dünner und unelastischer wird, sind Arthrosen häufiger bei älteren Rindern anzutreffen; es ist jedoch eher eine altersassoziierte als eine altersbedingte Erkrankung. Weiterhin können offenbar alimentäre, endokrine und genetische Faktoren mit im Spiele sein (s. auch Osteochondrose, Kap. 9.17.6). Polyarthrose ist u. a. Begleitkrankheit der chronischen Fluorose (Kap. 9.17.9).

■ **Symptome, Verlauf:** Arthrosen verursachen chronische Lahmheit, die schubweise verlaufen kann, wobei sich akute und latente Phasen abwechseln können; sie ist aber i. d. R. progressiv (Abb. 9-143). Der Lahmheitstyp hängt von dem/den primär oder am schwersten betroffenen Gelenk(en) ab. An örtlichen Veränderungen sind neben (nichtentzündlichem) Gelenkerguß Verdikkung der Gelenkkapsel sowie mitunter Krepitation und periphere Osteophyten festzustellen. Die typischen Synoviabefunde sind in Übersicht 9-4 aufgeführt. Bis zur vollen Ausprägung der Erscheinungen vergehen gewöhnlich Monate. Mit Fortschreiten der arthrotischen Veränderungen führt das Leiden zu Abmagerung und schließlich zum Festliegen. Sofern eine Therapie nicht möglich ist oder nicht in Frage kommt, sollte das Tier, sobald die Diagnose sicher ist, verwertet werden.

Diagnose, Differentialdiagnose: Mitunter läßt bereits der klinische Befund eine klare Erkennung zu; den ausschlaggebenden Aufschluß über die Veränderungen der gelenkbildenden Knochenenden gibt das RÖNTGEN-Bild.

Differentialdiagnostisch ist bei jüngeren Tieren Osteochondrose (Kap. 9.17.6), bei älteren Zuchtbullen chronisch-deformierende Spondylose/Spondylarthrose (Kap. 10.2.9) in Betracht zu ziehen.

Sektionsbefund: Fortgeschrittene arthrotische Veränderungen sind gekennzeichnet durch usurierte abgeschliffene und abgeflachte Gelenkflächen mit peripheren Osteophytenkränzen (sog. POMMERsche Randwülste; Abb. 9-144) sowie eine bindegewebig indurierte und verdickte Gelenkkapsel mit zottenartig alterierter Synovialis.

Behandlung: Um die Entwicklung initialer Veränderungen zu einer Arthrose zu verhindern oder zu verlangsamen, müßte in der Frühphase eingegriffen werden, was aber eine frühzeitige Diagnose erfordert. In der Humanmedizin werden in den akuten Phasen Glukokortikoide und nichtsteroidale Antiphlogistika, in der latenten Phase Chondroprotektiva verabreicht. Beim Rind käme die wiederholte kombinierte intraartikuläre Applikation dieser Substanzen in Frage (Kap. 9.12), sofern es sich kostenmäßig vertreten ließe. Ferner könnte auch – wie in einigen Fällen von Osteochondrose (TROSTLE et al., 1997) – vorsichtiges (vorzugsweise arthroskopisch geführtes) chirurgisches Abtragen und Ausglätten der Knorpeldefekte versucht werden. Im Falle von Knie-/Tarsalgelenkarthrose bei Besamungsbullen können palliative Maßnahmen die Nutzung verlängern: ggf. Gewichtsreduzierung, mehrwöchige Schonung, gut eingestreute Laufbox, Sandbett (Torf, elastische Matte) beim Aufsprung, Korrektur etwaiger Fütterungsfehler. Für Tarsarthrosis/Carparthrosis distalis bietet sich die operative intraartikuläre Arthrodese an (Kap. 9.6.1.2).

9.9.7 »Festliegen«

Definition: Als »Festliegen« (FL) wird ein Zustand bezeichnet, bei dem das Rind nicht in der Lage oder nicht willens ist, sich zu erheben. Es ist keine eigenständige Krankheit, sondern Symptom eines mit Störung des Stehvermögens verbundenen Grundleidens. Nach dessen Klärung ist die Bezeichnung »Festliegen« entsprechend zu ergänzen oder zu korrigieren. Da einerseits jede schwerwiegende Erkrankung auch zu »Festliegen« (»im weiteren Sinne«) führen kann, andererseits derartige »Lähmungszustände« aber v. a. im zeitlichen Zusammenhang mit dem Abkalben auftreten, beschränkt sich die nachfolgende Besprechung auf das peripartale »Festliegen« (»FL im engeren Sinne«). Davon ausgenommen sind Tiere, die offensichtlich wegen typischer Hypokalzämie festliegen und nach 1- bis 2maliger Kalziumbehandlung aufstehen. *Andere Bezeichnungen:* downer cow syndrome (dabei handelt es sich laut angelsächsischem Schrifttum um festliegende Tiere, die nach 2maliger Kalzium-Therapie innerhalb von 24 h nicht aufstehen und vermutlich druckbedingte Muskelschäden haben); weitere Termini: »alert«- und »non-alert downer cow syndrome«; vache couchée; vacca caida.

Vorkommen: Die Häufigkeit des peripartalen FL variiert in Abhängigkeit von Haltungsform (Anbindung, Laufstall, Weide), Nutzung und Rasse (Milch-, Fleischrinder), Bestandsgröße (Tierbeobachtung und -betreuung), Ernährungszustand der Kalbeküh (Verfettung), Qualität der Geburtshilfe, Vorsorge-/Prophylaxemaßnahmen (Abkalbestall, Medikationen) u. a. m. Die Zahlenangaben bewegen sich je nach vorliegenden Bedingungen und Bezugsgrößen in weitem Rahmen, nämlich zwischen 2–5% der kalbenden Rinder und über 20% der »Milchfieber-Kühe«. Aus einer Umfrage in Minnesota/USA in 723 Milchkuhherden ergab sich eine Inzidenz von 21,4 Fällen/1000 Risikorinder/Jahr; 33% wurden geheilt, 23% geschlachtet und 44% starben (COX et al., 1986). In der Zeit von 1990–1992 wurden in den USA 117301 festliegende Rinder unter behördlicher Kontrolle geschlachtet (EDWARDS et al., 1995).

Ursache, Pathogenese: Hinsichtlich von Schrifttumsangaben zur Ätiologie ist zu berücksichtigen, daß sie sich z. T. auf (m. o. w. detaillierte) Sektionsbefunde beziehen, wobei sich aber oft nicht sicher entscheiden läßt, ob die ermittelten pathologischen Veränderungen als Ursache oder als Folge des »Festliegens« anzusehen sind. Nach derzeitiger Kenntnis lassen sich die beim peripartalen Festliegen (s. Definition) in Betracht zu ziehenden Ursachen folgendermaßen aufgliedern:

- *Metabolische Störungen* mit eingeschränkter Nerven-/Muskelfunktion: Hypokalzämie, Hypophosphatämie, Hypokaliämie.
- *Schädigungen der Bewegungsorgane*
  - *infolge vorangegangener Stoffwechselstörung:* Grätschen, Niederbrechen, langes Liegen auf hartem Boden und dadurch bedingte Muskelschäden (ischämische Nekrose, Zerreißung der Adduktoren oder Mm. gastrocnemius, fibularis tertius), Gelenkluxation (v. a. Hüfte), Frakturen (Becken, Femur, Tibia), Nervenlähmung (uni- oder bilateral der Nn. ischiadicus, peroneus [fibularis], femoralis, radialis);
  - *durch schwergeburtbedingte Traumen:* Verletzung der Wirbelsäule im Lenden-Kreuz-Bereich (Lähmung der Nachhand, Contusio caudae equinae; zentrale

Lähmung des N. tibialis), Quetschung der zwischen Beckenring und weichem Geburtsweg verlaufenden Nerven (Wurzel des N. ischiadicus/N. tibialis; N. obturatorius), Verletzung des Beckenringes (Zerrung der Kreuzdarmbein-Verbindung oder der Symphyse).

➤ *Psychogene Immobilität:* Unsicherheit, Angst, Widersetzlichkeit; Schmerz infolge Verletzung des weichen Geburtsweges.

➤ *Andere peripartale Erkrankungen:* Blutverlust infolge Ruptur der A. uterina oder der A. vaginalis; Quetschung oder Zerreißung des zwischen Kalb und knöchernem Geburtsweg eingeklemmten Dünndarmes; generalisierte Peritonitis (z. B. infolge eines perforierenden Labmagengeschwürs); Leberkoma/Lipomobilisationssyndrom; Mastitis paralytica (Koli-Mastitis/Schock); Retentio secundinarum mit Endometritis puerperalis toxica; Labmagendislokation/-torsion, schwerwiegende Klauenleiden.

Zu den vorstehend aufgeführten Ursachen seien folgende *Erläuterungen* angefügt: Klinisch manifeste *Hypokalzämie* (Kap. 12.3.1) kann auch als Frühform a. p., als Spätform 5–6 Tage p. p., persistierend oder rezidivierend, ausnahmsweise auch bei primiparen Kühen und auch ohne zeitlichen Zusammenhang mit dem Kalben auftreten und in diesen Fällen ohne wesentliche Beeinträchtigung des Sensoriums verlaufen.

Bei festliegenden Kühen ist wiederholt *Hypophosphatämie* ohne begleitende Hypokalzämie festgestellt worden, und solche Patienten haben z. T. auf die Applikation von Phosphorsalzen angesprochen. Die Beziehung zur neuromuskulären Dysfunktion ist bislang unklar; zum einen wird dem Ca-P-Verhältnis, zum anderen simultanen Elektrolytverschiebungen mit Einfluß auf die Nerven- und Muskelfunktion Bedeutung beigemessen. Hierzu zählt auch die *Hypokaliämie*, auf die in Kapitel 9.17.3 eingegangen wird. In dieser Hinsicht kommt den *druckbedingten Muskelschäden* – insbesondere im Bereich der Hinterbacken (Kap. 9.5.4) – Bedeutung zu, die sich beispielsweise einstellen können, wenn Kalbekühe während der Nacht erkranken und zwischen dem Einsetzen der Gebärlähmung und dem Behandlungsbeginn mehrere Stunden verstreichen und die Tiere währenddessen bewegungslos auf harter Unterlage liegen. Derartige Läsionen haben erhöhte Permeabilität der Muskelzellmembran, K-Verlust und Amyotonie zur Folge. Darüber hinaus sind bei experimentell induzierter Hypokalzämie weitere Verschiebungen der Blutelektrolyte sowie Hämokonzentration mit Anstieg des Hämatokrit beobachtet worden.

Weiterhin sei darauf hingewiesen, daß im Zuge des druckbedingten *muskulären Kompartmentsyndromes* (Kap. 9.5.4) auch die im Kompressionsbereich verlaufenden Nerven in Mitleidenschaft gezogen werden. Andererseits können *primäre Nervenläsionen* Anlaß für lähmungsbedingte Muskelschäden sein. Auch *Knochenbrüche* ziehen mitunter Verletzungen der in der Nachbarschaft gelegenen Nerven nach sich. Sowohl beim metabolisch als auch beim traumatisch bedingten »Festliegen« spielen schließlich die jeweils vorliegenden *Umweltbedingungen* eine wichtige Rolle.

Festliegende Kühe sind erheblichem Streß ausgesetzt, was sich an erhöhter Aktivität der Nebennierenrinde sowie Anstieg des Plasma-Kortisonspiegels zu erkennen gibt und möglicherweise zur Immunsuppression führt (Nakao & Grunert, 1990). Die gelegentlich der Sektion von »Festliegern« oft festzustellenden degenerativen *Veränderungen der Organparenchyme* (Herz, Leber, Milz etc.) dürften zu einem erheblichen Teil als belastungsbedingte Folge anzusprechen sein.

■ **Symptome:** In den *leichteren*, allein auf metabolischer Störung oder nur leichten Traumen beruhenden Fällen von neuromuskulärer Insuffizienz haben die in Brust-Seitenlage festliegenden Tiere ein freies Sensorium und ein ungestörtes oder nur gering beeinträchtigtes Allgemeinbefinden. Sie nehmen Tränke und Futter auf, geben Milch, setzen Harn und Kot ab, haben normale Körpertemperatur und im Normalbereich liegende oder leicht erhöhte Herz- und Atemfrequenz. Teils unternehmen sie von selbst Aufstehversuche, können das Hinterteil aber nur unter Anwinkelung der Hintergliedmaßen etwas anheben, sich aber »kriechend« umherbewegen und mitunter auch von selbst umlegen (Abb. 9-145); andere »Festlieger« dieses Typs machen dagegen auch bei Auftreibversuchen keine Anstalten sich zu erheben.

Schwerer betroffene, ebenfalls in Brust-Seitenlage befindliche Patienten lassen sich selbst durch intensives Antreiben nicht zu Aufstehversuchen bewegen, sondern reagieren durch schmerzhaftes Stöhnen oder Brüllen. In manchen Fällen weisen anormale Gliedmaßenstellung oder Schwellung und Verletzung der

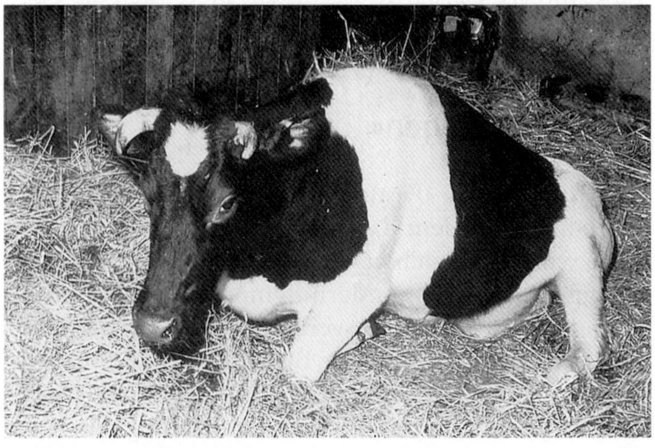

Abbildung 9-145 Festliegen infolge Quetschung von Beckennerven nach Schwergeburt: vergeblicher Aufstehversuch mit in »Froschhaltung« angewinkelten Hintergliedmaßen

Vulva sowie blutig-schleimiger/stinkender Scheidenausfluß bereits auf Schäden am Bewegungsapparat bzw. geburtsbedingte Traumen hin. Solche Tiere neigen dazu, sich zeitweise in Seitenlage zu wälzen.

Ständiges Liegen in Seitenlage mit opisthotonisch aufgebogenem Kopf zeigen Tiere mit *schwerwiegenden Komplikationen* oder einer der genannten andersartigen Erkrankungen. Oft ist bei solchen Patienten auch das Ansprechen auf äußere Reize (Sensorium) herabgesetzt.

■ **Diagnose:** Die Klärung der jeweiligen Ursache des »Festliegens«, die ätiologische Diagnose, zählt zu den schwierigsten Aufgaben des praktizierenden Tierarztes. Sie stützt sich in erster Linie auf die Befunde der klinischen Untersuchung, die nicht nur aus medizinischen, ökonomischen und forensischen Gründen, sondern auch im Interesse des Tierschutzes mit aller Sorgfalt vorzunehmen ist.

➤ *Aufnahme der Anamnese:* Begann das Festliegen vor, während oder nach der Kalbung; Ablauf der Geburt ohne oder mit Hilfeleistung, Anzahl der Helfer, Lage des Kalbes, Lagerung des Muttertieres; besondere Beobachtungen, wie z. B. Grätschen beim Niedergehen, Aufspringen anderer Tiere; Typ und Verlauf einer etwa vorausgegangenen Hypokalzämischen Gebärlähmung sowie Zeitraum zwischen Niedergehen und Behandlung, Lage des Tieres, Bodenbeschaffenheit; Milchfieberfrequenz im Bestand, Fütterung und Mineralsalzversorgung in der Trockenstehzeit; Stallwechsel?

➤ *Kurze Allgemeinuntersuchung:* Allgemeinbefinden beeinträchtigt oder nicht; Sensorium frei/getrübt? Mitbeteiligung von Kreislauf, zentralem Nervensystem, Euter, Verdauungsapparat oder anderen Organen? Vaginale Kontrolle der Geburtswege.

➤ *Spezielle Untersuchung des Bewegungsapparates:*

»» *Adspektion* auf atypisches Liegen wie Froschlage mit ein- oder beidseitig angewinkelten oder seitlich steif nach vorn gestreckten Hintergliedmaßen (Kap. 9.4.12, 9.5.4, 9.5.5); seitlich abgeknicktes Vorder- oder Hinterbein (Kap. 9.5.2, 9.6.3.2); Umfangsvermehrung im Bereich der Hinterbacken, der Adduktoren, des Gastroknemius usw.; Veränderungen, die auf ein vorausgegangenes Trauma schließen lassen, wie Schürfwunden, Dekubitalstellen, Hämatom, abgestoßene Hornscheide, schlaffer Schwanz; Klauenzustand.

»» *Palpation* etwa vorliegender Umfangsvermehrungen bzw. der möglicherweise geschädigten Muskeln.

»» *Passive Bewegung der Hintergliedmaßen* am in linke und in rechte Seitenlage verbrachten Patienten, wobei sein jeweils oben liegendes Hinterbein von einem Helfer kräftig gebeugt, gestreckt, ab- und adduziert sowie gestreckt kreisförmig rotiert wird, während der Untersucher die Gliedmaßenabschnitte betastet und auf Schmerz- und Abwehrreaktionen sowie auf abnorme Beweglichkeit und Krepitation achtet. Anschließend wird das passive Bewegen wiederholt, und der Untersucher prüft zugleich vom Mastdarm aus den Beckenring, insbesondere Kreuzdarmbein-Verbindung, Darmbeinsäulen, Azetabulumbereich, Symphyse und Foramen obturatum. Dabei achtet er auf abnorme Beweglichkeit oder vorstehende Kanten/Zacken von Beckenknochen, fühl- und hörbare (per Phonendoskop) Krepitation, sulzige Schwellung oder Induration des sonst locker-weich erscheinenden periproktalen und perivaginalen Gewebes (Hinweis auf Nervenquetschung). Im Zusammenhang damit sind auch Schwanz, After, Mastdarm und Harnblase auf Vorhandensein oder Fehlen des normalen Muskeltonus abzutasten. Bei Paralysis caudae equinae sind diese Organe schlaff; Rektum und Harnblase sind dann dauernd kot- bzw. harngefüllt. Das Kreuzbein wird durch kräftigen Druck von oben auf Vorliegen einer Fraktur oder Lösung der Kreuzdarmbein-Verbindung geprüft.

»» *Sensibilitätskontrolle* auf Schmerzreaktion sowie Ausweich- und Abwehrbewegungen: Am Gliedmaßen- oder Schwanzende beginnend und proximal fortschreitend werden mit einer Nadel etwa gleichstarke Stichreize gesetzt. Ggf. lassen sich dann aus Lage und Ausdehnung eines unempfindlichen Hautbezirkes Rückschlüsse auf die betroffenen Nerven ziehen.

»» *Harnentnahme:* Durch Untersuchung einer auch am festliegenden Rind gewöhnlich leicht zu gewinnenden Harnprobe auf Myoglobin, Hämoglobin, Gallenfarbstoffe, Ketonkörper und Eiweiß können mitunter rasch und einfach wesentliche Hinweise auf die Ursache des Festliegens gewonnen werden. Im Falle umfangreicher Muskelschäden tritt binnen etwa 12 h eine auf *Myoglobin- und Proteinurie* zurückzuführende braunrote Färbung und Trübung des Harnes ein. Während die Myoglobinausscheidung schon am 2. (spätestens aber am 3.) Krankheitstag wieder abklingt, bleibt die Proteinurie länger bestehen. Bei der Harnuntersuchung ist zu beachten, daß sowohl Hämo- als auch Myoglobin eine positive Hb-Reaktion mit der Nachweiszone der gängigen Teststäbchen bedingen. Eine Differenzierung ist im Praxislabor (gewöhnlich) mittels der Aussalzungsmethode möglich; auch die Blutfülle von Skleralgefäßen und Schleimhäuten gibt einen Hinweis.

»» *Sonographische Untersuchung* verdächtiger Muskelbezirke/Umfangsvermehrungen auf etwaige Flüssigkeitsansammlung.

»» *Aufhebeversuch:* Haben die vorangegangenen Untersuchungen (darunter auch der Schnelltest zur semiquantitativen Bestimmung des Serum-Kalziumgehalts) keinen eindeutigen diagnostischen Anhalt erbracht, so sollte nunmehr ein Aufhebeversuch mit einem den Umständen angemessenen und das Tier schonenden Aufhebeverfahren vorgenommen werden. Die kennzeichnenden Symptome mancher zum »Festliegen« führenden Erkrankungen der Bewegungsorgane lassen sich nämlich am aufgehobenen Tier wesentlich besser feststellen als am liegenden; das gilt z. B. für das Grätschen bei Lähmung oder Zerreißung der Adduktoren, das Einknicken im Sprunggelenk bei Gastroknemiusruptur oder Tibialisparalyse, Asymmetrie des Beckens, abnorme Beweglichkeit proximaler Extremitätenabschnitte u. a. m. Auch empfiehlt es sich, die rektale Exploration am aufgehobenen Patienten zu wiederholen, da sich Lage und Beschaffenheit der vom Mastdarm aus erreichbaren Organe dann eindeutiger beurteilen lassen als am liegenden Tier. Durch langsames Absenken des Patienten prüft man seine Stehfähigkeit bzw. die Lastaufnahme an den einzelnen Gliedmaßen. Mitunter läßt sich mit dem Aufheben auch ein therapeutischer Effekt erzielen, insbesondere mit dem »Aqualift-System« (Rasmussen, 1982, 1988).

›› *Blutuntersuchung:* Neben den am Tier ausführbaren Schnelltests (semiquantitativer Ca- sowie Glutaraldehyd-Test) empfiehlt sich die quantitative Bestimmung der Serumkonzentrationen von Ca, anorg. P, Mg, K sowie der Serum-Aktivitäten von AST, CK, GLDH. Nach schweren Muskelläsionen steigt die CK-Aktivität binnen 12 h stark an (auf mehrere Tausend U/l) mit Gipfel nach etwa 24 h; aufgrund der kurzen Halbwertzeit sinkt sie am 2./3. Krankheitstag wieder ab, bleibt aber erhöht oder nimmt mit fortschreitender Schädigung wieder zu. Zugleich, wenn auch nicht so schnell, erhöht sich die AST-Aktivität. Gesamt-Bilirubingehalt und GLDH-Aktivität sind hinsichtlich eines begleitenden oder primären Leberschadens von Interesse.

›› *Diagnostische Behandlung:* Sofern die Untersuchung keinen Anhalt für ein Leiden außerhalb der genannten Störungen des Elektrolytstoffwechsels erbracht hat, ist es gerechtfertigt, eine nochmalige Behandlung mit einer dem Gesamtbefund nach in Frage kommenden Mineralsalzlösung (s. Kap. 12.3.1) vorzunehmen. Bei bestehender Kreislaufbelastung sollte dafür der subkutane und/oder orale Weg vorgezogen werden.

■ **Differentialdiagnose:** Es sind alle unter »Ätiologie« genannten Krankheiten und Ursachen in Betracht zu ziehen. Die Seitenangaben zu den einzelnen Krankheitsbeschreibungen sind Übersicht 9-3 zu entnehmen.

■ **Sektionsbefund:** Die Zerlegung eines wegen »peripartalen Festliegens« getöteten oder verendeten Rindes gibt zwar letztendlich Aufschluß darüber, welche pathologisch-anatomischen und histopathologischen Organveränderungen vorgelegen haben. Wegen der oftmals bestehenden Vielfalt an Befunden bereitet es jedoch nicht selten Schwierigkeiten, primäre und sekundäre Läsionen zu unterscheiden, d. h. die eigentliche (primäre) Ursache des gestörten Stehvermögens

Übersicht 9-3 Differentialdiagnose des peripartalen »Festliegens« beim Milchrind

Festliegen mit freiem Sensorium und nicht oder nur gering beeinträchtigtem Allgemeinbefinden

■ **Metabolische Störungen:** Hypophosphatämie (Kap. 12.3.1), Hypokalzämie (Kap. 12.3.1); Hypokaliämie (Kap. 9.17.3)

■ **Schädigung der Bewegungsorgane**

- *infolge vorangegangener Stoffwechselstörung:* Ischämische Nekrose der Oberschenkelmuskulatur (Kap. 9.5.4), Adduktorenzerreißung (Kap. 9.5.5), Zerreißung der Mm. gastrocnemius (Kap. 9.5.6) oder fibularis tertius (Kap. 9.5.7); Hüftgelenkluxation (Kap. 9.4.12); Frakturen von Becken (Kap. 9.4.7), Femur (Kap. 9.5.1), Tibia (Kap. 9.5.2); Lähmungen der Nn. ischiadicus, femoralis, peroneus [fibularis] (Kap. 9.5.8 ff.);
- *infolge Schwergeburt:* Verletzungen der Wirbelsäule (Kap. 9.1.8), Zerrung der Kreuzdarmbein-Verbindung (Kap. 9.4.1), Quetschung von Beckennerven (Kap. 9.5.8), Contusio caudae equinae (Kap. 9.1.8, 10.2.10), Beckenfrakturen, Symphysensprengung (Kap. 9.4.2., 9.4.3)

■ **Psychogene Immobilität:** Angstreaktion, Widersetzlichkeit

Festliegen mit freiem Sensorium, aber deutlich gestörtem Allgemeinbefinden

- *infolge schwerwiegender abdominaler Erkrankung:* Quetschung oder Zerreißung von Darmteilen (Kap. 6.10.10), generalisierende Peritonitis im Gefolge von Ret. per. traum. (Kap. 6.15.1) oder perforierendem Labmagenulkus (Kap. 6.9.6), Volvulus abomasi (Kap. 6.9.2), Blutverlust infolge Ruptur der A. uterina oder der A. vaginalis;
- *infolge Intoxikation/Schock* bei Endometritis puerperalis, Mastitis paralytica;
- *infolge schmerzhafter peripartaler Klauenerkrankungen*, z. B. Geburtsrehe

Festliegen mit beeinträchtigtem Sensorium

- *mit schlaffer Lähmung:* Hypokalzämische Gebärlähmung (Kap. 12.3.1), Leberkoma (Kap. 6.13.13);
- *mit Krampflähmung:* Hypomagnesämische Tetanie (Kap. 10.5.41), evtl. mit interkurrierender nervöser Ketose (Kap. 10.5.7)

zu eruieren. Die möglicherweise anzutreffenden Veränderungen ergeben sich aus dem Ursachenkatalog.

Eingehende pathologisch-anatomische Untersuchungen von JÖNSSON und PEHRSON (1969) an 74 geschlachteten »Festliegern« ergaben folgende Befunde in unterschiedlicher Häufigkeit und Verteilung: Unterhautblutungen und -ödem lateral an Vorder-, Hintergliedmaßen, Brustwand; Blutung, Degeneration, Zerreißung in den medialen Muskeln des Hinterschenkels, an der Hüfte (z. T. mit Ruptur des Lig. [teres] capitis ossis femoris) sowie in den Obturatormuskeln; Muskeldegeneration in den Mm. gracilis, pectineus, adductores (insgesamt Muskelschäden bei 58 %); mikroskopisch feststellbare akute degenerative Veränderungen von Muskelfasern in den Mm. gracilis, longissimus dorsi, triceps brachii; Blutungen um den N. ischiadicus und den N. obturatorius sowie pathologisch-anatomische Veränderungen an den Hinterhandnerven; Lockerung der Kreuzdarmbein-Verbindung (1mal Kreuzbeinfraktur); fokale Myokardose (bei 49 % der Kühe); leichte bis mäßige (49 %) oder schwere (10 %) Leberverfettung; Labmagenerosionen und -geschwüre (68 %).

Beurteilung: Das »Festliegen« von Rindern und die tierschutzkonforme Betreuung festliegender Nutztiere haben im vergangenen Jahrzehnt öffentliche Aufmerksamkeit gefunden. So wurden von den damit befaßten Institutionen Richtlinien für die Wartung und Pflege solcher Patienten und für das Verfahren bei Unheilbarkeit des Leidens formuliert. Zudem wurden gesetzliche Bestimmungen erlassen. So ist es z. B. in der Bundesrepublik Deutschland seit 1993 verboten, ein festliegendes Tier zu transportieren. Sofern die Schlachtverwertung eines festliegenden Rindes erfolgen soll, muß es auf dem Hofe des Tierhalters getötet und entblutet werden, bevor es zu einem »Isolierschlachthof« verbracht werden darf, falls der Landwirt es nicht für den eigenen Bedarf verwerten will.

Der sachgerechten Beurteilung der Heilungsaussichten festliegender Rinder und der Wirtschaftlichkeit einer etwaigen Behandlung kommt daher besondere Bedeutung zu. Sie hängt zunächst von dem im Einzelfall vorliegenden Grundleiden ab (worüber die zugänglichen Kasuistiken allerdings nur begrenzte Auskunft geben). Weiterhin spielt eine Rolle, ob eine auf das Grundleiden gerichtete wirksame Behandlung durchgeführt werden kann (oder worden ist) und ob der Tierhalter bereit und in der Lage ist, die zeit- und arbeitsaufwendige Pflege des Patienten zu übernehmen. So ergeben sich ohne Selektion der nicht behandlungswürdigen oder nicht adäquat behandelten Patienten lediglich Heilungsraten von 33 %, bei sachgerechter Beurteilung und Selektion jedoch von 70 % und mehr.

Prognostisch günstige Befunde sind: ungestörtes Allgemeinbefinden, gute Futteraufnahme, eigene Aufstehversuche, Dauer des Festliegens < 3 Tage, kein Übergewicht, positive Reaktion bei Aufhebeversuch. Die Prognose verschlechtert sich i. d. R. mit der Dauer des Festliegens (ab 4./5. Tag) und zunehmender Störung des Allgemeinbefindens (T > 39 °C), der Kreislaufbeteiligung (Tachykardie, Arrhythmie), Tendenz zur Seitenlage sowie mit Eintritt von Komplikationen. Nach einer Liegedauer von 5–7 Tagen sind die Aussichten für Wiederherstellung der Stehfähigkeit nur noch gering, wenngleich es ausnahmsweise vorkommen kann, daß in gutem Allgemeinzustand befindliche und gut gepflegte Kühe nach 10–14 Tagen Liegezeit von selbst aufstehen.

Behandlung: Die Therapie besteht gewöhnlich in pflegerischen, medikamentösen und physiotherapeutischen Maßnahmen:

➤ *Pflegerische Maßnahmen:* Festliegende Kühe sind in eine Einzelbox zu verbringen und bedürfen eines gepolsterten und zugleich trittfesten Lagers. Hierzu kann z. B. eine tiefe Stroheinstreu (etwa 50 cm) dienen, über die man zur Sicherung eines geschlossenen Polsters ein engmaschiges Perlonnetz spannt; den gleichen Zweck erfüllt auch ein hinreichend hohes Torf- oder Sandbett. Im landwirtschaftlichen Zubehörhandel werden dafür auch m. o. w. brauchbare, mit Schaumstoff oder Wasser gefüllte Gummimatten und dergleichen angeboten. Ferner sollte dem in Brust-Seitenlage festliegenden Patienten stets ein »Vergrittungsgeschirr« (Abb. 9-146; s. Abb. 9-77) angelegt werden. Trinkwasser, in einer Schale angebotenes Kraftfutter sowie Wiesenheu guter Qualität müssen für ihn jederzeit gut erreichbar sein. Das festliegende Tier muß regelmäßig überwacht und (zumindest tagsüber) alle 3–4 h auf die jeweils andere Körperseite umgewälzt und nötigenfalls durch seitliche Polsterung mit Strohballen abgestützt werden. Hin und wieder kann man durch Anrufen und einen leichten Stoß an die Brustwand Aufstehwillen und -vermögen des Patienten testen. Sollte er einen Aufstehversuch unternehmen, so ist er seitlich zu stützen, jedoch keinesfalls am Schwanz hochzuziehen, auch nicht an dessen Wurzel.

➤ *Medikamentöse Therapie:* Die Behandlung der hypokalzämisch bedingten Parese wird in Kapitel 12.3.1 beschrieben. Wie dort dargelegt ist, kommt in Fällen von rezidivierender oder persistierender Hypokalzämie auch die Euterinsufflation in Betracht. Bei Verdacht auf rezidivierende oder persistierende Hypophosphatämie sollte versuchsweise ein Phosphat-enthaltendes Präparat verabreicht werden: etwa 30 g Ca-glycerophosphat (5,24 g [wasserfrei] = etwa 1 g Ca), 30 g Na-glycerophosphat oder 30–45 g Na-dihydrogenphosphat pro 500 kg LM intravenös; alternativ 220/230 g Natrium-/Dikalziumphosphat pro erwachsenes Rind oral. Die Therapie der Hypokaliämie wird

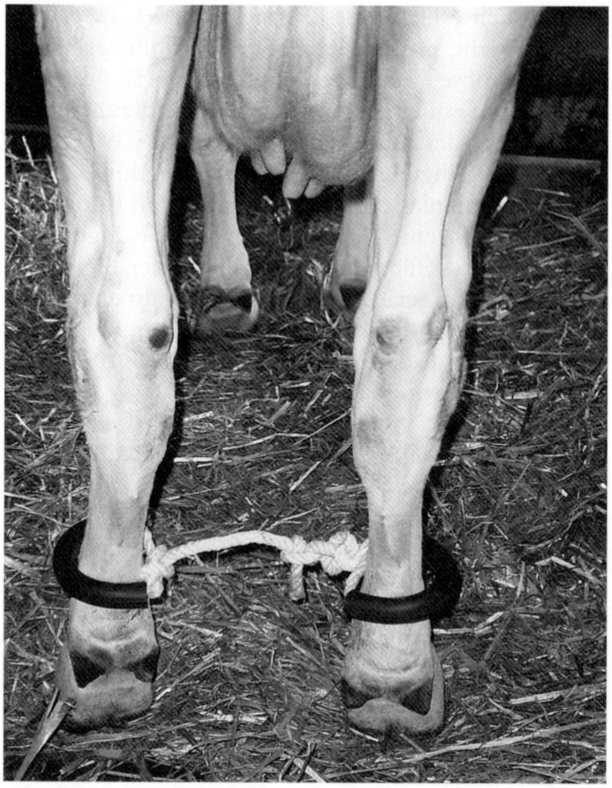

Abbildung 9-146 Mit einfachen Mitteln (Melkmaschinenschlauch und Strick) anzufertigendes praxiserprobtes »Vergrittungsgeschirr« (Foto: Dr. F. C. Tammen, Jever)

in Kapitel 9.17.3 beschrieben. Weiterhin sind Vitamin-E- und Selen-Gaben indiziert, letztere jedoch nur, wenn keine baldige Schlachtverwertung in Frage kommt. Entsprechendes ist auch bei Anwendung der mit Wartezeiten belegten Analgetika und Antiphlogistika zu beachten, die in bestimmten Fällen ebenfalls angezeigt sind. Sofern Hinweise auf Dehydratation und weitere Verschiebungen der Blutelektrolyte bestehen, sollte eine intravenöse Infusionstherapie mit polyionischen Lösungen eingeleitet werden (Kap. 4.3.6).

➤ *Aufhebeversuch, Physiotherapie:* Wie bereits dargelegt wurde, dient das Aufheben festliegender Rinder einerseits der Verbesserung der Diagnostik und Prognostik, zum anderen hat es nicht selten auch therapeutischen Effekt. Zu diesem Zweck wurden im Verlauf der vergangenen Jahrzehnte verschiedene Geräte wie Hebestände oder -kissen, Hüftklammern, Aufhebegeschirre sowie das »Aqualift-System« entwickelt. Wie ihre praktische Anwendung ergeben hat, erfüllen einzelne Geräte nicht ihren Zweck, während andere sowohl Vor- als auch Nachteile aufweisen:

›› So sind gut gepolsterte *Hüftklammern*, deren Bügel nicht schräg, sondern parallel zum Rumpf auf den Hüfthöckern »angreifen« und somit senkrechten Zug nach oben ausüben, im Prinzip brauchbar (Abb. 9-147, 9-148). Der aufgehobene »Festlieger« ist dann für die Untersuchung allseits zugänglich, und

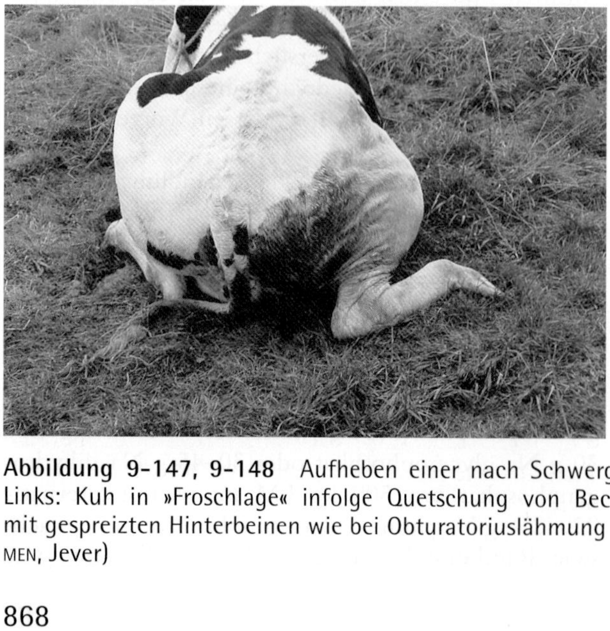

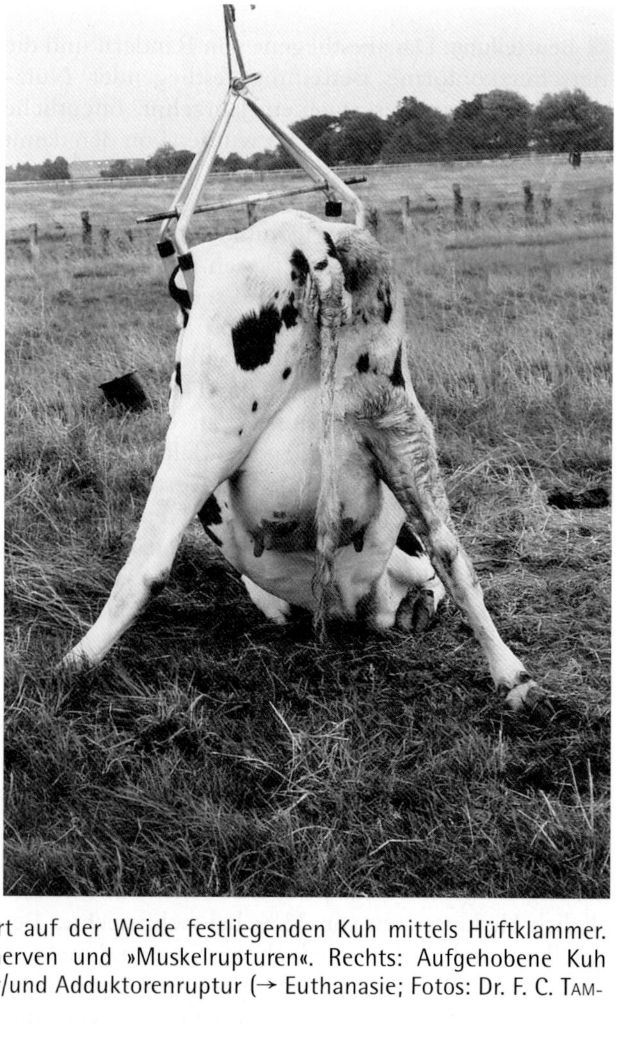

Abbildung 9-147, 9-148 Aufheben einer nach Schwergeburt auf der Weide festliegenden Kuh mittels Hüftklammer. Links: Kuh in »Froschlage« infolge Quetschung von Beckennerven und »Muskelrupturen«. Rechts: Aufgehobene Kuh mit gespreizten Hinterbeinen wie bei Obturatoriuslähmung oder/und Adduktorenruptur (→ Euthanasie; Fotos: Dr. F. C. Tammen, Jever)

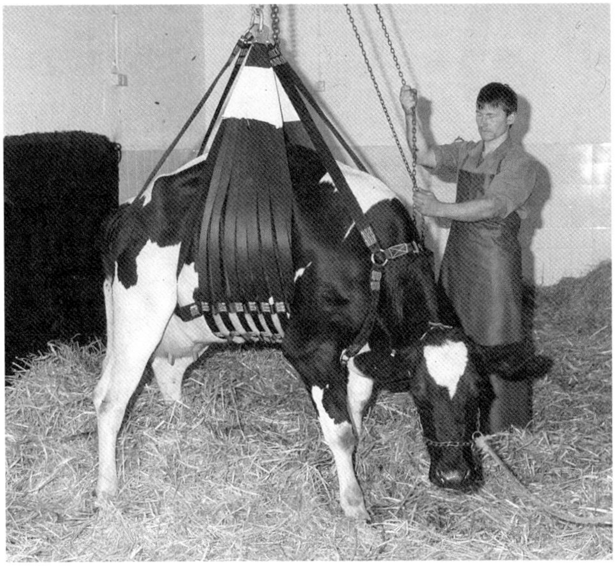

Abbildung 9-149 Aufheben einer festliegenden Kuh (zur eingehenden Untersuchung und Prüfung des Stehvermögens) mit dem »Downacow-Geschirr«

Lastaufnahme sowie etwaige krankhafte Veränderungen der Gliedmaßen lassen sich gut beurteilen. Zur sicheren Fixation des Tieres in der Klammer muß sie jedoch stramm angeschraubt werden, was – v. a. bei übermäßigem Druck – zu Schäden an Haut und Muskeln im Hüfthöckerbereich führen kann. Daher ist für das Aufheben mittels Hüftklammer noch folgendes zu beachten: überfettete, schwammige Kühe mit schwach konturierten Hüfthöckern sind dafür ungeeignet; bei Instabilität des knöchernen Beckenringes sind Hüftklammern kontraindiziert. Vor und während des Anhebens sollte der Hinterkörper des liegenden Tieres in die Waagerechte gedrückt/gewälzt werden, damit sich der Zug auf beide Hüfthöcker gleichmäßig verteilt; Aufhebeversuche nur auf griffigem Untergrund vornehmen; der Patient darf nur für die Dauer der Untersuchung angehoben werden. Sofern die aufgehobene Kuh ein großes, prallgefülltes Euter hat, sollte es vor dem Testen der Lastaufnahme rasch ausgemolken und damit entspannt werden, um bodenweite Fußung der Hintergliedmaßen zu vermeiden.

» Mit Hilfe des hängemattenähnlichen *»Downacow-Aufhebegeschirres«* läßt sich der Patient problemlos anheben und ist dann von allen Seiten her zugänglich (Abb. 9-149). Durch wechselweises Anheben und Senken wird er zum Gebrauch seiner Gliedmaßen, günstigenfalls auch zu Laufbewegungen angeregt. Zum Erzielen eines therapeutischen Effektes (Förderung der Durchblutung, Üben des Stehens) sollte der Proband etwa 2 h (unter Beobachtung) angehoben bleiben und die Prozedur täglich 2- bis 3mal durchgeführt werden (während der Pausen bleibt das Geschirr oben zugebunden am Tier). Das sachgemäße Anbringen der Gurte erfordert allerdings einige Übung und Geduld; es bedarf dazu mindestens zweier Hilfspersonen; auch wehren sich manche Kühe heftig gegen das Anlegen des Geschirres. Durch die genannten Schwierigkeiten wird die Nutzung des Gerätes unter Praxisbedingungen eingeschränkt.

» Eine zwar aufwendige, aber recht schonende Methode zum Aufheben festliegender Rinder bietet der *»Aqualift«* (Rasmussen, 1982; heute *»Aqua Cow Rise System«*). Das festliegende Tier wird – sicherheitshalber mit einem Vergrittungsgeschirr versehen – mit Hilfe einer Tragematte in eine Leichtmetallkammer gezogen. Dann wird die Kammer wasserdicht verschlossen und allmählich mit körperwarmem Wasser geflutet (Abb. 9-150, 9-151). Nach dem Archimedischen Prinzip verliert der Patient dabei so viel an Gewicht, wie er an Wasser verdrängt. Das Aufstehen erfordert daher einen geringeren Kraftaufwand als sonst. Die zuvor komprimierten Muskelpartien werden entlastet, und das »warme Bad« fördert ihre Durchblutung. Die betreffende Kuh gewinnt wieder Vertrauen in ihre Stehfähigkeit. Nach 2- bis 12stündigem Aufenthalt in der gefluteten Kammer wird das Wasser langsam abgelassen. Der positivenfalls dann stehenbleibende Patient wird aus der Kammer herausgeführt und muß dabei unbedingt griffigen Boden unter den Füßen haben (keinesfalls Planbeton). Steht das Tier am folgenden Tag wiederum nicht auf, so wird der Vorgang wiederholt; mitunter tritt erst nach 3- bis 5maliger Flutung dauerhafte Genesung ein.

Von 1100 auf diese Weise behandelten frischen »Downer-Fällen« konnten nach Rasmussen (1988) über 70% geheilt werden; in einer neueren Untersuchung an unselektierten, 1–2 Tage festliegenden Kühen (n = 30) betrug die Heilungsrate 50% (Schade et al., 1999); bei Smith et al. (1997) belief sie sich ohne Selektion auf 46% (n = 70), nach Ausschluß nicht behandlungswürdiger Probanden auf 78% (n = 18).

Von Nachteil ist, daß die Patienten innerhalb der Flutkammer allenfalls rektal, aber sonst nicht näher untersucht werden können. Weiterhin stehen die hohen Kosten der breiten Einführung dieses tierfreundlichen Verfahrens entgegen; derartige Geräte könnten jedoch gemeinschaftlich angeschafft und genutzt werden. Neuerdings wurde in Holland für den gleichen Zweck ein einfach zu handhabendes aufblasbares »therapeutisches Kuhbad« (Fa. Buitink) entwickelt (Abb. 9-152, 9-153). Erfahrungsberichte stehen noch aus.

Prophylaxe: Die zur Vorbeuge des »peripartalen Festliegens« zu empfehlenden Maßnahmen decken sich weitgehend mit denen zur Milchfieberprophylaxe (Kap. 12.3.1). Wichtig sind ferner die folgenden Vorkehrungen:

- durch kontrollierte Fütterung während der Trokkenstehzeit Übergewicht bei der Kalbung vermeiden (»body condition score« ~ 3,5; s. Übersicht 6-44);

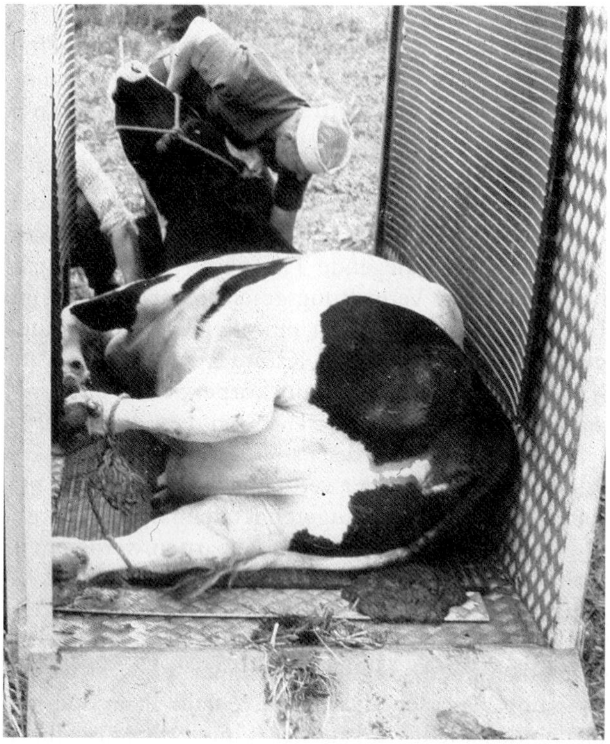

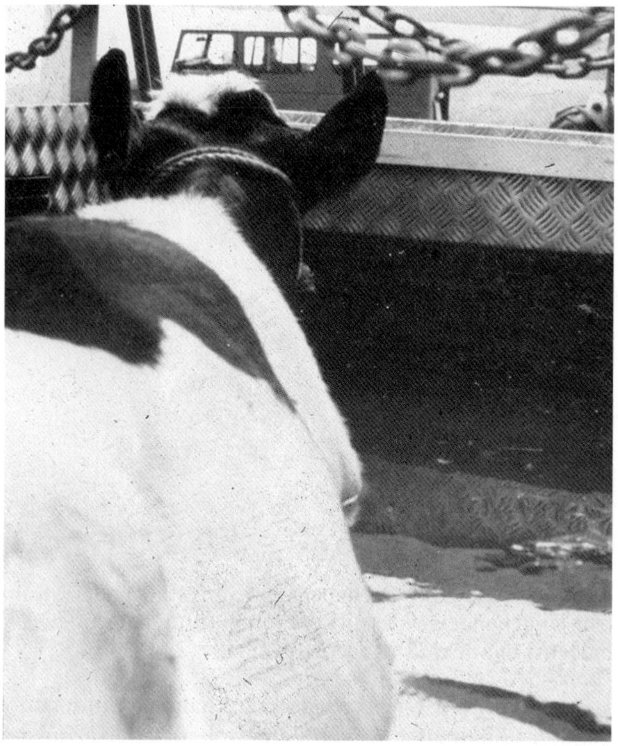

Abbildung 9-150, 9-151 Aufheben mit der Aqua-Lift-Kammer. Links: Verbringen der festliegenden Kuh in die Aqua-Lift-Kammer. Rechts: Anheben (»Aufstehen«) des zuvor festliegenden Tieres in der allmählich gefluteten Kammer (Fotos: Dr. J. Rasmussen, Thorsö/DK)

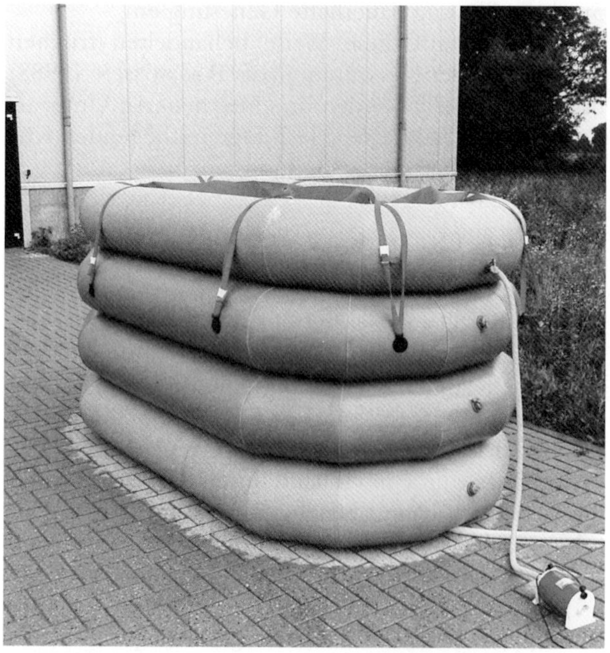

Abbildung 9-152 Aufblasbares Wasserbecken zum »Liften« festliegender Kühe; voll aufgeblasenes Becken (Foto: Fa. Buitink, NL-Duiven)

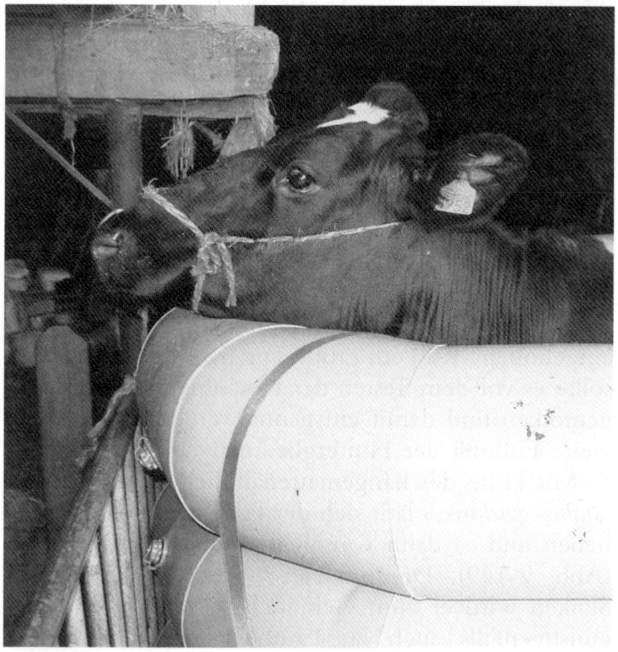

Abbildung 9-153 Das allmählich geflutete Becken mit einer »aufgeschwommenen« Kuh (Foto: Fa. Buitink, NL-Duiven)

- die Kalbekuh a. p. in eine trittsichere, eingestreute Abkalbebox verbringen und dort noch 2–3 Tage p. p. belassen;
- keine übermäßige Zugkraft beim Ausziehen des Kalbes;
- auf erste Anzeichen von Milchfieber achten und ggf. umgehend behandeln;
- bedarfdeckende Mineral- und Wirkstoffversorgung; a. p. einseitiges Überangebot eines Mengenelementes, insbesondere von Kalzium, vermeiden;
- züchterische Selektion auf »Leichtkalbigkeit«.

9.9.8 Multiple knotige Muskelnekrose (Roeckl'sches Granulom)

Das von alters her bekannte, vielörtlich auftretende »Roecklsche Granulom« ist nach wie vor ein seltenes Leiden. Hierbei bilden sich erbsen- bis hühnereigroße derbe Knoten in der Unterhautmuskulatur und im hautnahen Bereich von Skelettmuskeln, wodurch die Haut beulenartig vorgewölbt wird (Abb. 9-154). Bevorzugte Lokalisationen sind: Schwanzwurzel, Gliedmaßen, Hals, Rumpf und/oder Zunge.

Diese Knoten besitzen eine grauweiße bis rötliche fibröse Kapsel und anfangs ein käsig-bröckeliges, später ein gelbbraunes gummiartiges Zentrum. Histologisch bestehen sie dann aus histiozytenreichem Granulationsgewebe, mit vereinzelten Riesenzellen, das mit Fortschreiten der zentralen Koagulationsnekrose manchmal einen zwiebelschalenartig geschichteten nekrotischen Kern umgibt. Zunächst nehmen die knotigen Gebilde langsam an Umfang zu, verbleiben dann in der jeweils erreichten Größe oder bilden sich allmählich zurück; außer der örtlichen Entzündung scheinen i. d. R. keine nennenswerten Gesundheitsstörungen aufzutreten. Die Ursache der Granulome ist bislang ungeklärt. Es wurden zwar verschiedentlich Bakterien (A. pyogenes, Staphylokokken, Diplokokken, Mykobakterien) oder Hefen aus solchen nekrotischen Herden isoliert, in anderen Fällen verlief die mikrobiologische Untersuchung jedoch negativ. *Differentialdiagnostisch* ist an Injektionsschäden, Lymphgefäßentzündung, Dasselbeulen, Dermatitis nodosa, lymphatische Hautleukose, Mastzellenretikulose u. a. m. zu denken.

9.10 Neu- und Mißbildungen an Wirbelsäule, Rumpf und Gliedmaßen

An den Bewegungsorganen des Rindes ist eine Vielzahl von angeborenen Fehlbildungen beobachtet worden, von denen hier aber nur diejenigen von wirtschaftlicher und/oder klinischer Bedeutung besprochen werden können. Einige der konnatalen Bewegungsstörungen sind den Krankheiten des zentralen

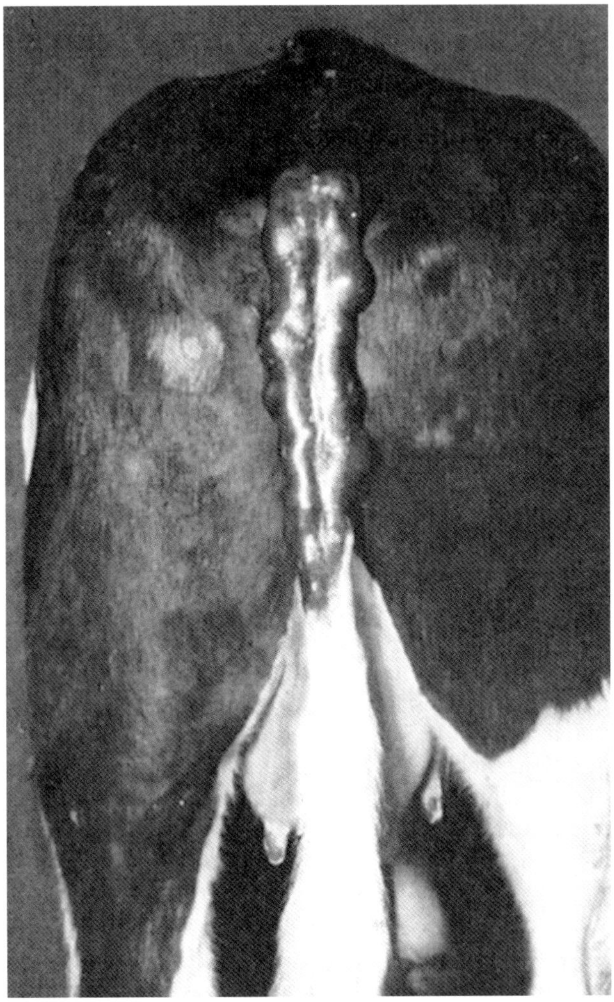

Abbildung 9-154 Roecklsches Granulom (Djakov & Schäfer, 1965)

Nervensystems zugeordnet; Mißbildungen der Zehen werden später abgehandelt. Die nachfolgend beschriebenen angeborenen Gliedmaßenverkrümmungen und -versteifungen können als solitäre Anomalien auftreten oder mit Defekten anderer Organe verbunden sein. Im letztgenannten Fall handelt es sich z. T. um komplexe Mißbildungen oder Mißbildungssyndrome, die dann durch eine entsprechend umfassende oder differenzierte Benennung zu kennzeichnen sind.

9.10.1 Doppel- und Mehrfachmißbildungen von Kopf, Hals und Rumpf

Bei derart mißgestalteten Kälbern wird zwischen unvollständigen und vollständigen sowie symmetrischen und unsymmetrischen Doppelfehlbildungen (Diplo- oder Heteropagus) unterschieden. Ferner werden die im Einzelfall betroffenen Körperteile bezeichnet und wo sie miteinander verbunden sind, so z. B. Dikephalus mon- oder diauchenus (Doppelkopf mit einfachem oder doppeltem Hals), Kephalothorakopagus (an Kopf, Hals und Brust miteinander verwachsene Zwillinge), Dipygus (Verdoppelung des Hinterkörpers) u. a. m. *Andere Bezeichnungen:* »Siamesische Zwillinge«, »double monsters«, defective twinning.

■ **Pathogenese:** Doppelmonstren werden im allgemeinen auf Verdoppelung und unvollständige Trennung einer ursprünglich einfachen Embryonalanlage zurückgeführt. So entstehen unvollständig getrennte monozygote Zwillinge, die mitunter gemeinsame Organanlagen haben.

■ **Bedeutung:** Solche Mißbildungen – die etwa bei 1 : 100 000 Neugeborenen vorkommen – sind v. a. als Geburtshindernis von Bedeutung. Die mißgestalteten Kälber müssen meist durch Fetotomie oder Kaiserschnitt entwickelt werden; nur wenige sind für begrenzte Zeit lebensfähig. Eine genetische Veranlagung ließ sich bislang nicht nachweisen.

Die *Sektion* ergibt Duplikaturen/Mehrfachbildungen von Schädel-, Achsen-, Rumpf- und Gliedmaßenskelett, von Körperhöhlen samt Organen sowie mitunter auch andere Defekte (Kiefer, Gaumen, Herz etc.).

9.10.2 Atlantookzipitalfusion und Subluxation der Articulatio atlantoaxialis

Bei dieser seltenen Mißbildung sind Atlas und Hinterhauptsbein im Bereich der Gelenkflächen und darüber hinaus (beid- oder einseitig) durch Knorpel-/Knochengewebe fest miteinander verbunden. Gewöhnlich ist zugleich der Zahn des Epistropheus abgeflacht, verkleinert bzw. deformiert und nach ventral disloziert oder gar nicht entwickelt. Der Defekt ist vermutlich darauf zurückzuführen, daß die während der Embryonalphase normalerweise ablaufende Abtrennung der chondralen Wirbelanlage unterbleibt. Das gilt v. a., wenn sich das Leiden mit seinen neurologischen Auswirkungen alsbald nach der Geburt zeigt. In den mehrere Monate bis zu 1 Jahr p. n. auftretenden Spätfällen wird auch eine traumatisch bedingte Störung der in den ersten Lebensmonaten ablaufenden Ossifikationsprozesse an Atlas und Axis für möglich gehalten.

Das Allgemeinbefinden der mit dem Fehler behafteten Probanden ist gewöhnlich ungestört, jedoch zeigen sie nervale Ausfallerscheinungen unterschiedlicher Ausprägung: Schwierigkeiten beim Aufstehen, reduziertes Stehvermögen, inkoordinierter ataktischer Gang, seitwärts gehaltener Kopf, zunehmende Schwäche, Festliegen. Beim passiven Seitwärtsbeugen von Kopf und Hals läßt sich mitunter das luxierte atlantoaxiale Gelenk palpieren oder ein deutliches Klikken vernehmen. Sicherung der Verdachtsdiagnose mittels Radiographie.

Differentialdiagnostisch ist v. a. an Wirbelfrakturen und -abszesse, wirbelnahe Injektionsschäden sowie an andere angeborene Defekte des ZNS oder der Wirbelsäule zu denken. Histopathologisch ließen sich auf Kompression hinweisende degenerative Veränderungen in der weißen Substanz des Rückenmarks ermitteln.

Von operativen Stabilisierungsversuchen des luxierten Atlantoaxialgelenks sollte abgesehen werden.

9.10.3 Wirbelsäulenverkrümmung und andere Wirbelsäulendefekte

Verkrümmungen der Wirbelsäule (Kyphose, Lordose, Skoliose) kommen teils als erworbene, teils als angeborene Mißbildungen vor und sind im letztgenannten Fall nicht selten mit anderen Defekten vergesellschaftet.

Spaltbildungen (Spina bifida) betreffen gewöhnlich den hinteren Abschnitt der Wirbelsäule und gehen oftmals mit Anomalien des Rückenmarks einher.

Fehlen von Hals- und Brustwirbeln und der zugehörigen Rippen bei auffallend langen Brustwirbeldornfortsätzen bestimmen das Exterieur der sog. *»Bisonkälber«*; Ursache ist ein einfach autosomal-rezessiv vererbter Letalfaktor.

Die Bezeichnung *»Elchkälber«* rührt daher, daß bei diesen Tieren die hintere Rumpfhälfte durch fehlende Lenden-, Kreuz- und Schwanzwirbel verkürzt ist und deshalb der Vorderkörper überentwickelt erscheint; die Hintergliedmaßen sind arthrogrypotisch (Abb. 9-155). Vermutlich ist das Leiden erblich.

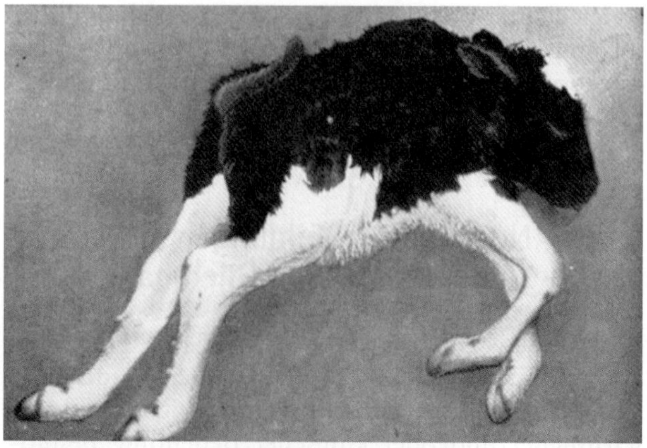

Abbildung 9-155 »Elchkalb« mit verkürzter und verkrümmter Wirbelsäule sowie Stummelschwanz

Vorzeitiger Schluß der Epiphysenfugenscheiben der Brust- und Lendenwirbel bei neugeborenen Kälbern führt zur Verengung des Wirbelkanals (»Congenital spinal stenosis«) und hat eingeschränktes Stehvermögen, Nachhandataxie und -parese sowie »hundesitzige« Stellung der Merkmalsträger zur Folge. Ursache unklar; es werden Hypervitaminose A und Manganmangel diskutiert.

In jüngster Zeit wurde bei Nachkommen zweier dänischer Holstein-Bullen eine »komplexe vertebrale Mißbildung (CVM)« beobachtet, die durch Verformung/Verkürzung/Verschmelzung von Wirbelkörpern und zugehörigen Rippen, vornehmlich im Bereich der Hals-Brust-Krümmung, bilateral-symmetrische Arthrogrypose an Vorder- und Hintergliedmaßen sowie Herzdefekte gekennzeichnet ist. Möglicherweise wird der Defekt autosomal-rezessiv vererbt (Agerholm et al., 2000, 2001; Wouda et al., 2001).

9.10.4 Angeborene Gliedmaßenverkrümmung und -versteifung

Definition: Bei dieser Mißbildung sind Zehen- und/oder Mittelfußgelenke meist beider Vordergliedmaßen, seltener auch die Zehen der Hintergliedmaßen von Geburt an in unterschiedlichem Grade in Beugestellung fixiert. Die betroffenen Gelenke lassen sich zwar noch angebeugt bewegen, infolge Verkürzung der Flexoren aber nicht mehr strecken. Die Gliedmaßenachse der Vorderbeine verläuft daher gekrümmt und ist oftmals nach außen gerichtet, die Zehe auswärts gedreht (partielle Supination). *Andere Bezeichnungen:* Stelzfuß, »Pseudorachitis«, Arthromyodysplasie, amyotrophische Gliedmaßenverkrümmung, Neuromyodysplasie; Arthrogryposis multiplex congenita (AMC), congenital articular rigidity (CAR), multiple congenital contractures (MCC), flexed pasterns, »contracted calves«.

Vorkommen: Das Leiden ist weltweit verbreitet und kommt in vielen Rinderrassen vor. In einer 1979/80 durchgeführten Erhebung in 55 Besamungsbezirken Süddeutschlands mit überwiegender Fleckviehpopulation ergab sich eine durchschnittliche Häufigkeit von 0,15% ($\leq$ 1,17%) von etwa 260000 im fraglichen Zeitraum geborenen Kälbern (Kreppel, 1981). Unter besonderen Bedingungen kann die Inzidenz regional höher sein, jedoch tritt die Anomalie nicht enzootisch, sondern immer sporadisch auf. Männliche Kälber werden häufiger und teils auch schwerer betroffen als weibliche.

Ursache, Pathogenese: Ätiologie, Entwicklung und fördernde Umstände der solitären Vordergliedmaßenverkrümmung (Congenital articular rigidity; CAR), von der besonders die Rasse Weißblaue Belgier betroffen ist, wurden eingehend von der Forschergruppe in Gent untersucht. So ließ sich in Experimenten an Kälber- und Lämmerfeten in der 2. Hälfte der Tragezeit sowohl durch einseitige Neurektomie des N. radialis profundus als auch durch mechanische Fixation einer Vordergliedmaße in Beugestellung eine unilaterale CAR bei den Neugeborenen induzieren. Sie betraf bei den Neurektomie-Probanden vornehmlich das Fesselgelenk (infolge Kontraktion seiner Beuger). Sowohl nach Radialisneurektomie als auch nach mechanischer Immobilisierung war in Querschnitten der Rückenmarksegmente in Höhe von C_{5-8} und Th_1 und Th_2 eine teils signifikante Verminderung der α-Motoneuronen auf der ipsilateralen Seite festzustellen. Eine derartige Nervenzellreduktion war bereits an Spontanfällen beobachtet und als ursächlich für CAR beurteilt worden. Sie ist nach neuen Erkenntnissen jedoch als Folgeerscheinung, und zwar im Sinne des »Dying-back-Phänomens« (Kap. 9.13) zu interpretieren, für das Feten besonders empfindlich sind. Als Ursache der CAR wird daher eine Einschränkung der intrauterinen Bewegungsmöglichkeit des Fetus in der 2. Hälfte der Trächtigkeit angenommen (van Huffel & De Moor, 1985, 1987; van Huffel et al. 1986, 1988; van Huffel, 1991). Die Entwicklung einer CAR scheint durch hohes Gewicht des Kalbes (insbesondere männliche »Doppellender«), persistierende Hinterendlage sowie ein Mißverhältnis zwischen der Größe des Kalbes und der des Muttertieres begünstigt zu werden.

Andernorts durchgeführte Erhebungen über die Ätiologie angeborener Gliedmaßenverkrümmungen, die aber z.T. mit weiteren Mißbildungen verbunden waren, lassen auf erbliche Genese (meist autosomal -rezessiv mit variabler Expressivität und Penetranz) schließen. Das gilt z.B. für die beim Charolais-Rind und dessen Kreuzungen vorkommende (z.T. mit Gaumenspalte und Wirbelsäulenverkrümmung verbundene) *tetramele Arthrogrypose*, desgleichen für die in der Nachkommenschaft eines eineiigen Bullenzwillingspaares in außergewöhnlich hoher Frequenz beobachteten arthrogrypotischen Fehlbildungen (Binder et al., 1988). Schließlich hat sich gezeigt, daß entsprechende oder ähnliche Gliedmaßenanomalien in Kombination mit weiteren Defekten auch durch intrauterine Virusinfektionen (Bovines Virusdiarrhoe-, Akabane- oder Blauzungen-Virus) oder teratogene Toxine (»crooked calf disease«) sowie Ernährungsmängel hervorgerufen werden können. In Verbindung mit solitärer Vordergliedmaßenverkrümmung sind vergleichsweise wenige begleitende Defekte beobachtet worden, von denen Spastische Parese sowie Mißbildungen von Herz, Gesichtsschädel, Gaumenspalten und Nabelbrüche zu erwähnen sind. Bei den komplexen Formen zeigt sich eine Vielfalt an Organbeteiligungen.

Symptome: Hochgradige Gliedmaßenverkrümmungen verursachen oft Geburtsschwierigkeiten, so daß die Kälber nicht selten schon während oder nach dem Auszug verenden oder per Kaiserschnitt entwickelt werden müssen. Die Verkrümmungen sind in der Mehrheit an beiden Vorder- oder/und Hinterbeinen gleichsinnig und gleichstark ausgeprägt. Im allgemeinen lassen sich an den Vordergliedmaßen drei Schweregrade unterscheiden:

1) Bei der leichtesten Ausprägung zeigt sich eine geringgradige Beugehaltung des Karpalgelenks (»Vorbiegigkeit«) und/oder eine Steilstellung der Zehe (»Überköten«). Das Gewicht ist auf die Klauenspitze verlagert, jedoch ist die Sohle noch an der Fußung beteiligt.

2) Es besteht eine deutliche Beugehaltung des Karpus (»Kniehängigkeit«) und/oder ausgeprägte Steilstellung der Zehe. Das Tier fußt nur noch auf der Klauenspitze und knickt mitunter mit den (teils auswärts gerichteten) Vordergliedmaßen ein; es steht nur kurz und kann nur unter Schwierigkeiten gehen.

3) Die Zehengelenke sind so weit abgebeugt, daß der Patient nicht mehr auf den Klauen stehen kann, sondern auf den Fesselköpfen fußt oder auf den Karpalgelenken »kniet« (Abb. 9-156). Solche Patienten liegen meist und müssen zum Trinken aufgehoben werden.

Bei ausgeprägter Beugehaltug im Karpus kann sich mit der Zeit eine Hyperextension der Fesselgelenke einstellen, so daß der Vorderkörper zwischen den stark auswärts gewinkelten (O-beinigen) Vordergliedmaßen mit abgeblatteter Schulter eingesunken erscheint. Bei der relativ seltenen Arthrogrypose der Hinterbeine sind die Zehen entweder abnorm gebeugt und fußen auf dem Fesselkopf (Abb. 9-157), oder sie sind überstreckt, wodurch das Gliedmaßenende eine schlittenkufenartige Gestalt erhält (Abb. 9-158).

Verlauf: Leichte Deformierungen können sich mit der Zeit von selbst wieder normalisieren, schwerere sind irreversibel und verschlimmern sich mit zunehmendem Alter. Bei erheblicher Behinderung im Stehen und Gehen und ausbleibender Behandlung entwickeln sich Druckschäden, die zu eitriger Entzündung und Nekrose von Haut und Unterhaut und schließlich zur Eröffnung des exponierten Gelenks führen. Kälber, die infolge schwerer AMC nicht aufstehen können, verenden bald an Durchliegen, (Schluck-)Pneumonie, Nabelinfektion, Enteritis oder/und Sepsis.

Diagnose, Differentialdiagnose: Zunächst ist durch eingehende klinische Untersuchung zu klären, ob allein die Gliedmaßen betroffen sind oder zusätzlich weitere Defekte vorliegen, die Hinweise auf die Ursache geben könnten. Weiterhin sind serologische und virologische Untersuchungen auf möglicherweise teratogen wirkende intrauterine Infektionen einzuleiten und das während der Trächtigkeit des Muttertieres verabreichte Futter auf teratogene Pflanzen oder deren Toxine zu prüfen. Anhand der Anamnese ist zu eruieren, inwieweit bei dem Patienten eine Einschränkung der intrauterinen Bewegungen (auch durch Verwachsungen nach Bauchhöhlenoperationen) in Frage käme. Bei häufigerem Auftreten solcher Mißbildungen in einer Region oder der Nachkommenschaft bestimmter Vatertiere sollten über die Besamungs- oder Tierzuchtorganisationen erbanalytische Erhebungen veranlaßt werden.

Differentialdiagnostisch ist an erworbene Myodystrophie (Kap. 9.17.1) und an Manganmangel (Kap. 12.3.10) zu denken.

Beurteilung: Sofern Arthrogrypose an Vor- und Nachhand vorliegt oder mit zusätzlichen Fehlbildungen einhergeht, ist von Behandlungsversuchen abzusehen. Bei Verdacht auf erbliche Genese sollten die Merkmalsträger von der Zucht ausgeschlossen werden. In leichteren Fällen bestehen bei sachgemäßer Behandlung gute Heilungsaussichten.

Sektionsbefund: Die betroffenen Muskeln zeigen Inaktivitätsatrophie, insbesondere der M. extensor digitorum communis. In gezielten Untersuchungen wiesen Biopsieproben verminderte Aktivität von Laktat- und Malatdehydrogenase auf; in fortgeschrittenen Fällen waren geschwundene Muskelfasern durch Fett- oder Bindegewebe ersetzt. Die zugehörigen Sehnen erscheinen straff und verkürzt; sekundär können auch Bandapparat und gelenknahe Knochenenden verändert sein (Verwachsung der Bänder mit dem Periost, epiphysäre Auftreibung und Verbiegung, Verkürzung der Diaphysen). Mitunter sind zusätzliche Fehlbildungen festzustellen, und zwar an zentralem Nervensystem (Hydrozephalus, Arnold-Chiari-Defekt, Myeloschisis, Hydro- oder Syringomyelie), Wirbelsäule (Kyphoskoliose, Rachischisis, Anurie), Herz (Septumdefekt u. a.), Darm (Atresia coli/recti u. a.) etc.

Behandlung: Je nach Grad und Lokalisation der Gelenkversteifung kommen konservative Behandlungsmaßnahmen oder chirurgisches Vorgehen in Frage.

➤ *Konservative Behandlung:* Mäßige, manuell noch streckbare Verkrümmungen der Zehe lassen sich z. T. durch Aufkleben eines über die Klauenspitze hervorstehenden Klaueneisens oder Holzklotzes korrigieren. Z. B. kann man dazu einen der üblichen Kothurne benutzen, der in Längsrichtung durchgesägt und dessen Sohle abgeflacht und aufgerauht wird. Der Kunstharzkleber ist bis über die Klauenwand zu modellieren. Zugleich ist der Patient in einer Laufbox mit weicher Einstreu aufzustallen. In Grenzfällen, insbesondere bei angebeugtem Karpus, empfiehlt sich

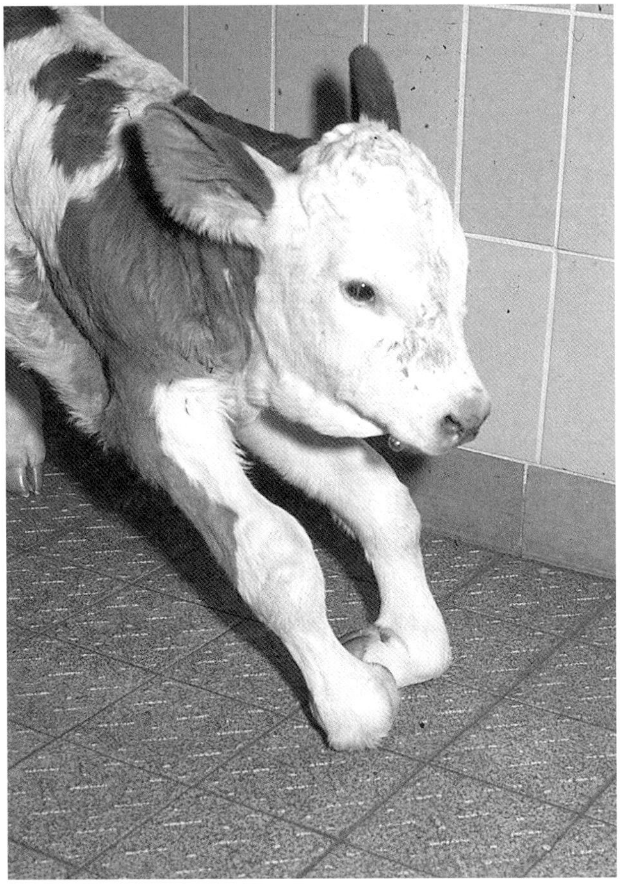

Abbildung 9-156 Angeborene Zehenverkrümmung dritten Grades an den Vordergliedmaßen und mäßige Karpalbeugehaltung

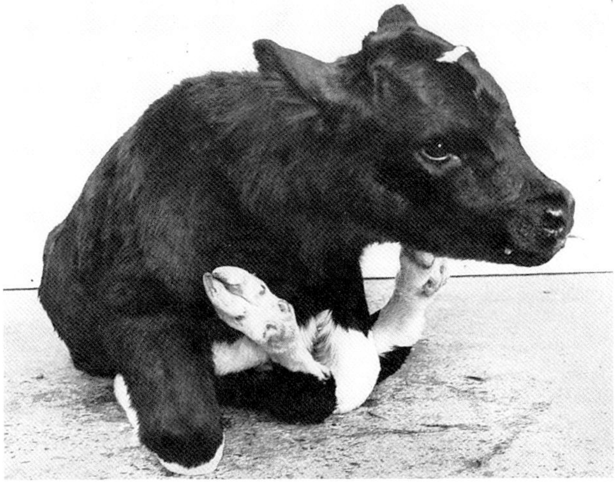

Abbildung 9-158 Extreme schlittenkufenförmige Vorwärtskrümmung der Hinterbeine bei einem zudem mit Agenesie des Schwanzes und Hypoplasie des Kreuzbeins behafteten Kalb

jedoch das Anlegen eines gut gepolsterten (Drucknekrosen!) Streckverbandes, der mit einem Lightcast-Mantel oder einer aus einem Plastikrohr gefertigten Schiene versehen wird. Der Verband muß während der 4- bis 6wöchigen Schienung mindestens einmal gewechselt werden.

➤ *Chirurgische Behandlung:* Bei stärkerer Verkrümmung kann nur mittels Sehnendurchschneidung Abhilfe geschaffen werden, und zwar am günstigsten, wenn die Kälber ein Alter von 2–3 Wochen erreicht haben. Hierfür wird von De Moor und seiner Schule folgendes Vorgehen empfohlen: Ablegen in Rückenlage mit gestreckten Vordergliedmaßen (oder in Seitenlage, die jedoch Wenden des Tieres zur Operation

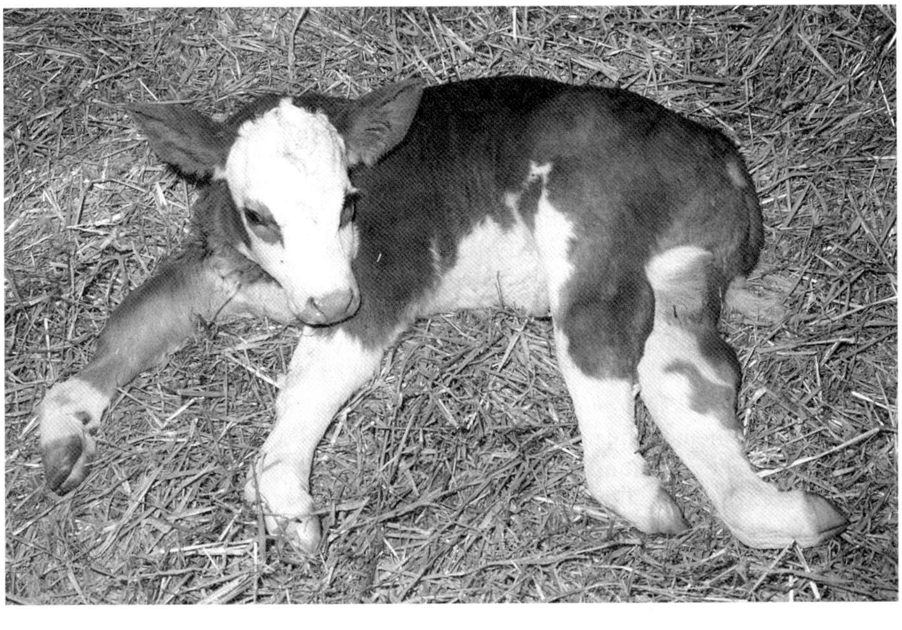

Abbildung 9-157 Angeborene Zehenverkrümmung dritten Grades an allen 4 Gliedmaßen sowie überstreckte Sprunggelenke

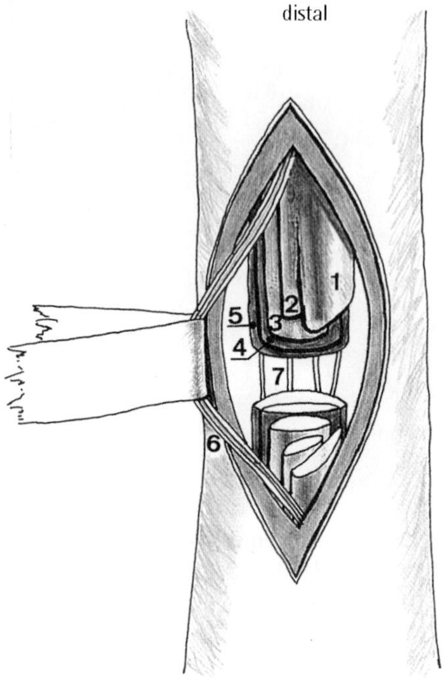

Abbildung 9-159 Tenotomie der Beugesehnen und der Unterstützungsbänder in Höhe des Metakarpus bei Zehenverkrümmung an der linken Vordergliedmaße (Ansicht von palmar): 1 = oberflächlicher Teil des oberflächlichen Zehenbeugers; 2 = tiefer Teil des oberflächlichen Zehenbeugers; 3 = tiefer Zehenbeuger; 4 = oberflächlicher Teil des M. interosseus; 5 = tiefer Teil des M. interosseus; 6 = V., A., N. medianus; 7 = Vv. metacarpeae palmares (Steenhaut, 1992)

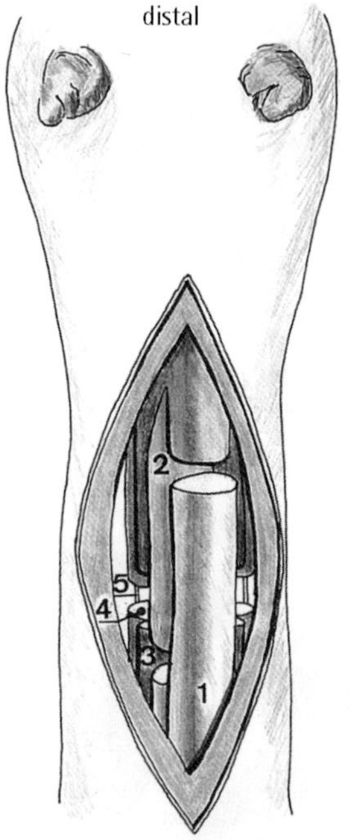

Abbildung 9-160 Tenotomie der Beugesehnen und der Unterstützungsbänder in Höhe des Metatarsus bei Zehenverkrümmung an der linken Hintergliedmaße (Ansicht von plantar): 1 = oberflächlicher Zehenbeuger; 2 = tiefer Zehenbeuger; 3 =oberflächlicher Teil des M. interosseus; 4 = tieferer Teil des M. interosseus; 5 = Vv. metatarseae plantares (Steenhaut, 1992)

des kontralateralen Beines erfordert), Vorbereiten des Operationsfeldes, Anlegen eines Esmarch-Schlauchs am Unterarm, intravenöse Stauungsanästhesie (V. carpi radialis) und sodann je nach vorliegender Situation:

›› *Beugekontraktur der Zehen vorn:* Scharfes Durchtrennen von Haut und Faszie mediopalmar auf halber Höhe des Metakarpus durch einen etwa 10 cm langen Längsschnitt; stumpfes Freipräparieren von V. und A. mediana und N. medianus (bläulicher Strang im Winkel zwischen Röhrbein und Beugesehnen); schrittweises Durchschneiden des oberflächlichen und tiefen Stranges der oberflächlichen Beugesehne, der tiefen Beugesehne sowie des oberflächlichen und tiefen Teiles des M. interosseus, wobei der zwischen letzterem und Röhrbein gelegem Plexus venosus zu schonen ist (Abb. 9-159). Die bei Zehenverkrümmung hinten links zu durchtrennenden Sehnen sind in Abbildung 9-160 dargestellt.

›› *Beugekontraktur des Karpus:* Longitudinale Hautinzision auf der mediopalmaren Seite des Karpus unmittelbar zwischen V. (und A.) radialis und dem oberflächlichen Zug des M. flexor digitorum superficialis; Freipräparieren dieser Gefäße und Medialverlagerung mittels Zügel; longitudinale Durchtrennung des äußeren Blattes des Retinaculum flexorium und Freilegen des oberflächlichen Teiles der oberflächlichen Beugesehne; Durchtrennen des inneren Blattes des Retinaculum, wodurch der Karpalkanal eröffnet wird; Freipräparieren der medial vom tiefen Strang der oberflächlichen Beugesehne sowie der tiefen Beugesehne gelegenen V. und A. mediana inklusive N. medianus, die einschließlich des oberflächlichen Stranges der oberflächlichen Beugesehne mittels Zügel nach lateral verlagert werden; schrittweises horizontales Durchtrennen von Retinaculum, M. flexor carpi radialis und – sofern noch keine vollständige Streckung möglich ist – der tiefen Beugesehne und des tiefen Stranges der oberflächlichen Beugesehne. Falls das Ergebnis funktionell (bei passiver Bewegung) noch nicht zufriedenstellend ist, kann noch das Lig. carpi palmare partiell durchschnitten werden (Abb. 9-161A, B).

›› *Beugekontraktur von Fessel und Karpus:* Lange mediopalmare Hautinzision von proximal der Afterklauen bis zum Karpus, die Zugang zu beiden Operationsfeldern bietet. Freilegen der Einrichtungen wie zuvor beschrieben. Tiefe Beugesehne und tiefer Strang der oberflächlichen Beugesehne sollten so weit proximal wie möglich durchschnitten werden; den oberflächlichen Strang der oberflächlichen Beugesehne sollte man distal durchtrennen; auf Höhe des

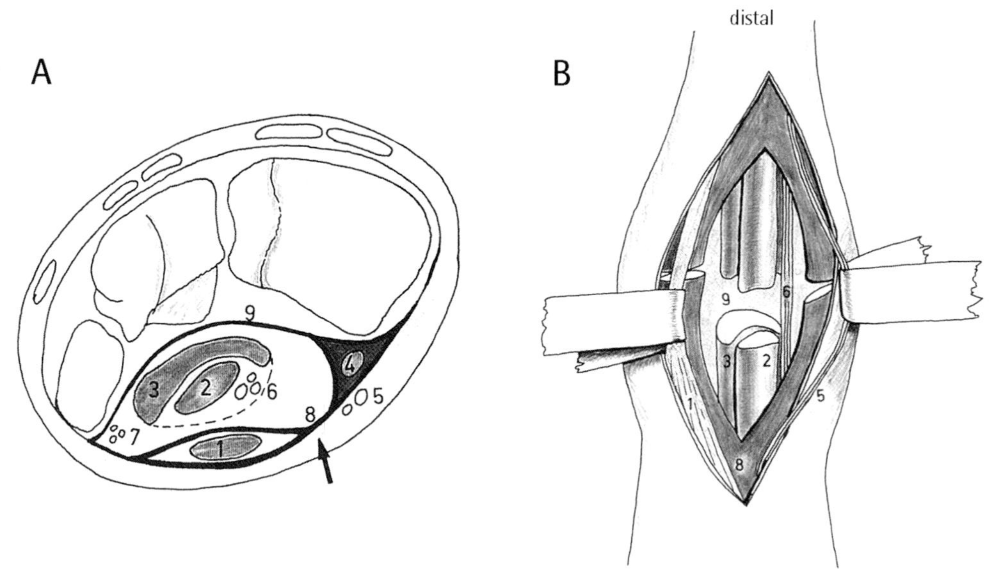

Abbildung 9-161 A, B Operation der Beugekontraktur im linken Karpus. A: Querschnitt durch den linken Karpus in Höhe des Interkarpalgelenks (Ansicht von proximal); der Pfeil kennzeichnet die Inzisionsstelle. 1 = Sehne des oberflächlichen Teiles des M. flexor digitorum superficialis; 2 = Sehne des tiefen Teiles des oberflächlichen Zehenbeugers; 3 = Sehne des tiefen Zehenbeugers; 4 = M. flexor carpi radialis; 5 = V., A. radialis; 6 = V., A., N. medianus; 7 = N. ulnaris u. A. collateralis ulnaris; 8 = Retinaculum flexorum; 9 = Lig. carpi palmare; B: Tenotomie der Beugesehne und Bänder in der Höhe des linken Karpus bei Beugekontraktur. Zeichenerklärung siehe bei A. (Steenhaut, 1992)

Metakarpus sind mehrere Einschnitte in das Unterstützungsband (M. interosseus) zu legen.

Die vollständige Streckung des Beines wird durch Länge und Spannung der Blutgefäße und Nerven begrenzt, die bei Überdehnung nekrotisieren. Daher ist notfalls (Gelenkwinkel < 100°) die Entfernung einer oder beider distalen Knochenreihen des Karpalgelenks und Arthrodese in Betracht zu ziehen; die Gliedmaße muß dann jedoch mindestens 3 Monate immobilisiert werden.

›› Es folgen örtliche Antibiose, Verschluß der Operationswunde sowie Anlegen eines von den Klauen bis über das Karpal- bzw. Ellbogengelenk hinausreichenden streckenden Stützverbandes (s. o.). Wegen der Gefahr von Drucknekrosen ist der Verband in den folgenden 3–6 Wochen zu überwachen und bei Bedarf zu erneuern. Anfangs muß der in einer eingestreuten Einzelbox aufgestallte Patient beim Aufstehen unterstützt werden.

Die *Vorbeuge* der AMC erfordert die meist schwierige Ermittlung der im Einzelfall vorliegenden Ursache und deren Beseitigung (Abstellen etwaiger Fütterungsfehler, Impfung der nichttragenden Rinder, Zuchtwahl).

9.10.5 »Crooked Calf Syndrome«

Definition: Unter dieser Bezeichnung wird eine Reihe von meist komplexen kongenitalen Mißbildungen zusammengefaßt, deren auffälligstes Symptom arthrogrypotische Gliedmaßenveränderungen sind und als deren Ursache der Verzehr alkaloidhaltiger Pflanzen verantwortlich gemacht wird.

Vorkommen: Durch Aufnahme teratogener Pflanzen induzierte Mißbildungen von Kälbern sind in den USA (auch in Alaska) sowie in Kanada und Australien nachgewiesen worden. Da dieselben oder verwandte Pflanzenspezies oder -familien auch in Europa vorkommen, ist hier ebenfalls mit dem Auftreten derart induzierter Fehlbildungen zu rechnen.

Ursache: Die Angaben zur Teratogenität der nachfolgend aufgeführten Pflanzen bzw. ihrer Wirkstoffe basieren teils auf der Beobachtung von Spontanfällen, nachdem die Muttertiere Weiden mit vermehrtem Vorkommen verdächtiger Pflanzen begangen oder derartiges Grünfutter erhalten hatten, teils auf experimentellen Untersuchungen mit grünen oder getrockneten Pflanzen:

➤ *Lupinus* spp.: Als teratogen werden L. sericus, caudatus, laxiflorus, leucophilus, ferner L. formosus, nootkatensis und arboreus eingestuft. Als teratogener Wirkstoff gilt das neuropathogene Quinolizidin-Alkaloid Anagyrin; es werden aber auch Piperidin-Alkaloide (z. B. Ammodendrin), möglicherweise nach Umsetzung von Anagyrin im Pansen, verdächtigt. Die teratogene Anagyrin-Konzentration wird auf > 1,4 g/kg TM beziffert. Wenn Kühe zwischen dem

40. und 70. (bzw. 120.) Tag der Trächtigkeit in früher Wachstumsphase oder Samenreife befindliche Lupinen der genannten Arten in reichlicher Menge aufnehmen, ist bei 2–25 % der Neugeborenen mit »crooked calf syndrome« zu rechnen.

➤ *Nicotiana* spp.: N. tabaccum, glauca. Im Experiment wurden nach täglicher Verabreichung von (in der Blüte gewonnenen) getrockneten Pflanzen der N. glauca in einer Menge von 0,7/0,95 g/kg LM vom 45./50. bis zum 75. Trächtigkeitstag Kälber mit Gliedmaßenfehlbildungen und weiteren Defekten geboren; giftiges Prinzip ist Anabasin. Die praktische Bedeutung von Nicotiana spp. für die Entstehung von Mißbildungen bei Kälbern wird jedoch wegen des schlechten Geschmackes dieser Pflanzen in Frage gestellt.

➤ *Conium maculatum* (Fleckschierling; s. Abb. 10-82) kann ebenfalls »crooked calves« induzieren, wenn er vom 50.–75. Tag der Gravidität in subletalen Mengen aufgenommen wird. Ursächlich werden die Piperidin-Alkaloide Conein und γ-Conicein verantwortlich cgemacht.

Entsprechendes gilt möglicherweise auch für Sorghum sudanese (Mohrenhirse) bzw. S. sudan. x S. bicolor, Oxytropis spp. (Fahnenwicke), Astragalus spp. (Tragant), Senecio spp. (Kreuzkraut), Colchicum spp. (Herbstzeitlose), Veratrum spp. (Germer) sowie Vinca spp. (Immergrün). Schließlich werden auch Pilztoxine in vermodertem Heu oder Stroh als Teratogene in Betracht gezogen.

■ **Pathogenese:** Es wird vermutet, daß die durch (bestimmte) teratogene Pflanzentoxine induzierten Vordergliedmaßenverkrümmungen, ähnlich wie die zuvor beschriebenen Arthrogrypose-Formen, ebenfalls auf Einschränkung der fetalen Bewegungen beruhen könnten, in diesem Fall jedoch aufgrund der neurotoxischen Wirkungen dieser Substanzen. Desgleichen wird auch für die Entstehung der Gaumenspalten eine mechanische Genese für möglich gehalten, nämlich eine Hemmung des Gaumenschlusses durch den anhaltenden Druck der Zunge bei meist abgebeugt gehaltenem (d. h. nicht in üblicher Weise bewegtem/gestrecktem) Kopf. Es werden aber auch direkte (neurologische) Hemmungsmißbildungen nicht ausgeschlossen. Bezüglich Entstehung, Variation und Ausprägung der Defekte scheinen nicht nur Zeitpunkt, Zeitraum und Menge des Verzehrs der inkriminierten Pflanzen, sondern auch die Art des jeweiligen Toxins eine Rolle zu spielen.

■ **Symptome, Sektionsbefunde:** Die durch Aufnahme der genannten Pflanzen induzierten Fetopathien zeigen eine weite Variation der krankhaften Befunde: Fruchttod und Abort, Geburt toter deformierter oder lebensfähiger, aber nicht stehfähiger Kälber, Geburt stehfähiger Kälber mit Defekten in unterschiedlicher Kombination und Ausprägung. Gemeinsam ist allen Formen eine uni- oder bilaterale Beugekontraktur der Vordergliedmaßen unterschiedlichen Grades; sie betrifft hauptsächlich den Karpus, bezieht aber auch Zehe und Ellbogengelenk ein und geht oft mit Auswärtsrotation der Gliedmaße einher (Abb. 9-162). Weitere, in wechselnder Beteiligung auftretende Fehlbildungen sind Gaumenspalten, Tortikollis, Skoliose, Rippenverkrümmung, Schwanzverkrümmung, Deformierung des Schädels, Muskelatrophie, Lokkerung und stärkere Beugung des Tarsus. Bei stehfähigen Patienten verstärkt sich die Vordergliedmaßenverkrümmung mit zunehmendem Alter und führt zu sekundären Deformationen der beteiligten Gelenke.

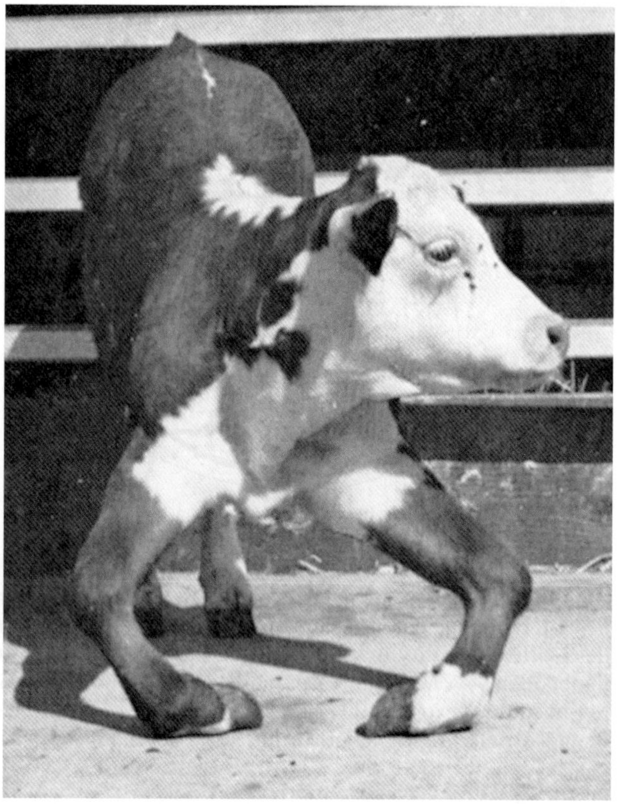

Abbildung 9-162 Schwer verkrümmt geborenes Kalb (»Crooked calf syndrome«), dessen Mutter während des ersten Drittels der Trächtigkeit mit Lupinen (Lupinus sericus) gefüttert wurde (Shupe et al., 1967)

■ **Beurteilung:** Tiere mit nur leichten, nicht progressiven Gliedmaßendeformationen ohne Gaumenspalte können oft noch bis zur Schlachtreife gehalten werden. Bei Vorliegen von Palatoschisis (Kap. 6.2.4.3) hängt die weitere Haltung davon ab, ob die Kälber den Saugvorgang ausführen können, ohne sich zu verschlucken und an Aspirationspneumonie zu erkranken. Mit »crooked calf disease« in schwerer Form behaftete Probanden sollten alsbald euthanasiert werden.

9.10.6 Angeborene Muskelhyperplasie (»Doppellendigkeit«)

Definition: Hierbei handelt es sich um eine erblich bedingte, auf Vermehrung der Myofibrillen beruhende Hyperplasie bestimmter Skelettmuskelgruppen; nicht selten ist auch die Zunge betroffen. *Andere Bezeichnungen:* Hyperplasia musculorum congenita, angeborene Muskelhypertrophie, »Doppellender«, double muscling syndrome, double haunch, bottle thigh, croupe de poulain, culard, dikbil, coscia/groppa doppia, trasero doble o de puledro, culones.

Vorkommen, Bedeutung: Die schon seit langer Zeit bekannte Anomalie ist in vielen Rinderzuchten zu beobachten. Sie tritt aber besonders in den europäischen Fleischrassen auf (Weißblaue Belgier, Charolais, Blonde d'Aquitaine, Maine-Anjou, Limousin, Piemont, Aberdeen Angus, Galloway, Shorthorn; USA: Hereford), in denen z.T. gezielt auf dieses Merkmal selektiert wurde und wird. Anlaß dazu sind folgende Vorteile: im Vergleich zu Zweinutzungsrassen um 5–10% höheres Ausschlachtgewicht, Verhältnis Muskel- zu Knochenmasse 6,8 : 1 (Milchtypen 4 : 1), zartes Fleisch mit niedrigem Fett- und Bindegewebsanteil, vergleichsweise höhere Verkaufserlöse für Kälber und Schlachtrinder. Dem stehen jedoch verschiedene Nachteile gegenüber: infolge hoher Geburtsgewichte der Kälber und Beckenenge häufig Kalbeschwierigkeiten, die oft zur Schnittentbindung zwingen; vergleichsweise höhere Aufzuchtverluste infolge geringerer Belastbarkeit von Kreislauf und Atmung; relativ späte Geschlechtsreife (um etwa 6 Monate verzögert), verminderte Libido männlicher und schwache Brunst weiblicher Tiere (unterentwickelte Genitalorgane und Euter); verlängerte Zwischenkalbezeit und geringe Milchleistung; vermehrtes Auftreten weiterer Mißbildungen wie Unterkieferverkürzung, Deviation der Inzisiven, Spastische Parese.

Ursache: Ätiologisch wurde Doppellendigkeit früher auf mehrere unvollständig-rezessive Gene zurückgeführt; zumindest beim Weißblauen Belgier-Rind scheint der Erbgang jedoch monogen autosomal zu sein, und auf einer Mutation des Myostatin-enkodierenden bovinen MSTN zu beruhen. Verschiedene Befunde lassen einen Membrandefekt an Muskelfasern und Erythrozyten vermuten.

Symptome: Die phänotypische Ausprägung der Anomalie ist verschieden. Meist gibt sie sich schon von Geburt an durch stark bemuskelte Nachhand, auffallend dünne Haut, relativ kurzen dicken Hals und kleinen Kopf, mitunter auch Makroglossie (s. Abb. 6-17 A), sowie kurze Röhrenknochen zu erkennen. Werden solche Kälber auf natürlichem Wege unter massiver Zughilfe entwickelt, so sind sie oft lebensschwach und verenden alsbald unter Kreislaufversagen; in Hinterendlage geborene Probanden erleiden häufiger als sonst Femoralislähmung; ihr relativ feines Skelett soll erhöhte Fragilität aufweisen. Seltener tritt die vermehrte Bemuskelung erst wenige Wochen nach der Geburt in Erscheinung.

Späterhin zeigen sich dann an Kruppe und Hinterbacken wulstige Umfangsvermehrungen im Bereich der hyperplastischen Muskelgruppen, die, wegen des Fehlens eines subkutanen Fettpolsters, durch deutliche Furchen voneinander abgegrenzt werden. So erscheinen Lende und Kruppe längsgespalten (ähnlich dem Hinterteil eines schweren Kaltblutfohlens), woraus sich die Bezeichnung »Doppellender« herleitet. Die Schwanzwurzel ist ebenfalls abnorm stark bemuskelt und scheint zu weit kranial eingepflanzt zu sein; von der Seite gesehen wölben sich die Hinterbacken halbkugelförmig vor (Abb. 9-163). Ähnliche Vorwölbungen bilden sich in ausgeprägten Fällen auch an Rücken, Nacken und Oberarm. Abgesehen von dem etwas breitbeinigen Stand und Gang sind gewöhnlich keine Bewegungsstörungen festzustellen; doch neigen die »Doppellender« zu häufigerem Liegen. Bei ausgeprägter Makroglossie können an der Zungenunterseite durch den Druck der Schneidezähne Verletzungen auftreten, insbesondere bei Fehlstellung der Inzisiven oder verkürztem Unterkiefer. Kardiorespiratorische Untersuchungen ergaben bei Doppellendern eine vergleichsweise schwächere systolische Pumpfunktion des linken Ventrikels als bei gleichaltrigen Friesian-Rindern sowie einen höheren Widerstand in den nasopharyngealen, laryngealen und kleinen Luftwegen. Herz- und Atemfrequenz, Körpertemperatur sowie Serum-CK-Aktivität nehmen daher bei vergleichbarem Bewegungsstreß bei Doppellendern stärker sowie rascher und anhaltender zu als bei normal bemuskelten Rindern. Es besteht somit eine ungenügende funktionelle Reservekapazität von Atmung und Kreislauf, die sich v.a. bei Transporten, ungünstigem Stallklima und respiratorischen Infekten nachteilig auswirkt und die Tiere für Erkrankungen des Atmungsapparates prädisponiert.

Verlauf: Im ersten Lebensjahr pflegen sich »Doppellender«, soweit sie gesund bleiben, körperlich besser zu entwickeln als normal bemuskelte Vergleichstiere; später ist ihre Zuwachsrate geringer.

Diagnose: Ausgeprägte Fälle von Doppellendigkeit lassen sich bereits adspektorisch und palpatorisch sicher diagnostizieren. Tierzüchterisch wird versucht, den Grad der Muskelhyperplasie (1–10) individuell zu bewerten. Die sichere Abgrenzung leichterer Formen der Doppellendigkeit von normalen, aber besonders gut ausgemästeten Kälbern und Rindern ist mitunter schwierig, klärt sich jedoch anhand des Schlachtbefun-

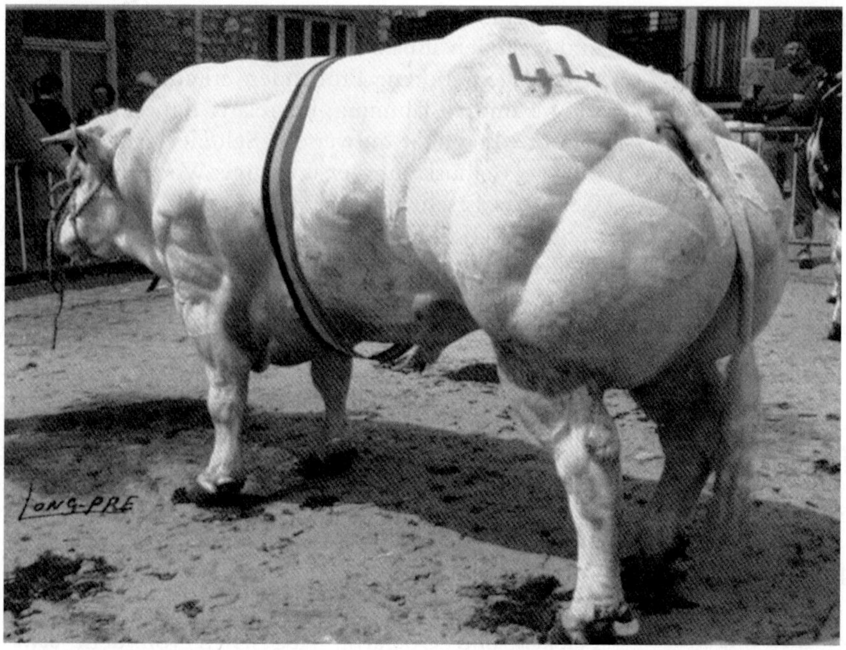

Abbildung 9-163 Angeborene Muskelhyperplasie (»Doppellendigkeit«): Weißblau- Belgischer Siegerbulle *Radar de St. Fontaine* (Élevage Mahoux, B-Rosmeulen, 1995)

des; beim Weißblauen Belgier-Rind kann erforderlichenfalls die Genomanalyse herangezogen werden.

■ **Sektionsbefund:** Es besteht seitengleiche Hyperplasie der oben genannten Skelettmuskeln bei vergleichsweise geringem Anteil an Binde und Fettgewebe. Histologisch erweist sich die Zahl der Skelettmuskelfasern, unter denen solche von Typ IIb (glykolytisch) überwiegen, als deutlich vermehrt; andererseits ist die Muskel-Aktivität der Sukzinat-Dehydrogenase auffallend niedrig. Inter- und intramuskuläres Bindegewebe (Perimysium) sind so stark reduziert, daß sich mitunter nur primäre Muskelfaserbündel voneinander unterscheiden lassen. Zahl und Größe der α-Motoneuronen des Rückenmarks liegen nach bisherigen Befunden trotz der vermehrten Terminalverzweigung der motorischen Nerven in der Norm. Elektronenoptisch finden sich intramyozelluläre Vakuolen und lamelläre Strukturen, Fragmentierung von Muskelfasern, Ansammlung von Glykogengranula, Unterbrechung neuromuskulärer Verbindungen sowie Sarkolemmauflösung.

■ **Beurteilung, Prophylaxe:** Die Selektion auf Doppellendigkeit ist wegen der beschriebenen Nachteile grundsätzlich abzulehnen. Vielmehr sollten Merkmalsträger von der Zucht ausgeschlossen werden; das gilt besonders für die Milchrassen.

9.10.7 Zwergwuchs

Unter diesen Begriff fallen v. a. die angeborenen (primordialen = intrauterin angelegten), z. T. erblichen und nicht selten mit weiteren Defekten einhergehenden Zwergwuchsformen (Nanosomia, Nanismus). Die Wachstumsstörung kann sich in *proportioniertem* oder *dysproportioniertem* Minderwuchs äußern. Erworbener Kleinwuchs liegt vor, wenn chronisch-zehrende Erkrankungen die postnatale Entwicklung eines zunächst gesunden Kalbes so weit hemmen, daß es schon früh zum »Kümmerer« wird. Minderwuchs ist ferner Begleiterscheinung von Osteogenesis imperfecta, Osteopetrose, Hydrozephalie sowie von komplexen Mißbildungen.

9.10.7.1 Proportionierter Zwergwuchs

Betroffene Kälber haben ein gleichmäßig ausgebildetes Skelett und einen harmonisch proportionierten Körperbau, sind aber deutlich kleiner und leichter (Miniaturformen) als ein normales Kalb der betreffenden Rasse. Das Geburtsgewicht von derartigen, termingerecht geborenen Braunvieh-, Fleckvieh- und Kreuzungskälbern bewegte sich nach einer Erhebung von Distl et al. (1990) zwischen 9 und 20 kg. Während des 1. Lebensjahres betrug die tägliche Gewichtszunahme kleinwüchsiger weiblicher Braunviehkälber im Durchschnitt 778 g (546–1153 g), diejenige normaler Vergleichstiere 992 g (859–1088 g). Nach einem Jahr hatten erstere etwa 70% des Körpergewichts der Kontrolltiere erreicht. Betroffene Kälber dieser Studie wiesen im Blut vergleichsweise höhere Konzentrationen an FFS und Cholesterin auf, während die Gehalte an Glukose, Bilirubin, Harnstoff und Schilddrüsenhormon sowie die Aktivitäten verschiedener Enzyme nicht signifikant von den entsprechenden Werten der Kontrolltiere abwichen.

Proportionierter Zwergwuchs wird außer in den oben genannten auch in anderen Rinderrassen beobachtet. Seine *Ätiologie* ist bislang nicht schlüssig geklärt. Chromosomenanalysen ergaben keine abnormen Karyogramme. Familiäre Häufung läßt einen überwiegend genetischen Einfluß mit autosomal-rezessivem Erbgang vermuten. Ansonsten sind von Fall zu Fall auch intrauterine Virusinfektionen (persistierende Bovine Virusdiarrhoe-Virämie), hypophysäre und renale Defekte/Funktionsstörungen sowie Hemmung oder Fehlen wachstumsregulierender Faktoren in Betracht zu ziehen.

Die oben erwähnten »Kümmerer« werden zwar ebenfalls dem proportionierten Kleinwuchs zugerechnet, oft scheint jedoch ein Mißverhältnis zwischen dem relativ großen Kopf und dem unterentwickelten mageren Rumpf zu bestehen. In einem näher untersuchten Fall waren die Serumkonzentrationen von Insulin-like-growth-factor 1 (IGF1), IGF-Bindungsprotein 3, Insulin, C-Peptid sowie die Schilddrüsenhormone T_3, T_4 und fT_4 vermindert. Die Sektion ergab das Vorliegen einer Leberzirrhose (Deinhofer & Majemnik, 1996).

9.10.7.2 Dysproportionierter Zwergwuchs

Das auch als *Chondrodysplastischer/-dystrophischer Zwergwuchs* (engl. dwarfism) bezeichnete und z. T. erblich veranlagte Leiden ist bei den Fleischrinderrassen weltweit verbreitet, kommt gelegentlich aber auch bei Kälbern der Milchrassen vor. Ihm liegt eine generalisierte oder auf bestimmte Teile des Skelettes konzentrierte Störung der enchondralen Ossifikation mit vorzeitigem Abschluß des metaphysären Knochenwachstums zugrunde. Die Folgen sind vorzeitiger Schluß der Spheno-Okzipitalfuge, Verkürzung von Schädelbasis und Wirbelsäule, eingeschränktes Längenwachstum der Röhrenknochen, verkürzte, gedrungene Gliedmaßen (Abb. 9-164). Die phänotypische Ausprägung ist allerdings verschieden, so daß sich 4 Formen unterscheiden lassen (Julian et al., 1959):

Kurzköpfiger chondrodystrophischer Zwergwuchs (Brachyzephale Chondrodystrophie): Kennzeichen sind kurzer breiter Kopf, einwärts gebogener Nasenrükken, vorgewölbte Stirn, Exophthalmus, Oberkieferverkürzung, Vorstehen der Zungenspitze, gedrungener Hals, großer Bauchumfang und kurze Beine. Extrem mißgebildete Kälber werden meist tot geboren oder sind nicht lebensfähig. Das gilt z. B. für die sog. *»Bulldog-Kälber«* (Abb. 9-165), die zuerst beim Dexter-Rind, danach aber auch in anderen Rassen beobachtet wurden. Es sind meist unförmige Gebilde mit stummelartigen Gliedmaßen und faltiger Haut, die selten mehr als 10 kg wiegen; das deformierte Skelett wird von reichlich ausgebildetem, oft stark ödematisiertem Weichgewebe (Anasarka) umgeben. Die zusätzlich mit Gaumenspalte behafteten Zwergkälber vom *Telemark-Typ* (Norwegen) werden zwar ausgetragen, können aber nicht stehen und sterben kurz nach der Geburt infolge Erstickens.

Lebensfähige brachyzephal-chondrodystrophische Kälber zeigen später oft Bewegungsstörungen, tonnenförmigen Leib, chronisch-rezidivierende Tympanie und infolge Einengung des Nasen-Rachenraumes Schnarchgeräusche bei der Atmung (»snorter dwarfs«) (Abb. 9-166). Radiologisch erweist sich bei ihnen der Verknöcherungsprozeß zwischen Hinterhaupts- und Keilbein schon zum Zeitpunkt der Geburt oder bereits 5–9 Monate p. n. als abgeschlossen, während dieser Vorgang normalerweise erst im Alter von 2–3 Jahren beendet ist. Ihre Zerlegung ergibt m. o. w. ausgeprägte Hydrozephalie.

Dieser Form sind auch kurzköpfige kleinwüchsige Kälber zuzuordnen, die nacheinander in einer australischen Herde innerhalb einer Kalbesaison geboren wurden (Peet & Creeper, 1994). Die Zwergkälber

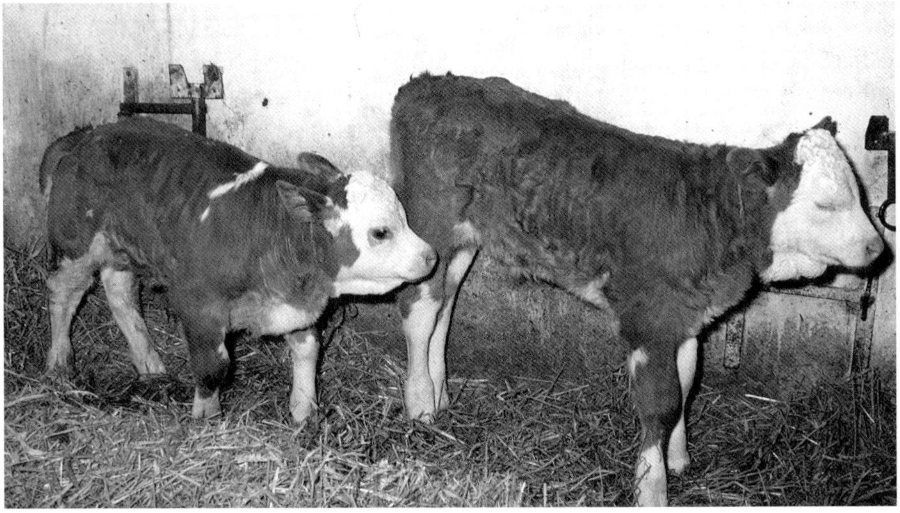

Abbildung 9-164 Fleckviehkalb mit chondrodystrophischem Zwergwuchs (breiter Kopf, vorgewölbte Stirn, eingezogener Nasenrücken, gedrungener Körper, kurze Beine) neben einem etwa gleichaltrigen, normalwüchsigen Herdengenossen

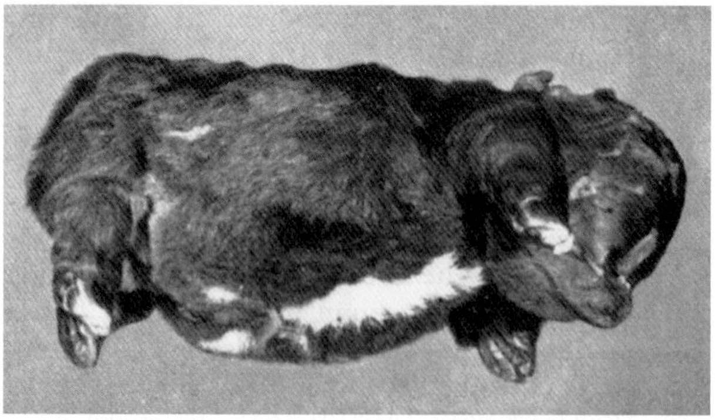

Abbildung 9-165 Achondroplastisches »Bulldog«-Kalb (Totgeburt)

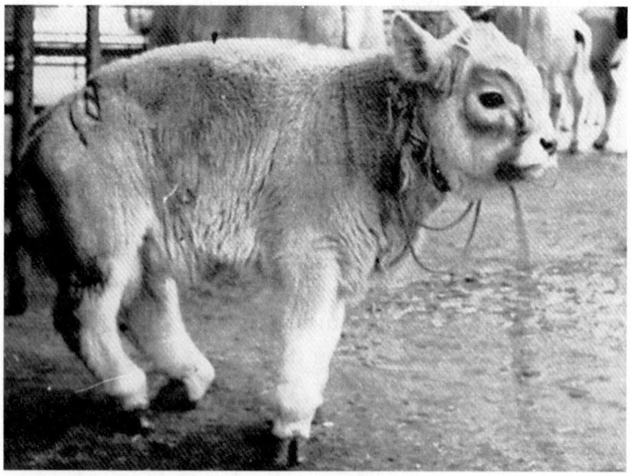

Abbildung 9-166 Kurzköpfiger achondroplastischer Zwergwuchs bei einem Romagnola-Kalb (PEZZOLI & LEOPOLD, 1966)

zeigten alle einen Bulldog-ähnlich gewölbten Kopf und z. T. derart ausgeprägte Brachygnathia superior (ohne Palatoschisis), daß sie nicht in der Lage waren, den Saugakt auszuführen. Sie hatten X-beinige Vorder- und sichelförmige Hintergliedmaßen mit schlaffen Gelenken, so daß sie bei Steh- und Gehversuchen zunächst mit dem Fesselkopf fußten; späterhin konnten sich die überlebenden Probanden (5/8) aber annähernd normal bewegen. Die Mißbildung wurde auf eine gravierende Unterernährung der Muttertiere im 3.–6. Monat der Trächtigkeit zurückgeführt.

Langköpfiger chondrodystrophischer Zwergwuchs (Dolichozephale Chondrodystrophie): Der Defekt kommt v. a. bei Aberdeen Angus, aber auch in den Rassen Hereford, Shorthorn, Schwarzbunte vor. Die langköpfige Chondrodystrophie ist, mit Ausnahme des relativ zum Körper auffallend langen und in ein zierliches Flotzmaul auslaufenden Kopfes, durch die gleichen Veränderungen gekennzeichnet wie die brachyzephale Form des Leidens; der Minderwuchs ist jedoch weniger ausgeprägt.

Gestauchter Zwergwuchs ist durch blockförmigen, niedrig-liegenden Körper charakterisiert; solche Tiere erreichen nur 65–90% der Körpermasse normaler Vergleichsrinder.

Intermediärer Zwergwuchs zeigt m. o. w. deutliche Kombinationen von Merkmalen der vorgenannten Erscheinungsformen.

■ **Diagnostik:** In Zweifelsfällen kann zur Erkennung die *Röntgenographie* von Schädel, Lendenwirbeln und Gliedmaßen (während der ersten 10 Lebenstage) hilfreich sein. Die Wirbelkörper erscheinen komprimiert, und es fehlt die ventrale Konkavität, ihre Querfortsätze sind nach vorn gebogen. Die Schädelknochen zeigen intrakraniale Vorwölbungen und lassen den oben erwähnten vorzeitigen Schluß der Spheno-Okzipitalfuge erkennen; an den Extremitäten sind die Diaphysen der langen Röhrenknochen kürzer als die gesunder Vergleichstiere. Weiterhin kann auffällige Abweichung vom physiologischen *Liquordruck* bestehen. Die Ergebnisse von *Blut- und Harnuntersuchungen* auf klinisch-chemische und wachstumsrelevante Parameter lassen sich noch nicht schlüssig auf ihren diagnostischen oder ätiologischen Aussagewert beurteilen. Zu erwähnen ist, daß im Harn brachyzephaler Zwergwuchskälber ein deutlich erhöhter Gehalt an Proteoglykanen (Glukosaminoglykanen) ermittelt wurde, wie er beispielsweise auch bei den Mukopolysaccharidosen des Menschen (angeborene Speicherkrankheiten mit Veränderungen des Skelettsystems wie Osteogenesis imperfecta) vorkommt.

Hinsichtlich der *Ätiologie* wird mehrheitlich davon ausgegangen, daß es sich um genetisch determinierte Wachstumsstörungen mit meist autosomal-rezessivem Erbgang handelt. Andererseits kann es als erwiesen gelten, daß gleiche oder ähnliche Mißbildungen auch durch alimentär bedingte Fetopathien hervorgerufen werden können, z. B. die durch Manganmangel verursachte Chondrodystrophie oder die durch Pflanzengifte ausgelösten Anomalien.

Zur Klärung und *Vorbeuge* sind daher zum einen erbanalytische Untersuchungen und Ausschluß etwaiger Merkmalsträger, zum anderen Erhebungen über mögliche Mangelsituationen oder Intoxikationen des Muttertieres während der Trächtigkeit erforderlich. Der Verdacht auf genetische Defekte läßt sich am besten durch Zuchtversuche mit Merkmalsträgern (am Fetus schon am 125. Tag feststellbar) oder/und Chromosomen- und Genomanalyse abklären.

9.10.8 »AKABANE«*-Krankheit

■ **Definition:** Die subklinisch verlaufende Infektion empfänglicher tragender Rinder mit AKABANE-Virus

* AKABANE = Ort der ersten Virusisolierung in Japan.

greift bei einem Teil der Tiere auch auf den Fetus über und führt, je nach dessen Entwicklungsstadium, zu Mißbildungen in Form von Arthrogrypose (AG), Hydranenzephalie (HA) oder beidem (AG-HA-Syndrom). Befallene Kälber können abortiert, zu früh oder termingerecht geboren werden. Die AKABANE-Krankheit kommt auch bei Schaf und Ziege vor. *Andere Bezeichnungen:* Epizootisches bovines AG-HA-Syndrom, AKABANE disease, curly calf disease. Da offenbar mehrere virale Erreger gleichartige Mißbildungen und Erscheinungen induzieren können, wird neuerdings auch die umfassendere Bezeichnung »AKABANE-Komplex« gebraucht.

Vorkommen: Da das zu den BUNYA*-Viridae gehörende AKABANE-Virus offenbar nicht durch direkten Kontakt übertragen wird, ist das regionale und saisonale Vorkommen der AKABANE-Krankheit an das Verbreitungsgebiet und den Biorhythmus der Überträger, nämlich bestimmte Stechmücken (Culicidae) der Gattungen Culex, Aedes, Anopheles (zwischen 35° N/S) gebunden. In diesen Gebieten, und zwar in Japan, Korea, Taiwan, Australien, Israel, Türkei und Zypern hat das mitunter seuchenartig auftretende Leiden in den vergangenen Jahrzehnten erhebliche Kälberverluste verursacht. Auch in Vorder- und Südostasien, Saudi-Arabien, Kenia, Sudan und im südlichen Afrika sind bei großen und/oder kleinen Haus- und Wildwiederkäuern Antikörper gegen das AKABANE-Virus ermittelt worden. Gehäuftes Vorkommen ist zu beobachten, wenn in solchen Regionen nach längerer Trockenperiode (mit sistierender Arthropodenentwicklung und dadurch unterbrochener Immunisierung der Jungrinder) eine Regenzeit mit starker Vermehrung der Insekten folgt, wenn Vektoren mit dem Wind in bislang freie Gebiete vertrieben oder Rinder aus solchen Regionen in AKABANE-Gebiete verbracht werden. Nach Ausbruch von AKABANE-Epizootien in Japan dominierten zu Anfang Aborte und Frühgeburten, danach das AG-HA-Syndrom und Totgeburten, später nivellierte sich die Verteilung. Unterschiede zum Verlauf in anderen Regionen werden auf verschiedene Virustypen zurückgeführt. Je nach Immunitätslage der Rinderpopulation können zwischen den Seuchenzügen lange Intervalle liegen. Grundsätzlich muß auch in gemäßigten Klimaten mit der Einschleppung infizierter Vektoren gerechnet werden.

Ursache, Pathogenese: Das AKABANE-Virus (AKV) gehört zum Genus Bunyavirus in der Familie Bunya-Viridae; die Gattung umfaßt derzeit 18 Serogruppen, darunter die Simbu-Gruppe, zu der außer dem AKV auch das ähnliche (oder sogar gleiche) pathogene Wirkungen entfaltende Aino-Virus zählt. Ein weiterer Erreger eines AG-HA-Syndromes, das der Bunyamwera-Gruppe zugeordnete Cache-Valley-Virus (USA), wurde bislang nur beim Schaf ermittelt. Ferner sollen bei Kälbern ähnliche kongenitale Defekte auch durch Infektion mit dem Chuzan-Virus (Reovirus, Japan) hervorgerufen werden können. Außer bei den genannten Hauswiederkäuern wurden Antikörper gegen das AKV auch bei Kamel, Büffel und weiteren Wildwiederkäuern sowie bei Pferd, Zebra, Schwein, Hund und Affen nachgewiesen.

Nach Infektion des Muttertieres folgt eine bis zu 9 (meist aber nur 2–5 Tage) anhaltende symptomlose Virämie, während der auch der Fetus infiziert werden kann (und zwar bei etwa 30–40% der tragenden Rinder). Die uterine Infektion scheint jedoch erst nach der Plazentation (ab dem 30. Tage der Gravidität) zu haften, so daß in Frage steht, ob die AKABANE-Infektion auch embryonalen Fruchttod auslösen kann. Allerdings waren bei Kühen, die unmittelbar nach der künstlichen Insemination intrauterin oder intravenös mit AKABANE-Virus infiziert und im Zeitraum von 4–10 Tagen p. inf. geschlachtet wurden, Nekroseherde und entzündliche Zellinfiltration im Corpus luteum zu beobachten. Mit Eintritt der Immunkompetenz des Fetus (mit etwa 150 Tagen) werden Übertritt und Verweilen des Virus durch die fetalen Abwehrvorgänge eingeschränkt.

Im Fetus zeigt das Virus eine ausgeprägte Affinität zu ZNS und Muskulatur und ruft dort destruktive Veränderungen hervor: im Gehirn nichteitrige Enzephalitis → Enzephalomyelitis → Porenzephalie → Hydranenzephalie, am Bewegungsapparat Polymyositis → Arthrogrypose. Art und Ausprägung der Veränderungen hängen davon ab, in welcher Entwicklungsphase sich der Fetus zur Zeit der Infektion befindet und wie lange er ihr ausgesetzt ist. Naturgemäß sind die Mißbildungen am schwersten, wenn die Infektion während der Organogenese erfolgt. Im Zuge der AKABANE-Krankheit kann Abort oder Frühgeburt eintreten, oder das betreffende Muttertier kann termingerecht kalben. Nach bisherigen Erkenntnissen scheinen Infektionen in der Trächtigkeitsphase von ungefähr 70–100 Tagen vornehmlich Arthrogrypose, von 100–180 Tagen v. a. Hydranenzephalie zur Folge zu haben. Aborte, Totgeburten sowie Geburt lebensfähiger Kälber mit nichteitriger Enzephalomyelitis lassen auf eine Infektion im letzten Trimester der Gravidität schließen.

Es wird vermutet, daß sich in den durch feuchtwarmes Klima gekennzeichneten AKABANE-Gebieten ein Infektionszyklus zwischen den Überträgern und den empfänglichen Wiederkäuern entwickelt. Bislang ist jedoch ungeklärt, wie das Virus längere seuchenfreie oder trockene und kühle Perioden übersteht, ob wildlebende Tiere als Erregerreservoire dienen und ob transovarielle Übertragung in infizierten Insekten möglich ist.

* BUNYA = abgeleitet von Bunyamwera/Uganda, wo das Virus isoliert wurde.

Symptome, Verlauf: Lebend geborene Kälber mit Akabane-bedingten Gehirnmißbildungen zeigen beeinträchtigtes Stehvermögen, Inkoordination oder Gliedmaßenparalysen, haben Untergewicht sowie herabgesetzten oder fehlenden Saugreflex und sind mitunter blind, taub und teilnahmslos (Abb. 9-167, 9-168). Geringgradig betroffene Patienten können bei intensiver Pflege mehrere Monate überleben, ausnahmsweise auch Schlachtreife erreichen. Die durch Akabane-Krankheit induzierte Arthrogrypose (30–50 % der Fälle) kann leichten bis schweren Grades sein und betrifft oft mehrere Gelenke, und zwar häufiger an den Vorder- als an den Hintergliedmaßen; i. d. R. sind Karpus und Tarsus einbezogen. Teils sind die Gelenke in Flexions-, teils in (Hyper-)Extensionsstellung fixiert. Mitunter bestehen zudem Tortikollis, Skoliose oder Kyphose. Solche Kälber bedingen oft Schwergeburt und müssen fetotomiert werden.

Sektionsbefund: Die Gliedmaßenmuskulatur arthrogrypotischer Akabane-Kälber ist schwach entwickelt und blaß; die Gelenke der Extremitäten, mitunter auch die des Halses, sind z. T. versteift, ihre artikulierenden Flächen jedoch, ebenso wie die Knochen, normal. Mikroskopisch ist eine erhebliche Reduktion der myelinisierten (motorischen) Nervenfasern in den lateralen und ventralen Strängen des Rückenmarks und Verlust an Motoneuronen sowie

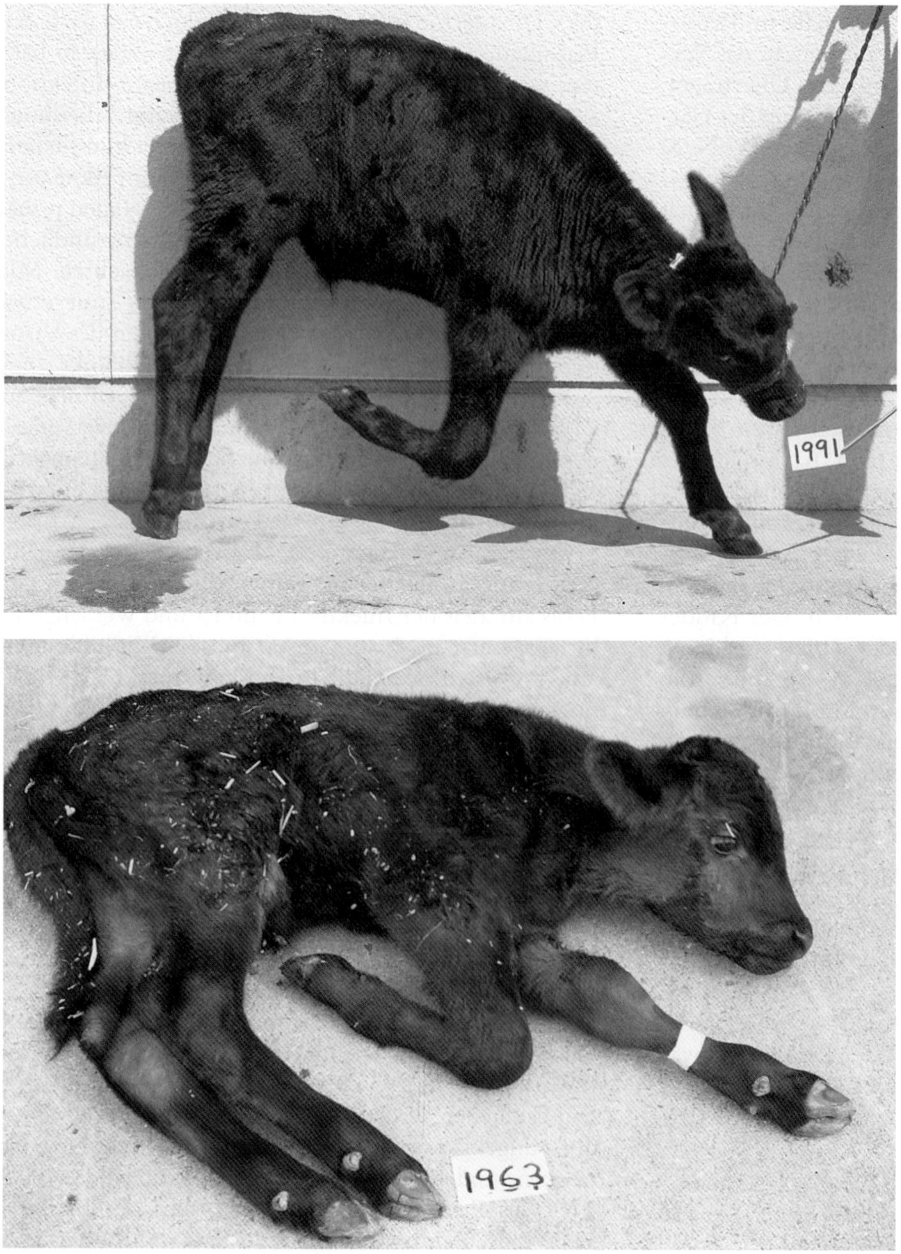

Abbildung 9-167, 9-168 An Akabane-Krankheit leidende Kälber der Rasse Japanisches Schwarzes Fleischrind. Oben: 4 Tage altes Kalb, noch stehfähig, Arthrogrypose. Unten: Kalb 2 Tage alt, Parese, Arthrogrypose (Foto: Prof. K. Hamana, Kagoshima/Japan)

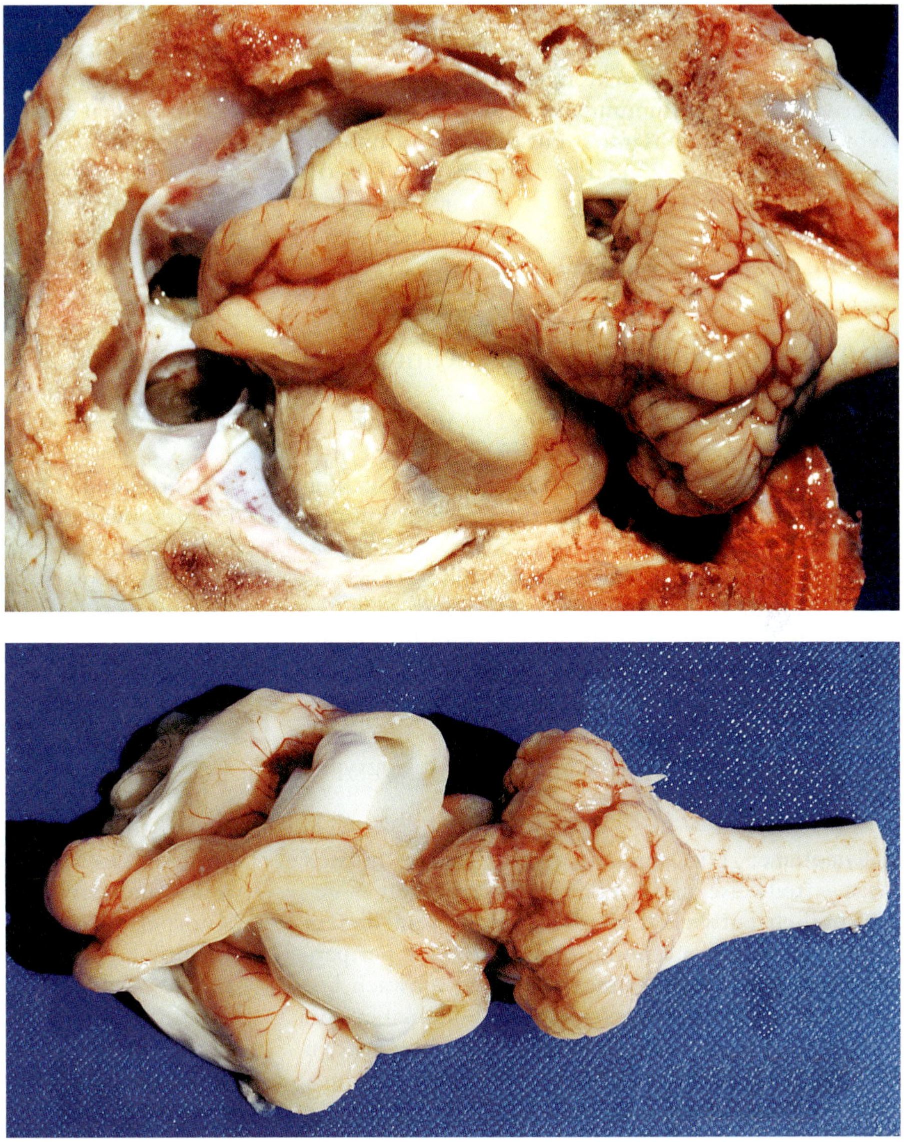

Abbildung 9-169, 9-170
Vollständige Hydranenzephalie bei einem Kalb mit AKABANE-Krankheit.
Oben: Gehirn in situ nach Entfernen des Schädeldaches.
Unten: Eviszeriertes Gehirn, Hirnstamm erhalten
(Foto: Prof. K. HAMANA, Kagoshima/Japan)

von Axonen peripherer Nerven festzustellen. Je nach Stadium der Destruktion läßt das Gehirn eine mikroskopisch zu diagnostizierende nichteitrige Enzephalitis oder grobsinnlich wahrnehmbare Veränderungen in Form von Porenzephalie oder Hydranenzephalie erkennen (Abb. 9-169, 9-170). Im letztgenannten Fall finden sich anstelle der Großhirnhemisphären flüssigkeitsgefüllte dünnwandige Blasen; Kleinhirn und Hirnstamm sind meist ausgebildet; letzterer enthält mitunter seitengleich-herdförmige Hohlräume.

Diagnose, Differentialdiagnose: Bei vermehrten Aborten und/oder Geburten von AG/HA-Kälbern ist – auch in sonst davon freien Gebieten – AKABANE-Krankheit in Betracht zu ziehen. Einen ersten Hinweis kann der serologische Antikörpernachweis beim Muttertier sowie in den vor der Kolostrumfütterung entnommenen Blutproben seines (lebend geborenen) Kalbes geben. Beweisend ist der Virusnachweis (in abortierten Feten oder frisch infizierten Neugeborenen), wobei jedoch zu berücksichtigen ist, daß ab dem 150. Tag der intrauterinen Entwicklung mit Immunkompetenz des Fetus zu rechnen ist.

Differentialdiagnostisch sind andere, die intrauterine Entwicklung des Bewegungsapparates oder/und des ZNS schädigende Einwirkungen zu berücksichtigen (Arthrogryposis multiplex congenita, Kap. 9.10.4; »Crooked Calf Syndrome«, Kap. 9.10.5; Bovine Virusdiarrhoe/Mucosal Disease, Kap. 6.10.20; Okulozerebelläres Syndrom, Kap. 10.1.1.7).

Beurteilung, Bekämpfung: Die AKABANE-Krankheit läßt sich therapeutisch nicht beeinflussen; Mütter von AKV-geschädigten Kälbern gebären bei erneuter Trächtigkeit normale Nachkommen und sind offenbar dauerhaft immun. Die Vorbeuge des Leidens richtet sich zum einen auf die Kontrolle der Entwicklung und Verbreitung und, falls möglich, auch auf die Reduzierung der Vektorinsekten, zum anderen auf die Überwachung der Immunitätslage der in AKABANE-Gebieten gehaltenen Rinder. Für die aktive Immunisierung gefährdeter Rinder stehen sowohl Tot- als auch inaktivierte Lebendimpfstoffe zur Verfügung. Tragende nichtvakzinierte Rinder sollten nicht in exponierte Gebiete verbracht werden.

9.10.9 Spinnengliedrigkeit (Arachnomelie)

■ **Definition, Vorkommen, Ursache:** Die meist tot geborenen (»spinnengliedrigen«) Kälber haben übermäßig lange, schwach bemuskelte, dünne Gliedmaßen mit abnorm beweglichen oder steif-verkrümmten Gelenken und fragilen Röhrenknochen *(Arachnomelie)*. Außer beim Brown-Swiss-Rind und bei Brown-Swiss-Kreuzungstieren scheint das Leiden auch bei Fleckvieh, Schwarz- und Rotbunten und Limousinvieh beobachtet worden zu sein (Deutschland, Schweiz, USA). Es wird offenbar durch einen einfach autosomal-rezessiv vererbten Letalfaktor bedingt. *Andere Bezeichnungen* sind: Arachnomelie-Arthrogrypose-Syndrom, bovines MARFAN-Syndrom u. a.

■ **Symptome:** Die mißgebildeten Kälber müssen meist – teilweise nach verlängerter Tragezeit – geburtshilflich entwickelt werden und sind zu diesem Zeitpunkt entweder schon tot oder verenden peripartal. Auffälligste Veränderungen sind die schwach bemuskelten überlangen verkrümmten Gliedmaßen mit langen, diaphysär dünnen und leicht brechenden Röhrenknochen und hyperflexiblen und/oder arthrogrypotischen Gelenken (Abb. 9-171); häufig besteht Verkürzung des Unterkiefers, kurzer Schädel mit Delle im Stirnbein, Wirbelsäulenverkrümmung und Linsenluxation.

Die *Sektion* ergibt außer den beschriebenen Veränderungen m. o. w. ausgeprägte Aneurysmen von Aorten- und A.-pulmonalis-Wurzel, mitunter Aortenruptur und Herztamponade. In der Schädelhöhle erweisen sich Falx sowie Tentorium membranaceum als unterentwickelt und die Großhirnhemisphären durch eine Pseudozysterne miteinander verklebt. Die *diagnostische* Abgrenzung von anderen, mit übermäßiger Beweglichkeit oder Arthrogrypose der Gliedmaßengelenke einhergehenden Mißbildungen bereitet im allgemeinen keine Schwierigkeiten.

■ **Beurteilung:** Der genetische Defekt dürfte v. a. in der Braunviehzucht ein ernstzunehmendes Problem darstellen und bedarf gezielter Überwachung. Überträgerbullen lassen sich durch kontrollierte Anpaarung ermitteln; sie sind von der Zucht auszuschließen.

9.10.10 Osteo- und Dentinogenesis imperfecta

■ **Definition, Vorkommen, Ursache:** Es handelt sich um eine gestörte Differenzierung (fehlerhafte Kollagensynthese) des Mesenchyms, d. h. des fetalen Bindegewebes und der daraus hervorgehenden Stützgewebe (Knorpel, Knochen). Kennzeichnend sind Knochenbrüchigkeit (»Glasknochen«), bröckelige Zähne, schlaffe Gelenke und Skelettdeformierungen. Das Leiden ist bislang nur in den Rassen HF und Charolais beobachtet worden und beruht vermutlich auf einer gonadalen dominanten de-novo-Genmutation. Das Krankheitsbild der Osteogenesis imperfecta des

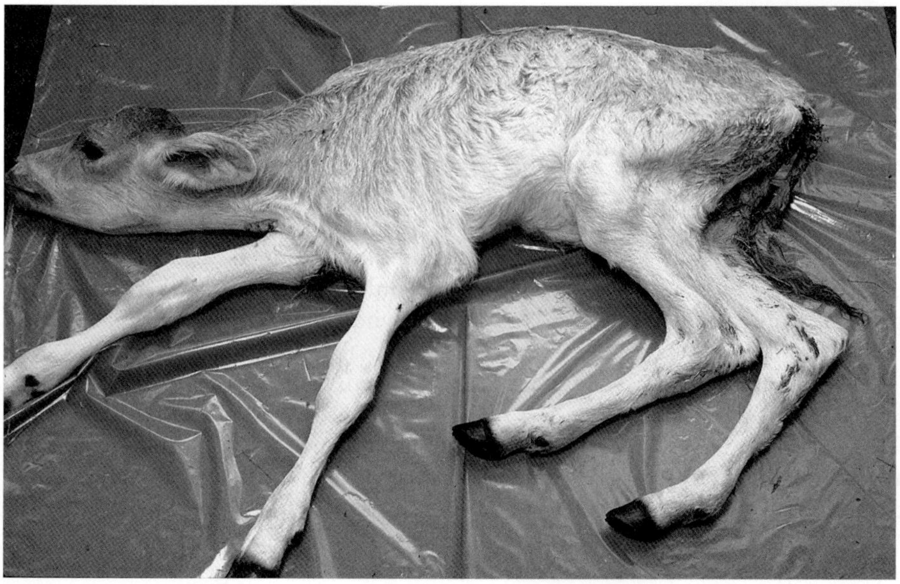

Abbildung 9-171
Braunviehkalb mit Spinnengliedrigkeit (Arachnomelie)

Rindes ist nicht einheitlich, jedoch ist z. Zt. noch keine weitergehende Differenzierung möglich; beim analogen Leiden des Menschen lassen sich 4 klinische Erscheinungsformen unterscheiden.

■ **Symptome:** Betroffene Kälber werden lebend geboren, sind z. T. auffallend klein mit vorgewölbter Stirn und weisen oft intrauterin oder peripartal eingetretene Knochenbrüche auf. Ihre Zähne sind wegen fehlenden Schmelzes rosa und wenig widerstandsfähig, ihre Skleren aufgrund durchscheinender Blutgefäße bläulich. Die Gliedmaßengelenke, insbesondere Karpal- und Tarsalgelenk, sind infolge Sehnenschwäche »lose«, was Aufstehen und Gehen m. o. w. behindern und Luxationen bedingen kann; der Fersensehnenstrang ist vergleichsweise dünn. Je nach Ausprägung des Defektes verenden die Kälber bald nach der Geburt oder überleben einige Monate, bleiben aber im Wachstum zurück.

■ **Sektionsbefund:** Röhrenknochen sowie deren Kompakta auffallend dünn; multiple Frakturen (Rippen, Röhrenknochen, Wirbel); Sehnen rosafarben. *Histologie:* spongiosaähnliche Struktur der diaphysären Kompakta, die mangelhaft verkalkt ist, Spongiosa vermindert und mit schmalen ossifizierten Splittern durchsetzt. Zahnbein verbreitert, Dentinkanälchen unregelmäßig und erweitert, Anzahl reduziert. Elektronenoptisch erweist sich der Durchmesser der Fibrillen von Sehnen und Bändern als deutlich vermindert.

■ **Diagnose:** Die Erkennung stützt sich auf das klinische Bild, erforderlichenfalls auch auf Röntgen-Befunde: multiple Frakturen mit gerundeten Bruchflächen, Sklerosierung und mangelhafte Kallusbildung, verminderte Knochendichte.

■ **Beurteilung:** Das Leiden läßt sich therapeutisch nicht beeinflussen. Sofern Pedigree-Analysen Hinweise auf bestimmte Anlageträger ergeben, sollten diese von der Zucht ausgeschlossen werden.

9.10.11 Angeborene Osteopetrose

■ **Definition, Vorkommen, Ursache:** Diese generalisierte Störung der intrauterinen Skelettentwicklung beruht im Prinzip darauf, daß bei normaler appositioneller Knochenbildung enchondraler Ab- und Umbau unterbleiben. Das so entstehende Knochengewebe ist verdichtet und übermäßig hart; am Skelett bilden sich multiple Deformierungen. Kongenitale Osteopetrose ist in USA und Kanada beim schwarzen und roten Angus- und beim Hereford-Rind sowie bei Angus-Charolais-Kreuzungstieren nachgewiesen worden; Einzelfälle wurden auch bei Simmentaler- und holländischen Friesian-Rindern beobachtet. Anpaarungsversuche mit belasteten Angus-Rindern lassen darauf schließen, daß das Leiden durch einen einfach autosomal-rezessiv vererbten Letalfaktor bedingt wird.

■ **Symptome:** Betroffene Kälber werden oft 1–3 Wochen zu früh und meist tot geboren oder verenden peripartal; teils sind sie blind und zeigen Opisthotonus. Sie sind auffallend klein und haben einen zu kurzen, kaum beweglichen Unterkiefer, engverkeilte Backenzähne, eine offene Fontanelle sowie verdickte Schädel- und verkürzte Gliedmaßenknochen, die infolge der veränderten Textur schon bei mäßigem seitlichem Druck brechen. Radiologisch ist der Markraum der Röhrenknochen ebenso dicht wie die Kompakta, und das Gewebe erscheint »marmoriert«.

■ **Sektionsbefund:** Die Kopfknochen sind verdickt mit engen Hirnnervendurchlässen, und das Gehirn ist dadurch »rechteckig«-abgeflacht. Gliedmaßen und Wirbelknochen sind relativ schwer, enthalten statt Spongiosa dichtes Knochengewebe und weisen nur wenige kleine Ernährungslöcher auf; meist liegen mehrere Frakturen vor, die z. T. Kallusbildung zeigen; manche Knochen enthalten Zysten. *Histologie:* Fehlender Umbau der primären Spongiosa in Dia- und Metaphyse, die deshalb übermäßig verkalkte primitive Trabekel mit großen, ebenfalls mineralisierten Knorpelkernen, aber fast kein blutbildendes Knochenmark enthalten; auch Gefäßwände und Neuronen des Gehirns sind verkalkt.

■ **Differentialdiagnose:** Hierfür sind andersartige Zwergwuchsformen (Kap. 9.10.7) zu berücksichtigen. Erworbene Osteosklerose wie bei Kalzinose (Kap. 9.17.8) dürfte immer ausschließbar sein; Kälber von kalzinotischen Kühen wiesen keine derartigen Veränderungen auf.

■ **Beurteilung:** Überträger des Leidens müssen von der Zucht ausgeschlossen werden.

9.10.12 Fehlende, unvollständige oder überzählige Gliedmaßen

Amelie, das völlige Fehlen einzelner oder mehrerer Extremitäten, kommt häufiger am Vorder- als am Hinterkörper vor und kann nur eine oder beide Körperseiten (*Amelia anterior/posterior uni- s. bilateralis,* Abb. 9-172) oder sämtliche Gliedmaßen betreffen. Die Probanden werden meist voll ausgetragen und oft auch lebend geboren; dreibeinige Kälber sind nicht selten lebensfähig. Bei der Zerlegung sind rumpfnah häufig noch knöcherne Rudimente des Schulter- oder Beckengürtels zu finden; ferner können (als Primärläsionen?) Fehlbildungen im ZNS oder seiner Hüllen vorliegen.

Als *Phokomelie* wird das teilweise oder völlige Fehlen einzelner oder mehrerer Extremitätenknochen bezeichnet. Beim Simmentaler- und beim Galloway-Rind wurde eine einfach autosomal-rezessiv vererbte *Hemi-/Ektromelie* mit Hypo- oder Aplasie von Tibia und Patella beobachtet, bei welcher die Hinterbeine verkürzt und verdreht erscheinen; das Leiden ist mit Mißbildungen an Kopf, Becken und Genitalorganen verbunden.

Eine mit ausgeprägter *Peromelie* (Stummelbildung) einhergehende komplexe Mißbildung besteht bei sog. *»Otter-«* oder *»Maulwurfkälbern«*. Sie weisen neben Unterkieferverkürzung, Gaumenspalte, Hydrozephalus und Mikrotie auffallend stummelförmige Gliedmaßen auf; ihre Beine scheinen im Ellbogen- bzw. Kniebereich abgesetzt zu sein und können rudimentäre Klauen tragen. *Andere Bezeichnungen: Acroteriasis congenita, Peromelus completus,* »amputated calves«. Dieser Letaldefekt scheint autosomal-rezessiv vererbt zu werden.

Polymelie, das Auftreten einzelner oder mehrerer unterschiedlich weit ausgebildeter überzähliger Extremitäten, kommt gelegentlich in allen Rinderrassen vor. Es kann eine asymmetrische Verdoppelung einzelner Gliedmaßen an ihrem normalen Sitz oder eine symmetrische Doppelmißbildung vorliegen. Überzählige Beine setzen meist wirbelsäulennah an Nacken oder Widerrist (P. anterior cephalica/thoracalis, Abb. 9-173), seltener im Lenden-Kreuzbereich an (P. posterior lumbosacralis). Derartige Anomalien können zu Abort oder Geburtsbehinderung führen. Das Skelett solcher Gliedmaßen ist von Fall zu Fall m. o. w. vollständig ausgebildet, gewöhnlich aber

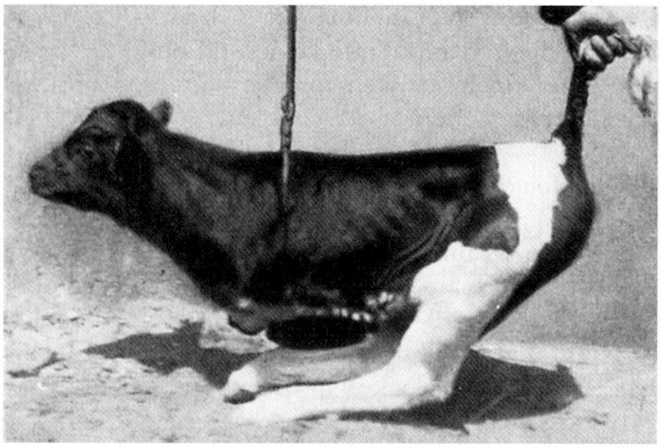

Abbildung 9-172 Fehlen beider Vordergliedmaßen (Amelia anterior bilateralis) bei einem neugeborenen Kalb

muskelarm und verkrümmt. Ein Teil der mißgebildeten Kälber ist lebensfähig und enwickelt sich dann, mit Ausnahme der klein bleibenden überzähligen Extremität, recht gut. Letztere kann, falls gewünscht, auf operativem Wege entfernt werden (rumpfnahe Exartikulation, knorplige Verbindung zur Wirbelsäule schonen, Stumpf mit Haut überdecken).

9.10.13 Übermäßige Beweglichkeit der Gelenke

Diese Anomalie kommt in selbständiger Form (»limber legs«) beim Jersey-Rind vor und wird den Kollagenosen zugerechnet; sie soll einfach autosomal-rezessiv vererbbar sein. Das Leiden äußert sich in extremer

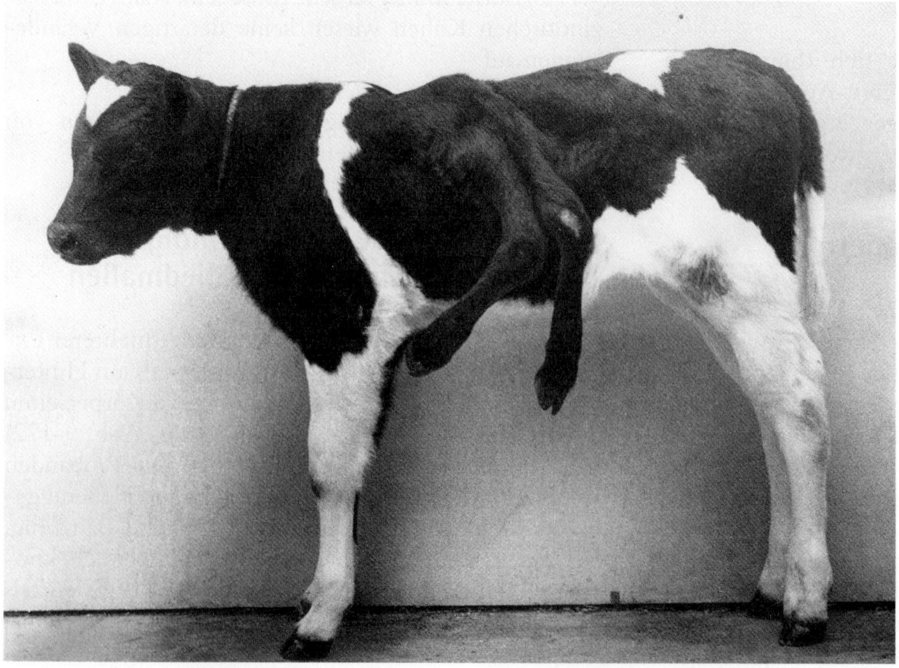

Abbildung 9-173 Zwei überzählige Vorderbeine (Thorakomelie) an der Brustwand eines lebensfähigen Kalbes

Überbeug- und Überstreckbarkeit der Gliedmaßengelenke (Hypermobilität; congenital joint laxity), die sich sogar passiv subluxieren lassen. Sie erscheinen wegen Unterentwicklung der Muskulatur verdickt. Betroffene Kälber haben daher Stehschwierigkeiten. Erhöhte Beweglichkeit ist aber auch in Verbindung mit anderen (Primär-)Leiden beobachtet worden, so zusammen mit Dermatosparaxie bei Charolais-, Hereford- und Simmentaler-Rindern, als Begleitleiden bei dysproportioniertem Zwergwuchs, Osteogenesis imperfecta, Arachnomelie und weiteren Defekten. Zu beachten ist, daß neugeborene Kälber mitunter während der ersten Stunden bis Tage p. n. abnorme Gliedmaßenstellungen zeigen, die zunächst den Eindruck einer angeborenen Anomalie erwekken, sich später aber normalisieren.

9.10.14 Primäre konnatale Myopathie

Das Leiden wurde bei einem Friesian-Kalb (Bradley, 1979) und 6 Braunvieh × Brown-Swiss-Kälbern (Hafner et al., 1996) beobachtet und ähnelt klinisch der Spinalen Muskelatrophie. Die Probanden zeigen eine von Geburt an bestehende oder in den ersten Lebenstagen einsetzende, fortschreitende Beeinträchtigung des Stehvermögens. Sie liegen in Brust-Seitenlage, sind aber nach dem Aufstellen noch fähig, selbständig oder mit Hilfe für kurze Zeit zu stehen: Dabei wird der Kopf zwischen den vorständigen Vorderbeinen gesenkt gehalten; die Hintergliedmaßen sind steil gestellt; die Atmung ist angestrengt; nach 1–3 min Muskelzittern am ganzen Körper und Niedergehen. Saugreflex gut, Tränkeaufnahme relativ lange erhalten, aber gelegentlich sind die Kaumuskeln zu schwach, um den Gummisauger zusammenzupressen. Muskelschwund und Verschlechterung des Stehvermögens innerhalb von 3–4 Wochen; nicht selten entwickeln sich komplikative Druckschäden und/oder Lungenentzündung. *Ursache:* Primäre Rhabdomyopathie an den (unterschiedlich stark betroffenen) Skelettmuskeln, gekennzeichnet durch variierende Faserstärke, innenliegende Kerne, segmentalen Verlust der Querstreifung mit Dysorganisation der Myofibrillen, Ansammlung von Nemalinstäbchen u. a. m. Es wird erbliche Veranlagung vermutet.

9.10.15 Neubildungen an den Gliedmaßen

An den Extremitäten des Rindes wird vornehmlich die Haut von Geschwülsten betroffen. Meist handelt es sich dabei um *Papillome, Fibropapillome* oder um *aktinobazilläre Wucherungen*; letztere können im weiteren Verlauf auch auf die inneren Gewebe, einschließlich der Knochen, übergreifen. Echte Gliedmaßentumoren sind selten. Die wenigen Krankheitsbeschreibungen betreffen vorwiegend primäre *Osteosarkome* und *Osteofibrosarkome* (Kronbein, Tarsal- und Metatarsalknochen, Bursa tarsalis lateralis, Karpalgelenkknochen) sowie *Osteome* und *Chondrosarkome* (Brustbein, Vorderbein). Sie können in regionale Lymphknoten metastasieren. Außerdem sind vereinzelt ossäre *Hämangiosarkome, Melanome, Melanosarkome, Lymphosarkome* (Leukose) und andere Neoplasien beobachtet worden.

Kennzeichnend für derartige Neubildungen ist ihre langsame, sich über einen längeren Zeitraum hinziehende und mit Umfangsvermehrung des betroffenen Bereiches einhergehende Entwicklung. Die klinischen Auswirkungen bestehen – je nach Lokalisation – in langsam zunehmender Lahmheit infolge mechanischer Behinderung, Schmerz oder Übergreifen auf die funktionserhaltenden Strukturen.

Die *Diagnose* basiert auf klinischem, sonographischem, radiographischem (Verknöcherungen) und histologischem (Biopsieprobe) Befund. *Differentialdiagnostisch* ist im Falle von Zubildungen an den Knochen an extreme Kallusbildung nach Knochenbruch sowie an chronische Fluorose zu denken.

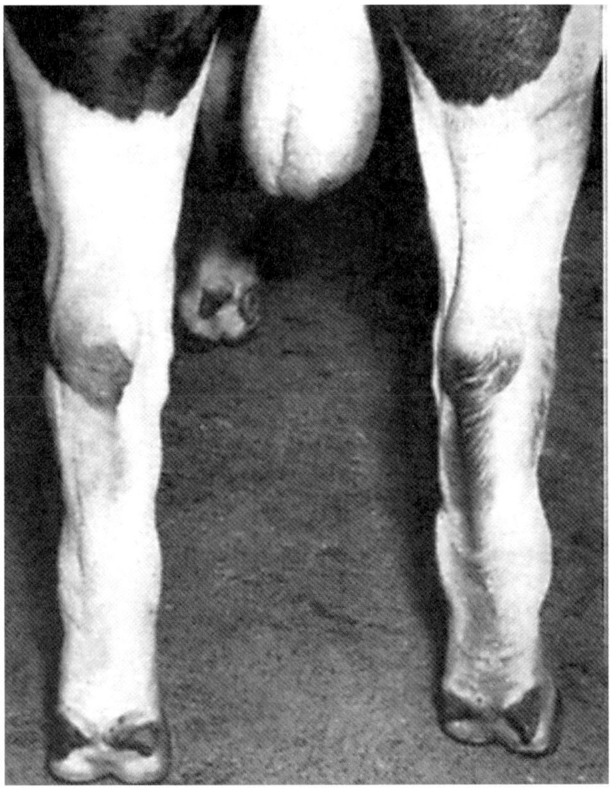

Abbildung 9-174 Hypertrophierende Osteoarthropathie (Akropachie) mit Exostosen medial und lateral an beiden Metatarsalknochen bei einem 2½jährigen Bullen (Hofmeyr, 1964)

Bei nicht allzu großflächig aufsitzenden, oberflächlichen Geschwülsten ist zwar eine radikalchirurgische Exstirpation möglich, doch besteht das Risiko eines Rezidivs oder der Metastasenbildung.

An dieser Stelle sei noch die ebenfalls nur sehr selten vorkommende *Akropachie* erwähnt. Es handelt sich dabei um eine sekundäre hypertrophische Osteoarthropathie an den distalen Gliedmaßenknochen (ähnlich dem Pierre-Marie-Bamberger-Syndrom des Menschen). Infolge einer hyperplastischen Periostitis entwickeln sich multiple höckrige, in Längsrichtung des Knochens aneinandergereihte, z. T. auch blumenkohlartige subperiostale Auftreibungen (Abb. 9-174). Die betroffenen Knochen nehmen an Umfang zu, und in der ödematisierten Unterhaut bilden sich flüssigkeitsgefüllte Zysten. Ursächlich werden Durchblutungsstörungen im Gefolge verschiedenartiger (pulmonaler, kardialer u. a.) Erkrankungen vermutet.

9.11 Richtlinien für die Beurteilung und Behandlung von Knochenbrüchen im Gliedmaßenbereich

R. Köstlin

Formen: Die Fraktur ist eine Zusammenhangstrennung in der Knochenkontinuität; sie kann unvollständig (Fissur, Impressionsfraktur, Stauchungsbruch) oder vollständig sein. Je nach *Lokalisation* werden an den Röhrenknochen *Epiphysen-, Metaphysen- und Diaphysenfrakturen* unterschieden; beim Jungtier bezeichnet man unvollständige diaphysäre Brüche als »Grünholzfrakturen«. Aus dem *Verlauf der Frakturlinie* ergibt sich die Differenzierung in Quer-, Schräg-, Längs-, Spiral-, T- und Y-Fraktur sowie in die ausschließlich beim Jungtier vorkommende Epiphysenfugenfraktur oder -lockerung, die eine Sonderform im Bereich der Wachstumsfuge darstellt. Die beiden letztgenannten gehen meist mit Gelenkbeteiligung einher. Nach der *Anzahl der Bruchfragmente* lassen sich ferner Stück-, Splitter- oder Trümmerfrakturen unterscheiden; je nach *Ursache* sind primäre, sekundäre (nach Vorschädigung des Knochens) und Abrißfrakturen (übermäßige Zugkraft von Muskeln und Bändern) zu differenzieren.

Eine *vollständige Fraktur* führt zu deutlichem Stabilitätsverlust und, je nach Art und Intensität der angreifenden Kräfte einschließlich des Muskelzuges, auch zu *Dislokation*, die je nach der Achsenstellung des distalen zum proximalen Fragment unterschiedlich bezeichnet wird: Verschiebung der Fragmente in seitlicher Richtung (dislocatio ad latus), in Längsrichtung (dislocatio ad longitudinem), Dislokation mit Achsenknick (dislocatio ad axim), mit Drehfehlern (dislocatio ad peripheriam) sowie in Längsrichtung mit Achsenverkürzung (dislocatio ad longitudinem cum contractione) oder mit Achsenverlängerung (dislocatio ad longitudinem cum distractione); letztere kommen sehr selten vor.

Bezüglich der *epi- und metaphysären Frakturformen* hat sich heute international die Salter-Harris-Klassifikation durchgesetzt. Danach werden 5 Typen unterschieden (Abb. 9-175):

➤ Typ I stellt die traumatische Epiphysenfugenlockerung dar, wobei der Periostmantel nicht zerrissen wird und die Dislokation gering ist. Zerreißt der Periostmantel, besteht die Gefahr der Periostinterposition im Bereich der Wachstumsfuge, was für eine gedeckte Reposition sehr hinderlich sein kann. Wenn die Wachstumszone hier unverletzt bleibt, sind keine

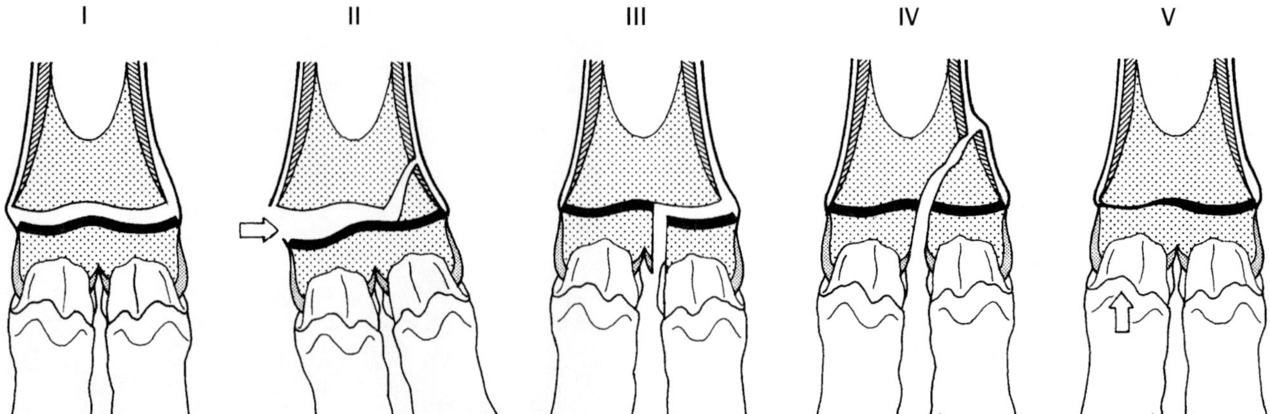

Abbildung 9-175 Klassifikation der epi-/metaphysären Frakturformen nach Salter-Harris, Typen I–V von links nach rechts: I/Epiphysenlockerung ohne Zerreißung des Periostmantels; II/Trennungslinie teils in der Fuge, kreuzt dann die Metaphyse; III/Vertikalbruch durch Epiphyse und Wachstumsknorpel; IV/Vertikalfraktur durch Epiphyse, Wachstumsknorpel und angrenzende Metaphyse; V/Prellverletzung mit Kompression der Wachstumszone (schwarzer Streifen)

Wachstumsstörungen im Sinne einer Achsenverkürzung oder Fehlstellung zu erwarten.

- Typ II ist die häufigste Epiphysenfugenverletzung. Die Trennungslinie verläuft teils in der Epiphysenfuge und kreuzt die Metaphyse, die Wachstumszone ist ebenfalls nicht betroffen.
- Typ III: Hierzu zählen Vertikalbrüche durch Epiphyse und Wachstumsknorpel. Sofern keine Dislokation des Epiphysenfugenfragments vorliegt, heilt der Bruch ohne Folgen ab. Bei einer Dislokation ist dagegen mit einer Gelenkdeformität zu rechnen.
- Typ IV stellt eine Vertikalfraktur durch die Epiphyse, den Wachstumsknorpel und die angrenzende Metaphyse dar. Das bedeutet, daß die Fraktur den Wachstumsknorpel kreuzt; zwischen den Fragmenten entstehen Knochenbrücken, die durch einen »Klammereffekt« das Wachstum meist unregelmäßig blokkieren und somit Gelenkdeformierung hervorrufen.
- Typ V entspricht Prellverletzungen mit einer Kompression der Wachstumszone zwischen Epi- und Metaphyse, ohne daß die angrenzenden knöchernen Anteile frakturiert werden. Wachstumsstörungen im Sinne einer Achsenverkürzung sind dann die Regel. Ihr Ausmaß hängt davon ab, in welchem Alter die Verletzung auftritt.

Prognostisch ist ein reiner Knochenbruch von einer Fraktur mit Gelenkbeteiligung zu unterscheiden. Der verletzte Knochenabschnitt wird bei einer rein ossären Läsion seine Stabilität mit der knöchernen Konsolidierung wiedererlangen; kommt es zusätzlich zu schweren Bandverletzungen, die stets unter Bildung von weniger festem Ersatzgewebe abheilen, so ist bei Belastung mit chronischer Instabilität und Sekundärschäden wie Schlottergelenken und Arthrosen, die anhaltende Schmerzen mit Lahmheit verursachen können, zu rechnen.

Vorkommen: In einer Erhebung an der Veterinärmedizinischen Universität Wien über die Frequenz von Extremitätenfrakturen beim Rind wurden unter Nutzung verschiedener Quellen aus dem Zeitraum 1959–1970 269 Frakturen ausgewertet. Es ergab sich folgende Verteilung: Os femoris (17%), Tibia (13%), Metatarsus (11%), Metakarpus (10%) (Peitel, 1971).

Unter den Patienten der Chirurgischen Tierklinik München waren dagegen Frakturen des Metakarpus (40,5%) und des Unterkiefers (10,8%) am häufigsten vertreten (Elma, 1988). Auffällig hoch ist die Frequenz im ersten Lebensjahr, insbesondere im ersten Lebensmonat, was v.a. auf Verletzung der Kälber im Zusammenhang mit geburtshilflichen Maßnahmen zurückzuführen ist (Köstlin et al.,1990).

Örtliche und allgemeine Auswirkungen von Frakturen: Jede Fraktur führt zur Weichteilschädigung mit Gefäß- und Periostverletzung, und je nach Lokalisation, Art und Ausdehnung werden Haut, Muskeln und Nerven in Mitleidenschaft gezogen. Ist die Haut im Bruchgebiet mitverletzt, so liegt fast immer eine offene Fraktur vor. Nur bei dickem Weichteilmantel, wie z.B. bei Frakturen oberhalb des Knie- und Ellbogengelenks, kann die intakt gebliebene Muskulatur die Frakturenden noch abdecken.

Offene Brüche sind prinzipiell als infiziert zu betrachten, auch unter dem Aspekt, daß der Keimnachweis innerhalb der 6-Stunden-Grenze lediglich bei ¼ bis ⅓ der Fälle gelingt. Daraus ergibt sich die Notwendigkeit der sofortigen antibakteriellen Versorgung. Sie treten besonders in Körperregionen mit wenig schützendem Weichteilmantel (Metatarsus, Metakarpus, Tibia) auf. Je nach Ausmaß der Kommunikation zwischen Fraktur und Außenwelt und der Weichteilverletzung werden offene Brüche in drei *Schweregrade* eingeteilt:

- Grad *I:* Perforation der Haut von innen nach außen durch ein spitzes Knochenfragment. Es liegt eine kleine Hautwunde und ein geringer Weichteilschaden vor.
- Grad *II:* Die Wunde ist größer, der Knochen ist aber noch mit Weichteilen bedeckt.
- Grad *III:* Wunde ähnlich wie bei Grad II, jedoch mit zusätzlicher Zerstörung von Muskeln, Sehnen oder Gefäßen und/oder ausgedehntem Hautdefekt. Der frakturierte Knochen liegt frei.

Obgleich es bei einer offenen Fraktur meist zur Kontamination der frakturierten Knochenenden kommt, ist eine manifeste Infektion eher selten, so daß die Prognose nicht von vornherein ungünstig ist. Im Rahmen der Primärdiagnostik sollte stets ein Wundabstrich zur bakteriologischen Untersuchung vorgenommen werden und positivenfalls ein Resistenztest erfolgen. Andererseits ist zu berücksichtigen, daß der Knochen bei offener Fraktur infolge verminderter Blutversorgung eine schlechtere Infektabwehr hat und somit die Heilungsaussichten geringer sind.

Da bei jeder Fraktur auch Gefäße lädiert werden, kommt es nicht selten zu erheblichem Blutaustritt und zur Bildung umfangreicher Hämatome, so daß die noch unverletzten Gefäße komprimiert werden und Zirkulationsstörungen distal der Fraktur auftreten. Auf diese Weise kann es zur irreparablen Muskelkontraktur kommen (»Volkmansche Kontraktur« oder »Kompartmentsyndrom«). Muskelläsionen sind mit einem Spannungsverlust des betroffenen Muskels verbunden, was wiederum zu einer aktiven Kontraktion synergistischer oder antagonistischer Muskeln führen kann, so daß eine situationsgerechte Reposition der Fragmente immer schwieriger wird. Darum empfiehlt es sich, eine Fraktur mit einer Verlagerung cum contractionem so rasch wie möglich zu reponieren. Je nach Ort und Umfang der Weichteilverletzung können auch Nerven geschädigt werden, so z.B. der N. radialis bei distalen Humerusbrüchen, der N. ischiadicus bzw. die Nn. tibialis, peroneus [fibularis] oder femoralis bei hüftgelenksnahen Becken- oder Oberschenkelfrakturen.

■ **Beurteilung:** Bei jedem Knochenbruch ist die Beurteilung folgender Fragen erforderlich:

- Welche Behandlungsmöglichkeiten bestehen bei der betreffenden Fraktur und wie sind die Heilungsaussichten?
- Ist die Wirtschaftlichkeit einer etwaigen Behandlung im Hinblick auf Wert und Nutzung des Tieres gegeben?
- Läßt sich die Behandlung unter tierschutzkonformen Bedingungen durchführen, und würde sie dem Tier ein schmerzfreies artgemäßes Weiterleben ermöglichen?

So kann es mitunter schon aus medizinischen Gründen (wie Lokalisation, Art und Umfang der Fraktur, erfahrungsgemäß schlechte Prognose) angezeigt sein, von einer Behandlung abzusehen. Das gilt z. B. für Schaftfrakturen des Os femoris sowie für Trümmerfrakturen von Tibia, Radius, Humerus oder Beckenring beim ausgewachsenen Rind. Viele der mechanischen Prinzipien der Osteosynthese, die heute beim Kleintier Anwendung finden, können nicht ohne weiteres auf das Rind übertragen werden, schon gar nicht, wenn es sich um ein erwachsenes Tier handelt. Andererseits hat die Entwicklung einer Arthrose oder Arthrodese, z. B. nach einer Gelenkfraktur, beim Rind nicht die Bedeutung wie beim Pferd oder Kleintier, da seine Nutzung keine schnelle Gangart erfordert. Hier stehen vielmehr die Nutzung als Milch- oder Fleischrind oder der Einsatz als Zuchttier im Vordergrund.

Eine schlechte bis aussichtslose Prognose haben v. a. ungünstig lokalisierte Brüche (Gelenkbeteiligung, Schädigung wichtiger Nervenstämme), solche mit hochgradiger Knochenzertrümmerung oder erheblichen Läsionen der umgebenden Gewebe (ausgedehnte Hämatome, Muskel- und Bänderrisse), offene Frakturen sowie Patienten mit anderweitigen Komplikationen (Septikämie, schwere Anämie, schwere Stoffwechselentgleisung). Nicht allzu selten sprechen auch wirtschaftliche Erwägungen gegen einen Behandlungsversuch, da selbst in günstig zu beurteilenden Fällen mit vorübergehendem Gewichtsrückgang oder zeitweiliger Entwicklungshemmung zu rechnen ist; Masttiere sowie gut genährte Rinder von geringem Zuchtwert sind deshalb oft besser der sofortigen Schlachtung zuzuführen. Auch bei alten, bei schwergewichtigen Patienten und bei besonders unruhigen, temperamentvollen Tieren sowie bei Rindern mit zusätzlichen Krankheiten wird die Entscheidung von ökonomischen Überlegungen bestimmt. Dagegen bestehen für die Behandlung jüngerer, bis zu 2 Jahre alter Zuchttiere allenfalls die genannten medizinischen Kontraindikationen. Schließlich sollte stets auch geprüft werden, ob der Tierbesitzer bereit ist, die Mühen und Risiken einer wochenlangen Pflege auf sich zu nehmen, und ob geeignete Stallräume (Laufbox) für die Unterbringung des Patienten zur Verfügung stehen.

Bei offenen Frakturen ist die Prognose bekanntlich immer ungünstiger als bei geschlossenen. Offene Frakturen sollten möglichst rasch mittels Osteosynthese stabilisiert werden, da im Falle einer Infektion nur bei optimaler Stabilisation eine Heilung zu erzielen ist. Die Entscheidung zwischen Behandlung, Abwarten oder sofortiger Schlachtung muß i. d. R. ad hoc getroffen werden und ist aus tierschützerischen Gründen unaufschiebbar. Oft ist eine schlüssige Beurteilung aber erst anhand einer RÖNTGEN-Untersuchung möglich.

■ **Sofortmaßnahmen:** Sofern der Tierhalter mitteilt, daß bei dem kranken Rind ein »Verdacht auf Fraktur« besteht, sollte ihn der Tierarzt anhalten, keine Auftreibversuche mehr zu unternehmen, um den Zustand nicht zu verschlimmern. Eine Fraktur, die bislang gedeckt war, könnte dadurch zu einer offenen werden und ihre Prognose sich wesentlich verschlechtern. Außerdem sind die Behandlungskosten einer offenen Fraktur gewöhnlich 3- bis 4mal so hoch wie bei einer gedeckten.

Wird der Entschluß gefaßt, den Patienten zur Behandlung in eine Klinik einzuweisen, so sollte die Fraktur stets provisorisch – möglichst ohne Narkose – ruhiggestellt werden. Am besten eignet sich hierzu der ROBERT-JONES-Verband. Es ist ein extrem gut gepolsteter Verband, der 3mal so dick wie die Gliedmaße sein sollte. Auf diese Weise läßt sich z. B. beim Kalb eine temporäre Ruhigstellung ab dem distalen Drittel von Radius und Tibia bewerkstelligen. Zur Verstärkung können medial und lateral Holzlatten eingefügt werden.

Liegt die Fraktur weiter proximal, so empfiehlt es sich, zur Ruhigstellung der Vordergliedmaße eine starre Schiene bis zur lateralen Seite des Thorax anzulegen (Abb. 9-176). Hierfür eignen sich Aluminiumschienen, die einfach anzupassen und leicht sind. Eine derartige Schienung schützt die Gliedmaße vor Abduktion und dem Entstehen einer offenen Fraktur auf der medialen Seite. Entsprechend ist auch bei proximalen Tibiafrakturen zu verfahren. An der Hintergliedmaße ist es aus anatomischen Gründen meist einfacher, die Schiene kranial und kaudal anzubringen. Dabei ist der Bereich des Kalkaneus besonders sorgfältig zu polstern, um Druckstellen vorzubeugen. Frakturen, die nicht oder schlecht ruhiggestellt wurden, weisen infolge Aneinanderreiben der Knochenfragmente meist abgeschliffene Frakturenden auf, was für eine korrekte chirurgische Reposition sehr hin-

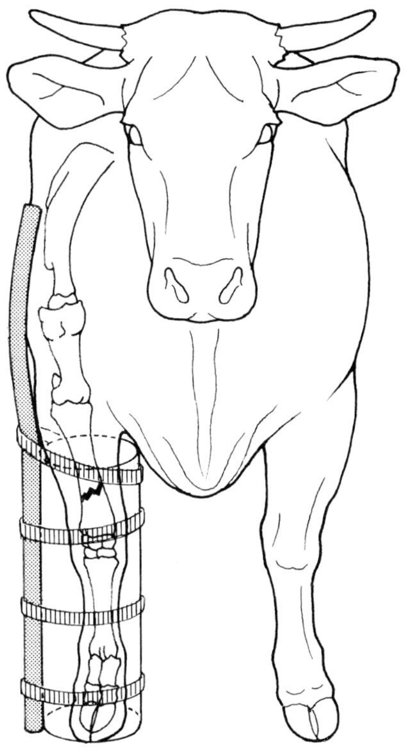

Abbildung 9-176 Notverband zur temporären Ruhigstellung bei einer proximalen Fraktur an der rechten Vordergliedmaße, um den Patienten transportfähig zu machen (umgezeichnet nach STEINER et al., 1989)

derlich sein kann. Schlechte Immobilisierung wirkt sich auch auf den Zustand der Weichteile aus, deren Bedeutung für die Knochenheilung keinesfalls unterschätzt werden darf (s. o.).

Hat man sich entschieden, eine konservative Behandlung der Fraktur vor Ort durchzuführen, dann sollte der Verband unter Leitungsanästhesie oder Sedation angelegt werden, so daß die Fragmente auch entsprechend achsengerecht eingerichtet werden können. Allerdings sind Frakturen oberhalb des distalen Drittels von Radius und Tibia für die konservative Behandlung mit Verbänden meist nicht geeignet.

Transport: Beim Transport eines kranken oder verletzten Tieres sind die hierzu ergangenen gesetzlichen Bestimmungen (in Deutschland Tierschutztransportverordnung vom 11. 6. 1999) zu beachten. Einige Vorkehrungen muß der praktizierende Tierarzt schon vor Ort treffen. Es sei hier auf die diesbezüglichen Paragraphen im Zusammenhang mit Nutztieren, die eine Fraktur erlitten haben, hingewiesen. Im Falle von offenen Frakturen sollte schon vor dem Transport zur Klinik ein Antibiotikum verabreicht werden (mit dem aufnehmenden Tierarzt absprechen). Weiterhin empfiehlt es sich, zur Schmerzlinderung ein nichtsteroidales Antiphlogistikum zu verabreichen (z. B. Meloxicam; Kälber/Jungrinder 0,5 mg/kg LM s.c./i.v. oder Ketoprofen 3 mg/kg LM/d).

Nach Auffinden des Patienten kommt es v. a. darauf an, die infolge schonungsloser Belastung der kranken Gliedmaße oft erst im Anschluß an die Fraktur eintretenden Komplikationen (Hautperforation, Aufsplittern der Knochenenden, Weichteilruptur, Blutung, Infektion) zu vermeiden. Daher sollte das Tier, erforderlichenfalls mit Hilfe von geeigneten Sedativa, am Boden liegend gehalten und erst nach Anlegen eines stützenden Notverbandes an einen für seine Behandlung und weiteren Aufenthalt geeigneten Ort (eingestreute Laufbox) verbracht werden (Fahrzeug, Schleppmatte). Ein etwaiger Schock, Blutverlust oder Erschöpfungszustand ist möglichst schon vor, sonst während des Transportes zu behandeln.

■ **Behandlungsverfahren:** Da sich der Gebrauch der kranken Gliedmaße beim Großtier praktisch nicht verhindern läßt, besteht die Hauptschwierigkeit der Behandlung in der dauerhaften und bewegungsfreien Fixation der reponierten Knochenfragmente; ihre unzulängliche Immobilisierung ist daher auch meist die Ursache etwaiger therapeutischer Mißerfolge. Eine Ausnahme hiervon bilden lediglich Frakturen des Klauen-, Kron- oder Fesselbeins, bei denen die betroffene Zehe durch Hochstellen der gesunden Klaue relativ leicht zu entlasten ist. Sonst richtet sich das Vorgehen im wesentlichen nach Lokalisation (distal oder proximal) und Form (einfach oder kompliziert) des Bruches; in der Landpraxis werden die Behandlungsmöglichkeiten allerdings vielfach dadurch eingeschränkt, daß Spezialinstrumente (einschließlich RÖNTGEN-Gerät) nicht zur Verfügung stehen und daher vornehmlich auf einfache Methoden zurückgegriffen werden muß. Entsprechend dem Befund wird man sich dann für eines der folgenden *konservativen* oder *operativen* Verfahren entscheiden.

➤ *Konservative Verfahren*

➤➤ *Stallruhe:* Die abwartende Ruhigstellung des kranken Tieres in einer kleinen Laufbox mit dadurch eingeschränkter Bewegungsfreiheit kommt in erster Linie bei unkomplizierten, korrigierbaren oder der Selbstheilung überlassenen Brüchen des Beckengürtels oder des Schulterblattes in Betracht; unter günstigen Umständen hat dieses Vorgehen bei Jungtieren, seltener bei Erwachsenen, vereinzelt auch bei Oberarm- und Oberschenkelfrakturen zum Erfolg geführt. Spätestens nach 6–8 Wochen stellt sich dann heraus, ob eine feste Verbindung der Knochenfragmente eintritt oder ob sich eine Pseudarthrose entwickelt. Mit einer bleibenden Verkürzung des Beines und chronischer Gehbehinderung muß dabei ebenso gerechnet werden wie mit der Gefahr von Komplikationen.

➤➤ *Gips- oder Kunstharzverband:* Stabile Stützverbände eignen sich zur Behandlung von Brüchen der Phalangen, des Röhrbeins oder des Radius, ausnahmsweise auch bei Tibiafrakturen; letztere erfordern jedoch i. d. R. zusätzliche operative Fixationsmaßnahmen. Das Anlegen des Verbandes erfolgt am liegenden und sedierten Tier an der situationsgerecht gestreckten Gliedmaße. Nach Polsterung (Watte, Werg) werden handelsübliche selbsthärtende Kunststoffbinden zunächst als U-förmige Längslagen (hinten und vorne) mindestens dreischichtig angelegt. Danach folgen mäßig stramm gewickelte zirkuläre Lagen. Dabei ist zu beachten, daß mindestens die beiden unter- bzw. oberhalb des Bruches gelegenen Gelenke in den Verband miteinbezogen werden (Abb. 9-177).

Um dem Verband genügend Halt und Widerstandskraft zu verleihen, empfiehlt es sich, ihn durch das Einlegen von Holzschindeln oder Metallstücken zu verstärken, welche der Gliedmaßenform möglichst angepaßt sein sollten. Da bei schweren Tieren eine sichere Fixation der Fragmente nur durch einen ziemlich dicken Verband zu erzielen ist, erweist es sich bei ihnen zur Einsparung der kostspieligen Kunststoffbinden – ferner auch aus Gewichtsgründen und wegen der Unförmigkeit – oft als unumgänglich, zur Verstärkung ein U-förmig zurechtgebogenes fingerstarkes Moniereisen einzufügen (s. Abb. 9-177); der distal über die Klauen hinausreichende Bogen dient dem Tier als Laufbügel und überträgt die Last auf den gesunden proximalen Beinabschnitt. Die Enden des Eisens werden vor dem Einbinden umgeknickt, so daß sie guten Halt innerhalb des Verbandes bekommen und diesen bei der folgenden Belastung nicht durchbohren können (Verletzungsgefahr).

Das Miteinbinden eines mittels Plastikschlauch vor dem Verrosten geschützten Fetotom-Sägedrahtes (entlang der Beugeseite der Gliedmaße) erleichtert das sonst recht mühsame spätere Abnehmen des Verbandes wesentlich. Einfacher ist es, hierzu eine elektrische Verbandsäge zu benutzen. Damit kann der Verband in zwei halbkreisförmige Schalen zerlegt werden, die nach Wechsel des Grundverbandes nochmals verwendet werden können. Sitz und Zustand des Verbandes sind vom Besitzer laufend zu kontrollieren, um ihn nötigenfalls rechtzeitig ersetzen oder ausbessern zu können; dabei ist auch auf etwaige Druckstellen im Bereich des proximalen Randes zu achten.

Die heute benutzten selbstpolymerisierenden Kunstharzverbände zeichnen sich durch relativ geringes Gewicht und lange Haltbarkeit aus. Dieser Vorteil kompensiert meist ihren im Vergleich zu den früher üblichen Gipsbinden höheren Preis.

›› *Metallschienen:* Bei Brüchen des Humerus oder des Os femoris sowie bei Frakturen im proximalen Abschnitt des Radius oder der Tibia läßt sich durch das zuvor beschriebene Verfahren meist keine erfolgversprechende Immobilisation der beteiligten Knochenenden und ihrer zugehörigen Gelenke erzielen. Für solche Fälle kommt daher interne Fixation in Verbindung mit Anlegen einer THOMAS-Schiene in Frage; für distal gelegene Frakturen ist oft alleinige Schienenfixation ausreichend. Die THOMAS-Schiene besteht aus einem der betroffenen Gliedmaße form- und längenmäßig angepaßten V-artig gebogenen Eisenrohr, an dessen beiden freien Enden ein ovaler Rohrring vorgebogen wird (Abb. 9-178, 9-179). Größe und Gestalt dieses mit einer Neigung von 45–60° nach medial angebogenen Ringes müssen dem proximalen Ende des kranken Beines entsprechen. Die me-

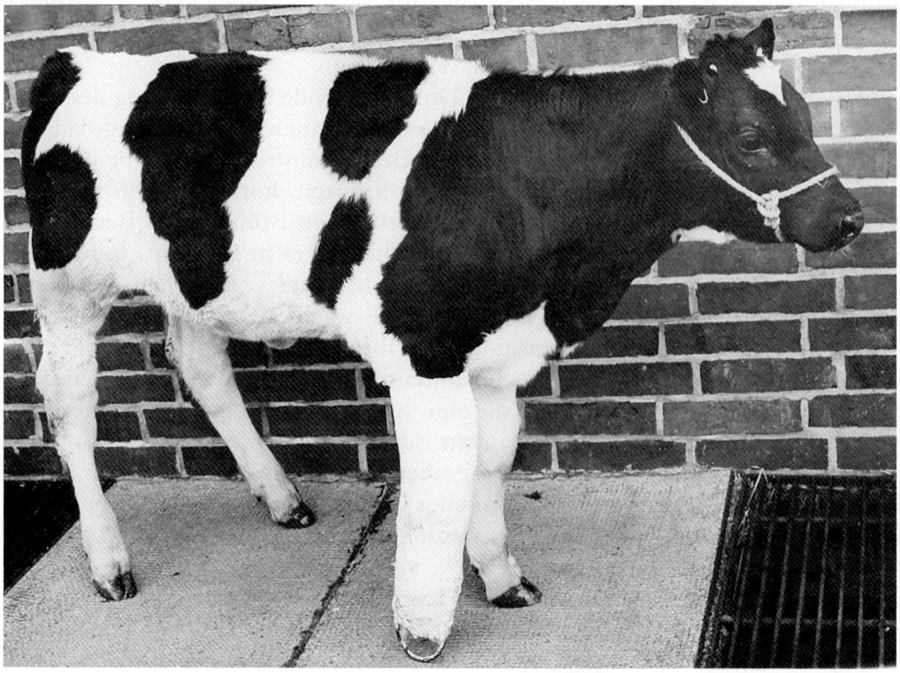

Abbildung 9-177 Jungrind mit einer durch gepolsterten Gipsverband (bis unterhalb des Ellbogengelenks) und Stabilisierungsschiene (U-förmiges Moniereisen) fixierten Fraktur des rechten Metakarpus

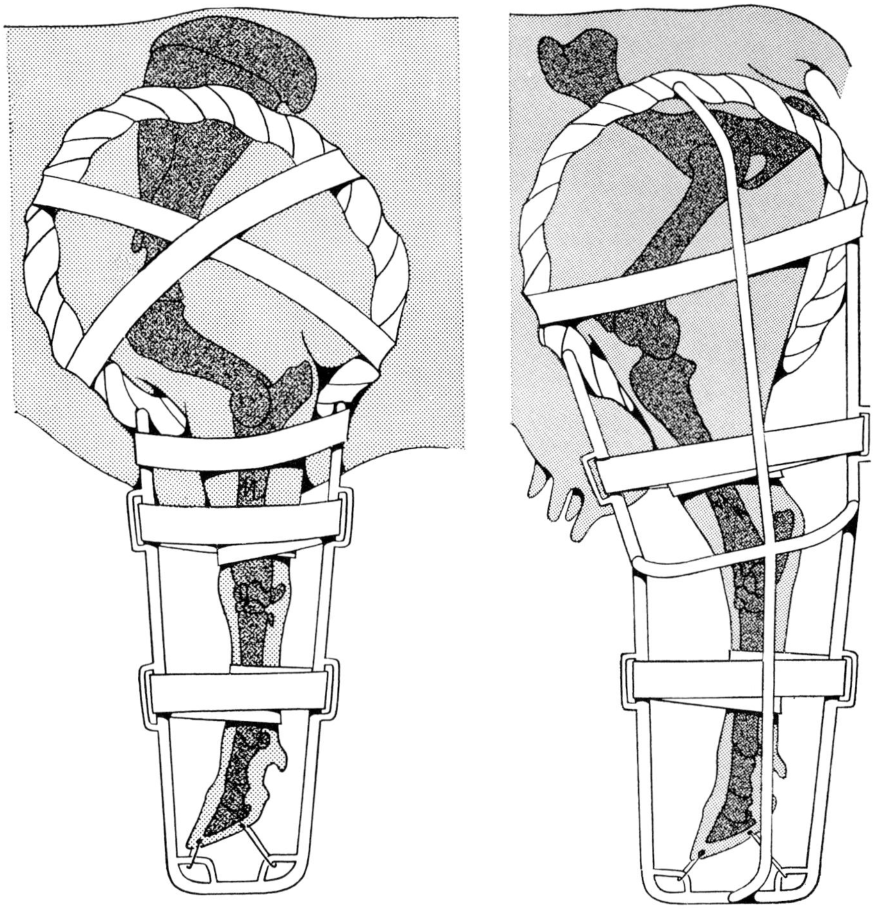

Abbildung 9-178, 9-179
THOMAS-Schiene (schematisch) zur Fixation des Vorder- oder Hinterbeines bei Knochenbrüchen im proximalen Bereich der Gliedmaße

diale (untere) Hälfte des Ringes kommt in den Achsel- bzw. Schenkelspalt zu liegen und dient der Lastaufnahme; sie sollte daher zur Vermeidung von Dekubitalschäden gut gepolstert sein (Umwickeln mit mehreren Lagen Schaumgummi oder -plastik innerhalb einer Binden-Abdeckung).

Bei schweren Patienten empfielt es sich, die THOMAS-Schiene durch einen lateral im oberen Drittel anzubringenden halbkreisförmigen Bügel sowie durch einen weiteren, am Ansatz leicht auswärts gebogenen Metallstab zwischen oberer Ringhälfte und distalstem Punkt zu verstärken, wodurch dann auch die Extremität besseren Halt bekommt. Nach Aufschieben der Schiene über die gestreckte Gliedmaße werden deren Klauen (nach Durchbohren der Hornschuhspitze) mit Hilfe von kräftigem Draht möglichst straff an einer am Fußende der Schiene angesetzten Öse fixiert; dabei dürfen die Klauen trotz guter Extension des Beines den Bügel selbst nicht erreichen oder berühren, damit die Lastübertragung ausschließlich über Schiene und Ring erfolgt. Abschließend wird die Extremität an mehreren Stellen (in Höhe des Röhrbeins sowie am Unterarm bzw. am Unterschenkel) mit in Achtertouren geführten starken Bandagen zwischen den beiden Schenkeln der THOMAS-Schiene fest fixiert, deren Sitz in der Folgezeit ständig zu überprüfen ist.

Distale Brüche und Epiphysenfrakturen am Metakarpus lassen sich (selbst bei Erwachsenen) auch mit einem bis an den Ellbogen reichenden Schienenverband behandeln, der aus drei 3 cm breiten und 2 mm starken, an einem geschlossenen Klaueneisen angeschweißten Metallbändern besteht und mit Binden fixiert wird.

➤ *Operative Verfahren*

➤➤ *Laufschiene (Walking-cast):* Hauptindikation sind Frakturen im distalen Drittel von Radius und Tibia. Auch bei proximalen Brüchen des Metakarpus oder Metatarsus kann sie eine gute Ruhigstellung gewährleisten. Hierbei werden 2 STEINMANN-Nägel (möglichst mit mittlerem positiven Gewinde) – nach den Prizipien wie beim Fixateur externe – proximal der Fraktur eingeführt. An der Klauenspitze wird über ein Loch ein Draht eingezogen, auf den zur Reposition der Frakturfragmente Zug ausgeübt wird. Nach Einrichten der Fraktur wird zunächst ein Kunststoffverband angelegt. Darüber wird eine U-förmige Metallschiene geschoben, die medial und lateral in die STEINMANN-Nägel eingehängt wird (Abb. 9-180, 9-181). Die Schiene überragt die Klauenspitze. Damit sie nicht abrutscht, werden die Enden der Nägel umgebogen und mit Technovit® bedeckt. Distal wird der Draht an der Schiene fixiert und das Bein über der

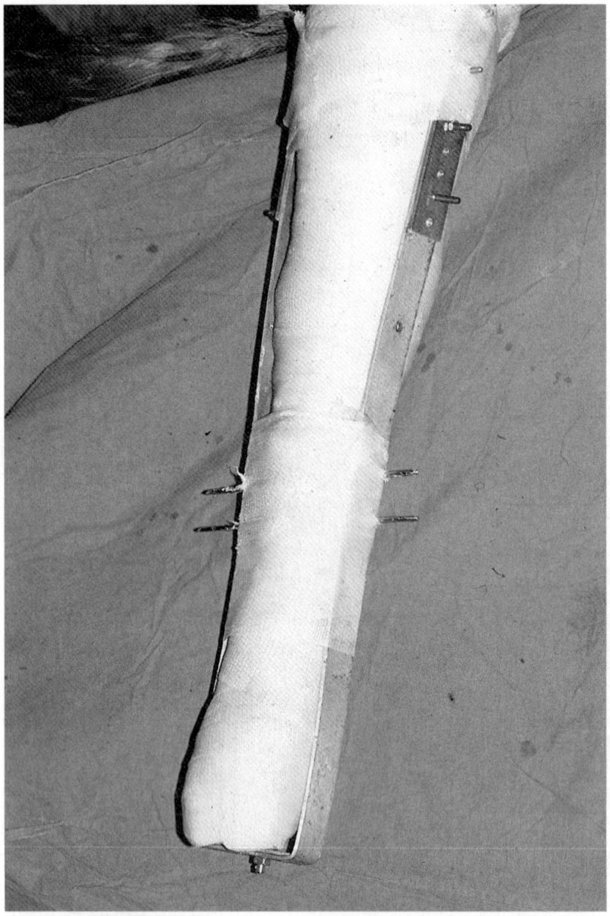

Abbildung 9-180 Hintergliedmaße eines Jungrindes mit angelegten Schienen für einen Walking-cast bei Tibiafraktur rechts

Schiene mit einer weiteren Kunststoffbinde umwikkelt. Dadurch soll die Gliedmaße in der Schiene hängen und jegliche Belastung der Fraktur vermieden werden. Diese Fixation ist besonders bei proximalem Röhrbeinbruch nützlich, da eine Ruhigstellung des Karpal- und Sprunggelenks nicht unproblematisch ist.

» *Perkutane Osteosynthese:* Die transkutane Osteosynthese ist v. a. bei offenen Frakturen des Radius, der Tibia, des Röhrbeins oder des Unterkiefers angezeigt. Bei diesem Verfahren werden nach dem Vorbohren entsprechender Kanäle in jedes der beiden Hauptfragmente mindestens 2 STEINMANN-Nägel oder SCHANZsche Schrauben (proximal und distal) von lateral oder medial (je nach Situation) durch Haut und Weichteile hindurch in die ipsi- und (ggf.) kontralaterale Kortikalis geschraubt. Die seitlich vorstehenden Enden der Stifte werden dann nach situationsgerechter Reposition der Knochenstücke mit Hilfe einer aufschraubbaren Stahlschiene und Verbindungsklemmen extrakutan starr miteinander fixiert; an Stelle einer Schiene kann die Immobilisation auch mit einer polymerisierenden Kunststoffbrücke erfolgen, in welcher die äußeren Enden der eingeschraubten Stifte verankert werden. Da sich die Stifte bei schweren und jungen Tieren infolge der ständigen einseitigen Belastung mit der Zeit im Knochen lockern können, ist in diesen Fällen die Transfixation vorzuziehen. Dabei werden etwas längere Stifte waagerecht quer durch die Weichteile und den Knochen geführt, so daß ihre medial und lateral überstehenden Enden durch je eine der genannten Schienen erfaßt werden können.

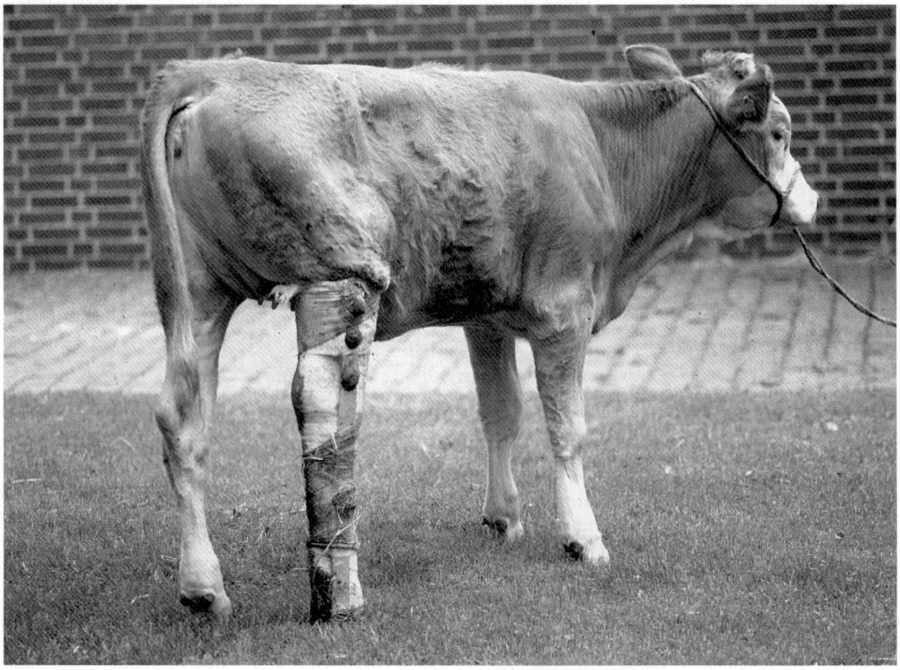

Abbildung 9-181 Dasselbe Tier mit vollständigem Walking-cast hinten rechts; gute Belastung

In der Veterinärmedizin werden derzeit folgende Typen des *Fixateur externe* unterschieden:

››› *Typ Ia* (unilateraler Fixateur externe in einer Ebene): Die äußere Verbindungsschiene liegt nur auf einer Seite (meist lateral) der Gliedmaße, die STEINMANN-Nägel perforieren die kontralaterale Kortex, nicht aber die Weichteile;

››› *Typ Ib* (V-förmiger biplanarer Fixateur externe in zwei Ebenen mit Querverstrebung der Längsschienen): Die STEINMANN-Nägel werden in einem Winkel von 90° zueinander in den Knochen eingeführt; wie beim Typ Ia perforieren sie die kontralaterale Kortex, nicht aber die Weichteile;

››› *Typ II* (bilaterale Transfixation): Verbindungsschienen auf beiden Seiten der Gliedmaße, die STEINMANN-Nägel perforieren sowohl kontralaterale Kortex als auch die Weichteile (Abb. 9-182, 9-183);

››› *Typ III:* Hierbei wird ein Typ I mit einem Typ II zeltförmig dreidimensional verbunden; zuvor wird ein Fixateur externe des Typ II und dann einer vom Typ I um 90° versetzt angebracht. Die drei Verbindungsschienen werden dann untereinander verbunden.

Die Steifigkeit der Konstruktion nimmt vom Typ Ia zum Typ III kontinuierlich zu.

››› *Mehrdimensionaler räumlicher Ringfixateur nach* ILIZAROW: Die transossäre Stabilisierung erfolgt über KIRSCHNER-Drähte, die mit olivenförmigen Stoppern versehen sind und durch definierte Verspannung auf einem Ring (90–110 Kp) die Fragmente fixieren.

Zangenfixateur externe (sog. »Pinless-Fixateur«): Die Klammern dieses Fixateurs fassen die Kortikalis, ohne sie zu perforieren. Damit wird bei offenen Frakturen das Infektionsrisiko minimiert. Er wurde erfolgreich bei Kieferfrakturen angewandt (Kap. 9.1.3).

››› *Stabilisierungs mittels Fixateur Typ Ia und Ib (unilateraler und biplanarer Fixateur externe):* Die ossären Fixationsstifte sollen möglichst wenig Weichteile verletzen. Aus diesem Grunde muß der Operateur mit der Anatomie des Operationsfeldes gut vertraut sein, um eine Schädigung von Gelenkflächen oder neurovaskulären Strukturen zu vermeiden. Vor dem Einsetzen der Fixationsstifte empfiehlt es sich, den Stiftkanal im Knochen mit einem etwas kleineren Bohrer vorzu-

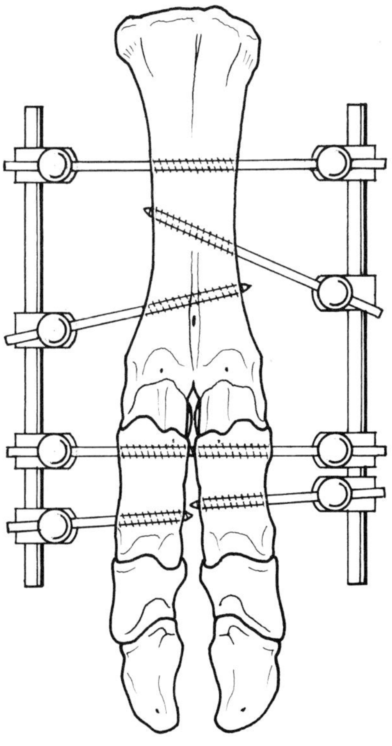

Abbildung 9-182 Bilateraler Fixateur externe zur Behandlung einer distalen Metakarpal-/Tarsalfraktur (schematisch)

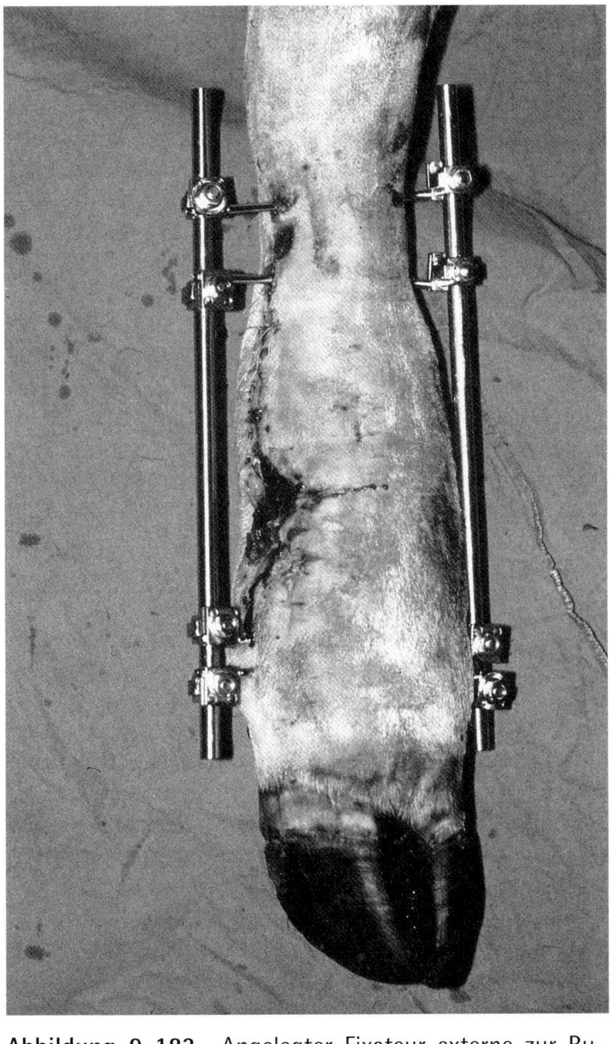

Abbildung 9-183 Angelegter Fixateur externe zur Ruhigstellung einer offenen Metakarpalfraktur bei einem Jungrind

bohren. Diese Bohrung sowie die Fixationsstifte selbst werden durch kleine Hautinzisionen eingesetzt. Die Inzisionen sind so groß anzulegen, daß sich die Haut spannungsfrei dem Nagel anlegt. Zu kleine Inzisionen führen zur Hautnekrose und begünstigen die Infektion. Der Durchmesser der Stifte sollte maximal 20% des Knochendurchmessers betragen. Es werden zunächst die peripheren Nägel zentripetal in einem Winkel von 70° zur Knochenachse in jedes Hauptfragment gesetzt. Sie werden so weit eingebohrt, bis die Nagel- bzw. Schraubenspitze 2–4 mm aus der Gegenkortex herausragt. Als Fixationsstifte können Nägel ohne oder mit terminalem Gewinde angewandt werden. Um einen dauerhaften Halt im Knochen zu gewährleisten, sollten die Fixationsstifte manuell eingedreht werden. Damit wird Erhitzung, die zur Thermonekrose des Knochens führt, vermieden. Nach Einsetzen der am weitesten proximal und distal gelegenen Stifte wird die Verbindungsstange mit der vorgesehenen Anzahl von Verbindungsklemmen aufgesetzt, die Fraktur eingerichtet; dann werden die Backen an den zwei bereits vorhandenen Fixationsstangen angezogen. Danach werden weitere Fixationsstifte durch die leeren Verbindungsklemmen gesetzt. Fixationsstifte im gleichen Hauptfragment sollten in einem zueinander divergierenden Winkel eingesetzt werden. Optimal ist ein Winkel von 70° zur Längsachse des Knochens, da so die Kontaktfläche zwischen Knochen und Stift möglichst groß wird. Das ist v. a. bei Anwendung gewindeloser Stifte von Bedeutung. Bei Anwendung von Kunststoffschienen hat man eine größere Flexibilität, so daß alle Fixationsstifte zunächst plaziert werden können und dann die Kunststoffschiene angebracht wird.

››› *Stabilisierung mittels Fixateur Typ II (bilaterale Transfixation):* Hier werden ebenfalls zunächst die proximalen und distalen ossären Fixationsstifte plaziert, und zwar senkrecht zur Knochenachse und möglichst parallel zur Gelenkfläche. Danach wird auf der Innen- und Außenseite eine Verbindungsstange angebracht und somit ein Rahmenfixateur aufgebaut.

Der Fixateur – gleich welchen Typs – sollte zur Begrenzung postoperativer Schwellungen sowie zum Vermeiden von Verletzungen und Verschmutzungen bandagiert werden. Die Verbindungsstangen sollten einen ausreichenden Abstand von der Haut (mindestens 2 cm) haben, damit keine Hautnekrosen auftreten. Um die Bewegung der Haut rund um die Fixationsstifte einzuschränken und somit postoperative Schwellungen einzudämmen, wird der Raum zwischen Haut, Stiften und Verbindungsstange mit Gaze ausgepolstert und dann die Gliedmaße samt Fixateur bandagiert. Bei Tieren mit offener Fraktur muß die erforderliche Wundbehandlung in kürzeren Intervallen erfolgen.

Nach entsprechender RÖNTGEN-Kontrolle wird entschieden, ob und wann mit einer Dynamisierung oder Destabilisierung der Fraktur begonnen werden kann. Darunter versteht man eine allmähliche Abnahme der Stabilität der Fixation, d. h., ein Fixateur des Typ III wird in einen solchen vom Typ II und dann in einen vom Typ I umgewandelt. Dies ist günstiger als die Verringerung der Anzahl der Fixationsstifte pro Knochensegment, da diese Maßnahme die Belastung auf die Kontaktflächen zwischen Knochen und verbleibenden Stiften erhöht und eine Lockerung der Stifte begünstigen würde. Die Dynamisierung oder Destabilisierung hängt letztendlich von der Reaktion des frakturierten Knochens sowie vom Alter des Tieres, der Frakturform und dem RÖNTGEN-Befund ab.

›› *Fixation mittels Drahtcerclage:* Das straffe Umwickeln der Bruchsegmente mit einem Stahldraht ist bei günstig gelagerten Unterkieferfrakturen (Kap. 9.1.3) erfolgreich angewandt worden; dabei ist darauf zu achten, daß die Blutgefäßversorgung des Knochens gewährleistet bleibt. Cerclagen und v. a. Hemicerclagen (Führung des Drahtes durch Löcher in der Kompakta) können auch als zusätzliche Stabilisation vor einem Fixateur externe oder einer Plattenosteosynthese Anwendung finden.

›› *Intramedulläre Osteosynthese:* Bei dieser Methode werden geeignete Metallstifte (KÜNTSCHER-Nagel, RUSH-Splint, Schraubbolzen, gebündelte und leicht gebogene elastische Stifte) von einer operativ freigelegten und angebohrten Epiphyse her oder von der eröffneten Frakturstelle aus so in den Markraum des gebrochenen Knochens eingeführt, daß dessen beide Fragmente dann achsengerecht zueinander stehen. Mitunter ist zur restlosen Immobilisierung (Rotationsstabilität!) eine zusätzliche Schienung des Beines mit einem Verband oder einem Fixateur externe erforderlich.

›› *Verschraubung:* Die Fixation von Bruchstücken mittels Schrauben eignet sich v. a. zur Behandlung von Schrägfrakturen langer Röhrenknochen – beim Rind stets in Kombination mit einer Neutralisationsplatte. Schrauben werden meist als Zugschrauben angebracht. Als solche wirken sie, wenn die schraubenkopfnahe Kortikalis als Gleitloch und die schraubenkopfferne Kortikalis als Gewindeloch angelegt werden. Als Zugschrauben werden v. a. Kortikalisschrauben – die ein niedriges Gewinde vom Schraubenkopf bis zur Spitze besitzen – mit einem Durchmesser von 3,5 mm angewandt. Hierfür muß das Gleitloch mit einem Bohrer von 3,5 mm Durchmesser und das Gewindeloch mit einem Durchmesser von 2,5 mm aufgebohrt werden. In diesem Loch wird mit dem entsprechenden Gewindeschneider das Gewinde geschnitten. Zur Erzielung einer optimalen Kompression sollte eine Zugschraube senkrecht zur Frakturlinie plaziert werden.

›› *Plattenosteosynthese:* Zur Fixation von Frakturen mit verschiedenen Platten werden Schrauben mit einem Durchmesser von 4,5 und 6,5 mm angewandt. Jede Platte wird nach ihrer Form, dem Knochenteil, an dem sie verwendet wird, oder ihrer speziellen Eigenschaft benannt. Man kann Platten auch nach ihrer Funktion bezeichnen, die sie bei einer bestimmten Osteosynthesetechnik erfüllen. Diese Funktionen (Neutralisation, Abstützung, Kompression) können von verschiedenen Plattentypen oder von ein und derselben Platte ausgeübt werden. Die *Neutralisationsplatte* wird zur Entlastung der mit interfragmentären Zugschrauben fixierten Bruchenden angewandt. Die Zugschraube kann durch ein Plattenloch oder neben der Platte plaziert werden. Beim Rind wird i. d. R. eine *Abstützplatte* angelegt, d. h., die Platte sichert lediglich eine achsengerechte Reposition der Hauptfragmente, ohne interfragmentäre Kompression auszuüben. Dies ist besonders bei Jungtieren von Bedeutung. Hierfür werden gerade, T-förmige und breite Verlängerungsplatten nach Wagner angewandt.

Die *Kompressionsplatte* dient dazu, die Hauptfragmente bei einem Quer- oder kurzen Schrägbruch axial unter Druck zu setzen. Sie wird auf der Zugseite des Knochens als Zuggurtungsplatte angelegt. Diese axiale Kompression kann mit Hilfe einer DCP (**D**ynamic **C**ompression **P**late, Spann-Gleitloch-Platte) erreicht werden. Die Schraubenlöcher sind bei dieser Platte so konzipiert, daß sie ein Gleiten des Schraubenkopfes während des Anziehens der Schraube ermöglichen. Wird die Schraube an die frakturferne Kante des Loches gesetzt, so wird beim Eindrehen der Schraube das entsprechende Fragment um 1 mm in Richtung Frakturspalt verschoben. Üblicherweise wird nur eine Schraube pro Fragment exzentrisch (frakturfern) plaziert. Die restlichen Schrauben werden im Loch mittig, d. h. neutral positioniert. Werden alle Schrauben neutral angelegt, wirkt die DCP als Neutralisationsplatte; werden sie frakturnahe angebracht, wirkt sie als Abstützplatte.

Während bei Kälbern und Jungtieren meist eine auf der Zugseite des Knochens angelegte Platte ausreichend ist, müssen bei ausgewachsenen, schweren Tieren bei Frakturen langer Röhrenknochen zwei Platten, um 90° versetzt, angebracht werden.

Bei wenige Tage alten Kälbern können die Schrauben ohne vorheriges Gewindeschneiden eingedreht werden.

■ **Vorgehen bei offener Fraktur:**

- Entfernen des nicht mehr lebensfähigen Gewebes (Débridement), bei älteren Wunden kein primärer Wundverschluß;
- möglichst rasche Stabilisierung der Fraktur mit Fixateur externe, d. h. keine weitere Weichteilpräparation, um Implantate im Frakturbereich unterzubringen. Man sollte jedoch darauf achten, daß das Wundgebiet trotz der Fixationsmaßnahmen für die lokale Weiterbehandlung zugänglich bleibt;
- sofortige perioperative Antibiose.

■ **Postoperative Maßnahmen:** Oft muß beim Rind – aufgrund der extremen Kräfte – ergänzend zur Osteosynthese eine Ruhigstellung mittels Verband vorgenommen werden. Dieser kann sich aber oberhalb des distalen Drittels von Radius und Tibia auch nachteilig auswirken. Nach endgültiger Versorgung des Bruches ist der Patient während der ersten Zeit beim Aufstehen zu unterstützen, bis er selbst wieder imstande ist, das immobilisierte Bein zu benutzen. Zusätzliche Medikationen richten sich auf die Vorbeuge von Infektionen der geschädigten Gewebe (allgemeine Chemotherapie) und die Schmerzlinderung (s. u.), so daß die Nahrungsaufnahme sichergestellt wird.

■ **Implantatentfernung, Forensik:** Das jeweilige Implantat wird je nach dem Alter des Patienten und dem Sitz und der Art der Fraktur nach 3–12 Monaten entfernt; sollte es sich in der Zwischenzeit lockern, so muß die Fixation sachgemäß erneuert oder verbessert werden.

Obgleich diesbezüglich bislang keine amtlichen Regelungen bestehen (Stand 2002), sollten Knochenimplantate beim Rind nach Abheilung der Fraktur grundsätzlich entfernt werden. Falls das nicht geschieht, besteht das Risiko, daß bei einer späteren Schlachtung und Zerlegung des Tierkörpers die damit betraute Person einen Unfall erleidet. Der behandelnde Tierarzt sollte daher den Tierbesitzer ggf. schriftlich (gegen Unterschrift) auf dieses Risiko hinweisen und ihn darauf aufmerksam machen, daß das Schlachtpersonal vor der Zerlegung des Tieres zu informieren ist.

■ **Komplikationen:**

➤ *Pseudarthrose:* Sofern sich die frakturierten Knochenenden nicht stabil vereinigen, kann sich ein »Falschgelenk« entwickeln. Klinisch ist die Beweglichkeit im Frakturbereich und röntgenologisch die ausbleibende knöcherne Konsolidierung charakteristisch. Während das Vollbild einer Pseudarthrose (»non union«) beim Rind selten ist, wird die verzögerte Heilung (»delayed union«), insbesondere bei instabilen Fixationen, häufiger beobachtet. Es werden drei Typen von Pseudarthrosen unterschieden, die auch unterschiedliche therapeutische Konzepte haben: die reaktive, hypertrophe, gut vaskularisierte Pseudarthrose (»sog. Elefantenfuß-Pseudarthrose«); die atrophische nicht reaktive, im Extremfall avaskuläre Pseudarthrose und die infektbedingte Pseudarthrose.

➤➤ Da bei *hypertropher Pseudarthrose* meist eine unzureichende Ruhigstellung der Fragmente ursächlich ist, sollte möglichst rasch eine optimale Ruhigstellung erfolgen, und zwar durch das Anbringen einer interfragmentären Kompression. Sie führt meist zu rascherem knöchernen Durchbau.

➤➤ Bei *atrophischer Pseudarthrose* sind dagegen zusätzlich zur stabilen Osteosynthese Maßnahmen im Bereich des Frakturspaltes erforderlich, um den knöchernen Durchbau zu induzieren: Dekortikation oder Resektion des Falschgelenks und autogene Spongiosaplastik.

» Die Behandlung *infizierter Pseudarthrosen* ist abhängig vom Aktivitätsgrad des Infekts. Bei fehlenden äußeren Infektzeichen entspricht die Therapie der einer atrophischen Pseudarthrose. Bei aktivem Infekt ist meist ein stufenweises Vorgehen erforderlich. Zunächst muß der lokale Infekt beherrscht werden, d. h. Débridement von Weichteil- und Knochengewebe, ggf. Anlegen einer Spüldrainage und Stabilisierung durch Fixateur externe. Darüber hinaus lokale und systemische Antibiose. Nach Beherrschung des lokalen Infekts (nach ca. 6 Wochen!) wird der knöcherne Durchbau des Defektes wie bei der atrophischen Pseudarthrose angestrebt, und zwar durch Dekortikation, autogene Spongiosaplastik und stabile Fixation.

➤ *Postoperative Infektion:* Abhängig vom Erreger unterscheidet man bei der *postoperativen Osteomyelitis* zwischen unspezifischen und spezifischen Infekten; nach dem klinischen Verlauf akute, subakute und chronische Formen; nach dem Ausbreitungsweg eine hämatogene (endogene) Form der Osteomyelitis und eine posttraumatische (exogene) Osteitis. Die Knocheninfektionen, die nach Implantation eines Osteosynthesematerials auftreten, werden als *postoperative Osteitis* bezeichnet. Beim postoperativen Infekt unterscheidet man zwischen *Frühinfekt* (zwischen 2 und 8 Wochen) und *Spätinfekt* (nach 8 Wochen).

Anhand elektronenmikroskopischer Untersuchungen wurde nachgewiesen, daß die den Infekt verursachenden Erreger von einem Biofilm (Glykokalyx) bedeckt an der Oberfläche von Biomaterialien und Implantaten haften und wachsen (GRISTINA et al., 1985a). Aus diesem Grund kann es u. U. schwierig sein, den auslösenden Erreger zu isolieren; so weist das Wundsekret oft nur einen Erreger auf, obgleich die Infektion durch mehrere verursacht wird (GRISTINA & COSTERTON, 1985b). Der genannte Biofilm findet sich nicht nur an der Oberfläche von Implantaten, sondern auch am traumatisierten Knochen sowie an Weichteilen und stellt einen Faktor für die gesteigerte Infektanfälligkeit von Patienten mit Frakturen und Implantaten dar (PETTY et al., 1985). Dadurch wird auch die Resistenz solcher Infektionen gegen körpereigene Abwehrmechanismen oder Antibiotika erklärt.

» Die *Diagnose* stützt sich auf klinischen und bakteriologischen Befund sowie das Ergebnis der bildgebenden Verfahren. Klinisch beobachtet man bei einem *akuten postoperativen Frühinfekt*, daß die Belastung schlechter wird und das Operationsgebiet vermehrte Wärme, Schwellung und Druckschmerz aufweist. Darüber hinaus können Wundheilungsstörungen mit Eiterung, Serom- und Fistelbildung auftreten. Die Körpertemperatur ist erhöht.

Chronische posttraumatische Osteitis (Spätinfekt) verläuft schleichend. Es werden chronische Hautveränderungen und sezernierende Fisteln beobachtet, wobei nicht selten nekrotischer Knochen oder gar Implantate frei liegen. Diese chronische Osteitis kann gelegentlich in einen akuten Schub übergehen.

Der bildgebenden Diagnostik (Sono- und Radiographie) kommt beim Rind bei der Sicherung der Diagnose eine zentrale Rolle zu. Bei klinischem Verdacht auf Osteitis und negativem Sonographiebefund sollte die Untersuchung nach 2 Tagen wiederholt werden. Da sich bei erfolgreicher Therapie die sonographisch erfaßbaren Befunde zurückbilden, kann die Sonographie bei positivem Ausgangsbefund zur Verlaufskontrolle dienen.

Die RÖNTGEN-*Untersuchung* ist in den ersten 2 Wochen meist unergiebig. Sie dient lediglich zur Prüfung der Implantatlage. Erst später werden radiologische Veränderungen wie Knochenstrukturverlust, Lysezonen im Bereich des Implantatlagers und periostale Reaktionen sichtbar. Grundlage der RÖNTGEN-Diagnostik sind die beiden möglichen *Reaktionsformen des Knochens auf einen Infekt:* Abbau und Anbau, welche in unterschiedlichem Ausmaß parallel zueinander ablaufen. Wichtig ist die detaillierte Analyse der Schrauben und Knochenstifte im RÖNTGEN-Bild, um die feine Aufhellungen nachgewiesen werden können. Sind Infekte die Ursache dieser Aufhellungszonen, so ist deren Übergangszone zum Knochen unscharf. Dies ermöglicht die Abgrenzung zu Lockerungen, die durch begrenzende Skleroselinien gekennzeichnet sind. Die *Fistulographie* ist hilfreich zur Erkennung der Ausdehnung eines Infektes sowie für die Planung der operativen Behandlungsstrategie. Das darstellbare Fistelareal entspricht jedoch meist nicht seiner tatsächlichen Ausdehnung, die eher wesentlich größer ist. Die Fisteldarstellung sollte stets unter aseptischen Bedingungen erfolgen.

» *Therapie und Prophylaxe infektionsbedingter Komplikationen:* Durch sofortige Behandlung nach Diagnosestellung kann es zur Restitutio ad integrum kommen. Erfolgt die Behandlung nicht rechtzeitig, breitet sich der Infekt aus. Nach Epiphysenfugenfrakturen kann eine Infektion das benachbarte Gelenk erfassen und dann zur Sepsis führen.

Bei Versorgung einer gedeckten Fraktur wird das Antibiotikum mit der Narkoseeinleitung verabreicht, bei offenen Frakturen sollte es so früh als möglich, d. h. am Ort der Frakturentstehung, spätestens aber bei Einlieferung in die behandelnde Klinik appliziert werden. Falls ein ESMARCH-Schlauch zur retrograden intravenösen Anästhesie angelegt wird, müssen etwaige Verteilungsprobleme berücksichtigt werden; daher ist das Antibiotikum mindestens 30–60 min zuvor zu applizieren. Handelt es sich um reine Prophylaxe, sollte sich die Gabe nicht über die 24-Stunden-

Grenze hinausziehen, um nicht einer Superinfektion mit resistenten Keimen Vorschub zu leisten. Die Wahl des Antibiotikums erfolgt gemäß dem nachgewiesenen Keim und dessen Antibiogramm. Nur in Fällen, bei denen eine akute Infektion mit Störung des Allgemeinbefindens (Fieber!) vorliegt, wird ein Breitbandantibiotikum – am besten intravenös – auch ohne Antibiogramm verabreicht. Nach Ermittlung des Erregers und Resistenzprüfung muß das Chemotherapeutikum ggf. umgestellt oder ergänzt werden. Spricht die Antibiotikatherapie nicht an, oder ist bereits eine Fistel entstanden, so ist die chirurgische Sanierung des Herdes einzuleiten. Nach Herdausräumung können mit Gentamicinsulfat imprägnierte Polymethylmethacrylat-Perlen (PMMA-Ketten) oder Kollagenschwämme eingelegt werden. Aus den einzelnen Kugeln der PMMA-Kette wird das Antibiotikum etwa 3 Wochen lang lokal freigesetzt, wobei die Konzentration mit zunehmendem Abstand von der Trägersubstanz in der dritten Potenz abnimmt, so daß im Grenzbereich u. U. subinhibitorische Konzentrationen entstehen, was die Selektion resistenter Keime fördert. In jedem Fall ist eine sorgfältige Kürettage erforderlich, um kurze Diffusionsstrecken für sichere Bakterizidie zu gewährleisten. Im Vergleich zum imprägnierten Kollagen, eine resorbierbare Trägersubstanz (Entfernung somit nicht erforderlich), erfolgt die Antibiotikaabgabe aus den PMMA-Ketten viel gleichmäßiger und über einen längeren Zeitraum. Sie müssen allerdings wieder entfernt werden, da sie eine Fremdkörperreaktion auslösen können. Ihre Entfernung kann schon nach kurzer Zeit Probleme bereiten.

In den letzten Jahren werden vermehrt lokale Antiseptika wie Polyvinylalkohol (Lavasept®) bei offener Wundbehandlung angewandt. Die Wunde wird nach dem Débridement lediglich mit einem sterilen Verband, der mit dem Antiseptikum getränkt wird, abgedeckt. Somit ist der ungestörte Abfluß des infizierten Sekretes gewährleistet. Der antiseptische Zusatz soll die Bakterienzahl reduzieren und eine Superinfektion verhindern. Nachteilig ist die pflegeintensive und kostspielige Betreuung des Patienten.

Die betroffene Extremität sollte postoperativ grundsätzlich mit einem Verband versehen werden, um der Ödembildung entgegenzuwirken. Da die Stabilität im Frakturbereich ein wichtiger Faktor in der Infektionsbehandlung ist, werden Implantate, die sie garantieren, belassen; gelockerte Implantate müssen dagegen entfernt und ausgetauscht werden. Platten, Schrauben und Cerclagen werden meist durch einen Fixateur externe ersetzt. Wurde ein solcher bereits primär eingesetzt, wird die Stabilität durch eine neue Verspannung zwischen Fixations- und Verbindungsstangen wiederhergestellt. Ruhigstellende Verbände (auch Fensterverbände) sind wegen des erforderlichen häufigen Wechsels eher ungeeignet für eine Stabilisierung bei posttraumatischer Osteitis.

9.12 Richtlinien für die Erkennung, Beurteilung und Behandlung von Gelenk-, Sehnenscheiden- und Schleimbeutelerkrankungen

G. Dirksen/K. Doll

Gelenk- und Sehnenscheidenerkrankungen sind i. d. R. schwerwiegende Gesundheitsstörungen, welche die weitere Nutzung des betroffenen Tieres in Frage stellen. Sie können darüber hinaus Indikator eines Herdenproblems sein. Oft sind sie nur unter hohem Kosten- und Arbeitsaufwand heilbar, und nicht selten verbietet sich eine Therapie aus Tierschutzgründen. Um dem Patienten unnötige Leiden zu ersparen, kommt es daher darauf an, die Erkrankung anhand einer frühzeitigen kunstgerechten Diagnose zu beurteilen und über das weitere Vorgehen alsbald zu entscheiden.

Erscheinungsformen: Die beim Rind vorkommenden Gelenk-, Sehnenscheiden- und Schleimbeutelerkrankungen sind überwiegend entzündlicher, seltener degenerativer Natur. Nach klinischen Gesichtspunkten lassen sich folgende Formen unterscheiden:
- akute aseptische Arthritis/Synovitis;
- akute septisch-verdächtige Arthritis/Synovitis;
- akute septische Arthritis/Synovitis;
- chronische (subakute) aseptische Arthritis/Arthrosis/Hydarthros;
- akute bis chronische infektbegleitende/hyperergische reaktive Poly-/Oligoarthritis/Synovitis.

Ursache: Ätiologisch liegen den *akuten aseptischen Entzündungen* meist Traumen, seltener hyperergische Reaktionen auf unbelebtes Antigen zugrunde, während die *chronischen aseptischen Arthropathien* teils ebenfalls auf mechanischen Einwirkungen, teils auf systemischen Skeletterkrankungen (z. B. Osteochondrose, Fluorose) beruhen können. Hinsichtlich Ätiologie und Pathogenese der *infektionsbedingten Gelenk-, Sehnenscheiden- und Schleimbeutelerkrankungen* sei auf die Ausführungen zu Polyarthritis verwiesen (Kap. 9.9.2).

Diagnostik: Die bei Erkrankungen der Bewegungsorgane in Frage kommenden Untersuchungsverfahren sind im Lehrbuch »Die klinische Untersuchung des Rindes« beschrieben und dort ggf. nachzulesen. Die nachfolgenden Ausführungen sollen hierzu einige Ergänzungen geben.

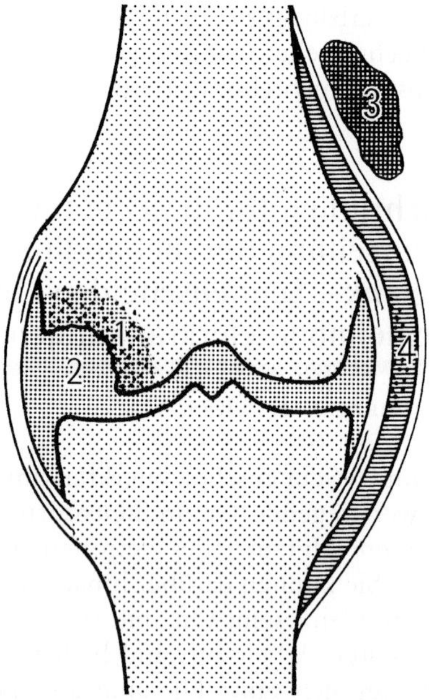

Abbildung 9-184 Formen und Auswirkungen eines Gelenkinfektes (schematisch): 1 = Osteoarthritis purulenta; 2 = Empyem; 3 = paraartikuläre Phlegmone; 4 = Kapselphlegmone (umgezeichnet nach KINZL & FLEISCHMANN, 1992)

➤ Die *klinische Diagnose* von Erkrankungen der Gelenke, Sehnenscheiden und Bursen stützt sich zunächst auf den *Vorbericht* und die *äußerlich feststellbaren Veränderungen*. Da derartige Leiden nicht selten mit Unfällen (Sturz, perforierende Verletzung), vorangegangenen infektiösen Organ- oder Allgemeinkrankheiten (Nabelentzündung, Pneumonie, Endometritis, Mastitis, Klauenentzündungen, Brucellose u. a.), Fehlern in Haltung und Fütterung (Druckschäden, Osteochondrose), Allergosen, Vergiftungen (Fluorose u. a.) und weiteren Ursachen zusammenhängen können, kommt der eingehenden Erhebung der Anamnese besondere Bedeutung zu. Mit Hilfe herkömmlicher Untersuchungen wie *Adspektion, Palpation, Perkussion, passive Bewegung* sind bei *akuten Entzündungen* vermehrt warme schmerzhafte und nicht selten auch ödematöse Umfangsvermehrungen mit prall fluktuierenden Vorwölbungen im Bereich der Ausbuchtungen des Gelenksackes, der Sehnenscheidenpforten oder des betreffenden Schleimbeutels, bei septischen Prozessen auch phlegmonöse Anschwellung festzustellen (Abb. 9-184); ferner zeigt der Patient Schmerzäußerungen bei passiver Bewegung des betreffenden Gelenks sowie *Funktionsstörung* im Stehen und Gehen.

Chronische Entzündungen sind durch Lahmheit unterschiedlichen Grades, m. o. w. ausgeprägte Füllung des erkrankten Synovialraumes, Atrophie der zugehörigen Muskeln, mitunter auch durch Knorpel- und Knochenveränderungen gekennzeichnet, die bei passiver und aktiver Bewegung zuweilen Krepitation bedingen.

So lassen sich gewöhnlich bereits auf diesem Wege Lokalisation und Schweregrad des Leidens ermitteln und ein Hinweis auf seine Art und Ursache gewinnen. Zur weiteren Differenzierung dienen die in der Folge genannten Verfahren.

➤ *Sonographie:* Nachdem sich die Ultraschall-Diagnostik bereits zur Trächtigkeitsuntersuchung in der Landpraxis eingeführt hat, ist zu hoffen, daß dieses nichtinvasive Verfahren künftig auch zur Erkennung von Krankheiten der Bewegungsorgane routinemäßig eingesetzt werden wird. Voraussetzung sind gute Kenntnisse der Anatomie. Mittels Sonographie lassen sich vermehrt gefüllte synoviale Hohlräume und krankhafte Veränderungen ihres Inhalts, umgebende Kapseln, Bänder und Sehnen, die Gelenkflächen der Knochen sowie Alterationen der periartikulären Gewebe (Ödem, Hämatom, Abszeß) darstellen und ein Verdacht auf Art und Grad der Erkrankung erheben. Ferner gibt der sonographische Befund Auskunft darüber, ob durch anschließende Punktion ein flüssiger Inhalt zu gewinnen ist und an welcher Stelle (KOFLER, 1994/95/96/97).

➤ *Diagnostische Punktion, Synoviadiagnostik, Kapselbiopsie* (Abb. 9-185 bis 9-191): Die diagnostische Punktion des erkrankten Synovialraumes kommt v. a. in Frage, wenn zwar vermehrte Füllung festzustellen, die Natur des Leidens aber noch unklar ist; außerdem ist die Beurteilung des Punktates eine wichtige Voraussetzung für die ggf. anzuschließende intrasynoviale Behandlung. Sofern die Punktion nicht unter sonographischer Kontrolle durchgeführt wird, wählt man dafür die für den betreffenden Synovialraum empfohlene Einstichstelle. Dabei ist Asepsis zu beachten (Rasur, Reinigung, Desinfektion mit Spiritus und Jodtinktur, Einweginstrumente) und wegen der meist vorhandenen Fibringerinnsel eine weitlumige Kanüle zu wählen. Falls die Synovia nicht spontan austritt, zunächst von außen Druck ausüben, bevor man es mit Ansaugen versucht; mitunter läßt sich aber wegen übermäßiger Fibrinfällung keine Gelenkflüssigkeit gewinnen.

Die grobsinnliche Beurteilung des Punktates berücksichtigt *Menge, Farbe, Transparenz, Viskosität, spontane Gerinnung* und *Geruch* (Angaben hierzu in Übersicht 9-4). Da sich die *Viskosität* binnen 1 h ändern kann (Gerinnung, Reduzierung), sollte sie unmittelbar nach Entnahme der Probe beurteilt werden. In praxi läßt sie sich z. B. an der Länge des Fadens erkennen, der sich beim Herausziehen eines in die Synovia eingetauchten Glasstabes bildet, oder wenn man die mit Synovia benetzten Kuppen von Daumen und Zeigefinger spreizt. Er reißt normalerweise in einer Länge von 3–4 cm, bei krankhafterweise verflüssigten Proben dagegen schon eher. Vorzeitige *Gerinnung* spricht stets für eine schwerwiegende Erkrankung der synovialen Einrichtung. Dem für die zytologische Untersuchung vorgesehenen Teil der Probe ist daher ein gerinnungshemmendes Mittel zuzusetzen (z. B. 10–20 mg Dinatrium-EDTA 10 ml).

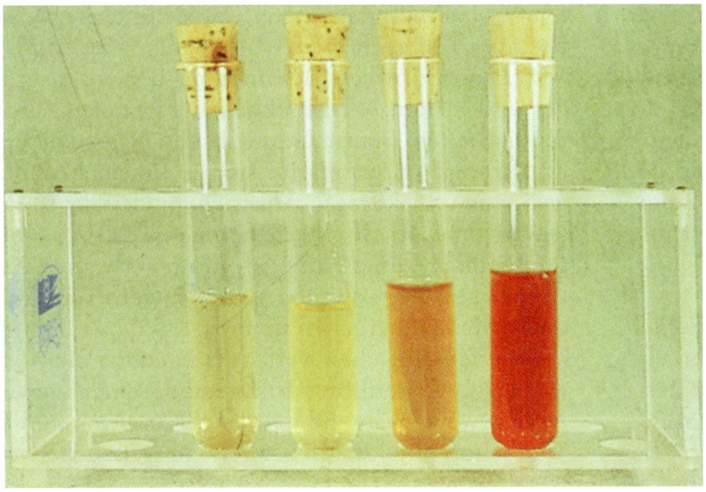

Abbildung 9-185 Beurteilung des Synoviapunktates. Gelenkpunktate (von links nach rechts): normale Gelenkflüssigkeit, Hydrarthros, akute aseptische Gelenkentzündung; akute nichteitrige Arthritis bei intraartikulärem Bandriß (Ruptur des medialen Kreuzbandes im Kniekehlgelenk)

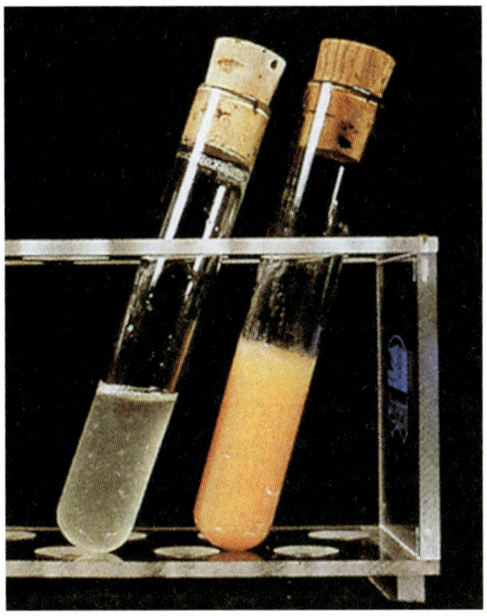

Abbildung 9-186 Gelenkpunktate nach halbstündigem Stehenlassen: links chronische aseptische Arthritis (nicht geronnen), rechts septische Arthritis (Punktat geronnen)

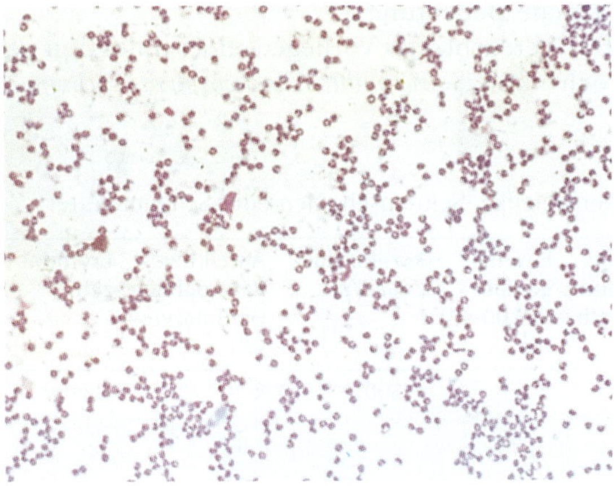

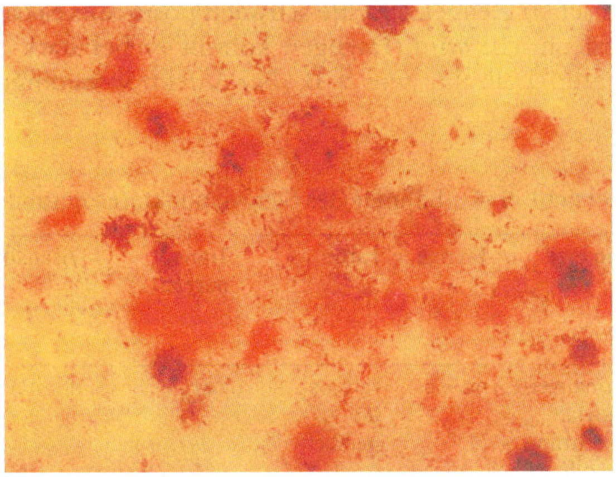

Abbildungen 9-187, 9-188 Sedimentausstriche von Synoviapunktaten (May-Grünwald/Giemsa-Färbung, Vergrößerung 200fach): Zellbild eines eitrig entzündeten Gelenks mit zahlreichen Zellen, vorwiegend neutrophile Granulozyten (links); starker Befall mit stäbchenförmigen, teilweise in phagozytierenden Zellen gelagerten Bakterien (rechts)

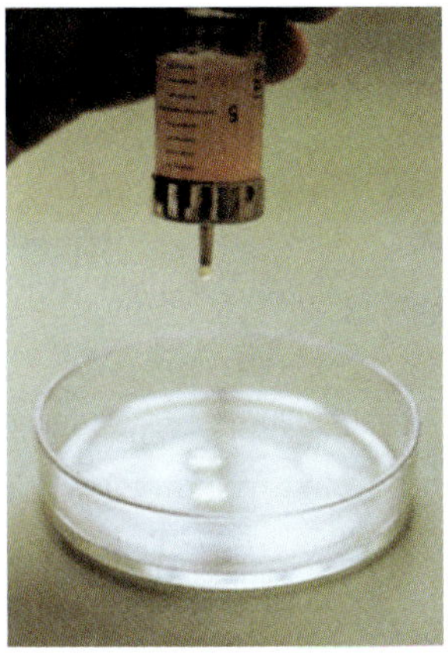

Abbildung 9-189 Sinkprobe: Auszählen der pro Zeiteinheit aus der senkrecht gehaltenen Rekord-Spritze austretenden Synovia-Tropfen als Maß für die Viskosität der Gelenkflüssigkeit

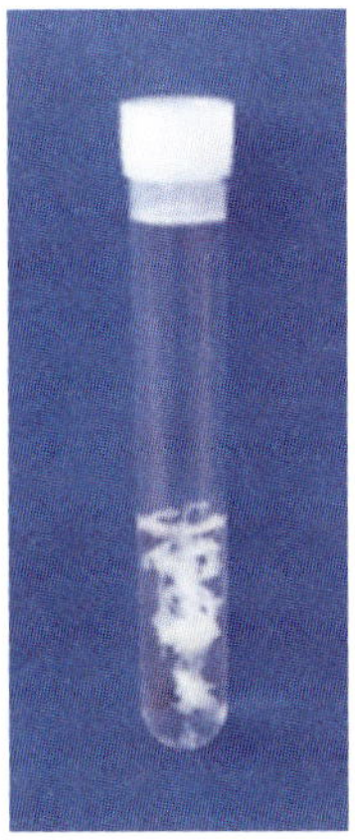

Abbildung 9-190 Muzinfällungsprobe bei physiologischer Synovia: kompaktes, elastisches Konglomerat in klarer Flüssigkeit

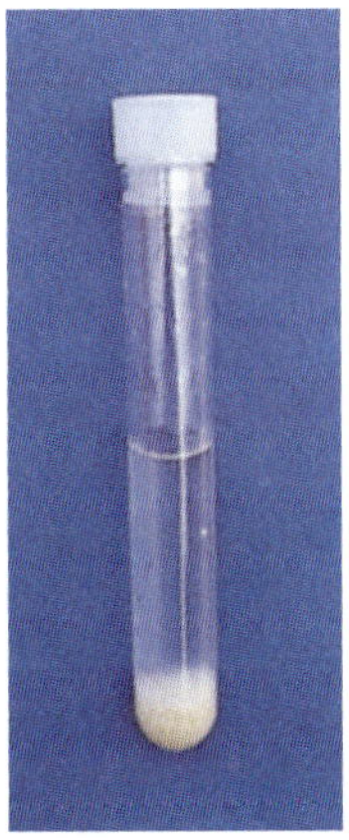

Abbildung 9-191 Muzinfällungsprobe bei krankhaft veränderter Synovia: Bodensatz aus sedimentierten Flocken bei diffus getrübtem Überstand

Der *Eiweißgehalt* der Synovia gibt Aufschluß über den Permeabilitätszustand des synovialen Gewebes und damit indirekt auch über die Intensität der Entzündung. Unter Praxisbedingungen läßt sich die Konzentration am frisch entnommenen Punktat mit Hilfe eines Handrefraktometers schätzen. Zur genauen quantitativen Bestimmung bedarf es der gängigen Biuretmethode. Wichtige Hinweise auf Art und Stadium der Erkrankung ergeben sich aus der *zytologischen Untersuchung* der Synovia.

Eine semiquantitative Schätzung der *Gesamtzahl an kernhaltigen Zellen pro μl* ist auch unter Praxisverhältnissen mit Hilfe des modifizierten SCHALM-Tests möglich. Dazu werden 0,5 ml Synovia in ein größeres Uhrglasschälchen oder in eine Schale der zur Milchuntersuchung gebräuchlichen Testplatte pipettiert, 2 ml Testflüssigkeit zugegeben und durch kreisendes Schwenken 5–10 s lang vermischt. Zu Beginn des Mischvorganges kann es zu viskositätsbedingter Schlierenbildung kommen, so daß u. U. trotz physiologischen Zellgehalts eine schwach positive Reaktion vorgetäuscht wird. Dagegen kommt es bei stark erhöhter Zellzahl, wie z. B. bei infektionsbedingten Synovialraumerkrankungen, zu deutlicher bis stark positiver Testreaktion (s. Übersichten 9-5A, 9-5B).

Zur quantitativen Bestimmung bedient man sich der in der Hämatologie üblichen Techniken. Um das für die weitere Beurteilung wichtige *Differentialzellbild* der Synovia zu ermitteln, sind in einem panoptisch gefärbten Objektträger-Ausstrich mindestens 100 Zellen zu mustern. Es ist zu beachten, daß v. a. infektionsbedingte Entzündungen mit einer hohen Zytolyserate der neutrophilen Granulozyten (bis zu 40% und mehr) einhergehen können.

Von den einfachen Verfahren hat auch die *Muzinfällung* (s. weiterführende Literatur) einen gewissen Aussagewert, während *spezifisches Gewicht* und *pH-Wert* schon physiologischerweise in weiten Bereichen schwanken.

Weitere im klinisch-chemischen Labor zu bestimmende Parameter wie *Eiweißfraktionen, Enzyme* (alkalische Phosphatase), *Mineralstoffe* (Kalziumkonzentration), *Glukose-* und *Laktatgehalt* haben nur begrenzte praktische Bedeutung.

Bei Verdacht auf Vorliegen einer Infektion sollte jedoch immer eine *mikrobiologische Untersuchung* ein-

Übersicht 9-4 Befunde des Synoviapunktates gesunder und kranker Gelenke, Sehnenscheiden oder Schleimbeutel

Diagnose	Menge	Farbe	Transparenz	Viskosität	spontane Gerinnung innerhalb 1 h	Eiweißgehalt (g/100 ml)	kernhaltige Zellen/μl	Anteil der neutrophilen Granulozyten (%)	Erythrozyten**
Normalwerte, synoviale Einrichtung gesund	gering	farblos bis gelblich	klar	normal	–	< 2	< 500	< 10	wenige
Hydrops/ Arthrose	vermehrt	farblos bis bernsteingelb	klar bis leicht getrübt	normal oder leicht vermindert	–	< 2	< 500	< 10	leicht vermehrt
Arthritis/ Synovitis aseptica chronica	vermehrt	gelblich/ milchig/ bräunlich	getrübt	vermindert	–/+	bis 4	meist < 5000	meist < 50	wenige
Arthritis/ Synovitis aseptica acuta	vermehrt	gelblich bis rötlich	getrübt	vermindert	– /+	bis 4	Tausende bis Zehntausende	bis 85	oft vermehrt
Verdacht auf Arthritis/ Synovitis septica	vermehrt	gelb/ milchig/ bräunlich	stark getrübt	vermindert	++	> 4	meist > 10000	> 90	vermehrt
Arthritis/ Synovitis septica	vermehrt	gelb/ milchig braunrot	stark getrübt	meist vermindert oder sahnig-eitrig	+++*	> 4	Zehntausende bis über 100000	> 90	vermehrt

* Sofern noch Synovia-Charakter vorhanden

** Bei punktionsbedingter Blutbeimengung mehr als in dieser Spalte angegeben

Übersicht 9-5A Beurteilung des SCHALM-Tests beim semiquantitativen Zellnachweis in der Synovia des Rindes (DOLL, 1980)

Symbol	Bedeutung	Beschreibung der Reaktion
–	negativ	Probe bleibt flüssig
±	zweifelhaft	leichte Schlierenbildung, die sich nach einiger Zeit auflöst
+	schwach positiv	verstärkte Schlierenbildung
++	deutlich positiv	Mischung verdickt sich augenblicklich, geringgradige Gelbildung
+++	stark positiv	ausgeprägte Gelbildung, die eine Zusammenballung der Mischung im Zentrum der Schale bedingt

Übersicht 9-5B Zuordnung des Zellgehalts (kernhaltige Zellen/µl) der Synovia gesunder und kranker Gelenke zum Ergebnis des SCHALM-Tests (DOLL, 1980)

SCHALM-Test		kernhaltige Zellen	
	n	x	x_{min}–x_{max}
–	39	146	9– 491
±	17	261	34– 681
+	16	820	156– 3628
++	9	2787	503– 6781
+++	18	42177	7875–266000

geleitet werden, da sich daraus bei positivem Ausfall wichtige Schlüsse für die Beurteilung des Leidens und die einzuleitende Therapie ergeben. Zuvor ist jedoch mit dem Untersuchungslabor abzustimmen, welche Vorkehrungen getroffen werden müssen, um die bestmöglichen Bedingungen für den Erregernachweis (insbesondere bei Verdacht auf Mykoplasmen) herzustellen. Die mikrobiologische Untersuchung der Synovia kann nämlich trotz offensichtlich bestehender Infektion (aus verschiedenen Gründen) negativ verlaufen. Andererseits kann bereits ein nach GRAM gefärbter Ausstrich einen wesentlichen Hinweis auf das auszuwählende Medikament geben. Die ferner in Frage kommenden *immunologischen Untersuchungen* werden in den einschlägigen Krankheitsbeschreibungen genannt.

Die *Kapselbiopsie* ist bislang kein Routineverfahren. Sie kann mit Hilfe spezieller Instrumente als Stanz- oder Aspirationsbiopsie vorgenommen werden und dient der Gewinnung von Gewebeproben zur Ausstrichdiagnostik oder/und zur histologischen und immunhistochemischen Untersuchung. Der Aussagewert histologischer Befunde wird nicht einheitlich beurteilt.

➤ *Gelenkanästhesie:* Falls das Leiden trotz sorgfältiger klinischer Untersuchung nicht sicher zu lokalisieren ist, kann bei Verdacht auf eine schmerzhafte Gelenkerkrankung die diagnostische intraartikuläre Anästhesie weiterhelfen. Unter sterilen Kautelen wird eines der gängigen Lokalanästhetika (z.B. Lidocain 2%) in einer der Größe des Synovialraumes angemessenen Menge (10–30 ml) in das vermutlich betroffene Gelenk injiziert. Im positiven Fall verschwindet die Lahmheit dann innerhalb von 10–30 min und kehrt nach Abklingen der Betäubung zurück.

➤ *Röntgenographie:* In der Diagnostik von Gelenkerkrankungen ist das Verfahren v. a. hilfreich, wenn Verdacht auf Beteiligung der gelenkbildenden Knochenenden besteht und davon die Entscheidung über das weitere Vorgehen abhängt. Das ist z. B. bei schon länger bestehender septischer Arthritis der Fall. Auch für die Erkennung von Arthrosen, Osteochondrose oder Osteomyelitis im Epi- und Metaphysenbereich gibt die Radiographie (an den dafür zugänglichen Gelenken) sicheren Aufschluß. Zwar wurden auch schon transportable Geräte für den Einsatz in der Landpraxis konstruiert, jedoch setzen hier die staatlichen Strahlenschutzrichtlinien enge Grenzen.

➤ *Szintigraphie:* Ergänzend zur RÖNTGEN-Untersuchung kommt zur Erkennung krankhafter Veränderungen der gelenkbildenden Knochenenden, evtl. auch der Synovialis, bei Pferd und Kleintier die Szintigraphie (von scintillare = Funken sprühen) zur Anwendung. Prinzipiell ist das Verfahren auch beim Rind einsetzbar und vermag in Sonderfällen wertvolle Hilfe zu geben; der hohe apparative Aufwand sowie lebensmittelhygienische Bedenken schränken seine Nutzung jedoch ein.

➤ *Arthroskopie:* Allein zur Klärung der Diagnose ist die Anwendung dieses aufwendigen und mit Komplikationsrisiken behafteten Verfahrens nur selten gerechtfertigt; es kommt aber in Betracht, wenn beabsichtigt ist, mit der Arthroskopie die Therapie zu verbinden. Auf dem Wege der sog. »minimalinvasiven Chirurgie« läßt sich die Beschaffenheit von Gelenkknorpel, Synovialmembran und anderen intraartikulären Einrichtungen körpernaher Gelenke visuell beurteilen; Fibringerinnsel und abgelöste Knorpel-/Knochenteile können entfernt, erodierte Gelenkflächen kürettiert und der Synovialraum gespült werden.

➤ *Thermographie*, die Abbildung der Wärmestrahlung (Infrarot-Impulse) von entzündeten Bezirken der Körperoberfläche, wurde zwar auch schon beim Rind diagnostisch erprobt, hat bislang jedoch keine praktische Bedeutung erlangt.

➤ *Blutuntersuchungen* können von Fall zu Fall zur Aufklärung der Natur von Erkrankungen synovialer Einrichtungen ebenfalls dienlich sein: weißes Blutbild (Neutrophilie und Kernlinksverschiebung bei hochgradiger eitriger Gelenk- oder Sehnenscheidenentzündung), Serumgehalt an Kalzium, anorganischem Phosphor (Hinweise auf Osteomalazie, Kalzinose), Aktivität der alkalischen Phosphatase (erhöht bei intensiver Knochenbeteiligung) sowie serologischer Nachweis von Immunkörpern gegen Brucellen, Salmonellen, Mykoplasmen, Borrelien, Chlamydien u.a. Möglicherweise werden künftig auch spezifische Blutkomponenten, die einen veränderten Knorpel-Knochenstoffwechsel anzeigen (z.B. Osteokalzin, Keratansulfat u.a.) diagnostisch genutzt werden können (Thorp, 1996).

■ **Behandlung:** Nach Ermittlung der Art der vorliegenden Arthritis, Tendovaginitis oder Bursitis steht bei aseptischer Entzündung die Antiphlogese, bei infektbedingter Erkrankung dagegen die Bekämpfung der Infektionserreger im Vordergrund der Therapie. Nachfolgend werden zunächst *schmerzlindernde und entzündungshemmende* sowie *durchblutungsfördernde Behandlungsmaßnahmen* besprochen.

➤ *Ruhigstellen, Kälte, Wärme, Hyperämisierung:* Patienten mit akuter Gelenk-, Sehnenscheiden- oder Schleimbeutelentzündung halten die betroffene Gliedmaße gewöhnlich von sich aus in Schonstellung, die ihnen Erleichterung von den Schmerzen verschafft; daraus erklärt sich auch der Lahmheitstyp. Die Schonung sollte durch Aufstallen in gut eingestreuter Laufbox unterstützt werden. Darüber hinaus kann es bei bestimmten Arthritiden (z.B. nach Luxation) oder Tendovaginitiden angezeigt sein, das betroffene Organ durch einen Stützverband oder orthopädischen Klauenbeschlag/-kothurn zu entlasten bzw. ruhigzustellen.

›› In der ersten Phase (1./2. Krankheitstag) der akuten aseptischen Entzündung ist des weiteren *örtliche Kühlung* eine altbewährte Maßnahme. Die Abkühlung hat einerseits einen analgetischen (Verlangsamung neuronal gesteuerter Stoffwechselprozesse), zum anderen einen antiphlogistischen Effekt (Reduzierung des Gewebemetabolismus). In einfacher Weise läßt sich die Kühlung, sofern die Lokalisation es erlaubt, z.B. durch Umwickeln mit in Eiswasser getränkten und damit angegossenen Tüchern bewerkstelligen. Zur Dämpfung akuter Entzündungen ist überkommenerweise auch das Auftragen von Aluminiumazetat-Verbindungen in Breiform (essigsaure Tonerde) noch in Gebrauch.

›› *Lokale Erwärmung* und andere *hyperämisierende Maßnahmen* können bei akuten aseptischen Entzündungen ab dem 2./3. Krankheitstag angezeigt sein, kommen aber hauptsächlich bei chronisch aseptischer Erkrankung sowie zur Konzentrierung/Reifung lokaler Infektionsprozesse in Frage. Sie bewirken Gefäßdilatation und Resorption von Exsudaten, eine gewisse Analgesie (Muskelentspannung), Herabsetzung der Viskosität von Synovia und Blut sowie erhöhte Elastizität von Sehnen und Muskeln. (Das mit gesteigertem Gewebemetabolismus verbundene Schadrisiko ist beim Rind wegen seiner dicken Haut relativ gering.) Die *Wärmetherapie* geschieht mittels Wasserbädern, heißen Kataplasmen (mit Leinsamen- oder Kartoffelbrei) oder, wenn möglich, durch Priessnitz-Umschläge (Umwickeln mit dicker Wattelage oder Tuch, Außenabdeckung mit gut schließender Plastikfolie, Angießen mit Wasser-Spiritus-Gemisch 1:1 für etwa 2–3 Tage). Weiterhin dienen zur Hyperämisierung mehrmaliges Auftragen von Ichthyol-Salbe 30–50% (Ammoniumbituminosulfonat; Wartezeit beachten) oder von entsprechend wirkenden Linimenten sowie das Einreiben mit dafür geeigneten Salben. Heparin-Salben werden zwar in dieser Indikation ebenfalls empfohlen, dürften die dicke Rinderhaut aber kaum hinreichend weit durchdringen.

›› Das Grundprinzip der *Elektrotherapie* mittels Gleichstrom oder mit niederfrequentem oder hochfrequentem Wechselstrom besteht zum einen in Gewebeerwärmung (bei jeder Art von Stromfluß), zum anderen in Veränderung des Elektrolytmilieus durch Ionentransport (bei Gleichstrom). Das Verfahren ist aber beim Rind noch kaum erprobt.

Die *Ultraschalltherapie* zählt ebenfalls zur Elektrotherapie und wird zusammen mit der Hochfrequenztherapie auch unter *»Diathermie«* eingeordnet. Die mechanischen Wellen (im Frequenzbereich von 800–1000 kHz/Humanmedizin) erzeugen durch Absorption im Gewebe lokale Wärme; unterhalb des Schallkopfes bildet sich ein sog. »Wärmeschlauch«, weshalb kontinuierliches Bewegen des Kopfes erforderlich ist. Experimentelle Untersuchungen an Kälbern mit Karpitis (chemische Reizung) verliefen erfolgreich (Beschallung 7 min/d mit 2 W/cm^2 über 7 Tage; Bhatia et al., 1992).

›› Unter *Reflextherapie* wird die Nutzung neurophysiologischer Mechanismen zur therapeutischen Beeinflussung gestörter Strukturen verstanden. Hierzu gehört auch die *Akupunktur*, das Einstechen von Gold- oder Silbernadeln an genau festgelegten Hautpunkten, die in Reflexverbindung mit den Zielorganen stehen. Es wurde nachgewiesen, daß bei Reizung dieser Punkte u. a. Schmerzhemmstoffe (Endorphine) im ZNS vermehrt freigesetzt werden (Tilscher, 1992). Mittels Elektroakupunktur ließ sich beim Pferd variable Analgesie am Rumpf, jedoch nicht an den Gliedmaßen herstellen (Bossut et al., 1984). Eine schlüssige Beurteilung hinsichtlich der therapeutischen Anwendung beim Rind ist derzeit nicht möglich.

➤ *Lokale Heilanästhesie (Neuraltherapie):* Die günstige Wirkung intrasynovial verabreichter lokalanästhetisch wirkender Substanzen soll auf der von Hyperämie begleiteten Unterbrechung überreizter vegetativnervöser Reflexmechanismen beruhen. Zu diesem Zweck wird in den betroffenen Synovialraum (ggf. auch in seine Umgebung) ein geeignetes Lokalanästhetikum in mäßiger Menge injiziert, wofür sich beim Rind z. B. Lidocain 2% empfehlen würde. Die bei akuten wie chronischen aseptischen Synovitiden in Frage kommende Behandlung kann bei Bedarf im Abstand von 2–4 Tagen wiederholt werden; dem Lokalanästhetikum kann eine kleine Kortikosteroidmenge beigefügt werden, wobei die kristalline Suspension mit dem Lokalanästhetikum im Verhältnis 1 : 10 zu verdünnen ist. Ein therapeutischer Effekt ist daran zu erkennen, daß die einsetzende Hypo-/Analgesie die Wirkungszeit des Anästhetikums überdauert. Der therapeutische Wert des Verfahrens in der Rinderheilkunde ist derzeit nicht zu beurteilen.

➤ *Lokale Glukokortikoidbehandlung:* Zur örtlichen Entzündungshemmung kommen die nur langsam resorbierbaren – und daher nur geringe systemische Effekte auslösenden – Kristallsuspensionen in Frage. Da Kortikosteroide die geweblichen Abwehrreaktionen gegenüber bakteriellen Infektionen hemmen, ist ihre Anwendung auf bestimmte erprobte Indikationen zu beschränken und bei ihrer Injektion in den Synovialraum strenge Asepsis zu beachten (s. Punktion). Die nach Ablassen überschüssiger Synovia zu applizierende Kortikoiddosis richtet sich nach der Größe des Synovialraumes und dem benutzten Präparat: sie beträgt 25–150 mg Prednisolon, 6–18 mg Fluorhydrokortison, 5–15 mg Dexamethason oder eine wirkungsäquivalente Menge eines anderen Kortikosteroids; zur Infektionsvorbeuge anschließend ein Breitbandantibiotikum intrasynovial applizieren (Dosis s. u.), Ruhigstellen in Box.

Tritt danach bei akuter oder subakuter Entzündung bald deutliche Besserung ein, so kann bis zum 4. oder 5. Tag abgewartet und dann entschieden werden, ob eine zweite Behandlung, evtl. mit entsprechend geringerer Dosis, nötig ist. Bei ausbleibendem Erfolg sollte die Nachbehandlung schon nach 2–3 Tagen vorgenommen werden; wenn die Lahmheit bzw. die Gelenkentzündung auch danach nicht abnimmt, bietet die Fortsetzung der Kortikosteroid-Therapie kaum noch Aussicht auf Heilung.

Bei chronischen Tendovaginitiden und Bursitiden sind bis zur vollständigen Genesung meist 3–4 Kortikosteroidinjektionen (mit Intervallen von 4–5 oder mehr Tagen) erforderlich. Im allgemeinen hängt der Erfolg der Behandlung vom frühzeitigen Therapiebeginn ab; die mit den verschiedenen Kortikosteroidpräparaten zu erzielenden Ergebnisse sind annähernd gleich, wenn wirkungsäquivalente Dosen angewandt werden.

Da intraartikulär applizierte Kortikosteroide den Proteoglykanabbau aus dem Knorpel stimulieren, ist bei chronischen Arthritiden abzuwägen, ob ihre Anwendung dennoch in Frage kommt, um das Tier noch für eine begrenzte Zeit schmerzfrei zu halten (z. B. Besamungsbulle), oder ob darauf zu verzichten ist. In Experimenten am Pferd zeigte sich, daß gleichzeitige intraartikuläre Injektion eines hochmolekularen Hyaluronats den Proteoglykanabbau offenbar reduzierte (Roneus et al., 1993).

Das allein oder in Kombination mit Glukokortikoiden zur lokalen Entzündungstherapie benutzte *Dimethylsulfoxid* (DMSO) wurde am Rind bisher wenig erprobt. (Gesetzliche Bestimmungen beachten!)

➤ *Systemische Entzündungstherapie:* Bei unklarer Lokalisation der Entzündung, bei Polyarthritis/Polysynovitis, zur Schmerzlinderung sowie zur Unterstützung örtlicher Maßnahmen können *nichtsteroidale Antiphlogistika* (NSA; engl. **N**on-**S**teroidal **A**nti-**I**nflammatory **D**rugs/NSAID) eingesetzt werden. Sie reduzieren die Aktivität humoraler Entzündungsmediatoren und blockieren eine Reihe zellulärer Entzündungsmechanismen. So wird die Bildung von Prostaglandinen gehemmt, weil sie die dafür erforderliche Zyklooxygenase blockieren. Ihre Auswahl richtet sich, abgesehen von der jeweiligen arzneirechtlichen Situation, nach dem Wirkungsspektrum des betreffenden Präparates und den bestehenden Risiken durch nachteilige Nebenwirkungen. Bei allen NSA ist nämlich mit Enthemmung der gastralen Säuresekretion und Reduktion der Schleimproduktion zu rechnen, so daß (bei Überdosierung) blutende Labmagengeschwüre induziert werden können. Beim Rind wurden in den oben genannten Indikationen von alters her Natriumsalicylat und Acetylsalicylsäure (100 mg/kg LM oral, 1- bis 2mal/d) verabreicht. Ferner sind Flunixin-Meglumin (Anthranilsäurederivat; 2,2 mg/kg LM i.v.), Meloxicam (Oxicame), Ketoprofen (Arylpropionsäurederivat) und weitere für die Anwendung am Rind vorgesehen.

➤ *Synovektomie:* Das Entfernen der Membrana synovialis kommt bei chronisch-proliferativen Arthropathien, bei fortgeschrittener septischer Monarthritis sowie bei chronischen Bursitiden in Betracht. Von der sog. »unblutigen Synovektomie« durch intraartikuläre Applikation destruktiv wirkender Substanzen wird heute kaum noch Gebrauch gemacht, sondern sie wird entweder arthroskopisch oder offen, d. h. via Arthrotomie durchgeführt. Sofern sich der Eingriff auf die Synovialis beschränkt, hat er die Neubildung einer intakten Membran zum Ziel. Eine Form der Synovektomie ist auch das Veröden und anschließende operative Ausräumen der Auskleidung chronisch entzündeter bzw. gefüllter Schleimbeutel, wie es in Kapitel 9.3.7 für die Behandlung von Hygromen der Bursa praecarpalis beschrieben ist.

➤ *Hinweise zur Behandlung infektionsbedingter Gelenk-, Sehnenscheiden- und Schleimbeutelentzündungen:* Die Behandlung septischer Arthritiden, Tendovaginitiden und Bursitiden stößt beim Rind meist auf erhebliche Schwierigkeiten. Sie sind u. a. darin begründet, daß in dem betroffenen Synovialraum schon bald nach dem Beginn der Entzündung eine starke Fibrinexsudation einsetzt, so daß er binnen kurzer Zeit fast völlig von infizierten Gerinnseln ausgefüllt sein kann. Da bedrohliche septikämische Komplikationen im Verlauf mikrobiellbedingter Synovialitiden selten sind, werden derart erkrankte Patienten oft erst relativ spät vorgestellt. Dadurch geht wertvolle Zeit für die Therapie verloren, die den Erregern Gelegenheit gibt, sich in der Synovialmembran einzunisten und ihre destruktive Wirkung zu entfalten. Wenn die keimhemmende Behandlung Erfolg haben soll, muß sie frühzeitig zur Anwendung kommen und so intensiv wie möglich durchgeführt werden. Da bei Versagen der Therapie meist nur die Euthanasie in Frage kommt, ist in allen aus medizinischen Gründen (Polyarthritis erwachsener Rinder, schwer zugängliche rumpfnahe Gelenke, Begleiterkrankungen) oder aus wirtschaftlicher Sicht fraglich erscheinenden Fällen von der Behandlung abzuraten.

Von den häufiger vorkommenden Erregern zählen zu den *grampositiven* Arcanobacterium (Actinomyces) pyogenes, Staphylococcus aureus, Streptococcus spp., zu den *gramnegativen* Fusiformis necrophorum, Escherichia coli, Bacteroides spp., Salmonella spp., Pseudomonas aeruginosa, Proteus. Seltener vertretene Keime sind Erysipelothrix rhusiopathiae, Mycoplasma spp., Borrelia burgdorferi, Mannheimia (Pasteurella) haemolytica, Brucella spp., Haemophilus somnus u. a.

➤➤ *Systemische Chemotherapie* kommt nur selten als alleinige Behandlungsmaßnahme in Betracht, so z. B. im Frühstadium der hämatogenen Polyarthritis beim jungen Kalb, wenn damit zugleich die ursächliche Herdinfektion bekämpft oder eliminiert wird. Meistens dient sie jedoch zur Ergänzung der lokalen Behandlung. Bevorzugt sollten dafür Antibiotika oder Sulfonamide ausgewählt werden, von denen bekannt ist, daß sie gut in die Synovia diffundieren und dort für hinreichend lange Zeit eine therapeutisch wirksame Konzentration erreichen (die deutlich über der MHK der nachgewiesenen oder vermuteten Erreger liegt). Das gilt auch für Trimethoprim. Leider wurden in dieser Indikation erst wenige Wirksubstanzen am Rind geprüft, so daß die Empfehlungen teilweise auf Analogieschlüssen zu anderen Spezies basieren. Als geeignet werden genannt: K/Na-Penicillin-G, Procain-Penicillin-G, Amoxicillin, Ampicillin, Cloxacillin, Clindamicin, Oxytetracyclin, Lincomycin, Sulfadiazin-Trimethoprim-Kombination und weitere. Aminoglycoside und Erythromycin sollen weniger gut penetrieren. Höhe und Dauer sowie Verlauf der synovialen Wirkstoffkonzentration gestalten sich offenbar günstiger nach intramuskulärer oder subkutaner Applikation als nach intravenöser; nach systemischer Antibiotikaverabreichung wurden in entzündeten Gelenken sowohl höhere als auch geringere Konzentrationen als in gesunden gemessen.

Um den bestmöglichen Effekt zu erzielen, müssen die Wirkstoffe in hoher Dosierung in kurzen Intervallen (meist alle 12 h) und über längere Zeit angewandt werden. Z. B. wurden in Untersuchungen an Kälbern mit Ampicillin nach Applikation von 10 mg/kg LM während der ersten 8 h Wirkstoffkonzentrationen von 2,9 µg/ml ± 0,32 in gesunden und 2,1 µg/ml ± 0,58 in eitrig entzündeten Gelenken gemessen, so daß eine 2malige Verabreichung pro die ausreichen würde (Brown et al., 1990). Für Langzeitantibiose ist ein subkutan anwendbares Präparat, ggf. unterstützt durch oral anwendbare Sulfonamid-Baquilotrim-Boli, zu wählen, um intramuskuläre Injektionsschäden zu vermeiden. Im allgemeinen wird die Therapie mit einem Breitspektrumtherapeutikum begonnen und nach Ermittlung des Erregerspektrums entsprechend angepaßt.

➤➤ *Lokale Chemotherapie* hat den Vorteil, daß sich durch direkte Applikation des Mittels in den Synovialraum dort eine wesentlich höhere Wirkstoffkonzentration herstellen läßt als auf dem Blutweg, sich nachteilige systemische Wirkungen vermeiden lassen und u. U. auch Kosten eingespart werden können. Manchen Präparaten (z. B. Tetracyclinen) haftet jedoch eine (z. T. durch die Trägersubstanzen bedingte) Reizwirkung an, die sowohl von Nachteil, mitunter aber auch im Sinne einer »unblutigen Synovektomie« (s. o.) erwünscht sein kann. Bei der Auswahl des Medikamentes ist daher nicht nur seine antibakterielle Wirksamkeit, sondern auch seine Gewebeverträglichkeit zu berücksichtigen. In dieser Indikation wurde in neuerer Zeit wiederholt mit Erfolg Gentamicin appliziert. Je nach weiterem Verlauf kann die örtliche Behandlung nach 1–3 Tagen mit dem gleichen oder einem anderen Präparat fortgesetzt werden. Es empfiehlt sich, die lokale durch eine systemische Chemotherapie zu unterstützen. In bestimmten Fällen, so bei Mykoplasmen-Polyarthritis (Kap. 9.9.3), führte der Zusatz einer kleinen Kortikoidmenge zum intraartikulär applizierten Antibiotikum zu schneller Besserung (Keller et al., 1980).

Eine Erweiterung und Verbesserung der therapeutischen Möglichkeiten ließe sich möglicherweise durch intrasynoviale Implantation von *Gentamicinsulfat-tragenden Polymethylmethacrylat-Perlen(-ketten) oder Kollagenschwämmen* erzielen, aus denen das Antibiotikum kontinuierlich (über 1–2 Wochen oder auch länger) freigesetzt wird. Die Perlenketten haben den Nachteil, daß sie nach 10–14 Tagen wieder operativ entfernt werden müssen, während die (aus Rindersehnen gewonnenen) Kollagenschwämme resorbiert werden. Zur Zeit stehen der Anwendung dieser Präparate jedoch die hohen Kosten entgegen; hinsichtlich bisheriger Erfahrungen am Rind siehe Kapitel 9.11.

›› *Intraartikuläre Spülbehandlung* infektionsbedingter Arthritiden kann in Form der *Ausdehnungsspülung* über eine einzelne intrasynovial eingeführte Kanüle oder als *Durchflußspülung* mittels Zu- und Abflußkanüle, erforderlichenfalls auch über eine *Arthrotomieöffnung* durchgeführt werden. Sie hat zum Ziel, die infizierten Oberflächen des Gelenkraumes zu reinigen, d. h. Fibrin- und Blutgerinnsel, Detritus, Sekret und Bakterien auszuschwemmen. Ihre Wirkung beruht hauptsächlich auf dem mechanischen Effekt; sie wird durch Zusatz von keimhemmenden Substanzen wahrscheinlich verbessert. Um die Fibringerinnsel auszuschwemmen, bedarf es weiter Kanülen, notfalls einer Arthrotomie; zur Schmerzlinderung sollte zuerst eine Gelenkanästhesie vorgenommen werden.

Als Spülflüssigkeit dienen polyionische Elektrolytlösungen (auch isotonische NaCl-Lösung), Polyvinylpyrrolidon-Jod-Lösung 0,1 % (–0,4 %) sowie Chlorhexidin-digluconat-Lösung 0,05 % in einer der Größe des Gelenks angepaßten Menge; es wird so lange gespült, bis die Flüssigkeit nahezu unverändert abfließt (Meier, 1997); Zusatz von EDTA und/oder Tris kann den antibakteriellen Effekt erhöhen (Ashworth & Nelson, 1990). Anschließend empfiehlt es sich, den Synovialraum mit Gentamicin-Lösung 2 % zu spülen und antibiotisch zu versorgen (z. B. 3–6 × 10^6 IE Penicillin G); zusätzlich systemische Chemotherapie und Ruhigstellung.

Das Ansprechen auf die Behandlung ist am Rückgang der örtlichen Veränderungen und des Lahmheitsgrades zu erkennen. In einer Studie an 21 behandlungswürdigen erwachsenen Patienten waren durchschnittlich 9 Spülungen und 15 Tage systemische Antibiose neben weiteren lokalen Maßnahmen erforderlich (Meier, 1997), bei frisch erkrankten Kälbern ließen sich dagegen mit vergleichsweise wenigen Spülungen gute Ergebnisse erzielen (Jackson et al., 1996).

›› *Stauungsantibiose:* Das in Kapitel 9.15.2 beschriebene Verfahren hat sich v. a. in der Behandlung von infektionsbedingten Erkrankungen im Zehenbereich bewährt. Auf diesem Wege konnte auch eine chronische septische Entzündung der distalen Abteilungen des Tarsalgelenks geheilt werden (Stanek, 1978; Gagnon et al., 1994).

›› *Chirurgische Behandlung septischer Arthritiden.* Aufgrund der unbefriedigenden Ergebnisse der konservativen Therapieverfahren wurde in den vergangenen Jahrzehnten – v. a. in Kliniken, aber auch unter Praxisbedingungen – häufiger als zuvor von der chirurgischen Behandlung Gebrauch gemacht. Sie hat den Vorteil, daß der Operateur Art und Umfang der vorliegenden Gelenkveränderung direkt in Augenschein nehmen und daher auch die Heilungsaussichten und das ggf. zu wählende Verfahren besser beurteilen kann; auch Kosten und Dauer lassen sich eher einschätzen. In der Hauptsache wurden bislang Jungtiere operativ behandelt, seltener Erwachsene. Die meisten Erfahrungsberichte beziehen sich, abgesehen von Operationen an den Zehen, auf Karpal- und Tarsalgelenk, an denen sich v. a. die straffen Gelenke für operatives Vorgehen eignen. Es kommen, je nach Grad der Veränderungen, folgende Möglichkeiten in Betracht:

››› *Arthrotomie, Spülen, Abschaben (Débridement) der veränderten Synoviabezirke* und ggf. auch von oberflächlichen Knorpelveränderungen, lokale und systemische Chemotherapie (letztere über mehrere Wochen; s. o.). Diese Form der Gelenkrevision wurde auch via Arthroskopie mit Erfolg durchgeführt. Ziel: Restitution der Gelenkfunktion. Das postoperative Einlegen eines (oder zweier) Drains für mehrtägige Spül-Saug-Drainage, wie es in der Humanmedizin gängig ist, stößt beim Rind auf technische Schwierigkeiten, denn der Drain ist nur schwer steril zu halten.

››› *Arthrotomie, Spülen, Abtragen des zerstörten Gelenkknorpels, Kürettage der osteomyelytischen Knochenbezirke* (danach erforderlichenfalls Spongiosatransplantation; Kap. 9.9.1, 9.6.1.1), Synovektomie, örtliche und systemische Chemotherapie, Ruhigstellen des Gelenks für 6–8 Wochen. Ziel: Entwicklung einer Ankylose.

Die an den verschiedenen Gelenken mit operativen Verfahren erzielten Ergebnisse werden in den betreffenden Kapiteln angegeben. Das operative Vorgehen bei der Behandlung septischer Sehnenscheiden- und Schleimbeutelentzündungen ist ebenfalls bei den Krankheitsbeschreibungen nachzulesen.

› *Therapie degenerativer Gelenkleiden:* Behandlung degenerativer Gelenkerkrankungen kommt, teils aus Gründen der Wirtschaftlichkeit, teils wegen nur geringer Aussichten auf Besserung oder Heilung, nur selten in Frage. Hinweise dazu finden sich in den Kapiteln über Erkrankungen der einzelnen Gelenke sowie unter Polyarthritis, Poly-/Oligoarthrosis und

Osteochondrose. Im wesentlichen kommt es bei diesen Leiden auf die Prophylaxe, d. h. auf das Erkennen der Ursache und deren Beseitigung an.

9.13 Richtlinien für die Beurteilung und Behandlung von Nervenlähmungen an den Gliedmaßen

G. Dirksen

Beurteilung: Paralysen von Gliedmaßennerven sind stets kritisch zu beurteilen, denn ihre Behandlung ist oft langwierig, die Tiere bedürfen besonderer Pflege, und der Ausgang ist fraglich. Oft muß man sich mit einem Teilerfolg zufrieden geben. Daher ist im Falle von Nervenlähmungen, die im Gefolge eines schwerwiegenden Grundleidens mit fraglicher oder ungünstiger Prognose auftreten, von vornherein von Behandlungsversuchen abzusehen. Hierzu zählen z. B. Radialis- oder Ischiadikuslähmung nach Humerus- bzw. Femurfraktur, Obturatoriuslähmung in Verbindung mit Adduktorenzerreißung, Femoralislähmung bei erwachsenen Rindern mit hohem Gewicht, Tibialislähmung mit Gastroknemiusruptur, Lähmungen infolge von Tumoren u. a. m. Werden Mastrinder von einer Parese oder Paralyse an den Extremitäten betroffen, so wird sich ebenfalls die alsbaldige Schlachtverwertung empfehlen, da mit Beeinträchtigung der Gewichtsentwicklung zu rechnen ist und die gesonderte Aufstallung und Fütterung zusätzliche Arbeit bedingen. Ferner spielt bei der Entscheidung für oder gegen eine Behandlung oder die weitere Haltung des Tieres eine Rolle,

- ob die Gliedmaßenfunktion trotz Ausfall des Nervens oder Nervenzweiges noch hinreichend erhalten ist (z. B. bei Tibialislähmung),
- ob Komplikationen wie Dekubitalschäden, Muskeldegeneration/-ruptur/-kontraktur, Gelenkläsionen u. a. zu erwarten sind,
- ob Alter, Leistung, Zuchtwert des Tieres sowie Kosten- und Arbeitsaufwand einen Behandlungsversuch rechtfertigen.

Die *Heilungsaussichten* für derartige Nervenlähmungen hängen maßgeblich von *Art und Ausmaß der ursächlichen Läsion* ab.

Formen/Folgen von Nervenläsionen: Es sind (in Analogie zur humanmedizinischen Klassifizierung) folgende *Formen und Grade* zu unterscheiden:

➤ *Atraumatische Nervenschädigungen* durch allmählich zunehmende Kompression mit der Folge von chronischer Reizung und Untergang von Nervenfasern (Regeneration nach Entlastung möglich).

➤ *Traumatische Nervenläsionen* in Form von offenen (Schnitt, Riß) oder geschlossenen (Quetschung, Überdehnung) Verletzungen. Hier sind folgende Formen zu unterscheiden:

➤➤ *Funktionsausfall bei erhaltener Faszikelstruktur* (Faszikel = Faserbündel) infolge von

➤➤➤ funktioneller Leitungsblockade mit spontaner Erholung innerhalb von Minuten bis Tagen (1. Grad; z. B. kompressionsbedingte Radialislähmung);

➤➤➤ Unterbrechung des Axons in seiner intakten Nervenscheide mit Degeneration des peripheren Endes (2. Grad; Restitutio ad integrum möglich);

➤➤➤ Unterbrechnung des Neuriten (= Axon mit Schwannscher Scheide; 3. Grad; Regeneration möglich, jedoch oft Defektheilung).

➤➤ *Funktionsausfall mit Unterbrechung der Kontinuität von Faszikeln* infolge von

➤➤➤ Teilverletzung eines Nerven (4. Grad; spontane partielle Regeneration durch Neurombildung erschwert oder verhindert).

➤➤➤ Durchtrennung des gesamten Nerven (5. Grad; keine spontane Regeneration).

Die ungestörte Reizleitung in der motorischen (oder sensorischen) Nervenfaser erfordert ein intaktes Axon (Achsenzylinder) und eine intakte Markscheide (Abb. 9-192). Ein Funktionsausfall 1. Grades könnte, wenn er nur kurzdauernd ist, auf einer Störung des Nervenstoffwechsels, bei längerer Dauer auf Schädigung der Myelinscheide beruhen (Ochoa et al., 1972). Bei allen höhergradigen Nervenläsionen wird das Axon unterbrochen, worauf sein distaler (peripherer) Teil, einschließlich der Markscheide, degeneriert (Wallersche Degeneration).

Nervenregenation: Vom proximalen Stumpf aus (der nur bis zum nächsten Ranvierschen Schnürring atrophiert) setzt unter geeigneten Bedingungen ein *Regenerationsprozeß* ein, der durch spezifische neurotrophe Wachstumsfaktoren (Neurotrophine) gefördert wird. Die Restitution – etwa 1–2 mm/d – erfolgt am ehesten, wenn die Kontinuität der Basalmembran als Gleitschiene erhalten geblieben ist. Andernfalls muß sich der Sproß (chemotaktisch?) den Anschluß an den distalen endoneuralen Schlauch im Perineurium suchen, wobei nicht mehr als 1–2 cm überbrückt werden können. Sofern das nicht gelingt, bilden sich ungeordnete Faserknäuel oder (schmerzhafte) Neurome.

Aus den vorstehenden Ausführungen ist zu ersehen, daß sich die Aussichten auf eine Wiederherstellung der Nervenleitung selbst bei leichteren Läsionen nur schwer beurteilen lassen und immer als fraglich einzustufen sind; bei allen substantiellen Verletzungen (z. B. starke Überdehnung) ist eine ungünstige Prognose zu stellen.

Ferner ist in prognostischer Hinsicht noch folgendes zu berücksichtigen: Nach Durchtrennung des Axons schaltet das Perikaryon der Nervenzelle aufgrund des zentripetalen Reizes auf Regenerations-

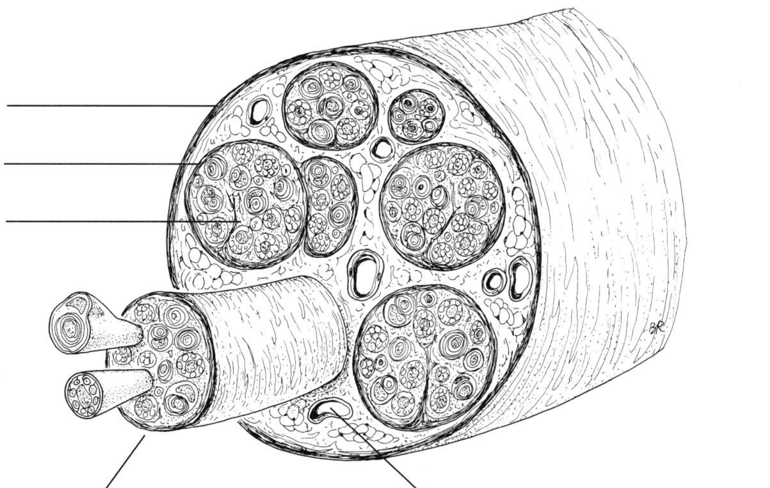

Abbildung 9-192
Querschnitt durch einen peripheren Nerven (schematisiert)

stoffwechsel um. Diese Reaktion ist um so stärker, je näher die Läsion zum Rückenmark liegt, und sie kann im ungünstigen Fall zum Absterben der Zelle führen *(Dying-back-Phänomen)*. Dieses Risiko scheint in besonderem Maße während der ersten Lebenstage des Neugeborenen zu bestehen. So zeigte sich im Experiment an kleinen Versuchstieren, daß nach einer Nervenläsion während des Partus nur 10% der zugehörigen Nervenzellen überlebten, bei Verletzung am 3. Tag p.p. 30%, am 4. Tag 70%, und erst ab dem 5. Tag war die volle Regenerationsfähigkeit erreicht (Greensmith & Vrbová, 1996). Die altersassoziierte Staffelung der Regeneration beruht vermutlich auf unterschiedlicher Verfügbarkeit neurotropher Wirkstoffe. Diese Beobachtungen bieten auch eine Erklärung dafür, daß nach schwergeburtbedingten Nervenlähmungen Neugeborener nur selten (vollständige) Heilung zu erzielen ist.

Nach Ausfall seiner Innervation verfällt der betroffene Muskel zunächst der Atrophie und wird später nach und nach durch fibröses Gewebe ersetzt; erste histologische Zeichen der Fibrose können schon nach 3 Wochen festzustellen sein. Veränderungen im Elektromyogramm (EMG) zeigen sich erst nach der Wallerschen Degeneration des distalen Nervenstumpfes (nach 1–2 Wochen). Wegen fortschreitender Fibrosierung bedarf es rechtzeitiger Reinnervation des Muskels, um seine Funktion wiederherzustellen. Da die Nervenregeneration nur um 1–2 mm/d fortschreitet, verschlechtert sich die Prognose proportional zur Entfernung der Nervenläsion von der Muskelmembran. Der Zeitraum, in dem eine Wiederbelebung des Muskels noch möglich ist, dürfte beim Rind mit etwa 6 Monaten anzusetzen sein (beim Menschen bei regelmäßiger Elektrostimulation auch noch nach längerer Dauer). Der Verlauf läßt sich mittels Elektromyographie kontrollieren.

■ **Behandlung:** Eine wesentliche Rolle spielen die *allgemeinen pflegerischen Maßnahmen:* Verbringen des Tieres in eine nicht zu große Laufbox mit festem Boden und weicher, griffiger, nicht zu hoher Einstreu (Sägemehl, Sand, Häcksel, Dungpack etc.), die dem Patienten einerseits ein weiches Lager bietet, andererseits aber sicheren Halt beim Aufstehen und Laufen gewährt. Gut erreichbare Tränke- und Futterstellen. Anlegen eines Schutz- oder – sofern es angezeigt ist – eines stabilisierenden Stützverbandes an der betroffenen Extremität, um Dekubitalschäden vorzubeugen und das Tier zum Gebrauch der Gliedmaße (Muskeltraining) zu ermutigen.

Gezielte Maßnahmen: Bei akutem druckbedingtem Funktionsausfall (z.B. Radialislähmung) wird versucht, durch kräftige *Massage* der Muskelpartien im Kompressions- und Innervationsbereich Muskel- und Nervenfunktion anzuregen. Liegt eine (z.B. quetschungsbedingte) perinervale Entzündung vor, wie sie in Verbindung mit Weichteilverletzungen vorkommen kann, so ist lokale und ggf. auch systemische *Antiphlogese* (Glukokortikoide, ACTH, nichtsteroidale Antiphlogistika parenteral) angezeigt oder zumindest vertretbar, um einer weiteren Schädigung des Nerven durch Druck, Ischämie, Anoxie oder Übergreifen des Entzündungsprozesses zu begegnen. In diesem Sinne kommt auch kühlende Hydrotherapie in Frage.

Sofern es sich nicht nur um einen binnen Stunden abklingenden Funktionsausfall handelt, ist das weitere konservative Vorgehen darauf gerichtet, der Muskelatrophie, -degeneration, -kontraktur entgegenzuwirken, um den Zeitraum bis zu einer möglichen Regeneration des Nerven und Wiederkehr seiner Funktion zu überbrücken sowie letztere zu fördern. Hierzu dienen: regelmäßige Hydrotherapie mit warmem Wasser, Muskelmassage, Hyperämisierung mit Salbenanstrich,

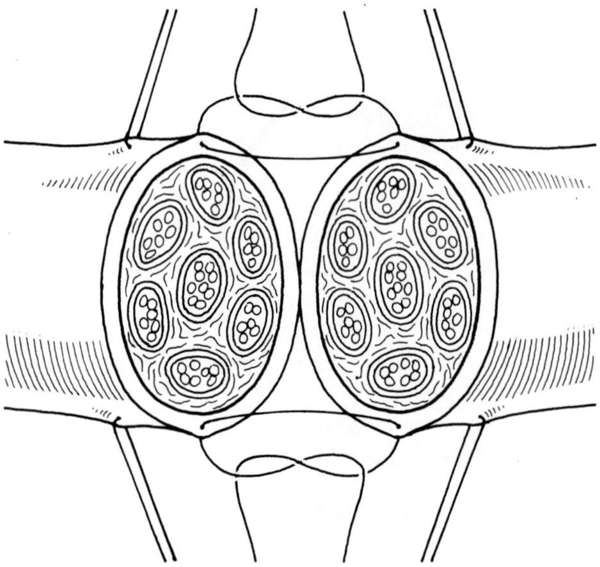

Abbildung 9-193 Epineurale Nervennaht (schematisch)

allmählich zunehmende Bewegung (z. B. Weidegang auf kleiner Parzelle), Elektrotherapie.

Da die Thiaminversorgung beim jungen Wiederkäuer im marginalen Bereich liegen kann, empfiehlt es sich, als unterstützende Maßnahme Vitamin B_1 bzw. Vitamin-B-Komplex-Präparate zu applizieren (Kap. 10.5.5); auch ist auf Deckung des Vitamin-E-/Selen-Bedarfes zu achten. Eine gezielte Stimulierung der Nervenregeneration mittels *Neurotrophinen* steht z. Zt. (2001) im Nutztierbereich nicht zur Verfügung; in dieser Indikation wurden im Experiment früher ACTH-Derivate (Melanocortine) erprobt.

Eine *chirurgische Behandlung* kommt beim Rind nur selten in Frage, nämlich, wenn eine einwandfrei zu lokalisierende scharfe Durchtrennung des Nerven vorliegt und die Stümpfe gut angehbar sind. In diesem Fall wäre eine die Enden vereinigende epineurale Nervennaht zu versuchen (Abb. 9-193).

9.14 Krankheiten im Bereich der Zehen

9.14.1 Bedeutung, Entstehung und Vorbeuge von Klauenkrankheiten

G. Dirksen

Bedeutung: Krankheiten der Klauen – allgemeiner ausgedrückt »Klauenprobleme« – haben in den vergangenen 3 Jahrzehnten an Häufigkeit deutlich zugenommen und sich zu einer bedeutenden wirtschaftlichen Belastung in der Milchkuhhaltung entwickelt. So hat sich z. B. die jährliche Zahl der Abgänge von Milchkühen wegen Klauenleiden in den 3 wichtigsten Rinderrassen in Bayern seit 1970 jeweils innerhalb von 10–15 Jahren verdoppelt (Distl, 1999). Klauen- und Gliedmaßenleiden sind daher nach Unfruchtbarkeit und Euterkrankheiten die dritthäufigste Abgangsursache bei Kühen. Da die Zusammenhänge zwischen »Klauenerkrankungen« und bestimmten Stoffwechsel- und Fruchtbarkeitsstörungen, Euterentzündungen und »sonstigen« Abgangsursachen oft nicht erkannt werden, ist der durch Klauenleiden entstehende Schaden wahrscheinlich noch größer, als er in den Statistiken aufscheint. Im Einzelfall kommt zudem oft ein leistungsmindernder »Verzögerungseffekt« zwischen dem Beginn und dem Sichtbarwerden der Klauenerkrankung zum Tragen. Von den jährlich abgängigen Kühen werden bis zu 15% wegen Klauen- und Gliedmaßenkrankheiten abgeschafft. Die materiellen Einbußen durch Krankheiten der Zehe beruhen auf verminderter Milchleistung und nicht verwertbarer Milch, Gewichtsverlust (schlechtere Futterverwertung, reduzierter Verzehr), Konzeptionsschwierigkeiten, verkürzter Nutzungsdauer und erhöher Remontierungsrate, verringertem Schlachterlös, Behandlungskosten sowie vermehrtem Arbeitsaufwand. Die Zahlen verschiedener Untersucher über die jährliche Frequenz von Klauenkrankheiten bei Milchkühen variieren in einem relativ weiten Rahmen, was teils auf regionalen oder betriebsgebundenen Einflüssen beruhen dürfte, teils auf einer m. o. w. umfassenden Definition für »Klauenprobleme«. So wurde in mehreren Bestandsuntersuchungen festgestellt, daß mehr als 50% der Kühe krankhafte Veränderungen an den Zehen aufwiesen und auch bereits Erstlaktierende zu einem hohen Anteil betroffen waren. In einer mehrjährigen Studie in 37 Betrieben im Vereinigten Königreich wurden je 100 Kühe pro Jahr durchschnittlich 55 neue »Lameness«-Fälle registriert; die Zahl der Tiere mit deutlicher Bewegungsstörung betrug durchschnittlich 20,6% (Clarkson et al., 1996). Eine Untersuchung in den Niederlanden an 2121 Holstein-/Friesian-Kühen ergab bei 75% der Probanden Klauenveränderungen, aber nur 1,2% zeigten klinische Lahmheit (Smits et al., 1992). Von 4896 in 160 französischen Betrieben untersuchten Kühen gingen 8,2% lahm (Philipot et al., 1990).

Allgemeine Ursache, Pathogenese: Die Ursachen der Klauenleiden sind sehr verschieden. Meist wirken bei ihrer Entwicklung prädisponierende und auslösende Faktoren in komplexer Weise zusammen. Sie sind in folgenden Problemkreisen angesiedelt:

➤ *Tiereigene Faktoren:* Hierzu zählen sowohl angeborene als auch erworbene individuelle Eigenschaften mit Beziehung zur Klauengesundheit wie Klauenform, Hornqualität, Gliedmaßenstellung, Körpergewicht, Verhaltensweise u. a.

➤ *Haltungssystem:* Umwelteinflüsse spielen bei der Entstehung von Klauenleiden oft eine dominierende Rolle. Wesentliche Umweltkomponenten sind: Stalltyp, Stallboden, Freßplatz, Tränke, Raumangebot, Auslauf, Weide, Klauenpflege u. a. Von ihnen hängen mechanische Belastung, Hornabrieb, keratolytische Prozesse u. a. ab.

➤ *Ernährung:* Eine den Bedarf an Nähr-, Mineral- und Wirkstoffen deckende Ernährung ist Voraussetzung für die Bildung eines gesunden, belastbaren und gegenüber Umwelteinwirkungen widerstandsfähigen Klauenhorns. Mangelernährung mindert daher die Hornqualität. Fehler in der Rationsgestaltung können über eine azidotische Pansengärung zu gestörter Hornbildung und Entzündung an der Klauenhaut führen.

➤ *Bakterielle Infektionserreger:* Die Klauen sind ständig einer mit Keratolyten sowie mit Eiter- und Nekroseerregern besiedelten Umwelt ausgesetzt. Erstere induzieren im Verein mit den chemischen Komponenten aus Harn und Kot lytische Prozesse an Horn und Haut und eröffnen damit den Eiterbakterien den Weg zur Lederhaut und den inneren Einrichtungen der Klaue. In anderen Fällen nehmen die Erreger den Weg über mechanisch bedingte Zusammenhangstrennungen im Hornschuh, der Zwischenklauenhaut (= Saumsegment) oder der behaarten Haut an Krone und Ballen. Klaueninfektionen sind daher meist sekundärer, selten primärer Natur.

■ **Prophylaxe:** Vorbeugemaßnahmen gegen Krankheiten des Zehenendorgans müssen immer an allen vier Ursachenkomplexen ansetzen:

➤ Grundlage dafür ist auf Bestandsebene eine eingehende systematische *Analyse der vorliegenden Herdensituation nach festem Plan.* Hierfür gibt das diesbezügliche Schrifttum konkrete Anleitungen (s. Lehrbuch »Die klinischen Untersuchung des Rindes«, Pflichtenheft für EDV-Systeme zur Unterstützung der tierärztlichen Betreuung von Rinderbeständen der Akademie für Tierärztliche Fortbildung u. a.).

➤ Bei vermutlich oder zweifelsfrei vorliegenden *baulichen Mängeln* sollten zu deren Behebung fachkundige Berater zugezogen werden. Lösungsvorschläge enthält auch das Schrifttum über tiergerechte Haltungssysteme.

➤ Ebenso bedarf es für die Erkennung und das Abstellen von *Fütterungsfehlern* oft weiterführender Untersuchungen und spezieller Beratung.

➤ Die Erkennung *tiereigener Prädispositionen* für Erkrankungen der Zehe bereitet im Einzelfall meist keine Schwierigkeiten; für die Vorbeuge *genetisch determinierter Mängel* sowie zur allgemeinen Hebung der Klauengesundheit ist jedoch eine gezielte *züchterische Selektion* erforderlich. »Wie (jedoch) die Entwicklung der Abgangsraten wegen Fundamentmängeln zeigt, haben die bisher für die Zuchtwahl verwendeten Merkmale und Maßnahmen das Problem nicht lösen können« (Distl, 1996).

Die vorwiegend genutzte Strategie bestand darin, männliche Merkmalsträger für abnorme Klauenformen, Mängel des Klauenhorns oder nachteilige Gliedmaßenstellungen zu identifizieren und von der Zucht auszuschließen. Dieser Ansatz verhindert zwar, daß Zuchttiere mit deutlichen, erblich determinierten Fundamentmängeln diese Anlagen an die Nachkommen weitergeben; eine verbesserte Anpassungsfähigkeit an die jeweiligen Haltungssysteme wird dadurch jedoch nicht erreicht. Daher wird heute versucht, anhand einfach feststellbarer Kriterien männliche Merkmalsträger für hohe (allgemeine) Widerstandsfähigkeit gegen Klauenkrankheiten zu ermitteln und solche Tiere zur Zucht heranzuziehen.

Auf dem letztgenannten Weg wurden von der Arbeitsgruppe um Distl in den vergangenen 2 Jahrzehnten systematische Untersuchungen am Deutschen Fleckvieh und an Deutschen Holsteins durchgeführt. Am aussichtsreichsten für züchterische Maßnahmen erwiesen sich bislang objektiv faßbare Klauenmaße; für solche Parameter ließ sich eine Heritabilität von $h^2 = 0{,}2–0{,}5$ schätzen. Es ergeben sich nach Meinung der Autoren 2 *Selektionsstrategien:*

➤➤ Erhebungen an erstlaktierenden Kühen (Klauenmaße, Krankheiten der Zehe, Gliedmaßenstellung) und Selektion der Vatertiere anhand der Töchterinformation oder

➤➤ Erhebungen an Jungbullen (Klauenmaße, Klauenhornqualität, Fundament) und Selektion anhand ihrer Eigen- und Verwandtenleistung.

Der letztgenannte Weg läßt offenbar einen nahezu ebenso hohen Zuchtfortschritt erwarten wie ersterer, erfordert aber einen wesentlich geringeren Aufwand. Daher wird empfohlen, die Erfassung von Klauenmaßen der Jungbullen in die Zuchtprogramme aufzunehmen. In einem Vergleich von Nachkommengruppen derart vorgeprüfter Fleckvieh-Jungbullen ließ sich bereits ein positiver Effekt dieses Selektionsverfahrens auf die Klauengesundheit demonstrieren; bei Deutschen Holsteins wirkte sich die Selektion nach Klauenmaßen positiv auf die Nutzungsdauer aus.

Auch die an anderer Stelle durchgeführte Kreuzungszucht mit Jersey-Bullen (der Rasse mit der niedrigsten Rate an Klauenerkrankungen) ergab Hinweise, daß durch züchterische Maßnahmen eine Besserung der Klauengesundheit zu erzielen ist.

Unspezifische (aseptische) Krankheiten der Zehe

9.14.2 Funktionelle Anatomie der Rinderklaue

Ch. Mülling

In der modernen Rinderhaltung gehört die Wahrung der Klauengesundheit zu den leistungbestimmenden Faktoren. Die Klauenpflege, insbesondere aber die Prophylaxe und die Behandlung von Klauenerkrankungen erfordern genaue Kenntnisse über den Aufbau und die Funktion dieses Zehenendorganes sowie über seine strukturellen Schwachstellen.

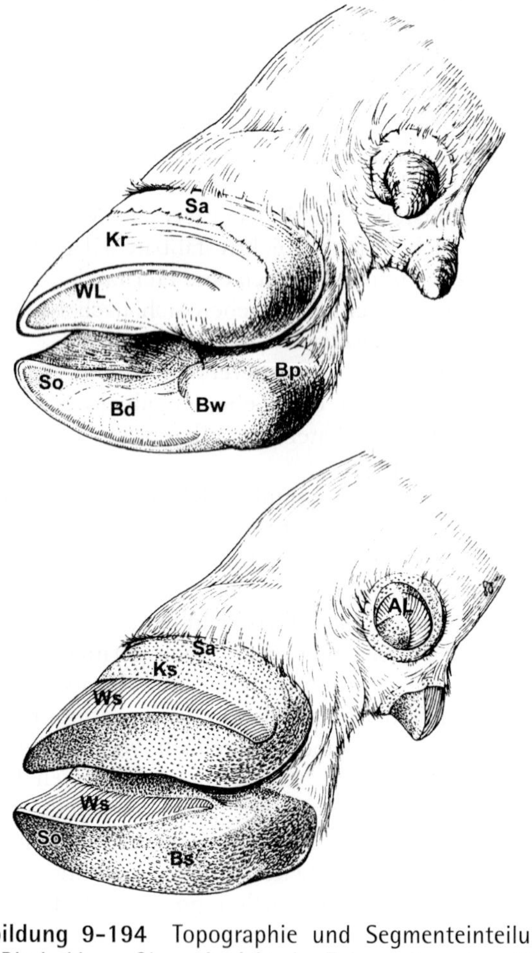

Abbildung 9-194 Topographie und Segmenteinteilung der Rinderklaue. Oben: Ansicht der Zehenspitze einer Hintergliedmaße. Sa = Saumhorn; Kr = Kronhorn (Klauenwand); So = Sohlenhorn; Bd = hartes Ballenhorn (fußender Teil des distalen Ballens); Bw= Ballenwulst (fußender Teil des weichen proximalen Ballens); Bp = weiches Ballenhorn (nicht fußender Teil des proximalen Ballens); WL = Weiße Linie. Unten: Ansicht der Lederhautoberfläche nach Ausschuhen (Entfernung der epidermalen Kapsel durch Mazeration). Sa = Saumsegment; Ks = Kronsegment; Ws = Wandsegment; So = Sohlensegment; Bs = Ballensegment; AL = Lederhaut der Afterklauen

Die Klaue des Rindes besteht aus der stark verhornten Klauenhaut, die den Hornschuh bildet, und den davon umschlossenen Einrichtungen. Dieses sind vom Stützskelett der distale Teil des Kronbeins, das Klauenbein und das distale Sesambein, die im Klauengelenk miteinander verbunden sind; weiterhin der Bandapparat und die Endabschnitte von Beuge- und Strecksehne sowie die Bursa podotrochlearis (Abb. 9-196).

An jeder Extremität sind zwei Hauptklauen und zwei Afterklauen ausgebildet (Abb. 9-194). Die beiden Stützzehen (dritte und vierte Zehe) tragen die Hauptklauen, die durch den Zwischenklauenspalt voneinander getrennt sind. Die wesentlich kleineren Afterklauen sind prinzipiell gleich aufgebaut wie die Hauptklauen.

Aufbau der Klauenhaut: Die Klauenhaut ist entsprechend den schützenden und den kraftübertragenden Funktionen der Klaue stark modifiziert. Sie besteht aus drei Schichten: der *Klauenoberhaut* (Epidermis; Epithelgewebe), der *Klauenlederhaut* (Dermis, Korium; straffes Bindegewebe) und der *Klauenunterhaut* (Subkutis; lockeres Bindegewebe). Diese sind in den verschiedenen Abschnitten der Klaue in spezifischer

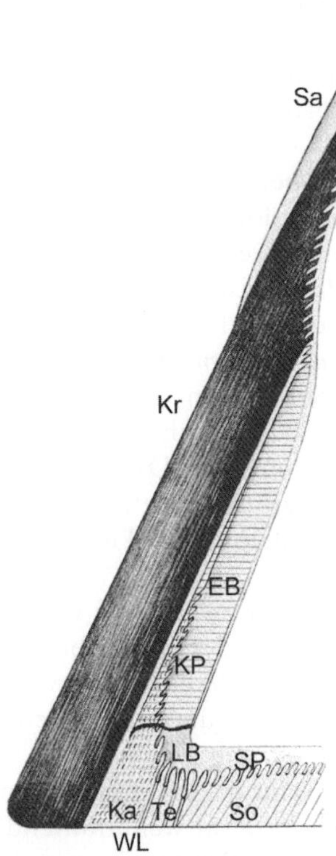

Abbildung 9-195 Schema eines Sagittalschnittes durch die dorsale Klauenwand. Sa = Saumhorn; Kr = Kronhorn; LB = Lederhautblättchen; EB = Epidermisblättchen (distal abgeschnitten und durchscheinend zur Darstellung der dahinter befindlichen Strukturen); KP = Kappenpapillen; SP = Sohlenpapillen; So = Sohlenhorn; Ka = Kappenhorn; Te = Terminalhorn; WL = Weiße Linie

Weise aufgebaut, so daß 5 *Klauensegmente* unterschieden werden können: *Saum-, Kron-, Wand-, Sohlen- und Ballensegment* (s. Abb. 9-194, unten). Durch die segmentspezifischen Modifikationen ist der Hautüberzug an die lokal sehr unterschiedlichen Funktionen der Klaue jeweils optimal angepaßt (Wilkens, 1963; Fürst, 1992; Mülling, 1993; Warzecha, 1993).

➤ Die *Oberhaut* (Epidermis) besteht sowohl aus lebenden als auch aus abgestorbenen (verhornten) Zellen, die zusammen die epidermale Klauenkapsel bilden. An dieser können eine *Klauenplatte* (Klauenwand) sowie ein *Sohlen-* und ein *Ballenteil* unterschieden werden. Die Klauenplatte besteht aus einem Rückenteil (Dorsalwand) sowie einer konvexen abaxialen Wand (Außenwand) und einer konkaven axialen Wand (Interdigitalwand). Die stark verhornte Oberhaut der Klaue übernimmt Schutz- und Stützfunktionen (s. Abb. 9-194, oben).

➤ Die *äußere Schicht* der *Lederhaut* (Dermis/Korium) bildet einen bindegewebigen Papillarkörper als verankernde, versorgende und formgebende Unterlage für die Epidermis aus. An ihrer Oberfläche besitzt sie kleine fingerförmige Zotten, die *Lederhautpapillen*. Nur im Wandsegment sind abwärts gerichtete, parallel angeordnete *Blättchen*, Lamellen, ausgebildet (s. Abb. 9-194, 9-195). Diese Oberflächenformationen sind vollständig mit lebenden Epidermiszellen bedeckt. Aufgrund dieser engen Lagebeziehung bestimmt die Form der Lederhautoberfläche die Architektur der über ihr gebildeten epidermalen Strukturen. Dementsprechend entsteht über den Papillen *Röhrchenhorn*, über den Lamellen *Blättchenhorn* (Abb. 9-195).

Die Lederhaut ist von einem dichten Gefäßsystem durchzogen, das unmittelbar an der Grenze zur Oberhaut in ein komplexes Kapillargebiet übergeht. Damit wird die Ernährung der gefäßfreien Epidermis über Diffusion aus den Lederhautgefäßen ermöglicht. Die *innere Schicht* der Lederhaut, die ebenfalls aus Bindegewebe besteht, stellt die Verbindung zum Stützskelett oder zur Unterhaut her.

➤ Die *Unterhaut* (Subkutis) ist im Saum-, Kron- und insbesondere im Ballensegment zu stoßbrechenden Polstern umgebaut (Abb. 9-196). Demgegenüber fehlt eine Subkutis im Wand- und Sohlensegment, da hier – funktionell bedingt – eine unverschiebliche, mechanisch stabile Verbindung von Lederhaut und Klauenbein erforderlich ist.

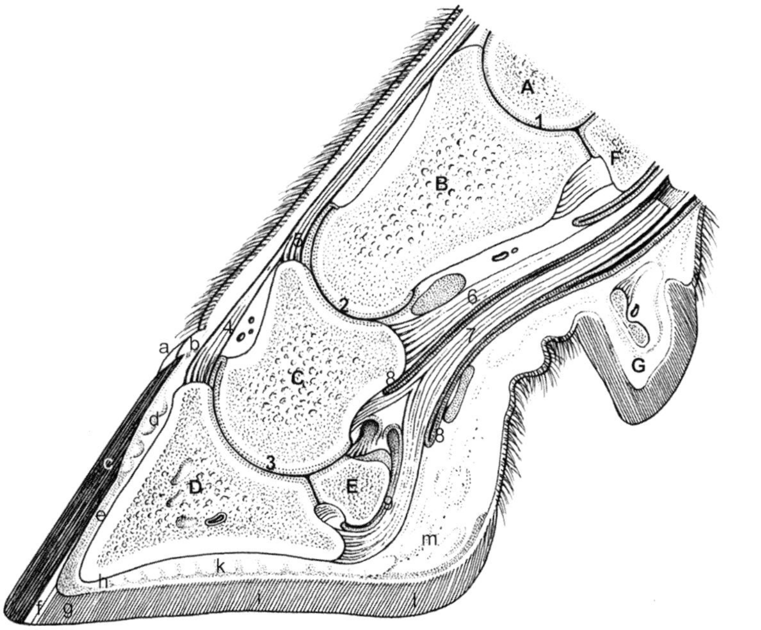

Abbildung 9-196 Sagittalschnitt durch die Gliedmaßenspitze. A = Röhrbein; B = Fesselbein; C = Kronbein; D = Klauenbein; E = Klauensesambein; F = Gleichbein; G = Afterklaue; a = Saumhorn; b = Saumlederhaut und Saumpolster; c = Kronhorn; d = Kronlederhaut und Kronpolster; e = Wandepidermis und Wandlederhaut; f = Kappen- und Terminalhorn der Weißen Linie, g = Sohlenhorn, h = Sohlenlederhaut; i = Ballenhorn (distaler Teil des Ballensegmentes), k = Ballenlederhaut und Ballenpolster (distal); l = Ballenhorn (proximaler Teil des Ballensegmentes); m = Ballenlederhaut und Ballenpolster (proximal); 1 = Fesselgelenk mit dorsaler und palmarer/plantarer Ausbuchtung seines Gelenksackes; 2 = Krongelenk mit dorsaler und palmarer/plantarer Ausbuchtung seines Gelenksackes; 3 = Klauengelenk mit dorsaler und palmarer/plantarer Ausbuchtung seines Gelenksackes; 4 = Sehne des M. extensor digitorum longus; 5 = Sehne des M. extensor digitorum lateralis; 6 = Sehne des M. flexor digitorum superficialis; 7 = Sehne des M. flexor digitorum profundus; 8 = gemeinsame Fesselbeugesehnenscheide mit ihren Ausbuchtungen, 9 = Bursa podotrochlearis

Bildung und Mikroarchitektur des Klauenhorns: Das Klauenhorn ist ein Produkt und gleichzeitig Bestandteil der Klauenepidermis. Es entsteht durch Teilung, Differenzierung und Zelltod (Verhornung) der lebenden Epidermiszellen und bildet danach als Hornschicht den äußeren Teil der Epidermis.

Die *Basalzellschicht* der Klauenepidermis bedeckt die gesamte Lederhautoberfläche und ist von dieser durch eine Basalmembran getrennt. Der Zellnachschub in der Epidermis erfolgt durch mitotische Teilung der Basalzellen. Eine der dabei entstehenden zwei Zellen wird distal geschoben und beginnt mit ihrer Differenzierung; die andere verbleibt auf der Basalmembran. Die Differenzierung der Zellen ist v. a. durch eine sehr umfangreiche Synthese von Keratinproteinen und von Interzellularkitt gekennzeichnet (Mülling, 1993). Die Keratine bilden Filamentbündel, durch deren Zusammenlagerung und chemische Bindung ein sehr stabiles Zytoskelett entsteht. Der Interzellularkitt wird in den Zellen synthetisiert und erst gegen Ende der Differenzierung in den Interzellularraum ausgeschleust. Er stellt mit seinem Glykoproteinanteil den Zusammenhalt zwischen den Hornzellen her und baut mit seinen komplexen Lipiden eine Permeabilitätsbarriere im Interzellularraum auf (Mülling & Budras, 1998). Die Differenzierung der Epidermiszellen endet mit dem programmierten Tod, der Verhornung. Das Produkt dieser Vorgänge, das Klauenhorn, besteht somit aus Zellen und interzellulärer Kittsubstanz (s. Abb. 9-198).

Das Verhältnis von Zellproliferation und Zelltod in der lebenden Epidermis bestimmt die Menge an gebildetem Horn. Diese ist spezifisch für die einzelnen Segmente und verantwortlich für die Form des Klauenschuhs. Alle Faktoren, welche Proliferation und Zelltod sowie deren Verhältnis zueinander beeinflussen, verändern auch die Gestalt der Klaue als Ganzes.

Die Klauenepidermis ist ein gefäßfreies Gewebe und als solches auf die Versorgung über Diffusion aus den Blutgefäßen in der Lederhaut angewiesen. Störungen in der Mikrozirkulation in diesem Gefäßsystem führen sehr schnell zu verminderter Versorgung der stoffwechselaktiven Epidermiszellen und damit zur Reduktion der Synthesevorgänge in den Zellen. Das Ergebnis ist eine Verhornungsstörung (Dyskeratose), die in veränderter Struktur und Qualität des Horns sichtbar wird.

Klauensegmente: Obwohl der Verhornungsprozeß in allen Bereichen der Klaue im Prinzip gleichartig abläuft, hat das Horn in jedem der 5 Segmente seine spezifische Struktur und Beschaffenheit (Qualität) (s. Abb. 9-194, 9-196, 9-197).

➤ Das *Saumsegment* stellt strukturell und funktionell den Übergang zwischen behaarter Haut und Klauenschuh her. Es schließt sich abaxial an die behaarte Haut an und geht palmar/plantar in das Ballensegment über (s. Abb. 9-194). Axial geht es im Zwischenklauenspalt kontinuierlich in das Saumsegment der zweiten Hauptklaue über (im klinischen Sprachgebrauch als »Zwischenklauenhaut« bezeichnet). Die Subkutis bildet das schmale, schwach vorgewölbte Saumpolster. Die Saumlederhaut besitzt lange, schlanke distal gerichtete Zöttchen. Die Saumepidermis bildet ein weiches, bröckeliges Röhrchenhorn, das über das Horn der Klauenplatte distal geschoben wird. Sein Gehalt an Lipiden, sowohl in den Zellen als auch im Interzellularkitt, ist sehr hoch und bildet die Grundlage der weich-elastischen und mit dem Vorschub zur Zehenspitze zunehmend bröckeligen Konsistenz. Das Saumhorn besitzt ein sehr hohes Wasserbindungsvermögen, so daß es in feuchter Umgebung stark aufquillt. Es schilfert aufgrund seines losen Hornzellzusammenhaltes fortschreitend ab und endet bereits im oberen Drittel der Klauenplatte.

➤ Das *Kronsegment* schließt sich distal an das Saumsegment an und erstreckt sich bis etwa zur Mitte des Klauenrückens (s. Abb. 9-194). Die Subkutis bildet ein deutlich vorgewölbtes Kronpolster aus, das von zöttchentragender Lederhaut bedeckt ist. Die Kronepidermis produziert Röhrchenhorn, das über die Epidermis des Wandsegments hinweg nach unten geschoben wird (s. Abb. 9-195). Das Kronhorn bildet den größten Teil der Wand des Hornschuhs und erreicht im Tragerand die Fußungsfläche der Klaue. Es ist sehr hart und widerstandsfähig; die strukturellen Grundlagen dafür sind zum einen die soliden, intensiv miteinander verzahnten Hornzellen. Zum anderen ist der gleichmäßig enge Interzellularraum mit einer glykoproteinreichen Kittsubstanz gefüllt, die den stabilen Zellzusammenhalt sichert.

In Abhängigkeit von Rasse, Fütterung, Belastung und weiteren Einflüssen werden im Monat 4–8 mm Kronhorn gebildet und über die Epidermisblättchen des Wandsegments hinweg in Richtung Tragrand geschoben.

➤ Das *Wandsegment* liegt unter der dicken Schicht aus Kronhorn und erstreckt sich vom Kronsegment bis zum Übergang in das Sohlensegment der Klauengrundfläche (s. Abb. 9-195, 9-196). Die Subkutis als lockerer Unterbau fehlt, da die Kräfte beim Fußen über das Wandsegment auf das Klauenbein übertragen werden. Die Oberfläche der Wandlederhaut besteht aus parallel zur Klauenbeinoberfläche proximodistal verlaufenden Blättchen. Zwischen diesen ist die Wandepidermis ebenfalls in Form von Blättchen angeordnet. Das hier gebildete Blättchenhorn nimmt nach außen mit dem Kronhorn Verbindung auf und spielt eine wichtige Rolle bei der Kraftübertragung vom Klauenbein auf die Klauenkapsel.

In ihrem unteren Drittel sind die Firste der Wandlederhautblättchen mit kleinen Zöttchen besetzt, den

Kappenpapillen (s. Abb. 9-195). Distal biegen die Lederhautblättchen dann auf die Klauengrundfläche um, wo sie kontinuierlich in die *reihenförmig* angeordneten Lederhautpapillen des Sohlensegments übergehen. Die Unterkante der Blättchen ist mit sehr kräftigen langen Papillen besetzt, den Terminalpapillen. Die Wandepidermis, welche die Kappenpapillen und die Terminalpapillen bedeckt, produziert weiches Röhrchenhorn, das Kappen- bzw. Terminalhorn. Charakteristisch für die Rinderklaue ist eine sehr hohe Hornbildungsrate im distalen Teil des Wandsegments (Budras et al., 1996). Die hier entstehenden weichen Hornanteile erscheinen zwischen den deutlich härteren, aus dem oberen Wandbereich distal geschobenen Hornblättchen auf der Fußungsfläche. Beide zusammen bilden die weiße Linie (s. Abb. 9-195).

➤ Die *weiße Linie (zona alba)* ist die Verbindungszone zwischen dem Horn der Klauenplatte und dem Sohlen- sowie dem Ballenhorn der Fußungsfläche. Sie besteht zum einen aus den Hornblättchen, zum anderen aus Kappen- und Terminalhorn des Wandsegments (s. Abb. 9-195). Die Räume zwischen den Hornblättchen sind außen zum Kronhorn hin durch das Kappenhorn und innen, sohlenwärts, durch das Terminalhorn ausgefüllt. Das äußere Kappenhorn, das an das Kronhorn angrenzt, ist unpigmentiert und hat der weißen Linie ihren Namen gegeben.

Die Breite der weißen Linie entspricht der Ausdehnung der Hornblättchen und beträgt in der Zehenspitze 4–5 mm. Die weiße Linie besitzt einen längeren abaxialen Schenkel, der im palmaren/plantaren Viertel der Klaue ein kurzes Stück medial einbiegt und so eine Eckstrebe andeutet (Abb. 9-194, 9-197). Der kürzere axiale Schenkel läuft auf halber Länge der Klauengrundfläche aus. Die weichen Hornmassen der weißen Linie stammen, wie oben dargelegt wurde, aus verschiedenen Bereichen des Wandsegments und weisen sehr unterschiedliche Beschaffenheit auf. Darüber hinaus sind die strukturellen und biochemischen Eigenschaften des Interzellularkitts dafür verantwortlich, daß der Zellzusammenhalt vergleichsweise gering ist. Das Kappen- und insbesondere das Terminalhorn bröckeln – v. a. an ungepflegten Klauen – zwischen den härteren Hornblättchen heraus (Mülling, 1993; Mülling et al., 1994).

➤ Das *Sohlensegment* nimmt die Spitze und die Seiten der Klauengrundfläche ein und liegt der weißen Linie innen an (Abb. 9-197). Im Bereich der Klauenspitze besitzt es einen halbmondförmigen Körper, der sich in einen axialen und abaxialen schmalen Schenkel fortsetzt, die dem jeweiligen Schenkel der weißen Linie folgen. Das Sohlensegment beteiligt sich in seiner gesamten Ausdehnung an der fußenden Fläche der Klaue. Im Sohlensegment ist keine Subkutis vorhanden, wodurch morphologisch eine Abgrenzung vom Ballensegment möglich wird. Die Lederhaut besitzt lange schräg spitzenwärts gerichtete und reihenförmig angeordnete Zotten (s. Abb. 9-195). Die Sohlenepidermis bildet in geringer Menge hartes Röhrchenhorn, das schräg zehenspitzenwärts geschoben wird. Seine Hornzellen sind solide, der Interzellularraum ist gleichmäßig eng, im Interzellularkitt dominiert der Glykoproteinanteil.

➤ Der weitaus größte Teil der Fußungsfläche der Klaue wird vom *Ballensegment* gebildet. Anhand struktureller Kriterien, die sich im tastbaren Härteunterschied des Horns niederschlagen, sind ein *proximaler* (palmarer/plantarer) und ein *distaler* (apikaler) *Teil* des Ballensegments zu unterscheiden (Mülling, 1993).

➤➤ Der *distale Teil des Ballensegments*, der »harte Ballen«, liegt zwischen den Schenkeln des Sohlensegments und erstreckt sich zungenförmig bis zum Sohlensegment an der Klauenspitze (s. Abb. 9-197). Abaxial ist er nahezu plan und somit an der Fußungsfläche beteiligt, paraxial weist er in einem halbmondförmigen Areal eine Hohlkehlung auf und nimmt daher in diesem Bereich nicht an der Fußung teil. Die Subkutis formt unter dem Klauenbein ein flaches, durch straffe Bindegewebszüge gekammertes Polster (s. Abb. 9-196). Die Lederhautzöttchen sind hier schräg klauenspitzenwärts gerichtet. Im distalen Teil bildet die Ballenepidermis hartes Horn, dessen Zellen

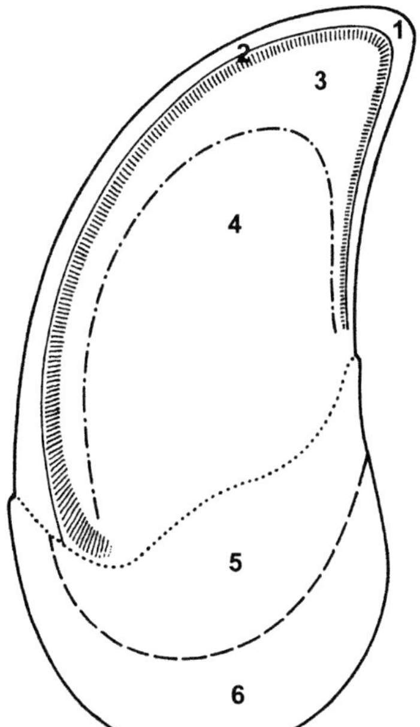

Abbildung 9-197 Schema der Klauengrundfläche mit Einteilung der Segmente nach anatomisch-funktionellen Kriterien. 1 = Tragrand der Klauenplatte (Kronhorn); 2 = Weiße Linie; 3 = Sohlensegment; 4 = distaler Teil des Ballensegmentes (harter Ballen), 5 = fußender Abschnitt des proximalen Teiles des Ballensegmentes (weicher Ballen); 6 = nicht fußender Teil des weichen Ballens

überwiegend solide sind. Der Interzellularraum ist regelmäßig blasig erweitert und mit glykoproteinreicher Kittsubstanz gefüllt. Paraxial wird jedoch bröckeliges, leichter abschilferndes Horn produziert. Der Zellzusammenhalt ist hier, bedingt durch einen lipidreichen Interzellularkitt, herabgesetzt. Dadurch wird das Ausbröckeln des Ballenhorns ermöglicht, das die physiologische Hohlkehlung der Klauengrundfläche aufrechterhält (DIETZ & PRIETZ, 1981; MÜLLING, 1993).

»» Der *proximale Teil des Ballensegments*, der »weiche Ballen«, reicht palmar/plantar von der behaarten Haut bis zu einer gedachten Linie zwischen den beiden Enden der Zona alba (s. Abb. 9-194). Er umfaßt einen nichtfußenden palmaren/plantaren Abschnitt sowie einen fußenden Teil, den Ballenwulst. Die Subkutis formt das bis zu 2 cm dicke, vielfach gekammerte, kissenartige Ballenpolster (s. Abb. 9-194, 9-196). Die Lederhautzotten sind wirbelartig, weiter palmar/plantar dann wieder schräg proximodistal angeordnet. Die Ballenepidermis produziert weich-elastisches Horn, das schräg klauenspitzenwärts geschoben wird. Die Hornbildungsrate ist mit 8–12 mm/Monat sehr hoch, so daß dieses Horn schnell über das harte distale Ballenhorn geschoben wird. In seiner Feinstruktur ist das weiche Ballenhorn durch zahlreiche Fetttropfen in den Hornzellen und einen unregelmäßig blasig erweiterten Interzellularraum gekennzeichnet. Der Interzellularkitt ist reich an Lipiden. Der vergleichsweise hohe Fettgehalt ist für die Elastizität dieses Horns verantwortlich, die auch bei sehr geringem Wassergehalt erhalten bleibt. Diese Elastizität ermöglicht dem Horn ein funktionelles Zusammenwirken mit dem Ballenpolster im Stoßbrechungsmechanismus der Klaue (s. Klauenmechanik).

■ **Hornqualität:** Die Hornqualität ist eine *segmentspezifische* Eigenschaft des Klauenhorns und ist den lokal unterschiedlichen funktionellen Anforderungen der einzelnen Klauensegmente angepaßt. Innerhalb eines Hornschuhs bestehen also große Qualitätsunterschiede. Um Hornqualität und die sie bestimmenden Einflüsse zu verstehen und zu beurteilen, müssen sowohl der Aufbau des Klauenhorns als auch sein Entstehungsprozeß betrachtet werden. Häufig werden die Druckhärte oder die Zerreißfestigkeit gemessen, um Hornqualität zwischen den Segmenten einer Klaue und zwischen mehreren Tieren vergleichbar zu machen. Diese physikalischen Materialprüfungen erfassen aber immer nur einen Teilaspekt der Hornqualität und nicht die Hornqualität als die Summe verschiedener Materialeigenschaften, wie z. B. Härte, Elastizität, Wasserbindungsvermögen, Resistenz gegen Chemikalien oder bakterielle Enzyme.

Betrachtet man das Klauenhorn in seinem Aufbau aus Hornzellen und Interzellularkitt (Abb. 9-198), so gleicht es einer Mauer aus Ziegelsteinen und Mörtel. Dabei wird deutlich, daß drei Gruppen von *strukturellen Elementen* die Hornqualität bestimmen (MÜLLING, 1993):

- Intrazelluläre Bestandteile, also v. a. Art und Menge der Keratinproteine und ihre chemische Bindung.
- Interzelluläre Merkmale, d. h. die Zusammensetzung, Menge und Verteilung des Interzellularkitts.
- Die Architektur des Hornzellverbandes, d. h. die Anordnung und das Verhältnis von Röhrchen- und Zwischenröhrchenhorn sowie der Aufbau der Röhrchen aus Mark und Rinde.

Die Bildung dieser Strukturen in den lebenden Epidermiszellen wird ihrerseits von einer ganzen Reihe von *endogenen und exogenen Faktoren* beeinflußt. Genetische Einflüsse legen den Rahmen fest und sind daher an erster Stelle zu nennen. Große Bedeutung hat hier aber auch die Stoffwechsellage des Tieres. Extremsituationen im Kohlenhydrat- und Lipidstoffwechsel, wie sie im peripartalen Zeitraum auftreten, beeinflussen die Bildung und die Qualität des Klauenhorns nachhaltig. Hinzu kommt die Wirkung von vasoaktiven Substanzen, wie Stoffwechselprodukten, Mediatoren und Toxinen (s. Kap. 9.14.8), auf die Lederhautgefäße. Die resultierenden Alterationen der Mikrozirkulation führen zu einer direkten Reaktion der Epidermis in Form einer Differenzierungs- und Verhornungsstörung. In diesem Zusammenhang sind auch die Mineralstoff- und Vitaminversorgung zu nennen. Für die Vitamine A, E und H sowie für etliche Mineralstoffe und Spurenelemente, wie z. B. Kalzium, Phosphat, Selen, Zink, sind die Zusammenhänge zwischen der Substanz und dem Effekt in der Epidermiszelle z. T. bereits geklärt (MÜLLING et al., 1999).

Alle diese Einflüsse, die direkt auf die Produktion und Qualität des Horns einwirken, werden als *primäre Faktoren* zusammengefaßt.

Die Qualität des einmal gebildeten Horns wird darüber hinaus durch eine Vielzahl *exogener Einflüsse* verändert oder sogar massiv herabgesetzt. Hierzu zählen sämtliche physikalischen, chemischen und mikrobiellen Einwirkungen aus der Umwelt. Beispielhaft seien die Feuchtigkeit, die Stallbodenbeschaffenheit, Chemikalien (z. B. in der Gülle) sowie keratolytische Bakterien genannt. Inwieweit derartige Umwelteinflüsse das Horn verändern oder zerstören, hängt von der durch die primären Faktoren bestimmten Qualität des Klauenhorns ab, weshalb sie als *sekundäre Einflußfaktoren* bezeichnet werden.

Der *Wassergehalt des Horns* ist der zentrale sekundäre Faktor, da er die Bruchfestigkeit des Klauenhorns bestimmt, die dessen wichtigstes biomechanisches Qualitätsmerkmal ist. Der Wassergehalt hängt wesentlich vom Proteinmuster in den Hornzellen und von der Zusammensetzung des Interzellularkitts ab. Der physiologische Wassergehalt, bei dem das Klauenhorn seine optimale Bruchfestigkeit besitzt (BERTRAM &

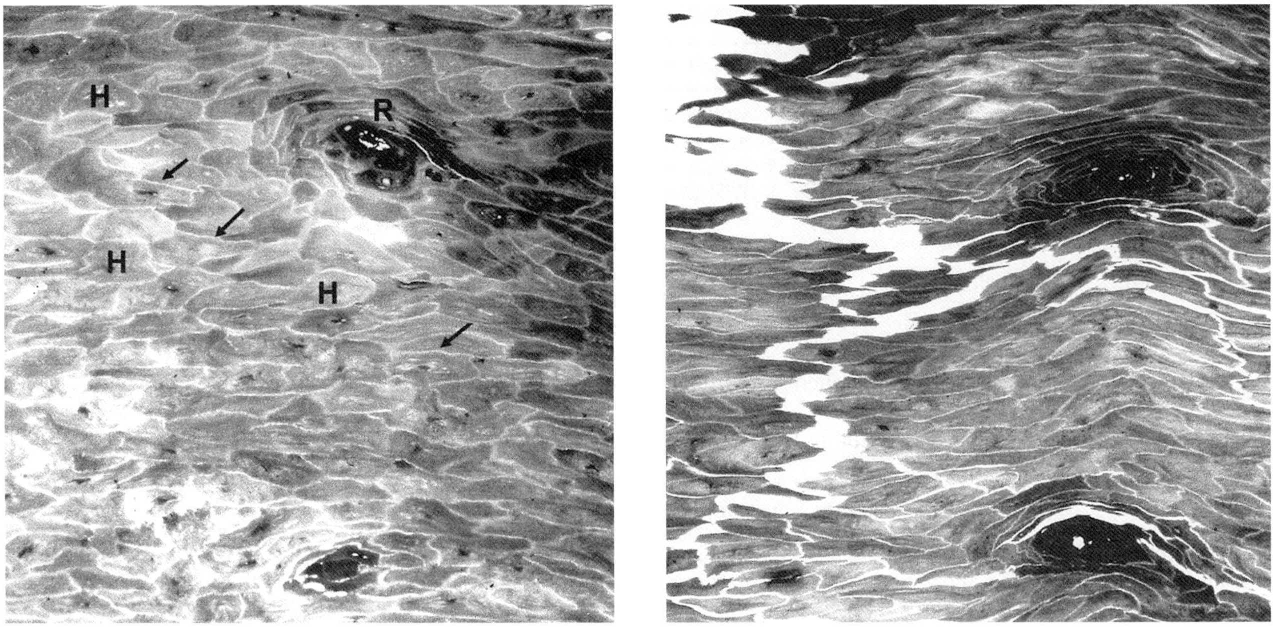

Abbildung 9-198 Mikroskopisches Bild des Klauenhorns im Ballensegment (Übergang proximaler-distaler Teil).
Links: Unverändertes gesundes Ballenhorn. Die Hornzellen (H) sind an den Zellgrenzen (Pfeile) durch Interzellularkitt verbunden. Hornröhrchen (R) sind in das Zwischenröhrchenhorn eingebettet.
Rechts: Veränderungen im Ballenhorn nach Inkubation in Gülle. Der Interzellularkitt ist teilweise herausgelöst, zahlreiche Risse im Interzellularraum zerstören die Struktur des Hornzellverbandes.

Gosline, 1987), liegt für das Kronhorn der Platte bei 10–20%, für das Sohlen- und das distale Ballenhorn bei 20–35% und für das proximale Ballenhorn bei bis zu 40% (Dietz & Prietz, 1981). Bezogen auf diese Werte, verschlechtern sowohl ein geringerer als auch ein höherer Wassergehalt die Widerstandsfähigkeit des Klauenhorns. Die Proteine, ihr Wasserbindungsvermögen und der Wassergehalt des Horns können durch Chemikalien wie Kupfersulfat oder Formalin verändert werden, was der hornhärtenden Wirkung von Klauenbädern zugrunde liegt.

Das *Stallbodenmilieu* mit seiner Vielzahl chemischer und biologischer Einzelfaktoren ist ein andauernd destruierend auf das Klauenhorn einwirkender sekundärer Faktor. Im Modellversuch zur Untersuchung der konkreten Wirkung dieses Milieus auf das Klauenhorn (Mülling, 1993) stellte sich *Gülle* als ein chemisches Gemisch mit erheblichem hornzerstörendem Potential dar. Frische Gülle (Kot-Urin-Wasser-Gemisch) löst aus darin inkubierten Hornproben insbesondere den Interzellularkitt heraus, während die Hornzellen zunächst kaum Strukturveränderungen erfahren. Als direkte Folge der Güllewirkung geht der Zellzusammenhalt und damit fortschreitend die strukturelle und funktionelle Integrität des Hornzellverbandes verloren (s. Abb. 9-198). In die entstehenden Mikrorisse dringen unter Stallbedingungen *Bakterien* ein, die mit ihren Enzymen die Zerstörung des Interzellularkitts fortsetzen. Mechanische Beanspruchung führt zur Erweiterung der Risse; das Ergebnis ist ein m. o. w. ausgedehnter Zerfall von Klauenhorn, wie er bei der Mazeration des Ballenhorns sichtbar wird. Demgegenüber löst eine *Harnstofflösung* (1molar) bei alleiniger Einwirkung nahezu ausschließlich die Keratinproteine aus den Hornzellen heraus und zerstört auf diesem Wege die Stabilität des Klauenhorns. Eine wichtige Maßnahme in der Prophylaxe von Klauenerkrankungen in modernen Haltungssystemen liegt mit Sicherheit darin, den destruierenden Einfluß des Harn-Kot-Gemisches einschließlich der Bodenfeuchte einzuschränken.

■ **Prädilektionsstellen für Klauenerkrankungen:** Bereits an der gesunden Klaue bestehen strukturell bedingte Prädilektionsstellen für die Entwicklung von Klauenerkrankungen. Strukturelle Besonderheiten machen diese Bereiche anfällig gegenüber physikalischen, chemischen und biologischen Einwirkungen, d. h. Druckbelastung, Abnutzung, Hornzersetzung, Eintritt von Bakterien.

➤ Eine derartige Prädilektionsstelle (Übersicht 9-6) ist der *Übergang vom proximalen in den distalen Abschnitt des Ballensegments* zwischen den beiden Enden der weißen Linie (s. Abb. 9-197). Hier grenzen Hornmassen unterschiedlicher Konsistenz aneinander, was die Entstehung von Rissen im Horn begünstigt. Das weiche Horn aus dem proximalen Teil des Ballens wird über das harte Horn des distalen Teiles gescho-

Übersicht 9-6 Struktur, Beschaffenheit, Funktion und Schwachstellen des Hornes in den Klauensegmenten

Segment	Horntyp	Beschaffenheit	Funktion/Schwachstellen
Saumsegment	Röhrchenhorn	weich-elastisch; älteres: bröckelig lipidreich	Übergangszone weiche Haut → hartes Kronhorn
Kronsegment	Röhrchenhorn	hart, 4–8 mm/Monat Interzellularspalt eng glykoproteinreicher Kitt	tragender Teil der Klauenkapsel widerstandsfähige Schutzschicht
Wandsegment	Blättchenhorn	hart	Verbindungsschicht, Kraftübertragungauf das Klauenbein, empfindlich für Zirkulationsstörungen
Weiße Linie (= Horn des Wandsegmentes)	Blättchen- und Röhrchenhorn (Kappen- und Terminalhorn als Füllhorn)	Blättchenhorn hart Füllhorn weich	flexible Verbindung Klauenwand → Sohle Schwachstelle für Zusammenhangstrennungen und/oder Infektionen
Sohlensegment	Röhrchenhorn, schräg apikal gerichtet	hart, Interzellularspalt eng, glykoproteinreicher Kitt	Last-/Druckaufnahme bei der Fußung → Druckschäden
Ballensegment distaler (= apikaler) Teil	Röhrchenhorn, schräg apikal gerichtet	hart, axial weicher und bröckelig	beteiligt an Fußung/Druckaufnahme → Druckschäden
proximaler (= mittlerer) fußender Teil	wirbelartig	weich-elastisch, 8–12 mm/Monat	beteiligt an Fußung und Stoßbrechung axialer Übergangsbereich → Prädilektionsstelle für Rusterholzsches Geschwür; Ballenwulst → Lederhautquetschung
proximaler nichtfußender Teil	schräg apikal gerichtet	weich-elastisch, Zellen und Kitt lipidreich	elastischer Schutz; Prädilektion für chemische/bakterielle Mazeration

ben. Dies kann in Verbindung mit der Gewichtsverlagerung infolge Überwuchses der dorsalen und abaxialen Wand (sog. »Abkippen« der Klaue nach hinten innen) zu einer unphysiologischen Druckbelastung oder sogar zu einer Quetschung der eingeschlossenen lebenden Epidermis und der Lederhaut führen. Diese strukturellen Gegebenheiten sind im Zusammenwirken mit den Haltungsbedingungen dafür verantwortlich, daß sich hier die typische Lokalisation des Rusterholzschen Klauengeschwüres befindet, eine der häufigsten Klauenerkrankungen.

➤ In der gesamten *weißen Linie* (s. Übersicht 9-6) besteht aufgrund der strukturellen Heterogenität in Herkunft und Beschaffenheit der Hornmassen eine Disposition für Zusammenhangstrennungen sowie für chemische und mikrobielle Zersetzung des Horns. So werden das äußere Kappenhorn und das innere Kronhorn räumlich weit voneinander getrennt gebildet und sind daher nur relativ locker miteinander verbunden. An dieser Stelle der mechanisch stark beanspruchten weißen Linie besteht eine Neigung zur Bildung von Mikrorissen. Diese breiten sich aus und können letztendlich zur reißverschlußartigen Zusammenhangstrennung zwischen Kappenhorn und Kronhorn führen (»Lose Wand«, Kap. 9.14.5).

Im Terminalhorn der weißen Linie neigen die Hornmassen im Zentrum der dicken Hornröhrchen zum Herausbröckeln. Dadurch entstehen kapilläre Spalten, die den Eintritt gelöster Chemikalien sowie keratolytischer Mikroorganismen begünstigen und so die Hornzerstörung einleiten. Die Folgen sind aszendierende Infektionen mit Eiter- und Nekroseerregern und dadurch bedingte Entzündung der Lederhaut (Pododermatitis septica circumscripta; »Eitrig-hohle Wand«, Kap. 9.14.14; engl. »white line disease«).

➤ Alle Bereiche mit hoher Hornbildungsrate und damit verbundener intensiver Zellproliferation sind anfällig gegen Störungen der Mikrozirkulation, die bereits bei leichter Quetschung oder durch die Wirkung vasoaktiver Substanzen entstehen können. Insbesondere dort, wo sehr viel Horn über einer relativ kleinen versorgenden Lederhautoberfläche gebildet wird, ist diese Anfälligkeit hoch (Budras et al., 1996). Das ist in der Kappenepidermis sowie im proximalen Ballen- und im Kronsegment der Fall.

■ **Klauenmechanik:** Die Klaue ist eine Schutzeinrichtung für die umschlossenen Strukturen der Gliedmaßenspitze gegen mechanische, chemische und biologische Einwirkungen aus der Umwelt. Diese Funktion ist unter den Bedingungen der intensiven Stallhaltung besonders gefordert. Außerdem dient die Klaue der Kraftübertragung vom Stützskelett auf den Klauenschuh beim Fußen (und umgekehrt) und über letzteren auf den Untergrund. Das Klauenbein ist über die Gewebe des Wandsegments im epidermalen

Klauenschuh aufgehängt. Die alternierende, innige Verzahnung von Epidermis- und Lederhautblättchen im Wandsegment schafft eine mechanisch belastbare Verbindung zwischen der verhornten Klauenkapsel und der Lederhautoberfläche und über das Kollagenfasersystem der Lederhaut letztendlich mit dem Klauenbein. Die Gesamtheit dieser Strukturen kann analog dem Hufbeinträger des Pferdes als »Klauenbeinträger« bezeichnet werden.

Über diesen Befestigungsapparat wird die Druckkraft, die durch die Körpermasse auf das Stützskelett ausgeübt wird, in einen Zug an der Innenseite der Klauenkapsel umgewandelt. Ein kleinerer Teil der Kraft wirkt direkt als Druck auf das Kronsegment. Am Distalende der Klauenplatte entsteht dann eine Druckbelastung des Tragrandes, der damit auf sehr geringer Fläche die gesamten im Wandsegment angreifenden Kräfte aufzunehmen hat. Im Vergleich zu den Verhältnissen am Pferdehuf ist der Klauenbeinträger jedoch aufgrund struktureller Unterschiede, insbesondere des Fehlens von sekundären Lederhautblättchen, weniger leistungsfähig.

Im Unterschied zu den Belastungsverhältnissen am Pferdehuf wird das Klauenbein auch im Ballenbereich gestützt (Bruhnke, 1928; Clemente, 1979; Distl et al., 1990); neben der Befestigung über das Wandsegment lasten beim Rind 40–60% der Gewichtskraft direkt auf den fußenden Bereichen der Sohle und des Ballens (s. Abb. 9-197). Beim Fußen werden die Druckkräfte durch den Stoßbrechungsmechanismus der Klaue aufgenommen und verteilt. In diesem Mechanismus wirken Ballenpolster und weich-elastisches Ballenhorn in funktioneller Einheit wie ein Stoßdämpfer. Sie nehmen die beim Fußen entstehenden impulsartigen Druckkräfte auf und verteilen sie gleichmäßig auf alle Gewebe. In geringerem Maße kommt eine derartige stoßbrechende Funktion auch dem druckbelasteten Kronpolster zu.

Neuere Untersuchungen zeigen, daß die Klauenkapsel bei Belastung zumindest in der oberen Hälfte der Platte einsinkt, wie es für den Huf beschrieben ist. Dies geschieht infolge der Aufhängung und des daraus resultierenden Zuges innen an der Klauenkapsel. Im Ballen ist eine deutliche Kompression des Ballenpolsters zu verzeichnen, die zur seitlichen Erweiterung der Klauenkapsel in diesem Bereich führt. Diese elastischen, den Belastungsdruck dämpfenden Verformungen des Hornschuhs bezeichnet man als *»Klauenmechanismus«*.

Infolge der mechanischen Beanspruchung beim Fußen üben Teile des Klauenbeins von innen Druck oder Zug auf die Ballen- bzw. Wandlederhaut aus. Ihr Gewebe wird bereits unter physiologischen Verhältnissen permanent entweder direkt durch die Krafteinwirkung oder indirekt über Einschränkungen der Mikrozirkulation beansprucht. Zusätzliche lokale Druckerhöhungen durch Veränderungen der Klauenform führen sehr schnell zu irreversiblen Gewebeschädigungen und damit verbundenem Funktionsverlust. Für eine physiologische Kraftverteilung auf die dafür ausgelegten Bereiche muß die Klaue unbedingt eine funktionsgerechte Form aufweisen. Diese verändert sich jedoch bei ungenügendem oder unregelmäßigem Abrieb durch das kontinuierlich nachgebildete Horn fortlaufend, so daß eine regelmäßige Korrektur des Klauenschuhs entsprechend den oben erläuterten biomechanischen Erfordernissen erfolgen muß.

9.14.3 Abnorme Klauenformen und Stellungsanomalien der Zehe

G. Dirksen

Definition: In Gestalt und Größe von der Norm abweichende Formen des Klauenschuhs sowie abnorme Stellung der Zehen. Bei der klinischen Beurteilung wird im allgemeinen von den rassetypischen, nach den gegenwärtigen Kriterien als »Normalklauen« (d. h. gesund, form- und größengerecht) einzustufenden Zehenendorganen von Milchkühen in der ersten Laktation ausgegangen (Übersicht 9-7). *Andere Bezeichnungen:* abnormal claw forms, claw deformations.

Vorkommen, Ursache: Anomalien des Klauenschuhs sind überwiegend erworben und dann meist auf ein Mißverhältnis zwischen Hornwachstum und -abnutzung, auf mangelhafte Klauenkorrektur, Wachstumsstörung des Horns oder Stellungsfehler an den Gliedmaßen zurückzuführen. Mitunter liegt der Formveränderung eine erbliche Prädisposition oder ein Erbmangel zugrunde. Erworbene Deformationen können an allen Zehen vorkommen, jedoch werden am häufigsten die Außenklauen der Hintergliedmaßen betroffen. Sie sind bei Kühen im allgemeinen etwas größer als die medialen, während sich an den Vorderextremitäten nicht selten die inneren Klauen mit der Zeit stärker entwickeln. Eingehende Untersuchungen haben ergeben, daß die form- und größenbestimmenden Klauenmaße (Dorsalwandlänge und -winkel, Ballenhöhe und -länge, Sohlenfläche, Diagonale; Abb. 9-199) bereits innerhalb der physiologischen Klauenform einer erheblichen genetisch bedingten (rassegebundenen und individuellen) Variation unterliegen.

Formen, Auswirkungen: Die Bezeichnungen sowie die Charakteristika und Auswirkungen verschiedenartiger *Form- und Stellungsanomalien* sind im wesentlichen in Übersicht 9-7 aufgeführt; hinsichtlich der *»Reheklaue«* siehe Kapitel 9.14.8. Ergänzend ist anzumerken, daß *Korkenzieherklauen* (Abb. 9-200, 9-201) sowohl in einer erworbenen als auch in einer

Übersicht 9-7 Charakteristika und Auswirkungen verschiedenartiger Formveränderungen und Stellungsanomalien der Rinderklaue

Klauenform/-bezeichnung	Charakteristika	Auswirkungen
• »Normalklaue« = regelmäßig geformte Klaue des erwachsenen weiblichen Rindes	- Klauengröße entsprechend Gewicht und Rahmen des Tieres; Vorderwandwinkel* ~ 50° (45°–55°), Vorderwandlänge* 60–80 mm, Ballenhöhe* 30–40 mm, Diagonale 100–130 mm; Klauenspalt eng, festes Wand- und Sohlenhorn, natürliche Sohlenkehlung	- ausgeglichene Belastung und Abnutzung; funktionsfähige Klauenmechanik; gesunde Klauen
• **Stallklaue** i. e. Sinne	- Überwuchs an Vorderwand, vorderer abaxialer Seitenwand und im apikalen Bereich der Sohle; spitzer Vorderwandwinkel (oft < 45°)	- erhöhte Belastung hinten innen, d. h. der fußenden Ballensegmente und der axialen Wand
• **Pantoffelklauen**	- lange und breite Dorsalwand Ballen niedrig, untergeschoben	- erhöhte Belastung hinten, mitunter »volle/ vorgewölbte Sohle«, Tendenz zu »loser Wand«
• **flache Klauen**	- spitzgewinkelte breite Vorderwand bei geringer Ballenhöhe	- wie oben
• **Schnabelschuhklauen**	- Klauenspitze aufgebogen und	- extreme Ballenbelastung, Klauenbeindeformierung
• **Posthornklauen**	- mitunter posthornartig zurückgebogen	
• **Scherenklauen**	- überlange Klauenspitzen nach axial umgebogen und sich überdeckend/kreuzend	- übermäßige Ballenbelastung, Klauenmechanik und Abrollen gestört
• **Rollklaue**	- abaxiale Seiten- und Ballenwand konvex, distal eingezogen, axiale Wand gestreckt	- druckbedingte Deformierung des Klauenbeines und Torsion in der Saggitalen, Klauenmechanik hochgradig gestört, Lederhautquetschung
• **Zwangklaue**	- abaxiale Wand konvex übergewachsen, axiale Wand konkav	
• **Korkenzieherklaue**	- hochgradige Zwangklauen hinten beiderseits außen	
• **Bockklaue**	- Vorderwandwinkel > 55°, gleich hohe Vorder- und Ballenwand	- erhöhte Belastung und Abnutzung der Klauenspitze, steile oder bärenfüßige Stellung der Zehe
• **Stelzklaue**	- Ballen höher als Vorderwand	
• **Spreizklaue**	- anormal weite Spreizung der Klauenspitzen beim Fußen unter gleichzeitigem Auseinanderweichen der Kron- und Fesselbeine	- Reizung des Zwischenklauengewebes und der Insertionsstellen der gekreuzten Bänder → Limaxbildung
• **Kippklaue**	- Hochklappen der Klauenspitze bei der Fußung nach Durchtrennung der tiefen Beugesehne	- Überlastung des Ballens

* Siehe Abb. 9-199

erblich bedingten Form vorkommen. Kennzeichnend für erstere ist, daß sie vereinzelt oder in unregelmäßiger Lokalisation auftritt, während sich letztere nur an den Außenklauen der Hintergliedmaßen oder hier am stärksten zeigt. Die Deformation setzt im 2. Lebensjahr ein und kann mit fortschreitendem Alter einen Grad erreichen, daß die Tiere auf der Außenwand der Klaue fußen. Sie ist offenbar auf übermäßiges Wachstum des hinteren Abschnittes der abaxialen Wand zurückzuführen, wobei möglicherweise die von Bouckaert et al. (1958) bei derartigen Patienten beobachtete permanente Drehung des Kronbeins um seine Längsachse von Bedeutung ist.

Auch *Spreizklauen* (Abb. 9-202) scheinen teils erworben, teils erblich veranlagt zu sein. So zeigten Jersey-Kälber bestimmter Abstammung bereits im Alter von 2–4 Monaten eine derart starke schmerzhafte Klauenspreizung, daß sie erheblich lahm gingen. Die Spreizung dürfte im allgemeinen auf einer Erschlaffung des interdigitalen Bandapparates beruhen, wodurch die Zehenknochen von den Fesselgelenken ab auseinanderweichen und sich an der dorsalen Haut eine zentrale Längsrinne bildet. Es ergab sich eine enge Beziehung zwischen Spreizklauen, flacher Fesselstellung und Limaxbildung.

Bei ausgeprägten *Scherenklauen* (Abb. 9-203) sowie bei paarig auftretenden *hochgradigen Größenunterschieden*

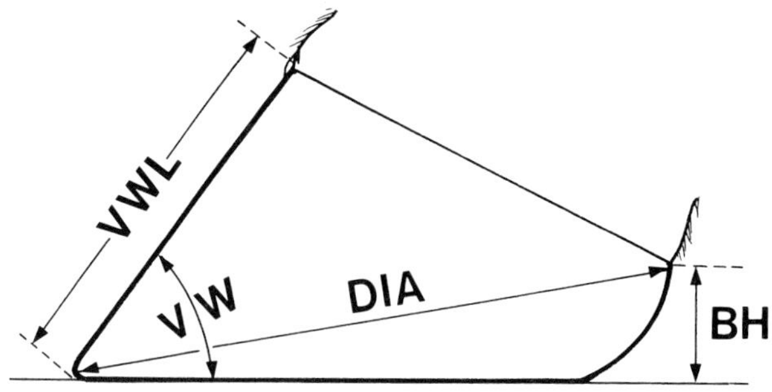

Abbildung 9-199 Gebräuchliche Maße zur Beurteilung der Klauenform: VWL = Vorderwandlänge zwischen Kronen- und Tragrand; VW = Vorderwandwinkel zwischen Dorsalwand und Sohle oder Boden (wird unterschiedlich gemessen); BH = Ballenhöhe zwischen dem Boden und der Grenze Ballenhorn-Haut; DIA = Diagonale zwischen Klauenspitze und Grenze Ballenhorn-Haut (Maße s. Übersicht 9-7, »Normalklaue«)

zwischen Innen- und Außenklauen könnten ebenfalls erbliche Einflüsse im Spiele sein.

Als *Krallenklaue* (Abb. 9-204) wird eine Anomalie bezeichnet, bei welcher der Hornschuh an Sohle und seitlicher Wand derart ausgeschliffen ist, daß er ein krallenartiges Aussehen erhält. Ursache der Deformierung ist die nicht tiergemäße Gestaltung des Standplatzes und des Gitterrostes für die Schwemmentmistung, dessen Stäbe die Auskehlung bedingen.

Als nachteilig sind auch Klauen zu beurteilen, die zwar der erwünschten Form entsprechen, im *Verhältnis zu Gewicht und Größe der Tiere aber als zu klein* (Abb. 9-205) einzustufen sind. Das gilt insbesondere, wenn ihre Zehenachse, die von vorn und von der Seite gesehen gestreckt verlaufen soll, in den Klauen- und Fesselgelenken der Hintergliedmaßen »*bärenfüßig*« gewinkelt ist (s. Abb. 9-205). Ebenfalls ungünstig wirkt sich auch die »*kuhhessige*« (d. h. ab Sprunggelenk bodenweite) Stellung der Hintergliedmaßen aus, derzufolge die Außenklauen stärker als die medialen belastet werden.

Die *Afterklauen* sollen etwa stumpfkegelig geformt und nicht länger sein, als es dem Durchmesser ihrer Ansatzfläche entspricht. Bei Überwuchs (Abb. 9-206) können sie Krallen- oder Spitzkegelform annehmen und dann zu einem Risiko für Zitzenverletzungen werden.

■ **Symptome:** Alle genannten Form- und Stellungsanomalien bewirken fortschreitende Abweichung der Klauen von der normalen Zehenachse und damit unphysiologische Belastung. Ihre akuten Folgen sind Quetschungen der Lederhaut mit Blutaustritt (»Steingalle«) und Entzündung, gestörtes Hornwachstum und Produktion von qualitativ minderwertigem Horn sowie Entwicklung von Hohlräumen innerhalb des Horns oder zwischen Hornschuh und Lederhaut (z. B. »Doppelsohle«). An den tiefer gelegenen Geweben sind in den fortgeschrittenen Stadien chronische Reizerscheinungen wie Ostitis rarefaciens et condensans, Periostitis sowie Knorpelusuren im Klauen- und Krongelenk festzustellen, die schließlich zu chronischer Arthritis und Periostitis (mit Ankylosierung) oder/und zur Verknöcherung im Ansatzbereich der tiefen Beugesehne am Klauenbein führen. Das zerklüftete weiche Sohlen-Ballenhorn verfällt schließlich der Zersetzung, so daß die Lederhaut freigelegt wird (RUSTERHOLZsches Sohlengeschwür, Kap. 9.14.15); an flachen Klauen führt anormale Belastung im Verein mit minderwertigem Horn nicht selten zur Trennung von Wand- und Sohlenhorn im abaxialen Bereich der weißen Linie (*Lose Wand*, Kap. 9.14.5). Je nach Art und Grad der Deformation und etwaigen Komplikationen zeigen betroffene Tiere entweder nur klammen zögernden Gang oder deutliche Lahmheit und gewöhnlich auch Leistungsminderung (Milchrückgang, Gewichtsverlust, schwache/stille Brunst, schlechte Samenqualität).

■ **Behandlung, Beurteilung:** Bei älteren Kühen mit hochgradigen Klauenschuhdeformierungen oder schwerwiegenden Klauenanomalien wahrscheinlich erblicher Genese kann sich die Frage stellen, ob eine Behandlung (noch) vertretbar bzw. angezeigt ist. Dabei geht es nicht nur um die Beurteilung der Wirtschaftlichkeit, sondern auch um die der tierschutzgemäßen Haltung und der weiteren züchterischen Nutzung des Tieres.

Sonst besteht die Therapie in einer der jeweiligen Deformierung entsprechenden *orthopädischen Korrektur des Hornschuhs*, wobei das Ziel verfolgt wird, der Klaue wieder eine »normale«, dem Patienten gemäße und den Haltungsansprüchen genügende Gestalt zu geben. Einzelheiten hierzu in Kapitel 9.15.1. Schwerwiegende Veränderungen lassen sich mitunter nur allmählich, in mehreren Sitzungen in Abständen von Monaten korrigieren. Zwang- oder Korkenzieherklauen können durch regelmäßiges Beschneiden (alle 3–5 Monate) wesentlich gebessert werden, jedoch ist meist keine Dauerheilung zu erzielen. Bei gehäuftem Auftreten von Stallklauen ist zu prüfen, ob die Wiederherstellung der Klauengesundheit beim Einzeltier und im Bestand durch flankierende Maßnahmen unterstützt werden kann (s. u.).

■ **Prophylaxe:** Sie umfaßt die nachfolgend genannten Maßnahmen, zu denen weitere Einzelheiten an den bezeichneten Stellen sowie in den speziellen Abhandlungen nachzulesen sind:

➤ Regelmäßige funktionelle Klauenpflege, im allgemeinen in halbjährlichen Intervallen oder gemäß Bestandssituation (Kap. 9.15.1).

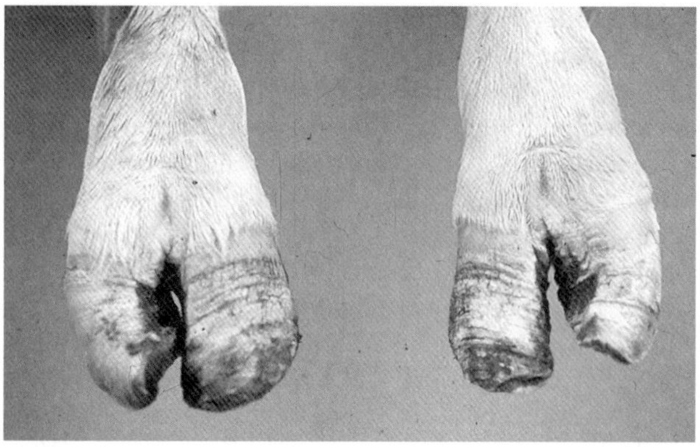

Abbildung 9-200 Anormale Klauenformen: Zwangklauen hinten beiderseits außen bei einer Braunviehkuh

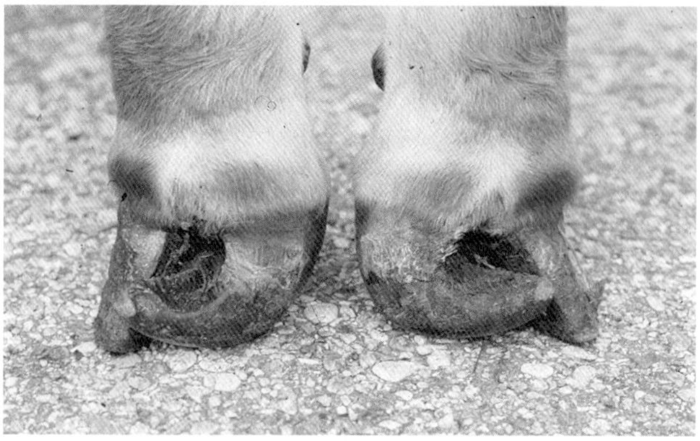

Abbildung 9-201 Korkenzieherklauen vorn beiderseits innen bei einer Braunviehfärse

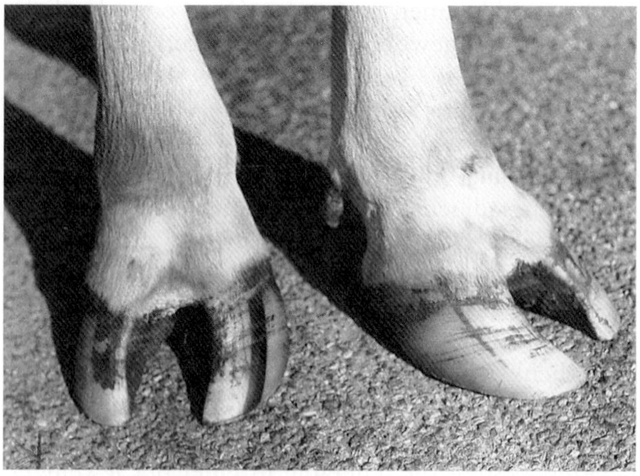

Abbildung 9-202 Spreizklauen

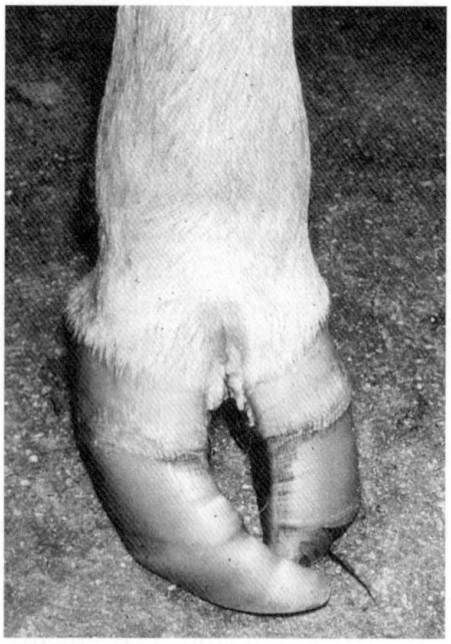

Abbildung 9-203 Scherenklauen

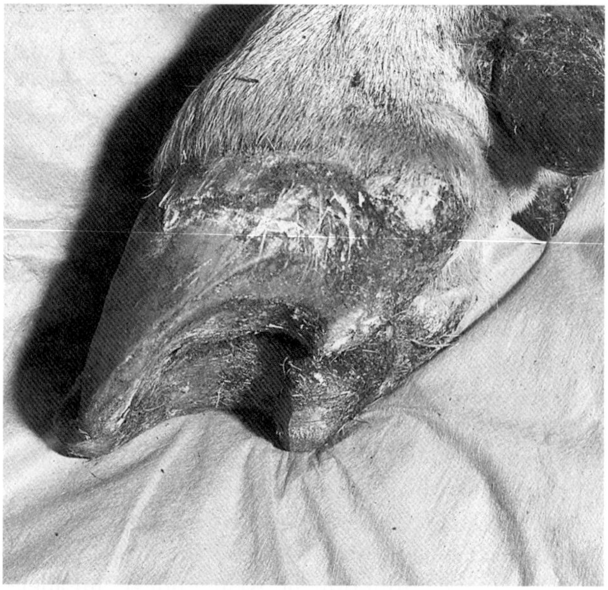

Abbildung 9-204 »Krallenklauen« hinten beiderseits, Ausschliff infolge ständigen Fußens auf einem Gitterrost

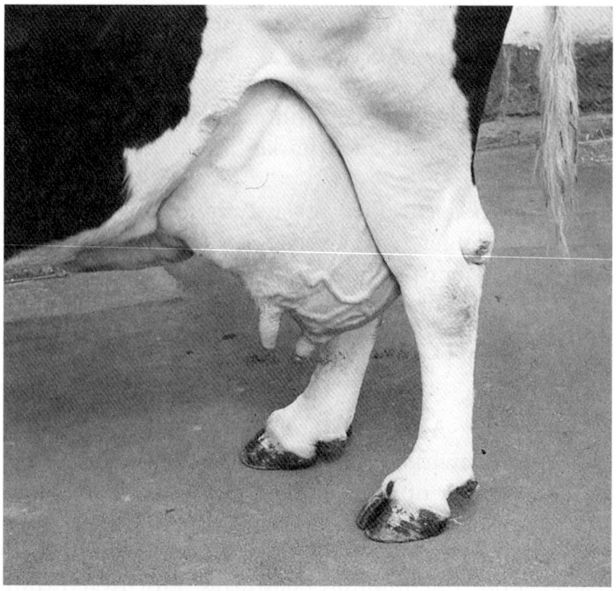

Abbildung 9-205 In bezug zur Körpermasse zu kleine Klauen und »Durchtrittigkeit«

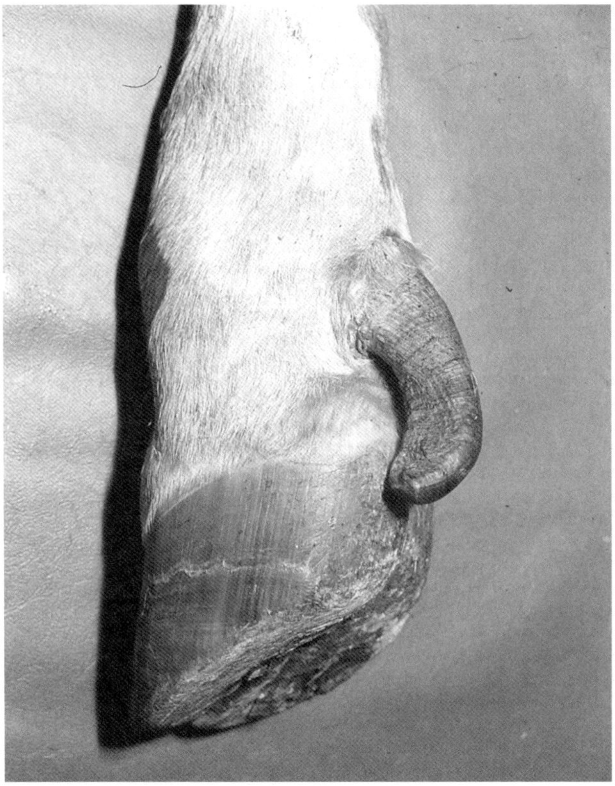

Abbildung 9-206 Bockklauen und überlange Afterklauen

➤ Den Bedarf an Energielieferanten, Proteinen (Aminosäuren), strukturierter Rohfaser sowie an Mengen- und Spurenelementen deckende Fütterung (Kap. 6.6.12, 9.14.2).

➤ Überprüfung des Haltungssystems auf mögliche Risikofaktoren für Hornschuhdeformationen (z.B. Stallbaufehler bezüglich Konstruktion, Ausführung, Einrichtungen; ungünstige Böden von Ausläufen und Wegen; unzureichende Zahl der Freßplätze, hohe Besatzdichte u.a.m.).

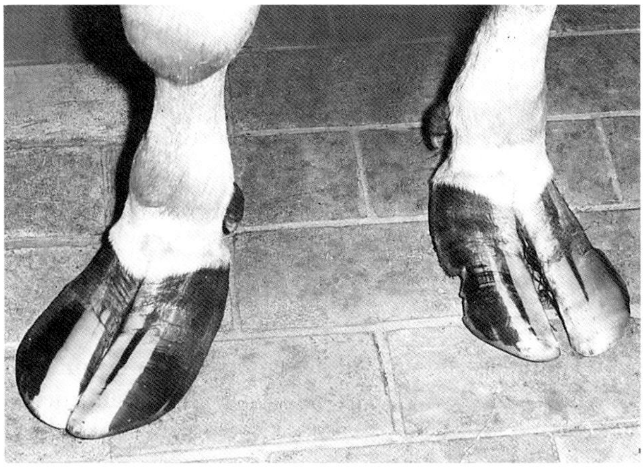

Abbildung 9-207 Flache Pantoffelklauen

➤ Zufütterung von täglich 10–20 mg Biotin pro erwachsenes Rind über ein halbes Jahr oder länger.

➤ Züchterische Maßnahmen: Kühe mit offensichtlich erblich veranlagten Klauenanomalien (z.B. Korkenzieherklauen) und als Vererber derartiger Abweichungen bekannte Vatertiere sollten von der weiteren Zuchtverwendung ausgeschlossen werden. Weitere Hinweise siehe Kapitel 9.14.1.

9.14.4 Säulen-, Ring- und Spaltbildung am Klauenschuh

Hornsäule: Eine umschriebene säulenartige oder mehr kegelförmige Zubildung an der Innenseite des Wandhorns. Sie zeigt sich vornehmlich im dorsalen Bereich – meist in der Nachbarschaft longitudinaler Hornspalten – und gibt beim Rind nur selten Anlaß zu Lahmheit. Als *Ursachen* kommen umschriebene chronisch-hyperplastische Lederhautentzündung sowie lokale Traumen/Läsionen im Kronsaumbereich in Frage; ferner werden erblich-dispositionelle Einflüsse in Betracht gezogen. Im Sohlenbereich auftretende, ähnlich geartete Verdickungen werden *Hornbeule* oder *Hornschwiele* genannt. Eine *Therapie* ist nur bei den mit Lahmheit verbundenen Fällen erforderlich und besteht in vorsichtigem Abtragen (Verdünnen) des übermäßig produzierten Horns bis dicht an die Lederhaut; das angrenzende Wandhorn wird zur Rinne hin abgeschrägt.

Hornringe: Parallel zum Kronrand verlaufende unterschiedlich breite Vorwölbungen und Vertiefungen des Wandhorns, das dadurch gewellt erscheint (Abb. 9-210). Sie bilden sich infolge periodisch erhöhter oder/und periodisch verminderter Hornproduktion.

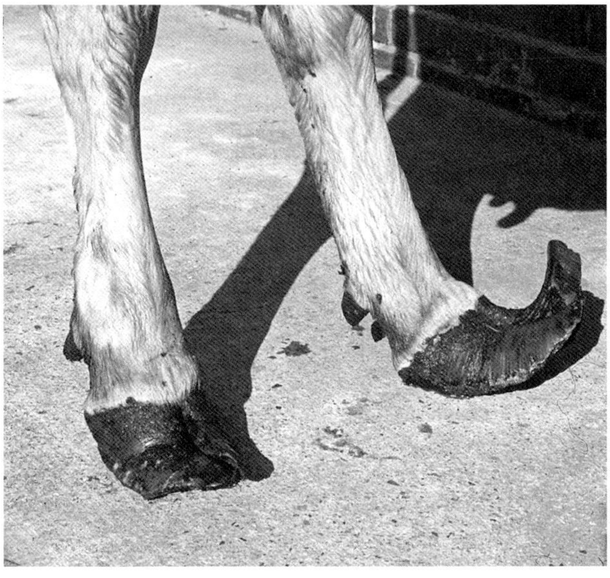

Abbildung 9-208 Schnabelschuhklauen

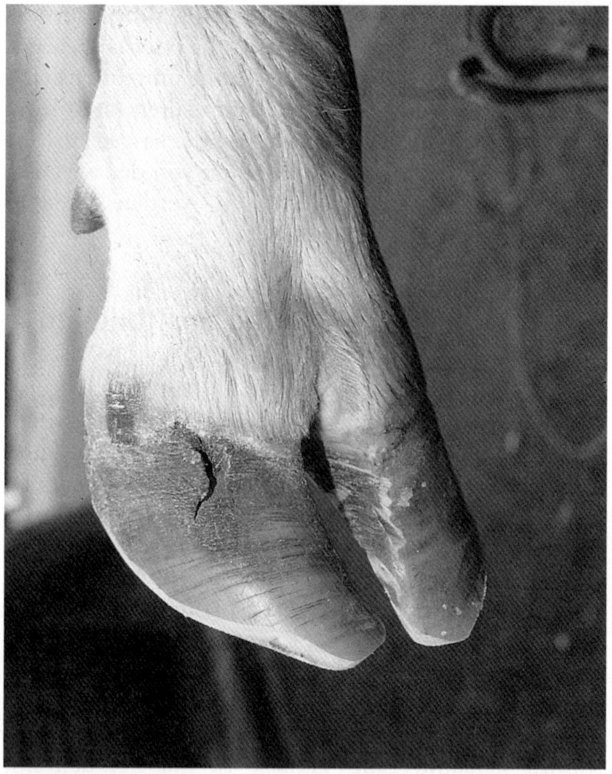

Abbildung 9-209 Kronenhornspalt, vermutlich traumatischen Ursprungs

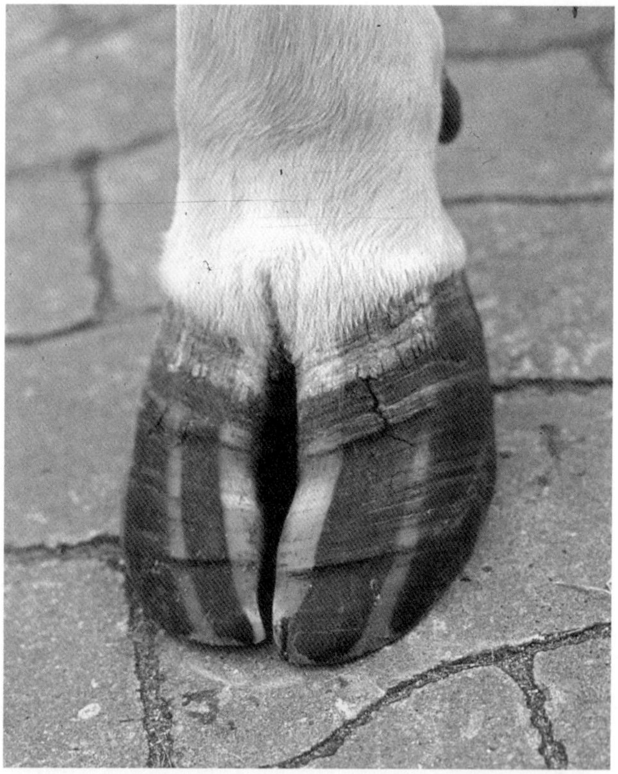

Abbildung 9-210 Longitudinale Hornspalten in der Dorsalwand beider Klauen, Tragerandhornspalt rechts sowie ausgeprägte Hornringe

So entstehen nach einschneidendem Futterwechsel, möglicherweise auch in Verbindung mit der Trächtigkeit, an allen Klauen sog. *Ernährungsringe*. An einzelnen Klauen auftretende wellenförmige Ring- und Rillenbildungen können durch Überlastung *(Belastungsringe)*, gestörte Durchblutung oder Entzündungsprozesse an Krone oder Lederhaut hervorgerufen werden. Da sich das dorsale Wandhorn pro Monat durchschnittlich um ca. 5 mm nach distal schiebt, kann aus dem Abstand zum Kronrand der ungefähre Zeitpunkt der Wachstumsänderung ermittelt werden. Ringbildungen im Zuge und Gefolge der chronischen *Klauenrehe* unterscheiden sich von den vorgenannten durch ihren ballenwärts divergierenden Verlauf.

Longitudinaler Hornspalt: Proximodistal verlaufende, meist im vorderen Bereich liegende Zusammenhangstrennung des Wandhorns (Fissura ungulae longitudinalis; engl. vertical fissure, »sandcrack«); sie kann *oberflächlich* oder *durchdringend* sein, d.h. bis an die Lederhaut reichen. Nach ihrer Lage und Länge werden folgende Formen unterschieden (Abb. 9-209, 9-210): *Kronenhornspalt* (nur am Kronrand oder bis zur Wandmitte reichend), *Tragrandhornspalt* (vom Tragrand bis zur Wandmitte), in der Wandmitte gelegene Zusammenhangstrennung sowie von der Krone bis zum Tragerand *»durchlaufende«* Spaltbildung.

Vorkommen, Ursache: Longitudinale Hornspalten kommen vorwiegend vereinzelt vor; unter bestimmten Haltungs- und Fütterungsbedingungen können sie aber herdenweise oder regional gehäuft auftreten. So betrug die Prävalenz in 11 kanadischen Fleischrinderbeständen bis zu 23%, wobei zu 80% die lateralen Vorderklauen betroffen waren (Hand et al., 1992). Einzelne Tiere können Spaltbildungen an mehreren Klauen in verschiedener Form aufweisen. Die Ursachen sind verschieden: trockenes sprödes Horn (oft zugleich aufgesplitterter Tragrand) oder andere Hornmängel (z.B. infolge Zinkmangel oder Selenvergiftung), unphysiologische Belastung (bei konkaver Vorderwand oder andersartiger Deformierung), absolute Überlastung bei hohem Körpergewicht und fortgeschrittenem Alter sowie Verletzungen des Kronsaumes; in Lokalisation und Form bilateral gleichartiges Auftreten spricht für erbliche Disposition. Mitunter sind longitudinale mit transversalen Spalten gekoppelt und gehen dann möglicherweise von letzteren aus.

Symptome, Verlauf: Im allgemeinen führen nur die durchdringenden Hornspalten zu Lahmheit, deren Grad von Art und Umfang der Lederhautbeteiligung abhängt. An der freigelegten Matrix können Eitererreger leicht Fuß fassen und eine schmerzhafte purulente Pododermatitis auslösen. Jede Spaltbildung ist daher sorgfältig auf ihre Tiefenausdehnung zu sondieren. Infolge des ständigen Bewegungsreizes bildet sich mitunter ein üppiges, über den Hornspalt hinauswachsendes und daher leicht verletzbares Granulationsgewebe (s. u.).

■ **Behandlung:** *Oberflächliche* Hornspalten werden bis auf die unbeschädigte Hornschicht ausgeschnitten, *durchdringende* Zusammenhangstrennungen müssen dagegen bis zur Lederhaut freigelegt werden. Es ist darauf zu achten, daß das unterminierte Horn restlos abgetragen wird und die Ränder des so entstehenden Wanddefektes flach auslaufen. Erforderlichenfalls zugleich den Hornschuh korrigieren. Überstehendes Granulationsgewebe ist abzutragen und anschließend ein Druckverband (mit einem Adstringens oder einem Antiseptikum) anzulegen; erforderlichenfalls kranke Klaue hochstellen. *Tragrandhornspalten* können durch umschriebene Auskehlung des Tragrandes entlastet werden, außerdem empfiehlt sich das Anlegen einer Querrinne oberhalb des Spaltes. Nicht durchdringende Hornspalten kann man auch versuchsweise mit Kunstharz absichern.

Die Heilung erfolgt durch allmähliches Herabwachsen gesunden, ungespaltenen Horns; die Prognose ist im allgemeinen günstig, im Falle von Kronsaumdefekten jedoch vorsichtig zu stellen.

Axialer longitudinaler Hornspalt (engl. axial wall crack): Diese longitudinale Spaltbildung zeigt insofern eine Besonderheit, als sie regelmäßig an einer bestimmten Lokalisation auftritt, nämlich im vorderen Teil der axialen Wand, wo sich Kron- und Wandsegment verkleinern, die Stärke der Hornwand abnimmt und der Hornschuh konkav, mitunter rinnenförmig, eingezogen ist. Die Schwächung der Hornwand und der Druck auf den dorsalen Kronbereich (s. Klauenmechanismus, Kap. 9.14.2) bedingen offenbar, daß hier eine Prädilektionsstelle für koronäre Zusammenhangstrennungen besteht. Der Klauenmechanismus, d. h. die mit dem Einsinken des dorsalen Kronbereichs verbundene Reizung der freiliegenden Lederhaut, bietet auch eine (hypothetische) Erklärung dafür, daß sich an dieser Stelle nicht selten üppige Granulation entwickelt. Ob eine genetische Prädisposition oder besondere Umwelteinflüsse mit im Spiele sind, ist unklar, jedoch wurde die Spaltbildung vermehrt bei ganzjährig geweideten Kühen, die täglich lange Wege zum Melkhof zurücklegen mußten, beobachtet (VERMUNT, 1998). Ansonsten gilt das oben Gesagte.

Transversaler Hornspalt: Nahezu parallel zum Kronsaum verlaufende Zusammenhangstrennung des Wandhorns (Fissura ungulae transversalis); sie kann umschrieben sein (»Hornkluft«) oder sich rings über die ganze Hornwand erstrecken; ferner ist zwischen *oberflächlichen* und bis zur Lederhaut *durchdringenden* Defekten zu unterscheiden. *Andere Bezeichnungen:* Hornkluft, zirkulärer Hornspalt, chronisches Ausschuhen, engl. horizontal fissure, horizontal defect, »hardship groove«, »thimble«.

■ **Vorkommen, Ursache:** Transversale Spaltbildungen sind relativ oft zu beobachten und können aus verschiedenen Gründen entstehen. Unmittelbarer Anlaß ist eine Störung des Hornwachstums im Bereich des Kronsegments, wodurch die Hornproduktion kurzzeitig unterbrochen oder nur dünnes schwaches Wandhorn gebildet wird, das später bricht. Als Primärursachen sind zu nennen: örtliche Verletzungen oder/und Entzündungen des Kronsaums (koronäre Phlegmone, Kap. 9.14.17; Kronsaumdurchbruch bei eitriger Pododermatitis, Kap. 9.14.14 u. a. m.) sowie systemische Erkrankungen mit Beteiligung des Kronsaumes und/oder der Lederhaut (Klauenrehe, Kap. 9.14.8; Maul- und Klauenseuche, Kap. 12.2.1; Stomatitis vesicularis, Kap. 6.1.6; Blauzungenkrankheit, Kap. 6.1.7; Intoxikationen, wie z. B. chron. Selenvergiftung, Kap. 12.3.9; Ernährungsmängel u. a. m.). An deformierten Klauen kommt es nicht selten zu tiefen abaxialen Rissen im distalen Wandbereich, in deren Gefolge die Klauenspitze abbrechen kann (Abb. 9-211).

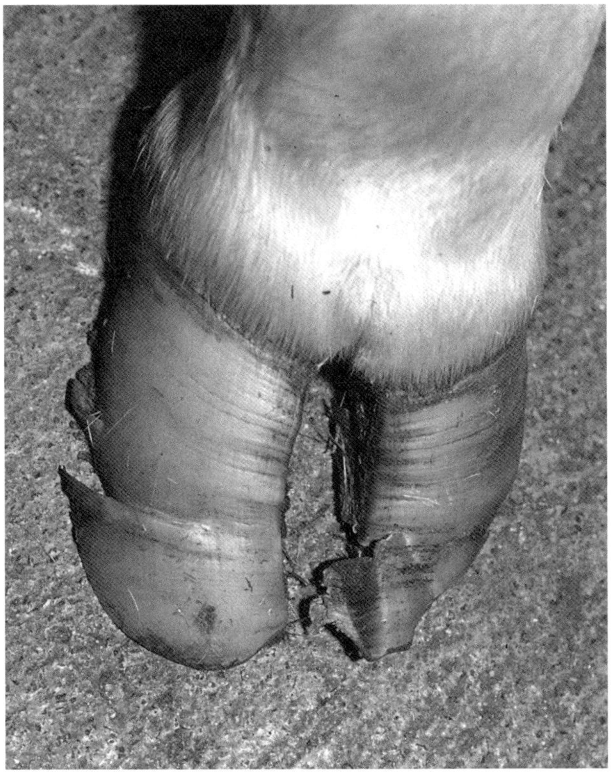

Abbildung 9-211 Zirkuläres Aufspalten und Abreißen des dünnen Wandhorns an den Klauenspitzen (möglicherweise nach leichter Klauenrehe)

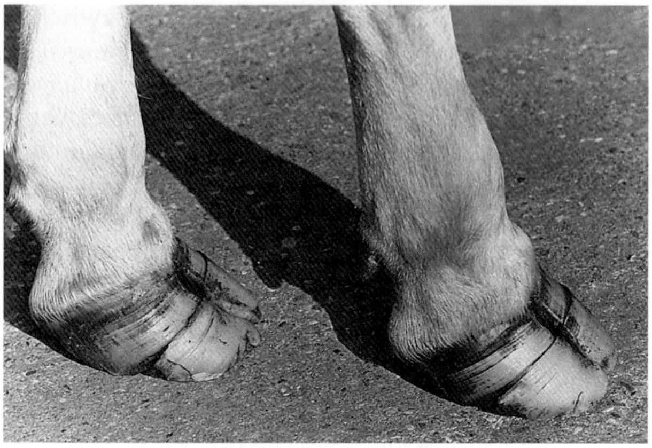

Abbildung 9-212 Zirkuläre Hornspalten an allen vier Klauen der Vordergliedmaßen: chronisches Ausschuhen nach überstandener Klauenrehe

Symptome, Verlauf, Diagnose: Umschriebene Spaltbildungen führen nur dann zu merklicher Lahmheit, wenn sie durchdringend und mit Lederhautentzündung verbunden sind. Der umlaufende durchdringende Hornspalt verursacht beim allmählichen Abwärtsschieben der alten Hornkapsel das sog. *»chronische Ausschuhen«*, das mit zunehmender Stützbeinlahmheit einhergeht (Abb. 9-212, 9-233). Dabei lokkert sich nämlich der distal des ringförmigen Spaltes gelegene Teil des Hornschuhs infolge fortschreitender Verkleinerung seiner Ansatzfläche am Klauenbein; schließlich verschiebt er sich bei jedem Schritt – beim Abrollen der Zehe über die Klauenspitze – gegenüber dem festsitzenden nachwachsenden Horn, so daß die Lederhaut ständig gereizt wird. Daher versuchen die Patienten, durch weites Vorsetzen der Gliedmaße (Ballenfußung) die Spitze der betroffenen Klaue zu entlasten; wird der Hornkapselrest durch abnorme Belastung oder Verhaken schließlich abgerissen, so gehen sie hochgradig lahm. Die *Diagnose* ist aufgrund der äußerlich sichtbaren Veränderungen leicht zu stellen; bei akuter Klauenrehe (Kap. 9.14.8), Klauenspitzenabszeß (Kap. 9.14.14), Klauenbeinfraktur (Kap. 9.14.1) sowie bei Osteomalazie (Kap. 9.17.5) ist die Lahmheit ähnlich.

Behandlung: Umschriebene transversale Hornspalten werden im Prinzip wie longitudinale behandelt. Bei umlaufender Spaltbildung wird das *lose* Horn des ehemaligen Kronrandes vorsichtig abgetragen und die freigelegte Lederhaut mit einem adstringierenden und desinfizierenden Verband abgedeckt. Die Klauenspitze wird gekürzt und gerundet, um das Abrollen zu erleichtern, und die kranke Klaue, wenn möglich, hochgestellt. Die pflegerischen Maßnahmen sind von der im Einzelfall vorliegenden Situation abhängig zu machen; in Anbindehaltung läuft das »chronische Ausschuhen« nicht selten problemlos (und oft unbeobachtet) ab, während in anderen Fällen unbedingt Anbindung auf weicher Unterlage (oder Einstreulaufbox) erforderlich sein kann; Dauer des Ausschuhens etwa 6–12 Monate.

9.14.5 Lose Wand, »Hohle Wand«

Lose Wand: Partielle Zusammenhangstrennung von Hornwand und Hornsohle im Bereich der weißen Linie, teils mit wandseitig flächenhafter Ausdehnung nach proximal. *Andere Bezeichnungen:* white line separation (white line disease).

Vorkommen, Ursache: Derartige Rinnen- oder Spaltbildungen kommen verhältnismäßig häufig vor und zeigen sich vornehmlich an der abaxialen Wand spitzgewinkelter Stallklauen (Abb. 9-213). Überwiegend werden die Außenklauen der Hintergliedmaßen betroffen; oft ist die Lose Wand Begleiterscheinung des RUSTERHOLZschen Sohlengeschwürs. In einer systematischen Untersuchung an neuseeländischen Weiderindern war die »white line separation« allerdings häufiger vorn lateral als hinten lateral zu beobachten; die Spaltbildungen verschwanden fast vollständig während der trockenen Sommermonate und erschienen erneut im Herbst (TRANTER et al., 1991).

Ursächlich spielen einerseits mechanische Faktoren (abnorme Belastung der überlangen, die Sohle überragenden Seitenwand) und andererseits die besondere Hornstruktur der weißen Linie eine Rolle (Kap. 9.14.2). Begünstigend wirken sich Vernachläs-

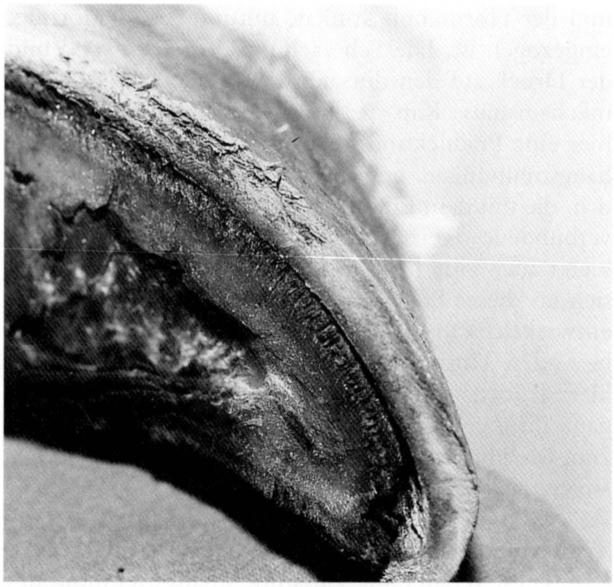

Abbildung 9-213 Lose Wand: Trennung zwischen Hornwand und -sohle in der weißen Linie

sigung der Klauenpflege, ungünstige Umweltbedingungen (stauende Nässe, fehlerhafte Spaltenböden, aufgeweichte Weiden u. a.) aus.

Symptome, Behandlung: Die Spaltbildung löst nur dann Lahmheit aus, wenn durch eingeklemmte Steinchen oder andere mechanische Einwirkungen die Lederhaut gequetscht oder deren schützende Hornschicht perforiert wird. Je nachdem entwickelt sich eine aseptische oder eine eitrige Pododermatitis. Neben orthopädischer Klauenkorrektur erfordert die sachgemäße *Behandlung* das Abtragen der abgelösten Wand bis in den gesunden, fest verbundenen Bereich. Falls dabei die Lederhaut freigelegt wird, sollte die Wunde für die ersten Tage mit einem Verband abgedeckt werden; bei purulenter Infektion siehe Kapitel 9.14.14. Die Vorbeuge besteht in regelmäßiger Klauenkorrektur und dem Abstellen begünstigender Umwelteinflüsse.

»Hohle Wand«: Beim Pferdehuf wird mit dieser Bezeichnung eine flächenhafte Zusammenhangstrennung in der Hornwand (meist wohl zwischen Schutz- und Verbindungsschicht) belegt. Entsprechende Veränderungen kommen an den Klauen des Rindes nur selten vor. Bei aseptischer oder purulenter Pododermatitis sind jedoch mitunter Hohlraumbildungen zwischen Hornkapsel und Lederhaut festzustellen, die zuweilen ebenfalls als »hohle Wand« bezeichnet werden. Behandlung wie bei loser Wand (s. o.) oder Pododermatitis.

9.14.6 Zwischenklauenwulst

Definition: Eine kleinfinger- bis daumenstarke Hautschwiele, die vorn zwischen den Klauen beginnend in unterschiedlicher Länge und Stärke in den Klauenspalt hineinreicht. Sie besteht zur Hauptsache aus derbem, relativ ausgereiftem Bindegewebe (Str. reticulare des Koriums) mit perivaskulären fibroplastischen Proliferationszonen und stark verhornter Epidermis. Es wird zwischen *einfacher, entzündlicher* und *nekrotisierender* Limax unterschieden. *Andere Bezeichnungen:* Hyperplasia interdigitalis, Limax = Schnecke, Tylom, Zwischenklauenschwiele, Feigwarze; engl. interdigital hyperplasia, interdigital overgrowth, corns.

Vorkommen, Formen: Limaxbildung kann nur an einer Gliedmaße, paarweise vorn oder hinten oder an allen Extremitäten auftreten; bei Zuchtbullen werden vorwiegend die Hinterbeine betroffen. Die Häufigkeit ist offenbar rassenabhängig verschieden; sie steigt mit dem Lebensalter und dem Gewicht. Paarige Schwielen liegen jeweils in Klauenspaltmitte, unpaarige stehen dagegen meist in Kontakt zur lateralen oder medialen Klaue.

Ursache, Pathogenese: Die früher vertretene Ansicht, der paarig auftretenden Form läge ein Erbmangel zugrunde, wurde inzwischen weitgehend fallengelassen. Es besteht jedoch Anhalt dafür, daß bei einem Teil der paarigen Limaxbildungen genetisch-dispositionelle Ursachen im Spiele sind: zu schwacher Körperbau im Verhältnis zum Körpergewicht, Schwäche des interdigitalen Bandapparates mit Spreizklauenbildung, »schwammige Körperkondition«, Prädisposition der Zwischenzehengewebe. So wird angenommen, daß sich bei wiederkehrender Überdehnung der interdigitalen Gewebe, insbesondere der gekreuzten Zehenbänder, ein chronischer Reizzustand entwickelt, der dann die Gewebezubildung in Kutis und Subkutis zur Folge hat. Diese eher »mechanistische« Entstehungstheorie würde auch das häufige Vorkommen der Limax an den Hintergliedmaßen massiger Zuchtbullen erklären, da die Klauen der Nachhand bei jedem Deckakt infolge der Gewichtsverlagerung während des Aufsprunges stark gespreizt werden. Als gesichert kann gelten, daß unpaarige oder paarige Limaxbildungen an Zwangklauen sowie Schwielen in der Nachbarschaft chronisch entzündeter Zehen auf fortwährende Reizung des Zwischenklauengewebes oder fortgeleitete Entzündung zurückzuführen sind. Ob, wie vermutet wurde, auch anhaltend starke Verunreinigung des Zwischenklauenspaltes Schwielenbildung hervorrufen kann, ist sehr fraglich.

Symptome, Diagnose: Anfangs bildet sich eine kleine schmerzlose und mäßig derbe Vorwölbung der Zwischenklauenhaut; sie ist bei (fetten) Mastrindern eher als Hautfalte anzusprechen. Mit fortschreitendem Alter (4–6 Jahre) nimmt sie an Umfang zu, und ihre Oberfläche wird infolge starker Verhornung mehr und mehr zerklüftet (*einfacher Zwischenklauenwulst,* Abb. 9-214). In den Hautrissen können sich dann leicht Eiter- und Nekroseerreger einnisten, die schließlich eine Entzündung der Schwiele, bisweilen sogar tiefgreifende Gewebeeinschmelzungen verursachen (*entzündete* oder *eitrig-nekrotisierende Limax,* Abb. 9-215). Verletzungen und eitrige Entzündung des Wulstes werden oft an den Hinterextremitäten von Deckbullen beobachtet, deren Klauen beim Deckgeschäft mitunter so weit auseinanderweichen, daß die Schwiele auf den Boden stößt; diese Gefahr besteht v. a. bei älteren Vatertieren mit flachen Hinterklauen. Eine entzündete Limax ist recht schmerzhaft und ruft klammen Gang bis mittelgradige Stützbeinlahmheit hervor; bei Bullen kann sie Deckunlust bedingen. Aus der eitrigen Entzündung kann sich schließlich eine tiefgreifende Nekrose des Zwischenklauengewebes entwickeln, die zwar Ähnlichkeit mit der primären Zwischenklauennekrose (Kap. 9.14.16) haben kann, sich aufgrund der derben Kon-

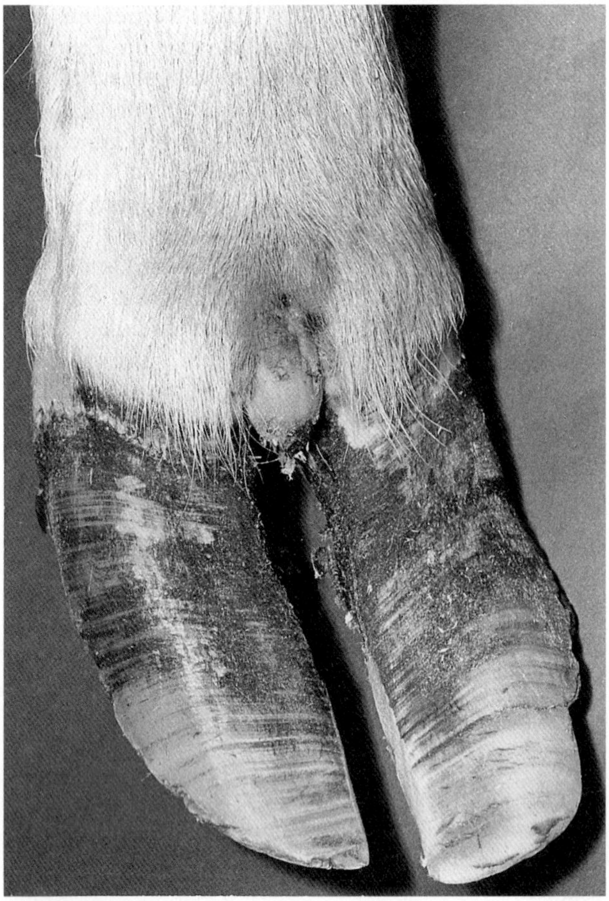

Abbildung 9-214 Nichtentzündete Limax bei Pantoffelklauen infolge mangelhafter Klauenpflege

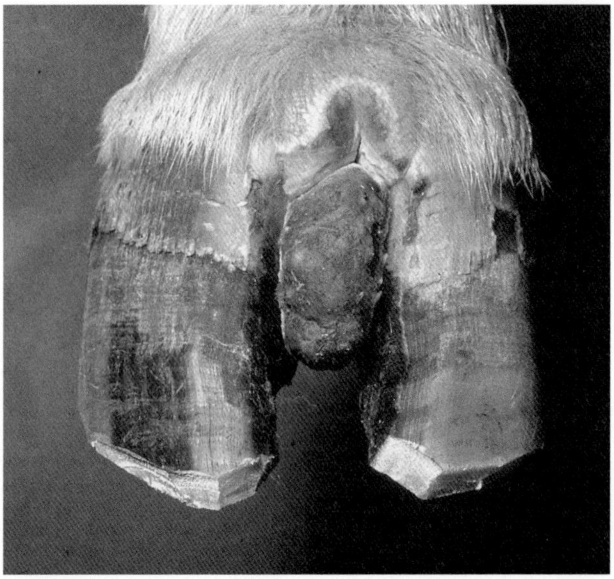

Abbildung 9-215 Hochgradig entzündete Zwischenklauenschwiele in Verbindung mit starkem Überwuchs der (im Bild bereits gekürzten) Klauen

sistenz ihres Basalgewebes aber sicher abgrenzen läßt. Bei vereinzelt auftretenden asymmetrischen Wülsten ist stets nach dem auslösenden Grundleiden zu fahnden.

■ **Beurteilung:** Bei paariger Limax und Verdacht auf genetische Prädisposition ist langfristig gesehen eine vorsichtige Prognose zu stellen, da in solchen Fällen mitunter ein oder mehrere Jahre nach operativer Entfernung der Schwiele Rezidive auftreten. Die Neigung zum Rückfall soll sich allerdings durch Naht der Exzisionswunde reduzieren lassen. Ansonsten verläuft die Heilung bei sachgemäßer Behandlung meist ungestört.

■ **Behandlung:** Es wurde berichtet, daß flache (möglicherweise auf fortgeleiteter Entzündung beruhende) Umfangsvermehrungen unter Verband mit adstringierenden, leicht ätzenden Pasten (z. B. $CuSO_4$-Paste) geheilt werden konnten. Echte Zwischenklauenschwielen lassen sich auf konservativem Wege i. d. R. nicht beeinflussen; allenfalls kann dem Tier durch Glätten und Auskehlen der axialen Hornwände Erleichterung verschafft werden.

➤ *Operation:* Im Interesse einer stabilen Restitution der Zwischenklauenhaut sollte die operative Entfernung der Schwiele möglichst früh vorgenommen werden. Sie erfolgt am sedierten, in Seitenlage fixierten Patienten unter Lokalanästhesie (Leitungsanästhesie, intravenöse Regionalanästhesie oder Infiltration an der Basis). Nach gründlicher Reinigung und Fixation wird der Wulst mit einem knapp um seine Basis geführten keilförmigen Schnitt exzidiert (Abb. 9-216); vorfallendes Fettgewebe wird oberflächlich abgetragen und nekrotisches Gewebe vorsichtig kürettiert (Zwischenklauenbänder und Saumband schonen!). Klauenseits müssen zumindest schmale Hautstreifen erhalten bleiben, damit der Hautdefekt von dort aus rasch wieder überdeckt wird. Möglichst breite Hautkanten sind erforderlich, wenn beabsichtigt ist, die Wunde entsprechend der Empfehlung von Lewandowski et al. (1976) mit 3–5 Seiden-Knopfheften zu verschließen (nicht bei infizierter Limax). Die Wunde wird mit antiseptischer/antibiotischer Salbe abgedeckt und ein gut schließender Verband angelegt (Holzteeranstrich oder Isolierband). Um die Heilung zu fördern und Rezidiven vorzubeugen, empfiehlt sich die Ruhigstellung des Interdigitalspaltes durch Fixation der Klauen mit einem durch die Klauenspitzen geführten Draht (Patsama, 1955; Abb. 9-217), einem aufgenagelten oder aufgeklebten doppelten Klaueneisen/-brett (Abb. 9-218), oder mit einem aus Kunstharz modellierten oder aus Hartgummi fabrizierten Doppelklauenschuh. Je nach Ausgangsbefund und Belastung wird der Verband schon nach 3–5 oder erst nach 12 Tagen gewechselt; bei infizierter Limax ist mitunter mehrtägige systemische Antibiose angezeigt.

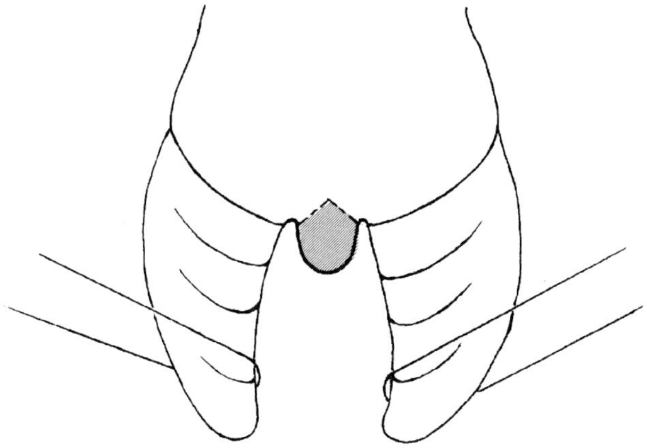

Abbildung 9-216 Schnittführung bei Exstirpation eines Zwischenklauenwulstes

➤ *Kryochirurgie:* Hierzu bedarf es eines speziellen Instrumentariums zur topischen Applikation von flüssigem Stickstoff. Nach der Vorbereitung wie zur Exzision wird eine spezielle Nadel in Längsrichtung in den Zwischenklauenwulst eingeführt und damit flüssiger Stickstoff mit einem Druck von 0,5–0,8 at 3–5 min lang in das Gewebe gesprüht, das dann sofort gefriert. Nach dem Auftauen folgt ein zweiter Gefrierprozeß. Das nekrotisierende Gewebe zeichnet sich deutlich gegenüber der Umgebung ab und wird nach 2–3 Wochen abgestoßen; an der gesunden Gewebefläche hat dann bereits die Wundheilung eingesetzt (Menzel, 1990).

■ **Prophylaxe:** Die Vorbeuge hat sich nach der im Einzelfall vorliegenden oder vermuteten Ursache zu richten: Regelmäßige Klauenkorrektur mit dem Ziel, die Spreizung der Klauen zu reduzieren. Entsprechendes gilt für die Zuchtwahl bei begründetem Verdacht auf erblich-dispositionelle Ursachen. Allgemeine Maßnahmen zur Verbesserung der Klauengesundheit.

9.14.7 Frische Verletzungen an den Zehen

Verletzungen an Ballen oder Krone, zuweilen mit Beteiligung der Beuge- oder Strecksehne, entstehen bei Unfällen mit landwirtschaftlichen Geräten (Kotschieber, Egge u. a.), ferner beim Überspringen von Stacheldrahtzäunen oder Eintreten in scharfe Gegenstände (Abb. 9-219) sowie bei Strangulation der Zehe durch herumliegenden Draht oder Bindfaden. Die darauf einsetzende Lahmheit ist im Verhältnis zur Verwundung mitunter nur gering; daher sind erkennbare Defekte stets sorgfältig zu untersuchen und zu sondieren.

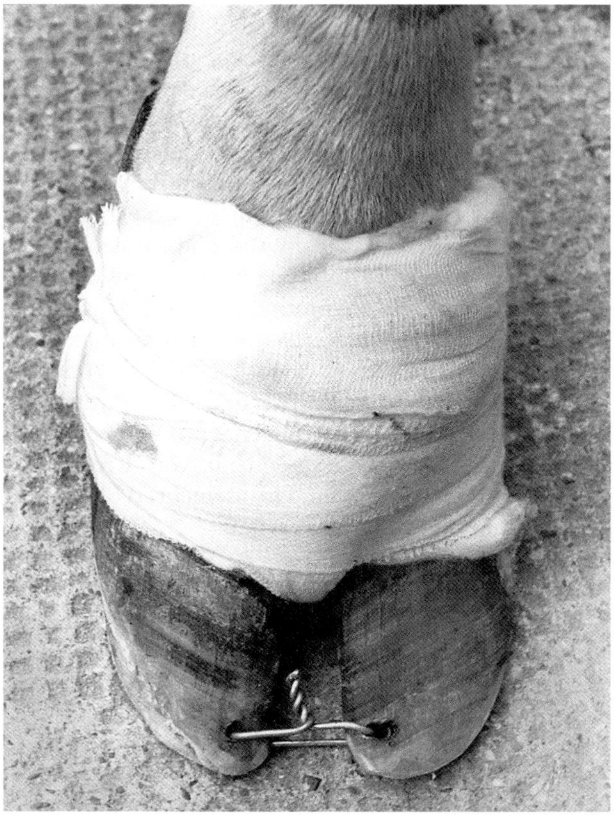

Abbildung 9-217 Drahtfixation der Klauenspitzen nach Limax-Operation zur Ruhigstellung der Wunde

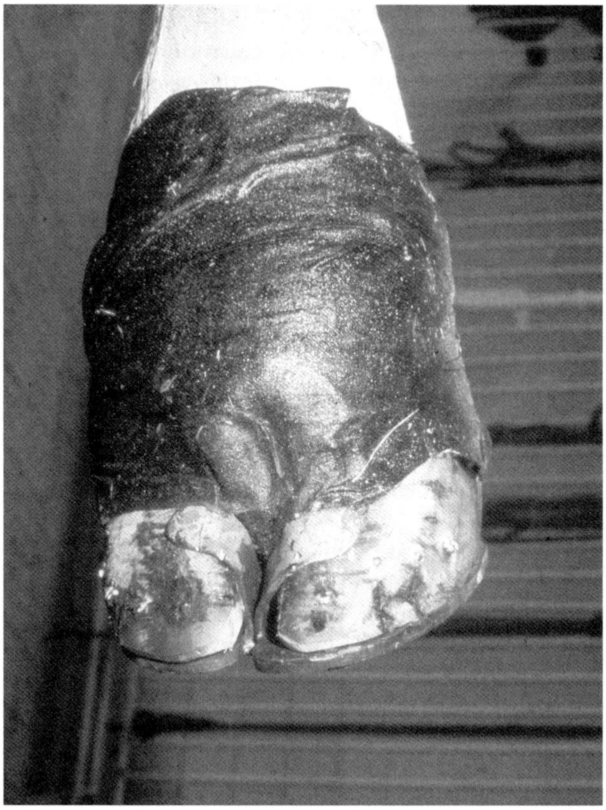

Abbildung 9-218 Beschlag mit Verbundeisen zum Ruhigstellen des Klauenspaltes (Foto: Chirurgische Universitätstierklinik München)

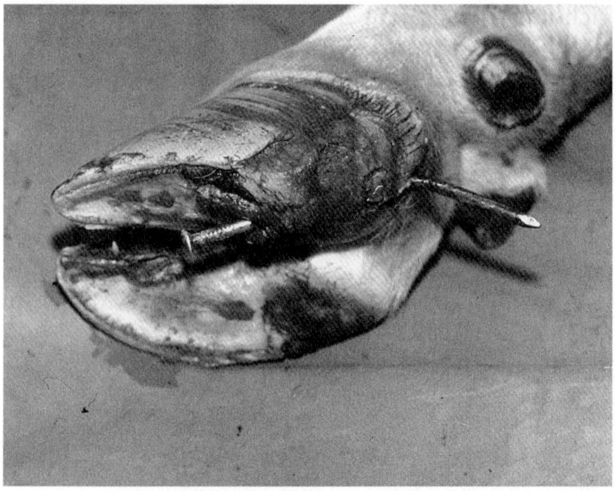

Abbildung 9-219 Ballenverletzung hinten rechts bei einer Kuh durch einen Sparrennagel (13 cm); Stichkanal zwischen Ballenhorn und Lederhaut, geringgradige Stützbeinlahmheit, komplikationslose Heilung nach Entfernen des Fremdkörpers sowie Klauenpflege

➤ Tiefreichende *Weichteilverletzungen* erfordern umgehende Wundrevision, örtliche Antibiose und Verband; ferner empfiehlt es sich, die Zehe ruhigzustellen (Aufstallen; orthopädische Zehenfixation, Kap. 9.15.8; erforderlichenfalls Schienung mit Kunstharzverband, Kap. 9.11), um der Ausbreitung der Infektion und überschießender Granulation vorzubeugen.
➤ Die *Durchtrennung der tiefen Beugesehne* oder ihr Abriß in Nähe des Ansatzes am Klauenbein ist an der extremen Aufwärtsdrehung (Hyperextension) der betroffenen Klaue (»Klippklaue«; s. Abb. 9-275) erkennbar. Eine funktionsgerechte Heilung läßt sich nur erzielen, wenn der kranke Fuß zusammen mit der gesunden Klaue mindestens 8 Wochen lang gut fixiert wird (Kunstharzverband); wenn möglich, zuvor Sehnenstümpfe mittels Naht annähern.
➤ Nach längerer *Strangulation* der Zehe kommt wegen der daraus resultierenden Komplikationen (Phlegmone, Gangrän, Ausschuhen, Sepsis) meist nur alsbaldige Verwertung des Tieres oder Amputation im nächsthöheren Gelenk in Frage (Kap. 9.15.7).

Verletzungen im Zwischenklauenspalt (Skarifikation, Schnitt) sind, sofern sie sich auf Kutis und Subkutis beschränken, meist harmloser Natur. Da sie nur bei gleichzeitiger Einkeilung von Fremdkörpern zur Lahmheit führen, heilen sie oft unbeachtet von selbst ab. Unter unhygienischen Weide- oder Stallverhältnissen kann sich daraus jedoch eine fortschreitende Zwischenklauennekrose (Kap. 9.14.16) entwickeln. Perforierende Läsionen der Interdigitalhaut bergen immer das Risiko einer daraus entstehenden Zwischenklauenphlegmone (Kap. 9.14.16) und weiterer Komplikationen. Der Verlauf hängt daher entscheidend von der frühzeitigen Erkennung, dem Entfernen etwa eingedrungener Fremdkörper (Holzsplitter, Glasscherben, Blechstücke) und sachgemäßer Behandlung (Drainage, Antisepsis) ab.

Klauenspitzenabriß, traumatisches Ausschuhen: *Abreißen der Spitze des Hornschuhs* ist v.a. bei Überwuchs und oft in Verbindung mit transversalen Hornspalten zu beobachten; dabei wird die Lederhaut, gelegentlich auch der Knochen freigelegt (Abb. 9-220 bis 9-223). In der Bewegung führt der Patient den kranken Fuß weit nach vorn, zieht ihn kurz vor dem Aufsetzen etwas zurück und belastet nur die hintere Sohlenpartie; der Schritt ist nach hinten verkürzt (Stützbeinlahmheit). Die Behandlung solcher Defekte besteht im Abtragen des losen Horns, bei Verletzung und Infektion des Knochens auch in Resektion der Klauenspitze (Kap. 9.15.6).
➤ Bei *traumatischem Ausschuhen* (primäre Exungulation) kommt es zu Lockerung und Verlust des gesamten Hornschuhs; i.d.R. ist nur eine Klaue – hinten oder vorn – betroffen. Derartige Verletzungen entstehen gewöhnlich durch Einklemmen der Klauenspitze in Bodenspalten (Gitterrost, Betonbalkenboden, Spalt zwischen Ladefläche des Lastwagens und Ladeklappe, Faltschieber). Das betroffene Rind geht plötzlich hochgradig lahm, und es zeigt sich ein blutiger Riß zwischen behaarter Kronenhaut und Hornschuh (Abb. 9-224).

Nach dem Verlust des Klauenschuhs (Abb. 9-225) liegt die blutende Lederhaut frei, die dann verschmutzt und leicht verletzt wird. Ist zugleich das Klauengelenk eröffnet und infiziert oder handelt es sich um ein Masttier, so empfiehlt sich alsbaldige Schlachtung. Ansonsten sind die Heilungssaussichten trotz Verunreinigung und Lederhautdefekten nicht schlecht, sofern der Tierhalter bereit ist, Aufwand und Mühen der relativ langwierigen Behandlung zu tragen: Reinigung und Wundrevision, antibiotischer Verband, Kothurn auf die gesunde Klaue. Verbandwechsel anfangs jeden 3. Tag. Innerhalb von etwa 14 Tagen werden freiliegende Knochenbezirke von Granulationsgewebe eingedeckt, und während der folgenden 2 Wochen überzieht sich die Matrix, ausgehend von Krone und Ballen, mit einer dünnen Hornschicht. Vollständige Überhornung nach 8–12 Wochen.

Vollständige Ruptur der Zwischenzehenbänder kommt äußerst selten vor und ist am extremen Auseinanderklaffen der Klauen des betroffenen Fußes zu erkennen; bei ungleicher Verteilung der Körperlast soll mitunter eine Zerreißung des unteren Zwischenklauenbandes eintreten, die sich in leichter Schwellung und Druckempfindlichkeit im vorderen Bereich des Interdigitalgewebes äußert. Zur Behandlung werden kühlende Umschläge und anschließende Ruhigstellung im Stützverband empfohlen.

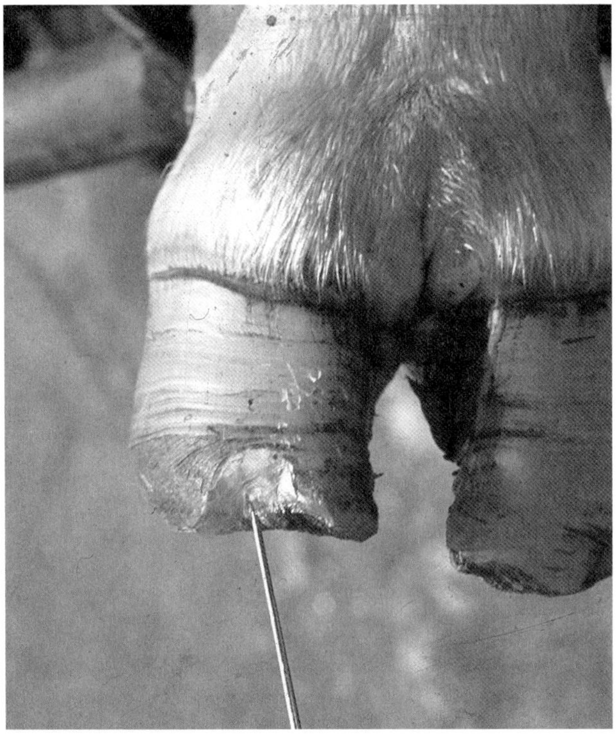

Abbildung 9-220 Klauenspitzenabriß mit Beteiligung der Lederhaut (Spaltenbodenschäden)

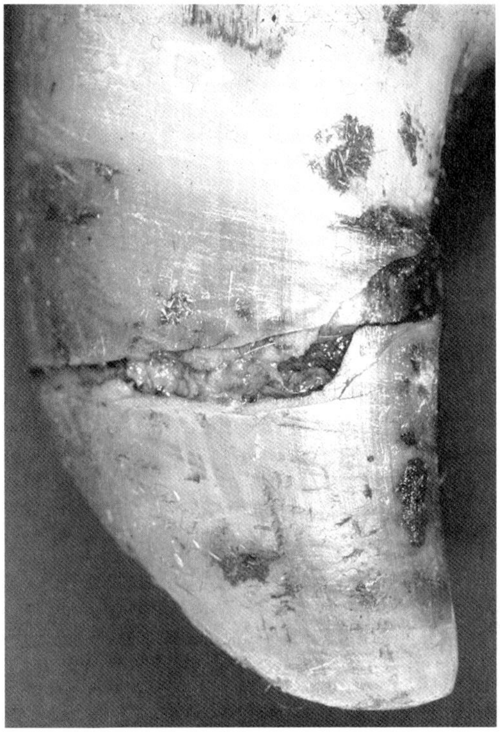

Abbildung 9-221 Klauenspitzenabriß mit Beteiligung des Klauenbeines: Klauenschuhdefekt mit freigelegter, infizierter und granulierender Lederhaut

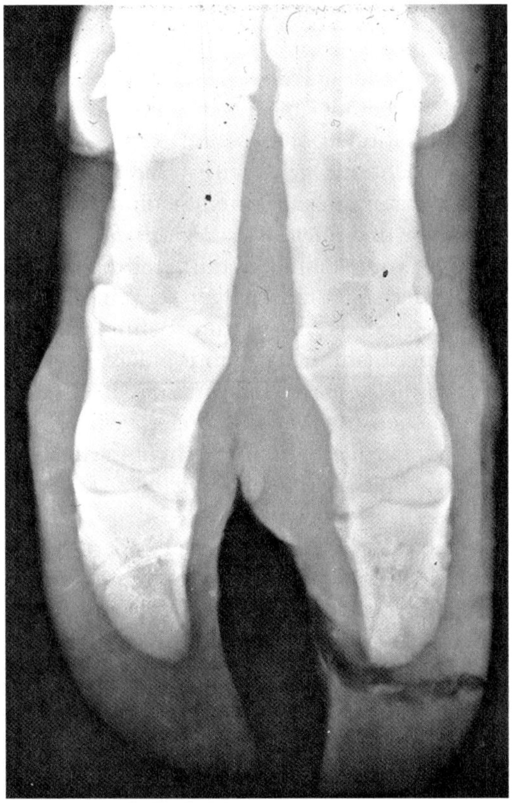

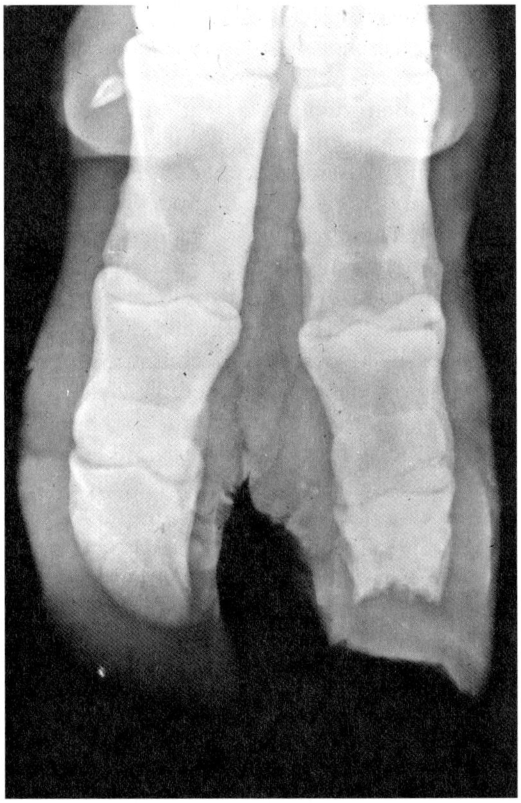

Abbildung 9-222, 9-223 Radiologischer Befund der Klauen von Abb. 9-221 vor (links) und nach (rechts) chirurgischer Behandlung (Fotos: Chirurgische Universitätstierklinik München)

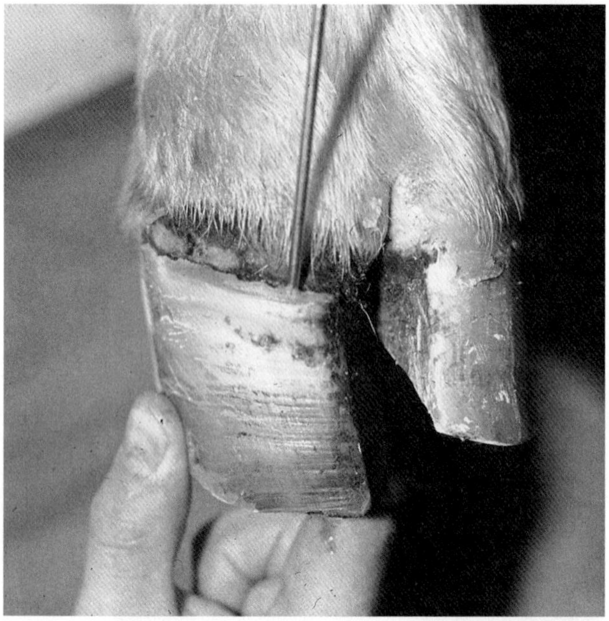

Abbildung 9-224 Traumatisches Ausschuhen (Spaltenboden); gesamter Hornschuh in Ablösung begriffen

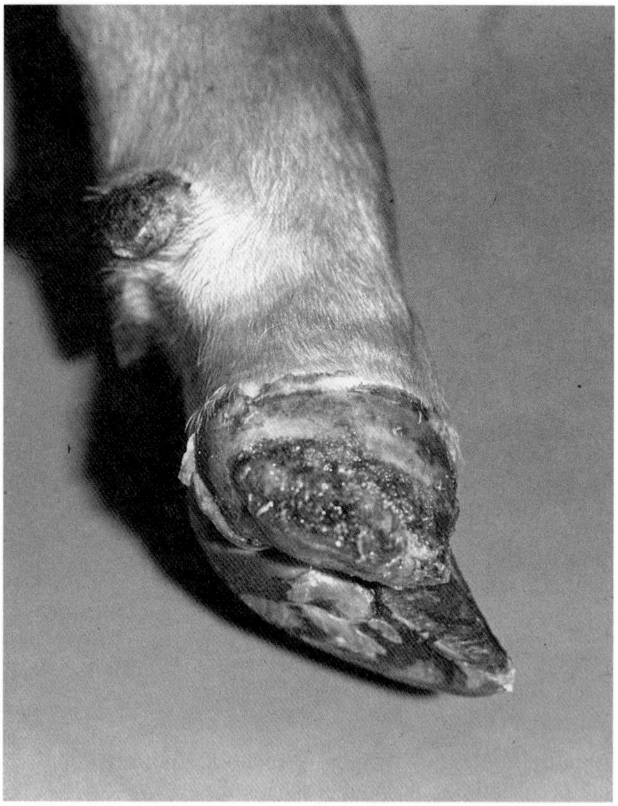

Abbildung 9-225 Traumatisches Ausschuhen (Faltschieber); gesamte Lederhaut in Granulation, beginnende Verhornung

9.14.8 Diffuse aseptische Klauenhautentzündung (»Klauenrehe«)

■ **Definition:** Eine primär auf Störung der Mikrozirkulation in den Blättchen und Zotten der Lederhaut beruhende diffuse aseptische Pododermatitis, die meist an mehreren Klauen zugleich auftritt und teils mit deutlich beeinträchtigtem Allgemeinbefinden, teils nur mit örtlichen Erscheinungen einhergeht. Schweregrad, Verlauf und lokale Folgen sind verschieden. Ähnliche oder gleichartige, meist nur einzelne Klauen erfassende Entzündungen und/oder reheartige Hornschuhdeformationen können auch aus lokaler Ursache bzw. im Gefolge anderer Klauenerkrankungen entstehen und sind der eigenständigen systemisch bedingten Reheerkrankung offenbar nicht wesensgleich.

Andere Bezeichnungen: Pododermatitis aseptica diffusa; im Altertum »hordeatio« = Gerste-Krankheit (von lat. hordeum = Gerste); Rehe von mittelalterlich »räh« = steif; laminitis, founder (engl.), fourbure (franz.); die im englischen Sprachgebrauch übliche Bezeichnung »laminitis« leitet sich von der im Zentrum des Geschehens stehenden Entzündung der Lederhautblättchen ab, doch sind Kronsegment und Sohle in den Prozeß miteinbezogen.

■ **Formen:** Überkommenerweise wird zwischen *akuter, subakuter* und *chronischer* oder *chronisch-rezidivierender* Klauenrehe unterschieden, wobei sich diese Unterteilung teils an der Schwere der Erkrankung, teils an deren Dauer orientiert. Die Differenzierung in *akut* und *subakut* wird im Grunde durch den Schweregrad der initialen Veränderungen bestimmt, da *schwere* diffuse Pododermatitiden stets schon in der akuten Phase zur Beobachtung gelangen, während leichte Formen oft erst später, im subakuten Stadium, erkannt werden. *Chronische* und *chronisch-rezidivierende* (= chronische Rehe mit akuten Schüben) dürften i. d. R. Spätfolgen akuter Lederhautentzündungen sein. In neuerer Zeit wurden verschiedene krankhafte Befunde an der Hornsohle bei meist lahmheitsfreien Rindern als *»subklinische Laminitis/Klauenrehe«* interpretiert. Es handelt sich im wesentlichen um Veränderungen, wie sie im Gefolge der Pododermatitis aseptica circumscripta solearis auftreten; eine Mitbeteiligung der Laminae wurde bislang nicht nachgewiesen.

Sonderformen stellen eine bei Jersey-Rindern beobachtete, vermutlich erblich bedingte »Laminitis« sowie die in Südafrika vorkommende vergiftungsbedingte »Steifkrankheit« *(Crotalaria burkeana)* dar. Ebenfalls als außergewöhnlicher Typ sind chronische Klauendeformationen anzusprechen, die bei mit Gerstenschrot gemästeten Jungrindern beobachtet wurden (Greenough et al., 1990).

■ **Vorkommen:** Mit Steigerung von Milch- und Mastleistung der Rinder und der damit verbundenen Intensivierung der Fütterung hat die Häufigkeit der Klauenrehe deutlich zugenommen; auch die Einführung der modernen Haltungssysteme hat daran Anteil. Etwa ab dem 3. Lebensmonat können, unabhängig von Rasse und Geschlecht, Rinder aller Altersklassen daran erkranken; Erstgebärende im Alter von 2–3 Jahren werden bevorzugt betroffen; ferner scheint eine individuelle, möglicherweise auch eine rassegebundene Neigung (oder Widerstandsfähigkeit) gegenüber dem Leiden zu bestehen. Jahreszeitliche und bestandsweise Häufungen sind meist an Umstellung der Fütterung (Getreidemast, Rübenernte, Weideaustrieb oder -wechsel) oder an die Abkalbesaison gebunden.

Pododermatitis aseptica diffusa tritt gewöhnlich gleichzeitig an mehreren Klauen zugleich auf, und zwar beiderseits hinten häufiger als beiderseits vorn oder an allen 4 Extremitäten; hinten sind meist die äußeren, vorn meist die inneren Klauen stärker erkrankt; selten werden nur die Klauen eines einzelnen Fußes davon befallen. Klauenrehe ist häufig Begleit- oder Folgeerscheinung der akuten Laktazidose (Kap. 6.6.11) oder der chronisch-subklinischen Azidose (Kap. 6.6.12) des Vormageninhalts; ferner ist sie zusammen mit Puerperalerkrankungen, schwerer Mastitis, Allergosen, inneren Eiterungsprozessen, traumatischer Retikuloperitonitis, bei Kälbern mit persistierender Boviner Virusdiarrhoe-/Mucosal-Disease-Virämie sowie bei enteralen Erkrankungen beobachtet worden. Dem örtlichen Erscheinungsbild der Rehe entsprechende, möglicherweise aber nicht wesensgleiche Befunde wurden im Zusammenhang mit Gliedmaßenleiden (Phlegmone) oder andersartigen Klauenerkrankungen festgestellt.

Ursache, Pathogenese: Es kann davon ausgegangen werden, daß sich die für die Krankheitsentwicklung maßgeblichen Prozesse (analog zu denen bei Hufrehe des Pferdes; Marks & Budras, 1987) bereits während der ersten Stunden nach Einwirken der Noxe abspielen. Zwar ist es schwierig, die *Initialphase* beim Rind morphologisch zu dokumentieren; doch lassen die bislang vorliegenden Befunde erkennen, daß das Leiden mit einer Störung der Mikrozirkulation in den Blättchen und Zotten der Lederhaut beginnt und sich die Pathogenese im typischen Fall nicht wesentlich von derjenigen der Hufrehe unterscheidet. So scheint auch die akute Klauenrehe durch eine Kontraktion der Arteriolen eingeleitet zu werden, an die sich eine Kaskade hämodynamischer und geweblicher Alterationen anschließt: Verlangsamung des Blutstromes im nachgeschalteten Kapillargebiet mit Weitstellung der Blut- und Lymphkapillaren in den Zotten und Blättchen der Wandlederhaut, umschriebene Ischämie (unterstützt durch arteriovenöse Shunts), Gefäßthrombosen, Gewebehypoxie, erhöhte Endothelpermeabilität und Austritt von blutig-serösem Exsudat, Lymphstau, Ödembildung und zirkumskripte Nekrosen.

Weitere Folgen sind: verminderte Nährstoffzufuhr zum Stratum germinativum und Verlust an onychogener (keratinbildender) Substanz, dystrophische Veränderungen an Blättchen und Zotten sowie zelluläre Infiltration an ihrer Basis und schließlich Lockerung des Zusammenhalts von verhornter und unverhornter Epidermis. Der Lösungsvorgang führt in schweren Fällen zur Rotation des Klauenbeins um seine Querachse, so daß seine Spitze die apikale Sohlenlederhaut komprimiert. Entzündung und Schwellung der Lederhaut bereiten dem Tier erheblichen Schmerz.

Mit Übergang in die *chronische Phase* entwickeln sich in den entzündeten Arealen des Koriums Proliferations- und Fibrosierungsprozesse einschließlich Sklerosierung der Gefäßwände und perineuraler Bindegewebsvermehrung; infolge Mindernährung der keratinbildenden Zellen ist der Zusammenhalt des neugebildeten Horns erheblich beeinträchtigt. Die Spitze des Klauenbeins verfällt gewöhnlich einer m. o. w. schnell fortschreitenden Osteolyse; mitunter perforiert sie, nach Drucknekrose der Lederhaut, die Hornsohle (Abb. 9-226, 9-227).

Aufgrund der chronischen, schubweise verlaufenden Störung des Hornwachstums entwickeln sich charakteristische Formveränderungen des Hornschuhs: konkave Einbuchtung der Vorderwand und Konvexität der Sohle (z. B. bei Mastrindern), parallel zur Krone verlaufende zirkuläre Eindellung (oft bei Kühen) oder, in schweren Fällen, multiple, ballenwärts divergierende Ring- und Spaltbildung an der konkav werdenden Wand (Abb. 9-228, 9-229), Verbreiterung der weißen Linie und »volle Sohle«.

Daraus entwickelt sich ein Circulus vitiosus: Hornschuhdeformation → anormale Belastung → Reizung/Quetschung der Lederhaut → gestörte Hornbildung. In manchen Fällen zeigt sich lediglich eine zirkuläre Zusammenhangstrennung zwischen Hornschuh und Matrix im Bereich von Saum- und Kronsegment, die dann zum »chronischen Ausschuhen« führt (Kap. 9.14.4). Diese Form kann sowohl im Verlaufe eines rehetypischen Geschehens als auch im Gefolge verschiedener mit koronärer Entzündung einhergehender Virusinfektionen (Blauzungenkrankheit, Stomatitis vesicularis bovis, Maul- und Klauenseuche) oder auch in Verbindung mit andersartigen Klauenkrankheiten auftreten.

Als *Auslöser* der örtlichen Zirkulationsstörung werden *gefäßwirksame Stoffe* verantwortlich gemacht, die unter verschiedenen Umständen im Tierkörper gebildet oder freigesetzt werden. Dabei spielt eine Rolle, daß die Zehe mit ihrem hochdifferenzierten Gefäßnetz eine Prädilektionsstelle für vaskuläre Reaktionen bietet. Am häufigsten tritt das Leiden nach Aufnahme bestimmter Futtermittel und daraus resultierender Störung der Vormagendigestion auf, wovon sich die althergebrachte Bezeichnung *»Fütterungsrehe«* herlei-

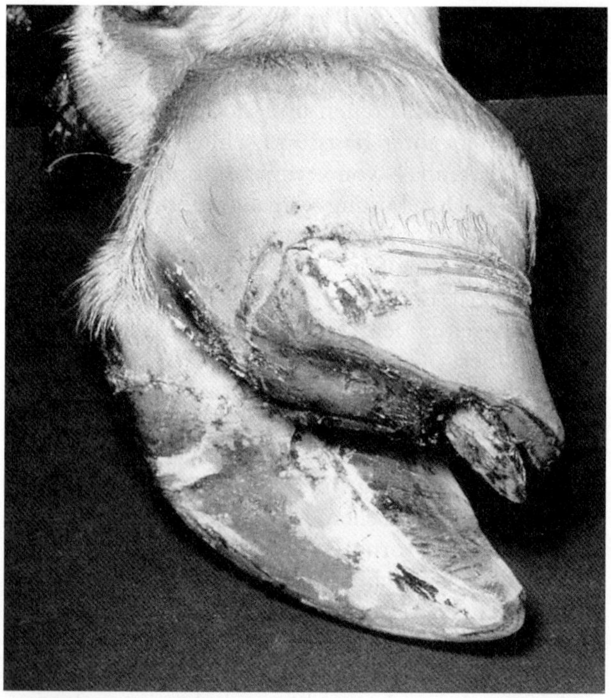

Abbildung 9-226 Durchbruch der lederhautfreien Spitze des rotierten Klauenbeines durch die Sohle als Spätfolge der akuten Klauenrehe

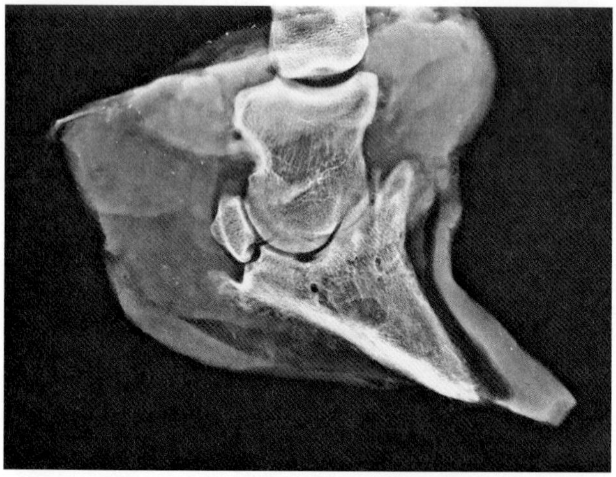

Abbildung 9-227 »Chronische Klauenrehe«; RÖNTGEN-Bild eines Schnittpräparates: Auskehlung, Rotation und Sohlendurchbruch des Klauenbeins sowie Knochenverdichtung an Margo dorsalis, Proc. extensorius, Tuberculum flexorium und Sohlenfläche (GANTKE et al., 1998)

tet. Diese Form wurde schon von LAFORE (1843) vorwiegend bei hochtragenden, fetten Tieren nach reichlicher Gabe von Kraftfutter (Gerstenmehl, Ölkuchen) beobachtet. Eigentliche Ursache ist die akute oder die chronisch-subklinische Pansenazidose, deren Charakteristika in den Kapiteln 6.6.11 und 6.6.12 beschrieben werden. Im Zuge des komplexen Geschehens werden im Pansen Histamin, Tyramin und Tryptamin gebildet; mit Absterben der gramnegativen Flora werden zudem große Endotoxinmengen freigesetzt.

In Experimenten am Rind ließen sich sowohl durch Verabreichung azidogener Rationen als auch durch parenterale Applikation von Histamin(chlorid) reheartige Erkrankungen hervorrufen; bei Schafen führte die intraruminale Infusion eines razemischen Gemisches von L- und D-Milchsäure und deren resorptive Auswirkungen zur typischen Pododermatitis aseptica diffusa.

Aus den nach Futterwechsel eintretenden Verschiebungen der mikrobiell-biochemischen Verdauungsprozesse in den Vormägen erklären sich auch die oft beschriebenen Beziehungen des Leidens zur Kalbung, zur Umstellung auf bestimmtes Grünfutter (z. B. frische grüne Gerste, die das Alkaloid Hordenin enthalten kann, oder junges Leguminosenheu) sowie der pathogene Effekt von verschimmeltem oder andersartig verdorbenem Futter. Weitere und durchaus nicht seltene Ursachen sind systemische Überempfindlichkeitsreaktionen verschiedener Genese sowie Endotoxinämien unterschiedlicher Herkunft (z. B. bei Mastitis, Endometritis puerperalis, Eiterherden u. a.). Wie positiv verlaufene Experimente mit intravenöser Applikation von E.-coli-Endotoxin gezeigt haben, können derartige Substanzen offenbar eine direkte Gefäß-Schadwirkung entfalten. Andererseits erscheint auch eine toxinbedingte Überempfindlichkeitsreaktion als möglich *(»toxisch-allergische Rehe«)*. Die postpartal einsetzende, früher als *»Geburtsrehe«* bezeichnete Form dürfte teils auf Folgen der Futterumstellung, teils auf Endotoxinämie zurückzuführen sein. Ältere wie neuere Beobachtungen sprechen dafür, daß reheähnliche Pododermatitiden auch infolge *örtlich-mechanischer Einwirkungen* (Prellung und Zerrung der Lederhaut, v. a. bei ausgetrocknetem Hornschuh) entstehen können, so z. B. nach langen anstrengenden Märschen auf hartem Boden, nach langen Bahn- oder Lastwagentransporten sowie nach anhaltender Überlastung einzelner Klauen *(»traumatische« Rehe, »Überlastungsrehe«)*.

Ob die dabei auftretenden Veränderungen der systemischen Erkrankung wesensgleich sind, bedarf noch der Klärung. Es gibt aber zahlreiche Hinweise, daß Einflüsse der Haltung (Bodenbeschaffenheit von Stall, Auslauf, Treibwegen; Gestaltung der Liegeboxen etc.), des Tierverhaltens (Rangkämpfe, Liegezeiten u. a.), des Managements (Klauenpflege, Umgang mit den Tieren), der peripartal auftretenden, hormonell bedingten geweblichen Veränderungen, des Körpergewichtes und der Gliedmaßenstellung wie auch vorangehende Schwächung der Hornstruktur prädisponierend wirken können.

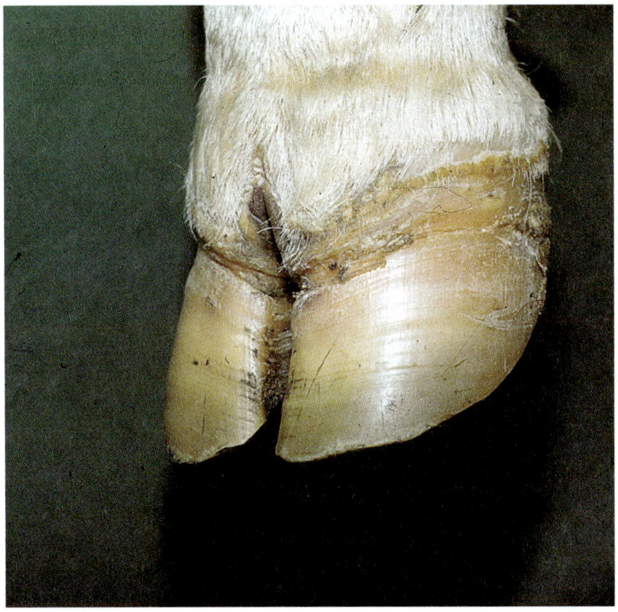

Abbildung 9-228 Chronische Klauenrehe: tiefe Einkerbung der Klauenwand

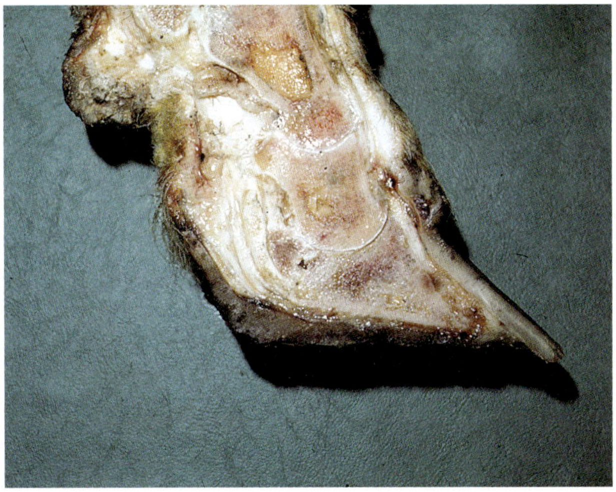

Abbildung 9-229 Längsschnitt durch die Klaue bei chronischer Klauenrehe: tiefe Einkerbung des Hornschuhes, Verbreiterung der fibrosierten Wandlederhaut zur Spitze hin, spitzenwärts Verdünnung der Sohle infolge Druck des rotierten Klauenbeins

■ **Symptome:** Die Erscheinungen der Rehe variieren je nach dem Grad der vorliegenden Entzündung, den betroffenen Klauen (Vorder- oder/und Hintergliedmaßen) sowie etwa vorhandenen Primär- oder Begleitkrankheiten.

➤ *Schwer erkrankte Tiere* liegen entweder flach auf der Seite oder halbaufgerichtet auf der Brust mit untergeschlagenen oder nach vorn gestreckten Vorderbeinen und seitlich ausgestreckten Hintergliedmaßen; sie sind kaum zum Aufstehen zu bewegen. Hin und wieder richten sie unter schmerzhaftem Stöhnen den Vorderkörper auf oder ziehen einzelne Extremitäten zuckend an. Die entzündeten Klauen sind vermehrt warm, diffus empfindlich auf Zangendruck oder Beklopfen, und ihr Kronsaum ist nicht selten gerötet und geschwollen; diese Symptome sind vorn meist an den inneren, hinten jedoch meist an den äußeren Klauen deutlicher ausgeprägt. Außerdem ist an den Vordergliedmaßen wenig oberhalb der Afterklauen verstärkte Pulsation der gemeinsamen Zehenarterie zu fühlen, während an den Hinterbeinen die vermehrte Füllung der Venen auffällt. Die Pulsfrequenz der Patienten kann bis auf 120/min, die Atemzahl auf 80/min und ihre Körpertemperatur auf 40,5 °C ansteigen; ferner können Rötung der sichtbaren Schleimhäute, Schweißausbruch und Muskelzittern (Ankonäen, Quadrizeps) sowie, je nach Ursache, auch Verdauungsstörung bestehen; vereinzelt zeigt sich auf der Iris eine dünne weißliche (vermutlich fibrinöse) Ausschwitzungsmembran (ähnlich wie bei Coli-Enterotoxämie der Kälber). Sind vornehmlich die Vorderklauen betroffen, so verharren die Patienten bei Auftreibversuchen auf den Karpalgelenken (Abb. 9-230) und versuchen, die »kniende« Stellung nach Möglichkeit auch während der Futteraufnahme beizubehalten; bei vorwiegender Erkrankung der Hinterklauen nehmen sie beim Auftreiben mitunter eine »hundesitzige« Stellung ein.

➤ An *Rehe mäßigen Grades* leidende Rinder fallen durch ihre typische Lahmheit auf. Im Stehen und Gehen werden die kranken Vorderbeine zur Entlastung der Klauenspitzen weit nach vorn gesetzt (Abb. 9-231), bei stark schmerzenden Innenklauen manchmal sogar gekreuzt; die Bauchdecken sind aufgezogen. Bei Mitbeteiligung oder vorwiegendem Befall der Hinterklauen stellt der Patient die Hintergliedmaßen weit unter den Rumpf und krümmt den Rücken auf. Einzelne, besonders schmerzhafte Klauen werden durch Ab- oder Adduktion des betroffenen Beines geschont. Solche Tiere bewegen sich widerwillig mit steifen kurzen Schritten, und im Stehen entlasten sie wechselweise die Gliedmaßen (»Trippeln«); zuweilen ist dann bei Belastung kranker Klauen das »Einsinken der Krone« zu beobachten.

➤ In *subakuten Fällen* sind die vorgenannten Symptome weniger ausgeprägt, jedoch können sich deutlichere Veränderungen an der Krone und mitunter schon die beschriebenen Zusammenhangstrennungen zeigen. Im Verlaufe der *chronischen/chronisch-rezidivierenden* Form des Leidens (Abb. 9-232, 9-233) entwikkeln sich die kennzeichnenden, mit seitlich divergierenden Ring- und Spaltbildungen verbundenen Deformierungen des Klauenschuhs (Auskehlung der Vorderwand, Abflachung und Ausweitung der Hornkapsel oder Bockklauenbildung); ferner zeigt sich eine gelbliche, stellenweise rötliche Verfärbung und

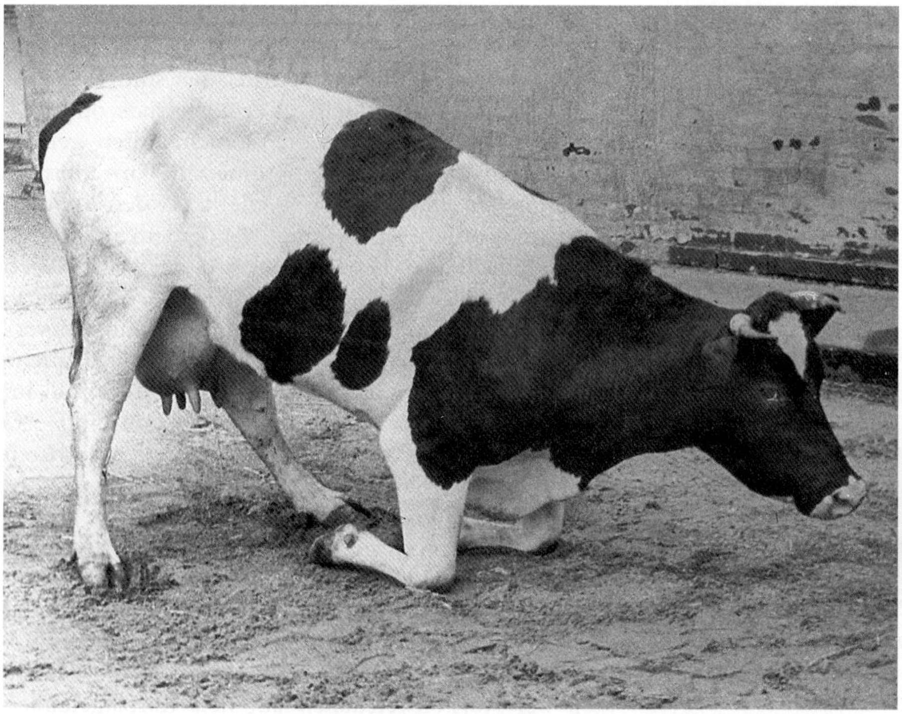

Abbildung 9-230 Hochgradige akute »Klauenrehe« vorn: Verharren auf den Karpalgelenken vor dem Aufstehen; zur Entlastung der Vorhand weit unter den Leib gesetzte Hintergliedmaßen

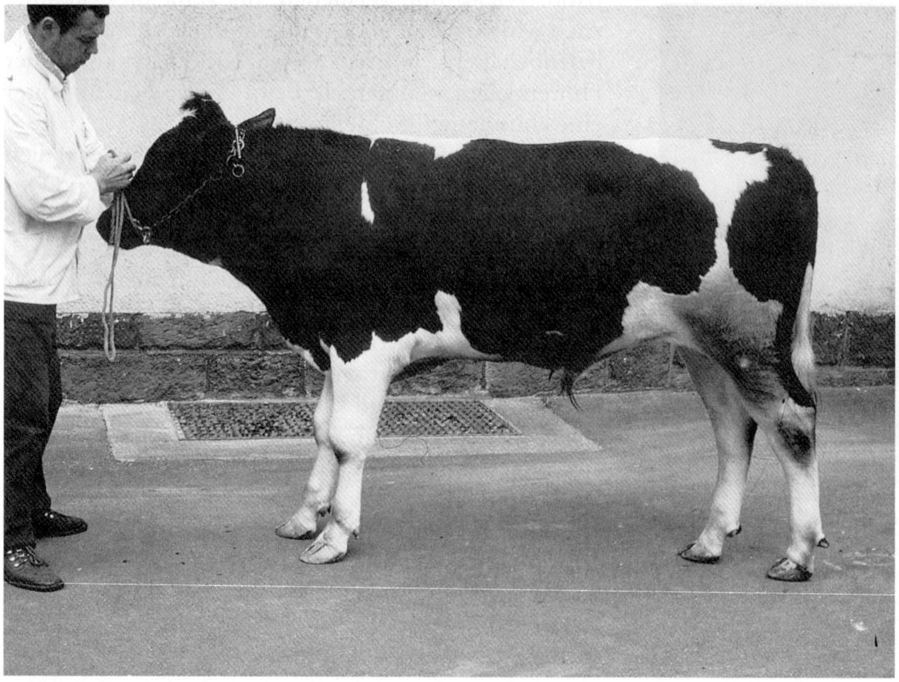

Abbildung 9-231 Mastbulle mit chronischer Klauenrehe: vorständige Vordergliedmaßen, konkave Dorsalwand an den überlangen Vorderklauen

weichere Konsistenz von Wand- und Sohlenhorn. Auffallend sind ferner steifer Gang, Gewichtsverlust und geminderte Milchleistung.

■ **Verlauf, Beurteilung:** Der Ausgang der akuten Pododermatitis aseptica diffusa hängt wesentlich vom Grad der Entzündung und ihrer Genese ab. Leichte Fälle können nach Abstellen der Ursache innerhalb von 1–2 Wochen ausheilen; allerdings ist das nachwachsende Horn von geringerer Qualität als das alte und daher anfälliger gegenüber Umwelteinwirkungen (Abb. 9-234). Schwere Entzündungen münden oft in chronischen Verlauf, so daß solche Tiere nur noch begrenzte Zeit genutzt werden können; manchmal zwingen Komplikationen (Ausschuhen, Klauenbeinvorfall, purulente Pododermatitis mit Nekrose, Dekubitus u. a. m.) zur Abschaffung des Patienten.

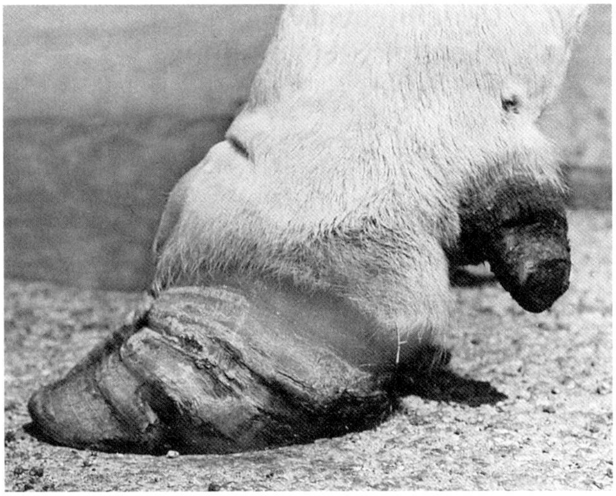

Abbildung 9-232 Peripher divergierende Ring- und Spaltbildung bei »chronischer Klauenrehe«

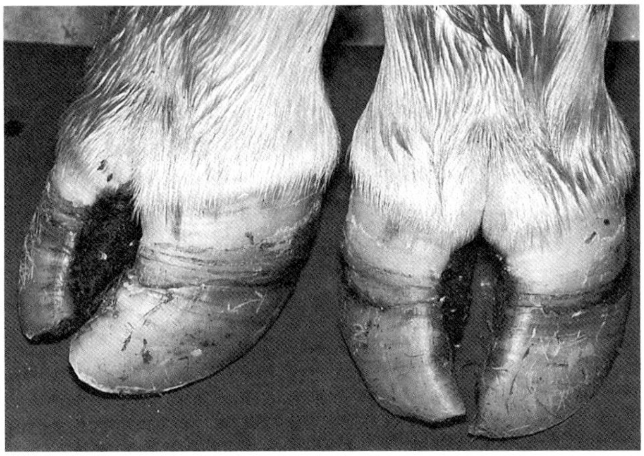

Abbildung 9-233 Chronisches Ausschuhen nach Rehe infolge akuter Pansenazidose (Überfressen an Zuckerrübenblatt mit -köpfen): allmähliches »Herabschieben« des alten Hornschuhes ohne durchdringenden Spalt, an allen Gliedmaßen

Diagnose, Differentialdiagnose: *Akute Rehe* ist im typischen Fall anhand der mit charakteristischer Lahmheit und Allgemeinstörung einhergehenden, plötzlich auftretenden Entzündung mehrerer Klauen unschwer zu diagnostizieren, insbesondere, wenn gleichzeitig eine der genannten Ursachen erkennbar ist oder anamnestische Angaben darauf hinweisen (Futterumstellung, Kalbung, Mastitis usw.). Bestehen Hinweise auf akute oder chronisch-subklinische Pansenazidose (Kap. 6.6.11/12), so sind zur Klärung die dort genannten Untersuchungen einzuleiten.

Über das Vorliegen der *chronischen Form* des Leidens geben neben Vorbericht und Verlauf die kennzeichnenden Formveränderungen mehrerer Klauen Aufschluß; im Zweifelsfall kann der RÖNTGEN-Befund herangezogen werden: Rotation des Klauenbeins, Aufhellung und Aufbiegung seiner Spitze, unregelmäßiger Rand u. a.

Die *differentialdiagnostische Abtrennung* der akuten Rehe bereitet Schwierigkeiten, wenn gleichzeitig mehrere Klauen eines Tieres von Pododermatitis aseptica circumscripta (Kap. 9.14.9) befallen sind, was z. B. beim Neubezug von Laufställen mit Betonspaltenboden vorkommt. Ähnlichkeit des klinischen Bildes besteht ferner mit Klauenbeinfraktur und -fissur (Kap. 9.14.10), Klauenspitzenabszeß (Kap. 9.14.14), Klauengelenkdistorsion (Kap. 9.14.11), traumatischem Ausschuhen (Kap. 9.14.7); mitunter auch mit Osteomalazie (Kap. 9.17.5), chronischer Fluorose (Kap. 9.17.9) und traumatischer Retikuloperitonitis. *Chronische Rehe* kann mit anderen chronischen Entzündungen der Lederhaut (Kap. 9.14.15), mit ähnlichen Hornschuhdeformationen (Kap. 9.14.4) sowie mit Folgezuständen nach Kronsaumentzündung verwechselt werden.

Behandlung: Die Therapie muß sich nach Form, Stadium und Ursache der Erkrankung richten. Besteht Verdacht auf Pansenazidose oder eine andere alimentäre Ursache, so ist die Fütterung umgehend zu korrigieren und erforderlichenfalls eine auf Normalisierung der Vormagendigestion gerichtete orale Therapie einzuleiten (s. Kap. 6.6.11, 6.6.12, 6.13.14).

Akut erkrankte Tiere müssen ein weiches Lager erhalten und regelmäßig umgelegt werden; fühlen sich die Klauen heiß an, so können kühlende Umschläge oder Bäder Erleichterung verschaffen. Was die *arzneiliche Behandlung* angeht, so fehlt es bislang an kontrollierten, die neuen Vorstellungen zur Ätiopathogenese berücksichtigenden Untersuchungen. In der akuten Phase kommt in erster Linie die parenterale Anwendung eines nichtsteroidalen Antiphlogistikums in Frage, dessen Auswahl sich an den jeweils für das Rind zugelassenen Präparaten orientieren muß. Als Alternative wäre auch die orale Applikation von 100 mg Acetyl- oder Natriumsalicylat/kg LM in Betracht zu ziehen (nicht bei Ruminitis). Bei Hufrehe des Pferdes wurden – offenbar mit Erfolg – als Antikoagulans Heparin (s. Kap. 6.15.1) und als α-Adrenolytikum Phenoxybenzamin injiziert. Der Nutzen von Antihistaminika wurde in der Klauenrehetherapie sehr in Frage gestellt; falls Anamnese und klinische Befunde auf ein allergisches Geschehen hinweisen, wären versuchsweise Kalziumsalzlösungen zu applizieren. Kortikosteroide sind (wegen der gefäßverengenden Wirkung) in der Initialphase der systemischen Rehe nicht angezeigt; es wurde aber über positive Erfahrungen bei deren empirischer Anwendung im Folgestadium berichtet (Indikation fraglich). Ob der im älteren Schrifttum empfohlene Aderlaß (3–5 l/erwachsenes Rind) auch aus heutiger Sicht befürwortet werden kann, bedarf der Prüfung.

Im weiteren Verlauf des Leidens ist auf orthopädische Klauenkorrektur zu achten (vorsichtiges Kürzen überlanger Spitzen, Entlastung kranker Klauen); im chronischen Stadium ist, je nach Ausmaß der eingetretenen Hornschuhveränderungen, auch der konvexe distale Wandbereich zu beraspeln, das Ballenhorn stumpfgewinkelter Klauen zu beschneiden und/oder ein mit zentraler Ledereinlage bestücktes Klaueneisen oder eine ähnliche Stütze aufzuschlagen oder aufzukleben.

Prophylaxe: Vorbeugemaßnahmen richten sich v. a. gegen die ernährungs- oder/und haltungsbedingten Formen der Pododermatitis aseptica diffusa. Voraussetzung dafür ist jedoch, daß Form und Ursache des Leidens anhand einer systematischen, Ernährung, Fütterungstechnik, Haltung sowie saisonales Vorkommen berücksichtigenden »Bestandsanalyse« nach festem Plan geklärt worden sind. Falls möglich, sind auch Sektionsbefunde heranzuziehen.

Ergeben sich Hinweise auf fütterungs-/kalbungsassoziierte Pododermatitis aseptica diffusa, so kommen die zur Verhütung von akuter und chronisch-subklinischer Pansenazidose (Kap. 6.6.11, 6.6.12), von Fettmobilisationssyndrom und Ketose (Kap. 6.13.14) sowie der Labmagenverlagerungen (Kap. 6.9.1) empfohlenen Maßnahmen in Frage.

Als günstig hat sich eine 8 Wochen a.p. durchzuführende Klauenpflege erwiesen. Großer Wert ist auf Beseitigung etwaiger Haltungsmängel (stauende Nässe, schadhafter Boden, steinige Treibwege, zu späte Anpassung der Erstgebärenden an Stall und Herde usw.) zu legen.

Zur Vorbeuge von Rezidiven empfiehlt sich die Beifütterung von Biotin (Kap. 9.14.3).

Sektionsbefund: Kennzeichnend für die *akute* und die *subakute* Pododermatitis aseptica diffusa sind: Hyperämie des Koriums an Kron-, Wand- und Sohlensegment, in schweren Fällen zudem Ansammlung von blutig-serofibrinösem Exsudat zwischen Hornschuh und Matrix, gelbliche Verfärbung des proximalen Wandhorns sowie rötliche bis dunkelbraune Blutungsherde im apikalen Sohlenhorn, entlang der abaxialen weißen Linie und im fußenden Bereich des Ballenhorns. Bei *chronischer* Rehe zeigen sich außer den typischen zirkulären Ringen und Spalten distale Verbreiterung des wachsartigen Wandhorns und der weißen Linie sowie auf dem Längsschnitt der Klaue das m. o. w. rotierte Klauenbein mit dellenartig ausgekehlter Vorderwand. Die mikroskopischen Befunde wurden bereits bei der Pathogenese des Leidens beschrieben.

9.14.9 Umschriebene aseptische Klauenhautentzündung

Definition: Umschriebene, vornehmlich den »Sohlenbereich« (weiße Linie, Sohlensegment, fußende Ballensegmente) betreffende Entzündung der unverhornten Klauenhaut, verbunden mit Blutung und Exsudation sowie qualitativen und quantitativen Veränderungen der Hornproduktion. Je nach Art, Umfang und Dauer des entzündlichen Prozesses lassen sich *seröse, serofibrinöse* und *hämorrhagische, oberflächliche* und *tiefe* sowie *akute* und *chronische* zirkumskripte Pododermatitiden unterscheiden. Die Termini Pododermatitis *parietalis, solearis, zonaria, pulvinalis* beschreiben seine Lokalisation. *Andere Bezeichnungen:* Pododermatitis aseptica circumscripta (PAC); engl. sole lesion/bruising/hemorrhage/heel lesion, mitunter auch »subclinical laminitis«.

Vorkommen: Die umschriebene aseptische Lederhautentzündung ist aufgrund der vielfältigen Entstehungsmöglichkeiten ein häufiges Leiden. Sie zeigt sich bevorzugt im vorderen Bereich der Sohle, einschließlich der weißen Linie, und an den fußenden Ballensegmenten, dagegen nur selten an der Wand; überwiegend betrifft sie die Klauen der Hintergliedmaßen und hier wiederum hauptsächlich die lateralen. In epidemiologischen Untersuchungen ergaben sich Hinweise, daß erwachsene Rinder bestimmter Rassen häufiger daran erkranken als andere, auch scheinen hochtragende Färsen vermehrt befallen zu werden; Pododermatitis aseptica circumscripta kann sich schon bei Kälbern zeigen. Das häufige Vorkommen im Bereich der weißen Linie erklärt sich aus der besonderen Hornstruktur in dieser Zone (s. Kap. 9.14.2).

Ursache: Die *akute* Entzündung wird durch punktuelle mechanische Insulte hervorgerufen, die zu örtlicher Quetschung und Zerrung der Lederhaut führen. *Chronische* umschriebene Pododermatitiden betreffen fast stets die Hinterklauen und sind meist mit einer Entzündung des Ballenpolsters verbunden. Sie entstehen durch fortwährende mechanische Reize, und zwar am häufigsten durch ständige Überlastung des hinteren Klauenbereiches infolge überlanger Klauenspitze, bei Vatertieren auch infolge Gewichtsverlagerung auf die Hintergliedmaßen beim Decken, ferner durch fehlerhaften Klauenbeschlag, falsch angebrachten Kothurn oder andersartige wiederholte Traumatisierungen.

Pathogenese: Derartige Lederhautentzündungen können zwar unter ganz normalen Umständen allein durch übermäßigen (absolut zu hohen) punktuellen Druck an einer intakten »Normalklaue« ausgelöst werden (z. B. eingetretener Stein, Einklemmen in Bodenspalten), häufiger entstehen sie jedoch aus dem Zusammenwirken tiereigener prädisponierender Faktoren mit schädigenden (resistenzmindernden) Umwelteinflüssen.

An *prädisponierenden tiergebundenen Faktoren* sind zu nennen: ungleichmäßige Druckverteilung an der Sohle infolge überlanger Klauenspitze oder/und anormaler Gliedmaßenstellung; weiches Horn infolge hoher Feuchtigkeit, ernährungsbedingten Strukturmängeln oder peripartalen Einflüssen; unzureichende Adaptation der Jungtiere und ihrer Klauen an ein neues Stallsystem, so daß in der ersten »kritischen Phase« mehr Horn abgeschliffen wird als nachwächst; hohes Körpergewicht bei relativ zu kleinen Klauen; Störung der Klauenmechanik infolge »voller Sohle«, z. B. bei hohem Wassergehalt, wodurch das physiologische Ausbröckeln des alten Horns und damit die Kehlung der Sohle verhindert wird; Exostosen am Processus flexorius oder/und am abaxialen Rand des Klauenbeins; vorangegangene Klauenkrankheiten, insbesondere Rehe; Rangordnungskämpfe nach Einstellen von Färsen in die Kuhherde u. ä. m.

Das Spektrum von möglicherweise *schädlichen Umwelteinflüssen* ist breit: zu schmale Gitterroste oder harter unebener Standplatz bei Anbindehaltung; zu rauher oder unebener planbefestigter Boden in Laufstall oder Auslauf sowie fehlerhafter Betonspaltenboden; lange steinige oder betonierte Treibwege; plötzliche Umstellung der Tiere von der Herbstweide in einen Laufstall mit Betonboden oder auf einen Standplatz mit Kotrost; stauende Nässe auf der Weide oder im Stall; einstreulose, nicht tiergerechte Liegeboxen oder zu geringe Zahl und demzufolge zu kurze Liegezeiten der Tiere; Fütterungsfehler (Kap. 6.6.11, 6.6.12); zu seltene, zu häufige oder unsachgemäße Klauenkorrektur u. a. m.

Kleinherdige Verletzungen verursachen eine umschriebene reparative Entzündung der Lederhaut mit Exsudation und Blutaustritt zwischen die hornbildenden Zellen, so daß die imbibierten Bezirke mit Herabwachsen des Sohlenhorns nach etwa 2 Monaten an der Oberfläche zutage treten (Abb. 9-234): sie werden von alters her »Steingallen« genannt.

Flächen- und Tiefenausdehnung der Blutungsherde sind verschieden: *Streifenförmige* Blutimbibitionen entstehen, wenn aus den Zotten ausgetretenes Blut unter Nekrose der Markzellen die Hornröhrchen füllt und die isolierten, im Winkel zur Lederhaut angeordneten Röhrchen mit dem distal wachsenden Horn an die Oberfläche gelangen; *herdförmige* Blutungen sind v. a. in der Nähe des Tragrandes lokalisiert; *flächenhafte* Hämorrhagien können die Hornröhrchen fast der gesamten Fußungsfläche erfassen. Solche Blutungen können wiederholt auftreten und liegen dann etagenförmig übereinander; so sind bis zu vier aufeinanderfolgende Hämorrhagien festgestellt worden (Dämmrich et al., 1982).

Derartige Lederhautschäden heilen oft ohne nachteilige Folgen ab; bei mehrfacher oder über längere Zeit anhaltender Irritation führen sie aber zu Verhornungsstörungen (Dyskeratose, Nekrobiose, Verlust der kompakten Struktur). Das Sohlenhorn nimmt dann weißgelbliche Farbe und hartgummi- oder wachsartige Konsistenz an (hohe Feuchtigkeit) und wölbt sich hervor (volle Sohle), wodurch die physiologische Klauenmechanik gestört und die Lederhaut erneuter Traumatisierung ausgesetzt wird.

Bei ausgebreiteter Exsudation kann eine flächenhafte Trennung zwischen Sohlenlederhaut und Hornsohle (ohne Mitbeteiligung von Kron- und Wandsegment) eintreten, so daß sich zwischen »alter« und »neuer« Hornsohle ein zunächst flüssigkeitsgefüllter Hohlraum bildet (Doppelsohle, Abb. 9-235), ein Befund, den man auch als »Pododermatitis solearis aseptica diffusa« bezeichnen könnte.

Symptome, Verlauf: Bei *akuter* umschriebener Entzündung der Sohlenlederhaut besteht eine dem

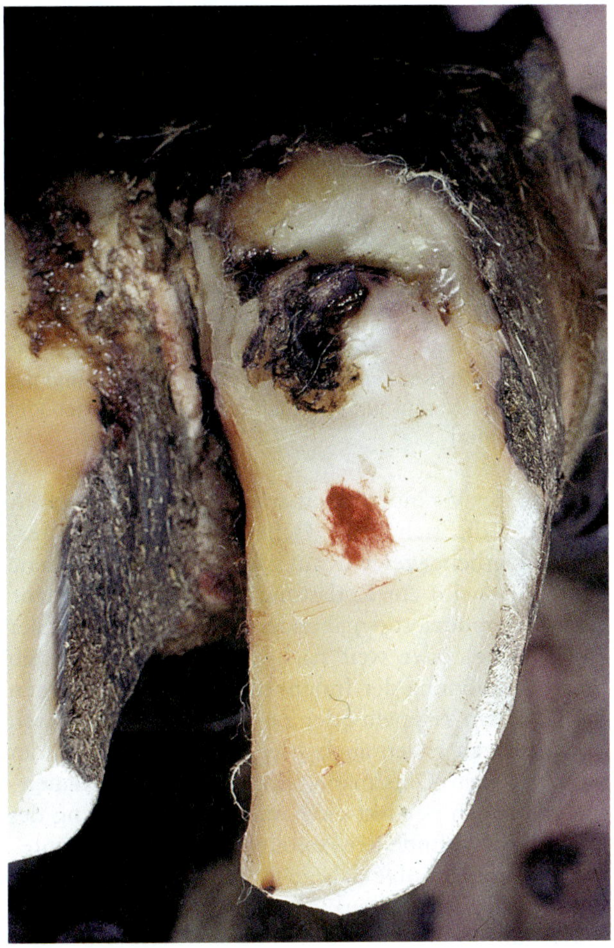

Abbildung 9-234 Pododermatitis aseptica circumscripta: Blutige Imbibition des Sohlenhorns im Gefolge einer Lederhautquetschung im hinteren Klauenbereich

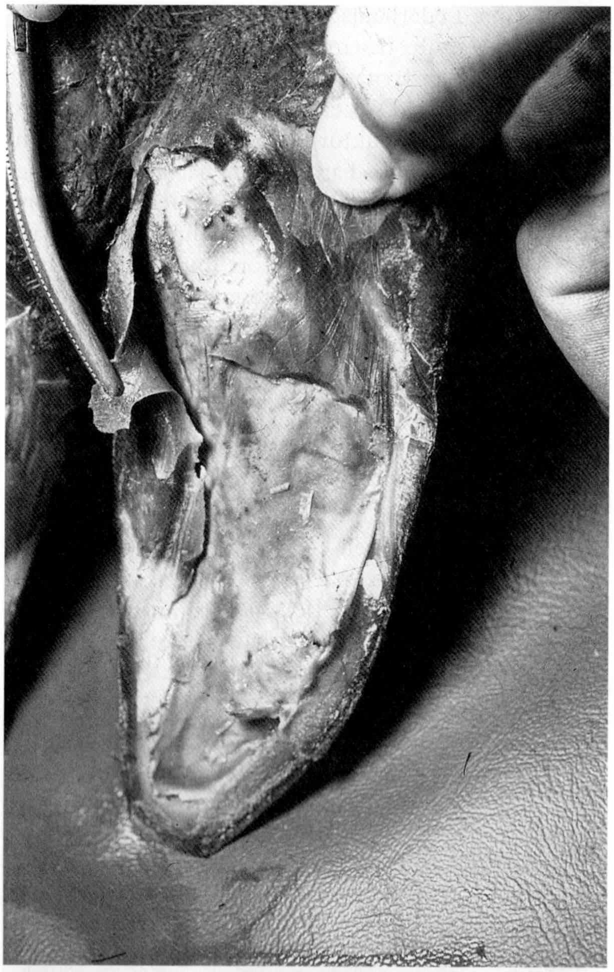

Abbildung 9-235 Pododermatitis solearis aseptica serosa hinten rechts außen: Infolge des entzündlichen Ergusses hat sich ein Spalt zwischen der ehemaligen Hornsohle, deren axialer Rest mit einer Klemme angehoben ist, und der nun bereits in Verhornung befindlichen Lederhaut gebildet (»Doppelsohle«)

Ausmaß der Veränderungen entsprechende Stützbeinlahmheit, die sich beim Gehen auf hartem Untergrund deutlicher zeigt als auf weichem. Die betroffene Extremität wird zur Entlastung der erkrankten Klaue entweder abduziert (»mähender« Gang, Schonung der Außenklaue) oder weit nach innen unter den Leib gesetzt (Schonung der Innenklaue). Im Stehen zeigen die Patienten Trippeln oder Zucken, in den selteneren hochgradigen Fällen auch wiederholtes Anheben der schmerzenden Gliedmaße. Entzündung im Klauenspitzenbereich bewirkt eine auffällige Verkürzung des Fußens gegen Ende der Abrollphase, solche im hinteren Bereich der Sohle dagegen steile Fesselstellung und mitunter leichtes »Überköten« bei der Lastaufnahme.

Die umschriebene akute Pododermatitis bedingt nur in besonders schweren Fällen oder bei gleichzeitiger Erkrankung mehrerer Klauen eine deutliche Störung des Allgemeinbefindens, die sich dann in reduzierter Futteraufahme und Rückgang der Tagesmilchleistung, zuweilen auch in leicht erhöhter Körpertemperatur äußert.

Bei Besichtigung der Klaue ist Rötung der Krone oder des Ballensaumes allenfalls bei hochgradiger Entzündung festzustellen, bei der dann auch vermehrte Wärme fühlbar sein kann; Zangendruck und Hammerperkussion verursachen Schmerz, der sich oft auf einen bestimmten Bezirk (Spitze, Sohle, Wand) lokalisieren läßt. Dreh- und Streckprobe verlaufen meist negativ.

Die Pododermatitis circumscripta *chronica* bedingt meist nur behutsamen klammen Gang oder allenfalls leichte Lahmheit. Bei Entzündung der fußenden Ballensegmente zeigen die Patienten verkürzten Schritt mit steiler Fessel und treten im Stehen ständig hin und her. Die örtlichen Erscheinungen bestehen gewöhnlich in Rötung und leichter Umfangsvermehrung an Kron- und Ballensaum sowie in Druckempfindlichkeit an Sohle und Ballen; außerdem sind an Hornschuh und Sohle die oben beschriebenen Veränderungen sowie Überwuchs und oftmals Lose Wand festzustellen.

■ **Diagnose, Differentialdiagnose:** Bei fraglicher Lokalisation kann die diagnostische Anästhesie der Zehennerven zur Klärung herangezogen werden. Ansonsten hilft man sich in Zweifelsfällen durch Nachschneiden, d. h. Einkerben einer bis an die Lederhaut heranreichenden Rille im vorderen Drittel der weißen Linie oder im verdächtigen Sohlenbezirk. Daraufhin entleert sich im Falle einer Pododermatitis aseptica circumscripta seröse oder blutigseröse Flüssigkeit, bei umschriebener septischer Entzündung jedoch Eiter. *Differentialdiagnostisch* sind ferner die Klauengelenkdistorsion (Kap. 9.14.11), Klauenbeinfissur (oder -fraktur; Kap. 9.14.10) sowie leichte/subakute Klauenrehe (Kap. 9.14.8) zu berücksichtigen. Verschleppte purulente Pododermatitiden erkennt man am Eiterdurchbruch an Sohle oder Krone. Ansonsten kann eine diagnostische Behandlung weiterhelfen (Kap. 9.14.14, s. Übersicht 9-8).

■ **Beurteilung:** Leichtere Fälle von Pododermatitis aseptica circumscripta können bei Schonung der Gliedmaße binnen 2–3 Tagen von selbst wieder abklingen; schwerere Entzündungen heilen unter Behandlung innerhalb von 1–2 Wochen; auch bei chronischer Pododermatitis aseptica circumscripta führt die sachgemäße Therapie gewöhnlich bald zu klinischer Besserung.

■ **Behandlung:** Erste Maßnahme ist das Abstellen der Ursache, was in vielen Fällen in einer orthopädischen Klauenkorrektur bestehen wird sowie im Aufstallen in einer Laufbox oder auf einem Stand mit weicher trockener Einstreu. Beim Nachschneiden versehentlich freigelegte Lederhautbezirke sind mit einem antiseptischen Verband abzudecken.

Ob bei höhergradiger Pododermatitis zusätzliche therapeutische Maßnahmen erforderlich sind, ist in Abhängigkeit von Ursache und Befund von Fall zu Fall zu entscheiden. So können am ersten Tag kalte und anschließend feuchtwarme Umschläge, z. B. in Form eines regelmäßig anzugießenden PRIESSNITZ-Umschlags (Alkohol/Spiritus und Wasser 1 : 1), angezeigt sein. Dieses Vorgehen dient insofern gleichzeitig der Sicherung der Diagnose, als es bei eitriger Pododermatitis teils Verschlimmerung, teils mäßige Besserung, bei Klauenbeinfraktur dagegen keine Änderung der Lahmheit bewirkt (Übersicht 9-8). Die früher empfohlene Hyperämisierung der Krone zur Anregung der Resorptionsvorgänge und der Hornbildung ist fraglich. Eher kann in schweren Fällen die parenterale (oder orale) Applikation eines nichtsteroidalen Antiphlogistikums angebracht sein.

Prophylaxe: Vorbeugende Maßnahmen richten sich auf die drei Problemkreise »tiereigene prädisponierende Faktoren«, »Haltungssystem/Stalleinrichtungen« und »Ernährung«. Zu den Fragen der tierartgemäßen Haltung und Aufstallung von Rindern sowie zur Verhinderung von Klauenschäden in modernen Haltungssystemen liegt ein umfangreiches Schrifttum vor, auf das hier verwiesen wird. Einige wichtige Punkte aus den genannten Problemkreisen wurden bereits unter »Pathogenese« angesprochen; hierzu folgende Ergänzungen:

- *Vorbeugemaßnahmen am Tier:* Aussonderung von Tieren, die aufgrund von Klauendeformation, mangelhafter Hornqualität, anormaler Gliedmaßenstellung oder ihres Alters für das Haltungssystem ungeeignet sind sowie periodisches Vortraining der Jungtiere. Reduzierung der hohen Hornfeuchte vor der Aufstallung nach Weidegang durch mehrtägiges Halten auf trockenem ebenem Boden oder mittels Klauenbäder in 8- bis 10%iger Kupfersulfatlösung (entzieht 3–5 % Feuchtigkeit aus den verschiedenen Segmenten; angestrebt wird ein Wassergehalt zwischen 15 und 25 %). Kontrolle des Ernährungszustandes in der Trockenstehperiode. Eingewöhnung der Färsen in die Herde a. p.
- *Haltung, Stall, Management:* Hierzu liegen viele Erfahrungswerte und Ergebnisse wissenschaftlicher Untersuchungen vor, die z. T. bereits ihren Niederschlag in staatlichen Empfehlungen und Bestimmungen gefunden haben. Besonderer Wert ist auf Vorbeugemaßnahmen in der peripartalen Periode zu legen: orthopädische Klauenkorrektur 8 Wochen a. p., rechtzeitiges Umstellen in einen Abkalbestall mit trockener griffiger Einstreu, Klauenkontrolle p. p.
- *Ernährung:* Neben einer ausgewogenen, nichtazidogenen, schadstofffreien, den Nährstoffbedarf deckenden Ration ist zur Erhaltung der Klauengesundheit auch bedarfsgemäße Versorgung mit Mengen- und Spurenelementen sowie Wirkstoffen erforderlich. Besondere Beachtung ist der peripartalen Übergangsfütterung zu widmen (Kap. 6.6.12, 6.13.13, 6.13.14).

9.14.10 Bruch des Klauen- oder Kronbeins

Definition, Formen: Die beim Rind hin und wieder auftretenden Zusammenhangstrennungen des Klauenbeins sind in der Mehrheit gedeckte (Abb. 9-236), von der Sohlenfläche bis ins Klauengelenk reichende Transversalfrakturen (-fissuren). Anders verlaufende, offene (komplizierte), mehrfache sowie Splitterfrakturen bilden die Minderzahl. Kronbeinfrakturen sind Seltenheiten.

Vorkommen: Klauenbeinbrüche sind bei Rindern aller Altersstadien, bevorzugt jedoch unter bestimmten Haltungsbedingungen (Weidegang, Spaltenbodenlaufstall, Transport, Aus- und Umtreiben) und dann auch jahreszeitlich vermehrt (Juni/Juli bei Weidegang) zu beobachten. Bei Weidetieren werden meist die Klauen der Vordergliedmaßen und hier v. a. die inneren, bei Stalltieren dagegen häufiger die der Hinterextremitäten und vornehmlich die lateralen, betroffen; es kommen auch multiple Frakturen (an beiden Klauen einer Gliedmaße oder an je einer links und rechts) vor. Von 279 Frakturen beim Rind entfielen 97 (36 %) auf das Klauenbein (PEITEL, 1971). In einer weiteren kasuistischen Mitteilung über 156 Knochenbrüche nahmen die der Phalanx tertia mit 47 % die erste Stelle ein; von 73 Klauenbeinbrüchen (90 % hinten lateral) bei 71 Rindern waren 16 (22 %) ungedeckt; (KÖSTLIN & PETZOLD, 1985).

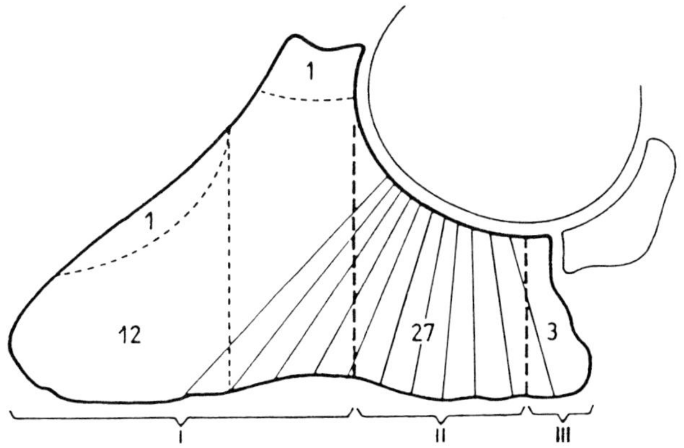

Abbildung 9-236 Lokalisation von 57 gedeckten Klauenbeinfrakturen beim Rind: I = dorsaler Bereich (n = 14); II = Transversalfrakturen mit Gelenkbeteiligung (n = 27); III = Frakturen im palmaren/plantaren Bereich (n = 3); /|\ = Splitterfrakturen mit Gelenkbeteiligung (n = 13) (KÖSTLIN & PETZOLD, 1985)

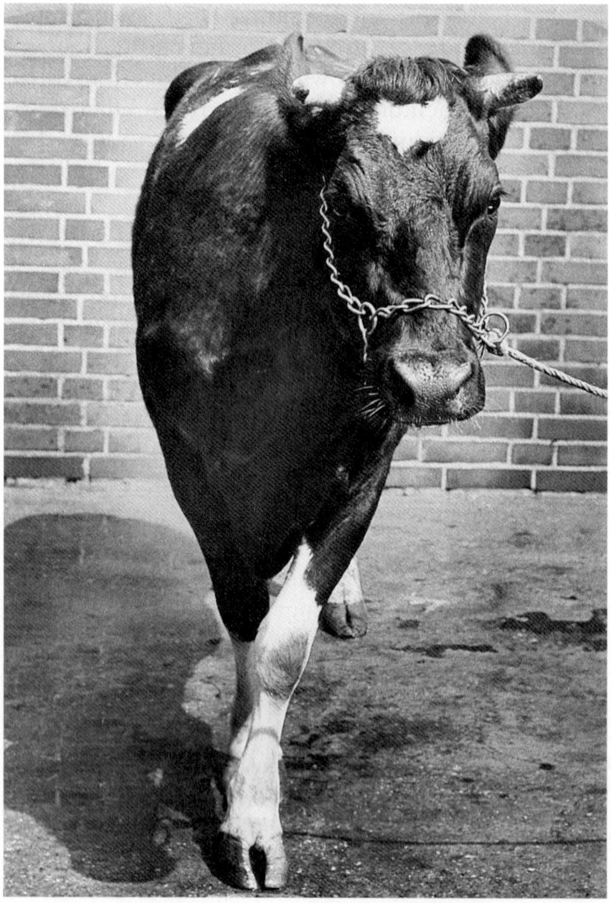

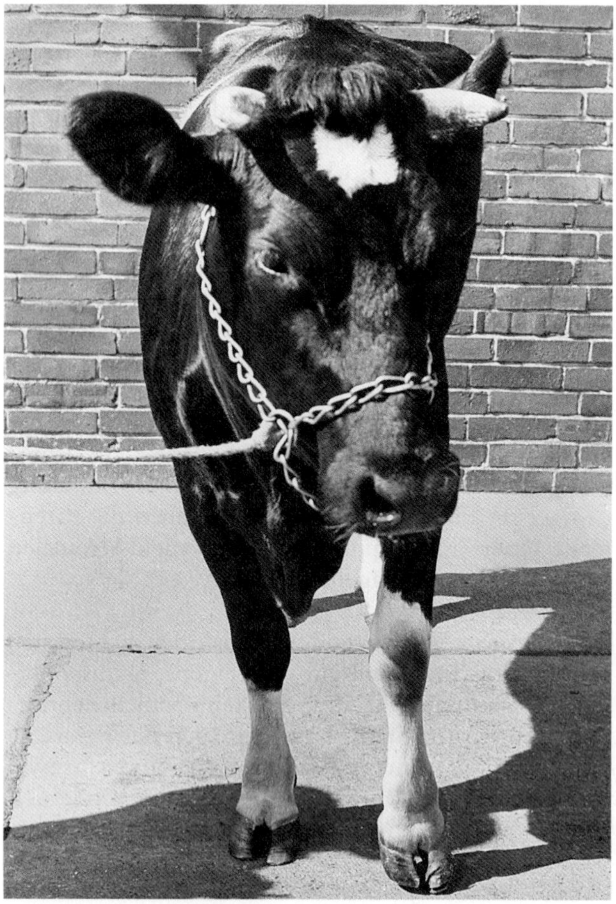

Abbildung 9-237, 238 Klauenbeinfraktur vorn links innen: Vorsetzen und Adduktion der Gliedmaßen zur Schonung der kranken Klaue (links); normale Haltung des linken Vorderbeins nach Beschlag der gesunden Klaue (rechts)

■ **Ursache, Pathogenese:** Das Klauenbein des Rindes ist durch seine Form (geringer Abstand zwischen lastaufnehmender Gelenkfläche und der leicht konkaven Sohlenfläche) und seine Porosität für Frakturen prädisponiert. Als auslösende Ursachen kommen v.a. plötzliche außergewöhnliche mechanische Belastungen in Frage, so beim schnellen Laufen auf unebenem hartem Boden, beim Überspringen von Gräben oder Absprung von einer Rampe sowie beim Herabgleiten von besprungenen Tieren, insbesondere, wenn das »aufreitende« Tier Stallklauen mit überstehendem Tragerand und gewölbter Sohle hat. Aus dem Bespringen brünstiger Rinder erklärt sich die mitunter festzustellende erhöhte Frakturfrequenz zu Beginn des Weidegangs.

Die während der Stallhaltung auftretenden Frakturen, v.a. die komplizierten (offenen) Splitterbrüche, in die auch das Kronbein einbezogen sein kann, sind meist auf Verhaken in Spalten von ungeeigneten Betonbalkenböden, auf Festklemmen unter einem Faltschieber oder auf andere Gewalteinwirkung zurückzuführen; in Anbindehaltung sind Kotrinne oder Kotrost Gefahrenherde.

Begünstigend wirken sich neben Klauenschuhanomalien Skeletterkrankungen (Osteomalazie, Fluorose), anhaltende Trockenheit (harter Boden, hartes Horn) sowie das Einstellen neuer Tiere in die Herde (Unruhe, Rangkämpfe) aus. Gelegentlich geht dem komplizierten Klauen-/Kronbeinbruch eine purulent-osteomyelitische Schwächung des betroffenen Knochens voraus.

■ **Symptome, Diagnose:** Kennzeichnend für die *gedeckte Fraktur* oder *Fissur* des Klauenbeins ist plötzliches Auftreten einer hochgradigen Stützbeinlahmheit bei gleichzeitigem Fehlen entsprechender äußerer Veränderungen; Futteraufnahme und Milchleistung können vermindert sein. Die meist liegend angetroffenen Patienten erheben sich nur widerwillig und verharren, sofern eine Vorderklaue erkrankt ist, »kniend« auf den Karpalgelenken. Im Stehen wird die betroffene Gliedmaße häufig zuckend angehoben und nur vorsichtig-zögernd mit den Klauenspitzen aufgesetzt oder zur Entlastung der erkrankten medialen Zehe weit nach innen vor das gesunde Bein gestellt (Abb. 9-237, 9-238). Sind die Innenklauen beider Vorderextremitäten frakturiert, so steht das Tier mit gekreuzten Beinen; bei Fraktur der Außenklaue abduziert es die betreffende Extremität. Die Hintergliedmaßen werden zur Entlastung der Vorhand weit unter den Leib gestellt. Bei Klauenbeinbruch an einer Beckengliedmaße sind ebenfalls hochgradige Lahmheit und, je nach Lage der Fraktur, Ab- oder Adduktion festzustellen. Der Kronsaum der betroffenen Klaue kann leicht gerötet und druckempfindlich sein.

Ansonsten ergibt die örtliche Untersuchung verstärkte Pulsation der Mittelfußarterie (vorn), erhöhte Wärme im Wandbereich, diffusen oder mehr umschriebenen Schmerz auf Zangendruck und Hammerperkussion, und zwar oft lokal über der Bruchlinie im hinteren Sohlendrittel. Bei intraartikulären Frakturen zeigt der Patient meist deutliche Reaktion beim Beugen und Strecken der Klaue, dagegen eine schwächere bei deren Drehung. Beim Nachschneiden an der Sohle tritt eine rotbraune Verfärbung des Horns zutage, das in Lederhautnähe umschriebene Rötung aufweist. Im RÖNTGEN-Bild sind Frakturen ohne weiteres, Fissuren dagegen mitunter schwer nachzuweisen (Abb. 9-239).

Die Erkennung *offener (ungedeckter) Klauenbeinbrüche* bereitet kaum Schwierigkeiten, da i. d. R. eine sichtbare Zusammenhangstrennung des Hornschuhs besteht und die Frakturstelle über die äußere Verletzung oder sekundäre Fistelöffnungen sondierbar ist.

Kronbeinbrüche sind aufgrund der starken, mit eindeutigen örtlichen Veränderungen (starke Schwellung, abnorme Beweglichkeit, Krepitation) einhergehenden Lahmheit, sonst aber röntgenologisch zu diagnostizieren.

Differentialdiagnose: Falls eine radiologische Untersuchung nicht realisierbar ist, läßt sich die gedeckte Klauenbeinfraktur mittels einer diagnostischen Behandlung durch 3- bis 5tägigen PRIESSNITZ-Umschlag (Alkohol : Wasser = 1 : 1) von klinisch ähnlich erscheinenden Klauenerkrankungen abgrenzen (Übersicht 9-8). Bei Vorliegen eines Klauenbeinbruches bleibt die Bewegungsstörung unverändert bestehen, während sie sich bei einer Pododermatitis septica circumscripta zunächst verschlimmert, nach Durchbrechen des Eiters nach außen aber plötzlich bessert; im Falle einer Pododermatitis aseptica circumscripta tritt dagegen schnelle Genesung ein. Eine hochgradige Distorsion von Klauen- oder/und Krongelenk ist aufgrund der positiven Reaktion auf passive Bewegung bei gleichzeitig negativem Klauenbefund zu unterscheiden; hinsichtlich Abtrennung der Pododermatitis aseptica diffusa siehe Kapitel 9.14.8.

Behandlung, Beurteilung: Da die Bruchstücke des Klauenbeins innerhalb des Hornschuhs gut fixiert sind und nur bei dessen Belastung und Bewegung (durch den Zug der Sehnen) gegeneinander verscho-

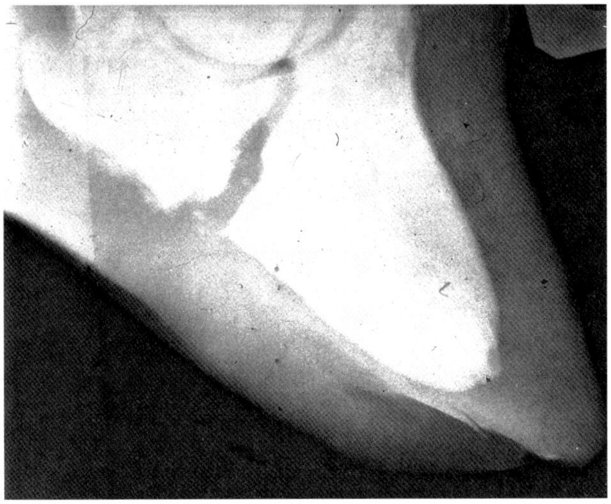

Abbildung 9-239 Intraartikuläre Transversalfraktur des Klauenbeins (RÖNTGEN-Aufnahme)

ben oder auseinandergezogen werden, genügt für die klinische Heilung *typischer gedeckter Brüche* Ruhigstellung der betroffenen Klaue für 6 Wochen. Das geschieht nach dem Vorschlag REISINGERS (1928) einfach und wirksam durch vorsichtiges Beschneiden der kranken Klaue und Hochstellen der gesunden Nachbarklaue durch Beschlag (Klaueneisen mit 3–4 Hufnägeln, Abb. 9-240) mit aufgeschraubtem etwa 3 cm hohem Holzkothurn oder, falls nicht anders möglich (ungeeigneter Tragrand, sehr junges Tier), durch einen mit Kunstharz aufgeklebten Holzblock. Sorgfältige Befestigung und Nachkontrolle nach 3 Wochen sind erforderlich, da vorzeitiger Verlust des Klotzes die Heilung erheblich verzögert und möglicherweise chronische Lahmheit infolge intraartikulärer Kallusbildung nach sich zieht. Der Patient sollte zumindest während der ersten 3–4 Wochen auf ebenem, mit Sägemehl bestreutem oder mit einer Gummimatte bedecktem Standplatz aufgestallt werden. Gewöhnlich sind die Patienten nach 6–8 Wochen lahmheitsfrei, doch dauert die solide knöcherne Überbrückung des Frakturspaltes erheblich länger (20–29 Wochen).

Die Behandlung *ungedeckter Frakturen* richtet sich nach dem jeweiligen Befund. Handelt es sich um einen Bruch im Klauenspitzenbereich, so wird der Sequester entfernt und der anliegende Bezirk des Klauenbeins bis ins gesunde Gewebe hinein abgefräst oder mittels Drahtsäge abgesetzt (Kap. 9.15.6); Druckverband und Hochstellen. Bei der offenen »Spaltenboden-Torsionsfraktur« kommt die Exstirpation des verbliebenen gelenknahen axialen Klauenbeinfragmentes und des Sesambeins einschließlich Resektion des Beugesehnenendes in Frage. Ausfräsen der verbliebenen Gelenkfläche, Verband und Beschlag der gesunden Partnerklaue mit einem Doppelfedereisen oder, sofern angezeigt, Fixation mittels Draht.

Übersicht 9-8 Differentialdiagnose der Klauenbeinfraktur

Diagnose	Grad der Stützbein-lahmheit[1]	lokale Befunde: adspektorisch erkennbare Veränderungen	lokale Befunde: Schmerz-reaktion bei passiver Bewegung[2] ↑↓ ⤾	lokale Befunde: Schmerzreaktion bei Druck mit der Klauenzange	Ergebnis der versuchsweisen Behandlung mittels Alkohol-Priessnitz-Umschlags
Pododermatitis nonpurulenta acuta:	II–IV	–	– –	+	rasche Besserung und völlige Heilung
Pododermatitis purulenta acuta:	III–V	(+)	(+) (+)	+	keine oder nur teilweise Besserung ohne Heilung (Durchbruch nach außen)
Klauenbeinfraktur:	IV–V	–	+ (+)	+	unverändert
Klauen- oder Krongelenkdistorsion:	II–V	(+)	+ +	–	(allmähliche) Besserung und Heilung

[1] Lahmheitsgrad: II = mäßig, III = deutlich, IV = ausgeprägt, V = hochgradig
[2] ↑↓ = Beugen und Strecken, ⤾ = Rotation um die Längsachse der Zehe

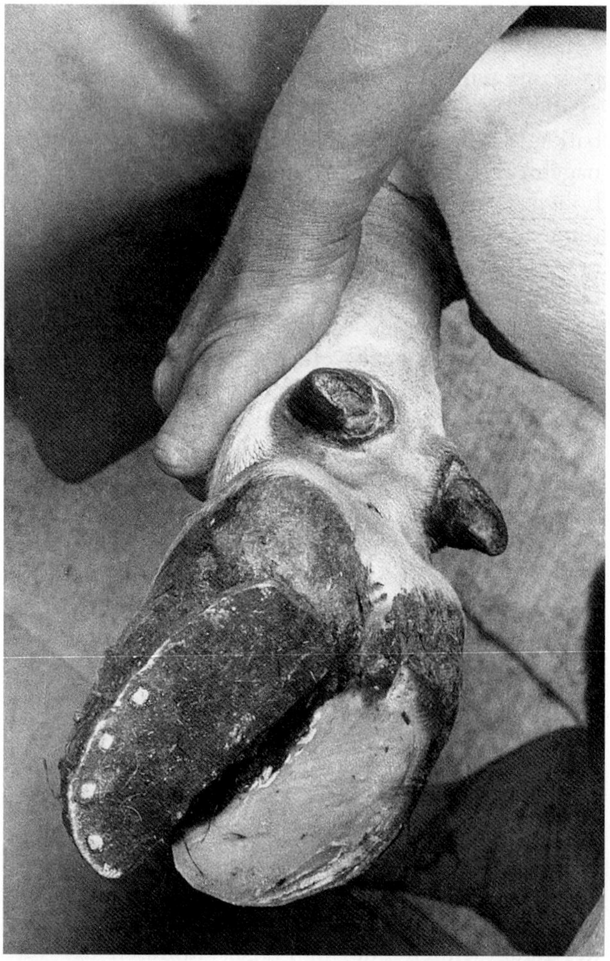

Abbildung 9-240 Beschlag der gesunden Klaue des Patienten von Abb. 9-239 zur Entlastung der gebrochenen Klaue

Bei offener Fraktur mit umfangreicher irreparabler Schädigung der Weichteile hat sich die »hohe Amputation« (Kap. 9.15.7) im distalen Bereich des Fesselbeins als geeignet erwiesen. Durchschnittliche postoperative Nutzungsdauer 10–16 Monate (Köstlin & Petzold, 1985). Nötigenfalls ist die Mineralstoffversorgung bedarfsgerecht zu ergänzen und Vitamin D zu applizieren.

Gedeckte Kronbeinbrüche versucht man ebenfalls durch Hochstellen der gesunden Zehe oder unter Kunstharzverband zur Heilung zu bringen; bei *komplizierter Kronbeinfraktur* kommt die »hohe Amputation« in Frage (s. o.).

■ **Prophylaxe:** Tiergemäße Gestaltung des Stallbodens, der Stalleinrichtungen sowie der Ausläufe und Wege. Klauenkorrektur vor dem Weideaustrieb. Vorbeuge prädisponierender Stoffwechselstörungen. Berücksichtigung des Tierverhaltens.

9.14.11 Verstauchung, Verrenkung, aseptische Entzündung von Klauen- oder/und Krongelenk

■ **Vorkommen, Ursache:** Leichtere, mit Bänder- und Sehnenzerrung einhergehende *Distorsionen* der distalen Zehengelenke kommen öfters vor, werden aber nur selten als solche diagnostiziert. *Subluxationen*, die mit Kapselriß und Arthritis verbunden sein können, sind ebenso wie *Luxationen* recht selten. Sie entstehen aus den gleichen Gründen wie Klauenbeinfrakturen (s. Kap. 9.14.10).

Symptome, Diagnose: Bei Verstauchung der distalen Zehengelenke zeigt der Patient, je nach Grad der *Distorsion*, plötzlich leichte bis hochgradige Stützbeinlahmheit; im betroffenen Zehenbereich ist eine m. o. w. deutliche, vermehrt warme und druckempfindliche ödematöse Schwellung festzustellen. V. a. die Drehprobe ruft deutliche Schmerzreaktion hervor, während vorsichtiges Abtasten des gut zu fixierenden Hornschuhs mit der Klauenzange i. d. R. negativ verläuft. Bei *Gelenkluxation* ist neben der hochgradigen Lahmheit die Abweichung der Zehenachse im Bereich der dislozierten Knochenenden auffällig.

Differentialdiagnostisch sind außer Klauenbeinfraktur auch aseptische oder septische Pododermatitis abzugrenzen. Im Zweifel RÖNTGEN-Untersuchung oder/und diagnostische Behandlung (s. Übersicht 9-8).

Verlauf, Behandlung: Leichte *Distorsionen* heilen nach Aufstallen in Anbindung binnen relativ kurzer Zeit von selbst ab. In mittel- und hochgradigen Fällen sind umgehende Ruhigstellung der erkrankten Zehe (wie bei Klauenbeinbruch) und Kühlung, später Hyperämisierung angezeigt. Weiterhin kommt anfangs die unter sterilen Kautelen vorzunehmende subkutane periartikuläre Injektion eines Glukokortikoids in Frage, die erforderlichenfalls nach 2–5 Tagen mit gleicher oder halber Dosis zu wiederholen ist; oft wird jedoch die systemische Verabreichung eines nichtsteroidalen Antiphlogistikums vorgezogen (s. Kap. 9.12).

Luxationen des Klauen- oder Krongelenks sind teils mit irreparablen Bänderrissen und Gelenkschäden verbunden, so daß die zu wählende Behandlung von Alter, Wert und beabsichtigter Nutzung des Tieres und dem vorliegenden Befund abhängig zu machen ist: Reposition und Ruhigstellung im Kunstharzverband, tiefe oder hohe Klauenamputation.

9.14.12 Aseptische Entzündung der Fesselbeugesehnenscheide

Definition, Formen, Ursache: Akute oder chronische aseptische Entzündung der synovialen und fibrösen Wand der gemeinsamen Sehnenscheide der Zehenbeuger. Es sind *seröse*, *serofibrinöse* und ausnahmsweise auch *hämorrhagische* Tendovaginitiden zu unterscheiden; die Sehnen sind dabei von Fall zu Fall m. o. w. beteiligt. *Andere Bezeichnungen:* Tendosynovialitis, -synoviitis, -synovitis, engl. tenosynovialitis, -synovitis.

Die beim Rind relativ seltenen *primären* Inflammationen werden durch Anschlagen gegen harte Objekte, Strangulation in der Anbindevorrichtung (»Kettenhang«, Abb. 9-241) oder durch herumliegenden Draht oder Bindfaden, durch Einklemmen oder andere Traumata ausgelöst; sie können bei Schonung des gegenüberliegenden Beins oder bei »Durchtrittigkeit« auch infolge anhaltender Überlastung der Sehnen entstehen. Durch Übergreifen benachbarter Entzündungsprozesse bedingte oder bei toxisch-allergischer Allgemeinerkrankung auftretende *sekundäre* Tendovaginitiden kommen verhältnismäßig oft vor.

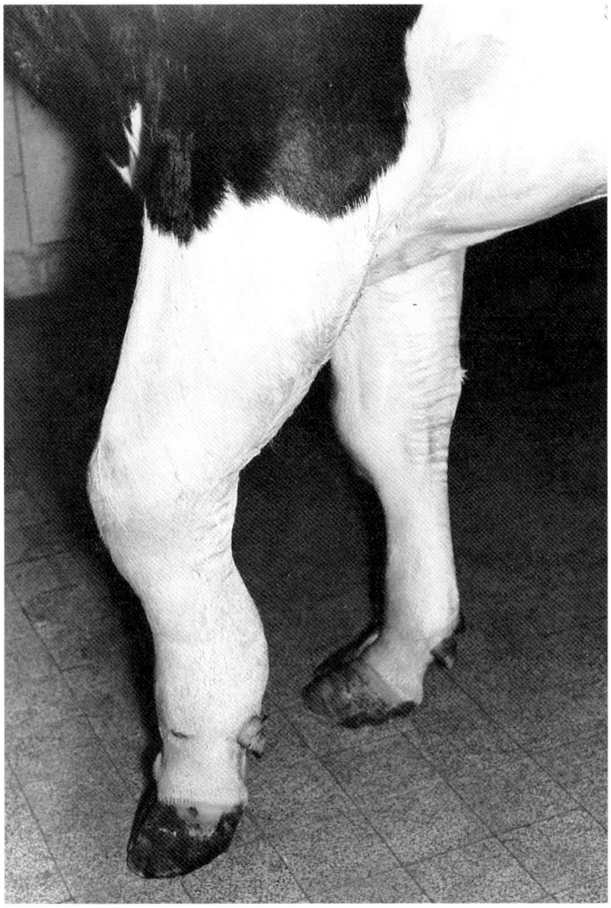

Abbildung 9-241 Hochgradige aseptische Entzündung der Fesselbeugesehnenscheide vorn links nach Kettenhang

Symptome, Diagnose: Bei akuter Entzündung zeigt sich im Stehen und Gehen eine auffällige Steilstellung der Fessel. Im übrigen besteht eine der Schwere der Erkrankung entsprechende, meist aber mittelgradige Stützbeinlahmheit, die durch plötzliches Einknicken (»Überköten«) im Fesselgelenk gegen Ende der Fußungsphase gekennzeichnet ist. Chronisch-seröse Tendosynovialitis verläuft gewöhnlich ohne nennenswerte Lahmheit, jedoch macht sich später oftmals eine Überdehnung der Beugesehnen bemerkbar (»Durchtrittigkeit«, »Bärenfüßigkeit«). Im Bereich der jeweils betroffenen Sehnenscheidenabteilung (lateral/medial/beidseits, ober- und/oder unterhalb der Afterklauen) ist eine umschriebene fluktuierende Umfangsvermehrung festzustellen, die bei akuter Entzündung vermehrt warm und druckempfindlich ist; passive Streckung der Zehe verursacht ebenfalls deut-

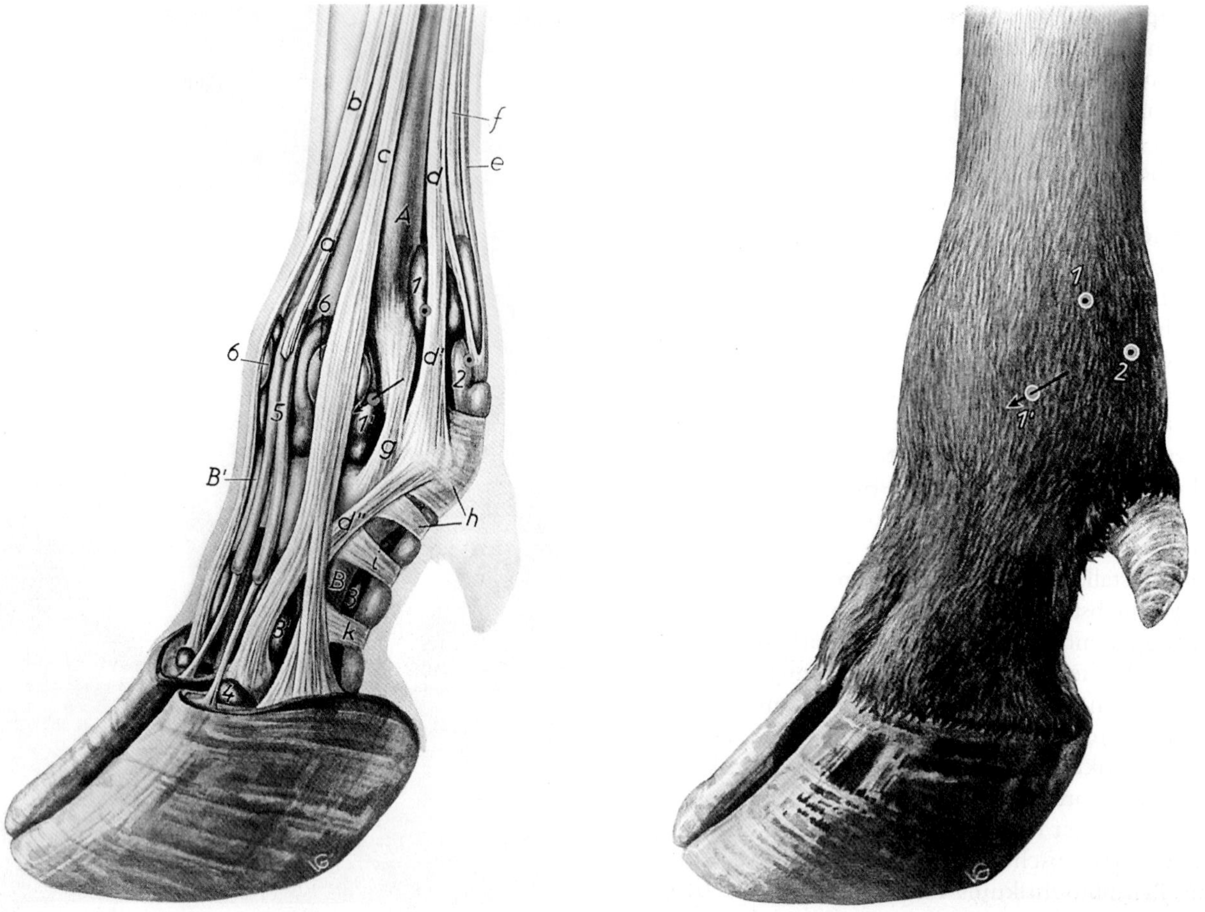

Abbildung 9-242, 9-243 Punktion des Fesselgelenks und der Fesselbeugesehnenscheide (linkes Vorderbein, Ansicht von lateral; Farbwerke Hoechst, 1959): A = Röhrbein, B, B'= Fesselbeine; a = Sehne des gemeinschaftlichen Zehenstreckers, b = Sehne des medialen –, c = Sehne des lateralen besonderen Zehenstreckers, d = M. interosseus, d'= oberflächlicher Ast seines lateralen Seitenstranges, d"= Verbindungsast zum besonderen Strecker der lateralen Zehe, e = Sehne des oberflächlichen –, f = Sehne des tiefen Zehenbeugers, g = peripheres Seitenband des lateralen Fesselgelenks, h = Ringbänder des Fesselgelenks, i = Ringband des Fesselbeins, k = gekreuztes Zwischenklauenband; 1 = volare –, 1'= dorsale Ausbuchtung des gemeinsamen Fesselgelenksackes, 2 = Fesselbeugesehnenscheide, 3 = volare –, 3' = dorsale Ausbuchtung der Gelenkkapsel des lateralen Krongelenks, 4 = dorsale Ausbuchtung der Gelenkkapsel des lateralen Klauengelenks, 5 = Sehnenscheiden des gemeinschaftlichen Zehenstreckers, 6 = Schleimbeutel unter den Sehnen der besonderen Zehenstrecker

lichen Schmerz. Genauer läßt sich die vermehrte Sehnenscheidenfüllung auf sonographischem Wege nachweisen und dabei mitunter auch die betroffene(n) Abteilung(en) identifizieren. Manchmal weisen Strangulationsmarken oder andersartige kollaterale Veränderungen auf die Ursache hin.

Der *differentialdiagnostische* Ausschluß der septischen Tendovaginitis stützt sich auf das Fehlen einer durchdringenden Verletzung und/oder einer paratendovaginalen Phlegmone sowie auf Beschaffenheit des Synoviapunktates (nicht flockig-trübe/eitrig/übelriechend; s. Übersicht 9-4). Die Punktion wird etwa 2 Fingerbreiten oberhalb der Afterklauen, unmittelbar vor oberflächlicher und tiefer Beugesehne, ggf. auch im Zentrum einer etwaigen Fluktuation vorgenommen; die weitlumig zu wählende Kanüle trifft dann bei senkrecht zur Gliedmaßenachse geführtem Einstich in etwa 2 cm Tiefe auf die proximale Endpforte der Sehnenscheide (Abb. 9-242, 9-243).

■ **Behandlung, Beurteilung:** Zur Behandlung der akuten Entzündung eignen sich am ersten Tag kühlende Umschläge, später lokale Hyperämisierung (PRIESSNITZ-Umschlag, Ichthyol-Salben(30%)-Anstrich, Salbeneinreibung) oder, unter kritischer Prüfung der Indikation, örtliche Antiphlogese durch intratendovaginale Injektion eines Glukokortikoids, die, je nach Grad der Besserung, nach 4–5 Tagen mit reduzierter oder voller Dosis zu wiederholen ist (Kap. 9.12). Unterstützend erforderlichenfalls parenterale Applikation von nichtsteroidalen Antiphlogistika.

In schweren Fällen wirkt sich Beschlag beider Klauen mit einem Stolleneisen oder aufgeklebten Holzkeilen zur Erhöhung der Ballen und Entlastung der Sehnen günstig aus.

Leichte Tendovaginitiden heilen nach Ruhigstellen des Patienten mitunter schon binnen weniger Tage aus; schwerwiegendere Entzündungen benötigen dazu 2–3 Wochen. Allerdings bleibt gelegentlich eine vermehrte seröse Füllung der Sehnenscheide (als Schönheitsfehler) zurück, die – nicht ohne Risiken – mit wiederholten Kortikosteroidinjektionen oder intensiver Hyperämisierung (s. Kap. 9.12) angehbar ist.

9.14.13 Neu- und Mißbildungen sowie Versteifung an den Zehen

Tumoren, Granulome: An den Zehen sind u.a. vereinzelt *Osteosarkome, Osteofibrome* (Abb. 9-244), *Melanome, Fibrome, Fibrosarkome* sowie *Plattenepithelkarzinome* beobachtet worden, für deren Entstehung teilweise eine traumatisch-irritative Genese verantwortlich gemacht wurde. Außer den in Verbindung mit Dermatitis digitalis (Kap. 9.14.18) beschriebenen papillomatösen Wucherungen können an der behaarten Zehenhaut offenbar auch echte *Papillome* (Kap. 2.2.3.4) vorkommen.

Im seltenen Fall einer *Keloidbildung* an der verletzten Klauenlederhaut war der 5,6 kg schwere Tumor mit verhornender Epidermis eingedeckt und zog schwerwiegende Veränderungen an Knochen und Gelenken nach sich.

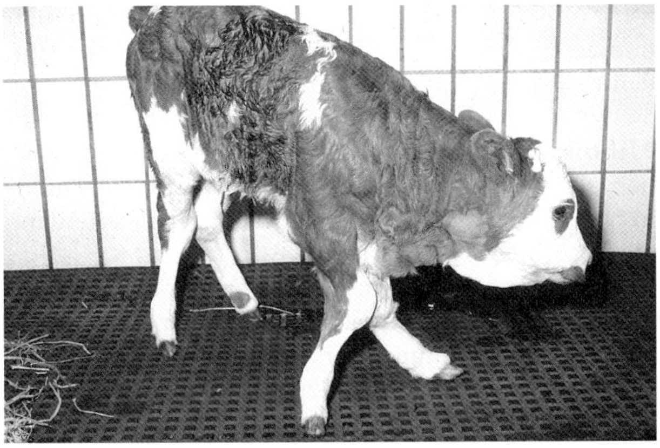

Abbildung 9-245 Syndaktylie, X-Beinigkeit und Stummelschwanz bei einem Fleckviehkalb

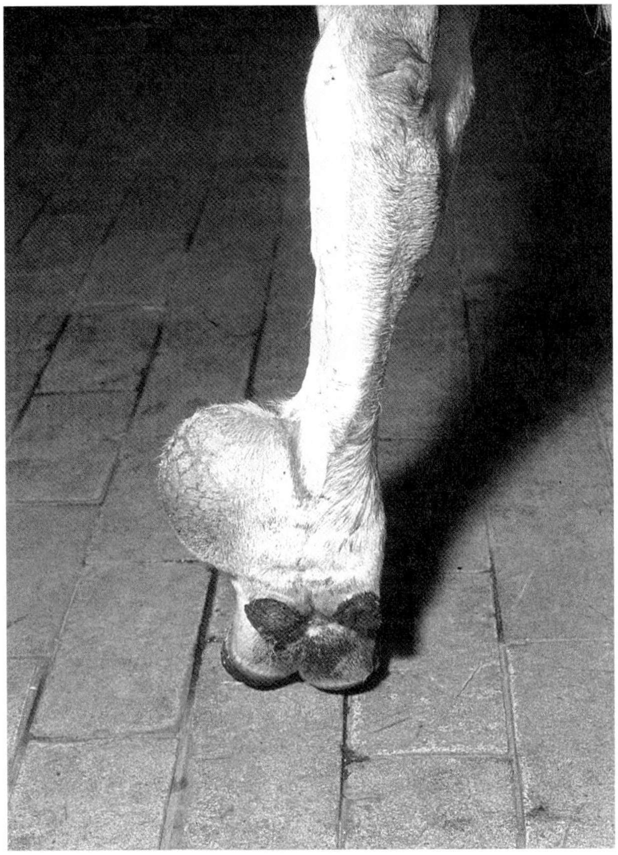

Abbildung 9-244 Osteofibrom im Fesselbereich hinten links bei einer Kuh

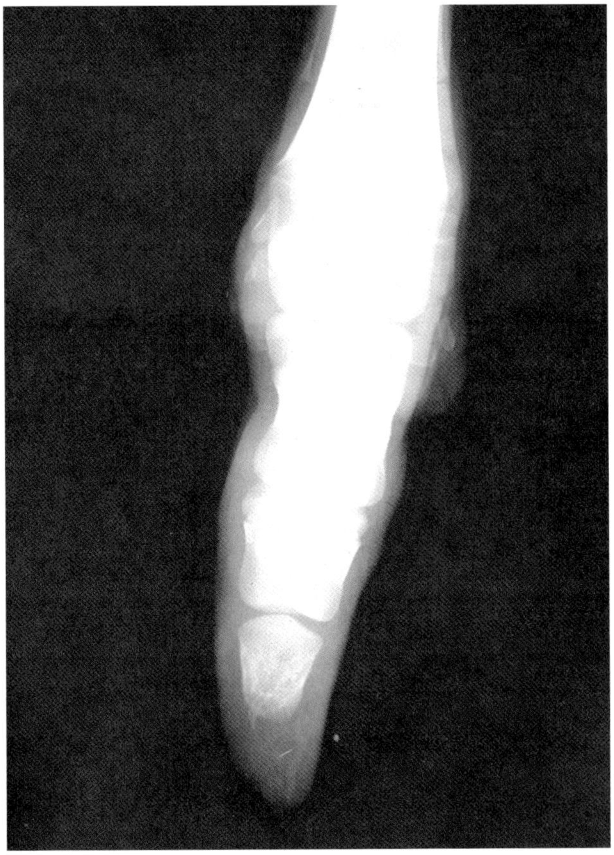

Abbildung 9-246 Syndaktylie im Röntgen-Bild (dorsopalmarer Strahlengang)

Die Exstirpation solcher Geschwülste hat nur dann Aussicht auf Erfolg, wenn sie gut abgegrenzt sind und noch nicht auf tiefergelegene Strukturen übergegriffen haben. Ihre Natur läßt sich meist nur durch histologische Untersuchung klären.

Nach Tilgung der Rindertuberkulose treten die früher gelegentlich zu beobachtenden, auf hämatogener Keimverschleppung beruhenden *tuberkulösen* Affektionen der Zehenknochen und -gelenke heute nicht mehr auf. *Aktinomykotische* Prozesse kommen in dieser Lokalisation nur äußerst selten vor und sind dann entsprechend zu behandeln.

Mißbildungen, Ankylosen: Angeborene Anomalien der Zehen können in verschiedener Form und – nach Einkreuzung von Merkmalsträgern – herdenweise vermehrt auftreten.

Unter *Syndaktylie* (»mule foot«, Abb. 9-245, 9-246) ist das partielle oder völlige Verschmelzen oder die unterbliebene Teilung der beiden Hauptzehen zu verstehen, wovon von Fall zu Fall nur ein Bein, ein Gliedmaßenpaar (meist vorn), 3 oder alle 4 Extremitäten betroffen sein können. Der Defekt ist in der Holstein-Zucht verbreitet, kommt aber auch in anderen Rassen vor (Simmental/Fleckvieh, Charolais, Angus, Herford, Chianina u. a.). Eine Sonderform stellt die als *Daktylomegalie* bezeichnete Fusion zu einer Art »Klumpfuß« dar. Syndaktylie-Tiere zeigen eine mit Alter und Gewicht zunehmende Bewegungsstörung, die dann zur Abschaffung zwingt.

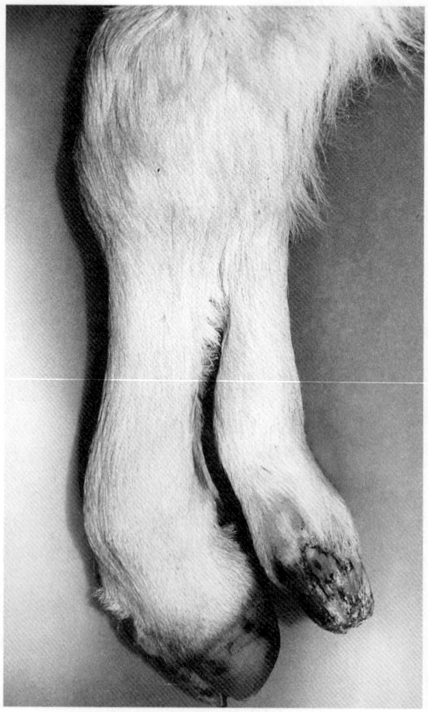

Abbildung 9-247 Überzählige Zehe lateral an der linken Vordergliedmaße (Hyperdaktylie)

An *ektrodaktylen* Beinen fehlen einzelne Phalangen, bei *mono-* bzw. *adaktylen* dagegen eine oder beide Zehen.

Bei der ebenfalls erblich veranlagten *Hyper- oder Polydaktylie* (Abb. 9-247) sind an ein oder mehreren Extremitäten überzählige Zehen oder Afterklauen ausgebildet, wobei oft die zweite Zehe entwickelt und mit der dritten verbunden ist. Auch diese Mißbildung führt zu Gehbehinderung und tritt in mehreren Rassen auf. Für diese Defekte wurde z. T. autosomal-rezessiver Erbgang nachgewiesen, so daß sie durch Ausschluß der Merkmalsträger eliminiert werden können; bestimmte Formen sind jedoch an mehrere Gene gebunden.

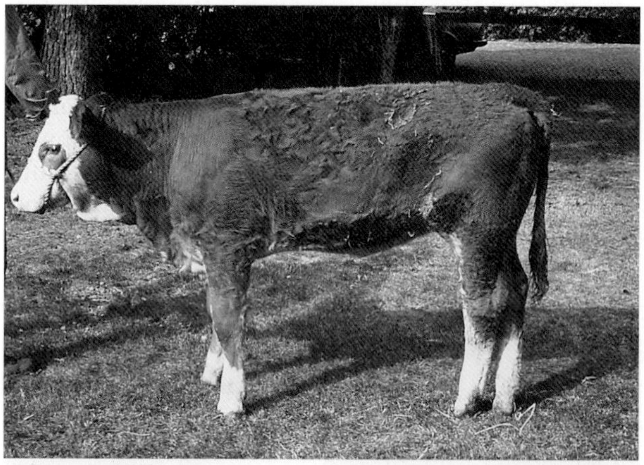

Abbildung 9-248 Fleckvieh-Jungrind mit Ankylose aller Klauengelenke: Überkreuzen der Beckengliedmaßen zur Entlastung (Nuss et al., 1994)

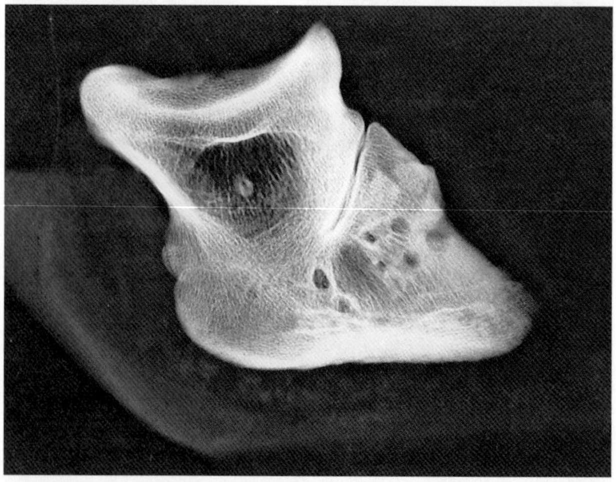

Abbildung 9-249 Weitgehende deformierende Ankylose eines Klauengelenks an einer Vordergliedmaße: Röntgen-Aufnahme der Gelenkschnitte im seitlichen Strahlengang (Nuss et al. 1994)

Bei 3–5 Monate alten Simmental-Kälbern (n = 15) zeigte sich steile Stellung der Schultergliedmaßen, Fußung auf den Zehenspitzen, Verharren auf den Karpalgelenken beim Aufstehen, leichte Lahmheit sowie *Versteifung der Außenklauen*. Dort, wo sonst das Sesambein plaziert ist, bestand eine feste Knochenbrücke zwischen Klauen- und Kronbein, die offenbar das atrophierte Knöchelchen enthielt. Als Ursache wurde eine intrauterine Entwicklungsstörung vermutet, aber auch eine postnatale Schädigung (durch starken Druck der tiefen Beugesehne) diskutiert (Martig et al., 1972).

Regelrechte *Ankylosen* von mehreren oder allen Klauengelenken der Vorder- und Hintergliedmaßen mit Verkürzung des Kronbeins und Atrophie des Klauensesambeins, das z. T. in den Versteifungsprozeß einbezogen war, wurde bei 2 Fleckviehrindern im Alter von 7/8 Monaten beobachtet. Es bestanden steifer Gang, Überkreuzen der (steilen) Hintergliedmaßen (Abb. 9-248, 9-249), Druckschmerz am Ballen und Entwicklungshemmung; Ätiologie unklar (Nuss et al., 1994).

An einem wegen zunehmender Lahmheit vorgestellten, 6 Monate alten HF-Kalb ließ sich röntgenologisch eine vermutlich kongenitale Zweiteilung der Klauensesambeine an den Innenklauen der Vordergliedmaßen feststellen, die auch noch 7 Monate später an dem fast beschwerdefreien Tier zu erkennen war (Willemen und Dik, 1995).

Schließlich ist in diesem Zusammenhang auf die möglicherweise erblich veranlagten *Klauenanomalien* (Kap. 9.14.3) und die hereditäre Form der *Klauenrehe* zu verweisen.

Infektbedingte (septische) Krankheiten der Zehe

9.14.14 Infektbedingte Entzündung der Klauenhaut

Definition, Formen: Durch Infektion mit Eiter- und Nekrosebakterien hervorgerufene Entzündung der unverhornten Klauenhaut *(Pododermatitis septica)*. Es werden *akute* und *chronische*, *oberflächliche* und *tiefe*, *umschriebene* und *diffuse* sowie, je nach Lokalisation, *parietale* (»eitrig-hohle Wand«), *soleare* (»Sohlengeschwür«), *solear-apikale* (»Klauenspitzenabszeß«) und *pulvinale* (»Ballenabszeß«) Erscheinungsformen unterschieden. *Andere Bezeichnungen:* Chelodermatitis septica; engl. white line disease, toe abscess u. a. m.

Vorkommen: Die infektbedingte Klauenhautentzündung ist eine der häufigsten Klauenkrankheiten des Rindes. Sie befällt zwar meist die Außenklauen der Hinterfüße, kommt aber nicht selten auch hinten innen, an den Vorderklauen oder an mehreren Zehen gleichzeitig vor. So waren z. B. bei 122 Rindern mit Klauenspitzenabszessen 23mal beide Klauen einer Gliedmaße, 11mal alle Klauen der Hinterextremitäten und 2mal sämtliche Klauen betroffen (Nuss et al., 1990). Ansonsten hängt die Inzidenz wesentlich von der örtlichen Situation ab, da deformierte Klauen, mindere Hornqualität, Haltung in einstreulosen Laufställen, lange harte Treibwege u. ä. m. prädisponierend wirken.

Ursache: Das Leiden wird durch Eiter- und Nekroseerreger (*A. pyogenes, F. necrophorum*, Staphylokokken, Mikrokokken, *Prevotella melaninogenica, Dichelobacter nodosus, Pseudomonas aeroginosa* u. a.) verursacht, die oft als Mischinfektion vorkommen. Sie gelangen durch feine Zusammenhangstrennungen des Horns oder entlang der mit Kittmaterial (»membrane coating material«) gefüllten Interzellularspalten zwischen den Hornzellen in die unverhornte Epidermis und die obere Schicht des Koriums, wo sie Entzündung, Gewebeeinschmelzung, Eiterung und Abszedierung hervorrufen. Eine hämatogene Ansiedlung derartiger Keime konnte bislang nicht sicher nachgewiesen werden. *Eintrittspforten* bieten: Nischen (insbesondere lose Wand), Risse, Aufsplitterungen oder durchdringende Spalten des Horns an deformierten Klauen; Verletzungen durch eingetretene Steinchen, Nägel oder beim Beschneiden sowie durch fehlerhaften Beschlag (auch durch zu lang belassene Kothurne); schließlich übermäßig abgeriebene Hornpartien an Tragerand und Sohle. Prädilektionsstelle für Infektionen ist aufgrund ihrer lockeren Struktur die weiße Linie, insbesondere im Bereich von Spitze und abaxialer Wand sowie am Übergang der Wand zum Ballen (daher stammt die englische Bezeichnung »white line disease«).

Prädisponierenden Einfluß haben: einstreulose Haltung im Spaltenbodenlaufstall oder auf planbefestigtem Betonboden, Standplätze mit ungeeignetem Kotrost, Treiben auf Schotterwegen, stark verschmutzter nasser Auslauf, mangelhafte Klauenpflege, die Zusammensetzung der Futterration u. a. m. Mitunter entsteht die Pododermatitis septica/purulenta sekundär durch Übergreifen einer Zwischenklauen-, Kronen- oder Ballenphlegmone auf die unverhornte Klauenhaut; sie gehört ferner zu den Folgeerscheinungen von viral bedingten Entzündungen im Klauensaumbereich (Maul- und Klauenseuche, Stomatitis vesicularis, Blauzungenkrankheit u. a.).

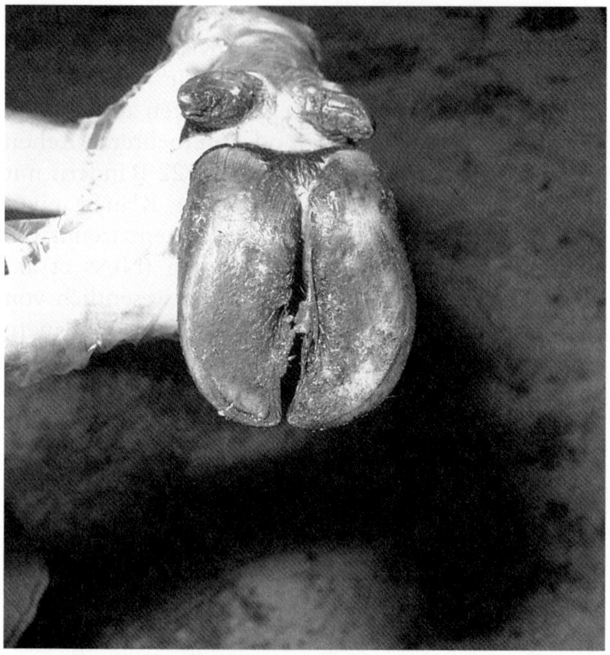

Abbildung 9-250 Hochgradiger Sohlenabrieb an der Klauenspitze mit eitriger Lederhautentzündung

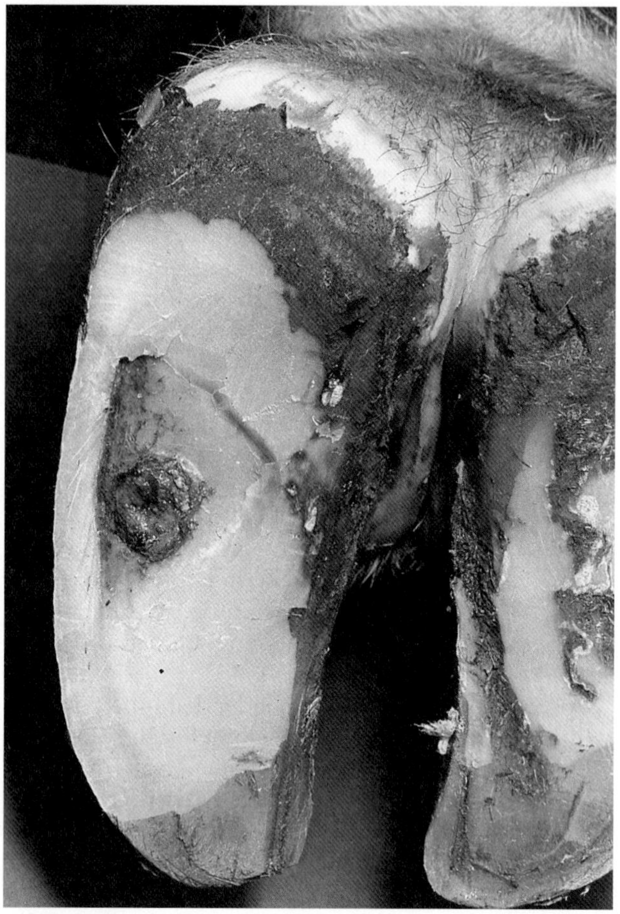

Abbildung 9-251 Freigelegte umschriebene tiefreichende eitrige Sohlenlederhautentzündung mit zentralem, bis auf das mitbeteiligte Klauenbein reichenden Kanal

■ **Pathogenese:** Zunächst entwickelt sich eine umschriebene eitrige Entzündung mit oberflächlicher Einschmelzung der Lederhaut, so daß hier der feste Zusammenhalt mit der Hornkapsel gelöst wird. Es bildet sich ein mit hell- oder dunkelgrauem, verhältnismäßig dünnflüssigem und nur schwach riechendem »Klaueneiter« gefüllter Hohlraum: »Klauenspitzen-, Wand-, Sohlen-, Ballenabszeß« (*Pododermatitis purulenta circumscripta superficialis;* Abb. 9-250, 9-251). Wird der Abszeß nicht bald drainiert, so sucht sich der Eiter an den Wandblättchen oder an Sohle und Ballen entlang einen Weg nach außen und durchbricht dann, meist an der abaxialen Wand oder am Ballen, in einer Breite von wenigen Millimetern bis zu mehreren Zentimetern die Verbindung zwischen Saumhorn und Haut. Unter günstigen Umständen können auf diese Weise kleinere, im Sohlen-Ballenbereich gelegene Abszesse unter Hinterlassung eines Spaltes zwischen altem und nachwachsendem Horn abheilen; dabei entsteht eine »Doppelsohle«.

Meist entwickelt sich bei ausbleibender Drainage aber eine chronische Eiterung mit Fistelbildung, in deren Verlauf dann die tieferen Schichten der Lederhaut und die Subkutis eingeschmolzen werden (→ dickflüssiger gelber übelriechender Eiter); später werden, je nach Lokalisation des Abszesses, auch Klauenbein, Sesambein und Bursa podotrochlearis, tiefe Beugesehne und das Klauengelenk erfaßt.

Ausnahmsweise kann die Infektion mit Eiterung und Nekrose schon von Anfang an rasch in die Tiefe fortschreiten. Das ist aufgrund der beengten Raumverhältnisse an der Klauenspitze fast regelmäßig der Fall, da hier ein subkutanes Gewebepolster fehlt und die Lederhaut dem Knochen unmittelbar aufliegt (Abb. 9-252).

■ **Symptome:** Gewöhnlich zeigen die Patienten mittel- bis hochgradige Stützbeinlahmheit. In schweren Fällen ähneln die Erscheinungen im Stehen und Gehen denen der Klauenbeinfraktur: zuckendes Anheben des kranken Fußes, der nur zögernd mit der Klauenspitze wieder aufgesetzt und mitunter auch deutlich ab- oder adduziert wird. Bei Entzündung im palmaren oder plantaren Bereich wird das erkrankte Bein zur Entlastung der schmerzenden Ballen mit steiler, leicht überkötender Fessel nach hinten gestellt und der Schritt nach vorn verkürzt; ist die Klauenspitze betroffen (Abb. 9-253), sind dagegen vorständige Gliedmaßenstellung, Verkürzung des Schrittes nach hinten und Ballenfußung zu beobachten; kurz vor dem Aufsetzen wird der nach vorne geführte kranke Fuß wieder etwas zurückgezogen. Je nachdem, ob die Außen- oder Innenklaue befallen ist, be-

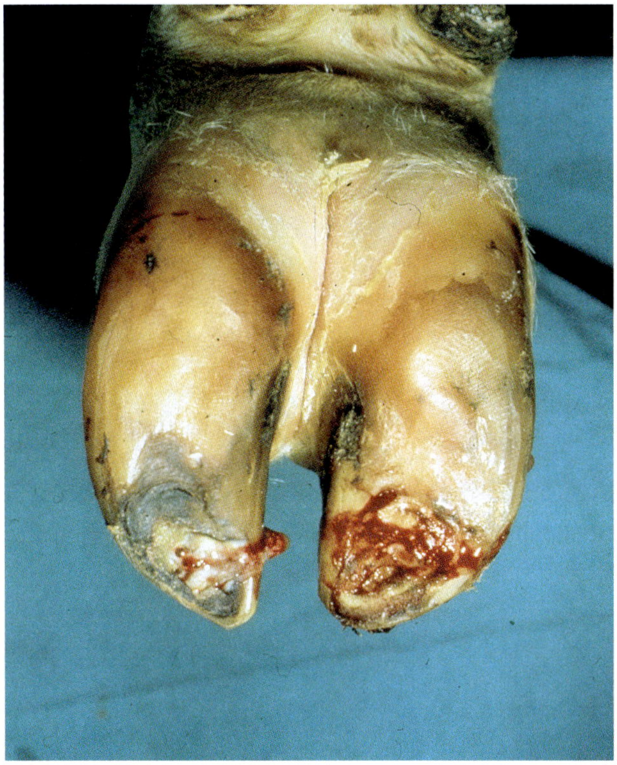

Abbildung 9-252 Klauenspitzenabszesse an beiden Klauen eines Vorderfußes nach übermäßigem Sohlenabrieb (Foto: Chirurgische Universitätstierklinik München)

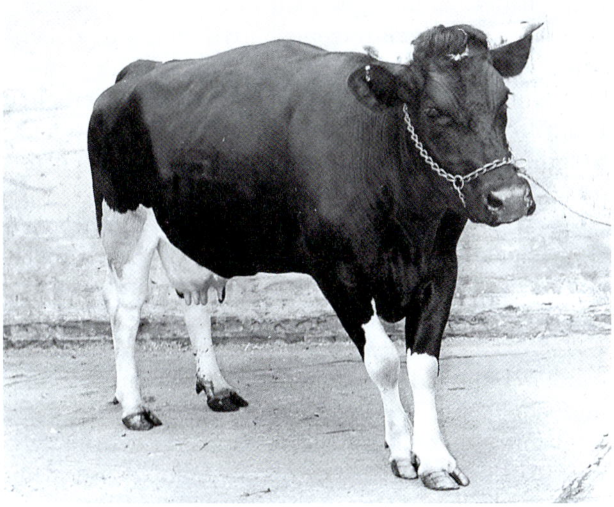

Abbildung 9-253 Entlastungsstellung der Vordergliedmaßen bei Klauenspitzenabszeß vorn links innen

schreibt das kranke Bein beim Vorführen einen halbkreisförmigen Bogen nach außen oder innen.

Schwer erkrankte Patienten neigen zu häufigem Niederlegen, stehen nur widerwillig auf oder sind überhaupt nicht mehr zum Aufstehen zu bewegen; außerdem ist fast immer auch das Allgemeinbefinden in Mitleidenschaft gezogen (Inappetenz, Milchrückgang, Fieber).

Örtlich sind zu Beginn oft keine äußeren Veränderungen festzustellen, doch ist an der gemeinsamen Zehenarterie verstärkte Pulsation zu fühlen; im fortgeschrittenen Stadium erscheinen Krone und/oder Ballen gerötet, die Wand vermehrt warm und die Klaue auf Zangendruck oder Beklopfen (mit dem Rücken des Perkussionshammers) umschrieben oder diffus schmerzhaft. Beuge-, Streck- und Drehprobe können negativ, infolge Fortleitung der Entzündung aber auch positiv ausfallen. Beim vorsichtigen Abtragen des Horns im Bereich der stärksten Druckempfindlichkeit oder – probeweise – in der weißen Linie wird meist eine graugelbe Stelle vorgefunden, aus der bei weiterem Nachschneiden »Klaueneiter« hervorsickert.

■ **Verlauf, Komplikationen:** Sofern der Eiter nicht rechtzeitig Abfluß findet, kann sich eine bis zum Karpus oder Tarsus und darüber hinaus aufsteigende ödematöse, bisweilen sogar phlegmonöse Anschwellung entwickeln. Kommt es jedoch rechtzeitig zum Durchbruch, so tritt gewöhnlich eine merkliche Besserung der Bewegungsstörung ein, ohne daß sie gänzlich verschwindet.

Die Durchbruchstelle ist an der – oft nur schlitzartigen – Zusammenhangstrennung zwischen Saumhorn und Haut, an den feuchten eiterverschmierten Haaren sowie an der von hier aus sondierbaren Unterminierung des Horns zu erkennen (Abb. 9-254). Schließlich entwickelt sich daraus eine ständig sezernierende, teils mit geschwürigem Zerfall der Krone einhergehende Fistel (früher auch als »sporadisches nichtkontagiöses Krongeschwür« bezeichnet).

Zugleich breitet sich die Eiterung flächenhaft weiter aus *(P. septica/purulenta diffusa)*, schlimmstenfalls bis zum Ausschuhen, und/oder ergreift fortschreitend die tiefergelegenen Einrichtungen der Klaue (Knochen, Sehnen, Gelenk). Im Sohlenbereich lokalisierte Geschwüre können Erscheinungen auslösen, die denen der »Krämpfigkeit« gleichen (Kap. 9.8.1).

Endlich kann es zur hämatogenen Keimverschleppung zu anderen Organen (Herzklappen, Lunge, Nieren, Gelenke, Sehnenscheiden) mit schwerwiegender pyämisch-septischer Allgemeinerkrankung (hohes Fieber, Kreislaufstörung) kommen.

■ **Diagnose, Differentialdiagnose:** Ist die Lahmheit plötzlich aufgetreten und liegen keine sicht- oder tastbaren Veränderungen vor, so kann die akute Pododermatitis septica circumscripta mit Klauenbeinfraktur (-fissur; Kap. 9.14.10), umschriebener aseptischer Klauenhautentzündung oder Klauenrehe (Kap. 9.14.8) verwechselt werden. Vor Ort wird man zunächst versuchen, durch probeweises Nachschneiden an ver-

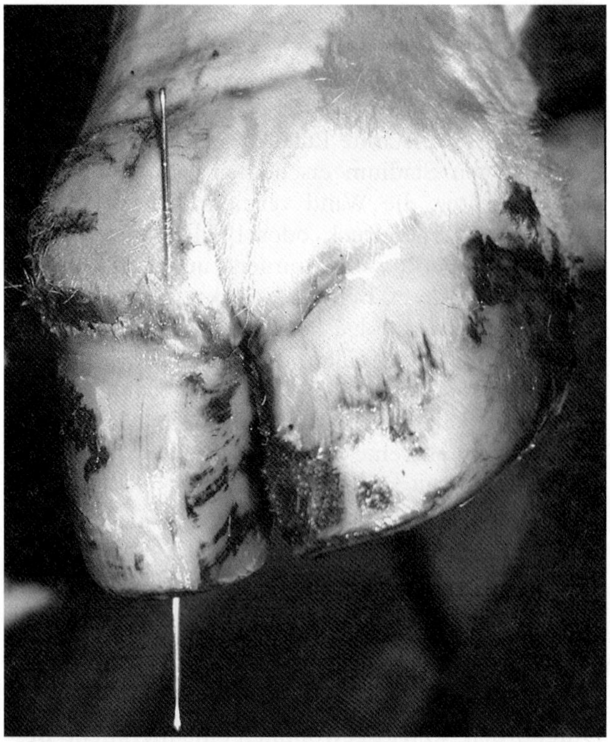

Abbildung 9-254 Pododermatitis purulenta parietalis (»eitrig-hohle Wand«) bei einem Zuchtbullen: Nach Eintritt der Eitererreger an der weißen Linie ist die Entzündung entlang der Lederhautblättchen aszendiert und die Eiterung an der Krone durchgebrochen; durch den Kanal ist eine Sonde geschoben

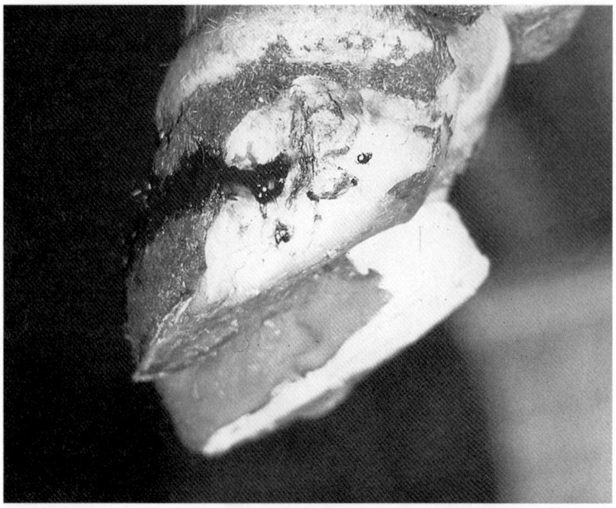

Abbildung 9-255 Freigelegte »eitrig-hohle Wand« (Foto: Dr. S. Nüske, Lehrgut der Universität München)

dächtigen Stellen der Hornsohle zu einer Klärung zu kommen. Ferner kann eine diagnostische Behandlung mittels Priessnitz-Umschlag weiterhelfen (Besserung der Lahmheit nach Eiterdurchbruch; Übersicht 9-8). Im Falle eines Klauenspitzenabszesses kann dadurch jedoch wertvolle Zeit verloren gehen, so daß bei entsprechendem Verdacht alsbaldige Röntgen-Untersuchung anzustreben ist. Auf diesem Wege wird sich meist auch eine Klauenrehe differenzieren lassen.

■ **Beurteilung:** Nach sachgemäßer Behandlung überziehen sich frische oberflächliche Defekte meist schon innerhalb von 8–10 Tagen mit verhornendem Epithel. Es dauert jedoch geraume Zeit, bis das Horn wieder seine ursprüngliche Struktur erreicht hat (z. T. bleibt die Qualität gemindert).

Bei tieferen, an Periost, Subkutis oder den Knochen heranreichenden Einschmelzungsprozessen ist die Prognose vorsichtig zu stellen, da es mitunter nicht gelingt, das Fortschreiten der Gewebenekrose aufzuhalten.

Die Behandlung von Klauenspitzengeschwüren mit Beteiligug der Klauenbeinspitze hat zur Voraussetzung, daß die Partnerklaue noch gesund ist und mittels Kothurn hochgestellt werden kann. Patienten mit Knochennekrose an beiden Klauenspitzen einer Gliedmaße sollten abgeschafft werden. Im übrigen ist im Falle von Klauenspitzengeschwüren mit Knochenbeteiligung nach den vorliegenden Umständen (Alter und Nutzwert des Tieres, Umfang des erforderlichen Eingriffes und Komplikationsrisiken, örtliche Haltungsbedingungen) zu entscheiden, ob eine Behandlung sinnvoll ist.

■ **Behandlung:** Die Therapie richtet sich nach Lokalisation und Ausdehnung des Abszesses und nach etwaigen Komplikationen:

➤ *Oberflächliche Sohlen-/Wandabszesse* werden in der weißen Linie oder von der Hornsohle aus eröffnet und dem Eiter so Abfluß verschafft. Anschließend wird mit dünner Knopfsonde sorgfältig geprüft, wie weit das umgebende Horn unterminiert ist; dann wird es schrittweise bis an die unversehrte Klauenhaut (feste Verbindung zwischen Hornschuh und unverhornter Epidermis) abgetragen.

Ist bereits ein Eiterdurchbruch an der Krone eingetreten, muß der gesamte »Verbindungskanal« zwischen Abszeß und Durchbruch freigelegt werden (Abb. 9-255). Die beidseitigen Kanten des Wandhorns sind flach abzuschrägen, um den Druck auf das Wundgewebe zu mindern und die Heilung nicht zu stören; im zugehörigen Bereich des Tragrandes wird das Wandhorn bogenförmig ausgekehlt.

Die Wundfläche ist mit der Knopfsonde vorsichtig darauf abzutasten, ob bereits tieferreichende Gewebedefekte vorliegen. Stößt die Sonde dabei auf rauhen Knochen, so zeigt dieser Befund an, daß schon eine Knochennekrose im Gange ist. Mit dieser Komplikation ist v. a. dann zu rechnen, wenn nach großflächiger eitriger Unterminierung der Sohle Lederhaut und subkutanes Ballenpolster geschwürsartig eingeschmolzen worden sind (Abb. 9-251). Ggf. muß der Knochen hier bis ins »Gesunde« hinein kürettiert und die Wunde mit einem antibiotischen Verband abgedeckt werden.

In den anderen Fällen genügt ein etwa 3 Tage zu belassender, mit einem milden Antiseptikum versehener Schutzverband und Aufstallen des Tieres auf sauberem trockenem Boden, um die Reepithelisierung einzuleiten. Unter günstigen Haltungsbedingungen und Entlasten der kranken Klaue heilen derartige Defekte auch ohne Verband. Wird das Wundgewebe irritiert, so entwickelt sich üppige Granulation, die abgetragen und unter einem Druckverband gehalten werden muß. Das neugebildete Sohlenhorn sollte erst dann voller Belastung ausgesetzt werden, wenn es auf Daumendruck nicht mehr nachgibt. Wiederholtes Bestreichen des nachwachsenden Horns mit Nadelholzteer soll sich günstig auf die Hornqualität auswirken.

➤ *Klauenspitzenabszesse* müssen schnellstmöglichst von der apikalen Sohlenfläche aus drainiert werden, um ein Übergreifen auf die Klauenbeinspitze zu verhindern. Nach Spülung mit antiseptischer Lösung wird ebenfalls mittels Knopfsonde geprüft, ob der Knochen noch unversehrt ist. Andernfalls wird das infizierte Knochengewebe, möglichst unter Schonung des Wandhorns, von der Sohle her ausgefräst oder kürettiert. Der Knochen muß bis ins gesunde Gewebe abgetragen werden, was man daran erkennt, daß im hellen Knochen rötliche Blutungspunkte sichtbar werden. Antibiotischer Wundverband, erster Verbandwechsel nach 5–7 Tagen; unterstützende systemische Antibiose für 5–8 Tage; zweiter Verbandwechsel je nach Befund nach 8–14 Tagen.

Komplikationen: Caro luxurians, fortschreitende Osteolyse, aufsteigende Zehenphlegmone. Bei fortgeschrittener Osteolyse kommt die Klauenspitzenresektion (Kap. 9.15.6) in Frage. Das Vorgehen bei Übergreifen der Infektion auf die tiefer gelegenen Einrichtungen der Klaue wird in den betreffenden Kapiteln beschrieben.

9.14.15 »RUSTERHOLZsches Klauensohlengeschwür«

■ **Definition:** Das Leiden nimmt seinen Ausgang von wiederholten, über längere Zeit wiederkehrenden Quetschungen der Lederhaut zwischen Tuberositas flexoria (Prominentia axialis) des Klauenbeins und dem Hornschuh, die zu umschriebener Blutung und aseptischer Pododermatitis, mitunter zu Lederhautnekrose führen. Häufig folgt darauf eine umschriebene Perforation des Horns an der »typischen Stelle«, d. h. axial am Übergang vom mittleren zum hinteren Sohlendrittel (anatomisch: axial am Übergang vom distalen zum proximalen fußenden Ballensegment), wodurch die geschädigte granulierende Lederhaut freigelegt und äußeren mechanischen und chemischen Einwirkungen sowie bakteriellen Infektionen ausgesetzt wird. *Andere Bezeichnungen:* Spezifisch traumatisches Klauensohlengeschwür (RUSTERHOLZ, 1920), *Pododermatitis solearis circumscripta traumatica*, typische Klauensohlenläsion, sole ulcer on the typical site, typical lesion of the sole, ulcération de la sole.

■ **Vorkommen:** Das RUSTERHOLZsche Sohlengeschwür (RSG) ist weltweit verbreitet. Es ist eine typische »Stallkrankheit« und hat daher mit Einführung der einstreulosen Haltungssysteme in den vergangenen Jahrzehnten deutlich zugenommen. In derartig gehaltenen Kuhbeständen kann RSG zur häufigsten Klauenkrankheit werden. Angaben über die anläßlich der Klauenpflege ermittelten oder sich aus den Behandlungen ergebenden Befallsraten pro Bestand und Jahr schwanken, je nachdem, ob man auch Tiere mit noch nicht geschwürsartigen Anfangsstadien hinzuzählt, zwischen 5 und 50 %.

Bevorzugt werden gut genährte (schwere) Färsen und Kühe im Zeitraum um die Kalbung und in der Hochlaktation (Maximum 2 Monate p. p.) befallen; das Leiden kommt aber auch bei Besamungsbullen und Mastrindern vor und scheint im allgemeinen mit dem Alter zuzunehmen. Ferner ergaben sich Hinweise auf rassegebundene und familiäre Empfänglichkeit, während die Beziehung zu hoher Milchleistung über die intensivere Fütterung solcher Tiere erklärt wird. Bei Weiderindern ist das RSG vergleichsweise selten. Oft sind es Patienten, bei denen sich der während der winterlichen Stallhaltung beginnende Krankheitsprozeß erst nach dem Weideaustrieb manifestiert hat.

Von RSG werden in der großen Mehrheit die Außenklauen der Hintergliedmaßen – nicht selten bilateral – betroffen; vorn tritt es wesentlich seltener auf (hinten zu vorn etwa = 5 : 1) und zeigt sich hier vornehmlich an der medialen Zehe.

Ursache, Pathogenese: Ätiologie und Entwicklung des Leidens wurden schon 1920 von Rusterholz beschrieben, dessen seinerzeit aufgestellte Theorie in ihren Grundzügen heute noch Gültigkeit hat; in der Zwischenzeit wurde sie allerdings durch neue Erkenntnisse ergänzt. Ein Charakteristikum dieses Klauengeschwürs ist, daß es sich »quasi spontan von innen heraus bildet« und »stets an einer typischen Stelle« vorkommt, die »topographisch genau mit dem hinteren Ende des Klauenbeins korrespondiert«. Daraus schloß Rusterholz: »Unter allen denjenigen Umständen, bei denen die Belastungsverhältnisse der Klaue unregelmäßig sind und die hinteren Klauenabschnitte in erhöhtem Grade beansprucht werden (Abb. 9-256), kann sich als Folge dieser traumatischen Einwirkung nach kürzerer, aber meistens erst nach längerer Zeit, ein Klauensohlengeschwür ausbilden«. Es kommt eine ganze Reihe von begünstigenden »Umständen« (s. u.) in Betracht, die von Fall zu Fall verschieden sein können. Häufigste Ursache ist die »Stallklaue«.

Kennzeichnend für Stallklauen im engeren Sinne ist Überwuchs an der Vorderwand, der abaxialen Seitenwand sowie im vorderen Teil der Sohle, die ballenwärts an Stärke abnimmt und möglicherweise durch Abrieb und Mazeration zusätzlich verdünnt wird. Dadurch wird die Klauenspitze angehoben (= Rotation um die Transversalachse), so daß die Sohlenfläche des Klauenbeins nicht mehr horizontal verläuft, sondern mit der Waagerechten einen Winkel von 8–20° bildet. Die Zehenachse wird dadurch im Klauengelenk stärker gebrochen, und die über das Kronbein auf das Klauenbein einwirkende Belastung verlagert sich in Richtung Processus extensorius.

Da das Wandhorn auf der abaxialen Seite stärker als auf der axialen wächst, wird der Hornschuh auch seitlich angehoben (sog. »Abkippen der Klaue«), so daß sich der Belastungsdruck auf das Klauenbein axialwärts, d. h. auf die Prominentia axialis des Processus extensorius verschiebt. Die damit gewöhnlich einhergehende zehen-/bodenweite Stellung der Hintergliedmaßen unterstützt die Druckverschiebung und erhöht die Belastung der lateralen Klaue.

Das Klauenbein ist im vorderen und abaxialen Wandbereich großflächig mit dem Hornschuh verbunden, während die Fixation ballenwärts, v. a. abaxial, deutlich geringer ist. Da der vom Kronbein übertragene Druck asymmetrisch auf das Klauenbein wirkt, führt es bei starker Belastung eine Drehbewegung aus, wobei der Beugesehnenhöcker absinkt und selbst unter normalen Bedingungen die zwischen

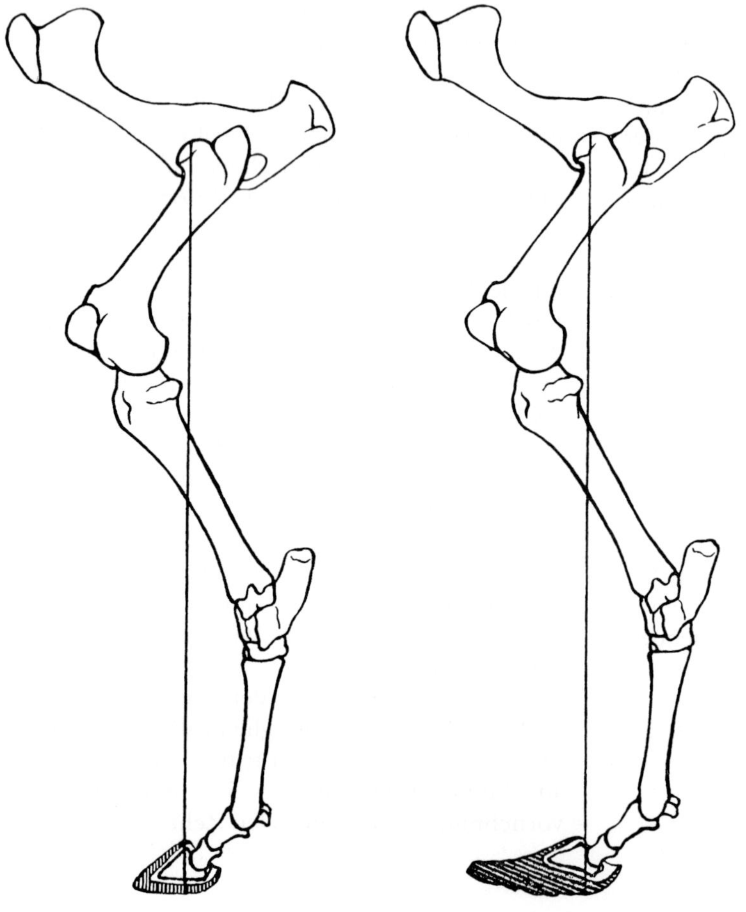

Abbildung 9-256 Historische Darstellung der Pathogenese des »spezifisch-traumatischen Klauensohlengeschwüres des Rindes« an einer linken Hintergliedmaße (Rusterholz, 1920). Links: Physiologische Belastung bei »regelmäßig geformter Normalklaue« (s. Übersicht 9-7). Rechts: Erhöhte Belastung der hinteren Klauenabschnitte an einer »Stallklaue«

Knochen und Sohlenhorn gelegenen Gewebe quetschen kann (Dietz & Heyden, 1990).

Bei Tieren mit Stallklauen oder ähnlichen Deformationen stellen sich aber noch weitere, das Quetschungsrisiko erhöhende Veränderungen ein. Die Aufrichtung der Klauenbeinspitze bewirkt bereits in Ruhestellung einen erhöhten Zug an der Beugesehne, die, ebenso wie das Klauenbeinende, auch einem erhöhten Druck ausgesetzt ist. Die Folgen sind: Verdickung und Entzündung des Sehnenendes, Knorpeleinlagerung und Verknöcherung, Periostitis am Klauenbein mit Bildung von Exostosen und (mitunter eiszapfenähnlichen) Osteophyten, insbesondere an der Ansatzstelle der tiefen Beugesehne sowie am axialen und abaxialen Margo solearis.

Die Lederhautquetschung hat oft blutige Infiltration der Epidermis zur Folge, die sich dann in einem scharf konturierten streifigen Bluterguß in der Hornsohle in typischer Lokalisation zu erkennen gibt. Schwerere Kontusionen führen zur Ernährungsstörung des Horns (gelbliche Farbe, gummiartige Konsistenz), u. U. auch zu Lederhautnekrose mit Hohlraumbildung und schließlich, infolge Mazeration und Abrieb, zu umschriebener Perforation der Hornsohle, wodurch die in Granulation befindliche Lederhaut freigelegt wird (Rusterholzsches Sohlengeschwür, Abb. 9-257). Sie ist dann mechanischen und chemischen Irritationen aus der Umwelt des Tieres unmittelbar ausgesetzt und kann zur Eintrittspforte für bakterielle Infektionen werden. So kann sich zunächst eine proliferierende, später aber eitrig-nekrotisierende umschriebene Pododermatitis entwickeln, die entweder, mitunter sogar über längere Zeit, lokalisiert bleibt oder sich auf Ballen, Wandlederhaut und Krone ausdehnt (Umfangsvermehrung, asymmetrische Zwischenklauenschwiele, Lose Wand). In verschleppten Fällen dringt die geschwürige Entzündung in die tieferen Gewebe ein und erfaßt Beugesehne, Bursa podotrochlearis, digitale Sehnenscheide und Klauengelenk.

Prädisponierend für das RSG wirken: hohes Körpergewicht; säbelbeinige, »kuhhessige« oder »bärenfüßige« Gliedmaßenstellung; Klauenschuhdeformierungen, die zu erhöhter Ballenfußung oder Klauen-/Gliedmaßenleiden, die zur Gewichtsverlagerung auf die Gegenseite führen; »volle Sohle«; vergleichsweise geringer Klauenhornabrieb hinten außen; vorausgegangene Klauenerkrankungen, v. a. RSG, Rehe, Ballenhornmazeration sowie Minderung der Hornqualität; vernachlässigte oder unsachgemäße Klauenpflege; ungünstige Stallbedingungen (harte, unebene, feuchte Böden; ungeeignete Liegeboxen, so daß die Kühe über lange Perioden stehen; abschüssige Standplätze); Fütterungsfehler (azidogene Rationen) sowie Fehler der Fütterungstechnik (Kraftfutter vor Rauhfutter, hohe Ölkuchenanteile?) u. a. m.

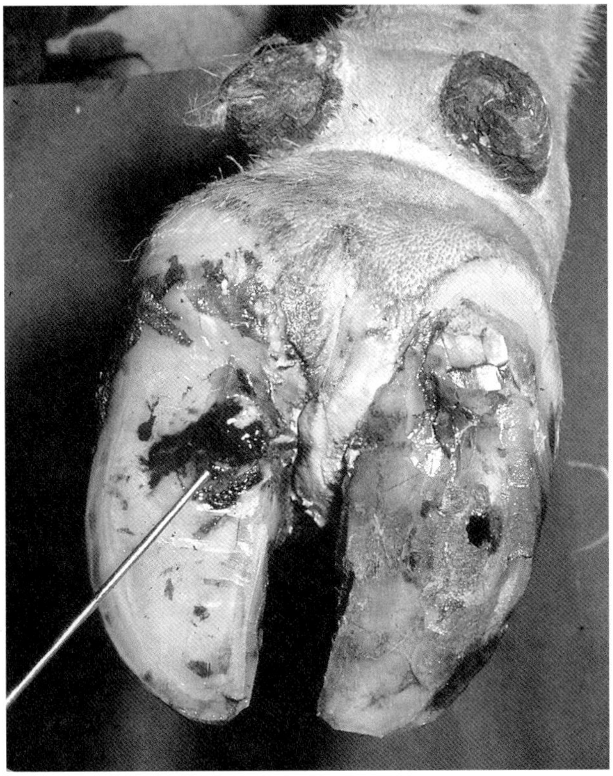

Abbildung 9-257 Tiefreichendes Rusterholzsches Sohlengeschwür in typischer Lokalisation

■ **Symptome:** Das Erscheinungsbild wird wesentlich durch die Dauer der Erkrankung und das Ausmaß der Veränderungen bestimmt.

➤ Solange der entzündete Lederhautbezirk noch überdeckt ist oder durch das umgebende Horn vor direkten Insulten geschützt wird, zeigen solche Patienten lediglich vorsichtig-zögernden (klammen) Gang bis leichte Stützbeinlahmheit, die auf weichem Boden, den sie, wenn möglich, bevorzugen, deutlich abnimmt.

Wenn dann, früher oder später, das »Geschwür« entblößt ist, nimmt die Bewegungsstörung zu, wobei die Tiere bemüht sind, den hinteren Abschnitt der erkrankten Klaue(n) zu schonen und das Gewicht auf die vordere Partie des Hornschuhs zu verlagern. Befindet sich der Defekt, wie es meist der Fall ist, an der Außenklaue einer Hintergliedmaße, so wird sie abduziert und nach hinten gestellt, um unter gleichzeitiger Steilstellung der Fessel den Ballenteil zu entlasten. Sind beide Hinterextremitäten betroffen, so stehen die Patienten nicht selten mit aufgekrümmtem Rükken, sind beim Füttern und Melken unruhig, treten häufig hin und her und liegen viel; unmittelbar nach dem Aufstehen verhalten sie sich zuweilen wie bei »Krämpfigkeit«.

Falls die freiliegende Lederhaut beim Gehen auf steinigem Untergrund versehentlich direkt belastet und verletzt wird, zeigen sich auf dem Boden stempeldruckartige Blutspuren, und die Lahmheit nimmt plötzlich stark zu, oder das Bein wird vorübergehend schmerzhaft in der Schwebe gehalten.

Die *örtlichen Erscheinungen* bestehen im *Frühstadium* in Schmerzempfindlichkeit auf Zangendruck an der Prädilektionsstelle sowie in gelblich-roter Verfärbung und gummi- bis wachsartiger Beschaffenheit des Sohlenhorns, mitunter ist zudem hohler Klopfschall im verdächtigen Bezirk, selten auch verstärkte Pulsation der gemeinsamen Zehenarterie festzustellen.

➤ In *fortgeschrittenen Fällen* sind die lokalen Veränderungen oft so schwerwiegend, daß schon aus dem Verhalten des Tieres und den adspektorischen Befunden auf Vorliegen eines RSG geschlossen werden kann. So sind Deformierungen des Hornschuhs (konkave Einsenkung der dorsalen Hornwand), hypertrophe Größenzunahme der erkrankten Klaue, entzündliche Umfangsvermehrungen an Ballen, Krone und/oder Zwischenklauengewebe, eine der kranken Klaue benachbarte (asymmetrische) Zwischenklauenschwiele, Muskelschwund und manchmal auch vermehrte Füllung der Gliedmaßenvenen festzustellen.

Das Sohlenhorn erweist sich gewöhnlich als stark zerklüftet, stellenweise als hypertrophierend, und an der Grenze zwischen mittlerem und hinterem Drittel befindet sich in Nähe der axialen Wand ein unterschiedlich großer Defekt, in dem die dunkelrote granulierende oder graugelbe, in geschwürigem Zerfall befindliche Lederhaut sichtbar ist; mitunter ist dort jedoch nur ein stricknadel- bis bleistiftstarker, mit Schmutz gefüllter Hornkanal zu finden. Häufig sind Sohlen- und Wandhorn entlang der Außenwand voneinander getrennt (»Lose Wand«).

Während das *Allgemeinbefinden* anfangs kaum beeinträchtigt ist, gehen Freßlust, Milchleistung und Nährzustand der Patienten mit anhaltendem Schmerz und dem Einsetzen von Komplikationen deutlich zurück.

■ **Verlauf, Folgekrankheiten:** *Leichtere Lederhautschädigungen* können nach funktioneller Klauenkorrektur oder bei Weidegang auf weichem Boden spontan abheilen; gelegentlich kommt es zu lokaler Doppelsohlenbildung. Nach *Perforation der Hornsohle* kann der Krankheitsprozeß noch über Wochen bis Monate als ulzerativ-granulierende Pododermatitis örtlich begrenzt bleiben; früher oder später geht er dann aber in eine in die Tiefe fortschreitende eitrig-nekrotisierende Entzündung über. Mit dem Vordringen der Nekrose nehmen dann auch örtliche Veränderungen, Lahmheit und Allgemeinstörung allmählich oder plötzlich (Einbruch in das Klauengelenk) zu. Unter den beim verschleppten RSG nicht seltenen *Komplikationen* sind vornehmlich zu nennen: Ballenphlegmone (Kap. 9.14.17), partielle oder vollständige Nekrose des Endes des tiefen Zehenbeugers und/oder des Sesambeins (Kap. 9.14.20), aufsteigende eitrige Entzündung der Fesselbeugesehnenscheide (Kap. 9.14.21) sowie Klauengelenkvereiterung (Kap. 9.14.23); in vernachlässigten Fällen können Liegebeulen, Dekubitalphlegmonen sowie pyämische Allgemeininfektionen mit Organmetastasen (Endokarditis, Lungen-, Nieren-, Leberabszesse) hinzutreten.

■ **Diagnose, Differentialdiagnose:** Im allgemeinen ist das Leiden aufgrund der kennzeichnenden örtlichen Veränderungen leicht und eindeutig zu diagnostizieren. Im Anfangsstadium kann es mit aseptischer Pododermatitis an anderer Stelle, mit Ballenhornmazeration (Kap. 9.14.19) oder auch mit chronisch-rezidivierender Klauenrehe (Kap. 9.14.8) verwechselt werden. Zur Differenzierung sowie zur Beurteilung der Heilungsaussichten kann die RÖNTGEN-Untersuchung wesentliche Hilfe geben.

■ **Beurteilung:** Die Heilungsaussichten sind im Anfangsstadium sowie beim unkomplizierten RSG als günstig, nach Eintritt von Komplikationen dagegen, je nach Art und Ausmaß der Veränderungen, vorsichtig oder ungünstig zu beurteilen. Vor der Behandlung ist daher stets durch eingehende vorsichtige Sondierung zu prüfen, ob und in welchem Umfang außer der Lederhaut noch andere Teile der Klaue mitergriffen sind. In ungünstigen Fällen ist mit dem Verlust der Klaue oder gar des Tieres zu rechnen.

Aber auch nach komplikationsloser Abheilung und Verhornung bleibt das nachgewachsene Horn offenbar auf lange Zeit in seiner Qualität gemindert. »Eine normale Hornproduktion ist auch nach Heilung des Geschwüres nie zu erwarten. Es scheint in den hornproduzierenden Teilen – also im Epithel – eine zeitlebens bleibende funktionelle Störung einzutreten« (RUSTERHOLZ, 1920). Die Patienten bleiben daher für Rezidive prädisponiert.

■ **Behandlung:** In den *ersten Stadien* der Lederhautquetschung (gelbrötliche Verfärbung des unversehrten Horns) ist oft noch mit funktioneller Klauenpflege (Kap. 9.15.1; Entlastung der Ballenpartie durch Kürzen von Sohle und Wand an der Spitze) auszukommen; die gesunde Klaue wird ebenfalls korrigiert, ihre Sohle aber zur Entlastung der kranken Zehe nur wenig beschnitten und das Tier am besten für 2–3 Wochen in eine Laufbox mit weicher trockener Einstreu verbracht.

➤ Erscheint die *Sohle* jedoch *hohl*, oder ist sie bereits *mazeriert*, so wird das lose Horn unter vorsichtigem Sondieren mit dünner Knopfsonde soweit abgetragen, bis wieder feste Verbindung zur Lederhaut besteht. Die Kanten sind stark anzuschrägen. Sofern dabei die in Granulation befindliche, aber noch unversehrte Lederhaut freigelegt wird, ist es meist empfehlenswert, die gesunde Klaue für 5–6 Wochen zu erhöhen, um die kranke vor Verletzungen durch Stroh, Steine u. a. zu schützen. Über das Lederhautniveau hinausgewachsene üppige Granulation wird mit scharfem Schnitt oder mittels Glühdraht gekappt und ein mild antiseptischer Verband angelegt, der nach 3 Tagen entfernt oder gegebenenfalls erneuert wird.

➤ Nach Übergang in *tiefreichende eitrig-nekrotisierende Entzündung* muß das gesamte abgestorbene Gewebe bis ins Gesunde hinein mit dem scharfen Löffel ausgekratzt werden, erforderlichenfalls bis auf den Knochen, wobei dort tastbare eiszapfenähnliche Exostosen möglichst zu kappen sind. Der mit einem Breitspektrumantibiotikum zu beschickende Verband ist dann zur Kontrolle des Heilverlaufs schon nach 4–6 Tagen zum ersten Mal, später je nach Befund in Abständen von jeweils 6–10 Tagen zu wechseln; gesunde Klaue hochstellen; Heilungsdauer je nach Befund 3–6 Wochen.

➤ Zur Behandlung *komplizierter Sohlengeschwüre* können umfassende Drainage oder andere operative Maßnahmen erforderlich werden: Resektion des Beugesehnenendes mit Auskratzen der Bursa podotrochlearis (Kap. 9.15.3), hohe Resektion der tiefen Beugesehne (Kap. 9.15.4), Klauengelenkresektion (Kap. 9.15.5) oder Klauenamputation (Kap. 9.15.7). Bei Vorliegen eines Sohlengeschwürs hinten außen sollte immer auch die Außenklaue der anderen Hintergliedmaße kontrolliert werden, da sie oft ebenfalls m. o. w. stark betroffen ist.

■ **Prophylaxe:** Unabdingbare Voraussetzung für die Verhütung des RSG ist regelmäßige funktionelle Klauenkorrektur. Dabei kann sich der Tierhalter auch einen Eindruck von Klauenhornwachstum und -abrieb bei seinen Rindern unter den im Betrieb vorliegenden, möglicherweise mit Jahreszeit und Fütterung wechselnden Haltungsbedingungen verschaffen.

Hierbei ist auch die Bestimmung der Sohlenhornfeuchte hilfreich. Anhand der Befunde kann dann differenziert entschieden werden, wie oft und zu welchen Zeitpunkten die Klauenkorrektur erforderlich ist, welche Tiere in kürzeren Abständen kontrolliert werden müssen und welche Maßnahmen zur Verbesserung der Haltungsbedingungen einzuleiten sind. Weiterhin kommt die periodische Zufütterung von Biotin (20 mg/d und Tier) in Frage.

Weitere prophylaktische Maßnahmen müssen sich gegen die oben genannten prädisponierenden Einflüsse richten. Nicht zuletzt gehört dazu die *Zuchtwahl* auf regelmäßig geformte, widerstandsfähige und der Größe des Tieres angepaßte Klauen sowie das Ausmerzen von Tieren mit anormaler Gliedmaßenstellung.

■ **Sektionsbefund:** Die makroskopischen Befunde wurden bereits im vorstehenden Text beschrieben. In *mikroskopischen* Untersuchungen von Proben der Klauenhaut aus der Umgebung typischer Sohlenläsionen ließen sich folgende auffällige Veränderungen feststellen: Arteriosklerose der Arteriolen, Gefäßthrombosen, Ischämie und Zottendegeneration im Korium, Parakeratose, Ablösung epidermaler Zellen, Fehlen der Hornröhrchen in der unmittelbaren Umgebung, peripher ungeordnete Anordnung der Hornröhrchen mit reichlich Zwischenhorn sowie Riesen- und Komplexröhrchen in ungeordneten Reihen.

9.14.16 Infektbedingte Entzündung der Zwischenklauenhaut und Phlegmone der Zwischenzehengewebe

■ **Definitionen:** Anatomisch gesehen gehört die haarlose Zwischenklauenhaut zum Saumsegment.

➤ Als *Dermatitis interdigitalis (DI)* wird eine infektionsbedingte eitrig-nekrotisierende subakut bis chronisch verlaufende Entzündung der Zwischenklauenhaut bezeichnet. Als Ursache werden durch ungünstige Umweltbedingungen geförderte Mischinfektionen verantwortlich gemacht, unter denen *Dichelobacter (Bacteroides) nodosus* die Hauptrolle zu spielen scheint. *Andere Bezeichnungen:* Oberflächliche Zwischenklauennekrose, Zwischenklauenpanaritium, interdigital dermatitis, foot rot, dermatite interdigitée, inflamación de la piel interdigital.

➤ Unter einer *Phlegmona interdigitalis (PI)* ist eine akute phlegmonöse Entzündung der Zwischenzehengewebe zu verstehen. Haupterreger ist das *Fusobacterium necrophorum*, das seine nekrotisierende Wirkung offenbar im Synergismus mit *Prevotella melaninogenica, D. nodosus, A. pyogenes* und anderen Erregern entfaltet. *Andere Bezeichnungen:* Tiefe Zwischenklauennekrose, Zwischenklauenpanaritium (früher auch Bösartiges/kontagiöses Zwischenklauengeschwür), interdigital necrobacillosis/phlegmon, foul-in-the-foot, phlegmon interdigité (panaris), flemon interdigital.

■ **Vorkommen:** Eine differenzierte Darstellung des Vorkommens beider Erkrankungsformen wird dadurch erschwert, daß sie im diesbezüglichen Schrifttum meist nicht eindeutig definiert und getrennt werden. Beide Leiden sind weltweit verbreitet, doch kommt die Dermatitis interdigitalis wesentlich häufiger als die Zwischenzehenphlegmone vor; erstere kann unter ungünstigen Umständen (unhygienische Stallverhältnisse) eine Herde nahezu hundertprozentig erfassen. Interdigitalphlegmonen treten dagegen meist sporadisch auf, doch erkranken oft mehrere

Tiere eines Bestandes nacheinander. Von beiden Formen können etwa ab der 3. Lebenswoche Rinder jeden Alters befallen werden; wiederholt wurde über eine Häufung der Erkrankungen bei Färsen und Kühen im Zeitraum um die Kalbung sowie bei Mastrindern berichtet. Sowohl bei Stallhaltung als auch bei Weidegang können *begünstigende Umwelteinflüsse* (feuchtwarme Witterung, hohe Niederschlagsmenge, Kälteeinbruch) die Inzidenz ansteigen lassen. Während die PI gewöhnlich nur an einem Fuß (vorn oder hinten) auftritt, werden von der DI nicht selten mehrere Füße gleichzeitig und die hinteren meist häufiger als die vorderen betroffen. Eine der DI ähnliche Erkrankung ist die »Moderhinke« der Schafe und Ziegen; entsprechende Klauenentzündungen wurden auch bei Moufflon, Rentier und Rothirsch beobachtet.

■ **Ursache, Pathogenese:** In Proben von beiden Erkrankungsformen wurde eine Reihe potentiell pathogener Keime ermittelt; inzwischen haben sich jedoch, gestützt durch experimentelle Untersuchungen, konkrete Hinweise auf die hauptverantwortlichen Erreger ergeben:

➤ *Dermatitis interdigitalis:* Aus Abstrichen und Gewebeproben von der Zwischenklauenhaut an DI erkrankter Rinder ließ sich regelmäßig *Dichelobacter (Bacteroides) nodosus* isolieren, d. h. der gleiche Keim, der auch als Primärerreger der »Moderhinke« der Schafe gilt. Die vom Rind stammenden Isolate erwiesen sich zwar in ihren mikrobiologischen Charakteristika nicht voll identisch mit denen vom Schaf, doch ließ sich im Experiment die wechselseitige Pathogenität, wenn auch mit quantitativen Unterschieden, grundsätzlich nachweisen. Dichelobacter nodosus ist ein gramnegatives, nicht sporenbildendes, streng anaerob wachsendes Bakterium, von dem mehrere Typen vorkommen; sie bilden Fimbrien, wahrscheinlich auch Kapseln und produzieren proteolytische Enzyme, die ihre Virulenz mitbestimmen. Serologisch werden mehrere Gruppen und Serovare unterschieden. Spezifischer Standort des Keimes sind die Klauen, wo er auch bei gesunden Tieren nachgewiesen werden kann; seine Tenazität ist gering: Überlebenszeit unter aeroben Bedingungen etwa 4 Tage. Seinen pathogenen Effekt entfaltet er gewöhnlich in Gemeinschaft mit dem meist gleichzeitg vorhandenen Fusobacterium necrophorum (vornehmlich Biotyp B). Ferner wurden aus dermatitischem Detritus andere Dichelobacter (Bacteroides) spp., A. pyogenes, Peptostreptococcus spp., Staphylococcus spp. und weitere Keime, auch Spirochaeten, isoliert.

Die *Pathogenese* der interdigitalen Dermatitis läuft wahrscheinlich ähnlich wie bei der »Moderhinke« der Schafe ab, indem sich D. nodosus im Stratum corneum der Zwischenklauenhaut einnistet und es mittels seiner spezifischen Protease aufweicht. Damit wird F. necrophorum und anderen Keimen der Weg in die Tiefe der Epidermis gebahnt, wo sie Entzündung und Nekrose auslösen, so daß schließlich, wie sich in praxi zeigt, auch das Korium einbezogen wird. Zugleich soll F. necrophorum ein Exotoxin bilden, das den empfindlichen D. nodosus vor zellulären Antikörpern schützt. Begünstigt wird das Haften der Erreger durch hohe Bodenfeuchte und starke Verschmutzung des Zwischenklauenspalts, insbesondere wenn sich dort ein feuchtwarmes Milieu entwickeln kann.

➤ *Phlegmona interdigitalis:* Es besteht Übereinstimmung, daß das *Fusobacterium necrophorum* der Haupterreger ist. Daneben wurden aus nekrotischem Gewebe häufig Prevotella melaninogenica, D. nodosus, A. pyogenes, Staph. aureus, Spirochaeten und weitere Eiter- und Nekroseerreger isoliert. Zwar ließ sich Zwischenklauennekrose im Experiment allein durch Applikation von F. necrophorum induzieren, Ergebnisse anderer Versuche wie auch Beobachtungen an Spontanerkrankungen lassen jedoch darauf schließen, daß F. necrophorum und die oben genannten »Begleitbakterien« im Sinne einer Virulenzsteigerung synergistisch zusammenwirken. F. necrophorum ist ein gramnegatives, streng anaerob wachsendes, oft fadenbildendes Stäbchenbakterium mit Tendenz zur Pleomorphie. Es zählt zu den normalen Magen-Darmbewohnern des Rindes und wird mit dem Kot ausgeschieden. Seine Tenazität in der Außenwelt ist zwar gering, in feuchtem Erdreich kann es sich jedoch längere Zeit halten und evtl. auch vermehren.

In bakteriologischen Untersuchungen ließen sich Pathogenitätsunterschiede zwischen den aus dem Darminhalt und den aus nekrotischem Gewebe isolierten Stämmen ermitteln. Die Pathogenität des Keimes wird im wesentlichen der Bildung von Endotoxin, Exotoxin, Leukozidin, Hämolysin und Hämagglutinin zugeschrieben.

Es ist nach wie vor offen, ob die nekrobazilläre Infektion der Zwischenklauengewebe (möglicherweise nach vorangehender Anreicherung und Virulenzsteigerung der Erreger in Schmutzkrusten) über die unversehrte Zwischenklauenhaut zustande kommen kann. Nach derzeitiger mehrheitlicher Meinung sowie nach experimentellen Erfahrungen bedarf es dazu einer die Koriumschranke überwindenden Eintrittspforte (z. B. Skarifikation der Haut). Es wird vermutet, daß meist D. nodosus die Rolle des Wegbereiters übernimmt.

Die Entstehung des Leidens wird begünstigt durch nasse morastige Weiden, Tränkestellen oder Futterplätze, unhygienische Stallverhältnisse, vermoderte oder harte Einstreu, mit Hartgräsern (Binsen, Seggen u. a.) durchsetzte Weiden, Stoppelweiden, Ernährungsfehler wie etwa übermäßige Verfütterung von

Brennerei- und Brauereirückständen oder azidogenen Rationen u. a. m. Schließlich können auch Läsionen der Zwischenklauenhaut im Gefolge von Boviner Virusdiarrhoe/Mucosal Disease, Stomatitis vesicularis, Blauzungenkrankheit oder Maul- und Klauenseuche als Eintrittspforten für Nekroseerreger dienen. Nach dem Eindringen in die Subkutis breiten sich die Erreger (offenbar lymphogen) schnell im interdigitalen Bindegewebe aus und rufen hier phlegmonöse Entzündung unterschiedlicher Ausdehnung hervor. Dann setzt rasch fortschreitende Koagulationsnekrose ein, gegen die der Organismus an der Grenze zum gesunden Gewebe früher oder später eine Demarkationszone aufbaut. In den Körper ausgeschwemmte Toxine, möglicherweise auch in den Blutkreislauf gelangende Bakterien, führen in Verbindung mit der heftig schmerzenden Entzündung nicht selten zu fieberhafter Allgemeinstörung.

■ **Symptome:** Die klinischen Erscheinungen der beiden Entzündungsformen wurden bereits 1854 von ANKER beschrieben.

➤ Bei *Dermatitis interdigitalis* zeigt der Patient im Stehen zuweilen wechselnde Be- und Entlastung der betroffenen Gliedmaße(n), in der Bewegung vorsichtigen Gang, nur selten leichte Stützbeinlahmheit. Die Zwischenklauenhaut erscheint anfangs nur gerötet und gespannt, später wird ihre Oberfläche aufgerauht und bedeckt sich mit schmutzig-gelbbraunen Belägen, denen ein kennzeichnender widerlich-süßlicher Geruch entströmt (»Klauenfäule«, »foul in the foot«, »stinkpoot«). Nach dem Entfernen des Belages tritt darunter die oberflächlich mazerierte Haut zutage. Außerdem führt die Dermatitis fast regelmäßig zur Trennung der Zwischenzehenhaut vom axialen Saum-/Kronhorn, das mitunter zudem absteigend unterminiert wird. Das Allgemeinbefinden der betroffenen Tiere bleibt i. d. R. ungestört.

➤ Im Falle einer *Zwischenzehenphlegmone* können die Patienten schon 1–2 Tage vor dem Auftreten sichtbarer örtlicher Veränderungen durch wiederholtes Anheben der betroffenen Gliedmaße, Hinundhertreten sowie häufigeres Liegen Schmerz bekunden. Das Prodromalstadium bleibt aber oft unbeachtet oder unerkannt, denn der Vorbericht besagt meist, daß plötzlich eine mit hochgradiger Lahmheit verbundene Schwellung des Fußes aufgetreten sei.

Zugleich zeigen sich dann meist auch Inappetenz, Milchrückgang, erhöhte Atem- und Pulsfrequenz sowie Anstieg der Körpertemperatur bis auf 41 °C. Das distale Zwischenzehengewebe und die angrenzenden Bereiche von Krone und Ballen erweisen sich als gerötet, vermehrt warm, schmerzhaft und phlegmonös geschwollen, so daß die beiden Klauen auffällig weit auseinanderstehen (Abb. 9-258). In der Mitte der zunächst noch unversehrten Zwischenzehenhaut bildet

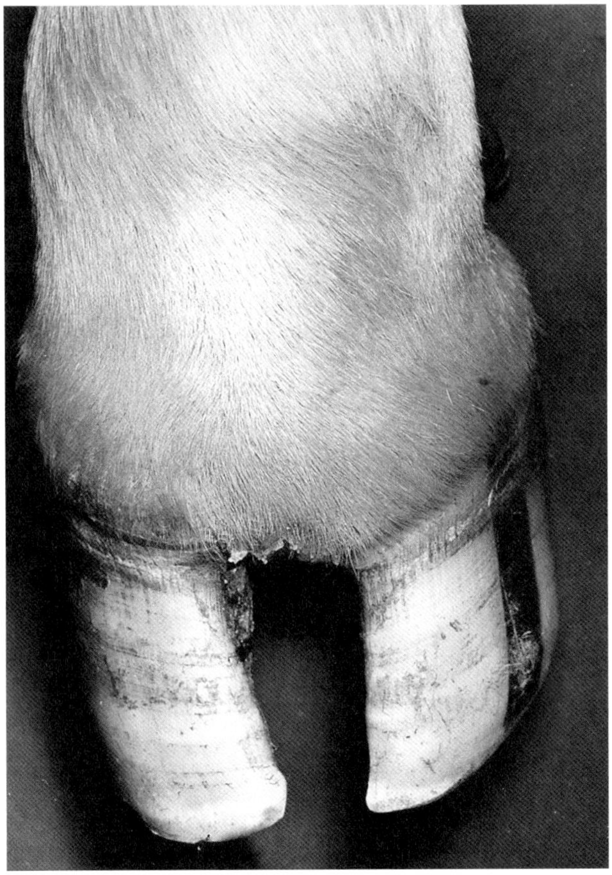

Abbildung 9-258 Zwischenzehenphlegmone: akutes Anfangsstadium, Klauen infolge des interdigitalen Entzündungsprozesses auseinandergedrängt, Kronsaum geschwollen

sich bald ein unregelmäßig gezackter Riß, aus dem sich gelbliches bis rotbraunes, typisch süßlich-faulig riechendes Exsudat entleert. Nach Absterben des infizierten Gewebes wird es bei gutartigem Verlauf innerhalb von 3–5 Tagen in 1–2 cm Tiefe demarkiert und stößt sich dann nicht selten keilförmig ab (Abb. 9-259 bis 9-261). Andernfalls bilden sich innerhalb der bröckelig-käsigen Massen tiefe Kluften, auf deren Grund hellrotes frisches Granulationsgewebe sichtbar wird. Mitunter greifen Infektion und Nekrose von vornherein auf die tieferliegenden Gewebe (Zwischenzehenbänder, Sehnenscheiden, Gelenke, Knochen) sowie auf dorsalen Kronbereich und Ballen über.

■ **Verlauf, Folgekrankheiten:** Die *Dermatitis interdigitalis* kann sich über mehrere Wochen hinziehen und infolge anhaltender Schmerzen allmählich zum Rückgang des Nährzustandes und der Milchleistung führen. Nicht selten entstehen vorn an der Krone, am Umschlag der axialen in die abaxiale Hornwand, geschwürartige, mit schmierigem Sekret bedeckte Gra-

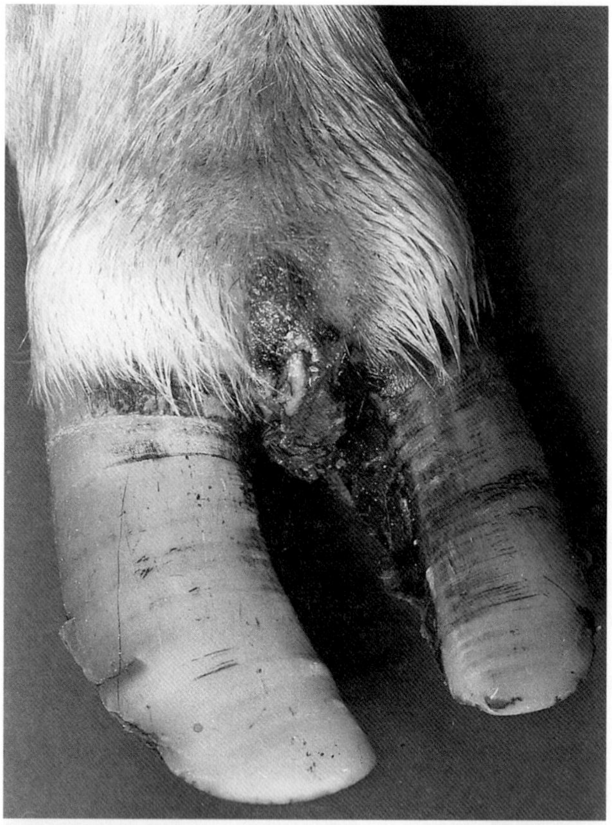

Abbildung 9-259 Fortgeschrittene Zwischenzehenphlegmone mit beginnender Demarkation des abgestorbenen Gewebepfropfes

nulationen (früher als »Kontagiöses Zehenkronengeschwür« bezeichnet); von solchen Prozessen aus kann es leicht zu absteigender Unterminierung der axialen Hornwand, zuweilen auch zum Übergreifen auf die tieferen Einrichtungen kommen; im hinteren Bereich wird manchmal das Ballenhorn unterminiert.

Die *Phlegmona interdigitalis* kann unter günstigen Voraussetzungen (Aufstallung auf sauberem trockenem Boden) nach Abstoßung des abgestorbenen Gewebes in Selbstheilung übergehen.

In unbehandelten Fällen entwickeln sich jedoch nach zunächst günstig erscheinendem Verlauf oft chronische, allmählich in die Tiefe fortschreitende Eiterung und üppige Granulation (Abb. 9-262). Letztere kann zwar ihrer Form nach der nekrotisierenden Zwischenklauenschwiele (Kap. 9.14.6) ähneln, sie ist jedoch in Entstehung und Struktur grundverschieden. Durchbrüche und Eiterfisteln an der Krone und im Klauenspalt sowie phlegmonöse Umfangsvermehrung, Aufrichtung der Klauenspitze oder zunehmende Lahmheit lassen auf das Übergreifen der eitrig-nekrotisierenden Prozesse auf Gelenke, Sehnenscheiden, Sehnen und/oder Knochen schließen; am Hornschuh können Zusammenhangstrennungen und Deformierungen auftreten (chronische Zwischenklauennekrose).

Nach anfänglicher Besserung des Allgemeinzustandes setzen mit Übergang in das chronische Stadium vielfach erneut pyämische oder septikämische Schübe ein (Fieber, Polyarthritis/-synovitis, metastatische Pneumonie, Endokarditis, Nephritis/Nephrose). Schließlich kommen die Patienten unter Muskelschwund und Dekubitus zum Festliegen.

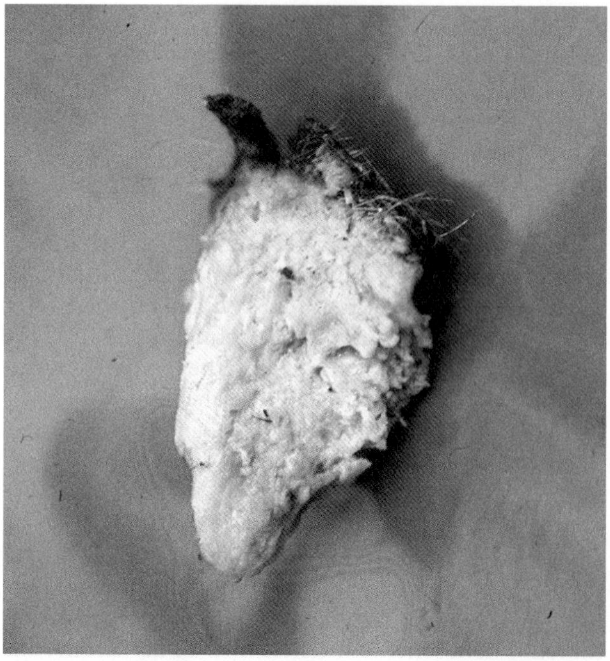

Abbildung 9-260 Nach Demarkation abgestoßenes Zwischenzehengewebe; Innenfläche

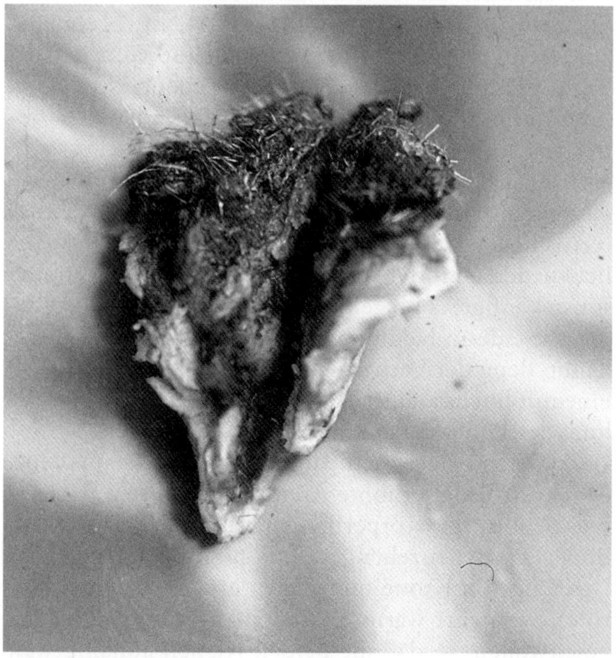

Abbildung 9-261 Nach Demarkation abgestoßenes Zwischenzehengewebe; Außenfläche

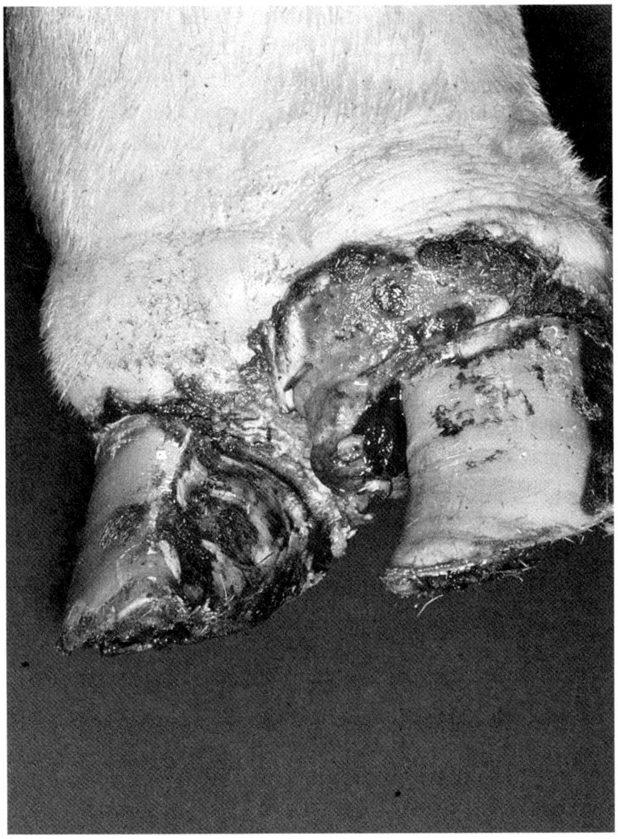

Abbildung 9-262 Chronische eitrig-proliferative und indurative Entzündung von Zwischenzehengewebe und Krone sowie des proximalen Integumentes nach unzureichend behandelter tiefer Zwischenzehennekrose

■ **Diagnose, Differentialdiagnose:** Aufgrund von Lokalisation und charakteristischen Veränderungen fällt die Erkennung beider Erkrankungsformen im allgemeinen nicht schwer. Über Mitbeteiligung der in der Tiefe gelegenen Gewebe läßt sich durch sorgfältige Sondierung und röntgenologische Untersuchung Klarheit gewinnen.

Von der Zwischenklauenhautentzündung sind Dermatitis digitalis (Kap. 9.14.18), Verletzungen/Verätzungen (Kap. 9.14.7, 2.2.6.3), die axiale Pododermatitis septica (Kap. 9.14.14) sowie die symptomatischen Veränderungen der Zwischenklauenhaut bei Boviner Virusdiarrhoe/Mucosal Disease, Bösartigem Katarrhalfieber, Maul- und Klauenseuche, Stomatitis vesicularis und Blauzungenkrankheit abzugrenzen. Der Phlegmona interdigitalis stehen Kronen- und Ballenphlegmone/-abszeß nahe; sie kann ferner verwechselt werden mit der nekrotisierenden Limax (Kap. 9.14.6) sowie mit Zehengangrän infolge Strangulation (Kap. 9.14.7), Festukose, Ergotismus oder Salmonellose.

■ **Beurteilung:** Bei rechtzeitiger Behandlung sind die Heilungsaussichten für beide Erkrankungsformen als günstig zu beurteilen; in verschleppten Fällen und bei tiefreichender Nekrose ist die Prognose wegen des Komplikationsrisikos vorsichtig bis ungünstig.

■ **Behandlung:** Je nach Erkrankungsform wird wie folgt verfahren:

➤ Die *Dermatitis interdigitalis* ist durch behutsame Reinigung der Zwischenklauenhaut, sorgfältiges Abtragen des unterminierten Wand- und Ballenhorns und wiederholtes Aufbringen eines nichtreizenden Antiseptikums (Pulver, Paste, Spray) verhältnismäßig einfach zur Heilung zu bringen. Je nach Befund und örtlichen Haltungsbedingungen ist zu entscheiden, ob es zweckmäßig ist, den betroffenen Hautbezirk für etwa 3 Tage unter Verband zu nehmen oder frei zu lassen.

➤ Bei *Phlegmona interdigitalis* kommt es darauf an, schon bei den ersten Anzeichen eine hochdosierte systemische antibakterielle Therapie einzuleiten und in schweren Fällen für etwa 4 Tage einen therapeutisch wirksamen Blutspiegel aufrechtzuerhalten. Das Leiden ließ sich mit verschiedenen Wirkstoffen erfolgreich behandeln, so daß anzunehmen ist, daß das ursächliche Erregerspektrum dafür empfindlich war.

Als wirksam erwiesen sich viele Sulfonamide, auch als Sulfonamidgemische sowie in Kombination mit Trimethoprim, Baquiloprim oder Harnstoff; ferner von den Antibiotika Penicilline (Procain-Benzylpenicillin, Amoxicillin, Ampicillin), Tetracycline (OTC, CTC), Makrolide (Tylosin, Erythromycin, Clindamycin, Tilmicosin, Spiramycin), Aminoglykoside (Neomycin, Gentamicin, aber nicht Streptomycin), Cephalosporine (Ceftiofur, Cefaloridin) und Chloramphenicol. Zur Herdenbehandlung, z. B. von Mastrindern, eignen sich oral zu applizierende Sulfonamid- oder Sulfonamid-Baquiloprim-Boli.

➤➤ In schweren oder verschleppten Fällen oder bei Versagen der herkömmlichen systemischen Therapie gelingt es oft, durch *regionale intravenöse Antibiose* noch Heilung zu erzielen oder die Genesung zu beschleunigen. Der oberhalb der Fessel zur Blutstauung angelegte Esmarch-Schlauch wird nach der langsamen Injektion des Medikamentes in eine Digitalvene noch für etwa 20–30 min belassen (s. auch Kap. 9.15.2); in dieser Weise wurden z. B. Benzylpenicillin 10–20 × 10^6 IE, Oxytetracyclin 1 g, Sulfamonomethoxin 4 g (alle Dosen pro erwachsenes Rind) und andere antibakterielle Substanzen erfolgreich eingesetzt.

➤➤ Unterstützend kommen nichtsteroidale Antiphlogistika sowie Mittel zur Förderung der Demarkation in Frage.

➤➤ In günstig gelagerten Fällen sind neben der systemischen Therapie zwar oftmals einfache Hygienemaßnahmen (Aufstallen auf trockenem Boden, wiederholte Desinfektion der Klauen und des Stalles) ausreichend, um die Genesung herbeizuführen; die sachgemäße örtliche Wundbehandlung und medikamentöse (keimhemmende) Versorgung darf bei tiefreichender Nekrose aber keineswegs vernachlässigt werden.

»» So kann anfangs z. B. versucht werden, durch kurzfristig zu wechselnde feuchtwarme Umschläge mit desinfizierenden Lösungen oder mit Salbenverbänden (z. B. Ichthyol-Salbe 30%) die Demarkation zu unterstützen. Später kommen, nach Entfernen der abgestorbenen Gewebeteile, in kurzen Intervallen zu wechselnde keimhemmende Saug- oder Salbenverbände in Frage. In verschleppten komplizierten Fällen ist dem Befund entsprechend operativ vorzugehen.

■ **Prophylaxe:** Auftreten und Ausbreitung der Klaueninfektionen lassen sich durch konsequente Verbesserung der *Umwelthygiene* eindämmen: Trockenlegen oder Abzäunen morastiger Weidebezirke; Ausstreuen von Sand um die Tränke- oder Futterstellen; keine vermoderte Einstreu; Absondern infizierter Tiere; regelmäßige Klauenkorrektur; wiederholte Klauendesinfektion (Fußbad oder Besprühen mit 5- bis 10%iger Kupfer- oder Zinksulfatlösung, Abb. 9-263) und ggf. Stalldesinfektion; Weidekühe während längerer Regenperioden besser aufstallen.

➤ Der vorbeugende Effekt der Zufütterung von Äthylendiamindihydrojodid oder Zinksulfat wird in Frage gestellt. Während zur Vorbeuge der Moderhinke des Schafes bereits in breiterem Umfange *Impfungen* durchgeführt werden, haben entsprechende Vakzinationsversuche beim Rind, wegen des geringen immunogenen Effektes von F. necrophorum, bislang nur mäßige Wirkung erkennen lassen.

9.14.17 Phlegmonöse Entzündung von Krone oder Ballen

■ **Definition:** Solitäre phlegmonöse, meist abszedierende, seltener nekrotisierende Entzündungen des Kronen- oder Ballengewebes. *Andere Bezeichnungen:* Kronen-, Ballenpanaritium, Ballenabszeß; heel abscess, retroarticular heel infection.

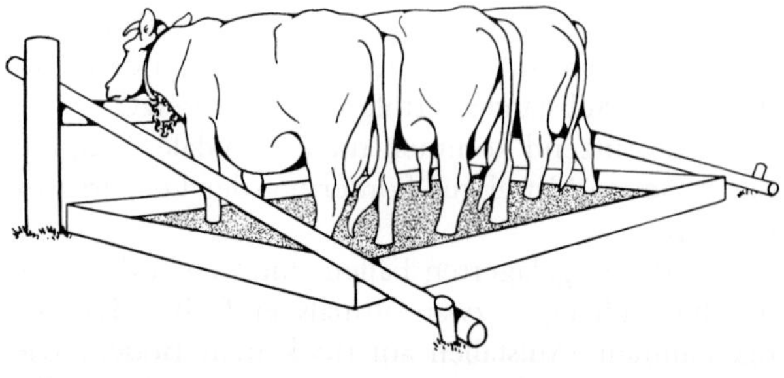

Abbildung 9-263 Klauenbad in Desinfektionslösung zur Bekämpfung der infektbedingten Entzündungen der Zehenhaut

■ **Vorkommen, Formen, Ursache:** *Primäre* Kronen- oder Ballenphlegmonen sind verhältnismäßig selten; sie können jüngere wie ältere Rinder auf der Weide oder im Stall befallen und sind vorwiegend an den Hinterfüßen lokalisiert. Ursächlich kommen die gleichen Erreger wie bei den interdigitalen Infektionen in Frage (s. o.); welche Eintrittspforten ihnen den Weg in die Subkutis ermöglichen, ist bei Ausbruch der Erkrankung oft nicht mehr feststellbar.

Die häufigere *sekundäre* Form ist auf Übergreifen von Infektionen aus der Nachbarschaft zurückzuführen und tritt insbesondere im Zusammenhang mit eitrigen, an Krone oder Ballen durchbrechenden septischen Pododermatitiden, ferner im Gefolge von RUSTERHOLZschem Sohlengeschwür, Klauenrehe, Nageltrittverletzung oder anderen Läsionen auf.

■ **Symptome, Verlauf:** An der *primären Form* des Leidens erkrankte Tiere zeigen unversehens mittelgradige, seltener hochgradige Stützbeinlahmheit. Bei *subkoronärer Phlegmone* entwickelt sich im Kronenbereich eine ziegelrote, später bläulichrote schmerzhafte derbe heiße Schwellung, wodurch die Krone teils einseitig, teils zirkulär vorgewulstet wird (Abb. 9-264). Bei *Ballenphlegmone* (Abb. 9-265) kann diese Anschwellung ebenfalls auf eine Seite beschränkt sein oder sich auf die Ballen beider Klauen erstrecken.

Oftmals dehnt sich die Entzündung bald nach proximal aus, so daß die Gliedmaße dann rasch bis über die Fessel hinaus teils phlegmonös, teils ödematös anschwillt (»Einschuß«). In günstig verlaufenden Fällen kommt es dann zu Abszedierung und zum Durchbruch nach außen.

Mitunter nimmt die Eiterung jedoch ihren Weg nach innen, ins Klauen- oder Krongelenk oder zur Beugesehnenscheide, was dann an plötzlich zunehmender Lahmheit erkennbar wird. Als ungünstig ist auch die Entwicklung multipler kleiner Abszesse anzusehen, nach deren Durchbruch die Haut der Krone oder des Ballens geschwürig eingeschmolzen wird. In seltenen Fällen von Kronenphlegmone kommt es nicht zur Abszedierung, sondern zur ausgedehnten Unterhautnekrose unter der zunächst noch intakten Haut; sie wird erst im fortgeschrittenen Stadium perforiert.

Sekundäre Kronen- oder Ballenphlegmonen schließen sich an das auslösende oder prädisponierend wirkende Primärleiden an und zeigen im allgemeinen einen eher protrahierten Verlauf.

■ **Diagnose, Differentialdiagnose:** Im allgemeinen bereitet die klinische Diagnose keine Schwierigkeit. Die Beteiligung der in der Tiefe gelegenen Einrichtungen ist ebenso wie das Vorliegen von Abszessen auf röntgenologischem Wege, sonographisch oder durch Punktion zu klären. Bei primärer Kronenphlegmone verläuft die Zangenpalpation der Klaue negativ.

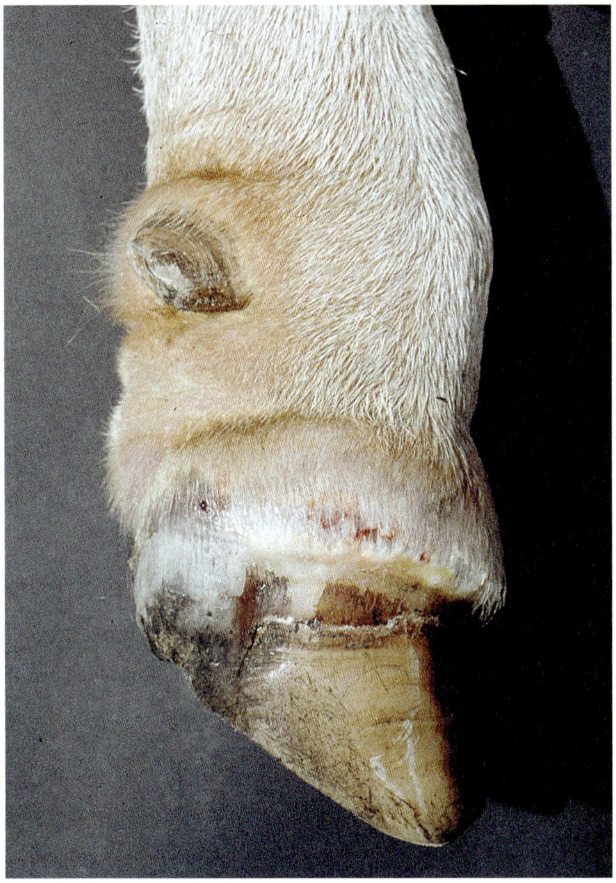

Abbildung 9-264 Hochgradige Phlegmone an der Krone

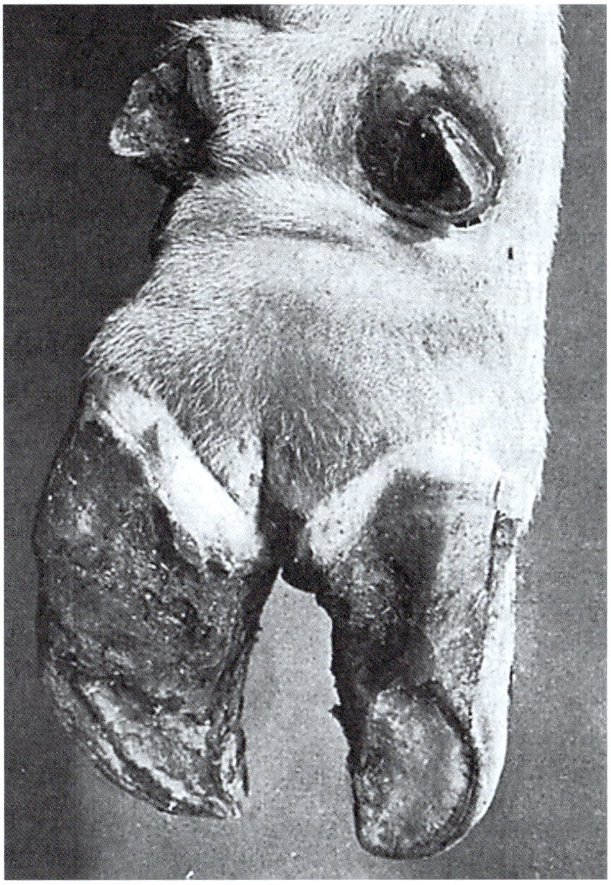

Abbildung 9-265 Von Dermatitis interdigitalis ausgehende Ballenphlegmone

Chronische aseptische Ballenentzündung (Kap. 9.14.9) entwickelt sich langsamer, ist weniger schmerzhaft und geht meist mit Deformierung des Hornschuhs und Ballenhornmazeration einher; bei Klauenrehe (Kap. 9.14.8) ist die Krone eher ödematös geschwollen; geht die Kronenphlegmone von einer septischen Pododermatitis (Kap. 9.14.14) aus, tritt alsbald Durchbruch zwischen Haut und Hornschuh ein.

■ **Beurteilung, Behandlung:** Die Heilungsaussichten sind wegen der geschilderten Komplikationsgefahren immer vorsichtig, nach Durchbruch eines Abszesses aber meist günstig zu beurteilen. Primäre Kronen- oder Ballenphlegmonen erfordern intensive antibakterielle Therapie, die sowohl systemisch als auch lokal mittels intravenöser »Stauungsantibiose« erfolgen sollte (Einzelheiten in Kap. 9.14.16). Abszesse werden inzidiert, drainiert und antiseptisch versorgt; nekrotische Massen in der Subkutis werden, erforderlichenfalls nach Spaltung der Haut, entfernt und der unterminierte Bezirk drainiert. In der Anfangsphase kann lokale Hyperämisierung (Salbenanstrich, PRIESSNITZ-Umschlag) nützlich sein. Komplikationen sind ggf. entsprechend chirurgisch anzugehen.

9.14.18 »Dermatitis digitalis«

■ **Definition:** Umschriebene, gewöhnlich in der Ballenfurche lokalisierte, anfangs oberflächliche Hautentzündung, die später in ulzerös-granulomatöse Dermatitis übergeht und sich flächenhaft, mitunter bis auf die Zwischenklauenhaut, ausdehnt. Entsprechende Veränderungen finden sich vereinzelt auch im dorsalen Bereich der Krone sowie in der Umgebung der Afterklauen. Die Dermatitis digitalis (DD) entsteht durch das Zusammenwirken von begünstigenden exogenen und endogenen Einflüssen mit fakultativ pathogenen, in die Oberhaut eindringenden bakteriellen Krankheitserregern (»Faktorenkrankheit«). *Andere Bezeichnungen:* Ballenfäule, (papillomatous) digital dermatitis, »hairy footwart«, dermatite digitée, dermatite digitale.

■ **Vorkommen:** Die Krankheit ist schon länger bekannt und wurde von WYSSMANN (1931) als »bösartiges kontagiöses Ballengeschwür« oder »Fessel-Afterklauengeschwür« beschrieben, später wurde sie der »Ballen-/Ballenhornfäule« zugeordnet. In neuerer Zeit hat sich das Leiden zu einem gravierenden Herdenproblem der Milchkuhhaltung entwickelt (Cheli & Mortellaro, 1974) und ist heute weltweit verbreitet.

Die Befallsrate kann in einer Herde bis zu 90% betragen, doch wird das Ausmaß oft erst bei der routinemäßigen Klauenpflege registriert oder wenn mehrere Tiere deutliche Symptome zeigen. Es werden vornehmlich die Hinterfüße (zu etwa 90%), wesentlich seltener die Vorderbeine, und mitunter mehrere Füße eines Tieres gleichzeitig oder in kurzen Intervallen betroffen. Der Dermatitis digitalis ähnelnde Erkrankungen wurden zwar auch bei Jungtieren beobachtet, doch tritt sie i.d.R. bei Erwachsenen, und zwar hauptsächlich bei im Laufstall gehaltenen Kühen auf; neu zugestellte Färsen scheinen besonders anfällig zu sein; ferner wird die Hochlaktation als Risikoperiode beschrieben. Das Leiden kommt aber auch bei Anbindehaltung sowie bei Weidegang vor, insbesondere wenn letzterer mit hohen Niederschlagsmengen auf undurchlässigem Boden verbunden ist.

Begünstigend wirken unhygienische Stallverhältnisse (unzureichender Kotdurchsatz auf Spaltenboden, stauende Nässe auf planbefestigtem Boden, Jauchestau im eingestreuten Tiefstall, verschmutzte Liegeboxen, Kot- und Harnansammlung am Hinterende des Standplatzes), zu hoher Tierbesatz, Minderzahl an Liegeboxen, vernachlässigte Klauenpflege und daraus resultierende »Stallklauen« mit Druckwulstbildung am Ballen, Fütterungsfehler (Wirkstoffmangel, azidogene Rationen, einseitige Schlempefütterung u.a.) sowie tiereigene Faktoren (Hypertrophie der Ballen mit tiefer interpulvinaler Furche u.a.).

Ursache, Pathogenese: Ätiologie und Entwicklung sind noch nicht schlüssig geklärt, doch haben sich in neuerer Zeit konkrete Anhaltspunkte dafür ergeben, daß dem Leiden ein *multifaktorielles Geschehen* zugrunde liegt.

Die Erkrankung beginnt offenbar damit, daß die behaarte Haut der Ballenfurche anhaltend einem feuchten, chemisch und bakteriell aggressiven, sauerstoffarmen Milieu ausgesetzt wird (s. auch Kap. 9.14.16). Infolge keratolytischer Einwirkungen wird der Zusammenhalt des Str. corneum gelockert und damit bakteriellen Erregern die Einwanderung in die Tiefe der Epidermis (Str. spinosum) und (nach Überwinden der Basalmembran) bis in das Str. papillare, mitunter sogar bis ins Str. reticulare des Koriums ermöglicht. Die damit verbundene Irritation der Haut löst eine umschriebene entzündliche Reaktion aus, die anfangs hauptsächlich die Epidermis, später auch die Papillarschicht der Lederhaut erfaßt. Der Prozeß beginnt mit Hyperämie, Parakeratose, Akanthose und serofibrinösen Ausschwitzungen, worauf eine granulomatöse bis ulzerative Dermatitis folgt, in deren Randbezirk die Haut mitunter einen hyperplastischen weißlichen Wall bildet. Im weiteren Verlauf kann der vom Epithel entblößte Bezirk abflachen, körnig (erdbeerartig) hervorgranulieren oder auch papillomartige Zotten bilden.

Aus Abstrichen und Gewebeproben von veränderten Hautarealen konnte – teils nur mikroskopisch, teils auch kulturell – (erwartungsgemäß) eine Vielzahl von Bakterien ermittelt werden. In der Tiefe der Epidermis dominierten jedoch als Spirochaeten definierte Organismen, und zwar *Treponema* spp. In erfolgreich verlaufenen Übertragungsversuchen waren vom 21.–90. Tag p.inf. humorale Antikörper gegen Treponema spp. nachzuweisen; entsprechende Hinweise ergaben sich auch aus immuno-histochemischen Untersuchungen (Read & Walker, 1998 u.a.). Darüber hinaus boten sich Hinweise auf Beteiligung von *Borrelia* spp. Den Spirochaeten wird daher eine wesentliche Rolle in der Pathogenese der DD zugesprochen, möglicherweise im Zusammenwirken mit anderen Bakterien.

Diese Annahme findet darin eine Stütze, daß sich die DD in der Herde ähnlich einer Infektionskrankheit ausbreitet und offensichtlich auf die therapeutische Anwendung keimhemmender Substanzen anspricht. Die Erkrankung hinterläßt jedoch keine dauerhafte Immunität.

In einer umfangreichen vergleichenden histopathologischen Untersuchung von Bioptaten aus vielen Ländern zeigte sich weitgehende Ähnlichkeit der DD mit der in den USA beobachteten papillomatösen Form. Weiterhin ist festzustellen, daß an DD erkrankte Kühe fast regelmäßig auch Ballenhornmazeration aufweisen. Daher wird eine gemeinsame Ätiologie beider Krankheitsprozesse vermutet. Eine Wechselbeziehung besteht insofern, als mit fortschreitender Ballenhornmazeration die Ballenhöhe abnimmt und die Ballenhaut dadurch mehr und mehr der vom Boden ausgehenden Verschmutzung ausgesetzt wird. Die damit verbundene Druckverlagerung führt nicht selten zur reaktiven Hypertrophie der Ballenpolster, so daß sich zwischen den beiden Ballen eine tiefe, schlecht belüftete, mit schmierigem Detritus gefüllte Hautfurche bildet. Die DD wird damit zu einem sich selbst erhaltenden und verstärkenden Prozeß.

Symptome, Verlauf: Die Erscheinungen hängen von Umfang und Dauer der örtlichen Veränderungen und etwaigen Komplikationen ab. In den *leichteren Fällen* besteht zunächst keine Lahmheit, allenfalls zeigen die Tiere im Stehen wechselnde Entlastung der meist betroffenen Hintergliedmaßen und in der Bewegung gespannten Gang. Mit fortschreitender Dermatitis neigen sie zu längerem Liegen und nehmen daher weniger Futter auf, was sich wiederum negativ auf Milchleistung und Nährzustand auswirkt. *Schwere Er-*

krankungen äußern sich in ausgeprägter Stützbeinlahmheit mit steil gestellter Fessel zur Ballenentlastung. Das Anfangsstadium der *örtlichen Veränderungen* kommt meist nur zufällig, z. B. gelegentlich der Klauenpflege oder anderer Eingriffe, zur Beobachtung und gibt sich an einer m. o. w. umschriebenen gelblich-weißen Verfärbung der Haut in der Ballenfurche und dem anhaftenden schmierigen Detritus (abschilfernde Hornschicht), mitunter an umschriebenem Epithelverlust zu erkennen. Später bildet sich an dieser Stelle unmittelbar oberhalb des Hornrandes ein scharf begrenzter, leicht erhabener und mit grauem oder bräunlichem Belag bedeckter runder oder ovaler Herd von 1–5 cm Durchmesser (Abb. 9-266). Ablösen des Belages bedingt hier und da Blutaustritt. In diesem Stadium kann die Dermatitis über längere Zeit verharren, bis sie unter Bildung von höckerigem blutrotem Granulationsgewebe stärker hervorzutreten und sich flächenmäßig sowie in die Tiefe auszudehnen beginnt, wobei die Oberfläche ein erdbeerartiges Aussehen annimmt (Abb. 9-267, 9-268). Zugleich entwickelt sich oft ein weißlicher hypertrophischer (parakeratotischer) wulstförmiger Rand mit langen aufgestellten Haaren. Im weiteren Verlauf kann die Granulation abflachen, oder es können sich lange papillomartige Zotten und/oder Filamente bilden (Abb. 9-269 bis 9-271). Manchmal dehnt sich die Dermatitis bis zu den meist kotverkrusteten Afterklauen aus oder siedelt sich dort sogar primär an.

Besonders in der Anfangsphase äußern die Kranken bei Druck auf die dermatitischen Plaques deutlichen Schmerz, indem sie das betroffene Bein ruckartig anziehen. Die Reaktion wird im späteren Stadium

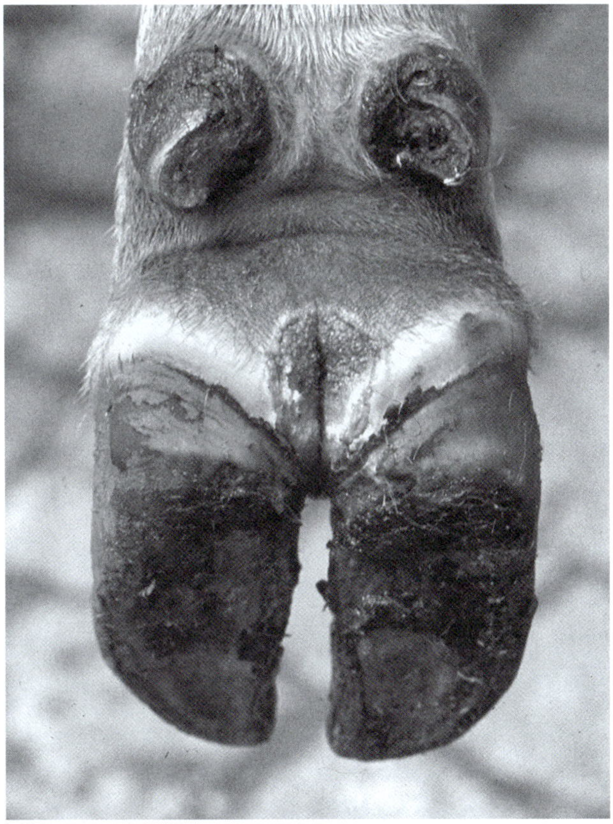

Abbildung 9-266 Oberflächliche Dermatitis digitalis et interdigitalis mit bräunlichem Belag

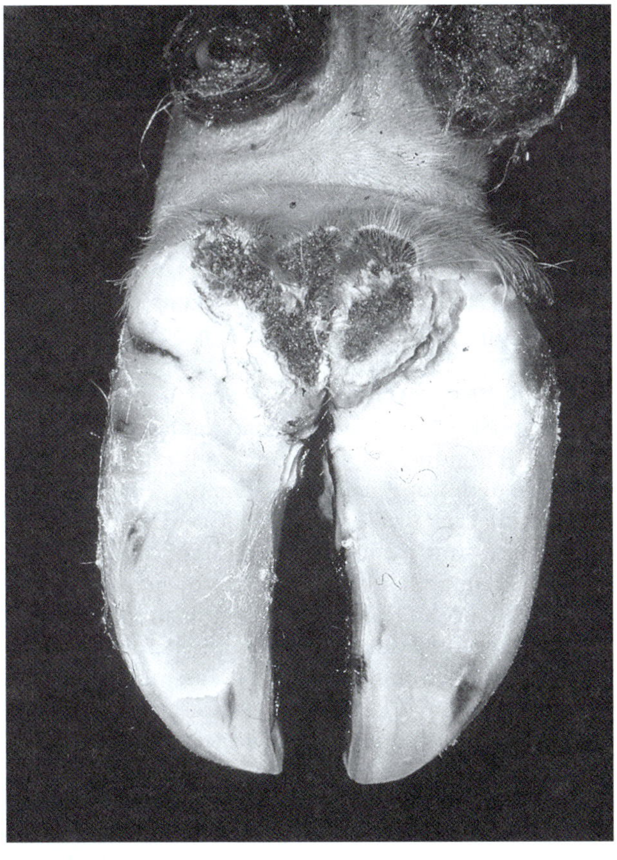

Abbildung 9-267 Granulomatös-höckerige (»erdbeerartige«) Dermatitis digitalis mit weißem parakeratotischem Rand in Verbindung mit Druckwulstbildung am Ballen (Foto: J. Henkel, Schwaighausen)

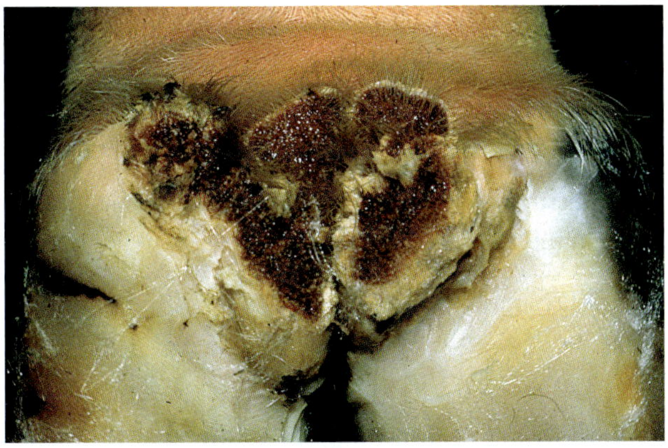

Abbildung 9-268 Nahaufnahme der Dermatitis digitalis von Abb. 9-267 (Foto: J. Henkel, Schwaighausen)

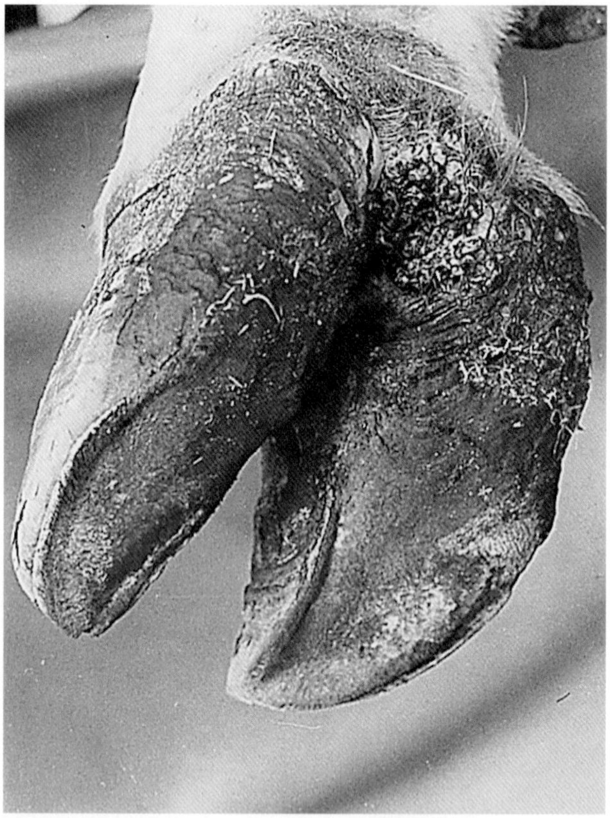

Abbildung 9-269 Chronische-verruköse Form der Dermatitis digitalis an der Ballenhaut

schwächer, bleibt aber bestehen, solange der Prozeß noch aktiv ist und kann daher nach eingeleiteter Behandlung als Kriterium für den Heilungsfortschritt dienen. Das dem dermatitischen Bezirk benachbarte Ballenhorn ist i. d. R. stark zerklüftet, abgeflacht und nicht selten unterminiert.

■ **Diagnose, Differentialdiagnose:** Die Erkennung basiert derzeit im wesentlichen auf dem klinischen Befund am Einzeltier, der Anamnese und der Bestandssituation.

Differentialdiagnostisch sind zu berücksichtigen: Dermatitis interdigitalis (s. o.), Ballenhornmazeration (Kap. 9.14.19), Zehenhautentzündungen infolge von Erd- oder Kotkrusten (s. u.), »Schlempemauke« (Kap. 2.2.5.1), Kron- oder Ballenphlegmone (s. o.), Pododermatitis septica (Kap. 9.14.14), Verätzung, Verbrennung, Erfrierung (Kap. 2.2.6.4, 2.2.6.3), Bovine Virusdiarrhoe/Mucosal Disease (Kap. 6.10.20) sowie Dermatophilose (Kap. 2.2.3.6), Stephanofilariose (Kap. 2.2.4.5), Trichophytie, Räude und ausgeprägter erworbener Zinkmangel.

■ **Behandlung, Beurteilung:** Die Art der Therapie richtet sich zum einen nach der Prävalenz der DD in der betroffenen Herde und zum anderen nach dem Schweregrad im Einzelfall. Zunächst sollte man sich daher durch kurze adspektorische Untersuchung der Kühe gelegentlich des Melkens einen Eindruck von der Bestandssituation verschaffen und entscheiden, bei welchen Tieren die medikamentöse antibakterielle Therapie von vornherein keinen Erfolg erwarten läßt und daher chirurgisches Vorgehen erforderlich ist. Ggf. ist dann gruppenweise zu testen, auf welches Medikament die Hautentzündung anspricht. Aufgrund der inzwischen erlassenen gesetzlichen Bestimmungen sind einzelne früher benutzte Therapeutika und Verfahren heute nicht mehr anwendbar, sie werden aber dennoch erwähnt. Behandlungserfolg am Einzeltier und Reduzierung der DD-Frequenz in der Herde hängen auf Dauer davon ab, daß es gelingt, auch die jeweils begünstigenden Faktoren (s. o.) zu eliminieren.

➤ *Systemische antibakterielle Therapie:* Insgesamt liegen bislang wenige Erfahrungen vor. In einer kleinen Kasuistik wurde über Erfolge mit Procain-Penicillin (18000 IE/kg LM, 2mal/d i.m., 3 d) und Ceftiofur (2 mg/kg LM, 1mal/d i.m., 3 d) berichtet, während in einer anderen Mitteilung die systemische Wirkung von mehreren Antibiotika und Sulfonamiden negativ beurteilt wurde. Da sich die DD im allgemeinen durch lokale Behandlung beherrschen läßt, ist eine mit Wartezeit belegte systemische Therapie gewöhnlich nicht gerechtfertigt.

➤ *Lokale antibakterielle Therapie am Einzeltier:*

➤➤ *Antibiotika:* Als wirksam hat sich die ein- oder mehrmalige Sprühbehandlung mit Chlor- oder Oxytetracyclin (bis 100 mg/ml) sowie mit Lincomycin (1,5 g lösliches Pulver 40%ig/l Wasser = 0,6 mg/ml) erwiesen. Zuvor die entzündlichen Hautveränderungen mit Wasser abspülen und trocken tupfen, dann 20–30 s mit der Arzneilösung besprühen. Ebenfalls wirksam war Thiamphenicol-Spray (1,5 g/100 ml).

➤➤ *Antiseptika:* Positiv beurteilt wurden ein Metakresolsulfonsäure-Formaldehyd-Polykondensat 36%ig (mittels Tampon 20 s auf die Läsion, erforderlichenfalls Wiederholung nach 7–9 Tagen), feinkristallines Kupfersulfat in weißer Vaseline (75 : 25 Vol.-%; auf Wattetupfer mit Isolierband für 4 Tage auf dem vom Belag befreiten Hautbezirk fixiert) sowie mit 10%iger Kupfersulfatlösung angerührte Sulfonamidpaste; ferner ein aus gelöstem Kupfer, einer Peroxidsubstanz und einem kationischen Agens zusammengesetztes Handelspräparat (USA); mäßig wirksam waren wiederholter Holzteeranstrich sowie Benetzen mit Wasserstoffsuperoxid (5%ig); darüber hinaus wurden noch weitere Antiseptika mit unterschiedlichem Erfolg benutzt.

➤ *Herdenbehandlung mittels Fußbad:* Die Herde durchläuft an ein oder mehreren Tagen 1- bis 2mal, jeweils nach dem Melken, die mit der Lösung gefüllte, mindestens 1,8 m lange und 15 cm tiefe Wanne, oder

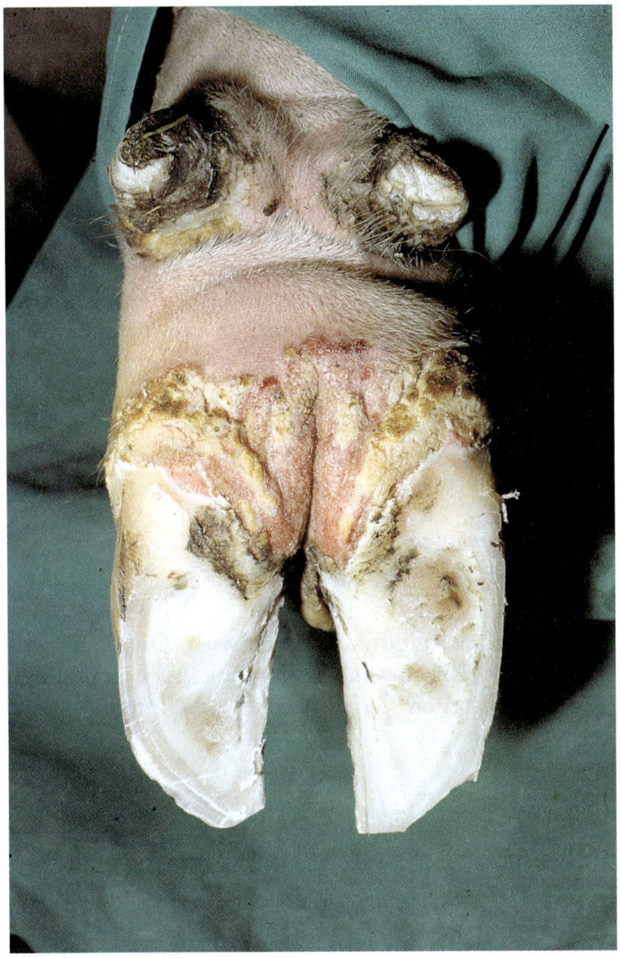

Abbildung 9-270 Eitrig-geschwürige Form der Dermatitis digitalis in Verbindung mit Druckwulstbildung am Ballen (alte Bezeichnung: »Bösartiges Ballenzwischenklauengeschwür«)

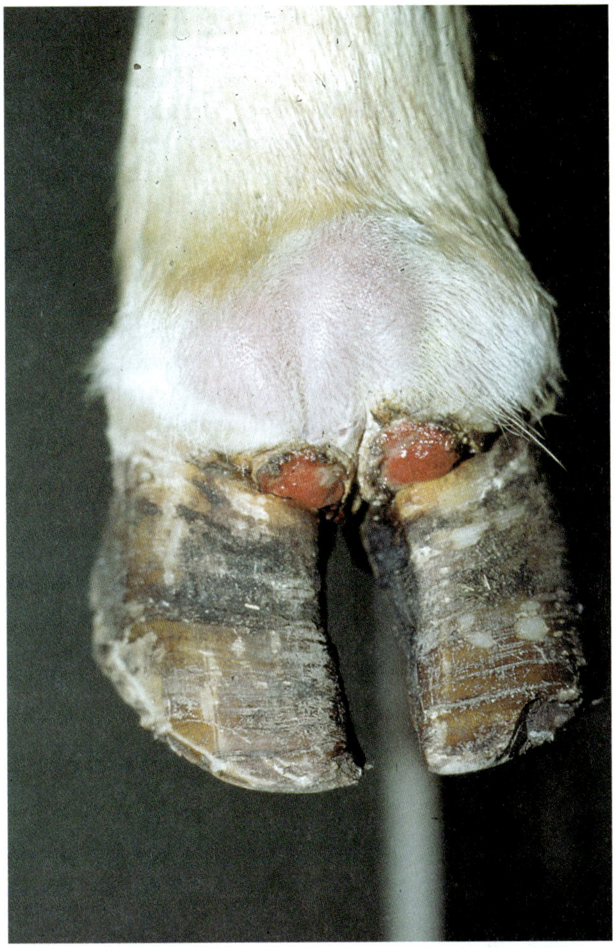

Abbildung 9-271 Granulomatöse Entzündung an der Umschlagstelle Krone-Zwischenklauenhaut (alte Bezeichnung: »Kontagiöses Kron-Zwischenklauengeschwür«)

es werden Gruppen erkrankter Tiere für 30–60 min in das gefüllte Becken gestellt. Wirkstoffe und Dosen pro Liter Wasser: Oxytetracyclin (4–10 g/l), Lincomycin (150–350 mg/l), Lincomycin (83 mg/l) mit Spectinomycin (167 mg/l), Dimetridazol (1,25 g/l); ferner Kupfersulfatlösung (2,5- bis 10%ig), Zinksulfatlösung (20%ig) oder Formaldehydlösung (1- bis 2%ig).

➤ *Chirurgische Behandlung:* Ausgebreitete, das Korium erfassende chronisch proliferative Hautveränderungen erfordern chirurgisches Vorgehen. Umschriebene, hochgradig papillomatöse Wucherungen im hinteren Bereich des Zwischenklauenspaltes ließen sich durch *Totalexstirpation* entfernen. Der dermatitische Bezirk wurde im Gesunden umschnitten und dann in der Unterhaut freipräpariert. Wundversorgung, Naht, Verband, parenterale Antibiose (REBHUN, 1980). Bei flächenhafter proliferativ-ulzeröser Veränderung kommt gründliche *Kürettage* bis in die Lederhaut, Blutstillung und Verband mit einem keimhemmenden, leicht adstringierenden Mittel in Frage. In derartigen Fällen wurde auch die *Kryochirurgie* mit Erfolg angewandt; die von anderen Autoren benutzte *Lasertherapie* zog sich über 8–17 Tage hin.

Prophylaxe: Die Vorbeuge muß vornehmlich an den oben genannten *prädisponierenden Faktoren* ansetzen (s. *Vorkommen*). In *Immunisierungsversuchen* wurden teils bestandsspezifische Mischvakzinen, teils Impfstoffe auf Basis von Anaerobierisolaten (Porphyromonas levii, Prevotella bivia, Prevotella denticola, F. necrophorum, anaerobe Kokken, Prevotella oralis, Dichelobacter nodosus) benutzt. Vakzinationsversuche verliefen teils negativ, teils konnte nach mehrmaliger Impfung ein Rückgang der Inzidenz und des Schweregrades der DD festgestellt werden. Dabei ist jedoch die aus unterschiedlichen Gründen wechselnde Dynamik des Leidens in der Herde zu berücksichtigen.

Sektionsbefund: Die makroskopischen Veränderungen wurden bereits beschrieben. *Mikroskopische Be-*

funde: Verlust der oberen epidermalen Schichten, zahlreiche Mitosen im Str. basale, fokale epidermale Hyperplasie mit Para-/Hyperkeratose, Invasion des Str. spinosum und/oder der papillären Dermis durch zahlreiche schlanke spiralige Mikroorganismen, Ulzeration der Spitzen der dermalen Papillen, Infiltration der betroffenen Gewebe mit Entzündungszellen, Mikroabszesse, mit Mikroorganismen gefüllte Vakuolen, Aktivierung der Gefäßendothelien sowie Thrombosen.

Schlamm-Dermatitis: Eine der Dermatitis digitalis verwandte Entzündung der Zehenhaut kann sich entwickeln, wenn der Fuß über längere Zeit von einem fest anhaftenden Mantel aus lehmartigem Schlamm bedeckt ist. *Andere Bezeichnungen:* holl. kleipoot, engl. mud foot, mud fever, greasy heel.

■ **Ursache, Pathogenese, Symptome:** Das Leiden zeigt sich bevorzugt bei Weidekühen und -rindern in den norddeutschen und holländischen Marschgebieten nach ergiebigen Regenfällen (»nasse Sommer«). Sofern das Regenwasser nicht mehr über die drainierenden Poren des Kleibodens abgeleitet wird, kommt es zum Rückstau und zur Aufweichung der Grasnarbe; an den besonders begangenen Stellen (Tränke- und Futterplätze, Treibwege) verwandelt sich der Boden dann in tiefen Morast. Beim Durchwaten dieser Areale bildet sich an den Beinen der Tiere eine bis zum Mittelfuß reichende 5–10 mm dicke Schlammschicht, die fest im Haarkleid haftet und später zu einer manschettenartigen harten Kruste eintrocknet. Hierdurch wird die Haut mechanisch gereizt; zum anderen entsteht unter der Kruste ein feuchtwarmes Milieu, das gute Bedingungen für die Vermehrung von Erdbakterien und ubiquitären Proteolyten, Eiter- und Nekroseerregern bietet.

So entwickelt sich eine zunächst oberflächliche, später tiefgreifende Dermatitis mit blutenden Erosionen und Rhagaden; sie kann dann in phlegmonöse und nekrotisierende Entzündung übergehen (Abb. 9-272, 9-273). Hautveränderungen bilden sich vornehmlich im Bereich der Fesselbeuge und reichen mitunter bis in den Klauenspalt; an den Hintergliedmaßen sind sie meist stärker als vorn. Die Tiere zeigen infolge Einschränkung der Zehenbeugung einen »staksigen« steifen Gang, Trippeln, Schütteln einzel-

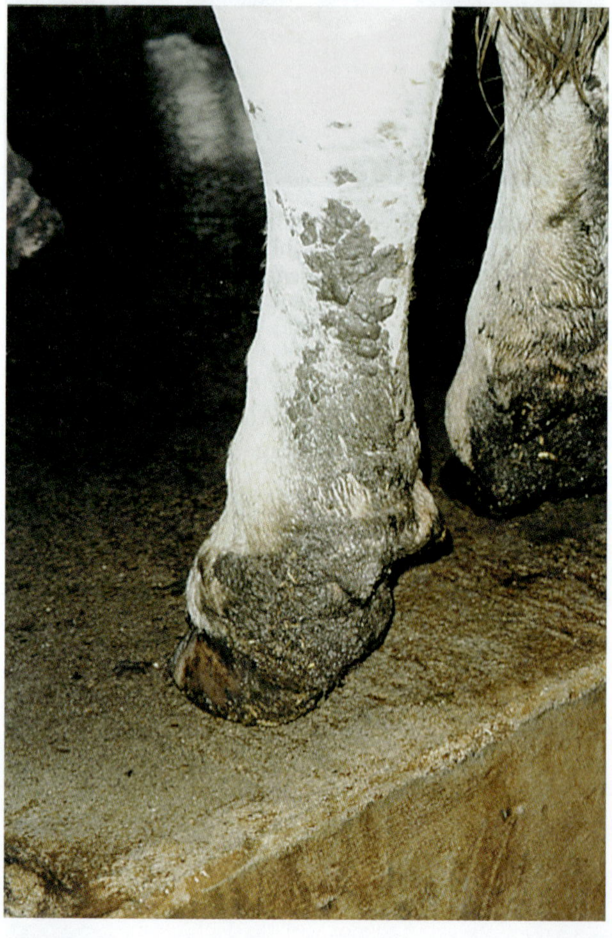

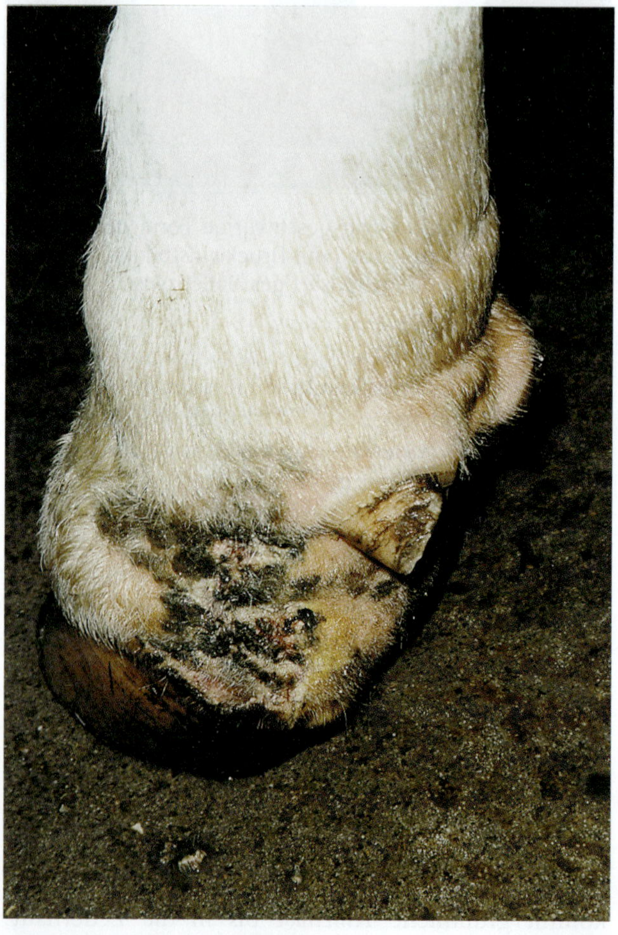

Abbildung 9-272, 9-273 »Schlammdermatitis«: Zustand vor (links) und nach (rechts) Reinigung des Fußes (Foto: Dr. F. C. Tammen, Jever)

ner Gliedmaßen, in schweren Fällen einseitige Lahmheit; Futteraufnahme und Milchleistung sind unbefriedigend.

Behandlung: Aufstallen oder Verbringen auf trokkene Weide; gründliche Reinigung mit warmem Wasser; bei oberflächlichen Prozessen desinfizierender/antibiotischer Spray (auch mit »Dipmitteln«), Lebertran-Zinkpaste oder dergleichen; bei Phlegmone systemische Antibiose (C. F. Tammen & Ch. Tammen, 1999).

9.14.19 Ballenhornmazeration, Ballenentzündung, Ballenhornfissur und Ballenhämatom

Ballenhornmazeration: Von der Oberfläche ausgehende Erweichung und Auflösung des Ballenhorns infolge chemischer und bakterieller Einwirkungen. Sie beginnt meist axial am Übergang des mittleren in den proximalen (nichtfußenden) Abschnitt, auf dem sie sich abaxial ausdehnt. *Andere Bezeichnungen:* Ballenhornfäule, Erosio ungulae, heel horn erosion, »slurry heel«, érosion de la corne bulbaire.

Die »Ballenhornfäule« ist weltweit verbreitet; z.B. wiesen von 1170 anläßlich der Klauenpflege kontrollierten Kühen (17 Herden, Dänemark) 44% der erstlaktierenden und 69% der älteren Kühe Ballenhornmazeration unterschiedlichen Grades auf (Enevoldsen & Gröhn, 1991). Sie zeigt sich fast nur bei Stallhaltung und befällt vorwiegend die Hinterfüße, kann bei entsprechender Exposition aber auch an den Vordergliedmaßen oder an allen Füßen auftreten; i.d.R. werden beide Klauen einer Extremität gleichermaßen betroffen.

Ursache, Pathogenese: In-vitro-Untersuchungen (s. Kap. 9.14.2) haben ergeben, daß unter Gülleeinwirkung (Kot-Harngemisch) der Interzellularkitt zwischen den Hornzellen herausgelöst wird, während Harnstoff allein die intrazellulären Keratinproteine löste. Unter Gülleexposition wurden die Markräume der Hornröhrchen fast vollständig entleert. Über die so entstehenden kapillären Spalten können Bakterien in das Horn gelangen und mittels der von ihnen produzierten Enzyme die Proteolyse fortsetzen. Der Interzellularkitt des proximalen Ballenhorns hat zwar einen vergleichsweise hohen Gehalt an schützenden Lipiden; diese können jedoch die Keratolyse des »weichen«, der aggressiven Umwelt ausgesetzten Horns nicht verhindern (s. Kap. 9.14.2).

Art, Stärke und Dauer der Exposition sowie prädisponierende Einflüsse bestimmen Lokalisation und Umfang der Mazeration. Daraus erklärt sich die bevorzugte Erkrankung der Hinterfüße bei Anbindehaltung, die Einbeziehung aller vier Extremitäten im verjauchten Tiefstall, die Lokalisation an den Vorderklauen bei defektem Tränkebecken oder auch die Prädisposition durch Hornschuhdeformationen (stärker gebrochene Zehenachse) und hohes Körpergewicht.

Es lassen sich 4 *Grade* oder, besser gesagt, *Stadien* des Mazerationsprozesses unterscheiden: Anfangs bilden sich kleine Gruben (durchschnittlich 1–4 mm), dann vereinigen sich mehrere Gruben zu einer blumenkohlartig geformten Rinne, die sich wiederum mit fortschreitender Keratolyse derart vertieft, daß das Korium nur noch von einer papierdünnen Hornschicht bedeckt ist. Im schwersten Fall wird das Ballenhorn über feine Kanäle und Risse unterminiert und das Korium freigelegt, das dann den Umwelteinwirkungen direkt ausgesetzt ist (Abb. 9-274).

Im Extremfall sind die proximalen Ballenpartien beider Klauen gänzlich von Horn entblößt und nur von entzündeter blutroter Lederhaut bedeckt. So entwickelt sich die anfangs harmlose Ballenhornmazeration allmählich zu einem schmerzhaften Klauenleiden. Ballenhornmazeration kann als primäre Erkrankung an sonst gesunden Klauen auftreten oder sich im Gefolge von Dermatitis digitalis, Dermatitis interdigitalis, Klauenrehe oder Klauenschuhdeformierungen einstellen.

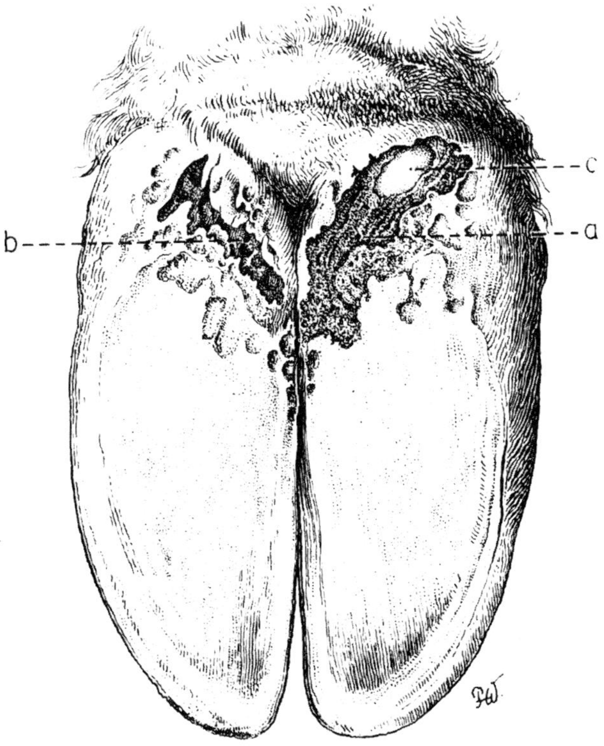

Abbildung 9-274 Ballenhornmazeration am linken Hinterfuß eines Bullen: a und b = fortgeschrittene Mazeration; c = freigelegte und erodierte Lederhaut (Smedegaard, 1964)

Symptome, Verlauf: Bei nur leichten örtlichen Veränderungen sind außer süßlich-fauligem Geruch keine Besonderheiten festzustellen. In höhergradigen Fällen hängen die klinischen Erscheinungen vom Ausmaß der Mazeration und davon ab, ob nur eine oder mehrere Gliedmaßen und welche betroffen sind. Mittelgradig erkrankte Tiere treten unruhig hin und her, laufen vorsichtig und lassen in der Milchleistung nach. Tiefgreifende Mazeration äußert sich in deutlicher Stützbeinlahmheit bei steilgestellter Zehe zur Entlastung des Ballens; ferner in häufigem Liegen und ausgeprägtem Druckschmerz, bei Besamungsbullen in Deckunlust und Minderung der Spermaqualität. Nach Entblößung der Lederhaut kann es zu anfallsweisem Zittern ähnlich der »Krämpfigkeit« (Kap. 9.8.1) kommen. An *Komplikationen* stellen sich oft Dermatitis interdigitalis (Kap. 9.14.16) oder Dermatitis digitalis (Kap. 9.14.18) sowie »Liegebeulen« an Karpus und Tarsus, seltener Ballenphlegmone, Pododermatitis septica (Kap. 9.14.14), Tendovaginitis septica (Kap. 9.14.21) oder tiefgreifende Infektionen ein.

Diagnose: Die Erkennung bereitet aufgrund der charakteristischen Veränderungen keine Schwierigkeiten, jedoch sind primäre Zusammenhangstrennungen des Sohlen-Ballenhorns sowie die genannten komplikativen Klauenleiden *differentialdiagnostisch* zu berücksichtigen.

Behandlung, Prophylaxe: In *leichten bis mittelgradigen* Fällen genügt es, die hervorstehenden Hornkanten mit dem Klauenmesser zu planieren sowie die Nischen freizulegen und zu runden, so daß sich darin kein Schmutz festsetzen kann. Zugleich ist eine orthopädische Klauenkorrektur zur Entlastung des Ballenbereiches vorzunehmen. Anschließend wiederholtes Auftragen eines Antiseptikums (Kupfersulfatpulver oder -paste, Holzteeranstrich). In *schweren* Fällen muß das unterminierte Ballenhorn restlos abgetragen und die entblößte Lederhaut unter leicht adstringierenden antiseptischen Klauenverband genommen werden, der nach etwa 5 Tagen zu wechseln ist. Aufstallen auf trockenem Boden.

Die *Prophylaxe* besteht im Abstellen der prädisponierenden Ursachen, wiederholtem Auftragen von Antiseptika (Kupfersulfatlösung oder -pulver, Holzteer) und regelmäßiger Klauenkorrektur. Ferner kommt periodische Zufütterung von Biotin, bei Verdacht auf Zn-Minderversorgung auch von organischen Zinkverbindungen in Frage; auch Weidegang kann sich günstig auswirken. Zuchtwahl auf widerstandsfähige Klauen.

Ballenentzündung: Durch fortwährende mechanische Reizung bedingte Hypertrophie und Entzündung der Ballengewebe unter Bildung eines »Druckwulstes«.

Vorkommen, Ursache, Pathogenese: Das Leiden zeigt sich hauptsächlich in Verbindung mit Hornschuhdeformierungen infolge vernachlässigter Klauenkorrektur oder bei primärer Ballenhornmazeration. Mitunter geht es mit Dermatitis digitalis oder Sohlengeschwüren einher. Übermäßige Abnutzung oder/und Mazeration des Ballenhorns im hinteren Teil führt zu reaktiv vermehrter Hornproduktion im vorderen Bereich der Sohle, so daß sich zwischen den beiden Zonen eine Kante bildet (s. auch Kap. 9.14.2). Der durch die Gewichtsverlagerung ohnehin erhöhte Druck auf die hinteren Ballensegmente wird dadurch noch punktuell verstärkt. Die ständige mechanische Reizung des Ballenpolsters führt schließlich zu dessen Hypertrophie und Entzündung sowie zu Lösung und Schwund des deckenden Horns, so daß sich der Ballen hinter der Hornkante wulstartig vorwölbt (s. Abb. 9-267, 9-270).

Symptome, Verlauf: Anfangs zeigen die Patienten nur klammen vorsichtigen Gang auf den i. d. R. betroffenen Hintergliedmaßen. Später kann der Prozeß recht schmerzhaft werden und zu deutlicher Stützbeinlahmheit mit steil gestellter Zehe führen. Da die Hornkante etwa in Höhe des hinteren Klauenbeinendes verläuft, kann sich zusätzlich ein RUSTERHOLZsches Sohlengeschwür einstellen (Kap. 9.14.15).

Behandlung, Prophylaxe: Orthopädische Klauenkorrektur zur Entlastung der hinteren Ballensegmente durch Kürzen von Sohle und Klauenspitze und Abschrägen der Sohlenhornkante; Weideauslauf. Regelmäßiges rechtzeitiges Beschneiden des Hornschuhs, Bekämpfung der Ballenhornmazeration (Kap. 9.14.18).

Ballenhornfissur: Am trockenen Horn der hinteren Ballensegmente bilden sich mitunter longitudinal verlaufende oberflächliche Spalten. Wenn sie sich zu durchdringenden Fissuren entwickeln, können sie zur Unterminierung des Horns führen. Die auch als »Hornbruch« bezeichneten Spaltbildungen sollen v. a. zu Beginn des Weideganges auftreten. Sie werden durch Abraspeln der Hornkanten oder Abtragen des gelösten Horns behandelt.

Ballenhämatom: In bislang beobachteten Fällen bestand ein Bluterguß im axialen Bereich des nichtfußenden Ballenabschnitts in Nähe des Ballenwulstes. Die vermutlich auf Quetschung zurückgehende Blutung hatte sich in das Ballenkissen ergossen; sie wurde z. T. von Sohlenläsionen begleitet und kann offenbar sekundär infiziert werden und zu Abszeßbildung führen. Betroffene Tiere zeigten vorsichtigen Gang bis leichte Lahmheit. Inzision, Spülung und Entlastung führten in allen Fällen zur Heilung. Zur Vorbeuge wird klauenfreundliche Gestaltung der Treibwege empfohlen.

9.14.20 Podotrochlose, Podotrochlitis, Nekrose des Endes der tiefen Beugesehne, des Klauensesambeins und/oder des Klauenbeins

Podotrochlose: Die chronische aseptische Entzündung der Fußrolle kommt hauptsächlich bei älteren Kühen mit Stallklauen sowie bei älteren Bullen, mitunter auch bei Mastrindern vor und betrifft meist die lateralen Klauen der Hinterextremitäten. *Ursache* ist die fortwährende Überlastung der fußenden Ballensegmente mit Überdehnung des Endes der tiefen Beugesehne. Die Folgen sind degenerative Veränderungen an der Facies flexoria des Sesambeins (Knorpelusuren, -nekrose, -aufrauhung), an der Gleitfläche der Beugesehne (Verfärbung, Aufrauhung, Knorpel-Knocheneinlagerung, proximal Verdünnung) sowie Alterationen an der Bursa und deren Synovia; vereinzelt treten Verwachsungen auf.

Bei den wenigen intra vitam diagnostizierten Fällen zeigten sich leichte chronische Stützbeinlahmheit, Druckschmerz am hypertrophisch vergrößerten Ballen, leicht angehobene Klauenspitze sowie positiver Ausfall der Streck- und Rotationsprobe. Röntgenologisch erschien die Spongiosa des Sesambeins verdichtet und seine Kortikalis verdickt; ferner waren Exostosen und in der Umgebung amorphe Verkalkungen festzustellen. Verknöcherung des Beugesehnenendes kann Ruptur nach sich ziehen.

Podotrochlitis septica mit Nekrose des Endes der tiefen Beugesehne und des Klauensesambeins: Die septische Podotrochlitis entwickelt sich oft im Gefolge einer nekrotisierenden Entzündung des Endes der tiefen Beugesehne. Letztere ist wiederum meist auf ein tiefreichendes Sohlengeschwür, seltener auf eine penetrierende Verletzung (Nageltritt, Gabelstich, Stacheldrahtriß) zurückzuführen. Ansonsten kommen aus der Nachbarschaft übergreifende purulente Prozesse (Ballen- oder Zwischenzehenphlegmone, Klauenwandgeschwür, eitrige Klauengelenk- oder Sehnenscheidenentzündung) ursächlich in Frage.

■ **Symptome:** Gemäß der Genese stehen oft die Erscheinungen des Primärleidens im Vordergrund, zu denen sich dann die der Podotrochlitis gesellen. Dann zeigen sich von Fall zu Fall mittel- bis hochgradige Stützbeinlahmheit, hypertrophische oder phlegmonöse Schwellung des Ballens und der Krone, Steilstellung der Fessel zur Entlastung des schmerzenden Ballens und der Sehne. Fortgeschrittene oder vollständige Einschmelzung des Beugesehnenendes wird an der Aufrichtung der Klauenspitze (»Klippklaue«) erkennbar (Abb. 9-275). Sofern der Einschmelzungsprozeß von einem Sohlengeschwür ausgeht, lassen sich von dort aus die Reste der Sehne und das freigelegte Sesambein sondieren. Wenn dabei die Rille zwischen Klauenbein und Sesambein zu identifizieren ist, kann daraus auf weitgehende Nekrose des normalerweise über das Sesambein hinwegziehenden Sehnenendes geschlossen werden. Die gleichzeitig einsetzende Destruktion des Sesambeins ist an der Aufrauhung der Facies flexoria dieses Knochens zu erkennen.

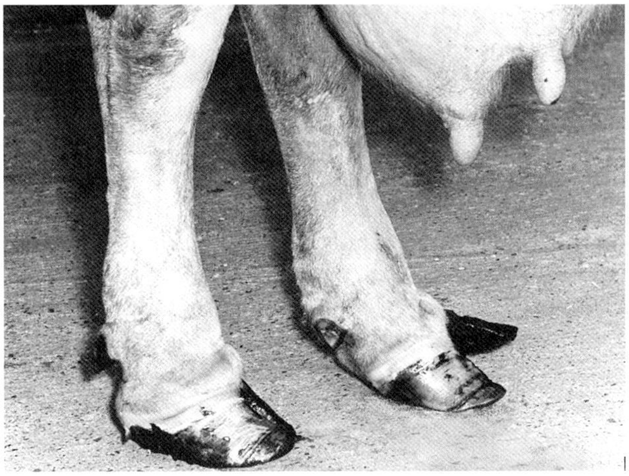

Abbildung 9-275 Aufrichtung der Klauenspitze hinten links infolge Nekrose des Endes der tiefen Beugesehne mit aufsteigender septischer Entzündung der Fesselbeugesehnenscheide

■ **Behandlung:** Je nach Ursache und Ausmaß der krankhaften Veränderungen kommen (ausnahmsweise) Drainagebehandlung mit keimhemmend imprägnierten Polymethylmethacrylat-Perlen (Kap. 9.11, 9.12), die partielle oder vollständige Resektion des Sehnenendes mit Kürettage der Bursa podotrochlearis (Kap. 9.15.3) oder die Resektion von Sehnenende und Sesambein (Kap. 9.15.3) in Frage. Je nach Befund unterstützende Stauungsantibiose (Kap. 9.15.2) und/ oder systemische Keimhemmung.

Klauenbeinnekrose: Umschriebene Nekrose des Klauenbeins entwickelt sich am häufigsten als Folge tiefreichender eitriger Lederhautentzündung (Kap. 9.14.14), insbesondere bei Klauenspitzenabszeß (Kap. 9.14.14), seltener nach durchdringender Verletzung mit Infektion (Nageltritt).

■ **Symptome, Verlauf:** Die äußeren Erscheinungen des Leidens ähneln gewöhnlich dem Bild der chronischen Pododermatitis; meist fällt jedoch auf, daß die Lahmheit stärker ist, als nach den örtlichen Veränderungen zu erwarten wäre. Nach Abtragen des unterminierten oder perforierten Sohlen- oder Wandhorns wird gewöhnlich ein umschriebener Bezirk bläulichroten, schlaffen Granulationsgewebes sichtbar, in dessen Zentrum der freiliegende *rauhe* Knochen sondierbar ist. Aus dem feinen

Kanal treten oft bis zu hirsekorngroße Eiterpfröpfe hervor. Derartige Knochennekrose ist stets vorsichtig zu beurteilen, da die Gefahr der fortschreitenden Osteomyelitis, später auch des Übergreifens auf Klauengelenk, Sesambein oder Beugesehne (s. o.) besteht.

■ **Behandlung:** Gründliches Auskratzen, besser Ausfräsen, des Nekroseherdes bis ins gesunde Gewebe (heller Knochen mit rötlichen Blutungspunkten), Druckverband mit einem (möglichst pulverisierten) Breitspektrumantibiotikum, Wechsel nach 3–5 Tagen. Nekrotische Prozesse an der Klauenbeinspitze sind am sichersten und schnellsten durch Klauenspitzenresektion (Kap. 9.15.6) anzugehen; in fortgeschrittenen Fällen Klauenbeinresektion (Kap. 9.15.6) oder Klauenamputation (Kap. 9.15.7); ausnahmsweise Ausfräsen und Einlegen von Polymethylmethacrylat-Perlen (Kap. 9.11, 9.12). Je nach Befund unterstützende Stauungsantibiose (Kap. 9.15.2) oder systemische keimhemmende Therapie.

9.14.21 Septische Entzündung der Fesselbeugesehnenscheide

■ **Definition:** Serofibrinöse, purulente oder purulentnekrotisierende Entzündung der gemeinsamen digitalen Sehnenscheide der oberflächlichen und tiefen Zehenbeugesehne infolge Infektion mit Eiter- und Nekroseerregern. *Andere Bezeichnungen:* Tendovaginitis infectiosa/septica, Tendosynovialitis, -synoviitis septica, septic tendosynovitis of the digital flexor tendon sheath u. a. m.

■ **Vorkommen, Ursache, Pathogenese:** Es werden vornehmlich die Sehnenscheiden der Hinterextremitäten und dort die lateralen häufiger als die medialen betroffen. Sehnenscheideninfektionen entstehen hauptsächlich durch Übergreifen benachbarter septischer Prozesse (Podotrochlitis septica; tiefreichendes Sohlengeschwür, septische Entzündungen der Zehengelenke, Zwischenzehen- oder Ballenphlegmone), während perforierende Stich-, Schnitt- oder Rißverletzungen seltenere Ursachen sind; insbesondere hat die Frequenz von Gabelstichen mit Einführung der einstreulosen Haltung deutlich abgenommen. Hin und wieder kommen auch pyämisch-metastatische Infektionen vor, jedoch dürfte es sich in der Mehrheit um toxisch-allergische oder um reaktive Entzündungen handeln.

Die Fesselbeugesehnenscheide bildet im proximalen Teil zwei sich röhrenförmig umschließende, aber voneinander getrennte Kompartimente, die in Höhe der proximalen Sesambeine in das einheitliche distale Kompartiment übergehen (ausführliche Darstellung bei Stanek, 1987/88; s. auch Abb. 9-196). Für die Pathogenese der Tendovaginitis sind die möglichen Kommunikationen mit anderen synovialen Einrichtungen sowie die Ausbuchtungen an exponierten Orten von Bedeutung: So kann ausnahmsweise eine offene Verbindung zur Bursa podotrochlearis, zum Krongelenk, zum Fesselgelenk sowie zwischen lateraler und medialer Sehnenscheide bestehen. Ausbuchtungen des distalen Kompartiments treten in Nachbarschaft zur Bursa podotrochlearis sowie zur plantaren/palmaren Aussackung des Klauengelenks. Sowohl der distale als auch der proximale Abschnitt können (in seltenen Fällen) für sich erkranken. Gewöhnlich beginnt die Entzündung mit serofibrinöser Exsudation und geht dann, je nach beteiligten Erregern, in eitrig-abszedierende oder nekrotisierende Tendovaginitis über, in die früher oder später auch die Sehnen einbezogen werden.

■ **Symptome, Verlauf:** Entsprechend der jeweiligen Pathogenese treten entweder die Erscheinungen der septischen Tendovaginitis zu denen des auslösenden Primärleidens hinzu oder prägen allein das Krankheitsbild. Es besteht teils mittel-, teils hochgradige Stützbeinlahmheit, die insofern typisch ist, als die Patienten zur Entlastung der Beugesehnen das Durchtreten im Fesselgelenk möglichst vermeiden und deshalb gegen Ende der Stützbeinphase ruckartig in leichte Fesselbeugung einknicken. In besonders schweren Fällen wird die kranke Gliedmaße nur mit den Klauenspitzen aufgesetzt. Bei einer Polysynovitis zeigt das Tier gespannten Gang mit kurzen Schritten. Das Allgemeinbefinden ist bei ausgeprägter primärer Tendovaginitis meist deutlich beeinträchtigt; die Körpertemperatur kann bis auf 41,5 °C ansteigen.

Örtlich ist anfangs nur eine umschriebene, prall fluktuierende, vermehrt warme und schmerzhafte Umfangsvermehrung im Bereich der erkrankten Sehnenscheide (oder der betroffenen Abteilung) festzustellen (Abb. 9-276); später entwickelt sich oft, insbesondere nach perforierender Verletzung, eine diffuse peritendovaginale Phlegmone (»Einschuß«). Im weiteren Verlauf können sich um die erkrankte Sehnenscheide herum kleine, z. T. von Durchbrüchen ausgehende Abszesse bilden; schließlich wird an der Aufrichtung der Klauenspitze die Nekrose der tiefen Beugesehne erkennbar (s. Abb. 9-275).

■ **Diagnose, Differentialdiagnose:** Nach Stichverletzung schließt sich die Perforationsöffnung in der Haut oft derart schnell, daß sie auch bei gründlicher Nachsuche nicht mehr zu finden ist. Die Erkennung stützt sich daher zunächst auf den palpatorischen Befund. Ferner kann im Anfangsstadium die Sehnenscheidenpunktion an der proximalen Endpforte – sie trifft meist das äußere Kompartiment – weiterhelfen; hierzu bedarf es wegen der meist flockigen, dickflüssigen Synovia einer weitlumigen Kanüle. Je nach Sta-

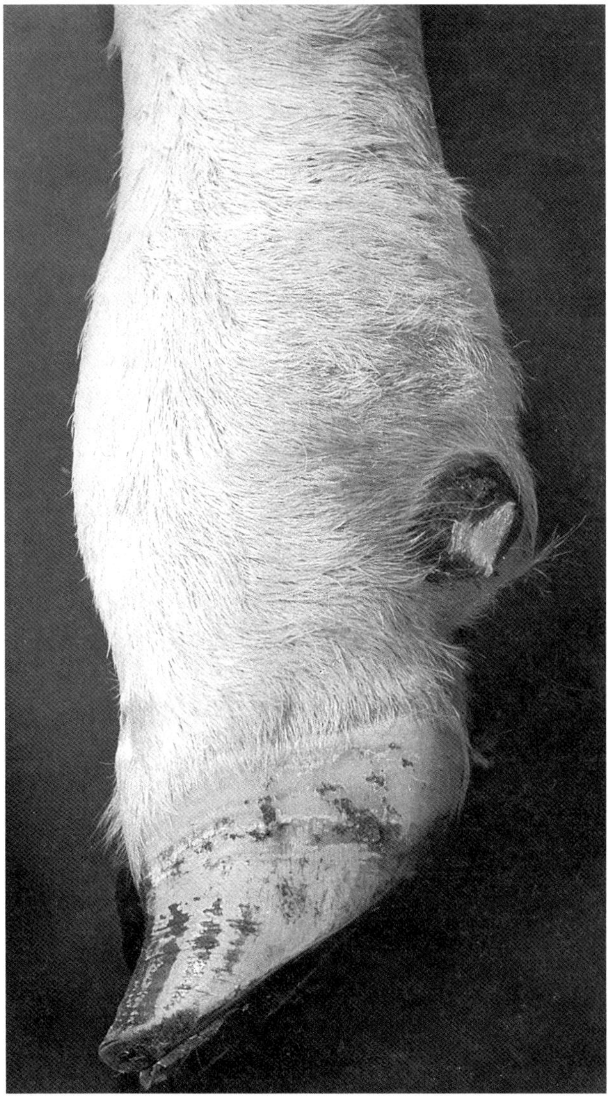

Abbildung 9-276 Abszedierende Entzündung der Fesselbeugesehnenscheide

dium der Entzündung kann die Ultrasonographie einen guten Einblick in den Füllungszustand und die Beschaffenheit des Inhalts (Strömungsphänomene) vermitteln; die Radiographie gibt nur bei Gasfüllung einen diagnostischen Hinweis (Kontrastmittelinjektion ist kontraindiziert). *Differentialdiagnostisch* sind Gliedmaßenödem und -phlegmone, Epiphysenlösung am Metakarpus (beim Kalb; Kap. 9.7.9) sowie Fesselgelenkentzündung (Kap. 9.7.4, 9.7.6) zu berücksichtigen.

Beurteilung, Behandlung: Für solitäre septische Entzündungen der Fesselbeugesehnenscheide ist immer eine vorsichtige Prognose zu stellen, denn oft kommt die Behandlung zu spät, um Komplikationen zu verhindern. Von Klauenerkrankungen ausgehende Tendovaginitiden sind nicht selten auf chirurgischem Wege heilbar. Zuvor müssen jedoch voraussichtliche Behandlungsdauer, Kosten und weitere Nutzbarkeit des Patienten beurteilt und danach entschieden werden, ob eine Behandlung gerechtfertigt ist.

➤ Bei frischer solitärer Tendovaginitis im serofibrinösen Stadium kann die alleinige *medikamentöse Therapie* auf folgenden Wegen versucht werden: Wiederholte kombinierte intratendovaginale und systemische Verabreichung von antibakteriell wirksamen Medikamenten (ggf. entsprechend dem Antibiogramm), unterstützt durch ein nichtsteroidales Antiphlogistikum und hyperämisierenden Salbenverband; wiederholte Spülung der Sehnenscheide mit einem Antibiotikum in physiologischer Kochsalzlösung oder mit Polyvidon-Jod-Lösung 10% über proximal und distal eingeführte Kanülen unter Stauungsanästhesie und -antibiose (Kap. 9.15.2).

➤ Für die *chirurgische Behandlung* kommen je nach Befund folgende Eingriffe in Frage: Spaltung abgekapselter Abszesse, Drainage, Hyperämisierung; Resektion des Endes der tiefen Beugesehne (Kap. 9.15.3) und erforderlichenfalls des Sesambeins (Kap. 9.15.3); Resektion der tiefen und ggf. auch der oberflächlichen Beugesehne (Kap. 9.15.4); Sehnenresektion und Klauenamputation (Kap. 9.15.7). Die Behandlung metastatischer Tendovaginitiden ist nur sinnvoll, wenn gleichzeitig das Primärleiden beseitigt werden kann. Da es sich meist eher um toxisch-allergische Synovitiden handelt, kommt lokale Hyperämisierung und systemische Antiphlogese/Analgesie in Frage.

In allen Fällen sind die Klauenspitzen zu kürzen und die Beugesehnen möglichst durch Erhöhen der Ballen zu entlasten (aufgeklebter Holzkeil oder Hochstellen der gesunden Seite; Beschlag mit Stolleneisen).

9.14.22 Septische Krongelenkentzündung

Definition, Vorkommen, Ursache: Infektionsbedingte serofibrinöse, purulente oder ichorös-nekrotisierende Entzündungen des Krongelenks sind beim Rind vergleichsweise selten. Nach einer Erhebung von Kofler (1995) an 19 derartigen Patienten war nur in 6 Fällen das Krongelenk allein betroffen, die übrigen wiesen zusätzlich Infektionen in insgesamt 18 weiteren Synovialräumen auf.

Auslöser solitärer (primärer) septischer Krongelenkarthritiden sind gewöhnlich perforierende Verletzungen (Stich, Schnitt, Strangulation), ausnahmsweise hämatogene Infektionen (z.B. von einer Omphalitis aus). Die Mehrheit dürften jedoch (sekundäre) purulente Krongelenkaffektionen bilden, die durch Übergreifen von Eiterungsprozessen in der Nachbarschaft entstehen (purulente Entzündung von Klauengelenk oder/und Fesselbeugesehnenscheide, Zwischenklauen- oder Ballenphlegmone u.a.). An Erregern wurden die üblicherweise an derartigen Infektionen beteiligten Keime isoliert, wobei hier der Nachweis von α-hämolysierenden Streptokokken in Verbindung mit hämatogener Infektion erwähnenswert ist.

Symptome: Die örtlichen und allgemeinen Erscheinungen hängen zum einen von Grad und Stadium der Krongelenkentzündung, zum anderen von den zusätzlich bestehenden Alterationen, d. h. den Primärleiden oder/und deren Komplikationen ab. Der Patient zeigt eine mittel- bis hochgradige Stützbeinlahmheit und ein mäßig, mitunter deutlich gestörtes Allgemeinbefinden. An örtlichen Veränderungen zeichnet sich nur bei den solitären Krongelenkaffektionen eine wulstförmige zirkuläre Umfangsvermehrung zwischen Fesselkopf und Klaue ab; meist ist die Zehe diffus geschwollen (Abb. 9-277), und nicht selten tritt die ebenfalls entzündete Fesselbeugesehnenscheide hervor. Passive Bewegung löst starke Schmerzreaktion aus. In jedem Fall ist nach einer etwaigen Perforationsstelle zu suchen; letztere schließt sich alsbald wieder und ist dann unter dem Haarkleid verborgen.

Diagnose: Die Erkennung einer septischen Krongelenkentzündung bereitet Schwierigkeiten, wenn daneben weitere Krankheitsprozesse im Zehenbereich bestehen. *Radiologisch* sind die Krongelenkveränderungen erst im fortgeschrittenen Stadium deutlich erkennbar (erweiterter Gelenkspalt, Weichteilschwellung, Knorpel-/Knochendefekte, periostale Zubildungen); in der Anfangsphase bietet jedoch die *Sonographie* eine wesentliche Hilfe (vermehrte Füllung der dorsalen und plantaren Rezessus, Strömungsphänomene bei passiver Bewegung; Kofler, 1995).

Über den Charakter der Inflammation kann die *Punktion* der dorsalen Ausbuchtung des Gelenksackes mit einer mindestens 1,2 mm weiten Hohlnadel Auskunft geben; bei Vorliegen peripherer phlegmonöser Prozesse ist wegen des Risikos der Keimverpflanzung jedoch Zurückhaltung geboten.

Differentialdiagnostisch kommen Krongelenkverstauchung (Kap. 9.14.11) sowie die oben erwähnten septischen Entzündungen anderer Einrichtungen der Zehe in Frage.

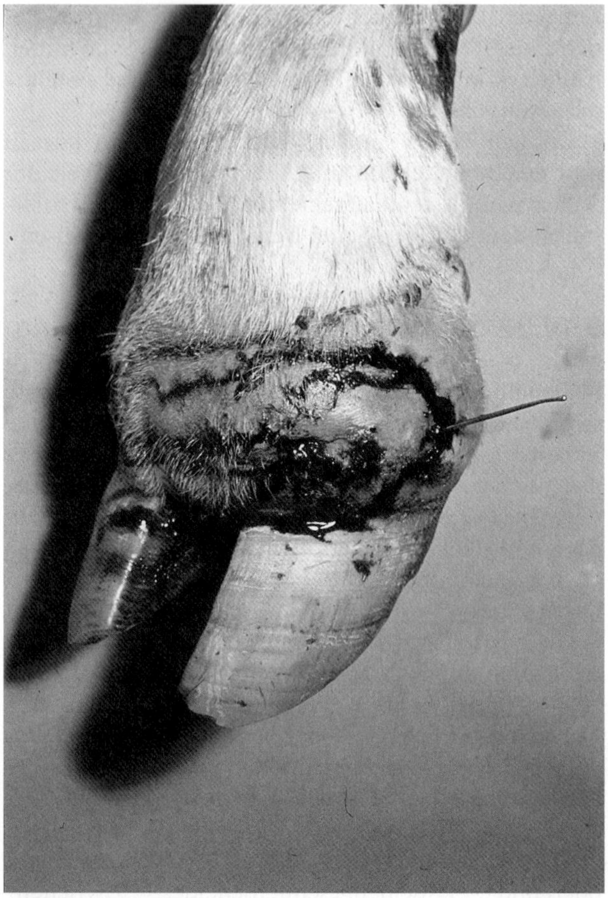

Abbildung 9-277 Arthritis purulenta des Krongelenks mit Fistelbildung nach Durchbruch

Beurteilung: Die septische Krongelenkentzündung ist immer als eine schwerwiegende Erkrankung einzustufen. Abgesehen von den wenigen Fällen, in denen noch eine Arthrodese möglich ist, läßt sich das Leiden meist nicht ohne Opferung der betreffenden Klaue heilen, wodurch die weitere Nutzung des Tieres eingeschränkt wird. Vor Einleiten einer Behandlung sind daher die wirtschaftlichen Aspekte abzuwägen und fragliche Patienten von vornherein auszusondern.

Behandlung: In erster Linie kommt die »hohe Amputation« unter Einbeziehung des distalen Fesselbeinendes in Frage (Kap. 9.15.7). Sie wurde in den Fällen von Kofler (1995) unter intravenöser Stauungsanästhesie und Stauungsantibiose mit 15–20 ml Lidocain 2% (ohne Adrenalin) und 10×10^6 IE Penicillin G-Natrium bzw. 1 g Ampicillin durchgeführt; p. op. mindestens 5 Tage systemische Antibiose. Von 14 operierten Tieren wurden 13 geheilt, 1 vorzeitig geschlachtet. Behandlungsdauer 2–7 Wochen. Die mittlere postoperative Nutzungsdauer liegt nach derartigen Operationen bei etwa 1,5 Jahren.

9.14.23 Septische Klauengelenkentzündung

Definition, Ursache: Infektionsbedingte serofibrinöse, purulente oder ichorös-nekrotisierende Entzündung des Klauengelenks *(Arthritis septica articuli phalangis tertiae)*. Derartige Arthritiden entstehen meist per continuitatem von infektiösen Prozessen in der Nachbarschaft aus (Zwischenzehen-/Kronenphlegmone, Podotrochlitis septica, Tendovaginitis septica), nur selten infolge durchdringender Verletzung (Nageltritt, Gabelstich, Schnitt- oder Rißverletzung, Strangulation).

Symptome: Gemeinsame Merkmale der genannten Arthritisformen sind hochgradige Stützbeinlahmheit und oftmals erhebliche Trübung des Allgemeinbefindens; örtliche Erscheinungen und Verlauf sind jedoch verschieden.

➤ *Serofibrinöse Entzündung des Klauengelenks:* Diese Form ist zu beobachten, wenn sich eine Entzündung in der Nachbarschaft auf die Gelenkkapsel ausdehnt oder in der Anfangsphase nach einer durchdringenden Verletzung, nach der sich die Perforationsöffnung wieder geschlossen hat. Gewöhnlich beginnt die Erkrankung mit rascher Verschlechterung des Allgemeinzustandes, während örtlich neben den Erscheinungen des Primärleidens eine anfangs nur leichte, innerhalb weniger Tage aber zunehmende schmerzhafte Anschwellung dorsal und seitlich an der Krone festzustellen ist, die 2–4 Wochen anhält. Kennzeichnend sind ferner starke Schmerzreaktion bei passiver Drehung der Klaue, Ausbleiben von koronären Abszessen oder Fisteln sowie der langsame Rückgang der lokalen Symptome und der Lahmheit nach Abklingen des auslösenden Primärleidens.

➤ *Purulente oder nekrotisierende Entzündung des Klauengelenks:* Der diese Arthritisform induzierende Einbruch von Eiter-/Nekroseerregern aus der Nachbarschaft kann schon wenige Tage nach Krankheitsbeginn oder aber erst nach Wochen erfolgen. Zugleich verschlechtert sich das Allgemeinbefinden; Körpertemperatur sowie Atem- und Pulsfrequenz steigen an.

Von der erkrankten Klaue aus entwickelt sich dann nicht selten eine bis über Karpus oder Tarsus hinausreichende ödematöse oder phlegmonöse Anschwellung. An der Krone liegt die stärkste Umfangsvermehrung auf der Seite der betroffenen Klaue, insbesondere an der Stelle des Einbruchs ins Gelenk. Nach Perforation von der Sohle her sammelt sich der Eiter in der vorderen und seitlichen Gelenkausbuchtung an und wulstet hier den Saum hervor. Ist die Arthritis durch Eindringen eines peripheren chronisch-purulenten Prozesses entstanden, so neigt sie im allgemeinen zu chronisch-fistelnder Eiterung, in deren Verlauf mitunter neue Durchbrüche an Krone und/oder Ballen auftreten (Abb. 9-278).

Verlauf: Die eitrige Klauengelenkentzündung kann ausnahmsweise (v. a. an den Vorderbeinen) innerhalb von 2–4 Monaten unter fortschreitender Ankylosierung ohne Behandlung ausheilen; häufig kommt es jedoch zu *Komplikationen* (Übergreifen auf die Nachbarklaue, aszendierende Phlegmone, Dekubitalschäden, Pyämie, Sepsis), die zu hochgradiger Abmagerung führen und die Euthanasie des Patienten erfordern. Daher ist unverzügliches therapeutisches Eingreifen meist unerläßlich. Der aus einer Zwischenklauenphlegmone hervorgegangenen jauchig-eitrigen Arthritis folgt fast regelmäßig ein rascher Zerfall der Gelenkkapsel, mitunter auch der Sehnen und Knochen.

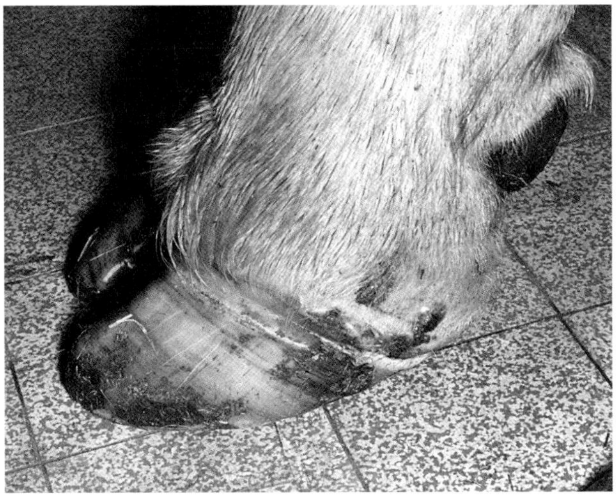

Abbildung 9-278 Arthritis purulenta des Klauengelenks mit Durchbruch seitlich an der Krone

Diagnose, Differentialdiagnose: Falls das betroffene Gelenk nicht sondierbar ist, gibt die lokale Umfangsvermehrung in Verbindung mit hochgradiger Stützbeinlahmheit eindeutige Hinweise. Im Zweifelsfall helfen Sonographie und RÖNTGEN-Untersuchung, evtl. auch die Punktion der dorsalen Ausbuchtung seitlich der Strecksehne.

Differentialdiagnostisch kommen Kron- oder Ballenphlegmone/-abszeß in Frage.

Beurteilung: Aussicht auf Heilung der Arthritis unter Erhaltung der Gelenkfunktion besteht nur bei serofibrinöser Entzündung. Bei eitriger Arthritis kommt es darauf an, durch frühzeitiges chirurgisches Eingreifen die Klaue zu erhalten, während bei ichorös-nekrotisierender Arthritis gewöhnlich die Amputation erforderlich ist.

Behandlung: Bei *fortgeleiteter serofibrinöser* Arthritis (Synovialitis) kann versucht werden, durch Beseitigen der auslösenden Ursache sowie durch regionale und systemische Antibiose (am besten gemäß Antibiogramm der isolierten Erreger) die Infektion zu bekämpfen. Unterstützende Verabreichung eines nichtsteroidalen Antiphlogistikums und/oder Hyperämisierung der Krone, Anbindestall.

Bei *purulenter* oder *nekrotisierender* Arthritis kommt gewöhnlich nur ein dem Befund entsprechendes chirurgisches Vorgehen in Frage: Resektion des Sesambeins einschließlich des Endes der tiefen Beugesehne (Kap. 9.15.3), Klauengelenkresektion (Kap. 9.15.5), Klauenbeinresektion (Kap. 9.15.6), Klauenamputation (Kap. 9.15.7).

Die früher mitunter angewandte *Drainagebehandlung* kommt wegen des hohen Arbeits-, Zeit- und Kostenaufwands und nicht zuletzt wegen der damit verbundenen Schmerzen für das Tier heute nur noch ausnahmsweise in Frage. Sie verfolgt das Ziel, die Ausheilung von innen her unter allmählicher Ankylosierung des Gelenks herbeizuführen: Alle Fistelgänge werden freigelegt, ausgekratzt und einschließlich des Gelenks anfangs täglich, später in längeren Intervallen mit milden Desinfizienzien (z. B. Polyvidon-Jod-Lösung) gespült. Unterstützend hyperämisierender Salbenanstrich, mehrtägige systemische antibakterielle Therapie. Die Drainage läßt sich intensivieren, indem nach Anlegen einer Gegenöffnung ein seitlich perforierter Plastikkatheter quer durch das Gelenk geführt und oberhalb der Fessel fixiert wird. Mit seiner Hilfe kann das Gelenk auch vom Tierhalter täglich gespült werden. Zur Entlastung wird die gesunde Klaue hochgestellt. Auch wenn keine Komplikationen auftreten, dauert die Genesung 2–3 Monate. Eine Verbesserung der Drainagetherapie wäre möglicherweise durch Einlegen der mit einem Antibiotikum imprägnierten Perlenketten aus Polymethylmethacrylat in das Gelenk zu erzielen, sofern es sich kostenmäßig vertreten ließe (Kap. 9.11, 9.12).

9.14.24 Krankheiten an den Afterzehen, Afterklauenamputation

Anatomie: Die dem 2. und 5. Strahl zugehörigen Afterzehen enthalten 1–2 Knöchelchen, von denen das größere pyramidenförmig gestaltet ist und die Grundlage für die deckende Hornkapsel bildet. Sie sind mit dem Hauptmittelfußknochen nur durch Bänder verbunden, von denen die sog. »Afterklauensehne« nach distal bis zu Sesam- und Klauenbein zieht. Die Hornkapsel wächst (wie der Klauenschuh) kontinuierlich und oft bogenförmig abwärts und muß daher regelmäßig beschnitten werden, um Deformierungen zu vermeiden. Die Afterklauen können Sitz oder Ursache von Erkrankungen sein oder in übergreifende Leiden einbezogen werden; eine besondere Rolle spielen sie bei bestimmten Mißbildungen der Zehen (Kap. 9.10.12).

Verlust der Hornkapsel (Exungulation): Es kommt nicht selten vor, daß sich eine Afterklaue an Stalleinrichtungen verhakt und die Hornkapsel in toto abgerissen wird, so daß dann die blutende Lederhaut frei liegt. Derartige Verletzungen verlaufen meist harmlos, sollten aber während der ersten Tage saubergehalten und mit einem abdeckenden adstringierenden Mittel bespült oder bestrichen werden, damit die erneute Verhornung nicht gestört wird.

Hautentzündung und -nekrose an der Basis der Afterzehen: V. a. bei Überwuchs, aber auch aus anderen Gründen bildet sich am unteren Rand der Hornkapsel mitunter eine Hautnische, in der kerato-/proteolytische Eiter- und Nekroseerreger gute Vermehrungsbedingungen finden und sich demzufolge ein schmieriger übelriechender Belag ansammelt. So entwickeln sich Veränderungen wie bei *Dermatitis interdigitalis*, die ebenso wie diese zu behandeln sind. Insbesondere ist durch sachgerechtes Beschneiden des Horns für gute Belüftung zu sorgen.

Eine andere Ursache für *Hautnekrose* ist starker Druck auf die Hornkapsel durch zu fest gewickelte Verbände. Daher sollen die Afterklauen auch bei hohen Klauenverbänden möglichst frei gelassen werden, andernfalls sind sie gut zu polstern. Es empfiehlt sich, derartige Hautdefekte wegen möglicher Komplikationen sowie zum Fernhalten von Fliegen für etwa 1 Woche unter adstringierendem Verband zu halten.

Schließlich kann sich auch eine *Dermatitis digitalis* bis zu den Afterzehen hin ausdehnen oder sich dort primär ansiedeln (ferner s. Differentialdiagnose zu Dermatitis digitalis; Kap. 9.14.18).

Afterzehenamputation: Dieser Eingriff kann erforderlich werden, wenn er aufgrund ungünstig gelegener oder umfangreicher Verletzung oder Hautnekrose (z. B. nach Strangulation) eher Erfolg verspricht als die konservierende Therapie. Die früher hin und wieder vorgenommene Amputation der inneren Afterklauen der Hintergliedmaßen zur Vorbeuge von Zitzen- und Euterverletzungen hat aus heutiger Sicht keine Grundlage.

Die *Operation* gestaltet sich beim Kalb relativ einfach: Reinigung und Desinfektion, Lokalanästhesie durch subkutanes Unterspritzen der Afterzehe mit 5 ml Lidocain (1–)2%, Anheben mit einer Hakenzange und Exzision aus der Haut dicht am Hornrand mit gebogener Schere oder der Rippenschere nach Sauerbruch (Dietz & Brechling, 1978); Blutstillung, Antibiose, Klebeverband mit Gazeeinlage für 3 Tage (täglich auf Stauung kontrollieren). Falls der Saum nicht vollständig entfernt wird, bildet sich ein Hornstummel.

Beim erwachsenen Rind ist die Operation unter Leitungs- oder Regionalanästhesie im Zwangsstand vorzunehmen und die Wunde zu verbinden (Komplikationsgefahr durch Kot). Die prophylaktische Amputation mittels Gummiringen (USA) ist hierzulande nicht erlaubt.

9.15 Pflegemaßnahmen und Operationen an den Zehen

9.15.1 Funktionelle/orthopädische Klauenpflege

H. Kümper

Definition, Ziele: Die funktionelle/orthopädische Klauenkorrektur verfolgt das Ziel, dem Hornschuh eine der »Normalklaue« (Kap. 9.14.3) entsprechende oder zumindest angenäherte Form zu geben, um physiologische Belastung der stützenden Einrichtungen, gleichmäßige Lastverteilung auf Innen- und Außenklaue sowie ausgeglichenen Hornabrieb sicherzustellen. Zugleich soll damit erreicht werden, daß die Klauenmechanik (Kap. 9.14.2) wirksam wird und Wachstums- sowie Verhornungsprozesse an den Hornschuhsegmenten funktionsgemäß ablaufen. Dabei sind rassegebundene wie auch individuelle Variationen der Klauenmaße ebenso zu berücksichtigen wie bestands- und haltungsbezogene Umwelteinflüsse auf Klauenform, -abnutzung und -belastung im weiteren Sinne. Erforderlichenfalls ist die Klauenpflege mit Maßnahmen zur Verbesserung der Haltung, der Stalleinrichtungen oder/und der Ernährung zu verbinden.

Im allgemeinen ist es ausreichend, die Klauen eines Kuhbestandes 2mal pro Jahr zu inspizieren und zu korrigieren; bei Haltung auf Tiefstreu, bei Besamungsbullen oder in Problemherden können jedoch häufigere Kontrollen erforderlich sein. In die Klauenkontrollen sollten auch die Jungtiere einbezogen werden. Besondere Aufmerksamkeit verdient die regelmäßig etwa 6–8 Wochen a.p. vorzunehmende Überprüfung der Klauengesundheit der zur Kalbung anstehenden Kühe.

■ **Vorbereitungen:** Im Rahmen einer kontinuierlichen Bestandsbetreuung ist es unerläßlich, den erhobenen Klauenbefund und die Korrekturmaßnahmen in einfacher Form (z. B. mittels Tonbandaufzeichnung) zu dokumentieren. Empfehlungen für geeignete Beurteilungsschlüssel sind in der einschlägigen Literatur beschrieben.

➤ *Instrumente:* Für die routinemäßige Klauenpflege bedarf es im allgemeinen nur weniger bewährter Instrumente: Klauenzange mit oder ohne Hebelübersetzung, verschiedene Klauen-(Rinnhuf-)messer mit langer kräftiger (von der konkaven Seite her geschärfter) Klinge, Klauenraspel, Hauklinge, Stechbeitel (Stoßmesser), Holz-(Kunststoff-)hammer, Klauenuntersuchungszange, Knopfsonden, Schutzbrille. Ferner sind schon seit längerem elektrisch betriebene Schleifmaschinen mit verschiedenen Schleifscheiben in Gebrauch. Sie können das oft mühevolle »Klauenschneiden« wesentlich erleichtern, bergen allerdings auch erhebliche Risiken, von denen in erster Linie die Unterschätzung des maschinellen Hornabtrags – insbesondere an Klauenspitze und Sohle – sowie dadurch bedingte Verletzungen der Lederhaut zu nennen ist. Diese Gefahr besteht v. a. bei den mit Messern bestückten Scheiben, während bei Schleif- oder Schruppscheiben die relativ hohe Reibungswärme und der feine Schleifstaub (Schutzmaske erforderlich) von Nachteil sind. Einen Kompromiß stellen mit Hartmetallgranulat bestückte Metallscheiben dar. Sie ermöglichen einen raschen, aber gut kontrollierbaren Hornabtrag bei vertretbarer Staubentwicklung und langer Haltbarkeit. Form, belastete Sohlenfläche und Symmetrie der Klauen lassen sich mit einem Lineal oder einer Klauenmeßlehre (Kümper, 1999, 2000) überprüfen.

➤ *Fixation:* Die Klauenpflege kann sowohl am stehenden als auch am liegenden Tier vorgenommen werden; in jedem Fall ist jedoch eine gute, sichere Fixation des Fußes erforderlich. Letzteres ist nicht nur Voraussetzung für die sachgerechte Ausführung der Klauenkorrektur, sondern auch für den Schutz von Mensch und Tier (Haftpflicht!). Da »Klauenprobleme« während der letzten Jahrzehnte deutlich zugenommen haben – so daß die Klauenkorrektur oft mit therapeutischen Maßnahmen verbunden werden muß –, wird heute oft dem Arbeiten am abgelegten Tier (mittels Kippwagen) der Vorzug gegeben (s. Abb. 1-19).

➤ *Beurteilung des Klauenstatus:* Beim Heranführen des Tieres an den Behandlungsstand oder Kippwagen achtet man auf Lastaufnahme, Art der Fußung, abnorme Winkelung der Zehe, Größen-, Form- und Stellungsunterschiede der Klauen im Gehen und Stehen. Nach Fixation und Reinigung der zu beschneidenden Klauen werden sie nach einem zuvor festgelegten Schlüssel beurteilt. Zu achten ist auf Länge und Winkelung der Dorsalwand, Ballenhöhe (s. Abb. 9-176), Beschaffenheit von abaxialer und axialer Wand, von Tragerand, weißer Linie, Sohle und Ballen, auf die Hornfarbe und -konsistenz (Härte), blutungsbedingte Imbibitionen, Ballenhornmazeration, Lose Wand, ferner auf vermutlich veranlagte Anomalien, die Eignung für das Haltungssystem und Hinweise auf Haltungs-, Stallbau- oder Ernährungsfehler.

■ **Vorgehen bei der Klauenkorrektur:** Hierzu sind in neuerer Zeit mehrere recht informative Anleitungen erschienen (so z. B. der »klassische« Leitfaden von Toussaint Raven), die zum ergänzenden Studium empfohlen werden. Die Beschreibungen beziehen sich meist auf das Vorgehen bei dem in der Mehrheit anzutreffenden Überwuchs an der Klauenspitze (»Stallklauen«); im Einzelfall muß sich der »Klauenschnitt« jedoch nach der jeweils vorliegenden Klauenform richten und die Technik entsprechend angepaßt werden. Üblicherweise beginnt man an den Hinterfüßen und dort im Regelfall an der Außenklaue. Sie ist mitunter schon beim Jungtier größer bzw. im Ballenbereich breiter als die Innenklaue und entwickelt sich mit zunehmendem Alter der Kühe stärker als die mediale. Das beruht z. T. auf dem Wachstumsreiz durch stärkere Belastung, die wiederum zu Stellungsänderung und Irritation führt. Daher ist es oft schwierig, eine ausgeglichene Lastaufnahme von Außen- und Innenklaue herzustellen. An den Vorderfüßen ist die Innenklaue stärker belastet und entwickelt, doch bereitet der Ausgleich hier i. d. R. keine Schwierigkeiten.

➤ Im *ersten Schritt* wird (ggf.) die Klauenschuhspitze am dorsalen und abaxialen Tragrand gekürzt und im Spitzenbereich das überschüssige Sohlenhorn abgetragen. Die Schwierigkeit besteht darin, die Schnitte so zu bemessen, daß am Ende der Bearbeitung Tragrand, weiße Linie, Sohlensegment und »harter« Ballen gemeinsam die Last tragen, die Sohle eine hinreichende Stärke hat (etwa 8–10 mm), der Zehenwinkel etwa 50° und die dorsale Wandlänge bei der DH-Kuh etwa 7,5–8 cm (etwa 4 Fingerbreiten) beträgt. Die Einschätzung der Sohlenstärke geschieht derzeit noch weitgehend nach subjektiven Kriterien: Das Sohlenhorn soll auf Daumendruck nicht, auf Zangendruck nur leicht nachgeben; evtl. durch Probeschnitt mit dem Rinnmesser die Hornkonsistenz prüfen. Dabei ist zu berücksichtigen, daß die »Sohle« bei normaler Ausschilferung des Horns im Zentrum dünner ist als peripher. Künftig werden möglicherweise objektiver messende Verfahren (z. B. Sonographie, Druckmesser) zur Verfügung stehen. Wird der Tragrand zu stark gekürzt, so muß die Sohle die ganze Last aufnehmen; auch kann dabei die Lederhaut verletzt werden. Zu starke Ausdünnung der »Sohle« kann Lederhautquetschung oder »Durchlaufen« nach sich ziehen. Die Tragrandkante wird leicht gerundet.

➤ Nun wird (erforderlichenfalls) versucht, die Höhen von Außen- und Innenklaue durch Korrektur der tragenden Sohlen-Tragrandflächen einander anzugleichen. Dabei ist eher eine Höhendifferenz in Kauf zu nehmen als eine zu starke Verdünnung der tragenden Sohlenbereiche. Mitunter bedarf es dazu mehrerer Sitzungen im Abstand von jeweils 2–4 Monaten.

➤ Im *dritten Schritt* folgt, soweit erforderlich, die schonende Korrektur der vom distalen und proximalen Abschnitt des fußenden Ballensegments gebildeten Sohlenpartien (Kap. 9.14.2) und das Anlegen einer leichten Hohlkehlung im axialen Übergangsbereich vom distalen zum proximalen fußenden Ballensegment zur Druckentlastung im Risikobereich für Rusterholzsches Sohlengeschwür (Abb. 9-279). Die Kehlung darf nicht die tragende axiale Wand einbeziehen, da sonst ihre Stützfunktion beeinträchtigt würde. Zugleich werden axiales Wandhorn und Zwischenklauenhaut kontrolliert. Die proximalen Abschnitte des Ballenhorns bedürfen nur selten der Kürzung, doch müssen mazerierte Bezirke, soweit möglich, aplaniert werden.

➤ Zuletzt werden die *Afterklauen* so weit beschnitten, daß ihre Höhe etwa dem Durchmesser ihrer Basis entspricht.

➤ Bei *ausgeprägter Klauenschuhdeformierung* muß die Korrektur entsprechend modifiziert werden: *Zwangklauen (Rollklaue, Korkenzieherklaue):* fraktioniertes Kürzen der eingerollten abaxialen Wand und (ausnahmsweise) gestrecktes Beschneiden der konkaven Axialwand einschließlich der angrenzenden (keilförmigen) Sohle. *Spreizklauen:* Kürzen der abaxialen Wand, Schonen der axialen; *Bockklauen:* Schonen der Klauenspitze, Kürzen des Ballens; *Reheklauen* – siehe Kapitel 9.14.8. Weitere Hinweise sind bei den verschiedenen Klauenkrankheiten sowie unter Klauenbeschlag (Kap. 9.14.3, 9.15.8) nachzulesen. Loses Wand- oder Sohlenhorn (Doppelsohle) ist abzutragen (Kap. 9.14.5, 9.14.9), verletzte Lederhautbezirke sind vorsorglich unter Verband zu nehmen.

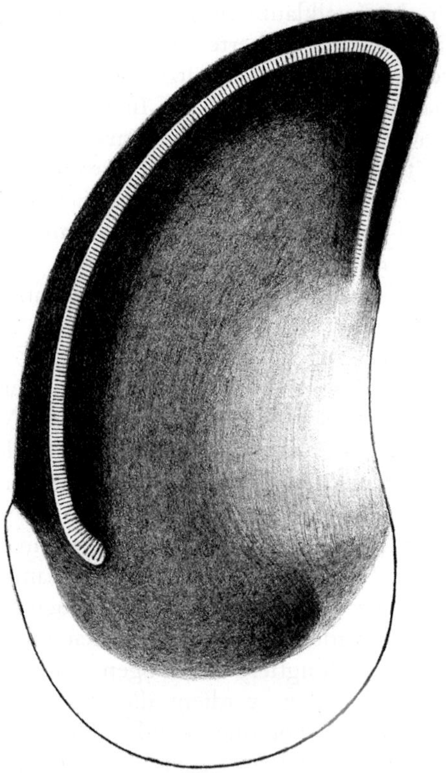

Abbildung 9-279 Fußende Fläche an der Rinderklaue unterteilt nach anatomischen Segmenten: Tragrand und Sohle (dunkel getönt), fußende Partien des Ballensegmentes (hell-grau) mit natürlicher oder anzulegender Hohlkehlung (hell), nichtfußender Teil des Ballensegmentes (weiß)

➤ *Weiterführende Maßnahmen zur Beurteilung der Klauenhornqualität* (Feuchte, Härte u. a., s. Kap. 9.14.2) kommen beim routinemäßigen Klauenbeschneiden derzeit kaum zur Anwendung.

■ **Forensik:** Wenn sich in einem Bestand nach routinemäßiger Klauenkorrektur bei einem oder mehreren Rindern Lahmheit oder Entzündungen an Klauen oder Gliedmaßen zeigen oder gar Festliegen auftritt, so ist der Tierhalter oft geneigt, die vorangegangene Klauenpflege dafür verantwortlich zu machen und Haftpflichtansprüche zu erheben. Kommt es darüber zu einer gerichtlichen Auseinandersetzung, so hat der betroffene Klauenpfleger oder Tierarzt oft Schwierigkeiten, sich ungerechtfertigter Anschuldigungen zu erwehren. Es empfiehlt sich daher, versehentliche Lederhautverletzungen schriftlich zu dokumentieren, sie sofort zu behandeln und dem Tierhalter Anweisungen über das weitere Vorgehen und die laufende Berichterstattung zu erteilen. Ferner sollte der Tierhalter auf alle fraglichen Klauenbefunde, die zu Erkrankungen führen können oder umgehende tierärztliche Behandlung erfordern, ausdrücklich hingewiesen und ihm eine Liste der betroffenen Tiere mit den jeweiligen Befunden übergeben werden.

Des weiteren hat der gewerbliche Klauenpfleger zu berücksichtigen, daß beim Verkehr von Bestand zu Bestand möglicherweise ansteckende Nutztierkrankheiten übertragen werden können. Es sind daher die zur Einschränkung des Ansteckungsrisikos erforderlichen Hygienemaßnahmen durchzuführen. Klauenpflegestand oder -wagen und Gerätschaften sind vor dem Verlassen des Hofes an geeigneter Stelle zu reinigen und zu desinfizieren. Bei der Klauenpflege sollte tunlichst Einwegschutzkleidung oder betriebseigene Kleidung benutzt werden.

9.15.2 Vorbereitende Maßnahmen und Anästhesie

G. Dirksen

➤ *Entscheidungskriterien, Operationsvorbereitung:* Die chirurgische Behandlung von Klauenleiden ist zwar eine beschwerliche, jedoch keineswegs allzu schwierige, v. a. aber eine dankbare tierärztliche Tätigkeit. Vor dem Eingriff ist zu prüfen, ob sich dadurch die Gehfähigkeit des Patienten so weit wiederherstellen läßt, daß er unter den im Betrieb bestehenden Haltungsbedingungen weiter in der Herde verbleiben kann, und ob auch die Wirtschaftlichkeit gegeben ist. Dabei spielt ferner eine Rolle, inwieweit der Tierhalter bereit und geeignet ist, etwa anfallende Nachsorgemaßnahmen zu übernehmen.

›› Erste Voraussetzung für das Gelingen der Operation ist eine sichere, der Schwere des Eingriffs angepaßte *Fixation des Patienten.* Die in Frage kommenden Methoden sind im ergänzenden Lehrbuch »Die klinischen Untersuchung des Rindes« beschrieben.

›› Obgleich die erkrankte Zehe i. d. R. stark verschmutzt ist und zudem oft eiternde Veränderungen aufweist, ist bei Klauenoperationen immer größte *Sauberkeit* zu beachten. Deshalb beginnt man mit dem gründlichen Reinigen der Klauen mit warmem Wasser, Seife und weicher Bürste, korrigiert dann je nach vorgesehener Behandlung den Hornschuh auf beiden oder nur auf der gesunden Seite (z. B. bei Amputation der Nachbarzehe) und bespült das Gliedmaßenende mit einem Antiseptikum. Mitunter kann es von Vorteil sein, den betroffenen Fuß vor der Operation einen Tag lang in ein feuchtes, mit Desinfektionslösung getränktes Tuch einzuschlagen (Erweichung des Horns, Keimhemmung).

›› Wenn abzusehen ist, daß die Operation am in Seitenlage fixierten Tier vorzunehmen ist, sollten Rinder mit entwickelter Vormagendigestion zuvor bei freier Tränkeaufnahme 12–24 h hungern oder nur mäßige Portionen an Stroh und Heu erhalten, um die Gasbildung im Pansen zu reduzieren. Außerdem ist die linke Seitenlage vorzuziehen. Falls während der Operation Tympanie auftritt, ist das Tier in Brustlage zu bringen; falls das Gas dann nicht eruktiert wird, ist es per NSS abzulassen.

➤ *Schmerzausschaltung:* Fast alle Klauenoperationen lassen sich unter Sedation mit einem Neuroleptikum oder Neuroleptanalgesie und Lokalanästhesie durchführen.

›› Lokale Schmerzlosigkeit läßt sich am einfachsten durch *Leitungsanästhesie* der subkutan verlaufenden dorsalen und palmaren/plantaren Äste der Zehennerven erzielen. Beim erwachsenen Rind wird die Gliedmaße 2–3 Fingerbreiten oberhalb des Fesselgelenks mit 30–40 ml eines der üblichen Lokalanästhetika subkutan umspritzt, wobei die Hauptdepots jeweils beiderseits der Beuge- und Strecksehnen zu setzen sind.

›› Für schmerzhafte Eingriffe an den Hinterextremitäten kann die große *Extraduralanästhesie* mit 40–60 ml Anästhetikum gelegentlich günstiger sein, weil dadurch jegliche Abwehr ausgeschaltet und das Einstechen in geschwollenes bzw. entzündetes Gewebe vermieden wird.

›› Seit mehr als 30 Jahren ist auch die *intravenöse Regionalanästhesie* (»Stauungsanästhesie«) in Gebrauch. Für die Applikation kann jede gut zugängliche Fuß-/Zehenvene dienen (z. B. V. digitorum dorsalis communis III), da sich das injizierte Anästhetikum stets im gesamten Gefäßraum verteilt. Die Punktionsstelle sollte jedoch vor Anlegen des Esmarch-Schlauches (ober- oder unterhalb des Metakarpus/-tarsus) gekennzeichnet und vorbereitet werden (Reinigung, Rasur, Desinfektion), um die Hohlnadel unmittelbar nach dem Hervortreten der Vene einführen zu können (scharfe Einwegkanüle mit ca. 1 mm lichter Weite). Darauf wartet man kurz (etwa 1 min) bis die Hauptmenge des gestauten Blutes (30–60 ml) abgeflossen ist, was sich durch »pumpendes« Aufundabbewegen der Zehe unterstützen läßt. Danach wird das Lokalanästhetikum unter leichter Kompression der Punktionsstelle zügig injiziert (Abb. 9-280) und letztere nach Entfernen der Nadel mit jodiertem Gazebausch 30–60 s kräftig komprimiert (Hämatomprophylaxe).

››› Erfahrungen wurden bislang mit folgenden Anästhetika und Dosierungen (erwachsenes Rind) gewonnen: Procainhydrochlorid 2%ig, 15–20 ml; 5%ig, 20 ml; 10%ig, 20 ml; Lidocain 2%ig, 15–20(–30) ml; Butazetoluid 2%ig, 15 ml; Butamin 2%ig, 15 ml; bei

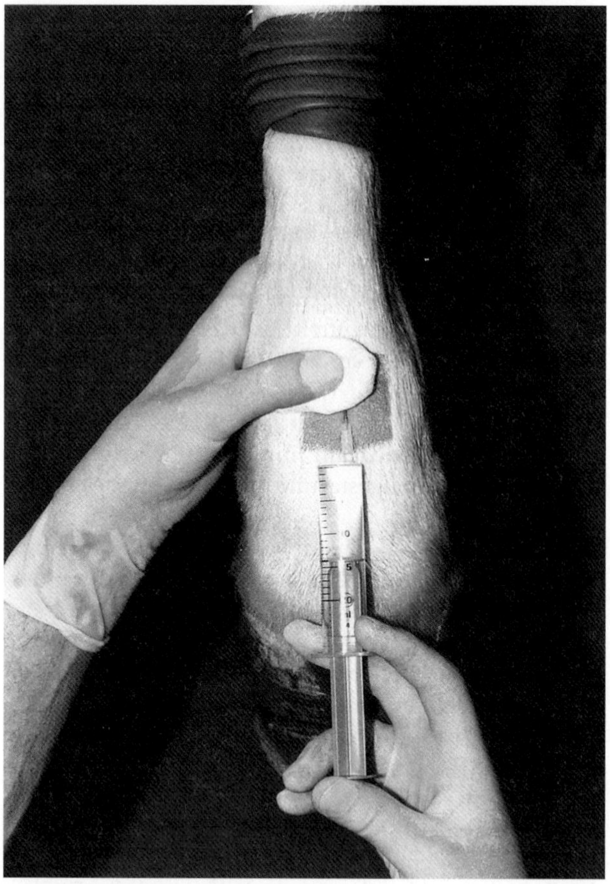

Abbildung 9-280 Intravenöse Regionalanästhesie an der Hinterzehe (V. metatarsea dorsalis): Einstichstelle während der Injektion durch Fingerdruck mittels Tampon leicht komprimieren (s. Text)

Wasserbüffelkälbern (80–100 kg LM) Procainhydrochlorid 8%ig oder 12%ig, 12–15 ml; i. d. R. alle ohne gefäßkontrahierenden »Sperrkörper«. Nach etwa 5–10 min tritt Unempfindlichkeit ein, die etwa 60–90 min lang anhält. Sensibilität und motorische Funktion kehren nach Lösen der Ligatur alsbald zurück.

››› Die »Stauungsanästhesie« wurde mit Vorteilen für die Heilung mit der *»Stauungsantibiose«* verbunden, und zwar indem vor oder nach Injektion des Anästhetikums ein Antibiotikum appliziert wurde: Benzylpenicillin-Na 5–10(–20)×10^6 IE; Oxytetracyclin 1 g. Z. T. wurde das Antibiotikum im Anästhetikum gelöst, so Ampicillin 1 g Base oder 10 × 10^6 IE Benzylpenicillin in 15 ml Lidocain 2%ig; dabei ist jedoch die Galenik zu beachten (mit Procain bildet Benzylpenicillin ein schwerlösliches Salz, das nach intravasaler Injektion Mikrothromben verursacht).

››› An *Komplikationen* wurden kleine Hämatome oder Abszesse an der Injektionsstelle, nach kombinierter »Stauungsantibiose« ödematöse Gliedmaßenschwellung und Lahmheit beobachtet; nach Applikation von 10 × 10^6 IE Benzylpenicillin-Na gelöst in 15–20 ml Lidocain traten bei 2 von 15 derart behandelten Kühen zur Schlachtung zwingende Venenthrombosen auf, als deren Ursache die hohe Dosierung des Antibiotikums vermutet wurde (Steiner et al., 1990).

››› Vor allen erfahrungsgemäß mit Blutverlust verbundenen Zehenoperationen sollte ein Esmarch-Schlauch angelegt werden.

9.15.3 Resektion des Endes der tiefen Zehenbeugesehne, Resektion des Klauensesambeins

Da in Fällen, die eine Resektion des Endes der tiefen Beugesehne erfordern, meist auch die Entfernung des Klauensesambeins vorzunehmen ist, werden beide Operationen hier gemeinsam abgehandelt.

■ **Indikationen:** Nekrose des Beugesehnenendes und/ oder des Klauensesambeins infolge komplizierten Rusterholzschen Klauensohlengeschwürs (Kap. 9.14.15), komplizierter Pododermatitis septica (Kap. 9.14.14), Podotrochlitis septica (Kap. 9.14.20), Phlegmona interdigitalis (Kap. 9.14.16), »Nageltritt« (Kap. 9.14.7); Sehnenruptur in Ansatznähe.

Resektion des Beugesehnenendes: Die Schnittführung richtet sich am besten nach der meist vorhandenen Fistel. Geht die Sehnennekrose von einem Sohlengeschwür aus, so wird der Fistelgang zunächst mit dem Lorbeerblattmesser trichterförmig umschnitten und die entstandene Öffnung dann in Richtung auf den behaarten Ballen keilförmig oder zu einem Oval erweitert. Will man bessere Sicht gewinnen, muß das Ballenhorn bis in die behaarte Haut hinein mit einem senkrechten Schnitt durchtrennt werden.

Das dann freiliegende, in Nekrose befindliche Sehnenende wird vom Tuberculum flexorium des Klauenbeins abgetrennt und im Gesunden, proximal der (oft schon knorpeligen) Facies flexoria reseziert (Abb. 2-281). Die darunter liegende Bursa podotrochlearis wird, falls keine Sesambeinresektion erforderlich ist, vorsichtig ausgekratzt (scharfer Löffel). Bei der Resektion des Sehnenendes wird oft das distale Ende der Fesselbeugesehnenscheide eröffnet. Liegt die Fistel im seitlichen Ballenbereich, so tastet man sich mit einem proximal oder distal gerichteten Schnitt (geknöpftes Skalpell) seitlich an die Sehne heran.

Anschließend antibiotische Versorgung der Wundhöhle, ggf. Vereinigen der Wundkanten des durchtrennten Saumes mittels Knopfheft, hoher Klauenverband, Hochstellen der Partnerklaue mit einem Kothurn und Fixation der operierten Klaue (Kap. 9.15.5). Erster Verbandwechsel etwa 5 Tage, zweiter etwa 15 Tage p. op. Die Heilung dauert bei komplika-

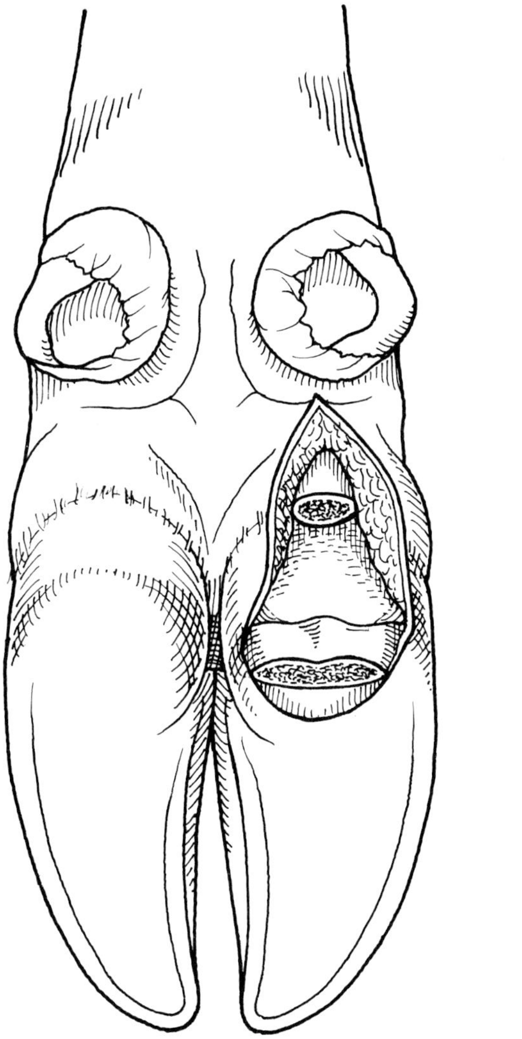

Abbildung 9-281 Resektion des Endes der tiefen Zehenbeugesehne von plantar/palmar aus

tionslosem Verlauf 5–7 Wochen. Da später eine zu vermehrter Ballenbelastung führende leichte Hyperextension im Klauengelenk auftreten kann, ist in der Folge häufigere Klauenkorrektur erforderlich.

Resektion des Klauensesambeins: Hierzu wird aus dem hinteren Teil des fußenden Ballensegments ein querovaler, von der axialen zur abaxialen Hornwand reichender, tiefer Gewebekegel (Horn, Lederhaut, Ballenkissen) mit dem Lorbeerblattmesser ausgeschnitten; dabei werden oft schon Teile der nekrotisierenden Beugesehne miterfaßt (Abb. 9-282 bis 9-284). Nach Freilegen des Sesambeins (Erweitern der Höhle, Abtragen der Sehnenreste) setzt man das Lorbeerblattmesser im Spalt zwischen Sesam- und Klauenbein an und durchtrennt die mitunter schon verknöcherten Verbindungen des Sesambeins mit den benachbarten Knochen mit vorsichtig wiegenden Schnitten (axiales

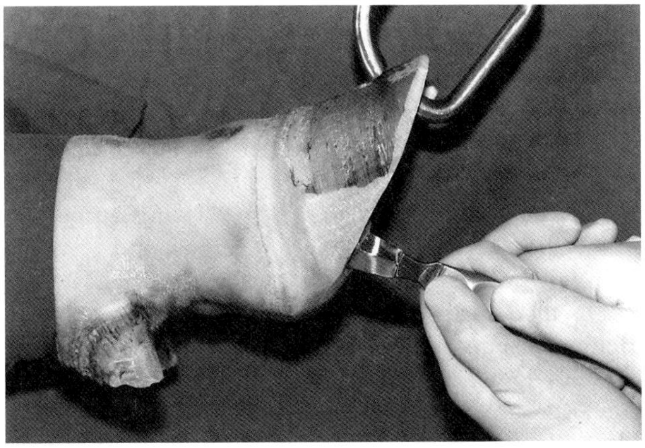

Abbildung 9-282 Resektion des Endes der tiefen Zehenbeugesehne und des Sesambeins: ovales Umschneiden des hinteren Sohlenbezirkes (fußender Ballen) mit einem Lorbeerblattmesser

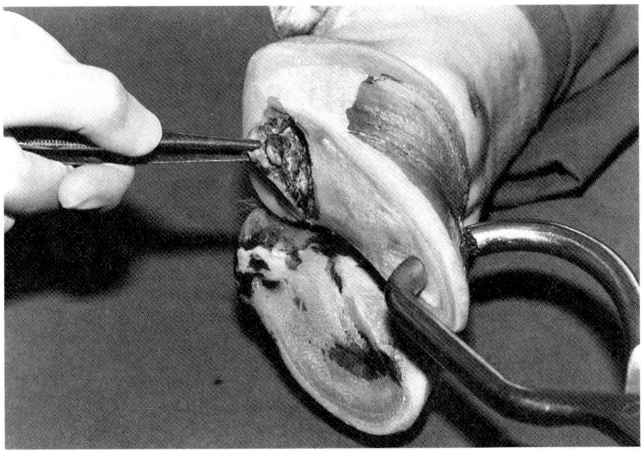

Abbildung 9-283 Herauslösen des Gewebepfropfes bestehend aus Sohlenhorn, Ballenpolster und Sehnenende

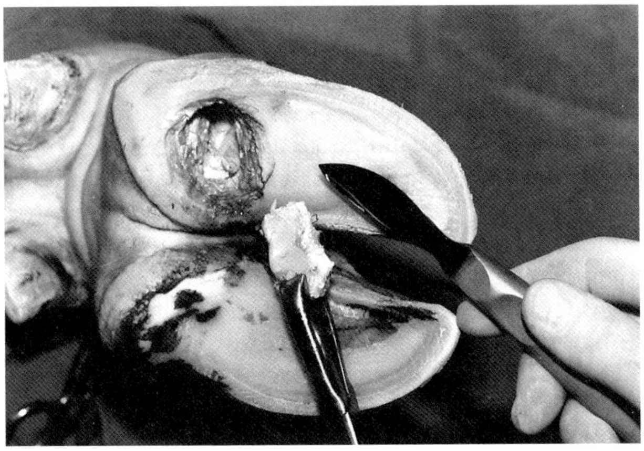

Abbildung 9-284 Sesambein exzidiert; in der Tiefe wird ein Teil der distalen Gelenkfläche des Kronbeins sichtbar

zweischenkliges Kronbein-Sesambeinband, abaxiales Klauenbein-Sesambeinband, Gelenkkapsel; s. Abb. 9-169). Das Herauslösen des Sesambeins wird erleichtert, wenn ein Gehilfe die Klaue dabei kräftig beugt;

die Resektion gelingt aber nach vorherigem Üben an einer toten Klaue und ausreichend großem Operationsfeld ohne besondere Schwierigkeiten. Notfalls kann man zur besseren Übersicht den Ballen mit einem longitudinalen Schnitt bis in die behaarte Haut durchtrennen. Um die nachfolgende Ankylosierung des Klauengelenks zu beschleunigen, wird der Knorpel der freiliegenden Gelenkflächen von Kron- und Klauenbein weitmöglichst abgeschabt (scharfer Löffel).

Da in derartigen Fällen gewöhnlich 4–5 cm des Beugesehnenendes entfernt werden müssen, wird die Fesselbeugesehnenscheide ebenfalls eröffnet, zumal ihre Ausbuchtungen hier bis auf Sesambeinhöhe reichen. Es erwachsen daraus i. d. R. aber keine nachteiligen Folgen, sofern das nekrotisierte Gewebe restlos ausgeräumt wird. Abschließend lokale Antibiose, hyperämisierender Salbenanstrich im Bereich der Sehnenscheide (auch in Höhe der proximalen Abteilung), hoher Klauenverband, Hochstellen der gesunden und Verspannen der kranken Klaue. Erster Verbandwechsel nach 5–6 Tagen, zweiter nach weiteren 10–14 Tagen, dritter je nach Befund; etwa 4 Wochen p. op. ist die Wundhöhle ausgranuliert, und die Epithelisierung hat eingesetzt; gewöhnliche Heilungsdauer 6–8 Wochen. Nach Sesambeinresektion wird die kranke Gliedmaße gewöhnlich länger geschont (4–5 Tage) als nach Klauenamputation (1–2 Tage).

■ **Komplikationen:** Mißerfolge sind meist auf Überschreiten der Indikationsgrenze (z. B. umfangreiche Kronen- oder Ballenphlegmone, eitrige Klauengelenkentzündung, Ballenabszeß) oder verborgen gebliebene Nekroseherde zurückzuführen; oft kann die Heilung dann noch durch Klauenamputation oder hohe Sehnenresektion herbeigeführt werden. Abgekapselte proximale Sehnenscheidenabszesse sind zu spalten und zu drainieren.

■ **Beurteilung:** Die Sehnen-Sesambein-Resektion hat sich – mit einer Heilungsrate um 90% – als klauenerhaltende Operation seit langem bewährt. Die durchschnittliche postoperative Nutzungsdauer lag in einer differenzierten Erhebung bei etwa 2 Jahren. Es zeigte sich aber, daß die Beschwerdefreiheit p. op. wesentlich von der Art der anschließenden Aufstallung abhängt (Lutz et al., 1980). Andere Auswertungen zeigen, daß ein Teil der Tiere über lange Zeit (> 5 Jahre) voll genutzt werden konnte.

9.15.4 Hohe Resektion von tiefer und oberflächlicher Zehenbeugesehne

■ **Indikation:** Purulente/nekrotisierende Entzündung der Fesselbeugesehnenscheide mit Einbeziehung der Sehnen (Kap. 9.14.21); aszendierende Sehnenscheideninfektion nach kompliziertem Sohlengeschwür, Resektion des Endes der tiefen Beugesehne oder anderen infektbedingten Prozessen im Zehenbereich.

■ **Vorbereitung:** Im allgemeinen wird man dem von Breuer (1963) vorgeschlagenen Operationsgang folgen, der dem Operateur guten Einblick in die Sehnenscheide verschafft. Zuvor die Afterklauen weitmöglichst kürzen sowie ihre Umgebung gut reinigen und desinfizieren! Das Operationsfeld im Bereich der betroffenen Sehnenscheide ist großflächig zu rasieren und zu desinfizieren; Schmerzausschaltung durch zirkuläre subkutane Umspritzung in halber Höhe des Röhrbeins, intravenöse Regionalanästhesie oder Epiduralanästhesie.

■ **Technik:** Liegt der Ausgangsprozeß im Klauenbereich, so wird von dort aus vorgegangen, wobei die abaxial und axial verlaufenden Gefäß-/Nervenstränge zu schonen sind (Abb. 9-285). Der Ballen wird bis auf die tiefe Beugesehne durchtrennt oder, falls schon eine Öffnung vorliegt, das geknöpfte Tenotom dort eingeführt und die Sehnenscheide von innen heraus in ganzer Länge gespalten. Dabei wird die Afterklaue axial umschnitten. Ist es angezeigt, von proximal nach distal vorzugehen, so wird die Haut etwa 2 Fingerbreiten oberhalb und mitten über der Afterklaue gespalten und der Einschnitt bis auf die Beugesehne vertieft. Dann führt man hier ein geknöpftes Tenotom in die Sehnenscheide ein und spaltet sie distalwärts unter axialer Umschneidung der Afterklaue.

Indem man die röhrenförmige oberflächliche Beugesehne in Längsrichtung durchtrennt (Abb. 9-286), wird die tiefe Beugesehne freigelegt, die zunächst im proximalen Wundwinkel (ohne starken Zug) und dann distal am Klauenbein abgesetzt wird. Falls es erforderlich erscheint, kann anschließend die oberflächliche Beugesehne ebenfalls proximal durchschnitten und unter sorgsamer Schonung von Fessel- und Krongelenkkapsel von der Kronbeinlehne abpräpariert werden. Anschließend Ausräumen allen nekrotischen Gewebes, gründliches Bestreichen der Wundfläche mit einem Antibiotikum, Einlegen eines kräftigen Gazedrains, erforderlichenfalls 2–3 Hauthefte im proximalen Abschnitt, hoher Klauenverband. Hochstellen der gesunden Klaue, Verspannen der kranken. Erster Verbandwechsel nach 5–8 Tagen, zweiter 14–18 Tage p. op. mit Entfernen des Drains; der dritte Verband verbleibt möglichst lange. Heilungsdauer etwa 8 Wochen.

■ **Teilresektion:** Auch bei der Sehnenresektion gilt der Grundsatz, den Eingriff so gering wie möglich zu halten. So kann man es nach dem Entfernen der tiefen Beugesehne mitunter mit Teilresektion oder gänzlicher Schonung der oberflächlichen Beugesehne bewenden lassen. Handelt es sich um eine komplikative

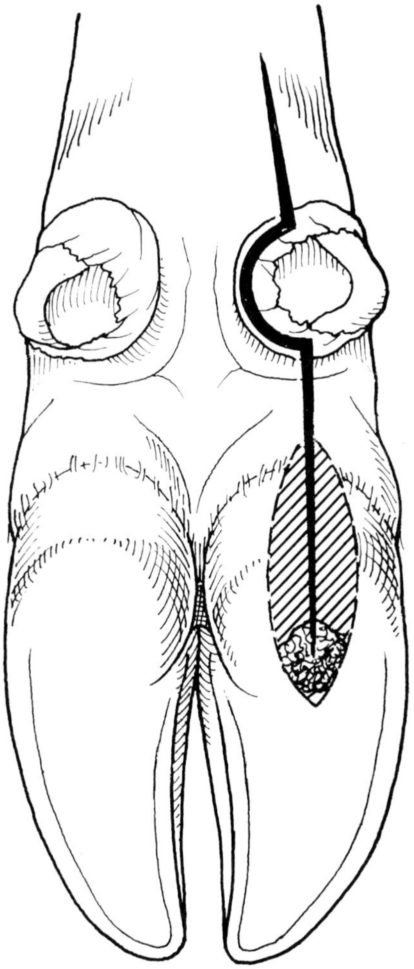

Abbildung 9-285 Hohe Resektion der tiefen und ggf. auch der oberflächlichen Zehenbeugesehne; Schnittführung bei Vorliegen eines tiefen Sohlengeschwürs: die schraffierte Zone = teilweise exzidierter und gespreizter Wundbereich (umgezeichnet nach Breuer, 1963)

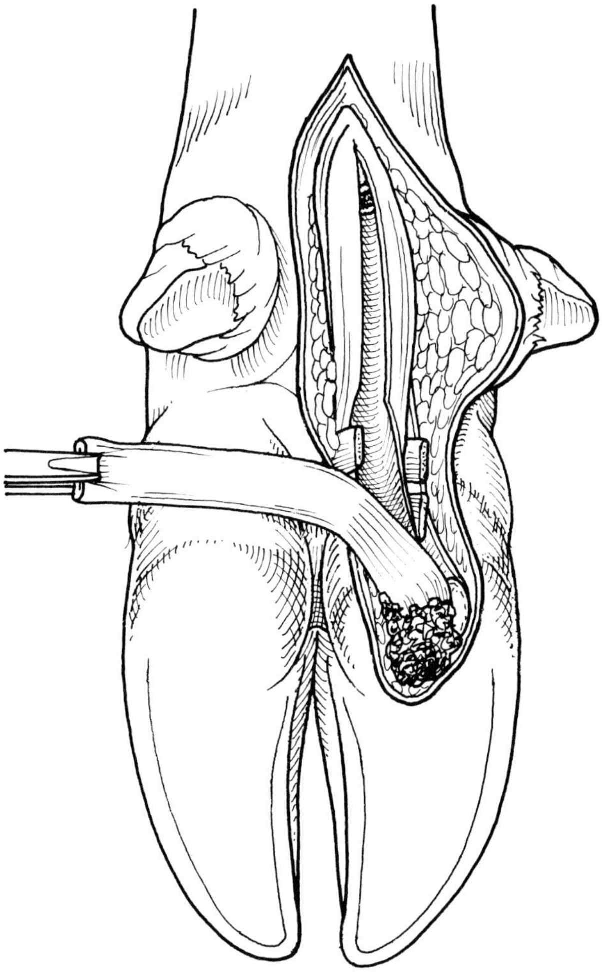

Abbildung 9-286 Oberflächliche Zehenbeugesehne bis zum Ende der Fesselbeugesehnenscheide longitudinal gespalten und tiefe Zehenbeugesehne hoch abgesetzt und hervorgezogen, bevor sie distal vom Klauenbein abgetrennt wird (umgezeichnet nach Breuer, 1963)

serofibrinöse Sehnenscheidenentzündung nach distaler Sehnenresektion oder Klauenamputation, so läßt sich gewöhnlich hinreichend Abfluß verschaffen, indem der Stumpf der tiefen Beugesehne nach proximaler Öffnung der Sehnenscheide dort hervorgezogen und abgesetzt wird. Hierzu schiebt man zunächst eine gebogene Schere unter die Sehne und löst sie mit einer daneben eingeführten langen Arterienklemme stumpf von ihrem Mesotenon.

■ **Komplikationen:** Übergreifen der Entzündung/Infektion auf Klauen-, Kron- oder Fesselgelenk oder die benachbarte Sehnenscheide bei versehentlicher Verletzung oder offener Verbindung (Kap. 9.14.12).

■ **Beurteilung:** Im Verlauf der folgenden Monate bildet sich im Bett der resezierten Sehnen zwar straffes strangartiges Narbengewebe; es erreicht jedoch nicht die Zugfestigkeit der Sehnen. Daher kann auch die postoperative Verspannung der Klaue eine spätere Roll-/Kippklauenbildung nicht immer verhindern; auch erhöhte Durchtrittigkeit im Fesselgelenk kommt vor. Die weitere Nutzung des Tieres hängt daher wesentlich von den Haltungsbedingungen ab und ist im allgemeinen kürzer als nach Resektion des Endes der tiefen Beugesehne und des Sesambeins.

9.15.5 Klauengelenkresektion

■ **Indikation:** Purulente/nekrotisierende Klauengelenkentzündung (Abb. 9-287). Wenn trotz eitriger Klauengelenkentzündung versucht werden soll, die Zehe zu erhalten, so verspricht die Resektion des Gelenks noch am ehesten Erfolg. Sie ist in verschiedener Weise durchführbar, doch hängt das Vorgehen zu-

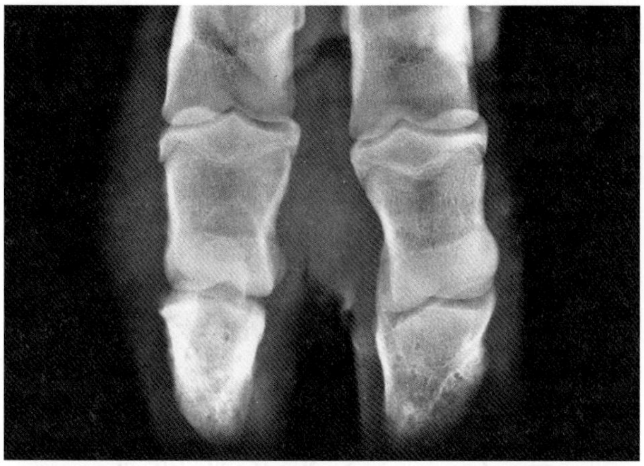

Abbildung 9-287 Eitrige Klauengelenkentzündung hinten rechts innen im RÖNTGEN-Bild (planto-dorsaler Strahlengang; Jungrind, 5 Mon.): Gelenkspalt im Vergleich zur Außenklaue deutlich verbreitert, Konturen unscharf, umfangreicher Weichteilschatten (KÖSTLIN & NUSS, 1988)

nächst davon ab, ob durch das Primärleiden oder dieauslösende Ursache ein bestimmter Zugang vorgegeben ist. Am häufigsten geht die Gelenkinfektion von retroartikulären oder pulvinalen Entzündungsprozessen aus.

■ **Technik:** Es empfiehlt sich, in diesen Fällen von plantar/palmar aus vorzugehen: vertikaler Schnitt durch den Ballen bis unter die Afterklaue und spindelförmige Exzision der nekrotischen Gewebeteile; nach Wechsel der zuvor benutzten Instrumente (und Wundspreizung) Inzision der Fesselbeugesehnenscheide und Resektion des Endes der tiefen Beugesehne vom Ringband bis zum Klauenbein; Entfernen des Sesambeins. Nun werden nach dem von KÖSTLIN und NUSS (1988) beschriebenen Verfahren das Tuberculum flexorium des Klauenbeins und der sichtbare Gelenkknorpel am Kronbein mit einer maschinellen Fräse (unter ständigem Beträufeln mit Aqua dest.) abgetragen und danach das Klauengelenk in Richtung auf den dorsalen Saum-/Wandbereich, der dabei perforiert wird, ausgefräst (Abb. 9-288 bis 9-292).

Die dorsale Öffnung wird trichterförmig erweitert; axial und abaxial werden, sofern hier keine Nekrose vorliegt, Knochenstege belassen, um einer Luxation des Klauenbeins vorzubeugen und die Ankylosierung zu unterstützen. Vorrangig ist jedoch das gründliche Entfernen allen nekrotischen Gewebes.

Einlegen eines jodgetränkten Gazetampons, hoher wasserundurchlässiger Druckverband, Hochstellen der Nachbarklaue mittels Kothurn und Verspannen der kranken Zehe mit einem Federeisen. Zur Infektionsprophylaxe etwa 7tägige systemische Verabreichung eines Antibiotikums (z. B. Procain-Penicillin 20000 IE/kg LM i.m.). Erster Verbandwechsel nach 5 Tagen, zweiter erforderlichenfalls nach weiteren 5 Tagen. Aufstallen in Anbindung oder in trockener Laufbox; Nachkontrolle 21 Tage p. op.; Entfernen des 3. Verbandes und des Klaueneisens nach weiteren 3 Wochen durch den Tierhalter.

Anstelle des maschinellen Ausfräsens können Gelenkknorpel und -knochen auch mit scharfem Löffel oder Kürette, der distale Gelenkkopf des Kronbeins auch mit der Drahtsäge nach LIESS abgetragen werden. Durchschnittliche Heilungsdauer 8 Wochen.

In Fällen, bei denen die Klauengelenkinfektion von perforierenden Verletzungen oder übergreifenden Entzündungen im *Saum-, Kron- oder Zwischenzehenbereich* ausgegangen ist und Sohle wie Ballen unversehrt sind, kann die Klauengelenkresektion vom Saum oder von den Perforationsstellen, notfalls auch von der abaxialen Hornwand aus vorgenommen werden. Wesentliche Voraussetzung ist, daß man durch Erweitern bestehender Öffnungen oder Anlegen geeigneter Zugänge mittels Trepan gute Einsicht und Platz für das Einführen eines scharfen Löffels zum Auskratzen von Knorpel und Knochen gewinnt. Gewöhnlich werden zwei etwa gegenüberliegende Zugänge benötigt (z. B. seitlich der Strecksehne und hinter dem abaxialen Seitenband). Klauensesambein und Bursa podotrochlearis müssen geschont werden! Anschließend Gelenkspülung mit antiseptischer Lösung, die erforderlichenfalls über mehrere Tage fortzusetzen und durch intensive systemische Antibiose über 1–2 Wochen zu begleiten ist (DESROCHERS et al., 1995).

■ **Komplikationen:** Sohlengeschwür an der Partnerklaue infolge Überlastung, Fistel- oder Sequesterbildung, Osteomyelitis, Entzündung der Beugesehnenscheide, aszendierende Phlegmone.

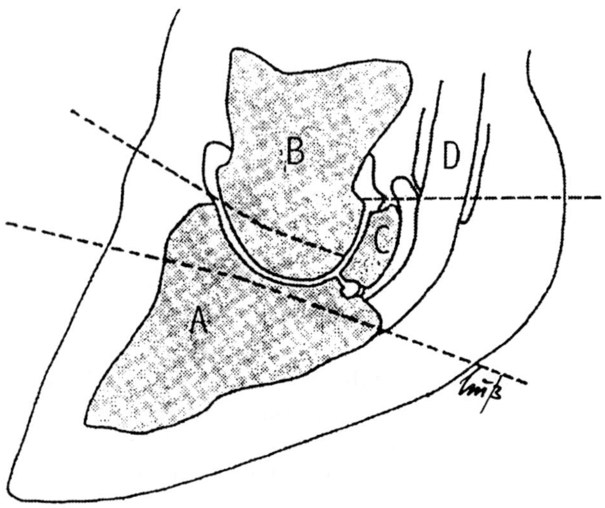

Abbildung 9-288 Schematische Darstellung der zu resezierenden Knochenteile: A = Klauenbein; B = Kronbein; C = Sesambein; D = Zehenbeugesehne (NUSS, 2000)

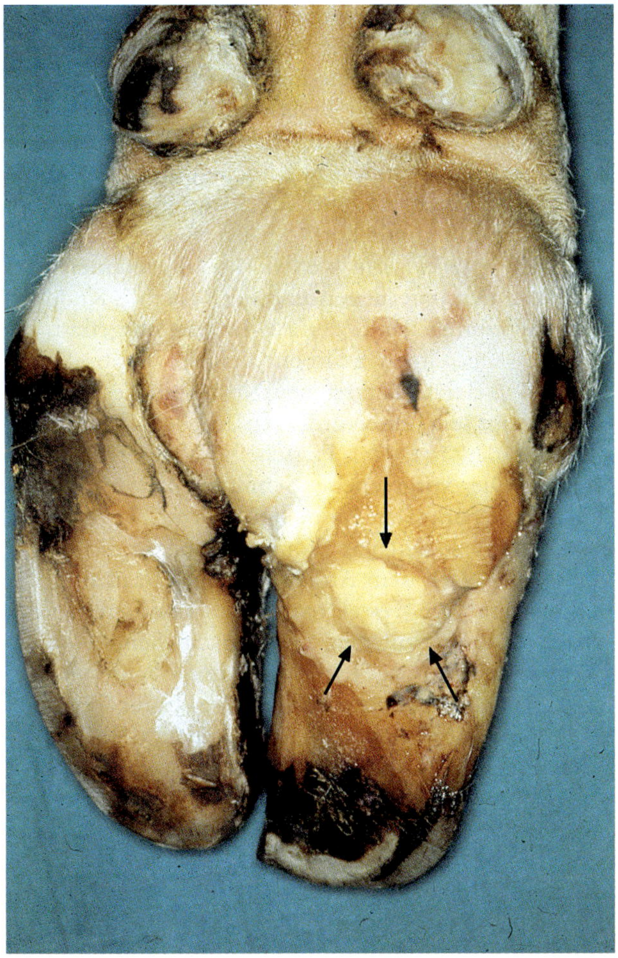

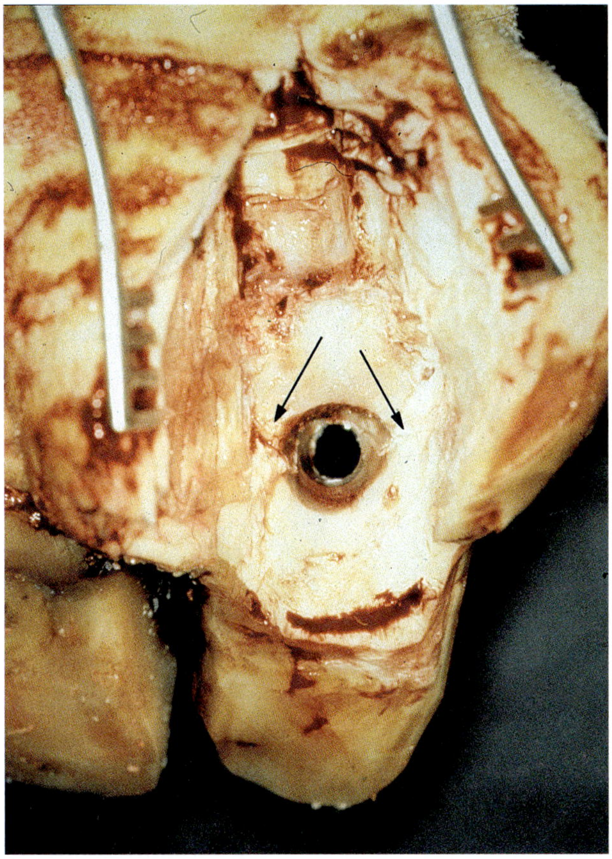

Abbildung 9-289 (oben links) Ballenphlegmone und eitrige Klauengelenkentzündung nach kompliziertem RUSTERHOLZschen Sohlengeschwür (Pfeile; DFV-Kuh, 10 J.)
Abbildung 9-290 (oben rechts) Infizierte Gewebeteile entfernt, Fräsbohrer unter Belassen axialer und abaxialer Knochenstege (Pfeile) in das Klauengelenk geführt
Abbildung 9-291 (unten links) Ausfräsen des Klauengelenks vom Ballen her in Richtung Kronsaum
Abbildung 9-292 (unten rechts) Wasserabweisender Verband, Beschlag der gesunden Partnerklaue mit einem Doppelfedereisen zum Verhindern der Kippklauenbildung (alle Abb. KÖSTLIN & NUSS, 1988)

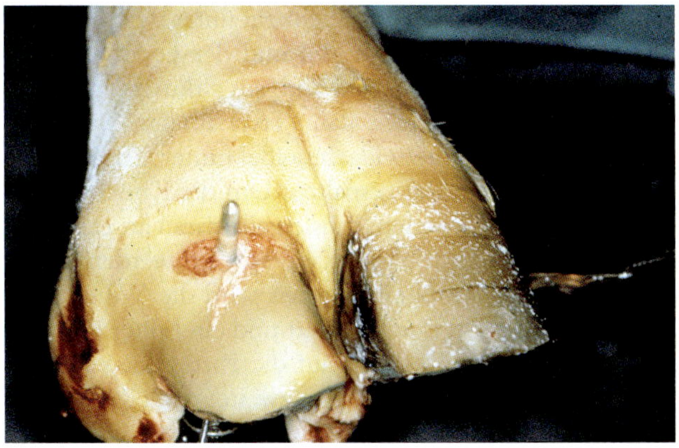

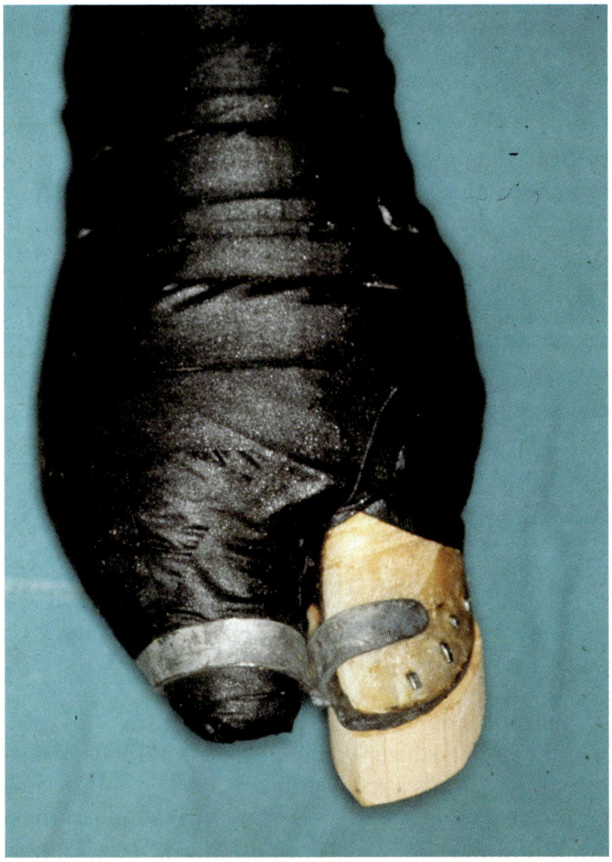

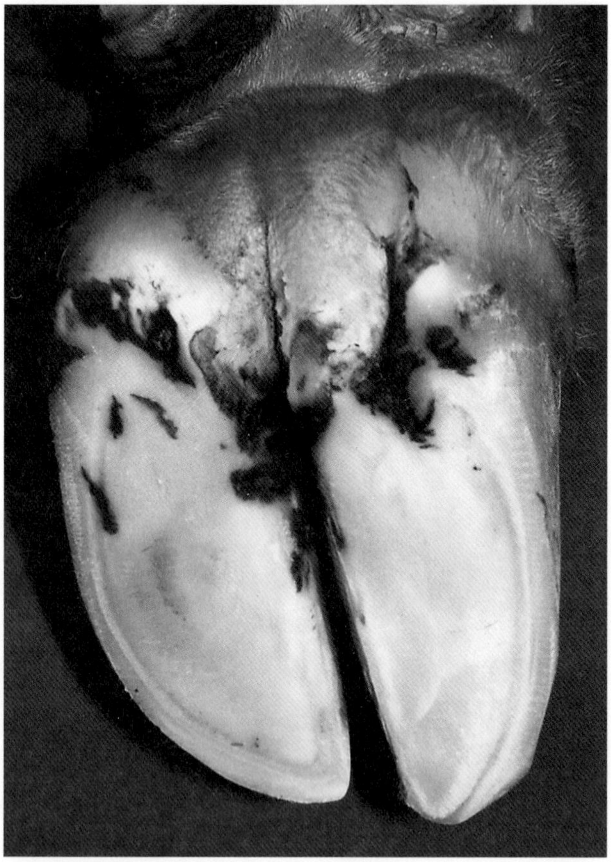

Abbildung 9-293 Zustand 3 Jahre nach Klauengelenkresektion bei Ansicht von plantar (DFV-Kuh, 9 J.); Narbenfurche im Ballenhorn (Köstlin & Nuss, 1988)

■ **Beurteilung:** Bei röntgenologisch nachuntersuchten Probanden war schon 30 Tage p. op. eine deutliche knöcherne Reaktion sichtbar, nach 60 Tagen zeigte sich eine Tendenz zum Durchbau des ausgefrästen Bereichs, nach dem 10. Monat war der Gelenkspalt bei 90 % der kontrollierten Patienten ankylosiert. Von 281 Patienten einer Operationsserie wurden 47 % innerhalb des ersten Jahres p. op. verwertet; 53 % waren länger als 1 Jahr, 30 % länger als 2, 18 % mehr als 3 und 6,4 % mehr als 4 Jahre in Nutzung (Köstlin & Nuss, 1988; Abb. 9-293).

9.15.6 Klauenspitzenresektion, Exstirpation (Exartikulation) von Klauen- und Sesambein

■ **Indikationen:** Pododermatitis septica apicalis (»Klauenspitzenabszeß«, Kap. 9.14.14), Pododermatitis septica solearis circumscripta (Kap. 9.14.14), Klauenspitzenabriß (Kap. 9.14.7), durchdringende Verletzungen.

Klauenspitzenresektion: Das Vorgehen richtet sich nach Art und Umfang der Knochenbeteiligung. Bei *frischer Klauenspitzenverletzung* mit Freiliegen des Knochens oder offener Fraktur der Klauenbeinspitze werden die losen Teile mit dem Lorbeerblattmesser abgetrennt, der gesplitterte Knochen bis ins Gesunde glattgefräst/kürettiert, die Hornkanten angeschrägt und ein keimhemmender Verband angelegt.

Klauenspitzenabszesse werden im allgemeinen von der Sohle aus angegangen und der verfärbte Knochen unter Schonung der Lederhaut so weit ausgefräst, bis das Gewebe elfenbeinfarben aussieht (Abb. 9-294 bis 9-297). Bei umfangreichen Nekroseprozessen kann es angezeigt sein, einen größeren Teil der Klauenspitze mittels Drahtsäge oder Frässcheibe abzusetzen (Abb. 9-298). Die vorgesehene Schnittebene wird zuvor durch eine zirkuläre Kerbe im Hornschuh gekennzeichnet, die zugleich als Führungsrinne für die Drahtsäge dient. Nach dem Anschrägen der Hornkanten ist ein bis über die Fessel reichender keimhemmender Druckverband anzulegen, um überschießende Granulation zu vermeiden. Hochstellen der gesunden Klaue, 5- bis 7tägige systemische Antibiose, erster Verbandwechsel nach 5–6, zweiter nach weiteren 8 Tagen; das Klauenbein soll dann mit Granulationsgewebe bedeckt und nach weiteren 2 Wochen in fortgeschrittener Verhornung begriffen sein; Heilungsdauer 6–8 Wochen.

■ **Komplikationen:** Fortschreitende Osteonekrose, üppige Granulation, Zehenphlegmone.

■ **Beurteilung:** Je nach Umfang der Resektion ist die Stützfunktion der Klaue m. o. w. eingeschränkt, auch kann es zur Hornschuhdeformierung (Zwangklaue, Krüppelklaue) kommen. Die durchschnittliche Nutzungsdauer nach Klauenspitzenabszeß betrug etwa 24 Monate (n = 73; Nuss et al., 1990).

Exstirpation (Exartikulation) von Klauen- und Sesambein: Diese nur selten genutzte Operation soll dazu dienen, bei tiefgreifender solearer Klauenbeinnekrose, aber nur geringer Beteiligung des parietalen Koriums einen Teil des Hornschuhs zum Schutz der Zehe zu erhalten. Dabei wird das Klauenbein unter weitmöglichster Schonung der Hornkapsel und der Lederhaut von der Sohle (oder der axialen Wand) aus zirkulär umschnitten (Lorbeerblattmesser), dann etwa in der Mitte der Sohlenfläche mit einem Flachmeißel (unter Gegendruck von außen) transversal gespalten. Um die Knochenhälften entfernen zu können, müssen alle daran ansetzenden Bänder und Sehnen ringsum abpräpariert werden. Nach Abschaben des Kronbeinknorpels wird die Wundhöhle antibiotisch versorgt, tamponiert und ein hoher Klauenverband angelegt. Kothurn auf die Partnerklaue; erster Verbandwechsel nach 1 Woche, zweiter nach 3 Wochen; während der ersten Tage p. op. nimmt die Lahmheit zu.

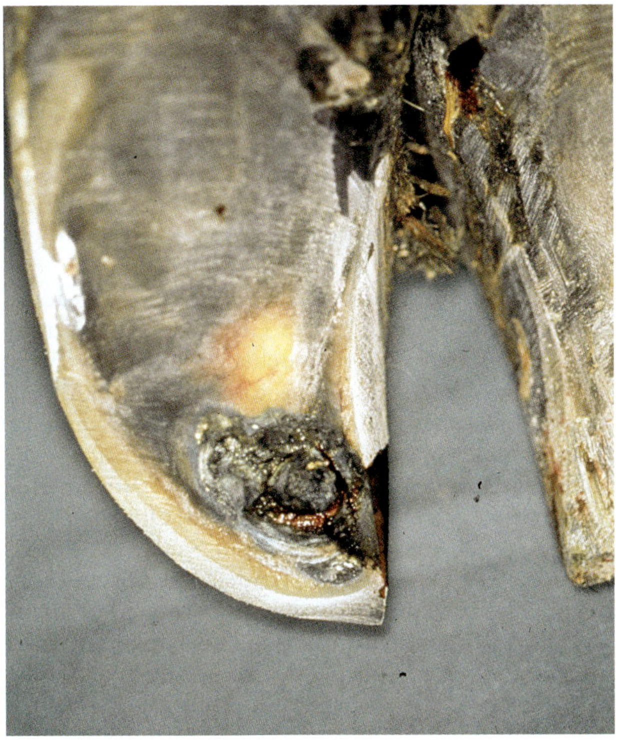

Abbildung 9-294 Klauenspitzenresektion mittels Fräse bei durchgebrochenem Klauenspitzenabszeß

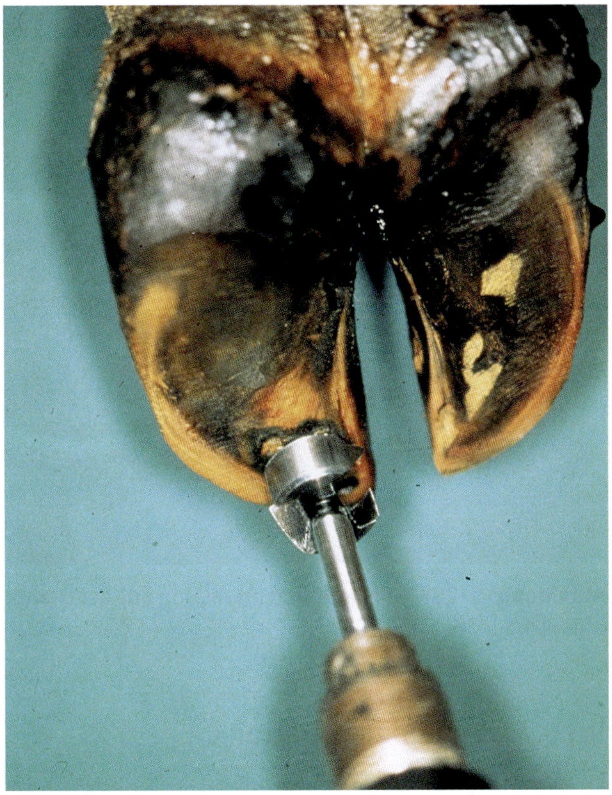

Abbildung 9-295 Ausfräsen des nekrotischen Gewebes

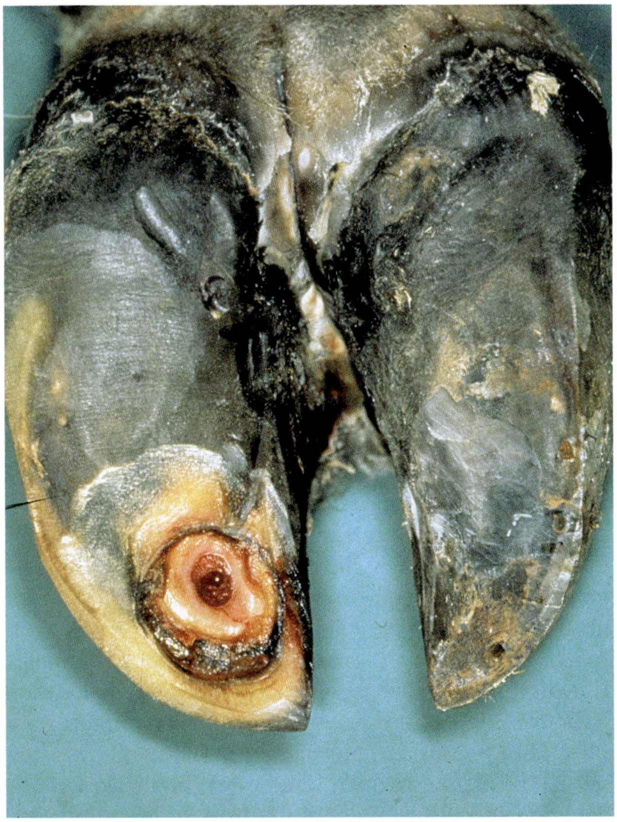

Abbildung 9-296 Klauenbeinspitze und dorsale Lederhaut bis ins gesunde Gewebe hinein abgetragen

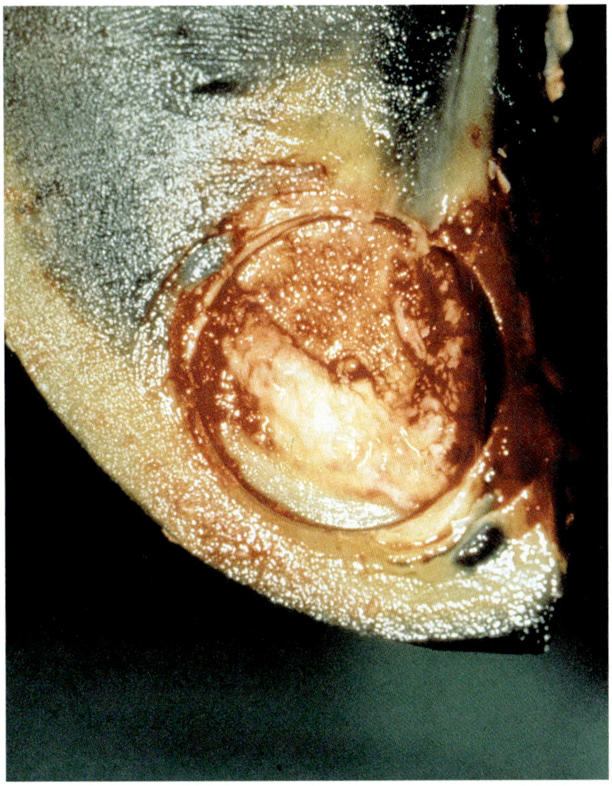

Abbildung 9-297 Nahaufnahme des revidierten Bezirkes (Fotos: Chirurgische Universitätstierklinik München)

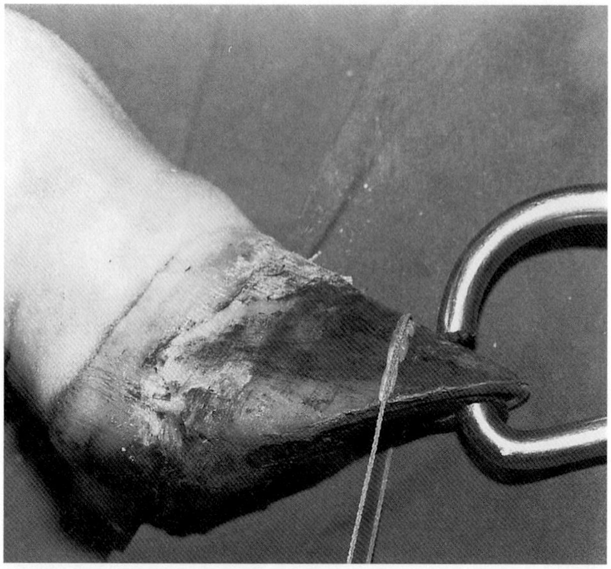

Abbildung 9-298 Klauenspitzenresektion mit der Drahtsäge nach Liess

9.15.7 »Klauenamputation«

■ **Definition:** Das Absetzen der Zehe kann unter Durchtrennen von Zehenknochen *(Amputation)* oder durch Herauslösen in einem der Gelenke *(Exartikulation)* vorgenommen werden. Im tierärztlichen Sprachgebrauch wird das Entfernen von Klauen- und Sesambein und distalem Ende des Kronbeins als *»tiefe Klauenamputation«*, das Absetzen von Klaue und Kronbein und ggf. eines Teiles oder des ganzen Fesselbeins als *»hohe Klauenamputation«* bezeichnet. Ferner wird zwischen Amputation/Exartikulation mit oder ohne Erhalten des Hornsaums unterschieden.

■ **Indikationen:** Eitrige Klauen- oder/und Krongelenkentzündung, komplexe purulent-nekrotisierende Entzündung(en) der zentralen Einrichtungen der Zehe; ungedeckte Klauenbeinfraktur u. a. m.

■ **Technik:** Für die »Zehenamputation« kommen verschiedene Operationsmethoden (in mehreren Variationen) in Frage, deren Auswahl sich nach dem Befund und weiteren Kriterien richtet.

➤ *Klauenamputation mit Erhalten des Hornsaums* (Abb. 9-299 bis 9-304): Die Operation läßt sich zwar mit einiger Übung auch am stehend fixierten Patienten durchführen, doch ist das Arbeiten am liegenden Tier, wenn möglich, vorzuziehen. Mit dem Rinnmesser wird etwa 0,5–1 cm unter der Oberkante des Saumsegments und parallel dazu eine Führungsrinne geschnitten und die Klaue – während ein Helfer sie mit einer an der Spitze angesetzten Zange in Streckstellung fixiert – mit der Drahtsäge abgesetzt. Der Sägeschnitt trifft so das Klauengelenk. Nun löst man mit Hilfe von Knochenzange und Lorbeerblattmesser den am Stumpf verbliebenen Streckfortsatz und das Sesambein heraus. Dann wird dorsoabaxial in Höhe des Kronbeins ein T-Schnitt durch Saumhorn und Haut gelegt und das Zehenglied, soweit es entfernt werden soll, freipräpariert. Zur besseren Übersicht werden die Hautlappen mit Haltefäden gespreizt.

Bei der *»tiefen« Amputation* kann jetzt eine sterile Drahtsäge dicht oberhalb der Gelenkwalze des Kronbeins angesetzt und das Knochenende abgesägt werden. Um das Kronbein in toto zu exartikulieren *(»hohe Amputation«)* müssen die Sehne des besonderen Zehenstreckers, abaxiale und axiale Seitenbänder, die Interdigitalbänder und die oberflächliche Beugesehne abpräpariert werden. (Dem geübten Operateur gelingt das auch ohne den seitlichen Schnitt.) Alle abgestorbenen Gewebeteile werden vorsichtig, aber gründlich ausgekratzt, die hervorstehenden Sehnenstümpfe glatt gekürzt und im Falle der Exartikulation der distale Gelenkknorpel des Fesselbeins vollständig abgeschabt. Sofern es angezeigt erscheint, kann auch das distale Ende des Fesselbeins dicht über der Gelenkrolle abgesägt werden.

Nach Spülen der Wundhöhle mit einem Desinfizienz oder Antibiotikumlösung wird der Hautschlitz unter keilförmiger Exzision zur Verkleinerung der Wundhöhle mit 2 bis 3 Knopfheften verschlossen. Bei der antibiotischen Versorgung der Wundhöhle ist auf sorgfältiges Bestreichen der Nischen, insbesondere aber der Öffnung der Beugesehnenscheide zu achten. Nach Tamponade wird ein hyperämisierender gutsitzender hoher Klauenverband angelegt (Kap. 9.15.8); ob das Hochstellen der gesunden Seite ratsam ist, muß von Fall zu Fall entschieden werden. Erster Verbandwechsel je nach Ausgangsbefund und Funktion nach 5–6 oder erst nach 8–12 Tagen mit erneuter antibiotischer Versorgung. Falls die Operationswunde stark geblutet hat, empfiehlt es sich, den Verband frühzeitig (d. h. nach 3 Tagen) zu wechseln, um etwaige, die Granulation störende Koagula alsbald entfernen zu können. Zweiter Verbandwechsel nach etwa 3 Wochen (leicht adstringierende Einlage). Heilung nach etwa 6 Wochen unter anschließender Bildung einer Krüppelklaue, die sich allmählich an der Lastaufnahme beteiligt, aber regelmäßig beschnitten werden muß.

➤ *Klauenamputation ohne Erhalten des Hornsaums:* Bei diesem Verfahren – es ist ebenfalls am stehenden Patienten durchführbar – wird etwa eine Fingerbreite über dem Saumhorn ein halbkreisförmiger, von dorsal nach plantar/palmar laufender Hautschnitt angelegt. Nun führt man die Schlaufe der Drahtsäge proximal des Saumhorns durch den Klauenspalt und setzt die von einem Gehilfen mit einer Zange fixierte

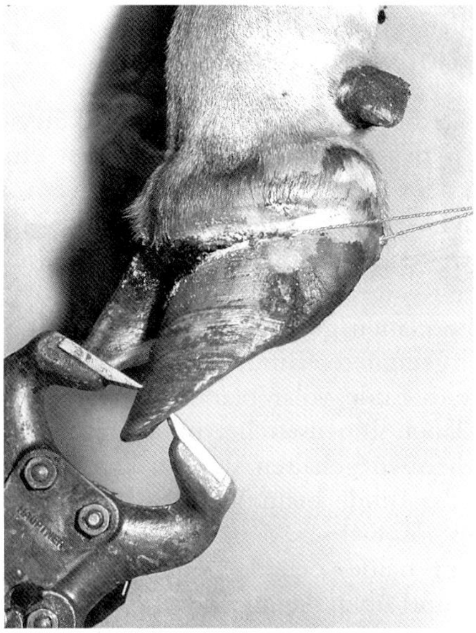

Abbildung 9-299 Klauenamputation mit Erhalten des Hornsaums: Absetzen der mit einer Klauenzange fixierten kranken Klaue mit der Drahtsäge nach Liess

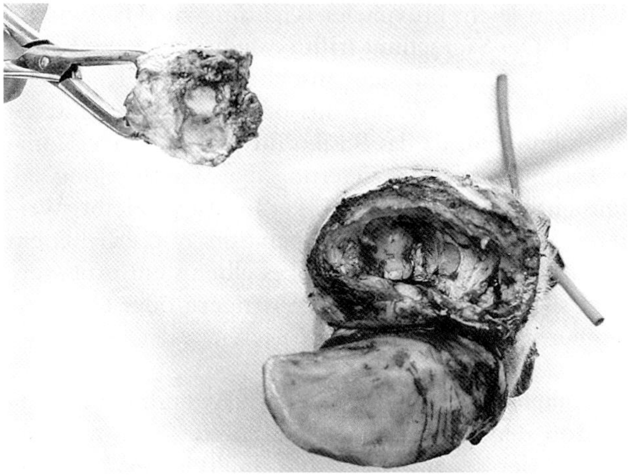

Abbildung 9-300 Amputationsstumpf nach dem Herauslösen des Kronbeins

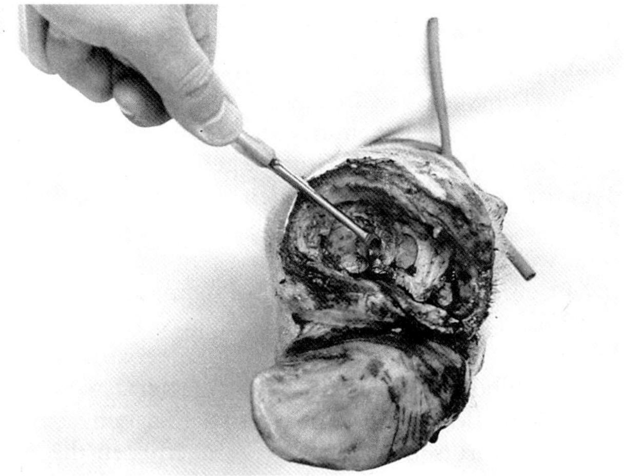

Abbildung 9-301 Kürettieren des Knorpels der distalen Gelenkfläche des Fesselbeins

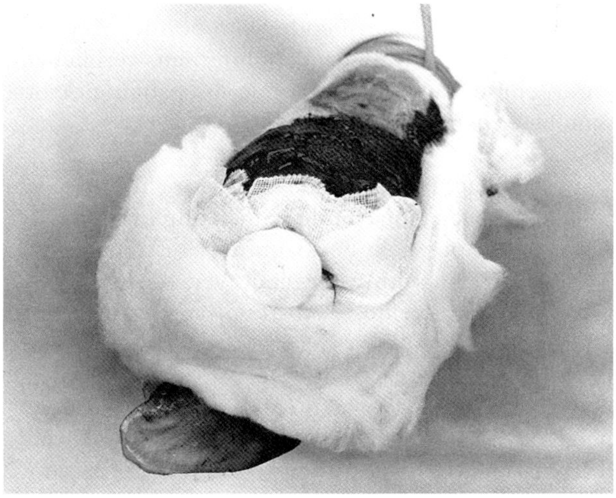

Abbildung 9-302 Tamponade und Polsterung des Amputationsstumpfes

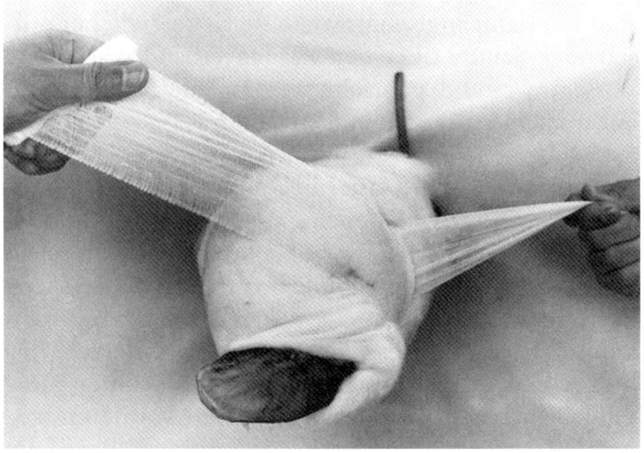

Abbildung 9-303 Beginn des Klauenverbands

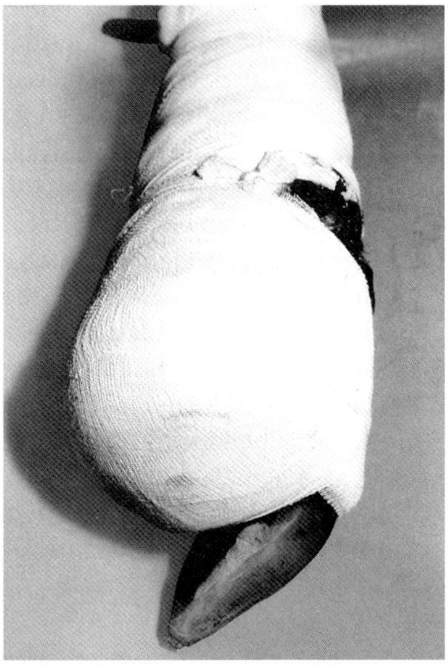

Abbildung 9-304 Hoher Klauenverband vor Abdeckung mit Isolierband, elsatischem Schmelzkleber oder Holzteer

Klaue in leicht proximaler Richtung zur Hautwunde hin ab. Der Sägeschnitt trifft etwa die Mitte des Kronbeins. Es empfiehlt sich, anschließend den Knochenstumpf von der Wunde aus oder nach T-Schnitt zu exartikulieren, da das Risiko für postoperative Komplikationen oder Verzögerung der Wundheilung offensichtlich größer ist, wenn er in situ verbleibt. Weiteres Vorgehen wie bei Operation mit erhaltenem Hornsaum. Sollen Teile des Fesselbeins entfernt werden, so ist der T-Schnitt zu verlängern oder ein halbrunder Hautlappen abzupräparieren.

■ **Komplikationen (Behandlung):** Aszendierende Infektion der Fesselbeugesehnenscheide (→ hohe Resektion der tiefen Beugesehne, Spülung, antibiotische Versorgung); fortschreitende Infektion des Zehenstumpfes (→ Ausräumen des nekrotisierten Gewebes, erneute örtliche und systemische Antibiose); mangelhafte Granulation/anhaltende Sekretion im Zentrum des Stumpfes (→ Blutkoagula entfernen, verbliebene Knorpelinseln am Fesselbeinende abschaben, nekrotische Gewebereste auskratzen).

■ **Beurteilung:** Beide Verfahren lassen sich unter Praxisbedingungen einfach und schnell durchführen. Der Amputation oberhalb des Saumhorns ist der Vorzug zu geben, wenn schwerwiegende Veränderungen (eiternde Fisteln, Nekrose, Abszesse) an der behaarten Krone vorliegen, da der Entzündungsherd dann – zumindest teilweise – mitentfernt werden kann. Ob die bei Erhaltung des Hornsaums nachwachsende Krüppelklaue die postoperative Nutzung des Tieres verbessert, bedarf noch der differenzierten Quantifizierung. Der Vorteil der Klauenamputation besteht darin, daß der Patient mit hoher Sicherheit rasch von seinen Schmerzen befreit wird, in der laufenden Laktation meist seine volle Milchleistung wiedererlangt, mindestens bis Laktationsende gehalten werden kann und den krankheitsbedingten Gewichtsverlust ausgleicht; tragende Kühe können den Kalbetermin erreichen; unter günstigen Voraussetzungen ist Weidegang auf Niederungsweiden und auch Laufstallhaltung auf planbefestigtem Boden möglich. Die weitere Nutzung hängt von den jeweils vorliegenden Bedingungen ab; die Nutzungsdauer kann im Einzelfall über 5 Jahre betragen; die durchschnittliche Nutzungsdauer liegt zwischen ein und zwei Jahren (häufigste Abgangsursache Fertilitätsstörungen). Sie dürfte somit kürzer als nach den klauenerhaltenden Operationen sein, wobei aber zu berücksichtigen ist, daß Tierhalter dazu neigen, solche Tiere frühzeitig auszusondern.

9.15.8 Nachsorgemaßnahmen nach Operationen an den Zehen

Klauenverband (Abb. 9-305 bis 9-313): Das kunstgerechte Anlegen des deckenden Verbandes ist ein wesentlicher Teil der Operationen an der Rinderzehe. Um »toten Druck« zu vermeiden, wird zuerst ein schmaler Wattestreifen in den Klauenspalt gelegt und auch die behaarte Krone mit einer dünnen Wattelage bis unter die Afterklauen gepolstert. Dann legt man den Anfang einer geeigneten Binde so in den Klauenspalt, daß ihr freies Ende volar/plantar etwa 15 cm über die Afterklauen hinausreicht und von einem Helfer straff nach oben gehalten werden kann. Anschließend läuft die Binde beim Wickeln eines einfachen Verbandes in »8-Touren«, den Anfangszipfel einschließend, um beide Zehen, durch den Zwischenklauenspalt und über Ballen und Sohle der erkrankten Klaue; die Afterklauen werden nicht mit eingebunden.

Nach Klauenamputation beginnt der Verband ebenso, dann folgen wechselweise 3 mehrfach zu wiederholende Wicklungen, von denen die erste rund um die Krone herum, die zweite schräg über den Stumpf (wobei die Binde zur Straffung ihrer Kanten um die Längsachse gedreht wird) und die dritte oberhalb des gespannt gehaltenen freien Bindenendes hinweg senkrecht über den Stumpf geführt wird. Nachdem die am Zipfel aufgehängten Wickeltouren durch mehrere Rundumwicklungen beklemmt worden sind, werden Anfang und Ende verknotet.

Mit einer weiteren Binde wird dann, distal beginnend und mehrmals *dorsal* über das Fesselgelenk hinweg auf- und absteigend, auch der proximale Teil der Fesselbeugesehnenscheide bandagiert, wodurch gleichzeitig die Fessel gestützt und der Klauenverband vor dem Abrutschen gesichert wird. Müssen die Afterklauen einbezogen werden, so ist der Gefahr einer Drucknekrose durch gute Polsterung vorzubeugen. Schließlich deckt man den Verband mit Isolierband oder elastischem Schmelzkleber ab. Sackverbände sind nur dann angezeigt, wenn sie als zusätzlicher polsternder Schutz über den Klauenverband gelegt und wasserabweisend gemacht werden, oder der Patient auf trockenem Boden aufgestallt ist.

Orthopädischer Klauenbeschlag: Das früher v. a. bei Arbeitstieren (Zugochsen, »Fahrkühe«) übliche Beschlagen der Klauen dient heute der orthopädischen Korrektur von Klauenschuhdeformierungen und fehlerhaften Gliedmaßenstellungen sowie als Hilfsmaßnahme bei der Behandlung von Klauenleiden. Da beschlagkundige Schmiede für die Ausformung individuell angepaßter Eisen nur selten zur Verfügung stehen, beschränkt sich der Beschlag in der Praxis im wesentlichen auf das Anbringen von genormten, fa-

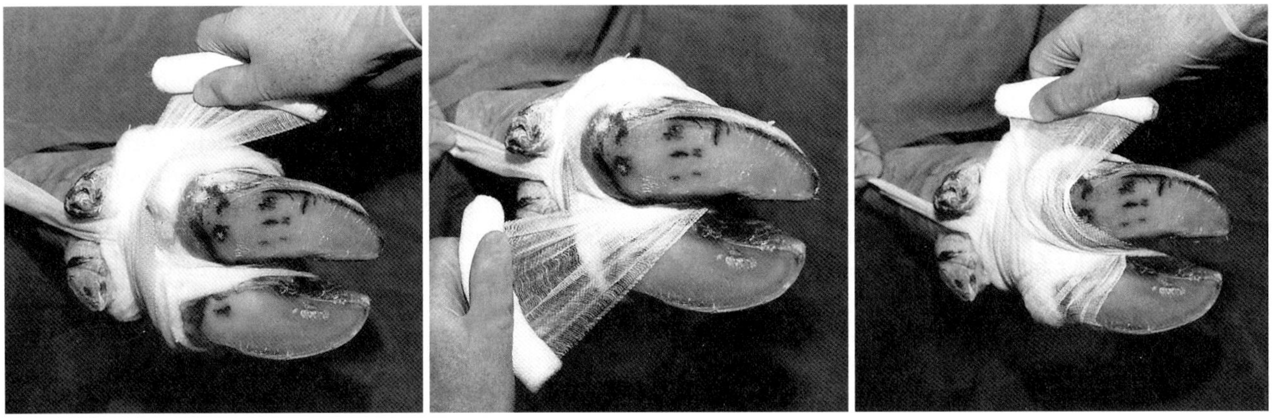

Abbildung 9-305 bis 9-307 Zehenverband bei Erkrankung der Zwischenklauenhaut: Nach Abdeckung des Wundbereichs und zirkulärer Wattepolsterung läuft die Binde, deren Anfang gespannt nach proximal gehalten wird, durch den Klauenspalt und mehrmals um die Krone (Abb. 9-305); dann folgen 8-Touren, die jeweils von dorsal in den Klauenspalt und über den Ballen der gegenüberliegenden Klaue wieder nach dorsal ziehen (Abb. 9-306, 9-307); mehrere Zirkulärtouren beenden schließlich den Verband

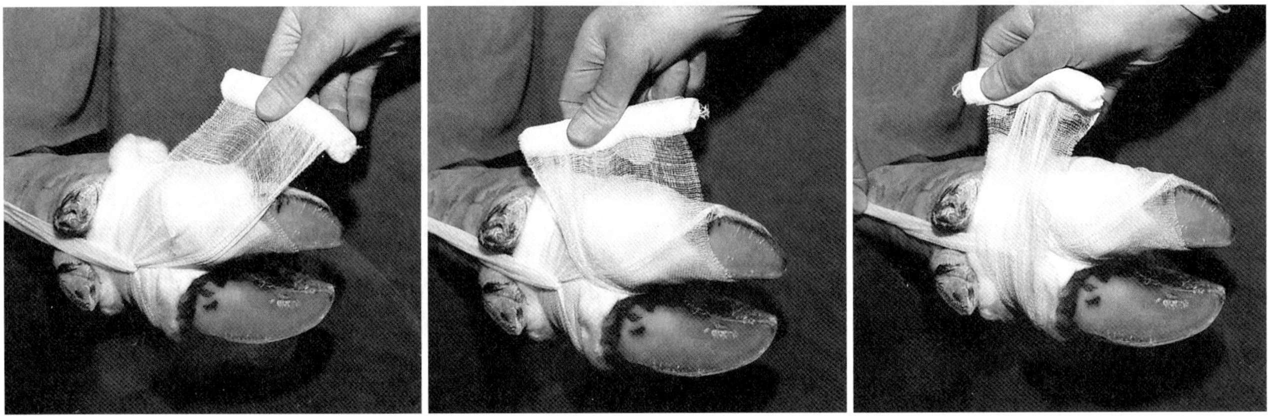

Abbildung 9-308 bis 9-310 Verband zum Abdecken eines Sohlengeschwürs: Beginn wie auf Abb. 9-305, doch wird die dorsal in den Klauenspalt hineinziehende Binde über den hinteren Sohlenbereich derselben Klaue wieder nach dorsal geführt und danach gedreht, um die Bindenkanten zu spannen. Weitere Wicklungen werden am Haltezipfel »aufgehängt« (Abb. 9-308), laufen dann ab- und aufwärts über die zu bedeckende Sohlenpartie (Abb. 9-308, 9-309) und wieder um die Krone (Abb. 9-310), um den Haltezipfel zu beklemmen

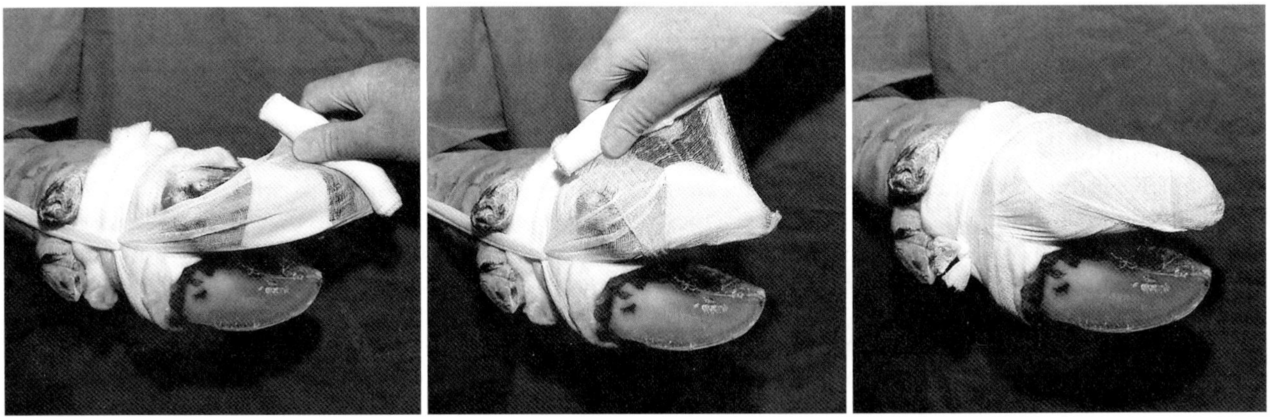

Abbildung 9-311 bis 9-313 Verband zum Abdecken eines Sohlendefektes im Spitzenbereich: Beginn wie auf Abb. 9-305; nach dem »Aufhängen« der Zirkulärtour am Haltezipfel (Abb. 9-311) läuft die Binde um die Klauenspitze nach proximodorsal (Abb. 9-312), dann einmal zirkulär und bei der nächsten Tour wieder über die Spitze, bis der Defekt hinreichend abgedeckt ist (Abb. 9-313)

brikmäßig hergestellten einfachen *Federklaueneisen* (s. Abb. 9-240, 9-292), von *Kothurnen* oder von vor Ort modellierten *Kunststoffprothesen*.

In entsprechend ausgestatteten Kliniken und Lehrschmieden werden außerdem folgende Eisen (mit ballenwärtiger Auskehlung) in den genannten Indikationen benutzt: Das *verbreiterte* Klaueneisen gibt einzelnen Wandabschnitten bessere Unterstützung, z.B. bei Zwangklauen oder bei bodenenger/-weiter Stellung. Ein *im Ballenteil verlängertes* Eisen kommt in Klauenform (für eine Zehe) oder zur Hufeisenform zusammengeschweißt (Doppeleisen für beide Klauen) hauptsächlich bei der Hyperextension im Fesselgelenk (»Durchtrittigkeit«, »Bärenfüßigkeit«) sowie nach Resektion der Sehnen des M. flexor digitorum lateralis [M. flexor hallucis longus] und des M. tibialis caudalis [posterior] (Kap. 9.6.7) zur Anwendung; Klaueneisen mit *verlängertem Vorderteil* dienen der Korrektur leichter Formen der Vordergliedmaßenverkrümmung (»Sehnenstelzfuß«). Indikationen für *hufeisenförmige Doppelklaueneisen* sind Spreizklauen, Ruhigstellen des Zwischenzehengewebes nach Limaxoperation, sprödes und brüchiges Klauenhorn sowie die Kippklauenbildung nach Beugesehnenresektion. Zur Entlastung entzündeter Beugesehnen sowie bei Gonitis oder Tarsitis können die Klauen der betroffenen Gliedmaße mit einem Federeisen oder mit hufeisenförmigem Beschlag versehen werden, dessen hinterer Abschnitt durch *angeschweißte Stollen* oder einen *angeschraubten Holzkeil* erhöht worden ist; derartige Holzkeile lassen sich aber auch mittels Kunstharzklebers direkt am Hornschuh befestigen.

Anbringen eines Kothurns: Am häufigsten wird vom orthopädischen Klauenbeschlag Gebrauch gemacht, um eine kranke Zehe durch Erhöhen der gesunden Klaue zu entlasten und ruhigzustellen, dadurch den Schmerz des Tieres zu mindern und die Heilung zu fördern. Das »Hochstellen« kann in verschiedener Weise vorgenommen werden: Beschlag mit einem Klaueneisen mit eingelegter Ledersohle oder mit aufgeschraubtem Kothurn aus Holz oder Hartgummi, Aufkleben eines der Klauenform angepaßten Holz- oder Gummiklotzes/-schuhs mittels selbstpolymerisierenden Klebstoffs, evtl. durch situationsgerechten Kunstharzunterbau, notfalls durch Anlegen eines Gips- oder Kunstharzverbandes. An der Zehe anzuschnallende Kothurne oder Klauenschuhe haben sich nicht bewährt.

In der Praxis werden hauptsächlich aufzuklebende, seltener aufzunagelnde *Kothurne* benutzt. Es stehen verschiedene Typen/Formen (mit zugehörigem Klebstoff) zur Verfügung, bei deren Auswahl und Anwendung folgende Gesichtspunkte zu berücksichtigen sind:

➤ *Größe, Form:* Um Druckschäden zu vermeiden, soll die klauenseitige Fläche des Kothurns den fußenden Teil des Ballens (s. Abb. 9-197) hinten um mehrere Millimeter überragen. Der nichtfußende Ballenabschnitt, möglichst auch der Ballenwulst (s. Abb. 9-279) bleibt von Klebstoff frei! Maße und Form des Kothurnes sollen denen der Klaue entsprechen (großrahmige Bullen benötigen meist Sonderanfertigungen); bei schuhförmigen Kothurnen (cow slips) ist zu prüfen, ob deren Zehenwinkel mit dem der Klaue übereinstimmt (falls vertretbar, dorsales Wandhorn beschleifen).

➤ *Höhe:* Die kranke verbundene Nachbarklaue darf keinen Bodenkontakt haben, was bei dickeren Verbänden erst ab einer Höhe des Kothurns von > 25 mm gewährleistet ist.

➤ *Klebstoff:* Er soll sich einfach und ohne Gefährdung des Anwenders (Schutzhandschuhe) zubereiten lassen, gut modellierbar sein und innerhalb einer praktikablen Zeitspanne (< 12 min) aushärten. (Bei niedriger Umgebungstemperatur läßt sich die Aushärtung mit einem Handfön beschleunigen, dessen Luftstrom punktuell auf den Kleber oder in einen über das Gliedmaßenende gestülpten Plastikbeutel geleitet wird; Überhitzung vermeiden.) Er soll gute Haftung an der Klaue für etwa 4 Wochen gewährleisten und leicht zu entfernen sein (z.B. mit Hauklinge und Hammer, nicht ohne sicheren (!) Atem- und Augenschutz abschleifen, Kunststoffschuhe zunächst an der Wand-Sohlenverbindung durchtrennen, Auftragen von Öl versuchen, Hinweise des Herstellers beachten). Die Haftung von Holzklötzen am Hornschuh läßt sich durch Einfräsen von Längs- und Querrillen in die klauenwärtige Kothurnfläche verbessern.

➤ *Abnutzung, Härte:* Die Kothurne sollen während der Nutzungsdauer die erforderliche Höhe bewahren. Das im Vergleich zu Buchenholz vergleichsweise weiche Fichtenholz nutzt sich schneller ab, paßt sich aber den Bodenverhältnissen gut an und führt offenbar seltener zu Druckschäden. Die Vorderkante von Holzklötzen ist abzurunden, um das Abrollen über die Klauenspitze zu erleichtern (»Zehenrichtung«).

➤ *Dauer, Kontrolle:* Es ist zwar darüber berichtet worden, daß Kunststoffkothurne 3 Monate an der Klaue gehalten haben, doch sollte man im Regelfall von einer Verweildauer von 4 Wochen ausgehen. Zumindest ist nach dieser Zeit zu prüfen (adspektorisch, Daumen-, Zangendruck), ob sich an der Klaue Druckschäden zeigen oder der Kleber Risse aufweist. Dabei ist zu bedenken, daß Wand- und Sohlenhorn im Monat um etwa 5 mm nach distal wachsen, wodurch Spannungen entstehen können.

➤ *Nagelung:* Das Aufnageln von Kunststoffblocks oder Klaueneisen erfordert nicht nur kritische Beurteilung der zu beschlagenden Klaue hinsichtlich etwaiger Risiken, sondern auch große Übung und Geschick.

Nach Beugesehnenresektion wird der Beschlag zweckmäßigerweise mit Maßnahmen verbunden, die der Aufrichtung der Klauenspitze (Kippklaue) entgegenwirken. Hierzu ist die Klaue der operierten Seite, möglichst in leichter Beugestellung mit 2 cm Vorspann, an der hochgestellten gesunden Klaue zu fixieren; das kann mittels eines in den Kunststoff eingearbeiteten Hakens, einer an den Klotz angeschraubten Feder oder an ihm befestigten Draht geschehen. Federeisen mit eingelegter knapper Ledersohle können dazu dienen, im Falle der chronisch-rezidivierenden Rehe die Rotation des Klauenbeins aufzuhalten oder einen in Überhornung befindlichen Sohlendefekt abzudecken.

Sonstige Maßnahmen: In Hochlaktation stehende Hochleistungskühe werden durch Klauenoperationen erheblichen Belastungen (Streß, Schmerz, reduzierte Futteraufnahme) ausgesetzt, die Ketose, Labmagenverlagerung und/oder Leberverfettung nach sich ziehen können. Diese Patienten bedürfen daher einer engen Stoffwechselüberwachung und gezielter Prophylaxemaßnahmen. Notfalls muß für etwa 2 Wochen lang das Melken ausgesetzt oder reduziert werden.

9.16 Parasitär bedingte Krankheiten der Bewegungsorgane

M. Stöber

9.16.1 Sarkozystiose der Skelettmuskulatur

Definition, Ursache: Der Befall der Skelett- und Herzmuskulatur von Wiederkäuern und Schweinen (= Zwischenwirte) mit ungeschlechtlichen Entwicklungsstadien bestimmter zu den obligat zweiwirtigen zystenbildenden Kokzidien gehörenden *Sarcocystis-Spezies* wurde früher als Sarkosporidiose bezeichnet; das geschlechtliche Stadium des Parasitenzyklus läuft im Darm von Kaniden, Feliden oder Primaten (= Endwirte) ab. Die einzelnen Arten dieses Schmarotzers sind jeweils auf bestimmte Zwischen- und Endwirte spezialisiert (Übersicht 9-9).

Übersicht 9-9 Beim Rind vorkommende Sarkozystenarten

Sarkozystenart	Zwischenwirt	Endwirt
Sarcocystis bovicanis (= cruzi; früher: fusiformis):	Rind, Büffel, Bison	Kaniden: Hund/Dingo, Fuchs, Wolf, Kojote Waschbär
Sarcocystis bovifelis (= hirsuta; früher: fusiformis):	Rind, Büffel	Feliden: Katze
Sarcocystis bovihominis (= hominis; früher: fusiformis):	Rind	Primaten: Mensch, Schimpanse, Rhesusaffe, Pavian

Vorkommen, Verbreitung: Weltweit erweisen sich 80–100% der adulten Rinder und Büffel als subklinisch mit Sarkozysten behaftet. Regionale Analysen der bei Schlachtrindern zu findenden Sarcocystis-Arten zeigen i. d. R. ein Überwiegen von *S. bovicanis*, gefolgt von *S. bovihominis* und, an dritter Stelle, von *S. bovifelis*; mitunter liegt Befall mit mehr als einer Sarcocystis-Art zugleich vor. Kälber werden weit seltener befallen befunden als ältere Rinder.

Pathogenese (Abb. 9-314): Nach oraler Aufnahme der in bovinem Muskel- oder Hirngewebe befindlichen Sarkozysten dringen die aus ihnen freiwerdenden Zysto- oder Bradyzoiten in die Darmwand des Endwirts (Hund, Katze, Mensch) ein und entwickeln sich dort zu Mikro- und Makrogameten (♂♂ bzw. ♀♀); letztere bilden nach Befruchtung Oozysten. Diese sporulieren, so daß jede Oozyste 2 Sporozysten mit je 4 invasionsfähigen Sporozoiten enthält. Die Präpatenz dauert 1–2 Wochen. Die in freier Umwelt äußerst widerstandsfähigen Sporozysten und aus ihnen freigewordene Sporozoiten werden dann mit dem Kot des Endwirts ≤ 6 Wochen lang ausgeschieden; über das mit solchen Fäzes verunreinigte Futter oder Wasser gelangen sie in den Zwischenwirt (Rind).

Dort passieren die Sporozoiten von S. bovicanis die Darmschleimhaut, um zu den Endothelien kleiner, in Darmwand oder Mesenteriallymphknoten gelegener Arterien vorzudringen. Hier entwickeln sie sich zu reifen, ins Gefäßlumen ragenden Meronten oder Schizonten. Diese entlassen zahlreiche Merozoiten in den Blutstrom, welche nunmehr Kapillarendothelien fast aller Organe befallen und dort zur 2. Schizontengeneration heranreifen. Ihre Merozoiten gelangen wiederum in den Blutstrom, wo sie sich extrazellulär oder in mononukleären Leukozyten aufhalten und durch Endogynogonie erneut vermehren; dabei entstehen aus jedem Merozoiten 2 weitere (= 3. asexuelle Generation); in diesem parasitämischen Stadium können Merozoiten bei etwaiger Bluttransfusion mitübertragen werden. Merozoiten der 2. oder 3. Generation dringen in Muskel- und Nervenzellen (Hirn, Rückenmark) ein. Die intramyofibrillär befindlichen Stadien bleiben durch eine parasitophore Vakuole vom Zytoplasma ihrer Wirtszelle getrennt; diese Vakuole entwickelt sich zur äußeren Membran der Sarkozyste. Letztere ist bei S. bovicanis dünnwandig, bei S. bovifelis und S. bovihominis dagegen dickwandig. Die Sarkozysten enthalten zunächst rundliche Metrozyten, aus denen durch Teilung weitere Metrozyten und aus diesen schließlich bananenförmige Merozoi-

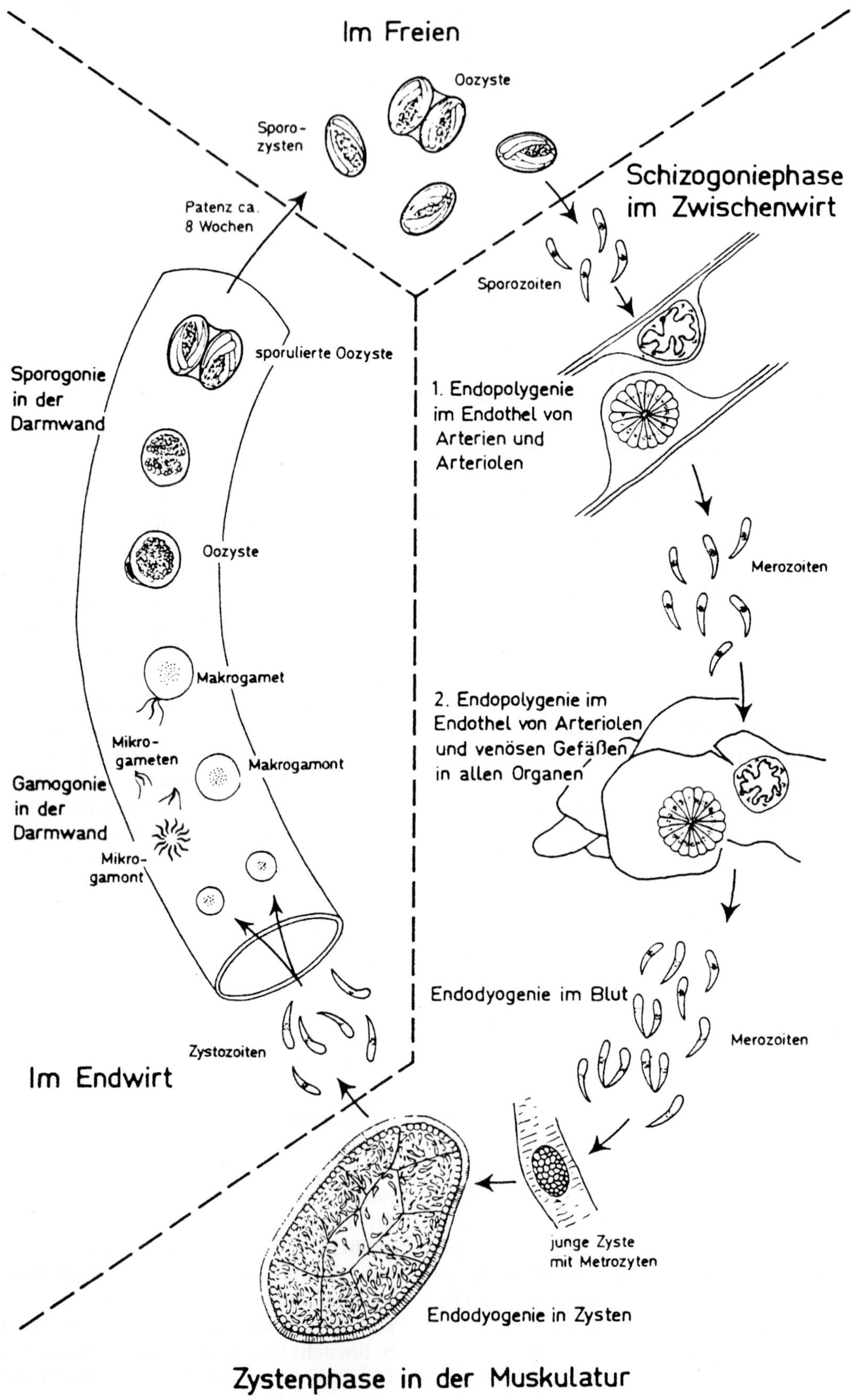

Abbildung 9-314 Entwicklungskreislauf der Gattung *Sarcocystis* (schematisch; Rommel, 1992)

ten hervorgehen, die Brady- oder Zystozoiten genannt werden. Bei S. bovicanis dauert die im Zwischenwirt ablaufende Entwicklung 3–5 Monate. Für den Endwirt sind nur bradyzoitenhaltige Sarkozysten infektiös, nicht aber Metrozoiten oder Schizonten. Im Gegensatz zu S. bovicanis gelten S. bovifelis und S. bovihominis als für Rinder weitgehend apathogen; im Zwischenwirt lösen sie entzündliche, nekrotisierende, toxische und immunisatorische Wirkungen aus.

■ **Symptome, Verlauf:** Leichter bis mäßiger Sarcocystis-Befall führt beim Rind nicht zu manifester Erkrankung, weshalb solcher meist erst bei der Schlachtung, und auch dann oft nur durch entsprechende Untersuchungen (s. *Diagnose*) festgestellt wird. V. a. bei Kälbern, aber auch bei Jung- und erwachsenen Rindern, kann die orale Aufnahme von > 100 000 der für diese Tierart als besonders pathogen anzusehenden Sporozysten von S. bovicanis innerhalb von 4 Wochen deutliche, etwa 2 Wochen lang anhaltende Krankheitssymptome auslösen: Fieberhafte Allgemeinstörung, Speicheln, Freß-, Kau-, Schluck- und Bewegungsunlust, Zittern, Überköten, petechiale Blutungen in sichtbaren Schleimhäuten, Augen- und Nasenausfluß, Konjunktivitis, Husten, Atembeschwerde, Verschärfung des tracheobronchalen Geräuschs, Durchfall, Gewichts- und Milchrückgang, rauhes Haarkleid, Haarausfall an Nacken, Rumpf und Schwanzquaste (»Rattenschwanz«), Vergrößerung palpabler Lymphknoten, hämolytisch-hämorrhagische normochrome/normozytäre Anämie, Hypoproteinämie, Zunahme der Serumaktivitäten von CK, AST, SDH und LDH, Hemmung der Blutgerinnung, fortschreitende, auf Herzinsuffizienz (Kap. 4.1.2.2) beruhende, mit Unterhautödemen einhergehende und zum Festliegen führende Schwäche, mitunter aber auffallende Erregbarkeit infolge Hirnbeteiligung (Kap. 10.4.4). Tiere, welche eine solche Erkrankung überstehen, bleiben oft »Kümmerer«. Nach dem 1. Drittel der Trächtigkeit auftretende Sarkozystiose kann zudem 1–2 Monate später Abort oder Totgeburt auslösen; Kolostrum solcher Mütter ist frei von Sarcocystis-Merozoiten. Die Ingestion von ≥ 200 000 Sporozysten bedingt schwerste, teilweise letal verlaufende Erkrankung.

■ **Sektion:** Nach Exitus infolge klinisch manifester Sarkozystiose findet man petechiale Blutungen an inneren Organen, hyperplastische bis hämorrhagische Lymphadenitis, seröse Atrophie des Körperfetts, Ansammlung von Flüssigkeit in den Körperhöhlen, Unterhautödem, Blutfülle und Ödem der Lunge. Stark mit Sarcocystis-Gewebszysten (= MIESCHERsche oder PAYNEYsche »Schläuche«) befallenes Muskelfleisch ist ebenso wie der Herzmuskel mit grauweißlichen Fleckchen und Streifen, in akuten Fällen auch mit kleineren Blutungsherden durchsetzt (Abb. 9-315).

Histologisch besteht bei chronischer Sarkozystiose multifokale nichteitrig-interstitielle Myositis und Myokarditis mit m. o. w. gut erhaltenen Sarkozysten innerhalb von Myofibrillen (s. Abb. 4-12); ihre Beziehung zur Myositis eosinophilica wird in Kapitel 9.16.4 erörtert. Während der Vermehrung der Merozoiten enthalten die Endothelien kleinerer Blutgefäße Sarcocystis-Schizonten (→ mitunter disseminierte intravasküläre Koagulation; s. auch Periarteriitis nodosa, Kap. 4.3.7.1). Als Probenmaterial für epidemiologische und fleischhygienische Untersuchungen eignen sich Zungen-, Kau-, Schlund-, Herz- und Zwerchfellsmuskulatur. Nach Sarkozystiose-bedingtem Abort lassen sich in Plazentomen immunhistochemisch Merozoiten nachweisen.

■ **Diagnose, Differentialdiagnose:** Klinisches Bild und Begleitumstände (unmittelbarer oder über das Futter erfolgter Kontakt mit Hunden) geben Hinweise. Der intravitale serologische Nachweis spezifischer AK

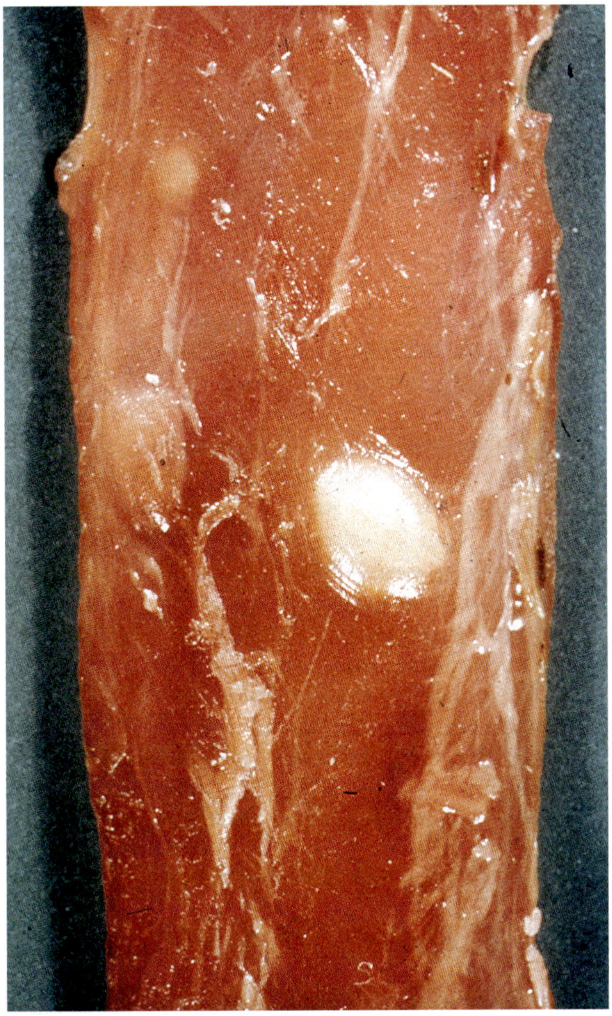

Abbildung 9-315 Sarkozystiose der Schlundmuskulatur (POHLENZ, 2000)

(IHA, ELISA, IFAT) ist wegen des häufigen Vorkommens subklinischer boviner Sarkozystiose nur bei hohem Titer beweisend für eine akute Sarcocystis-Invasion. Der postmortale Nachweis von Sarkozysten kann mittels trichinoskopischer Untersuchung von Muskelgewebe (Quetschpräparat), mikroskopischer Prüfung trypsinverdauter Muskelproben oder durch immunhistochemischen Nachweis in bevorzugt befallenen Muskeln geführt werden; letzterer gestattet die Unterscheidung von Toxoplasmen- oder Neosporidien-bedingten Veränderungen. *Differentialdiagnostisch* sind hämorrhagische Diathesen (Kap. 4.3.5.10), ROECKLsches Granulom (Kap. 9.9.8), angeborene Mißbildungen des Gehirns (Kap. 10.1.1), anderweitige Verkalbeursachen, insbesondere Neosporose (Kap. 10.4.2), sowie Jungtierseptikämien (Kap. 4.3.3.1, 6.10.19) in Betracht zu ziehen; im Gegensatz zum Neosporose-bedingten Abort ist das infolge Sarkozystiose verkalbende Muttertier stets deutlich erkrankt.

■ **Beurteilung:** Klinisch manifeste bovine Sarkozystiose ist prognostisch infaust, während inapparenter Sarcocystis-Befall die Leistungsfähigkeit nicht beeinträchtigt. Verzehr von rohem, stark mit S.-bovihominis-Zysten durchsetztem Rindfleisch führt beim Menschen zu 1–2 Tage lang anhaltendem Schwindel, Übelkeit, Leibschmerzen und Durchfall; solche Personen scheiden mit ihrem Stuhl 6 Wochen lang Sporozysten aus.

■ **Behandlung:** Dauermedikation mit Kokzidiostatika (insbesondere Amprolium, Kap. 6.11.5) vermag zwar das klinische Bild der experimentellen Sarkozystiose beim Kalb zu mildern, den Entwicklungskreislauf des Parasiten aber nicht zu unterbrechen.

■ **Prophylaxe, Bekämpfung:** Verunreinigungen der für Rinder bestimmten Futtermittel und Streu durch Exkremente von Hund, Katze oder Mensch vermeiden. Kein rohes, vom Rind stammendes Fleisch oder ungekochten Schlachtabfall an Hunde oder Katzen verfüttern. Verendete Rinder sofort aus der für domestizierte und freilebende Fleischfresser zugänglichen Umwelt entfernen und ordnungsgemäß beseitigen (TKBA); streunende Hunde einfangen.

Im für menschlichen Genuß bestimmten Rindfleisch enthaltene Sarkozysten werden durch 3tägiges Tiefgefrieren bei –20 °C, Kochen oder Durchbraten abgetötet; andernfalls bleiben sie wochenlang invasionstüchtig.

9.16.2 Zystizerkose der Skelettmuskulatur

■ **Definition, Vorkommen, Bedeutung:** *Cysticercus bovis s. inermis,* das im Rind (= Zwischenwirt) parasitierende einköpfige Blasenstadium (= »Rinderfinne«) der daher »Rinderbandwurm« genannten *Taenia saginata* des Menschen (= Wirt), ist weltweit verbreitet und je nach regionalem Hygienestand bei 0,1–25% (Deutschland: 0,4–6,8%) der Schlachtrinder zu finden; die aufgrund der Schlachtbefunde (d.h. durch »Finnenschnitte«) ermittelte Befallsfrequenz ist jedoch wesentlich geringer als das tatsächliche Vorkommen dieses Parasiten, weshalb die derzeit gültige Untersuchungstechnik der Verbesserung bedarf. Als Infektionsquelle des Menschen (1–2% der Einwohner in Deutschland sind mit T. saginata befallen) verdient bovine Zystizerkose entsprechende Beachtung.

■ **Parasitenkreislauf:** Die mit dem Stuhl menschlicher T.-saginata-Träger ausgeschiedenen Bandwurmglieder (Proglottiden) enthalten jeweils ≤ 80000 Eier, die in der Umwelt ≤ 7 Monate lang lebensfähig bleiben; ihre Onkosphären sind nach 4 Tagen invasionstüchtig. Sie entwickeln sich nach oraler Aufnahme der T.-saginata-Eier (mit verunreinigtem Futter) in intramuskulären Lymphgefäßen des betreffenden Rindes zu Finnen (Zystizerken). Dabei werden Herz-, Zungen-, Kau-, Schlund-, Zwerchfells- und Zwischenrippenmuskeln bevorzugt befallen; außerdem können sich Finnen auch in Gehirn, Lunge, Nieren oder Leber ansiedeln. Nach etwa 3 Monaten sind die Zystizerken maximal 9 Monate (Herz) bis 2,5 Jahre lang (übrige Lokalisationen) invasionsreif und gehen dann ein. Superinvasionen führen zur Immunisierung, die sich in vorzeitigem Absterben der Zystizerken zu erkennen gibt. Kälber von Kühen, die während der 2. Trächtigkeitshälfte einer T.-saginata-Onkosphären-Invasion ausgesetzt waren, können sich bei Geburt als finnenbefallen erweisen.

■ **Symptome, Verlauf:** Nach massiver Exposition, z.B. infolge Ausbringens verseuchten Düngers, Verunreinigung von Weiden oder Tränkestellen mit abwasserführendem Oberflächenwasser, treten bei aus solchen Herden stammenden Schlachttieren (und zwar vorwiegend bei ≤ 4jährigen) unerwartet oder auffallend häufig Finnenfunde auf, ohne daß diese Rinder zuvor klinisch krank erschienen (»bovine cysticercosis storm«). Stark finnenbefallene Kälber zeigen allerdings Fieber, Rückgang der Freßlust, Husten, Atembeschwerde, Erregbarkeit/Muskelzittern und/oder Taumeln; in ihrem Blut sind dabei vorübergehend eosinophile Leukozytose sowie Zunahme der CK-Aktivität des Serums festzustellen.

■ **Sektion:** Bovine Zystizerken werden i.d.R. erst bei der Schlachtung, d.h. durch die Fleischuntersuchung entdeckt. Dabei geben sie sich an ihren Prädilektionsstellen als hirsekorn- bis erbsengroße flüssigkeitsgefüllte grauweißliche Blasen oder gelblich-grüne, in bindegewebiger Abkapselung bis Verkalkung befindliche Gebilde zu erkennen (Abb. 9-316). Jüngere Tiere sind häufig stärker finnenbefallen als ältere. *Histologisch* erscheinen reife Zystizerken sowie der neben ihnen befindliche, im Schnitt halbmondförmig erscheinende nekrotische Bezirk von Granulationsgewebe umgeben; die benachbarten Muskelfasern atrophieren. Beim Absterben der Zystizerken füllt die entzündliche Reaktion des Wirtsgewebes den zuvor vom Parasiten beanspruchten Raum zunehmend aus. Die Nekrose führt endlich zur Verkalkung.

■ **Diagnose:** Am lebenden Tier läßt sich stärkerer Befall mit invasionstüchtigen Finnen (nicht aber »Schwachfinnigkeit«) mit einiger Sicherheit serologisch (IHAT, IFAT, ELISA) ermitteln; diese Verfahren eignen sich v. a. zur Herdenüberprüfung. *Differentialdiagnostisch* ist an Sarkozystiose (Kap. 9.16.1) und ROECKLsches Granulom (Kap. 9.9.8) zu denken.

■ **Behandlung, Prophylaxe:** Die nach experimenteller Infektion von Kälbern mit T.-saginata-Onkosphären vorgenommene orale Behandlung mit Praziquantel (50–100 mg/kg LM) führt zu raschem Absterben der Finnen. Versuche, den Zystizerkenbefall durch spezifische Vakzination der Kälber mit mAK zu vermindern, könnten für besonders exponierte Herden von Interesse werden.

■ **Bekämpfung:** Betriebsangehörige rinderhaltender Großbetriebe regelmäßig auf etwaiges Bandwurmträgertum untersuchen und ggf. behandeln lassen. Abortbenutzungspflicht überwachen. Menschliche Fäkalien nicht auf landwirtschaftlich genutzte Flächen ausbringen, sondern der öffentlichen, hygienisch geregelten Kanalisation zuführen; Abwässer in zentraler Kläranlage sachgemäß entwesen. Der Rinderhaltung dienende Grünflächen strikt von Campingplätzen und anderen, touristisch besuchten Stellen, Eisenbahnlinien, abwasserführenden Gewässern, Kläranlagen/Klärschlamm und Rieselfeldern abgrenzen. (Die Vermutung, daß Vögel T.-saginata-Proglottiden oder -Eier auf Rinderweiden und -futterstellen verschleppen können, verdient nähere Prüfung).

Gewissenhafte fleischbeschauliche Untersuchung der Schlachtrinderkörper auf Zystizerkose (»Finnenschnitte« gemäß FlHG/FlHVO) durchsetzen und bessere Untersuchungsverfahren entwickeln. Starkfinniges Fleisch ist als genußuntauglich zu beurteilen, schwachfinniges tiefzugefrieren (6–10 Tage bei –10 °C); als Hack- oder Schabefleisch vorgesehene Teile sind im Fleischwolf (Lochgröße ≤ 1,0 mm Durchmesser) zu zerkleinern. Um die Herkunftsbestände etwa finnig befundener Rinder ermitteln und deren Personal überprüfen zu können, sollten alle Schlachttiere ursprungsgemäß gekennzeichnet werden.

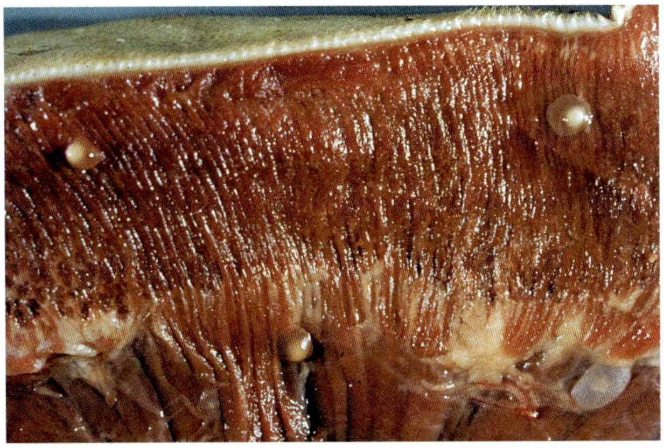

Abbildung 9-316 Zystizerkose der Zungenmuskulatur (POHLENZ, 2000)

9.16.3 Trichinellose der Skelettmuskulatur

Spontaner Trichinenbefall ist beim Rind (im Gegensatz zu Pferd, Kamel und Rentier) bislang zwar noch nicht beobachtet worden, was wohl an seiner Abneigung gegenüber Kleinnagern und Aas liegt. Experimentell sind Rinder aber mit *Trichinella spiralis* infizierbar. Das dabei ausgelöste Krankheitsbild äußert sich zwischen dem 10. und 30. Tag p. inf. in zögerlicher Futteraufnahme sowie Kauunlust; zwischen 10. und 60. Tag p. inf. erweisen sich zudem die eosinophilen Leukozyten im Blut als vermehrt. Bei der Zerlegung finden sich Trichinen v. a. in Zungen-, Kau- und Zwerchfellsmuskeln. Histologisch zeigen sich bis 3 Monate p. inf. herdförmige eosinophile Myositis, zudem Trichinenzysten. 1–2 Wochen p. inf. kommt es zur Serokonversion Trichinen-spezifischer AK (ELISA, IFAT), die 1–2 Monate p. inf. ihren höchsten Titer erreichen; danach sinkt der AK-Gehalt allmählich ab.

9.16.4 Myositis eosinophilica

Die Ätiopathogenese der v. a. bei Mastrindern als Mangel der Fleischqualität bedeutungsvollen eosinophilen Muskelentzündung ist erst unzulänglich geklärt. Die bei klinisch zuvor unauffälligen Schlachttieren meist auf Anschnittflächen mehrerer Skelettmuskeln, der Zunge und/oder des Herzmuskels festzustellenden Veränderungen bestehen in kleinfleckigen bis streifenförmigen oder ausgedehnteren diffus graugrün irisierenden Verfärbungen (Abb. 9-317). Sie werden als Folge des Zerfalls von *Sarcocystis-Gewebszysten* (Kap. 9.16.1) angesehen, durch den offenbar Hypersensibilität vom Typ I (Kap. 1.2.3.1) ausgelöst wird. Derartige Veränderungen sind gemäß FlHG und FlHVO als für menschlichen Genuß untauglich zu beurteilen. *Histologisch* bestehen solche Herde aus eo-

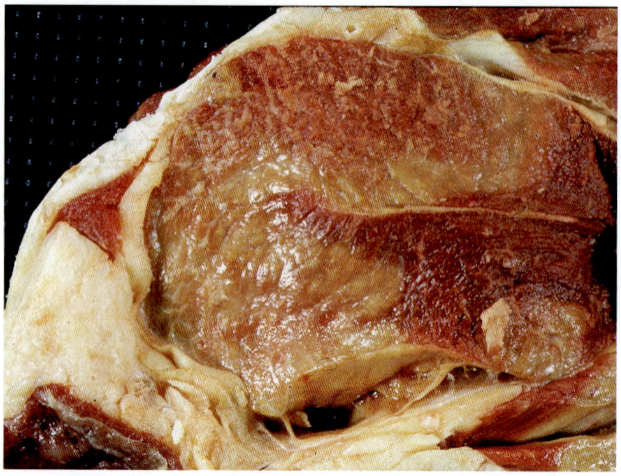

Abbildung 9-317 Myositis eosinophilica der Skelettmuskulatur eines Mastbullen (POHLENZ, 2000)

sinophilen Granulomen, die häufig offene, d. h. rupturierte (leere) Sarkozysten enthalten und deren Extrakt eosinophile Leukozyten chemotaktisch anlockt; dagegen findet sich in der Umgebung intakter Sarkozysten i. d. R. keine eosinophile Reaktion. Als von Fall zu Fall mit in Betracht zu ziehende Ursachen für eosinophilenreiche Muskelveränderungen sind *Zystizerkose* (Kap. 9.16.2), *Trichinellose* (Kap. 9.16.3), überstandene *Myodystrophie* (Kap. 9.17.1), traumatisch bedingte *Myofibrillenrupturen* (Kap. 9.17.2) sowie *Mastzellen-Retikulose* (Kap. 4.4.4.3) zu nennen. Differentialdiagnostisch ist an *Myoxanthose* zu denken.

9.17 Mangel-, vergiftungs- und haltungsbedingte Krankheiten der Bewegungsorgane

Bezüglich weiterer fütterungsbedingter Leiden der Lokomotionsorgane sei auf *Hypokalzämische Gebärparese* (Kap. 12.3.1), *Botulismus* (Kap. 10.5.13), *Mutterkorn-* und *Rohrschwingelvergiftung* (Kap. 12.3.3, 12.3.4), *»toxische« Klauenrehe* (Kap. 9.14.8), *Ionophorvergiftung* (Kap. 4.1.5.2), *Molybdänose* (Kap. 12.3.12) und *chronische Selenose* (Kap. 12.3.9) verwiesen. Die haltungsbedingte *Spondylarthrose älterer Deck- und Besamungsbullen* (Kap. 10.2.9) wird bei den Krankheiten des ZNS besprochen; *»Stallklauen«* (Kap. 9.14.3), *traumatische Klauenrehe* (Kap. 9.14.8) und *Zwischenklauennekrose* (Kap. 9.14.16) werden bei den übrigen Klauenleiden abgehandelt.

9.17.1 Enzootische Myodystrophie des präruminanten Kalbes

H. SCHOLZ/M. STÖBER

Definition, Vorkommen, Ursache: Von diesem weltweit bekannten und wirtschaftlich bedeutsamen Leiden werden v. a. 1–4 Monate alte Kälber, mitunter aber auch Feten und Neugeborene oder bis zu halbjährige Tränke- und Saugkälber betroffen. Es beruht auf unzureichender Versorgung mit Selen sowie Vitamin E und/oder übermäßigem Gehalt der Nahrung an mehrfach ungesättigten, zu Peroxidation neigenden Fettsäuren; ggf. genügt oft eine geringfügig erscheinende körperliche Belastung, um kennzeichnende degenerative Veränderungen der quergestreiften Muskulatur auszulösen *(nutritive Rhabdomyopathie)*. Enzootische Myodystrophie tritt meist bestandsweise gehäuft, und zwar v. a. in Regionen mit Se-armen Böden und dort wiederum bei Kälbern von Milch- oder Mastviehbeständen auf, deren Kühe vorwiegend bis ausschließlich betriebseigene Futtermittel erhielten. Gleiches gilt für Mastkälber, die mit »aufgefettetem«, aber nicht Vitamin-E-/Se-supplementiertem Milchaustauscher getränkt wurden. Das Leiden geht – vermutlich wegen des geringen Gehalts blassen Kälberfleischs an Muskelfarbstoff – nicht mit Myoglobinurie einher. *Andere Bezeichnungen:* myopathisch-dyspnoisches Syndrom, »Zitter-« oder Weißmuskelkrankheit, Hühner- oder Fischfleischigkeit, Kälberrheumatismus, stiff calf disease. Einige weitere krankhafte Zustände werden als mitunter »Selen-abhängig« angesehen (s. *Pathogenese*).

Pathogenese: *Vitamin E* (α-Tokopherol) bewahrt metabolisch bedeutsame Membranen von Zellen und intrazellulären Organellen vor oxidativer Schädigung durch Radikale aus Nahrung und intermediärem Stoffwechsel. *Selen* schützt als Bestandteil der Glutathion-Peroxidase (GSH·Px) v. a. vor membranzerstörendem Einfluß intrazellulärer Peroxide.

Der Gehalt pflanzlicher Futtermittel an *Selen* ist meist dort unzureichend (d. h. < 0,1 ppm TM), wo der Boden < 0,5 ppm Se enthält. Solche Gebiete sind heute auf allen Kontinenten bekannt. Kuhmilch hat einen für rasch wachsende Kälber auf Dauer zu knappen Se-Gehalt (30–50 µg/l); das gilt insbesondere für Betriebe mit knapper Se-Versorgung.

Der Bedarf des Rindes an *Vitamin E* wird mit 8–10 mg α-Tokopherol/kg Futter angegeben. Er läßt sich auch mit 1,0 mg Vitamin E/kg LM und Tag plus 5 mg/kg Milchleistung plus 3 mg/g der Ration enthaltener mehrfach ungesättigter Fettsäuren (PUFA) berechnen; dabei sind 17 % des Nahrungfetts als PUFA anzusetzen. Die meisten pflanzlichen Futtermittel enthalten in frischem Zustand zwar ausreichende

Mengen an *Vitamin E* für das Rind; ihr Gehalt an Tokopherolen geht jedoch bei Werbung (Trocknen, Silieren) und Lagerung (Einwirken von Hitze, Feuchtigkeit oder Siliermitteln), z. B. in Heu, Maissilage oder Getreideschrot, m. o. w. rasch und u. U. bis auf unzureichende Werte (< 30 ppm TM) zurück. Das gilt insbesondere bei Anwesenheit mehrfach ungesättigter Fettsäuren oder Konservierung mit Propionsäure. Gleiches trifft auch für »aufgefetteten« Milchaustauscher zu. Der Vitamin-E-Gehalt von Kuhmilch kann den Bedarf von Saug- und Tränkekälbern nur während der Kolostralperiode sicher decken. Milchaustauscher sollte je nach Fettgehalt 10–30 IE Vitamin E/kg TM enthalten.

Nahrungseigene *mehrfach ungesättigte Fettsäuren* (PUFA) finden sich v. a. in tierischen oder pflanzlichen Lipiden (Leber-/Fischtran, Schweinefett, Lein-, Soja-, Mais- oder Kokosöl, Kokos-, Erdnuß- oder Baumwollsaatkuchen, Fischmehl u. ä. m.), wie sie im Milchaustauscher oder Kraftfutter enthalten sein können. Sie neigen bei längerer Lagerung dazu, ranzig zu werden (= Autoxidation); die dabei entstehenden Peroxide inaktivieren die im betreffenden Futter enthaltenen Tokopherole (→ Abnahme des Vitamin-E-Gehalts). Reich an mehrfach ungesättigten Fettsäuren sind auch junges Weidegras sowie Grünmais, deren Verfütterung daher das in den Vormägen enthaltene Vitamin E vermindert.

Unter solchen Voraussetzungen ist das stoffwechselintensive Gewebe der quergestreiften Muskulatur von Bewegungsapparat, Hals, Brustkorb/Zwerchfell, Herz und vorderem Verdaungstrakt (Zunge, Rachen, Schlund) nicht mehr genügend vor Peroxidation geschützt, was zu m. o. w. plötzlich und multipel einsetzender Myodegeneration führen kann. Dabei spielen außer den genannten Ernährungsmängeln und -fehlern auch bestimmte Begleitumstände, wie rasche körperliche Entwicklung (»Frohwüchsigkeit«), Kälte, Beunruhigung, übermäßige Bewegung und Transport, wegen der damit verbundenen metabolischen und mechanischen Belastung der o. a. Muskeln eine krankmachende Rolle: Kardiomyopathisch bedingte plötzliche Todesfälle ereignen sich daher nicht selten beim Tränken oder Umsetzen. Durchfall fördert das Auftreten von Weißmuskelkrankheit ebenfalls, weil er die intestinale Resorption von Tokopherolen und Selen behindert.

Bezüglich sog. *»Se-abhängiger« Krankheiten* ist anzumerken, daß in Se-arm ernährten Herden vermehrt lebensschwache Kälber (= »Neugeborenen-Myodystrophie«) und Nachgeburtsverhaltung vorkommen; ggf. lassen sich beide »Bestandsprobleme« durch Aufbesserung der Se-Versorgung beheben. (Selen darf aber nicht als Allheilmittel gegen andersbedingte Retentio secundinarum oder Neugeborenenverluste angesehen werden.) Die Fruchtbarkeit männlicher oder weiblicher Rinder wird durch Vitamin-E- oder Selenmangel (oder -zulagen) nicht beeinflußt. Kausalzusammenhänge zwischen Mängeln der Vitamin-E- oder Selen-Versorgung und vermehrter Neigung zu Jungtierdiarrhoe, Paratuberkulose, Mastitis oder verminderter Immunkompetenz werden diskutiert.

■ **Symptome:** Je nach dem Zeitpunkt, zu welchem Enzootische Myodystrophie klinisch manifest wird, sind folgende Verlaufsformen zu unterscheiden:

➤ *Neugeborenen-Myodystrophie* gibt sich in gehäuften Geburten toter, lebensschwacher oder in der 1. Lebenswoche schlapp werdender Kälber zu erkennen. Sie stammen von Müttern, deren Se-/Vitamin-E-Versorgung während der betreffenden Trächtigkeit unzulänglich war. Solche Kälber liegen viel oder dauernd, z. T. mit ständig unphysiologischer Haltung von Kopf und Hals oder Extremitäten. Sie wollen offensichtlich saugen, sind aber nicht dazu fähig. Die nähere Untersuchung ergibt oft eine auffallend dicke und derbe Zunge sowie Unvermögen, den Kopf zu erheben oder sich nach dem Aufstellen auf den Beinen zu halten. Das Leiden führt meist bald zum Tod infolge Störung der Atemtätigkeit und Herzversagens.

➤ Typische *Enzootische Myodystrophie* befällt i. d. R. bestandsweise gehäuft 1–4 Monate alte Saug- und Tränkekälber, nicht selten nach vorherigem Durchfall; mitunter setzt das Leiden kurz nach Gewährung von Auslauf oder nach Austrieb der mit ihren Mutter-/Ammenkühen laufenden Kälber ein. Das klinische Bild wird dabei zwar, je nach Schädigung der Muskeln von Bewegungs-, Atmungs,- Kreislauf- oder vorderem Verdauungsapparat, von anderen Erscheinungen beherrscht; oft liegen aber m. o. w. deutlich ausgeprägte lokomotorische, respiratorische und zirkulatorische Funktionsbehinderungen zugleich vor (Abb. 9-318):

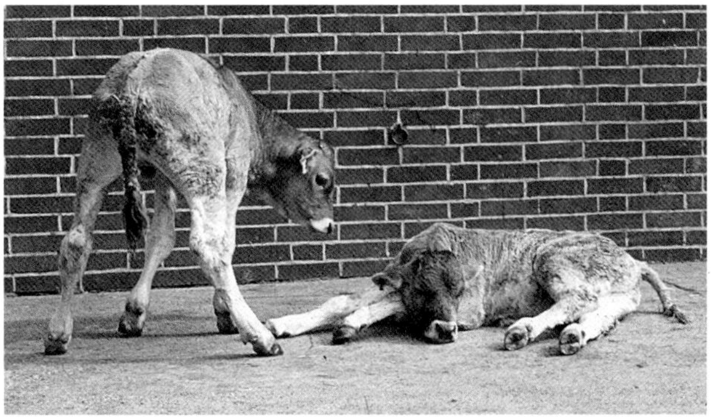

Abbildung 9-318 Enzootische Myodystrophie des präruminanten Kalbes: unsicher-breitbeiniges Stehen mit gesenktem Kopf (links) bzw. Schwitzen, Festliegen mit gestreckten Vorderbeinen sowie Unvermögen, den Kopf zu heben (rechts)

›› *Bewegungsstörungen:* unwillig-steifer Gang; aufgekrümmter Rücken, tiefgehaltener Kopf; Muskelzittern; zunächst verminderte Neigung abzuliegen; später wiederholtes Umfallen mit erschwertem Aufstehen; vermehrtes Liegen oder Festliegen in m. o. w. unphysiologischer Stellung: Kopf nicht angehoben und mitunter ständig seitlich eingeschlagen, Vorder- und/oder Hinterbeine nach vorn oder zur Seite hin ausgestreckt; Haarkleid verschwitzt.

›› *Behinderung der Atemtätigkeit:* gemischte Dys- und Polypnoe; Liegen in Brustlage mit auf dem Boden ausgestrecktem Hals; bei aspirationsbedingter Pneumonie auch perkutorische Dämpfung im kranioventralen Lungenfeldbereich sowie auskultatorisch pfeifende und/oder knatternde Atemgeräusche; Fieber; in fortgeschrittenen Fällen zudem Zyanose und/oder atmungssynchrones Stöhnen.

›› *Kreislaufinsuffizienz:* Tier(e) schlapp; vermehrte Herzfrequenz bei zunehmend schwächer werdendem und schlecht abgesetztem Herzschlag; EKG: Sinustachykardie mit erhöhtem ST-Segment und hoher T-Welle; meist plötzlicher, aus scheinbarer Gesundheit heraus und unter Stöhnen, teilweise auch Krämpfen, eintretender erregungsbedingter Tod; dabei u. U. Ansammlung von rosafarbenem Schaum vor Nase und Maul (Lungenödem); bei protrahiertem Verlauf auch Aszites.

›› *Schluckbeschwerden:* Unfähigkeit zum Saugen oder zur Tränkeaufnahme trotz offensichtlicher Trinklust; häufiges Blöken; leeres Kauen, Speicheln, Zähneknirschen; fortschreitende Dehydratation; u. U. auch Ansammlung von Streu im Rachen; Verschlucken, Schnarchen, Husten; Zunge palpatorisch derber als normal.

Unabhängig vom Erscheinungsbild geht Weißmuskelkrankheit stets mit erheblicher Zunahme der Aktivität der Serum-Kreatinkinase (CK) von normalerweise < 50–100 U/l auf 1000–60000 U/l einher.

Der *Verlauf* unbehandelter Erkrankungen ist je nach Lokalisation und Ausmaß der Muskelschädigung entweder perakut (»plötzlicher Herztod«), akut (myopathisch-dyspnoisches Syndrom, Verschluckpneumonie) oder protrahiert (Bewegungsstörungen, Festliegen); länger erkrankte Kälber neigen vermehrt zu infektbedingter Bronchopneumonie oder Enteritis.

■ **Sektion:** Bei meist auffallend gutem Nährzustand des Tierkörpers sind die kennzeichnenden myodystrophischen Veränderungen rechter- und linkerseits stets symmetrisch ausgeprägt. Sie betreffen v. a. M. longissimus dorsi, M. psoas, M. biceps femoris, M. semitendineus, Interkostal-, Zwerchfells- und/oder Zungenmuskulatur. Auf der Schnittfläche geben sie sich als leicht erhabene, streifige bis flächige Bezirke von blaß-weißgrauer bis gelblicher Färbung sowie derberer Konsistenz zu erkennen (Abb. 9-319). Stellenweise sehen erkrankte Muskelpartien »angekocht«,

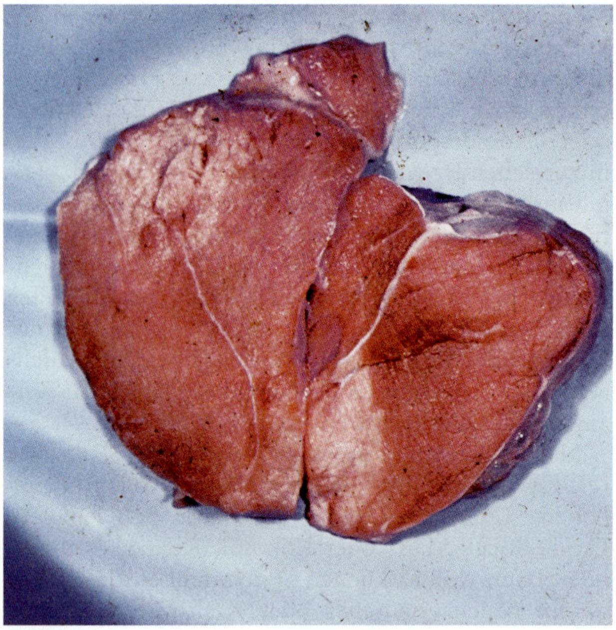

Abbildung 9-319 Enzootische Myodystrophie des präruminanten Kalbes: Querschnitt durch die blasse und stellenweise »weißfleischige« Muskulatur der Hintergliedmaße

fisch- oder hühnerfleischähnlich aus; mitunter liegen zudem multiple herdförmige intra- und intermuskuläre Blutungen vor. Gleichartige Veränderungen finden sich oft auch am Herzmuskel, insbesondere im Bereich von linker Kammer und Kammerscheidewand; nach perakut-tödlicher Erkrankung sind sie manchmal sogar der einzige Befund. In weniger rasch verlaufenen Fällen ist die linke Herzkammer deutlich erweitert (»Kugelherz«); außerdem sind dann i. d. R. auch die Körperhöhlenflüssigkeiten vermehrt. Die Lunge weist nicht selten Ödem und vikariierendes Emphysem, in den Spitzenlappen auch aspirationspneumonische Herde auf. *Histologisch* zeigen die Myofibrillen befallener Muskelbezirke hyaline Degeneration mit scholligem Zerfall; daneben sind reaktiv-entzündliche und reparative Vorgänge (Phagozyteninfiltration, Fibrose, dystrophische Verkalkung) festzustellen. Am Herzen erweisen sich außer Muskelzellen auch PURKINJEsche Fasern als betroffen.

■ **Diagnose:** Gehäuftes Auftreten von Bewegungs-, Atmungs- und/oder Kreislaufstörungen bei Tränke- oder Saugkälbern und Fütterungsanamnese (nur Milch oder »aufgefetteter« MAT ohne ausreichenden Vitamin-E-/Se-Zusatz) sind als Hinweis auf Enzootische Myodystrophie zu werten. Klärung ist durch Bestimmung der Aktivitäten der Serum-Kreatinphosphokinase (CK) und der Se-abhängigen Glutathion-Peroxidase der roten Blutkörperchen* ($GSH \cdot Px_{ery}$) mehrerer

* Heparinblutröhrchen bis zum Stopfen gefüllt versenden.

Tiere zu erlangen (Übersicht 9-10). Bei positivem Befund empfiehlt es sich, auch den Se-Gehalt der betriebseigenen Futtermittel und/oder des Milchaustauschers zu prüfen (Übersicht 9-11). Der Vermutung, daß die vermehrte Neigung einer Milch- oder Mastviehherde zu Nachgeburtsverhaltung auf Se-Mangel beruhe, ist durch stichprobenweise Kontrolle der GSH·Px_{ery}-Aktivität* bei 10% der Tiere nachzugehen (Übersicht 9-10); eine solche Untersuchung erscheint v. a. in bekanntermaßen Se-armen Regionen sinnvoll.

Übersicht 9-10 Beurteilung der Selenversorgung aufgrund der Aktivität der Glutathion-Peroxidase der roten Blutkörperchen

Probenmaterial	Selenversorgung		
	ausreichend	knapp	mangelhaft
erythrozytäre Glutathion-Peroxidase** (mU/mg Hb):	> 140	60–140	< 60

** Beurteilungsgrenzen stark laborabhängig; die hier angegebenen Werte entsprechen denen der Klinik für Rinderkrankheiten der Tierärztlichen Hochschule Hannover.

■ **Differentialdiagnose:** Die *Neugeborenenmyodystrophie* sollte von angeborenen Herzfehlern und anderen, mit allgemeiner Schwäche einhergehenden Leiden (Omphalophlebitis, Kap. 6.15.7; Polyarthritis, Kap. 9.9.2ff) unterschieden werden. Typische *Weißmuskelkrankheit* ist von Paralytischer Myoglobinurie (Kap. 9.17.2), Enzootischer Bronchopneumonie (Kap. 5.3.3.1), Septikämien (Kap. 4.3.3.1), Kälbertetanie (Kap. 10.5.4.4), kupfermangelbedingtem plötzlichem Tod (Kap. 12.3.11) und Botulismus (Kap. 10.5.13) abzugrenzen. Ergibt sich der Verdacht, daß *bestandsweise gehäuftes Auftreten von Retentio secundinarum, Diarrhoe* oder *Euterentzündungen* auf Selen- oder Vitamin-E-Mangel beruht, so sollten, vor etwaiger Behandlung, erst entsprechende Analysen vorgenommen werden.

■ **Beurteilung:** Kälber mit *Neugeborenen-Myodystrophie* sind wegen schwerwiegender Muskelveränderungen (Herzbeteiligung) i. d. R. verloren oder unwirtschaftlich. Bei Saug- und Tränkekälbern mit *Weißmuskelkrankheit* gelten tumultuarische Herztätigkeit, Lungenbeteiligung, Schluckbeschwerden, Durchliegen und Untertemperatur prognostisch als schlechtes, das Überleben des 3. Tages als günstiges Zeichen. Die Heilung weniger schwer betroffener Tiere kann ≤ 3 Wochen beanspruchen; sie ist am Rückgang der CK-Aktivität im Serum gut zu verfolgen. Unbehandelte Kälber solcher Bestände neigen beim Weideaustrieb zu Paralytischer Myoglobinurie (Kap. 9.17.2). *Gehäuftes Auftreten von Nachgeburtsverhaltung* läßt sich nur in denjenigen Herden durch Aufbesserung des Se-Angebots merklich reduzieren, deren Se-Versorgung zuvor unzureichend war.

* Heparinblutröhrchen bis zum Stopfen gefüllt versenden.

Übersicht 9-11 Beurteilung des Selengehalts von Körperflüssigkeiten, Gewebe-, Futtermittel- und Bodenproben

Probenmaterial	Selenversorgung		
	normal	unzureichend	übermäßig
Blut* (µg/l):	> 100	< 40	> 300
Serum/Plasma* (µg/l):	> 70	< 30	> 220
Milch (µg/l):	> 30	< 5	> 80
Leber (mg/kg TM):	> 1,0	< 0,8	> 5
Nierenrinde (mg/kg TM):	> 4	< 1,6	> 10**
Muskel (mg/kg TM):	> 0,3	< 0,2	> 2
Haare/Horn (mg/kg TM):	> 0,5	< 0,2	> 2
Futter*** (mg/kg TM):	0,2–0,3	< 0,1	> 5
Boden (mg/kg TM):	> 0,1	< 0,03	

* Das Verhältnis der Selenkonzentration im Vollblut zu derjenigen im Plasma beträgt normalerweise ~ 2,4; der Se-Gehalt des Serums fällt aber in Mangelsituationen rascher ab (und steigt bei Überversorgung eher an) als derjenige des Blutes. Bei akuter Selenvergiftung kann der Selengehalt im Blut 25 ppm erreichen; bei chronischer Selenose beträgt er 1–4 ppm. ** Bei Verdacht auf Selen-Vergiftung (Kap. 12.3.9) besonders aussagekräftig. *** Der tägliche Selenbedarf von Kalb, Jungrind und Kuh beläuft sich auf 0,2, 0,5 bzw. 2,0 mg; einmalige orale Aufnahme von > 2 mg Se/kg LM führt zu akuter, ständige Ingestion von > 0,15 mg Se/kg LM zu chronischer Selenvergiftung (Kap. 12.3.9).

■ **Behandlung:** Von Enzootischer Myodystrophie betroffene Kälber in eingestreuter Einzelbox unterbringen und tunlichst nicht beunruhigen. Festliegende Patienten regelmäßig umbetten und abreiben; Kopf beim Tränken erforderlichenfalls anheben. Beunruhigung unmittelbar vor und beim Tränken vermeiden; gefährdeten Kälbern wiederholt mäßige Tränkemengen im Nippel-Eimer oder ständig Milch aus dem Automaten anbieten.

Möglichst allen Kälbern des Bestandes, d. h. auch den noch gesund erscheinenden Altersgenossen pro 50 kg LM 5 mg Selen (als Na-Selenit) und 250 mg (entspricht 340 IE) Vitamin E, vorzugsweise als Kombinationspräparat, intramuskulär verabreichen. Gehalt des Milchaustauschers an Selen, Vitamin E und mehrfach ungesättigten Fettsäuren überprüfen; letztere (z. B. Lebertran) ggf. vermindern oder absetzen.

■ **Prophylaxe:** Sicherstellung einer ausreichenden Versorgung der hochtragenden Muttertiere mit Vitamin E (> 0,5 mg α-Tokopherol/kg LM und Tag) und Selen (0,15–0,3 ppm Futter-TM). Eine andere Möglichkeit besteht in intramuskulärer Gabe von Vitamin E (650 IE α-Tokopherol/Kuh) und Selen (15 mg Se als Na-Selenit/Kuh) 1–2 Monate vor dem Kalbetermin an die Mütter sowie in Verabreichung von Selen und Vitamin E an ihre Kälber im Alter von 2 Monaten (Dosierung s. *Behandlung*).

Für Mastvieh eignet sich die orale Verabreichung von 2–4 jeweils 30 g schweren endoretikulären Verweilpillen (mit 10% Se-Gehalt) pro Muttertier, aus denen durch kontinuierliche Abreibung bis zu 10 Monate lang täglich etwa 3 mg Se frei werden. Eine weitere Möglichkeit besteht in der Düngung extrem Searmer Weiden mit 35 g Se/ha.

Praktisch brauchbar ist bei Stallhaltung auch die tägliche Zugabe von 20 g eines 20 ppm Se enthaltenden Mineralfutters pro Kalb oder von 100–150 g desselben pro erwachsenes Tier; bei Weidegang empfiehlt sich freier Zugang zu einer 120 ppm Se enthaltenden Salzzulage. Bei Aufbesserung der Se-Zufuhr ist die Gefahr etwaiger Überdosierung zu beachten (s. Selenvergiftung, Kap. 12.3.9); gemäß FMVO/Anl. 2 (1997) ist im Gesamtfutter ein Se-Gehalt von ≤ 0,5 ppm zulässig.

9.17.2 Überlastungsmyopathie, Paralytische Myoglobinurie des ruminanten Rindes

H. Scholz/M. Stöber

Definition, Vorkommen, Ursache: Dieses auch *exerzitionale Rhabdomyolyse* (früher: »rheumatische Hämoglobinurie«) benannte Leiden beruht, ähnlich wie die zuvor besprochene Enzootische Myodystrophie des < 6 Monate alten Kalbes (Kap. 9.17.1), auf dem Zusammenwirken nutritiv-prädisponierender und mechanisch-auslösender Faktoren. Es betrifft, oft bestandsweise gehäuft, v. a. 8–20 Monate alte lebhafte Jungrinder kurz nach Weideauftrieb im Frühjahr *(Anpassungsmyopathie)*, kommt aber auch bei schweren, auf rutschigem (Spalten-)Boden gehaltenen frohwüchsigen Mastbullen oder hochtragenden Färsen *(Rupturmyopathie)*, bei frischabgekalbten, länger unbeweglich festliegenden und ungeschickt aufstehenden Kühen *(Kompressions- und Rupturmyopathie)*, bei überlasteten Zugtieren *(Arbeitsmyopathie)*, unsachgemäß verfrachteten Schlachtrindern *(Transportmyopathie)* sowie bei erschöpften Kampfstieren und frisch erbeuteten Wildwiederkäuern *(Hetz- und Einfangmyopathie)* vor. Im Gegensatz zur Enzootischen Myodystrophie wird exerzitionale Rhabdomyolyse von Myoglobinurie begleitet. Die solchen Erkrankungen voraufgegangene Versorgung mit Selen und/oder Vitamin E erweist sich bei bestandsweise gehäuftem Auftreten eines der erwähnten Probleme oft als knapp oder unzureichend (Beschränkung auf Se-arme betriebseigene Futtermittel; Getreide oder Silage mit Propionsäure konserviert). Außerdem sind in der *Pathogenese* der Überlastungsmyopathie aber auch folgende Faktoren von Bedeutung:

- *Körperliche Beanspruchungen:* ungebremster Bewegungsdrang beim Weideaustrieb nach langem, beengtem Stallaufenthalt; gegenseitige Belästigung durch Anrempeln, Stoßen, Aufreiten oder Anwesenheit männlicher oder brünstiger weiblicher Tiere auf der Weide, beim Transport oder im Laufstall; übermäßiges Treiben, Hetzen durch wildernde Hunde oder längeres, gewaltsames Vorwärtsziehen durch Anhängen an ein Fahrzeug; Muskelzerrungen und -überdehnungen bei Schwerstarbeit, unbeholfenem Abliegen/Aufstehen oder vergeblichen Flucht-/Befreiungsversuchen.
- *Ungenügende Weite der Muskelgefäße* infolge Kontraktion bei naßkalt-windiger Witterung (April bis Juni) oder anhaltender Kompression (längerdauerndes Festliegen auf einer Stelle → *ungenügende Blutzufuhr*, die v. a. stoffwechselmäßig oder mechanisch stark belastete Muskelgruppen betrifft. Bezeichnenderweise neigen hypermyotrophe »Doppellender« (Kap. 9.10.6) bei vergleichbarer körperlicher Anstrengung eher zu exerzitionaler Rhabdomyolyse als normal bemuskelte Altersgenossen. *Niedrige Umwelttemperatur* steigert zudem die Schadwirkung der mit jungem Gras reichlicher aufgenommenen mehrfach ungesättigten Fettsäuren auf körpereigenes Vitamin E.

Dieser kombinierten Belastung sind die meist auch infolge ungenügender Vitamin-E- und/oder Selenversorgung ungeschützten Myofibrillen der Skelett- und Atmungs-, seltener auch diejenigen der Schlingmuskulatur, früher oder später nicht mehr gewachsen. Sie verfallen dann in m. o. w. großen multipel-disseminierten Bereichen der Degeneration und Nekrose. Häufig schließen sich Schwellung, Induration und Beeinträchtigung der Funktionstüchtigkeit betroffener Muskeln, Zunahme von Blutzuckerspiegel und Serumharnstoffgehalt, Myoglobinämie und -urie sowie Steigerung der Aktivität der Serumkreatinkinase, in schweren Fällen auch Hämokonzentration und »myopathische« Nephrose an.

Symptome: Je nach Intensität der krankmachenden Faktoren wird exerzitionale Rhabdomyolyse schon am Tag des Belastungsbeginns oder erst innerhalb der folgenden 2 Wochen klinisch manifest. Bei perakutem Verlauf werden *Weidemyopathie*-Patienten u. U. unvermutet tot aufgefunden. Sonst geben sie sich durch Absondern von der Herde, Bewegungsunlust und steif-gespreizten Gang zu erkennen. Auffallend sind zudem anhaltendes zitterndes Stehenbleiben und zögerndes Hinlegen oder unbeholfenes Niederstürzen (»Zitterkrankheit«, »Maiensperrigkeit«). Angetrieben erheben sich die Kranken mühsam, mitunter nur bis in hundesitzige Stellung, und bewegen sich dann, offensichtlich schmerzgeplagt, mit aufgekrümmtem Rücken, angespannten Bauchdecken, untergeschobenen und sich nur wenig beugenden, über den Boden streifenden Hinterbeinen klamm vorwärts.

Bei schwerer Erkrankung sind zudem Schwitzen sowie vermehrte Herz- und Atemfrequenz festzustellen. Die Körpertemperatur kann leicht erhöht sein. Betroffene Muskelpartien an Rücken, Lende, Schulter/Oberarm und/oder Kruppe/Oberschenkel erweisen sich palpatorisch als m. o. w. deutlich verdickt und derber als gesunde Muskelpartien, sind aber meist nicht druckempfindlich. Der seltener als normal abgesetzte Harn ist zu Erkrankungsbeginn rötlich- bis kaffeebraun, später auch getrübt; das in ihm enthaltene Myoglobin reagiert mit Teststreifen wie Hämoglobin. Myoglobinämie führt im Gegensatz zu Hämoglobinämie zu primärer Photosensibilisierung (Kap. 2.2.7.3), was sich bei Sonnenlicht-exponierten Patienten v. a. im nichtpigmentierten Bereich von Flotzmaul und Augenlidern zu erkennen gibt.

Die bei *transport-, arbeits- und einfangbedingter Myopathie* zu beobachtenden Symptome ähneln weitgehend denen der Weidemyopathie, während sich eine bei *wiederholt ausgerutschten oder länger in gleicher Position festgelegenen schweren Tieren eintretende fibrilläre Muskelzerreißung* (exerzitionale Rhabdomyorrhexie) oft auf bestimmte, dabei besonders beanspruchte Muskeln beschränkt, z. B. M. serratus ventralis (→ Schulterblatt überragt den Widerrist), Mm. pectorales (→ »Abblatten« der Schulter/»Laffenständigkeit«), Vorarmstrecker (→ »Kniehängigkeit«), Mm. adductores (→ Grätschen eines oder beider Hinterbeine/ »Froschlage«) oder M. gastrocnemius (→ Fußen auf Plantarfläche des Metatarsus).

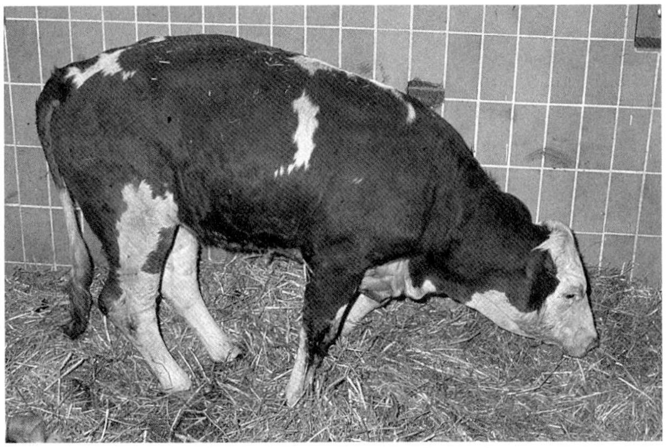

Abbildung 9-320 bis 9-322 Paralytische Myoglobinurie des ruminanten Rindes s. Abb. 9-320 Leichterer Fall bei einem nach seiner auf der Weide eingetretenen Erkrankung aufgestallten Tier: jeweils nur kurzfristiges Stehen mit gesenktem Kopf, aufgekrümmtem Rücken und »untergeschobenen« Gliedmaßen

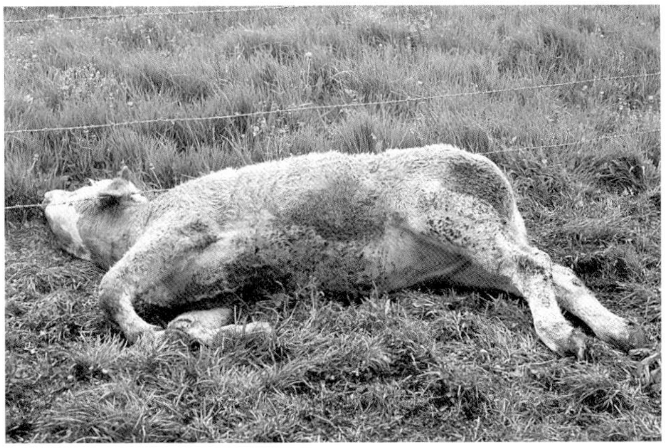

Abbildung 9-321 Schwerer Fall kurze Zeit nach Weideauftrieb im Frühjahr: plattes Festliegen auf der Seite

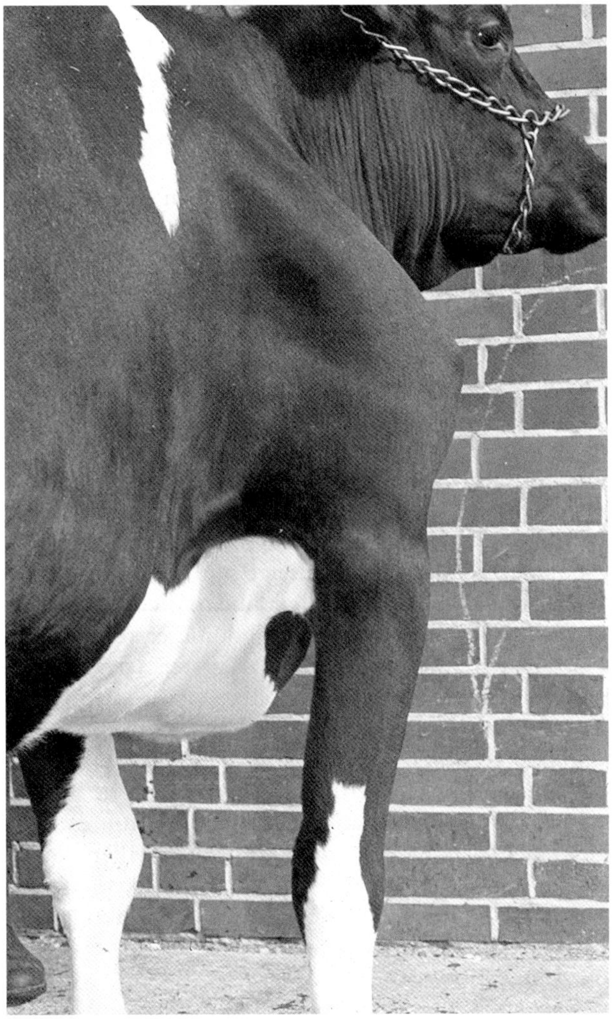

Abbildung 9-322 Spätfolgen: bleibendes Abblatten der Schulter nach überlastungsbedingter Schädigung der Pektoralismuskulatur

Verlauf: Je nach Erkrankungsgrad und Begleitumständen (Witterung, Belästigung durch Herdenmitglieder) kommt es in der Folge entweder allmählich zur Spontanheilung oder m. o. w. rasch zu völliger Teilnahmslosigkeit, Verweigern des Futters, Vormagenstillstand, Dehydratation und Festliegen. Dabei liegen Weidemyopathie-Patienten entweder in Brustlage mit gestreckten Vorder- und seitwärts gerichteten Hinterbeinen oder platt auf der Seite mit ständig gestreckten Gliedmaßen; zudem sind sie oft unfähig, den Kopf anzuheben. In solchen Fällen ist meist auch die Atem-, seltener zudem die Schlingmuskulatur beteiligt (→ inspiratorische Dyspnoe mit abdominaler Atmung bzw. Verschlucken). Beachtenswerte *Komplikationen* sind: Hyperkaliämie infolge massiver Freisetzung von Kalium aus lädierten Muskelzellen (→ zentralnervöse Erregung/Herzschädigung, Kap. 10.5.10); Speichel- oder Futteraspiration (→ Pneumonie); Durchliegen; Kreislaufschwäche (→ Untertemperatur); unzulängliche Lungenventilation (→ Zyanose); Nierenversagen (→ Urämie, Kap. 7.1.3.3, 7.1.3.4). Bei hochtragend von Überlastungsmyopathie betroffenen Kühen ist mit Geburt eines lebensschwachen oder toten Kalbes (angeborene Myodystrophie, Kap. 9.17.1) und/oder Nachgeburtsverhaltung zu rechnen.

Sektion: Die v. a. auf Schnittflächen der Muskeln von Rücken, Lende, Schulter, Oberarm, Kruppe und/oder Hinterbacken, nicht selten aber auch in Zwerchfellspfeilern sowie Interkostalmuskeln, m. o. w. bilateral-symmetrisch festzustellenden, leicht erhabenen streifig-fleckigen Veränderungen erscheinen bei erst kürzlich eingetretener Erkrankung milchig-grauweiß; sie zeigen unmittelbar nach Tötung des Tieres im Vergleich zu normalen Nachbarbezirken bei Berührung keine zuckende Reaktion. Nach mehrtägigem Kranksein werden die Muskelläsionen wachsartig graugelblich. Zudem kann die Skelettmuskulatur von multiplen kleineren Blutungen durchsetzt sein. In vorwiegend traumatisch bedingten Fällen finden sich, u. U. nur einseitig, umfangreiche, sulzig durchsetzte fibrilläre Zerreißungen besonders stark belasteter, wie gekocht aussehender Muskeln (M. serratus ventralis, M. triceps brachii, Mm. adductores, M. gastrocnemius). Leber und Nieren sind fettig degeneriert; die Harnblase enthält rötlichbraunen Urin. *Histologisch* besteht hyalinschollige Myodegeneration und -nekrose mit m. o. w. ausgeprägter Fragmentierung von Myofibrillen, kollateraler phagozytärer und eosinophiler Reaktion sowie fibröser Reparatur mit Neigung zur Verkalkung; die Nieren sind nephrotisch verändert.

Diagnose: Klinisches Bild (mit Absatz von rötlichbraunem Harn verbundene Bewegungsstörung) sowie Begleitumstände (körperliche Anstrengung, Witterungsunbilden) lenken den Verdacht auf Paralytische Myoglobinurie. Da der Nachweis von Myoglobin in Harn oder Blutserum aufwendig ist (RIA, IDT, RPHA), wird zunächst behutsam entnommener Katheterharn mittels Hämoglobin-Streifentest geprüft und dann, bei positivem Befund, eine Serumprobe auf ihre Kreatinkinase-Aktivität untersucht: Sie erweist sich bei frischer exerzitionaler Myopathie auf das 100- bis 500fache der < 100 IE/l betragenden Norm erhöht. In fraglichen Fällen kann die Klärung durch histologische Untersuchung von mittels Nadelbiopsie aus palpatorisch verdächtig erscheinenden Muskeln entnommenen Gewebeproben herbeigeführt werden. Die Kontrolle von Selen- und Vitamin-E-Versorgung ergibt nicht selten Mängel (s. Übersichten 9-10 bis 9-12).

Übersicht 9-12 Richtwerte für die Beurteilung des Vitamin-E-Gehalts* von Körperflüssigkeiten, Gewebe- und Futterproben

Probenmaterial	Vitamin-E-Gehalt ausreichend	Vitamin-E-Gehalt mangelhaft
Blutserum (mg/l):		
Kalb:	0,8– 1,2	< 0,8
Jungrind:	1,2– 2,4	< 1,2
Kuh/Bulle:	3,0–10	< 3,0
Kolostrum (mg/l):	2– 7	< 2
Milch (mg/l):	0,3– 2,1	< 0,3
Leber (mg/kg TM):		
Kalb/Jungrind:	10–15	
Kuh:	15–30	
Futter (IE/kg TM):		
Kalb/Jungrind:	15–60	
Kuh:	15–60**	

* 1 mg α-Tokopherol entspricht 1,4 IE Vitamin E. ** Plus 25 IE pro Liter Milch.

Differentialdiagnostisch sind Ionophorvergiftung (Kap. 4.1.5.2), giftpflanzenbedingte Muskelschädigungen *(Cassia, Thermopsis, Trachonanthus, Vicia, Karwinskia)*, Klauenrehe (Kap. 9.14.8), Hämoglobinurien (Kap. 4.3.5.5ff.), Porphyrinurie (Kap. 4.3.1.2, 4.3.1.3), Weide- oder Reisetetanie (Kap. 10.5.4.1, 10.5.4.3) und Trächtigkeitstoxikose (Kap. 6.13.13) zu bedenken.

Beurteilung: Die Morbiditätsrate der Weidemyopathie beträgt durchschnittlich 30%, ihre Mortalitätsrate durchschnittlich 25%. Schon länger an exerzitionaler Rhabdomyolyse oder -rrhexie erkrankte oder bereits mit Komplikationen (Atembeschwerde, manifeste fibrilläre Zerreißung größerer Muskeln, Kreislaufschwäche) behaftete Patienten haben kaum noch Heilungsaussichten. Bei rechtzeitiger konsequenter Behandlung können jedoch sogar festliegende Tiere innerhalb von 1–3 Wochen wieder genesen.

Behandlung: Die Kranken sind möglichst schonend (mittels Fahrzeug) zum eingestreuten, zugluftfreien Laufstall oder Weideschuppen zu verbringen. »Festlieger« sollten mittels beigepackter Strohballen in Brustlage und warm gehalten sowie täglich mehrmals umgebettet werden; dabei ist die zuvor dem Boden zugewandte Körperseite unter abwechselndem Beugen und Strecken der Beine kräftig abzureiben; ratsam ist auch das Anlegen eines »Vergrittungsgeschirrs« (s. Abb. 9-77, 9-138). Die medikamentösen Maßnahmen umfassen: parenterale Gabe von Vitamin E (150 mg α-Tokopherol/50 kg LM) und Selen (5 mg/50 kg LM), erforderlichenfalls auch von Analgetika. Nicht aufstehenden sowie dehydratisiert erscheinenden Patienten ist 1,4%ige Natriumbikarbonatlösung (5–10 ml/kg LM) als Dauertropfinfusion intravenös zu verabreichen, was zugleich die Diurese fördert.

Prophylaxe: Bei gehäuftem Auftreten von Überlastungsmyopathie ist die Versorgung des betreffenden Bestandes mit Selen und Vitamin E zu überprüfen (s. Übersichten 9-10 bis 9-12) und erforderlichenfalls, insbesondere während der Stallhaltung, aufzubessern (Kap. 9.17.1), wobei die Gefahr einer etwaigen Se-Überdosierung (Kap. 12.3.9) zu beachten ist. In vorberichtlich gefährdeten Betrieben kann *Jungrindern vor erstmaligem Austrieb* ein einschlägiges Vitamin-E-Selen-Kombinationspräparat parenteral verabreicht werden; eine andere Möglichkeit besteht in der Düngung extrem Se-armer Weiden mit 35 g Se/ha. Körperliche Belastung bei und unmittelbar nach Weideauftrieb ist tunlichst zu vermeiden: Erstmals auszutreibende Jungtiere sollten zunächst auf gehöftnaher Weide und nur halbtags grasen, Kälber und Jungrinder nicht zu Fuß, sondern mittels Fahrzeug auf entfernter liegende Frühjahrsweiden (Almauftrieb) verbracht werden. Als Witterungsschutz ist ein Weideschuppen einzurichten. Während der ersten 2 Wochen des Weidegangs sind Jungtiere wiederholt auf Anzeichen von Bewegungsunlust (Steifigkeit, Zittern) zu überwachen, um ggf. tierärztliche Hilfe anzufordern. *Zugrinder* sollten, v. a. nach mehrtägiger Ruhe mit stärkereicher Fütterung, nicht zu übermäßiger Arbeitsleistung herangezogen werden und alle 2–3 h eine Pause zum Abliegen und Wiederkauen gewährt bekommen. Beim *Land-, Luft- und Seetransport von Rindern* sind die üblichen Vorsichtsmaßregeln* und gültigen Rechtsvorschriften** bezüglich Verladen, Belegungsdichte, Anbinden, Belüftung, Versorgung, Reisedauer und Entladen einzuhalten. *Festliegende Rinder* müssen regelmäßig umgebettet und abgerieben werden, um druckbedingten Muskelschädigungen vorzubeugen; das gilt insbesondere für Milchkühe nach dem Kalben (Kap. 9.9.7, 12.3.1), aber auch für massige Masttiere. Auftreibeversuche sind stets sachgemäß vorzunehmen. *Einfangen und Verfrachten von Wildwiederkäuern* sollten ebenfalls immer so schonend wie möglich, d. h. durch entsprechend geschultes Personal sowie unter Neuroleptanalgesie erfolgen.

* Richtlinien der Deutschen Veterinärmedizinischen Gesellschaft für den Transport von Tieren (1976/77).

** Richtlinien des EU-Rates 91/628/EWG vom 19. 11. 1991 und 95/29/EG vom 29. 6. 1995 über den Schutz von Tieren beim Transport; Tierschutztransportverordnung BGBl I, S. 348/25. 2. 1997.

9.17.3 Hypokaliämiebedingtes Festliegen

M. Stöber

Definition, Vorkommen, Ursache, Pathogenese: Ein Rückgang des Serumkaliumgehalts auf Werte < 2,5 mmol/l ist beim Rind v. a. bei hypochlorämischer metabolischer Alkalose, d. h. bei Behinderung der Labmagen-Darm-Passage (Kap. 6.9.7, 6.9.9) und bei Durchfall (Kap. 6.10.16ff.), festzustellen. Auch wiederholte Anwendung von Mineralkortikoiden oder von kaliumfreier Elektrolytlösung führt zu Hypokaliämie. Dieser Zustand kann die Verteilungsrelation von intra- zu extrazellulärem Kalium und damit das Ruhepotential der Zellmembranen sowie die neuromuskuläre Erregbarkeit vermindern, was mit Skelett- und Herzmuskelschwäche *(hypokaliämiebedingte Myopathie)* einhergeht.

Symptome, Verlauf: Nähere Untersuchungen an solchen zuvor oft schon > 1 Woche lang erkrankt gewesenen Patienten im Alter von 1 Monat bis zu 7 Jahren ergaben vorberichtlich vorwiegend verschleppte Ketose (Leberverfettung), operativ behobene Labmagenverlagerung und/oder respiratorische oder gastrointestinale Infekte, z. T. auch wiederholte Gaben von Isoflupredonazetat oder nichtsteroidalen Entzündungshemmern. Alle überprüften Tiere erwiesen sich als träge-schwach oder in Brustlage (Milchfieberhaltung), später auf der Seite festliegend (= »non-alert downer cows«), ihre Muskulatur als auffallend schlaff. Sie waren nicht imstande, den Kopf anzuheben, wodurch auch Futter- und Tränkeaufnahme beeinträchtigt wurden. Herzauskultation und EKG ergaben in etwa der Hälfte der Fälle Dysrhythmien. Außer Hypokaliämie waren häufiger auch hypochlorämische Alkalose, Hyperglyk- und -fibrinogenämie sowie Aktivitätszunahmen von Serum-AST und -CK festzustellen.

Sektion: Die Zerlegung ergibt von Fall zu Fall Hinweise auf das Primärleiden (z. B. Labmagenblutungen und -ulzera, Leberverfettung, Infekt) und/oder terminale Läsionen (Lungenödem), bei gründlicher Suche zudem Skelett- und Herzmuskelnekrosen. *Histologisch* finden sich multifokale Myonekrosen sowie

Vakuolisierung nichtlasttragender Skelettmuskelfasern und von Kardiozyten.

Diagnose: Bei auf übliche Behandlung nicht ansprechenden und offensichtlich nicht traumatisch bedingten Fällen von Festliegen sowie bei Patienten mit Behinderungen der Labmagen-Darm-Passage, die sich nach operativem Eingreifen nicht erwartungsgemäß bessern, sondern »schlapp« werden, ist die Möglichkeit einer Hypokaliämie zu bedenken. Falls sich ihr Serumkaliumspiegel als erniedrigt erweist (≤ 3,5 mmol/l), sollte versucht werden, ihn wieder anzuheben (s. *Behandlung*).

Differentialdiagnostisch sind je nach Symptomatologie des Einzelfalles andere Ursachen des Festliegens, darunter Hirn-Listeriose (Kap. 12.2.10), Tortikollis anderer Genese (Kap. 9.1.7) und Botulismus (Kap. 10.5.13), in Betracht zu ziehen.

Beurteilung: Ist die hypokaliämiebedingte Herz- und/oder Skelettmuskelbeeinträchtigung schon fortgeschritten oder der niedrige Serumkaliumgehalt nicht mehr beeinflußbar, so steht keine Heilung mehr zu erwarten. Andernfalls darf mit völliger Wiederherstellung innerhalb von 3–5 Tagen gerechnet werden.

Behandlung: Verbringen des Patienten in gut eingestreute Einzelbox, wo er zur Verhütung von Dekubitalschäden mindestens 4mal täglich umzubetten ist; regelmäßiges Anbieten von Tränke und schmackhaftem Futter, erforderlichenfalls unter Anheben des Kopfes. Orale und intravenöse Gaben von Kaliumchlorid (p. o.: insgesamt 26 g/100 kg LM und Tag, auf mehrere Einzeldosen verteilt; i.v.: 16 g/100 kg LM und Tag, im Dauertropf als Zugabe in einer Konzentration von 200 mequ/l zu handelsüblicher physiologischer Elektrolytlösung) bis zur Wiederherstellung des normalen Serumkaliumspiegels (3,5–5,0 mmol/l), maximal aber 5 Tage lang. Pansensaftübertragung. Konsequente Fortbehandlung eines etwaigen Primärleidens.

Prophylaxe: Überprüfung des Serumkaliumspiegels festliegender Patienten, bei denen sich keine Hinweise auf eine traumatische Pathogenese des Leidens (Kap. 9.9.7) oder puerperale Hypokalzämie (Kap. 12.3.1) ermitteln lassen, oder die nach Gebärparese-Behandlung mittels Kalziumsalzlösung nicht oder nur vorübergehend aufstanden.

9.17.4 Rachitis/Knochenweiche

M. Stöber

Definition, Ursache: Auf unzureichender Phosphorversorgung, oft auch auf gleichzeitigem Kalziumüberschuß, aber nur selten auf alleinigem Mangel an Vitamin D beruhende mangelhafte Verknöcherung des heranwachsenden Skeletts bei Kälbern und Jungrindern, die sich in Auftreibungen der Epiphysenfugen der langen Röhrenknochen, Verdickung der sternalen Rippenenden sowie Verkrümmungen und Stellungsanomalien der Gliedmaßen äußert. Im Gegensatz zur Osteochondrose der Mastbullen (Kap. 9.17.6) spielen mechanisch-traumatische Einflüsse im Krankheitsgeschehen der Knochenweiche eine untergeordnete Rolle.

Vorkommen, Pathogenese: Weil die heute übliche Ernährung von Aufzucht- und Mastkälbern sowie von Fleischrindern deren Bedarf an P und Vitamin D i. d. R. voll deckt (s. Übersicht 9-13), ist echte Rachitis bei ihnen nur noch ausnahmsweise zu beobachten. Ggf. tritt sie beim Kalb frühestens im 3.–5. Lebensmonat in Erscheinung. Da seine Röhrenknochen mit Ausnahme der Epiphysenfugenknorpel zum Zeitpunkt der Geburt bereits verkalkt sind, entspricht die Knochenweiche des Rindes mehr der Rachitis tarda des jugendlichen Menschen als der Frührachitis des Kindes. Andererseits schließen sich die Knorpelfugen der rumpfnahen Gliedmaßenknochen beim Rind erst im Alter von 2–4 Jahren; deshalb kann bovine Knochenweiche, je nach den Begleitumständen, sogar noch nach der Geschlechtsreife eintreten; sie ist dann mit m. o. w. ausgeprägten osteomalazischen Veränderungen (Kap. 9.17.5) verbunden.

Übersicht 9-13 Tagesbedarf des Rindes an Phosphor, Kalzium und Vitamin D

Altersgruppe/ Produktionszweig	Tagesbedarf an Phosphor (g)	Kalzium (g)	Vitamin D* (IE)
Aufzuchtkälber (60–130 kg LM):	6–13	10–22	300–1300
Mastkälber (70–170 kg LM):	14–21	22–35	350–1700
Mastbullen (150–550 kg LM):	22–31***	43–50***	750–5500
Milchkühe (650 kg LM)			
≤ 10 kg Milch**:	41	55	3250–6500
20 kg Milch:	58	86	
30 kg Milch:	75	114	
40 kg Milch:	98	144	

* Die Vitamin-D-Zufuhr (5–10 IE/kg LM und Tag oder 300 IE/kg FTM) ist v. a. bei permanenter Stallhaltung, bei unzureichender P- oder Ca-Versorgung sowie bei abnormer Ca:P-Relation der Ration wichtig; dieser Quotient sollte etwa 1–2, nicht aber < 1 oder > 4 betragen. ** Mit 4% Fett. *** Bedarf wird vom LM-Zuwachs/Tag mitbestimmt.

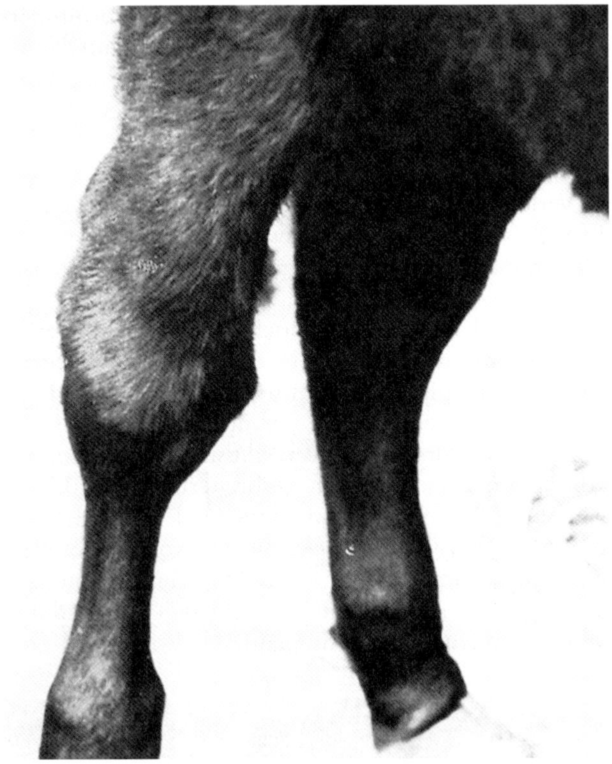

Abbildung 9-323 Spätrachitis beim Jungrind (BOUCHER & CRAIG, 1965): verdicktes Sprunggelenk

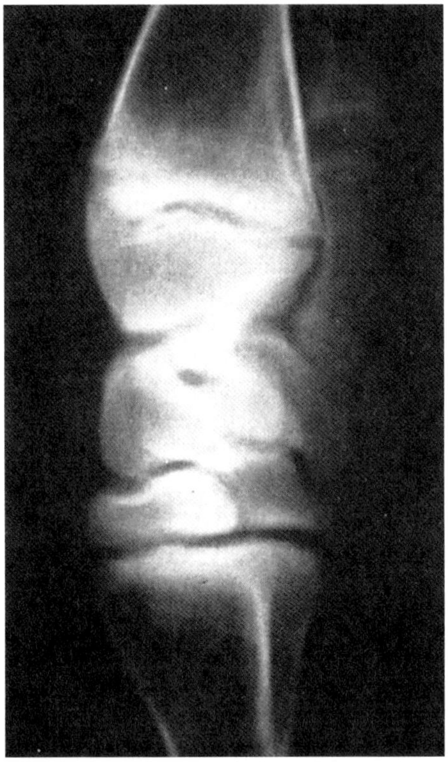

Abbildung 9-324 RÖNTGEN-Aufnahme eines spätrachitischen Karpus mit auffallend weiten und unregelmäßigen distalen Epiphysenfugen an Elle und Speiche (BOUCHER & CRAIG, 1965)

In nördlichen Breiten können ausschließlich mit Milch und/oder schlechtem Heu gefütterte sowie dauernd im Stall gehaltene Kälber infolge reinen Vitamin-D-Mangels an Rachitis erkranken. Bei Zufuhr von Vitamin D oder Aufenthalt im Freien reichen P- und Ca-Gehalt der Milch dagegen zur Versorgung von Saugkälbern meist aus. Sonst liegt der Knochenweiche von Kälbern und Jungrindern i. d. R. ungenügende P-Zufuhr zugrunde, die oft noch durch Ca-Überschuß verschlimmert wird. Das trifft v. a. für eine vorwiegend aus Stroh, Rübenblatt, Blattsilage und Nebenprodukten der Zukkerrübenverarbeitung bestehende Ernährung zu, bei der als P-Quelle nur schlechtes Heu, aber kein Kraftfutter und keine Mineralsalzzulagen gewährt werden. In P-Mangelgebieten (Kap. 9.17.5) oder in Dürrezeiten ist Rachitis mitunter auch bei Ammenkuh-Kälbern zu beobachten, die wegen Erkrankung oder Todes ihrer Mutter nur wenig oder gar keine Milch erhalten und deshalb auf die Zufuhr von P aus gehaltlosem Gras oder Heu angewiesen sind.

■ **Symptome:** Das klinische Bild der Knochenweiche setzt bei Kälbern ziemlich rasch, bei Jungrindern dagegen erst nach einer Anlaufzeit von 3–5 Monaten ein: vieles Liegen, unwilliges Aufstehen mit anhaltendem Recken des Körpers, unbeholfener Gang mit schleppendem Nachziehen der Hinterbeine, Trippeln

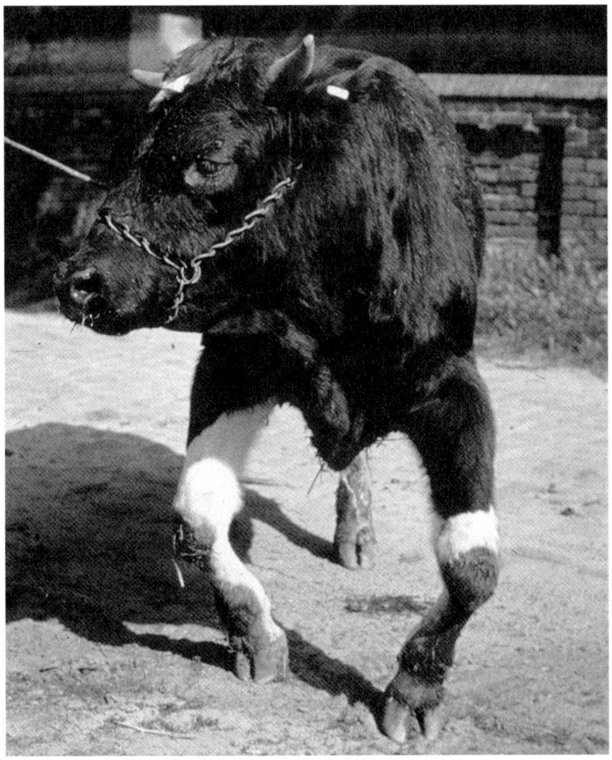

Abbildung 9-325 Spätrachitis beim Jungrind: Faßbeinigkeit der Vorderbeine

oder wechselnde Lahmheit, u. U. auch Krepitation in der Bewegung; aufgekrümmter Rücken, gespannte Bauchdecken, steile Fesselung der Zehen, »Vorbiegig«- und »Faßbeinigkeit« der Vorderbeine, Überköten, Bärentatzigkeit, kuhhessige oder säbelbeinige Stellung der Hintergliedmaßen; Epiphysenfugenbereich v. a. an Karpus, Tarsus und distal am Röhrbein auffallend verdickt (»Doppelgelenke«); sternale Rippenenden knotig aufgetrieben (»Rosenkranz«); m. o. w. deutliche Verkrümmung der rumpfnahen Röhrenknochen; »Faß-« oder »Hühnerbrust«; Neigung zu Knochenbrüchen aus geringfügigem Anlaß (Abb. 9-323 bis 9-325); in schwerwiegenden Fällen auch Verzögerung des Durchbruchs der Molaren, unregelmäßige Stellung und vorzeitiger Abrieb der Zähne sowie Verdickungen im Kieferbereich; Nachlassen von Saug- oder Freßlust, »Lecksucht«, Entwicklungshemmung, verminderte Resistenz gegenüber banalen Infekten. Serumgehalt an anorganischem P erniedrigt (Kälber: < 1,60 mmol/l; Jungrinder: < 1,35 mmol/l); Serumaktivität der alkalischen Phosphatase erhöht (> 120 U/l); Serumgehalt an 25-Hydroxy-Vitamin-D vermindert (< 5 ng/l). Röntgen-Kontrollen ergeben auffallende Breite der Epiphysenfugen sowie »zernagt« und konkav bis flach statt konvex erscheinende Metaphysenenden.

Verlauf: Bei Beibehaltung der krankmachenden Ernährungs- und Haltungsweise führt Rachitis zu fortschreitender Entkräftung sowie zum Festliegen.

Sektion: Lange Röhrenknochen relativ dick, weichfedernd, mitunter auch schneidbar. Auftreibungen im Bereich der Epiphysenfugen sowie der ventralen Rippenenden, die ebenso wie der überschießende Kallus etwaiger Frakturstellen unverkalkt sind. Fugenknorpelzone der Röhrenknochen verbreitert und im Übergangsbereich zum Knochen auffallend »wellig«. (Abb. 9-326). *Histologische Befunde:* Bildung von kalklos bleibendem Knorpel sowie osteoidem Gewebe auf der Grenze zwischen Metaphysen und den sich dadurch verbreiternden Epiphysenfugen (Abb. 9-327).

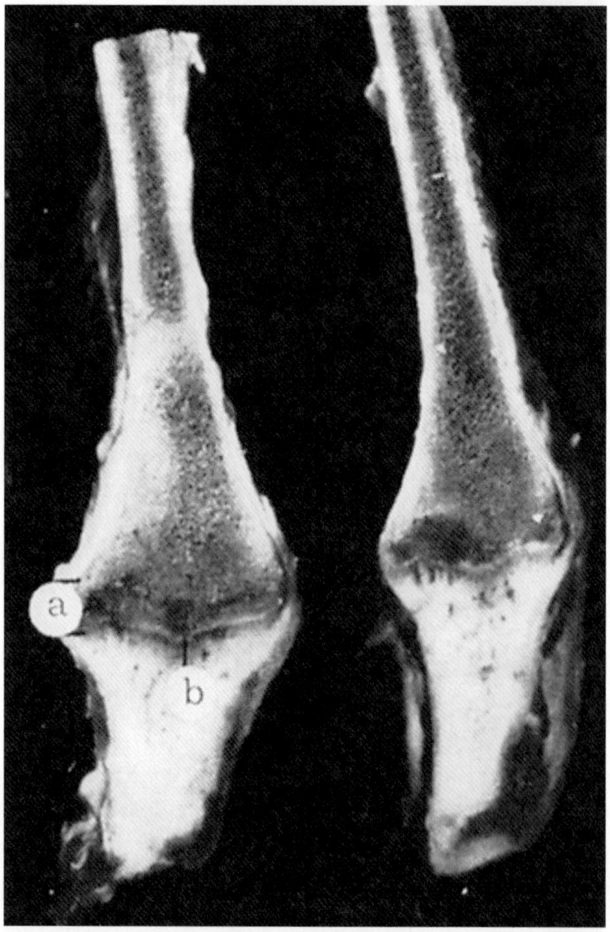

Abbildung 9-326 Spätrachitis beim Jungrind (Dämmrich, 1967): Knochen-Knorpelgrenze der Rippen mit Umfangsvermehrung und breiter rachitischer Zone (a) sowie neugebildeter Verkalkungslinie (b)

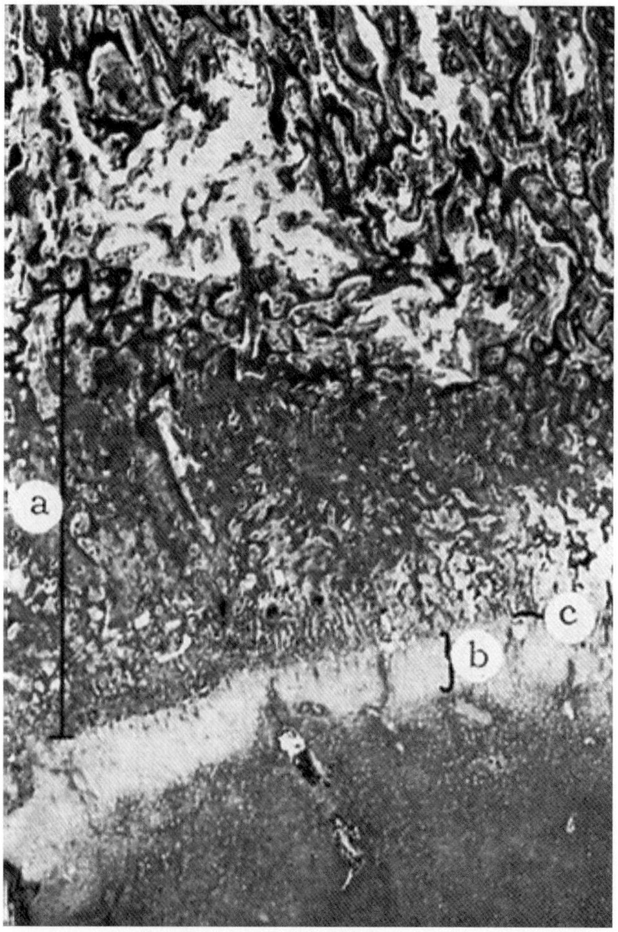

Abbildung 9-327 Knochen-Knorpelgrenze einer Rippe (10fache Vergrößerung; Dämmrich, 1965) mit rachitischer Zone (a) und neugebildetem Säulenknorpel (b) unterhalb der Verkalkungslinie (c)

Diagnose: Klinisches Bild, Überprüfung von Fütterung, Serum-P-Gehalt und Aktivität der alkalischen Serumphosphatase sowie am Skelett erhobene Zerlegungs- und histologische Befunde erlauben es, Rachitis eindeutig zu erkennen; Knochenanalysen zeigen eine Verschiebung der normalerweise 3:2 betragenden Relation von Asche zu organischer Substanz auf 1:2–3. Weitere diagnostische Bestätigung ergibt sich, wenn das Leiden bei den nach Umstellung der Fütterung nachwachsenden Kälbern nicht mehr auftritt.

Differentialdiagnostisch sind bei Kälbern angeborene Gliedmaßenverkrümmungen, wie Neuromyodysplastische Arthrogrypose (Kap. 9.10.4), »crooked calf disease« (Kap. 9.10.5), AKABANE-Krankheit (Kap. 9.10.8) und Manganmangel (Kap. 12.3.10), bei Jungrindern dagegen die zum Formenkreis der juvenilen Osteochondrose gehörenden Leiden (Kap. 9.17.6), septisch bedingte Polyarthritis (Kap. 9.9.2), Osteomyelitis (Kap. 9.9.1), Kupfermangel (Kap. 12.3.11) sowie chronische Bleivergiftung (Kap. 10.5.12) zu bedenken.

Beurteilung: Rechtzeitiges Eingreifen führt zu allmählicher Heilung.

Behandlung: Sofortige Umstellung der Ernährung auf P-reiche Futtermittel; Zulagen von 20–50 g Dinatrium- oder Dikalziumphosphat pro Tier und Tag; Vitamin-D_3-Stoß (Kälber: 50–250000, Jungrinder: 250–500000 IE i.m.); Deckung des laufenden Vitamin-D-Bedarfs (5–10 IE/kg LM und Tag) durch vitaminisiertes Kraftfutter.

Prophylaxe: Sicherung des P-, Ca- und Vitamin-D-Bedarfs (Übersicht 9-13) durch entsprechende Ernährung; Gewähren von Auslauf im Freien; Anbieten von Lecksalz mit 50% Dinatriumphosphat; Kontrolle des Serumgehalts an anorganischem P.

9.17.5 Osteomalazie/Knochenerweichung

M. STÖBER

Definition: Bestandsweise gehäuft auftretende, durch ungenügende P-Zufuhr und zudem oft übermäßiges Ca-Angebot ausgelöste sowie mitunter noch durch Vitamin-D-Mangel verschlimmerte Entmineralisierung des ausgereiften Skeletts, bei der Knochengewebe durch kalklos bleibendes Osteoid ersetzt wird. In ihrer typischen Form betrifft Knochenerweichung ältere laktierende Kühe. Bei Färsen und Jungkühen entwickeln sich unter gleichen Voraussetzungen in unreiferen Abschnitten des Knochengerüsts zudem auch rachitische Veränderungen. *Andere Bezeichnungen:* Knochenbrüchigkeit, Hypophosphorose, Osteophagie, milk lameness, adult rickets, bog-leg, bog-lame, bog-crook, crippen, cruban, styfsiekte, creeps, stiffs, peg-leg.

Vorkommen, Bedeutung: Von Knochenerweichung werden fast ausschließlich gutmilchende Altkühe, nur selten auch hochtragende Tiere befallen. Früher war das Leiden in Milch- und Fleischviehbeständen (Ammenkühe) weltweit verbreitet und oft verlustreich. Seitdem THEILER (1931) nachwies, daß bovine Osteomalazie auf anhaltendem P-Mangel beruht, wird ihr in Ländern mit moderner Tierproduktion durch entsprechende Fütterung wirksam vorgebeugt. Klinisch manifeste Knochenerweichung wird daher heute nur noch in extensiv genutzten P-armen Weidegebieten beobachtet, wo sie v.a. nach Dürreperioden auftritt (Rußland, Australien, Neuseeland, Südafrika, Süd- und Nordamerika). Gleiches gilt für P-arme Naturreservate, in denen »Liebhaber«-Rinder extensiv gehalten werden.

Ursache: Bei jeder Laktation wird das Skelett des Rindes in gewissem Umfange demineralisiert und im Verlauf des Trockenstehens wieder repletiert. Durch anhaltenden Phosphatmangel in der Nahrung wird diese Remineralisation gehemmt. Nicht selten wird bovine Osteomalazie noch durch Ca-Überangebot (→ Ausschwemmen von P aus dem Knochen), mitunter auch durch unzureichende Vitamin-D-Versorgung/Daueraufenthalt in dunklem Stall (→ unzulängliche P-Resorption aus dem Darm) gefördert:

➤ *Ständiger beifutterloser Weidegang auf ungedüngten, phosphatarmen Grünflächen:* Bei niedrigem P-Gehalt des Bodens (gebietsweise < 0,002 statt > 0,005% TM) enthält auch das auf ihm gewachsene Gras meist zu wenig P (< 0,2 statt > 0,3% TM); der P-Gehalt des Grünfutters sinkt zudem mit fortschreitender Reifung der Pflanzen sowie bei anhaltender Dürre deutlich ab. Dagegen bleibt der Ca-Gehalt des Weidegrases (0,2–0,9% TM) dabei weitgehend unbeeinflußt und liegt somit praktisch immer höher als der P-Anteil. So ergibt sich neben P-Mangel oft noch Ca-Überschuß, also ein zu weites Ca:P-Verhältnis (Übersicht 9-14). Da P-armes Gras auch sehr wenig Eiweiß enthält und die aufgenommenen Nährstoffe nur bei ausgeglichener Mineralstoffversorgung optimal verwertet werden, ist die auf P-Mangelweiden zu beobachtende Osteomalazie meist mit Unterernährung verbunden; manchmal ist zudem auch die Zufuhr von Mg oder Spurenelementen unzureichend.

➤ *Übermäßige Verabreichung von P-armen und zugleich Ca-reichen Futtermitteln während der Stallhaltung* liegt vor, wenn der Anteil der Ration an Nährstoffen mit niedrigem P-Gehalt groß, derjenige an gutem Grün (Leguminosen), Heu sowie Kraftfutter jedoch nur ge-

Übersicht 9-14 Phosphor- und Kalziumgehalt der wichtigsten Futtermittel

	kalziumreich	kalziumarm
phosphorreich:	Ca : P* = 1–7,5 : 1	Ca : P* = 0,03–0,4 : 1
	gutes Wiesengras, Klee, Luzerne, Esparsette oder gutes Heu von solchen Pflanzen; Erbsen- oder Sojastroh; Milch, Kolostrum; Knochen-, Fleisch- oder Fischmehl	Getreideschrot, -kleie oder -mehl; Ölkuchen; Malzkeime; Erbsen, Wicken, Bohnen und Sojabohnen; Schlempe, Treber; Molke
phosphorarm:	Ca : P* = 4–15 : 1	Ca : P* = 0,3–2,0 : 1
	Trockenschnitzel, Rübenblatt/-silage; Melasse; gutes Stroh, schlechtes Weidegras	Rüben, Spreu, Kartoffeln, schlechtes Heu oder Stroh

* Die Ca : P-Relation der Ration sollte etwa 1–2, nicht aber < 1 oder > 4 betragen.

ring ist oder letzteres völlig fehlt (Übersicht 9-14). Als P-arme Futtermittel spielen neben schlechtem Heu v. a. Rüben, Rübenblatt oder -blattsilage sowie Nebenprodukte der Zuckerrübenverwertung eine wichtige Rolle. Dazu ist anzumerken, daß die im Rübenblatt enthaltenen Saponine die endogene P-Ausscheidung steigern und daß an Oxalsäure gebundenes Ca von Wiederkäuern bakteriell aufgeschlossen sowie zu 50–75 % resorbiert wird. Die mit übermäßiger Rübenblattfütterung verbundene unzureichende P-Versorgung wird daher noch durch Ca-Überschuß erschwert. Wenn unter solchen Umständen nicht entsprechende Mengen von gutem Grün oder Heu, Kraftfutter und P-haltiger Mineralsalzmischung verabreicht werden, können laktierende Kühe ihre milchleistungsbedingt stark belastete P-Bilanz nicht mehr ausgleichen. Sie sind dann in hohem Maße auf körpereigene Reserven angewiesen (→ Mobilisierung von P aus dem Skelett).

■ **Pathogenese:** Mittelfristige mäßige Mängel der P-Versorgung kann das Rind mit Hilfe körpereigener Vorräte überbrücken; hierfür sind ≤ 10 % der im Skelett eingelagerten Mineralsalze verfügbar, ohne daß nennenswerte Knochenschädigungen eintreten. Bei mehrmonatiger unzureichender P-Zufuhr kommt es jedoch zu Ausfallerscheinungen, die um so schwerwiegender sind, je weiter das Ca:P-Verhältnis der Ration ist; der Ca-Überschuß trägt nämlich zusätzlich zur Auslaugung der Mineralsalze aus dem Knochen bei. Trächtigkeit wirkt sich weit weniger P-bedarfsteigernd aus als die Laktation: Mit jedem Liter Milch gehen 0,9 g P und 1,2 g Ca verloren. Deshalb tritt *schwere Knochenerweichung* fast nur bei milchenden Kühen auf. Dabei wird vermehrt mineralisierte Knochensubstanz ab- und umgebaut; diese Verluste werden durch kalklos bleibendes Osteoid ersetzt, so daß das Skelett mit der Zeit seine normale Festigkeit verliert. Knochen und Gelenke osteomalazischer Kühe erweisen sich daher schon bei normaler Belastung als empfindlich; erstere können zudem Auftreibungen im Bereich von Sehnenansatzstellen entwickeln oder aus geringfügigem Anlaß brechen. (Bei jüngeren Kühen entwickeln sich unter gleichen Voraussetzungen neben osteomalazischen auch rachitische Knochenveränderungen, Kap. 9.17.4)

Durch die primär oder sekundär mit ihr verbundene Unterernährung wirkt sich *klinisch ausgeprägte Osteomalazie* auch hemmend auf Milch-, Fleisch- und Reproduktionsleistung aus. In *leichteren Fällen* bedingt fütterungsbedingte Hypophosphorose lediglich vermehrte Neigung zu Hypokalzämischer Gebärparese (Kap. 12.3.1) oder zu puerperaler Hämoglobinurie (Kap. 4.3.5.5); der Zusammenhang ist dann erst bei Prüfung der Mineralstoffversorgung sowie des Serum-P-Spiegels zu erkennen.

■ **Symptome:** Das schleichend einsetzende Leiden pflegt mehrere bis alle Kühe des betroffenen Bestandes zu befallen, wobei hochleistende Tiere i. d. R. zuerst und am schwersten erkranken. Osteomalaziekranke Kühe sind meist unterentwickelt oder abgemagert und weisen rauh-struppiges minderpigmentiertes Haar, trocken-unelastische Haut, nicht selten auch Läuse-, Haarlings- und/oder Räudemilbenbefall (Kap. 2.1.4.1, 2.1.4.2, 2.2.4.2) auf. Atem- und Herzfrequenz nehmen nach geringfügiger Belastung relativ stark und anhaltend zu. In fortgeschrittenen Fällen sind Erythrozytenzahl und Hämoglobingehalt des Blutes erniedrigt; im Serum ist der Gehalt an anorganischem P herabgesetzt und die Aktivität der alkalischen Phosphatase erhöht. Bei stallgehaltenen Patienten läßt die Freßlust nach. Auf der Weide wird die Nahrungsaufnahme oft durch die mit der Fortbewegung verbundenen Schmerzen behindert, was wiederum den Krankheitsverlauf beschleunigt. Auffallend, aber nicht osteomalaziespezifisch, sind die Lecksuchterscheinungen (Abb. 9-328, 9-329): Belekken, Benagen, Abkauen oder Fressen von Haaren, Krippe, Wand, Streu, Dung, Holz, Leder, Lumpen, Erde, Steinen u. ä. m. (Allotrio-, Geophagie). Falls sich Gelegenheit dazu bietet, werden sogar Kadaver gefallener Tiere angefressen (Sarko-, Osteophagie). Wenn deren Fleisch oder Knochen Cl. botulinum und dessen Toxine enthalten, können – als Folge des P-Mangels – gehäuft Verluste durch Botulismus eintreten (styfsiekte → lamsiekte; Kap. 10.5.13). Kenn-

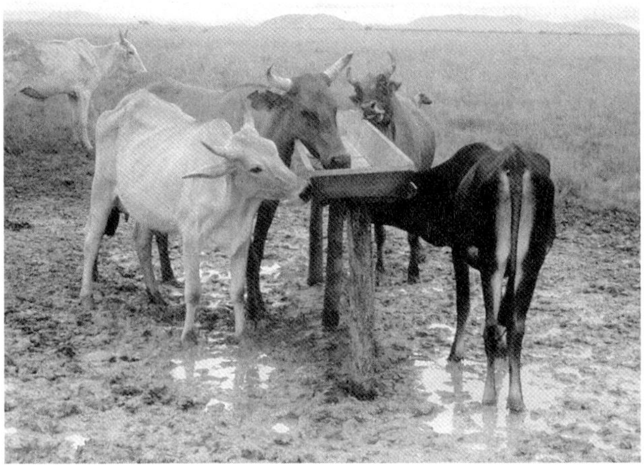

Abbildung 9-328 Knochenerweichung (Osteomalazie; DÖBEREINER, 1986): Umdrängen des wegen ausgeprägten Phosphormangels angelegten Mineralsalz-Versorgungstrogs

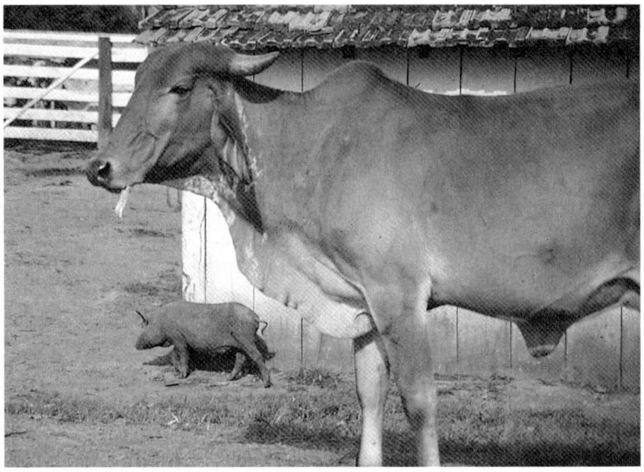

Abbildung 9-329 Knochenerweichung: P-mangelbedingtes Knochenkauen (→ Botulismus-Gefährdung; DÖBEREINER, 1986)

zeichnend für Knochenerweichung sind *Störungen im Bereich des Bewegungsapparates:*

➤ *Am stehenden Tier:* leicht vorgestreckter Kopf und Hals; aufgekrümmter Rücken; abfallende Kruppe; aufgeschürzte Bauchdecken; vorgestellte, mitunter auch gekreuzte Vorderbeine; weit untergeschobene, »kuhhessig« gestellte Hintergliedmaßen; abwechselndes Schonen einzelner Extremitäten; abgehaltener Schwanz; Neigung zu ständigem Liegen, selbst vor gefüllter Krippe. Angetrieben stehen die Kranken nur zögernd-schwerfällig auf und verweilen bei bereits erhobener Nachhand oft noch einige Zeit »kniend« auf den eingeschlagenen Karpalgelenken; im Stehen treten sie nur unwillig zur Seite.

➤ *In der Bewegung* zeigen sich klammer, steif-gebundener oder stelzender, manchmal auch schaukelnder oder schlurfender Gang mit auffallend kurzen Schritten; stärkeres Beugen der Gliedmaßengelenke wird dabei möglichst vermieden. Schmerzbedingt zeigen die Patienten oft ängstlichen Blick, Zittern sowie Stützbeinlahmheit wechselnden Grades und wechselnder Lokalisation. Nur selten bessert sich der Gang nach einiger Bewegung etwas; meist wird er dabei zusehends gespannter, zögernder und immer häufiger von Ruhepausen unterbrochen. Bei Kühen mit schwerer Osteomalazie ist mitunter ein sich beim Laufen rhythmisch wiederholendes knackendes Geräusch zu vernehmen, dessen Ursprung im Tier sich meist nicht sicher ermitteln läßt.

Bei *näherer Untersuchung* erweisen sich einzelne oder mehrere Knochen als deutlich druck- und klopfempfindlich (Rippen, Gliedmaßen). Die Zehengelenke zeigen meist auffallenden Rotationsschmerz. Die Beugesehnenscheiden können leicht gefüllt und ebenfalls druckempfindlich sein. Im Ansatzbereich stärker beanspruchter Bänder und Sehnen finden sich mitunter schmerzhafte Knochenauftreibungen. Bei jüngeren Kühen sind in ausgeprägten Fällen zudem m. o. w. schwerwiegende Knochenverkrümmungen festzustellen, von denen v. a. die Rippen (»Faß-«, »Trichterbrust«) und das Becken (herzförmige Einengung infolge Drucks der Oberschenkelbeine auf die Azetabula Behinderung des Kalbevorgangs) betroffen sind (s. Rachitis, Kap. 9.17.4). Manche Patienten weisen auch frische oder mit überschüssiger Kallusbildung abgeheilte Frakturen (Rippen, Becken, Gliedmaßen- oder Wirbelknochen) auf, die oft auf geringfügige Anlässe (Treiben, Transport) zurückzuführen sind. Schädigungen des Bandapparates von Kühen (Sprengung der Beckensymphyse, Kap. 9.4.3; Lösung des Kreuzdarmbeingelenks, Kap. 9.4.1; Abriß der Achillessehne vom Fersenhöcker, Kap. 9.5.6) sollten ebenfalls als Hinweis gewertet werden, die P-Versorgung der Herde zu überprüfen.

Weitere, weniger pathognostische, aber wirtschaftlich bedeutsame Symptome betreffen die *Leistungsfähigkeit P-arm ernährter Kühe:* Bei langfristiger Hypophosphorose nimmt die Fruchtbarkeit der Herde ab; durch entsprechende Änderung der Fütterung lassen sich Konzeptions- und Abkalberate u. U. um 20–50% verbessern. Auch die Milchleistung ist bei schwerem P-Mangel oft unbefriedigend; sie kann dann durch P-haltige Mineralsalzzulagen mitunter um 40–140% gesteigert werden. Kälber osteomalaziekranker Kühe sind bei Geburt zwar meist voll entwickelt, ihr Skelett gut mineralisiert und ihr Serum-P-Spiegel normal; wenn ihnen als einzige Nahrungsquelle jedoch nur die in ungenügender Menge gebildete Milch des Muttertiers zur Verfügung steht, erreichen sie lediglich 75–85% des üblichen Absetzgewichts. Zudem liegt die Körpermasse der zugehörigen Kühe zu diesem Zeitpunkt um 20–25% niedriger als die ausreichend P-versorgter Vergleichstiere. Schließlich ist auch die Futterverwertung in betroffenen Herden oft

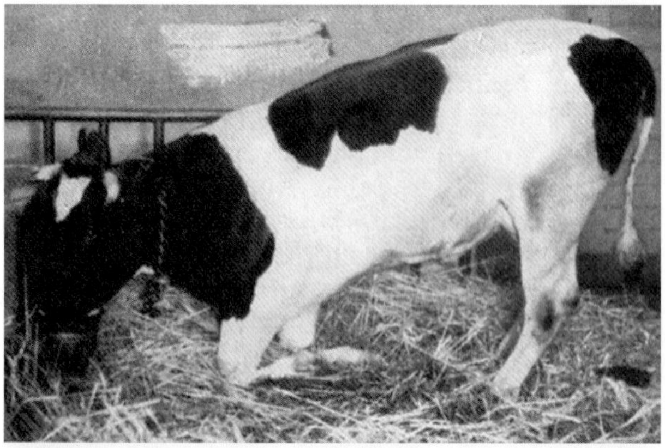

Abbildung 9-330 Knochenerweichung (Osteomalazie): Knochenschmerzbedingtes »karpendes« Verharren beim Aufstehen

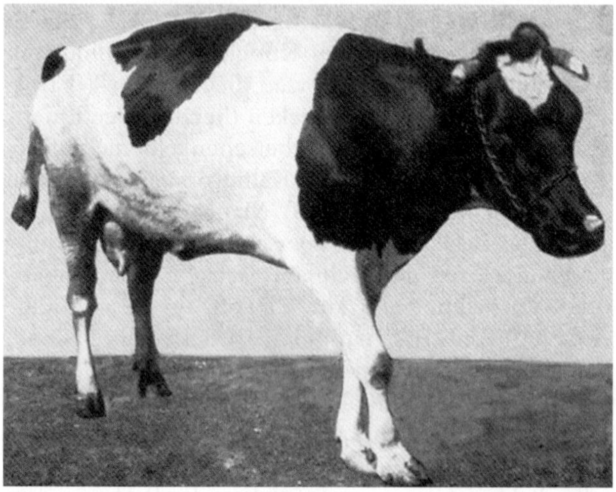

Abbildung 9-331 Knochenerweichung: Klamm-steifer Gang, »störrisches« Kreuzen der Vorderbeine infolge Schmerzhaftigkeit der Innenklauen, Kyphose

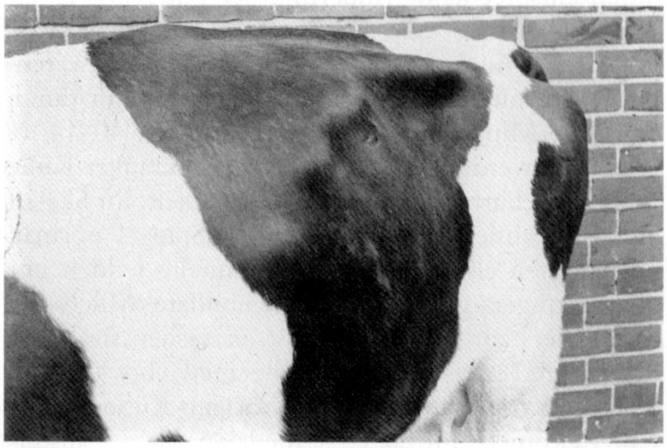

Abbildung 9-332 Knochenerweichung: Unter starker Kallusbildung abgeheilte Rippenserienfraktur

unbefriedigend, weil sie ebenfalls von einem ausreichenden und ausgeglichenen Mineralstoffangebot abhängt.

■ **Verlauf, Beurteilung:** Wird die P-arme Ernährungsweise beibehalten, so verfallen osteomalaziekranke Kühe fortschreitender Abmagerung und verenden unter terminalem Festliegen in völliger Kachexie. Wird die Hypophosphorose vor dem Einsetzen schwerwiegender Skelettveränderungen erkannt und durch sachgemäße Änderung der Fütterung behoben, so steigen Milch- und Fleischleistung sowie Fruchtbarkeit der Herde wieder an. Auch leichtere osteomalaziebedingte Lahmheiten gehen dabei wieder zurück. Nach Absetzen der P-Zulagen stellen sich aber innerhalb von 2–4 Wochen erneut Mangelerscheinungen ein. Wenn bereits erhebliche Knochen- und Gelenkschädigungen vorliegen, ist keine rationelle Heilung mehr zu erwarten. Gleiches gilt für Röhrenknochen- oder Wirbelfrakturen (Kap. 9.1.8) sowie Abriß der Achillessehne (Kap. 9.5.6).

■ **Sektion:** Tierkörper oft deutlich abgemagert, Muskulatur blaß, Leber und Milz gelegentlich auffallend klein. Entsprechend dem Alter des Einzeltieres können Knochenverkrümmungen (Becken, Rippen, Humerus, Radius oder Os femoris) oder -frakturen (Becken, Rippen, Zehen) vorliegen. An älteren Bruchstellen ist meist übermäßige Kallusbildung festzustellen; solches Gewebe erweist sich ebenso wie die Rippen, in schweren Fällen auch die distalen Gliedmaßenknochen sowie die Gelenkenden der großen Röhrenknochen, als brüchig-weich, oft sogar als schneidbar. Periostverdickungen betreffen v. a. die Zehenknochen. Im Ansatzbereich von Sehnen und Bändern finden sich unverkalkte Knochenauftreibungen. Knochenanalysen ergeben ein normales Ca:P-Verhältnis, aber relative Vermehrung der organischen Substanz bei vermindertem Aschegehalt. Oft sind auch die Knorpelflächen größerer Gelenke in Form unregelmäßig begrenzter, geröteter bis blutig unterlaufener flach-rauher Grübchen erodiert, oder mit gelblichen, fettig-schmierigen höckrigen Gebilden von 1–3 mm Durchmesser übersät und ihre Synovia vermehrt. Solche Gelenkveränderungen gelten zwar als häufige Begleiterscheinung der Osteomalazie, sind für sich allein aber nicht pathognostisch (s. Osteochondrose, Kap. 9.17.6). Vielfach ist auch die Synovialis der großen Sehnenscheiden verdickt und rauh; die Achillessehne kann unmittelbar oberhalb ihres Ansatzes am Fersenhöcker sulzig-blutig durchtränkt sein.

Die *histologischen Befunde* bestehen in vermehrter Ablagerung kalklos bleibenden Osteoids anstelle der zum Ausgleich des P-Defizits mobilisierten mineralisierten Knochensubstanz. Zahl und Dicke der Marktrabekel sind vermindert; ihre Oberfläche ist von

m. o. w. umfangreichen osteoiden Säumen bedeckt. Im Bereich erhöhter mechanischer Knochenbeanspruchung finden sich solche Osteoidablagerungen auch in den erweiterten HAVERSschen Kanälchen; hier kommt es zudem u. U. zu fibröser Entartung. War die zu Osteomalazie führende Fütterung nicht nur P- sondern auch eiweißarm, so sind daneben zudem osteoporotische Veränderungen zu finden.

Diagnose: In ausgeprägten Fällen ist Knochenerweichung aufgrund der bei mehreren laktierenden Kühen zugleich vorliegenden charakteristischen Erscheinungen und der offensichtlich P-armen Ernährung meist gut zu erkennen. Weniger schwerwiegender P-Mangel ist nur durch gründliche Überprüfung der Fütterung sicher festzustellen; hierzu sind die Gehaltstabellen der DLG oder Mineralstoffanalysen der verabreichten Futtermittel heranzuziehen, um die Versorgungslage der Herde klar beurteilen zu können (s. Übersicht 9-14). Bei manifester Osteomalazie ist auch die Ermittlung des Serumgehalts an anorganischem P nützlich. Er beträgt beim erwachsenen Rind normaliter 1,35–1,9 mmol/l. Werte von 1,08–1,35 mmol/l sind als verdächtig, solche von < 1,08 mmol/l als krankhaft erniedrigt anzusehen; bei schwer osteomalaziekranken Kühen liegen sie sogar vielfach < 0,54 mmol/l. Zu dieser Beurteilung sollten stets mehrere hochlaktierende Kühe des betreffenden Bestandes zugleich herangezogen werden. Ihr Serum-P-Gehalt kann sich allerdings schon wieder im Normalbereich befinden, wenn die P-Zufuhr zwischen Erkrankung und Blutprobenentnahme erhöht worden ist. Tritt nach einer solcher Maßnahme deutliche klinische Besserung ein, so darf dies als Bestätigung eines vorhergegangenen P-Mangels angesehen werden.

Weitere diagnostische Möglichkeiten bieten Knochendichte-Kontrolle (RÖNTGEN-Aufnahme, dichromatische Photon-Absorptiometrie) und Knochenbiopsie: Erstere ergibt positivenfalls eine im Vergleich zu gesunden Kühen verminderte Dichte oder Radioopazität der Schwanzwirbelknochen, deren Konturen sich nur unscharf von den Weichteilen abheben. Zur Entnahme von Knochengewebeproben am lebenden Tier (Ausstanzen, Herausbohren oder Resektion) eignen sich Rippen, Hüfthöcker oder Wirbel des Schwanzendes. Entscheidend für die Abgrenzung von Rachitis (Kap. 9.17.4), Osteochondrose (Kap. 9.17.6) und »Hyänen«-Krankheit (Kap. 9.17.7) ist der histologische Skelettbefund.

Differentialdiagnostisch sollte bei Osteomalazieverdacht in *Einzelfällen* v. a. an Klauenrehe und Klauenbeinfraktur (Kap. 9.14.8, 9.14.10), traumatische Retikuloperitonitis (Perkussionsschmerz, Kap. 6.6.2) und Polyarthritis (Kap. 9.9.2), bei festliegenden Kühen auch an Botulismus (Kap. 10.5.13) sowie Hypokalzämische Gebärparese (Kap. 12.3.1) gedacht werden. Sind dagegen *mehrere Tiere* unter Erscheinungen erkrankt, die denen der Knochenerweichung ähneln, so sind, je nach den Begleitumständen, Fluorose (Kap. 9.17.9), chronische Bleivergiftung (Kap. 10.5.12), Molybdänose (Kap. 12.3.12) sowie Mangan- und Kupfermangel (Kap. 12.3.10, 12.3.11) mit in Betracht zu ziehen.

Behandlung: Leichtere Mängel der P-Versorgung lassen sich durch entsprechende Mineralstoffzulagen* zum Futter ausgleichen: 30–50 g Mononatriumphosphat oder 20–100 g Dinatriumphosphat (u. U. im Tränkwasser gelöst), 25–75 g Dikalziumphosphat oder 30–100 g »phosphorsaurer Futterkalk« pro Tier und Tag; für längerdauernde Verabfolgung sind DLG-geprüfte Mineralstoffmischungen zu empfehlen. Auf der Weide kann Dikalziumphosphat auch im Verhältnis 3:2 mit Kochsalz vermischt in Form frei zugänglicher Lecksteine angeboten werden. Superphosphat** ist nur dann als unbedenkliche P-Quelle anzusehen, wenn sein Fluorgehalt weniger als 0,1–0,3 % beträgt; sonst besteht die Gefahr chronischer F-Vergiftung (Kap. 9.17.9). Thomasmehl*** ist für diesen Zweck ungeeignet, weil es ein zu weites Ca:P-Verhältnis (5,5 : 1) aufweist und sein Geschmack die Futteraufnahme hemmt. Lehnen die Patienten die Aufnahme der Mineralsalze mit dem Futter zunächst ab, so können statt dessen beim ersten Besuch handelsübliche injizierbare Phosphatlösungen oder 25 g Dinatriumphosphat in 300 ml aqua dest. intravenös pro Tier verabreicht werden; eine solche Gabe ist aber nur von kurzdauernder Wirkung. Mit gleichem oder besserem Erfolg lassen sich die o. a. Mineralstoffdosen mittels Flasche oder Pillengeber p. o. applizieren.

Wenn das P-Defizit der Ration 30 % des Bedarfs übersteigt, kann es durch Mineralsalzgaben allein nicht mehr behoben werden; auch nehmen die Kranken die hierfür erforderlichen Mengen kaum auf. Ggf. ist eine bedarfsgerechte Umstellung der Ernährung unumgänglich: Zulage P-reichen Kraftfutters

---

* Mononatriumphosphat ($NaH_2PO4 \cdot 2\ H_2O$) enthält 20 % P, Dinatriumphosphat ($Na_2HPO4 \cdot 12\ H_2O$) 9 % P, Dikalziumphosphat ($CaHPO_4 \cdot 2\ H_2O$) 23 % Ca und 18 % P, aus Knochenmehl gewonnener »phosphorsaurer Futterkalk« 23–27 % Ca und 17–18 % P, Knochenmehl 28–33 % Ca und 14–15 % P; Knochenmehl muß wegen der von ihm ausgehenden Gefahren (Salmonellose, Milzbrand, Bovine Spongiforme Enzephalopathie, Botulismus) vor Verabreichung einwandfrei sterilisiert werden.

** Superphosphat = durch chemische Behandlung von Rohphosphaten (Phosphorit) gewonnener P-haltiger Kunstdünger.

*** Thomasmehl = gemahlene, bei der Stahlgewinnung in dolomitausgeschlagenen Schmelzbirnen anfallende Schlacken (= P-haltiger Kunstdünger).

bei gleichzeitiger Kürzung der P-armen, aber Ca-reichen Rationsbestandteile (s. Übersicht 9-14).

Durch Gaben von Vitamin D läßt sich die Ausnutzung angebotener Mineralsalze zwar steigern; für sich allein reicht diese Maßnahme aber zur Behebung schwerer Mangelsituationen nicht aus. Üblicherweise werden pro Tier $0{,}5–1{,}0 \times 10^6$ IE Vitamin D_3 parenteral verabreicht; die gleiche Wirkung läßt sich auch durch D-vitaminisiertes Kraftfutter erzielen. Vor übermäßiger Dosierung ist wegen der Gefahr einer Hypervitaminose D (Kap. 4.2.5.1) zu warnen.

Prophylaxe: Sicherung der P-Versorgung tragender und laktierender Kühe durch bedarfsgerechte Ernährung, Zulagen P-haltiger Mineralsalze sowie D-vitaminisierten Kraftfutters; dabei ist für altmelkende bzw. hochlaktierende Kühe ein P-Gehalt der Ration von 0,35 bzw. 0,4% TM anzustreben. Erforderlichenfalls sind auch Wiesen und Weiden mit Phosphatdünger zu behandeln, wodurch sich der P-Gehalt von Gras und Heu sowie der Flächenertrag erheblich steigern lassen. In gefährdeten Milch- und Fleischviehbeständen empfiehlt es sich, den Serumgehalt an anorganischem P bei den laktierenden Kühen regelmäßig zu überprüfen, weil er schon vor dem Einsetzen klinischer Symptome abfällt.

9.17.6 Osteochondrose der Mastbullen

M. Stöber

Definition: Bei diesem Leiden handelt es sich um eine an massierte einstreulose Betonbodenhaltung und übermäßig rasches körperliches Wachstum gebundene, v.a. bestimmte Gelenke, Epiphysenfugen oder Sehnenansatzpunkte männlicher Fleischrinder betreffende degenerative Technopathie. Mängel in der Zufuhr von Mineralstoffen oder Vitamin D spielen in der Pathogenese der Mastbullen-Osteochondrose, im Gegensatz zu Rachitis (Kap. 9.17.4) und Osteomalazie (Kap. 9.17.5), offensichtlich eine untergeordnete Rolle. *Andere Bezeichnungen:* Überlastungsbedingte deformierende Osteoarthropathie, osteochondrales Adaptationssyndrom oder Kollagenose der Mastbullen, degenerative joint disease, dyschondroplasia, »Beinschwäche«, Arthro-Osteodystrophie.

Vorkommen, Ursache, Bedeutung: Unter besonders ungünstigen Voraussetzungen kann das Leiden zwar Jungrinder verschiedenster Rassen und beiderlei Geschlechts befallen. In praxi betrifft es jedoch meist 6–18 Monate alte, auf Betonboden gehaltene »frohwüchsige« Mastbullen der Fleischrassen, die bei einer aus Silage und Kraftfutter bestehenden und daher oft P-reichen und relativ Ca-knappen, »treibenden« Fütterung hohe tägliche Gewichtszunahmen erzielen. Bei Anbindehaltung erkranken v.a. die Vorderbeine, bei Spaltenboden-Laufstallhaltung eher, aber nicht ausschließlich, die Hintergliedmaßen. Mastbullen-Osteochondrose kann zum »Bestandsproblem« werden, das die Rentabilität des Betriebes in Frage stellt.

Pathogenese: Entscheidend für das Zustandekommen des Leidens ist das im Verlauf der Intensivmast zunehmende Mißverhältnis zwischen rasch anwachsender Körpermasse und der sich vergleichsweise langsamer entwickelnden Belastbarkeit des bei solcher bewegungsarmer Haltungsweise biomechanisch »untrainiert« bleibenden Skeletts. Als besonders gefährdet erweisen sich dabei die Übergangsbereiche zwischen Gliedmaßenknochen einerseits und Gelenk- sowie Epiphysenfugenknorpel oder Sehnenansatzstellen andererseits. Bei Mastbullen mit besonders gutem Fleischzuwachs ist die Knochenspongiosa hier weitmaschiger als bei weniger intensiv gefütterten Vergleichstieren. Die genannten Skelettbezirke unterliegen im Maststall beim Aufstehen und Abliegen, beim Ausrutschen und bei gegenseitiger Belästigung der Tiere untereinander (Drängen, Treiben, Stoßen, Aufreiten/Berittenwerden, Ausrutschen) der Einwirkung ständig sich wiederholender, m.o.w. ruckartiger, übermäßiger oder abnorm gerichteter Scher-, Druck- und Zugkräfte, denen sie auf Dauer nicht gewachsen sind. An Hauptbelastungsstellen kommt es dann, möglicherweise nach vorheriger örtlicher Schwächung subchondraler oder subtendinöser Knochenbälkchen, zur umschriebenen Degeneration, Nekrose und Ablösung von Gelenkknorpel, zu partieller Trennung des Epiphysenfugenknorpels vom Knochen oder zum Abriß von Sehnenfasern am Knochen. Das bedingt Bewegungsunlust und damit Anreiz zu weiterer Belästigung durch Gruppengenossen (→ Circulus vitiosus). Von Fall zu Fall wird das Krankheitsgeschehen durch bestimmte Begleitumstände gefördert, z.B.: Trogsohle zu niedrig oder Freßplatzbreite pro Tier zu gering; Betonbalkenfläche zu schmal, -spaltenbreite zu groß; Behinderung des Aufsteh- oder Liegeverhaltens durch Trog-, Anbinde- oder Standkonstruktion; fehlender Klauenabrieb (→ Vollsohlen- oder Zwangklauen → Stand- und Bewegungsunsicherheit sowie Klauenrehe); laxierende Fütterung (→ Zunahme von Bodenglätte und Rutschgefahr).

Für bestimmte Linien der Fleischrassen wird eine erbliche Disposition zur Osteochondrose, insbesondere zur Hüftgelenksdysplasie, vermutet; möglicherweise beschränkt sie sich jedoch auf die Veranlagung zu rascher Körpergewichtszunahme. P-reiche/Ca-knappe Fütterung sowie unzulängliche Versorgung mit Vitamin D begünstigen das Auftreten von Mastbullen-Osteochondrose.

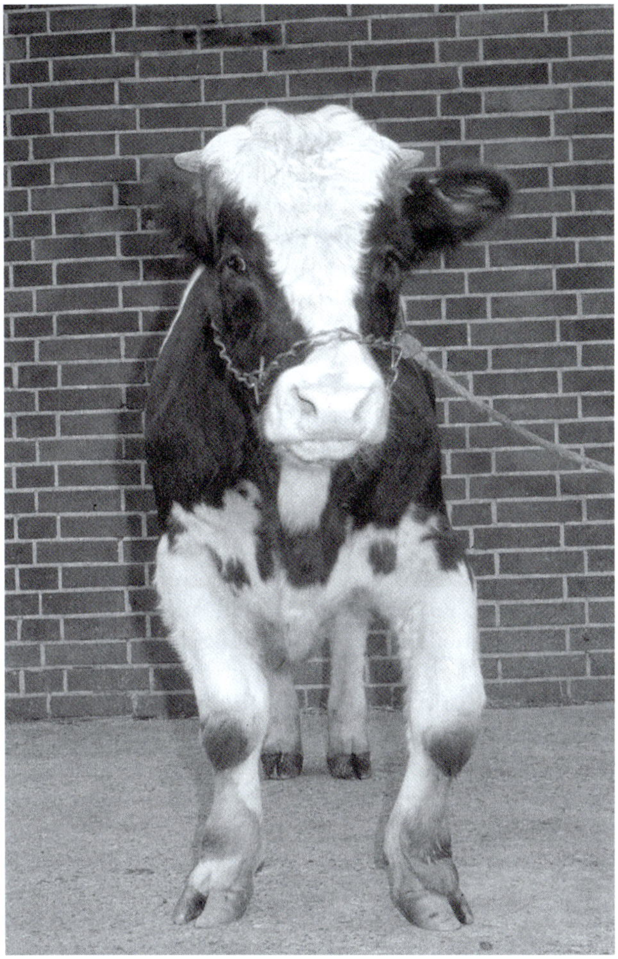

Abbildung 9-333 Osteochondrose der Mastbullen: Fütterungsmäßig stark »getriebener« vorbiegiger (»kniehängiger«) Mastbulle (s. hierzu auch Abb. 10-99)

Symptome, Verlauf: Das meist bestandsweise gehäuft und schleichend einsetzende Leiden pflegt sich durch steif-zögernden Gang, häufiges Liegen sowie ungeschicktes, teilweise durch längeres »Karpen« oder Verharren in hundesitziger Stellung unterbrochenes Aufstehen und/oder Abliegen anzukündigen. In der Folge zeigen sich Trippeln, (wechselndes) Schonen einzelner Gliedmaßen, Anlehnen und/oder regelrechtes Lahmen. Schließlich treten, je nach den Auswirkungen der einzelnen vorgenannten krankmachenden Faktoren, gehäuft Fälle von ein- oder beiderseitiger Osteochondrose des dabei u. U. (sub-)luxierenden Hüftgelenks (Kap. 9.4.12), der Tarsal- und/oder Karpalgelenke (Kap. 9.6.1.1, 9.3.6), von partieller oder vollständiger, mit Dislokation verbundener Epiphysenfugenlösung distal an Radius, Metakarpus oder -tarsus (Kap. 9.7.9) und/oder von Abriß der Achillessehne am Fersenbein (Kap. 9.5.6) auf. Die vor ihrer Erkrankung auffallend gute LM-Zunahmen aufweisenden Patienten bleiben dann ihren Gruppengenossen gegenüber in der Mastleistung deutlich zurück. Wenn die Haltungsbedingungen nicht geändert werden, kann sich das klinische Bild bis zum Festliegen verschlimmern; zudem erkranken dann meist noch weitere Bestandsmitglieder am gleichen Syndrom (Abb. 9-333).

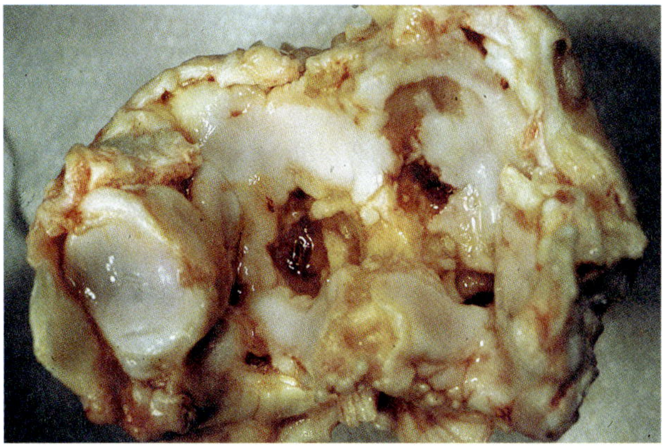

Abbildung 9-334 Umfangreiche Knorpelusuren und -ulzerationen an den Karpalgelenkflächen des Tieres von Abb. 9-333

Sektion: Von etwaigen sekundären Dekubitalschäden abgesehen, zeigt der Tierkörper bei Osteochondrose keine Besonderheiten; im Frühstadium des Leidens ist sein Nährzustand sogar auffallend gut. Betroffene *Gelenke* weisen m. o. w. umfangreiche Knorpelusuren und -ulzerationen (Abb. 9-334) sowie eburnifizierende Knochenerosionen, nicht selten auch periartikuläre Exostosen auf. Die Gelenkkapsel ist verdickt, die Synovia vermehrt und bräunlichtrüb; sie kann Knorpelfasern und Knochenmehl enthalten. Vielfach sind auch weitere, klinisch unauffällig gewesene Gliedmaßen- und/oder Klauengelenke mit weniger ausgeprägten osteochondrotischen Veränderungen behaftet. Beschädigte *Epiphysenfugenscheiben* sind verbreitert, ihre Oberfläche ist unregelmäßig; der proliferativ verdickte Fugenknorpel ist stellenweise nekrotisch und von Blutungen sowie absterbenden Knochenbezirken umgeben; knöcherne Metaphyse und knorplige Epiphysenfugen sind m. o. w. weitgehend voneinander getrennt (Fissuren/Frakturen/Epiphysiolyse). Bezüglich des *Abrisses der Achillessehne vom Fersenbein* wird auf Kapitel 9.5.6 verwiesen.

Histologisch ist am *Gelenkknorpel* die aseptisch-degenerative chondrolytische Auflockerung und Verdünnung übermäßig belasteter Bezirke kennzeichnend; die solchen Stellen benachbarten Knochenpartien sind in Ab- und Umbau, teilweise in Sklerosierung begriffen; verdickte Gelenkknorpelabschnitte können sich in den epiphysären Knochen einstülpen (→ subchondrale Zysten). Der *Knorpel* betroffener *Epiphysenfugen* weist umschriebene oder allgemeine Verbreiterung seines proliferativ-hypertrophierenden Bereichs sowie Verlust der chondrozytären »Säulenordnung« auf; in schweren Fällen sind des weiteren Knorpelnekrosen und -fissuren sowie Trennungen des Zusammenhangs zwischen Epiphysenfugenknorpel und Metaphyse mit kollateralen Blutungen festzustellen.

Diagnose: Gehäuftes Auftreten der o. a. Veränderungen bei Mastbullen ist als eindeutiger Hinweis auf technopathisch bedingte Osteochondrose zu werten. Nach gezielter Aufbesserung der Haltungsbedingungen (Belegungsdichte, Ebenheit und Rutschfestigkeit des Bodens, Balken- und Spaltenbreite, Freßplatzanteil, Trogkante und -sohlenhöhe, Anbindekette) sollte das Syndrom bei weiteren Mastdurchgängen ausbleiben.

Differentialdiagnostisch sind septisch, toxisch und allergisch bedingte Polyarthritiden (Kap. 9.9.2), Osteomyelitiden (Kap. 9.9.1), grobtraumatische Einzelunfälle sowie After-Blasen-Schwanzlähmung (Kap. 10.2.10) in Betracht zu ziehen.

Beurteilung: Klinisch manifeste Osteochondrose läßt sich ohne aufwendige Änderung der Haltungsbedingungen (eingestreute Einzelbox/Auslauf) kaum beeinflussen, weshalb solche Mastbullen i. d. R. vorzeitig abgeschafft werden.

Prophylaxe: Zur Mast einzustellende Jungbullen sollten möglichst schon Betonboden-»Erfahrung« haben. Die einer gemeinsamen Bucht zuzuteilenden Tiere sollten einander dem Alter und Körpergewicht nach entsprechen. Mastbullen, die bei der täglich vorzunehmenden Verhaltenskontrolle schwächer oder krank erscheinen, sind aus ihrer Gruppe zu entfernen und gesondert unterzubringen, weil sie sonst »dominiert« werden. Beschaffenheit des Stallbodens (Glätte, Unebenheiten, Spaltenbreite) sowie pro Tier verfügbare Fläche und Freßplatzanteil regelmäßig überprüfen und erforderlichenfalls korrigieren. Klauengesundheit überwachen (Kap. 9.15.1). Beim Umsetzen/Treiben von Mastbullen möglichst ruhig und schonend vorgehen. Gegenseitiges »Aufreiten« kann durch ein in entsprechender Höhe horizontal anzubringendes Elektrozaungitter verhindert werden. Das Gewähren von Auslauf bietet »biomechanisches Training«. Wenn in offensichtlich mastbullengerechten Anlagen Fälle von Osteochondrose auftreten, sind auch P- und Ca-Zufuhr sowie Vitamin-D-Versorgung kritisch zu überprüfen (s. Übersicht 9-13) und nötigenfalls aufzubessern.

9.17.7 »Hyänen«-Krankheit

W. Klee

Definition: Bei diesem Leiden handelt es sich um eine Wachstumsstörung juveniler Röhrenknochen, insbesondere aber von Femur und Tibia, weshalb hieran erkrankte Rinder eine nach hinten abfallende Rückenlinie zeigen und so an das Erscheinungsbild einer Hyäne erinnern. *Andere Bezeichnungen:* Hyena disease, maladie de la hyène, enfermedad de la hiena, malattia della iena.

Vorkommen: Die Erkrankung wurde erstmals 1975 in Frankreich bei Jungrindern der französischen schwarzbunten Rasse (FFPN) beschrieben (Parodi & Espinasse, 1975). Seither ist sie in mehreren europäischen Ländern sowie in Japan, Argentinien und den USA in verschiedenen Rassen aufgetreten. Üblicherweise beschränkt sich das Leiden auf einzelne Bestände, in denen bis zu 50 % der Jungrinder (vereinzelt noch mehr) aus einem oder zwei (selten noch mehr) Jahrgängen erkranken. Danach verschwindet die Krankheit wieder, meist ohne daß den Betriebsleitern zu irgendeinem Zeitpunkt eine Änderung hinsichtlich Haltung oder Fütterung bewußt geworden ist.

Ursache: Es darf heute als gesichert angesehen werden, daß Überdosierung von Vitamin A in den ersten Lebenswochen die Krankheit auslösen kann. Manche Autoren vermuten, daß die Toxizität von Vitamin A durch andere, bisher nicht näher definierte Faktoren modifiziert wird. Das wird als Erklärung für die z. T. geringe Inzidenz unter (vermutlich) gleichartig exponierten Tieren genannt. Andere Möglichkeiten sind (z. T. auch unbewußte) Unregelmäßigkeiten in der Dosierung von Vitamin-A-Konzentraten, insbesondere in den ersten Lebenstagen. Die Auswirkungen von Hypervitaminose A auf das Knochenwachstum, insbesondere der langen Röhrenknochen, waren schon längere Zeit bekannt, ohne daß eine Verbindung zur Hyänenkrankheit gesehen wurde.

Eine Dosis-Wirkungsbeziehung ist bisher noch nicht erarbeitet. In experimentellen Untersuchungen konnte die Krankheit durch Verabreichung von insgesamt $25–50 \times 10^6$ IE Vitamin A, verteilt auf 10–20 Tage, an sehr junge Kälber reproduziert werden. Hinsichtlich der Frage, ob es eine Altersgrenze gibt, nach deren Überschreitung eine Überdosierung nicht mehr zur Ausbildung des Krankheitsbildes führt, ist eine Beobachtung aus Japan bemerkenswert, wonach eine milde Form der Krankheit nach 3monatiger Überdosierung von Vitamin A auch bei Jungrindern auftrat, die zu Beginn der Überdosierung bereits 6 Monate alt waren. Laut den meisten Berichten über spontane Erkrankungsserien, in denen auf die Rolle von Vitamin A eingegangen wird, erfolgte dessen übermäßige Verabreichung jedoch in den ersten Lebenstagen bis maximal 10 Lebenswochen.

Die Rolle von Vitamin D_3 in diesem Geschehen ist weniger eindeutig. Möglicherweise wirkt es synergistisch zu Vitamin A. Die ersten Berichte über die ursächliche Beteiligung dieser Substanzen bei der Auslösung der Erkrankung kamen aus Argentinien (Renner et al., 1983). Früher diskutierte Hypothesen zur Ätiologie wie Infektionskrankheiten (insbesondere durch das Virus der Bovinen Virusdiarrhoe), Spurenelementmängel (z. B. Nickel), durch immunpathologische Vorgänge provozierte Adenohypophysitis, endokrine Störung oder genetischer Defekt wurden nicht bestätigt.

Ob es sich bei der Hyänenkrankheit um ein ätiologisch einheitliches Geschehen handelt, ist unklar. Gelegentlich treten bei »Ausbrüchen« zwergwüchsige Tiere auf, welche – isoliert betrachtet – nicht ohne weiteres als Fälle von »Hyänenkrankheit« eingeordnet würden. Außerdem wird ein Fall von Hyänenkrankheit bei einem Zwillingsjungrind beschrieben, das angeblich dieselbe Diät erhalten hatte wie seine nicht betroffene Schwester. Der Blutspiegel an »insulin-like growth factor« war bei dem betroffenen Tier niedriger.

Pathogenese: Bei den betroffenen Knochen kommt es zu vorzeitigem Schluß der Epiphysenfugen. Bei akuter Hypervitaminose A wurde verminderte Differenzierung und Proliferation von Chondrozyten und Osteoblasten gefunden, was die osteoblastische Aktivität beeinträchtigen und so zu verminderter Osteogenese führen soll. Unter Einwirkung überhöhter Dosen von Vitamin A und D_3 kommt es zu vorzeitiger Mineralisierung des Säulenknorpels und nachfolgender enchondraler Ossifikation, wobei die einmal induzierte Störung sich selbst perpetuiert. Warum es nicht zu einem proportionierten Zwergwuchs kommt, ist nicht eindeutig geklärt. Möglicherweise gibt es zeitlich gestaffelte besonders empfindliche Phasen (Wachstumsschübe?) für die einzelnen Knochen, oder distales Osfemoris und proximale Tibia sind gegenüber der Wirkung von Vitamin A besonders empfindlich. Für letzteres gibt es auch aus dem Bereich der Humanmedizin Hinweise.

Symptome, Verlauf: Je nach Aufmerksamkeit des betreuenden Personals fallen betroffene Tiere im Alter von wenigen Monaten oder erst später dadurch auf, daß ihre Rückenlinie, welche bei normal wachsenden Jungrindern von vorne nach hinten ansteigt, sich mehr und mehr nach hinten abzuneigen beginnt (Abb. 9-335). Bei manchen »Hyänen« verläuft die Rückenlinie dabei in m. o. w. gerader Linie, bei anderen entwickelt sich ein Knick im Bereich vor dem Becken, so daß in ausgeprägten Fällen der Eindruck entsteht, der Körper sei aus Hälften zweier unterschiedlich großer Tiere zusammengesetzt. Im Stehen werden die Vorderbeine weiter auseinander gestellt als sonst, während die Hinterbeine leicht untergestellt und in den Kniegelenken gebeugt gehalten werden. Bei frei laufenden Kälbern und Jungrindern ist eine zunehmende Bewegungsstörung zu bemerken, die v. a. die Kniegelenke betrifft. »Hyänenrinder« gehen hinten breitbeinig, wobei die Hintergliedmaßen in verkürzter Hangbeinphase »schlenkernd« nach vorn geführt werden und die Klauen über den Boden schleifen können. Stolpern ist auffallend häufig zu beobachten. Bei erzwungener forcierter Gangart wird Trab vermieden; statt dessen fallen die Tiere in einen eigenartig »hoppelnden« Galopp, bei dem beide Hinterbeine gleichzeitig nach vorn geführt werden. Im fortgeschrittenen Stadium neigen sie zu längerem Liegen.

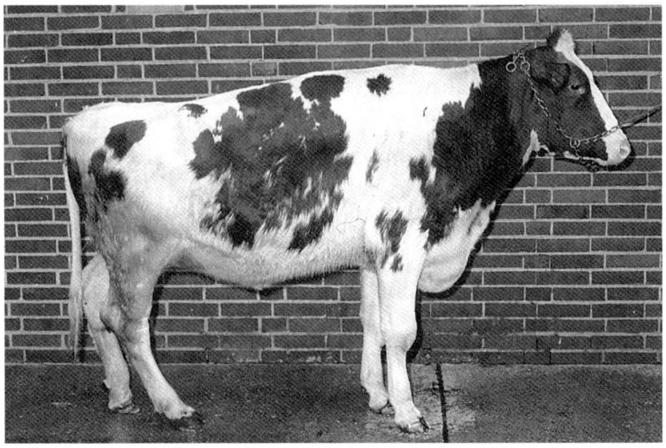

Abbildung 9-335 Rotbuntes Rind mit ausgeprägten Erscheinungen der »Hyänen-Krankheit«

Am knöchernen Becken zeigen sich i. d. R. keine Deformationen. Die Palpation im Bereich des Kniegelenks ergibt neben vermehrter Füllung mitunter, daß die dort fühlbaren Strukturen (medialer Schienbeinknorren und Schienbeingräte) besonders ausgeprägt sind. In einigen Fällen sind im distalen Bereich der Extremitäten Verdrehungen oder Verbiegungen zu sehen; meist sind die Gliedmaßen jedoch distal des Karpal- bzw. Tarsalgelenks in Form und Länge unverändert. Röntgenologisch zeigen die Epiphysenfugen der langen Röhrenknochen, v. a. aber diejenigen von Femur und Tibia, vorzeitige Verknöcherung. Von Hyänenkrankheit betroffene weibliche Tiere sind normal fruchtbar; Nachkommen aus der Anpaarung von männlichen und weiblichen »Hyänen« sind unauffällig.

Diagnose, Differentialdiagnose: Die Erkennung des Leidens bereitet bei voll entwickelter Erkrankung im allgemeinen keine Schwierigkeiten, allenfalls im frühen Stadium und/oder bei wenig »typischer« Ausprägung. Bei Häufung gleichartiger Fälle in einem Bestand gibt es keine Differentialdiagnose. Im Einzelfall wäre an Mißbildungen (z. B. Zwergwuchs) oder Folgen von Frakturen im proximalen Bereich der Hintergliedmaßen zu denken.

■ **Behandlung:** Eine Behandlungsmöglichkeit ist nicht bekannt und gemäß der Ätiopathogenese der Erkrankung auch nicht zu erwarten.

■ **Prophylaxe:** Die einmalige Verabreichung von hohen Dosen Vitamin A (0,25–2 × 10^6 IE; der tägliche Bedarf wird mit 42 IE/kg LM angegeben) an neugeborene Kälber zur Stärkung der Infektabwehr wird von verschiedenen Autoren empfohlen. Wegen der damit verbundenen Gefahr einer Hypervitaminose A muß der für die Verabreichung verantwortliche Personenkreis angehalten werden, die verordnete Dosierung keinesfalls zu überschreiten. Das gilt insbesondere dann, wenn Vitamin-A-Konzentrat in größeren Gebinden (z. B. 1-Liter-Flaschen) abgegeben wird.

■ **Beurteilung:** Ob an Hyänenkrankheit leidende Rinder noch so lange gehalten werden können, bis sie schlachtreif sind, ist im Einzelfall davon abhängig zu machen, wie sich Körpermasse und Gehbehinderung entwickeln.

■ **Sektionsbefund:** Krankheitsspezifische Veränderungen sind nur im Bereich des Skeletts zu erwarten. V. a. Femur und Tibia, aber auch Humerus, sind im Vergleich zu denen gesunder Tiere gleichen Alters kürzer. Die Verkürzung gegenüber den Knochen gesunder Vergleichstiere kann beim Os femoris bis 23 %, bei der Tibia bis 38 % betragen. Beide Knochen sind verkürzt und im Kniegelenkbereich deformiert. So ist der Winkel zwischen den Achsen des Schaftes und des Condylus ossis femoris deutlich verringert, die Tuberositas tibiae stärker ausgeprägt, und die Gelenkflächen über den Condyli tibiae sind durch eine kaudale Plateaubildung gekennzeichnet. Der Kniegelenkwinkel ist verkleinert. Bei älteren Tieren liegen zudem arthrotische Veränderungen vor.

9.17.8 Enzootische Kalzinose

G. Dirksen

■ **Definition:** Eine chronisch verlaufende, mit Abmagerung und Bewegungsstörungen einhergehende Erkrankung, die durch massive Kalksalzeinlagerung in den Weichgeweben, insbesondere im kardiovaskulären System, und Osteomyelosklerose verursacht wird. *Andere Bezeichnungen:* »Weidekrankheit« u. a. (s. *Vorkommen*).

■ **Vorkommen:** Spontane generalisierte Kalzinosen sind zuerst in Argentinien (»Enteque seco«/»Enteque ossificante«; Lignières, 1898, 1912), später auch in Brasilien (»Espichamento«), Uruguay, Jamaika (»Manchester wasting disease«), Hawaii (»Naalehu disease«), Papua-Neuguinea, Australien, Südafrika, Israel, Indien und USA/Florida beobachtet worden. Seit den 60er Jahren des 20. Jh. tritt Kalzinose enzootisch in Rinderbeständen im voralpinen Grünland Österreichs, Deutschlands und der Schweiz auf, und zwar vorzugsweise in Lagen über 500 m ü. M. Je nach örtlicher Situation können im Laufe von 2–3 Jahren ≤ 50 % der erwachsenen Rinder eines Betriebes klinisch-manifest erkranken. Das Leiden hat in den betroffenen Betrieben und Regionen erhebliche wirtschaftliche Bedeutung. Kalzinose gleichen Typs kann auch bei Schaf, Ziege, Schwein und Pferd vorkommen.

■ **Ursache:** Bereits von Collier (1927) wurde der Verdacht geäußert, daß die in Argentinien heimische Rinderkalzinose durch den Verzehr einer dort verbreiteten Solanazee, *Solanum malacoxylon* (Sendtner) (syn. *S. glaucum/glaucophyllum*; span. Duraznillo blanco; Abb. 9-336), hervorgerufen wird, wofür Carrillo und Worker (1968) den sicheren Nachweis erbringen konnten. Danach wurden weitere Solanazeen als Verursacher von Kalzinose bei Rind, Schaf oder Pferd identifiziert oder verdächtigt, so *Cestrum diurnum* (Florida, Jamaika), *S. torvum* (Papua-Neuguinea), *S. sodomaeum* (Hawaii), *S. verbascifolium* (syn. *S. erianthum*; Afrika, Argentinien), *S. esuriale* (Australien), *Nierembergia veitchii* (Brasilien). Dagegen wird die mitteleuropäische Kalzinose durch den Verzehr einer zuvor als wertvolles Futtergras eingestuften Graminee, nämlich Goldhafer (*Trisetum flavescens* L., P.B; Abb. 9-337), verursacht (Dirksen, Plank, Hänichen & Spiess, 1971, 72, 73, 74). Neuerdings wird auch ei-

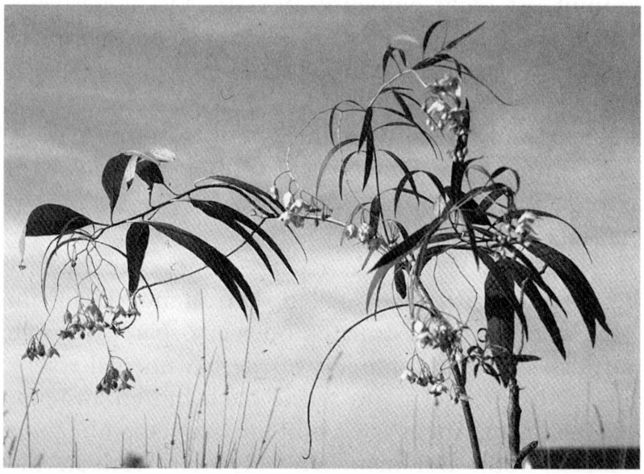

Abbildung 9-336 Solanum malacoxylon (Sendtner) in Blüte; syn. S. glaucum s. glaucophyllum (Foto: Dr. Manfred Wolf, Frontreute)

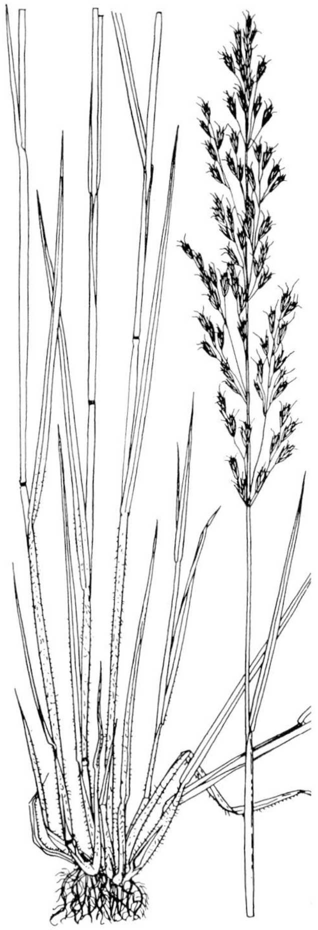

Abbildung 9-337 Goldhafer (Trisetum flavescens L., P. B.; nach HUBBARD, 1973)

ner auf Jamaika wachsenden Graminee, *Stenotaphrum secundatum*, kalzinogene Wirkung zugesprochen (ARNOLD & FINCHAM, 1997). Als wirksame Substanz in S. malacoxylon und Cestrum diurnum konnte letztendlich ein 1,25 Dihydroxyvitamin-D_3-Glykosid nachgewiesen werden (WASSERMAN et al., 1974, 75, 76, 77). Nach Darstellung des antirachitischen Effektes von T. flavescens (WASSERMAN et al., 1977) und Nachweis einer 1,25$(OH)_2D_3$-artigen (PETERLIK et al., 1977), wasserlöslichen Wirksubstanz (DIRKSEN et al., 1981) gelang ZUCKER und RAMBECK in zahlreichen Experimenten die Identifizierung eines 1,25 Dihydroxycholecalciferol-Glykosids. Somit handelt es sich bei den durch die genannten Pflanzen induzierten Rinderkalzinosen im Grunde um eine chronische Vergiftung mit diesem (oder einem ihm entsprechenden) Vitamin-D-Metaboliten.

Aus den Experimenten mit Trisetum flavescens (TF) an Schafen und Kaninchen ergaben sich weiterhin folgende bemerkenswerte Beobachtungen hinsichtlich der kalzinogenen Aktivität der Pflanze: Sie ist vor der Blüte höher als während oder nach der Blüte; in den Blättern > Stengeln; in frischen Pflanzen > getrockneten. Die Aktivität bleibt auch nach Konservierung durch Sonnentrocknung, »Grüntrocknung« (Cobs), Lyophilisierung, Erhitzen bis 160 °C oder Silierung erhalten; 4 geprüfte Goldhafersorten erwiesen sich als gleichermaßen kalzinogen; die kalzinogene Wirkung wird durch Art und Intensität der Düngung nicht beeinflußt (möglicherweise aber der Pflanzenbesatz). Hinsichtlich des kalzinogenen Effektes beim Schaf zeigt sich eine Beziehung zwischen aufgenommener Menge pro Tag und Dauer der Exposition (Dosis-Zeit-Wirkung-Beziehung): 3,5–7,0 g TF-TM (bezogen auf frischen Goldhafer) pro kg LM und Tag über 5 Monate scheint die Mindestdosis zu sein, um makroskopisch sichtbare Arterienverkalkung auszulösen, was einem Anteil von etwa 12% TF im Grünfutter entspricht. Schafe zeigen eine individuell variierende Anfälligkeit gegenüber dem Goldhaferwirkstoff. Kalzinose entwikkelt sich sowohl mit als auch ohne Sonnenlicht-Exposition der Tiere.

■ **Pathogenese:** Der Vitamin-D-Stoffwechsel läuft im Tier in folgender Weise ab (Übersicht 9-15): Das mit der Nahrung aufgenommene oder im Körper gebildete Vitamin D_3 wird zur Leber transportiert und dort zu 25 Hydroxyvitamin D_3 hydroxyliert. Dieses gelangt auf dem Blutweg zur Niere, wo durch weitere Hydroxylierung das 1,25 Dihydroxyvitamin D_3 entsteht. Letzteres entfaltet dann seine Wirkung an Darm und Knochen, welche die Ca-Homöostase garantiert. Seine Bildung in der Niere wird durch verschiedene Faktoren reguliert: Hypokalzämie, Hypophosphatämie sowie Sexual- und Wachstumshormone wirken aktivierend, während eine Überproduktion durch Hemmungseinrichtungen verhindert wird. Es wird dann – quasi als Ausweichreaktion – vermehrt das weit weniger wirksame 24,25 Dihydroxyvitamin D_3 gebildet und dadurch eine (toxische) Hypervitaminose verhindert. Zu einer derartigen Intoxikation muß es jedoch kommen, wenn das Tier den Endmetaboliten, der keiner Regulierung durch die Niere mehr unterliegt, mit der Nahrung im Übermaß aufnimmt. Die Folgen sind: erhöhte Kalzium- und Phosphatresorption und -retention und vermehrte Ca-Deponierung im Skelett; Ausfällung von Kalziumsalzen in den Weichgeweben und erhöhte Apposition von Knochengewebe; reaktive Vorgänge in den betroffenen Geweben; Funktionsstörungen der betroffenen Organe mit entsprechenden klinischen Auswirkungen. Die geweblichen Veränderungen sind offenbar teils auf direkte Wirkungen des Vitamin-D-Metaboliten, teils auf die dadurch induzierte Störung des Mineralstoffwechsels zurückzuführen.

■ **Symptome:** Die ersten Erscheinungen zeigen sich oft gegen Ende der Weidezeit oder zu Anfang des Winters und bestehen in Gewichtsverlust bei erhaltenem Appetit, verminderter Milchleistung (vergleichsweise

Übersicht 9-15 Wichtige Wege und Wirkungsorte des Vitamin-D-Stoffwechsels. (CaBP = Kalziumbindendes Protein, PTH = Parathyreoidea-Hormon; ↑ aktivierend, ↓ hemmend)

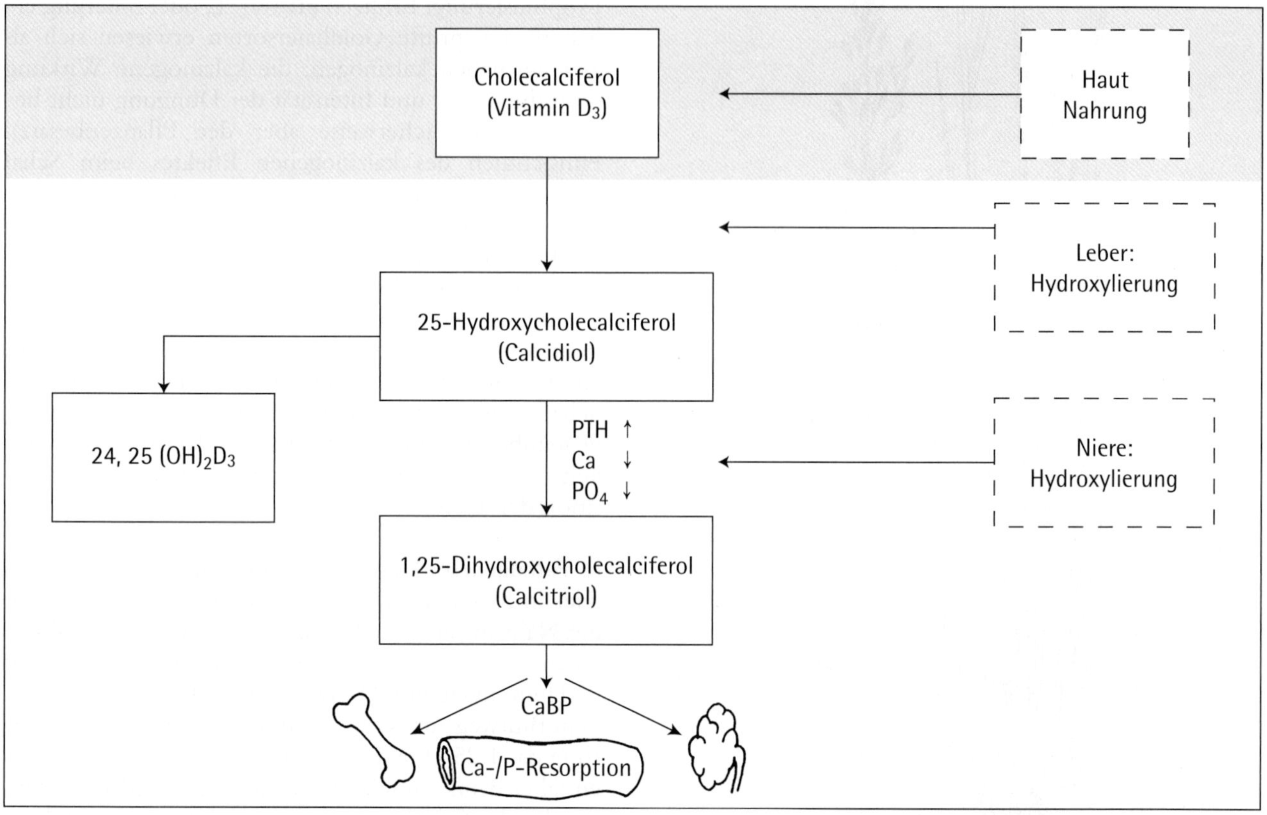

≤ 35 %), Rauhwerden des Haarkleids, Trägheit, Stehen mit leicht gebeugter Vorhand und auswärts gerichteten Zehen sowie häufigem Liegen. Dieser Zustand kann über längere Zeit anhalten, sich vorübergehend bessern oder fortschreiten. Die abgemagerten Rinder stehen dann mit aufgekrümmtem (kyphotischem) Rücken, im Karpus vorgebeugten Vordergliedmaßen bei zehenweit gesetzten Klauen und entlasten ständig wechselweise die Extremitäten (»Trippeln«) (Abb. 9-338). Sie bewegen sich nur widerwillig mit kurzen steifen Schritten. Beim Aufstehen verharren sie auf den Karpalgelenken, bevor sie sich vollständig erheben (Abb. 9-339). Durch Druck auf die Beugesehnen der Vordergliedmaßen oberhalb der Afterklauen ist im Anfangsstadium eine leichte Schmerzreaktion auslösbar, später erweisen sich die Beugesehnen in diesem Bereich als verhärtet und ohne klare Kontur. An exponierten Körperstellen, so an Karpal-, Knie- und Sprunggelenken sowie an Knochenvorsprüngen, weist die im allgemeinen »lederbündige« Haut Haarverlust, Abschürfungen, Druckschäden und nicht selten Eiterungen auf. Letztere zeigen ebenso wie Klaueninfektionen mitunter eine schlechte Heiltendenz.

Das Allgemeinbefinden der Patienten ist selbst bei klinisch manifester Kalzinose noch geraume Zeit gut. Puls- und Atemfrequenz steigen jedoch an; der 1. Herzton ist oft gespalten, Herzgeräusche sind aber selten; infolge der Lungenverkalkung und -erweiterung erfolgt die Exspiration betont abdominal. Bei sehr schwer betroffenen Tieren ist die Verkalkung der Digitalarterien und, via Rektum, auch die Verhärtung der Aorta abdominalis fühlbar. Im grobsinnlich unveränderten Harn kann ein erhöhter Phosphatgehalt feststellbar sein. Der Ca-Gehalt des Blutserums bewegt sich nahe der oberen physiologischen Grenze oder darüber, während die Konzentration des anorganischen Phosphates nicht selten das Doppelte der Norm beträgt; diejenige des Magnesiums kann normal oder vermindert sein.

■ **Verlauf:** Kennzeichnend ist der chronisch-progressive Verlauf, der zwar von vorübergehender Besserung unterbrochen werden kann, letztendlich aber zu hochgradiger Abmagerung und Komplikationen führt und zur Schlachtung oder Einschläferung der Patienten zwingt. Werden Erkrankte frühzeitig auf goldhaferfreies Futter umgestellt, so können sie sich weitgehend erholen, doch bleibt meist eine leichte »Vorbiegigkeit« an den Vordergliedmaßen zurück. Mit anhaltender Goldhafer-Exposition nimmt die Konzeptionsrate in der Herde ab, und der Besamungsindex steigt über den Durchschnitt; dabei zeigen sich vornehmlich ovarielle Dysfunktionen, die möglicherweise mit Eierstockverkalkung zusammenhängen.

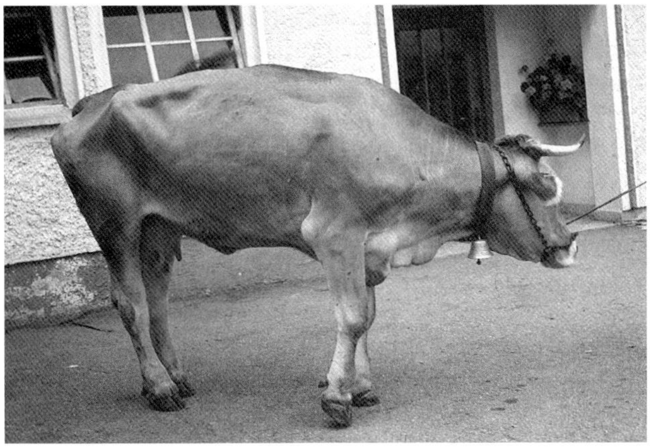

Abbildung 9-338 Braunviehkuh mit klinisch manifester Goldhafer-Kalzinose: Abmagerung, Kyphose, leichte Karpalbeugehaltung, ständig wechselnde Be- und Entlastung der Gliedmaßen (»Trippeln«)

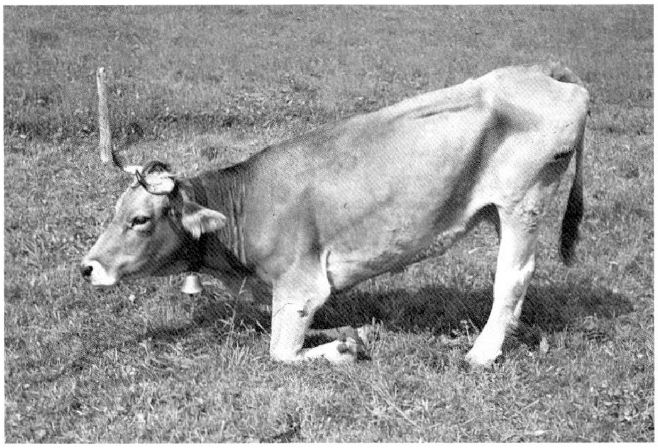

Abbildung 9-339 Weidekuh mit klinisch manifester Goldhafer-Kalzinose: Verharren auf den Karpalgelenken beim Aufstehen, mitunter Futteraufnahme im »Knien«

■ **Diagnose:** Die Erkennung stützt sich im Einzelfall auf die Veränderungen am Bewegungsapparat im Verein mit dem Kreislauf- und Lungenbefund sowie auf das Ergebnis der Blutuntersuchung auf Kalzium und anorganisches Phosphat bei dem Patienten und weiteren Kühen des Bestandes. Zur Absicherung eines Kalzinoseverdachts dient eine Pflanzenbestandsaufnahme auf Wiesen und Weiden, notfalls im Heu. Ein durchschnittlicher Goldhaferbesatz von 10–20% ist als möglicherweise kalzinogen einzustufen, ein höherer verstärkt den Verdacht. In fraglichen Fällen kann beim Einzeltier des weiteren die sono- und/oder radiographische Untersuchung von Sehnen, A. carotis, Bauchaorta und Lunge sowie eine RÖNTGEN-Aufnahme des Metakarpus (im Vergleich zu dem eines gleichalten gesunden Rindes) hilfreich sein.

■ **Differentialdiagnose:** Es sind Krankheiten der Bewegungsorgane mit ähnlichem Erscheinungsbild auszuschließen wie Osteomalazie (Kap. 9.17.5), Fluorose (Kap. 9.17.9) oder solche im Bereich des Karpus (Kap. 9.3.5, 9.3.6, 9.3.7); ferner chronische Klauenrehe (Kap. 9.14.8), mit Abmagerung einhergehende chronische Leiden sowie Kalziphylaxie und medikationsbedingte Vitamin-D-Vergiftung (Kap. 4.2.5.1).

■ **Sektionsbefund:** Art und Lokalisation der sichtbaren kalzinotischen Veränderungen sind relativ einheitlich, der Mineralisierungsgrad (Kalziummagnesiumphosphat) ist jedoch verschieden. Die Verkalkungsprozesse beginnen am Herzen, i.d.R. in der linken Vorkammer, und dehnen sich dann auf das Endokard der linken Kammer sowie auf Aorta, A. pulmonalis und kleinere Arterien aus (Abb. 9-340), während die venöse Seite erst später erfaßt wird und nur in hochgradigen Fällen sichtbare Veränderungen aufweist. Von der Aorta ist teils mehr der thorakale, teils mehr der abdominale Abschnitt verkalkt. Die Innenhaut von Herz und Gefäßen ist silbrig-weiß, verdickt und gefältelt. In der Lunge (Abb. 9-341) siedeln sich die Mineralablagerungen zuerst im Margo obtusus des Lobus diaphragmaticus an und dehnen sich im Interstitium nach kranial und medial aus: »Bimssteinlunge« → Elastizitätsverlust → kompensatorisches Emphysem. Nieren: nur in schweren Fällen hellere Farbe, Induration und radiäre Streifung; Verdauungsorgane: meist o. b. B.; Eierstöcke: z. T. kleinzystisch und derb. Digitale Beugesehnen: in schweren Fällen verhärtet, von knotigen Kalkherden durchsetzt und von zugebildetem Bindegewebe umschlossen (und daher in vivo palpatorisch nicht mehr abgrenzbar, Abb. 9-342). Karpal- und Tarsalgelenke: ausgeweitete und vertiefte Synovialgruben, gelegentlich mit marginalen Knorpelproliferationen und in Kantennähe verdünntem Gelenkknorpel, vereinzelt arthrotische Veränderungen; Knochen: makroskopisch unverändert, aber vergleichsweise schwer, Kortikalis verdickt.

Histologische Veränderungen: Herz/Gefäße: subendokardiale/subintimale feinkörnige/schollige Mineralablagerungen mit Zubildung von kollagenem Gewebe, Quellung der elastischen Fasern, Vermehrung von Fibrozyten, erhöhter Gehalt an sauren Mukopolysacchariden. Lunge: Verkalkung bis Verknöcherung des elastischen Interstitiums, Fibrose, alveoläres Emphysem. Trachea, Bronchien: submuköse Mineralisationsherde, Verknöcherungen. Nieren: interstitielle Verkalkung in der Markzone, Kalkzylinder in den distalen Tubuli. Sehnen/Bänder: diffuse feinkörnige Verkalkung in den Kollagenfasern, metaplastische Knorpelzellbildung. Knochen: schichtweise Apposition von Knochengewebe in der Spongiosa, Einengung der Markräume, Neubildung von Spongiosabälkchen (systemisierte Osteomyelosklerose; DÄMMRICH et al., 1970). Nebenschilddrüsen: relativ klein, Tendenz zu Atrophie (HÄNICHEN, 1976). Schilddrüse: C-Zellenhyperplasie.

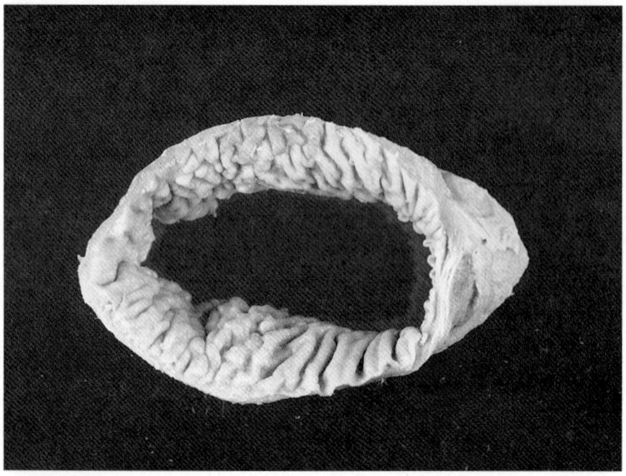

Abbildung 9-340 Schwere Aortenverkalkung bei Goldhafer-Kalzinose

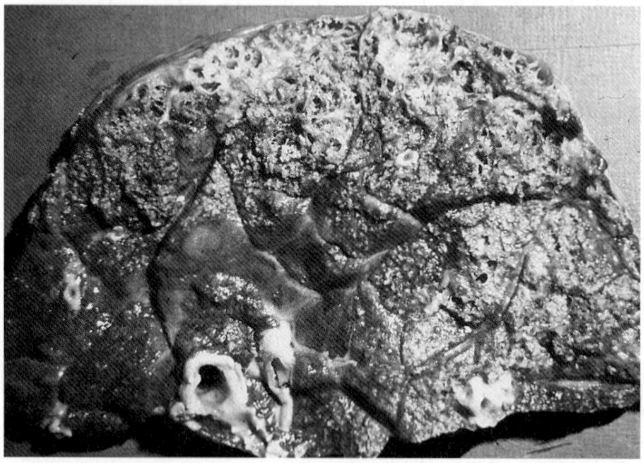

Abbildung 9-341 Verkalkung und Verknöcherung der Lunge einer Kuh mit hochgradiger Goldhafer-Kalzinose

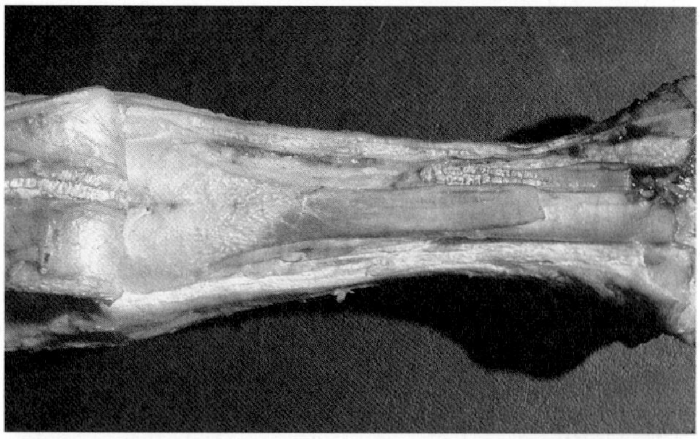

Abbildung 9-342 Verkalkung der oberflächlichen Beugesehne, der Digitalarterie (rechts oben, linker Rand Mitte) und des Unterhautgewebes bei einer Kuh mit hochgradiger Goldhafer-Kalzinose

■ **Beurteilung:** Aussicht auf klinische Besserung besteht nur, wenn die kalzinotischen Gewebeveränderungen in der Frühphase zum Stehen kommen. In experimentellen Untersuchungen an Kaninchen war im Verlauf von 26 Monaten nach Einwirken der kalzinogenen Noxe im histologischen Bild des bioptisch entnommenen Gewebes von Lunge, Niere und Aorta eine begrenzte Rückbildung der Verkalkungen zu erkennen. Bei an Kalzinose erkrankten Kühen fanden sich 31/32 Monate nach Absetzen der kalzinogenen Fütterung in den verkalkten Weichgeweben eine begrenzte Resorption der Mineralablagerungen sowie fibröse Narben in der Aortenwand (Hänichen & Hermanns, 1990).

■ **Behandlung, Prophylaxe:** Bislang sind keine Mittel oder Wege bekannt, eine manifeste Kalzinose therapeutisch zu beeinflussen. Im Experiment an Schafen mit Verfütterung von frischem Goldhafer aus einer Monokultur gelang es zwar, durch gleichzeitige orale Verabreichung von Aluminiumhydroxid (15 g/Tier/d über 84 Tage) das Auftreten von Gewebeverkalkungen zu verhindern, doch wurden Gewichtsentwicklung und Ca-P-Stoffwechsel der Tiere negativ beeinflußt. Die orale Applikation eines vermutlich in die $1,25(OH)_2D_3$-Synthese der Niere eingreifenden Diphosphonats (EHDP; 10 mg/kg LM/d über 84 Tage) ließ keine kalzinosehemmende Wirkung erkennen.

Die Bekämpfung der mitteleuropäischen Rinderkalzinose kann daher gegenwärtig nur durch Einschränken oder Verhindern der Goldhaferaufnahme erfolgen, wofür folgende Maßnahmen in Frage kommen:

- Stark mit Goldhafer besetzte Wiesen nicht beweiden, sondern spät mähen und zur Heugewinnung nutzen; das Heu mit (erforderlichenfalls zugekauftem) goldhaferfreiem Heu verschneiden.
- Gezielte Weideführung: Wechsel zwischen Weiden mit hohem und geringem Goldhaferbesatz.
- Umstellen der Weidewirtschaft auf häufiges Mähen und Beweiden, da hierdurch der Goldhaferaufwuchs zurückgedrängt wird.
- Parzellenweise (fraktionierte) Tilgung des Pflanzenbewuchses und Neuansaat eines goldhaferfreien Klee-Gras-Gemisches.
- Kontrolle der Mineralstoffversorgung der Rinder aus dem Futter und gezielte bedarfsgemäße Ergänzung durch dafür speziell zubereitete Mischungen.
- Jegliche zusätzliche Verabreichung von Vitamin D vermeiden.
- Genereller Verzicht auf Goldhafersamen in den Standardmischungen für Wiesensaatgut.

Nach neueren Erhebungen an Schlachtrindern in Kalzinose-Gebieten Bayerns ist die Frequenz des Leidens seit Klärung der Ursache und Einleiten von Vorbeugemaßnahmen deutlich gesunken.

9.17.9 Chronische Fluorvergiftung, Fluorose

M. STÖBER

Definition: Durch fortgesetzte orale Aufnahme von fluoridverunreinigtem Futter oder Wasser bedingte und oft saisonal oder schubweise fortschreitende Erkrankung, die durch unzulängliche Mineralisierung von Gebiß und Skelett sowie daraus resultierende Behinderung von Nahrungsaufnahme und Lokomotion gekennzeichnet ist. *Andere Bezeichnungen:* malattia delle ceramiche (Italien), darmous (Marokko), gaddur (Island). Bezüglich der Vergiftung durch organische F-Verbindungen wird auf Kapitel 10.5.18.1 verwiesen.

Ursache, Vorkommen, Bedeutung: In der Natur kommt F v.a. in Rohphosphatgestein (Marokko), Tiefbrunnenwasser (Nord- und Südamerika, Australien, Indien) sowie Vulkanasche (Island, Südamerika) vor und kann über diese auch in Nahrung oder Tränke von Hauswiederkäuern gelangen. Wesentlich häufiger werden schwerwiegende gesundheitliche und wirtschaftliche Schäden durch die bei einigen industriellen Fertigungsverfahren freiwerdenden fluoridhaltigen Abgase und Stäube bedingt, welche die landwirtschaftliche Umgebung von Flußsäure-, Aluminium-, Kohlekraft-, Stahl-, Superphosphat-, Emaillier-, Glas- und Keramikwerken sowie Ziegeleien m.o.w. stark, in Hauptwindrichtung mitunter sogar bis zu > 10 km weit, verunreinigen. Das so verbreitete Gift haftet der Vegetation an und dringt auch in oberirdische Pflanzenteile ein, doch sind nur wenige Pflanzenarten dazu befähigt, F in nennenswerter Menge über die Wurzeln aufzunehmen. Auf F-kontaminierten Flächen weidende oder mit deren Produkten gefütterte Tiere können entsprechend der Dauer und dem Grad ihrer Exposition (d.h. je nach Konzentration und Löslichkeit der vorliegenden F-Verbindungen) m.o.w. rasch und schwer an Fluorose erkranken. Dabei gilt das Rind seiner besonderen F-Empfindlichkeit wegen als wertvoller Indikator für die umweltbedingte F-Exposition des Menschen. Die Ansiedlung der o.a. Industrien zwingt mitunter dazu, regional zuvor üblich gewesene nutztiergebundene Produktionsformen aufzugeben; gelegentlich lösen industrielle Emissionen sogar bei Wildwiederkäuern Fluorose aus. Schließlich führt auch fahrlässiger Einsatz von Roh- oder Superphosphat als Mineralsalzquelle oder Gründünger zu boviner Fluorose, wenn ihr F-Gehalt gefährlich hoch ist.

Pathogenese: Nutztierschädigende F-Verunreinigungen der Vegetation sind nicht immer so stark, daß sie auch Pflanzen erkennbar beeinträchtigen; Blätter und Gras verfärben sich erst dann gelbbraun, wenn sie mit > 30 ppm TM F behaftet sind. Freies Fluor und Flußsäure verbinden sich ihrer großen chemischen Aktivität wegen sofort mit anderen Elementen zu Fluoriden, deren Giftigkeit etwa ihrer Wasserlöslichkeit entspricht: Natriumfluorid (NaF) > lösliche Fluoride industrieller Polluenten (HF, SiF_4) > Natriumfluorsilikat (Na_2SiF_6) > Kryolith (Na_3AlF_6) > Rohphosphat-Apatit ($Ca_5[PO_4]_3F$) > Flußspat (CaF_2); im Tränkwasser gelöste Fluoride sind wesentlich giftiger als F-Verunreinigungen von Futtermitteln (Übersicht 9-16).

Aufgenommenes F wird beim Rind größtenteils vom Pansen her resorbiert und in Hartgewebe eingelagert, aber nur sehr langsam renal wieder ausgeschieden; die F-Exkretion mit dem Urin nimmt v.a. nach F-Sättigung des Skeletts zu und hält auch nach Beendigung der oralen F-Aufnahme noch längere Zeit an. Auf diese Weise und durch Einschränkung des Futterverzehrs gelingt es dem Organismus, den F-Blutspiegel trotz vermehrter F-Ingestion niedrig zu halten; deshalb kommt es nur ausnahmsweise zu *akuter F-Vergiftung*, die durch Diarrhoe und zentralnervöse Exzitation gekennzeichnet ist (Kap. 10.5.18.1). Im *chronischen Krankheitsgeschehen* ersetzt F wegen seiner hohen Affinität zu Ca die Hydroxylgruppen des Apatits im Knochen (→ Störung des Osteozyten und -blastenstoffwechsels); das führt zu beschleunigter Resorption und Neubildung von unzulänglich mineralisiertem Knochengewebe mit Neigung zu periostaler Hyper- und Exostose sowie »Spontanfrakturen«. An in Entwicklung begriffenen, d.h. noch im Kiefer befindlichen Zähnen schädigt im Übermaß aufgenommenes F die Amelo- und Odontoblasten, was Schmelzbildung sowie Mineralisation der Zahnsubstanz behindert. In schwersten Fällen kommt es zu seröser Atrophie des Knochenmarks mit hypoplastischer Anämie, Hemmung der zellgebundenen Immunantwort und Hypothyroidie.

Bis zum Einsetzen der ersten klinischen Erscheinungen vergehen entsprechend dem oft erheblichen Schwankungen unterworfenen F-Gehalt der Nahrung mindestens 6 Monate, oft aber 1–3 Jahre. Dabei erweisen sich solche Individuen als besonders anfällig, deren Mineralstoffwechsel größeren Anforderungen unterliegt (jugendliches Wachstum, Trächtigkeit, hohe Milchleistung, Unterernährung); sie erkranken i.d.R. früher und ausgeprägter als die übrigen, in gleicher Weise exponierten Herdenmitglieder, z.B. Bullen. Bei unausgeglichener Ca-P-Bilanz ist die Gefahr F-bedingter Hartgewebsschädigungen größer als bei guter Mineralstoffversorgung. Nach Unterbrechung der F-Aufnahme, z.B. während der winterlichen Stallhaltung, pflegt sich der Gesamteindruck betroffener Herden zu bessern.

Übersicht 9-16 Beurteilung des Fluorgehalts von Probenmaterial im Hinblick auf das Vorliegen von chronischer Fluorvergiftung

Probenmaterial	Fluorose unwahrscheinlich	Fluorose möglich*	Fluorose sicher
Futter: leichtlösliche Fluoride (NaF_2, Na_2SiF_6)			
(mg/kg TM):	< 20	20–35	35
(mg/kg LM/Tag):	< 1	1–1,5	> 1,5
Futter: schwerlösliche Fluoride (Na_3AlF_6,$Ca_5[PO_4]_3F$)			
(mg/kg TM):	< 50	50–100	> 100
(mg/kg LM/Tag):	< 1,5	1,5–3	> 3
Tränkwasser (mg/l):	< 5	5–10	> 10
Harn (mg/kg)**:	< 5	5–30	> 30
Blutserum (mg/l)***:	< 0,2	0,2–0,4	> 0,4
Milch (mg/l)***:	< 0,1	0,1–0,15	> 0,15
Knochen****			
fettfreie TM (mg/kg):	< 1000	1000–3000	> 3000
Asche (mg/kg):	< 3000	3000–5000	> 5000

* Bei optimaler Ca- und P-Versorgung (s. Übersicht 9-13) werden die in der mittleren Spalte genannten F-Konzentrationen ohne nennenswerte Schädigungen über längere Zeit hinweg vertragen; bei hochproduzierenden Milchkühen oder unausgeglichener Mineralstoffbilanz wirken sich dagegen schon langfristige Expositionen im unteren Bereich der hier angegebenen Spanne krankmachend aus. ** Bezogen auf ein spezifisches Harngewicht von 1,030; spiegelt die augenblickliche F-Aufnahme wider. *** Zur Sicherung der Diagnose weniger geeignet. **** Der F-Gehalt der Knochen gibt Auskunft über die Gesamt-F-Aufnahme und sinkt nach Beendigung der F-Exposition kaum ab; ab 4000 ppm F in der TM bzw. ab 6000 ppm F in der Asche treten deutliche Knochenveränderungen auf.

■ **Symptome, Verlauf:** Das Krankheitsbild der Fluorose entwickelt sich schleichend; bei wechselndem F-Gehalt des Futters kommt es zu schubweisen Verschlimmerungen. Tierärztliche Hilfe wird meist wegen gehäuft, v. a. an den Vorderbeinen auftretender und an Knochenerweichung erinnernder *Lahmheit* zugezogen: Anfangs und in leichteren Fällen zeigen die Kranken lediglich aufgekrümmten Rücken, Bewegungsunlust, Zittern, Trippeln oder zeitweilig klamm-gespannten/schleppenden Gang, Schwierigkeiten beim Aufstehen (längeres »Karpen«, Abb. 9-343) und Niederlegen sowie lange Liegezeiten; die Reaktion auf den »Rückengriff« ist oft deutlich positiv. Bei gründlicher Beobachtung fällt auf, daß zunächst eine, dann eine andere Gliedmaße geschont wird (»wechselnde Lahmheit«). Länger und schwerer erkrankte Tiere weisen erbsen- bis walnußgroße oder mehr flächenhafte, druckempfindliche harte exostotische Auftreibungen an Rippen, Röhrbeinen (medial), am Tuber malare des Oberkiefers, mitunter auch an anderen Gliedmaßenknochen (Abb. 9-344) oder seitlich am Unterkiefer auf. Die Schmerzen im Zehenbereich der Vorderbeine sind im fortgeschrittenen Stadium u. U. so stark, daß letztere im Stehen gekreuzt werden oder das betreffende Tier sich auf »knienden« Karpalgelenken rutschend vorwärts bewegt. Solches Verhalten ist als Hinweis auf fluorosebedingte Klauenbein-»Spontanfraktur« zu werten (Abb. 9-345); auch Rippen und Beckenknochen brechen mitunter aus geringfügigem Anlaß. Im RÖNTGEN-Bild zeigen fluorotische Knochen schmale Kortikalis, reduzierte Kompakta, Markraumerweiterung und Verdünnung der Spongiosatrabekel. Der Serumgehalt an Ca und anorganischem P bleibt selbst bei schwersten Skelettveränderungen normal; die Aktivität der alkalischen Serumphosphatase nimmt dagegen in Zusammenhang mit dem gesteigerten Knochenumbau, d. h. entsprechend dem F-Gehalt des Futters, bis auf ein Mehrfaches der Norm zu.

Die geschilderten Bewegungsstörungen lassen sich bei Untersuchung der *Gebisse* mehrerer Herdenmitglieder als fluorosebedingt klären. Milchzähne in utero F-exponiert gewesener Kälber weisen allenfalls eine leichte gelbliche Längsstreifung auf. Die typischen F-bedingten Zahnveränderungen sind an bleibenden Zähnen festzustellen, die sich zum Zeitpunkt vermehrter F-Aufnahme noch in Entwicklung befanden und inzwischen durchgebrochen sind* (Abb. 9-346, 9-347). Diese Läsionen sind stets rechts und links gleichartig und gleichstark (symmetrisch);

* Von den bleibenden Inzisiven sind die Zangen während des 6.–16., die inneren Mittelzähne vom 12.–21., die äußeren Mittelzähne vom 24.–27. und die Eckzähne vom 28.–36. Lebensmonat am empfindlichsten gegenüber der Einwirkung aufgenommenen Fluors.

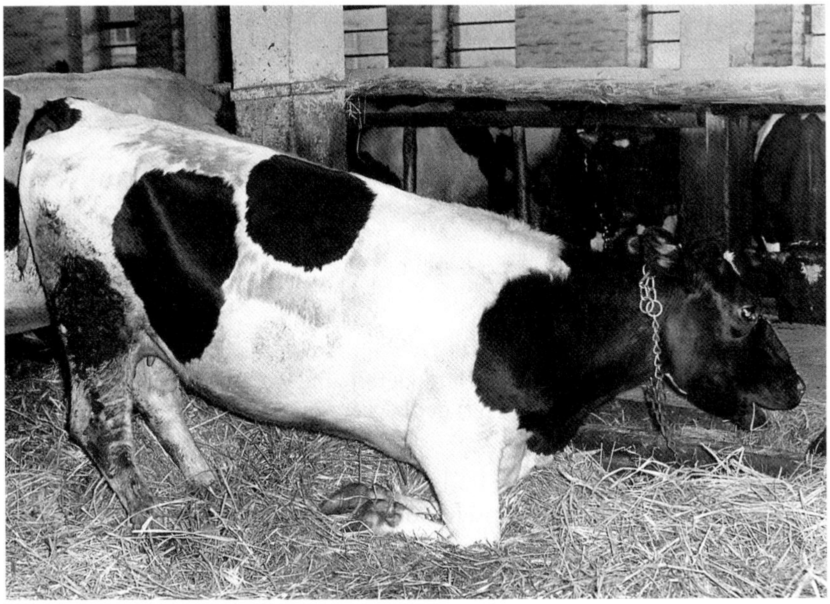

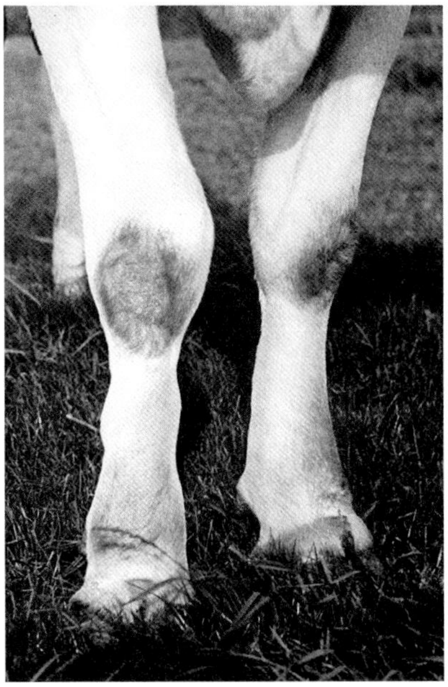

Abbildungen 9-343, 344 Chronische Fluorose: Links: Knochenschmerzbedingtes Verharren in »karpender« Stellung während des Fressens. Rechts: Exostotische Auftreibungen lateral und medial am Röhrbein der Vordergliedmaßen

des schubweisen Krankheitsgeschehens wegen sind nebeneinanderstehende Zähne aber meist unterschiedlich stark betroffen. In leichteren Fällen ist nur der Schmelz gelbbraun verfärbt und mäßig rauh. Schwerer geschädigte Schneidezähne fallen durch einzelne bis zahlreiche, an ihrer braunschwarzen Sprenkelung erkennbare Schmelzdefekte auf (»mottled teeth«). Solche Zähne reiben sich infolge ihrer Schmelzdefekte rascher ab als ihre u. U. weniger stark betroffenen oder gesundgebliebenen Nachbarzähne (→ stumpfe Schneidekante, Stummelbildung). Gleiches trifft für F-geschädigte Backenzähne zu, die in ausgeprägten Fällen meißelartige Spitzen und tiefe Kerben aufweisen; infolge ungleichmäßiger Abnutzung der zu bestimmten Zeitpunkten angelegten und daher unterschiedlich stark beeinträchtigten Molarantagonisten kann sich ein regelrechtes Treppengebiß enwickeln; dann bleiben auch Zahnfleischläsionen und Zahnfachentzündungen nicht aus. Bei Rindern, deren bleibendes Gebiß zur Zeit der krankmachenden F-Belastung bereits voll ausgebildet war, fehlen die geschilderten Veränderungen der Zähne, nicht aber diejenigen des Skeletts.

Bei schwer F-geschädigten Rindern setzen teils primär (F-bedingte Minderung der Freßlust), teils als Folge ausgeprägter Lahmheit (Bewegungsbehinderung auf der Weide) und/oder hochgradiger Zahnläsionen (Behinderung von Aufnahme und Zerkleinerung des Futters) *wirtschaftliche Verluste* ein. Sie bestehen in mangelnder/wechselnder Freßlust und dadurch bedingter Entwicklungshemmung, Abmagerung und geringer Milchleistung. Nach mehrjähriger F-Exposition (Tränkwasser mit 8–12 ppm F) können auch Störungen der Fruchtbarkeit auftreten (verminderte Konzeptionsrate, Verzögerung der ersten Brunst nach dem Kalben). Die Knochen neugeborener Kälber, deren Mütter im letzten Drittel der Trächtigkeit größere F-Mengen aufgenommen haben, weisen zwar erhöhten F-Gehalt auf, offensichtliche Schädigungen der Nachzucht fluorosekranker Kühe über Plazenta oder Muttermilch sind aber nicht zu be-

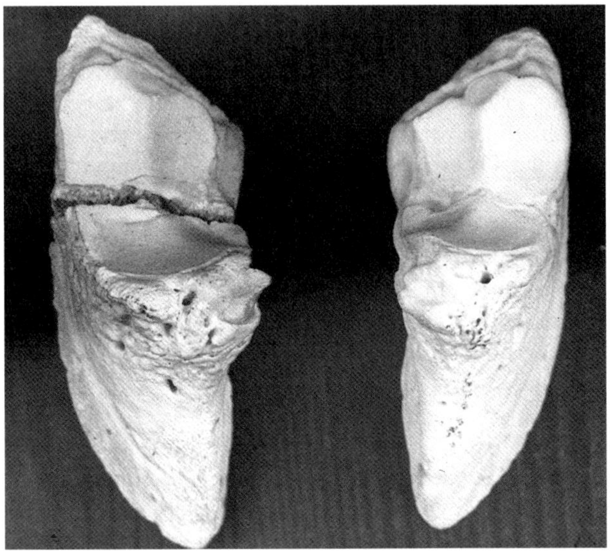

Abbildung 9-345 Chronische Fluorose: Aus geringfügigem äußeren Anlaß entstandene Klauenbeinfraktur (links); daneben ein nicht fluorosegeschädigtes Klauenbein zum Vergleich

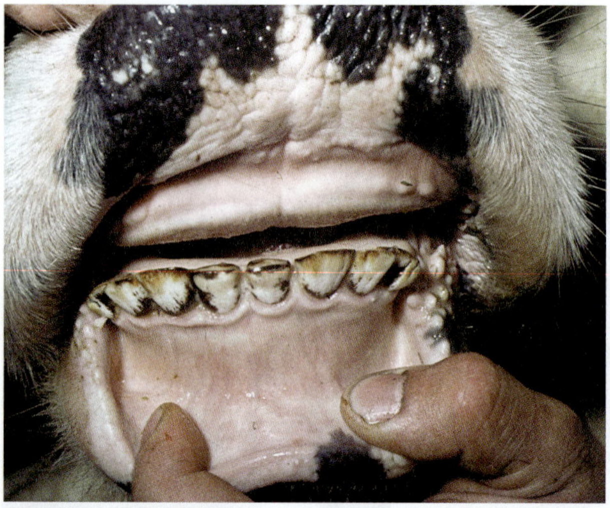

Abbildung 9-346 Chronische Fluorvergiftung: bleibende Schneidezähne einer über mehrere Sommer hinweg in der Umgebung eines fluoridhaltigen Abrauch ausstoßenden Werkes geweideten Kuh mit braunschwarzer Verfärbung aller Inzisiven und bis zur Stummelbildung reichender vorzeitigen Abnutzung der Zangen

fürchten; letztere enthält maximal 0,5 ppm F, also nur die Hälfte der gegendweise zur Trinkwasser-Fluorierung üblichen Konzentration.

■ **Sektion:** Die auffallenden Abweichungen an Gebiß und Skelett entsprechen den klinischen Befunden. Röhrbeine und Rippen erscheinen verdickt. Betroffene Knochen weisen eine relativ weiche, nach Mazeration kreideartig-rauh erscheinende Oberfläche mit m. o. w. stark ausgeprägten höckrigen Auftreibungen auf. *Histologisch* sind an ihnen osteoporotische und, insbesondere an den Ansatzstellen von Muskeln, Sehnen und Bändern, auch hyperostotisch-sklerosierende Veränderungen festzustellen; die Osteone zeigen unregelmäßige Form und Größe sowie abnorme Verteilung der Osteozyten. Gelenknah an den langen Röhrenknochen gelegene Läsionen können in schweren Fällen deformierende Arthrose bedingen. Im Bereich alter Frakturen (Rippen, Klauenbein) findet sich i. d. R. überschießender Kallus (Abb. 9-348). In den Nieren sind nur nach extremer F-Belastung herdförmige, Tubuli und Interstitium betreffende Markverkalkungen ausgebildet.

■ **Diagnose:** Die Erkennung der Fluorose bereitet im allgemeinen keine Schwierigkeiten, wenn die typischen klinischen Erscheinungen an Gebiß und Skelett ausgeprägt sind; hierzu sollten stets mehrere ältere Tiere des Bestandes untersucht werden. In forensischen Fällen sind zur Sicherung von Begleitumständen und Schadensumfang sachdienliche Aufzeichnungen vorzunehmen und F-Bestimmungen einzuleiten. Als Probenmaterial eignen sich Vollblut, Harn und bioptisch oder postmortal entnommenes Knochengewebe (Schwanzwirbel) der Patienten, von F-exponierten Flächen stammende Futtermittel, ggf. auch F-verunreinigtes Tränkewasser (s. Übersicht 9-16).

Differentialdiagnostisch sind anderweitige Zahnanomalien (Kap. 6.2.1, 6.2.4), primäre Unterernährung, Klauenrehe (Kap. 9.14.8), rein traumatisch verursachte Klauenbein- oder Beckenfraktur (Kap. 9.14.10, 9.4.2), P-Mangel-bedingte Osteomalazie (Kap. 9.17.5), Enzootische Kalzinose (Kap. 9.17.8), Kupfer- und Manganmangel (Kap. 12.3.10, 12.3.11) in Betracht zu ziehen.

■ **Beurteilung:** Nach Aufstallung und Verabreichung F-armen Futters gehen mäßige F-bedingte Erscheinungen, mit Ausnahme der irreversiblen Veränderun-

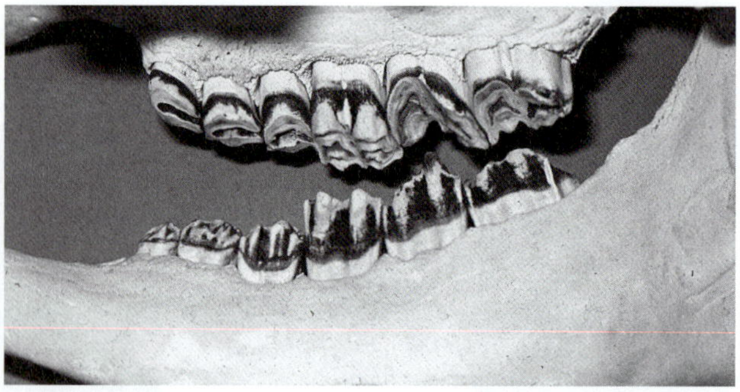

Abbildung 9-347 Chronische Fluorvergiftung: Meißelbildung (M_2/Unterkiefer) und vorzeitige Abnutzung (M_2, M_3/Oberkiefer) der Backenzähne

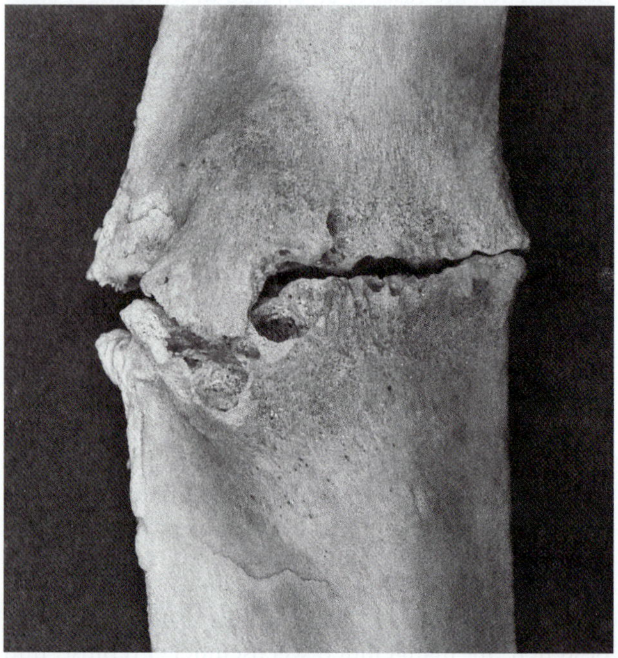

Abbildung 9-348 Chronische Fluorvergiftung: Übermäßige Kallusbildung im Bereich einer alten Rippenfraktur

gen der Hartgewebe, innerhalb von 2–4 Wochen allmählich zurück; bei erneutem Auftrieb auf F-exponierte Weiden oder Umstellung auf F-verunreinigte Futtermittel setzen sie jedoch bald wieder ein. Der F-Gehalt der Milch und des Fleisches fluorosekranker Rinder ist für den Verbraucher ungefährlich.

Forensisch ist bei fluorosebefallenen Rindern zwischen unwesentlichen Veränderungen, z. B. Zahnverfärbungen ohne begleitende Lahmheit, einerseits und schweren, wirtschaftlich ins Gewicht fallenden Erkrankungen andererseits zu unterscheiden, z. B. ausgeprägte Gebißläsionen, Behinderung von Nahrungsaufnahme und Wiederkauen, deutliche Lahmheit sowie Abmagerung. So läßt sich reine Zahnfluorose von sog. »damaging fluorosis« abgrenzen. Zur Bewertung des Ausmaßes F-bedingter wirtschaftlicher Schäden sind Milch-, Fleisch- und Nachwuchsleistung der F-exponierten Herde langfristig mit denen nicht-exponierter Herden derselben Betriebsrichtung zu vergleichen.

■ **Behandlung:** Betroffene Herde auf gesunde Weiden außerhalb des F-Immissionsgebietes verbringen oder aufstallen; Ernährung auf F-arme Futtermittel und eiweißreiches Kraftfutter umstellen; dazu pro Tier und Tag 50–100 g F-arme P-haltige Mineralstoffmischung verabreichen; bei Patienten mit Klauenbeinfraktur ist die gesunde Nachbarklaue zur Entlastung der kranken mit einem aufzuklebenden Holzklotz zu versehen (Kap. 9.15.8).

■ **Prophylaxe:** Filteranlagen der F-ausstoßenden Industrie regelmäßig überprüfen lassen. Nicht allzu stark F-verunreinigte Weiden können mitunter durch folgende Maßnahmen nutzbar gemacht werden: Halbtagsweide oder reichliche Zufütterung von F-armem Heu, Kraftfutter, Trockenschnitzeln oder Treber sowie Zulagen von F-armem P-saurem Futterkalk. F-kontaminiertes Heu und Stroh kann durch aufwendige Säurebehandlung verwertbar gemacht werden; die Silierung unter Säurezusatz kann den F-Gehalt von Silagen wesentlich verringern. Tränkewasser läßt sich durch Zugabe von 50 g Kalk auf 100 l Wasser defluorieren. Eine Minderung der F-Resorption um etwa 20–30 % ist durch laufende Zufütterung von Aluminiumsalzen (10–30 mg Al/kg LM und Tag in Form von Aluminiumsulfat oder -laktat) zu erzielen; da diese Fluorose-»Alleviatoren« wenig schmackhaft sind, empfiehlt es sich, sie mit dem Kraftfutter zu pelletieren; bei starker F-Exposition bieten sie aber keinen ausreichenden Schutz. Besonders F-gefährdete Betriebe müssen den Weidegang, u. U. sogar die Milchviehhaltung aufgeben und auf andere Produktionszweige umstellen (Abmelkwirtschaft, Haltung kurzlebiger Nutztiere [Jungbullen- oder Kälbermast, Schweine, Geflügel], viehlose Ackerwirtschaft). Superphosphat sollte als Mineralstoffquelle für Rinder nur dann verwendet werden, wenn es < 0,1–0,3 % F enthält; Roh- und Superphosphate mit einem F-Gehalt von > 1–3 % sind zur Düngung von Futterkulturen für Rinder ungeeignet. Gemäß FMG dürfen Einzelfuttermittel maximal 150, Alleinfuttermittel für laktierende Rinder höchstens 30 und solche für andere Rinder nicht mehr als 50 mg F/kg (mit 88 % TM) enthalten.

10 Krankheiten der Organe des zentralen Nervensystems (Hirnschädel, Gehirn, Hirnnerven und Rückenmark)

M. Stöber (Hrsg.)

Erkrankungen von Gehirn und/oder Rückenmark sowie deren Hüllen sind beim Rind im Vergleich zu den Krankheiten anderer Organapparate zwar seltener und außerdem oft therapeutisch wenig beeinflußbar, ihnen kommt aber trotzdem praktische Bedeutung zu: Vor näherer Beschäftigung mit einem als zentralnervös gestört anzusehenden Patienten muß zunächst etwaiger *Tollwutverdacht* (Kap. 10.3.6) ausgeschlossen werden. Ergeben sich bei der weiteren Untersuchung Hinweise auf eine das ZNS betreffende *Infektionskrankheit* (Kap. 10.3), *Stoffwechselstörung* oder *Vergiftung* (Kap. 10.5), so kommt der eingehenden, gezielten Kontrolle von Unterbringungsweise, Fütterung und übrigen Umweltbedingungen oft erhebliche Bedeutung für die Diagnosestellung zu. Bei der Aufklärung *genetisch verankerter Mißbildungen von Gehirn oder Rückenmark* (Kap. 10.1) gilt Entsprechendes für die Ermittlung der Vorfahren des Merkmalsträgers. Bei allen unheilbaren Leiden des ZNS ist rasche Erkennung und Beurteilung Voraussetzung für die aus Gründen des Tierschutzes, der Tierseuchenbekämpfung oder ökonomischen Erwägungen möglichst bald zu treffende Entscheidung, das kranke Tier entweder zu töten sowie unschädlich zu beseitigen, oder es zu schlachten und zu verwerten. Bei übertragbaren oder vergiftungsbedingten neurologischen Leiden ist es wichtig, die jeweilige Ursache umgehend zu ermitteln, um diese abstellen und *weitere Verluste möglichst verhüten* zu können. Bei erblich bedingten ZNS-Syndromen gilt Entsprechendes für den konsequenten Ausschluß des Probanden und seiner merkmalübertragenden Vorfahren von der Zucht. Gewisse Krankheiten von Gehirn und/oder Rückenmark des Rindes sind schließlich bei frühzeitiger Diagnosestellung und sachgemäßer Behandlung durchaus *heilbar.*

Leiden, bei denen das ZNS zwar beteiligt ist, symptomatologisch aber nicht im Vordergrund des klinischen Geschehens steht, werden bei den Krankheiten desjenigen Organsystems besprochen, das dem jeweiligen Erscheinungsbild nach dabei in erster Linie betroffen ist.

10.1 Erbliche und andersbedingte Mißbildungen der Organe des zentralen Nervensystems

M. Stöber

Von den annähernd 300 bislang bekannten hereditären Defekten des Rindes betreffen 40 das ZNS. Es ist bei rund 20 % aller auf Erb- und/oder Umweltfaktoren beruhenden konnatalen Mißbildungen von Kälbern beteiligt. Die meisten solcher Schädigungen bedingen peripartalen Tod oder Lebensuntüchtigkeit; andere werden erst einige Zeit nach der Geburt klinisch manifest. Ein Teil dieser Leiden zeichnet sich durch pathognostische Erscheinungen aus, andere sind nur bei Zerlegung und/oder histologischer Untersuchung von Hirn und Rückenmark klar zu erkennen. Viele Mitteilungen über angeborene, phänotypisch ähnliche ZNS-Defekte lassen deren Ursache (erbliche Veranlagung, intrauterine Infektion oder Intoxikation) allerdings zwangsläufig offen. (Bezüglich *Neosporose, Babesiose* bzw. *Trypanosomose der Neugeborenen* s. Kap. 10.4.2, 10.4.5 bzw. 10.4.7)

10.1.1 Mißbildungen des Gehirns und des Hirnschädels

Hammel- oder *Ramsköpfigkeit (Probatokephalie)* wird beim Atmungsapparat (Kap. 5.1.1) besprochen.

10.1.1.1 Hydromeningozele, Hydromeningoenzephalozele

Diese sporadisch und ohne erkennbare Bindung an bestimmte Rinderrassen vorkommende Mißbildung unbekannter Ursache besteht von Fall zu Fall in subkutanem Vorfall einer liquorgefüllten Hirnhautblase *(Hydromeningozele)* oder Mitvortreten von Hirnteilen (*Hydromeningoenzephalozele*; Abb. 10-1, 10-2). Betroffene Kälber zeigen im Stirn- oder Scheitelbereich eine walnuß- bis fußballgroße fluktuierende Aussakkung der Haut, die dem Kopf meist breit aufsitzt, mitunter aber pendelnd-gestielt ist und bei der Palpation u.U. deutlich pulsiert. Diese Umfangsvermehrung kann in der Folge allmählich an Größe zunehmen; ihre Oberfläche ist bei bewegungsgestörten Kälbern oft erodiert. An ihrer Basis läßt sich der aufgeworfene

Rand des rundlichen Schädeldefekts palpieren. Die Punktion ergibt klaren oder rötlich getrübten Liquor. Bei Vorliegen weiterer zerebraler oder anderer Defekte (Hydrozephalus, Hydranenzephalie, Agenesie von Hirnteilen, Gaumenspalte) sind solche Kälber meist lebensuntüchtig (→ peripartaler Tod) oder zeigen neurologische Ausfallserscheinungen (Stupidität, fehlende Sauglust, Blindheit, Bewegungsstörungen), die ihrer Nutzung entgegenstehen. Andernfalls kann – nach echographischer Kontrolle – versucht werden, das betreffende Kalb in eingestreuter Einzelbox bis zur Schlachtreife zu mästen. Eine komplikationsfreie Hydromeningozele läßt sich bei Einhaltung aseptischer Kautelen auch operativ beseitigen.

Ausnahmsweise enthält die Meningozele Fettgewebe *(Lipomeningozele)*, das stielförmig mit dem Großhirnbalken verbunden ist; hiermit behaftete Kälber sind offenbar lebensfähig (ausmästbar).

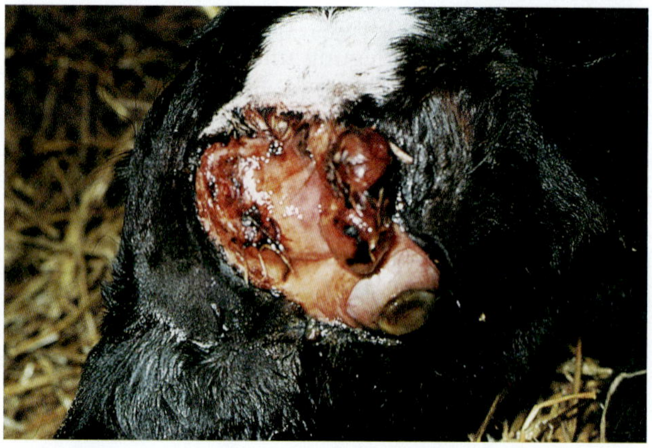

Abbildung 10-1 Offene Meningoenzephalozele

10.1.1.2 Arrhinenzephalie

Das vermutlich erblich bedingte Fehlen des Riechhirns tritt i. d. R. zusammen mit Unterentwicklung von Nase und Geruchsapparat auf; hiervon betroffene Kälber sind meist nicht lebensfähig.

10.1.1.3 Anenzephalie

Andere Bezeichnungen: Exenzephalie, Pseudenzephalie, Kranioschysis, Akranie. Mit diesem nicht rassegebundenen, sporadisch auftretenden Defekt unbekannter Ursache behaftete Kälber werden tot geboren oder verenden kurz nach Geburt. Anstelle des Hirnschädels weisen sie eine mit rötlich-schwammigem Gewebe ausgefüllte flache Grube auf (Neuroporus cranialis apertus). Sie sind allerdings nicht völlig hirnlos, sondern besitzen – m. o. w. vollständig ausgebildet – Brücke, verlängertes Mark und Kleinhirn. Von Fall zu Fall liegen zusätzliche Mißbildungen an Augen, Adenohypophyse (→ verlängerte Tragezeit), hartem Gaumen, Wirbelsäule/Rückenmark, Schwanz oder After vor.

10.1.1.4 Hydrozephalie

Der bei allen Rinderrassen vorkommende angeborene »Wasserkopf« (Abb. 10-3) besteht meist in abnormer Ansammlung von Liquor in den Seitenventrikeln *(Hydrocephalus internus)*, mitunter aber im Subarachnoidalraum *(H. externus)* oder in beiden *(kommunizierender H.)*, sowie in entsprechender Verdünnung der Großhirnhemisphären. Er ist zwar eine bedeutsame Ursache peripartaler Kälberverluste, wird aber bei unterbleibender Zerlegung oft nicht erkannt. In hochgradigen Fällen stirbt das betreffende Kalb schon intrauterin oder peripartal und zeigt eine »mopsähn-

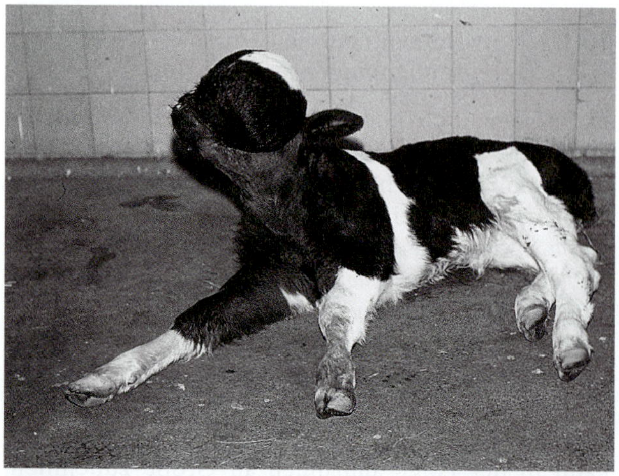

Abbildung 10-2 Vorfall des Großhirns unter die Stirnhaut bei Hydromeningoenzephalozele

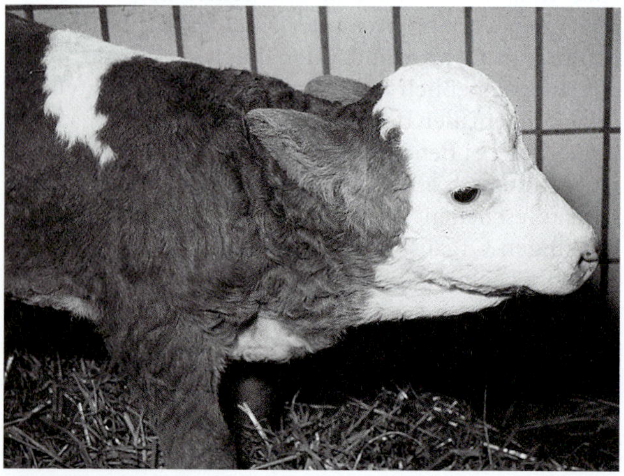

Abbildung 10-3 Kuppelförmige Vorwölbung des Stirnschädels bei innerer Hydrozephalie

liche« kuppelförmige Vorwölbung des Hirnschädels mit offener Fontanelle, Einengung des Gesichtsschädels und oft auch weitere Mißbildungen an Augen (Mikrophthalmie, Linsentrübung, Netzhautdysplasie, Papillenödem, N.-opticus-Hypoplasie), Gliedmaßen (Chondrodysplasie, Kap. 9.10.7.2; Akroteriasis, Kap. 9.10.12), Kleinhirn (Hypoplasie, Kaudalverlagerung), Rückenmark und/oder verlängerte Tragezeit/Eihautwassersucht. Weniger schwer betroffene Kälber, deren Schädel u. U. nicht aufgetrieben erscheint, können lebensfähig sein, leiden aber i. d. R. an Stupidität, Sehschwäche/Blindheit, Inkoordination, Festliegen auf der Seite, tonisch-klonischen Krämpfen und/oder Skelettmuskelmyopathie oder an Zwergwuchs; bei ihnen ist der Defekt pneumoenzephalographisch feststellbar. Ursächlich sind autosomalrezessive Vererbung sowie virale und karenzielle teratogene Einflüsse, wie intrauterine Infektion mit dem Bovinen Virusdiarrhoe- oder dem Akabane-Virus (Kap. 10.1.1.7, 9.10.8) sowie Vitamin-A-Mangel (Kap. 11.1.5.1), in Betracht zu ziehen.

10.1.1.5 Hydranenzephalie

Dieser Defekt besteht in weitgehendem bis völligem Fehlen der u. U. nur membranartig ausgebildeten, liquorgefüllten Großhirnhemisphären innerhalb einer normalgeformten Schädelhöhle. Die Veränderung kommt ohne Rassenbindung sporadisch bis enzootisch vor und äußert sich klinisch meist in Abort, Früh- oder Totgeburt oder in Lebensschwäche, Sehbehinderung/Blindheit, Stupidität, Inkoordination, Opisthotonus oder Konvulsionen. Die aufgrund der Begleitumstände vielfach als Folge eines intrauterinen Virusinfekts anzusehende Mißbildung kann mit Kleinhirnhypoplasie, Netzhaut- oder Muskeldysplasie, oder mit Arthrogrypose verbunden sein (s. Okulozerebelläres Syndrom, Kap. 10.1.1.7; Akabane-Krankheit, Kap. 9.10.8).

10.1.1.6 Kleinhirnverlagerung nach kaudal

Die offenbar nicht an bestimmte Rinderrassen gebundene Arnold-Chiari-*Mißbildung* besteht im Vorfall eines zungenförmigen Kleinhirnabschnittes durch das Hinterhauptsloch sowie Kaudalverlagerung von Medulla oblongata, Brücke und 4. Ventrikel. Sie tritt meist zusammen mit anderen angeborenen Defekten (Halswirbelmißbildung, Spina bifida, Hydrozephalie, Meningomyelozele, Gliedmaßenanomalien) auf und bedingt teils peripartalen Tod, teils m. o. w. ausgeprägte lokomotorische Störungen; betroffene Kälber sind nicht lebensfähig.

10.1.1.7 BVD-virusinfektbedingtes Okulozerebelläres Syndrom

Zu bestimmten Zeitpunkten der Trächtigkeit eintretende virale Infektionen von Muttertieren können bei deren Feten Hemmungen der ZNS-Entwicklung bedingen, die den zuvor geschilderten, ursächlich oft nicht aufgeklärten zerebralen und/oder zerebellären Schäden klinisch sowie pathologisch-anatomisch weitgehend entsprechen (Phänokopien). Solche teratogenen Zusammenhänge zwischen viraler Infektion und angeborener Hirnmißbildung (sowie Arthrogrypose) kennt man beim Rind für Akabane-, Bluetongue-, Rifttal-Fieber-, Wesselbron- und Virusdiarrhoe-Virus (s. Kap. 9.10.8, 6.1.7, 6.10.20); vermutlich sind manche der früher beschriebenen und damals ätiopathogenetisch ungeklärt gebliebenen angeborenen zentralnervösen Defekte auf diese Weise entstanden.

Die zwischen 90. und 125. Tag der Trächtigkeit erfolgende Infektion einer zuvor serologisch BVD-AK-negativen Mutter mit *BVD-Feld-* oder *Impfvirus* führt i. d. R. auch zu Auswirkungen auf die Entwicklung des ZNS ihres Feten; dieses Krankheitsbild ist heute der häufigste und an keine Rasse gebundene angeborene ZNS-Defekt des Rindes (s. Übersicht 6-30). War der Anteil BVD-seronegativer Tiere in der betreffenden Herde zum genannten Zeitpunkt hoch, so werden später u. U. kurz nacheinander mehrere gleichartig erkrankte Kälber geboren, was erbliche Genese vortäuschen kann. Die v. a. Sehvermögen und Lokomotorik betreffenden Erscheinungen sind von Fall zu Fall m. o. w. stark ausgeprägt (Abb. 10-4 bis 10-9): bloßer Intentionstremor oder breitbeinig-schwankendes Stehen mit vorgestellten Vorderextremitäten, gelegentliches Aufstampfen, grobgesteuertes stolpernd-ataktisches Gehen und Gegen-die-Wand-Laufen mit vorgestrecktem, leicht erhobenem Kopf oder Festliegen in Brustlage mit mäßig angehobenem, seitlich hin- und herpendelndem, bei Aufstehversuchen regelrecht »schlagendem« Kopf und gestreckten Vordergliedmaßen, oder aber Festliegen in platter Seitenlage mit gestreckten, zeitweilig rudernden Beinen sowie opisthotonisch gehaltenem, von Zeit zu Zeit ruckartig in die Höhe geschleuderten und sofort wieder auf den Boden zurückfallendem Kopf (= erfolglose Versuche, in Brustlage zu gelangen). Die nähere Untersuchung ergibt oft leichte Auftreibung des Stirnschädels, Einschränkung des Sehvermögens oder völlige Blindheit, Hypopigmentation der Iris, verminderte Netzhautvaskularisation, z. T. auch Linsentrübung oder Mikrophthalmie, »radarähnlich« symmetrisch-lauschende Haltung der Ohren, bei festliegenden Patienten zudem periorbitale Erosionen sowie Blutungen unter der Bindehaut oder in die vordere Augenkammer; passives Bewegen des Kopfes löst u. U. Nystagmus aus.

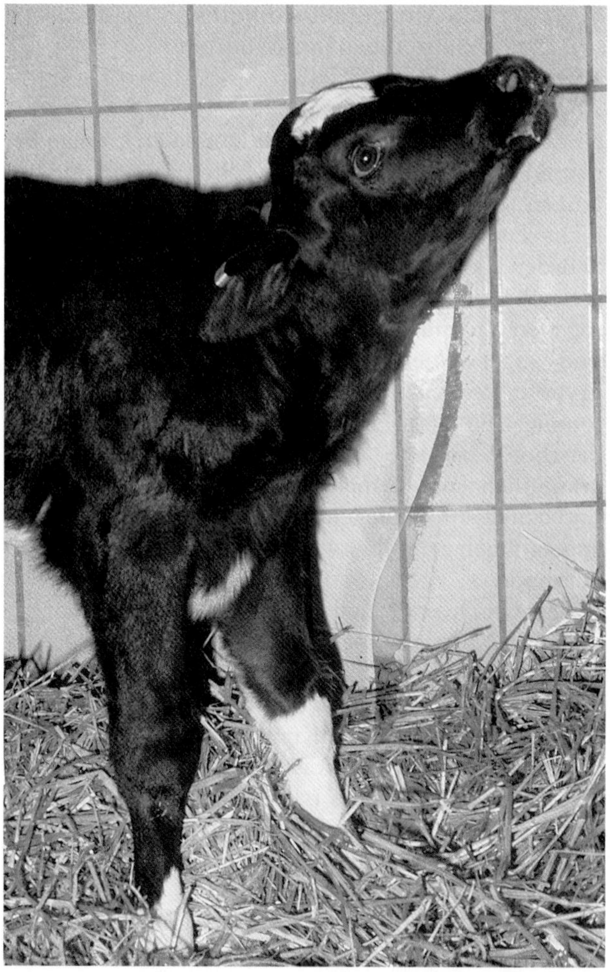

Abbildung 10-4 Okulozerebelläres Syndrom infolge intrauteriner Infektion mit dem BVD-Virus: Leichterer Fall mit Stirnbeule, mäßigem Opisthotonus, seitlichem Hin- und Herpendeln des Kopfes und breitbeinig-unsicherem Stehen

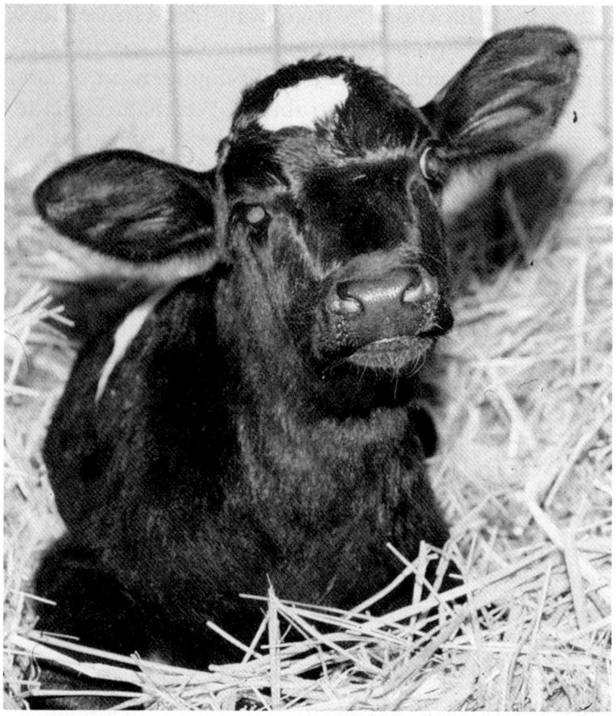

Abbildung 10-5 Okulozerebelläres Syndrom infolge intrauteriner Infektion mit dem BVD-Virus: Ausgeprägterer Fall mit erhaltener Fähigkeit, sich in Brustlage zu halten, beiderseitiger zentraler Blindheit, Mydriasis sowie akustischer Orientierung (»radarartige« Ohrhaltung)

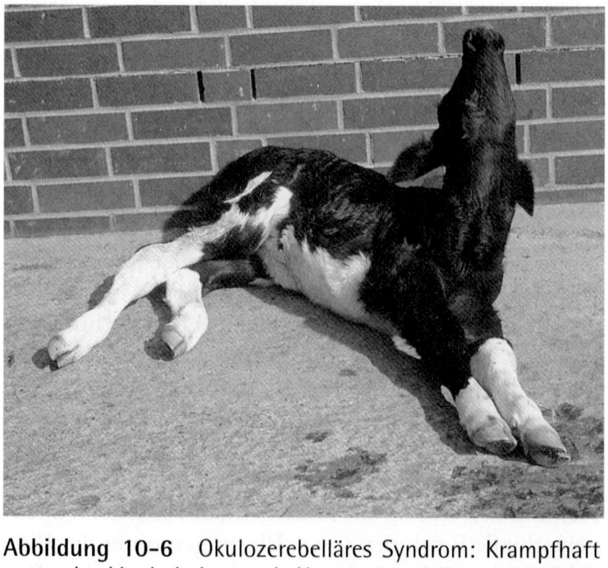

Abbildung 10-6 Okulozerebelläres Syndrom: Krampfhaft gestreckte Vorderbeine sowie Unvermögen, die sternale Position einzuhalten (→ regelmäßiges Umkippen auf die Seite)

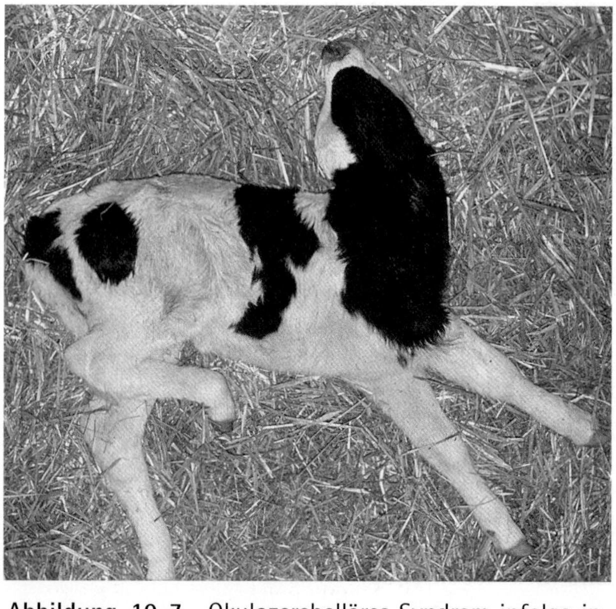

Abbildung 10-7 Okulozerebelläres Syndrom infolge intrauteriner Infektion mit dem BVD-Virus: Schwerer Fall mit Festliegen auf der Seite Opisthotonus, Blindheit

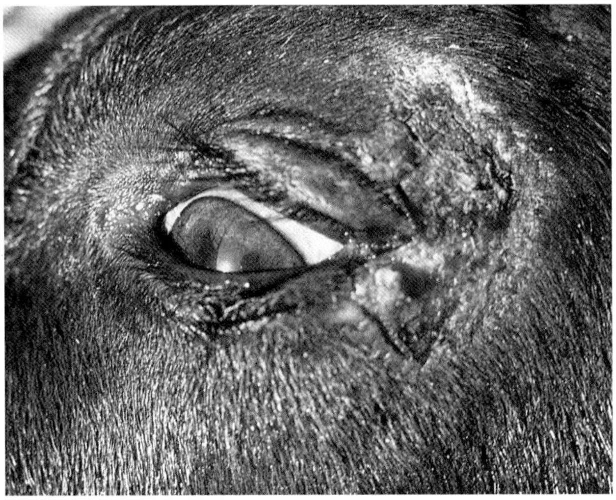

Abbildung 10-8 Okulozerebelläres Syndrom infolge intrauteriner Infektion mit dem BVD-Virus: Gleiches Tier wie auf Abb. 10-7 mit aufschlagbedingter Platzwunde im Jochbeinbereich (Hypochromasie der Iris)

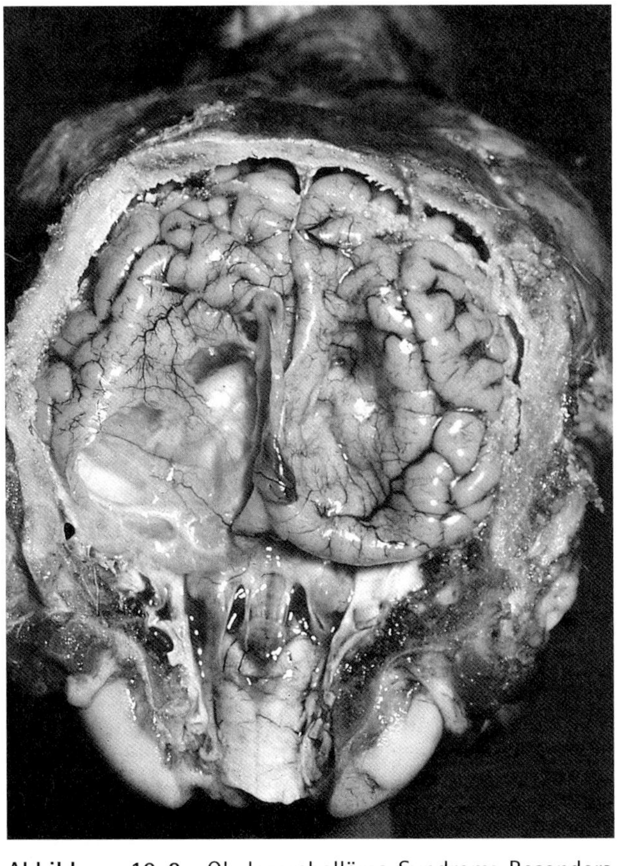

Abbildung 10-9 Okulozerebelläres Syndrom: Besonders schwerer, ständig platt auf der Seite festliegender Fall mit Aufbeulung des Stirnbereichs, Opisthotonus und zentraler Blindheit; Gehirnbefund: weitgehende, durch Hydrocephalus internus bedingte Reduktion beider Großhirnhemisphären, fast völliges Fehlen des Kleinhirns

Die zugrunde liegende Kleinhirnhypoplasie läßt sich mittels Pneumoenzephalographie oder Magnetresonanz sichtbar machen. Trotz Sauglust muß die Mehrzahl der Kranken behinderungsbedingt euthanasiert werden. Bei erhaltenem Steh- und Gehvermögen kann das betreffende Kalb in Einzelbox ausgemästet werden. Zum Nachweis der intrauterin eingetretenen BVD-Virus-Infektion eignet sich die serologische und virologische Untersuchung einer *vor* Kolostrumverabreichung zu entnehmenden Blutprobe, die positivenfalls meist BVD-AK, mitunter aber BVD-Virus enthält. Die Zerlegung ergibt Kleinhirnhypoplasie, Hydranenzephalie oder Hydrocephalus internus, Dysmyelogenese, Unterentwicklung des Thymus, Retina- oder Sehnervenatrophie. Histopathologisch finden sich leukomalazische Herde, Hohlraumbildungen in der Marksubstanz und multifokale Atrophie der Retina; in einem Teil der Fälle läßt sich in ZNS-Geweben BVD-Virus mittels IPOT nachweisen.

10.1.2 Mißbildungen des Rückenmarks

10.1.2.1 Rachimeningozele, Rachimyelozele

Dieser angeborene Defekt kann erblich oder andersbedingt auftreten; betroffene Kälber sind z. T. lebensfähig. Sie zeigen eine median im Kreuz- oder Lendenbereich gelegene hautüberzogene fluktuierende Vorwölbung, mitunter auch Mißbildung des Schwanzes (Kap. 9.4.8). Es handelt sich um einen liquorgefüllten, nur die Meningen oder auch Rückenmarksgewebe betreffenden Vorfall durch die dorsal gespaltene Wirbelsäule *(Spina bifida occulta)*.

10.1.2.2 Rachischisis

Diese vermutlich polygen und erblich bedingte Mißbildung ist wegen der damit verbundenen Lokomotionsstörung der Nachhand (sub)letal: Der Wirbelkanal ist sakral oder lumbal inmitten eines u. U. tellergroßen hautlosen Bereichs nach oben hin offen *(Spina bifida aperta)* und enthält rötlich-schwammiges Gewebe (Abb. 10-10) oder eine flüssigkeitsgefüllte Blase *(Spina bifida cystica)*. Mitunter bestehen zusätzliche Mißbildungen am ZNS und/oder an anderen Organsystemen (z. B. an den Augen, Kap. 11.1.1, und/oder am Schwanz, Kap. 9.4.8), die im *bovinen Dysraphie-Syndrom* zusammengefaßt werden.

10.1.2.3 Hydromyelie

Als Hydromyelie bezeichnet man die äußerlich nicht erkennbare, mit Liquorvermehrung verbundene Erweiterung des Zentralkanals des Rückenmarks. Diese Mißbildung tritt i. d. R. zusammen mit weiteren De-

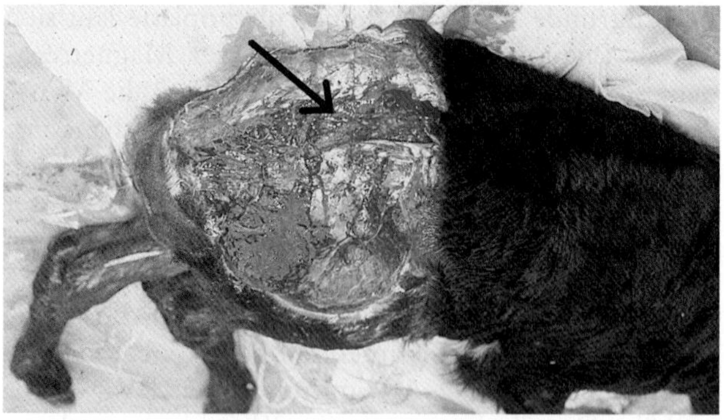

Abbildung 10-10 Spina bifida mit freiliegender Area meningovasculosa im Kreuzbeinbereich *(Neuroporus caudalis apertus)*, großem kollateralen Hautdefekt und Fehlen des Schwanzes

fekten (Enzephalozele, Hydrozephalie und/oder Arthrogrypose) auf. Betroffene Kälber sind entweder nicht lebensfähig oder zeigen ausgeprägte Bewegungsstörung der Nachhand (symmetrisches Hüpfen und Überköten oder Festliegen).

10.1.2.4 Syringomyelie

Dieser Defekt besteht in einer meist auf bestimmte Rückenmarkssegmente beschränkten röhrenförmigen Höhlenbildung innerhalb der grauen Substanz. Sie ist oft mit zusätzlichen angeborenen Mißbildungen von ZNS oder Bewegungsapparat verknüpft. Merkmalsträger sind fast nie lebensfähig; ggf. zeigen sie bei raschem Laufen hopsendes Vorwärtsspringen beider Hinterbeine zugleich.

10.1.2.5 Diastematomyelie, Diplomyelie

Diastematomyelie ist eine Spaltung oder unvollständige Trennung des Rückenmarks, Diplomyelie dagegen die segmental begrenzte oder das gesamte Rükkenmark umfassende völlige Verdoppelung desselben. Beide Defekte sind i. d. R. mit weiteren todbringenden Anomalien verbunden, ausnahmsweise aber mit dem Leben vereinbar. Im letztgenannten Falle zeigen sich m. o. w. schwerwiegende Bewegungsstörungen der Nachhand.

10.1.2.6 Spinalstenose

Als Spinalstenose wird eine bei Mastrinder-Kälbern verschiedener Rassen beobachtete angeborene dorsoventrale Einengung des thorako-lumbalen Wirbelkanals bezeichnet, die mit Hydro- und Syringomyelie verbunden sein kann. Sie bedingt Standunsicherheit mit hopsendem Gang oder Stehunfähigkeit der Nachhand und kann mit Vorwölbung der Stirn, Verkürzung von Oberkiefer und/oder Extremitäten sowie O-beiniger Stellung der Vordergliedmaßen verbunden sein. Die Zerlegung ergibt vorzeitigen Schluß der metaphysalen Fugenscheiben an Wirbeln und langen Röhrenknochen. Als Ursache wird eine intrauterin eingetretene Schädigung durch *Manganmangel* (Kap. 12.3.10) oder *Mykotoxine* vermutet.

10.1.3 Erblich bedingte Bewegungsstörungen

Bezüglich *Spastischer Parese der Nachhand* und *»Krämpfigkeit«* wird auf Kapitel 9.8.3 bzw. 9.8.1 verwiesen.

10.1.3.1 Symmetrisch-multifokale Enzephalomyelopathie

Diese Mißbildung ist ein beim *Simmentaler-* und *Limousin-Rind* sowie deren Kreuzungsprodukten beobachtetes, möglicherweise erblich veranlagtes Leiden, das auch subakute nekrotisierende Enzephalopathie genannt wird:

Hiervon betroffene *Limousin*-Kälber zeigen im Alter von 4 Wochen Blindheit, Nystagmus, Augenrollen, abnormes Anheben der Vorderbeine, Opisthotonus, mitunter auch Krämpfe; später kommt es zu schwerer Ataxie und m. o. w. aggressiven Verhaltensstörungen, die zur Euthanasie zwingen. Bei der Sektion erweist sich das Gehirn als geschwollen und zeigt auf Querschnitten durch den Hirnstamm lateral sowie kaudal des 4. Ventrikels makroskopisch erkennbare, symmetrisch angeordnete, 4–6 mm große graue, eingesunkene Herde; gleichartige Veränderungen im Thalamus und im Rückenmark sind weniger ausgeprägt. Histologisch finden sich zentrale Nekrose der Sehnervenkreuzung sowie herdförmig-symmetrische Vakuolisierung und Demyelinisation der Myelinscheiden, insbesondere im Bereich der Kleinhirnstiele, nach längerdauernder Erkrankung auch gliöse Reaktionen.

Beim *Simmentaler Rind* setzt das entsprechende klinische Bild erst im Alter von 5–11 Monaten ein: Zunehmende Ataxie, Hypermetrie und Parese der Nachhand mit immer längeren Liegezeiten; schließlich wird das Aufstehen unmöglich (Festliegen mit Opisthotonus und gestreckten Vorderbeinen), was nach mehrmonatiger Erkrankung zur Abschaffung zwingt oder zu plötzlichem Tod führt. Postmortal finden sich bilateral-symmetrisch reiskorn- bis erbsengroße graue malazische Herde in Basalganglien, Hirnstamm und Rückenmark; sie zeigen histologisch progressiv-verflüssigende Nekrose der nervösen Substanz. Die Skelettmuskulatur weist elektronenoptisch abnorme Mitochondrien auf.

10.1.3.2 Kleinhirnhypoplasie

Unterentwicklung des Kleinhirns ist als autosomal-rezessiv erblicher Defekt beim *Hereford-, Holstein-, Shorthorn-, Guernsey-* und *Ayrshire-Rind* bekannt. Die von Geburt an erkennbaren lokomotorischen Ausfallserscheinungen gleichen denen des Okulozerebellären Syndroms, doch ist das Sehvermögen der von reiner Kleinhirnhypoplasie betroffenen Kälber unbeeinträchtigt. Kranke mit nur mäßiger Bewegungsbehinderung können bei entsprechender Pflege (eingestreute Einzelbox) ausgemästet werden. Die Zerlegung ergibt m. o. w. vollständiges Fehlen von Kleinhirn und Brücke. Bei postmortaler Feststellung einer Kleinhirnhypoplasie sollten ursächlich außer hereditärer Veranlagung stets auch das BVD-virusbedingte Okulozerebelläre Syndrom (Kap. 10.1.1.7) und andere intrauterin eintretende Virusinfekte (Kap. 6.1.7, 9.10.8) in Betracht gezogen werden.

10.1.3.3 Kleinhirnrindenabiotrophie

Dieser auch *familiäre konvulsive Ataxie* oder *Kleinhirndegeneration* genannte, vermutlich erbliche Defekt ist beim *HF-, Angus-* und *Charolais-Rind* sowie *Hereford-*Kreuzungsprodukten beobachtet worden. Die schon kurz nach Geburt oder erst im 2.–8. Lebensmonat (mitunter nach 2 Jahren) einsetzenden Erscheinungen bestehen in vereinzelten oder sich rasch wiederholenden ataktisch-konvulsivischen Anfällen mit Muskelzittern, hochgehaltenem Kopf und Schwanz sowie breitbeinigem Stehen; sie können auch durch Aufregung ausgelöst werden, Umfallen sowie vorübergehendes Festliegen bedingen und minuten- bis stundenlang anhalten. Atemfrequenz und Körpertemperatur können erhöht sein; das Sehvermögen ist erhalten. Zwischenzeitlich zeigen solche Kälber Tremor und mühsamen, steif-gespreizten Gang, teilweise auch Aggressivität. Falls sie ein Alter von 12–15 Monaten erreichen, verlieren sich die Symptome bis auf leichte Ataxie. Von genesenen Fällen abgesehen zeigt das bei Zerlegung makroskopisch unauffällige Kleinhirn selektive Degeneration der PURKINJE-Zellen, aber keine reaktiven Veränderungen oder Neuronophagie.

10.1.3.4 Progressive Ataxie der Nachhand

Dieses beim *Charolais-Rind* beschriebene und vermutlich erbliche Leiden setzt erst im Alter von 6–36 Monaten ein. Zunächst zeigt sich unsicheres, mitunter auffallend ab- oder adduziertes Stehen der Hinterbeine und schwankend-schleppender, über den Zehenrücken schleifender Gang. Beim Aufstehen erhebt sich die Nachhand ruckartig; ähnlich abrupt wird der Schwanz beim Urinieren angehoben. Der Harnabsatz erfolgt mit wechselnder Stärke (nicht kontinuierlich) in spritzenden Schüben. Die Vordergliedmaßen sind weniger stark betroffen (→ Verharren in hundesitziger Stellung). Beim Antreiben kann Muskelzittern oder Angriffslust einsetzen; manche Tiere erscheinen dagegen teilnahmslos. Appetit und Nährzustand bleiben normal. Nach ein- bis mehrmonatigem Fortschreiten der Inkoordination kommen die Patienten zum Festliegen, wenn sie nicht schon eher ausgemerzt werden. Der Defekt beruht auf Unfähigkeit der Oligodendrozyten zur Myelinbildung. Histologisch findet man Ansammlungen eosinophiler Bezirke in der weißen Substanz bestimmter Hirn- und Rückenmarksgebiete; dabei handelt es sich um Axone, die von einer Masse kleiner Fortsätze und disorganisierter Myelinscheiden umgeben sind. Ein ähnliches, autosomal-rezessiv erbliches Krankheitsbild wurde inzwischen auch beim *Murray-Grey-Rind* beobachtet.

10.1.3.5 Bovine progressiv-degenerative Myeloenzephalopathie

Der auch *»Weaver«-Syndrom* genannte, offenbar autosomal-rezessiv erbliche Defekt ist beim *Brown-Swiss-Rind* und Kreuzungsprodukten desselben festgestellt worden. Die erst im Alter von 5–8 Monaten einsetzenden klinischen Erscheinungen der Bovinen progressiv-degenerativen Myeloenzephalopathie (BPDME; Abb. 10-11) bestehen in zunehmender Ataxie und Schwäche der Nachhand: Im Stand wird das wegen Unsicherheit der teils bodeneng, teils auffallend bodenweit aufgesetzten Hinterbeine gefährdete Gleichgewicht durch Breitstellen der Vorderextremitäten und abwechselndes Anlehnen einer Hüfte am Nach-

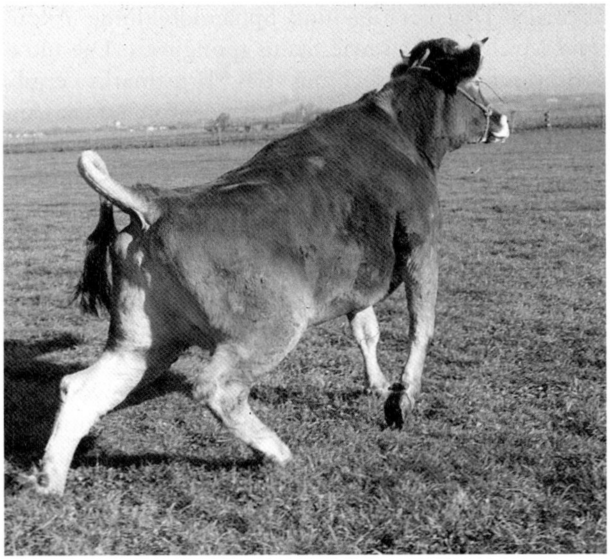

Abbildung 10-11 Bovine progressiv-degenerative Myeloenzephalopathie (»Weaver«-Syndrom): Einbrechen der Nachhand in der Bewegung bei angehobenem (funktionsfähigem Schwanz)

bartier oder der Stalleinrichtung (= »Weben«) erhalten. Der Gang ist schwankend mit überkötenden Hinterfesseln, extrem weitem Vorführen der Beckengliedmaßen, die dabei das gleichseitige Vorder- bzw. das Nachbarbein berühren können (»Einhauen« bzw. »Streifen«); die Vorderextremitäten werden entweder paradeschrittähnlich hoch oder über den Zehenrükken schleifend nach vorn gebracht. Die Symptome verstärken sich beim Antreiben oder Führen mit verbundenen Augen sowie beim Wenden: → Einbrechen oder Vergrätschen der Nachhand, stolperndes Vorwärtsstreben im »Zickzack«. Nun genügt u. U. ein Stoß gegen die Hüfte, um den Patienten zum Umfallen zu bringen, der danach zudem oft »pferdeartig«, d. h. mit den breitgestellten Vorderextremitäten zuerst und zitternd wieder aufsteht. Die Anteilnahme an der Umgebung ist erhalten, Hautsensibilität sowie Muskeltonus sind normal, Kot- und Harnabsatz ungestört. Die propriozeptiven Reflexe sind abgeschwächt. Die Reizleitungsgeschwindigkeit peripherer sensorischer Nervenbahnen, nicht aber diejenige motorischer Bahnen, ist deutlich geringer als bei gesunden Rindern. Das oft fälschlich als Wirbelsäulenerkrankung oder Polyarthritis angesprochene Leiden führt innerhalb von 1–3 Jahren zu völligem Verlust der Bewegungskontrolle (Einknicken der Hinterbeine), sturzbedingten Beschädigungen und Festliegen, bei ausbleibender Schlachtung schließlich zum Tod durch Tympanie.

Bei der Zerlegung sind Großhirn und Rückenmark makroskopisch ohne Besonderheiten; länger erkrankt gewesene Tiere zeigen Folgen akzidenteller Verletzungen. Die kennzeichnenden histologischen Befunde betreffen die weiße Substanz des Rückenmarks, außerdem Hirnstamm und Kleinhirn. Erstere bestehen in axonaler Degeneration und Sphäroidbildung, Axon- und Myelinverlust sowie Status spongiosus. Die ultrastrukturelle Untersuchung des Brustmarks ergibt Axon- und Myelinscheidendegeneration sowie Anhäufung von degenerierten Organellen, Neurofilamenten, Vakuolen und Einschlüssen. Die Kleinhirnrinde zeigt Purkinje-Zelldegeneration. Auch die Axone peripherer Spinalnerven sind degenerativ und reaktiv verändert (Schwellung, Ansammlung veränderter Organellen und verschiedener Vesikelformen: distale Axonopathie). Die Skelettmuskulatur erweist sich grobsinnlich, histologisch und histochemisch als unauffällig; im elektronenoptischen Bild sind die myoneuronalen Verbindungsstellen verändert. Differentialdiagnostisch ist außer anderen neuropathogen bedingten angeborenen Bewegungsstörungen auch primäre konnatale Myopathie (Kap. 9.10.14) zu bedenken.

10.1.3.6 »Schüttelkalb«-Syndrom

Bei dieser Mißbildung handelt es sich um eine vermutlich autosomal-rezessiv erbliche degenerative Neuronopathie des *behornten Hereford-Rindes* (»shakers«). Betroffene Kälber fallen gleich nach Geburt durch starkes diffuses Muskelzittern, erschwertes Aufstehen, spastisch-wackligen Gang und Stimmlosigkeit auf. Das Leiden führt innerhalb weniger Monate zu vollständiger spastischer Paralyse. Entscheidender histologischer Befund ist die ausgeprägte Ansammlung von Neurofilamenten in den Neuronen des zentralen, peripheren und autonomen Nervensystems.

10.1.3.7 Kongenitale Myoklonie

Dieser zunächst irrtümlich *»neuraxiales Ödem«*, heute auch *kongenitale Hypomyelogenese* genannte, einfach autosomal-rezessiv erbliche Defekt, kommt bei *Jerseys, hornlosen Herefords* und *Hereford-Kreuzungstieren* vor. Betroffene Kälber werden nach verkürzter Tragzeit geboren und sind schon unmittelbar danach unfähig aufzustehen; selbst geringfügige taktile, visuelle oder akustische Reize bedingen tonisch-klonische Spasmen; Aufhebeversuche können Atemstillstand auslösen. Solche Kälber erkennen ihre Umwelt und können saufen, gehen aber meist innerhalb von 4 Wochen an Pneumonie oder Enteritis ein. Die Zerlegung ergibt Subluxation des Hüftgelenks oder Epiphysenlösung am Femurkopf, die als Folge der heftigen Muskelkontraktionen angesehen werden. Am ZNS sind histologisch teils Vakuolisierung (status spongiosus) und Hypomyelinisierung, teils aber keine morphologischen Veränderungen festzustellen. Das Leiden beruht auf Fehlen oder Dysfunktion der Glyzinrezeptoren (→ Störung der glyzinübertragenen Neuroinhibition).

Ein völlig gleichartiges und oft schon intra partum einsetzendes Leiden (»elektrisiertes Kalb«) ist in Belgien bei neugeborenen *Rotbunten, HF* und *Weißblauen Belgiern* beobachtet worden: tonisch-klonische Muskelkontraktionen, Streckkrampf aller Gliedmaßen, Opisthotonus, Exophthalmus, Mydriasis, Zähneknirschen, zeitweiliges Aussetzen der Atmung, Zyanose, schließlich Polypnoe und allgemeine Erschlaffung; betroffene Kälber verenden innerhalb der ersten Lebenswoche infolge Erstickens. Postmortal finden sich am ZNS weder makroskopisch noch histologisch erkennbare Veränderungen.

10.1.3.8 Spinale Dysmyelinisierung

Dieses bei *American Brown-Swiss*-Kreuzungstieren beobachtete, autosomal-rezessiv vererbte Krankheitsbild zeigt sich schon bei Geburt (Abb. 10-12): Festliegen auf der Seite mit erhaltener Anteilnahme an der Umgebung, leichtem bis mäßigem Opisthotonus, gestreckten Gliedmaßen und normaler bis gesteigerter Reflexerregbarkeit sowie Zittern; in Brust-Lage verbracht, verharren solche Patienten zwar einige Zeit in

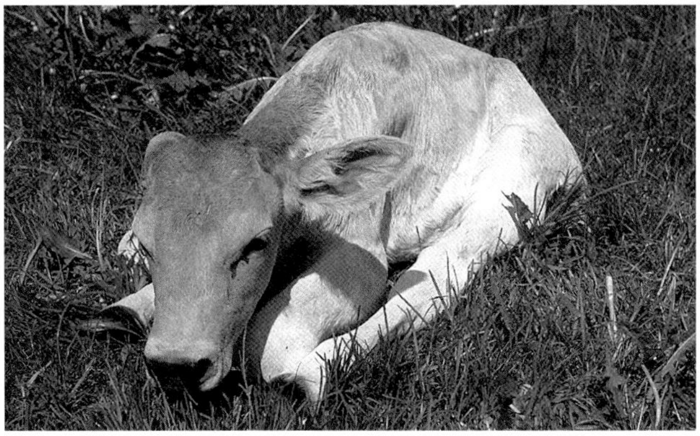

Abbildung 10-12 Spinale Dysmyelinisierung (SDM)

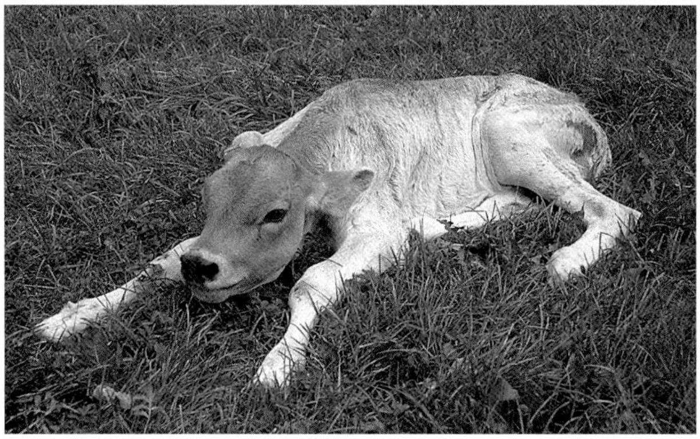

Abbildung 10-13 Spinale Muskelatrophie (SMA)

dieser, machen aber keine Aufstehversuche und können nach dem Aufheben auch nicht stehen bleiben. Sauflust und Sehvermögen sind erhalten. I. d. R. werden die Merkmalsträger innerhalb der ersten beiden Lebenswochen euthanasiert. Histologisches Kennzeichen des Leidens ist die im Bereich der Intumescentia cervicalis des Rückenmarks festzustellende bilaterale Myelinverminderung, Axondegeneration und Astrogliose bestimmer spinaler Bahnen (Funiculus gracilis und Tractus spinocerebellaris dorsalis ascendens, Tractus sulcomarginalis descendens). Ein ähnlicher Defekt ist auch beim australischen *Murray-Grey-Rind* festgestellt worden. Differentialdiagnostisch ist außer anderen angeborenen neuropathogen bedingten Bewegungsstörungen auch primäre konnatale Myopathie (Kap. 9.10.14) zu erwägen.

10.1.3.9 Spinale Muskelatrophie

Dieses autosomal-rezessiv erbliche Leiden wird auch »recumbent calf syndrome« oder »liggekalve syndromet« genannt. Es kommt beim *American Brown-Swiss-Rind* sowie dessen Kreuzungsprodukten *(Rotes Dänisches Milch-Rind, Braunvieh)* vor und beruht auf Degeneration motorischer Neuronen in den Ventralhörnern des Rückenmarks, im Hirnstamm sowie mitunter im motorischen Hirnrindenbereich. Als Folge hiervon kommt es zu Schwäche und Schwund der Skelettmuskulatur sowie zur Verminderung der spinalen Reflexaktivität (Abb. 10-13): Die ziemlich plötzlich einsetzende und rasch zunehmende Bewegungsstörung führt in der 2.–6. Lebenswoche, nur selten früher (u. U. schon bei Geburt) oder erst später, zunächst zu Nachhandschwäche mit steifem Gang und innerhalb weniger Tage zu quadriplegischem Festliegen in Brustlage mit seitlich abgespreizten Vorder- und Hinterbeinen. Anteilnahme an der Umgebung und Sauglust bleiben erhalten. Auffallend ist die allgemeine, insbesondere aber Ankonäen- und Kruppenmuskeln betreffende Amyotrophie. Die Kranken können auch mit Hilfe allenfalls kurzfristig steif und zitternd stehen. Muskelstreckreflexe sowie Flexorenreflexe sind reduziert oder ausgefallen. Entsprechendes gilt für den Schluckreflex, weshalb es leicht zu Hustenanfällen, aspirationsbedingter Pneumonie sowie Dehydratation kommt. Die Serumaktivität der CK ist erhöht. Infolge sekundärer Komplikationen endet Spinale Muskelatrophie stets tödlich. Die Zerlegung ergibt eitrige Lungenveränderungen und ausgeprägte neurogene Muskelatrophie, von welcher histologisch jeweils ganze Muskelfasergruppen betroffen sind. Kennzeichnend ist die histologisch zu ermittelnde Degeneration von Neuronen der Ventralhörner (v. a. in der Intumescentia spinalis cervicalis und -lumbalis) sowie von Axonen des Rückenmarks und peripheren Nerven. Differentialdiagnostisch kommen insbesondere Enzootische Myodystrophie (Kap. 9.17.1), Weaver-Syndrom (Kap. 10.1.3.5), Okulozerebelläres Syndrom (Kap. 10.1.1.7) und primäre konnatale Myopathie (Kap. 9.10.14) in Betracht.

Ein ähnliches, bei neugeborenen *Weißblauen Belgier-Kälbern* beobachtetes Krankheitsbild geht mit Festliegen sowie Fehlschlucken oder mit steif-ataktischem hypermetrischem Gang und zunehmender Atrophie der Iliospinalmuskeln einher.

10.1.4 Erblich bedingte neuropathogene Speicherkrankheiten

Die zu dieser Gruppe gehörenden Leiden beruhen auf *genmutationsbedingten Enzymdefekten.* Sie bedingen spezifische metabolische Fehlleistungen mit Einlagerung des dabei in abnormen Mengen anfallenden Stoffwechselproduktes in Neuronen, teilweise auch in Zellen anderer Organe, was abiotrophe Degeneration bedingt. Solche *»neuronal storage diseases«* äußern sich klinisch v. a. in Bewegungsstörungen und Entwicklungshemmung.

10.1.4.1 α-Mannosidose

Dieser Defekt kommt beim *Angus-, Murray-Grey-* und *Galloway-Rind* sowie ihren Kreuzungsprodukten vor. Er ist autosomal-rezessiv erblich und beruht auf Mangel an saurer lysosomaler α-Mannosidase, was zur Speicherung mannose- und glukosaminhaltiger Oligosaccharide in Nervenzellen, Lymphknoten und Milz führt. Die hiermit verbundenen progredienten klinischen Symptome setzen meist im Alter von 1–6 Monaten, mitunter aber schon vor der Geburt (→ Abort oder Totgeburt) oder erst mit 18 Monaten ein und führen meist schon innerhalb des ersten Lebensjahres zum Tode: Entwicklungshemmung, breitbeinig-ataktisches Stehen, Intentionstremor des Kopfes, merkwürdiges »Abbrechen« erkennbarer Angriffsabsichten, inkoordiniert-roboterartig ruckender Gang und Trab mit Einknicken der Hinterbeine, meist auch Durchfall; schließlich können sich die Merkmalsträger nicht mehr fortbewegen. Das Vorliegen dieses Erbfehlers (und der heterozygoten Veranlagung hierzu) läßt sich durch Bestimmung der α-Mannosidase-Aktivität in Blutplasma oder mittels spezifischer PCR nachweisen. Sektion: Entwicklungsrückstand, Hirnödem, Hydrocephalus internus, blasse, vergrößerte Leber und Nieren. Mikroskopisch: Vakuolisierung der Neuronen von Hirn und Rückenmark sowie der Retikuloendothelzellen von Leber, Milz und Lymphknoten; die mit einfacher Membran umgebenen Vakuolen sind leer oder enthalten geringe Mengen körnig-flockigen Materials. Hirn, Pankreas und Lymphknoten weisen erhöhten Mannose-Oligosaccharidgehalt auf.

10.1.4.2 β-Mannosidose

Dieser autosomal-rezessiv vererbte, auf Mangel an saurer β-Mannosidose beruhende Enzymdefekt ist beim *Salers-Rind* festgestellt worden; er führt zur Ansammlung bestimmter Trisaccharide mit endständiger β-Hexose in den Geweben. Betroffene Kälber liegen schon bei Geburt fest, zeigen Intentionstremor, ruckartige Kopfbewegungen, Vorwölbung der Stirn, Vorstehen des Oberkiefers, enge Lidspalten und »lederbündige« Haut. Im Blutserum der Patienten (und heterozygoter Überträgertiere) ist die Aktivität der β-Mannosidase deutlich (bzw. mäßig) vermindert. Die Sektion ergibt m. o. w. ausgeprägte Erweiterung der Seitenventrikel, Reduktion der weißen Substanz von Groß- und Kleinhirn, Nieren- und Schilddrüsenvergrößerung. Histologisch sind helle intrazytoplasmatische Vakuolen in Neuronen, Schilddrüsenfollikelzellen, Epithelien der proximalen Nierentubuli und Retikuloendothelien, Hypomyelinisierung und axonale Sphäroide kennzeichnend.

10.1.4.3 GM_1-Gangliosidose

Diese früher als *Lipidose* bezeichnete und bislang nur beim *HF* beobachtete neuronale Lipidspeicherkrankheit, beruht auf autosomal-rezessiv erblicher Hemmung der β-Galaktosidase-Bildung. Infolgedessen häuft sich nichtabgebautes GM_1-Gangliosid im Nervengewebe an. Die hierdurch bedingten Ausfallserscheinungen deuten sich im Alter von 1–2 Wochen an und sind mit 3 Monaten ausgeprägt: träges Kauen und Schlucken, Bewegungsunlust, Schaukeln der Nachhand beim Gehen, allgemeine Schwäche, Tiefhalten des Kopfes (Umfallen beim Festhalten des Kopfes), Steifigkeit von Hals und Rücken, später zudem Blindheit und Entwicklungshemmung/Abmagerung, vereinzelt auch epileptiforme Anfälle; die Betrachtung des Augenhintergrundes ergibt feine weiße Flecken. Nach 3- bis 6monatiger Erkrankung liegen die Merkmalsträger quadriplegisch fest und verenden im Koma. Bei der Zerlegung erweist sich das Großhirnrindengrau als geschwollen (→ Vorwölbung auf der Schnittfläche), die Verbindungszone zwischen Rindengrau und -weiß als dunkelgefärbt. Histologisches Merkmal ist eine ballonierende glykolipidhaltige zytoplasmatische Vakuolisierung der Neuronen des gesamten ZNS. Der Enzymdefekt ist an Blutleukozyten sowie durch Ermittlung des GM_1-Gangliosidgehalts des Gehirns nachweisbar.

10.1.4.4 Glykogenose Typ II

Hierbei handelt es sich um einen autosomal-rezessiv vererbten Enzymdefekt des *Brahman-* und des *Shorthorn-Mast-Rindes*, welcher der POMPEschen Krankheit des Menschen (Mangel an saurer α-1.4-Glukosidase) entspricht. Er ist durch krankhafte Glykogenspeicherung in verschiedenen Zellarten, darunter auch den Neuronen, gekennzeichnet, macht sich klinisch aber v. a. durch Schädigungen der Herz-, Atem- und Skelettmuskulatur bemerkbar. Die Symptome setzen bei der kardiorespiratorischen Frühform des Leidens im 2.–5. Lebensmonat, bei der lokomotorischen Spätform desselben etwa mit 9 Monaten ein. An der *Frühform* erkrankte Kälber beginnen nach dem Absetzen von der Milchtränke an Kondition zu verlieren, werden bewegungsunlustig und zeigen Inkoordination, Erregbarkeit, Muskelzittern sowie – v. a. nach Anstrengung – Atemnot; sie verenden infolge Versagens von Herz- oder Atemtätigkeit. Von der *Spätform* des Leidens befallene Kälber entwickeln sich ungefähr vom 9. Lebensmonat an schlechter, sondern sich ab, zeigen torkelnden Gang und kommen innerhalb von 3–4 Monaten zum terminalen Festliegen. Die an Lymphozyten oder im Muskelgewebe ermittelbare Aktivität der α-1.4-Glukosidase erweist sich bei homozygoten Merkmalsträgern als stark, bei heterozygoten Überträgertieren als mäßig vermindert. Postmortal finden sich bei der *Frühform* Lungenkongestion, Dilatation der linken Herzkammer, Vergrößerung und Induration der Leber, Vermehrung der Körperhöhlenflüssigkeiten sowie Erweiterung der Hirnventrikel; bei der *Spätform* ist Dilatation beider Herzkammern, Hellfärbung von Herz- und Skelettmuskulatur sowie Stauungsleber festzustellen. Histologisch erweisen sich außer dem Muskelgewebe auch Lateral- und Ventralstränge des Rückenmarks sowie periphere Nerven als verändert (PAS-positive granulo-vakuoläre Degeneration).

10.1.4.5 Ahornsirup-Krankheit

Diese Mißbildung besteht in einer vermutlich autosomal-rezessiv erblich bedingten Aminoazidurie beim *hornlosen* und *behornten Hereford-* sowie beim *hornlosen Shorthorn-Rind*, wahrscheinlich auch bei weiteren Rassen, die auf Mangel an verzweigtkettiger-α-Ketosäuren-Dehydrogenase beruht. Der Defekt führt zu Verminderung der γ-Amino-Buttersäure-vermittelten Hemmung der neuronalen Transmission und zur Ansammlung verzweigtkettiger Aminosäuren (Valin, Leuzin und Isoleuzin u. a.) in Nerven- und anderen Geweben, Blutplasma und Harn; letzterer riecht daher nach Karamel (daher der Name). Merkmalsträger werden teils krank, teils normal geboren; im letztgenannten Fall erkranken sie innerhalb der ersten Lebenstage: Gelbverfärbung der weißen Haare, Tränenfluß, Niedergeschlagenheit, Reaktionsschwäche, Muskelzittern, breitbeiniges Stehen mit gesenktem Kopf, unkoordinierter Gang, schließlich Festliegen, tonisch-klonische Krämpfe sowie Opisthotonus. Angehoben erweisen sie sich teils als spastisch, teils als schlaff. In Blut, Urin und Liquor finden sich deutlich erhöhte Gehalte an verzweigtkettigen Aminosäuren. Die Anfälle enden innerhalb weniger Tage in komatöser Erschöpfung, Hyperthermie und Tod. Bei der Zerlegung ist makroskopisch lediglich Hirnrindenschwellung festzustellen. Histologisch besteht Status spongiosus der weißen Hirnsubstanz. Die Diagnose läßt sich durch Überprüfen des Gehalts des Nervengewebes an verzweigt- und unverzweigtkettigen Aminosäuren sichern. Träger und Überträger dieses Erbfehlers sind durch genspezifische PCR zu ermitteln.

10.1.4.6 Zitrullinämie

Bei diesem autosomal-rezessiv erblich bedingten Leiden kommt es infolge Mangels an Argininsukzinat-Synthetase, einem Enzym des Harnstoffkreislaufs, zur Anhäufung von Zitrullin im Blutplasma. Es ist beim *HF* und *Roten Holstein-Rind* sowie Kreuzungsprodukten des ersteren beobachtet worden. Mit dem Defekt behaftete Kälber erscheinen bei Geburt normal, erkranken aber innerhalb der ersten Lebenswoche unter plötzlich einsetzenden zentralnervösen Erscheinungen: Saufunlust, Niedergeschlagenheit, Vorstehen der Zunge, Speicheln, Zähneknirschen, Blindheit, ziellos vorwärtsdrängendes Umherwandern und Kopf-gegen-die-Wand-Drücken; nach wenigen Tagen kommt es zu Festliegen, Krampfanfällen, Brüllen, Opisthotonus, Hyperthermie und zum Verenden innerhalb von 12 h. Der Zitrullinspiegel des Blutes beträgt ein Vielfaches der Norm; das klinische Bild beruht aber offenbar auf der gleichzeitigen Zunahme der Ammoniakkonzentration im Blut (s. Kap. 10.5.25). Bei der Zerlegung ist makroskopisch nur Blutfülle und Ödem der Labmagen-Darmschleimhaut festzustellen. Die histologischen Veränderungen bestehen in Kongestion und Ödematisierung im Bereich der Großhirnrinde mit schwammiger Struktur des Neuropils der tiefen grauen Rindensubstanz; elektronenoptisch erweist sich das Astroglia-Zytoplasma, insbesondere das der gefäßnah liegenden kleinen Astrogliafortsätze, als geschwollen. Heterozygot veranlagte Überträgertiere lassen sich molekularbiologisch mittels PCR ermitteln.

10.1.4.7 Zeroid-Lipofuszinose

Dieser Defekt ist eine bei *Devon-* und *Beefmaster-Rindern* beobachtete autosomal-rezessiv erbliche Speicherkrankheit, deren Merkmalsträger nach einigen Monaten erblinden, Kreisbewegungen und Krämpfe zeigen und vorzeitig sterben. Das Leiden beruht auf Ansammlung fluoreszierenden Lipopigments in Neuronen (einschließlich der Retina) und weiteren Zellarten (Eingeweide); es bedingt ausgeprägte Netzhaut-Astrozytose sowie Nekrose der Großhirnrinde.

10.2 Unspezifisch bedingte Krankheiten der Organe des zentralen Nervensystems

M. Stöber

Beim Untersuchen zentralnervös erkrankter Rinder ist der Tierarzt auf die mitunter geringfügigen *Abweichungen der spontanen Aktionen und provozierten Reaktionen des Patienten* vom normalen Verhalten gleichaltriger, unter denselben Bedingungen gehaltener und überprüfter gesunder Herdengenossen angewiesen. Hierzu bedarf es guter Beobachtungsgabe, entsprechender Erfahrung und Geduld. Ziel der neurologischen Befunderhebung ist es, zunächst Hinweise auf den *Sitz des Leidens* innerhalb von Gehirn und/oder Rückenmark zu erhalten; dann wird versucht, anhand weiterführender Untersuchungen auch seine *Ursache* zu klären. Dabei ist zu bedenken, daß Ort und Grad einer Gewebeschädigung von Gehirn oder Rückenmark das klinische Bild weit mehr bestimmen als die Art der jeweiligen Noxe. Deshalb lassen sich über letztere am lebenden Tier oft nur Vermutungen anstellen; das gilt insbesondere für örtlich umschriebene »Herd«-Läsionen (Blutung, Degeneration, Entzündung, Abszedierung, Gewebsvermehrung), wie sie sich auf traumatischer, thrombembolischer, parasitärer oder tumoröser Grundlage entwickeln können. Andere, v. a. infektiös oder toxisch bedingte spezifische Krankheiten des ZNS sind dagegen durch Erscheinungsbild und Verlauf soweit gekennzeichnet, daß bei Mitberücksichtigung der zugehörigen Begleitumstände eine m. o. w. sichere Diagnose gestellt werden kann. Im folgenden sollen die *zentralnervösen Ausfallserscheinungen* geschildert werden, deren Vorliegen die *Beteiligung bestimmter Abschnitte des ZNS* anzeigt:

10.2.1 Allgemeines Hirndrucksyndrom

Anfangs mitunter anhaltende Unruhe oder intermittierend wiederkehrende Erregung (u. U. sogar Krampfanfälle); sonst störrisch-stumpfsinniges bis somnolentes oder gar komatöses Verhalten, nämlich Absondern von der Herde, stures Stehenbleiben mit gesenkt-aufgestütztem oder gegen ein Hindernis gepreßtem Kopf (»head pushing«; Abb. 10-14), ausdruckslosem Blick oder halbgeschlossenen Augen; Nackenstarre, bei passivem Bewegen des Kopfes u. U. Erregung, Niederstürzen oder Hirnnerven-Herdsymptome (s. u.); Bewegungsunlust; nach dem Antreiben träge-schleppender, aber koordinierter Gang; zunehmend gestreckte Haltung von Kopf und Hals, schließlich Festliegen mit Opisthotonus; Reaktionen auf äußere und propriozeptive Reize vermindert; teilweise

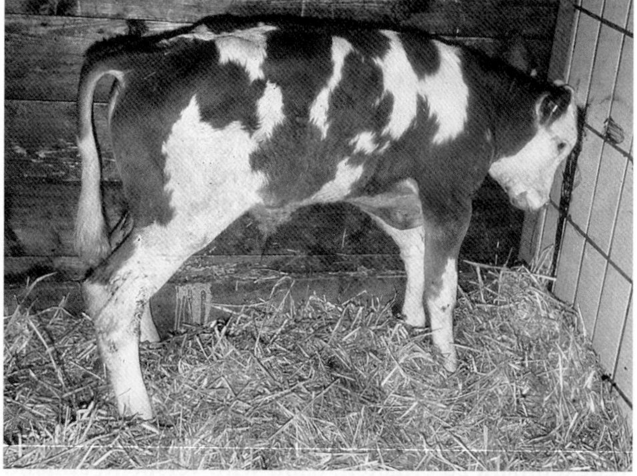

Abbildung 10-14 Drängen mit dem Kopf gegen die Wand (als Bestandteil des allgemeinen Hirndrucksyndroms)

auch Sehstörung (bei erhaltenem Pupillarreflex), Vorwärtsdrang oder Herumgehen im Kreis; mitunter Bradykardie. Bei weiterer Zunahme des Hirndrucks kann es zu Erblindung sowie – infolge Anpressens des Kleinhirns gegen Okziput und Hinterhauptsloch – zu Erscheinungen des zerebellären Syndroms (s. Kap. 10.2.4) kommen.

10.2.2 Großhirnsyndrom

»Blödes« Verhalten ohne erkennbare Anteilnahme an der Umgebung; herabgesetztes oder ausgefallenes Sehvermögen (aber positiver Pupillarreflex und erhaltene Hörfähigkeit); »roboterhafte« Futter- und Tränkeaufnahme sowie »maschinenartiger«, grobgesteuerter Gang.

10.2.3 Hirnbasissyndrom

Lähmung des daher m. o. w. deutlich »schlotternden« Unterkiefers ohne oder mit Beteiligung der Zunge sowie unterschiedlich stark ausgeprägter Behinderung von Aufnahme, Zerkleinerung und Abschlucken der Nahrung (in geringerem Ausmaß auch der Tränke); mitunter zudem beidseitiger Ausfall weiterer, hirnnervengesteuerter Funktionen (s. u. sowie Parahypophysärer Abszeß, Kap. 10.3.3).

10.2.4 Kleinhirnsyndrom

Ataktisch-breitbeiniges, sägebockartiges Stehen und unkoordinierter, hypermetrischer Gang; mitunter Manege- oder Zeigerbewegungen, Paresen, Intentionstremor; m. o. w. deutlicher Opisthotonus sowie seitliches Hin- und Herpendeln von Kopf und Hals; Nystagmus, Anlehnen oder Niederfallen nach einer bestimmten Seite; Unvermögen stehen zu bleiben oder – unter Aufschwingen in Brustlage und anschließendem Aufrichten auf die Vorderbeine – ordnungsgemäß aufzustehen; keine Muskelschwäche, Sehnenreflexe erhalten (s. auch Okulozerebelläres Syndrom, Kap. 10.1.1.7).

10.2.5 Hirnnervensyndrome

Bei zentraler Hirnnervenschädigung treten, entsprechend dem Umfang und der Lage des betreffenden »Herdes«, meist in mehreren der nachstehend erläuterten Innervationsgebiete Ausfallserscheinungen auf (Abb. 10-15). Dabei läßt die betroffene Kopfseite auf den Sitz der Läsion in der entsprechenden Hälfte der Schädelhöhle schließen. Sind die Symptome dagegen rechts und links gleich stark ausgeprägt, so befindet sich die zugrundeliegende Läsion vermutlich in der Medianen (oft an der Hirnbasis).

10.2.5.1 Lähmung der Nn. olfactorii/I

Führt zum Ausfall des Riechvermögens; über Vorkommen und Auswirkungen einer solchen Schädigung liegen beim Rind keine Erfahrungen vor.

10.2.5.2 Lähmung des N. opticus/II

Eingeschränktes oder aufgehobenes Sehvermögen; Anrennen gegen Hindernisse; Ausfall des Drohreflexes; Pupillarreflex bei »zentraler«, in der Großhirnrinde lokalisierter Blindheit erhalten. (Für den Seitenbezug der Sehstörung zur rechten oder linken Schädelhälfte ist die Sehnervenkreuzung zu bedenken.)

10.2.5.3 Lähmung des N. oculomotorius/III

Herabsinken (Ptosis) des gelähmten oberen Augenlides, Erweiterung der auf Lichteinfall nicht reagierenden Pupille (Mydriasis) und seitlich-abwärts gerichtetes Schielen (Strabismus divergens et deorsum vergens).

10.2.5.4 Lähmung des N. trochlearis/IV

»Drehschielen«, d. h. nasaler Pupillenwinkel (infolge Rotation des Augapfels um die Sehachse) nach oben, temporaler Winkel dagegen nach unten gedreht (Strabismus rotatorius), zudem auch Schielen nach oben und außen (Strabismus divergens et sursum vergens).

10.2.5.5 Lähmung des N. trigeminus/V

Je nach Ort und Ausmaß der Schädigung von *Ramus ophthalmicus und/oder R. maxillaris*: Empfindungslosigkeit an Scheitel, Horn und Schläfe *(N. zygomaticus)*, Stirn *(N. frontalis)*, Augenlidern *(Nn. frontalis, nasociliaris, lacrimalis, zygomaticus)*, Nasenrücken und -loch *(N. nasociliaris, N. infraorbitalis)*, Backe *(N. auriculotemporalis)*, Ober- und Unterlippe *(N. infraorbitalis* oder *N. mentalis)* und/oder Zunge *(N. lingualis)*; bei *unilateraler Lähmung des R. mandibularis*: »Schiefmaul« (d. h. Unterkiefer zur gesunden Seite hin verschoben), Lähmung, später auch Atrophie von Kau- und Schläfenmuskeln mit Beschränkung des Kauens auf die gesunde und »Priemen« (später auch »Scherengebiß«-Bildung oder Backenulkus) auf der kranken Seite *(R. mandibularis)*; bei *beiderseitiger Mandibularislähmung* Unvermögen, die Unterkiefer anzuheben (»Schlotterkiefer«) oder Futter aufzunehmen. Bei Lähmung der vorgenannten *Äste des N. trigeminus* fallen auch die zugehörigen Reflexe (Oberlippen-, Saug-, Gaumendruck-, Kau-, Augenlid- und/oder Kornealreflex) aus.

10.2.5.6 Lähmung des N. abducens/VI

Hervortreten des Augapfels aus der Orbita (Exophthalmus) bei gleichseitigem einwärts gerichtetem Schielen (Strabismus convergens).

10.2.5.7 Lähmung des N. facialis/VII

Meist einseitige und von Fall zu Fall m. o. w. vollständig ausgeprägte Lähmung der mimischen Muskulatur, nämlich schlaffes Herabhängen (Ptosis) von Ohr,

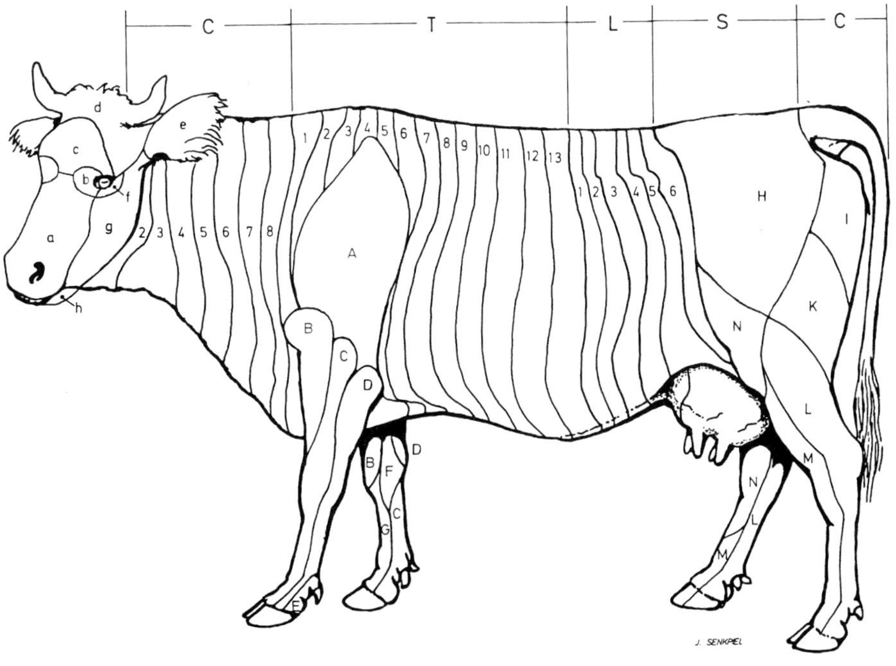

Abbildung 10-15 Darstellung der den einzelnen Hirn- und Rückenmarksnerven entsprechenden sensiblen Hautareale (Dermatome), die sich am lebenden Tier allerdings m. o. w. weit überlappen: a = N. infraorbitalis; b = N. nasociliaris; c = N. frontalis; d = N. zygomaticus (mit R. cornualis für das Horn); e = sensible Anteile des N. vagus; f = N. lacrimalis; g = N. auriculotemporalis; h = N. mentalis; C_{2-8} = Halsnerven; T_{1-13} = Brustnerven; L_{1-6} = Lendennerven; S = Kreuznerven; C = Schwanznerven; A = N. intercostobrachialis; B = N. axillaris; C = N. radialis; D = N. ulnaris; E = N. medianus; F = N. musculocutaneus; G = N. medianus et ulnaris; H = Nn. clunium craniales; I = Nn. clunium caudales; K = N. glutealis caudalis; L = N. tibialis; M = N. fibularis; N = N. saphenus

»Absinken« der Stirnpartie (samt Oberlid) und der schlaffen Oberlippe sowie Abfließen von Speichel aus der Maulspalte der betroffenen Gesichtshälfte; Unfähigkeit zum Lidschluß (Lähmung des M. orbicularis oculi) und verminderte Tränensekretion (HORNER-Syndrom) können Expositionskeratitis (schließlich Panophthalmie) dieser Seite bedingen; Ausfall von Ohr-, Droh-, Korneal- und Oberlippenreflex, bei starker lokaler Reizung jedoch (wegen erhaltener Sensibilität der betreffenden Haut- und Schleimhautbereiche) anderweitige Abwehr (wie Wegrucken des Kopfes); nach längerer Erkrankung auch Braunfärbung der Schneidezähne auf der erkrankten Seite (s. auch nervöse Listeriose, Kap. 12.2.10; Otitis media, Kap. 12.2.3.2). Bei *peripherer Fazialislähmung*, wie sie bei Mastrindern nicht selten durch Einklemmen des zwischen Ohren und Augen gelegenen Kopfabschnittes in der Vorderöffnung des Zwangsstandes ausgelöst wird, kommt es zwar zur Ptose eines oder beider oberer Augenlider, nicht aber zur Lähmung des/der zugehörigen Ohres/Ohren.

10.2.5.8 Lähmung des N. vestibulocochlearis/VIII

Taubheit unterschiedlichen Grades und/oder Schräghalten des Kopfes (erkrankte Seite tiefer als gesunde), gelegentlich auch Nystagmus und Gleichgewichtsstörungen: Abwärtsschielen auf der kranken, Aufwärtsschielen auf der gesunden Seite; Anlehnen, Seitwärtsdrängen, Im-Kreis-Gehen, Umfallen zur Seite hin; Parese der Gliedmaßen einer Seite (Hemiparese) oder Behinderung des Aufrichtens aus platter Seitenlage; Ausfall labyrinthärer Reflexe. Störungen der Vestibularisfunktionen treten oft zusammen mit gleichseitiger Lähmung des N. facialis auf.

10.2.5.9 Lähmung des N. glossopharyngeus/IX

Sensibilitätsstörungen im Rachen- und Kehlkopfbereich; partielle Zungenlähmung; teilweise auch Schlingbeschwerden (Regurgitation) und Behinderung des Schluckreflexes; Rauhwerden der Stimme.

10.2.5.10 Lähmung des N. vagus/X

Behinderung des Schlingaktes, Wickelkauen/Regurgitieren, Beeinträchtigung der Stimme, Husten, Röcheln, Schnarchen, Störung der Vormagenmotorik (Aufblähen), verminderte Sensibilität der Ohrmuschelinnenseite; Ausfall von Ohr- und/oder Schluckreflex (bezüglich peripherer Schädigungen des N. vagus siehe HOFLUND-Syndrom, Kap. 6.6.5).

10.2.5.11 Lähmung des N. accessorius/XI

Partielle Lähmung von Halsmuskeln (Mm. trapezius, sterno- und brachiocephalicus), weshalb der Kopf m. o. w. stark zur (gesunden) Gegenseite hin gewandt wird.

10.2.5.12 Lähmung des N. hypoglossus/XII

Lähmung der etwas zur gesunden Seite hin aus der Maulspalte vortretenden Zunge; bei beiderseitiger schwerer Schädigung dieses Nerven ragt die Zunge in der Medianen deutlich aus dem Maul heraus; Behinderung der Futteraufnahme; Ausfall des Zungenreflexes, bei stärkerer Reizung der Zunge jedoch (wegen erhaltener Sensibilität derselben) anderweitige Abwehrreaktionen, z. B. Ausweichen des Kopfes.

10.2.6 Spinale Syndrome

Drucklähmungen des Rückenmarks äußern sich – bei erhaltener Anteilnahme an der Umgebung – in *plötzlich* (Trauma, Kap. 10.2.7) oder mehr *allmählich* (Abszeß, umschriebene Entzündung, Entartung, Geschwulst oder Parasitenbefall, Kap. 10.3.1, 10.7 bzw. 10.4) einsetzendem, örtlich begrenztem oder ausgedehntem, teilweisem oder vollständigem Verlust der Sensibilität, der Propriozeption und/oder der (re)aktiven Motorik innerhalb des vom betroffenen Rükkenmarkssegment innervierten Bereichs, bei Querschnittslähmung auch der kaudal davon gelegenen Körperteile. So können Schädigungen des Halsmarks tödliche Folgen haben (Beteiligung der Medulla oblongata mit Atemlähmung, Tympanie und Tetraplegie) oder nur »Schiefhals« (Torticollis) sowie steifen, ataktisch-hypometrischen Gang der Vordergliedmaßen, gelegentlich auch Niederstürzen beim passiven Bewegen der Halswirbelsäule bedingen. In unmittelbarer Nähe frischer Läsionen des Brust- oder Lendenmarks besteht mitunter eine ausgeprägte Hyperästhesie der Haut, die sich kaudal davon auffallend kühl anfühlt. Zur *näheren Lokalisierung spinaler Schädigungen* dienen folgende Hinweise sowie die Überprüfung spinaler Reflexe (Abb. 10-15):

10.2.6.1 Schädigung zwischen erstem und fünftem Halswirbel

Ataxie und Schwäche der Extremitäten auf der betroffenen Seite oder aller vier Beine, insbesondere der Hintergliedmaßen; hyperreaktive Schmerzreflexe im Extremitätenbereich; Ausfälle bei Stolper-, Stell- und Sehnenreflexen; Verlust an Oberflächensensibilität im läsionsbezogenen Hautareal oder Dermatom.

10.2.6.2 Schädigung zwischen letztem Hals- und zweitem Brustwirbel

Ataxie und Muskelschwäche, wovon Vorder- und Hinterbeine gleich stark betroffen sind; Schmerzreflexe an den Vorderextremitäten vermindert, an den Hintergliedmaßen verstärkt; Ausfälle bei Stolper-, Stell- oder Sehnenreflexen; Verlust an Oberflächenempfindlichkeit im betreffenden Dermatom.

10.2.6.3 Schädigung zwischen zweitem Brust- und drittem Lendenwirbel

Vorderbeine neurologisch unauffällig; Hinterbeinschmerzreflexe überreaktiv; Ataxie und Muskelschwäche der Hintergliedmaßen; teilweise auch Ausfälle bei Stolper-, Stell- und Sehnenreflexen der Hinterextremitäten; u. U. zudem »hundesitzige« Körperhaltung; Sensibilitätsverlust in dem der Rückenmarksläsion entsprechenden Hautgebiet.

10.2.6.4 Schädigung zwischen viertem Lenden- und zweitem Kreuzwirbel

Gliedmaßenschmerzreflexe vorn unbeeinträchtigt, hinten vermindert; Ataxie und Parese der Hinterbeine; teilweise »hundesitzige« Stellung oder völlige Paralyse der Nachhand; Schwanzparese; Verlust von Oberflächensensibilität in der dem spinalen Läsionsherd entsprechenden Hautregion.

10.2.6.5 Schädigung zwischen zweitem und drittem Kreuzwirbel

Schwanz und After schlaff; Mastdarm und Harnblase gefüllt (s. After-Blasen-Schwanz-Lähmung, Kap. 10.2.10).

➤ Bezüglich der *Kontrolle der einzelnen zerebralen und spinalen Reflexe* sei auf das einschlägige Kapitel im Band über *»Die Klinische Untersuchung des Rindes«* verwiesen.

10.2.7 Verletzungsbedingte Schädigungen von Gehirn oder Rückenmark

■ **Definition:** Grobe, auf Schädel oder Wirbelsäule einwirkende mechanische Gewalt kann gedeckte oder offenliegende Beschädigungen der knöchernen und/oder häutigen Hüllen des ZNS sowie Läsionen an Gehirn oder Rückenmark auslösen. Meist verursacht ein solches Vorkommnis auch intrakraniale oder intravertebrale Blutung und Ödematisierung, die dann, ebenso wie etwa aus gleichem Anlaß in Schädelhöhle oder Wirbelkanal hineingepreßte Knochenteile, druckbedingte Ausfallserscheinungen und Schädigungen des nervösen Gewebes bedingt *(Compressio cerebri aut medullae spinalis)*; die zu beobachtenden Symptome können aber auch Folge bloßer starker Erschütterung *(Commotio, Concussio)* oder vorübergehender Quetschung *(Contusio)* des Nervengewebes sein. Das Rückenmark des Rindes gilt allerdings funktionell als vergleichsweise widerstandsfähig.

■ **Vorkommen, Ursachen:** Solche Verletzungen sind beim Rind wesentlich seltener als bei den »exponierteren« Tierarten Pferd und Hund. Ggf. handelt es sich meist um Verkehrs- oder Transportunfälle (Sturz, Überschlagen, Prellung), den Angriff eines »stößigen« Tieres (Kap. 10.6.1.12), das Bedecken schwacher Kühe durch zu schwere Bullen, gelegentlich aber um ungewöhnliche Ereignisse (Manöverschaden, Racheakt). Auch bei panisch-unbeholfenen Befreiungs- oder Aufstehversuchen (Einsinken im Morast, Fall in Graben oder Silo, Verfangen in Anbindevorrichtung, Treibgängen oder Umzäunung, Niederlegen ungefesselter Patienten mittels hoher sakraler Extraduralanästhesie, Auftreiben schwerfälliger Tiere) können sich v. a. massige Rinder intrakraniale Hämatome oder Verletzungen von Wirbelsäule und Rückenmark, insbesondere im Hals- oder Lendenbereich, zuziehen. Ähnliches gilt für die geburtshilfliche Entwicklung relativ großer Kälber mittels übermäßiger Zugkraft (→ Zerrung am Übergang der Brust- zur Lenden-, seltener im Bereich der Halswirbelsäule); dabei kommt es eher zu luxierender Lösung von Wirbelkörperepiphysen als zu Wirbelfrakturen. Das Aufschlagen des Kopfes auf dem Stallboden beim plötzlichen Geburtsauszug eines Kalbes bedingt nicht selten intrakraniale meningeale Blutungen. Bei Enthornung von Kälbern mittels Thermokauter einwirkende übermäßige Erhitzungsdauer kann zur Schädigung des hornknospennahen Großhirnbereichs führen. Eine vermutlich mißbildungsbedingte, mit Fehlen des Zapfens des 2. Halswirbels verbundene Verlagerung und Ankylosierung von Atlas und Epistropheus bedingt Knickung des betreffenden Rükkenmarksabschnittes, wird aber mitunter erst im Erwachsenenalter klinisch manifest. Die gelegentlich nach Schwergeburt am Muttertier auftretende oder auf häufiges gegenseitiges »Aufreiten« brünstiger Rinder zurückzuführende *After-Blasen-Schwanz-Lähmung* (Kap. 10.2.10) geht mit Läsionen im Bereich von Lumbosakralgelenk, Kreuzbein und Cauda equina einher. Beim Hornzapfenbruch bleibt die Schädelhöhle meist unbeteiligt; die aus einer solchen Fraktur hervorgehende *eitrige Stirnhöhlenentzündung* (Kap. 5.1.2.4) kann aber Anlaß zu zentralnervösen Erscheinungen geben. Die durch ständig sich wiederholende mechanische Mikrotraumatisierung ausgelöste *Spondylose und Spondylarthrose älterer Zuchtbullen* (Kap. 10.2.9) und die durch *Übergreifen paravertebral ge-*

legener infizierter Prozesse auf das Rückenmark bedingten Erkrankungen (Kap. 10.3.1) werden gesondert besprochen.

Symptome (Abb. 10-16): Schwerwiegende Verletzungen des *Hirnschädels* führen entweder rasch zum Tode (Schock, Festliegen, Ruderbewegungen, Aussetzen von Atmung und Kreislauf) oder zu m. o. w. stark ausgeprägten Allgemein- und Herdsymptomen (Kap. 10.2); örtlich sind z. T. Anschwellungen oder Eindellungen mit erhöhter Druckempfindlichkeit, u. U. auch Krepitation festzustellen. Gewalteinwirkungen auf die *Halswirbelsäule* können ebenfalls tödliche Folgen haben (Tetraplegie, Beteiligung der Medulla oblongata); anderenfalls bedingen sie meist Einschränkung der aktiven Beweglichkeit von Kopf und Hals (gestreckte oder seitlich gekrümmte Haltung: Torticollis, Kap. 9.1.7) sowie steifen oder ataktischen Gang der Vordergliedmaßen; solche Patienten fressen entweder überhaupt nicht mehr (Kau- und Schlingstörung) oder nehmen ihr Futter nur auf, wenn es in einer der krankhaften Kopfhaltung angepaßten Höhe vorgelegt wird. Die passive Bewegung von Kopf und Hals kann dann Abwehr, Aufbrüllen, Krepitation oder schlagartiges Niederstürzen auslösen (Vorsicht!). Beschädigungen der *Brust- oder Lendenwirbelsäule* äußern sich – außer bei neugeborenen Kälbern – nur selten in adspektorisch oder palpatorisch erkennbarer Lageveränderung einzelner Wirbel oder in deutlicher Knickung/Drehung der Wirbelsäule; zudem liegt im Bereich der Verletzung nicht immer auffallende Hyperästhesie vor. Oft läßt sich aber aus dem Ausmaß der kaudal der lädierten Stelle bestehenden sensorischen und motorischen Ausfallserscheinungen (Kap. 10.2.6ff.) auf den Einwirkungsort und den Grad des vorberichtlichen Traumas schließen. Die bei Läsionen von *Kreuzbein* bzw. *Schwanzwirbelsäule* auftretenden Symptome werden andernorts (Kap. 9.1.8) beschrieben.

Diagnose: Traumatisch bedingte zentralnervöse Erscheinungen setzen meist, aber nicht immer, *plötzlich* und unmittelbar nach dem ursächlichen Unfall ein; wenn sich ein solches Vorkommnis anamnestisch ermitteln läßt, kann aufgrund des zeitlichen Zusammenhanges auf eine mechanische Schädigung von Hirn oder Rückenmark geschlossen werden. Sonst müssen *differentialdiagnostisch* auch anderweitige in diesem Bereich lokalisierte raumfordernde Prozesse (Entzündung/Osteomyelitis, Kap. 10.3.1, 9.9.1; Geschwulst, Kap. 10.7; Parasitenbefall, Kap. 10.4) in Betracht gezogen werden. Hierbei ist das Krankheitsbild jedoch i. d. R. durch *allmähliche* Zunahme der Symptome gekennzeichnet. Des weiteren sind Folgen eines elektrischen Unfalls oder Blitzschlags (Kap. 10.6.3) in Betracht zu ziehen. Bei Kälbern kann eine möglichst als Kontrast-Myelographie anzufertigende RÖNTGEN-Aufnahme diagnostisch hilfreich sein (Abb. 10-17).

Beurteilung: Behandlungsversuche sind nur angezeigt, wenn die zentralnervösen Ausfallserscheinungen keine lebensbedrohlichen Funktionsstörungen beinhalten. Falls sich der Zustand solcher weniger schwer geschädigter Patienten bezüglich Anteilnahme an der Umgebung, Motorik und Futteraufnahme während der nächsten 3–5 Tage deutlich bessert, kann im Laufe der Zeit völlige Heilung eintreten. Oft bleiben aber m. o. w. stark ausgeprägte Herdsymptome (Kap. 10.2.6ff.) zurück, welche die weitere Nutzung des Tieres beeinträchtigen. Außerdem können Schädel- und Wirbelfrakturen sowie meningeale Hämatome früher oder später zu Komplikationen (Nachblutung; Verschiebung, Eiterung oder Nekrose von Knochensplittern; Stirnhöhlenempyem) führen, die mitunter völlig unerwartet tödlich enden. Chirurgische Behandlungen, insbesondere Laminektomien zur Verminderung des sich auf das nervöse Gewebe rasch schädlich auswirkenden hämatom- oder ödembedingten Drucks, kommen beim Rind unter Praxisbedingungen kaum in Frage.

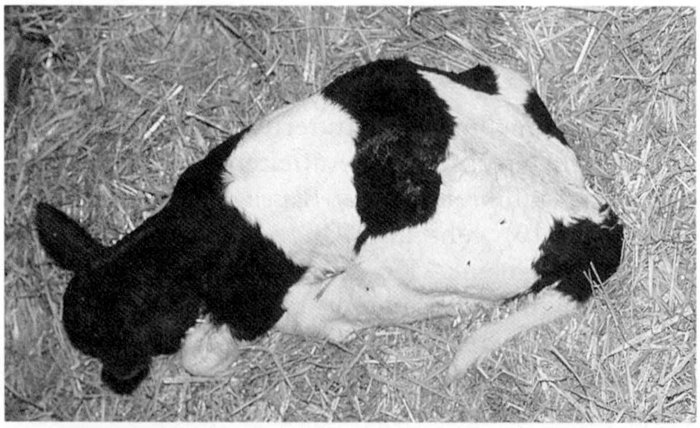

Abbildung 10-16 Nachhandgelähmtes Kalb mit schwergeburtsbedingter, zwischen Brust- und Lendenabschnitt gelegener Rupturluxation der Wirbelsäule

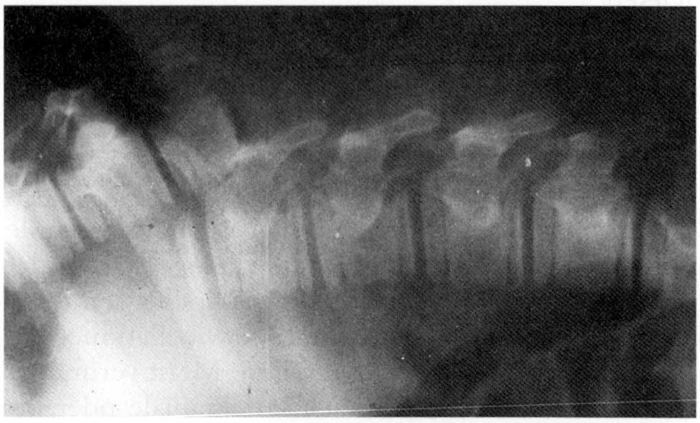

Abbildung 10-17 RÖNTGEN-Aufnahme der Wirbelsäule des Kalbes von Abb. 10-16 (kranial = links; die Trennung erfolgte zwischen Körper und kaudaler Epiphyse des letzten Brustwirbels)

Sektion: In *frischen* Fällen finden sich nach leichterem Trauma lediglich extra- und subdurale Blutungen, bei gröberer Verletzung zudem auch Bandzerreißungen, Fissuren oder Frakturen an Schädel oder Wirbeln oder Verlagerungen letzterer aus ihrem normalen Verband (bei Kälbern oft Epiphysiolysen), Zwischenwirbelscheibenvorfall sowie Zusammenhangstrennung der Meningen, m. o. w. weit fortgeschrittener Zerfall des Hirn- bzw. Rückenmarkgewebes. In *verschleppten* Fällen sind im Bereich der Gewalteinwirkung Vernarbungen, u. U. auch nekrotische Einschmelzungsherde und/oder Eiterungen festzustellen. Manchmal führen solche sekundären Veränderungen erst einige Zeit nach dem traumatisierenden Ereignis zu zentralnervösen Symptomen; in ihrer Nachbarschaft erweist sich das Hirn- oder Rükkenmarkgewebe dann als erweicht, degeneriert oder druckatrophisch. Zum histologischen Nachweis traumatisch bedingter degenerativer Rückenmarksveränderungen eignet sich die Bodian-Lissamin-Rot-Färbung.

Behandlung: Kleinere Verletzungen, durch welche Teile des Gehirns, des Rückenmarks oder ihrer Häute freigelegt wurden, lassen sich in praxi kaum so sorgfältig antibiotisch und chirurgisch versorgen, daß eine folgenschwere lokale Infektion ausbleibt. Bei größeren Defekten ist eine Per-primam-Heilung so gut wie ausgeschlossen. Gedeckte Traumen von Schädel oder Wirbelsäule sind konservativ-expektativ zu behandeln: Ruhigstellen des Tieres in gut eingestreuter Einzellaufbox; lokal zunächst Kühlen, später Wärmeapplikation; häufigeres Anbieten von Futter und Tränke in einer der Symptomatik angepaßten Höhe; bei Schlingbeschwerden am besten Schlappfutter oder künstliche Ernährung, aber Vorsicht bei Anwendung von Zwangsmaßnahmen! Auch unnötiges Auftreiben ist wegen der damit verbundenen Gefahren zu vermeiden. Versuchsweise können entzündungshemmende Mittel und Vitamin B_1 parenteral, bei Verdacht auf Fissur oder Fraktur zur Förderung der Reparationsvorgänge auch Vitamin D_3 intravenös verabreicht werden; erforderlichenfalls (Kap. 9.17.5) ist die Phosphatversorgung aufzubessern.

Bei entsprechender apparativer Ausrüstung und Erfahrung kann versucht werden, dislozierte Wirbelsäulenabschnitte unter Narkose zu »richten« und mittels perkutaner Verschraubung zu fixieren; zum Richten von Halswirbelverlagerungen eignet sich ein zu polsternder, von Kopf bis Schulter reichender Lightcast-Verband aus polymerisierendem Kunststoff.

Prophylaxe: Aufklärung der Tierhalter über die *Ursachen*, um diese zu vermeiden.

10.2.8 Ausfall von Spinalnerven

Bezüglich der Symptomatik *zentral* (d. h. im Wirbelkanal) lokalisierter Lähmungen von Rückenmarksnerven wird auf Kapitel 10.2.6 verwiesen. Die *peripheren* Lähmungen der die Gliedmaßen innervierenden Spinalnerven werden bei den Krankheiten des Bewegungsapparates (Kap. 9.3.9 bis 9.3.12, 9.5.8 bis 9.5.13) besprochen.

10.2.9 Chronisch-deformierende Spondylose und Spondylarthrose der Zuchtbullen

Definition, Vorkommen, Bedeutung: Ein ausschließlich Deck- und Besamungsbullen (verschiedenster Rassen) befallendes Leiden, das auf fortschreitender Verknöcherung von Wirbelkörpern, -gelenk- und -dornfortsätzen am Übergang der Brust- zur Lendenwirbelsäule beruht. Die Erkrankung ist der Hauptanlaß zur Abschaffung älterer Zuchtbullen; solche Veränderungen wurden bei einem Fünftel der 5- bis 8jährigen bzw. bei zwei Dritteln der über 14jährigen Besamungsbullen ermittelt, wovon 2 bzw. 18% auch Frakturen der knöchernen Zubildungen zeigten. (Bezüglich der Osteochondrose der Mastbullen wird auf Kap. 9.17.6 verwiesen.)

Ursachen: Die spondylotischen und spondylarthrotischen Veränderungen lassen sich nicht allein mit der Alterung ihrer meist über 5jährigen Träger erklären. Bei der vorzeitigen und/oder übermäßigen Entwicklung dieser Läsionen kommt vielmehr auch mechanischen Belastungen Bedeutung zu, die an die Haltungsweise der Vatertiere sowie ihre Handhabung beim Decken bzw. der Samenentnahme gebunden sind; das Leiden ist deshalb den Öko- und Technopathien (Kap. 1.2.6) zuzurechnen.

Pathogenese: Die chronisch fortschreitenden, nichtentzündlichen osteophytären Veränderungen beginnen meist ventral, im Bandansatzbereich der Körper der letzten Brust- und ersten Lendenwirbel, die während des Geschlechtsaktes (Nachstoß) mechanisch besonders exponiert sind. Diese Wirbel verwachsen unter »Überbrückung« der hierdurch u. U. Richtung Spinalkanal gedrängten Zwischenwirbelscheiben allmählich miteinander (Spondylose); die dabei gebildeten Knochenspangen neigen bei Belastung zu Fissuren und Frakturen, was Schmerzen und weitere Knochenauflagerungen bedingt. Der Prozeß greift auch auf die Gelenkfortsätze (Spondylarthrose), die Rippenköpfchengruben sowie die Dornfortsätze der genannten Wirbel und die Kreuz-Darmbein-Verbindung über. Die sich dabei bildenden Synostosen führen schließlich zur massiven Ankylosierung des betreffenden Wirbelsäulenabschnittes mit m. o. w. umschriebener Einengung von Spinalkanal und/oder Zwischenwirbellöchern (→ Druck auf Rückenmark und dessen Häute bzw. auf Spinalnervenwurzeln). Der Vorgang wird von Fall zu Fall durch ungestümes Sexualverhalten und gleichsinnig wirkende, polymikrotraumatisierende Faktoren gefördert: abnorme Beinstellung, vernachlässigte Klauenpflege, hohes Körpergewicht, unzulängliche Bewegung, Ausgleiten während des Deckaktes bzw. der Samenentnahme oder ruckartige Unterbrechung dieses Vorganges (Reißen am Nasenring mittels der Führstange) durch den Bullenführer.

Symptome, Verlauf (Abb. 10-18): Zunehmende Bewegungsträgheit mit Versteifung des im Lendenbereich ständig leicht aufgekrümmten Rückens; zögernder Gang mit kurzen Schritten, »stockstarr«-unbeweglicher Wirbelsäule und »schaukelndem« Bauch; »Deckfaulheit«; Schmerzäußerungen beim Aufsprung (u. U. sogar Aufstützen mit dem Kinn auf der Kruppe des weiblichen Tieres und Anheben des Körpers unter Zuhilfenahme der Nackenmuskulatur), Nichtumklammern des Partners, Schwächerwerden des Nachstoßes. Die aktive Beweglichkeit des Schwanzes bleibt unbeeinträchtigt. Das schleichend-progrediente Leiden zieht sich unter abnehmender Bewegungs- und Decklust, Rückgang der Spermaqualität sowie fortschreitender Parese der mitunter auch ataktisch werdenden Nachhand (mühsames Niederlegen und u. U. vorne zuerst erfolgendes Aufstehen, Verharren in »hundesitziger« Stellung) oft über Monate hin; dabei kann es zu zeitweiligem Nachlassen der Beschwerden oder zu plötzlicher Verschlimmerung kommen. Meist wird der betreffende Bulle abgeschafft, bevor er schließlich abmagert und endgültig festliegt.

Sektion (Abb. 10-19): Umfangreiche verknöcherte Ankylosierungen zwischen letzten Brust- und ersten Lendenwirbeln (Wirbelkörper, -gelenks- und -dornfortsätze, Rippenköpfchengruben, Kreuz-Darmbein-Verbindung); m. o. w. deutliche Vorwölbung einzelner Zwischenwirbelscheiben in den Spinalkanal; Verengerung von Zwischenwirbellöchern; zugebildetes Knochengewebe wesentlich härter als dasjenige der Wirbel. (Mitunter finden sich zudem sekundäre Osteoarthrosen weiterer Gelenke, insbesondere der Hintergliedmaßen.)

Diagnose: Die veränderten Knochenteile sind der Besichtigung und Betastung am lebenden Tier nicht zugänglich und wegen der Körpermasse der Patienten auch röntgenologisch nur schwierig zu erfassen. Die Perkussion der Dornfortsätze kann im Lendenbereich deutliche Schmerzreaktion auslösen; der Liquor erweist sich i. d. R. als unauffällig. *Differentialdiagnostisch* ist an »rheumatoide« Polyarthritis und -synoviitis (Kap. 9.9.2), Krämpfigkeit (Kap. 9.8.1), akute After-Blasen-Schwanz-Lähmung (Kap. 10.2.10), meningealen Abszeß oder Tumor (Kap. 10.3.1 bzw. 10.7) zu denken.

Beurteilung, Behandlung: Mit Deckruhe oder Aussetzen der Samenentnahme und versuchsweiser parenteraler Verabreichung entzündungshemmender Mittel läßt sich allenfalls vorübergehende Besserung erzielen: Bei erneutem Einsatz als Vatertier treten die Behinderungen alsbald wieder auf. Auch die Spermagewinnung mittels Elektroejakulation bietet wegen der damit für den betreffenden Bullen verbundenen körperlichen Belastung keinen brauchbaren Ausweg, weshalb – nicht zuletzt aus Tierschutzgründen – die Verwertung vorzuziehen ist.

Prophylaxe: Zuchtbullen im Hinblick auf ihre Gewichtsentwicklung nicht allzu kraftfutterreich füttern, in Laufbox halten und zudem täglich ausgiebig

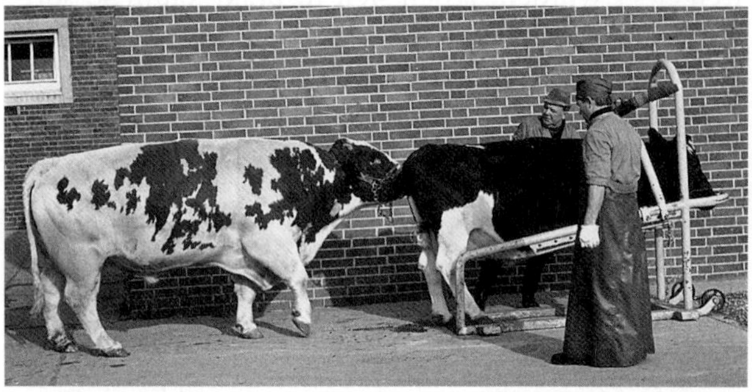

Abbildung 10-18 Infolge chronisch deformierender Spondylarthrose steif, bewegungsunlustig und »deckfaul« gewordener Besamungsbulle

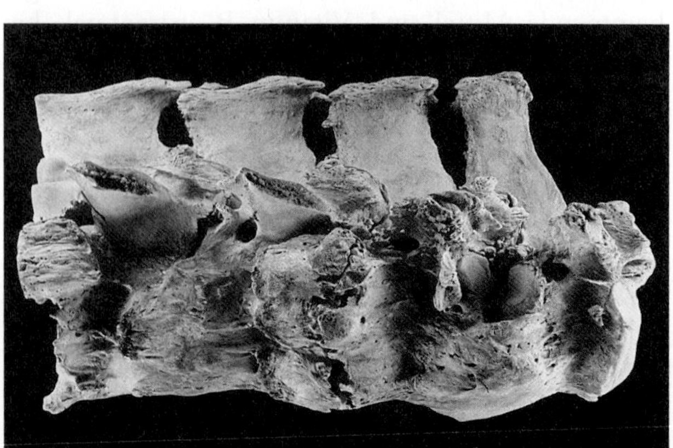

Abbildung 10-19 Spondylarthrotische Veränderungen an den ersten vier Lendenwirbeln eines alten Besamungsbullen (Pohlenz, 1970)

körperlich bewegen; ordnungsgemäße Klauenpflege am schonend abgelegten, gut fixierten Tier; rutschfester Boden in der Umgebung des Deck- bzw. Entsamungsstandes; Bullen bei den zur geschlechtlichen Anregung vorgenommenen, die Ejakulation vermeidenden improvisierten Paarungsversuchen (= »false mounts«) nicht grob vom Partnertier herunterziehen.

10.2.10 Zentrale Parese oder Paralyse der Nachhand

Definition, Vorkommen: Das sporadische Leiden beruht auf partieller oder vollständiger Lähmung der als Cauda equina durch den Wirbelkanal des Kreuzbeins verlaufenden Spinalnerven und der von diesen innervierten Organe; mitunter liegt zudem eine Schädigung des kaudalen Rückenmarksendes vor. Die auch *Contusio* oder *Compressio caudae equinae*, oder – gemäß den Ausfallserscheinungen – *After-Blasen-Schwanz-Lähmung* benannte Krankheit ist die häufigste Nervenlähmung des Rindes; sie wird v. a. bei geschlechtsreifen weiblichen Tieren beobachtet.

Ursachen, Pathogenese: Meist handelt es sich um die Folgen stumpfer, den Kreuzbeinbereich betreffender Gewalteinwirkung (→ Zerrung/Quetschung der Meningen und Nerven), mitunter aber um entzündliche oder anderweitige raumfordernde Veränderungen innerhalb des Sakralabschnittes des Wirbelkanals (→ Drucklähmung). Die *Verletzungen* betreffen entweder das Kreuzbein selbst (Blutung, Fissur, Fraktur) oder den Übergang zwischen diesem und den Lenden- oder Schwanzwirbeln (Hämatom, Meningenzerrung, Wirbel- oder Zwischenwirbelscheibenluxation). Sie ereignen sich v. a. beim gegenseitigen »Aufreiten« brünstiger Tiere, beim Deckakt oder bei Schwergeburten (insbesondere beim unsachgemäßem Einsatz mechanischer »Geburtshelfer«). Die gleichen Auswirkungen können auch grobe, auf den Kreuzbereich erteilte Schläge, heftige, durch Ziehen am Schwanz erfolgende Aufhebeversuche oder rohes Auftreiben durch Knicken der Schwanzwurzel sowie das Einfangen von Kälbern durch Festhalten am Schwanz haben; bei etwaigem gehäuften Auftreten von Schwanzlähmungen sind daher Nachfragen nach brutal veranlagten Betriebsangehörigen angezeigt. Rinder mit angeborenermaßen tiefliegendem Schwanzansatz (»Tiefschwanz«, Kap. 9.4.8) scheinen für solche Läsionen besonders disponiert zu sein. Eine unsachgemäße *sakrale Extraduralanästhesie* kann ebenfalls Schädigungen der Cauda equina (Neuritis, Nervendegeneration oder perineurale Infektion) auslösen.

Symptome, Verlauf (Abb. 10-20 bis 10-22): Bei *traumatischer Genese* entwickelt sich die Erkrankung fast immer plötzlich. Anfangs kann sie wegen des örtlichen Schmerzes (sowie der Anschoppung von Enddarm und Harnblase) mit kolikartigen Symptomen (Unruhe, Trippeln, häufigeres Auf- und Niedergehen, Stöhnen, Schwitzen) einhergehen. Der Schwanz des Patienten baumelt kraftlos hin und her (= »Hammelschwanz«); im Übergangsbereich zwischen Kreuzbein und Schwanzansatz ist die Haut oft deutlich erodiert, mitunter auch phlegmonös. Außerdem besteht von Fall zu Fall m. o. w. ausgeprägte und i. d. R. symmetrische Parese der Nachhand: übermäßige Winkelung der Sprung- und »Überköten« der Fesselgelenke, ataktisch-breitbeiniges Vorführen der Hintergliedmaßen beim Gehen. Zugleich zeigt sich meist auch eine Lähmung von After (schlaff), Mastdarm und Blase; letztere erweisen sich bei rektaler Exploration als kot- bzw. harngefüllt. Kot- und Harnabsatz erfolgen nunmehr rein passiv oder unter Zuhilfenahme der Bauchpresse: Vorquellen der Fäzes beiderseits der dabei nicht angehobenen und deshalb auffallend verschmutzten Schwanzwurzel, ständiges Harnträufeln oder schubweises, »überlaufendes« Abfließen von Harn beim Niederlegen und Aufstehen. In Einzelfällen kann die Parese der Nachhand rasch bis zur völligen Paralyse (hundesitzige Stellung, Festliegen) fortschreiten; meist bleibt der durch das jeweilige Trauma bewirkte Zustand aber stationär. Liegt der Erkrankung dagegen eine *andere Ursache* zugrunde, so nimmt der Grad der Funktionsstörungen i. d. R. allmählich zu.

Diagnose: Vorbericht (Tier hat kürzlich gebullt oder gekalbt), örtliche Befunde (aufsprungbedingte Hautabschürfungen über dem Kreuzbein, kotverschmutzter Schwanzansatz) sowie Art und Symmetrie der Ausfallserscheinungen am Bewegungsapparat (samt »Hammelschwanz«) lenken das Augenmerk des Untersuchers auf eine im Lumbosakralbereich lokalisierte zentrale Parese (oder Paralyse). Weitere bestätigende Hinweise ergeben sich aus der rektalen Untersuchung: starke Füllung des wie ein weitlumiges »Rohr« erscheinenden und sich ebenso wie der After nicht reflektorisch kontrahierenden Mastdarmes mit Kot sowie der Blase mit Harn; Ablaufen von Urin bei manueller Kompression der Blase. Bei rektaler Betastung der Lendenwirbel sowie des Kreuzbeins sind allerdings meist keine auffallenden Abweichungen von der Norm (wie sulzige Auflagerungen, Schmerzhaftigkeit, Asymmetrie oder Frakturkanten) zu fühlen. Das Ausmaß der Schädigung läßt sich auch durch Ermitteln des Hautbereichs überprüfen, dessen Sensibilität ausgefallen ist (Umgebung von After und Scham, Hinterbacken, Euterspiegel).

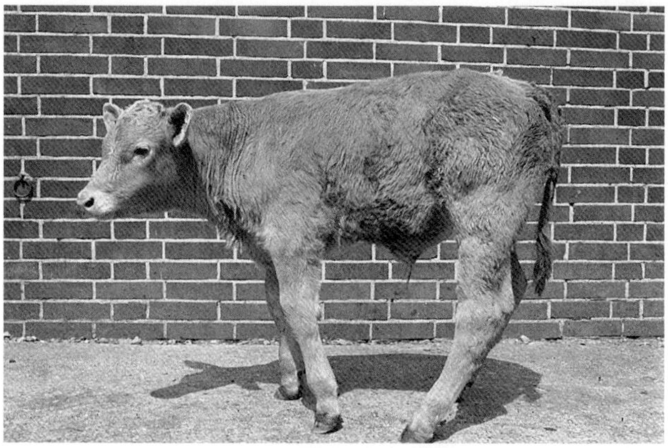

Abbildung 10-20 Mastkalb mit Parese von Nachhand, After, Blase und Schwanz infolge wiederholten groben Einfangens und Festhaltens am Schwanz

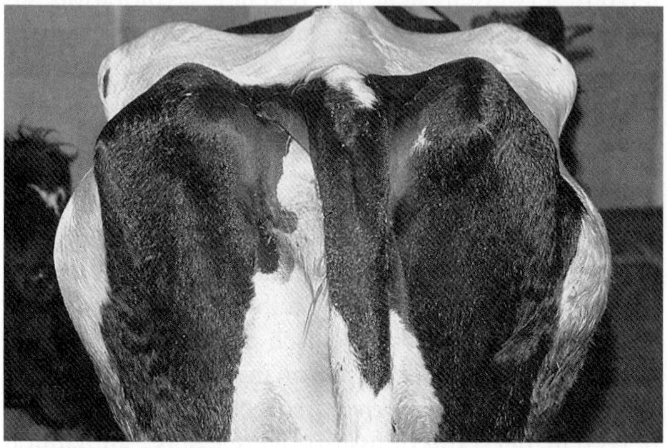

Abbildung 10-21 Zu Contusio caudae equinae prädisponierender tiefer Schwanzansatz

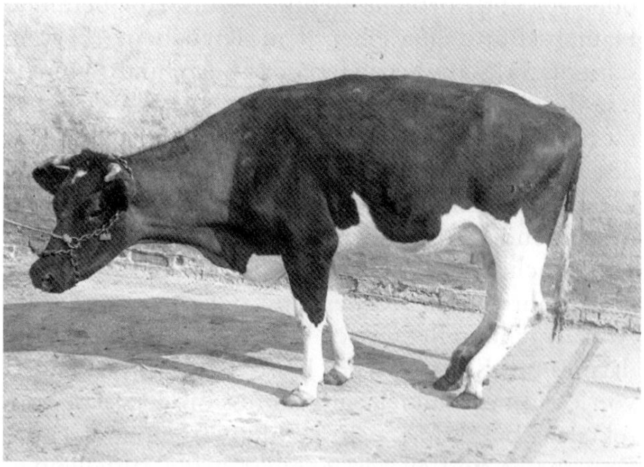

Abbildung 10-22 Durch brunstbedingtes Aufspringen verursachte After-Blasen-Schwanzlähmung und Parese der Nachhand

Differentialdiagnostisch ist an angeborene Bewegungsstörungen (Kap. 10.1.1 bis 10.1.3) sowie an infekt-/abszeß-, tumor- und parasitär bedingte Paresen und Paralysen der Nachhand zu denken (Kap. 10.3.1, 10.7, 10.4); sie pflegen sich im Gegensatz zur traumatisch bedingten After-Blasen-Schwanz-Lähmung mehr allmählich zu entwickeln und zunächst noch nicht mit »Hammelschwanz« einherzugehen. Die bei Contusio caudae equinae anfangs zu beobachtenden kolikartigen Symptome lassen sich unter Mitberücksichtigung der übrigen Erscheinungen recht gut von andersbedingter Kolik abgrenzen.

■ **Beurteilung:** Tiere mit hochgradiger Hinterhandlähmung oder schwerwiegender, äußerlich erkennbarer Verletzung sind umgehend zu verwerten. Andernfalls kann zwar zugewartet werden, doch ist selbst nach einer Woche (und Behandlung) meist keine sichtliche Besserung zu verzeichnen; danach ist Heilung nicht mehr zu erwarten. Bei anhaltender Behinderung der Harnentleerung besteht zudem Gefahr einer urogen aufsteigenden Infektion (Kap. 7.2.3.3, 7.2.3.2, 7.2.3.1, 7.1.4.2). Selbst in Fällen mit geringfügiger Nachhandparese ist die weitere Nutzung des Patienten (Laufstallhaltung, Weidegang) oft in Frage zu stellen. Ein komplikationsfreier »Hammelschwanz« wird dagegen als bloßer Schönheitsfehler angesehen.

■ **Behandlung:** Therapieversuche sollten nur bei leicht erkrankten Tieren und nur auf Wunsch des Besitzers vorgenommen werden, weil sich das Leiden medikamentös kaum beeinflussen läßt. Ggf. ist der Patient in eingestreuter Laufbox allein unterzubringen. Die frühzeitige epidurale Verabreichung von 100 mg Prednisolon oder der wirkungsgleichen Dosis eines anderen Kortikosteroids zielt auf Hemmung der im Wirbelkanal ablaufenden Entzündung, kann den dort vermutlich vorliegenden Druck aber nicht mindern. Diese Maßnahme erfordert die gleichzeitige parenterale Gabe eines langwirkenden Breitbandantibiotikums. Soweit es nötig erscheint, sollten Mastdarm und Blase regelmäßig ausgeräumt bzw. katheterisiert werden.

■ **Prophylaxe:** Tierhalter über mögliche Folgen der unter *Ursachen* geschilderten Gewalteinwirkungen aufklären (Tierschutz!). Extradurale Injektionen stets ordnungsgemäß, unter Einhaltung antiseptischer Kautelen vornehmen (Haftpflicht!). Da die Anlage zum »Tiefschwanz« offenbar vererbt wird, empfiehlt es sich, hiermit behaftete Rinder nicht zur Zucht zu verwenden.

10.3 Infektionsbedingte Krankheiten der Organe des zentralen Nervensystems

Eine Reihe von Infektionskrankheiten anderer Organsysteme geht m. o. w. regelmäßig mit symptomatischer Beteiligung von Gehirn und/oder Rückenmark einher, z. B. Bösartiges Katarrhalfieber (Kap. 12.2.2), Mucosal Disease (Kap. 6.10.20), Rinderpest (Kap. 12.2.3), E.-coli-, Salmonellen-, Pasteurellen-, Chlamydien-, Mykoplasmen-Sepsis und M.-tuberculosis-bovis-Generalisation (Kap. 4.3.3.1); die nervöse Form der Listeriose (Kap. 12.2.10) wird ebenfalls andernorts besprochen. Die meist vom Atmungsapparat aus auf das ZNS übergreifende Bakteriämie durch H. somnus bedingt Infektiöse septikämisch-thrombosierende Meningoenzephalomyelitis (Kap. 10.3.4). Die Lyme-Borreliose des Rindes (Kap. 9.9.5) äußert sich klinisch v. a. in Lahmheit und wird deshalb bei den Krankheiten der Bewegungsorgane abgehandelt.

10.3.1 Entzündung der Hirn- und Rückenmarkshäute

M. Stöber

Definition: Während die Erreger der spezifischen Infektionskrankheiten des ZNS regelmäßig Enzephalitis, Meningoenzephalitis oder Meningoenzephalomyelitis verursachen (s. Kap. 10.3), sind andere m. o. w. ubiquitär vorkommende Keime dazu befähigt, im Verlauf der durch sie bedingten, primär außerhalb des ZNS lokalisierten Leiden mitunter auch die Hirn- und Rückenmarkshäute zu befallen und hier entzündliche Veränderungen (Meningitis cerebralis oder spinalis) auszulösen; das kann nervöse Ausfallserscheinungen nach sich ziehen, die dann nicht selten im Vordergrund des Krankheitsbildes stehen.

Ursachen, Pathogenese: Außer banalen Eiter- und Nekroseerregern *(Strepto- und Staphylokokken, A. pyogenes, Fusobact. necrophorum, Ps. aeruginosa)* sind auch folgende Keime in der Lage, von einem andernorts befindlichen Primärherd aus hämatogen auf die Meningen überzugreifen: *E. coli* (Kap. 6.10.19), *Salmonellen* (Kap. 6.10.21), *M. tuberculosis bovis* (Kap. 12.2.6), *A. lignièresii* (Kap. 3.1.3.3), *Pasteurellen* (Kap. 5.3.3.13), *Pneumokokken* (Kap. 5.3.3.19), *L. pomona* (Kap. 7.1.4.3), *Haemophilus somnus* (Kap. 5.3.3.14), *Bösartiges Katar-rhalfieber-Virus* (Kap. 12.2.2), *Chlamydien* (Kap. 5.3.3.10), *Klebsiellen, Bacteroides* und *Enterobacter* spp., *Brucellen* sowie bestimmte *Pilze (Mucor, Aspergillus).*

Ausgangspunkte solcher septikämisch-metastatischer Beteiligungen des ZNS sind während der intrauterinen Entwicklung v. a. Gebärmutter und Euter des Muttertieres, bei neugeborenen Kälbern dagegen Nabel-, Darm- und Lungenentzündungen, bei erwachsenen Rindern schließlich Mastitiden und Metritiden, Retikuloperitonitiden, Leberabszesse, eitrige Klauenerkrankungen, Thrombophlebitiden oder Schwanzspitzennekrose. Meist befallen die obengenannten Keime bei ihrer bakteriämischen Verschleppung die Leptomeninx, seltener Schädel- oder Wirbelknochen, wo sie von Fall zu Fall eine umschriebene oder sich ausbreitende, nichteitrige (virale), eitrige (bakterielle), abszedierende, nekrotisierende, hämorrhagische oder granulomatöse Entzündung auslösen; von den Eitererregern wird dabei offensichtlich der Bereich der Hirnbasis bevorzugt (Kap. 10.3.3). Die meningitischen oder osteomyelitischen Veränderungen üben als raumfordernde Prozesse einen m. o. w. rasch zunehmenden Druck auf die Gewebe des ZNS aus und können diese auch unmittelbar schädigen. Ebensolche Auswirkungen können auch schwerwiegende wirbelnah gelegene Muskelentzündungen (infolge intramuskulärer Verabreichung örtlich irritierender Präparate) haben, wenn sie perineural und über ein Zwischenwirbelloch in den Spinalkanal einbrechen.

Vorkommen: Die im Rahmen septikämischer Kälbererkrankungen sporadisch auftretenden Meningitiden sind insgesamt wesentlich häufiger als die übrigen »unspezifischen« Infekte der Hirn- und Rückenmarkshäute; immerhin sind bei ≤ 5 % der mit generalisierter Tuberkulose (Kap. 12.2.6) behafteten Rinder auch die Meningen beteiligt.

Symptome, Verlauf: Das klinische Bild der Meningitis ist weniger von der beteiligten Keimart als von Ort, Ausdehnung und Grad der jeweiligen entzündlichen Veränderungen abhängig:

Lokal begrenzte Prozesse (Abb. 10-23, 10-24) verlaufen oft schleichend und fieberlos oder unter vorübergehender Erhöhung der Körpertemperatur; dabei können m. o. w. deutliche Herdsymptome (Kap. 10.2) auftreten und über längere Zeit hinweg stationär bleiben, anfallsartig wiederkehren, allmählich oder plötzlich an Intensität zunehmen.

Ausgebreitete Meningitiden (Abb. 10-25, 10-26) betreffen vielfach sowohl Hirn- als auch Rückenmarkshäute. Meist bedingen sie eine perakute bis akute, i. d. R. auch fieberhafte Erkrankung mit Störung des Allgemeinbefindens sowie Anzeichen des Hirndruck-, Großhirn-, Kleinhirn- und/oder spinalen Syndromes (Kap. 10.2), von Fall zu Fall auch weiterer zerebraler oder spinaler Herdsymptome. Die Beteiligung der Hirnhäute äußert sich in Muskelzittern bis Konvulsionen, diejenige der Rückenmarkshäute in übermäßiger Berührungsempfindlichkeit und Spasmen v. a. der Stammmuskulatur. Das Leiden verläuft

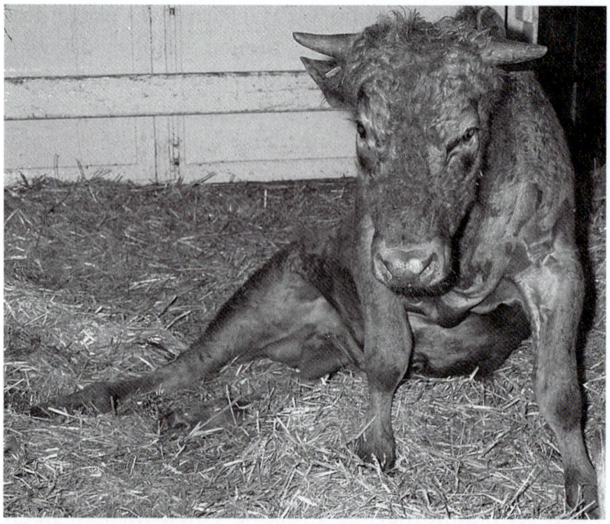

Abbildung 10-23 Mastbulle mit allmählich aufgetretener beiderseitiger Paralyse der Hinterhand

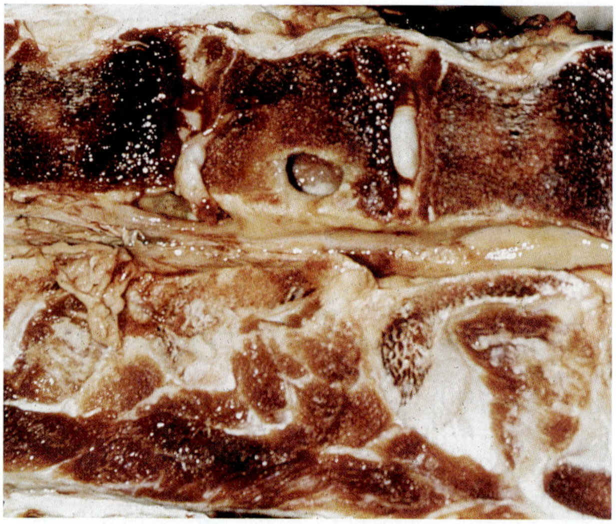

Abbildung 10-24 Zerlegungsbefund des Tieres von Abb. 10-23: Metastatisch entstandener Brustwirbelabszeß

dann, je nach Schweregrad, entweder binnen Stunden bis weniger Tage unter quadriplegischem Festliegen, Opisthotonus, klonischen Krämpfen, Aussetzen der unregelmäßig werdenden (Cheyne-Stokesschen) Atmung und des Kreislaufs tödlich, oder es führt infolge der anhaltenden, zentralnervös bedingten Behinderung von Futter- und Tränkeaufnahme, Bewegungsvermögen oder umweltbezogener Orientierung zur Unwirtschaftlichkeit des Patienten.

Neben solchen nervösen Symptomen liegen mitunter auch *Erscheinungen seitens anderer Organsysteme* vor, die auf den Ausgangspunkt der Erkrankung hinweisen (Nabel-, Darm-, Lungen-, Euter-, Gebärmutter-, Bauchfellentzündung o. ä. m.) oder durch generalisierende Keimstreuung bedingt sind (Abort; Fibringerinnsel in der vorderen Augenkammer; Endokarditis, Kap. 4.1.2.4; Polyarthritis und -synoviitis, Kap. 9.9.2). Oft wird das Krankheitsbild aber von den meningoenzephalitischen oder -myelitischen Symptomen so beherrscht, daß außer ihnen am lebenden Tier nichts Auffälliges bemerkt wird. Bei herdförmiger Meningitis gibt der Vorbericht auch nur selten brauchbare Hinweise auf eine frühere Erkrankung, von welcher der Prozeß seinen Ausgang genommen haben könnte, weil das Primärleiden inzwischen abgeklungen oder völlig übersehen worden ist.

■ **Diagnose:** Bei ausgebreiteter Meningitis berechtigen klinisches Bild und rasch fortschreitende Verschlimmerung, v. a. beim Kalb, zur Verdachtsdiagnose einer Entzündung der Hirn-Rückenmarks-Häute. *Differentialdiagnostisch* ist jedoch immer auch an spe-

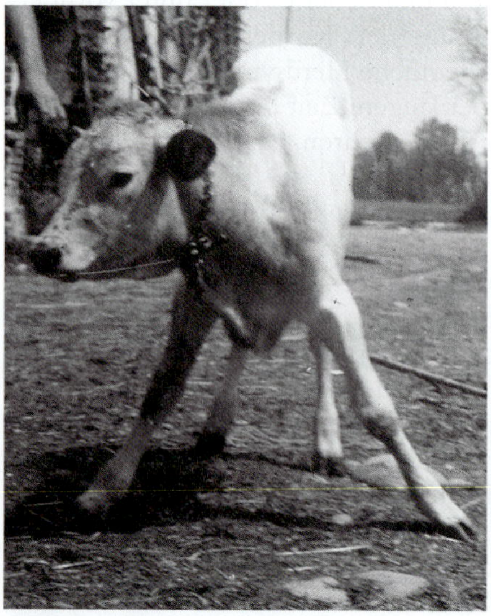

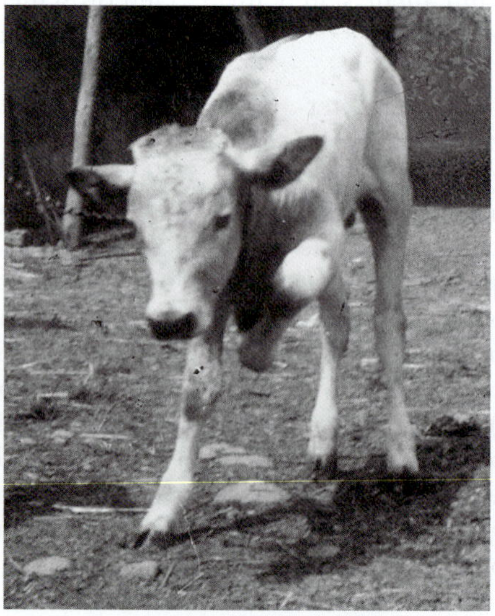

Abbildung 10-25, 10-26 Meningitis durch St. pyogenes aureus (Monti & Guarda, 1967): Inkoordination der breitgestellten Vorderbeine, ataktischer Gang zifische Infektionskrankheiten und Intoxikationen des ZNS (Kap. 10.3, 10.5) zu denken. Das Vorliegen von Herdsymptomen läßt außer umschriebener Entzündung, Nekrose oder Abszedierung innerhalb von Schädelhöhle oder Wirbelkanal auch ebenda lokalisierte Verletzungen, Mißbildungen, parasitäre Läsionen oder Tumoren vermuten (Kap. 10.2.7, 10.1, 10.4 bzw. 10.7). Zur Abgrenzung sowie zur Unterscheidung zwischen nichteitriger (= meist viraler) und eitriger (= bakterieller) Meningitis kann die Untersuchung des möglichst *okzipital und lumbal* zu entnehmenden *Liquors* nützlich sein (s. Übersicht 10-1). Die bakteriologische Überprüfung der hierzu intra vitam oder p. m. steril zu gewinnenden Zerebrospinalflüssigkeit gestattet mitunter auch die Bestimmung des krankmachenden Erregers. Bei Verdacht auf tuberkulöse Meningitis empfiehlt es sich, eine Tuberkulinprobe vorzunehmen; positivenfalls ist dann allerdings mit Verschlimmerung des klinischen Bildes zu rechnen (Fokalreaktion). Raumfordernde Veränderungen innerhalb des Wirbelkanales sind mittels Myelo- und Tomographie nachweisbar.

■ **Sektion** (s. Abb. 10-24): Oft ist die Diagnose erst bei der postmortalen Überprüfung des ZNS zu sichern, das bei Kälbersektionen stets mituntersucht werden sollte. Die Meningitis bedingt i. d. R. Vermehrung der m. o. w. deutlich getrübten Zerebrospinalflüssigkeit sowie Erweiterung des Subarachnoidalraumes, z. T. auch der Ventrikel oder des Zentralkanales. Hirn- und/oder Rückenmarkshäute, insbesondere die Leptomeninx, zeigen von Fall zu Fall ausgedehnte oder herdförmig umschriebene sulzig-hyperämische oder granulomatöse Verdickung sowie hämorrhagische, fibrinöse oder eitrige Auflagerungen, mitunter aber schwartige Verwachsung mit benachbarten Geweben. Das histologische Bild wird von den beteiligten Keimen und der Art des jeweiligen Entzündungsprozesses bestimmt. Bei gewissenhafter Überprüfung der übrigen Organsysteme ist oft auch der *primäre Infektionsherd* zu finden (s. *Pathogenese*).

■ **Beurteilung:** Festliegende Patienten und solche mit ausgeprägten Herdsymptomen sind kaum noch zu retten; andernfalls kann versuchsweise therapiert werden, wenn auch das Primärleiden behandlungswürdig erscheint. Die Prognose ist jedoch stets unsicher, weil selbst nach anfänglicher Besserung mit Rezidiven und dauerhaften, nutzungseinschränkenden Funktionsausfällen zu rechnen ist.

■ **Behandlung:** Die Therapie stützt sich auf konservative und medikamentöse Maßnahmen, die nur bei konsequenter Einhaltung und Mitberücksichtigung des Primärinfektes gewisse Erfolgsaussicht bieten: Unterbringung des Patienten in gut eingestreuter Einzellaufbox, regelmäßiges Anbieten von schmackhaftem Futter und einwandfreier Tränke, erforderlichenfalls

Übersicht 10-1 Gegenüberstellung der normalen Liquorbefunde des Rindes mit den bei nichteitriger und eitriger Meningitis festzustellenden Veränderungen

Parameter	Normalwerte	nichteitrige Meningitis	eitrige Meningitis
Druck (kPa)[a]:	< 2,5	normal bis mäßig erhöht	deutlich erhöht (bis 6,0)
Farbe:	farblos	farblos	farblos bis leicht gelblich
Transparenz:	klar	klar, selten leicht getrübt	leicht bis stark getrübt
Gehalt an kernhaltigen Zellen/µl:	0-10	selten > 100	200-> 100
Differentialzellbild[b]:			
Lymphozyten:	60-80 %	75-100 %	vereinzelt
Monozyten:	20-40 %	wenige	vereinzelt
neutrophile Granulozyten:	vereinzelt	wenige	80-95 %
Makrophagen:	vereinzelt	wenige	vereinzelt
Erythrozyten:	sehr wenige (meist punktionsbedingt)	sehr wenige	mäßig vermehrt
Eiweißgehalt (g/l):	0,1-0,4	meist < 2,0	meist < 2,0
Pándy-Reaktion:	-	-/++	++/+++
Glukosegehalt (in % des Plasmaglukosegehaltes):	0-80	70-80	10-60

Zeichenerklärung: a = in Seitenlage gemessen; b = unter wirksamer Therapie kommt es mitunter zum »Leukozytensturz« unter gleichzeitiger Zunahme des Anteiles der Monozyten und Lymphozyten auch Umbetten; mehrtägige parenterale Verabreichung liquorgängiger Antibiotika (Ampicillin, Cefaperazon, Cefotaxim, Florfenicol, Trimethoprim-Sulfonamid-Kombinationen) oder Oxytetracyclin sowie nichtsteroidaler entzündungshemmender Mittel und von Vitamin B_1; Aufrechterhaltung des Flüssigkeitshaushalts und der Energieversorgung (intravenöse Dauertropfinfusion traubenzuckerhaltiger Elektrolytlösung, Kap. 4.3.6.1). Falls sich dabei innerhalb von 4–6 Tagen keine nennenswerte Besserung zeigt, erscheinen weitere Heilversuche nutzlos.

Prophylaxe: Vorbeuge ist nur durch Verhüten der unter den *Ursachen* aufgeführten Primärinfektionen möglich; sie richtet sich daher v. a. auf die zu septikämischer Komplikation neigenden Krankheiten neugeborener Kälber sowie auf Mastitiden und Metritiden.

10.3.2 Hirnabszeß

M. Stöber

Intrakraniale Abszesse gehen meist von den Meningen aus (s. o.) und betreffen beim Rind oft den Bereich der Hirnbasis (s. u.); gleichartige, i. d. R. ebenfalls sporadisch auftretende und auf metastatischer Einschleppung von Eiter- oder Nekroseerregern beruhende purulente Herde kommen aber auch an anderen Stellen des Schädels vor (Abb. 10-27). Klinisch bleiben sie mitunter längere Zeit stumm (Zufallsbefunde bei der Schlachtung). Von Fall zu Fall entwickeln sich dann schleichend oder plötzlich Ausfallserscheinungen, aus denen sich gewisse Rückschlüsse auf die Lokalisation des Prozesses ziehen lassen (Kap. 10.2). Dazu gehört nicht selten auch Stauung

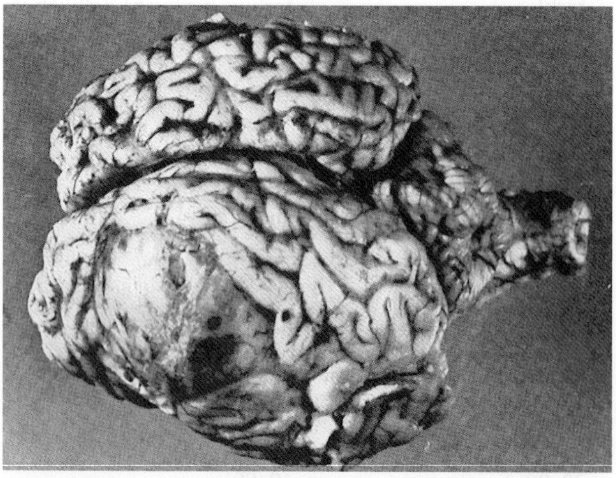

Abbildung 10-27 Hühnereigroßer A.-pyogenes-Abszeß in der linken Großhirnhälfte einer Färse (Fankhauser & Luginbühl, 1968)

der Sehnervenpapille (Kap. 11.1.2.10). Der Okzipitalliquor zeigt m. o. w. deutliche Veränderungen im Sinne einer eitrigen Meningitis (Übersicht 10-1). Differentialdiagnostisch ist an intrakraniale Tumoren (Kap. 10.7) zu denken. Behandlungsversuche sind aussichtslos; die Vorbeuge zielt auf die Vermeidung purulenter Infekte.

10.3.3 Parahypophysärer Abszeß

M. Stöber

Definition, Ursachen: Bei Wiederkäuern ist der Hypophysenbereich eine Vorzugslokalisation metastatisch bedingter intrakranialer Abszesse; hier befindet sich ein arterielles Rete mirabile. Die beteiligten Eitererreger (vorwiegend *A. pyogenes*) werden offenbar aus anderen primär infizierten Organen hämato- oder lymphogen eingeschleppt (z. B. eitrige Komplikation nach dem Einziehen eines Nasenrings); gleiche Auswirkungen können hier auch weitere auf diese Weise eingebrachte Keime haben (z. B. *M. tuberculosis bovis*).

Symptome, Verlauf: Das Leiden tritt stets sporadisch auf und betrifft vorwiegend erwachsene Rinder. Der von Fall zu Fall m. o. w. gut abgekapselte raumfordernde Prozeß bedingt meist allmählich zunehmende, anfangs oft weitgehend symmetrische Funktionsstörungen im Sinne des *Hirnbasissyndroms* (Abb. 10-28 bis 10-30): Milchrückgang, Absonderung von der Herde (bei Weidegang), Behinderungen von Aufnahme, Zerkleinern und/oder Abschlucken des Futters (»Wickelkauen«) und – weniger ausgeprägt – auch der Tränke (Zurückfließen aus Maul oder Nase; symmetrisches Abtropfen von Speichel), Lähmung der mitunter vorfallenden Zunge sowie des Unterkiefers. Dieser »schlackert« bei passivem Schütteln des an Hörnern (oder Ohren) erfaßten Kopfes des Patienten sicht- und hörbar hin und her (= »Schlotterkiefer«); die Exploration der Maulhöhle ergibt m. o. w. schlaffe Zungen-, Kau- und Schlingmuskulatur. Die trotz offensichtlichen Hungers sowie Dursts verminderte Nahrungs- und Wasseraufnahme bedingt eingefallene Flanken, »festen Futterkloß« ventral im Pansen, Enophthalmus, herabgesetzten Hautturgor sowie erhöhten Hämatokrit. Die Körpertemperatur kann zeitweilig fieberhaft erhöht sein.

Die Anteilnahme an der Umgebung geht erst im m. o. w. rasch (innerhalb von Stunden bis 4 Wochen) einsetzenden fortgeschrittenen Stadium des Leidens verloren. Dann sind auch Inappetenz, Depression, gestreckte Haltung von Kopf und Hals oder Opisthotonus, breitbeiniges Stehen, Drängen mit dem Kopf gegen Hindernisse, Ataxie, Schwierigkeiten beim Aufstehen und Niederlegen, sowie – nicht selten –

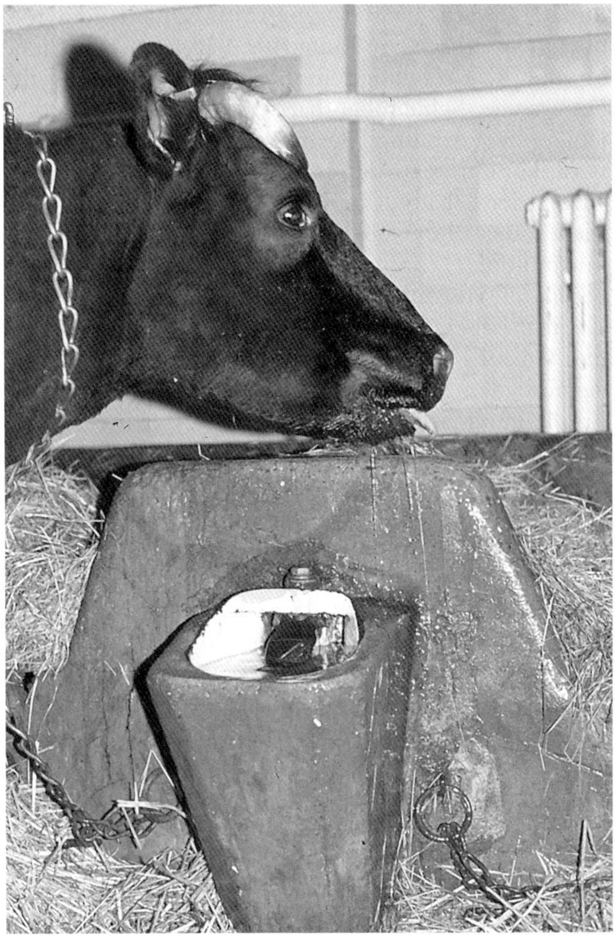

Abbildung 10-28 Hirnbasissyndrom: Auffälliger, mit deutlicher Dehydratation verbundener Durst (keine »Wasserscheu«), Unvermögen, Wasser abzuschlucken, symmetrischer Vorfall der Zunge

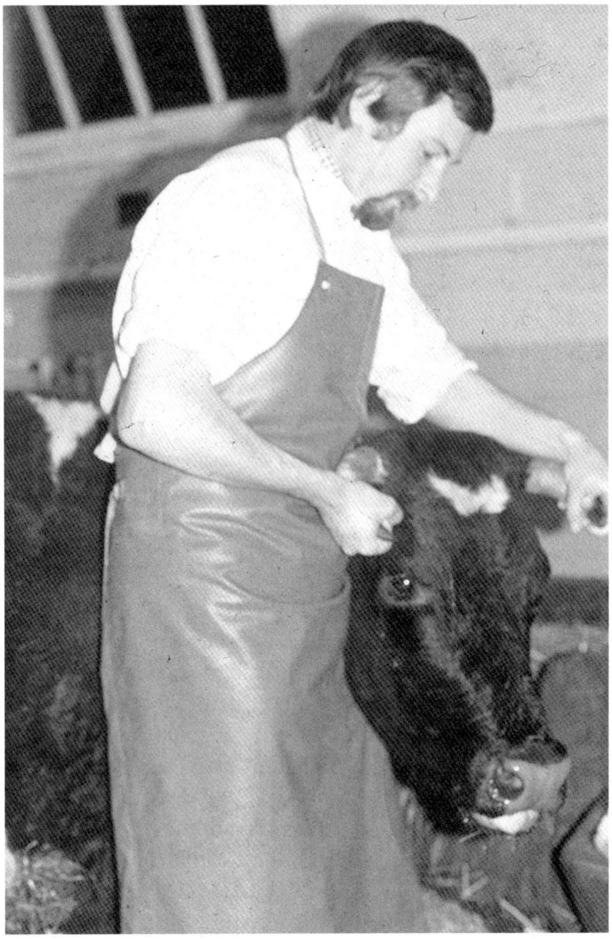

Abbildung 10-30 Hirnbasissyndrom: Ermittlung des »Schlotterkiefers« durch Schütteln des an den Hörnern erfaßten Kopfes

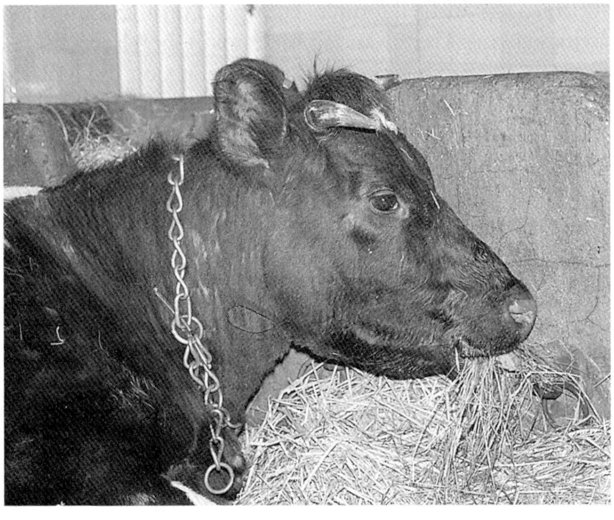

Abbildung 10-29 Hirnbasissyndrom: Unfähigkeit, aufgenommenes Rauhfutter zu zerkleinern (»Pfeiferauchen«)

Zeichen uni- oder bilateraler Lähmung einzelner oder mehrerer Hirnnerven (II, V, VII, IX, X, XI, XII, Kap. 10.2.5), Bradykardie (mitunter auch ein- oder beiderseitiger Exophthalmus infolge Ausdehnung des purulenten Prozesses bis in die Orbita) und endlich Festliegen zu beobachten.

■ **Diagnose:** Klinisches Bild, Erscheinungen, Vorbericht (Einzug eines Nasenringes oder anderweitige Eiterung im Kopfbereich, wie Hornzapfenbruch, Stirnhöhlenempyem, Zahnfachentzündung) sowie Verlauf lenken den Verdacht auf einen parahypophysären Prozeß; wegen der oft guten Abgrenzung des Herdes ergibt die Okzipitalpunktion nicht immer Liquor mit nennenswerter Vermehrung von Eiweiß- und Zellgehalt sowie Neutrophilie. *Differentialdiagnostisch* ist v.a. an Tollwut (Kap. 10.3.6), Botulismus (Kap. 10.5.13) und nervöse Listeriose (Kap. 12.2.10) zu denken.

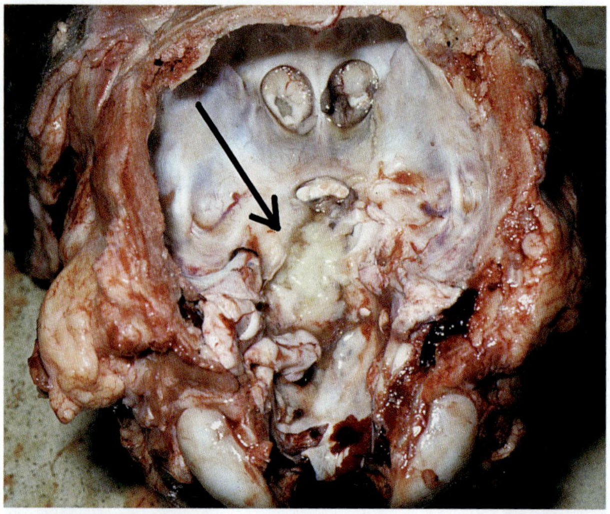

Abbildung 10-31 Zerlegungsbefund bei parahypophysärem Abszeß/Hirnbasissyndrom

■ **Beurteilung:** Auch bei versuchsweiser Behandlung (parenterale Gaben von Antibiotika, entzündungshemmenden Mitteln und Vitamin B_1) ist keine nennenswerte Besserung zu erzielen, weshalb die Schlachtung (oder Tötung) vorzuziehen ist.

■ **Sektion** (Abb. 10-31): Umschriebener, m. o. w. gut abgekapselter Eiter- oder anderweitiger Herd im Bereich von Hypophyse oder Türkensattel; außerdem oft Abszedierungen in Kopfhaut, Flotzmaul oder Nase, Alveolarperiostitis, Sinusitis, Bronchopneumonie, Retikuloperitonitis, Pyelonephritis oder Mastitis (Primärherd).

■ **Prophylaxe:** Die Vorbeuge besteht in Verhütung der *Ursachen.*

10.3.4 Infektiöse septikämisch-thrombosierende Meningoenzephalomyelitis

M. Stöber

■ **Definition, Ursachen, Pathogenese:** *Haemophilus somnus* (H. s.) ist ein kleiner, aerob-anaerober, nicht-versporender, unbeweglicher, gramnegativer pleomorpher Kokkobazillus, der auf Schleimhäuten der Urogenital- und Atemwege gesunder (u. U. aber spezifische AK aufweisender) Rinder, insbesondere junger Bullen, häufig zu finden ist und auf Besamungsstationen bei der Spermagewinnung übertragen werden kann. Auf den genannten Schleimhäuten kann er, begünstigt durch Umweltbelastungen sowie Auftreten, Vermehrung oder Virulentwerden von Begleitkeimen (s. Enzootische Bronchopneumonie, Kap. 5.3.3.14) pathogen werden und örtliche Entzündungen (Urethritis, Balanoposthitis, Orchiepididymitis, Vulvovaginitis, Endometritis; Laryngitis, Tracheobronchitis, Bronchopneumonie) auslösen. Falls die betreffende Schleimhautbarriere (insbesondere diejenige des Atmungsapparates) dabei durchbrochen wird, kommt es zur H.-s.-Sepsis (Kap. 4.3.3.1) und – wegen der Schadwirkungen von H. s. auf die Endothelien der Blutgefäße – zu disseminierter Vaskulitis mit multipler Thrombenbildung. Von den hierdurch bedingten Störungen der Blutversorgung werden v. a. Gehirn, Leber, Nieren, Herz, Milz, Lunge, Muskeln und Gelenke betroffen, was sich klinisch in (per)akut verlaufenden zentralnervösen und respiratorischen Erscheinungen, Bewegungsunlust, Polyarthritis sowie Myokarditis äußert. Die Verbreitung von H. s. innerhalb eines Bestandes erfolgt offenbar v. a. über den Harn (Aerosol → Tröpfcheninfektion); in schleimhaltigen tierischen Ausscheidungen überlebt H. s. ≤ 10 Wochen lang. Neutrophile Leukozyten vom Rind sind nicht befähigt, H. s. abzutöten, der sich in bovinen Monozyten und Alveolarmakrophagen sogar vermehren kann. *Andere Bezeichnungen* der Infektiösen septikämisch-thrombosierenden Meningoenzephalomyelitis (ISTMEM) sind thromboembolische Meningoenzephalitis (TEM, TEME, ITEME), »thrombo«, »sleeper syndrome«, »Schlafkrankheit« der Mastbullen oder enzephalitische Haemophilose.

■ **Vorkommen, Verbreitung:** ISTMEM kommt zwar weltweit vor, doch beschränkt sich ihr Auftreten mit gewissen Ausnahmen (Milchvieh, Weidehaltung) auf intensiv gehaltene, 6–10 Monate alte Mastrinder (USA: feedlots; Europa: Spaltenboden-Stall). Beim Zustandekommen des Leidens spielen zudem fütterungs- und umweltbedingter Streß eine entscheidende Rolle (z. B. Rohfasermangel, Futterverpilzung, Überbelegung des Stalles, kalte Jahreszeit oder schlechte Witterung, anstrengender Transport und Zusammenbringen von Tieren aus unterschiedlichen Herkunftsbetrieben). Erfahrungsgemäß ereignen sich ISTMEM-Ausbrüche daher i. d. R. innerhalb von 4 Wochen nach Einstellung neuer Mastgruppen, und zwar oft gleichzeitig oder kurz nach dem Auftreten respiratorischer Erscheinungen. Dabei beträgt die Morbidität des zentralnervösen Syndroms ≤ 10%, seine Letalität ≥ 90%.

■ **Symptome** (Abb. 10-32 bis 10-34): ISTMEM bedingt hohes Fieber (≤ 42 °C) und führt unter rasch zunehmender Inkoordination (Bewegungsunlust, steifzögernder Gang, Überköten, Gelenklahmheit, Taumeln, Zeigerbewegung, unbeholfene Aufstehversuche, fortschreitende Lähmung) innerhalb weniger Stunden bis zweier Tage zum apathischen Festliegen in Brust- oder Seitenlage; manche Patienten werden festliegend oder verendet aufgefunden, ohne daß zuvor

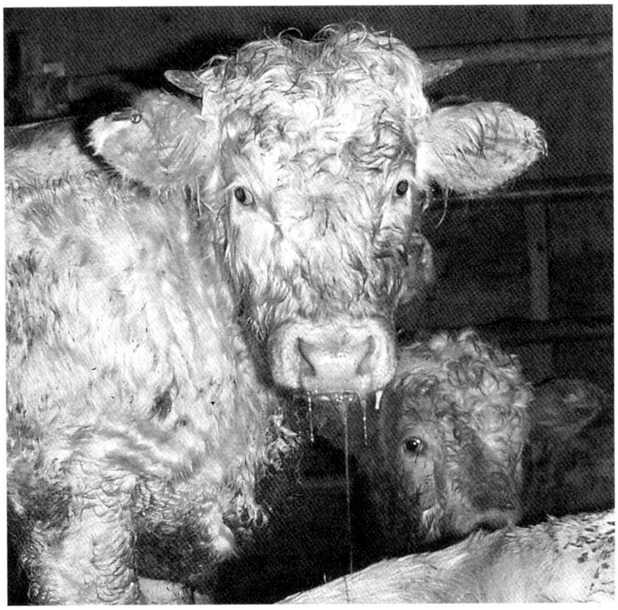

Abbildung 10-32 Infektiöse septikämisch-thrombosierende Meningoenzephalomyelitis (ISTMEM): Respiratorisches Prodromalstadium

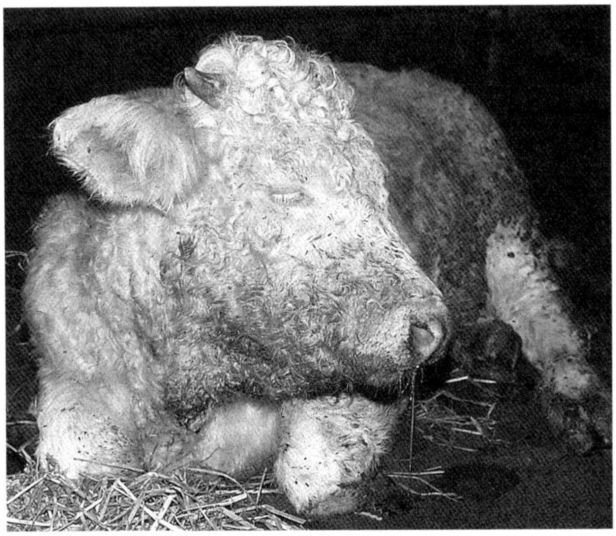

Abbildung 10-33 ISTMEM: Somnolentes Festliegen in Brustlage

zerebrale Symptome beobachtet wurden. Im Vergleich zu anderen zentralnervösen Leiden fällt die hochgradige Depression der Kranken auf, die mit ihren typischerweise halb oder völlig geschlossenen Augenlidern einen »schläfrigen« Eindruck machen, kaum oder gar nicht mehr fressen und nur schwach auf äußere Reize reagieren. Ihre nähere Untersuchung ergibt Nasenausfluß (Nichtablecken des Flotzmaules), Speicheln, Nackenstarre (mit ausgestrecktem, leicht angehobenem oder seitlich rückwärts gewandtem Kopf und Hals), Lähmung von Schwanz, After und Blase sowie normale, im Endstadium mitunter sogar subnormale

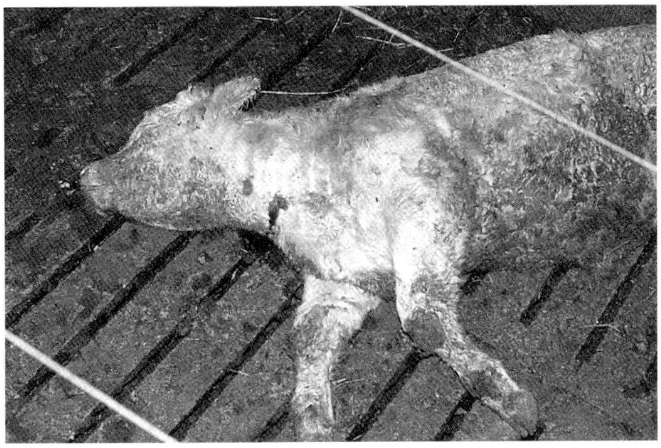

Abbildung 10-34 ISTMEM: Finaler Dekubitus in platter Seitenlage

Körpertemperatur. Die Gliedmaßengelenke erweisen sich als verdickt und druckempfindlich. Nicht selten bestehen einzelne unsymmetrische Auffälligkeiten: Schräghaltung des Kopfes, einseitiges Schielen nach unten und einwärts, Streckhaltung eines Vorderbeines o. ä. m. Die Patienten scheinen blind zu sein; die Überprüfung ihrer Augen ergibt unscharf begrenzte Netzhautblutungen, später -narben, mitunter auch Nystagmus. Der Liquor ist vermehrt, trübe, stark eiweißhaltig (PÁNDY-Reaktion positiv) und gerinnt u. U. spontan (Heparin zufügen); sein Glukosegehalt ist vermindert, Zellzahl (überwiegend neutrophile Granulozyten) sowie Aktivität der Liquor-CK sind stark erhöht.

■ **Verlauf:** Klinisch manifeste ISTMEM endet i. d. R. innerhalb von Stunden bis einer Woche tödlich; vereinzelte, spontan oder therapeutisch »geheilte« Fälle behalten fast immer zerebrospinale Restsymptome (Behinderungen der Futteraufnahme, Bewegungsstörungen) zurück, welche ihre weitere Nutzung einschränken.

■ **Sektion** (Abb. 10-35, 10-36): Subkutane, fasziale, intramuskuläre und submuköse Blutungen. Kennzeichnend sind multiple, hirsekorn- bis walnußgroße rotbraune nekrotisierende Herde (hämorrhagische Infarkte) in Hirn und Rückenmark; die Meningen sind v. a. an der Hirnbasis deutlich fibrinüberzogen. Der Liquor cerebrospinalis ist stark vermehrt und getrübt; die Hirnkammern sind ebenfalls fibrinhaltig. Der übrige Tierkörper zeigt i. d. R. septikämische Veränderungen, insbesondere serofibrinöse Polysynoviitis sowie polyfokale Degeneration von Skelett- und Herzmuskulatur. *Histologisch* erweisen sich die betroffenen Blutgefäßabschnitte als mit zahlreichen aus Fibrin, Leukozyten und Bakterienrasen bestehenden Thromben verstopft; das solche Gefäßverlegungen umgebende nekrotische Hirngewebe zeigt ausgeprägte Neutrophilenreaktion mit Ansammlung kokkobazillärer Mikroorganismen;

die disseminierte intravaskuläre Koagulation betrifft v. a. Gehirn und Retina, häufig aber auch Lunge, Leber und Nieren, mitunter zudem Herz und Milz.

■ **Diagnose:** Auftreten des Leidens bei kürzlich eingestellten Mastbullen, klinisches Bild (insbesondere die auch beim »Erschrecken« des kranken Tieres geschlossen bleibenden Augenlider) sowie gleichzeitiges Vorliegen eines respiratorischen Syndromes lenken den Verdacht auf ISTMEM. Eine bei mehreren Patienten des Ausbruchs festzustellende Serokonversion (Mikroagglutination oder ELISA) gegenüber H. s. wird zwar als Hinweis auf H.-s.-Infektion angesehen, doch ist der Verlauf der enzephalitischen Haemophilose für die Entnahme von Doppelserumproben meist zu rasch. Bei febril erkrankten, nicht antibiotisch vorbehandelten Tieren kann versucht werden, H. s. in Blut, Liquor oder Synovia nachzuweisen. Sicherer ist der postmortal zu erhebende histologische Befund typischer Hirn- und Blutgefäßveränderungen samt Anzüchtung von H. s. aus Hirngewebeproben oder Liquor-Alginattupfer (frisch entnommenes Material rasch und gekühlt einsenden; Spezialnährboden → PCR).

Differentialdiagnostisch zu bedenken sind Tollwut (Kap. 10.3.6), AUJESZKYsche Krankheit (Kap. 10.3.7), anderweitige Meningitiden (Kap. 10.3.1), Hirnrindennekrose (Kap. 10.5.5), Wirbelfraktur (Kap. 9.1.8), Bleivergiftung (Kap. 10.5.12), zentralnervöse Listeriose (Kap. 12.2.10) sowie Hypovitaminose A (Kap. 11.1.5.1).

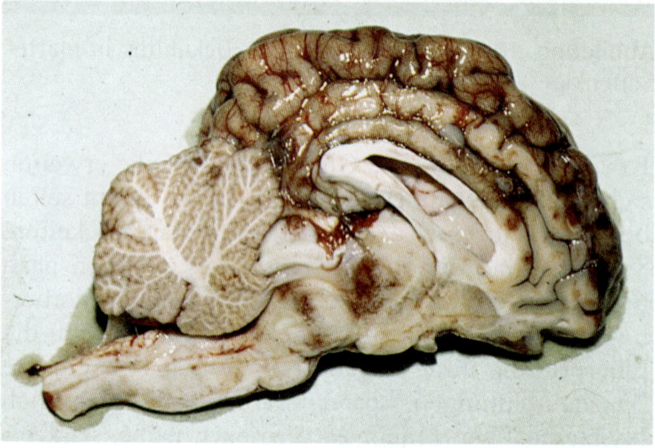

Abbildung 10-35 ISTMEM: Multiple hämorrhagische Hirninfarkte

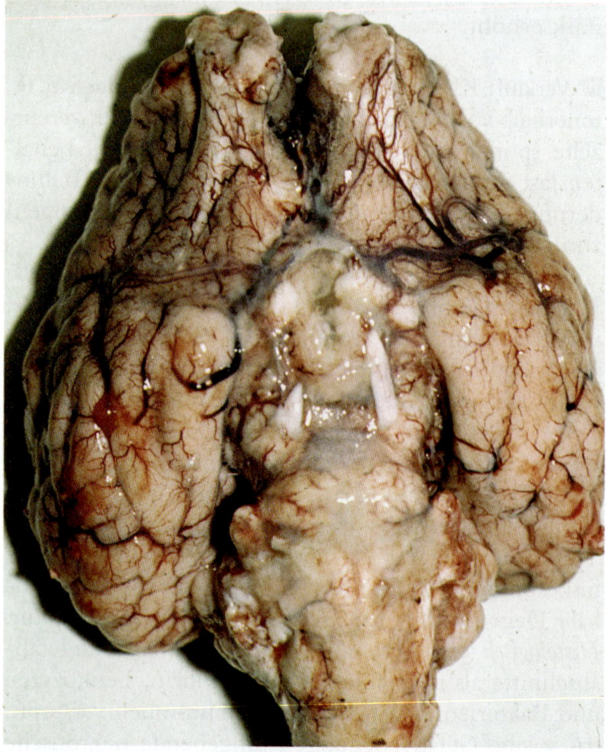

Abbildung 10-36 ISTMEM: Ausgeprägte fibrinöse Meningitis im Bereich der Hirnbasis

■ **Beurteilung:** Heilversuche erfolgen i. d. R. zu spät und sind allenfalls bei den übrigen, zwar bereits respiratorisch, aber noch nicht zentralnervös erkrankten Bestandsmitgliedern aussichtsreich; das erfordert kritische, alle 8 h zu wiederholende Beobachtung aller zur betreffenden Mastgruppe gehörigen Tiere, um Neuerkrankungen rechtzeitig zu erkennen. Die Notschlachtung von ISTMEM-Patienten verspricht keinen Erlös, weil deren septikämiebedingten Veränderungen zwangsläufig eine Beurteilung des Fleisches als zu menschlichem Genuß untauglich erfordern.

■ **Behandlung:** Kommt bei Vorliegen von zentralnervösen Erscheinungen, insbesondere bei bereits niedergegangenen Patienten, meist zu spät. In vitro sind Oxy- und Chlortetracyclin, Penicillin G, Ampicillin, Colistin, Novobiozin sowie Erythromycin wirksam.

■ **Prophylaxe:** Meiden der als ISTMEM-fördernd anzusehenden Faktoren (s. *Vorkommen, Verbreitung*); strikte Einhaltung des »Alles-raus/alles-rein-Verfahrens« mit zwischenzeitlicher gründlicher Reinigung und Desinfektion der Maststallungen; antibiotische Einstellungsprophylaxe mit Oxytetracyclin. Die Impfung von Mastkälbern (zweimal im Alter von ≥ 4 Wochen in 2- bis 4wöchigem Abstand) mit H.-s.-Bakterin wird aufgrund von Feldversuchen als wirksame Vorbeuge des H.-somnus-Komplexes (insbesondere der ISTMEM und der H.-s.-bedingten Bronchopneumonie, Kap. 5.3.3.14) angesehen. Entsprechendes gilt auch für Nachzucht-Bullenkälber. Die Titer der postvakzinal nachweisbaren, gegen H. s. gerichteten AK (die auch bei ungeimpften, spontan exponierten Tieren hoch sein können) korrelieren jedoch nicht mit dem bei Kontrollinfektionen festzustellenden Immunitätsgrad.

10.3.5 Herpes-Enzephalitis des Kalbes

M. Stöber

Definition, Ursachen, Vorkommen, Pathogenese: Abgesehen von der meist mit respiratorischen Erscheinungen einhergehendern BHV_1-bedingten Hirn- und Hirnhautentzündung (Kap. 5.1.3.1) gibt es eine seit 1962 bekannte, v. a. Kälber befallende und im Vergleich zur Infektiösen Bovinen Rhinotracheitis wesentlich seltenere, nichteitrige Meningoenzephalitis infolge Infektion mit dem *Bovinen Herpes-Virus 5* (BHV_5). Dieser Erreger ist erst neuerdings molekularbiologisch als eigenständiger, enzephalitogener Keim vom BHV_1 abgegrenzt und zuvor als $BHV_{1.3}$ bezeichnet worden. Daher sind nicht alle älteren kasuistischen Mitteilungen über durch bovine Herpes-Viren bedingte zentralnervöse Erkrankungen ätiologisch sicher einzuordnen. Solche wurden bislang in Australien, Süd- und Nordamerika sowie Europa beobachtet. Betroffen werden nur zuvor nicht von BHV_1 befallene und zudem nicht mit solchem geimpfte Kälber im Alter von 2–10 Monaten, gelegentlich auch neugeborene, oder sogar erwachsene Rinder; die Morbidität ist von Ausbruch zu Ausbruch wechselnd (5–20 %), die Letalität beträgt praktisch 100 %. Vermutlich gelangt BHV_5 von der Schleimhaut des Nasen-Rachen-Raumes aus über das für BHV_1 nicht passierbare Trigeminal-Ganglion zum Gehirn. Im latent BHV_5-infizierten Kalb läßt sich der Erreger durch Glukokortikoide, möglicherweise auch durch Streß aktivieren. (Nach intranasaler Verabreichung von intramuskulär zu applizierender BHV_1-Lebendvakzine an Kälber sind Herpes-Enzephalitiden beobachtet worden, deren Infektionsweg vermutlich über den N. olfactorius lief.)

Symptome, Verlauf: Nur ausnahmsweise liegen neben folgenden nervösen Symptomen auch respiratorische Erscheinungen vor: Abseitsstehen, Nicht-zum-Trog-Kommen, Inappetenz, Speicheln, Schluckbeschwerden, an Kolik erinnerndes Verhalten mit Trippeln, Speicheln, Zähneknirschen, gelegentlich leichter Tränen- und Nasenausfluß, Rötung der Bindehaut, oft Fieber, Blindheit, Kopf-gegen-die-Wand-Drängen, Im-Kreis-Gehen oder unmotiviert erscheinendes Umherrennen, abwechselnd Phasen von Niedergeschlagenheit oder Erregung mit Inkoordination (schwankender Gang, Stolpern, Stürzen), allgemeinem Muskelzittern bis konvulsivischen Spasmen und heftigem Schleudern des Kopfes oder Brüllen; innerhalb von 3–5 Tagen tritt unter Generalisierung der Krämpfe, Festliegen in Seitenlage, Opisthotonus, Nystagmus und Ruderbewegungen der Tod ein. Seltene weniger schwer verlaufende Fälle können binnen 2 Wochen ausheilen.

Sektion: Die makroskopischen postmortalen Veränderungen betreffen Verdauungstrakt und obere Luftwege (kleine Schleimhautblutungen), Lunge (Kongestion, Ödem), Rachen- und Mediastinallymphknoten (Schwellung) sowie Meningen der Hirnunterfläche (Blutfülle, hämorrhagische Herde). *Histologisch* besteht nichteitrige Meningoenzephalitis mit manschettenartigen mononukleären perivaskulären Infiltraten in grauer und weißer Substanz von Großhirnrinde und Basalganglien; perineuronale und perivaskuläre Räume erscheinen erweitert; die Mikroglia ist hyperplastisch und zeigt Astrozytenproliferation; das Vorliegen von Perikaryozyten weist auf neuronale Degeneration und Nekrose hin. Neuronen und Astrozyten enthalten eosinophile intranukleäre Einschlußkörperchen vom Cowdry-Typ A.

Diagnose: Differentialdiagnostisch sind v. a. Hirnrindennekrose (Kap. 10.5.5), Bleivergiftung (Kap. 10.5.12), Kälbertetanie (Kap. 10.5.4.4) und nervöse Listeriose (Kap. 12.2.10) in Betracht zu ziehen. Der im Hirngewebe zu führende Nachweis des Erregers sowie seine Differenzierung von anderen bovinen Herpes-Viren mit Hilfe monoklonaler AK (IP) bedürfen entsprechender Laborausrüstung; gegen BHV_5 gerichtete AK zeigen zwar Kreuzreaktionen im BHV_1-NT, nicht aber im ELISA zum Nachweis von gE-deletiertem BHV_1.

Beurteilung, Behandlung, Prophylaxe: Die BHV_5-bedingte Meningoenzephalitis verläuft trotz versuchsweiser Gaben von Antibiotika, Sulfonamiden, Vitamin B_1 und Flüssigkeitszufuhr ausnahmslos tödlich. Möglicherweise sind künftig mit kostspieligen antiherpesviralen Mitteln der Humanmedizin, z. B. Azykloguanosin, therapeutische Erfolge zu erzielen. Wirksame vorbeugende Maßnahmen sind bislang – ebenso wie etwaige Quellen des Erregers – nicht bekannt.

10.3.6 Tollwut

M. Stöber

Definition: Tollwut ist eine bei allen warmblütigen Tieren sowie dem Menschen vorkommende, beim Rind sporadisch bis enzootisch auftretende, rhabdovirusbedingte Enzephalomyelitis, die durch Eindringen des im Speichel infizierter Überträgertiere enthaltenen Erregers in Haut- oder Schleimhautverletzungen ausgelöst wird und nach längerer Inkubationszeit (per)akut tödlich verläuft, womit bei den Boviden zugleich die Infektionskette endet. *Andere Bezeichnungen*: Rabies, Lyssa, Hydrophobie, Wasserscheu, hondsdolheid, bulkziekte, rage, rabia, rabbia, raiva; Fledermaus-Tollwut, rabia paresiante, »derriengue«.

Ursachen: Von den 4 bekannten Serotypen des *Tollwutvirus* ist *Typ 1* für die terrestrische und *Typ 4* für die neuerdings auch in Europa ermittelte Fledermaus-Tollwut verantwortlich; weitere Differenzierungen des Erregers nach regionalen Stämmen sind mittels mAK möglich.

Vorkommen, Verbreitung, Bedeutung: Mit Ausnahme weniger Länder, die aufgrund ihrer Insellage oder strikter Bekämpfung rabiesfrei sind (Vereinigtes Königreich, Dänemark, Norwegen, Schweden, Australien, Neuseeland), kommt die Tollwut weltweit vor; in Zentraleuropa ist sie aber mittels Schutzimpfung der Füchse weitgehend getilgt worden. Ihrer Verbreitungsweise nach werden *terrestrische* (= *silvatische* und *urbane*) sowie *Fledermaus-Tollwut* unterschieden. Am häufigsten erkranken die im folgenden Abschnitt aufgeführten Überträger-Tierarten; von den Haustieren wird in Regionen mit silvatischer und fledermausbedingter Tollwut v. a. das Rind betroffen. Die Zunahme der extensiven Rinderhaltung hat in Lateinamerika erheblich zur Vermehrung der Vampire und der von ihnen übertragenen Tollwutform beigetragen; diese »Lähmungstollwut« bedingt dort schwerwiegende wirtschaftliche Verluste; dabei spielt die Tatsache eine Rolle, daß manche Vampire den Erreger verbreiten, ohne selbst zu erkranken. Im übrigen kommt boviner Tollwut v. a. wegen der mit ihr verbundenen Gefährdung des Betreuungspersonals Bedeutung zu: *Bei Beschäftigung mit zentralnervös gestörten Rindern sollte man daher alle erforderlichen Vorkehrungen (Absonderung, Schutzkleidung, Zwangsmaßnahmen, Vermeiden der Verunreinigung mit Speichel) stets so lange einhalten, bis etwaiger Tollwutverdacht, nötigenfalls durch wiederholte Untersuchung, ausgeräumt ist.*

Pathogenese: Die Transmission des Rabiesvirus erfolgt meist durch den Biß eines selbst noch im Inkubations- oder bereits im klinisch manifesten Stadium der Tollwut befindlichen Tieres. Die Hauptrolle als Überträger spielen dabei, regional gebunden, bestimmte Tierarten. Das sind: bei der in Osteuropa, Mittlerem Osten, Afrika, Asien und Teilen Südamerikas vorherrschenden *urbanen Tollwut* streunende Hunde und Katzen, bei der *silvatischen Tollwut* in Europa dagegen der Fuchs, in Nord- und Osteuropa zudem der Wolf, in Nordamerika Fuchs, Skunk, Waschbär und Kojote, in Südafrika aber Schakal und Mungo. Bei der in Mittel- und Südamerika endemischen *Fledermaus-Tollwut* wird der Erreger durch blutsaugende Chiropteren (Vampire) übertragen. Bedingt durch den Vermehrungsrhythmus der jeweiligen Überträgertierart sowie der örtlich üblichen Haltungsweise des Rindes kann es zur saisonalen Häufung boviner Tollwut kommen: In Europa fällt ihr Maximum in den Herbst (Raubmündigwerden der Jungfüchse gegen Ende der Weidezeit), in Nordafrika auf Januar und Februar, in Mittel- und Südamerika dagegen in die jeweilige Regenzeit (Flüggewerden der Vampirjungen); in Gebieten ohne gezielte Rabiesbekämpfung kann die tollwutbedingte Fluktuation der Fuchsdichte eine in 4jährigem Rhythmus wiederkehrende Häufung der Haustiertollwut bedingen.

Die Infektion erfolgt beim *Rind* meist über *Haut- oder Schleimhautverletzungen*, die durch den Biß eines tollwütigen (aggressiven) Überträgertieres bedingt und dabei mit dessen virushaltigem Speichel benetzt wurden. Weidende Rinder werden vom Fuchs v. a. im Kopfbereich (Flotzmaul) oder ins Hinterbein gebissen; gelegentlich dringt ein rabiestransmittierender Fuchs auch ohne jede Scheu in den Rinderstall ein und beißt dann u. U. mehrere Tiere nacheinander; es führt aber nicht jeder Biß eines tollwütigen Überträgertieres auch zur Erkrankung. Vampire beißen v. a. an dünnhäutigen Körperstellen (Achsel-, Perineal-, Euterbereich). Ausnahmsweise kann die Tollwutinfektion des Rindes von Vektoren (dornige Futterpflanzen, beleckter Gegenstand) ausgehen, die zuvor mit virushaltigem Speichel verkeimt wurden. Das noch im Mutterleib befindliche Kalb kann transplazentar mitinfiziert werden. Bei Wiederkäuern endet die Infektionskette meist blind, obwohl sie das Tollwutvirus mit dem Speichel ausscheiden; es sind nur ganz vereinzelt Übertragungen der Tollwut von Wiederkäuern auf Artgenossen beobachtet worden, die Futter gefressen hatten, das Speichel der Kranken enthielt. In betroffenen Rinderherden erkranken aber nicht selten mehrere Tiere bald nacheinander (innerhalb von 1–3 Wochen), die vermutlich vom selben Überträgertier gebissen und infiziert worden sind.

Das Tollwutvirus vermehrt sich zunächst in latenter Form im Bereich der Bißstelle; dann gelangt es über den betreffenden peripheren Nerv zum zentralen Nervensystem, vermehrt sich dort und breitet sich schließlich, wiederum neuronaxonal, zentrifugal aus (→ Befall der Speicheldrüsen). Die *Inkubationszeit* beträgt beim Rind 2–12 Wochen; ihre Dauer ist von der Entfernung zwischen Bißstelle und ZNS abhängig, nach infizierender Flotzmaulverletzung also kürzer als bei derjenigen eines Hinterbeines. Bei tollwutinfizierten Rindern kann die Ausscheidung des Erregers über den Speichel schon einige Tage vor Erkrankungsausbruch beginnen; das Virus ist auch in Kot, Harn und Milch der Patienten enthalten.

Unbedachter Umgang von Tierhalter, -arzt, -händler, -transporteur, Schlachter u. a. Personen mit tollwutkranken Rindern führt leicht zu gefährdender Exposition, d. h. zum Kontakt oberflächlich lädierter Hautbezirke mit dem Speichel des Patienten; deshalb sind viele der beim Menschen erforderlich werdenden Rabiesschutzimpfungen auf Kontakt mit einem tollwutkranken Rind zurückzuführen. Dabei handelt es sich meist um eine mit bloßer Hand vorgenommene Exploration von Maul, Rachen oder Schlund, mitunter um Fixationsmaßnahmen am Kopf (Nasengriff) oder das Ausräumen der nicht leergefressenen, verspeichelten Krippe. Ausnahmsweise kann die Tollwutinfektion des Menschen auch *aerogen* erfolgen (Tröpfcheninfektion).

Symptome, Verlauf (Abb. 10-37 bis 10-40): Der Vorbericht enthält nur selten Hinweise auf eine voraufgegangene tollwutverdächtige Exposition des Patienten (Biß durch einen sich merkwürdig verhaltenden Fleischfresser), weil solche Ereignisse vom Betreuungspersonal oft gar nicht wahrgenommen oder zwischenzeitlich wieder »vergessen« werden. Für den praktizierenden Tierarzt ist es wichtig, die ersten nach Ablauf der Inkubationszeit, d. h. im *Prodromalstadium*, einsetzenden klinischen Anzeichen der Tollwut richtig zu deuten, wozu meist etwas Geduld erforderlich ist. Bei gründlicher Beobachtung sind von Fall zu Fall festzustellen: Nachlassen von Freßlust und Milchleistung, auffallende Neugier (leicht angehobener Kopf, lebhafteres Ohrenspiel, wachsames bis glotzend-starres, mitunter konvergierend-schielendes Betrachten der Umwelt sowie »forschendes« Absuchen derselben mit Flotzmaul und Nase), brunstähnliches Anlehnen, »Flehmen« (= »witterndes« Hochziehen des Flotzmauls) und Anheben der Schwanzwurzel, bei freilaufenden Tieren auch vermehrter Bewegungsdrang oder Bespringen von Herdengenossen (selbst bei Jung- oder tragenden Rindern), beginnender fädiger Speichelfluß sowie leicht geöffnetes Maul (Unterkieferlähmung). Mitunter zeigt sich Juckreiz an der Biß-

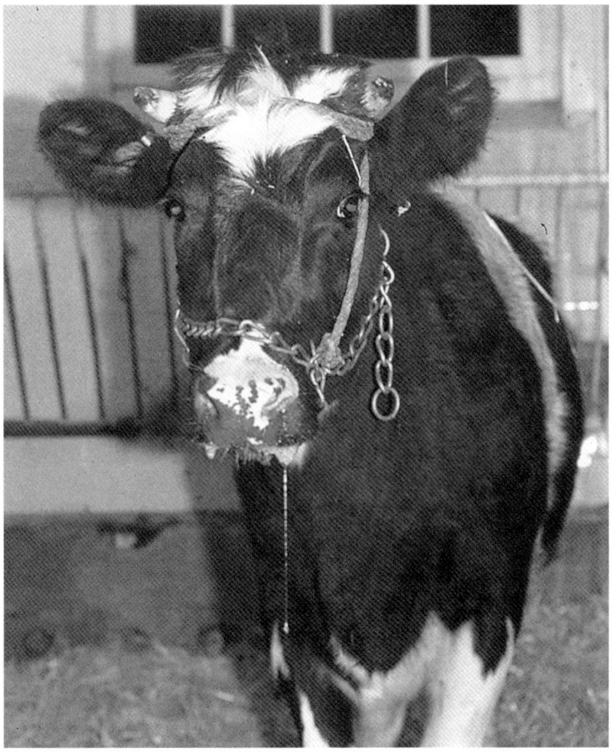

Abbildung 10-37 Tollwut: Anfangsstadium mit neugierig-mißtrauischem Blick und Speichelfluß

stelle (→ Aufstützen oder Reiben des Flotzmauls), zeitweiliges Verbeißen in Krippe oder Tränkeimer, manchmal auch Durchfall. Zudem vernachlässigt der Patient seine Körperpflege und macht deshalb binnen kurzem einen »verwahrlosten« Eindruck (Duldung von Streu auf der Körperoberfläche). Im *Exzitations-*

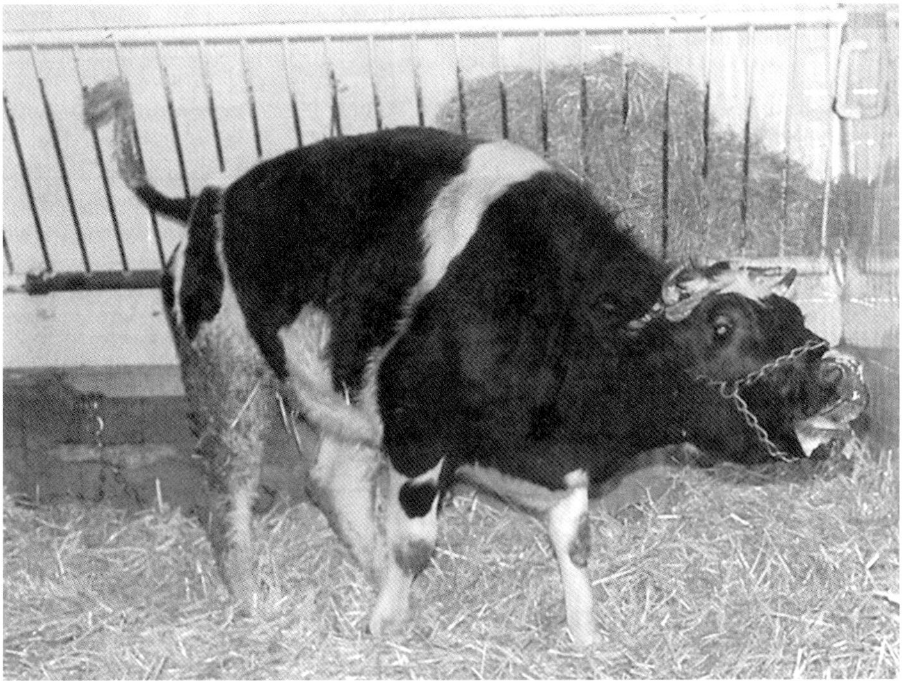

Abbildung 10-38 Tollwut: Manifestes Stadium mit anfallsweisem Brüllen, Speicheln, Vernachlässigung der Körperpflege und Parese der Nachhand

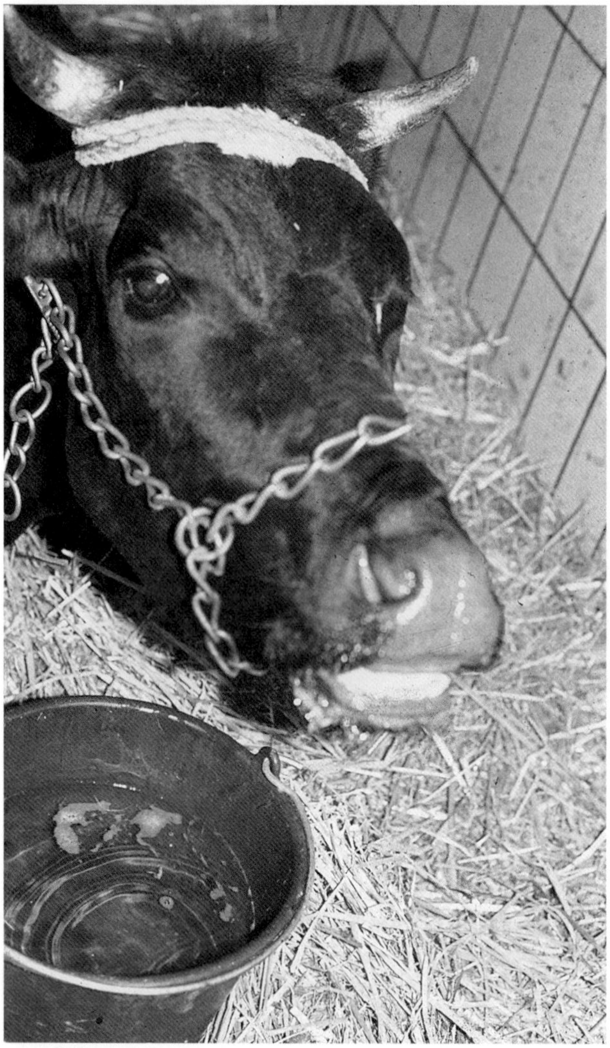

Abbildung 10-39 Tollwut: Ablehnen von Tränkwasser (→ »Flehmen« und Brüllen)

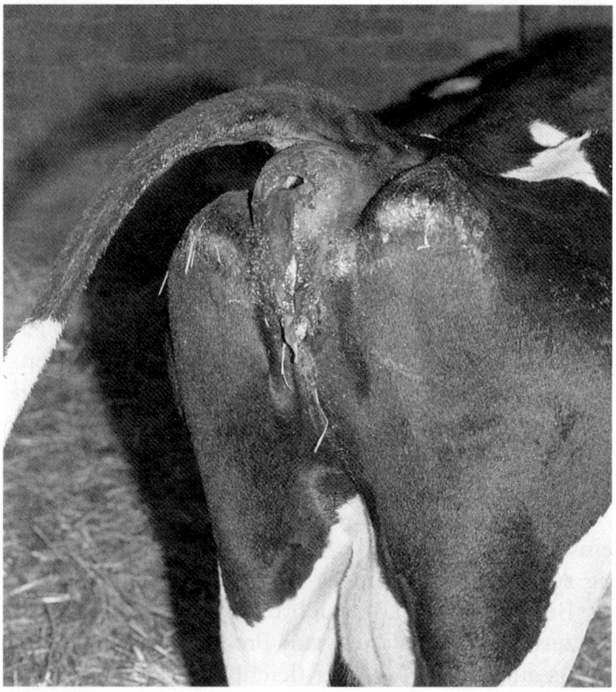

Abbildung 10-40 Tollwut: Auffallendes Drängen auf Kot und Harn

stadium sind des weiteren zu beobachten: Wiederholtes anfallsweises und bis zur Erschöpfung des Tieres gehendes lautes Brüllen (»bulkziekte«) mit heiserer, sich überschlagender »eselartiger« Stimme, »klagend« erhobenem Kopf, aufgekrümmtem Rücken und hochgestelltem Schwanz, auffallendes Gähnen mit angehobenem Kopf und gaumenwärts eingerollter Zunge als Ausdruck »stimmlosen« Brüllens oder der Unfähigkeit zu schlucken (Rachen- und Kehlkopflähmung), häufigeres Abliegen und »unruhiges« Wiederaufstehen, Verweigern der Wasseraufnahme oder bloßes »Suchen« in der Tränke, ohne zu saufen. Gelegentlich löst das Vorhalten von Wasser »Flehmen«, Gähnen, Brüllen oder aggressives Verhalten aus. Gleiches gilt mitunter auch für das Vorführen eines dabei angeleint zu haltenden bellenden Hundes (»Hundeprobe«). Manche tollwutkranken Rinder, insbesondere extensiv gehaltene Masttiere, werden regelrecht bösartig: Aufwühlen von Rauhfutter, Streu oder Boden mit den Hörnern oder Vorderbeinen, Losreißen, wildes Anrennen gegen Herdenangehörige oder Hindernisse, bis zur Selbstverletzung führendes Drängen oder Stoßen (Hornzapfenbruch, Ausschlagen von Schneidezähnen), Betrampeln mit den Vordergliedmaßen, aber nur selten ausgeprägte Angriffslust gegenüber dem Menschen. Die das Brüllen begleitende Bauchpresse führt nach Entleerung des Rektums zum Vorfall der Afterrosette; bei der anschließenden tiefen Inspiration wird Luft in den Mastdarm eingesogen. Die folgenden quälenden Tenesmen äußern sich dann in hörbarem Einströmen und Wiederauspressen von Luft in das bzw. aus dem Rektum (Pseudoflatulenz). Außerdem stellt sich der Patient häufiger als sonst zum Urinieren an, setzt aber jeweils nur kleine Mengen Harn ab.

Beim Übergang in das *Depressionsstadium* kommen Lähmungserscheinungen hinzu: Die Nachhandbewegungen werden ataktisch; die Hinterbeine sind stärker gewinkelt als normaliter, köten über und knicken beim Brüllen, beim Drängen auf den Mastdarm sowie im Gehen ein; bei männlichen Tieren fallen Vorhaut oder Penis vor. Die Liegephasen werden immer länger; auch verharrt der Patient zeitweilig in hundesitziger Stellung, liegt aber schließlich völlig fest. Dabei wird oft eine kalbefieberähnliche Haltung eingenommen, der Kopf während der weiterhin auftretenden Brüllanfälle jedoch angehoben. Der Speichelfluß hält bis zum Lebensende hin an, was deutliche Dehydratation bedingt. Nach 2–5 Tagen tritt, meist in platter Seiten-, seltener in Brustlage, unter Stöhnen und Röcheln der Tod ein.

Mitunter sind die zuvor geschilderten Erregungserscheinungen nur schwach ausgeprägt oder fehlend (= »*stille Wut*«).

Das klinische Bild der *fledermausbißbedingten Rabies paralytica* des Rindes (Abb. 10-41) unterscheidet sich von dem der terrestrischen Tollwut durch das Überwiegen von Lähmungs- und das Fehlen aggressiver Erscheinungen. Als kennzeichnend werden genannt: Die Bißstellen (Ohrgrund, Nacken, Rücken, Achsel, Kniefalte, Perineum, Euterspiegel, Fesselbeuge oder Zwischenklauenspalt) gleichen ausgestanzten Hautlöchern und bluten lange nach; Inkubationszeit 3 Wochen bis > 5 Monate; ausbruchartige Erkrankung einer m. o. w. großen Zahl gemeinsam weidender Rinder; Absondern von der Herde; Ohrenschlagen; gespannter bis ängstlicher Gesichtsausdruck; Mydriasis; Sistieren von Futter- und Tränkeaufnahme; Speicheln; Einsinken der Flanken; zunehmende Exsikkose; Unruhe; erhöhte Erregbarkeit; häufigeres lautes und anhaltendes Brüllen; Tenesmen; mitunter auch Juckreiz an der Tollwut-auslösenden Bißstelle; rasch zunehmende Schwäche und Inkoordination der Nachhand mit häufigerem Niedergehen; Festliegen; Erdreich rings um das Tier durch erfolglose, mit den Vorderbeinen unternommene Aufstehversuche aufgewühlt; Tod unter terminalen Paroxysmen 3–12 Tage nach Erkrankungsbeginn.

Sektion: Die Zerlegung von an Tollwut erkrankten oder verendeten Rindern sollte stets mit der gebotenen Vorsicht erfolgen. Sie ergibt keine besonderen, auf dieses Leiden hinweisenden makroskopischen Veränderungen; die zerebralen Blutgefäße erscheinen hyperämisch, der Panseninhalt ist oft eingedickt und mengenmäßig gering.

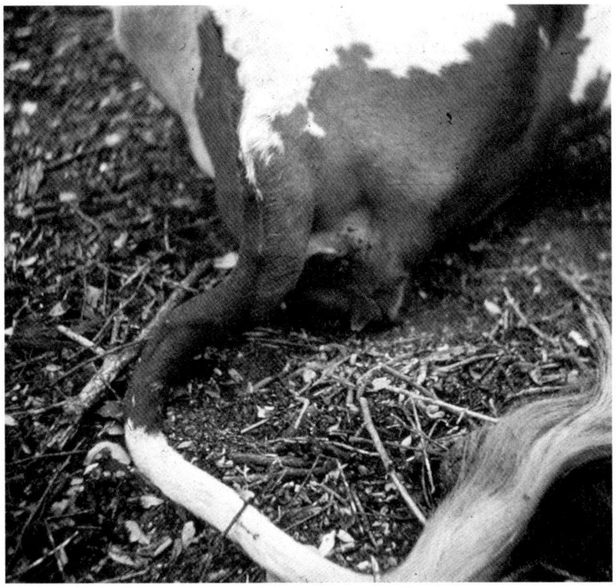

Abbildung 10-41 Durch Fledermäuse übertragene Lähmungstollwut (Südamerika): Absonderung von der Herde, Festliegen, Vampirbißstellen in der Umgebung des Afters

Diagnose: Klinisches Bild und vorheriges, im Umfeld des betreffenden rinderhaltenden Betriebes beobachtetes Auftreten von terrestrischer Tollwut bei Wild- oder Haustieren lenken den Verdacht auf Rabies; die krankmachende Bißstelle ist allerdings oft unbekannt, zudem meist schon verheilt, also nicht mehr erkennbar. Der durch wiederholte Kontrolle zu verfolgende Verlauf des Leidens führt dann in vielen Fällen zur klinischen Sicherung der Vermutung. Eine Möglichkeit zur *intravitalen Diagnostik* besteht im immunfluoreszenzmikroskopischen Nachweis von Tollwutantigen in einem durch Aufdrücken eines Objektträgers auf die Hornhaut des Patienten anzufertigenden Tupfpräparat (Kornea-Test) oder in einer durch Ausstanzen gewonnenen, Tasthaarfollikel enthaltenden Biopsieprobe der Gesichtshaut. Vorliegen oder Fehlen von Glukosurie sind diagnostisch nicht verwertbar. Die *postmortale Feststellung* der Tollwut gründet sich auf den Nachweis intrazytoplasmatischer azidophiler NEGRI-Körperchen im Ammonshorn und in den PURKINJE-Zellen des Kleinhirns (histologische Hirnuntersuchung), den durch IF-, IP-, PAP- oder ABC-Untersuchung von Hirn- oder Speicheldrüsengewebe vorzunehmenden Antigen- oder den mit gleichem Material durch Mäuseversuch zu führenden Erregernachweis.

Differentialdiagnostisch sind in Betracht zu ziehen: Entzündung oder Verletzung in Maulhöhle oder Rachen (Kap. 6.1, 6.4), Schlundverstopfung (Kap. 6.5.2), AUJESZKYsche Krankheit (Kap. 10.3.7), Bovine Spongiforme Enzephalopathie (Kap. 10.3.9), Sporadische Bovine Hirn-Rückenmarks-Entzündung (Kap. 10.3.10), Herpes-Enzephalitis (Kap. 10.3.5), Bleivergiftung (Kap. 10.5.12), Hirnbasissyndrom (Kap. 10.2.3), Botulismus (Kap. 10.5.13), Infektiöse septikämisch-thrombosierende Meningoenzephalomyelitis (Kap. 10.3.4), Hirnrindennekrose (Kap. 10.5.5), nervöse Listeriose (Kap. 12.2.10), »nervöse« Ketose (Kap. 10.5.7), Insektizidvergiftung (Kap. 10.5.15), Schierlingvergiftung (Kap. 10.5.32 bis 10.5.34) und Zecken-Paralyse (Kap. 10.5.4.2).

Beurteilung: Klinisch manifeste Tollwut (urbane, silvatische oder Fledermaus-Form) verläuft beim Rind ausnahmslos tödlich.

Behandlung: Beim tollwutkranken Tier sind Therapieversuche wegen der hiermit für den Menschen verbundenen Gefahren tierseuchenrechtlich verboten. Der zugezogene Tierarzt sollte den Tierhalter über das für ihn, übriges Betreuungspersonal sowie Kinder bei näherem Umgang mit dem Patienten bestehende Infektionsrisiko aufklären. Die an tollwütigen oder tollwutverdächtigen Patienten benutzten

Gerätschaften sowie Schutzkleidungsstücke sind umgehend sachgemäß zu entkeimen, etwa mit Speichel verunreinigte Hände gründlich mit Seife zu waschen und anschließend mit einer quarternären Ammoniumbase zu desinfizieren. Die Frage, ob bei Personen, die mit einem tollwutkranken Rind in engeren Kontakt gekommen sind, eine Schutzimpfung ratsam erscheint, ist nach den einschlägigen Richtlinien der WHO zu beantworten (s. Tollwut-Merkblatt der Staatl. Gesundheitsämter); hierzu wird heute i. d. R. die gutverträgliche und wirksame HDC-Vakzine verwendet. Für in tollwutverseuchtem Gebiet tätige Tierärzte empfiehlt sich vorsorgliche, präexpositionelle Schutzimpfung; bei späterer Exposition ist dann zur Auffrischung des Impfschutzes eine Nachvakzination erforderlich (→ »Boosterung« des Antikörpertiters).

Prophylaxe: Die Vorbeuge der Rindertollwut besteht in laufender Bekämpfung der regional vorherrschenden Rabiesform, d. h. in Registrations- und Impfpflicht für Hunde und Katzen sowie Einfangen oder Abschuß streunender Hausfleischfresser (in Gebieten mit *urbaner Tollwut*) bzw. in Reduktion der jeweiligen Überträgertierpopulation sowie oraler Vakzination der verbleibenden Füchse, Skunks, Waschbären etc. mit modifiziertem Lebendimpfstoff (in Zonen mit *silvatischer Tollwut*). Zur *präexpositionellen* Schutzimpfung tollwutgefährdeter Rinder sind brauchbare inaktivierte Vakzinen entwickelt worden; ihre Anwendung erfolgt sinnvollerweise 3 Wochen vor Weideauftrieb und muß zur Aufrechterhaltung schützender Antikörpertiter alle 3–12 Monate wiederholt werden. Die *postexpositionelle* Impfung tollwutkranker, -verdächtiger und -ansteckungsverdächtiger Tiere ist verboten.

Rinder, die in endemisch von *Fledermaus-Tollwut* verseuchten Gebieten gehalten werden, sind regelmäßig gegen den betreffenden Typ des Tollwutvirus schutzzuimpfen, weil Bekämpfung oder Fernhalten der Vampire von Weiderindern schwierig zu verwirklichen sind. Gewisse Erfolgsaussichten scheinen neue Verfahren zur Fledermauskontrolle zu bieten (Aufbringen diphenadionhaltiger Zubereitungen auf die Körperoberfläche, insbesondere die vampirbedingten Bißstellen der exponierten Rinder, oder intraruminale Injektion von 1 mg Diphenadion/kg LM).

Bekämpfung: Tollwut ist in Deutschland gemäß VOaTS zum TSG anzeigepflichtig. Die Maßnahmen zu ihrer Bekämpfung sehen vor: gesonderte Unterbringung, Verbot von Transport, Behandlung und Schlachtung, u. U. Anordnung der Tötung, unschädliche Beseitigung, Einsendung des Gehirns, Stalldesinfektion sowie Einrichtung eines Sperrbezirks. Stellt sich das Vorliegen von Tollwut erst nach Schlachtung des betreffenden Rindes heraus, so ist der gesamte Tierkörper als genußuntauglich zu beurteilen (FlHVO, 1986).

10.3.7 Aujeszkysche Krankheit

M. Stöber

Definition: Auf Infektion mit dem *Suinen Herpes-Virus 1* (SHV_1) beruhende, sporadisch bis enzootisch auftretende und meist perakut tödlich verlaufende Enzephalomyelitis. *Andere Bezeichnungen:* Morbus Aujeszkyi, infektiöse Bulbärparalyse, Pseudowut, Pseudorabies, Pseudolyssa, Tollkrätze, Juckpest, mad itch.

Ursache: Beim Rind nimmt die Aujeszkysche Krankheit (AK) ihren Ausgang immer von SHV_1-verbreitenden Schweinen; diese sind dabei entweder klinisch krank (Saugferkel: zentralnervöse Störungen; Läufer und Mastschweine: Benommenheit, Dyskinesien, Krämpfe, sekundäre Bronchopneumonie) oder »stumme« Ausscheider (Zuchtsauen: Resorption, Mumifikation oder Mazeration der Früchte, Abort, Endometritis, »Zwangskauen«). Auch Wildschweine und gegen AK schutzgeimpfte Schweine können, den Erreger beherbergen sowie mit Speichel, Nasensekret, Harn oder Kot ausscheiden. In unbelebter Umwelt überlebt das SHV_1 einige Tage bis Wochen.

Vorkommen, Verbreitung, Bedeutung: Seit 1970 hat die *AK des Schweines* in Europa, Nord- und Südamerika, Südostasien sowie Japan infolge Intensivierung von Schweinehaltung und -handel bis Mitte der 1980er Jahre erheblich zugenommen; gleichzeitig erfuhr auch die *AK des Rindes* eine deutliche Zunahme: Im Mittel wurden auf 100 AK-kranke Schweine etwa 10 Fälle beim Rind erfaßt; Erkrankungen von Hund, Katze, kleinen Wiederkäuern, Pferd oder Pelztieren sind wesentlich seltener. Der Mensch ist dem SHV_1 gegenüber sehr resistent. Die in sämtlichen schweinehaltenden Ländern bekannte AK ist für Schweinezüchter und -mäster von erheblicher wirtschaftlicher Bedeutung, weshalb mehrere Staaten Bekämpfungsprogramme entwickelten; unter Einbeziehung der Schutzimpfung mit genetisch markierter Vakzine wurde die AK des Schweines in Deutschland inzwischen weitgehend getilgt. Die Erkrankung von Rindern an AK ist oft der erste Hinweis auf das Vorhandensein SHV_1-ausscheidender Schweine in deren Umgebung; darum ist die Anzeigepflicht für AK auch auf bovine Fälle ausgedehnt worden (s. *Bekämpfung*).

Pathogenese: Beim Rind tritt AK v. a. in der kalten Jahreszeit, d. h. während der Stallhaltungsperiode und der saisonalen Häufung der AK beim Schwein, auf. Die Infektion mit dem SHV_1 erfolgt beim Rind teils über belebte und unbelebte *Zwischenträger*, teils *aerogen*. Dabei handelt es sich von Fall zu Fall um manuelle oder instrumentelle Verschleppung des Erregers *vom Schwein* (Zwangsmaßnahmen, Untersuchung, Geburtshilfe, Behandlung) *auf das Rind* (Nasengriff; rektale, gynäkologische oder obstetrische Untersuchung; Weiterbenutzung verkeimter Injektionskanülen oder -spritzen, Lösungen, Stricke; Impfung von Rindern mit AK-Lebendvakzine usf.), Aufstallung oder Transport von Rindern zusammen mit Schweinen, Beschnuppern oder Beißen des anovulvären Bereichs liegender Rinder durch losgekommene, SHV_1-ausscheidende Schweine, Verabreichnung von Schweinefutter an Rinder u. ä. m. Die beim Schwein über größere Entfernung (2–9 km) hinweg mögliche aerogene Tröpfcheninfektion ist auch beim AK-kranken Rind in Betracht zu ziehen, wenn sich andere Expositionsmöglichkeiten ausschließen lassen und die zur fraglichen Zeit herrschende Windrichtung dafür spricht; das gilt insbesondere für die Umgebung größerer, mit künstlicher Entlüftung ausgerüsteter Schweinestallungen. Möglicherweise können von Fall zu Fall auch Schäd- und Lästlinge zur mechanischen Verschleppung des SHV_1 beitragen (z. B. starker Mäuse-, Ratten-, Spatzen-, Staren- oder Fliegenbefall mit entsprechend dichtem »Verkehr« zwischen Schweinestall und Futterlagerstätten oder Stallung für Rinder). Die Eintrittspforte des Erregers liegt beim Rind meist *naso-oral* (~ 50%), nicht selten *genital* oder *rektal* (~ 25%); mitunter läßt sich der Übertragungsweg aber weder vorberichtlich noch durch das klinische Bild klären (~ 25% der bovinen Erkrankungsfälle); experimentell ist AK auch *perkutan* (durch subkutane oder intramuskuläre Injektion) auf das Rind übertragbar. Im infizierten Rind scheint sich das SHV_1 v. a. *neuraltranssynaptisch* auszubreiten, weshalb es sich postmortal – je nach Infektionsstelle (oro-nasal bzw. genitalorektal) – entweder in Gehirn, verlängertem Mark und Halsmark oder im thorakolumbalen Rückenmark (= *»kraniales«* bzw. *»kaudales Verteilungsmuster«*) findet. Pruritus tritt offenbar bevorzugt an den Stellen des Körpers auf, die von SHV_1-infizierten ZNS-Segmenten innerviert werden. AK-kranke Rinder scheiden zwar über ihr Nasensekret SHV_1 aus, doch kommen hierauf zurückzuführende Infektionen benachbarter Rinder offensichtlich nicht vor, weshalb das Rind als Endglied der AK-Infektionskette gilt. Die *Morbidität* der bovinen AK kann $\leq$ 50% des Bestandes erreichen; ihre *Letalität* beträgt 100%.

Symptome, Verlauf: Nach einer Inkubationszeit von 2–6 Tagen beginnt die AK im Rinderstall mitunter mit einem oder mehreren plötzlich eintretenden, auch bei Zerlegung unerklärlich scheinenden Todesfällen. Sonst bemerkt der Tierhalter Freßunlust, Milchrückgang und zunehmende Unruhe, von der oft kurz nacheinander mehr als ein Tier betroffen wird. Von Laien wird das abnorme Verhalten AK-kranker Rinder meist als Ausdruck starker Schmerzen oder als Kolik gewertet. Am liegenden Tier besteht vielfach Pansenblähung. Die tierärztliche Untersuchung ergibt zu Beginn v. a. Tachypnoe (40–100 Atemzüge/min) mit hechelnder Atmung, weitgestellten Nasenlöchern, serösem Nasenausfluß und gelegentlichem Schnauben; auskultatorisch zeigt sich nur eine Verschärfung der normalen Atemgeräusche; perkutorisch ist innerhalb des Lungenfeldes keine Dämpfung zu ermitteln. Die Herztätigkeit ist bald ebenfalls beschleunigt (90–140/min), im späteren Verlauf auch arrhythmisch. Die Körpertemperatur steigt anfangs in den fieberhaften Bereich an (40–42 °C), sinkt dann aber oft wieder auf normale Werte ab. Das Haarkleid erscheint gesträubt und naßgeschwitzt oder -geleckt. Das weiße Blutbild zeigt stets ausgeprägte Leukozytose mit Neutrophilie und Kernlinksverschiebung, der Harn mäßigen bis starken Glukosegehalt. Manche Patienten verenden bereits innerhalb von 12–24 h nach Krankheitsbeginn, ohne Juckreiz zu entwickeln (= vorwiegend *»respiratorischer«* Verlauf der bovinen AK); das trifft v. a. für Kälber zu.

Bei weniger raschem Krankheitsgeschehen (Abb. 10-42 bis 10-45) wird das klinische Bild zunächst ebenfalls von *Tachypnoe und zunehmender Unrast* beherrscht: Solche Tiere (meist Jungrinder oder erwachsene Tiere) nehmen zunächst noch etwas Futter, v. a. aber Wasser auf und schlucken es auch ab; sie wenden sich sogar ziemlich oft zur Tränke, um eine kleine Menge Wasser zu saufen, oder zeigen leere Schluck- und Kaubewegungen (u. U. auch Zähneknirschen). Offenbar ist ihr Durst infolge des Speichelns und Schwitzens, gesteigerter Atemtätigkeit sowie dauernden Beleckens und motorischer Unruhe vermehrt. Die Vormagenmotorik ist herabgesetzt oder aufgehoben; am liegenden Tier besteht oft mäßige bis ausgeprägte Tympanie. Auffallenderweise legen sich AK-kranke Rinder immer wieder abrupt (aber einigermaßen koordiniert) nieder; sie lassen sich dann selbst mittels elektrischen Viehtreibers nicht zum Aufstehen bewegen, was leicht als »Festliegen« gedeutet wird. Früher oder später stehen sie aber ebensoplötzlich und ohne erkennbaren äußeren Anlaß wieder auf. Falls sie nicht angebunden sind, laufen sie dann – offensichtlich beunruhigt, gelegentlich auch unter Hin- und Herwerfen des Kopfes oder plötzlichem Aufbrüllen – »wie getrieben« umher, wobei die am liegenden Tier beobachtete Tympanie zu verschwinden pflegt. Im Liegen und Stehen ist häufig auch allgemeines oder auf bestimmte Körperteile (Kopf und Hals, Rumpf, Ankonäen- bzw. Kruppen- oder lange Sitzbeinmuskulatur) beschränkt bleibendes Muskelzittern, stets aber ein pathognostisches, in kurzen Zeitabständen den gesamten Tierkörper erfassendes *»schauderndes Zusammenzucken«* (mit Einknicken des Lendenbereichs) festzustellen. Außerdem stamp-

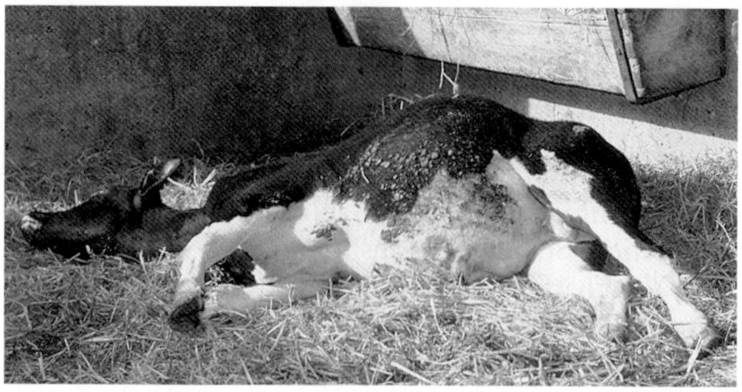

Abbildung 10-42 Aujeszkysche Krankheit: Scheinbares Festliegen mit stark aufgeblähtem Pansen

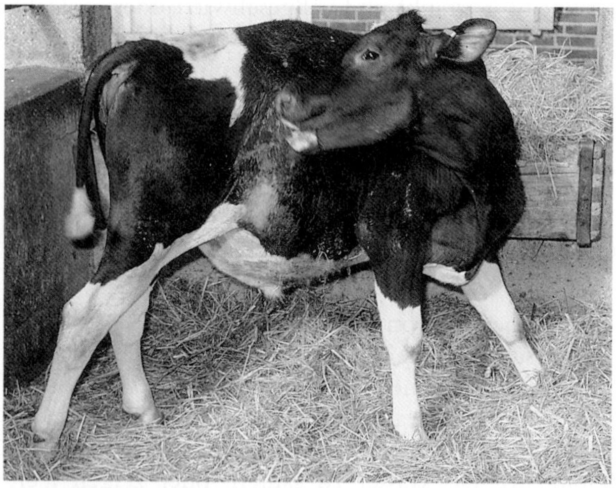

Abbildung 10-43 Aujeszkysche Krankheit: Nach unvermitteltem Aufstehen Befriedigung des starken Juckreizes am rechten Unterbauch (→ Beknabbern mit Lippen und Schneidezähnen)

fen oder treten die Patienten immer wieder kräftig mit den Beinen und/oder schlagen ständig mit dem zwischenzeitlich leicht angehoben gehaltenen Schwanz, was den Eindruck schwerer Kolik verstärkt. Die rektale Untersuchung ergibt aber, von Koteindickung abgesehen, normale Befunde.

Diese kolikähnliche Unruhe (= vorwiegend *»nervöser«* Verlauf der bovinen AK) ist Folge des dem Leiden in solchen Fällen eigenen *unstillbaren Juckreizes*, der jeweils an einer bestimmten Stelle des Körpers besonders ausgeprägt zu sein pflegt: Flotzmaul, Umgebung eines Nasenlochs, Auges, Ohr- oder Horngrundes, Schultergegend oder Vorderbein einer Seite bzw. Perinealbereich, Kruppe, Unterbauch bzw. Übergang zwischen Knie und Fersenhöcker (= »vorderes« bzw. »hinteres« Verteilungsmuster); falls sich der Pruritus auf den Perinealbereich konzentriert, sind auch Tenesmus und häufigeres Ansetzen zum Urinieren zu beobachten. Der Juckreiz ist so quälend, daß die Patienten ihn auf jede erdenkliche Weise zu stillen suchen: heftiges, wie »besessen« wirkendes Belecken mit

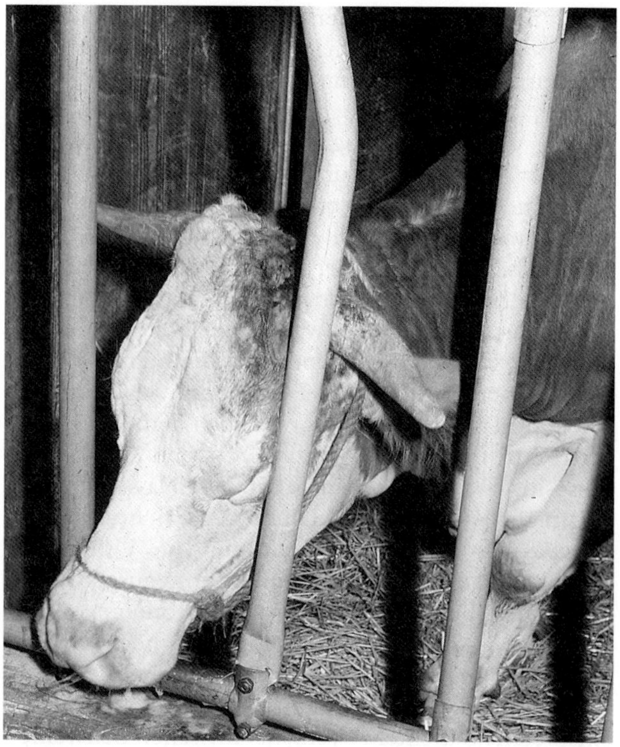

Abbildung 10-44 Aujeszkysche Krankheit: Juckreiz an der Hornbasis

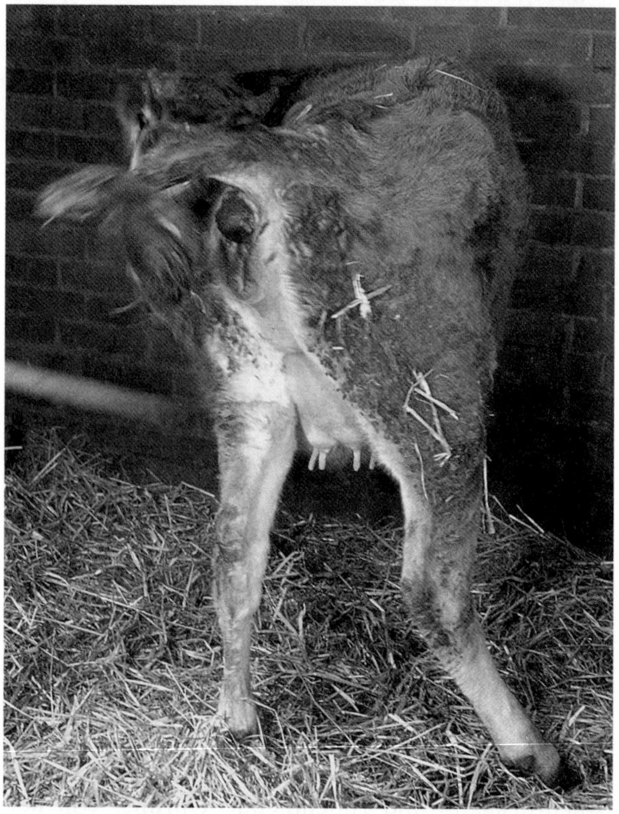

Abbildung 10-45 Aujeszkysche Krankheit: Pruritus im Perinealbereich (→ Belecken mit der Zunge)

der unter extremem Wenden und Recken des Kopfes weit vorgestreckten, ihrer rauhen Oberfläche wegen hierzu besonders geeigneten (und mitunter selbst erodierenden) Zunge, Benagen mit Schneidezähnen und Dentalplatte, Kratzen mit der Hornspitze (unter rückwärts gerichteten, schleudernden Kopfbewegungen) oder mit den Klauen des Hinterbeins, Scheuern an festen Gegenständen (Anbindevorrichtung, Krippe, Selbsttränke, Wand), wildes Rutschen auf dem »sitzenden« Hinterteil. In den von Erschöpfung gekennzeichneten juckfreien Intervallen bieten verschwitztes Haarkleid und haarlos-blutige Exkoriationsstellen wertvolle diagnostische Fingerzeige. Angebundene Tiere sollte man zur Überprüfung ihres »kolikartigen« Verhaltens in eine Laufbox verbringen, wo sie dem Pruritus dann deutlicher »nachgehen« können. Die nähere Untersuchung (zu der bis zum Ausschluß von Tollwut Schutzhandschuhe anzulegen sind) ergibt m. o. w. deutliche Lähmung der Rachen-, nicht aber der Kaumuskeln (Zähneknirschen). Außer Glukosurie besteht auch Vermehrung des Glukosegehaltes in Blutplasma und Liquor cerebrospinalis.

Nach 6stündiger bis allenfalls 3tägiger Krankheitsdauer und agonal-komatösem, mit Stöhnen und Laufkrämpfen einhergehendem Festliegen endet die AK beim Rind infolge Versagens der Atmung tödlich.

■ **Sektion:** Auf der Körperoberfläche vorhandene blutig-haarlose Scheuerstellen sind stets als Hinweis auf AK-bedingten Pruritus zu werten; ggf. erweisen sich meist auch Subkutis und Muskulatur des betreffenden Bereichs als sulzig-blutig durchtränkt. Spitzen- und Herzlappen der Lunge sind kongestioniert und ödemhaltig, die Herzbeutelflüssigkeit vermehrt; am Herzen können subepi-, myo- oder subendokardiale Blutungen vorliegen. Die meningealen Gefäße erweisen sich als blutreich, die Harnblase oft als gefüllt. An AK erkrankte Kälber zeigen in der Leber miliare grauweißliche Nekroseherde (omphalogene Infektion). *Histologisch* finden sich lymphozytäre Enzephalomyelitis (in den VIRCHOW-ROBINschen Räumen von Stamm- und Kleinhirn sowie Rückenmark), Ganglioneuritis, vereinzelt Ganglienzelldegeneration und -nekrose, eosinophile HURST-NICOLAUsche Einschlußkörperchen (in den Neuronenkernen von Hirnrinde und Basalganglien) sowie herdförmige Gliavermehrung (in Mittelhirn, verlängertem Mark und Rückenmark). N. B.: Unter Tollwutverdacht eingesandte Rindergehirne sollten bei rabiesnegativem Befund auch auf AK untersucht werden.

■ **Diagnose:** Klinisches Bild sowie rascher letaler Verlauf, offensichtlicher Kontakt mit Schweinen und/oder vorberichtliche Angaben über Ferkelverluste, tödliche automutilative Erkrankung oder plötzliches »Verschwinden« von Hofhund oder -katze (u. U. nach dem Verzehr verendeter Ferkel) lenken den Verdacht auf AUJESZKYsche Krankheit.

Differentialdiagnostisch sind Tollwut (Kap. 10.3.6), bovine Herpes-Enzephalitis (Kap. 10.3.5), nervöse Listeriose (Kap. 12.2.10), Schlundverstopfung (Kap. 6.5.2), Insektizidvergiftung (Kap. 10.5.15), Bleivergiftung (Kap. 10.5.12), hypomagnesämische Tetanie (Kap. 10.5.4), echte Koliken und andersbedingte »falsche Koliken« (Dermatitis solaris, Kap. 2.2.7.3; Ektoparasitenbefall, Kap. 2.2.4; Urtikaria, Kap. 2.2.7.1), »nervöse« Ketose (Kap. 10.5.7), mangelbedingte »Lecksucht« (Kap. 9.17.5, 10.6.1.1) sowie Zitrinin-Toxikose (Kap. 12.3.8) zu berücksichtigen. Zum postmortalen Nachweis der AUJESZKYschen Krankheit beim Rind sind Gehirn, Rückenmark, Lunge sowie Rachenschleimhaut samt Tonsillen (bei perinealem Pruritus anstelle letzterer Vaginal- und Mastdarmschleimhaut) zur Untersuchung auf SHV_1 einzusenden. Als Nachweisverfahren eignen sich direkte und indirekte IFT, PAP-Reaktion und Immuno-Gold-Silber-Färbung; beweisend ist auch der positive Ausfall des Tierversuchs. Dagegen gelingt die Anzüchtung des SHV_1 aus den o. a. Geweben nur bei einem Teil der an AUJESZKYscher Krankheit verendeten Rinder. Der Nachweis SHV_1-neutralisierender Antikörper im Serum ist wegen der weiten Verbreitung von offenbar BHV_1-bedingten, kreuzreagierenden Antikörper (s. Kap. 5.1.3.1) ohne diagnostische Aussagekraft.

■ **Beurteilung:** Boviner Morbus AUJESZKYi verläuft in aller Regel tödlich; Mitteilungen über Spontanheilungen, die sich auf den Nachweis serumneutralisierender Antikörper stützen, sind wegen der beim Rind vorkommenden serologischen Kreuzreaktionen gegenüber BHV_1 als fraglich anzusehen. Bis zu 6 Tage nach Unterbrechung des jeweiligen Übertragungsweges können im betreffenden Rinderbestand noch weitere Erkrankungsfälle auftreten.

■ **Behandlung:** Aussichtslos.

■ **Prophylaxe:** Schweine und Rinder, die für sie benutzten Futtermittel und Gerätschaften, in größeren Betrieben auch das mit ihnen beschäftigte Personal stets streng voneinander getrennt halten; im Schweinestall anfallende Ausscheidungen dürfen nicht in den Rinderstall gelangen. Entsprechendes gilt in besonderem Maße für nacheinander an Schweinen und Rindern durchzuführende tierärztliche Maßnahmen (Fixation, Untersuchung, Behandlung): Sie erfordern zwischenzeitliche Desinfektion von Händen, Instrumenten und Schutzkleidung. Etwa verendende Schweine stets sofort unschädlich beseitigen (TKBA). Im Betrieb vorkommende Mäuse, Ratten und Fliegen sind durch regelmäßige Schädlingsbekämpfung auszugehen. In Deutschland gibt es keine für die Anwendung am Rind zugelassene AK-Vakzine.

Bekämpfung: Gemäß VOaTS zum TSeuG ist AK 1980 bei allen Haustierarten anzeigepflichtig. Die ggf. anzuordnenden Maßnahmen umfassen: Ermittlungen über die Ursache des AK-Ausbruchs (im betriebseigenen oder benachbarten Schweinebestand); Tötung aller AK-kranken oder -verdächtigen Tiere in dafür zugelassener Schlachtstätte sowie unschädliche Beseitigung oder Hitzebehandlung des Fleisches; Organe, Gehirn und Rückenmark sind gemäß FlHVO von 1986 genußuntauglich; weitere Vorkehrungen beziehen sich v. a. auf den betreffenden Schweinebestand.

10.3.8 Tetanus

M. Stöber

Definition: Bei allen Haussäugern vorkommende nichtansteckende, auf Infektion einer Wunde mit *Clostridium tetani* (Cl. t.) und hieraus resultierender Intoxikation des betreffenden Tieres mit Toxinen dieses Keimes beruhende dauerhafte spasmische Kontraktion der quergestreiften Muskulatur, die unbehandelt meist tödlich verläuft. *Andere Bezeichnungen*: Wundstarrkrampf, Maulklemme, Kiefersperre, »Hirschkrankheit«, locked jaw, klem.

Ursachen: Cl. t. kommt v. a. in wärmeren Zonen, aber auch in gemäßigten Klimaten, in den oberen Schichten des Erdreichs (insbesondere solchen landwirtschaftlich genutzter Flächen) sowie in Eingeweidetrakt und Kot von Tier (Pferd!) und Mensch vor. Es ist ein schlankes, grampositives, peritrich begeißeltes und obligat anaerobes Stäbchen, das bei Luftzutritt runde endständige Sporen entwickelt (Trommelschlägerform) und dann gegenüber Umwelteinflüssen äußerst widerstandsfähig ist. Seine krankmachende Wirkung beruht in erster Linie auf dem beim autolytischen Erregerzerfall freiwerdenden Tetanospasmin.

Vorkommen, Verbreitung: Beim Rind ist Tetanus im Vergleich zum Pferd relativ selten. Ggf. tritt das Leiden teils sporadisch, teils innerhalb eines Bestandes gehäuft auf. Solche Ausbrüche betreffen v. a. Jungtiere (Färsen, Mastbullen); sonst erkranken auch Rinder anderer Altersklassen. Ursache für diese altersgebundene Häufung ist vermutlich die bei Saugkälbern bzw. älteren Rindern nachweisbare passive bzw. aktive Immunität gegenüber Cl. t.

Pathogenese: Wundstarrkrampf ist eine Toxi-Infektion: In der oft nur geringfügigen, m. o. w. tiefreichenden und durch Gewebeschwellung oder Exsudation vor Luftzutritt geschützten sowie infolge Verunreinigung (mit Erde oder Kot) Cl. t. beherbergenden Verletzung bildet dieser Keim außer Tetanospasmin auch hämotoxisches und gewebeschädigendes Tetanolysin sowie ein weiteres, ebenfalls nicht spasmodisch wirkendes Ektotoxin. Bei der von Cl. t. besiedelten Läsion handelt es sich von Fall zu Fall um: Verschmutzung des Nabelschnurendes (Neugeborenentetanus), infizierte Stacheldrahtverletzung oder Gabelstich, unsauber vorgenommene Injektion oder Reihenimpfung, verunreinigte Erosion oder Perforation der Haut von Kronsaum, Ballen, Zwischenklauenspalt, u. U. auch der Maulschleimhaut (sperriges Futter) u. a. m., schwergeburtsbedingte Scheidenverletzung, infolge Vorfalls oder Nachgeburtsabnahme lädierte Gebärmutter (»Geburts«-Tetanus), Dekubitalstellen oder verkeimte Operationswunden; unter letzteren sind v. a. die bei serienweise oder mittels Gummiring vorgenommener Enthornung, Schwanzamputation oder Kastration entstehenden Läsionen zu nennen: Durch Sauerstoffabschluß, Anwesenheit O_2-verzehrender Keime, Gewebezerfall und Exsudation bieten sie gute Voraussetzungen für die Besiedlung mit Cl. t. Entsprechendes gilt für die nach Ätzstift-Enthornung eintretende, mit »abdichtendem« Schorf überdeckte Hauteinschmelzung.

Während Cl. t. die ihm als Brutkammer dienende Wundhöhle nur ausnahmsweise verläßt (d. h. unter Mithilfe anderer Keime hämatogen in den Tierkörper einbricht), wandert das *Tetanospasmin* von seiner Bildungsstätte her in die umliegende Muskulatur und von hier intraaxonal sowie perineural zum ZNS. Seine krankmachende Wirkung beruht auf präsynaptischer Blockierung der Freisetzung hemmender Neurotransmitter (Glyzin), was zu tonischer Dauerkontraktion der quergestreiften Muskulatur führt; dieser Spasmus verstärkt sich bei jeder optischen, akustischen oder taktilen Reizung des Tieres m. o. w. anhaltend. Inkubationszeit, Schweregrad des klinischen Bildes und Erkrankungsdauer werden vom Ausmaß der Tetanospasminproduktion bestimmt.

Fälle, bei denen trotz typischer Erscheinungen keine Wunde (mehr) zu erkennen ist, werden als *»kryptogener« Tetanus* bezeichnet. Mitunter häufen sich solche »unerklärlich« erscheinenden Erkrankungen innerhalb einer Herde; das führte zu der Annahme, dem Erreger könnten auch durch grobe Futterbestandteile bedingte Vormagenläsionen als Eintrittspforte dienen oder dieser sei u. U. befähigt, innerhalb des Verdauungskanals Toxin zu bilden, das enteral resorbiert und damit pathogen werden könne (*idiopathischer* oder *enteraler Tetanus*). Solche Vermutungen ließen sich allerdings bislang nie beweisen. Bei gründlicher, nicht nur die gesamte Körperoberfläche, sondern auch die Begleitumstände derartiger Tetanus-Ausbrüche berücksichtigender Überprüfung finden sich vielmehr oft Hinweise dafür, daß Cl. tetani doch in »üblicher« Weise, d. h. über äußere oder in der Maul-/Rachenhöhle gelegene Verletzungen eingedrungen ist (z. B. bei Weidegang auf mit Stoppeln oder dornigen Pflanzen bestandenem Feld, Unterbringung auf schlammig-verkotetem Boden, Umzäunung mit Stacheldraht, steinigem Treibweg oder vorheriger Haltung von Pferden in der betreffenden Umgebung u. ä. m.).

Symptome (Abb. 10-46 bis 10-49): Nach ≤ 4wöchiger, meist aber nur 10- bis 14tägiger Inkubationszeit wird i. d. R. wegen leichter bis mäßiger Steifigkeit einzelner Körperteile oder des ganzen Tieres, ständig aufgeblähten Pansens oder erschwerter Futter- und/oder Tränkeaufnahme tierärztliche Hilfe erbeten. In Tetanusgebieten wird dabei mitunter auch schon auf eine voraufgegangene, u. U. geringfügige

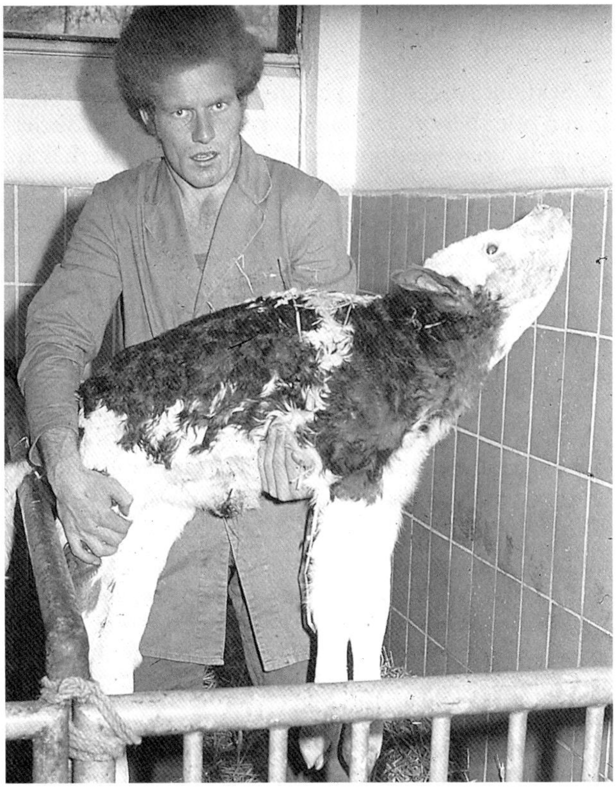

Abbildung 10-46 Tetanus: Auf Nabelinfektion zurückzuführender Neugeborenenstarrkrampf; das ganze Tier ist »steif wie ein Brett«

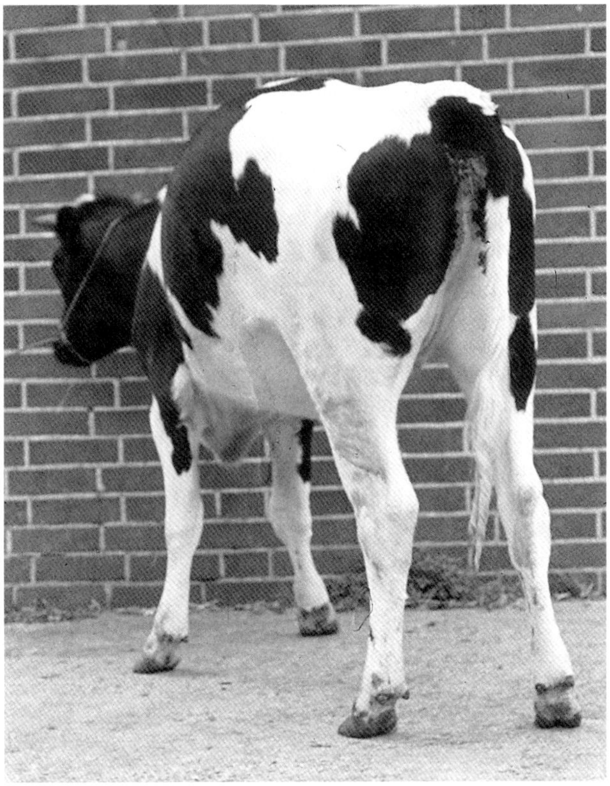

Abbildung 10-48 Tetanus: Sägebockstellung, abgehaltener Schwanz, mäßige Vormagentympanie; gestreckter Kopf und Hals, nach hinten gerichtete Ohren

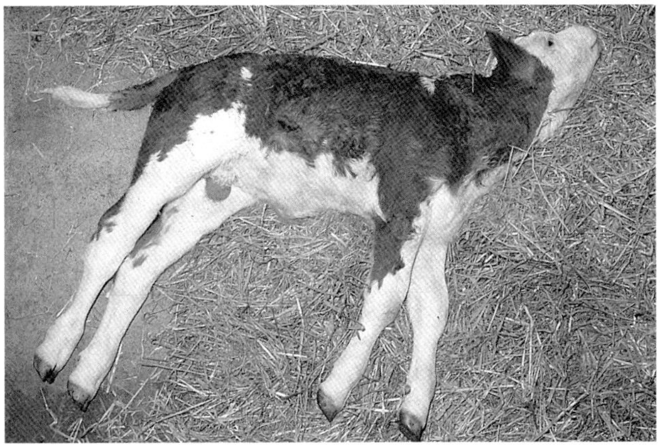

Abbildung 10-47 Tetanus als Folge der Kastration mittels Gummi-Ring

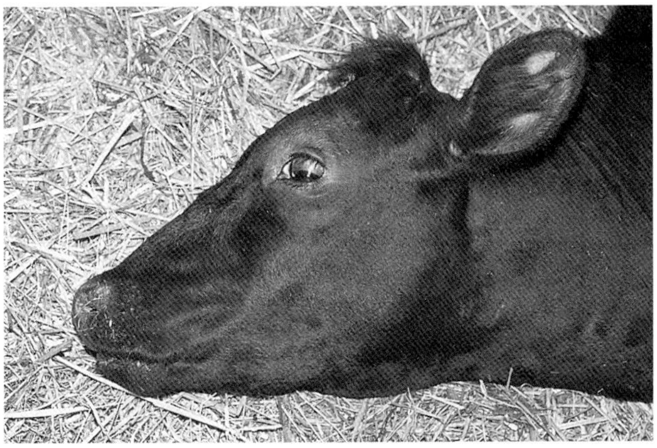

Abbildung 10-49 Tetanus: Festliegen »steif wie ein Brett« mit Opisthotonus, aufgerissenen Augen und zurückgestellten Ohren

zufällige Verletzung oder einen chirurgischen bzw. geburtshilflichen Eingriff hingewiesen. Die Überprüfung des Patienten ergibt dann m. o. w. deutlich ausgeprägte Starre des Bewegungsapparates, die anfangs mitunter auf bestimmte Körperpartien beschränkt sein kann, später aber generalisiert ist: Sägebockartige Haltung mit aufgekrümmtem Rücken, gespannten Bauchdecken, in Streckstellung vorständig-gespreizten Vorder- und rückständig-gegrätschten Hinterbeinen, waagrecht nach vorn gestrecktem Kopf und Hals, pumpenschwengelhaft vom Körper abgehaltener Schwanzwurzel sowie fehlender Neigung des Tieres, sich hinzulegen. Des weiteren sind festzustellen: straff rückwärtsgestellte Ohren, die nach passivem Vorwärtsklappen sofort in diese Position zurückschnellen; weit geöffnete Nasenlöcher und Augenlider (ängstlicher Gesichtsausdruck), in fortgeschrittenen/schweren Fällen auch Enophthalmus und Vortreten des dritten Augenlids sowie Mydriasis und konvergierendes Schielen; Kaumuskelkrampf (Trismus) mit weitgehender bis völliger Unfähigkeit, das Maul aktiv oder passiv zu öffnen, d. h. Futter oder Tränke aufzunehmen, und gelegentlichem Zähneknirschen (Odontoprisis); mäßige bis deutliche Vorwölbung der linken Flanke, d. h. Vormagentympanie infolge spasmischer Kontraktion von Schlund und Kardia (= quergestreifte Muskulatur) bei erhaltener oder infolge der Tympanie hyperaktiver Motorik des Pansens (= glatte Muskulatur); verringerte Frequenz von Kot- und Harnabsatz, die jeweils eine Verstärkung des allgemeinen Krampfes auslösen; auffallend enger After; wenig eingedickter Kot im Mastdarm. Der Patient ist bewegungsträge, sein erzwungener Gang steif mit unbeweglich-starrer Wirbelsäule und minimaler Beugung der Gliedmaßen; diese werden breitbeinig-mähend vorgeführt und erscheinen deshalb wie »Holzbeine«. Bei zwangsweisem Umtreten oder Wenden stürzt das kranke Tier u. U. nieder. Sein Bewußtsein bleibt unbeeinträchtigt. Alle genannten Symptome pflegen sich bei etwaigem Erschrecken des Patienten (Öffnen der Stalltür, Einschalten von Beleuchtung oder Melkmaschine, Berührung des Kranken) plötzlich zu verstärken.

Später zeigt sich wegen fortschreitender, auf Saufunvermögen und Speichelverlust beruhender Dehydratation auch verminderter Hautturgor. Zudem treten dann die kontrahierten Muskeln auffallend plastisch hervor *(»Hirschkrankheit«)*. Laboruntersuchungen ergeben Hämokonzentration, metabolische Azidose, Hyperglykämie und Aktivitätszunahme der Serum-CK. Schließlich kommt das zuvor dauernd stehenbleibende Tier zum Festliegen in platter Seitenlage mit opisthotonischer Kopfhaltung, fortbestehender Tympanie und weiterhin extrem gestreckten Gliedmaßen; diese ragen dabei auf der obenliegenden Seite nicht selten wie die Beine eines umgefallenen Stuhles in die Luft. Beim Versuch, den Patienten in Brustlage zu wälzen oder zum Aufstehen zu bewegen, erweist sich sein gesamter Körper als »bretthart«.

■ **Verlauf:** Bei ausbleibender oder erfolgloser Behandlung tritt innerhalb von 5–10 Tagen wegen Blockierung der Atemtätigkeit und zunehmender Azidose der Tod ein; die Körpertemperatur kann zwischenzeitlich, v. a. nach schwerem Krampfanfall, auf ≤ 42 °C ansteigen und postmortal sogar noch höhere Werte erreichen.

■ **Sektion:** Abgesehen von der nicht selten geringfügigen oder bereits verheilten krankmachenden Verletzung ist der Sektionsbefund ohne Besonderheiten. Bei unter Tetanusverdacht verendeten Patienten sollte gründlich nach einer solchen Wunde gesucht werden, um deren Exsudat oder Eiter bakteriologisch untersuchen zu lassen; diese Suche verläuft allerdings selbst in klinisch eindeutigen Fällen mitunter negativ. Die histologische Untersuchung von ZNS und peripheren Nerven ergibt keine erkennbaren Veränderungen.

■ **Diagnose:** Klinisches Bild sowie etwaige vorberichtliche Angaben über ein kürzlich erlittenes Trauma (Punktionswunde, Injektion/Impfung, Enthornung, Kastration, Schwergeburt/Nachgeburtsabnahme o. ä. m.) lenken den Verdacht auf Wundstarrkrampf. Die gründliche Suche nach der auslösenden, u. U. verklebten, überkrusteten oder bereits vernarbten Verletzung ist auch von Bedeutung für die Behandlung; dabei sollten Maulhöhle sowie Zehen samt Kronsaum, Ballen und Zwischenklauenspalt stets mitkontrolliert werden. Falls keine Wunde festzustellen ist, muß sich die Diagnose allein auf die kennzeichnenden Krankheitserscheinungen stützen (»kryptogener« Tetanus).

Differentialdiagnostisch sind traumatische Retikuloperitonitis (Kap. 6.6.2), Klauenrehe (Kap. 9.14.8), Schlundverstopfung (Kap. 6.5.2), anderweitige Vormagen-Tympanien (Kap. 6.6.13, 6.6.14), Kälber- bzw. Weidetetanie (Kap. 10.5.4.4, 10.5.4.1), Polyarthritis (Kap. 9.9.2), Bleivergiftung (Kap. 10.5.12), enzootische Muskeldystrophie bzw. Überlastungsmyopathie (Kap. 9.17.1, 9.17.2), Meningitiden (Kap. 10.3.1), Hirnrindennekrose (Kap. 10.5.5) und Strychninvergiftung (Kap. 10.5.18.3) zu bedenken.

■ **Beurteilung:** In frischen Fällen ist bei konsequenter, meist 2–3 Wochen beanspruchender Behandlung (einschließlich sachgemäßer Wundrevision) mit 70% Heilungen zu rechnen; 10- bis 14tägiges Überleben gilt als prognostisch günstiges Zeichen. Nach Wiederkehr von Freß- und Saufvermögen vergehen oft weitere 2–3 Wochen, bevor sich der Patient wieder ungestört bewegen kann. (Das Überstehen der Erkrankung führt zu nicht sicher vor erneutem Wundstarrkrampf schützender Immunität.) Bereits hochgradig dehydratisierte oder zum Festliegen gekommene tetanuskranke Rinder haben dagegen, ebenso wie solche mit »Nabel«-, »Geburts«-, »Kastrations«- oder »Schwanzamputations«-Tetanus, wesentlich schlechtere Genesungsaussichten. Die Verwertung tetanuskranker Rinder durch Schlachtung ist verboten (s. *Fleischuntersuchung*).

Behandlung: Unterbringen des Kranken in geräumiger, gut eingestreuter, verdunkelter und lärmgeschützter Einzellaufbox; Vermeiden unnötiger Beunruhigung; Tier vor jedweder Maßnahme sedieren. Gründliche Revision erkennbarer Wunden oder Injektionsstellen durch Reinigung, Desinfektion (3%ige Wasserstoffperoxidlösung), Resektion im gesunden Gewebe und lokale Penicillinbehandlung, je nach Lage und Größe der Läsion auch Schutzverband. N. B.: Bei Unterlassen der Wundrevision bleiben die aufwendigen übrigen therapeutischen Bemühungen oft erfolglos; da die Manipulation der Verletzung zur Verbreitung des Toxins beitragen kann, sollte zuvor homologes Tetanusserum (Antitoxin) verabreicht werden (100 IE/kg LM, davon vorzugsweise jeweils die Hälfte i.v. und s.c. bzw. epidural); damit wird allerdings nur das noch nicht an motorischen Nervenendigungen fixierte Tetanus-Toxin neutralisiert. Hemmung der Entwicklung von Cl. t. durch täglich zu wiederholende parenterale Verabreichung von Depot-Penicillin (20000–40000 IE/kg LM) oder Tetracyclin (10 mg/kg LM i.m.). Verminderung der Erregbarkeit und damit auch des Muskelspasmus durch alle 12 h zu wiederholende, nach Wirkung zu dosierende parenterale Gabe eines Sedativums. Zur Behebung von Dehydratation und Azidose empfiehlt sich regelmäßige oder als Dauertropf erfolgende intravenöse Zufuhr von Flüssigkeit und Elektrolyten (Kap. 4.3.6.1, 4.3.6.2); das Eingeben per NSS ist wegen der damit verbundenen Erregung des Kranken kontraindiziert. Zur Linderung der Pansentympanie empfiehlt es sich, einen Schraubtrokar (Kap. 6.7.4) einzusetzen; dieser kann auch zur intraruminalen Verabreichung von Wasser und Natriumbikarbonat (10–20 ml bzw. 50–100 mg/kg LM und Tag) benutzt werden. Im Hinblick auf die anhaltende Muskelbelastung ist von Vitamin-E- und Selengaben möglicherweise eine unterstützende Wirkung zu erwarten. (Über die Nützlichkeit zusätzlich zur o. a. Therapie verabreichter Aktivatoren der Azetylcholinesterase [20 mg Pralidoxim/500 kg LM täglich i.m.] liegt ein günstig erscheinender Bericht vor.)

Die Behandlung ist abzusetzen, sobald das Tier wieder selbständig frißt und säuft; hierzu sollten ihm regelmäßig frisches Futter und Tränke in der seiner Kopfhaltung entsprechenden Höhe angeboten werden. Auch empfiehlt es sich, den Patienten bis zur Wiedererlangung seiner normalen Bewegungsfähigkeit in Einzellaufbox zu belassen.

Prophylaxe: Rinder von Pferden und deren Koppeln fernhalten. Weiden möglichst nicht mit Stacheldraht umzäunen. Gewissenhafte Antisepsis bei parenteraler Verabreichung von Medikamenten. Einhaltung aseptischer Kautelen bei allen operativen und obstetrischen Eingriffen; bei neugeborenen Kälbern: Nabeldesinfektion. Für das Kastrieren von Bullen ist die instrumentelle Samenstrangquetschung (Burdizzo-Verfahren, Kap. 8.1.3) anderen Methoden gegenüber vorzuziehen. Statt der in Deutschland durch TSG verbotenen Elastrator-Gummiringe sind andere, weniger tetanusanfällige Techniken zur Enthornung (Kap. 2.4.5.2), Kastration (Kap. 8.1.3, 8.1.4) oder Schwanzamputation (Kap. 9.4.5) anzuwenden. In bekanntermaßen starrkrampfgefährdeten Gebieten sind am Tage einer etwaigen Operation prophylaktisch Tetanus-Serum (30 IE Antitoxin/kg LM) und -Toxoid (1–2 ml Anatoxin pro Tier) subkutan zu verabreichen; die letztgenannte Maßnahme ist 4 Wochen später zu wiederholen.

N. B.: Tierärzte, insbesondere Landpraktiker, gehören zu den tetanusgefährdeten Berufsgruppen; daher sollten sie sich vorbeugend aktiv gegen Wundstarrkrampf schutzimpfen lassen.

Bekämpfung, Fleischuntersuchung: Tetanus ist in Deutschland weder anzeige- noch meldepflichtig. Gemäß FlHVO von 1986 besteht für Nutztiere, bei denen anläßlich der Lebendbeschau Wundstarrkrampf festgestellt wird, Schlachtverbot; falls sich das Vorliegen von Tetanus erst nach der Schlachtung herausstellt, ist das betreffende Tier als für menschlichen Genuß untauglich zu beurteilen.

10.3.9 Bovine Spongiforme Enzephalopathie

J. Pohlenz/M. Stöber

Definition: Durch orale Aufnahme von krankhaft verändertem, d. h. proteaseresistentem Prion-Protein (s. *Ursache*) ausgelöste, nichtfieberhafte zentralnervöse Erkrankung erwachsener Rinder, die mit spezifischen degenerativen Hirnveränderungen sowie progressiven, tödlich verlaufenden Verhaltens- und Bewegungsstörungen einhergeht. Die 1986 völlig überraschend aufgetretene Bovine Spongiforme Enzephalopathie (BSE) zählt ebenso wie die seit 1732 bekannte Traber- oder Gnubberkrankheit (Scrapie) von Schaf und Ziege und die nachfolgend aufgeführten Krankheiten zu den durch lange Inkubationszeit sowie Fehlen entzündlicher und immunologischer Reaktionen charakterisierten Transmissiblen Spongiformen Enzephalopathien (TSEen): CREUTZFELDT-JAKOB-Krankheit, GERSTMANN-STRÄUSSLER-SCHEINKER-Syndrom und Kuru des Menschen; Chronic wasting disease von Maultierhirsch und Elch; spongiforme Enzephalopathie exotischer Ungulaten wie Nyala, Gems- und Elenantilope, Oryx und Kudu; analoge Leiden von Nerz, Katze und Zoofeliden. *Andere Bezeichnungen der BSE:* »Rinderwahnsinn«, »Hirnschwamm«, »worried cow«, »mad cow disease«, »gekkekoeienziekte«, »maladie de la vache folle«, »locura bovina«, »mucca pazza«.

Ursache, Pathogenese: Als »Erreger« der TSEen gelten gemäß PRUSINER (1982) die in den fibrillären Amyloidablagerungen spongiform veränderter Hirngebiete der Patienten nachzuweisenden nukleinsäurefreien (also genomlosen) und daher als »nichtkonventionelle Agenzien« bezeichneten *»Prionen«* (proteinaceous infectious particles), die aus krankhaft verändertem und daher proteaseresistentem Prion-Protein (PrP^{res}) bestehen. Nach oraler Aufnahme, z. B. über PrP^{res}-haltiges Tierkörpermehl, damit versetztes Kraftfutter oder mit solchem Protein verunreinigtes Fett, gelangen diese »Erreger« offenbar zunächst in lymphoretikuläre Gewebe (Dünndarm). Sobald sie dann, vermutlich auf neuro- oder lymphogenem Wege, das ZNS des Wirtstieres, und zwar erst das thorakale Rückenmark, später – nach kranial und kaudal fortschreitend – auch Klein- und Großhirn, Sakralmark und Netzhaut, erreichen, bewirken sie durch molekulare »Umfaltung« die allmähliche Umwandlung des hier normalerweise vorhandenen »gesunden« proteaseempfindlichen zellulären Prion-Proteins (PrP^{c}) in abnormes (PrP^{res}), das beim Scrapie-kranken Schaf als PrP^{Sc}, beim BSE-kranken Rind als PrP^{BSE} bezeichnet wird. Dieser irreversibel fortschreitende Vorgang löst bestimmte histopathologische Hirnveränderungen aus, die von zentralnervösen Ausfallserscheinungen begleitet werden; er bedingt aber keine immunologischen Reaktionen seitens der Kranken, weil deren Abwehrsystem das PrP^{res} nicht vom PrP^{c} unterscheiden kann, es also nicht als »fremd« erkennt.

Die Übertragbarkeit der TSEen ist offenbar an bestimmte PrP^{res}-haltige Gewebe der Kranken, so beim BSE-betroffenen Rind an Hirn, Rückenmark, periphere Nerven und Augen sowie den Darmtrakt (PEYERsche Platten), beim Scrapie-befallenen Schaf auch an Tonsillen, Milz und Thymus gebunden. Muskelfleisch, Blut und Milch werden dagegen aufgrund von Tierversuchen als erregerfrei angesehen. ZNS-Gewebe von TSE-Kranken bleibt selbst nach Anwendung der meisten üblichen physikalischen oder chemischen Desinfektionsmaßnahmen PrP^{res}-haltig und damit »infektiös«. Das gilt nicht für die in Deutschland zur Bearbeitung von Tierkadavern in TKBAen vorgeschriebene Maßnahme (mindestens 20minütiges Autoklavieren bei 133 °C und 3 bar Druck).

Vorkommen, Verbreitung: Im Vereinigten Königreich trat BSE ab 1985 in zunehmender Häufung auf, nachdem die Verarbeitung von Tierkörpern und Schlachtabfällen in den dortigen TKBAen gegen Ende der 70er Jahre (durch Verminderung des Erhitzungsgrades und Änderung des Fettextraktionsverfahrens) rationalisiert worden war; derart zubereitetes Tierkörpermehl wurde seinerzeit im Vereinigten Königreich in erheblichem Umfange als Kraftfutterzusatz an Wiederkäuer verabreicht. Hieraus ergaben sich für die Entstehung der BSE zwei Möglichkeiten: Entweder konnte der »Erreger« der Traberkrankheit des Schafes, also das Scrapie-Prion-Protein (PrP^{Sc}), nicht nur den neuen Prozeß der Kadaververwertung überstehen, sondern auch die Speziesbarriere vom kleinen zum großen Wiederkäuer überspringen, oder es wurde dabei ein zuvor unbekannt gebliebenes, dem Rind eigenes pathogenes Agens, nämlich das BSE-Prion-Protein (PrP^{BSE}), »recycelt« und verbreitet. (Dagegen gibt es bislang keinerlei Anhaltspunkte für eine spontane Übertragbarkeit der Scrapie auf gemeinsam mit traberkranken Schafen gehaltene Rinder.) Die lange Inkubationszeit der BSE bedingte es zudem, daß die Verbreitung des PrP^{BSE} in der Rinderpopulation erst spät erkannt wurde. Die daraufhin zunächst im Vereinigten Königreich und in Irland, später auch in den übrigen Ländern der EU und in der Schweiz zur Eindämmung und Ausrottung der BSE getroffenen Maßnahmen (s. *Prophylaxe, Bekämpfung*) hatten – nicht zuletzt wegen der Frage der Übertragbarkeit des Leidens auf den Menschen – enorme marktwirtschaftliche sowie politische Auswirkungen: Im Vereinigten Königreich sind bis Ende 2000 rund 180 000 Rinder wegen BSE getötet und ihre Kadaver vernichtet worden. »Bodenständige« Fälle klinisch manifester BSE oder Schnelltest-positiver Hirnbefunde sind seitdem auch in Irland (ab 1989), der Schweiz (ab 1990), Frankreich (ab 1991), Portugal (ab 1994), Belgien, Luxemburg und den Niederlanden (ab 1997), im Fürstentum Liechtenstein (1998), Dänemark, Deutschland und Spanien (ab 2000), Griechenland, Italien, Tschechien, Slowakei, Japan, Finnland (2001) sowie Polen (2002) aufgetreten; zuvor hatten die in einigen dieser Länder festgestellten BSE-Erkrankungen ausschließlich Rinder betroffen, die aus dem Vereinigten Königreich importiert worden waren und sich wahrscheinlich schon dort infiziert hatten. Eine Weiterübertragung des oral erworbenen Leidens auf gesunde Herdengenossen (horizontale Transmission) oder auf eigene Nachkommen (vertikale Transmission) kommt, wenn überhaupt, offensichtlich nur selten vor: Das Risiko, in vergleichbarer

Umwelt an BSE zu erkranken, ist bei von BSE-kranken Kühen stammenden Nachkommen nur ~ 10% höher als bei Kälbern von aus BSE-freien Beständen stammenden Müttern; dabei hat die Aufnahme der Milch BSE-kranker Kühe nachweislich keine Bedeutung als Ansteckungsquelle für Kälber. Meist endet die Infektionskette der BSE beim hieran erkrankenden Rind also wohl blind (SOUTHWOOD-Report, 1989)*. Experimentell läßt sich BSE mit vom Rind stammendem PrP^{BSE}-haltigem Hirnmaterial oral auf Rind, Schaf, Ziege und Maus übertragen; auf intrazerebralem Wege ist das BSE-Agens mit solchem Gewebe auf Rind, Schaf, Ziege, Schwein, Krallenäffchen, Nerz, Maus sowie Hamster transmittierbar. Gemäß seinem Verhalten in Versuchsmäusen scheint der BSE-Erreger einheitlich zu sein; in einigen Eigenschaften unterscheidet er sich von schon länger bekannten PrP^{Sc}-Stämmen.

Inzwischen bedingten auf derzeit noch ungeklärtem Wege erfolgte Übertragungen des BSE-Erregers auf den Menschen eine neue, bislang nur im Vereinigten Königreich und in Frankreich beobachtete Variante der CREUTZFELDT-JAKOB-Krankheit (vCJK); das beide Leiden auslösende Prion-Protein ist offensichtlich das gleiche ($PrP^{BSE} = PrP^{vCJK}$); es gilt auch als Ursache der felinen spongiformen Enzephalopathie (PrP^{FSE}). Eine nennenswerte Gefahr für die Transmission der im Vereinigten Königreich seit über 250 Jahren bekannten Scrapie des Schafes auf den Menschen ist ziemlich unwahrscheinlich: Klassische CJK kommt nämlich in Scrapie-freien und in Scrapie-befallenen Ländern mit gleicher Häufigkeit vor (durchschnittlich 1 Erkrankungsfall/Mio. Einwohner und Jahr).

■ **Symptome:** 15 Monate bis 15 Jahre nach der vermutlich meist schon im Kälberalter erfolgenden oralen »Infektion« setzen – vorwiegend im Alter von 4–6 Jahren (20 Monate bis 18 Jahre) und vielfach schleichend – die ersten Symptome der BSE ein. Sie äußern sich in *Störungen des spontanen und reaktiven Verhaltens sowie der Bewegung*, die von Fall zu Fall m. o. w. vollzählig und ausgeprägt sind sowie nicht selten von Bradykardie begleitet werden; sie pflegen sich im Laufe der Erkrankung zu verschlimmern (Abb. 10-50 bis 10-52):

Absondern von der Herde (falls diese Weidegang hat); Rückgang von Freßlust und Milchleistung; vermehrte Aufmerksamkeit und Ängstlichkeit; erhöhte und mitunter in Panik ausartende Schreckhaftigkeit auf taktile, akustische oder optische Reize (→ verstärkte reflektorische Abwehr); »Kopfscheue« (schleuderndes Ausweichen des Kopfes, erschrecktes Zukneifen der Augenlider und gleichzeitiges Hochziehen des Flotzmauls); Belecken der Nase und/oder Scheuern des Kopfes (→ haarlose Stellen), aber kein manifester Juckreiz wie bei »Scrapie«-kranken Schafen; ängstlicher Blick, vermehrtes Augenspiel; gelegentlich Zähneknirschen; breitbeiniges Stehen mit aufgekrümmtem Rücken und gesenktem Kopf; Scharren mit den Vorderfüßen; Zittern oder Muskelzucken einzelner Körperteile (Augenlider, Ohren, Flotzmaul und Lippen ähnlich dem »Gnubbern« scrapiekranker Schafe) oder des gesamten Tieres; Nichterkennen von Hindernissen; Scheuen beim Verlassen des Stalles, Überschreiten von Gräben, Treiben durch Engpässe oder Betreten des Melkstandes; Ausschlagen bei normalem Umgang mit dem Pflegepersonal (Milchvieh); zunehmend steifer werdender Gang mit übermäßig hoch angehobenen Vordergliedmaßen und schwankenden, bei raschem Wenden auch niederbrechenden Hinterbeinen sowie erhobenem Schwanz.

Am *angebundenen Tier* lassen sich die *Verhaltensstörungen* durch fortschreitendes Betupfen der Körperoberfläche (Kopf-, Hals-, Schulter-, Brust- und Flankenbereich) mit einem Stift, Berühren der Hinterbeine mit einem Besen, durch wiederholtes lauttönendes Geräusch und/oder Aus- und Wiedereinschalten der Stallbeleuchtung auslösen oder verstärken (→ Speicheln, Schnauben, Muskelzittern, Abwehrbewegungen; BRAUN et al., 1997, 2001). Die am besten *in freier Bewegung* zu prüfenden *motorischen Störungen* werden bei Anstrengung oder raschem Laufen (Trab) deutlicher (→ Schwanken und/oder »Einbrechen« der Nachhand); in fortgeschrittenen Fällen bedingen sie Verfangen in Geländevertiefungen und schließlich Festliegen.

■ **Verlauf:** Innerhalb von 1 Woche bis zu 14 Monaten führt BSE zum Tode oder zur Tötung wegen Unbändigkeit, Abmagerung, Milchrückganges oder Festliegens, falls das Leiden nicht schon vorher angezeigt und das Tier auf amtliche Anordnung getötet wird.

■ **Sektion:** Bei Zerlegung von und Probenentnahme aus BSE-verdächtigen Rindern sind die hierfür gültigen Vorsichtsmaßregeln einzuhalten (s. Merkblatt »BSE-Diagnostik« der BFA für Viruskrankheiten der Tiere in Tübingen). BSE bedingt keine typischen makroskopischen pathologisch-anatomischen Veränderungen. In klinisch manifesten Fällen ist die *histopathologisch* nachzuweisende, nicht von entzündlichen Reaktionen begleitete symmetrische spongiforme intrazytoplasmatische Vakuolisierung der Neuronen und des Neuropils der grauen Substanz des Hirnstam-

* *"From present evidence, it is likely that cattle will prove to be a dead-end host for the disease agent and most unlikely that BSE will have any implications for human health; nevertheless, if our assessments of these likelihoods are incorrect, the implications would be very serious."* SOUTHWOOD, EPSTEIN, MARTIN & WALTON in ihren Schlußfolgerungen zum SOUTHWOOD-Report über BSE (1989).

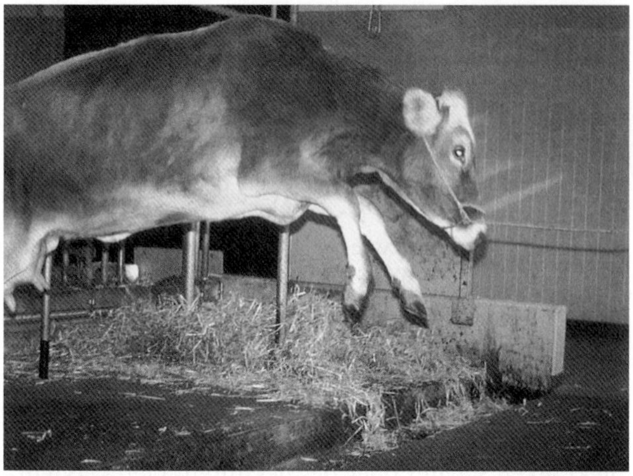

Abbildung 10-50 Bovine Spongiforme Enzephalopathie: Überspringen des Kotgrabens beim Führen vom Standplatz zum Stallgang (BRAUN, 1998)

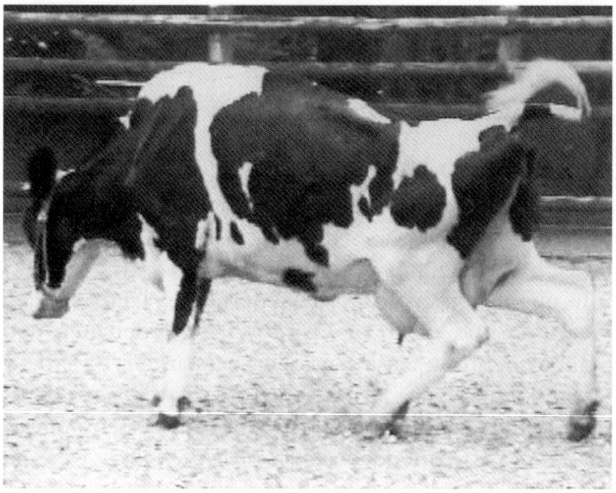

Abbildung 10-51 BSE: Ataxie und Einbrechen der Hinterhand in freier Bewegung (BRAUN, 1998)

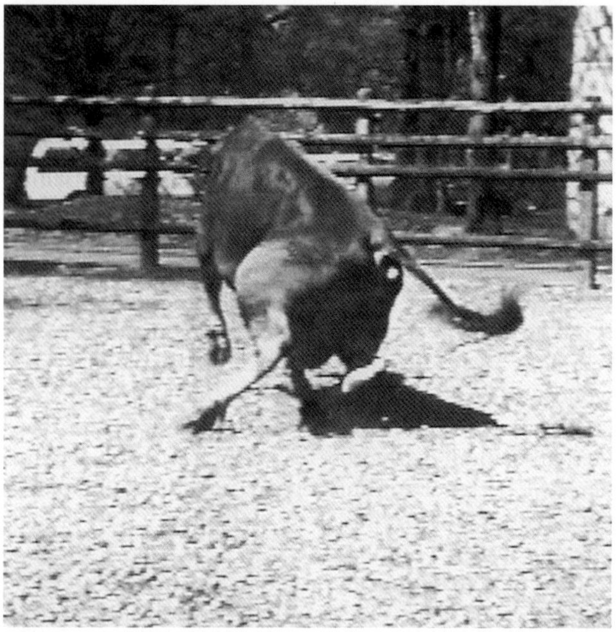

Abbildung 10-52 BSE: Zusammenbrechen der Nachhand beim Freilaufenlassen (BRAUN, 1998)

mes kennzeichnend (Abb. 10-53). Am Hirngewebeschnitt läßt sich PrP^{BSE} schon einige Zeit vor dem Einsetzen klinischer Symptome *immunhistologisch* darstellen. Gleiches gilt für geeignete *Schnelltest-Verfahren*. Einem solchen sind seit 1.12.2000 EU-weit alle $\geq$ 24 Monate alten verendeten Rinder zu unterziehen, wofür der dazu regional zuständigen Untersuchungsstelle unfixiertes Hirnstammgewebe gekühlt einzusenden ist. Fällt der Schnelltest BSE-positiv aus, muß das Ergebnis durch das *Immunoblotverfahren* bei der BFA für Viruskrankheiten der Tiere in Tübingen bestätigt werden. Vom OIE werden auch PrP^{BSE}-positive *immunhistologische Befunde* als amtliche Bestätigung anerkannt.

■ **Diagnose:** Von den bei BSE-kranken Rindern zu beobachtenden Symptomen gelten Ängstlichkeit, Übererregbarkeit, Ataxie sowie Zähneknirschen als diagnostisch wertvoll, wenn zudem auch Bewegungsstörungen vorliegen, weil sie im Vergleich zu den anderen o. a. Erscheinungen besonders regelmäßig auftreten. Zur Bestätigung des anzeigepflichtigen BSE-Verdachts bedarf es des histopathologischen Nachweises spongiformer Vakuolisierungen der grauen Substanz des Hirnstammes oder des Nachweises von PrP^{BSE} im Hirngewebe mittels Immunoblot. Routinemäßig kaum eingesetzte postmortal-diagnostische Verfahren sind elektronenoptische Ermittlung von aus Sialoglykoprotein bestehenden »Scrapie-assoziierten« Fibrillen (SAF) sowie Tierversuch (lange Wartezeit). Im Liquor klinisch manifest BSE-kranker Rinder lassen sich immunologisch zwei, auch bei CJK-Patienten auftretende Eiweiße (14-3-3-Protein, τ-Protein) feststellen. Das EEG BSE-kranker Rinder zeigt zwar salvenartige Spikes (ähnlich wie bei CJK); für Felduntersuchungen ist die Elektroenzephalographie ihres Aufwandes wegen aber ungeeignet. Bislang gibt es noch kein am lebenden Tier einsetzbares Verfahren zur Diagnostik des symptomfreien Frühstadiums der BSE, weil ihr »Erreger« keine entzündlichen oder immunologischen Reaktionen auslöst. Deshalb wird derzeit aktiv an der Entwicklung von Surrogat-Nachweisverfahren gearbeitet.

Differentialdiagnostisch sind Weidetetanie (Kap. 10.5.4.1), »nervöse« Ketose (Kap. 10.5.7), Hypokalzämische Gebärparese (Kap. 12.3.1), traumatisch bedingtes Festliegen (Kap. 9.9.7), »Weaver«-Syndrom (Kap. 10.1.3.5), Bleivergiftung (Kap. 10.5.12), Neuromykotoxikosen (Kap. 10.5.4.1), Hirn-Listeriose (Kap. 12.2.10), Tollwut (Kap. 10.3.6), AUJESZKYsche Krankheit (Kap. 10.3.7), Botulismus (Kap. 10.5.13),

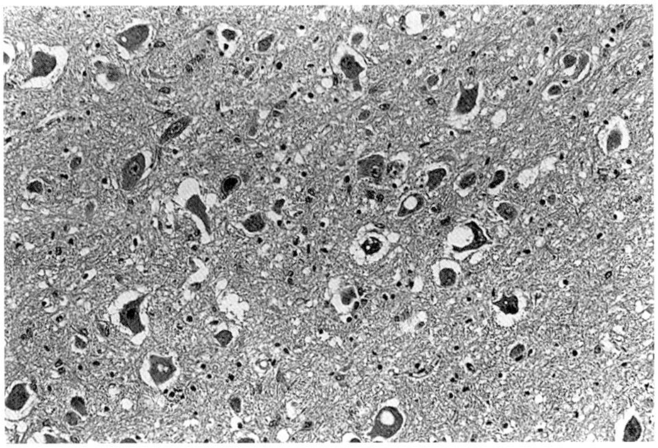

Abbildung 10-53 Bovine Spongiforme Enzephalopathie: Histologisches Bild im Bereich des verlängerten Marks mit multiplen Vakuolen im Neuropil und in den Neuronen (Vergrößerung 480fach)

Chlamydien-bedingte sporadische Hirn-Rückenmarks-Entzündung (Kap. 10.3.10), Zecken-Enzephalitis (Kap. 10.3.11) sowie BORNAsche Krankheit (Kap. 10.3.12) in Betracht zu ziehen und durch histopathologische, immunhistologische bzw. virologische Untersuchung von Hirngewebe abzugrenzen.

Beurteilung: BSE endet, ebenso wie die übrigen TSEen, stets tödlich.

Behandlung: Nach bisherigem Kenntnisstand sind menschliche und tierische TSEen therapeutisch nicht zu beeinflussen.

Prophylaxe, Bekämpfung: In Deutschland ist BSE gemäß VOaTS zum TSeuG anzeigepflichtig (VO zur Überwachung Transmissibler Spongiformer Enzephalopathien, 1999). Als BSE-krank verdächtige Tiere* werden der amtstierärztlichen Beobachtung unterstellt oder getötet und unschädlich beseitigt; bei immunologischer oder histopathologischer Bestätigung des Verdachts werden der gesamte Bestand sowie alle ansteckungsverdächtigen Tiere getötet und unschädlich beseitigt; falls es der Vorsorge für menschliche oder tierische Gesundheit nicht entgegensteht, kann sich die Keulung auf die Geburts- und Fütterungskohorte (d. h. den Geburtsjahrgang des betroffenen Tieres, den voraufgegangenen und den Folge-Jahrgang [»Jahrgangs-Kohorte«] sowie in ihren ersten 12 Lebensmonaten mit dem betroffenen Rind zusammen aufgezogene zugekaufte Rinder) beschränken; im Fall von Kühen sind zudem auch alle Embryonen, Eizellen und Nachkommen aus dem Zeitraum von 2 Jahren vor und nach der BSE-Feststellung zu beseitigen.

Diese »passive« BSE-Überwachung wird seit Dezember 2000 durch »aktive« Maßnahmen, insbesondere den an allen ≥ 24 Monate alten normalgeschlachteten Rindern vorzunehmenden Schnelltest sowie den krankgeschlachteten sowie verendeten Rindern anzuwendenden Immunoblot-Test erweitert.** Zudem ist es seit 1. 10. 2000 EU-weit verboten, von Rindern stammende »spezifizierte Risikomaterialien« zu nutzen (das sind: Kadaver verendeter Rinder; Schädel, einschließlich Gehirn und Augen, Tonsillen, Rückenmark und Ileum von ≥ 12 Monate alten Schlachtrindern; gesamter Kopf ohne Zunge, jedoch mit Gehirn, Augen, Trigeminalganglien und Tonsillen, Thymusdrüse, Eingeweide von Duodenum bis Rektum sowie Rükkenmark von ≥ 6 Monate alten Schlachtrindern; Wirbelsäule, einschließlich Spinalganglien, von ≥ 30 Monate alten Rindern); sie sind vielmehr unschädlich zu beseitigen. Tierkörpermehl muß seit 1. 1. 2001 grundsätzlich unschädlich beseitigt, d. h. verbrannt werden.

Um BSE besser bekämpfen zu können, besteht erheblicher *Forschungsbedarf* bezüglich der Eigenschaften ihres »Erregers«, seiner Übertragungswege sowie der frühzeitigen Diagnostik der Infektion am lebenden Tier.

10.3.10 Chlamydienbedingte sporadische Hirn-Rückenmarks-Entzündung

M. STÖBER

Definition: Durch generalisierte vaskulitische Endothelschädigung ausgelöste und mit Beteiligung weiterer Organe einhergehende nichteitrige Enzephalomyelitis. *Andere Bezeichnungen:* Sporadische Bovine Enzephalomyelitis (SBE), BUSS*** disease, transmissible bovine Serositis. (Bezüglich chlamydienbedingter Atemwegs- und Darmerkrankungen s. Kap. 5.3.3.10, 6.10.28)

Ursachen: Erreger ist *Chlamydia pecorum* (früher als Psittakose-Lymphogranuloma-venereum-Virus, Miyagawanella, Bedsonia oder Chlamydia psittaci Immuntyp 2 bezeichnet).

Vorkommen, Verbreitung: SBE ist v. a. in Nordamerika bekannt, wurde aber auch in Europa (Österreich, Schweiz, Tschechien, Deutschland, Ungarn, Italien) sowie Südafrika, Japan und Australien beobachtet. Das

---

* In Deutschland sind das gemäß *VO zur Überwachung Transmissibler Spongiformer Enzephalopathien* über 20 Monate alte Rinder, bei denen eine auf Störung des zentralen Nervensystems zurückzuführende Verhaltensauffälligkeit auftritt, die den Verdacht auf Ausbruch einer Transmissiblen Spongiformen Enzephalopathie begründet.

** VO zur fleischhygienerechtlichen Untersuchung geschlachteter Rinder auf BSE vom 1. 12. 2000.

*** Nach dem Farmer BUSS, in dessen Rinderbestand in Iowa/USA das Leiden 1940 erstmals beobachtet worden ist.

nicht allzu seltene Vorhanden sein spezifischer Antikörper bei gesunden Rindern läßt auf entsprechend weite Verbreitung des Erregers schließen. Die Rinder und Büffel befallende SBE zeigt keine jahreszeitliche Häufung. Betroffen sind v. a. Kälber (< 6 Monate), mitunter aber Jungtiere oder jüngere erwachsene Rinder (≤ 3 Jahre). Oft wird die zentralnervöse Erkrankung erst bei der histologischen Untersuchung des unter Tollwutverdacht eingesandten Gehirns als SBE erkannt.

■ **Pathogenese:** Der Erreger wird mit dem Kot (auch demjenigen klinisch unauffälliger Träger) sowie mit dem Nasensekret respiratorisch erkrankter Patienten ausgeschieden und vermutlich oral aufgenommen. Während des chlamydienbedingten Durchfalls (Kap. 6.10.28) oder kurz danach kann es infolge hämatogener Streuung des Keimes zu disseminierter Vaskulitis mit fibrinöser Entzündung der serösen Häute sowie synovialer Einrichtungen (Kap. 9.9.4) und – in einem Teil der Fälle (daher »sporadisch«) – auch von Gehirn, Rückenmark und Leptomeninx kommen. Ausbruch und Verlauf des Leidens (Morbidität 5–50%; Letalität durchschnittl. 30%) scheinen durch Lebensalter und Belastungen (Absetzen, Transport, »mingling«, »crowding«) beeinflußt zu werden, doch bleibt der Ursprung der Infektion i. d. R. unklar.

Als weitere »Probleme« können im betreffenden Bestand, wenn auch nicht immer zur gleichen Zeit, Aborte, Durchfall, Jungtier-Bronchopneumonien oder Konjunktivitiden (Kap. 11.1.3.3) vorkommen, wobei sich das komplexe Geschehen u. U. über Wochen bis Monate hinzieht.

■ **Symptome, Verlauf:** Nach 1- bis 4wöchiger Inkubation zeigen sich zunächst Niedergeschlagenheit, Nasenausfluß, Speicheln und anhaltendes Fieber; nicht selten bestehen zudem Atembeschwerden und/oder Durchfall. Die Beteiligung des ZNS äußert sich dann von Fall zu Fall in Inappetenz/Abmagerung, häufigerem Liegen, Standunsicherheit, Bewegungsunlust, steifem inkoordiniertem bis paradeschrittartig-ataktischem Gang, Überköten, später in Taumeln, Kreisgang und Niederstürzen (fortschreitende Parese der Nachhand), Festliegen; nun ist auch Opisthotonus festzustellen. Die Krankheitsdauer der SBE beträgt meist 1–3 Wochen; das Überstehen der Infektion führt zu anhaltender Immunität.

■ **Sektion:** Serofibrinöse Entzündung von Herzbeutel, Brust- und Bauchfell (mit Vermehrung der Körperhöhlenflüssigkeiten), oft auch der synovialen Einrichtungen; Hyperämie und Ödem von Gehirn und Rückenmark; mitunter interstitielle Pneumonie oder Nephritis (»weiße Fleckniere«). *Histologisch* sind v. a. in der grauen Hirnsubstanz perivaskulär entzündliche Herde festzustellen, die vorwiegend aus lympho-histiozytären Elementen bestehen und mit Endothelproliferation einhergehen; rings um derart obliterierte Terminalarterien entwickeln sich mikrogliäre Herde. V. a. im Bereich von Hirnbasis und Kleinhirn ist auch die Leptomeninx entzündlich verändert. Intrazellulär sind bei Spezialfärbung in Endothel- und Entzündungszellen chlamydienbedingte Elementarkörperchen zu finden, die sich lichtmikroskopisch aber nur mittels IF sicher als solche identifizieren lassen.

■ **Diagnose:** Vorheriges oder gleichzeitiges Vorliegen von Durchfall (im Bestand oder beim Patienten) sollte den Verdacht auf SBE lenken. *Differentialdiagnostisch* sind zu bedenken: Tollwut (Kap. 10.3.6), Herpes-Enzephalitis (Kap. 10.3.5), Hirnbasisabszeß (Kap. 10.3.3), nervöse Listeriose (Kap. 12.2.10), Infektiöse septikämisch-thrombosierende Meningoenzephalomyelitis (Kap. 10.3.4), Hirnrindennekrose (Kap. 10.5.5), Bleivergiftung (Kap. 10.5.12), unspezifische Meningitiden (Kap. 10.3.1) und Pasteurellose (Kap. 5.3.3.13). Bedeutsam sind die histologischen Hirnbefunde und der Nachweis spezifischer Antikörper im Serum (KBR, NT, AGIDT, ELISA), beweisend der Erreger- bzw. Antigennachweis im Kleinhirn oder Liquor (Tierversuch, Anfärbung der Elementarkörperchen bzw. IFT, PCR).

■ **Beurteilung:** Heilungsaussichten bestehen offensichtlich nur bei rechtzeitiger konsequenter Therapie; Tiere, welche das Leiden überstehen, bleiben in ihrer Entwicklung einige Zeit lang hinter ihren gesunden Altersgenossen zurück.

■ **Behandlung:** Isolierung des/der Patienten (Einzellaufbox); 5tägige parenterale Verabreichung von Oxytetracyclin (täglich je 30 mg/kg LM, jeweils zur Hälfte i.v. und i.m.), Tylosin (täglich 2mal 10 mg/kg LM i.m.) oder Trimethoprim-Sulfamethoxazol (2mal täglich je 160 bzw. 800 mg i.m.); dazu von Fall zu Fall symptomatische Maßnahmen entsprechend den Ausfallserscheinungen.

■ **Prophylaxe:** Stallhygiene (mit besonderer Berücksichtigung durchfälliger Kälber und abortierender oder genitalkranker Kühe); eine spezifische Vakzine für Rinder ist noch nicht verfügbar. N. B.: Vereinzelt sind beim Betreuungspersonal chlamydiosekranker Kälber chlamydienbedingte Erkrankungen aufgetreten.

10.3.11 Zecken-Enzephalitis

M. Stöber

■ **Definition:** Eine v. a. Jungschafe, gelegentlich aber auch Wildtiere (Rothirsch, Reh, Moorhuhn) oder Rinder befallende, durch Ixodes ricinus übertragene, beim Rind aber offensichtlich meist subklinisch verlaufende virusbedingte Meningoenzephalitis. *Andere Bezeichnungen* der Zecken-Enzephalitis (ZE): schottische Schaf-Enzephalitis, »louping ill«, »Spring-Krankheit«, »sautante«.

Vorkommen, Verbreitung: In Europa sind das Leiden, sein Erreger oder Antikörper gegen denselben beim *Schaf* in Schottland, Nordengland, Irland, Dänemark, Norwegen, Schweden, Polen, Tschechien, Slowakei, Ungarn, Rumänien, dem Balkan, Italien und der Türkei festgestellt worden. Das Auftreten des ZE-Virus ist an das Vorhandensein von I. ricinus sowie von Erregerreservoiren (Schaf, Moorhuhn, evtl. auch Rothirsch, Reh oder Elch) gebunden. Innerhalb einer Zeckengeneration wird das ZE-Virus interstadial (nicht aber transovariell auf die nächste Generation) weitergegeben. Beim *Rind* wurde ZE bislang meist nur in Form positiver serologischer Befunde im Verbreitungsgebiet der schottischen Schaf-Enzephalitis sowie in Süddeutschland festgestellt.

Ursachen: Erreger der ZE ist ein zu den Toga-Viridae zählendes *Flavi-Virus*, bei dem ein von Ixodes ricinus übertragener westlicher *(europäischer)* und ein von I. persulcatus verbreiteter fernöstlicher *(russischer) Typ* unterschieden werden. Diese Keime verursachen in den genannten Verbreitungsgebieten der ZE auch die Frühsommer-Meningoenzephalitis (FSME) des Menschen. Die durch sie (sowie die durch andere Zeckenarten und andere ARBO-Viren) bedingten Hirnhautentzündungen des Menschen und der Tiere werden als »tick-borne encephalitides« (TBE) zusammengefaßt.

Pathogenese: Der Erreger wird von infizierten Ixodes-Nymphen oder -Imagines beim Blutsaugen übertragen. Nach Vermehrung in lymphatischen Geweben kommt es zu mitunter fieberhafter, 1- bis 5tägiger Virämie. Der Schweregrad des klinischen Bildes hängt von der Fähigkeit zur Antikörperbildung und vom Ausmaß der Virusbesiedlung des ZNS ab.

Symptome, Verlauf: Die Infektion verläuft beim Rind offenbar meist symptomlos; es kommen aber auch Fälle mit deutlichen, u. U. sogar tödlich endenden Ausfallserscheinungen vor. Sie bestehen in Augenrollen, Hyperästhesie, Muskelzittern, und/oder -krämpfen, Ataxie und Inkoordination der Hintergliedmaßen, zunehmender Schwäche, Stolpern, Niedergehen und Festliegen.

Sektion: Die Sektion ergibt keine pathognostischen pathologisch-anatomischen Veränderungen. *Histologisch* ist, auch in klinisch inapparent verlaufenen Fällen, eine vorwiegend den Hirnstamm betreffende nichteitrige Polioenzephalomyelitis festzustellen; das ZE-Virusantigen ist mittels IF darstellbar.

Diagnose: Klinisches Bild und Zeckenbefall geben Hinweise auf ZE. Ihr Vorliegen läßt sich durch Nachweis des Erregers im Blut (nur während der Virämie möglich), seine intrazerebrale Übertragung (auf Mäuse) oder serologisch (KBR, HAHT, NT, ELISA) feststellen.

Differentialdiagnostisch sind Weidetetanie (Kap. 10.5.4.1), Bleivergiftung (Kap. 10.5.12), Zeckenfieber (Kap. 4.3.3.5), Zecken-Paralyse (Kap. 10.5.4.2), Bovine Spongiforme Enzephalopathie (Kap. 10.3.9), chlamydienbedingte sporadische Hirn-Rückenmarks-Entzündung (Kap. 10.3.10) und BORNAsche Krankheit (Kap. 10.3.12) in Betracht zu ziehen.

Beurteilung: Das Überstehen des Leidens hinterläßt lebenslange Immunität, mitunter auch zentralnervöse Ausfallserscheinungen (»Schiefhals«, Paresen).

Behandlung: Unterbringung in abgedunkelter ruhiger Einzellaufbox, nötigenfalls auch Sedierung; unterstützende Pflege.

Prophylaxe: Vermeiden der Zeckenexposition, Zeckenbekämpfung (Kap. 2.2.4.4); serologische Überwachung der als Erregerreservoir dienenden Wildtierarten. Die für Schafe entwickelte Formol-Vakzine ist auch beim Rind wirksam.

N. B.: Der *Mensch* kann sich offenbar nicht nur durch Zeckenbiß, sondern gelegentlich auch durch Umgang mit ZE-Erreger-ausscheidenden Tieren, insbesondere Schafen, sowie Kontakt mit deren Milch, Organen oder mit verkeimten Gerätschaften anstecken. Für Angehörige gefährdeter Berufsgruppen (Förster, Waldarbeiter, Schäfer) sowie Touristen wird in endemisch verseuchten Gebieten die vorsorgliche FSME-Schutzimpfung empfohlen. Die serologische Überprüfung von Weiderindern auf ZE-Antikörper eignet sich zur Ermittlung des Verseuchungsgrades einer Region.

10.3.12 BORNAsche Krankheit*

M. STÖBER/J. POHLENZ

Definition, Vorkommen: Sporadische, viral bedingte nichteitrige Meningoenzephalomyelitis, die beim Rind bislang nur sehr selten, und zwar vorwiegend in Gebieten festgestellt wurde, wo die dort als »boden-

* BORNA = sächsische Kreisstadt, in deren Bezirk die auch »Schlafsucht« oder »Nervenfieber« genannte »Kopfkrankheit« der Pferde 1894 seuchenhaft auftrat.

ständig« angesehene BORNAsche Krankheit (BK) bei Pferd und Schaf (»Kopfkrankheit«) sowie Hauskaninchen seit langem bekannt ist (Mittel- und Süd-Deutschland, Ost-Schweiz). Neben klinisch m. o. w. manifester Erkrankung ist beim Rind aber vermutlich – wie bei Pferd und Schaf – auch ein latenter Verlauf der Infektion mit klinisch inapparent bleibender Erregerpersistenz und Virusausscheidung möglich. Bei Anwendung moderner Untersuchungsverfahren ist für alle genannten Tierarten mit häufigerem BK-Virus-Nachweis zu rechnen als bei bloßer Erfassung klinisch verdächtiger Fälle.

Ursachen, Bedeutung: Der Erreger der BK ist ein neurotropes und streng zell-assoziiertes RNA-Virus mit intranukleärer Replikation und Transkription. Es ist experimentell außer auf seine »natürlichen« Wirte (Pferd, Schaf, Kaninchen, Katze, Rind, Ziege, Reh) auch auf Tiere anderer Arten (darunter Ratte, Meerschweinchen, Hamster und Rhesusaffe) im Sinne einer »slowvirus-infection« übertragbar, zeichnet sich also durch niedrige Speziesbarriere aus. Die bei Haustieren durch BK bedingten Verluste sind im Vergleich zu denen anderer Infektionskrankheiten gering; bedeutungsvoll ist jedoch die Tatsache, daß bei einigen depressiven oder an psychischen Störungen leidenden Menschen erhöhte Antikörpertiter gegen das Virus der BK nachgewiesen wurden, weshalb vermutet wird, daß dieser Erreger auch für den Menschen pathogen sein kann.

Pathogenese: Von mit dem Virus der BK infizierten Pferden und Schafen wird der Erreger mit Nasenschleim, Speichel, Kot, Harn und Milch ausgeschieden; möglicherweise tragen auch BK-kranke sowie klinisch inapparente, persistierend mit dem Virus der BK infizierte Rinder zu dessen Verschleppung bei. Über die Nasenschleimhaut gelangt der Keim neurogen zum Riechhirn und verbreitet sich dann innerhalb des ZNS. Für das Zustandekommen manifester Krankheitserscheinungen sind offensichtlich weniger Auseinandersetzungen zwischen Erreger und Wirtsgeweben, sondern immunpathologische Mechanismen (mit Beteiligung von T-Lymphozyten) entscheidend. Die im Tierkörper gegen das BK-Virus gebildeten, serologisch nachweisbaren Antikörper sind nicht erregerneutralisierend.

Symptome, Verlauf: Nach bisherigen Beobachtungen tritt BK beim Rind v. a. bei 8–12 Monate alten Jungtieren, aber auch bei erwachsenen Individuen auf. Sie äußert sich – von Fall zu Fall – durch verminderte Freßlust (Behinderung der Futteraufnahme), abnorme Haltung von Kopf und Hals, Schreckhaftigkeit, Unruhe, Ataxie/Hypermetrie, Kreis-/»Zeiger«-Bewegung, Zittern, Parese, Nachlassen propriozeptiver Reflexe, Niedergehen (Strampeln) und schließlich Festliegen, was nach 1- bis 6wöchiger Erkrankung zur Schlachtung oder zum Tode führt. Außerdem gibt es beim Rind – wie bei Tieren anderer Spezies – vermutlich auch Fälle von klinisch inapparenter Infektion mit dem Erreger der BK.

Sektions- und histologische Befunde: Bei makroskopischer Untersuchung sind keine auffälligen Veränderungen zu erheben. Als wichtigste histologische Läsion ist eine lympho-histiozytäre perivaskuläre (auch periarterielle) Infiltration unter Beteiligung von Plasmazellen anzusehen. Solche entzündlichen Infiltrate finden sich vorrangig in der grauen Substanz, dem verhaltenssteuernden limbischen System. Diese Polioenzephalomyelitis gilt als pathognostisch, wenn die großen Ganglienzellen des Ammonshorns zudem typische, in GIEMSA-Färbung rötlich erscheinende und mit deutlichem »Hof« versehene, JOEST-DEGENsche Kerneinschlußkörperchen enthalten.

Diagnose: Am lebenden, mit dem Virus der BK infizierten Tier sind im Blut mittels IIFT, allerdings oft nur in niedrigen Titern, spezifische Antikörper feststellbar; aussichtsreicher ist ihr Nachweis im Liquor (IIFT). Außerdem läßt sich das Vorhandensein von viralem Antigen in isolierten Blutmonozyten mittels IF-Durchflußzytometrie oder ELISA feststellen. Post mortem sind die histologischen Gehirnbefunde sowie der Nachweis von Antigen im Gehirn (ELISA, IFT, PCR) entscheidend für die sichere Abgrenzung von anderen, mit ähnlichen Erscheinungen einhergehenden Leiden (Hirnbasissyndrom, Kap. 10.2.3, 10.3.3; nervöse Listeriose, Kap. 12.2.10; Botulismus, Kap. 10.5.13; Bovine Spongiforme Enzephalopathie, Kap. 10.3.9; chlamydienbedingte sporadische Hirn-Rückenmarks-Entzündung, Kap. 10.3.10; Zecken-Enzephalitis, Kap. 10.3.11); nach intrazerebraler Übertragung auf Kaninchen oder Anzüchten in Zellkultur (wobei kein zytopathogener Effekt auftritt) läßt sich das Virus der BK durch IFAT ermitteln.

Behandlung: Es gibt keine spezifisch wirksame Therapie der BK. Zur *Vorbeuge* empfiehlt es sich zwar, Rinder in endemisch BK-verseuchten Gebieten nicht gemeinsam mit Pferden oder Schafen zu halten, doch ist der Nutzen dieser Maßnahme nicht erwiesen. Die früher zur Schutzimpfung von Pferden und Schafen übliche, zu Erregerausscheidung führende Lebendvakzine ist nicht mehr zugelassen.

Bekämpfung: Beim Pferd ist BK als »ansteckende Gehirn-Rückenmarks-Entzündung der Einhufer« meldepflichtig; im Hinblick auf die möglicherweise gegebene Gefährdung von Menschen erscheint es sinnvoll, etwaiges Auftreten von BK beim Rind ebenfalls der zuständigen Behörde zu melden.

10.4 Parasitär bedingte Krankheiten der Organe des zentralen Nervensystems

M. Stöber

10.4.1 Toxoplasmose

Definition, Ursache, Pathogenese: Beim adulten Rind (= fakultativer Zwischenwirt) werden weltweit nicht selten serologisch positive Reaktionen gegenüber *Toxoplasma gondii* (T. g.) ermittelt. Als Infektionsquelle ist Kot von Katzen (= Hauptwirt) in Betracht zu ziehen, der sporulierte T.-g.-Oozysten enthält. *Experimentell* ist massive orale oder parenterale Infektion von Kälbern und erwachsenen Rindern mit T.-g.-Oozysten pathogen: Sie zeigen dann kurzfristig Fieber, Niedergeschlagenheit, verminderte Freßlust, Durchfall, Bindehautreizung, Nasenausfluß, Atembeschwerden, aber nur nach intrauteriner oder intravenöser Infektion vereinzelt auch Verkalben; T. g. wird deshalb nicht als praktisch bedeutsame Ursache boviner Aborte angesehen. Die *Zerlegung* der Versuchstiere ergibt reaktive Schwellung aller Lymphknoten, die T.-g.-Endozoiten enthalten. In den Muskeln der Probanden sind dann meist nur wenige Wochen lang, mitunter allerdings ≤ 40 Monate p. inf., T.-g.-Gewebszysten nachweisbar; der Titer der gegen T. g. gerichteten AK geht nach raschem starkem Anstieg bald wieder, u. U. vollständig, zurück.

Symptome: Langfristiger Aufenthalt auf derselben Weide bewirkte bei Schafen anhaltende, bei mit ihnen grasenden Kälbern dagegen nur vorübergehend positive T.-g.-AK-Titer. Die relative Kürze ihrer Immunantwort auf experimentelle und spontane T.-g.-Infektion spricht dafür, daß Rinder für T. g. weniger empfänglich sind als Schafe; auch beherbergen sie den Parasiten nur 4–8 Wochen lang. Im übrigen verläuft spontan erworbene bovine Toxoplasmose (im Gegensatz zur ovinen) in aller Regel klinisch unauffällig. Die Suche nach T.-g.-Zysten im Fleisch von Schlachtrindern ergab mit seltenen, teilweise als fraglich anzusehenden Ausnahmen stets negative Ergebnisse. Zum serologischen Nachweis eignen sich DAT sowie Fulton- und Remington-Test.

Diagnose: Zum serologischen Nachweis von Antikörpern gegen T. g. beim Rind ist der Sabin-Feldman-Test wegen Auftretens unspezifischer Reaktionen wenig geeignet; mittels IHA und IFAT erhaltene Resultate gelten bei Titern von 1 : ≥ 128 bzw. 1 : ≥ 16 als positiv; als besonders brauchbar gilt der MAT. In Toxoplasmose-verdächtigen Muskelfleisch- oder Gehirnproben lassen sich T.-g.-Gewebszysten immunhistochemisch (IFAT) oder mittels PCR nachweisen sowie von Neospora-caninum- und Sarcocystis-spp.-Stadien unterscheiden. Milch und Fleisch T.-g.-infizierter Rinder sind bei sachgemäßer Zubereitung (Pasteurisierung bzw. Braten, Kochen, Räuchern, Pökeln) als für den Verbraucher ungefährlich anzusehen.

Differentialdiagnose: Bei den bis Mitte der 80er Jahre vereinzelt beschriebenen Fällen von spontaner, klinisch manifester boviner »Toxoplasmose« (angeborene Mißbildung des ZNS oder peripartale Kälberverluste mit Fieber, Atembeschwerden, Zittern, Apathie und enzephalomyelitischen Erscheinungen) hat es sich gemäß heutiger Meinung meist um Verwechslungen mit *Neosporose* (s. u.) oder *Sarkozystiose* (Kap. 9.16.1) gehandelt.

10.4.2 Neosporose

Definition, Vorkommen, Ursache: Weltweit verbreiteter und bis Mitte der 80er Jahre irrtümlich als Toxoplasmose (Kap. 10.4.1) angesehener, durchschnittl. 5–10% der erwachsenen weiblichen Rinder (= Zwischenwirt), und zwar maximal 36–58% des Einzelbestandes betreffender Befall mit *Neospora caninum* (N. c.). Der über ein breites Wirtsspektrum verfügende und vermutlich durch den Hund (Endwirt) in Rinderbestände eingeschleppte protozoäre Parasit wird von ~ 80% aller mit ihm infizierten bovinen Muttertiere transplazentar auf ihren Fetus übertragen; das führt meist zu lebenslanger, klinisch inapparenter, den serologischen Befunden nach aber offenbar im Verlauf jeder Trächtigkeit reaktivierter Infektion der betroffenen weiblichen Kälber (maximal 31–54% des Bestandes), zum Abort einer autolytischen oder mumifizierten Frucht, oder – seltener – zur Geburt eines lebensschwachen, *zentralnervös* gestörten Kalbes, das i. d. R. innerhalb weniger Tage eingeht; die geschilderten klinischen Folgen sind offenbar um so geringfügiger, je später im Verlauf der intrauterinen Entwicklung die Infektion erfolgt. Möglicherweise kann N. c. auch mit verunreinigter Kolostralmilch oral auf Kälber übertragen werden. *Andere Bezeichnungen*: bovine protozoal abortion, congenital sporozoan encephalomyelitis.

Pathogenese: Im Entwicklungskreislauf von N. c. fungieren Hunde als oozystenausscheidende Endwirte, während Kleinnager als Zwischen- oder Transportwirte in Betracht gezogen werden; erstere erweisen sich serologisch durchschnittlich zu 0,5% als positiv. In jüngster Zeit sind verschiedentlich Enzootien boviner Aborte beobachtet worden, die auf N. c. zurückzuführen waren; sie können regional ≤ 30% aller labormäßig überprüften Verkalbungen, Totgeburten und peripartal verendenden Kälber ausmachen, weshalb dieser Parasit entsprechende Beachtung verdient. Die Weiterverbreitung von N. c. beim Rind erfolgt meist vertikal (transplazentar), aber nur selten horizontal. Bei intravenöser Infektion des Muttertieres mit N.-c.-Tachyzoiten in der 10. bzw. 30. Trächtigkeitswoche bzw. vor künstlicher Besamung kommt es zum Abort infizierter Feten bzw. zur Geburt normal erscheinender infizierter Kälber bzw. zur Geburt ebensolcher, aber nicht-infizierter Kälber.

■ **Symptome, Verlauf:** Serologisch N.-c.-positive Färsen und Kühe sind klinisch unauffällig, haben aber ein doppelt so hohes Abortrisiko wie nichtinfizierte Stallgefährtinnen und können sogar mehrmals nacheinander abortieren; dabei spielen Hilfsfaktoren (persistente BVDV-Infektion, mykotoxinhaltiges Futter) möglicherweise eine begünstigende Rolle. Solche m. o. w. gehäuft auftretenden Verkalbungen ereignen sich i. d. R. innerhalb eines Zeitraumes von 1–2 Monaten, bevorzugt im August/September, und zwar zwischen dem 3. und 9. (oft im 6.–7./8.) Trächtigkeitsmonat; sie betreffen meist < 5 % der tragenden Bestandsmitglieder, können aber wesentlich häufiger sein (»abortion storms«). Die abortierten Feten befinden sich meist in m. o. w. weit fortgeschrittener Zersetzung, seltener in Mumifikation. Kälber, die infolge einer Infektion mit N. c. lebensschwach geboren wurden, zeigten von Fall zu Fall allgemeine Schwäche, Niedergeschlagenheit, Stehunvermögen (Ausfall der Propriozeption), Tetraplegie (mit gestreckten Vorder- und gebeugten Hinterbeinen), Ausfall von Droh- und Zwischenklauenreflex, leichten Exophthalmus, Augen- und Nasenausfluß, Skoliose oder Arthrogrypose; vereinzelt untersuchte Liquorproben waren ohne besonderen Befund. Von den in N.-c.-befallenen Herden »normal« geborenen Kälbern erweisen sich ≤ 30 % schon präkolostral als serologisch positiv, d. h. als intrauterin infiziert; als Kälber leiden sie aber nicht häufiger als ihre serologisch negativ reagierenden Stallgenossen an den für diese Altersstufe üblichen Krankheiten. Die Milchleistung serologisch N.-caninum-positiver Kühe kann deutlich niedriger sein als diejenige ihrer negativ reagierenden Herdenmitglieder.

■ **Sektion:** Abgesehen von ihrer Zersetzung und/oder von Vermehrung der Körperflüssigkeiten, weisen die infolge N.-c.-Befalls abortierten Feten i. d. R. keine makroskopisch erkennbaren Veränderungen auf; peripartal hieran verendete Kälber zeigen außer Unterentwicklung mitunter Verkrümmungen von Gliedmaßen oder Wirbelsäule, Kleinhirnhypoplasie oder Mißbildungen des Rückenmarks. *Histologisch* sind multifokale lymphohistiozytär-nekrotisierende Enzephalitis, Myelitis (Demyelinisation, Malazien, perivaskuläre lymphozytäre und gliale Reaktionen) in den Ventralsträngen, Myokarditis, Myositis (und Plazentitis) sowie das Auffinden protozoärer Gewebezysten (Bradyzoiten) in Hirn, Rückenmark, Herz- und Skelettmuskeln, Lunge oder Plazenta kennzeichnend (Abb. 10-54).

■ **Diagnose, Differentialdiagnose:** Wenn die Begleitumstände nicht eindeutig auf andere Verkalbeursachen hinweisen, sollten die Organe (insbesondere das möglichst fixiert miteinzusendende Gehirn) der abortierten Feten immunhistochemisch (IPOT) auf Tachyzoiten von N. c., Körperflüssigkeiten der Feten und Blut ihrer Mütter dagegen serologisch auf spezifische Antikörper untersucht werden (IFAT [Grenztiter 1 : ≥ 640], ELISA, MAT). Für sich allein sind serologisch positive Einzeltierbefunde bei der ätiologischen Aufklärung bestandsweise gehäuft auftretender Aborte allerdings nur von geringer Aussagekraft. Im Hirngewebe läßt sich Neospora-Nukleinsäure auch mittels PCR nachweisen. Entsprechendes gilt für lebensschwache Neugeborene mit zentralnervös bedingten Bewegungsstörungen. Der N.-c.-Enzepha-

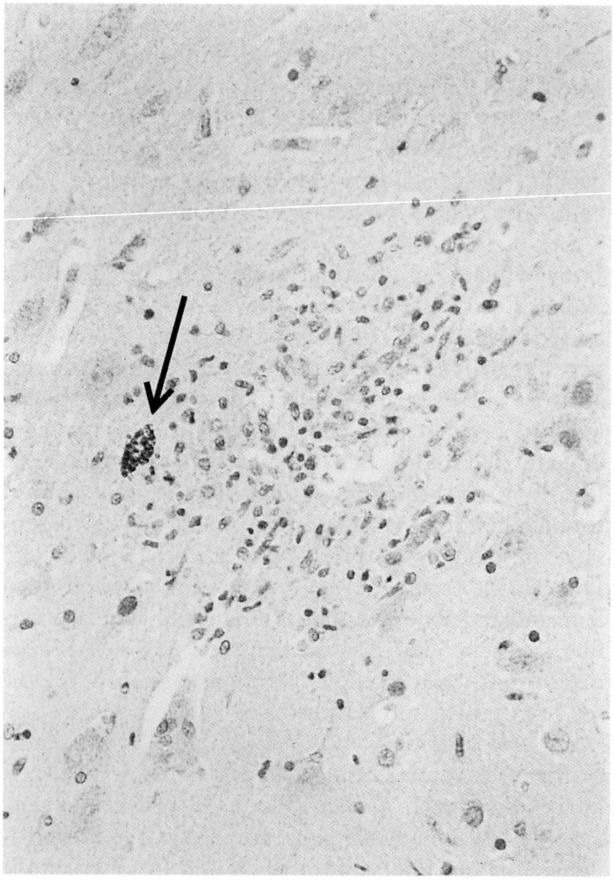

Abbildung 10-54 Neosporose: Herdförmige Enzephalitis neben einer Gruppe immunhistologisch angefärbter Neospora-Zoiten (s. Pfeil; CONRATHS & SCHARES, 1999; Vergrößerung 264fach)

litis ähnelnde histologische Befunde sind zwar auch bei Feten zu beobachten, deren Abort auf Infektion mit anderen apikomplexen Protozoen, nämlich Sarkozysten oder Toxoplasmen (Kap. 9.16.1, 10.4.1), beruht; die genannten Parasiten lassen sich aber immunhistochemisch voneinander unterscheiden (Abb. 10-54). Eine weitere diagnostische Möglichkeit ist der Mäuseinfektionsversuch (→ Nachweis der Tachyzoiten im ZNS).

■ **Behandlung:** Wirksame therapeutische Maßnahmen sind bislang nicht bekannt.

■ **Prophylaxe:** Serologische Überprüfung aller über 5 Monate alten Rinder des Bestandes. Positive Reagentinnen baldmöglichst ausmerzen und nur serologisch N.-c.-negative Färsen und Kühe zur Zucht benutzen. Vom übrigen Stall getrennte Abkalbeboxen einrichten; alle Nachgeburten sowie abortierte und totgeborene Kälber außerhalb der Reichweite von Hunden unschädlich beseitigen. Vermeiden von Verunreinigungen des Futters oder der Tränke durch Hundekot; Kleinnagerbekämpfung. Eine inaktivierte N.-c.-Vakzine für Rinder ist in Vorbereitung.

10.4.3 »Nervöse« Kokzidiose

■ **Definition, Vorkommen:** Ein v. a. in den USA, Kanada und Australien bei frisch abgesetzten Mastkälbern und ≤ 1 Jahr alten Mastrindern, ausnahmsweise auch bei älteren Tieren, beobachtetes Krankheitsbild, das als Komplikation der Kokzidiose (Kap. 6.11.5) angesehen wird und offenbar im Zunehmen begriffen ist. Innerhalb betroffener Mastgruppen können, insbesondere im Spätherbst und Winter, ≤ 30% der Tiere nervöse Symptome zeigen.

■ **Pathogenese:** Die Erkrankungsfälle häufen sich während und nach kalter Witterung und Futterknappheit; sie betreffen meist mit *Eimeria zuernii* und/oder *E. bovis* behaftete Tiere. Experimentell konnte »nervöse« Kokzidiose (n. K.) beim Rind bislang nicht reproduziert werden; mit dem Serum solcher Patienten ließ sich aber ein ähnliches Krankheitsbild bei Mäusen auslösen, weshalb vermutet wird, daß es einen auf Kokzidiose zurückzuführenden neurotoxischen Faktor enthält. Der Vergleich der Laborwerte von n.-K.-Kranken mit denen von Rindern mit unkomplizierter Kokzidiose ergab mit Ausnahme einer gewissen Hypochlorämie bei ersteren keine Unterschiede bezüglich der Elektrolytgehalte; es ist noch unklar, ob dieser Befund den Ursachen oder eher den Folgen der Krämpfe zuzurechnen ist.

■ **Symptome, Verlauf:** Die nervösen Anfälle können zwar schon während der Inkubation der Kokzidiose auftreten, betreffen aber meist manifest diarrhoeische Patienten. Sie setzen teils spontan, teils erst bei näherem Umgang mit den betreffenden, übererregbaren Tieren oder nach körperlicher Anstrengung ein: konvergierendes Schielen, Nystagmus (Augenrollen), häufiger Lidschlag, Schäumen vor dem Maul, ataktische Unsicherheit beim stelzenden Gehen oder steifen Stehen, Muskelzittern und Umfallen in Brust- oder Seitenlage mit abnormer Haltung und Bewegung von Kopf und Hals (oft, aber nicht immer, auch Opisthotonus), tonisch-klonische, an Weidetetanie erinnernde Krämpfe der Gliedmaßen, beschleunigt-unregelmäßige Atmung, mitunter zudem Blindheit. Ein solcher Anfall dauert ≤ 5 min, wonach der Patient entweder erschöpft in Brustlage verbleibt oder sich wieder völlig normal benimmt; die Körpertemperatur kann im Verlauf des Anfalls zunehmen. In der Folge pflegen sich die konvulsivischen Phasen in immer kürzeren Zeitabständen zu wiederholen, bis innerhalb von 1–5 Tagen (oft während eines Krampfes) infolge Atemstillstandes der Tod eintritt. Spontane Besserung ist nur selten zu beobachten.

■ **Sektion:** Außer kokzidiosebedingten Darmveränderungen sind allenfalls Blutfülle und Ödematisierung des Gehirns festzustellen.

■ **Diagnose:** Das Auftreten der geschilderten zentralnervösen Erscheinungen unter kokzidienbefallenen oder -verdächtigen Mastrindern weist auf »nervöse« Kokzidiose hin; symptomfreie Intervalle sowie rauhverdickt erscheinende Mastdarmschleimhaut bieten Anhalt zur *differentialdiagnostischen Abgrenzung* von Bleivergiftung (Kap. 10.5.12), Vitamin-A-Mangel (Kap. 11.1.5.1), Hirnrindennekrose (Kap. 10.5.5) und Enterotoxämie (Kap. 6.10.23).

■ **Beurteilung:** Die Letalitätsrate von n.-K.-Patienten ist mit ≥ 70% wesentlich höher als diejenige der an »einfacher« Kokzidiose erkrankten Gruppenmitglieder.

■ **Behandlung, Prophylaxe:** Beunruhigungen vermeiden, erforderlichenfalls Sedativa; bei kalter Witterung: Unterbringung im warmen, eingestreuten Stall; intravenöse Zufuhr von reichlich glukosehaltiger Elektrolytlösung (Kap. 4.3.6) und parenterale Gabe von Magnesiumsalzlösung (Kap. 10.5.4.1); p. o. Verabreichung von Kokzidiostatika (Kap. 6.11.5). Die Vorbeuge entspricht derjenigen der Kokzidiose (Kap. 6.11.5).

10.4.4 Zerebrale Sarkozystiose

Klinisch kann die massive experimentelle oder spontane Infektion von Kälbern mit Sporozysten von *Sarcocystis bovicanis*, neben den auf starkem Merozoitenbefall der Skelett- und Herzmuskulatur beruhenden Symptomen (Kap. 9.16.1), gelegentlich auch zentralnervöse Erscheinungen auslösen. In ihrer Pathogenese spielen vermutlich Störungen der Blutgerinnung und/oder der Gefäßpermeabilität eine Rolle. Bei solchen Patienten wurden von Fall zu Fall Niedergeschlagenheit oder Übererregbarkeit, Konvulsionen und opisthotonisches Festliegen beobachtet. Eine *Behandlung* erscheint aussichtslos. Die *Zerlegung* ergibt außer schwerwiegender Muskelsarkozystiose (Kap. 9.16.1) auch zerebrale Hämorrhagien. *Histologisch* sind am Gehirn multifokale Meningitis, von Nekrose umgebene kleinere intrazerebrale Blutungen, fibrinoide Vaskulitis mit kollateraler Zellinfiltration, Schizonten in den Endothelien meningealer und zerebraler Gefäße und/oder intraneurale Sarkozysten sowie herdförmige Gliose festzustellen. Ähnliche Hirnbefunde sind auch bei infolge massiver Sarkozystiose des Muttertieres abortierten Feten ermittelt worden; in solchen Fällen pflegt das betreffende Muttertier (im Gegensatz zum Neosporose-Abort, Kap. 10.4.2) schwer erkrankt zu sein. Bezüglich *Diagnose* und *Bekämpfung* sei auf die Sarkozystiose der Skelettmuskulatur (Kap. 9.16.1) verwiesen.

10.4.5 Zerebrale Babesiose

Zum postmortalen Nachweis akut verlaufener, durch *B. bigemina oder B. bovis bedingter* Babesiose sind Tupfpräparate der Großhirnrinde besonders brauchbar, weil die Parasiten dabei v. a. in Hirnkapillaren zu finden sind. Bei schwerer *B.-bigemina-* oder *B.-bovis-*bedingter Babesiose (Kap. 4.3.4.1) kommt es agonal infolge Anämie sowie Thrombosierung intrazerebraler Kapillaren (→ Gewebshypoxie), Leber- oder Nierenversagens (Kap. 6.13.3, 7.1.3.3) nicht selten zu *nervösen Ausfallserscheinungen*, wie Ataxie, Inkoordination und/oder Im-Kreis-Gehen, Kopfdrängen, Nachhandlähmung oder Erregbarkeit, Muskelzittern, Aufbrüllen, Angriffslust, Raserei, Opisthotonus, Zähneknirschen, ruckenden bis rudernden Konvulsionen und komatösem Festliegen. Bei solchen Patienten ist die Prognose trotz üblicher therapeutischer Maßnahmen schlecht. Postmortal findet man bei ihnen perivaskuläre, perineurale und interstitielle Ödeme in Hirn und Rückenmark. Infolge maternaler Babesiose abortierte Feten oder mit angeborener Babesiose behaftete (zentralnervös gestörte) Kälber zeigen ebenfalls Stase der Hirnkapillaren, deren Blut im letztgenannten Falle reichlich Babesien enthält.

10.4.6 Zerebrale Theileriose

In Ost- und Südafrika sowie Indien kommen nicht allzuselten Fälle sogenannter *»turning sickness«* vor, die sich im Gegensatz zur klassischen bovinen Theileriose (Kap. 4.3.4.2) durch akut bis chronisch verlaufende *Verhaltens-* und *motorische Störungen* auszeichnen, die meist letal enden. Sie beruhen offenbar auf Verlegung von Hirn- oder Rückenmarksgefäßen mit schizontenhaltigen Lymphozyten sowie Blutungen in der weißen Substanz des Großhirns. Von Fall zu Fall zeigen sich 1–4 Wochen p. inf. zerebrale, zerebelläre und/oder spinale *Erscheinungen*, wie Niedergeschlagenheit, Manege- oder Zeigerbewegungen, Kopfdrängen, Angriffslust/Übererregbarkeit, Muskelzittern, Krämpfe, Nystagmus, Blindheit, schwankender Gang, Ataxie, Dysmetrie, Nachhandlähmung, komatöses Festliegen wie bei Hypokalzämischer Gebärparese oder in Seitenlage mit rudernden Beinen sowie Opisthotonus. Zudem können Freßunlust, Lymphknotenschwellung und Dyspnoe auftreten. Die Patienten sind i. d. R. fieberfrei; ihr Serum weist einen hohen Titer an *Theileria*-Antikörpern, ihr Liquor vermehrten Eiweißgehalt auf. Sie kommen 1–3 Tage nach Einsetzen der zentralnervösen Symptome zum Exitus. Intra vitam läßt sich die *Diagnose* nur vereinzelt durch Theileriennachweis in Liquor oder bioptisch entnommenem Hirngewebe klären; die postmortale Abgrenzung von Cowdriose (Herzwasser-Krankheit, Kap. 4.1.3.1) stützt sich auf Zerlegungs- und histologische Befunde: Nachweis von *Theileria-parva-*, *-mutans-*, *-annulata-* oder *-taurotragi-*Schizonten, Lymphoblastenansammlungen, Gefäßthrombosen, perivaskulären lymphozytären Infiltraten, mitunter auch von Gewebsnekrosen im ZNS. Bezüglich etwaiger Behandlung wird auf Kapitel 4.3.4.2 verwiesen.

10.4.7 Zerebrale Trypanosomose

Auch bei Trypanosomose (Kap. 4.3.4.3) kann es infolge parasitär bedingter Verlegung zerebraler Blutgefäße gelegentlich zu *zentralnervösen Ausfallserscheinungen* kommen. Solche sind bislang infolge Infektion durch *Trypanosoma congolense* und *brucei* sowie, v. a. bei intrauterin infizierten Neugeborenen und Jungtieren, infolge Befalls mit *Tr. theileri* beobachtet worden. Sie bestehen in inkoordiniertem Gang, generalisiertem Muskelzittern, Übererregbarkeit, Bewegungsdrang, blindem Anrennen gegen Hindernisse, teilweise aber in Teilnahmslosigkeit und Kreisbewegungen, später in Niederstürzen, komatösem Festliegen, Opisthotonus, Dyspnoe, Streckkrämpfen, u. U. zudem in Blutungsneigung (Körperöffnungen), und verlaufen i. d. R. tödlich. Die *Diagnose* stützt sich auf postmortalen

Nachweis von Theilerien in den erweiterten Hirngefäßen sowie von zerebralen und meningealen perivaskulären Ödemen sowie lympho-plasmazellulären Infiltraten, mitunter auch von herdförmigen Nekrosen. Im Hirngewebe oder -liquor befindliche Trypanosomen können die Behandlung ihres Wirts mit Trypanosomiziden aufgrund der für solche undurchlässigen Blut-Hirn-Schranke überstehen und somit Ausgangspunkt für Rezidive sein.

10.4.8 Zönurose

In schafhaltenden Regionen (z. B. Vereinigtes Königreich, Italien, Schweiz) können nach oraler Aufnahme von Eiern des oft im Schäferhund parasitierenden Kanidenbandwurms *Taenia multiceps* außer den bevorzugt befallenen kleinen Haus- und Wildwiederkäuern gelegentlich auch einzelne 5 Monate bis 2 Jahre alte Jungrinder als Zwischenwirt dieses Schmarotzers erkranken. Seine Hakenlarven gelangen vom Darm aus als Onkosphären hämatogen ins Gehirn, seltener ins Rückenmark, wo sie sich binnen weniger Monate zu reifen, skolizeshaltigen Zönurus-Blasen von bis zu Hühnereigröße entwickeln. Entsprechend ihrer Lokalisation innerhalb des Schädels bedingt das dann allmählich fortschreitende *unspezifische Ausfallserscheinungen* (Kap. 10.2.1 ff.), z. B. abnorme Haltung des Kopfes (gesenkt, zur Seite hin oder zitternd), Zähneknirschen, zunehmende Apathie oder »Verblödung«, langsamere oder gestörte Futter- und Tränkeaufnahme sowie Wiederkauen, Drängen mit dem Kopf gegen die Wand, unilaterale Beeinträchtigung des Sehvermögens (auf der Gegenseite der erkrankten Hirnhälfte), Stolpern, einseitig ataktisch-inkoordinierter Gang, Kreuzen der Vorderbeine, Zeiger- oder Manegebewegung oder Lateropulsion zur erkrankten Seite hin (»Drehwurm«, »Kreuzdrehe«, »Koller«, »Würfligkeit«, »sturdie«, »staggers«, »gid«), Ausfall propriozeptiver Gliedmaßenreflexe auf derjenigen Körperseite, welche der Hirnläsion gegenüberliegt, und/oder Lähmungen, wiederholtes Niederbrechen, Abmagerung, u. U. plötzlicher Tod; im Stirnbereich des betreffenden Tieres ist mitunter eine druckempfindliche knöcherne Vorwölbung feststellbar, die bei Perkussion gedämpften Schall ergibt. Die Erkrankung ist wenige Wochen bis 8 Monate lang mit dem Leben des betreffenden Tieres vereinbar. Vorberichtliche Angaben bezüglich des Vorkommens von »Drehwurm« bei Schafen des gleichen oder eines benachbarten Betriebes und/oder über einen mit Schafen (oder deren Schlachtabfällen) in Berührung kommenden Hirten- oder Hofhund sind wertvolle Hinweise; differentialdiagnostisch ist an Hornzapfenbruch (Kap. 2.4.2.4), Stirnhöhlenvereiterung (Kap. 5.1.2.4), Hirnabszeß (Kap. 10.3.2) oder intrakranialen Tumor (Kap. 10.7) zu denken. Zönurose ist auch beim Rind verschiedentlich erfolgreich chirurgisch angegangen worden, und zwar durch *Schädeltrepanation* auf der erkrankten Seite, fingerbreit neben der Medianen, auf halber Entfernung zwischen Auge und Horn: Sedieren und Ablegen des Tieres; Reinigen, Rasieren, Entkeimen sowie örtliche Betäubung des Operationsfeldes; Eröffnen der Schädelhöhle und Ansaugen des Blaseninhaltes mittels kräftiger Kanüle oder dünnen Katheters und möglichst auch aspirierendes Herausziehen der manchmal in der Tiefe der betreffenden Hirnhälfte gelegenen Zönurusblase oder Entfernen der »Quese« mittels Arterienklemme oder Hakensonde; Wundverschluß und allgemeine Antibiose. Beim Schaf ist Albendazol (14 Tage lang je 10 mg/kg LM und Tag p. o.) und Praziquantel (3 Tage lang je 25 mg/kg LM p. o.) in frühen Stadien der zerebralen Zönurose wirksam. Wichtiger als Therapieversuche ist allerdings die *Vorbeuge*: Regelmäßige Entwurmung bestandseigener Hunde, die zudem von Kälberstall und Futtervorräten fernzuhalten sind und keine rohen Schlachtabfälle erhalten dürfen; Einfangen streunender Hunde; konsequente unschädliche Beseitigung drehwurmbefallener Wiederkäuergehirne.

10.4.9 Zerebrale Echinokokkose oder Hydatose

Finnen *(Echinococcus hydatidosus s. cysticus)* des dreigliedrigen Kanidenbandwurms *(E. granulosus)* finden sich beim Rind, das ebenso wie Schaf und Ziege als Zwischenwirt dieses Parasiten fungiert, v. a. in der Lunge (Kap. 5.3.4.3) oder in der Leber, ausnahmsweise aber im Gehirn. Hirnbefall mit solchen Hydatiden äußert sich im fortgeschrittenen Stadium durch druckbedingte *zerebrale Ausfallserscheinungen* oder *Herdsymptome* (Kap. 10.2.1 ff.); die intravitale Diagnose ist serologisch stellbar (Kap. 5.3.4.3). Von Behandlungsversuchen ist abzusehen. Die Prophylaxe stützt sich auf Entwurmen der Hunde sowie sorgfältige Beseitigung sämtlicher als hydatidös befundener Schlachtabfälle.

10.4.10 Zerebrospinale Setariose

Durch blutsaugende Insekten verschleppte Mikrofilarien des beim Rind in der Bauchhöhle parasitierenden Nematoden *Setaria labiatopapillosa* oder *S. digitata* (Kap. 6.15.4) können sich im ZNS nicht-adäquater Wirte, d. h. nicht-boviner Nutz- und Wildtiere, ansiedeln und Ausfallserscheinungen bedingen. In Indien wurden auch im Hirn und Rückenmark von Rindern, Zebus und Büffeln (und zwar vorzugsweise bei

Arbeitstieren), die an regional gehäuft auftretender *Nachhandlähmung* erkrankt waren, Mikrofilarien gefunden, bei denen es sich aber vermutlich um Entwicklungsstadien einer anderen, von Stechmücken übertragenen Setarien-Art handelt. Diese »enzootic bovine paraplegia« oder »lumbar paralysis« gibt sich durch plötzliche Lähmung der Hinterbeine mit Tod innerhalb von 3 Tagen, oder durch allmähliche, binnen eines Monats vom Schwanz über die Hintergliedmaßen zu den Vorderextremitäten hin fortschreitende Paralyse zu erkennen. Postmortal sind in Hirn und Rückenmark verflüssigte Erweichungsherde sowie Mikrofilarienanschnitte festzustellen.

10.4.11 Spinale Hypodermose, Dassel-Lähmung

In Mitteleuropa befinden sich zwischen Ende Dezember und Februar/März die dann bereits 10–15 mm langen I. Larven der großen Dasselfliege *(Hypoderma bovis)* auf ihrer Wanderung innerhalb des Wirts jeweils etwa 2 Wochen lang im Epiduralraum von Brust- und Lendenmark. Dort können sie während dieser Entwicklungsphase druck- und blutungsbedingte spinale Ausfallserscheinungen in Form einer meist symmetrischen *Nachhandparese* oder *-paralyse* bedingen: Festliegen in hundesitziger Stellung mit beiderseits nach vorn gestreckten, steif erscheinenden Hintergliedmaßen, deren Hautsensibilität vermindert ist (s. Abb. 2-90). Solche Lähmungen betreffen nicht selten mehrere der im Vorsommer erstmals geweideten Jungtiere zugleich (oder kurz nacheinander). Das klinische Bild unterscheidet sich durch das allmähliche, saisongebundene Einsetzen der Bewegungsstörung, mitunter auch durch gleichzeitig beim Patienten oder dessen Altersgenossen vorliegende Dasselbeulen von grobtraumatisch bedingten zentralen Paresen und Paralysen (Kap. 10.2.10). Differentialdiagnostisch kommen spinaler Abszeß (Kap. 10.3.1) oder Tumor (Kap. 10.7) in Frage; das Vorliegen von Dassellarvenbefall läßt sich durch kompetitiven ELISA serologisch nachweisen. Bei der Zerlegung finden sich im Bereich von Lenden- und kaudalem Brustmark Blutungen und Ödematisierung sowie glasig-transparente Dassellarven im epiduralen Fettgewebe (Abb. 10-55). Bei geduldiger Pflege der Patienten (Kap. 9.9.7) ist das Krankheitsbild mitunter reversibel; hierzu empfehlen sich parenterale Gaben von Antihistaminika, Antiinflammatoria, Mitteln zur Förderung der Blutgerinnung und/oder von Vitamin B_1. Wenn das Festliegen länger als eine Woche dauert, gilt die Prognose als infaust. Im Hinblick auf den saisongebundenen Aufenthalt der Dassellarven im Wirbelkanal sollten Hypoderma-exponiert gewesene Jungtiere während des o. a. Zeitraumes nicht mit dasselwirksamen Parasitiziden therapiert werden, weil das Abtöten der Larven innerhalb des Wirbelkanales solche Lähmungen provozieren kann, die ggf. innerhalb von 24 h nach der systemischen Behandlung eintreten. Alles Nähere über den Dasselbefall ist in Kapitel 2.3.4.1 nachzulesen.

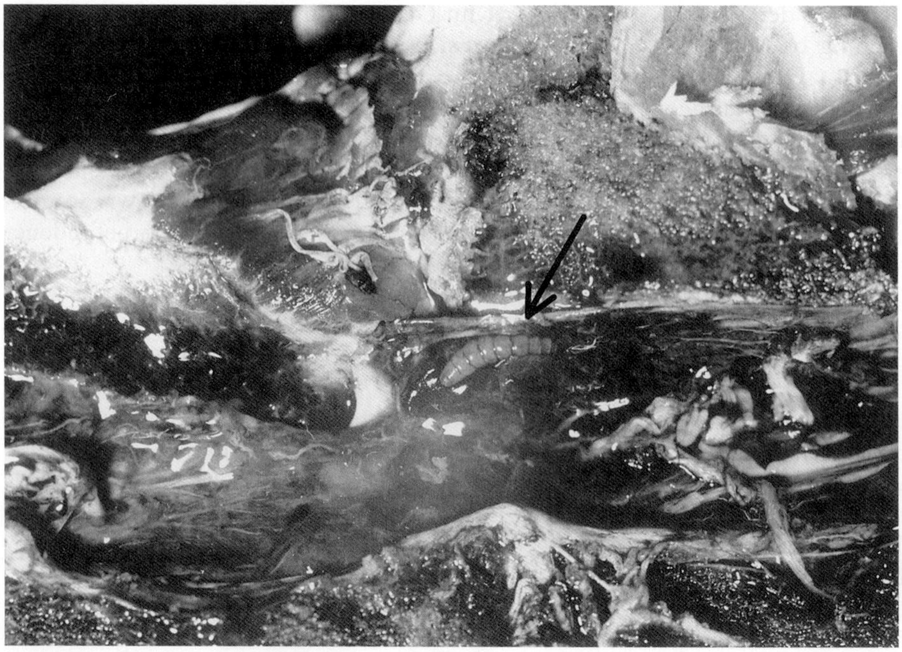

Abbildung 10-55 Wirbelkanal eines Patienten mit spinaler Hypodermose: Dassellarve (Pfeil) und blutig-sulzige Infiltration von Rückenmarkshäuten und epiduralem Fett

10.5 Fütterungs-, mangel- und vergiftungsbedingte Krankheiten der Organe des zentralen Nervensystems

Die auf neurometabolischen Störungen beruhenden *Speicherkrankheiten des ZNS* werden bei den Erbkrankheiten desselben (Kap. 10.1.4) abgehandelt; die bei *Kupfer-* bzw. *Kobaltmangel* zu beobachtenden zentralnervösen Erscheinungen werden in Kapitel 12.3.11 bzw. 4.3.5.2 besprochen. Bestimmte mit zentralnervösen Erscheinungen einhergehende Intoxikationen werden andernorts geschildert, weil ihre Hauptsymptome andere Organsysteme betreffen; das gilt für *Blausäurevergiftung* (Kap. 5.3.5.10) und *Güllegasvergiftung* (Kap. 5.3.5.3).

10.5.1 Natriummangel, »Kochsalzmangel«

M. Stöber/H. Scholz

Definition, Pathogenese: Das Natriumion ist essentieller Bestandteil des Säure-Basen-Gleichgewichts (Kap. 4.3.6.2) und »osmotisches Skelett« der extrazellulären Körperflüssigkeiten (Kap. 4.3.6.1). Es wird vorwiegend über Futter und Mineralstoffzulagen, manchenorts aber auch in nennenswertem Umfang über das Tränkewasser aufgenommen; die normale Na-Ausscheidung erfolgt beim Kalb vorwiegend mit dem Harn, beim ruminanten Rind dagegen über den Kot. Die Begierde, mit welcher Rinder angebotenes Kochsalz mitunter annehmen, ist für sich allein noch kein Beweis für unzureichende Versorgung; solches Verhalten ist oft auf den für Wiederkäuer angenehmen Geschmack des Salzes oder anderweitige Ernährungsfehler zurückzuführen (s. Lecksucht, Kap. 10.6.1.1). Außer bei starkem Durchfall sind Wiederkäuer nämlich dazu befähigt, den normalen Na-Spiegel des Blutserums, der bei Kälbern 115–145 mmol/l, bei erwachsenen Rindern 135–155 mmol/l beträgt, auch bei knapper Kochsalzzufuhr aufrechtzuerhalten. Der Regelmechanismus stützt sich auf Durst/Wasseraufnahme, die Wirkungen von Renin der Nierenglomeruli, Adiuretin des Hypothalamus, Aldosteron der Nebennierenrinde sowie die im Verdauungstrakt enthaltene große Flüssigkeitsreserve. Bei knapper Na-Versorgung vermindert der Organismus die Na-Ausscheidung über Harn und Kot mittels aktiv resorbierender, in Nieren, Vormagen- und Darmwand befindlicher »Na-Pumpen«, teilweisen Ersatz des Speichel-Na durch Kalium, notfalls auch Einschränkung der Na-Verluste über das Euter, d. h. Rückgang der Milchproduktion. Selbst schädliche Folgen eines abnorm weiten, über 35 : 1 hinausgehenden K:Na-Verhältnisses in der Ration können durch zusätzliche Steigerung der Kaliumexkretion vermieden werden, solange der Na-Gehalt der Nahrung ausreicht. Schwerwiegende, mit Hyponatriämie verbundene Folgen treten deshalb nur bei erheblichem, anhaltendem Durchfall, insbesondere beim Kalb (s. hypotone Dehydratation, Kap. 4.3.6.1, 6.10.19), und bei langdauerndem »Kochsalzmangel« ein. Diese Auswirkungen beruhen allein auf Na-Verarmung, da sie sich auch durch andere Na-Salze (nicht aber durch Na-freie Chloride) beheben lassen; deshalb ist es richtiger, von Natrium- als von »Kochsalz«-Mangel zu sprechen. Hyponatriämie bedingt Vermehrung der Wasserausscheidung über die Nieren, Verminderung des extrazellulären Flüssigkeitsvolumens, Bluteindickung, Blutdruckabfall und schließlich peripheres Kreislauf- sowie Nierenversagen.

Vorkommen, Ursachen: Der leistungsabhängig und im Mittel mit 1,5 mmol/kg LM und Tag (oder 0,15–0,18 % TM der Ration) anzusetzende Na-Bedarf des Rindes wird bei üblicher Fütterung meist gedeckt. Die Gefahr ungenügender Na-Versorgung besteht v. a. bei längerem Beweiden Na-armer Grünflächen. Entsprechende Beobachtungen liegen aus Dänemark, Norwegen, Schweden, dem Vereinigten Königreich, den Niederlanden, aus Norddeutschland, Österreich und der Schweiz sowie Zentral- und Südafrika vor. Dabei wird das Auftreten von Mangelerscheinungen durch Hochlaktation, heißes Klima, längerdauernde Salivation oder hochgradigen Durchfall (→ Na-Verluste über Milch, Schweiß, Speichel bzw. verminderte enterale Rückresorption), möglicherweise auch durch weidegangbedingte vermehrte Harnausscheidung oder Verfütterung besonders saurer Maissilage begünstigt.

Symptome, Verlauf: Subklinischer Na-Mangel äußert sich in verminderter Milchleistung, Abnahme des Milchfettgehalts, langsamerem Fleischzuwachs oder unbefriedigender Fruchtbarkeit; ausreichende Na-Zufuhr ist daher unabdingbare Voraussetzung optimaler wirtschaftlicher Erträge. Klinisch manifeste Mangelerscheinungen treten erst nach mehrwöchiger Unterversorgung (kochsalzzulagenfreie Grün- oder Silagefütterung mit < 0,1 % TM Na), und zwar v. a. bei laktierenden Tieren auf: Rauhes Haarkleid, unelastische Haut (Exsikkose), Lecksucht (Fressen von Erde und Mist, Harn- oder Jauchesaufen, Belekken des eigenen Körpers oder der Herdengenossen, Ablecken und Benagen von Holz, Rinde oder Kleidungsstücken, extremer Salzhunger; Abb. 10-56), Versiegen der Milch, Nachlassen der Freßlust, Abmagerung, Zunahme des Hämatokritwertes, schwache oder ausbleibende Brunst und Nachgeburtsverhaltung. Die verminderte Futteraufnahme kann sekundäre Ketose

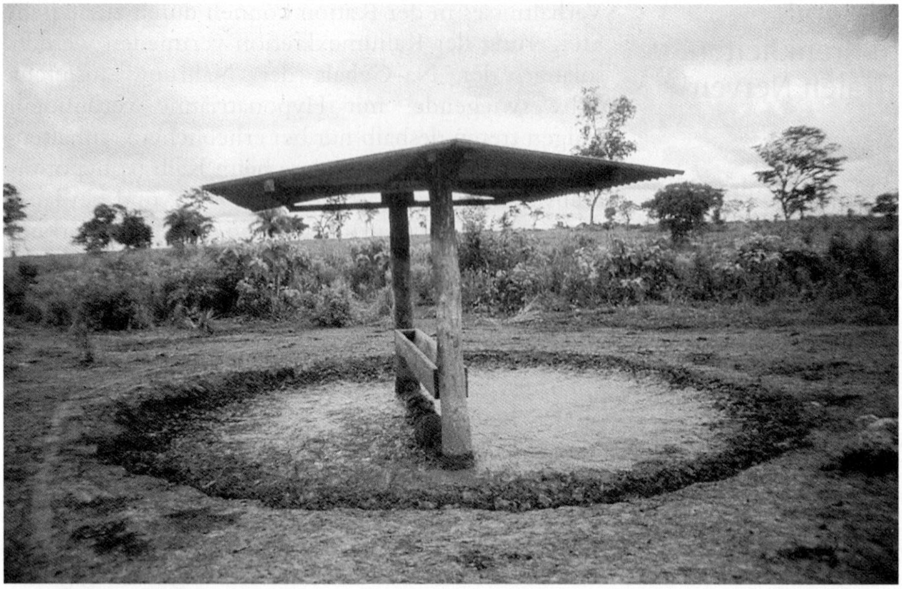

Abbildung 10-56 Kochsalzmangel: Extensivweide mit Salzleckstelle (Brasilien; DÖBEREINER, 1986)

auslösen. In extremen Fällen setzen nach monatelanger Na-Defizienz zudem Absinken des Serum-Na-Spiegels, auffallende Steigerung der Wasseraufnahme (Polydipsie), häufiger Absatz von hellem Harn (Polyurie) mit niedriger Dichte (< 1010), schwankender Gang, Muskelzittern und -schwäche, Herzarrhythmie, Inkoordination und Übererregbarkeit ein, die schließlich zu epileptiformen Krämpfen sowie Festliegen mit tödlichem Ausgang führen.

Sektions- und histologische Befunde sind, abgesehen von Hypertrophie und Hyperplasie der Zona glomerulosa der Nebennierenrinde sowie Vergrößerung der Ohrspeicheldrüse, deren Gangsystem verstärkt ist, ohne Besonderheiten. Bei Na-arm ernährten Kälbern finden sich u. U. Trichobezoare in Vormägen und/oder Labmagen (Kap. 6.6.4, 6.9.7).

■ **Diagnose:** Das Syndrom des Na-Mangels ist wenig spezifisch. Da der Na-Gehalt von Blutserum und Milch zudem bis gegen Ende der Erkrankung kaum beeinflußt wird, ist die klinische Erkennung dieses Zustands meist nicht leicht. Brauchbare Hinweise können sich aus der Analyse von Harn-, Kotwasser- oder Speichelproben mehrerer (möglichst in Hochlaktation befindlicher) Tiere der betreffenden Herde ergeben: Der Na-Gehalt des Harns beträgt normalerweise > 20 mmol/l, derjenige des Kotwassers > 15 mmol/l, derjenige des Speichels 145 ± 10 mmol/l. Harngehalte von < 20 mmol Na/l, Kotwassergehalte von < 10 mmol Na/l und Speichelgehalte von < 130 mmol Na/l (bei > 13 mmol K/l) gelten als Hinweis dafür, daß die Na-Versorgung zum betreffenden Zeitpunkt unzureichend ist; bei anhaltendem Na-Mangel sinkt die Na-Konzentration im Harn rasch auf < 5 mmol/l, im Speichel allmählich auf Werte um 50–75 mmol/l ab. Die Probenentnahme sollte vorsichtig erfolgen, um Schleimhautläsionen (→ Blutbeimengung und Verfälschung des Ergebnisses) zu vermeiden. Zur Speichelgewinnung wird ein Kunststoffschwämmchen mittels langer Arterienklemme etwa 1 min lang in der zuvor ausgespülten Backentasche festgehalten und anschließend durch Zentrifugieren ausgepreßt. Normaler Parotisspeichel enthält Na und K im Verhältnis von 17–28 : 1; eine Na:K-Relation von 10–15 : 1 ist als verdächtig, eine solche von < 10 : 1 als beweisend für das Vorliegen eines Na-Mangels anzusehen. Diese Vermutung gilt als bestätigt, wenn die versuchsweise Erhöhung der Kochsalzzufuhr innerhalb von 2 Wochen eine deutliche Besserung des klinischen Bildes bewirkt. *Differentialdiagnostisch* sind Osteomalazie (Kap. 9.17.5), Eisen-, Kupfer- und Kobaltmangel (Kap. 4.3.5.1, 12.3.11, 4.3.5.2) sowie »nervöse« Ketose (Kap. 10.5.7) zu berücksichtigen, die ebenfalls mit Lecksucht einhergehen können.

■ **Beurteilung:** Eine nur als Leistungsminderung zum Ausdruck kommende Na-Unterversorgung läßt sich durch entsprechende Kochsalzzulagen rasch ausgleichen; die volle Milchleistung wird allerdings in der betreffenden Laktation nicht mehr erreicht. Nach dem Einsetzen nervöser Ausfallserscheinungen ist keine Heilung mehr zu erwarten.

■ **Behandlung, Prophylaxe:** Kälber benötigen täglich 1 g, Jungrinder 5 g, trockenstehende Kühe 10 g, laktierende Tiere dagegen bei Tagesmilchleistungen von 10, 20 bzw. 30 l 15, 25 bzw. 35 g *Natrium*; diese Werte lassen sich durch Multiplizieren mit dem Faktor 2,5 in *Kochsalz* umrechnen. Während der Stallhaltung erfolgt die Na-Versorgung am besten über Kraftfutter mit 0,5 % Kochsalzzusatz. Da die zur Bedarfsdeckung von Milchleistungskühen erforderliche Na-Konzentration im Futter (0,15 bzw. 0,18% TM für trockenstehende bzw. laktierende Tiere) bei Weidegang oft nicht erreicht wird, empfiehlt es sich, während dieses Zeitraumes beim Melken Kraftfutter mit 0,75–1,0% Kochsalzzusatz zu verabreichen oder unter gut zugänglichem Regenschutz Salzlecksteine oder kochsalzhaltige Mineralstoffmischung auszulegen. Bei offensichtlichem Na-Mangel darf das Kochsalz aber zunächst (d. h. bis zur Befriedigung des Salzhungers) nur in Höhe der einfachen bis doppelten Tagesration und nur bei sichergestellter Wasserversorgung angeboten werden; andernfalls besteht Gefahr einer Natriumvergiftung (s. nächsten Abschnitt).

10.5.2 Tränkewassermangel, »Kochsalzvergiftung«

M. Stöber/H. Scholz

■ **Definition, Pathogenese:** Übermäßige Aufnahme von Kochsalz (Natriumvergiftung) führt, v. a. bei unzureichender Wasserversorgung, ebenso wie alleiniger Ausfall der Tränke (Verdursten) vereinzelt oder bestandsweise zu hypertoner Dehydratation mit Hypernatriämie, sobald die Kapazität der vom Renin-Adiuretin-Aldosteron-System gesteuerten Regelmechanismen überschritten ist. Diese umfassen Einschränkung der Wasserabgabe über Kot, Harn, Milch, Schweiß und Atemluft sowie Steigerung der Na-Ausscheidung über Harn und Kot. Wenn der Natriumgehalt von Serum und Liquor auf mehr als 150–160 mmol/l ansteigt, kommt es zu klinisch manifesten Ausfallserscheinungen. Dabei wird zwischen Erkrankungen nach einmaliger übermäßiger Kochsalzaufnahme bzw. völliger Unterbrechung der Wasserzufuhr und solchen unterschieden, wie sie – nach einiger Zeit normalen oder reichlichen Salzangebots und knapper Tränkung – bei plötzlichem freiem Zugang zu Wasser eintreten. Gemäß ihrer Entstehung werden erstere zwar als »akute« und letztere als »chronische« Intoxikation bezeichnet, doch verlaufen beide klinisch akut. Neben unspezifischen Allgemeinerscheinungen zeichnet sich das »akut« hervorgerufene Leiden durch gastrointestinale Symptome sowie gelegentliche Beteiligung des ZNS, das »chronisch« entstandene durch zentralnervöse Störungen aus; sie beruhen auf Steigerung des osmotischen Drucks im Eingeweideinhalt bzw. auf Hirnödem. *Andere Bezeichnungen* des experimentell auch mit anderen Na-Salzen auslösbaren Wassermangel-Natriumüberschuß-Syndroms sind »salt intoxication«, water deprivation/sodium ion toxicosis.

Wasserbedarf: Der Anteil des Wassers an der LM beträgt bei erwachsenen Rindern ~ 60%, bei neugeborenen Kälbern ~ 75%. Hiervon sind ungefähr ⅔ intra- und ⅓ extrazellulär lokalisiert; ¾ des extrazellulären Wassers befinden sich im Blutplasma, ¼ im Interstitium. Ein bei Bedarf rasch mobilisierbares Wasserdepot liegt im Vormageninhalt. Der Tränkewasserbedarf erwachsener Rinder beläuft sich auf 25–90 (extremerweise bis auf 150) l/Tier und Tag (Faustregel für laktierende Tiere: Milchleistung × 2,5 + 24 l). Er wird vom Feuchtigkeitsgehalt der Nahrung* sowie laufenden Flüssigkeitsverlusten über Harn, Kot, Milch und Verdunstung beeinflußt. Letztere ist von klimatischen Faktoren abhängig: In heißer Umgebung wird die normale Körpertemperatur v. a. durch vermehrte Evaporation aufrechterhalten; sie macht in gemäßigten Breiten etwa 20% der Gesamtwasserausscheidung aus und erfolgt zu ⅗ über die Haut sowie zu ⅖ über die Lunge; bei hoher Luftfeuchtigkeit und -temperatur kann die derart verdunstende Wassermenge 30–40 l/Tier und Tag betragen. Bei anhaltender Einschränkung oder völliger Unterbrechung der Wasserversorgung werden alle drei o. a. »Flüssigkeitsräume« des Tierkörpers herangezogen. Zum Ausgleich setzt aber entsprechender Abfluß intrazellulären Wassers in das Interstitium und von hier in die Blutbahn ein; so bleibt die Ionenkonzentration im Plasma konstant, wenn der Verlust 25% der körpereigenen Wasservorräte nicht überschreitet. Der katabole Abbau von 1 kg körpereigenem Fett, Kohlenhydraten bzw. Eiweiß kann 1,19, 0,56 bzw. 0,45 kg Wasser freisetzen. Auf Durst beruhende Abmagerung bedingt beim Rind schon Ausfallserscheinungen, wie verminderte Leistung und Fruchtbarkeit, wenn der Rückgang der LM 10% erreicht, und endet meist tödlich, wenn er 20% überschreitet. Hungerbedingte Gewichtsverluste von ≤ 40% werden dagegen oft ohne schwerwiegende gesundheitliche Folgen überstanden, wenn der Wasserbedarf dabei gedeckt bleibt.

Der *Natriumbedarf* für trockenstehende bzw. laktierende Tiere ist mit 0,15 bzw. 0,18% TM der Ration anzusetzen; das entspricht einem *Kochsalzgehalt* der Futterration von 0,25 bzw. 0,45% TM. Die für Rinder akut toxische bis letale NaCl-Dosis beträgt 2,2 g/kg LM.

■ **Ursachen:** *Ungenügende Wasseraufnahme* kann beruhen auf: Undichtigkeit, versehentlichem Abstellen oder Einfrieren der Tränkeleitung oder -tröge, Ventilschaden am Wassertank, Unzugänglichwerden der Tränkestelle, Unfähigkeit zur Bedienung oder Nichterkennen der Selbsttränke oder Weidepumpe, Verunreinigung des Wassers oder elektrische »Streuspannung« (Kap. 10.6.3). Erkrankungsfördernd wirken

* Pro kg TM aufgenommenen Futters werden 4 l Tränkewasser benötigt.

Hochlaktation, heiße Witterung, körperliche Anstrengung (lange Triebwege, Transport, Zugarbeit), weshalb entsprechend belastete Tiere zuerst oder am stärksten zu erkranken pflegen. Gleiche Folgen hat auch das *Unvermögen, Wasser aufzunehmen* (z. B. bei Schlundverstopfung, Hirnrindennekrose, Tollwut, Tetanus oder Botulismus) oder *solches im Verdauungstrakt zu resorbieren* (etwa bei schwerem Durchfall), was bei Beurteilung und Behandlung solcher Leiden stets zu berücksichtigen ist.

Übermäßige Salzaufnahme ist von Fall zu Fall zurückzuführen auf: Unkontrolliertes Anbieten von Salz an salzhungrige Rinder, Verflüssigung von regenschutzlos ausgelegtem Mineralsalz oder Lecksteinen, Zugänglichwerden unsachgemäß gelagerten Viehsalzes, zu hohe Beimischung von NaCl (als »Freßinhibitor«) zum Kraftfutter, Verfütterung von Abfallbrot, plötzlicher Übergang zur Tränkung mit Brack- oder Meerwasser (küstennahe Gebiete) oder Bohrbrunnenwasser (Nordamerika, Australien, Südafrika) bei fehlendem Zugang zu salzfreiem Wasser; ebenso gefährlich sind Salzbergwerk-Abwässer und salzhaltige Bohrsole von Ölbohrfeldern.

Bei *Tränkekälbern* besteht die Gefahr einer hypertonen Hypernatriämie v. a. bei Verabreichung zu stark konzentrierten Milchaustauschers (mit > 0,15 % TM Na-Gehalt), wenn ihnen daneben nicht auch Wasser zur Verfügung steht. Entsprechendes gilt für fehlerhaft zubereitete Diättränke (Kap. 6.10.19).

Symptome, Verlauf: Reiner Tränkewassermangel äußert sich anfangs nur in nachlassender Freßlust und auffallend eingedicktem Kot. Rinder, die längere Zeit auf mäßig salzhaltige Tränke angewiesen sind, reagieren durch Rückgang von Appetit und Milch- oder Fleischleistung sowie vermehrte Aufnahme von Wasser. Bei »akutem« Na-Überschuß-Wassermangel-Syndrom zeigen die Kranken hochgradige Unruhe mit Brüllen bzw. Blöken (insbesondere in Nähe der versiegten Tränke oder beim Plätschern von Wasser), Ausbrechen aus der Weide und wildes Umherwandern auf der Suche nach Tränke, die ggf. ohne Rücksicht auf etwaige Verschmutzung gierig aufgenommen wird. Bei näherer Untersuchung sind eingesunkene Augäpfel, Leerkauen, leichte Schaumbildung vor dem Maul, gerötete pappig-trockene Schleimhäute, starke Exsikkose, eingefallene Flanken, Eindickung des Vormageninhalts (fester Futterkloß im ventralen Pansensack), kolikartiges Verhalten sowie schleimiger Durchfall, mitunter Tympanie, bei agitierten Patienten auch Fieber festzustellen. Frequenz von Atmung und Puls sind höher, ihre Intensität schwächer als normaliter. Urin wird häufiger als sonst und jeweils nur in auffällig kleiner Portion sowie unter Drängen abgesetzt (u. U. auch ständiges Harnträufeln); Harndichte, Hämatokrit, Erythrozytenvolumen, Serumeiweiß- und -harnstoffgehalt sowie -AST- und -CK-Aktivität sind deutlich erhöht; der Urin kann Eiweiß enthalten. Auf Hirnbeteiligung hinweisende Erscheinungen sind vermehrte neuromuskuläre Erregbarkeit (teilweise auch Angriffslust oder Hochspringen), Nystagmus, örtliches oder allgemeines Muskelzittern und -zucken, Trippeln, apathisches Stehen mit gesenktem Kopf und aufgekrümmtem Rücken, steif-inkoordinierter bis schwankender Gang, Ataxie der Nachhand, Im-Kreis-Gehen, zunehmende Schwäche, Überköten, Niedergehen, Untertemperatur, epileptiforme Krämpfe und opisthotonisches Festliegen, mitunter auch Blindheit. Wenn keine Abhilfe geschaffen wird, verendet die Mehrzahl der Patienten innerhalb von 1–3 Tagen nach Erkrankungsbeginn.

Sektion: Nach »akuter« Na-Intoxikation finden sich auffallend trockener Panseninhalt, m. o. w. schwerwiegende Abomasoenteritis mit Verflüssigung des Darminhalts, Vergrößerung der Leber, Erweiterung und Hypertrophie der rechten Herzkammer sowie kleine Nebennieren mit blutreichem Mark. Bei »chronischer« Na-Vergiftung ist der Tierkörper extrem dehydratisiert, seine Fettdepots sind verflüssigt; bei tragenden Tieren kann der Fetus in Zersetzung begriffen sein. Das Gehirn erscheint ödematös; bei etwaiger erkrankungsbedingter Polioenzephalomalazie zeigt die Hirnschnittfläche im UV-Licht Autofluoreszenz des Rindenbereichs (s. Kap. 10.5.5). Die bei kochsalzvergifteten Schweinen *histologisch* zu beobachtende eosinophile Meningoenzephalitis ist beim Rind nicht festgestellt worden.

Diagnose: Vorberichtliche Angaben über die der Erkrankung voraufgegangene Versorgung mit Kochsalz und Wasser sind von entscheidender Bedeutung für die Erkennung des Leidens; dabei ist der Salzgehalt von Futter *und* Tränke zu berücksichtigen. Wichtige Anhaltspunkte ergeben sich aus der erhöhten Harndichte und der abnorm hohen, über 150–160 mmol/l betragenden Na-Konzentration in Blutserum oder -plasma und Liquor (Proben möglichst vor Tränkung der Patienten entnehmen). Erst postmortal auftauchender Verdacht einer Na-Vergiftung läßt sich durch Bestimmung des Na-Gehalts von Gehirngewebe (2136–2400 statt normaliter 650–1620 ppm FS) und Augenkammerwasser (172–218 statt normaliter 132–156 mmol/l) klären.

Differentialdiagnostisch sind je nach Erscheinungsbild zu bedenken: Andersbedingter Durchfall (Kap. 6.10.16 ff.), Tollwut (Kap. 10.3.6), Aujeszkysche Krankheit (Kap. 10.3.7), Vitamin-B_1-Mangel (Kap. 10.5.5), Hitzschlag/Sonnenstich (Kap. 10.6.4), idiopathisches Dysthermie-Syndrom (Kap. 12.3.4), Bleivergiftung (Kap. 10.5.12), hypomagnesämische Tetanie (Kap. 10.5.4.1), »nervöse« Ketose (Kap. 10.5.7), Verunreinigungen des Tränkwassers mit Nitrat (Kap. 4.3.5.3), Sulfaten (Kap. 10.5.14) oder Botulinustoxin (Kap. 10.5.13), bei Kälbern auch Meningoenzephalitiden (Kap. 10.3.1).

■ **Beurteilung:** Infolge Wassermangel-Natriumüberschusses komatös festliegende Patienten haben nur noch geringe Heilungsaussichten. Trächtige Tiere können in der Folge abortieren.

■ **Behandlung:** Alle gleichermaßen exponierten Herdenmitglieder möglichst ohne Beunruhigung in schattige Umgebung oder den Stall verbringen und übermäßige Kochsalzaufnahme (mit Futter oder Tränke) sofort unterbinden. Da die extrem durstigen Kranken bei plötzlichem freiem Tränkezugang u. U. in kurzer Zeit bis zu einem Viertel ihrer LM an Wasser aufnehmen (→ Gefahr der Unterkühlung [Schock] und/oder der »Wasserintoxikation« mit Hirnödem [s. u.]) sollten sie zunächst, d. h. bis zum Ausgleich des Flüssigkeitsdefizits, wiederholt in kontrollierten kleinen Portionen mit leicht hypertoner (d. h. 1%iger) Kochsalzlösung getränkt werden, bevor sie wieder Trinkwasser ad lib. zur Verfügung gestellt bekommen; Patienten, die zu spontaner Aufnahme der Tränke zu schwach sind, ist diese per NSS zu verabreichen. Unruhige Patienten müssen u. U. sediert werden. Vorsichtiges »Ausschleichen aus der Hypernatriämie« ist auch bei parenteraler Flüssigkeitszufuhr zu beachten: Die Dauertropfinfusion sollte anfangs mit 1%iger Kochsalzlösung erfolgen; ihr Salzgehalt ist dann bis zum 2./3. Tag zu normalisieren (s. auch Kap. 4.3.6.1).

■ **Prophylaxe:** Ausreichende Versorgung mit einwandfreiem Tränkewasser auch während Hitze- und Dürreperioden sicherstellen; Oberflächenwasser ist hierzu i. d. R. weniger geeignet als Grundwasser. Zwar ist der Wasserverbrauch bei Einsatz von Selbsttränken um 10–30 % höher als bei nur 2mal täglich erfolgendem Eimertränken; die dadurch bei Mast- und Milchrindern zu erzielenden wirtschaftlichen Vorteile können jedoch ≤ 10 % der Fleisch- oder Milchleistung betragen. Bei extensiver Weidenutzung genügt es, selbst in den Tropen, wenn Rinder alle 2 Tage Zugang zur Tränke erhalten, doch ist unter solchen Bedingungen keine rentable Fleisch- oder Milchproduktion, sondern nur das »Durchbringen« der betreffenden Herde bis zur nächsten Vegetationsperiode möglich; dabei sollte der Anmarsch zur Tränke nicht länger als 2,5 km sein. Der Gesamtsalzgehalt des Tränkwassers sollte auf Dauer 0,3 % (kurzfristig 0,5–1 %) nicht überschreiten.

Die Sicherung des Angebots einwandfreien Tränkwassers ist besonders wichtig, wenn Kochsalz als »Verzehrshemmer« eingesetzt wird. Im Na-Defizit befindlichen und daher salzhungrigen Rindern sollte Kochsalz nicht plötzlich zur freien Verfügung angeboten werden (s. Na-Mangel, Kap. 10.5.1). Lecksteine oder Mineralsalzmischungen für Weidetiere sind nur unter Dach und nicht in unmittelbarer Nähe der Tränke auszulegen.

10.5.3 Übertränken, Tränkehämoglobinurie

M. Stöber/H. Scholz

Andere Bezeichnungen: »Wasserintoxikation«, Hyperhydratation, hydrämische Blutmengenzunahme, akute verdünnungsbedingte Hyponatriämie, overwatering, overdrinking, paroxysmale Hämoglobinurie.

■ **Definition, Vorkommen, Ursache, Pathogenese:** Von diesem Leiden werden ≤ 1 Jahr alte Kälber und Jungrinder betroffen, die zuvor ausschließlich Milch oder Milchaustauscher erhielten oder vorübergehend nicht getränkt wurden und dann plötzlich (Umsetzen aus Einzel- in Sammelboxen; Laufenlassen im Stallgang oder in Gehöftnähe, Verbringen auf die Weide oder eine Tierschau) Zugang zu Wasser (Selbsttränke, Brunnentrog, Bach o. ä.) bekommen. Sie pflegen dann in kurzer Zeit erhebliche Mengen Wassers (u. U. ≤ 25 % ihrer LM) aufzunehmen, so daß ihr Leib m. o. w. ballonförmig aufgetrieben erscheint. Aufgrund des noch an Milchnahrung adaptierten Schlundrinnenreflexes gelangt ein großer Teil dieses Wassers unmittelbar in Labmagen und Darm. Dort wird es rasch resorbiert und führt durch Verminderung des osmotischen Plasmadrucks zum Zerfall roter Blutkörperchen in den Mesenterialvenen. Dabei wird oft, aber nicht immer, soviel Hämoglobin auf einmal freigesetzt (→ Hämoglobinämie), daß es auch in den Harn übergeht (→ Hämoglobinurie). Die Gefahr einer schwerwiegenden hämolysebedingten Blutverdünnung ist gegeben, wenn die auf einmal aufgenommene Wassermenge ≥ 10 % der LM beträgt. Das Krankheitsbild scheint durch niedrige Wasser- oder Umgebungstemperatur gefördert zu werden und v. a. Kälber zu betreffen, die trotz übermäßiger Wasseraufnahme zunächst nicht urinieren. Während des hämolytischen Anfalls sind Osmolalität, Na- und Cl-Gehalt des Plasmas vermindert, sein Fe-Gehalt dagegen erhöht. Dieser Zustand bedingt Übertritt von Wasser in die Zellen wichtiger Gewebe (Muskulatur, Gehirn, Lunge).

■ **Symptome:** Die Erkrankung setzt ~ 0,5–2 h nach der Wasseraufnahme anfallsartig ein (»paroxysmale« Hämoglobinurie); ihr Verlauf ist perakut, weshalb betroffene Tiere mitunter unvermutet tot aufgefunden werden. Bei leichterer Erkrankung sind zu beobachten: Absinken der Körpertemperatur um 0,5–1,0 °C unmittelbar vor dem Anfall (Kühleffekt der großen Wassermenge), Muskelzittern, Aufkrümmen des Rückens, Freßunlust, apathisches Verhalten, pochender Herzschlag und wiederholtes Absetzen von rötlichem bis portweinfarbenem Harn; dieser enthält Hämoglobin und weist niedrige Dichte (1025–1010) auf. Das Blut der Patienten ist nur während des Anfalls hämolytisch (→ rötliches Serum mit 250–400 mg Hb/dl); Erythrozytenzahl und Hämatokrit sind vorübergehend mäßig bis deutlich vermindert. Schwerer erkrankte Tiere zeigen zudem gesträubtes Haarkleid, Aufblähen des Pansens, kolikartige Unruhe mit ständigem Reiben, Schmatzen und Lecken, Durchfall, Lidödem, erhöhte Erregbarkeit, Nystagmus, Umherlaufen, Drängen gegen die Wand, Überköten, Schwanken, Taumeln, Umfallen, komatöses Festliegen mit opistho- oder emprosthotonischer Kopfhaltung, z. T. auch mit Laufkrämpfen der Hinterbeine (Hirnödem); außerdem ist frequente, oberflächliche Atmung festzustellen, die in hochgradige Dyspnoe übergehen kann: m. o. w. rosa verfärbter Schaum vor Maul und Nase, exspiratorisches Stöhnen, zyanotische Schleimhäute, vorgestreckte Zunge, auskultatorisch: Knattergeräusche (Lungenödem).

■ **Verlauf, Beurteilung:** In leichten Fällen tritt nach 6–8 h deutliche Besserung und nach 1–3 Tagen völlige Genesung ein; schwer erkrankte Patienten (Lungenödem, ZNS-Beteiligung) verenden dagegen meist innerhalb von 2–24 h oder bleiben noch mehrere Tage allgemeingestört. Wird das Tränken der betreffenden Tiergruppe nicht reguliert, so ist mit Rezidiven und weiteren Verlusten zu rechnen.

■ **Sektion:** Der Zerlegungsbefund ist manchmal völlig negativ; sonst sind interstitielles und alveoläres Lungenödem, Blutungen an Luftröhre und Herz, subseröse ödematöse Durchtränkung von Koronar- und Pansenfurchen sowie Gallenblasenbereich, Vergrößerung der Leber, starke Blutfülle der Darmschleimhaut sowie ödematöse Hirnschwellung festzustellen. *Histologisch* findet man Ödematisierung von Hirn, Lunge und Harnblasenwand, kapilläre Hirnblutungen sowie Blutfülle der Nierenrinde.

■ **Diagnose:** Die Abgrenzung der Tränkehämoglobinurie von anderen Erkrankungen des Zentralnervensystems (Hirnrindennekrose, Kap. 10.5.5; Kälbertetanie, Kap. 10.5.4.4; Bleivergiftung, Kap. 10.5.12) oder des Atmungsapparates (Kap. 5.3.2.3) bedarf eingehender Überprüfung der Tränkeverhältnisse sowie des Hämoglobinnachweises im Harn. *Differentialdiagnostisch* ist auch an anderweitige Hämoglobinurien (chronische Kupfervergiftung, Kap. 4.3.5.9; Babesiose, Kap. 4.3.4.1; Leptospirose, Kap. 7.1.4.3) sowie Paralytische Myoglobinurie (Kap. 9.17.2) zu denken.

■ **Behandlung:** Freien Zugang zu Wasser sofort sperren und Tiere der betroffenen Gruppe in der Folge häufiger sowie kontrolliert in kleinen Portionen tränken; läßt sich die Wasseraufnahme nicht überwachen, so ist zugleich auch Lecksalz zur Verfügung zu stellen. In schweren Fällen ist hypertone Kochsalzlösung (2–3 l 5%ig p. o. oder 100–300 ml 10%ig langsam, nach Wirkung, i.v.) zu verabreichen und die Diurese mittels Furosemid (1 mg/kg LM i.v.) anzuregen. Versuchsweise kann statt dessen handelsübliche Kalzium-Magnesium-Salzlösung (100 ml) oder konzentrierte Traubenzuckerlösung (200–500 ml 50%ig) langsam intravenös infundiert werden.

■ **Prophylaxe:** Tränkekälber sollten von der 2. Lebenswoche an freien Zugang zu Lecksalz *und* Wasser haben (s. Kochsalzvergiftung, Kap. 10.5.2). Andernfalls ist darauf zu achten, daß sie während der Periode ausschließlicher Milch- oder Milchaustauschertränkung nicht plötzlich freien Zugang zu Wasser erhalten; solche Kälber sollten ihre Milch beim allmählichen Übergang zur Trockenfütterung zunächst immer stärker mit Wasser verdünnt bekommen und schließlich mindestens 2mal täglich mit Wasser ad lib. getränkt werden.

Dem Übertränken von Kälbern ähnelnde Erkrankungen können auch bei erwachsenen Rindern auftreten, wenn sie nach vorherigem Dursten (u. U. auch anhaltender körperlicher Anstrengung oder bei hoher Umgebungstemperatur) plötzlich freien Zugang zu Wasser erhalten (s. *Verdursten*, Kap. 10.5.2). Ähnliches gilt vermutlich auch für die sogenannte *»Moorhämoglobinurie«*: Nach anfänglicher Verweigerung des abstoßend schmeckenden Moorwassers kommt es infolge zunehmenden Dursts schließlich zu übermäßiger Aufnahme solcher Tränke.

10.5.4 Hypomagnesämische Tetanien

M. Stöber/H. Scholz

Fütterungsbedingte krankhafte Verminderungen des Magnesiumgehalts in Blut und Hirn-Rückenmarks-Flüssigkeit kommen unter den Haustieren nur bei Wiederkäuern vor. Sie spielen v. a. bei laktierenden Weidekühen der Milch- und Fleischrassen, mitunter aber auch bei stallgehaltenen, ausschließlich mit frischem Grün oder aus solchem gewonnener Silage gefütterten Kühen, bei hochtragend transportierten Färsen sowie bei langfristig nur mit Kuhmilch oder Milchaustauscher ernährten Kälbern eine Rolle. Der kennzeichnenden Hypomagnesämie folgt dabei meist ein Abfall der Kalziumkonzentration im Serum. Die auch in Reduktion des Liquor-Magnesiumgehalts zum Ausdruck kommende Verschiebung des Mineralstoffgleichgewichts bedingt perakut bis akut auftretende neuromuskuläre Erregung, die in ausgeprägten Fällen zu tonisch-klonischen Krämpfen, Festliegen sowie Bewußtseinstrübung und – bei ausbleibender Behandlung – fast immer zum Tode führt. Entsprechend den krankmachenden Begleitumständen dieser Leiden wird zwischen Weide-, Stall- und Transporttetanie erwachsener Rinder sowie Milchkälbertetanie unterschieden:

10.5.4.1 Weidetetanie

Definition: Der Weidetetanie laktierender Kühe geht eine fütterungs- und umweltbedingte Verminderung des Magnesiumgehalts im Blut voraus, deren klinische Folgen entweder schon kurze Zeit nach Auf- oder Umtrieb auf Weiden mit üppigem Graswuchs (Milchkühe: »Grastetanie« im Frühjahr oder Herbst) oder aber erst nach längerdauernder Mg-Unterversorgung (Mutter- und Ammenkühe: »Wintertetanie« bei ganzjährigem, in der kalten Jahreszeit knapp werdendem Weidegang) plötzlich einsetzen. Sie bestehen zunächst in Bewegungsunlust und gespanntem Gang, dann aber in erhöhter neuromuskulärer Erregbarkeit, die zum Festliegen unter tonisch-klonischen Krämpfen führt; unbehandelt geht Weidetetanie bei (per)akutem Verlauf meist in Somnolenz, Koma und Tod über. *Andere Bezeichnungen*: akute Gehirnentzündung, kopziekte, lactation tetany, wheat poisoning, rye staggers, beteskramp, vertige d'herbes, tétanie d'herbage.

Vorkommen, Bedeutung: Weidetetanie ist in allen Ländern gemäßigter Klimazonen mit intensiver Milch- oder Mastrinderproduktion (EU, USA, Australien, Neuseeland) bekannt und gefürchtet. Ihr Auftreten ist an bestimmte innere und äußere Voraussetzungen gebunden: In *typischer Form* befällt sie v. a. ältere hochlaktierende Kühe innerhalb von 2 Monaten p. p.; im Gegensatz zur Hypokalzämischen Gebärparese zeigt Weidetetanie also keine enge Bindung an den Kalbetermin. Die Mehrzahl der Patienten ist bei Ausbruch des Leidens noch nicht wieder tragend (nicht selten jedoch brünstig) oder erst frühträchtig; frisch abgekalbte Kühe werden dagegen nur ausnahmsweise, und zwar ggf. meist von »Wintertetanie« betroffen. Außerdem weisen an Weidetetanie erkrankende Kühe meist eine gute bis sehr gute Milchleistung oder wohlgenährte Saugkälber auf (»Laktationstetanie«); auch nimmt die Tetanieanfälligkeit mit fortschreitendem Lebensalter zu und ist nach Geburt des 6. Kalbes etwa 15mal so hoch wie bei primiparen Rindern. Die entscheidende tetanieauslösende Wirkung der Fütterung zeigt sich darin, daß mehr als die Hälfte aller »Grastetanie«-Fälle schon während der ersten 2 Wochen nach Auf- oder Umtrieb auf junges, besonders rasch gewachsenes eiweißreiches Gras zu beobachten ist. Daher liegt der jahreszeitliche Schwerpunkt mit rund 80% aller »Grastetanie«-Erkrankungen im Frühjahr zu Beginn der Weideperiode (»grass staggers«, »voorjaarsziekte«, »maladie du printemps«); später, v. a. kurz nach erneutem Umtreiben auf frisch nachgewachsene Koppeln, auftretende Erkrankungsfälle können sich ebenfalls innerhalb eines kürzeren Zeitraums, insbesondere im Herbst, häufen. Offensichtlich sind hierfür klimatische Faktoren mitverantwortlich (s. *Pathogenese*): So ist »Grastetanie« an eine Umweltwärme von 5–15 °C gebunden und bevorzugt nach stärkeren Temperaturschwankungen (warme Tage/kalte Nächte) zu beobachten. Zudem nimmt ihre Frequenz nach plötzlichem pflanzenwuchsförderndem Temperaturanstieg und Regen deutlich zu, bei anhaltendem Kälteeinbruch aber ab. Deshalb ist das Leiden in Jahren mit vorwiegend beständiger, trocken-warmer Witterung relativ selten; »Grastetaniejahre« zeichnen sich dagegen durch häufigeren Wechsel von Wärmeperioden und kurzen, mit stärkerem Niederschlag einhergehenden Kältewellen aus. »Wintertetanie«-bedingte Erkrankungen und Verluste pflegen im Verlauf der kalten Jahreszeit v. a. bei Futterverknappung und/oder Kälteperioden aufzutreten; im Gegensatz zu der auf plötzlichem Mangel an rasch verfügbarem Mg beruhenden »Grastetanie« ist »Wintertetanie« offenbar auf allmähliche Erschöpfung der Mg-Reserven (z. B. bei Verfütterung von siliertem »Tetaniegras«) zurückzuführen.

Ursachen, Pathogenese: Der tägliche Netto-Mg-Bedarf laktierender Kühe von 500–600 kg LM beträgt 2,5–3,0 g für Erhaltung plus 0,12 g pro l Milchleistung, bei einer Tagesmilchmenge von 20 bzw. 30 l also insgesamt 5,0–6,5 g. Die zu seiner Deckung erforderliche Mg-Zufuhr (Bruttobedarf) ist von der Verwertbarkeit des aufgenommenen Mg und damit von der Zusammensetzung der Nahrung abhängig: So erhalten stallgehaltene Milchkühe in ihrer Heu, Rüben und Schrot umfassenden Tagesration 20–40 g Mg, das zu 20–30% ausgenutzt wird. Die zu Beginn des Weidegangs mit dem jungen Gras täglich aufgenommenen 10–30 g Mg werden lediglich zu 10–20% verwertet, was netto 1–6 g Mg ergibt. Somit besteht beim Weideauftrieb im Frühjahr immer eine knappe, von Fall zu Fall sogar unzureichende Mg-Versorgung (Übersicht 10-2).

Dieser Mangel kann nur in begrenztem Umfang durch Freisetzen körpereigener Reserven ausgeglichen werden, weil beim erwachsenen Rind hierfür täglich allenfalls 2% der im Skelett eingelagerten Mg-Salze verfügbar sind; ihre rasche Mobilisierung ist zudem von der Vaskularisation der Knochen abhängig

Übersicht 10-2 Abhängigkeit des Magnesiumbedarfs laktierender Kühe mit 600 kg LM von ihrer Tagesmilchleistung und der Ausnutzung des mit dem Futter aufgenommenen Magnesiums

Milchleistung (l/d):	**15**	**20**	**25**	**30**
Netto-Magnesiumbedarf (g/d):	4,3	4,9	5,5	6,1
Brutto-Magnesiumbedarf (g/d)				
bei 10%iger Ausnutzung des Futter-Mg:	43	49	55	61
bei 20%iger Ausnutzung des Futter-Mg:	22	25	28	31
bei 30%iger Ausnutzung des Futter-Mg:	14	16	18	20

und daher mit zunehmendem Lebensalter rückläufig. Letzteres gilt auch für die Fähigkeit zur Resorption von oral aufgenommenem Mg, die beim erwachsenen Rind überwiegend von den Vormägen sowie in geringerem Umfang vom Dickdarm aus erfolgt. Da zudem der Mg-Gehalt der Kuhmilch (durchschnittl. 5,0 [3,3–7,4] mmol/l) unabhängig von demjenigen der Nahrung und des Blutserums konstant bleibt, besteht die einzige Sparmaßnahme des Organismus in Verminderung der Mg-Ausscheidung mit dem Harn; sie hört ganz auf, wenn der Serum-Mg-Spiegel die Nierenschwelle unterschreitet, die zugleich die untere Grenze seines 0,7–1,2 mmol/l betragenden Normalbereichs darstellt. Sobald das Defizit zwischen Netto-Mg-Bedarf und ausgenutzter Mg-Menge 2 g/d überschreitet, fällt der Serum-Mg-Gehalt daher auf subnormale bzw. krankhaft erniedrigte Werte (0,4–0,7 bzw. 0,08–0,4 mmol/l) ab. Diese Hypomagnesämie bedingt erhöhte neuromuskuläre Erregbarkeit sowohl der Skelett- als auch der glatten Muskulatur (Bronchen, Blutgefäße) mit Ansammlung von Azetylcholin an den motorischen Endplatten der Muskelzellen (Azetylcholinesterase ist ein Mg-abhängiges Enzym). Leichte oder latente hypomagnesämische Tetanie äußert sich in Steifigkeit und Muskelzittern, klinisch manifeste Weidetetanie jedoch in ausgeprägten Krämpfen. Die kennzeichnenden tonisch-klonischen Konvulsionen treten meist erst beim Absinken des Serum-Mg-Spiegels auf < 0,3 mmol/l auf, können aber schon bei Werten von 0,7 mmol/l einsetzen oder trotz Verminderung auf 0,2 mmol/l ausbleiben. Dagegen zeigt die in der Hirn-Rückenmarks-Flüssigkeit festzustellende Mg-Konzentration auffallende Übereinstimmung mit dem klinischen Bild: Sie beträgt normalerweise 0,7–0,9 mmol/l und geht kurz vor dem manifesten tetanischen Anfall, bei Serum-Mg-Werten von < 0,3 mmol/l plötzlich auf 0,4–0,6 mmol/l zurück. Deshalb wird angenommen, daß dem Mg-Gehalt des Liquors und/oder des Hirngewebes in der Pathogenese dieser Krämpfe besondere Bedeutung zukommt. Entsprechendes wird auch bezüglich der bei Weidetetaniepatienten unmittelbar vor Einsetzen der Konvulsionen oft zu beobachtenden Verringerung des Serum-Ca-Spiegels auf 1,0–1,8 mmol/l vermutet.

Daß es sich bei der Weidetetanie um einen vorwiegend *ernährungsbedingten sekundären Magnesiummangel* (»nutritional tetany«) handelt, geht des weiteren aus den Faktoren hervor, welche ihr Auftreten fördern:

➤ *Zusammensetzung der Nahrung*: Die Vegetation von »Tetanieweiden« besteht i. d. R. vorwiegend aus Gräsern bei nur geringem oder fehlendem Besatz mit anderen Pflanzen; besonders gefährlich sind frische, aus Weidel- oder Getreidegräsern bestehende Monokulturen. Junges, rasch und üppig wachsendes Gras zeichnet sich u. a. durch niedrigen Mg-Gehalt aus; er beträgt oft < 0,15% TM und nimmt erst im Verlauf des Sommers reifungsbedingt auf 0,2–0,3% TM zu. Bei frühem Austrieb fällt die »Tetaniesaison« also mit der Phase geringster Mg-Konzentration im Grünfutter zusammen. Kräuter und Leguminosen enthalten etwa doppelt soviel Mg wie Gras (nämlich 0,3–0,6% TM). Auf mit solchen Pflanzen reichlicher bestandenen Weiden, insbesondere aber auf »bunt« zusammengesetzten Gebirgsweiden ist »Grastetanie« bezeichnenderweise fast unbekannt. Es muß allerdings betont werden, daß der Mg-Gehalt des Grases von »Tetanieweiden« keineswegs immer abnorm niedrig oder geringer ist als derjenige tetaniefreier Grünflächen. Oft weist das Gras ersterer aber ungewöhnlich viel Rohprotein (20–35 statt 10–20% TM) und Kalium (3,0–4,5 statt 1,5–3,0% TM) sowie zu wenig Rohfaser (15–20 statt 20–30% TM) auf; sein Eiweiß:Kohlenhydrat-Quotient beträgt dann nicht selten 1 : 3 statt 1 : 5. Diese zu Verdaulichkeitsdepression führende Zusammensetzung jungen Grases ist von entscheidender Bedeutung für die Mg-Verfügbarkeit und damit für die Entwicklung der Weidetetanie.

➤ *Hoher Rohprotein- und Kaliumgehalt des Grases* behindern nämlich ebenso wie der sich aus ersterem ergebende vermehrte intraruminale Anfall von Ammoniak die Resorption von Mg aus den Vormägen; möglicherweise spielt hierbei auch die mit Grünfütterung verbundene raschere Passage der Ingesta durch den Verdauungskanal (= »Weidedurchfall«) eine Rolle. Jedenfalls beträgt die Mg-Verwertbarkeit bei einem Rohproteingehalt des Grases von 15% TM etwa 20%, bei einem solchen von 25% TM jedoch nur 10%. Hoher Anteil an Rohfaser und leichtverdaulichen Kohlenhydraten im Grün tragen dagegen, ebenso wie Zulagen von Heu oder stärkehaltigen Futtermitteln, zur Hemmung der Diarrhoe und zur besseren Mg-Ausnutzung bei, vermindern also die Tetanieanfälligkeit. Umgekehrt läßt sich hypomagnesämische Tetanie bei knapper Mg-Versorgung durch Verminderung der Energiezufuhr künstlich auslösen. Niedriger Mg-Gehalt des Weidegrüns bedingt seinerseits Rückgang von Verzehrsleistung sowie Futterverwertung einschließlich der Mg-Resorption (→ pathogenetischer »Teufelskreis«).

➤ Auch der *Einfluß der Düngung* ist indirekter Natur: Reichliche, zu Beginn der Vegetationsperiode erfolgende Gabe N- oder K-haltiger Düngemittel bewirkt nicht nur üppiges Wachstum (Ertragssteigerung), sondern oft auch hohen Gehalt des jungen Grases an Eiweiß und K auf Kosten von Mg und Na. Außerdem führt solche Düngung auf Dauer zur Verdrängung von Kräutern und Leguminosen, also des Mg-reicheren Anteils der Weideflora.

➤ *Klimatische Faktoren*, die das Wachstum jungen Grases beschleunigen, wie Wärme und Regenfälle, wirken sich meist auch auf seinen Eiweiß- bzw. Mg-Gehalt fördernd bzw. hemmend aus; so begünstigen sie in »Tetaniejahren« das Auftreten von Weidetetanie. Plötzliche Abkühlung infolge heftigen Niederschlages und/oder starken Windes belasten dagegen den oft nur knapp ausgeglichenen Energiehaushalt der laktierenden Weidekuh und erhöhen dadurch ihren Mg-Bedarf; außerdem bremst Rückgang der Umgebungstemperatur die Mg-Mobilisation aus dem Skelett. Nässe und Kälte vermindern auch Bewegungs- und Freßlust des Weiderindes; der hiermit verbundene Rückgang der Futteraufnahme beeinträchtigt wiederum die Mg-Versorgung (→ Circulus vitiosus). Deshalb ist die Tetaniefrequenz in Frühjahren mit wechselhafter Witterung wesentlich höher als in solchen mit allmählichem Übergang zu sommerlichem Wetter.

➤ *Individuelle Faktoren*: Der mit dem Auftrieb auf üppige Grasweide einsetzende Abfall des Serum-Mg-Spiegels ist trotz gleicher äußerer Begleitumstände bei den einzelnen Tieren einer Herde recht verschieden; die Hypomagnesämie führt auch stets nur bei einem Teil der miteinander grasenden Kühe zu manifester Tetanie, die zudem von Fall zu Fall früher oder später auftritt.

Die unterschiedliche Tetanieanfälligkeit läßt sich durch die Variationsbreite der Mg-Bilanz erklären: Der Mg-Bedarf der Milchkuh ist nämlich nicht nur von LM und Milchleistung, sondern auch von der Energieversorgung, also von drei individuell unterschiedlichen Größen abhängig. Zudem beinhaltet Aufenthalt im Freien außer den oben erwähnten klimatischen Faktoren gewisse Belastungen, die den Mg-Bedarf des Einzeltieres m. o. w. stark steigern können (körperliche Bewegung, hastiges Treiben zur Weide, Rangkämpfe oder Anwesenheit brünstiger Rinder u. ä. m.). Deshalb wird der tetanische Anfall nicht selten während oder kurz nach der Brunst beobachtet. Auch die Fähigkeit zum Ausgleich von Mg-Defiziten ist von Tier zu Tier unterschiedlich und möglicherweise in gewissem Umfang erblich veranlagt; so zeichnen sich bestimmte Kuhfamilien nicht nur durch hohe Milchleistung, sondern auch durch vermehrte Tetanieneigung aus.

Abschließend ist festzuhalten, daß Weidetetanie durch zeitliches Zusammentreffen knapper Mg-Versorgung mit mehreren äußeren und inneren Faktoren verursacht wird, die den Mg-Bedarf der laktierenden Kuh erhöhen und/oder – meist schlagartig – die Mg-Verwertung sowie die Freisetzung von Mg-Reserven behindern. Zur wirksamen Behandlung und Vorbeuge des Leidens kommt es daher darauf an, alle aufgezählten Einflüsse zu berücksichtigen, d. h., sie auszuschalten oder zumindest zu verringern.

■ **Symptome:** Klinisch läßt sich bei gründlicher Beobachtung zwischen Fällen von subakut-chronisch fortschreitender Weidetetanie und solchen unterscheiden, die (per)akut aus offenbar ungestörter Gesundheit heraus einsetzen und meist lebensbedrohlich verlaufen. Erstere sind zwar bei schleichend-anhaltender Störung der Mg-Versorgung, d. h. bei »Wintertetanie« (Standweide), letztere bei »Grastetanie« (Umtriebsweide) häufiger, aber keineswegs die Regel:

➤ *Tetanoide Parese/latente Weidetetanie*: Neben m. o. w. ausgeprägter Freßunlust, leichtem Milchrückgang oder Durchfall zeigt sich eine unvollständige spastisch-krampfige Beeinträchtigung der Motorik. Dabei sind Aufstehvermögen und Beweglichkeit zwar gehemmt, aber noch weitgehend erhalten. Wachsamer bis ängstlicher Blick, aufgerissene Augenlider und zurückgestellte Ohren erinnern an Tetanus. Die Pupillen sind weit geöffnet; die Sehfähigkeit ist nicht beeinträchtigt. Bei näherer Überprüfung sind zeitweilig Zähneknirschen, Speicheln, Schäumen oder Zungenschlagen, außerdem derb-kontrahierte Halsmuskeln, vermehrte Schreckhaftigkeit (Blinzeln, Ohrenspiel) sowie fibrilläre Muskelzuckungen (Ankonäen, Quadrizeps, Hinterbacken) festzustellen; der Rücken ist oft etwas aufgekrümmt, der Leib aufgezogen, der Schwanz leicht abgehalten. Harn und Kot werden häufiger und in kleineren Portionen als sonst, aber ohne auffälliges Drängen abgesetzt. Die Atmung ist normal; die Herztätigkeit kann infolge auskultationsbedingter Beunruhigung des Tieres etwas beschleunigt und pochend sein. Der Gang erscheint meist steif-stolpernd und vorwärtsdrängend (»staggers«). Das betroffene Tier sondert sich meist von der Herde ab und wird daher vielfach allein, nahe von Tränke, Weidegraben oder Umzäunung angetroffen. Unbehandelte Patienten können mehrere Tage und länger in diesem mitunter von leichter Bewußtseinstrübung (→ fehlende Anteilnahme an der Umgebung) unterbrochenen krampfig-»rheumatoiden« Zustand verbleiben und u. U. sogar spontan gesunden. Oft geht latente Tetanie aber aus m. o. w. geringfügigem Anlaß (Futtermangel, Kälteeinbruch, Treiben und

Einfangen, akustische Reize, tierärztliche Untersuchung/Behandlung) plötzlich in tonisch-klonische Krämpfe und damit in die schwere Form des Leidens über.

➤ *Klinisch manifeste Weidetetanie* ist durch weit bedrohlichere Symptome gekennzeichnet, die dazu zwingen, umgehend tierärztliche Hilfe anzufordern (Abb. 10-57, 10-58): Der tetanische Anfall beginnt oft mit aufgeregtem Benehmen (Augenzwinkern, Ohrenschlagen) sowie zunehmender Inkoordination (steile oder überkreuzte Hinterbeine) der von immer stärkeren Muskelzuckungen und -kontraktionen betroffenen Gliedmaßen. Zähneknirschen und schäumende Salivation nehmen ebenfalls zu, während Kopf und Hals bei weit hervortretenden Augäpfeln steif gestreckt werden. Manche Patienten rasen unter plötzlichem Aufbrüllen wild und wie blind, mitunter sogar aggressiv umher; wenn sie dabei gegen Hindernisse rennen oder in Vertiefungen stürzen, versuchen sie, sich durch auffallend heftige Bewegungen wieder aufzurichten. So kommen sie schließlich innerhalb weniger Minuten bis 6 h, oft während eines Krampfanfalls, zum Festliegen. Gelegentlich bleibt diese Phase hochgradiger Erregung ihrer kurzen Dauer wegen allerdings unbeobachtet; dann findet man das erkrankte Tier am Boden liegend, entweder noch in Konvulsionen begriffen oder bereits apathisch-erschöpft vor. Nicht allzu selten wird es auch unvermutet tot angetroffen; das gilt v. a. für die oft besonders rasch verlaufende Tetanie säugender Mutter- und Ammenkühe. Ggf. lenkt sich der Verdacht des Tierhalters dann leicht irrigerweise auf eine »Vergiftung«.

Der in Konvulsionen festliegende Patient befindet sich meist in platter Seitenlage mit opisthotonisch zurückgeschlagenem Kopf und steif-gestreckten, zukkenden oder rudernden Beinen (Laufbewegungen); dabei rollt er mit den Augen und stöhnt. Der Übergang von der Exzitations- in die Depressionsphase erfolgt teils allmählich, teils erst nach tobsuchtartiger Steigerung der Unruhe oder wiederholten Krampfanfällen. Während der posttetanoiden Somnolenz ist das Bewußtsein des Kranken deutlich getrübt; er liegt dann erschöpft – wie schlafend – flach auf der Seite und schlägt nur ab und zu mit den Gliedmaßen oder – seltener – auf der Unterbrust, wobei sein Körper mitunter in Längsrichtung schaukelnd ruckt. Während des Depressionsstadiums genügt oft ein schwacher Reiz (Geräusch, Auftreib- oder Behandlungsversuch), um einen erneuten Krampfanfall auszulösen.

Die nähere Untersuchung ergibt zu Beginn der Konvulsionen oft leicht erniedrigte Körpertemperatur, im Verlauf der Krämpfe dann u. U. fieberhafte, im komatösen Endstadium dagegen (sub)normale Werte. Im tetanischen Anfall sind 90–150 meist überlaut pochende Herzschläge/min zu vernehmen; in fortgeschrittenen Fällen wird die Herztätigkeit unregelmäßig bis tumultuarisch, wobei die Herztöne unsauber abgesetzt erscheinen. Der Puls ist klein und hart, die Venen sind vermehrt gefüllt. Während der Somnolenz kommt es zu einer gewissen Beruhigung des im Koma schließlich immer schwächer werdenden Kreislaufs. Die Atmung ist im Erregungsstadium ebenfalls beschleunigt, hechelnd-angestrengt und stöhnend; dabei werden die Nasenlöcher weit gebläht und die Maulspalte geöffnet. Ursache hierfür ist ein durch Spasmen der Luftwege bedingtes Lungenemphysem, welches das Krankheitsbild mitunter sogar beherrscht. Im Koma geht auch die Atembeschwerde allmählich zurück. Freßlust und Vormagentätigkeit liegen völlig darnieder; der meist nur wenig Futter enthaltende Pansen kann leicht gebläht sein. Zu Beginn des Festliegens besteht mitunter vermehrter Durst; gierige Wasseraufnahme führt aber meist zu deutlicher Verschlimmerung. Im Koma werden Kot und Harn oft verhalten.

➤ *Peripartal eintretende Fälle von »Wintertetanie«* ähneln zwar klinisch oft der Hypokalzämischen Gebärparese (Kap. 12.3.1), gehen aber immer mit ausgeprägter Hypomagnesämie einher.

■ **Verlauf, Beurteilung, Folgekrankheiten:** Nach dem Einsetzen manifester Krämpfe ist keine Spontanheilung mehr zu erwarten; bei unbehandelten Patienten gehen Konvulsionen und posttetanoide Somnolenz i. d. R. binnen weniger Stunden bis 2 Tagen in völliges Koma über, das (vermutlich infolge Freisetzens von Kalium aus der Muskulatur, s. Kap. 10.5.10) zum Tod durch Kreislaufversagen führt. Bei rechtzeitigem tierärztlichen Eingreifen und sachgemäßer Betreuung sind etwa 70 % der Kranken zu retten. Ihre Prognose ist um so günstiger, je kürzer der letzte Kalbetermin zurückliegt, je früher nach Krankheitsbeginn die Behandlung erfolgt und je eher das Tier danach wieder normal erscheint (Entkrampfung, Aufrichten in Brustlage mit klarem Sensorium, selbständiges Aufstehen, freier Gang, Rückkehr der Freßlust). Langsam einsetzende, unvollständige Besserung sowie Rückfälle gelten als schlechte Zeichen. Die Heilungsaussichten sind auch vom Kreislaufbefund (cave: Herzbelastung durch intravenöse Infusion Ca- und Mg-haltiger Salzlösung) sowie von etwaigen Komplikationen (Leberschädigung, sturzbedingte Verletzung, Dekubitus) abhängig. Mitunter ist Weidetetanie mit schwerer sekundärer Ketose (Kap. 6.13.14) verbunden; bei kürzlich abgekalbten Kühen kommen manchmal auch Übergangsformen zwischen Tetanie und Hypokalzämischer Gebärparese (Kap. 12.3.1) vor. Nach Überstehen der Weidetetanie ist die Milchleistung der laufenden Laktation meist um 10–20 % geringer als erwartet.

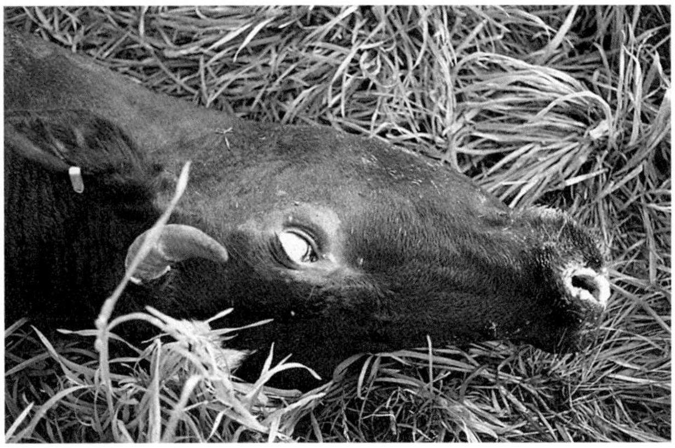

Abbildung 10-57 Hypomagnesämische Tetanie: »Gras-« oder »Frühjahrstetanie« der Milchkuh mit Festliegen in platter Seitenlage auf kürzlich bestoßener, rasch und üppig aufgewachsener Grasweide, Opisthotonus, anfallsweisem Rudern der Beine sowie weit geöffneten Augen und Nüstern

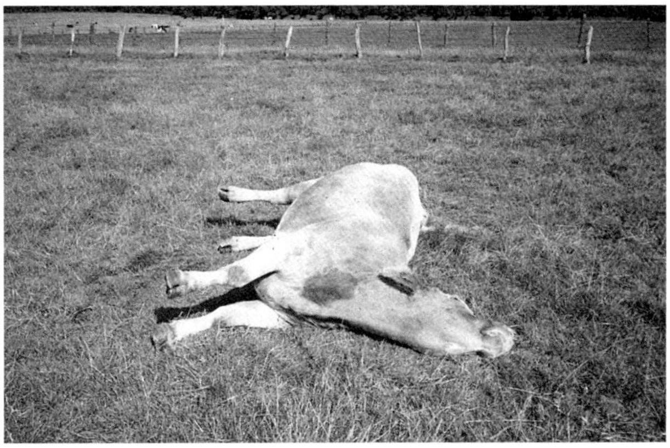

Abbildung 10-58 »Wintertetanie« bei einer Ammenkuh, die unter denselben Erscheinungen wie das Tier von Abb. 10-57 auf allmählich futterknapp gewordener Herbstweide plötzlich zum Festliegen gekommen ist

Sektion: Frühzeitig geschlachtete oder nach perakutem Tetanieverlauf verendete Tiere zeigen oft keine kennzeichnenden Veränderungen. Sonst sind – je nach Dauer des Festliegens und Grad der Krämpfe – sulzig-blutige Durchtränkung der Unterhaut exponierter Körperstellen sowie m. o. w. ausgeprägtes Lungenödem und -emphysem festzustellen. Darmwand- und Gekrösgefäße, Nieren und Leber erscheinen blutreich; letztere ist zudem nicht selten fettig degeneriert. Auffallend, aber nicht pathognomonisch, sind die fast immer vorliegenden subserösen und -mukösen Blutungen an Herzbeutel, Epi-/Endokard, Labmagen und Dünndarm, die mitunter auch Luftröhre und Konjunktiven betreffen. Der Herzmuskel kann grau- bis braunrot verfärbt und mürbe (wie gekocht) erscheinen. Nach längerdauernder Hypomagnesämie, insbesondere bei »Wintertetanie«, finden sich multiple kleinherdförmige perivaskuläre Verkalkungen.

Diagnose: Die Erkennung des Leidens bereitet aufgrund typischer Erscheinungen und Begleitumstände meist keine größeren Schwierigkeiten, wenn der Patient im Krampfstadium angetroffen wird. Schwieriger ist es dagegen, das Leiden schon in der latenten Anfangsphase zu erkennen, auf deren Symptome daher nach Weideauf- oder -umtrieb besonders zu achten ist, um ggf. rechtzeitig eingreifen zu können. Im komatösen Endstadium läßt sich Weidetetanie oft nur dann klar diagnostizieren, wenn Erregung und Konvulsionen zuvor vom Tierhalter oder Dritten beobachtet wurden (Vorbericht); andernfalls sind der tetanieverdächtige Patient und seine Umgebung nach Anzeichen voraufgegangener Krämpfe abzusuchen (aufgewühlte Grasnarbe, Erosionen lateral an den Gliedmaßen). Übereilte »versuchsweise« intravenöse Infusion von Ca-Mg-Salzlösung kann schwerwiegende Folgen haben, wenn das Festliegen des Tieres auf anderer Ursache beruht; das gilt insbesondere für Leberschäden (Kap. 6.13.3). Andererseits muß die Behandlung von Tetaniepatienten unverzüglich erfolgen, um Verluste zu vermeiden; das Ergebnis einer zur Bestätigung der Diagnose eingeleiteten Kontrolle des Serum-Mg-Spiegels kann daher nicht abgewartet werden.

Während oder unmittelbar nach einem *tetanischen Anfall* entnommene Serumproben können zudem infolge Freisetzung von Mg aus dem Muskelgewebe »normalen« Mg-Gehalt aufweisen; das gilt auch für erst vom toten Tier gewonnenes Serum. Dagegen soll das Glaskörperwasser *des Auges* den prämortalen Mg-Gehalt des Serums widerspiegeln, wenn Kadaver bzw. Augapfel bis zur innerhalb von 48 h p. m. erfolgenden Untersuchung bei < 23 °C gelagert bleiben; dabei gelten Mg-Werte von 0,7–1,1 mmol/l als normal, solche von < 0,55 mmol/l als Tetaniebeweis. Unmittelbar p. m. entnommene und zu 3% ihres Volumens mit 4%iger Formaldehydlösung versetzte *Kammerwasser*-Proben enthalten positivenfalls < 0,25 mmol/l Mg.

Zur Aufklärung plötzlicher, *weidetetaniebedingter Todesfälle* eignet sich auch die alsbaldige Überprüfung des Mg-Gehaltes von Blutserum oder Harn (s. *Prophylaxe*) mehrerer seit 4–6 Wochen laktierender Kühe der betreffenden Herde.

Differentialdiagnose: Die Abgrenzung des latenten Anfangsstadiums der Weidetetanie von Spastischer Parese der Hintergliedmaßen (Kap. 9.8.3), Krämpfigkeit (Kap. 9.8.1) und Tetanus (Kap. 10.3.8) ist meist einfach. Bei übermäßig erregten Tieren sind neben hypomagnesämischer Tetanie v. a. Tollwut (Kap. 10.3.6), »nervöse« Ketose (Kap. 10.5.7), Vergiftungen durch Blei (Kap. 10.5.12), Kontaktinsektizide (Kap. 10.5.15), Kochsalz (Kap. 10.5.2), verschiedene Pflanzen (Eiben, Kap. 10.5.29; Fleck- oder Wasserschierling, Kap. 10.5.32, 10.5.34; Rebendolde, Kap. 10.5.35;

Taumelkerbel, Kap. 10.5.37) oder Strychnin (Kap. 10.5.18.3), Nymphomanie, nervöse Listeriose (Kap. 12.2.10), Bovine Spongiforme Enzephalopathie (Kap. 10.3.9), »Übertränken« (Kap. 10.5.3) sowie Neuromykotoxikosen (Kap. 10.5.41ff.) in Betracht zu ziehen. Bei somnolent-komatösen Patienten ist v. a. an Hypokalzämische Gebärparese (Kap. 12.3.1), hochgradige Leberschädigung (Kap. 6.13.3), Weideemphysem (Kap. 5.3.5.8), Babesiose (Kap. 4.3.4.1) sowie Hirnrindennekrose (Kap. 10.5.5) zu denken. Die kennzeichnenden Erscheinungen dieser Krankheiten sind angegebenenorts nachzulesen.

■ **Behandlung:** Sofortiges Einbringen tetaniekranker Kühe in den Stall ist wegen dadurch bedingter Beunruhigung (→ Auslösung von Krämpfen) kontraindiziert; deshalb sind auch anderweitige Aufregungen und vorzeitiges Auftreiben tunlichst zu vermeiden. Als dringlichste therapeutische Maßnahme ist handelsübliche Ca-Mg-Salzlösung (z. B. 500 ml einer 25% Ca-Boroglukonat und 5% Magnesiumhypophosphit enthaltenden Zubereitung/500 kg LM) körperwarm und unter ständiger Herzkontrolle langsam intravenös zu infundieren; dabei sind gewebsverträgliche Präparate vorzuziehen, damit der nach Erzielen deutlicher Beruhigung verbleibende Rest der Dosis zur Schonung des Herzens subkutan verabreicht werden kann. Besser verträglich sind 15%ige Mg-Glukonat-, 3%ige Mg-Laktat- und 20%ige Mg-Sulfat- oder -Chlorid-Lösung (200–300 ml/500 kg LM), die ebenfalls intravenös und subkutan injiziert werden können. Hochgradige Erregung des Patienten kann u. U. dazu zwingen, die Gesamtdosis subkutan zu verabreichen; der Effekt tritt dann allerdings etwas langsamer ein als bei intravenöser Gabe. Eine weitere Möglichkeit besteht im rektalen Eingeben von 200 ml 30%iger Mg-Chlorid-Lösung mittels flexibler Plastikflasche und -schlauch; ein Teil des Klysmas wird aber u. U. vom Tier herausgepreßt. Anschließend ist an Ort und Stelle für Schutz gegen Witterungsunbilden zu sorgen (Beipacken von Strohballen, Abdecken mit Zeltplane, Weideschuppen) und der Patient in der Folge unter Beobachtung zu halten.

Die genannten Arzneimittel und selbst alleinige intravenöse Infusion von Ca-Boroglukonat bewirken zwar den erwünschten Anstieg des Mg-Gehalts im Blut, doch sinkt dieser schon wenige Stunden später wieder auf hypomagnesämische Werte ab. Deshalb sollte dem Patienten nach Wiedererlangung des Sensoriums zusätzlich zur parenteralen Medikation stets auch Mg-Oxid p. o. verabreicht werden, und zwar an den ersten 3 Tagen jeweils 75 g, danach bis zum Abklingen der Tetaniegefahr 50 g täglich (s. *Prophylaxe*). Zur Aufbesserung der Mg-Versorgung sollte die Fütterung der gesamten Herde in der Folge so gehandhabt werden, wie unter *Prophylaxe* beschrieben.

In verlustreicher Weidetetanie-Situation gilt als letztes Mittel umgehende Aufstallung aller laktierenden Kühe sowie Verfüttern des gemähten Grüns zusammen mit Heu, Stroh oder Schnitzeln und Zulagen von Mg-Oxid-haltigem Kraftfutter.

■ **Prophylaxe:** Zur Vorbereitung auf die beim Frühjahrsweideauftrieb einsetzende Belastung des Mg-Haushalts sollte die Fütterung laktierender Kühe schon während der letzten 2 Wochen der Stallhaltung durch allmählich zunehmende Gaben von Mähgras umgestellt werden. Außerdem ist es ratsam, die Tiere in den ersten 8–14 Tagen, insbesondere aber bei gefährlichem Witterungsumschwung, nur halbtags zu weiden und ihnen morgens vor dem Austreiben zur Deckung von Energie- und Rohfaserbedarf zusätzlich gutes Heu und Schnitzel zu verabreichen. Erfahrungsgemäß als »Tetanieweiden« anzusehende Grünflächen sollten erst gegen Ende des Frühjahrs genutzt werden; falls möglich ist das besonders eiweiß- und kaliumreiche Gras des 1. Schnitts zur Silierung oder Heuwerbung zu verwenden und die Kuhherde solange auf weniger üppig wachsenden Flächen mit relativ hohem Kräuter- und Leguminosenbesatz zu weiden. Wo es sich nicht umgehen läßt, laktierende Kühe auf junge Graskulturen zu bringen, ist dort während der ersten 2–3 Wochen für ausreichendes faser- und stärkereiches Beifutter (2–3 kg Heu, Schnitzel, Stroh oder Kartoffeln/Tier und Tag) zu sorgen.

Der *vorbeugenden Steigerung der Mg-Zufuhr* kommt besondere Bedeutung zu. Hierfür ist je nach Betriebsstruktur die Zugabe von Mg-Oxid mit dem Futter oder das Aufbringen Mg-haltigen Kunstdüngers auf die Weidenutzflächen vorzuziehen. Im erstgenannten Fall erhält jede Kuh täglich 50 g, bei Milchleistungen von > 25 l/Tag besser 75 g Mg-Oxid (oder kalzinierten Magnesit mit ~ 85% MgO). Diese Mg-Zulage kann, vorzugsweise als nichtstaubendes Granulat, mit 1–2 kg Silage, Schnitzeln oder Trebern vermengt oder zu gleichen Teilen mit Melasse gemischt angeboten werden; sie wird auch gern in Form handelsüblicher Kraftfuttermischungen oder »Tetanie«-Preßlingen mit festgelegtem Mg-Gehalt verabfolgt. Um den Verzehr dieser Zulagen zu gewährleisten, sollte ihr Mg-Gehalt nicht mehr als 3–5% betragen; andernfalls beeinträchtigt er die Schmackhaftigkeit der Trägerstoffe. Eine weitere Möglichkeit der Mg-Supplementierung besteht im Auslegen von Lecksalzblöcken, die 80% Kochsalz und 20% Mg-Chlorid enthalten. Die Mg-Supplementierung kann auch über das Tränkwasser erfolgen, dem zu diesem Zweck 500 g Mg-Sulfat oder 420 g Mg-Chlorid pro 100 l einzumischen sind. (Die orale Verabreichung von 2–4 Mg-Legierung-haltigen endoretikulären Verweilpillen pro Tier, die 1 Monat lang täglich jeweils 1 g Mg abgeben sollen, hat sich nicht immer als wirksame Hypomagnesämievorbeuge erwiesen.)

Durch solche Mg-Beifütterung läßt sich zwar die enterale Schranke der Mg-Resorption überwinden, also der laufende Mg-Bedarf decken (= »flushing effect«), die körpereigenen Mg-Reserven werden dabei aber (selbst in noch höherer Dosierung) nicht nennenswert vermehrt. Bei Weidegang auf tetaniegefährdeter Grünfläche sinkt der Mg-Gehalt im Blut daher nach Absetzen dieser Zulagen rasch ab. Ein vorbeugender Erfolg ist somit nur zu erwarten, wenn die gewählte Maßnahme *konsequent durchgeführt und* der Verzehr der vorzugsweise in 2 Teilgaben (morgens und abends beim Melken) zu verabreichenden Tagesmenge *überwacht* wird. Die Mg-Zufütterung sollte schon mehrere Tage vor dem Austreiben beginnen und bis zum Abklingen der Tetaniegefahr (d. h. etwa 4–6 Wochen lang) fortgesetzt werden.

Ebensogut tetanievorbeugend wirkt das *Bestäuben des Grases* gefährdeter Weiden *mit feingemahlenem kalziniertem Magnesit* (20–35 kg/ha); dabei sollte jeweils nur die für 1 Woche benötigte Fläche behandelt werden, weil das Pulver den Pflanzen bei stärkerem Niederschlag (> 5 mm/m^2) nicht genügend fest anhaftet, was ggf. eine erneute Mg-Bestäubung erfordert. Eine andere Möglichkeit besteht darin, die betreffende Weidefläche in wöchentlichen Abständen mit Mg-Sulfat-Lösung zu besprühen (60 kg $MgSO_4$ in 2%iger Lösung/ha). Die Mg-Versorgung weidender Kühe kann auch durch Steigerung des Mg-Gehaltes im Weidegras auf 0,25–0,3% TM sichergestellt werden. Hierzu sind auf leichten Böden 350–400 kg Mg/ha in Form von kalziniertem Magnesit, Dolomit oder Kieserit erforderlich; schwere Böden benötigen u. U. das Doppelte dieser Menge. Dieses Verfahren ist zwar teurer als die direkte orale Verabreichung von Mg-Oxid, doch hält seine Wirkung meist 3 Jahre an. Um die Kosten einer solchen Düngung zu begrenzen, sollte man nur so viel Bodenfläche behandeln, als zur Sicherung des Grünfutterbedarfs der betreffenden Milchkuhherde während der ersten 1–2 Weidemonate erforderlich ist.

N. B.: Kalziniertes Magnesit enthält ~ 85% Mg-Oxid; letzteres enthält ~ 60% Mg. Bei länger dauernder Mg-Supplementierung sollten pro Kuh und Tag 60 g schwerlösliches Mg (in Form von Mg-Oxid) oder 30 g leichtlösliches Mg (als Mg-Sulfat oder Mg-Chlorid) nicht überschritten werden. Bezüglich *toxischer Wirkungen* übermäßiger oraler und parenteraler Mg-Gaben wird auf Kapitel 10.5.11 verwiesen.

Alle bekanntermaßen *tetaniefördernden Hilfsfaktoren* sind im Rahmen gewissenhafter Prophylaxe möglichst auszuschalten: Als Schutz vor Regen, Kälte und Wind ist ein Weideschuppen wertvoll, in dem auch die geschilderte Mg-Zufütterung erfolgen kann. Unnötige Beunruhigungen der Herde (heftiges Treiben, Umgruppierungen, Mitweidenlassen aggressiver Tiere o. ä. m.) sind zu vermeiden. Der Anteil der Weideflora an Mg-reicheren Kräutern und Leguminosen sollte durch entsprechende Ansaat und Düngung auf ≥ 20% gehalten werden; hierzu ist auf übermäßige N- und K-haltige Kunstdüngung im Frühjahr entweder zu verzichten oder zudem auch Mg-haltiger Dünger aufzubringen.

Da sich die erläuterten Vorsichtsmaßregeln nicht immer verwirklichen lassen und auch keinen absoluten Schutz vor Weidetetanie bieten, müssen grasende Kühe nach Auf- oder Umtrieb auf junge Grasweide gut auf *Vorzeichen eines Krampfanfalls*, d. h. auf die Symptome der latenten Tetanie, überwacht werden; ggf. ist unverzüglich tierärztliche Hilfe anzufordern. Bei Behandlung von Weidetetaniepatienten sind stets auch die übrigen, unter gleichen Bedingungen weidenden Kühe der Herde auf etwaige tetanieverdächtige Erscheinungen zu kontrollieren. Die Tetaniegefährdung läßt sich durch regelmäßiges Überprüfen des Mg-Gehalts im Harn mehrerer Tiere abschätzen (Papierstreifentest: Merckognost Nr. 1105/Magnesium im Rinderharn®, Merck D-64283 Darmstadt); falls die Mg-Konzentration im Urin auf < 1,0 mmol/l abfällt, ist es angezeigt, die Mg-Versorgung der Herde aufzubessern.

10.5.4.2 Stalltetanie

Die bei ausschließlicher oder überwiegender Verfütterung von jungem, besonders eiweißreichem Weidel-, Rieselfeld- oder Getreidegras unter stallgehaltenen laktierenden oder hochtragenden Kühen im Frühjahr oder Herbst gelegentlich vorkommende Stalltetanie ist der Weidetetanie *pathogenetisch* wesensgleich. *Ursächlich* sind dabei von Fall zu Fall neben niedriger Magnesiumzufuhr auch unzureichender Rohfaser- und Kohlenhydratgehalt solchen Futters, energetische Unterbilanz, vorübergehende Freßunlust und Beunruhigungen bedeutsam. Auch die *klinischen Erscheinungen* der Stalltetanie entsprechen denen der Weidetetanie, doch ist ihr *Verlauf* mitunter so rasch, daß das betreffende Tier unvermutet tot aufgefunden wird (Abb. 10-59). Bei negativem oder nur leichte Leberverfettung aufweisendem *Zerlegungsbefund* ist dann v. a. an Stalltetanie zu denken. Zur Sicherung der *Diagnose* kann der Magnesiumgehalt im Glaskörperwasser des Kadavers oder im Blutserum ebenso alter Stallgenossen gleicher Milchleistung herangezogen werden (s. Kap. 10.5.4.1). *Differentialdiagnostisch* sind v. a. Bleivergiftung (Kap. 10.5.12) und »nervöse« Ketose (Kap. 10.5.7) zu beachten. Die Grundzüge der *Behandlung* sind dieselben wie bei Weidetetanie; außerdem sollte der Patient möglichst unfixiert in einer Einzellaufbox untergebracht werden, damit er sich nicht während eines Exzitationsrezidivs in der Anbindung erhängt. Die *Vorbeuge* der Stalltetanie besteht in wiederkäuer- und leistungsgerechter Fütterung (s. Ketoseprophylaxe, Kap. 6.13.14), erforderlichenfalls in rechtzeitiger oraler Zulage von Magnesiumsalzen (s. Weidetetanie, Kap. 10.5.4.1).

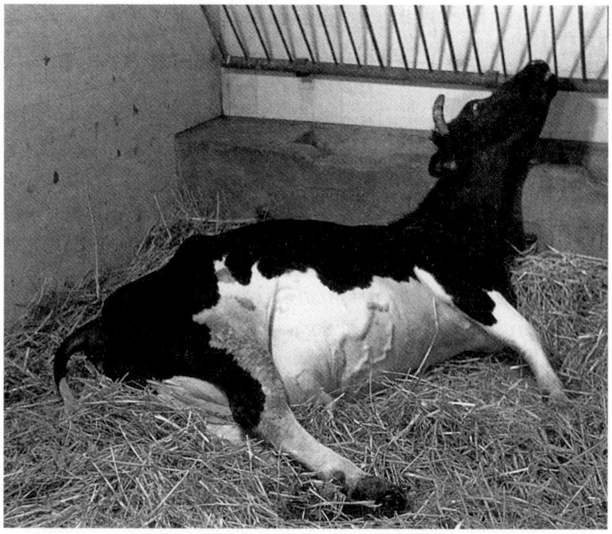

Abbildung 10-59 Kuh mit fütterungsbedingter Stalltetanie

10.5.4.3 Transporttetanie

■ **Definition:** Durch von der Weide her erfolgenden Transport ausgelöste, während oder kurz nach der Fahrt einsetzende, meist perakut-tödlich verlaufende Krankheit gutgenährter hochtragender Handels-, Mast- oder Ausstellungskühe, die durch anfängliche Erregung und anschließendes somnolentes Festliegen sowie Verminderung des Serumgehalts an Magnesium und Kalzium gekennzeichnet ist. *Andere Bezeichnungen*: Reisetetanie, maladie du chemin de fer, transit fever, railroad disease, transport staggers.

■ **Vorkommen:** Das zu Beginn des Eisenbahnzeitalters recht bedeutungsvoll gewesene Leiden wird heute bei Einhaltung der gesetzlichen Verlade- und Transportbestimmungen nur noch selten beobachtet.

■ **Ursachen, Pathogenese:** Die meist nur Einzeltiere betreffende Erkrankung setzt mitunter schon während langdauernder (> 24stündiger) Fahrt oder beim Entladen, vielfach aber erst innerhalb der auf die Reise folgenden 12–24 h ein. Bei den Patienten handelt es sich i. d. R. um unmittelbar von sommerlicher Weide kommende, ohne vorherigen Stallaufenthalt verladene Tiere. Da laktierende Rinder kaum ohne besondere Wartung auf längere Strecke verfrachtet werden, befällt Reisetetanie fast ausschließlich hochtragende Kühe, gelegentlich aber auch besonders gut genährte Ausstellungs-, Mast- oder Schlachttiere. Die Frequenz des Reisefiebers nimmt mit der Transportdauer zu; sie ist nach längerer Eisenbahnfahrt höher als bei vergleichsweise meist kürzerem Lastwagenversand. Als ursächlich entscheidender Faktor gilt vorheriger Weidegang. Des weiteren tragen erfahrungsgemäß auch folgende Begleitumstände zur Entwicklung der Transporttetanie bei: Beunruhigung beim Ver- und Entladen (→ »Angstdurchfall«), Überladung des Fahrzeugs (→ Unmöglichkeit abzuliegen), schlechte Belüftung des Fahrzeugs, unzureichender Schutz vor Witterungsunbilden, > 24 h ausbleibende oder unzureichende Versorgung mit Tränke und Futter, aber auch übermäßige Wasseraufnahme (Kap. 10.5.3) und körperliche Anstrengung (Treiben) nach Ankunft am Zielort. Das Auftreten der Reisetetanie ist somit an Belastungen gebunden, die – ähnlich wie die zu Weidetetanie führenden Einflüsse (Kap. 10.5.4.1) – den Magnesiumbedarf steigern und die Magnesiumversorgung behindern.

■ **Symptome:** Die Erscheinungen gleichen denen der Weidetetanie, doch ist die Exzitationsphase nach längerer Fahrt mitunter schon in Depression übergegangen. Sonst kündigt sich das Leiden durch ängstlichen Blick, klamm-steifen Gang mit leicht abgehaltenem Schwanz, zeitweiliges Muskelzittern sowie Zähneknirschen und schäumendes Speicheln an. Der Zustand geht dann m. o. w. rasch in ausgeprägte bis tobsuchtartige Unruhe, Schwanken und Taumeln der Nachhand sowie klonische Konvulsionen über, wobei der Patient wiederholt niederstürzen und wild-unbeholfene Aufstehversuche unternehmen kann. Schließlich kommt es unter zunehmender Trübung des Bewußtseins zum apathisch-somnolenten Festliegen in »Milchfieberhaltung« mit halbgeschlossenen Augen. Dann ist die Atemtätigkeit vermehrt (40–60 angestrengte Atemzüge/min) später auch unregelmäßig-stöhnend (Lungenemphysem) oder röchelnd. Die Frequenz von Herz- und Pulsschlag ist ebenfalls erhöht (100–120/min), ihre Intensität zunächst kräftig, dann aber schwächer werdend. Die Schleimhäute erscheinen mäßig gerötet und trocken, die Skleralgefäße injiziert. Die Körpertemperatur bewegt sich meist zwischen 38,5 und 39,5 °C. Freßlust, Vormagenmotorik und Kotabsatz liegen darnieder; oft zeigen die Kranken aber auffallenden Durst. Bei rektaler Untersuchung erweisen sich Mastdarm und Harnblase als stark gefüllt. Der Harn ist frei von Hämo- und Myoglobin. Im Serum ist der Gehalt an Magnesium (durchschnittl. 0,4 [0,04–1,0] mmol/l), Kalzium (durchschnittl. 1,4 [0,6–2,4] mmol/l) und anorganischem Phosphor (durchschnittl. 0,8 [0,06–2,4] mmol/l) fast immer deutlich erniedrigt.

■ **Verlauf, Beurteilung:** Unbehandelte Patienten können sich zwar, falls sie kalben oder abortieren, innerhalb von 4–6 h bessern. Meist ist jedoch mit rascher Verschlimmerung, Koma und tödlichem Kreislaufversagen innerhalb von 1–3 Tagen zu rechnen; die Mehrzahl manifest erkrankter Tiere verendet trotz einschlägiger Tetaniebehandlung.

Sektion: Der Zerlegungsbefund ist i. d. R. völlig unauffällig; mitunter erscheint das Muskelfleisch braunrot und das Blut auffallend dunkel. Der Panseninhalt besteht vorwiegend aus Gras; Nieren und Leber können leicht bis mäßig fettig degeneriert sein.

Diagnose: Die Erkennung der Transporttetanie stützt sich auf klinisches Bild, Begleitumstände und verminderten Serum-Magnesiumgehalt. *Differentialdiagnostisch* sind andere transportbedingte Leiden abzugrenzen, wie die gut genährt und hochtragend versandte Färsen betreffende, von sekundärer Ketose und schwerer Leberverfettung begleitete Trächtigkeitsketose (Kap. 6.13.13), die weittransportierte junge Tränkekälber befallende Myodystrophie (Kap. 9.17.1), die v. a. bei muskelbelasteten Jungrindern zu beobachtende paroxysmale Myoglobinurie (Kap. 9.17.2), Knochen-, Muskel-, Sehnen- oder Gelenkverletzungen (Kap. 9), Klauenrehe (Kap. 9.14.8), Hitzschlag (Kap. 10.6.4) sowie die meist erst nach der Fahrt, und zwar als Enzootische Bronchopneumonie (Kap. 5.3.3.1) in Erscheinung tretende Pasteurellose (»Transportpneumonie«, »shipping fever«, Kap. 5.3.3.13); die kennzeichnenden Erscheinungen dieser Krankheiten werden genanntenorts geschildert.

Behandlung: Außer intravenöser und/oder subkutaner Verabreichung von Kalzium-Magnesium-Salzlösung (s. Kap. 10.5.4.1), parenteraler Gabe von 50–100 mg Prednisolon, erforderlichenfalls auch Sedation, werden empfohlen: Verbringen des Patienten in ruhige, kühl-schattige und luftige Umgebung; erhitzte Tiere mit kaltem Wasser berieseln; intravenöse Flüssigkeitszufuhr (Kap. 4.3.6.1); Analeptika; Pansensaftübertragung; etwa einsetzende Kalbung (Abort) unterstützen.

Prophylaxe: Hochtragende Milchkühe sowie Ausstellungs-, Mast- oder Schlachttiere nicht unmittelbar von der Weide aus verschicken, sondern zuvor 2–3 Tage lang bei Trockenfütterung (reichlich Heu, mäßig Kraftfutter und Zulage von 50 g Mg-Oxid/d) im Stall halten. Unnötige Beunruhigungen bei Verladung und Transport vermeiden; erforderlichenfalls Sedation. Einhaltung der für den Transport von Rindern üblichen Vorsichtsmaßregeln* und gültigen Vorschriften**. Das Fahrzeug sollte Schutz vor Witterungseinflüssen bieten und an heißen Tagen gelegentlich mit Wasser besprengt werden. Nach dem Ausladen dürfen transportierte Rinder keinesfalls größere Wassermengen auf einmal erhalten; auch sind körperliche Anstrengungen an den 2–3 Folgetagen tunlichst zu vermeiden.

10.5.4.4 Milchkälbertetanie

Definition: Durch übermäßig lange fortgesetzte, nur aus Kuhmilch, Magermilch oder magnesiumarmem Milchaustauscher bestehende Ernährung bedingte Hypomagnesämie von Tränke-, Mutter- oder Ammenkuh-Kälbern, die je nach Begleitumständen früher oder später zu vermehrter neuromuskulärer Erregbarkeit, oft auch zu epileptiformen Krämpfen sowie zum Tod führt.

Vorkommen, Ursachen, Pathogenese: Diese v. a. in Ländern mit Milchkälbermast bekannte Tetanieform befällt bevorzugt frohwüchsige Tiere. Bei den Kranken handelt es sich meist um 1,5- bis 4monatige oder noch ältere Kälber, die über die normale Säugezeit hinaus ausschließlich Milchtränke erhielten; in Mastviehbeständen können – im Frühjahr oder Herbst nicht selten sogar gehäuft – mit ihren Muttertieren oder Ammenkühen laufende Saugkälber erkranken. (In Irland tritt die Saugkälbertetanie stellenweise mit Kupfermangel vergesellschaftet auf.) Dagegen kommt das Leiden beim Verfüttern von Milchaustauschern wegen der darin i. d. R. enthaltenen Mg-Zusätze nur selten, ggf. vorwiegend bei durchfälligen Patienten vor.

Der Mg-Gehalt der Kuhmilch beträgt durchschnittl. 5,0 mmol/l, kann aber stark schwanken (3,3–7,4 mmol/l). Die von Tränke- und Saugkälbern mit der Milchration aufgenommene Mg-Menge vermag ihren Bedarf (~ 45 mg/kg LM und Tag) nur während der ersten Lebenswochen, etwa bis zum Erreichen von 50 kg LM zu decken: Bei jungen Kälbern wird Mg vom Dünn- und vom Dickdarm aus resorbiert; die Fähigkeit zur jejunalen Resorption erlischt mit 3–4 Monaten; die Ausnutzung des in der Nahrung enthaltenen Mg reduziert sich daher innerhalb dieses Zeitraumes von 65–85 % auf 20–40 %. Wird die Mg-Zufuhr nicht gesteigert (z. B. durch Rauhfutterbeigabe), so vermindert sich zunächst die Mg-Ausscheidung mit dem Harn; sie hört völlig auf, wenn der zugleich ebenfalls absinkende Serum-Mg-Spiegel (Normalbereich: 0,8–1,1 mmol/l) die Nierenschwelle von 0,7 mmol/l unterschreitet. Nun wird in zunehmendem Maße auf verfügbare Mg-Reserven zurückgegriffen; sie befinden sich v. a. im Skelett (Knochenasche gesunder Kälber enthält 0,7–0,9 % Mg). Davon sind im Entwicklungsalter ~ 70 % leichtlöslich. Durch diese Mg-Freisetzung (und verminderte -Einlagerung) kann sich der Mg-Gehalt im Knochen bei langsamem Krankheitsverlauf auf 0,5–0,2 % der Asche verringern. Dabei fällt auch der Serum-Mg-Spiegel m. o. w. rasch weiter ab und er-

* Richtlinien der Deutschen Veterinärmedizinischen Gesellschaft für den Transport von Tieren (1976/77).

** Richtlinien des EU-Rates 91/628/EWG vom 19. 11. 1991 und 95/29/EG vom 29. 6. 1995 über den Schutz von Tieren beim Transport; Tierschutztransportverordnung BGBl I, S. 348/25. 2. 1997.

reicht schließlich subnormale bis krankhaft erniedrigte Werte (0,25–0,6 bzw. 0,1–0,2 mmol/l). Der Zustand bedingt oft, aber nicht immer, tonisch-klonische Krämpfe. Sie werden offenbar dann ausgelöst, wenn auch der Mg-Gehalt der Hirn-Rückenmarks-Flüssigkeit (von 0,9 ± 0,05 auf 0,5 ± 0,03 mmol/l) bzw. die Ca-Konzentration im Serum (von 2,5–3,3 auf 1,5–2,0 mmol/l) absinkt. Eine solche Hypokalzämie scheint bei Milchkälbern auszubleiben, die genügend Vitamin D (Kap. 9.17.4) oder Auslauf im Freien (und damit UV-Bestrahlung) erhielten.

Da die zu Milchkälbertetanie führenden Voraussetzungen (Mg-Gehalt von Milch oder Milchaustauscher, aufgenommene Tränkemenge, Befähigung zu enteraler Mg-Resorption sowie zur Freisetzung ostealer Mg-Reserven), insbesondere aber der wachstumsabhängige Mg-Bedarf, ihrer Größenordnung nach individuell stark variieren, tritt Milchkälbertetanie trotz scheinbar gleicher Begleitbedingungen teils relativ früh (d. h. schon im Alter von < 8 Wochen), teils ziemlich spät (d. h. erst bei > 4 Monate alten Kälbern) auf. Dabei wirken sich zudem folgende, den Mg-Bedarf steigernde oder die Mg-Verwertung behindernde Umstände tetaniefördernd aus: körperliche Bewegung, Kälte, Freßunlust/Fasten, Durchfall sowie Bekauen von faserhaltiger Einstreu (Hobel- oder Sägespäne, Torfmehl, Stroh). Enteritiskranke Kälber können daher schon mit 2–3 Wochen an hypomagnesämischer Tetanie erkranken.

■ **Symptome:** Von Hypomagnesämie befallene Kälber befinden sich meist in gutem bis sehr gutem Nährzustand, weil ihre Entwicklung erst nach langanhaltendem, hochgradigem Mg-Mangel nennenswert beeinträchtigt wird. Erste Anzeichen gesteigerter neuromuskulärer Erregbarkeit treten erst nach mehrtägiger bis mehrwöchiger Hypomagnesämie, und zwar bei Serum-Mg-Werten von < 0,3 mmol/l auf. Sie äußern sich in zunehmender Unruhe, auffallend lebhaftem Hin- und Herbewegen der meist hängend gehaltenen Ohren auch ohne erkennbaren Anlaß, starrem Blick mit glänzenden und oft bis auf die weiße Sklera aus der Orbita hervortretenden Augen, Schütteln und Schwanken des Kopfes (besonders beim Tränken) oder zeitweiligem Hochstrecken desselben (»Sterngucker«), Schmatzen, leerem Kauen oder Zähneknirschen, Schäumen, häufigerem Schwanzschlagen und Muskelzucken (wie bei Fliegenbelästigung) sowie gelegentlichem Treten nach dem Leib, mitunter auch wildem Umherlaufen oder blindem Anrennen gegen die Stallwand und erschreckt-schmerzhaftem Aufbrüllen. Bei Berührung/Untersuchung setzen vielfach stärkere Muskelzuckungen und allgemeine Erregung ein; die Reflexbereitschaft erweist sich auch beim Beklopfen der Sehnenansatzpunkte als deutlich erhöht. Herz- und Atemfrequenz sind mäßig bzw. leicht vermehrt, die Körpertemperatur meist normal. Der Gang der Patienten erscheint eigentümlich steifataktisch und breitbeinig; im Trab werden die Vorderbeine übertrieben stark angehoben und im Karpus gebeugt.

In diesem Stadium, das in größeren Betrieben oder bei raschem Krankheitsverlauf übersehen werden kann, genügen oft geringfügige Anlässe, um einen Krampfanfall auszulösen (Umherspringen, Öffnen der Stalltüre, Einschalten eines Motors, Einfangen/Herausnehmen aus der Box, tierärztliche Untersuchung); nicht selten gehen den Krämpfen aber 1- bis 2tägige Freßunlust oder Durchfall voraus. Unmittelbar vor dem Niederstürzen stampfen manche Patienten mit den Füßen oder brüllen laut auf; dann werfen sie den Kopf hoch und verfallen in 5–20 min lang anhaltende Konvulsionen. Dabei liegen sie unter starkem Speicheln, Leerkauen und Zähneknirschen auf der Seite mit steif-gestreckten oder rudernden Beinen (Laufbewegungen) und opisthotonisch zurückgeschlagenem Kopf. Ihre Augen treten zeitweilig stark hervor und sinken dann wieder tief in die Orbita zurück, wobei die Nickhaut vorfällt. Der Herzschlag ist nun sehr frequent (> 200/min) und pochend, später schwächer. Die intensivierte Atmung setzt von Zeit zu Zeit aus. Nach überstandenem Anfall sind die Kranken völlig ermattet und zeigen dann vorübergehend Zittern sowie lecksüchtige Erscheinungen; in den nächsten 1–2 Tagen bleiben sie i. d. R. krampffrei (refraktär). Laboruntersuchungen ergeben muskelschädigungsbedingte Steigerung der Aktivität der Serum-Kreatinkinase und – als Ausdruck protrahierten Mg-Mangels – verminderten Mg-Gehalt der Erythrozyten.

■ **Verlauf:** Nachts oder auf der Weide einsetzende Konvulsionen bleiben meist unbeobachtet, weshalb hypomagnesämische Kälber u. U. unvermutet tot aufgefunden werden. Andernfalls tritt bei unbehandelten Tieren, allerdings oft erst nach mehreren Krampfrezidiven, während oder bald nach einem solchen Anfall der Tod infolge Atemstillstands (zyanotische Schleimhäute) oder allgemeiner Erschöpfung (unfühlbarer Puls) ein. Die häufigsten Komplikationen des Leidens sind Pneumonie und Muskelschädigungen.

■ **Sektion:** Der Zerlegungsbefund ist in rasch verlaufenen Fällen mitunter nichtssagend; sonst umfaßt er meist multiple Blutungen (subepi- und -endokardial, periadventitial an Aorta, subserös an Darm und Gekröse, im Nierenlager sowie in der Muskulatur), fibrinös-granulierende Auflagerungen innen am Perikard, ödematöse Rötung der Herzklappen, fettig degenerierte Leber mit vermehrt gefüllter Gallenblase, z. T. auch krampfbedingte Zungenbiß- und Skelettmuskelläsionen und Nierendegeneration. Gelegentlich finden sich zu- dem myodystrophische Muskelveränderungen (Kap. 9.17.1).

Bei älteren, länger hypomagnesämisch gewesenen Kälbern sind metastatische Verkalkungsherde an Endokard, elastischen Fasern der Arterienwände, Milztrabekeln, Zwerchfell oder Nieren festzustellen.

■ **Diagnose:** Die Erkennung der Milchkälbertetanie stützt sich zunächst auf klinische Befunde (Übererregbarkeit, Konvulsionen) Fütterungsweise (Tränke- oder Saugkälber) und Begleitumstände. *Differentialdiagnostisch* sind in Betracht zu ziehen: angeborene Bewegungsstörungen (Kap. 10.1.3ff.), erbliche Speicherkrankheiten des ZNS (Kap. 10.1.4), Okulozerebelläres Syndrom (Kap. 10.1.1.7), Kochsalzvergiftung (Kap. 10.5.2), Tetanus (Kap. 10.3.8), Meningitiden (Kap. 10.3.1), Hirnrindennekrose (Kap. 10.5.5), Bleivergiftung (Kap. 10.5.12), Enterotoxämie (Kap. 6.10.23) sowie Vitamin-A-Mangel (Kap. 11.1.5.1). Während eines epileptiformen Anfalls entnommene Serumproben weisen zwar i. d. R. deutlich erniedrigte Mg-Gehalte zwischen 0,12 und 0,3 mmol/l, mitunter aber lediglich subnormale Werte (um 0,7 mmol/l) auf; auch fällt der Serum-Mg-Spiegel bei Milchkälbern gelegentlich bis auf 0,12 mmol/l ab, ohne daß Konvulsionen auftreten. Die Erkennung des Leidens ist schwierig, wenn der Patient außerhalb des Krampfstadiums vorgestellt oder unvermutet tot aufgefunden wird. Dann können sich aus dem Mg-Gehalt von Serum oder Harn gleichartig gefütterter Altersgenossen Anhaltspunkte über die Mg-Versorgung ergeben. Sicherer ist die Untersuchung von Knochen (Fesselbein, Rippen, Schwanzwirbel) verendeter oder geschlachteter Gruppenmitglieder: Positivenfalls weisen sie – bei normalem oder leicht erhöhtem Ca-Gehalt – deutlich bis stark verminderten Mg-Gehalt auf; zur Beurteilung der Situation eignet sich v. a. der Ca:Mg-Quotient der Knochenasche (normal = 55–70 : 1, verdächtig = 70–90 : 1, Mg-Mangel = > 90 : 1); aus ihm lassen sich auch Rückschlüsse auf die Dauer des Mg-Mangels ziehen.

■ **Beurteilung:** Die Heilungsmöglichkeiten sind offenbar bei jüngeren Patienten (< 3 Monate) günstiger als bei älteren (> 4 Monate). Wenn trotz Therapie nicht innerhalb weniger Tage deutliche Besserung eintritt, ist die Prognose als schlecht bis aussichtslos anzusehen. Im Krampfstadium ist die Medikation wegen der damit verbundenen Erregung der Patienten nicht gefahrlos.

Da reine Milchnahrung oft auch unzureichende Versorgung mit Eisen (→ ferriprive Anämie, Kap. 4.3.5.1) und/oder Vitamin E (→ Myodystrophie, Kap. 9.17.1), bei lichtloser Stallung zudem von Vitamin D (→ Rachitis, Kap. 9.17.4) bedingt, sollte bei Milchkälbertetanie-Patienten stets auch auf die mit diesen Leiden einhergehenden Symptome geachtet werden; ggf. sind sie bei Behandlung und Vorbeuge mit zu berücksichtigen.

■ **Behandlung:** Verbringen des Patienten in eingestreute Einzelbox; unnötige Beunruhigung vermeiden. Ruhigstellung durch kleine Gaben der bei Weidetetanie üblichen Ca-Mg-Salzlösungen (~ 1/10 der Großtierdosis), von Mg-Sulfat (20–40 mg/kg LM als 10- bis 25%ige Lösung) oder von Mg-Glukonat (50 ml der 15%igen Lösung); dabei ist ¼ bis ½ der Dosis langsam intravenös, der Rest subkutan zu verabreichen. Während der intravenösen Infusion dieser Mittel ist der Kreislauf zu kontrollieren und die Applikation bei deutlicher Verlangsamung der Herzschlagfolge sofort abzubrechen. Gut wirksam ist auch die rektale Infusion eines aus 30 g $MgCl_2 \cdot 6H_2O$ und 100 ml Wasser bestehenden Klysmas. Unabhängig von der Applikationsweise steigen Mg- und Ca-Gehalt im Serum zwar an, bezüglich des Mg-Spiegels ist diese Wirkung aber nur von kurzer Dauer, weshalb die Behandlung stets durch orale Gabe von Mg-Salzen (z. B. 5–15g Mg-Oxid pro Tier und Tag) ergänzt und bis zum Alter von 5 Monaten aufrechterhalten werden muß. Außerdem ist für Witterungsschutz zu sorgen und die Fütterung durch Anbieten von gutem Heu (vorzugsweise Luzerne) zu ergänzen.

■ **Prophylaxe:** Zur Vermeidung weiterer Verluste muß in Hypomagnesämie-gefährdeten Beständen auch die Mg-Versorgung der übrigen noch nicht erkrankten Kälber aufgebessert werden: Hierzu eignen sich mit der Milch zu verabreichende Zulagen (Dosis: 1,8, 3, 5 bzw. 5,3 g Mg-Oxid/d bei 50, 75 bzw. 100 kg LM) besser als die auf mehrwöchige kontinuierliche Mg-Abgabe innerhalb der Vormägen zielenden, p. o. einzugebenden Mg-Legierungspillen (2 Pillen [in der Größe für Schafe] pro Kalb). Für Saugkälber stellen solche Mg-haltigen endoretikulären Verweilpillen jedoch die einzige Prophylaxemöglichkeit dar. Die vorbeugende Mg-Zufuhr sollte möglichst schon während der ersten 10 Lebenstage beginnen und bis zur 10. Woche fortgesetzt werden; Hypomagnesämie und tetanische Krämpfe lassen sich nicht mehr sicher verhüten, wenn die Zufütterung erst nach der 6. Woche (d. h. nach Erschöpfung der Mg-Reserven) einsetzt. Spätestens ab der 5. Lebenswoche sollten Kälber auch Zugang zu schmackhaftem und nicht allzu grobem Rauhfutter erhalten; es enthält etwa 5mal soviel Mg wie Kuhmilch. Für Milchaustauscher (mit 88% TM) ist ein Mg-Gehalt von 1,3 g/kg zu fordern. Durch rechtzeitige Gabe von Vitamin D (Kap. 9.17.4) läßt sich zwar der Abfall des Serum-Mg-Spiegels bei Tränke- und Saugkälbern nicht aufhalten, aber das dabei oft festzustellende Absinken des Serum-Ca-Gehalts verhindern. (N. B.: Orale Ca-Zulagen verschlimmern die Mg-Mangelsituation.) Die Wirksamkeit der zur Sicherung der Mg-Versorgung von Milchtränke- und Saugkälbern getroffenen Maßnahmen läßt sich durch regelmäßige Kontrolle des Mg-Gehalts im Harn überwachen (Papierstreifentest; s. Kap. 10.5.4.1).

10.5.5 Hirnrindennekrose, Vitamin-B_1-Mangel

M. Stöber/H. Scholz

Definition: Sporadisch bis bestandsweise gehäuft auftretende, mit komplexem sekundärem Vitamin-B_1-Mangel einhergehende und vorwiegend jüngere Mastrinder befallende Krankheit, die läsionell durch intrakraniale Drucksteigerung, Erweichung sowie Nekrose der Hirnrinde und klinisch durch Blindheit, Erregung (später Stumpfsinn) sowie Bewegungsstörungen gekennzeichnet ist. *Andere Bezeichnungen*: Erweichung und Nekrose der Hirnrinde, Polioenzephalomalazie (PEM), Zerebrokortikalnekrose (CCN), Hypovitaminose B_1, Thiaminmangel oder »Sterngucker-Krankheit«, »forage poisoning«.

Vorkommen, Verbreitung: Hirnrindennekrose kommt außer bei Mastkälbern und -jungrindern v. a. beim Schaf, gelegentlich auch bei gehegegehaltenen Wildwiederkäuern, aber nur selten bei erwachsenen Nutzrindern vor. Das in allen Ländern mit intensiver Kälber- und Jungrindermast bekannte Leiden kann in bestimmten gleichartig gefütterten Tiergruppen nennenswerte Verluste bedingen.

Ursachen, Pathogenese: Thiamin (Aneurin) ist Bestandteil der für den Energiestoffwechsel von Gehirn und Herz wichtigen Transketolase; Mangel an Vitamin B_1 wirkt sich daher zunächst v. a. auf die metabolisch aktiven Astrozyten (→ Schwellung) und Neuronen (→ Nekrose) des ZNS aus. Tränkekälber benötigen Milchaustauscher mit 2,5–3 ppm TM Thiamin. Die meisten für ruminante Rinder bestimmten Futtermittel enthalten etwa 2 ppm TM Thiamin, was – zusammen mit der bedeutsameren, in den Vormägen ablaufenden mikrobiellen Thiaminsynthese – ihren Bedarf an Vitamin B_1 normalerweise deckt. Zwar produzieren bestimmte, im Verdauungskanal vorkommende Keime *(Cl. sporogenes, Bac. thiaminolyticus, Bac. aneurinolyticus)* Thiaminasen, die einen Teil des Thiamins abbauen, doch verbleibt gesunden Tieren stets genügend Vitamin B_1 zur intestinalen Resorption. Das gilt sogar bei Aufnahme Thiaminase-haltiger Pflanzen, wie Adlerfarn und Schachtelhalm (Kap. 4.3.5.10, 7.2.4.2 bzw. 10.5.31), weil Thiaminasen offenbar nur in Anwesenheit bestimmter Kosubstrate wirksam sind. Gewisse, die intraruminalen Fermentationsprozesse störende Situationen können jedoch das Gleichgewicht zwischen thiaminbildenden und -zerstörenden oder -behindernden Faktoren so zugunsten letzterer verschieben, daß es zur Hypovitaminose B_1 kommt. Hierzu zählen bei *Kälbern* die Umstellung von Milchaustauscher auf feste Nahrung, bei *ruminanten Rindern* dagegen eine an leichtverdaulichen Kohlenhydraten reiche und zudem an strukturierter Rohfaser arme Mastfütterung, plötzliche Rationsänderung (insbesondere Verminderung des Fiberanteils), Umtrieb von normaler auf eiweißreiche Weide, Aufnahme verdorbenen, pilzbefallenen Futters, anderweitige Indigestionen, vorübergehende Unterbrechung der Tränkeversorgung sowie Gruppenbehandlung mit Antibiotika oder Antiparasitika. Längerdauernde orale Verabreichung hoher Dosen des Kokzidiostatikums Amprolium führt ebenfalls zu thiaminmangelbedingter CCN. Die ätiopathogenetischen Einzelheiten der bedingten Vitamin-B_1-Verarmung sind noch weitgehend ungeklärt (Vorkommen von Thiamin-Antimetaboliten?); initialer Durchfall sowie Thiaminaseaktivität von Panseninhalt und Fäzes weisen aber auf den Ursprung des Krankheitsgeschehens im Verdauungstrakt hin.

Andere Situationen können zu Polioenzephalomalazie führen, ohne daß die Thiaminversorgung der Gewebe gestört zu sein scheint: Ein solcher Zusammenhang ist bislang für die übermäßige Aufnahme von Sulfaten mit dem Futter oder der Tränke (Kap. 10.5.14) sowie für die in Mittelamerika übliche Mast mit Zuckerrohrmelasse und Harnstoff bekannt. Auch bei verschleppter Blei- und Güllegasvergiftung (Kap. 10.5.12, 5.3.5.3) sowie bei Kochsalzvergiftung (Kap. 10.5.2) sind postmortal polioenzephalomalazische Veränderungen festzustellen.

Die klinischen Symptome der CCN, wie Blindheit, Erregung/Stumpfsinn und Bewegungsstörungen, beruhen auf dem Ausfall kortikaler und zerebellärer Funktionen, das Schielen auf Dehnung des N. trochlearis.

Symptome (Abb. 10-60, 10-61): Von Hirnrindennekrose werden i. d. R. gutgenährte frohwüchsige Masttiere betroffen, bei denen die Aktivität der Erythrozyten-Transketolase schon einige Zeit lang erniedrigt war. Dabei erkranken meist bald nacheinander mehrere unter gleichen Haltungs- und Fütterungsbedingungen (Maststall, feedlot, Weide) stehende Kälber oder Jungrinder; zugleich oder unmittelbar zuvor sind sie oft auch durchfällig. Erste Anzeichen der CCN sind Freßunlust, Absonderung, vermehrte Erregbarkeit auf akustische und taktile Reize, Zittern/Zucken von Flotzmaul, Augen, Lidern und Ohren, Leerkauen, Blindheit (bei erhaltenem Pupillar-, Palpebral- und Kornealreflex), symmetrische Drehung der Augäpfel (medialer Pupillenwinkel nach dorsal, lateraler nach ventral rotiert) und radarähnlich »lauschende« Stellung beider Ohren (bei lautem Geräusch: Aufreißen der zeitweilig halbgeschlossenen Augenlider), teilweise auch Drängen mit angehobenem Kopf gegen die Wand oder Stehen in der Ecke.

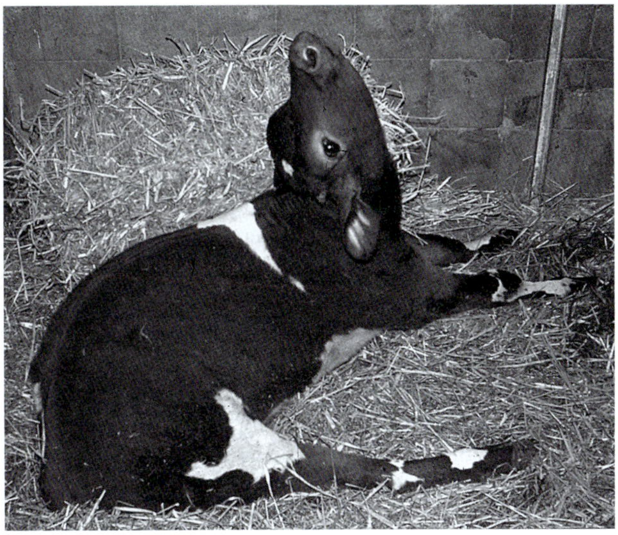

Abbildung 10-60 Hirnrindennekrose: Blindheit, Festliegen in Brustlage mit extremem Opisthotonus (»Sterngucker«)

Die »nackensteife« und mitunter grotesk opisthotonische Kopfhaltung (»Sterngucker«) wird beim Stehen (Vorderbeine vorgestellt, Hinterbeine gespreizt) und beim ataktisch-inkoordinierten Gehen sowie im Liegen beibehalten; am stehenden oder in Brustlage befindlichen Patienten pendelt der u. U. senkrecht nach oben gerichtete Kopf zeitweilig »stupide« hin und her. In der Bewegung fallen übermäßiges Anheben der Vorderbeine (»Paradeschritt«), Orientierung mittels Tastsinn (Flotzmaul vorgestreckt) und Gehör (Ohren seitwärts abstehend) sowie zunehmendes Einknicken der Nachhand auf; im Laufstall kommt es wegen leichten Vorwärtsdrangs der Kranken zwangsläufig zum Gehen im Kreise entlang der Wand (→ Hautabschürfungen im Jochbogenbereich). Der Umgang mit den Patienten wird durch deren abnorme, u. U. mit Krämpfen verbundene Abwehrreaktionen erschwert. Die lokomotorischen Störungen führen unter zunehmender Depression weniger abrupt zum Festliegen als bei Infektiöser septikämisch-thrombosierender Meningoenzephalomyelitis; außerdem verläuft CCN, von paroxysmalen konvulsiven Phasen und etwaiger Verschluckpneumonie abgesehen, fieberlos. Festliegende Patienten befinden sich anfangs in Brustlage (mit ausgestreckten Vordergliedmaßen), später in platter Seitenlage (mit gelegentlichem schleuderndem Aufwerfen und Zurückfallen des Kopfes, Streckkrämpfen der Vorder- sowie Laufkrämpfen der Hinterbeine); zwischen den konvulsiven Anfällen sind sie völlig erschöpft. Mit fortschreitender Erkrankung wird die Herztätigkeit teils bradykard, teils unregelmäßig. Der Tod tritt im Koma ein.

Während der Krampfphasen erhöht sich die Aktivität der Serum-CK. Die Fundoskopie ergibt Papillenödem bei normaler Retina. Der Liquordruck ist erhöht (200–350 mm physiol. Kochsalzlösung); die Hirn-Rückenmarks-Flüssigkeit kann infolge krankheitsbedingter Blutbeimengung schwachgetrübt-hellrosa erscheinen; ihr Eiweiß- und Zellgehalt (fast ausschließlich mononukleäre Zellen, vereinzelt Erythrophagen) sind leicht erhöht. Die Thiamingesamtkonzentration im Blut (< 50 nmol/l) ist ebenso wie die im Heparinblut-Zellsediment* zu prüfende Aktivität der Erythrozyten-Transketolase (Thiaminpyrophosphat-Reaktivierungseffekt: > 50 %) deutlich vermindert, der Serumgehalt an Pyruvat (sowie anderen α-Ketoglutarsäuren) und Laktat vermehrt. Anders als bei gesunden Kälbern und Jungrindern fällt der Thiaminase-Nachweis in Panseninhalt* und Kot* von CCN-Patienten meist positiv aus. Das EEG zeigt konstant Wellen hoher Amplitude (50–160 µV) und niedriger Frequenz (1–4 Hz) sowie Abnahme der raschen Aktivität.

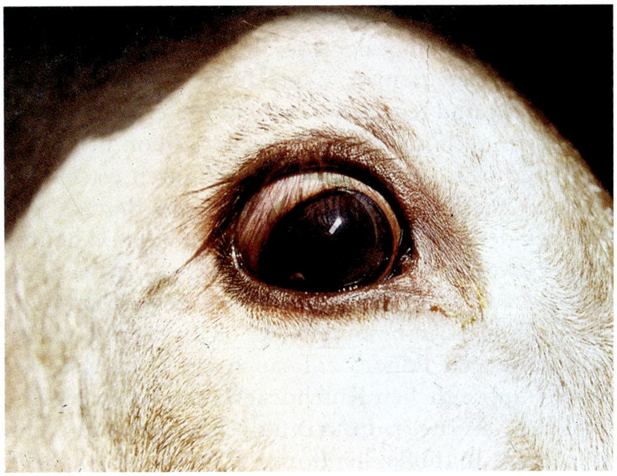

Abbildung 10-61 CCN: Drehschielen (medialer bzw. lateraler Pupillenwinkel nach oben bzw. unten rotiert)

N. B.: Bei Patienten mit Laktazidose des Vormageninhaltes (Kap. 6.6.11, 6.6.12) ist die Aktivität der Erythrozyten-Transketolase oft ebenfalls vermindert. Auch bei klinisch gesunden, intensiv gefütterten Milchkühen kann der TPP-Effekt während der Hochlaktation (im Gegensatz zu demjenigen trockenstehender Herdenmitglieder) auf Werte wenig unterhalb 50 % absinken und damit eine marginale Thiaminversorgungslage anzeigen.

■ **Verlauf:** Entsprechend dem Erkrankungsgrad kann im Einzelfall früher oder später und oft m. o. w. plötzlich der Tod eintreten; unbehandelt endet manifeste Hirnrindennekrose meist letal (s. *Beurteilung*), und zwar bei Kälbern innerhalb von 2 Tagen, bei Jungrindern nach 1–2 Wochen.

---

* Probenmaterial eingefroren einsenden.

Sektion: Liquor deutlich vermehrt, mitunter hellrosafarben; Meningealgefäße blutreich; Großhirn infolge Hirnödems m. o. w. geschwollen (Windungen abgeflacht) und feucht mit subtentorialer Herniation; Kleinhirn nach hinten, u. U. bis in das For. occipitale gedrängt; laminare Nekrose der hierdurch wachsartig gelblich erscheinenden Hirnrinde im Bereich der Kuppen der Großhirnwindungen. *Histologisch*: neuronale Nekrose, Gliose, Neuronophagie sowie perineurale und -vaskuläre Ödeme der grauen Substanz des Großhirns (insbesondere der okzipitalen, dorsalen und parietalen Rinde; z. T. auch der Sehhügel, der Basal- und seitlichen Kniehöckerkerne sowie mesenzephaler Kerne); PURKINJE-Zelldegeneration im Kleinhirn; mitunter herdförmige Myokardnekrosen. Bei Ausheilung der CCN wird das abgestorbene Hirngewebe verflüssigt und abgebaut; als Residuen finden sich später nur wenig gliöse Narben; die Defekte werden durch lockeres Bindegewebe und Blutgefäße ausgefüllt.

Diagnose: Klinisches Bild sowie vorberichtliche Angaben über ähnliche Krankheits- oder Zerlegungsbefunde gleichartig gefütterter und kürzlich an CCN umgestandener Jungtiere des Bestandes lenken den Verdacht auf Hirnrindennekrose. Am lebenden Patienten läßt sich dieser Verdacht durch Messung der Aktivität der Erythrozyten-Transketolase oder des Thiamingehaltes im Blut (< 40 µg/l) sichern; die Überprüfung des Liquors erlaubt die Abgrenzung von bakteriell bedingten Meningoenzephalitiden. Zur postmortalen Erkennung der CCN eignet sich die Überprüfung des Thiamingehalts von Hirn-, Leber- bzw. Herzmuskelgewebe*; dabei werden Werte um 0,3, 0,6 bzw. 0,5 ppm FS, statt normaliter um 1,4, 2,8 bzw. 2,8 ppm FS festgestellt. Hirngewebe klinisch manifest erkrankter CCN-Patienten zeigt auf der Schnittfläche bei Betrachtung im UV-Licht (λ: 365 nm) im Bereich der Großhirnrinde sowie der grauen Substanz des Kleinhirns helleuchtende Autofluoreszenz, die an frischem oder nach Einfrieren wieder aufgetautem Gewebe grau- bis blaugrün, an formaldehydfixiertem Material dagegen grünlich-gelb erscheint; sie ist auch histologisch nachweisbar.

Differentialdiagnostisch sind zu berücksichtigen: Verdursten und »Kochsalzvergiftung« (Kap. 10.5.2), Übertränken (Kap. 10.5.3), Infektiöse septikämisch-thrombosierende Meningoenzephalomyelitis (Kap. 10.3.4), Bleivergiftung (Kap. 10.5.12), nervöse Listeriose (Kap. 12.2.10), Hypovitaminose A (Kap. 11.1.5.1), Kälbertetanie (Kap. 10.5.5.4), Enterotoxämie durch Cl. perfringens (Kap. 6.10.23), Harnstoffvergiftung (Kap. 10.5.25), Tetanus (Kap. 10.3.8) und septikämiebedingte Meningoenzephalitis (Kap. 10.3.1); die nervösen Ausfallserscheinungen des auf intrauteriner BVD-Virusinfektion beruhenden Okulozerebellären Syndroms (Kap. 10.1.1.7) sind denen der CCN zwar fast gleich, aber schon bei Geburt ausgeprägt. Bei enthornungsbedingter Hirnnekrose (Kap. 2.4.5.2) beschränken sich die postmortal festzustellenden Gehirnveränderungen auf die Umgebung des thermokauterisierten Stirnbereichs.

Beurteilung: Die Morbidität der CCN kann 25% der betreffenden Mastgruppe erreichen; die meist < 25, mitunter aber ≤ 50% betragende Letalität ist bei 4–9 Monate alten Jungrindern sowie bei erst > 24 h nach Erkrankungsbeginn einsetzender Behandlung größer als bei älteren Patienten bzw. rechtzeitigem Eingreifen; unbehandelt verenden 50% der leichter und 100% der klinisch manifest betroffenen Tiere. Bereits festliegende Patienten haben nur geringe Aussichten auf völlige Heilung. Nach Thiamingabe eintretende Besserung (Einsetzen der Futteraufnahme, Rückgang der Lokomotionsstörung) ist als Bestätigung der Diagnose zu werten; dabei kehrt das Sehvermögen zuletzt wieder. Der bis zum 3.–5. Tag nach Behandlungsbeginn erreichte Zustand ist dann meist irreversibel; wenn er die weitere Nutzung des Tieres in Frage stellt (eingeschränktes Augenlicht, Nichterkennen von Futter/Tränke, Stumpfsinnigkeit oder Ataxie), ist die Schlachtung zu veranlassen.

Behandlung: Thiaminhydrochlorid (10 mg/kg LM i.v. am 1., sowie 2- bis 3mal tgl. i.m. am 2. und 3. Tag); Dexamethason oder Prednisolon 1mal intravenös; Übertragung mehrerer Liter Pansensafts von gesunden, mit Heu gefütterten Spendertieren; orale Gabe von Bäcker- oder Bierhefe (100–500 g/Tier); bei starker Dehydratation auch Zufuhr von Elektrolytlösung p. o. oder intravenös (Kap. 4.3.6.1), letzteres vorteilhafterweise unter Zugabe von 10%iger Mannitollösung (1 g/kg LM) zur osmotischen Diurese; bei unzureichender Kupferversorgung auch Aufbesserung derselben (Kap. 12.3.11). Absondern des/der Patienten in gut eingestreuter/en Einzellaufbox/en; Futter- und Tränkeaufnahme sicherstellen, z. B. durch höheres Anbringen des Troges (damit er ohne starkes Kopfbeugen erreicht werden kann), zwangsweise Verabreichung von Rauhfutter oder Tränken per Sonde; Kraftfuttergaben der betreffenden Mastgruppe 1 Woche lang kürzen und Rauhfutterversorgung aufbessern. Für die (noch) nicht erkrankten Gruppenmitglieder werden Thiaminzulagen (1–2 Wochen lang: 30–50 mg Vitamin B_1/kg Futter TM) empfohlen; um die thiaminolytischen Mikroben des Verdauungskanals nicht zu fördern, sollten hierfür thiaminaseresistente, aber gut resorbierbare Verbindungen (Thiaminpropyldisulfid, Thiamintetrafurfuryldisulfid) gewählt werden.

* Probenmaterial eingefroren einsenden.

Prophylaxe: Schadhafte Futtermittel und plötzlichen Wechsel der Rationszusammensetzung meiden (s. *Pathogenese*); mindestens 1,5 kg gutes Rauhfutter pro 100 kg LM und Tag verabreichen oder orale Thiaminversorgung (3 mg/kg Futter) sicherstellen; Tränkeversorgung bezüglich Menge und Qualität (Sulfatgehalt; s. Kap. 10.5.14) überwachen.

10.5.6 Nervöse Auswirkungen von Störungen des Säure-Basen-Gleichgewichts

M. Stöber

➤ *Metabolische und respiratorische Azidose* (Kap. 4.3.6.2) bewirken Niedergeschlagenheit, in schweren Fällen auch Teilnahmslosigkeit oder Koma; daneben bestehen Hyperpnoe (metabolische Azidose) bzw. Dyspnoe und Zyanose (respiratorische Azidose).

➤ *Ausgeprägte respiratorische und metabolische Alkalose* (Kap. 4.3.6.2) lösen Übererregbarkeit und tetanoide Krämpfe aus; außerdem zeigen sich Hyperpnoe (respiratorische Alkalose) bzw. Hypopnoe (metabolische Alkalose).

10.5.7 Ketonämiebedingte nervöse Störungen

M. Stöber

In vereinzelten Fällen ist die Azetonämie des Rindes (Kap. 6.13.14) mit auffallender Erregung oder Depression verbunden. Diese daher als »nervöse« Ketose bezeichnete und vermutlich auf besonders hohem Blutgehalt an Azetoazetat und Azeton beruhende Verlaufsform soll v. a. im Sommer vorkommen. Außer durch Indigestion ist sie durch erhöhte Exzitabilität oder schwere Bewußtseinstrübung gekennzeichnet, was sich in blinder Aggressivität, Brüllen, unruhigem Umherlaufen, Taumeln, wildem Belecken umgebender Gegenstände oder des eigenen Körpers (→ u. U. Automutilation), oder Kopf-gegen-die-Wand-Drängen äußert. Über ketosebedingte Hirnveränderungen ist – im Gegensatz zur hepatogenen Enzephalopathie (s. u.) – bislang nichts bekannt. Außer dieser sind differentialdiagnostisch auch Tollwut (Kap. 10.3.6), Aujeszkysche Krankheit (Kap. 10.3.7), hypomagnesämische Tetanie (Kap. 10.5.4 ff.) und Bleivergiftung (Kap. 10.5.12) zu bedenken. Die Untersuchung einer Harnprobe ergibt deutliche Azetonurie; nach intravenöser Infusion von Traubenzuckerlösung (Kap. 6.13.14) tritt bei »nervöser« Ketose alsbald Besserung ein.

10.5.8 Hepatogene oder hyperammoniämische Enzephalopathie

M. Stöber/H. Scholz

Definition: Unter diesem Leiden ist die meist sporadisch, mitunter aber bestandsweise gehäuft auftretende, bei metabolischer Überforderung oder krankheitsbedingter Beeinträchtigung der Funktionstüchtigkeit der Leber einsetzende Beteiligung des Gehirns zu verstehen. Sie äußert sich in m. o. w. ausgeprägten zentralnervösen Erscheinungen und wird auch als hepatogene Ammoniakvergiftung bezeichnet.

Vorkommen, Verbreitung: Beim Rind ist die hepatogene Enzephalopathie v. a. vom »puerperalen Leberkoma«, d. h. vom schweren Verlauf des Lipomobilisationssyndromes (Kap. 6.13.14) her bekannt. Im gleichen Sinne können sich aber praktisch alle mit Leberzellschädigung oder Stauung der Pfortader verbundenen Erkrankungen auswirken (z. B. Kreuzkrautvergiftung, Kap. 12.3.6; Aflatoxikose, Kap. 12.3.5; Thrombose der hinteren Hohlvene, Kap. 4.2.2.6; schwere Fasziolose, Kap. 6.13.8; anderweitige Leberzirrhose). Solche Leberschädigungen können bereits intrauterin oder peripartal einsetzen, wenn das betreffende Muttertier lebertoxische Substanzen aufnimmt oder entwickelt; ggf. ist ihr Kalb dann entweder schon bei Geburt krank oder erkrankt bald nach Ingestion der toxinhaltigen Kolostralmilch. Entsprechendes gilt auch für Kälber mit Persistenz des Duct. venosus (Kap. 4.2.1.2).

Ursachen, Pathogenese: Die geschädigte Leber ist nicht mehr befähigt, das v. a. aus der normalen Vormagenverdauung stammende und über die Pfortader angelieferte Ammoniak in Harnstoff umzusetzen. Außerdem können weitere, m. o. w. toxische Stoffwechselprodukte nicht mehr entgiftet werden. Deshalb kommt es u. a. zu eingeschränkter hepatischer Metabolisierung aromatischer, bei gleichzeitig erhöhtem peripheren Verbrauch verzweigtkettiger Aminosäuren. Dabei wird der von normaliter < 25 µmol/l auf > 80 µmol/l ansteigende Ammoniakgehalt des Blutplasmas (Hyperammoniämie) von einer Verschiebung des Aminosäuren-Indexes (= Relation von Valin + Isoleuzin + Leuzin zu Phenylalanin + Tyrosin) im Blutplasma von durchschnittl. $5{,}9 \pm 0{,}8$ auf < 3 begleitet. Beide Veränderungen sind auch im Liquor cerebrospinalis nachzuweisen. Sie beeinträchtigen, möglicherweise zusammen mit anderen schädlichen Metaboliten (Merkaptan, kurzkettige Fettsäuren) oder »falschen Neurotransmittern«, die Funktionstüchtigkeit des ZNS. Etwaige Alkalose (z. B. bei abomasalem Reflux, Kap. 6.9.9) kann das Krankheitsgeschehen durch Beeinflussung des NH_4:NH_3-Gleichgewichts im Blut zugunsten des Ammoniaks fördern.

Je nachdem, ob dem Leiden eine Störung der Leberfunktion oder eine die intrahepatische Entgiftung »umgehende« Anastomosierung portaler und kavaler Venen zugrunde liegt, spricht man von »endogener« bzw. »exogener« Hepato-Enzephalopathie; oft sind jedoch beide Mechanismen an der Pathogenese beteiligt.

Symptome, Verlauf: Das klinische Bild wird durch Störungen des Sensoriums und der Motorik geprägt. Sie äußern sich manchmal in anfänglicher Erregung (Reizbarkeit, Angriffslust, unmotiviertes Aufbrüllen), meist aber in m. o. w. deutlicher Depression: Absonderung, Appetitrückgang, Nichtbeachten der Umwelt, Trägheit/»Schläfrigkeit«, Niedergeschlagenheit, Teilnahmslosigkeit, breitbeiniges Stehen, Kopfdrängen, mühsames Aufstehen und Niederlegen, z. T. auch Blindheit, Ataxie, Überköten, Inkoordination (Hypermetrie), Taumeln, Nachhandparese, Festliegen (in platter Seitenlage) und finales Koma, u. U. aber plötzliches Erheben und vorübergehend oder dauerhaft normales Verhalten. Bei längerer Erkrankung ist zudem starke Abmagerung, bei Stauung der Pfortader auch Durchfall und Aszites, bei Aflatoxikose und Kreuzkrautvergiftung auch Tenesmus festzustellen. Falls der dem Leiden zugrundeliegende metabolische Circulus vitiosus bestehen bleibt, führt er innerhalb weniger Tage zum Tode oder zu irreparablen Gewebsschäden.

Sektion: Neben Veränderungen des zugrundeliegenden, meist anikterischen Leberleidens wird am ZNS eine ausgeprägte Vakuolisierung (= Polymikrokavitation oder Spongiose) v. a. der subkortikalen weißen Hirnsubstanz sowie von Hirnstamm, Kleinhirn und verlängertem Mark festgestellt; kortikal und subkortikal besteht deutliche Gliaproliferation.

Diagnose: Vorliegen einer erfahrungsgemäß mit Leberfunktionsstörung, d. h. mit Beeinflussung leberspezifischer Laborparameter (Kap. 6.13.3, 6.13.13) einhergehenden Erkrankung sowie Auftreten exzitatorischer, insbesondere aber depressiver Erscheinungen, lassen auf hepatogene Enzephalopathie schließen. Die Diagnose ist bislang nur labormäßig zu sichern (NH_3-Gehalt in Blutplasma und Liquor erhöht, Aminosäuren-Index in beiden Flüssigkeiten vermindert). *Differentialdiagnostisch* ist an »Harnstoff-Vergiftung« (= ruminale Ammoniakvergiftung, Kap. 10.5.25), Nierenversagen (Kap. 7.1.3.3), »nervöse« Ketose (Kap. 10.5.7), Hypokalzämische Gebärparese (Kap. 12.3.1) u. ä. m. zu denken. Die spongiösen Hirnveränderungen sind histologisch von denen der Bovinen Spongiformen Enzephalopathie (Kap. 10.3.9) abzugrenzen, bei der die graue Hirnsubstanz vakuolisiert ist.

Beurteilung: Das Einsetzen der hepatogenen Enzephalopathie ist stets als prognostisch ungünstiges Zeichen zu werten. In ausgeprägten und auf versuchsweise Behandlung nicht ansprechenden Fällen ist mit plötzlicher Verschlimmerung und Tod zu rechnen.

Behandlung, Prophylaxe: Therapeutische und vorbeugende Maßnahmen sind gegen die zugrundeliegende Leberschädigung zu richten, die bei Milchkühen oft, aber nicht immer, in Leberverfettung besteht. Näheres hierzu ist dem Kapitel über Ketose und Lipomobilisationssyndrom (Kap. 6.13.14) zu entnehmen; dabei kommt auch der Diät mit gutem Heu, d. h. der Verminderung des Eiweißanteils der Ration Bedeutung zu. Die Ursache des der Enzephalopathie zugrundeliegenden Leberleidens ist diagnostisch, therapeutisch und prophylaktisch mitzuberücksichtigen (z. B. linksseitige Labmagenverlagerung, Kap. 6.9.1); diesem Vorgehen kommt v. a. bei bestandsweise gehäuftem Auftreten des hepato-enzephalopathischen Syndroms Bedeutung zu: Suche nach Fütterungsfehlern, Giftquellen sowie übermäßigen umweltbedingten Belastungen.

10.5.9 Nephrogene oder urämiebedingte Enzephalopathie

M. Stöber/H. Scholz

Im Rahmen des Nierenversagens (Kap. 7.1.3.3) kann die Ansammlung toxischer Stoffwechselprodukte im Körper zentralnervöse Symptome bedingen. Neben den Erscheinungen des Primärleidens sind dabei von Fall zu Fall zu beobachten: Niedergeschlagenheit, Muskelschwäche oder -zittern, Festliegen, Koma, Tod. Die Klärung ist durch Überprüfen des Exspiriums (ammoniakalischer Geruch) und einer Harnprobe sowie rektale Betastung der Harnorgane herbeizuführen; labordiagnostisch ist die gestörte Nierenfunktion leicht nachweisbar (Kap. 7.1.3ff.). Postmortal sind außer schwerwiegenden Nierenveränderungen u. U. histologische Läsionen einer multifokalen spongiformen Enzephalopathie festzustellen. Sie betreffen die weiße Substanz des retikulären Systems der Medulla oblongata, wo die Vakuolen offenbar von den Myelinscheiden ausgehen; außerdem zeigen die Großhirnhemisphären Mikrokavitationen, v. a. in der Tiefe von Hirnrinde und Corona radiata.

10.5.10 Kaliumvergiftung

M. Stöber

Definition, Ursachen, Pathogenese: Der K-Bedarf des Rindes beträgt 0,3–0,6% der Futter-TM; in pflanzlicher Nahrung ist das K-Angebot jedoch wesentlich größer (1,5–4,0% TM). Der Stoffwechsel der Wiederkäuer ist aber darauf eingerichtet, den Na/K-Haushalt selbst bei hohem K-Gehalt der Nahrung durch Regulation von Ausscheidung und Rückresorption in Nieren und Dickdarm auszugleichen. Im Tierkörper sind K^+-Ionen von essentieller Bedeutung für Aufrechterhaltung und Repolarisation von Membranpotentialen. Zu krankmachender Erhöhung des normalerweise 3,5–5,0 mmol/l betragenden Serum-K-Spiegels kommt es in praxi v. a. bei durchfälligen Kälbern mit metabolischer Azidose (→ Austritt intrazellulärer K^+-Ionen im Austausch gegen extrazelluläre H^+-Ionen) sowie bei plötzlichem Freiwerden von K^+-Ionen aus Erythrozyten oder Muskelzellen, d. h. bei massiver Hämo- oder Rhabdomyolyse (Kap. 4.3.2.1, 9.17.2). Entsprechendes gilt für fehlende renale K-Ausscheidung bei akutem Nierenversagen (Kap. 7.1.3.3). Auch orale Aufnahme giftiger Mengen von K-Chlorid (> 200–500 g/erwachsenes Rind), -hydrogenkarbonat oder -phosphat oder zu rasche intravenöse Verabreichung von K-Chlorid-haltiger Infusionslösung (> 300–600 mg/kg LM) bedingt gefährliche Hyperkaliämie. Bei Serum-K-Werten von ≥ 6 mmol/l kommt es zu Störungen der myokardialen Erregbarkeit mit Extrasystolen, intraventrikulärem Block, progressivem Vorkammerstillstand, schließlich zu Kammerflimmern oder Asystolie. Das EKG zeigt QRS- und T-Erweiterung, deutliche Erhöhung der T- und allmähliches Verschwinden der P-Zacke.

Symptome: Eine akute Zunahme des Serum-K-Spiegels auf ≥ 6–15 mmol/l äußert sich in tetanieähnlicher Erregbarkeit, Muskelzuckungen, Krämpfen, Niedergehen, häufigerem und vermehrtem Harnabsatz, Steigerung der Atemfrequenz und zunehmendem Herzversagen, das u. U. zum Tode führt. Dabei erhöht sich die Herzfrequenz zunächst und fällt dann unter Auftreten von Arrhythmien bis zum Herzstillstand ab.

Diagnose: Bradykardie beim durchfälligen Kalb ist zwar ein Hinweis auf, aber noch kein Beweis für das Vorliegen von Hyperkaliämie. Eine solche läßt sich nur durch Ermittlung des Serum-K-Gehalts oder Überprüfen des EKG auf o. a. Veränderungen nachweisen.

Behandlung: Ursache abstellen; Beunruhigungen vermeiden. Infusion von 5%iger Traubenzuckerlösung mit Zusatz von 150 mmol Na-Bikarbonat/l im Dauertropf (Kap. 4.3.6.1), notfalls von Ca-Boroglukonat-Lösung (0,5–1 ml 10%ig/kg LM) langsam intravenös.

Die *Giftigkeit anderer K-Verbindungen* beruht in erster Linie auf deren Anion; sie werden deshalb andernorts besprochen: Kalilauge (Kap. 2.2.6.3), K-Nitrit und K-Nitrat (Kap. 4.3.5.3), K-Jodid (Kap. 2.2.5.2), K-Sulfat (Kap. 10.5.14), Zyankali (Kap. 5.3.5.10). Bezüglich der Beziehungen zwischen K-Gehalt des Grases und Weidetetanie wird auf Kapitel 10.5.4.1 verwiesen. Es wird vermutet, daß sich übermäßige K-Aufnahme mit dem Futter negativ auf die Fruchtbarkeit weiblicher Rinder auswirken und das Auftreten krankhafter Euterödeme nach dem Kalben fördern kann. Außerdem wird ein Zusammenhang zwischen dem K:Na-Verhältnis des Grünfutters und primärer Vormagentympanie angenommen; beträgt diese Relation > 30, so ist das Tympanierisiko groß, bei Werten < 20 dagegen gering.

10.5.11 Magnesiumvergiftung

M. Stöber

Intoxikationen durch Mg-Salze werden beim Rind meist durch Behandlungsfehler (orale oder intravenöse Überdosierung) verursacht. Die enterale Resorbierbarkeit nimmt von Mg-Oxid über Mg-Chlorid und Mg-Phosphat zu Mg-Sulfat und Mg-Zitrat hin ab; Mg-Karbonat wird praktisch nicht resorbiert. Einzelheiten des Mg-Stoffwechsels sind bei der Weidetetanie (Kap. 10.5.4.1) nachzulesen.

➤ *Mg-Sulfat* (Bittersalz) gilt im allgemeinen als unschädliches Abführmittel, wenn es in üblicher Menge (300–500, maximal 1000 g/erwachsenes Rind) und ausreichender Verdünnung (als 6%ige Lösung) p. o. gegeben wird. Bei nieren- oder darmkranken Patienten, insbesondere solchen mit behinderter abomasoenteraler Ingestapassage oder vorausgegangenem operativem Eingriff an Labmagen oder Darm, sowie nach Anwendung zu hoher Dosen oder Konzentrationen kann Mg-Sulfat jedoch lebensbedrohliche, gebärpareseähnliche Erscheinungen auslösen: apathisches Festliegen mit seitwärts eingeschlagenem Kopf; Reflexlosigkeit (außer Lid- und Kornealreflex); Untertemperatur; verlangsamte und vertiefte, mitunter auch schnarchende Atmung; Herztätigkeit regelmäßig. Ähnliche Folgen, nämlich Niedergehen, narkoseartige allgemeine Lähmung, u. U. auch Atemstillstand, kann eine bei Patienten mit Weidetetanie vorgenommene intravenöse Infusion von Mg-Sulfat haben, wenn sie zu rasch (d. h. innerhalb von < 10–15 min) erfolgt oder überdosiert wird (> 100–200 ml der 25%igen Lösung); beim Übergang in das narkotische Stadium beträgt der Serum-Mg-Spiegel etwa 6 mmol/l; bei 8 mmol/l tritt der Tod ein. Um solche Zwischenfälle zu vermeiden, sollten die ebengenannten Dosen und Konzentrationen nicht überschritten werden; anstelle der intravenösen Infusion von Mg-Sulfat ist, v. a. in leichteren oder fraglichen Tetaniefällen, die subkutane Verabreichung (200–300 ml 25%ig auf mehrere Stellen verteilt) vorzuziehen. Als Antidot der Mg-Vergiftung hat sich Ca-Boroglukonat bewährt, das hierzu bis zum Wirkungseintritt langsam intravenös zu injizieren ist.

➤ *Mg-Oxid* ist in den zur Vorbeuge der hypomagnesämischen Tetanie üblichen Tagesgaben (50–100 g/Kuh p. o.) gut verträglich; allerdings müssen individuelle Zuteilung und Aufnahme solcher Zulagen sichergestellt sein. Seiner alkalisierenden und abführenden Wirkung wegen wird MgO auch gern zur Behandlung der Vormagen-Laktazidose angewandt. Anderweitig erkrankten Rindern sollte es als Laxans nicht verabreicht werden, da es in der hierfür erforderlichen Dosis (0,5 g/kg LM p. o.) nennenswerte Steigerung von Blut-pH, Basenexzeß und Bikarbonat bewirkt; dabei nimmt auch der Serum-Mg-Spiegel zu. Das gilt insbesondere für Patienten mit Störungen der Vormagenpassage und andersbedingter metabolischer Alkalose. Die Zufütterung von Mg-Oxid bis zu einem Gehalt von 0,7–4,7 % der Nahrungs-TM bedingt Zunahme des Plasma-Mg-Gehalts, Rückgang von Freßlust und Wachstum, Durchfall, in der hohen Dosierung auch Abmagerung und Lethargie.

➤ Aus gleichem Grunde sollte auch *Mg-Hydroxid* (übliche abführende Dosis: 1,5 g/kg LM p. o.) nicht an Patienten mit Behinderung der Vormagenpassage (Kap. 6.6.4, 6.9.7, 6.9.9), Durchfall oder Futterverweigerung verabreicht werden.

➤ *Mg-Chlorid* wird seit langem den zur Behandlung von Hypokalzämischer Gebärparese und hypomagnesämischer Tetanie angewandten Ca-Chloridlösungen zugefügt, um deren Schadwirkung auf das Herz zu mindern. In der hierbei üblichen Dosierung ist Mg-Chlorid intravenös gut verträglich; etwaige Beeinträchtigungen des Herzens sind auf den Ca-Anteil der Präparate zurückzuführen. Allein verabreicht wirkt Mg-Chlorid erst toxisch, wenn bei intravenöser Infusion 0,04 mmol Mg/kg LM und Minute überschritten werden; bei einem Blutplasmaspiegel von 5 mmol Mg/l setzen Depression, Unempfindlichkeit, Dyspnoe und Zyanose ein; nach Niedergehen des Tieres kommt es bei Plasma-Mg-Werten > 7 mmol/l zum Tod durch Atemstillstand. Am Herzen treten klinisch weder nennenswerte Frequenzänderungen noch Arrhythmien auf; im EKG erweisen sich atrioventrikuläre und ventrikuläre Reizleitung aber als zunehmend verlangsamt (Verlängerung von QRS und T).

➤ Im *Tränkwasser* sollte der Gesamtgehalt an alkalinen und salinen Salzen 1 % (für nichttragende Rinder 1,5 %), der Mg-Chlorid-Gehalt 0,1 % nicht überschreiten. Höhere Konzentrationen verursachen Freßunlust und Durchfall. Nach laufender Aufnahme von 150 g $MgSO_4$ pro erwachsenes Tier und Tag, was der Verunreinigung bestimmter Bohrbrunnen entspricht, zeigen Rinder, deren P-Versorgung unzureichend ist, Lecksucht und erhebliche Ca-Verluste; beides läßt sich durch Zufuhr phosphathaltiger Mineralsalze beheben.

10.5.12 Bleivergiftung

M. Stöber

■ **Definition:** Bei *akuter* Pb-Vergiftung handelt es sich um eine meist auf oraler Aufnahme von Pb-Verbindungen beruhende, durch zentralnervöse, mitunter auch enterale Erscheinungen gekennzeichnete und oft tödlich endende Intoxikation, die u. a. Saturnismus, »Jammer«, »Kaffel-«, »Hau-« oder »Kaukrankheit« genannt wird. Die seltenere, durch fortgesetzte Ingestion kleinerer Pb-Mengen bedingte *chronische* Pb-Vergiftung äußert sich in Entwicklungshemmung, Abmagerung und hypoplastischer Anämie; bei langfristig Pb-exponierten Rindern können aber, entsprechend den Begleitumständen (wechselnde Giftdosis, anderweitige Belastungen), plötzlich akute Krankheitsschübe einsetzen.

■ **Vorkommen, Bedeutung:** Pb-Salze sind nach wie vor die häufigste Vergiftungsquelle beim Rind. Unkenntnis der Giftigkeit von Pb-Verbindungen sowie achtloser Umgang mit solchen verursachen immer wieder Verluste, die nur z. T. aufgeklärt werden. Rinder entwickeln erstaunliche Findigkeit (Ausbrechen aus der Weide, Aufwühlen von Abfallhaufen), um an Pb-haltige Stoffe zu gelangen, sie zu belecken, anzuknabbern oder aufzufressen; bei Stallhaltung ist auch zu beobachten, daß der offenbar Blei enthaltende Speichel Pb-vergifteter Rinder von gesunden Nachbartieren gierig aufgeleckt wird. Statistisch zeigt sich eine gewisse Häufung boviner Pb-Vergiftungen im Frühjahr (Weideauftrieb) und Sommer (Haltungsänderungen) sowie bei Jungtieren (»Neugierde«?).

■ **Ursachen:** Die Giftquelle war früher oft Bleifarbe (Mennige, Bleiweiß), die Rindern in offenen Behältern, beim oder nach dem Anstreichen eiserner Brükken, Zäune, Leitungsmasten, Krippen, Raufen, Tränkebecken, Boxenwände, Silobehälter u. ä. m. zugänglich wurde. Mitunter werden derart behandelte Metallteile oder Bretter erst gefährlich, wenn sie später im Rinder- oder Kälberstall Verwendung finden und ihr Anstrich abblättert, abgenagt oder abgekratzt wird. Weitere Gelegenheiten zur Pb-Aufnahme sind: herausfallender Fensterkitt, Benutzung von Bleirohren als Tränkeleitung (weiches, luft- oder nitrathaltiges Wasser wirkt Pb-lösend), Verwechslung von Glaubersalz mit Bleizucker oder von Futterkalk mit Bleiweiß, achtlos weggestellte oder zertrümmert ins Futter geratene Akkumulatoren (Anodenblei), Pb-haltige Dichtungsmasse, Abfallbrandasche sowie abgelassenes, benzinbleihaltiges Getriebeöl oder Schmierfett. Auch Bleierzhütten und Batterieschmelzen sind mit ihrem Pb-haltigen Abrauch (»Hüttenkatze«) und Abwasser (erzhaltigen Schwemmsand führender »Bleibach«) umweltgefährdend: Solches Blei wird unmittelbar (mit Atemluft oder Tränkwasser) oder über damit verunreinigte Weide- und Ackerkulturen (Rauchniederschlag, nach Überschwemmung zurückbleibender Sand und Schlamm) aufgenommen. Bei Werbung und Transport von Futtermitteln kann es versehentlich oder fahrlässigerweise zur Beimengung von Pb-Erz oder anderen Pb-Verbindungen kommen; mitunter werden Pb-haltige Abfälle (z. B. ausgeschlachtete Autobatterien) auch zum Verfüllen von Geländeunebenheiten verwendet, so daß sie später in dort gelagertes Futter gelangen können. Aufnahme metallischen Bleis, z. B. mit Gras und Erde vom Schießstandgelände oder Tontaubenschießplatz, kann ebenfalls zu Pb-Vergiftung führen. Verfütterung von autobahnnah gewachsenem Gras oder dessen Heu mit $\leq$ 260 ppm TM Blei aus KFZ-Abgasen (»verbleites« Benzin enthält Pb-Tetraäthyl und -methyl als Antiklopfmittel) an Rinder bedingt zwar erhöhte Pb-Gehalte in Blut, Milch, Nieren und Leber, aber keine objektivierbaren Gesundheitsschäden. Die Giftwirkung von Pb-Arsenat beruht in erster Linie auf dessen Arsenanteil und wird deshalb andernorts besprochen (Kap. 6.12.10).

Pathogenese: Blei und sämtliche Pb-Verbindungen werden vom Verdauungskanal her in gewissem Umfange resorbiert; hierfür ist weniger ihre Wasserlöslichkeit als ihr Zerkleinerungs- und Verteilungsgrad ausschlaggebend. Ein Teil des resorbierten Pb wird über Leber und Darm (98 %), Nieren (1 %) und Euter (< 1 %) ausgeschieden; im Körper verbleibendes Pb findet sich bei akuter Vergiftung v. a. in Nieren und Leber, nach chronischer Intoxikation dagegen in den Knochen (Speicherblei). Im Labmagen-Darm-Kanal wirkt Pb örtlich reizend, während resorbiertes Pb an psychischen, motorischen sowie vasomotorischen Hirnzentren angreift, die Erythropoese (Hämsynthese) hemmt und bei Jungtieren das Knochenwachstum stört. Vom tragenden Muttertier wird resorbiertes Blei auch an den Fetus weitergegeben. Angaben über die für das Rind toxische Pb-Dosis sind unterschiedlich, weil die Giftigkeit bleihaltiger Stoffe offenbar von ihrer aktiven Oberfläche abhängt: Für Kälber werden als einmalige tödliche Menge > 20 mg Pb/kg LM, für erwachsene Rinder 10–100 g Bleizucker/Tier oder Futter mit $\geq$ 250 ppm Pb genannt, doch kommen letal endende Vergiftungen mitunter auch nach Aufnahme wesentlich geringerer Dosen vor; so ist die enterale Pb-Resorption bei milchgetränkten Kälbern rascher als bei trockengefütterten Vergleichstieren. Die toxische Grenze für chronische orale Bleivergiftungen wird bei $\geq$ 6 mg Pb/kg LM und Tag bzw. $\geq$ 50 ppm Pb TM Futter angenommen.

Symptome, Verlauf: Bovine Pb-Vergiftungen treten nicht selten als »Bestandsproblem« auf, bei dem kurz nacheinander mehrere Tiere unter ähnlichen Symptomen erkranken:

- In *perakut verlaufenden Fällen* werden sie u. U. tot aufgefunden, ohne zuvor krank erschienen zu sein; am Boden sind dann oft Spuren agonaler Ruderbewegungen zu erkennen.
- *Akut bleivergiftete Rinder* zeigen ab dem 1.–3. Tage nach Giftaufnahme abwechselnd Depressions- und Exzitationssymptome: Stursteifes, »dösend« wirkendes Stehen mit aufgezogenen Bauchdecken, m. o. w. unphysiologischer Gliedmaßenstellung (Kreuzung der Vorder-, Spreizen der Hinterbeine) und mäßig erhobenem Kopf; Absonderung von der Herde und »zielloses«, unstetes Umherwandern entlang der Einfriedigung (Abb. 10-62). Auffallend ist der starke, mit beeinträchtigtem Sehvermögen oder völliger Blindheit (Amaurose mit erhaltener Pupillenreaktion) verbundene Vorwärtsdrang: An ihrem Standplatz stehen Pb-vergiftete Rinder so weit vorne, wie es die Anbindevorrichtung erlaubt, u. U. sogar mit den Vorderbeinen in der Krippe (Abb. 10-63); im Laufstall drängen sie sich in den Ecken mit dem Kopf gegen die Wand, an der sie u. U. hochzusteigen versuchen; im Freien laufen sie gegen Hindernisse, verfangen oder verbeißen sich in der Umzäunung (Abb. 10-64) oder durchbrechen diese und geraten auf unebenem Gelände leicht in Vertiefungen, Morast oder einen Wasserlauf (→ mitunter Ertrinken infolge Pb-Vergiftung!). Freßlust, Wiederkauen und Pansenmotorik sind herabgesetzt oder erloschen, die Milchleistung geht zurück. Kennzeichnend ist das anfallsweise einsetzende, mehr hackende als kauende, mit starkem Zähneknirschen (Odontoprisis) und schäumendem Speicheln verbundene maschinenartige leere Kauen (Bruxismus) der Patienten (Abb. 10-65); es läßt sich auch durch Austasten der Maulhöhle oder Einlegen eines Steinchens in diese auslösen, wobei der Fremdkörper meist gar nicht als solcher erkannt, also nur »zufällig« wieder ausgeworfen wird. Mitunter wird der Kot verhalten; in anderen Fällen ist er schwärzlich-durchfällig. Ein weiteres Merkmal der Pb-Vergiftung sind die ständig, »lauschend« vom Kopf abstehenden Ohren. Außerdem zeigen die Kranken Übererregbarkeit, d. h. Muskelzittern, v. a. an Augenlidern, Flotzmaul, Mundwinkeln und Ohren, sowie/oder rhythmisches

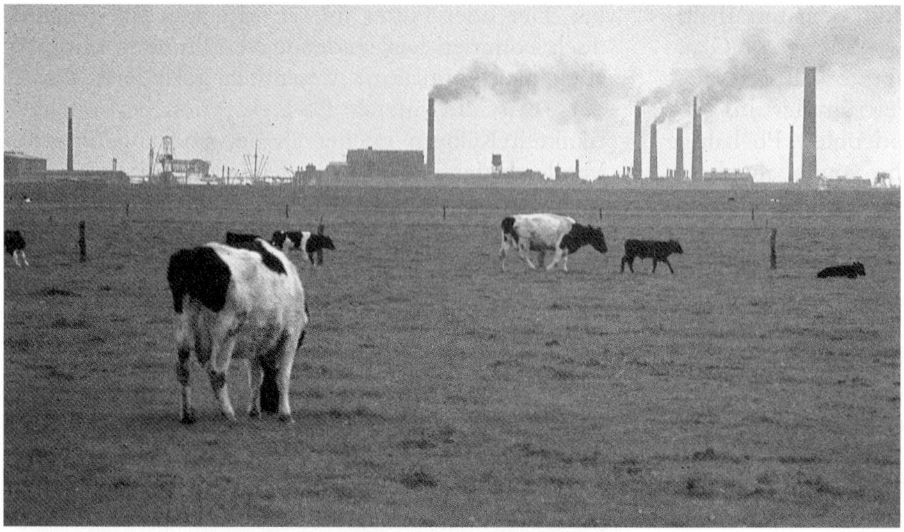

Abbildung 10-62 Bleivergiftung: Ziellos-blindes Umherwandern infolge Vergiftung durch bleihaltigen Hüttenrauch

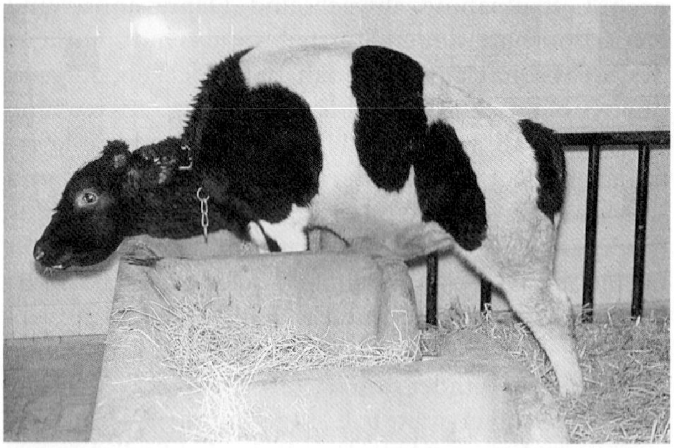

Abbildung 10-63 Auch angebunden zeigen manifest bleivergiftete Rinder heftigen Vorwärtsdrang, hier bis in die Krippe hinein

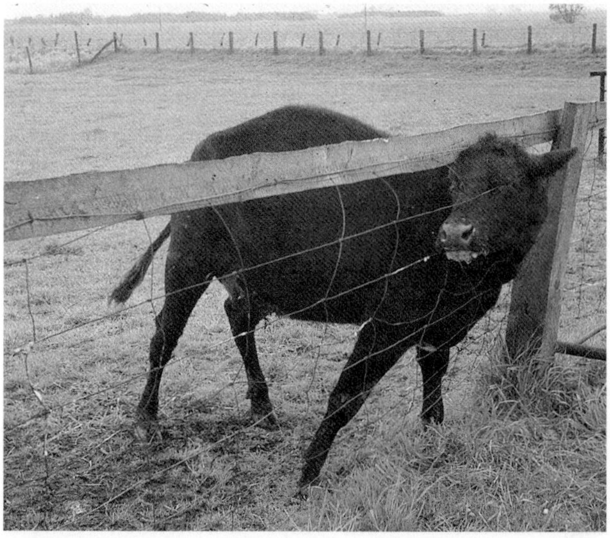

Abbildung 10-64 Bleivergiftung: Verfangen in Hindernissen (der dabei in die Maulspalte gelangte Zaundraht löst ständiges frequentes Kauen sowie Speicheln aus)

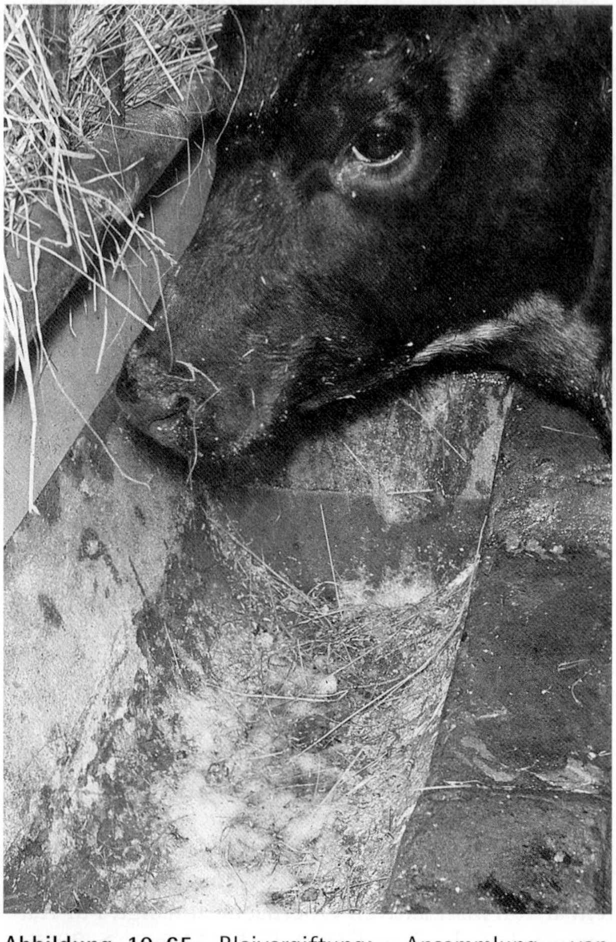

Abbildung 10-65 Bleivergiftung: Ansammlung von schaumigem Speichel im Futtertrog

Zucken, Nicken oder Pendeln von Kopf und Hals; letzterer kann auch seitwärts gebogen oder S-förmig gekrümmt getragen werden. In einem Teil der Fälle treten zeitweilig – insbesondere bei näherem Umgang mit dem Tier – kolikartige Unruhe (gespannte Bauchdecken, Schlagen nach dem Leib: »Bleikolik«) oder sogar tobsuchtartige Anfälle auf: Brüllen, Losreißen, Ausbrechen aus dem Stall oder der Weide, Rasen, Niederstürzen, konvulsives Rudern/Strampeln in Seitenlage mit Opisthotonus, frequenter Atmung sowie Zähneknirschen und Leerkauen. Während solcher Exzitationsphasen sind Frequenz und Intensität des Herzschlages deutlich erhöht. Oft tritt dann innerhalb von 2–4 Tagen durch Atemstillstand der Tod ein. Von erhöhtem Druck abgesehen sind die Liquorbefunde akut Pb-vergifteter Rinder weitgehend normal. Das Blut weist Hämokonzentration und metabolische Azidose auf.

➤ Bei *langsamerem Verlauf* kommt es – je nach Schwere der Erkrankung – zu Abmagerung und zunehmendem Verfall des Patienten mit ataktisch-taumelndem Gang, fortschreitender Inkoordination und Parese der Nachhand sowie apathischem Festliegen.

➤ Bei *chronischer*, meist die ganze Tiergruppe oder Herde betreffender und auf industrieller Immission (Abwasser/Abrauch) beruhender *Pb-Vergiftung* zeigen sich: rauh-struppiges, minderpigmentiertes Haarkleid, mäßiger Nährzustand, leichte bis mittelgradige Anämie mit basophil getüpfelten und kernhaltigen Erythrozyten im peripheren Blut; Jungtiere entwikkeln verdickte Epiphysenfugenscheiben distal an den Röhrbeinen (»Blockgelenke«) sowie steifen Gang. Gelegentlich sind auf der Bukkalfläche der Backenzähne langfristig Pb-exponierter Rinder schwarzglänzende, zahnsteinartige Auflagerungen festzustellen, die stark Pb-haltig sind. Bei solchen Tieren können plötzlich manifeste Schübe akuter Pb-Intoxikation unter dem oben hierfür geschilderten Symptombild einsetzen.

■ **Sektion:** An (per)akuter Pb-Vergiftung verendete Rinder zeigen kaukrampfbedingte Erosionen seitlich am Zungenwulst; sonst ist außer m. o. w. ausgeprägter Abomasoenteritis (mit Pb-Sulfid-bedingter gräulichschwarzer Verfärbung der Schleimhaut) wenig Auffälliges festzustellen: Blutfülle, teilweise auch herdförmige Blutungen an Thymus, Herz, Leber, Nieren und Meningen sowie agonales Lungenemphysem. Wichtig ist die Suche nach etwaigen Farbresten (Mennige = rotbraun; Bleiweiß = weiß) in Maul, Vormägen und Labmagen; mitunter liegen sie hier in knetbaren, nach Farbe riechenden Klumpen vor. Bleierz findet sich dagegen als schwärzlich-glänzender Grieß oder Schlamm im Netzmagen und ist, im Gegensatz zu Eisenspänen, unmagnetisch. Enthält der Magen-Darm-Kanal Getriebeöl, so kann die Intoxikation – außer auf Mineralöl (Kap. 6.12.7) – auf hierin gelöstem Pb beruhen. Bei verschleppter Pb-Vergiftung ist neben Hirnödem oft auch gelbliche Verfärbung sowie Erweichung der Hirnwindungskuppen im Okzipitalbereich festzustellen.

Die *histologischen Befunde* bestehen bei akuter Pb-Intoxikation in fokaler Tubulusdegeneration und interstitiellen histiolymphozytären Niereninfiltraten; am Herzen zeigen sich Myokarddegeneration, mononukleäre Infiltration und Schwellung der PURKINJE-Fasern; außerdem können Hirnödem sowie kortikale Neuronennekrose vorliegen. Nach chronischer Pb-Exposition findet man zudem: leptomeningeale Petechien, Astrozytenschwellung, Nervenzelldegeneration, Spongiose, Endothelverquellung und -proliferation im Kuppenbereich der Großhirnwindungen, azidophile intranukleäre Einschlußkörperchen in Hepatozyten und Epithelien proximaler Nierentubuli sowie chronische fokale bis diffuse Glomerulonephritis.

■ **Diagnose:** Das klinische Bild bietet, v. a. bei gleichzeitiger Erkrankung mehrerer Tiere, meist genügend Anhaltspunkte für den Verdacht einer Pb-Vergiftung; dieser ist dann durch Überprüfung von Fütterung und Umwelt zu erhärten. Eine solche Kontrolle sollte auch dann vorgenommen werden, wenn der Rinderhalter das Vorhandensein Pb-haltiger Stoffe im Betrieb für ausgeschlossen hält. Wird die Giftquelle ermittelt oder findet sich bei der Zerlegung umgestandener Tiere Pb-haltiges Material im Vormageninhalt, so kann die Diagnose als gesichert angesehen werden. Tritt nach versuchsweise vorgenommener Kalziumversenat-Gabe (s. *Behandlung*) binnen 24 h deutliche Besserung ein, so ist dies als Bestätigung der vermuteten Pb-Vergiftung anzusehen. In weniger eindeutigen sowie in forensischen Fällen sind Organ- und Futterproben zur Untersuchung ihres Pb-Gehalts einzusenden. Liegt der ermittelte Pb-Gehalt im positiven Bereich von Übersicht 10-3, so ist er als beweisend für eine Pb-Intoxikation anzusehen, selbst wenn das betreffende Tier unvermutet tot aufgefunden wurde. Werte im fraglichen Bereich kommen zwar bei gesicherten Pb-Vergiftungsfällen immer wieder vor, bedürfen zur Bestätigung der Diagnose aber stichhaltiger Angaben über das Auftreten hierfür typischer Symptome. Von den schadensersatzpflichtigen »Bleikassen« der Industrie werden Pb-Gehalte von $\geq$ 1,5 ppm im Blut oder von $\geq$ 2,0 ppm in der Leber als bleivergiftungsbedingter Schadensfall anerkannt.

Eine durch Ca-Versenat provozierte, die Ausgangs-Pb-Konzentration des Harns innerhalb von 24 h um mehr als das 80fache überschreitende Plumburie wird als Beweis für das Vorliegen von Pb-Vergiftung angesehen. Das erythrozytäre Zink-Protoporphyrin nimmt bei experimenteller Pb-Vergiftung von Rin-

Übersicht 10-3 Diagnostische Beurteilung des Bleigehalts von Körperflüssigkeiten, Organ- und Futterproben

Untersuchungsgut	Bleivergiftung			
	unwahrscheinlich	möglich		sicher
Blut* (mg/kg FS):	0,05-0,25	0,25-1,5		> 1,5
Kot (mg/kg FS):	< 35			> 100
Milch* (mg/kg FS):	0,02-0,1			> 0,15
Leber (mg/kg FS):	< 1		2-20	> 20
Niere** (mg/kg FS):	< 2	Kalb:	2-25	> 25
		Rind:	2-40	> 40
Knochen (mg/kg FS):	< 7			> 30
Futter***				
Gesamtration (mg/kg TM):	< 10			akut: > 500
				chronisch: > 50
Pb-Aufnahme (mg/kg LM und Tag):	< 0,2			Kalb: > 0,25+
				Jungrind: > 1,5+
				erwachsenes Rind: > 4,0+

Erläuterungen: * Zur Beurteilung von Schadensfällen wenig geeignet, da Pb-Gehalt stark wechselnd. ** Für die Untersuchung eignet sich v. a. Nierenrinde. *** Von der Futtermittelrechtskommission der EU festgelegte duldbare Höchstgrenze: 10 ppm; Pflanzen mit > 15 ppm Pb gelten als äußerlich Pb-kontaminiert; Gras von Mittel- und Randstreifen verkehrsreicher Autobahnen kann 20–400 ppm, solches aus der näheren Umgebung von Bleihütten 20–16000 ppm Blei enthalten. + Tagesdosen, oberhalb welcher gemäß VDI-Richtlinie 2310/27 (1998) Beeinträchtigungen von Gesundheit oder Leistung zu erwarten sind.

N. B.: Gemäß Anl. 5/FMG (1994) gehört Blei zu den in Futtermitteln *unerwünschten Stoffen* mit Höchstgehalten von 40 ppm für Grünfutter, Rübenblatt und Heu sowie von 20 bzw. 40 ppm in Alleinfutter für Kälber bzw. laktierende Rinder. Als maximale Immissions-Dosen sind gemäß VDI-Richtlinie 2310/27 (1998) für bis zu 6 Monate alte Kälber, 6-24 Monate alte Jungrinder bzw. über 24 Monate alte Rinder 0,9-1,3, 18-22 bzw. 25-35 mg Pb/kg Futter mit 88% TM festgelegt worden.

dern diagnostisch zuverlässiger zu, als die Aktivität der Delta-Amino-Lävulinsäure-Dehydratase (δ-ALAD) der roten Blutkörperchen dabei abnimmt; zugleich vermehrt sich der Gehalt des Harnes an Delta-Amino-Lävulinsäure (δ-ALA).

Differentialdiagnostisch ist in akuten Fällen v. a. an Tollwut (Kap. 10.3.6), Weide-, Stall- oder Milchkälbertetanie (Kap. 10.5.4ff.), »nervöse« Ketose (Kap. 10.5.7), nervöse Listeriose (Kap. 12.2.10), Hirnrindennekrose (Kap. 10.5.5), Vergiftung durch Insektizide (Kap. 10.5.15ff.), Harnstoff (Kap. 10.5.25), Kochsalz (Kap. 10.5.2), Mineralöl (Kap. 6.12.7) oder Schierling (Kap. 10.5.32 bis 10.5.34), Infektiöse septikämisch-thrombosierende Meningoenzephalomyelitis (Kap. 10.3.4), bakteriell bedingte sowie »sporadische« Enzephalomyelitis (Kap. 10.3.1, 10.3.10) sowie Bovine Spongiforme Enzephalopathie (Kap. 10.3.9) zu denken, wenn sich der Verdacht einer Pb-Vergiftung nicht schon aus den Begleitumständen (Auffinden der Pb-Quelle) einwandfrei klären läßt. Bei chronischem Verlauf sind anderweitige Anämien (Kap. 4.3.2.1), Knochenweiche (Kap. 9.17.4), chronische Fluorose (Kap. 9.17.9), Kupfer- und Manganmangel (Kap. 12.3.11, 12.3.10) mit in Betracht zu ziehen.

Beurteilung: Stark erregte Patienten sind verloren, wenn sie nicht sofort sachgemäß behandelt werden; das gilt auch für weniger schwer erkrankte, aber längere Zeit nicht (oder falsch) therapierte Tiere (→ irreversible Hirnschädigung). Unter gesund erscheinenden Herdengenossen ist mit weiteren Erkrankungen zu rechnen, solange die Giftquelle nicht ermittelt und beseitigt ist. Selbst dann können aber noch 2–4 Wochen lang vereinzelt Nacherkrankungen auftreten, wenn es sich um Vergiftung durch grobklumpige oder körnige Pb-Verbindungen (z. B. Farbreste oder Erz) handelt, die u. U. zunächst in den Vormägen sedimentieren und erst später in den Labmagen übertreten, wo sie dann in resorbierbare Verbindungen umgewandelt werden.

Nach Überstehen der Pb-Vergiftung bleibt die Milchleistung u. U. vermindert oder die Nachhand paretisch; außerdem wurden Pb-bedingte Aborte beobachtet. Alle übrigen Erscheinungen, auch die Blindheit, sind reversibel.

Bei Schlachtung Pb-vergifteter oder -vergiftungsverdächtiger Rinder sind Rückstandsuntersuchungen vorzunehmen, wenn nicht schon die organoleptischen Befunde der Fleischuntersuchung zur Beurteilung als genußuntauglich führen: Als Richtwerte, bei deren Überschreitung um das Doppelte Fleisch gemäß FlHVO von 1986 nicht mehr als gesundheitlich unbedenklich anzusehen ist, gibt das BgVV (1995) für Rinder- und Kalbsleber bzw. -niere 0,5 mg/kg FS an. Der ZEBS/BgVV-Richtwert für Milch beträgt 0,03 mg Pb/l; von bleivergiftet gewesenen Kühen wird dieser Wert u. U. erst 6 Wochen nach Intoxikation wieder unterschritten.

Behandlung: Pb-haltige Giftquelle sofort ausschalten. Falls in den Vormägen des/der Patienten größere Pb-Mengen (Farbklumpen, Erzgrieß) zu vermuten sind, können sie bei wertvollen Rindern durch Ruminotomie entfernt werden, wenn ihr Allgemeinbefinden den Eingriff noch gestattet (Stehvermögen erhalten). Sonst versucht man, das im Verdauungskanal befindliche Pb durch 200–500 g Na- oder Mg-Sulfat (danach mehrere Tage lang je 100–200 g), in Schleim oder Wasser gelöst p. o. verabreicht, in schwerlösliches Sulfat zu überführen. Das Antidot der Wahl ist Kalziumversenat (EDTA), das – erforderlichenfalls nach Sedierung des Patienten – in einer Dosis von 50–100 mg/kg LM (in 1- bis 2%iger Lösung, vorteilhafterweise mit 5% Traubenzuckerzusatz) langsam intravenös zu verabreichen ist. Kalziumversenat (EDTA) geht mit dem Pb^{++}-Ion eine in vivo praktisch unlösliche Komplexbindung ein, was die Pb-Ausscheidung mit dem Harn auf ein Vielfaches der Norm steigert; deshalb sollte die Diurese der Patienten durch gleichzeitige Infusion reichlicher Mengen physiologischer Kochsalzlösung (Kap. 4.3.6.1) möglichst gefördert werden. Die zusätzliche parenterale Gabe von Thiaminchlorid (10–25 mg/kg LM) hat sich als wirksame, die Pb-Ausscheidung fördernde und die zentralnervösen Symptome mildernde Ergänzungstherapie boviner Pb-Vergiftungen erwiesen. Bedarfsweise ist die Behandlung mit Ca-Versenat (EDTA) in 24- bis 48stündigen Intervallen mit halber oder ganzer Dosis zu wiederholen, bis die Freßlust des/der Patienten wieder einsetzt; dabei kann es u. U. zu klinisch relevanter Hypokalzämie kommen. Das volle Sehvermögen kehrt mitunter erst nach 1–2 Wochen zurück. Symptomatische Maßnahmen: Absondern der erkrankten Tiere von der übrigen Herde (Laufbox); Anbieten von Schlappfutter; Beunruhigung vermeiden. Überwachen des Bestandes, um Neu- oder Nacherkrankungen rechtzeitig zu entdecken (s. *Beurteilung*).

Prophylaxe: Tierhalter über Vorkommen und Gefährlichkeit Pb-haltiger Stoffe in der für Rinder zugänglichen Umwelt aufklären und für deren sachgemäße Beseitigung sorgen; Maschinenpark samt Werkstatt landwirtschaftlicher Betriebe strikt vom Tierbereich abgrenzen; keinen Abfall auf oder neben Weide- und anderem Grünland sowie den Viehtriebwegen dulden.

10.5.13 Botulismus

M. Stöber

Definition: Auf oraler Aufnahme des *Neurotoxins von Clostridium botulinum** beruhende, fortschreitende und meist tödlich endende schlaffe Lähmung der quergestreiften Muskulatur (Bewegungsapparat, Zungen-, Kau-, Schling-, Interkostal-, Zwerchfells- und Bauchmuskeln). Die der krankmachenden Ingestion vorausgehende Bildung des giftigsten aller biogenen Toxine erfolgt entweder in verwesendem, mit Cl. botulinum besiedeltem Aas oder in von diesem Keim befallenem verderbenden pflanzlichen Futter. *Andere Bezeichnungen*: toxische Bulbärparalyse, »Wasenmeister-Krankheit«, »Löserdürre«, smitsom svaelglamhed, knacker's disease, forage poisoning, loin disease, Tasmanian midland disease, Coast disease, falling disease, dry bible disease, lamziekte, deep well disease, doença da vaca caída, doença da mão dura, paraplegia de palhada, mal de cadeiras.

Ursachen: Cl. botulinum ist ein durch peritriche Begeißelung beweglicher, anaerober, grampositiver Keim mit ovaler, subterminaler Spore. In versporter Form ist er in der Umwelt des Rindes, v. a. in feuchter Erde (Gewässerrand, Überschwemmungsland), vielerorts nachweisbar; nach Ingestion wird er – und zwar ohne den bovinen Träger zu schädigen – mit dem Kot des betreffenden Tieres weiterverbreitet. Krankmachend ist nur die Aufnahme des in eiweißreichem feuchtem Milieu bei Luftabschluß, Wärme sowie pH-Werten > 4,5 unter gleichzeitiger vegetativer Vermehrung von Cl. botulinum gebildeten Exotoxins. Von ihm sind 7 verschiedene Typen (A–G) bekannt; Erkrankungen von Rindern beruhen meist auf Ingestion von Toxin des Typs C oder D, seltener von solchem des Typs B (ausnahmsweise Typ A).

Derartige Schadensfälle ereignen sich v. a. nach Aufnahme von Futter (Heu, Stroh, Silage, Kraftfutter, Weidegras/frischgemähtes Grün) oder von Tränkewasser (Graben, Teich, Bohrbrunnen), das mit Cl. botulinum und dessen Toxin (meist Typ C oder D) behaftete Aasreste (Katze, Nagetier, Fasan, Reh, gefallener Artgenosse, Abfallfleisch o. ä. m.) oder aus solchen herabgetropften Kadaversaft enthält. Gleiche Folgen haben das Verfüttern oder Einstreuen von Geflügelstreu sowie das Aufbringen solcher mit Resten verendeter Hühner durchsetzter Streu auf beweidete Flächen oder deren Umgebung. Aasfressende Vögel, Kleinraubtiere oder streunende Hunde können botu-

* Von »botulus« = Wurst, weil derartige Erkrankungen des Menschen entsprechend den Beobachtungen von J. Kerner (1786–1862) früher v. a. nach dem Verzehr unsachgemäß zubereiteter Wurst auftraten.

linustoxinhaltige Luderfetzen auf saubere Weiden oder in deren Gräben verschleppen. Futterknappheit oder P-Mangel (Kap. 9.17.5) kann das Auftreten von Botulismus begünstigen.

Eine weitere Möglichkeit zur Entwicklung von Botulinustoxin bieten unsachgemäß (unsauber, erdreichhaltig, zu feucht, zu warm) geworbene oder gelagerte eiweißreiche pflanzliche Futtermittel, in denen sich Cl. botulinum unmittelbar (d. h. in Abwesenheit von Aas) vermehren kann (*»forage poisoning«*). Das gilt insbesondere für Biertreber, erdeverunreinigte Anwelksilage (Gras, Roggen, Hafer, Luzerne, Klee, Mais), folienverpacktes Rundballenheu, Randbezirke des Silagegutes von Erdsilos sowie Küchenabfälle. Dabei ist offenbar oft Botulinustoxin Typ B im Spiel. Bei der Verkeimung solchen Erntegutes spielen vermutlich Sporen von Cl. botulinum eine Rolle, die zuvor durch Überschwemmung, Geflügel- oder Rinderkot verbreitet wurden.

Wasser oder Schlick aus stehenden Gewässern kann, insbesondere nach botulismusbedingtem Entensterben (*»limberneck«*), ebenso wie der sedimentierte Rückstand von Überflutungen gefährliche Mengen von Botulinustoxin enthalten; dabei handelt es sich meist um solches vom Typ C oder D (*»aquatischer« Botulismus*).

Von Böhnel et al. (2001) wird auch eine dem »visceralen« *Botulismus* von Mensch (Säugling) und Pferd (Fohlen) entsprechende, auf Toxinbildung innerhalb des Verdauungstraktes beruhende Pathogenese des Botulismus beim Rind (mit komplexem klinischen Bild) für möglich gehalten.

Vorkommen, Bedeutung: Der insgesamt offenbar im Zunehmen begriffene Botulismus kann (je nach Toxintyp) fast sämtliche Wirbeltierarten befallen. Beim Rind kommt er weltweit sporadisch bis enzootisch vor. In Europa ist eine gewisse Häufung von bovinem Botulismus während der warmen Jahreszeit zu beobachten (saisonale Begünstigung der Toxinbildung); die Verluste sind v. a. dann hoch, wenn das Leiden zunächst nicht richtig diagnostiziert und das toxinhaltige Futter weiterhin verabreicht wird. In Phosphormangelgebieten mit extensiver Weidehaltung (Südafrika, Südamerika, Golfküste der USA) und bei eiweißarmer Ernährung tritt infolge der hierdurch ausgelösten Neigung zu Sarko- und Osteophagie (Anfressen verendeter Artgenossen oder anderer Tierleichen, Knochenkauen) epizootischer Rinderbotulismus auf; dabei erkranken v. a. hochtragende und frischlaktierende Kühe, d. h. Tiere mit hohem P- oder Eiweiß-Bedarf. Die zwangsläufige »Koppelung« von regionaler Osteomalazie (= *»styfziekte«*) und Botulismus (= *»lamziekte«*) wurde 1927 von Sir Arnold Theiler aufgeklärt. Für die Aufrechterhaltung dieser Gefahrenkette spielt die Tatsache eine Rolle, daß im Verdauungstrakt knochenbekauender Rinder befindliche Sporen von Cl. botulinum nach dem Tode der Trägertiere auskeimen und sich unter Toxinbildung im Kadaver ausbreiten, der dann seinerseits von Artgenossen angefressen wird.

Pathogenese: Katzenaas kann 10^5–10^6 LD_{Maus} Botulinustoxin/g enthalten; etwa $0{,}5 \times 10^6$ LD_{Maus} sind für ein erwachsenes Rind tödlich. Oral aufgenommenes Botulinustoxin wird vom Labmagensaft nicht zersetzt. Nach enteraler Resorption verhindert es die Freisetzung von Azetylcholin an den Synapsen efferenter parasympathischer Nervenfasern sowie an den motorischen Endplatten, was die charakteristischen Lähmungen bedingt. Spätestens 3 Tage nach Expositionsbeginn treten die ersten Botulismusfälle auf; bis zu 3 Wochen nach Absetzen des toxinhaltigen Futters kann es noch zu weiteren Erkrankungen kommen. Der klinische Verlauf des Leidens ist stets afebril und offenbar von Typ und Menge des aufgenommenen Toxins abhängig.

Symptome, Verlauf: Der Vorbericht enthält mitunter Angaben über bereits unter allgemeiner Lähmung eingetretene Todesfälle. Im übrigen erwähnt er meist Behinderungen von Futteraufnahme und Bewegungsvermögen. Wertvolle Hinweise bieten Angaben über einen kürzlich vorgenommenen Wechsel bezüglich Nahrung, Fütterungs- oder Tränkeweise, voraufgegangene Schädlingsbekämpfung, Auffinden von Aasresten in, nahe bei oder oberhalb der Futter- oder Tränkestelle, in P-Mangelgebieten auch solche über etwa beobachtete »lecksüchtige« Erscheinungen (Allotriophagie, Kap. 10.6.1.1).

➤ Nach Aufnahme von Botulinustoxin Typ C oder D kommt es zu rasch von kaudal nach kranial hin fortschreitender allgemeiner Muskellähmung mit folgenden Symptomen (Abb. 10-66 bis 10-68): Milchrückgang; anfangs oft etwas Speicheln, Muskelzittern, Durchfall und/oder leichte Unruhe, d. h. trippelndes Hinundhertreten mit den breitbeiniger als normal gestellten Hintergliedmaßen (wie beim Harnabsatz, aber ohne zu urinieren); deutliche Behinderung oder völliges Sistieren der Futteraufnahme; kraftlos-»mümmelnde« Kaubewegungen; Tränkeaufnahme in kleinen, zögernden Schlucken oder unmöglich (Zurückfließen aus Maul und Nase); Nichtanheben des Kopfes; Ohren und Oberlider herabhängend; Oberlippe/Flotzmaul auffallend schlaff (Nasengriff); Pupillenreflex verzögert oder fehlend (Mydriasis); »Hammelschwanz«; ungeschicktes, dem Zusammenklappen eines Taschenmessers ähnelndes und unter Aufstützen des Kinns auf dem Boden erfolgendes Niederlegen nach immer kürzer werdenden Perioden des Gehens oder Stehens; näheren Umgang mit dem Menschen nicht gewohnte Mastrinder können jedoch trotz Erkrankung plötzlich aufspringen und angreifen (!); i. d. R. aber erschwertes Aufstehen mit m. o. w. langem

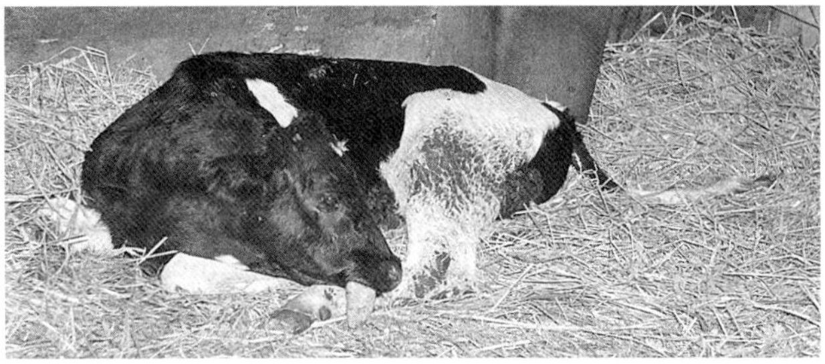

Abbildung 10-66 Botulismus: Festliegen, Kopf mit dem Kinn aufgestützt, Schwanz nicht beigeholt

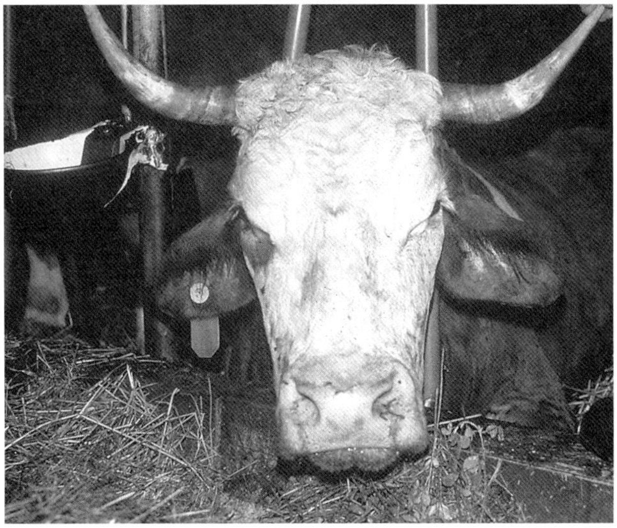

Abbildung 10-67 Botulismus: Festliegen, Ptosis von Oberlidern und Ohren (SCHWARZMAIER, 1987)

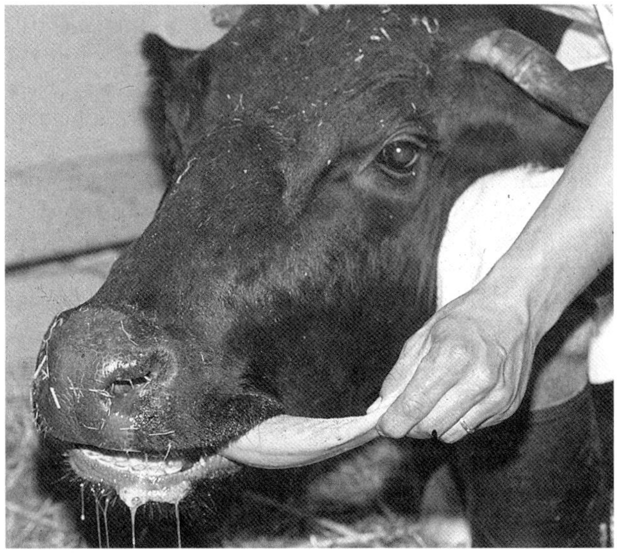

Abbildung 10-68 Botulismus: Zunge ohne Widerstand leicht hervorziehbar

Verharren in hundesitziger Stellung; Gang trägeschleppend bis »schlingernd« mit tiefgehaltenem Kopf, wenig angehobenen Gliedmaßen, seitlich hin- und herschaukelndem Leib und auffallend pendelndem Schwanz, dessen Unterseite verschmutzt ist; bei rascherem Treiben Niederbrechen in der Nachhand. Im fortgeschrittenen Stadium hängt die Zunge aus dem Maul oder läßt sich mühelos weit hervorziehen. Der Unterkiefer erweist sich als »lose«; die manuelle Exploration von Maul und Rachen ist infolge Lähmung der Kau-, Schling- und Halsmuskeln auffallend leicht zu bewerkstelligen. Im Rachen befindet sich nicht selten ein Futter-»Wickel«; dieser oder das gelähmte Gaumensegel können schnarchenden Stridor bedingen. Die Bauchdecken sind eingefallen und schlaff. Pansengeräusche sind nicht vernehmbar. Der Kot ist bei perakutem Verlauf durchfällig. In langsamer verlaufenden Fällen erweist sich der Vormageninhalt bei tiefer, stoßweiser Palpation als fester »Kloß« im ventralen Pansensack. Die fortschreitende Dehydratation bedingt dann zudem Enophthalmus, verminderten Hautturgor und Absatz von wenig eingedicktem Kot. Die Harnentleerung sistiert (Standplatz »trocken«) oder erfolgt durch »tröpfelndes« Überlaufen der gelähmten und sich daher bei rektaler Exploration als stark gefüllt erweisenden, nach kranioventral ziehenden Harnblase; After und Mastdarm erscheinen schlaff. Die Patienten liegen viel, wobei die pathognostische doppelschlägige Inspiration gut zu erkennen ist: erste Phase = Erweiterung des Brustkorbs bei eingefallenen Flanken; kurze Pause; zweite Phase = durch ruckartige Zwerchfellskontraktion bedingte Vorwölbung der Flanken. Außerdem wird der Schwanz vom ruhenden Tier nicht »ordnungsgemäß« am Körper gehalten, sondern bleibt, v. a. nach etwaigem »karpendem« Vorwärtsrutschen des Patienten oder Verlagern durch den Untersucher, »lang« hinter dem Tier liegen. Die Kranken kommen m. o. w. rasch zum Festliegen, zunächst in Brustlage, mit meist seitwärts eingeschlagenem, d. h. »milchfieberähnlich« gehaltenem, bei Anbindehaltung aber zwangsläufig nach vorn hin aufgestütztem (»schwerem«) Kopf. Anteilnahme an der Umwelt und Oberflächensensibilität sind zwar erhalten, die Ausweichreflexe wegen der allgemeinen Lähmung aber verzögert und schwach. Im Blut der Patienten ist deutliche Hämokonzentration, in ihrem Harn oft Eiweiß, Glukose und Indikan nachzuweisen. Wenige Stunden bis 10 Tage nach Beginn des Festliegens tritt, nicht selten plötzlich und noch in Brustlage, Tod durch Atemstillstand (Zwerchfellslähmung) ein.

➤ Ein Ausbruch von bovinem Botulismus mit dem eben geschilderten klinischen Bild, aber initialer Aggressivität, war offenbar durch Botulinustoxin Typ A bedingt.

➤ Ein weiteres, verschiedentlich auf Ingestion von Botulinustoxin C oder D zurückgeführtes und kurz nacheinander mehrere Tiere des betroffenen Bestandes befallendes Krankheitsbild äußert sich lediglich in vom Schwanz zum Kopf hin fortschreitender Lähmung mit Festliegen (in Brustlage), aber vergleichsweise lange oder sogar bis zum Ende hin erhalten bleibendem Freß- und Saufvermögen; der Tod tritt nach 2 bis mehreren Tagen, vermutlich durch Atemstillstand, ein.

➤ Nach Verfüttern von Botulinustoxin Typ B enthaltenden Biertrebern oder ebensolcher Grassilage zeigen Rinder anfangs leichte Unruhe, mitunter auch Diarrhoe; kennzeichnend ist das Schluckunvermögen (bei etwas schlaffer, aber nicht völlig gelähmter Zunge) mit anhaltendem starkem Speichelfluß (große Lache vor jedem Tier) und ständig sich wiederholendem, oft von kräftigem Husten begleitetem Regurgitieren von Speichel, aufgenommener Tränke, mitunter auch von Panseninhalt, aus Nase und Maul (Abb. 10-69). Solche Patienten liegen zwar viel, können aber gut aufstehen; ihre Bewegungsfähigkeit ist kaum eingeschränkt (Rücken leicht aufgekrümmt, Schwanztonus etwas vermindert). Der Pansen ist mäßig gefüllt, oft leicht tympanisch, der Mastdarm meist leer. In ausgeprägten Fällen verläuft diese Form von bovinem Botulismus infolge hochgradiger Dehydratation und/oder Schluckpneumonie innerhalb weniger Tage bis 1 Woche tödlich.

■ **Sektion:** Bei Botulismus vom Typ C oder D bietet der Zerlegungsbefund wenig Auffälliges: Allgemeine Dehydratation; leichte Vermehrung der Herzbeutelflüssigkeit; subepi- und subendokardiale Blutungen; Lungenödem; wenig trocken-fester Vormageninhalt (»Löserdürre«); Blutfülle der Labmagenschleimhaut; Dünndarmschleimhaut mitunter entzündlich verändert; Dickdarminhalt konsistenter als normal. Etwa in den Mägen zu findende Kadaverreste (Knochen, Sehnen) sind als wichtiger Hinweis auf Botulismus sowie Eiweiß- oder P-Mangel (Kap. 9.17.5) zu werten. Am ZNS sind außer leichter meningealer Blutfülle und gelegentlichen kleineren Petechien keine Besonderheiten festzustellen, was den Botulismus von allen Krankheiten des ZNS unterscheidet, die mit histologischen Hirn- oder Rückenmarksveränderungen einhergehen. An Botulismus Typ B gefallene Rinder zeigen vielfach Aspirationspneumonie.

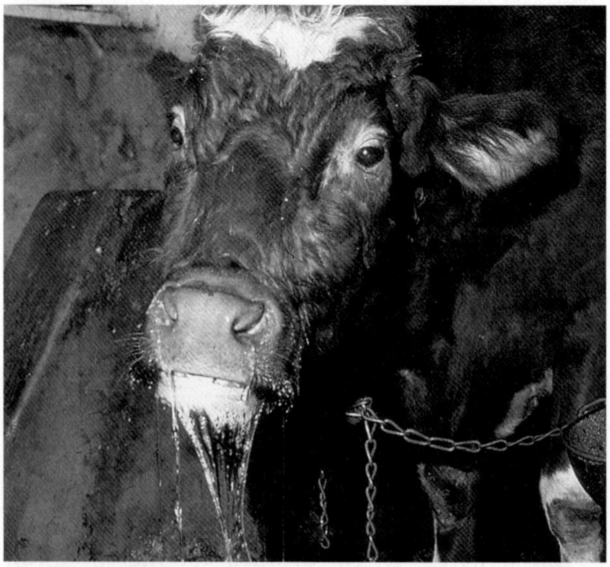

Abbildung 10-69 Starkes Speicheln und Schluckunfähigkeit bei erhaltenem Stehvermögen als Merkmale des Botulismus durch Toxin-Typ B (Breukink, 1978)

■ **Diagnose:** Wegen der Schwierigkeiten des Toxinnachweises stützt sich die Erkennung des Botulismus beim Rind in praxi oft auf das klinische Bild und das Auffinden oder die vorberichtliche Erwähnung eines Tierkadavers (Abb. 10-70, 10-71); u. U. liegt das toxinhaltige Aas nicht inner-, sondern oberhalb der Futtervorräte, des Freßplatzes oder der Tränke, so daß von Zeit zu Zeit Verwesungssäfte auf diese heruntertropfen und – in entsprechendem »Rhythmus« – weitere Erkrankungen auslösen können. Schließlich ist zu bedenken, daß auch aasfreies, aber unsachgemäß geworbenes oder gelagertes eiweißreiches Futter Botulinustoxin enthalten kann (s. *Ursachen*).

Differentialdiagnostisch sind ähnlich verlaufende Krankheiten auszuschließen; dabei ist v. a. an verzögert verlaufende Triarylphosphatvergiftung (Kap. 10.5.16), Fleckschierling-Vergiftung (Kap. 10.5.32), Zecken-Paralyse (Kap. 10.5.42), Neuromykotoxikosen (Kap. 10.5.41 ff.), Hirnbasisabszeß (Kap. 10.3.3), idiopathische Zungenlähmung (Kap. 6.1.11), Schlundverstopfung (Kap. 6.5.2), nervöse Listeriose (Kap. 12.2.10), Afterblasenschwanzlähmung (Kap. 10.2.10), Tollwut (Kap. 10.3.6), Hypokalzämische Gebärparese (Kap. 12.3.1), Hirnrindennekrose (Kap. 10.5.5), Chlamydien-bedingte sporadische Hirn-Rückenmarks-Entzündung (Kap. 10.3.10) und Bovine Spongiforme Enzephalopathie (Kap. 10.3.9), bei Verfütterung von Geflügelstreu auch an Ionophorvergiftung (Kap. 4.1.5.2) zu denken.

Zum Toxinnachweis eignen sich von Fall zu Fall vorgefundene Kadaverreste, Proben des verdächtigten eiweißreichen Futters (bzw. des als Tränke dienenden Oberflächenwassers) und Blutserum, weniger aber Lebergewebe, Pansen- oder Darminhalt; das Probenmaterial ist möglichst frisch zu entnehmen und tiefgekühlt einzusenden. Oft ist das Toxin allerdings im von Patienten stammenden Untersuchungsgut nicht mehr nachweisbar (da bereits resorbiert oder bakteriell abgebaut). Entsprechendes gilt für das verdächtige Futter, weil das Toxin darin ungleichmäßig verteilt ist und die toxinhaltige Partie schon vor dem Ziehen der Probe verfüttert worden sein kann. Die Verfahren zum Toxinnachweis sind Tierversuch (mit empfänglichen sowie gegen die verschiedenen Toxintypen immunisierten Mäusen), ELISA, Mikro-KBR, PCR und Gaschromatographie. (Der Nachweis von Cl. botulinum im Magen-Darm-Inhalt oder Kot der Patienten ist ohne Beweiskraft, da nur das Toxin krankmachend ist und solches im lebenden Tier nicht gebildet wird.)

Bei eindeutigem klinischen Bild ist die Diagnose »Botulismus« erfahrungsgemäß auch dann als zutreffend anzusehen, wenn der Toxinnachweis in Blut, Pansensaft, Leber, Niere sowie Futter nicht (mehr) gelingt, andere Krankheiten des ZNS aber anhand der Erscheinungen sowie des negativen Sektions- und histologischen Hirnbefundes auszuschließen sind. Das gilt insbesondere dann, wenn bei Gewinnung bzw. Lagerung oder Verabfolgung des fraglichen Futters Wildtiere (Jungkaninchen, Fasanenbrut, Ratten o. ä.) bzw. Kadaverteile gesehen worden sind oder die probeweise Verabreichung des verdächtigen Futters an ein Versuchstier zu fortschreitender allgemeiner Lähmung (mit kennzeichnender »Wespentaille«) führt. Zum serologischen Nachweis von Antikörpern gegen Botulinustoxin (d. h. eines etwa vorhandenen Impfschutzes oder einer i. d. R. unbemerkt überstandenen Botulismuserkrankung) eignet sich ein spezifischer ELISA.

Beurteilung: Klinisch deutlich betroffene, insbesondere festliegende Patienten sind i. d. R. verloren (Letalität > 90%) und daher aus Gründen des Tierschutzes zu töten; einzelne erst relativ spät (nach der Exposition) und weniger schwer erkrankende Fälle können ausheilen. Dabei vergehen bis zur Wiedererlangung des normalen Freß- und Gehvermögens u. U. 2–3 Wochen.

Behandlung: Die Verabreichung von antitoxinhaltigem Immunserum bedarf der behördlichen Genehmigung sowie der Kenntnis des beteiligten Toxintyps; sie ist zudem teuer und nur aussichtsreich, wenn noch nicht alle motorischen Nervenendigungen toxinbesetzt sind. Deshalb beschränkt sich die Therapie meist auf ätiotrope und symptomatisch-unterstützende Maßnahmen: Verbrennen des krankheitsauslösenden Kadavers, Absetzen der toxinhaltigen Fütterung, unschädliche Beseitigung des betroffenen Vorrates, gründliche Reinigung geräumter Lagerstellen, der Transportgeräte sowie der Futtertröge und Tränkebecken oder -stellen; Unterbringen der Kranken in gutgestreuter Laufbox; Dauertropfinfusion von Traubenzucker- und Na-Bikarbonat-haltiger Elektrolyt-

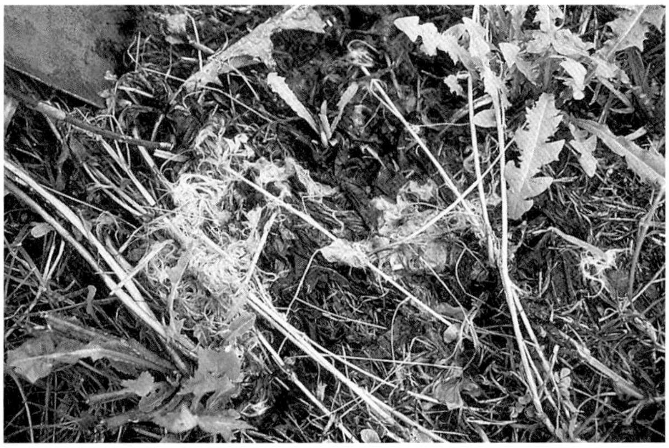

Abbildung 10-70 Bei bovinem Botulismus ermittelte Toxinquelle: Verwesender Katzenkadaver an der Entnahmestelle für das im Stall verabreichte Grünfutter (SCHWARZMAIER, 1987)

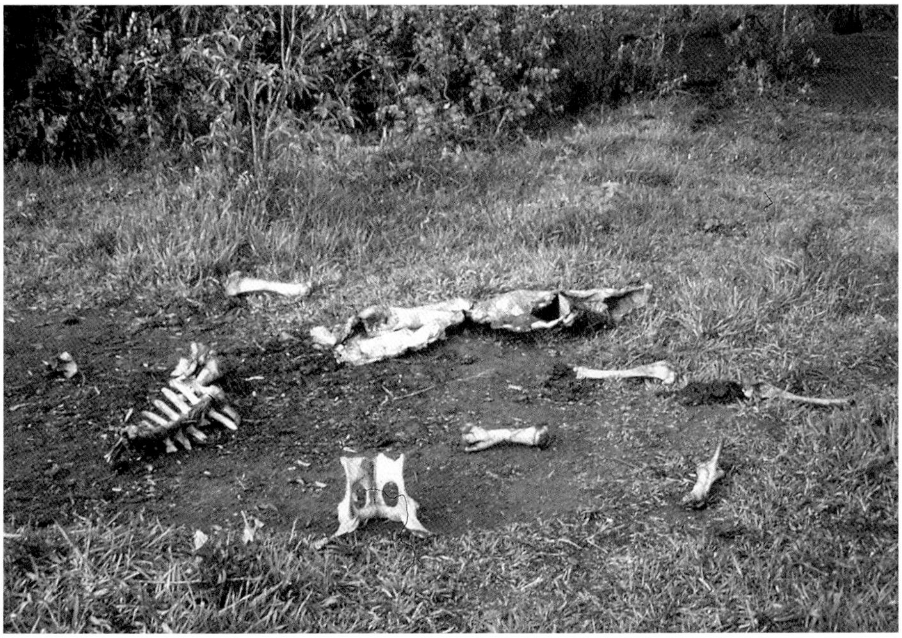

Abbildung 10-71 Botulismusursache: Von extensiv und phosphorarm weidenden Rindern benagte Knochen gefallener Artgenossen (DÖBEREINER, 1986)

lösung (Flüssigkeits- und Energiezufuhr sowie Azidosebehebung, Kap. 4.3.6 ff.); Abführen mit Na-Sulfat; Überwachen der Atemtätigkeit; bei wertvollen Tieren mit erhaltenem Stehvermögen auch versuchsweise Ruminotomie (→ Ausräumen der Vormägen und Ersatz ihres Inhalts durch solchen von gesunden Schlachttieren; Einsetzen einer Pansenfistel, um den Patienten auf diesem Wege künstlich zu ernähren).

Ist die Toxinquelle trotz gründlicher Nachsuche nicht zu ermitteln und eine völlige Futterumstellung nicht möglich, so empfiehlt sich die metaphylaktische Verabreichung von Botulinus-C/D-Immunserum an die zum betreffenden Zeitpunkt noch gesund erscheinenden Herdenmitglieder.

Prophylaxe: Anfallende Kadaver (auch solche von Kleingetier) stets sofort ordnungsgemäß entsorgen (TKBA); Gewinnung, Aufbereitung (Häcksler, Mischer), Beförderung (Fahrzeuge, Schnecken, Bänder, Gebläse, Rutschen, Schächte), Lagerung und Zuteilung (Tröge, Automaten) aller Futtermittel laufend (insbesondere während und nach Schädlingsbekämpfung) auf etwaige Verunreinigung mit Aas überwachen. Geflügelstreu nicht an Rinder verfüttern*, nicht als Einstreu für solche verwenden und nicht auf Weiden ausbringen, sondern auf anderen Nutzflächen unterpflügen. Rinder nicht aus stehenden Gewässern oder mit Überflutungswasser tränken; überschwemmt gewesene Grünflächen erst nach Kontrolle (Kadaversuche), in Zweifelsfällen erst nach Probebeweidung durch ein weniger wertvolles Tier nutzen; erforderlichenfalls auch Aufbesserung der Eiweiß- oder P-Versorgung** und/oder regelmäßige Schutzimpfung mit bivalentem, in Südafrika hergestelltem Botulinus-C/D-Toxoid (Formol-Vakzine); in Deutschland ist diese Vakzination nur mit behördlicher Genehmigung statthaft. Mit Botulinustoxin verseuchte Weiden erst im Folgejahr und nach versuchsweisem Auftrieb eines Einzeltieres wieder nutzen; Gras zwischenzeitlich mähen, trocknen und vor Ort verbrennen.

Bekämpfung, Fleischbeschauliche Beurteilung: Botulismus ist in Deutschland weder anzeige- noch meldepflichtig. Gemäß FlHVO von 1986 ist die Schlachterlaubnis bei Vorliegen von Botulismus zu versagen; falls sich dieser Tatbestand erst nach der Schlachtung herausstellt, sind Tierkörper und Organe als genußuntauglich zu beurteilen, was die Bedeutung ordnungsgemäßer Vorberichte bei Krank- und Notschlachtungen unterstreicht.

* In Deutschland ist das Verfüttern von Kot gemäß Anlage 6 der FMVO von 1995 verboten.

** Falls hierzu Knochenmehl verabreicht wird, muß es sachgemäß sterilisiert sein.

10.5.14 Sulfid-, Sulfat-, Sulfit- und Schwefelvergiftung

M. Stöber/H. Scholz

Definition, Pathogenese: Schwefel wird zur intraruminalen Synthese lebenswichtiger Aminosäuren benötigt. Bei ausreichender Eiweißzufuhr wird der 0,16–0,24 % TM der Ration (~ 50–70 mg/kg LM und Tag) betragende S-Bedarf von Milchkühen voll gedeckt; für die Verwertung von Nicht-Protein-Stickstoff ist eine ebenso hohe S-Versorgung erforderlich. Der S-Gehalt des Futters sollte aber 0,3 % TM möglichst nicht übersteigen, um die Freßlust nicht zu beeinträchtigen. In physiologischer Menge aufgenommener anorganisch oder organisch gebundener sowie elementarer S wird innerhalb der Vormägen (durch *Desulfovibrio* spp. und andere anaerobe Bakterien) rasch und weitgehend zu Sulfid reduziert; diese Reaktion hat ihr pH-Optimum bei 6,5. Das dabei anfallende Sulfid wird teils in mikrobielles Eiweiß eingebaut, teils resorbiert und in der Leber zu Sulfat oxidiert; nichtreduzierte S-Verbindungen gelangen normalerweise kaum bis in den Labmagen-Darmkanal. Die physiologische S-Ausscheidung erfolgt vorwiegend über Harn und Kot.

Bei *ruminanten Rindern* bedingt übermäßige orale Aufnahme von Sulfaten, Sulfiten oder elementarem S (Sulfatgehalt der Ration > 2 % oder des Bohrbrunnentränkwassers ≥ 2500 ppm; Gesamt-S-Gehalt von Futter und Tränke > 0,4 % TM; S-Konzentration im Panseninhalt > 0,69 mg/l) entsprechend massiven Anfall von Sulfid und S-Wasserstoff im Pansen. Das äußert sich je nach den Begleitumständen (Rohfaserknappheit, Rückgang des Cu-Gehalts bzw. Zunahme des Anteils leichtverdaulicher Kohlenhydrate im Futter; Tränkebedarf und -versorgung) in meist bestands- oder gruppenweise gehäuft auftretender Erkrankung mit diarrhoischer und/oder respiratorisch-zerebraler Symptomatik, deren Pathogenese erst unzulänglich geklärt ist: Die gastrointestinalen Erscheinungen beruhen vermutlich auf Reizung der Schleimhäute des Magen-Darm-Traktes durch nichtreduzierte S-Verbindungen und Sulfide oder sind Folge S-bedingten sekundären Cu-Mangels. Die respiratorischen und zentralnervösen Symptome sind dagegen offenbar auf Einatmung des in solchen Fällen in größerer Menge eruktierten und dabei eingeatmeteten S-Wasserstoffs zurückzuführen (direkte Sulfideinwirkung auf das Gehirn oder sulfidbedingtes Auftreten von Thiamin-Antimetaboliten?). Bezeichnenderweise ist bei mittels Na-Sulfats oder durch elementaren S erzielter Vergiftung jeweils zu Beginn der zentralnervösen Störungen starker H_2S-Geruch der Pansengase festgestellt worden; ein Thiaminmangel ließ sich dabei nicht ermitteln; diese S-assoziierte Hirnrindennekrose wird durch Cu-Mangel (Kap. 12.3.11) gefördert. Bei *Tränkekälbern* bedingt ein 0,5 g/l übersteigender Sulfatgehalt der Milchaustauschertränke zunehmend dünnere, u. U. sogar durchfällige Kotkonsistenz (KAMPHUES et al., 1999).

Ursachen: Na-Sulfat und Mg-Sulfat werden in Diarrhoe-auslösender Dosis (100–250 g/500 kg LM p. o.) als Abführmittel angewandt. Die Ingestion toxischer S-Mengen beruht von Fall zu Fall auf: Verfütterung sulfat- oder sulfithaltiger Nebenprodukte der Zuckerindustrie (bei unzureichendem Rohfaserangebot) oder von Distelheu, Tränkeversorgung mit stark sulfathaltigem Bohrbrunnenwasser (bei witterungsbedingter Durstzunahme), Beimengung von Na-Sulfat oder Ca-Sulfat zum Kraftfutter (als »Verzehrsbremse«), versehentliche Zulage von NH_4-Sulfat statt NH_4-Karbonat, Verabreichung von elementarem S (als von Laien geschätztes »Roborans«, Antiparasitikum oder Trichophytiemittel, oder infolge Verwechslung mit Viehsalz oder Futterkalk). Die zur Konservierung von Silage üblichen Sulfitmengen bieten i. d. R. keinen Anlaß zu oraler S-Vergiftung, da sie im Zuge der Silagereifung als SO_2 entweichen.

Symptome, Verlauf: Das *gastrointestinale* Vergiftungsbild besteht in Futterverweigerung, Pansenstillstand, kolikartiger Unruhe (Trippeln), Durchfall mit dunkelgefärbtem und u. U. nach H_2S riechendem Kot, Tachykardie und Gewichtsrückgang; dabei kommt es zu metabolischer Azidose mit Hypokali- und -chlorämie. Die meist 2–4 Wochen nach Übergang zu S-reicher Fütterung, bei S-reicher Tränke und v. a. in Hitzeperioden plötzlich einsetzende *respiratorisch-zerebrale* Symptomatik umfaßt Muskelzuckungen, Depression, kortikale Blindheit, Dysphagie (Futterreste im Maul), Ataxie, Inkoordination, Stehen in der Ecke, Drängen mit dem Kopf gegen die Wand, Nackenstarre, beim terminalen Festliegen auf der Seite deutlicher Opisthotonus, gelegentlich auch beschleunigte, angestrengte Atmung; der Tod tritt innerhalb einiger Stunden bis weniger Tage, in manchen Fällen ohne vorherige Krankheitserscheinungen ein.

N. B.: Hoher S-Gehalt der Ration kann sekundären Cu- oder Se-Mangel (Kap. 12.3.11, 9.17.1, 9.17.2) auslösen. Die durch Einatmung von S-Wasserstoff (Güllegas) oder von S-Dioxid bedingten Atemwegserkrankungen werden andernorts besprochen (Kap. 5.3.5.3, 5.3.5.5).

Sektion: In frisch verendeten Fällen deutlicher Geruch des Vormageninhalts nach faulen Eiern (H_2S); sonst, je nach Krankheitsbild, entzündliche Reizung der Schleimhäute von Vormägen, Labmagen und Darm, Leber fahlgelb, Nieren blutreich und dunkelgefärbt, Kongestion und petechiale Blutungen in der Lunge sowie/oder Hirnveränderungen wie bei Zerebrokortikalnekrose (einschließlich Autofluoreszenz, Kap. 10.5.5).

Diagnose: Klinisches Bild (Durchfall und/oder zentralnervöse Erscheinungen), Überprüfung des S-Gehalts von Futter und Tränke oder Pansensaft sowie Kontrolle des Geruchs der Pansengase können den Verdacht auf S-bedingte Enteritis bzw. Polioenzephalomalazie lenken; hierbei bleiben Thiamingehalt der Gewebe sowie Aktivität der Erythrozyten-Transketolase – im Gegensatz zu nicht auf übermäßiger S-Aufnahme beruhender Hirnrindennekrose – unbeeinträchtigt. Bei gesunden Rindern beträgt der Sulfidgehalt des Gehirns 166 ± 31 nmol/g FS. *Differentialdiagnostisch* sind nicht S-bedingte Zerebrokortikalnekrose (Kap. 10.5.5), »Kochsalzvergiftung«/Verdursten (Kap. 10.5.2), Cu-Mangel (Kap. 12.3.11) und Molybdänose (Kap. 12.3.12) zu bedenken.

Behandlung: Zufuhr übermäßig S-haltiger Futtermittel oder Tränke unterbinden oder reduzieren; Pansensaftübertragung; Vormagen-pH durch orale Gabe von 100–250 g Na-Bikarbonat, Ca-Karbonat oder Mg-Oxid anheben; bei Dehydratation intravenöse Zufuhr von physiologischer Elektrolytlösung (Kap. 4.3.6.1); Rohfaser- und Cu-Versorgung überprüfen und nötigenfalls aufbessern; versuchsweise parenterale Gaben von Vitamin B_1 (s. Kap. 10.5.5).

Prophylaxe: Einhalten eines verträglichen Sulfatgehalts von Futter und/oder Tränke; erforderlichenfalls Umstellung von Bohrbrunnenwasser auf andere Tränkequelle sowie Aufbesserung der Cu-Versorgung. Verwechslung S-haltiger Verbindungen mit Mineralstoffmischung vermeiden.

10.5.15 Vergiftungen durch Insektizide und Akarizide

M. STÖBER

10.5.15.1 Intoxikation durch chlorierte Kohlenwasserstoffe

Definition: Auf oraler Aufnahme, perkutaner Resorption und/oder Einatmung beruhende Intoxikation durch Organochlorid-Insektizide, die neuromuskuläre Erregungs- sowie Erschöpfungsphasen bedingt und in schweren Fällen tödlich verläuft. (Bezüglich der Auswirkungen *polychlorierter* und *-bromierter Biphenyle* wird auf Kap. 3.1.5.1 verwiesen.)

Vorkommen: Unsachgemäße Lagerung und Anwendung von Organochloriden führen auch heute noch gelegentlich zu massiver Vergiftung von Rindern, obwohl diese zu Pflanzenschutz oder Schädlingsbekämpfung eingesetzten Insektizide ihrer Umweltgefährdung wegen in entwickelten Ländern bereits weitgehend durch Phosphorsäureester und Karbamate ersetzt worden sind. In Böden und v. a. in importierten Futtermitteln befindliche »Lasten« dieser Stoffe können zudem auf dem Weg über das dabei selbst nicht erkrankende Rind in die Nahrungsmittelkette des Menschen gelangen (»carry over«).

■ **Ursachen:** Zu den organochlorierten Kontaktinsektiziden gehören:

- DDT-Gruppe: Dichlor-Diphenyl-Trichloräthan (DDT), Dichlor-Diphenyl-Dichloräthan (DDD), Methoxychlor (Trichlor-bis[p-Methoxyphenyl]-Äthan), Perthan (Diäthyl-Diphenyl-Dichloräthan).
- *HCH-Gruppe*: Hexa-Chlor-Cyclohexan (HCH, BCH) mit dem wirksamen γ-Isomer Lindan (Gammexan).
- *Diengruppe*: Aldrin (Hexachloro-Hexahydro-endo-exo-Dimethano-Naphthalen = HHDN, Octalen), Isodrin (Isomer des Aldrins), Dieldrin (Hexachloro-Epoxy-Octahydro-endo-exo-Dimethano-Naphthalen = HEOD, Octalox) und Endrin (Isomer des Dieldrins).
- *Chlorierte Indene*: Chlordan (Octachloro-Tetrahydro-Methano-Indan = Octachlor), Heptachlor (Heptachloro-Tetrahydro-Methano-Indan), Telodrin (Octachloro-Hexahydro-Methano-Naphthalen).
- *Chlorierte Terpene*: Toxaphen, Stroban.
- *Endosulfane*: Thiodan (Hexachloro-Bizykloheptenbis-oxy-Methylensulfit).

■ **Pathogenese:** Die akute Toxizität dieser Verbindungen für das zentrale Nervensystem ist bei oraler und pulmonaler Aufnahme (z. B. beim Besprühen von Kulturen) am größten. Ihrer Lipoidlöslichkeit wegen hängt das Ausmaß der intestinalen Resorption stark vom Fettgehalt der Nahrung ab. Bei äußerlicher Anwendung öliger Lösungen solcher Mittel können ebenfalls rasch gefährliche Mengen resorbiert werden. Nach Resorption werden chlorierte Kohlenwasserstoffe im Körperfett gespeichert, weshalb sie für abgemagerte Tiere oft giftiger sind als für gutgenährte; bei letzteren wird die Intoxikation u. U. erst durch späteres Fasten (→ Giftfreisetzung) ausgelöst; Kälber sind empfindlicher als Jungtiere und erwachsene Rinder. Die aus den genannten Gründen nur annähernd bestimmbare oral akut toxische Minimaldosis für Kälber und einmalige Aufnahme liegt bei 5 mg/kg LM für Lindan, Aldrin, Dieldrin und Toxaphen, bei 25 mg/kg LM für Chlordan, Heptachlor und Stroban, bei 250 mg/kg LM für DDT, DDD sowie Perthan und bei 500 mg/kg LM für Methoxychlor. Die Ausscheidung resorbierter Organochloride erfolgt in erheblichem Umfange über die Milch (→ Anreicherung in Milchfett und Butter). Die von Organochlorid-Insektiziden ausgelöste neuromuskuläre Erregbarkeit ist mit Freisetzung von Ammoniak im Gehirn verbunden (s. Kap. 10.5.8, 10.5.25).

■ **Symptome:** Abhängig vom jeweiligen Insektizid, seiner Zubereitung, aufgenommener Menge und bestimmten Begleitumständen (Fettgehalt des Futters, Umwelttemperatur) setzt das Krankheitsbild meist innerhalb von 0,5–48 h, seltener erst einige Tage nach Giftaufnahme ein. Bei Intoxikation mit Mitteln der DDT-Gruppe stehen Zittern, bei derjenigen durch andere organochlorierte Insektizide Krämpfe im Vordergrund der Symptomatik. Zwar sind nicht sämtliche der im folgenden aufgeführten Erscheinungen bei jedem Patienten zugleich voll ausgeprägt, doch ist das Syndrom bei Überprüfung aller zur betroffenen Gruppe gehörenden Tiere meist gut zu erkennen:

Zunächst besteht lediglich erhöhte Aufmerksamkeit und Schreckhaftigkeit, die in vermehrte akustische, optische und taktile Erregbarkeit übergeht. Solche Reize lösen zeitweiliges oder anhaltendes Zittern und Zucken, erst am Kopf (Augenlider, Augen/Nystagmus, Ohren), dann auch am übrigen Körper (Hals, Rumpf, Gliedmaßen) aus. Dieser Zustand kann sich in der Folge bessern oder sich von spontan einsetzenden Muskelkontraktionen bis zu epileptiformen tonisch-klonischen Krämpfen steigern (Abb. 10-72). Diese sind wiederum teils kurzfristig, teils anhaltend sowie im letztgenannten Falle mit Dyspnoe, Zyanose und oft auch mit krankhafter Erhöhung der Körpertemperatur verbunden. Im Krampf festliegende Patienten vollführen paddelnde Laufbewegungen. Zwischen den schweren Anfällen sind oft inkoordinierte Motorik (ruckartiges Hochspringen, Taumeln, Schwanken, plötzliches Niederstürzen), anomale Stellungen und Haltungen (Kopf-gegen-die-Wand-Drängen, Opisthotonus, Einschieben des Kopfes zwischen die Vorderbeine, Ruhen auf der Unterbrust bei erhobenem

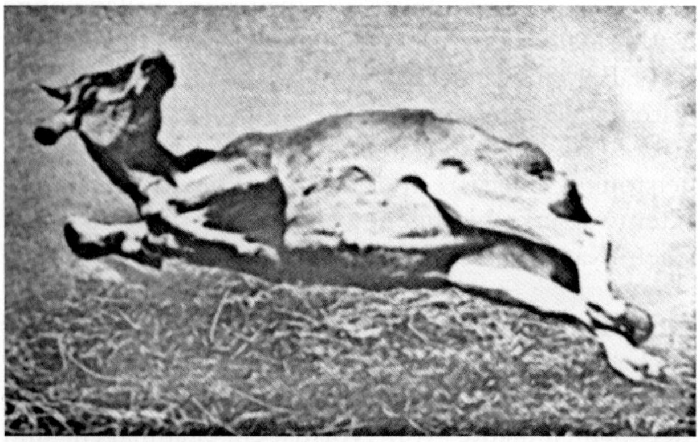

Abbildung 10-72 Konvulsivischer Krampfanfall bei Dieldrinvergiftung (Radeleff, 1964)

Hinterkörper), zielloses Umherwandern, Manegebewegungen, ständiges hochfrequentes Leerkauen oder Zähneknirschen mit Speicheln oder Stöhnen, heftiges Belecken eines Körperteils, Vor- oder Rückwärtsdrängen, blindes Anrennen gegen Hindernisse oder regelrechtes Sich-Überschlagen, komatöse Erschöpfung, mitunter auch tobsuchtartige Angriffslust und Brüllen zu beobachten. Manche Kranken sind zudem durchfällig, ikterisch oder aufgebläht; Harn wird häufiger als normal abgesetzt. Andere gleicherweise mitvergiftete Herdenmitglieder zeigen dagegen vorübergehend oder ständig m. o. w. ausgeprägte Niedergeschlagenheit, fehlende Futter- und Tränkeaufnahme, Bewegungsunlust, steifen Gang und Abmagerung, Exsikkose sowie allgemeine Schwäche. Tragende Rinder können nach Überstehen der Intoxikation abortieren.

■ **Verlauf:** Die prognostische Beurteilung kann sich nicht am Grad der nervösen Symptome orientieren, da nach anhaltenden Krämpfen plötzlich dauerhafte Besserung, während kurzer Anfälle dagegen unerwartet der Tod eintreten kann. Nach Überstehen der ersten 24–36 h ist im allgemeinen mit komplikationsloser Heilung zu rechnen; mitunter halten Durchfall und Freßunlust, v. a. bei lebergeschädigten Patienten, aber wochenlang an und führen zu erheblicher Abmagerung. Bei Intoxikation mit Chlordan, Aldrin oder Dieldrin können noch 2 Wochen nach Giftaufnahme Rückfälle oder Verluste eintreten. Der Tod (bei Aldrin und Dieldrin im Krampfstadium) wird durch Atemlähmung bedingt. Verwertung durch Notschlachtung kommt wegen der im Tierkörper enthaltenen Insektizidrückstände nicht in Betracht.

■ **Sektion:** Bei rasch verendeten Patienten ist der Zerlegungsbefund bis auf Zyanose der Schleimhäute und sturzbedingte subkutane sowie intramuskuläre Hämorrhagien meist völlig negativ. Nach längerem Kranksein finden sich: Blutfülle und Degeneration von Nieren und Leber; blutreiche, mitunter ödemhaltige Lunge; Schaum in Luftröhre und Bronchen; systolischer Herzstillstand mit m. o. w. ausgedehnten subepi- und subendokardialen Blutungen. Gehirn und Rückenmark erweisen sich oft als blutreich und ödematisiert, der Liquor als vermehrt. Nach hyperthermem Krankheitsverlauf erscheinen Muskulatur und Eingeweide wie gebleicht.

■ **Diagnose:** Entscheidend sind vorberichtliche Angaben über Aufnahme von oder Kontakt mit einem der eingangs genannten Insektizide und das klinische Bild. Der chemische Nachweis solcher Mittel oder ihrer Abbauprodukte in Blut, Gehirn, Leber, Panseninhalt oder Milch (Probenmaterial gekühlt einsenden) ist zwar hilfreich, für sich allein aber kaum beweisend, wenn sich frühere Expositionen mit dem betreffenden Insektizid nicht sicher ausschließen lassen: Bei chronischer Aufnahme kleinerer Dosen können sich nämlich im Lauf der Zeit beträchtliche Insektizidmengen im Körperfett ablagern, ohne Krankheitserscheinungen auszulösen.

Differentialdiagnostisch sind v. a. hypomagnesämische Tetanie (Kap. 10.5.4ff.), Bleivergiftung (Kap. 10.5.12), Tollwut (Kap. 10.3.6), AUJESZKYsche Krankheit (Kap. 10.3.7), Hirnrindennekrose (Kap. 10.5.5), Infektiöse septikämisch-thrombosierende Meningoenzephalomyelitis (Kap. 10.3.4), »Harnstoff-« sowie Kochsalzvergiftung (Kap. 10.5.25, 10.5.2), aber auch tremorgene Neuromykotoxikosen (Kap. 10.5.41ff.) zu berücksichtigen.

■ **Behandlung:** Alle giftexponierten Herdenmitglieder unter Vermeidung unnötiger Beunruhigung aus dem Gefahrenbereich bringen oder Giftquelle aus ihrer Umgebung entfernen. Etwa im Haarkleid befindliche Insektizidreste durch gründliches Abwaschen mit Wasser und Seife oder Detergenzien entfernen (Schutzhandschuhe anlegen!). Nach oraler Aufnahme organochlorierter Kohlenwasserstoffe ist für fettfreie Fütterung zu sorgen; betroffene Kälber sollten zunächst keine Milch erhalten. Im Verdauungskanal verbliebenes Gift kann durch Paraffinum liquidum und Tierkohle gebunden sowie mit Hilfe salinischer Mittel abgeführt werden. In schweren Fällen Kalziumboroglukonat in üblicher Dosis je zur Hälfte langsam intravenös und subkutan, nötigenfalls zur Beruhigung auch Diazepam oder – nach Wirkung – Pentobarbital intravenös verabreichen. Hypertherme Patienten sind mit kaltem Wasser zu übergießen.

Von derart exponiert gewesenen Tieren dürfen keine für Menschen bestimmte Nahrungsmittel gewonnen werden, solange der Organochloridgehalt im Körper- oder im Milchfett die durch HMVO (1973) festgelegten Werte überschreitet (Übersicht 10-4). Um die vor etwaiger Schlachtung erforderliche Eli-

Übersicht 10-4 Tolerierbare Maximalgehalte an organochlorierten Insektiziden in Lebensmitteln tierischer Herkunft (gemäß HMVO von 1973)

Insektizid	tolerierbarer Höchstgehalt in Fleisch (mg/kg Körperfett)	tolerierbarer Höchstgehalt in Milch (mg/kg Milchfett)
HCB:	0,5	0,5
HCH-α-Isomer: / HCH-β-Isomer:	0,3	0,1
HCH-γ-Isomer:	2,0	0,1
DDT (samt DDD, DDE und deren Isomeren):	3,0	1,0

mination der Insektizidabkömmlinge aus dem Tierkörper zu beschleunigen, können Paraffinöl und/oder Aktivkohle zugefüttert werden, doch ist der Vorgang langwierig (3–6 Monate) und kostspielig.

Prophylaxe: An Rindern, in deren Umgebung sowie auf Kulturen, die zur Gewinnung von Rinderfutter dienen, keine organochlorierten Insektizide anwenden. Mit solchen behandelte Böden nicht durch Rinder beweiden lassen. Etwaige Vorräte oder Reste der o.a. Mittel für Nutztiere unzugänglich lagern bzw. ordnungsgemäß entsorgen. Um eine Gefährdung des Menschen durch chlorierte Kohlenwasserstoffe zu vermeiden, die über das Rind in Nahrungsmittel gelangen können, sind für Futtermittel die auf Übersicht 10-5 genannten Höchstgehaltgrenzen gesetzlich festgelegt worden (Anl. 5/FMG-1975).

10.5.15.2 Intoxikation durch organische Phosphorsäureester oder Karbamate

Definition: Auf oraler Aufnahme, perkutaner Resorption oder Inhalation »systemisch« wirkender *Organophosphate* oder *Karbamate* beruhende, vorwiegend perakut bis akut verlaufende Vergiftung, die durch muskarinoide und nikotinoide Erscheinungen gekennzeichnet ist. Bezüglich der »verzögerten« Organophosphatintoxikation wird auf die Triarylphosphatvergiftung (Kap. 10.5.16) verwiesen.

Vorkommen: Ihrer systemischen Wirkungsweise sowie vergleichsweise raschen Ausscheidung wegen haben organische Phosphorsäureester (= Alkyl- und Arylphosphatester = Organophosphate) und Karbamate (= aliphatische oder aromatische Karbaminsäureester) die chlorierten Kohlenwasserstoffe (Kap. 10.5.15.1) als veterinärmedizinisch, land- und forstwirtschaftlich genutzte Pestizide weitgehend abgelöst. Je nach Eignung werden sie als Insektizide, Akarizide, Anthelmintika, Rodentizide, Nematodizide, Fungizide, Herbizide oder Entlaubungsmittel genutzt; diese Mittel besitzen jedoch z. T. erhebliche Warmblütertoxizität, weshalb sie im Boden, an Pflanze und Tier stets streng nach Gebrauchsanweisung angewandt werden sollten. Schadensfälle ereignen sich erfahrungsgemäß v. a. bei unachtsamem Umgang mit diesen Präparaten: Ablecken behandelter Stallwände; Benutzen ungereinigter Insektizidbehälter als Futter- oder Tränkeeimer; Lagerung von Pestizidvorräten oder Gebrauchsmischungen neben Futtermitteln oder an für Rinder zugänglicher Stelle; windbedingtes Abdriften der Sprühlösung von behandelten Kulturflächen auf benachbarte Weiden oder zur Tränke dienende Oberflächengewässer; Beweiden vorher behandelter Grünflächen oder Obstgärten; Verabreichung insektizidbehandelter Futtermittel vor Ablauf der Wartefrist; Verzehr von insektizidimprägniertem »Fliegenband« durch Kälber oder von zur Schadvogelbekämpfung ausgelegtem Giftgetreide durch Rinder; Insekto-Akarizid-Verunreinigung von Fahrzeugen oder Behältern, die dem Futtertransport dienen; Überdosierung des Insektizides oder Akarizides am Tier; orale Aufnahme der zur Ektoparasitenbekämpfung dienenden Gebrauchslösung (z.B. im Zecken-»Dip«); unsachgemäße Entsorgung unverbrauchter Präparatreste.

Ursachen: Die derzeit in Pflanzen- und Bodenschutz sowie Veterinärmedizin zu verschiedensten Zwecken als *Pestizide* eingesetzten *Organophosphate* lassen sich ihrer experimentell ermittelten Toxizität nach wie folgt gruppieren:

Übersicht 10-5 Tolerierbare Höchstgehalte für organochlorierte Insektizide in Futtermitteln für Rinder gemäß Anlage 5/FMG von 1975 (berechnet für Futtermittel mit 88% TM)

Insektizid	pflanzliche und tierische Fette (ppm)	andere Futtermittel (ppm)	Einzelfuttermittel aus Mais und daraus hergestellte Erzeugnisse (ppm)	Einzelfuttermittel aus Ölsaaten und daraus hergegestellte Erzeugnisse (ppm)
DDT (Summe aus DDT, TDE, DDE):	0,5	0,05		
Hexachlorbenzol:	0,2	0,01		
Hexachlorzyklohexan				
α-Isomer:	0,2	0,02		
β-Isomer:	0,2	0,01		
γ-Isomer:	2,0	0,2		
Aldrin, Dieldrin:	0,2	0,01		
Endrin:	0,05	0,01		
Heptachlor:	0,2	0,01		
Endosulfan:		0,1	0,2	0,5

➤ *Orale* $DL_{50\ Ratte}$ *= 1–9 mg/kg LM*: TEPP, Disulfoton, Fensulfothion, Phorat, Demeton, Mevinphos, Parathionäthyl (E 605), Azinphosmethyl, Carbophenothion, Sulfotep, Terbufos, Fenamiphos, Fonofos, Monocrotophos, Parathionmethyl.
➤ *Orale* $DL_{50\ Ratte}$ *= 10–99 mg/kg LM*: Chlorfenvinphos, Coumaphos, Dicrotophos, Phosphamidon, Methamidophos, Dioxathion, EPN, Ethion, Isofenphos, Dimethoat, Bomyl, Famphur, Pyrimiphosäthyl, Dialifor, Methidathion, Oxidemetonmethyl, Dichlorovos (DDVP), Ethoprop, Demetonmethyl, Crotoxyphos, Chlorpyrifos (s. auch Kap. 10.5.16), Methyltrithion.
➤ *Orale* $DL_{50\ Ratte}$ *= 100–999 mg/kg LM*: Sulprofos, Phosmet, Propetamphos, Phosalon, Diamidfos, Trichlorfon, Akton, DEF, Cythioat, Phosfon, Naled, Fenthion, Dichlofenthion, Bensulid, Diazinon, Dicapthon, Profenofos, Fenitrothion, Crufomat, DEP, Acephat, Malathion.
➤ *Orale* $DL_{50\ Ratte}$ *= > 1000 mg/kg LM*: Butonat, Ronnel, Bromphos, Temephos, Aspon, Tetrachlorvinphos, Ethephon, Glyphosat.

Die gebräuchlichen *Karbamate* lassen sich wie folgt aufgliedern:
➤ *Orale* $LD_{50\ Ratte}$ *= 1–9 mg/kg LM*: Aldicarb, Oxamyl.
➤ *Orale* $LD_{50\ Ratte}$ *= 10–99 mg/kg LM*: Carbofuran, Methiocarb, Methomyl, Mexacarbat, Formetanat, Aldoxycarb, Aminocarb, Bendiocarb, Propoxur, Bufencarb.
➤ *Orale* $LD_{50\ Ratte}$ *= 100–999 mg/kg LM*: Nabam, Diallat, Carbaryl, Molinat, Thiram, Metham, CDEC, Thiobencarb.
➤ *Orale* $LD_{50\ Ratte}$ *= > 1000 mg/kg LM*: Barban, Ziram, EPTC, Triallat, Vernolat, Cycloat, Butylat, Chlorpropham, Ferbam, Propham, Asulam, Zineb, Methyl-Thiophanat, Maneb, Pebulat, Mancozeb, Benomyl, Metiram, Thiophanat, Dismedipham.

■ **Pathogenese:** Vorgenannte Mittel und verwandte Präparate führen nach kutaner oder intestinaler Resorption zu m. o. w. vollständiger Hemmung der Cholinesterase sowie anderer Enzyme, die bei Vergiftung durch Organophosphate dauerhafter ist als bei Karbamatintoxikation. Als Folge dieser Blockierung wird der an motorischen, autonomen präganglionären sowie an parasympathischen postganglionären Nervenendigungen freigesetzte Überträgerstoff Azetylcholin nicht mehr genügend rasch abgebaut (→ endogene Azetylcholinvergiftung). Beim Rind ist der Grad der Intoxikationserscheinungen allerdings dem Ausmaß der Enzymblockierung nicht immer proportional: Von der Faustregel, daß eine 60- bis 80%ige Hemmung der Blutcholinesterase-Aktivität mit schweren klinischen Symptomen einhergeht, gibt es nicht selten Ausnahmen.

Für viele systemische Pestizide liegt die toxische Dosis nur wenig oberhalb der antiparasitär wirksamen Menge oder Konzentration. Jungtiere sind diesen Mitteln gegenüber wesentlich empfindlicher als erwachsene Rinder. Bei oraler Giftaufnahme wird das Zustandekommen der Intoxikation zudem durch kräftige, eiweißreiche oder fetthaltige Fütterung und niedrige Umwelttemperatur begünstigt; auch das Vorliegen anderweitiger Erkrankungen (Parasitosen, Stoffwechselstörungen) wirkt sich vergiftungsfördernd aus. Einige der o. a. Präparate werden nach ihrer ziemlich rasch erfolgenden Resorption in unschädliche, andere dagegen in toxischere Abbauprodukte umgewandelt. Zudem gibt es beim Rind erhebliche individuelle (evtl. auch geschlechtsgebundene) Unterschiede in der Resistenz oder Anfälligkeit gegenüber diesen Mitteln.

■ **Symptome, Verlauf:** Entsprechend der Wirkung des Azetylcholins auf parasympathisch innervierte Erfolgsorgane (glatte Muskulatur und Drüsen) bzw. autonome Ganglien und Skelettmuskeln besteht das klinische Bild der Vergiftung aus muskarin- und nikotinartigen Symptomen; zu ersteren zählt auch die Störung der Erregungsausbreitung im ZNS. Die akuten Erkrankungen setzen bei Intoxikation mit wasserlöslichen Phosphorsäureestern meist rascher (binnen 1–2 h) als nach Aufnahme fettlöslicher Phosphorsäureester oder von Karbamaten (8–12 h) ein; nach 24–48 h sind sie i. d. R. deutlich ausgeprägt: Muskelzittern oder -zucken, Paresen der Gliedmaßen (schwankend-schaukelnder oder steifer Gang, sägebockartige Haltung, später apathisches Liegen, erschwertes Aufstehen oder Festliegen), z. T. auch Unruhe, Verwirrtheit, Angriffslust, Muskelsteifigkeit, Umfallen/Ausrutschen, tonisch-klonische Krämpfe, Bradykardie und Dyspnoe (Bronchospasmus, Lungenödem, Zyanose, erschwerte Atmung mit vorstehender Zunge und Stöhnen), vermehrte Drüsensekretion und Peristaltik (Speicheln, Würgen/Erbrechen, Durchfall, Kolik, mitunter zudem Aufblähen), Freßunlust, häufigerer Harnabsatz sowie Pupillenenge. Besonders schwer vergiftete Tiere werden unvermutet tot aufgefunden. In leichteren Fällen bessert sich der Zustand in kurzer Zeit von selbst; schwerer erkrankte Patienten erfordern umgehende gezielte Behandlung, weil sie sonst infolge Lähmung von Atemzentrum und/oder -muskulatur ersticken können.

■ **Sektion:** Der Zerlegungsbefund akut verendeter Patienten ist wenig kennzeichnend. In rasch verlaufenen Fällen kann er völlig negativ sein. Sonst finden sich Lungenkongestion und -ödem, hypoxämiebedingte subepi- und subendokardiale Blutungen am Herzen sowie subseröse und submuköse Hämorrhagien im Darmkanal, die analwärts an Intensität zunehmen. Oft enthält der Darm nur Schleim, der bluthaltig sein kann. Auch die Harnblase zeigt mitunter subseröse und submuköse Blutungen. Bei längerer Erkrankung kommt es zu Abmagerung und Exsikkose.

Probenmaterial: Der chemische Nachweis der Azethylcholinesterase-Hemmung wird in (tief-)gekühlt einzusendendem Blut oder Hirngewebe biochemisch, derjenige von organischen Phosphorsäureestern oder Karbamaten im eingefroren zu verschickenden Vormageninhalt und/oder der vermutlichen Giftquelle dünnschichtchromatographisch geführt. Dabei ist zu beachten, daß die vom Tier zu entnehmenden Proben von frisch und deutlich erkrankten, aber noch nicht behandelten Patienten stammen. Ein einfacher Test besteht im Verbringen von Vormageninhalt und lebenden Insekten in ein zu verschließendes Glas: Bei Vorhandensein von Insektiziden gehen die Kerbtiere sofort ein.

Diagnose: Das Leiden ist bei gesichertem Giftkontakt (Vorbericht, Umgebungskontrolle) und ausgeprägter Symptomatik (Speicheln, Muskelsteife, Dyspnoe und Miose) meist leicht zu erkennen; andernfalls sind entsprechende Nachforschungen einzuleiten, geeignete Proben zu entnehmen und *differentialdiagnostisch* auch andere, bestandsweise gehäuft auftretende Erregungs- und Lähmungszustände in Betracht zu ziehen; dabei ist v.a. an Vergiftung durch chlorierte Kohlenwasserstoffe (Kap. 10.5.15.1), Blei (Kap. 10.5.12) und Harnstoff (Kap. 10.5.25) sowie an Botulismus (Kap. 10.5.13), hypomagnesämische Tetanie (Kap. 10.5.4ff.) und Weideemphysem (Kap. 5.3.5.8) zu denken.

Bei der *Dasselbekämpfung* (Kap. 2.3.4.1) mit Phosphorsäureestern kommt es, abgesehen von den in ~ 2–10% der Fälle zu beobachtenden und meist harmlos verlaufenden echten Intoxikationen, mitunter zu dassellarvenbedingten Erkrankungen, die von ersteren abgegrenzt werden sollten: Wird die Dasselbehandlung zu einem Zeitpunkt vorgenommen, an dem sich die Mehrzahl der Wanderlarven im Wirbelkanal *(Hypoderma bovis)* oder in der Umgebung des Schlundes *(H. lineatum)* befinden, so kann ihr unter Aktivitätssteigerung erfolgendes Absterben lokale entzündliche Reizungen hervorrufen, die – ohne begleitende Erregungs- oder Depressionserscheinungen – zu symmetrischer Nachhandlähmung bzw. zu rezidivierender oder anhaltender Tympanie führen. Ausnahmsweise verursacht die Auflösung der abgetöteten Dassellarven auch schwere anaphylaktische Allgemeinreaktion mit Urtikaria (»Dasselallergie«, Kap. 2.2.7.1). Naturgemäß werden solche Komplikationen von den gegen eine vermutete Phosphorsäureester-Intoxikation gerichteten therapeutischen Maßnahmen nicht beeinflußt.

Beurteilung: Auch bei frühzeitiger Behandlung sind nur etwa 50% der Kranken zu retten; wenn die Patienten dabei die ersten 24–48 h nach Erkrankungsbeginn überstehen, gilt die Prognose im allgemeinen als günstig (Ausnahmen: Vergiftungen durch Coumaphos, Fenchlorphos oder Parathion). Nach dem Einsetzen von Krämpfen ist meist keine Heilung mehr möglich. Nach Überstehen der manifesten Intoxikation ist mit anhaltendem Durchfall, Gewichtsrückgang oder verzögerter körperlicher Entwicklung, bei weiblichen Tieren zudem mit Aborten, bei Vatertieren mit Beeinträchtigung der Spermaqualität zu rechnen. Schließlich ist die verzögerte Organophosphat-Toxizität zu bedenken (s. Kap. 10.5.16).

Behandlung: Auf die Haut aufgebrachtes Insektizid oder Akarizid durch sofortiges gründliches Waschen mit Seifenwasser, 1%iger Sodalösung oder spülmittelhaltigem Wasser entfernen (Schutzhandschuhe anlegen!). Bei oraler Intoxikation sollte versucht werden, noch nicht resorbiertes Gift durch umgehendes Eingeben von reichlich Aktivkohle im Verdauungskanal zu binden; bei wertvollen Patienten empfiehlt sich umgehendes Entleeren der Vormägen durch wiederholtes Spülen mittels weitlumiger Sonde oder durch Ruminotomie.

Bei Vergiftung durch *organische Phosphorsäureester* kann deren *Muskarinwirkung* durch rechtzeitige Gabe von Atropin aufgehoben werden. Als Antagonist des Azetylcholins macht es parasympathisch innervierte Erfolgsorgane unempfindlich gegen diesen Überträgerstoff. Die hierzu erforderliche Dosierung beinhaltet für gesunde oder anderweitig erkrankte Rinder jedoch die Gefahr einer Atropinvergiftung (Kap. 10.5.28). Atropin sollte deshalb nur bei gesicherter Diagnose und zudem unter folgenden Vorsichtsmaßregeln verabreicht werden: Die Anfangsmenge von 0,2–0,5 mg Atropinsulfat/kg LM wird zu ⅓ intravenös und zu ⅔ intramuskulär oder subkutan gegeben; die langsame intravenöse Gabe ist abzubrechen, sobald deutliche Steigerung der Herzfrequenz oder merkliche Erweiterung der Pupille eintreten. Falls innerhalb von 5–10 min nach Atropinapplikation keine Wirkung (Herzfrequenzzunahme oder Pupillenerweiterung) einsetzt, ist die Atropingabe mit halber Dosis zu wiederholen usf. (Statt Atropin kann auch 0,2 mg Butylskopolamin/kg LM parenteral angewandt werden.)

Die *Nikotinwirkung* der Intoxikation durch *Organophosphate* ist atropinresistent, weshalb in schweren Fällen unmittelbar nach Atropin auch Mittel zur Reaktivierung der an Phosphorester gebundenen Cholinesterase angewandt werden müssen. Hierzu eignen sich die Oxime (Obidoxim: 5–10 mg/kg LM; Pralidoxim: 20–50 mg/kg LM), die entweder in 10%iger wäßriger Lösung intravenös oder in 100–250 ml physiologischer Kochsalzlösung an mehreren Stellen verteilt subkutan zu verabreichen sind. Sie wirken allerdings nur während der ersten 24 h der Vergiftung; bei später beginnender Behandlung empfehlen sich statt dessen Aderlaß und anschließende Übertragung von Blut eines nicht exponiert gewesenen Spendertieres (Kap. 4.3.2.1).

Zur *Ruhigstellung* eignet sich Diazepam (0,5–1,5 mg/kg LM i.v.). Adrenalin und Muskelrelaxanzien sind kontraindiziert.

Bei Vergiftung durch *Karbamate* läßt sich deren *Muskarinwirkung* zwar durch Atropin hemmen; ihre *Nikotinwirkung* ist aber mit Hilfe der Oxime nicht nennenswert zu beeinflussen, weil sie die Karbamoyl-Cholinesterase nicht reaktivieren können; bei Vergiftung durch Carbaryl sind Oxime kontraindiziert.

Patienten sowie gleichermaßen exponiert gewesene, aber gesund erscheinende Herdenmitglieder sind in den auf die Vergiftung folgenden 1–2 Wochen laufend zu überwachen, um Neu- und Nacherkrankungen rechtzeitig zu erkennen. Um solchen Ereignissen vorzubeugen, ist es ratsam, auch die scheinbar nicht vergifteten Tiere der o. a. Waschung und/oder Aktivkohletherapie zu unterziehen.

■ **Prophylaxe:** Bei Insekto-Akarizidbehandlung von Rindern mit den o.a. Mitteln die jeweilige Gebrauchsanweisung und die gesetzlich festgelegten Wartezeiten für die von solchen Tieren gewonnenen Lebensmittel einhalten. Vor Ablauf dieser Fristen sollte die Milch derart behandelter Kühe auch nicht an Kälber verfüttert werden. Pestizidvorräte und Gebrauchsmischungen stets sachgemäß (von Futtermitteln getrennt) sowie für Rinder unzugänglich lagern. Nicht mehr benötigte Reste ordnungsgemäß entsorgen.

10.5.16 Triarylphosphatvergiftung

M. Stöber

Die hochgiftigen Triarylphosphate (*Tri-ortho-kresyl-, -tolyl-* und *-xylyl-phosphat* u. a.) sind in Schmiermitteln, Bremsflüssigkeiten, Brandverzögerern und Kunststoff-»Weichmachern« enthalten. Lagern und Umfüllen triarylphosphathaltiger Produkte in für Rinder zugänglicher Umgebung sowie die Verwendung damit verunreinigter Behälter zur Aufnahme von Futtermitteln haben verschiedentlich zu bestandsweise gehäuften Erkrankungen geführt. Dabei spielt offenbar eine triarylphosphatbedingte Hemmung der »neurotoxischen Esterase« von Hirn und Rückenmark eine Rolle; die gleiche Wirkung kann auch das Ektoparasitizid Chlorpyrifos entwickeln. Die Erkrankung äußert sich – im Gegensatz zur meist akut verlaufenden, durch Organophosphat-Insekto-Akarizide (Kap. 10.5.15.2) bedingten Vergiftung – als *verzögerte*, erst 1–4 Wochen nach Giftexposition einsetzende Neurointoxikation. Sie gibt sich zunächst durch Milchrückgang, Husten, Dyspnoe, Durchfall und Tympanie, dann durch parästhesiebedingten Juckreiz (Hornbasis, Gliedmaßenenden) und schließlich durch allmählich von hinten nach vorn fortschreitende, mit Behinderung des Harnabsatzes einhergehende schlaffe Lähmung der Nachhand zu erkennen. Bei ungestörter Anteilnahme an der Umgebung und erhaltener Freßlust kann die Paralyse der innerhalb weniger Tage zum Festliegen kommenden Patienten bis zur Atemlähmung fortschreiten und zudem Ptosis des oberen Augenlids oder Stimmlosigkeit bedingen, wenn die Tiere nicht schon eher getötet werden. (Bei Kälbern äußert sich das Leiden anfangs u. U. nur als einseitige Fibularislähmung.) Behandlungsversuche sind ohne Erfolg. Die Zerlegung ergibt Muskelatrophie der Nachhand; histologisch findet man distale Axonopathie mit Demyelinisierung peripherer und lumbospinaler motorischer Bahnen (Wallersche Degeneration). Differentialdiagnostisch sind im Hinblick auf den Juckreiz v. a. Ektoparasitenbefall (Kap. 2.2.4) und Aujeszkysche Krankheit (Kap. 10.3.7), wegen der von kaudal nach kranial fortschreitenden Lähmung aber Botulismus (Kap. 10.5.13) in Betracht zu ziehen.

10.5.17 Vergiftungen durch Herbizide

M. Stöber

■ **Vorkommen, Ursachen:** Unachtsamer Umgang mit den nachstehend gruppenweise aufgeführten Unkrautbekämpfungsmitteln kann bei Rindern zu Vergiftungen mit zentralnervösen Symptomen führen. Gleiches trifft für Organophosphat- und Karbamat-Herbizide bzw. Ammoniumsulfamat zu, deren Intoxikationsbild demjenigen der betreffenden Insektizide (Kap. 10.5.15.1) bzw. der ruminalen Ammoniakvergiftung (Kap. 10.5.25) gleicht. Weitere Herbizide können bei unsachgemäßer Anwendung Krankheitserscheinungen auslösen, die v.a. andere Organsysteme betreffen: Arsenverbindungen (Kap. 6.12.10), Dinitroverbindungen (Kap. 5.3.5.11), Dipyridyle (Kap. 5.3.5.12), Natrium- und Kaliumchlorat (Kap. 4.3.5.4), Pentachlorphenol (Kap. 12.3.14). *Differentialdiagnostisch* ist zu beachten, daß Herbizidbehandlung die Schmackhaftigkeit und Toxizität bestimmter nitrat- oder blausäurehaltiger Giftpflanzen (Kap. 4.3.5.3, 5.3.5.10) für Rinder steigern oder deren Aufwuchs selektiv fördern kann.

■ **Prophylaxe:** Zur Vermeidung solcher Zwischenfälle sind Herbizide stets von Futtermitteln getrennt und für Rinder unzugänglich zu lagern. Ihre Anwendung sollte bezüglich der pro Flächeneinheit auszubringenden Menge und der bis zur Ernte oder Wiederbeweidung einzuhaltenden Wartefrist streng nach Vorschrift erfolgen. Dabei sind Verunreinigungen benachbarter Kulturen und Grünflächen sowie von Gewässern zu vermeiden. Unverbrauchte Reste sind sachgemäß zu entsorgen, benutzte Gefäße gründlich zu säubern oder zu vernichten.

10.5.17.1 Chlorazetate

Natriummonochlorazetat (MCA) ist wenig toxisch und wird wegen seines bitteren Geschmacks auch kaum aufgenommen. 100 mg/kg LM wirken beim Rind giftig, ≥ 150 mg/kg LM tödlich. Das Krankheitsbild besteht in Unruhe, Reizung der Kopfschleimhäute, Schwäche, Freßunlust, Pansenparese, Übererregbarkeit, Aggressivität, Muskelzuckungen, Kolik/Krämpfen, Durchfall, später auch in Atemnot, Erschöpfung/Kollaps und Tod im Koma. Die Zerlegung ergibt subkutane, intramuskuläre und subseröse Petechien, Muskeldegeneration, katarrhalische Labmagenentzündung sowie Entartung von Leber und Nieren. Über wirksame Behandlungsmaßnahmen ist nichts bekannt. *Natriumtrichlorazetat* (TCA) ist vergleichsweise harmlos; konzentrierte Lösungen können zur Irritation von Haut, äußeren Schleimhäuten und Magen-Darm-Kanal führen.

10.5.17.2 Halogenierte Phenoxykarbonsäuren

Ursachen: Die auch als Wuchsstoffmittel oder »Pflanzenhormone« bezeichneten chlorierten Phenoxyessigsäuren 2,4-D (2,4-Dichlorphenoxyessigsäure), 2,4,5-T (2,4,5-Trichlorphenoxyessigsäure), MCP (2-Methyl-4-Chlorphenoxyessigsäure) sowie ihre Salze, Ester und Amine sind – abgesehen von 2,4,5-T – häufig angewandte Herbizide; der Einsatz von 2,4,5-T ist wegen möglicher Verunreinigungen mit Dioxinen stark eingeschränkt worden. Analoge Abkömmlinge der 2-Phenoxypropionsäure (2,4-DP, 2,4,5-TP, MCPP), der 4-Phenoxybuttersäure (2,4-DB, 2,4,5-TB, MCPB) und anderer Phenoxykarbonsäuren sind meist noch weniger giftig für Warmblüter als die Phenoxyessigsäurederivate. Als für Rinder letale Dosen gelten: 2,4-D: 2malige Gabe von je 150–250 mg/kg LM und Tag oder einmalige Gabe von 400 mg/kg LM; 2,4,5-T: 7 Tagesdosen von je 250 mg/kg LM; MCP: einmalige Verabreichung von 700 mg/kg LM; 2,4,5-TP: 5 Tagesgaben von 250 mg/kg LM. Kleinere Tagesgaben werden selbst über längere Zeit hinweg offensichtlich komplikationslos vertragen. Da die genannten toxischen Mengen beim Verzehr herbizidbehandelter Pflanzen kaum erreicht werden, sind akute Vergiftungen fast immer auf orale Aufnahme der Ausgangssubstanzen oder konzentrierter Lösungen zurückzuführen; Inhalation (Sprühnebel) oder perkutane Resorption sind demgegenüber bedeutungslos.

Pathogenese: Nach enteraler Resorption werden die vorgenannten »Pflanzenhormone« fast ausschließlich mit dem Harn und nur in Spuren über die Milch ausgeschieden; sie verursachen praktisch keine Rückstände in den Geweben.

Symptome: Das Vergiftungsbild der Wuchsstoffmittel umfaßt narkoseähnliche Teilnahmslosigkeit, Speicheln, mitunter Zähneknirschen, mangelnde Freßlust, vermehrten Durst, trockenes Flotzmaul, Steifheit, Muskelschwäche und Ataxie, Nachhandparese mit Sphinkterenlähmung, verminderte Vormagentätigkeit, Proteinurie, teilweise auch Durchfall und/oder Aufblähen, die in schweren Fällen innerhalb von 2–3 Tagen zum Tod führen. Der Serumgehalt an Kalzium ist vermindert, derjenige an Magnesium und Harnstoff, Glukose, Eiweiß und Kreatinin ebenso wie die CK-Aktivität erhöht.

Sektionsbefunde: Panseninhalt trocken, geruchlos und kaum zerkleinert (auffallend frische Pflanzenteile), m. o. w. ausgeprägte Labmagenentzündung, Mesenterialgefäße blutreich, Leber und Nieren geschwollen oder degeneriert, Lungenkongestion, Blutungen am Herzen und Hydroperikard.

Diagnose: Die halogenierten Phenoxykarbonsäuren sind im Vormageninhalt nachweisbar. *Differentialdiagnostisch* ist zu bedenken, daß der Gehalt wuchsstoffmittelbehandelter Pflanzen an Nitraten oder Blausäure zunehmen und zu entsprechenden Vergiftungen (Kap. 4.3.5.3, 5.3.5.10) führen kann.

Behandlung: Ein spezifisches Gegengift ist nicht bekannt; beim Pferd soll Diprenorphin wirksam sein. In Fällen von nicht allzuschwerer Intoxikation tritt nach Abstellen der Ursache sowie oralen Gaben von Adsorbenzien und Laxanzien bald Besserung ein.

10.5.17.3 Natriumperborat

Natriumperborat oder Borax kann als Bestandteil von Herbiziden oder Kunstdünger, als Holzschutzmittel oder als pH-Regler von Erdölbohrschlamm Rindern zugänglich werden, für die es geschmacklich attraktiv ist: Nach oraler Aufnahme von ≥ 0,5 g Bor/kg LM kommt es zu akuter Vergiftung: blutiger Durchfall, Zittern, Muskelzuckungen, rasche Entkräftung, Krämpfe, Opisthotonus, Dyspnoe und Zyanose; dabei ist der Bor-Gehalt von Blutplasma und Harn erhöht. Ein wirksames Gegenmittel ist nicht bekannt. Parenterale Flüssigkeitszufuhr (Kap. 4.3.6.1) sowie orale Gaben von Aktivkohle und Adsorbenzien sollen sich günstig auswirken.

10.5.17.4 Triazine

Ursachen: Diese Gruppe umfaßt Aminotriazol, Atrazin, Azipotrin, Desmetrin, Etazin, Metribuzin, Metrimetron, Metoprotrin, Prometon, Prometryn, Propazin, Secbumeton, Simazin, Terbutrin, Termubeton, Trietazin und Zyanazin, die sich ihrer schlechten Wasserlöslichkeit wegen in behandelten Böden lange halten. Oral wirken sie erst in Einzeldosen von > 100–200 mg/kg LM tödlich; das gleiche gilt für 3- bis 10malige Ingestion von Mengen ≤ 50 mg/kg LM und Tag. Triazinvergiftungen sind i. d. R. auf Aufnahme der Ausgangssubstanz oder mit solcher verunreinigten Wassers (nicht aber auf das Fressen behandelter Pflanzen) zurückzuführen.

Symptome: Speicheln, Niesen, Husten, Durst, Tachykardie, Muskelzittern, Inkoordination, Nachhandparese, schwärzlicher Durchfall, Tenesmen, gespannte Bauchdecken, schließlich Festliegen und Tod. Das Gift ist in Vormageninhalt, Harn, Leber und Nieren nachweisbar.

Sektionsbefunde: Blutungen am Herzen, unter den Serosen, z. T. auch an den Nieren, Lungenkongestion, -ödem und -emphysem, Leber vergrößert und degeneriert, Hyperämie und Ödem des Großhirns.

Behandlung: Die Therapie beschränkt sich auf symptomatische Maßnahmen: Sedativa parenteral, intravenöse Infusion von Kochsalz-Traubenzucker-Lösung und Gabe von Adsorbenzien p. o. Ein spezifisches Antidot ist nicht bekannt. N. B.: In Maiskulturen kann die Anwendung von Atrazinen selektives Aufkommen herbizidresistenter Giftpflanzen (schwarzer Nachtschatten, Fuchsschwanz) nach sich ziehen. Wiederholte Aufnahme von Aminotriazol bedingt adenomatöse Schilddrüsenveränderungen.

10.5.18 Vergiftungen durch Rodentizide

M. Stöber

Intoxikationen durch α-*Naphthylthioharnstoff* (Kap. 5.3.5.13) oder *Zinkphosphid* (Kap. 5.3.5.14) bedingen dagegen vorwiegend respiratorische, solche durch *Kumarine* und *Indandione* (Kap. 4.3.5.10) aber zirkulatorische Erscheinungen. *Thallium* (Kap. 2.1.5.2) schädigt mehrere Organsysteme. Bezüglich des Vergiftungsbildes von *Organophosphat-Rodentiziden* wird auf die betreffenden Insektizide (Kap. 10.5.15.2) verwiesen. Die im folgenden zu schildernden Rodentizidvergiftungen zeichnen sich durch zentralnervöse Erscheinungen aus:

10.5.18.1 Fluorazetate

Ursachen, Pathogenese: Natriummonofluorazetat (»1080«), Methylfluorazetat (MFA) und Fluorazetamid (»1081«) sind hochtoxische, geschmack- und geruchlose Rodentizide, die selbst bei Aufnahme vergifteter Nagetierkadaver noch gefährlich sind. Sie wirken in Dosen ≥ 0,3 mg/kg LM (»1080«, MFA) bzw. ≥ 5 mg/kg LM (»1081«) durch Übererregung des ZNS und Störung der Herzfunktion. Im Tierkörper werden Fluorazetate in Fluorzitrate umgewandelt, die durch Blockierung der Akonitase den Trikarbonsäurezyklus hemmen (→ Hyperglykämie).

Symptome: Die Intoxikation setzt 1–2 Tage nach Giftaufnahme ein und äußert sich bei Wiederkäuern in Freßunlust, Niedergeschlagenheit, Bewegungsträgheit, Stöhnen und/oder Zähneknirschen, Würgen, Zittern oder spasmodischen Kontraktionen der Kopf- und Halsmuskeln, die in kurzdauernde klonische Krampfanfälle mit opisthotonischer Kopfhaltung übergehen können. Die Frequenz des schwachen Pulsschlages ist deutlich erhöht, die Herztätigkeit wird unregelmäßig, die Atmung dyspnoisch. Unruhiges Laufen (u. U. auch Niederstürzen) und apathisches Liegen wechseln miteinander ab. Außerdem zeigt sich häufigerer unwillkürlicher Absatz von Kot und Harn. Der Tod tritt innerhalb weniger Stunden durch Herzversagen ein (»sudden death«).

Sektionsbefunde: Diastolischer Herzstillstand, subepi- und -endokardiale Blutungen, Lungenödem, dunkles bis teerartiges Blut, Hämorrhagien in Labmagen und Dünndarm, Hirnödem. Histologisch zeigt sich herdförmige Koagulationsnekrose des Myokards.

Diagnose: Das Gift ist im Vormageninhalt chemisch nachzuweisen.

Behandlung: Die Therapie ist symptomatisch und umfaßt intravenöse Gabe von Barbituraten (bis zur Beruhigung) und Kalziumboroglukonat sowie p. o. Verabreichung von Adsorbenzien; Glyzerinmonoazetat und Azetamid gelten zwar als Antidot, doch sind wirksame Dosierungen für Rinder nicht bekannt.

10.5.18.2 Meerzwiebel

Mit Extrakten von Roter Meerzwiebel *(Scilla s. Urginea maritima)* versetzte Rattenköder werden wegen ihres abstoßenden Geruchs von Rindern nur selten gefressen; bei einem Giftgehalt von 3% werden sie auch von hungrigen Tieren abgelehnt. Deshalb wird die toxische Dosis (nämlich 100 bzw. 250 mg der handelsüblichen Pulver/kg LM für Kälber bzw. erwachsene Rinder) nur selten erreicht. Ggf. setzt die Scillaglukosid-bedingte Vergiftung innerhalb von 6–24 h mit nervösen und/oder kardialen Symptomen ein: erhöhte Erregbarkeit, Zittern, Inkoordination, Muskelspasmen der Extensoren oder regelrechte Krämpfe (Kolik), zunehmende Schwäche, Bradykardie, Herzarrhythmie, Dyspnoe und Zyanose sowie Durchfall. Nach 1–3 Tagen tritt, mitunter schon vor dem Krampfstadium, infolge Herzstillstands der Tod ein. Manche Patienten zeigen lediglich auffallende Depression. Die Zerlegung ergibt m. o. w. ausgeprägte Abomasoenteritis und Blutfülle der Mesenterialgefäße. Da kein wirksames Antidot bekannt ist, beschränkt sich die Behandlung auf Ruhigstellung sowie Gabe salinischer Abführmittel; versuchsweise kann in 8stündigen Abständen Atropinsulfat (10 bzw. 30 mg/Jung- bzw. erwachsenes Tier) subkutan verabreicht werden.

10.5.18.3 Strychnin

Strychnin, ein Alkaloid der Brechnuß *(Strychnos nux vomica)* und der Ignatiusbohne *(Strychnos ignatii)*, wird gelegentlich noch zur Ratten-, Maulwurfs-, Sperlings- oder Krähenbekämpfung eingesetzt. Bei unsachgemäßer Anwendung der Köder kann Strychnin zur Vergiftung von Haustieren führen. Die oral tödliche Dosis für das erwachsene Rind beträgt 200–400 mg. Durch kompetitive, am Neurotransmitter Glyzin ansetzende Blockierung der Hemmungsmechanismen medullo-spinaler Reflexbögen führt Strychnin zu erhöhter Irritabilität der quergestreiften Muskulatur, was tetanoide Krämpfe bedingt. Das 10 min bis 2 h nach Giftaufnahme zu beobachtende Krankheitsbild zeichnet sich zunächst durch Ängstlichkeit und Steifheit (starrer Hals, gespannte Bauchdecken), dann durch ruckartige Kontraktionen der gesamten Skelettmuskulatur aus; die tetanoiden Anfälle setzen nach geringfügigem taktilen, akustischen oder optischen Reiz ein und halten jeweils einige Sekunden bis wenige Minuten lang an. Dabei kann der Patient wegen des plötzlichen Überganges in steife, sägebockartige und opisthotonische Körperhaltung (= starrkrampfähnliche Muskelstarre samt »Kiefersperre«) sogar umfallen. Während der Krämpfe setzt die Atemtätigkeit in Inspirationsstellung aus; die Schleimhäute erscheinen dann zyanotisch, die Pupillen erweitert, der Puls frequent und schwach. Meist tritt innerhalb von 2 h während einer Krampfattacke der Tod ein. Wenn der Patient den Vergiftungsbeginn länger als 24 h überlebt, darf mit Heilung gerechnet werden. Der Zerlegungsbefund ist, abgesehen von rasch einsetzender Totenstarre und allgemeiner Blutfülle, insbesondere der Lunge, unauffällig. Im Pansen- oder Labmageninhalt sind u. U. Reste der oft intensiv gefärbten Köder (Getreidekörner) zu finden. Wenn der Kausalkonnex zwischen Schädlingsbekämpfung und Erkrankung nicht offensichtlich ist, sind differentialdiagnostisch Tetanus (Kap. 10.3.8), Weidetetanie (Kap. 10.5.4.1), Bleivergiftung (Kap. 10.5.12) und Vergiftung durch Zinkphosphid (Kap. 5.3.5.14), halogenierte Kohlenwasserstoffe, Phosphorsäureester oder Karbamate (Kap. 10.5.15 ff) in Betracht zu ziehen. Zum Strychninnachweis eignen sich Mageninhalt, Hirn, Rükkenmark, Harn, Blut, Leber und Niere. Der Nachweis kann auch durch subkutane Verabreichung von 0,1 ml des Filtrats des Mageninhalts an kleine Versuchstiere (Maus, Frosch) geführt werden; positivenfalls wird hierdurch das typische Intoxikationsbild ausgelöst. Da die Behandlung i. d. R. erst nach Auftreten klinischer Erscheinungen, d. h. nach Resorption von Strychnin verlangt wird, kommt sie meist zu spät. In leichteren Fällen kann ein Sedativum parenteral sowie zur Beschleunigung der renalen Giftausscheidung reichlich physiologische Kochsalzlösung mit Glukosezusatz intravenös, zur Minderung der gastroenteralen Resorption Aktivkohle p. o. verabreicht werden. Fleisch und Milch der Kranken sind nicht zum Verzehr geeignet.

10.5.19 Vergiftungen durch Molluskizide

M. Stöber

Das hier zu besprechende Metaldehyd bedingt v. a. zentralnervöse Erscheinungen; andere Molluskizide enthalten *Arsenik* (Kap. 6.12.10), *Kupfersulfat* (Kap. 4.3.5.9), *Pentachlorphenol* (Kap. 12.3.14), *Dinitrokresol* (Kap. 5.3.5.11) oder *Karbamate* (Kap. 10.5.15.2).

10.5.19.1 Metaldehyd

Dieses Molluskizid ist fest, weiß, wasserunlöslich und geschmacklos. Es dient in Köder- oder Sprayform zur Schneckenbekämpfung, in Tablettenform als Trokkenbrennstoff (»Meta«). Von Rindern wird zugängliches Metaldehyd gern aufgenommen. Seine toxische Dosis liegt für erwachsene Tiere bei 0,2 g/kg LM, für Kälber niedriger. Aufgenommenes Metaldehyd zerfällt zu Azetaldehyd, welches das Gehirn schädigt. Die Vergiftung äußert sich in Speicheln, Zittern, Übererregbarkeit, Ataxie, Muskelzuckungen oder epileptiformen Krämpfen, Bewußtseinstrübung, allgemeiner Schwäche, Trismus, teilweise auch Nystagmus, Schwitzen, hyperthermer Körpertemperatur, schwerem Durchfall, Dyspnoe, Zyanose, Festliegen mit unkoordinierten Bewegungen von Kopf und Gliedmaßen, agonalem Koma und Tod durch Versagen der Atmung. Die Zerlegung ergibt schlechte Blutgerinnung, hämorrhagische Enteritis, Leberdegeneration, Lungenkongestion und -ödem, Petechien an Luftröhre, Epi- und Myokard, u. U. auch Formaldehydgeruch des Vormageninhalts. Dieser sowie Blut, Leber-

und Nierengewebe eignen sich zum chemischen Nachweis des Giftes. Die symptomatische Behandlung besteht in operativem Ausräumen des Panseninhalts, sonst in intravenöser Gabe von Kalziumboroglukonat- oder Traubenzuckerlösung, erforderlichenfalls auch von Sedativa, sowie in Verabreichung schleimiger und adsorbierender Mittel p. o.

10.5.20 Intoxikationen durch Anthelmintika

M. Stöber

Überdosierung und Unverträglichkeit bestimmter Anthelmintika können die im folgenden beschriebenen Reaktionen auslösen.

10.5.20.1 Imidazothiazole

Levamisol wird in therapeutischer Gabe (5 mg/kg LM i.m. oder s.c., 7,5 mg/kg LM p. o., 10 mg/kg LM pour on) allgemein gut vertragen. Höhere Dosen bedingen cholinomimetische Erscheinungen, die denen des doppelt so toxischen Tetramisols gleichen: Speicheln, Tränen, Pupillenenge, Flehmen, Gähnen, Belecken des Maules, leeres Kauen, Zähneknirschen, Unruhe/übermäßige Erregbarkeit, Muskelzittern und -zucken, Kopfwerfen, kolikartiges Schlagen, Umherlaufen, In-die-Krippe-Steigen, wiederholtes Absetzen von Harn und m. o. w. durchfälligem Kot, Husten, Dyspnoe, Herzarrhythmie, Ataxie/Inkoordination, Niedergehen und Festliegen. Bei etwa erforderlicher Behandlung ist Atropin (Kap. 10.5.15.2) zu versuchen. Im Injektions- oder Aufgußbereich können sich auch nach normaler Dosierung Hautirritationen entwickeln. Levamisol ist weder embryotoxisch noch teratogen.

10.5.20.2 Benzimidazole

Albendazol, Cambendazol, Febantel, Fenbendazol, Mebendazol, Netobimin, Oxfenbendazol, Oxibendazol, Parbendazol, Thiabendazol, Thiophanat und Triclabendazol sind in üblicher anthelmintischer Dosierung gut verträglich und haben eine diese deutlich bis vielfach überschreitende therapeutische Breite. *Thiabendazol* (übliche Dosis: 66–100 mg/LM p. o.) ist nicht teratogen; es verursacht bei erheblicher Überdosierung vorübergehend Speicheln, Schwäche, Freßunlust, Nicht-Wiederkauen, Taumeln, schleimigen Durchfall, Festliegen und beschleunigt-pumpende Atmung, in extremen Fällen tobsuchtartige Angriffslust, Inkoordination der Vorderbeine, Muskelsteife und Tod (Sektion: Blutfülle und Ödem der Lunge). Nach *Cambendazol*-Gabe (übliche Dosis: 20–40 mg/kg LM p. o.) ist gelegentlich einige Stunden lang Freßunlust und vermehrte bis dyspnoische Atemtätigkeit beobachtet worden; bei kraftfutterreich ernährten Kälbern kam es infolge Überdosierung dieses Mittels zu Todesfällen (Sektion: Hydrothorax, epikardiale Blutungen, Lungenödem). Im ersten Drittel der Trächtigkeit können *Cambendazol, Parbendazol* (übliche Dosis: 20–30 mg/kg LM p. o.) oder *Albendazol* (7,5–10 mg/kg LM p. o.) bei reichlicher Dosierung an trächtige Schafe teratogen wirken (→ Gliedmaßenverkrümmungen, Bewegungsstörungen, Wirbelverschmelzung); während dieses Zeitraumes sollen sie daher auch beim Rind nicht angewandt werden. *Albendazol* (übliche Dosis: 7,5–10 mg/kg LM p. o.) beeinträchtigt in dreifacher Dosis die Fruchtbarkeit von Bullen und wirkt beim weiblichen Rind embryotoxisch, wenn es vor dem 21. Tag der Trächtigkeit verabreicht wird; im weiteren Verlauf der Gravidität sind solche Dosen ohne schädlichen Einfluß auf den Fetus. *Fenbendazol* (übliche Dosis: 7,5 mg/kg LM), Oxfendazol (4,5 mg/kg LM) und *Triclabendazol* (12 mg/kg LM) werden selbst bei Überdosierung allgemein gut vertragen; in normaler Dosis sind sie weder embryotoxisch noch teratogen. Bei regelmäßiger Anwendung von Triclabendazol sind allerdings Photosensibilitätsreaktionen an Euter- und Zitzenhaut beobachtet worden.

10.5.20.3 Pyrimidine

Pyrantel (übliche Dosis: 25 mg/kg LM p. o.) kann bei geschwächten Patienten oder nach Überdosierung zu Speicheln, Muskelzittern, Atemfrequenzzunahme und Durchfall führen; als Gegenmittel soll sich Atropin eignen (Kap. 10.5.15.2). Pyrantel sollte nicht gleichzeitig mit Levamisol, Diäthylkarbamazin, organischen Phosphorsäureestern oder Karbamaten angewandt werden. *Morantel* wird i. d. R. als Stahlmantel- oder Folienbolus (Gesamtdosis: 13,5 bzw. 11,8 g/Tier mit > 100 kg LM) mit allmählicher Wirkstofffreisetzung eingesetzt, wobei keine Unverträglichkeiten zu erwarten sind. Nach etwa 20facher Überdosierung einsetzende cholinerge Reaktionen entsprechen denen des Pyrantels.

10.5.20.4 Avermectine

Die Avermectine sind anthelmintisch wirksame Produkte des Pilzes *Streptomyces avermitilis* oder Abkömmlinge ersterer. Beim Rind werden sie wegen ihrer guten Verträglichkeit, anhaltenden Wirksamkeit (gegen Endo- und Ektoparasiten) und vielseitigen Anwendbarkeit (p. o., s.c., pour-on) heute viel eingesetzt. Bezüglich etwaiger Toxizität und Umweltunverträglichkeit ist folgendes bekannt: Bei Kälbern, welche *Ivermectin* in dreifach überhöhter Dosis (0,6 mg/kg LM s.c. oder i.v.) erhalten hatten, wurden Niedergeschlagenheit, Ataxie, erschwertes Atmen, Herzbeschleunigung, Speicheln, Durchfall, Pupillenenge sowie erhöhte Aktivität der Serum-Pseudocholinesterase beobachtet, die alle spontan wieder abklangen. Oral werden einmalige Dosen von ≤ 2,0 mg/kg LM symptomlos vertragen; Ivermectin wird im Pansen nicht abgebaut. Die über Unruhe, Ataxie und Festliegen zum Tode führende Dosis liegt bei 4–8 mg Ivermectin/kg LM subkutan. Es wird angenommen, daß etwaige nach Ivermectin-Behandlung auftretende Unverträglichkeitserscheinungen auf γ-Amino-Buttersäure(GABA)-bedingter cholinergischer Wirkung beruhen.

Mit *Abamectin* sind bei australischem Murray-Grey-Vieh verschiedentlich nach üblicher Dosierung Unverträglichkeiten (Inkoordination, Überköten, Schwanken, Muskelzuckungen, Blindheit, Herabhängen der Ohren, Speicheln und Zungenvorfall, Niedergeschlagenheit, aber Aggressivität beim Antreiben, sowie Festliegen) beobachtet worden; da sich der Abamectingehalt des Hirngewebes dabei als auffallend hoch erwies, wird bei diesen Fällen eine spezifische Durchlässigkeit der Blut-Liquor-Schranke vermutet.

Wie andere Parasitizide können auch *Avermectine* spinale Nachhandparese bzw. rezidivierende Tympanie auslösen, wenn sie während des Aufenthaltes der Wanderlarven der großen bzw. kleinen Dasselfliege im Wirbelkanal bzw. im periösophagealen Bindegewebe (Kap. 2.3.4.1) angewandt werden.

Avermectine werden zu 5% mit der Milch, v. a. aber mit dem Kot ausgeschieden. In den Fäzes hemmen sie nicht nur Endoparasitenstadien, sondern auch die am Zerfall von Rinderkotfladen auf der Weide mitwirkende Fauna: Das gilt für Dungkäfer- und Fliegenlarven sowie Erdnematoden, deren Entwicklung im bis zu 14 Tage nach Ivermectin-Behandlung abgesetzten Kot gebremst wird, nicht aber für Regenwürmer. In praxi ist in gemäßigten Klimazonen allerdings nach Ivermectin-Behandlung offensichtlich keine Verzögerung des Dungabbaus im Vergleich zum Zerfall der Kotfladen nicht-ivermectindosierter Rinder festzustellen.

10.5.21 Intoxikationen durch Trematodizide

M. Stöber

Überdosierung und Unverträglichkeit bestimmter Trematodizide können die im folgenden beschriebenen Reaktionen auslösen.

10.5.21.1 Brotianid

Dieses Trematodizid (übliche Dosis: 15 mg/kg LM p. o.) führt überdosiert (≥ 40 mg/kg LM) zu Pupillenerweiterung und Bewegungsstörungen, mitunter auch zu Erblindung.

10.5.21.2 Oxyclozanid

Oxyclozanid (übliche Dosis: 10 mg/kg LM p. o.) bedingt in Gaben von ≥ 25 mg/kg LM Inappetenz, Koterweichung, Milch- und Gewichtsrückgang, ab 60 mg/kg LM zudem nervöse Symptome und Festliegen, ab 100 mg/kg LM tödliche Vergiftung.

10.5.21.3 Rafoxanid

Rafoxanid (übliche Dosis: 7,5–10 mg/kg LM p. o.) löst erst ab 80–100 mg/kg LM Nebenerscheinungen (Freßunlust, Durchfall, hochfrequente oberflächliche Atmung, Muskelzittern, klonische Krämpfe, Opisthotonus, Nystagmus, Blindheit und Mydriasis), ab 200 mg/kg LM tödliche Folgen aus; Zerlegungsbefund: subdurales Ödem, Lungenödem, subepi- und -endokardiale Blutungen.

10.5.21.4 Niclofolan

Niclofolan (übliche Dosis: 3 bzw. 1,2 mg/kg LM p. o. bzw. s.c.) bedingt Gelbfärbung der Milch und verursacht überdosiert (≥ 16 mg/kg LM) v. a. bei Hochleistungstieren Steigerung der Atemfrequenz, Tachykardie und fieberhaften Anstieg der Körpertemperatur.

10.5.21.5 Nitroxynil

Nitroxynil (übliche Dosis: 10–13 mg/kg LM s.c. oder i.m.) verursacht überdosiert (≥ 40–50 mg/kg LM) die gleichen Unverträglichkeitserscheinungen wie Niclofolan.

10.5.21.6 Closantel

Closantel (übliche Dosis: 10 mg/kg LM s.c. oder p. o.) kann in erheblicher Überdosierung Sehbehinderung und Ausfall des Pupillarreflexes mit histologischen Veränderungen an Netzhaut sowie Sehnerv einschließlich dessen Kreuzung auslösen.

10.5.22 Intoxikationen durch Antiprotozoika

M. Stöber

Bestimmte zur Behandlung von Babesiose (Kap. 4.3.4.1), Anaplasmose (Kap. 4.3.3.3), Trypanosomose (Kap. 4.3.4.3) und/oder Theileriose (Kap. 4.3.4.2) des Rindes übliche Chemotherapeutika, von denen in Deutschland nur Diminazenazeturat zugelassen ist, können gelegentlich, v. a. bei jüngeren, schwerkranken, schlechtgenährten oder physisch überanstrengten Tieren oder nach Überdosierung zu Unverträglichkeitserscheinungen führen; dabei ist zu beachten, daß medikamentös bedingtes »Ausweichen« der o. a. Protozoen in Hirngefäße ebenfalls klinische Reaktionen (s. »zerebrale« Babesiose, Theileriose bzw. Trypanosomose, Kap. 10.4.5, 10.4.6 bzw. 10.4.7) auslösen kann:

10.5.22.1 Amprolium

Dieses Kokzidiostatikum ähnelt strukturell dem Vitamin B_1 (Thiamin) und wirkt als kompetitiver Antagonist desselben. Anhaltende Verabreichung höherer Amproliumdosen führt, v. a. bei reichlich mit leichtverdaulichen Kohlenhydraten gefütterten Mastrindern, zu amproliumintoxikations- oder thiaminmangelbedingter Polioenzephalomalazie (Kap. 10.5.5).

10.5.22.2 Diminazenazeturat

Azidin®, Babesin®, Berenil®, Ganaseg® (übliche Dosis: 3–5 mg/kg LM s.c. oder tief i.m.). Überdosierungen dieses Diamidins bis zu 20 mg/kg LM werden mit folgenden, vorübergehenden Erscheinungen vertragen: Unruhe, Inkoordination, Nachhandzittern, Speicheln, Blutdruckabfall, Pulsbeschleunigung und verlangsamte Atmung, in schweren Fällen auch Bradykardie, Poly- und Tachypnoe sowie Inappetenz.

10.5.22.3 Imidocarbdipropionat und -hydrochlorid

Diese Antiprotozoika (übliche Dosis: 1–3 mg/kg LM s.c. oder i.m.) sind ebenfalls Diamidine und lösen ab 5 mg/kg LM als vorübergehende cholinerge Nebenwirkungen Speicheln, Tränen, häufigeren Kot- und Harnabsatz sowie Tachypnoe, bei intravenöser Gabe oder Überdosierung (> 15 mg/kg LM) jedoch schwerwiegendere Zwischenfälle mit Husten, Dyspnoe, Maulatmung, Muskelzuckungen, kolikartige Unruhe, Inkoordination und Festliegen aus, die z. T. tödlich enden; Sektionsbefunde: Blutfülle, Vergrößerung und Nekrosen der Nieren, Lungenödem, Hydrothorax und Aszites. Die Behandlung entspricht derjenigen der Karbamatvergiftung (Kap. 10.5.15.2).

10.5.22.4 Amicarbilid

Die übliche Dosis dieses Mittels beträgt 5–10 mg/kg LM i.m. Die 4mal wiederholte Tagesgabe von 10 mg/kg LM führt innerhalb von 12 Tagen zum Tode (Hydroperikard, -thorax, Lungenödem, Aszites, Gekrösödem).

10.5.22.5 Quinapyramin

Quinapyramin (übliche Dosis: 3–5 mg/kg LM s.c.) kann bei Überdosierung ebenfalls cholinerge Reaktionen, wie Speicheln, leeres Kauen und Zähneknirschen, Freßunlust, Muskelzittern, Schwitzen, Unruhe, blutigen Durchfall, Niedergehen, u. U. auch Tod bedingen; behandelte Tiere sollten zunächst keinem Streß ausgesetzt werden.

10.5.22.6 Quinuronium-Derivate

Acaprin®, Aciron®, Babesan®, Divorenel®, Pirevan®, Piroparv®, Piroplasmin® (übliche Dosis: 1- bis 2mal 1–2 mg/kg LM s.c.) können bedrohliche, ggf. mit Adrenalin (0,2 mg/kg LM i.v. oder s.c.) zu behandelnde Symptome auslösen: kolikartige motorische Unruhe, Zittern, Speicheln, Schwitzen, Atemnot, Durchfall, Muskelzuckungen, Niederbruch und Tod. Deshalb wird empfohlen, die Dosis auf 2 mit einigen Stunden Abstand zu verabreichende Gaben zu verteilen oder zuvor Atropinsulfat parenteral einzuspritzen.

10.5.22.7 Halofuginonlaktat

Dieses Antiprotozoikum (übliche Dosis: 2mal 1,2 mg/kg LM p. o.) führt schon bei geringer Überdosierung zu Bindehautentzündung, Freßunlust, Durchfall, Untertemperatur und Entkräftung.

10.5.22.8 Homidium

Homidiumbromid (= Ethidium®; übliche Dosis: 1 mg/kg LM i.m.) und *Homidiumchlorid* (= Novidium®; übliche Dosis: 1 mg/kg LM i.m.) können lokale Nekrose, u. U. auch Lahmheit bedingen, weshalb sie tief intramuskulär verabreicht werden sollten. Bei der zur Vermeidung lokaler Reaktionen empfohlenen intravenösen Gabe kann es zu Herzbeschleunigung, Tränen, Speicheln und Diarrhoe kommen.

10.5.22.9 Isometamidium

Dieses Präparat (= Samorin®, Trypamidium®; übliche Dosis: 0,25–2 mg/kg LM tief i.m.) wirkt örtlich stark irritierend und bedingt bei deshalb z. T. praktizierter intravenöser Gabe Herzbeschleunigung, Speicheln, Tränen, häufigeren Harn- und Kotabsatz, Diarrhoe, Muskelzittern, z. T. Festliegen, Krämpfe, mitunter auch Leberschädigung.

10.5.22.10 Parvaquon

Parvaquon (übliche Dosis: 1mal 20 oder 2mal 10 mg/kg LM tief i.m.) löst mitunter vorübergehende Unruhe und örtliche Entzündung aus.

10.5.23 Überdosierung von Neuroleptika, Xylazin oder Narkotika

M. Stöber

Bezüglich Überdosierung und Unverträglichkeit ruhigstellender und allgemeinbetäubender Medikamente wird auf die Ausführungen im Band über *»Die Klinische Untersuchung des Rindes«* verwiesen.

10.5.24 Äthylalkoholvergiftung

M. Stöber

■ **Definition, Ursachen, Vorkommen:** Intoxikationen von Rindern durch Äthylalkohol ereignen sich v. a. nach Verfütterung mangelhaft destillierter Brennerei- und Brauereirückstände (Schlempe, Treber, Maische) oder von gärendem Obst, nach Verabreichung von Wein oder Schnaps durch Laien, seltener auch infolge spontaner Aufnahme zugänglicher alkoholhaltiger Flüssigkeiten (Branntwein, Wein, Bier); bei Tränkekälbern können Milchaustauscher mit hohem Glukose- oder Stärkegehalt vermittels der im Labmagen-Darm-Trakt vorhandenen Hefen alkoholisch vergären und Äthanolvergiftung auslösen. In der Rindermast bringt die laufende Zufütterung kleiner Alkoholmengen keine nennenswerten Vorteile.

■ **Pathogenese:** Oral aufgenommener Äthylalkohol wird innerhalb von 2–4 h fast vollständig aus den Vormägen resorbiert, deren Mikroben ihn praktisch nicht verwerten, durch seine Anwesenheit aber zu vermehrter Bildung flüchtiger Fettsäuren (insbesondere Essigsäure) angeregt werden. Zur Erzielung eines zum Niedergehen führenden, narkotisch wirksamen Blutspiegels (von 1–2‰) sind beim Rind orale Alkoholgaben erforderlich, die 1,0–1,5 g absolutem Äthanol/kg LM entsprechen; bei intravenöser Verabreichung ist mit etwa 0,6 g Äthylalkohol/kg LM die gleiche Konzentration im Blut zu erzielen; bei einem Blutalkoholgehalt von 2–4‰ werden Atem- und Herztätigkeit beeinträchtigt, bei einem solchen von 4–6‰ tritt infolge Herzversagens der Tod ein. Im Verlauf einer schweren bovinen Alkoholvergiftung nehmen Kaliumgehalt sowie AST- und γGT-Aktivität im Serum zu.

■ **Symptome, Verlauf:** Die äthanolbedingten Intoxikationssymptome bestehen in anfänglicher »trunkenhafter« Unruhe, die später oder bei weiterer Alkoholzufuhr in apathische Lähmung übergeht:

➤ *Exzitationsstadium*: rauschartiges Verhalten mit gesenktem Kopf, glänzenden Augen und stierem, »verstörtem« Blick, Verweigerung von Futter und Tränke, aber u. U. Drang zur weiteren Aufnahme alkoholhaltigen Futters; fehlendes Wiederkauen, Pansenstillstand, Tympanie, Hin- und Herschwanken, Taumeln oder plötzliches Niederstürzen, vermehrtes Liegen, Rückgang oder Versiegen der Milch (nur wenig schleimig-fadenziehendes Sekret); sichtbare Schleimhäute gerötet, Episkleralgefäße injiziert; frequente bis tumultuarische Herztätigkeit; dyspnoische Atmung mit deutlichem Alkoholgeruch des Exspiriums; in schweren Fällen auch kolikartiges oder krampfhaftes Trampeln und Schlagen gegen den Leib sowie tobsüchtige, tollwutähnliche Erregung (Losreißen) und Angriffslust (Stoßen anderer Tiere, Beschädigung der Stalleinrichtung).

➤ *Depressionsstadium*: Festliegen mit nach vorn gestrecktem und aufgestütztem oder hin- und herpendelndem oder seitwärts eingeschlagenem Kopf, trockenem Flotzmaul, kalter und empfindungsloser Körperoberfläche, zeitweiligem konvulsivischem Zucken von Hals oder Gliedmaßen, Zähneknirschen, Brummen, Stöhnen oder Röcheln bei kleinem hartem Puls; bei hochgradiger Vergiftung Übergang in Koma und Tod durch Atemlähmung, sonst allmähliche Erholung innerhalb von 2 Tagen; tragende Tiere können in der Folge abortieren.

■ **Sektion:** Blutfülle in Gehirn und parenchymatösen Organen, auffallender »Fusel«-Geruch des Vormageninhalts, Pansenschleimhaut ventral gerötet, mitunter auch hämorrhagische Labmagenentzündung sowie subseröse Blutungen.

■ **Diagnose:** Vorbericht und Geruch der Atemluft geben entscheidende Hinweise. Obstabfälle und Treber können nach Aufnahme unmäßiger Mengen wegen ihres hohen Gehaltes an Gluziden Pansenlaktazidose (Kap. 6.6.13) auslösen; diese Möglichkeit ist ggf. *differentialdiagnostisch* zu beachten. Außerdem sind anderweitige mit zentralnervöser Symptomatik einhergehende Vergiftungen (Kap. 10.5 ff.) und Tollwut (Kap. 10.3.6) mit in Betracht zu ziehen.

■ **Beurteilung:** bei festliegenden Patienten fraglich bis schlecht, sonst gut.

■ **Behandlung:** Ursache sofort abstellen; Kaffee p. o., Analeptika oder peripher wirksame Kreislaufmittel parenteral; bei starker Erregung Ruhigstellung durch Neuroleptika; Heudiät.

■ **Prophylaxe:** Keine unzulänglich destillierten Brauerei- oder Brennereirückstände verfüttern oder in für Rinder zugänglicher Weise lagern.

10.5.25 Ruminale Ammoniak-, Harnstoff- oder NPN-Vergiftung

M. Stöber

Definition: Bei diesem Leiden handelt es sich um eine auf raschem intraruminalem Abbau oral aufgenommenen Harnstoffs oder anderer Nichteiweiß-Stickstoff-Quellen zu Ammoniak beruhende, mit Hyperammoniämie verbundene NH_3-Vergiftung, die sich bei schwerem, perakutem Verlauf in zentralnervösen Erscheinungen, bei fortgesetzter leichterer Intoxikation angeblich in Leistungsminderungen und Neigung zu anderweitigen Erkrankungen äußert. *Andere Bezeichnungen*: urea poisoning, non-protein-nitrogen(NPN)-induced ammonia toxicosis, intoxication ammoniacale. (Die Vergiftung durch ammonisierte Futtermittel wird in Kap. 10.5.26 besprochen.)

Ursachen, Pathogenese: In der Ernährung heranwachsender und adulter Mast- und Milchrinder haben Nichteiweiß-Stickstoff-Zusätze (NPN) erhebliche Bedeutung als eiweißsparende N-Quelle erlangt. Harnstoff (Karbamid), insbesondere in flüssiger Form, ist hierfür wegen der ihm eigenen raschen Ammoniakfreigabe weniger brauchbar als pelletierte Harnstoff-Stärke-Kombinationen, Di-Ureido-Iso-Butan, Biuret und verschiedene Ammoniumsalze; mancherorts wird mit gleichem Ziel Geflügeleinstreu beigefüttert. Im Pansen entsteht aus NPN unter dem Einfluß bakterieller Ureasen Kohlendioxid und Ammoniak; letzteres wird von den Vormagenmikroben zum Aufbau eigenen Eiweißes verwendet. Der Umfang dieser Aminosäuren- und Proteinsynthese ist vom Vorhandensein entsprechender Mengen von Ketosäuren abhängig, die – neben flüchtigen Fettsäuren – beim intraruminalen Kohlenhydratabbau anfallen. Die NPN-verwertende mikrobielle Eiweißproduktion bedarf zudem 2- bis 6wöchiger Adaptation, während welcher die NPN-Zulagen allmählich zu steigern sind.

Ist die Zufuhr leicht abbaubarer Kohlenhydrate (Stärke) unzulänglich, so fällt mehr NH_3 an, als im gleichen Zeitraum im mikrobiellen Proteinaufbau verwertet werden kann. Dieses Ammoniak liegt im Pansen vorwiegend als NH_4OH vor und wird deshalb nur in geringem Umfang eruktiert. Der Überschuß wird vielmehr resorbiert und über die Pfortader der Leber zugeführt. Sie verwandelt Ammoniak wieder in Harnstoff, der dann über Speichel und Pansenwand in die Vormägen zurückgeschleust (Harnstoffkreislauf der Wiederkäuer) oder über die Nieren ausgeschieden wird. Wenn dabei die Kapazität der lebereigenen Harnstoffsynthese infolge allzu raschen intraruminalen Ammoniakanfalls überschritten wird, kommt es zur Hyperammoniämie mit zentralnervösen Ausfallserscheinungen. Ebensolche Folgen hat auch die mitunter recht gierige orale Aufnahme von Ammoniumsulfat-, Ammoniumnitrat- oder Harnstoff-haltigem Kunstdünger, wenn er Rindern aus Unachtsamkeit zugänglich wird; das Beweiden von kürzlich mit derartigen Düngemitteln kopfgedüngtem Grünland kann ebenfalls zu ruminaler Ammoniakvergiftung führen. Gleiches gilt für die versehentliche Verunreinigung der Tränke mit Harnstoff oder die Aufnahme von Ammoniumsulfamat (Herbizid).

Der geschilderte, zu NH_3-Intoxikation führende Vorgang wird von Fall zu Fall durch bestimmte Begleitumstände gefördert: plötzlicher Wechsel von NPN-freier zu NPN-haltiger Fütterung (fehlende Adaptation); Einsatz leicht abbaubarer NPN-Quellen; unzureichende Vermischung des NPN-Trägers mit dem Futter; Nichtverteilen der NPN-Aufnahme auf mehrere Mahlzeiten; gieriger Verzehr des NPN-Trägers; abrupte Veränderung der Rationszusammensetzung (Zunahme des Rohfasergehalts oder Abnahme des Anteils leicht fermentierbarer Kohlenhydrate); unzureichende Tränkewasseraufnahme; Zufüttern ungenügend erhitzten und daher ureasereichen Sojaschrots; alkalischer pH des Vormagenmilieus; Vorliegen eines Leberschadens; Unterbrechen und Wiederaufnahme der NPN-haltigen Fütterung ohne erneute Adaptationsphase; in gleicher Weise sind auch Tiere, die infolge anderweitiger Erkrankung vorübergehend inappetent waren, bei plötzlicher Wiederkehr der Freßlust NH_3-intoxikationsgefährdet.

Im Verlauf der ruminalen Ammoniakvergiftung nimmt der pH-Wert des Pansensafts bis auf 7,5–8,0 zu; gleichzeitig steigt sein physiologischerweise $\leq$ 15 mmol/l betragender NH_3-Gehalt zunächst auf kritische Werte um 30–35 mmol/l an, um schließlich hochtoxische Konzentrationen von > 60 mmol/l zu erreichen. Der maximale NH_3-Spiegel im Blut wird schon 45–60 min nach Aufnahme krankmachender NPN-haltiger Nahrung erreicht: Während der normale Ammoniakgehalt im Blut 0,06–0,12 mmol/l beträgt, setzen bei Werten um 0,3 mmol/l erste Ausfallserscheinungen ein, die sich bei 0,6 mmol/l deutlich verschlimmern; bei Konzentrationen von $\geq$ 1,2 mmol/l endet das Leiden tödlich. Im Krankheitsverlauf kommt es zunächst zu vorübergehender metabolischer Alkalose, dann aber – infolge anaeroben Glukoseabbaus sowie Muskelarbeit – zu laktatbedingter metabolischer Azidose; die Schädigung der Leber äußert sich in Zunahme der Serum-Aktivitäten von Arginase, AST, ALT und GLDH sowie verzögerter BSP-Ausscheidung. Zudem besteht Hyperkaliämie (→ Herzschädigung, Kap. 10.5.10).

Symptome, Verlauf: Schon 20–30 min nach Aufnahme des übermäßig NH_3-freisetzenden Futters treten erste tetanoide Anzeichen auf, die binnen

15–20 min klinisch manifest werden und innerhalb von 2–3 h entweder völlig behoben sind oder tödlich enden. Dabei sind zunächst, nicht selten an mehreren Tieren des Bestandes zugleich, zu beobachten: ängstlich-starrer Blick, Nystagmus, Muskelzittern (Lippen, Augenlider, Ohren), wiederholtes m. o. w. würgendes Rülpsen, erhöhte Erregbarkeit, motorische Unruhe oder Taumeln, häufigerer Absatz von Harn und Kot. Kurz darauf folgen dann bedrohlichere Symptome: Exophthalmus, Speicheln, kolikartiges Ausschlagen, Stöhnen, Zähneknirschen, Aufbrüllen, Angriffslust, Überköten der Hintergliedmaßen, Niedergehen auf den nach vorn gestreckten Vorderbeinen und Schweißausbruch (Abb. 10-73). Dabei steigt die Schlagfrequenz des pochenden und später unregelmäßig werdenden Herzens auf ≤ 200/min an. Die Atmung wird zunehmend dyspnoisch-keuchend; das Exspirium riecht m. o. w. deutlich nach Ammoniak. Während der folgenden Krampfanfälle setzt die Atemtätigkeit zeitweilig aus. Schwere generalisierte oder lokalisierte tonisch-klonische Konvulsionen betreffen v. a. opisthotonisch auf der Seite festliegende Patienten. Schließlich zeigt sich meist noch hochgradige Tympanie des gelähmten Pansens, mitunter auch Erbrechen. Bei ausbleibender Behandlung tritt dann unter Versagen von Atmung und Kreislauf bald der Tod ein. Manche Tiere, insbesondere »gierige Fresser«, werden wegen des perakuten Krankheitsverlaufs unvermutet tot aufgefunden.

Bei fortgesetzter NPN-Aufnahme (Harnstoffgehalt des Kraftfutters ≥ 1,5 %) kommt es zu Appetenzminderung, die vermutlich auf zentraler NH_3-Wirkung beruht. Weitere in solchen Herden mitunter gehäuft auftretende Störungen wurden zwar verschiedentlich der NPN-Zufütterung zugeschrieben, doch liegen hierfür kaum gesicherte Beweise vor: rezidivierendes Aufblähen, Minderung der Milchproduktion; Neigung zu Aborten, respiratorischen Störungen, Indigestionen, Enterotoxämien und Lahmheiten sowie Schilddrüsenvergrößerung. Die Verabreichung von Melasse-Harnstoff-Gemischen prädestiniert offenbar zu Hirnrindennekrose (Kap. 10.5.5).

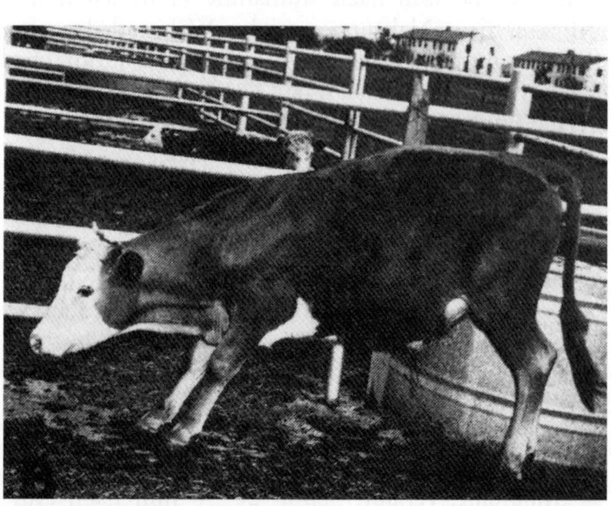

Abbildung 10-73 Ruminale Ammoniakvergiftung (WHITEHAIR, 1989)

Sektion: Rasch einsetzende Fäulnis des tympaniebedingt meist stark aufgetriebenen Tierkörpers, weshalb die Sektion innerhalb von 12 h nach dem Tod erfolgen sollte; sturzbedingte Erosionen und subkutane Blutungen; deutlicher Ammoniakgeruch des Vormageninhalts, dessen pH 8,0–8,5 beträgt; Ruminitis mit submukösen Blutungen; Blutfülle und Ödem von Gehirn und Lunge; Petechien an der Mehrzahl der inneren Organe. *Histologisch* finden sich Neuronendegeneration und Neuropilspongiose (s. hepatogene Enzephalopathie, Kap. 10.5.8).

Diagnose: Krankheitsbild, Sektionsbefunde und Fütterungskontrolle lenken den Verdacht auf NPN-bedingte Ammoniakvergiftung. Zur Klärung sind Blutproben der Patienten oder unmittelbar nach deren Tod entnommene Pansensaftproben (gefroren oder mit 2–3 Tropfen gesättigter Quecksilberchloridlösung pro 100 ml versetzt) zur Ermittlung des Ammoniakgehalts einzusenden; erforderlichenfalls sind auch Futtermittelstichproben (jeweils 500 g) auf ihren NPN-Gehalt untersuchen zu lassen.

Differentialdiagnostisch sind hypomagnesämische Tetanie (Kap. 10.5.4 ff.), Nitrat-, Blei- und Blausäurevergiftung (Kap. 4.3.5.3, 10.5.12, 5.3.5.10), Insektizidvergiftung (Kap. 10.5.15 ff.), »nervöse« Ketose (Kap. 10.5.7), hepatogene Enzephalopathie (Kap. 10.5.8), Methylimidazolvergiftung (Kap. 10.5.26) Zitrinin-Toxikose (Kap. 12.3.8) sowie andersbedingte Pansenalkalosen (Kap. 6.6.9) in Betracht zu ziehen.

Beurteilung: Therapeutische Maßnahmen, die erst im Krampfstadium vorgenommen werden, kommen meist zu spät.

Behandlung: Zur Hemmung der thermophilen intraruminalen Ureaseaktivität und Förderung der Diurese sind 15–30 l kaltes Wasser per NSS einzugeben. Zugleich oder unmittelbar danach sind auf demselben Wege 0,5–3 l 3%iger Haushalts- oder Obstessig (mit der gleichen Menge Wasser verdünnt) zu verabreichen; bei Bedarf wird diese Maßnahme in 2- bis 3stündigem Abstand 1- bis 2mal mit halber Dosis wiederholt; wirksamer ist jedoch die mittels weitlumigen Schlauchs oder operativ vorzunehmende Entleerung der Vormägen. Bei fortbestehender Tympanie empfiehlt sich versuchsweise Carbachol parenteral, bei anhaltender Blutazidose (erhöhte Atemfrequenz) intravenöse Infusion von Natriumbikarbonatlösung (Kap. 4.3.6 ff.). Nach Abklingen der zentralnervösen Symptome sind zur

Wiederherstellung der normalen Vormagenmikroflora und -fauna 5–10 l Pansensaft eines gesunden Spendertieres zu übertragen. Geheilte Patienten sollten allmählich wieder an die NPN-haltige Fütterung adaptiert werden; dabei sind die im nächsten Abschnitt aufgeführten Grundregeln einzuhalten.

Prophylaxe: 3- bis 6wöchige Eingewöhnungszeit mit allmählicher Steigerung der NPN-Gaben einhalten und die täglich verabreichte NPN-Menge auf mehrere Fütterungen verteilen; NPN-Quellen mit verzögerter Ammoniakfreisetzung (Biuret, Phosphatharnstoff, Ammoniumsalze, pelletierte NPN-Stärke-Kombinationen) bevorzugen; NPN darf nicht mehr als ein Drittel des Gesamt-N-Angebots ausmachen; der Harnstoffanteil an der energiereichen Gesamtration sollte 1% TM, derjenige im Kraftfutter 3% nicht übersteigen. Die pro Mastrind bzw. Milchkuh täglich zu verabreichende Harnstoff-Menge sollte 30 bzw. 25 g/100 kg LM nicht überschreiten; nach Adaptation und bei energetisch zureichender Fütterung wird allerdings bis zu 3mal soviel vertragen. (Bei nicht-NPN-adaptierten Rindern führt die einmalige orale Gabe von 0,3–0,5 g Harnstoff/kg LM zu m. o. w. gefährlicher, die Verabreichung von > 1,5 g Harnstoff/kg LM zu tödlich verlaufender Vergiftung.) Vor dem Beweiden von Grünflächen, die mit harnstoff- oder ammoniumhaltigem Dünger kopfgedüngt wurden, sind ausgiebige Regenfälle abzuwarten. NPN- und Kunstdüngervorräte trocken und für Rinder unzugänglich lagern.

10.5.26 Methylimidazolvergiftung

M. Stöber

Dieses auch als ammoniated feed syndrome, »crazy cow«, »bovine hysteria« oder »bonkers« bezeichnete Leiden wird beim Verfüttern von ammonisiertem Heu oder Stroh sowie von Melasse-Harnstoff-Eiweiß-Pellets beobachtet. Es ist nicht auf erhöhten Ammoniakgehalt des Blutes (s. NPN-Vergiftung, Kap. 10.5.25), sondern vermutlich auf 4-Methylimidazol (u. U. auch auf andere Indole) zurückzuführen. Das Gift entsteht bei der Einwirkung von NH_3 auf die in solchen Futtermitteln enthaltenen reduzierenden Zucker. Bei betroffenen Kühen geht es in die Milch und mit dieser auf deren Saugkälber über, die nach dem Verzehr solcher Milch ebenfalls erkranken. Die Patienten fallen durch ihr ungestümes Verhalten auf, das bald nach gieriger Aufnahme des betreffenden Futters einsetzt: allgemeine Erregbarkeit, »wilder« Blick, Augenzwinkern, Pupillenerweiterung, Ohrenzucken, Muskelzittern, schäumendes Speicheln, Brüllen, Dyspnoe, häufiger Harn- und Kotabsatz, Ataxie, blind-aggressives Umherlaufen im Kreise oder regelrechtes »Durchgehen« sowie rücksichtsloses Hineinrennen in andere Tiere oder Hindernisse, Taumeln, Schweißausbruch und Krämpfe. Die einzelnen Anfälle dauern ≤ 5 min und können sich, jeweils nach 20- bis 30minütiger Ruhe, mehrmals wiederholen. Differentialdiagnostisch ist an hypomagnesämische Tetanie (Kap. 10.5.4ff.), Bleivergiftung (Kap. 10.5.12) und nervöse Listeriose (Kap. 12.2.10) zu denken. Die Abhilfe besteht in versuchsweiser Gabe von Sedativa und/oder Thiaminhydrochlorid (Kap. 10.5.5) sowie sofortigem Absetzen des krankmachenden Futters, das seine Giftigkeit auch bei längerem Lagern nicht verliert. Zur Vorbeuge wird empfohlen, nur Rauhfutter minderer Qualität oder Maissilage zu ammonisieren und die Temperatur bei der Thermo-Ammonisation unter 70 °C zu halten.

10.5.27 Vergiftung durch »Algenblüte«

M. Stöber

Definition, Ursachen, Vorkommen: Weltweit bekannte, unter bestimmten, die massive Vermehrung wasserständiger Zyanobakterien zu sogenannter »Algenblüte« begünstigenden Umweltbedingungen vorkommende und meist perakut verlaufende Vergiftung durch in solchem blaugrünem Schaum enthaltene Toxine; entsprechend den dabei beteiligten Giften stehen zentralnervöse, respiratorische, gastrointestinale oder kutane Symptome im Vordergrund des klinischen Bildes. Bei derartigen Schadensfällen sind verschiedene, früher als Blaugrünalgen bezeichnete toxinbildende Zyanobakterien ermittelt worden: *Microcystis, Anabaena* und *Aphanizomenon* spp., aber auch *Nodularia, Gloeotrichia* und *Oscillatoria* spp. Nodularia ist an Brackwasser, Oscillatoria an Meerwasser gebunden; die übrigen Spezies kommen in Süßwasser vor. Unter ihren *Toxinen* sind zwei neurotoxische Alkaloide (*Anatoxine* aus Anabaena flos-aquae), ein zytolytisches hepatotoxisches Polypeptid (*Mikrozystin* aus Microcystis aeruginosa) und ein dem »Muschelgift« Saxitoxin ähnliches neurotoxisches Gift (*Aphantoxin* aus Aphanizomenon flos-aquae) zu unterscheiden.

Pathogenese: »Algenblüte«, d. h. eine sich vermittels zyanobakterieneigener, lichtbeeinflußter Gasvakuolen an der Wasseroberfläche ansammelnde, je nach Winddrift ≤ 10 cm dick werdende und auch am Ufer ablagernde, blaugrün-schaumige Zyanobakterien-Schicht, kommt unter folgenden Voraussetzungen zustande: stehendes, durch Anreicherung mit organischer Substanz (Kot und Harn von Weidetieren, phosphat- und nitrathaltige Abwässer) in fortgeschrittener Eutrophierung begriffenes seichtes Gewässer, länger anhaltende sonnige Wärme (Sommer/Herbst) und – schließlich – leichte, landwärts gerichtete stetige Brise.

Weidevieh, das auf solches blaugrün-kahmiges Wasser (Abb. 10-74) als Tränke angewiesen ist, nimmt damit zwangsläufig auch »Algen« der jeweils »blühenden« Spezies und deren Toxine auf. Dabei sind Kälber gefährdeter als erwachsene Rinder, weil sie aufgrund ihrer Statur nicht so weit ins tiefere Wasser (und damit bis in algenblütenfreie Bereiche) vordringen wie ältere Tiere. Das Krankheitsbild ist je nach beteiligten Zyanobakterien und Toxinen, aufgenommener Giftmenge und Resorption derselben unterschiedlich; der Tod erfolgt durch Atemlähmung oder infolge Leberschocks.

■ **Symptome, Verlauf:** Nicht selten ereignen sich die ersten Todesfälle völlig unerwartet (Gliedmaßen untergeschlagen) und in unmittelbarer Nähe der am leewärtigen Ufer, »im Algenschaum« gelegenen Tränkestelle (u. U. sogar im Wasser) innerhalb von 2 h nach Tränkeaufnahme. Bei näherer Überprüfung der Herde werden dann u. U. weitere Erkrankungsfälle festgestellt: Freßunlust, Algenschlamm am Maul oder den Beinen, Speicheln, Tränenfluß, Pansenstillstand, leichte Tympanie, m. o. w. stark ausgeprägter Durchfall mit entsprechend rascher Dehydratation, vermehrte Erregbarkeit gegenüber taktilen, optischen und akustischen Reizen, kolikartige Unruhe, gelegentlich auch Aufbrüllen, Muskelzittern, -faszikulationen und -konvulsionen, zunehmende Schwäche, Ataxie, Inkoordination, komatöses Festliegen mit erschwerter, keuchender Atmung (zyanotische Schleimhäute, z. T. exspiratorische Dyspnoe mit Stöhnen) und Tachykardie, agonal Schnappatmung, Eintritt des Todes unmittelbar bis 60 h nach Erkrankungsbeginn. (Im Blutserum blaualgenvergifteter Schafe sind Bilirubingehalt, γGT- und AST-Aktivität erhöht.) Bei langsamerem Verlauf werden Ikterus und/oder hepatogene Dermatitis solaris beobachtet.

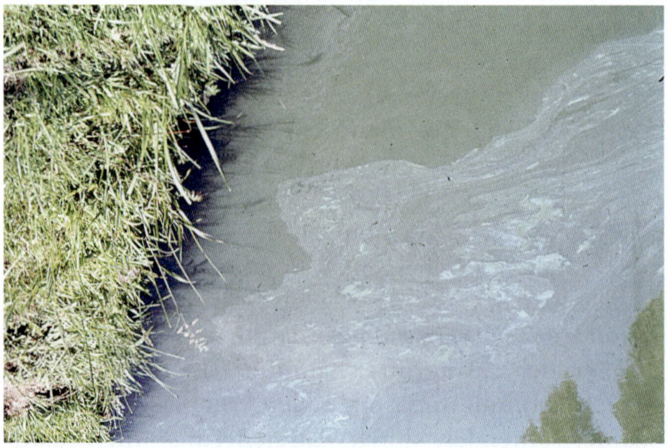

Abbildung 10-74 Vergiftung durch »Algenblüte«: An das leewärtige Ufer eines Sees angeschwemmte »Wasserblüte«-Schwaden von Blaugrünalgen

■ **Sektion:** Mitunter blaugrüne Verschmutzungen der Haut (Kopf, Gliedmaßenenden), subseröse Petechien an Brust- und Baucheingeweiden, leichte Vermehrung der Körperhöhlenflüssigkeiten, katarrhalische bis blutige Abomasoenteritis, Blutfülle und Ödem (manchmal auch Emphysem) der Lunge, hyperämischer Milztumor, Leber vergrößert, auffallend dunkelgefärbt und blutreich (*histologisch*: intrahepatische Hämorrhagien mit Leberzelldegeneration und -koagulationsnekrose), Ödem der Gallenblasenwand, Nierenblutungen (*histologisch*: Nephrose), Blutfülle des ZNS.

■ **Diagnose:** Erscheinungen (Erregung, Atemnot, plötzliche Todesfälle) und Begleitumstände (Tränken aus einem von »Algenblüte« betroffenen Gewässer) bieten wertvolle Hinweise. *Differentialdiagnostisch* sind anderweitige, perakut letal verlaufende Intoxikationen (s. unter Eiben-Vergiftung, Kap. 10.5.29) und Weidetetanie (Kap. 10.5.4.1) zu bedenken. Mikrobiologischer und tierexperimenteller Nachweis der giftigen Zyanobakterien bzw. ihrer Toxine sind aufwendig; die chemische Toxinbestimmung bedarf sauberer Entnahme und gekühlter Einsendung möglichst frischen Algenblütenmaterials (vorherige Absprache mit dem betreffenden Labor ratsam).

■ **Beurteilung:** Zwei Tage nach Unterbinden der Exposition ist nicht mehr mit weiteren Erkrankungen zu rechnen; Patienten, welche die Vergiftung überstehen, erholen sich nur langsam und unter Abmagerung. Die Giftigkeit des von »Algenblüte« befallen gewesenen Wassers verliert sich erst nach einigen Tagen. N. B.: Mit »Blaugrünalgen« verseuchtes Wasser ist auch für menschlichen Genuß ungeeignet und kann beim Baden oder anderweitigem Kontakt zu Hautreizung führen. Falls unter Wasservögeln des betreffenden Reviers Todesfälle infolge »Algenblüte« auftreten, können die Kadaver Anlaß zu »aquatischem« Botulismus beim Rind geben (Kap. 10.5.13). Das Fleisch blaugrünalgenvergifteter Tiere eignet sich seines Toxingehalts wegen weder für menschlichen Genuß noch zum Verfüttern.

■ **Behandlung:** Therapeutische Maßnahmen kommen wegen des raschen Krankheitsverlaufs oft zu spät; sonst beschränken sie sich auf symptomatische Maßnahmen: Verhüten der weiteren Aufnahme toxinhaltigen Wassers; Sedativa intravenös; reichlich Kohlepulveraufschwemmung per NSS. Versuchsweise kann Natriumnitrit und Natriumthiosulfat intravenös verabreicht werden (s. Blausäure-Vergiftung, Kap. 5.3.5.10). Die Patienten sind in der Folgezeit photosensibel und daher zunächst im Stall zu halten.

■ **Prophylaxe:** Rinder nicht aus stehenden Gewässern tränken; soweit dies unumgänglich ist, muß in der warmen Jahreszeit auf etwaiges »Algenblühen« ge-

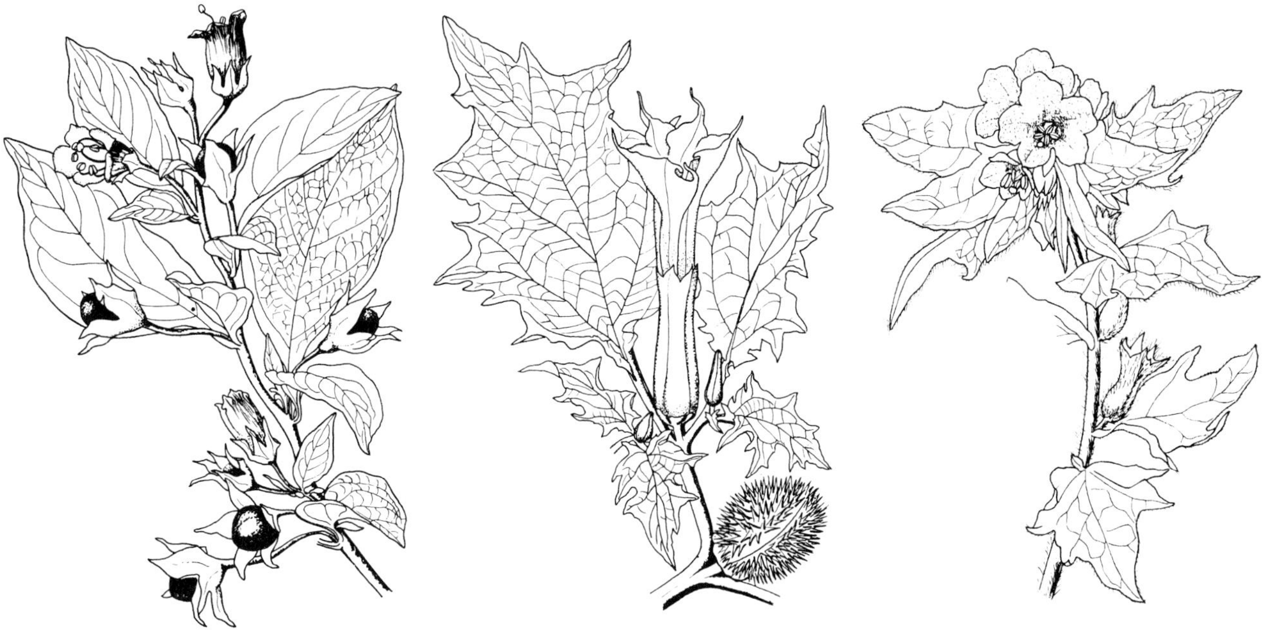

Abbildung 10-75, 10-76, 10-77 Tropanalkaloidhaltigen Giftpflanze (Weihe, v., 1972): links: Tollkirsche (*Atropa belladonna*; natürliche Höhe 50–150 cm); Mitte: Stechapfel (*Datura stramonium*; natürliche Höhe 30–100 cm); rechts: Schwarzes Bilsenkraut (*Hyoscyamus niger*; natürliche Höhe 20–80 cm)

achtet und das Vieh ggf. sofort von der betreffenden Weide abgetrieben werden. Die Beseitigung der »Blaugrünalgen« durch Versetzen solcher Gewässer mit Kupfersulfat (1 kg $CuSO_4$/1000 m^3 Wasser) ist ökologisch problematisch; als Dauerlösung sind Auszäunen oder Trockenlegen vorzuziehen.

10.5.28 Vergiftung durch Tollkirsche, Stechapfel, Bilsenkraut oder schwarzen Nachtschatten

M. Stöber

Ursachen, Vorkommen: Tollkirsche (*Atropa belladonna*; Abb. 10-75), Stechapfel (*Datura stramonium*; Abb. 10-76), schwarzer Nachtschatten *(Solanum nigrum)* und Bilsenkraut (*Hyoscyamus niger*; Abb. 10-77) enthalten in allen Pflanzenteilen (auch im getrockneten Zustand) giftige Tropanalkaloide *(Atropin, Skopolamin, Hyoszyamin)*, Nachtschatten zudem *Solanidin*. Stechapfel kann in Mais-, schwarzer Nachtschatten in Zuckerrübenkulturen gehäuft auftreten und so auch in die jeweilige Silage gelangen.

Pathogenese, Symptome: Die genannten Alkaloide wirken parasympathikolytisch auf das vegetative Nervensystem (Verdrängung von Azetylcholin) sowie erregend auf das ZNS. Stechapfel kann auch allein aufgrund hohen Nitratgehalts (Kap. 4.3.5.3) giftig sein. Das klinische Bild umfaßt Tachykardie, Hyperpnoe, Mydriasis, Sehstörungen, Übererregbarkeit, Hyperthermie, Austrocknung von Flotzmaul und Maulhöhle, vermehrten Durst, Aufblähen des Pansens, taumelnden Gang, Harn- und Kotverhaltung; in fortgeschrittenen Fällen zeigen sich auch Schluckbeschwerden, Ataxie, Muskelzittern, tonisch-klonische Krämpfe, Hypothermie und Aussetzen der Atmung; der Tod tritt durch Atemstillstand ein.

Sektion: Die Zerlegung ergibt Lungenemphysem, multiple agonale Blutungen, Stauungserscheinungen und katarrhalische Abomaso-Enteritis.

Diagnose: Klinisches Bild und Umweltkontrolle lenken den Verdacht auf Intoxikation durch atropinhaltige Nachtschattengewächse *(Solanazeen)*. In den Konjunktivalsack eines kleinen Versuchstieres instilliert bewirken 2–3 Tropfen Urin des erkrankten Tieres ausgeprägte Mydriasis. *Differentialdiagnostisch* ist an Tollwut (Kap. 10.3.6), Vergiftung durch organische Phosphorsäureester (Kap. 10.5.15.2), »nervöse« Ketose (Kap. 10.5.7) und andere, im vorliegenden Abschnitt besprochene, mit zentralnervöser Erregung einhergehende Vergiftungen zu denken.

Behandlung, Prophylaxe: 0,05 mg Physostigmin/kg LM langsam, nach Wirkung, intravenös. Aufklärung der Rinderhalter über die Giftigkeit der genannten Pflanzen und Ausrottung derselben auf landwirtschaftlichen Nutzflächen.

10.5.29 Eibenvergiftung

M. Stöber

Definition, Ursachen: Auf oraler Aufnahme von Eibennadeln, -zweigen oder -rinde beruhende und meist perakut tödlich verlaufende Vergiftung. Sie beruht zwar auf dem allen Eibenarten eigenen (zyanogenen und ephedrinhaltigen), herzdepressorisch wirksamen Alkaloidgemisch Taxin *(Taxusin, Taxol)*, zeichnet sich aber durch ein vorwiegend zentralnervöses Erscheinungsbild aus. *Andere Bezeichnungen*: Intoxication par l'if, yew poisoning.

Vorkommen: Auf der nördlichen Hemisphäre sind die tannenähnlichen Eiben (insbesondere gemeine, irische und japanische E.: *Taxus baccata, lineata* bzw. *cuspidata*) als immergrüne Zierbäume und -sträucher häufig, stellenweise auch verwildert anzutreffen; weibliche Eiben tragen im Herbst rote, beerenartige Früchte (Abb. 10-78). Die Konzentration des außer im Fruchtfleisch in sämtlichen Teilen der Pflanze enthaltenen Giftgemisches ist während des Winters am höchsten; Eibenintoxikationen von Haustieren kommen jedoch zu jeder Jahreszeit vor. Dabei spielt die Tatsache eine Rolle, daß vielen Laien die Giftigkeit der Eiben unbekannt ist; sie bleibt auch beim Welken, Trocknen und Silieren der genannten Pflanzenteile erhalten. Rinder sowie in Parks, Gehegen oder zoologischen Gärten gehaltene Wiederkäuer können beim Umtreiben (Vorbeiziehen an Eibenhecken) und Ausbrechen oder beim fahrlässigen Umgang mit Eibenzweigen (Garten- oder Friedhofsabfall, Kränze, Girlanden) Zugang zu dieser hochtoxischen Pflanze bekommen und nehmen dann, insbesondere bei Futtermangel, i. d. R. tödliche Mengen derselben (d. h. > 0,4–10 g Eibennadeln/kg LM) auf.

Pathogenese: Die in Eiben enthaltenen Gifte bedingen Herz- und zentrale Atemlähmung, bei längerer Einwirkung auch Reizung von Labmagendarmkanal und Nieren. Als Folge m. o. w. gleichzeitiger Giftaufnahme erkranken oft mehrere Tiere kurz nacheinander.

Symptome, Verlauf: Meist tritt der Tod schon wenige Minuten bis Stunden nach Eibenaufnahme plötzlich ein, indem das betreffende Tier – u. U. während des Fressens – tot umfällt oder unvermutet tot aufgefunden wird. Sonst sind von Fall zu Fall zu beobachten: Zittern, Atemnot, Schäumen vor Nase und Maul, Herzschlag anfangs beschleunigt, dann aber deutlich verlangsamt, Pansenstillstand (u. U. Tympanie und/oder Würgen), erregtes Umherlaufen (Abb. 10-79), teilweise auch Im-Kreis-Drehen oder Rückwärtsgehen, wie »betrunken« erscheinendes Tau-

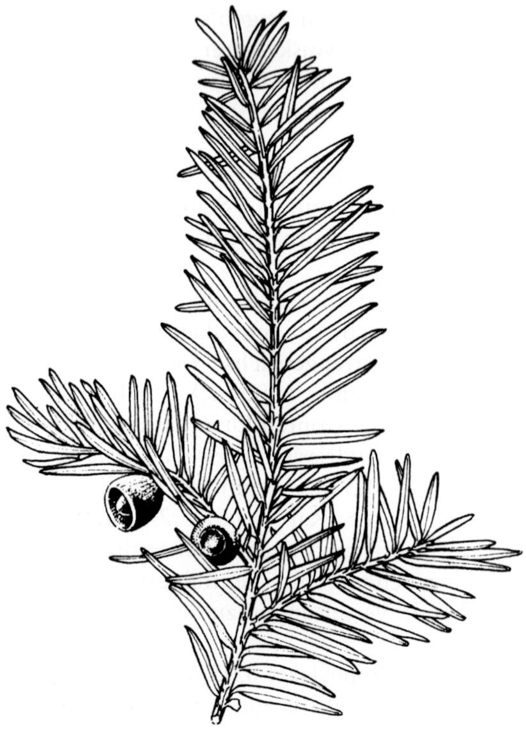

Abbildung 10-78 Eibe (*Taxus baccata*; Weihe, v., 1972; natürliche Höhe 3–13 cm)

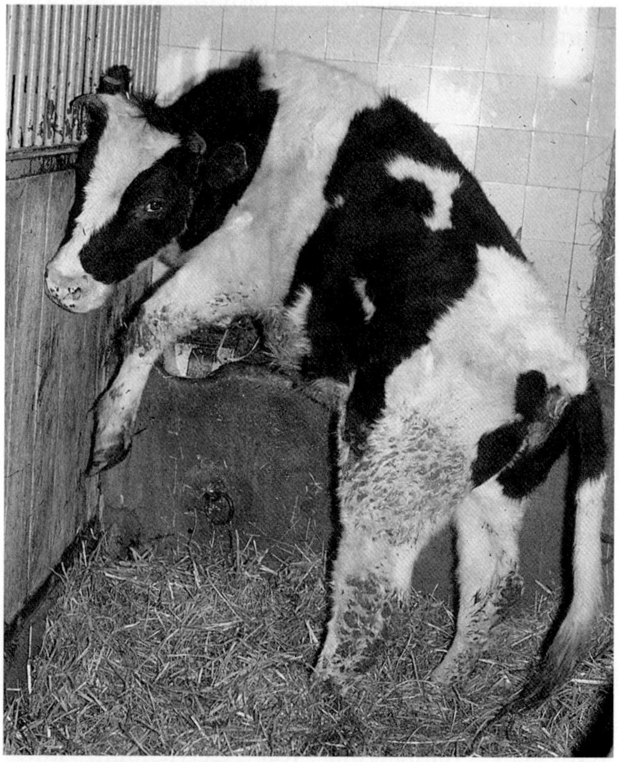

Abbildung 10-79 Jungrind in der Exzitationsphase der Eibenvergiftung

meln, Stauung und Pulsation der Jugularvenen, später Niedergeschlagenheit, verängstigter Blick, Verdrehen der Augen, Ataxie, Aufbrüllen und Niedergehen oder regelrechtes Zusammenbrechen, Schnappatmung, Hypothermie und rascher, oft schon Sekunden bis Minuten nach Erkrankungsbeginn eintretender Tod infolge Atem- und Herzstillstand.

■ **Sektion:** Bei der *Zerlegung* perakut verendeter Tiere sind außer diastolischer Dilatation beider Herzkammern oft keine nennenswerten Veränderungen festzustellen. Im Vormageninhalt finden sich bei gründlichem Nachsuchen aber stets Eibennadeln oder -zweige. Weniger rasch verlaufende Fälle zeigen Hirnödem, Abomasoenteritis, petechiale Blutungen und Schaum in der Luftröhre sowie Stauungshyperämie von Lunge, Leber und Milz, aus der dunkelrotes Blut abfließt.

■ **Diagnose:** Ergibt die Überprüfung der Umwelt das Vorhandensein von Eiben (oder Eibenschnittabfällen), so läßt sich eine etwaige Vergiftung durch Sektion umgestandener Tiere nachweisen (Auffinden der kennzeichnenden Eibennadeln im Mageninhalt). *Differentialdiagnostisch* sind andere, ebenfalls abrupt tödlich verlaufende Krankheiten zu bedenken: Weidetetanie (Kap. 10.5.4.1), Nitratvergiftung (Kap. 4.3.5.3), Elektrounfall oder Blitzschlag (Kap. 10.6.3), Blausäurevergiftung (Kap. 5.3.5.10), Buchsvergiftung (Kap. 10.5.30), Schierlingvergiftung (Kap. 10.5.32 bis 10.5.34), Rebendoldenvergiftung (Kap. 10.5.35), Arsenvergiftung (Kap. 6.1.2.10), Vergiftung durch »Algenblüte« (Kap. 10.5.27), Thrombose der hinteren Hohlvene (Kap. 4.2.2.6), Milzbrand (Kap. 3.2.2.1) oder Rauschbrand (Kap. 12.2.5).

■ **Beurteilung:** Wegen des raschen Krankheitsverlaufs kommen Therapieversuche meist zu spät; andererseits ist drei Tage nach Abstellen der Gefährdung nicht mehr mit weiteren Todesfällen zu rechnen.

■ **Behandlung:** Eibenexposition sofort dauerhaft abstellen und Beunruhigungen vermeiden (Tiere nicht treiben). Außerdem werden empfohlen: umgehende Ruminotomie und Ausräumen des Panseninhalts; einhüllende oder adsorbierende Mittel p. o.; versuchsweise auch zentral wirksame Analeptika parenteral oder Kalziumboroglukonat langsam intravenös.

■ **Prophylaxe:** Rinderhalter, Gärtner, Park- und Gehegebesitzer nachdrücklich auf die Giftigkeit der Eibe aufmerksam machen; Eibenabfall stets sofort verbrennen. Wo Haus-, Wild- oder Zootiere in der Nähe von Parks, Gärten, Friedhöfen o. ä. gehalten werden, ist deren Eibenbestand entweder zu beseitigen oder sicher einzuzäunen.

10.5.30 Buchsvergiftung

M. Stöber

Der nur selten wild vorkommende, aber als Zierheckenstrauch weitverbreitete Buchs (*Buxus sempervirens*; Abb. 10-80) zeichnet sich durch kleine, eiförmige immergrüne Blätter aus, die auf der Oberseite glänzend-dunkel, unterwärts matt-hell erscheinen und sich lederartig anfühlen. Sie enthalten trocknungsbeständige giftige Alkaloide (v. a. *Buxin*) und ätherische Öle. Die Giftwirkung des Buxins ähnelt derjenigen des Taxins: Es bedingt anfängliche zentralnervöse Erregung mit nachfolgender Lähmung; die ätherischen Öle reizen die Schleimhäute des Verdauungskanals. Buchsbedingte Intoxikationen von Rindern können sich beim Eindringen in Gärten und Parks oder nach Verzehr der beim Beschneiden von Buchshecken anfallenden Zweige ereignen. Betroffene Tiere werden entweder unvermutet tot aufgefunden oder verenden nach rasch verlaufender Krankheit (zunächst Unruhe, Taumeln und Nachhandparese, dann Zittern und klonische Krämpfe, später Niedergeschlagenheit und grauschleimiger Durchfall, Dehydratation, schließlich komatöses Festliegen) infolge Atemlähmung. Die Zerlegung ergibt Herzmuskeldegeneration, Lungenödem, petechiale Blutungen an Thymus und Vormägen, Buchszweige oder -blätter im Pansen sowie katarrhalische Darmentzündung. Etwaige Behandlungsversuche sind rein symptomatisch (s. Taxusvergiftung, Kap. 10.5.29). Die Erholung ist langwierig und geht mit Abmagerung einher.

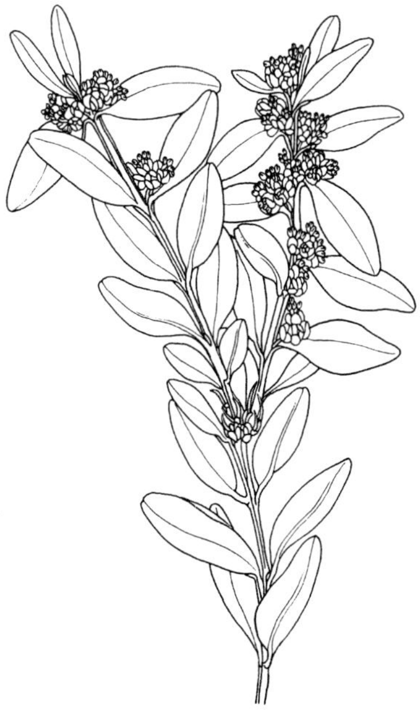

Abbildung 10-80 Buchs (*Buxus sempervirens*; Weihe, v., 1972; natürliche Höhe 0,15–3 m)

10.5.31 Schachtelhalmvergiftung

M. Stöber

Vorkommen, Ursachen: Die Giftigkeit des Sumpfschachtelhalmes (*Equisetum palustre*: Schaftheu, horsetail, prêles) für Rinder ist seit langem bekannt; Ackerschachtelhalm (*E. arvense*: Scheuer- oder Zinnkraut; Abb. 10-81) wird bezüglich seiner Schädlichkeit für diese Tierart unterschiedlich beurteilt; Waldschachtelhalm (*E. silvaticum*) soll für große Wiederkäuer ungefährlich sein. In praxi spielt v. a. der in sumpfigen Fluß- und Küstenniederungen Europas, Nordamerikas und Nordasiens verbreitete Sumpfschachtelhalm eine Rolle; dieses auch Duwock, Kuhtod, Haar- oder Kuhmoos genannte, mit seinen Wurzeln sehr tiefreichende Unkraut beeinträchtigt Ackerbau und Weidegang gegendweise erheblich. Seine toxischen Inhaltsstoffe sind v. a. die ZNS-schädigenden Alkaloide *Palustrin* und *Palustridin*, sowie *Nikotin* und *Muskarin*; die zudem im Schaftheu enthaltenen Thiaminasen sind zwar für Pferd, Schwein und Tränkekälber giftig (→ Hypovitaminose B_1), für ruminante Rinder aber offenbar nicht gesundheitsgefährdend, weil deren Pansenmikroben zur ausgleichenden Synthese von Vitamin B_1 befähigt sind (s. Adlerfarnvergiftung und Hirnrindennekrose, Kap. 4.3.5.10, 7.2.4.2 bzw. 10.5.5).

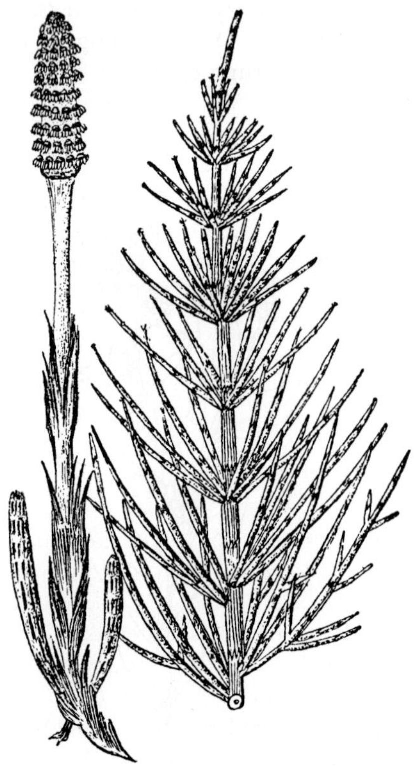

Abbildung 10-81 Ackerschachtelhalm (*Equisetum arvense*; Weihe, v., 1972; natürliche Höhe 4–40 cm)

Symptome, Verlauf: Nach kurzfristiger, einige Stunden bis wenige Tage dauernder Aufnahme von Grünfutter, Heu oder Kaltsilage, deren Duwockanteil > 5–10 % beträgt, erkranken Rinder unter plötzlichem starkem Milchrückgang: Sie zeigen, teilweise nach anfänglicher Unruhe oder vermehrter Erregbarkeit, allmählich zunehmende Schwäche mit lähmungsartigen Symptomen; ihre Bewegungen werden schwerfällig-träge und unsicher (»Taumelkrankheit«). Später wirken die Patienten apathisch, liegen viel und können nur mit Schwierigkeiten aufstehen oder sich hinlegen; i. d. R. ist ihre Nachhand deutlich ataktisch. Bei Weiterverfütterung von Schachtelhalm kommt oft hartnäckiger Durchfall hinzu, der fortschreitende Abmagerung und struppiges Haarkleid bedingt. Als mögliche Folgeschäden werden Unfruchtbarkeit und Aborte genannt. Todesfälle ereignen sich meist erst dann, wenn schwerer erkrankte Tiere nach einigen Tagen bis 6 Wochen paralytisch festliegen; akut tödlicher Verlauf ist selten. Auffällig sind die wäßrig-blaue Milch und die schmierig-talgige Beschaffenheit der aus ihr gewonnenen Butter sowie die Tatsache, daß die Patienten duwockhaltige Nahrung zwar ablehnen, anderes Futter aber gern fressen. Anhaltendes Schwitzen ist nur bei schachtelhalmvergifteten Kälbern beobachtet worden.

Sektion: Die Zerlegung ergibt Reizungen des Labmagen-Darm-Trakts.

Diagnose: Die Überprüfung des Futters bringt meist Klarheit; *differentialdiagnostisch* sind anderweitige Bewegungsstörungen zu berücksichtigen.

Beurteilung: Noch nicht zum Festliegen gekommene Patienten haben recht gute Heilungsaussichten.

Behandlung: Schachtelhalmverfütterung sofort unterbinden. Versuchsweise Adsorbanzien und/oder Hefe p. o. sowie zentral wirksame Analeptika und/oder Vitamin B_1 parenteral.

Prophylaxe: Die Giftigkeit des Sumpfschachtelhalms wird durch Heuwerbung und Kaltsilierung nicht vermindert; beim Heißsilieren (Feimeverfahren) soll sie verlorengehen. Stark mit Schachtelhalm bestandene Flächen können durch tiefes Umpflügen und Unterspritzen des Bodens mit bestimmten Herbiziden weitgehend von diesem Unkraut befreit werden.

10.5.32 Fleckschierlingvergiftung

M. Stöber

Vorkommen, Ursachen: Der an Graben-, Weg- und Feldrändern, auf Ödland und Schuttplätzen, aber auch auf Wiesen wachsende Fleckschierling (*Conium macu-*

latum: poison hemlock, grande ciguë; Abb. 10-82) wird ≤ 2 m hoch; er besitzt einen bläulich bereiften, im unteren Teil rotviolett gesprenkelten Stengel, möhrenähnlich-gefiederte Blätter, weiße Blütendolden sowie eine spindelförmige, nicht unterkammerte und meist unverzweigte Pfahlwurzel. Zerquetschte Pflanzenteile strömen einen an Mäuseurin erinnernden widerlichen Geruch aus, der noch in hoher Verdünnung durch Erwärmen nachweisbar ist. Er ist auf den jahreszeitlich und standortbedingt wechselnden Gehalt (≤ 3% der FM) an toxischen Piperidin-Alkaloiden (v. a. *Koniin* und *Konizin*) zurückzuführen. Stengel und Blätter, insbesondere aber die reifen Samen sind giftreicher als die Wurzel; 4 kg frischen Fleckschierlings (oder 3,3 mg Koniin/kg LM) gelten als tödliche (bzw. krankmachende) Dosis für das erwachsene Rind. Obwohl die Conium-Alkaloide flüchtig sind, nimmt die Giftigkeit der Pflanze beim Trocknen nur langsam ab.

Pathogenese: Viele Weidetiere meiden Fleckschierling wegen seines abstoßenden Geruchs; mitunter wird er aber von Rindern, trotz Vorhandenseins anderer Grünpflanzen, auffallend gern gefressen oder, in Unkenntnis seiner Giftigkeit, mit dem Grünfutter im Stall verabreicht. Die Conium-Alkaloide werden vom Verdauungstrakt her rasch resorbiert und über Atemluft, Kot sowie Harn allmählich eliminiert. Sie bewirken eine rasch von den Gliedmaßen zu Rumpf und Kopf hin fortschreitende curareartige Lähmung der Skelettmuskeln; nach Erreichen des Atemzentrums tritt infolge Versagens der Atmung der Tod ein.

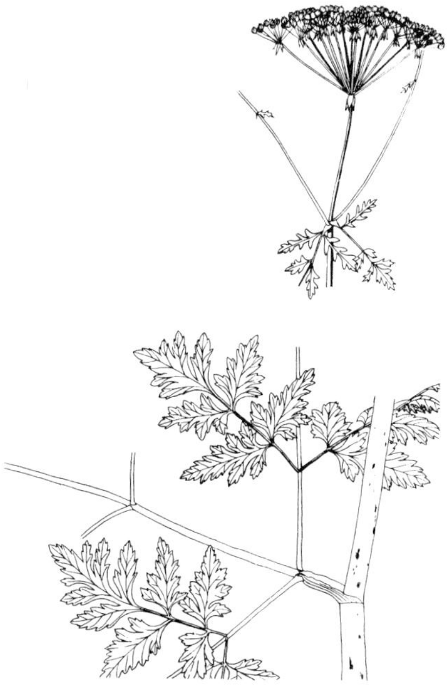

Abbildung 10-82 Fleckschierling (*Conium maculatum*; Weihe, v., 1972; natürliche Höhe 0,8–2 m)

Symptome, Verlauf: Die ersten Vergiftungssymptome sind i. d. R. ¼ bis 2 h nach Aufnahme gefährlicher Mengen von Fleckschierling zu beobachten: Speicheln, Tränen, glotzender Blick, Mydriasis, Nystagmus (teilweise auch Blindheit), Nickhautvorfall, kolikartige Unruhe, Freßunlust, Aussetzen von Wiederkauen und Vormagenmotorik, würgende Eruktation, mäßige bis ausgeprägte Tympanie, Zittern, zunehmende Niedergeschlagenheit, Muskelschwäche (unsicherer Gang, Überköten, Taumeln, Schwanken) und unregelmäßige Atmung; Herztätigkeit zunächst verlangsamt, dann beschleunigt, Puls klein und drahtförmig. Harn und Atemluft riechen nach Mäuseharn; manche Patienten haben auch Durchfall. Innerhalb von 5–45 min kommen die Kranken dann, z. T. unter schlagartigem Niederstürzen, somnolent-komatös zum Festliegen mit völlig erschlaffter Muskulatur (gelegentlich auch Zungenvorfall) und verenden infolge Atemlähmung. N. B.: Kälber von Kühen, die zwischen dem 50. und 75. Tage der Trächtigkeit kleinere Mengen von Fleckschierling aufgenommen haben, zeigen angeborene Verkrümmungen der Vordergliedmaßen sowie der Wirbelsäule (Kap. 9.10.3, 9.10.4).

Sektion: Der Zerlegungsbefund umfaßt außer katarrhalischer Abomasoenteritis sowie epi- und subendokardialen Blutungen mitunter auch Lungenödem und/oder -emphysem oder Futteraspirat in der Luftröhre, meist keine Besonderheiten; erwärmter Vormageninhalt riecht nach Mäuseharn.

Diagnose: Wichtige Anhaltspunkte ergeben sich aus klinischem Bild, Umgebungskontrolle und Sektionsbefund (Geruch nach Mäuseharn). *Differentialdiagnostisch* sind v. a. anderweitige, perakut-tödliche Pflanzenvergiftungen (s. unter Eibenvergiftung, Kap. 10.5.29), Weidetetanie (Kap. 10.5.4.1) und Botulismus (Kap. 10.5.13) in Betracht zu ziehen.

Beurteilung: Oft ist der letale Ausgang trotz Behandlung nicht zu beeinflussen; weniger schwer erkrankte Tiere erholen sich nur langsam, innerhalb einiger Tage. Die Milch schierlingsexponierter Kühe ist zu beseitigen.

Behandlung, Prophylaxe: Weitere Aufnahme von Fleckschierling sofort unterbinden; unnötige Beunruhigung vermeiden; adstringierende, adsorbierende und abführende Mittel p. o.; Analeptika parenteral; erforderlichenfalls Pansentrokarierung (Kap. 6.6.13). Fleckschierling durch regelmäßiges Ausjäten und Anwendung von Herbiziden (z. B. 2.4-D) ausrotten; ehemalige Standorte regelmäßig auf erneutes Aufkommen dieser Giftpflanze überprüfen.

10.5.33 Gartenschierlingvergiftung

M. STÖBER

Gartenschierling (*Aethusa cynapium*; Abb. 10-83) wird wegen seiner Ähnlichkeit mit Petersilie auch »Hundspetersilie« genannt. Er unterscheidet sich von dieser aber durch seinen knoblauchartigen Geruch, der auf ein ätherisches Öl zurückzuführen ist. Neben seinem dem Zikutoxin ähnelnden *Aethusin* enthält Gartenschierling ebenso wie Fleckschierling *Koniinalkaloide*, aber in geringerer Gesamtkonzentration als dieser. Er wirkt deshalb erst in vergleichsweise großen Mengen (etwa 15 kg/Rind) toxisch. Vergiftungsbild sowie zu ergreifende Maßnahmen sind die gleichen wie nach Aufnahme von Conium maculatum (s. o.).

10.5.34 Wasserschierlingvergiftung

M. STÖBER

■ **Vorkommen, Ursachen:** Bevorzugte Standorte des Wasserschierlings (*Cicuta virosa*: water hemlock, cowbane, poison parsnip; Abb. 10-84) sind Morast, Röhricht sowie Graben- und Uferränder stehender oder trägfließender Gewässer. Die ≤ 1,5 m hoch werdende Pflanze besitzt einen feingerillten röhrigen Stengel, mehrfach gefiederte Blätter und blüht in weißen Dolden; an dem meist hohlen, durch horizontale Querwände unterkammerten Wurzelstock setzen mehrere fingerförmige Knollen an. Aus den unterirdischen Teilen der 2jährigen Pflanze tritt beim Anschneiden ein öliger, rötlichbrauner und betäubend nach Sellerie riechender Saft aus; er enthält *Zikutoxin* (= langkettiger, ungesättigter Alkohol), dessen Giftigkeit bei der Heuwerbung nicht verloren geht (0,2 bzw. 3,5% der FM bzw. der TM der Wurzeln). Dieses auch anderen Cicuta-Arten eigene Gift zeichnet sich durch seine ungewöhnlich rasch einsetzende zentrale Krampfwirkung aus; die für erwachsene Rinder tödliche Zikutoxinmenge (~ 50–100 mg/kg LM) ist in einer knappen Handvoll Wasserschierlingknollen enthalten. Vergiftungen ereignen sich fast ausschließlich durch Aufnahme der bei Meliorisationsarbeiten, Grabenreinigung, infolge Wasserstandsänderung oder durch Zertrampeln weicheren Bodens freigelegten Wurzeln; sie werden von Rindern i. d. R. mit besonderer Begierde gefressen, so daß die Folgen für die betreffende Herde nicht selten recht verlustreich sind.

■ **Symptome, Verlauf, Beurteilung:** Wegen des bereits 10 min bis 1,5 h nach Verzehr der Wurzelstöcke einsetzenden und dann rasch letal endenden Krankheitsverlaufs werden betroffene Rinder meist völlig unerwartet tot aufgefunden, und zwar i. d. R. nicht weit

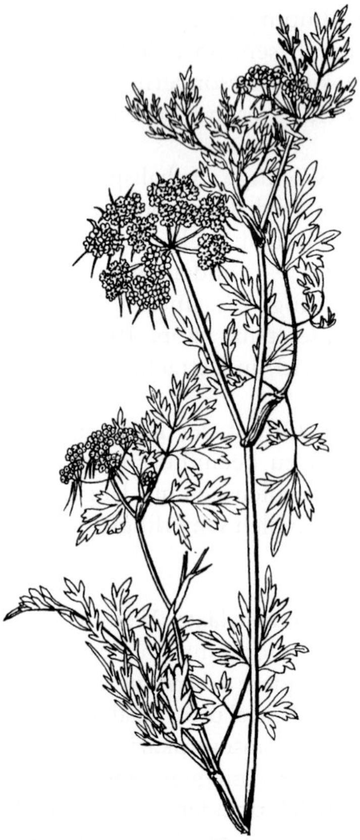

Abbildung 10-83 Gartenschierling (*Aethusa cynapium*; WEIHE, V., 1972; natürliche Höhe 0,1–1,8 m)

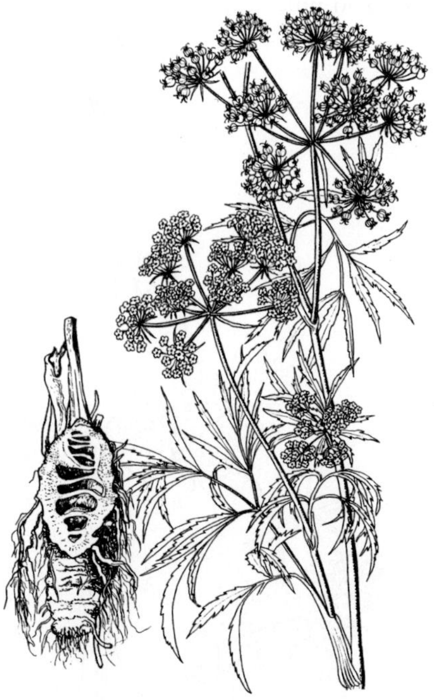

Abbildung 10-84 Wasserschierling (*Cicuta virosa*; WEIHE, V., 1972; natürliche Höhe 0,6–1,5 m)

vom schierlingbestandenen Ufer oder von herumliegenden Schierlingswurzeln entfernt. Sonst sind zu beobachten: Unruhe, Geifern, Zähneknirschen, wildstarrender Blick, Nystagmus oder Rollen der Augäpfel, später Augenlider halbgeschlossen und Nickhaut vorgefallen, injizierte Skleralgefäße, erweiterte Pupillen (z. T. auch Sehstörungen), weit geöffnete Nasenlöcher, Schaum vor dem Flotzmaul, heiseres Brüllen, Zittern, Muskelzuckungen, m. o. w. deutlich ausgeprägte Tympanie, wiederholtes krampfartiges Absetzen von Harn und Kot (mitunter blutiger Durchfall), ruckartiges Hochwerfen des Kopfes; Herz- und Atemfrequenz sind zunächst erhöht, die Herztätigkeit oft tumultuarisch, später bradykard; die Atmung vertieft sich unter Rückgang ihrer Frequenz. Anfangs wechseln Erregungsphasen (Vorwärtsrennen, plötzliches Niederstürzen, Umfallen oder Überschlagen unter tonisch-klonischen, vom Nacken ausgehenden und sich über Rücken-, Oberarm- und Oberschenkelmuskeln fortsetzenden Krämpfen) mit immer kürzeren apathischen Perioden ab (stumpfsinniges, unsicher-breitbeiniges Stehen, ataktisch-inkoordinierter Gang, Hängenlassen von Kopf und Ohren). Der Ausgang ist fast immer tödlich; dabei sterben die Patienten entweder schon nach wenigen Minuten, indem sie apoplektiform zusammenbrechen, oder – nach vorherigem, mit Laufbewegungen und Koma einhergehendem Festliegen (in Brust- oder Seitenlage) – innerhalb von längstens 8 h im Krampfanfall infolge Atemlähmung.

Sektion: Sturz- und krampfbedingte subkutane Blutungen; entzündliche Rötung der Vormagen-, mitunter auch der Labmagen- und Darmschleimhaut; im Vormageninhalt sind fast immer (oft im Bereich der Speiserinne) Wurzelreste des Wasserschierlings zu finden.

Diagnose: Klinisches Bild und Umweltkontrolle (verbissene Pflanzen- und Wurzelreste) lenken den Verdacht auf Wasserschierlingvergiftung. *Differentialdiagnostisch* sind die gleichen Leiden wie bei der Fleckschierlingvergiftung zu berücksichtigen (Kap. 10.5.32).

Behandlung: Tierärztliche Hilfe kommt i. d. R. zu spät und muß sich zudem auf symptomatische Maßnahmen beschränken: Schonendes Abtreiben von der betreffenden Weide; Beruhigung durch parenterale Gaben von Neuroleptika oder Pentobarbital; zentral wirkende Analeptika parenteral; salinische Laxanzien sowie adsorbierende Mittel p. o.

Prophylaxe: Rinderhalter über die Giftigkeit des Wasserschierlings aufklären; von diesem bestandene Flächen nicht zur Beweidung oder Futtergewinnung nutzen. Wasserschierling im Sommer unter Zuhilfenahme geeigneter Herbizide (2,4-D) sorgfältig ausjäten sowie unschädlich beseitigen. Gefährdete Weiden regelmäßig auf etwaiges Aufkommen von Wasserschierling überprüfen; beim Reinigen von Gräben anfallende Wurzelknollen vernichten.

10.5.35 Rebendoldenvergiftung

M. Stöber

Wie Wasserschierling ist auch die Rebendolde (*Oenanthe crocata*: hemlock water-drop wort) an feuchte Böden gebunden. Sie blüht ebenfalls weiß und hat eine aus etwa 5 fingerförmig angeordneten Knollen zusammengesetzte Wurzel. Diese sondert nach dem Zerquetschen einen widerlich riechenden gelben Saft ab, der als giftiges Prinzip das trocknungsbeständige *Oenanthotoxin* (ein Isomer des Zikutoxins) enthält. Die Aufnahme von etwa 500 g Rebendoldenwurzeln führt beim Rind zu tödlicher Intoxikation. Solche meist Ende des Sommers (Futterknappheit) auftretenden Vergiftungen werden oft in Zusammenhang mit Erdarbeiten oder Grabenreinigungen (Freilegen der Wurzeln) beobachtet: Nach einer mit leichter Tympanie einhergehenden Latenzzeit von wenigen Minuten bis einigen Stunden setzen unter plötzlichem Umfallen klonische Konvulsionen ein, die jeweils etwa 30 s lang andauern und von 5- bis 10minütigen komatösen Pausen unterbrochen werden; außerdem zeigen sich leeres Kauen, Mydriasis, Blepharospasmus, Dys- und Tachypnoe sowie Schaumansammlung vor Nase und Maul. Soweit die Patienten noch auf den Beinen sind, erscheinen ihre Bewegungen inkoordiniert. Innerhalb weniger Minuten bis Stunden nach Krankheitsbeginn tritt infolge Atemlähmung der Tod ein. 1–3 Tage nach Abstellen der Rebendoldenexposition ist die Gefahr weiterer Erkrankungen vorüber; bei Tieren, welche die Vergiftung überstanden haben, können allerdings Lähmungen zurückbleiben. Die Zerlegung ergibt Blutfülle des Gehirns, ausgeprägtes Lungenödem mit petechialen Blutungen an der Luftröhre sowie unter dem Epikard und mäßige Abomasoenteritis; im Pansen finden sich Wurzelknollen der Rebendolde.

Vergiftungen durch röhrige Rebendolde (*Oe. fistulosa*; Abb. 10-85) und silgblättrigen Wasserfenchel *(Oe. silaifolia)* verlaufen in ähnlicher Weise; solche durch großen Wasserfenchel *(Oe. aquatica s. phelandrium)* äußern sich in Niedergeschlagenheit, Freßunlust, Dehydratation und schwachem Puls.

Therapeutische und prophylaktische Maßnahmen entsprechen denen bei Schadensfällen durch Wasserschierling (s. o.).

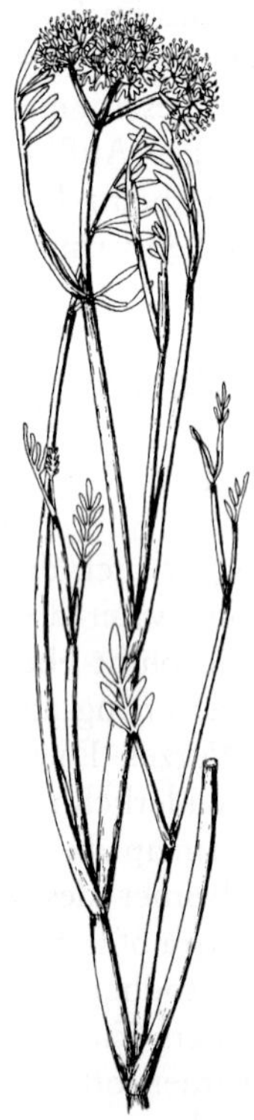

Abbildung 10-85 Röhrige Rebendolde (*Oenanthe fistulosa*; Weihe, v., 1972; natürliche Höhe 30–60 cm)

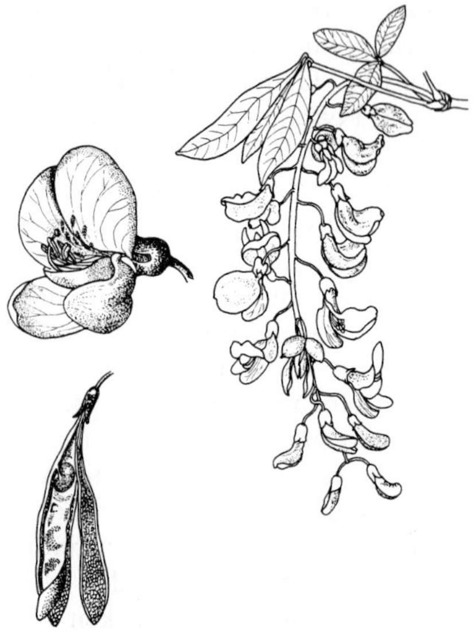

Abbildung 10-86 Goldregen (*Laburnum anagyroides*; Blüten und Fruchtschote; Weihe, v., 1972; natürliche Höhe bis 7 m)

10.5.36 Goldregenvergiftung

M. Stöber

Intoxikationen durch Aufnahme von Zweigen, Blättern oder Früchten des als Zierstrauch und -baum beliebten, aber giftigen Goldregens (*Laburnum anagyroides*; Abb. 10-86) können sich bei versehentlichem Verfüttern von Heckenabfall ereignen. Das Hauptalkaloid dieser Pflanze ist *Zytisin*; es wirkt örtlich reizend sowie zentralnervös zunächst erregend, später lähmend. Das klinische Bild umfaßt Inkoordination, Überköten, wiederholtes Niedergehen (beim Treiben), Festliegen, Speicheln, Übererregbarkeit, kolikartiges Verhalten, Stöhnen, Tachy- und Dyspnoe, u. U. Tod durch Atemlähmung. Bei der Zerlegung finden sich Goldregenreste im Pansen. Die Behandlung ist symptomatisch (Ruhigstellung; zentral wirksame Analeptika).

10.5.37 Taumelkerbelvergiftung

M. Stöber

Der auch berauschender Kälberkropf benannte Taumelkerbel *(Chaerophyllum temulentum)* ist ein v. a. in Mischwaldungen vorkommender, ≤ 1,2 m hoch werdender Doldenblütler mit weißen bis rötlichen Blüten. Die durch ihren Gehalt an *Chaerophyllin* zentralnervös toxische Pflanze wird entweder beim Weidegang oder, bei Verfütterung eingebrachten Grüns, im Stall aufgenommen. Die Vergiftung setzt innerhalb von 30 min bis wenigen Stunden danach ein. Sie ist durch plötzlichen Tod, in weniger schwerwiegenden Fällen durch Freßunlust, Würgen, Zunahme von Atem- und Herzfrequenz sowie Vormagenmotorik, häufigeren Harnabsatz, konvulsivische Krämpfe und apathisches bis komatöses Festliegen gekennzeichnet; die Erholung dauert 2 Tage. Bei Zerlegung umgestandener Tiere findet man Hyperämie und Petechien an Labmagen, Dünndarm, Leber, Nieren, Milz und Herzmuskel. Gleichermaßen giftig sind auch knolliger, Gewürz- und rauhhaariger Kälberkropf (*Chaerophyllum bulbosum, hirsutum* und *aromaticum*). Etwaige Behandlungsmaßnahmen sind rein symptomatisch (s. Eibenvergiftung, Kap. 10.5.29).

10.5.38 Alkaloid-Lupinose

M. Stöber

Die in Bitterlupinen (*Lupinus luteus, caudatus* u. a.) enthaltenen Chinolizidin- und Piperidinalkaloide (*Lupinin, Sparteïn, Angustifolin* u. a.) bedingen v. a. bei Pferd und Schaf, ausnahmsweise auch beim Rind »echte« Lupinenvergiftung. Dieses akut verlaufende Leiden ist durch Freßunlust (→ sekundäre Ketose bei Milchkühen), Strampeln, Krämpfe, Dyspnoe und Tod durch Atemlähmung gekennzeichnet. Betroffene Tiere sollten unter Vermeidung von Beunruhigung an weiterer Aufnahme von Bitterlupinen gehindert werden; auch das von diesen gewonnene Heu ist als giftig anzusehen. Wirksame Behandlungsmaßnahmen sind nicht bekannt. Überlebende Patienten erholen sich langsam, aber völlig. Die von pilzbefallenen Süßlupinen ausgehende hepatotoxische Lupinose und die manchen Lupinenarten eigene teratogene Wirkung (»crooked calf disease«) werden andernorts besprochen (Kap. 6.13.15 bzw. 9.10.5).

10.5.39 Tryptaminalkaloid-Toxikose

M. Stöber

Definition, Vorkommen, Ursache: Das in Australien, USA, Südamerika und Südafrika v. a. beim Schaf, aber auch beim Rind beobachtete »Rispengrastaumeln« (»phalaris staggers«) wird durch *5-Methoxy-N-Methyl-Tryptamin* verursacht, das in verschiedenen Phalarisgräsern *(Ph. arundinacea, aquatica s. tuberosa, minor, angusta, caroliniana)* enthalten ist. Voraussetzung ist starker Bestand der betreffenden Weide mit solchen Gräsern oder bevorzugter Verzehr derselben.

Pathogenese: Der Gehalt der genannten Gräser an toxischem Alkaloid ist in jungen, raschwachsenden Pflanzen am höchsten (bewässerte Grünflächen, schwüle Witterung). Das Gift interferiert im autonomen Nervensystem mit dem Transmitter Serotonin (→ kompetitive Hemmung der Monoaminooxidase), was neurologische Symptome bedingt.

Symptome: Oft zeigen sich innerhalb von 1–3 Tagen nach Weideauftrieb oder nach auf Trockenzeit folgendem Regen nur Versteifung und Nachziehen der Hinterbeine über den Zehenrücken, mitunter aber auch Übererregbarkeit, generalisiertes Muskelzittern, Kopfnicken, Inkoordination und steifbeiniges Schwanken der Nachhand, Überköten, Niedergehen, krampfhafte Ruderbewegungen und Augenrollen oder Vorwärtsrobben auf den Karpalgelenken; Antreiben führt u. U. zu »blinder« Flucht (Rennen in Hindernisse, ohne den Schwanz dabei zu heben); in manchen Fällen erweisen sich zudem Lippen-, Zungen- und Halsbewegungen als inkoordiniert, was die Futteraufnahme erheblich beeinträchtigen kann (→ Abmagerung, Verenden). Vereinzelt kommt es statt dessen aus scheinbarer Gesundheit heraus zu plötzlichem Tod. Bleibt die Herde weiterhin auf der betreffenden Weide, so nehmen Erkrankungsfälle und Intensität der Symptome, u. U. bis zum tödlichen Ausgang des neurologischen Bildes, zu.

Diagnose: Das beim Antreiben der Tiere einsetzende oder sich verstärkende klinische Bild sowie das Vorkommen von Phalarisgräsern geben entscheidende Hinweise. *Differentialdiagnostisch* sind die Neuromykotoxikosen des Rindes (Kap. 10.5.41 ff) sowie Hirnrindennekrose (Kap. 10.5.5) zu berücksichtigen.

Sektion: Bei der Zerlegung finden sich Liquorvermehrung sowie schieferfarbene Bezirke im Bereich der grauen Substanz von Hirnstamm und Mittelhirn; ihre histologische Überprüfung ergibt bräunliche intraneurozytoplasmatische Pigmentgranula.

Beurteilung: Trotz sofortigen Abtriebs von der krankmachenden Weide können noch wochen- bis monatelang Neuerkrankungen auftreten; die Spontanheilung dauert $\leq$ 2 Monate.

Behandlung: Wirksame Maßnahmen sind nicht bekannt. Zur *Vorbeuge* der ovinen »phalaris staggers« wird die orale Eingabe kobaltfreisetzender Verweilboli (Kap. 4.3.5.2) sowie abwechselndes Beweiden Phalaris-bestandener und -nichtbestandener Flächen empfohlen.

10.5.40 Tunikamycin-Toxikose

M. Stöber

Definition, Ursache: Das auch »annual ryegrass staggers« (ARGS) genannte Leiden wurde früher als durch Grassamen-Nematoden (*Anguina* spp.) bedingt angesehen. Nach heutigem Wissen schleppen diese Phytoparasiten in die von ihnen befallenen Samen von australischem oder Wimmera-Weidelgras *(Lolium rigidum)*, Rotschwingel *(Festuca rubra)*, »Blow away grass« *(Agrostis avenacea)*, Taumellolch *(Lolium temulentum)* und gemeinem Bürstengras *(Polypogon monspeliensis)* ein toxinbildendes Bakterium *(Corynebacterium rathayi s. Clavibacter toxicus)* ein. Das dann von den sich gelblich verfärbenden Grassamen (= »Gallen«) gebildete neurotoxische Glykolipid *Tunicaminyluracyl* (= Tunikamycin oder Corynetoxin) wirkt kumulativ; es behindert die enzymatische N-Glykolisierung von

Glykoproteinen und damit die Gefäßdichtigkeit. Dosen von 0,5–1 mg Tunikamycin/kg LM sind krankmachend und u. U. letal.

Vorkommen: Solche Vergiftungen (Corynetoxikose) pflanzenfressender Nutztiere ereignen sich v. a. in Australien und Südafrika, meist nach ausgedehnter, zu Vegetationsverrottung führender Überschwemmung (»flood plain staggers«), können nach Import toxinhaltigen Heus aber auch andernorts auftreten.

Pathogenese: Erkrankungen treten Ende des Frühjahrs oder im Sommer, und zwar erst nach mehrtägigem bis 2wöchigem Beweiden befallener Grünflächen und i. d. R. plötzlich auf; solche Gräser tragen anstelle ihrer Samen »Gallen«, die allerdings grobsinnlich nur schwer von gesunden Samen zu unterscheiden sind.

Symptome, Verlauf: Klinische Symptome zeigen sich zunächst v. a. nach dem Auf-, An- oder Umtreiben der Tiere; hohe Umgebungstemperatur intensiviert das Krankheitsbild ebenfalls: Ohrenzucken, Nystagmus, Speicheln, Leerkauen, Muskelzittern und -zucken, Kopfüberstreck- oder -beugehaltung, Kopfnicken, Streckhaltung der Beine, epileptiform-konvulsivisches Niederstürzen mit rudernden Gliedmaßen, Liegenbleiben in Vertiefungen. In manchen Fällen kehrt das Aufstehvermögen nach spontaner (oder medikamentöser) Beruhigung zurück, doch sind dann oft weiterhin Bewegungsstörungen (breitbeiniges Stehen, ataktisch-hypermetrischer Schritt der Vorderbeine, steif-taumelnder Gang, Ausbrechen aus der Weide) und fortschreitende Abmagerung zu beobachten. In anderen Fällen setzen immer wieder erneute Krämpfe ein, die binnen 24 h zum Tode führen können; die Letalität beträgt nicht selten > 50%. Im Blutserum sind Gesamt-Bilirubingehalt sowie die Aktivitäten von AST, γGT und CK erhöht.

Sektion: Hirn-Rückenmarks-Flüssigkeit vermehrt, Blutfülle und Ödem der Lunge, subepi- und -endokardiale Blutungen; *histologisch*: perivaskuläres Hirnhautödem im Kleinhirnbereich; Auftreten ungewöhnlicher, konzentrisch-lamellärer Körperchen im rauhen endoplasmatischen Retikulum der Hepatozyten.

Diagnose: Klinisches Bild und Überprüfung der Samenanlagen des verfütterten Grases geben wichtige Fingerzeige; in warmem Wasser treten die Nematoden-Älchen aus ihren Gallen aus. Der Toxinnachweis bedarf eines geschulten Labors. *Differentialdiagnostisch* sind Weidetetanie (Kap. 10.5.4.1), andere der in diesem Buchabschnitt aufgeführten fütterungsbedingten ZNS-Intoxikationen sowie Hirnrindennekrose (Kap. 10.5.5) und Bovine Spongiforme Enzephalopathie (Kap. 10.3.9) zu erwägen.

Beurteilung: Deutlich erkrankte Rinder erholen sich nur ausnahmsweise. 1–2 Wochen nach Abtrieb von der toxischen Weide können noch weitere Erkrankungsfälle, in der Folge auch Aborte auftreten.

Behandlung: Exposition mit dem befallenen Gras unterbinden, aber Tiere beim Umtreiben nicht beunruhigen. Die symptomatische parenterale Gabe von Magnesiumsalzen oder Neuroleptika ist offenbar nur in frischen, weniger schwer betroffenen Fällen sowie dann aussichtsreich, wenn die Patienten zudem gut betreut werden (regelmäßiges Tränken, u. U. per Sonde, und Umbetten); dabei erwies sich Chlordiazepoxid als für Schafe wirksam.

Prophylaxe: Da von befallenem Gras gewonnenes Heu jahrelang toxisch bleibt, wird empfohlen, die Vegetation solcher Flächen im Herbst abzubrennen. Wenn die Halme des betreffenden Grases lang genug sind, läßt sich seine Giftigkeit durch selektives Abmähen der Ähren vermindern. Junges Wimmera-Weidegras kann auch mittels Herbiziden (Paraquat, Diclofop-Methyl) zurückgedrängt werden.

10.5.41 Neuromykotoxikosen

M. Stöber

Erkennung und Unterscheidung der Neuromykotoxikosen von anderen Krankheiten des zentralen Nervensystems stützen sich auf die bestandsweise Häufung dieser Leiden nach Auftrieb auf Weiden mit bestimmten, witterungsbedingt (Regen, Dürre) stark pilzbefallenen Gräsern (u. U. erst als Heu verfüttert) oder Verabreichung von nicht immer erkennbar verdorbenen Futtermitteln, Nachweis des Befalls derselben mit giftbildenden Pilzen sowie der tremorgenen Mykotoxine. Das früher als *»moldy corn poisoning«* bezeichnete Leiden wird heute, je nach den dabei beteiligten Pilzen (Aspergillus spp., Fusarium spp.) und Toxinen, als *Aflatoxikose* (Kap. 12.3.5), *Trichothezen-Toxikose* (Kap. 4.3.5.10) oder *Zearalenon-Toxikose* (Östrogenismus) eingestuft. Die auf Verengung zerebraler Gefäße beruhende *konvulsivische Form der Mutterkornvergiftung* (»nervöser« Ergotismus) wird in Kapitel 12.3.3 besprochen.

10.5.41.1 Paspalitrem-Toxikose

»Paspalum staggers« oder Paspalose ist eine weltweit auf mit Paspalum-Gräsern (Dallis-, Bahia-, Bermuda-, Knoten- oder Queckengras u. a.) bestandenen Weiden (oder nach Verfütterung ebensolchen Heus) vorkommende tremorgene Mykotoxikose. Sie beruht auf dem durch Nässe mit anschließender Dürre gefördertem Befall der Grasähren mit den mutterkornähnlichen, 2–4 mm großen, rundlichen gelben bis orangefarbenen Sklerotien von *Claviceps paspali*; solche Ähren werden m. o. w. »suchtartig« bevorzugt gefressen. Die von diesem Pilz gebildeten Paspalitreme bedingen bald nach Weideauf- oder -umtrieb zerebellospinale Ausfallserscheinungen: Geräuschempfindlichkeit; Milchrückgang; Speicheln; Durchfall; generalisiertes Muskelzittern, zunächst nur bei Bewegung, später ständig; Kopfnicken oder -schütteln; pendelndes Vor- und Zurückschaukeln des Körpers; nach dem Antreiben: ausgeprägte Ataxie mit stelzendsteppendem Gang und Inkoordination mit Seitwärtstreten, wiederholtem Umfallen, vorübergehendem Festliegen in Brustlage und/oder ungelenk-rudernden Aufstehversuchen, mitunter auch Aggressivität; nach Beruhigung zeitweilig normales Verhalten; manche Patienten zeigen zudem Speicheln, Durchfall oder Abmagerung. Tödlicher Ausgang ist selten und beruht meist auf sekundärem Unfall (Sturz in eine Vertiefung, Verschluckpneumonie); betroffene trächtige Tiere abortieren nicht. Bei rechtzeitigem Abtrieb von der betroffenen Weide tritt meist binnen 8–14 Tagen Spontanheilung ein. Von leichter Liquorvermehrung abgesehen sind Sektions- und histologische Befunde negativ. Differentialdiagnostisch ist nervöser Ergotismus (Kap. 12.3.3) zu bedenken.

10.5.41.2 Lolitrem-Toxikose

»Perennial ryegrass staggers«, migram, eine reversible mykotoxisch bedingte Funktionsstörung des ZNS, ist bislang im Vereinigten Königreich, den Niederlanden, USA, in Neuseeland, Australien und Argentinien beobachtet worden. Sie ist an das Beweiden von deutschem Weidelgras (*Lolium perenne* = ausdauernder Lolch, englisches Raygras) oder Hybriden desselben sowie daran gebunden, daß das Gras von *Acremonium loliae* (= *Neotyphodium lolii*) befallen ist. Der in Blattscheiden, Blütenstielen und Samen vegetierende, bei Betrachtung nicht auffallende Pilz produziert die *Lolitreme A, B, C* und *D*, von denen Typ B besonders neurotoxisch ist, sowie *Ergovalin*. Die klimabedingt im Sommer/Herbst einsetzende Vermehrung von *A. loliae* führt zu Erkrankungen bei den auf solchen Weiden laufenden Rindern, Schafen oder Farm-Hirschen, wobei die Morbidität – v. a. bei gleichzeitiger thermischer Belastung – $\leq 80\,\%$ erreichen kann. Einige Tage nach Auftrieb zeigen sich: Zittern und Nicken des Kopfes, zunehmende Erregbarkeit (auf Geräusche und Antreiben), Muskelzukken, Inkoordination, steifer bis ruckender Gang mit häufigem Niedergehen in Brust- bzw. Seitenlage (mit nach hinten gestreckten Hinterbeinen bzw. Opisthotonus, Nystagmus, steifbeiniges Rudern); Milch- und Mastleistung gehen zurück, bei Jungbullen auch der Testosterongehalt im Plasma. Beim Ausruhen lassen die Krankheitserscheinungen nach, und das betreffende Tier verhält sich bis zum nächsten Antreiben (→ erneuten Anfall) normal. Die meist auf zufälliger Komplikation beruhende Verlustrate ist gering. Bei der Zerlegung erweist sich die Muskulatur als blaß; histologisch zeigen sich hyaline Muskelnekrosen, in verschleppten Fällen auch zerebelläre PURKINJE-Zelldegeneration. Differentialdiagnostisch sind die übrigen Neuromykotoxikosen und nervöser Ergotismus (Kap. 12.3.3) sowie Tunikamycin- und Tryptaminalkaloid-Toxikose (Kap. 10.5.40, 10.5.39) in Betracht zu ziehen. Die Behandlung besteht in sofortigem schonendem Umtreiben auf gesunde Weide, die Vorbeuge in Kontrolle des Acremonium-Befalls.

10.5.41.3 Penitrem-, Verruculogen- und Fumitremorgen-Toxikose

»Soil-borne-« oder »marsh staggers«, eine in Australien, Neuseeland und dem Vereinigten Königreich beobachtete, der Lolitrem-Toxikose (s. o.) gleichende Krankheit scheint nicht auf der Wirkung von Lolitremen, sondern auf derjenigen anderer *Tremorgene* zu beruhen. Sie werden offenbar im Erdboden, und zwar v. a. von *Penicillium canescens, P. verruculosum, Aspergillus fumigatus* und *A. fischeri* gebildet (→ *Penitreme, Verruculogen* bzw. *Fumitremorgen*) und entweder innerhalb der Gräser nach oben transloziert oder zusammen mit der bei dürrebedingter Futterknappheit vom Weidevieh zwangsläufig verzehrten Erde aufgenommen. Ebensolche Erkrankungen wurden zudem nach dem Verfüttern von Geflügeleinstreu festgestellt, die durch solche Pilze befallen war. Sie finden sich bezeichnenderweise auch im Kot der betroffenen Rinder (→ Weiterverbreitung).

10.5.41.4 Diplodiose

Diese auf Befall von Maiskolben oder -körnern sowie aus solchen gewonnenen Schrots mit *Diplodia maydis* beruhende, endemisch auftretende Neuromykotoxikose wurde bislang v. a. in Südafrika beobachtet. Sie äußert sich 2–8 Tage nach Aufnahmebeginn in m. o. w. stark ausgeprägter Bewegungsunlust, Muskelzittern, breitbeinigem Stehen, steifem ataktisch-inkoordiniertem Gang mit abnorm hohem Anheben der Beine, wiederholtem Niederstürzen, Parese oder Paralyse, Tränen und Speicheln. Im 2. bis 3. Drittel der Trächtigkeit exponierte weibliche Rinder neigen zu Abort oder vorzeitiger Geburt lebensschwacher Kälber. Die Bewegungsstörungen pflegen 1–8 Tage nach Absetzen des befallenen Futters zurückzugehen, können aber auch rezidivieren oder von vornherein dauerhaft sein. Bei chronischer Erkrankung sowie bei intrauterin exponierten Kälbern ist histologisch ausgebreiteter subkortikal-laminärer Status spongiosus von Hirn und Kleinhirn festzustellen. Das Leiden läßt sich mit länger bebrüteten Reinkulturen von D. maydis experimentell auslösen; das Mykotoxin ist noch nicht analysiert.

10.5.41.5 Aspergillus-clavatus-Toxikose

Aspergillus clavatus ist ein stark toxinbildender Befallspilz, der beim Verfüttern betroffener Malzkeime oder anderer Getreidekeimlinge (Gerste, Weizen, Hirse, Mais) an Rinder bestandsweise akute *tremorgene Mykotoxikose* (»Malzkeimvergiftung«) auslöst: Schreckhaftigkeit, erregtes Umherlaufen, Stampfen, Berührungsempfindlichkeit/verstärkte Abwehr, Freßunlust, Speicheln, Milchrückgang, Muskelzittern (Flanke → ganzer Körper), Harnträufeln, Ataxie, steifbeinig-kurzschrittiger Gang, Überköten, Taumeln, Auf- und Niedergehen, Parese/Paralyse der Nachhand, teilweise auch Diarrhoe; die Erscheinungen pflegen beim Antreiben der Patienten deutlicher zu werden und nach Ruhepausen nachzulassen. Bei fortgesetzter Toxinaufnahme kommt es zum Festliegen mit Opisthotonus sowie zu Todesfällen. Die Sektion ergibt rasch einsetzende Totenstarre, grauweißliche fischfleischartige Herde von hyaliner Myodegeneration und -nekrose sowie petechiale Blutungen in Kruppen- und Ankonäenmuskulatur, Herzmuskelnekrosen, Entzündung von Dünndarm- und Harnblasenschleimhaut sowie Blutfülle der Meningen. Histologisch zeigt sich primäre Axonopathie mit sekundärem Myelinverlust in auf- und absteigenden Bahnen aller Rückenmarkssegmente. Die Behandlung besteht in sofortigem Absetzen des verpilzten Futters, nötigenfalls auch Sedation. Deutlich erkrankte Tiere sind i. d. R. verloren oder bleiben dauerhaft lokomotorisch sowie im Harnabsatz behindert und damit unwirtschaftlich. Bei dem in solchem von A. clavatus befallenem Futter (meist Brauereirückstände) enthaltenen Mykotoxinen handelt es sich vermutlich um die Tremorgene *Tryptoquivalin* und *-valon*.

10.5.42 Zecken-Paralyse

M. Stöber

Definition, Ursachen, Vorkommen: Durch *paralytisch wirkendes Neurotoxin* von > 40 verschiedenen Schild- und Lederzeckenarten ausgelöste symmetrische, aszendierende motorische Lähmung von Skelett- und Atemmuskulatur (»Zeckenlähme«). Von dieser Zekkentoxikose werden in Südosteuropa, Afrika, Australien, Nord-, Mittel- und Südamerika sowie Japan v. a. Schafe, aber auch andere Haustiere, darunter gelegentlich Rinder (insbesondere Kälber und Jungrinder), sowie der Mensch betroffen; als solches Toxin an Rinder abgebende Zecken sind bislang erkannt: *Haemaphysalis punctata, Dermacentor andersoni, D. occidentalis, Ixodes holocyclus, I. pilosus, I. rubicundus, Rhipicephalus evertsi* und *Amblyomma cajannense*. Für das Zustandekommen der im Frühling oder Frühsommer auftretenden »tick paralysis« ist bei schildzeckenbedingter Erkrankung offenbar eine bestimmte Bürde an begatteten weiblichen Imagines erforderlich, deren toxische Phase dem 4./5. Tag des Blutsaugens entspricht; für die von Lederzecken ausgelöste Lähmung genügt dagegen u. U. der Biß einer einzelnen Zeckenlarve.

Pathogenese: Das auf bislang unbekannte Weise entstehende Toxin bewirkt, vermutlich durch Beeinflussung der Neuronenmembranen, motorische Polyneuropathie. Diese bedingt nicht nur schlaffe tetraplegische Lähmung, sondern beeinträchtigt auch die Atemtätigkeit, was zu respiratorischer Azidose und schließlich zum Tod durch Ersticken führt.

Symptome, Verlauf: Wenige Tage nach Beginn der Zeckenexposition tritt allmählich zunehmende Inkoordination und Schwäche der Nachhand ein; sie setzt sich als fortschreitende Lähmung der Vordergliedmaßen- und schließlich auch der Atemmuskulatur fort, wobei die Atemfrequenz ab-, die Herzfrequenz dagegen zunimmt; die Körpertemperatur bleibt normal. Schwer betroffene Patienten liegen dann mit ausgeprägter abdominaler Dyspnoe (und doppelschlägiger Inspiration) sowie Lähmung von Lippen- und Kaumuskeln, Speicheln und Mydriasis (Ausfall von Droh-, Lid- und Kornealreflex) fest; sie sterben nach 2- bis 3tägiger Erkrankung infolge Versagens der Atmung.

Sektion: Die Zerlegung ergibt außer Zeckenbißstellen keine besonderen Befunde.

Diagnose: Erscheinungsbild und Zeckenbefall bieten wertvolle Anhaltspunkte; im Gegensatz zu anderen, zeckenbißbedingten Rinderkrankheiten besteht bei Zecken-Paralyse kein Fieber. Bislang gibt es kein praktikables Verfahren zum Nachweis des Neurotoxins. *Differentialdiagnostisch* sind Botulismus (Kap. 10.5.13) und Schierlingvergiftung (Kap. 10.5.32 bis 10.5.34) zu erwägen.

Beurteilung: Bei noch nicht allzuschwer erkrankten Kälbern setzt nach sorgfältigem Ablesen aller Zecken bald Besserung und Heilung ein. Das Überstehen der Zecken-Paralyse schützt anscheinend nicht sicher vor erneuter Erkrankung.

Behandlung: Umgehendes Entfernen oder Abtöten sämtlicher den Patienten und den übrigen Tieren der exponierten Herde anhaftenden Zeckenstadien

(Kap. 2.2.4.4), wozu ratsamerweise dichtsitzende Schutzkleidung anzulegen ist; symptomatisch-unterstützende Maßnahmen.

Prophylaxe: Aufklärung der Tierhalter; Zeckenbekämpfung, u. U. auch Ausmerzen der als Zeckenreservoir dienenden Wildtiere; Meiden der gefährdeten Gebiete.

10.6 Haltungs- und umweltbedingte Beeinflussung zentralnervös gesteuerter Funktionen

M. Stöber

10.6.1 Verhaltensstörungen, Ethopathien

M. Stöber

Zur tierärztlichen Allgemeinuntersuchung gehört auch die Überprüfung des spontanen und reaktiven Verhaltens seiner Patienten. Sie bietet bei Erkrankungen des Bewegungsapparates, des zentralen Nervensystems sowie vielen anderweitigen Leiden oft wertvolle diagnostische Hinweise (s. Band über *»Die klinische Untersuchung des Rindes«*). Gewissenhafte Rinderhalter achten durch mindestens zweimal täglich vorzunehmende gründliche Beobachtung jedes Einzeltieres ihres Bestandes auf etwaige Abweichungen vom normalen Verhalten als erstem Krankheitszeichen; regelmäßiger näherer Umgang mit Hausrindern prägt zudem deren Vertrautheit und erleichtert somit ihre Nutzung. Die »Fitness« von Leistungstieren beruht nicht nur auf körperlicher Unversehrtheit, sondern auch auf Wohlbefinden; beide hängen von artgerechter Haltung, also der Berücksichtung bestimmter, tiergebundener Ansprüche, wie Bedarfsdeckung und Schadensvermeidung, ab: *»Wer ein Tier hält, betreut oder zu betreuen hat, muß es seiner Art und seinen Bedürfnissen entsprechend angemessen ernähren, pflegen und verhaltensgerecht unterbringen; zudem muß er über die für eine angemessene Ernährung, Pflege und verhaltensgerechte Unterbringung des Tieres erforderlichen Kenntnisse und Fähigkeiten verfügen«* (§ 1,1 und 1,3 des TSchG).

Wie andere Nutztiere versucht auch das Rind, artspezifische Triebe auszuleben; das gilt v. a. für sein exploratives und agonistisches Verhalten (nämlich Umwelterkundung bzw. Imponieren, Drohen, Angriff, Abwehr, Ausweichen oder Flucht). Ersteres wird, insbesondere von jüngeren Tieren, durch »neugieriges« Berühren mit Flotzmaul und Zunge, Beriechen sowie abschmeckendes Belecken alles Unbekannten befriedigt; letzteres umfaßt das im Alter von 1–2 Jahren und vorwiegend kampflos-spielerisch erfolgende Erringen und Aufrechterhalten des eigenen Rang- und Territorialanspruchs innerhalb der betreffenden Gruppe oder Herde. Erwachsene Rinder können ≤ 70 Herdegenossen »erkennen« und sich in Gruppen solcher Größe sozial einordnen. Explorations- und agonistischer Trieb können bei Anbindehaltung und heuarmer Fütterung nur unvollkommen befriedigt werden, was in »langweiliger«, ereignis- und veränderungsloser Umwelt zu Ersatz- oder Leerlaufhandlungen sowie zur Nachahmung abnormer Verhaltensweisen anregt. Diese werden zunächst nur gelegentlich ausgeübt, können aber mit der Zeit zur »Gewohnheit« werden und andere, nutzungsrelevante Tätigkeiten, etwa die Futteraufnahme, einschränken.

Beim artgemäß recht toleranten und zudem durch sein Wiederkauen mehr »beschäftigten« Rind sind dauerhafte haltungs- und ernährungsbedingte Veränderungen des Verhaltens weit seltener als bei Pferd und Schwein. Als solche Ethopathien gelten v. a. motorische Stereotypien, d. h. sich ständig wiederholende, sinnlos erscheinende Handlungsweisen, sowie übermäßiges exploratives oder agonistisches Verhalten. *Andere Bezeichnungen* hierfür sind: »Untugenden«, vices, behavioural problems, vicios, »Neurosen« oder »Psychosen«. Ausgeprägte Verhaltensstörungen sind tierschutzrelevant, weil hiervon betroffene Tiere sich selbst oder ihren Herdengenossen schaden können. Zur Behebung von Stereotypien geeignete operative Eingriffe sollten nur im Einzelfall, und zwar therapeutisch (nicht aber gruppenweise-vorbeugend) sowie nur dann vorgenommen werden, wenn die betreffende Ethopathie die Nutzung des betreffenden Tieres beeinträchtigt oder mit Nachahmung der von ihm geübten Verhaltensanomalie gerechnet werden muß (TSchG).

10.6.1.1 Lecksucht

Als »Lecksucht« wird der meist bestandsweise gehäuft bei älteren Jung- und/oder erwachsenen Rindern auftretende abnorme Trieb zum Belecken, Benagen, Ins-Maul-Nehmen und Abkauen oder Abschlucken von Dingen bezeichnet, die keine Futtermittel sind (Abb. 10-87 bis 10-89): eigenes Fell, Haarkleid von Nachbartieren *(excessive grooming)*, Erde *(Geophagie)*, Wurzeln, Steine, Wände, Holz, Rinde, Leder, Lumpen, Jauche, Streu, Mist (*Pica* oder *Allotriophagie*), Knochen oder Kadaverteile (*Osteo-* bzw. *Sarkophagie*) u. ä. m. Ggf. ist die Versorgung der betreffenden Herde mit Kochsalz (Natriummangel, Kap. 10.5.1), Phosphor (Osteomalazie, Kap. 9.17.5; puerperale Hämoglobinurie, Kap. 4.3.5.5), Eisen (Kap. 4.3.5.1), Kupfer (Kap. 12.3.11), Kobalt (»Darre«, Kap. 4.3.5.2) sowie der Gehalt der Ration an strukturierter Rohfaser (Kap. 6.6.8) zu überprüfen. Bei lecksüchtig erscheinenden Hochleistungskühen ist auch an »nervöse« Ketose (Kap. 10.5.7) zu denken. Gehäuftes, auf die eigenen Zitzen gerichtetes und z. T. erhebliche Erosionen bedingendes Lecken ist mitunter nach

Zitzendesinfektion mit natriumhypochlorithaltigen (bzw. lokal irritierenden) Mitteln zu beobachten und als Hinweis auf Natriummangel (bzw. Zitzenreizung) zu werten. Differentialdiagnostisch kommen v. a. Ektoparasitenbefall (Kap. 2.2.4ff) und AUJESZKYsche Krankheit (Kap. 10.3.7) in Frage. Ermittelte Ernährungsmängel sind abzustellen; Näheres hierzu ist angegebenenorts nachzulesen.

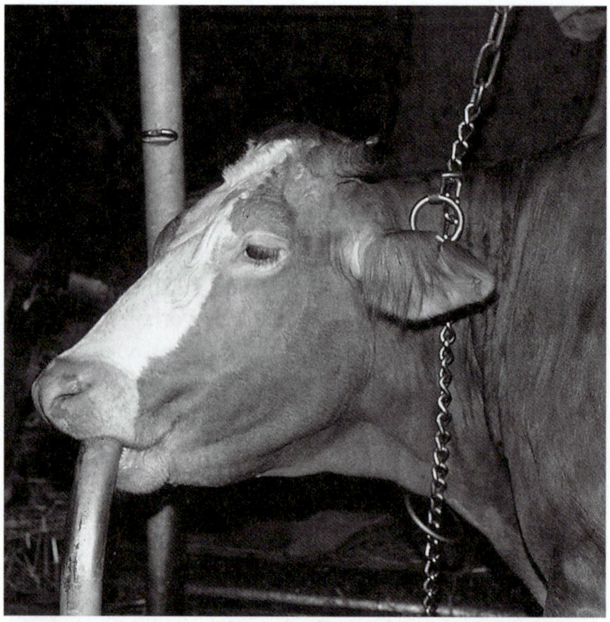

Abbildung 10-87 Ethopathien/Lecksucht: Wildes Belekken der Stalleinrichtung bei »nervöser« Ketose

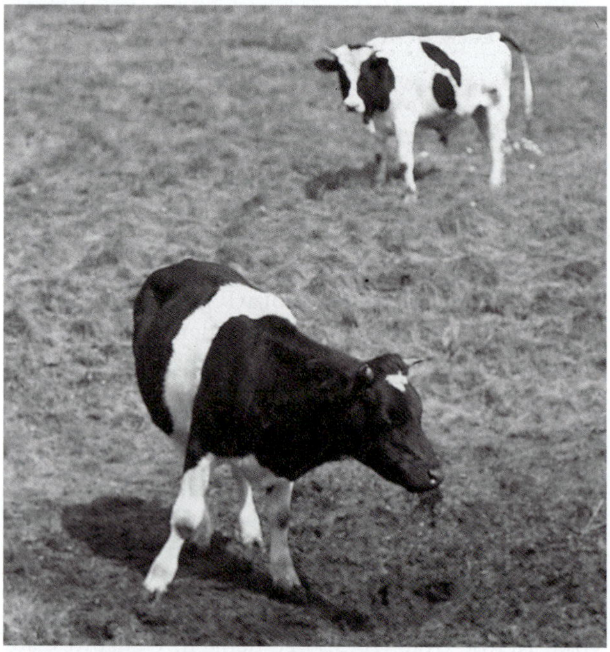

Abbildung 10-88 Ethopathien: Erde- und Mistfressen bei weidegangbedingtem Kochsalzhunger

Bei *Tränkekälbern* bezieht sich *übermäßiges Belecken (excessive grooming)* entweder auf den eigenen Körper (Einzelboxenhaltung: *self-licking*) oder auf Altersgenossen (Gruppenhaltung: *inter-licking*). Es ist vermutlich Ausdruck unbefriedigten Saugtriebs und/oder von Fasermangel und wird oft von »Scheinwiederkauen« (= »leeres« Kauen oder Bekauen abgeleckter Haare) begleitet. Solches Verhalten kann zu quastenlosen »Rattenschwänzen«, zum Abschlucken von Haaren sowie zur intraruminalen oder intraabomasalen Entwicklung von Zootrichobezoaren (Kap. 6.7.7, 6.9.7) führen; außerdem bietet es Anreiz zum »Scheinsaugen« und Harnsaufen (s. die beiden folgenden Abschnitte):

10.6.1.2 Besaugen

Schein- oder Fremdsaugen, inter-sucking, non-nutritive sucking ist eine bei gruppengehaltenen offeneimergetränkten Mastkälbern zu beobachtende Verhaltensstörung, die als Ausdruck unbefriedigten Saug- und Explorationstriebs sowie Rohfasermangels gilt: Beim mühelosen raschen Tränken aus nippellosem Eimer wird die Sauglust des Kalbes (im Gegensatz zum mühsameren Trinken an der Mutterzitze) nicht erschöpft; in der Umgebung des Maules verbleibende Milchreste regen zudem zum Ablecken an; schließlich bleibt bei reiner Tränkeernährung auch der »Zeitvertreib« des sonst schon in der 2. Lebenswoche einsetzenden Wiederkauens aus. Diese Umstände führen zu un-

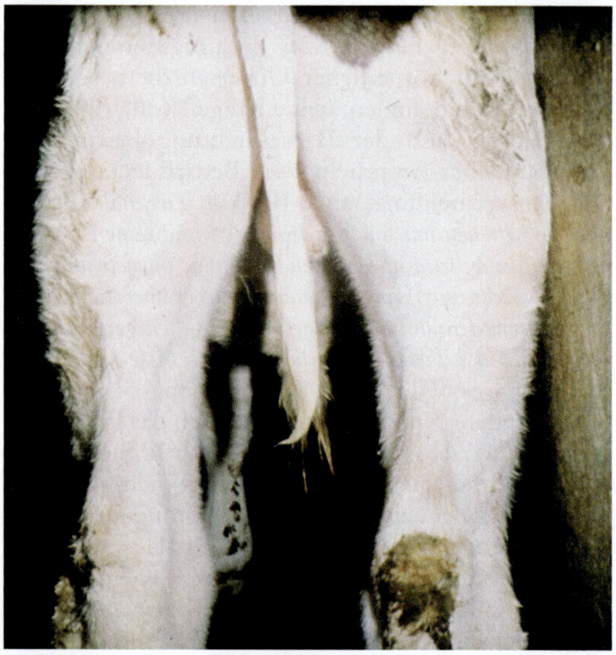

Abbildung 10-89 Ethopathien: Lecksuchtbedingte Alopezie an Hinterbacke und Schwanzquaste (»Rattenschwanz«) bei einem in einstreuloser Einzelboxe gehaltenen Tränkemastkalb (Ablecken der Haare als Faserersatz)

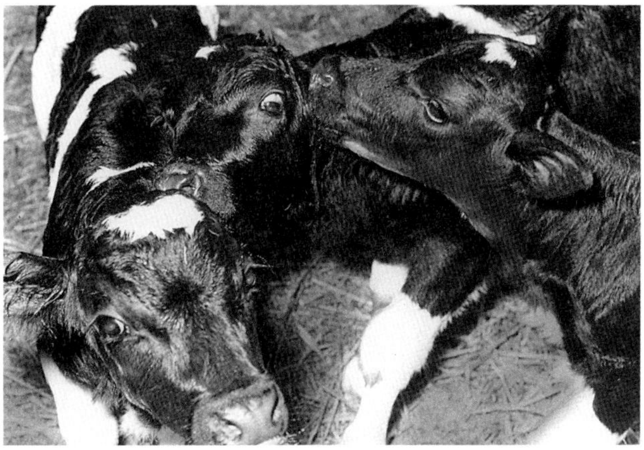

Abbildung 10-90 Ethopathien: Offeneimergetränkte Kälber beim gegenseitigen Besaugen der Ohren (Stillung des unbefriedigten Saugtriebs)

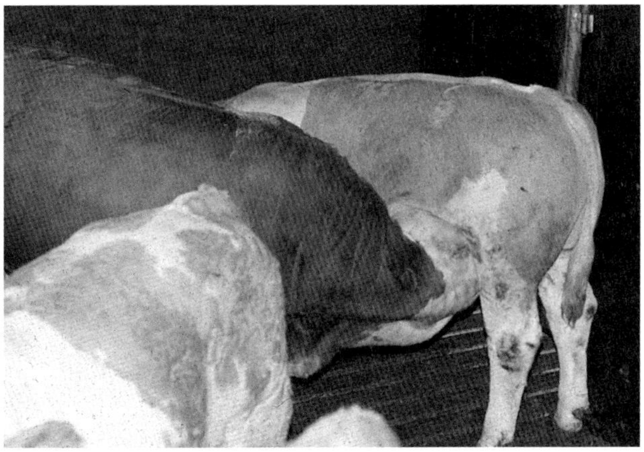

Abbildung 10-91 Ethopathien: Besaugen des Skrotums

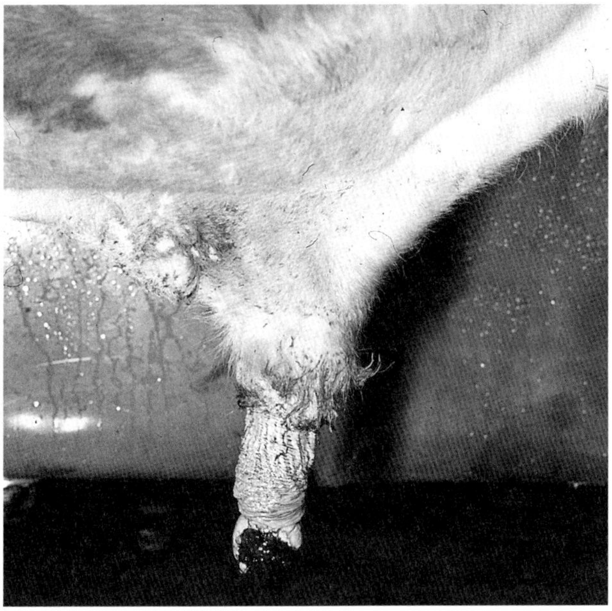

Abbildung 10-92 Ethopathien: Ansaugbedingte Balanoposthitis bei Mastbullen

mittelbar nach dem Eimertränken beginnendem, m. o. w. heftigem und teilweise von »Kopfstoßen« begleitetem gegenseitigen Besaugen hierzu geeigneter Körperteile, wie Flotzmaul, Zunge, Ohr, Nabel, Vorhaut, Hodensack oder Schwanz, das dann – zur »Gewohnheit« geworden – m. o. w. lange Zeit hindurch fortgeübt wird (Abb. 10-90 bis 10-92). Diese »Untugend« wird nach einer bestimmten Saugordnung betrieben, in der jedes zur betroffenen Gruppe gehörende Kalb seinen eigenen »Rang« als aktiv-saugender und/oder passiv-besaugter Partner hat. An letzterem können als Folge solchen Besaugens bestimmte Komplikationen m. o. w. gehäuft auftreten: Othämatom (Kap. 11.2.2.4), Entzündung von äußerem Gehörgang und Mittelohr (Kap. 11.2.3.2), Omphalophlebitis (Kap. 6.15.7), Balanoposthitis, Dermatitis oder Furunkulose (Kap. 2.2.2.5) am Skrotum. Das von männlichen Kälbern bevorzugte Besaugen des Präputiums kann Harnabsatz und Urinsaufen auslösen; das Harntrinken kann schlechte Entwicklung bedingen. Abhilfe: Kälber häufiger als zuvor tränken, kurz vor bis 1 h nach dem Tränken anbinden oder im Freßgatter festlegen, oder ihnen unmittelbar nach der Tränkung Kraftfutter verabreichen; Zufüttern von etwas Heu oder Stroh; Übergang zur Haltung in Einzelboxen während der ersten 6–10 Lebenswochen. Am wirksamsten ist der Wechsel zum Tränken mittels Nuckeleimer oder automatisierter Ventilsaugeranlage, was eine dem Trinken am Euter entsprechende Saugarbeit erfordert.

10.6.1.3 Milchsaugen

Das an den eigenen Zitzen, an bestimmten laktierenden Herdengenossinen (u. U. gegenseitig) oder »bei jeder sich bietenden Gelegenheit« betriebene Aussaugen der Milch (*Laktophagie, udder-* oder *milksucking, melkzuigen, chupeteo, succhiamento*; Abb. 10-93) ist eine v. a. in Großbetrieben (Intensivhaltung) bei Färsen und Kühen vereinzelt bis gehäuft zu beobachtende und hartnäckig beibehaltene Ethopathie von nutzungseinschränkender Bedeutung (→ Milchverlust, Erosionen und Stellungsanomalien der Zitzen, Ansaugmastitis). Als Ursachen gelten Fortbestehen des infantilen Schein- und Fremdsaugens (s. o.) und/oder zu langes Warten vor dem Melkstand (→ Spontanmilchfluß → Leck- und Saug- bzw. Besaugreiz). Abhilfe: Verschiedene vom Handel angebotene Vorrichtungen (Stachelhalfter, bedornter Nasenring [Abb. 10-94], an der Nasenöffnung anzubringende »Saugerplatten«, elektrische Nasenrückenbremse, Halskragen, Euterschützer) erweisen sich in praxi entweder als zu martialisch (→ Beunruhigung in der

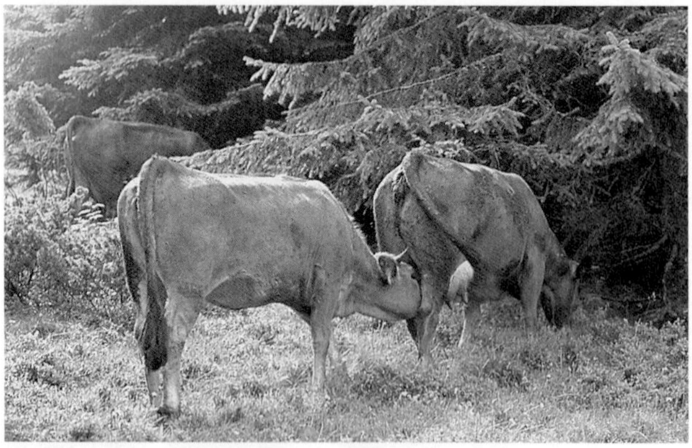

Abbildung 10-93 Ethopathien: Färse beim Milchsaugen

Herde) oder als wenig wirksam, weil findige »Milchsauger« ihre Kopfhaltung geschickt variieren; auch medikamentöse Sedation bleibt meist erfolglos. In manchen Fällen genügt es allerdings, dem milchsaugenden Tier einen Nasenring einzuziehen, um es von der »Unart« abzubringen. Anderenfalls bleibt nur getrennte Haltung oder Abschaffung des zur Nachahmung anregenden »Milchräubers« oder die möglichst frühzeitig vorzunehmende Zungenschleimhautresektion nach McCormack (Abb. 10-95 bis 10-98). Dieser Eingriff erfolgt am sedierten, im Notstand und mittels Nasenzange gut fixierten Tier: Einsetzen eines Maulgatters; kräftiges Vorziehen der Zunge mit einer an ihrer Spitze angesetzten Faßzange; Anlegen einer breiten elastischen Ligatur am Übergang von Zungenspitze zu Zungenkörper; örtliche Iodophor-Desinfektion; Infiltrationsanästhesie unmittelbar apikal der Ligatur; Resektion eines wenig vor dem Frenulum beginnenden und 3 cm hinter der Zungenspitze endenden, gut fingerbreiten und auch etwas Muskelgewebe enthaltenden Schleimhautstreifens an der Zungenunterseite; Verschluß des so gesetzten Defekts mit zwei kräftigen fortlaufenden Nähten (resorbierbarer Faden), deren erste Muskulatur sowie Submukosa erfaßt, während die als Reverdin-Naht auszuführende zweite Naht die Schleimhautwunde schließt. Postoperativ erhält der Patient Antibiotika parenteral sowie zwei Tage lang Schlappfutter. Die derart behandelte Zunge kann Zitzen nicht mehr rinnenförmig umfassen, wodurch das Milchsaugen meist dauerhaft unterbunden wird. Die Vorbeuge dieser »Untugend« besteht im Vermeiden ihrer Ursachen, bei familiärem Auftreten in entsprechender Zuchtwahl.

10.6.1.4 Harnsaufen

Diese »Unart« ist eine v. a. bei gruppengehaltenen Jungbullen (LM 80–400 kg), mitunter aber auch bei erwachsenen weiblichen Rindern, gehäuft zu beobachtende Verhaltensanomalie, die bei männlichen

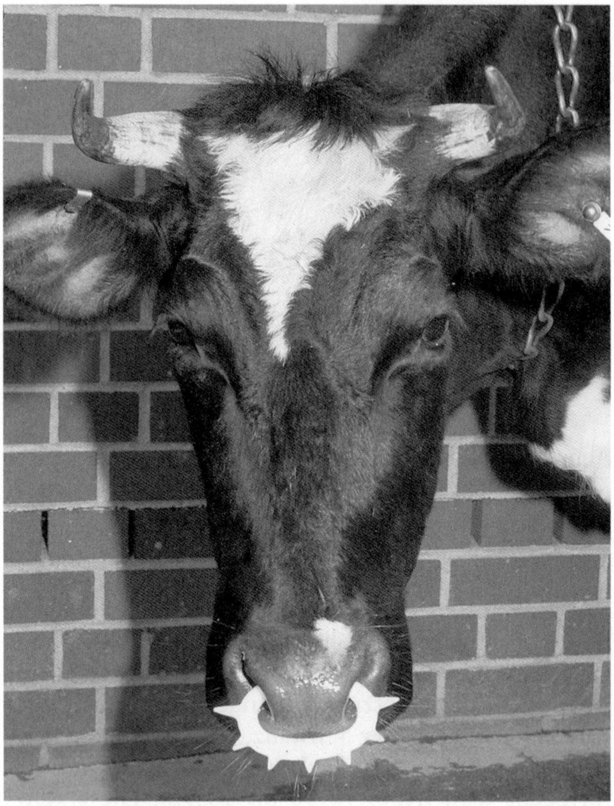

Abbildung 10-94 Dornentragender Plastik-Naseneinsatz zur Verhinderung des Milchsaugens

Tieren oft mit heftigem gegenseitigen Präputiumsaugen verbunden ist (s. o.). Derartiges Verhalten kann beim urinsaufenden Tier zu Indigestion, beim Partner zu schwerwiegender Balanoposthitis, Harnabsatzstörung und sogar zur Verstümmelung der Penisspitze führen, was fälschlich als »Kannibalismus« angesehen wurde. Ursächlich sind außer den schon oben für gegenseitiges Besaugen erwähnten Faktoren auch Natriumüberschuß des Milchaustauschers (→ erhöhten Wasserbedarf, Kap. 10.5.2) oder Natriummangel der Nahrung (insbesondere Maissilage; → Salzhunger, Kap. 10.5.1) in Betracht zu ziehen. Hierzu ist zu prüfen, ob ausreichend Wasser zur Verfügung steht; zutreffendenfalls ist der Natriumgehalt von Ration und Urin zu kontrollieren. Die Abhilfe besteht in Behebung ermittelter Ursachen sowie in sachgemäßer Vorbeuge gegenseitigen Besaugens (s. o.). Vom Harnsaufen zu unterscheiden ist das zum normalen Sexualverhalten geschlechtsreifer Bullen gehörende und von Flehmen begleitete *»Harnkosten«* des von weiblichen Rindern abgesetzten Urins; es dient der Genitalkontrolle auf Deckbereitschaft.

10.6.1.5 Masturbation

Die als normale Leerlaufhandlung einzustufende Onanie ist bei ≥ 8 Monate alten Bullen nicht selten

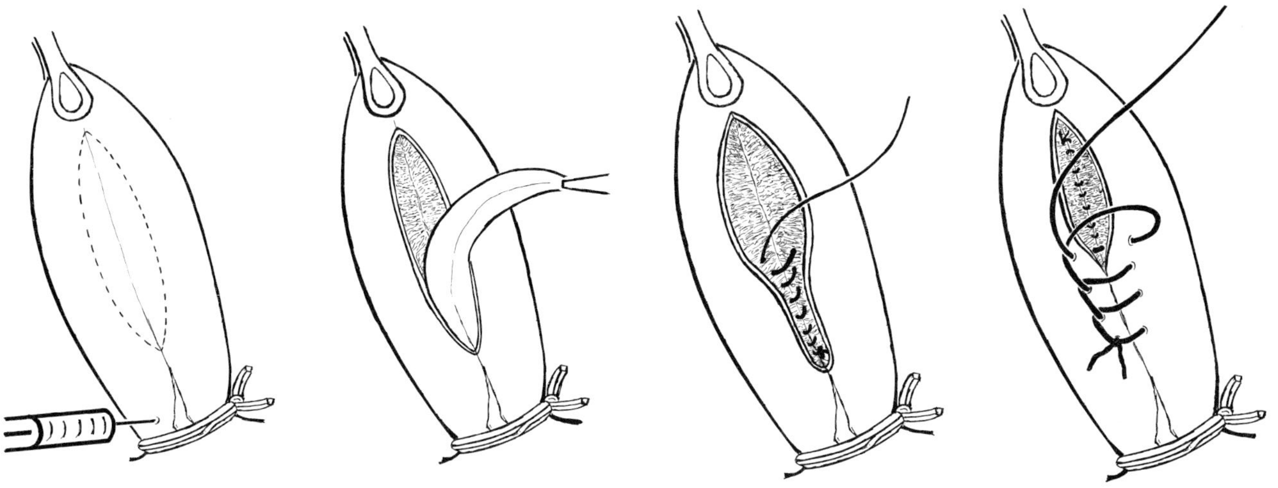

Abbildung 10-95 bis 10-98 Zungenschleimhautresektion nach McCormack: links außen: Ligatur der am sedierten Tier mittels Faßzange vorgezogenen Zunge am Übergang der Zungenspitze zum Zungenkörper, wo auch die Infiltrationsanästhesie zu setzen ist (Schnittlinienverlauf punktiert); Mitte links: Resektion eines etwa fingerbreiten Schleimhautstreifens der Zungenunterseite samt etwas Muskulatur; Mitte rechts: tiefe fortlaufende Naht und Submukosa; rechts außen: abschließende Reverdin-Naht der Schleimhaut

zu beobachten. Sie erfolgt unter Friktionsbewegungen des erigierten und emittierten Penis sowie finalem Absenken der Kruppe. Sie zeigt sich auch bei im Einsatz befindlichen Deck- und Besamungsbullen, deren Folge-Ejakulat dann etwas spermienärmer als sonst zu sein pflegt.

10.6.1.6 Gegenseitiges Aufreiten

Das »Buller-steer«-Syndrom wird bei laufstallgehaltenen *Mastbullen*, bei freilaufenden *Mastochsen* sowie bei im »feedlot« gehaltenen *spätkastrierten* und/oder *östrogen-/gestagenimplantierten Ochsen (»steers«)*, und zwar v. a. während der ersten 3 Wochen nach dem Zusammenbringen beobachtet. Die dabei immer wieder als »Untermann« (= »buller«) dienenden, d. h. den Aufsprung anderer Herdengenossen (= »rider«) duldenden Individuen können im Wachstum zurückbleiben oder Beschädigungen (After-Blasen-Schwanz-Lähmung, Kap. 10.2.10; Abriß der Achillessehne vom Fersenbein, Abb. 10-99; Gastroknemiusruptur, Kap. 9.5.9; Hüftgelenkarthrose oder -luxation, Kap. 9.4.10, 9.4.12; Verdecken in den After) erleiden. Deshalb sollten sie umgehend abgesondert und näher untersucht werden. Der »Aufreiter« kann sich beim plötzlichen Abrutschen vom »Untermann« Epiphysenfugenlösungen distal am Metakarpus (Kap. 9.7.9) zuziehen. Bei Laufstallhaltung läßt sich das Aufreiten durch einen in geeigneter Höhe horizontal angebrachten Elektro-Maschenzaun verhindern. Derartiges, zu Unrecht als »Homosexualität« bezeichnetes und auch bei männlichen Wildwiederkäuern vorkommendes Verhalten ist als ein die soziale Hierarchie erprobendes »ritualisiertes Spiel« und als Hinweis dafür anzusehen, daß der Untermann körperlich schwach oder krank ist.

Bei *freilaufenden weiblichen Rindern* kann *brunstbedingtes gegenseitiges Bespringen* zu Läsionen im Bereich von Kreuzbein, Schwanzansatz, kaudalem Ende des Rückenmarks und/oder Cauda equina führen (Kap. 9.1.8, 10.2.10).

10.6.1.7 Zungenspielen

Zungenschlagen, -rollen, -schleudern, Luftschnalzen (lengueteo, lengua serpentina oder *tic de la langue*; Abb. 10-100) ist eine bei angehobenem Kopf und weit

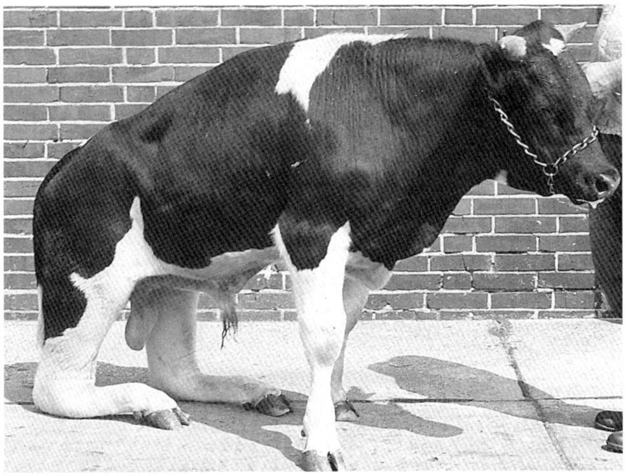

Abbildung 10-99 Durch wiederholtes Aufreiten bedingter beiderseitiger Abriß der Achillessehne samt Kalkaneus-Apophyse vom Fersenbein bei einem »Untermann«-Mastbullen (s. auch Osteochondrose, Kap. 9.17.6)

geöffnetem Maul mit selbstvergessener »Hingabe« betriebene orale Stereotypie: Dabei wird die Zunge entweder mit rückwärts umgeschlagener Spitze oder völlig eingerollt an den harten Gaumen gedrückt und innerhalb des Maules unter Schnalzen schlangenartig hin und her bewegt; oder sie wird ruckartig aus dem Maul hervorgeschnellt und außerhalb desselben auffallend schlängelnd bewegt. Das einzelne »Zungenspiel« dauert ≤ 5 min und geht mit Verminderung der Herzfrequenz einher; es kann mit Luftabschlucken (Aerophagie, »Koppen«) verbunden sein. Die offensichtlich in jedem Lebensalter »erlernbare« und scheinbar durch Nachahmung weiterverbreitete »Untugend« wird mitunter schon bei Kälbern, vorwiegend aber bei Mastrindern, vereinzelt auch bei adulten Tieren beobachtet; jüngere Individuen zeigen sie auch im Liegen, ältere nur im Stehen, wobei der Lendenbereich nach unten durchgedrückt wird. Diese Stereotypie wird vorwiegend während der ereignisarmen und ernährungsmäßig möglicherweise nicht vollwertigen Stallhaltung ausgeübt, was ≤ ⅙ der Tageszeit beanspruchen sowie zur Vernachlässigung der Futteraufnahme mit Indigestion und unbefriedigender Milch- oder Mastleistung führen kann. Während des Weideganges kann das Zungenspielen nachlassen oder verschwinden, nach erneuter Aufstallung aber wiederkehren. Als Ursachen werden – neben erblicher Veranlagung – Umwandlung des infantilen Leck- und Saugtriebs, Langeweile und Nachahmung, aber auch Faser-, Phosphor- oder Spurenelement-Mangel (z. B. Unterversorgung mit Eisen, Mangan, Kupfer oder Kobalt, Kap. 4.3.5.1, 12.3.10, 12.3.11 bzw. 4.3.5.2) in Betracht gezogen. Beweise hierfür

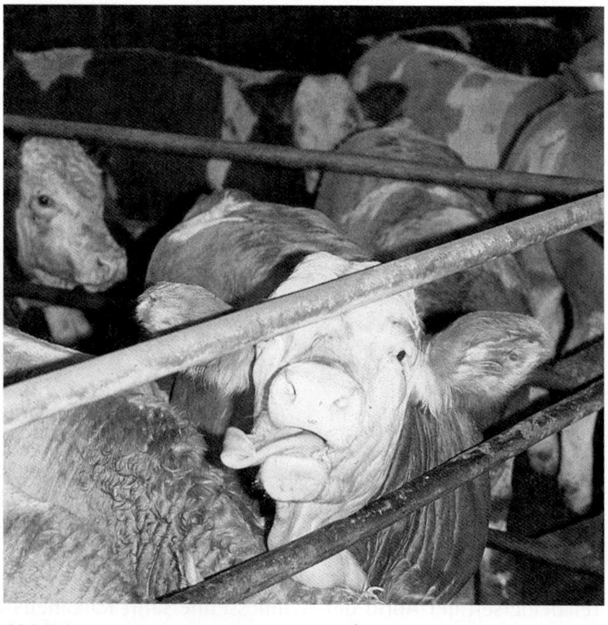

Abbildung 10-100 Ethopathien/Zungenspielen: Zungenschlagender Mastbulle

stehen bislang noch aus; insbesondere läßt sich diese »Unart« offenbar nicht durch entsprechende Aufbesserung der Ernährung beeinflussen. Differentialdiagnostisch ist an die bei »phalaris staggers« mitunter zu beobachtende Bewegungsstörung der Zunge (Kap. 10.5.39) zu denken. Zur Abhilfe des Zungenspielens eignen sich: Anbieten der Tränke (je nach Lebensalter: Milch, Milchaustauscher oder Wasser) im Saugeimer oder Einziehen eines Zungenspielerringes nach Strub (Abb. 10-101, 10-102): Dieser wird am angebunden stehenden Tier eingesetzt, dessen Zunge vom kopffixierenden Helfer kräftig hervorgezogen wird. Mit der zugehörigen Zange wird der offene Ring dann nahe der Zungenwurzel über das (doppelte) Zungenbändchen hinweg zungenwärts gedrückt und die Zange kräftig geschlossen: Nun »zwängt« der Ring das Zungenbändchen beim Vorstrecken der Zunge ein, was in etwa ¾ aller Fälle zum Erfolg führt. Andernfalls ist die oben erläuterte Zungenschleimhautresektion nach McCormack vorzunehmen (s. Milchsaugen). Die Vorbeuge des Zungenspielens zielt auf Vermeidung ihrer Ursachen. Forensisch gilt diese Verhaltensstörung als erheblicher und verborgener Mangel.

10.6.1.8 »Leineweben«

Diese auch *»Barrenwetzen«, Kopfreiben, »tic de l'ours«* oder *»tisser«* genannte Störung ist eine beim Rind nur selten auftretende Bewegungsstereotypie, bei welcher das betreffende Tier in Erwartung von Aufmerksamkeit oder Futter, oder aus Langeweile mit Kopf und Hals pendelnde Hin- und Herbewegungen (wie ein Weberschiffchen) ausführt. Dabei kann es sich seine Hörner am Barren m. o. w. stark abscheuern. Die Verhaltensanomalie pflegt zeitlebens anzuhalten, innerhalb des Bestandes aber nicht »Schule« zu machen. Über Behandlungsversuche ist nichts bekannt.

10.6.1.9 Aufwerfen von Streu oder Futter

Senken und pendelndes »Verstecken« des Kopfes, Brummen und Bodenscharren sowie Aufwerfen der Einstreu mit dem Kopf oder den Hörnern gehört zum Drohverhalten geschlechtsreifer Bullen. Bei ihnen wird es v. a. bei Annäherung von Fremden sowie beim Abholen, d. h. dann beobachtet, wenn das betreffende Tier mittels Führstange am Nasenring erfaßt werden soll, und gilt als Maß für dessen Aggressivität. Manche angebunden oder im Laufstall gehaltenen Rinder zeigen m. o. w. gewohnheitsgemäß Futterwerfen oder -schleudern, indem sie vorgelegtes Rauh-, Grün- oder Saftfutter mit dem Maul erfassen und mit ruckartiger Kopfbewegung seit- oder rumpfwärts werfen oder sich damit den Körper zu wischen versuchen; andere Tiere schleudern ihr

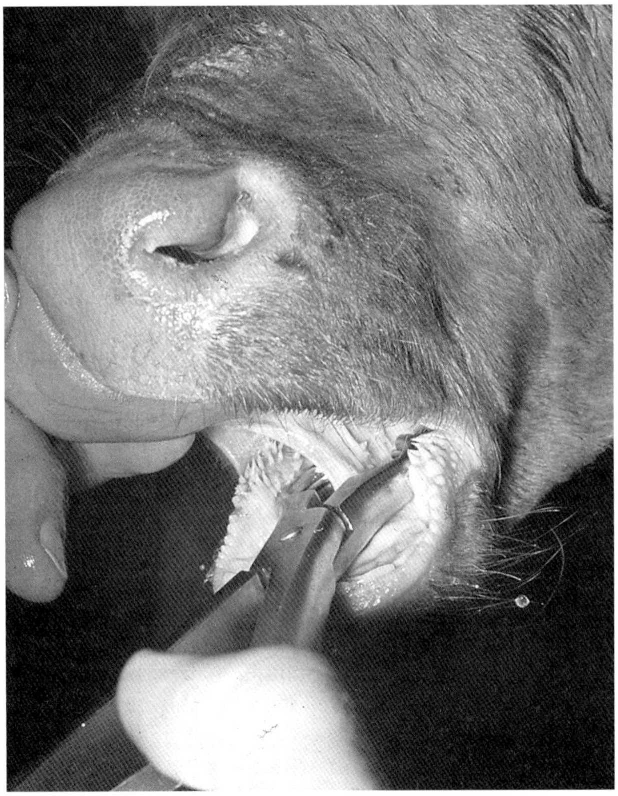

Abbildung 10-101 Einsetzen eines Zungenspielerringes nach STRUB

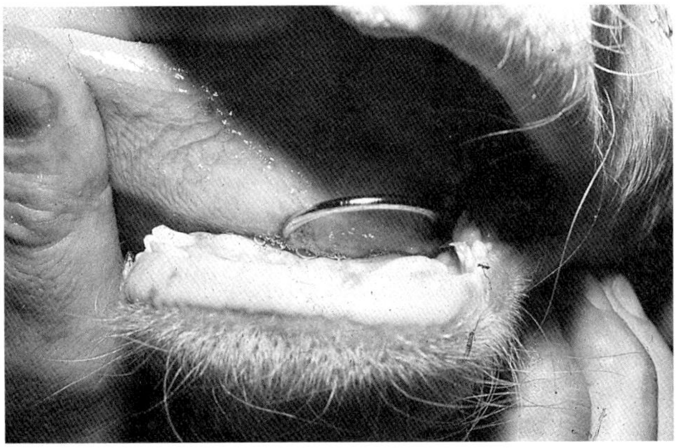

Abbildung 10-102 Zungenspielerring in situ

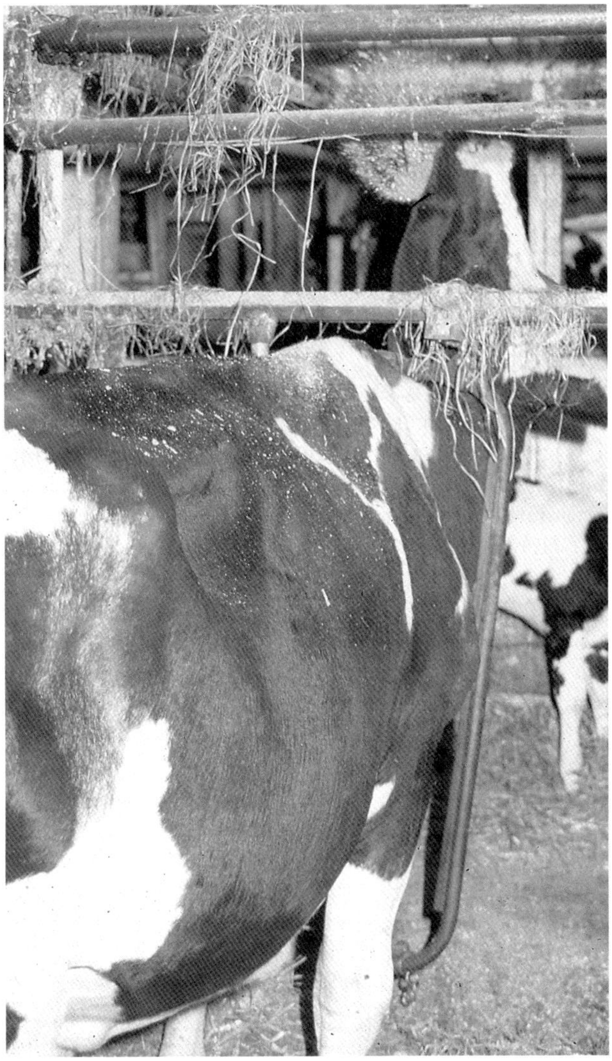

Abbildung 10-103 Ethopathien: Futteraufwerfende Kuh

Futter mit der Nase oder den Hörnern umher (Abb. 10-103). Es fällt dann teils auf den Rücken des »Werfers«, teils auf die umgebenden Einrichtungen, was Futtervergeudung und vermehrte Stallarbeit bedingt. Als Ursache dieses, bei älteren Tieren öfter als bei jüngeren und im Mittellangstand häufiger als im Kurzstand, nicht aber auf der Weide zu beobachtenden »Benehmens« werden Futterselektion, Körperpflege, Juckreizbefriedigung (Fliegenbefall), zu hoch liegender Trog oder Leerlaufhandlung vermutet. Zur Abhilfe entwickelte, am Kopf anzubringende Entwöhnungsgeräte (z.B. von Horn zu Horn laufende, mit »Stirn«-Gewicht beschwerte Kette oder schwerer Nasenring) bewähren sich nur unzulänglich; ortsfest einzubauende Abweisbügel können das artgerechte Aufstehen behindern.

10.6.1.10 Verdrängen von Freßplatz oder Tränke

Gegenseitiges Verdrängen durch Stoßen oder Aufreiten ist bei Lauf- und Offenstallhaltung, und zwar dann zu beobachten, wenn nicht genügend Freßplatzbreite pro Tier oder nur unzureichender Zugang zu Wasser verfügbar ist. Dabei spielen aber außer der auf Körpergewicht, Lebensalter sowie Hornform und -größe beruhenden Rangstärke auch Hunger (Futtermangel) und Durst (Tränkemangel, Kap. 10.5.2) bzw. Salzversorgung (Kap. 10.5.1), gelegentlich jedoch »boshafte«

Einzeltiere eine Rolle. Daher wird die soziale Rangordnung der betreffenden Tiergruppe in den genannten Situationen nicht selten durchbrochen.

10.6.1.11 Reihenfolge des Zutritts zum Melkstand

Entsprechendes gilt für die Reihenfolge des Zutritts von Milchkühen zum Melkstand: In der Abkalbesaison entwickelt sich hierfür eine meist »respektierte« Melkordnung, doch können sich hochlaktierende Kühe »vordrängeln«, deren Milch zu diesem Zeitpunkt mitunter schon spontan abfließt; lahme Tiere fallen dagegen u. U. in der Melkordnung zurück. Abhilfe: Beseitigen der von Fall zu Fall ermittelten Ursachen des mitunter deutlichen Leistungsrückgang bedingenden Verdrängens, Änderung der Melkzeiten, erforderlichenfalls auch Enthornung (Kap. 2.4.5.2) der Herde.

10.6.1.12 Stoßen anderer Rinder

Zu m. o. w. aggressivem Stoßen anderer Rinder kommt es bei Weidegang oder Laufstallhaltung v. a. dann, wenn die aus Tieren unterschiedlicher Ursprungsgruppen zusammengesetzte Herde erstmals im Jahr ausgetrieben oder umgestallt wird, neue Tiere hinzugebracht werden (Rangordnungskämpfe) oder die Besatzdichte im Maststall oder im Warteraum der Melkanlage hoch geworden ist (→ Unterschreiten der Ausweichdistanz). Entsprechendes gilt für Verladung und Transport von Rindern unterschiedlicher Herkunft. Manche hartnäckigen Angreifer können dabei bestimmte, meist jüngere, körperlich schwächere oder kranke Stall- oder Weidegenossen erheblich belästigen (→ Leistungsabfall) und beschädigen (Blutergüsse, Hautverletzungen, Rippenfrakturen). Abhilfe ist durch tiergerechten Umgang, Enthornung der Herde (Kap. 2.4.5.2), nötigenfalls auch Kastration (Kap. 8.1.3, 8.1.4) oder Abschaffung der aggressiven Tiere sowie Zuchtwahl zu erlangen. In diesem Zusammenhang ist darauf hinzuweisen, daß die Zuordnung einzelner Tiere zu bestimmten Leistungsgruppen besser durch entsprechende Einstellung der Fütterungsautomatik als durch räumliches Umsetzen erfolgt, weil sonst der zwangsläufigen Rangeleien wegen mit Produktionsrückgang zu rechnen ist.

10.6.1.13 Widersetzlichkeit und Bösartigkeit

Aggressivität erwachsener Rinder gegenüber dem Menschen ist oft, aber nicht immer, schon an ihrem drohenden Imponiergehabe (Brummen, Kopfsenken, Scharren mit den Vorderbeinen) erkennbar. Als bösartig ist ein Rind dann zu bezeichnen, wenn es durch sein Verhalten dem betreuenden Menschen trotz Beachtung der üblichen Sorgfalt Schaden zufügen kann. Solche Aggressivität richtet sich mitunter nur gegen Fremde, manchmal aber auch gegen Betriebsangehörige, u. U. nur gegen bestimmte, dem betreffenden Tier unbeliebte Personen, die sogar unabhängig von ihrer Bekleidung »wiedererkannt« werden. Diese »Unart« äußert sich von Fall zu Fall in Stoßen, Gegen-die-Wand-Drücken, Zur-Seite-Drängen, Schlagen oder Treten. Derartige Verhaltensweisen sind nur selten angeboren oder Teilerscheinung der weiblichen Brunst; meist werden sie aufgrund fehlenden sozialen Betreuerkontakts oder schlechter Erfahrung (wiederholte grobe Mißhandlungen) erworben; manchmal sind sie dagegen Folge einer Umstallung oder Umgruppierung, oder aber Ausdruck verborgener Schmerzen. Nymphomane Brüller-Kühe benehmen sich oft ebenfalls ziemlich aggressiv. Schließlich kann auch die Exposition gegenüber Streuspannung (Kap. 10.6.3) zu unerklärlicher Abwehrbereitschaft einzelner oder mehrerer Tiere führen. Deck- und Besamungsbullen ordnen sich u. U. nur bestimmten Wärtern unter; auch pflegen sie nach Deckpausen oder bei altersbedingter schmerzhafter Bewegungsstörung (Spondylarthrose, Kap. 10.2.9) unleidig zu werden. Die Vorbeuge von Widersetzlichkeit und Bösartigkeit besteht in ruhig-fürsorglichem, Zutrauen erweckendem, aber dominanzbetonendem Umgang, erforderlichenfalls auch in Enthornung der Herde oder Betreuerwechsel; beim Bau von Deck- und Besamungsstationen sowie Schlachthöfen sind geeignete Schutz- und Fluchtmöglichkeiten für das dort tätige Personal einzuplanen.

10.6.1.14 Heruntertreten des Melkzeugs

Diese »Unart« läßt bei Einzeltieren auf unerkannt gebliebene Erkrankung von Zitzen oder Euter (beginnender Sonnenbrand, Kap. 2.2.7.3; Sommerwunden, Kap. 2.2.4.5), Milchsaugen (Kap. 10.6.1.3) oder Bovine Spongiforme Enzephalopathie (Kap. 10.3.9), bei gehäuftem Auftreten dagegen auf Reizung durch Desinfektionsmittel, schadhafte Melkbecher sowie übermäßigen Unterdruck oder »Streuspannung« in der Melkanlage (Kap. 10.6.3) schließen. Eine auf Nichtduldung des Melkgeschirrs gerichtete Bösartigkeit kann erst nach Prüfung der ebengenannten anderen Möglichkeiten angenommen werden; manche Kühe lassen sich z. B. nur von einer bestimmten Seite her melken.

10.6.1.15 Fressen der Nachgeburt

Innerhalb der ersten 3 Tage p. p., und zwar bei Pluriparen häufiger als bei Primiparen zu beobachtende, mit Beriechen, Belecken und Flehmen verbundene Plazentophagie (Abb. 10-104) entspringt vermutlich einem ursprünglichen Normaltrieb geschlechtsreifer weiblicher Rinder. Möglicherweise dient dieses bei Laufstallhaltung oder Weidegang leichter als bei Anbindehaltung zu realisierende und offenbar osmo-gustorisch gesteuerte Verhalten auch der Östrogenaufnahme bzw. dem Schutz des neugeborenen Kalbes vor Gefährdung durch Raubtiere.

10.6.1.16 Ausbrechen und »Verwildern« von Weiderindern

Zwischen gemeinsam weidenden Rindern gleicher Herkunft ergeben sich nach gegenseitigem »Kennenlernen« nur ausnahmsweise schwerwiegende Auseinandersetzungen. Zum Ausbrechen aus der Weide kommt es v. a. gegen Ende der warmen Jahreszeit (mit Häufungen zwischen 9 und 11 sowie 23 und 2 Uhr), und zwar meist infolge Gras- oder Wassermangels (Kap. 10.5.2), attraktiveren Futterangebots (z. B. Zukkerrüben) außerhalb der Standweide oder beim Defektwerden der Umzäunung; im letztgenannten Falle zeigen ältere Tiere oft auffallende »Standorttreue«. Plötzlicher bis panikartiger Ausbruch kann auf extremem Unwetter, Anfliegen von Kriebelmücken oder Dasselfliegen (→ »Biesen«), Hetzen durch wildernde Hunde oder aggressivem Einbrechen herumlaufender fremder Rinder in die betreffende Weide beruhen (s. u.). Wenn Jungrinder erst spät im Herbst von zuvor länger nicht kontrollierter Weide abgetrieben werden, sind mitunter einzelne Tiere nicht mehr auffindbar; sie können dann regelrecht verwildern und sogar draußen, vorwiegend in Waldungen, überwintern, wenn sie dort an Futter gelangen.

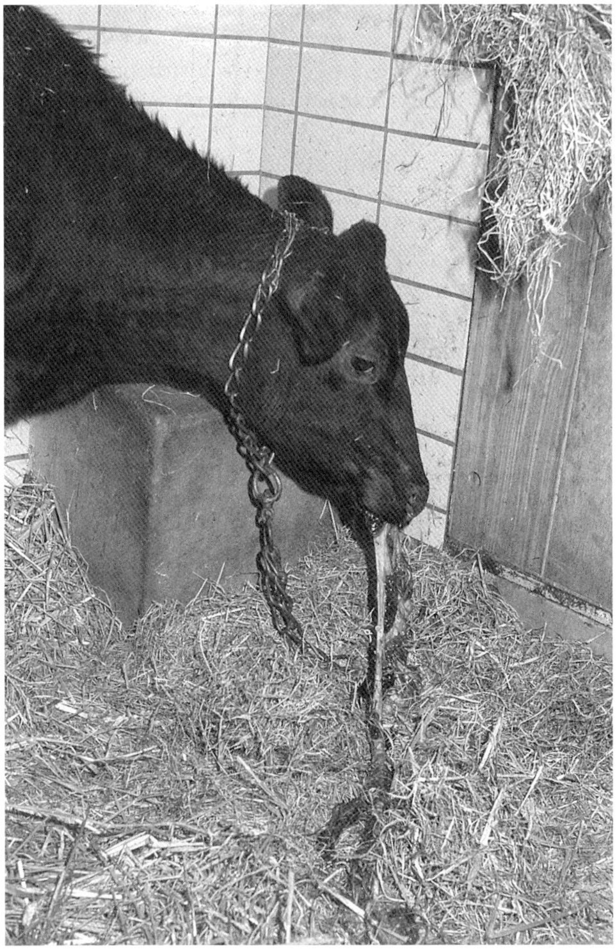

Abbildung 10-104 Fressen der Nachgeburt

10.6.2 Schreckreaktionen

M. Stöber

Definition: Gegenüber Umweltereignissen, die vom Menschen als beunruhigend empfunden werden (z. B. »Schallmauer«-Knall von Düsenjägern), verhalten sich Rinder – mit individuellen Unterschieden – meist ziemlich gleichgültig oder entwickeln bei wiederholter Exposition rasche Gewöhnung. Schwerwiegende, zu Flucht, Verletzung, u. U. auch zu Abort führende Schreckreaktionen sind trotz häufiger Exposition recht selten. *Andere Bezeichnungen*: Panik, Stampede, fright reaction.

Ursachen: Manche Rinder zeigen eine individuelle, offensichtlich an bestimmte äußere Umstände (Begegnung mit Hunden, Katzen, Kleinraubtieren oder Fahrzeugen; Erscheinen des Tierarztes in weißem Kittel u. ä. m.) oder Örtlichkeiten (dunkle Bereiche, Durchgang, Tenne, Straße, Graben, Brücke o. ä.) gebundene auffallende Scheu, Furchtsamkeit oder Aufregung. Derartiges angeborenes oder aus unliebsamer Erfahrung erworbenes Verhalten führt mitunter zu Verletzungen am betreffenden Tier oder beim Hilfspersonal, für die ggf. der Eigner verantwortlich ist, wenn er die zur Unfallvermeidung erforderliche besondere Sorgfalt trotz Kenntnis der Sachlage außer acht gelassen hat. Beunruhigungen beim Einfangen, bei Zwangsmaßnahmen, tierärztlichen Untersuchungen oder harmlosen Eingriffen (Impfungen) lösen nicht selten vorübergehende »Angstdiarrhoe« aus. Schwerer wiegende Gefahrenmomente ergeben sich bekanntermaßen auch beim Verladen und Transportieren von Rindern. Auffällige Ängstlich- oder Schreckhaftigkeit ist zudem ein Symptom der Bovinen Spongiformen Enzephalopathie (Kap. 10.3.9). Furchtbedingende Schreckerlebnisse stellen plötzlich einsetzende Naturkatastrophen (starkes Gewitter, heftiger Hagelschlag, Überschwemmung, Erdbeben), Ausfall der Tränkeversorgung (Kap. 10.5.2), Hetzen durch wildernde Hunde, Anflug von Kriebelmücken (Kap. 4.1.5.4) oder Dasselfliegen (Kap. 2.3.4.1), Angriff eines Bienenschwarmes, Brand oder Einsturz des Stallgebäudes,

Verkehrsunfälle, Lärm extrem tieffliegender Düsenflugzeuge sowie in unmittelbarer Nähe erfolgende Sprengungen und mit Explosionen verbundene Manöver- oder Kriegshandlungen dar.

■ **Symptome, Verlauf:** Auf die genannten beunruhigenden Ereignisse reagieren Rinder reflexmäßig eher durch ziellose Flucht mit hocherhobenem Schwanz als durch Abwehr oder Angriff. Extremerweise kommt es, unter Mißachtung der sonst in der Herde herrschenden Rangordnung, zum panikartigen Ausbruch aus Laufstall oder Weide (Stampede) oder zu m. o. w. gefährlichem Verhängen in der Anbindung (Kap. 9.7). Die Schreckreaktion ist v. a. dann heftig, wenn keine Fluchtmöglichkeit besteht und nur fremde Hilfskräfte zugegen sind; diese werden dann u. U. sogar angegriffen. Zudem sind Rinder, die ihren Stall zuvor nie verlassen haben, in solchen Situationen kaum zu bewegen, ins Freie zu treten (v. a. bei Nacht). Bis zum Wiedereintritt gewohnter Verhältnisse bleiben sie dann m. o. w. stark erregt (Atem- und Pulsfrequenz erhöht, Flankenschlagen, Zittern, Schweißausbruch, Brüllen, suchendes Umherlaufen, häufigerer Absatz von durchfälligem Kot, Milchrückgang, deutlicher Anstieg des Blutkortisolspiegels). Nennenswerte Folgen bleiben jedoch meist aus, wenn die Flucht (Überspringen oder Durchbrechen der Umzäunung, Sturz oder Hängenbleiben in Vertiefungen, Hineinrennen in Hindernisse, ungeschickte Aufstehversuche) nicht zu Verletzungen (Hautwunden, Quetschungen, Blutergüsse, Verstauchungen, Verrenkungen, Muskel- oder Sehnenrisse, Knochen- oder Hornfrakturen) oder zu Überanstrengung (Lungenemphysem, Belastungsmyopathie, Kreislaufinsuffizienz) geführt hat. Auch die bei tragenden Rindern nach derartigen Schreckreaktionen mitunter eintretenden Verkalbungen (sogenanntes »Versehen«) sind – nach Ausschluß infektionsbedingter Aborte – praktisch immer auf solche fluchtbedingten mechanischen Insulte, nicht aber auf die damit verbundene »Gemütsbewegung« zurückzuführen.

■ **Beurteilung:** Manche Tierbesitzer schließen aus bloßem zeitlichem Zusammentreffen von anscheinend »auslösendem« Schreckerlebnis und Eintritt einer Schädigung oder Erkrankung auf ursächlichen Zusammenhang beider Ereignisse. Hieran anknüpfende Schadensersatzansprüche gründen sich vielfach auf unzureichende Angaben, die nicht überzeugend oder beweiskräftig sind. Für mögliche Folgen ist der für den betreffenden Vorfall Verantwortliche nämlich nur dann haftpflichtig, wenn der Kausalkonnex zwischen dem beunruhigenden Vorgang und dem Schaden durch Zeugenaussagen sowie/oder tierärztliches Gutachten einwandfrei nachgewiesen ist und sich anderweitige hierfür in Frage kommende Ursachen (Auseinandersetzung innerhalb der Herde, Vernachlässigung der Aufsichtspflicht, mangelhafte Umzäunung, infektionsbedingte Aborte usf.) ausschließen lassen. Dabei kann ein Vergleich der von der betreffenden Herde unmittelbar vor und nach dem fraglichen Ereignis nachweislich erbrachten Milch- oder Fleischleistung für die Schadensbemessung nützlich sein. Sogenannte »Schreckaborte« treten i. d. R. 3–9 Tage nach dem ungewöhnlichen Vorkommnis, aber nur ausnahmsweise später ein; im letztgenannten Falle können aus Größe sowie etwaiger Mazeration oder Mumifikation des Fetus noch Rückschlüsse auf den ungefähren Zeitpunkt seines Todes gezogen werden.

■ **Behandlung:** Tiere möglichst schonend aus dem Gefahrenbereich heraus in vertraute oder anderweitig geeignete, ruhige Umgebung verbringen und je nach Lage des Falles auch tränken, füttern sowie medikamentös behandeln (parenterale Sedation, intravenöser Flüssigkeitsersatz, Kap. 4.3.6.1, oder intravenöse Gabe von Ca-Boroglukonatlösung mit Mg-Zusatz). Verletzte Tiere sachgemäß betreuen: Wundversorgung oder Entscheidung zur Verwertung (Notschlachtung); bezüglich etwaiger Hautverbrennungen siehe Kapitel 2.2.6.5. Alle Umstände der Schadenssituation für etwaige spätere Ersatzansprüche umgehend schriftlich festhalten und möglichst auch fotografisch dokumentieren.

■ **Prophylaxe:** Einhaltung der für den Umgang mit Rindern sowie deren Stall- und Weidehaltung sowie Transport üblichen Vorsichtsmaßregeln* und geltenden Vorschriften**; Beachtung einschlägiger Bau- und Brandschutzvorschriften bei Errichtung und Nutzung von Rinderstallungen sowie deren Nebengebäuden. Anbindevorrichtungen müssen leicht zu lösen sein.

10.6.3 Unfälle durch elektrischen Strom- oder Blitzschlag

M. Stöber/W. Giese

■ **Definition, Vorkommen, Ursachen:** In Deutschland verunglücken jährlich 350–450 Personen durch Stromeinwirkung oder Blitzschlag tödlich. Bei Rindern dürften derartige Vorkommnisse etwa ebenso häufig sein, weil die Begleitumstände nicht selten den gleichzeitigen Tod mehrerer Tiere bedingen: Weide-

* Richtlinien der Deutschen Veterinärmedizinischen Gesellschaft für den Transport von Tieren (1976/77).

** Richtlinien des EU-Rates 91/628/EWG vom 19. 11. 1991 und 95/29/EG vom 29. 6. 1995 über den Schutz von Tieren beim Transport; Tierschutztransportverordnung BGBl I, S. 348/25. 2. 1997.

tiere drängen sich bei schwerem Unwetter an der dem Wind abgewandten Seite der Einfriedigung zusammen und stehen dort dann oft miteinander sowie, über Hals, Kopf oder Brust, mit dem Zaundraht in enger Berührung oder suchen gruppenweise unter Bäumen Schutz; so werden sie ggf. zu mehreren zugleich vom Blitz getroffen oder von einer durchreißenden Hochspannungsleitung unter Strom gesetzt. Wegen des relativ großen Abstandes zwischen Vorder- und Hinterbeinen sind Großtiere zudem durch die im Umfeld solcher Ereignisse auftretende »Schrittspannung« wesentlich stärker gefährdet als der Mensch. Schließlich können, solange die auf dem Boden, der Tränkestelle oder auf dem Weidezaun liegenden elektrischen Leitungen noch unter Spannung stehen, weitere Todesfälle dadurch eintreten, daß sich Herdenmitglieder aus Neugierde nähern, Wasser saufen, an den Drähten oder ihren verendeten Artgenossen schnuppern oder anderweitig mit ihnen in Berührung kommen. Aufgestallte Rinder sind vielfach durch Anbindevorrichtung, Melkrohr- oder Selbsttränkesystem alle in ähnlicher Weise exponiert, wenn diese mit elektrischen Leitungen Kontakt bekommen oder vom einschlagenden Blitz durchlaufen werden. Bei den betriebseigenen Ursachen solcher Unfälle handelt es sich i. d. R. um elektrische Geräte (Melkmaschine, Wasserpumpe, Fütterungsanlage, Motoren, Heizaggregate), mangelhaft isolierte oder unsachgemäß verlegte elektrische Kabel und Anschlüsse, fehlende oder falsche Erdung (z. B. an der Wasser- statt an gesonderter Erdleitung) sowie zu starke oder geflickte Sicherungen. *Andere Bezeichnungen*: Elektrounfall, -schock, -tod, Elektrokution, Fulguration, lightning stroke, foudroyement.

Pathogenese, Symptome, Verlauf: Das Ausmaß klinischer Folgen hängt von der zwischen Erde und stromführendem Teil bestehenden Spannung sowie davon ab, wie eng die Berührung des Einzeltieres mit letzterem war; außerdem ist die durch den Körper fließende elektrische Ladungsmenge auch von der Feuchtigkeit der in Kontakt geratenen Haut- oder Schleimhautstelle sowie derjenigen des Untergrundes und von der Dauer der Stromexposition abhängig. Die von intakten, ordnungsgemäß installierten elektrischen Weidezäunen ausgehenden elektrischen Schläge sind zu schwach und zu kurz, um Schädigungen zu verursachen; bei netzbetriebenen Anlagen kann der Weidedraht allerdings durch Kontakt mit der Zuleitung ständig unter Netzspannung (230 V) stehen; ähnlich gefährlich wirken sich schadhafte Pendelunterbrecher aus (wechselstromartiger Vibrationseffekt).

Tödlich vom Blitz ereilte Rinder stürzen infolge sofortiger Lähmung lebenswichtiger Hirnzentren und/oder des Herzens an Ort und Stelle »wie vom Blitz getroffen« zusammen (Abb. 10-105, 10-106). Weniger schwer betroffene Tiere bleiben einige Zeit betäubt liegen (schlaffe Lähmung, Kammerflimmern) und können noch innerhalb der nächsten Stunden infolge Kreislaufversagens verenden; die meisten von ihnen erholen sich aber wieder, oft sogar ziemlich rasch. Nur ausnahmsweise bleiben vorübergehende oder dauerhafte Schäden, z. B. Benommenheit, Berührungsempfindlichkeit, Nystagmus, Sehstörungen, Gesichtsasymmetrie (Fazialislähmung), abnorme Haltung von Kopf oder Hals (Akzessoriuslähmung), Ataxie oder Inkoordination (Vestibularislähmung), partielle oder völlige Lähmung von Gliedmaßen, zurück.

Rinder, die mit Starkstrom führenden Teilen in Berührung geraten, stürzen entweder apoplektiform tot nieder (Abb. 10-108) oder erscheinen »wie verrückt«: Sie zeigen plötzlich starke Erregung, Brüllen, Zittern, Herumwerfen des Kopfes, wildes Ausschlagen, Aufbäumen oder Hochspringen, mitunter auch ruckartiges Unterbrechen des zu elektrischem Kontakt führenden Harnabsatzes, oder abruptes Niedergehen und Strecken der Gliedmaßen; bei Gruppenexposition können mehrere Tiere zugleich unerwartet tot niederstürzen. Bei näherer Beobachtung fällt auf, daß die beunruhigten Rinder bestimmten Gegenständen (Krippe, Anbindung, Tränke) auszuweichen suchen; bei Berührung dieser Teile kann der Prüfende einen elektrischen Schlag erhalten (Vorsicht!). In anderen Fällen stellt sich heraus, daß die merkwürdige Unruhe im Stall immer dann ausbricht, wenn bestimmte elektrische Geräte oder die dabei u. U. flackernde Beleuchtung eingeschaltet werden.

Sektion: Anhaltspunkte für vorausgegangenen Todeskampf (aufgewühlte Streu oder Grasnarbe) fehlen; die Totenstarre setzt rasch ein, ist aber oft nur von kurzer Dauer. Die postmortale Tympanie ist i. d. R. stark ausgeprägt und bedingt u. U. Austritt von blutigem Schaum aus den Körperöffnungen sowie Aftervorfall. Im Maul findet sich oft noch frischaufgenommenes oder -wiedergekautes Futter. Entscheidende Hinweise geben Blitz- oder Strommarken (Rötungen, m. o. w. ausgeprägte lokale Verbrennung, seltener auch regelrechte Wunden) an der Eintrittstelle des Blitzes oder Starkstromes in den Tierkörper (vorzugsweise an Kopf, Hals, Widerrist oder Kruppe; Abb. 10-105) und Blitzfiguren (strich- bis schnurbreite, von dieser Stelle zu einer oder mehreren Gliedmaßen und/oder entlang derselben nach distal verlaufende, mitunter deutlich verästelte Versengungen der Haare sowie Rötungen von Haut und Unterhaut; s. Abb. 10-105, 10-107); solche kennzeichnenden Merkmale sind oft nur bei gründlicher Kontrolle, aber durchaus nicht bei allen vom Blitz oder Starkstrom erschlagenen Tieren nachzuweisen (= Tod durch »Schrittspannung«). Unterhautgefäße sowie alle

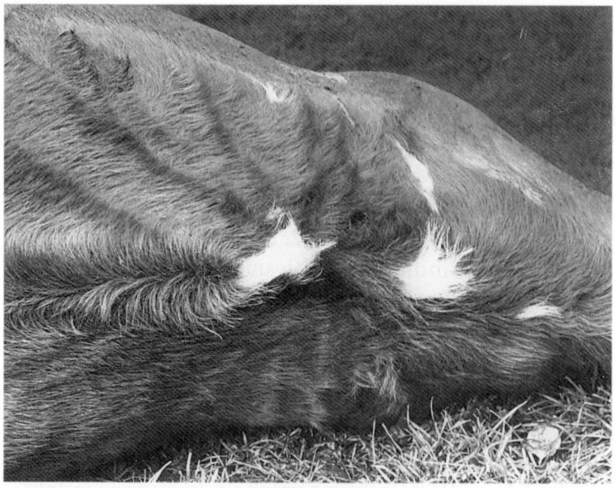

Abbildung 10-105 Sternförmige »Blitzfigur« am Widerrist einer bei schwerem Unwetter auf der Weide fulgurierten Kuh (THUMANN, 1960)

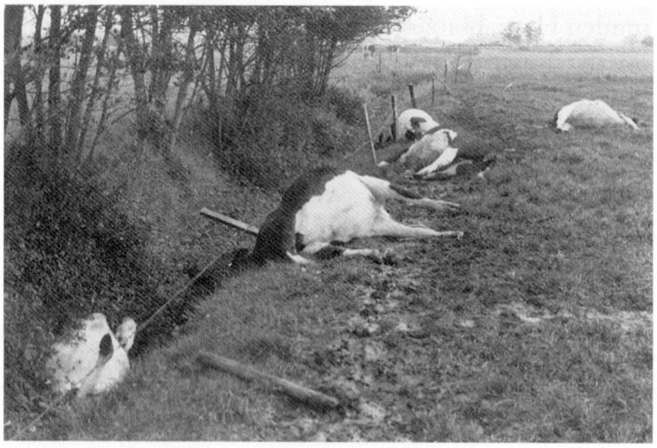

Abbildung 10-106 Fünf nahe des vom Blitz getroffenen Weidezauns elektrokutierte Färsen (GENZ, 1981)

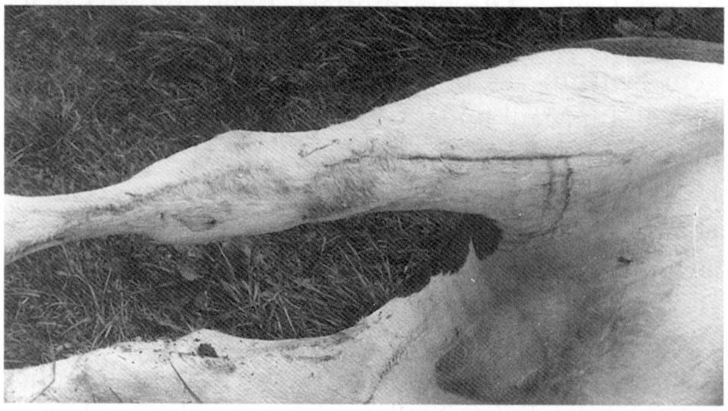

Abbildung 10-107 Kennzeichnende strichförmige Versengung am Unterschenkel eines tödlich vom Blitz getroffenen Weidebullen (GENZ, 1981)

Organe einschließlich des Gehirns erscheinen stark mit schlecht geronnenem Blut gefüllt; diese Bereiche sind zudem oft mit Hämorrhagien durchsetzt; die Luftröhre kann Schaum und Blut enthalten. In manchen Fällen liegen auch Knochenbrüche (Schädel oder Gliedmaßen) vor.

■ **Diagnose:** Erfahrungsgemäß hält nur die Hälfte der als Blitzschlagfolge gemeldeten Schadensfälle kritischer Überprüfung stand. Örtliches und zeitliches Zusammentreffen von heftigem Gewitter (zu erfragen beim amtlichen Wetterdienst) mit Weidetierverlusten ist zwar ein wertvoller Anhaltspunkt, für sich allein aber noch nicht beweisend für fulgurationsbedingten Tod. Zur Klärung ist/sind der/die Tierkörper gründlich auf Blitzfiguren zu überprüfen; der Boden ist auf Fehlen von Ruderspuren, die nähere Umgebung auf blitzschlagbedingte Veränderungen, wie angesengt heruntergekommener Baumwipfel oder Ast, geborstene Rinde, zersplitterte Wurzeln oder Weidepfosten, an- oder durchgeschmorter Draht, geschmolzene Anbindekette, Beschädigungen an Tränke, Melkanlage oder Stromleitung usf., zu kontrollieren. Die Angaben etwaiger Augenzeugen sowie alle für Blitzschlag sprechenden Befunde sind schriftlich und möglichst auch fotografisch festzuhalten. Für die forensische Sicherung des Vorliegens eines Blitz- oder Stromunfalles ist zudem der *differentialdiagnostische* Ausschluß anderweitiger Krankheiten bedeutsam, die erfahrungsgemäß zu plötzlichem Tod führen können, z.B. Verbluten (Kap. 4.2.2.2), pyogene Thrombose der hinteren Hohlvene (Kap. 4.2.2.6), hypomagnesämische Tetanie (Kap. 10.5.4ff.), Enterotoxämie (Kap. 6.10.23), Milzbrand (Kap. 3.2.2.1), Rauschbrand (Kap. 12.2.5), Eiben-, Blausäure- oder Nitratvergiftung (Kap. 10.5.2.9, 5.3.5.10, 4.3.5.3).

■ **Behandlung:** Vor Annäherung an und Berühren der Tiere erst den elektrischen Strom ausschalten! Fehlerquelle umgehend vom hierfür befugten Fachmann ermitteln und sachgemäß beseitigen lassen. Geschockte Patienten ruhigstellen; bedarfsweise Kortikosteroide parenteral und intravenöse Flüssigkeitszufuhr (Kap. 4.3.6.1).

■ **Prophylaxe:** Elektrische Anlagen und Blitzableiter stets vom verantwortlichen Fachmann einrichten, warten und reparieren lassen. Für vorschriftsgemäße Erdung sämtlicher elektrischen Geräte und möglichst auch des Weidezaunes sorgen. Keine übermäßig starken elektrischen Sicherungen verwenden. Der Anschluß des Vakuumteils der Melkmaschine an die Melkrohrleitung sollte tunlichst über ein Schlauchstück erfolgen. Die Versicherung von Weiderindern sollte blitzschlagbedingte Verluste mitumfassen.

➤ *»Kriechströme«* sind die Folge schwächerer unerwünschter elektrischer Potentialdifferenzen (»Streuspannung«, *»streunende« oder »Prickel-Spannung«, »stray voltage«, »tension parasite«*) zwischen Tränke-, Fütterungs-, Melk- oder Entmistungsanlage, Anbinde-

oder Abtrennvorrichtung o. ä. einerseits und Stallboden andererseits. Als Ursache läßt sich bei fachmännischer Überprüfung meist fehlende, defekte oder unsachgemäße Erdung oder eine schadhaft gewordene elektrische Anlage/Leitung ermitteln. Der Kontakt mit solchen, unter Spannung stehenden Einrichtungen wird – je nach dem Ausmaß des Berührungswiderstandes, den in Stromkontakt geratenen Körperteilen (Flotzmaul, Zunge, Zitzen, Klauen o. a.) und damit dem Widerstand der durchflossenen Körperpartien (300–3000 Ω), der Leitfähigkeit (Nässe) des erdenden Untergrundes und der Empfindlichkeit des Einzeltieres – bei streunender Wechsel- oder Gleichstromspannung von > 1–5 V und einer Kriechstromstärke von > 1–15 mA als zunehmend unangenehm empfunden. Solche Stromexposition kann zu unerklärlichem Leistungsabfall und zu auffälliger Verhaltensänderung führen: zögernde/verminderte Wasseraufnahme (was wiederum Freßlust, Fleischzuwachs und Milchproduktion verringern kann), schlabberndes Leeren der Tränkschale (um das kontaktverstärkende Drücken am Tränkhebel zu vermeiden), »Aufhalten« der Milch oder unerklärlicher Rückgang der Milchleistung, Nicht-anlegen-Lassen des Melkgeschirrs oder Herunterschlagen desselben, Sträuben der Haare, Steifwerden und Aufkrümmen des Rückens bei zurückgelegten Ohren, häufigerer Harn- und Kotabsatz, ständiges Anheben eines Beines, Scharren, Trippeln, »Tänzeln«, Aufspringen, Ausschlagen, Verweigern des Betretens oder fluchtartiges Verlassen von Standplatz oder Melkanlage (Abb. 10-109). Vom Personal wird die Ursache solchen Verhaltens oft nicht erkannt, weil der Mensch bei Kontakt mit dem gleichen stromführenden Teil aufgrund besserer Isolierung (Gummistiefel) u. U. keinen »Schlag« fühlt. *Abhilfe*: gemeinsame äquipotentiale Erdung aller mit Tieren in Berührung kommenden metallischen Einrichtungen (Abb. 10-110).

➤ *»Elektrische Kuhtrainer«* sollen auf Kurzstand gehaltene Milchkühe veranlassen, beim Kot- und Harnabsatz auf Dungrinne oder Gitterrost zurückzutreten, damit die Exkremente nicht auf den Standplatz fallen (→ Verschmutzung des Euters beim Abliegen). Solche Geräte bestehen, je nach Modell, aus unterschiedlich geformten Metallteilen, die 6–8 cm oberhalb des Widerrists angebracht, d. h. der Höhe jedes Tieres individuell angepaßt, sowie beim Melken, Ein- und Austreiben abgeschaltet werden. Sobald eine Kuh ihren Rücken, etwa zum Koten oder Harnen, aufkrümmt, ohne dabei zurückzutreten, berührt sie den »Kuhtrainer«, der ihr einen »erzieherischen« elektrischen Schlag (ähnlich dem eines Elektroweidezaunes) versetzt. Bei Anwendung dieses Zwangsmittels sind die betreffenden Tiere bezüglich etwaiger negativer Auswirkungen auf Sozial- und Körperpflegeverhalten zu überwachen; ggf. ist das Gerät entsprechend nachzustellen. Manchen Laien fehlt das für diese Gerätekorrekturen erforderliche »Einfühlungsvermögen« (→ Unruhe im Stall, Leistungsabfall). Aus ethologischer Sicht werden »Kuhtrainer« als nicht tiergerecht beurteilt. Zudem beeinflussen sie das Brunstgeschehen negativ und erschweren die Brunstbeobachtung; Mastitis- und Ketosefrequenz waren in »Kuhtrainer«-benutzenden Betrieben höher als in Vergleichsherden.

➤ *Elektroejakulation*, d. h. Reizung des männlichen Genitales unter Zuhilfenahme rektal eingeführter Elektroden und Samenentnahme mittels künstlicher Scheide, ist als vorübergehender Behelf bei Bullen brauchbar, die zum Aufsprung auf Phantom- oder

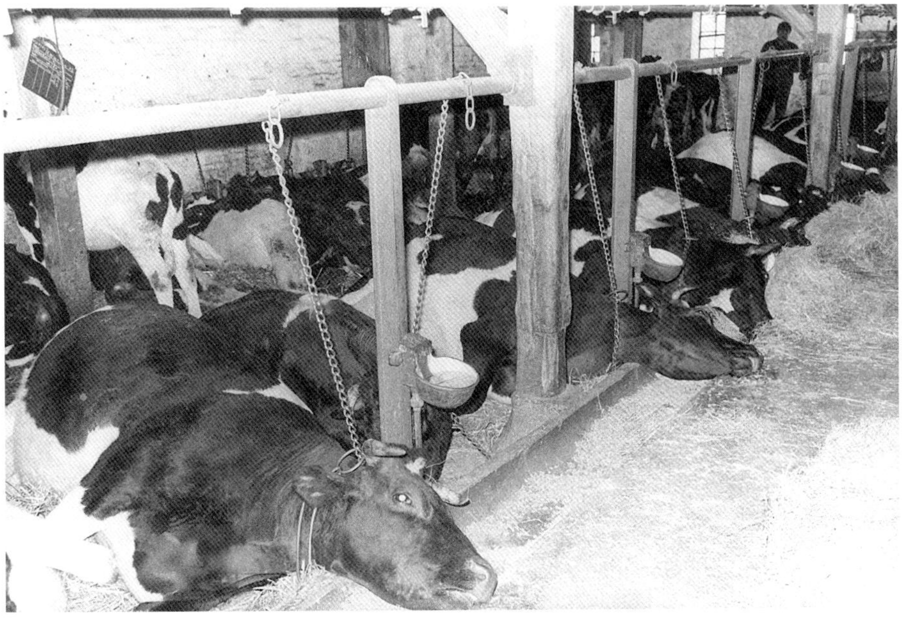

Abbildung 10-108 Elektrounfall: Gleichzeitiger plötzlicher Tod von 53 Milchkühen und -färsen im Stall infolge unfallbedingten Kontakts zwischen Anbindevorrichtung und Starkstromleitung (Harder, 1975)

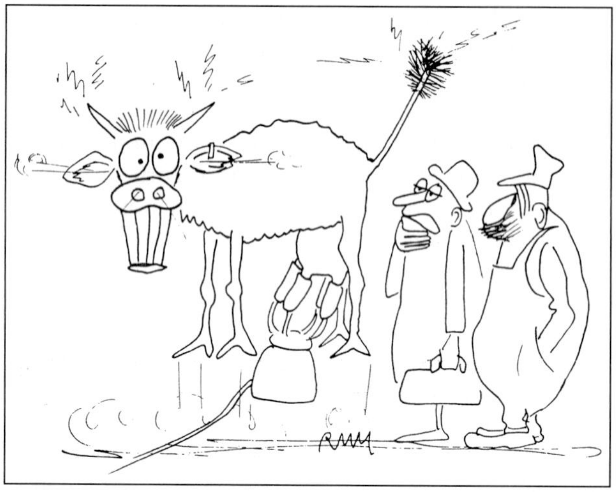

Abbildung 10-109 Kriechstromproblematik: »In diesem Falle sollten Sie anstatt des Tierarztes besser den Elektriker zu Rate ziehen« (Miller, 1971)

brünstiges Rind nicht fähig oder willens sind. Derart gewonnene Spermaproben entsprechen jedoch bezüglich Volumen, Dichte und Zusammensetzung nicht den beim natürlichen Paarungsakt erhaltenen. Manchenorts werden Rektalelektroden auch zur Immobilisierung von Bullen im Notstand, etwa zur Untersuchung des Präputiums, angewandt. Ihr wiederholter Einsatz am gleichen Tier ist abzulehnen, weil er zu Verschlechterung der Spermaqualität (Blutbeimengungen) sowie zu Muskelläsionen führen kann.

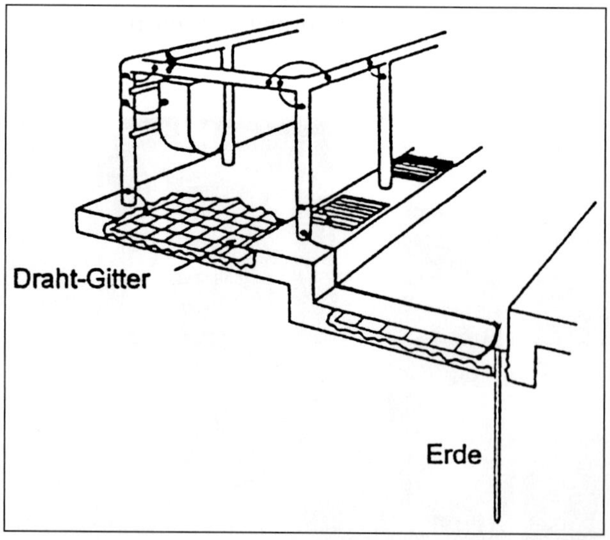

Abbildung 10-110 Verhütung von Streuspannungen und Kriechströmen (schematisch): Ein in den Boden eingelassenes Drahtgeflecht ist mit sämtlichen Metallkonstruktionen des Stalles einschließlich des Melkstandes sowie mit Erde verbunden; die einzelnen Abschnitte der Metallteile sind untereinander ebenfalls leitend verbunden

➤ *»Elektroanästhesie«:* Ein fälschlicherweise als solche bezeichnetes Verfahren besteht im Anlegen je einer Klemm-Elektrode an Maulwinkel und Afterschwanzfalte sowie Einschalten einer Spannungsquelle, die pulsierenden Gleichstrom variierbarer Spannung liefert. Eingehende Überprüfungen des Verfahrens ergaben, daß damit zwar starre Unbeweglichkeit, also *Elektroimmobilisation*, aber weder Schmerzausschaltung noch Angstfreiheit zu erreichen sind. Zudem kommt es dabei zu erheblicher Behinderung der Atemtätigkeit mit vorübergehender Apnoe sowie zu Aktivitätszunahme der Serum-CK (d.h. zu Muskelschädigungen). Das Verfahren ist daher nicht tierschutzgerecht.

➤ *Elektrische Betäubung:* Dieses in manchen Ländern bei Schlachtrindern und -kälbern angewandte Verfahren erfolgt (vor dem Blutentzug) durch Anlegen der beiden Elektrozangenpole im Augen- oder Hinterohrbereich (→ durchströmungsbedingte Hirnlähmung). Durch 5–10 s langes Einschalten von Wechselstrom (50–100 Hz; ≥ 250 V) wird sofort einsetzende Bewußtlosigkeit erzielt, die während der üblichen Entblutungszeit anhält. Dabei kommt es unter Schließen der Augen und plötzlichem Beugen aller Gliedmaßen zum Niederstürzen sowie, kurz darauf, zum Strecken der Vorderbeine; nach Abklingen der tonischen Phase erschlafft die Muskulatur. (Bei etwa ausbleibendem Blutentzug setzen innerhalb von 2–5 min schließlich Ruderbewegungen und, nach Öffnen der Augen, Kopfheben sowie Aufstehversuche ein.) In ähnlicher Weise können Rinder bei entsprechender seuchenpolizeilicher Anordnung ohne Entblutung elektrisch getötet werden, wenn die Elektrodenzange (Wechselstrom 50 Hz, 250 V, 1,8–2,8 A) zunächst 25 s lang am Kopf, dann, am niedergegangenen Tier, 50 s lang im herznahen Brustbereich und schließlich weitere 25 s am Kopf angesetzt wird; der Abtransport der Kadaver sollte erst 10 min danach erfolgen.

➤ *»Elektrosmog«:* Hierunter versteht man die im Umfeld stromführender elektrischer Leitungen sowie eingeschalteter Stromverbraucher zwangsläufig auftretenden elektromagnetischen Felder. Die Frage, ob durch solche Felder Wohlbefinden, Verhaltensweise, Gesundheit oder Leistungsvermögen von Rindern beeinträchtigt werden, die in der Nähe von Hochspannungsleitungen im Stall gehalten werden oder weiden, ist wiederholt kritisch und stets mit negativem Ergebnis geprüft worden. Dabei wurden niederfrequente Wechselstromleitungen von ≤ 750 kV Spannung und elektrische bzw. magnetische Feldstärken von 1,4–5,6 kV/m bzw. 0,39–4,7 μT berücksichtigt. Die Frage, ob das auch für hochfrequente elektromagnetische Felder von Sendeanlagen gilt, bedarf weiterer Prüfung.

10.6.4 Hitzschlag/exogene Hyperthermie

M. Stöber

Definition: Plötzlich einsetzende oder anhaltende übermäßige umweltbedingte Erwärmung belastet oft nur Leistungsvermögen und Wohlbefinden einzelner Tiere oder der ganzen Herde. In extremen, die Kapazität der vom Hypothalamus aus gesteuerten körpereigenen Thermoregulation überschreitenden Fällen kann Überwärmung aber zu Dehydratation, hirnödembedingten zentralnervösen Erscheinungen, Kreislaufversagen und Tod führen. *Andere Bezeichnungen*: Hitzestreß, Wärmekollaps, »Sonnenstich«, overheating, heat exhaustion, heat cramps, sun stroke, coup de chaleur, choc thermique, colpo di calore.

Vorkommen, Verbreitung: V. a. in (sub-)tropischen Zonen kommen während der warmen Jahreszeit oft längere Hitzeperioden mit Lufttemperaturen > 30 °C und relativer Luftfeuchtigkeit > 80 % vor. Solche klimatischen Bedingungen sowie Engpässe der Wasserversorgung (Kap. 10.5.2) schränken die rentable Nutzung von Fleisch- und Milchrindern in diesen Gebieten erheblich ein.

Ursachen: Eine Hitzebelastung liegt vor, sobald die Wärmeaufnahme (d. h. die Summe aller wärmeübertragenden Umwelteinwirkungen und der körpereigenen stoffwechselbedingten Wärmebildung) größer wird als die Wärmeabgabe (Erweiterung der Hautgefäße zur Wärmeabstrahlung; Evaporation über Schweiß und obere Luftwege; Wärmeverluste über Kot und Harn). Für europäische Hausrinder (= Halbschattentiere) liegt der »Behaglichkeitsbereich« der Umwelttemperatur zwischen 0 und 15 °C, ihre kritische Obergrenze bei 25–26 °C. Bei Überschreitung dieses Wertes werden, insbesondere an feucht-schwülen »Hundstagen«, thermische Ausgleichsmechanismen erforderlich. In (sub-)tropischen Gebieten wird als Maß für solche klimatische Belastungen der Temperatur-Feuchtigkeits-Index herangezogen. (TFI = 0,72 [Lufttemperatur + Taupunkttemperatur] + 40,6): Perioden mit einem TFI ≤ 70 gelten als verträglich, solche > 75 als gefährlich. Beim Erreichen einer Hirntemperatur von 40–41 °C gehen Rinder von der Nasen- zur Maulatmung über und sind dann als hitzekrank anzusehen.

Hitzestreß-fördernd wirken Fehlen von Schatten, mangelhafte Luftzirkulation (Überbesetzung von Stall, Fahrzeug oder Schiff) oder Windstille (Weide), hohes Körpergewicht (Masttiere, Doppellender), hohe Milchleistung, Trächtigkeit, körperliche Anstrengung sowie Aufregungen (Treiben, Hetzen durch wildernde Hunde, Massierung auf engem Raum, Transport, Kontakt mit »fremden« Rindern, Zugarbeit), ungenügende Wasserversorgung oder hoher Salzgehalt von Futter oder Tränke (Kap. 10.5.2) sowie krankhaft verminderte Hitzetoleranz (s. u.). Von Einfluß sind auch Rasse und Zuchtwahl auf Tropentauglichkeit, voraufgegangene Anpassung an das betreffende Klima sowie Haarfarbe: schwarz absorbiert mehr Sonnenstrahlung als weiß. Schließlich können anderweitige Primärerkrankungen die Fähigkeit zur Wärmeadaptation einschränken.

Pathogenese: Klimatisches Anpassungsvermögen und Verteilung desselben auf die einzelnen Schutzmechanismen sind rassegebunden und individuell genetisch verankert. Diese Steuerung stützt sich auf Maßnahmen zur Verminderung der körpereigenen Wärmebildung und solche zur Steigerung der Wärmeabgabe. Zu ersteren gehören: Rückgang von Futteraufnahme und Wiederkauen oder Verlegen derselben auf die Nachtzeit; Nachlassen der Milchleistung; verminderte Bewegungs- und Brunstaktivität. Letztere umfassen: vermehrte Aufnahme möglichst kühlen Wassers; Zunahme von Hauttemperatur, Atemfrequenz, Speichel- und Schweißbildung (von 50–≤ 600 g/m^2 und h) zur Steigerung der Evaporation. Die normalerweise über der Körperwärme liegende Temperatur des Hypothalamus wird bei umweltbedingtem Ansteigen der Rektaltemperatur unterhalb dieser gehalten (Wechsel von Nasen- zu Maulatmung).

Übermäßiges Schwitzen kann zu erheblichem Natrium- und Chloridverlust führen, während die intensivierte Atmung respiratorische Alkalose bedingen kann; diese Abweichungen sind bei unzulänglicher Wasser- oder Salzversorgung besonders gravierend (→ Abnahme von Plasma-K, erythrozytärem Cl und Na, sowie Zunahme von erythrozytärem K). Chronischer Hitzestreß bedingt Senkung des Grundumsatzes, Zunahme des Vasopressin- und Abnahme des Aldosteron-, Thyroxin-, Somatotropin- sowie Kortisolspiegels im Blut.

Symptome, Verlauf: Schon bei mäßiger, aber anhaltender Hitzebelastung sind zu beobachten: Aufsuchen von Schatten; vermehrte Wasseraufnahme (u. U. auch Stehen oder Wälzen im Schlamm); Verlegen der Freßaktivität auf Abend und Morgen oder Rückgang der Futteraufnahme; Ausrichtung der Körperachse schräg gegen den Wind, so daß größtmögliche Abkühlung erreicht wird; Zunahme der Atemfrequenz sowie Leistungsminderungen (laktierende Tiere: Rückgang von Milchmenge und -fettgehalt; Masttiere: Stagnieren oder Rückgang des Körpergewichts; weibliche Rinder: schwache oder ausbleibende Brunst, Verzögerung der 1. Brunst p. p., niedrigere Nidationsrate, Verkürzung der Trächtigkeitsdauer, Verzögerung des Geburtsablaufs, vermehrte Neigung zur Nachgeburtsverhaltung p. p.; bei Bullen: verminderte Libido und Spermaqualität); zur Beeinträchtigung der Fruchtbarkeit trägt allerdings meist auch der witterungsbedingte Rückgang von Menge und Güte des Futterangebots mit bei.

Bei schwerem Hitzestreß wird die Atemtätigkeit hochfrequent und oberflächlich; schließlich atmen die Kranken keuchend, bei offenem Maul und vorgestreckter, mit schaumigem Speichel bedeckter Zunge, sind unruhig und weisen deutlich erhöhte Haut- sowie Rektaltemperatur (> 40,0–43,5 °C) auf. Wenn der Untergrund nicht kühl oder naß ist, legen sie sich nun seltener (andernfalls aber häufiger) hin als sonst. Ihre Schleimhäute sind gerötet, der Puls schwach, die Harnausscheidung vermindert. Je nach Erkrankungsgrad und -dauer, Wasser- und Nahrungsaufnahme sowie körperlicher Belastung (Atemarbeit) kommt es zu Hämokonzentration, Leukopenie, Hypoglykämie und Steigerung des Harnstoffgehalts im Serum. Im Endstadium nimmt die Frequenz des immer unregelmäßiger werdenden Herzschlages zu. Dann erscheinen die Patienten schlapp und niedergeschlagen, taumeln oder zeigen – insbesondere beim Auftreiben – Muskelzittern, Durchfall, Niederstürzen und klonische Krämpfe; der Tod tritt infolge Lähmung des Atemzentrums oder Kreislaufversagens ein.

Sektion: Auffallend rascher Eintritt von Totenstarre und postmortaler Fäulnis; Kruppenmuskulatur mitunter »wie gekocht«; periphere Venen stark mit schlecht geronnenem Blut gefüllt; Lunge blutreich; Leber degeneriert; Hirnhäute und Gehirn blutreich sowie mit Hämorrhagien durchsetzt; mitunter auch Liquorvermehrung und Hirnödem.

Diagnose: Umweltverhältnisse, Vorbericht und klinisches Bild geben meist klare Hinweise auf das Vorliegen des Hitzestreß-Syndroms, dessen Erscheinungen typischerweise während der kühleren Abend- und Nachtstunden nachlassen. *Differentialdiagnostisch* sind in Betracht zu ziehen: Tränkewassermangel-Natriumüberschuß-Syndrom (Kap. 10.5.2), Weide- und Transporttetanie (Kap. 10.5.4.1, 10.5.4.3), Weideemphysem (Kap. 5.3.5.8), endogenes Fieber und Septikämie (Kap. 4.3.3.1) sowie Wärmeunverträglichkeit bei Avitaminose A (Kap. 11.1.5.1). Als »endogene Hyperthermie« wird die nach Aufnahme von endophytisch mit *Acremonium coenophialum* befallenem Rohrschwingel bzw. von mutterkornbefallenem Getreide oder Gras zu beobachtende mykotoxisch bedingte idiopathische Hitzeintoleranz gegenüber hohen (und niederen) Umwelttemperaturen (Kap. 12.3.4 bzw. 12.3.3) bezeichnet.

Beurteilung: Die Hitzestreß-Situation wird bedrohlich, wenn betroffene Rinder von der Nasen- zur Maulatmung übergehen oder ihre Rektaltemperatur 41–42 °C erreicht. Überlebende trächtige Tiere können in der Folge abortieren.

Behandlung: Patienten möglichst ohne Beunruhigung in den Schatten verbringen oder im betreffenden Stall, Melkraum oder Fahrzeug für ausreichende Belüftung sorgen. Überhitzte Kranke mit kaltem Wasser übergießen, bespritzen oder ihnen solches als Klistier rektal einlaufen lassen; Eisbeutel auf Drosselrinnenbereich packen. Zur Regelung etwaiger Dehydratation ist wiederholt möglichst kühle Tränke in kleinen Portionen anzubieten oder 5%ige Glukoselösung intravenös zu verabreichen; zum Ersatz des NaCl-Verlustes ist physiologische Kochsalzlösung langsam intravenös zu infundieren; zur Gefäßverengerung α-Adrenergika parenteral; als Ödemprophylaxe Dexamethason intravenös. Die Ruhigstellung erregter Patienten mit Tranquillanzien kann zu gefährlichem Blutdruckabfall (Kollaps) führen; Antipyretika sind wirkungslos, kardiale Analeptika kontraindiziert.

Prophylaxe: Bei *Weidehaltung* kann es hilfreich sein, die Tiere nachts zu weiden oder zuzufüttern. Sonst ist nahe von Melkanlage und Tränke ein schattenspendendes, in den (Sub-)Tropen u. U. mit Ventilatorkühlung und hochliegender durchgehender Luftabzugsöffnung zu versehendes Schutzdach einzurichten und/oder die Futtertroganlage zu überdachen. Auch in gemäßigten Breiten sollten Weiderinder während der warmen Jahreszeit, v. a. bei metabolischer oder körperlicher Belastung, stets Schatten und Wasser zur Verfügung haben. Das Scheren des Haarkleids scheint außer bei stark »bewollten« Tieren nicht nennenswert zur Minderung des Hitzestreß beizutragen. Bei Stallhaltung ist durch angemessene Ventilation für Zwangsbelüftung, außerdem für Fliegenbekämpfung (Kap. 2.2.4.1) zu sorgen. Unter *tropischen Klimabedingungen* ist das zusätzliche Abkühlen laktierender Kühe wichtig, weil sie die milchproduktionsgebundene Körpererwärmung nur teilweise abgeben können: Hierzu werden sie vor oder nach dem Melken in eine Beregnungsanlage verbracht, in der sie anschließend trockenventiliert werden (→ Verdunstungskälte); brauchbar soll auch das Vernebeln von Wasser im Kraftfutterzuteilungs- oder Schattenbereich sein, doch ist der Boden hier dann ständig naß. Zur Nutzung in den Tropen sind Rinder hitzetoleranter Rassen vorzuziehen.

Beim *Transport* von Rindern sind die üblichen Vorsichtsmaßregeln* sowie gültigen Vorschriften** einzu-

---

* Richtlinien der Deutschen Veterinärmedizinischen Gesellschaft für den Transport von Tieren (1976/77).

** Richtlinien des EU-Rates 91/628/EWG vom 19.11. 1991 und 95/29/EG vom 29.6.1995 über den Schutz von Tieren beim Transport.

halten; insbesondere sind die Tiere zur Vermeidung gegenseitiger Beunruhigung anzubinden sowie – je nach Fahrtdauer – regelmäßig zu warten (Kontrolle von Gesundheit und Lüftung; Tränken, Füttern, u. U. auch Abkühlen durch Bespritzen oder Übergießen mit Wasser). Bei heißem Wetter empfiehlt sich Transportieren bei Nacht; viehbeladene Fahrzeuge nicht in praller Sonne stehen lassen.

10.7 Tumorkrankheiten der Organe des zentralen Nervensystems

M. Stöber

Definition, Pathogenese: Die innerhalb von Schädelhöhle und/oder Wirbelkanal an Meningen, Gehirn oder Rückenmark vorkommenden Geschwülste können infolge Verlegung des Liquorabflusses (→ Steigerung des Binnendrucks), Verdrängung benachbarten Nervengewebes (→ Kompressionsatrophie) und/oder maligner Invasion desselben (→ infiltrative Zerstörung) zentralnervöse Ausfallserscheinungen bedingen. Ihrer Entstehung nach ist zwischen primär im Zerebrospinalbereich auftretenden Neoplasien und solchen zu unterscheiden, die sich hier erst sekundär entwickeln; letztere wuchern entweder aus der Umgebung von Schädel oder Wirbelsäule (etwa über die Lymphscheiden der Hirn- oder Rückenmarksnerven) in das ZNS ein (z. B. Nervenscheidentumoren, Kap. 10.7.1), oder sie siedeln sich hier als Metastasen andernorts lokalisierter Primärgeschwülste ab (z. B. Tochtertumoren von Augen-, Siebbein- oder Hornkarzinomen). Umgekehrt können bösartige Neubildungen des ZNS metastatisch auch weitere Organe (z. B. die Lunge) befallen.

Vorkommen, Ursachen: Im Vergleich zu Geschwülsten anderer Organapparate sind solche des ZNS beim Rind ziemlich selten. Mit Ausnahme der v. a. bei jungen Kälbern zu beobachtenden, vermutlich angeborenen Medulloblastome betreffen sie fast stets ältere erwachsene Tiere. Abgesehen von den das ZNS teils primär, teils sekundär befallenden Nervenscheidentumoren (Kap. 10.7.1) und Lymphosarkomen (Kap. 3.1.3.1) ist die Frequenz primärer ZNS-Tumoren beim Rind offenbar höher als diejenige der sekundären; dabei sind Neoplasien in der Schädelhöhle wesentlich häufiger als solche im Wirbelkanal. Über die relative Häufigkeit der einzelnen beim Rind diagnostizierten ZNS-Tumoren gibt Übersicht 10-6 Auskunft. Von den dort als bösartig bezeichneten neigen die sich primär im Hirn- oder Spinalbereich ansiedelnden Neoplasien (mit Ausnahme des Hypophysenkarzinoms) nur zur Ausbreitung innerhalb des ZNS selbst; bei Vorliegen eines der im ZNS sekundär auftretenden Tumoren befindet sich dessen Primärgeschwulst in anderen Organen.

Symptome: Das klinische Bild der durch einen ZNS-Tumor verursachten Einzeltiererkrankung hängt weniger vom Typ der jeweiligen Geschwulst als vielmehr von deren Lage und Wachstumsgeschwindigkeit ab. So bleiben Tiere mit günstig lokalisierten Neoplasien u. U. lange Zeit oder ständig symptomfrei. Das gilt insbesondere für Tumoren, die nur langsam größer werden und daher von ihrem Träger m. o. w. gut »kompensiert« werden können. Mitunter erreichen derartige Veränderungen im Stirnlappenbereich sogar erhebliche Ausmaße, ohne auffällige Krankheitserscheinungen auszulösen. Dagegen erkranken Patienten, deren Geschwulst sich an lebenswichtiger Stelle des ZNS befindet, Liquorstauungen oder Blutungen bedingt, i. d. R. schwer und mitunter auch ganz plötzlich.

Oft sind die infolge intrakranialer oder intravertebraler Tumorentwicklung auftretenden Symptome jedoch schleichend bis rezidivierend und nehmen erst im Verlauf von Wochen bis Monaten allmählich an Intensität zu. Dabei sind meist nebeneinander Erscheinungen allgemeiner Art sowie m. o. w. ausgeprägte Herdsymptome zu beobachten. Erstere werden durch Steigerung des Hirndrucks bedingt; er beruht auf Volumenzunahme der in der Schädelhöhle befindlichen Gewebe (Tumorzuwachs, Hirnödem) und/oder auf Verminderung des Abflusses bzw. vermehrter Bildung von Zerebrospinalflüssigkeit. Die Herdsymptome sind dagegen auf den Ausfall der Funktionstüchtigkeit der geschwulstbetroffenen Teile von Gehirn, Rückenmark oder bestimmter Hirn- bzw. Spinalnerven zurückzuführen. Die nötigenfalls zu wiederholende gründliche neurologische Untersuchung gestattet daher zwar gewisse Rückschlüsse auf den Sitz der auslösenden Veränderung; ihre tumoröse Natur ist dabei jedoch meist nicht zu sichern. Näheres zum allgemeinen Hirndrucksyndrom sowie zu den auf Ausfall bestimmter Herdgebiete des ZNS beruhenden Syndromen ist in Kapitel 10.2ff. nachzulesen.

Diagnose: Die von Fall zu Fall beobachteten klinischen Erscheinungen weisen zwar auf eine m. o. w. umschriebene Schädigung von Gehirn oder Rückenmark sowie deren vermutlichen Sitz hin. Sie sind aber nicht pathognostisch für das Vorliegen einer Geschwulst, sondern können auch bei anderweitigen, an gleicher Stelle lokalisierten Läsionen (Blutung, Degeneration, herdförmige Entzündung, Abszeß, Trauma) auftreten. Die Überprüfung des am besten okzipital und lumbal zu entnehmenden Liquors ergibt u. U. erhöhten Druck und vermehrten Zellgehalt. Über den Nachweis tumorspezifischer Zellen im Liquor liegen beim Rind bislang (außer beim meningealen Lym-

Übersicht 10-6 Zusammenstellung der im zentralen Nervensystem des Rindes beobachteten Geschwülste (nach dem Schrifttum)

Herkunft, Gewebsart, histologische Merkmale	relative Häufigkeit	Malignität	bevorzugte Lokalisation
Primäre ZNS-Tumoren			
ektodermaler Herkunft:			
Hypophysenadenome und -karzinome:	(+)	-/+	Hypophyse (Zwischenlappen u. a.)
mesodermaler Herkunft:			
Meningiome:	+	-	vorwiegend an den Hirn-, aber auch an den Rückenmarkshäuten
Sarkome:	+	+	häutige Hüllen, Gehirn, Rückenmark
Hämangiome:	(+)	-	
Hämangioendotheliome:	(+)	+	
neuroektodermaler Herkunft:			
Medulloblastome:	+	+	Kleinhirn (Kalb, angeboren)
Gliome			
Spongioblastome:	(+)	-	(Großhirn, Ventrikelnähe)
Astrozytome:	(+)	(+)	Großhirn, auch Rückenmark
Glioblastome:	+	+	Groß- und Kleinhirn
Oligodendrogliome:	(+)	(+)	Großhirn
Paragliome			
Ependymome:	(+)	(+)	(Ventrikel, verlängertes Mark?)
Plexuspapillome:	(+)	-	Ventrikel
Pinealome:	(+)	-	Zirbel
Sekundäre ZNS-Tumoren			
Nervenscheiden			
Neurinome, Neuofibrome, Neurofibrosarkome:	++	-/+	entlang von Hirn- oder Spinalnerven in Schädelhöhle oder Wirbelkanal einwachsend oder primär an deren Nervenwurzeln auftretend
lymphoretikuläres Gewebe			
Lymphosarkome:	+++	+	Dura mater im Lendenkreuzbereich, seltener in der Schädelhöhle (mitunter primär auftretend)
Melanophoren			
Melanosarkome:	(+)	+	meist metastatisch oder aus der Nachbarschaft des ZNS eindringend, vorwiegend die Leptomeninx, mitunter aber auch die nervöse Substanz von Gehirn oder Rückenmark befallend
Epithelgewebe			
Plattenepithelkarzinome:	(+)	+	Einbruch oder Metastasierung hirnnah gelegener Primärtumoren (wie Augen-, Siebbein- oder Hornkarzinom)
Fettgewebe			
Lipome:	(+)	-	Einwuchern aus der Umgebung (Unterhaut von Kopf- oder Nacken) in Schädelhöhle oder Wirbelkanal (oder primär dort auftretend?)

phosarkom: unreife lymphatische Elemente) keine Erfahrungen vor. Unter Praxisbedingungen ist eine klare *differentialdiagnostische Abgrenzung* tumorbedingter von anderweitig verursachten zentralnervösen Herdsymptomen am lebenden Tier deshalb kaum möglich. Nur in seltenen Fällen gestattet das Vorkommen weiterer, an anderen Organen befindlicher, sicht- und/oder fühlbarer Geschwülste die Vermutung, daß auch die zentralnervösen Ausfallserscheinungen tumorbedingt sind. Wenn sich Tollwut (Kap. 10.3.6) ausschließen läßt, was bei Tumorpatienten oft schon aufgrund ihrer längeren Erkrankungsdauer möglich ist, sind je nach der im Einzelfall vorliegenden Symptomatik differentialdiagnostisch noch folgende Leiden zu berücksichtigen: Hirn- oder Rückenmarksabszeß (Kap. 10.3.2, 10.3.1), Befall mit Zönurusblasen (Kap. 10.4.8) oder Echinokokkenzysten (Kap. 10.4.9), im Wirbelkanal befindliche Dassellarven (Kap. 10.4.11), nervöse Listeriose (Kap. 12.2.10), Hirnrindennekrose (Kap. 10.5.5) sowie Infektiöse septikämisch-thrombosierende Meningoenzephalomyelitis (Kap. 10.3.4).

Sektion: Je nach Ausgangsgewebe, Lokalisation, Größe und Malignität des Tumors sowie etwaiger sekundärer Veränderungen (Nekrosen, Blutungen, Druckatrophien, Liquorvermehrung, Ventrikelerweiterung) ist das Sektionsbild unterschiedlich (Übersicht 10-6); meist läßt es sich aber eindeutig von den bei zerebraler oder spinaler Meningitis, Verletzung oder Abszedierung zu erhebenden Befunden unterscheiden (Abb. 10-111). Zur *histologischen Klärung* ist am besten das ganze Gehirn bzw. der gesamte spinale Tumor mit benachbartem normalem Rückenmark frisch zu entnehmen, in 5%iger Formaldehydlösung

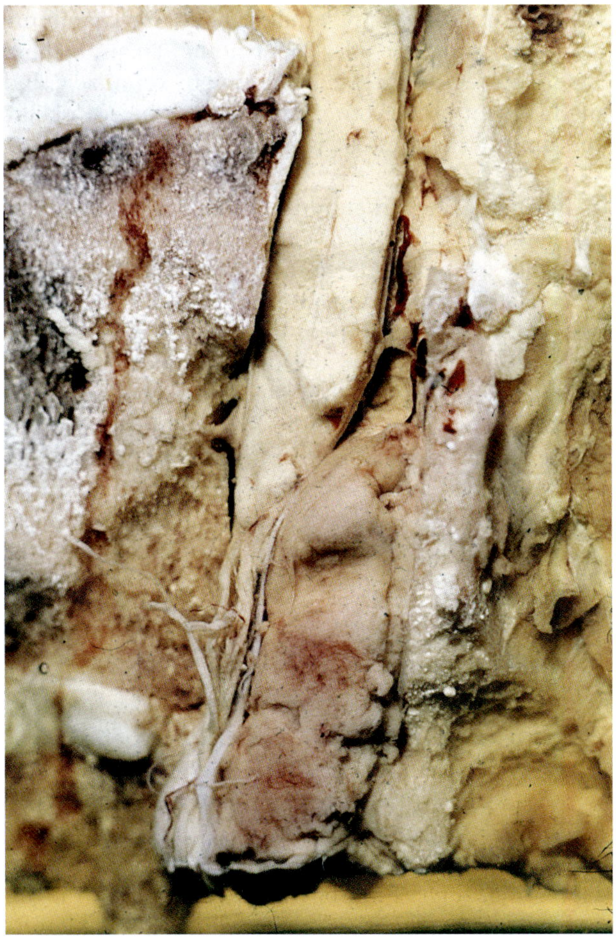

Abbildung 10-111 Lympholeukotischer Tumor der Rückenmarkshäute im Bereich des Überganges von Lenden- zu Kreuzwirbelsäule (→ zunehmende zentrale Parese der Nachhand; im Bild oben = kranial)

einzulegen und an ein mit solchen Untersuchungen vertrautes Institut einzusenden.

Beurteilung, Behandlung: Da eine ätiologische Diagnose in praxi meist nicht möglich ist, wird vorgeschlagen, aussichtsreich erscheinende Fälle abwartend wie bei Listeriose und Hirnrindennekrose, d. h. mit liquorgängigen Antibiotika sowie Vitamin B_1, zu behandeln; bei ausbleibender Besserung ist dann über Verwertung oder Tötung zu entscheiden. Neurochirurgische Eingriffe sind beim Rind bislang erst in Einzelfällen vorgenommen worden und für Nutztiere zu aufwendig.

Prophylaxe: Sollte sich bestätigen, daß bestimmte ZNS-Tumoren des Rindes erblich oder viral bedingt sind, so ließen sich hieraus entsprechende prophylaktische Maßnahmen ableiten.

10.7.1 Nervenscheidentumoren

Definition: Meist solitär bis multipel, ausnahmsweise generalisiert auftretende und i. d. R. gutartige Geschwulst, die v. a. sympathische Ganglien und Geflechte sowie bestimmte Rückenmarks- oder Hirnnerven, mitunter aber die Haut befällt. Diese, von Fall zu Fall als Schwannome (= Neurilemmome, Neurinome) oder aber als Neurofibrome angesprochenen Neoplasien führen nur im fortgeschrittenen Stadium oder bei ZNS-naher Lokalisation zu klinischen Erscheinungen. Das Leiden hat nur begrenzte Ähnlichkeit mit der von Recklinghausenschen Neurofibromatose des Menschen: Einmal ist das Alter der betroffenen Tiere meist vergleichsweise hoch (≥ 5 Jahre); zum anderen ist die Hautform der bovinen Neurofibromatose ziemlich selten. »Nerven-« oder »Hautform« des Leidens können jedoch im gleichen Bestand wiederholt auftreten. Die ätiologische Bedeutung der in Australien in solchen Nervenscheidentumoren gefundenen (Spuma- oder Oncorna-ähnlichen) Viren ist noch unklar. Die Hautform der bovinen Neurofibromatose ist in der Slowakei bei väterlicherseits verwandten Kälbern gehäuft konnatal und in den USA bei mehreren Kühen des gleichen Milchviehbestandes beobachtet worden; es wird vermutet, daß sie erblich veranlagt ist.

Vorkommen: Die charakteristischen knotigen Nervenveränderungen werden vielfach erst bei der Fleischbeschau als Zufallsbefund erkannt (regional bei ≤ 1,4% der Schlachtrinder), weil die Mehrzahl solcher Tiere zu Lebzeiten keine Krankheitserscheinungen zeigt. Bei den Trägern von Ganglien- und Nervenstrangtumoren handelt es sich meist um ältere erwachsene Rinder, gelegentlich um Jungtiere. Die

Hautform des Leidens kommt auch bei Kälbern (angeboren) vor. Vermutlich ist die bovine Neurofibromatose weltweit verbreitet und häufiger, als aus manchen Statistiken hervorgeht.

Pathogenese, Symptome: Die Befallsfrequenz der Prädilektionsstellen solcher Tumoren nimmt in folgender Reihenfolge ab: Sympathisches Nervensystem (Grenzstrang in Brust-, Bauch- oder Halsbereich; intrathorakale Plexus an Herz, Aorta, Luftröhre und Lunge; Plexus caroticus; Plexus mesentericus), Rükkenmarksnerven (Ni. intercostales; Plexus brachialis, oft beiderseits betroffen; Gliedmaßennerven) sowie Hirnnerven (N. opticus, N. trigeminus, N. facialis, N. vestibulocochlearis, N. vagus: oft in- und außerhalb der Schädelhöhle beteiligt). Ein Befall der Haut in Form einzelner bis zahlreicher erbsen- bis hühnereigroßer Knoten oder großflächig konfluierender hökkeriger Geschwülste ist außer beim Kalb selten; ggf. werden solche Veränderungen an Kopf (Horngrund, Stirn, Backe, Kehlgang, Ohrbasis), Nacken, Hals, seitlicher Brustwand, Flanke oder Schwanzansatz, ausnahmsweise isoliert distal an den Gliedmaßen beobachtet (Abb. 10-112). Die im Geschwulstbereich unregelmäßig verdickte Haut ist nicht vermehrt warm, nicht mit tiefergelegenen Geweben verwachsen und nicht druckempfindlich; sie kann kleinflekkige grauschwarze Einlagerungen enthalten.

Die »Neurofibrome« von *Ganglien, Plexus, Hirn- und Rückenmarksnerven* wachsen i. d. R. nur langsam; sie führen erst dann zu Ausfallserscheinungen im Innervationsgebiet des/der betroffenen Nerven, wenn sie beträchtliches Ausmaß erreicht haben. Das bedingt dann je nach Lokalisation der Tumoren (Kap. 10.2ff.) Bewegungsstörungen und Abblatten der Vordergliedmaße (bei Befall des Achselgeflechts) sowie Herzarrhythmie, Venenstauung, Husten, Atem- und/oder Schling- bzw. Vormagentympanie (bei Beteiligung des Sinusknotens, des N. laryngicus oder N. recurrens bzw. intrathorakaler Ganglien und Nervengeflechte). Intrakraniale Neurofibromatose von Hirnnerven verursacht dagegen fast immer deutliche Herdsymptome (Kap. 10.2.5ff.): herabgesetzte Anteilnahme an der Umgebung, Schiefhaltung des Kopfes, Schluckstörung, pharyngealer Stridor, Seitwärtswenden des Halses, Nystagmus, Blindheit, einseitige zentrale Fazialislähmung und/oder Kaumuskelatrophie, zerebelläre Inkoordination mit Aufstützen des Kopfes, Anlehnen des Körpers oder ataktischen Kreisbewegungen (Abb. 10-113). Beim Eindringen der von Spinalnerven ausgehenden Neurofibrome in den Wirbelkanal kommt es zu allmählich zunehmender Ataxie und Inkoordination sowie zur Lähmung der Vor- bzw. Nachhand, endlich zum Festliegen in Brustlage.

Im Gegensatz zu den Neurofibromen an Ganglien und Nervensträngen scheinen sich diejenigen der *Haut*, insbesondere die bereits konnatal aufgetretenen, rasch zu vergrößern. Soweit sie die Kopfhaut betreffen, können sie Tränenfluß, Exophthalmus und Behinderung des Hornwachstums bedingen.

Sektionsbefund: Die kennzeichnenden Nervenveränderungen beschränken sich meist auf die genannten Prädilektionsstellen innerhalb der Brust- oder Bauchhöhle oder im rumpfnahen Gliedmaßenbereich; nur ausnahmsweise ist ein generalisierter Befall praktisch sämtlicher Nerven festzustellen. An Schädel- oder Wirbelknochen können tumorbedingte Deformationen vorliegen. Betroffene Nerven weisen einzelne bis zahlreiche, reiskorn- bis hühnereigroße Knoten von weicher bis mäßig derber Beschaffenheit auf, die ihnen eine wurzelähnliche, rankenförmige oder perlschnurartige Gestalt verleihen; das Geschwulstgewicht kann $\leq$ 1,5 kg erreichen (Abb. 10-114). Auf der Schnittfläche erscheinen die Tumoren speckig, grauweiß bis graugelb; sie enthalten oft flüssigkeitsgefüllte Zysten, mitunter auch herdförmige Blutungen. Das *histologische Bild* ist nicht einheitlich: Manche dieser Geschwülste sind eindeutig als Schwannome (= Neurilemmome oder Neurinome) anzusprechen, andere ähneln mehr Neurofibromen; vereinzelt sind auch Neurofibrosarkome, d. h. maligne Nervenscheidentumoren, festgestellt worden.

Diagnose: Die Erkennung des Leidens wird durch das häufige Fehlen klinischer Ausfallserscheinungen und die versteckte Lage der bevorzugt befallenen Nerven erschwert. Deshalb ist bei Patienten mit den geschilderten Symptomen allenfalls eine Verdachtsdiagnose gerechtfertigt, wenn sich sonstige zentral- oder peripher-nervöse Störungen ausschließen lassen. Bei Befall der Haut kann die Klärung durch histologische Untersuchung einer bioptisch entnommenen Gewebeprobe herbeigeführt werden; in solchen Fällen ist *differentialdiagnostisch* an aktinobazilläre und anderweitige Lymphgefäßentzündung (Kap. 3.1.3.3ff), lymphatische Hautleukose (Kap. 3.1.6.1), Dermatitis nodosa (Kap. 2.3.3.5), Mastzellenretikulose (Kap. 4.4.4.3) sowie Lumpy skin disease (Kap. 2.2.3.7) zu denken.

Beurteilung: Die Neurofibromatose des Rindes gilt zwar erfahrungsgemäß als recht gutartig; ihre Geschwülste sind jedoch therapeutisch nicht zu beeinflussen. Falls sie mit manifesten Funktionsstörungen einhergehen, ist die Tötung des betreffenden Tieres angezeigt. Ein Schlachterlös ist bei Vorliegen multipler Tumoren nicht zu erzielen (Fleisch genußuntauglich gemäß FlHG). Treten Nervenscheidentumoren unter den Nachkommen bestimmter Elterntiere gehäuft auf, so sind diese von der Zucht auszuschließen.

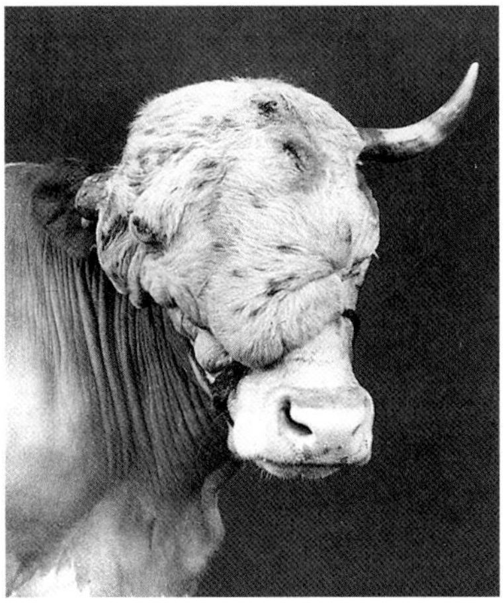

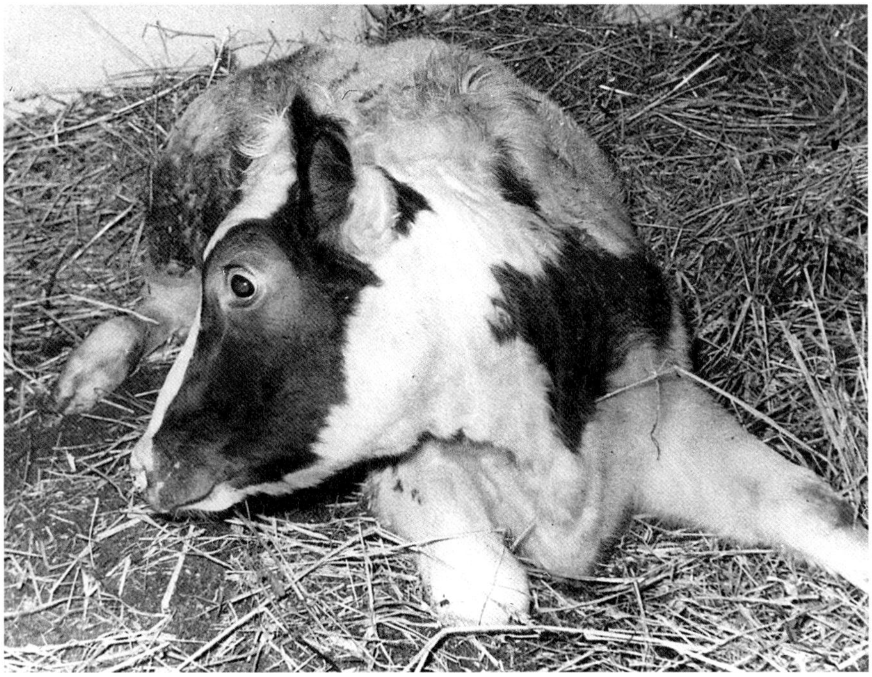

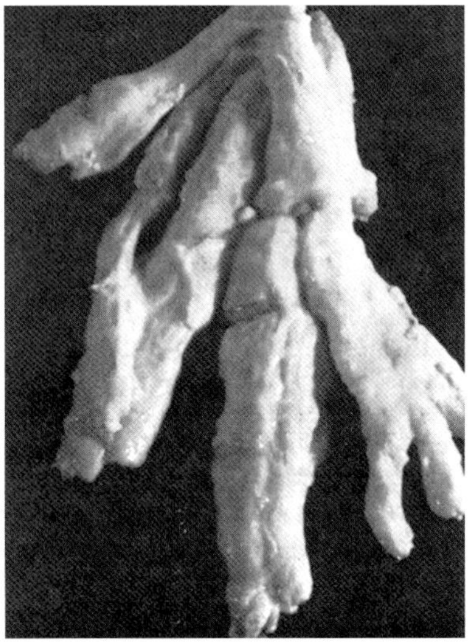

Abbildung 10-112, 10-113, 10-114 Nervenscheidentumorose: links oben: umfangreiche neurofibromatöse Geschwulst am Kopf einer Fleckviehkuh (PÜSCHNER, 1961); oben: Inkoordination, Ataxie und vieles Liegen mit nach rechts gewandtem Kopf sowie gestreckter linker Vordergliedmaße infolge Neurofibromatose am intrakranialen Abschnitt des rechten N. vagus (PALMER & SPRATLING, 1964); links unten: Rankenneurinom der Äste des Plexus brachialis einer Kuh (FANKHAUSER & LUGINBÜHL, 1968)

11 Krankheiten der Sinnesorgane

M. Stöber (Hrsg.)

Bezüglich der den *Geruchssinn* beeinträchtigenden Leiden wird auf die beim Atmungsapparat abgehandelten Krankheiten der Nase (Kap. 5.1) und auf die Mißbildungen des Riechhirns (Kap. 10.1.1.2) verwiesen. Der *Tastsinn* ist bei zentraler oder peripherer Ataxie stets mitbetroffen (s. Kap. 10.1.3). Über Störungen des beim Rind hochentwickelten *Geschmackssinnes* liegen keine auswertbaren Beobachtungen vor.

11.1 Krankheiten der Augen und ihrer Adnexe

M. Stöber/H. Scholz

Im Vergleich zu den Augenleiden von Pferd und Kleintier sind diejenigen des Rindes zwar von geringerer praktischer Bedeutung; im Hinblick auf Tierschutz und leistungsmindernde Auswirkungen verdienen sie jedoch gleichermaßen Beachtung. Im folgenden sollen die *idiopathischen Erkrankungen* der Augen und ihrer Anhangsorgane besprochen werden, während ihre *symptomatische Beteiligung* an anderweitigen Krankheiten jeweils beim primär befallenen Organsystem Erwähnung findet; entsprechende *differentialdiagnostische Kapitelverweise* werden im Rahmen des folgenden Buchabschnitts gegeben.

11.1.1 Erbliche und andersbedingte Mißbildungen der Augen

Behinderungen des Sehvermögens sind außer bei den in diesem Abschnitt beschriebenen konnatalen Leiden auch bei bestimmten Mißbildungen des ZNS zu beobachten, nämlich bei *Hydrozephalie* (Kap. 10.1.1.4), *Hydranenzephalie* (Kap. 10.1.1.5), *BVD-virusinfektbedingtem Okulozerebellärem Syndrom* (Kap. 10.1.1.7), *symmetrisch-multifokaler Enzephalomyelopathie* (Kap. 10.1.3.1), *GM_1-Gangliosidose* (Kap. 10.1.4.3), *Zeroid-Lipofuszinose* (Kap. 10.1.4.7) und bei *Zitrullinämie* (Kap. 10.1.4.6).

11.1.1.1 Tränenpunktanomalien

Angeborene Enge der im medialen Augenwinkel am freien Rand von Ober- und Unterlid gelegenen beiden Öffnungen des Tränennasenganges bedingt, ebenso wie das Vorkommen überzähliger, heterotop nasenwärts gelegener Tränenpunkte, anhaltenden Tränenfluß.

11.1.1.2 Mikrophthalmie, Anophthalmie

Angeborenes, m. o. w. vollständiges ein- oder beidseitiges Fehlen des Augapfels ist beim Rind teils erblich bedingt (Hereford × Angus, Japanisch-Schwarzes Rind), teils intrauterin erworben (z. B. infolge viralen Infekts des Muttertieres, Kap. 10.1.1.7). Diese Mißbildung (Abb. 11-1, 11-2) ist stets mit relativ kleiner

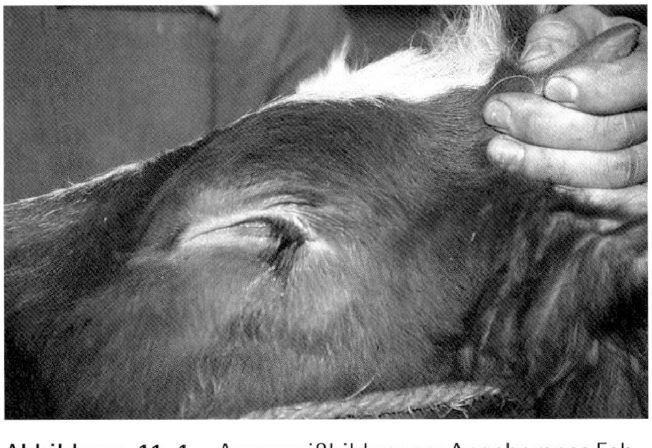

Abbildung 11-1 Augenmißbildungen: Angeborenes Fehlen des Augapfels (Anophthalmie; Baltus, 1990)

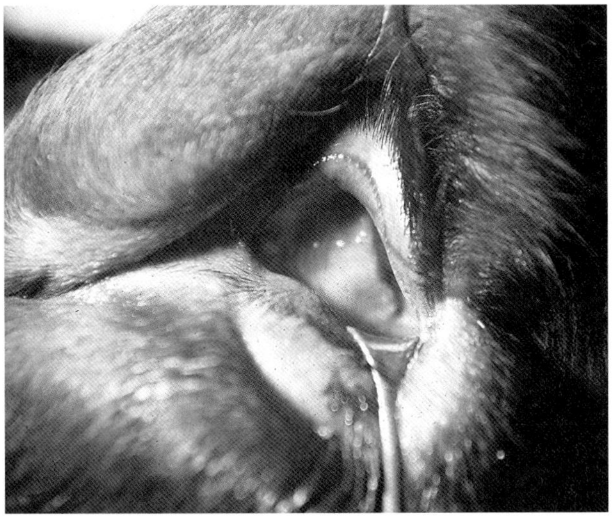

Abbildung 11-2 Blick in die »leere« Augenhöhle des Tieres von Abb. 11-1 (Baltus, 1990)

bis fehlender Lidspalte, eingerollten Lidern und oft mit Defekten an Tränenkanal, Iris/Pupille, Linse, Retina, Sehnerv, Chiasma opticum, Riechhirn, hartem Gaumen, Keilbein, Wirbelsäule/Schwanz oder Herzseptum verbunden. In der ständig tränenden und meist ebenfalls zu kleinen Orbita ist bei digitaler Exploration ein erbsen- bis walnußgroßes, von Fettgewebe umgebenes derbes Gebilde zu fühlen. Differentialdiagnostisch wäre postuterin erworbene Mikrophthalmie (Kap. 11.1.2.11) auszuschließen. Falls der Merkmalsträger lebensfähig ist, sollte er nicht zur Zucht genutzt werden.

11.1.1.3 Zyklopie

Hierbei findet sich statt zweier normal lokalisierter Bulbi ein in Stirnmitte gelegenes, meist mikrophthalmisches »Zyklopenauge«. Diese seltene Mißbildung ist i. d. R. mit verlängerter Tragezeit und erheblichen weiteren Defekten an Gesichtsschädel (m. o. w. vollständiges Fehlen von Nase, Oberkiefer, Gaumen, Zunge; Synotie) sowie Gehirn verbunden; Merkmalsträger sind daher nicht lebensfähig.

11.1.1.4 Beiderseitiges exophthalmisches Einwärtsschielen

Dieser beim Jersey-, Holstein-Friesian- und Shorthorn-Rind sowie anderen Rassen vorkommende Defekt beruht vermutlich auf einfach autosomal-rezessivem, beim Braunvieh aber möglicherweise autosomal-dominantem Erbgang. Bei den Merkmalsträgern setzen bilateral-symmetrisch-konvergierender Strabismus und Exophthalmus mit 6–15 Monaten ein und nehmen dann allmählich so zu, daß ihre Augäpfel schließlich zu gut einem Drittel ihres Volumens aus der Lidspalte hervortreten und die medialen Hälften der Bulbusvorderseiten von den inneren Lidwinkeln verdeckt werden (Abb. 11-3); entsprechend weit rücken die lateralen Bulbushälften in die Lidspalte, was fortschreitende Pigmentierung ihrer episkleralen Konjunktiva auslöst. Betroffene Tiere werden infolge zunehmender Gesichtsfeldeinschränkung mißtrauisch-schreckhaft, v. a. gegenüber Annäherung von hinten. Beim Holstein-Friesian-Rind wird dieser Erbfehler durch verminderte motorische Aktivität des N. abducens und damit der Rückwärts- und Auswärtszieher des Augapfels bedingt: Das Kerngebiet dieses Nerven weist bei Merkmalsträgern weniger Neuronen auf als bei augengesunden Tieren.

11.1.1.5 Einseitiges Auswärtsschielen

Dieser auf angeborener Heterotopie des M. rectus lateralis bulbi beruhende Defekt ist beim schottischen Hochlandrind beobachtet worden; die Merkmalsträger wiesen zudem Stummelohren auf.

11.1.1.6 Hautinsel am Auge

Die auf Keimversprengung beruhende Absiedlung eines erbsen- bis reichlich fingernagelgroßen behaarten Hautstückes auf Horn-, Binde- oder Nickhaut eines oder beider Augen bezeichnet man auch als Dermoid (Abb. 11-4). Diese angeborene Mißbildung wurde bei Angehörigen mehrerer Rinderrassen beobachtet. Die bilateral-symmetrisch auftretenden okulären Dermoide des Hereford-Rindes scheinen erblich bedingt zu sein und gehen z. T. mit weiteren Anomalien im Gesichtsbereich einher. Ein solcher Defekt kann ständigen Tränenfluß und m. o. w. schwerwiegende irritative Keratokonjunktivitis auslösen, was dann die Resektion der mitunter wie ein zusätzliches Augenlid aussehenden Hautinsel erfordert (Kap. 11.1.8.1). Merkmalsträger sollten nicht zur Zucht verwendet werden.

11.1.1.7 Erbliche Hornhauttrübung oder -ödem

Diese Mißbildung kommt als einfach autosomal-rezessiver Defekt beim Holstein-Friesian-, Hereford-, Aberdeen-Angus- und polnischen Rotbunt-Rind sowie – vermutlich einfach autosomal-dominant mit variabler Penetranz – bei einer schweizerischen Rinderrasse vor. Betroffene Kälber zeigen von Geburt an symmetrische diffus-milchige Verfärbung der mitunter zudem leicht vorgewölbten Hornhaut beider Augen (Abb. 11-5). Das Leukoma corneae binocularis geht mit langsam zunehmender Beeinträchtigung des Sehvermögens einher; der Pupillarreflex ist dabei jedoch erhalten (Infrarotkontrolle). Merkmalsträger nicht zur Zucht einsetzen.

11.1.1.8 Hetero- oder Hypochromasie der Iris

Hierbei handelt es sich um einen bei albinotischen, d. h. im Haarkleid minder- oder unpigmentierten Herefords (Chédiak-Higashi-Syndrom, Kap. 4.3.1.5), Schweizer Braunvieh-, Holstein-Friesian-, Shorthorn-, Aberdeen-Angus-, Ayrshire- und Guernsey-Rindern zu beobachtenden angeborenen Defekt. Er kommt gelegentlich aber auch bei Kälbern vor, deren Fell normal gefärbt erscheint. Vollständiger Albinismus (Kap. 2.2.1.1) ist einfach autosomal-rezessiv, unvollständiger dagegen autosomal-dominant erblich. Die Regenbogenhaut der Merkmalsträger erscheint meist beid-, seltener einseitig fleckenweise bis diffus oder kreisförmig heller als bei normaler dunkelbraunschwarzer Färbung, nämlich hellbraun, bläulich, grauweißlich oder rosa (Abb. 11-6 und 2-14). Solche Irides sind dünner als normaliter und offensichtlich lichtdurchlässig, was ausgeprägte Lichtscheu, mitunter auch Nystagmus bedingt. Bei vollständigem Albinismus leuchtet der Augenhintergrund im einfallenden

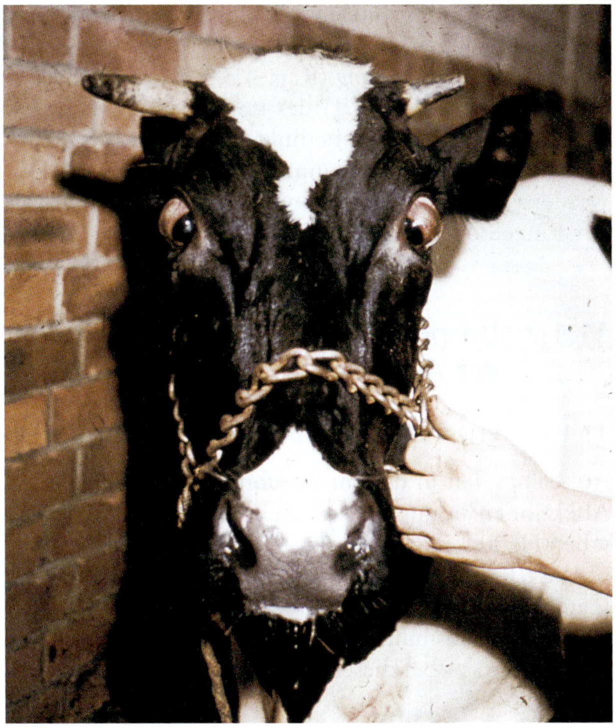

Abbildung 11-3 Erblich bedingtes, aber erst mit etwa anderthalb Jahren manifest gewordenes und mit zunehmendem Exophthalmus verbundenes beiderseitiges Einwärtsschielen

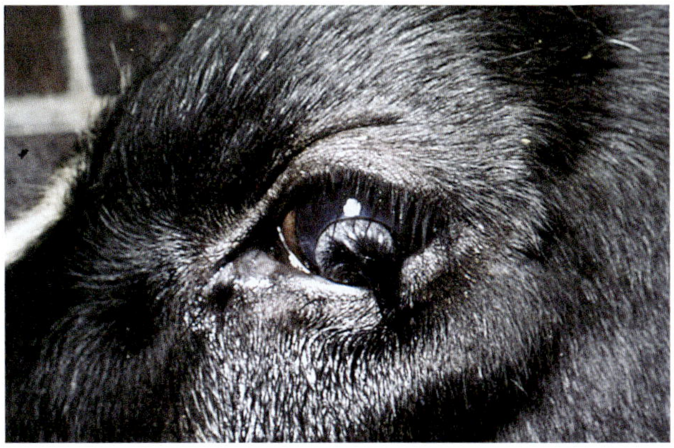

Abbildung 11-4 Behaarte Dermoidinsel auf der Hornhaut

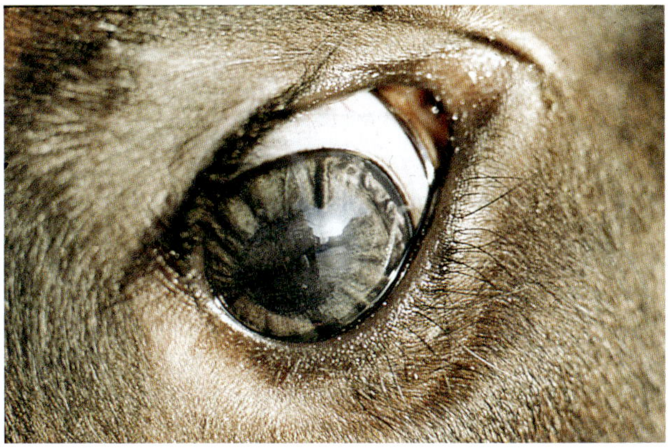

Abbildung 11-6 Angeborene Heterochromasie der Iris

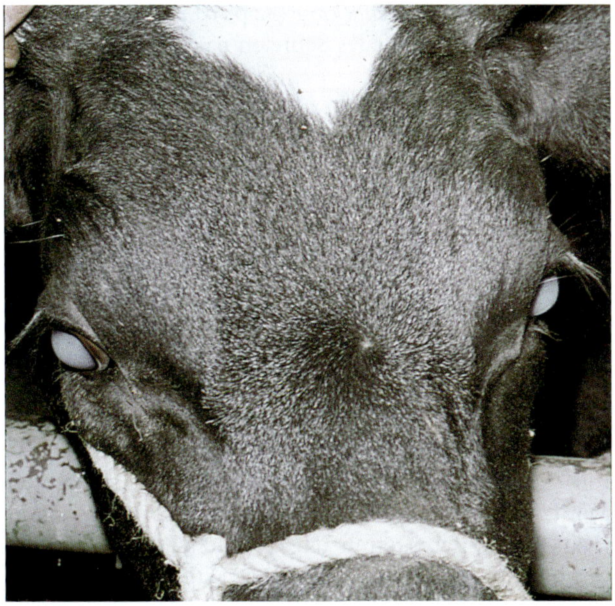

Abbildung 11-5 Binokuläre hereditäre Hornhauttrübung

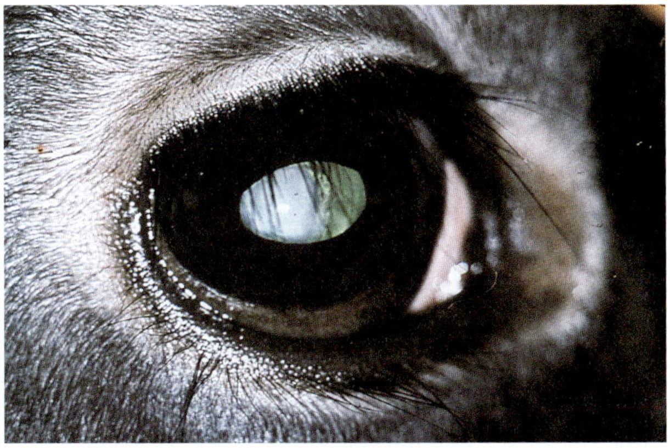

Abbildung 11-7 Konnatale Linsentrübung

Licht orange bis hellrot auf. Ophthalmoskopisch sind zudem oft Kolobome (Kap. 11.1.1.10) festzustellen.

11.1.1.9 Angeborene Linsentrübung

Die Entwicklung des Linsenkerns des Kalbes ist am 50. Tag des fetalen Lebens abgeschlossen. Konnatale Katarakt ist beim Rind meist beidseitig, seltener einseitig ausgeprägt und entweder intrauterin erworben (viraler Infekt des Muttertieres) oder einfach autosomal-rezessiv erblich bedingt. Der beim Jersey-, Hereford-, Holstein-Friesian-, Schweizer Braunvieh-Rind und anderen Rassen beobachtete Defekt gibt sich ophthalmoskopisch als gut abgesetzte, m. o. w. sternförmige oder rundliche Trübung zu erkennen und kann das Sehvermögen beeinträchtigen (Abb. 11-7). Diese Mißbildung der Linse wird mitunter von weiteren Anomalien am Auge (Hornhauttrübung, Netzhautablösung, Glaukom), Gehirn, Haut (Hypotrichie, Kap. 2.1.1.1) und/oder Schwanz begleitet. Im Gegensatz zur postnatal erworbenen Linsenkatarakt pflegt die konnatale Linsentrübung nicht zuzunehmen. Lebensfähige Merkmalsträger sollten von der Zucht ausgeschlossen werden.

11.1.1.10 Hemmungsmißbildungen von Iris, Retina oder Sehnerv

Solche auch *Kolobome* genannten Defekte beruhen auf unzureichender embryonaler Verschmelzung der Ränder von Augenbecherspalt und Augenstielrinne. Sie sind beim Charolais-Rind relativ häufig und kommen auch bei Shorthorns vor. Sie sind meist bilateral ausgeprägt und offenbar entweder einfach autosomal-dominant mit variabler Expression erblich oder aufgrund viraler Infektion intrauterin erworben. Erblich bedingte Kolobome wurden auch in Zusammenhang mit partiellem oder totalem Albinismus (Kap. 2.2.1.1) beobachtet. In schwerwiegenden Fällen können sie die Sehkraft m. o. w. beeinträchtigen. Beim Jersey-Rind sind solche Defekte mitunter mit Fehlen, Ektopie oder Trübung der Linse verbunden. Ophthalmoskopisch geben sich Kolobome in Netzhautverdünnung, Hypoplasia der Aderhaut, in unregelmäßigen Vertiefungen der Sehnervenpapille, verdickter oder abgelöster Retina und/oder fehlender Chorioidea zu erkennen. Differentialdiagnostisch ist Persistenz der A. hyaloidea, ein bei über 80 % aller klinisch gesunden Rinder anzutreffender Befund, zu bedenken.

11.1.1.11 Angeborene »Schönblindheit«

Konnatale Blindheit ohne weitere erkennbare Defekte (Amaurose) wurde in der Türkei, in Marokko und Südafrika bei neugeborenen Kälbern verschiedener Rassen beobachtet. Als Ursache wird ein sich während der embryonalen Entwicklung auswirkender *viraler Infekt* (BVD-Virus, Kap. 6.10.20, 10.1.1.7), *chronische Nitratvergiftung* (Kap. 4.3.5.3) oder *Vitamin-A-Mangel* (Kap. 11.1.5.1) des tragenden Muttertieres angenommen; letzterer bedingt spezifische Netzhaut- und Sehnervenveränderungen. Amaurotische Kälber werden meist abgeschafft, wenn keine Möglichkeit zur Einzelboxenhaltung besteht.

11.1.2 Unspezifisch bedingte Krankheiten der Augen

11.1.2.1 Erworbene Lidanomalien

Außer bei den in diesem Abschnitt zu besprechenden Affektionen können die Augenlider auch bei spezifischen Hautkrankheiten betroffen sein, z. B. bei Trichophytie (Kap. 2.1.3.1), Papillomatose (Kap. 2.2.3.4), Räude (Kap. 2.2.4.2), »Sommerwunden« (Kap. 2.2.4.5) oder Photosensibilitätsreaktionen (Kap. 2.2.7.3); Näheres hierzu ist bei diesen Hautleiden nachzulesen.

Abnorme Lidhaltung

Bei sonst normal erscheinendem Auge kann die Haltung eines oder beider Lider Hinweise auf andernorts lokalisierte Krankheiten geben: Weites, mit Nickhautvorfall verbundenes Aufreißen beider Augen bei *Tetanus* (Kap. 10.3.8), einseitig abgesunkene Augenlider und Unfähigkeit zu völligem Schluß des Auges bei Lähmung des *N. facialis* (Kap. 10.2.5.7) und *nervöser Listeriose* (Kap. 12.2.10), m. o. w. ausgeprägte beiderseitige Ptosis bei *Botulismus* (Kap. 10.5.13), *Infektiöser septikämisch-thrombosierender Meningoenzephalomyelitis* (Kap. 10.3.4) und *Hirnrindennekrose* (Kap. 10.5.5); bei letzterer besteht zudem bilaterales Schielen nach oben-außen.

Verletzungsbedingte Entzündung der Augenlider

■ **Definition, Ursachen, Pathogenese:** Die isolierte Entzündung von Lidhaut und/oder -bindehaut ist beim Rind oft traumatisch bedingt; sie geht bei Kontusionen (Scheuer- oder Sturzfolge, Hornstoß) mit m. o. w. stark ausgeprägter Exkoriation, Schwellung und Ptosis, bei scharfer Verletzung (Stacheldrahtriß, Transportunfall) auch mit Zusammenhangstrennung der äußeren Haut oder aller Schichten des betreffenden Augenlids einher. Solche Lidtraumen können sich leicht infizieren, phlegmonös werden, nekrotisieren, gangräneszieren oder abszedieren. Die selteneren Verätzungen (Kap. 2.2.6.3) und Verbrennungen (Kap. 2.2.6.5) betreffen i. d. R. auch Hautbezirke in der Nachbarschaft der Augenlider; sie können in tiefgreifende trockene oder feuchte Nekrose übergehen, was den Verlust von Lidgewebe und entsprechende

Narbenbildung, mitunter auch maligne Entartung (»Augenkrebs«) nach sich zieht. Gelegentlich beruht Blepharitis lediglich auf eitriger Einschmelzung einer Lidranddrüse (»Gerstenkorn«).

Symptome: Entsprechend der auslösenden Verletzung sind – neben Lichtscheu und wäßrigem bis schleimig-eitrigem Augenausfluß – haar- und epithellose Stellen oder tieferreichende, u. U. bizarr geformte Defekte am schmerzhaft verdickten Augenlid zu erkennen (Abb. 11-8, 11-9). Von Fall zu Fall besteht zudem Lidnekrose, -abszeß, Keratokonjunktivitis, Beschädigung des Augapfels (Kap. 11.1.2.4, 11.1.2.11), oft auch Allgemeinstörung (Niedergeschlagenheit, Absondern von der Herde, Freßunlust, Milchrückgang). Ein *Gerstenkorn* (Hordeolum) zeigt sich als umschriebene, erbsen- bis haselnußgroße, mäßig derbe Anschwellung des Lidrandes.

Beurteilung, Behandlung: Bei *oberflächlicher Lidhautverletzung* genügt es, täglich etwas antibiotische Salbe (mit Glukokortikoidzusatz) auf das betreffende Lid und in den Konjunktivalsack einzubringen. *Frische Verletzungen* können operativ angegangen werden (Kap. 11.1.8.3). Bei *verschleppten* und *infizierten Läsionen* sind entzündungshemmende Maßnahmen kontraindiziert; solche Prozesse sollten unter örtlicher, epi- oder subkonjunktivaler, erforderlichenfalls auch allgemeiner Antibiose zum Abklingen und zur Demarkation oder Reifung gebracht werden. Danach ist ein etwaiger oberflächlicher Abszeß zu spalten, während Gerstenkorn und tieferliegende Veränderungen besser in toto herausgeschält werden. Verbleibende Liddefekte bieten nunmehr, d. h. in sauberer Granulation begriffen, bessere Aussichten für die chirurgische Behebung (Kap. 11.1.8.3) als zuvor im entzündlich-infizierten Zustand. Bezüglich der Behandlung *schwerwiegender Lidverletzungen*, in die auch der *Augapfel miteinbezogen* ist, wird auf Kapitel 11.1.8.6 verwiesen.

Ektropium

Ausrollung des Lidrandes nach außen ist i. d. R. Folge einer vernarbten Verletzung und beim Rind als Schönheitsfehler anzusehen, der keiner Behandlung bedarf.

Entropium

Angeborene Einrollung des Lidrandes nach innen betrifft beim Rind i. d. R. mehrere oder alle Lider zugleich und geht oft mit Mikrophthalmie (Kap. 11.1.1.2) einher. Beim häufiger auftretenden *erworbenen Entropium* handelt es sich meist um traumatisch bedingte Vernarbung eines einzelnen Lides. Die hiermit verbundene ständige Irritation des Auges durch bulbuswärts gerichtete Wimpern und Haare *(Trichiasis)* löst anhaltenden Tränenfluß sowie Keratokonjunktivitis, Lichtscheu, u. U. sogar Panophthalmie aus. Heilung ist nur auf operativem Wege zu erzielen (Kap. 11.1.8.3). Patienten mit *angeborenem Entropium* sind von der Zucht auszuschließen.

11.1.2.2 Abnorme Lage, Stellung oder Bewegung des Augapfels

Traumatisch bedingte Bulbusverlagerung

Augennahe Verletzungen (Hornstoß, Stacheldrahtriß, Transportunfall) bedingen von Fall zu Fall m. o. w. schwerwiegende Defekte an benachbarten Weichgeweben (Kopfhaut, Augenlider, Bindehautsack, Stellmuskeln, retrobulbäres Fett) sowie am Knochen (Orbita). Außerdem können sie mit Verlagerung des

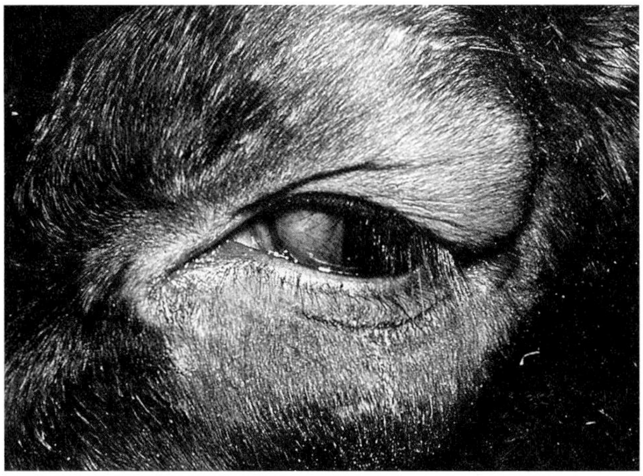

Abbildung 11-8 Erkrankungen der Augenlider: hornstoßbedingtes Oberlidhämatom

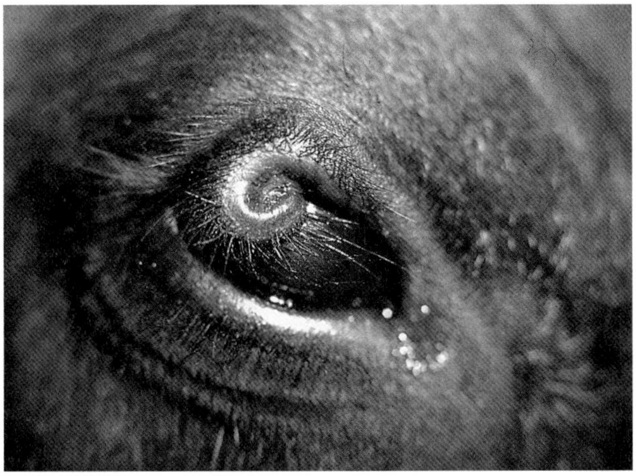

Abbildung 11-9 Unter spiraliger Einrollung des Lidrandes verheilte Rißverletzung des Oberlids

Augapfels innerhalb der Orbita *(Luxatio bulbi)* oder aus dieser heraus *(Proptosis bulbi)*, seltener auch mit perforierender Läsion von Hornhaut oder Sklera einhergehen.

Zur Überprüfung von Lokalisation und Umfang des Traumas bedarf es eingehender adspektorischer, palpatorischer und sondierender Untersuchung am sedierten und gut fixierten Tier, wobei Wund- und Augenbereich zunächst behutsam zu reinigen und mit milden Desinfizienzien zu spülen sowie örtlich zu betäuben sind (Kap. 11.1.8). Auf Erhaltung des Augapfels abzielende Wundbehandlung (Kap. 11.1.8.3) ist nur angezeigt, wenn Bulbus, Sehnerv und Stellmuskeln erhalten sind. Erweist sich der Augapfel lediglich als aus der Lidspalte vorgefallen, so kann er mittels temporärer Blepharorrhaphie (Kap. 11.1.8.2) reponiert werden. Sind Bulbus oder Adnexe dagegen bereits schwerwiegend geschädigt oder muß mit langwieriger Abstoßung periokulärer Gewebe gerechnet werden, so ist zwischen Eviszeration der Orbita (Kap. 11.1.8.6) und Verwertung des Tieres zu entscheiden; verschleppte augennahe Verletzungen neigen beim Rind nämlich dazu, bösartig zu werden (→ »Krebsauge«, Kap. 11.1.7.1).

Schielen, Strabismus

Angeborenes Ein- und Auswärtsschielen (Kap. 11.1.1.4, 11.1.1.5) und *erworbene Abweichungen der Augen von ihrer normalen Achsenstellung* werden andernorts besprochen (s. *Lähmung des N. oculomotorius, trochlearis* und *abducens*; Kap. 10.2.5.3, 10.2.5.4, 10.2.5.6). Abnorm »stierer«, konvergierend schielender Blick ist auch ein Symptom der *Tollwut* (Kap. 10.3.6).

Enophthalmus

Beidseitiges Einsinken der unveränderten Augäpfel in die Orbita beruht i. d. R. auf allgemeinem Flüssigkeitsverlust (Exsikkose, Dehydratation; Kap. 4.3.6.1) oder generellem Fettgewebsschwund (langfristiger Futtermangel oder Kachexie infolge chronisch-zehrender Erkrankung). Ein- oder beidseitiger und meist mit Entropium der Augenlider verbundener Enophthalmus normalgenährter und -hydratisierter Tiere weist auf angeborene oder erworbene Mikrophthalmie (Kap. 11.1.1.2, 11.1.2.11) hin.

Exophthalmus

Ein- oder beidseitiges, m. o. w. auffälliges Hervorragen des Augapfels aus der Lidspalte ist meist Folge raumfordernder retro- oder parabulbärer Prozesse, wie Orbitalfremdkörper, -phlegmone, -abszeß oder -tumor (z. B. Leukose der orbitalen Lymphfollikel, Kap. 3.1.3.1; Siebbeinkarzinom, Kap. 5.1.7.1; Hornkrebs, Kap. 2.4.4.1), Stirnhöhlenvereiterung (Kap. 5.1.2.4) oder »Augenkrebs« (Kap. 11.1.7.1), kommt aber auch bei Milchkälbertetanie (Kap. 10.5.4.4) vor. Schwäche oder Lähmung des N. abducens bedingt einwärtsschielenden Exophthalmus (Kap. 11.1.1.4). *Differentialdiagnostisch* sind Makrophthalmie (Hydrophthalmus, Kap. 11.1.2.14) und Verlagerung des Bulbus aus der Augenhöhle (Proptosis, Kap. 11.1.2.2) zu unterscheiden. Die retrobulbäre Phlegmone ist durch örtlich kühlende Maßnahmen sowie mehrtägige parenterale Antibiose anzugehen; ein hier etwa befindlicher Abszeß ist bei subkutaner Lage zu spalten, bei tiefer Lokalisation besser in toto operativ herauszuschälen. Die chirurgische Behandlung der übrigen, zu Exophthalmus führenden Leiden wird angegebenenorts erläutert.

Augenzittern und -rollen

Unwillkürliche Bewegungen meist beider Bulbi in Form eines m. o. w. frequenten, fein-, mittel- oder grobschlägigen horizontalen, vertikalen oder rotierenden *Nystagmus* sind beim Rind nicht selten. Meist treten sie als Begleiterscheinung zentralnervöser Erkrankungen (z. B. *Weidetetanie*, Kap. 10.5.4.1; *nervöse Ketose*, Kap. 10.5.7; *Bleivergiftung*, Kap. 10.5.12) auf. Mitunter wird Augenzittern oder -rollen aber bei ansonsten gesund erscheinenden Rindern beobachtet und kann offenbar auch angeboren sein.

11.1.2.3 Bindehautentzündung

Definition, Vorkommen, Ursachen: Mechanische, toxische, allergische (Urtikaria, Kap. 2.2.7.1; »Heuschnupfen«, Kap. 5.1.6.1) oder aktinische Reizungen (Photosensibilitätsreaktionen, Kap. 2.2.7.3) der Bindehaut und dadurch bedingte *Konjunktivitiden* sind beim Rind wesentlich seltener als die verschiedenen infektiös bedingten Bindehauterkrankungen (s. *Differentialdiagnose*). Gegebenenfalls handelt es sich meist um Folgen stumpfer Traumata (Schlag, Stoß) oder im Bindehautsack befindlicher Fremdkörper (Getreidespelze, Haare), mitunter aber um chemisch irritierende Einflüsse (Rauch, Stalluft-Ammoniak, Kalkstaub, Desinfektionsmittel) oder Parasiten (Augenwurm- oder Fliegenmadenbefall, Kap. 11.1.4.1, 2.3.4.4), während Verbrennungen (Kap. 2.2.6.5) und Erfrierungen (Kap. 2.2.6.4) eher die Haut der Augenlider betreffen.

Pathogenese: Infolge engen wechselseitigen Kontakts erkranken Bulbus- und Lidbindehaut i. d. R. gleichzeitig und gleichartig, wobei exsudatgemäß katarrhalische, fibrinoide und eitrige Konjunktivitis unterschieden werden.

Symptome: Bei *katarrhalischer Konjunktivitis* bestehen außer Lichtscheu leichte Rötung sowie vermehrter Tränenfluß, in schwereren oder anhaltenden Fällen dagegen erkennbare Schwellung der Bindehaut (Chemosis) und Ansammlung verkrustenden grauschleimigen, nicht übelriechenden Exsudats unterhalb der Augen (Abb. 11-10). Bei *fibrinoider Bindehautentzündung* ist das der Umgebung der Lidspalte anhaftende Entzündungsprodukt dagegen graugelblich, zäh-elastisch und von muffigem Geruch. *Eitrige Konjunktivitis* zeichnet sich durch Absonderung dickflüssig-übelriechenden Exsudats aus; auch kann die Bindehaut hierbei Erosionen oder Nekrosen aufweisen und das Allgemeinbefinden gestört sein. Erscheinungsform der herpesvirusbedingten Bindehautentzündung (Kap. 11.1.3.4) ist die sich auf die konjunktivalen Lymphknötchen konzentrierende *follikuläre Konjunktivitis.*

Verlauf: Leichte katarrhalische Bindehautentzündung kann nach Abstellen der Ursache rasch spontan ausheilen, sonst aber zu Verschlimmerung (Keratokonjunktivitis) neigen; das gilt insbesondere für fremdkörperbedingte Fälle. Bei sachgemäßer Behandlung ist die *Prognose* v. a. frischer Konjunktivitiden gut.

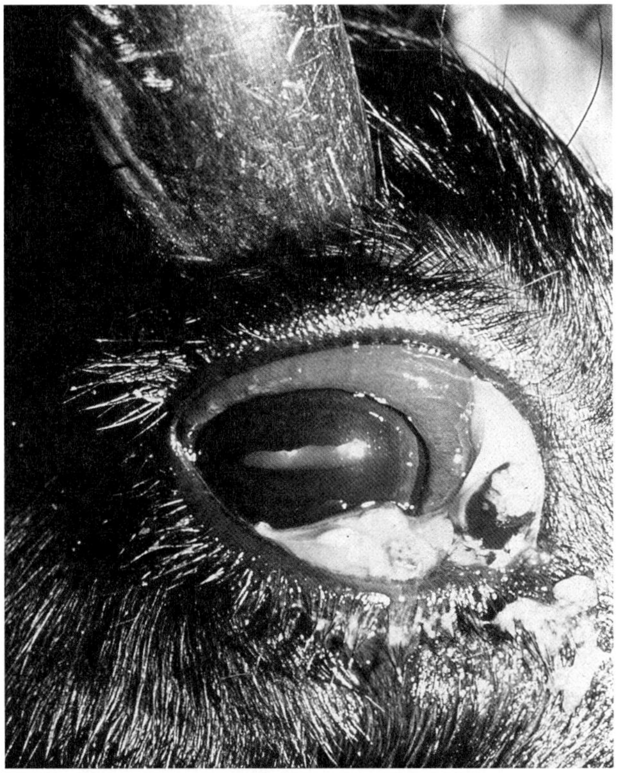

Abbildung 11-10 Auf dauernder Reizung des Oberlids durch die »einwachsende« Spitze des gleichseitigen Horns beruhende und mit Vorfall der Bindehaut (Chemose) verbundene chronische Konjunktivitis

Diagnose: Die Erkennung der »sporadischen« Bindehautentzündung stützt sich auf vereinzeltes Auftreten, Vorbericht, klinische Befunde sowie *differentialdiagnostischen Ausschluß* infektiös bedingter (Kerato-) Konjunktivitiden, wie »Weidekeratitis« (Kap. 11.1.3.1), Mykoplasmen-, Chlamydien-, Herpesvirus- oder Listerien-bedingte Konjunktivitis (Kap. 11.1.3.2, 11.1.3.3, 11.1.3.4, 12.2.10), Bösartiges Katarrhalfieber (Kap. 12.2.2), Infektiöse Bovine Rhinotracheitis (Kap. 5.1.3.1), Virus-Diarrhoe/Mucosal Disease (Kap. 6.10.20) oder Rinderpest (Kap. 12.2.3).

Behandlung: Sedation, örtliche Betäubung und sachgemäße Fixation des Patienten; Säubern der Umgebung des Auges von Exsudat; gewissenhaftes Absuchen von Hornhaut sowie Bindehautsack nach etwa anhaftendem Fremdkörper (Abb. 11-11); Ausspülen (mit physiologischer Kochsalzlösung) oder vorsichtiges digitales Auswischen des Konjunktivalsacks oder instrumentelles Entfernen des Fremdkörpers von der Kornea (Kap. 11.1.2.4). Unterbringen des Kranken in abgedunkeltem fliegenfreien Stall. Je nach Schwere des Falles 3–5 Tage lang täglich 2mal eine doppeltreiskorngroße Portion antibiotische Augen- oder Eutersalbe in den Bindehautsack eingeben (s. Abb. 11-28) und die Lider danach zur besseren Verteilung des Präparates noch kurze Zeit mit aufgelegten Fingern zuhalten; weniger arbeitsaufwendig ist 1- bis 2malige subkonjunktivale Antibiotikainjektion (s. Abb. 11-29). Sobald sich Besserung abzeichnet, kann zur Beschleunigung der Heilung auch glukokortikoidhaltige antibiotische Augensalbe angewandt werden.

Prophylaxe: Vermeiden der festgestellten Ursachen; u. U. Enthornung des Bestandes.

11.1.2.4 Verletzungen der Hornhaut

Definition, Ursachen, Symptome: Je nach Ausmaß des durch Hornstoß, spitzen Gegenstand oder eingedrungenen Fremdkörper bedingten Traumas der Kornea ist zwischen *oberflächlicher, tiefer* (d. h. bis auf die Descemetsche Membran reichender) und *perforierender* (also die vordere Augenkammer eröffnender) *Hornhautwunde* zu unterscheiden (Abb. 11-12, 11-13). Das betroffene Tier zeigt plötzlich Licht- und Kopfscheu, Tränenfluß sowie Blepharospasmus. Die Untersuchung des erkrankten Auges ist wegen schmerzbedingter Abwehr i. d. R. erst nach Sedation und Einträufeln eines Lokalanästhetikums in den Bindehautsack möglich. Oberflächliche Defekte sind oft erst dann zu erkennen, wenn ein die beschädigten Bezirke elektiv anfärbender Farbstoff (Fluoreszin- oder Methylenblaulösung) instilliert wird. Bis ins Hornhautparenchym reichende Substanzverluste bedingen dagegen deutliche Verzerrungen des auf der Kornea

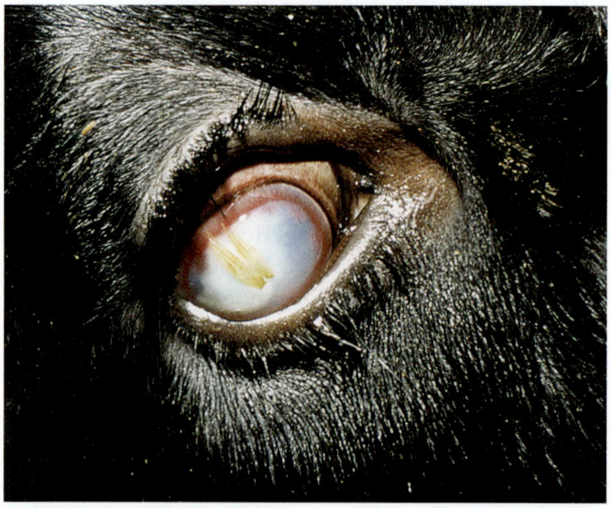

Abbildung 11-11 Schwere, mit Keratitis profunda verbundene Bindehautentzündung infolge Festsitzens einer Getreidespelze auf der Hornhaut

sichtbaren Spiegelbildes der Umgebung; wenn nur die Descemetsche Membran unverletzt geblieben ist, wölbt sie sich als kegel- oder kugelförmige *Keratozele* aus dem Hornhautniveau hervor. Bei völliger Perforation der Kornea fällt unter Austritt von Kammerwasser und m. o. w. deutlicher Verkleinerung des Bulbus ein Stück der Regenbogenhaut, u. U. auch die Linse in den Defekt vor und dichtet ihn so ab (Abb. 11-12).

■ **Verlauf:** Bereits wenige Stunden nach dem auslösenden Trauma setzen in der Umgebung der Läsion entzündlich-reparatorische Prozesse ein, was milchig-graue Trübung der Kornea bedingt. Diese Keratitis kann unter Gefäßeinsprossung vom Rand her abheilen oder sich infizieren und eitrig werden. Die Ränder perforierender Hornhautdefekte vereinigen sich miteinander und mit der gefäßführenden Iris; bei ausbleibender Behandlung neigen solche Fälle zu pyogener Infektion des Augeninneren (Abb. 11-13).

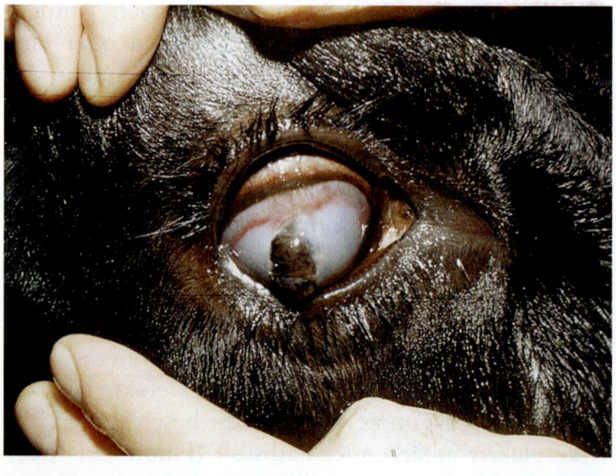

Abbildung 11-12 Irisvorfall und schwere Iridozyklitis nach punktförmiger Korneaperforation unbekannter Ursache

■ **Beurteilung:** Oberflächliche Kornealäsionen haben gute, tiefe und perforierende Hornhautverletzungen mäßig gute Heilungsaussichten, wenn sie in frischem Zustand konsequent behandelt werden. Dabei kommt es v. a. darauf an, das Eindringen von Keimen zu verhüten. Verschleppte, bereits mit eitriger Panophthalmie verbundene Korneaperforationen zwingen dagegen i. d. R. zur operativen Entfernung des betreffenden Auges (Kap. 11.1.8.4 bis 11.1.8.6).

■ **Behandlung:** Patient in abgedunkeltem Stall angebunden halten; Fliegenbekämpfung. Sedation, Oberflächenanästhesie von Hornhaut und Konjunktiva; schonende Entfernung etwaiger im Bindehautsack befindlicher (Kap. 11.1.2.3) oder in die Kornea eingedrungener Fremdkörper. Unkomplizierte frische perforierende Hornhautverletzungen können am niedergelegten Tier mittels feiner Einzelknopfhefte verschlossen werden. In allen aussichtsreich zu beurteilenden Fällen ist 1–2 Wochen lang täglich antibiotische Augensalbe, vorzugsweise mit Vitamin-A-Zusatz, in den Konjunktivalsack zu verabreichen; so können bei konsequentem Vorgehen Bulbus und oft auch ein Teil des Sehvermögens gerettet werden. Bei Einsetzen deutlicher Besserung können Augensalben mit entzündungshemmendem Zusatz angewandt werden. Nach Abheilung tieferer Hornhautdefekte verbleiben oft grauweiße Narben *(Leukoma corneae)*, vordere Synechien (Kap. 11.1.2.6) oder eine halbkugelige Vorwölbung der Kornea *(Staphylom)*.

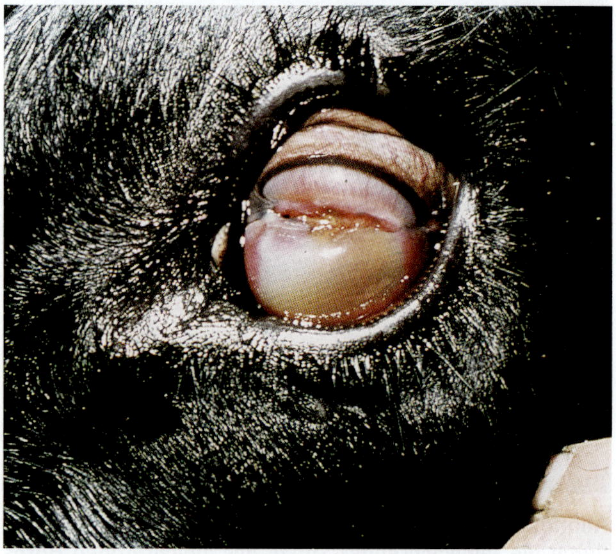

Abbildung 11-13 Panophthalmie nach stacheldrahtbedingter linearer Hornhautruptur

Prophylaxe: Ersatz der Stacheldrahteinfriedigung durch Elektrozaun. Wenn die Korneaverletzung auf Hornstoß beruhte, ist – v. a. bei Laufstallhaltung – die Enthornung der Herde anzuraten.

11.1.2.5 Entzündungen und Entartung der Hornhaut

Bei den *Keratitiden* werden entsprechend den im Einzelfall betroffenen Hornhautschichten oberflächliche, interstitiell-parenchymatöse und hintere Hornhautentzündungen, nach dem Charakter der Entzündung nichteitrige und eitrige Keratitiden, sowie gemäß ihrer Ursache exo- und endogene (irritativ-traumatische, infektionsbedingte, toxische, allergische) Hornhautentzündungen unterschieden. In praxi ist Keratitis oft mit Konjunktivitis (Kap. 11.1.2.3) und/oder Iridozyklitis (Kap. 11.1.2.6) verbunden, mitunter aber Symptom einer anderweitigen Erkrankung (z. B. Bösartiges Katarrhalfieber, Kap. 12.2.2; Expositionskeratitis bei Fazialislähmung oder Exophthalmus, Kap. 10.2.5.7 bzw. 11.1.2.2).

Keratitis superficialis

Mit Ausnahme der Weidekeratitis (Kap. 11.1.3.1) beruhen oberflächliche Hornhautentzündungen meist auf Irritation infolge Verletzung, epikornealen Fremdkörpers oder Augenwurmbefalls (Kap. 11.1.4.1). Der Patient zeigt neben Lichtscheu, Blepharospasmus und Tränenfluß eine auf Ödematisierung und Leukozytenimmigration beruhende, anfangs umschriebene, später aber ausgedehnte milchig-weiße Trübung der Hornhaut, deren Oberfläche zugleich wellig-höckrig wird. Im weiteren Verlauf sprossen von der skleralen Bindehaut her feine rot-geschlängelte Blutgefäße auf den keratitisch veränderten Korneabezirk zu, während der Augenausfluß schleimig, mitunter sogar eitrig wird. Ein etwaiger der Hornhaut anhaftender und hier ständig reizender Fremdkörper (meist eine Getreidespelze) ist nach örtlicher Betäubung, Drehen des Kopfes und Spreizen der Lider zu erkennen. Er wird am gut fixierten Kopf mittels feiner flacher Pinzette, dünner Injektionskanüle oder Augenskalpell vorsichtig abgehoben und entfernt. Die übrigen, bis zur Abheilung und Aufhellung der Hornhauttrübung angezeigten Behandlungsmaßnahmen sind die gleichen wie bei Weidekeratitis (Kap. 11.1.3.1).

Keratitis pannosa

Vorwuchern graurötlichen Granulationsgewebes der Bindehaut auf die Kornea, wie es nach schwerwiegender Reizung der Hornhaut eintritt. Ein solches *Flügelfell oder Narbenpterygium* muß durch vorsichtiges Abschaben entfernt werden, wenn es das betreffende Auge dauernd reizt oder dessen Sehvermögen beeinträchtigt. Danach ist der Konjunktivalsack bis zur Abheilung des operativ gesetzten Hornhautdefekts regelmäßig mit infektions- und entzündungshemmender Augensalbe zu versorgen.

Keratitis interstitialis

Ursachen und Erscheinungen der auch als parenchymatöse Hornhautentzündung bezeichneten tiefen Keratitis gleichen weitgehend denen der oberflächlichen. Bei schwerwiegender Schädigung wird die Kornea jedoch bis in die Propria hinein diffus grauweiß bis graurot verfärbt und undurchsichtig. Zudem sprossen – außer den oberflächlich, von der mitentzündeten Bindehaut her, vereinzelt, astförmig und lang einwuchernden Blutgefäße – in der Tiefe auch solche des Ziliarkörpers, ähnlich einem m. o. w. zirkulär angeordneten »Kamm«, auf den veränderten Hornhautbereich zu (»pink eye«). Die Behandlung umfaßt Entfernung eines etwaigen Fremdkörpers, Aufstallung sowie die bei Weidekeratitis (Kap. 11.1.3.1) aufgeführten örtlichen Maßnahmen.

Keratitis posterior

Die auch Descemetitis genannte, auf die Innenschicht der Kornea beschränkte Hornhautentzündung tritt meist in Zusammenhang mit Erkrankungen benachbarter Augenabschnitte, insbesondere solchen der Iris (Kap. 11.1.2.6), oder bei Linsenluxation (Kap. 11.1.2.8) auf. Dabei ist die Kornea zwar getrübt, ihre Oberfläche aber glatt. Keratitis posterior ist therapeutisch schwer zu beeinflussen; versuchsweise sind Breitbandantibiotika und Glukokortikoide parenteral, inter- oder subkonjunktival zu verabreichen.

Hornhautgeschwür

Das Kornealulkus ist Folge unbehandelter oder schlecht heilender Verletzung oder eitriger Entzündung der Hornhaut. Je nach Begleitumständen (mechanische oder aktinische Irritation, zusätzliche Infektion, voreilige entzündungshemmende Behandlung) kann sich die umschriebene Gewebseinschmelzung u. U. rasch ausbreiten oder vertiefen, was entsprechende Komplikationsgefahren (Vorwölbung der DESCEMETschen Membran/Keratozele, Hornhautperforation, Panophthalmie, Mikrophthalmie; Abb. 11-14, 11-15) in sich birgt. Der Patient zeigt außer Photophobie und schleimigem Augenausfluß einen gut abgegrenzten Substanzverlust der Kornea als transparenten oder leicht getrübten flachen erosiven Krater oder tiefergreifende Ulzeration mit aufgeworfenem graurötlichem Rand, zentralem gelblichem Nekroseherd und peripherer Gefäßeinsprossung. Rechtzei-

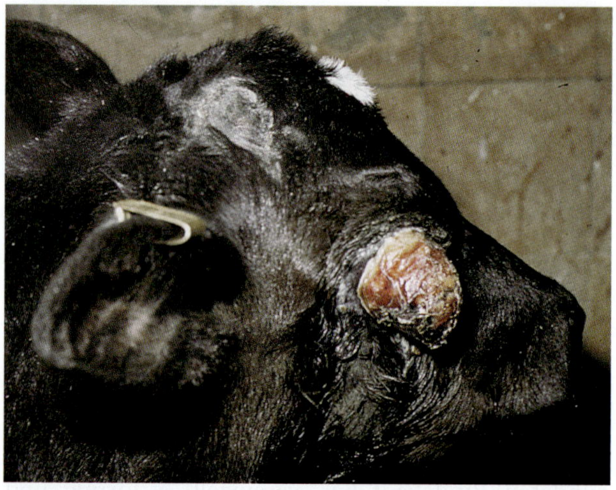

Abbildung 11-14 Orbitalphlegmone und Panophthalmie infolge juckreizbedingten Verschmierens der zum Enthornen benutzten Ätzpaste in den Konjunktivalsack (s. auch Kap. 2.4.5.2)

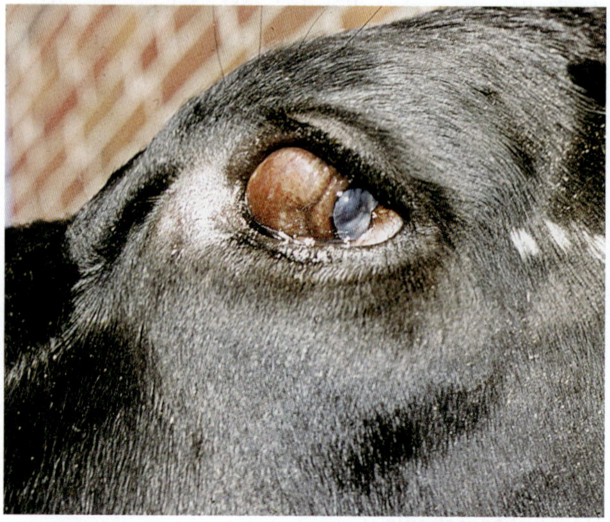

Abbildung 11-15 Posttraumatische Mikrophthalmie mit vikariierendem Vorwuchern des orbitalen Fettgewebes (verletzungsbedingte Leukotrichie, s. Kap. 2.1.2.1)

tige, konsequent fortgeführte Behandlung führt in der Mehrzahl der Fälle zur Heilung unter Erhaltung der Sehkraft: Aufstallung; 5–10 Tage lang täglich mindestens 2mal antibiotische Augen- oder Eutersalbe in den Bindehautsack instillieren; nach einsetzender Besserung statt dessen glukokortikoidhaltige antibiotische Augensalbe anwenden.

Keratomalazie

Fortschreitende Einschmelzung der Hornhaut ist beim Rind meist Begleiterscheinung von anhaltendem, Lidschlag und Augenbenetzung behinderndem Exophthalmus (Kap. 11.1.2.2), aber nur ausnahmsweise Folge extremer Hypovitaminose A (Kap. 11.1.5.1). Dabei induriert die austrocknende Kornea allmählich und bedeckt sich zunehmend mit keimeinschleppenden Verunreinigungen (Haare, Futterreste, Exsudat: *Xerophthalmie*). Wenn es nicht gelingt, die Ursache abzustellen, schließen sich Hornhautruptur und Panophthalmie an (Kap. 11.1.2.11, Abb. 11-14).

Trübung und Vernarbung der Hornhaut

Abgeheilte Hornhautläsionen und -geschwüre (Kap. 11.1.2.5) hinterlassen nicht selten grauweiße Narbenflecken *(Kornealeukome)*, zuweilen auch eine stecknadelkopf- bis erbsengroße getrübte halbkugelige Vorwölbung der Hornhaut *(Staphylom)*. Solche Veränderungen können sich unter längerer Behandlung mit glukokortikoidhaltiger antibiotischer Augensalbe u. U. deutlich verringern oder gar verlieren.

11.1.2.6 Krankheiten von Regenbogenhaut, Ziliarkörper und Aderhaut

Anhaltende Pupillenerweiterung

Anhaltende Erweiterung der Pupille, die auch auf Lichteinfall nicht reagiert *(Mydriasis)*, beruht bei sonst unverändertem Auge entweder auf Reizung des N. sympathicus oder auf Lähmung des den M. sphincter pupillae motorisch innervierenden N. oculomotorius. Als Ursache sind degenerative, entzündliche oder raumfordernde Prozesse im Bereich der Netzhaut (z. B. infolge Hypovitaminose A, Kap. 11.1.5.1), der Orbita oder des Sehnervenkanals, oder aber Vergiftungen (z. B. durch Nachtschattengewächse, Kap. 10.5.28, Fleckschierling, Kap. 10.5.32, Rebendolde, Kap. 10.5.35) in Betracht zu ziehen. Bei Tollwut (Kap. 10.3.6) Weidetetanie (Kap. 15.5.4.1), ausgeprägtem Tetanus (Kap. 10.3.8), Botulismus (Kap. 10.5.13) und Zeckenparalyse (Kap. 10.5.42) kann die Pupillenreaktion verzögert sein.

Anhaltende Pupillenenge

Anhaltende Pupillenenge, die auch bei Dunkelheit fortbesteht *(Miosis)*, kann durch Lähmung des sympathisch innervierten M. dilatator pupillae oder spastische Kontraktion des M. sphincter pupillae zustande kommen. Einseitige *paralytische Miose* ist Teilerscheinung des zudem ipsilaterale Ptose, Enophthalmus sowie Austrocknung des Flotzmauls umfassenden, Lähmung des Halssympathicus anzeigenden HORNER-Syndroms. *Spastische Miose* tritt außer bei akuter, traumatisch-entzündlicher Erkrankung von Kornea, Iris oder Aderhaut sowie zerebralen Affekten auch bei Organophosphatvergiftung (Kap. 10.5.15.2) auf.

Irisverletzung

Verletzungen der Regenbogenhaut sind meist Begleiterscheinung einer primären oder sekundären Perforation von Hornhaut oder Sklera (Kap. 11.1.2.2). Gegebenenfalls sind außer Lidkrampf und ausgeprägter Berührungsscheu je nach Lage und Umfang des Defekts auch Kammerwasserverlust (→ Verkleinerung des Bulbus) sowie eine m. o. w. umfangreiche Verklebung oder Verwachsung der Regenbogenhaut mit der Kornea (vordere Synechie; Abb. 11-16) festzustellen. Die in die Perforationsstelle vorgefallene und diese abdichtende Iris ist leicht verletzlich und neigt zu Blutungen. Die unter Sedation und örtlicher Betäubung (Kap. 11.1.8) vorzunehmende Behandlung besteht in behutsam spülender Reinigung von Konjunktivalsack und Bulbusoberfläche, Entfernung etwaiger Fremdkörper (Kap. 11.1.2.5), erforderlichenfalls auch in vorsichtiger Resektion des vorgefallenen Irisabschnittes. In der Folge ist der Patient fliegenfrei aufzustallen und 5–8 Tage lang täglich 2mal lokal antibiotisch zu versorgen (Instillation von Vitamin-A-haltiger antibiotischer Augensalbe in den Bindehautsack). Ist der Augapfel bereits panophthalmisch infiziert (Kap. 11.1.2.11), so ist seine operative Entfernung (Kap. 11.1.8.4 bis 11.1.8.6) zu erwägen.

Entzündung von Regenbogenhaut und Ziliarkörper

Iris und Ziliarkörper erkranken ihrer engen Nachbarschaft wegen meist gemeinsam *(Iridozyklitis)*, nicht selten zugleich mit der Aderhaut (*Iridozyklochorioiditis*, s. u.) oder dem gesamten Auge (*Panophthalmie*, Kap. 11.1.2.11). Als Ursachen kommen stumpfe oder perforierende Verletzungen, v. a. aber pyämisch-metastatische Keimabsiedlungen (Kap. 4.3.3.1) sowie virale Allgemeininfektionen in Frage. Die Schmerzhaftigkeit der Entzündung von Regenbogenhaut und Ziliarkörper bedingt meist deutliche, mitunter mit Fieber verbundene Störung des Allgemeinbefindens. Örtlich sind gelatinöser Augenausfluß, krampfhafter Lidschluß und ausgeprägte Injektion der Episkleralgefäße festzustellen. Ophthalmoskopisch zeigen sich enge Pupille und blasse, m. o. w. deutlich gefältelte Iris mit ödematös verdicktem Rand, der stellenweise mit der Vorderfläche der Linse verklebt sein kann (hintere Synechie). Kennzeichnend ist die Ansammlung von serösem oder fibrinösem Exsudat oder von Eiter *(Hypopyon)* in der vorderen Augenkammer (Abb. 11-17, 11-18). Erscheint ihr Inhalt rötlich *(Hyphaema)*, so ist differentialdiagnostisch auch krankhafte Blutungsneigung (Kap. 11.1.2.13) in Betracht zu ziehen. Die Behandlung erfordert unverzügliche Aufstallung und täglich 2malige Instillation keim- und entzündungshemmender Augensalbe in den Konjunktivalsack, besser auch systemische Antiphlogese und Antibiose; zur Verhütung von Verklebungen der Iris mit Hornhaut oder Linse ist der Patient zunächst unter Mydriatikumwirkung zu halten.

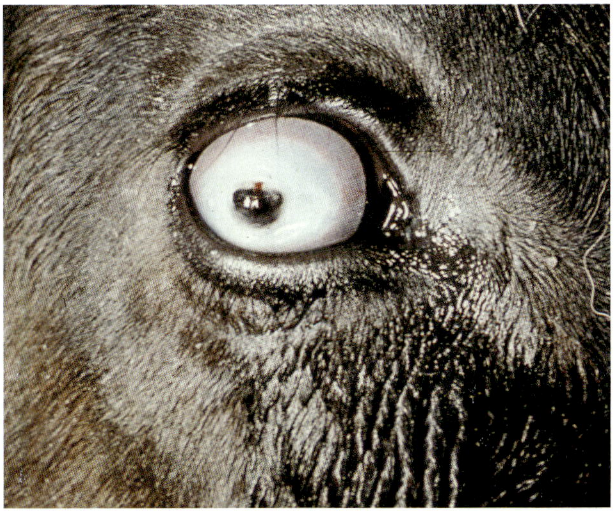

Abbildung 11-16 Nach Hornhautperforation verbliebenes verkleinertes Auge mit vorderer Synechie

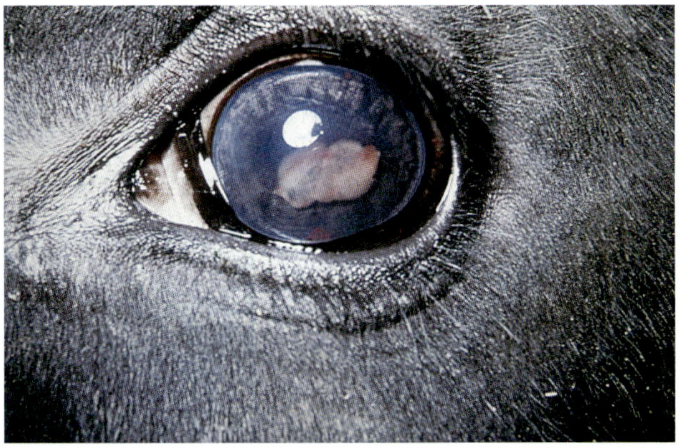

Abbildung 11-17 Nach abgeklungener Iridozyklitis in der vorderen Augenkammer verbliebenes Fibringerinnsel

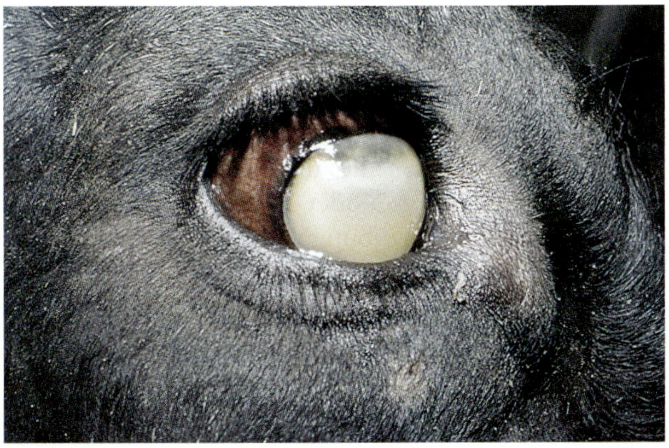

Abbildung 11-18 Ansammlung von Eiter in der vorderen Augenkammer (Hypopyon)

Synechien

Als *Synechien* werden umschriebene Adhäsionen der Iris mit der Rückfläche der Hornhaut bzw. der Vorderfläche der Linse bezeichnet (vordere bzw. hintere Synechie; Abb. 11-16, 11-19). Solche auf voraufgegangene entzündliche Prozesse hinweisenden und mit m. o. w. auffälliger Verformung der sonst querovalen Pupille verbundenen Veränderungen gelten beim Rind i. a. als belanglose Schönheitsfehler, die das Sehvermögen nicht nennenswert beeinträchtigen.

Entzündung der Aderhaut

Da die Chorioidea am Aufbau des Ziliarkörpers beteiligt und ihr Fundusabschnitt mit der aufgelagerten Netzhaut verbunden ist, erkranken diese Strukturen meist gemeinsam *(Zyklochorioiditis, Iridozyklochorioiditis, Chorioretinitis)*. Dabei handelt es sich i. d. R. um das Übergreifen benachbarter Prozesse, seltener um traumatische oder pyämisch-metastatische Einwirkungen. Fundoskopisch zeigen sich außer den bei Iridozyklitis (Kap. 11.1.2.6) geschilderten Befunden noch herdförmig-fleckige oder ausgebreitete exsudatbedingte matte Bezirke innerhalb des farbig glänzenden Tapetum lucidum sowie deutliche Gefäßinjektion. Eine ähnlich auffällige, aber stauungsbedingte Füllung und Schlängelung der Fundusgefäße ist differentialdiagnostisch auch bei Patienten mit angeborenem Herzfehler (Kap. 4.1.1), Transposition der großen Gefäßstämme (Kap. 4.2.1), Polyzythämie (Kap. 4.3.2.2), Albinismus und CHÉDIAK-HIGASHI-Syndrom (Kap. 2.2.1.1, 4.3.1.5) oder Amaurose infolge Vitamin-A-Mangels (Kap. 11.1.5.1) festzustellen. Die wegen Komplikationsgefahr (Erblindung oder Übergang in Panophthalmie) möglichst frühzeitig zu ergreifenden örtlichen und allgemeinen Behandlungsmaßnahmen der Chorioiditis entsprechen denen der Iridozyklitis.

11.1.2.7 Erworbene Linsentrübungen

Solche Veränderungen sind beim Rind vermutlich nicht allzu selten, kommen aber meist nicht zur Vorstellung. Im Gegensatz zur regelmäßigen und sich nicht verändernden Gestalt angeborener Katarakte (Kap. 11.1.1.9) treten die auf entzündungsbedingter Schädigung der Linse oder ihrer Gefäßversorgung beruhenden Linsentrübungen meist einseitig auf. Zudem sind sie unregelmäßig-wolkig und schlecht abgesetzt; auch pflegen sie mit der Zeit an Größe und Intensität zuzunehmen, wodurch das Sehvermögen des betreffenden Auges eingeschränkt oder aufgehoben werden kann. Auf der Vorderfläche der Linse haftende Iristeile werden als *hintere Synechie* bezeichnet (Abb. 11-19). Bei frischer, noch mit entzündlicher Reaktion (Iridozyklitis, Kap. 11.1.2.6) verbundener Linsentrübung ist von täglich zu wiederholender intra- oder subkonjunktivaler Verabreichung entzündungs- und infektionshemmender Präparate nicht nur allmähliche Besserung des Primärleidens, sondern auch Verminderung der Katarakt zu erwarten. Die zur Behebung schwerwiegender irreversibler Linsentrübung angezeigte Extraktion der Linse (Staroperation) ist beim Rind bislang nur in Ausnahmefällen vorgenommen worden.

11.1.2.8 Verlagerung der Linse

Die teilweise oder vollständige Dislokation der Linse in vordere Augenkammer oder Glaskörper hinein kommt durch grobtraumatisch bedingte Überdehnung oder partielle Zerreißung ihres Aufhängeapparats (= *Subluxatio lentis*), u. U. infolge Ruptur sämtlicher Zonulafasern (= *Luxatio lentis*) zustande (Abb. 11-20). Die Verlagerung zieht Trübungen und Verwachsungen der Linse mit ihrer neuen Umgebung

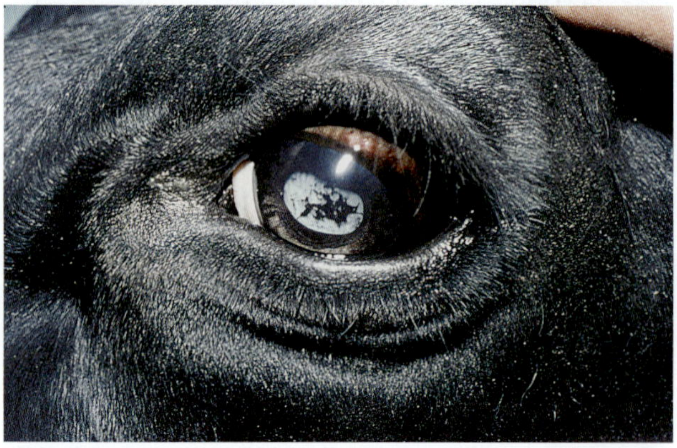

Abbildung 11-19 Auf abgeheilte Iridozyklitis zurückzuführende Linsentrübung und hintere Synechie

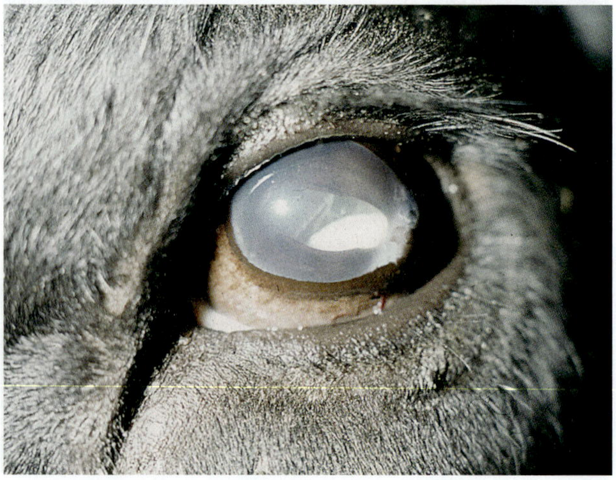

Abbildung 11-20 Vorfall der Linse in die vordere Augenkammer

nach sich. Bei unvollständiger Luxation sowie bei Verlagerung der Linse in die vordere Augenkammer ist die Diagnose (nötigenfalls nach Gabe eines Mydriatikums) leicht zu stellen. Bei vollständiger Luxation nach hinten scheint die Linse zu fehlen; außerdem schlottert die Iris des betreffenden Auges bei dessen Bewegungen. Das Leiden kann nur durch die beim Rind bislang selten praktizierte Linsenextraktion behandelt werden.

11.1.2.9 Erworbene Schönblindheit

In England ist bei erwachsenen Holstein-Friesian-Milchrindern eine histologisch der adlerfarnbedingten Blindheit des Schafes entsprechende, zu verzögerter Pupillenreaktion und Verlust des Sehvermögens führende Degeneration der Photorezeptoren der Netzhaut beobachtet worden (Clegg, Bradley & Terlecki, 1981). Fundoskopisch zeigte sich beiderseits auffallende Lichtreflexion des glatt-glänzenden Tapetum lucidum, unscharfe Begrenzung der blaß erscheinenden Sehnervenpapille sowie Blutgefäßverengung. Das bei mehreren Tieren einer Herde aufgetretene Leiden zwang zur Abschaffung der Patienten wegen zunehmender Unleidigkeit. Die mit deutlicher Netzhautverdünnung verbundenen histologischen Veränderungen (primäre Degeneration von Stäbchen-, Zapfen- und äußerer Kernschicht) unterscheiden sich von den bei Hypovitaminose A festzustellenden Alterationen (Kap. 11.1.5.1). Die Ursache dieser auch in Italien festgestellten Blindheit ist noch unbekannt.

11.1.2.10 Entzündung von Netzhaut und Sehnervenpapille

Die Inflammation der Retina und des Sehnervenkopfes *(Papilloretinitis)* geht meist von einer Entzündung der Aderhaut (Kap. 11.1.2.6) aus oder ist Begleiterscheinung einer Panophthalmie. Solche Patienten zeigen zunächst Lichtscheu, Pupillenenge und Beeinträchtigung des Sehvermögens; fundoskopisch erweisen sich ihre Netzhautgefäße als injiziert, infolge Einbettung in Exsudat u. U. auch »unterbrochen«, die Sehnervenpapille als vorgewölbt, d. h. ödematisiert. Im weiteren Verlauf wird der Augenhintergrund m. o. w. fleckig oder blaß. Im Endstadium ist der Patient weitgehend erblindet; dann besteht Mydriasis bei weiß, gefäßfrei und flach bis eingesunken erscheinendem Sehnervenkopf. Behandlung durch wiederholte Instillation glukokortikoidhaltiger antibiotischer Augensalbe in den Konjunktivalsack bietet nur zu Erkrankungsbeginn einige Aussicht auf Erhaltung der Sehkraft.

11.1.2.11 Entzündung des Augapfels

Die meist eitrige Inflammation des gesamten Bulbus *(Panophthalmie)* stellt eine i. d. R. zum Verlust der Sehkraft führende Komplikation verschiedener entzündlich-infizierter Augenleiden dar. Ihre Ursache ist oft exogen (z. B. perforierende Hornhautverletzung, Kap. 11.1.2.4; infektiöse Keratokonjunktivitis, Kap. 11.1.3; »Krebsauge«, Kap. 11.1.7.1), seltener endogen (pyämisch-metastatisch bedingte Iridozyklochorioiditis, Kap. 11.1.2.6; retrobulbäre Tumorose, Kap. 11.1.7). Die Entzündung aller Abschnitte des Auges bedingt starke, von Beeinträchtigung des Allgemeinbefindens begleitete Photophobie, schleimigen oder eitrigen Augenausfluß, Bindehautschwellung, diffuse Trübung der Hornhaut und Injektion der Episkleralgefäße (s. Abb. 11-12 bis 11-14). Falls der Augapfel dabei primär oder sekundär perforiert wurde, erweist er sich als verkleinert und induriert (*erworbene Mikrophthalmie*; s. Abb. 11-15). Bei endogener Panophthalmie zerfallen zunächst Iris, Ziliarkörper und Aderhaut, dann Glaskörper, Netzhaut und Linse, schließlich auch Sklera und Hornhaut. Unbehandelt kann Panophthalmie zu Orbitalphlegmone (mit Verjauchung der Adnexe des Auges), u. U. auch zu aszendierender Neuritis des Sehnerven mit nachfolgender Meningoenzephalitis (Kap. 10.3.1) führen. Da konservative örtliche und allgemeine Antibiose von fraglichem Erfolg sind und die Sehkraft des betroffenen Auges verloren ist, sollte seine operative Entfernung (Kap. 11.1.8.4 bis 11.1.8.6) in Betracht gezogen werden.

11.1.2.12 Glaukom

Krankhafte Zunahme des normalerweise 27 (16–36) mmHg betragenden Binnendrucks des Rinderauges beruht auf vermehrter Produktion bzw. auf verminderter Resorption von Kammerwasser (bei Iridozyklitis, Kap. 11.1.2.6, bzw. bei tumorbedingter Behinderung des bulbären Blutabflusses). Das nur mit geringfügiger Bulbusvergrößerung verbundene Leiden bedingt auffallende Härte des Augapfels, starr erweiterte Pupille und fortschreitende, zu Blindheit führende Netzhautatrophie, gelangt bei Fehlen auffallender Begleiterscheinungen aber kaum zur Vorstellung. Gegebenenfalls ist zu versuchen, das Grundleiden zu ermitteln und zu behandeln.

11.1.2.13 Hämophthalmus

Die am Auftreten von Blut oder Blutgerinnseln in der vorderen Augenkammer erkennbar werdende innere Augenblutung (Abb. 11-21) kann Folge eines stumpfen Traumas oder Begleiterscheinung toxisch- oder infektionsbedingter hämorrhagischer Diathesen

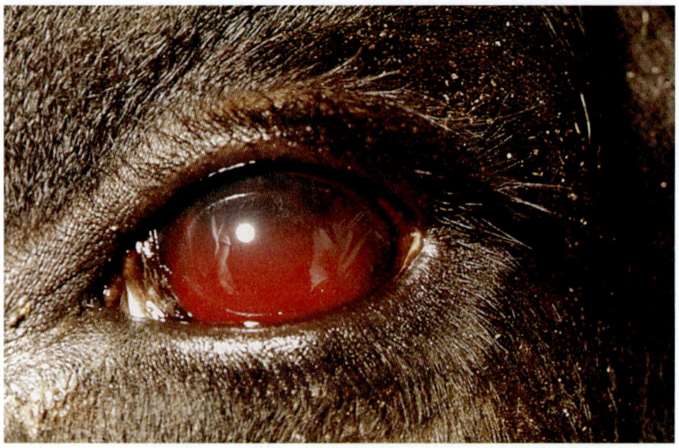

Abbildung 11-21 Blutansammlung in der vorderen Augenkammer (Hämophthalmus)

(Kap. 4.3.5.10) sein. Gegebenenfalls sollten daher alle Schleimhäute des betreffenden Tieres und diejenigen seiner Stallgenossen auf etwaige Petechien oder anämische Blässe überprüft und – bei positivem Befund – auch die Blutgerinnungsfähigkeit kontrolliert werden.

11.1.2.14 Hydrophthalmus

Die mit Vermehrung des Kammerwassers verbundene Vergrößerung des Augapfels (Abb. 11-22) geht meist auf intrabulbäre Entwicklungsdefekte zurück, die sich schon bei oder bald nach Geburt zu erkennen geben (s. erbliche Hornhauttrübung, Kap. 11.1.1.7). Dabei ist die Kornea vorgewölbt, die Pupille weit und die Linse oft »schlotternd«. Fortschreitende Hydrophthalmie führt über kurz oder lang zu therapeutisch nicht aufzuhaltender Erblindung, Behinderung des Lidschlusses und Keratomalazie (Kap. 11.1.2.5). Das kann u. U. die operative Entfernung des Auges erfordern, wenn das betreffende Tier nicht abgeschafft werden soll.

11.1.3 Infektionsbedingte Krankheiten der Augen

Außer bei den im folgenden zu schildernden, sich auf die Augen beschränkenden Infektionskrankheiten pflegt die Bindehaut, mitunter auch die Kornea des Rindes im Rahmen verschiedener Allgemeininfektionen mitzuerkranken und oft den ersten Hinweis auf diese Leiden zu geben. Das gilt für *Enzootische Bronchopneumonie* (Kap. 5.3.3.1), *Infektiöse Bovine Rhinotracheitis* (Kap. 5.1.3.1), *Mucosal Disease* (Kap. 6.10.20), *Bösartiges Katarrhalfieber* (Kap. 12.2.2) und *Rinderpest* (Kap. 12.2.3). Die *Listerien-bedingte Konjunktivitis* wird in Kapitel 12.2.10 besprochen.

11.1.3.1 Moraxellenbedingte infektiöse Keratokonjunktivitis

■ **Definition:** Als infektiöse bovine Keratokonjunktivitis (IBK) wird die v. a. Weiderinder befallende, ansteckende und mit m. o. w. ausgeprägten Krankheitserscheinungen verbundene Besiedlung von Hornhaut und Bindehautsack durch *Moraxella bovis* bezeichnet, die bei ausbleibender Behandlung zu Iridozyklitis, Hornhautperforation und eitriger Panophthalmie führen kann. *Andere Bezeichnungen*: »Weidekeratitis«, infektiöse Augenentzündung, »pink eye«, »new forest disease«*, »blight«, »zere oogjes«.

■ **Vorkommen, Bedeutung:** IBK ist weltweit bekannt und bei intensiv gehaltenen Mastrindern häufiger als bei Milchrindern. Das Leiden tritt v. a. im Sommer und Herbst während des Weidegangs oder bei »Feedlot«-Haltung, und zwar unter den erstmals draußen laufenden Kälbern sowie Jungrindern, nicht selten aber auch im eng besetzten fliegenreichen Stall sowie bei erwachsenen Rindern auf. In betroffenen Herden kann IBK durch Leistungsminderung und Behandlungsaufwand erhebliche wirtschaftliche Einbußen bedingen.

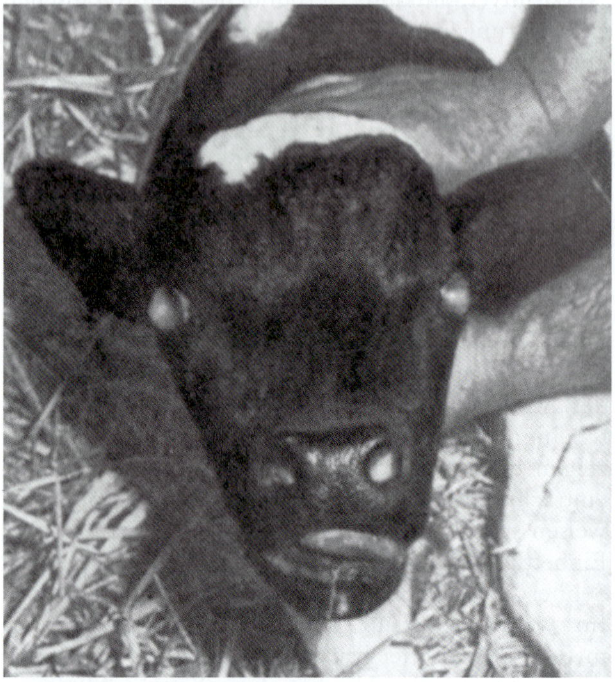

Abbildung 11-22 Beiderseitige Hydrophthalmie und Keratomalazie bei einem Kalb mit omphalogenem Hirnbasisabszeß und dadurch bedingter Behinderung des venösen Blutabflusses der Augen

* Nach dem in Hampshire/UK gelegenen Distrikt New Forest, in welchem IBK wegen häufigen Auftretens aufgefallen war.

Ursachen: Als Haupterreger gilt *Moraxella bovis*, ein während der warmen Jahreszeit auch bei gesunden Rindern im Augen- und Nasenbereich vorkommendes gramnegatives, aerobes unbewegliches Kurzstäbchen-Bakterium, das nach seinen Fimbrienantigenen in 7 Serogruppen (A bis G) aufgegliedert wird. Die weitere Differenzierung von Moraxella-bovis-Stämmen bedient sich ihrer kulturellen und krankmachenden Eigenschaften (s. *Pathogenese*). Bindehautabstriche von IBK-Patienten enthalten neben oder statt Moraxella bovis nicht selten Mykoplasmen (Kap. 11.1.3.2), Chlamydien (Kap. 11.1.3.3), Herpes- oder Adeno-Viren (Kap. 11.1.3.4, 5.3.3.4), Listerien (Kap. 12.2.10), Klebsiellen oder Pasteurellen, die meist als pathogenitätssteigernde Hilfsursachen, mitunter aber als Erreger eigenständiger Bindehautentzündungen angesehen werden.

Beim Zustandekommen von IBK-Bestandserkrankungen sind oft mehrere Faktoren beteiligt: Lebensalter (Jungtiere), massierte Haltungsweise oder Transport, Einstellung von klinisch unauffälligen Keimträgern oder augenkranken Tieren, Insektenplage, starke Sonnenlicht-(insbesondere UV-)Bestrahlung, Staubbelastung, Pollenflug, Bewuchs der Weide mit augenirritierenden Pflanzen und/oder unzureichende Vitamin-A-Versorgung. Auch fehlende Pigmentation der Augenlider scheint das Auftreten von IBK zu fördern, da sie unter gleichen äußeren Bedingungen bevorzugt Hereford- und Charolais-Rinder befällt; Zebu-Rinder sind vor IBK gefeit.

Pathogenese: Die Übertragung des Erregers erfolgt über Augensekret, d. h. durch unmittelbaren Kontakt sowie über Fliegen oder verkeimtes Futter und Tränke oder Hände behandelnder Personen. Die Pathogenität von M. bovis wird offensichtlich durch mehrere, bei den einzelnen Stämmen unterschiedlich ausgeprägte Eigenschaften bestimmt; hierzu zählen Vorhandensein oder Fehlen von Fimbrien (Pili), welche den Keim befähigen, auf dem Hornhautepithel zu haften und dort grubenförmige Läsionen zu schaffen, sowie Vermögen zur Bildung von Toxinen (Hämolysin, Fibrinolysin, Zytotoxin, Leukozidin), zur Häm- und/oder zur Autagglutination.

Beim Einzeltier beträgt die Inkubationszeit wenige Tage bis 3 Wochen. In exponierten Beständen kommt es innerhalb von 2–8 Wochen zu m. o. w. rascher Ausbreitung der IBK, wobei im Laufe der Zeit 50 bis > 80 % der Tiere erkranken können. Das Überstehen von IBK hinterläßt meist Immunität, die vermutlich durch spätere, subklinisch verlaufende Reinfektionen lebenslang unterhalten wird, nasales Keimträgertum aber nicht ausschließt; Kälber solcher Mütter scheinen vorübergehend kolostral geschützt zu sein.

Symptome (Abb. 11-23 bis 11-27): Die sich unter anfälligen Herdenmitgliedern rasch ausbreitende IBK äußert sich zunächst in einseitiger, bei 10 % der Patienten aber beidseitiger, mit Lidschluß und Tränenfluß, z. T. auch mit Fieber verbundener Lichtscheu und m. o. w. ausgeprägter Abgeschlagenheit. Die nähere Untersuchung ergibt dann Pupillenenge, Rötung, ödematöse Schwellung und Gefäßinjektion der Bindehaut. Zugleich oder bald darauf tritt m. o. w. zentral auf der Hornhaut eine punktförmige oder rundliche grauweiße Trübung mit umgebendem, graubläulich schimmerndem »Hof« auf, die mitunter von selbst abheilt, in anderen Fällen aber dicker und größer wird sowie erodiert. Solche Korneadefekte färben sich nach in den Bindehautsack erfolgender Instillation von 2%iger Fluoreszinlösung an, wodurch sie gut erkennbar werden. Unbehandelt kann die entzündliche Hornhauttrübung in der Folge weiter zunehmen und u. U. die gesamte Kornea erfassen, wodurch das Sehvermögen des betreffenden Auges eingeschränkt wird; bei Erkrankung beider Augen sind ihre Veränderungen i. d. R. unsymmetrisch. IBK-typisch ist das an der Hinterwand der Kornea vom Iriswinkel her, also ringförmig-zentripetal erfolgende Einsprossen von Blutgefäßen; dieser auffallende rote Kranz führte zur Bezeichnung »pink eye«. Der Augenausfluß wird nun schleimig, in schweren Fällen sogar eitrig. Bei letzteren zeichnet sich auf der weißlich getrübten Hornhaut oft ein gelblicher Defekt ab; im Bereich solcher Geschwüre wird die Kornea dann u. U. so dünn, daß sie sich in Form eines Keratokonus vorwölbt. Bei weiterhin ausbleibender Behandlung kann die Infektion auf das Augeninnere übergreifen, d. h. zu Hypopyon, eitriger Panophthalmie, Hornhautperforation, Irisvorfall, Entwicklung eines den Defekt übergranulierenden Pannus mit Einsprossung einzelner längerer Gefäße auf der Hornhautoberfläche und schließlich zu vernarbender Mikrophthalmie führen. Bei schon in frühen Krankheitsstadien abgeheilten Fällen bleiben nicht selten Hornhaut- und/oder Linsentrübung, vordere Synechien oder ein Staphylom zurück.

Verlauf: Am Einzeltier beträgt die Erkrankungsdauer, je nach Schwere des klinischen Bildes und etwaigen Komplikationen, mehrere Tage bis einige Wochen. Bei manchen Patienten ist die Kornea schon nach 3 Tagen so stark getrübt, daß das Tier auf dem kranken Auge nichts mehr sieht. In betroffenen Herden pflegt das Leiden innerhalb von 3–4 Wochen seine höchste Befallsstärke zu erreichen und sich dann, je nach Begleitumständen und Gegenmaßnahmen, noch wochenlang hinzuziehen. Leichtere Fälle heilen spontan ab, was oft Anlaß ist, auf die Behandlung der übrigen Patienten zu verzichten. Bei diesen kann es jedoch m. o. w. rasch zur Verschlimmerung kommen, die u. U. bis zum Verlust eines oder beider Augen, in seltenen Fällen sogar zur Keimverschlep-

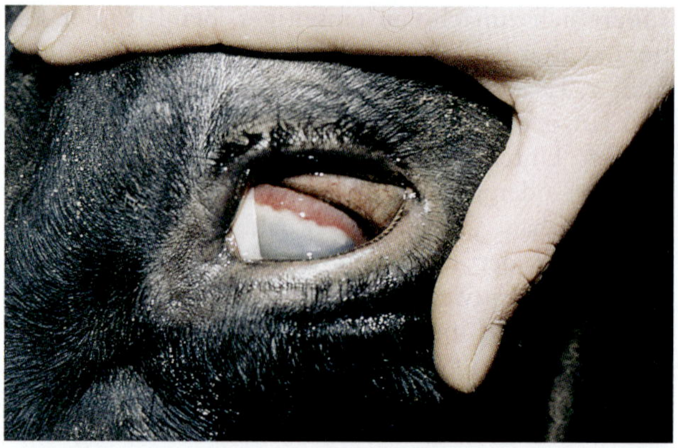

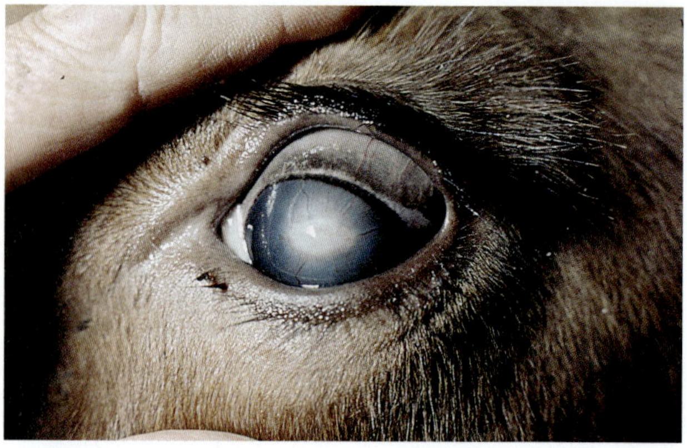

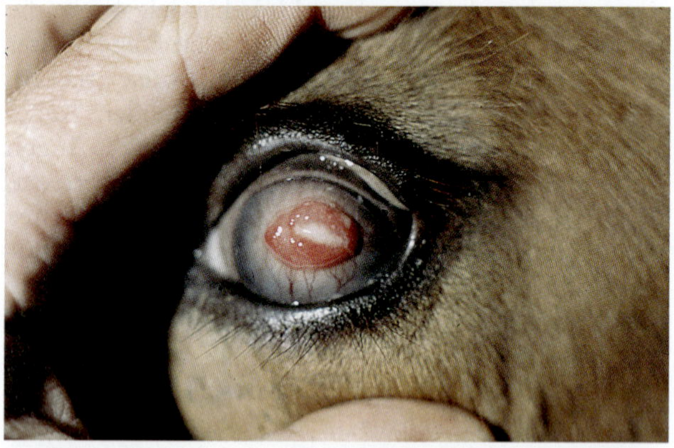

Abbildung 11-23 bis 11-27 *Infektiöse Keratokonjunktivitis* oder *»Weidekeratitis«.*
Links oben: Schwere diffuse Bindehaut- und tiefe Hornhautentzündung mit Einsprossung ziliarer Gefäße (»pink eye«); rechts oben: Fleckige Keratitis mit von der Bindehaut her erfolgender Einsprossung konjunktivaler Gefäße;
Mitte links: Fortgeschrittene Keratokonjunktivitis mit zentralem Hornhautgeschwür *(Pannus)*, kollateraler Entwicklung von Granulationsgewebe und ausgeprägter oberflächlicher Vaskularisation;
links unten: In Abheilung begriffenes Kornealulkus;
rechts unten: Kurz vor dem Durchbruch stehende Keratozele

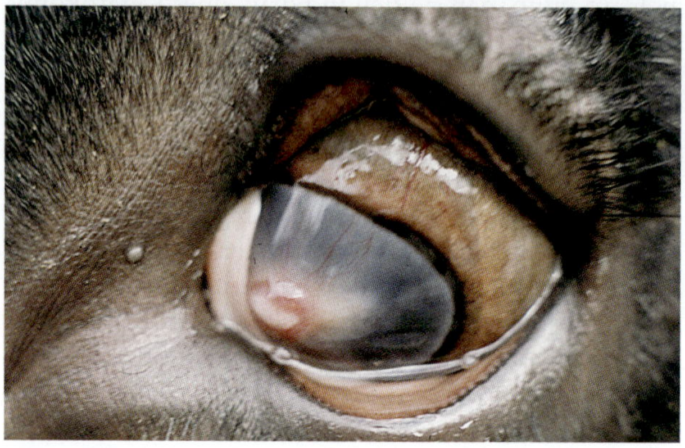

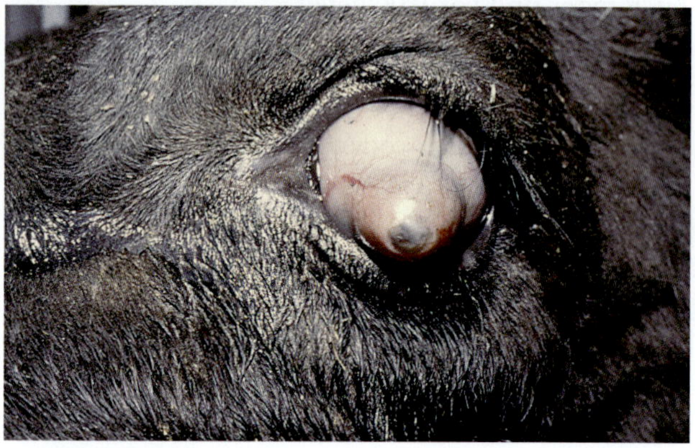

pung entlang dem N. opticus mit tödlich endender Meningitis fortschreitet. Die Behandlung IBK-bedingter Komplikationen ist recht aufwendig und kann ≤ 4 Monate beanspruchen. Außerdem ist anzumerken, daß Moraxella bovis als Hilfsfaktor bei der Entwicklung des Augenkarzinoms gilt.

■ **Diagnose:** Saisonal gebundenes Auftreten, Begleitumstände, Erscheinungsbild und Tendenz zur Ausbreitung unter den jüngeren Tieren des Bestandes stützen die klinische Diagnose »infektiöse Keratokonjunktivitis«. Bei gewissenhafter Untersuchung lassen sich auf der Kornea oder im Bindehautsack befindliche Fremdkörper (Kap. 11.1.2.3), Lid- und Hornhautverletzungen (Kap. 11.1.2.4), Photosensibilitätsreaktionen (Kap. 2.2.7.3), Augenwurmbefall (Kap. 11.1.4.1), Infektiöse Bovine Rhinotracheitis (Kap. 5.1.3.1), Bösartiges Katarrhalfieber (Kap. 12.2.2), Mucosal Disease (Kap. 6.10.20) und Rinderpest (Kap. 12.2.3) *differentialdiagnostisch* abgrenzen. Außerdem sind Herpes-Virus-, Mykoplasmen-, Chlamydien- sowie Listerien-bedingte Bindehautentzündungen (Kap. 11.1.3.2 bis 11.1.3.4) zu bedenken, die sich allerdings klinisch nicht wesentlich von Moraxellen-bedingter IBK unterscheiden.

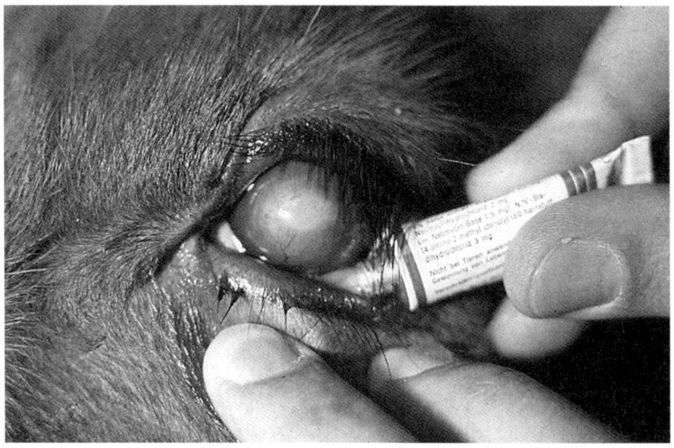

Abbildung 11-28 Instillation von Augensalbe in den Konjunktivalsack

Im frisch und gekühlt einzusendenden Konjunktivalabstrich, in hiervon angelegten Kulturen sowie im Gewebeschnitt ist Moraxella bovis mittels spezifischer, gegen Fimbrien oder Lipopolysaccharide des Erregers gerichteter fluoreszierender Antikörper nachzuweisen. Von IBK-Patienten angelegte Bindehauttupfer-Kulturen enthalten neben oder anstelle von Moraxella bovis vielfach *Neisserien/Branhamellen* und andere *Eitererreger*, aber auch *Chlamydien* und/oder *Mykoplasmen*, deren Bedeutung weiter unten erörtert wird. Besonders schwerwiegende, rasch zu ulzerierender Hornhautentzündung führende IBK entwickelt sich bei Mitbesiedlung durch *Pasteurella multocida*.

Histologisch sind 4 Stadien der IBK zu unterscheiden: fimbrienabhängige Anheftung der Erreger am Hornhautepithel; hämolysinabhängige zytotoxische Zerstörung von Kornealepithelien; proteolysinabhängige verflüssigende Aushöhlung des Hornhautstromas; fibroplastische Reparatur der Kornea.

■ **Beurteilung:** Lichtscheu, Beeinträchtigung des Sehvermögens und Allgemeinstörung bedingen verminderte Futteraufnahme, was bei enzootischem Auftreten der IBK entsprechende Leistungseinbußen (verminderter Fleischzuwachs, Milchrückgang) nach sich zieht. Rechtzeitige sachgemäß-konsequente Behandlung ist zwar arbeitsaufwendig, führt aber am Einzeltier innerhalb von 1–3 Wochen zur Heilung, wobei selbst deutliche Hornhauttrübungen allmählich verschwinden können.

■ **Behandlung:** Patienten in schattige Umgebung, am besten in den abgedunkelten Stall verbringen, oder krankes Auge mit aufklebbarer Schutzklappe abdekken; Insektenbefall bekämpfen (Kap. 2.2.4.1). Leicht bis mittelgradig erkrankte Tiere sollten mindestens 2-, besser aber 3mal täglich bei gut fixiertem Kopf penicillin-, cloxacillin-, gentamicin-, tylosin- oder oxytetracyclinhaltige Augensalbe (notfalls Eutersalbe) oder ebensolche Augentropfen in den Konjunktivalsack verabreicht bekommen, wofür Anbindehaltung vorteilhaft ist (Abb. 11-28); Augenlider hiernach noch einige Sekunden lang digital geschlossen halten. Glukokortikoidhaltige antibiotische Salben sollten erst nach Einsetzen des Heilprozesses, dann aber konsequent angewandt werden. Die zusätzliche parenterale Gabe von Vitamin A und/oder mehrtägige orale Verabreichung von 5–10 mg Oxytetracyclin pro kg LM ist zu empfehlen.

Die aufwendige wiederholte Instillation von Antibiotika in den Bindehautsack kann durch 1- bis 2malige, mittels feiner Kanüle durch Lidhaut, Lid- oder Bulbusbindehaut erfolgende subkonjunktivale Injektion eines antibiotischen Depots (500000 IE Procainpenicillin, 125 mg Benzathincloxacillin, 250 mg Ampicillin, 50 mg Gentamicin, 100 mg Oxytetracyclin, 100 mg Kanamycin oder 50 mg Enrofloxacin, mit oder ohne Zusatz von 1 mg Dexamethason) von maximal 2 ml Volumen pro Auge umgangen werden (Abb. 11-29). Helfer und Tierarzt sollten hierbei abwaschbare Schutzkleidung tragen und sich nach Behandlung jedes Tieres die Hände desinfizieren. Im Frühstadium der IBK können statt dieser lokalen Maßnahmen auch 1- bis 2mal 10–20 mg Langzeit-Oxytetracyclin, 10 mg Tylosin oder 20–40 mg Florfenicol pro kg LM i.m. injiziert werden.

In verspätet vorgestellten und auf medikamentöse Maßnahmen allein nicht befriedigend ansprechenden Fällen ist eine temporäre Bindehautschürze (Kap. 11.1.8.2) hilfreich. Bei therapieresistenter perforativ-eitriger Panophthalmie ist es dagegen zur Vermeidung weiterer Komplikationen und zur Abkürzung des Heilverfahrens ratsam, den betreffenden Augapfel operativ zu entfernen (Kap. 11.1.8.4 bis 11.1.8.6); vorherige 3- bis 7tägige lokale Antibiose fördert den Erfolg des Eingriffs.

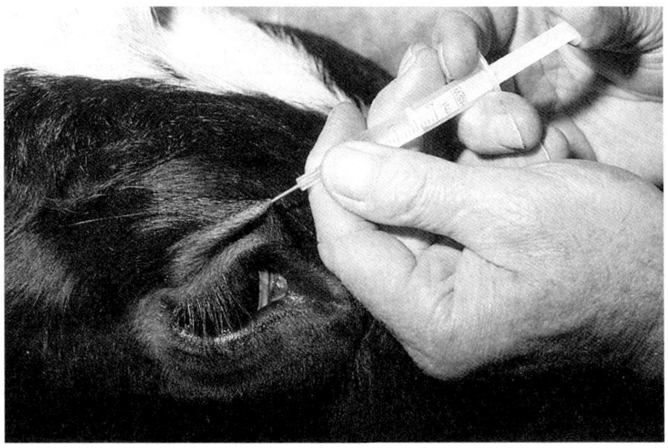

Abbildung 11-29 Subkonjunktivale Injektion

Prophylaxe: Vermeiden oder Vermindern der unter *Ursachen* aufgezählten Faktoren; für Schatten sorgen; Überprüfen der Stallhygiene; Vergrößern der pro Tier verfügbaren Freßplatzbreite; Fliegenbekämpfung mittels pyrethroidhaltiger Ohrmarken (Kap. 2.2.4.1); ständige Überwachung der IBK-gefährdeten Tiere, um etwaige Erkrankungsfälle sofort erkennen, isolieren und behandeln zu können. Ein- oder mehrmalige Impfung mit Vakzinen, die verschiedene, aus pathogenen Moraxellen gewonnene Antigene enthielten, erbrachte z. T. ermutigende Resultate, aber keinen absoluten Schutz vor IBK; vor Entscheidung zur Impfung ist zu bedenken, daß die große patho- und antigene Variationsbreite der in praxi vorkommenden M.-bovis-Stämme von den derzeit verfügbaren Vakzinen nur teilweise abgedeckt wird. Außerdem ist Moraxella bovis zwar der wichtigste, aber offenbar nicht der einzige Erreger keratokonjunktivitischer Erkrankungen beim Rind. Während eines IBK-Ausbruches sollte nicht vakziniert werden!

11.1.3.2 Mykoplasmenbedingte Konjunktivitis

Mycoplasma bovoculi wird auf gesunden Rinderaugen oft angetroffen. Dieser Keim kann aber gelegentlich Bindehautentzündung, und zwar i. d. R. ohne Hornhautbeteiligung, auslösen und das Auge für die krankmachende Superinfektion mit Moraxella bovis »vorbereiten«. Erst letztere führt dann zu besonders schwerwiegender infektiöser Keratokonjunktivitis (IBK, Kap. 11.1.3.1). Die Besiedlung mit Mycoplasma bovoculi wird deshalb als wichtiger Wegbereiter der IBK angesehen. Reine M.-bovoculi-Konjunktivitiden betreffen v. a. Kälber 5–7 Tage p. p. sowie Jungtiere und äußern sich in serösem Augenausfluß, gelben Krusten am medialen Augenwinkel und Rötung der Bindehaut. Sie sind im Herbst häufiger als im Frühjahr. Konjunktivitis und Keimbesiedlung können $\leq$ 1 Jahr lang anhalten und zur Verschleppung von M. bovoculi beitragen. Dabei ist dieser Keim außer im Bindehautsack auch in den oberen Luftwegen nachzuweisen. Überstehen der Mykoplasmen-Infektion bedingt Schutz vor Reinfektion. Diagnostische und therapeutische Maßnahmen entsprechen den bei Infektiöser boviner Keratokonjunktivitis geschilderten.

Mycoplasma bovis soll ohne »Mithilfe« von Moraxella bovis Keratokonjunktivitis auslösen können und vergleichsweise behandlungsresistent sein. In anderen, z. T. mit Bronchopneumonie einhergehenden Fällen boviner Bindehautentzündung oder Keratokonjunktivitis wurden *Mycoplasma bovirhinis, M. bovigenitalium, Ureaplasma spp., Acholeplasma Laidlawii* oder *A. oculi* isoliert. Näheres über die Pathogenität der Mykoplasmen für den Atmungsapparat des Rindes ist in Kapitel 5.3.3.12 nachzulesen.

11.1.3.3 Chlamydienbedingte Konjunktivitis

Bei massiert stallgehaltenen Kälbern, gelegentlich aber auch bei älteren Rindern, kann bestandsweise gehäuft katarrhalische Konjunktivitis auftreten, wobei im Bindehautausstrich keine Moraxellen, aber Chlamydien zu finden sind. Diese obligat intrazellulär lebenden Keime werden bei Routineuntersuchungen meist nicht erfaßt. Da sich mit *Chlamydia bovoculi* bei Rind und Schaf auch experimentell Bindehautentzündung (mit begleitendem Anstieg des Titers spezifischer Antikörper) auslösen läßt und solche Erkrankungen erst bei sekundärem Befall mit pyogenen Keimen bzw. Moraxellen eitrig werden bzw. sich zur Keratokonjunktivitis entwickeln, werden Chlamydien als Erreger infektiöser Konjunktivitiden der Wiederkäuer angesehen; bei Kälbern besteht nicht selten chlamydienbedingte Konjunktivitis und Polyarthritis (Kap. 9.9.4) zugleich. Der Nachweis der Erreger (= basophile Einschlußkörperchen) wird im zytologischen, nach Giemsa oder Gimenez, oder aber mit fluoreszierenden Antikörpern gefärbten Präparat geführt. Die Behandlung erfolgt durch täglich 2- bis 3malige in den Bindehautsack hinein zu verabreichende Gabe von Oxytetracyclin-Augensalbe oder 1- bis 2malige subkonjunktivale Injektion von 100 mg Oxytetracyclin oder an 5 aufeinanderfolgenden Tagen jeweils 20 mg Tetracylin/kg LM i.m. Bezüglich der meist ebenfalls mit Augenreizung einhergehenden *Chlamydieninfektionen des Atmungsapparates* wird auf Kapitel 5.3.3.10 verwiesen.

11.1.3.4 Herpesvirusbedingte Konjunktivitis

Definition, Ursache: Die durch das *Bovine Herpes-Virus-1* bedingte Infektiöse Bovine Rhinotracheitis (Kap. 5.1.3.1) geht oft mit ausgeprägter Bindehautentzündung einher. Vermutlich der gleiche Erreger kann gelegentlich, insbesondere bei Kälbern und Jungrindern, eine meist plötzlich und innerhalb des betroffenen Bestandes mit einer Morbidität von 20–60 % auftretende, nicht von respiratorischen Erscheinungen begleitete, eines oder beide Augen betreffende schwerwiegende Konjunktivitis verursachen. Völlig gleichartige Erkrankungsausbrüche sind auch als Folge konjunktivaler oder nasaler Besprühung mit modifizierter IBR-Lebendvakzine beobachtet worden. Außerdem kann das Virus der bovinen Herpes-Konjunktivitis als »Vorläufer« oder »Nachfolger« von Moraxella bovis einen vergleichsweise heftigen Verlauf der infektiösen Keratokonjunktivitis (Kap. 11.1.3.1) bewirken.

Symptome: Die teilweise unter fieberhafter Allgemeinstörung verlaufende Erkrankung äußert sich in Lichtscheu und starkem, anfangs serösem, später stoßen die reifen eierhaltigen Endglieder (Proglottiden) einzeln oder in kürzeren Ketten ab. Letztere gelangen mit dem Kot in die Außenwelt; sie werden bei der Gattung Monezia z. T. schon im Darm aufgelöst, so daß im Kot die freien Eier erscheinen. Die gegen Eintrocknung sehr widerstandsfähigen und auch überwinternden Bandwurmeier müssen von koprophagen, nur 1 mm großen Moosmilben *(Oribatiden)* aufgenommen werden, in denen die Weiterentwicklung zum infektionsfähigen Finnenstadium je nach Temperatur innerhalb von 1–6 Monaten erfolgt. Rinder infizieren sich durch Aufnahme finnenhaltiger Milben mit dem Weidefutter. Die Milben können auf den Weiden 1- bis 2mal überwintern und ≤ 2 Jahre lang infektionsfähig bleiben. Im Dünndarm des Wirtstieres schlüpft der junge Bandwurm aus, heftet sich an die Schleimhaut an und wächst in 5–7 Wochen zum reifen, Proglottiden-produzierenden Bandwurm heran. Die Lebensdauer der Bandwürmer im Rind wird mit 5–8 Monaten angegeben.

■ **Symptome:** Die Erscheinungen und der Verlauf der Monieziose können beim Rind sehr unterschiedlich sein und äußern sich insbesondere bei älteren Tieren nur in Leistungsminderung. Bei einzelnen, stark mit Bandwürmern behafteten, < 1 Jahr alten Jungrindern werden mangelhafter Entwicklungs- und Ernährungszustand, aufgetriebener Leib und Verdauungsstörungen beobachtet, die mit herabgesetzter Futteraufnahme, zeitweiliger leichter Tympanie und spärlichem Absatz von meist wäßrigem und gelegentlich längere Bandwurmteile enthaltendem Kot einhergehen; auch plötzliche Todesfälle kommen vor.

■ **Diagnose:** Die Erkennung des Bandwurmbefalls ist häufig schon durch das Auffinden kürzerer oder längerer Bandwurmteile im Kot möglich. In anderen Fällen werden die etwa 50–90 µm großen, unregelmäßig drei- oder viereckigen Bandwurmeier, die einen charakteristischen birnenförmigen Apparat enthalten, erst bei der mikroskopischen Kotuntersuchung mit einem Anreicherungsverfahren nachgewiesen (s. »*Die klinische Untersuchung des Rindes*«).

■ **Behandlung:** Bandwürmer können mit wirksamen Chemotherapeutika gefahrlos abgetrieben werden. Gute Erfahrungen wurden insbesondere mit oraler Verabreichung von Albendazol (7,5–10 mg/kg LM), Mebendazol (15 mg/kg LM) und Oxbendazol (5 mg/kg LM) erzielt, während Fendbendazol auch bei erhöhter Dosierung (15 mg/kg LM) nur eine Teilwirkung besitzt.

6.11.8 Paramphistomose des Darmes

Die in der Labmagen- und Dünndarmschleimhaut parasitierenden Jugendstadien verschiedener Saugwurmgattungen der Familie *Paramphistomidae* rufen bei Massenbefall eine akute bis subakute Abomasoenteritis hervor (intestinale Paramphistomose), während die geschlechtsreifen Parasiten auf der Vormagenschleimhaut schmarotzen. Der Pansenegelbefall des Darmes wird daher bei den parasitären Krankheiten der Vormägen mitbesprochen (Kap. 6.11.1).

6.12 Vergiftungen mit vorwiegender Auswirkung auf Magen und Darm

M. Stöber

Einige Intoxikationen des Rindes, die mit gastrointestinalen Erscheinungen einhergehen, werden wegen klinisch vorwiegender Beteiligung weiterer Organsysteme nicht im folgenden Abschnitt, sondern anderenorts besprochen, nämlich: *Verätzungen durch Säuren oder Laugen* (Kap. 2.2.6.3), *Vergiftungen durch Eicheln oder Eichenlaub* (Kap. 7.1.6.3), *Buchs* (Kap. 10.5.30), *Kochsalz* (Kap. 10.5.2), *Nitrat* (Kap. 4.3.5.3), *Quecksilber* (Kap. 7.1.6.1), *Thallium* (Kap. 2.1.5.2), *Dinitroverbindungen* (Kap. 5.3.5.11), *Chlorazetat* (Kap. 10.5.17.1), *Molybdän* (Kap. 12.3.12), *Borate* (Kap. 10.5.17.3), *organische Phosphorsäureester* oder *Thiokarbamate* (Kap. 10.5.15.2) oder *Arylphosphate* (Kap. 10.5.16).

6.12.1 Raps-, Senf-, Rettich- und Meerrettichvergiftung

■ **Definition, Ursache, Pathogenese:** Seiner milchleistungsfördernden Wirkung wegen gilt Raps *(Brassica napus)* als wertvolles eiweißreiches Futtermittel für Rinder; er wird entweder grün, seltener als Silage, oder in Form der bei Ölgewinnung aus Rapssamen anfallenden Rapskuchen oder -mehle verabreicht. Grüne Rapspflanzen, insbesondere aber die Samenkörner des Rapses, enthalten – v. a. zu Beginn der Samenreifung und je nach Kultivar – unterschiedliche Mengen (≤ 6 %) an Glukosinolaten (= Senföl- und Goitrogenbildner); das gleiche gilt, wenn auch in geringerem Maße, für Rübsen *(B. rapa)* und Kohl (*B. oleracea*, Kap. 4.3.5.6) sowie die meisten übrigen Kreuzblütler, während sogenannter »00-Raps« ausgesprochen glukosinolatarm ist. Aus dem an sich ungiftigen Glukosinolat von Raps und Rübsen wird in Gegenwart von Wasser und Myrosinase *Krotonyl-Isothiozyanat* freigesetzt, das örtlich stark reizend und nach Resorption kapillarschädigend wirkt (→ ga-